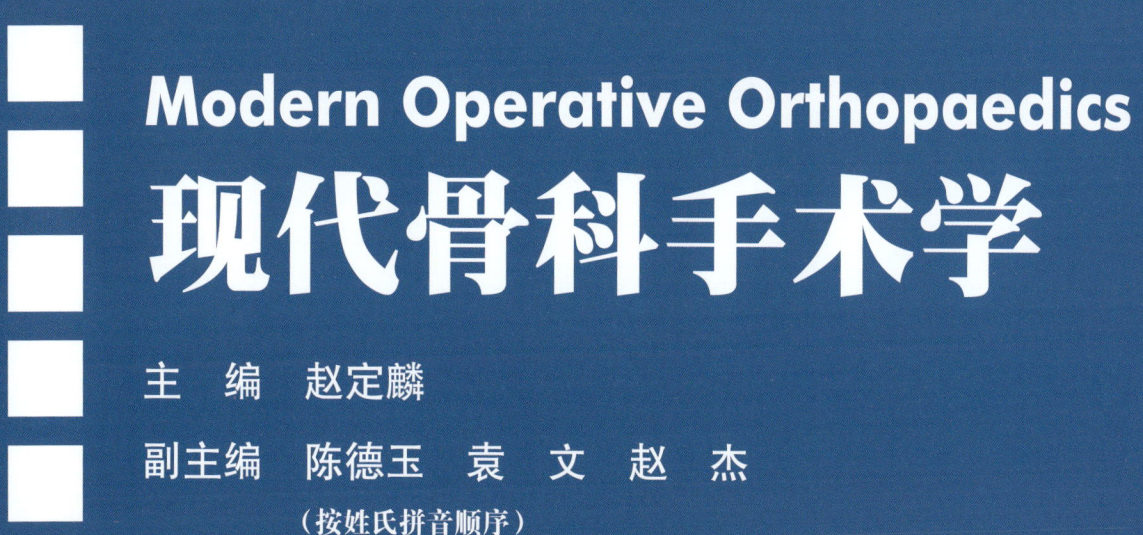

Modern Operative Orthopaedics
现代骨科手术学

主 编 赵定麟

副主编 陈德玉 袁 文 赵 杰

（按姓氏拼音顺序）

各卷主编（按姓氏拼音顺序）

第一卷	骨科手术总论	林 研	卢旭华	王成才
第二卷	四肢骨与关节损伤	李增春	吴海山	阎作勤
第三卷	脊柱与骨盆损伤	倪 斌	严力生	袁 文
第四卷	退变性疾患	陈德玉	侯铁胜	赵 杰
第五卷	骨科范围肿瘤	蔡郑东	李也白	邵增务
第六卷	先天性畸形	戴力扬	邱 勇	沈 强
第七卷	炎症及特症	池永龙	王新伟	吴德升
第八卷	骨科其他伤患	侯春林	刘大雄	周天健

世界图书出版公司

上海·西安·北京·广州

图书在版编目(CIP)数据

现代骨科手术学 / 赵定麟主编. —上海: 上海世界图书出版公司, 2012.5
ISBN 978-7-5100-4157-0

Ⅰ.①现… Ⅱ.①赵… Ⅲ.①骨科学—外科手术 Ⅳ.①R687

中国版本图书馆CIP数据核字（2011）第276461号

现代骨科手术学

赵定麟　主编

上海世界图书出版公司 出版发行
上海市广中路88号
邮政编码 200083
上海市印刷七厂有限公司印刷
如发现印装质量问题，请与印刷厂联系
（质检科电话：021-59110729）
各地新华书店经销
开本：889×1194　1/16　印张：254　字数：6 300 000
2012年5月第1版　2012年5月第1次印刷
ISBN 978-7-5100-4157-0 / R·279
定价：1498.00元

http://www.wpcsh.com
http://www.wpcsh.com.cn

现代骨科手术学

编者（按姓名拼音排序）

鲍宏伟	蔡俊丰	蔡郑东	陈爱民	陈德玉	陈利宁	陈珽	陈天国	陈宇	池永龙	川原范夫
党耕町	丁浩	冯莉	富田胜廊	Giovanni Alessi	郝跃东	海涌	何志敏	洪光祥	侯春林	
侯铁胜	胡玉华	胡志前	黄建华	黄其衫	黄文铎	黄宇峰	范善均	纪方	季伟琴	姜宏
江华	金舜瑢	康皓	Kenji Hanai		匡勇	李宝俊	李兵	李国东	李国栋	李国风
李华	李雷	李立钧	李建军	李娟	李起鸿	李旭	李也白	李悦	李增春	林浩东
林研	林炎	林焱	刘宝戈	刘斌	刘大雄	刘菲	刘宏建	刘洪奎	刘林	刘希胜
刘晓光	刘洋	刘雁冰	刘志诚	刘忠汉	Luc F. De Waele	卢旭华	罗卓荆	罗旭耀	吕国华
吕士才	马敏	倪斌	倪春鸿	牛惠燕	彭庄	亓东铎	钱齐荣	邱勇	饶志涛	邵钦
邵云潮	邵增务	沈彬	沈海敏	沈强	孙荣华	唐伦先	田晓滨	万年宇	王冰	王长纯
王成才	王继芳	王建东	王靖	王良意	王清秀	王秋根	王晓	王义生	王向阳	王新伟
王拥军	王予彬	吴德升	吴海山	吴苏稼	吴小峰	吴晓峰	席秉勇	夏江	许建中	徐成福
徐华梓	徐晖	谢幼专	徐燕	严力生	阎作勤	杨操	杨庚	杨海松	杨建伟	杨立利
杨胜武	杨述华	杨维权	于彬	袁文	俞光荣	臧鸿生	藏磊	战峰	张继东	张明珠
张秋林	张世民	张文林	张文明	张彦男	张盈帆	张玉发	张振	张志才	章祖成	赵长清
赵定麟	赵辉	赵杰	赵黎	赵鑫	赵卫东	钟贵彬	周呈文	周晖	周进	周天建
朱海波	朱炯	朱丽华	朱宗昊	祝云利						

主编助理　卢旭华　马敏　刘忠汉　于彬

打　印　刘忠汉　庄妮

校　对　沈强　严力生　卢旭华　张振　于彬　等

序 言

随着世界科学技术的进步,医学领域,尤其是其中最能体现高科技发展的矫形外科专业,其进展速度之猛令世人惊讶!这当然造福于病人。但对于学子们,特别是从事本专业不久的临床医师将会带来诸多困惑与紧迫感;一方面要面对大量基本知识、基本技术和基本功的培训与熟练;另一方面,每日还要学习日新月异的新知识、新理论和新技术。在众多的推荐声中要选择何者用于您负责诊治的病人身上,常会举棋不定。而当前的各级医师(包括诸位上级医师)其专业技术范围也愈来愈专,分工也愈来愈细;常常难以全面指导下级医师作出正确的选择。因此,一本能与当代科技水平同步进展的"现代骨科手术学"作为案边书,更为大家所渴望与期待。这就是本书企图早日问世的首要目的。为此,本书已将同道们、弟子们及我本人近年来所开展的新技术、新理念融入文中,以求抛砖引玉。

其次,从近年发生的世界性经济危机中显现世界各国和各地区发展的不平衡性,先进与落后差距巨大,我国各地区亦然。而且富有阶层身价升降之快、甚至贫富倒置等也屡见不鲜。此种巨大的差别既可以为富有地区(国家)的富有人群患者带来世界一流的先进技术,这当然无可非议;但也会使临床一线的骨科医师对处于贫困地区、灾区,尤其是其中的低收入或无收入人群的重症伤患者感到矛盾重重无从下手。因此,我们认为:各位骨科学者在教学中介绍世界先进技术的同时,切不可忽视、或忘记在既往数十年间行之有效的传统技术和经验,虽然术时稍(较)长,操作难度大,恢复慢,付出的时间和精力较多;但疗效稳定,开支较低;可以有效地缓解数以千计、万计那些无力支付巨额"现代化治疗技术"开支患者的燃眉之急。当然,在此前提下,也要尽力做到使传统技术水平在原有基础上螺旋式提升;做到创新不忘旧,前进不忘根。因此,本书内容力争贯彻"贫富兼顾"的理念、技术和愿望来处理各种状态下的伤病患者,殊途同归;力争在保质的前提下获得类同疗效;这也是"和谐社会"的具体体现。此乃本书问世的另一目的。

既然本书为"手术学",图和照片是必不可少的。本书许多重要章节的线条图大多源自第二军医大学绘图室宋石清、张大年等大师们的作品。他们都是在上世纪40年代毕业于上海美术学校(院)，自1949年后一直在第二军医大学绘图室常年从事各种教学、专著与论文用图和其他各种与医学专业相关图表的绘制与创作。每幅图不仅线条细腻流畅，落笔有序，而且人体组织器官和骨与关节之解剖比例十分精确、逼真，几乎分毫不差。否则怎能以"标准图示"来指导学生正确理解与让临床医师实施手术操作呢？此种严格的科学态度是一般绘图者难以做到的，他们用其毕生精力与时间作到在真实的前提下对人体组织和手术程序进行美学的表达。每幅图画都是一张难得的作品，今天再去找这些能将"真"与"美"合而为一的人才几乎不可能。目前尽管他们都是八十多岁的老翁，但仍对往事记忆犹新；每张图片的产生，从绘制草图、翻书核对和到解剖室看尸体标本等都非常认真；甚至亲临手术现场，在耀眼的无影灯下细心观察、提问和质疑才算初有眉目；而后再进行线条的表达和美学加工，并不断加以修正。由于我深知此过程的艰辛与漫长，因此我一直将这些图谱像是对待画家的作品那样珍惜；并通过本书，选其中至今仍不失临床实用价值者予以保存，以期为后人在获取知识的同时，也欣赏(或赞美)和学习他们一丝不苟、精益求精的精神。这是本书出版的又一目的。

作为老一代的骨科医师，由于当年历史条件所限，专科医师奇缺，基本上处于大外科状态。我上世纪五十年代中期进入骨科临床，师从屠开元教授，当时上海许多大医院(即今日的三甲医院)都无骨科专业存在。因此于上世纪六十年代初我即兼任上海多家医院的骨科顾问，包括目前我担任首席骨科教授的上海同济大学附属东方医院(原名上海浦东中心医院，当年是第二军医大学的临床教学医院)。

数十年的一线工作，经历过大跃进年代所特有的各种创伤之救治，包括101%面积的烧伤；双下肢如脱裤状的撕脱伤，双手或上肢手套式皮肤剥脱伤和各种复杂、多发骨折等。当1965年邢台大地震发生时，当日即奉命乘专机飞往石家庄，落地后立刻奔赴现场处理伤员，并转战于邢台、隆尧、邯郸、宁晋和石家庄之间的驻地(军)医院作专科处理和手术。由于当地居民的住宅多为华北平原上的"干打擂"式，当日拂晓在野外宿营一夜未见动静、拖着疲惫身躯刚刚回屋上床不久，突然发生强震。随着房屋倒塌而被从屋顶落下的大樑(长方形巨木)砸伤。因此，四肢、骨盆及面部骨折为多，其次是胸腰椎骨折。由于骨科专业医生甚少，几乎所有一线骨科手术大多由我这个"青年医师"主刀，甚至包括非骨科的眼眶骨折、鼻骨骨折、尿道损伤和多段下颌骨骨折等；平时几乎看不到的肩关节后脱位居然有多例发生(均伴有肱骨颈骨折，需经肩后入路手术)；好在一切顺利，均获疗效。

十年后的唐山大地震再次出入生死一线,首先是在金昌屿金矿井下抢救被巨石砸伤(扁)头部伤员时,在矿下掌子面处险被松动、随之落下的巨石击中(当时还有赵君武护士长同去执行任务)。数天后转至地震中心区,在无基本设备的情况下作出诊断与处理,包括手术。由于丰富的一线临床实践经历,不仅学习到许多书本上毫无记载的知识,更培育了骨科医师必需具备的应变能力与就地取材处理伤员之灵活而可行的诊治技术。在此种情况下干(更确切地说是"逼")出来的骨科医生自然是全面发展,什么都要亲临一线"主治";创新性和悟性也自然而然地在实践中成长、壮大。而今日分科精细到难以想象程度的"专家",尽管对确诊后的病人治疗十分专业;但从教学、战备或是继续教育角度来看,深感美中不足,存在的问题较多,尤其是想要组织一部能够较全面反映本专业诊治技术的专著时,必然会感到力不从心;还是需要具有骨科全面知识的老医生来完成这一任务,以免让分科过细的"后生"无从下手。好在本人虽已高龄,从医60年,不仅仍在出席国内、外各种学术会议,保持对新生事物的接触和实践;而且至今眼不花、手不抖,每日仍保持8小时以上的临床一线工作,并在实践中处各种难题,包括对高风险、高难度手术的实施。因此趁我人健在、脑未衰之际,继续发挥余热,对社会多做点贡献也是应该的;这也是争取赶在2011年末前后出版本书的第四个目的。

当然本书的出版还有其他许多原因,包括回顾过去和展望未来。正确的说,一个优秀的外科医师必然是一个具有坚实理论基础、心灵手巧、富有仁心、并善于创新和钻研的人体修理工(程师)。在此观念下,不断完善自己,尽多地造福于病人。

但做一个真正合格的人体修理专家并非易事,首先需要在实践中不断学习、积累和发现!在掌握基本知识、基本理论和基本技能的基础上力争不断创新。长征医院骨科是恩师屠开元教授所开创、发展,以创伤为主;培养了一大批著名的骨科专家,并一再鼓励大家深入临床,不断创新。在他的支持和帮助下,于上世纪七十年代中期我们首次提出了以切除致压骨为目的的颈椎前路扩大性减压术以及其后的潜式减压术、开槽式(椎体次全切)减压术、局部旋转植骨术、胸腰椎次全环状减压术、新型Cage(CHTF)及人工椎体等首创性课题;既奠定了本院脊柱外科的基础,又向全国推广,并通过其后出版的"脊柱外科学"一书详尽介绍各种新理念、新设计及新技术。4年后又率先提出颈椎非融合技术及相关理论研究等,促使我国脊柱外科上升至世界先进之行列。目前国外大力宣扬的非融合技术,早在三十年前我们即已从理论和设计上解决了这一消除椎节融合后副作用的临床前沿课题,并有随访三十年之久的病例健在;可见中国人的智慧和创新性不亚于欧美各国。当上世纪九十年代中期上海市提出创建临床医学领先学科时，作者两次（间隔三年）登台竞选，两届均被评为上海市领先学科——脊柱外科及首席学术带头人。因此要想做一个有所作为与创新型人体修理师（工），必需耐得住寂寞，足踏实地、一步一个脚印泡在临床上；决不可急于求成。无论你年资多高，如果对基本问题不求甚解，一问三不知，手术操作时必然层次不清，在手术台上也就会找不到椎管；甚至接二连三地将轻型病人致残，把不全性脊髓受压者变成完全性瘫痪……这怎不让病人、家人痛心和伤心呢？每位有良知的中国医师均应以此为鉴，树正气、讲医德，认真踏实地学习真本事，精益求精地练就手上功夫；把毕生精力用于发展学术和创新的正道上。坚决反对假大空和专走旁门不走正道的伪学者。因此一个合格的人体修理工想要有所做为，要先学会做人，强调人品、人格的养成和精神魅力；并引导年轻一代做正直、诚实和勇于创新之人。对强者无惧，对弱者无欺。既要言教，更要身教，并带领年青一代使我国的骨科水平再创辉煌。因此，通过本书与大家共同归纳既往、探索新起点，并展望未来，力争再上一层楼；这是本书问世的第五个目的。

应该说上世纪五、六十年代毕业的老医生都是苦出身，在漫长、动荡和每天都存在变数的岁月中，饱尝要做一个富有责任心、事业心、同情心和又有真本事医生的艰辛。不仅要全身心地投入，还要有智有勇，任劳任怨，避开各种运动的锋芒保存自己，而后才能学到真本事为病人服务。当我稍能独挡一面处理病人时（也就是毕业后七、八年吧！）几乎天天泡在病房里。当年老同济医院（文革中改名长征医院）的大病房是24张床，由我带领一位刚从大学毕业的小医生负责；每天有2～4个病人的进出，每例新病人要书写不少于三张纸的正规病历，不少于二张纸的讨论和分析，以及病程记录、出院小结等，还有血、尿、便常规及应急措施均需在当日完成；次晨上级医师查房后再决定处理。需要手术的病人，上级会问："你能做吗？"如能做你就自己去做；如说不行，则由上级医师示范，你当第一助手。因此，每天除了处理病人，就是看书；解剖学和手术学是必不可少的"天天读"，以免术中出错；万一出错也很简单，走人！所以当年老同济是"天才、地才和人才"呆的地方。为了不出错，每天除了吃饭（每顿不超过10分钟）和睡觉外（住在6人一间的医院宿舍，周末回家一天）几乎全天候泡在病房里，而且还要高效和专注，否则24张床的病人怎能处理得过来。我的三无精神（no holiday、no Sunday、no birthday）就是从此时开始的，而且持续至今。在此期间我和吕士才医师共同分担了三年住院总医师（每人半年，从我开始）。但说也奇怪，一般说"积劳成疾"，我反而"积劳成精"了，不知是爹妈给的基因在起作用，还是苦炼的结果？！难怪2010年4月12日，即周一中午飞往美国，14日，即周三晚从旧金山返回浦东机场,来回全程54小时并无倦意。次晨,即15日上午8时半至下午3时半做了一例急症手术(第二颈椎椎体及椎弓肿瘤,伴剧痛及不全性瘫痪,一次性前后路根治性手术),顺利完成,病人疼痛消失,症状改善;再次日(16日、周五)又是难度较大的胸腰椎翻修性手术;接着周末继续赶写书稿。因此,我相信每个人都有一定的潜力,应该在不伤元气的前提下加以发掘。过度的保护反会降低自己潜能的适应性,久而久之则会退化。一般性享受我不反对,而过度地享受生活则是自暴自弃,不应该提倡,至少在你精力旺盛之年要多做些有益于社会之事。相信年轻的一代比老一代更加明智,也更会全面发展,包括撰写专著的能力;在有成就的前提下,留到最后再慢慢地去安享晚年。老者将逝,未来世界是属于你们的,2012年的预言是无稽之谈,好好地、有质量地继续生活在这个小小地球上吧!

由于当前社会上浮躁情绪和追求短、平、快之风气盛行,且已波及学术界;对专著的组稿工作颇受影响,深感今非昔比!以致有些章节受邀人让其学生、或下级代笔,如此则苦了主编,要用不少时间帮助修改和补充,因经验所限总感美中不足,不是原汁原味;在此仅向读者们致歉。幸好有一大批老朋友和同道们的支持,保质、保量、按时完成书稿的撰写,方使数百万字的巨本手术学能够早日脱稿。特别是老一代专家治学严谨和一字不苟的精神令人钦佩,也应了"姜愈老愈辣"的谚语,这当然与不同时代背景不同成长里程所形成的个性与作风有关。

以上是有关本书出版的一些认识和概况。下面想趁本书出版之际,谈谈设立"骨科学术专著资助基金"之事。

作为老一代的骨科医师,从青年到老年经历了数十年的风风雨雨,成长不易;而点滴的成长和进步均源自社会。知恩图报是中华民族的优秀美德,点滴所获均应回报社会。老一代骨科医生也深知当前年轻人向前发展面临的问题更多,需要社会各方面的帮助和支持。在此基础上设立骨科基金的念头油然而生。

一个基金会的诞生也非易事,虽然近年来一直在咨询、探索,包括挂靠单位,最低金额,运作方式和其他相关事宜等都在进行中。但我坚信:只要认准方向,对学科发展有益,就应该坚持到底,最后总可兑现;并期望同道们和有识之士给予支持、指教和帮助。

谢谢各位作者在百忙中为本书撰稿,并谢谢你们的夫人(或先生)和家人对你们工作的支持、理解和尊重。

本书临床资料主要源自第二军医大学长征医院、长海医院,交通大学附属第九人民医院,海军411医院及上海建工医院和各位参编作者所在单位;最后终稿于同济大学附属东方医院(包括临床资料)。中间转赴东方医院目的除继续学术发展外,主要是准备在原计划的国际医学园区(又名:上海医谷及SIMZ)中组建"国际骨科医院",并已纳入园区规划设计图中,位于中德医院之旁,占地100亩(允许扩大至200亩);在与东方医院所签协议初稿中即以SICOT学会和国际骨科医院(筹)之名义。由于当今社会诸多费解原因、复杂多变的人际关系和特定时期的医患关系,加之在"非典"后国际医学园区整体计划因人事调整而变动和延后(计划中的综合性医院未能如期实现);尽管中、外投资方均强调短期不计收益,但个人的健康、心情与精力消耗之代价太大,最后还是婉言中止。此期间除出版专著两本及编写本书、完成医疗教学工作、解决临床难题和出席各种会议外,曾于去年9月应陈香梅女士邀请赴美(华盛顿)至她家中作客,商讨在中国举办创伤急救(Trauma care)中心之事;尽管不存在经费问题,但实非容易,方方面面的问题太多,深感心有余而力不足。2010年8月底应邀赴瑞典哥德堡出席第五届SICOT/SIROT大会,被授予学术成就与贡献奖(奖章见本书1908页)。真是活到老,干到老,累到老;好在我心态好。

由于种种原因本书出版周期较长,可能与当前出版业转型、改制和创新而出现的新情况新问题有关,仅向读者们致歉。

再次谢谢各位前辈、同道、同事和弟子们!并愿继续得到各位的帮助和指正!

赵定麟
二〇一一年十月于上海

目 录

第一卷 骨科手术总论

第一篇
骨科手术学基础 003

第一章 骨科学发展史 004
  第一节 世界骨科发展史 004
    一、西医骨科的渊源 004
    二、近代外科学与骨科学的里程碑 006
    三、两次世界大战对骨科的推动 007
    四、现代骨科学的发展 010
  第二节 我国20世纪前的骨科发展史 021
    一、远古及奴隶社会时期的骨科概况 021
    二、明朝前封建社会时期骨科的进展 021
    三、明清时代骨科辨证论治得以发展 023
  第三节 我国20世纪后骨科的发展史 023
    一、新中国成立前 023
    二、新中国成立后 024
  第四节 骨科发展前景展望 030
    一、概述 030
    二、创伤骨科 030
    三、其他方面 030
        （张继东）

第二章 骨科手术室要求 033
  第一节 一般手术室的布局 033
    一、手术室布局的基本概况 033
    二、手术室内部布局 034
  第二节 净化手术室的基本设施 035
    一、基本要求 035
    二、全空气系统 035
    三、温湿度要求 036
    四、气流的合理流向 036
    五、净度要求 036
    六、其他方面 036
  第三节 战现场手术室 037
    一、战现场手术室的基本要求 037
    二、战地手术室的展开 038
    三、舰船医院 038
        （林 研 刘忠汉）

第三章 骨科消毒、无菌与骨科手术铺单 040
  第一节 消毒史、消毒剂及实施 040
    一、消毒史 040
    二、骨科消毒剂分类 041
    三、骨科消毒的实施 043
  第二节 手术室无菌要求与操作 047
    一、手术室工作人员无菌要求与操作 047
    二、手术室环境和器械无菌要求与操作 047
    三、手术进行中的无菌原则 048
  第三节 骨科铺单基本要求与种类 048
    一、手术铺单的基本要求 048

二、手术铺巾的注意事项　049
第四节　上肢术野铺单　049
　　一、肩部和上臂中上段手术　049
　　二、上臂中下段、肘部和前臂中上段手术　051
　　三、前臂中下段、腕部手术　052
　　四、手和手指手术　052
第五节　下肢术野铺单　053
　　一、髋部、大腿中上段手术　053
　　二、大腿中下段、膝关节和小腿近段手术　053
　　三、小腿中下段、踝部手术　056
　　四、足与足趾手术　056
第六节　脊柱术野铺单　057
　　一、颈椎手术仰卧、俯卧及侧卧位铺单　057
　　二、胸腰椎手术仰卧、俯卧及侧卧位铺单　059
第七节　战伤与批量手术时铺单要求与特点　060
　　一、概述　060
　　二、评估后统一安排　060
　　三、严格术野消毒　060
　　四、酌情选用一次性消毒敷料包　060

（林研　马敏　刘忠汉）

第四章　骨科手术用具及专科器械　062
第一节　止血带与驱血带　062
　　一、止血带常见类型和特点　062
　　二、止血带的衍生产品　064
　　三、电动止血带　064
　　四、止血带的正确使用　065
　　五、驱血带的正确使用　065
　　六、使用止血带和驱血带的注意事项　066
　　七、使用止血带后常见的并发症和处理　066
第二节　骨科手术床与牵引床（铁马）　067
　　一、骨科手术床的总体要求　067
　　二、多功能骨科手术床　068
第三节　常用骨科手术器械　069
　　一、常用的骨科手术器械　069
　　二、用于四肢手术的显微外科手术器械　070
　　三、脊柱手术中常规器械　070
　　四、经胸、经腹、或经胸腰联合入路手术应备的全套胸、腹腔施术器械　070
第四节　特种手术器械和仪器的准备　070
　　一、动力工具　071
　　二、各种光学镜子　071
　　三、C-臂X光机　071
　　四、手术导航仪　072
　　五、其他配套用具　072

（林研　张振）

第五章　术前及术中采血与输血和输血反应　074
第一节　术前与术中采血　074
　　一、术前采血　074
　　二、术中采血　075
第二节　术中与术后自体输血　076
　　一、术中与术后自体输血的概况　076
　　二、术中与术后自体输血技术的使用　076
　　三、术中与术后自体输血的优劣　078
　　四、术中与术后自体输血的注意事项　078
第三节　输血反应及处理　079
　　一、发热反应　079
　　二、过敏反应　080
　　三、溶血反应　080
　　四、大量输血后反应　081
　　五、其他如空气栓塞、细菌污染反应　081

（张振　林研）

第六章　与手术相关的问题　082
第一节　手术室内的X线应用　082
　　一、概述　082
　　二、X线设施的应用方式　082
　　三、X线使用的原则　083

第二节　术中患者的体位、术野准备
　　　　及消毒　　　　　　　　　　085
　　一、患者的体位　　　　　　　　085
　　二、施术局部的准备　　　　　　086
　　三、铺单　　　　　　　　　　　087
第三节　骨科植骨术　　　　　　　　088
　　一、概述　　　　　　　　　　　088
　　二、植骨的适应证　　　　　　　088
　　三、移植骨来源　　　　　　　　088
　　四、各种植骨技术的病例选择　　090
　　五、常用植骨手术方式　　　　　091
　　　　　　（沈　彬　刘　林　赵定麟）
第四节　骨科植入材料OsteoSet的临
　　　　床应用　　　　　　　　　　095
　　一、概述　　　　　　　　　　　095
　　二、作用原理　　　　　　　　　096
　　三、临床病例选择　　　　　　　096
　　四、使用方法　　　　　　　　　097
　　五、包装　　　　　　　　　　　097
　　六、注意事项　　　　　　　　　098
　　　　（郭永飞　陈　宇　刘忠汉　赵定麟）

第二篇
骨科麻醉学与围手术期处理　099

第一章　麻醉用药　　　　　　　　100
第一节　静脉麻醉和吸入麻醉药的进
　　　　展与特点　　　　　　　　　100
　　一、静脉全身麻醉药　　　　　　100
　　二、吸入性全身麻醉药　　　　　102
第二节　局部阻滞麻醉用药　　　　　103
　　一、局部阻滞麻醉药的一般特性　103
　　二、骨科手术常用的局部阻滞麻醉
　　　　药品　　　　　　　　　　　104
第三节　麻醉性镇痛药　　　　　　　105
　　一、麻醉性镇痛药的分型　　　　105
　　二、阿片受体激动药　　　　　　106
　　三、阿片受体激动-拮抗药　　　 106

　　四、阿片受体拮抗药　　　　　　107
　　五、非阿片类中枢性镇痛药　　　108
第四节　其他麻醉药及肌肉松弛剂　　108
　　一、安定镇静类药　　　　　　　108
　　二、骨骼肌松弛药　　　　　　　109
　　　　　　　　　　（王成才　王清秀）

第二章　骨科麻醉基本要求、特点及
　　　　　实施　　　　　　　　　　111
第一节　骨科麻醉的基本要求　　　　111
　　一、注意骨科麻醉特点　　　　　111
　　二、按要求进行基本监测　　　　111
第二节　骨科麻醉的特点及注意事项　111
　　一、深部静脉血栓形成和肺栓塞　111
　　二、部分患者术前已存在呼吸与
　　　　循环功能障碍　　　　　　　111
　　三、截瘫患者对去极化肌松药的
　　　　特殊反应　　　　　　　　　112
　　四、重复麻醉　　　　　　　　　112
　　五、气管插管困难　　　　　　　112
　　六、手术体位　　　　　　　　　112
　　七、肢体止血带的应用　　　　　112
　　八、神经功能监测　　　　　　　112
　　九、骨黏合剂的应用　　　　　　112
第三节　麻醉前检查与全身准备　　　113
　　一、麻醉前检查　　　　　　　　113
　　二、麻醉前全身准备　　　　　　115
　　　　　　　　　　（王成才　刘正美）

第三章　四肢伤患病例麻醉　　　　121
第一节　上肢手术麻醉　　　　　　　121
　　一、臂丛神经阻滞麻醉　　　　　121
　　二、上肢周围神经阻滞麻醉　　　122
　　三、全身麻醉　　　　　　　　　123
第二节　下肢手术麻醉　　　　　　　123
　　一、椎管内麻醉　　　　　　　　123
　　二、下肢周围神经阻滞麻醉　　　124
　　三、全身麻醉　　　　　　　　　124
第三节　断肢（指、趾）伤员麻醉　　124

一、断肢（或断指、趾）再植术的
　　　　特点及问题 124
　　二、足趾移植再造拇指术的麻醉特点 125
第四节　关节置换术麻醉特点、
　　　　选择与实施 126
　　一、关节置换术的麻醉特点 126
　　二、麻醉选择与实施 127
（王成才　刘正美）

第四章　脊柱与骨盆伤患病例麻醉 130
第一节　脊柱麻醉特点与基本要求 130
　　一、病情差异较大 130
　　二、手术体位对麻醉的影响大 130
　　三、出血量大 130
第二节　颈椎手术麻醉 131
　　一、麻醉选择 131
　　二、麻醉方法 131
　　三、术中管理 132
　　四、正确掌握拔管时机 132
　　五、术后并发症 133
第三节　胸腰椎手术麻醉 134
　　一、胸椎手术麻醉 134
　　二、腰椎手术麻醉 134
第四节　脊柱侧凸纠正术的麻醉 135
　　一、术前常规心肺功能检查 135
　　二、备血与输血 135
　　三、麻醉选择 135
　　四、控制性降压的应用 135
　　五、术中脊髓功能的监测 136
　　六、术后镇痛 138
第五节　颈椎伤患者的气道处理 138
　　一、各种气道处理方法对颈椎损伤
　　　　的影响 138
　　二、颈椎损伤患者气管插管方式的
　　　　选择 139
第六节　骨盆伤患麻醉 139
　　一、骨盆手术及麻醉的特点 139
　　二、骨盆疾病手术麻醉 139
　　三、骨盆损伤手术麻醉 140
（王成才）

第五章　小儿骨科伤患麻醉及其他
　　　　特殊病例麻醉及术中监测 143
第一节　小儿骨科伤患麻醉特点
　　　　及要求 143
　　一、小儿解剖、生理及药理特点 143
　　二、小儿骨科麻醉特点与要求 143
第二节　小儿四肢伤患的麻醉 144
　　一、麻醉选择 144
　　二、术前准备 144
　　三、麻醉前用药 144
　　四、麻醉方法 145
　　五、麻醉期间监测和管理 147
第三节　小儿脊柱伤患麻醉需重点注
　　　　意的问题 148
　　一、预防恶性高热 149
　　二、预防高钾血症 149
第四节　重危与垂危骨科病例麻醉 150
　　一、全面观察 150
　　二、重点问题 150
第五节　批量伤员的麻醉特点 151
　　一、先行分类 151
　　二、具体注意的问题 151
第六节　复杂性与复合性创伤的
　　　　麻醉处理 151
　　一、复杂性创伤的临床特点 151
　　二、麻醉前评估 151
　　三、呼吸道及循环管理的特殊问题 152
　　四、麻醉处理 153
第七节　骨科麻醉时术中各项指标
　　　　监测 154
　　一、麻醉期间循环功能监测 154
　　二、呼吸功能监测 155
　　三、控制性低血压时的监测 156
　　四、体温监测 157
　　五、骨科手术中的诱发电位监测 157

六、肌松药监测　　157

第八节　骨科患者术后疼痛的处理　158
　　一、术后疼痛对机体的危害　158
　　二、术后急性疼痛的治疗　159
　　三、术后镇痛的并发症和预防　162
　　四、术后镇痛效果的评价　164

（王成才　王清秀）

第六章　骨科手术术中（麻醉中）各种并发症处理　166

第一节　出血　166
　　一、概述　166
　　二、失血程度的分级　166
　　三、积极补充血容量　167
　　四、加强观察患者并采取有效措施　167

第二节　术中大量输血　167
　　一、大量输血的概念　167
　　二、大量输血可能发生的问题　167

第三节　止血带并发症　169
　　一、止血带麻醉　169
　　二、止血带疼痛　169
　　三、止血带休克　169
　　四、止血带坏死　169

第四节　骨黏合剂并发症　170
　　一、概述　170
　　二、重视对重要脏器的毒性作用　170
　　三、术中应加强监测与观察　170

第五节　体位改变及不当所致并发症　171
　　一、呼吸系统并发症　171
　　二、循环系统并发症　171
　　三、神经及眼部损伤并发症　171

（王成才　刘正美）

第七章　骨科围手术期监护处理　173

第一节　心功能的评估　173
　　一、术前心功能的检测　173
　　二、术中心功能的维持　176
　　三、术后心功能的监测　176

第二节　呼吸功能的评估　177
　　一、术前呼吸功能的检测　177
　　二、术中呼吸功能的维持　177
　　三、术后呼吸功能的维持　178
　　四、呼吸衰竭患者术后机械通气的使用　178

第三节　围手术期营养支持与水、电解质平衡　181
　　一、围手术期营养支持　181
　　二、围手术期的水、电解质平衡　183

第四节　围手术期抗生素的应用　184
　　一、概述　184
　　二、骨科抗菌素应用的基本原则　184
　　三、骨科预防性用药　184
　　四、骨科感染治疗性用药　185

第五节　骨科围手术期镇痛镇静管理　186
　　一、镇痛药物治疗　186
　　二、非药物治疗　187
　　三、镇痛治疗期间对器官功能的监测　187
　　四、骨科术后危重患者的ICU镇静管理　188

第六节　围手术期深静脉血栓和致死性肺栓塞　190
　　一、骨科围手术期PE的发病特点　191
　　二、根据临床情况判断的可能性　191
　　三、结合心电图、胸部X线片、动脉血气分析等基本检查做出初步判断　191
　　四、对可疑PE患者合理安排进一步检查以明确或除外诊断　191
　　五、治疗　192

（牛惠燕　唐伦先）

第八章　骨科手术患者的围手术期护理　194

第一节　骨科创伤患者的围手术期护理　194
　　一、术前护理　194
　　二、术后护理　195

第二节　脊柱手术患者围手术期护理　200

一、颈椎伤病的围手术期护理 200
二、腰椎伤病的围手术期护理 204
第三节　人工关节置换术的围手术期护理 206
　　一、人工全髋关节置换围手术期护理 207
　　二、人工膝关节置换围手术期护理 212
　　三、全膝关节置换术后并发症的观察与预防 214

（徐燕　李娟　季伟琴）

第三篇
骨科伤患治疗的基本技术与相关问题 217

第一章　石膏绷带技术 218
第一节　石膏绷带技术概述 218
一、石膏术的临床疗效及优点 218
二、适应证与禁忌证 219
三、准备工作 219
四、石膏技术操作的分类 220
五、石膏包绕患肢的类型 220
六、石膏固定部位的分类 220
七、包扎石膏的注意事项 220
八、石膏固定患者的护理 222
九、石膏绷带的一般包扎方法 222

第二节　石膏技术实施 224
一、常用的石膏技术 224
二、特殊类型石膏 227
三、其他石膏操作 232
四、石膏代用品及新型石膏 234
五、交代石膏固定后注意事项 235

（卢旭华　钱齐荣　赵定麟）

第二章　现代支具技术 237
第一节　支具的基本概念 237
一、定义与概述 237
二、支具的历史及国内应用概况 237
三、支具的基本作用 239
四、支具的分类 239
五、支具的命名 239
六、支具室的基本设施 240

第二节　支具技师的工作模式与支具处方 243
一、支具处方 243
二、支具技师的工作模式 243

第三节　四肢关节常用支具 244
一、上肢支具 244
二、下肢支具 246

第四节　脊柱支具的应用及支具使用不当 249
一、脊柱支具 249
二、其他支具 251
三、支具佩戴的常见问题及处理 252

（王予彬　战峰　郝跃东　刘大雄）

第三章　骨科牵引术 254
第一节　牵引疗法的原理、用具与分类 254
一、牵引疗法的原理 254
二、牵引所需用具 255
三、牵引的分类 258

第二节　皮肤牵引 258
一、适应证与禁忌证 258
二、牵引的实施 259
三、特殊的皮肤牵引 260

第三节　骨骼牵引 262
一、适应证与禁忌证 262
二、牵引的实施 262
三、特殊的骨牵引 266

第四节　其他牵引方式 267
一、指（趾）甲牵引 267
二、藤网手指牵引 267
三、吊带牵引 267

第五节　牵引患者的观察、护理及功能锻炼 270
一、对牵引患者的观察 270

二、功能锻炼　　272
　　三、护理　　272

（姜宏　钱齐荣　卢旭华）

第四章　四肢主要关节穿刺术　274
第一节　关节穿刺术基本概念、适应证与注意事项　274
　　一、关节穿刺术基本概念　　274
　　二、关节穿刺术适应证　　274
　　三、麻醉方法　　275
　　四、注意事项　　275
第二节　四肢主要关节穿刺途径及穿刺法　275
　　一、肩关节穿刺术　　275
　　二、肘关节穿刺术　　276
　　三、腕关节穿刺术　　277
　　四、髋关节穿刺术　　277
　　五、膝关节穿刺术　　277
　　六、踝关节穿刺术　　278

（李悦　卢旭华　赵定麟）

第五章　四肢清创术及大面积剥脱伤的处理　280
第一节　清创术概述、创口分区及相关的基本问题　280
　　一、概述　　280
　　二、开放性伤口的分区及其特点　　280
　　三、清创的时机　　281
　　四、清创术的术前准备　　281
第二节　清创术的实施及要求　282
　　一、麻醉与止血带备用　　282
　　二、局部消毒　　282
　　三、切除创口皮缘及已坏死的组织　　282
　　四、清除深部失活组织　　283
　　五、对特殊组织的清创　　284
　　六、清创术毕处理　　285
第三节　几种特殊清创术创口的处理　286
　　一、深在创口的处理　　286
　　二、已感染伤口的处理　　286
　　三、皮肤缺损的修复　　286
　　四、开放性骨折的治疗　　287
　　五、创口的延期缝合与二期缝合　　287
第四节　特殊部位的清创术之一——血管伤的处理　289
　　一、血管伤处理的基本原则　　289
　　二、血管伤修复的手术方式　　289
　　三、对血管伤手术的要求　　290
　　四、血管吻合技术　　291
　　五、术后处理　　295
第五节　特殊部位的清创术之二——神经和肌腱的处理　295
　　一、神经伤的清创及手术治疗　　295
　　二、肌腱伤的清创及手术治疗　　297

（卢旭华　姜宏　沈海敏　赵定麟）

第六节　大面积剥脱性损伤的处理　299
　　一、大面积剥脱伤的特点及全身处理　　299
　　二、创面局部及肢体处理　　301
　　三、多发性创伤的临床特点及急救　　303
　　四、多发伤的检查与诊断　　306
　　五、对伴有多发伤者的治疗　　309

（沈海敏　朱炯　赵杰　赵定麟）

第六章　骨科关节镜外科技术　313
第一节　关节镜外科概况及基本设备　313
　　一、关节镜外科历史　　313
　　二、关节镜外科在中国的发展　　314
　　三、关节镜外科的学术组织与出版物　　315
　　四、关节镜外科领域的进展　　316
　　五、关节镜的基本设备　　316
第二节　关节镜施术的器械、要求与保养　320
　　一、概述　　320
　　二、各种常用器械　　320
　　三、电动刨削、电切割及激光操作系统　　322
　　四、关节镜手术的配套设施、环境要求和保养　　324

第三节　膝关节镜外科的基本知识与
　　　　应用解剖　　　　　　　　　327
　　一、概述　　　　　　　　　　　327
　　二、膝关节镜外科应用解剖　　　327
第四节　关节镜手术的病例选择、特
　　　　点、并发症及技术培训　　　331
　　一、关节镜手术适应证　　　　　331
　　二、关节镜的禁忌证　　　　　　332
　　三、关节镜手术的特点　　　　　332
　　四、关节镜术的并发症及其预防　333
　　五、膝关节镜技术的培训　　　　335

（赵　辉　祝云利）

第七章　与骨科手术相关的技术　　　339
第一节　骨科植皮术　　　　　　　　339
　　一、解剖复习　　　　　　　　　339
　　二、植皮术分类　　　　　　　　339
　　三、皮片的种类　　　　　　　　340
　　四、各类皮片临床应用的优缺点及
　　　　适应证　　　　　　　　　　340
　　五、操作技术　　　　　　　　　341
　　六、供皮区创面的处理　　　　　344
　　七、皮片固定及术后处理　　　　344
第二节　显微外科技术　　　　　　　345
　　一、显微外科的基本器械　　　　345
　　二、显微外科技术的训练　　　　347
　　三、显微血管修复术　　　　　　348
第三节　外固定架的应用　　　　　　351
　　一、骨外固定架的组成与分类　　351
　　二、骨外固定架的应用范围、
　　　　适应证及禁忌证　　　　　　352
　　三、术前准备　　　　　　　　　352
　　四、外固定架的具体操作　　　　352
　　五、骨外固定架的并发症及其防治　353
　　六、骨外固定架的优点　　　　　354
　　七、长管状骨骨折的骨外固定架应
　　　　用概况　　　　　　　　　　355

（卢旭华　张盈帆　江　华　陈爱民　赵定麟）

第四节　骨科应急性（类）手术　　　358
　　一、静脉切开术　　　　　　　　358
　　二、中心静脉压测定　　　　　　359
　　三、动脉输血　　　　　　　　　360
　　四、气管切开术　　　　　　　　361
　　五、特种情况下的气管切开术　　363
　　六、胸内心脏按摩术　　　　　　364

（刘忠汉　张　振　马　敏
　刘　林　卢旭华　赵定麟）

第八章　骨科伤患与消化道应激性
　　　　溃疡　　　　　　　　　　　368
第一节　概述与流行病学　　　　　　368
　　一、概述　　　　　　　　　　　368
　　二、流行病学　　　　　　　　　368
第二节　应激性溃疡的发病机制　　　370
　　一、神经-内分泌失调　　　　　370
　　二、胃黏膜微循环障碍　　　　　370
　　三、胃黏液-碳酸氢根屏障受损　371
　　四、胃腔内H^+向黏膜内反向弥散　371
　　五、组织内保护性物质含量减少　371
　　六、氧自由基的作用　　　　　　372
　　七、其他体液因子的作用　　　　372
　　八、上消化道运动功能障碍　　　372
第三节　病理改变特点与临床表现　　372
　　一、病理特点　　　　　　　　　372
　　二、临床症状特点　　　　　　　373
第四节　诊断与治疗　　　　　　　　374
　　一、诊断　　　　　　　　　　　374
　　二、治疗　　　　　　　　　　　374
第五节　与脊柱骨折相关的应激性
　　　　溃疡　　　　　　　　　　　376
　　一、发病情况　　　　　　　　　376
　　二、发病机制　　　　　　　　　376
　　三、临床特点及诊断　　　　　　377
　　四、预防措施　　　　　　　　　377
　　五、糖皮质激素在急性脊髓损伤中
　　　　的应用　　　　　　　　　　378

第六节　护理与预防	378	二、肌电图记录分析	388
一、护理	378	三、正常肌电图	389
二、预防	379	四、异常肌电图	390

（刘　菲　刘雁冰）

第三节　神经传导速度测定　　391

第九章　神经电生理检查　　382

第一节　诱发电位	382	一、概述	391
一、概述	382	二、运动神经传导速度测定	391
二、躯体感觉诱发电位	382	三、感觉神经传导速度测定	392
三、视觉诱发电位	385	四、神经传导速度异常	393
四、脑干听觉诱发电位	387	五、脊神经刺激	394
第二节　肌电位	388	六、F-波	394
一、概述	388	七、H-反射	395

（周　晖）

第二卷　四肢骨与关节损伤

第一篇　骨折的基本概念与上肢骨折　　399

第一章　骨折之基本概念	400	一、骨折的愈合	428
第一节　骨折的定义、致伤机制与分类	400	二、骨折患者的康复（功能锻炼）	435

（赵　杰　严力生　卢旭华　陈德玉　赵定麟）

一、骨折的定义	400	第二章　肩部骨折	439
二、骨折的致伤机制	400	第一节　肩部解剖及肩胛骨骨折	439
三、骨折的分类	402	一、解剖复习	439
第二节　骨折的临床表现与诊断	407	二、肩胛骨骨折概况	441
一、骨折的临床特点	407	三、肩胛体骨折	441
二、骨折的诊断	408	四、肩胛颈骨折	442
第三节　骨折治疗的基本原则与要求	412	五、肩胛盂骨折	442
一、骨折治疗的基本原则	412	六、肩峰骨折	443
二、骨折的复位	412	七、喙突骨折	444
三、骨折的固定	417	八、肩胛冈骨折	444
四、四肢骨关节火器损伤	427	第二节　锁骨骨折与肩锁、胸锁关节脱位	444
第四节　骨折的愈合与康复（功能恢复）	428	一、锁骨骨折	444
		二、肩锁关节脱位	448
		三、胸锁关节脱位	451

（彭　庄　蔡俊丰　马　敏　赵定麟）

第三节　肱骨上端骨折　452
- 一、肱骨大结节骨折　452
- 二、肱骨小结节撕脱骨折　453
- 三、肱骨头骨折　453
- 四、肱骨上端骨骺分离　454
- 五、肱骨外科颈骨折　455

第四节　肩关节脱位　461
- 一、创伤性肩关节前脱位　461
- 二、创伤性肩关节后脱位　467
- 三、复发性（习惯性）肩关节前脱位　468
- 四、复发性肩关节后脱位　473
- 五、其他类型肩关节脱位　473

（彭庄　蔡俊丰　马敏　赵定麟）

第三章　肱骨干骨折及肘部损伤　475

第一节　肱骨干骨折的概述、发生机制、分型、诊断及治疗概况　475
- 一、概述　475
- 二、致伤机制　476
- 三、骨折断端的移位　476
- 四、分类及分型　477
- 五、诊断　477
- 六、治疗　478

第二节　肱骨干骨折的手术疗法　479
- 一、手术适应证与术前准备　479
- 二、手术步骤　479
- 三、并发症的治疗　484

第三节　肘关节解剖特点与肘部关节脱位　486
- 一、肘关节解剖特点　486
- 二、肘关节脱位　487
- 三、桡骨（小）头半脱位　489
- 四、桡骨头脱位　489

第四节　肘部骨折　490
- 一、肱骨髁上骨折　490
- 二、肱骨髁间骨折　492
- 三、肱骨外髁骨折　493
- 四、肱骨外上髁骨折　494
- 五、肱骨内髁骨折　495
- 六、肱骨内上髁骨折　496
- 七、肱骨小头骨折　497
- 八、肱骨远端全骨骺分离　498
- 九、尺骨鹰嘴骨折　499
- 十、尺骨冠状突骨折　501
- 十一、桡骨头骨折　501
- 十二、桡骨头骨骺分离　504
- 十三、肘关节复杂性骨折　504

（马敏　李旭　李国风）

第五节　肘关节损伤后遗症的手术治疗　506
- 一、肘内翻畸形　506
- 二、肘外翻畸形　508
- 三、迟发性尺神经炎　508
- 四、肘关节骨化性肌炎　509
- 五、肘关节强直　509
- 六、创伤性肘关节炎　510

（李国风　李旭　赵定麟）

第四章　前臂骨折　512

第一节　解剖复习及尺桡骨上端骨折　512
- 一、概述　512
- 二、前臂的解剖复习　512
- 三、桡骨颈骨折　513
- 四、孟氏（Monteggia）骨折　514

第二节　尺桡骨骨干骨折　516
- 一、概述　516
- 二、桡骨干骨折　516
- 三、尺骨干骨折　518
- 四、尺桡骨骨干双骨折　518

第三节　尺桡骨远端骨折概况　523
- 一、概述　523
- 二、盖氏（Galeazzi）骨折　523
- 三、科利斯（Colles）骨折　524
- 四、史密斯（Smith）骨折　529
- 五、巴顿（Barton）骨折　530
- 六、桡骨远端骨骺分离　531

七、桡骨茎突骨折　　532
　　八、尺骨茎突骨折　　534
　　九、恰佛（Ghauffeur）骨折　　534
（卢旭华　张振　李旭　于彬　赵定麟）
第四节　桡骨远端骨折的处理　　535
　　一、概述　　535
　　二、解剖复习　　535
　　三、分型　　535
　　四、辅助检查　　536
　　五、治疗的基本要求　　537
　　六、闭合复位外固定　　537
　　七、经皮穿针术　　538
　　八、外固定支架治疗　　539
　　九、切开复位接骨板内固定术　　540
　　十、并发症的治疗与预防　　543
（王秋根）

第五章　手腕部外伤　　546
第一节　手腕部骨折脱位　　546
　　一、月骨脱位　　546
　　二、经舟骨月骨周围脱位的手术治疗　　549
　　三、舟骨骨折　　552
　　四、第一掌骨基底部骨折脱位　　554
　　五、拇指掌指关节脱位　　556
　　六、掌骨骨折　　558
　　七、指骨骨折及指间关节脱位　　561
第二节　拇指掌指关节侧副韧带损伤的手术　　568
　　一、概述　　568
　　二、手术疗法适应证　　568
　　三、麻醉和体位　　569
　　四、拇指掌指关节侧副韧带损伤修复术　　569
　　五、肌腱移植拇指掌指关节侧副韧带重建术操作步骤　　570
第三节　手部肌腱损伤的手术　　570
　　一、概述　　570
　　二、屈指肌腱的分区　　570
　　三、Ⅱ区屈指肌腱损伤的一期修复　　571

　　四、屈指肌腱固定术　　572
　　五、游离肌腱移植术　　573
　　六、屈指肌腱粘连松解术　　577
　　七、伸肌腱损伤的8区分区法　　578
　　八、拇指伸肌腱的5区分区法　　579
　　九、伸指肌腱5区分区法　　579
　　十、伸指肌腱损伤处理原则　　579
　　十一、锤状指的手术治疗　　579
　　十二、远侧指间关节融合术　　580
　　十三、中央腱束损伤的修复　　581
　　十四、伸肌腱帽损伤　　582
　　十五、手、腕及前臂伸肌腱损伤的修复　　584
　　十六、拇长伸肌腱损伤的修复　　585
第四节　手部皮肤损伤的手术　　586
　　一、皮肤直接缝合术　　586
　　二、游离皮肤移植术　　586
　　三、皮瓣移植术基本概况　　588
　　四、局部转移皮瓣　　588
　　五、邻指皮瓣转移术　　589
　　六、手部带血管蒂的岛状皮瓣　　589
　　七、骨间背侧动脉逆行岛状皮瓣　　592
　　八、远位交叉皮瓣　　593
　　九、吻合血管的游离皮瓣　　595
　　十、其他修复创面的术式　　596
（洪光祥　康皓）

第二篇
下肢骨折　　599

第一章　髋部损伤　　600
第一节　解剖复习及髋关节脱位　　600
　　一、髋部骨骼解剖特点　　600
　　二、髋关节囊　　601
　　三、髋部肌肉　　601
　　四、髋部血液供应　　602
　　五、髋部损伤因素　　602
　　六、髋关节脱位概况　　603

七、髋关节脱位治疗 605
八、髋关节损伤并发症 607
第二节 髋臼骨折 608
　　一、概述 608
　　二、损伤机制 608
　　三、诊断 608
　　四、髋臼骨折的分类 609
　　五、髋臼骨折的非手术治疗 609
　　六、髋臼骨折的手术治疗 609
　　七、髋臼骨折的并发症 610
第三节 股骨头骨折 611
　　一、损伤机制 611
　　二、诊断 612
　　三、分类 612
　　四、非手术治疗 613
　　五、手术治疗 613
　　六、并发症 613
　　　　（李增春　李国风　张振　赵定麟）
第四节 股骨颈骨折 614
　　一、概述 614
　　二、损伤机制 614
　　三、诊断 614
　　四、分类 615
　　五、非手术疗法 615
　　六、闭合复位内固定 616
　　七、其他术式 617
　　八、并发症 621
　　　　（黄宇峰　李国风　刘忠汉　彭庄）
第五节 股骨粗隆（转子）间骨折 623
　　一、概述 623
　　二、损伤机制 623
　　三、诊断 624
　　四、分类 624
　　五、Evans第一类型骨折的治疗 625
　　六、Evans第二类型骨折的治疗 629
　　七、股骨粗隆部骨折并发症 630
　　　　（卢旭华　彭庄　马敏　刘忠汉　赵定麟）

第六节 粗隆（转子）下骨折及大
　　　　小粗隆骨折 632
　　一、粗隆（转子）下骨折损伤机制 632
　　二、粗隆下骨折分类（型） 632
　　三、粗隆下骨折诊断 632
　　四、粗隆下骨折治疗 632
　　五、粗隆下骨折并发症 635
　　六、大粗隆、小粗隆骨折 635
　　　　（彭庄　蔡俊丰　刘林　赵定麟）
第二章 股骨干骨折 637
第一节 股骨干骨折的应用解剖、致
　　　　伤机制、临床表现及诊断 637
　　一、股骨干之应用解剖特点 637
　　二、致伤机制 639
　　三、临床表现 640
　　四、诊断 640
　　　　（李增春　李国风　刘忠汉　赵定麟）
第二节 股骨干骨折的治疗 641
　　一、概述 641
　　二、股骨干骨折的非手术治疗 641
　　三、股骨干骨折的手术治疗原则 642
　　四、髓内钉固定术 642
　　五、接骨板螺钉内固定术 650
　　六、Ender钉技术 652
　　七、外固定支架固定术 652
　　　　（卢旭华　张振　沈彬　赵定麟）
第三章 膝部创伤 654
第一节 股骨髁部骨折 654
　　一、概述 654
　　二、股骨髁上骨折 655
　　三、股骨髁部骨折 656
第二节 创伤性膝关节脱位、骨折脱
　　　　位及上胫腓关节脱位 659
　　一、膝关节脱位的致伤机制 659
　　二、膝关节脱位的分类 659
　　三、膝关节脱位的治疗 661
　　四、上胫腓关节脱位与半脱位 661

第三节　髌骨脱位　662
　一、致伤机制　662
　二、分类　662
　三、急性髌骨脱位的治疗　663
　四、复发性髌骨脱位的成因与表现　663
　五、复发性髌骨脱位的治疗　664
第四节　髌骨骨折与伸膝装置损伤　666
　一、概述　666
　二、髌骨骨折　667
　三、股四头肌腱断裂　672
　四、髌腱断裂　673
第五节　膝部韧带、软骨及半月板损伤　674
　一、股四头肌肌腱断裂　674
　二、髌腱断裂　674
　三、膝关节韧带损伤　674
　四、膝关节不稳定　678
　五、膝关节骨软骨损伤　682
　六、半月板与盘状软骨损伤　684
第六节　胫骨平台骨折　693
　一、胫骨平台骨折的分类（型）　693
　二、胫骨平台骨折治疗前的评价　695
　三、胫骨平台骨折处理的基本要求　695
　四、非手术疗法　695
　五、手术疗法　696

（吴海山　钱齐荣　黄宇峰
　李国风　张振　赵定麟）

第四章　胫腓骨骨干骨折　703

第一节　小腿应用解剖及胫腓骨骨折致伤机制、分型和诊断　703
　一、小腿应用解剖　703
　二、致伤机制　705
　三、分型　706
　四、诊断　708
第二节　胫腓骨骨干骨折的治疗　709
　一、基本要求　709
　二、稳定型骨折的治疗　709
　三、不稳定型骨折的治疗　710

　四、开放性胫腓骨骨折的处理　715
（蔡俊丰　张振　卢旭华　于彬　赵定麟）

第三节　复杂性胫腓骨骨干骨折的治疗　716
　一、软组织的评估　716
　二、骨折的分型　717
　三、非手术治疗　717
　四、手术治疗　717
　五、总结　729

（王秋根　王建东）

第四节　胫骨下端Pilon骨折的治疗　730
　一、概述　730
　二、致伤机制　730
　三、创伤分类　730
　四、治疗原则　732
　五、非手术治疗　732
　六、手术治疗　732

（黄建华　吴小峰　王秋根）

第五节　小腿创伤的并发症和合并伤　738
　一、延迟愈合　738
　二、不愈合　739
　三、畸形愈合　740
　四、小腿筋膜间隙（室）综合征　741
　五、神经血管损伤　742

（张振　于彬　赵定麟）

第五章　踝关节损伤　744

第一节　踝关节损伤的检查与分类　744
　一、踝关节的检查　744
　二、踝关节损伤分类　746
　三、Danis-Weber分类　749
　四、按人名命名的踝关节骨折分类　750

（马敏　黄宇峰　刘忠汉　赵定麟）

第二节　踝关节骨折及胫腓下关节脱位　751
　一、旋后(内翻)内收损伤　751
　二、旋后(内翻)外旋损伤　752
　三、旋前(外翻)外旋损伤　755
　四、旋前(外翻)外展损伤　756

五、胫骨后唇骨折　758
六、胫骨前唇骨折　760
七、胫骨下端爆裂骨折（垂直压缩骨折）　760
八、胫腓下联合前部分离　761
九、胫腓下联合完全分离　763
十、儿童胫腓骨分离　764

（李增春　李国风　马　敏　刘忠汉　于　彬）

第三节　踝关节脱位　764
一、应用解剖　764
二、损伤机制和分型　765
三、术前准备　766
四、手术治疗　766
五、术后处理　768
六、术后评估　768
七、并发症及处理　768

（俞光荣　夏　江　李国风）

第四节　踝关节三角韧带及外侧韧带损伤　769
一、三角韧带损伤机制　769
二、三角韧带损伤的临床表现　769
三、三角韧带损伤的治疗方法　769
四、外侧韧带损伤机制　770
五、外侧副韧带损伤的诊断　770
六、外侧副韧带损伤的分类（度）　770
七、外侧副韧带损伤的治疗　771

第五节　踝关节某些特殊损伤及跟腱断裂　771
一、腓骨骨折移位交锁　771
二、腓骨撕脱骨折　772
三、腓骨近端骨折　773
四、双踝骨折　773
五、三踝骨折　774
六、外踝或腓骨功能不全　775
七、跟腱断裂　775

第六节　陈旧性踝关节骨折脱位及其治疗　776
一、陈旧性踝关节骨折脱位　776
二、踝关节融合术　777
三、踝关节成形术　778

（匡　勇　陈利宁）

第六章　足部损伤　780

第一节　足部损伤概述及距骨骨折脱位　780
一、概述　780
二、距骨骨折　780
三、距骨脱位　783
四、距骨骨折、脱位的并发症及其治疗　784

（彭　庄　蔡俊丰　席秉勇　于　彬　赵定麟）

第二节　距下关节脱位及距骨全脱位　785
一、距下关节应用解剖　785
二、距下关节脱位概况与致伤机制　785
三、距下关节手术疗法　786
四、距骨全脱位的手术治疗　788

（俞光荣　李　兵）

第三节　跟骨骨折　791
一、概述　791
二、跟骨的解剖特点复习　792
三、致伤机制　792
四、诊断　792
五、分型　793
六、跟骨骨折的治疗概况　794
七、不波及跟骨关节面骨折的治疗　794
八、波及关节面跟骨骨折的治疗　794
九、跟骨骨折并发症的处理　796

（蔡俊丰　李国风）

第四节　跖跗关节脱位　797
一、解剖学和生物力学特点　797
二、分型　798
三、诊断　798
四、手术疗法　800

五、陈旧性跗跖关节脱位的治疗　802
　　六、并发症及其防治　803
　　　　　　　　（俞光荣　张明珠）
第五节　跗中关节及跖趾关节脱位　803
　　一、跗中关节脱位概述　803
　　二、应用解剖　804
　　三、跗中关节手术疗法　805
　　四、跖趾关节脱位概述及应用解剖　806
　　五、跖趾关节脱位手术疗法　807
　　　　　　（李兵　饶志涛　俞光荣）
第六节　足部其他损伤　810
　　一、足舟骨骨折　810
　　二、楔骨及骰骨骨折　811
　　三、跖、趾及籽骨骨折等　811
　　四、趾间关节脱位　815
　　五、陈旧性损伤　815
　　　　　　（刘忠汉　于彬　赵定麟）

第三篇
四肢骨折的微创技术　817

第一章　微创技术在创伤骨科中的应用　818
第一节　微创的基本理念　818
　　一、微创理念与生物学固定（BO）　818
　　二、正确理解"AO"和"BO"　818
　　三、展望未来　819
第二节　微创技术在创伤骨科领域中的应用　819
　　一、关节镜技术　819
　　二、骨外固定支架技术　820
　　三、闭合复位髓内钉技术　821
　　四、钛板螺钉接骨技术　821
　　五、闭合复位经皮穿针技术　821
　　六、椎体成形术与椎体后凸成形　822
　　七、结论　822
第三节　微创技术在创伤骨科领域中的发展前景与临床意义　823
　　一、实时影像导航技术的发展前景　823
　　二、计算机辅助远程手术的发展前景　823
　　三、数字化虚拟人体技术的发展前景　824
　　四、微创技术在创伤骨科的临床意义　825
　　五、微创技术提高了骨科疾病的治疗效果　826
　　六、微创技术的发展与手术设备器械的改进是两者相互促进必然结果　826
　　　　　　（张秋林　纪方　王秋根）

第二章　微创稳定固定系统　829
第一节　概述及原理　829
　　一、概述　829
　　二、内固定治疗原则　829
　　三、LISS技术的设计原理特点概述　830
　　四、LISS锁定螺钉与螺纹孔洞钛板体现钉板的完美结合　830
　　五、LISS特殊的角度设计可增加螺钉握持力　831
　　六、LISS设计可穿透射线的手柄便于插入及导向　831
　　七、LISS设计有多种类型螺钉　832
第二节　微创稳固系统的临床应用及病例选择　833
　　一、概述　833
　　二、LISS的主要部件　833
　　三、病例选择　834
　　四、LISS-DF在股骨远端骨折中的临床应用　835
　　五、LISS-DF在股骨髁上骨折中的临床应用　835
　　六、LISS-DF在全膝关节置换（TKR）术后人工假体周围的股骨骨折中的临床应用　835
　　七、LISS-PT在胫骨近端骨折中的临床应用　836
第三节　LISS微创骨科中的具体实施与相关问题　837

一、股骨远端微创稳固系统
  （LISS-DF）的临床应用 837
二、胫骨近端微创稳固系统
  （LISS-PLT）的临床应用 841
三、临床应用中可能遇到的问题 843
四、LISS固定失败及可能原因分析 845
五、小结 846
六、临床举例 847

（张秋林 纪方 王秋根）

第三章 关节镜下处理骨关节损伤的微创技术 851

第一节 关节镜技术回顾、病例选择、并发症及操作技术 851
一、历史回顾 851
二、病例选择 852
三、并发症 852
四、关节内骨折治疗的具体操作与技术 853

第二节 临床常见关节内骨折的关节镜下处理技术 854
一、桡骨远端关节内骨折 854
二、腕舟骨骨折 858
三、膝关节髌骨骨折经皮空心螺纹钉固定 859
四、膝部胫骨平台骨折 861
五、膝部股骨髁骨折 864
六、膝部胫骨髁间嵴骨折 865
七、踝关节骨折 869

（张秋林 纪方 王秋根）

第四章 X线导航技术在创伤骨科微创中的应用 876

第一节 X线导航用于骨关节损伤微创的概况、开发前景与操作原理 876
一、概述（况） 876
二、开发前景 876
三、操作原理与技术 877
四、手术流程 878

第二节 X线导航技术在骨科微创中的实际应用 879
一、经皮空心螺钉固定股骨颈骨折 879
二、带锁髓内钉治疗股骨骨折 880
三、转子间骨折的髓内固定 880
四、经皮固定骶髂关节骨折脱位 881
五、经皮髂翼骨折固定 881
六、通过牵引方式可以使髋臼骨折复位并便于经皮固定 881
七、复合型关节骨折固定 882
八、按照同一原则操作进行需要X线透视镜协助的其他经皮手术 882

第三节 导航手术的评价、图像导航、发展前景及结论 883
一、对导航手术的评价 883
二、透视图像手术导航系统 884
三、未来发展前途 884
四、结论 885

（张秋林 纪方 王秋根）

第五章 经皮穿针撬拨复位技术 886

第一节 经皮穿针撬拨技术 886
一、经皮撬拨技术撬抬法操作手法 886
二、经皮撬拨技术杠杆法操作手术 886
三、经皮撬拨法操作技术 887
四、操作注意事项 887

第二节 经皮撬拨技术在上肢关节周围损伤治疗中的应用 888
一、肩关节附近骨折脱位 888
二、肘部肱骨小头骨折 891
三、肘部肱骨内上髁骨折 892
四、肘部桡骨近端骨折的撬拨复位 893
五、腕部桡骨远端骨折的撬拨复位 894
六、腕部经舟骨月骨周围脱位 896
七、第一掌骨基部骨折脱位 897

第三节 经皮撬拨技术在下肢关节周围损伤治疗中的应用 898

一、髂前上嵴撕脱骨折	898	一、基本概念	918
二、股骨大粗隆骨折	898	二、发病机制	919
三、股骨单髁骨折	899	三、临床特征	919
四、胫骨结节骨折	900	四、诊断	919
五、胫骨平台骨折	900	五、治疗基本原则	920
六、踝关节骨折	901	六、悬垂石膏固定复位疗法	920
七、跟骨骨折撬拨复位	902	七、手术疗法	922

八、经皮撬拨固定技术在骨骺损伤
中的应用　904

九、经皮撬拨术在其他损伤的应用　905

（张秋林　纪　方　王秋根）

第四篇
运动训练伤及骨折并发症　909

第一章　运动与训练损伤　910
第一节　运动与训练损伤之基本概念　910
一、概述　910
二、致伤内在因素　910
三、致伤外在因素　911
四、损伤分类　911
五、预防原则　912

第二节　使用过度的应力骨折　913
一、概述　913
二、流行病学　913
三、发病机制　913
四、病理改变　914
五、临床表现　914
六、辅助检查　914
七、诊断　915
八、鉴别诊断　915
九、治疗原则　915

第三节　临床上常见应力骨折及预防　915
一、跖骨应力骨折　915
二、胫骨应力骨折和应力性骨膜炎　916
三、股骨干应力骨折　917
四、应力骨折的预防　917

第四节　肱骨干投掷骨折　918

第五节　投掷性肩、肘部损伤　922
一、肩峰撞击综合征　922
二、Bennett病　923
三、投掷肘（肘部损伤）　923

第六节　关节软骨损伤　923
一、概述　923
二、髌股关节软骨损伤的基本概念及
生物力学特点　923
三、髌-股关节软骨损伤的病因及病理　924
四、髌-股软骨伤的临床表现与诊断　925
五、髌骨软骨伤的治疗　926
六、踝关节软骨损伤概述　927
七、踝关节软骨损伤的发病机理与
病理　927
八、踝关节软骨伤的诊断　927
九、踝关节软骨伤的治疗　928

（刘大雄　孙荣华）

第二章　四肢骨与关节损伤早期并发症　929
第一节　创伤性休克　929
一、病因　929
二、临床症状　930
三、诊断　930
四、预防及治疗　931

第二节　脂肪栓塞综合征　932
一、发病机制　932
二、临床表现及诊断依据　933
三、鉴别诊断　933
四、治疗　934
五、预防　934

第三节　坠积性肺炎、静脉栓塞及褥疮　934
一、坠积性肺炎　934
二、静脉血栓形成　935
三、褥疮及石膏压迫疮　935
四、其他并发症　937

第四节　局部并发症　937
一、血管损伤　937
二、神经损伤　939
三、缺血性挛缩（又名Volkmann's contracture）　940
四、感染　941
五、合并伤　942

（王晓　邵钦　刘林　赵定麟）

第三章　四肢骨关节损伤晚期并发症　943
第一节　延迟愈合或不愈合　943
一、定义　943
二、原因　943
三、诊断　944
四、治疗　945

第二节　畸形愈合　946
一、定义　946
二、原因　946
三、骨折畸形愈合的后果　948
四、畸形愈合分类处理的基本概念　948
五、四肢长管骨畸形愈合　948
六、关节内及籽骨骨折　949
七、儿童骨骺损伤　949
八、数种畸形并存　949

第三节　关节僵硬及骨化性肌炎　950
一、关节僵硬相关术语及定义　950
二、关节僵硬原因　950
三、关节僵硬的临床表现　951
四、关节僵硬的治疗　951
五、创伤性骨化肌炎概况及病因　951
六、骨化性肌炎临床表现与诊断　951
七、骨化性肌炎的治疗　952

（臧鸿生　王晓　赵定麟）

第五篇　四肢骨关节置换术　953

第一章　四肢人工关节置换术概论　954
第一节　人工关节置换术基本概念　954
一、概述　954
二、全髋关节置换术的优势　954
三、设计与技术上的不断进步与突破　954
四、人工全膝关节置换术的发展　955
五、临床举例　955

第二节　处于不断发展中的人工关节置换技术及股骨头钽棒技术　964
一、人工肩关节迅速发展　964
二、踝关节人工关节已从研究进入临床　965
三、其他部位人工关节的研发　965
四、股骨头坏死钽棒植入疗法　965

第三节　人工关节置换术的并发症　969
一、假体松动　969
二、感染　970
三、骨缺损　970
四、其他　970
五、临床举例　970

（田晓滨）

第二章　人工肩关节置换　978
第一节　人工肩关节置换术的基本概念　978
一、概述　978
二、假体的类型　978

第二节　人工肱骨头置换术实施　979
一、手术病例选择　979
二、手术实施　979
三、术后处理　980

第三节　人工全肩关节置换术　981
一、非制约型全肩人工关节置换术　981

二、半制约型全肩关节置换术　982
三、制约型全肩关节置换术　982

（阎作勤　邵云潮）

第三章　人工肘关节及人工桡骨头置换术　984

第一节　人工肘关节置换术的基本概念　984
一、概述　984
二、解剖及生物力学　984
三、关节置换术的分类　985

第二节　人工肘关节置换术实施　987
一、病例选择　987
二、麻醉　987
三、手术实施　987
四、术后处理　988
五、疗效评价　988

第三节　人工桡骨头置换术　988
一、概述　988
二、手术方法　988
三、术后处理　989
四、并发症及处理　989

（阎作勤　邵云潮）

第四章　全腕及手部人工关节置换术　991

第一节　全腕人工关节置换术　991
一、基本概念　991
二、全腕人工关节置换术的实施　991
三、并发症　992
四、术后处理　992

第二节　手部人工关节置换术　992
一、概述　992
二、病例选择　993
三、手术操作实施　993
四、并发症　993
五、术后处理　993

（阎作勤　邵云潮）

第五章　全髋关节置换术　995

第一节　病例选择及术前准备　995
一、全髋关节置换术的适应证　995
二、全髋关节置换术的禁忌证　996
三、手术前准备　996

第二节　全髋关节置换手术的准备与入路　997
一、手术室条件　997
二、麻醉与体位　997
三、入路和手术显露　997

第三节　全髋关节置换术的基本步骤与骨水泥技术　999
一、概述　999
二、手术要领与实施　999
三、骨水泥固定基本原则和技术　1001

（祝云利　吴海山）

第六章　膝关节置换手术　1004

第一节　初次全膝关节置换术　1004
一、手术适应证和患者的选择　1004
二、手术禁忌证　1004
三、术前准备　1004
四、手术入路　1005
五、全膝关节置换术的导向器械使用　1007

第二节　单髁置换术　1008
一、患者的选择　1008
二、手术过程　1008

第三节　类风湿性关节炎患者的全膝关节置换术　1009
一、术前评估　1009
二、技术方面的考虑　1009

第四节　导航技术在人工膝关节外科中的应用　1010
一、计算机辅助导航在全膝关节置换术中的应用　1010
二、手术技术　1010

第五节　膝关节置换的微创技术　1012
一、微创全膝置换术的适应证　1012
二、微创全膝置换术的手术技术　1012
三、微创单髁置换术术前准备　1014

四、微创单髁置换术的手术技术　1015

（祝云利　吴海山）

第七章　全踝关节置换　1020
第一节　全踝关节置换之基本概念　1020
一、概述　1020
二、解剖学　1020
三、生物力学特点　1021
第二节　踝关节假体设计　1022
一、第一代TAR假体　1022
二、第二代全踝关节置换假体　1023
三、其他新设计　1025
第三节　全踝关节置换术的实施　1026
一、手术适应证与禁忌证　1026
二、术前准备　1026
三、选择合乎要求的踝关节置入　1026
四、全踝关节置换术后护理　1026
五、踝关节Kofoed评分　1026
六、结束语　1026

（阎作勤　邵云潮）

第六篇
四肢关节融合术与成形术　1029

第一章　上肢关节融合术　1030
第一节　肩关节融合术　1030
一、病例选择　1030
二、术前准备　1030
三、麻醉　1030
四、手术步骤　1030
五、术后处理　1031
第二节　肘关节融合术　1032
一、病例选择　1032
二、术前准备　1032
三、麻醉　1032
四、手术步骤　1032
五、术后处理　1033
第三节　腕关节融合术　1033
一、病例选择　1033
二、术前准备　1033
三、麻醉　1033
四、手术步骤　1033
五、术后处理　1034

（张振　林研）

第二章　下肢关节融合术　1036
第一节　髋关节融合术　1036
一、病例选择　1036
二、术前准备　1036
三、麻醉　1036
四、手术步骤　1036
五、术后处理　1037
第二节　膝关节融合术　1038
一、病例选择　1038
二、术前准备　1038
三、麻醉　1038
四、手术步骤　1038
五、术后处理　1039
第三节　踝关节融合术　1040
一、病例选择　1040
二、术前准备　1040
三、麻醉　1040
四、手术步骤　1040
五、术后处理　1040
第四节　足部三关节融合术　1041
一、病例选择　1041
二、术前准备　1041
三、麻醉　1041
四、手术步骤　1041
五、儿童内翻足畸形矫形术　1043
六、术后处理　1043
第五节　舟楔关节融合术　1043
一、病例选择　1043
二、术前准备　1043
三、麻醉　1044
四、手术步骤　1044

五、术后处理 1044
（钱齐荣　吴海山　赵定麟）

第三章　四肢常用关节成形术 1046
第一节　肘关节成形术 1046
一、手术适应证 1046
二、手术步骤 1046
三、术后处理 1048
第二节　髋关节成形术 1049
一、适应证 1049
二、手术步骤 1049
三、术后处理 1051
第三节　第一跖趾关节成形术 1051
一、适应证 1051
二、手术种类 1051
三、术后处理 1052
（钱齐荣　吴海山　赵定麟）

第三卷　脊柱与骨盆损伤

第一篇　枕颈部与上颈椎损伤　1057

第一章　枕颈部骨折脱位 1058
第一节　枕寰部损伤 1058
一、概述 1058
二、致伤机制 1058
三、临床分型 1058
四、诊断 1059
五、治疗原则 1060
六、枕骨骨瓣翻转枕颈融合术 1060
七、枕颈内固定系统或枕颈鲁氏棒内固定术 1064
八、寰椎后弓切除加枕颈融合术 1064
九、枕颈（寰）关节损伤的预后 1065
第二节　寰椎骨折 1066
一、概述 1066
二、致伤机制 1066
三、临床表现 1066
四、诊断 1068
五、治疗 1068
六、预后 1070
第三节　枢椎齿状突骨折 1070
一、致伤机制 1070
二、分型 1071
三、临床表现 1072
四、诊断依据 1072
五、齿状突不连的判定 1072
六、非手术疗法 1072
七、手术疗法 1072
（倪斌　刘洪奎　袁文
陈德玉　赵杰　赵定麟）

第二章　寰枢椎骨折脱位 1078
第一节　单纯性寰枢椎脱位 1078
一、致伤机制 1078
二、临床表现 1079
三、诊断 1079
四、治疗 1081
第二节　伴齿状突骨折的寰枢椎前脱位 1087
一、致伤机制 1087
二、临床表现 1088
三、诊断 1088
四、治疗 1088
第三节　伴齿状突骨折的寰枢椎后脱位 1092
一、致伤机制 1092
二、临床表现 1093
三、诊断 1093
四、治疗 1093
（倪斌　刘洪奎　袁文
陈德玉　赵杰　赵定麟）

第四节 CT监测下经皮穿刺寰枢椎侧块关节植骨融合术 1094
一、概述 1094
二、局部解剖学复习与观测 1094
三、手术疗法 1094
四、临床举例 1096
五、本术式特点 1097

（刘晓光　党耕町）

第三章　枢椎椎弓骨折（Hangman骨折）等损伤及上颈椎微创手术 1100
第一节　枢椎椎弓根骨折 1100
一、致伤机制 1100
二、分型 1101
三、临床表现 1101
四、诊断依据 1102
五、绞刑架骨折之治疗 1102
六、枢椎其他部位损伤 1104

（倪　斌　刘洪奎　袁　文
陈德玉　赵　杰　赵定麟）

第二节　上颈椎前路颈动脉三角区的内镜微创技术 1105
一、概述 1105
二、病例选择及术前准备 1106
三、术前一般准备 1106
四、术前器械准备 1106
五、麻醉与体位 1107
六、具体操作步骤 1107
七、操作注意事项 1110
八、术后处理 1110
九、并发症防治 1111
十、临床举例 1111

第三节　经枕颈后外侧显微外科技术 1115
一、概述 1115
二、病例选择 1115
三、术前准备 1115
四、麻醉与体位 1116
五、具体操作步骤 1116
六、操作注意事项 1118
七、术后处理 1118
八、并发症防治 1118
九、临床举例 1119

（池永龙）

第四章　上颈椎术中及术后并发症及处理原则 1124
第一节　上颈椎手术术中并发症 1124
一、概述 1124
二、神经损伤 1124
三、血管损伤 1125
四、硬膜撕裂 1126
五、食道损伤 1126
六、其他损伤 1126

第二节　上颈椎手术术后并发症 1127
一、脑脊液漏 1127
二、高位脊髓神经损伤 1127
三、切口感染 1127
四、植骨融合术失败引起枕颈或C_1、C_2融合术失败骨不融合及假关节形成 1128
五、其他 1128

（倪　斌　陈德玉　袁　文　赵　杰　赵定麟）

第五章　上颈椎翻修术 1130
第一节　基本概念、原因、手术确认及一般原则 1130
一、基本概念 1130
二、上颈椎翻修手术的原因 1130
三、上颈椎翻修术原因的判定 1131
四、翻修术的确认 1131
五、翻修术的基本原则与要求 1132
六、翻修手术的要点 1133

第二节　枕颈融合（减压）术 1133
一、手术病例选择 1133
二、翻修融合术的一般要求 1134

三、融合术内固定方式的选择 1134
四、临床举例 1135
第三节 寰枢椎翻修融合术 1137
一、寰枢椎融合术融合失败的原因 1137
二、寰枢椎翻修手术的术前评价 1137
三、寰枢椎后路融合翻修术式 1138
四、齿突骨折前路齿突螺钉固定失败的翻修手术 1138
五、上颈椎翻修手术并发症 1141

（赵 杰 陈德玉 赵定麟）

第二篇 下颈椎损伤 1143

第一章 下颈椎损伤的分型及诊断与治疗 1144
第一节 下颈椎骨折之分型及诊断要点 1144
一、分型依据 1144
二、部分损伤（不全性损伤） 1146
三、完全损伤 1149
四、下颈椎损伤的诊断要点 1150
第二节 下颈椎各型骨折脱位的诊断与治疗 1152
一、颈椎椎体楔形、压缩性骨折 1152
二、椎体爆裂性骨折 1158
三、颈椎前方半脱位 1163
四、颈椎单侧及双侧小关节脱位 1164
五、颈椎后脱位 1167

第二章 颈椎过伸性损伤及其他损伤 1169
第一节 颈椎过伸性损伤 1169
一、致伤机制 1169
二、临床表现 1172
三、诊断 1172
四、鉴别诊断 1172
五、治疗原则 1173
六、急性期治疗 1173
七、手术疗法 1173
八、临床举例 1174
九、后期及晚期病例 1176
第二节 外伤性钩椎关节病（创伤性颈脑综合征） 1177
一、概述 1177
二、病因 1177
三、临床与影像学表现 1178
四、诊断 1178
五、鉴别诊断 1178
六、非手术疗法 1179
七、手术疗法 1179
八、预后 1179
第三节 下颈椎其他损伤 1180
一、颈椎棘突骨折 1180
二、颈椎横突骨折 1180
三、颈椎椎板骨折 1180
四、关节突骨折 1181
五、幸运性颈椎损伤 1181
六、无明显骨折脱位的脊髓损伤 1181
七、强直性脊柱炎合并颈椎骨折的诊治特点 1182
八、幼儿脊髓损伤的特点 1182
九、迟发性颈髓损伤 1182

第三章 下颈椎损伤的手术疗法 1184
第一节 术前准备、病例选择及手术入路 1184
一、术前准备 1184
二、病例及手术入路选择 1184
三、颈椎前方入路 1185
四、颈椎后方入路 1188
第二节 颈椎前路手术及各种术式 1191
一、颈前路手术病例的选择 1191
二、前路减压术实施中的要点 1192
三、髓核切除术 1193
四、开放复位椎节融合术 1194
五、颈椎椎体次全切除术 1195

六、颈椎椎体全切术 1197
七、颈椎椎节融合固定术 1197
第三节 颈椎后路手术及前后路同时（一次性）手术 1198
一、颈椎后路减压、复位固定术手术适应证 1198
二、颈椎后路减压术之手术种类 1199
三、颈椎后路内固定术的选择 1201
四、颈椎前后路同时减压及内固定术 1202
五、临床举例 1203

（袁 文 倪 斌 陈德玉 刘洪奎 赵定麟）

第四章 下颈椎创伤病例翻修术 1210
第一节 下颈椎创伤后前路翻修术之基本概念 1210
一、概述 1210
二、翻修手术的适应证 1210
三、翻修术前对病情需进行综合评价 1210
四、颈椎外伤翻修术之基本原则 1212
第二节 颈椎外伤前路及前后路翻修手术技术要求 1213
一、前路手术入路 1213
二、取出前次手术内植物 1213
三、前路减压操作 1214
四、植骨融合及内固定 1214
五、重建颈椎生理曲度 1214
六、术后处理 1215
七、下颈椎损伤病例后路或前后路同时翻修术 1215

（赵定麟 赵 杰 陈德玉 林 研 赵卫东）

第三篇
胸腰椎损伤 1219

第一章 胸、腰段脊柱脊髓伤基本概念及治疗原则 1220
第一节 胸腰椎损伤机制、分型及分类 1220
一、致伤机制 1220
二、暴力分型 1220
三、伤情分类 1223
四、损伤机制分类 1224
五、Wolter三级四等份分类法 1230
六、依据骨折稳定程度之分类 1230
七、涉及脊柱骨折稳定性之分类 1230
八、对不稳定型脊柱骨折的分度 1230
第二节 脊柱脊髓神经损伤的定位、分级及功能判定 1233
一、脊髓神经损伤的分类 1233
二、脊髓受损平面的临床判定 1238
三、脊髓损伤的神经功能分级 1239
四、各种神经损伤的鉴别 1240
五、脊髓反射功能的鉴别 1243
第三节 稳定型胸腰椎损伤的治疗原则 1244
一、胸腰椎椎体单纯性、楔形压缩性骨折 1244
二、横突骨折 1249
三、棘突骨折 1250
第四节 不稳定型胸腰椎损伤的治疗原则 1251
一、椎体爆（炸）裂性骨折 1251
二、椎体严重楔形压缩骨折、伴或不伴小关节半脱位者 1251
三、伸展型骨折 1253
四、Chance骨折 1253
五、椎体间关节脱位（或椎节骨折脱位） 1255
六、椎弓根峡部骨折 1257
第五节 合并脊髓损伤的胸腰椎骨折基本概念与治疗 1258
一、脊髓损伤之基本概念 1258
二、脊髓损伤部位 1259
三、脊髓损伤的临床表现 1259
四、脊髓损伤的临床经过及神经学特征 1263

五、脊髓损伤的治疗原则　1270
六、脊髓完全性损伤之治疗　1270
七、脊髓不全性损伤之治疗　1270

（赵　杰　陈德玉　林　研
赵长青　郭永飞　赵定麟）

第六节　当代脊柱脊髓伤治疗的进展　1272
一、概述　1272
二、脊髓再生策略　1272
三、未来的期望　1275

（李增春　刘忠汉　赵定麟）

第二章　胸腰椎骨折脱位之手术疗法　1278

第一节　胸腰椎骨折脱位手术的基本概念　1278
一、概述　1278
二、胸腰椎前路手术的特点　1278
三、前路手术病例的选择　1279
四、腰椎后路手术之特点　1280
五、后路手术病例选择　1280
六、前后路同时施术　1281
七、手术时机选择　1281
八、对老年胸腰椎骨折患者在治疗上应持积极态度　1281

第二节　胸腰椎前路手术入路　1283
一、前路经胸腔手术入路麻醉与体位　1283
二、经胸手术操作步骤及入路　1283
三、经胸入路显露施术椎节前侧方　1287
四、前路经腹膜外入路麻醉与体位　1287
五、前路腹膜外手术入路操作步骤　1288

第三节　胸腹前路手术常用术式　1292
一、开放复位及切骨减压术　1292
二、椎节内植骨及其他撑开固定技术　1293
三、界面固定植入物的应用　1298
四、闭合切口　1300

第四节　胸腰椎骨折脱位的后方手术入路　1304
一、胸腹后路手术之特点　1304

二、手术病例选择与手术时机　1304
三、后路手术内固定植入物之种类　1305
四、后入路操作步骤　1306

第五节　胸腰椎损伤后路常用术式及入路　1309
一、开放复位固定术　1309
二、保留棘突之胸腰椎后路常规椎板切除减压术　1311
三、扩大性椎板切除减压术　1314
四、蛛网膜下腔切开探查术　1314
五、胸腰椎椎弓根钉技术及新型国产椎弓根钉　1316
六、陈旧性骨折手术疗法　1327
七、胸腰椎侧后方椎管次环状减压术　1328
八、清洗术野闭合切口　1328
九、术后并发症　1329

第六节　人工椎体植入术与胸腰椎病理性骨折　1331
一、人工椎体植入术概况　1331
二、人工椎体构造　1331
三、人工椎体型号与配套工具　1332
四、人工椎体手术方法　1332
五、胸腰椎病理性骨折之病因　1334
六、胸腰椎病理骨折的临床症状与诊断　1335
七、胸腰椎病理性骨折的治疗　1335

（赵　杰　陈德玉　谢幼专　李　华
赵　鑫　杨建伟　赵定麟）

第七节　腰椎骨折后经皮椎体成形技术及球囊成形术　1338
一、腰椎经皮椎体成形术的病例选择与器械准备　1338
二、经皮成形术的手术方法与注意事项　1339
三、经皮成形术的术后处理与并发症　1341
四、病例介绍　1342
五、球囊扩张椎体后凸成形技术　1344

六、病例介绍 1348
（徐华梓　王向阳）

第八节　胸椎骨折电视-胸腔镜下（VATS/EMI-VATS）减压、植骨及内固定术　1350
一、手术适应证 1351
二、手术禁忌证 1351
三、术前准备 1351
四、手术方法 1351
五、操作注意事项 1356
六、术后处理 1356
七、并发症防治 1357
八、临床举例 1357
（池永龙）

第九节　胸腰椎损伤晚期病例的处理与次全环状减压术　1360
一、概述 1360
二、病例解剖特点 1360
三、手术病例选择 1361
四、手术入路 1361
五、特种手术器械 1362
六、胸腰椎次全环状减压术的具体实施 1364
七、术后处理 1369
八、其他术式 1372
（赵定麟　万年宇　赵杰　陈德玉　林研）

第十节　脊髓损伤后膀胱功能重建技术现状　1372
一、历史回顾 1372
二、膀胱功能障碍对脊髓损伤患者的影响 1372
三、脊髓损伤膀胱功能障碍的类型 1373
四、脊髓损伤后膀胱功能重建的目标 1373
五、脊髓损伤后膀胱功能障碍的一般性治疗及膀胱、尿道的结构性手术 1374
六、选择性骶神经根切断术治疗脊髓损伤后痉挛性膀胱 1374
七、人工膀胱反射弧重建术 1376
八、骶神经前根电刺激排尿术 1381
（侯春林　林浩东）

第三章　胸腰椎爆裂型（性）骨折的处理　1386
第一节　概述、致伤机制与治疗原则　1386
一、概述 1386
二、致伤机转 1386
三、治疗原则 1388
四、非手术疗法 1388
五、手术疗法 1388

第二节　胸腰椎椎体爆裂骨折之手术疗法　1389
一、手术疗法的目的与临床要求 1389
二、减压愈早愈好，必须彻底 1389
三、恢复椎管高度与椎管形态 1390
四、有效的固定与制动 1390
五、手术疗法的实施 1390
六、并发症 1393
七、临床举例 1393

第三节　几种特殊类型椎体爆裂型（性）骨折及其特点与处理　1397
一、无神经损伤的爆裂型骨折 1397
二、儿童爆裂型骨折 1398
三、低位爆裂型骨折 1398
四、病理性爆裂型骨折 1400
五、跳跃式胸腰段爆裂骨折 1401
六、合并椎间盘突出之爆裂性骨折 1402
（赵杰　谢幼专　李华　赵鑫　杨建伟　赵长青　赵定麟）

第四章　胸腰椎损伤并发症及翻修术　1405
第一节　胸腰椎损伤术后并发症及翻修手术基本概念　1405
一、概述 1405

二、原因 1405
三、初步判定 1406
四、术前评价指标 1406

第二节 再手术的目的、基本原则及病例选择 1407
一、手术目的 1407
二、基本原则 1408
三、病例选择 1409

第三节 手术操作要点及术后处理 1409
一、一般操作要点 1409
二、重建腰椎生理曲度 1410
三、术后处理 1410
四、加强康复治疗 1410

第四节 临床病例举例 1410

（赵定麟 赵杰 陈德玉 林研 倪春鸿 赵卫东）

第四篇
脊柱创伤经皮微创内固定技术 1421

第一章 颈段创伤经皮微创内固定技术 1423

第一节 经皮后路C_1、C_2关节突螺钉内固定术 1423
一、概述 1423
二、病例选择、手术器械及术前准备 1423
三、手术方法 1424
四、术后处理 1429
五、并发症防治 1429
六、临床举例 1430

第二节 经皮前路C_1、C_2关节突螺钉内固定术 1432
一、概述 1432
二、病例选择 1432
三、器械及术前准备 1432
四、手术方法 1434

五、术后处理 1439
六、并发症防治 1439
七、临床举例 1440

第三节 经皮齿状突螺钉内固定术 1443
一、病例选择 1443
二、手术器械及术前准备 1443
三、手术方法 1444
四、术后处理 1447
五、并发症防治 1447
六、临床举例 1448

第四节 经皮颈椎椎弓根螺钉内固定术 1451
一、概述 1451
二、病例选择及手术器械 1451
三、术前准备 1451
四、手术方法 1452
五、术后处理 1456
六、并发症防治 1456
七、临床举例 1457

（池永龙）

第二章 胸腰段创伤经皮微创技术 1460

第一节 胸腰段创伤前路微创外科技术 1460
一、概述 1460
二、病例选择 1460
三、手术方法 1460
四、术后处理 1462
五、防治并发症 1462
六、临床举例 1463

第二节 腹腔镜下腰椎骨折手术技术 1464
一、概述 1464
二、病例选择 1464
三、术前准备 1464
四、手术步骤 1464
五、术后处理 1467
六、并发症防治 1467

七、临床举例 1468

第三节 经皮胸腰椎骨折椎弓根螺钉内固定术 1470
一、概述 1470
二、病例选择 1470
三、手术器械 1470
四、术前准备 1471
五、手术方法 1472
六、术后处理 1477
七、并发症防治 1477
八、临床举例 1480

（池永龙）

第五篇
骨盆骨折 1485

第一章 骨盆骨折 1486

第一节 骨盆骨折之基本概念 1486
一、概述 1486
二、骨盆的功能 1486
三、骨盆的骨性结构 1487
四、骨盆的生物力学 1487
五、盆腔脏器 1488
六、盆腔内血管 1488
七、盆腔内神经 1488
八、骨盆骨折的分类 1489
九、骨盆骨折的诊断 1489
十、骨盆骨折合并伤的判定 1490

第二节 骨盆骨折的治疗 1491
一、骨盆骨折的治疗要点 1491
二、骨盆环稳定或基本稳定的骨折（A型）治疗 1492
三、骨盆环旋转不稳定纵向稳定型骨折（B型）的治疗 1494
四、骨盆环旋转与纵向均不稳定型骨折（C型）的治疗 1496

（李增春　李　旭　马　敏
刘忠汉　赵定麟）

第三节 骨盆骨折的外固定支架治疗技术 1499
一、依据骨盆骨折的特点选择外固定架的合理性 1499
二、外固定支架治疗骨盆骨折的原理 1500
三、骨盆骨折外固定支架病例选择 1500
四、外固定支架操作技术 1501
五、外固定支架治疗的优缺点 1503
六、术后处理及并发症 1504
七、临床举例 1504

（张秋林）

第四节 经骶髂关节拉力螺钉固定骨盆后环及骶髂关节损伤 1506
一、概述 1506
二、骶髂拉力螺钉固定的解剖学基础 1506
三、骨折复位 1507
四、骶髂拉力螺钉的置入 1508
五、手术并发症 1510
六、临床举例 1510

（张秋林　纪　方　王秋根）

第五节 骶骨骨折合并神经损伤的微创治疗技术 1511
一、概述 1511
二、骶骨骨折类型与神经损伤的关系 1511
三、骶骨骨折合并神经损伤的病理分型与解剖 1512
四、骶骨骨折复位固定方式对神经损伤修复的影响 1513
五、骶骨骨折合并神经损伤的手术减压治疗 1515

（张秋林　纪　方　王秋根）

第六节 骨盆骨折之合并伤及开放性骨折的治疗 1516
一、并发大出血与休克 1516
二、合并脏器损伤 1517
三、开放性骨盆骨折的处理 1518
四、尿道损伤修补术与尿道会师术 1518

五、后尿道损伤修补术　　1521

（张秋林　纪方　王秋根　赵定麟）

第二章　骶髂关节及骶尾部损伤　1524

第一节　骶髂关节损伤　1524
　　一、概述　　1524
　　二、骶髂关节应用解剖　　1524
　　三、致伤机理　　1524
　　四、骶髂关节扭伤或半脱位之临床
　　　　表现　　1524
　　五、诊断　　1525
　　六、非手术疗法　　1525
　　七、手术治疗　　1526

第二节　骶骨骨折　1528
　　一、致伤机制　　1528
　　二、类型及特点　　1528
　　三、临床表现　　1529
　　四、诊断　　1530
　　五、一般治疗原则　　1531
　　六、几种特殊类型骨折及其处理　　1531
　　七、预后　　1532

第二节　尾骨骨折、脱位与尾痛症　1532
　　一、尾骨骨折与脱位的致伤机制
　　　　与分类　　1532
　　二、临床表现　　1533
　　三、诊断　　1533
　　四、非手术疗法治疗　　1533
　　五、手术疗法　　1534
　　六、预后　　1535
　　七、尾痛症　　1535

（严力生　朱海波　于彬　赵定麟）

第六篇
其他损伤　1537

第一章　小儿、老人及无骨折损伤　1538
第一节　小儿脊髓损伤　1538
　　一、概述　　1538
　　二、特点与发生率　　1538
　　三、致伤原因　　1539
　　四、诊断　　1539
　　五、治疗　　1540

（李也白　李雷　陈利宁　赵定麟）

第二节　高龄者脊髓损伤　1540
　　一、概述　　1540
　　二、高龄脊柱脊髓损伤者特点　　1540
　　三、年轻脊髓损伤者同样可以进入
　　　　老龄化社会　　1542
　　四、并发症　　1542
　　五、诊断　　1542
　　六、治疗　　1543

（陈利宁　李也白　李雷　赵定麟）

第三节　无骨折脱位型颈髓损伤　1543
　　一、概述　　1543
　　二、发生机制　　1543
　　三、临床表现　　1545
　　四、临床经过　　1545
　　五、基础疾患　　1546
　　六、诊断　　1546
　　七、治疗　　1546

（李也白　李雷　陈利宁　赵定麟）

第二章　特殊性脊髓及脊髓血管
　　　　损伤　1548

第一节　触电性脊髓损伤　1548
　　一、概述　　1548
　　二、症状　　1548
　　三、诊断　　1548
　　四、治疗　　1549

（李雷　李也白　陈利宁　赵定麟）

第二节　医源性脊髓损伤　1549
　　一、概述　　1549
　　二、诊断过程中发生的原因　　1549
　　三、源于麻醉过程中脊髓损伤原因　　1550
　　四、术中发生脊髓损伤原因　　1550
　　五、术后发生的脊髓损伤　　1551
　　六、结束语　　1552

七、治疗　1552

（严力生　陈利宁　罗旭耀　赵定麟）

第三节　脊柱脊髓火器伤　1552
　　一、概述　1552
　　二、发生率与死亡率　1552
　　三、损伤特点　1552
　　四、诊断　1553
　　五、治疗要求　1554
　　六、脊柱脊髓清创术的要点及术后处理　1555
　　七、特殊情况处理　1555
　　八、主要并发症及处理　1556

（郭永飞　王新伟　陈　宇　赵定麟）

第四节　椎动脉损伤　1557
　　一、与椎动脉相关局部解剖复习　1557
　　二、致伤原因　1558
　　三、症状及发生机制　1558
　　四、诊断　1558
　　五、治疗　1559
　　六、病例介绍　1560

第五节　脊髓梗死与颈性心绞痛　1560
　　一、脊髓梗死概述　1560
　　二、脊髓梗死病因与特点　1560
　　三、脊髓梗死MR所见　1561
　　四、脊髓梗死的治疗　1561
　　五、颈性心绞痛基本概念　1561
　　六、颈性心绞痛的诊断要点　1561
　　七、颈性心绞痛的治疗　1561
　　八、典型病例介绍　1561

（周天健）

第三章　老年骨质疏松症伴脊柱骨折的手术疗法　1563

第一节　老年骨质疏松症的概述、分型、临床特点与检测　1563
　　一、概述　1563
　　二、分型　1563
　　三、临床表现　1563
　　四、骨量的检测　1564

第二节　老年骨质疏松的预防和治疗原则　1564
　　一、预防为主　1564
　　二、药物治疗　1565
　　三、手术治疗　1565

第三节　老年骨质疏松椎体压缩骨折的经皮椎体后凸成形术（PKP）　1567
　　一、概述　1567
　　二、手术适应证、禁忌证和手术时机选择　1567
　　三、手术方法　1568
　　四、术后处理　1569
　　五、有关技术问题的讨论　1569
　　六、椎体后凸成形术的应用前景　1571

（刘大雄　杨维权）

第四章　颈部软组织损伤　1573

第一节　颈部软组织损伤之基本概念　1573
　　一、概述　1573
　　二、颈部分区　1573
　　三、损伤分类　1574

第二节　颈部常见的软组织损伤　1574
　　一、基本概念　1574
　　二、急性颈部软组织损伤　1574
　　三、慢性颈部软组织损伤　1575
　　四、颈部勒伤　1575

第三节　严重型颈部创伤　1577
　　一、颈部创伤的临床表现与特点　1577
　　二、颈部创伤的诊断　1577
　　三、颈部创伤急救与疗法　1578

第四节　颈部血管损伤　1582
　　一、概述　1582
　　二、颈部动脉损伤的处理　1582
　　三、颈椎根部或胸廓处的血管伤　1584
　　四、颈部静脉损伤　1584
　　五、术后处理　1584

（胡志前）

第四卷　退变性疾病

第一篇
四肢退变性疾患　　1589

第一章　上肢退变性疾患　1590
第一节　肩关节周围炎　1590
一、概述　1590
二、大体解剖　1590
三、诸型肩关节周围炎　1592
四、冻结肩　1592
五、肱二头肌长头腱炎和腱鞘炎（Biceps tenosynovitis）　1593
六、冈上肌腱炎　1593
七、肩锁关节病变（disorder of the acronio-clavicular）　1594
八、喙突炎（coracoiditis）　1594

第二节　肩袖损伤及肩袖间隙分裂症　1595
一、肩袖的解剖与功能　1595
二、病因学　1595
三、病理改变、临床特点及体征　1596
四、影像学检查　1597
五、关节镜诊断　1598
六、肩袖损伤的非手术疗法　1598
七、肩袖损伤的手术疗法　1598
八、肩袖间隙分裂（tear of the rotator interval）　1601

第三节　肩峰下撞击征（症）　1602
一、概述　1602
二、肩部肩峰下解剖复习　1602
三、临床表现　1603
四、病理学特点　1604
五、影像学表现　1604
六、关节镜检查　1605
七、超声诊断法　1605
八、分期　1605
九、非手术治疗　1606
十、手术治疗　1606

第四节　冈上肌腱钙化　1609
一、概况　1609
二、病因和病理　1609
三、症状与体征　1609
四、影像学检查　1610
五、非手术疗法　1610
六、手术方法　1611

第五节　肩关节不稳定　1611
一、概述　1611
二、解剖特点　1611
三、病因及分型　1612
四、诊断　1612
五、非手术治疗　1613
六、手术治疗　1614

第六节　弹响肩与肩肋综合征　1615
一、弹响肩胛概述　1615
二、弹响肩胛的病因　1615
三、弹响肩胛的临床表现　1615
四、弹响肩胛的治疗　1615
五、肩胛肋综合征概述　1615
六、肩胛肋骨征的临床表现　1615
七、肩胛肋骨征的治疗　1616

（李增春　李国风　赵定麟）

第七节　肘关节紊乱　1616
一、肘关节解剖复习　1616
二、概述及病因　1617

三、肱骨外上髁炎之临床表现	1617
四、肱骨外上髁炎之治疗	1617
五、肱骨内上髁炎	1618
六、其他肘部疾患	1618

（周呈文　张振　赵定麟）

第二章　下肢退变性疾患　1620
第一节　弹响髋　1620
一、概述　1620
二、病因　1620
三、髂胫束所致弹响髋　1620
四、髂腰肌腱弹响　1621
五、股二头肌弹响　1621

第二节　髌骨不稳定　1621
一、髌股关节的解剖特点　1621
二、髌骨的功能与活动　1622
三、影响髌骨稳定性的因素　1624
四、病因分类　1624
五、髌股关节的生物力学　1624
六、临床表现　1625
七、X线检查　1627
八、CT或MR检查　1630
九、关节镜检查　1630
十、非手术治疗　1630
十一、手术治疗　1631

第三节　退变性踝部疾患　1634
一、踝部的解剖复习　1634
二、跟骨高压症　1634
三、踝部退行性骨关节炎　1635

第四节　足部解剖复习及退变性足部疾患　1635
一、足之骨性结构　1635
二、足弓的构成　1636
三、韧带与腱膜　1637
四、跗管及跗骨窦　1637
五、足的血供与神经　1638
六、足底跖痛　1639
七、踇外翻　1640

八、平底足　1644

（刘大雄　张振　赵定麟）

第二篇
脊柱退变性疾患　1649

第一章　颈椎病的基本概念　1650
第一节　颈椎病的定义、自然史与发病机制　1650
一、颈椎病的定义　1650
二、颈椎病的自然转归史　1650
三、颈椎病的病因学　1651
四、颈椎的退行性变　1651
五、发育性颈椎椎管狭窄　1653
六、慢性劳损　1653
七、头颈部外伤、咽喉部感染及畸形等　1654
八、颈椎病的发病机制　1654

第二节　颈椎病的简易分型之一——颈型颈椎病及其基本概念　1657
一、诊断标准　1657
二、发病机理　1657
三、临床特点　1658
四、影像学检查　1658
五、鉴别诊断　1658
六、治疗原则　1660
七、预后　1660

第三节　颈椎病简易分型之二——神经根型颈椎病及其基本概念　1660
一、诊断标准（2008）　1660
二、发病机理　1661
三、临床特点　1661
四、影像学检查　1663
五、鉴别诊断　1664
六、治疗原则　1668
七、预后　1670

第四节 颈椎病简易分型之三
——脊髓型颈椎病及其基本概念 1671
一、诊断标准（2008） 1671
二、发病机制 1671
三、临床特点 1672
四、影像学改变 1674
五、鉴别诊断 1675
六、治疗原则 1680
七、预后 1683

第五节 颈椎简易分型之四
——椎动脉型颈椎病及其基本概念 1683
一、椎动脉型颈椎病诊断标准（2008） 1683
二、发病机理 1684
三、临床特点 1686
四、影像学改变 1689
五、鉴别诊断 1690
六、治疗原则 1691
七、预后 1691

第六节 颈椎病简易分型之五
——食道压迫型颈椎病与混合型颈椎病及其基本概念 1692
一、食道压迫型颈椎病诊断标准（2008） 1692
二、食道型颈椎病的发病机理 1692
三、食道型颈椎病的临床特点 1692
四、食道型颈椎病的影像学改变 1692
五、食道型颈椎病的鉴别诊断 1693
六、食道型颈椎病的治疗原则 1694
七、食道型颈椎病的预后 1694
八、混合型颈椎病的诊断标准（2008） 1694
九、混合型颈椎病特点 1694
十、混合型颈椎病的鉴别诊断 1696
十一、混合型颈椎病的治疗特点 1696

第七节 其他类型颈椎病的争论、共议与共识 1697
一、关于交感型颈椎病 1697
二、关于其他两型（颈椎失稳型与脊髓前中央动脉受压型）颈椎病 1698
三、其他型颈椎病的手术治疗问题 1701

第八节 影像学显示颈椎退变而无临床症状者型如何判断 1701
一、基本认识 1701
二、此组病例影像显示颈椎退变的特点 1701
三、长期随访结果 1702
四、对此组病例在处理时应注意的问题 1702

（赵定麟 侯铁胜 李国栋 陈德玉 赵 杰）

第二章 颈椎病的非手术疗法及预防 1704

第一节 非手术疗法的基本概念 1704
一、临床意义 1704
二、基本要求 1705
三、常用的非手术方法 1706
四、"第三届全国颈椎病专题座谈会纪要"（2008）关于"颈椎病非手术治疗问题"内容 1707

第二节 颈椎应保持良好的睡眠、工作与生活体位 1707
一、改善与调整睡眠体位具有重要意义 1707
二、重视枕头 1707
三、重视睡眠姿势 1709
四、注意对床铺的选择 1709
五、消除其他影响睡眠的因素 1709
六、纠正与改变工作中的不良体位 1709
七、注意纠正在日常生活与家务劳动中的不良体位 1710

第三节 颈部的制动与固定 1711

一、概述 1711
二、基本原理 1711
三、临床意义 1711
四、制动与固定方式之一
　　——牵引疗法 1712
五、制动与固定方式之二
　　——颈围与支架 1714
六、制动与固定方式之三
　　——颈部石膏 1714
第四节　颈椎病的康复疗法及心理
　　　　疗法 1716
一、康复治疗概况 1716
二、康复疗法对颈椎病治疗作用的
　　原理 1716
三、治疗颈椎病的手法与物理疗法 1717
四、颈椎病的运动疗法 1719
五、心理治疗 1719
第五节　颈椎病的预防 1720
一、家庭生活与工作岗位中的预防 1720
二、重视并注意预防头颈部外伤 1721
三、积极开展科普教育 1722
四、积极治疗咽喉部炎症 1723
（陈德玉　袁文　赵杰　匡勇　吴德升
臧鸿生　朱海波　姜宏　赵定麟）

第三章　颈椎病的手术疗法 1725
第一节　颈椎病手术疗法的概述、
　　　　病例选择、麻醉、入路、
　　　　体位、病节显露及定位 1725
一、概述 1725
二、手术病例选择 1726
三、麻醉 1728
四、手术入路 1729
五、体位 1730
六、颈椎前路手术切口选择 1731
七、显露椎体前方 1732
八、施术椎节定位 1736
第二节　颈椎间盘切除术 1737

一、常规之颈椎间盘切除术病例
　　选择 1737
二、常规椎间盘切除术操作程序 1737
三、前路经皮颈椎间盘切除术
　　概述及病例选择 1742
四、经皮颈椎间盘切除术操作程序 1742
第三节　颈椎椎体间关节融合术 1743
一、概述 1743
二、手术适应证 1743
三、特种器械 1743
四、术式之一——带深度指示器的
　　直角凿切骨+局部旋转植骨术 1744
五、术式之二——环锯切骨及柱状
　　植骨法 1746
六、术式之三——U形凿法 1749
七、术式之四——钻头法 1749
八、界面固定融合术 1749
九、术后处理 1751
（赵定麟　张文明　吕士才　侯铁胜　范善钧
张文林　臧鸿生　陈德玉　赵杰　严力生）
第四节　颈椎前路直视下切骨减压
　　　　术、椎体（次）全切除术
　　　　及多节段开槽减压术 1751
一、概述 1751
二、手术适应证 1752
三、术式及操作步骤 1753
四、环锯切骨减压法 1753
五、凿刮法扩大减压术 1755
六、磨钻减压术 1759
七、椎体次全切除术 1759
八、椎体全切术 1763
九、多椎节开槽减压术 1763
十、对各种术式的选择与判定 1765
第五节　颈椎前路侧前方减压术 1766
一、手术病例选择 1766
二、手术体位、显露与特种器械 1766
三、手术步骤 1766

四、闭合切口　1770
五、术后处理　1770
第六节　颈椎前路潜式切骨减压术　1770
一、概述　1770
二、经椎间隙潜行切骨减压术　1770
三、经一个椎节同时行双椎节或三椎节的潜式减压术　1773
四、经椎体中部的Y形潜式切骨减压术　1778
第七节　颈椎前路手术施术要求及术中对各种技术难题处理与应变措施　1782
一、对施术病节处理上的基本要求　1783
二、增加植入物的稳定性，避免Cage的滑出　1787
三、对跳跃式致压病变可酌情处理　1790
四、对脊髓有液化灶者应及早处理　1792
五、颈椎前路减压数年后对椎管后方致压病变的影响　1793

（赵定麟　陈德玉　袁　文　李国栋　范善钧　赵　杰　张玉发　林　研）

第八节　下颈椎不稳症的治疗　1794
一、概述　1794
二、下颈椎不稳症之解剖学基础　1794
三、致病因素　1794
四、临床特点　1795
五、影像学特点　1796
六、诊断与鉴别诊断　1796
七、治疗　1796
八、预后　1799

（赵　杰　陈德玉　侯铁胜　赵卫东　赵定麟）

第九节　脊髓前中央动脉症候群的治疗　1800
一、概述　1800
二、脊髓前中央动脉之解剖学特点　1800
三、累及脊髓前中央动脉的诸病理解剖和病理生理因素　1802
四、临床特点　1802
五、诊断　1803
六、鉴别诊断　1804
七、治疗　1805
八、临床病例介绍　1806

（赵定麟　陈德玉　严力生　李立钧　林　研　张玉发　倪春鸿　赵卫东　杨立利　于　彬　刘忠汉）

第十节　介导微创治疗颈椎外科技术　1812
一、概述　1812
二、经皮激光颈椎间盘汽化减压术　1812
三、经皮颈椎间盘髓核成形术　1814

（王向阳　林　焱）

第十一节　MED颈前路减压植骨内固定术　1816
一、概述　1816
二、病例选择、器械及术前准备　1816
三、手术方法　1817
四、操作注意事项　1820
五、术后处理　1821
六、并发症防治　1821
七、病例介绍　1821

（池永龙）

第十二节　脊髓显微外科　1823
一、显微镜手术的基本操作与临床应用　1823
二、显微镜手术的临床应用　1825
三、婴、幼儿时期脊椎脊髓疾病的显微外科　1826
四、青少年脊髓疾病的显微外科　1828
五、青壮年期脊椎脊髓疾病的显微外科　1831
六、脊椎脊髓显微外科有关技术　1833

（周天健）

第四章　颈椎的融合与非融合技术　1839
第一节　颈椎前路传统之融合技术　1840
一、取自体髂骨的颈椎融合术技术　1840

二、自体胫骨或自体腓骨取骨用于
  颈椎融合术 1841
三、颈椎手术中局部骨块利用技术 1842
四、其他方式的椎节融合术 1844
第二节 颈椎前路界面内固定融合术 1844
一、界面内固定用于脊柱外科的基
  本原理 1844
二、用于颈椎前路手术界面内固定
  的材料与形状 1845
三、界面内固定的临床应用 1847
四、注意事项 1850
五、界面内固定技术的特点 1850
六、界面内固定的临床病例选择 1851
七、临床举例 1852
第三节 颈椎人工椎体 1857
一、颈椎人工椎体的设计 1857
二、病例选择 1858
三、术前准备与手术步骤 1858
四、术后处理 1861
五、其他人工椎体设计 1861
第四节 颈椎椎节非融合技术之一
  记忆合金、颈椎椎体间
  人工关节 1862
一、材料选择 1862
二、形状设计 1863
三、病例选择 1864
四、施术过程 1864
五、术后观察 1866
六、并发症 1868
七、本设计的特点 1868
第五节 颈椎椎节非融和技术之二
  记忆合金颈椎人工椎间盘 1869
一、椎间盘的材料与设计 1869
二、病例选择 1869
三、施术过程 1870
四、术后 1872
五、并发症 1872

六、讨论 1874
（赵定麟 张文明 吕士才 张文林 万年宇
 刘大雄 王义生 陈德玉 袁文 赵杰）
第六节 颈椎人工椎间盘现状 1875
一、概述 1875
二、适用人工椎间盘的病例选择 1875
三、不宜选择或需慎重选择者 1877
四、施术步骤 1877
五、定期随访观察 1881
六、并发症 1888
（赵定麟 严力生 林研 陈天国
 罗旭耀 张振 刘忠汉）
第七节 对颈椎融合与非融合技术
  的认识 1889
一、概述 1889
二、共识的观念 1889
三、争议的焦点 1890
四、笔者个人观点 1891
（赵定麟）

第三篇
胸腰椎退变性疾患 1913

第一章 胸椎椎间盘突出症 1914
第一节 胸椎椎间盘突出症的基本
  概念 1914
一、概述 1914
二、病因 1914
三、分型 1915
四、临床症状特点 1916
五、诊断 1916
六、鉴别诊断 1917
（罗卓荆）
第二节 胸椎椎间盘突出症的治疗 1917
一、非手术疗法 1917
二、重视手术疗法 1917
三、手术适应证 1918
四、术式选择 1918

五、预后 1919
六、临床举例 1919
（罗卓荆　陈德玉　陈宇　王良意　何志敏）

第三节　胸腔镜下VATS/EMI-VATS胸椎间盘摘除术 1921
一、概述 1921
二、病例选择及术前准备 1921
三、手术步骤 1922
四、操作注意事项 1924
五、术后处理 1924
六、并发症防治 1924
七、临床举例 1924

（池永龙）

第二章　腰椎间盘突（脱）出症 1928
第一节　腰椎间盘突（脱）出症的基本概念、病理与分型 1928
一、定义 1928
二、发病主要因素 1928
三、发病诱发因素 1929
四、病理改变 1930
五、分型 1932
六、脱（突）出髓核之转归 1936
七、髓核突出之形态 1937

第二节　腰椎间盘突出症的临床表现、诊断与鉴别诊断 1938
一、临床症状学特点 1938
二、一般体征 1939
三、特殊体征 1940
四、影像学检查 1943
五、其他检查 1946
六、诊断 1947
七、鉴别诊断基本要领 1949
八、与各相关疾病鉴别 1949

第三节　腰椎间盘突（脱）出症之治疗 1953
一、非手术疗法病例选择 1953
二、非手术疗法具体措施 1953
三、手术疗法病例选择 1954
四、麻醉、体位与定位 1955
五、腰椎后路手术 1956
六、腰椎前路手术 1970

第四节　极外侧型腰椎间盘突出症 1972
一、概述 1972
二、临床解剖特点 1973
三、临床症状和体征 1973
四、影像学检查 1974
五、诊断与鉴别诊断 1975
六、非手术治疗 1975
七、手术治疗 1975

（赵杰　谢幼专　杨建伟　赵长青　赵鑫
朱海波　匡勇　李华　赵定麟）

第五节　腰椎后路显微外科技术 1977
一、概述 1977
二、病例选择、术前准备、麻醉与体位 1977
三、手术步骤 1978
四、术后处理 1982
五、并发症防治 1982
六、临床举例 1984

第六节　脊髓镜的应用 1985
一、概述 1985
二、脊髓镜检查的适应证 1985
三、检查方法与临床应用 1985
四、临床应用时病变判定 1985
五、优点 1986
六、存在的问题 1986

（周天健）

第三章　椎间盘源性腰痛 1989
第一节　椎间盘源性腰痛的基本概念 1989
一、概述 1989
二、下腰部的解剖与生理特点 1989
三、下腰部生物力学特点 1994
四、诊断 1997
五、鉴别诊断 1997

六、非手术疗法 1997
七、预防 1997
第二节 腰椎椎间盘源性腰痛的前路
　　　　非融合手术治疗 2004
一、手术病例选择 2004
二、麻醉、体位与切口 2006
三、术野显露 2007
四、退变间隙的处理——切除椎间
　　隙组织 2007
五、人工假体的置放 2008
六、术后处理 2009
七、并发症 2009
八、对腰椎椎间盘源性腰痛手术疗
　　法的认识 2010
（刘宝戈　Giovanni　Lue F.De Waele）
第三节 腰椎经皮椎间盘内电热疗法 2011
一、概述 2011
二、病例选择及器械 2011
三、手术步骤 2012
四、术后处理 2013
五、并发症防治 2013
（王向阳）
第四节 人工髓核置换术治疗腰椎间
　　　　盘突出症及相关问题 2014
一、概述 2014
二、人工髓核的构造与型号 2015
三、人工髓核置换术的实施 2016
四、预后及相关问题分析 2018
（周进　徐建中）

第四章　退变性下腰椎不稳症及骶
　　　　髂关节类 2021
第一节 腰椎不稳症的基本概念 2021
一、概述 2021
二、腰椎退变、不稳与不稳症三
　　者之关系 2021
三、发病机理与病理改变 2022

四、临床表现 2023
五、腰椎不稳症的影像学特点 2024
六、诊断 2026
第二节 腰椎不稳症的治疗 2027
一、非手术疗法 2027
二、手术疗法 2027
三、腰椎后路手术 2027
四、腰椎前路手术 2036
（赵杰　李华　赵鑫
谢幼专　赵长青　赵定麟）
第三节 腹腔镜下腰椎间融合技术 2043
一、腹腔镜微创脊柱外科技术简介 2043
二、腹腔镜前路腰椎融合术病例
　　选择及术前准备 2044
三、手术方法之一——经腹腹腔镜
　　腰椎体间BAK融合术（$L_5 \sim S_1$） 2044
四、手术方法之二——经腹膜后腹腔
　　镜腰椎椎体间BAK融合术（$L_4 \sim$
　　L_5以上椎间隙） 2046
五、术后处理 2048
六、并发症防治 2048
七、临床举例 2049
（吕国华　王冰）
第四节 退变性骶髂关节炎 2050
一、概述 2050
二、临床表现 2051
三、诊断 2052
四、鉴别诊断 2052
五、非手术治疗 2052
六、手术疗法 2052
（李国栋　严力生　罗旭耀　鲍宏伟）

第五章　退变性腰椎峡部崩裂和
　　　　脊椎滑脱 2054
第一节 退变性腰椎峡部崩裂和
　　　　脊椎滑脱之基本概念 2054
一、概述与定义 2054

二、解剖学特征　2054
　　三、致病因素　2054
　　四、病理学特征　2055
　　五、临床表现　2056
　　六、影像学改变　2056
　　七、诊断　2058
第二节　腰椎退变性滑脱的治疗　2058
　　一、非手术治疗　2058
　　二、对手术疗法的基本认识　2058
　　三、后路复位减压及固定(融合)术　2059
　　四、前路椎体间融合术　2062
　　五、前后联合入路手术　2064
　　六、双节段椎弓根钉技术　2064
　　七、其他技术　2064
　　八、术后处理　2066
第三节　临床病例举例　2066

（赵　杰　吴德升　陈德玉　林　研　谢幼专
　严力生　张玉发　李立钧　赵定麟）

第六章　胸腰段经皮外科技术　2074
第一节　经皮腰椎间盘髓核成形术　2074
　　一、病例选择及基本器械　2074
　　二、手术步骤　2074
　　三、操作细节及程序　2075
　　四、操作注意事项　2078
　　五、术后处理　2078
　　六、并发症防治　2078
　　七、临床举例　2078

（王向阳　林　炎）

第二节　经皮激光腰椎间盘汽化减压术　2079
　　一、病例选择及器材　2079
　　二、操作步骤　2079
　　三、术后处理　2081
　　四、并发症防治　2081
　　五、临床举例　2081

（王向阳　黄其杉）

第四篇
颈胸段后纵韧带与黄韧带骨化症　2085

第一章　颈段后纵韧带及黄韧带骨化症　2086
第一节　颈椎后纵韧带骨化症（OPLL）　2086
　　一、概述　2086
　　二、一般特点　2086
　　三、发病率　2087
　　四、病因学　2087
　　五、病理解剖特点　2087
　　六、临床症状特点　2088
　　七、分型　2089
　　八、诊断　2089
　　九、鉴别诊断　2091
　　十、治疗　2092
　　十一、手术并发症　2094
　　十二、疗效及预后　2094
　　十三、临床举例　2094
第二节　颈椎黄韧带骨化症　2108
　　一、概述　2108
　　二、解剖与生理功能　2108
　　三、病因　2109
　　四、病理　2109
　　五、临床表现　2109
　　六、影像学检查　2109
　　七、鉴别诊断　2110
　　八、治疗原则　2111
　　九、具体手术步骤　2111
　　十、临床举例　2112

（陈德玉　倪　斌　沈　强　赵定麟）

第二章　胸段后纵韧带及黄韧带骨化症　2118
第一节　胸椎后纵韧带骨化症　2118

一、概述 2118
二、发病机理 2118
三、临床表现 2118
四、诊断 2118
五、治疗原则 2119
六、后路手术 2119
七、前路手术 2120
八、注意事项 2120
九、临床举例 2121
第二节 胸椎黄韧带骨化症 2123
一、概述 2123
二、发病机制 2123
三、临床表现 2123
四、影像学检查 2124
五、病理学检查 2125
六、诊断 2125
七、鉴别诊断 2126
八、治疗 2126
九、手术并发症 2126
十、临床举例 2127

（Kenji Hanai 沈强 侯铁胜
陈德玉 赵杰 赵定麟）

第五篇
脊椎手术并发症与翻修术 2133

第一章 颈椎前路手术并发症及处理 2134
第一节 颈椎前路手术术前及手术暴露过程中并发症（伤）及防治 2134
一、概述 2134
二、颈椎手术前损伤概况及防治措施 2134
三、术前损伤的防治措施 2135
四、颈椎手术暴露过程中损伤概况 2136
第二节 颈前路减压清除病变及内固定时的并发症（伤）及其防治 2139

一、概述 2139
二、减压过程中引起损伤的概况 2139
第三节 颈椎前路手术后早期并发症及其防治 2147
一、喉头痉挛 2147
二、颈深部血肿 2148
三、食道瘘 2149
四、植骨块滑脱或植入过深 2150
五、植骨块骨折 2152
六、脑脊液漏 2152
第四节 颈椎前路手术后后（晚）期并发症 2152
一、概述 2152
二、颈椎前路钛（钢）板的松动、断裂与滑脱 2153
三、界面内固定器所致并发症 2155
四、人工椎体所致并发症 2156
五、人工椎间盘滑出 2156
六、骨愈合不良、假关节形成及成角畸形 2156
七、颈部切口感染 2157
八、髂嵴取骨部残留痛 2158
九、邻近椎节的退变问题 2159
十、颈前部皮肤疤痕直线性挛缩 2160
第五节 颈椎前路手术疗效不佳和变坏原因分析及处理对策 2161
一、诊断因素 2161
二、手术入路与术式选择不当 2161
三、手术因素 2162
四、术后因素 2163
五、其他因素 2164
六、处理对策 2165

（赵定麟 沈强 陈德玉
倪斌 赵杰 谢幼专）

第二章 颈椎病术后病例翻修术 2167
第一节 颈椎病翻修术之基本概念 2167
一、概述 2167

二、影响颈椎病前路手术疗效诸因
　　素概况 2167
三、减压不充分为主要原因 2167
四、植骨块位移或不融合 2168
五、Cage技术使用不当为另一原因 2168
六、其他原因 2168
第二节　颈椎病翻修术的原因、指
　　　　征、术前准备及处理原则 2168
一、术后翻修原因 2168
二、翻修术指征 2169
三、翻修术术前准备 2169
四、再手术病例处理的基本原则 2170
五、临床举例 2170
第三节　颈椎病翻修术术式选择与
　　　　相关问题 2172
一、脊髓或神经根受残留组织压迫 2172
二、假关节形成 2173
三、相邻节段的退变 2174
四、术后不稳或后凸畸形 2175
五、临床举例 2176

（陈德玉　赵　杰　沈　强　赵定麟）

第三章　腰椎手术并发症 2181
第一节　腰椎手术并发症基本概况 2181
一、概述 2181
二、发生率 2181
第二节　腰椎手术过程中所致并发
　　　　症及预防 2182
一、定位错误 2182
二、术中神经根的损伤 2182
三、脊髓或马尾伤 2183
四、血管脏器伤 2183
五、硬膜损伤 2184
六、压迫疮与褥疮 2184
七、体位性失血（休克） 2184
第三节　腰椎手术术后并发症 2184
一、内固定失败 2184
二、髂骨取骨所致并发症 2185

三、发热反应及感染 2185
四、椎间盘炎 2186
五、肠梗阻 2187
六、脑脊液漏及囊肿形成 2187
七、马尾综合征 2187
八、继发性蛛网膜炎 2188
九、椎节不稳 2188
十、异物反应 2188

（赵　杰　沈　强　谢幼专　赵　鑫
杨建伟　赵长青　李　华　赵定麟）

第四章　腰椎翻修术 2191
第一节　腰椎翻修术基本概况 2191
一、概述 2191
二、术前需详细询问病史 2191
三、术前全面体格检查 2192
四、术前针对性影像学检查 2192
五、判定手术失败原因 2192
第二节　翻修手术方案选择及
　　　　并发症处理 2193
一、手术指征 2193
二、手术入路的选择 2193
三、术中应遵循的原则 2193
四、并发症处理 2193
第三节　腰椎间盘疾患及腰椎管狭
　　　　窄症再手术病例临床举例 2194
一、再发性椎间盘突出症 2194
二、邻节退变加剧而引发类同病变 2196
三、溶核手术后复发者 2196
四、植骨及内植物操作不当致失败
　　的翻修 2197
五、因继发性不稳症的翻修 2198
六、术后血肿或碎骨块致压的翻修 2199
七、腰椎人工髓核植入术后再手术 2199
八、腰椎椎管狭窄症再手术病例 2201
第四节　腰椎退行性疾患术后翻修
　　　　手术 2202
一、影响因素 2202

二、翻修原因 2203
三、术前准备 2204
四、处理的基本原则 2204
五、手术指征 2205
六、术式选择 2205
七、临床举例 2207

第五节 腰椎畸形和（或）滑脱症术后病例翻修手术 2212
一、早期翻修术指征 2212
二、晚期翻修手术指征 2213
三、翻修术前重视影像学检查 2214
四、翻修术前准备 2214
五、后路翻修手术的手术技巧 2214
六、后路翻修手术的并发症 2215
七、临床举例 2215

（赵 杰 陈德玉 袁 文 倪 斌 谢幼专 赵 鑫 赵长青 杨建伟 李 华 赵定麟）

第五章 脊柱脊髓手术术中与术后各种反应和并发症及其防治 2223

第一节 颈椎手术后常见的咽喉部水肿、出血和声音嘶哑及其预防 2223
一、颈椎病颈前路减压固定术 2223
二、伴椎管狭窄之颈椎病则行颈后路减压术 2224
三、后纵韧带骨化 2225
四、寰枢椎脱位 2226

第二节 颈椎前路手术并发食管损伤 2226
一、食管损伤的基本概念 2226
二、常见的致伤原因 2227
三、发生机制 2227
四、防治措施 2227
五、食管瘘的锁骨骨膜及胸锁乳突肌肌瓣修补术 2227

第三节 脊椎手术后脑脊液漏及其治疗 2229

一、概述 2229
二、发生率 2229
三、局部解剖复习 2230
四、容易并发脑脊液漏的手术操作及其预防措施 2230
五、术后的早期诊断及治疗 2231
六、术后脊液漏经皮蛛网膜下腔引流术的病例选择 2231
七、经皮蛛网膜下腔引流术实际操作技术 2232

第四节 胸椎手术术后并发气胸和乳糜胸及其预防 2233
一、气胸的病理形态 2233
二、气胸的症状与判定 2234
三、气胸的治疗 2234
四、乳糜胸相关解剖和生理 2234
五、乳糜胸的病理特点 2235
六、乳糜胸的症状与诊断 2235
七、乳糜胸的治疗 2235
八、胸导管损伤致乳糜胸典型病例介绍 2236

第五节 术中血管、神经并发症及其对策 2236
一、概述 2236
二、脊柱畸形后路内置物手术的术中并发症 2236
三、脊柱先天性侧弯矫正术中并发症 2237
四、颈椎手术前路进入术中并发症 2238
五、颈椎后侧入路术中并发症 2238
六、腰椎后方入路手术术中并发症 2239
七、胸椎前路固定术术中并发症 2240
八、胸腰段脊柱前路手术的术中并发症 2240

第六节 术后深部静脉血栓并发症的防治 2240

一、概述及发生率　2240
　二、发生DVT的危险因素　2241
　三、诊断　2241
　四、DVT的预防方法　2241
　五、治疗　2242

第七节　脊椎固定术对相邻椎节的不良影响　2242
　一、概述　2242
　二、颈椎固定术后对邻接椎体的影响　2242
　三、腰椎固定术后对邻接椎体的影响　2243
　四、发生机制及处理对策　2243

第八节　髂骨取骨部位并发长期疼痛的病因及防治　2244
　一、概述　2244
　二、髂骨前部取骨后取骨部位的疼痛概况及原因　2244
　三、取骨处疼痛的预防和治疗　2245
　四、髂骨后部取骨后的疼痛概况与原因　2246
　五、髂骨后部取骨疼痛的预防和治疗　2246

第九节　腰椎退行性病变器械内固定并发症的防治　2247
　一、概述　2247
　二、并发症的分类　2247
　三、并发症之发生率　2248
　四、并发症与式之相关性　2248
　五、并发症预防对策之一——明确手术适应证　2249
　六、并发症预防对策之二——明确引发术中并发症的诸因素　2249
　七、积极防治术后各种并发症　2249
　八、注意其他并发症　2251

第十节　脊柱术后消化及呼吸系统并发症及其防治　2251
　一、概述　2251
　二、消化道并发症　2251
　三、呼吸道并发症　2252

第十一节　脊柱术后泌尿系统并发症及其对策　2253
　一、与留置导尿管有关的问题　2253
　二、排尿障碍及其对策　2253
　三、尿失禁及其对策　2253
　四、尿路结石　2253

第十二节　术后精神并发症的处理　2254
　一、概述　2254
　二、术后精神紊乱的分类　2254
　三、精神症状的处理　2256

第十三节　脊柱脊髓手术后的术后感染及其对策　2256
　一、概述　2256
　二、术后感染的发生率　2256
　三、术后感染的分类　2258
　四、诊断　2259
　五、预防　2259
　六、治疗　2260
　七、脊柱术后感染时的高压氧疗法　2261
　八、脊柱金属内置物术后感染的持续灌洗术　2261
　九、腰椎后方金属内置物术后创口感染的开放砂糖疗法　2263

第十四节　术后并发肺栓塞及早期治疗　2265
　一、概述　2265
　二、急性肺血栓栓塞的治疗方法分类　2265
　三、呼吸循环的管理　2265
　四、抗凝疗法　2265
　五、溶栓疗法　2266
　六、下腔静脉支架　2266

第十五节　脊椎固定术后并发症及其防治对策（移植骨和内固定置入物的滑脱与位移）　2267
　一、概述　2267

二、移植骨的滑脱移位概况	2267
四、骨盆钉与头颅钉的并发症	2274
三、颈椎前路固定术	2267
五、其他并发症	2274
四、经前路腰椎固定术概况	2268

第十八节　颈椎手术后C₅神经麻痹　2275

- 五、腰前路施术术中对策　2268
- 一、概述　2275
- 六、腰前路手术术后处理与外固定　2268
- 二、临床症状　2275
- 七、腰椎经后路进入的椎体固定术
- 三、前方手术 C_5 神经根损伤的机制　2275
- （PLIF）　2268
- 四、后方减压术 C_5 神经根损伤的机制　2276
- 八、内固定器械的滑脱移位　2268
- 五、症状特点　2276

第十六节　脊髓动静脉畸形及髓内肿瘤的手术并发症　2269

- 六、预防　2276
- 一、概述　2269
- 七、治疗　2277

第十九节　脊柱脊髓手术体位的并发症及其对策　2277

- 二、脊髓动静脉畸形的并发症概况　2270
- 一、概述　2277
- 三、人工栓塞的并发症　2270
- 二、手术体位及其并发症基本概况　2277
- 四、脊髓血管畸形术中并发症　2270
- 三、颈椎后路手术　2277
- 五、髓内肿瘤的并发症概况与术前诊断　2270
- 四、颈椎前路手术　2278
- 六、髓内肿瘤手术并发症　2271
- 五、胸椎后路手术　2278

第十七节　头-盆牵引的并发症　2271

- 六、胸椎前路手术　2279
- 一、概述　2271
- 七、腰椎后路手术　2279
- 二、头-盆牵引的优点及其适应证　2271
- 八、腰椎前路手术　2280
- 三、头-盆牵引器械脊柱牵引的并发症　2272

（周天健　李建军）

第五卷　骨科范围肿瘤

第一篇
四肢肿瘤　2285

- 六、诊断　2287
- 七、治疗　2287

第一章　常见良性骨肿瘤　2286

第二节　骨软骨瘤　2289

第一节　软骨瘤　2286

- 一、概述　2289
- 一、概述　2286
- 二、好发部位　2289
- 二、好发部位　2286
- 三、病理改变　2289
- 三、病理特点　2286
- 四、临床表现　2290
- 四、临床表现　2286
- 五、辅助检查　2290
- 五、辅助检查　2287
- 六、诊断　2291
- 七、治疗　2291

第三节　成软骨细胞瘤（良性软骨
　　　　母细胞瘤） 2291
　　一、概述 2291
　　二、好发部位 2292
　　三、病理改变 2292
　　四、临床表现 2292
　　五、辅助检查 2292
　　六、鉴别诊断 2292
　　七、治疗 2293
第四节　软骨黏液纤维瘤 2293
　　一、概述 2293
　　二、好发部位 2293
　　三、病理改变 2293
　　四、临床表现 2294
　　五、辅助检查 2294
　　六、鉴别诊断 2294
　　七、治疗 2294
第五节　骨样骨瘤 2295
　　一、概述 2295
　　二、好发部位 2295
　　三、病理改变 2295
　　四、临床表现 2295
　　五、辅助检查 2296
　　六、鉴别诊断 2296
　　七、治疗 2296
　　　　　　（邵增务　张彦男）
　　八、附：巨型骨样骨瘤手术切除
　　　　一年半完全修复病例介绍 2297
　　　　　　（刘志诚）
第六节　骨巨细胞瘤 2298
　　一、概述 2298
　　二、好发部位 2298
　　三、病理改变 2298
　　四、临床表现 2298
　　五、辅助检查 2298
　　六、治疗 2299
第七节　骨母细胞瘤 2300

　　一、概述 2300
　　二、好发部位 2300
　　三、病理改变 2300
　　四、临床表现 2301
　　五、辅助检查 2301
　　六、鉴别诊断 2301
　　七、治疗基本原则 2301
　　八、治疗方法 2302
第八节　骨纤维结构不良 2302
　　一、概述 2302
　　二、分型 2302
　　三、好发部位 2302
　　四、病理改变 2303
　　五、临床表现 2303
　　六、辅助检查 2303
　　七、鉴别诊断 2304
　　八、治疗 2304
第九节　孤立性骨囊肿 2305
　　一、概述 2305
　　二、好发部位 2305
　　三、病理特点 2305
　　四、临床表现 2305
　　五、辅助检查 2306
　　六、治疗 2306
第十节　动脉瘤样骨囊肿 2306
　　一、概述 2306
　　二、好发部位 2306
　　三、病理特点 2307
　　四、临床表现 2307
　　五、辅助检查 2307
　　六、治疗 2307
第十一节　干骺端纤维缺损 2308
　　一、概述 2308
　　二、好发部位 2308
　　三、病理改变 2308
　　四、临床表现 2309
　　五、辅助检查 2309

六、治疗 2309
第十二节 嗜酸性肉芽肿 2310
　一、概述 2310
　二、好发部位 2310
　三、病理改变 2310
　四、临床表现 2310
　五、辅助检查 2310
　六、治疗 2310

（邵增务　张彦男）

第十三节 骨巨细胞瘤术后复发
　　　　 并两肺转移自愈病例 2311
　一、概述 2311
　二、病情简介 2311

（刘志诚）

第二章　四肢恶性骨肿瘤的发展史、分期与治疗现状 2316

第一节 恶性骨肿瘤治疗的发现史与各种疗法发展史 2316
　一、肿瘤发现史 2316
　二、外科治疗发展史 2316
　三、化学治疗发展史 2317
　四、放射治疗发展史 2317
　五、免疫治疗发展史 2317

第二节 恶性骨肿瘤的外科分级与分期 2318
　一、概述 2318
　二、外科分级（grade, G） 2318
　三、外科区域(territory, T) 2319
　四、转移(metastasis, M) 2319
　五、外科分期 2319

第三节 骨肉瘤的外科治疗原则与现状 2320
　一、概述 2320
　二、截肢术 2320
　三、保肢手术 2320

（邵增务　张志才）

第三章　四肢常见恶性骨肿瘤的基本概念与治疗 2323

第一节 原发性恶性骨肉瘤 2323
　一、概述 2323
　二、病因学 2323
　三、骨肉瘤的分类 2323
　四、临床表现 2324
　五、影像学检查 2324
　六、实验室检查 2326
　七、病理检查 2326
　八、治疗 2326

第二节 原发性软骨肉瘤 2327
　一、概述 2327
　二、好发部位 2327
　三、病理表现 2327
　四、临床表现 2327
　五、辅助检查 2328
　六、鉴别诊断 2328
　七、手术治疗 2328
　八、放射治疗 2329
　九、化疗 2329

第三节 尤文氏肉瘤 2329
　一、概述 2329
　二、好发部位 2329
　三、病理表现 2329
　四、临床表现 2330
　五、辅助检查 2330
　六、鉴别诊断 2330
　七、治疗原则 2331
　八、手术治疗 2331
　九、放疗 2331
　十、化疗 2331

第四节 骨的恶性淋巴瘤 2332
　一、概述 2332
　二、好发部位 2332
　三、病理表现 2332

四、临床表现 2332
五、辅助检查 2332
六、治疗 2333
第五节 多发性骨髓瘤 2334
　一、概述 2334
　二、病理表现 2334
　三、临床表现 2334
　四、辅助检查 2334
　五、治疗原则 2335
　六、化疗 2335
　七、全身支持疗法 2335
　　　　　（邵增务　张志才）
第六节 下肢横纹肌肉瘤 2335
　一、概述 2335
　二、病情简介 2336
　　　　　（王义生　刘宏建）
第七节 下肢恶性黑色素瘤 2337
　一、概述 2337
　二、病情简介 2338
　　　　　（王义生　刘宏建）
第八节 四肢转移性骨肿瘤 2340
　一、概述 2340
　二、转移途径 2340
　三、好发部位 2340
　四、临床表现 2341
　五、辅助检查 2341
　六、治疗原则 2342
　七、非手术方法 2342
　八、手术治疗 2342
　　　　　（邵增务　张志才）

第四章　保肢治疗的进展 2345
第一节 现状、争论、评价与前景 2345
　一、概述 2345
　二、保留骨骺的保肢手术在儿童四肢骨肿瘤保肢治疗中的应用 2345
　三、可延长假体在儿童四肢骨肿瘤保肢治疗中的应用 2346

四、新辅助化疗在恶性骨肿瘤治疗中的地位 2346
五、动脉灌注化疗的效果及评价 2347
六、放射粒子植入在恶性骨肿瘤治疗中的应用前景 2347
第二节 骨肉瘤基因治疗研究进展 2348
　一、免疫基因治疗 2348
　二、反义核苷酸治疗 2348
　三、抑癌基因的相关治疗 2349
　四、自杀基因导入治疗 2349
　五、联合基因治疗 2349
第三节 恶性骨肿瘤免疫治疗的进展及发展趋势 2350
　一、过继细胞免疫治疗 2350
　二、单克隆抗体治疗 2350
　三、肿瘤疫苗 2350
　四、现代治疗的发展趋势 2350
　　　　　（邵增务　张志才）

第二篇
脊柱肿瘤　2353

第一章　原发性脊柱肿瘤 2354
第一节 原发性脊柱肿瘤之基本概念 2354
　一、概述 2354
　二、分类 2354
　三、临床表现 2356
　四、辅助检查 2356
第二节 脊柱肿瘤的治疗原则 2356
　一、概述 2356
　二、脊柱原发性良性肿瘤和瘤样病变的治疗原则 2356
　三、脊柱原发恶性肿瘤的治疗原则 2357
　四、脊柱转移瘤的治疗原则 2357
　五、药物治疗 2357
　六、放射治疗 2358
　七、微创治疗 2358
　八、手术治疗 2358

第三节 脊柱肿瘤的手术分期与全脊椎（体）切除术 2359
一、Enneking 外科分期 2359
二、三个国际性肿瘤机构提出的脊柱肿瘤的WBB手术分期法（1996） 2359
三、全脊椎（体）切除术 2360
四、手术相关并发症 2360
五、脊柱稳定性的重建 2360

（邵增务　张彦男）

第二章　骶骨肿瘤 2363
第一节　概述、术前准备与出血控制 2363
一、概述 2363
二、术前准备 2363
三、骨肿瘤手术出血控制的重要性 2363
四、阻断局部血供为减少出血的可行措施 2364
五、腹主动脉硅胶管临时套扎血流阻断术 2365
六、球囊导管置入一过性腹主动脉血流阻断术 2366

第二节　骶骨肿瘤的切除术 2367
一、麻醉、体位与切口 2367
二、手术具体步骤之一——前路操作方法 2367
三、手术具体步骤之二——后路操作方法 2367
四、术后处理 2368
五、骶骨肿瘤切除时应注意的几个问题 2368

第三节　高位骶骨肿瘤切除后稳定性重建 2369
一、ISOLA 钉棒系统固定 2370
二、改良的 Galveston 技术 2370
三、前后路联合重建 2370
四、定制型假体重建 2370
五、异体骨重建 2370
六、术式的优点 2370

（邵增务　张志才）

第三章　脊柱转移性肿瘤 2372
第一节　脊柱转移肿瘤的基本概念与检查 2372
一、基本概念 2372
二、临床症状特点 2372
三、其他症状 2373
四、影像学X线检查 2373
五、其他影像学检查 2373
六、实验室检查 2374
七、病理检查 2375

第二节　脊柱转移瘤的诊断与非外科手术治疗 2375
一、诊断 2375
二、鉴别诊断 2375
三、化疗 2376
四、放射治疗 2376
五、免疫治疗 2376
六、激素及内分泌治疗 2376

第三节　脊柱转移癌的外科手术疗法 2377
一、外科治疗的基本要求 2377
二、手术适应证 2377
三、手术目的 2377
四、受累神经组织分型 2378
五、分型与治疗要求 2378
六、治疗转移性肿瘤的新理念 2378

（邵增务　张志才）

第四章　脊髓肿瘤、椎管内肿瘤及脊柱肿瘤临床举例等 2380
第一节　基本概念 2380
一、概述 2380
二、充分认识翻修术的特殊性与难度 2380
三、脊椎肿瘤翻修手术的基本原则与要求 2381

第二节 翻修手术病例选择与术前
准备 2381
一、手术病例选择 2381
二、术前全面了解病情 2381
三、术前自身状况评估 2382
四、术前影像学评估 2382
五、其他评估 2383
第三节 肿瘤翻修术的实施与术式
选择 2383
一、肿瘤复发合并神经功能损害 2383
二、颈椎肿瘤切除术后不稳或反
曲畸形 2383
三、颈椎肿瘤翻修术 2384
四、胸、腰段肿瘤翻修术 2384
五、骶椎肿瘤翻修术 2384
六、临床举例 2384

（陈德玉　卢旭华）

第三篇

骨盆肿瘤 2389

第一章 骨盆（含骶骨）肿瘤的基
本概念 2390
第一节 骨盆肿瘤概述、特点、诊
断、治疗原则及分区 2390
一、概述 2390
二、骨盆环解剖学特点 2390
三、流行病学概况 2391
四、发生率 2391
五、诊断要点 2391
六、临床症状特点 2391
七、影像学特点 2392
八、病理学检查 2393
九、治疗原则 2393
十、外科分区 2394
第二节 髂骨、耻骨及坐骨骨盆环
肿瘤切除及重建术 2395
一、病例选择 2395

二、术前准备 2395
三、手术方式 2395
四、髋臼部髂骨切除术 2395
五、耻、坐骨部分切除术 2396

（蔡郑东　李国东）

第二章 骨盆及骶尾部肿瘤切除与
重建术 2398
第一节 半骨盆切除及骨盆重建术 2398
一、半骨盆切除术基本概念 2398
二、King-Steelquist半骨盆切除术 2398
三、Sarondo-Ferre半骨盆切除术 2399
四、术后处理 2402
五、骨盆重建常用方法概述 2402
六、分区骨盆重建 2402
七、半骨盆切除、计算机辅助人工
半骨盆及全髋关节置换术 2405
八、并发症的防治 2407
第二节 骶尾部肿瘤的切除重建术 2408
一、概述 2408
二、病例选择 2408
三、术前准备 2408
四、麻醉 2409
五、具体操作步骤 2409
六、骶髂关节稳定性和骶骨重建 2410
七、高位骶骨肿瘤切除术中的骶
神经保护问题 2411

（蔡郑东　李国东）

第四篇

脊髓肿瘤、椎管内肿瘤及其脊柱肿瘤临床举例等 2413

第一章 脊髓肿瘤的基本概念 2414
第一节 脊髓肿瘤的分布与病理特点 2414
一、概述 2414
二、发生率 2414
三、脊髓外硬脊膜内肿瘤 2415
四、硬脊膜外肿瘤 2415

五、脊髓内肿瘤　2416
第二节　脊髓肿瘤的分类与发病机制　2417
　　一、根据脊髓肿瘤起源分类　2417
　　二、按肿瘤病理特点分类　2417
　　三、按肿瘤生长的部位及与脊髓、硬脊膜和脊柱的关系分类　2418
　　四、按肿瘤在脊髓的高度或平面分类　2418
　　五、发病机制　2418
第三节　脊髓肿瘤的临床表现与辅助检查　2419
　　一、临床表现概述　2419
　　二、神经刺激期临床所见　2419
　　三、脊髓部分受压期临床表现　2419
　　四、脊髓性瘫痪期临床表现　2421
　　五、辅助检查之一——脑脊液检查　2421
　　六、辅助检查之二——放射性同位素扫描　2422
第四节　脊髓肿瘤的影像学检查　2422
　　一、X线平片检查　2422
　　二、脊髓造影检查　2423
　　三、选择性脊髓动脉造影检查　2424
　　四、CT扫描检查　2424
　　五、MR检查　2424
第五节　脊髓肿瘤的诊断、鉴别诊断与预后判定　2427
　　一、脊髓肿瘤概况　2427
　　二、平面诊断（纵位诊断）　2428
　　三、横位诊断　2429
　　四、鉴别诊断　2430
　　五、预后　2430

（李也白　徐华梓　杨胜武）

第二章　常见的椎管内肿瘤　2432
第一节　神经鞘瘤　2432
　　一、概述　2432
　　二、发生机理　2432
　　三、病理变化　2433
　　四、临床表现　2433
　　五、辅助检查　2434
　　六、诊断　2435
　　七、鉴别诊断　2435
　　八、治疗基本原则　2436
　　九、手术疗法　2436
第二节　脊膜瘤　2437
　　一、概述　2437
　　二、病因　2437
　　三、演变过程　2437
　　四、病理　2441
　　五、影像学检查　2441
　　六、诊断　2441
　　七、鉴别诊断　2442
　　八、治疗　2442
第三节　神经胶质瘤　2443
　　一、概述　2443
　　二、病因　2443
　　三、病理　2443
　　四、临床表现　2443
　　五、影像学检查　2444
　　六、诊断　2445
　　七、鉴别诊断　2445
　　八、治疗　2446
　　九、临床举例　2446
第四节　脊椎血管瘤　2447
　　一、概述　2447
　　二、发病比率及发病部位　2447
　　三、病理　2447
　　四、临床表现　2448
　　五、影像学检查　2448
　　六、诊断和鉴别诊断　2449
　　七、治疗　2449
　　八、临床举例　2449
第五节　转移性肿瘤　2450
　　一、概述　2450

二、病理特点 2450
三、临床特点 2450
四、临床症状和体征 2451
五、实验室与影像学检查 2451
六、诊断 2452
七、鉴别诊断 2452
八、预后评估 2453
九、治疗 2453
十、临床举例 2453

（徐华梓　李也白　徐晖　王靖
杨胜武　陈德玉　赵定麟）

第三章　脊柱肿瘤临床手术病例举例 2456
第一节　椎管内肿瘤 2456
一、神经鞘瘤 2456
二、脊膜瘤 2465
三、其他肿瘤 2470
第二节　椎体肿瘤 2476
一、原发性椎体肿瘤基本概念 2476
二、原发性椎体肿瘤临床举例 2476
三、附件肿瘤基本概念 2497
四、附件肿瘤临床举例 2497
第三节　脊柱转移瘤 2500
一、基本概念 2500
二、临床举例 2500

（陈德玉　陈宇　郭永飞　赵杰
林研　刘忠汉　赵定麟）

第五篇
脊柱肿瘤的动脉栓塞、全椎体切除及临床手术病例举例 2509

第一章　胸腰段恶性肿瘤的动脉栓塞 2510
第一节　选择性动脉栓塞技术 2510
一、脊髓与脊椎的血运供应 2510

二、原发脊柱骨肿瘤的发病情况 2510
三、继发脊柱骨肿瘤发病情况 2511
四、栓塞经皮选择性动脉血管内栓塞技术简介 2511
五、导管及栓塞材料 2512
六、血管内栓塞技术操作方法 2513
第二节　选择性节段性动脉栓塞在脊柱肿瘤治疗中的应用 2513
一、治疗目的 2513
二、栓塞技术分类 2514
三、治疗方式选择之一——良性骨肿瘤的终极治疗（definitive procedure） 2514
四、治疗方式选择之二——姑息治疗 2515
五、治疗方式选择之三——脊柱肿瘤栓塞后全椎体切除术 2516

（章祖成　王继芳　赵定麟）

第二章　后路大块全脊椎切除术治疗孤立性脊椎转移癌（或原发肿瘤） 2518
第一节　椎体全切术的基本概念 2518
一、概述 2518
二、脊柱肿瘤的外科分期（VST） 2518
三、手术适应证 2520
第二节　根治性大块脊椎切除的手术技术 2520
一、施术步骤概述 2520
二、第一步，椎板大块切除，后路脊柱固定 2520
三、第二步，椎体大块切除，脊椎假体置换（脊柱重建） 2521
四、全脊椎切除的历史背景 2522
五、大块全脊椎切除的概念与技术 2523
六、结论 2523

（富田胜廊　川原范夫　徐成福　赵定麟）

第六篇

神经纤维瘤病　2525

第一章　神经纤维瘤的基本概念　2526

第一节　神经纤维瘤病的基本概念　2526
　一、分型　2526
　二、发生于椎管内的神经纤维瘤　2526
　　　（严力生　罗旭耀　鲍宏伟　陈德玉）

第二节　皮下浅在病变型神经纤
　　　　维瘤　2527
　一、概述　2527
　二、典型病例病情简介　2527

第三节　肢体型神经纤维瘤　2529
　一、概述　2529
　二、治疗　2529
　三、典型病例　2529

第四节　肢体型神经纤维瘤　2530
　一、概述　2530
　二、典型病例　2530

第二章　侵及脊柱之神经纤维瘤　2535

第一节　早发型侵及脊柱之神经
　　　　纤维瘤　2535
　一、概述　2535
　二、典型病例　2535
　　　（刘志诚　刘忠汉　亓东铎）

第二节　神经纤维瘤病伴发脊柱侧
　　　　凸（NF1）之手术治疗　2536
　一、概述　2536
　二、典型病例一　2536
　三、典型病例二　2537
　　　（邱勇　朱丽华）

第三节　神经纤维瘤病性颈椎后凸
　　　　畸形的外科治疗　2538
　一、概述　2538
　二、神经纤维瘤病合并颈椎后凸畸
　　　形发病率　2538
　三、病因学　2538
　四、神经纤维瘤病颈椎后凸畸形的
　　　临床表现　2539
　五、神经纤维瘤病合并颈椎后凸畸
　　　形的手术指征　2539
　六、颈椎截骨术的应用　2539
　七、典型病例图　2540
　　　（刘洋　袁文　陈德玉）

第六卷　先天性畸形

第一篇

畸形概论与四肢畸形　2545

第一章　先天性发育性和遗传性畸
　　　　形概论　2546

第一节　先天发育性畸形的概述　2546
　一、概述　2546
　二、胚胎发生学分类　2546
　三、分类与治疗和预后的关系　2547

第二节　先天发育性畸形的发生　2548
　一、概述　2548
　二、发生机理概况　2548
　三、在致畸机制方面　2548
　四、在胚胎发育方面　2548
　五、发病原因的遗传因素　2549
　六、发病原因的环境因素　2549
　七、发病原因的发育性因素　2550

第三节　先天发育性畸形的预防和
　　　　治疗原则　2550
　一、遗传咨询　2550

二、产前诊断 2550
三、产前诊断的步骤 2551
四、基因治疗的基本概念 2551
五、基因治疗的过程与前景 2551
六、骨科治疗基本要求与治疗方案 2552
七、手术治疗 2552

（张世民　刘大雄）

第二章　先天发育性上肢畸形 2554

第一节　先天发育性高位肩胛骨 2554
一、概述 2554
二、病因 2554
三、病理 2554
四、临床表现 2555
五、影像学改变 2555
六、诊断与鉴别诊断 2556
七、治疗 2556

第二节　先天发育性锁骨假关节及肩关节脱位
一、先天发育性锁骨假关节的病因 2558
二、先天性锁骨假关节的临床表现与诊断 2558
三、先天性锁骨假关节的治疗 2558
四、先天发育性肩关节脱位的病因 2558
五、先天性肩关节脱位的诊断与治疗 2558

第三节　先天发育性桡骨缺如 2559
一、概述 2559
二、病因 2559
三、临床表现 2559
四、X线与诊断 2559
五、治疗原则 2559
六、手术疗法 2560

第四节　先天发育性尺骨缺如与先天性裂手 2560
一、先天发育性尺骨缺如的基本概念 2560
二、先天发育性尺骨缺如的治疗 2561

三、先天发育性裂手的分类 2561
四、先天发育性裂手的治疗 2562

第五节　先天发育性尺桡骨骨性连接与桡骨头脱位 2562
一、先天发育性尺桡骨骨性连接的概况、病因与分类 2562
二、先天尺桡骨连接的临床表现与诊断 2562
三、先天性尺桡骨连接的治疗 2563
四、先天发育性桡骨头脱位 2563

第六节　先天发育性下尺桡关节半脱位 2563
一、概述 2563
二、病因 2563
三、类型 2564
四、临床表现 2564
五、X线检查 2564
六、鉴别诊断 2564
七、治疗 2564

第七节　先天发育性手部畸形 2565
一、基本概念 2565
二、拇指发育不良 2565
三、复拇畸形 2567
四、多指畸形 2568
五、并指畸形 2571
六、其他畸形 2572

（张世民　刘大雄　陈 珽　赵 黎　戴力扬　赵定麟）

第三章　先天发育性下肢畸形 2574

第一节　先天发育性髋关节脱位及髋发育不良 2574
一、概述 2574
二、流行病学 2574
三、病因学 2575
四、病理改变 2577
五、临床表现及影像学所见 2578
六、诊断 2581

七、治疗的基本原则 2581
八、出生至6个月龄患儿的治疗 2581
九、6个月龄至3岁患儿的治疗 2584
十、3~5岁儿童发育性髋关节脱位的治疗 2585
十一、手术疗法 2585
十二、其他矫治方法 2591
十三、其他常用的术式 2592
十四、疗效评定 2596
第二节 先天发育性髋内翻 2597
　一、概述 2597
　二、病因与病理 2597
　三、临床表现及影像学所见 2598
　四、诊断 2598
　五、鉴别诊断 2598
　六、治疗原则 2599
　七、手术疗法 2599
第三节 先天发育性髋关节外展挛缩和骨盆倾斜 2600
　一、概述及病理 2600
　二、临床表现及影像学所见 2600
　三、诊断 2601
　四、治疗 2601

（吴苏稼）

第四节 先天发育性股骨扭转畸形 2601
　一、概述 2601
　二、临床表现 2601
　三、治疗 2601
第五节 先天发育性膝关节脱位 2602
　一、病因 2602
　二、病理 2602
　三、临床表现 2602
　四、X线表现 2602
　五、治疗 2602
第六节 先天发育性膝关节过伸及多髌骨畸形 2603

一、先天发育性膝关节过伸概述 2603
二、先天膝过伸的病因与病理 2603
三、先天膝过伸的临床表现 2604
四、先天膝过伸的治疗 2604
五、先天发育性多髌骨畸形 2604
第七节 先天发育性胫骨假关节 2605
　一、概述 2605
　二、病因 2605
　三、病理 2605
　四、分类 2605
　五、临床特点 2606
　六、影像学所见 2606
　七、诊断 2606
　八、治疗学概况 2606
　九、几种常用之手术 2607
第八节 先天发育性胫骨弯曲 2608
　一、基本概念 2608
　二、治疗 2609
第九节 先天发育性胫骨缺如 2609
　一、分类 2609
　二、临床表现 2609
　三、治疗基本原则 2609
　四、Putti手术方法 2609
第十节 先天发育性腓骨缺如 2610
　一、病因 2610
　二、分型 2610
　三、临床表现 2610
　四、治疗 2611

（孙荣华　刘大雄）

第十一节 先天发育性足部畸形 2611
　一、先天发育性马蹄内翻足 2611
　二、先天发育性马蹄外翻足、先天发育性内翻足与外翻足 2614
　三、先天发育性踇内翻 2615
　四、先天发育性垂直距骨 2617
　五、高弓足 2618

六、先天发育性跖骨内收畸形 2620
七、先天发育性平足症 2621
八、其他足部畸形 2621
（刘大雄 吴晓峰）

第十二节 先天发育性多发性关节挛缩症 2623
一、概述 2623
二、病因 2623
三、临床表现 2624
四、X线表现 2624
五、治疗 2624

第二篇
脊柱骨关节畸形 2627

第一章 枕颈部畸形 2628

第一节 枕颈部畸形的概况与治疗原则 2628
一、概述 2628
二、发生学及其分类 2628
三、畸形种类 2629
四、治疗基本原则 2630
五、临床举例 2630

第二节 颅底凹陷症 2632
一、概述 2632
二、病因 2633
三、临床症状 2633
四、影像学检查 2633
五、鉴别诊断 2635
六、治疗 2635

第三节 寰-枢关节先天发育性畸形 2637
一、概述 2637
二、病因 2637
三、诊断 2638
四、治疗原则 2638
五、经口腔或切开下颌骨的上颈椎前路手术 2644

第四节 寰椎沟环畸形 2647

一、概述 2647
二、病因及病理解剖学改变 2647
三、临床特点 2648
四、诊断 2648
五、鉴别诊断 2649
六、治疗原则 2649
七、沟环切除（开）术 2649
（沈 强 赵卫东 丁 浩 朱宗昊 赵定麟）

第二章 颈部畸形 2651

第一节 颈椎先天融合（短颈）畸形 2651
一、概述 2651
二、致病原因 2651
三、临床特点 2651
四、影像学特点 2652
五、诊断 2653
六、治疗 2653
七、预后 2655

第二节 先天性斜颈 2655
一、概述 2655
二、发病原因 2656
三、临床特点 2656
四、诊断 2657
五、鉴别诊断 2657
六、治疗原则与要求 2658
七、胸锁乳突肌腱切断术及其他术式 2658
（范善钧 沈 强 赵定麟）

第三节 颈肋畸形及胸廓出口综合征 2660
一、概述 2660
二、病理解剖特点 2660
三、临床特点 2662
四、诊断 2663
五、鉴别诊断 2663
六、治疗原则 2664
七、颈肋切除和（或）斜角肌切断减压术 2664
八、经腋下第一肋骨切除术 2667

第四节 颈椎半椎体及其他畸形 2669

一、颈椎半椎体畸形概述	2669
二、颈椎半椎体畸形诊断	2670
三、颈椎半椎体畸形治疗	2670
四、颈椎半椎体畸形预后	2670
五、颈椎脊椎裂	2670
六、颈椎椎弓不连接	2671

（沈 强　丁 浩　陈德玉　赵定麟）

第五节　经口腔枕颈部显微技术	2672
一、概述	2672
二、病例选择及术前准备	2672
三、手术方法	2673
四、术后处理	2676
五、并发症防治	2676
六、临床举例	2677

（池永龙）

第三章　胸、腰及腰骶部畸形	2681
第一节　椎体畸形	2681
一、半椎体畸形与分型	2681
二、半椎体畸形临床症状特点	2682
三、半椎体畸形诊断	2682
四、半椎体畸形治疗	2683
五、椎体纵裂畸形	2684
六、蝴蝶椎体畸形	2685
第二节　移行（脊）椎	2685
一、基本概念	2685
二、移行椎体的发生	2685
三、分型	2685
四、症状学及其发生原理	2686
五、鉴别诊断	2686
六、治疗	2686
第三节　短腰畸形	2687
一、病理解剖特点	2687
二、检查	2687
三、诊断	2687
四、治疗	2687
第四节　脊椎裂	2688
一、概述	2688

二、病因学	2688
三、分类	2688
四、显性脊椎裂的诊断与治疗	2690
五、隐性脊椎裂的诊断与治疗	2691
第五节　椎骨附件畸形	2692
一、第三腰椎横突过长畸形	2692
二、关节突畸形	2693
三、棘突畸形	2693
四、椎板畸形	2694
第六节　其他腰骶部畸形	2694
一、椎骨融合畸形	2694
二、腰骶椎不发育	2694
三、骶椎发育不良	2694
四、先天性发育性腰椎椎管狭窄症	2694

（沈 强　赵 杰　丁 浩　赵定麟）

第三篇

脊髓畸形　2697

第一章　脊髓血管畸形	2698
第一节　脊髓血管畸形的概述及分类	2698
一、概述	2698
二、分类及分型基本原则	2698
三、按部位不同的分类	2699
四、按照病理组织学分类	2699
五、依照选择性血管造影之分类	2699
第二节　脊髓血管畸形基本概念与治疗原则	2700
一、临床症状特点	2700
二、发病方式	2701
三、诊断	2701
四、鉴别诊断	2702
五、治疗原则	2702
第三节　第Ⅰ型脊髓血管畸形—脊髓硬膜动静脉血管畸形	2703
一、概述	2703
二、病因学	2703
三、病理生理与病理解剖特点	2703

四、临床特点 2703
五、诊断 2704
六、治疗原则 2704

第四节 第Ⅱ、Ⅲ型脊髓血管畸形 2705
一、概述 2705
二、临床特点 2705
三、诊断 2706
四、治疗原则 2706
五、显微外科治疗 2706

第五节 第Ⅳ型脊髓血管畸形 2707
一、概述 2707
二、分型 2707
三、临床特点 2707
四、影像学特点 2707
五、诊断 2707
六、治疗 2707

第六节 脊髓海绵状血管畸形（瘤） 2708
一、概述 2708
二、临床特点 2708
三、影像学特征 2708
四、诊断 2708
五、治疗 2708

（沈 强 丁 浩 朱宗昊）

第二章 脊髓其他畸形 2710

第一节 脊髓圆锥栓系综合征 2710
一、概述 2710
二、病因学 2710
三、诊断 2711
四、鉴别诊断 2714
五、治疗原则 2714
六、终丝切断术等 2714

第二节 脊髓蛛网膜囊肿 2715
一、概述 2715
二、病因及类型 2715
三、病理 2716
四、临床表现 2717
五、辅助检查 2717
六、诊断 2718
七、鉴别诊断 2718
八、治疗原则 2719

第三节 脊髓肠源性囊肿 2719
一、概述 2719
二、病因 2719
三、病理及分类 2719
四、临床特点 2720
五、辅助检查 2720
六、诊断与鉴别诊断 2721
七、鉴别诊断 2721
八、治疗 2721

（杨胜武 徐华梓 徐 辉）

第四节 脊髓延髓空洞症 2722
一、概述 2722
二、病因与病理 2722
三、分型 2722
四、临床特点 2723
五、诊断 2723
六、鉴别诊断 2724
七、治疗原则 2725
八、脊髓空洞引流术 2725
九、临床举例 2726

（赵 杰 陈德玉 李 悦 赵定麟）

第四篇
发育性椎管狭窄及颈腰综合征 2729

第一章 先天发育性与继发性颈椎椎管狭窄症 2730

第一节 先天发育性与继发性颈椎椎管狭窄症的基本概念 2730
一、概述 2730
二、病因学 2730
三、国人颈椎椎管矢状径的标准值 2732
四、临床症状特点 2732
五、诊断 2733

第二节 颈椎椎管狭窄症的鉴别诊断与治疗原则 2734
一、与颈椎病的鉴别 2734
二、原发性（发育性）颈椎椎管狭窄症与继发性颈椎椎管狭窄症鉴别 2735
三、与脊髓侧索硬化症的鉴别 2735
四、与其他疾患鉴别 2735
五、治疗原则 2735
六、非手术疗法 2736
七、手术疗法之基本原则 2736

第三节 颈椎椎管狭窄症手术疗法之实施 2738
一、概述 2738
二、病例选择 2738
三、颈椎后路手术实施的体位与切口 2738
四、暴露棘突及椎板 2740
五、定位 2741
六、颈椎半椎板切除术 2741
七、半椎板切除椎管成形术 2743
八、颈椎常规双侧椎板切除（减压）探查术 2744
九、颈椎后路扩大性椎板切除（减压）术 2747
十、单（侧方）开门式椎管成形术 2748
十一、双（正中）开门式椎管成形术 2750
十二、颈椎后路Z字成形术 2751
十三、棘突漂浮（悬吊式）及黄韧带椎管成形术 2752
十四、笔者建议 2752

第四节 先天发育性与继发性颈椎椎管狭窄症临床手术病例举例及施术要点 2752
一、严重型颈椎椎管狭窄症前路减压+融合术者临床举例 2752
二、颈前路切骨手术技巧与施术要点 2761
三、颈椎椎管狭窄症后路减压+固定术者 2762
四、颈椎椎管狭窄症前、后路施减压术者 2764

第五节 颈后路翻修手术 2766
一、概述 2766
二、早期翻修术病例选择与手术指征 2766
三、晚期翻修术病例选择与手术指征 2767
四、翻修术前必要的影像学资料 2768
五、手术疗法 2769
六、后路翻修手术的并发症 2769
七、临床举例 2769

（赵 杰 沈 强 丁 浩
陈德玉 林 研 赵定麟）

第二章 先天发育性与继发性胸椎椎管狭窄症 2774

第一节 胸椎椎管狭窄症之基本概念 2774
一、概述 2774
二、病理解剖特点 2774
三、发病机理 2775
四、临床表现 2775
五、影像学检查 2776

第二节 胸椎椎管狭窄症之诊断、鉴别诊断及非手术疗法 2777
一、诊断 2777
二、分型 2778
三、鉴别诊断 2778
四、非手术疗法 2779

第三节 胸椎椎管狭窄症的手术疗法 2779
一、基本原则 2779
二、术式简介 2779
三、胸椎椎板切除及椎管扩大减压术的麻醉与体位 2779
四、减压术的手术步骤 2779
五、蛛网膜下腔探查术 2781
六、椎节固定及植骨融合 2782
七、闭合切口 2782
八、术后处理 2783

九、临床举例　2783

（陈德玉　赵　杰）

第三章　先天发育性及继发性腰椎椎管狭窄症　2785

第一节　腰椎椎管狭窄症之基本概念　2785
　　一、定义　2785
　　二、概述　2785
　　三、发病机制　2786
　　四、三大临床症状及其病理生理学基础　2788
　　五、其他症状　2789

第二节　腰椎椎管狭窄症的诊断与鉴别诊断及非手术疗法　2790
　　一、诊断　2790
　　二、鉴别诊断　2794
　　三、腰椎管狭窄症的非手术疗法　2794

第三节　腰椎椎管狭窄症的手术疗法　2795
　　一、手术病例选择　2795
　　二、临床上常用术式及其选择　2795
　　三、手术指征　2797
　　四、麻醉、体位、切口及显露　2797
　　五、手术步骤　2797
　　六、非融合技术的应用　2800
　　七、术后处理　2800
　　八、注意事项　2800
　　九、临床举例　2800

第四节　多次复发、多次翻修的严重型腰椎管狭窄症处理　2808
　　一、基本概况　2808
　　二、复发因素　2808
　　三、再手术治疗原则　2808
　　四、典型病例举例　2809

（赵　杰　沈　强　朱宗昊　陈德玉　赵定麟）

第四章　先天发育性与继发性颈腰综合征　2813

第一节　先天发育性与继发性颈腰综合征基本概念　2813
　　一、概述　2813
　　二、发病机理　2814
　　三、临床特点　2815
　　四、影像学特点　2816
　　五、其他　2816

第二节　颈腰综合征的诊断、鉴别诊断与非手术疗法　2817
　　一、诊断　2817
　　二、鉴别诊断　2818
　　三、非手术疗法　2819

第三节　颈腰综合征的手术疗法与临床病例举例　2819
　　一、手术病例选择　2819
　　二、手术部位与方法选择　2820
　　三、术后处理　2820
　　四、预后　2820
　　五、临床举例　2820

（赵　杰　沈　强　陈德玉　赵定麟）

第五篇
脊柱侧凸、后凸畸形及其手术疗法　2831

第一章　青少年特发性脊柱侧凸的治疗　2832

第一节　青少年特发性脊柱侧凸的概述　2832
　　一、特发性脊柱侧凸的临床分类　2832
　　二、特发性脊柱侧凸的自然史　2838
　　三、特发性脊柱侧凸的治疗　2841

第二节　青少年特发性脊柱侧凸后路矫形术　2843
　　一、概述　2843
　　二、手术步骤　2844

第三节　胸椎侧凸前路矫正术　2848

一、传统开放前路后凸矫形手术 2849
二、胸腔镜下胸椎侧凸前路矫形术 2849
三、胸腔镜辅助下小切口胸椎侧凸前路矫形术 2859

（邱勇）

第四节　胸腰段和腰椎侧凸的前路矫形术 2860
一、前路矫形手术（传统）的生物力学原理 2861
二、胸腰段和腰椎侧凸前路矫形手术要点 2861
三、胸腰和腰段侧凸前路矫形手术的优缺点 2862
四、保护膈肌的小切口下胸腰椎侧凸前路矫形技术 2864

（邱勇）

第五节　电视-胸腔镜下（VATS/EMI-VATS）胸椎侧弯松解、矫正及内固定术 2866
一、概述 2866
二、病例选择及术前准备 2866
三、手术方法 2868
四、术后处理 2874
五、并发症防治 2874
六、病例介绍 2874

（池永龙）

第二章　成人脊柱后凸畸形矫正术 2880
第一节　脊柱侧凸前路松解术 2880
一、应用解剖 2880
二、病例选择 2881
三、术前准备与麻醉 2882
四、手术步骤 2882
五、手术可能发生的意外 2884
六、临床经验简介 2884

（海涌　臧磊）

第二节　胸椎脊柱侧凸前路松解术 2885
一、手术入路应用解剖 2885
二、体位与节段入路选择 2886
三、手术入路 2886
四、临床经验简介 2888

第三节　腰椎脊柱侧凸前路松解术 2889
一、腰椎入路应用解剖 2889
二、体位 2889
三、手术入路过程 2889
四、避免手术入路意外损伤 2890
五、手术经验简介 2890

（海涌　李宝俊）

第四节　胸腰椎脊柱侧凸前路松解术 2891
一、手术入路应用解剖 2891
二、体位 2891
三、手术入路过程 2891
四、手术入路意外 2893
五、手术经验简介 2893

第五节　脊柱侧凸前后路联合松解矫形术 2894
一、体位 2894
二、手术入路过程 2894
三、手术经验简介 2898

（海涌　臧磊）

第三章　发育性脊柱畸形及其治疗原则 2900
第一节　特发性脊柱侧凸的病理解剖、力学特点与分型 2900
一、病理解剖 2900
二、脊柱侧凸的三维畸形（矫形）概念 2901
三、King分型 2903
四、Lenke分型 2906

（杨述华　杨操）

第二节　脊柱侧凸手术病例选择与治疗概况 2907

一、脊柱侧凸手术适应证 2907
二、脊柱侧凸外科治疗概况 2908
三、术前设计 2909
四、内固定的植入 2911
五、各型侧凸手术设计 2913
第三节 先天性脊柱侧凸畸形的治疗原则 2917
一、概述 2917
二、分类 2917
三、治疗原则 2918
第四节 先天性脊柱后凸畸形 2922
一、概述 2922
二、分型 2922
三、手术治疗 2922
第五节 颈椎后凸畸形的治疗 2924
一、概述 2924
二、柔软性畸形 2925
三、固定性畸形 2925

（杨 操 杨述华）

第四章 严重及复杂性侧凸手术治疗 2927
第一节 严重复杂脊柱侧凸之手术治疗 2927
一、概述 2927
二、临床举例 2927

（邱 勇 朱丽华）

第二节 一期实施3种手术治疗重度僵直性脊柱侧后凸成角畸形 2936
一、概述 2936
二、临床举例 2936
三、注意事项 2938
四、对本术式的认识 2939
五、术式优点及缺点 2939
六、结论 2939

（刘祖德 张清港）

第六篇
其他畸形 2941

第一章 骨发育不良 2942
第一节 成骨不全 2942
一、概述 2942
二、病因及病理 2942
三、分类 2943
四、临床表现及其他检查 2943
五、实验室与影像学检查 2944
六、诊断 2944
七、治疗 2944
八、预后 2945
第二节 进行性骨干发育不良 2945
一、概述 2945
二、病因及病理 2945
三、临床表现及其他检查 2945
四、诊断 2945
五、治疗 2946
第三节 致密性骨发育障碍 2946
一、概述 2946
二、病因及病理 2946
三、临床表现及其他检查 2946
四、诊断 2947
五、治疗 2947

（戴力扬 沈 强 丁 浩 赵定麟）

第二章 软骨组织生长障碍及干骺端发育不良性疾病 2948
第一节 软骨发育不全（侏儒畸形） 2948
一、概述 2948
二、病因 2948
三、病理 2948
四、临床表现及其他检查 2948
五、诊断 2949
六、治疗 2949
第二节 软骨外胚层发育不全 2950

一、概述	2950	四、临床表现	2954
二、病因	2950	五、诊断与鉴别诊断	2955
三、临床表现	2950	六、治疗	2955
四、诊断	2950	第二节 先天性环状束带	2955
五、治疗	2950	一、概述	2955
六、预后	2950	二、病因与病理	2955
第三节 骨骺点状发育不良	2951	三、临床表现	2955
一、概述、病因与病理	2951	四、诊断	2956
二、症状与体征	2951	五、治疗	2956
三、影像学特征	2951	第三节 先天性肌缺如	2957
四、诊断	2951	一、概述	2957
五、治疗	2951	二、病因	2957
六、预后	2951	三、临床表现	2957
第四节 多发性骨骺发育不良	2952	四、诊断	2957
一、概述与病理	2952	五、治疗	2957
二、症状和体征	2952	第四节 指甲髌骨综合征	2958
三、影像学检查	2952	一、概述	2958
四、诊断	2952	二、病因	2958
五、治疗	2952	三、临床表现	2958
（戴力扬 沈强 赵定麟）		四、X线检查	2958
第三章 其他少见之畸形	2954	五、诊断	2958
第一节 先天性半侧肥大	2954	六、治疗	2959
一、概述	2954	七、预后	2959
二、病因	2954	（沈强 戴力扬 丁浩	
三、分类	2954	朱宗昊 赵定麟）	

第七卷　炎症及特症

第一篇
四肢感染性疾患　2963

第一章 四肢骨与关节结核	2964	四、影像学检查	2966
第一节 骨与关节结核基本概况	2964	五、全身治疗	2966
一、概述	2964	六、局部治疗	2967
二、病理学	2964	第二节 上肢结核	2968
三、临床表现	2965	一、肩关节结核	2968
		二、肘关节结核	2969
		三、腕关节结核	2970
		四、指骨结核	2971

第三节 下肢结核 2972
一、髋关节结核 2972
二、膝关节结核 2974
三、踝关节结核 2976
四、跗骨与周围关节结核 2977

第四节 骨干结核 2978
一、概述 2978
二、长骨骨干结核病理改变特点 2978
三、长骨骨干结核的临床表现 2979
四、长骨骨干结核的影像学检查 2979
五、长骨骨干结核的诊断及鉴别诊断 2979
六、长骨骨干结核的治疗 2979
七、短骨骨干结核病理解剖特点 2979
八、短骨骨干结核的临床表现 2980
九、短骨骨干结核的影像学改变 2980
十、短骨骨干结核的诊断和鉴别诊断 2980
十一、短骨骨干结核的治疗 2980

第五节 四肢骨、关节结核病灶清除术 2981
一、概述 2981
二、适应证 2981
三、术前准备 2981
四、麻醉 2981
五、肘关节结核病灶清除术操作步骤 2981
六、腕关节结核病灶清除术操作步骤 2982
七、髋关节结核病灶清除术操作步骤 2983
八、膝关节结核病灶清除术和加压固定术操作步骤 2985
九、踝关节结核病灶清除术操作步骤 2986

（陈利宁 李也白 李 悦）

第二章 四肢骨与关节化脓性感染 2988

第一节 急性化脓性骨髓炎的基本概念 2988
一、概述 2988
二、病因学 2988
三、病理学特点 2989
四、临床表现 2990
五、实验室与影像学检查 2990
六、诊断 2991
七、鉴别诊断 2991
八、治疗 2992
九、胫骨上部骨髓炎为例开窗减压术 2994

第二节 慢性血源性骨髓炎 2996
一、病因学 2996
二、病理解剖 2996
三、细菌种类 2996
四、临床表现 2996
五、影像学变化 2996
六、诊断 2997
七、治疗原则 2997
八、清除病灶 2997
九、死骨摘除术 2998
十、碟形手术 2999
十一、带蒂肌瓣填充术 3000

（钱齐荣 张 振 王新伟 吴海山 赵定麟）

第三节 创伤性骨髓炎 3001
一、概述 3001
二、病因学 3001
三、临床表现及影像学所见 3001
四、治疗 3001
五、胫骨创伤后骨髓炎 3002

第四节 其他类型骨髓炎（局限性、硬化性、伤寒性及梅毒性骨髓炎） 3003
一、局限性骨脓肿 3003

二、硬化性骨髓炎 3004
三、伤寒性骨髓炎 3005
四、梅毒性骨感染 3005

第五节 化脓性关节炎 3006
一、病因 3006
二、细菌侵入关节的途径 3006
三、病理 3006
四、临床表现 3007
五、临床检验与影像学所见 3007
六、诊断 3007
七、鉴别诊断 3007
八、治疗原则与要求 3008
九、肩关节切开排脓术 3009
十、肘关节切口排脓术 3009
十一、腕关节切口排脓术操作步骤 3010
十二、髋关节切开排脓术操作步骤 3010
十三、膝关节切开排脓术操作步骤 3011
十四、踝关节切开排脓术操作步骤 3011

（王新伟 钱齐荣 吴海山 赵定麟）

第六节 手部感染的手术 3012
一、手部感染的特点 3012
二、手部感染的治疗原则 3013
三、表皮下脓肿 3013
四、甲沟炎 3014
五、脓性指头炎（瘭疽） 3015
六、手指近、中节皮下脓肿 3016
七、化脓性腱鞘炎 3016
八、尺侧和桡侧滑囊炎 3017
九、手部间隙感染 3017

第七节 脊柱化脓性感染 3019
一、化脓性脊柱炎 3020
二、感染性椎间盘炎 3022

（康皓 洪光祥）

第三章 四肢慢性非化脓性或其他因素所致关节炎 3025

第一节 多发性慢性少年期关节炎
（Still氏病） 3025

一、概述 3025
二、病因学 3025
三、症状和体征 3025
四、影像学表现 3026
五、诊断标准 3026
六、鉴别诊断 3027
七、治疗 3027
八、各种常见手术 3028

（张振 陈天国 赵定麟）

第二节 增生性骨关节病 3028
一、概述 3028
二、病因学 3029
三、病理解剖 3029
四、临床表现 3030
五、实验室与检查 3030
六、影像学检查 3030
七、诊断 3030
八、治疗 3030

（沈强 丁浩 朱宗昊 赵定麟）

第三节 血友病性骨关节病 3031
一、病因学 3031
二、病理 3031
三、症状和体征 3031
四、实验室检查 3031
五、影像学改变 3032
六、诊断与鉴别诊断 3032
七、治疗 3032

（冯莉 赵杰）

第四节 神经性关节病 3033
一、概述 3033
二、病因学 3033
三、病理解剖 3033
四、症状和体征 3033
五、影像学检查 3034
六、诊断 3034
七、治疗 3034

（徐华梓 赵定麟）

第五节 大骨节病 3034
　一、概述 3034
　二、病因 3035
　三、病理 3035
　四、临床表现 3036
　五、分期 3036
　六、影像学表现 3036
　七、诊断 3037
　八、大骨节病之预防 3037
　九、治疗 3037
（王长纯 赵定麟）

第六节 骨骺炎（骨软骨病） 3037
　一、骨骺炎之基本概念 3037
　二、肱骨小头骨软骨病（骨骺炎） 3038
　三、距骨头骨软骨病 3038
　四、股骨头骨骺骨软骨病 3039
　五、跗-舟骨骨软骨病 3043
　六、腕月骨骨软骨病 3043
　七、幼年椎体骨软骨病 3044
　八、剥脱性骨软骨病 3044
　九、胫骨结节骨软骨病（骨骺炎） 3044
　十、髌骨骨软骨病 3047
　十一、股骨大转子骨软骨病 3048
　十二、肱骨内上髁骨软骨病 3049
　十三、跟骨骨骺骨软骨病 3049
　十四、胫骨内髁骨软骨病（骺板骨骺炎） 3050
　十五、少年期椎体骺板骨软骨病（骨骺炎） 3051
（钱齐荣 刘大雄）

第七节 成人骨坏死 3051
　一、概述 3051
　二、病因 3051
　三、病理改变 3052
　四、诊断 3053
　五、鉴别诊断 3053
　六、治疗 3054

第八节 类风湿性关节炎 3054
　一、概述 3054
　二、临床表现 3054
　三、化验检查 3055
　四、影像学检查 3055
　五、诊断 3055
（沈强 钱齐荣 赵定麟）

第九节 剥脱性骨软骨炎 3056
　一、原因 3056
　二、临床表现与诊断 3056
　三、治疗 3057
　四、距骨剥脱性骨软骨炎临床举例 3057
（彭庄）

第十节 跟腱钙化症及骨关节雅司 3059
　一、跟腱钙（骨）化症 3059
　二、骨关节雅司 3060
（李增春 赵定麟）

第十一节 松毛虫性骨关节炎 3061
　一、概况 3061
　二、病因学 3061
　三、发病机理 3061
　四、病理特点 3062
　五、症状和体征 3062
　六、实验室检查 3063
　七、影像学改变 3063
　八、诊断 3063
　九、预防 3063
　十、治疗 3064
（张玉发 赵定麟）

第二篇
脊柱感染性与其他炎性疾患 3065

第一章 脊柱结核 3066
第一节 脊柱结核的基本概念 3066
　一、概述 3066
　二、病因学 3066
　三、病理改变 3066

四、症状与体征	3069	第二章 脊柱化脓性感染	3100
五、实验室检查与影像学改变	3070	第一节 化脓性脊柱炎	3100
六、诊断	3072	一、概述	3100
七、鉴别诊断	3072	二、病因学	3100
第二节 脊柱结核的基本治疗	3073	三、病理解剖特点	3101
一、非手术疗法	3073	四、临床症状特点	3101
二、手术治疗的指征与准备	3075	五、分型	3102

（张振　于彬　赵定麟）

		六、影像学检查	3102
第三节 脊柱结核常见手术种类	3076	七、诊断	3103
一、脊柱椎节前路病灶清除术	3076	八、鉴别诊断	3103
二、脊柱后路病灶清除及融合术	3087	九、治疗	3104
三、脊柱前路融合术	3087	第二节 感染性椎间盘炎	3104
四、脊髓减压术	3087	一、病因学	3104
五、联合手术	3087	二、病理解剖与临床特点	3105
六、手术后处理	3088	三、影像学改变	3106
七、康复治疗	3088	四、诊断	3106
八、脊柱结核的治愈标准	3088	五、鉴别诊断	3106
九、预后	3088	六、治疗	3106
		七、预后	3108

（张玉发　沈强　王晓　赵定麟）

（吴德升　林研　王新伟　赵卫东　赵定麟）

第四节 胸腰段结核前路显微外科技术	3089	第三章 脊柱非化脓性炎症及原因不明性脊柱疾患	3109
一、前言	3089	第一节 强直性脊柱炎	3109
二、病例选择	3089	一、概述	3109
三、手术步骤方法	3089	二、流行病学	3109
四、术后处理	3091	三、发病机制与病理改变	3109
五、防治并发症	3091	四、临床特点	3110
六、临床举例	3092	五、实验室检查	3112

（池永龙）

		六、影像学改变	3112
第五节 腹腔镜下腰椎结核前路手术技术	3093	七、诊断	3114
一、前言	3093	八、鉴别诊断	3114
二、病例选择及术前准备	3093	九、治疗原则	3115
三、手术步骤	3094	十、非手术治疗	3115
四、术后处理	3096	十一、手术治疗基本概念	3116
五、并发症防治	3096	十二、楔形截骨术	3118
六、临床举例	3096	十三、多节段椎弓楔形截骨术	3120

（吕国华　王冰）

十四、经椎间孔的楔形脊柱截骨术　3120

十五、经椎弓根的椎弓椎体楔形脊
　　　柱截骨术　3121
十六、近年来对截骨矫正术术式的
　　　改良　3122
十七、临床举例　3123
（赵　杰　陈德玉　谢幼专　赵　鑫
　　杨建伟　赵定麟）

第二节　肥大性（增生性）脊椎炎　3128
一、定义　3128
二、病因学　3128
三、临床特点　3129
四、体征特点　3129
五、影像学特点　3130
六、诊断　3131
七、鉴别诊断　3131
八、治疗目的与要求　3133
九、非手术疗法的选择与实施　3133
十、手术疗法　3134

第三节　舒尔曼（休门、Scheuermann）氏病　3135
一、概述　3135
二、自然史　3135
三、临床表现　3135
四、影像学特征　3136
五、诊断　3136
六、非手术治疗　3136
七、手术治疗　3137
八、前路松解及融合术　3139
九、后路手术　3139
十、复合手术　3141
十一、术后处理　3141
十二、手术并发症　3141
（王新伟　赵定麟）

第四节　继发性粘连性蛛网膜炎　3141
一、概述　3141
二、继发性粘连性蛛网膜炎之病
　　理学及病因　3142

三、分型　3144
四、诊断　3145
五、鉴别诊断　3146
六、治疗　3146
七、预后　3146
（赵定麟　陈德玉）

第五节　腰椎小关节炎性不稳症及小关节囊肿　3147
一、概述　3147
二、病因学　3147
三、临床症状与体征　3147
四、影像学检查　3148
五、诊断　3148
六、治疗　3148
七、小关节囊肿　3149
（李国栋　严力生）

第六节　慢性劳损性颈背部筋膜纤维织炎　3150
一、概述　3150
二、发病机理　3150
三、病理解剖特点　3150
四、临床特点　3151
五、本病的诊断　3151
六、鉴别诊断　3151
七、治疗　3152

第七节　髂骨致密性骨炎、耻骨炎及腰骶部脂肪疝　3153
一、髂骨致密性骨炎　3153
二、耻骨炎　3153
三、腰骶部脂肪疝　3154
（王新伟　赵定麟）

第三篇
脊髓前角灰质炎后遗症及痉挛性脑瘫的外科治疗　3157

第一章　脊髓前角灰质炎后遗症　3158
第一节　脊髓前角灰质炎之基本概念　3158

一、概述　3158
　　二、病因学　3158
　　三、病理特点　3158
　第二节　脊髓前角灰质炎的临床
　　　　　表现　3160
　　一、潜伏期　3160
　　二、病变发展期　3160
　　三、恢复期　3161
　　四、后遗症期　3161
　第三节　脊髓前角灰质炎诊断与
　　　　　治疗原则　3162
　　一、诊断　3162
　　二、防治原则　3162
　　三、手术疗法之目的、常用手术
　　　　及注意要点　3162
　第四节　脊髓前角灰质炎后遗症
　　　　　常用之术式　3163
　　一、肌腱、筋膜切断及延长术　3163
　　二、肌或肌腱移植术　3167
　　三、关节固定术　3175
　　四、截骨术　3177
　　五、骨阻挡（滞）术（Bone
　　　　Block Operation）　3177
　　　　　（沈　强　金舜瑢　卢旭华
　　　　　　丁　浩　朱宗昊　赵定麟）
第二章　痉挛性脑瘫的基本概念、
　　　　病因及临床特点　3179
　第一节　脑瘫的基本概念　3179
　　一、概述　3179
　　二、病因　3179
　　三、临床类型　3180
　第二节　痉挛性脑瘫的选择性脊
　　　　　神经后根切断术　3182
　　一、概述　3182
　　二、手术适应证与禁忌证　3183
　　三、手术要点　3184
　　四、手术并发症　3185
　　五、出院后的康复训练　3185
　　　　　（章祖成　王秋根）

第四篇
特症（病）篇　3187

第一章　氟骨症及石骨症　3188
　第一节　氟骨症　3188
　　一、病因学　3188
　　二、氟骨症形成机制　3188
　　三、临床表现及血氟测定　3189
　　四、X线表现　3189
　　五、诊断　3190
　　六、鉴别诊断　3191
　　七、预防　3192
　　八、内科治疗　3192
　　九、外科手术治疗　3192
　　　　　（黄宇峰　刘忠汉　林　研）
　第二节　石骨症　3193
　　一、概述　3193
　　二、病因　3193
　　三、临床表现　3193
　　四、实验室检查　3193
　　五、放射线表现　3193
　　六、诊断与鉴别诊断　3194
　　七、治疗　3194
　　八、典型病例　3194
　　　　　（刘志诚　亓东铎　刘忠汉）
第二章　骨斑点症、甲状旁腺功
　　　　能亢进性骨质疏松症及
　　　　通风症　3198
　第一节　骨斑点症　3198
　　一、概述　3198
　　二、病理与临床特点　3198
　　三、诊断　3198
　　四、鉴别诊断　3199
　　五、处理　3199
　　六、预后　3199

七、合并症 3199
八、临床举例 3199
（刘志诚　亓东铎　刘忠汉）

第二节　甲状旁腺功能亢进(HPT)
　　　　　性骨质疏松症 3201
一、概述 3201
二、患病率 3201
三、临床表现 3201
四、实验室检查 3202
五、X线表现 3203
六、诊断 3203
七、治疗 3203

八、临床举例 3204
（陈宇　王良意　杨立利　何志敏　杨海松　陈德玉）

第三节　痛风的外科处理 3205
一、病因 3205
二、嘌呤合成与代谢 3205
三、病理改变 3206
四、临床症状 3206
五、实验室及X线检查 3207
六、诊断和鉴别诊断 3207
七、非手术治疗 3207
八、痛风石的手术摘除治疗 3208
（严力生　罗旭耀　鲍宏伟）

第八卷　骨科其他伤患

第一篇 截肢术 3213

第一章　截肢术的基本概念 3214
第一节　截肢术的基本概念与操作
　　　　原则 3214
一、基本概念 3214
二、截肢术的分类 3214
三、止血带的使用—操作原则之一 3214
四、截肢平面—操作原则之二 3215
五、皮瓣的设计—操作原则之三 3215
第二节　截肢术的麻醉与局部处理 3217
一、麻醉 3217
二、切皮 3217
三、肌肉的处理 3217
四、骨端的处理 3218
五、血管的处理 3218
六、神经的处理 3218
七、切口的缝合 3218

第二章　上肢截肢术 3220
第一节　肩关节及上臂截肢术操作
　　　　步骤 3220
一、体位与麻醉 3220
二、肩关节离断术 3220
三、上臂截肢术 3221
第二节　前臂截肢术 3221
一、体位与麻醉 3221
二、上止血带后切开诸层 3221
三、截骨及处理血管神经 3222
四、彻底止血后缝合诸层 3222

第三章　下肢截肢术 3224
第一节　大腿截肢术 3224
一、体位与麻醉 3224
二、大腿上部扎止血带，作大腿中、
　　下1/3截肢术 3224
三、切断肌肉及截骨 3224
四、处理残端 3225
五、放松止血带后彻底止血 3225
六、半骨盆切除术与髋关节离断术 3225
第二节　小腿截肢术 3226

一、体位与麻醉 3226
二、环切软组织 3226
三、截骨 3226
四、残端处理 3226
五、彻底止血后依序缝合诸层 3227

（张振 黄宇峰 赵定麟）

第四章 开放截肢术 3228

第一节 开放性环形截肢术 3228
一、体位与麻醉 3228
二、环切软组织 3228
三、分层处理 3228
四、处理残端 3228

第二节 开放性皮瓣截肢术 3229
一、体位与麻醉 3229
二、术前设计 3229
三、V形切除 3229
四、闭合切口 3229
五、术后处理 3229

（刘大雄 胡玉华 赵定麟）

第二篇
下肢肢体与前臂、手指长度矫正术 3231

第一章 肢体长度矫正术之基本概念与肢体短缩术 3232

第一节 肢体长度矫正术基本概念 3232
一、概况 3232
二、肢体长度矫正术基本术式 3232
三、临床病例选择 3233
四、务必重视术前的准备工作，尤其是术前对肢体的测量与评估 3233

第二节 健侧肢体缩短术 3233
一、基本概念 3233
二、术式选择及其理论基础 3233
三、骨骺钉阻止骨骺生长术 3235
四、骨骺植骨封闭（融合）术 3237

第三节 股骨缩短术 3238
一、概述 3238
二、麻醉和体位 3238
三、具体操作步骤 3238
四、术后处理 3239

第二章 患肢延长术 3240

第一节 患肢延长术之基本概念 3240
一、概述 3240
二、并发症概况 3240
三、常见的并发症 3240
四、技术要求 3241

第二节 胫骨延长术 3243
一、概述 3243
二、适应证 3244
三、特殊器械 3244
四、骨骺牵伸小腿延长术 3245
五、胫骨干骺端截骨延长术 3247
六、皮质骨切开小腿延长术 3248

第三节 股骨延长术 3249
一、概述 3249
二、股骨延长术之手术适应证 3250
三、股骨延长术之术前准备、麻醉与体位 3250
四、股骨延长术之具体操作步骤 3250

第四节 髂骨截骨延长术 3252
一、概述 3252
二、髂骨截骨延长术之手术适应证 3252
三、髂骨截骨延长术之术前准备、麻醉和体位 3252
四、髂骨截骨延长术之具体操作步骤 3252
五、髂骨截骨延长术之术后处理 3253
六、髂骨截骨延长术之并发症 3254

（李起鸿 许建中）

第三章 前臂及手残指延长术 3255

第一节 用缓慢延伸法治疗前臂短缩畸形 3255

一、手术适应证	3255
二、手术原理	3255
三、注意事项	3255
四、临床举例	3256
第二节 手残指延长术	**3257**
一、概述	3257
二、手术适应证	3257
三、手术原理	3257
四、手术方法	3258
五、注意事项	3258
六、临床举例	3259

（侯春林　钟贵彬）

第三篇

四肢（周围）血管损伤　3263

第一章　周围血管伤总论　3264

第一节　周围血管损伤之基本概念与处理原则　3264
- 一、发生率　3264
- 二、周围血管损伤的特点　3265
- 三、周围血管伤院前急救　3265
- 四、周围血管伤之分类　3266
- 五、手术探查适应证　3267
- 六、手术中注意点　3268
- 七、术后处理　3269

第二节　四肢血管损伤的诊断与手术技术　3269
- 一、血管损伤的诊断　3269
- 二、清创术　3270
- 三、确认血管状态　3270
- 四、处理血管　3271

（胡玉华　黄文铎　赵定麟）

第二章　上肢血管损伤　3272

第一节　锁骨下动脉与腋动脉损伤　3272
- 一、锁骨下动脉损伤致伤机制　3272
- 二、锁骨下动脉损伤临床表现　3272
- 三、锁骨下动脉损伤诊断　3272
- 四、锁骨下动脉损伤治疗　3272
- 五、锁骨下动脉的预后　3273
- 六、腋动脉损伤致伤机制　3273
- 七、腋动脉损伤临床表现　3273
- 八、腋动脉损伤诊断　3273
- 九、腋动脉损伤治疗　3273
- 十、腋动脉损伤的预后　3273

第二节　肱动脉损伤　3273
- 一、大体解剖与致伤机制　3273
- 二、临床表现　3274
- 三、诊断　3274
- 四、治疗　3274
- 五、预后　3275

第三节　前臂动脉损伤　3275
- 一、致伤机转　3275
- 二、临床表现　3275
- 三、诊断　3275
- 四、治疗　3275
- 五、预后　3276

（黄文铎　胡玉华　赵定麟）

第三章　下肢血管损伤　3277

第一节　股动脉损伤　3277
- 一、致伤机制　3277
- 二、临床表现　3277
- 三、诊断　3278
- 四、治疗　3278
- 五、预后　3278

第二节　腘动脉损伤　3279
- 一、致伤机制　3279
- 二、临床表现　3279
- 三、诊断　3279
- 四、治疗　3280

第三节　小腿动脉损伤　3280
- 一、致伤机制　3280
- 二、临床表现　3280
- 三、诊断　3281
- 四、治疗　3281

五、预后　3282

（王　晓　王义生　赵定麟）

第四章　医源性血管损伤与四肢静脉损伤　3283

第一节　医源性血管损伤　3283
　　一、穿刺性损伤　3283
　　二、刀剪割切伤　3284
　　三、血管误被结扎　3284
　　四、导管头部或引导器断入血管　3285

第二节　四肢静脉损伤　3285
　　一、致伤机制　3286
　　二、临床表现　3286
　　三、诊断　3286
　　四、治疗　3286
　　五、预后　3287

（张　振　刘志诚　陈德玉　赵定麟）

第四篇　四肢周围神经卡压症　3289

第一章　上肢周围神经卡压症　3290

第一节　肩胛背神经卡压症　3290
　　一、概述　3290
　　二、应用解剖　3290
　　三、临床表现　3291
　　四、诊断　3292
　　五、保守治疗　3292
　　六、手术治疗　3292
　　七、疗效观察　3293

第二节　胸长神经卡压症　3294
　　一、概述　3294
　　二、应用解剖　3294
　　三、胸长神经卡压症之临床表现　3295
　　四、诊断　3295
　　五、鉴别诊断　3295
　　六、治疗　3295
　　七、疗效观察　3295
　　八、对本病的认识　3295

第三节　肩胛上神经卡压症　3296
　　一、概述　3296
　　二、应用解剖　3296
　　三、病因和病理　3297
　　四、临床表现　3297
　　五、诊断　3297
　　六、鉴别诊断　3298
　　七、治疗基本要求　3298
　　八、手术疗法　3298
　　九、特殊类型的肩胛上神经卡压症　3299

第四节　高位正中神经卡压症　3299
　　一、概述　3299
　　二、应用解剖　3300
　　三、正中神经及分支卡压　3301
　　四、旋前圆肌综合征　3302
　　五、前骨间神经卡压综合征　3304

（侯春林　张长青）

第五节　肘管综合征　3306
　　一、概述　3306
　　二、应用解剖　3307
　　三、病因　3307
　　四、临床表现　3308
　　五、辅助检查　3308
　　六、鉴别诊断　3308
　　七、治疗　3309

（陈峥嵘）

第六节　桡管综合征　3309
　　一、概述　3309
　　二、应用解剖　3310
　　三、病因　3311
　　四、桡管综合征与骨间后神经卡压综合征　3312
　　五、临床表现　3312
　　六、鉴别诊断　3312
　　七、治疗　3313

（侯春林　张长青）

第七节　腕管综合征　3313

一、概述 3313
二、应用解剖 3313
三、病因 3314
四、临床表现 3314
五、特殊检查 3315
六、诊断和鉴别诊断 3315
七、治疗 3315

（陈峥嵘　刘忠汉）

第八节　尺管综合征 3316
一、概述 3316
二、应用解剖 3317
三、病因 3318
四、诊断 3318
五、鉴别诊断 3319
六、治疗 3319

第九节　上肢其他神经卡压症 3319
一、副神经损伤与卡压 3319
二、四边间隙（孔）综合征 3320
三、肋间臂神经卡压 3320
四、桡神经感觉支卡压 3321
五、前臂内侧皮神经卡压 3322
六、肌皮神经损伤与卡压 3322
七、正中神经返支卡压 3322
八、指神经卡压 3323

（侯春林　张长青）

第二章　下肢周围神经卡压症 3324

第一节　腓总神经卡压 3324
一、临床解剖 3324
二、病因 3324
三、临床表现 3325
四、检查 3325
五、鉴别诊断 3326
六、治疗 3326

（陈峥嵘）

第二节　坐骨神经盆腔出口狭窄症及梨状肌症候群 3326
一、概述 3326
二、解剖 3326
三、出口狭窄症病理解剖及发病机制 3331
四、梨状肌症候群病理解剖特点与发病机制 3331
五、临床特点 3332
六、诊断 3333
七、鉴别诊断 3333
八、治疗原则 3333
九、坐骨神经盆腔出口扩大减压术 3334
十、梨状肌切断（除）术 3336

（陈峥嵘　赵定麟）

第三节　跗管综合征 3337
一、概述 3337
二、临床解剖 3338
三、病因 3339
四、临床表现 3339
五、辅助检查 3339
六、鉴别诊断 3339
七、治疗 3340

第四节　Morton 跖头痛 3340
一、概述 3340
二、临床解剖 3340
三、病因及发病机制 3341
四、临床表现 3341
五、辅助检查 3341
六、鉴别诊断 3341
七、治疗 3342

（陈峥嵘）

第五节　下肢其他神经卡压症 3342
一、股神经卡压综合征 3342
二、股外侧皮神经卡压综合征 3343
三、腓浅神经卡压 3345
四、足背皮神经卡压 3345
五、腓深神经卡压 3345

六、胫神经比目鱼肌腱弓处卡压 3345
七、腓肠神经卡压 3346
（侯春林　张长青）

第三章　周围神经损伤的各种修复术式 3347
第一节　神经外膜的修复 3347
一、神经修复的时机 3347
二、手术显露与切口缝合 3348
三、止血带的应用 3348
四、神经断端的修整 3349
五、神经松解术 3350
六、神经外膜的修复 3351
第二节　神经束的修复 3352
一、概述 3352
二、神经束的定向 3353
三、神经束缝合技术 3354
四、神经张力与后遗症 3356
五、近年来的进展 3358
第三节　神经移植的适应证、方法和预后 3358
一、概述 3358
二、移植神经的存活 3359
三、游离神经移植概述 3361
四、移植神经的选择与切取 3361
五、游离神经移植的缝合技术 3362
六、游离神经移植后的二期神经松解术 3362
第四节　自体静脉套接修复神经缺损 3363
一、概述 3363
二、实验性研究 3364
第五节　神经黏合剂修复神经损伤 3366
一、概述 3366
二、黏合剂修复神经损伤的方法 3368
第六节　神经再生过程中的神经营养、神经诱向与特异性再生 3369
一、神经细胞体和靶细胞之间的关系 3369
二、神经营养与神经诱向（trophism vs tropism） 3370
三、神经营养因子与促神经轴索生长因子（eurotrophic factors vs neurite-out growth promoting factors） 3370
四、损伤神经远侧节段处的神经营养机制 3371
五、神经再生的特异性 3371
六、临床应用前景 3374
第七节　雪旺细胞在周围神经再生中的作用 3374
一、雪旺细胞的形态结构和生理功能 3374
二、神经损伤后雪旺细胞的反应 3375
三、影响雪旺细胞分裂增殖的因素 3375
四、雪旺细胞在神经再生中的作用 3376
（陈峥嵘）

第四章　周围神经缺损的治疗 3379
第一节　周围神经缺损处理的基本原则 3379
一、概述 3379
二、周围神经缺损的基本闭合方法 3379
第二节　上肢周围神经缺损的治疗 3382
一、正中神经 3382
二、尺神经 3383
三、桡神经 3384
第三节　下肢周围神经缺损的治疗 3384
一、股神经 3384
二、坐骨神经 3385
三、胫后神经 3385
四、腓总神经 3385
（陈峥嵘）

第五篇
脊髓血管畸形与病变　3387

第一章　脊髓缺血综合征　3388
第一节　脊髓缺血问题　3388
一、概述　3388
二、脊髓血管的解剖及循环动态　3388
三、脊髓缺血的监测　3389
四、脊髓缺血时的代谢　3389
第二节　脊髓前动脉综合征　3390
一、概述　3390
二、发病原因　3390
三、临床特征　3391
四、MR所见　3392
五、病理　3393
六、诊断　3393
七、治疗　3395
第三节　脊髓后动脉综合征　3395
一、概述　3395
二、脊髓的血管　3395
三、脊髓后动脉综合征　3397
四、临床举例　3398
五、后索障碍问题　3399

第二章　脊髓出血　3400
第一节　脊髓出血的基本概念与MR诊断　3400
一、概述　3400
二、出血MR信号的经时变化　3400
三、髓内出血　3401
四、治疗　3403
五、临床举例　3403
第二节　蛛网膜下出血　3404
一、概述　3404
二、脊髓动静脉畸形的分类及发病频率　3404
三、症状　3405
四、诊断　3405
五、影像学诊断　3405
六、治疗原则　3406
七、人工栓塞术　3406
八、手术疗法　3407
第三节　脊髓硬膜外出血　3407
一、概述　3407
二、流行病学　3408
三、发病原因　3408
四、病理改变　3409
五、临床症状　3409
六、一般诊断　3409
七、影像学诊断　3410
八、治疗　3410
九、临床举例　3412

第三章　脊髓动静脉畸形　3414
第一节　脊髓血管解剖复习与发病机制　3414
一、脊髓的血循系统概况　3414
二、动脉系　3414
三、静脉系　3416
四、发病机制　3417
第二节　脊髓动静脉畸形的分类与诊断　3418
一、历史背景　3418
二、血管解剖与AVM分类　3418
三、当前临床对AVM的分类　3418
四、诊断　3421
第三节　脊髓血管畸形的治疗　3422
一、脊髓动静脉畸形的手术治疗　3422
二、脊髓动静脉畸形的人工栓塞术　3423
三、脊髓AVM外科手术病例的选择　3424
四、脊髓AVM血管内手术适应证的界定　3426
五、并发症的预防及早期发现　3427

第四章　脊椎、脊髓的栓塞术　3429
第一节　栓塞术的基本概念与临床应用　3429

一、概述 3429
二、临床应用 3429
第二节 脊椎、脊髓栓塞术的手术技巧 3430
一、概况 3430
二、栓塞术的效果 3431
三、手术要点 3431
四、临床举例 3432
五、临床判定 3433

（周天健 李建军）

第六篇
矫形外科常用之一般手术 3435

第一章 腱鞘炎、腱鞘囊肿与滑囊炎 3436
第一节 腱鞘炎 3436
一、基本概念 3436
二、桡骨茎突部狭窄性腱鞘炎（de Quervain病） 3437
三、手指屈肌腱鞘炎 3438
四、肱二头肌长头腱鞘炎 3440
五、踝部腱鞘炎 3441
第二节 腱鞘囊肿 3441
一、病因病理 3441
二、一般症状 3442
三、局部症状 3442
四、治疗 3442
第三节 滑囊炎 3443
一、概述 3443
二、病因病理 3443
三、临床诊断 3444
四、治疗原则 3444
五、肩峰下滑囊炎 3444
六、鹰嘴滑囊炎 3445
七、腰大肌滑囊炎 3446
八、坐骨结节滑囊炎 3446
九、大粗隆滑囊炎 3446
十、髌前滑囊炎 3446
十一、鹅足滑囊炎 3447
十二、跟后滑囊炎 3447

（马 敏 李增春）

第二章 手（足）指（趾）端手术 3449
第一节 甲部手术 3449
一、拔甲术 3449
二、甲沟炎切开术 3450
三、甲下异物取出术 3451
四、甲下积血引流术 3451
五、嵌甲切除术 3452
第二节 化脓性指头炎切开引流术 3453
一、应用解剖 3453
二、适应证 3453
三、麻醉 3453
四、手术步骤 3453
五、术后处理 3454
第三节 足部槌状趾、爪形趾、嵌甲、鸡眼与胼胝 3454
一、槌状趾 3454
二、爪形趾 3454
三、嵌甲 3454
四、鸡眼 3455
五、胼胝 3455
第四节 平底足手术疗法 3456
一、足弓的解剖复习 3456
二、足弓的检测 3457
三、平底足之病因 3457
四、分类 3458
五、临床表现 3458
六、X线检查 3458
七、诊断 3458
八、非手术疗法 3458
九、手术疗法 3459
第五节 马蹄爪形足的手术治疗 3459
一、概述 3459
二、手术疗法 3460

三、术后处理 3460

（胡玉华　万年宇　赵定麟）

第三章　其他手术 3462
第一节　股四头肌成形术 3462
　　一、手术适应证 3462
　　二、麻醉 3462
　　三、手术步骤 3462
　　四、术后处理 3465
第二节　改善髋关节功能的其他肌腱手术 3465
　　一、股内收肌腱切断术 3465
　　二、缝匠肌和股直肌腱切断术 3466
第三节　臀深部断针存留取出术 3466
　　一、概述 3466
　　二、局部解剖分区定位法 3466
　　三、手术方法 3467
　　四、临床举例 3468
　　五、提示：切勿将断针取出术视为小手术 3468
第四节　杵臼截骨术 3469
　　一、概述 3469
　　二、病例选择 3469
　　三、截骨技术 3469
　　四、术后处理 3470
　　五、手术注意事项 3471
　　六、目前临床上常用的截骨术 3471
　　七、杵臼截骨术的特点 3471
第五节　髌-股关节炎与胫骨结节升高术 3472
　　一、概述 3472
　　二、胫骨结节升高术的原理 3472
　　三、髌-股关节炎的判断与手术适应证 3473
　　四、手术方法 3474
　　五、本术式特点 3475
第六节　足踝部痛风、风湿及退变性关节炎，及其手术疗法 3475
　　一、痛风性关节炎 3475
　　二、踝、足部类风湿性关节炎 3476
　　三、足踝部退行性骨关节炎 3477

（万年宇　胡玉华　赵定麟）

第七篇
特殊情况下的骨关节损伤及其诊治要点 3479

第一章　儿童骨关节损伤诊治特点与要求 3480
第一节　儿童骨与关节损伤的基本概念 3480
　　一、儿童骨与关节解剖特点 3480
　　二、损伤特点 3480
　　三、临床特点 3481
　　四、儿童特有的骨折类型 3482
　　五、诊断 3483
　　六、其他特点 3483
第二节　骨骺损伤的分型与儿童骨折的诊断 3484
　　一、骨骺损伤的分型 3484
　　二、儿童骨骼损伤的诊断 3485
第三节　儿童骨骼损伤的治疗原则 3486
　　一、以非手术疗法为主 3486
　　二、手术疗法的基本原则 3487
　　三、认识儿童骨骼损伤的特殊并发症 3487

（吴德升　林研　赵卫东）

第二章　伴有骨质疏松症及高龄患者骨与关节损伤诊治特点 3489
第一节　骨质疏松症的骨学特征与治疗要求 3489
　　一、概述 3489
　　二、具体的骨学特征 3489
　　三、骨与关节损伤的临床特点 3489
　　四、原发骨质疏松症在治疗上的基本要求 3490

五、伴骨与关节损伤时的治疗要求与生物力学问题　3490

第二节　高龄患者骨关节损伤的临床特点与处理原则　3491
　一、老年人的骨关节结构特点　3491
　二、老年人骨关节创伤特点　3491
　三、老年人骨关节损伤的处理原则　3492
　四、防治术后并发症　3492

第三章　伴有糖尿病患者骨与关节损伤的诊治　3494

第一节　糖尿病的流行病学与临床特点　3494
　一、概述　3494
　二、糖尿病的流行病学　3494
　三、糖尿病与骨关节损伤的相互影响　3495
　四、临床特点　3495

第二节　伴糖尿病患者围手术期及创伤期的处理　3496
　一、急性期的处理　3496
　二、非手术治疗期的诊断　3496
　三、治疗　3496

第三节　围手术期处理及影响骨科手术疗效诸因素　3497
　一、手术前处理　3497
　二、手术日处理　3497
　三、手术后处理　3498
　四、其他特殊情况处理　3498
　五、影响糖尿病患者骨科手术预后的因素　3499

（王新伟　赵定麟）

第四章　血液病状态下的骨与关节损伤诊治特点　3500

第一节　概述、致病机制与分类　3500
　一、概述　3500
　二、致病机制　3500
　三、分类　3500

第二节　引起骨与关节损伤常见的血液病　3501
　一、多发性骨髓瘤　3501
　二、白血病　3501
　三、恶性淋巴瘤　3501
　四、血液病骨与关节损伤的临床要点和处理原则　3502

（冯莉　赵杰）

第八篇　带血管蒂皮瓣及筋膜皮瓣移位术　3503

第一章　筋膜皮瓣移位术在骨科的应用　3504

第一节　筋膜皮瓣的发现、发展与定义　3504
　一、筋膜皮瓣的发现　3504
　二、筋膜皮瓣的发展　3505
　三、筋膜皮瓣的定义　3506

第二节　筋膜皮瓣的解剖学研究　3507
　一、概述　3507
　二、筋膜的结构特点与分布　3508
　三、筋膜皮瓣的动脉血供　3509
　四、筋膜皮瓣的静脉回流　3515

第三节　筋膜皮瓣的实验研究　3516
　一、筋膜皮瓣实验动物的筛选　3516
　二、筋膜皮瓣血供能力的实验研究　3517
　三、筋膜皮瓣抗感染能力实验研究　3517
　四、筋膜皮瓣耐压能力的实验研究　3518

第四节　筋膜皮瓣的分类　3519
　一、概述　3519
　二、筋膜皮瓣的血管解剖学分类　3520
　三、筋膜皮瓣的外科分类　3522

第五节　远端蒂筋膜皮瓣与逆行岛状皮瓣　3523
　一、定义与实验研究　3523
　二、远端蒂筋膜皮瓣　3524

三、逆行岛状皮瓣 3528
四、浅静脉干的作用 3530
五、临床注意点 3531

第六节 筋膜瓣、皮下组织瓣与筋膜皮下组织瓣 3533
一、前言 3533
二、定义 3534
三、应用解剖 3534
四、适应证 3535
五、随意型筋膜皮下组织瓣的临床应用 3535
六、筋膜皮下组织瓣的优点 3539

第七节 带皮神经营养血管（丛）的皮瓣 3539
一、前言 3539
二、皮神经的血供形式 3540
三、皮神经营养血管与皮肤血供的关系 3541
四、带皮神经营养血管皮瓣的临床应用原则 3541
五、常用的带皮神经营养血管的皮瓣 3543
六、评价 3546

第八节 桡动脉茎突部穿支筋膜皮瓣 3549
一、应用解剖 3549
二、适应证 3550
三、皮瓣设计 3550
四、手术步骤 3550
五、注意事项 3551

第九节 尺动脉腕上穿支筋膜皮瓣 3552
一、应用解剖 3552
二、适应证 3552
三、皮瓣设计 3553
四、手术步骤 3553
五、注意事项 3553

第十节 胫后动脉肌间隔穿支筋膜皮瓣 3554
一、应用解剖 3554

二、适应证 3555
三、皮瓣设计 3555
四、手术步骤 3555
五、注意事项 3556

第十一节 腓动脉外踝上筋膜皮瓣 3557
一、概述 3557
二、应用解剖 3557
三、适应证 3558
四、皮瓣设计 3558
五、手术步骤 3558
六、注意事项 3559

第十二节 小腿后侧筋膜皮瓣 3560
一、概述 3560
二、应用解剖 3561
三、小腿后侧近端蒂筋膜皮瓣 3563
四、小腿后侧远端蒂筋膜皮瓣 3564

（张世民　侯春林）

第二章 带血管蒂组织瓣移位术在骨科领域的应用 3566

第一节 组织瓣的血供特点及类型 3566
一、皮瓣 3566
二、肌（皮）瓣 3567
三、筋膜（皮）瓣 3570
四、骨瓣 3572

第二节 组织瓣移位术的一般原则 3573
一、适应证 3573
二、组织瓣的选择原则 3573
三、受区准备 3573
四、组织瓣设计 3574
五、组织瓣切取 3574
六、组织瓣转移 3575

第三节 组织瓣移位术注意事项 3576
一、掌握供区组织的应用解剖 3576
二、供区要求 3576
三、正确估计所需皮瓣大小 3576
四、皮瓣设计合理 3576
五、保护肌皮动脉穿支 3576

六、必要时包括完整的深筋膜 3576
七、术中仔细止血 3576
八、切除受区的疤痕组织 3576
九、隧道应宽敞 3576
十、肌皮瓣移位后应固定 3576
十一、口内组织瓣缝合应可靠 3577
十二、术后观察血运 3577
十三、各种设计 3577

（侯春林）

第九篇

骨科手术病人的术后康复 3585

第一章 骨科康复学基础 3586
第一节 骨科医师与康复及康复的生物学基础 3586
一、骨科医师与康复 3586
二、骨科康复的生物学基础概述 3587
三、制动对各组织的影响 3587
四、被动运动的意义 3589
五、间歇自动运动对韧带修复的影响 3590
六、物理刺激对组织修复的影响 3591
第二节 骨科康复的基本知识 3592
一、运动疗法（therapeutic exercise） 3592
二、CPM在骨科康复中的应用 3595

（周天健）

第二章 重要关节及手部康复 3599
第一节 髋关节术后康复 3599
一、髋关节骨关节病基本概念 3599
二、髋关节骨关节病的康复治疗 3599
三、髋关节骨关节病手术方法与术后康复流程 3600
四、股骨颈骨折康复治疗的重要性 3600
五、股骨颈骨折的康复及术后康复流程 3601
第二节 膝关节术后康复 3603
一、膝关节之正常功能 3603

二、术后应强调康复训练 3603
三、维持关节活动度的训练 3603
四、增强肌力的训练 3606
五、增加柔软度的训练 3608
六、肢体负重训练 3609
七、神经肌肉本体感训练 3609
八、平衡、协调训练 3609
九、适应性训练 3609
十、灵活性训练 3609
十一、心肺耐力训练 3610
十二、健腿的训练 3610
十三、膝关节全关节置换术后的康复 3610
十四、膝关节韧带损伤术后的康复治疗 3611
第三节 手部康复 3616
一、肌腱损伤术后康复的评定 3616
二、早期运动开始法与3周固定法的适应证与方法 3617
三、肌腱损伤部牵缩的处理对策 3619
四、颈髓损伤上肢与手功能重建术后的康复 3620

（周天健）

第三章 截肢术后康复 3624
第一节 截肢前有关康复的准备工作与截肢后的基础教育 3624
一、心理康复 3624
二、截肢康复治疗小组 3624
三、截肢者术前的训练 3625
四、截肢者术后的基础教育 3625
第二节 截肢术后的康复训练 3628
一、残肢的压迫包扎 3628
二、术后康复训练日程 3628
三、术后康复训练中避免事项 3631
四、残端训练和其他训练 3632
五、临时性假肢的装配 3632
第三节 装配假肢前后的康复训练 3634
一、装配临时性假肢前的康复训练 3634

二、装配临时性假肢后的康复训练　3635
　　三、上肢截肢者的康复训练　3635
　　四、装配永久性假肢后的康复训练　3636
　　　　　　　　　　　　　　（周天健）

第四章　神经系统伤患的术后康复　3643
第一节　周围神经损伤术后的康复治疗　3643
　　一、运动疗法（Kinesiotherapy, exercise therapy）　3643
　　二、物理疗法（physical therapy）　3644
　　三、作业疗法（Occupational therapy）　3644
　　四、支具、夹板等矫形器的应用　3645
　　五、臂丛神经损伤及其功能重建术后康复　3645
　　六、感觉康复训练　3649
第二节　脊髓灰质炎后遗症术后康复　3653
　　一、概述　3653
　　二、儿麻矫治的术后康复　3654
　　三、儿麻后期综合征的康复问题概况　3654
　　四、儿麻后期综合征的临床表现　3654
　　五、儿麻后期综合征的康复计划与措施　3656
第三节　脑瘫的术后康复　3659
　　一、脑瘫患儿的手术前康复　3659
　　二、脑瘫的类型与手术方法的评估　3659
　　三、脑瘫术后康复　3663
第四节　脊椎裂及脊髓拴系术后康复　3664
　　一、脊椎裂术后康复概况　3664
　　二、运动障碍的康复与治疗（以步行问题为中心）　3665
　　三、排尿障碍的康复与治疗　3665
　　四、脑积水的治疗与康复　3666
　　五、脊椎裂儿童的教育康复　3666
　　六、脊髓栓系综合征术后康复　3667
第五节　脊髓损伤的术后康复　3667
　　一、概述　3667
　　二、脊髓损伤功能恢复训练中的物理治疗　3667
　　三、脊髓损伤功能恢复训练中的作业治疗　3674
　　四、脊髓损伤功能训练中的动作训练　3677
　　　　　　　　　　　　　　（周天健）

第十篇　中医药在骨科围手术期的应用　3697

第一章　中医基础理论概述　3698
第一节　阴阳、五行理论　3698
　　一、阴阳学说　3698
　　二、五行学说　3698
　　三、阴阳与五行的关系　3698
第二节　气血、经络、脏腑理论　3699
　　一、气血的生理功能　3699
　　二、损伤后气血的病机　3699
　　三、经络与损伤的关系　3700
　　四、脏腑与损伤的关系　3700
第三节　八纲辨证与舌诊　3701
　　一、八纲辨证　3701
　　二、舌诊　3702
　　　　　　　　　　　　　　（王拥军）

第二章　骨科围手术期中医药辨证施治　3703
第一节　中医骨伤科三期分治概述及中医辨证施治原则　3703
　　一、三期分治　3703
　　二、辨证施治原则　3703
第二节　脊柱病围手术期治疗　3704
　　一、概述　3704
　　二、手术前期特征（术前7天）与治疗　3704
　　三、手术后，近期的特征（手术后3天至手术后14天）与治疗　3705
　　四、手术后，中远期（手术后14天至3个月）与治疗　3705

五、手术后，远期（术后30天~3年）的中医辨证论治　3706

（王拥军）

第三章　骨肿瘤围手术期治疗　3707

第一节　概述、原则及术前术后治疗　3707
一、概述　3707
二、处理原则　3707
三、骨肿瘤"围手术期"术前治疗　3708
四、围手术期　3708

第二节　骨肿瘤"围手术期"辨证分型论治　3708
一、邪实证（以祛邪为主的治疗）　3708
二、正虚证（以扶正为主的治疗）　3709

第三节　骨肿瘤"围手术期"辨病治疗　3709
一、骨巨细胞瘤　3709
二、骨肉瘤　3710
三、尤文肉瘤　3711
四、软骨肉瘤　3711
五、骨纤维肉瘤　3712
六、脊索瘤　3712

（王拥军）

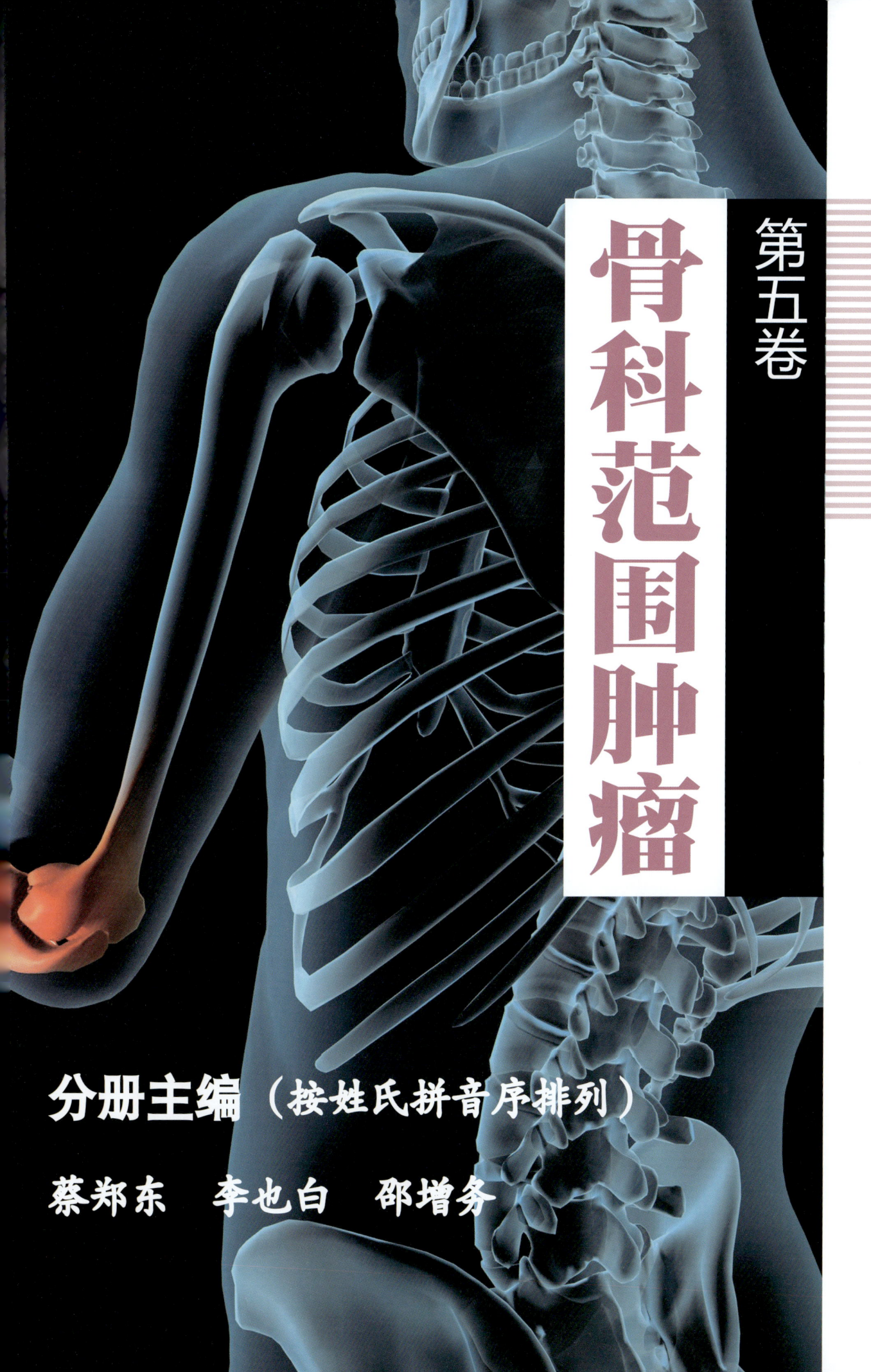

第五卷

骨科范围肿瘤

分册主编（按姓氏拼音序排列）

蔡郑东　李也白　邵增务

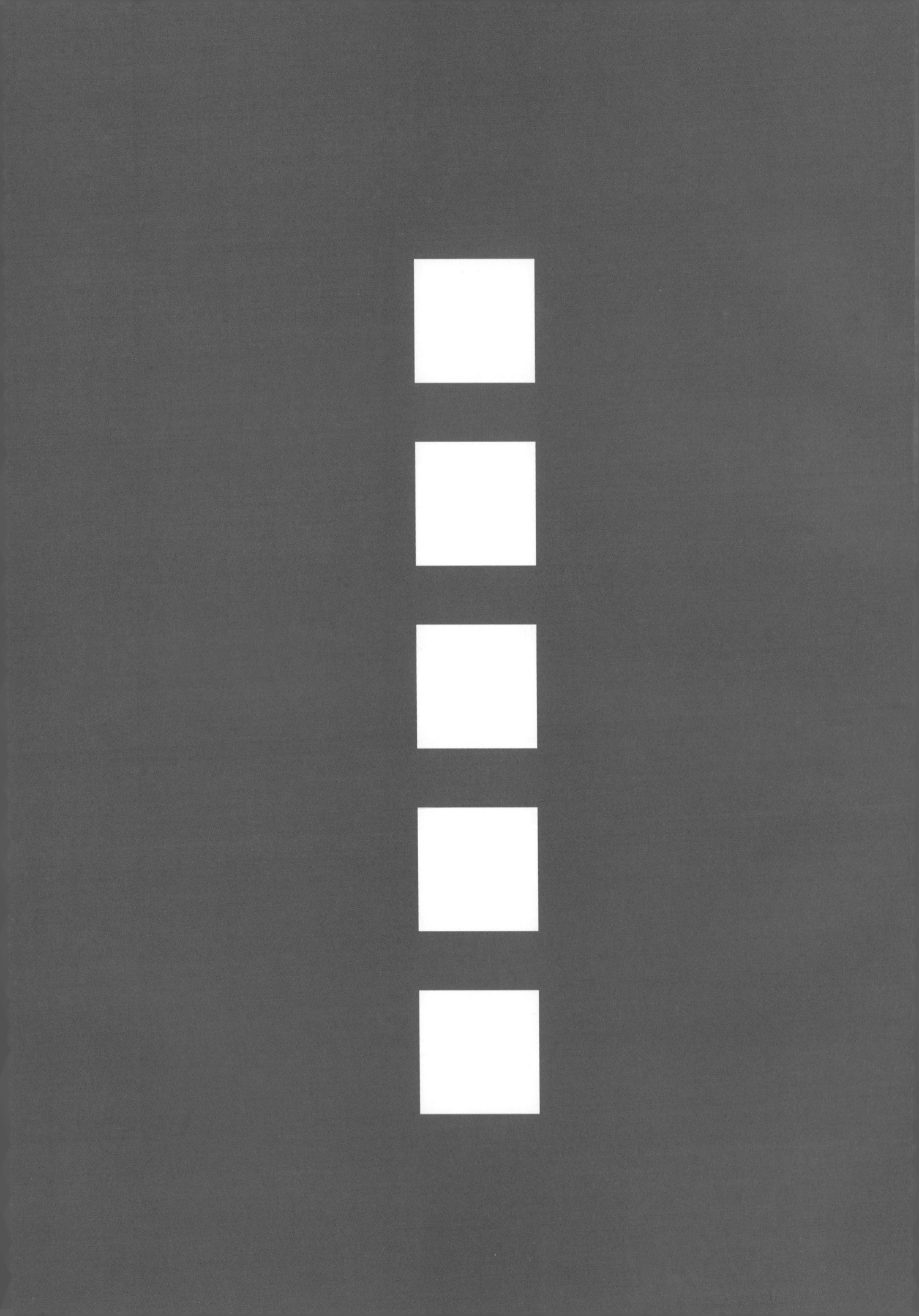

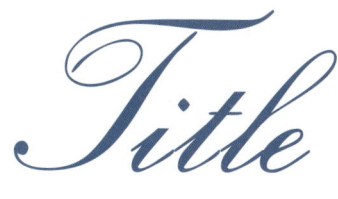

第一篇 四肢肿瘤

第一章 常见良性骨肿瘤 /2286
　　第一节　软骨瘤 /2286
　　第二节　骨软骨瘤 /2289
　　第三节　成软骨细胞瘤（良性软骨母细胞瘤）/2291
　　第四节　软骨黏液纤维瘤 /2293
　　第五节　骨样骨瘤 /2295
　　第六节　骨巨细胞瘤 /2298
　　第七节　骨母细胞瘤 /2300
　　第八节　骨纤维结构不良 /2302
　　第九节　孤立性骨囊肿 /2305
　　第十节　动脉瘤样骨囊肿 /2306
　　第十一节　干骺端纤维缺损 /2308
　　第十二节　嗜酸性肉芽肿 /2310
　　第十三节　骨巨细胞瘤术后复发并两肺转移自愈病例 /2311

第二章 四肢恶性骨肿瘤的发展史、分期与治疗现状 /2316
　　第一节　恶性骨肿瘤治疗的发展史与各种疗法发展史 /2316
　　第二节　恶性骨肿瘤的外科分级与分期 /2318
　　第三节　骨肉瘤的外科治疗原则与现状 /2320

第三章 四肢常见恶性骨肿瘤的基本概念与治疗 /2323
　　第一节　原发性恶性骨肉瘤 /2323
　　第二节　原发性软骨肉瘤 /2327
　　第三节　尤文氏肉瘤 /2329
　　第四节　骨的恶性淋巴瘤 /2332
　　第五节　多发性骨髓瘤 /2334
　　第六节　下肢横纹肌肉瘤 /2335
　　第七节　下肢恶性黑色素瘤 /2337
　　第八节　四肢转移性骨肿瘤 /2340

第四章 保肢治疗的进展 /2345
　　第一节　现状、争论、评价与前景 /2345
　　第二节　骨肉瘤基因治疗研究进展 /2348
　　第三节　恶性骨肿瘤免疫治疗的进展及发展趋势 /2350

第一章 常见良性骨肿瘤

第一节 软骨瘤

一、概述

软骨瘤（chondroma）在良性骨肿瘤中较为常见，内生（髓腔性）软骨瘤是指发生在髓腔内的软骨瘤，最为常见，骨膜下（皮质旁）软骨瘤则较少见。软骨瘤伴发多发性血管瘤者称 Maffucci 综合征。软骨瘤单发多见，多发较少见，并具有发生于一侧上、下肢或两侧上、下肢对称生长的特点，同时合并肢体发育畸形，又称内生软骨瘤病，其发生于一侧肢体的又称欧利（Ollier）病。

二、好发部位

软骨瘤全部发生于由软骨化生的骨内，其分布特点是约 2/3 位于手部的软骨，而其中多位于近节指骨，其次为中节指骨以及远节指骨。很少一部分位于足之管状骨，罕见于腕骨和跗骨。单发软骨瘤少部分在长骨，主要是肱骨和胫骨。

三、病理特点

（一）肉眼观察

由于其主要为透明软骨，肉眼下肿瘤组织由白而亮的透明软骨形成，呈分叶状，无血液。内生软骨瘤边缘不规则，这是因为分叶状软骨沿松质骨缝隙蔓延，并侵蚀皮质骨，这一特点决定了手术中刮除时很容易残留肿瘤组织。

（二）镜下观察

单发软骨瘤为分化良好的成熟软骨组织，软骨细胞分布疏松，呈圆形，核浓染，细胞群成串排列，多为单核，双核细胞罕见。病变区域内可有黏液组织，可见梭形细胞与黏液。此外，可见到骨化和钙化之软骨。单凭镜下很难对二期生长活跃的内生软骨瘤和一期（潜伏期）的低分化软骨肉瘤加以鉴别。两者均存在细胞成分明显增多，双核细胞，核与基质比例增大，偶可见有丝分裂。多发软骨瘤则不同，组织中细胞多，核大，不均一，并常见双核。常见黏液样结构，在较多的液体背景物质中有淡染的星状细胞。其组织学表现与临床特点相一致，这证明多发内生软骨瘤比单发软骨瘤更活跃，侵袭性更高。

四、临床表现

软骨瘤多见于青少年，发病缓慢，体积小，几乎无血管，故早期一般无明显症状，随着局部逐渐膨胀，特别是在指（趾）部，可发生畸形同时伴有酸胀感。而在四肢长骨，大部分无症状，仅因其他疾病或病理性骨折时被发现。

五、辅助检查

（一）X 线检查

发生于指（趾）骨时，一般在中心位。可见边缘清晰、整齐的囊状透明阴影，受累骨皮质膨胀变薄，在透明阴影内，可见散在的砂粒样致密点，这是软骨瘤主要的 X 线征。发生于掌（跖）骨者，有时肿瘤阴影较大，常偏于骨端，骨皮质的膨胀亦较显著，但均无骨膜反应（图 5-1-1-1-1）。发生于四肢长骨的病例，肿瘤的阴影广泛（图 5-1-1-1-2）。当肿瘤恶变时，则可见骨皮质破坏及骨膜反应。

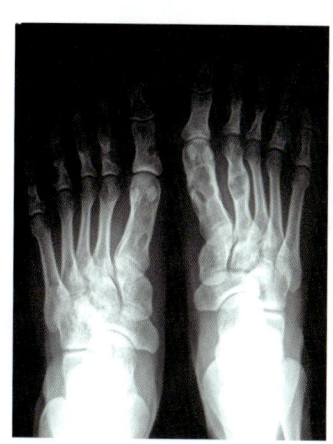

图5-1-1-1-1　双足部内生性骨软骨瘤X线正位片所见

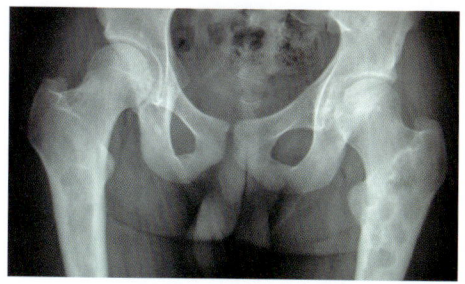

图5-1-1-1-2　股骨近端内生性软骨瘤

（二）CT 和 MR 检查

表现为烟卷样或爆米花样改变，有更明确的钙化征象。尤其对于扁平骨，CT 检查更具诊断意义（图 5-1-1-1-3）

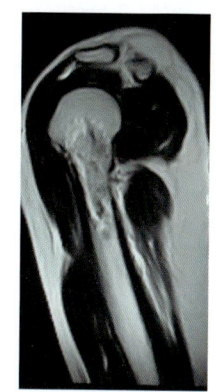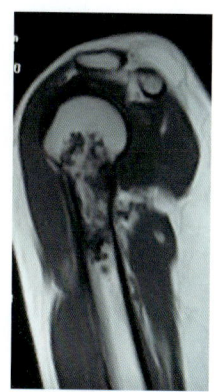

图5-1-1-1-3　软骨瘤MR所见
肱骨上端内生性软骨瘤MR显示：髓腔内破坏明显，爆米花样改变

（三）核素显像

病变处有核浓聚。

六、诊断

依据临床表现及影像学所见，一般均可明确诊断。

七、治疗

1. 手、足部的软骨瘤病理改变可能表现似恶性，但实质属于良性。治疗时可行彻底刮除，瘤腔灭活，并用松质骨填充植骨。对多发性者，可选择其中严重者施术治疗（图 5-1-1-1-4）。

2. 躯干和四肢长骨的软骨瘤病理检查时，可能表现似良性，但却有 10%~15% 的复发和恶变率。一般认为宜采用局部整块切除和植骨术（图 5-1-1-1-5）。

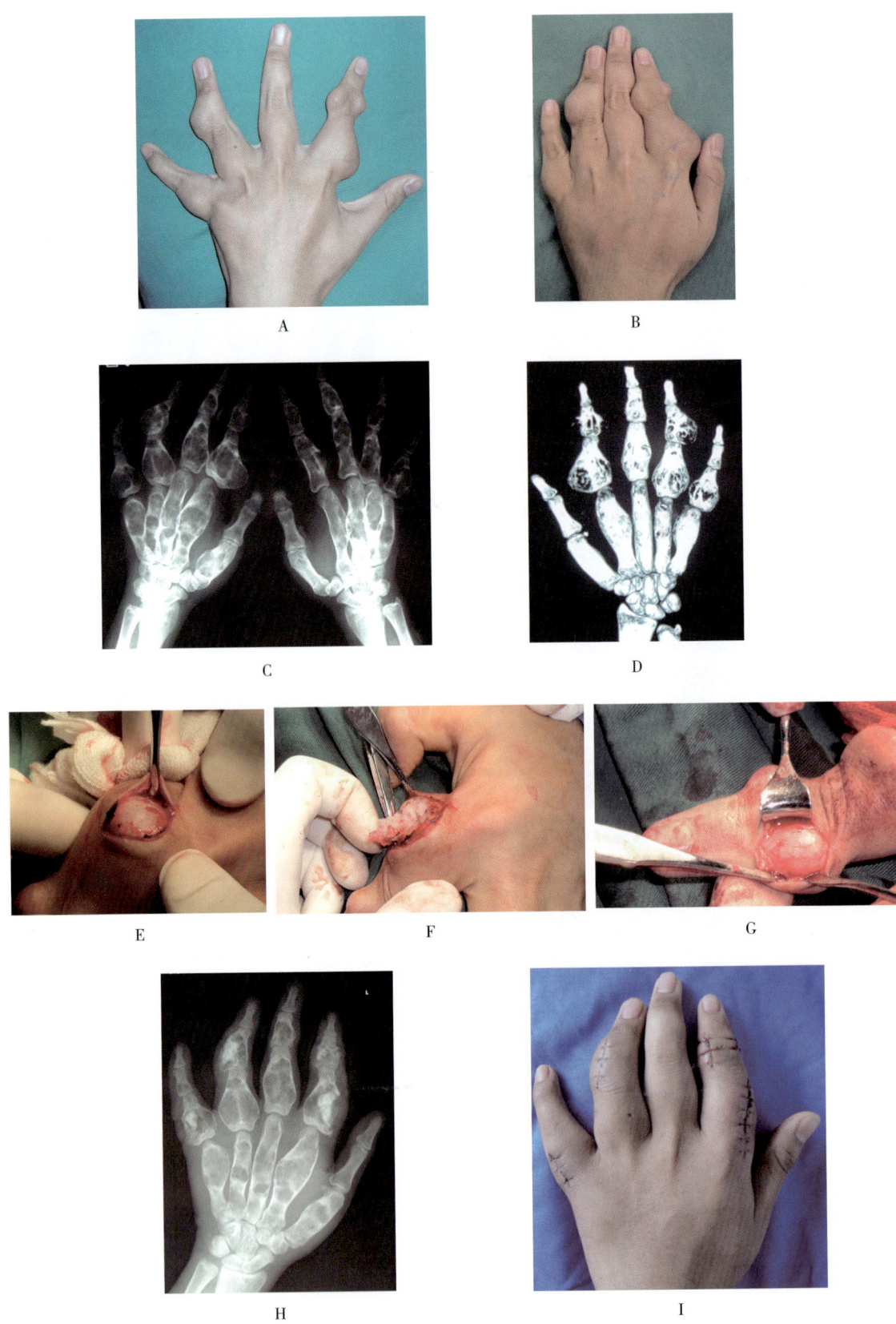

图5-1-1-1-4 临床举例（A~I）

男性，20岁 多发性软骨瘤，以左手为主 A.B. 术前外观（左手）；C. 术前双手X线正、斜位片；D. 术前左手CT扫描；E.F.G. 术中；H. 术后X线正位片；I. 术后外形改观（自黄宇峰）

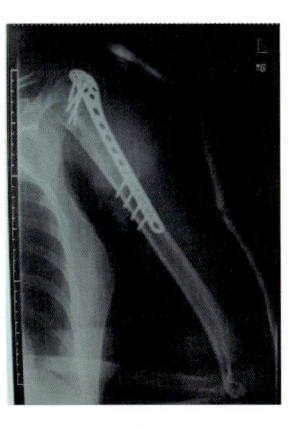
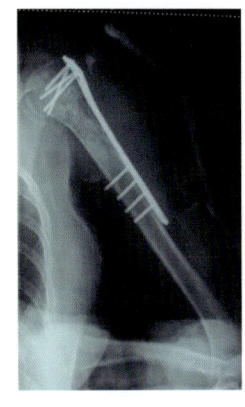

A　　　　　　　　　B

图5-1-1-1-5　肿瘤切除+植骨+内固定术（A、B）

术前MR见图5-1-1-1-3，已行肱骨上端内生性软骨瘤刮除植骨内固定术，术后正斜位X线片所见

第二节　骨软骨瘤

一、概述

骨软骨瘤（Osteochondroma）又名外生骨疣，是最常见的良性骨肿瘤，多见于10~20岁的人，男性多于女性，男女之比为 1.5:1~2:1。常合并骨骼发育异常，最多发生于膝关节及踝关节附近，常为两侧对称性，并有遗传性，又称遗传性多发性外生骨疣。这种肿瘤常生长在骨的表面，并形成向外突起的包块。患者可有一个或多个骨软骨瘤。多发性骨软骨瘤病一般有家族性。约10%患者多发性骨软骨瘤可发生恶性变，称为骨软骨肉瘤。单发的骨软骨瘤一般不会发展为骨软骨肉瘤。发生于关节附近骨端的叫作骺生骨软骨瘤，位于末节趾骨的叫作甲下骨疣。

二、好发部位

骨软骨瘤可发生于全身各骨骼，好发于长骨的干骺端，尤其是股骨下端、胫骨上端、肱骨上端（图 5-1-1-2-1），下肢较上肢多发，手足小骨也较常见，骨盆、肩胛骨和脊柱相对少见。

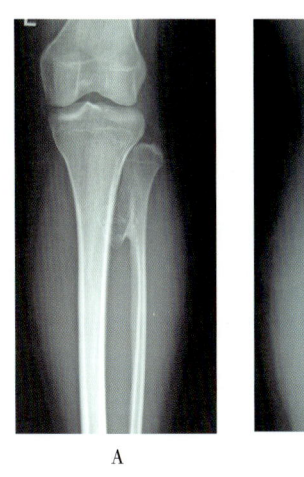
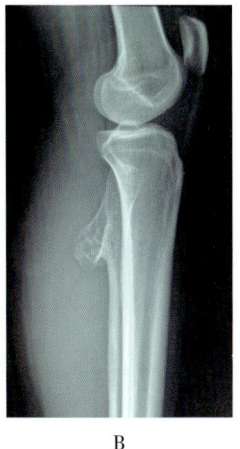

A　　　　　　　　　B

图5-1-1-2-1　腓骨近端外生骨软骨瘤（A、B）

A.正位X线片；B.侧位X线片

三、病理改变

骨软骨瘤由纤维组织包膜、软骨帽和骨性基底构成。其基底可为细长呈蒂状，也可为宽广的

基底。单发骨软骨瘤是位于骨表面的错构瘤。遗传性多发性骨软骨瘤的遗传性和多发性表明其起源为先天性错构瘤。

(一)肉眼所见

肿瘤的纵行切面可见典型的三层结构：

1. 表层为胶原结缔组织；
2. 中间是薄层半透明的蓝灰色软骨。它将周围的软组织推移，与相邻肌肉组织之间形成一薄层疏松组织，很容易行钝性剥离；
3. 软骨帽下方，为一薄层白垩色钙化软骨带，再下方为松质骨，其间有黄骨髓。

(二)镜下所见

软骨帽由透明软骨构成，外层细胞呈柱状排列，其下明显可见肥大细胞层和退变的基质钙化层以及原发小梁骨，软骨帽与骺板的生长机制在各方面都相似。

四、临床表现

患者多为青少年，单发骨软骨瘤临床表现为局部有生长缓慢的骨性包块，本身无症状，多因压迫周围组织如肌腱、神经、血管等影响功能而就医。多发性骨软骨瘤表现为多发性骨端包块，触诊常不对称，严重者可出现肢体短缩，常伴前臂弓形、桡骨头脱位、膝外翻，以及因腓骨近端包块压迫腓总神经所致的足下垂等畸形。在成人，突然出现疼痛和包块增大为恶变表现。可妨碍正常长骨生长发育，以致患肢有短缩弯曲畸形。

五、辅助检查

(一)X线检查

为骨性病损，自干骺端突出，一般比临床所见的要小，因软骨帽和滑囊不显影，肿瘤的骨质影像与其所在部位干骺端的骨质结构完全相同，不易区别。位于长骨的肿瘤其生长方向与邻近肌肉牵引的方向一致，例如股骨远端的骨软骨瘤向股骨的生长，胫骨近端的肿瘤向胫骨远端生长。其形状不一，可有一个很长的蒂和狭窄的基底，或很短粗呈广阔的基底，较大的肿瘤其顶端膨大如菜花。患者常因其他原因行X线检查偶然发现，仅根据X线片上的特征即可作出诊断(图5-1-1-2-2)。

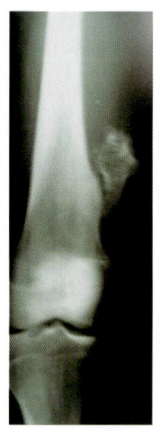
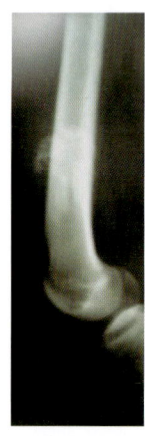

图5-1-1-2-2　股骨下端骨软骨瘤

(二)放射性核素扫描

骨软骨瘤的骨性部分与软骨帽交界处放射性核素浓集，当有恶变时，病变处的放射性核素摄取量会突然增高。

(三)CT检查

能清晰地显示出肿瘤与受累骨皮质和松质骨相连，软骨帽部分呈软组织密度，有时可见不规则的钙化及骨化。

(四)MR检查

骨性部分的信号与相邻干骺端松质骨的信号相同，软骨帽在 T_1 加权像上呈低信号，T_2 加权像上呈高信号。MR检查可以明确软骨帽的厚度，如超过25mm时应考虑有恶变可能(图5-1-1-2-3)。

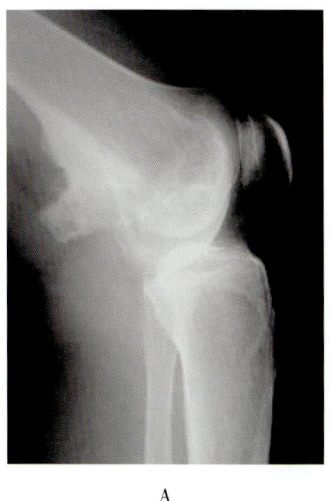 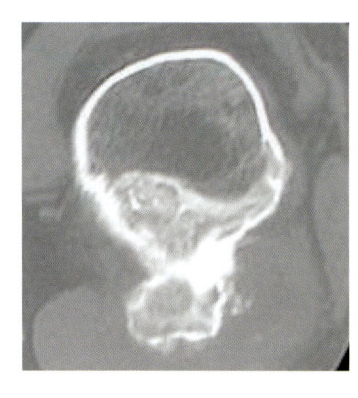 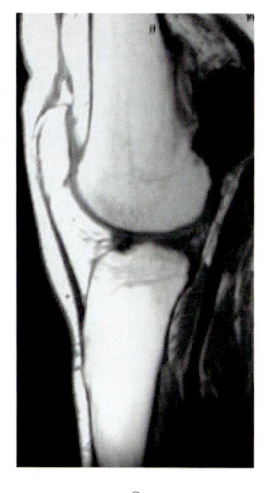

图5-1-1-2-3　股骨下端骨软骨瘤影像学所见（A~C）
A.X线侧位观；B.CT可见瘤体向后伸出；C.MR显示瘤体低信号

六、诊断

依据临床所见及影像学资料均可诊断。

七、治疗

由于四肢单发骨软骨瘤恶变率低，单纯为预防恶变而行手术切除是不必要的，应密切观察病情变化。如果肿瘤影响功能，出现疼痛，伴有压迫症状或者怀疑有恶变时考虑手术。手术时应该平齐骨皮质将肿物从基底大块切除，切除时应将整个骨软骨瘤连同软骨帽、被膜一同广泛、彻底切除，若有生长活跃的软骨帽残留，将导致复发，若分块切除，有污染伤口的可能，发生肿瘤细胞种植。发生于躯干骨或近躯干骨者，恶变率较高，应尽早手术切除，尽可能连同软骨帽及纤维膜一起切除。当有恶变时，应行广泛的大块切除。

对内生性软骨瘤需否手术应视病情而定，尤其是多发性病例，如果已影响外观、或造成功能障碍者，则需手术处理。

第三节　成软骨细胞瘤(良性软骨母细胞瘤)

一、概述

成软骨细胞瘤(Chondroblastoma)发生于软骨内成骨终止以前，是一种生长在骨骺端的少见骨肿瘤，多见于10~20岁的人，可引起疼痛。1942年Jaffe和Lichtenstein命名为良性成骨细胞瘤。

二、好发部位

多数发生在长骨的骨骺或骨突处,尤其好发于股骨上下端、胫骨上下端等处。膝关节附近的发病率几乎占该肿瘤总数的一半。发生于肱骨上端的因素由 Codman 首次报道,故又称为 Codman 肿瘤。

三、病理改变

可见成团不成熟的中等大小的多边形软骨母细胞紧密的包埋在软骨基质中,基质内可见钙化甚至骨化区。整个肿瘤内散布有不等量的巨细胞。组织学表现可能与软骨肉瘤甚至骨肉瘤混淆。由于存在多核巨细胞,又可同软骨黏液样纤维瘤或巨细胞瘤混淆。

四、临床表现

多见于 20 岁以下,90% 为 5~25 岁。男性多于女性。局部可有轻度间歇性疼痛,可放射至邻近部位。本病多为良性,但临床上也可见刮除后复发、恶变、甚至转移者。肺部转移多认为系由刮除后的转移而非侵袭所致。

五、辅助检查

(一)X 线检查

肿瘤局限在起源的骨骺处,极少穿透骨骺软骨到达干骺端。一般在骨端中央或偏心部位,呈卵圆或圆形的破坏病灶。常有界限清晰的硬化边缘。少数偏心病灶可能为膨胀皮质,并有致密骨膜反应,整个肿瘤为模糊疏松状散布不规则的钙化区,犹如多腔絮状形态,但无骨巨细胞瘤那样的明显骨小梁分隔改变。与巨细胞瘤不同,新骨生长在肿瘤正下方骨干皮质外,病程久者骨膜反应更为明显(图 5-1-1-3-1)。

(二)CT 和 MR 检查

可以了解成软骨细胞瘤内钙化情况及肿瘤的侵袭范围。

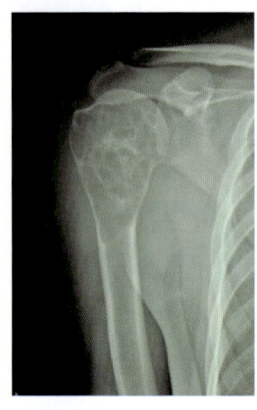

图 5-1-1-3-1 右肱骨上端软骨母细胞瘤 X 线正位片
显示圆形病灶,边界清楚,其间有不规则的钙化区可见

六、鉴别诊断

(一)骨巨细胞瘤

多发于 20~40 岁,临床多有局部酸困或疼痛,X 线表现为骨骺闭合处的偏心性、溶骨性、膨胀性破坏,内常有皂泡样阴影,无钙化,周围有骨壳形成。与软骨母细胞瘤鉴别要点是骨巨细胞瘤位于骨骺线闭合处而不是二次骨化中心内,溶骨性破坏区密度更低,病灶内无钙化,周围无反应骨形成的硬化缘,病理学检查易于鉴别。

(二)内生软骨瘤

好发于手足部位,位于长骨者病变由骨端向骨干延伸,呈中心性、溶骨性破坏,内多有钙化阴影。鉴别要点是内生软骨瘤好发于手足部位骨干或干骺端,而不是二次骨化中心内,病理学检查易于鉴别。

(三)软骨肉瘤

发病年龄较大,好发于扁骨或长骨干骺端,呈不规则溶骨性破坏,边界不清,内多有钙化阴影,周围有软组织肿块。鉴别要点是软骨肉瘤呈不规则溶骨性破坏,边界不清,周围无反应骨形成的硬化缘,可有软组织包块。病理学检查见肿瘤细胞胞核肥大,常可见双核细胞,易于鉴别。

七、治疗

良性软骨母细胞瘤的治疗是以彻底刮除肿瘤组织后行植骨术为主(图5-1-1-3-2)。应用冷冻技术结合刮除手术可降低复发率。若肿瘤小,偏心生长,可做包括周围正常骨的肿瘤局部切除术。肿瘤大而生长速度快者,宜做大块切除术。

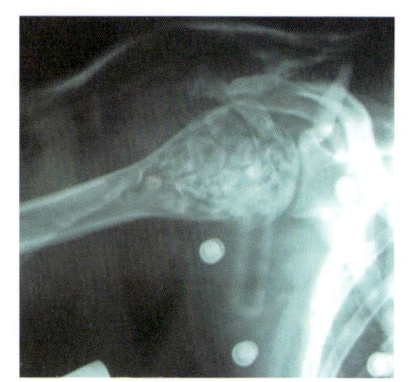

图5-1-1-3-2　施术病例术后X线片
前图病例,已行右肱骨软骨母细胞瘤手术刮除+瘤腔植骨

复发性肿瘤或有恶变者应考虑做节段切除或截肢术。虽然本病对放射治疗敏感,但由于放射后可以引起恶性变,因而不宜采用。

第四节　软骨黏液纤维瘤

一、概述

软骨黏液样纤维瘤(Chondromyxiod fibroma)是一种少见的以分叶状生长的黏液样和软骨样分化的良性骨肿瘤,1948年首先经Jaffe及Lichtenstein叙述并命名。起源于形成软骨的结缔组织,并具有黏液样和软骨样特征。依据文献,最小4岁,最大79岁,10~30岁最常见,占72%。年龄对发病部位无影响。男性多于女性,比例为1.9∶1。

二、好发部位

大约1/3病例累及胫骨,特别好发于胫骨近端,股骨远端干骺端亦常见。亦常见于股骨及其他如腓骨、足部小骨等下肢骨。颅面骨、脊椎、骨盆、上肢骨也偶可受累。

三、病理改变

(一)肉眼观察

病变类似纤维软骨,表面是蓝灰色或蓝白色,呈圆形、椭圆形或分叶状。边缘清晰,质硬有弹性。病变中无骨小梁和骨条纹,无明显的黏液样组织,偶见钙化点。

(二)镜下观察

肿瘤成分有纤维组织、黏液组织和软骨组织,多少不一。早期黏液组织为主要成分,有的部位细胞疏松或致密,呈不规则分叶状。小叶中瘤细胞为梭形或致密，呈不规则分叶状。小叶中瘤细胞为梭形或星形，胞核染色深。瘤细胞之间为黏液，但染色阴性。小叶边缘瘤细胞十分密集，血管丰富，胞核大，可有两核、多核，可有陈旧性出血。黏液可纤维化或演变为软骨样组织。在大片纤维组织中，可见大小不一的软骨岛。

四、临床表现

此型肿瘤病程缓慢，发病数日或数年才得以诊断。主要症状为轻微疼痛、肿胀、运动受限。疼痛可以因运动诱发，亦有局部无疼痛性肿胀。检查局部可有压痛和肿胀，肢体活动后受限。自发性骨折罕见。

五、辅助检查

位于长骨的肿瘤多累及干骺端，呈偏心生长放射性透光改变，向外生长、膨出，边缘清晰、硬化，也可出现局灶性边缘不齐（图5-1-1-4-1）。如继续生长，骨壳浅缺，但无新生骨形成。肿瘤直径为2~10cm不等。病变外缘皮质骨变薄膨胀，无骨膜再生，边缘骨皮质消失、破坏，可累及软组织。突破边缘骨皮质被掀起呈盘状，出现小的Codman三角。在X线上肿瘤钙化少见，但组织学观察1/4病例可发现钙化灶。病理性骨折少见。

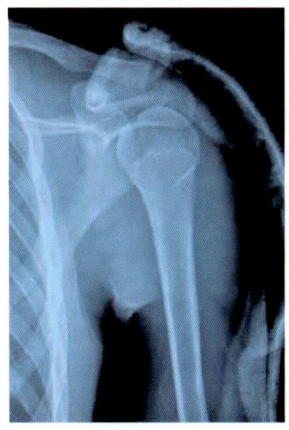

图5-1-1-4-1　肱骨上端软骨黏液纤维瘤

六、鉴别诊断

此型肿瘤患者发病年龄多在15~30岁之间，好发于下肢长骨干骺端，发病轻，病期长，X线检查显示干骺端处偏心性溶骨性多囊性破坏，以硬化骨与正常骨为界，可作为诊断依据。但应与其他良性骨肿瘤鉴别。

1. 骨巨细胞瘤　位于骨端，有特征性X线征象及病理表现；

2. 假性动脉瘤样骨囊肿　偏心受累，皮质骨肥皂泡样膨胀，生长迅速是其特征，两种疾病可并发；

3. 软骨母细胞瘤　位于骨骺，很少见于干骺端，病变钙化和骨膜反应在软骨母细胞瘤中常见，而软组织黏液样纤维瘤少见；

4. 纤维结构不良　如无病理性骨折很少产生症状，病变四周有硬化边缘，病变内常有钙化和骨化；

5. 成软骨细胞瘤　患者年龄略低于软骨黏液样纤维瘤，位于骨干骺端与骺线相连，X线显示中心局限性溶骨改变，镜下更易鉴别；

6. 软骨黏液样纤维瘤　应与长骨低毒性感染鉴别。

七、治疗

软骨黏液样纤维瘤一旦诊断明确，应做肿瘤切除术。切除范围包括肿瘤及周围正常骨的边缘。切除后造成的骨缺损根据情况用适当方法修复。除很小的软骨黏液样纤维瘤外，不宜采用局部刮除术，因术后复发率高，而且儿童的复发率明显高于成人。对于复发的肿瘤应进行大块广泛切除，重建相应功能。黏液样纤维瘤具有局部侵袭性，囊内切除容易复发，而广泛切除复发率低，发生恶性变者罕见，个别报道有肺转移，应积极外科切除，预后好。

第五节 骨样骨瘤

一、概述

骨样骨瘤(Osteoid osteoma)于1935年由Jaffe首次报道,是一种良性成骨性疾患,界限清晰,直径一般小于1cm,周围可有较大的骨反应区。本病的病因未完全肯定,但Jaffe认为是原发性良性肿瘤,依据如下。

1. 生长缓慢;
2. 骨样组织代替了正常组织;
3. 周围的骨组织毫无例外地呈现结构均匀的硬化;
4. 大小固定。

上述论据被较广泛地公认。另有学者认为是炎症,而可能与病毒感染有关,还有的认为是血管来源或与动静脉发育异常有关,或为代偿过程。

二、好发部位

多见于四肢管状骨,发生于躯干骨者较少见,下肢的发病率约为上肢的3倍。胫骨和股骨最多见,约占病例的一半,其次为腓骨、肱骨和脊柱等。

三、病理改变

(一)肉眼观察

病灶可以完全位于皮质内,也可以在皮质的内侧面,皮质与骨膜间,或者在松质骨内。长骨的病变多在皮质内,短骨的病变则常在松质骨中,而脊柱的病变则常位于椎弓或小关节突。肿瘤总是呈卵圆或圆形,同周围骨质有清楚的硬化边界。大多数是肉芽肿型,呈砂粒样密度,均质性,棕红色。

(二)镜下观察

由骨组织、骨样组织和新骨混合而成,富于血管性支持组织。早期特征为成骨细胞占优势,增生活跃,紧密排列在富于血管的基质中。中期在成骨细胞间有骨样组织沉积,并有不同程度的钙化。成熟期特征为致密的不典型的骨小梁形成,即非板样,也不是纺织状。

四、临床表现

本病7~25岁最多见,但也可见于1岁以下的婴儿或60岁以上的老人。男性比女性多见,发病率为3∶1。

(一)疼痛早现

疼痛出现较早,往往于X线片上出现阳性病灶前几个月就已存在,病初为间歇性疼痛,夜间加重,服用止痛药可以减轻。后期则疼痛持续性加重,使用药物不能缓解。

(二)疼痛多局限

疼痛多为局限性,软组织可肿胀,但受累区很少。病灶较小时,疼痛可伴有血管运动性反应,如皮温增高和多汗。部分患者没有疼痛症状。

(三)可有放射痛

部分患者疼痛可以放射至附近关节。

五、辅助检查

(一) X 线检查

本病最常见于股骨颈和胫骨上端,但可累及任何骨骼。典型的 X 线表现是由致密骨包绕的小病灶(图 5-1-1-5-1),大多数直径小于 1cm,中央呈密度较小的透射线区,可有不同程度的钙化。少数病例有 1 个以上的病灶。

(二) 核素显像

由于核素显像对病变部位检查敏感可靠,可以作为骨样骨瘤的常规检查。应用核素扫描骨样骨瘤表现出双密度征,即①在骨样骨瘤的巢穴闪烁活性增强;②在周围硬化区放射性核素聚集较少。

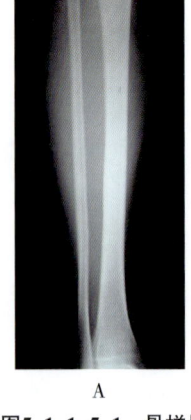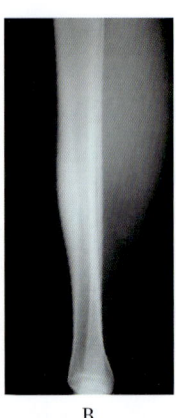

A　　　B

图5-1-1-5-1　骨样骨瘤X线所见(A、B)

正侧位X线显示胫骨中段骨样骨瘤外观,中段骨密度增高,变粗

(三) CT 检查

一般的骨样骨瘤 X 线检查即可明确诊断,对脊柱、骨盆、股骨颈处的骨样骨瘤,CT 检查有较大价值(图 5-1-1-5-2)。

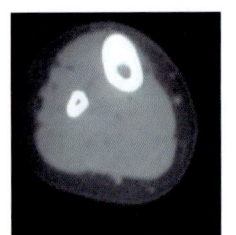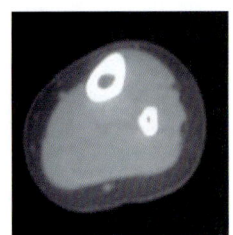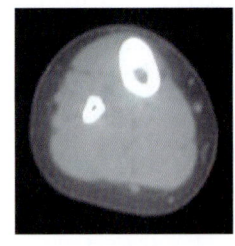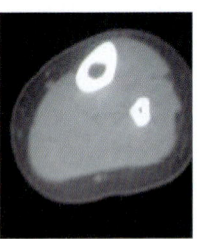

图5-1-1-5-2　CT显示病变部位小病灶被增厚的骨皮质包绕

六、鉴别诊断

通过临床表现、组织学及放射学检查可以确立诊断。某些病例在特征性的 X 线表现以前已有长期疼痛,诊断较为困难。如果年轻成人或儿童存在不能解释的持续性疼痛时,应考虑本病的诊断。

七、治疗

骨样骨瘤一般不主张做刮除术,原先的治疗是把包含有病灶的患骨大块切除(包含巢穴和周围反应性硬化骨),彻底切除病灶,症状很快消失(图 5-1-1-5-3)。我们已行多例,术中 C 型臂准确定位,用特制工作套筒微创方法仅做瘤巢的彻底切除,经数年随访,效果良好。另外术后进行 X 线复查也是必要的。完全切除病灶后很少复发,而不完全的刮除常有复发,复发时间长短不等。另外放疗和化学药物治疗效果不佳。

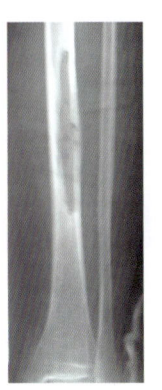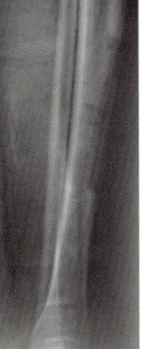

A　　　B

图5-1-1-5-3　术后病例X线正侧位片(A、B)

系图5-1-1-5-1病例,手术已切除包含病灶的患骨,术后辅以石膏外固定

(邵增务　张彦男)

八、附：巨型骨样骨瘤手术切除一年半完全修复病例介绍

一、病情简介

(一)病史

患者李某某，男，21岁，农民；1992.5.13入院，1992.6.1出院。患者因左大腿部不明原因疼痛2年入院，其疼痛夜间加重，无发热，无结核接触史，服水杨酸钠症状可缓解。

(二)体格检查

左大腿外观无明显异常，浅静脉不怒张，皮温不增高，触摸股骨中段前内侧有肿块突出，质硬，不活动，压痛不明显；髋、膝关节活动正常，无感觉异常，足背动脉搏动良好。

(三)X线平片

肿块密度与骨皮质类似，在肿块中部有花生米大小密度减低区(图5-1-1-5-4)。

(四)术前诊断

左股骨骨样骨瘤

(五)治疗

于1992.5.16手术，将病灶从股骨上凿除；术后将标本锯开，见1cm×1cm×2.2cm淡红色瘤灶，质柔软；术后伤口一期愈合(图5-1-1-5-5、6)。

(六)术后情况

术后1年半来院，复查X线片，原凿除股骨大块缺损已完全修复，下肢功能正常(图5-1-1-5-7)。

二、点评

骨样骨瘤在临床上并不少见，但如此巨大者则难以遇到，尤其是术后随访显示骨缺损区已被完全修复及塑型，可见人体重建机能潜力巨大。

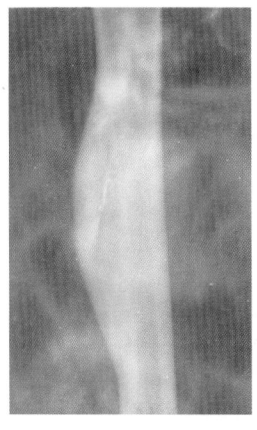

图5-1-1-5-4　术前左股骨X线平片
显示巨大骨样骨瘤，瘤内有花生米大小低密度病灶

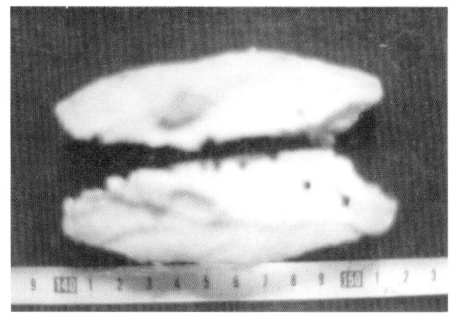

图5-1-1-5-5　大体标本所见
将瘤骨锯开见有花生米大小瘤灶，色淡红，质柔韧

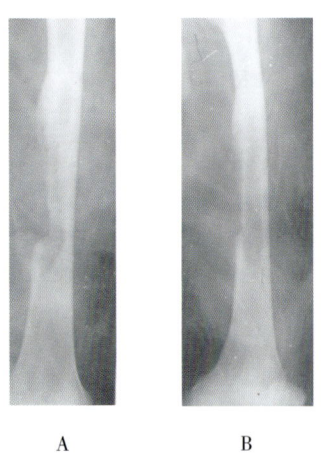

图5-1-1-5-6 术后X线正侧位片（A、B）

术后两周拍片显示约一半股骨已被凿除，长约13cm

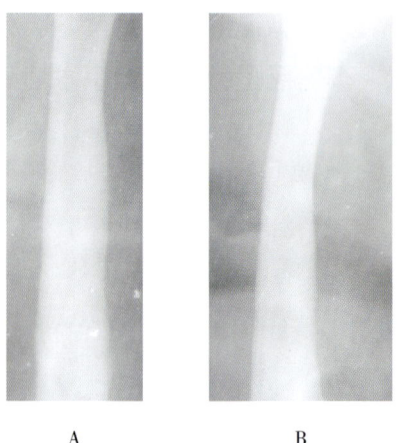

图5-1-1-5-7 随访X线正侧位片（A、B）

术后一年半随访摄片显示凿除之骨缺损区已被骨化组织修复

（刘志诚）

第六节 骨巨细胞瘤

一、概述

骨巨细胞瘤（Giant cell tumor of bone, GCTB）在我国是较常见的原发性骨肿瘤之一，其来源尚不清楚，可能起源于骨髓内间叶组织。此瘤生长活跃，对骨质侵蚀破坏性大，如得不到及时妥善的治疗，可造成严重残废而导致截肢，少数病例可因转移而致命。

二、好发部位

骨巨细胞瘤多侵犯长骨，以股骨下端、胫骨上端最多见，其次是桡骨远端、腓骨小头、股骨近端及肱骨近端等，发生于指骨、脊柱等非长管状骨约占20%。

三、病理改变

骨巨细胞瘤按分化程度可分为以下三级。

1级 基质细胞颇稀疏，核分裂少，多核巨细胞甚多；

2级 基质细胞多而密集，核分裂较多；

3级 以基质细胞为主，核异形性明显，分裂极多，多核细胞很少。

因此，1级偏良性，2级为侵袭性，3级为恶性。虽然肿瘤的生物学行为、良恶性并不完全与病理分级一致，但分级对肿瘤属性和程度的确定及治疗方案的制定有较大程度的参考价值。

四、临床表现

主要的症状为疼痛和肿胀，与病情的发展相关。邻近关节的肿瘤，生长缓慢，局部可有肿胀、疼痛及压痛，关节活动度常受限，瘤内出血或病理骨折往往伴有严重疼痛。

五、辅助检查

（一）X线检查

骨骺处有局限的囊性改变，一般呈溶骨性破

坏,也可有"肥皂泡"样改变,其扩展一般为软骨所限(图5-1-1-6-1)。不破入关节,少有骨膜反应,肿瘤范围清楚,初发时病变在骨骺内旁侧,发展后可占骨端的全部,骨皮质膨胀变薄,有的可以穿破,进入软组织。X线片可显示其一般特点,但仍不足以确诊。

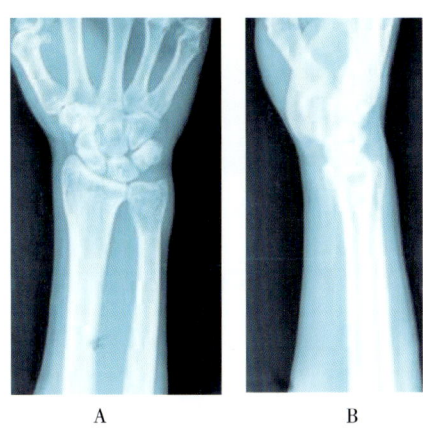

图5-1-1-6-1　骨巨细胞瘤X线所见（A、B）
正侧位X线片显示尺骨下端巨细胞瘤：呈现典型的肥皂泡样溶骨性改变

(二)CT 检查

可以确定肿瘤的边界,肿瘤呈实性改变,CT值和肌肉相近。肿瘤周围反应性骨壳与正常骨质不同,很少钙化。另外对于明确肿瘤与关节腔的关系及肿瘤的侵犯程度,CT检查有很大帮助(图5-1-1-6-2)。

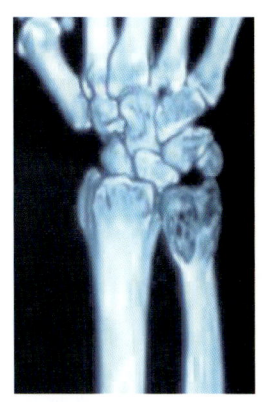

图5-1-1-6-2　同前，CT三维重建
肿瘤和周围的关系可以清楚的显示

(三)MR 检查

因为良好的对比度和分辨力,MR 被认为是骨巨细胞瘤最好的成像方法。骨巨细胞瘤在 T_1 加权像呈现低信号,在 T_2 加权像上呈现高信号。

六、治疗

(一)一般手术

1. **局部切除**　在腓骨上端、尺骨下端、桡骨上端、手骨、足骨等处病变,部分切除后对功能影响不大,最好完全切除(图5-1-1-6-3)。

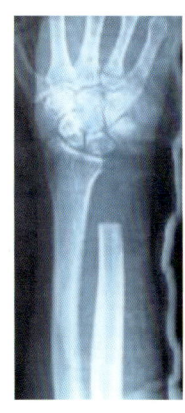

图5-1-1-6-3　同前病例，术后X线正位片
显示尺骨远端骨巨细胞瘤已切除，术后石膏托外固定

2. **切刮植骨术**　由于单纯刮除植骨法复发率高,故对邻近大关节的良性骨巨细胞瘤采取切除术,软骨下方不能切除者,应彻底刮除肿瘤并行瘤腔灭活加植骨术。

(二)肿瘤切除人工假体置入术

如为恶性、范围较大、有软组织浸润或术后复发,应根据具体情况考虑局部切除人工假体置入术(图 5-1-1-6-4)。

(三)放射治疗

在手术不易达到或切除后对功能影响过大者,如椎体骨巨细胞瘤,可考虑放射治疗,剂量要足够。应该注意到少数患者照射后可发生恶变。经手术或放射治疗的患者,要长期随诊,注意有无局部复发、恶性改变及肺部转移等。

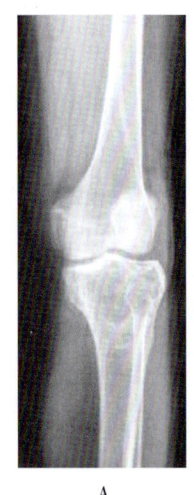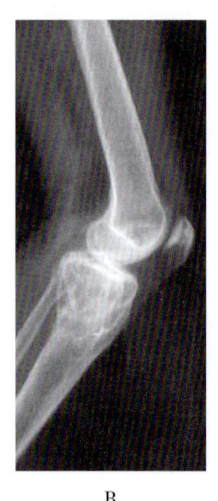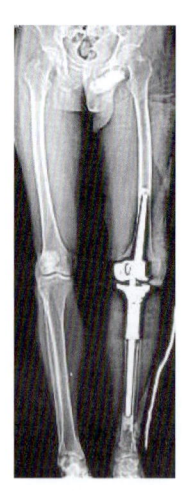

图5-1-1-6-4　临床举例（A~C）
A.B.胫骨近端骨巨细胞瘤术前正侧位X线平片；C.肿瘤切除+人工假体关节置换术后斜位X线片

第七节　骨母细胞瘤

一、概述

骨母细胞瘤（Osteoblastoma）是一种特殊类型的肿瘤，以往由于许多学者的观点和出发点不同，对该肿瘤的命名也就较混乱，如良性成骨细胞瘤、巨大骨样骨瘤、良性骨母细胞瘤等。1953年Jaffe采用骨母细胞瘤之命名为大家所公认。过去认为这种肿瘤是良性的，目的是以区别于骨肉瘤。现在大家认识到在组织学上该肿瘤无恶性表现，但常有侵袭性，甚至会出现肺转移或恶变，故把其归入原发性有恶性倾向的肿瘤之列。

二、好发部位

脊柱的发病率较高，占41%~50%，其中半数发生于腰椎，其次是胸椎、颈椎和骶椎，椎骨上的病变多位于脊柱的后方，尤以椎弓根易先受累。

三、病理改变

（一）肉眼观察

骨母细胞瘤含有丰富的血管，故呈粉红色、红色或紫红色，质地随肿瘤内钙化程度而定。钙化程度高者，表现较坚实或坚硬；颗粒状或沙粒状钙化者，则较脆弱，易碎裂，在质地柔软的区域内，亦可出现囊性变。肿瘤表面的骨皮质显著变薄，甚至被侵蚀，但骨外膜保持完整。肿瘤周围可有一个狭窄的反应性硬化带。

（二）镜下观察

肿瘤的基本组织为血管丰富和疏松纤维的基质，其中含有丰富的骨母细胞，并有骨样组织形成。骨母细胞集结成巢状、索条状或片状，其形状大小较一致，无细胞不典型或核分裂。细胞间为表现不同的骨样组织、钙化或骨化。

四、临床表现

(一)年龄与性别

患者大多小于30岁,25岁左右为发病高峰,男女之比约为2:1。

(二)症状特点

早期表现为局部疼痛及放射痛,夜间疼痛多不加剧,但对阿司匹林反应不敏感。

(三)神经症状

根据受累的脊柱平面出现相应的神经症状。腰椎的肿瘤可产生小腿放射痛,并伴有腰部肌肉痉挛。颈椎或胸椎的肿瘤则可出现上肢和(或)下肢无力与麻木,甚至运动感觉完全障碍。骶骨的肿瘤也同样能引起神经根的压迫症状。

五、辅助检查

(一)实验室检查基本正常

个别病例血沉增快,脑脊液(CSF)变化不大。若肿瘤转变为恶性,血清碱性磷酸酶(AKP)将升高。

(二)X线检查

肿瘤呈溶骨性膨胀改变,边界清楚,病灶外的骨皮质变薄。根据钙化以及血管丰富的程度,表现为斑块状钙化,或为较大的透亮区。若病变波及一侧皮质,可使之破溃,以致瘤体侵入椎管或周围软组织。

(三)CT及MR检查

能清晰地显示病灶及受累范围,利于诊断,应争取采用(图5-1-1-7-1)。

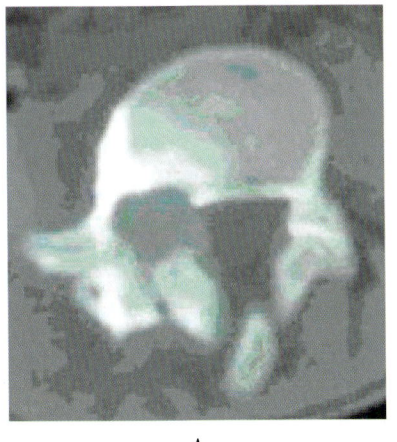
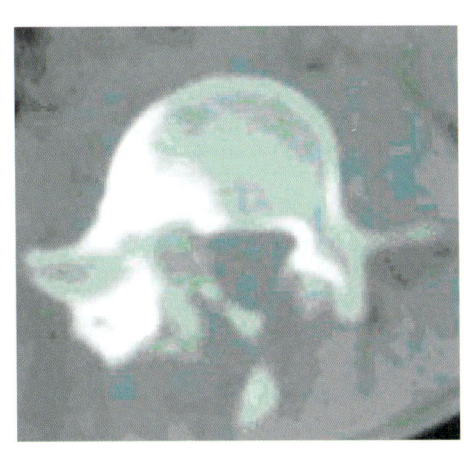

A　　　　　　　　　　　　　　　B

图5-1-1-7-1　骨母细胞瘤CT扫描所见(A、B)
腰椎椎弓根骨母细胞瘤,肿瘤呈现溶骨性破坏和钙化

六、鉴别诊断

若单从X片来作鉴别有一定的困难,所以鉴别诊断主要依靠病理检查。易与骨母细胞瘤相混淆的肿瘤有骨样骨瘤、骨肉瘤、骨巨细胞瘤、骨纤维结构不良、动脉瘤样骨囊肿及血管瘤等,应注意鉴别。

七、治疗基本原则

针对肿瘤组织学表现的特点,可进行局部刮除和植骨填塞空腔。但是在肿瘤切除不彻底时会复发,所以对于一般的骨母细胞瘤切除要彻底,而对于有侵袭性的骨母细胞瘤则要做大块切除。特殊解剖部位的如脊椎骨,可选择以下治疗方法。

八、治疗方法

(一)局部刮除

脊椎骨上的骨母细胞瘤经局部刮除后多可治愈,复发率也较低。如果范围较大,局部切除困难时,只能进行搔刮,术后需结合放疗。

(二)椎管减压

若同时伴有神经根或脊髓压迫症状时,手术治疗旨在减压。减压的效果主要取决于压迫的程度和时间,以及减压手术是否彻底(图5-1-1-7-2)。

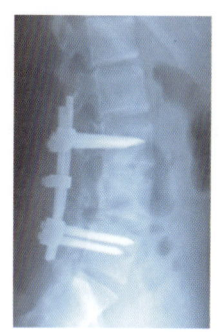

图5-1-1-7-2　同前病例术后
已施腰椎椎弓根骨母细胞瘤切除+植骨+椎弓根钉内固定术,术后腰椎侧位片

(三)放射疗法

适用于无法手术、术后复发的患者或需行辅助治疗的患者。照射剂量一般为20~50Gy。

第八节　骨纤维结构不良

一、概述

骨纤维结构不良(osteofibrous dysplasia)又称骨纤维异常增殖症,是先天性非遗传性疾病,是一种以骨纤维变性为特点的骨骼系统疾病,是否为一真性肿瘤尚无定论。该病好发于儿童及青年,女性较多见。

二、分型

主要有3种类型。

(一)多骨型骨纤维组织异常增殖症

多发于四肢长骨,也伴发于扁平骨(颅骨、骨盆、肋骨等),常多处骨质受累。

(二)单骨型骨纤维组织异常增殖症

多发生于颅面骨,以上颌骨多见,在临床上该型与耳鼻咽喉科关系密切,常被误诊为上颌骨恶性肿瘤。

(三)艾布赖特综合征

艾布赖特综合征(Albright's syndrome)由多骨型骨纤维组织异常增殖(称播散性纤维性骨炎)、皮肤色素沉着及内分泌障碍(以女子性早熟为突出表现)等症状构成。

三、好发部位

该疾病可累及任何部位骨骼。单发性四肢病变常位于近侧骨端,多发于股骨、胫骨、肱骨、腓骨和头面骨,常偏向一侧肢体,双侧受累时并不对称。上肢受累时常见颅骨有病变。也可累及多个肋骨和椎体及其附件。

四、病理改变

(一)肉眼观察

病变部位多呈膨胀性,外有包膜,病灶内的成分各不相同。有的呈灰白色,质地坚韧,切面有砂粒感;有的呈暗红色,质地柔软;有的囊性变内含浆液、血液等组织,外有纤维组织包膜。

(二)镜下观察

病变部位组织为增生的纤维组织,其替代了正常的骨髓组织,纤维结缔组织内可有不规则的骨组织。骨小梁基质内的纤维排列紊乱,病变组织外缘一般无成骨细胞包绕,病灶内可见黏液变性、多核巨细胞、软骨成分等,偶可见破骨细胞。

五、临床表现

(一)一般特点

1. 年龄与性别　患者多发病于10岁左右,女性较多见,男女之比为1:2~1:3。

2. 临床症状较少　大多数早期病变无任何症状,多在X线检查无意间发现,有的出现肢体疼痛、功能障碍、畸形,甚至病理性骨折。有些患者的首诊症状就是骨折,其诱因仅为轻度外伤。

(二)压迫症状

多在肿瘤发展到一定程度,可因肿块压迫邻近器官组织,产生各种机能障碍与畸形,从而出现临床症状,常见的有:

1. 病变在上颌及下颌者,以颜面变形为主要表现;

2. 侵犯鼻窦和鼻腔者,与鼻炎、鼻窦炎症状相似,可出现鼻塞、鼻分泌物增多,重者可致鼻中隔偏曲等;

3. 侵犯颞骨可发生耳后、外耳道局部隆起变形,中耳炎、听力障碍及面瘫等症状;

4. 侵入眶内可出现流眼泪、眼球突出、移位及视力减退、复视等症状;

5. 侵犯牙槽骨可影响上下牙列正常咬合关系,有时咀嚼时可出现颞颌关节疼痛;

6. 侵犯颅内者虽极少见,但因可引起颅内压增高及脑神经受侵症状,对患者危害较大。

(三)其他症状

有些患者会出现皮肤色素沉着,散在腰、大腿等处,呈点状或片状棕黄色沉着,边缘不规则,大小不等。McCune-Albright综合征患者多为女性,骨骼病变严重,伴有内分泌障碍,出现性早熟症状。

六、辅助检查

(一)实验室检查

基本正常,仅少数患者出现血清碱性磷酸酶升高。

(二)X线检查

病变呈膨胀性溶骨改变,呈毛玻璃样和基质层片状,有时伴有囊状阴影,可有不规则的钙化影,骨皮质菲薄不均一,可见骨干弯曲畸形,病变边界清楚,无骨膜反应(图5-1-1-8-1、2)。股骨近端的反复骨折愈合形成典型的"牧羊人拐杖征"。

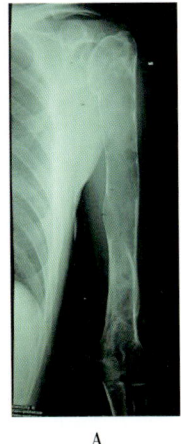 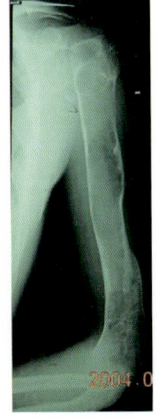

图5-1-1-8-1　骨纤维结构不良X线正侧位片所见(A、B)
A.左肱骨骨纤维结构不良,范围广泛,X线正位片;
B.同前,侧位片

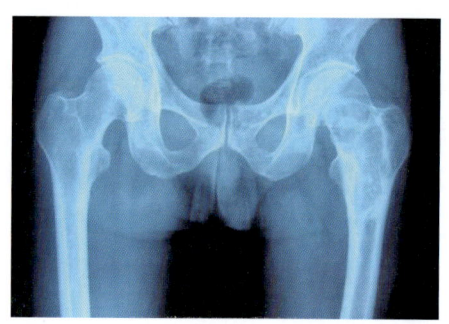

图5-1-1-8-2 左股骨骨纤维结构不良

七、鉴别诊断

(一)骨化纤维瘤

该病与骨纤维异常增殖症是两个完全不同的疾病。前者临床呈缓慢生长,为孤立的损害,侵犯下颌骨多于上颌骨,偶见于额骨和筛骨。女多于男,好发于15~26岁,X线呈轮廓清晰而膨大透明的外观,其中心部呈斑点状或不透明。镜下以纤维骨的纤维成分为主,不规则的骨小梁杂乱地分布于纤维基质中,并构成网状骨的中心,但在板状骨的外围有成骨细胞。

(二)嗜酸性肉芽肿

为一良性孤立的非肿瘤性溶骨损害,起源于网状内皮系统。常见于额骨、顶骨和下颌骨。多发于30岁以前,男性居多。在组织学上,由浓密的泡沫组织细胞组成,伴有不同数量的嗜伊红细胞和多核巨细胞。组织细胞核含有小囊,嗜伊红细胞含有细小的空泡,巨细胞为郎罕型,这些细胞呈灶性集聚。

(三)其他疾患

包括多骨型骨纤维异常增殖症还应与甲状腺功能亢进、Paget病、神经纤维瘤病及颌骨肥大症等相鉴别。

八、治疗

(一)非手术治疗

双磷酸盐化合物可用于治疗骨纤维结构不良,能减轻疼痛,主要是通过抑制破骨细胞,具体机制不详,其疗效尚需进一步观察。

(二)手术治疗

其主要的手术方式是刮除病灶并植骨内固定,但是刮除术复发率较高。对于病变范围较广的患者可行病骨切除植骨和功能重建(图5-1-1-8-3、4)。多发病灶一般不适合手术治疗,仅对有症状的部位行手术治疗,主要是针对畸形

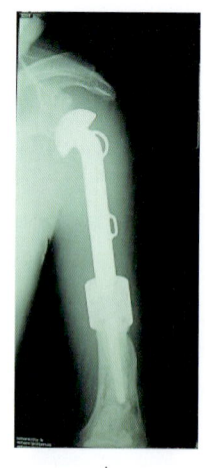
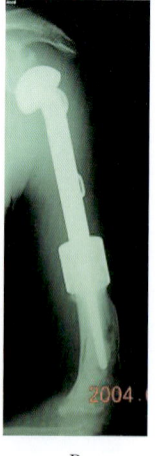

A　　　　　B

图5-1-1-8-3 术后病例(A、B)

系图5-1-1-8-1 同一病例,已行左肱骨中上段(含肱骨头)病骨段切除+人工肱骨头、加长假体置换术,术后正斜位X线平片

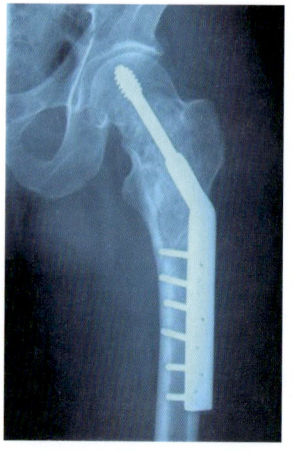

图5-1-1-8-4 术后病例

系图5-1-1-8-2同一病例,已行左股骨病骨刮除+植骨+内固定术后正位X线片

和病理性骨折。鉴于本病临床进展缓慢,对病变较小或无症状者,可暂不手术,但应密切随访观察。根治性切除虽为最佳治疗方法,但容易导致功能障碍与美容缺陷,而部分切除又易于复发,故手术方法和进路选择,应根据原发部位、侵犯范围和功能损害程度灵活掌握,原则上是尽可能彻底清除病变组织,又能最大限度地保留器官生理功能和美容效果。

第九节　孤立性骨囊肿

一、概述

骨囊肿为骨的瘤样病变,又名孤立性骨囊肿(solitary bone cyst)、单纯性骨囊肿(simple bone cyst),是一种常见的骨良性病变,由 Virchow 于 1876 年首次报道。Jaffe 和 Lichtenstein 等将骨囊肿分为两期。

1. **潜伏期**　囊肿离开骨骺板,移向骨干,说明病变稳定,有重建机制;

2. **活动期**　囊肿紧邻骨骺板,说明病变有活动性,具潜在生长能力。

骨囊肿的确切病因不明,学说很多,Mirra 推测可能是在胚胎时期少许具有分泌功能的滑膜细胞陷入骨内,结果引起滑液聚集而形成骨囊肿。常见于青少年及儿童,男性发病率高于女性,许多学者认为该病具有自限性和自愈性。

二、好发部位

多见于四肢的长管状骨,而在短管状骨很少见到,扁平骨更少,通常的发病部位在长管状骨的干骺端或靠近生长板处,并且逐渐向骨干移行,大多呈单房性改变,但也有多房者。

三、病理特点

(一)肉眼观察

骨囊肿内是由疏松的网状及细纤维状结缔组织构成许多囊状部分,又逐渐合并成一个大的囊腔。囊腔壁由单层间皮细胞所覆盖。在囊腔中有澄清或半透明的黄色略带血红的液体。当合并有病理骨折时,囊内液体则为血性。囊肿周围为光滑的骨壁,在骨壁上有高低不同的骨嵴,但很少见到完整的骨性间隔。

(二)镜下所见

无特殊的组织学表现。壁的骨质为正常骨结构,囊肿的覆盖膜可为疏松结缔组织,或为粗厚而富于血管的结缔组织。有时,在覆盖膜上可看到散在的骨样组织。

四、临床表现

骨囊肿在其发展过程中很少出现症状,大部分患者是由于外伤造成病理性骨折后产生局部肿痛、肿胀、压痛、不能活动等骨折表现而发现。少数病例表现为局部包块或骨增粗,关节活动多正常,肌肉可轻度萎缩。发生在下肢的患者,偶有跛行。

五、辅助检查

(一) X 线摄片

显示长骨干骺端有椭圆形密度均匀的透明阴影,病变局限,与正常骨质间有明显界线,骨皮质膨胀变薄(图5-1-1-9-1)。

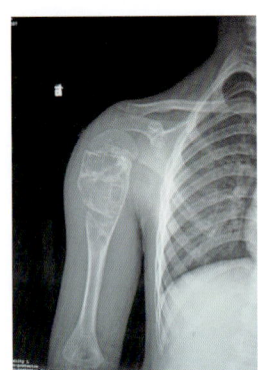

图5-1-1-9-1　肱骨骨囊肿X线所见
肱骨上段骨囊肿:X线可见明显的溶骨性破坏,皮质明显变薄

(二) CT 和 MR

多数骨囊肿病例可以通过 X 线检查达到正确诊断,对于少数诊断困难的特别是非多发部位的可以加用 CT 及 MR 检查。病骨为圆形或是椭圆形,边缘清楚,T_1 加权像为中等信号,T_2 加权像为高信号。

六、治疗

骨囊肿以手术治疗为主。手术刮除并植骨,术中注意充分显露,骨窗要足够大,术中需彻底刮除纤维包膜,以防复发(图5-1-1-9-2)。合并病理性骨折者,有时骨囊肿可自行愈合。若骨折愈合后仍残留囊肿,则应做手术。对于儿童患者,可试用醋酸甲基强的松龙注入骨囊肿腔内。注射量 40~200mg,按囊肿的大小和患儿年龄而定。

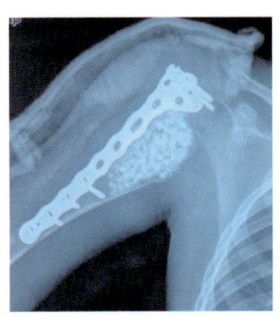

图5-1-1-9-2　术后病例
同前病例,已行肱骨上段骨囊肿刮除+植骨+内固定术,术后复查X线正位片

第十节　动脉瘤样骨囊肿

一、概述

动脉瘤样骨囊肿(aneurysmal bone cyst)又称良性骨动脉瘤,病因不清,是一种独立的,具有扩张性、侵袭性的骨病损。一种动脉瘤样骨囊肿发生学的假说认为病损是继发于静脉压力增高而造成的骨吸收,而这样的骨吸收又导致更多血肿形成,放大了骨病损的发生,使病变具有扩张性。总之,动脉瘤样骨囊肿是骨创伤或骨血循环障碍所致的继发性改变。动脉瘤样骨囊肿也可由非骨化性纤维瘤、软骨母细胞瘤、骨母细胞瘤、单纯骨囊肿、软骨黏液纤维瘤和纤维结构不良继发转变而来。

二、好发部位

动脉瘤样骨囊肿在人所有骨骼均有过发现。最常见的发生部位为下肢长骨的干骺端,其次为上肢骨。椎体及附件也有发生。所有扁骨发生的动脉瘤样骨囊肿,有一半是在骨盆。

三、病理特点

(一)肉眼观察

动脉瘤样骨囊肿就如同富含血液的海绵块,被骨膜包裹。纤维状的膜将其分成多个间隔,内有血性液体。

(二)镜下观察

动脉瘤样骨囊肿为富含血液的间隙,由纤维分隔或不成熟的骨小梁构架,散在含有含铁血黄素的I型巨噬细胞纤维母细胞、毛细血管和巨细胞。

四、临床表现

最多发生于10~20岁的人群。男女发生比率为1:2。由于症状较轻故病程较长,有的达数年之久。主要症状为局部肿、胀、痛,有时有邻近关节活动受限。脊柱的病变可造成神经受压症状。病损多为偏心性,病理性骨折相对少见。

五、辅助检查

(一)X线检查

动脉瘤样骨囊肿表现为干骺端偏心性的低密性病损。骨膜抬高、隆起,皮质往往被侵蚀至仅有菲薄外壳。有皂泡样(soap bubble)和爆裂样(Blow out)表现(图5-1-1-10-1)。

(二)CT检查

对骨盆,脊柱病变有较高的临床价值,CT扫描能很好显示腔内的多灶性的液平,所以对鉴别单纯性骨囊肿意义较大。

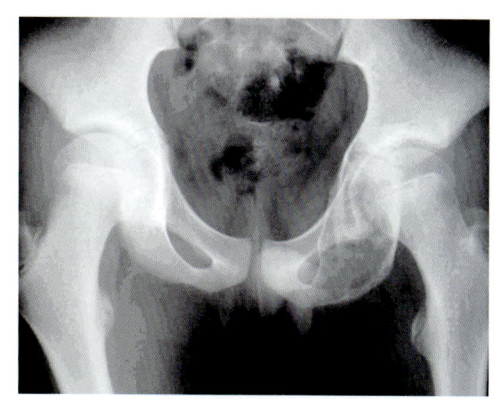

图5-1-1-10-1　骨盆动脉瘤样骨囊肿X线所见
骨盆耻骨支动脉瘤样骨囊肿呈现明显的肥皂泡样溶骨样改变

(三)MR检查

能显示多灶液平,并能判断腔内液是否为血性。动脉瘤样骨囊肿 MR 的 T_1、T_2 相表现均为低信号,边缘包绕囊性缺损。如果怀疑,一定注意仔细观片,以发现可能存在的前原发病种的特征表现。有个别动脉瘤样骨囊肿可有絮状软骨基质成分表现,这可以用以判断其病理发生学的来源。

六、治疗

(一)手术切除

发生在腓骨、桡骨远端、耻骨支的动脉瘤样骨囊肿通常可以采取手术刮除、瘤腔灭活获得良好的效果。而在其他部位可以通过病灶内刮除自体骨移植达到治疗目的(图5-1-1-10-2、3)。由于手术中出血较多,故术应常规使用止血带。

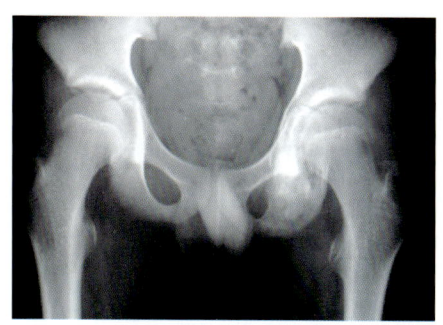

图5-1-1-10-2　术后病例
同前病例;已行肿瘤刮除+植骨术

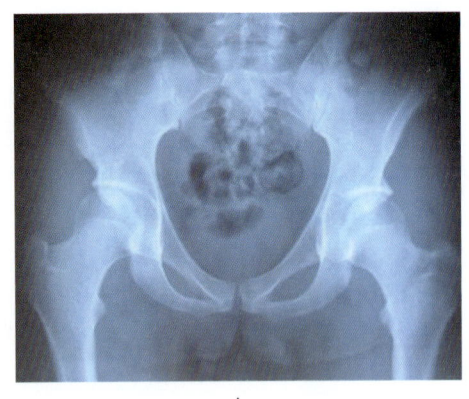
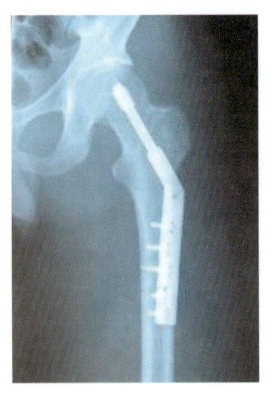

图5-1-1-10-3 临床举例（A、B）
A.左股骨颈动脉瘤样骨囊肿术前X线正位片；B.行刮除+植骨+内固定术后X线正位片

（二）放射疗法

对于脊柱等不易切除的部位可以行放射治疗，效果较好。但同时应当注意放射治疗所带来的并发症。

（三）冷冻疗法

局部病变刮除后可用液氮灌入瘤腔内，使局部迅速降温，冷冻深度可达1~2mm，以达到灭活目的，从而减少术后复发率。

（四）介入治疗

选择性营养血管的栓塞是较新的治疗方法，为那些外科手术可能造成严重功能损害的患者提供一种选择。

（五）截肢术

在极少数病例，病变的骨破坏严重，反复复发，或手术放疗都不能控制肢体出血，应考虑截肢治疗。

第十一节　干骺端纤维缺损

一、概述

干骺端纤维缺损（metaphyseal fibrous defect）又叫非骨化性纤维瘤，最早在1942年由Jaffe提出，并将其从巨细胞瘤类中分离出来。1945年Hatcher则指出非骨化性纤维瘤（nonossifying fibroma），实质上是一种瘤样病损，又称干骺端纤维性骨皮质缺陷病，但目前则又认为这种病变与纤维组织细胞瘤在病理上难以区分。病灶内含有多核巨细胞，以长管状骨的干骺端皮质处较常见。常见于10~20岁的患者。

二、好发部位

非骨化性纤维瘤最常见的发病部位是长管状骨干骺端，如股骨下端、胫骨及腓骨两端，也可见于肋骨及扁平骨中，偶发生于椎骨上。

三、病理改变

（一）肉眼观察

肿瘤呈棕色或暗红色，切面成结节状。干骺处纤维性骨皮质缺陷由坚韧的纤维结缔组织所组成。肿瘤周围尚有硬化骨组织的薄壳包围。

(二)镜下观察

可见大量纤维细胞呈漩涡状排列,可看到少量散在性的巨细胞和泡沫细胞。许多细胞含有含铁血黄素颗粒,但不论细胞如何丰富,肿瘤细胞内一般没有成骨现象,这是本病的特征。在邻近的骨组织可发生反应性增生。

四、临床表现

该病好发于儿童和青少年,性别差异不显著,病灶以下肢长管状骨为多见,如胫骨、股骨和腓骨,其他部位则很少发现,偶尔也可在髂骨及骶髂关节处发现。一般病灶位于骨干的上下端,并且呈膨胀性生长,距离骨骺软骨2.5~5.0cm。无特殊的临床症状有助于该病诊断,一般经X线检查后发现,病灶发展缓慢、潜在,且要在数年之后,才会感到局部疼痛和肿胀,主要表现在踝关节、膝关节和腕关节;而且往往会误认为轻微创伤所引起,偶然也可因病理骨折后发现。

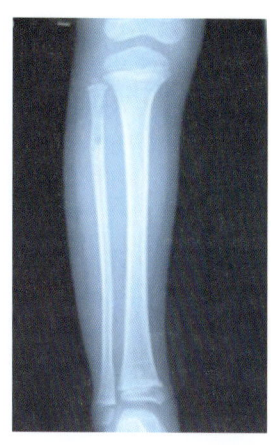

图5-1-1-11-1 非骨化性纤维瘤X线片特点
腓骨上段非骨化性纤维瘤,可见腓骨上段卵圆形的溶骨性破坏,局部皮质变薄

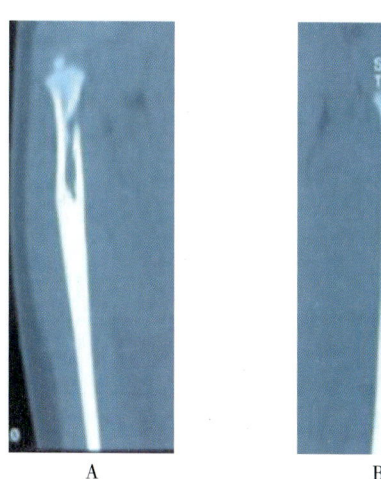

图5-1-1-11-2 同前病例,CT扫描特点(A、B)
CT显示局部骨质破坏,皮质变薄,正侧位观

五、辅助检查

影像学表现为病灶呈偏心生长、界限清晰,开始距骨骺板不远,随着骨的生长而移向骨干。肿瘤好发于胫骨上端和股骨的下端,病灶为分叶状疏松阴影,呈椭圆形,直径可达4~7cm,病变处皮质可变得很薄,呈膨胀性(图5-1-1-11-1、2)。

六、治疗

多数人认为非骨化性纤维瘤是发育过程中的一种状态而非真正的肿瘤,可自行痊愈。如果患者持续疼痛或合并有病理性骨折时一般采用外科手术作局部刮除和植骨术,必要时如腓骨处肿瘤,则可考虑做节段切除。经彻底刮除或切除后,复发率很低,预后良好。

第十二节 嗜酸性肉芽肿

一、概述

骨嗜酸性肉芽肿(eosinophilic granuloma)一般是指局限于骨的组织细胞增殖症,属于组织细胞增多症的一种类型。溶骨病损内含有组织细胞和嗜酸性粒细胞累积,好发年龄为青少年。

二、好发部位

常见于颅骨、肋骨、脊柱、肩胛骨等,长骨病损多见于干骺端和骨干。

三、病理改变

溶骨病损内含有组织细胞和嗜酸性粒细胞等。

四、临床表现

疼痛和肿胀为主要症状,大多数患者以病理性骨折就诊。

五、辅助检查

(一)X线表现

为孤立而界限分明的溶骨性缺损,可偏于一侧而引起骨膜反应,椎体的嗜酸性肉芽肿胀最初可只表现为扁平椎体,以后可由于压缩骨折出现部分或完全塌陷。有时需与骨髓炎、结核、孤立性骨囊肿、纤维异样增殖症和一些恶性骨肿瘤相鉴别,故应做活组织检查以确诊(图5-1-1-12-1)。

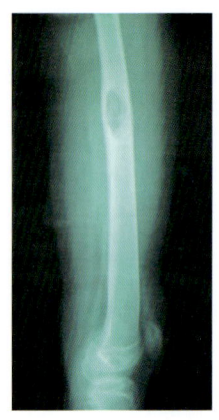

图5-1-1-12-1 嗜酸性肉芽肿X线所见
股骨中段可见圆形的孤立的骨缺损,界限清楚

(二)MR检查

在疾病的早期改变是非特异性的,对后期嗜酸性肉芽肿诊断有帮助。

六、治疗

刮除植骨术或放射疗法均为有效的治疗方法,病理性骨折按骨折处理原则进行(图5-1-1-12-2)。

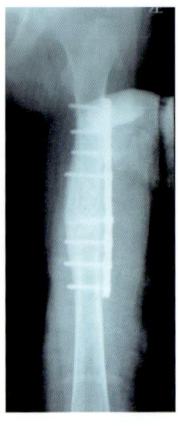

图5-1-1-12-2 术后病例X线片所见
股骨中段嗜酸性肉芽肿行刮除植骨内固定术

(邵增务 张彦男)

第十三节　骨巨细胞瘤术后复发并两肺转移自愈病例

一、概述

这是一例很有临床意义的罕见个案,笔者亦有类似所见,有个别病例,曾经多位专家会诊,确诊为恶性肿瘤的病例,包括食道癌等,因为失去最佳手术时机而不得不放弃手术。患者抱着珍惜每一天,善待自己的意念,在数月、数年后发现原来的"癌"消失了,尽管这只是个别病例,但也提示,人体内的某种机制有可能突然发挥作用,战胜恶性肿瘤细胞而获得自愈。我们并不提倡放弃治疗,但也应对人体的自然反应能力期待有更多的认识与研究,尤其是在设备先进的今天。

本例取材于30多年前,处于20世纪80年代,不要说没有先进的核磁共振技术,就是拍一张普通X线平片也需等待分配额度(当年"老医生"每月仅有两张拍片票),这是今日的临床医生难以想象的。因此,该例诊治医师和本文作者能够保存如此多的原始资料实属不易。

二、病情简介

(一)病史

患者,男,36岁。因右腕部不明原因疼痛而就医,于1980年1月入院治疗。

(二)体格检查

右腕部轻度肿胀,无浅静脉怒张,腕关节活动正常。

(三)X线片

桡骨远端桡侧偏中心性骨密度减低区,骨皮质向桡侧和掌侧膨胀,并有肥皂泡沫样改变(图5-1-1-13-1)。

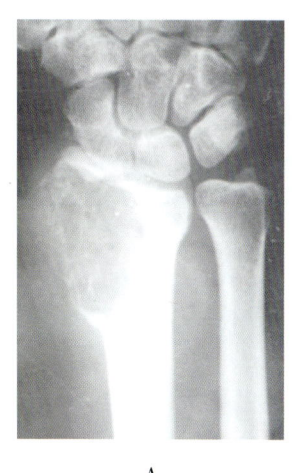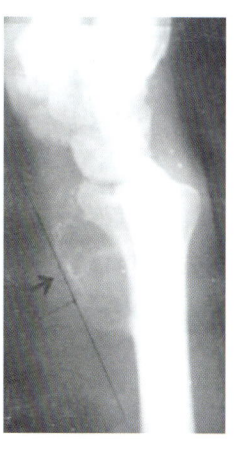

A　　　　　　B

图5-1-1-13-1　骨巨细胞瘤X线所见(A、B)
正侧位X线片显示右桡骨远端有骨皮质被动扩张,呈偏中心性骨密度降低和肥皂泡沫样改变

(四)诊断

右桡骨远端骨巨细胞瘤。

(五)初次治疗

于1980年1月27日行桡骨远端切除,同侧腓骨近端移植,以四孔接骨板固定(图5-1-1-13-2),术后病理诊断为右桡骨巨细胞瘤。术后3个月复诊,右腕关节功能基本恢复正常(图5-1-1-13-3~7)。

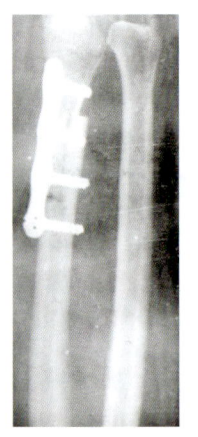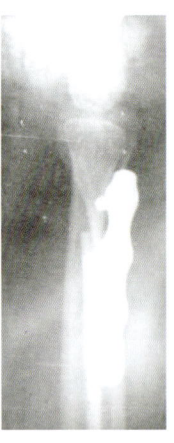 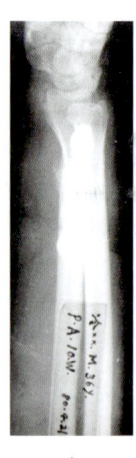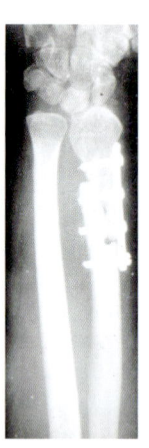

图5-1-1-13-2　术后病例
术后3天拍片见移植腓骨位置良好，远侧尺桡关节间隙正常

A　　　　　B
图5-1-1-13-3　术后近期随访（A、B）
术后10周拍片，移植腓骨位置良好，尺桡关节间隙正常

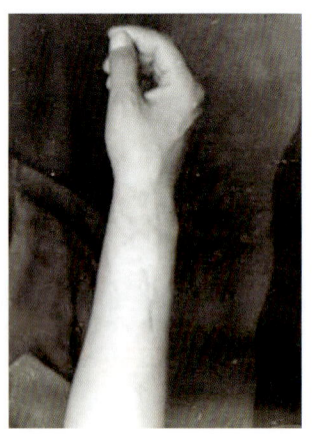 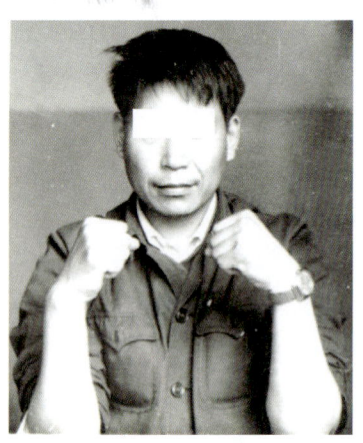

图5-1-1-13-4　术后三月随访
术后3个月复查右腕部外观无畸形

图5-1-1-13-5　同前
双侧腕关节屈曲基本对称

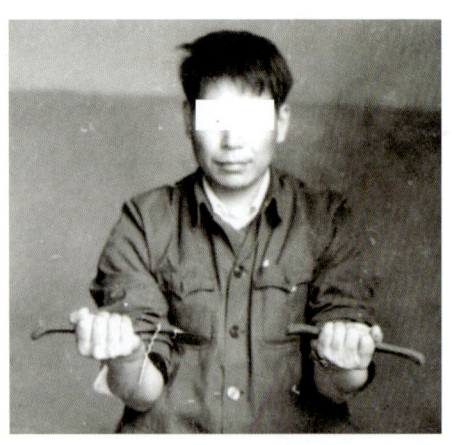 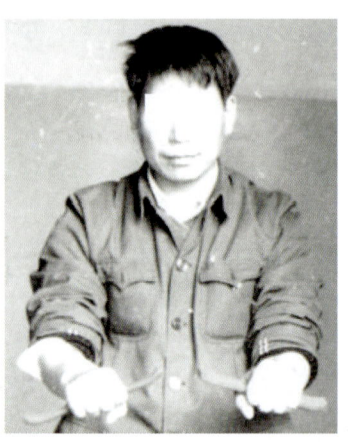

图5-1-1-13-6　同前
双前臂旋后功能基本正常

图5-1-1-13-7　同前
双前臂旋前功能基本正常

(六)术后情况

该患者于9年后,即1989年4月5日因右腕关节背侧起一包块被强行推挤,因包块不消而改行手术切除,术后标本送至某某省第三人民医院,病理报告为腱鞘巨细胞瘤。拍胸片见两肺由多个转移灶。1989年4月中旬先后到某某省肿瘤医院及某大学附院等均建议截肢,后转至笔者所在医院,见患者一般情况尚好,右腕部X线片示原植入腓骨近端明显增粗,在近关节处有囊性骨密度减低区,考虑为巨细胞瘤复发(图5-1-1-13-8),红外测温升高1.2℃,无浅静脉怒张。1989年4月19日二次手术,取出钢板,桡骨远段切除,取另侧腓骨近段移植,以四孔接骨板固定(图5-1-1-13-9、10),1989年5月4日出院,术后拍片位置不理想。1989年6月5日拍片,两肺仍有多个转移灶(图5-1-1-13-11),曾作两次化疗而自停,等待自然死亡。但五年过去,身体依然健康。随访X线片见右腕部移植骨已成活,但对位欠佳,胸片原转移灶全部消失(图5-1-1-13-12、13)。

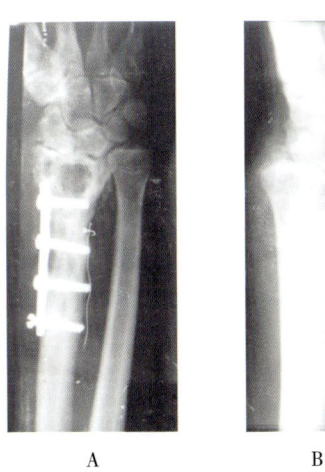

图5-1-1-13-8　复发性巨细胞瘤临床病例(A、B)
术后9年正侧位X线片见原部位肿瘤复发,移植腓骨破坏呈囊性变,但骨折愈合良好,(植入)腓骨近端增大,似桡骨远端关节面

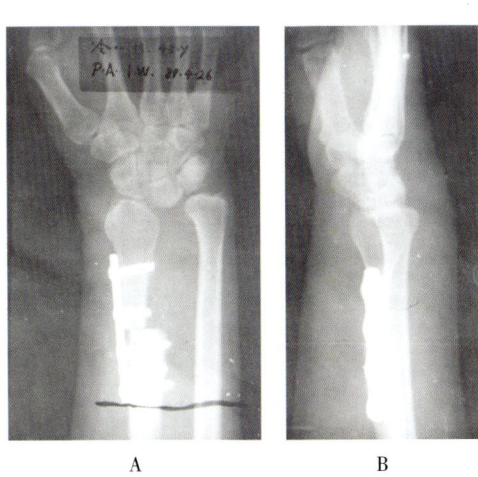

图5-1-1-13-9　再次手术后病例(A、B)
术后一周拍片,移植骨位置尚可,远侧尺桡关节有分离征

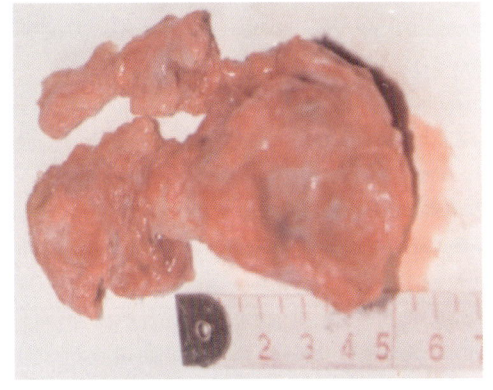

图5-1-1-13-10　大体标本
手术切除之瘤段标本,长5.5cm,关节面光滑

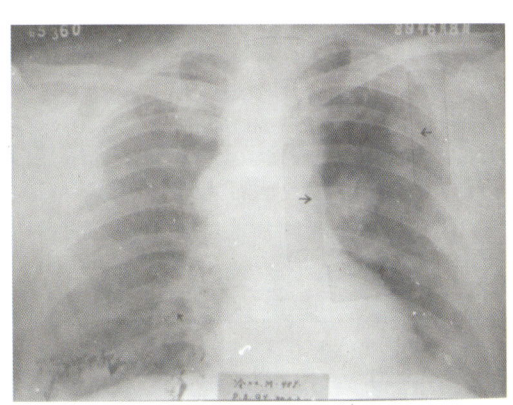

图5-1-1-13-11　术后胸片所见
术后6周胸片发现两肺仍有多个转移灶,和第二次手术术前类似

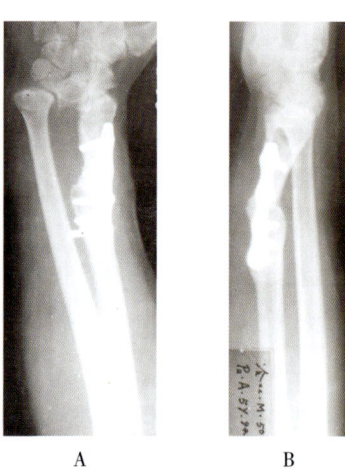

图5-1-1-13-12　5年后随访正侧位片（A、B）

二次术后5年随诊，正侧位X线片见骨折已愈合，对位欠佳，下尺桡关节呈脱位状

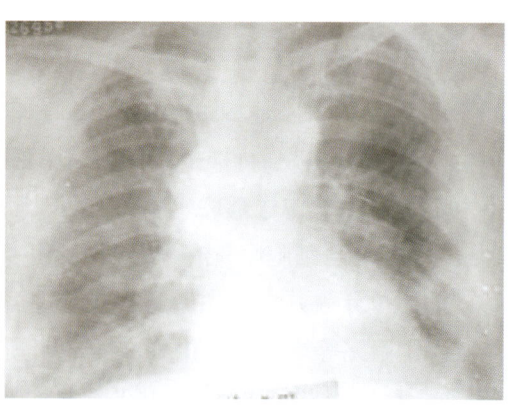

图5-1-1-13-13　5年后胸片所见

二次术后5年随诊，胸片示两肺转移灶全部消失

（刘志诚）

参 考 文 献

1. 赵定麟.现代骨科学，北京:科学出版社，2004
2. 赵定麟.临床骨科学——诊断分析与治疗要领，北京:人民军医出版社出版.2003年
3. 赵定麟，王义生.疑难骨科.北京:科学技术文献出版社，2008
4. Berry M, Mankin H, Gebhardt M, Rosenberg A, Hornicek F. Osteoblastoma: a 30-year study of 99 cases. J Surg Oncol. 2008 Sep 1; 98（3）: 179-83.
5. Budny AM, Ismail A, Osher L. Chondromyxiod fibroma. J Foot Ankle Surg. 2008, 47（2）: 153-159.
6. Delling G, Jobke B, Burisch S, et al. Cartilage tumors. Classification, conditions for biopsy and histologic characteristics. Orthopade, 2005, 34（12）: 1267-1281.
7. Dhillon MS, Prasad P. Multicentric giant cell tumour of bone. Acta Orthop Belg, 2007, 73（3）: 289-299.
8. Galant C, Malghem J, Sibille C, et al. Current limitations to the histopathological diagnosis of some frequently encountered bone tumours. Acta Orthop Belg, 2008, 74（1）: 1-6.
9. Hahn SB, Kim SH, Cho NH, et al. Treatment of osteofibrous dysplasia and associated lesions. Yonsei Med J, 2007, 48（3）: 502-510.
10. James SL, Panicek DM, Davies AM. Bone marrow oedema associated with benign and malignant bone tumours. Eur J Radiol, 2008, 67（1）: 11-21.
11. Kan P, Schmidt MH. Osteoid osteoma and osteoblastoma of the spine. Neurosurg Clin N Am, 2008, 19（1）: 65-70.
12. Kitsoulis P, Galani V, Stefanaki K, et al. Osteochondromas: review of the clinical, radiological and pathological features. In Vivo, 2008, 22（5）: 633-646.
13. Kwon JW, Chung HW, Cho EY, et al. MRI findings of giant cell tumors of the spine. AJR Am J Roentgenol, 2007, 189（1）: 246-250.
14. Luther N, Bilsky MH, Hartl R. Giant cell tumor of the spine. Neurosurg Clin N Am, 2008, 19（1）: 49-55.
15. Mendenhall WM, Zlotecki RA, Scarborough MT, Gibbs CP, Mendenhall NP. Giant cell tumor of bone. Am J Clin Oncol. 2006 Feb; 29（1）: 96-9.
16. Nishida K, Doita M, Kawahara N, et al. Total en bloc spondylectomy in the treatment of aggressive osteoblastoma of the thoratic spine.
17. Papathanassiou ZG, Megas P, Petsas T, et al. Osteoid osteoma: diagnosis and treatment. Orthopedics, 2008, 31（11）: 1118.
18. Papathanassiou ZG, Megas P, Petsas T, Papachristou DJ, Nilas J, Siablis D. Osteoid osteoma: diagnosis and treatment. Orthopedics. 2008 Nov; 31（11）: 1118.
19. Romeo S, Hogendoorn PC, Dei Tos AP. Benign cartilaginous tumors of bone: from morphology to somatic and germ-line genetics. Adv Anat Pathol. 2009 Sep; 16（5）: 307-15.

20. Rybak LD, Rosenthal DL, Wittig, JC. Chondroblastoma: radiofrequency ablation-alternative to surgical resection in selected cases. Radiology, 2009, 251（2）：599-604.
21. Saglik Y, Altay M, Unal VS, et al. Manifestations and management of osteochondromas: a retrospective analysis of 382 patients. Acta Orthop Belg, 2006, 72（6）：748-755.
22. Schaser KD, Bail HJ, Haas NP, Melcher I. Treatment concepts of benign bone tumors and tumor-like bone lesions. Chirurg. 2002 Dec; 73（12）：1181-90.
23. Segev E, Issakov J, Ezra E, et al. Giant osteofibrous dysplasia （ossifying fibroma） of the tibia: case report and review of treatment modalities. Sarcoma, 2004, 8（1）：51-56.
24. Semenova LA, Bulycheva IV. Chondromas （enchondroma, periosteal chondroma, enchondromatosis）. Arkh Patol, 2007, 69（5）：45-48
25. Streitbuerger A, Hardes J, Gebert C, et al. Cartilage tumours of the bone. Diagnosis and therapy. Orthopade, 2006, 35（8）：871-881.
26. Woertler K. Benign bone tumors and tumor-like lesions: value of cross-sectional imaging. Eur Radiol. 2003 Aug; 13（8）：1820-35. Epub 2003 Apr 17.

第二章 四肢恶性骨肿瘤的发展史、分期与治疗现状

1990年世界卫生组织报道，心脏病、脑卒中和癌症是当今世界导致死亡的三大病因。尽管原发性恶性骨肿瘤发生率约为十万分之二，但其多见于年轻人，而且起病隐袭，进展迅速，致残率高，危及生命，给患者及家庭带来极大负担和痛苦。不仅如此，此类肿瘤分类复杂，表现各异，特征难以把握，目前仍然是现代骨科学研究的热点之一。

第一节 恶性骨肿瘤治疗的发展史与各种疗法发展史

一、肿瘤发现史

1803年，William Hey发表了颈部和肢体软组织肉瘤的一组临床报道。"肉瘤"一词则是John Abernethy由希腊文翻译而来，并于1804年发表了"从解剖学角度对肿瘤分类的尝试"的论文，Boyer（1819）是报道骨肉瘤的第一人。Ewing 1921首次报道尤文肉瘤，但当时认为是骨内皮细胞瘤。Volkmann（1855）、Paget（1870）曾对软骨肉瘤进行过描述，Keiller 1925年将其定名为软骨肉瘤，而Phemister首先在美国将此瘤从骨肉瘤中区分开来。Astley Cooper（1818）和Alebert（1845）相继介绍了骨巨细胞瘤。1938年，Berger Hangensen报道了滑囊及腱鞘的滑膜肉瘤，并于1944年报道了以关节滑膜为主的滑膜肉瘤。

二、外科治疗发展史

20世纪70年代以前，截肢术几乎是原发性恶性骨肿瘤唯一的手术治疗方式。1850年德国人Bernhard Langenbeck进行了肩胛骨恶性肿瘤切除术，但患者未能存活。1881年，Macenen首次报道应用同种骨移植成功的经验。直到1905年，前苏联托木斯克临床外科大学医院的P.I.Tikhov医生真正取得肿瘤局部切除肢体功能修复保肢手术的成功。从此以后，肿瘤切除后肢体功能的修复与重建得到广泛的关注与重视。1907年，Erich Lexer完成了首例肿瘤切除异体半关节移植术，较好的保全了患者的关节功能。

随着对骨移植术认识的逐渐深入，人们又开始了对移植骨保存方法的探索。1917年，美国骨移植学的代表人物Fred H. Albee用凡士林纱布将移植骨包裹后浸泡保存于4℃~5℃的环境中，将

移植骨成功保存了48h。1947年纽约整形医院的Leonard F. Bush报道异体骨-20℃储存技术，建立了第一批小型骨库，并报道了冷冻异体骨的临床应用。随后，马里兰美国海军组织库促进了冻干骨技术的广泛应用。华中科技大学附属协和医院骨科（原武汉医学院第一附属医院）朱通伯等于20世纪50年代建立了我国第一个骨库，在相当长的一个时期内，为骨肿瘤切除后的骨缺损或创伤后骨缺损者提供了大量异体骨移植材料。

尽管骨移植技术已日渐成熟，但其来源毕竟是有限的，而且有些病例并不适用于骨移植。1943年，Austin T.Moorehe和Harold R.Bohlman对一股骨上段骨巨细胞瘤患者实施了局部切除人工金属假体置换手术。随后肿瘤切除、人工假体置换在临床上得到越来越广泛应用。随着关节外科、显微外科、血管神经外科及材料科学的迅猛发展，在新辅助化疗的辅助下，选择性地进行瘤段切除及修复重建手术，效果是令人鼓舞的。

三、化学治疗发展史

药物治疗肿瘤的历史已相当悠久，无论在东方或西方，人们都曾梦想通过"以毒攻毒"或其他方式达到治疗肿瘤的目的。如西方医学常用秋水仙、砷化物及苯等治疗肿瘤，祖国医学应用山慈姑、马钱子等治疗肿瘤，但效果均不满意。1942年耶鲁大学发现了氮芥的抗肿瘤作用，药物治疗肿瘤的历史性成就才得到举世公认。20世纪60年代化疗概念开始形成。1972年，Cortes报道了阿霉素治疗骨肉瘤的有效性。1974年，Jaffe等采用大剂量氨甲喋呤治疗骨肉瘤，使骨肉瘤的5年存活率提高到45%~60%。20世纪70年代末，还发现顺铂对骨肉瘤有效，并可进行动脉内注射治疗。1979年Rosen等正式提出新辅助化疗的概念，在术后辅助化疗的基础上，大多数新的化疗方案增加了术前化疗。接着，Rosen进一步完善了"新辅助化疗"的概念，指出新辅助化疗并非"术前化疗+手术+术后化疗"的简单模式。它还包含经术前化疗后，要注视疼痛的减轻，肿块的缩小程度，影像学上是否病灶边界变得清晰，骨硬化增多及新形成的肿瘤血管减少。

四、放射治疗发展史

1895年，Rontgen发现了X射线，1896年人们就开始注意到X射线对肿瘤的影响。Ernest A. Codman最早提出骨肉瘤放射治疗的理念。James Ewing1921年用自己的名字把一种骨肿瘤命名为"Ewing's sarcoma"，即尤文肉瘤，他同时也是恶性骨肿瘤放射治疗的伟大先行者和倡导者。近20余年来，放射治疗技术取得一定进展，应用高能射线（4~25mV）治疗，穿透力强，放射线诱发骨瘤的发生率远低于以前低能射线的0.03%；应用快中子放疗，杀伤作用高，对细胞含氧量依赖性低，且无细胞周期特异性。

五、免疫治疗发展史

200多年前，人们就注意到，严重感染的肿瘤患者，恶性肿瘤可自行消退。1909年，Ehrlich提出机体具有保护自己抵抗癌症的细胞，初步建立了肿瘤免疫的概念。1959年，Thomas针对癌细胞提出免疫监视机制。1970年，Burnet对此学说作了精辟的分析，认为肿瘤细胞一经出现胸腺依赖性细胞免疫机制即可发挥监视功能，机体产生的杀伤性T细胞，可将肿瘤细胞杀灭。19世纪末，William Coley采用混合的细菌毒素（Coley毒素）治疗恶性肿瘤，取得令人振奋的结果，揭开了肿瘤免疫治疗的序幕。1991年Boons等发现了肿瘤免疫排斥抗原-黑色素瘤MAGE-1抗原，是一项具有里程碑意义的突破性进展。近年来，人们逐渐认识了肿瘤免疫应答过程，提出了BRM（Biological Response Modifier）理论，为肿瘤免疫治疗奠定了理论基础。

第二节　恶性骨肿瘤的外科分级与分期

一、概述

1980年，Enneking 正式提出骨及软组织恶性肿瘤的外科分期系统，后为美国骨及肿瘤学会所接受。其意义在于：①可较准确评估患者目前的病情，危险程度及预后情况；②明确肿瘤所处发展阶段，按局部浸润和远处转移的危险性分出层次级别，为外科处理提供重要依据；③将肿瘤分期与手术指征及辅助治疗紧密联系起来；④提供一种按分期比较不同手术治疗或非手术治疗效果的方法，便于国内外信息交流与合作。

用外科分期指导骨肿瘤的治疗，已被公认为是一种合理而有效的措施。治疗方案的制定目前已常规按外科分期进行。外科分期是将外科分级（grade, G）、外科区域（territory, T）和区域性或远处转移（metastasis, M）结合起来，制定手术方案。

二、外科分级（grade, G）

外科分级反映肿瘤的生物学行为及侵袭程度。它不同于单纯的组织学分级，而是将组织学形态，放射线表现和临床病程等因素进行综合分析的分级方法。G 分良性（G_0）、低度恶性（G_1）、高度恶性（G_2）。

（一）良性（G_0）

组织学为良性细胞学表现，分化良好，细胞/基质之比为低度到中度。X 线表现为肿瘤边界清楚或穿破囊壁轻度向软组织侵蚀。临床显示包囊完整，无卫星病灶，无跳跃转移，极少远隔转移。

（二）低度恶性（G_1）

组织学表现为细胞分化中等，X 线表现为肿瘤穿破瘤囊，骨密质破坏，临床表现为生长较慢，活动性区域可向囊外生长，无跳跃转移，偶有远隔转移。

（三）高度恶性（G_2）

组织学显示核分裂多见，分化极差，细胞/基质之比高。X 线表现为边缘模糊，肿瘤扩散，波及软组织。临床表现生长快，症状明显，有跳跃转移现象，常发生局部及远隔转移（表5-1-2-2-1）。

表5-1-2-2-1　恶性骨肿瘤外科分级

低度（G_1）	高度（G_2）
骨旁骨肉瘤	典型骨肉瘤
骨内骨肉瘤	放射后肉瘤
继发性软骨肉瘤	原发性软骨肉瘤
纤维肉瘤，Kaposi 肉瘤	纤维肉瘤
异型性恶性纤维组织细胞瘤	恶性纤维组织细胞瘤
骨巨细胞瘤	骨巨细胞瘤
血管内皮细胞瘤	血管肉瘤
血管外皮细胞瘤	血管外皮肉瘤
黏液样脂肪肉瘤	多形性脂肪肉瘤,神经纤维肉瘤或鞘膜肉瘤
透明细胞肉瘤	横纹肌肉瘤
上皮样肉瘤	滑膜肉瘤
脊索瘤	畸形性骨炎,继发性骨肉瘤
牙釉质瘤	未分化的原发性肉瘤
腺泡样软组织肉瘤	腺泡样软组织肉瘤
其他和未分化的肉瘤	其他和未分化的肉瘤

三、外科区域 (territory, T)

指肿瘤侵犯的解剖部位。肿瘤病变的周围是一层反应区，再向外周便是体内的各种解剖屏障，间室内的定位是骨内、关节内、皮下、骨旁和筋膜内，骨旁"间隙"的界限一边是骨膜，另一边是包纳肌肉的筋膜，不侵犯骨质或肌肉的骨旁病变属于间室内。起源于间室外组织或从间室内病变扩展到间室外的属于间室外病变（表5-1-2-2-2）。间室外的筋膜空隙均是蜂窝组织，不能限制肿瘤的扩展。恶性肿瘤位于间室内还是间室外，是影响肿瘤预后的重要因素之一。

T 分为：

T_0　肿瘤局限于囊内；

T_1　肿瘤位于囊外间室内；

T_2　位于间室外。

表5-1-2-2-2　恶性骨肿瘤外科区域

间室内（T_1）	间室外（T_2）
骨内	向软组织侵犯
关节内	向软组织侵犯
深浅筋膜之间	向深筋膜侵犯
骨旁	骨髓内或筋膜外
筋膜内间室	筋膜外间室
手指足趾线	足中部及后部
小腿后侧肌群	腘窝
小腿前外侧	腹股沟-股三角
大腿前外侧	骨盆内
大腿内侧	手中部
大腿外侧	肘窝
臀部	腋窝

（续表）

间室内（T_1）	间室外（T_2）
前臂掌侧	锁骨周围
前臂背侧	脊柱旁
臂前侧	头颈部
臂后侧	
肩胛骨周围	

四、转移 (metastasis, M)

指区域性（如淋巴结）或远处（肺、肝等）转移，分为 M_0（无转移）、M_1（有转移）。

五、外科分期

恶性肿瘤分三期，用罗马数字Ⅰ~Ⅲ表示。

Ⅰ期　为低度恶性，无转移；

Ⅱ期　为高度恶性，无转移；

Ⅲ期　为有转移的良性或恶性肿瘤。

Ⅰ、Ⅱ、Ⅲ期再根据解剖间室分为间室内 A 和间室外 B（表5-1-2-2-3）。

表5-1-2-2-3　恶性骨肿瘤的治疗依据

分期	分级	部位	转移	治疗要求
$Ⅰ_A$	G	T_1	M_0	广泛性切除
$Ⅰ_B$	G_1	T_2	M_0	广泛切除或截肢
$Ⅱ_A$	G_2	T_1	M_0	根治性切除加有效辅助治疗
$Ⅱ_B$	G_2	T_2	M_0	根治性截肢加有效辅助治疗
$Ⅲ_A$	G_{1-2}	T_1	M_1	肺转移灶切除，根治性切除或姑息手术加其他治疗
$Ⅲ_B$	G_{1-2}	T_2	M_1	肺转移灶切除，根治性截肢或姑息手术加其他治疗

第三节　骨肉瘤的外科治疗原则与现状

一、概述

目前对恶性骨肿瘤的治疗是以手术治疗为主，结合术前及术后的放射治疗、化学治疗、免疫治疗、冷冻或热疗等的综合治疗。没有骨肿瘤处理经验的医生，最好不要单独处理骨肿瘤患者，如处理不当，可能给后续治疗带来很大困难，甚至导致严重后果。

外科治疗的目的在于切除肿瘤，重建功能。而肿瘤的切除比功能的重建更为重要，不能以牺牲肿瘤的彻底切除而换取功能的重建。如诊断不明确，可行穿刺活检或切取式活检，不可行没有明确治愈目的的暴露手术。手术切除的方式分为病灶内切除、边缘性切除、广泛性切除和根治性切除。病灶内切除是进入肿瘤内部刮除病变。边缘性切除是在假包囊的反应区内切除，不破坏肿瘤。广泛性切除是在肿瘤所在的间隙内切除同时保留肿瘤周围的正常组织。根治性切除（radical resection）是去除肿瘤牵涉的全部解剖间隙。"广泛污染边缘"是指常规广泛切除术发现边缘仍有肿瘤残留的特殊情况。如在术中发现这种情况，应尽可能切除肿瘤污染的边缘。

二、截肢术

一般情况下，截肢术（amputation）是为挽救或延长患者生命而迫不得已所采取的手段。截肢必然导致残废，故必须谨慎选择此项手术。现阶段肢体骨肉瘤患者85%可保肢，10%需截肢，5%可行旋转成形术（Campanacci，1996）。

截肢手术的适应证：对分化极差的肿瘤，瘤体较大和化疗效果不好的患者，从局部复发和术后生存率考虑，截肢优于保肢；前次手术造成软组织广泛污染、骨折或感染的患者应当截肢；患肢神经或血管功能丧失，特别是肢体的两根主要神经同时受累时，建议行截肢术；对于完整切除术后局部又复发的病例、反复手术软组织条件不好的病例，以及放射损伤严重的病例，应首选截肢术；足踝部恶性肿瘤很难按合理的外科边界进行切除，保肢术后极易复发，应行截肢术。

三、保肢手术

（一）概况

20世纪70年代截肢术是骨肉瘤外科治疗的主要方法，进入80年代骨肉瘤的外科治疗有了根本性的转变，这是因为近几十年来骨肉瘤的化学治疗不断发展，特别是新辅助化疗使保肢治疗成功率明显提高。CT及MR等先进的影像学诊断技术为保肢治疗提供了重要参考。外科技术的进步为保肢手术（limb salvage）提供了客观条件。1980年Enneking发表肌肉骨骼肿瘤的外科分期系统，为外科治疗选择手术方法提供了科学依据。目前保肢已成为骨肉瘤外科治疗的主要发展方向。在世界一些著名的肿瘤研究所保肢率已高达92%，截肢率仅为8%，而且保肢手术后患者的生存率并未下降，局部复发也未上升。

（二）保肢手术的病例选择

恶性骨肿瘤保肢治疗的关键在于彻底切除肿瘤，防止复发和转移，提高生存率，又要保证保留的肢体具有较好的功能，能满足患者基本的生活和工作需求。因此,在进行保肢手术前,应对患者全身情况、肿瘤部位、外科分期、心理预期和经济状况进行系统评估,在此基础上确定保肢或截肢,并制定合适的保肢手术方法。

1. 手术适应证

(1) Enneking外科分期Ⅰ期、Ⅱ_A期最为理想,化学治疗反应良好的Ⅱ_B期肿瘤;

(2) 主要的神经血管束未被侵犯,肿瘤能获得最佳边界切除;

(3) 肿瘤完整切除后,再植物有足够的软组织覆盖;

(4) 无转移病灶或转移灶可以治愈;

(5) 全身状况和经济状况能够承受高强度化疗;

(6) 保肢后的肢体功能预计比假肢好;

(7) 保肢手术后的局部复发率不会高于截肢手术,保肢手术后的存活期不会低于截肢手术;

(8) 患者有强烈的保肢愿望。

2. 手术禁忌证

(1) 瘤体巨大、分化极差、软组织条件不好的复发瘤;

(2) 局部存在感染或皮肤有弥漫性浸润者;

(3) 瘤体周围主要神经血管受到肿瘤侵犯,肿瘤难以彻底切除者。

(三) 肿瘤的切除原则

保肢手术最基本的要求是肿瘤的彻底切除,要力争广泛切除,即在切除肿瘤的外周保留一层正常组织。在肿瘤与神经、血管之间也可行边缘性切除。为防止肿瘤组织遗留和术中扩散,切除的组织应包括肿瘤组织、周围正常软组织和活检口周围的软组织。骨的截除平面应距骨肉瘤两端5~7cm,肿瘤的周围最好能保留1cm厚的肌层,才能保证肿瘤的根治性切除。近些年来,新辅助化疗的广泛应用肿瘤的外科边界可明显缩小,可以实施广泛性切除,即最佳边界切除,以获得最佳保肢效果。

(四) 肢体的重建方法

目前最常采用的保肢方法有人工假体置换术、自体骨移植术、异体骨及半关节移植术、人工关节—异体骨复合植入术、瘤骨骨壳灭活再植术、关节融合术及旋转成形术。

1. 自体骨移植

松质骨移植可提供大量的表面细胞,使血管重建容易,皮质骨移植适于提供功能性支持,两者均可发挥骨传导和骨诱导作用,诱导新骨形成。游离骨移植虽无排斥反应,但因无血供,移植骨大部死亡,影响新骨形成和骨愈合。随着显微外科技术的广泛应用可以采用吻合血管的自体骨移植,重建四肢恶性骨肿瘤节段性切除后骨与关节的功能。适用于股骨下段、胫骨上段和桡骨远端的恶性肿瘤。其优点是成骨能力强,愈合快。但带血运骨移植操作时间长,技术要求高,并需要一定的设备。

2. 大段同种异体骨及半关节移植术

随着骨库的日臻完善,大段同种异体骨及异体半关节移植已成为四肢恶性骨肿瘤切除后大段骨缺损较为理想的修复材料。冷冻保存大段同种异体骨能抑制有破骨作用的蛋白酶及细菌生长,与冻干骨相比,可保存异体骨的生物活性,形态大小可与宿主骨相匹配,可应用关节软骨和关节面及软组织附着点,与宿主骨愈合后,通过塑形可使骨结构符合生物力学的要求,如无并发症,可终生使用。适用于股骨和肱骨的上下端或胫骨、尺骨及桡骨上端的恶性肿瘤。

但异体骨关节移植的免疫排斥一直是有争议的问题。动物实验资料显示,同种异体骨移植时如果主要组织相容性复合体抗原不匹配,它所产生的体液免疫和细胞免疫反应远远要比抗原相近所产生的免疫反应强烈而持久。而且大段异体移植骨的愈合过程,不是单纯依靠宿主骨向异体骨的爬行替代,而是移植骨段全方位的活化愈合过程,凡接触宿主骨的异体骨或接触宿主软组织的异体骨段表面,骨传导和骨诱导同时进行着骨段的活化，2~3年后才可转化为有代谢活性的活骨。如果术后没有给予很好的支具保护，过早、过重地负荷，必然造成移植骨组织机械应力集中而断裂。坚强可靠的内固定是预防异体骨骨折及骨不连的重要手段。

3. 人工假体置换术 人工假体置换是恶性骨肿瘤患者挽救肢体避免截肢的有效方法。目前用于骨肿瘤的人工假体大多是根据患者年龄和病变部位的X片专门加工的定制性假体。适用于8岁以上儿童及成人股骨、胫骨或肱骨的上下端，以及尺骨上端和累及肩胛盂的肩胛骨等恶性肿瘤。

人工假体置换具有即刻恢复患者骨骼的连续性、可早期活动、行走功能较好和并发症相对较少等优点。但仍存在假体折断、磨损、松动等问题，需再次手术进行翻修。

4. 人工关节-异体骨复合植入术 为了避免异体半关节移植有较多排斥反应的缺点，保留大段骨干移植的优点，近年来常使用人工假体与异体股骨上端复合物来修复股骨上端的骨缺损。它的优点在于既能修复骨缺损，又能重建关节主要肌肉的附着点，从而获得较好的髋关节功能，降低了松动率，避免了异体半关节移植晚期关节面的退变塌陷。缺点是异体骨可有排斥反应、骨不愈合和异体骨骨折。人工关节可发生折断、松动、磨损。

5. 瘤骨骨壳灭活再植术 灭活再植的方法有两种。第一种是体外灭活再植，术中将包括骨外肿瘤在内的肿瘤段骨一并切除，彻底去除肿瘤组织，保留有一定强度的残留骨壳，用95%乙醇浸泡30min后再植回原位，或135℃高温处理7~10min后再植回原位；也可煮沸或液氮冷冻15min后植回原位。骨壳内植骨，再用髓内钉或加压钢板内固定。第二种是体内灭活再植，将包括骨外肿瘤在内的肿瘤段骨与周围正常组织分离，在肿瘤内插入数根微波天线，加热温度至50℃，持续时间30min，刮除灭活肿瘤，必要时行植骨（或骨水泥填充）内固定术。具有手术简单、费用低廉的优点，对经济条件较差的患者是一个备选方法。缺点是可有骨折、骨不愈合、钢板断裂及关节面塌陷等并发症，关节活动度较差。

6. 关节融合术 主要是用于股骨下端或胫骨上端骨肿瘤切除后的膝关节融合。仅适用于肿瘤切除的同时为维持关节稳定和运动的肌肉难以保留而重建功能已不适合的青壮年患者。

（邵增务　张志才）

参 考 文 献

1. 赵定麟, 王义生. 疑难骨科. 北京: 科学技术文献出版社, 2008
2. 赵定麟. 现代骨科学, 北京: 科学出版社, 2004
3. Byrum S, Montgomery CO, Nicholas RW, Suva LJ. The promise of bone cancer proteomics. Ann N Y Acad Sci. 2010 Mar; 1192（1）: 222-9.
4. Cappuccio M, Bandiera S, Babbi L, Boriani L, Corghi A, Amendola L, Colangeli S, Terzi S, Gasbarrini A. Management of bone metastases. Eur Rev Med Pharmacol Sci. 2010 Apr; 14（4）: 407-14.
5. Kalra S, Gupta R, Singh S. Primary cutaneous ewing's sarcoma/primitive neuroectodermal tumor: report of the first case diagnosed on aspiration cytology. Acta Cytol. 2010 Mar-Apr; 54（2）: 193-6.
6. Song WS, Cho WH, Jeon DG,. Pelvis and extremity osteosarcoma with similar tumor volume have an equivalent survival. J Surg Oncol. 2010 Jun 1; 101（7）: 611-7.
7. Wei-Bin Zhang1, Jian-Qiang Xu1, Rong Wan, et al. Knee reconstruction with mega prosthesis for the treatment of osteosarcoma. SICOT Shanghai Congress 2007

第三章 四肢常见恶性骨肿瘤的基本概念与治疗

第一节 原发性恶性骨肉瘤

一、概述

骨肉瘤（osteosarcoma）是指肿瘤细胞能直接形成肿瘤性类骨组织或骨组织的恶性肿瘤，约占全部原发恶性骨肿瘤的20%~34%，除浆细胞骨髓瘤外，骨肉瘤是原发性骨恶性肿瘤中最常见的，它的发病率比软骨肉瘤多2倍，比尤文（Ewing）氏肉瘤多3倍，约占原发性恶性骨肿瘤的35%，占所有癌症的0.3%，美国发病率1/10万，日本7/10万，中国和印度为0.23/10万。骨肉瘤发病率在男性略高，可发生于各年龄段，但最多见于11~20岁，其次为21~30岁，年龄越大，发病率越低。好发于股骨下端、胫骨上端、肱骨上端，即骨肉瘤主要发生在下肢，特别是膝关节周围。

骨肉瘤多发生在骨骼生长发育的旺盛时期，其恶性程度又高，因此是严重影响劳动生产力并危及生命的重要肿瘤之一，早期诊断及早期治疗具有特别重要意义。

二、病因学

骨肉瘤病因不明，其发生与下列因素有关。

1. 骨骼特性 骨骼本身具有活跃生长之特性，此对肿瘤细胞的活跃具有临床意义。

2. 放射线 实验证明凡能在骨骼内积存的放射性物质均可诱发骨肉瘤。某些骨疾患如骨巨细胞瘤、动脉瘤性骨囊肿或骨外肿瘤（如乳腺瘤、视网膜母细胞瘤）等的局部放射线照射治疗，偶尔可引起继发性骨肉瘤。

3. 遗传 视网膜母细胞瘤基因（Rb基因，位于染色体13q14，目前已知它是一种抑癌基因）突变或缺失的遗传性视网膜母细胞瘤患者，发生骨肉瘤的危险性远远高于一般人。近年发现一些骨肉瘤患者也有Rb基因的突变。

4. 病毒 实验证明，动物的骨肉瘤与病毒感染有关，但对人类骨肉瘤尚未有确切的材料说明与病毒的关系。

5. 良性骨疾患的恶变 如多发性骨软骨瘤、骨Paget病、骨纤维结构不良等可恶变而发生骨肉瘤，亦称为继发性骨肉瘤。

三、骨肉瘤的分类

按照其生物学行为准确的分类对骨肉瘤的诊断和治疗具有重要意义。骨肉瘤分为原发和继发。原发骨肉瘤是指没有先前的病损直接发生者。继发骨肉瘤是有先前的病损或放射治疗后出现者。儿童和青少年的骨肉瘤93%是原发的，与此对应，60岁以上的骨肉瘤患者1/4为继发的。

以 1993 年 WHO 骨肿瘤分类为依据，骨肉瘤的分类可列于表 5-1-3-1-1。

表5-1-3-1-1　骨肉瘤的分类

（1）髓内起源
原发高度恶性髓内型（传统性骨肉瘤）
组织学亚型
成骨细胞型
成软骨细胞型
成纤维型
混合型
血管扩张型
小细胞型
低度恶性髓内型
（2）皮质旁
骨旁骨肉瘤
骨膜骨肉瘤
高度恶性表面骨肉瘤
（3）继发
畸形性骨炎
放射源性
继发于其他肿瘤
（4）多发性骨肉瘤

四、临床表现

（一）疼痛

疼痛为该疾病的主要初起症状，开始由于肿瘤侵及敏感的骨膜常呈暂时性或间歇性隐痛，迅速转为持续性剧痛，多为跳动性，有时钻痛难忍，尤以夜间明显，影响睡眠，应用一般止痛剂无效。发生在脊柱的肿瘤可以引起放射性疼痛。病变位于长骨骨端、干骺端者，常可引起相邻关节的放射性疼痛。

（二）肿块

由于肿瘤穿破骨皮质，或侵犯局部而出现肿块。肿块生长迅速，并随其扩展，按照骨的外形呈偏心性增大，形成纺锤状，肿块一般是大小不等，表面常有皮肤发亮、发热、静脉曲张和扭曲，伴有瘀斑或色素沉着。肿瘤的质地根据其所含骨质多少而异，如是硬化性肿瘤则质地如岩石样硬；如为溶骨性，质地如橡皮，并带有弹性，有压痛，偶尔可听到血管杂音。个别病例可继发感染，导致局部溃破。

（三）局部功能障碍

由于肿瘤多毗邻关节，常可引起相邻关节的疼痛而活动受限。也可引起关节积液，或出现肌肉萎缩、功能障碍，下肢肿瘤可出现跛行。在肿瘤生长较快、骨化较少的病例，可发生病理性骨折。若肿瘤压迫神经、血管，可出现相应的症状。

（四）全身症状

全身情况在初期尚佳。在后期或肿瘤生长迅速时，由于体质消耗及毒素吸收等方面的原因，患者很快出现消瘦、贫血、食欲不振、体重下降、体温升高、全身不适、恶病质等一系列症状体征。肺转移可出现胸痛、咳嗽、咯血等症状，但也有无症状者。

五、影像学检查

（一）X 线

骨肉瘤 X 线表现是骨肉瘤病理变化的反映。由于骨肉瘤在发展过程中，骨破坏与瘤骨形成是交错进行的，瘤骨可以被破坏，破坏后又可有新的瘤骨形成；骨膜反应的多样化及程度不同的软组织改变，再加恶性程度存在差异，生长快慢有别等而形成了骨肉瘤 X 线表现的多样化、复杂化。现将骨肉瘤的 X 线表现归纳如下（图 5-1-3-1-1）。

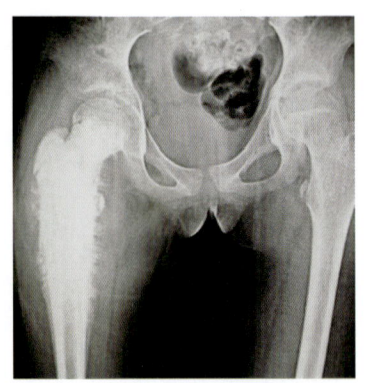

图5-1-3-1-1　临床举例

骨盆及双髋正位X线片显示右股骨上段骨肉瘤，见肿瘤已造成明显的破坏，边缘可见放射线征及骨膜掀起

1. **肿瘤性骨破坏** 常为浸润弥漫性骨破坏，程度不同，范围不一，形态不整，边缘不齐。松质骨呈斑片状或大片溶骨状破坏，境界模糊，可单独发生，或与瘤骨混合存在。大片溶骨破坏时，致骨质大片缺损。高度溶骨破坏者，受累骨干可整段被破坏殆尽。骨皮质可有筛孔状及细线状破坏。进一步发展则出现骨皮质的缺损、断裂，甚至病理性骨折。

2. **肿瘤性软骨破坏** 即肿瘤对骺板、骨骺软骨及关节软骨的破坏。由于软骨组织结构的特殊，骺板软骨及关节软骨可以暂时阻止在松质骨内迅速蔓延的肿瘤。但最近有文献报道，骨肉瘤侵犯骺板、骨骺软骨及关节软骨者高达34.1%。肿瘤侵犯破坏或穿过骺板软骨时，X线表现为临时钙化带疏松，密度减低、中断，甚至消失。骺板模糊、变窄或溶解破坏而增宽，亦可为肿瘤侵占而消失。

3. **瘤骨形成** 瘤骨是肿瘤细胞形成的一些分化不良的骨组织，表现为数量不等、形态多样、密度不匀、排列紊乱的致密影，是诊断骨肉瘤的可靠依据。有以下几种基本形态：

（1）象牙质样瘤骨 表现为密度极高的骨化阴影，呈象牙质样，无骨结构，边缘清楚，常以团块状存在，可孤立存在于骨内，亦可与其他瘤骨混合存在。

（2）棉絮状瘤骨 多见于肿瘤中心部的髓腔、松质骨或软组织肿块内，表现为斑块状或絮状，常与环行钙化混合存在，无正常骨纹。

（3）针状瘤骨 开始较细短，密度不高。以后逐渐向骨皮质外发展，密度增高，形如针状。若恶性肿瘤生长迅速，超出骨皮质范围，同时血管随之长入，从骨皮质向外放射，肿瘤骨和反应骨放射沿血管方向沉积，表现为"日光射线"形态（sun-ray）。

4. **骨膜反应** 骨肉瘤的骨膜反应是肿瘤成骨和破骨活动所引起的反应。髓腔内的反应很少见。最常见的是骨外膜的反应。此种骨膜反应由于增生的速度不一，骨小梁间的连接结构不同而形态各异。常见的有以下情况。

（1）线样及层状骨膜反应 线样者为单层菲薄的增生骨膜，平行于骨干。在肿瘤晚期，在线样骨膜的外方又出现一层新的线样骨膜，呈层状骨膜反应。

（2）Codman三角（骨膜三角、袖口征） 若骨膜被瘤顶起，可在骨膜下形成新骨，这种骨膜反应称Codman三角。

5. **病理骨折** 发生率6%~10%，多见于长骨溶骨型者（图5-1-3-1-2）。

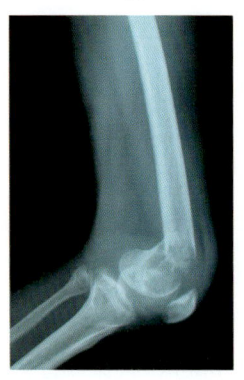

图5-1-3-1-2 临床举例

左大腿中下1/3及膝关节X线侧位片示股骨下段骨肉瘤伴病理性骨折

6. **软组织改变** 骨肉瘤生长迅速，不仅在髓腔内上下蔓延，而且极易突破骨皮质向软组织内侵润，形成软组织肿块。X线表现为圆形或椭圆形肿块阴影，边界清楚或不清楚。

（二）CT

CT检查比X线检查更清楚，可以同时显示肿瘤的位置、范围，与邻近结构如肌群、脏器、血管、神经等之间的空间关系，显示肿瘤外形，向上下扩展的情况，补充X线平片的不足。较平片更早期地发现和确定皮质骨、关节面的破坏及范围，明确骨外及髓内侵犯范围，早期发现软组织肿块。

（三）MR

骨肿瘤常用的MR检查用T_1和T_2加权的横断面、矢状和冠状面像，能清楚地显示肿瘤的大小、侵犯范围，尤其对软组织肿瘤或来自骨肿瘤的软组织肿块，MR图像有较大的反差，能清楚地显示肿瘤与周围组织的关系。

（四）同位素骨扫描

ECT 能早期发现小于 1cm 的隐蔽肿瘤,显示异常可较 X 线早 1 年半,并可显示肿瘤的范围和"跳跃"病灶。

六、实验室检查

（一）血液检查

常发现血红蛋白低,血沉增快,有时白细胞增多。

（二）生化检查

大部分患者出现血碱性磷酸酶增高,血碱性磷酸酶的含量高低与预后有关,手术、截肢和化疗以后,血碱性磷酸酶升高,说明骨肉瘤有残余、复发或转移。一般认为,血碱性磷酸酶与破骨细胞活动有关,大部分骨肉瘤破坏明显是其特征,产生出碱性磷酸酶。就瘤骨本身而言,溶骨型成骨肉瘤组织内的碱性磷酸酶很容易进入血液内,因此可以明显升高,而成骨型骨肉瘤虽然瘤骨内碱性磷酸酶含量很丰富,但血浆内碱性磷酸酶并不一定很高。

七、病理检查

这是确认肿瘤唯一可靠的检查,分为切开活检和穿刺活检两种。

1. **切开活检** 分为切取式和切除式两种;
2. **穿刺活检** 此法简单、安全、损伤小,用于脊柱及四肢的溶骨性病损。

八、治疗

目前对骨肉瘤的治疗是以手术治疗为主,结合术前及术后的放射治疗、化学治疗、免疫治疗、冷冻或热疗等的综合治疗。

（一）截肢术（amputation）

截肢就会带来残疾,应慎重选择适应证,截肢平面原则上应超过患者的近侧关节。同时要做好患者的心理支持治疗。在彻底切除肿瘤的基础上,保留部分肢体功能,改善患者术后生活质量,常采用改良截肢术,包括 Tikhoff-Linberg 肢体段截术、Salzer 手术等方式。

（二）保肢手术（limb salvage）

随骨肉瘤的化学治疗不断发展,保肢治疗成功率明显提高。目前最常采用的保肢方法有人工假体置换术（图 5-1-3-1-3、4）、自体骨移植术、异体骨及半关节移植术、人工关节 - 异体骨复合植入术和关节融合术等。

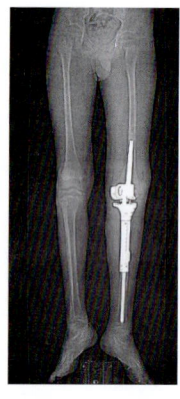

图 5-1-3-1-3　临床举例
双下肢全长正位 X 线片,显示左下肢肿瘤切除后选用胫骨下段可延长假体置换,术中患肢较健侧延长 1cm

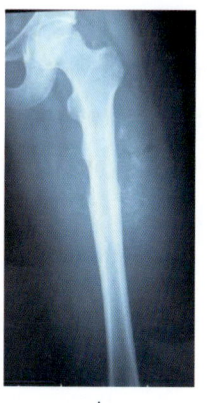 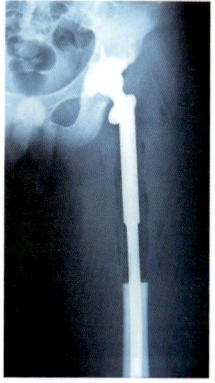

　　A　　　　　　　　B
图 5-1-3-1-4　临床举例（A、B）
股骨中上段骨肉瘤行假体置换术　A.术前 X 线正位片;
B.瘤体段切+人工长柄髋关节假体置换术后 X 线正位片

(三)新辅助化疗

术前化疗至少进行两个疗程以上,根据初步化疗反应,调整和完善术后的辅助化疗方案。大剂量的化疗药物的毒副作用较多,在化疗过程中,应密切观察患者的生命体征,对症治疗,及时调整化疗方案。经动脉内途径给化疗药物,能提高肿瘤局部的药物浓度,增强化疗效果。

(四)其他治疗方案

包括放射性粒子植入治疗、基因治疗和免疫治疗等,这些治疗方法尚未进行大样本的临床应用,还有待进一步的研究。

第二节 原发性软骨肉瘤

一、概述

软骨肉瘤是常见的恶性骨肿瘤之一,但发病率低于成骨肉瘤。有原发和继发两种,后者可由软骨瘤、骨软骨瘤恶变而来,这也是发病年龄较晚的原因之一。肿瘤多见于成人,30岁以下少见,35岁以后发病率逐渐增高。男性多于女性。

二、好发部位

好发于四肢长骨与骨盆,其中股骨又是最常见的部位,亦可见于椎骨、骶骨、锁骨、肩胛骨和足骨。而在长骨的软骨肉瘤多数位于干骺端,骨骺闭合后可侵犯骨骺。

三、病理表现

(一)肉眼观察

软骨肉瘤瘤体大多数较大,直径一般超过4cm。中央型的软骨肉瘤破坏骨皮质侵犯周围软组织,由此区别于内生软骨瘤。周围型软骨肉瘤为结节状肿瘤,与周围有清楚的界限。切面肿瘤为分叶状,呈现灰白或灰蓝色有光泽的软骨样表现,瘤体结实,部分呈黏液样或囊状。

(二)镜下观察

软骨肉瘤镜下可见丰富的圆形或卵圆形瘤细胞,核大,深染,亦可见双核或多核瘤细胞。在高度恶性的软骨肉瘤,瘤细胞呈多形性,有时可见有丝分裂。

四、临床表现

原发性软骨肉瘤以钝性疼痛为主要症状,由间歇性逐渐转为持续性,邻近关节者常可引起关节活动受限。局部可扪及肿块,无明显压痛,周围皮肤伴有红热现象。继发性软骨肉瘤一般为30岁以上成年人,男性多见,好发于骨盆,其次为肩胛骨、股骨及肱骨。出现肿块为主要表现,病程缓慢,疼痛不明显,周围皮肤无红热现象,临近关节时,可引起关节肿胀、活动受限,如刺激压迫神经则可引起放射性疼痛、麻木等。位于胸腔和骨盆的肿瘤,一般难以发现,直至肿瘤压迫内脏,产生相应症状后才被发现。

五、辅助检查

(一)X线

在低密度的病灶中可见斑点状或斑片状的钙化,而肿瘤的钙化是诊断软骨肉瘤的重要依据,其次还可见皮质破坏、骨膜反应等。通过X线上肿瘤的钙化、大小,有助于判断肿瘤的恶性程度,软骨中有良好的钙化环说明肿瘤的恶性度较低,而不定形、散在不规则的钙化则有可能是高度恶性的表现,如果肿瘤边缘不清且与正常组织间移行区较宽,则说明肿瘤具有一定的侵袭性(图5-1-3-2-1)。

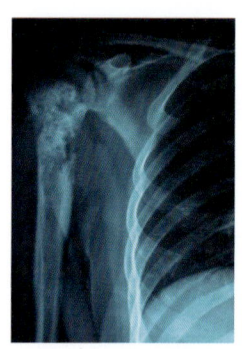

图5-1-3-2-1 临床举例
右肩正位X线片,显示肱骨上段软骨肉瘤,
骨质破坏明显,病灶中可见斑片状钙化

(二)CT

中央型的CT平扫为髓腔、骨破坏区和周围软组织内高低混杂密度灶,其中残留骨、瘤骨和软骨钙化呈高密度,坏死囊变区为低密度。边缘型和皮质旁型的CT表现与中央型相似,但肿瘤多向骨外生长,其中边缘型多数还可见残存骨软骨瘤性基底和软骨帽。

(三)MR

中心型软骨肉瘤多呈膨胀性溶骨性骨破坏,病变区T_1呈等或低信号,信号越低则恶性度越高。T_2或压脂T2WI上低恶性度的肿瘤呈均匀的高信号,但恶性度高者信号不均匀。周围型软骨肉瘤多为骨软骨瘤恶变而来。MR可清晰显示软骨帽,若软骨帽不规则增厚(>2cm)、变大、边界模糊,且形成不规则软组织肿块,信号混杂不均匀,则高度提示为软骨肉瘤。

(四)核素扫描

可以确定中央型软骨肉瘤的边界及发现隐匿的病灶,对于周围型软骨肉瘤可以明确肿瘤的代谢活力。

六、鉴别诊断

软骨肉瘤需与软骨瘤、骨软骨瘤、骨肉瘤鉴别。

(一)软骨瘤

软骨瘤常有散在沙砾钙化点,较软骨肉瘤少而小,且骨皮质多保持完整,无肿瘤性软组织肿块。

(二)骨软骨瘤

为附着于干骺端的骨性突起,形态多样,软骨帽盖厚者亦可见肿瘤端部有菜花样钙化阴影。而继发于骨软骨瘤的软骨肉瘤,软骨帽增厚更明显,并形成软组织肿块,其内可见多量不规则絮状钙化点。

(三)骨肉瘤

易与中央型软骨肉瘤混淆,特别是无钙化的软骨肉瘤与溶骨性骨肉瘤颇为相似,但若见骨肉瘤具有的特征性肿瘤骨化,以及骨膜反应显著者可予以区别。

七、手术治疗

对于软骨肉瘤需要早期彻底切除,手术方式根据肿瘤恶性程度的不同加以选择。恶性度较低时可以做局部切除及大块植骨。病变广泛及侵及周围软组织时要考虑截肢术或关节离断术,而在骨盆部的肿瘤常因瘤体较大而需行半骨盆切除术。软骨肉瘤手术后预后较好,5年生存率可达半数(图5-1-3-2-2)。

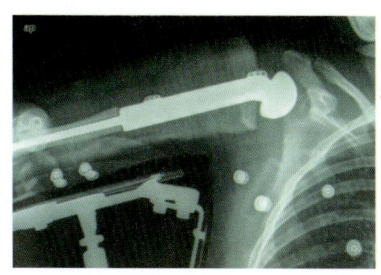

图5-1-3-2-2　术后病例
同前病例,右肩X线正位片显示肱骨上段软骨肉瘤切除后已行人工假体置换

八、放射治疗

部分软骨肉瘤对放射治疗有一定敏感性,采用放疗可以提高软骨肉瘤的治愈率。

九、化疗

由于软骨肉瘤的DNA合成速度低,肿瘤的增大主要是由于基质的合成所致,故目前尚无成熟的化疗方案。

第三节　尤文氏肉瘤

一、概述

尤文氏肉瘤(Ewing's sarcoma)系 Ewing (1921)首先报道,当时取名为"骨的弥漫性血管内皮瘤",但是学者们对其组织发生意见不统一,故文献中一直以姓氏命名。现在尤文氏肉瘤被公认是一种独立的骨肿瘤,但对其来源和性质仍存在有不同的看法,如间充质细胞、成骨细胞等,而我国此病并不多见,发病年龄多局限在5岁以上,30岁以下,以10~25岁最多见,且以男性略多。

二、好发部位

全身骨骼均可发病,但以四肢长骨的骨干为好发部位,以股骨、胫骨及肱骨最多见,少数发生在干骺端及骨骺。一般青少年以长管状骨为最多,20岁以上则以扁骨为多。

三、病理表现

(一)肉眼观察

肿瘤多发生于骨干部,从骨干中央向干骺端蔓延,自骨干向外破坏,肿瘤呈结节状,质地柔软,无包膜。切面呈灰白色,部分区域因出血或坏死而呈暗红色或棕色。肿瘤破坏骨皮质后,可侵入软组织,在骨膜及其周围形成"洋葱皮"样成层的骨膜增生,此为典型X线表现的基础。

(二)镜下观察

瘤细胞呈圆形或多角形,形态相当一致,胞浆很少,染色浅,胞膜不清楚。细胞核呈圆形或椭圆形,大小比较一致,颗粒细,分布均匀,核分裂相多见。瘤组织内细胞丰富,细胞排列成巢状,常有大片坏死。在肿瘤周围可有新骨形成,为反应性新生骨,而不是肿瘤本身成分。

四、临床表现

(一)疼痛

是最常见的临床症状。多数患者为间歇性疼痛,疼痛程度不一,初发时不严重,但迅速变为持续性疼痛,根据部位的不同,局部疼痛将随肿瘤的扩散而蔓延。如发生于骨盆部位,疼痛可沿下肢放射,影响髋关节活动。若发生于长骨邻近关节,则出现跛行、关节僵硬,还伴有关节积液。位于脊柱可产生下肢的放射痛、无力和麻木感,本肿瘤很少合并有病理骨折。

(二)肿块

随疼痛的加剧而出现局部肿块,肿块生长迅速,表面可呈红、肿、热、痛的炎症表现,压痛显著,表面可有静脉怒张。发生于髂骨的肿瘤,肿块可伸入盆腔内,可在下腹部或肛诊时触及肿块(图5-1-3-3-1)

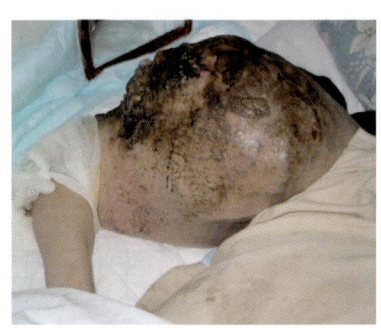

图5-1-3-3-1　临床举例
右肱骨巨型尤文氏肉瘤外观

(三)全身症状

患者往往伴有全身症状,如体温升高达38℃~40℃,全身不适,乏力,食欲下降及贫血等。

五、辅助检查

(一)实验室检查

可有贫血、白细胞增多及血沉加快。血清乳酸脱氢酶活性也可增高,白细胞常增高。由于大量骨膜新生骨的形成,血清碱性磷酸酶可轻度增高,这对成年人具有很大诊断意义。

(二)X线

尤文氏瘤的X线表现多种多样,依发生部位不同,表现亦不相同。但尤文氏肉瘤有其基本X线特征,即虫蚀状的溶骨性破坏,骨皮质破坏,骨膜反应,无钙化的软组织阴影。典型的尤文氏肉瘤会出现以上表现,但是无法和有着同样表现的其他肿瘤,如骨髓炎、嗜酸性肉芽肿等相鉴别(图5-1-3-3-2)。

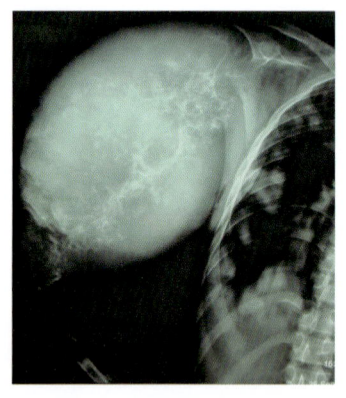

图5-1-3-3-2　同前,正位X线片所见
X线平片显示尤文氏肉瘤范围,呈明显溶骨性破坏征

(三)CT及MR

能较好地判断肿瘤的范围及侵犯软组织的情况。MR可见瘤体处广泛性骨质破坏,呈软组织肿块影;在T_1加权像上呈均匀的长T_1信号,在T_2加权像上呈很长T_2高信号。在CT上显示为源于骨组织的软组织肿块,骨质广泛破坏。

(四)核素骨扫描

不仅可显示原发病灶的范围,而且还可发现全身其他病灶。

六、鉴别诊断

主要需与急性化脓性骨髓炎、骨原发性网织

细胞肉瘤、神经母细胞瘤骨转移以及骨肉瘤相鉴别。

（一）急性化脓性骨髓炎

本病发病急，多伴有高热，疼痛较尤文肉瘤剧烈，化脓时常伴有跳痛，夜间痛并不加重，有些病例伴有胸部其他部位感染。早期的 X 线片上受累骨改变多不明显，以后于髓腔松质骨中出现斑点状稀疏破坏。在骨破坏的同时很快出现骨质增生，多有死骨出现。穿刺检查，在骨髓炎的早期即可有血性液体或脓性液体吸出，细菌培养阳性，而尤文肉瘤则无。进行脱落细胞学检查有助于诊断。骨髓炎对抗炎治疗有明显效果，尤文肉瘤对放疗极敏感。

（二）骨原发性网织细胞肉瘤

多发生于 30~40 岁之间，病程长，全身情况尚好，临床症状较轻，X 线表现为不规则的溶骨性破坏，无骨膜反应。病理检查，胞核多不规则，具有多形性，网织纤维比较丰富，包绕着瘤细胞。组织化学检查包浆内无糖原。

（三）神经母细胞瘤骨转移

多见于 5 岁以下的幼儿，60% 来源于腹膜后，25% 来源于纵隔，常无明显原发病症状，转移处有疼痛、肿胀，多合并病理性骨折，尿液检查儿茶酚胺升高。X 线片常难鉴别，病理上神经细胞瘤的细胞呈梨形。

（四）骨肉瘤

临床表现发热较轻微，主要为疼痛，夜间重，肿瘤穿破皮质骨进入软组织，形成的肿块多偏于骨的一旁，内有骨化影，骨反应的大小、形态常不一致，常见 Codman 三角及放射状骨针改变。病理上瘤细胞处呈假菊花样排列。

七、治疗原则

由于尤文肉瘤恶性程度高，病程短，转移快，采用单纯的手术、放疗、单药化疗，效果均不很理想，绝大多数患者在两年内死亡，5 年生存率不超过 10%。现在多采用综合疗法，提高局限尤文肉瘤的 5 年存活率。

八、手术治疗

手术治疗的原则是完全切除肿瘤，以最大限度地达到有效的局部控制，防治和减少肿瘤的转移。在此基础上，尽可能多地保留肢体功能，提高患者的生活质量，因此手术治疗的作用日趋重要。临床上常用的手术种类是瘤段整块切除重建术、截肢术或关节离断术、肿瘤局部切除术。为了正确地选择手术方案，术前应对患者进行全面、认真的评价，根据患者的年龄、肿瘤的部位、肿瘤的大小和肿瘤毗邻的重要解剖组织，及患者愿望和经济条件决定采用何种手术方式。

九、放疗

尤文肉瘤对放疗极为敏感，是治疗尤文肉瘤的主要措施。一般给小剂量照射，能使肿瘤迅速缩小，局部疼痛减轻或消失，但单纯放疗远期疗效很差。

十、化疗

目前认为对尤文肉瘤有效的药物有环磷酰胺、阿霉素、更生霉素、长春新碱、卡氮芥等。组成的联合方案也很多，效果较好的为 CVD 方案（CTX+VCR+DACT+VCDA）、CVDA 方案（在 CVD 方案的基础上加 ADM）等。

第四节 骨的恶性淋巴瘤

一、概述

骨淋巴瘤是一类较少见的恶性肿瘤,它可以是原发于骨的单一病变,也可以是淋巴瘤晚期全身播散的表现,有时两者很难区分。1928年,Oberlin首次发现了原发性骨淋巴瘤(primary lymphoma of bone,PLB),1939年Parker和Jackson首次提出了骨原发性淋巴瘤的概念。据文献统计,原发性骨恶性淋巴瘤约占所有结外淋巴瘤病例中的3%~5%,占所有原发性恶性骨肿瘤的5%,各年龄段均可发病,主要见于20~40岁,男女之比为2:1。

二、好发部位

淋巴瘤侵犯骨的部位较广泛,几乎全身各骨骼均可累及,其中颌骨、颅骨、骨盆、脊柱、股骨等部位较常见,有人统计,颌骨为最常见的发病部位,四肢长骨中以股骨最常见。

三、病理表现

骨的原发恶性淋巴瘤有多种细胞类型。以大细胞类型最为常见,未分化的小细胞淋巴瘤及分化好的小细胞淋巴瘤少见。在儿童则以弥漫性组织细胞类型多见。各种类型的骨淋巴瘤中,瘤细胞总是呈弥漫性生长,组织学上类似肉瘤的表现,常需用免疫组织化学来进行鉴别诊断。

四、临床表现

骨淋巴瘤患者常见症状为疼痛,约2/3的患者疼痛为首要症状,表现为钝痛、胀痛。有些患者以局部肿胀、包块为首诊症状。发病早期,疼痛较轻,呈间歇性。病程晚期,疼痛可发展为持续性,并有夜间疼痛现象。由于该病早期症状轻微,起病较缓慢,有相当数量的患者直到发生病理性骨折时方才就诊。脊柱椎体淋巴瘤主要症状为局部疼痛,但较轻微而骨破坏较为明显,因此病理性骨折更为常见,有些患者可造成截瘫。四肢长骨淋巴瘤具有一般恶性肿瘤的特点,除局部疼痛外,局部可有肿胀及软组织包块,表面有静脉怒张,皮温高,压痛明显等。部分骨淋巴瘤患者可伴有发热、无力、体重减轻等全身症状。

五、辅助检查

(一)实验室检查

原发性骨淋巴瘤患者化验检查多正常,有些病例有轻度地碱性磷酸酶增高。骨髓像检查常无特异性,可见粒细胞、原核细胞、网状细胞及浆细胞等增多。

(二)X线

根据X光片特点可分为溶骨型、硬化型及混合型3种,其中溶骨型最常见,其次为混合型,而单纯硬化型则较少见。溶骨性病变往往范围较广泛,有些与正常组织之间有轻度硬化带,这种硬化带常是不连续的。单纯溶骨型X线片上较少见骨膜反应。四肢长骨淋巴瘤常伴有明显的软组织包块影。

(三) CT及MR

CT及MR目前广泛用于淋巴瘤的诊断,特别是MR能更好地显示淋巴结的病变。对于骨淋巴瘤,CT及MR除可判断肿瘤部位及骨破坏程度外,尚可清晰显示周围软组织肿块的情况,也可以看到瘤内结节形成(图5-1-3-4-1)。

(四) 放射性核素扫描

早期可发现骨的病变,缺点是假阳性率较高,且不能准确判断其病理类型。

六、治疗

尽管恶性淋巴瘤对于放疗较敏感,但单纯放疗半数患者出现复发,因此目前对于骨的原发恶性淋巴瘤多采用综合治疗,即放疗后给予外科手术及辅助性化疗(图5-1-3-4-2)。常用的放疗剂量为45~50Gy,疗程4~5周,放射区域包括整个受累骨及附近软组织。

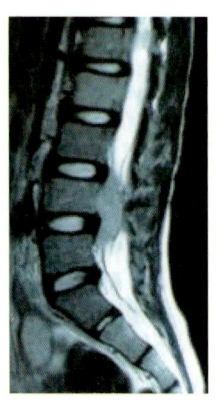
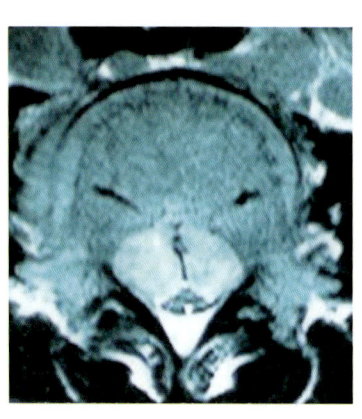

图5-1-3-4-1 临床病例MR所见(A、B)
$L_{3、4}$节段椎管淋巴瘤MR显示病变范围

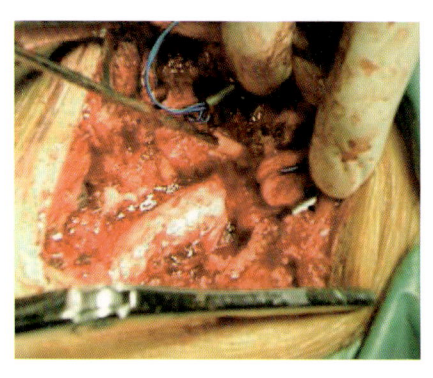
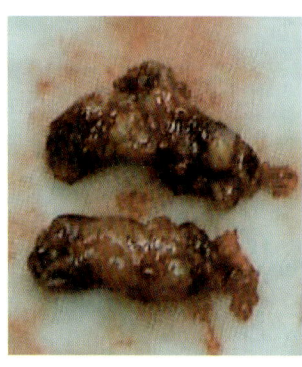
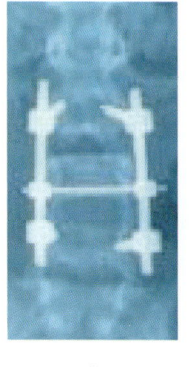
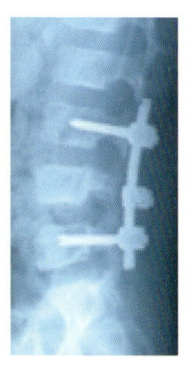

图5-1-3-4-2 手术病例(A~D)
同前例,已行肿瘤切除+椎管减压+内固定术
A. 手术中; B. 已切除之肿瘤组织块; C.D. 术后X线正侧位片

第五节 多发性骨髓瘤

一、概述

多发性骨髓瘤（multiple myeloma, MM）是浆细胞异常增生的恶性肿瘤，是一种进行性的肿瘤性疾病，其特征为骨髓浆细胞瘤和一株完整性的单克隆免疫球蛋白（IgG, IgA, IgD 或 IgE）或 Bence Jones 蛋白质（游离的单克隆性 κ 或 γ 轻链）过度增生。多发性骨髓瘤常伴有多发性溶骨性损害、高钙血症、贫血和肾脏损害，而且对细菌性感染的易感性增高，正常免疫球蛋白的生成受抑制。

二、病理表现

（一）肉眼观察

骨髓瘤常见髓腔内出现大量融合的、凝胶状的小结节，红色或棕色，界限不清。扩散的瘤细胞代替了正常的骨髓并破坏了髓腔中的骨小梁，以至于局部骨质强度降低。

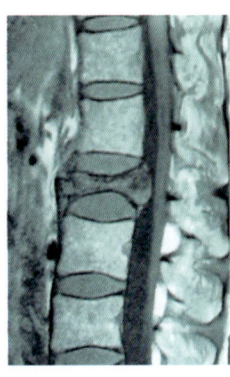

图5-1-3-5-1　临床举例
多发性骨髓瘤：MR显示L_2椎体低信号改变，伴有病理性压缩骨折征，硬膜囊已受累

（二）镜下观察

多发性骨髓瘤表现为富细胞型肿瘤，细胞间距离近以至细胞轮廓不清，周围间质很少。瘤细胞很像浆细胞，胞浆为嗜碱性，与浆细胞不同的是骨髓瘤细胞比浆细胞大，最大直径可超过20um，胞内没有 Russell 小体。

三、临床表现

多发性骨髓瘤起病多缓慢，患者可有数月至10多年的无症状期。此期可有血沉增快、M 球蛋白或原因不明的蛋白尿，此谓"临床前期"。多发性骨髓瘤的临床表现复杂多样，主要为骨痛、贫血、发热、感染、出血、肾功能不全、关节痛、消化道症状、神经系统症状、骨骼变形及病理性骨折等。临床表现主要由于恶性增生的浆细胞、骨骼及髓外组织的浸润及 M 球蛋白增多所致。

四、辅助检查

（一）实验室检查

1. **周围血象**　早期贫血一般为中度，为正常细胞正常色素型。晚期由于骨髓浸润和化疗药物的抑制而常有全血细胞减少。红细胞沉降率由于血浆球蛋白显著增多而显著增快。

2. **骨髓检查**　骨髓穿刺活检对本病具有特异诊断的意义。病变部位显示骨髓有核细胞多呈增生活跃或明显活跃。当浆细胞在10%以上，伴有形态异常，应考虑本病的可能。

3. **异常球蛋白**

（1）本周（凝溶）氏蛋白：50%~80% 的骨髓瘤患者尿本-周氏蛋白阳性；

（2）高球蛋白血症和 M 蛋白出现：约95%的

患者血清球蛋白增多，白、球蛋白比例倒置。

（二）X线

早期骨骼X线检查常无阳性改变，只有当单位瘤细胞增殖至一定数量时才能出现X线可见的典型的"筛孔状"破坏灶。肿瘤生长迅速者，常表现为伴有软组织肿块和边缘模糊的溶骨性破坏；生长慢者，则为边缘清楚的膨胀改变。部分病例表现为广泛性骨质密度减低，骨小梁变稀变细，骨皮质变薄，并有粟粒状骨质破坏。骨质疏松部位易发病理性骨折，尤以肋骨、脊椎易发。

（三）CT

CT表现与X线大致相同，呈穿凿样溶骨性破坏，但能发现更多的小病灶。病变为多发性边缘锐利的小圆形低密度区，无硬化边。有时仅有大块溶骨性破坏区。可与骨小梁疏松及低密度骨质缺损区相互混杂。

（四）MR

多发性骨髓瘤远多于单发性骨髓瘤。多发于富含红骨髓的中轴骨，可单骨多发或多骨多发，呈溶骨性骨破坏改变。病灶于T_1上多为低信号，T_2呈明显高信号，常发现比X线和CT多得多的小病灶。增强表现：受累骨髓呈弥漫性、不均匀性及灶性强化。

五、治疗原则

多发性骨髓瘤目前尚无根治方法，化疗及全身支持治疗可以明显改善临床症状。

六、化疗

最有疗效的是细胞周期非特异性药物，常用的有MP（马法兰+强的松）、VAD方案。

七、全身支持疗法

对患者出现的伴随症状进行对症治疗，紧急输送红细胞及注射雄激素促进正常造血以纠正贫血。高血钙症应用大剂量强的松和（或）加用降钙素等。口服别嘌呤醇治疗高尿酸血症。血黏滞度增高者用青霉胺或考虑血浆分离，控制感染，改善肾功能。脊髓压迫者应用大剂量激素、局部放疗或紧急行椎板切除减压术。骨痛应用止痛药物、放疗等。

（邵增务　张志才）

第六节　下肢横纹肌肉瘤

一、概述

横纹肌肉瘤有两种主要的类型，即成年型（多形性型横纹肌肉瘤）和儿童型（胚胎型横纹肌肉瘤）。在20世纪50年代以前，成人型是比较常见的软组织肉瘤之一，但随着电子显微镜及免疫组化技术的发展，能够比较准确地辨认出有条纹的肌原纤维，因此那些分化差但不含肌原纤维的多形性病变被重新归类为其他类型的软组织肿瘤（主要是恶性纤维组织细胞瘤），多形性型横纹肌肉瘤也就成为成人中不很常见的病变，约占所有成人软组织肉瘤的20%。恶性纤维组织细胞瘤的临床表现为侵袭性增大、位置深在、症状轻微。该患者病程较长，在基层医院连续3次手术切除肿瘤,连续复发,以致可能出现致命性后果。因此对此种病例在早期即应重视,并予以广泛性切除,方有可能获得满意疗效。

本症主要与横纹肌血管瘤尤其是广泛的毛细血管瘤相鉴别,后者可形成巨肢症,但切除后少有复发者。

二、病情简介

(一)病史

患者,男,60岁,以"发现右侧大腿内后方肿物两年,经3次手术切除该肿物后再次复发一月余"为主诉入院。两年前患者无意中发现右侧大腿内后方有一肿物,如鸡蛋大小,至当地医院就诊,建议手术切除,术后病检结果显示为"右大腿横纹肌肉瘤"。术后3个月,手术部位肿瘤再发,再次予以切除。第二次手术后5个月,手术部位第三次触及肿瘤,又一次手术切除。一个月前,患者第四次发现右侧大腿内后方肿物,无疼痛,无运动障碍,为求进一步诊疗,以"右大腿横纹肌肉瘤切除术后复发"为诊断收入院。

(二)体格检查

T 36.5℃,P 80次/分,R 20次/分,BP 16.7/10kPa(120/75mmHg),患者发育正常,营养中等,神志清,精神可,查体合作,自动体位。全身皮肤黏膜无黄染,无皮疹及皮下出血点,右大腿内后侧有一长约30cm的手术瘢痕,全身浅表淋巴结未触及肿大。头颅大小正常无畸形,五官无异常。颈软无抵抗,气管居中,双侧甲状腺无肿大。颈静脉无怒张。双侧胸廓对称无畸形。叩诊音清,未闻及干湿性罗音。心前区无隆起,无异常心尖搏动。心率80次/分,律齐。各瓣膜听诊区未闻及杂音。腹部稍膨隆,腹软,肝脾肋下未触及。上腹部轻压痛,无反跳痛。无移动性浊音。脊柱生理弯曲存在。四肢活动正常。生理性反射存在。病理性反射未引出。专科检查:右侧腘窝上方可触及一6cm×5cm×6cm大小的肿物,高出皮肤约1cm,表面光滑,活动度差,与周围组织分界不清,无压痛,皮温不高,右下肢感觉无异常,右膝屈、伸肌力正常,右足背伸、跖屈肌力正常,右髌腱、跟腱反射正常,肌张力正常,右足背动脉搏动较对侧稍差,右小腿轻度凹陷性水肿。

(三)辅助检查

头颅、胸部SCT显示无异常征象。ESR 19mm/h。全身核素骨扫描显示未见明显骨转移征象。右股骨正侧位X线片显示股骨干骨质结构未见异常,股骨下段内后侧软组织肿胀。右侧大腿SCT和MR显示:①右大腿"横纹肌肉瘤"术后改变;②右股骨下段内后侧软组织内异常信号,考虑为术后复发和残留可能性大(图5-1-3-6-1)。病理诊断为右大腿横纹肌肉瘤。

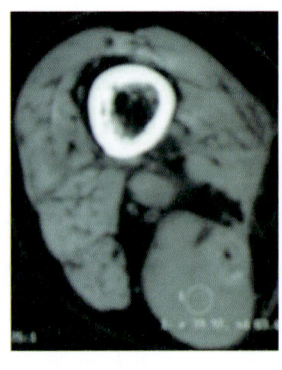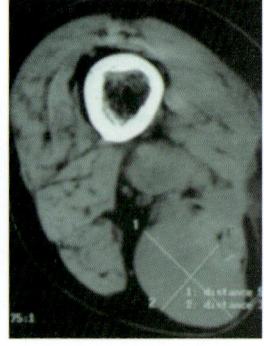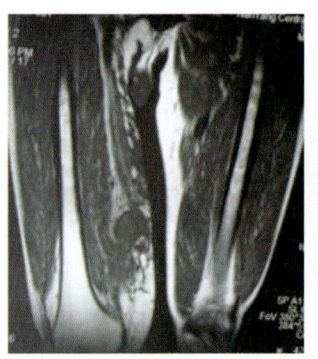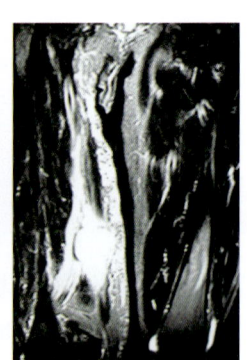

A　　　　　　　　B　　　　　　　　C　　　　　　　　D

图5-1-3-6-1　术前MR和增强MR所见(A~D)
A.B. SCT横断面扫描所见;C.D. MR冠状位及矢状位观

(四)入院诊断

右大腿横纹肌肉瘤切除术后复发。

(五)治疗计划

术中沿肿瘤正中和坐骨神经的走行做S形切口,长约22cm,于股二头肌间隙可见一大小约5cm×5cm×4cm的瘤体,其深部可见有3个相互连接的小瘤体,大小分别为3cm×3cm×2cm、2cm×2cm×2cm和2cm×2cm×1cm,均有薄层包膜,内容物呈鱼肉样,瘤体包膜与股动静脉粘连严重,与坐骨神经轻度粘连。术后切除物送病检,结果显示为梭形细胞肉瘤,建议免疫组化协助分类(图5-1-3-6-2)。免疫组化检测结果显示为肿瘤细胞CD68(+)、Vimentin(+)、Desmin(-)、actin(-)、myoglitrin(-),支持恶性纤维组织细胞瘤。

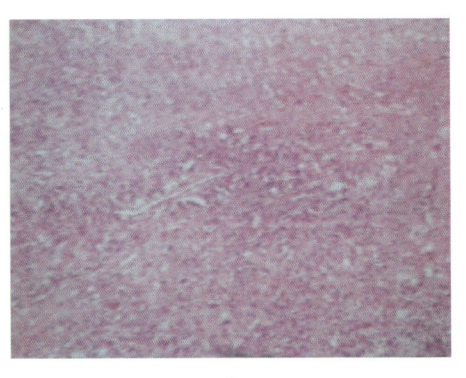

图5-1-3-6-2　术后病理检查(A、B)
镜下观符合横纹肌肉瘤病所见

(六)术后情况

术后7天伤口顺利拆线。因恶性纤维组织细胞瘤的病程呈快速侵袭性,故建议患者尽早行右下肢截肢,患者拒绝截肢,出院时嘱其定期来院复查,术后回当地医院行放射治疗和化学治疗。

(王义生　刘宏建)

第七节　下肢恶性黑色素瘤

一、概述

黑色素瘤病情大多凶险莫测,早期即可转移,预后差,截肢亦无法改善预后,仅能减少载瘤量及患者疼痛症状。若能够获得早期诊断,避免盲目多次取活检,术前再辅助放疗和化疗,将增加保肢手术的成功率。同时,每位骨科医师都必须认真对待活组织检查,尤应重视对病变组织的精确定位以确保诊断的准确率。

但病情往往并非如此,本例患者院外两次肿物活检均未明确肿物组织学分类,患者及家属强烈要求再次取活检,经检查,全身未发现其他病灶,未触及肿大的淋巴结,全身骨显像和胸片未发现远处转移,活检后经免疫组化确诊为恶性黑色素瘤。现将临床情况介绍于后。

二、病情简介

(一) 病史

患者,男,32岁。以"右小腿近端外侧肿物4月余,右小腿及足部麻木、无力两个月"为主诉入院。4个月前,患者无意中发现右小腿近端外侧有一肿物,右小腿接触硬物时疼痛,右下肢行走正常,无发热等症状,在当地医院按"右小腿软组织损伤"给予外用药治疗,无效。后在当地肿瘤医院行肿物CT扫描,并做针吸活检,并以"右小腿软组织恶性肿瘤"为诊断,行"顺铂、阿霉素、环磷酰胺"等药物联合化疗10天(具体不详),肿物无明显缩小;两个月前,该肿物压痛明显,体积渐增大,并出现右小腿麻木,足背伸无力,再次就诊于当地医院,按"右小腿软组织感染"给予中草药煎服和青霉素针输注,疗效均欠佳,右小腿疼痛加重,且有夜间局部疼痛。一个月前,来我院住院治疗,因拒绝手术而自动出院。后至山东某中心医院再次行肿物活检术,未明确肿物组织来源,后到北京某三甲医院行病理学会诊,结果为右小腿软组织低分化恶性肿瘤,肿瘤细胞呈片状、条索状排列,细胞核卵圆,核仁清晰,众多核分裂相,大片坏死,肿瘤浸润骨骼肌间,结合临床,肿瘤分化差,需免疫组化辅助诊断恶性黑色素瘤、上皮样肉瘤(间变型)和癌等。半月前,又至当地肿瘤医院化疗(具体不详),化疗后出现脱发、乏力和纳差,且肿物进一步增大,右下肢麻木和无力症状无改善,今再次来我院要求手术治疗。

(二) 体格检查

T 36.5℃,P 92次/分,R 20次/分,BP18.4/13.7kPa(138/103mmHg)。患者发育正常,营养中等,神志清,精神可,查体合作,右下肢跛行,扶拐行走,自动体位。全身皮肤粘膜无黄染,无皮疹及皮下出血点,全身浅表淋巴结未触及肿大。头颅大小正常无畸形,五官无异常。颈软无抵抗,气管居中,双侧甲状腺无肿大。颈静脉无怒张。双侧胸廓对称无畸形,叩诊音清,未闻及干湿性罗音。心前区无隆起,无异常心尖搏动,心率92次/分,律齐,各瓣膜听诊区未闻及杂音。肝脾肋下未触及。腹部稍膨隆,腹软,无压痛及反跳痛,无移动性浊音。专科检查,脊柱生理弯曲存在,活动自如无畸形,右小腿近端腓侧肿胀,可见一约6cm长的手术切口,已愈合,局部皮温无升高,无浅静脉怒张,压痛明显,肿物质硬,固定,边界不清,大小约15 cm×10cm,膝关节伸165°时受限,有电击样疼痛,感右小腿麻木疼痛加重,屈曲无明显障碍,右小腿前外侧浅感觉减退,足背伸肌力0级,右足下垂且轻度内翻,跨阈步态。

(三) 辅助检查

右胫腓骨正侧位X线片见右腓骨近端骨皮质模糊(图5-1-3-7-1)。SCT(图5-1-3-7-2)和MR(图5-1-3-7-3)显示右小腿占位性病变,考虑为横纹肌肉瘤或纤维肉瘤或恶性纤维组织细胞肉瘤,建议穿刺活检。全身骨扫描结果显示右侧腓骨近端骨代谢异常活跃,提示原发性骨肿瘤。右足骨代谢异常活跃,提示废用性骨质疏松(图5-1-3-7-4)。

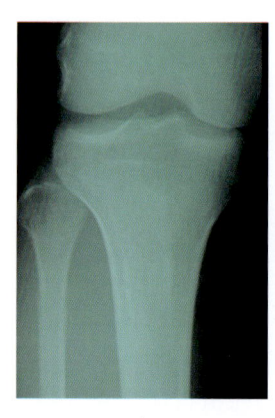 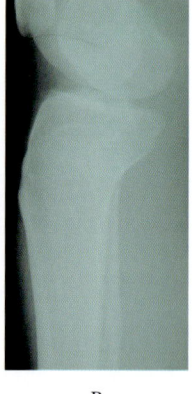

A   B

图5-1-3-7-1 临床病例X线所见(A、B)
右胫腓骨正侧位X线片显示:右腓骨近端骨皮质模糊

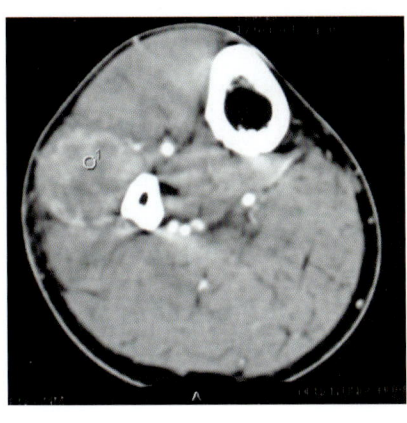

图5-1-3-7-2　同前，SCT显示肿瘤部位及范围

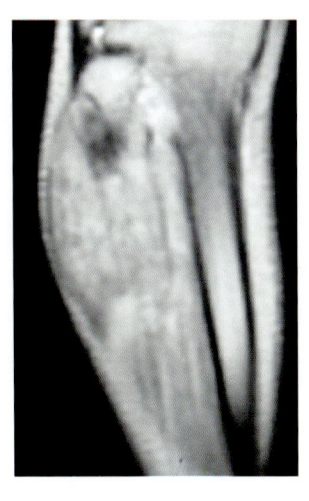

图5-1-3-7-3　同前，MR显示肿瘤情况

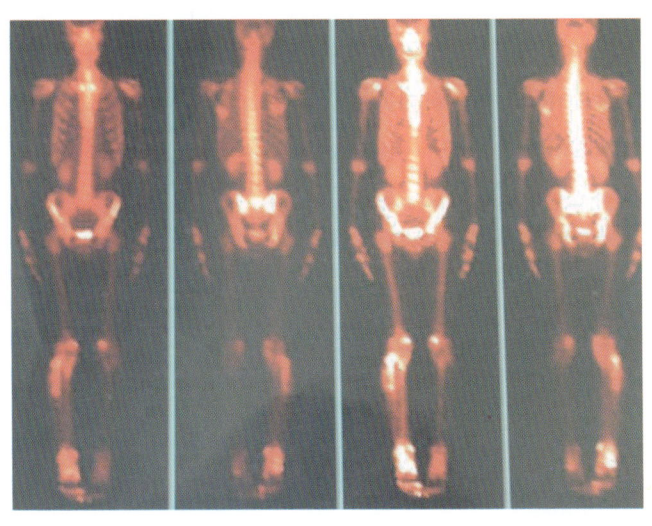

A

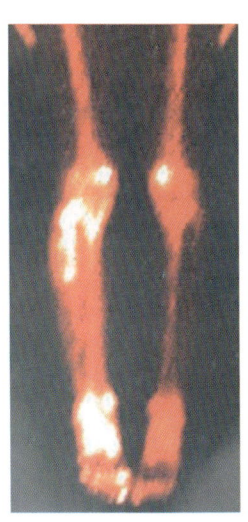

B

图5-1-3-7-4　同前，ECT所见（A、B）

ECT显示肿瘤部位、范围及分布

（四）入院诊断

诊断为：①右小腿肿物两次取活检术后；②右腓总神经完全性损伤。

（五）治疗

患者入院第二天，右小腿夜间疼痛加重，我院MRI和ECT提示恶性肿瘤，为进一步明确诊断，确定治疗计划，入院后即行"右小腿肿瘤取活检术"，取右小腿原切口上下稍延长切口，纵弧形，长约7cm，切开原疤痕组织，即见肿瘤呈灰白色，质硬，间有黄色类脂肪组织，并有黄色坏死组织，可见腓骨表面有点状侵蚀，取多处肿瘤组织送检，术后伤口愈合良好，顺利拆线。病理结果显示为（右小腿）恶性肿瘤，考虑转移癌、恶性黑色素瘤和恶性淋巴瘤等，建议做免疫组化进一步明确诊断（图5-1-3-7-5）；免疫组化结果为 Vimentin（+），CK（+），LCA（+），HMB45（+），MelanA（+），提示恶性黑色素瘤，建议加做免疫组化 S-100 进一步证实，第二次 S-100（+），支持恶性黑色素瘤。

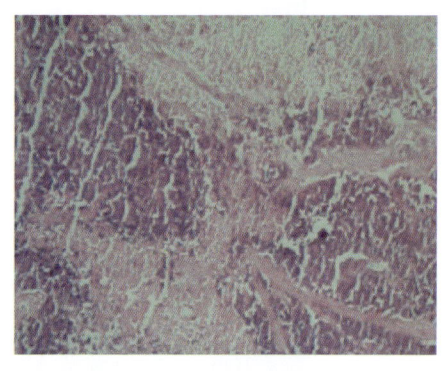 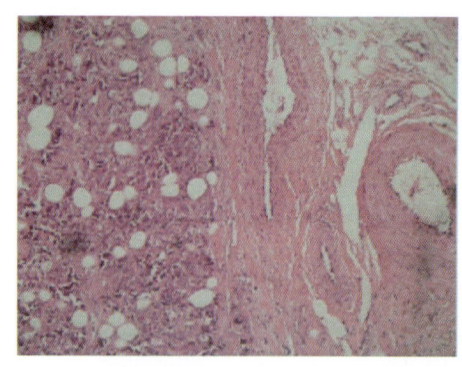

图5-1-3-7-5 术后病理诊（A、B）

术后病理切片诊断：恶性黑色素瘤

（六）术后情况

患者院外两次化疗，白细胞减少，活检术后诉右下肢疼痛剧烈，应用一般镇痛药物效果差，需用阿片类药物疼痛方可缓解。患者及家属强烈要求截肢，截肢术后疼痛缓解，术后15天伤口顺利拆线。

（王义生 刘宏建）

第八节 四肢转移性骨肿瘤

一、概述

转移性骨恶性肿瘤是指原发于骨外的恶性肿瘤，通过血行、淋巴等途径转移至骨骼，继续生长，形成子瘤。骨转移的恶性肿瘤的发生率远较原发性恶性骨肿瘤为高，而且有时原发恶性肿瘤颇难发现，甚至生前或死后均无法找到。四肢转移性骨肿瘤（Metastatic tumors of bone）好发于成年和老年人，儿童少见。

二、转移途径

临床上任何肿瘤都可以发生骨转移，常见的有乳腺癌、肺癌、前列腺癌、宫颈癌、肾癌、直肠癌、甲状腺癌、胃癌、神经母细胞瘤等。其中以乳腺癌、肺癌、前列腺癌发生骨转移率最高。恶性肿瘤转移至骨主要通过血液系统，有以下几种途径。

（一）脊椎静脉系统

脊椎静脉和头颈、胸、腹、盆腔有着广泛的交通联系，重要的是脊椎静脉系统内无静脉瓣，血流缓慢，这些特点均是脊柱转移瘤高发的原因。

（二）肺循环及门脉系统

肺部肿瘤和胃肠肿瘤可以通过这些循环转移至骨或全身其他部位。

三、好发部位

骨转移癌多由血行播散而来，发生于成年后

仍保留造血功能的红骨髓,因为红骨髓能够提供肿瘤栓子生长的适当条件。脊柱、骨盆、肩胛骨和长骨干骺端是好发部位。躯干骨多于四肢骨,下肢多于上肢,膝、肘远端各骨少见。

四、临床表现

根据转移部位、原发肿瘤的类型及生长速度而异。临床上最主要的症状是疼痛,早期为局部疼痛或反射性疼痛,开始呈间歇性,随着时间的延长而逐渐增剧,呈持续性。晚期疼痛剧烈,需用大剂量麻醉药物才能获得暂时性缓解。表浅部位的肿瘤,可在局部出现肿块。相当数量的病例在发生病理骨折后才获得诊断。当脊柱受累时,常可出现脊髓或神经根压迫症状。在多发性转移性骨肿瘤病例中,多有严重贫血、体重减轻、恶病质等症状。

五、辅助检查

(一)X线

血行性骨转移瘤的X线表现可分溶骨型、成骨型和混合型,以溶骨型常见。

1. 发生在长骨的溶骨型转移瘤 多在骨干或邻近的干骺端,表现为松质骨中多发或单发小的虫蚀状骨质破坏。病变发展,破坏融合扩大形成大片溶骨性骨质破坏区,骨皮质也被破坏,但一般无骨膜增生。发生在脊椎则见椎体的广泛性破坏,因承重而被压变扁,但椎间隙保持完整。椎弓根多受侵蚀、破坏(图5-1-3-8-1)。

2. 成骨型转移瘤 少见,多系生长较缓慢的肿瘤所引起,见于前列腺癌、乳腺癌、肺癌或膀胱癌的转移。病变为高密度影,居松质骨内,呈斑片状或结节状,密度均匀一致,骨皮质多完整,多发生在腰椎与骨盆。常多发,境界不清。椎体不压缩、变扁。

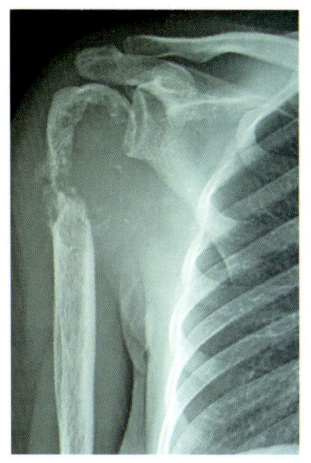

图5-1-3-8-1 临床举例
右肩正位X线片显示甲状腺癌右肱骨转移,呈明显之虫蚀状破坏区,皮质变薄

3. 混合型转移瘤 则兼有溶骨型和成骨型的骨质改变。

(二)CT

CT显示骨转移瘤远较X线平片敏感,还能清楚显示骨外局部软组织肿块的范围、大小以及与邻近脏器的关系。溶骨型转移表现为松质骨和(或)皮质骨的低密度缺损区,边缘较清楚,无硬化,常伴有不太大的软组织肿块。成骨型转移为松质骨内斑点状、片状、棉团状或结节状边缘模糊的高密度灶,一般无软组织肿块,少有骨膜反应。混合型则兼有上述两型表现。

(三)MR

MR对含脂肪的骨髓组织中的肿瘤组织及其周围水肿非常敏感,因此能检出X线平片、CT甚至核素骨显像不易发现的转移灶,能发现尚未引起明显骨质破坏的骨转移瘤,能明确转移瘤的数目、大小、分布和邻近组织是否受累,为临床及时诊断和评估预后提供可靠的信息。大多数骨转移瘤在T_1上呈低信号,在高信号的骨髓组织的衬托下显示非常清楚。在T_2上呈程度不同的高信号,脂肪抑制序列可以清楚显示。

(四)核素扫描

全身骨骼 ECT 能发现代谢活跃灶,明确转移范围和部位,对决定治疗方案很有价值。

六、治疗原则

对于骨转移瘤而言,治疗以减少病痛,保存功能,提高生存质量,延长寿命为目的。治疗包括一般性的支持治疗、对症治疗、全身治疗和局部治疗。全身治疗包括化疗、放疗、免疫治疗、内分泌治疗等。局部治疗主要是手术治疗、介入治疗。

七、非手术方法

(一)放疗

根据放疗的目的选择照射剂量,对于全身情况良好、对放疗敏感、预计生存期超过 1 年的可使用较大剂量较大范围的根治放疗。单纯止痛为目的的放疗要选择小剂量重点部位照射。

(二)化疗

化疗药物及方案的选择应根据不同的原发灶来进行。乳腺癌骨转移常用 AC 或 FAC 方案,肺癌骨转移常用 VAP 方案,前列腺癌骨转移常用 AME 方案等。

(三)内分泌治疗

常用的药物有雄雌激素类、黄体酮类、抗雌激素类和雌激素合成抑制剂类药物。

(四)介入治疗

通过动脉导管插入骨转移瘤的供血动脉实现有选择性的提高瘤体内的药物浓度以增强疗效,还可以栓塞供血动脉阻断肿瘤的血供。

八、手术治疗

骨转移瘤的手术治疗目标是减轻痛苦和恢复功能,而不是治愈肿瘤。手术需要注意的是术前要对肿瘤类型、患者的一般情况及术后功能作评估,以确定手术方式。条件允许的情况下重建手术尽可能的采取稳定性强的固定,如人工关节、旋转铰链膝等缩短住院时间。另外对于管状骨肿瘤术前评估肿瘤的进展情况,为避免病理性骨折的出现可以酌情行预防性内固定手术。对于临近关节的病变多数病变可以骨水泥加强、钢板内固定来保留关节。手术后的重建常常需要对手术造成的缺损做出合理的分型,从而采用不同的方法进行重建。

(邵增务 张志才)

参 考 文 献

1. 郭卫. 原发性恶性骨肿瘤治疗原则及若干问题. 中华外科杂志, 2007, 45(10): 649-651.
2. 纪科伟, 邵增务, 杨述华. 骨肉瘤肺转移的基因治疗相关研究进展. 中国骨肿瘤骨病, 2004, 3(2): 118-121.
3. 李国东, 蔡郑东. 转移性骨肿瘤相关分子机制研究进展[J]. 国际骨科学杂志, 2007, 28(4)
4. 刘心, 邵增务. 同种异体骨关节移植在四肢骨肿瘤保肢治疗中的应用. 中国骨肿瘤骨病, 2005, 4(3): 181-184.
5. 邱晓华, 邵增务, 廖翔等. 放射性粒子植入在恶性骨肿瘤治疗中的应用. 中国骨肿瘤骨病, 2006, 5(3): 172-174.
6. 邵增务, 杜靖远, 杨述华等. 大段同种异体骨移植在骨肿瘤性骨缺损修复中的应用. 华中科技大学学报(医学版), 2006, 35(5): 681-683.
7. 邵增务, 刘心. 可调节假体在儿童四肢骨肿瘤保肢治疗中的应用进展. 中华小儿外科杂志, 2006, 27（10）: 553-555.
8. 王河忠, 邵增务. 过继免疫细胞治疗骨肉瘤研究现状. 国际骨科学杂志, 2006, 17（6）: 349-351.
9. 王臻, 郭征, 刘继中, 等. 保留骨骺的保肢手术临床研究. 中华骨科杂志, 2006, 26（12）: 813-817.
10. 徐润冰, 邵增务, 熊小芊等. 基质金属蛋白酶及其抑制剂与骨肉瘤. 中国骨肿瘤骨病, 2006, 5（4）: 242-244.
11. 张志才, 邵增务. 骨肉瘤新辅助化疗研究进展. 现代肿瘤医学, 2007, 15（10）: 1515-1518.
12. Aubry K, Barriere G, Chable-Rabinovitch H, et al. Molecular mechanisms regulating the angiogenic phenotype in tumors: clinical impact in the future. Anticancer Res, 2007, 27（5A）: 3111-3119.
13. Bacci G, Balladelli A, Forni C, et al. Adjuvant and neo-adjuvant chemotherapy for Ewing's sarcoma family tumors and osteosarcoma of the extremity: further outcome for patients event-free survivors 5 years from the beginning of treatment. Ann Oncol, 2007, 18（12）: 2037-2040.
14. Bacci G, Mercuri M, Longhi A, et al. Grade of chemotherapy-induced necrosis as a predictor of local and systemic control in 881 patients with non-metastatic osteosarcoma of the extremities treated with neoadjuvant chemotherapy in a single institution. Eur J Cancer, 2005, 41（14）: 2079-2085.
15. Chang B, Punj V, Shindo M, et al. Adenoviral-mediated gene transfer of ectodysplasin-A2 results in induction of apoptosis and cell-cycle arrest in osteosarcoma cell lines. Cancer Gene Ther, 2007, 14（11）: 927-933.
16. Clark JC, Dass CR, Choong PF. A review of clinical and molecular prognostic factors in osteosarcoma. J Cancer Res Clin Oncol, 2008, 134（3）: 281-297.
17. Di-Sheng Yang, Zhao-Ming Ye, Wei-Xu Li, et al. Endoprosthetic reconstrustion after wide resection of primary bone tumor around the knee. SICOT Shanghai Congress 2007
18. Eric C. McGary, Amy Heimberger, Lisa Mills, et al. A Fully Human Antimelanoma Cellular Adhesion Molecule/MUC18 Antibody Inhibits Spontaneous Pulmonary Metastasis of Osteosarcoma Cells In Vivo. Clinical Cancer Research, 2003, 9: 6560-6566.
19. Erra S, Costamagna D, Durando R. A rare case of extraskeletal osteosarcoma of the esophagus: an example of difficult diagnosis. G Chir. 2010 Jan-Feb; 31（1-2）: 24-7.
20. Ferrari S, Palmerini E. Adjuvant and neoadjuvant combination chemotherapy for osteogenic sarcoma. Curr Opin Oncol, 2007, 19（4）: 341-346.
21. Ferrari S, Smeland S, Mercuri M, et al. Neoadjuvant chemotherapy with high-dose Ifosfamide, high-dose methotrexate, cisplatin, and doxorubicin for patients with localized osteosarcoma of the extremity: a joint study by the Italian and Scandinavian Sarcoma Groups. J Clin Oncol, 2005, 23（34）: 8845-8852.
22. Grimer RJ, Sommerville S, Warnock D, et al. Management and outcome after local recurrence of osteosarcoma. Eur J Cancer, 2005, 41（4）: 578-583.
23. Grimer RJ. Surgical options for children with osteosarcoma. Lancet Oncol, 2005, 6（2）: 85-92.
24. Laffosse JM, Accadbled F, Abid A, et al. Reconstruction of long bone defects with a vascularized fibular graft after tumor resection in children and adolescents: thirteen cases with 50-month follow-up. Rev Chir Orthop Reparatrice Appar Mot, 2007, 93（6）: 555-563.
25. Laffosse JM, Accadbled F, Abid A, et al. Reconstruction of long bone defects with a vascularized fibular graft after tumor resection in children and adolescents: thirteen cases with 50-month follow-up. Rev Chir Orthop Reparatrice Appar Mot, 2007, 93（6）: 555-563.
26. Li X, Zhang LS, Fischel-Ghodsian N, et al. Biochemical characterization of the deafness-associated mitochondrial tRNASer（UCN）A7445G mutation in osteosarcoma cell cybrids. Biochem Biophys Res Commun, 2005, 328（2）: 491-498.
27. Liao Xiang, Yang Shu-hua, Shao Zeng-wu, et al. Effect of Exogenous p16ink4a and hRb1 Genes on cell cycle regulation of osteosarcoma cell line. Journal of Huazhong University of Science and Technology（Med Sci）, 2006, 25（6）: 679-682.
28. Lietman SA, Joyce MJ. Bone sarcomas: Overview of management, with a focus on surgical treatment considerations. Cleve Clin J Med. 2010 Mar; 77 Suppl 1: S8-12.
29. Marulanda GA, Henderson ER, Johnson DA, et al. Orthopedic surgery options for the treatment of primary osteosarcoma. Cancer Control, 2008, 15（1）: 13-20.
30. Mori K, Rédini F, Gouin F, et al. Osteosarcoma: current status of immunotherapy and future trends. Oncol Rep, 2006, 15（3）: 693-700.
31. Nau KC, Lewis WD. Multiple myeloma: diagnosis and treatment. Am Fam Physician. 2008 Oct 1; 78（7）: 853-9.
32. Nishida Y, Knudson W, Knudson CB, et al. Antisense inhibition of hyaluronan synthase-2 in human osteosarcoma cells inhibits hyaluronan retention and tumorigenicity. Exp Cell Res, 2005, 307（1）: 194-203.
33. Saglik Y, Atalar H, Yildiz Y, et al. Surgical treatment of osteoblastoma : a report of 20 cases. Acta Orthop Belg, 2007, 73（6）: 747-753.
34. Shin KH, Park HJ, Yoo JH, et al. Reconstructive surgery in

primary malignant and aggressive benign bone tumor of the proximal humerus. Yonsei Med J, 2000, 41（3）: 304-311.
35. Spindel J, Walentek T, Stoltny T, et al. The opportunities of the photodynamic therapy （PDT） in bones' tumours treatment. Chir Narzadow Ruchu Ortop Pol, 2007, 72（3）: 201-204.
36. Tsukushi S, Nishida Y, Sugiura H, et al. Results of limb-salvage surgery with vascular reconstruction for soft tissue sarcoma in the lower extremity: Comparison between only arterial and arterovenous reconstruction. J Surg Oncol, 2008, 97（3）: 216-220.
37. van Doorninck JA, Ji L, Schaub B, S . Current treatment protocols have eliminated the prognostic advantage of type 1 fusions in Ewing sarcoma: a report from the Children's Oncology Group. J Clin Oncol. 2010 Apr 20; 28（12）: 1989-94.
38. Wachtel M, Schäfer BW. Targets for cancer therapy in childhood sarcomas. Cancer Treat Rev. 2010 Jun; 36（4）: 318-27.
39. Wamisho BL, Admasie D, Negash BE. Osteosarcoma of limb bones: a clinical, radiological and histopathological diagnostic agreement at Black Lion Teaching Hospital, Ethiopia. Malawi Med J. 2009 Jun; 21（2）: 62-5.
40. Weber K, Damron TA, Frassica FJ, Sim FH. Malignant bone tumors. Instr Course Lect. 2008; 57: 673-88.
41. Wei-Bin Zhang1, Jian-Qiang Xu1, Rong Wan,etal. Knee reconstruction with mega prosthesis for the treatment of osteosarcoma. SICOT Shanghai Congress 2007
42. Woźniak W, Raciborska A, Walenta T, et al. New technique of surgical treatment of malignant calcaneal tumours: Preliminary report. Ortop Traumatol Rehabil, 2007, 9（3）: 273-276.
43. Zhou Z, Bolontrade MF, Reddy K, et al. Suppression of Ewing's sarcoma tumor growth, tumor vessel formation, and vasculogenesis following anti vascular endothelial growth factor receptor-2 therapy. Clin Cancer Res, 2007, 13（16）: 4867-4873.

第四章 保肢治疗的进展

第一节 现状、争论、评价与前景

一、概述

进入 21 世纪，随着免疫组织化学、分子生物学、分子免疫学、遗传学等学科的发展，以及体外组织培养技术、流式细胞技术和新的高清晰成像设备的应用，人们对恶性骨肿瘤的研究更加深入。外科手术的进步、新辅助化疗的应用、免疫治疗和基因治疗的发展、人工关节的完善，骨恶性肿瘤的保肢率和 5 年生存率已分别达到 80% 及 60%。

二、保留骨骺的保肢手术在儿童四肢骨肿瘤保肢治疗中的应用

（一）概况

儿童恶性骨肿瘤多位于肢体干骺端，以往为了切除肿瘤端，关节的骨骺往往被切除，这势必会造成术后肢体不等长，关节功能恢复不理想，同时还可能造成继发性脊柱侧弯和骨盆倾斜。随着影像学技术的发展和新辅助化疗的广泛应用及手术方法的不断改进，使儿童四肢恶性骨肿瘤保留骨骺的保肢术在临床逐步开展。在彻底切除肿瘤、降低术后复发率的前提下，可改善术后肢体功能，减少术后肢体不等长。但应严格掌握手术适应证，不能以导致肿瘤复发、降低生存时间为代价。

（二）病例选择

目前大多数学者认为以下几种情况的恶性骨肿瘤适应于保留骨骺的保肢手术。

1. 骨生长尚未成熟，骺板未闭合；
2. 术前必须应用 X 线、CT 或 MR 证实，同时必须通过术中或术后病理检查进一步验证；
3. 必须严格遵循新辅助化疗的原则，并在有效术前化疗的保护下进行手术。

严格掌握手术适应证，正确判断肿瘤切除范围，合理选择骨缺损重建方法是保留骨骺的保肢术成功的关键。Canadell 首次报道保留骨骺的保肢手术技术，他们术前应用骨骺延长的方法，使肿瘤与骨骺之间形成较宽的新生骨带，化疗结束经病理检查证实切缘无肿瘤细胞后，切除肿瘤组织和新生骨而保留骨骺。王臻等根据肿瘤所处部位，分别应用不同的截骨平面进行关节的保留。当 MR 显示肿瘤边界距离骺板大于 2cm 时，保留患肢的骺板和部分干骺端；当骨肿瘤距离骺板小于 2cm 时，保留部分骺板或仅切除骺板而保留骨骺。当肿瘤突破骺板，但正常骨骺厚度小于 2cm 时，保留患肢关节软骨和软骨下骨质。骨干侧的截骨平面在 MR 所显示的肿瘤边界外 3cm 处。截骨端多点取材作快速冰冻切片病理检查，以进一步确定安全的外科边缘。

三、可延长假体在儿童四肢骨肿瘤保肢治疗中的应用

（一）概况

随着人工假体工艺的不断改进，可调节假体开始应用于儿童四肢骨肿瘤的保肢治疗，在临床中取得了一定的疗效，已成为儿童四肢骨肿瘤治疗的研究热点之一。应用可延长假体首先要求患者具备保肢的条件，而且应对其患侧与健侧的潜在不等长要有充分的预估。

（二）手术适应证

目前公认的适应证应具备以下条件：
1. 无全身转移或仅有孤立且可切除的转移灶；
2. 骨肿瘤没有侵犯重要的神经、血管组织；
3. 肿瘤切除重建时，有足够的皮肤及软组织覆盖假体；
4. 无其他更适宜的方法重建该肢体的功能；
5. 预计双下肢不等长 >2cm，患儿年龄 5~15 岁。

（三）临床应用的优点

对儿童四肢恶性骨肿瘤患肢行肿瘤彻底切除后采用可调节假体置换，不仅可以最大限度地保留肢体功能，还可以通过术后的假体延长使患肢得到"生长"的机会，配合适当的功能锻炼，患者的日常生活受到的影响大大减小。待患者达到骨骼发育成熟后，再行标准人工假体置换术，术后功能满意度较高。可调节假体植入对于骨骼发育未成熟患者是替代旋转成形术和关节融合术的最可行的方法。

（四）假体的选择与要求

可调节假体经过近30年的发展，假体的制作工艺、组件性能、调节方式以及手术效果都已经大为改善。Stanmore型假体、LEAP型假体、Phenix可调节假体作为较为成熟的产品已在国外得到比较广泛的应用，国内也有部分厂商和学者正致力于可调节假体的开发和应用。利用计算机辅助设计与计算机辅助制造（CAD/CAM）将CT/MRI扫描的数据经由CAD/CAM软件处理，可以在计算机内进行三维重建，进行假体设计，并据此制造出非常适合术中需求的假体，可以实现假体置换术的个案化，对于患者肢体功能的恢复有着非常重要意义。尽管可调节假体目前仍面临很多问题，如组件失灵、折断、松动等并发症。但对并发症进行对症处理，必要时行翻修术甚至是二次假体置换术，仍可达到保留肢体、重建功能的目的。

四、新辅助化疗在恶性骨肿瘤治疗中的地位

（一）概况

骨肉瘤5年生存率的提高归功于化疗疗效的提高，大剂量化疗的出现，被认为是20世纪70年代骨肉瘤治疗中的里程碑。标准的辅助化疗是在骨肉瘤术后，也就是截肢术后1周左右，或保肢术后2~3周，就开始接受预定方案的化疗。Roesn于1982年提出新辅助化疗的概念，是在活检证实骨肉瘤后立即进行化疗。该方法在于缩小肿瘤体积，为保肢术提供条件，抑制早期肺部转移，为制作个体化肿瘤假体创造时间。其具体做法是根据肿瘤坏死率指导术后化疗，坏死率在90%以上者继续原方案化疗，坏死率在90%以下者则更换化疗方案。化疗周期目前主张新辅助化疗不少于3次，无论截肢与否，辅助化疗需15次左右。

（二）化疗的选择

Bacci等对1148例无转移的肢体骨肉瘤用4种不同化疗方案，7种不同新辅助化疗方案，保肢率从20%增加到71%，5年生存率和总生存率分别达到52%和66%，10年无瘤生存率和总生存率分别是52%和57%，与血清碱性磷酸酶水平、

化疗类型（新辅助化疗或辅助化疗）、术前化疗的组织学反应显著相关。Wiliins等报道62例接受大剂量DDP动脉灌注新辅助化疗，54例取得了良好的组织学反应，减少了90%的血管形成，提高了肿瘤坏死率。Goorin等对新辅助化疗的合理性提出了质疑，认为对未发生转移的患者及时手术（包括保肢和截肢），随后辅助化疗，其预后与新辅助化疗无显著性差异。其理由如下。

1. 随假体的改进，通常无需几周或更长时间等待假体，而且术后3~5天可进行化疗；

2. 根据Bacci等的研究，大剂量MTX、DOX、IFO、DDP联合化疗即使术后肿瘤坏死率为Ⅰ~Ⅱ级，也没必要改变术后化疗用药；

3. 推迟手术时间可能导致转移，尤其是Ⅰ~Ⅱ级患者。

理论上讲应根据个体化原则决定实施辅助化疗或新辅助化疗，国内外许多学者也已在疗效预测及肿瘤耐药等方面进行了大量的研究，但目前仍无可靠的方法预测患者对化疗的敏感性，常需要长时间随访，甚至发生肺转移时才可判断患者对化疗无效。尽管如此，化疗在骨肉瘤治疗中的地位仍无法替代，大剂量规律化疗是提高骨肉瘤综合疗效的重要手段已被广泛接受，新辅助化疗对骨肉瘤患者的生存和预后仍然有着重要作用。

五、动脉灌注化疗的效果及评价

辅助化疗与新辅助化疗的广泛应用，使骨肉瘤患者的保肢率与生存率有了较大提高，但有一部分骨肉瘤患者尽管接受了正规的综合治疗，术后很快出现复发和转移。其可能原因是相当一部分患者在就诊时已经存在无法被常规的CT、MR及ECT所发现的微小转移灶；其次是部分肿瘤对化疗药物耐药，有些患者开始化疗时即出现耐药，有些患者开始时对化疗药敏感，而随着化疗的进展，逐渐"获得"耐药性。

为提高化疗疗效，部分学者探索了改变化疗药物的给药途径，即通过动脉灌注化疗，将更高浓度的药物直接输送到肿瘤内部，增加肿瘤坏死反应，提高杀灭肿瘤的效果。据报道，对于动脉灌注化疗的患者肿瘤肢体回流中的DDP浓度可达静脉灌注化疗者的1.5~4倍，组织坏死率也明显高于后者。Bologna小组采用高剂量DDP（200~$300mg/m^2$）进行局部热灌注化疗，提高了保肢率，降低了复发率。Jaffe、Odom等均认为动脉灌注化疗的肿瘤组织反应优于静脉灌注化疗，且保肢率明显提高。部分研究发现动脉灌注化疗确实可以提高骨肉瘤肿瘤组织细胞坏死率，但在提高患者的生存率、改善患者预后方面缺乏确切的证据。如在一个多中心（德国、奥地利、瑞士）骨肉瘤协作小组的长期临床研究中，采用COSS-86方案和手术的综合治疗，可以使2/3的骨肉瘤患者获得长期的无瘤生存，与常规静脉化疗相比，动脉化疗并无优势，而其累积毒性却相当严重。动脉灌注化疗要求供瘤血管尽量专一，减少对周围组织的毒性反应，而在实际应用中，由于肿瘤血管的无规律性和大量侧支循环和交通支的存在，对于周围组织的损伤很难完全避免，在不能降低局部用药剂量的前提下，动脉置管需尽量高选，但增加了操作的难度和患者的经济负担。

六、放射粒子植入在恶性骨肿瘤治疗中的应用前景

（一）概况

放射性粒子植入治疗是近年来发展的一种新放疗技术，具有精确度高、创伤小及并发症少等特征，成为目前国内外对外科手术以及外放射治疗缺陷进行互补的新型治疗方法。放射性粒子植入包括短暂种植和永久植入两种。短暂种植治疗是通过术中插植导管，利用后装治疗机将^{192}Ir和^{137}Cs等运输到肿瘤部位进行照射。永久

植入的放射性同位素为 ^{103}Pd、^{198}Au 和 ^{125}I 等,可通过术中植入和 B 超或 CT 引导下植入。

(二)传统的放射治疗

由于其存在照射的间隙,可使残存的处于活跃期的肿瘤细胞以及对 γ 射线不敏感的其他时相的肿瘤细胞进入繁殖期,继而使肿瘤继续生长,而且传统放疗达到肿瘤细胞死亡所需的强度常高于正常组织对射线的耐受程度,从而造成正常组织细胞的损伤。在治疗效果方面,放射性粒子植入治疗具有可精确保证肿瘤区治疗放射量,靶区放射剂量均匀,对相邻正常组织损伤小,γ 射线的持续照射使肿瘤的再增殖明显减少,剂量率下降使肿瘤的氧增比减少,即射线杀伤肿瘤细胞时对氧的依赖性减少,进而部分克服了肿瘤的乏氧细胞的放射抗拒性,具有副作用小、并发症少等优势。从临床应用角度看,放射性粒子植入治疗还具有操作简便、安全、创伤小以及患者住院周期短等优势。

(三)放射性粒子植入治疗

目前存在最大不足是不同增殖速率的肿瘤难以选择不同释放量的放射性核素粒子,以及在肿瘤被抑制后放射剂量难以根据肿瘤的变化而调整。植入粒子的主要副作用是被植入器官和邻近器官受射线所累,如放射性骨坏死、组织水肿等。粒子在种植术后可能发生移位、迁移或丢失而引起感染、栓塞等并发症。

由于放射性粒子植入治疗开展时间不长,临床经验较少,随访时间不足,尤其是在骨肿瘤治疗方面才刚刚起步,还需要在实践中不断总结和完善。

第二节　骨肉瘤基因治疗研究进展

与手术、放疗及化疗不同,骨肉瘤的基因治疗是通过基因工程学的方法逆转癌细胞的恶性状态而达到治疗的目的。目前针对骨肉瘤已经开展了免疫基因治疗、反义核苷酸治疗、抑癌基因相关治疗、自杀基因导入治疗以及联合基因治疗或联合其他疗法治疗等多种肿瘤基因治疗方法的研究。

一、免疫基因治疗

在肿瘤的发生发展过程中,机体免疫系统会出现对肿瘤细胞的免疫耐受状态,导致这种状态的原因主要有肿瘤细胞低表达组织相容性复合体/人白细胞抗原分子、共刺激分子(如 B7)或肿瘤抗原调变以及免疫细胞敏感性较低。针对这些问题,至少 4 类基因可作为免疫基因治疗的目的基因,即人类白细胞抗原、共刺激分子、肿瘤抗原和细胞因子。对骨肉瘤基因治疗研究较多的有细胞因子和 B7 分子系列。如转染了 IL-2 基因的肿瘤浸润 T 淋巴细胞杀瘤作用增强,同时激活局部各种肿瘤免疫效应细胞,提高抗肿瘤效应。将 B7 分子基因导入骨肉瘤细胞可以增强和诱发机体抗肿瘤免疫,并增强免疫活性细胞对骨肉瘤细胞的识别和杀伤能力。

二、反义核苷酸治疗

指应用反义核苷酸特异性的抑制癌基因或

与肿瘤发生发展有关的其他基因（如血管内皮生长因子等）表达，来抑制肿瘤细胞增殖，诱导肿瘤细胞凋亡，使肿瘤细胞消退或彻底消失的一种方法。研究表明，多种癌基因的异常表达与恶性骨肿瘤的发生、发展有关，在恶性程度高、病情进展快、易发生远处转移的骨肉瘤患者中，MDM2、sas、c-myc、c-erbB-2等基因表达明显增加。c-myc基因是发现较早的原癌基因之一，它的过表达与骨肉瘤细胞的生长、增殖、转移及患者预后有密切关系。应用构建表达反义c-myc的重组腺病毒，在体外转染骨肉瘤MG-63、U2-OS细胞，发现Ad-As-c-myc能够使肿瘤细胞产生G2/M期阻滞，诱导骨肉瘤细胞凋亡，抑制其增殖。然而，也有实验得出相反结果，发现有些情况下反义RNA并不能有效地抑制靶基因的表达，原因尚不清楚。

三、抑癌基因的相关治疗

恶性骨肿瘤组织常常伴有p53、p16、Rb等抑癌基因突变或者表达异常，表明抑癌基因表达产物的改变与肿瘤发生、发展有关。其中p16基因在人骨肉瘤细胞中的突变率达80%，其产物是细胞周期蛋白依赖性激酶抑制剂，p16蛋白表达减少使细胞的周期性失控，与骨肉瘤的发生、发展密切相关。将p16ink4a以及hRb1分别导入骨肉瘤细胞，发现肿瘤细胞增殖减缓，瘤体停止生长，甚至缩小。将两个基因联合导入，则肿瘤细胞增殖明显减慢，细胞周期停滞在G1/S期，细胞种植于裸鼠时侵袭能力降低。说明通过基因工程构建抑癌基因并导入骨肉瘤细胞，能够抑制骨肉瘤的发展。

四、自杀基因导入治疗

自杀基因治疗又称病毒导向酶解药物前体疗法，是一种特殊的肿瘤基因治疗方法，它的成功有赖于特异高效的体内基因转移技术。

已经运用到骨肉瘤试验性治疗且取得一定进展的自杀基因治疗主要有以下几个。

1. HSV-TK系统　即单纯疱疹病毒-胸腺嘧啶激酶/无环鸟苷系统；

2. CD/5FC系统　即胞嘧啶脱氨酶/5-氟胞嘧啶系统；

3. CE2/CPT-11系统　即人肝羧酸酯酶-2和抗癌因子喜树碱-11系统；

4. DM-dNK/BVDU系统　即黑腹果蝇DNA激酶/溴乙烯脱氧尿苷系统。

五、联合基因治疗

近年来研究发现，联合基因治疗及基因联合其他疗法治疗骨肉瘤的疗效可能更好，可产生协同效应，并可能减轻单一治疗方案的毒副作用，这将成为基因治疗的方向之一。目前研究最多的是自杀基因与细胞因子基因联合治疗，研究发现基因联合化疗及融合基因治疗是很有前景的研究方向。

尽管骨肉瘤的基因研究已取得了一定进展，但目前的工作绝大多数仅限于实验阶段，与临床应用尚有相当长的过渡时期。大多数基因治疗存在缺乏靶向性、在体内目的基因表达不稳定等问题，如何提高载体的靶向性和转染效率，如何更好地实现基因表达调控，以及开发更有效的目的基因，实现基因联合治疗等面临着许多问题，还有待深入研究。

第三节　恶性骨肿瘤免疫治疗的进展及发展趋势

近十几年来，人们对作为肿瘤的第四种辅助治疗手段的免疫治疗进行了大量的研究，显示出很好的前景。在骨肉瘤治疗方面，研究起步较晚，但据已有数据显示，免疫治疗能极大地提高骨肉瘤患者的生存率和生存质量。主要有肿瘤过继免疫细胞治疗、单克隆抗体治疗以及肿瘤疫苗等。目前已有多种治疗方法在临床应用。

一、过继细胞免疫治疗

指将体外激活的自体或异体免疫效应细胞输注给患者，以杀死患者体内的肿瘤细胞。免疫T细胞经过体外特殊培养扩增，对肿瘤细胞有很强的特异性和细胞毒性，而对正常的组织细胞无明显毒副作用，同时减少体内复杂的反应过程。如 S Theoleyre 等人对 27 例骨肉瘤患者进行肿瘤浸润 T 淋巴细胞（TIL）治疗，结果显示骨肉瘤的 TIL 能够从较小的肿瘤组织（小于 5g）获得并培养成功，来源于骨肉瘤组织的 TIL 能够很好地聚集在肿瘤部位，并且与周围淋巴细胞相比，TIL 有更强的杀死肿瘤细胞的作用。但是也有研究显示临床上 TIL 与肿瘤的预后关系不大，这可能是 TIL 的表型和功能特点与肿瘤的类型密切相关，深入理解肿瘤免疫逃逸机制及宿主反应将有利于 TIL 治疗方法的选择。

二、单克隆抗体治疗

单克隆抗体的问世是免疫学发展的重要里程碑，也为肿瘤治疗提供了新途径。针对肿瘤抗原的单克隆抗体既可诱导继发的免疫反应，也可能直接影响肿瘤细胞的增殖分化，与核素、化疗药或免疫毒素等结合后，还可发挥导向作用，使这些细胞毒性物质集中至肿瘤部位，提高杀瘤效果，减轻全身毒副反应。Eric C. 等研究用骨肉瘤特异性抗原 MUC18 的单克隆抗体 ABX-MAI 治疗小鼠 6 周后，尽管骨肉瘤细胞增殖无明显抑制，但骨肉瘤的肺转移明显减少。此外，单克隆抗体治疗与基因治疗相结合，也可提高生物治疗的靶向性。

三、肿瘤疫苗

肿瘤疫苗是指利用肿瘤细胞或肿瘤抗原物质诱导机体的特异性细胞免疫和体液免疫，增强机体的抗瘤能力，阻止肿瘤的扩散和复发。目前关于肿瘤疫苗的研究很多，也显示出较好的前景，但肿瘤疫苗的理论不够充分，缺乏更多的理论支持，肿瘤疫苗的研究大部分还停留在体外或动物试验阶段，虽然有的已进入Ⅰ期或Ⅱ期临床试验，但在人体上的试验和应用还较少，特别是骨肉瘤的疫苗研究还处于起步阶段。

四、现代治疗的发展趋势

诚然，恶性骨肿瘤治疗经过漫长的发展历史，正逐步形成规范化、系统化的综合治疗理念，恶性骨肿瘤的预后正因此而改善。但目前治疗疗效仍不十分令人满意，恶性骨肿瘤患者的保肢率及 5 年存活率仍有待提高。

首先，保肢手术是恶性骨肿瘤患者治疗的首选。目前各种假体仍存在一些不足，如假体松动、磨损、折断、定制周期长、安装后肢体功能恢复不理想等问题,所以迫切要求结构合理、性能优良、组织相容性好、利于术后功能恢复的关节假体出现。发现更适合于骨肿瘤保肢术的重建骨材料,使其具有和人类骨形态相似的生物相容性,而达到生物学的固定,也将成为今后研究的热点。

其次,虽然化疗的进展使患者的预后取得了较大改善,但仍有为数不少的患者化疗后预后不佳,或者出现耐药,即使与其他的治疗方案联合使用,也很难改善。因此对化疗耐药相关分子机制的进一步探讨,开发新的化疗药物和其他技术,如基因治疗、免疫治疗的联合实施诱导凋亡,将是未来化疗发展的重要方向。此外,临床上还必须加强对恶性骨肿瘤化疗的随机对照和多中心的合作研究。

最后,近年来开展的基因治疗、免疫治疗是肿瘤辅助治疗的重要组成部分,它针对肿瘤的发生发展机制,从分子水平着手于肿瘤的对因治疗,而且副作用少,不增加患者痛苦。虽然目前尚不成熟,但有望成为恶性骨肿瘤治疗的重要方法,是未来骨肿瘤治疗趋势之一。

(邵增务 张志才)

参 考 文 献

1. Di-Sheng Yang, Zhao-Ming Ye, Wei-Xu Li,et al. Endoprosthetic reconstrustion after wide resection of primary bone tumor around the knee. SICOT Shanghai Congress 2007
2. Ilaslan H, Schils J, Nageotte W. Clinical presentation and imaging of bone and soft-tissue sarcomas. Cleve Clin J Med. 2010 Mar; 77 Suppl 1: S2-7.
3. Mittal A, Mehta V, Bagga P, Pawar I. Sunray appearance on sonography in Ewing sarcoma of the clavicle. J Ultrasound Med. 2010 Mar; 29(3): 493-5.
4. Moreira-Gonzalez A, Djohan R, Lohman R. Considerations surrounding reconstruction after resection of musculoskeletal sarcomas. Cleve Clin J Med. 2010 Mar; 77 Suppl 1: S18-22.
5. Oshima K, Kawai A. A case of proximal tibial osteosarcoma. Jpn J Clin Oncol. 2010 Mar; 40(3): 278.
6. Padhy D, Madhuri V, Pulimood SA. Metatarsal osteosarcoma in Rothmund-Thomson syndrome: a case report. J Bone Joint Surg Am. 2010 Mar; 92(3): 726-30.
7. Zhen Wang, Zheng Guo, Ji-Zhong Liu, etal. Limb salvage surgery for malignant bone tumor of the extremities. SICOT Shanghai Congress 2007

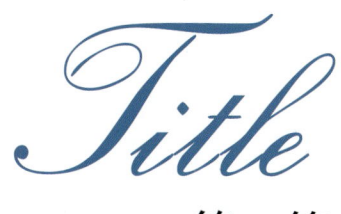

第二篇

脊柱肿瘤

第一章 原发性脊柱肿瘤 /2354
  第一节 原发性脊柱肿瘤之基本概念 /2354
  第二节 脊柱肿瘤的治疗原则 /2356
  第三节 脊柱肿瘤的手术分期与全脊椎（体）切除术 /2359

第二章 骶骨肿瘤 /2363
  第一节 概述、术前准备与出血控制 /2363
  第二节 骶骨肿瘤的切除术 /2367
  第三节 高位骶骨肿瘤切除后稳定性重建 /2369

第三章 脊柱转移性肿瘤 /2372
  第一节 脊柱转移肿瘤的基本概念与检查 /2372
  第二节 脊柱转移瘤的诊断与非外科手术治疗 /2375
  第三节 脊柱转移癌的外科手术疗法 /2377

第四章 脊柱（椎）肿瘤翻修术 /2380
  第一节 基本概念 /2380
  第二节 翻修手术病例选择与术前准备 /2381
  第三节 肿瘤翻修术的实施与术式选择 /2383

第一章 原发性脊柱肿瘤

第一节 原发性脊柱肿瘤之基本概念

一、概述

脊柱肿瘤按来源可分为原发良性骨肿瘤、原发恶性骨肿瘤、转移瘤。原发恶性骨肿瘤发病率略高于原发良性骨肿瘤,而转移瘤则是发病率最高的,占脊柱肿瘤的大多数。由此可见脊柱肿瘤恶性多于良性。

二、分类

(一)原发良性骨肿瘤

常见的有骨样骨瘤、成骨细胞瘤、动脉瘤样骨囊肿、血管瘤、嗜酸性肉芽肿、骨软骨瘤和骨巨细胞瘤等。

1. 骨样骨瘤及成骨细胞瘤　多见于儿童和青年人,男性多于女性,好发于胸腰椎,半数病变在椎弓或椎板,也有在关节突处。以疼痛为主要临床表现。X线可见大小1~2cm的圆形或卵圆形的病灶(图5-2-1-1-1)。

2. 血管瘤　多见于中年人,好发于胸椎椎体,颈椎和腰椎较少。主要表现为疼痛。部分患者可以无症状。X线可见椎体中有竖状条纹(图5-2-1-1-2)。

3. 嗜酸性肉芽肿　好发于青年,多见于胸椎。主要表现为进行性疼痛。X线可见溶骨性缺损,也可最初只表现为扁平椎体,以后可由于压缩骨折出现部分或完全塌陷。

4. 骨巨细胞瘤　在脊柱主要是破坏椎体,临床表现亦是疼痛。

5. 其他　骨软骨瘤和非骨化性纤维瘤等。

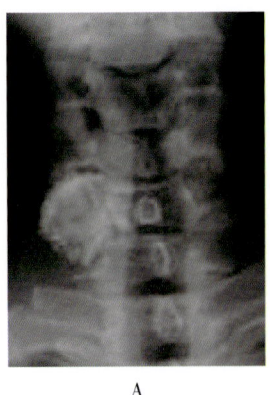 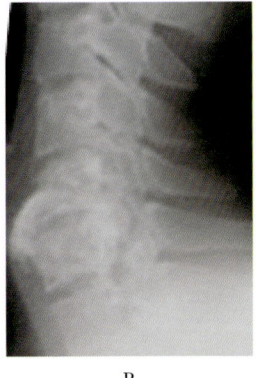 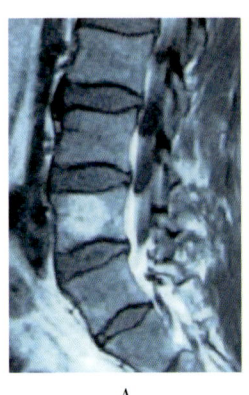 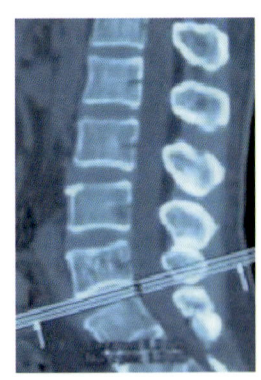

图5-2-1-1-1　临床举例(A、B)
正侧位X线片显示C₆骨样骨瘤

图5-2-1-1-2　临床举例(A、B)
A. L₅椎体血管瘤MR矢状位所见;B. 同前,CT扫描所见

(二)原发恶性骨肿瘤

常见有脊索瘤、骨髓瘤、恶性淋巴瘤及肉瘤等。

1. 脊索瘤 好发于50~60岁的中老年,脊柱的脊索瘤最多见于寰枕部及骶尾部。疼痛为最常见症状。X线可见溶骨性缺损(图5-2-1-1-3)。

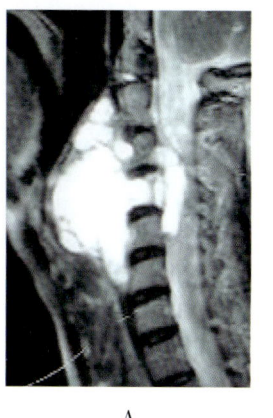
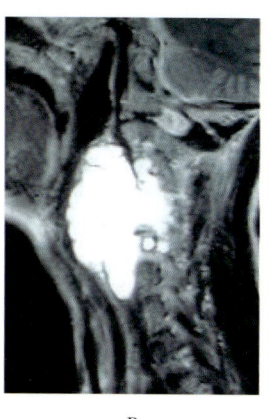

图5-2-1-1-3 临床举例(A、B)
C_2脊索瘤MR显示病变累及范围

2. 骨髓瘤 好发于中年人,以腰椎部多见。主要症状是持续的脊柱疼痛,呈进行性加重。

3. 其他 软骨肉瘤较成骨肉瘤少见(图5-2-1-1-4)。

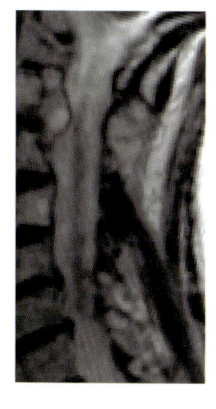
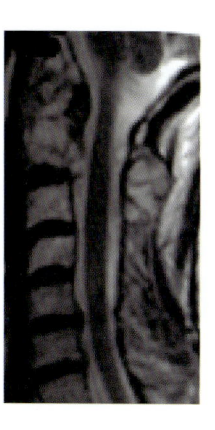
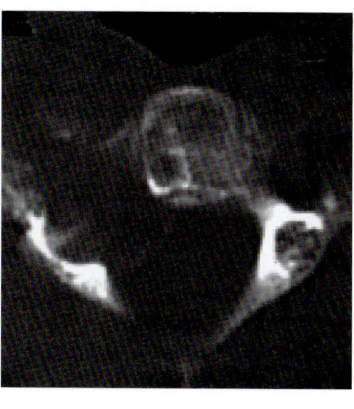
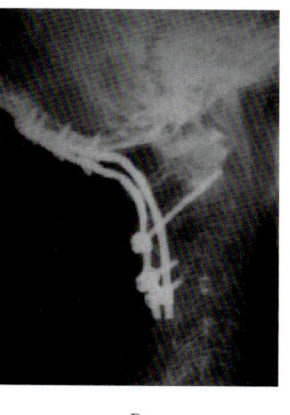

图5-2-1-1-4 临床举例(A~D)
上颈椎软骨肉瘤行肿瘤切除内固定术 A.B. MR所见;C. CT扫描;D. 肿瘤切除+枕颈内固定术后X线侧位片

4. 转移瘤 骨骼是恶性肿瘤第三常见的转移部位,仅次于肺和肝。脊柱是骨骼系统中转移瘤最易侵犯的部位。脊柱转移性肿瘤的发生率远较原发性恶性肿瘤为高,是发生于脊柱的常见肿瘤,占脊柱肿瘤的大多数。脊椎转移瘤以胸椎为多见,其次为腰椎、颈椎和骶椎。最容易产生脊椎转移的恶性肿瘤有乳腺癌、肺癌、前列腺癌、宫颈癌、肾癌、甲状腺癌、肝癌、胃癌和直肠癌等。原发肿瘤脊柱转移的主要途径为血液播散、直接蔓延及脑脊液播散。脊柱转移瘤主要累及椎体(图5-2-1-1-5)。

三、临床表现

良性骨肿瘤起病缓慢，病史长，症状轻微，多在体检时发现或有疼痛时发现。随着病变的进展疼痛可进行性加剧，并根据部位不同可向颈部、上肢、腰腿部放射。严重时肿瘤侵犯脊髓可出现脊髓受压表现。恶性肿瘤起病快，疼痛症状明显，常需强镇痛剂方可缓解。

四、辅助检查

（一）X 线检查

主要是骨破坏。良性病变呈膨胀性破坏，界限清楚。恶性病变密度不均，边缘不清。转移病变多呈溶骨性破坏。

（二）CT 及 MR

可以显示病变范围、肿瘤与脊髓的关系。MR可以在早期发现病变，显示脊髓受压情况（见图5-2-1-1-5）。

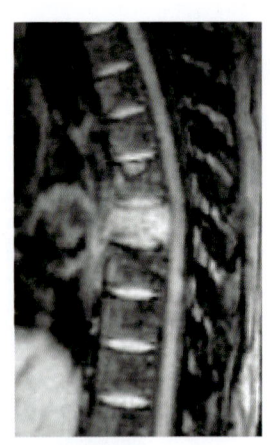

图5-2-1-1-5 临床举例
MR显示T_8椎体转移性肿瘤（前列腺癌），已出现病理性骨折及硬膜囊受压征

（三）核素扫描

可显示骨代谢的异常，全身骨扫描可显示单发或多发病灶，并能发现早期的转移灶。

（四）DSA

可以显示肿瘤的血运，由此判断良恶性及肿瘤与大血管的关系。

第二节 脊柱肿瘤的治疗原则

一、概述

脊柱肿瘤的组织来源具有多样性，脊柱脊髓及其邻近器官解剖复杂，功能重要。因此对不同来源、不同部位肿瘤的治疗方法，有不同的选择。但无论治疗方法如何选择，都应遵循脊柱外科的基本原则，即脊柱稳定性、神经功能、脊柱序列的保持及邻近器官结构和功能的保护。同时还应遵循肿瘤治疗的基本原则，即早期诊断、早期治疗、综合治疗。

二、脊柱原发性良性肿瘤和瘤样病变的治疗原则

脊柱良性肿瘤本身发展缓慢，对脊柱稳定性影响较小，未造成脊髓压迫，无症状或症状较轻。许多患者仅在体检时发现。这类肿瘤常见的有脊柱血管瘤、骨囊肿及动脉瘤样骨囊肿等。这类病变可暂时不考虑手术治疗，但应定期随访，密切观察。如果病情有进展，应采取进一步的治疗。对于有症状，且对放、化疗敏感的肿瘤，如椎体血

管瘤、动脉瘤样骨囊肿及嗜酸性肉芽肿等可先采用非手术治疗方法（放疗、化疗、选择性动脉栓塞等方法）。病变造成脊柱不稳、椎体病理性骨折、脊髓受压者应积极手术治疗，手术方法可选择单纯减压、肿瘤切除、稳定性重建（植骨融合及内固定）等方法（图5-2-1-2-1）。

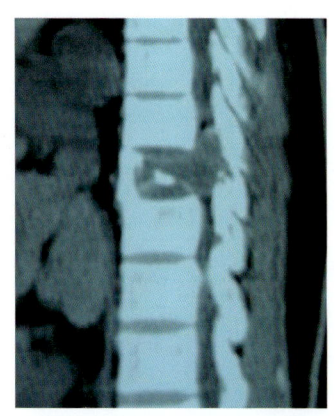

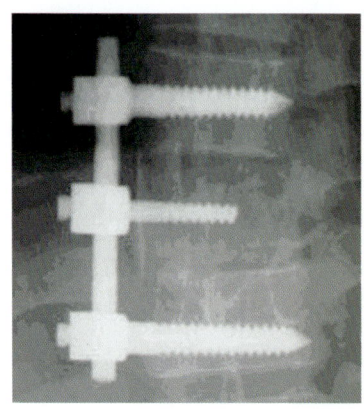

图5-2-1-2-1 临床举例（A、B）
A. T_9椎体骨巨细胞瘤CT二维重建；
B. 肿瘤切除植骨内固定术后

三、脊柱原发恶性肿瘤的治疗原则

对放、化疗敏感的肿瘤，如骨髓瘤、恶性淋巴瘤和Ewing's肉瘤等，应以放、化疗为主要治疗手段。对于单发、范围局限、无明显转移的瘤体，可采取根治性切除手术。瘤体影响脊柱稳定性时应在瘤体切除的同时，进行脊柱稳定性的重建（图5-2-1-2-2）。肿瘤组织压迫脊髓，出现神经功能障碍者，应积极手术减压。即使瘤体不能完整切除，姑息手术也能改善生活质量。

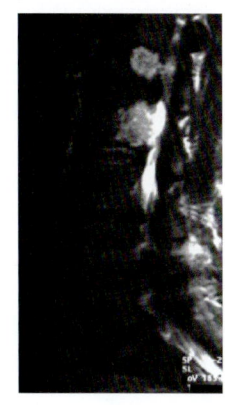 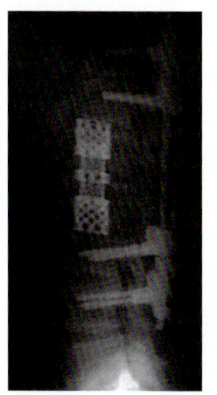

图5-2-1-2-2 临床举例（A、B）
A. L_{1-2}脊索瘤MR矢状位观；
B. 肿瘤切除后行脊柱稳定及重建术后X线侧位片

四、脊柱转移瘤的治疗原则

原发病灶的治疗是转移性脊柱肿瘤治疗的关键。当怀疑脊柱占位性病变为转移性肿瘤时，应积极寻找原发病灶及其他部位转移病灶。常见的原发肿瘤有乳腺癌、前列腺癌、肾癌等。如原发病灶具备根治条件，应结合全身情况，进行积极治疗。

对于全身广泛转移、原发病灶无法进行根治性治疗的晚期肿瘤患者，可选择放疗、化疗及姑息手术等综合治疗。

五、药物治疗

1. 类固醇激素　适用于有脊髓压迫症状的患者，可以减轻脊髓水肿，保护神经功能，防治截瘫；

2. 化疗　适用于对全身化疗敏感的肿瘤，如淋巴瘤、骨髓瘤、神经母细胞瘤等；

3. 性激素治疗　对前列腺癌和乳腺癌的脊柱转移癌较为敏感；

4. 二磷酸盐　缓解骨痛，预防病理性骨折、脊髓压迫及高钙血症；作用机制是抑制破骨细胞的功能，促进破骨细胞的凋亡，抑制其增殖，从而达到抑制骨吸收的作用。

六、放射治疗

针对放射治疗敏感的肿瘤，其主要目的是：
1. 局部治疗椎体转移性肿瘤，直接杀灭肿瘤细胞；
2. 缓解疼痛，防治病理性骨折；
3. 缩小瘤体，以便于手术切除。

七、微创治疗

微创治疗因其创伤小、疗效显著、并发症少、功能恢复时间短和心理效应好等优势而使多数患者可以耐受，已逐渐成为脊柱转移性肿瘤的重要治疗手段。包括经皮椎体成形术（图5-2-1-2-3）、后突成形术、射频消融以及胸腔镜等。

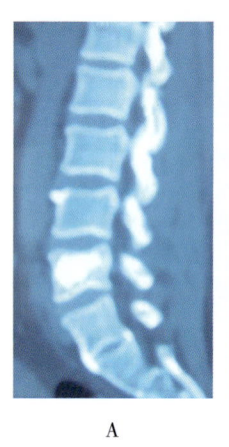 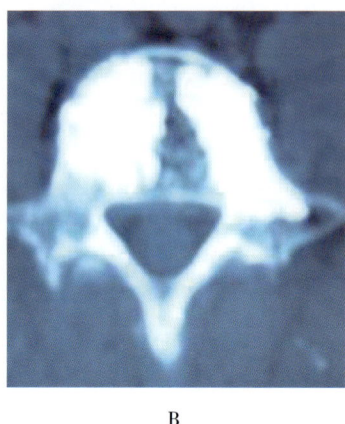 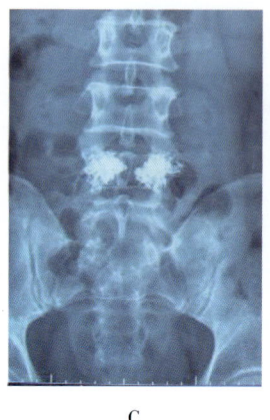 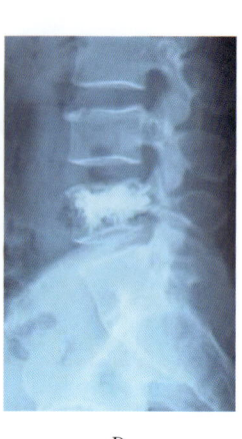

A　　　　　　　B　　　　　　　C　　　　　　　D

图5-2-1-2-3　临床举例（A~D）
A.B. L_5血管瘤行CT扫描侧位及水平位观；C.D. 已行椎体成形术及术后X线正侧位观

八、手术治疗

（一）手术治疗目的

1. 稳定脊柱，缓解疼痛，提高生活质量；
2. 切除瘤体，解除肿瘤或骨折对脊髓的压迫；
3. 明确病理诊断，指导进一步检查和治疗。

（二）手术适应证

1. 单一的原发或转移病灶，孤立的复发病灶；
2. 脊柱不稳或椎体塌陷者；
3. 放、化疗不敏感的原发或转移性肿瘤；
4. 保守治疗不能缓解的顽固性疼痛；
5. 进行性的神经功能障碍。

（三）手术前的病理诊断

脊柱肿瘤无论其为原发性还是转移性，均包括多种病理类型，且各病理类型间在肿瘤性质、特点、对放疗或化疗的敏感程度、复发倾向以及预后等方面存在着显著差异。因此，如能在手术前即明确肿瘤的病理诊断，将在很大程度上增强手术方案的合理性，并便于对手术前、后辅助治疗的选择，从而大大提高脊柱肿瘤的治疗水平。迄今为止，经皮穿刺活组织检查仍是诊断脊柱肿瘤最可靠的方法，尤其是CT引导下经皮穿刺活检术（图5-2-1-2-4），更以其安全、创伤较小及取材部位准确等优点受到临床医生的重视，近几年来得到越来越多的应用，并在脊柱肿瘤的诊治中发挥出日益重要的作用。

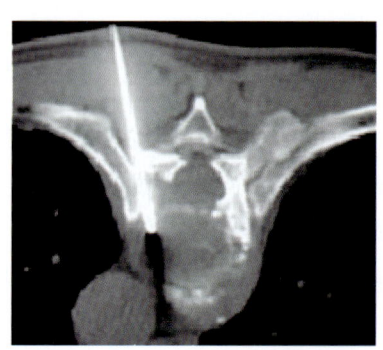

图5-2-1-2-4　临床举例
CT引导下经皮穿刺活检扫描图

第三节 脊柱肿瘤的手术分期与全脊椎(体)切除术

一、Enneking 外科分期

作为骨与软组织肿瘤的外科分期,在过去很长一段时间内被广泛接受,这种分期根据肿瘤的组织学有无突破间室及转移进行分级,从而进行手术方案的选择。对脊柱肿瘤而言,前纵韧带、后纵韧带、覆盖椎管的骨膜、黄韧带、椎板和棘突的骨膜、棘间和棘上韧带、软骨终板以及软骨纤维环可被视为肿瘤生长的生理性屏障。因此,可将一个脊椎看作是肿瘤生长的间室,而上述结构可看作是肿瘤生长的天然屏障。具体分期:T_0 指位于骨或椎旁软组织的包膜完整的良性肿瘤,T_1 指包膜外位于椎体或附件内的良性肿瘤,T_2 病变原发或侵及椎旁软组织,或侵及硬膜,或侵及间盘外组织(图 5-2-1-3-1)。由于脊柱结构的特殊性,根据这样的分期进行手术方案的选择有一定局限性,往往不能达到治疗目的。

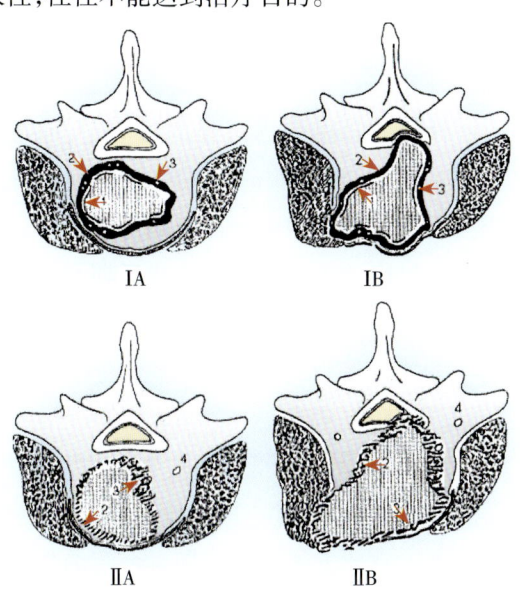

图 5-2-1-3-1 Enneking 外科分期示意图

二、三个国际性肿瘤机构提出的脊柱肿瘤的 WBB 手术分期法(1996)

(一)概况

其方法是在脊椎的横截面,依顺时针方向将脊椎均分为 12 个放射状的区域,并由椎体边缘向椎管方向分为 A~E 5 个层次,同时在纵向上记录肿瘤侵犯的椎体数。每例脊柱肿瘤都根据其侵犯的区域数、层次数及椎体数进行术前评估(图 5-2-1-3-2)。

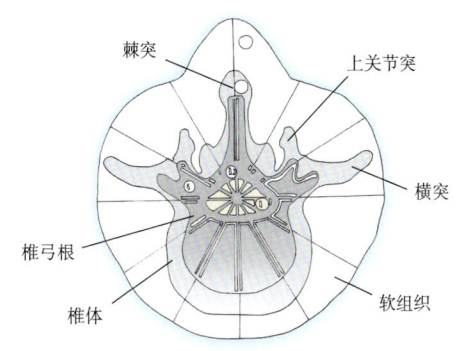

图 5-2-1-3-2 WBB 外科分期示意图

(二)根据 WBB 手术分期方法

肿瘤切除方式有以下几种。

椎体切除 对位于 4~8 区或 5~9 区的肿瘤行前后路联合手术。前路切除椎体,后路在椎弓根处离断,并行重建。

扇形切除 肿瘤位于 3~5 区或 8~10 区,行前后路联合手术,后路切除受累椎弓根等后成分,前路切除椎体的一部分,也可以侧方入路切除肿瘤。

附件切除 肿瘤位于10~3区,可仅行后路自椎弓根处切除肿瘤。

全脊椎切除 肿瘤同时累及10~3区和4~9区时,行前后路联合切除椎体、后弓及侧块,同时进行重建。

三、全脊椎(体)切除术

(一)概况

病灶较小且部位局限的良性脊柱肿瘤或瘤样病变多可通过刮除及局部切除的方法进行治疗。除非位于特殊节段,上述肿瘤的切除一般技术上并不十分困难。然而,当难治性脊柱肿瘤侵及范围较广时,手术显露、切除以及清除病灶之后脊柱稳定性的重建过程都相对复杂。对手术技术也要求较高,有些问题迄今尚未得到根本解决。在上述难治性脊柱肿瘤的治疗中,全脊椎切除术为比较常用的手术方法,且具有代表性。

(二)手术入路

全脊椎切除术手术入路的选择取决于肿瘤的生长程度及所累及的脊柱节段水平。通常有3种入路可供选择。

1. 单一后侧入路 当病变位于L_4脊椎以上且没有前方的大血管时可以采用此入路。其最大优点就是在手术全程,特别是在前柱截骨、椎体切除以及脊柱重建时都可以观察到脊髓情况,避免误伤脊髓。

2. 前后联合入路 当脊柱肿瘤侵犯前方大血管或节段血管时可先前路进行分离松解,再经后路行TES。目前有医生运用胸腔镜或小切口进行前路分离操作。

3. 后前联合入路 因髂骨翼和腰骶神经丛的存在,L_4、L_5脊柱肿瘤可先行后路椎板切除和内固定,再经前路行椎体整块切除及重建。因L_3椎体较大,后路手术将L_3椎体从神经根之间取出时容易引起神经根损伤,故对其也可行后前联合入路手术。

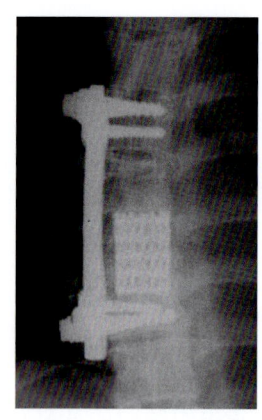

图5-2-1-3-3 临床举例

T_8椎体前列腺癌骨转移,已行病椎切除+钛网植骨+椎弓根钉棒内固定术,术后X线正位片所见

四、手术相关并发症

1. 术中大量渗血 术中的出血主要来自瘤体及椎管内静脉丛,术前介入栓塞肿瘤的营养动脉及术中控制性降压可以减少出血;

2. 大血管和节段血管的损伤 后路手术进行前方剥离易损伤大血管和节段血管,尤其是在T_5节段以下切除椎体时要加倍小心;

3. 肿瘤细胞的污染 尤其是在瘤体侵犯椎弓根时,手术不可避免地会造成肿瘤细胞的污染;

4. 脊柱不稳 重建手术的内固定仅能提供脊柱短期稳定性,长期的稳定性须依靠前路植骨的融合。

植骨块的骨融合需坚强的内固定,而过于坚强的内固定又会引起应力遮挡,导致植骨块不能接受有效应力的刺激而影响骨融合。这一治疗矛盾尺度的把握偏差会造成后期脊柱不稳的出现。

五、脊柱稳定性的重建

根据肿瘤性质部位,预期寿命的长短,选择不同的稳定重建方式。对预期寿命短的患者可通过各种内固定器加骨水泥获得暂时性的稳定,疗效好。估计生存期较长的患者要通过内固定器加植骨融合获得永久性的稳定。必须明确的是,靠内固定器的稳定是短暂的,依靠植骨融合获得的稳定性是长久的,其重建方式也分为后路重建、前路重建与前后路联合重建。内固定物包括钛板、椎弓根钉内固定系统、侧块螺钉内固定系统等。重建植入物包括人工椎体、钛网、自体骨和异体骨等,需根据患者具体情况合理选择。

(邵增务　张彦男)

参 考 文 献

1. 卢旭华, 赵定麟. 360°环状减压、固定重建术治疗T₄椎体血管瘤一例报告[J]. 中华骨科杂志, 2007, 27 (5)
2. 饶书诚, 宋跃明. 脊柱外科手术学(第三版). 北京: 人民卫生出版社, 2006
3. 孙洪瀑, 许建波, 杨祚璋. 经皮椎体成形术中取材活检在脊柱肿瘤诊疗中的应用. 中国微创外科杂志, 2008, 8 (9): 815-818.
4. 韦峰, 党耕町, 刘忠军, 等. 脊柱原发肿瘤切除术后复发原因的探讨. 中华外科杂志, 2005, 43 (4): 221-224.
5. 肖建如, 贾连顺, 廖建春, 倪斌, 陈德玉, 袁文, 赵定麟. 原发性寰椎肿瘤的临床特点与手术治疗 颈腰痛杂志 2002年23卷3期
6. 肖建如, 贾连顺, 倪斌, 陈德玉, 袁文, 包聚良, 侯铁胜, 赵定麟. 寰枢椎肿瘤的手术治疗(附22例报告), 中国脊柱脊髓杂志 2001年11卷6期
7. 肖建如, 袁文, 滕红林等. 前、后联合入路全脊椎切除附加内固定治疗颈椎骨肿瘤39例报告[J]. 中华外科杂志, 2005, 43 (12)
8. 徐万鹏. 脊柱肿瘤手术治疗的思考. 中国脊柱脊髓杂志, 2004, 14 (8): 453.
9. 严宁, 侯铁胜, 曾绍林. 椎管内血管脂肪瘤9例报告[J]. 中国矫形外科杂志, 2008, 16 (23)
10. 于彬, 倪春鸿. 胸椎海绵状血管瘤一例[J]. 中国骨与关节损伤杂志, 2007, 22 (8)
11. 于淳秀, 刘晓平, 周银. 脊柱肿瘤切除术后稳定性重建的临床探索. 中华肿瘤防治杂志, 2006, 13 (22): 1749-1751.
12. 周强, 陈德玉, 史建刚等. 髓外硬膜下肿瘤的手术治疗与临床效果[J]. 中国矫形外科杂志, 2009, 17 (7)
13. Alexander HS, Koleda C, Hunn MK. Peripheral Primitive Neuroectodermal Tumour (pPNET) in the cervical spine. J Clin Neurosci. 2010 Feb; 17 (2): 259-61.
14. Bilsky MH, Gerszten P, Laufer I, et al. Radiation for primary spine tumors. Neurosurg Clin N Am, 2008, 19 (1): 119-123.
15. Chang SI, Tsai MC, Tsai MD An unusual primitive neuroectodermal tumor in the thoracic epidural space. J Clin Neurosci. 2010 Feb; 17 (2): 261-3.
16. Donthineni R. Diagnosis and staging of spine tumors. Orthop Clin North Am, 2009, 40 (1): 1-7.
17. Elwatidy S, Jamjoom Z, Elgamal E, et al. Efficacy and safety of prophylactic large dose of tranexamic acid in spine surgery: a prospective, randomized, double-blind, placebo-controlled study. Spine, 2008, 33 (24): 2577-2580.
18. Jankowski R, Nowak S, Zukiel R, et al. Application of internal stabilization in the surgical treatment of spinal metastases. Neurol Neurochir Pol, 2008, 42 (4): 323-331.
19. Jingyu C, Jinning S, Hui M, Hua F. Intraspinal primitive neuroectodermal tumors: Report of four cases and review of the literature. Neurol India. 2009 Sep-Oct; 57 (5): 661-8.
20. Jin-Tang Wang, Xiao-Wei Zhang, Shu-Ming Li. Surgical treatment of cervical bone tumors. SICOT Shanghai Congress 2007
21. Jin-Tang Wang, Xiao-Wei Zhang, Shu-Ming Li, et al. Surgical treatment of cervical bone tumors. SICOT Shanghai Congress 2007
22. Kiatsoontorn K, Takami T, Ichinose T. Primary epidural peripheral primitive neuroectodermal tumor of the thoracic spine. Neurol Med Chir (Tokyo). 2009 Nov; 49 (11): 542-5.
23. Koehler SM, Beasley MB, Chin CS. Synovial sarcoma of the thoracic spine. Spine J. 2009 Dec; 9 (12): e1-6.
24. Melcher RP, Harms J. Biomechanics and materials of reconstruction after tumor resection in the spinal column. Orthop Clin North Am, 2009, 40 (1): 65-74.
25. Morales Alba NA. Posterior placement of an expandable cage for lumbar vertebral body replacement in oncologic surgery by posterior simple approach: technical note. Spine, 2008, 33 (23): E901-905.
26. Schwender JD, Casnellie MT, Perra JH, et al. Perioperative

complications in revision anterior lumbar spine surgery: incidence and risk factors. Spine, 2009, 34（1）: 87-90.
27. Shamji MF, Vassilyadi M, Lam CH. Congenital tumors of the central nervous system: the MCH experience. Pediatr Neurosurg. 2009; 45（5）: 368-74.
28. Swift PS. Radiation for spinal metastatic tumors. Orthop Clin North Am, 2009, 40（1）: 133-144.
29. Tokuhashi Y, Ajiro Y, Umezawa N. Outcome of treatment for spinal metastases using scoring system for preoperative evaluation of prognosis. Spine, 2009, 34（1）: 69-73.
30. Tseng YY, Lo YL, Chen LH, et al. Percutaneous polymethylmethacrylate vertebroplasty in the treatment of pain induced by metastatic spine tumor. Surg Neurol, 2008, 70（suppl 1）: 78-93.
31. Wilkinson AN, Viola R, Brundage MD. Managing skeletal related events resulting from bone metastases. BMJ, 2008, 337: a2041.
32. Yuen KK, Shelley M, Sze WM, et al. Bisphosphonates for advanced prostate cancer. Cochrane Database Syst Rev, 2006, 4: CD006250.

第二章 骶骨肿瘤

第一节 概述、术前准备与出血控制

一、概述

骶骨是一个四面体的"倒金字塔"形的松质骨块，组成骨盆环的后壁，并为脊柱的支撑体，解剖关系复杂。附近有输尿管、膀胱、直肠等腹腔脏器，前方有骨盆大血管及骶前静脉丛，支配盆腔内脏器括约肌和生殖功能的重要神经丛骶孔内发出。骶骨肿瘤的早期症状隐匿、不典型，难以早期诊断，确诊时瘤体往往已较大，或已侵犯骶神经丛。骶骨肿瘤的外科切除由于手术中出血多、危险性大，术后又容易复发，过去多采取保守治疗，如放疗等。

自20世纪80年代初期以来，随着外科技术的进步，外科手术已经成为骶骨肿瘤的主要治疗手段，尤其是良性和低度恶性肿瘤的疗效满意，即使达不到根治目的，也可延长患者生命，减轻痛苦，并为其他辅助治疗创造条件。

二、术前准备

骶骨肿瘤术前应充分的准备，除了常规血、尿、便、肝、肾功能和心电图等化验检查以外，还包括以下方面。

1. 充分估计术中和术后可能的失血量，术前备血至少在2000mL以上，血源应有充分保证；

2. 术前一周进行肠道准备，术前清洁灌肠；

3. 术前行肿瘤活检，或术中冰冻快速活检，以明确病理诊断，便于决定手术具体方案和合适的重建措施；

4. 术前行介入治疗，避免肿瘤切除过程中发生难以控制的出血；

5. 根据影像学资料，如果肿瘤与周围组织粘连紧密，估计与膀胱或直肠等内脏器官难以分离，术前应与泌尿外科或普通外科医师联系，必要时共同完成肿瘤的切除；

6. 向患者和家属反复交代手术风险及预后。

三、骨肿瘤手术出血控制的重要性

(一) 失血是引起死亡的主要原因

骶骨肿瘤因骶骨及其周围的血供非常丰富，常导致手术过程中出血凶猛，造成术野不清、手术时间延长、肿瘤切除不彻底，引起较多复发，又因大量失血带来诸多术后严重并发症，甚至死亡，故控制骶骨肿瘤手术出血是目前临床亟待解决的问题。

(二) 骶骨肿瘤手术出血凶猛的解剖学原因

1. 骶前、骶骨及骶管内血供来自双侧髂内动脉和骶正中动脉，其间有广泛吻合支并与臀上动脉吻合，其伴行静脉形成静脉丛；

2. 肿瘤血管增生、增粗，内部及周围血池形成，吻合支及静脉血管广泛，出血量大；

3. 肿瘤部位与大血管距离短，其供血血管及病变区内血管压力高，损伤后出血速度快；

4. 髂总或髂内静脉以及骶前静脉丛可因肿瘤压迫而充血，操作中很容易破裂出血。

在现代介入止血方法应用之前，骶骨肿瘤手术出血一般在 3000~10000 mL。

四、阻断局部血供为减少出血的可行措施

近年来，随着血管介入治疗的引进与发展，使骶骨肿瘤手术出血得到了一定控制。骶骨及其周围的血供主要来自髂内动脉、骶正中动脉及其腹主动脉、髂外动脉的侧支循环。髂内动脉分支有闭孔动脉、阴部内动脉、臀上与臀下动脉、膀胱与直肠动脉、髂腰动脉、骶外侧动脉。而骶骨肿瘤手术区的供应血管主要是臀上动脉、骶外侧动脉和发自腹主动脉的骶正中动脉。术中结扎髂内动脉，创面出血减少，但仍有骶正中动脉及髂内动脉与腹主动脉、髂外动脉的丰富侧支循环。这些血管有臀上动脉与腹主动脉的肋下、肋间动脉的吻合；臀上、下动脉与髂外动脉的股深动脉的吻合；骶外侧动脉与骶正中动脉的吻合。只有阻断了腹主动脉才能既阻断骶正中动脉的直接血供，也阻断了骶正中动脉与骶外侧动脉的间接血供及髂内、外系统的侧支循环。

控制骶骨肿瘤手术出血的方法有许多，但目前临床上主要选用以下 3 种措施。

1. 术前选择性动脉造影栓塞术　采用 Seldinger 技术，经股动脉插管，先于腹主动脉分叉处以流量为 12~15mL/s、总量 40mL 造影剂造影，再根据肿瘤显影情况选择性将 5F cobra 导管行双侧髂内动脉造影及骶正中动脉分别注入 10~15mL 优维显以 6~8mL/s 流速造影，而后超选择至肿瘤供血动脉造影，了解肿瘤的部位、范围及供血动脉与周围组织的关系，并了解肿瘤内血管分布情况，栓塞材料运用明胶海绵碎粒和细条，将所有肿瘤供血动脉及肿瘤内血管进行彻底栓塞，栓塞后经造影证实栓塞满意为止。

2. 从血管造影到肿瘤栓塞　血管介入放射技术的应用，使骨肿瘤的治疗有了很大进展，特别是术前髂内动脉或肿瘤供血动脉栓塞，大大减少了术中出血，出血量一般能控制在 3500 mL 以内，提高了手术安全性。术前栓塞包括血管造影和肿瘤栓塞两部分（图 5-2-2-1-1）。血管造影的主要目的是显示肿瘤侵犯范围、肿瘤供血血管和供应脊髓的 Adamkiewicz 动脉（最大的脊髓前根动脉）。脊柱、骨盆肿瘤的供血比较复杂，可单支血管供血，亦可多支供血；可由同一水平的肋间或腰动脉供血，亦可由相邻水平的肋间或腰动脉供血；可由一侧髂内动脉供血，亦可由双侧髂内动脉供血；有的除双侧髂内动脉供血外，还有腰动脉或骶正中动脉供血。因此，血管造影是术前栓塞一个重要的步骤，它可显示所有肿瘤血管及供应脊髓的 Adamkiewicz 动脉，为肿瘤栓塞、手术切除及防止肿瘤血管漏栓和供应脊髓的 Adamkiewicz 动脉误栓提供依据。一旦 Adamkiewicz 动脉显影，则不宜行术前栓塞。如误栓此动脉，可能发生严重脊髓损伤。术前栓塞的关键是栓塞物质的选择和栓塞后与手术间隔时间的长短。

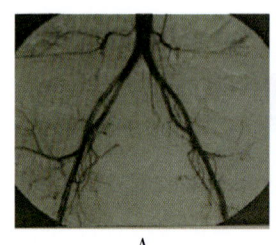 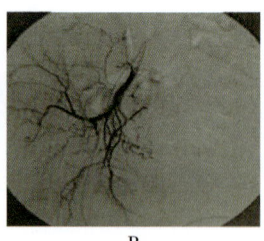

A　　　　　　　　B

图 5-2-2-1-1　临床举例（A、B）
A. 血管造影显示双侧髂内动脉；
B. 同前，显示右侧髂内动脉栓塞

3. 栓塞剂 临床上常用的栓塞物质包括以下 4 种。

（1）聚乙烯醇 是一种永久性栓塞剂，颗粒小，直径在 150~800μm 之间，可用于栓塞肿瘤内微小血管，不易产生侧支代偿性供血，栓塞效果良好；

（2）钢丝圈 亦为一种永久性栓塞物质，常用于栓塞较粗大的肿瘤血管，缺点是易出现肿瘤血管侧支建立，一般与明胶海绵或聚乙烯醇联合应用以加强栓塞效果；

（3）明胶海绵 是一种暂时性栓塞物质，明胶海绵栓塞后在 24h 内溶解吸收、血管可再通。因此应用明胶海绵栓塞者，手术宜在栓塞后 1~2 天内进行；

（4）白芨粉 为永久性栓塞剂。术前栓塞成功的标准是栓塞后造影显示肿瘤染色较栓塞前减少 75% 或以上，且术中失血少于 3000mL。

由于长时间完全阻断了血流或发生误栓、栓塞剂逆流及分流等情况，可能导致并发症的发生，如脊髓或周围神经损伤、下肢缺血性损伤、局部缺血性疼痛、性功能障碍等。对于肿瘤的姑息性治疗则一般选用明胶海绵加微弹簧或聚乙烯醇泡沫 (polyvinylalcohol, PVA)。

五、腹主动脉硅胶管临时套扎血流阻断术

（一）具体操作

下腹部"倒八字"切口，经腹膜后暴露腹主动脉，使用硅胶管临时套扎（止血带作用），阻断血流。以骶骨肿瘤后方入路为例，具体方法是采用气管插管静脉复合麻醉，建立 2 个以上静脉通道以备快速补液。患者取仰卧位，常规消毒，铺无菌巾，经下腹中线纵形切口，逐层切开进入腹腔，于腹主动脉前方切开后腹膜，暴露下腹主动脉及双侧髂总动脉后，结扎双侧髂内动脉，然后在距离双侧髂总动脉分叉上方 2cm 处游离腹主动脉，并用硅胶管夹闭腹主动脉。触摸双侧髂总动脉，确认无搏动后，于直肠后间隙处钝性剥离瘤体前缘，游离直肠，并用止血垫填塞止血，然后暂时全层缝合关闭腹腔。再将患者置于左侧卧位，沿 L_5 至末节尾椎做后路纵切口，切除肿瘤。切除瘤后取出直肠后间隙处的止血垫，反复冲洗，局部置入硅胶管做负压吸引后，逐层缝合腰骶部各层。然后重新打开腹腔，取出"夹闭"之硅胶管，缝合后腹膜后逐层关腹。

（二）效果

此方法由于阻断了骨盆及下腰椎的绝大部分血供（仍有小部分血供来自阻断部位以上的侧支循环），止血效果显著、稳定，术中出血能减少 50% 以上。该技术与髂内动脉结扎或单侧髂总动脉临时阻断技术比较，阻断血流区域更广，不因交通支血管网的作用而降低阻断效果，更适应较高部位体积较大的肿瘤切除。低位腹主动脉阻断的供血范围内，没有对缺血高度敏感的器官。下腹部的卵巢和睾丸对缺血较为敏感，但支配其血供的卵巢（睾丸）动脉在肾动脉平面的稍下方，阻断低位腹主动脉时，对卵巢、睾丸的血供无影响，不会造成患者生殖功能异常改变。

（三）优点

腹主动脉暂时阻断 + 髂内动脉结扎后再切除肿瘤有以下优点。

1. 肿瘤切除彻底，腹主动脉阻断后，术中出血少，术野清晰，不因术中出血量多而产生的时间急迫感，尽量保证肿瘤前、后两侧及下界的完整切除；

2. 残壁灭活有效，减少肿瘤复发；

3. 无需行术前介入造影、选择性动脉栓塞，大大降低了患者的费用。

（四）缺点

此方法也有以下缺点。

1. 增加痛苦 必须增加新的较大切口，增加手术创伤与患者的痛苦，而且要承担术后感染等并发症的风险。

2. 可能伤及血管 套扎腹主动脉时，可能发生操作失误，损伤腹主动脉，或由于套扎力量过大，腹主动脉壁缺血，发生迟发性腹主动脉损伤，产生严重后果，故临床应用时须慎重考虑。另外，操作过程中需注意位于其右后方的下腔静脉，因其管壁薄，容易被误伤。在分离腹主动脉时动作要轻柔、准确，防止因过分牵扯造成静脉破裂的严重并发症。

3. 瘤细胞易扩散 恶性肿瘤切除病例因两处手术切口，有器械混杂造成肿瘤细胞异位种植的可能，故操作时须严加防范。

4. 延长术时 腹主动脉阻断时间不宜过长，对需在后方切口进行手术的患者，手术时间受到限制，需要延长手术时间时，患者要重新翻身消毒、铺无菌巾。

六、球囊导管置入—过性腹主动脉血流阻断术

（一）具体方法

1. 会阴部备皮，常规铺无菌巾，穿刺部位局部浸润麻醉 经右股动脉入路，采用改良 Seldinger 技术穿刺股动脉成功后，引入 6F 动脉鞘。首先行腹主动脉造影，造影剂总量 30ml，注射速度 15ml/s，显示腹主动脉的解剖情况以及了解肿瘤的血供，测量腹主动脉内径，了解双侧肾动脉开口位置、确定球囊放置部位，观察病灶血供情况。

2. 球囊导管置入 造影后更换腹主动脉血流阻断球囊。球囊选用专为主动脉扩张设计的顺应性球囊，放置在腹主动脉远段的肠系膜下动脉与腹主动脉分叉之间。经导丝将球囊导管引入预定位置，以含有部分造影剂的生理盐水充盈球囊后，再次经球囊导管行腹主动脉造影，若显示无造影剂流向球囊远端，则表明动脉被阻断，抽空充盈球囊的含造影剂生理盐水并准确记录其剂量，体外缝线固定球囊导管并在球囊导管与皮肤交界处做醒目标记。

3. 术中球囊阻断 患者转至手术室行骨科手术，术中根据骨科手术医师的需要随时开始充盈球囊。充盈时，在骨科手术 C-臂 X 线机的透视下，准确地在预定部位以原来记录剂量的含造影剂生理盐水充盈球囊并再次动脉造影证实动脉被阻断，同时触摸患者双侧股动脉、足背动脉搏动消失。每次动脉阻断时间最多不超过 60min，需要多次阻断时，若前次阻断时间不足 40min，则随后的间歇时间至少为 10min；若前次阻断时间超过 40min，则随后的间歇时间至少为 15min。

（二）注意要点

应用过程中应注意几个问题：

1. 球囊导管的选择 有关学者认为球囊充盈后的直径以大于要阻断动脉直径 1~2mm 为宜，直径过小则血流阻断不完全，直径过大则易损伤动脉壁。球囊的长度也不宜过长或过短，过长有可能会不必要地堵塞邻近的动脉分支，过短则可能增加对局部动脉壁的损伤。球囊的材料最好选择有良好顺应性的，避免过硬，以减少对局部动脉壁的影响。

2. 球囊阻断的位置 选择在肠系膜下动脉与腹主动脉分叉之间阻断腹主动脉，以免造成对肠系膜下动脉、肾动脉等腹主动脉重要分支的影响。

3. 球囊阻断的时间 球囊暂时阻断动脉血流 60min 以内对于动脉壁而言是安全的，需要多次阻断时，中间应间歇恢复血流至少 10~15min；阻断的时间越短，对动脉壁的影响越小，同时手术部位的侧支循环形成越少，止血效果也越好，所以提倡根据手术需要行多次短时间阻断动脉血流的方法。

第二节 骶骨肿瘤的切除术

一、麻醉、体位与切口

(一)麻醉与体位

全身麻醉气管内插管。开放两个上肢静脉通道，连接加压输血器者应使用粗套管针、静脉切开或锁骨下静脉穿刺。常规监测血氧饱和度，有条件者可行中心静脉压监测。前后方联合入路手术者先取仰卧位。

(二)切口

根据肿瘤主体的位置，可采取单纯前方入路、单纯后方入路和前后方联合入路。S_3 以上肿瘤多采用前后方联合入路；前方入路适用于 S_3 以上高位肿瘤，且肿块向骶前生长者，经腹膜外途径于盆腔内将肿瘤切除。单纯后方入路主要适用于 S_3 以下的肿瘤，或肿块向骶后生长为主者。前方大麦氏切口，起自肋缘外方，向内下，经麦氏点止于耻骨结节外上方。后方工形切口，S_{1-5} 后正中纵切口，从 S_1 棘突向两侧髂嵴做横切口，从 S_5 沿臀大肌肌纤维向两侧做切口。

二、手术具体步骤之一——前路操作方法

如为前方大麦氏切口，切开腹壁三层肌肉，推开腹膜显露腹主动脉、下腔静脉、髂总动静脉及髂内、外动静脉，在牵开的腹膜侧找到输尿管予以保护。通过前方切口可探查肿瘤前方。如肿瘤巨大突向前方，应对与肿瘤粘连紧密的动脉进行分离，并用纱布填塞止血与肿瘤隔开。以防在后方切取肿瘤时损伤血管造成大出血。

三、手术具体步骤之二——后路操作方法

(一)切口与显露

在后方工形切口切开皮肤、皮下组织，向两侧翻开臀大肌肌皮瓣，显露髂后上、下棘及骶髂关节髂骨的外侧面和骶棘肌。切开骶棘肌在 S_3、S_4 背侧和髂骨翼后部的止点，向上翻起骶棘肌显露上部骶骨与肿瘤的背侧面。

(二)游离尾椎，保 S_3 神经

在切口的下方，找到尾骨，切断其两侧和向下的韧带，游离肿瘤下方，钝性分离肿瘤前方并填入纱布止血，分别切断两侧的骶结节韧带、骶棘韧带和梨状肌。在骶髂关节的下缘、梨状肌的上缘内前方可触及一条索，为 S_3 神经，应予以保护。

(三)切除肿瘤，保护 S_{1-3} 神经

根据需要用骨刀切除两侧骶髂关节的下部髂骨，显露骶骨耳状面或肿瘤的外侧。打开骶管，找到脊膜囊和骶神经根，大块切除骶骨下部肿瘤，分块切除上部骶骨肿瘤，游离 S_{1-3} 神经，清除神经周围的肿瘤组织，尽力保护 S_{1-3} 神经的连续性。

(四)充分止血

肿瘤切除后用温热盐水反复冲洗伤口，若患者情况良好，应迅速充分止血，结扎血管，于大量渗血处填充止血剂。

(五)酌情行骶髂关节重建术

对于无需全骶骨切除的保留部分骶髂关节和韧带的患者可不行重建术(图5-2-2-2-1),遗留的组织和瘢痕牢固形成一体也能稳定腰骶部,可恢复正常生活和工作。如S_1椎体大部或全部切除须行重建术(见下节)。

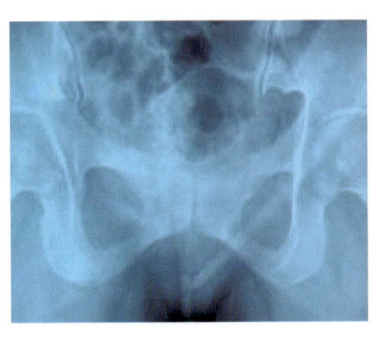
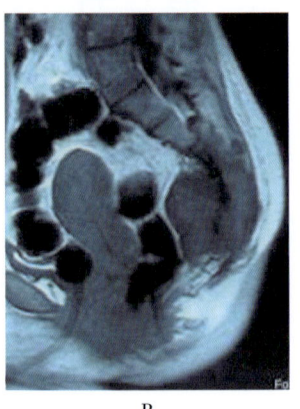

图5-2-2-2-1　临床举例(A、B)

S_4脊索瘤:肿瘤切除后可不需行重建术;A.X线正位片;B.MR矢状位

(六)留置引流,闭合切口

放负压引流管2根,保证引流通畅,逐层缝合各层组织,用纱布、棉垫和腹带加压包扎。

四、术后处理

1. 术后取仰卧位,用监护仪监测心电图、呼吸、脉搏、血压及血氧饱和度,待呼吸、脉搏、血压平稳后,改为侧卧位,以防伤口边缘皮肤压迫坏死;

2. 根据血压、血常规及引流量决定术后输血及输液量;

3. 根据血钾、钠、氯、钙及血气分析和肾功能调整补液,维持血电解质和酸碱平衡;

4. 术前2h静脉应用有效抗生素,术后联合使用两种抗生素,密切观察体温、血象和伤口变化,预防感染,2周拆线。

五、骶骨肿瘤切除时应注意的几个问题

(一)肿瘤切除范围及方法

国外有学者主张通过健康组织连同骶神经一起切除骶骨肿瘤,术后患者大小便失禁,双下肢不能行走,造成生活和工作上的困难。保存骶神经的骶骨肿瘤切除法,虽不够彻底,但可保留双下肢及大小便功能使患者恢复正常生活和工作。手术中,在骶骨肿瘤的侧方、背侧和下方经正常组织进行剥离和显露,在前方进行间隙分离,并用纱布填塞止血和隔离,保护正常组织在切除肿瘤时少受污染。在肿瘤上方,分块切除,游离骶神经,搔刮骨壳,电灼创面,95%乙醇纱布浸敷灭活,反复冲洗,也可明显降低复发率。

(二)骶神经保护与功能状况

从骶骨穿出的骶尾神经与$L_{4\sim5}$的腰骶干构成骶丛,支配盆腔脏器和双下肢,胫神经和腓总神经由$S_{2\sim3}$神经组成,如双侧$S_{1\sim3}$神经得到保留,术后双下肢感觉和运动功能正常;一侧有$S_{1\sim3}$神经损害,术后出现的大小便功能障碍,大约在2~4月后恢复。膀胱和肛门括约肌由$S_{2\sim4}$神经发出的阴部神经和骶部的交感、副交感神经共同支配,保留$S_{1\sim3}$神经,90%以上的患者获得正常大小便功能,保留S_1、S_2神经50%患者出现大小便失禁。$S_{4、5}$神经丧失可引起暂时

性感觉障碍,部分男性患者有暂时性功能障碍。由于骶神经在下肢运动及二便功能起着重要作用,因此,术中尽量保护骶神经显得尤为重要。骶神经若已被肿瘤瘤体包裹,要根据肿瘤破坏神经的程度来确定是否保留骶神经。若肿瘤只是单纯包裹了神经,未侵袭到或只是轻度破坏了神经,可用尖刀将周围瘤体组织切除,并将神经游离出来后,予以保护。如骶神经已受到严重破坏,丧失了神经功能,就应将神经和瘤体一并切除。

第三节 高位骶骨肿瘤切除后稳定性重建

研究发现,在 S_1 至 S_2 之间切除部分骶骨盆环强度降低 30%,在骶岬下 1cm 处切除则降低 50%。多数学者认为,经 S_2 以下切除部分骶骨的患者骶髂关节破坏不大,不必重建,而全骶骨切除会造成骶髂关节面完全破坏,应当进行重建(图 5-2-2-3-1)。

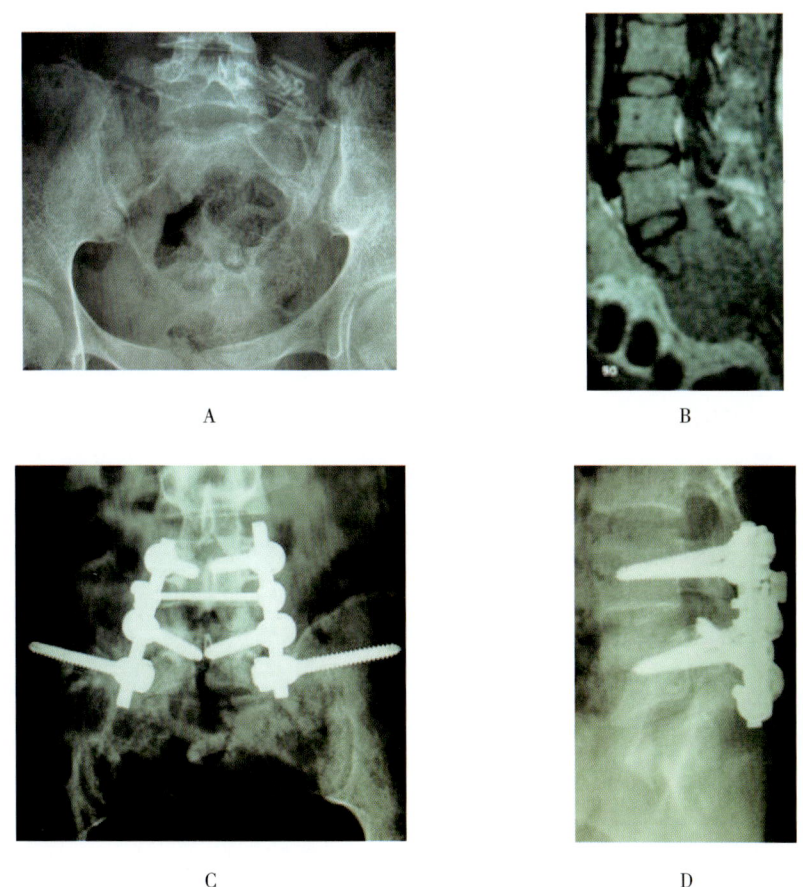

图5-2-2-3-1 临床举例(A~D)
S_1巨大脊索瘤切除后重建术 A.B. X线正位及MR矢状位显示脊索瘤之部位及范围;
C.D. 为术后X线正侧位片,显示L_5椎体下缘与两骶髂关节之间植骨及双侧$L_{4、5}$经椎弓根及髂骨后翼固定

一、ISOLA 钉棒系统固定

选择性将骶骨钉植入 S_1 椎体,若骶骨切除较多、无法植钉者,下方将钉植入双侧髂骨,上方将钉植入 L_4 和 L_5 椎弓根,连接金属棒,病灶及骶髂关节处采用自体髂骨或混合人工骨进行大量植骨,重建骶骨及骨盆环的稳定性。

髂骨钉棒系统具有最强的抗负荷能力。这样患者可以早期佩戴支具下床活动,没有由于脊柱不稳而产生的神经根症状。但是,该手术也存在许多并发症,由于骶骨肿瘤切除后,留有很大空腔,表面缺乏肌肉层覆盖,再加上局部血循环较差,空腔易出现积液,植骨容易出现不愈合,甚至感染。若一旦出现感染,内固定器械就必须立即取出,否则可能出现严重后果。

二、改良的 Galveston 技术

Galveston 技术是将两根 L 形棒固定在 $L_{3~5}$ 椎体的两侧,棒的远端经弯棒塑形后,从髂后上嵴插入髂骨的两层皮质之间,棒之间另加有两三个横连杆。现多用椎弓根螺钉来进行固定,为防止出现"翻书现象",在两侧髂骨间水平放置一根骶骨棒,并在髂骨间植入异体骨以促进愈合。

与以前的重建技术相比,该技术的强度和稳定性大为改善,是目前大多数患者通常采用的重建方式。但由于承重时全部负荷通过棒传递至骨盆棒上会产生过度的应力集中,也可能出现断棒现象。

三、前后路联合重建

由前后两部分组成,后面使用改良的 Galveston 技术,前面部分是在 L_5 椎体下放置一个充填有同种异体骨和有机骨基质的钛笼网,再将一个骶骨棒穿过网笼后固定在双侧髂骨上,这样在前面也对腰椎形成一个支撑。生物力学实验表明这种重建方式在承重时未见局部的过度应力集中,发生损坏和松动的风险相对较低。

四、定制型假体重建

适应于连带部分髂骨的全骶骨切除患者。依据 1mm 薄层 CT 图像,在计算机辅助下重现仿真三维骨盆模型,按模型设计假体而进行重建。目前定制型假体重建报道不多,还缺乏大样本、长期随访的结果。另外这种方式在操作上的缺点是术中无法对假体进行调整,且费用昂贵。

五、异体骨重建

骶骨切除后,测量两骶髂关节髂骨面间的距离,取一冷冻干燥的异体胫骨或股骨中段,根据所测长度进行修整,异体骨两端修成斜面。用一骶骨棒穿过两侧髂骨及异体骨髓腔,固定异体骨于 L_5 椎体下,骶骨棒以两端露出髂骨 1.5~2cm 为宜。之后,在骶骨棒两端,以张力带钢丝 8 字形固定骶骨棒,使异体骨与两侧髂骨紧密接触,并与 L_5 椎体下面接触。

六、术式的优点

1. 节省时间,减少出血,有利患者恢复;
2. 因内植物较少,术后感染率下降;
3. 冷干骨段与 L_5 椎体下面接触,既恢复了骨盆环,同时又可使身体重力沿腰、冻干骨及骶骨棒传至骨盆;骶骨棒在初期维持了骨盆的稳定,类似髓内钉的作用,最终冻干异体骨可成为具有生物活性的骨,由简单的机械固定变成生物固定,更接近生理状态;
4. 减少患者的费用。

但冻干骨与自体骨间的愈合是一种缓慢的爬行替代的过程,有时会发生病理性骨折,而且有些患者会对异体骨产生一定的排斥反应。

(邵增务 张志才)

参 考 文 献

1. 路小勇, 李伟, 司兆萍, 等. 骶骨肿瘤切除术中控制出血量方法探讨. 中国脊柱脊髓杂志, 2004, 14（1）: 46-47.
2. 饶书诚, 宋跃明. 脊柱外科手术学（第三版）. 北京: 人民卫生出版社, 2006
3. 赵定麟, 王义生. 疑难骨科学. 北京: 科学技术文献出版社, 2008
4. Boldorini R, Panzarasa G, Girardi P, et al. Primary choroid plexus papilloma of the sarcral never roots. J Neurosurg Spine, 2009, 32（supple 2）: 211-215.
5. Chandhanayingyong C, Asavamongkolkul A, Lektrakul N, Muangsomboon S. The management of sacral schwannoma: report of four cases and review of literature. Sarcoma. 2008; 2008: 845132.
6. Cho HS, Kang HG, Kim HS, et al. Computer-assisted sacral tumor resection. A case report. J Bone Joint Surg Am, 2008, 90（7）: 1561-1566.
7. Hosalkar HS, Jones KJ, King JJ, et al. Serial arterial embolization for large sacral giant-cell tumors: mid- to long-term results. Spine, 2007, 32（10）: 1107-1115.
8. Hulen CA, Temple HT, Fox WP, et al. Oncologic and functional outcome following sacrectomy for sacral chordoma. J Bone Joint Surg Am, 2006, 88（7）: 1532-1539.
9. Indelicato DJ, Keole SR, Shahlaee AH, et al. Impact of local management on long-term outcomes in Ewing tumors of the pelvis and sacral bones: the University of Florida experience. Int J Radiat Oncol Biol Phys, 2008, 72（1）: 41-48.
10. Junming M, Cheng Y, Dong C, et al. Giant cell tumor of the cervical spine: a series of 22 cases and outcomes. Spine, 2008, 33（3）: 280-288.
11. Kanamori M, Ohmori K. Curettage and radiotherapy of giant cell tumour of the sacrum: a case report with a 10-year follow-up. J Orthop Surg（Hong Kong）. 2005 Aug; 13（2）: 171-3.
12. Mavrogenis AF, Patapis P, Kostopanagiotou G, Papagelopoulos PJ. Tumors of the sacrum. Orthopedics. 2009 May; 32（5）: 342.
13. Osaka S, Matsuzaki H, Osaka E, et al. A comparative study for wide excision of malignant tumors distal to S2. Anticancer Res, 2008, 28（6B）: 4143-4147.
14. Sciubba DM, Petteys RJ, Garces-Ambrossi GL, et al. Diagnosis and management of sacral tumors. J Neurosurg Spine, 2009, 10（3）: 244-256.
15. Singh AP, Singh AP, Mahajan S. Periosteal chondroma of the sacrum. Can J Surg, 2008, 52（5）: E105-106.
16. Varga PP, Bors I, Lazary A. Sacral tumors and management. Orthp Clin North Am, 2009, 40（1）: 105-123.
17. Wee B, Shimal A, Stirling AJ, et al. CT-guided sacroplasty in advanced sacral destruction secondary to tumour infiltration. Clin Radiol, 2008, 63（8）: 906-912.
18. Xue-Song L, Chao Y, Kai-Yong Y. Surgical excision of extensive sacrococcygeal chordomas assisted by occlusion of the abdominal aorta. J Neurosurg Spine. 2010 May; 12（5）: 490-6.
19. Yang L, Chong-Qi T, Hai-Bo S, et al. Appling the abdominal aortic-balloon occluding combine with blood pressure sensor of dorsal artery of foot to control bleeding during the pelvic and sacrum tumors surgery. J Surg Oncol, 2008, 97（7）: 626-628.

第三章 脊柱转移性肿瘤

第一节 脊柱转移肿瘤的基本概念与检查

一、基本概念

脊柱上的肿瘤大多从身体他处转移而来，约占 60%~70% 左右。而转移又是恶性肿瘤重要的标志之一，癌症患者至少有 70% 出现不同部位的转移。脊柱是骨转移最常见的部位。

据统计，转移至脊椎的恶性肿瘤仅次于肺和肝脏，居第 3 位。约有 40% 以上死于恶性肿瘤患者发生脊椎转移。脊椎转移瘤以胸、腰椎为多见，其次为骶椎和颈椎。

最容易产生脊椎转移的恶性肿瘤有前列腺癌、乳腺癌、肺癌、宫颈癌、肾癌、甲状腺癌、肝癌、胃癌及直肠癌等，其中以前列腺癌、肺癌及乳腺癌最为多见。转移的主要途径为血运转移，少数为淋巴转移及局部蔓延。

二、临床症状特点

（一）脊柱首发症状

脊柱转移性肿瘤中，仅有约 20%~30% 患者可以找到原发恶性肿瘤，或有相关的病史。大多数患者以转移至脊柱所引发的疼痛等为首发症状，在临床上应引起足够的重视。

（二）剧痛

最多见，且是具有特点的症状，约 70% 患者均以疼痛起病。其特点是由轻到重，由逐渐出现变为持续性，尤以夜间痛明显加剧，甚至服用止痛药也无效。当胸椎脊髓损害时，可在脊髓受压前或同时即出现根性痛，视病灶部位不同其疼痛部位亦不同，例如，腰椎转移可表现为腹痛及下肢痛，上颈椎则可伴有枕大神经分布区域的放射痛。凡有恶性肿瘤病史者，如出现不明原因的脊柱分布区剧痛时，首先应怀疑是否有椎体转移性病变。

（三）脊髓压迫症状出现快

由于椎管空间有限，任何波及椎管或根管的转移性肿瘤大多很快即出现神经根或脊髓的压迫症状。由于脊柱转移性肿瘤主要位于椎体，往往从前方压迫锥体束或前角细胞，故常以运动功能损害先出现。与其他脊髓病损类似，括约肌功能损害往往提示不良预后。研究表明术前 Frankel 分级低常与术后预后不良或并发症增多有关。如颈椎肿瘤累及交感神经丛则可出现 Horner 综合征。

三、其他症状

(一)全身症状

全身症状轻重不一,早期可无症状,随着肿瘤的增大,可逐渐表现为轻、中度贫血、消瘦、低热及乏力等。到中后期多表现为全身虚弱,体重骤减等,后期则出现恶液质。

(二)活动受限及畸形

由于剧痛而使患者活动受限,凡肿瘤波及的椎节其均有功能障碍,并逐渐出现畸形。例如上颈椎转移肿瘤累及枕寰关节或寰枢关节会引起头颈部的活动受限、僵硬及斜颈等,长期斜颈可导致头面部不对称。

(三)病理性骨折

对于中后期病例,可能仅有轻微外伤或根本没有任何诱因,即可发生椎体压缩性骨折,此时疼痛加剧,活动受限,并可很快出现截瘫等。

四、影像学 X 线检查

(一)概况

X 线平片依然是目前最简便、快速和经济的诊断脊柱转移癌的主要手段之一。但是 X 线平片分辨率较低,尤其是对软组织分辨率更低,因此对于早期脊柱转移灶难以清楚地显现。临床观察表明,大约有 30%~50% 患者出现 X 线改变以前椎体就有破坏。轻微的椎体破坏 X 线片上不能显示,只有当椎体骨小梁破坏达 50% 时,才有可能在平片上显现出来。转移早期的脊柱癌 X 线平片上仅表现出松质骨的稀疏,中后期椎体发生压缩性骨折后,可出现椎体变扁或楔形变,但病椎的椎间隙常保持不变。

如 X 线片上显示椎弓根破坏,称为椎弓根阳性,对于转移瘤的诊断具有意义。

(二)X 线片之主要表现

脊椎转移瘤 X 线片大致可有 3 种表现:

1. 溶骨型　表现为骨质以破坏及吸收为主。直肠癌、结肠癌、前列腺癌发生腰椎转移,主要表现为溶骨性破坏,此型易引发病理性骨折及脊髓神经症状。

2. 成骨型　成骨型变化可见于部分前列腺癌、乳腺癌的硬癌及鼻咽部肿瘤和骨肉瘤等发生脊柱转移时,病变局部表现为骨质增生状,骨质密度增加,其程度相差较大。

3. 混合型　即兼具前两者反应。

五、其他影像学检查

(一)脊髓造影

又称之椎管造影(Myelography),指通过穿刺将造影剂注入脊髓蛛网膜下腔并使之显影的检查方法。主要用于判断确定椎管形态上是否改变,椎管的情况和脊髓受压情况等。可用于初步鉴别脊髓受压是由于肿瘤还是椎间盘突出引起、或因椎体后部增生的骨赘引起等。在 CTM 及 MR 前的年代,几乎每例脊柱肿瘤均行此检查,以求诊断及病情判定,但 CT、CTM 及 MR 出现后,此种损伤性检查已骤减。

(二)CT 及 CTM

主要的优点在于可明确骨皮质及小梁的微小破坏,能准确显示椎体的溶骨性或成骨性病灶以及肿瘤侵入硬膜外腔或椎旁软组织,肿瘤边缘多无硬化,基质钙化亦不多见。肿瘤扩张、侵出椎体可显现椎旁软组织肿块,增强扫描显示肿瘤呈不规则强化。于脊柱转移性肿瘤应注意单纯行 CT 扫描时容易遗漏跳跃性多发病灶。

(三)MR 检查

1. 重要性　是诊断脊柱转移性肿瘤的重要

手段。MR 的敏感性可以和同位素骨扫描相媲美。MR 对松质骨的变化尤为灵敏，成人松质骨中以黄骨髓为主，肿瘤侵犯替代黄骨髓后，可使正常骨髓信号消失而产生不正常的信号。MR 能反映转移灶的分布、数目、大小及与毗邻组织的关系。

2. 主要表现 脊柱椎体转移瘤在 MR 上的主要表现特点如下：

（1）常伴附件骨质破坏 约90%以上的脊柱转移瘤伴附件破坏，而良性病变少有侵及附件者。因此，附件破坏对鉴别良恶性的压缩性骨折很有帮助。

（2）椎体压缩 大多数转移瘤不发生压缩性骨折，除非椎体完全被肿瘤替代骨质疏松时引起压缩性骨折，此有助于鉴别。

（3）不侵及椎间盘 一般而言，椎体骨髓的病变异常信号常止于终板，恶性肿瘤一般不侵及椎间盘。

（4）椎旁肿块 脊柱转移瘤可侵及椎旁软组织，如腰大肌等，形成"椎旁脓肿"外观。此有助于鉴别良性与恶性脊柱压缩性骨折。

（5）常引起脊髓压迫及椎管狭窄 主因肿瘤的侵犯性生长（膨胀性）及肿块占位性改变所致。

（6）脊髓的髓内转移 少见，常伴有脊髓空洞症。位于髓内的转移瘤主要源于颅内肿瘤（髓母细胞瘤、室管膜瘤及少突胶质瘤经脑脊液种植转移，使软脊膜受侵，再累及脊髓）及血性转移（如肺癌、乳腺癌、黑色素瘤及淋巴瘤等）。其 MR 表现与原发性髓内肿瘤一样，T_1 加权呈低信号，T_2 加权呈高信号，灶周水肿明显。增强后可见软脊膜增厚，明显强化，大多数只能在增强对比下才能显示转移肿瘤的存在。

3. 脊柱转移瘤分型 一般分为溶骨型、硬化型及混合型，其中以后者为多见。其在 MR 表现如下。

溶骨型 在 T_1 加权呈低信号，质子密度及 T_2 加权呈高信号，STIR 上呈高信号；

硬化型 在 T_1 加权、T_2 加权上均呈低信号，STIR 上呈高信号；

混合型 常为不均匀的混合信号。

（四）核素骨扫描（ECT）

放射性同位素骨扫描在检测椎体骨转移灶局部代谢改变时非常敏感，诊断价值较大，可早期发现原发灶。核素扫描阳性时，异常骨至少占正常骨的 5%~10%。应注意到肿瘤侵袭、创伤和感染均可产生反应性新骨形成，在 ECT 上表现为异常浓聚。

六、实验室检查

（一）一般实验室检查

包括血沉、肝肾功、血钙、血磷、碱性磷酸酶、尿钙及尿磷等。脊柱转移癌患者可出现血红蛋白降低、血红细胞减少，血白细胞计数略升高，血沉增快，血浆蛋白下降和白蛋白与球蛋白比值倒置。溶骨性骨转移先在尿内有尿钙显著增多，若病情进展血钙将进一步增高。

（二）肿瘤标志物

根据原发肿瘤的不同可有一些不同的肿瘤相关标志物，如 CEA、PSA、CA199、CA120 等。

（三）生化标志物

研究发现血清含有多种反映骨代谢早期改变的生化标志物，与溶骨反应相关的有 I 型胶原 C 末端（C-telopeptide of collagen I）、α1 链 C 末端（C-telopeptide of an α1 chain）等；与成骨反应有关的有骨钙素、碱性磷酸酶、前胶原 Ic 末端前肽（procollagen I carboxy-terminal propeptide）、前胶原 In 末端前肽（procollagen I N-terminal propeptide）、吡啶啶等。然而这些标志物的特异性还有待于进一步临床验证。溶骨性标志物还可用于双磷酸盐治疗骨转移的疗效评价。

七、病理检查

对于难于判别性质的脊柱占位病变,可考虑进行术前活检以明确病变的性质。活检主要有切开活检或穿刺活检。如病变位于椎体,在椎旁无法取到活检样本,可选择经椎弓根的穿刺活检,但其风险较大。一般在 CT 引导下,由熟练的医师完成。如患者的原发肿瘤为一些富含血管的肿瘤,同时肿瘤已经累及椎体后缘皮质,则活检后可造成出血及对脊髓的压迫,此时穿刺活检应慎重。

对于首发于椎体,同时又分化比较好的转移癌,可根据活检或切除后的标本,识别其组织来源,如甲状腺癌、肝细胞癌等。

第二节　脊柱转移瘤的诊断与非外科手术治疗

一、诊断

脊柱转移性肿瘤的诊断长期以来一直存在着不少争论。近年来,由于诊断手段的日益进步,脊柱转移性肿瘤的早期发现率明显提高。同时随着外科治疗理念和技术的更新,外科治疗日益成为脊柱转移性肿瘤治疗的重要手段。

二、鉴别诊断

脊柱转移性肿瘤的诊断应遵循临床、影像和病理三结合的原则。

(一)骨质疏松症

椎体骨质疏松以 50 岁以上老年女性为多见,可以在此基础上发生压缩性骨折。骨质疏松所引起的椎体骨折 X 片上可表现为双凹或楔形改变,后缘相对较直。椎间隙一般不狭窄,但合并椎间盘突出,可引起间隙的狭窄。MR 上椎体转移灶可依据以下特点与骨质疏松性骨折相鉴别。

1. 椎体转移灶椎体后缘骨皮质后凸;
2. 转移灶可伴有硬膜外肿块;
3. 转移灶 T_1 加权像椎体或椎弓根弥漫性低信号改变;
4. 转移灶 T_2 加权像或增强后高信号或不均匀信号改变;
5. 如既往有原发肿瘤病史,则更便于转移性病灶的诊断。

(二)椎体结核

椎体结核全身症状常不明显,可有发热、全身不适、倦怠、乏力等症状。局部可有明显的疼痛,炎症涉及神经根时可出现放射痛。颈椎结核可出现咽后壁脓肿,腰椎结核可出现腰大肌、髂窝、腹股沟及大腿两侧脓肿,血沉可明显升高,抗痨治疗有效。脊柱结核出现病理性骨折时影像学上可示椎体后突、成角畸形明显、椎间隙狭窄甚至消失及椎旁脓肿阴影等表现,与转移性肿瘤明显不同。同时椎体结核一般不累及附件,出现椎弓根信号的异常,常提示为恶性病变。椎体结核在活动期,椎体呈长 T_1、长 T_2 不均匀信号,陈旧性结核多为等信号。

(三)良性疾病鉴别

在诊断中还应注意与椎间盘突出、良性肿瘤、原发恶性肿瘤、血管及脊髓疾病相鉴别。

三、化疗

对于全身化疗敏感的肿瘤，如淋巴瘤、骨髓瘤、精原细胞瘤和神经母细胞瘤，化疗可作为一线治疗方案。对于转移性肿瘤，手术即使能从边缘广泛切除的瘤体，也不能消除所有的亚临床病灶。单纯依靠手术治疗的效果是有限的，而亚临床病灶的存在是肿瘤复发和转移的主要原因，也是影响存活的主要原因。全身化疗可以对原发瘤本身进行治疗，同时能有效地消灭亚临床病灶，减少肿瘤复发和转移。

化学药物很多，目前多主张行多药联合化疗以提高疗效，尽量降低肿瘤耐药性。化疗方案可根据肿瘤类型的不同选择不同的方案。

四、放射治疗

放射治疗是治疗脊柱转移性肿瘤的一种重要方法。淋巴瘤、骨髓瘤和精原细胞瘤对放疗敏感，乳腺癌、前列腺癌对放疗中度敏感。尽管某些转移性肿瘤患者的生存期较短，但是合理的运用手术、放疗、化疗及其他综合治疗手段，也能有效地提高患者生存期。根据放疗的方式可分为外放射和内放射。根据放疗的时机可分为术前放疗、术中放疗和术后放疗。

对于脊柱转移性肿瘤，放射治疗的主要目的为：

1. **杀灭肿瘤细胞** 局部治疗椎体转移性肿瘤，直接杀灭肿瘤细胞；

2. **缓解疼痛** 约60%~80%的患者在行放疗后其疼痛能得到有效地缓解。研究表明放疗后2个月后可见到溶骨性破坏出现重新钙化。一般总剂量在50Gy左右，超过这一剂量则可能引起放射性脊髓炎。

对于放疗的时机，目前仍有一定的争论。一些研究表明术前的放疗增加了术后并发症的发病率（主要为感染、切口不愈合等）。主要原因为放疗对正常组织的损伤，降低了正常组织的抗感染能力；同时也可为局部的胶原组织增生、瘢痕化所造成的。Tomita等认为放疗对于椎体肿瘤软组织侵犯有效，但一旦病理性骨折发生，放疗对于预防椎体进行性塌陷是无效的。

五、免疫治疗

近年来由于分子生物学技术的进步，肿瘤疫苗、单克隆抗体、细胞因子、免疫活性细胞输注以及基因转移技术等在临床上的应用逐渐成为现实。生物反应调节剂概念的提出，进一步奠定了肿瘤免疫治疗的理论基础，并建立了手术、放射治疗、化学治疗和肿瘤免疫治疗的综合治疗模式。目前肿瘤免疫治疗尚未取得令人满意的疗效，主要与肿瘤患者突变的基因并没有成为有效的免疫靶、患者的免疫状况个体差异及各自特异性免疫的病理生理变化不尽相同等有关。

六、激素及内分泌治疗

乳腺癌和前列腺癌是激素治疗敏感性肿瘤。研究表明皮质类固醇在脊柱转移癌中的作用主要有两方面。

1. 减轻脊髓水肿，保护神经功能，防治截瘫。

2. 对于淋巴瘤、精原细胞瘤及尤文氏瘤有较为显著的治疗作用。研究表明以皮质类固醇单剂治疗髓外淋巴瘤可发现肿瘤明显缩小。

第三节 脊柱转移癌的外科手术疗法

一、外科治疗的基本要求

目前公认脊柱转移性肿瘤是脊柱肿瘤中最常见的恶性肿瘤,并直接造成瘫痪和死亡,患者一旦发生脊柱转移后,其生存期有限。因此,及早外科治疗是处理脊柱肿瘤的重要方面。对于何种患者应于何时行手术治疗仍是目前在临床工作中研究的焦点问题。脊柱转移肿瘤患者的生存期受多种因素的影响,如肿瘤病理类型、转移及脊髓压迫情况、患者一般状况及基础疾病等。相对而言,骨髓瘤、淋巴瘤和部分软组织肉瘤转移生存期较长。腺癌转移中,以乳腺癌、肾透明细胞癌、前列腺癌生存期相对较长,肺癌和肝癌生存期则较短。一般认为准备行手术治疗时,患者的预期存活时期一般不应短于半年至 1 年。

二、手术适应证

手术适应证

一般认为脊柱转移肿瘤手术主要适应证为以下几种情况。

（1）顽固性疼痛经非手术治疗无效;

（2）脊柱不稳与畸形,椎间盘,或病理骨折碎片或肿瘤组织压迫脊髓已形成不全性瘫痪者,马尾和(或)神经根引起进行性神经功能损害者(图 5-2-3-3-1);

（3）预期生存寿命超过 6 个月;

（4）转移灶对放疗及化疗等不敏感,或是经放、化疗后复发引起脊髓压迫症;

（5）病理活检明确椎体病变性质。

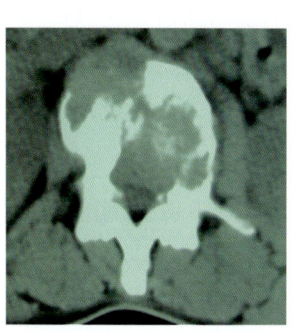

图5-2-3-3-1 临床举例

CT扫描示前列腺癌腰椎骨转移伴明显虫蚀状破坏区

三、手术目的

我们认为脊柱转移性肿瘤行外科手术治疗的主要目的包括以下几类(图 5-2-3-3-2)。

1. 切除肿瘤或肿瘤减压;
2. 恢复或保留充分的神经功能;
3. 缓解或消除疼痛;
4. 确保即时的或永久的脊柱稳定。

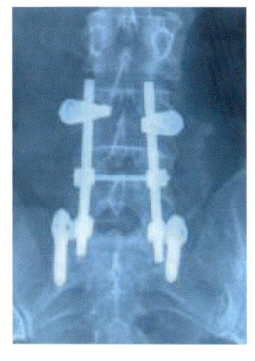 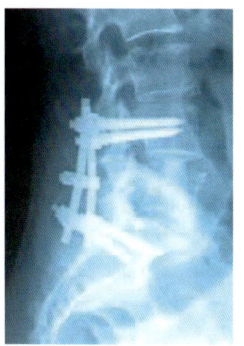

图5-2-3-3-2 同前例（A、B）

前列腺癌L_5转移行肿瘤切除+内固定术,术后正侧位X线片

四、受累神经组织分型

(一)分型

Harrington等依据其骨性结构破坏程度和神经损害将脊柱转移肿瘤分为5种类型。

1. 无严重神经损害；
2. 累及骨性结构但无椎体塌陷及不稳；
3. 重要的神经功能损害(感觉或运动)，但无明显的骨性结构破坏；
4. 椎体塌陷并由此引起疼痛，但无明显神经功能损害；
5. 椎体塌陷或不稳，伴明显神经功能损害。

五、分型与治疗要求

1. 建议对1、2、3型患者行非手术治疗，包括化疗、激素治疗和放疗；
2. 对3型患者应根据具体情况，若脊髓受压并且肿瘤对放疗不敏感的可行手术治疗；
3. 对4和5型患者可行手术治疗。

六、治疗转移性肿瘤的新理念

所谓新理念，即以现代医疗模式，将手术的选择与患者的全身状况及预后等相联系起来，包括以下方面。

(一)预后因素

由Tomita等提出建立一种脊柱转移肿瘤的评分系统，其由3种预后评分因素组成，包括：

1. **原发肿瘤病理分级** 生长缓慢为1分，中度为2分，生长迅速为4分；
2. **脏器转移情况** 可治疗的为2分，不可治疗的为4分；
3. **骨转移情况** 单发或孤立的为1分，多发的为2分。

对每例累计评出总分。

(二)治疗目标

1. **具体目标** 每例患者的手术治疗策略依据其治疗目标，决策如下。

(1) 生存期长，需长期局部控制(评分为2~3分)：行广泛切除或边缘切除；

(2) 生存期中等，需中期局部控制(评分为4~5分)：行边缘或病灶内切除；

(3) 生存期短，仅需短期局部控制(评分6~7分)：行姑息性手术治疗；

(4) 终末期(8~10分)：仅行非手术支持治疗。

表5-2-3-3-1 Tomita脊柱转移肿瘤分期

预后因素				预后评分	治疗目标	外科策略
评分	原发肿瘤	内脏转移	骨转移	2	长期局部控制	广泛或边缘切除
1	生长缓慢		单发或孤立	3		
				4	中期局部控制	边缘或病灶内切除
				5		
2	中度生长	可治疗	多发	6	短期局部控制	姑息治疗
				7		
4	快速生长	不可治疗		8	肿瘤晚期治疗	支持治疗
				9		
				10		

2.临床观察　笔者以此评分系统进行前瞻性研究,治疗61例患者,其中52例行手术治疗患者中43例(83%)获得椎体转移灶成功的局部控制。这一治疗评分系统不单纯从外科治疗出发决定患者的治疗选择,而是立足于肿瘤治疗的综合治疗概念决定患者的治疗方式。进一步推广,还有待于更多的研究。

3.需进一步探索　脊柱转移性肿瘤是脊柱肿瘤中最常见的类型。目前随着外科治疗、放射治疗、综合治疗方面的进步及肿瘤分子生物学研究的深入,对于脊柱转移性肿瘤的诊断和治疗已有了一定的进步,尤其是外科治疗,由既往较为消极的姑息治疗,正转变为较为积极的根据不同患者状况的合理手术治疗。但是对于脊柱转移性肿瘤的诊治仍存在不少不足。应该认识到,对于脊柱转移性肿瘤的治疗应强调多学科进行,如骨外科、肿瘤科、放疗科、影像科等的协同诊治,制定最为合适的治疗方案,才能有效地延长患者的生存期并更大程度地提高患者的生活质量。同时还应看到,只有进一步强调基础研究,深入对脊柱转移肿瘤病因和形成机制的认识,才能最终提高脊柱转移肿瘤的治愈率。

(邵增务　张志才)

参 考 文 献

1. 陈德玉. 颈椎伤病诊治新技术, 北京: 科学技术文献出版社, 2003
2. 李国东, 蔡郑东. 转移性骨肿瘤相关分子机制研究进展[J]. 国际骨科学杂志, 2007, 28(4)
3. 饶书诚, 宋跃明. 脊柱外科手术学(第三版). 北京: 人民卫生出版社, 2006
4. 赵定麟, 王义生. 疑难骨科学. 北京: 科学技术文献出版社, 2008
5. 赵定麟. 临床骨科学——诊断分析与治疗要领, 北京: 人民军医出版社出版. 2003年
6. 赵定麟. 现代骨科学, 北京: 科学出版社, 2004
7. 赵定麟. 现代脊柱外科学, 上海: 上海世界图书出版社公司, 2006
8. Arnold PM, Roh S, Ha TM, Anderson KK. Metastatic synovial sarcoma with cervical spinal cord compression treated with posterior ventral resection: case report. J Spinal Cord Med. 2010; 33(1): 80-4.
9. Fu-Ge Sui. Clinical application of balloon kyphoplasty on trreating spine metastatic tumor and old-age osteoporosis vertebral compression fracture. SICOT Shanghai Congress 2007
10. Jin-Tang Wang, Xiao-Wei Zhang, Shu-Ming Li, etal. Surgical treatment of cervical bone tumors. SICOT Shanghai Congress 2007
11. Walcott BP, Jaglowski JR, Curry WT Jr. Spinal epidural metastasis. Arch Neurol. 2010 Mar; 67(3): 358-9.
12. Wu FZ. Intramedullary spinal metastasis from breast cancer. Arch Neurol. 2010 Mar; 67(3): 360-1.
13. Zhang GL, Ge BF. [Operative treatment of metastatic tumors of spine] Zhongguo Gu Shang. 2010 Jan; 23(1): 73-5.

第四章 脊柱（椎）肿瘤翻修术

第一节 基本概念

一、概述

近年来随着脊椎肿瘤的早期发现率明显上升，同时在治疗中外科治疗的地位愈来愈受到重视。脊椎肿瘤的治疗已从原来的较为消极和悲观以姑息治疗为主的治疗方法逐渐转向较为强调外科治疗的方向。众多研究已经证明对于脊椎肿瘤，无论是原发还是转移，彻底的外科治疗均能有效的降低局部复发率，并有可能有效地提高患者的生存期。但是同脊椎退变性疾病和外伤一样，脊椎肿瘤术后也存在着一个翻修的问题。脊椎肿瘤的翻修术是脊椎翻修手术学的一部分，但同其他翻修术又有不同之处。这种翻修既可能由于肿瘤复发所引起，也可能是由于在初次手术中对于肿瘤的认识不足、内固定器械的限制、手术技术和方法的局限所造成。脊椎肿瘤翻修的目的主要是对初次脊椎肿瘤手术技术进行纠正或弥补存在的不足，治疗复发，改善患者的生存质量，延长生存期和重建脊椎的正常力学结构。

应该认识到脊椎肿瘤的翻修手术并不一定意味以往手术是失败和错误的，脊椎肿瘤手术是一种极其复杂和危险的手术，它不仅受到进行脊椎肿瘤本身性质的影响，同时也受到内固定器械发展状况、手术操作局限的影响，因此即使是当时一个成功的脊椎手术，也有可能在将来是一个错误或不尽完善的手术。

二、充分认识翻修术的特殊性与难度

脊椎肿瘤翻修术是用于治疗局部肿瘤复发或纠正以往手术存在问题的一种重要手段。由于手术是在原来手术部位的再次手术，或采用新的手术途径的再次手术，其手术难度、手术危险程度均远远大于首次手术。同时，局部肿瘤的复发、神经压迫症状的出现以及原先手术的失败等情况，将很难使患者和家属理解翻修手术。首次手术的失败结果、慢性疼痛、残留的神经体征、医疗诉讼和患者不切实际的期望都很难使医患双方对治疗方案达到统一认识。在脊椎肿瘤翻修术中，原先的手术入路受到首次手术的影响而难度大增，一些特殊部位如枕颈部、胸椎结构复杂，前者邻近大脑、延髓和小脑等中枢神经系统；以及原先手术的影响，如脊椎畸形，缺乏内固定所需的骨结构、持久性神经损伤和神经组织及其邻近部位软组织的瘢痕，将是对手术技术的一种极大挑战。后者由于该处椎管狭窄，瘫痪发生率明显为高。同时在行脊椎原发恶性或转移肿瘤翻修术时应该充分估计到患者的生存期，绝不盲目地行再次手术，否则将不利于患者延长生存期和改善生活质量。因此行脊椎肿瘤翻修术前需要对患者进行仔细的综合评价和细致的计划，充分认识其特殊性与难度，做好准备，以期获得较佳的手术疗效。

当然在治疗其他脊柱疾患（以椎间盘突出症

为多见）时，由于术前缺乏全面检查，以致将伴发之肿瘤遗漏而行翻修术者（如本组例2），在技术上难度不大，但医疗纠纷不可忽视。

三、脊椎肿瘤翻修手术的基本原则与要求

（一）基本原则

1. 充分的术前评估　应全面综合临床与影像学材料加以判定，明确再次手术的依据和可行性，保证手术的安全性与有效性；

2. 术式选择　采取合适的手术方式，除入路（如前路、后路或前后联合手术）外，对术中处理程序等应全面考虑；

3. 防止再发　无论何种术式，术前均应充分考虑切除肿瘤后如何防止复发。

（二）施术要求

1. 可靠的内固定　此对疗效至关重要，既可以提高骨愈合率，又可维持或恢复椎节间高度和生理曲度；

2. 对神经组织应充分减压　尽可能彻底切除肿瘤组织，此对改善脊髓或神经压迫症状及缓解疼痛至关重要；

3. 正确的术后制动　除依靠内固定外，术后体位的选择与基础护理均应注意，切忌让患者过度活动而引发意外；

4. 术后综合治疗　包括放疗、化疗和其他治疗方式，后期则应配合康复疗法。

第二节　翻修手术病例选择与术前准备

一、手术病例选择

1. 复发病例　指脊椎肿瘤术后局部复发而对其他非手术治疗如化疗或放疗等无效者；

2. 残留病变或属分期手术者　首次手术后脊椎局部仍然残存或逐渐发展的因肿瘤或其他原因（如分期手术）等所致的神经压迫而需进行彻底减压者；

3. 术后椎节不稳者　指手术后出现需要矫正的不稳症，尤其是伴有畸形进行性发展及神经损害或慢性疼痛者；

4. 因假关节、后凸畸形或固定物失败者　由于此类原因造成手术失败者亦需翻修；

5. 患者局部顽固性疼痛无法缓解　对非手术治疗无效，可能通过手术缓解者；

6. 无手术禁忌者　指患者一般状况尚好，能耐受手术治疗，且估计生存期超过半年以上者。

二、术前全面了解病情

脊椎肿瘤翻修术前必须对患者的病史进行详尽地分析，发现认识本次手术的原因是上次手术技术上的修正还是由于肿瘤复发引起。术后患者的主诉与手术的关系具有相当的重要性，如果患者症状手术后没有立即改善，应考虑是否诊断有误或手术操作失误。如果手术后患者症状缓解，几周或数月后症状再次出现，应考虑有新的病理变化或为手术并发症。如果患者症状缓解数月至数年后再次出现症状，应该考虑假关节形成、新的病变或手术邻近部位退行性过程产生的症状。当然，肿瘤复发更是最为常见的原因。

三、术前自身状况评估

（一）一般状况评估

患者一般状况评估主要包括年龄、性别、体重、营养状态、精神状况及一般实验室检查等，其主要目的是为了判断患者是否能耐受手术。对于脊椎恶性肿瘤，尤其是转移性肿瘤患者，还应注意在术前明确恶性肿瘤本身的性质（生长迅速还是生长缓慢）、骨转移情况、其他脏器转移情况等，以对于其预后有一个初步的判断。

（二）患者的症状与期望

必须对患者的病史进行全面的理解和仔细分析。了解患者手术前肿瘤的大小、病程持续时间，以及患者在手术后近期和远期手术疗效的自我评价。主要包括以下症况。

1. 神经压迫症状　应了解患者术前有无脊髓或马尾压迫症状及体征，手术后近期或远期有无改善或是进行性恶化。

2. 疼痛症状　疼痛常是患者要求再次手术的主要原因之一。应在术前作出充分而准确的评价。应明确疼痛是由于肿瘤复发引起还是由于内固定松动或减压不彻底等手术原因所引起。如为肿瘤复发所引起，由于脊椎特殊的解剖结构，再次手术难度很大，手术彻底切除的可能也不大，故首先应明确患者是否已经过正规的止痛治疗。研究表明，放疗对于脊椎肿瘤术后防止复发和止痛具有重要意义。即使是对放疗不敏感的肿瘤，局部放疗也有一定的止痛作用。在药物治疗方面，应了解患者是否已经过正规的止痛治疗，否则，盲目地手术极可能达不到预期的效果，尤其应明确手术后一段时间有没有疼痛消失。局部和四肢疼痛与患者慢性体征之间的关系也是重要的。

3. 其他　主要是患者及家属预期的希望，脊椎肿瘤翻修术难度较大，可能达不到预期的目标。术前必须同时综合考虑到患者和家属对治疗的期望，患者当前的工作、生活状态，同样要考虑可能的医疗赔偿和医疗诉讼。

四、术前影像学评估

（一）X 线平片

可以显示患者原先脊椎手术的方式、骨性结构变化及有无畸形，动态片可判断脊椎的稳定性。

（二）CT 扫描

CT 对原先手术的评估十分有用，能提供脊椎骨性结构的详细资料，当内固定在 MR 上产生伪影时，CT 可以提供良好的脊椎内固定后的影像学资料。能较平片更清楚地显示肿瘤对骨皮质、松质骨等部位的侵蚀破坏，肿瘤对皮质骨破坏所形成的溶骨缺损低密度，向髓腔内侵入时形成的较高密度区，以及肿瘤突破皮质形成瘤性软组织肿块等表现。CT 所显示的横断面结构，能较平片充分的显示病变的解剖位置、范围及与邻近结构，如肌肉、器官、血管、神经之间的关系，有助于再次手术入路的选择。

（三）MR 检查

有助于发现局部肿瘤复发征象，MR 对松质骨的变化尤为灵敏，因此用 MR 很容易发现占据正常骨髓的病变。MR 对致密骨有较好的空间分辨力，所以对皮质骨破坏的早期诊断比 X 线平片、CT 扫描更为敏感，而对肿瘤的钙化、骨化、骨膜反应等改变的显示，MR 图像不如平片和 CT。

MR 能较早发现 X 线平片、核素、CT 不易检出的病变，显示出转移灶的分布、数目、大小以及是否侵犯邻近组织，还能显示肿瘤沿髓腔呈跳跃性转移的病灶。受累椎体多呈 T_1 加权像低信号、T_2 加权呈高信号及高低混杂信号，但信号变化缺乏特异性，不能仅凭信号强度的改变而作出定性诊断，椎间盘嵌入征或椎间隙扩大征、附件受累等仍是脊柱转移瘤诊断与鉴别诊断的重要依据。

MR能显示脊髓信号的变化和脊髓邻近骨结构和软组织关系以及受压程度,对决定手术减压范围具有指导作用。然而MR成像受原先手术部位的金属内固定器械的影响,尤其是非钛内固定,将降低MR的质量,应予以注意。

(四)放射性核素骨显像

脊柱骨转移癌病灶多表现为异常放射性浓聚"热区","冷区"较少。因此,放射性核素骨显像中脊柱表现为多个"热区"几乎可诊断为骨转移癌。此外,放射性核素骨显像还能发现是否全身其他部位转移,这对翻修手术方案的选择及预后判断均具重要意义。

五、其他评估

主要是施术条件,包括人员与器械等均有重要意义,可防术中意外。此外尚应检查各项化验,包括血常规、血沉、肝肾功能、血钙、血磷、碱性磷酸酶、尿钙及尿磷等。对于转移性肿瘤患者还应测定不同原发肿瘤的肿瘤相关标志物的变化,如CEA、CA199、CA120、AFP等,术前均应全面考虑。

第三节 肿瘤翻修术的实施与术式选择

脊椎肿瘤需翻修者大多由于肿瘤复发或肿瘤病变残留(包括分期施术者)所造成,亦可由于手术后继发畸形引起。由于肿瘤性质及部位不同,复发表现各异,尤其合并有神经功能损害及椎节不稳和畸形时,翻修手术难度较大,应区别对待。现分述于后。

一、肿瘤复发合并神经功能损害

一旦形成脊髓压迫,如能直接解除压迫物,可直接行前路或后路手术清除肿瘤病灶,解除对脊髓的致压物。植骨块或骨水泥移位明显对脊髓形成压迫者,则需去除植骨块或骨水泥,重新进行植骨术或骨水泥重建,并辅以前路钛板或后路侧块螺钉(颈段)及椎弓根钉固定。

对神经根受压可根据程度和部位区别对待,单节段的椎间孔狭窄伴或不伴假关节形成时可行前路或后路手术,如伴脊椎椎节后凸和脊髓压迫症状,以前路减压和内固定为首选,如还不能重建足够的稳定性,则以前后路联合手术为宜,尤其在颈段和胸腰段,主要波及上、下肢的功能。

二、颈椎肿瘤切除术后不稳或反曲畸形

行脊椎肿瘤切除术,原则上均应彻底地切除肿瘤,因此手术可造成椎节完整性的损害,易出现术后不稳或反曲畸形。

治疗此类畸形的最有效方法是预防。如患者出现明显的神经压迫症状或畸形呈进行性加重,则应考虑手术治疗。术前大多应先行颈椎或骨盆带牵引,以求恢复良好的椎节序列。

(一)前路手术

压迫物大多来自脊髓前方,主要由于椎节后凸而导致椎体后缘逐渐后移所致,且后凸局限于1~2个节段,宜行前路撑开、植骨、人工椎体融合及钛板内固定。为获得满意的减压,可酌情行单节段或多节段椎体次全切除。前路减压后可采取三面皮质骨植骨、人工椎体或钛

网+植骨,若考虑到患者生存期有限,也可行骨水泥重建椎间高度,同时辅以钛板螺钉系统内固定,重建其稳定性。

(二)后路手术

对于后部肿瘤已切除者,如果畸形严重而广泛,后路植骨将椎节融合于正常位置是其最佳的治疗方法。

(三)前后联合入路手术

对于后方骨结构缺损或其愈合能力欠佳者,多节段前路椎间融合术辅以后路手术应为最佳的选择,特别是对转移性肿瘤而一般情况良好者。融合必须超过原来椎管减压的节段,术后酌情行外固定。

三、颈椎肿瘤翻修术

颈部由于解剖关系复杂,前路病变涉及血管、食管及气管等,翻修术难度较大,而后路,尤其是枕颈部肿瘤,且多位于 C_2 椎体处,以转移为主,问题更多。由于此处在解剖结构上的特殊性,毗邻脊髓及大血管,同时部位深在,不易显露,因此,如果第一次手术未能将肿瘤彻底切除,复发概率较高,且翻修术难度甚大。

颈椎肿瘤一旦复发,首先应考虑非手术疗法。非要翻修不可者,则应视肿瘤部位,详细设计手术方案,减少风险,提高翻修手术效果。翻修复发性肿瘤时,如果残留的骨性结构能够满足固定需要,可行寰枢椎融合术,其中以经关节突螺钉固定术为首选,尤其对缺乏寰枢椎后部结构者更为适用。如果术前显示螺钉无法安全置入,则应扩大融合范围,多需行枕颈融合术。

对颈椎后路肿瘤切除后未行固定者,易出现后凸畸形需翻修术(图5-2-4-3-1A~E)。

下颈椎肿瘤第一次手术多较彻底,需翻修者甚少,笔者曾施术一例第六次翻修术病例,为一颈椎椎体骨巨细胞瘤复发者。

四、胸、腰段肿瘤翻修术

由于该处解剖复杂,第一次手术常难以彻底,尤其是行胸腰联合入路者。如果患者全身情况允许再手术,应在术前作充分准备,按最后一次手术要求尽量彻底完美,并准备充足血容量,尤其是涉及血管类肿瘤者,失血量可达10000mL以上。

对椎节严重不稳者,可在正式翻修术前先予以椎弓根钉(或前方椎节)固定,并同时恢复椎节高度与曲度。当然,同时或单独使用人工椎体亦可,均需依据病情而定。

其中某些病例因常见的腰椎间盘突出症合并肿瘤,如术前检查不够仔细,甚易漏诊而需再次手术,见例3,图5-2-4-3-3。

五、骶椎肿瘤翻修术

难度更大,由于周围血管神经和脏器密集,初次手术约1/2~1/4左右难以彻底切除肿瘤,因此两年内翻修术概率甚高。除严格术前准备和血管栓塞处理外,充足的血容量准备、多种内固定的选择和多学科专业人员协同参与才有可能使翻修术获得成功。

六、临床举例

[例1]图5-2-4-3-1 男性,16岁,两年前颈后路神经纤维瘤切除术未行固定而引发颈椎后凸畸形伴神经受累症状而施术纠正(A~J)。

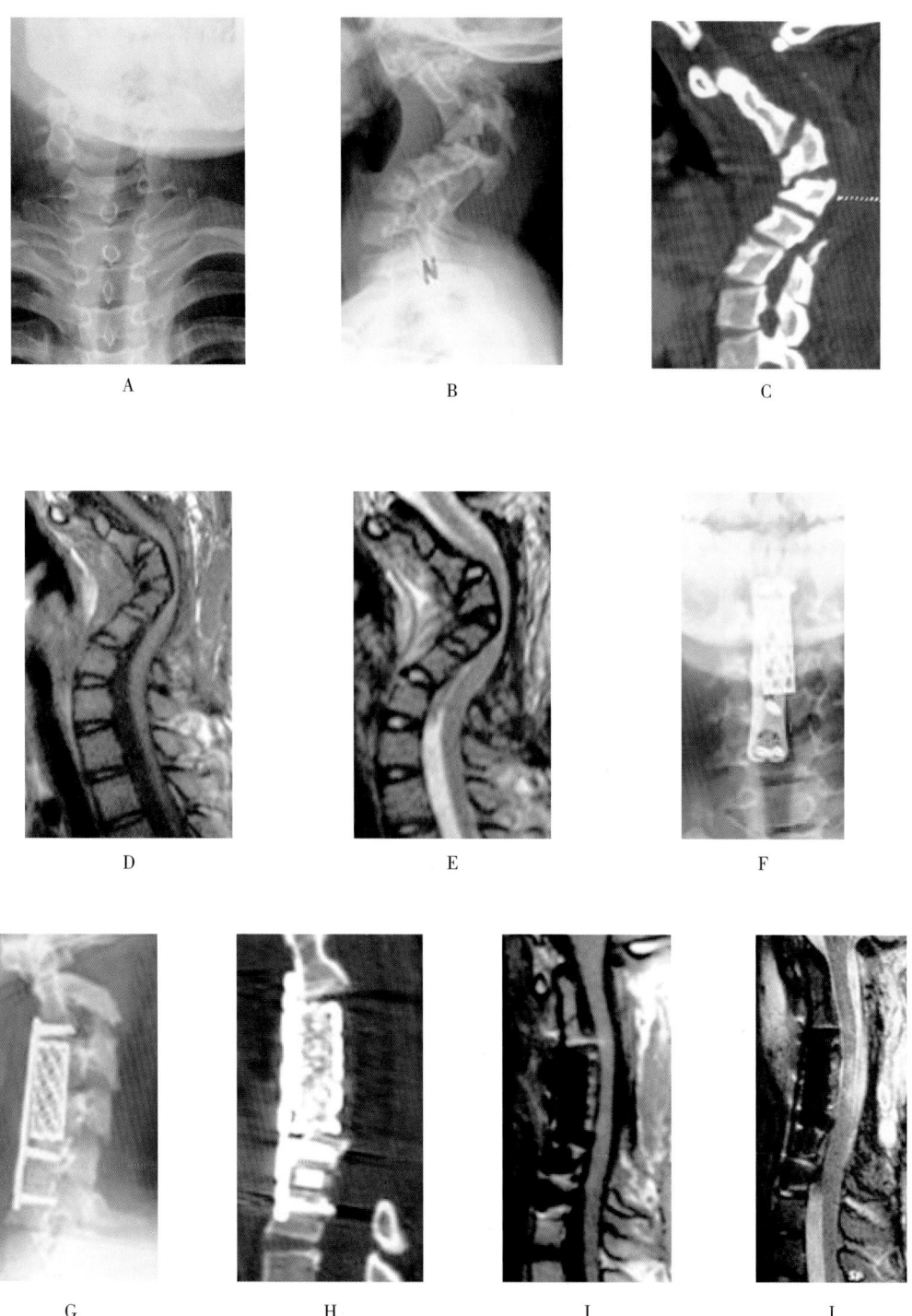

图5-2-4-3-1 临床举例 例1（A~J）

A.B. 术前正侧位片；C. CT矢状位观；D.E. MR矢状位，T_1、T_2加权像显示颈髓已变形，高度受压；F.G. 行前路多节段切骨减压+钛网+Cage+植骨+钛板固定术后正侧位X线片；H~J. 术后CT及MR矢状位显示减压及固定满意

[例2] 图5-2-4-3-2 女性，18岁，颈椎椎管内肿瘤行后路椎板切除后颈椎后凸畸形，再行前路矫正术（A~E）。

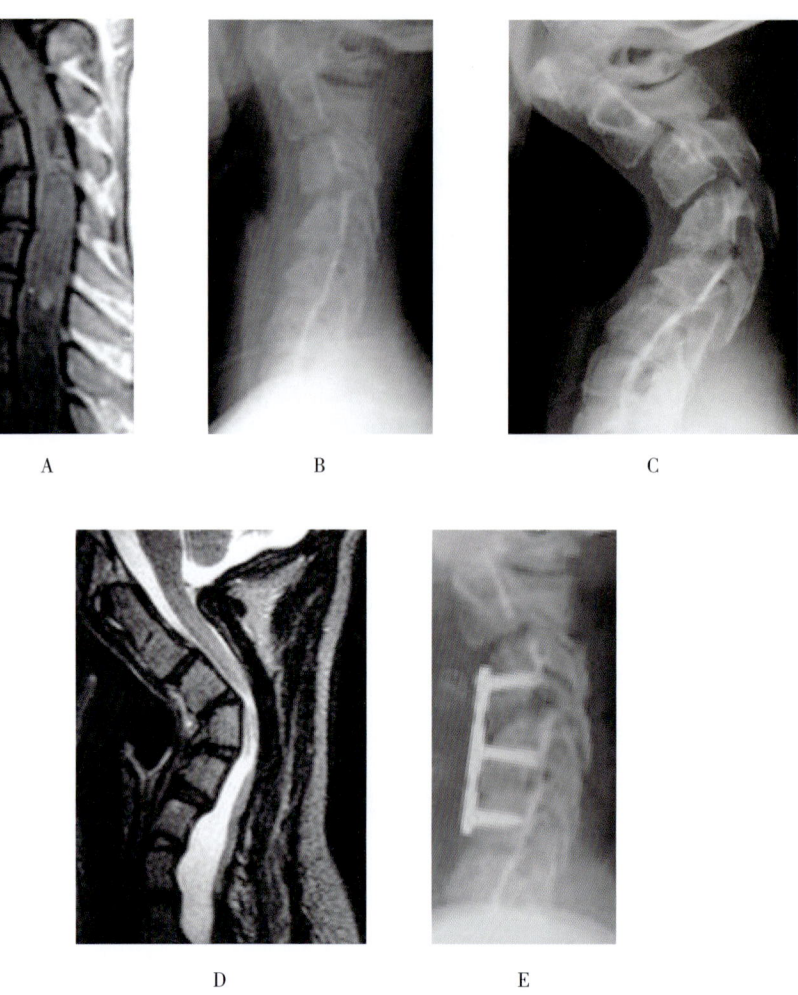

图5-2-4-3-2 临床举例 例2（A~E）
A.第一次术前MR显示椎管内鞘膜瘤；B.C.后路椎板切除+肿瘤摘除术后颈椎后凸畸形（B），日渐加重（C）；
D.翻修术前MR矢状观；E.行颈椎牵引后前路矫正术+植骨+钛板固定后X线侧位片，临床症状明显改善

［例3］图5-2-4-3-3 女性，50岁，先因L_4、L_5椎间盘病变施髓核切除+椎间融合术，术后症状无缓解，MR显示胸腰段肿瘤而再次施术（A~G）。

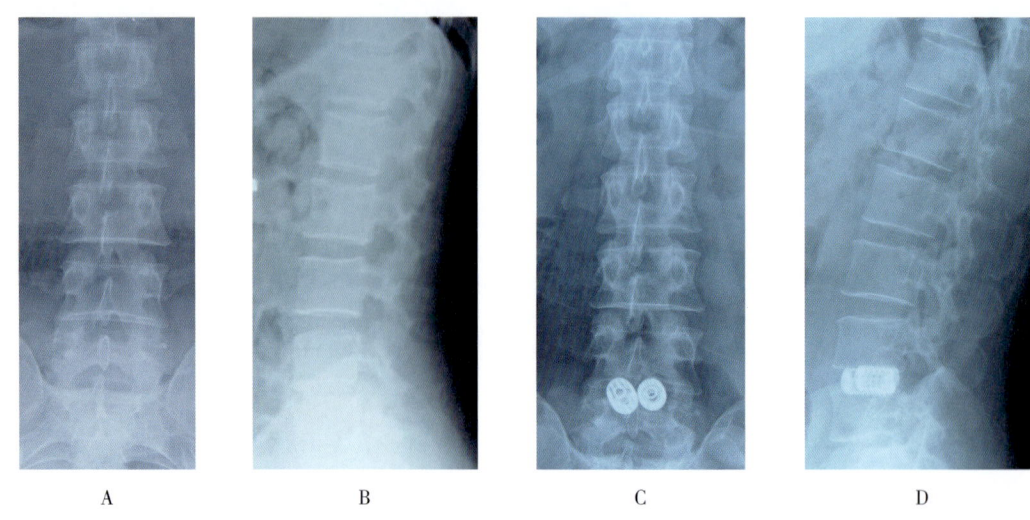

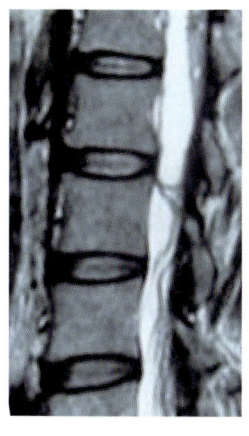 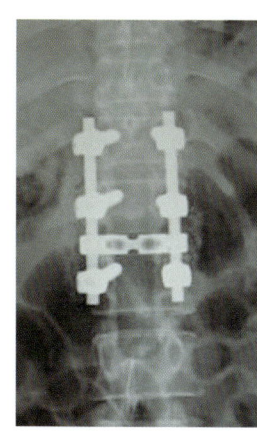 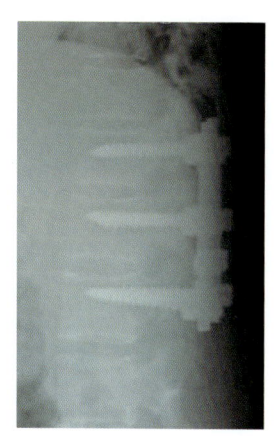

E　　　　　　　　　　　F　　　　　　　　　　　G

图5-2-4-3-3　例3（A~G）

A.B. 术前正侧位X线片；C.D. 行L_{4-5}髓核摘除+椎间融合术后正侧位X线片；E. 术后MR矢状位复查显示胸腰椎肿瘤；F.G. 腰段后路肿瘤切除+椎弓根固定术后正侧位X线片；术后肿瘤病理诊断为脊膜瘤

（陈德玉　卢旭华）

参 考 文 献

1. 饶书诚, 宋跃明. 脊柱外科手术学（第三版）. 北京: 人民卫生出版社, 2006
2. 肖建如, 袁文, 滕红林等. 前、后联合入路全脊椎切除附加内固定治疗颈椎骨肿瘤39例报告［J］. 中华外科杂志, 2005, 43（12）
3. 赵定麟, 王义生. 疑难骨科学. 北京: 科学技术文献出版社, 2008
4. 赵定麟. 现代脊柱外科学. 上海: 上海世界图书出版公司, 2006
5. Bilsky MH, Boakye M, Collignon F, Kraus D, Boland P. Operative management of metastatic and malignant primary subaxial cervical tumors. J Neurosurg Spine. 2005 Mar; 2（3）: 256-64.
6. Garvey PB, Rhines LD, Dong W, Chang DW. Immediate soft-tissue reconstruction for complex defects of the spine following surgery for spinal neoplasms. Plast Reconstr Surg. 2010 May; 125（5）: 1460-6.
7. Harms J, Melcher RP. ［Oncological surgery of the spine］ Chirurg. 2008 Oct; 79（10）: 927-8, 930-6.
8. Schwender JD, Casnellie MT, Perra JH, Transfeldt EE, Pinto MR, Denis F, Garvey TA, Polly DW, Mehbod AA, Dykes DC, Winter RB, Wroblewski JM. Perioperative complications in revision anterior lumbar spine surgery: incidence and risk factors. Spine （Phila Pa 1976）. 2009 Jan 1; 34（1）: 87-90.
9. Zhong-Jun Liu, Geng-Ting Dang, Qing-Jun Ma. Spinal tumors treated with total vertebrarectomy and spinal stability reconstruction. SICOT Shanghai Congress 2007

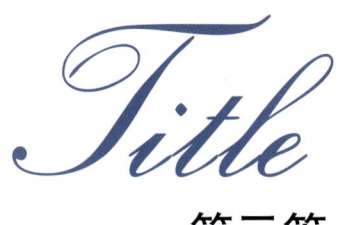

第三篇

骨盆肿瘤

第一章　骨盆（含骶骨）肿瘤的基本概念 /2390

　　第一节　骨盆肿瘤概述、特点、诊断、治疗原则及分区　/2390

　　第二节　髂骨、耻骨及坐骨骨盆环肿瘤切除及重建术　/2395

第二章　骨盆及骶尾部肿瘤切除与重建术 /2398

　　第一节　半骨盆切除和骨盆重建术　/2398

　　第二节　骶尾部肿瘤的切除重建术　/2408

第一章 骨盆（含骶骨）肿瘤的基本概念

第一节 骨盆肿瘤概述、特点、诊断、治疗原则及分区

一、概述

骨盆环为双侧髂骨、坐骨、耻骨及骶骨所形成的一个骨性环状结构。有相当数量的骨肿瘤发生于此区域，它是全身软骨肉瘤最好发部位，10%的成骨肉瘤和20%的Ewing肉瘤发生于骨盆，其他各类良、恶性肿瘤散发于此区域，转移癌亦常出现在骨盆上。由于胚胎发生时残留脊索组织等特殊原因，骶骨成为脊索瘤好发部位。另外，骨巨细胞瘤、神经鞘膜瘤、软骨肉瘤、甚至成骨肉瘤也可见于骶骨。骨盆环部位解剖复杂，在大小骨盆腔内容纳有许多重要的血管、神经及脏器，如髂血管及其分支、腰骶干、股神经、直肠、膀胱、输尿管等。由于部位深在，该部位的肿瘤常不易早期诊断，初诊常被误认为下腰痛、腰椎间盘突出等，当最后诊断确立时，肿瘤的侵犯范围往往比较广泛，增加了外科治疗的困难。传统的治疗方法多为外半骨盆切除，或称下1/4截除（hindquarter amputation），这样把结构完好的下肢一并切除的方法，可造成极大的残废。近20余年来，人们发现对于选择的病例仅做受侵骨盆的切除可以得到和外半骨盆切除同样的肿瘤学效果，可获得适当的外科界限（surgical margin）。因此，部分骨盆切除方法被逐渐地开展起来。对于切除后遗留的巨大缺损，可根据其解剖分区采取各种方式进行重建。

近年来，虽然随着化疗方案不断更新、新辅助化疗的应用、生物治疗的开展、假体设计的改进以及外科技术的进步，骨盆恶性肿瘤患者的生存率得以逐步提高，重建后的并发症降低了，功能也得到了改善，但在肿瘤控制和功能重建方面仍然存在许多问题，患者的5年生存率仍然徘徊在50%左右。目前，对于骨盆恶性肿瘤的治疗尚不规范，缺乏统一的治疗标准，因此，有必要对骨盆恶性肿瘤治疗中的相关问题作一讨论。

二、骨盆环解剖学特点

骨盆环由骶骨和双侧髋骨组成。由于其独特的解剖结构及位置特点，决定了其为骨肿瘤的好发部位之一。其解剖学有3个特点。

1. 骨盆为上、下半身的连接部位，起到上半身和双下肢之间的桥梁作用；

2. 骨盆主要是由松质骨组成，血供极其丰富，是其他解剖部位无法比拟的；

3. 骨盆周围神经、血管、内脏、肌肉结构极其复杂。

以上的解剖学特点决定了骨盆肿瘤外科手术具有如下特点：①因骨盆特有的桥梁作用，外科手术必须要维系骨盆环的连续性、稳定性；②

因其松质骨的血供特点,手术中和术后骨创面出血量常较大,需密切注意加强术前、术中、术后的补血、止血措施;③骨盆肿瘤手术前必须慎重选择手术入路,术中必须小心,轻柔操作,以防对骨盆周围复杂的血管、神经及内脏结构造成不必要的损害。

三、流行病学概况

骨盆肿瘤的发病率统计是研究骨盆肿瘤诊断、治疗的基础。目前我国此项工作未能全面地开展。资料显示骨盆肿瘤约占原发骨肿瘤的3%~4%。一组6010例良性骨肿瘤中发生于骨盆的298例,占4.95%;另一组5045例恶性骨肿瘤中骨盆恶性肿瘤633例,占12.54%。一组1349例骨瘤样病变中发生于骨盆者58例,占4.3%。因骨盆血供丰富,有着肿瘤生长的良好条件,又是全身最大的松质骨,其血窦内血流缓慢,因此骨盆中恶性肿瘤相对较多。骨盆良性肿瘤中骨软骨瘤最多,其次为软骨瘤、骨瘤、神经纤维瘤等。骨盆恶性肿瘤中以软骨肉瘤发病率最高,约为30%以上,其次为转移性肿瘤、骨肉瘤、尤文肉瘤、脊索瘤、多发性骨髓瘤等。骨盆瘤样病变以孤立性骨囊肿为多见,其次为嗜酸性肉芽肿、纤维结构不良、动脉瘤样骨囊肿等。

四、发生率

骶骨肿瘤非常罕见,国外学者统计占住院患者总数的1/4万。这其中,原发性骶骨肿瘤占绝大多数。骶骨属于软骨内化骨,在发育过程中,骶骨椎体及附件成分骨化中心一般于5~6个月出现,3~6岁闭合。耳状面骨骺则可晚至16~19岁出现,20~24岁闭合。因此在骶骨部分各种干细胞及破骨细胞生长活跃,成为骨源性肿瘤的好发部位。同时骶骨作为脊柱的一部分,发育过程中围绕脊索,因此它也是脊索瘤及神经源性肿瘤的好发部位。据Smith统计,脊索瘤发病率居首位,骨巨细胞瘤次之,神经源性肿瘤居第三位。国内,刘植珊等统计脊索瘤和骨巨细胞瘤合计占原发性骶骨肿瘤的60%。国内根据二军大附属上海长海医院的101例骶骨肿瘤病理统计资料,脊索瘤(25例)、骨巨细胞瘤(20例)和良、恶性神经源性肿瘤(16例)共计61例,占总数的60.4%;转移性肿瘤(10例)亦占相当比例(10.0%),且全部来自盆腔器官(直肠、卵巢、前列腺),说明骶部转移性肿瘤主要来自局部转移。其他组织来源的骶部肿瘤,如恶性畸胎瘤、B细胞淋巴瘤、恶性纤维组织细胞瘤等较为罕见。

五、诊断要点

骨盆、骶骨肿瘤的诊断与其他骨肿瘤一样,也必须依靠临床表现、影像学和病理学三方面结合,其中病理学检查仍是最主要的诊断依据。由于骨盆的解剖特殊性,使得肿瘤症状不明显,肿瘤较大,不易早期发现,因此早期诊断显得尤为重要。

六、临床症状特点

当骨盆环遭到肿瘤破坏,其承受应力能力将明显改变。若后弓破坏,站立时承受髋臼和骨盆侧壁的相互挤压力量将大大减弱。若前弓破坏,耻骨支撑承重弓的作用也明显减小。当患者坐、站、走及运动时将产生不适和疼痛或轻微活动引起病理骨折。结合肿瘤的良恶性、生物学行为及破坏部位与范围而出现各种症状。

骨盆良性肿瘤症状轻微,如骨囊肿,病理骨折时或偶尔摸到硬性肿块才发现。恶性肿瘤常潜在发展,从第一次出现症状到诊断明确有时要很长时间。髂部肿物可引起下腹不适或疼痛。病变位于髋臼可有关节痛和活动受限等退行性关节炎的表现。位于闭孔环的病变可有大腿内侧不适与疼痛。高度恶性肿瘤刺激坐骨神经或股神经，可引起剧烈疼痛，难以忍受，或处于强迫体位，彻夜不眠，必须服用强镇痛剂。

骨盆是骨盆肌肉及一些下肢肌肉的起止点，几乎全部肌肉与骨盆均呈非腱性连接，彼此有丰富的血管相通而缺乏屏障。因此骨内恶性肿瘤容易破出骨进入软组织，软组织肿瘤也能无阻挡很快侵蚀骨骼。肿瘤性包块的发现对诊断非常重要，早期不易触及，可疑的部位应与健侧对比进行仔细检查。当临床上发现包块时，肿瘤早已有长时间的生长。晚期肿瘤生长变大形成包块，可以充满盆腔并向内向上扩展超过脐和腹中线，把膀胱和直肠推向健侧，向后生长的包块侵犯臀肌，使臀部皮肤发红发亮。闭孔环的肿物，侵犯闭孔肌肉和内收肌，肿块可以深入到大腿内侧后侧，肛门指诊可以触及包块并有压痛。盆腔内的恶性肿瘤可以沿坐骨神经束向盆腔外臀肌深层发展，或经腹股沟韧带深部向大腿前内侧蔓延。同样盆腔外的肿物也可以向盆腔内发展。骨盆肿瘤发生病理骨折与脱位后，疼痛症状更加严重，患者很难选择合适的体位使疼痛减轻，无论是下肢还是躯干的活动都能牵扯骨盆引起疼痛。因此及时予以治疗非常重要。

骶骨肿瘤缺乏特异性临床表现。大部分骶骨肿瘤最初临床表现为骶尾部疼痛伴根性放射痛，随之发生腰骶神经感觉—运动障碍；膀胱/直肠和（或）性功能障碍表现则可贯穿在疾病病程始终。不同病理类型的骶骨肿瘤临床表现有一定特征。

七、影像学特点

由于骨盆结构复杂，骨与软组织结构重叠，发现骨病变的敏感性较差等原因，X线平片常难以早期发现骨盆骨骼异常，易遮盖病灶，造成漏诊。

对于怀疑骨盆病变的患者来说，CT检查已公认为是十分重要的诊断手段，因为CT可把复杂的解剖结构显示得十分清楚。通过CT横断面图像以及冠状面、矢状面重建图像，不但能准确显示盆腔正常和异常解剖，还能显示肿瘤对邻近组织的侵犯。如今超高档螺旋CT可进行三维成像，为临床诊断分期、放射治疗设计以及手术方案的选择提供了重要的信息。骨盆、骶骨的各种良恶性肿瘤和肿瘤样病变均具有不同的CT表现，根据CT横断面上的影像学表现可以对肿瘤性质、类型、侵袭范围进行初步判断，对手术有较大的指导意义。

MR对于软组织的显像大大优于CT，往往被用于明确骨盆、骶骨肿瘤的骨外侵袭范围。骨盆的器官组织较为固定，受呼吸和肠蠕动的影响较小，所得的骨盆MR图像优于腹部。MR显示解剖结构清晰而逼真，在良好的解剖背景上显示病变是MRI的突出优点，三维成像和流空效应使病变定位更为准确，并可观察病变与血管的关系，MR不含射线，是一种对人体健康不会带任何不良影响的非损伤性检查，但检查时间较长，费用较贵。急诊外科不能合作或神经不清者不适宜作MR检查，同样，不同类型和性质的骨盆肿瘤具有不同的MR表现，具体内容不再详述。

骨盆放射性核素显像（ECT）与CT、MR等相比，ECT对原发性骨肿瘤的诊断价值相对较小，其在临床上的主要应用价值是寻找继发的转移性骨肿瘤，一般认为发现恶性肿瘤骨转移病灶较X线检查早3~6个月，甚至达18个月。骨显像对骨转移瘤的检出率达90%以上，而X线仅为60%左右。ECT不仅对诊断骨盆转移性肿瘤具有很高的灵敏度，而且能揭示骨盆部在X线片上早期看不出的其他骨疾病。从而对骨盆部良、恶性病变的诊治具有重要的参考价值。所以对原因不明的骨盆及髋部固定疼痛的患者，应考虑作该区ECT检查，以期较早地检出不明原发灶的骨盆转移癌及其他疾患。

骨盆、骶骨肿瘤，尤其是恶性骨肿瘤，动脉血管造影（DSA）价值很高。许多患者，DSA可以勾画出临床不明显的盆腔内巨大软组织肿块，有助于区分看似良性实为已经恶变的肿瘤，显示出肿瘤的血液供应情况。另外DSA可以有效地观察肿瘤的供血动脉和盆腔大血管之间的关系，有利于术中操作。术前DSA还可以进行肿瘤供血动脉的栓塞治疗以及局部化疗，可以大大减少术中出血，降低局部复发率。对于已经不适于手术的晚期患者，局部血管造影栓塞和局部化疗是有效的治疗方法。

八、病理学检查

骨盆肿瘤的活组织病理检查是明确肿瘤诊断的最重要依据。常用的有穿刺活检、切开活检、术中冰冻、常规病理检查方法等。

穿刺活检技术方便安全，能迅速作出初步病理诊断，起到早期诊断、早期治疗的作用，尤其对骨盆肿瘤，因其手术切除较困难，故术前穿刺对估价手术的价值有重要意义。虽然穿刺活检病理学检查无法确定的现象也不少见，这可能与穿刺抽出物不是肿瘤的主要组织有关，另一方面与穿刺者经验不足也有关系。因此为获更高的穿刺成功率，必要时可在X线或CT引导下，由骨科医生与病理科医生共同进行。

切开活检正确性较高，但需通过一次手术，有诱发肿瘤局部污染及远处转移的危险，故要慎重进行。一般考虑良性肿瘤的可作切除后活检，而怀疑恶性肿瘤的则应作切开活检或冰冻切片。活检切口位置应选在便于行手术时能将其一并切除的部位，切口应沿肢体的纵轴有足够长，尽量少显露正常组织，不要作组织分离剥离，止血要彻底，必要时用骨水泥封闭骨洞。如肿瘤没有侵犯软组织，可对照X线片进行骨上开窗，但窗应开得越小越好，且应开成圆形，以避免应力集中，这样可减少病理骨折的危险。活组织检查的主要问题是可能导致出血过多，取下无诊断意义的坏死组织，或取下肿瘤组织的表面，未能取到代表病损的标本。为了减少上述错误的发生，应借助已有的X片、DSA、MR、CT等影像学资料，首先确认标本取材位置。为减少肿瘤骨盆内播散，尽可能在盆腔外进行活组织检查。臀肌在髂嵴上的附着是最好的天然屏障，可阻止出血和微扩散。可先显露髂骨的外侧，在髂骨上开窗而进入盆腔。

术中冰冻切片是一个应用较早也较普遍的方法，对于外科医师在术中确定手术方案具有重要的指导意义。但对骨盆肿瘤的诊断冰冻切片一般只能判别良、恶性而不能作出病理分类。有时切取肿块标本含骨质成分较多或取材部位的关系使冰冻切片难以确定肿瘤性质，直接影响手术方案的选择，有时不得不终止手术。因此术前结合临床及X线片影像，正确选择切取部位，是保证冰冻切片成功的重要措施。

病理诊断最基本最重要的手段仍是蜡块切片HE染色及常用染色。有时仅根据一张切片很难诊断，因此宜制作全肿瘤的大量切片或多处取材切片从中选择检查。此外，虽然大多数肿瘤的病理诊断可用光镜观察得到解决，但仍有约8%的疑难病例需配合电镜检查和免疫组织化学检查。免疫组织化学是近代外科病理学中的一种重要辅助手段。它是应用免疫学原理，通过特异的抗原抗体反应，附以可见的标记物，在组织原位显示抗原成分的方法。目前广泛应用于确诊某些肿瘤组织发生及类型，例如应用免疫球蛋白及T细胞表面标志的检测可有助于尤文肉瘤、恶性淋巴瘤的确诊，利用相应抗体检测细胞内溶菌酶可用于组织细胞来源的软组织或淋巴组织的恶性肿瘤等的诊断。

九、治疗原则

（一）早期诊断、早期治疗

骨盆肿瘤的治疗原则是早期诊断、早期治

疗。骨盆肿瘤，尤其是骨盆恶性肿瘤更应遵循综合治疗的原则，以手术治疗为主，辅以术前、术后的化疗、放疗、免疫疗法等。由于骨盆解剖结构复杂，并与周围很多重要器官相毗邻，这一区域的肿瘤常体积较大，侵及范围较广泛，因此手术技术要求高，难度大，术后合并症多。鉴于上述理由，根据骨盆肿瘤类型、分期、患者的全身状况，有计划合理地利用各种有效手段，提高骨盆肿瘤患者的治愈率和患者的生活质量，是骨科医师的当务之急。

（二）手术疗法为主

骨盆肿瘤无论是良性还是恶性均可采用手术治疗。手术治疗的目的是彻底清除肿瘤病灶，在挽救生命的前提下尽可能保留功能。手术治疗基本原则是根据肿瘤性质、部位和范围，选择不同的手术方法，必要时配以放疗、化疗等综合治疗。大部分良性骨肿瘤经局部切除后可获痊愈，但有些良性肿瘤切除不彻底可以复发，甚至发生恶性变，如骨软骨瘤、软骨瘤等都有术后复发恶变为骨肉瘤、软骨肉瘤的报道。故对良性骨肿瘤的治疗也应持慎重态度，如没有明显不适症状可暂不手术治疗，定期随访，手术切除务必彻底达到根治目的。对恶性骨肿瘤更应积极、早期争取根治性治疗。根治性手术是主要的治疗手段，配合手术前后的化疗、放疗等综合疗法，可大大提高恶性骨肿瘤的治愈率。

十、外科分区

（一）肿瘤分区

骨盆肿瘤切除重建方法取决于肿瘤的生长部位和范围，目前多采用 Enneking 骨盆肿瘤的分区标准，即根据肿瘤侵犯和切除的解剖部位将骨盆环分为4个区域：

髂骨为Ⅰ区；
髋臼为Ⅱ区；
坐骨和耻骨（闭孔环周围）为Ⅲ区；
骶骨为Ⅳ区（图5-3-1-1-1）。

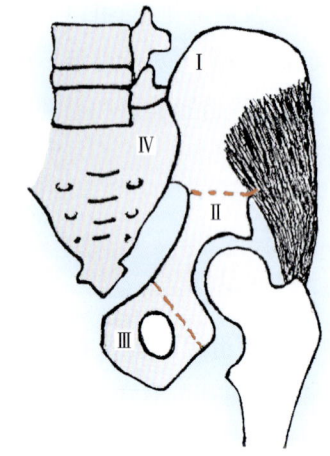

图5-3-1-1-1　Enneking 骨盆肿瘤分区示意图
Ⅰ区，髂骨区；Ⅱ区，髋臼及其周围区；Ⅲ区，耻坐骨区；
Ⅳ区，骶骨区

（二）各区术式要求

Ⅰ区　为髂骨区。髂骨切除，从骶髂关节至髂骨颈切除部分或全部髂骨，适用于侵及髂骨和其邻近的软组织肿瘤。

Ⅱ区　为髋臼区。髋臼周围切除，切除整个髋臼和邻近的髂骨颈部、坐骨支和耻骨支，适用于侵及髋臼以及周围的恶性骨肿瘤。

Ⅲ区　为耻骨坐骨区。坐、耻骨切除。依据肿瘤侵及部位可部分或全部切除耻骨、坐骨和部分髋臼，保留髋臼顶部及内侧壁。

Ⅳ区　为骶骨区。按照肿瘤侵犯范围可部分或全部切除骶骨和部分骶髂关节。

为使肿瘤达到广泛切除，上述各种类型切除方式可以结合应用，如Ⅱ区髋臼周围切除可以与Ⅰ区髂骨切除或Ⅲ区坐、耻骨切除联合应用。

第二节 髂骨、耻骨及坐骨骨盆环肿瘤切除及重建术

对拟行骨盆肿瘤部分切除的患者,术前应根据临床、病理和X线三结合的原则,对临床症状及体征,结合X线片,仔细分析,并进行动脉造影或局部穿刺活检、CT等检查,进一步明确诊断及恶性程度,估计手术切除范围。

一、病例选择

1. 良性肿瘤有恶变可能者,如内生软骨瘤侵犯范围广或局部刮除后复发者;
2. 具有潜在恶性肿瘤,如巨细胞瘤局部刮除不宜根治,或局部刮除后复发者;
3. 部位局限的低度恶性肿瘤,如软骨肉瘤病变局限,破坏区域仅限于部分髂骨或耻、坐骨者。

二、术前准备

除常规准备外,应注意做到:

1. 按腹部手术准备胃肠道,术前两日服肠道抗菌药物,术前行清洁灌肠;
2. 备血 1000~3000ml;
3. 建立良好的静脉通道,保证术中输血;
4. 留置导尿管。

三、手术方式

根据病变部位不同,可分为髋臼部髂骨切除及耻、坐骨部分切除两种术式,视病情及病变部位不同加以选择。

四、髋臼部髂骨切除术(图5-3-1-2-1)

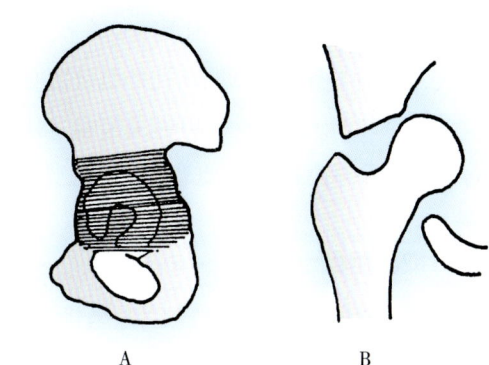

图5-3-1-2-1 髋臼部髂骨切除范围示意图(A、B)
A. 侧方观;B. 正面观

适用于髋臼周围肿瘤,符合前述适应证者。

(一)体位

侧卧位,患侧向上,躯干和健肢固定于手术台上。患肢常规消毒包扎无菌单巾。使术时搬动患肢、未消毒区不显露于术野为度。

(二)切口

自髂后上棘始,沿髂嵴向前至髂前上棘后再弯向内、与腹股沟韧带平行,至耻骨联合外缘。

(三)游离肿瘤

自髂嵴切断肌肉附着点,沿髂翼内板,行肿瘤包膜外剥离,向内上推开腹膜,向下分离股血管、神经,沿血管向上分离至髂总动脉分支处,必要时可结扎髂内动脉,以减少术中出血。

(四)分离韧带

自髂前上嵴向前内剥离腹股沟韧带,牵开并保护股血管、神经、精索等,沿耻骨水平支切断耻骨肌,向内分离直达耻骨联合。向内下分离闭孔内肌,显露闭孔内侧,再向后分离直达坐骨大孔。

(五)切断肌肉

自髂嵴部切断臀肌止点,行髂翼外板、肿瘤包膜外分离,向下达坐骨大孔,向前下达髋关节。由耻骨水平支外缘向下分离并切断闭孔外肌及内收肌,将髋关节周围软组织分离后切开髋关节囊,将股骨头脱位后切开后侧关节囊,以便进一步分离坐骨。

(六)取出髂骨

瘤体为中心的髂骨完全显露后,从坐骨大孔引入线锯,由肉眼可见病变区以外2cm处之健康髂骨部锯断髂骨翼后半部。再用骨凿凿断耻骨水平支。向深部分离,再在相当于坐骨结节上方凿断(或锯断)坐骨后即可将髂骨取出,使股骨头向上移位,股骨颈抵于髂骨翼之截面部。为了增加髋部的稳定性,亦可将股骨头截除,用钢丝将大粗隆固定于髂骨残端。

(七)缝合创口

逐层闭合创口。患肢牵引2~3周后,可开始持拐行走。

五、耻、坐骨部分切除术(图5-3-1-2-2)

适用于耻、坐骨肿瘤,符合上述适应证者。

(一)体位

患者取膀胱截石位,将臀部抬高,以便于摸到坐骨结节及坐骨下缘为度。

(二)切口

自腹股沟韧带中、外1/4交界处起,沿韧带平行向内,至耻骨联合后,弧形向下外,在相当于阴囊的外缘,沿耻骨下支至坐骨大结节。

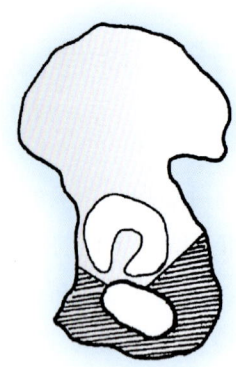

图5-3-1-2-2 耻、坐骨肿瘤切除范围示意图

(三)游离耻、坐骨

切开皮肤后,由耻、坐骨分离并切断内收肌和闭孔外肌,即可显露耻骨降支及坐骨大结节的外缘。如果需要完全显露耻、坐骨,再分离并牵开诸肌外缘,由坐骨大结节外侧剥离腘绳肌及股四头肌,由内侧分离切断骶结节韧带,注意保护通过坐骨大孔及小孔的血管、神经。

由耻骨降支及坐骨内侧行骨膜下剥离,并剥离附着于耻骨弓的阴茎脚。由耻骨联合内缘分离尿生殖膈。术时应注意保护尿道及阴茎背部的血管、神经。牵开并保护好股血管、神经,继续由耻骨水平支剥离腹直肌、锥状肌及腹股沟韧带止点。再由耻骨内、外侧分开闭孔内、外肌,即可分离出大部分耻、坐骨。

(四)离断

耻、坐骨分离清楚后,可用咬骨钳或线锯,由耻骨联合、耻骨水平支外侧及坐骨结节上方将其锯断、取出。

(五)缝合创口

关闭创口时,先缝合深部筋膜,然后逐层缝合软组织。

术后处理同前。

(蔡郑东 李国东)

参 考 文 献

1. 华莹奇, 张治宇, 李健等. 骶部肿瘤的手术治疗［J］. 中华骨科杂志, 2009, 29（5）
2. 李国东, 蔡郑东. 转移性骨肿瘤相关分子机制研究进展［J］. 国际骨科学杂志, 2007, 28（4）
3. 李全, 蔡郑东. 全骶骨切除术后重建方式［J］. 国际骨科学杂志, 2006, 27（2）
4. 赵定麟, 王义生. 疑难骨科学. 北京: 科学技术文献出版社, 2008
5. 赵定麟. 现代骨科学, 北京: 科学出版社, 2004
6. 赵定麟. 现代脊柱外科学, 上海: 上海世界图书出版社公司, 2006
7. 郑龙坡, 蔡郑东, 牛文鑫等. 热力学有限元方法研究骨组织热传导的三维空间分布［J］. 中国组织工程研究与临床康复, 2008, 12（39）
8. Hubert DM, Low DW, Serletti JM,. Fibula free flap reconstruction of the pelvis in children after limb-sparing internal hemipelvectomy for bone sarcoma. Plast Reconstr Surg. 2010 Jan; 125（1）: 195-200.
9. Hugate R Jr, Sim FH. Pelvic reconstruction techniques. Orthop Clin North Am. 2006 Jan; 37（1）: 85-97.
10. Pring ME, Weber KL, Unni KK, Sim FH. Chondrosarcoma of the pelvis. A review of sixty-four cases. J Bone Joint Surg Am. 2001 Nov; 83-A（11）: 1630-42.
11. Quraishi NA, Wolinsky JP, Bydon A, Witham T, Gokaslan ZL. Giant destructive myxopapillary ependymomas of the sacrum. J Neurosurg Spine. 2010 Feb; 12（2）: 154-9.
12. Toro A, Pulvirenti E, Manfrè L, Di Carlo I. Sacroplasty in a patient with bone metastases from hepatocellular carcinoma. A case report. Tumori. 2010 Jan-Feb; 96（1）: 172-4.

第二章 骨盆及骶尾部肿瘤切除与重建术

第一节 半骨盆切除和骨盆重建术

一、半骨盆切除术基本概念

半骨盆切除术又称1/4离断术,其切除范围包括半侧骨盆和整个下肢,创伤大且术后产生残疾,对患者心理创伤较大,故应严格掌握适应证,近年来临床应用较少。其手术方法常用的有两种。

二、King-Steelquist 半骨盆切除术

(一)体位

患者取侧卧位,患侧朝上。

(二)操作步骤

手术切口由前、后和会阴部三部分组成(图5-3-2-1-1)。

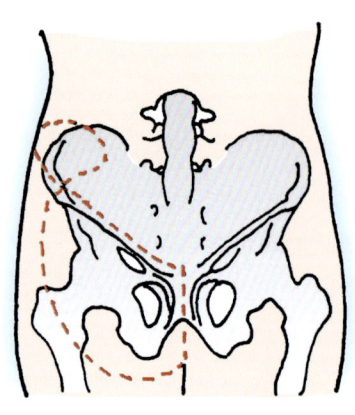

图5-3-2-1-1 切口示意图

1. **前侧切口** 切口从髂嵴至髂前上棘前内侧,沿腹股沟韧带至耻骨结节处。在髂嵴和髂前上棘处切断腹内、外斜肌和腹横肌、腹股沟韧带。显露并分离精索或圆韧带(女),用橡皮条将其牵至内侧,用牵开器将腹肌牵向内上方,钝性剥离腹膜后,将腹膜及腹腔脏器推向内上方,自耻骨上缘和其结节处切断腹直肌和腹股沟韧带。钝性剥离膀胱前间隙,将膀胱暂时保护于盆腔下部。探查后腹壁移行的输尿管。为了明确是否宜行半骨盆切除,必须探查肿瘤的边缘,如瘤体巨大,超过腹中线,侵犯骶骨或腰椎,则应停止手术,缝合伤口,改行放疗或化疗。如果离断骶髂关节后可以切除肿瘤,则应继续完成手术,切断和双重缝扎髂外动、静脉,轻轻向远侧牵拉股神经,用1%普鲁卡因封闭后用锐利刀片切断,营养血管应同时结扎。

2. **会阴切口** 助手以双手握患侧大腿,使髋关节外展。术者站于该下肢与手术台之间。会阴切口自前侧切口的耻骨结节止点起,在大腿根部呈弧形沿耻骨和坐骨支向后下方切至坐骨结节。显露耻骨支,作骨膜下剥离,即可将坐骨海绵体肌和会阴横肌自耻骨内缘分开。用手指自耻骨联合后侧触探该处的乳头状骨嵴,而后用截骨刀切断耻骨联合,注意勿伤及后尿道。

3. **后侧切口** 助手维持髋关节屈曲内收位,后侧切口从髂嵴向后经髂后上棘和股骨大转子,再

沿臀皱纹向后下行,止于坐骨结节处。按皮肤切口切开臀大肌腱膜,并从其下部切断。在臀大肌深面作钝性剥离后,将该肌瓣翻向脊柱中线,其深面显露出臀中肌、髋外旋诸肌、坐骨神经和臀上、下动静脉,横断梨状肌,结扎臀上动、静脉,轻轻向下牵引坐骨神经,以1%普鲁卡因封闭后锐利刀片切断,任其回缩,其后切断臀上、下神经,从髂嵴后部切断背阔肌、腰方肌后,向中线剥离和牵开臀大肌,从坐骨切迹通过一长直角血管钳至盆腔内引起钢丝线锯,尽量靠近骶髂关节锯断髂骨或用骨刀凿断骶髂关节,外旋大腿及髂骨,在盆腔内结扎闭孔动脉,切断闭孔神经,在骶髂关节平面切断腰大肌。从耻骨的骨盆侧切断肛提肌,再切断骶棘韧带和骶结节韧带后即完成半骨盆切除(图5-3-2-1-2)。

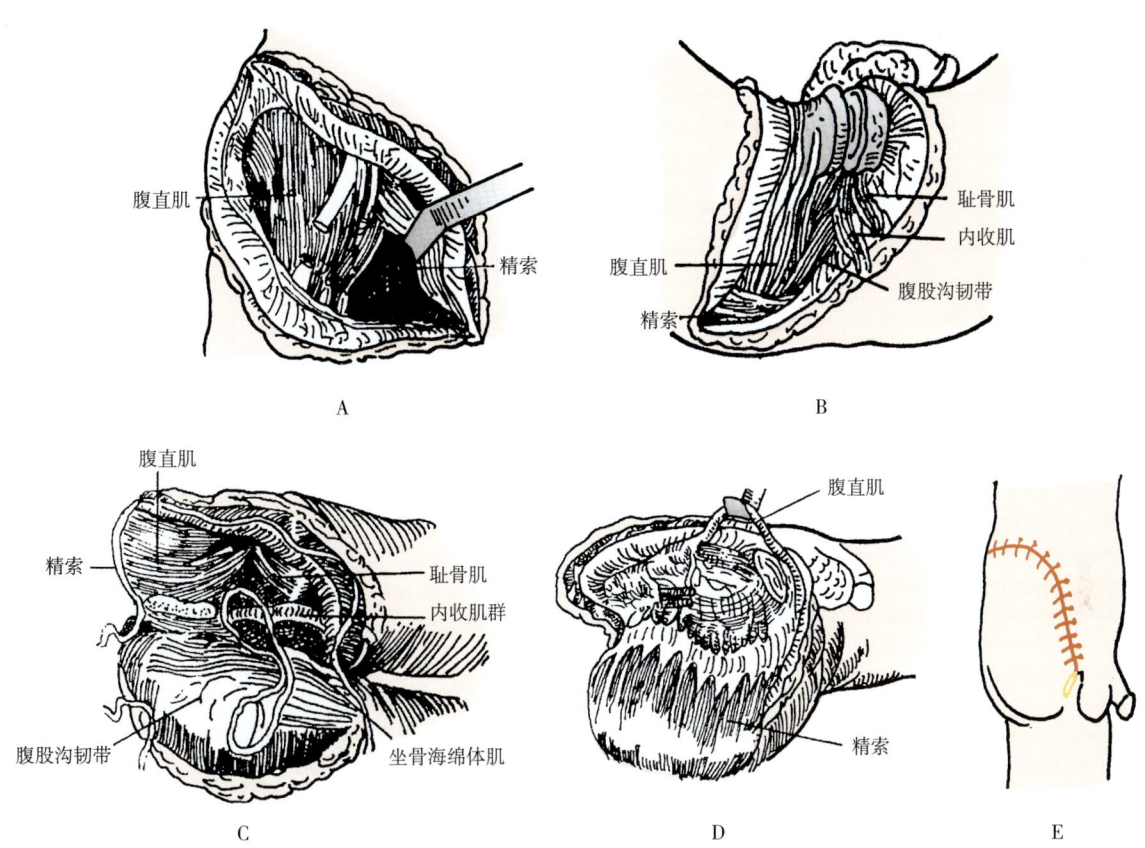

图5-3-2-1-2 King-Steelquist半骨盆切除术示意图(A~E)
A.神经血管的处理;B.会阴及耻骨联合的处理;C.臀部及髂骨的处理;D.臀部血管的处理;E.切口缝合

4. 缝合　将臀大肌瓣缝于腰方肌、腹内、外斜肌和腹直肌后,缝合皮瓣。自切口前、后部较低的部位各放入一个烟卷式引流或1~2根硅橡胶管进行负压吸引。

三、Sarondo-Ferre半骨盆切除术

主要优点是可缩短手术时间。但需分两组进行。前侧组在患者前方,后侧组在患者后方。

(一)体位

为减少在术中改变患者体位时发生休克的可能性,患者应侧卧于健侧,并稍向前倾斜。患侧下肢在上,外展30°,悬吊在手术台末端支架上,在此体位腹腔内脏器可自然垂向对侧。结合手术操作和需要,可由手术台旁的人员移动患肢(图5-3-2-1-3)。

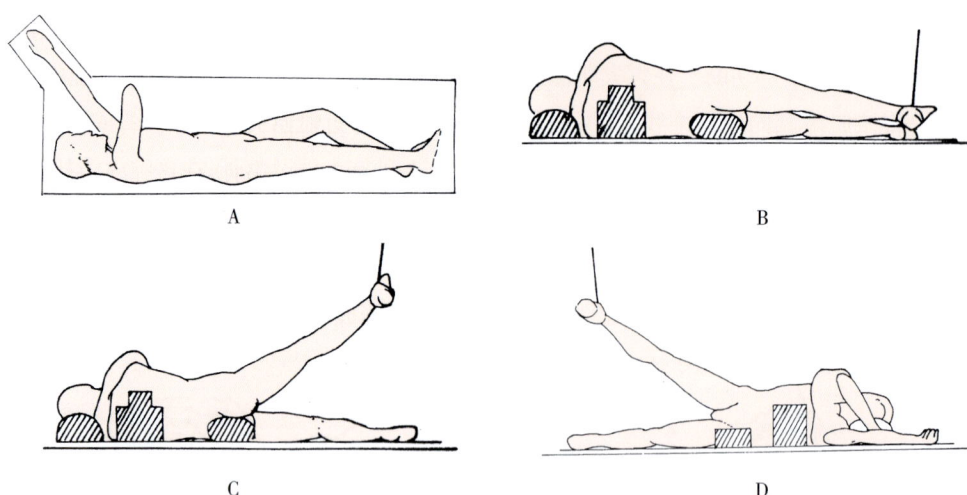

图5-3-2-1-3 半骨盆或髋关节离断术体位示意图（A~D）

A. 仰卧位；B. 侧卧位，踝部吊带固定；C. 患肢上抬50~60cm；D. 同前，正面观

（二）操作步骤

1. 前侧组　前侧切口自髂骨嵴前1/3起经髂骨嵴至其前侧而后转向内侧，在平行于腹股沟韧带下3横指处切至耻骨，随之切至会阴下部。切开皮下组织和筋膜（图5-3-2-1-4），沿切口方向自髂骨嵴和耻骨游离，并切断腹肌（腹内、外斜肌和腹横肌及腹直肌）及腹股沟韧带。从腹膜外后侧轻巧、逐渐地钝性剥离腹膜，并将腹腔脏器——膀胱、输尿管、精索和直肠（女性包括卵巢动、静脉和子宫）推向前内侧，用温热湿纱布垫覆盖和保护该处。按下列次序处理骶髂关节前侧软组织。

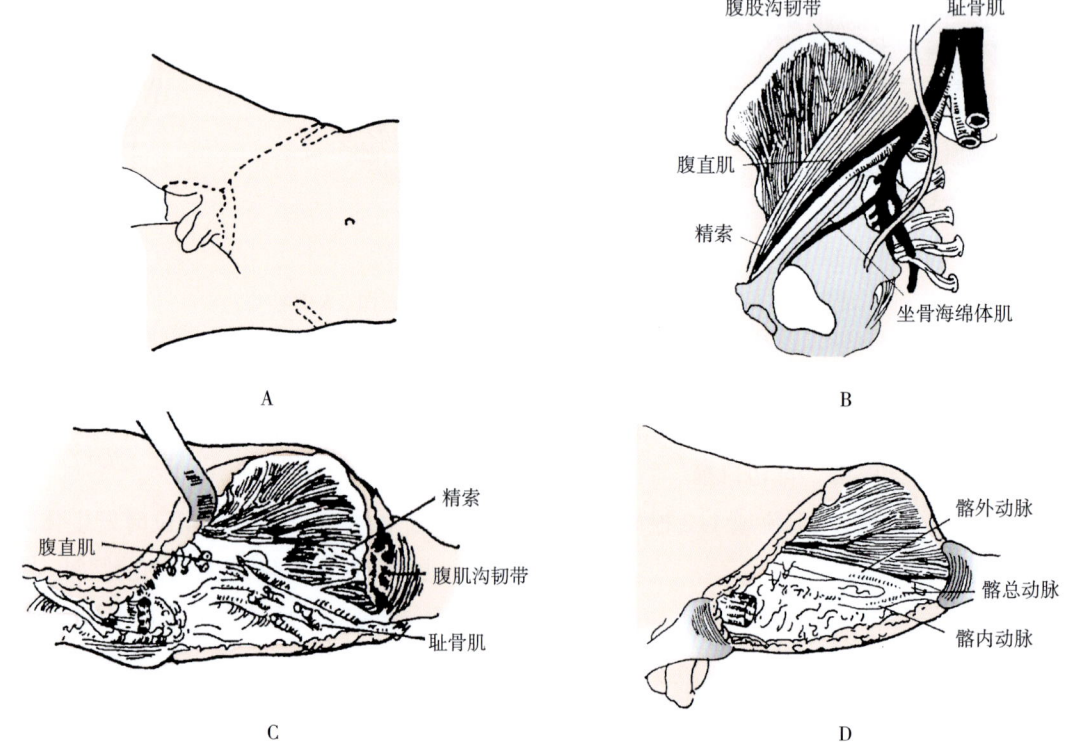

图5-3-2-1-4　Sarondo-Ferre前侧组半骨盆切除术示意图（A~D）

A. 前方切口；B. 腹后壁神经、血管；C. 处理肌肉；D. 处理髂外动、静脉

(1) 用止血钳夹住髂外动、静脉，切断，用中号丝线双重结扎；

(2) 切断腰大肌；

(3) 在股神经鞘内注入0.5%普鲁卡因溶液0.5ml后，分别将股神经和闭孔神经轻轻地向远端牵拉，用锐利刀片切断，任其自行回缩；

(4) 用止血钳钳夹、切断和结扎闭孔动、静脉，髂腰动、静脉和内侧会阴动、静脉，适当游离髂内动、静脉和腰骶神经丛，以便牵向内侧，从耻骨下支分离阴茎海绵体并自耻骨剥离软组织后，切开耻骨联合。

2. 后侧组　后侧切口自髂后上嵴内侧沿后侧臀部的画线与前侧切口的会阴下部相连接（图5-3-2-2-5），切开皮肤、皮下组织和筋膜，将后侧皮瓣翻向内（脊柱）侧。自髂骨嵴剥离腹外侧诸肌的起点，显露出骨盆后侧边缘，继续向后侧剥离，切断髂嵴肌和髂腰韧带，并在靠近臀大肌肌起处切断，以显露髂后上、下嵴和骶骨。向内侧翻开上述组织瓣后，即显出坐骨切迹。在距梨状肌上、下缘较远处夹住、切断和缝扎臀上、下动脉，注意防止它们从止血钳滑脱或从结扎结松脱，否则臀上或臀下动脉可回缩到盆腔内，发生难以控制的出血，甚至发生出血性休克。随之在接近骶骨处切断梨状肌。分别将坐骨神经和大腿后侧皮神经牵向远侧。将0.5%普鲁卡因注入其鞘内，用锐利刀片将其切断，随之切断骶结节韧带。保留供给海绵体的阴部血管，切断骶棘韧带。从耻骨和坐骨水平支游离海绵体和尿生殖膈。在直视下切断肛提肌和尾骨肌。

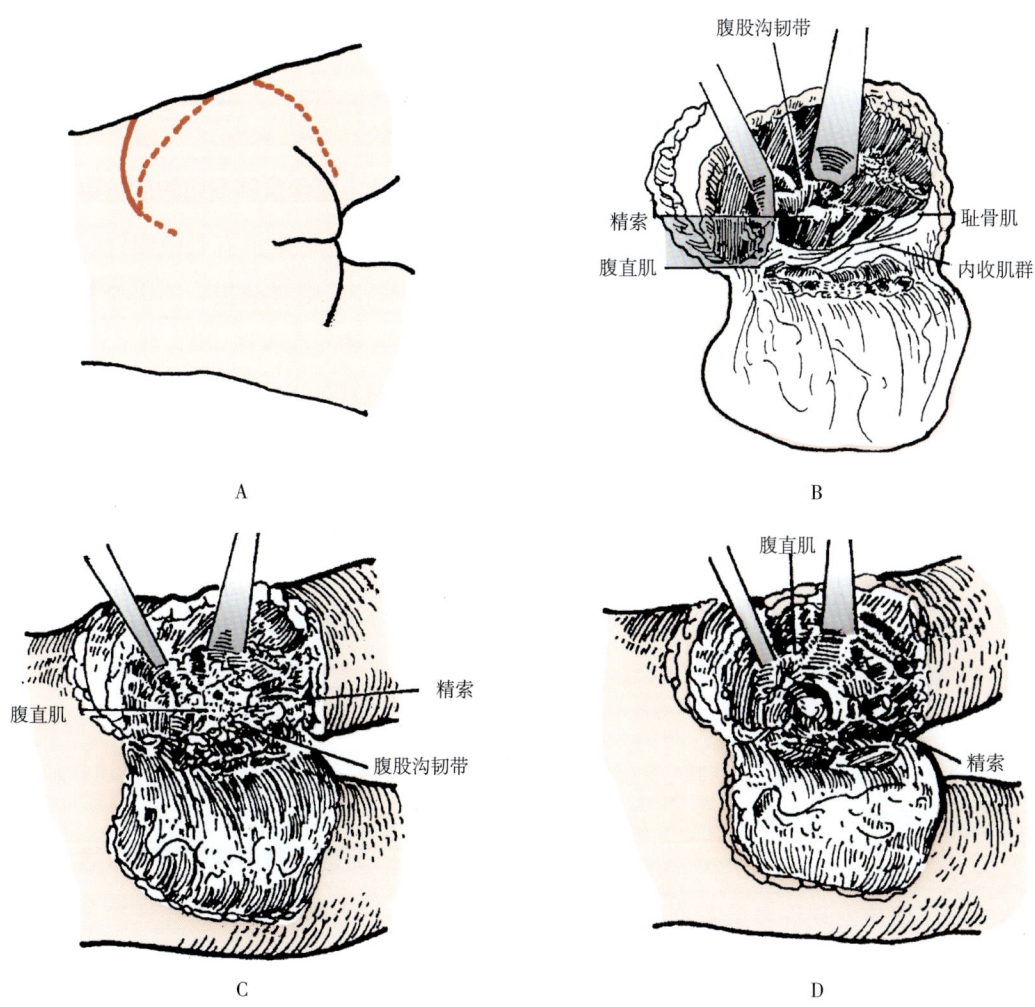

图5-3-2-1-5　Sarondo-Ferre后侧组半骨盆切除术示意图（A~D）

A.后方切口；B.后侧臀部解剖；C.处理骶棘韧带和坐骨神经；D.处理肛提肌和尾骨肌

3. 切断骶髂关节 将线锯的一端从前侧手术野递给后侧手术者，以便从靠近骶髂关节处锯断髂骨或离断骶髂关节。当将该下肢连于躯干的软组织切断后，该半侧骨盆即与躯干分离。

4. 缝合 彻底检查伤口内渗血和出血，并予以可靠的处理。将后侧肌肉和皮瓣分层缝于前侧筋膜和皮肤边缘上，放入烟卷引流。或用有侧孔的硅橡胶管进行闭式负压吸引。加压包扎。将伤口下部敷料用胶布条封闭，使与肛门隔离。

四、术后处理

（一）术后注意局部渗血情况

术后 24h 应生半小时观察一次脉搏、血压。有血循环量不足表现时可酌情输血。

（二）术后次日应协助翻身

床上多垫软垫，防止发生褥疮。7~8 日后，可利用靠背坐起，两周后鼓励用双拐离床活动。

（三）其他

引流条或引流管 24h 后向外拔出少许，术后 72h 全部拔除。切口愈合较一般伤口慢，故应延至术后 14 日拆线，必要时应行间断拆线，不要一次拆完，以防伤口裂开。术后会阴部多有不同程度水肿，可对症处理，使其逐渐减轻。

五、骨盆重建常用方法概述

骨盆肿瘤切除后面临着骨缺损、骨盆环的完整性与稳定性和髋关节功能的重建问题。以往有学者认为骨盆Ⅰ区和Ⅳ区切除后可以不重建，但长期的临床随访发现许多患者负重后出现骨盆倾斜、患肢上移和耻骨联合区的疼痛，而这些问题通过增加植入物的稳定可以得到解决，从而建议选择性地使用金属固定物和融合方式，比如，原发性肿瘤切除后最好采用植骨融合，这样有利于长期生物稳定，而对于转移性肿瘤，内固定支撑稳定联合骨水泥充填将有效提高生活质量。对于Ⅲ区肿瘤，因切除后骨盆环的稳定性未受到大的影响，因而可以不用重建。在骨盆肿瘤当中，Ⅱ区肿瘤的切除与重建最具挑战，上海长海医院骨科自 20 世纪 80 年代初开始自行研制可调式半骨盆假体，在国内率先开展了骨盆Ⅱ区肿瘤切除、人工可调式半骨盆植入手术，1996 年在 16 例可调式人工半骨盆置换术取得经验的基础上又开展了骨盆肿瘤切除、同种异体半骨盆置换术，2003 年起，开始采用计算机辅助快速原模技术（CAD-RPT 技术）个体化定制半骨盆假体，进行Ⅱ区骨盆肿瘤切除后的重建，目前共完成 16 例，临床疗效满意。

六、分区骨盆重建术

（一）Ⅰ区骨盆肿瘤切除后重建

Ⅰ型髂骨切除虽有骨缺损，但未造成骨盆连续性中断者，则骨缺损常不需修复，如果髂骨缺损造成骨盆环连续性中断，常采用适宜的骨盆重建钢板和骨水泥、自体和（或）异体骨移植、带血管蒂骨移植，将髂骨残端和髂骨或骶骨桥接，以重建骨盆环的连续性（图 5-3-2-1-6）。术后对骨盆稳定性与肢体长度和功能无明显影响。

（二）Ⅱ区骨盆肿瘤切除后重建

单纯的坐骨支和耻骨支切除而未累及髋关节，术后虽有骨缺损，但对骨盆环的稳定性和髋关节功能影响较小，一般无需重建骨缺损。

（三）Ⅲ区骨盆肿瘤切除后重建

髋臼周围肿瘤切除，导致髋部缺损、臀中肌失效和下肢缩短。许多学者致力于其功能的重建，但例数少，随访时间短，尚无明确的结论。目前临床上常用的重建方法介绍如下。

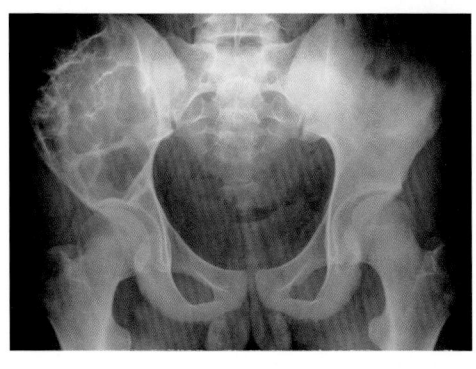 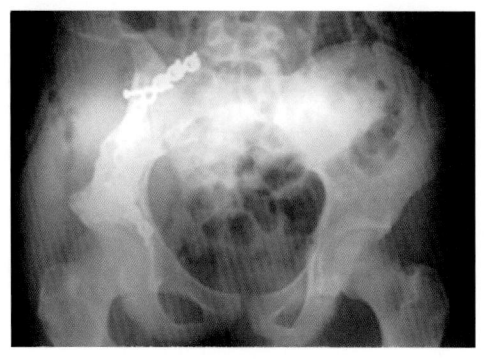

图5-3-2-1-6 临床举例（A、B）
髂骨动脉瘤样骨囊肿切除自体腓骨移植钛板内固定术　A.术前X线正位片；B.术后X线正位片

1. 骨盆肿瘤切除后骨融合术　Enneking对Ⅱ型骨盆肿瘤切除后采用股骨颈与髂骨残端之间融合。如果髋臼和股骨大转子区同时被切除，则采用股骨残端与坐骨结节间融合。此术简单易行，稳定性好，但失去了关节的活动度（图5-3-2-1-7）。

2. 髋臼部肿瘤切除股骨头旷置术　对于单纯累及髋臼的肿瘤，尤其是恶性程度较高的肿瘤，或年龄较大、一般情况较差者，可采取肿瘤切除股骨头旷置术（图5-3-2-1-8）。此法操作简单，术中损伤小。但髋关节稳定性差，下肢短缩畸形明显，远期功能较差。

3. 马鞍形假体置换（图5-3-2-1-9）　1982年Nieder等提出了鞍形假体的设计并应用于临床。鞍形假体的近端为光滑的鞍形持重面，鞍的内侧脚窄而钝，置于髂骨翼内侧，鞍的外侧脚较宽，置于髂骨翼的外侧面。将髂骨残端修成一与鞍状假体相对应的凹槽，使两凹面相接触形成一新的关节。鞍形假体的股骨部分与一般股骨个体相似，为直柄型，可插入股骨髓腔内，其颈领应与股骨颈截骨面相密贴。假体鞍形部分与股骨假体之间有一组装结构，将假体两部分连接，并可增加肢体长度及旋转活动范围。

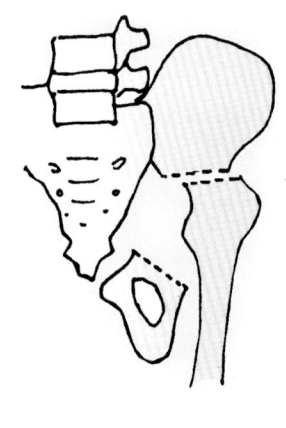 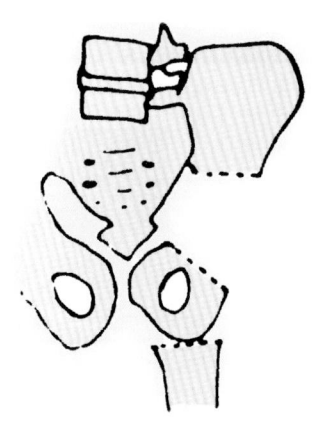

图5-3-2-1-7　骨盆肿瘤切除后骨融合术示意图（A、B）
A.髋臼周围切除后；B.股骨残端与髂骨和坐骨融合

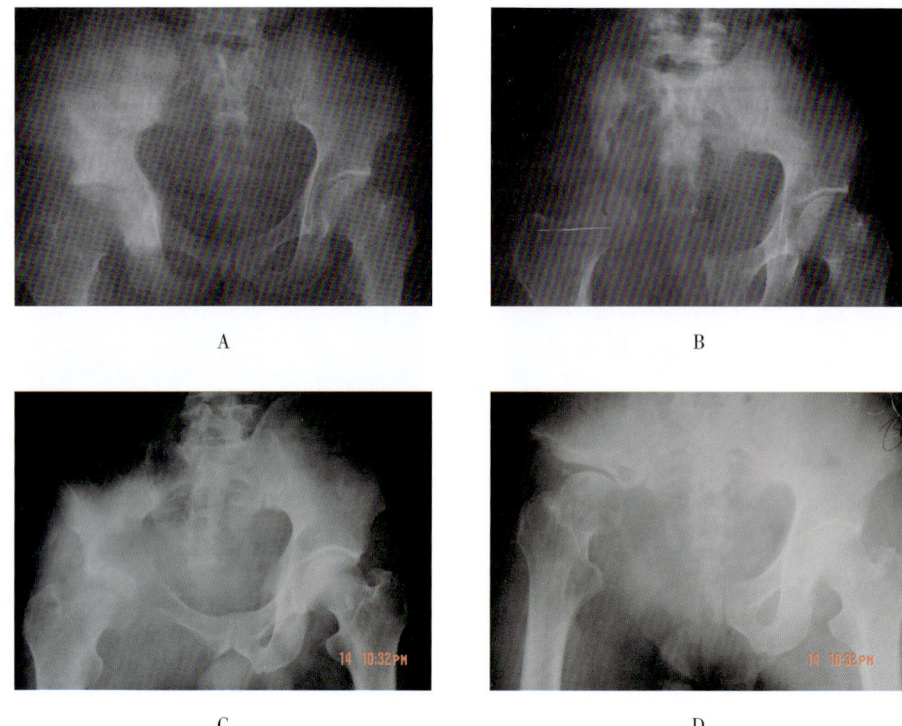

图5-3-2-1-8 临床举例（A~D）

髋臼部肿瘤切除股骨头旷置术　A.半骨盆肿瘤切除股骨头旷置前；B.术后；
C.另一位病人半骨盆肿瘤切除术术前；D.旷置术后，远期可见残留髂骨假关节形成

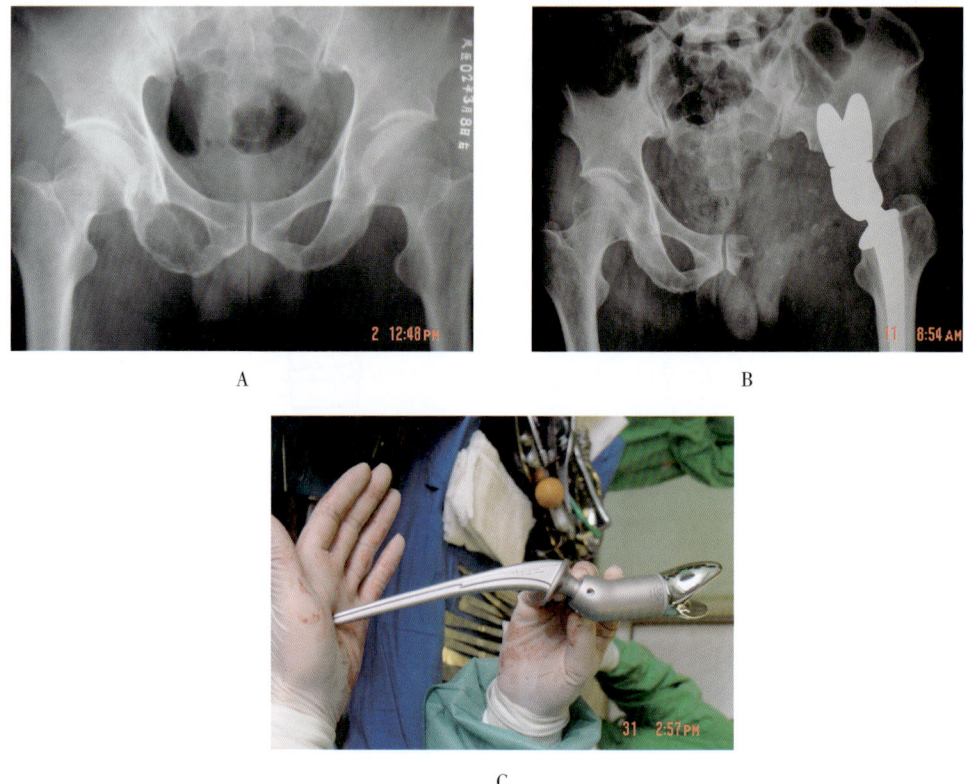

图5-3-2-1-9 临床举例（A~C）

髋臼部肿瘤切除及鞍型假体置换术　A.术前X线正位片；B.术后X线正位片；C.鞍型假体安装时实照

马鞍状假体设计初衷是用于全髋关节置换失败后需要翻修并同时存在髋臼周围较大骨缺损的患者，由于与髋臼周围肿瘤切除后病理改变类似，因此被用于骨盆肿瘤切除后的重建。该假体使用的基本前提是肿瘤切除后至少需要保留2 cm质量良好的髂骨以承接假体的卡槽，同时要求保留外展肌和髂腰肌，以维持骨盆和股骨之间的合适张力。近端通过假体的马鞍状卡槽固定于残留髂骨下方，远端柄部则以骨水泥固定的形式插入髓腔，远近段之间为活动关节。其优点在于重建方法简单，可重建髋部稳定性及维持肢体长度，主要用于Ⅰ区得以保留的Ⅱ区或者Ⅱ+Ⅲ区缺损的重建。然而，感染、骨折、脱位、坐骨神经麻痹、异位骨化、进行性假体上移是马鞍状假体的主要并发症。感染发生原因可能为肿瘤切除后死腔不能被假体填充及较长手术时间，而不合适的软组织张力会引发脱位，为了维持关节稳定采用增加软组织张力的方法又可能导致坐骨神经麻痹。这种假体与骨盆之间的连接缺乏内在稳定性，不适用于合并有Ⅰ区切除的患者。假体的可操作性虽然优于其他重建技术，但较高的并发症发生率和狭窄的适应证使其目前逐渐被其他重建方法所取代。

七、半骨盆切除、计算机辅助人工半骨盆及全髋关节置换术

自2003年开始，上海长海医院骨科开始采用计算机辅助人工半骨盆植入手术治疗髋臼周围肿瘤（图5-3-2-1-10）。2003~2006年共计成功完成16例定制半骨盆置换手术，无围手术期死亡。临床随访效果满意，现介绍如下。

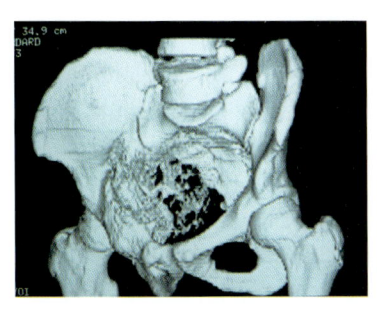
A

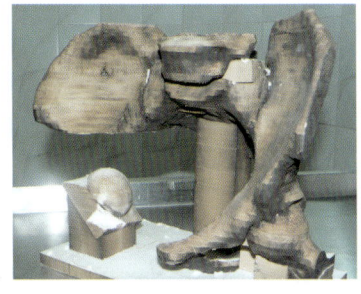
B

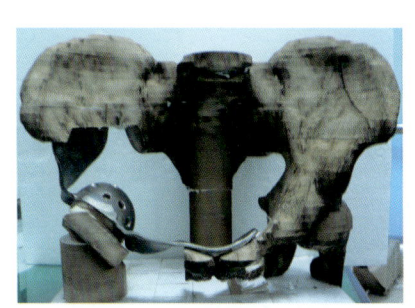
C

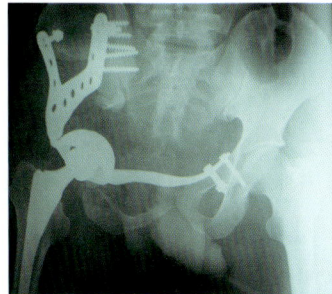
D

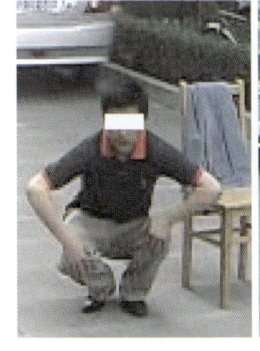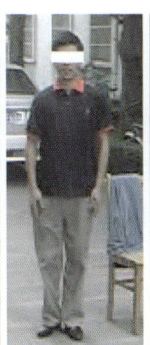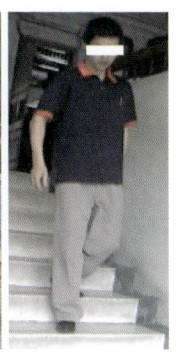
E

图5-3-2-1-10 临床举例（A~E）
计算机辅助半骨盆假体的设计与制作：A.Ⅱ区骨巨细胞瘤患者术前CT三维重建；B.快速制成（原模）骨盆模型；C.计算机辅助定制假体；D.术后X线平片；E.术后患者随访功能恢复情况

（一）适应证

1. 骨盆原发低度恶性肿瘤，如巨细胞瘤、软骨肉瘤、恶性纤维组织细胞瘤等；

2. 引起病理性骨折、周围重要结构压迫、严重髋臼毁损，难以在局部切除后以其他方法重建的巨大良性肿瘤或肿瘤样病损，如骨纤维发育不良、动脉瘤样骨囊肿（常合并巨细胞瘤）、嗜酸性肉芽肿等；

3. 累及髋臼、病变范围局限的恶性原发骨肿瘤，如骨肉瘤、尤文肉瘤、恶性淋巴瘤等；

4. 孤立性转移肿瘤发生病理骨折、行动不便或行动引起剧痛，患者要求手术者，常见为肺癌、肝癌、前列腺癌等；

5. 全髋关节置换术后髋臼周围大范围骨溶解，无法用常规方法重建者。

（二）术前准备

对X线平片不易确诊的病例，应行穿刺活检，尤其是髂骨翼及耻骨部肿瘤，部位浅表，操作容易，对患者损害较小，诊断价值较大，是目前常用的诊断方法之一。

术前行骨盆薄层CT扫描和三维重建，利用快速原模技术制出等大的骨盆模型，根据骨盆模型由工程师进行定制半骨盆假体的设计与制作。

动脉造影可观察到髂内动脉及第五腰动脉增粗情况，对估计肿瘤恶变程度和手术时的出血量均有一定帮助。造影过程中可以对肿瘤滋养血管进行准确的栓塞，手术过程中可以大大减少出血量。对化疗或放疗敏感的肿瘤，还可以进行局部化疗，使瘤体缩小，利于手术。

手术前常规准备同上，并备血3000~5000ml。

（三）操作步骤

1. **体位** 患者取侧卧位，患侧向上，躯干和健肢固定在手术台上，患肢经消毒后无菌包扎，使其在手术时能够自由活动，会阴等未消毒部位不致在手术区显露为原则。

2. **切口** 自髂后上棘开始，沿髂嵴向前经髂前上嵴弯向内与腹股沟韧带平行，至耻骨联合，全长约40cm。另自髂前上棘向患侧膝关节外上髁方向沿股骨外侧切口（Smith-Petersen切口），两者联合为人字形切口，总长约55cm。

3. **切除半骨盆肿瘤** 沿髂骨翼内板切断附着之肌肉，行肿瘤包膜外剥离，分离出股血管和神经，并沿血管向上至髂总动脉分支处，结扎髂内动脉。自髂骨翼内板向后分离达骶髂关节部。再向后上仔细分离并结扎同侧第五腰动脉，切断骶棘肌等在髂骨部的附着点。向下分离至坐骨大孔。自髂骨外板分离臀部诸肌，向下至坐骨大孔，注意保护坐骨神经。向前下方达髋关节，切开关节囊，用线锯锯断股骨颈，下肢分开后切断后侧关节囊，以便于进一步分离坐骨。在耻骨支和耻骨联合外侧分离并切断内收肌群及闭孔外肌。

由内侧分离闭孔内肌并保护会阴部血管、神经等组织，由耻骨降支内侧行骨膜下分离在耻骨弓附着的阴茎脚。由耻骨联合内缘分离尿生殖膈，从耻骨下缘与外侧会合，用线锯在相当于耻骨联合部锯断耻骨。

将髂骨自骶髂关节处凿开，此时整个髂骨与周围骨组织完全游离。如果肿瘤已侵犯耻、坐骨，应继续向下分离，将整个半骨盆取出。如肿瘤仅侵犯髂骨翼，亦可由坐骨结节上端截断，将坐骨结节留在体内。

分离盆腔内组织及凿开骶髂关节时，可能有活动性的大出血，须随时注意结扎并用盐水垫压迫和保护盆腔脏器。

肿瘤取出后，须仔细检查有无盆腔脏器损伤，并逐一结扎出血点，然后用生理盐水反复冲洗创面，只有确定创口没有活动性出血和回缩的血管残端，不致在手术后继发大出血时，才可置入假体。

4. **股骨侧准备** 同采用前入路的一般全髋

关节置换术。

5. 假体置入　半骨盆切除后,即可安装定制人工半骨盆。将术前通过计算机三维重建所定制的人工半骨盆用螺丝钉及螺栓分别固定于髂骨、耻骨、坐骨上即达到重建骨盆环的目的。然后行髋关节股骨侧假体的置换和髋关节复位。

假体置入后,再用生理盐水冲洗一次,并活动患肢观察骨盆环和髋关节的稳定程度。达到重建目的后,逐层缝合创口。

术后创口行负压引流2~3日,患肢牵引3~4周,3个月后即可逐步开始患肢不负重功能练习。

(四)术中注意事项

1. 尽量采用半骨盆切除术　部分髂骨切除,手术不易彻底,术前不易预计适合切除范围的假体,因此安装困难,假体与髂骨翼固定的牢固度差。笔者认为除非病变十分局限者外,对髋臼顶部已受侵犯的病例,为了减少复发机会,应将半侧骨盆完全截除。但对病变局限于髂骨翼者,为了操作方便,可将坐骨由坐骨结节上部截断,仅将坐骨结节残留体内。

2. 尽量勿另加切口　手术采用沿髂骨嵴至耻骨联合,后达骶髂关节的切口,可以达到显露半骨盆的目的。除坐骨结节部外,剥离其他组织均无困难。但如坐骨也被侵犯,仍可完整切除,不必另加切口,以免减少感染和皮肤坏死的机会。

3. 结扎髂内动脉和第五腰动脉　通过腹主动脉造影,显示病侧髂内动脉及第五腰动脉均较对侧明显增粗,并有较多的迂曲增生分支。说明上述两动脉均是瘤体血供的重要来源,术时先将其结扎,可大大减少动脉失血,但大量静脉丛仍可出血,应注意随时控制。

4. 严格掌握适应证　半骨盆切除假体置入手术,由于重建了骨盆环及髋关节,肢体长度不受影响,因此术后3个月左右即可扶拐下地,比单纯切除部分髂骨使股骨头上移抵于截骨平面处的功能要好得多,但人工半骨盆置入术较单纯半骨盆截除或部分截除,手术所需时间长,创伤大、失血多,风险大。因此对每例手术均应严格选择。只有符合上述适应证的病例,方可进行半骨盆切除人工假体置入术,不符上述原则者,应一律视为禁忌证。

八、并发症的防治

(一)术中大量出血

本组16例,出血量平均为4700ml。最多一例出血达35000ml,为一罕见的骨盆副神经节细胞瘤患者行外院内植入物取出+半骨盆置换术者。术中大量出血一直是骨盆手术的难题之一。术前常规行动脉栓塞或术中髂内动脉结扎,术中控制性低血压都可以减少出血。

(二)切口问题

包括切口皮肤坏死、浅部软组织感染及切口延迟愈合等。本组16例中,6例(37.5%)出现切口问题。其中切口皮缘坏死3例,浅部软组织感染1例,切口延迟愈合2例。6例出现问题的切口均经植皮、清创换药等治疗后顺利愈合。半骨盆置换手术患者因全身情况差、手术剥离广泛、放化疗因素及局部渗血渗液多等因素,容易出现伤口问题。应注重在以下方面加以预防:①术前应重视患者营养状况,对于低蛋白血症、贫血的患者应尽量予以纠正再手术;②假体设计方面应注意假体体积不能太大,满足内固定要求就可以;③术中应尽可能多保留皮瓣及软组织血供,少使用电刀,不到迫不得已时不增加切口,务必使用至少一个负压引流装置,一般使用两个;④术后应注意补充营养物质,加强换药,酌情使用两种有效抗生素,引流应持续2~3天等。

(三)假体松动及断裂

在随访期间,两例患者出现半骨盆假体髂骨支固定处出现断裂现象,但患者无任何不适反应。个性化设计人工半骨盆与传统的可调式人工半骨盆相比,由于部件较少,稳定性及整体强度得到更多保障,但此种纯机械固定仍不免出现松动,对于长期存活的患者,其长期稳定性有待进一步探讨。

(四)盆腔脏器、血管、神经损伤

本组未发生。术前需要对盆腔解剖非常熟悉,术中应小心、轻柔操作,必要时可请普外科医师协同上台。

第二节 骶尾部肿瘤的切除重建术

一、概述

骶尾部骨肿瘤的手术切除,因为解剖复杂,肿瘤易与盆腔脏器和大血管广泛粘连,手术较困难,且有一定危险,所以手术治疗虽然早有报道,但效果较差,除上述因素外,与方法不够理想或切除范围不够彻底也有关系。Mindell综合文献资料,将手术方法归纳为三级。

(一)Ⅰ级手术

为肿瘤内刮除,只能部分刮除肿瘤组织,大部分肿瘤仍留在体内,术后常可迅速复发。

(二)Ⅱ级手术

为肿瘤摘除术,较刮除彻底,虽可能损伤假性包膜,使肿瘤组织残留体内,导致复发,但效果较刮除明显提高。

(三)Ⅲ级手术

为在肿瘤假性包膜外正常组织处分离切除,是根治骶骨肿瘤的理想方法。Stener等更主张骶骨切除平面应在病变椎体上部的健康椎体处,使能达到彻底截除的目的。

笔者所在上海长海医院1981~2006年行骶骨肿瘤切除重建手术240余例,改进的手术方法如下。

二、病例选择

(一)适应证

骶尾骨肿瘤切除术的适应证如下:
1. 骶尾骨原发性良、恶性肿瘤;
2. 骶骨转移性肿瘤,患者全身状况良好,原发病灶未找到或原发病灶可行手术者,此类患者手术后可缓解症状,延长生命;
3. 骶骨1、2椎节肿瘤如手术切除,应考虑行骶骨重建术。

(二)禁忌证

骶尾骨肿瘤切除术的禁忌证如下:
1. 原发性骶骨恶性肿瘤,肿瘤侵犯腰椎、两侧骶骨;
2. 全身状况差,不能耐受手术者;
3. 转移性骶骨肿瘤,原发病灶不能手术切除或全身多发转移者。

三、术前准备

除常规检查准备外,应做好:
1. **按肠道手术准备胃肠道** 术前两日服肠

道抗生素,术前行清洁灌肠。

2. 备血 2000~5000ml 并尽量用新鲜血。

3. 选择性动脉造影及栓塞 可避免剖腹结扎髂内动脉。骶骨肿瘤的血运来源于骶外侧动脉、髂腰动脉、骶正中动脉。骶正中动脉发自腹主动脉的末端,单纯结扎髂内动脉不能完全阻断骶骨血流。术前 24~48 小时,采用选择性动脉造影可充分显示上述 3 条主要血运来源,并可通过注入明胶海绵将其栓塞,可以起到术中减少出血作用。

四、麻醉

先用硬膜外阻滞加静脉复合麻醉,进行腹部手术。腹部手术结束后,患者改俯卧位时,加气管插管给氧,保证呼吸道通畅。做好术中监护,测量动脉压及中心静脉压等。并行上肢静脉切开,保证输血。

五、具体操作步骤

(一)概述

骶骨肿瘤切除手术的手术入路可因肿瘤解剖位置和肿瘤大小因素分为单纯后路、单纯前路和前后联合入路 3 种。对于瘤体自骶骨向前突少于 5cm,主要向骶骨后方生长者,采用单纯后路手术。对于瘤体主要位于盆腔,侵袭骶骨前缘较小的肿瘤,可根据情况采取单纯前路手术;对于瘤体较大,自骶骨向前突大于 5mm,向骶骨前、后方生长者,宜采前后联合入路手术。以前后联合入路手术为例介绍如下:

(二)手术体位及切口

采用仰卧及俯卧两个体位。

1. 先仰卧位施术 患者取仰卧位,行下腹部斜切口(倒八字切口,如肿瘤体积较小,亦可行腹直肌旁切口)。腹膜外分离至腹后壁,结扎双侧髂内动脉,并仔细分离大血管、直肠、输尿管、膀胱、子宫等脏器。当肿瘤前壁达到最大限度的游离后,关闭腹壁。

2. 改俯卧位施术 患者改俯卧位,在相当于第四骶椎平面作横切口,为了减少皮肤坏死及便于肿瘤显露,切口可略呈横 "～" 形,切口长 20~30cm。

(三)肿瘤切除

将上侧皮瓣向上翻至第五腰椎,下侧皮瓣翻至尾椎平面,手术野即可得到充分显露。再由骶骨中线及臀大肌止点切开软组织,并向两侧尽量在肿瘤包膜外进行分离,在分离中逐层切断附着于骶尾骨的肌肉和韧带。由于髂内动脉已经结扎,术中不至于因损伤臀上动脉使其缩回腹腔,造成致命的大出血。

将肿瘤两侧组织剥离至骨盆腔下口或与腹腔内剥离平面会合后,先将尾骨离断,然后由下向上紧贴肿瘤前壁仔细分离。由于肿瘤与肛管、直肠紧密相连,不易分清界限,应当在切断尾骨后,先由助手将手指插入肛门内作标志,即可将直肠与肿瘤分辨清楚。

(四)凿断骶骨

将肿瘤周围组织行最大限度分离后,在骶髂关节下缘,相当于第三骶椎平面凿断骶骨。由于骶骨已经破坏,所以切断骶骨后肿瘤即可移动,并可将突入骨盆腔内的肿瘤部分逐渐外移,肿瘤外移后,位置变浅,较易分离。

对肿瘤上界高于 S_3 平面的肿瘤,亦可先在骶髂关节下界截断,取出肿瘤并彻底止血后,再清除截面以上残存的肿瘤组织。因为凿断骶骨后,常可发生大出血,必须尽快取出肿瘤,方能彻底止血。第二骶椎以上受髂骨后翼覆盖,截除困难,可先在骶髂关节下界截骨后再手术。彻底止血后清除高位骶骨肿瘤,操作即较容易。可仔细分离并保护好第二骶椎以上之骶神经,免遭损伤,术后不致发生永久性尿失禁。另外,不切除髂骨后翼,可以增加骨盆的稳定性。

(五)创面处理

肿瘤取出后必须彻底止血,并仔细检量清除残存的瘤组织及瘤体包膜。对未能做到包膜外剥离的部位,可用50%氯化锌或其他化学药物进行局部烧灼灭活。然后用生理盐水进行彻底冲洗,仔细止血,逐层闭合创口。先将两侧深层软组织及臀大肌等尽量对拢缝合,用以托住盆腔内组织,再缝合皮肤,做好负压引流。

六、骶髂关节稳定性和骶骨重建

尽管对于侵袭 S_1、S_2 的高位骶骨肿瘤切除术后是否重建仍然存在争议,但目前大多数学者主张进行重建。骶骨和骶髂关节是腰椎、骨盆连续性的中枢所在。从解剖学角度,骨盆环的重力传导由骶骨弓和骶坐弓完成,两弓分别在站姿和坐姿时发挥作用,两弓的完整依赖于骶骨的完整。尸体解剖也证实,大部分的骶髂关节下缘位于S_2、S_3 之间。高位骶骨切除将严重破坏骨盆环的完整性和稳定性,导致重力的传导移位。坐下时两髂骨后张,站立时两髂骨内聚,造成骨盆严重不稳。即使肿瘤病灶切除后可保留 S_1 的上壳和两侧的髂骨翼阻挡腰椎下移,由于腰骶局部受力过大,仍会造成不能长时间站立、蹲坐及严重的腰腿疼痛。从实验角度,早在1976年,Gunterberg就通过生物力学实验证明,在 S_1、S_2 之间切除部分骶骨可使骨盆环的强度降低30%,在骶岬下1cm处切除则降低50%。高位骶骨肿瘤切除术中 S_1、S_2 切除后势必导致腰-骨盆连续性中断与极度不稳,脊柱下沉。因此累及 S_1、S_2 的骶骨肿瘤切除后须进行腰骶稳定性重建。我们早期部分未重建的病例在术后半年内仍无法正常坐起,严重影响了患者膀胱功能的恢复。因此,虽然腰骶部的稳定性可通过脊柱和骨盆间的瘢痕组织形成悬吊带来部分代偿,但瘢痕形成至少需要卧床8~12周。考虑到长期卧床相关并发症,笔者认为对于此类患者进行腰椎-骨盆连续性重建是必要的。近年来,笔者采用改良Galveston技术的ISOLA脊柱内固定系统行腰椎-骨盆连续性重建,通过固定单侧或双侧 L_4、L_5 椎弓根和髂骨而稳定骶髂关节。该方法具有手术简单、创伤较小、固定确实、患者功能恢复快等优势,取得了较好的临床效果,值得推广。图5-3-2-2-1系采用改良Galveston技术的ISOLA脊柱内固定系统行腰椎-骨盆连续性重建。由于前述优点本例获得满意疗效。

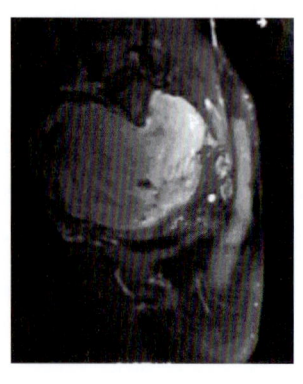
A

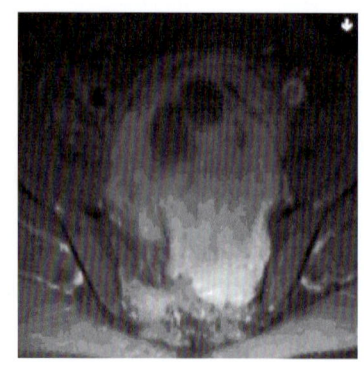
B

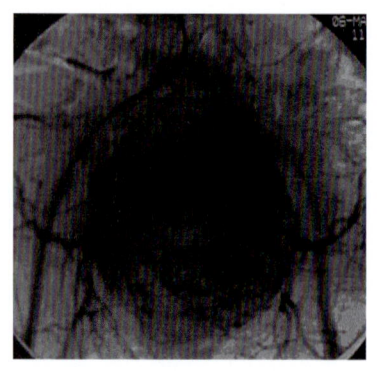
C

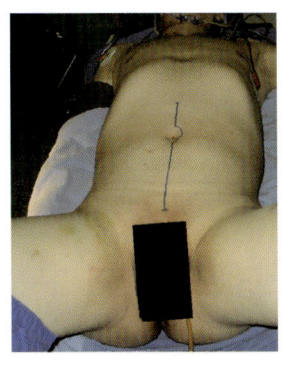
D

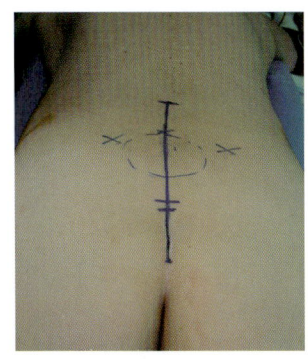
E

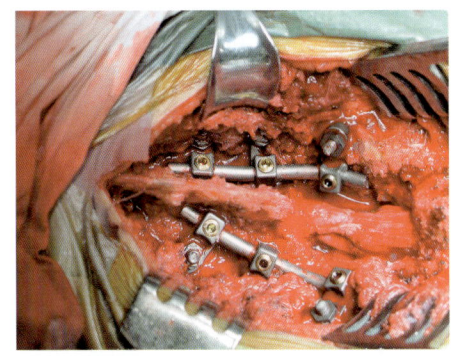
F

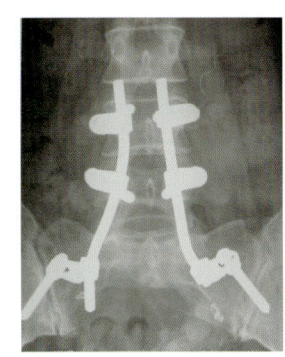
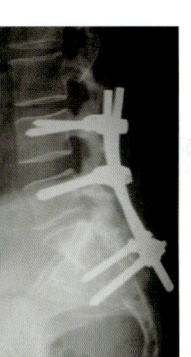
G

图5-3-2-2-1 临床举例（A~G）

巨大高位骶骨骨巨细胞瘤的切除和重建　A. 术前MR矢状位见肿瘤向前方突入盆腔；B. 术前MR横切面可见双侧骶髂关节受累；C. 术前DSA造影可见巨大肿瘤影；D. 前路下腹部正中切口，上至脐，下达耻骨联合；E. 腰骶部正中切口，自L_4棘突至S_3平面；F. 术中双侧ISOLA内固定装置安放到位；G. 术后2周正侧位X线平片示重建情况

七、高位骶骨肿瘤切除术中的骶神经保护问题

对于骶骨肿瘤切除术中骶神经的保护问题，中外学者存在分歧。对于交界性肿瘤及恶性肿瘤，国外学者多主张行根治性切除术，通过健康组织切除整块或部分骶骨，连同骶神经甚至部分直肠等一并切除，必要时行结肠造口术。术后患者大小便失禁，双下肢不能独立行走，造成残废和工作生活上的困难。而国内学者则多主张尽量保留S_{1-3}神经。我们认为骶骨肿瘤行根治性切除几乎是不可能的。即使是S_4、S_5的低位肿瘤连同S_4、S_5神经完整切除，也只能做到广泛切除。切除高位骶骨肿瘤时，应尽可能保留双侧S_1、S_2及至少一侧S_3神经根，或保留单侧S_1、S_3神经根，以最大限度地保留双下肢及大小便和性功能。保留骶神经必须进入肿瘤，在瘤内仔细分离神经。肿瘤近端、背侧、骶尾侧和侧面用广泛切除的方法，即在正常组织中分离，肿瘤腹侧在骶前筋膜通过间隙进行钝性剥离，把直肠等脏器推向前方。创面以温热冲洗用水浸泡10min以破坏和消灭残存的肿瘤细胞。实践证明以上操作可以较彻底地切除高位骶骨肿瘤，最大限度地保留双下肢及大小便和性功能，并减少手术后复发率。

（蔡郑东　李国东）

参 考 文 献

1. 华莹奇, 张治宇, 李健等. 骶部肿瘤的手术治疗 [J]. 中华骨科杂志, 2009, 29（5）
2. 李全, 蔡郑东. 全骶骨切除术后重建方式 [J]. 国际骨科学杂志, 2006, 27（2）
3. 饶书诚, 宋跃明. 脊柱外科手术学（第三版）. 北京: 人民卫生出版社, 2006
4. 赵定麟, 王义生. 疑难骨科学. 北京: 科学技术文献出版社, 2008
5. Guo W, Li D, Tang X, Ji T. Surgical treatment of pelvic chondrosarcoma involving periacetabulum. J Surg Oncol. 2010 Feb 1; 101（2）: 160-5.
6. Ji-Fang Wang. The results of no reconstruction of bone defect after resection of periactabular primary malignant tumor. SICOT Shanghai Congress 2007
7. Kazim SF, Enam SA, Hashmi I, Lakdawala RH. Polyaxial screws for lumbo-iliac fixation after sacral tumor resection: experience with a new technique for an old surgical problem. Int J Surg. 2009 Dec; 7（6）: 529-33.
8. Li-Ming Cheng, Yong-Wei Jia, Guang-Rong Yu, et al. Finite element analysis of the pelvic reconstruction using fibular transplantation combined with rod-scew system fixation after type i resection. SICOT Shanghai Congress 2007
9. Newman CB, Keshavarzi S, Aryan HE. En bloc sacrectomy and reconstruction: technique modification for pelvic fixation. Surg Neurol. 2009 Dec; 72（6）: 752-6; discussion 756.
10. Sánchez-Torres LJ, Santos-Hernández M, Carmona-Rendón R, Herrera-Medina E, Vásquez-Gutiérrez E, Nacud-Bezies Y. ［Malignant pelvic neoplasias and their resection］Acta Ortop Mex. 2009 Jul-Aug; 23（4）: 237-42.
11. Sanjay BK, Frassica FJ, Frassica DA, Unni KK, McLeod RA, Sim FH. Treatment of giant-cell tumor of the pelvis. J Bone Joint Surg Am. 1993 Oct; 75（10）: 1466-75.

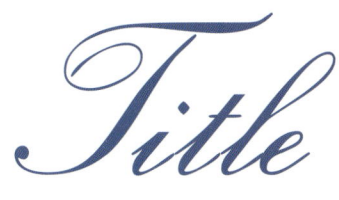

第四篇

脊髓肿瘤、椎管内肿瘤及脊柱肿瘤临床举例等

第一章 脊髓肿瘤的基本概念 /2414
 第一节 脊髓肿瘤的分布与病理特点 /2414
 第二节 脊髓肿瘤的分类与发病机制 /2417
 第三节 脊髓肿瘤的临床表现与辅助检查 /2419
 第四节 脊髓肿瘤的影像学检查 /2422
 第五节 脊髓肿瘤的诊断、鉴别诊断与预后判定 /2427

第二章 常见的椎管内肿瘤 /2432
 第一节 神经鞘瘤 /2432
 第二节 脊膜瘤 /2437
 第三节 神经胶质瘤 /2443
 第四节 脊椎血管瘤 /2447
 第五节 转移性肿瘤 /2450

第三章 脊柱肿瘤临床手术病例举例 /2456
 第一节 椎管内肿瘤 /2456
 第二节 椎体肿瘤 /2476
 第三节 脊柱转移瘤 /2500

第一章 脊髓肿瘤的基本概念

第一节 脊髓肿瘤的分布与病理特点

一、概述

脊髓肿瘤一般都列入椎管内肿瘤范畴,除脊髓本身可以有原发或继发性肿瘤外,椎管内脊髓的邻近组织都可发生各类占位性病变,直接或间接侵犯脊髓,造成脊髓功能的严重损害。由此,常把椎管内肿瘤简称脊髓肿瘤。

根据肿瘤与脊髓和硬脊膜的关系可分为脊髓内肿瘤和脊髓外肿瘤。后者又分为硬脊膜内肿瘤和硬脊膜外肿瘤。有的肿瘤可同时位于脊髓内和脊髓外,或跨越硬脊膜内外。最多见的还是跨越硬脊膜内外的神经鞘瘤和神经纤维瘤。

二、发生率

椎管内肿瘤的发生率据国外统计为每年2.5人/10万人口,国内约占神经系统疾病住院患者数的2.5%,与颅内肿瘤相比为1:6~1:10.7。如按脊髓和脑体积的比值1:8计算,两者发生肿瘤的机会是相当的。椎管内肿瘤可发生于脊髓任何节段,但以胸段最多,占42%~67%;其次为颈段,占20%~26%;而腰骶段和马尾部较少,占12%~24%(图5-4-1-1-1)。成人脊髓全长为44.5cm,胸髓长26cm,颈髓长10cm,腰骶髓长8.5cm。胸、颈、腰骶段各占脊髓全长的58%、23%和19%。如此看来,椎管内肿瘤在各节段的分布大致也是符合这个比例的。但在横断面上肿瘤所在位置的比例则迥然不同,以脊髓外硬脊膜内者最多,脊髓内最少。其比例是脊髓外硬脊膜内、硬脊膜外、脊髓内肿瘤之比为6:3:1。

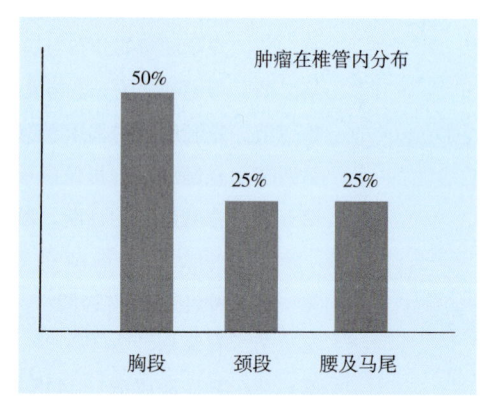

图5-4-1-1-1 肿瘤在椎管内分布

大多数肿瘤如神经鞘瘤、神经纤维瘤、脊膜瘤、星形细胞瘤、少突胶质细胞瘤其生长的部位都按各脊髓节段的长度成比例地分布。但有些肿瘤则好发于脊髓的某部位,如室管膜瘤好发于圆锥和终丝部,表皮样囊肿和皮样囊肿多见于腰骶部,而脊索瘤常在脊髓的两端、颅颈移行部的底部。神经鞘瘤和脊膜瘤绝大多数位于脊髓背侧,极少位于脊髓腹侧。

椎管内肿瘤多数为原发性良性肿瘤,少数可继发于椎管外的恶性癌肿。椎管外肿瘤进入椎管内的途径,可通过转移、侵入和种植3个方面,而构成继发性椎管内肿瘤。椎管内肿瘤以神经鞘瘤最多,占55%~66%,其次为脊膜瘤,以下顺序为神经纤维瘤、胶质瘤、血管瘤、转移瘤等。转移瘤转移到硬脊膜外者少,而转移到脊髓内者更少。

三、脊髓外硬脊膜内肿瘤

髓外膜内肿瘤最常见,约占椎管内肿瘤的59.5%~66%,绝大多数为良性肿瘤(图5-4-1-1-2)。主要有神经鞘瘤、神经纤维瘤和脊膜瘤,多为局限性缓慢生长,有完整的包膜。神经鞘瘤为椎管内最常见的肿瘤,占40%,起源于神经根的鞘膜。起源于神经纤维者称神经纤维瘤,

有光滑的包膜。约2/3的肿瘤位于硬脊膜内间隙,其余的位于硬脊膜外和跨居硬脊膜内外。跨居椎管内外者又称哑铃型肿瘤(图5-4-1-1-3),多为单发,也可多发。肿瘤为实质性,也可因退行性变成为囊性或中心坏死。

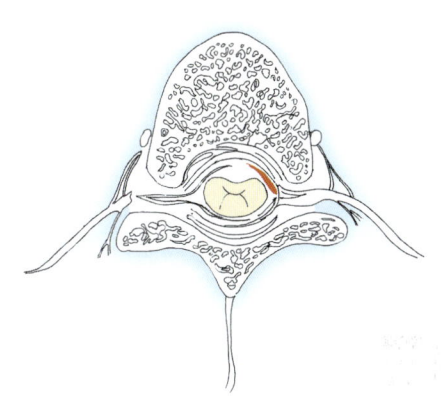

图5-4-1-1-2 硬脊膜内、脊髓外肿瘤示意图

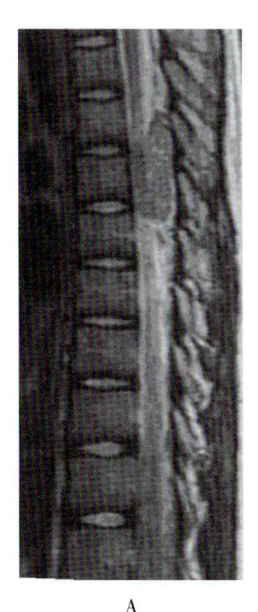

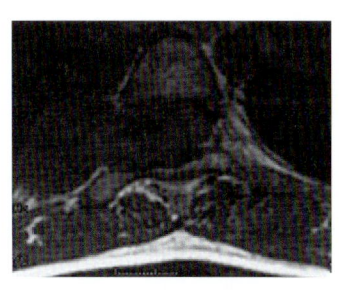

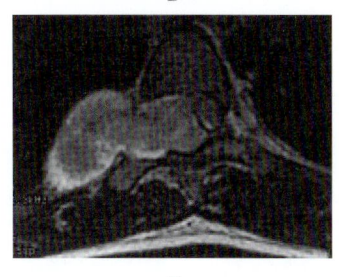

图5-4-1-1-3 哑铃型肿瘤(A~C)
A.MR矢状位示胸椎神经纤维瘤;B.C.横切片观,显示哑铃形肿瘤

脊膜瘤约占椎管内肿瘤的25%,起源于蛛网膜内皮细胞,与硬脊膜紧密相连,80%以上位于胸段。瘤体大小不一,一般为2~3.5cm³,单发良性者多,也可多发或恶性变。血运丰富,有完整包膜,瘤内多有钙化。

此外还有位于脊髓表面、范围广泛的血管瘤和常见于小儿马尾部的表皮样囊肿和皮样囊肿。

四、硬脊膜外肿瘤

硬脊膜外肿瘤约占椎管内肿瘤的25%~26.5%。大多为神经鞘瘤和神经纤维瘤,好发于胸段(图

5-4-1-1-4），其次为恶性转移瘤，此外还有血管瘤、脂肪瘤、脊索瘤。转移瘤多来自乳腺、肺、前列腺或肾脏的癌肿，多位于胸段，其次为腰段，常围绕硬脊膜或神经根生长，累及范围比较广泛。脊索瘤起源于胚胎残余的脊索组织，好发于骶尾部，多为良性，也可恶性变，突破硬脊膜，随脑脊液环流，种植于脊髓的其他部位。

瘤、室管膜细胞瘤和胶质母细胞瘤。星形细胞瘤约占髓内肿瘤的40%，恶性程度低，细胞分化较好，呈浸润性沿脊髓纵轴生长，多发生在胸髓（图5-4-1-1-5），累及多个节段，与周围组织分界不清。室管膜瘤多位于胸腰段以下的部位，源于中央管的室管膜细胞或终丝，在脊髓中央向上下蔓延，大多累及3~5个髓节，与周围组织有明显分界。神经胶质母细胞瘤恶性程度高，呈浸润性生长，较少见。此外还有较少见的血管母细胞瘤、脂肪瘤、淋巴瘤（图5-4-1-1-6）等。

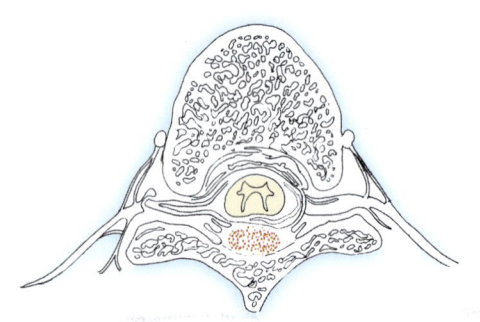

图5-4-1-1-4　硬膜外肿瘤示意图

五、脊髓内肿瘤

脊髓内肿瘤在椎管内肿瘤中所占比例较小，为10%~14%。绝大多数为胶质瘤，包括星形细胞

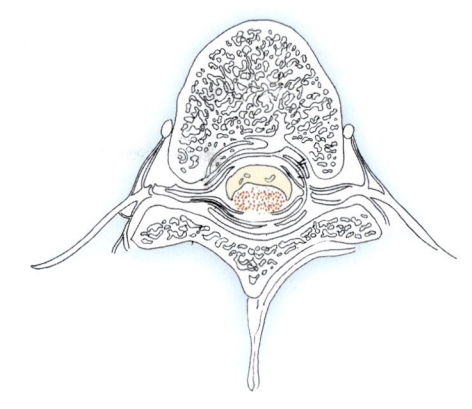

图5-4-1-1-5　脊髓内肿瘤示意图

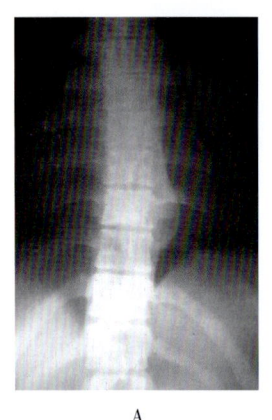 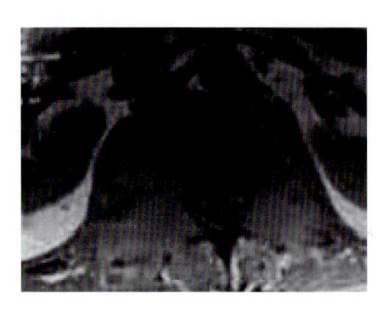 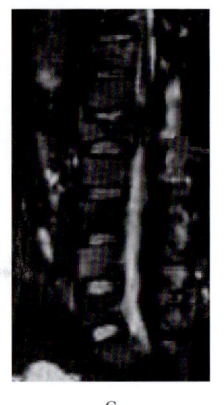

A　　　　　　　　　　　B　　　　　　　　　　　C

图5-4-1-1-6　淋巴瘤影像学所见

A. X线示椎旁软组织肿块，拟诊淋巴瘤；B.C. MRT$_2$加权像示髓内占位病变

第二节 脊髓肿瘤的分类与发病机制

一、根据脊髓肿瘤起源分类

根据脊髓肿瘤的起源,可将脊髓肿瘤分为原发性和继发性两种类型。

(一)原发性脊髓肿瘤

是指起自脊髓、脊髓膜、脊神经、神经胶质、血管等脊髓及其附属组织的肿瘤。

(二)继发性脊髓肿瘤

主要包括椎骨及椎骨旁组织的肿瘤侵入,如椎骨肿瘤、从远处部位转移而来的转移瘤(如肺癌、肝癌、甲状腺癌、胃癌等)。亦可见于淋巴肉瘤、霍奇金病及恶性网状组织细胞瘤等。

二、按肿瘤病理特点分类

根据肿瘤生长的发生和来源将其分为神经胶质瘤、神经纤维瘤、脊膜瘤、血管瘤、胆脂瘤、纤维瘤、软骨瘤、脊索瘤、肉瘤、转移瘤、感染性肉芽肿(结核瘤、淋巴肉芽肿病)和寄生虫性囊肿(囊虫病、包虫病)(表5-4-1-2-1)。

表5-4-1-2-1　2279例椎管内肿瘤的部位(纵位)分布

肿瘤类型	总例数	颈段			胸段			腰骶段		
		例数	占颈段(%)	占分类(%)	例数	占胸段(%)	占分类(%)	例数	占腰骶(%)	占分类(%)
神经上皮源性肿瘤	290	74	13.2	25.5	127	11.6	43.8	89	14.2	30.7
星形细胞的肿瘤	117	38	6.8	32.5	54	4.9	46.2	25	4.0	21.4
少突胶质细胞的肿瘤	5	2	0.4	40.0	3	0.3	60.0			
室管膜的肿瘤	109	15	2.7	13.8	39	3.6	35.8	55	8.8	50.5
胶质母细胞瘤	35	8	1.4	22.9	18	1.6	51.4	9	1.4	25.7
神经元的肿瘤	24	11	2.0	45.8	13	1.2	54.2			
脊膜瘤	369	80	14.3	27.1	252	23.0	68.3	37	5.9	10.0
神经膜的肿瘤	1005	327	58.4	32.5	450	41.1	44.8	228	36.5	22.7
先天性肿瘤	294	27	4.8	9.2	67	6.1	22.8	200	32.0	68.0
表皮样、皮样囊肿	33	1	0.2	3.0	4	0.4	12.1	28	4.5	84.8
其他囊肿	33	5	0.9	15.2	9	0.8	27.3	19	3.0	57.6
畸胎瘤	161	15	2.7	9.3	37	3.4	23.0	109	17.4	67.7
脂肪瘤	52	1	0.2	1.9	14	1.3	26.9	37	5.9	71.2
脊索瘤	15	5	0.9	33.3	3	0.3	20.0	7	1.1	46.7
血管的肿瘤和畸形	95	20	3.6	21.1	62	5.7	65.3	13	2.1	13.7
原发性肉瘤	75	5	0.9	6.7	46	4.2	61.3	24	3.8	32.0
继发性(侵入和转移)肿瘤	85	14	2.5	16.5	55	5.0	64.7	16	2.6	18.8
其他(杂类和未分类)	66	13	2.3	19.7	35	3.2	53.0	18	2.9	27.3
总　计	2279	560	100.0	24.6	1094	100.0	48.0	625	100.0	27.4

三、按肿瘤生长的部位及与脊髓、硬脊膜和脊柱的关系分类

可将脊髓肿瘤分为硬膜外、硬膜下和脊髓内肿瘤3类。

（一）硬膜外肿瘤

以转移瘤与肉瘤为最多见，亦可见血管瘤、脂肪瘤。

（二）髓外硬膜下肿瘤

是脊髓肿瘤中最常见者，以脊膜瘤及神经鞘膜瘤为最多见。前者起源于神经根附近的脊髓膜，后者起源于神经根的神经膜。两者均为良性，有包膜，对脊髓的损伤只是压迫，可以完全切除。神经鞘膜瘤还可由椎间孔向外生长呈哑铃状或葫芦状。椎管内肿瘤部位分布以硬膜下髓外最多，硬膜外、髓内最少。

（三）髓内肿瘤

以神经胶质瘤为最常见，室管膜瘤多见于儿童和青年，来源于中央管之室管膜。室管膜瘤为生长缓慢、界线清楚、不浸润脊髓之良性肿瘤。其他胶质瘤在脊髓内浸润生长，部分生长快、分化不良者，在切面上可见出血及坏死。

四、按肿瘤在脊髓的高度或平面分类

据此可分为颈、胸、腰、骶、圆锥、马尾及与它们交界的部位，也包括颅骨与脊柱交界的部位、延髓与脊髓交界部位的肿瘤。临床以胸段为最常见，其次为颈段、腰骶段和马尾部位。

五、发病机制

脊髓位于骨质坚硬的脊椎管内，周围环绕3层脊膜。脊髓是人体感觉、运动功能传入和传出径路的集聚地，又是排尿、排便和各种内脏活动的脊髓反射中心。一旦脊椎内发生肿瘤，势必影响脊髓功能，以致破坏正常组织产生相应症状。其损害脊髓功能的机制可分为3个方面。

（一）侵蚀破坏

脊髓内肿瘤呈扩张性或浸润性生长，可直接挤压破坏邻近组织，使神经纤维髓鞘断裂消失，轴突破坏，神经细胞退行性变，胞核和尼氏小体消失，肿瘤周围有胶质增生。

（二）脊髓受压

脊髓在椎管内被齿状韧带和神经根所固定，限制了脊髓向各方向移动范围，尤其神经根从椎间孔两侧向前外方走行，更加限制了脊髓向后移动的范围。一旦椎管内发生肿瘤，必然挤压脊髓使其移位变形。早期脊髓虽有移位变形，但神经传导径路并未中断，故不出现症状。后期脊髓代偿作用消失后即可出现症状。但在脊髓畸形受压以致代偿功能不能发挥作用时，脊髓损害严重，所以很快出现瘫痪。又因脊椎管径以胸椎最小，出现肿瘤后脊髓回旋余地减小，所以较早出现症状。位于脊髓腹侧的肿瘤向后挤压脊髓，由于神经根的限制也会较早地出现症状。相反在圆锥马尾部的肿瘤因有较大的空间移动，故常在较长的时间内无症状出现或症状出现的较晚。另外脊髓内部各种组织对压力的耐受性也不同，一般锥体束、薄束、楔束的神经纤维较粗，比较容易受到损害，因此运动障碍往往重于感觉障碍。硬脊膜外肿瘤和髓外硬脊膜内肿瘤从一侧压迫脊髓时，由于硬脊膜的阻挡，其对脊髓的压迫相对较轻，所以症状进展比较缓慢。

（三）脊髓缺血

椎管内发生肿瘤后压迫根动脉和软脊膜上的小动脉，可引起分布区的缺血、水肿和肿瘤邻近的静脉扩张瘀血，产生静脉高压，也可引起水肿。持久的缺血、缺氧即可造成脊髓部分组织的软化坏死。

第三节　脊髓肿瘤的临床表现与辅助检查

一、临床表现概述

本病好发于青壮年,以20~40岁最多,占70%。男性多于女性,男女之比为1.2∶1~2∶1,一般起病缓慢,呈进行性发展。但在恶性肿瘤或肿瘤出血时则快速进展,或症状突然加重。血管瘤在月经期间和热水浴时症状多有起伏。

脊髓肿瘤的临床表现主要为肿瘤所在部位的脊髓神经损害和肿瘤平面以下传导束受累的症状和体征。一般将肿瘤的发展阶段分为3个时期,即:神经刺激期、脊髓部分受压期和脊髓性瘫痪期。

二、神经刺激期临床所见

神经根和脊髓膜的刺激症状是最常见的早期症状,表现为根性疼痛和感觉异常。可出现颈部、背部或腰部剧烈的刀割、针扎、撕裂、电击样疼痛。初为间歇性,以后转为持续性。引起疼痛的原因如下。

1. 脊神经后根和后角细胞受刺激;
2. 脊髓丘脑束受刺激;
3. 硬脊膜受牵拉或被挤压。常在咳嗽、打喷嚏时诱发或加重。

客观检查可发现局部感觉过敏带或轻微的感觉减低,这对早期肿瘤定位具有重要意义。有感觉异常,如麻木、蚁走感、束带感、针刺、烧灼或寒冷感,虽有时为最早症状,但多在疼痛发生以后才出现,与疼痛的分布区基本相同。检查可在相应区有感觉减退或消失。在小儿早期疼痛容易被忽略,往往表现为走路困难或尿失禁,常与成人症状有所不同。

脊髓内脊髓丘脑束受到刺激后所引起的疼痛,可表现为肿瘤平面以下的一侧肢体出现广泛性灼痛,或难以忍受的刺痛,一般称为束性疼痛。约有2/3的脊髓内肿瘤患者出现这种现象。硬脊膜外肿瘤多表现为脊背深部的隐痛或酸痛,是硬脊膜刺激的一种表现。同时还伴有椎旁肌肉痉挛和脊柱活动受限,转动脊柱可诱发或加重疼痛。检查可有相应部位的脊椎疼痛和叩击痛。

三、脊髓部分受压期临床表现

在神经刺激症状之后,随着肿瘤的不断发展增大,由于髓外肿瘤的压迫使脊髓移位变形,出现脊髓受压症状。

(一)感觉障碍

如肿瘤发生在脊髓腹侧,首先压迫两侧脊髓丘脑束的内侧,在颈段脊髓由于纤维排列分层,支配颈段的纤维在内,支配骶段的纤维在外,因此颈部的感觉障碍要比骶部出现的早而且重。脊髓背侧肿瘤因先压迫后索,出现两侧肢体的本体感觉障碍和感觉性共济失调,多见于脊膜瘤。

髓外硬脊膜内的神经鞘瘤从一侧压迫脊髓,使其半侧或部分半侧脊髓功能发生障碍,可出现脊髓半横切或不全性半横切综合征。典型的脊髓半横切综合征表现为肿瘤平面以下的同侧肢体肌力减弱和深感觉缺失,对侧的痛觉、温度觉缺失,而触觉保留。与肿瘤水平相应的皮节区感觉消失,肿瘤所在水平上方出现感觉过敏带。由于肿瘤发生的部位及其进展过程的不同，如此典型的表现实际上是难以见到的，大多是不典型的脊髓半横切综合征。而髓内肿瘤多无此现象。

硬脊膜外肿瘤从一侧压迫脊髓时可使对侧脊髓被挤压在椎弓根上，由此所造成的脊髓损害反而重于肿瘤侧脊髓，而出现相反的脊髓半横切综合征。在对肿瘤进行定位时必须加以注意，并仔细分析判断。发生在下腰段髓节部的肿瘤可不产生脊髓半横切综合征，痛温觉的缺失是在肿瘤同侧，而不在对侧的下肢和会阴。这是因为此处的脊髓丘脑束大部来自同侧传导痛觉的纤维，尚未进行交叉之故。

尽管髓内或脊髓外的肿瘤压迫脊髓丘脑束都出现痛温觉障碍，但其发展过程却不同，这对肿瘤所在部位的判断比较重要。脊髓外肿瘤从侧面压迫脊髓，是先压迫骶段的纤维，感觉障碍是自下肢远端或会阴部起始，随着压迫的加重，感觉改变平面逐渐上升，到后期才固定于肿瘤所在水平，其进展过程是自下而上。脊髓内肿瘤是从髓内向外压迫脊髓丘脑束的，感觉障碍是由肿瘤所在平面开始，由上向下进展的。感觉障碍的程度也是上重下轻，由于触觉和痛觉所在部位不同，早期可出现痛温觉缺失而触觉保留的感觉分离现象。另外，当损害尚未累及到最外层的骶段纤维时，会阴部痛温觉可保留，这一现象称为后期固定下来的感觉障碍平面，其在肿瘤以下的一两个髓节的水平。

圆锥马尾部肿瘤皆出现鞍区感觉障碍，但圆锥肿瘤所引起的感觉障碍时常是两侧对称的，并有感觉分离现象。而马尾肿瘤的感觉障碍两侧多不对称，可呈根性分布，各种感觉呈同等程度的损害，根性疼痛也比较明显。

在脊髓部分受压期中，脊髓性感觉障碍即传导束性与根性感觉障碍，一般都较运动障碍突出明显，而痛觉又比触觉损害严重，因此对痛觉的检查是非常重要的。

（二）运动障碍

可表现肢体无力，上肢肌力减弱，手的精细动作失灵，下肢僵硬，走路困难。如脊髓前角或前根受压可引起病节段支配区内的肌肉弛缓性瘫痪，并伴有肌肉萎缩和肌肉颤动。胸腹部的带状捆扎感有可能是前根运动功能障碍的早期表现。锥体束受压可引起病变节段以下的同侧肢体痉挛性瘫痪，表现为肌张力增高，肌腱反射亢进，浅反射消失，有髌、踝阵挛和病理征阳性，在颈膨大和腰膨大发生肿瘤时更为明显。圆锥马尾部的肿瘤均造成弛缓性瘫痪，肌张力减低，肌腱反射和肛门反射消失，可有下肢肌肉萎缩，而不出现上述的运动神经元损害症状。

由于锥体束在脊髓内的层次排列与脊髓丘脑束相同，故脊髓内肿瘤所引起的运动障碍也是自上而下地发展，两侧肢体瘫痪同时或相继出现，而且程度相当。脊髓外肿瘤所引起的瘫痪是在肿瘤侧的肢体，而且是从下向上进展的瘫痪，以后才逐渐累及到对侧肢体。颈膨大的脊髓外肿瘤从一侧压迫脊髓时，可出现一种有序进展的瘫痪过程，呈现双上肢弛缓性瘫痪、双下肢痉挛性瘫痪的四肢瘫征象。一般是左侧肿瘤呈顺时针进展，右侧肿瘤呈逆时针进展。这对颈膨大脊髓外肿瘤的定位具有参考价值。这种现象也偶见于一侧的脊髓内肿瘤。

（三）反射改变

肿瘤所在平面由于脊神经和脊髓前角受压，使该节段的反射弧也被阻断，而致反射减低或消失。但在该节段以下的肌腱反射增强、亢进，浅反射减低或消失，并出现病理反射。因此检查肌腱反射的变化也有助于肿瘤的定位。

1. 在 C_{5-6} 水平的肿瘤，肱二头肌腱反射消失，肱三头肌腱反射亢进；

2. $C_7 \sim T_1$ 水平的肿瘤，肱三头肌腱反射消失，肱二头肌腱反射正常；

3. $T_{7\sim12}$ 水平的肿瘤分别出现两侧或一侧的上、中、下腹壁反射消失；

4. L_1 水平的肿瘤提睾反射消失，膝反射亢进；

5. $L_{2\sim4}$ 水平的肿瘤膝反射消失，踝反射亢进；

6. L_5 以下水平的肿瘤踝反射消失，膝反射正常；圆锥肿瘤肛门反射消失。

四、脊髓性瘫痪期临床表现

肿瘤进展到后期常由脊髓半侧受压综合征的不完全性瘫痪进入到脊髓功能完全丧失阶段，呈脊髓横断性全瘫痪。在肿瘤平面以下所有深浅感觉完全丧失，双侧肢体呈痉挛性瘫痪，初起为伸直性痉挛性瘫痪，之后功能损害进一步加重，即呈屈曲性瘫痪，并出现排尿、排便障碍。先是尿频尿急，随后排尿困难、尿潴留，最后成为尿失禁。由于瘫痪导致肠蠕动发生障碍，以致粪便滞留在直肠内，水分被吸收后大便秘结，很少出现大便失禁。但马尾圆锥部肿瘤早期即出现排尿、排便障碍，而且主要是尿失禁，无尿潴留现象。此外还可有性功能障碍，瘫痪肢体因血管运动功能和泌汗功能障碍，可出现肿瘤平面以下少汗或无汗，皮肤干燥、脱屑和立毛、肤色的改变。颈胸连接部的脊髓内肿瘤还可有霍纳综合征。

老年性椎管内肿瘤多以根痛为首发症状，出现肿瘤平面以下的感觉、运动障碍症状者亦不少见。颈段肿瘤多表现为颈肩痛，双手麻木无力，部分病例有下肢感觉异常，走路不稳。胸段肿瘤常在胸腹部出现紧束感或腹部不适感，后者易被误诊为腹腔内疾患。腰骶部肿瘤多为腰腿痛，并有下肢肌肉萎缩、反射异常等体征出现。

由于小儿椎管内肿瘤常为先天性肿瘤，如皮样囊肿、表皮样囊肿、畸胎瘤等，常可在脊背部见有皮样凹陷或小孔，多毛，血管痣，以及各种皮肤异常，所以不能忽视对背部皮肤的检查。又因小儿难以表达感觉障碍，早期的疼痛容易被忽略，直至有步态异常或下肢活动失常时方被发现。

严重的脊髓性瘫痪常并发肺部炎症、尿路感染、褥疮和全身营养障碍等。

五、辅助检查之一——脑脊液检查

脑脊液动力学和实验室检查是诊断椎管内肿瘤的重要方法之一。

（一）脑脊液蛋白含量增高，而细胞数正常

脑脊液的蛋白含量在肿瘤压迫脊髓产生蛛网膜下腔梗阻时均有不同程度的增高。其含量的多少与以下因素有关。

1. 阻塞的程度愈重蛋白含量愈高；

2. 阻塞的部位愈低蛋白含量愈高；

3. 硬脊膜内肿瘤较低，脊膜外和脊髓内肿瘤蛋白含量高；

4. 神经鞘瘤、神经纤维瘤、脊膜瘤和室管膜瘤蛋白含量较其他肿瘤高。

蛋白量超过 1.0g/L（100mg/dl）时脑脊液即呈黄色，并在体外室温下自动凝固。这种蛋白含量高、黄变和自动凝固现象称为弗洛因（Froin）综合征。脑脊液黄变是在肿瘤附近血管漏出液中含有胆红素和肿瘤少量出血的分解产物所致。

脑脊液蛋白含量增高，而细胞数正常，称为蛋白细胞分离现象，是诊断椎管内肿瘤的重要依据之一，提示应进一步做脊髓造影或CT扫描检查以明确诊断。但在髓外硬脊膜内肿瘤也可见有淋巴细胞轻度增多，或为脱落的肿瘤细胞，可做细胞涂片检查，以求进一步确定肿瘤的性质。

（二）压颈试验（Quelkenstedt's sign）

压颈试验是确定蛛网膜下腔有无梗阻及其梗阻程度的重要检查。椎管内肿瘤脑脊液压力多数正常，少数可高于 2.0kPa，但都有程度不等的蛛网膜下腔梗阻。在完全性梗阻时，梗阻平面以下

的脑脊液压力比正常低,放出少量脑脊液后脑脊液压力会明显下降。一般是肿瘤所在部位愈低,这种现象愈明显。有不少病例在放出脑脊液后,使症状加重,这是因为肿瘤失去了原有液垫的烘托,使之移位后加重了脊髓压迫的结果。

(三)腰穿无脑脊液

如腰椎穿刺正确无误,而无脑脊液流出或被抽出,有可能是刺入肿瘤内,可将穿刺点向上或向下移动1~2个棘突间隙另行穿刺,如有脑脊液流出可帮助确定肿瘤的上界或下界水平。对疑有皮样囊肿或表皮样囊肿并发局部皮肤感染者,应避免在其附近进行穿刺,以免引起脑脊膜炎。

六、辅助检查之二——放射性同位素扫描

经静脉注入 ^{99m}锝-过锝酸盐 185~370MBq, 1~3h后可在扫描图上显示肿瘤影像。此项检查适用于胸腰段的硬脊膜外肿瘤,如转移瘤、肉瘤等。脊髓内肿瘤多不能显示。

另外也可用 ^{131}碘 3700kBq 或 ^{113}铟 18.5~37MBq,用脑脊液稀释至 2ml,缓慢注入蛛网膜下腔,1~2h后患者取仰卧位,由骶尾部向头段扫描。正常情况下蛛网膜下腔图形清晰,放射性同位素分布均匀。椎管内肿瘤可引起蛛网膜下腔狭窄和阻塞,完全性阻塞表现为放射性同位素中断,中断处即为肿瘤所在部位。

第四节　脊髓肿瘤的影像学检查

脊髓位于椎管管腔内,有脊髓发出的脊神经横行或斜行通过相应的椎间孔,脊髓外表被有3层脊膜,脊髓周围环绕着供养血管,硬脊膜外有脂肪组织。这些组织结构如发生肿瘤,可累及椎骨而出现骨质改变。因此脊髓的影像学检查对椎管内肿瘤的诊断具有极其重要的价值。一般可通过X线平片检查、脊髓造影、选择性脊髓动脉造影、CT扫描和MR检查来诊断。

一、X线平片检查

椎管内肿瘤生长扩大,可直接压迫邻近椎管结构,使其移位、变形和破坏。以硬脊膜外肿瘤最易引起骨质改变,占70%。脊髓外硬膜内肿瘤次之,有48%病例有骨质改变。脊髓内肿瘤有43%病例有骨质改变,尤其是皮样囊肿、脂肪瘤、血管瘤、神经鞘瘤等易有骨质改变,而位于腰骶部的胆脂瘤、畸胎瘤、皮样囊肿因瘤体大,往往同时累及数个椎体。脊椎骨质改变的主要表现如下。

(一)椎弓根的变形和骨质破坏

椎弓根的变形和骨质破坏是椎管内肿瘤最常见的骨质改变,表现为椎弓内缘变平直或凹陷,如两侧同时受累,即呈括弧样。椎弓根骨质吸收、密度减低、轮廓模糊以至消失。这种改变是对称性的连续数个椎体,但也有局限于一侧,或单个椎弓根移位、消失(图 5-4-1-4-1)。

(二)椎弓根间距离增宽

椎弓根内缘的最短距离代表椎管的横径,各个椎弓根间都有一定的宽度。一般在颈膨大部和马尾部最宽,胸中部最窄。正常椎弓根间距最高值见表 5-4-1-4-1。正常椎弓根间距的连线

称 Elsberg-Dyke 曲线。椎弓根间距的增减是逐渐的。一对或数对椎弓根间距的骤然增宽，无论绝对值超过或未超过最高值，伴有椎弓根变形者对诊断椎管内肿瘤都具有重要意义（见表5-4-1-4-1）。

（三）椎体改变

脊髓腹侧的肿瘤压迫椎体后缘易使骨质吸收，轻者出现有曲度的硬化缘，严重的呈向前的弧形凹陷，而椎体上下缘则不受损害。

（四）椎间孔扩大

生长于神经根的神经鞘瘤、神经纤维瘤可沿神经根向外扩展，跨距椎间孔内外侧，呈哑铃形，使椎间孔扩大，邻近的横突出现骨质吸收破坏。

（五）椎旁软组织阴影

椎管内肿瘤向椎管外扩张可呈椎旁软组织阴影，少数脊膜瘤和血管母细胞瘤有钙化影出现。此外还可见脊柱曲度变直，或于肿瘤部位出现侧弯畸形。先天性肿瘤可并发隐性脊椎裂、脊椎融合畸形等。

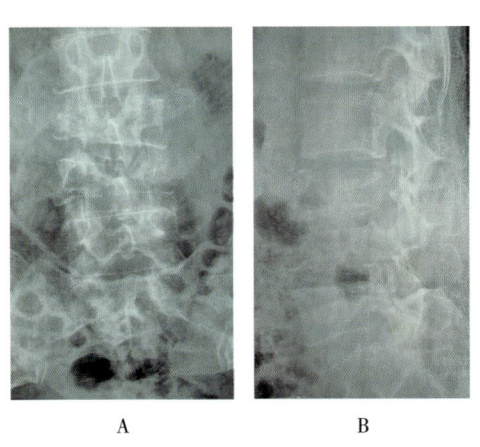

图5-4-1-4-1　骨质破坏X线所见（A、B）
$L_{3,4}$椎体转移瘤正侧位X线片示椎弓根破坏、椎体骨密度减低，椎体压缩变形

表5-4-1-4-1　正常椎弓根间距最高值（mm）

	颈 椎						胸 椎												腰 椎				
	C_2	C_3	C_4	C_5	C_6	C_7	T_1	T_2	T_3	T_4	T_5	T_6	T_7	T_8	T_9	T_{10}	T_{11}	T_{12}	L_1	L_2	L_3	L_4	L_5
男	30	31	32	33	33	31	28	24	22	21	21	21	22	22	22	22	24	27	29	31	32	34	39
女	27	28	31	32	32	30	27	24	21	20	20	20	20	20	20	21	22	26	26	27	29	31	35

二、脊髓造影检查

脊髓造影以往是诊断椎管内肿瘤最有效的辅助检查，因其不仅能检查出蛛网膜下腔有无梗阻与梗阻的程度，而且能确定肿瘤的部位、范围和性质。梗阻的部位提示肿瘤所在位置，根据阻塞端的形态还可以明确肿瘤所在平面的位置及其与脊髓、脊膜的关系。椎管内肿瘤脊髓造影的特征及其鉴别见表5-4-1-4-2。

表5-4-1-4-2　脊髓造影椎管内肿瘤的鉴别

项　　目	脊髓外硬脊膜内肿瘤	硬脊膜外肿瘤	髓内肿瘤
阻塞端形状	弧状充盈缺损呈杯口状	呈火焰状或锯齿状	完全梗阻呈冠状，不全梗阻呈梭状
脊髓改变	受压变细，多向健侧移位	脊髓改变不明显，向健侧移位	脊髓呈梭形膨大，无移位
蛛网膜下腔改变	肿瘤侧增宽，对侧变窄	两侧均窄，同时向健侧移位	两侧对称性变窄
蛛网膜下腔内缘与椎弓根内缘的距离	在正常范围内，1.5mm 以下	增大，常在2mm 以上	两侧贴近椎弓根，甚至超过上下弓根内缘的连线
肿瘤类别	脊膜瘤，神经纤维瘤	恶性肿瘤，转移瘤	胶质瘤

三、选择性脊髓动脉造影检查

选择性脊髓动脉造影检查是近年来脊髓放射诊断技术上的新进展。将造影剂经导管选择性地分别注入脊髓根动脉内,以显示相应节段的脊髓动脉。主要适用于脊髓血管畸形、血管瘤、脊髓肿瘤等,可清晰地显示畸形血管的影像及其供养动脉和引流静脉。如用数字减影除去脊柱阴影,则血管畸形及其供养动脉更为清晰。

四、CT 扫描检查

CT扫描检查能清晰地显示肿瘤的部位、形状、大小及其与脊膜的关系。平扫表现为椎管内软组织块状影,密度略高。CTM可显示硬脊膜囊扩大,硬脊膜外间隙消失,硬脊膜内肿瘤压迫脊髓。

(一)脊髓内肿瘤

室管膜瘤CT平扫可见脊髓密度均匀性降低,外形呈规则性扩大,边缘模糊,肿瘤与脊髓分界不清。有时为等密度,增强后呈轻度强化,或不强化。CTM可见蛛网膜下腔变窄、闭塞或移位。

星形细胞瘤CT平扫可见脊髓不规则增粗,邻近蛛网膜下腔狭窄。横断面上可见脊髓正常结构消失,肿瘤呈略低密度或等密度,少数呈高密度,累及多个髓节。增强后可见不均匀强化,囊性变后脊髓密度下降。CTM显示脊髓扩张,很少钙化。

血管母细胞瘤CT平扫可显示在颈胸段大范围的低密度区,脊髓不规则扩大,有时可见多数条状钙化影,增强扫描后呈明显强化,在脊髓背侧可见迂曲的血管影。

(二)脊髓外硬脊膜内肿瘤

神经鞘瘤CT平扫可见椎管或椎间孔扩大,椎弓根吸收破坏,肿瘤密度略高,脊髓受压移位,增强后呈中等均一强化。CTM可清晰显示阻塞部位,可见硬脊膜内外哑铃状肿瘤部分。

脊膜瘤CT平扫常见胸段蛛网膜下腔后方邻近骨质增生,肿瘤密度高于脊髓,有不规则钙化影,增强扫描呈中度强化。CTM可见蛛网膜下腔部分或完全梗阻,脊髓受压变细,并有明显移位。

(三)硬脊膜外肿瘤

转移瘤CT平扫显示椎骨有不等程度的破坏,瘤体CT值低于或等于邻近骨质,形状不规则,呈弥漫性浸润,可穿破硬脊膜向硬脊膜内或脊髓内生长。脊髓受压移位,增强扫描后部分强化。

脂肪瘤平扫可见低密度肿瘤组织,多位于脊髓背侧,增强扫描多无强化。

五、MR 检查

MR检查可直接观察脊髓本身、蛛网膜下腔和椎骨等结构,并能显示肿瘤的部位、形状、范围及其与周边组织的关系。

(一)脊髓内肿瘤

由于脊髓髓内肿瘤症状缺乏特异性,诊断主要依靠影像学检查。CT、MR问世前,仅靠脊柱平片和脊髓造影诊断,诊断既困难,又常会加重病情。MR的出现使髓内肿瘤能够早期、简便、确实地得到诊断。一般肿瘤的病理性质不同,影像学特征也有所不同。

1. **星形细胞瘤** 常见于10~50岁,占椎管内肿瘤的6%~8%,最常发生于颈段和胸段脊髓,多为良性,约75%。多数星形细胞瘤单独发生,神经纤维瘤病一型常合并星形细胞瘤。组织学形态常有两种类型,即侵润生长的星形细胞瘤和局限生长的星形细胞瘤。MR常无特征性改变,T_1示受累脊髓广泛增粗,可以有高信号(出血)或低信号(囊变)混杂。T_2常为高信号。增强可见肿瘤强化,并可见与水肿带分界。部分星形细胞瘤无强化,生长越缓慢的肿瘤强化越不明显。肿瘤增强程度与病变区域血流增加和脊髓屏障破坏有关,也就是说与肿瘤良性程度有关。星形细胞瘤增强常不规则且呈多样性,肿瘤增强对活检和手术有帮助。增强扫描有助于鉴别囊性肿瘤和脊髓良性囊肿。有报道,脊髓囊肿发生于肿瘤内者13%。邻近肿瘤的囊肿液清亮,囊壁有胶质细胞,而肿瘤内囊变囊液为血性或高蛋白液呈橙色。邻近肿瘤的囊变不强化提示为非肿瘤性囊变。星形细胞瘤可同时存在新鲜和陈旧出血,其影像学表现与出血时间有关。急性出血(3 天之内)T_2像为低信号,3~7 天 T_1 像主要以高信号为主,T_2 像常为混杂信号。组织学上,恶性星形细胞瘤富于血管,与脊髓无边界,所以手术中辨认肿瘤-脊髓边界困难(图 5-4-1-4-2、3)。

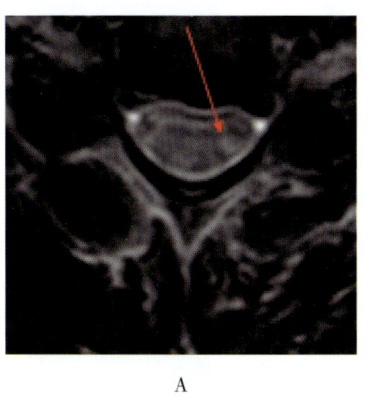
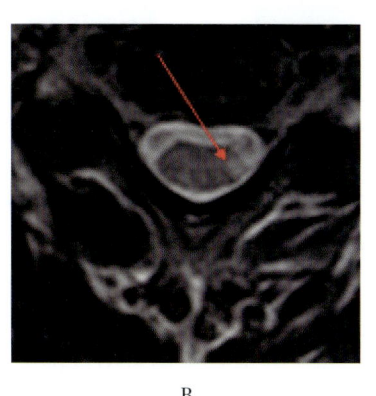

图5-4-1-4-2 星形细胞瘤MR所见(A、B)

颈髓星形细胞瘤MR横断位表现示脊髓内占位,在T_1、T_2加权像均表现为中等偏高信号,边界不清

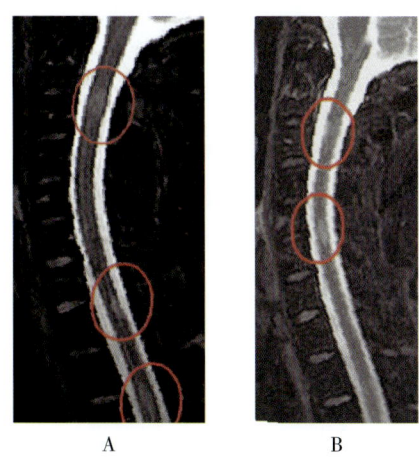

图5-4-1-4-3 同前病例(A、B)

颈髓星形细胞瘤MR矢状位显示多发病灶,中等偏高信号

2. 室管膜瘤 好发年龄为 40~50 岁,可发生于脊髓任何部位,以胸段和颈段最常见。影像学表现与星形细胞瘤有一定程度的区别,肿瘤上端及尾端合并囊变是常见的标志。但肿瘤内囊变少见,MR 为较均匀强化,或混杂信号。部分病例肿瘤可突出于脊髓表面,甚至达蛛网膜下腔(图5-4-1-4-4)。

3. 血管网织细胞瘤 不常见,有报道占脊髓肿瘤的 2%。均发生在髓内,分两种类型。

(1) 完全位于脊髓髓内中心;

(2) 软膜性肿瘤,部分突出到脊髓表面,有学者将软膜性肿瘤归为髓外肿瘤。

肿瘤好发于 30~50 岁成人,男性多见。常常发生于 Von Hippel-Lindau's 病。Von Hippel-Lindau's 病中,50% 合并脊髓血管网织细胞瘤,36%~60% 合并颅内血管网织细胞瘤。髓内血管网织细胞瘤常常合并脊髓空洞症。据报道,肿瘤有囊或病变上下脊髓增粗者占 67%。影像学表现为囊性病变,壁上有结节,T_1 为边界清楚的低信号,T_2 高信号,增强可见肿瘤结节明显强化。

4. 脂肪瘤 少见,可发生于脊髓内或终丝,T_1均为高信号,脂肪抑制像可鉴别出血或脂肪。

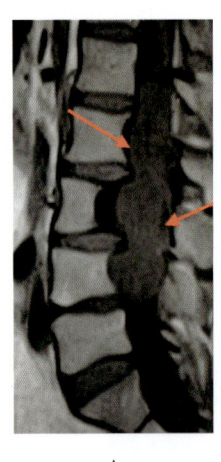 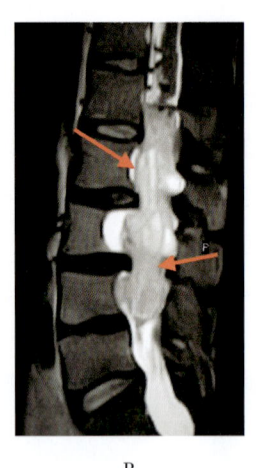 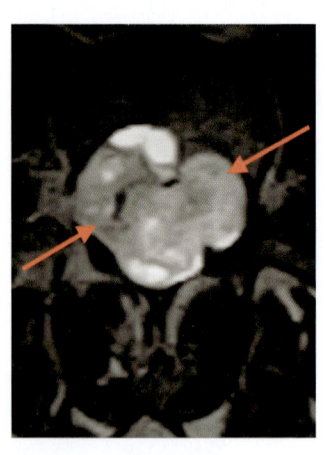

A B C

图5-4-1-4-4 室管膜瘤MR所见（A~C）

A. 腰椎室管膜瘤MR T_1加权显示髓内占位，椎管相应扩大，呈低信号；B.C. MR T_2加权像呈高信号

5. 转移瘤 转移瘤主要累及椎体或硬膜外组织，髓内转移瘤少见。髓内转移癌占中枢神经系统转移癌的1%。来源包括肺癌、乳腺癌、淋巴癌、结肠癌、头颈区肿瘤、肾上腺肿瘤等。以胸段最为常见，起病急，影像学示病变较局限，可见不规则强化。

（二）脊髓外硬脊膜内肿瘤

常表现为局部脊髓受压变扁并移位，局部蛛网膜下腔被撑开而增宽，多为神经鞘瘤和脊膜瘤。神经鞘瘤最常见，T_1加权像呈略高或等脊髓信号，为局限性团块，边界清楚光滑，局部椎管扩大，T_2加权像可见肿瘤表现为高信号，肿瘤可穿过硬膜囊经神经根鞘向椎管外生长，位于硬膜的内、外，即可见哑铃形占位，在冠状位上显示最清楚，并可观察脊髓左右移位情况和相应椎间孔扩大，注药后可见肿瘤明显均匀增强。脊膜瘤好发于胸段蛛网膜下腔后方，T_1加权像为等信号，位于脊髓背侧，呈圆形或卵圆形，脊髓受压变形并移位，T_2加权像肿瘤信号略高或等脊髓信号，注药后有均匀明显强化（图5-4-1-4-5~9）。

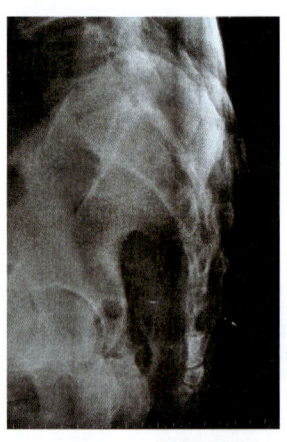

图5-4-1-4-5 骶骨脊索瘤X线所见

骶骨脊索瘤X线侧位片示S_{4-5}骨密度减低，呈虫蚀状改变

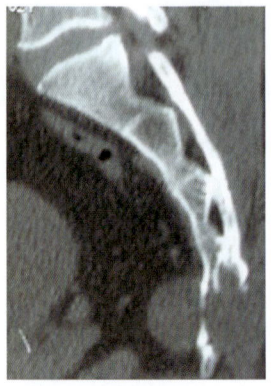

图5-4-1-4-6 同前病例CT扫描所见

骶骨脊索瘤CT矢状位重建示S_{4-5}骨质破坏及软组织肿块

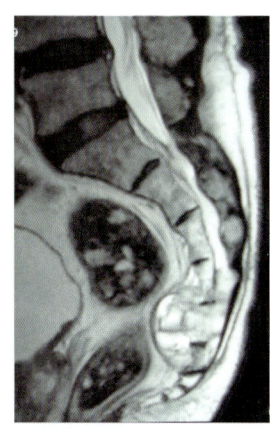

图5-4-1-4-7 同前病例MR、T_1加权所见
骶骨脊索瘤T_1加权像示低信号肿块中间混杂高信号区

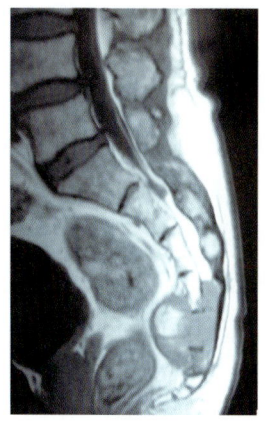

图5-4-1-4-8 同前病例MR、T_2加权所见
骶骨脊索瘤T_2加权像示混杂高信号

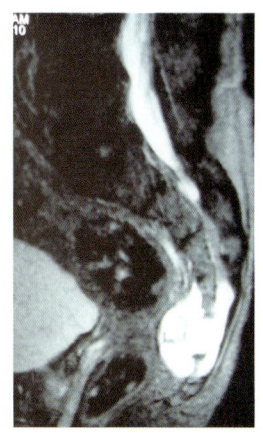

图5-4-1-4-9 同前病例STIR所见
骶骨脊索瘤STIR像示高信号

(三)硬脊膜外肿瘤

硬脊膜外肿瘤多为神经鞘瘤和转移瘤。MR检查表现基本上与脊髓外硬脊膜内肿瘤相似。神经鞘瘤呈圆形或椭圆形的硬脊膜外占位,如同时累及硬脊膜内外,则表现为哑铃形占位,椎间孔扩大。T_1加权像为低信号,T_2加权像为高信号。脊髓受压移位,可见硬脊膜外征象,即在脊髓与肿瘤之间T_1和T_2加权像上均显示有低信号带,或在此带之内外均有肿瘤。

转移瘤T_1像呈长T_1低信号影,取代正常松质骨的高信号,矢状T_1像上可见椎体形态改变。邻近蛛网膜下腔受累及脊髓受压,椎间隙良好,无改变。轴位T_1像椎骨的信号变化区有椎体后部结构改变,如椎间孔狭窄及神经根粗大等。

第五节 脊髓肿瘤的诊断、鉴别诊断与预后判定

一、脊髓肿瘤概况

对椎管内肿瘤症状典型、已发展到脊髓型瘫痪者诊断比较容易,但在早期刺激性疼痛阶段能明确诊断的确实不多。其原因是症状和体征不典型,或对病情缺乏认识,或忽视了脑脊液常规检查。由于诊断上的延误,往往造成脊髓不可逆性损害,使本来可以获得满意治疗效果的大部分病例失去了治愈的机会。因此必须对椎管内肿瘤早期表现给予足够的重视和充分的认识,才能

达到早期诊断、早期治疗的目的。

详细询问病史和系统的体格检查是正确诊断椎管内肿瘤的基本方法。单纯依靠新仪器，并不能完全避免误诊的发生。CT扫描和MR检查的出现，虽然提高了早期诊断的准确率，但CT扫描等也受到仪器性能、扫描部位和专业知识水平等因素的影响，而难以避免漏诊或误诊。

椎管内肿瘤一般起病多较缓慢，呈进行性加重，有的在病程中可有暂时缓解，或在外伤、妊娠、腰椎穿刺后使病情加重。而血管瘤、血管畸形常有反复发作，遇有血管破裂出血或肿瘤内出血也可出现卒中样脊髓型瘫痪。以往有恶性肿瘤史者极大可能是转移瘤。如有反复发作性脑脊髓炎者可为胚胎残余肿瘤。脊背部的血管痣和皮下多处的神经纤维瘤提示有可能在椎管内有相同的病变。腰骶部中线皮肤上的窦道或陷窝，往往提示椎管内的病变为胚胎瘤、皮样囊肿或表皮样囊肿。这些都是在诊断椎管内肿瘤过程中不可忽视的有益经验。

对椎管内肿瘤的诊断尤应根据症状和体征进行定位、定性诊断，并与其他疾病进行鉴别。

二、平面诊断（纵位诊断）

（一）概述

疼痛、根性感觉缺失、束性感觉障碍的上界平面，肌肉萎缩和深浅反射的改变，以及棘突的叩压痛，对肿瘤平面的定位皆具有重要意义。脊髓各节段发生肿瘤的重要和特殊的临床表现，更是诊断肿瘤所在位置不可缺少的依据，分述如下。

（二）颈段

1. 高颈段（C_{1-4}）肿瘤　枕颈部疼痛，麻木感，颈部活动受限，膈神经受损可有呼吸困难、窒息感。胸锁乳突肌和斜方肌等肌肉萎缩和四肢痉挛。

2. 颈膨大（$C_5 \sim T_1$）肿瘤　手臂部肌肉萎缩，肱二头肌、肱三头肌腱反射消失，上肢弛缓性瘫痪，下肢痉挛性瘫痪，并出现霍纳综合征。

（三）胸段

1. 上胸段（T_{2-8}）肿瘤　胸部、上腹部根性疼痛和束带感，腹壁反射消失和痉挛性瘫痪；

2. 下胸段（T_{9-12}）肿瘤　背部、下腹部根性疼痛和束带感，中、下腹壁反射消失和痉挛性截瘫，比佛征阳性。

（四）腰骶段

1. 腰膨大（$L_1 \sim S_2$）肿瘤　股前及外阴部根性疼痛，膝、踝反射消失，双下肢迟缓性瘫痪，括约肌障碍明显。

2. 圆锥、马尾肿瘤　膀胱、直肠括约肌障碍出现早而且明显，无根性疼痛，或有也不剧烈。鞍区感觉障碍两侧对称，或有感觉分离现象，多为圆锥肿瘤。圆锥肿瘤较马尾肿瘤起病急、进展快，两者的鉴别要点如下表所示（表5-4-1-5-1）。

表5-4-1-5-1　圆锥和马尾肿瘤的鉴别要点

项　目	圆锥肿瘤	马尾肿瘤
起　病	较急，多两侧同时发病	较缓，多先起于一侧
疼　痛	少见或不剧烈，两侧对称性痛	根性疼痛剧烈，单侧或双侧不等
感觉障碍	在会阴部，可有感觉分离	单侧多不对称，在会阴部和下肢背面
运动障碍	对称而不明显，可有肌肉颤动	不对称，肌萎缩明显，无肌肉颤动
反射改变	双侧踝反射消失	膝、踝反射皆消失，可限于一侧
括约肌障碍	出现早而且明显	出现晚，多不明显
营养性改变	常有褥疮发生	很少出现
性功能障碍	有	较少出现

三、横位诊断

可查明肿瘤与脊髓和硬脊膜的关系。

(一)脊髓内肿瘤

根性疼痛较少出现,且出现晚,早期可出现分离性感觉障碍,传导束性感觉、运动障碍出现较早,且为对称性,呈下行性进展,也可发生不典型的脊髓半横切综合征。受压节段所支配肌肉萎缩明显,括约肌障碍出现较早且重。蛛网膜下腔梗阻程度轻,脑脊液蛋白含量轻度增高。脊椎X较少有阳性发现,脊髓造影显示受压的蛛网膜下腔变窄,局部脊髓增粗。

(二)脊髓外硬脊膜内肿瘤

病程进展缓慢,早期出现一侧根性疼痛,持续时间长,此后出现部分脊髓压迫症状——脊髓半横切综合征,感觉改变呈上行性,括约肌障碍出现晚或不明显。蛛网膜下腔梗阻出现较早,且重,脑脊液蛋白含量增高明显,腰椎穿刺后症状明显加重。脊柱X线片多有改变,椎弓根变扁,间距增宽,椎间孔扩大等。脊髓造影可见边缘锐利的充盈缺损,呈杯口状,脊髓移向对侧。

(三)硬脊膜外肿瘤

由于硬脊膜外肿瘤多数为恶性肿瘤,一般起病较快,早期常有剧烈的根性疼痛和背痛,尤其在夜晚明显。脊髓压迫症状出现较晚,多两侧同时受累。运动障碍出现较早,感觉障碍呈上行性进展,出现较晚。括约肌障碍出现也晚。蛛网膜下腔梗阻后期才出现。脑脊液蛋白含量中度增高。脊柱X线片常有阳性发现。脊髓造影梗阻边缘不锐利,阻塞端呈火焰状或锯齿状,脊髓向对侧轻度移位。

硬脊膜内外肿瘤的鉴别如表5-4-1-5-2。

表5-4-1-5-2 硬脊膜内和硬脊膜外肿瘤的鉴别

项 目	硬脊膜内肿瘤	硬脊膜外肿瘤
病程发展	较慢	较快
神经体征	两侧不对称	两侧基本对称
脊柱叩压痛	多无	较明显
脑脊液改变	较明显	不明显
脊柱X线改变	较少	多见
脊髓造影	阻塞端边缘锐利,呈杯口状	阻塞端不锐利,呈梭状或火焰状
性质	神经鞘瘤,脊膜瘤	转移瘤

单就感觉障碍的主要表现可大致判断肿瘤的所在部位。一般是呈现剧烈的根性疼痛者,多为硬脊膜外肿瘤。分离性感觉障碍倾向于脊髓内肿瘤,而出现脊髓半横切综合征者,常提示为脊髓外硬脊膜内肿瘤。

此外,发生在脊髓背侧和腹侧的肿瘤,其临床表现与进展过程也不相同。如脊髓背面和侧面的肿瘤,早期即有根性疼痛,之后出现脊髓半横切综合征表现。一般运动障碍出现较晚且进展缓慢。脊髓背面正中肿瘤,多表现为两侧对称性感觉、运动障碍,而且深浅感觉障碍平行进展。

脊髓腹侧或腹侧面肿瘤,早期即出现运动障碍,两侧相继出现受累症状,表现为肿瘤水平节段性肌肉萎缩和弛缓性瘫痪,感觉障碍多在运动障碍之后出现,括约肌障碍出现较早。

四、鉴别诊断

由于椎管内肿瘤的症状不典型，或对其认识不足，常被误诊为椎间盘突出、颈椎病、颈椎骨质增生、骶髂关节炎、腰椎管狭窄、肋间神经炎等病。因此在鉴别诊断上需注意下列疾病。

（一）椎间盘突出症

起病急，有外伤史，出现一侧或两侧根性疼痛。多位于腰骶椎，有坐骨神经刺激症状，直腿抬高试验阳性。直立活动时疼痛加重，躺卧休息后减轻。脊柱X线检查正常生理曲度消失，椎间隙变窄。脊髓造影椎间盘处有硬脊膜外充盈缺损，或呈蜂腰状改变。

（二）退行性脊椎骨关节病

多见于中老年人，为非进行性自限性疾病。起病缓慢，出现根性疼痛。重症者有脊髓受压症状。劳累后症状加重，休息后症状减轻。脑脊液多无改变。脊柱X线检查椎体骨缘有骨质增生、椎间隙和椎间孔变窄，无骨质破坏。

（三）脊髓粘连性蛛网膜炎

起病缓慢，病前多有感染或发热病史。病程长，多有波动起伏，遇有发热、感冒可使症状加重。神经症状和体征弥散，呈多发性分布。感觉障碍可呈根性、节段性或斑块状不规则分布，两侧多不对称。压颈试验可有梗阻，脑脊液蛋白含量轻度增高。脊髓造影碘油流动缓慢，呈油滴状分布。

（四）脊椎结核

多见于青壮年人，有结核病史，可伴有低热、盗汗、全身乏力、消瘦、红细胞沉降率增快等全身症状。脊柱叩压痛明显。脑脊液蛋白含量轻度增高，糖、氯化物降低，细胞数略增多。脊柱X线检查可见椎骨破坏、变形，呈溶骨性破坏。椎间隙明显变窄或消失，椎体呈楔形变，椎旁有脓肿阴影出现。

（五）脊髓空洞症

多见于青壮年，好发于颈胸髓部，病程长而进展缓慢，有明显而持久的节段性分离性感觉改变，手部小肌肉萎缩，皮肤排汗障碍明显，常伴有其他脊柱先天性畸形。脑脊液蛋白含量正常，无梗阻。脊椎无骨质改变。CTM和MR检查可显示空洞的形状、大小和位置。

（六）其他

某些疼痛性疾病如胸膜炎、心绞痛、肾结石、十二指肠溃疡、腰肌劳损、神经炎等与肿瘤早期的神经根痛很容易混淆。但这些疾病多呈发作性进行性加重，检查多无神经体征，也不出现瘫痪，脑脊液正常，脊柱X线检查皆无异常发现，可资鉴别。

五、预后

椎管内肿瘤的预后取决于肿瘤的性质、生长部位、脊髓受压的程度、时限和患者的一般状况。一般来说，肿瘤所在的节段愈高，神经功能损害的范围愈大，预后愈差。颈段肿瘤易并发肺部炎症，腰骶部肿瘤易发生泌尿系感染而危及生命，胸段肿瘤较少发生上述并发症，能存活较长时间。其次是肿瘤分化好、异型性小者预后好；反之，肿瘤分化差，异型性大者预后差。脊髓受压的时间长短和功能障碍的程度也密切相关，受压时间愈短，治疗愈早者效果越好，反之则效果差。对慢性受压者因脊髓能发挥其代偿功能，所以预后较急性压迫者好。伸展性痉挛性截瘫又较屈曲性痉挛性截瘫或弛缓性截瘫预后要好。后者往往意味着脊髓功能完全损害，已无恢复余地。

由于椎管内肿瘤良性者多，大多数都能达到全切除治愈的目的，很少复发。即使是脊髓内肿瘤胶质细胞瘤患者经积极治疗后，也可存活较长时间。

（李也白　徐华梓　杨胜武）

参考文献

1. 陈德玉. 颈椎伤病诊治新技术, 北京: 科学技术文献出版社, 2003
2. 饶书诚, 宋跃明. 脊柱外科手术学（第三版）. 北京: 人民卫生出版社, 2006
3. 赵定麟. 临床骨科学——诊断分析与治疗要领, 北京: 人民军医出版社出版. 2003年
4. 赵定麟. 现代骨科学, 北京: 科学出版社, 2004
5. 赵定麟. 现代脊柱外科学, 上海: 上海世界图书出版社公司, 2006
6. DH, Heck DA, Holland EC, Jallo GI. Defining future directions in spinal cord tumor research: proceedings from the National Institutes of Health workshop. Claus EB, Abdel-Wahab M, Burger PC, Engelhard HH, Ellison DW, Gaiano N, Gutmann J Neurosurg Spine. 2010 Feb; 12（2）: 117–21.
7. Munshi A, Talapatra K, Ramadwar M, Jalali R. Spinal epidermoid cyst with sudden onset of paraplegia. J Cancer Res Ther. 2009 Oct–Dec; 5（4）: 290–2.
8. Nakamura M, Ishii K, Watanabe K, Tsuji T, Takaishi H, Matsumoto M, Toyama Y, Chiba K. Surgical treatment of intramedullary spinal cord tumors: prognosis and complications. Spinal Cord. 2008 Apr; 46（4）: 282–6. Epub 2007 Oct 2.
9. Sandalcioglu IE, Gasser T, Asgari S, Lazorisak A, Engelhorn T, Egelhof T, Stolke D, Wiedemayer H. Functional outcome after surgical treatment of intramedullary spinal cord tumors: experience with 78 patients. Spinal Cord. 2005 Jan; 43（1）: 34–41.
10. Vural M, Arslantas A, Ciftci E. Multiple intradural-extramedullary ependymomas: proven dissemination by genetic analysis. J Neurosurg Spine. 2010 May; 12（5）: 467–73.

第二章 常见的椎管内肿瘤

第一节 神经鞘瘤

一、概述

神经鞘瘤又称雪旺氏瘤。为椎管内最常见的一种良性肿瘤。在各种肿瘤中，以神经鞘瘤最常见。据文献记载，1753年Lecat首次报道的椎管内肿瘤手术可能是一个多发性神经鞘膜肿瘤。19世纪一些学者陆续报道了单发和多发的周围神经肿瘤。1882年，Von Recklinghausen出版了关于多发性神经纤维瘤病（neurofibromatosis）的经典专著，对多发性神经肿瘤进行了阐述。随后又有学者详细报道了脊髓旁神经根肿瘤的临床表现，并对其胚胎来源进行了研究。1910年Verocag首次引入术语"Neurinoma（神经鞘瘤）"。1919年，Mallory提出神经鞘瘤与脑膜瘤同源，均来自中胚层。1920年，Antoni将此类肿瘤分为原纤维型（或Antoni A型）和网状型（或Antoni B型）。1934年，Stout又引入另一个术语"Nerolemmoma"，当时的主要含义是"Lemmomas（神经膜瘤）"或"Schwannomas（雪旺细胞瘤）"。而在美国文献中，曾常采用术语"Neurofibromaosis（神经纤维瘤）"。多数文献认为，在椎管各类肿瘤中，神经鞘瘤的发生率最高。Sloff等统计1322例椎管内肿瘤中，神经鞘瘤占29%，Nittner统计4885例中占23.1%。本病好发于20~40岁年龄，10岁以前少见，尤其位于硬脊膜外者甚为罕见，男性多于女性。国外报道发病年龄高峰在40~50岁。神经鞘瘤好发于髓外硬脊膜内，若能做到早期诊断、早期治疗，预后良好。

二、发生机理

（一）神经丛学说

中枢神经系统内内血管周围神经丛上可发现雪旺氏细胞。一些研究表明髓内神经鞘瘤起源于该细胞。早在1941年，Kemohan随机研究了36例尸检，14例发现脊髓动脉的内分支有发育良好的神经丛，均来自脊髓前动脉的分支，其结构与周围神经相似。神经丛限于Virchow-Robin间隙。脑血管周围亦有类似发现。Darwish报告的1例颈髓髓内神经鞘瘤由脊髓前动脉的两个分支供应，支持血管周围神经丛学说。

（二）错构学说

该学说认为胚胎发育时期的第4周神经管闭合时，部分雪旺氏细胞异位。类似于皮样囊肿和表皮样囊肿的起源。认为该机理可解释病变的稀少，异位的细胞可能比正常解剖部位的细胞更容易转变为肿瘤。一些肿瘤远离根区和脊髓前动脉分布区亦支持异位起源的说法。

(三) 损伤学说

大鼠损伤的脊髓后柱内有神经芽生和雪旺氏细胞出现。故推测，髓内神经鞘瘤可能起源自创伤性脊髓损伤或慢性 CNS 疾患。对 76 例截瘫患者的脊髓检查发现 12 例的损伤节段轴突再生，被成髓的雪旺氏细胞包绕。Riffaud 报道了 684 例常规脊髓尸检中发现有轴突周围的髓鞘形成，并与增生的雪旺氏细胞有关。认为是诸如物理脊髓空洞、代谢糖尿病性损伤之后，继发雪旺氏细胞增生的结果。

(四) 软膜细胞起源学说

Russell 认为中胚层软膜细胞与神经外胚层的雪旺氏细胞类似，软膜细胞可能转换成雪旺氏细胞，从而成为髓内神经鞘瘤的来源。多能神经间质细胞干细胞也可能分化成雪旺氏细胞。

三、病理变化

(一) 光镜

以 Antoni A 型为特征，许多区域的表现为栅栏样排列的核、丰富的纤维平行于纺锤细胞的长轴延伸，由大量纺锤形细胞交织成的细胞束组成，核为长条形。可见大量的 Verocay 体。也可见 Antoni B 型。部分血管壁增厚，有玻璃样变。肿瘤周围组织有反应性胶质增生。特殊染色显示肿瘤有丰富的 reticulin 纤维。免疫组织化学染色显示 S-100 蛋白（+）、胶质纤维酸性蛋白（glial fibrillary acidic protein, GFAP）（-）和髓鞘碱性蛋白（myelin basic protein, MBP）（-）。

(二) 电镜

卵圆形细胞有大量的联锁（interdigitating）细胞突起。浆膜周围为基膜，肿瘤细胞浆可见游离核糖体、粗面内质网、线粒体，部分可见高电子密度物质可能为溶酶体。核一般为卵圆形，内有散在的染色质。细胞间隙一般较小，部分区域有大量胶原纤维。

四、临床表现

(一) 性别与年龄

男女两性之间的发病率无明显差异。但也有报道男多于女或女性略高。而在天坛医院的 292 例神经鞘瘤患者中，男女比例为 1.8:1。神经鞘瘤的好发年龄为 25~40 岁，也有文献报道为 20~40 岁、35~50 岁。仅个别患者的年龄可小于 10 岁或大于 60 岁。男性患者尤多见于 10~25 岁，女性患者多见于 25~40 岁。在儿童患者和老年患者中，以女性居多。硬膜外肿瘤多见于 30~35 岁。颈段神经鞘瘤以 35 岁以前多见，胸段神经鞘瘤在 35~60 岁之间为发病高峰，尤其是 45~50 岁，腰段神经鞘瘤多见于 20~25 岁和 30~40 岁。

(二) 病程

像椎管内其他良性肿瘤一样，神经鞘瘤的病程较长，多为缓慢发展。若肿瘤内发生出血，则也可出现卒中样表现，如急性发病或病情突然加重。

通常确诊时半数患者的病程不超过两年，其中，近 1/3 患者不超过 1 年，其余患者为 2~7 年，超过 7 年的病例很少。据文献报道，病程最长者为 28 年，最短者为 4 周。近年来，由于医疗水平的提高，早期诊断率已明显增高。多数病例（62.5%）都可在发病两年内获得确诊。但仍有 21.3% 的病例超过 4 年。

一般来说，脊髓外硬膜内肿瘤病程较短，约半数病例不超过 2 年。而硬膜外型和硬膜内、外混合型的病程较长，多在 2~7 年。其中，混合型可能更长，甚至可超过 15 年。胸段肿瘤的病程较短，半数以上的病例少于2年。近半数颈段和腰段肿瘤患者的病程为2~7年，约20%的病例超过7年。约15%的颈段肿瘤甚至超过15年。颈段哑铃状或沙漏样肿瘤的平均病程为4年，而胸段哑铃状或沙漏样肿瘤的病程为3.2年。腹侧肿瘤的病史往往较长。

（三）各期临床症状

1. 刺激期　早期最常见的症状为神经根痛，可累及一根或多根神经根。疼痛沿神经根分布区域扩展。特点为疼痛在四肢呈线条状分布，在躯干呈带状分布，多为阵发性发作。当各种原因致使椎管内压力增高时疼痛加重。如果肿瘤压迫脊髓后根时，可有绞痛、烧痛、扎痛、刺痛。卧位时疼痛加重，因此时神经根张力增高，易被肿瘤压迫，故患者常常采取坐姿睡眠。

2. 脊髓部分受压期　随着肿瘤病变程度的发展，在刺激期症状的基础上可出现脊髓传导束受压症状，如当脊髓丘脑束受压时，病变对侧1~2个节段以下平面可出现痛、温觉减退或消失。如果病变累及脊髓后束，则病变以下同侧的深感觉、触觉减退及共济失调。也可表现为病变节段以下同侧运动神经元性麻痹，以及触觉、深感觉的减退，对侧的痛温觉消失，即脊髓半切综合征。

3. 脊髓完全受压期　此期表现为病变平面以下肢体运动、感觉丧失，肌肉萎缩，尿潴留，大便失控，即所谓的脊髓压迫综合征。此外，到晚期时因椎管完全梗阻，脑脊液蛋白含量增高，严重时脑脊液呈黄色。

五、辅助检查

（一）脑脊液检查

多数病例的蛋白含量增高。一般来说，蛋白升高的水平与脑脊液动力学（梗阻程度）的变化相平行。在疾病早期（第一阶段），2/3病例可出现明显的蛋白升高。而在过渡期，可见于90%的病例。脑脊液正常的情况多见于某些硬膜外型或混合型病例（特别是疾病早期）。脑脊液动力学检查（Queckenstedt试验）近2/3病例为完全性梗阻，1/4~1/3病例为不完全性梗阻，约5%~10%可畅通。

（二）电生理检查

在早期，可提供神经部分或完全性功能改变的资料。不少情况下，具有节段定位价值。

（三）普通放射学检查

包括直接征象、间接征象和反应性改变3个方面。

1. 直接征象　主要为肿瘤钙化影，但仅见于个别病例。

2. 间接征象　主要是指肿瘤压迫椎管及其附近骨质结构而产生的相应改变，包括椎弓根破坏或变扁、椎弓根间距离加宽、椎体凹陷或破坏、椎间孔扩大。神经鞘瘤引起的椎间孔扩大常比脊膜瘤更明显。上述这些表现一般只具定位意义。

3. 反应性改变　脊柱弯曲，如脊柱后凸、前凸，或侧凸等。

（四）脊髓造影

多数病例完全性梗阻。在典型病例多可见杯口状充盈缺损。在硬膜内型和混合型，完全梗阻与不完全梗阻的比率为4:1，而在硬膜外型为6:1。在颈段，完全性梗阻与不完全性梗阻比率3:1，胸段为7:1，腰骶段也为3:1。

造影可见肿瘤侧蛛网膜下隙增宽，健侧变窄。部分阻塞时，于肿瘤的边缘出现充盈缺损。完全阻塞时，在阻塞端出现典型的双杯口状充盈缺损。脊髓受压并向健侧移位。

（五）CT扫描

CT平扫可见，肿瘤呈椭圆形或圆形实质性肿块影,常比脊髓密度略高。个别病例可见钙化。部分病例可见肿瘤经椎间孔从椎管内向椎管外生长,犹如哑铃状。甚至有时还可见硬膜内肿瘤穿过硬膜囊,经神经鞘向硬膜外生长。脊髓受压向健侧移位。椎管或椎间孔可见扩大,椎弓根骨质可有吸收或破坏。增强扫描肿瘤多呈均一的中等度强化。椎管造影CT扫描可显示肿瘤阻塞蛛网膜下腔的部位、肿瘤与脊髓的分界,以及脊髓移位的情况。阻塞部位上、下方的蛛网膜下隙常扩大。

(六) MR

MR扫描可见肿瘤常位于脊髓后外侧,为局限性肿块影。T_1图像上呈略高信号或与脊髓信号相似,边缘较光滑。肿瘤体积较大时可同时累及数个神经根。脊髓受压、移位。蛛网膜下隙扩大。在T_2或质子图像上,肿瘤信号常高于邻近肿瘤组织。在冠状面或横断面像上,可见到椎间孔扩大,有时还能见到经椎间孔穿出的哑铃状肿瘤。增强扫描多呈均一强化,并可清晰显示肿瘤与脊髓的分界。有时,下腰段神经鞘瘤的下界可能无法辨认,其原因可能是椎管下段的脑脊液蛋白大量积聚,使富含蛋白的脑脊液信号与肿瘤信号混为一体(图5-4-2-1-1、2)。

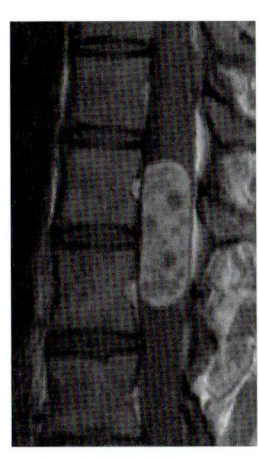

图5-4-2-1-1 胸段神经鞘瘤MR所见
下胸段神经鞘瘤MR显示膜内髓外病变,T_1加权像高信号中混杂低信号表现,边界清楚

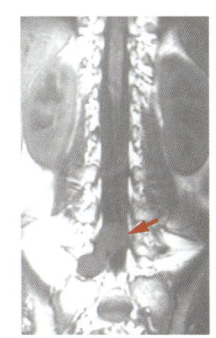

图5-4-2-1-2 腰椎神经鞘瘤MR所见
腰椎神经鞘瘤MR冠状位示沿神经根走向的肿瘤组织,T_1加权像呈低信号

六、诊断

脊椎管内神经鞘瘤由于肿瘤位置特殊,早期的症状和体征无特异性,故误诊率高。早期多为肩背、腰骶部及肢体放射性痛。其次为肢体麻木、乏力、跛行等症状。往往与肩周炎、颈椎病、神经根炎、腰肌损伤、腰椎间盘突出症等混淆,应仔细鉴别。脊椎管内神经鞘瘤起病缓慢,无明显外伤史,症状及体征呈进行性加重,经治疗无明显好转则应作影像学的进一步检查。对于无明显诱因出现神经根疼痛及肢体乏力、麻木,并呈渐进性加重者应及早行包括X线、CT、脊髓造影或MR等影像学的检查,结合病史、体征等综合分析,可获得早期的较为准确的诊断。MR是脊椎管内肿瘤诊断的首选方法,其分辨率高,并可通过增强对椎管内肿瘤显示较为清晰。即便如此,仍有部分病例需手术探查,方可作出正确的诊断,病理诊断是最后的诊断。要提高本病的早期诊断,关键在于详细的询问病史以及详尽的体检,结合必需的影像学检查综合分析,作出诊断。

七、鉴别诊断

在疾病的早期或不典型病例,有时常常与某些疼痛性疾病或其他脊髓疾病相混淆。因此,应与下列疾病相鉴别。

(一)其他非肿瘤性疾病

在早期(根痛期),由于疼痛常常是首发症状,而且可在很长时期内(数月、甚至1~2年)都只是唯一的症状,所以,诊断较为困难,常误诊为其他疼痛性疾病。在枕大孔区或颈段的肿瘤,可出现枕神经痛、颈肩神经痛、臂神经痛,甚至颈、肩、上肢活动受限。因此,需与相应的疼痛疾病相鉴别。在胸段的肿瘤,常因胸痛而误为肋间神经痛,因腹痛而误为急腹症。既往曾有不少病例报道,因误诊而行阑尾切除术、胆囊切除术、剖腹探查术等手术。在腰段肿瘤,可与下腹部疾病、坐骨神经等相混淆。特别要注意与椎间盘疾病相鉴别。脊柱本身的疾病如脊柱骨软骨病(Scheuermann病),有时可与神经鞘瘤的神经根痛混淆。若患者既往史中曾有神经痛、神经炎或脊神经根炎的病史,则常误诊为风湿病。

在脊髓压迫症发展的过程中,需与炎症(特别是肉芽肿、脓肿)和变性疾病相鉴别,如多发性硬化、弥散性脑脊髓炎。此外,尚需与少见的疾病鉴别,如脊髓空洞症、肌萎缩性侧索硬化症、血管性病变、蛛网膜炎和蛛网膜囊肿等。

(二)椎管内脊膜瘤

在颈段,神经鞘瘤的发病率略高于脊膜瘤。在胸段,脊膜瘤略多见。而在腰段,神经鞘瘤比较多见。神经鞘瘤常位于脊髓后外侧或前外侧,与其神经根有关,只有10%位于脊髓前方。而脊膜瘤常位于脊髓外侧、背侧或齿状韧带前方。脊膜瘤的病程一般较神经鞘瘤短。

脊膜瘤以女性多见,可高达80%,男女比例为1:5。而在神经鞘瘤,两性之间无明显差异。神经鞘瘤的发病高峰在25~40岁。而脊膜瘤以中老年人多见。尤多见于40~70岁,仅10%的病例在30岁以下。

神经鞘瘤的疼痛发生率(85%)常高于脊膜瘤(67%),且以神经根痛最为常见(占95%),而脊膜瘤却相对少见(60%)。神经鞘瘤的运动障碍发生率(85%)略低于脊膜瘤。神经鞘瘤的感觉障碍发生率(68%)常低于疼痛发生率,而脊膜瘤的感觉障碍(88%)较疼痛(67%)常见。神经鞘瘤的自主神经功能障碍发生率(55%)则低于脊膜瘤。

在X线上,脊膜瘤的间接反应(如椎骨和椎弓的改变)较神经鞘瘤少见,而反应性改变(如脊柱弯曲)较神经鞘瘤多见(30%:15%)。在CT和MR影像上,脊膜瘤密度或信号虽与神经鞘瘤相似,但更易出现钙化,且较少向椎骨侵犯,较少出现哑铃状生长。

八、治疗基本原则

凡属椎管内之神经鞘瘤均应视为恶性肿瘤,并按此及早手术处理。此主要由于椎管内容积有限,神经鞘瘤的发展速度可时快、时慢,一旦侵及脊髓神经即出现明显之锥体束征,轻者运动感觉障碍,重者可引起截瘫(胸腰段)或四肢瘫(颈段),因此一经确诊,应及早手术。

九、手术疗法

(一)麻醉、切口与显露

1. 麻醉与体位　多选择气管插管、全麻,常规俯卧位。

2. 切口及显露椎板　无论颈段、胸段或腰段之神经鞘瘤均选择后方入路,锐性分离椎旁肌,显露椎板,两侧达小关节外缘,并予以定位,确认病变椎节。

(二)椎弓根钉或侧块螺钉置入

为减少对脊髓及脊神经根之刺激和意外,笔者建议在减压、摘除肿瘤前先予以椎节固定,颈胸段多选择侧块螺钉,下胸段及胸腰段则多为椎弓根钉,并锁紧、撑开、固定。

(三)切开椎板摘除肿瘤

此为手术之关键步骤,操作仔细,定位准确,当椎板切开后即可发现肿瘤所在位置。尽可能在不碰及脊髓和不对脊髓加压的情况下摘除肿瘤。

(四)留置引流、闭合切口

清理术野,冰盐水冲洗局部,留置橡皮片(条)引流后依序缝合切开诸层。

第二节 脊膜瘤

一、概述

脊膜瘤(Meningioma)是指生长在硬脊膜上的肿瘤,脊膜瘤与脑膜瘤一样均是来源于中胚层的肿瘤,是位于不同部位的同一病理组织形态。在早期的文献中被称为上皮瘤(epitthelioma)、神经上皮瘤(neuroepithelioma)、内皮瘤(endothelioma)、脑膜或硬膜内皮瘤(meningioma 或 duraendothelioma)或沙样瘤(psammoma)。1922 年 Cushing 将这类肿瘤命名为脊(脑)膜瘤,并沿用至今。医学史上第一例通过手术成功切除脊膜瘤的是 Horsley(1887)。

本病的发病率,在椎管内仅次于神经鞘瘤,大宗病例报道占椎管内肿瘤的 9%~35.5%,Jellinger 和 Slowik 统计 1237 例脑膜瘤中,发生于脊膜上的 208 例,占 16.9%。大量病例统计分析表明,脊膜瘤不同于其他脊髓肿瘤,存在明显的性别差异,常见于 40~70 岁之间,15 岁以下少见。脊膜瘤为良性肿瘤,少数可发生恶变。

二、病因

脊膜瘤的病因不十分清楚,可能的致病因素有以下几方面。

(一)组织学因素

脊膜瘤起源于脊膜,但关于脊膜的来源意见不一,有人认为脊膜起源于外胚层的神经嵴。有人把脊膜说成来自中外胚层,有多种分化能力,它可产生结缔组织和软骨。有人认为原始脊膜来自能向多方面分化的间叶细胞,在脊膜形成的过程中可分化成为脊膜瘤。

(二)激素因素

国内外大量统计资料表明,脊(脑)膜瘤多发于女性,与男性相比,国内报道为 1∶0.92,国外报道为 1∶0.79,提示肿瘤的发生与雌激素有关,人们已在肿瘤组织中发现有雌激素受体及孕酮受体,临床也发现妊娠期肿瘤生长加快,并积累了很多脊(脑)膜瘤合并有子宫肌瘤、乳腺癌或卵巢癌的病例。

(三)物理因素

椎管内肿瘤术后放射治疗,若干年后可在照射区附近发生脊膜瘤。另外有外伤后发生脊膜瘤的报道。

(四)病毒学因素

有的研究者通过实验观察,把去氧核糖核酸病毒(DNA Viruses)类的 Papovaviruses 病毒接种到椎管内,能诱发出脊膜瘤。

三、演变过程

(一)好发部位

脊膜瘤一般生长于软脊膜及脊髓蛛网膜,

少数生长于神经根,以胸段最多见,颈段次之,腰骶段少见。以硬脊膜外、髓外硬脊膜内多见,少数位于髓内。多位于髓外硬膜内脊髓前方或后方,侧方者少见(图5-4-2-2-1、2)。

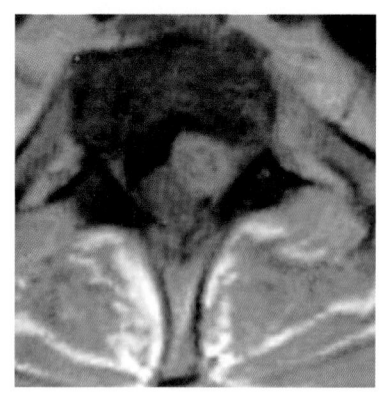

图5-4-2-2-1　脊膜瘤MR所见
上胸段(T_{1-2})脊膜瘤MR横断位示椎管内占位,脊髓受压

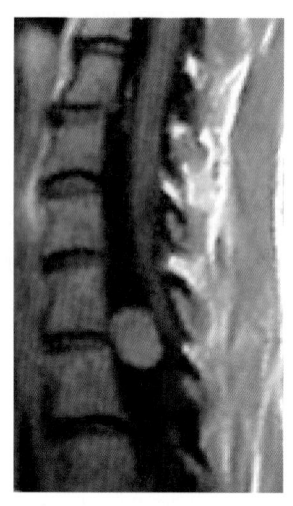

图5-4-2-2-2　同前,矢状位观
脊膜瘤MR矢状位示肿瘤位于T_1、T_2椎管内,T_1加权像示高信号,边界清楚

(二)临床表现

此类肿瘤生长缓慢,除非发生瘤内出血或囊性变等使其体积短期内明显增大,病程较长,主要表现为慢性进行性脊髓压迫症状。临床症状酷似神经鞘瘤,只是患病年龄较高,神经根痛较少见,好发于胸段,病程中容易有波动等可作为定性诊断的参考。手术时出血较多,在个别病例需将受累硬脊膜一并切除方能根治。

1. **脊髓刺激期**　脊膜瘤在此期常表现为病变水平以下相应的肢体麻木、烧灼、蚁走、寒冷、痒感等,这是由于脊髓内各种感觉传导束的受累而产生的主观感觉异常。脊膜瘤很少生长于神经根,故神经根痛症状少见,少数生长在神经根部时,可表现为沿四肢的线条状疼痛及躯干部的带状疼痛。常被描述为电击样、切割样、针刺样、牵拉样疼痛,可因用力、咳嗽、喷嚏、大便等加剧,或具有强迫体位。这种不适常为阵发性,但间隙期相应神经根支配区也有麻木、针刺、蚁走、虫爬样感觉异常。随着神经根受压时间的延长及肿瘤的增大,该神经根的传导功能受损,并可能伴有邻近神经根的受累,出现相应支配区的感觉减退或消失,肌肉乏力,肌束颤动等,但神经根痛并非是脊膜瘤的特征表现,也并非见于所有患者,相当一部分脊膜瘤患者缺乏此期表现。因为脊膜瘤以胸段最常见,发生在胸段时可表现为肋间神经痛及胸背部束带感,亦可被误诊为胸膜炎、心绞痛、胆囊炎等内科疾病,有的患者因疼痛向腹部放射而表现为内脏痛。

2. **脊髓部分受压期**　随着病变的发展,除有各种主观的异常外,因为脊膜瘤常发生在脊髓后方,故病变累及脊髓后束,常出现病变以下同侧的深感觉、触觉减退及感觉性共济失调。如果脊髓丘脑束受压时,则出现病变对侧1~2个节段以下痛温觉减退或消失。病变累及到运动传导束时,同侧病变以下肢体表现为上运动神经元性瘫,肢体无力瘫痪,肌张力增强,腱反射亢进,病理征阳性。有些患者表现为病变节段以下,同侧上运动神经元性瘫以及触觉、深感觉减退,对侧的痛温觉丧失,即脊髓半切综合征。

3. **脊髓完全受压期**　随着病程的进展,脊髓实质受到完全横惯性损害。病变成为不可逆性。此时病变以下肢体运动感觉丧失,大小便失禁或小便潴留,不能自解大便,肢体肌肉萎缩等。

4. 不同节段脊膜瘤的症状与体征

（1）枕大孔区（高颈段）脊膜瘤　可由颅后窝脑膜瘤向枕大孔及椎管侵犯形成，亦可由上颈段脊膜瘤向枕骨大孔及颅后窝侵犯形成（图5-4-2-2-3），病例较少，但具有特殊的临床症状与体征，处理也有别于其他节段的脊髓肿瘤，故临床常有人将其专门列为一组予以研究。

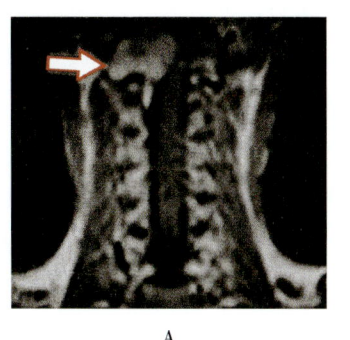 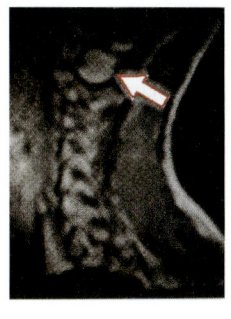 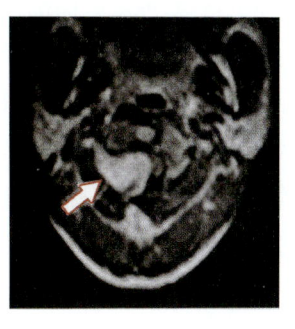

A　　　　　　　　B　　　　　　　　C

图5-4-2-2-3　枕大孔区肿瘤MR所见（A~C）

枕骨大孔区肿瘤MR检查，A.B.C. 分别为：冠状位、矢状位、横断位（早年病例，小焦点MR机）

枕骨大孔与寰椎结合处周围有韧带固定并保证其稳定性，枕骨大孔处枕大池及上颈段蛛网膜下腔较宽大，呈漏斗状，生长于该处的肿瘤较隐蔽，早期症状不明显，缺乏阳性体征，肿瘤刺激附着处的硬膜，挤压邻近神经根，可能出现枕颈肩部活动不适、僵硬、枕下疼痛等，随着疾病进展，颈神经根痛会逐渐明显，多为单侧，可反射至指端，因肢体活动而加剧，相应皮肤区域会出现感觉障碍，如麻木、痛触觉过敏或减退，颈部及上肢肌痉挛、萎缩等。肿瘤体积的增大，势必导致上颈髓受压，出现四肢上运动神经元型功能障碍，肌张力增高，腱反射亢进，病理征阳性，肌力减退等，感觉障碍以痛触觉减退为主，深感觉及括约肌功能障碍不多见。当肿瘤向后颅窝发展时，可出现脑干、小脑及后组脑神经受压症状，如交叉性肢体感觉，运动功能障碍，行走不稳，共济运动失调，构音不良，声音嘶哑，吞咽困难等。到了晚期，肿瘤充填枕大孔及上颈段蛛网膜下隙，挤压脑干，导致脑脊液循环受阻，形成继发性颅内压升高，由于延髓的血管运动中枢和呼吸中枢受累，可伴发高热，甚至导致死亡。

（2）颈段脊膜瘤　为脊膜瘤的第二多发区，尤其多发于颈椎下段（图5-4-2-2-4）。早期可表现为颈肩部不适，之后常首先出现神经根性疼痛，用力、咳嗽、打喷嚏或变换体位均可使疼痛加剧。后根受累，相应皮肤支配区可表现出感觉过敏、麻木、束带感。前根受累则出现节段性肌萎缩，腱反射减退、消失，其后可出现脊髓受压表现，下颈段受压可导致上肢下运动神经元型瘫，下肢上运动神经元型瘫，病灶以下各种感觉减退、丧失。上颈段受压则可导致同侧上、下肢上运动神经元型瘫，典型表现为脊髓半切综合征。上颈段脊髓前角细胞受损，将出现膈神经麻痹，导致腹式呼吸运动减弱，表现为吸气时上腹凹陷，呼气时腹部突出，咳嗽无力。下颈段脊髓侧角细胞受损，临床可出现霍纳综合征，其他的自主神经功能异常还有括约肌障碍和体温异常（多为高热）。

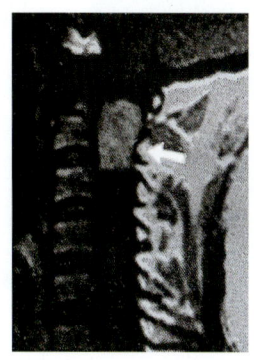

图5-4-2-2-4　早期病例，颈部肿瘤MR矢状位观

（3）胸段脊膜瘤　为脊膜瘤最多发节段,约占全部脊膜瘤病例的69.7%。病变早期常出现环绕躯干的神经根痛或(和)束带感,还有少数患者以腹部绞痛为首发症状。由于胸髓是脊髓中最长而血液供应较差的区域,兼之胸段椎管相对狭小,脊膜瘤易压迫脊髓产生症状,临床可出现脊髓半切综合征,甚至脊髓横贯性损害,双下肢呈上运动神经元性瘫,病灶平面以下感觉丧失,大小便障碍,出汗异常等。如肿瘤位于第十胸髓附近时,可导致该段胸髓支配的下半部腹直肌无力,而上半部肌力正常,患者仰卧用力抬头时,可见其肚脐向上移动,即为Beevor征,上、中、下腹壁反射的消失与否有助于确定胸髓受损的病变节段。胸椎管下段为脊髓腰膨大(第一腰髓至第二骶髓),其上部受损可导致膝、踝、足趾上运动神经元型瘫,膝反射亢进,巴宾斯基征阳性,提睾反射消失,大腿前上方及腹股沟区有根性痛或感觉减退;其下部受损则出现下肢下运动神经元型瘫,下肢及会阴部感觉减退,大小便障碍,坐骨神经痛,膝反射减退或消失,提睾反射正常。

（4）腰骶段脊髓瘤　正常人脊髓止于第一腰椎水平,故该段主要为脊髓的圆锥部分(图5-4-2-2-5、6),其受损不会出现双下肢瘫痪,但马尾神经受损可出现下运动神经元性瘫。肿瘤压迫导致的神经根痛出现于会阴部,圆锥与马尾受损均可出现会阴部感觉减退或丧失,但后者常呈不对称分布。圆锥受损还可出现阳痿与射精不能,大小便失禁或潴留,肛门反射消失。相对于其他节段,该处脊膜瘤少见,但肿瘤有明显的恶性生长倾向。

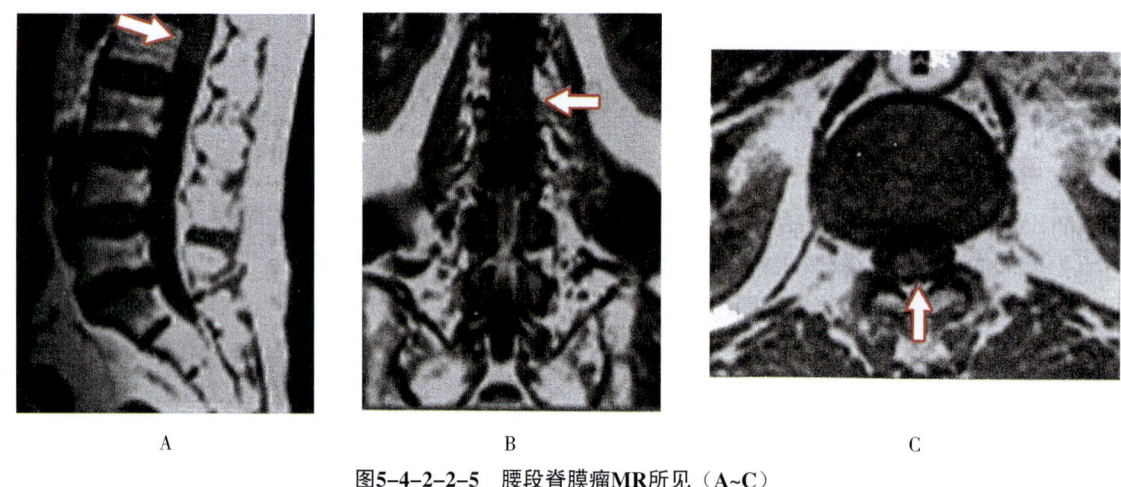

图5-4-2-2-5　腰段脊膜瘤MR所见（A~C）

同一年代,上腰段肿瘤；A.MR矢状位；B.冠状位；C.横断面

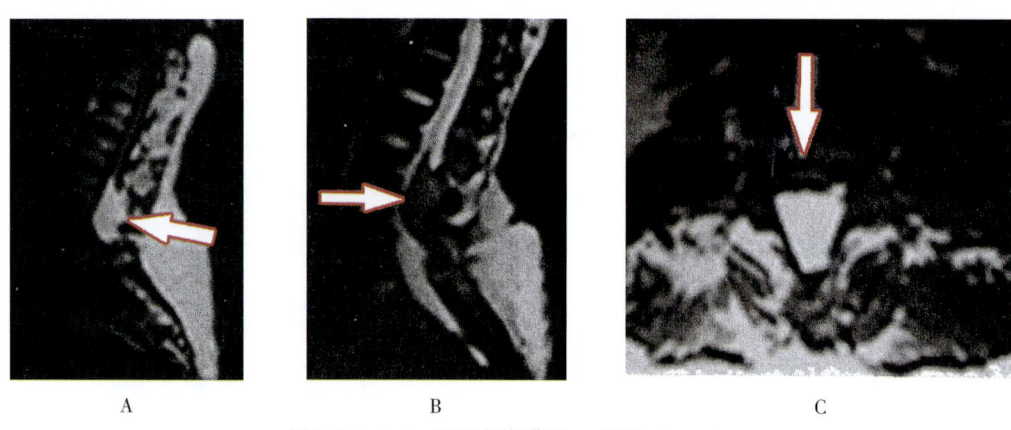

图5-4-2-2-6　腰骶段脊膜瘤MR所见（A~C）

同一年代,圆锥-终丝部肿瘤MR所见　A.B.矢状位；C.水平位

(三)扩散及转移

脊膜瘤绝大多数为良性肿瘤,极少数发生恶变的肿瘤可通过脑脊液转移到脑内形成脑膜瘤。

四、病理

大多数椎管内脊膜瘤为良性,具有恶性行为的脊膜瘤十分少见。病理上,绝大多数长于髓外膜内,少数可长出膜外,通常发生在临近神经根穿过的突起处,大多数呈圆形或椭圆形,大小可有很大不同,一般直径为 2~3.5cm,以单发为多,呈实质性,质地较硬,包膜上覆盖有较丰富的小血管网。肿瘤基底较宽,与硬脊膜粘连较紧,很少附着于蛛网膜和浸润到脊髓内。肿瘤压迫脊髓使之移位、变形,在受压部位的远端由于血供障碍可出现脊髓水肿、软化,甚至囊变。少数脊膜瘤可发生恶变为不典型性或恶性脊膜瘤。

组织学上,同脑膜瘤一样可分为多种类型。以上皮型最多,成纤维细胞型和沙粒型次之,其他类型较少见。切片中大部分肿瘤组织可见钙化。90% 的脊膜瘤位于髓外膜内,5% 位于膜内外呈哑铃状,以脊髓背侧为著。脊膜瘤最常发生于胸段(80%),颈段次之(15%),腰段较少见(5%)。

五、影像学检查

(一)X 线

脊膜瘤属于髓外膜内缓慢生长的良性肿瘤,在其发展至相当程度时,必将引起脊柱的骨质变化,以骨质的吸收、变形为主,范围一般较局限,常见到的有椎弓根变形(如变扁、变小、内缘变直或凹陷呈括弧状、八字状),受累椎体后缘凹陷及边缘硬化,椎管前后径增宽等,少数向椎管外发展的肿瘤还可导致该侧椎间孔扩大,并可显示椎旁软组织块影。除少数脊膜瘤可见小点片状病理性钙化影。大部分椎管内脊膜瘤在平片上缺乏直接征象。

(二)CT 扫描

平扫下脊膜瘤表现为椎管内软组织块影,可有钙化或骨化,还可显示椎管局部或全部硬膜外脂肪间隙闭塞,椎管扩大,椎弓根侵蚀,椎板变薄,椎体后缘凹陷,少数病例亦可出现一侧椎间孔扩大及椎管外软组织块影。脊髓造影 CT 扫描可见肿瘤节段蛛网膜下隙内充盈缺损及其下方同侧蛛网膜下隙增宽,脊髓向对侧移位。少数向椎管外生长的脊髓瘤可呈现哑铃状形状,与神经鞘瘤较难鉴别。

(三)MR

可以直接观察脊髓、蛛网膜下隙、椎体及其附件,并可做三维空间扫描,了解肿瘤与周围结构的关系。T_1 加权像下脊膜瘤显示等或稍高信号块影,与低信号的脑脊液呈现良好对比,局部脊髓受压变扁、移位,局部蛛网膜下隙增宽,低信号的硬脊膜位于肿瘤外侧为髓外硬膜下占位的特征,予 Gd—DTPA 增强后呈点状低信号或无信号区。少数位于硬脊膜外椎管内的脊膜瘤,除表现为脊髓受压变形、移位外,肿瘤上下蛛网膜下隙变窄,低信号的硬脊膜位于肿瘤与脊髓之间为其特点。长至椎管外的脊膜瘤可使一侧椎间孔扩大,在冠状面及横断面上呈现哑铃状软组织块影。

随着神经放射技术及设备的飞速发展,磁共振成像(MR)检查已成为临床了解脊髓、椎管、脊柱情况的主要方法,CT 检查作用居次,其了解肿瘤周围骨质变化的能力要强于 MR。新近出现 MR、CT 仿真内窥镜成像技术,可显示椎管内的立体影像,使脊膜瘤的占位效应更加形象化。

六、诊断

完整的诊断应包括以下方面。

1. 是否存在椎管内肿瘤及肿瘤是否是脊

膜瘤。

2. 肿瘤的横向与纵向定位。

3. 与其他疾病的鉴别诊断　由于脊膜瘤起病隐匿，虽为髓外占位，但根痛及其他早期症状并不明显，要做到早期诊断比较困难。但如患者为女性，年龄偏大，病史较长，有神经根痛（或根性感觉障碍）伴长束（锥体束和脊髓丘脑束）受损征象者，应高度怀疑脊膜瘤可能。横向定位可判明肿瘤位于髓内、髓外硬膜下还是硬膜外。纵向定位可判明肿瘤位于哪一脊髓（或脊椎）节段，最好还能确定肿瘤的上下极。临床查体中，对确定肿瘤上极最有价值的阳性体征是根痛或根性感觉障碍的上界，其上1~3个脊髓节段即为肿瘤上极，而反射亢进的最高节段为肿瘤下极，精确定位尚需辅助检查。

七、鉴别诊断

（一）神经鞘瘤

为最常见的椎管内肿瘤，最突出的临床症状为根痛，其发生率远较脊膜瘤高，且发病年龄较脊膜瘤小，无明显性别差异。脊椎X线常可见一侧椎间孔扩大，相当一部分神经鞘瘤可产生囊变，但除非伴有椎间孔扩大，有时CT或MR较难将两者明确区分。脑脊液检查中，其蛋白含量较脊膜瘤明显升高，经验表明，脑脊液蛋白含量超出2000mg/L（200mg/dl），神经鞘瘤的可能性最大。

（二）神经胶质瘤

主要包括室管膜瘤和星形细胞瘤，以前者多见，均属髓内肿瘤。虽可有疼痛，但定位不明确，其感觉、运动障碍不如髓外肿瘤明显，且呈离心方向发展，自主神经功能障碍如排尿异常、泌汗异常、皮肤营养障碍等出现早，且显著，而椎管梗阻、脑脊液蛋白改变均不明显。

（三）脊椎退变性疾病

即常称的颈椎病、腰椎病（或称颈、腰椎间盘突出症），患者年龄偏大，多有外伤诱因，起病慢，病程长，病情有波动，对理疗、牵引等非手术治疗有一定效果，脊椎X线可见有脊椎骨质增生、椎间隙狭窄、脊柱生理曲度消失等，脊椎MR可予明确区分。

（四）转移瘤

多见于中老年人，有原发部位恶性肿瘤病史。由于硬膜外静脉丛丰富而血流缓慢，经血播散的瘤细胞常滞留于此并迅速繁殖，病情进展快，短期内即可导致脊髓横断性损害。病程中疼痛显著，局部棘突叩击痛明显，脊柱X线可见局部骨质破坏明显，MR除可显示椎体及附件骨质破坏外，还可见到硬脊膜、脊髓明显受压。

（五）运动神经元疾病

是一组脊髓变性疾病的总称，包括肌萎缩侧索硬化症、进行性脊肌萎缩症和原发性侧索硬化症。临床呈隐袭起病，缓慢加重的上和（或）下运动神经元性瘫痪，肌束颤动和肌萎缩，多有腱反射亢进和病理反射，缺乏感觉障碍，脑脊液常规及动力学检查无明显异常，肌电图检查较MR、CT更有诊断价值。

八、治疗

对椎管内肿瘤，包括脊膜瘤，尽管其发生与发展速度并不太快，但由于其位于椎管硬膜囊内，对脊髓必然形成刺激、压迫，甚至引起瘫痪，时间愈长，后果愈严重，甚至形成不可逆转之后果。因此凡确认为椎管内肿瘤的均应尽早手术，以防形成不良后果。

手术步骤与方式与前节一致，定位后显露病变椎节，先行椎弓根钉或侧块螺钉固定后，即可切开椎板，清除肿瘤。

第三节　神经胶质瘤

一、概述

脊髓胶质瘤是指发源于脊髓胶质细胞的肿瘤。约占脊髓肿瘤的7.4%~22.5%,好发年龄为20~50岁。男女发病率无显著差异。大多数在髓内,约占髓内肿瘤的90%。脊髓胶质瘤是较为常见的椎管内肿瘤,发病率仅次于神经鞘瘤、脊膜瘤居第3位,神经胶质瘤(Gliomas)亦称为神经胶质细胞瘤,简称胶质瘤。由于是发生在神经外胚层的肿瘤,故又称之为神经外胚层肿瘤(neuroedotermalutumer)或神经上皮肿瘤(neuroepithelial tumors)。肿瘤起源于神经间质细胞即神经胶质、室管膜、脉络丛上皮和神经实质细胞,即神经元。大多数肿瘤起源于不同类型的神经胶质,但根据组织发生学来源及生物学特殊类型,对发生于神经外胚层的各种肿瘤,一般都称为神经胶质瘤。Nittner综合国外4885例脊髓内肿瘤患者,胶质瘤占15.9%,天坛医院神经外科报道,占椎管内肿瘤的14.5%。其中最常见的类型为室管膜瘤和星形细胞瘤,前者占髓内肿瘤的60%,后者占髓内肿瘤的30%,而少见的为少支胶质细胞瘤及胶质母细胞瘤等。各类型神经胶质瘤好发年龄不同,如室管膜瘤多见于儿童及青年,星形细胞瘤多见于壮年,多形胶质母细胞瘤多见于中年。

二、病因

胶质瘤的病因至今未明,发病因素比较复杂,可能为多种因素共同作用的结果。大量的研究表明,它与细胞染色体上存在癌基因及遭受物理、化学、生物因素等多重因素有关。

三、病理

神经胶质瘤是脊髓内最常见的肿瘤之一,其病理类型也很多,现就几种多见的脊髓胶质瘤的病理分型予以介绍。

(一)室管膜瘤

又称室管膜胶质瘤、室管膜细胞瘤或室管膜上皮瘤等。在胶质细胞中最为常见。约占髓内肿瘤的60%,约占胶质瘤的7.8%。约半数位于圆锥终丝处。以10~20岁青少年为最多见,50%在20岁以下。男多于女,男女之比为2∶1。

(二)星形细胞瘤

约占髓内肿瘤的30%,多见于青年女性,80%发生在40岁以下,10~30岁约占50%。

1. 星形细胞瘤的大体形态　星形细胞瘤的大体形态与其生长部位和良恶性程度有关。脊髓的星形细胞瘤多为实体性,灰白色。界限不清。有时呈胶冻状,并有囊腔形成。

2. 星形细胞瘤的组织学形态　变异很大,一般可分为以下几种类型。

①纤维星形细胞瘤;②原浆型星形细胞瘤;③毛状星形细胞瘤;④肥大型星形细胞瘤。

3. 分化不良性星形细胞瘤(星母细胞瘤)。

4. 其他形态　①少支胶质细胞瘤;②混合型胶质母细胞瘤;③多形性胶质母细胞瘤。

四、临床表现

(一)概况

胶质瘤是神经系统常见肿瘤,约占脊髓肿瘤

的 7.4%~22.5%，小儿与青壮年多见，平均发病年龄 21 岁（9月~70岁），40 岁以下约占 50%~60%，男多于女。李士月等报道 90 例椎管内肿瘤，其中胶质瘤 10 例，杨树源等报道髓内肿瘤 71 例，其中星形细胞瘤占 29.6%

（二）症状与体征

神经胶质瘤的症状体征与肿瘤生长的部位和速度有关。因其多为髓内肿瘤，故临床根痛症状无或轻微。因其多发生在颈髓、腰骶部和马尾部，故其感觉、运动障碍多在四肢部，严重者可出现高位截瘫。良性胶质瘤生长较慢，临床表现为病程长。恶性胶质瘤进展快，临床发展快，预后差，其感觉障碍从上肢开始向下蔓延，而运动障碍则从下肢开始向上蔓延是其特点。有时可出现感觉分离现象。圆锥与马尾部多见。故其括约肌功能障碍和下肢根痛症状很明显。有时可能为首发症状。高位颈髓病变时查体可发现四肢中枢性瘫，表现为瘫肢肌张力增高，腱反射活跃，病理征阳性。位于颈膨大部的肿瘤则为双上肢下运动神经元性瘫，表现为肌张力降低，腱反射减弱或消失，病理征阴性和双下肢中枢性瘫，并出现感觉传导束型障碍。感觉障碍平面常有定位意义。胸髓病变主要表现为双下肢中枢性瘫，腰膨大部位病变则为双下肢迟缓性瘫痪，圆锥部病变则主要表现为括约肌功能障碍、大小便失禁和鞍区感觉障碍；马尾部肿瘤则表现为根性痛。如坐骨神经痛和节段性感觉、运动障碍以及肌萎缩，括约肌障碍亦出现较早且明显。

五、影像学检查

（一）脊髓造影

除可显示椎管梗阻外，尚能显示髓内肿瘤的某些特征，如脊髓梭形增粗，蛛网膜下腔对称性变窄，故有一定的诊断意义。

（二）脊髓 CT 检查

表现为脊髓局限性增粗，蛛网膜下隙及硬膜外间隙变窄甚至消失。大多数肿瘤呈低或等密度，少数高密度，密度较为均匀。肿瘤与正常脊髓边界不清。

（三）MR 影像

为目前首选检查手段，T_1 加权肿瘤呈略低或等信号，T_2 加权呈高信号，尽管分级不同，几乎所有的星形细胞肿瘤均可强化，肿瘤的空洞和囊腔可在 MR 扫描中见到。对脊髓肿瘤的部位、上下缘界线、位置及性质均能提供有价值的信息。王忠诚等通过总结 147 例髓内肿瘤 MR 检查结果指出，髓内肿瘤 MR 平扫，增粗的髓内有关长 T_1 和短 T_2 信号处无特殊性，但 GdDTPA 强化后，星形细胞瘤呈片状强化或部分强化，边界不清，囊肿和空洞少见。而室管膜瘤长 T_1 信号呈均匀一致强化，边界清，几乎全部伴有囊变和（或）空洞，故借此可做出术前定性诊断，对这两类最常见的髓内肿瘤进行鉴别。从影像学上区分星形细胞瘤与室管膜瘤是困难的，但以下情况可资鉴别，即室管膜瘤好发于脊髓圆锥和终丝，CT 和 MR 增强后可见肿瘤节段中央管轻度强化，并常见瘤体囊变及脊髓空洞形成（图 5-4-2-3-1~3）。

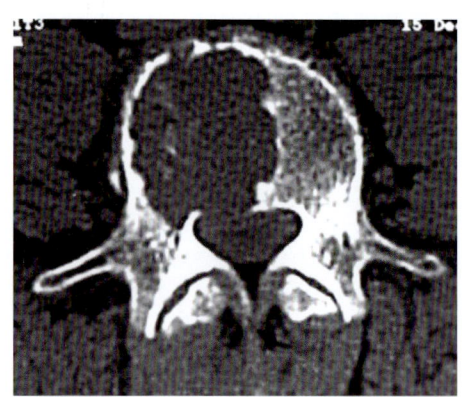

图 5-4-2-3-1　胶质母细胞瘤 CT 扫描所见
腰椎胶质母细胞瘤 CT 扫描横断面
示椎体骨质破坏，椎管内占位

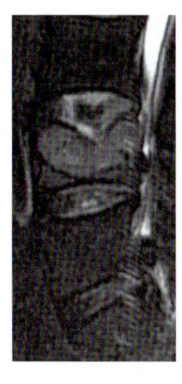 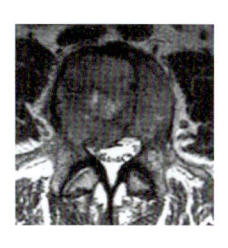 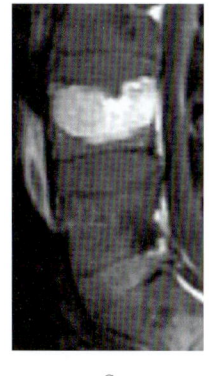 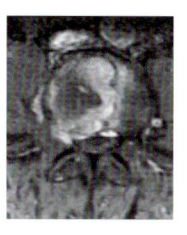

    A   B   C   D

图 5-4-2-3-2　同前病例（A~D）

A.B. 胶质母细胞瘤 T_2 加权像呈中等偏低信号；C.D. T_1 加权像呈高信号

六、诊断

尽管近年神经影像学发展很快，但详细的病史询问及完整的神经系统检查对诊断脊髓胶质瘤仍是十分必要的。脊髓胶质瘤诊断要点如下。

1. 起病往往以感觉障碍为主，且特点是离心式自肿瘤所在平面向远端发展，可出现感觉分离现象，而根性痛较少见；

2. 运动障碍在感觉障碍稍后或同时出现，也呈离心式向远端发展；

3. 括约肌功能障碍出现较早，这里强调一旦出现大小便功能障碍就应怀疑此病，争取在括约肌功能部分障碍时得到治疗；

4. 脊髓胶质瘤病程较其他椎管肿瘤相对短、进展快，且症状波动小；

5. 影像学检查表现出髓内肿瘤特点，易出现肿瘤囊变出血及脊髓空洞形成等。

七、鉴别诊断

脊髓胶质瘤应与以下疾病鉴别。

（一）脊髓血管母细胞瘤

近年来发现该病并不少见，其好发于颈椎，多位于脊髓背外侧，属髓内肿瘤。肿瘤呈暗红色实体，有包膜，血供丰富，可见数根供血小动脉及怒张的回流静脉。由于瘤内及其周边存在迂曲的血管，故在 MR T_1、T_2 加权像上可见不规则点状或曲线状低信号影，此为脊髓血管母细胞瘤特征之一。此外脊髓血管母细胞瘤也常发生囊性变及脊髓空洞形成。

（二）表皮样囊肿和皮样囊肿

好发于脊髓圆锥，可位于髓内或髓外，常伴脊髓裂及皮肤附近窦道。曾有报道该病的发生与鞘内注射有关，但目前认为其仍为先天性肿瘤。CT 扫描两者均为低密度灶。皮样囊肿病灶内有时可见粗糙的毛发团或不完全钙化环等。MR 检查表皮样囊肿 T_1 加权像为低信号，T_2 加权像为高信号，增强后病灶无强化，皮样囊肿 T_1、T_2 加权像均为高信号或高低混合信号，增强后也无强化。

（三）脂肪瘤

约占整个椎管肿瘤的 1%，好发年龄 10~30 岁，性别差别不大。好发于胸段、腰骶段，可位于硬脊膜外，也可位于髓内。髓内脂肪瘤呈条索状，边界不清，手术难以全切，位于腰骶段者常伴有先天性脊柱脊髓发育畸形。脂肪瘤的 MR 表现与脊髓胶质瘤不同，前者 T_1、T_2 加权像均为高信号，且无囊性变及脊髓空洞形成。

（四）脊髓蛛网膜炎

脊髓蛛网膜炎造成的脊髓功能障碍与髓内肿

瘤的早期临床表现相似,有时难以鉴别。但脊髓蛛网膜炎的患者存在结核性脑膜炎或其他中枢神经系统感染史,病程长,波动性大,MR上脊髓轻或中度增粗,伴散在而细小的低信号改变,无囊性变和脊髓空洞形成,增强MR影响上病变区无强化。

八、治疗

本病一经发现,即应考虑及早手术治疗,尤其是对脊髓神经构成致压者。

由于手术的风险性较大,甚易引起或加重脊髓神经损伤,术中务必小心,缺乏临床经验者可请神经外科医师辅导,或是转至神经外科处理更为安全。

九、临床举例

[例1]图5-4-2-3-3 患者,男性,21岁,因四肢不全性瘫痪入院,确诊为颈椎椎管内肿瘤后即在全麻下行肿瘤切除术(A~D)。

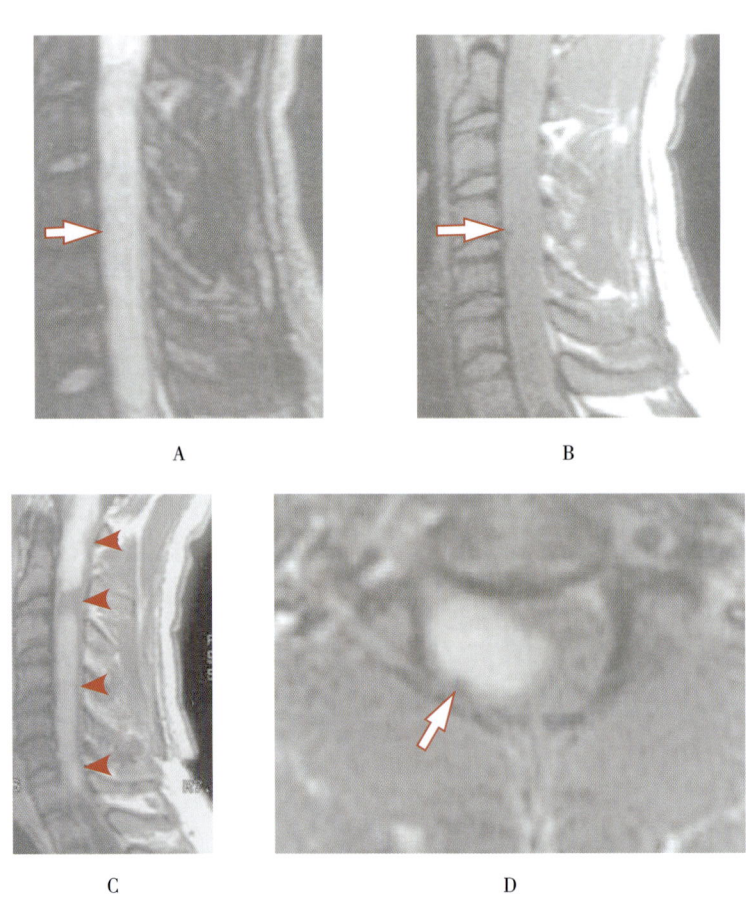

图5-4-2-3-3 临床举例 例1 神经胶质瘤
A.矢状面T_1加权像,肿瘤呈现中低信号;B.矢状面T_2加权像,呈现中高信号;
C.矢状面增强、可见肿瘤信号增高;D.横断面增强,可见肿瘤信号增高

[例2]图5-4-2-3-4 患者,女性,5岁,因四肢不全性瘫痪入院,确诊为颈椎椎管内肿瘤后即在全麻下行肿瘤切除术(A~C)。

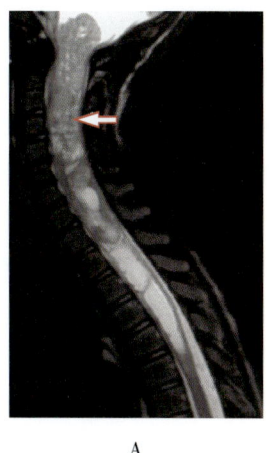
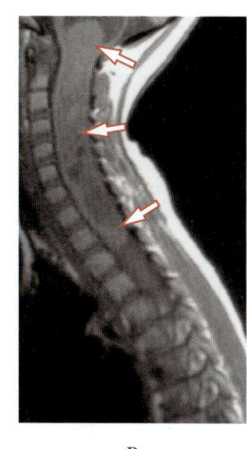
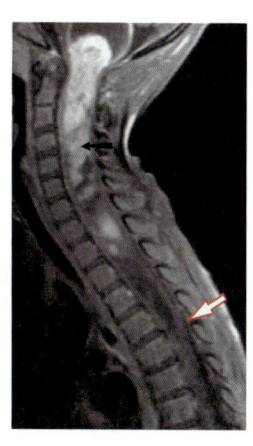

图5-4-2-3-4 临床举例 例2 神经胶质瘤
A. T_2加权像，呈现中高信号；B. T_1加权像，呈中低信号；C.增强后可见肿瘤信号增高

第四节 脊椎血管瘤

一、概述

血管瘤是由新生毛细血管、血窦或静脉血管所构成的良性疾患。对于血管瘤的病理性质目前尚有分歧，多数人认为属肿瘤范畴，也有人认为系错构瘤性质的瘤样畸形，还有人认为实际上血管瘤包括了上述两方面的疾患。大宗病例报道血管性肿瘤约占脊髓肿瘤的4%~8%，据国内文献报道的2393例椎管内肿瘤中，血管瘤为69例，占椎管内肿瘤的2.88%；臧旭报道的10例血管瘤，占260例椎管内肿瘤中的3.84%；Slooff等报道1322例椎管内肿瘤，血管瘤占6.2%。本病以中青年多见，男性略多于女性。

二、发病比率及发病部位

脊椎血管瘤在临床上和尸检中所见差异很大。Topter在2154个尸体解剖中发现有11.93%的脊椎一个或几个椎体上有血管瘤。在临床上有症状的血管瘤并不常见。在收集到的262例骨血管瘤中，发生于脊椎者35例（占13.4%）。

发病部位：脊椎血管瘤以胸椎段多见。尤以T_2~T_7最多见。腰椎次之，颈椎及骶椎最少。Schmorl报道579例脊椎血管瘤病例中，颈椎32例，胸椎350例，腰椎170例，骶椎27例。

三、病理

（一）大体外观

发生于脊柱椎体的血管瘤肉眼观为界线清楚、直径1cm左右的棕红色病灶，可发生于髓腔，亦可发自骨膜。病灶中心的骨小梁比正常骨稀少。肿瘤常为多发，单发者相对少见。肿瘤可自椎体向椎弓、横突等部位发展。椎体血管瘤中体积较大者也十分少见。

(二)镜下观

显微镜下可见椎体血管瘤中排列稀疏的骨小梁,但却相对增厚,骨小梁的增厚可能系骨组织吸收后的代偿现象。肿瘤中的血管成分在组织学上可分为3种类型。

1. 毛细血管型　以毛细血管组成的小叶为特点,偶尔间杂有较大的滋养血管。管壁的内皮细胞较小且平坦,形态一致,常可见核分裂像。

2. 血窦型　其管壁甚薄,管腔较大且扩张,血窦内可见血液和血栓,管壁所被覆的内皮细胞非常扁平。

3. 静脉型　骨髓腔内可见较小且管壁较厚的静脉血管,并间杂有小动脉、毛细血管或较大口径的滋养血管,管壁均被覆较小的内皮细胞。还有人观察到血管中有动静脉之间的吻合支。

四、临床表现

大多数血管瘤患者并无临床症状,出现有临床症状的患者多为年轻人。发生于脊柱的血管瘤首发症状为疼痛和痉挛,这可能是肿瘤的生长使骨皮质向后方膨胀以及椎体变形压迫脊髓的缘故。血管瘤及其所继发的出血、血肿均可能蔓延至硬膜外间隙,从而引起脊髓压迫症状。脊柱的中胸段椎管较窄,因此更容易造成脊髓受压。有时椎体可发生压缩性骨折和塌陷,继而引起脊柱的侧凸与后凸。临床神经学检查可发现感觉异常、神经根受累以及横贯性脊髓损害。

五、影像学检查

(一)X线检查

X线平片上受累骨因局部骨质疏松而呈蜂窝状结构。骨骼受到血管瘤侵犯后可出现膨胀性生长,但骨皮质常保持完整,脊柱病变多位于椎体,并可向椎板、椎弓根、横突等部位发展,有时也可直接侵犯邻近的椎间隙或肋骨,椎体外形可正常或膨胀增宽,但骨皮质并无破坏。这一影像如在断层平片上更为清晰。在椎体的密度减低区中常间以纵向排列成栅栏状的骨小梁。有时椎弓根受到侵犯后轮廓不清,易与骨转移瘤相混淆(图5-4-2-4-1)。

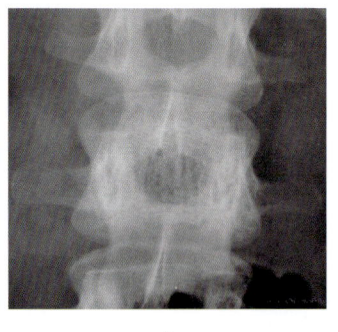
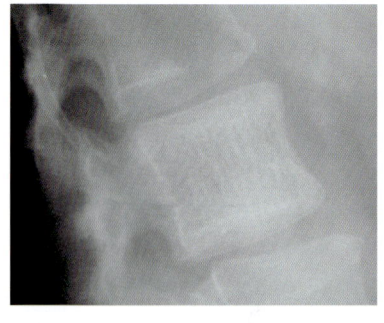

图5-4-2-4-1　椎体血管瘤X线所见(A、B)
A.B.正侧位片显示典型栅栏状改变

(二)CT扫描

椎体血管瘤的血供常来自肋间动脉的分支,如行血管造影可发现有明显的血管扩张。还有人在行选择性动脉造影的同时行CT扫描,并取得满意结果。CT扫描可显示血管瘤病灶的范围,并能更好地反映骨膨胀性生长而骨皮质仍保持完整的特征,颅骨的CT扫描还可清晰地显示颅骨的内板是否受累。

（三）MR

在 MR 的 T_1 和 T_2 加权图像上，病灶内的骨小梁成分常表现为较高的斑片状信号（图5-4-2-4-2）。^{99}锝行核素骨扫描可对骨血管瘤的生物学行为进行动态研究。

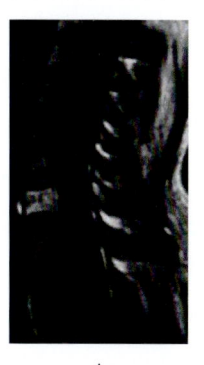 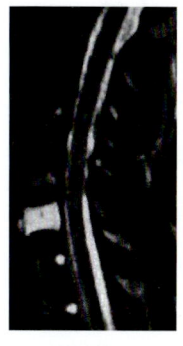

A　　　　　　B

图5-4-2-4-2　椎体血管瘤MR所见（A、B）
C_7椎体血管瘤示T_1加权像呈高信号（A），
T_2加权像呈高信号（B）

六、诊断和鉴别诊断

脊柱血管瘤的 X 线表现极具特征性，有时需与 Paget 病鉴别。

七、治疗

一般病例无需处理，可定期观察，一旦增大，尤其是波及脊髓神经时，则应考虑施术。

视肿瘤部位不同，手术各异，椎体切除术后多选用自体髂骨块或人工椎体植入，或骨水泥充填等。

椎体全切术手术较大，失血量多，少则2000ml，多者可达 10000ml 以上，因此除完善术前准备外，术前应与血库沟通，术中务必保证血源充足，此至关重要。但骨水泥充填法较为简易，无需大量备血，适用于早期及轻型病例。

八、临床举例

图 5-4-2-4-3　患者女性，53岁，因反复腰背痛 1 月入院，查体无神经症状，胸腰段有叩痛，确诊为 L_1 椎体血管瘤，在局麻下行经皮椎体后突骨水泥成形术（A~D）A.B. 术前腰椎正侧位 X 线；C.D. 术中 C-臂正侧位透视影，显示椎体骨水泥充盈良好。

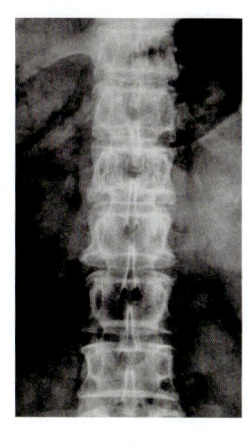 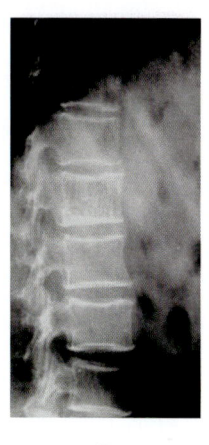 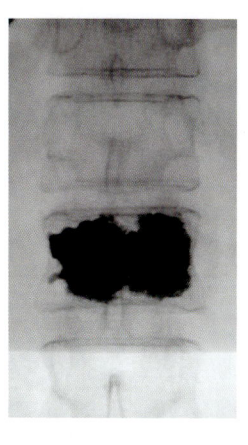 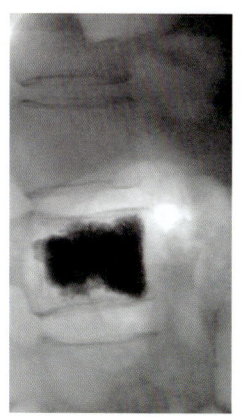

A　　　　B　　　　C　　　　D

图5-4-2-4-3　脊柱血管瘤骨水泥注入疗法（A~D）
A.B. 腰椎X线正侧位片，见L_1椎体呈栅栏状改变；C.D. 术中C臂透视影像，正侧位观见血管瘤已完全为骨水泥所填充

第五节 转移性肿瘤

一、概述

脊柱转移性肿瘤是指原发于身体某部位的肿瘤，大部分是癌，小部分为肉瘤等其他恶性肿瘤，通过不同途径转移到脊柱内，继续生长，形成子瘤。邻近器官的肿瘤直接侵犯破坏骨质则不应包括在转移瘤之内，如直肠癌直接侵犯破坏骶骨等。也不包括原发性多发性肿瘤，如骨髓瘤和恶性淋巴瘤等。脊柱转移瘤好发部位依次为胸椎＞腰椎＞骶椎＞颈椎。近年国内文献报道的椎管内肿瘤6324例，其中转移瘤为432例，发生率为6.83%。随着脊柱外科的向前发展和诊断水平的不断提高，椎管内转移性肿瘤的诊出率有逐渐增加的倾向。

二、病理特点

（一）概况

脊柱转移瘤是原发的恶性肿瘤通过血循环或淋巴系统，转移到脊柱所产生的继发性肿瘤。目前肿瘤学研究只知转移是恶性肿瘤的生物学特性之一，而不甚清楚为何会转移，更不知如何阻止转移。恶性肿瘤转移到脊柱，多发生于原发瘤切除之前，但转移灶的发展速度不尽相同。不同的恶性肿瘤，有其独特的生物学特点，如神经母细胞瘤多在早期即可发现骨转移。肺癌、肝癌、骨肉瘤及肾癌骨转移的发现也较早，而乳腺癌、甲状腺癌及前列腺癌骨转移的发现则较晚。转移瘤大部分为腺癌，鳞癌较少。绝大多数都发生于硬脊膜外，一部分还同时侵犯椎体。多数引起溶骨性破坏，少数则引起成骨性反应，成骨者若发生于椎体常表现骨密度增加，椎体轮廓保持良好。

（二）镜下形态

转移瘤的组织学特点本应与原发瘤相同，但实际上常变异很大。若无原发瘤的证据，单靠转移瘤，常很难判断来源，但对分化较好的鳞癌、乳头状移行细胞癌、甲状腺癌、黏液性腺癌及黑色素瘤，则不难做出判断。如甲状腺的转移瘤常见滤泡状或乳头状结构等。其间质较少，瘤组织易发生变性坏死，有时瘤组织大部为坏死组织，仅于边缘部见存活的瘤组织，坏死灶多位于瘤结的中央。对分化差的癌，尤其是低分化腺癌，常需结合患者的临床表现、影像学检查、免疫组织化学和病理切片的特殊染色综合判断。

三、临床特点

恶性肿瘤发生远处转移是其生物学行为的特征之一。原发肿瘤可通过血液循环途径至脊柱而发生转移性肿瘤。从原发瘤脱落下来的瘤栓或瘤细胞，常进入静脉系统或淋巴系统。进入静脉系统者可入门静脉至肝脏，经肝脏过滤，入腔静脉经心脏至肺，经肺过滤，故瘤栓或瘤细胞多被阻止在肺或肝内，其部分被免疫系统消灭，部分存活下来，增殖形成转移瘤。瘤栓或瘤细胞进入淋巴系统者，多在引流区淋巴结受阻，形成淋巴结转移。越过重重阻截，瘤栓或瘤细胞进入胸导管，最后汇入左锁骨下静脉，进入体循环。另外还有沿蛛网膜下腔转移和经椎静脉逆行扩散等途径。

在已知的各种原发肿瘤中，最易发生骨转移的有乳腺癌、肺癌、前列腺癌、肾癌、甲状腺癌、骨肉瘤、直肠癌、神经母细胞瘤等，并且乳腺癌、肺癌、前列腺癌、肾癌的骨转移约占骨转移瘤总数的85%，可称为亲骨性肿瘤。其中，乳腺癌的骨转移多在胸椎，甲状腺癌的骨转移多发生在胸腰椎，宫颈癌及前列腺癌的骨转移多发生在骨盆和腰椎，肺癌的骨转移多发生在胸腰椎和肋骨。骨转移瘤好发于脊柱的一种解释是椎体和椎管内外丰富的静脉丛，无瓣膜，血流缓慢，在胸腔和腹腔压力增高时，血流可以停止或逆流，故瘤栓或瘤细胞易停滞于此。

四、临床症状和体征

（一）剧痛

脊柱转移瘤最常见的症状是疼痛，程度不等，通常也是患者就诊的主要原因，由于近半数的转移瘤位于腰椎和骨盆，故腰骶部的疼痛常为首发症状。疼痛的特点是经常变化，且制动无效，位于颈椎者牵引可能会加重病情，位于胸椎者常伴有肋间神经痛，腰椎者常出现剧痛并可能伴有不典型坐骨神经痛。脊柱不稳定引发的疼痛出现在脊柱转移的晚期，变换体位时发生，较剧烈，很难用镇痛剂控制。相应疼痛部位体检时可有压痛和叩击痛。

（二）神经受压症状

其次是脊髓和神经的压迫症状。脊柱转移瘤发展到一定程度时可引起脊髓和神经的压迫，出现相应的症状和体征。如当脊髓丘脑束受压时，其病变对侧低于病变水平1~2节段以下痛温觉减退或消失。当脊髓后束受累时，则出现病变以下同侧的深感觉、触觉减退及感觉性共济失调。当运动传导束受累时，肢体无力，瘫痪，肌张力增高，腱反射亢进，病理征阳性。如无医疗干预，晚期常发展成为截瘫，植物神经功能障碍，括约肌功能丧失，病变以下皮肤出现竖毛肌功能丧失。但当截瘫出现后，部分患者可出现疼痛程度减轻。国内外文献报道，患者在就诊时的症状和体征发生率为疼痛占96%，运动障碍76%，括约肌功能紊乱57%，共济失调3%，带状疱疹2%，屈肌痉挛1%。

（三）其他症状

其他方面症状较多样化，临床上较多见的为局部肿块、病理性骨折、椎节畸形及全身恶液质表现等。

五、实验室与影像学检查

（一）实验室检查

脊柱转移性肿瘤患者常出现血红蛋白低下，白细胞略增高，血沉增快，血浆白蛋白下降且白球比倒置等。约10%乳腺癌、肺癌、肾癌和肝癌骨转移患者出现血钙上升，血磷下降。在成骨性转移瘤中，碱性磷酸酶可升高，前列腺癌骨转移患者可出现酸性磷酸酶升高。

在脑脊液检查，多数病例可在脑脊液动力学检查中发现椎管内梗阻现象。由于梗阻，脑脊液中的蛋白含量多升高，一般为300~1000mg/L，细胞数多无明显变化。

（二）影像学检查

1. X线检查　融骨性破坏最为常见。典型表现为椎管周围骨质（包括椎体、椎弓根、椎板）不同程度的疏松、破坏，如前后一致的椎体塌陷，或侧方塌陷或楔形变（见图5-4-1-4-1）。有时椎体内可见到蚀空状骨质缺陷，有时可见椎弓根受累，椎间隙多正常，椎旁可出现球形软组织影。但在疾病早期，普通X线检查常无阳性发现。

2. CT扫描　CT在显示骨质病变，尤其是椎弓根和椎间小关节改变方面明显优于MR。CT扫描常可见椎体、椎弓根不同程度的溶骨性破坏，硬膜外肿块边缘不规则，肿瘤多向椎旁生长。

增强后,部分肿瘤可强化。

3. MR检查　这是当前检查椎管转移瘤较为理想的手段,MR对硬膜外肿瘤的部位、范围,以及脊髓是否受累,显示得更加清晰。MR T_1、T_2加权像上常可见与椎旁软组织信号相仿的硬膜外肿块,伴椎体信号异常,大多累及2~3个脊髓节段,外形不规则,并有硬膜受压,脊髓可有水肿,甚至软化。肿瘤常可穿出椎管向椎旁生长。增强扫描使肿瘤强化(图5-4-2-5-1、2)。

4. 实验室检查　脑脊液检查多数病例可在脑脊液动力学检查中发现椎管内梗阻现象。由于梗阻,脑脊液中的蛋白含量多升高,一般为300~1000mg/L,细胞数多无明显变化。

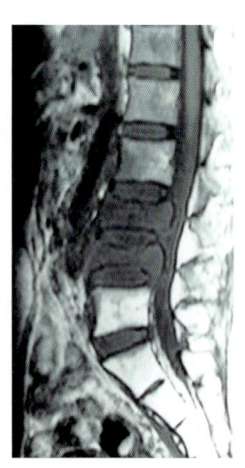

图5-4-2-5-1　脊柱转移瘤MR所见
$L_{3~4}$椎体转移瘤T_1加权像示低信号,已侵及椎管

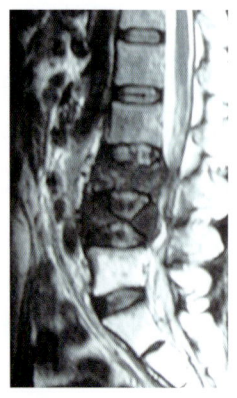

图5-4-2-5-2　同一病例
$L_{3~4}$椎体转移瘤T_2加权像低信号中间混杂中等信号区

六、诊断

根据既往肿瘤病史及典型的发病过程,特别是进展迅速的脊髓损害表现,诊断多不困难。然而,此时病情常非常严重,预后不佳。

(一)临床特点

应当重视临床特点,早期诊断。为此,临床上需警惕下列可疑情况

1. 肿瘤患者新近出现异常的背部疼痛;

2. 虽无肿瘤病史,但新近出现异常的背部疼痛,或神经根痛,卧床休息不能缓解,并伴脊柱触痛。对所有可疑对象,均需进一步检查。然而,不幸的是,当患者到医院就诊时,脊髓损害常已经发生数天或数月了。

(二)影像学检查

1. X线检查　仍是一个非常有效的检查手段,具有较高的敏感性和特异性,有时甚至优于脊髓造影和MR。在疾病早期,普通X线检查即可发现多数(85%~94%)椎管转移瘤的异常表现。但需注意,X线检查具有17%的假阴性率。

2. CT和MR　是目前较为理想的检查手段,能更准确地显示病灶以及病灶与脊髓、脊神经根的关系,也可鉴别良、恶性病变,并能为手术计划提供重要依据。由于30%~49%的病例可出现多发转移灶,因此,有学者建议,应对所有椎管转移瘤患者,进行全脊柱影像学检查,如MR、SPECT。为了明确病理诊断,可考虑在CT引导下对塌陷椎体、椎旁或硬膜外肿块进行活检。在发现椎管转移瘤病灶后,还要进行全身检查,以发现原发病灶。

七、鉴别诊断

在以疼痛为主要表现的疾病早期,要与一

般性腰背痛、脊椎关节变性疾病（如椎间盘突出症、风湿病等）相鉴别。当发生不完全性或完全性脊髓横贯性损害时，要注意与硬膜外脓肿、硬膜外血肿、硬膜外动静脉畸形、癌性脊膜炎相鉴别。少数情况下，还要与脊髓缺血性病变、脊髓急性炎症、脊髓放射性损害、类肿瘤综合征相鉴别。

八、预后评估

目前最常用的为 Tomita 全身评估系统。其方法为每例患者均行前后位和侧位 X 线平片、CT 及 MR 检查，另外亦行全身检查以寻找是否有其他器官转移灶，骨同位素扫描确诊其他部位是否合并骨转移。颈椎到骶骨全脊椎 MR 检查确定其他脊柱是否转移。同时行肺部、腹部及脑 CT 检查。

脊柱转移癌患者选择 3 个因素进行预后分析，总分为 10 分。

（一）原发肿瘤的恶性程度

根据肿瘤生长速度确定原发肿瘤恶性程度，分为三型。

Ⅰ型　缓慢生长型：乳腺、前列腺、甲状腺等（1分）；

Ⅱ型　中度生长型：肾脏、子宫等（2分）；

Ⅲ型　快速生长型：肺脏、肝脏、胃肠及原发病灶不明等（4分）。

（二）其他重要器官转移（肺脏、肝脏、肾脏、脑）分为三型

Ⅰ型　无其他脏器转移（1分）；

Ⅱ型　合并其他脏器转移，能通过手术或介入栓塞治疗治愈（2分）；

Ⅲ型　合并其他脏器转移，无法治疗（4分）。

（三）骨转移（包括脊柱）分为二型

Ⅰ型　单发脊柱转移（1分）；

Ⅱ型　多发骨转移（2分）。

对于预后评分为 2~3 分患者，治疗目的是获得长期局部控制，生存时间期望超过 2 年，应该选择广泛或边缘切除，例如，行全脊椎整块切除术。对于评分 4~5 分的患者，治疗目的是中期局部控制，应行囊内切除术，以其获得较好的预后。对于评分 6~7 分的患者，估计生存时间约为 12 个月，应该首选姑息性手术。而评分 8~10 分的患者，不具手术适应证，应选择支持治疗。

九、治疗

转移性肿瘤一旦引起脊髓或神经根症状者均应及早施术，术中切除转移瘤，达到减压及恢复椎节形态之目的，为此，均需附加植入物和内固定，一般采用自体髂骨、钛网、人工椎体等。并酌情选择相应的内固定方式，包括钛板、椎弓根钉及其他内固定物等。

手术较大，失血量多，术前应充分准备以防术中发生意外。

十、临床举例

图 5-4-2-5-3　患者女性，38 岁，因腰部疼痛 1 月入院，3 年前有甲状腺癌手术史。体检未见明显神经功能障碍。确诊为腰椎肿瘤后，即在全麻下行肿瘤切除并内固定术。术后病理报告为甲状腺癌腰椎转移（A~H）。

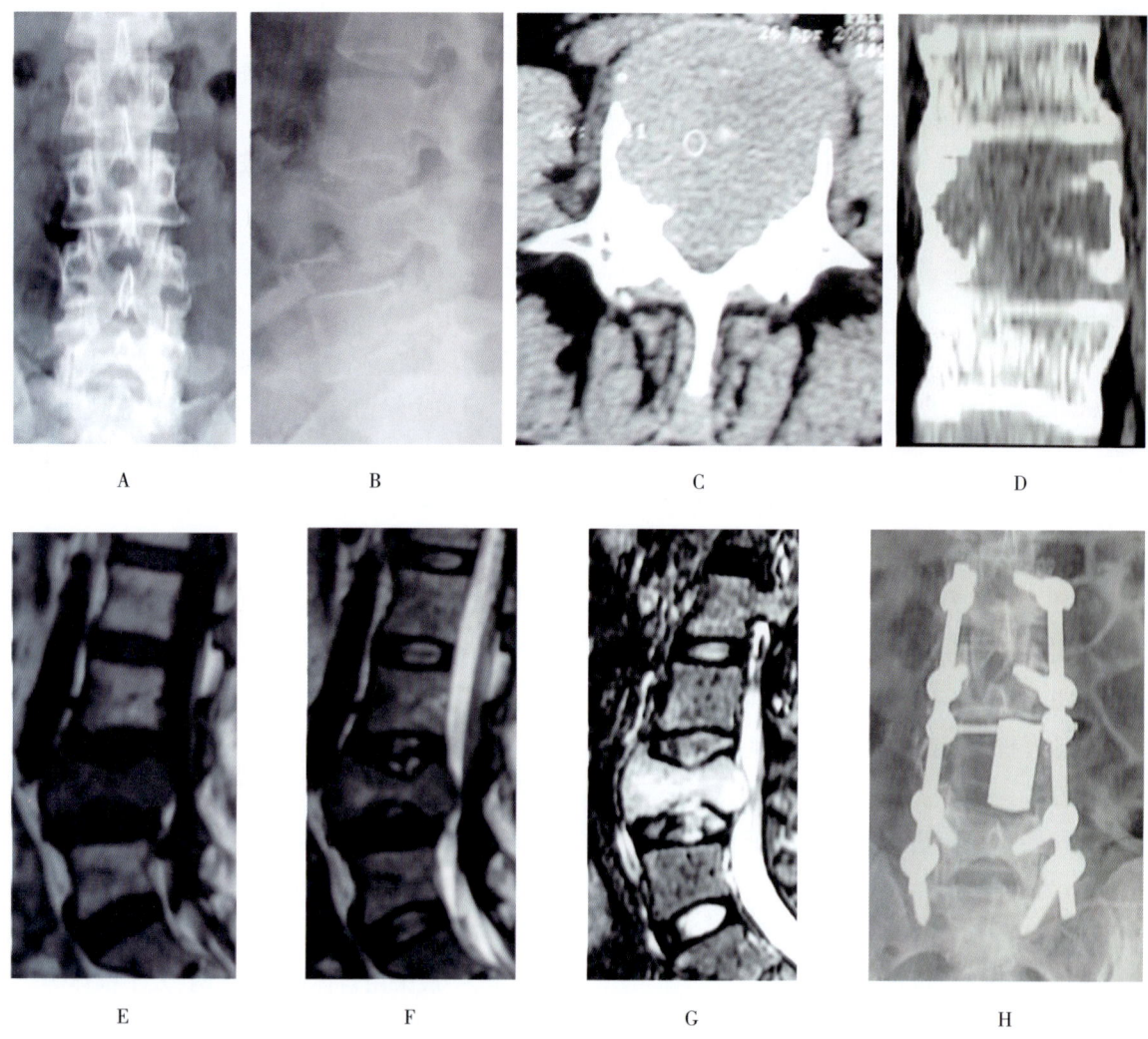

图5-4-2-5-3 临床举例 脊柱转移瘤（A~H）

A.B. X线正位片见L_4椎体左侧椎弓根影消失，侧位片见L_4椎体破坏；C. 术前CT扫描见椎体组织CT值降低；
D. CT二维重建见L_4椎体呈溶骨性改变；E. MR矢状位观（T_1加权）见肿瘤呈中低信号改变，椎体塌陷，高度下降；
F. MR矢状位观（T_2加权）见肿瘤呈中高信号改变；G. MR矢状位观（脂肪抑制像）见肿瘤呈高信号；
H. 术后腰椎正位X线片，肿瘤被切除，并行椎弓根螺钉及钛网内固定

（徐华梓 李也白 徐辉 王靖 杨胜武 陈德玉 赵定麟）

参 考 文 献

1. 卢旭华,赵定麟,陈德玉,袁文. 360°环状减压、固定重建术治疗T_4椎体血管瘤一例报告,中华骨科杂志,2007年27卷5期
2. 饶书诚,宋跃明. 脊柱外科手术学（第三版）.北京：人民卫生出版社,2006
3. 唐镇生. 神经系统肿瘤,人民中医出版社第一版 2004年4月
4. 赵定麟. 现代骨科学. 北京：科学出版社,2004
5. Bunl R, Bart h H, Hugo H H, et al. intracranial and spinal melanotic schwannoma in the same patient. J Neurooncol, 2004, 68: 249-254.
6. Chang I C, Chou M C, Bell W, et al. Spinal Cord Compression Caused by extradural arachnoid cyet. Clinical examples and review. Pediat r Neurosurg, 2004, 40（1）:

70-74.

7. De Verdelhan O, HeaGelen C, Carsin Nicol B, et al. MR imaging features of spinal schwannomas and meningiomas. J Neuroradiol, 2005, 32（1）: 42-49.
8. Fehlings MG, Chua SY. Editorial: Spinal cord tumor research. J Neurosurg Spine. 2010 Feb; 12（2）: 115-6; discussion 116.
9. Fehlings MG, Craciunas SC. Editorial: High-grade intramedullary astrocytomas: what is the best surgical option? J Neurosurg Spine. 2010 Feb; 12（2）: 141-2; discussion 142-3.
10. Guarnieri G, Ambrosanio G, Vassallo P Vertebroplasty as treatment of aggressive and symptomatic vertebral hemangiomas: up to 4 years of follow-up. Neuroradiology. 2009 Jul; 51（7）: 471-6.
11. Meyer SA, Singh H, Jenkins AL. Surgical treatment of metastatic spinal tumors. Mt Sinai J Med. 2010 Jan; 77（1）: 124-9.
12. Raco A, Piccirilli M, Landi A. High-grade intramedullary astrocytomas: 30 years' experience at the Neurosurgery Department of the University of Rome "Sapienza". J Neurosurg Spine. 2010 Feb; 12（2）: 144-53.
13. Wilson PE, Oleszek JL, Clayton GH. Pediatric spinal cord tumors and masses. J Spinal Cord Med. 2007; 30 Suppl 1: S15-20.

第三章 脊柱肿瘤临床手术病例举例

脊柱原发性肿瘤较为少见,约占全身肿瘤的3‰~4‰,但其解剖部位特殊,易危及脊髓神经而为大家高度重视,尤其是椎管内肿瘤,其在临床上虽非多见,发生率为1/10万人左右,但由于其直接波及脊髓神经,因此无论是良性、恶性或转移性,均应视为"恶性",需尽早处理,或密切观察下待处理,以免失去最佳手术时机引发严重后果。

椎管内肿瘤以硬膜内髓外为多见,包括神经鞘瘤、脊膜瘤及脂肪瘤等,而髓内肿瘤相对少见。

其次是椎体肿瘤,原发者更为少见,大多为转移性肿瘤。现结合临床病例,对相对多见的肿瘤分节介绍于后。

第一节 椎管内肿瘤

一、神经鞘瘤

(一)基本概念

神经鞘瘤(nerve sheath tumor)源于Schawann's鞘,属良性肿瘤;因发病缓慢,大多发现于中年后年龄段,占脊柱椎管肿瘤发生率的1/4,颈、胸、腰均可发生。其临床症状多见于肿瘤体积发展至一定程度、压迫脊髓或脊神经根时。因瘤体多见于椎管侧后方,因此,发病早期大多先出现根性症状,在颈段亦表现为根性,或以根性症状为主的混合型颈椎病症状。一般均需MR检查证实,一旦发现,应酌情及早手术摘除,尤其是恶性病变,应彻底切除。

(二)临床举例

[例1] 图5-4-3-1-1 女性,57岁,上颈段椎管神经鞘膜瘤(A~G)。

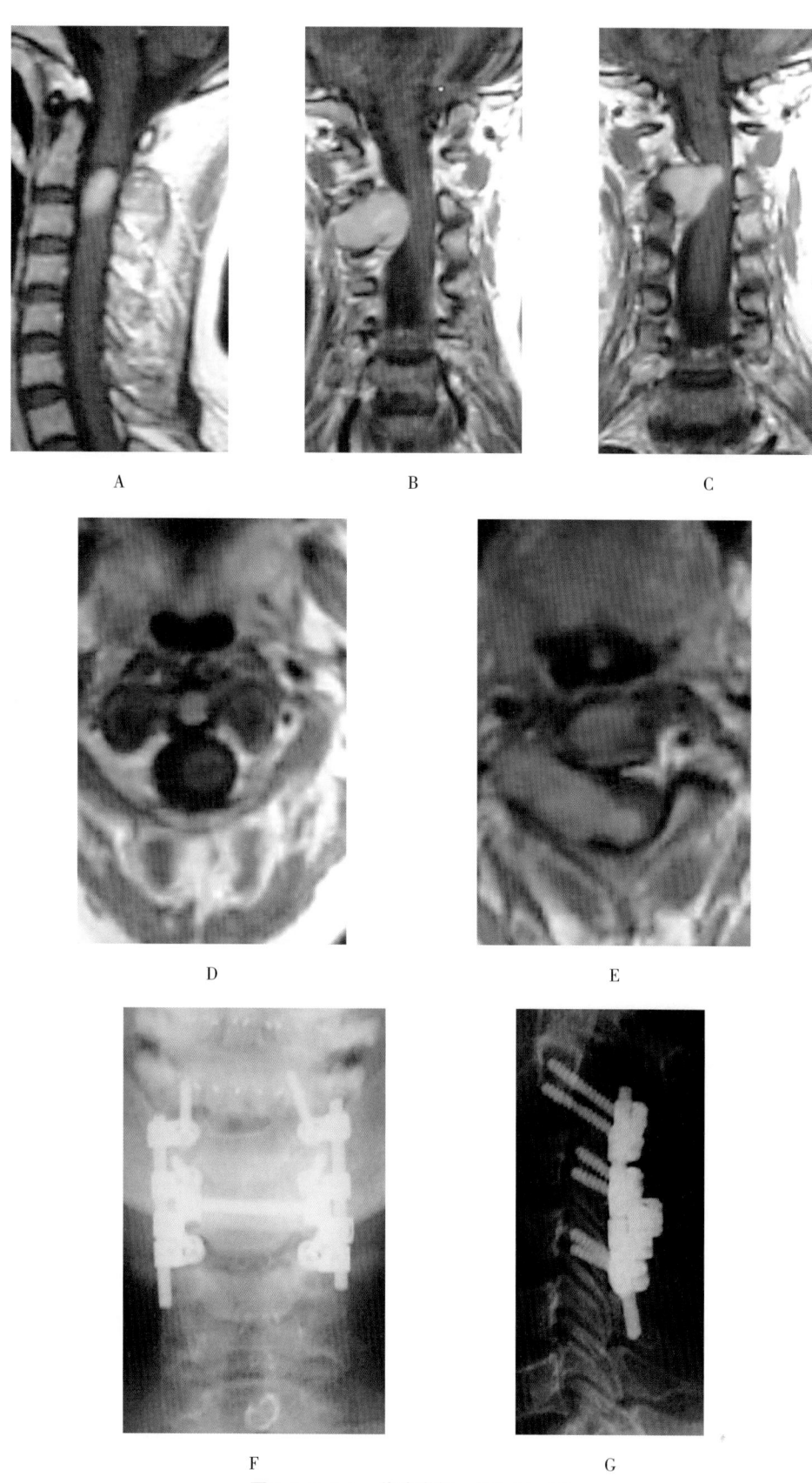

图5-4-3-1-1　临床举例　例1（A~G）

A. MR矢状位，见肿瘤位于C_2、C_3节段椎管内；B.C. MR冠状位，显示椎管内肿瘤偏向左侧；D.E. MR水平位观；F.G. 颈后入路摘除肿瘤。先行C_{2-4}侧块螺钉固定，稍许撑开后切除椎板，于蛛网膜下腔摘除肿瘤，缝合硬膜，冰盐水冲洗，清理术野后放置横连接，术后正侧位片显示固定良好，原症状逐渐消失；病理切片报告为椎管内神经鞘瘤

[例2]图5-4-3-1-2 女性,45岁,因"左肩酸痛两年,加重伴左上肢及双侧大腿酸麻3月余"入院。体检显示:颈椎生理曲度存在,颈椎棘突及棘间压痛,双侧 Spurling 征(-),双侧 Hoffmann 征(+),双侧肱二头肌反射、肱三头肌反射及桡骨膜反射(++),左上臂、前臂及尺侧3个手指针刺觉减退,左手握力5⁻级,右上肢感觉、肌力正常,未见四肢肌肉萎缩。双侧乳头至髂前上棘水平针刺觉轻度减退,腹部束带感,腰椎棘突无明显压痛及叩击痛,腰椎各方向活动无明显受限,双下肢等长,双侧大腿针刺觉减退,双侧膝关节以下感觉正常,左下肢股四头肌肌力4级,右下肢股四头肌肌力5⁻级,双膝反射(+++),双侧踝反射(++)。术后病理诊断为:颈段椎管内神经鞘瘤(A~I)。

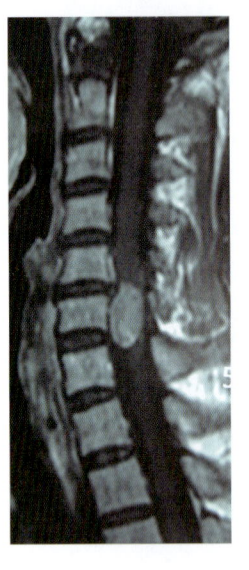

A

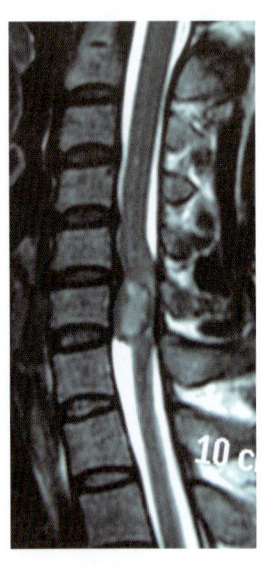

B

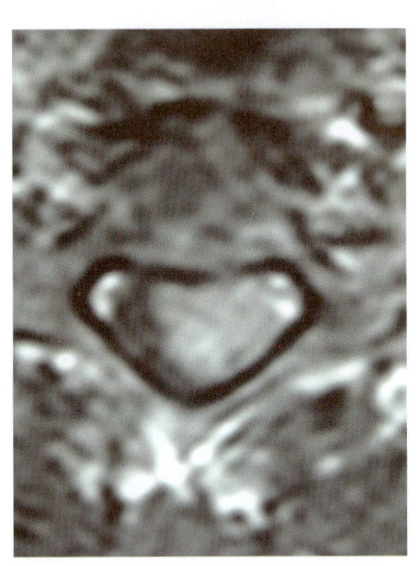

C

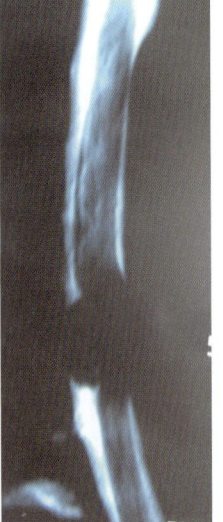

E

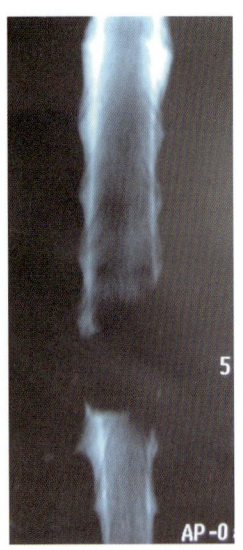

F

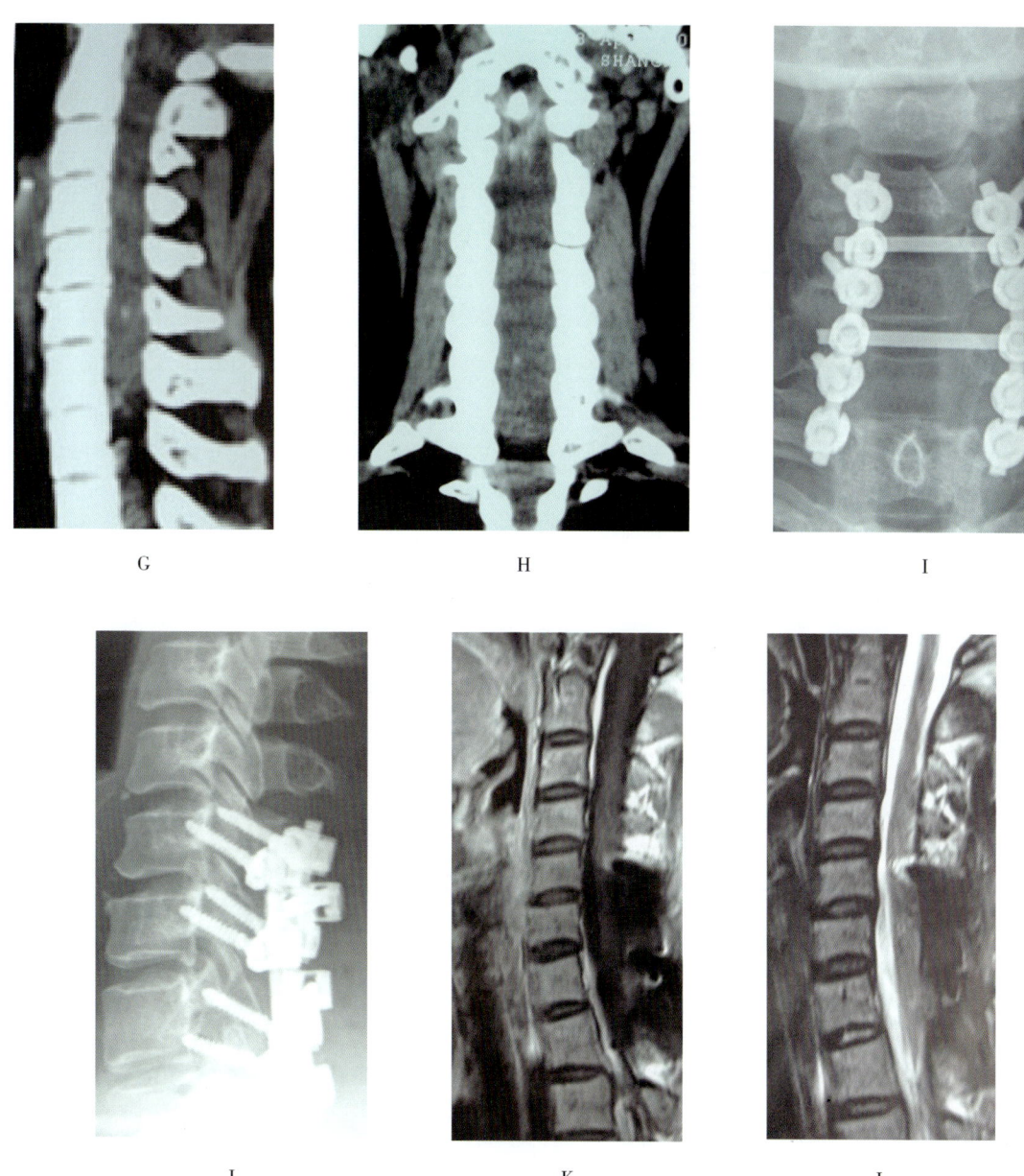

图5-4-3-1-2　临床举例　例2（A~L）

该患者因不全性瘫痪入院，确诊为椎管内肿瘤后即在全麻下行椎节侧块固定+肿瘤切除术。A.B. 术前MR矢状位观（T_1、T_2加权），显示肿瘤位于C_6椎节椎管内；C.D. 术前MR水平位观（T_1、T_2加权），见肿瘤位于偏右椎管内；E.F. 术前颈髓水成像（MRM），显示肿瘤范围；G.H. 术前CT二维重建图像；I.J. 颈椎侧块螺钉固定+肿瘤切除；术后正侧位X线片所见；病理报告：颈椎椎管内神经鞘瘤；K.L. 一年后随访，原神经受损症状消失，MR矢状位观，未见肿瘤复发。

[例3]图5-4-3-1-3　男性，35岁，因"左下肢麻木反复发作一年"入院。双侧Hoffmann征（+），双侧肱二头肌反射、肱三头肌反射及桡骨膜反射（++），双上肢感觉、肌力正常，未见四肢肌肉萎缩。腹壁反射正常，腹部有束带感，腰椎棘突无压痛及叩击痛，腰椎各方向活动无明显受限，双下肢等长，左下肢针刺觉减退，右大腿内侧针刺觉轻度减退，双下肢肌张力无异常，双膝反射（+++），双侧踝反射（++），双侧髌阵挛及双侧踝阵挛（−），双下肢直腿抬高75°受限，拟诊为胸段（$T_{4~5}$）椎管内肿瘤予以手术切除，术后诊断：胸段椎管内神经鞘瘤（A~L）。

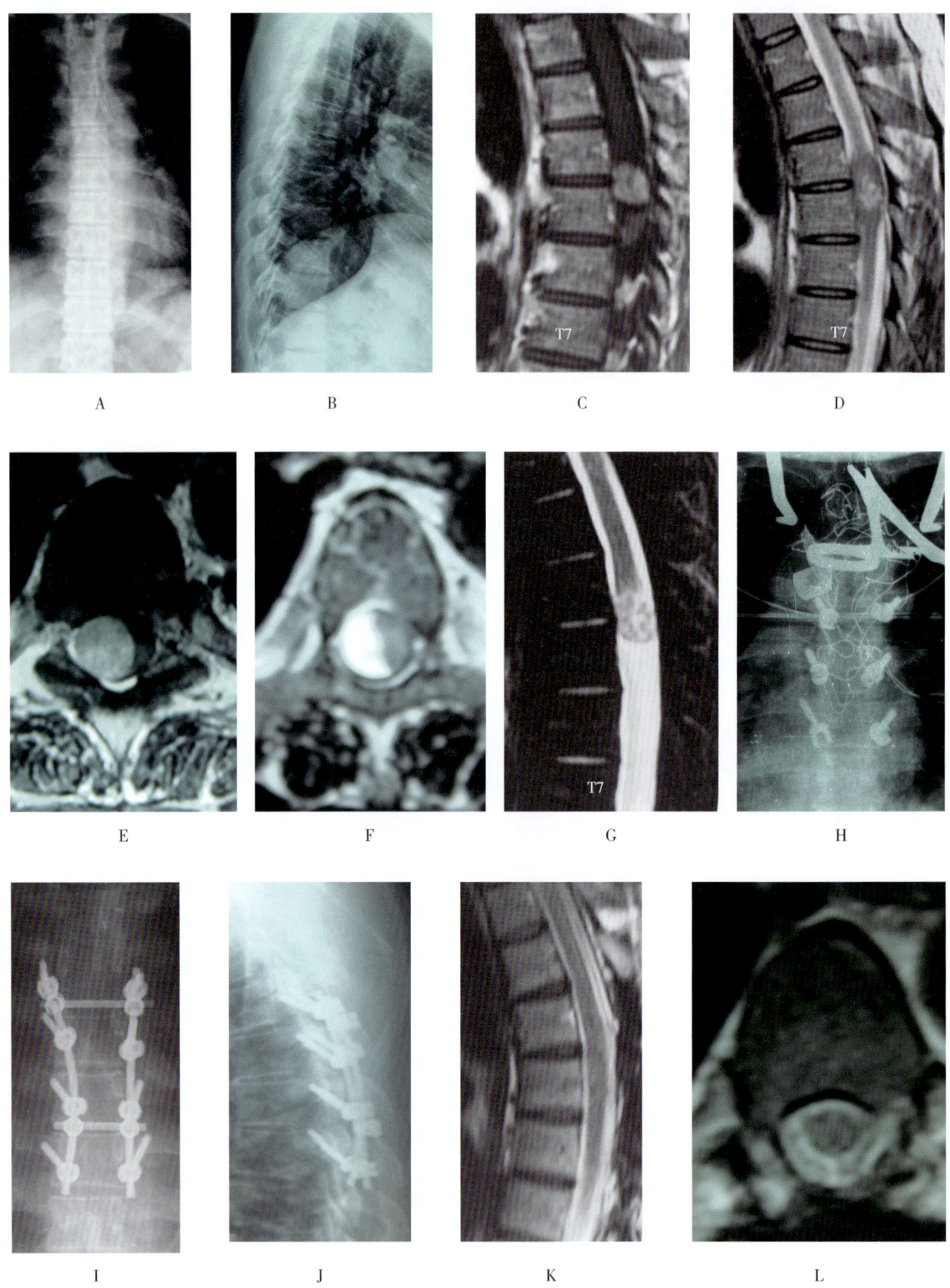

图5-4-3-1-3 临床举例 例3（A~L）

A.B. 术前胸椎正侧位X线片；C.D. 术前MR矢状位观（T_1、T_2加权），见T_4、T_5节段椎管内有新生物显现；E.F. 术前MR水平位观，见肿瘤在椎管内，偏左侧；G. 术前胸髓水成像（MRM）征；H. 术中，先予以侧块螺钉固定，用C-臂X线机透视螺钉位置；I.J. 侧块螺钉固定确实后切除椎板、摘除肿瘤及辅加横连接；K.L. 一年余随访，原症状消失，MR未见肿瘤复发

[例4]图5-4-3-1-4 女性,43岁,上腰段椎管内神经鞘瘤(A~H)。

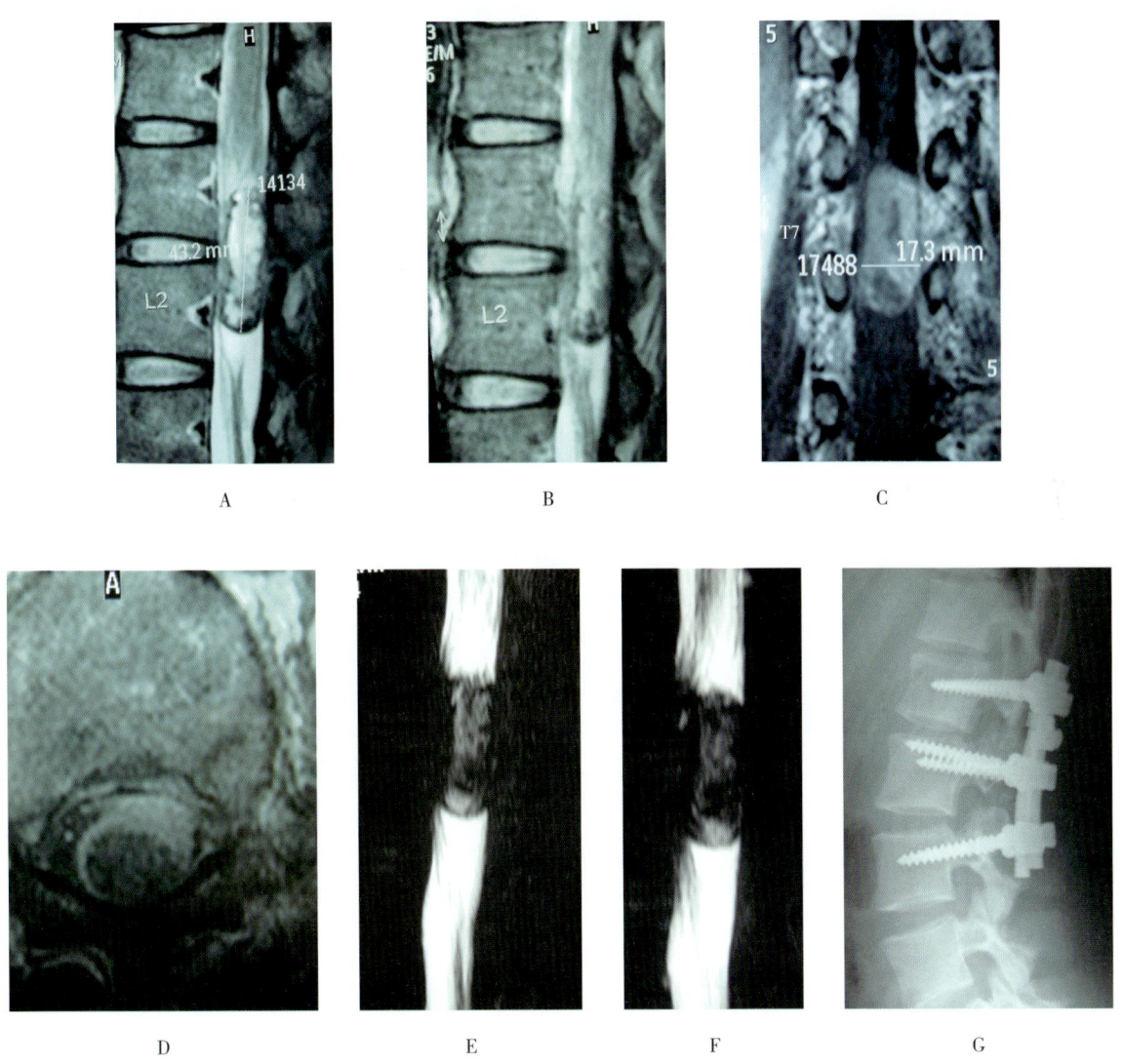

图5-4-3-1-4 临床举例 例4(A~H)

患者因双下肢麻木、乏力入院,确诊为L_1、L_2段椎管内肿瘤后行手术切除术。A.B. 术前MR矢状位,见L_1、L_2椎节交界处椎管内肿瘤;C. 术前MR冠状位,肿瘤中心点位于L_1、L_2椎间盘后方;D. 术前MR水平位观;E.F. 术前胸腰段脊髓水成像(MRM),显示肿瘤范围;G. $L_{1~3}$椎弓根钉固定后行肿瘤切除术,术后侧位X线片,显示椎节高度与弧度恢复正常;术后病理报告为神经鞘瘤

[例5]图5-4-3-1-5 女性,21岁,因"腰痛8月加重伴活动受限、双下肢放射痛2周余"入院。双上肢腱反射(++);双下肢浅感觉减退,尤以左下肢为明显,双膝反射(+),双侧踝反射(+)。拟诊腰椎椎管内神经鞘瘤行手术治疗(A~J)。

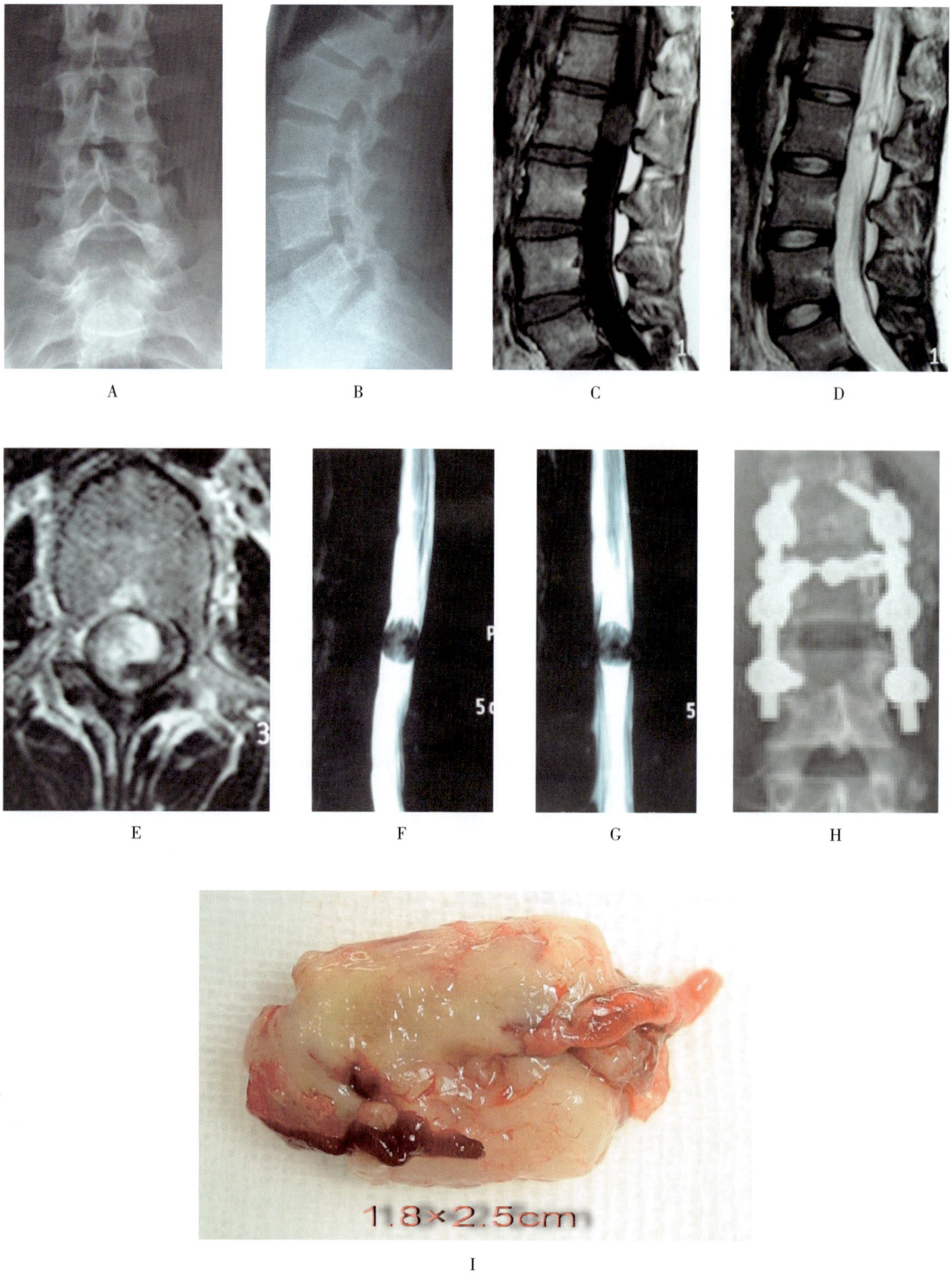

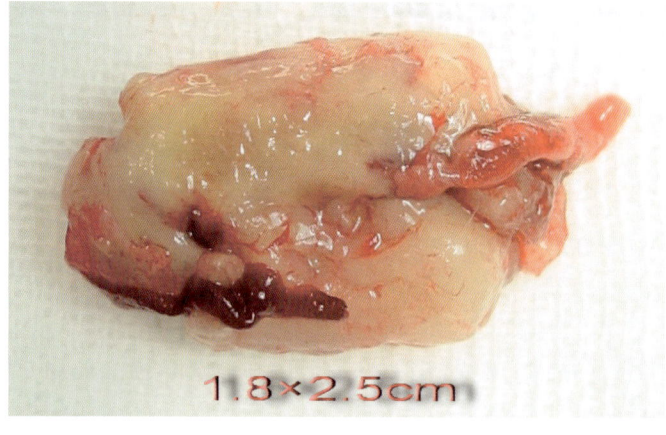

图5-4-3-1-5 临床举例 例5（A~J）

A.B. 术前正侧位X线片；C.D. 术前MR矢状位观、T_1、T_2加权，显示L_2椎管内肿瘤；E. MR水平位观；F.G. 水成像（MRS）矢状位及正位；H. 后路$L_{1~3}$椎弓根钉置入，稍许撑开、固定，椎板切除+蛛网膜下腔探查+肿瘤切除术，术后正位X线片，显示内固定位置满意；I. 病理标本外观，切片诊断"下腰椎椎管内神经鞘瘤"

[例6]图5-4-3-1-6 女性,67岁,上颈椎椎管内神经鞘瘤,曾两次手术清除肿瘤(A~K)。

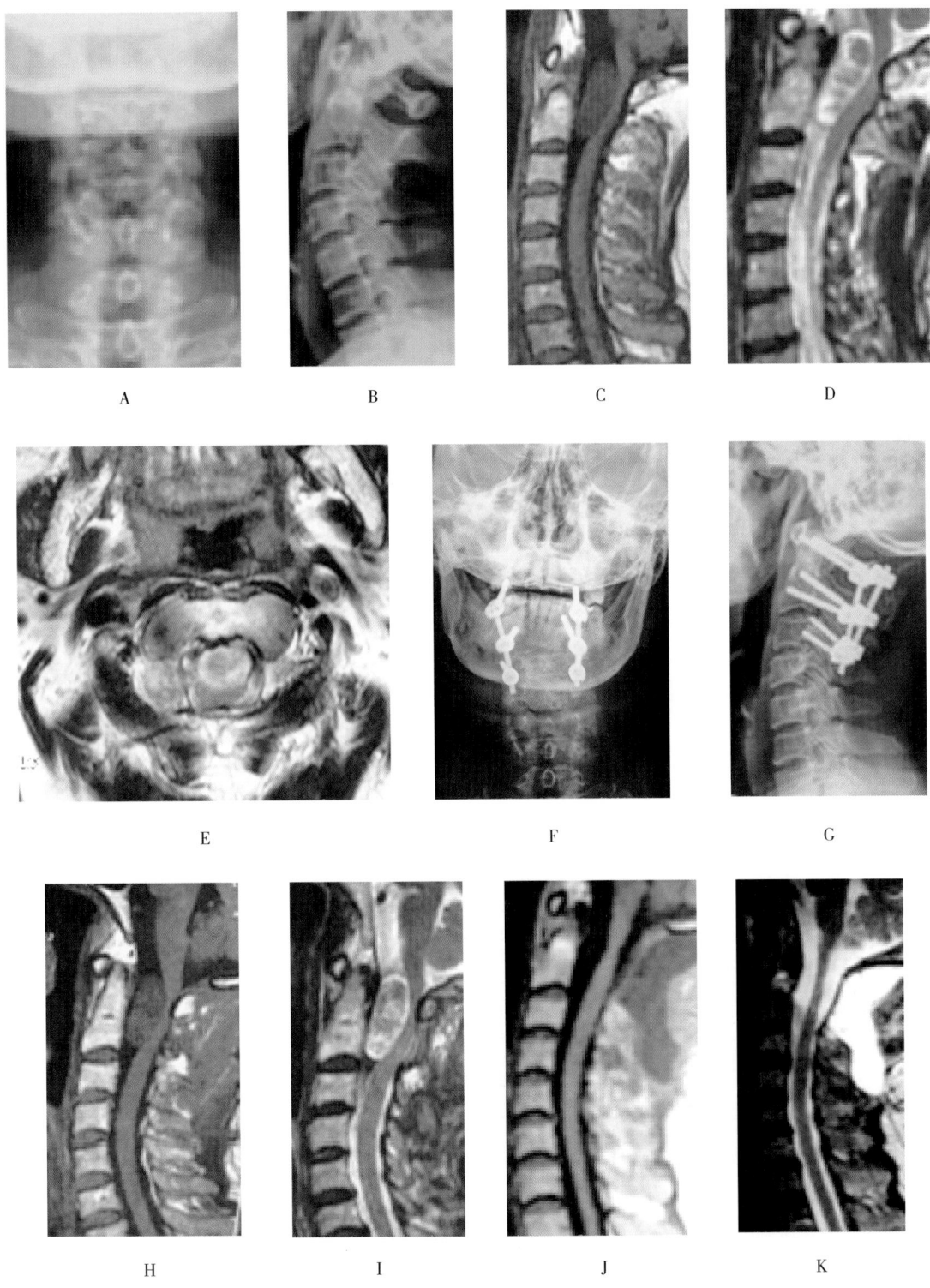

图5-4-3-1-6 临床举例 例6(A~K)

A.B. 第一次手术术前X线正侧位片；C.D. 第一次术前MR矢状位T_1、T_2加权加权,显示椎管内肿瘤位于腹侧；E. 第一次术前MR横断面显示肿瘤位于腹侧正中；F.G. 第一次手术从后路$C_{1~3}$椎板切除减压,摘除部分肿瘤,C_1、C_2椎弓根和C_3侧块螺钉固定,术后正侧位X线片；H.I. 术后3个月复查MR冠状位(T_1、T_2加权)显示腹侧肿瘤残留；J.K. 第二次手术仍然从后路减压摘除肿瘤,术后3个月再次复查MR冠状位(T_1、T_2加权)示肿瘤完全摘除。病理诊断为上颈段椎管内神经鞘瘤

[例7]图5-4-3-1-7　男性,45岁,$C_{3\sim5}$椎管内外恶性神经鞘瘤（A~I）。

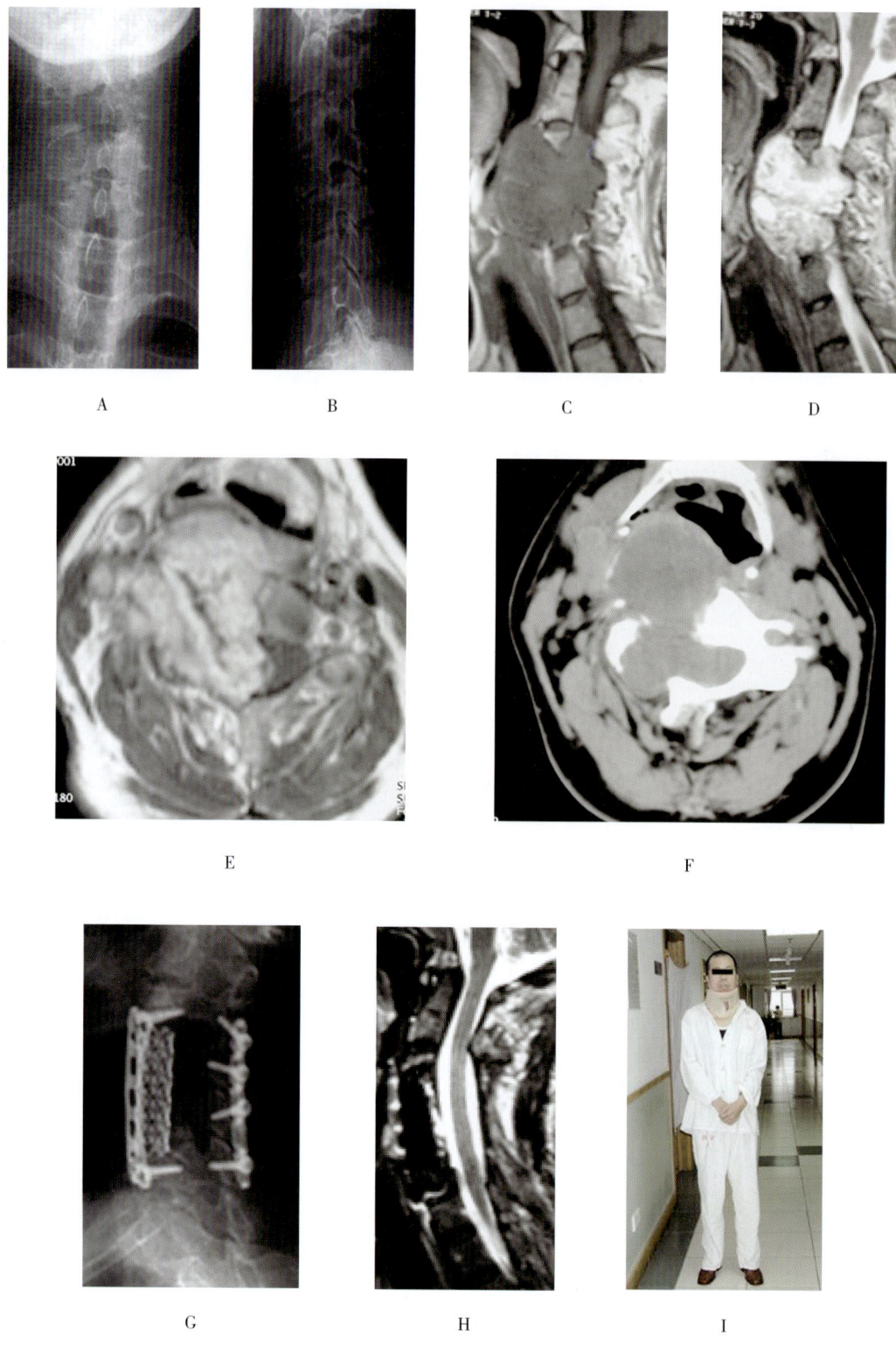

图5-4-3-1-7　临床举例　例7（A~I）

A.B. 术前正侧位X线片；C.D. 术前MR矢状位T_1、T_2加权像，显示$C_{3\sim5}$椎管内外恶性神经鞘膜瘤；E. 增强MR横断面显示肿瘤侵袭范围；F. CT横断面显示骨质破坏；G. 前后路联合手术切除肿瘤，术后X线侧位片；H. 术后MR显示肿瘤已切除，脊髓减压良好，病理切片报告：颈椎椎管内外恶性神经鞘膜瘤；I. 术后患者人物照

二、脊膜瘤

（一）基本概念

脊膜瘤发病率与前者相似，占脊柱椎管内肿瘤1/4左右，各段均可发生。临床症状与肿瘤的大小、生长速度及部位等直接相关。依据MR所见，诊断与鉴别诊断均无困难。治疗主要强调及早手术摘除，尤其是症状发展较快者。

（二）临床举例

［例1］图5-4-3-1-8 女性，65岁，颈段椎管内脊膜瘤（A~I）。

A

B

C

D

E

F

G

H

I

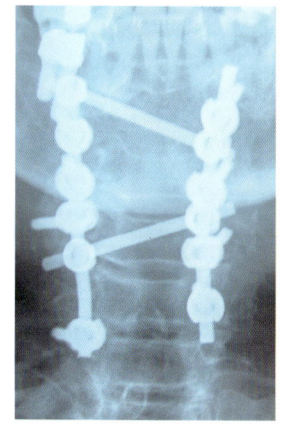

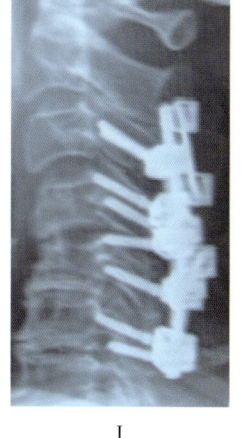

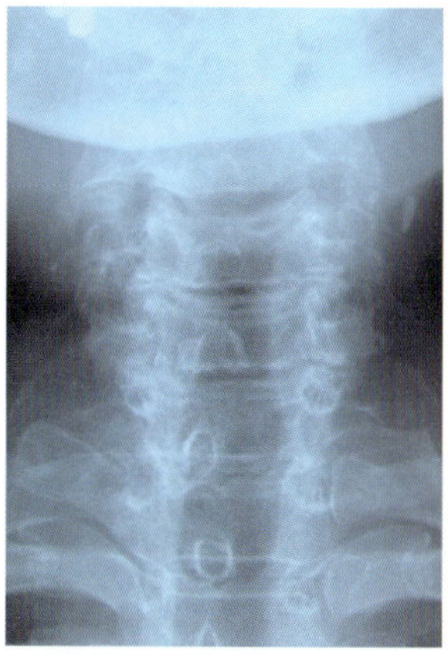

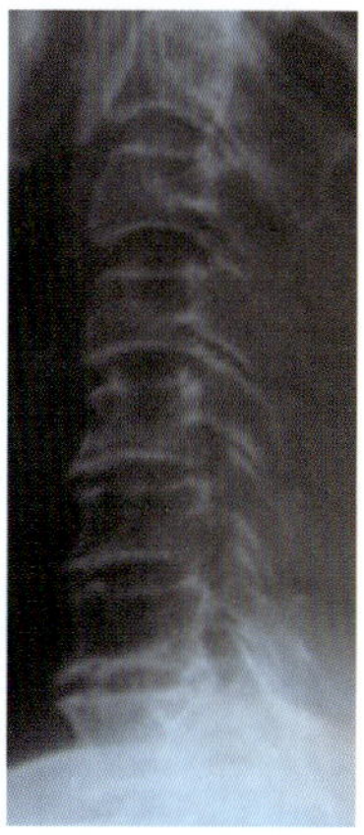

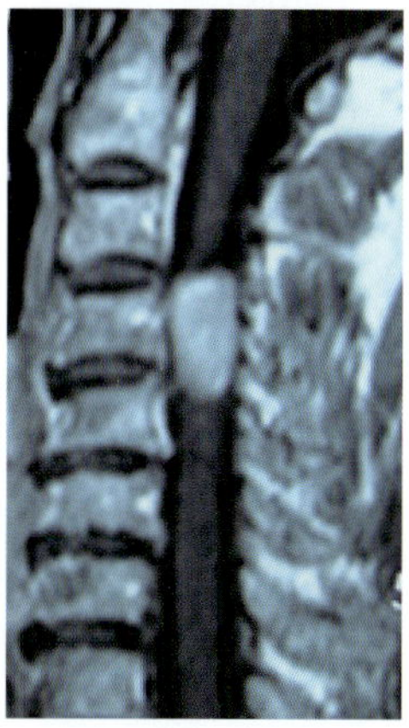

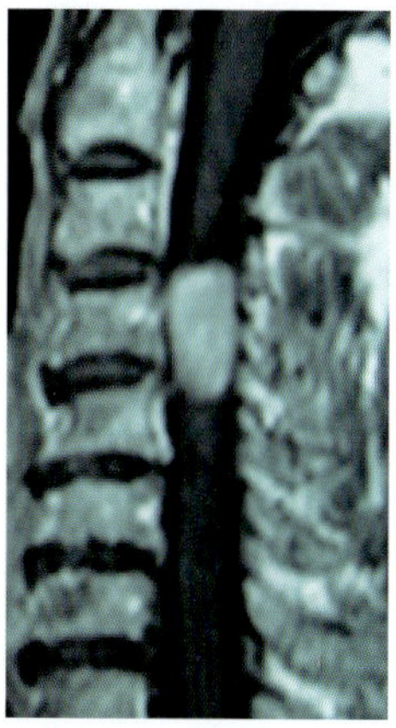

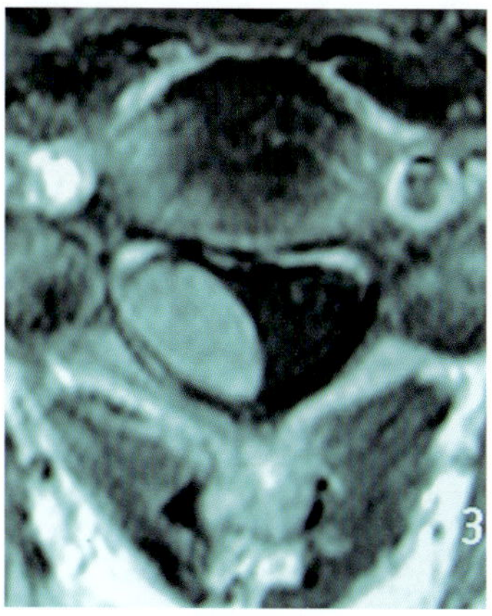

图5-4-3-1-8 临床举例 例1（A~I）

A.B. 术前正侧位X线；C.D. MR矢状位观，见肿瘤位于C_4椎体后方椎管内；E.F. MR水平位观，显示肿瘤位于侧后方；G. 颈段脊髓水成像（MRS）；H.I. 颈后路$C_{3\sim6}$侧块螺钉置入，稍许撑开，切除椎板，于蛛网膜下脊髓外切除肿瘤，缝合硬膜囊，放置横连接杆，X线正侧位片示固定概况，术后病理切片诊断为颈段椎管内脊膜瘤

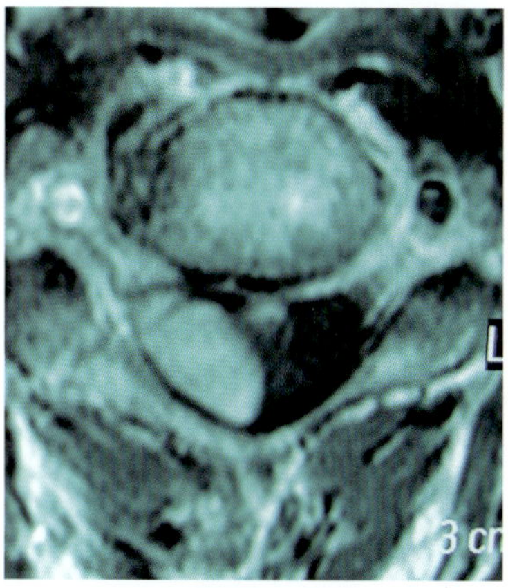

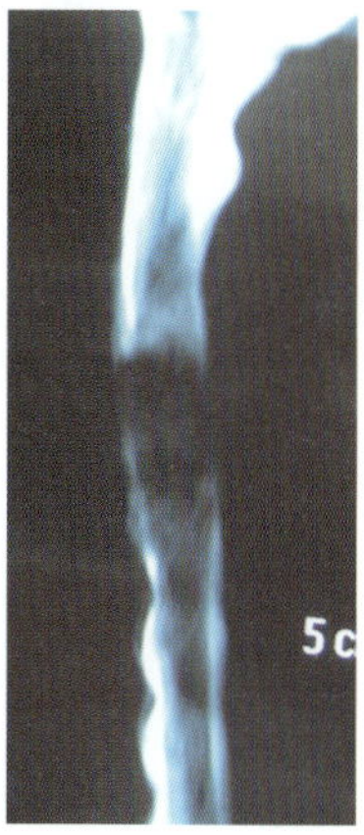

[例2] 图 5-4-3-1-9　胸段脊膜瘤（A~J）。

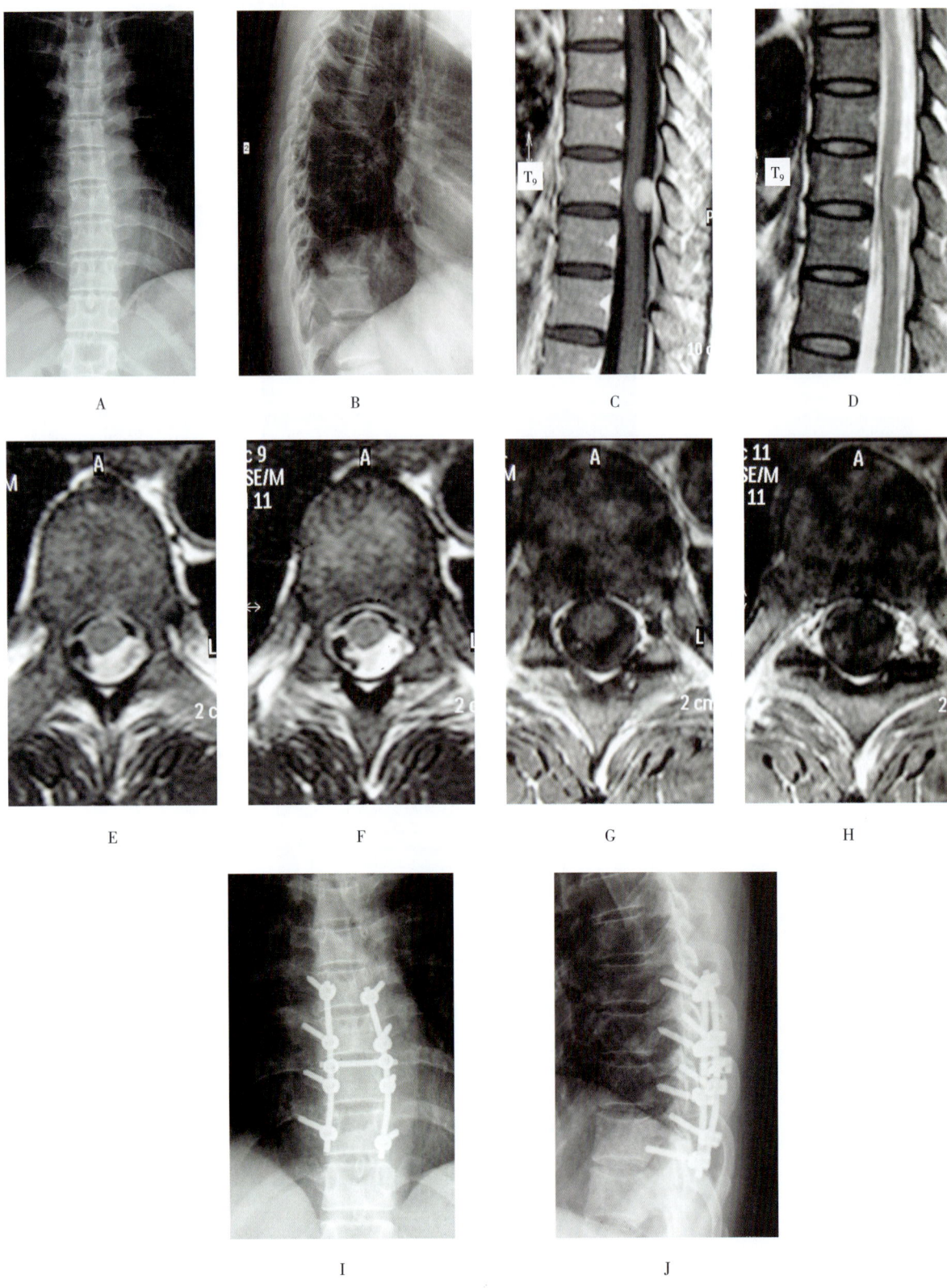

图5-4-3-1-9　临床举例　例2（A~J）

A.B. 术前X线正侧位片；C.D. 术前MR矢状位观（T_1、T_2）加权，见T_9椎管肿瘤，稍偏下方；E~H. 术前MR不同平面水平位观，T_2、T_1加权，肿瘤偏向左后方；I.J. 胸椎后路侧块螺钉固定后切除肿瘤，正侧位X线片显示固定满意

[例3]图5-4-3-1-10 女性,41岁,T_2段椎管内脊膜瘤(A~C)。

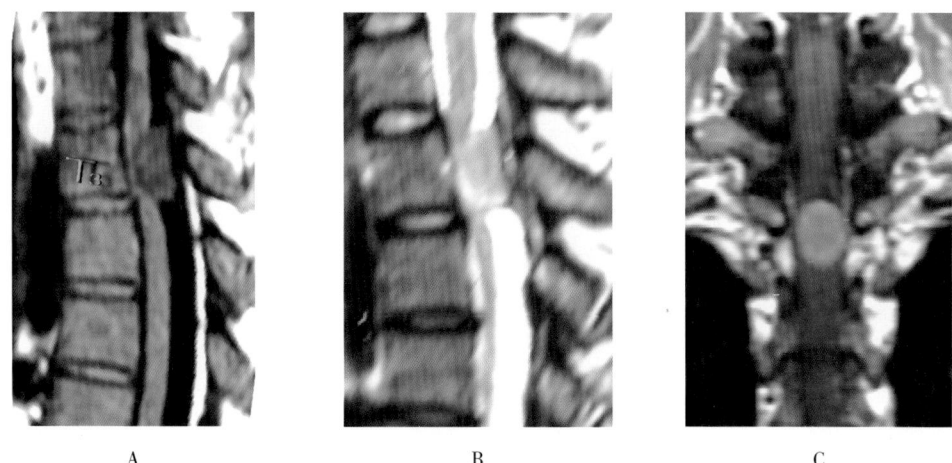

图5-4-3-1-10 临床举例 例3（A~C）
A.B. MR矢状位显示T_2段椎管内后方肿瘤；C. MR冠状位观

[例4]图5-4-3-1-11 男性,39岁,椎管内海绵状血管瘤(A~F)。

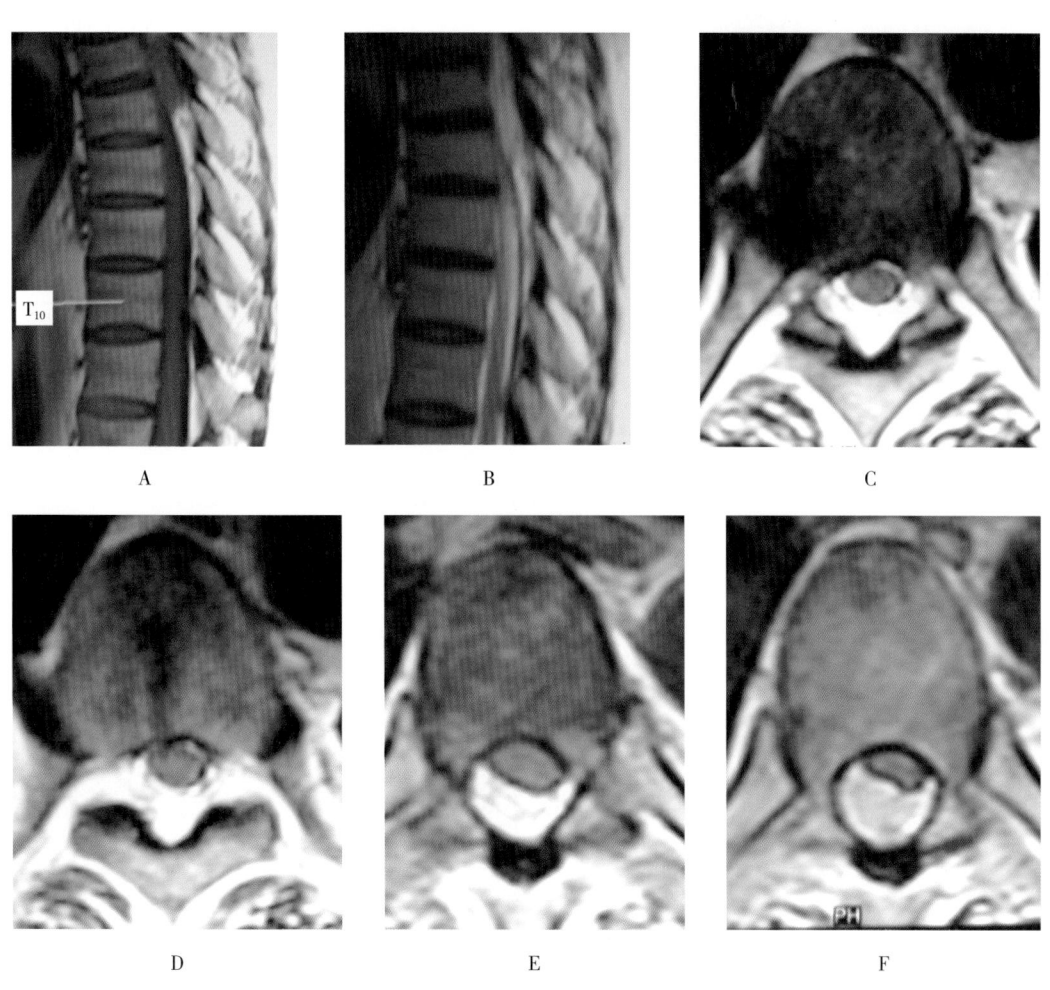

图5-4-3-1-11 临床举例 例4（A~F）
A.B. MR矢状位观显示$T_{7~9}$段后方肿瘤；
C~F. MR水平位观，血管瘤位于后方、偏左侧；全麻下胸后路减压+血管瘤切除，术后症状消失

[例5]图5-4-3-1-12 男性,41岁,椎管内血管畸形(A~F)。

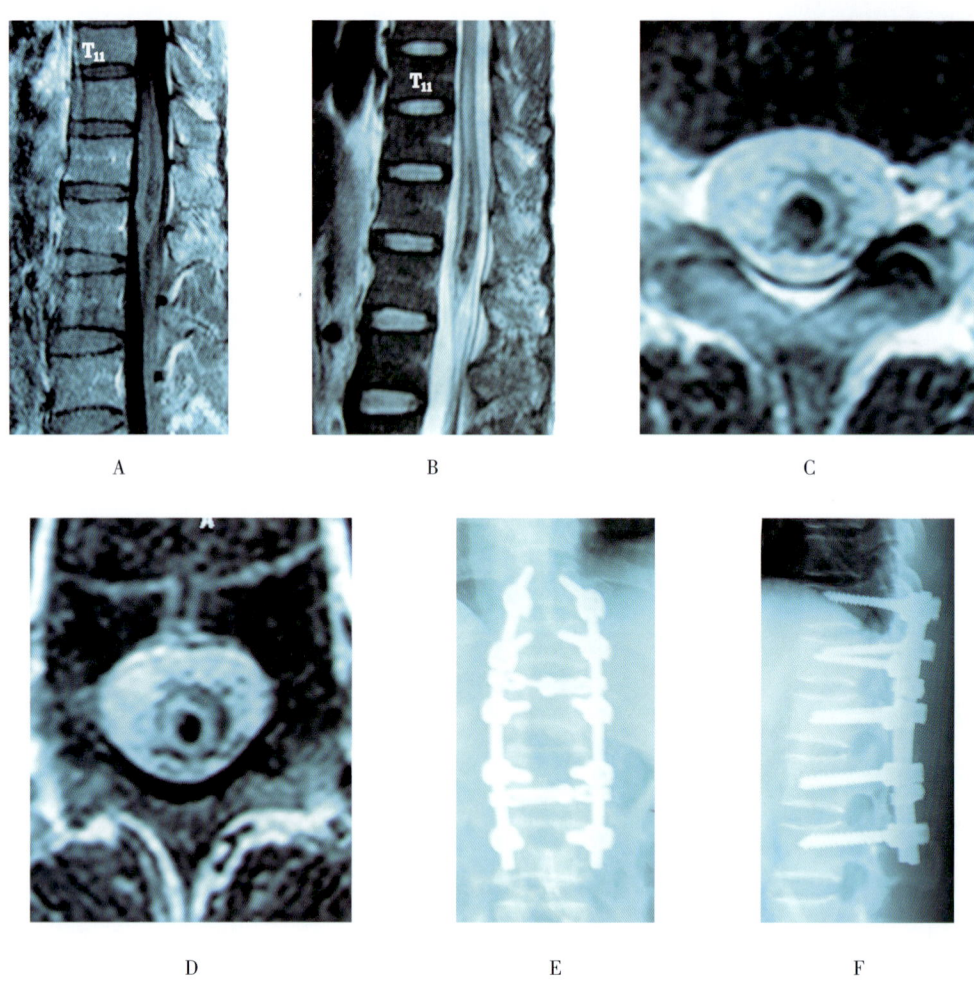

图5-4-3-1-12 临床举例 例5（A~F）
A.B.术前MR矢状位观显示T_{11}~L_2异常阴影；C.D.MR水平位观；
E.F.术中探查后诊断髓内血管畸形，减压后予以椎弓根钉固定，原症状缓解

[例6]图5-4-3-1-13 女性,57岁,腰椎椎管内脊膜瘤(A~L)。

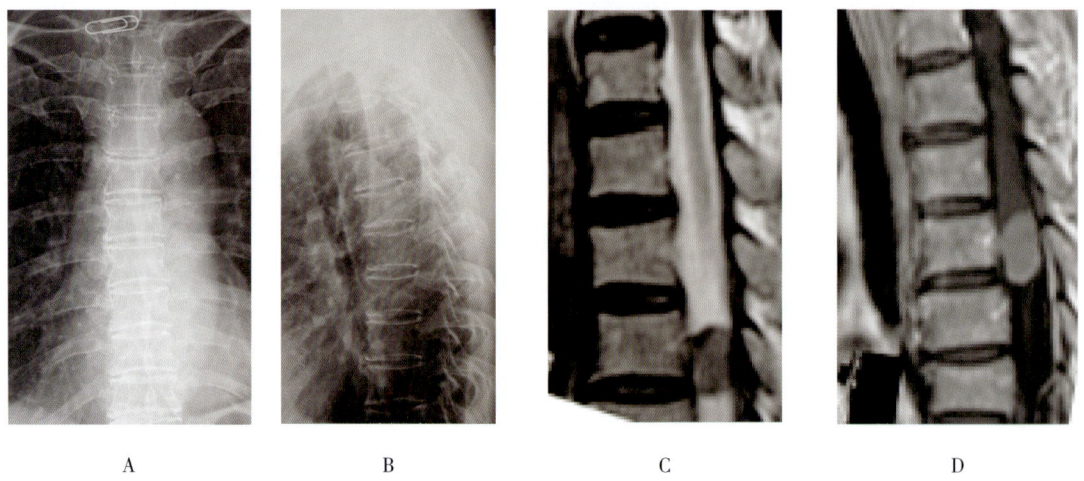

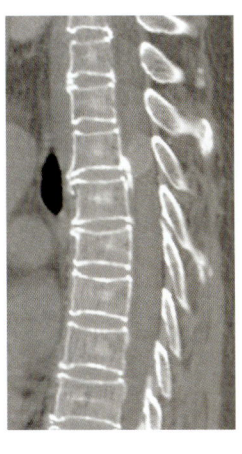 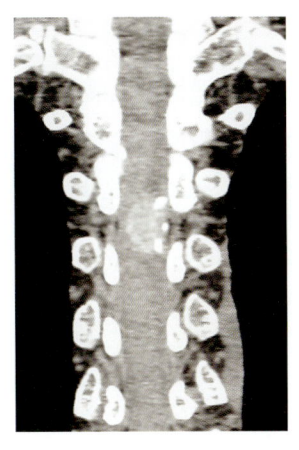 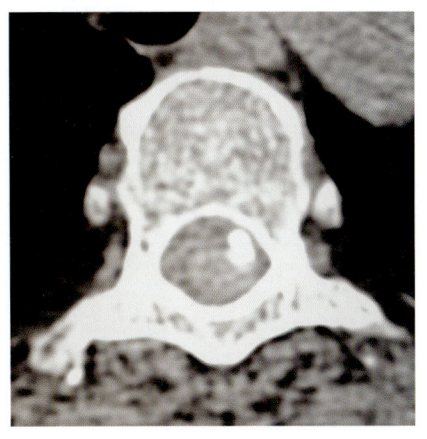

E　　　　　　　　　　　　　F　　　　　　　　　　　　　G

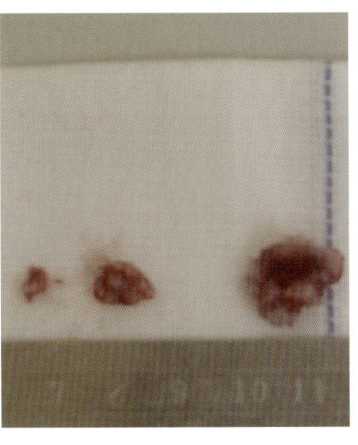 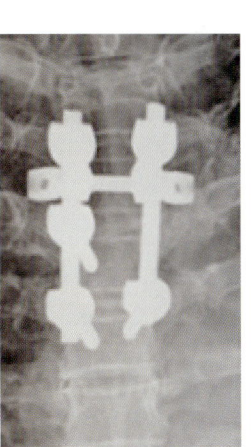

H　　　　　　　　　　I　　　　　　　　　　J

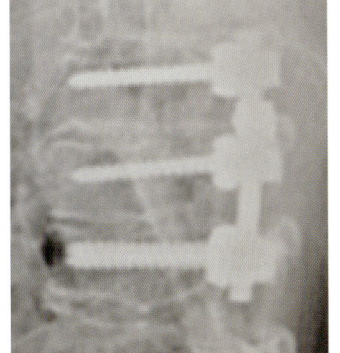 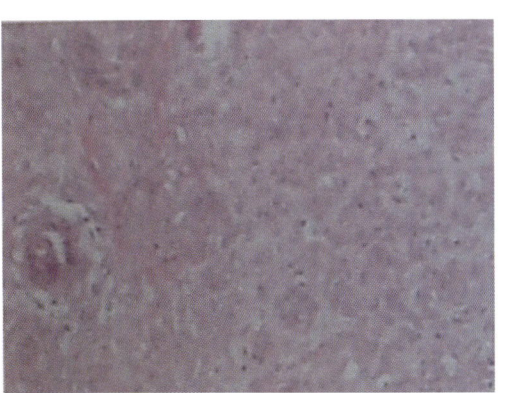

K　　　　　　　　　　　　　　L

图5-4-3-1-13　临床举例　例6（A~L）

A.B. 术前X线正侧位片；C.D. 术前MR见T_3水平椎管内占位，病灶椭圆形，脊髓明显受压；E~G. 术前CT，椎体及附件均未见骨质破坏；H. 给予后路减压椎管内肿瘤切除减压内固定，术中见肿瘤位于硬膜下；I. 术中完整取出肿瘤；J.K. 术后X线；L. 术后病理提示为脊膜瘤

三、其他肿瘤

[例1]图5-4-3-1-14 男性,46岁,胸椎椎管内恶性淋巴瘤(A~G)。

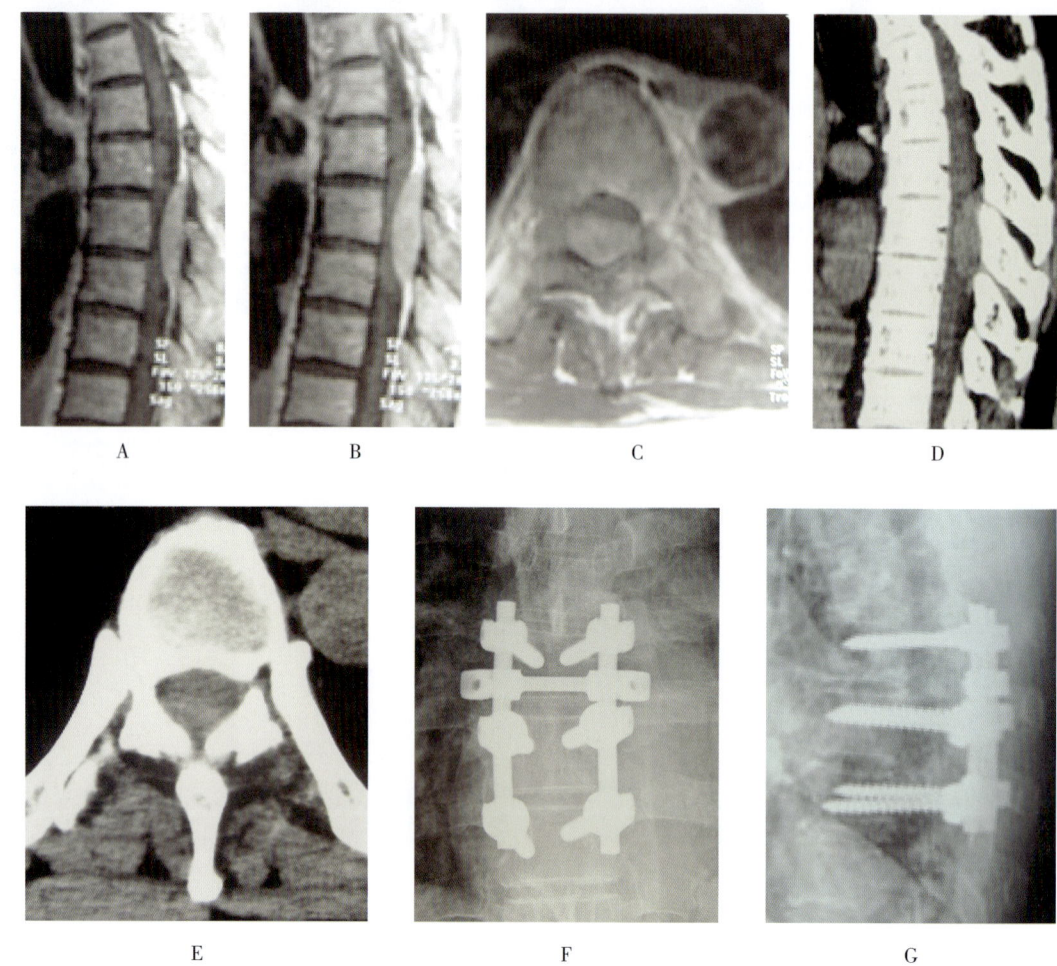

图5-4-3-1-14 临床举例 例1(A~G)

A.~C. 术前MR矢状位T_1、T_2加权及横断面显示胸椎椎管内占位性变；D.E. 术前CT矢状位二维重建及横断面显示胸椎椎管内占位病变；F.G. 行后路减压+肿瘤摘除+椎弓根螺钉固定术，术后正侧位X线片；病理报告：胸椎椎管内恶性淋巴瘤

[例2]图5-4-3-1-15 女性,45岁,枕颈部椎管内血管瘤(A~H)。

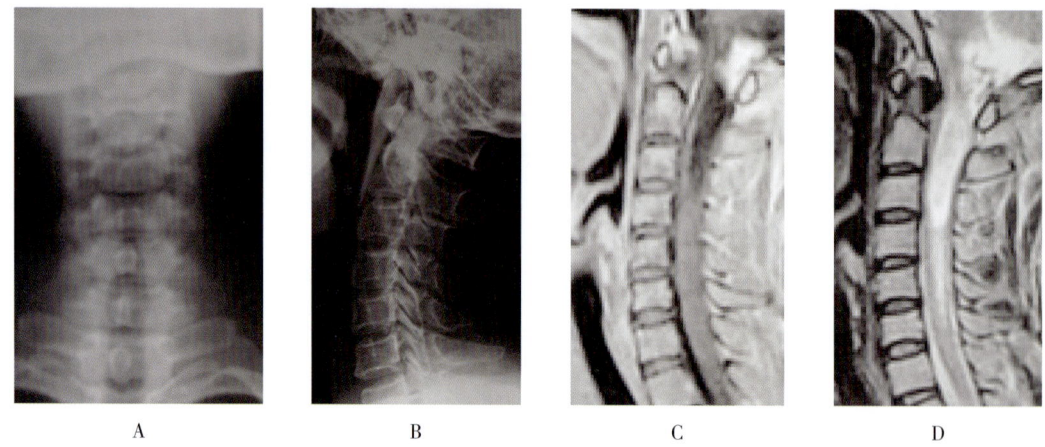

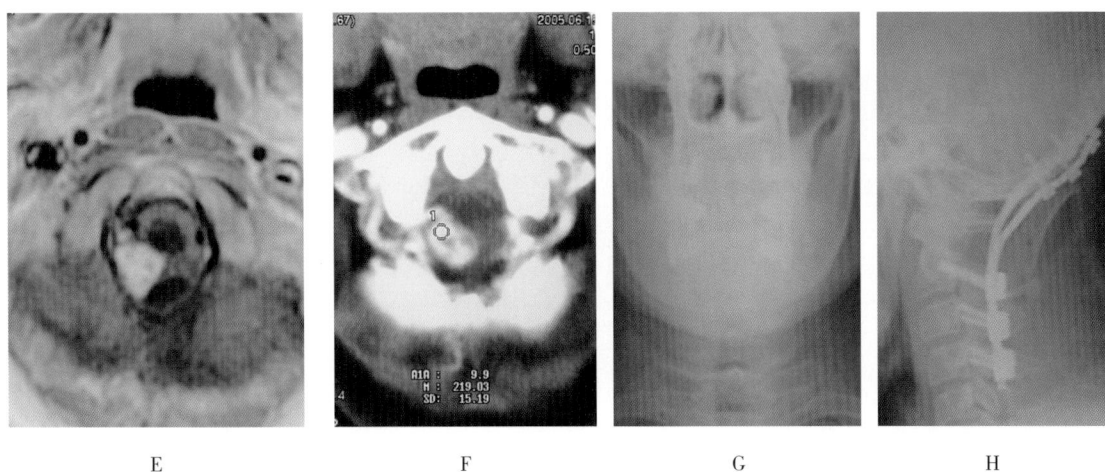

图5-4-3-1-15 临床举例 例2（A~H）
A.B. 术前正侧位X线片；C.D.E. 术前MR矢状位T_1、T_2加权像及横断面显示枕颈部椎管内占位病变；
F. 术前CT横断面；G.H. 行后路减压、肿瘤摘除、枕颈植骨融合内固定术，术后X线正侧位片

[例3] 图5-4-3-1-16 男性，44岁，颈椎管内巨大骨软骨瘤（A~M）。

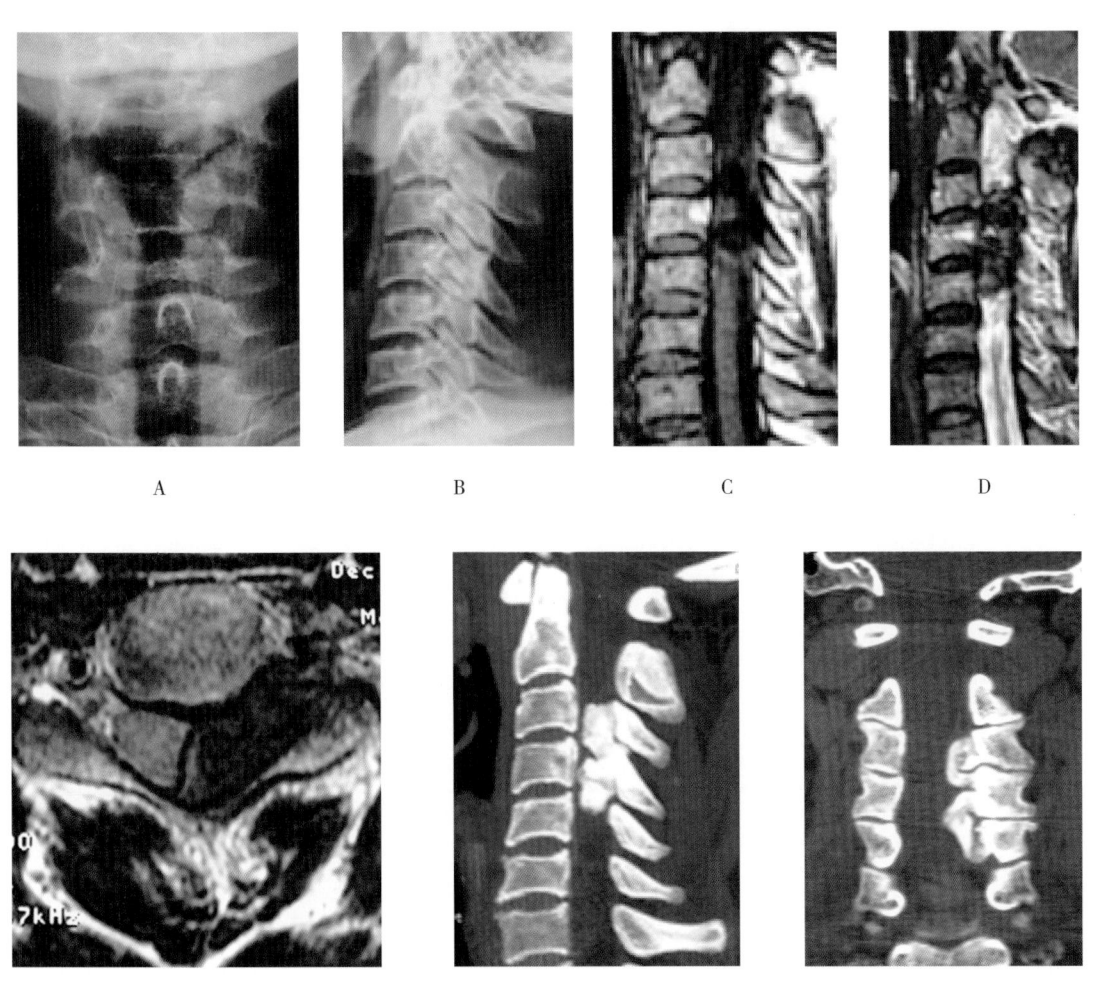

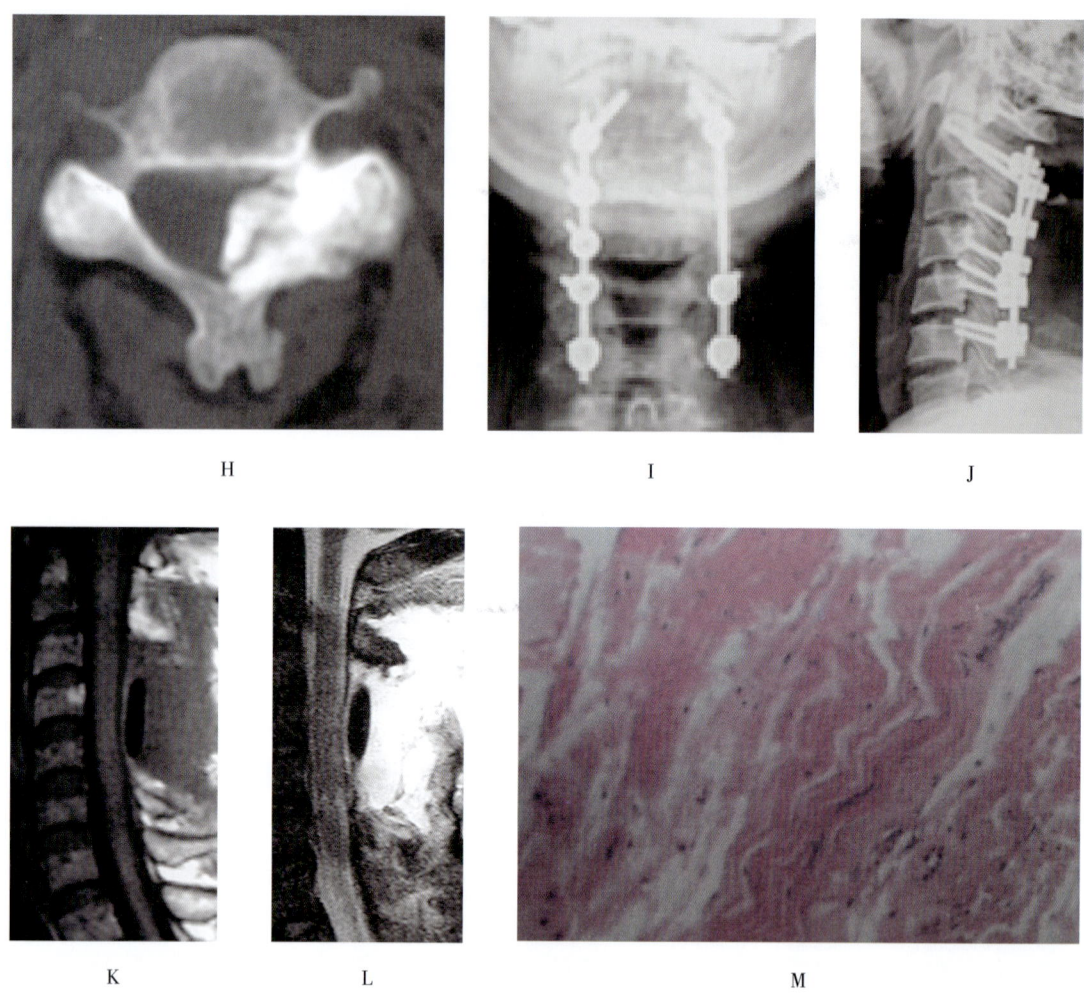

图5-4-3-1-16 临床举例 例3（A~M）

A.B. 术前正侧位X线片；C.D.E. 术前MR矢状位T_1、T_2加权像及横断面显示$C_{2\sim 4}$水平椎管内占位，病变位于椎管左后方；F.G.H. 术前CT矢状位、冠状位二维重建及横断面显示椎管内占位病变显影密度类似骨性；I.J. 手术行经后路减压、肿瘤切除及侧块螺钉固定式，术后正侧位X线片；K.L. 术后MR T_1、T_2加权像显示减压彻底；M. 术后病理提示为骨软骨瘤

[例4] 图5-4-3-1-17 女性，56岁，腰椎管内肿瘤伴$L_5\sim S_1$椎间盘突出（A~H）。

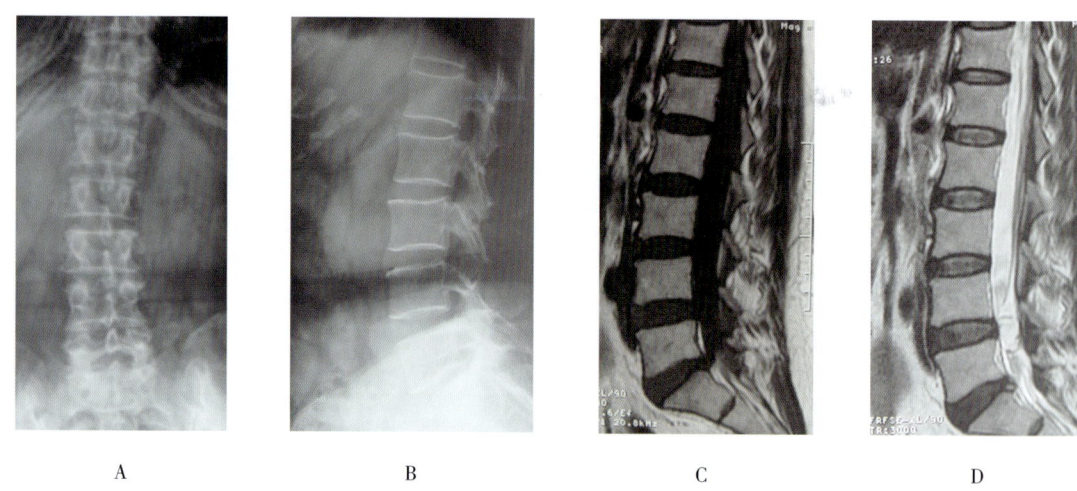

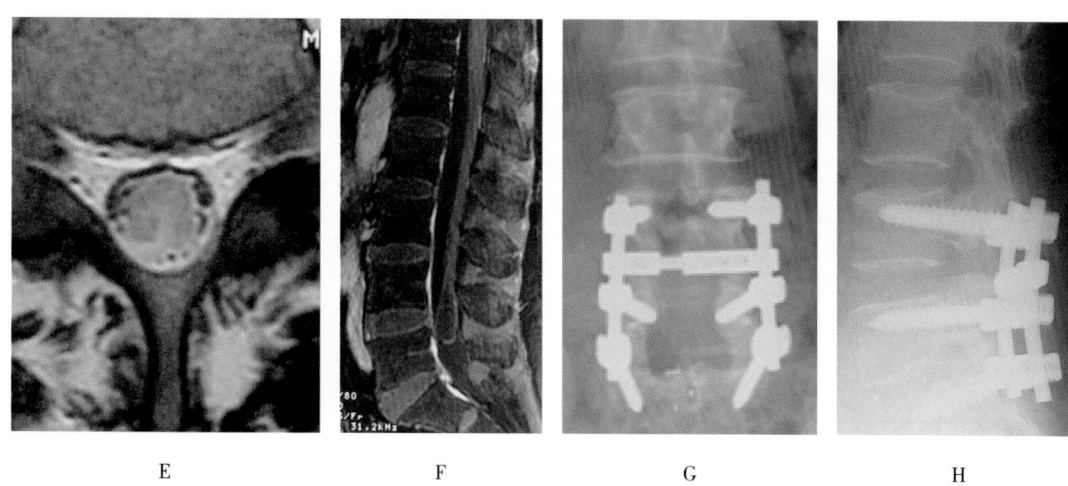

图5-4-3-1-17 临床举例 例4（A~H）

A.B. 术前X线正侧位片；C~F. MR检查示L₄水平椎管内占位病变，增强后无强化，L₅~S₁椎间盘突出；G.H. 给予腰椎后路椎管内肿瘤摘除，L₅、S₁椎间盘切除减压植骨内固定术，术后病理提示表皮样囊肿

[例5] 图5-4-3-1-18 女性，39岁，胸椎椎管内血管瘤（A~H）。

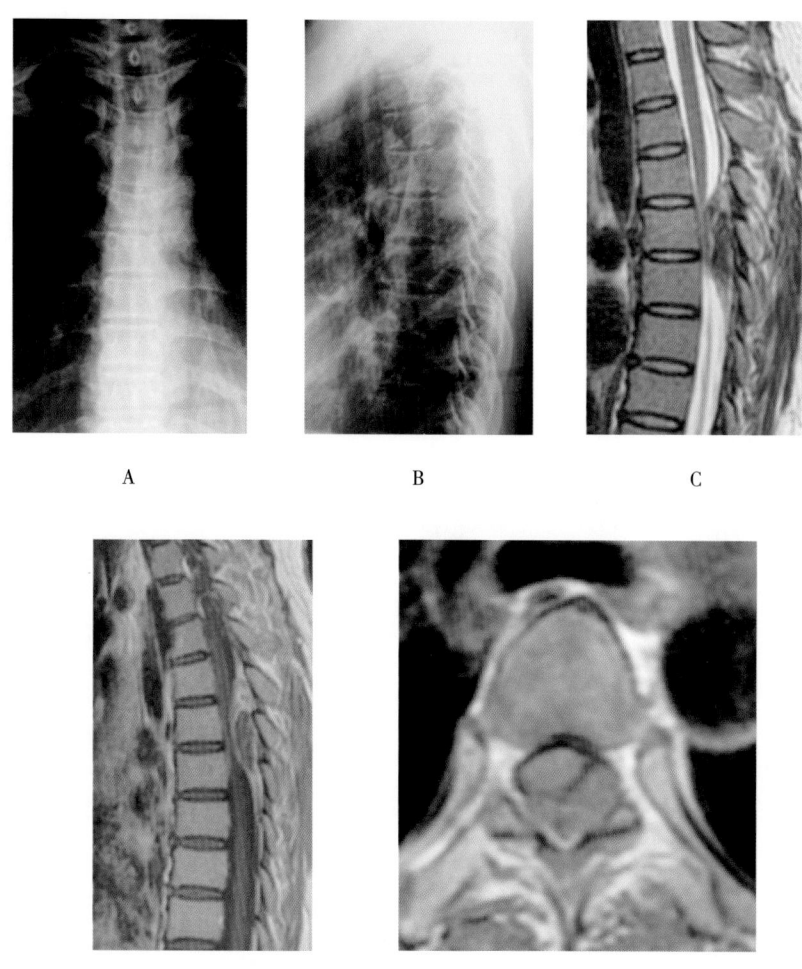

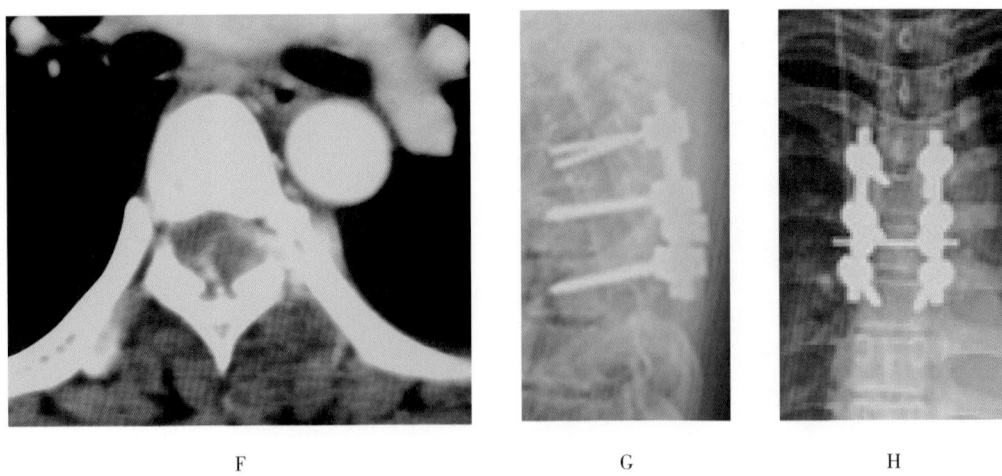

图5-4-3-1-18 临床举例 例5（A~H）
A.B. 术前正侧位X线片；C~E. MR提示T₅水平椎管后方占位，脊髓受压明显；
F. CT扫描示肿瘤位于椎管内；G.H. 后路病灶切除+减压+植骨内固定术，术后X线正侧位片

［例6］图 5-4-3-1-19 女性,64岁,颈椎椎管内淋巴瘤（A~H）。

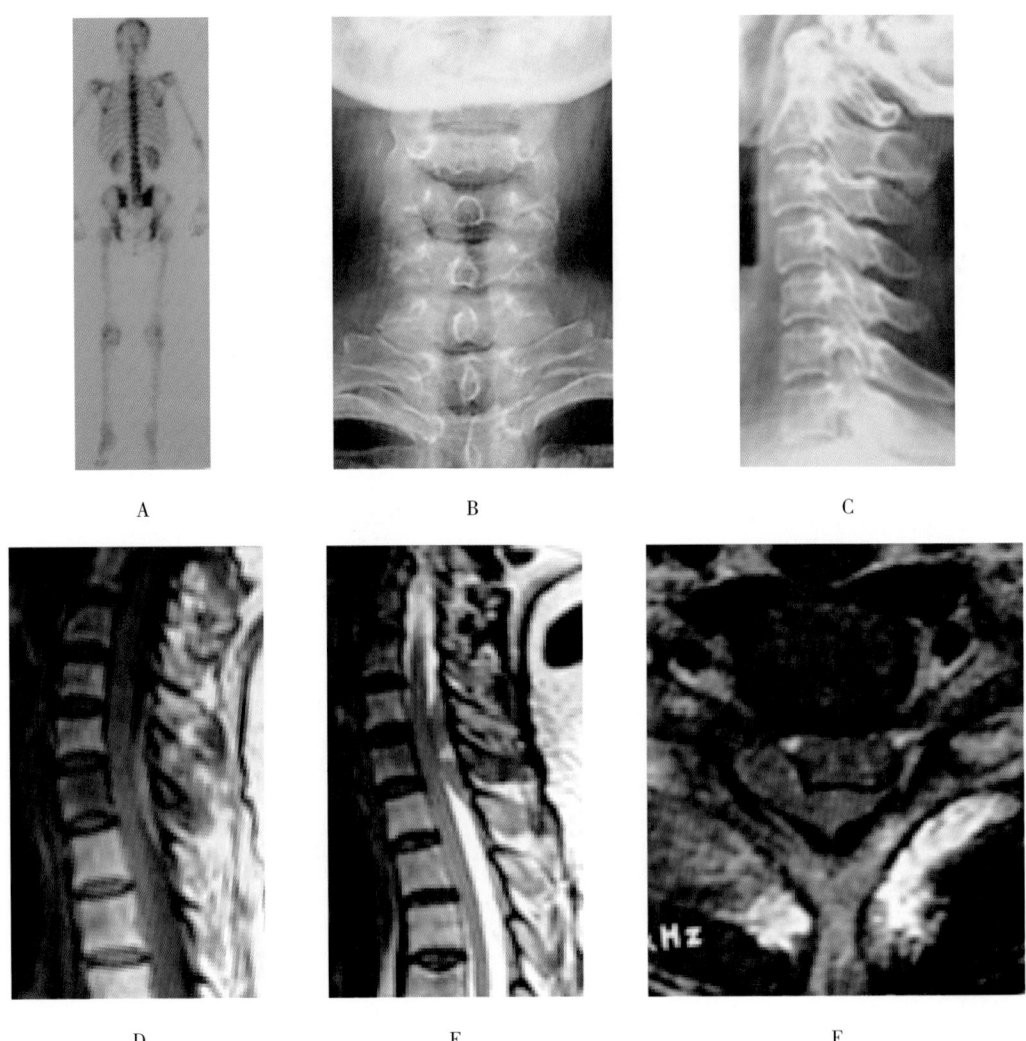

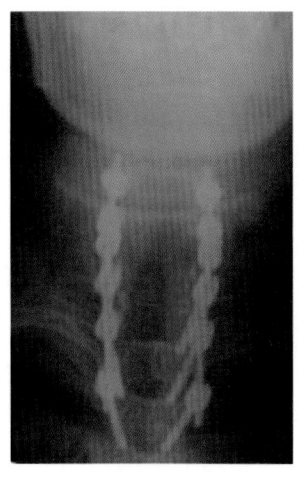
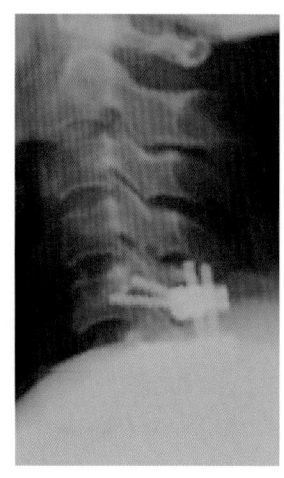

G　　　　　　　　　　　　　H

图5-4-3-1-19　临床举例　例6（A~H）

A.术前骨扫描图像；B.C.术前X线正侧位片；D~F. MR示C_4~C_7水平椎管后方占位性病变，脊髓明显受压；
G.H.给予减压+病灶清除+植骨内固定术，术后正侧位X线见内固定位置良好

［例7］图 5-4-3-1-20　女性，60岁，胸腰段椎管内囊肿（A~H）。

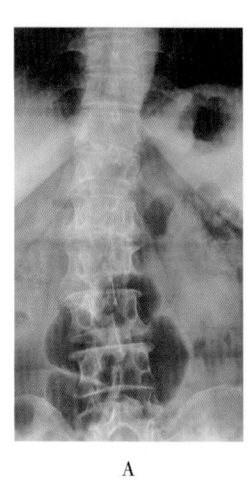
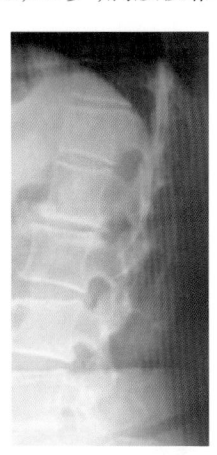
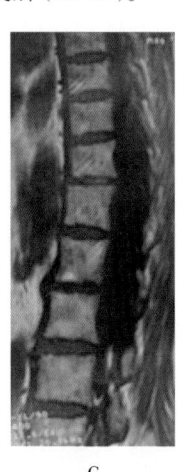
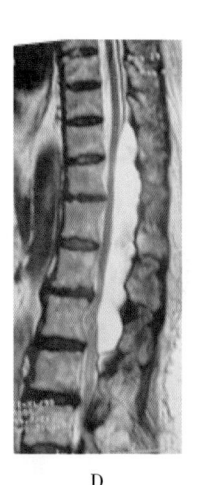

A　　　　　　　B　　　　　　C　　　　　　D

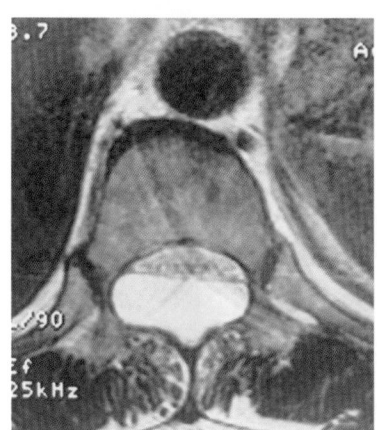
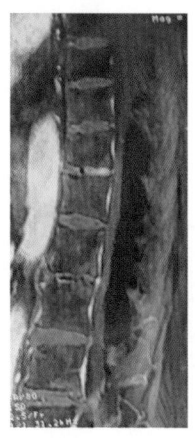
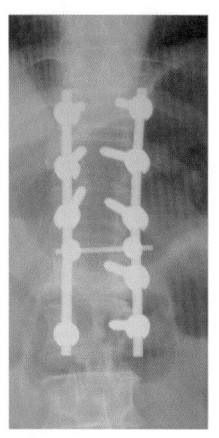
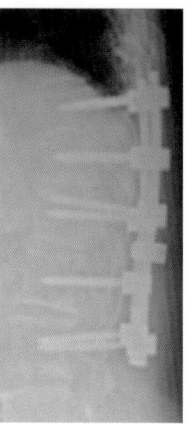

E　　　　　　　F　　　　　　G　　　　　　H

图5-4-3-1-20　临床举例　例7（A~H）

A.B.术前正侧位X线片；C~F. MR见T_{10}~L_2水平椎管后方巨大囊肿；
G、H.给予胸腰段椎管广泛减压+囊肿清除+内固定术；术后正侧位X线片见内固定位置良好

第二节 椎体肿瘤

椎体肿瘤较为多见,以胸腰段为多发,其中原发性肿瘤如骨母细胞瘤、血管瘤、脊索瘤、骨软骨瘤等均可遇见,而更为多发的则是转移性肿瘤,其与原发性肿瘤之比例约为35∶1左右。

一、原发性椎体肿瘤基本概念

原发性椎体肿瘤与四肢肿瘤的类型有所差别,在四肢多见的骨软骨瘤、骨肉瘤及内生软骨瘤等较为罕见,而血管瘤、巨细胞瘤、浆细胞瘤及骨母细胞瘤较为多见。由于 CT 及 MR 的广泛应用,椎体肿瘤的诊断已不存在问题。在治疗上主要强调手术切除,尤其已对脊髓或脊神经根形成压迫者,更需及早处理,并酌情辅以化疗或放疗。

二、原发性椎体肿瘤临床举例

[例1] 图 5-4-3-2-1 女性,62 岁,因"腰痛 5 年余加重伴右下肢放射痛 5 月余"入院。左侧 Hoffmann 征(+),右侧 Hoffmann 征(-),双侧肱二头肌反射(+++),双侧肱三头肌反射(++),双侧桡骨膜反射(+++),双膝反射(+),双侧踝反射(++),双侧髌阵挛及双侧踝阵挛(-),右下肢直腿抬高 70°受限,加强试验(+),左下肢直腿抬高试验(+),双下肢静脉曲张;术后病理诊断:L_4 椎体浆细胞瘤(A~K)。

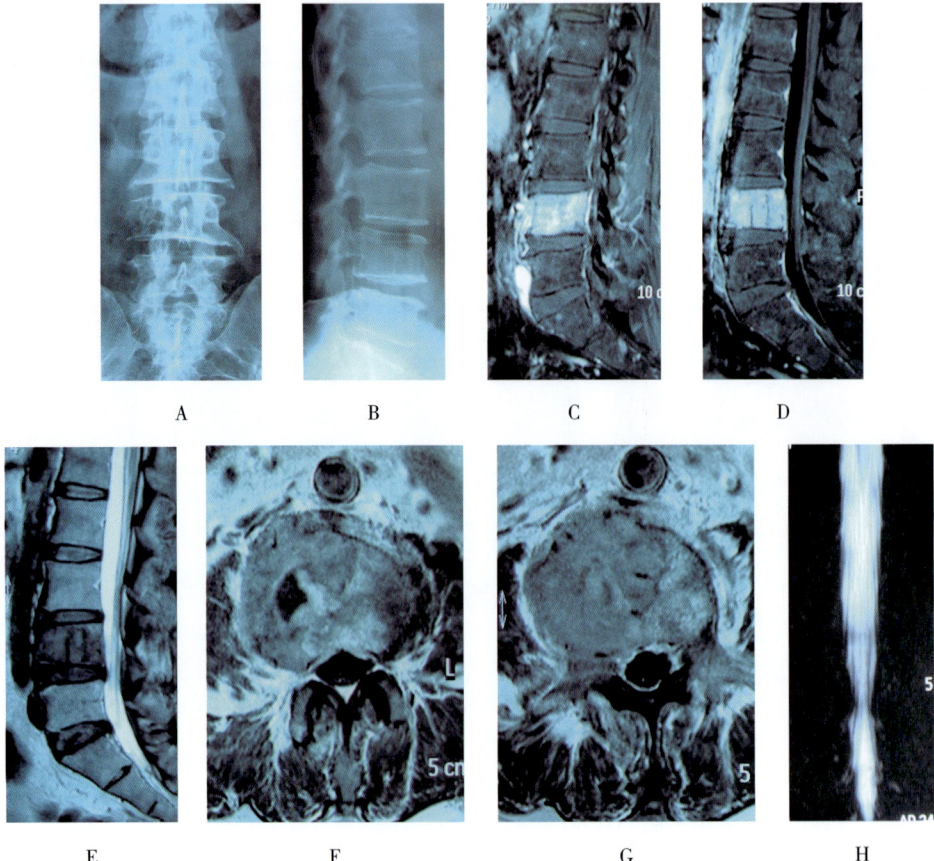

A B C D

E F G H

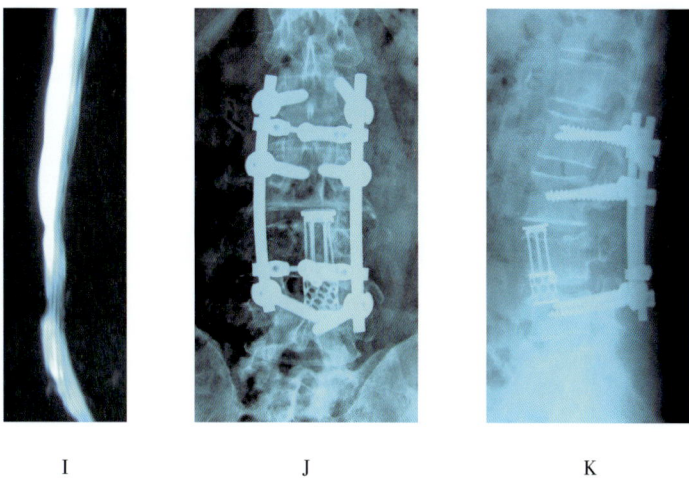

图5-4-3-2-1 临床举例 例1（A~K）

A.B. 术前正侧位X线片；C.D.E. 术前MR矢状位观，显示第四腰椎病变，伴下腰段椎管狭窄征；F.G. MR水平位观，见椎管明显狭窄；H.I. 腰椎MRS（水成像）所见，正位（H）及侧位（I）均显示硬膜囊严重狭小及硬膜囊受压征；J.K. 先行前路第四腰椎病变椎体切除，予以人工椎体+植骨固定术；而后再行腰后路$L_{2~5}$椎弓根钉撑开固定术，正侧位X线片显示腰椎高度与曲度与正常相似。术后病理切片报告为L_4椎体浆细胞瘤

[例2]图5-4-3-2-2 男性，33岁，T_{12}椎体巨细胞瘤（A~L）。

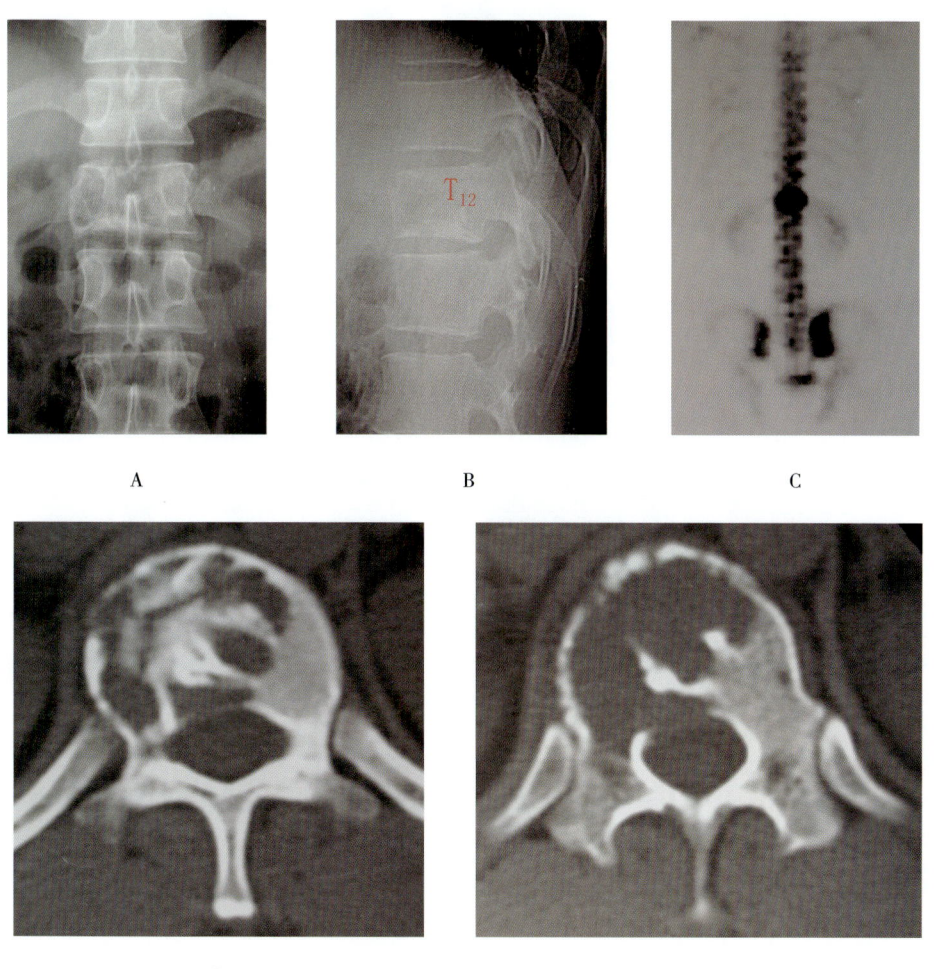

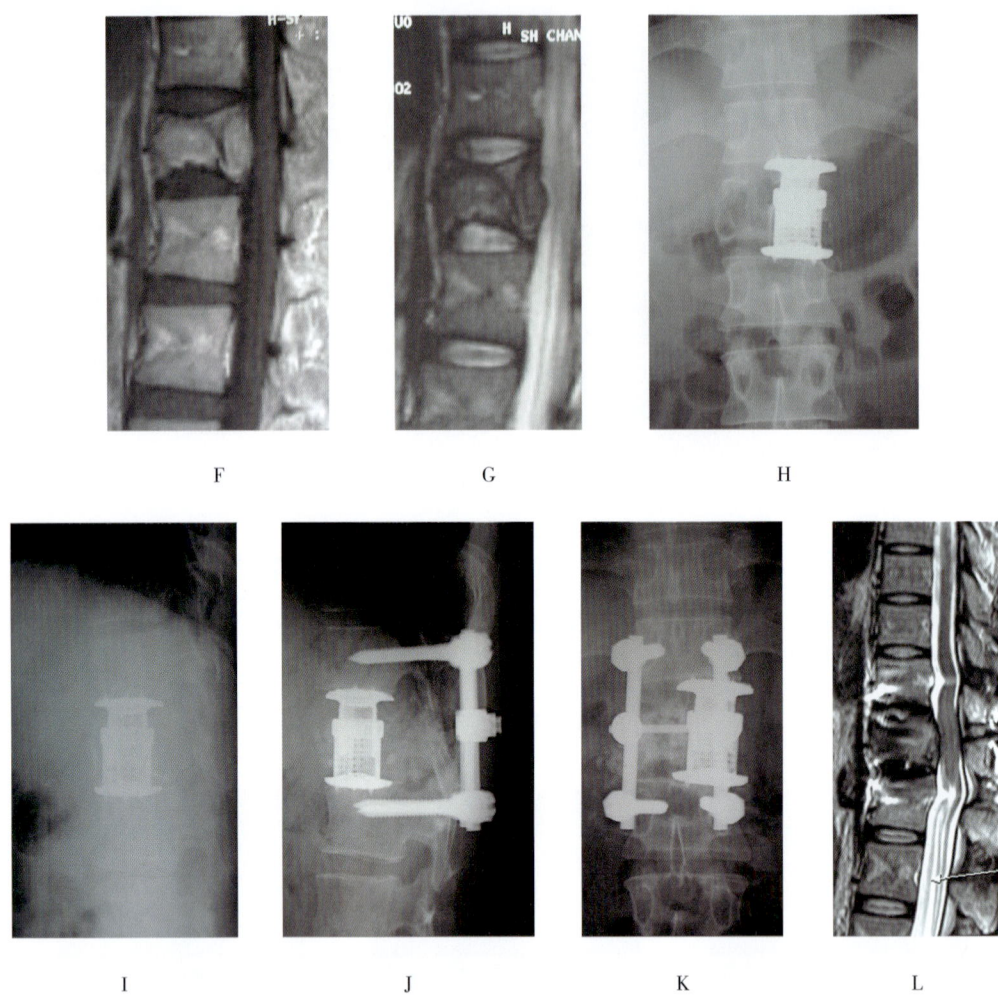

图5-4-3-2-2 临床举例 例2（A~N）

A.B. 术前正侧位X线片；C. 全身核素扫描所见；D.E. T_{12} CT水平位扫描，见椎体破坏征；F.G. MR矢状位观，病节椎体后缘已侵及硬膜囊；H.I. 先行前路病椎椎体切除+人工椎体植入+植骨；J.K. 再行后路T_{11}~L_1椎弓根钉固定；L. 术后一年复查MR矢状位，未见肿瘤复发

[例3] 图5-4-3-2-3　男性，36岁，T_1椎体巨细胞瘤伴C_5~C_6椎间盘突出（A~S）。

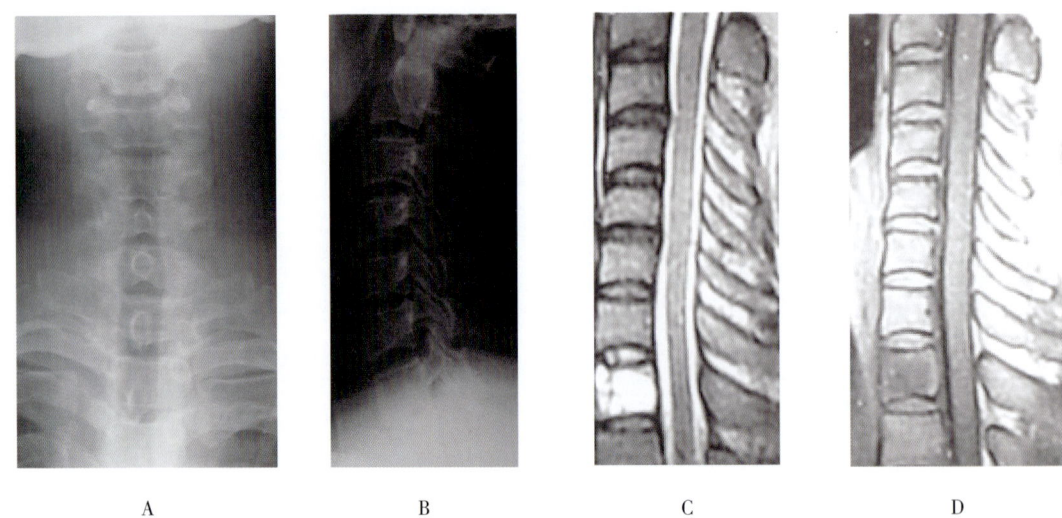

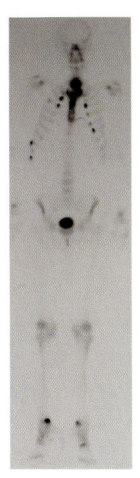 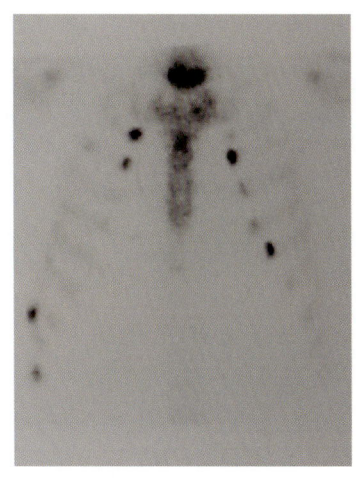 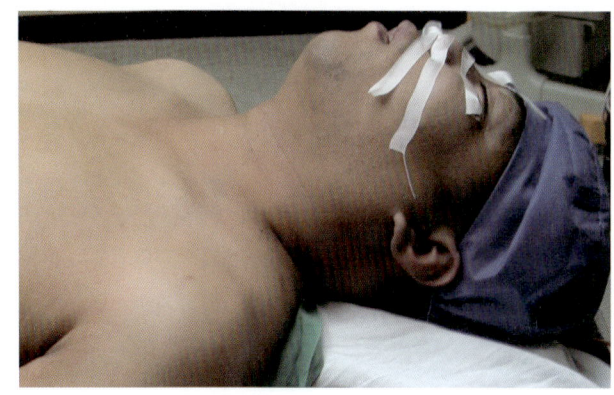

E　　　　　　　　　F　　　　　　　　　　　　G

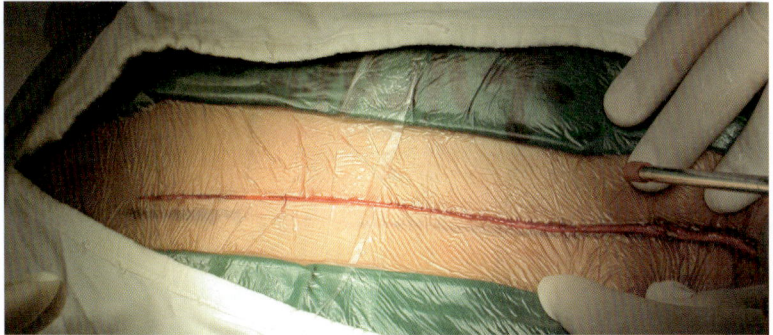

H

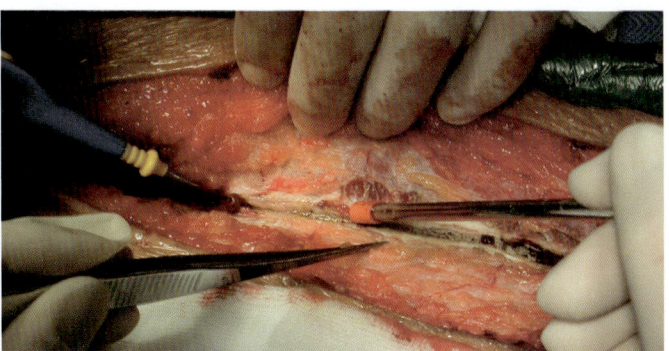

I

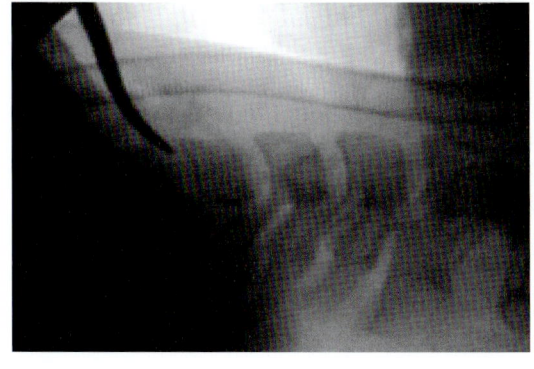 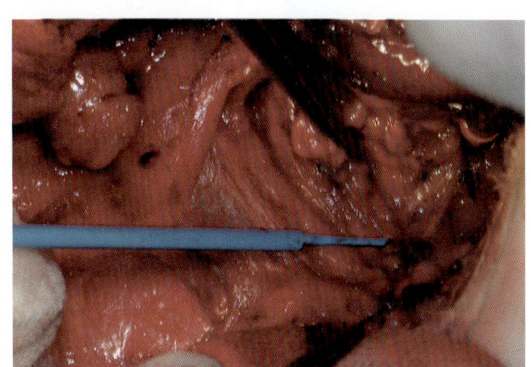

J　　　　　　　　　　　　　　　　K

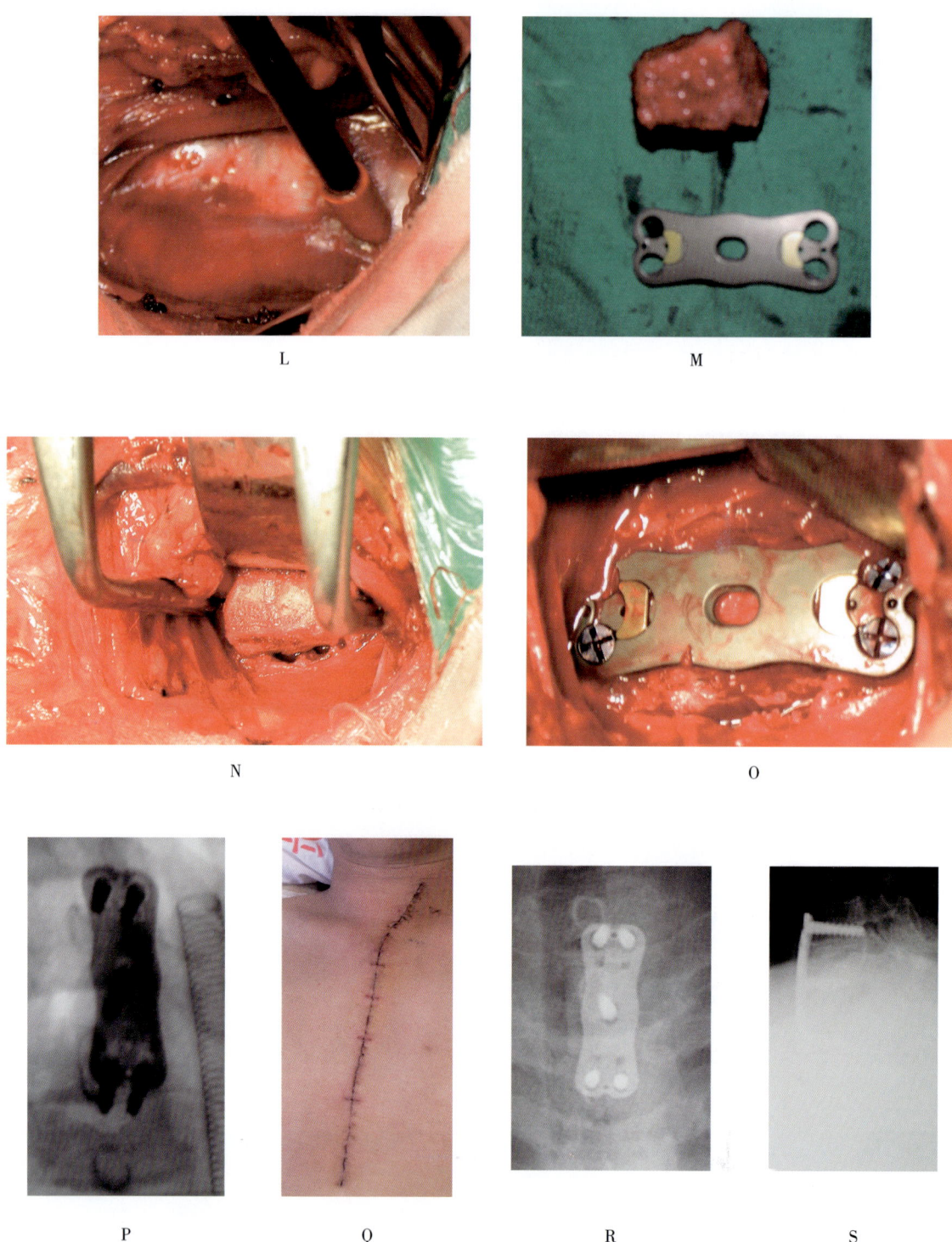

图5-4-3-2-3 临床举例 例3（A~S）

A.B. 术前正侧位X线片；C.D. 术前MR矢状位片；E.F. 全身及局部核素扫描；G. 手术体位；H.I. 前方正中劈（切）开胸骨；J. 术中定位；K.L. 切除病变组织及清理，冲洗术野；M. 准备钛板及植骨块（髂骨）；N. 放入植骨块；O. 放置钛板固定；P. 术中透视（斜位）；Q. 闭合切口；R.S. 术后正侧位X线片所见，该患者同时施以C_5、C_6椎间盘切除术

[例4]图5-4-3-2-4　男性,55岁,患者13年前因"T_{12}椎体血管瘤"在外院行胸椎后路肿瘤切除减压术;现T_{12}椎体血管瘤复发伴不全瘫(A~O)。

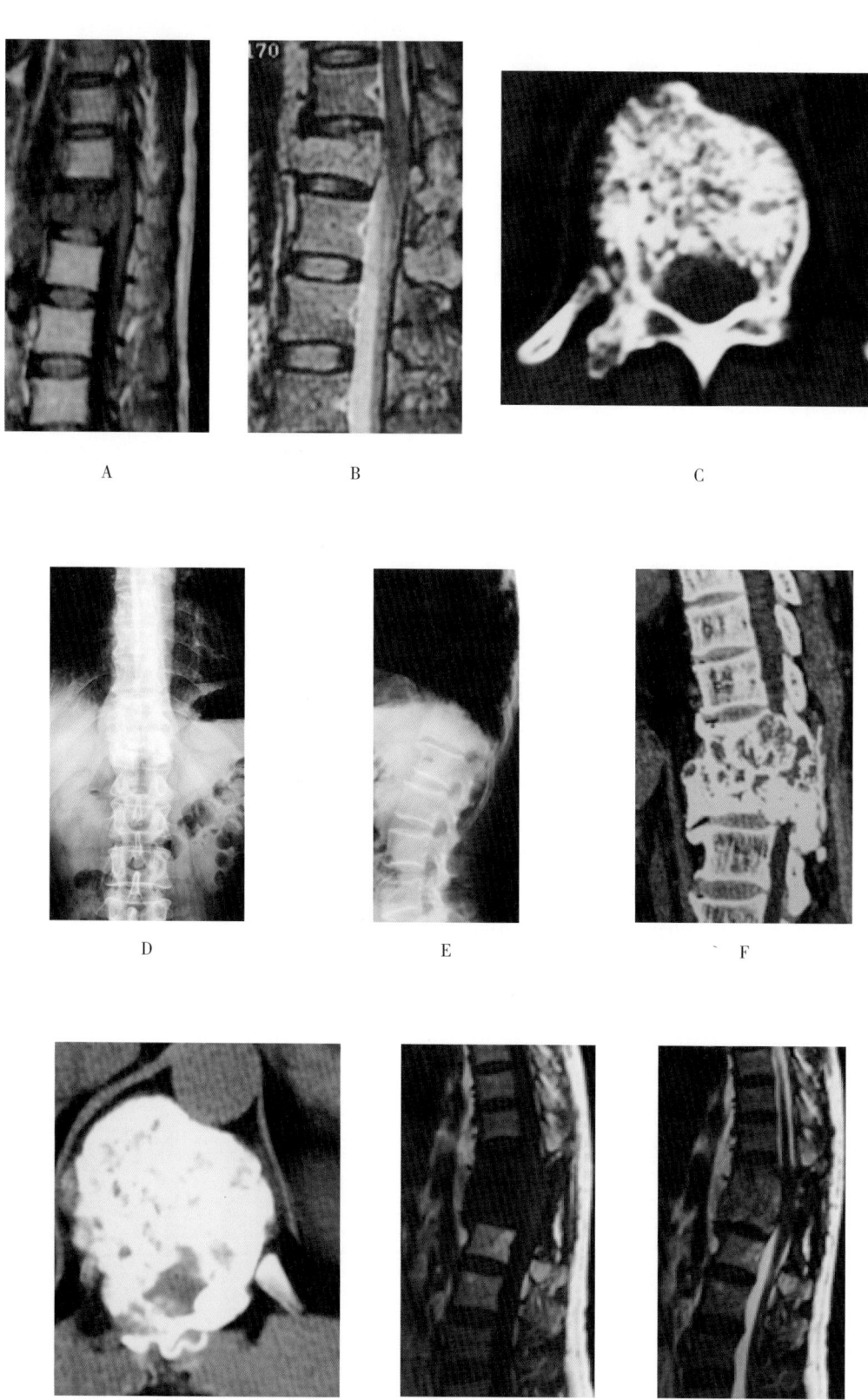

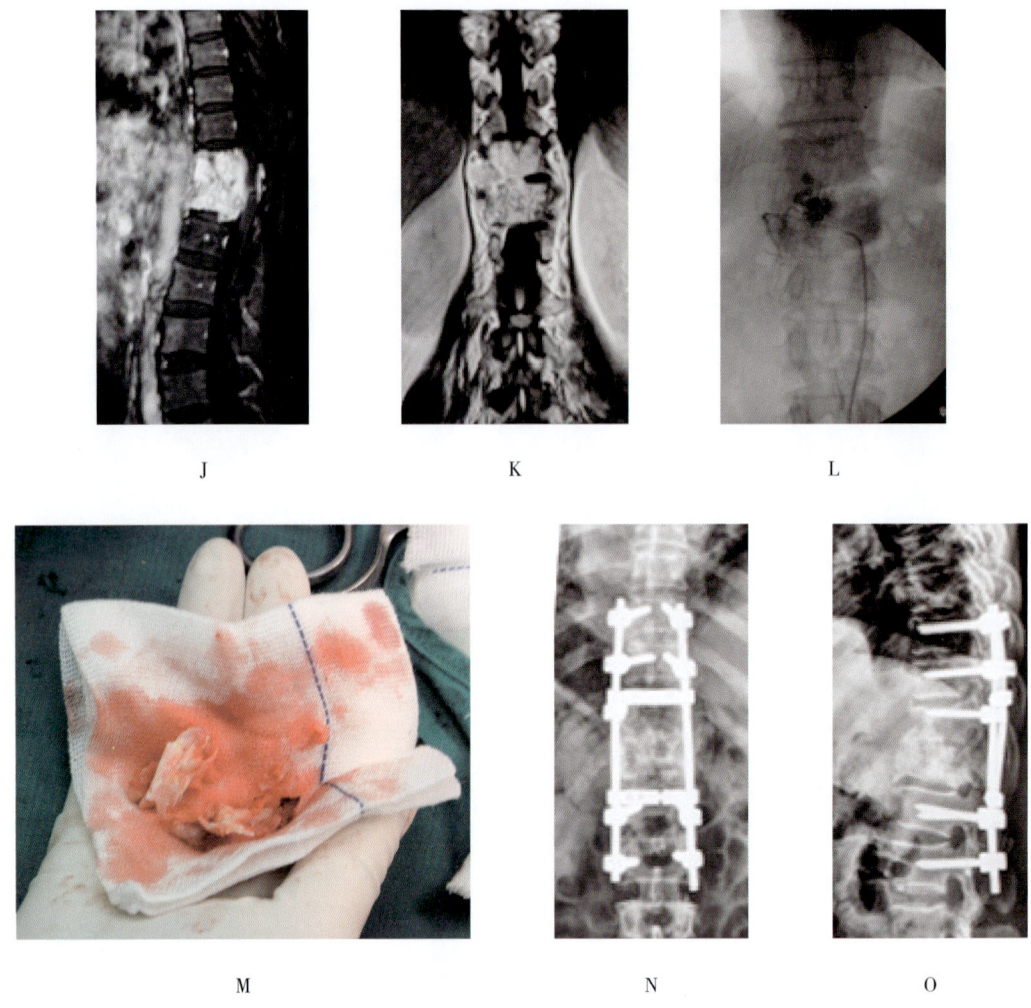

图5-4-3-2-4 临床举例 例4（A~O）

A.B. 第一次术前MR（T_1、T_2加权）示T_{12}椎体血管瘤；C. 第一次术前T_{12}椎体CT水平扫描；D.E. 第二次术前正侧位X线片；F. 第二次术前CT二维重建示T_{11}、T_{12}椎体血管瘤复发；G. 第二次术前CT平扫示椎管内占位性变；H.I. 第二次术前MR T_1、T_2加权；J.K. 第二次术前增强MR矢状面和冠状面；L. 第二次术前血管栓塞；M. 术中切除病灶标本；N.O. 第二次术后正侧位X线片，术中组织切块病理诊断：T_{11}、T_{12}椎体复发性血管瘤

[例5] 图5-4-3-2-5 男性，39岁，L_2骨母细胞瘤（A~L）。

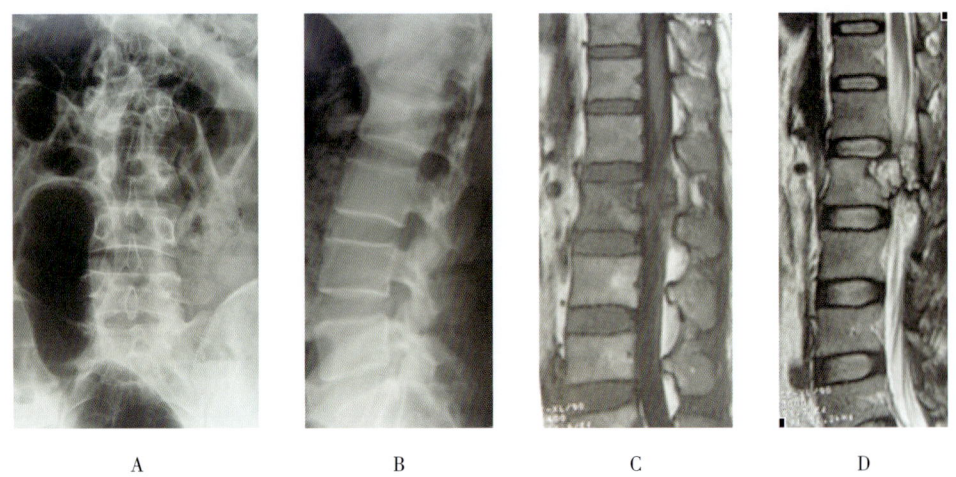

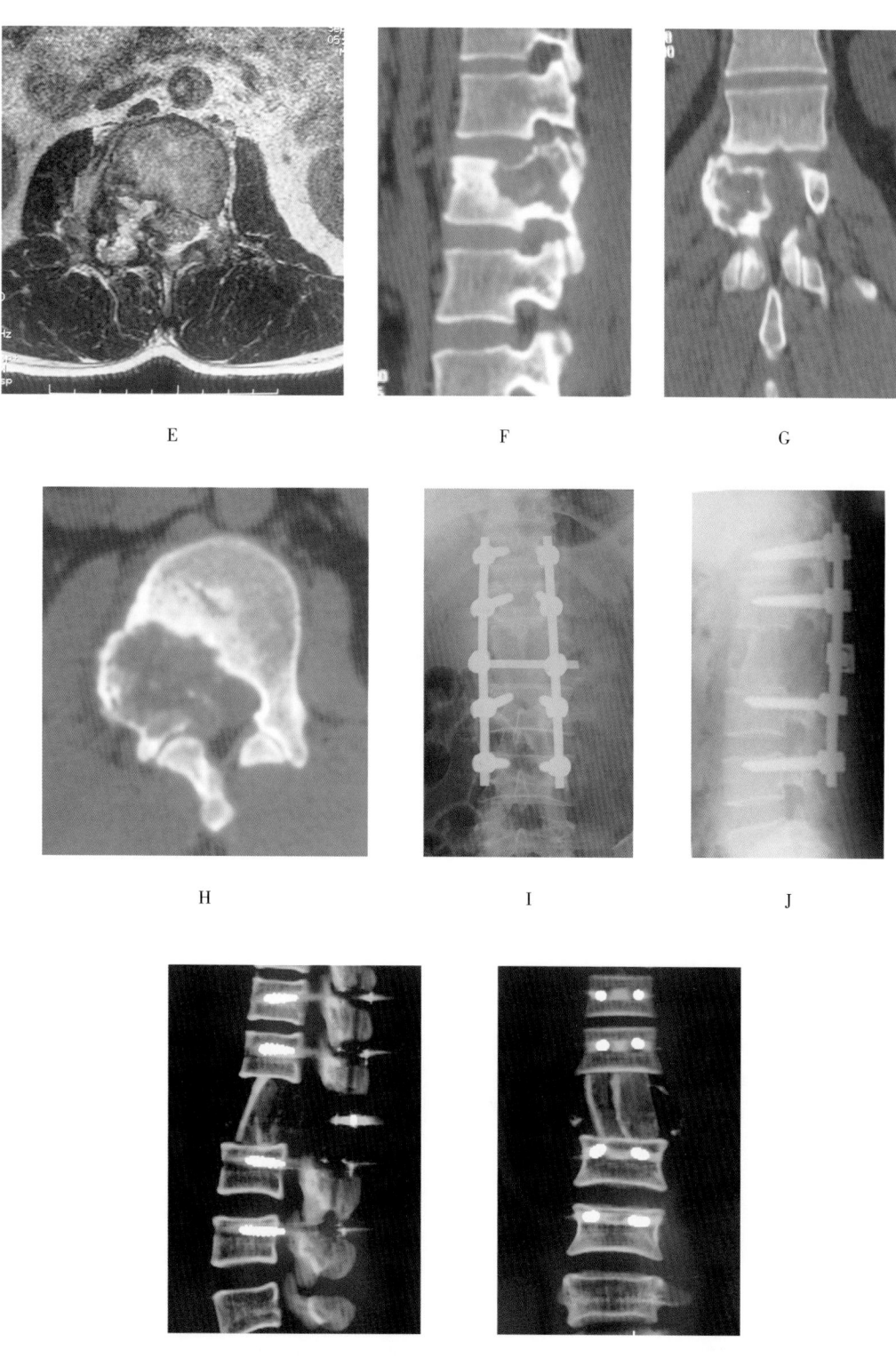

图5-4-3-2-5 临床举例 例5(A~L)

A.B. 术前正侧位X线片;C.D. 术前MR矢状位T_1、T_2加权像,显示L_2椎体占位性病变;E. MR横断面显示肿瘤主要侵袭右侧椎体及附件;F.G. CT矢状面及冠状面二维重建显示肿瘤破坏骨质范围;H. CT横断面显示肿瘤侵袭右侧附件及椎管;I.J. 后路施术行减压、切除病椎及椎弓根螺钉固定,术后正侧位X线片;K.L. 术后CT矢状面及冠状面二维重建显示病椎完全切除并行植骨,术后病理报告为:L_2骨母细胞瘤

[例6]图 5-4-3-2-6　男性,41岁,L_5椎体及附件占位性病变,病理诊断为 Langerhans 组织细胞增多症(A~I)。

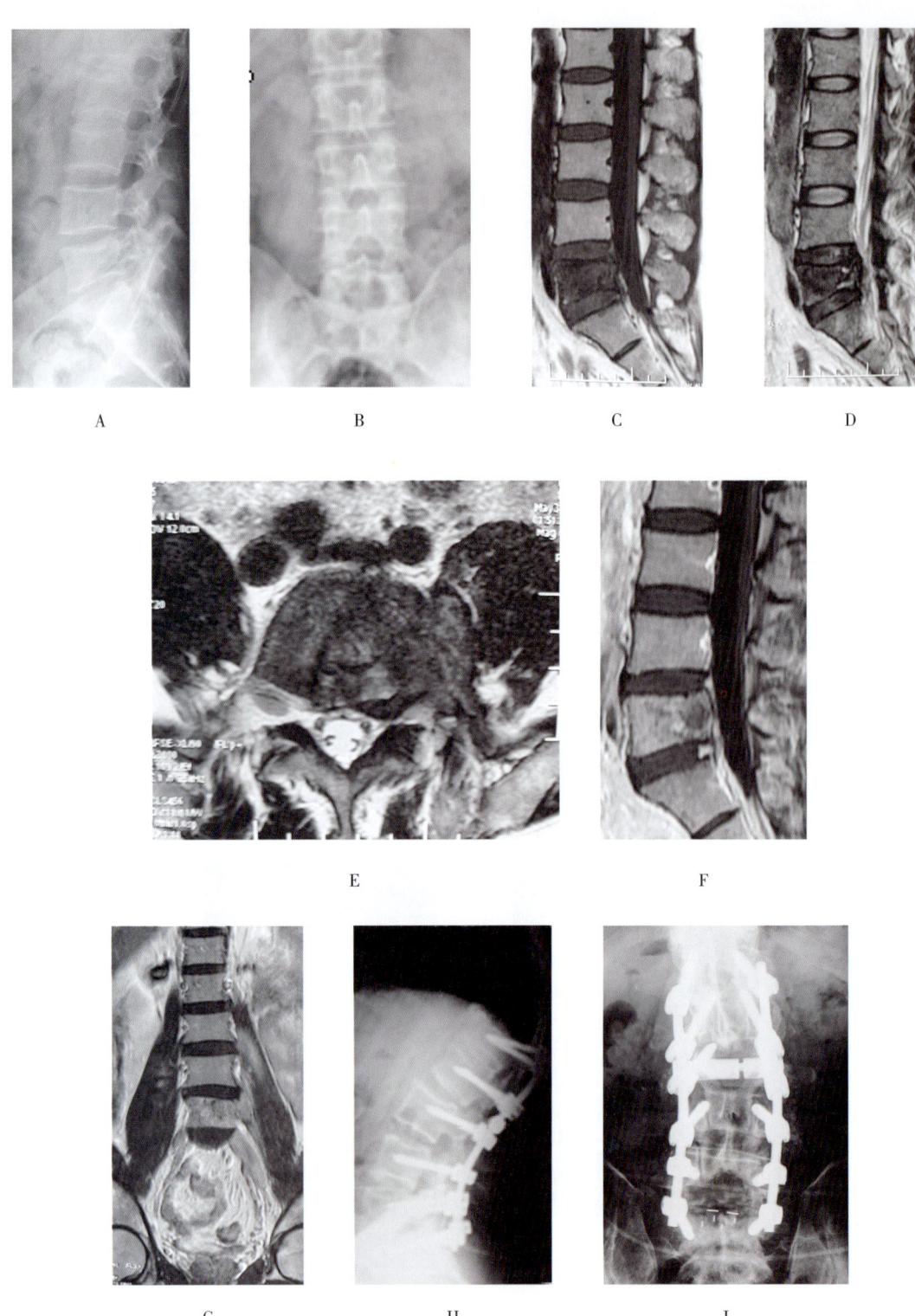

图5-4-3-2-6　临床举例　例6（A~I）

A.B. 术前正侧位X线片示L_5椎体病理性骨折；C.D. 术前MR矢状位T_1、T_2加权及横断面示L_5椎体、附件及椎旁占位性变；
E.F.G. 术前增强MR水平位、矢状位及冠状位；H.I. 手术行后路减压、肿瘤切除及椎弓根螺钉固定术，术后正侧位X线片

[例7] 图 5-4-3-2-7　男性,41岁,T_{12}椎体骨巨细胞瘤7年后复发(A~J)。

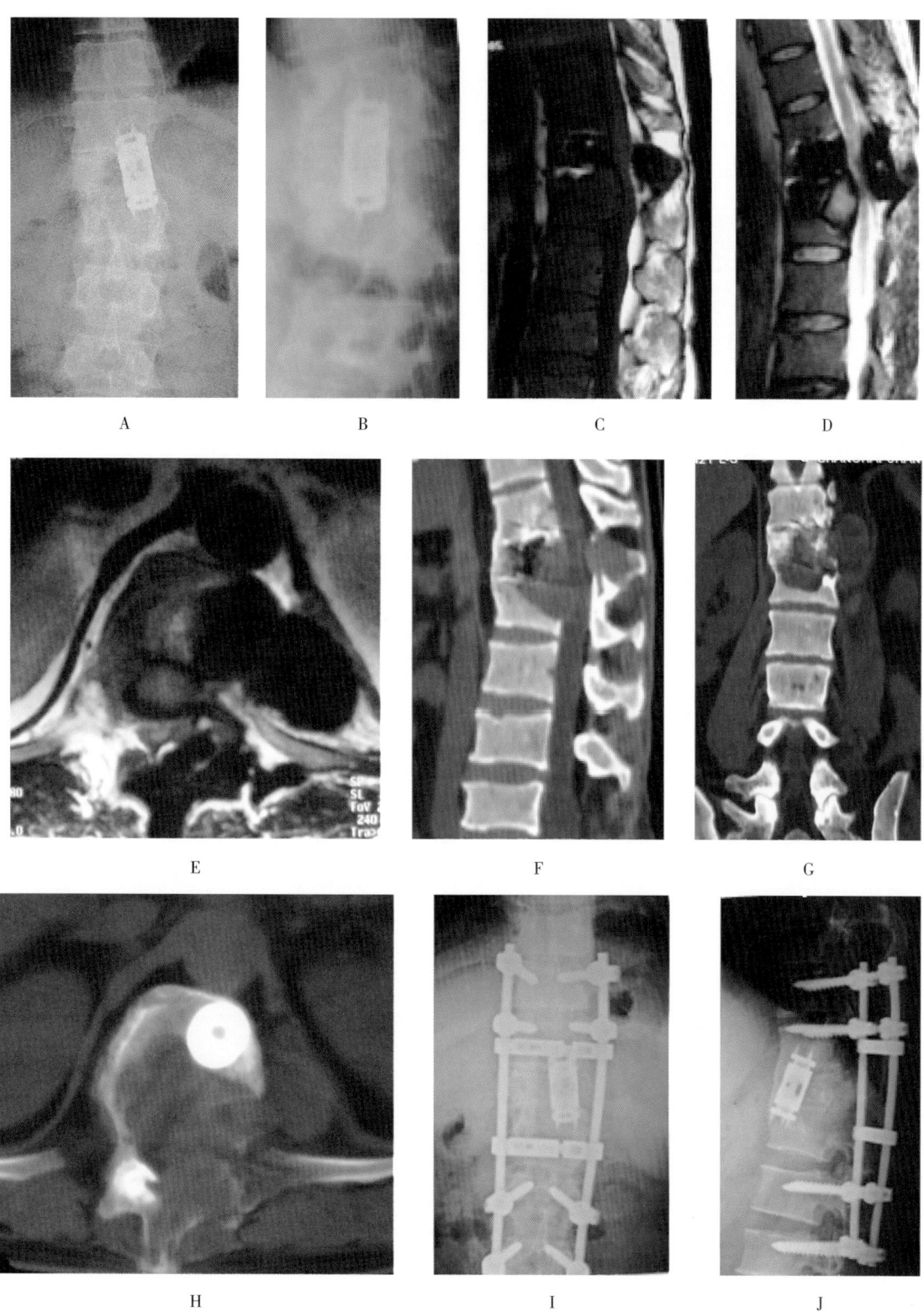

图5-4-3-2-7　临床举例　例7（A~J）

A.B. 术前正侧位X线片显示患者7年前T_{12}椎体骨巨细胞瘤已行前路手术，病灶切除+人工椎体置换；C~E. 术前MR矢状位T_1、T_2加权及横断面显示椎管内外占位性病灶；F~H. 术前CT矢状位、冠状位二维重建及横断面示病椎椎体及附件骨质破坏；I.J. 行后路减压+病灶清除+椎弓根螺钉固定术，术后正侧位X线片

[例8]图5-4-3-2-8　男性,33岁,T_9椎体血管瘤伴病理性骨折(A~K)。

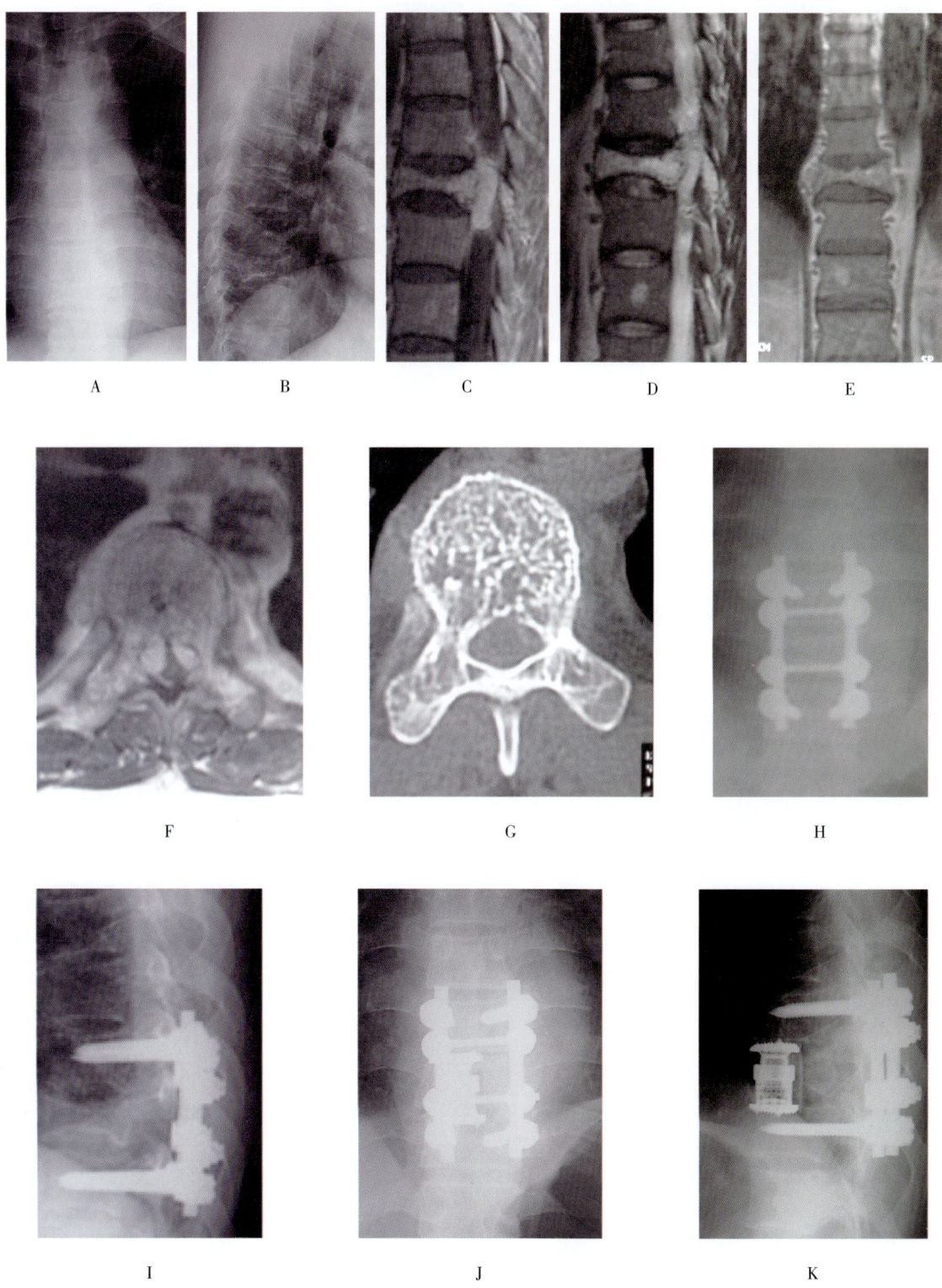

图5-4-3-2-8　临床举例　例8（A~K）

A.B. 术前正侧位X线片示T_9椎体病理性骨折；C.D.E.F. 术前MR矢状位T_1、T_2加权和冠状位及横断面示T_9椎体病理性骨折，并对脊髓造成压迫；G. 术前CT横断面呈典型血管瘤栅栏状改变；H.I. 手术一期先行后路减压椎弓根螺钉固定；J.K. 二期手术行前路病灶切除人工椎体置换，术后X线正侧位片所见

[例9] 图 5-4-3-2-9　女性，22 岁，T_{12} 椎体动脉瘤样骨囊肿（A~I）。

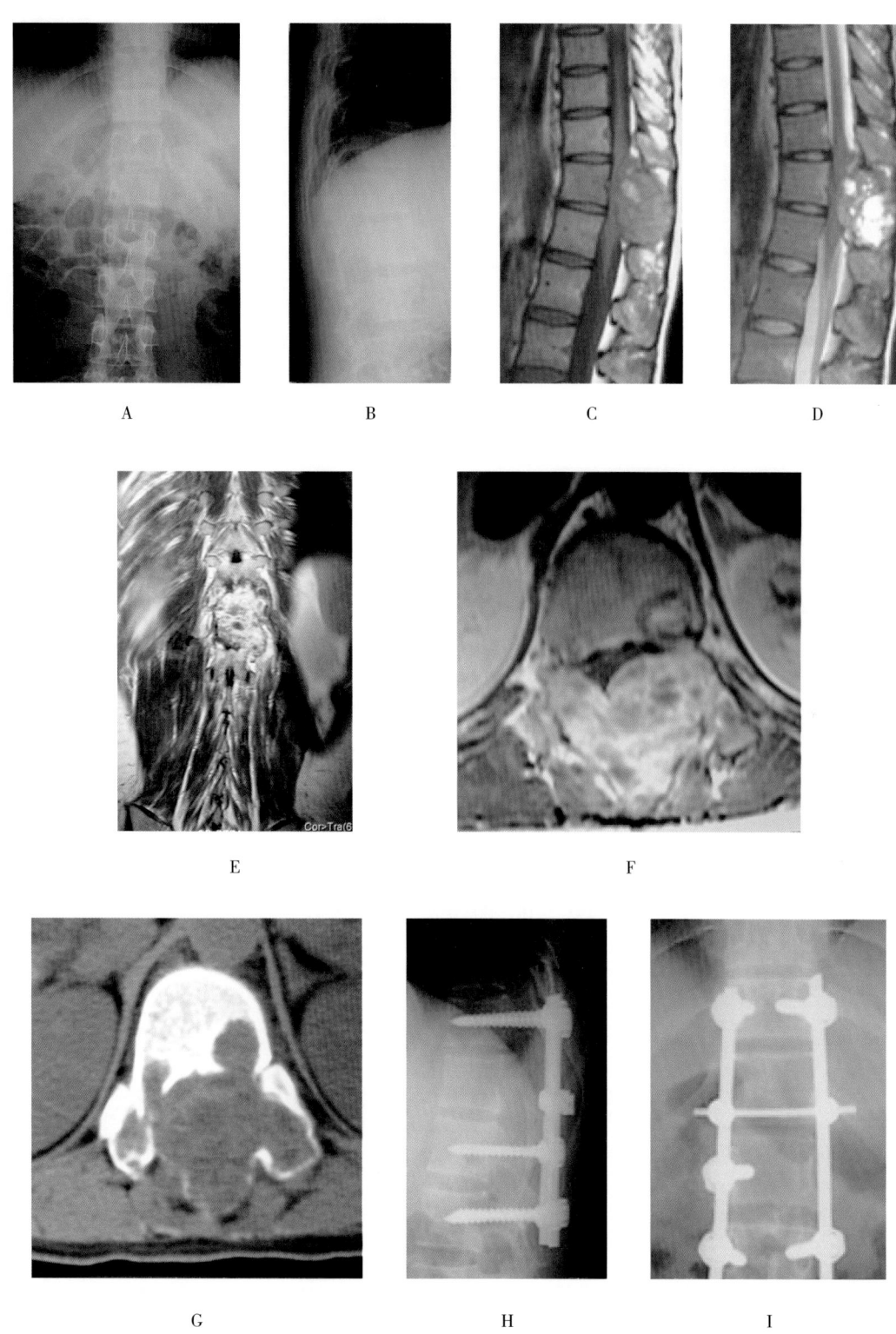

图 5-4-3-2-9　临床举例　例9（A~I）

A.B. 术前正侧位X线片；C.D. 术前MR矢状位T_1、T_2加权显示T_{12}椎管后方占位性病变；E.F. 术前MR冠状位及横断面；G. 术前CT横断面显示病变主要侵占椎体后方附件；H.I. 手术行胸椎后路减压+病灶切除+椎弓根螺钉固定术，术后正侧位X线片所见；病理报告为T_{12}椎体动脉瘤样骨囊肿

[例10] 图 5-4-3-2-10　男性，30岁，C_5椎体嗜酸性肉芽肿（A~G）。

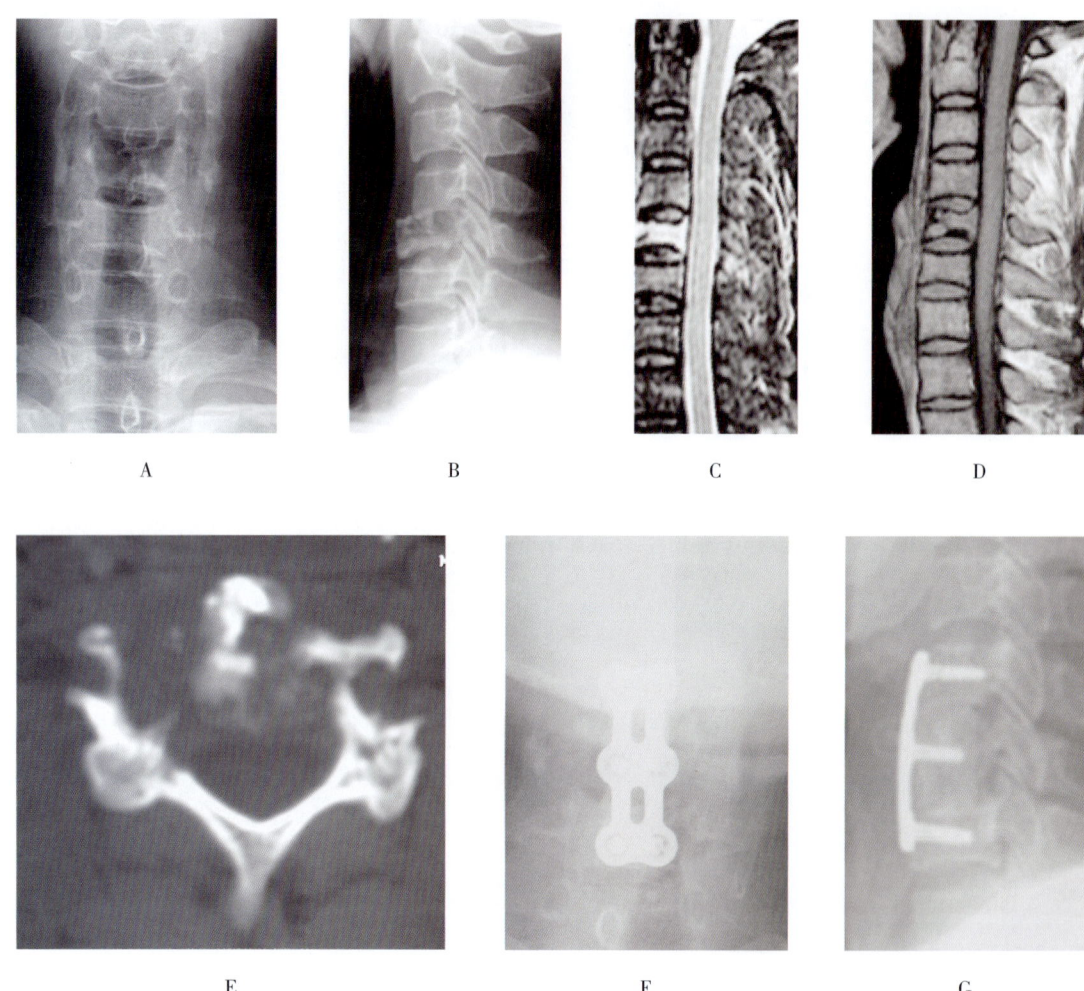

图5-4-3-2-10　临床举例　例10（A~G）
A.B. 术前正侧位X线片显示C_5椎体骨质破坏，病理性骨折；C.D. 术前MR T_1、T_2加权像显示C_5椎体占位病变；
E. 术前CT横断面显示骨质破坏；F.G. 手术行颈前路C_5椎体切除、髂骨植骨钛板内固定术

[例11] 图 5-4-3-2-11　男性，38岁，T_{12}浆细胞骨髓瘤（A~L）。

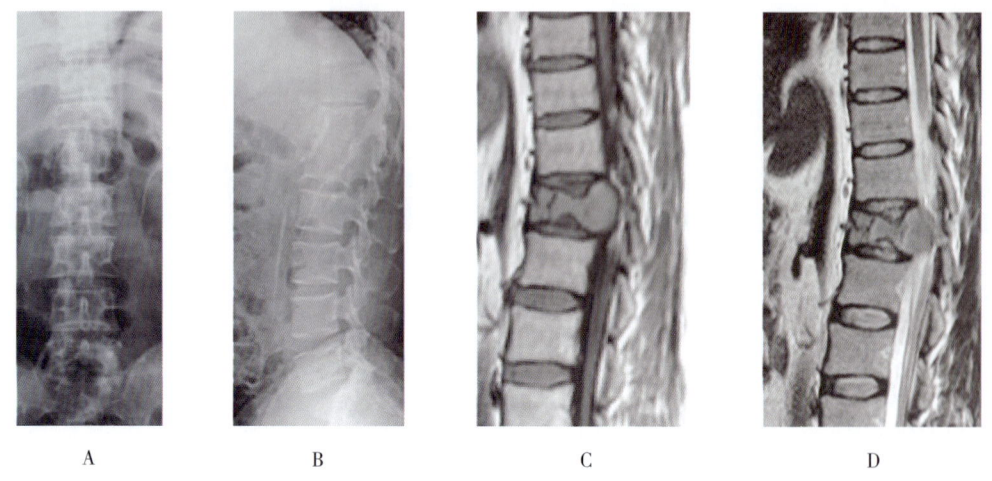

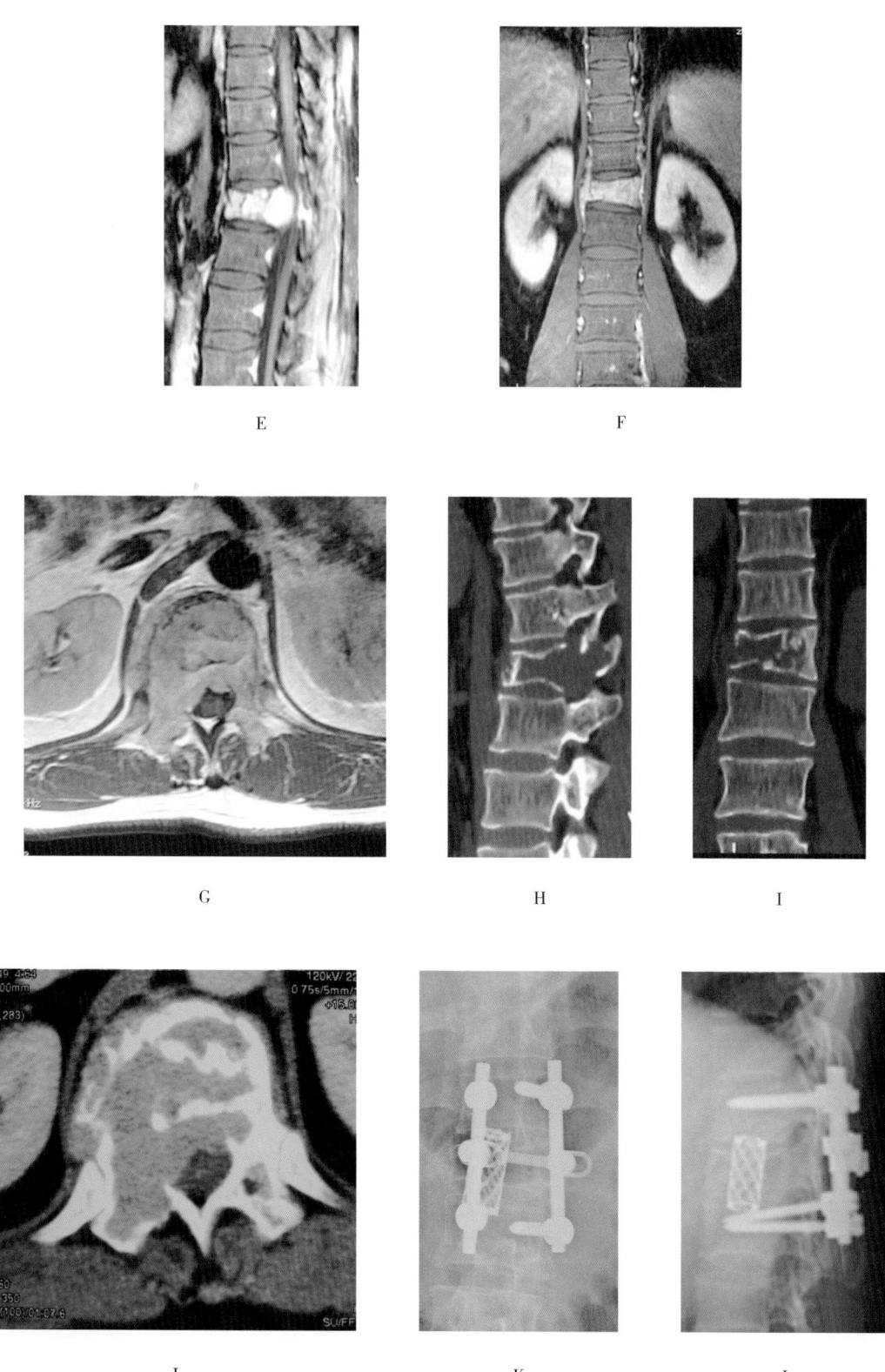

图5-4-3-2-11 临床举例 例11（A~L）

A.B. 术前X线显示T_{12}椎体明显压缩骨折；C~G. MR示T_{12}椎体及附件均受明显侵蚀，肿瘤组织压迫椎管，增强后明显强化；H~J. CT扫描示椎体及双侧附件骨质破坏；K.L. 行前后路联合病灶清除+减压+植骨+钛网+椎弓根钉内固定术，术后正侧位X线片所见

[例12]图5-4-3-2-12　男性,11岁,颈椎嗜酸性肉芽肿;术前颈部疼痛,双手麻木,四肢腱反射亢进,肌力尚可(A~H)。

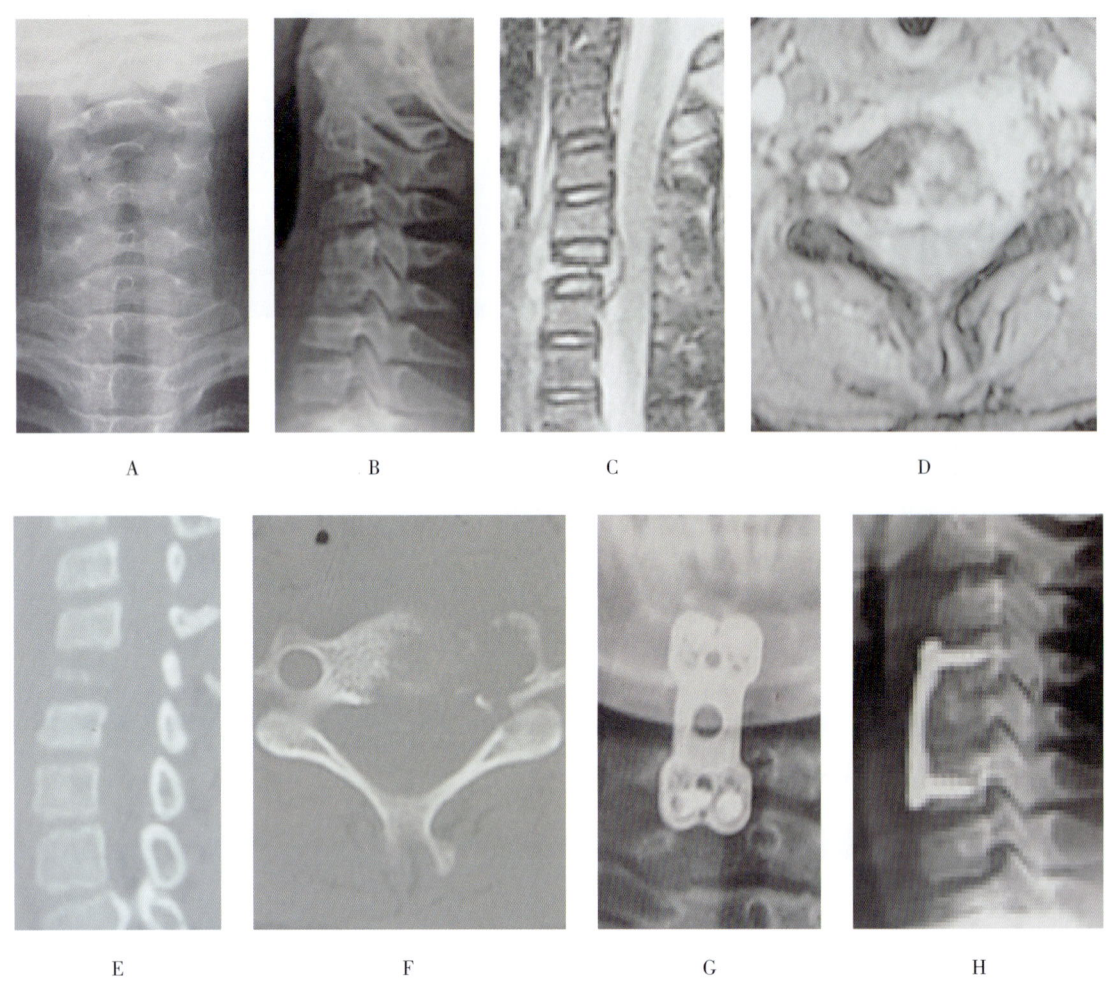

图5-4-3-2-12　临床举例　例12(A~H)

A.B. 术前X线见C_5椎体压缩骨折,颈椎后凸畸形;C.D. 术前MR示C_5椎体占位,病灶向后生长进入椎管,压迫脊髓;
E.F. CT示C_5椎体骨质破坏,椎体明显塌陷;G.H. 前路减压病灶清除,髂骨植骨融合内固定术后

[例13]图5-4-3-2-13　男性,34岁,腰椎上皮源性恶性肿瘤(A~J)。

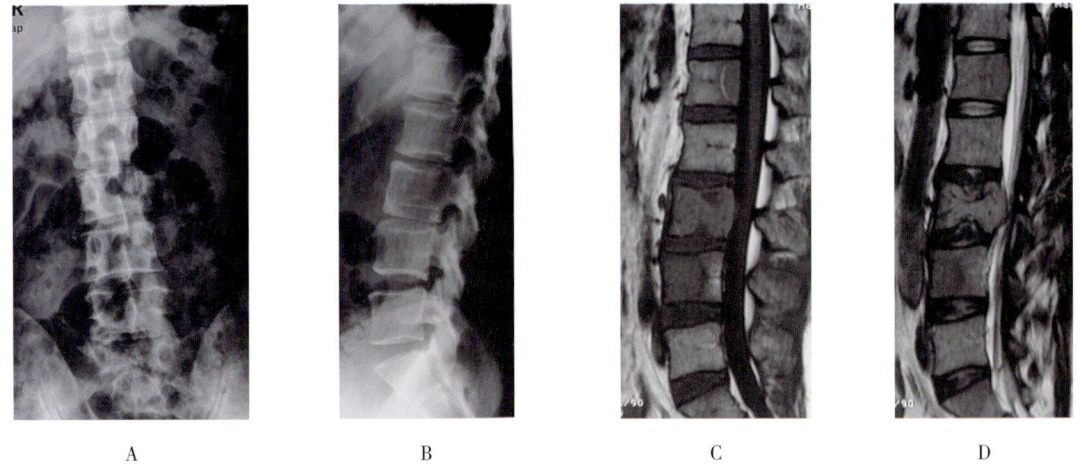

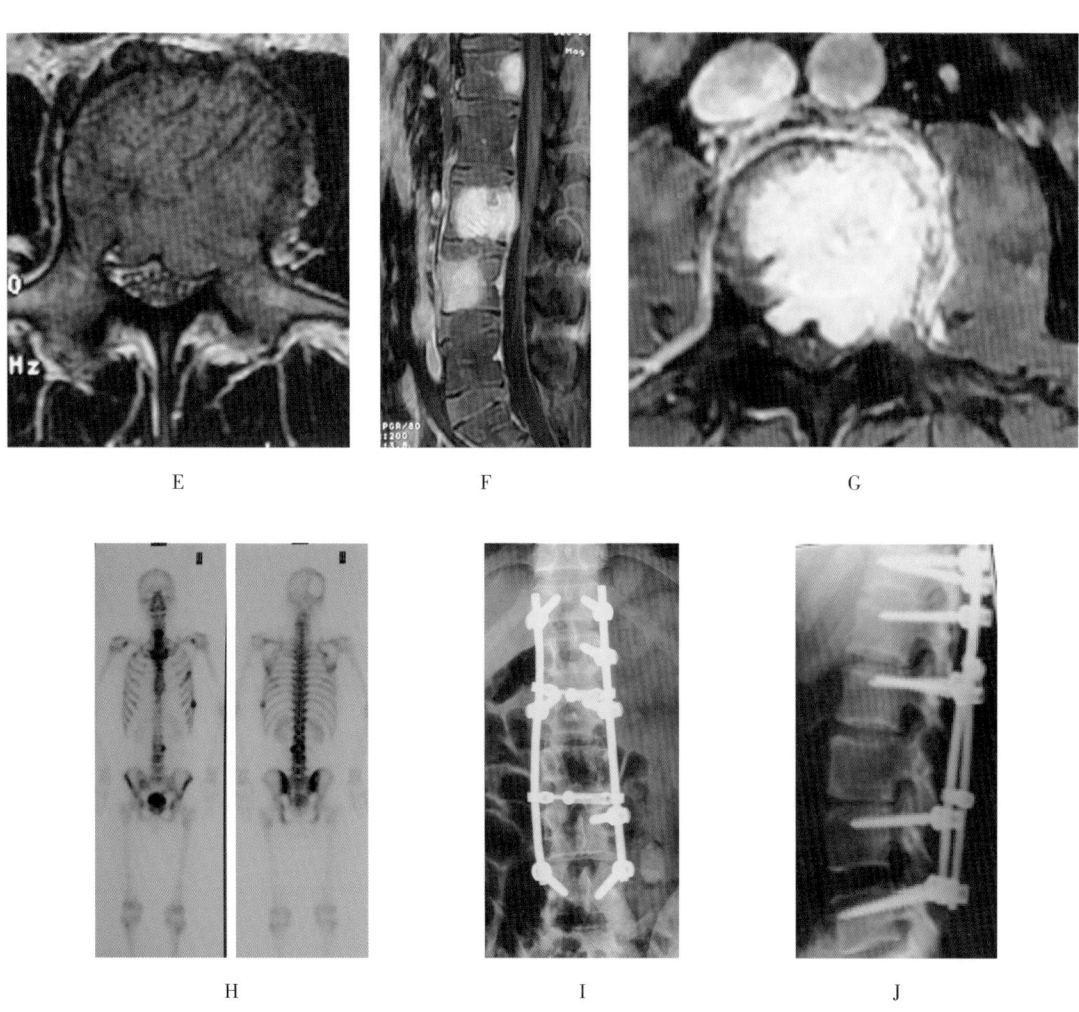

图 5-4-3-2-13 临床举例 例13（A~J）
A.B. 术前X线见腰椎代偿性侧弯；C~G. 术前MR见L_1、L_3、L_4椎体占位，椎管明显受压，增强后病灶明显强化；H. 骨扫描见相应水平放射性浓聚；I.J. 行腰椎后路减压+病灶清除+植骨及内固定术，术后正侧位X线片所见

［例14］图 5-4-3-2-14　男性，29岁，胸椎动脉瘤样骨囊肿（A~N）。

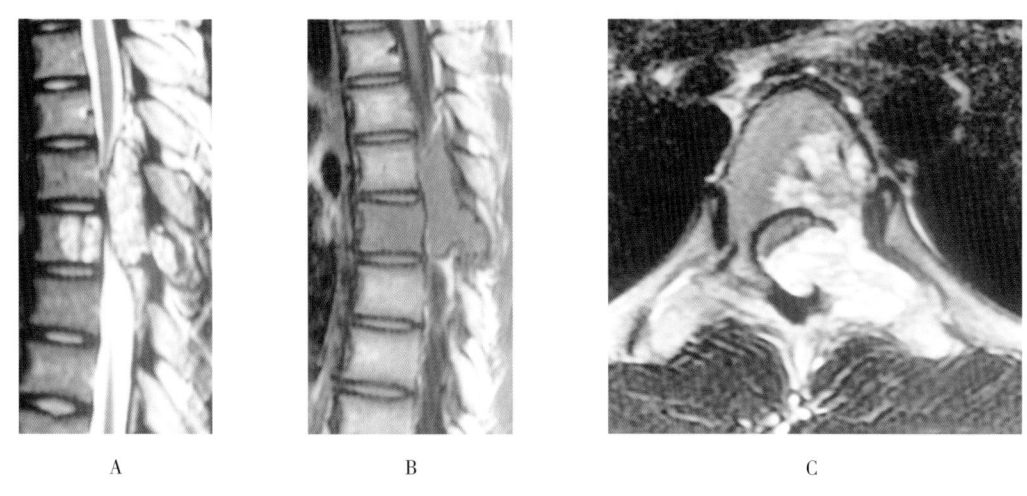

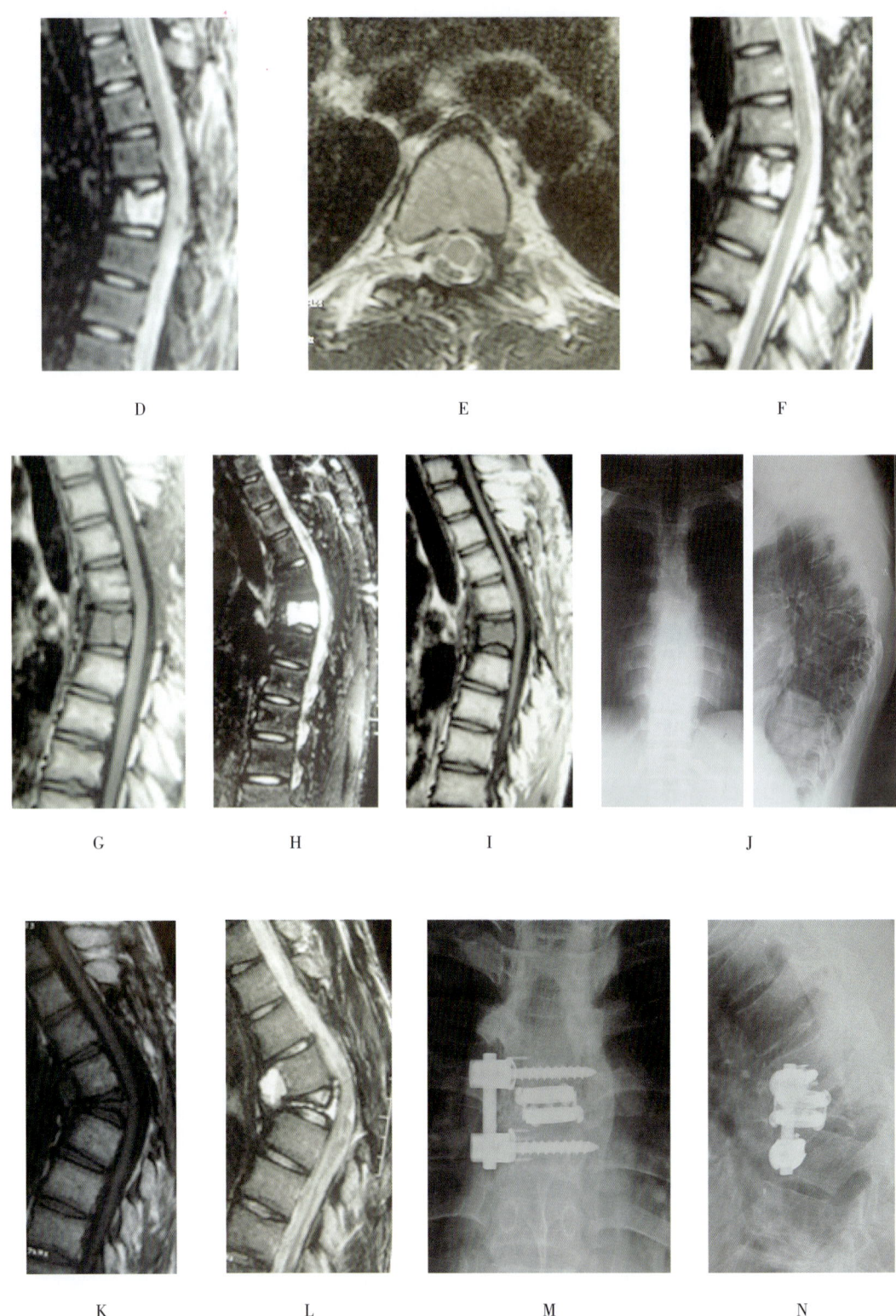

图5-4-3-2-14 临床举例 例14（A~N）

A.B.C. 4年前发现胸椎占位性变，曾行后路单纯病灶清除减压术，而未行内固定；D.E. 术后3月MR见减压良好；F.G. 术后半年MR所见；H.I. 术后15个月出现腰痛，MR见T_6椎体轻度压缩骨折；J. 术后2年半腰痛加重，X线见T_6压缩骨折明显，胸椎后凸畸形；K.L. 术后3年半MR显示肿瘤复发，T_6压缩骨折加重，给予前后联合入路病灶清除+减压+植骨及内固定术；M.N. 二次术后X线见内固定位置良好

[例15] 图 5-4-3-2-15　男性,15岁,因双下肢麻木无力及行走不稳两月,近一周加剧于2002年入院,经MR等检查确诊为T_4椎体血管瘤伴脊髓变性及严重型不全瘫行手术治疗,共施术3次。

第一次手术:胸椎后路肿瘤切除 + 椎板切除 + 椎弓根钉内固定术,术后症状改善。两周后行第二次手术:开胸后行病变椎体切除 + 人工椎体植入;术后病情稳定,但神经功能无明显恢复,双下肢仍呈痉挛性瘫痪状。5周后第三次手术;全麻下行侧后方病灶清除 + 减压术,切除位于椎管前壁之瘤体组织及广泛减压。术后1月症状明确改观,3个月后即可步行上学,8年后大学毕业,现已正常工作(A~S)。

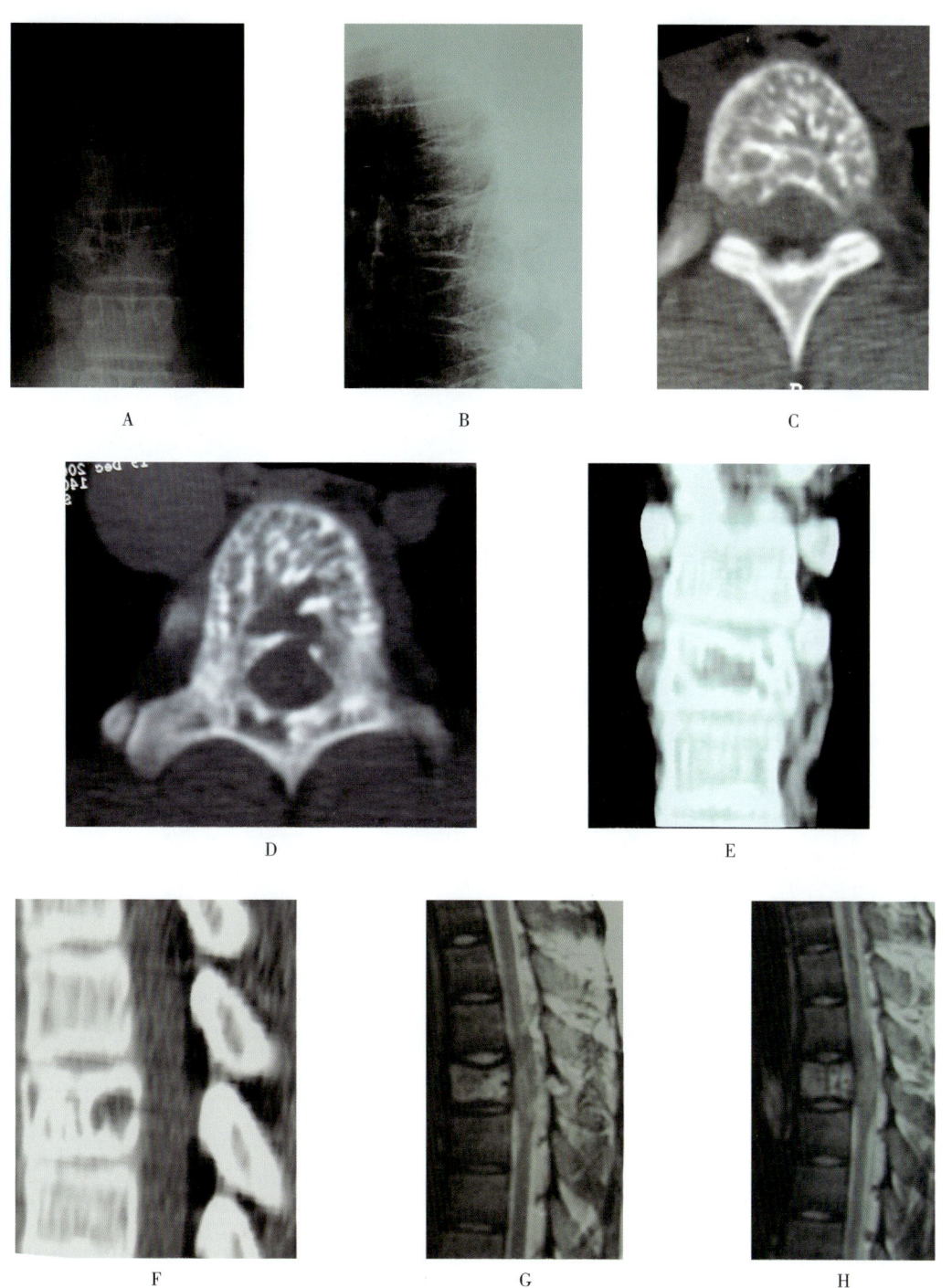

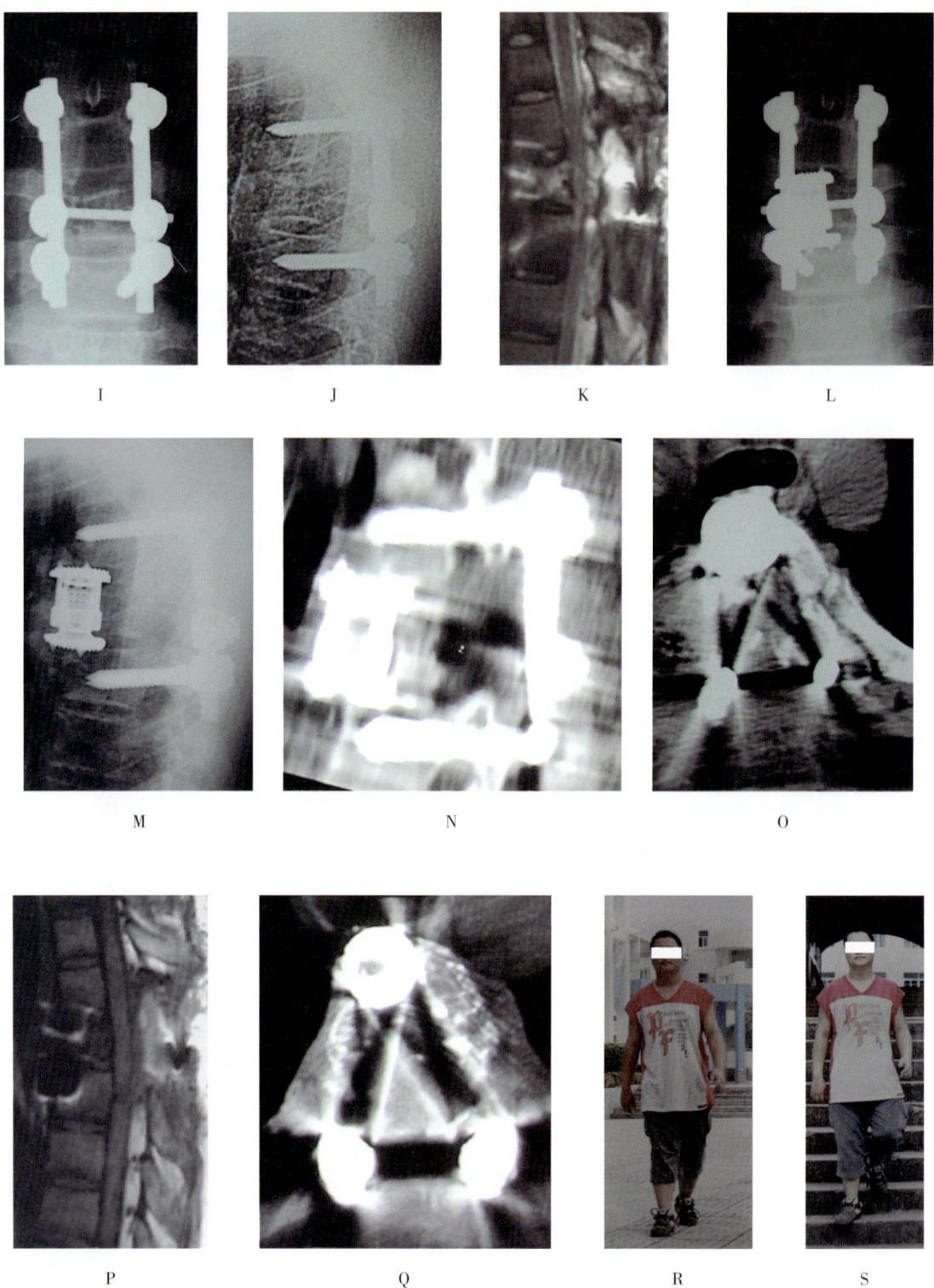

图5-4-3-2-15 临床举例 例15（A～S）

A.B. 术前正侧位X线片；C.D. 术前CT扫描水平位观；E. CT扫描冠状面观；F. CT扫描矢状位观；G.H. MR矢状位观，T_4血管瘤已波及椎管内，胸髓受压；I.J. 全麻下行$T_{3～5}$椎弓根钉及椎板切除减压，术后正侧位X线片；K. MR矢状位显示T_4段后方已减压；L.M. 第二次手术行前路T_4椎体切除+人工椎体植入+内固定，术后正侧位X线片；N.O. 术后CT扫描矢状位及水平位观；P. 术后一年MR矢状位显示椎管形态；Q. 3年后CT扫描水平位观；R.S. 术后一年步态、行走均恢复正常；8年后大学毕业

[例16]图5-4-3-2-16　男性,46岁,C_2椎体脊索瘤行前后路肿瘤切除+内固定术(A~I)。

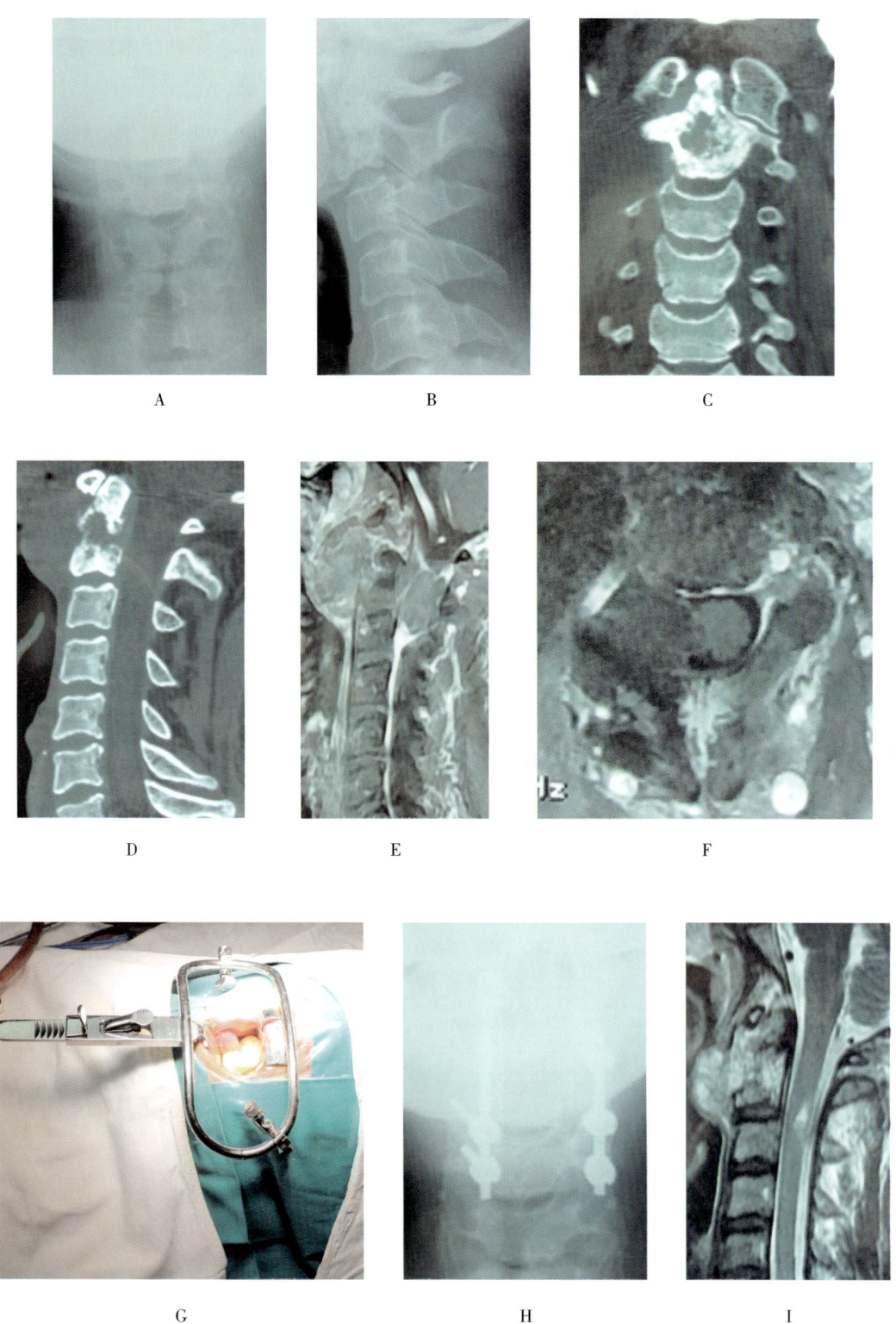

图5-4-3-2-16　临床举例　例16（A~I）
A.B. 术前正侧位X线片；C.D. 术前CT正侧位扫描所见；E.F. 术前MR矢状位及水平位显示前方肿瘤已侵及咽后壁,后方已波及脊髓,对硬膜囊形成压迫征；G. 前路经口肿瘤切除术术中；H. 已行前路经口、后路枕颈入路切除肿瘤+后路融合术后正位X线片；I. 术后MR矢状位显示肿瘤切除,致压物消失,术后肿瘤病理切片诊断为脊索瘤

[例17] 图5-4-3-2-17 男性,49岁,因腰背部酸痛伴双下肢麻木无力两年,近两月逐渐加重入院。呈跛行步态,胸椎棘突及棘间$T_{8\sim12}$压痛明显,躯干T_8平面以下皮肤浅感觉减退,腹壁浅反射消失,双下肢皮肤浅感觉及温痛觉减退,双下肢各肌肌力Ⅳ级,肌张力增高。双膝反射及踝反射亢进,踝阵挛阳性。术后病理报告为T_9椎体海绵状血管瘤(A~I)。

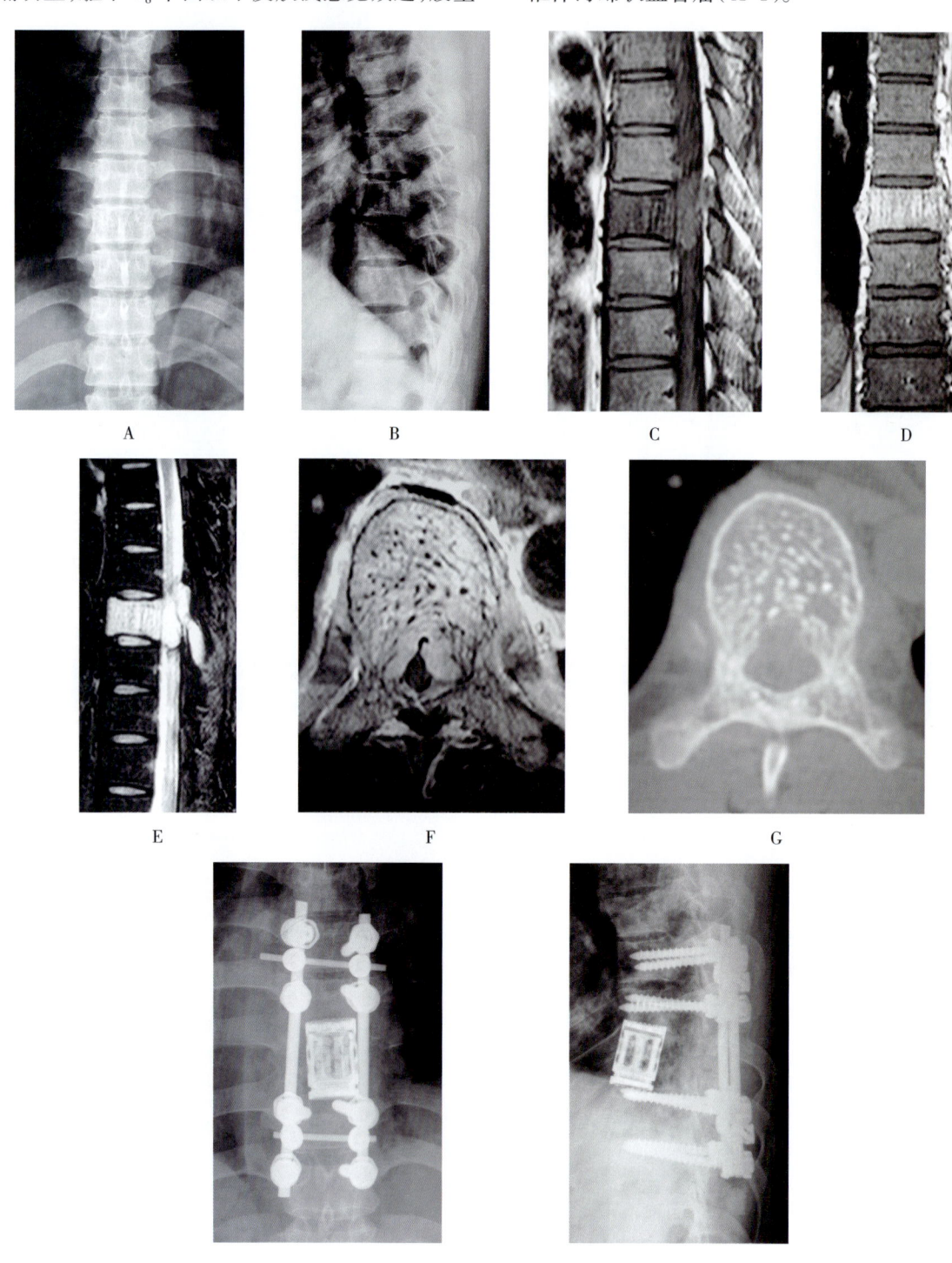

图5-4-3-2-17 临床举例 例17(A~I)

A.B. 术前正侧位X线片;C.D. CT扫描显示T_9椎体病变;E. MR矢状位观,见病变已进入椎管并波及后柱;F.G. T_9椎体CT水平位扫描所见;H.I. 先行前路T_9病变椎体切除,再行后路$T_{7\sim11}$椎弓根钉固定、椎板切除减压及肿瘤病切除术;术中出血约4000ml,次日症状明显好转,术后正侧位X线片显示椎节概况

三、附件肿瘤基本概念

原发性椎体附件肿瘤相对少见,大多来自椎体肿瘤后期,由椎体肿瘤蔓延而至,尤以转移性肿瘤更为多发。

四、附件肿瘤临床举例

[例1]图 5-4-3-2-18　女性,54岁,C_7椎板及侧块骨母细胞瘤(A~J)。

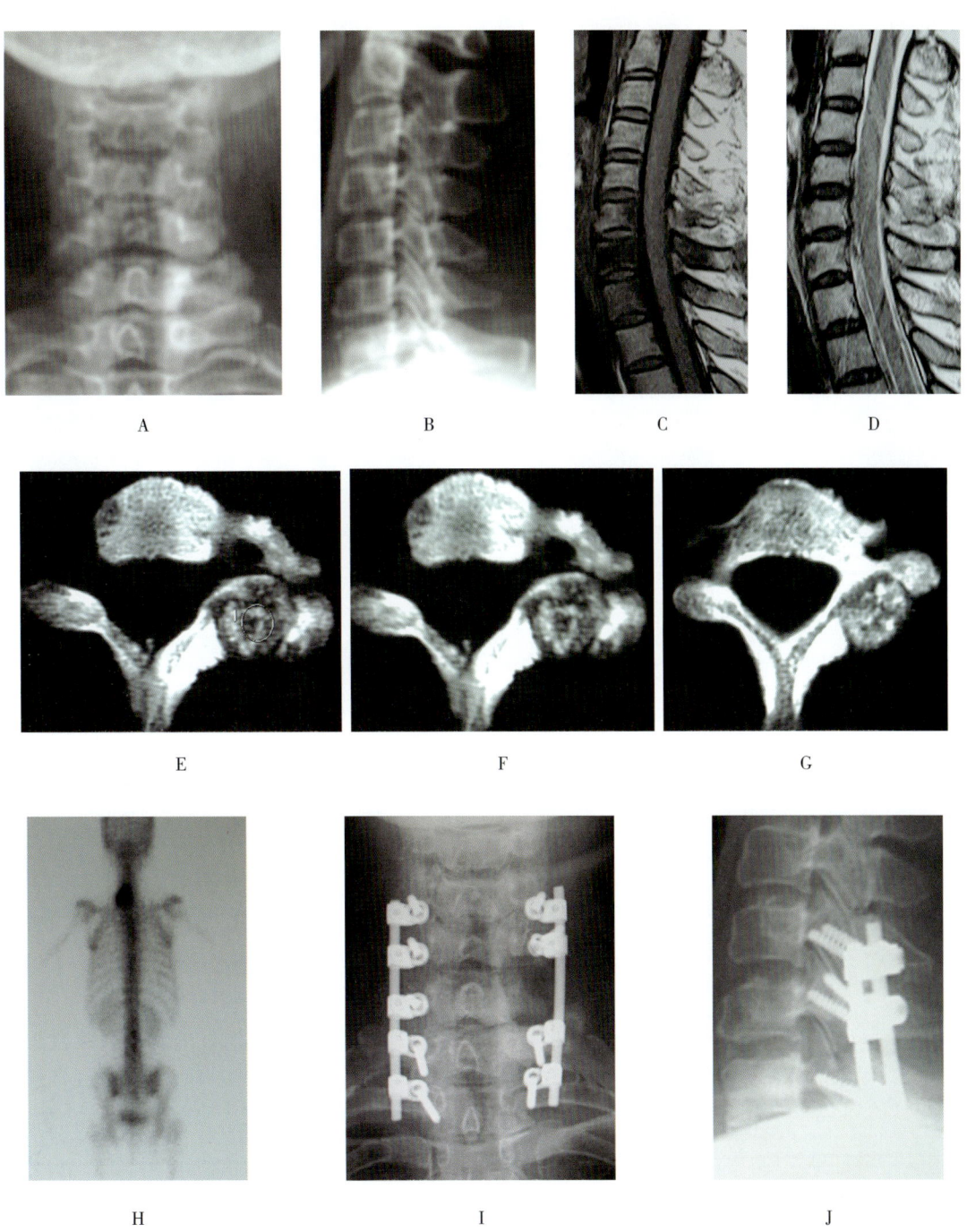

图5-4-3-2-18　临床举例　例1(A~J)

A.B. 术前X线正侧位片；C.D. MR矢状位观,T_1、T_2加权；E.F.G. CT扫描水平位像,显示左侧椎板及侧块瘤样病变；H. 核素扫描所见；I.J. 颈后路以C_7椎节为中心切口,依序将患侧椎板及侧块肿瘤组织切(刮)除,对相邻节段椎管减压,并以侧块螺钉行C_5~T_2固定,X线正侧位片显示内固定良好；术后病理报告为C_7侧块及椎板骨母细胞瘤

[例2]图5-4-3-2-19 女性,30岁,首次在外院因T_{11}右侧椎板骨质破坏行减压及病灶切除术,病理报告为"软骨黏液纤维瘤",1个月后肿瘤复发再次手术,术后病理报告为软骨肉瘤(A~J)。

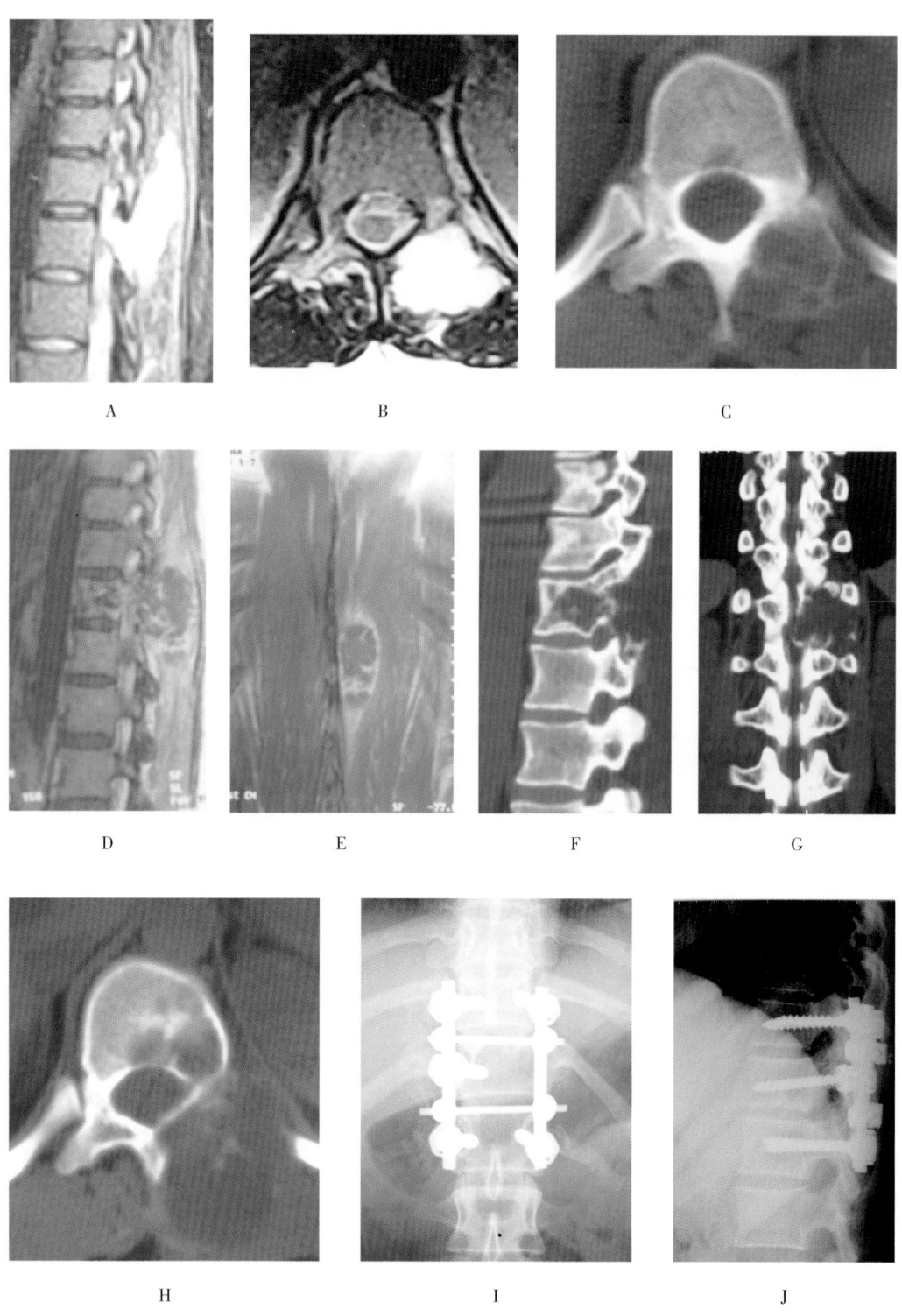

图5-4-3-2-19 临床举例 例2（A~J）

A.B. 第一次术前MR矢状位及横断面显示T_{11}右侧椎板及椎旁占位性病变；C. 第一次术前CT横断面；D.E. 第一次术后1月患者因背部疼痛复查MR矢状位及冠状位显示肿瘤复发；F.G.H. 第二次术前CT矢状位、冠状位重建及横断面，显示肿瘤侵犯T_{11}椎体及右侧附件；I.J. 二次手术行后路减压、病灶切除及椎弓根螺钉固定术，术后正侧位X线片

[例3]图5-4-3-2-20 男性,25岁,腰痛伴左下肢放射痛20天,术后确诊为L_5附件及椎体骨母细胞瘤(A~I)。

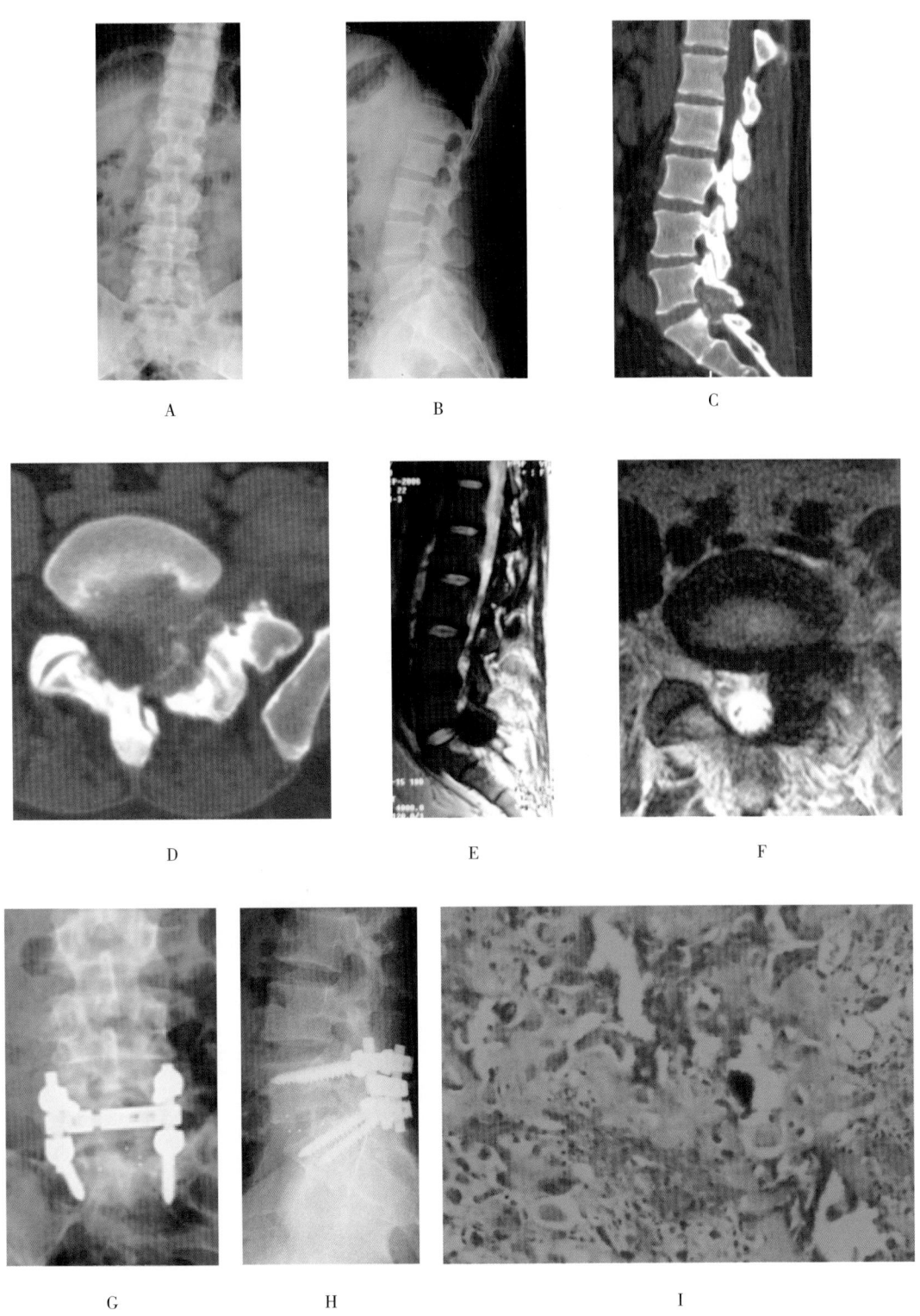

图5-4-3-2-20 临床举例 例3（A~I）

A.B. 术前X线见腰椎代偿性侧弯；C.D. CT扫描示L_5附件及椎体骨质破坏；E.F. MR示L_5病灶侵蚀右侧附件及椎体，L_5神经根明显受压；G.H. 后路病灶切除+减压+植骨及内固定术，术后X线正侧位片所见；I. 病理切片显示骨母细胞瘤

第三节 脊柱转移瘤

一、基本概念

脊柱是恶性肿瘤最易发生转移的部位之一，仅次于肺脏和肝脏，居第三位，包括乳腺癌、胃癌、肝癌、直肠癌及前列腺癌等，大多通过血运转移，少数为淋巴腺转移，局部蔓延者罕见。

临床上常发现脊柱转移癌为恶性肿瘤的首发症状，而原发灶甚至难以发现。

转移癌的症状主为剧痛，尤以夜晚为重，非用强烈镇痛剂而无法止痛。其次是脊髓或脊神经根受压症状，病理性骨折、脊柱畸形等相对少见。

本病的诊断已无困难，CT、MR 是确诊的主要手段之一，但肿瘤来源确认，则多需手术取材后病理切片判定。

对转移性瘤的处理，由于学科发展及医疗设施和内固定器材的进步，大多取积极手术的态度，尤以引起神经致压症状者；即便是已经全瘫者，为便于护理，亦多采取椎节内固定术处理。

二、临床举例

［例1］图 5-4-3-3-1　女性，51 岁，T_{10} 椎体转移瘤（A~H）。

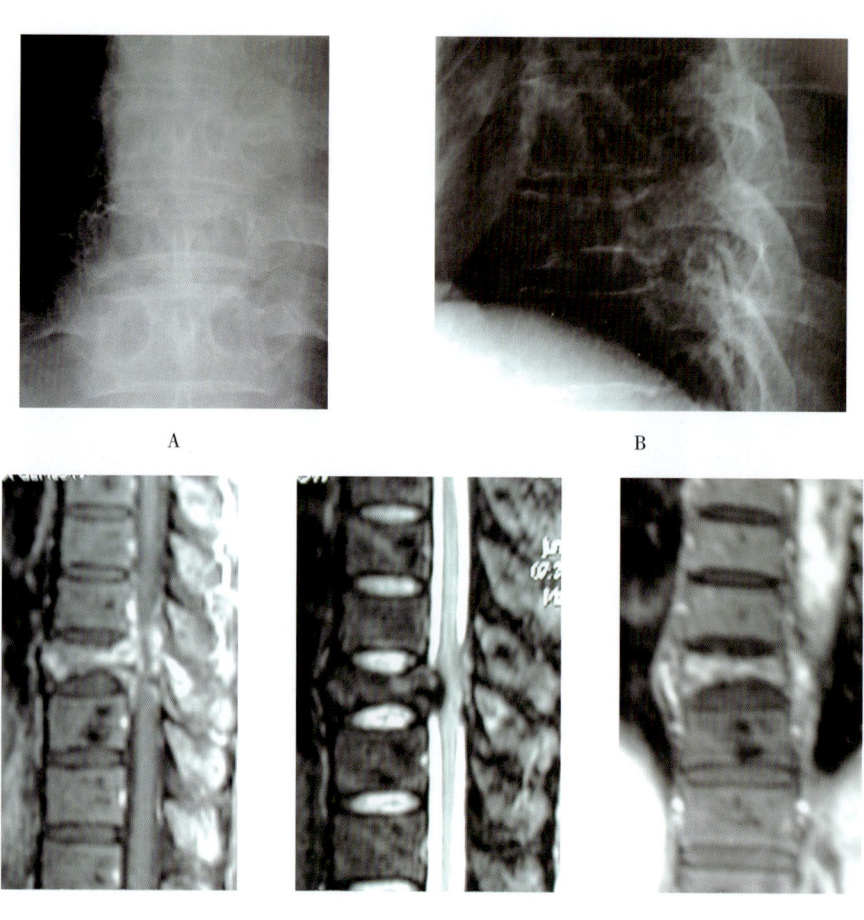

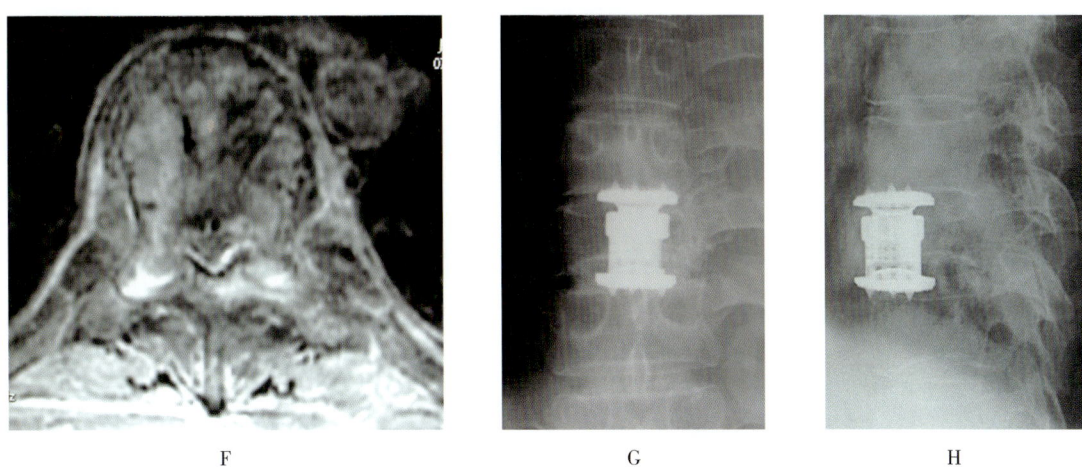

图5-4-3-3-1 临床举例 例1（A~H）

A.B. 术前正侧位X线片，显示椎节压缩2/5；C~F. MR矢状位、冠状位及水平位所见，显示椎体压缩3/5；
G.H. 前路切除病变后放置人工椎体+植骨，正侧位X线片显示椎节高度已恢复，原症状明显改善

［例2］图5-4-3-3-2 男性,77岁,脊柱多发性转移瘤（A~G）。

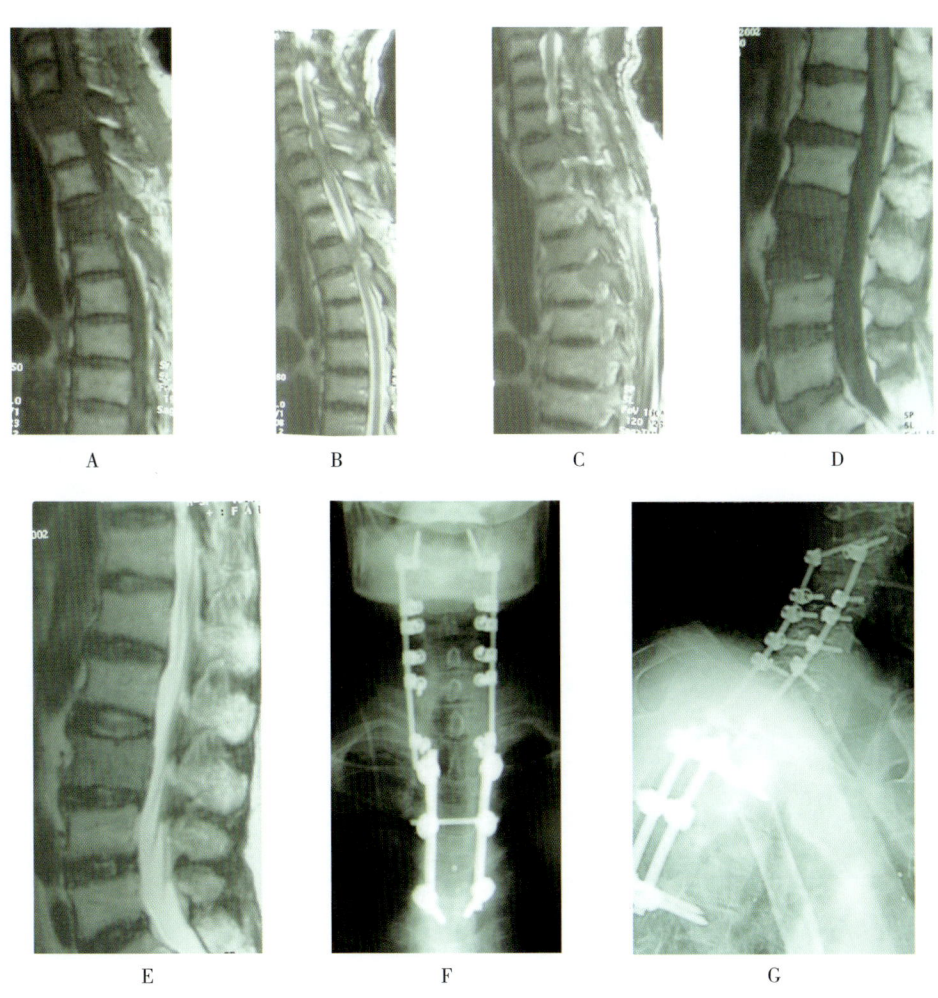

图5-4-3-3-2 临床举例 例2（A~G）

A~C术前MR矢状位观，显示颈胸节段多椎体病变；D.E. 腰椎椎体亦有转移病变；
F.G. 颈胸段后路侧块螺钉及椎弓根钉固定+前路转移瘤切除术

[例3] 图 5-4-3-3-3　女性,66岁,脊柱胸腰段转移癌(乳腺)(A~H)。

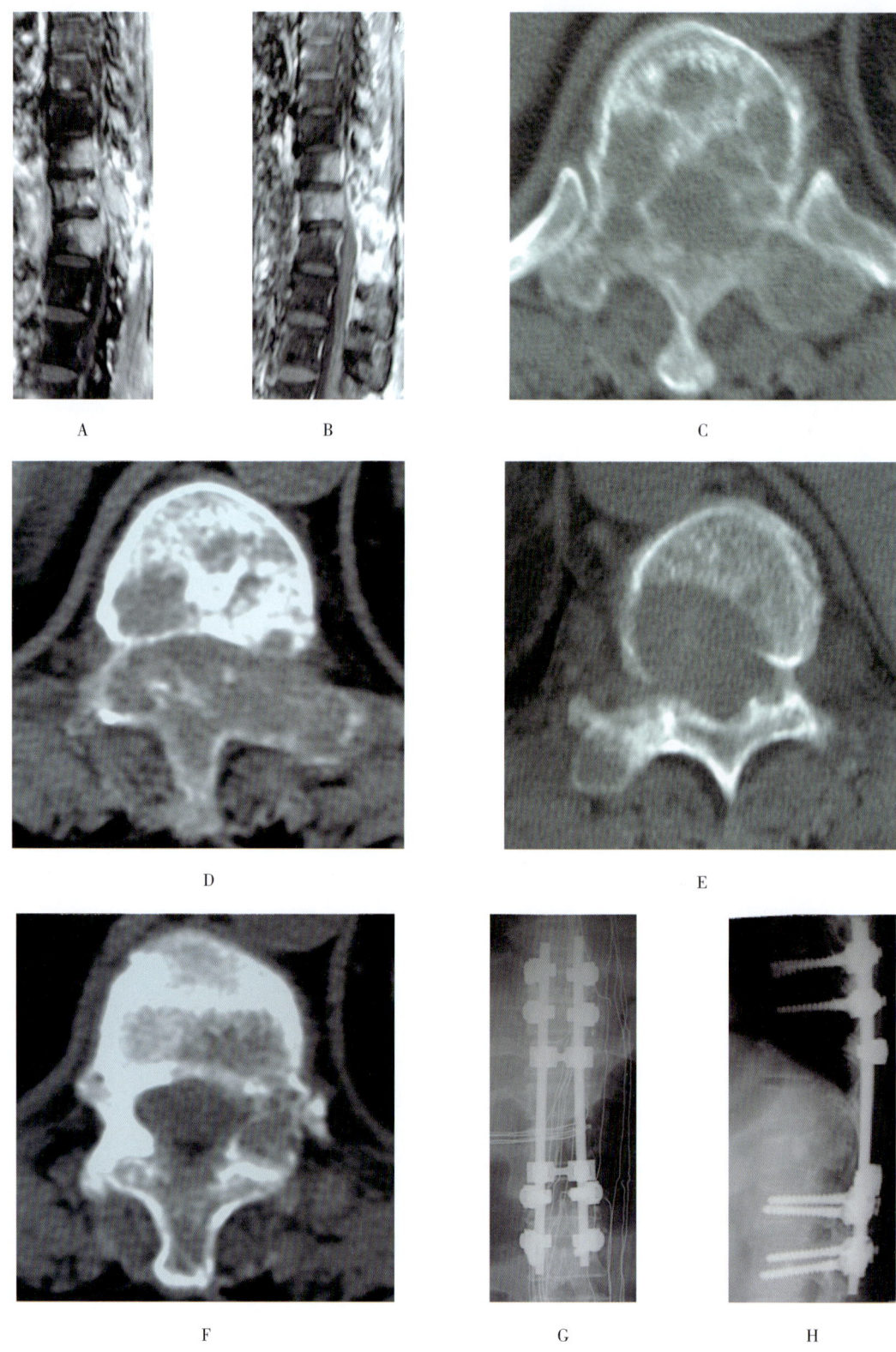

图5-4-3-3-3　临床举例　例3（A~H）

A.B. 术前MR矢状位观，见T_{11}~L_1多发性转移病灶；C~F. MR水平位观；G.H. 前路减压及后路椎弓根钉固定后正侧位X线片

[例4]图5-4-3-3-4　男性,54岁,肝癌脊柱转移(A~K)。

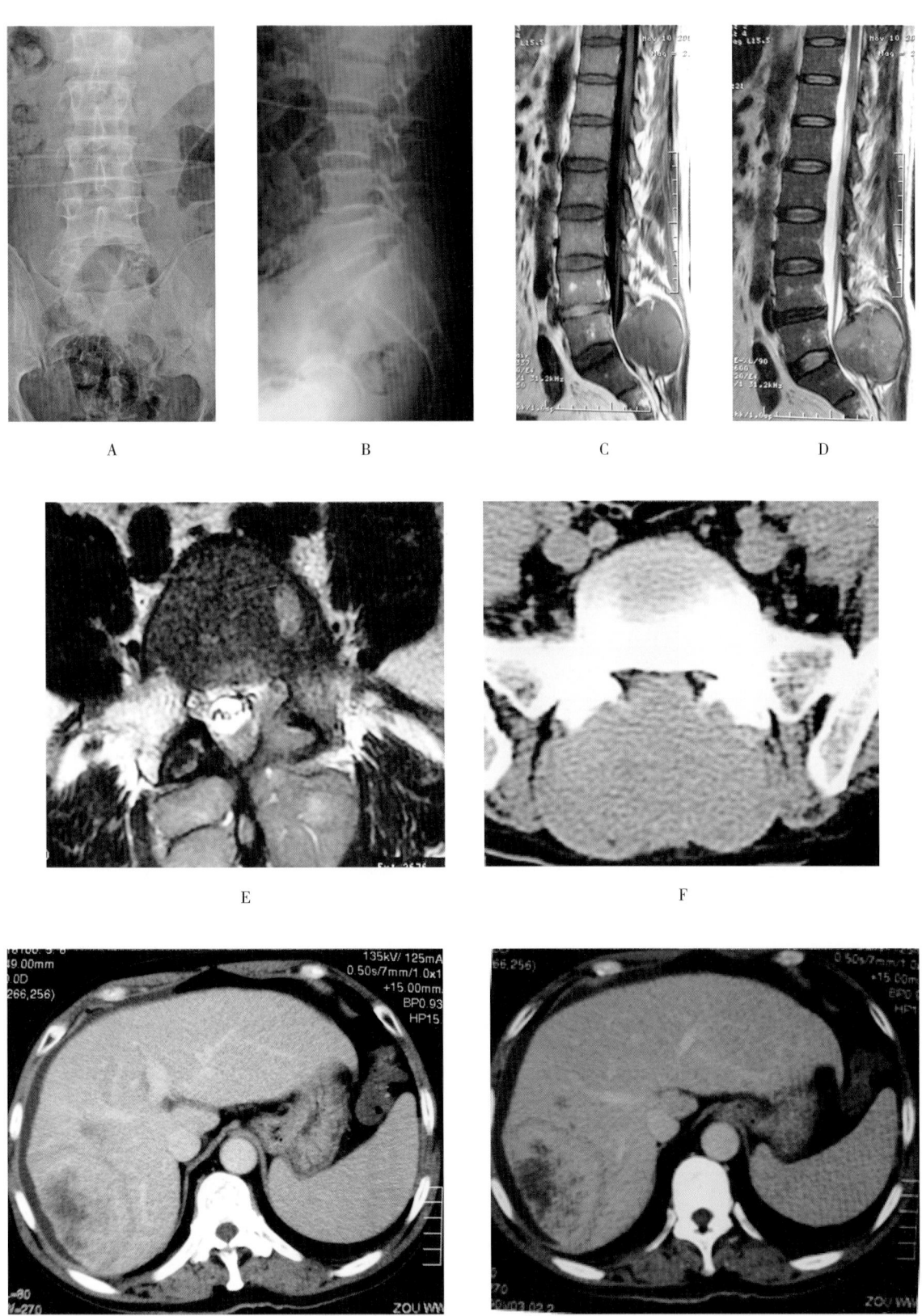

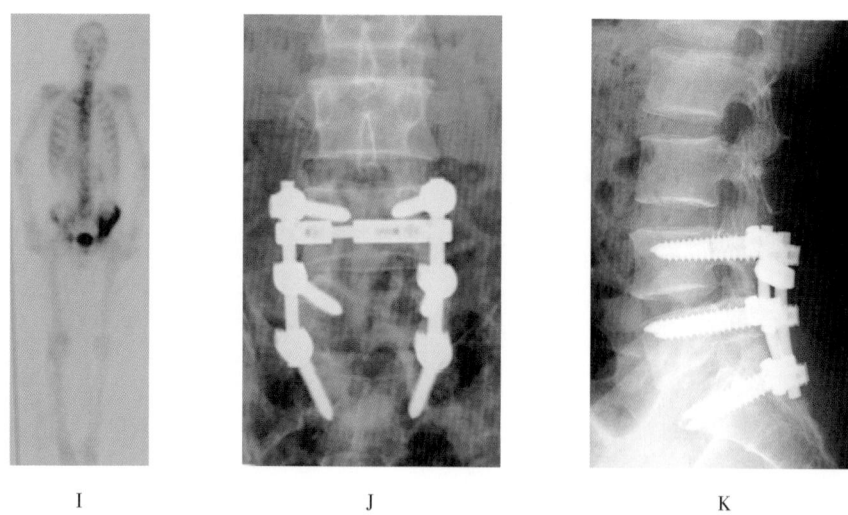

图5-4-3-3-4 临床举例 例4（A~K）

A.B. 术前正侧位X线片；C~E. 术前MR显示L_5、S_1椎管后方巨大占位性病变；F. 术前CT横断面；G.H. 上腹部CT扫描提示原发性肝癌；I. 全身骨扫描提示骨盆及髋臼放射性聚集；J.K. 行后路减压、肿瘤切除及椎弓根螺钉固定术，术后正侧位X线片

［例5］图5-4-3-3-5 男性，65岁，胃癌术后8年，T_7椎体转移瘤（A~K）。

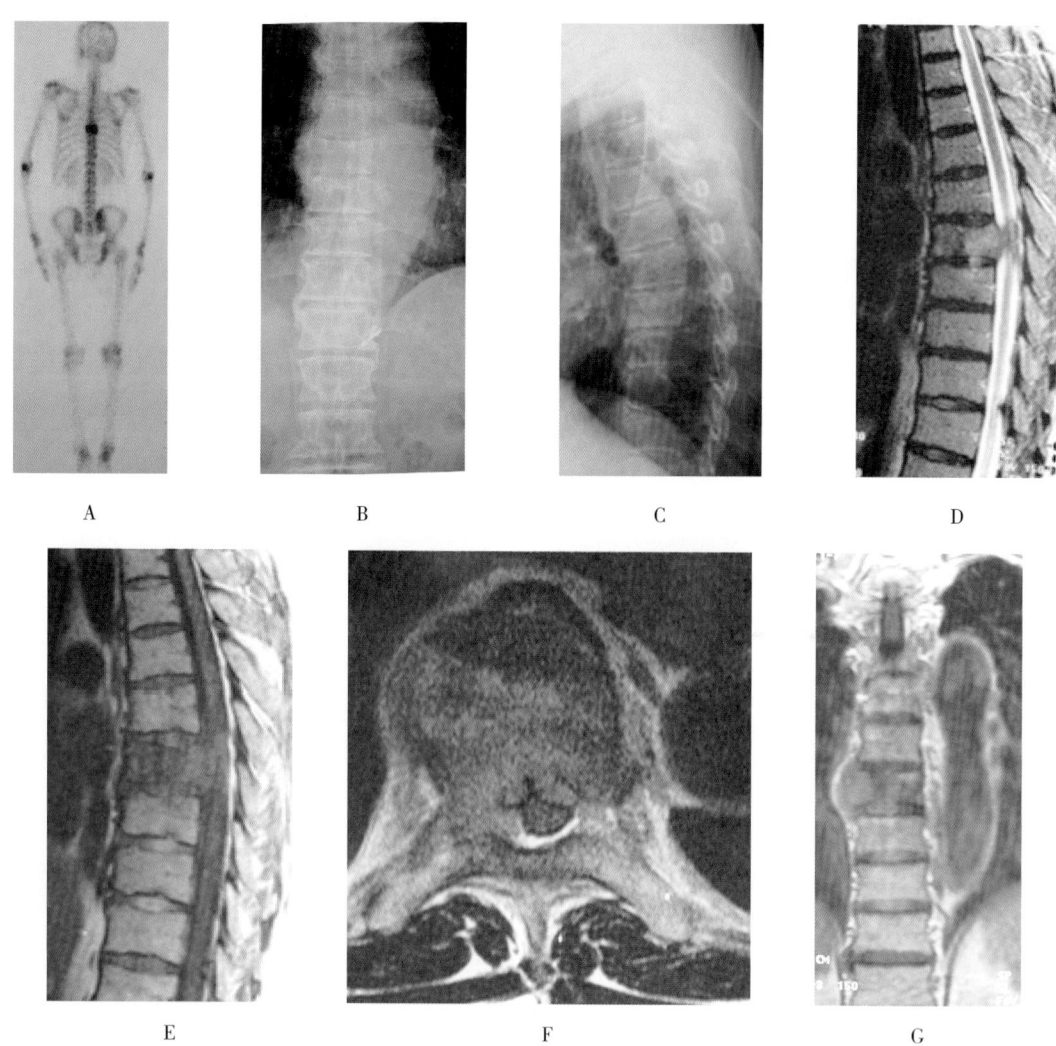

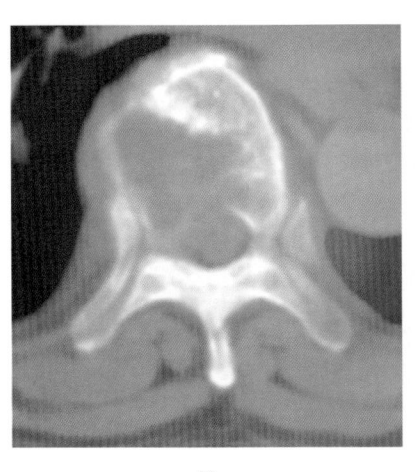 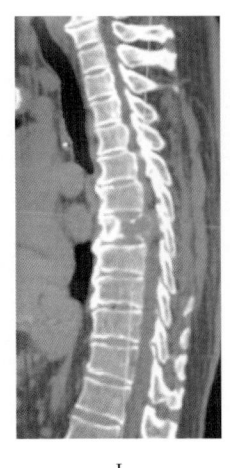 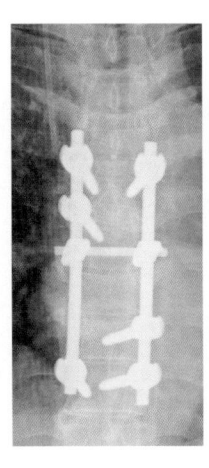 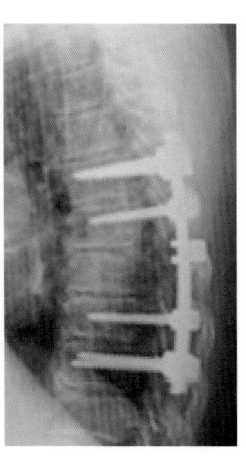

H　　　　　　　　　I　　　　　　J　　　　　　　K

图5-4-3-3-5　临床举例　例5（A~K）

A. 术前骨扫描检查显示T_7水平放射性浓聚；B.C. 术前X线正侧位片；D~G. 术前MR T_1、T_2加权及横断面片显示肿瘤侵蚀椎体，椎管受压；H.I. CT横断面及三维重建显示椎体骨质破坏明显；J.K. 后路肿瘤切除+减压+植骨及内固定术，术后X线正侧位观

[例6] 图5-4-3-3-6　女性，58岁，C_2椎体转移性肿瘤伴颈椎病及四肢不全瘫和颈部剧痛行颈椎肿瘤及髓核切除+内固定+肿瘤切除+侧块螺钉固定+钛网固定植骨术（A~N）。

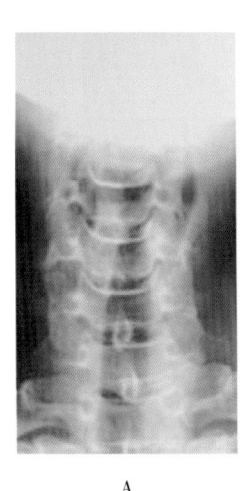 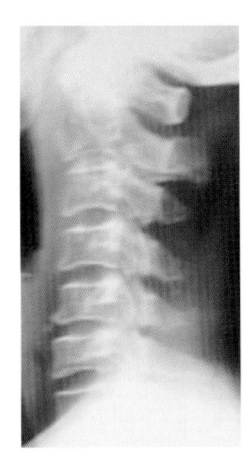 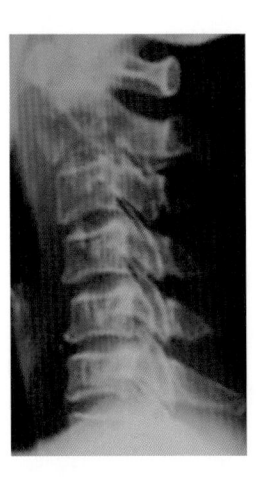 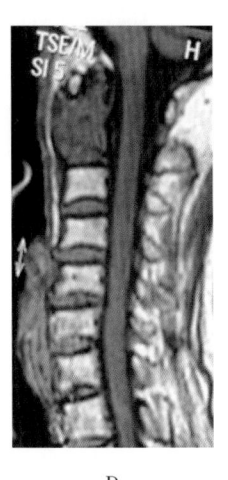

A　　　　　　　B　　　　　　　C　　　　　　　D

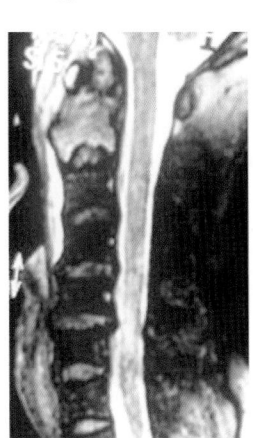 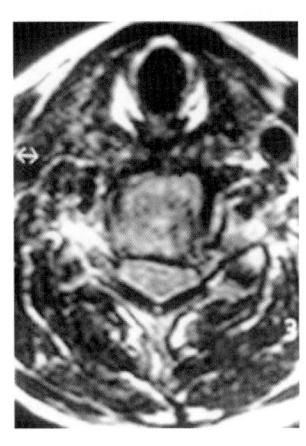 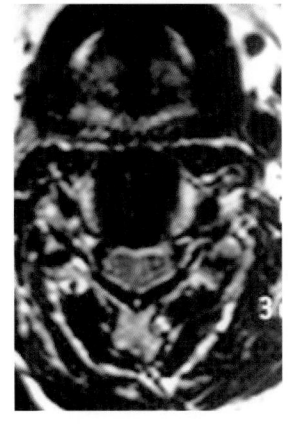

E　　　　　　　　F　　　　　　　　G

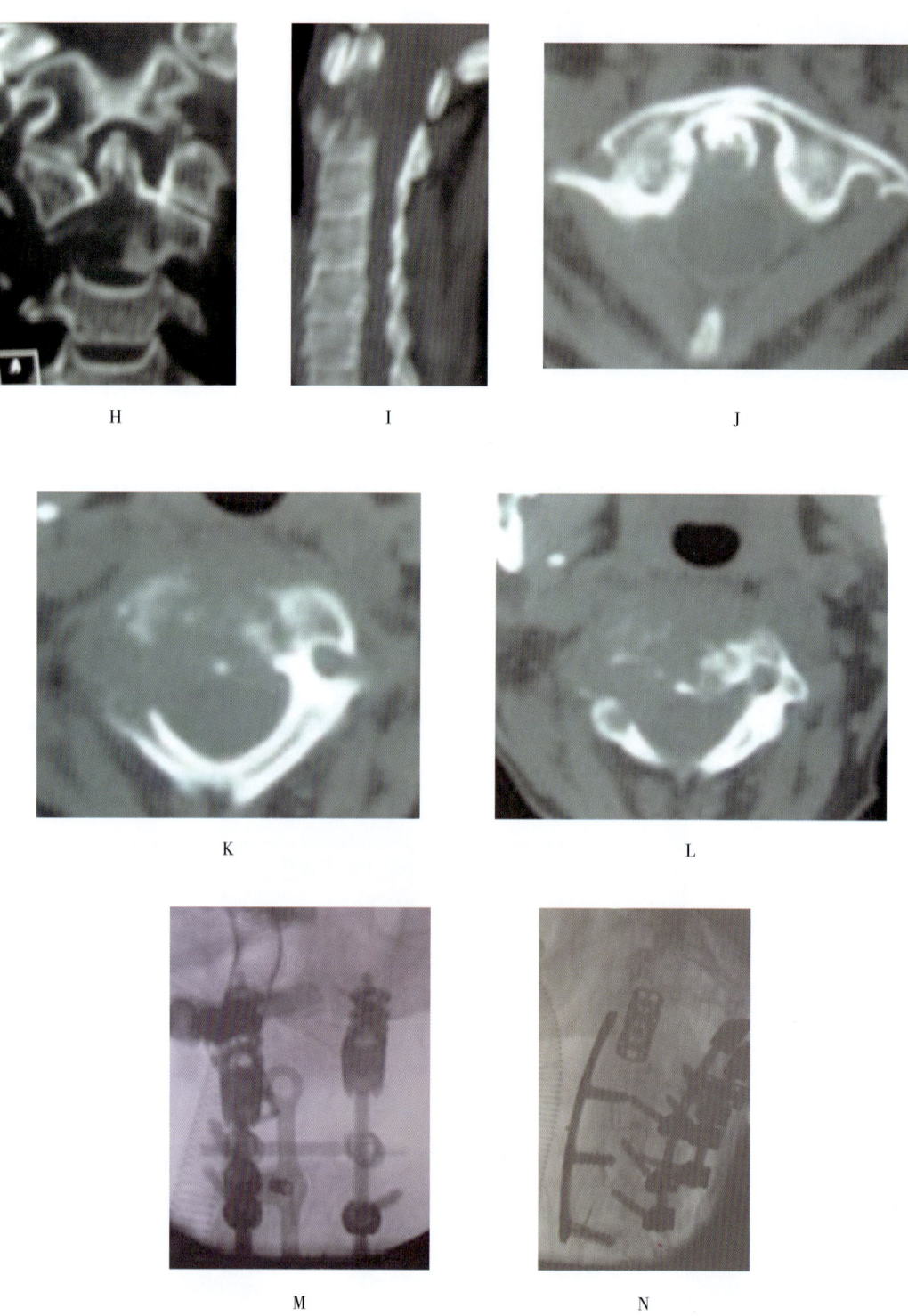

图5-4-3-3-6 临床举例 例6（A~N）

A.B. 术前正侧位X线片；C. 术前屈颈侧位片，显示C_2椎体破坏状；D~G. 术前MR矢状位及水平位，显示C_2椎体肿瘤范围，伴多节段颈椎病；H~L. 术前CT冠状位、矢状位及水平位扫描，显示肿瘤部位及范围，寰-枢椎呈半脱位状态；M.N. 先行后路枕颈固定+适度撑开+植骨；再行前路颈椎髓核切除+Cage植入，保护下方术野后再切除C_2椎体，并刮除侧块及右侧后弓内肿瘤组织，再植入钛网（+碎骨块），最后放置钛板固定钛网及Cage，术毕正侧位X线透视显示对位满意，术后颈痛消失，四肢不全瘫痪症状明显改善，病理诊断：转移性腺癌

（陈德玉　陈宇　郭永飞　赵杰　林研　刘忠汉　赵定麟）

参 考 文 献

1. 饶书诚, 宋跃明. 脊柱外科手术学（第三版）. 北京: 人民卫生出版社, 2006
2. 于彬, 倪春鸿. 胸椎海绵状血管瘤一例 [J]. 中国骨与关节损伤杂志, 2007, 22（8）
3. 赵定麟, 王义生. 疑难骨科学. 北京: 科学技术文献出版社, 2008
4. 赵定麟. 现代骨科学. 北京: 科学出版社, 2004
5. 周强, 陈德玉, 史建刚等. 髓外硬膜下肿瘤的手术治疗与临床效果 [J]. 中国矫形外科杂志, 2009, 17（7）
6. Bostroem A, Hans FJ, Moeller-Hartmann W. Spontaneous vertebral arteriovenous fistula simulating a cervical spine tumour. Minim Invasive Neurosurg. 2008 Feb; 51（1）: 54-6.
7. Eleraky M, Setzer M, Vrionis FD. Posterior transpedicular corpectomy for malignant cervical spine tumors. Eur Spine J. 2010 Feb; 19（2）: 257-62. Epub 2009 Oct 13.
8. Fehlings MG, Chua SY Editorial: Spinal cord tumor research. J Neurosurg Spine. 2010 Feb; 12（2）: 115-6; discussion 116.
9. Jin-Tang Wang, Xiao-Wei Zhang, Shu-Ming Li. Surgical treatment of cervical bone tumors. SICOT Shanghai Congress 2007
10. Jin-Tang Wang, Xiao-Wei Zhang, Shu-Ming Li, etal. Surgical treatment of cervical bone tumors. SICOT Shanghai Congress 2007
11. Meyer SA, Singh H, Jenkins AL. Surgical treatment of metastatic spinal tumors. Mt Sinai J Med. 2010 Jan; 77（1）: 124-9.
12. Raco A, Piccirilli M, Landi A. High-grade intramedullary astrocytomas: 30 years' experience at the Neurosurgery Department of the University of Rome "Sapienza". J Neurosurg Spine. 2010 Feb; 12（2）: 144-53.

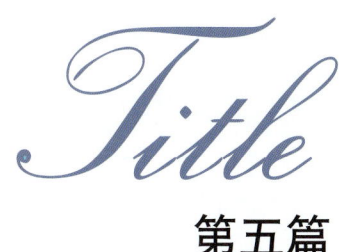

第五篇

脊柱肿瘤的动脉栓塞、全椎体切除及临床手术病例举例

第一章 胸腰段恶性肿瘤的动脉栓塞 /2510
    第一节 选择性动脉栓塞技术 /2510
    第二节 选择性节段性动脉栓塞在脊柱肿瘤治疗中的应用 /2513

第二章 后路大块全脊椎切除术治疗孤立性脊椎转移癌（或原发肿瘤） /2518
    第一节 椎体全切术的基本概念 /2518
    第二节 根治性大块脊椎切除的手术技术 /2520

第一章 胸腰段恶性肿瘤的动脉栓塞

第一节 选择性动脉栓塞技术

脊柱胸腰段的椎体肿瘤，因其位置深在，周围组织器官解剖结构复杂，肿瘤体积较大，血运丰富，术中暴露及切除过程中易出血，且量多、速度快，因而手术治疗十分棘手；笔者之一于12年前曾对一椎体血管瘤伴不全性瘫痪病例在施术过程中输血1.6万毫升之巨，虽然手术成功，术后3月瘫痪恢复，但毕竟风险甚大。近年来由于经皮选择性动脉栓塞（selective arterial embolization, SAE）的发展，使脊柱部位骨肿瘤的保守和手术治疗有了很大进展，特别是全椎体切除更有了长足的进步。

一、脊髓与脊椎的血运供应

脊髓的血运是由位于脊髓前方、后方两侧的3条动脉供给。位于脊髓前中央沟的脊髓前动脉是供应脊髓血运的主要动脉，为脊髓前部4/5范围提供血运。然而，这样重要的动脉在解剖上却存在着很大的弱点，即该动脉是由少数前根髓动脉升降支吻合而成，分别供应自己所属部分的脊髓血运，相互之间无重要的吻合支。前根髓动脉由锁骨下动脉发出2~3支、上胸段发出1支，胸腰段发出1支大根髓动脉，又称为Adamkiewicz动脉。三组前根髓动脉中任何一支如果被肿瘤压迫，则可引起所供应区的血运破坏，使其脊髓功能受到影响，以至脊髓软化。Carrot指出，脊柱髓内、髓外肿瘤压迫可使Adamkiewicz动脉变得紧张，如果受到牵拉使动脉管腔狭窄可以逐渐或突然出现临床症状。两条后根髓动脉供应脊柱后柱和脊髓灰质的后角，血管较小，但数量多，上、下方有较多的吻合支，因而堵塞其中一支均不会造成严重后果。两侧后外脊髓动脉与Adamkiewicz动脉在脊髓圆锥处相交通，形成交叉吻合弧。后根髓动脉其临床的意义不如前根髓动脉大。

按Markhashov等描述胸腰段脊椎的血运是由两组血管供应。前外侧组是自主动脉后壁两侧发出腰动脉和肋间动脉，其近端可发出30支以上的分支供应椎体血运。后、中组是由位于椎体背面的两条根髓动脉相连接形成的动脉弓，由此弓发出两个主要的和一些小的分支，在椎体表面吻合形成纵、横血管连接成血管网。营养动脉穿透骨质，在椎体中心形成中心吻合环。椎体内前、后组血管所供应血运比例有较大的变异。横突和棘突的血液由相应的肋间动脉、腰动脉供应。

二、原发脊柱骨肿瘤的发病情况

胸腰段脊柱肿瘤对患者健康威胁很大，但是真正的脊柱原发性肿瘤却较少见。脊椎原发性骨肿瘤的发病率很难得到精确资料，据大宗病例报告有以下粗略统计：骨源性肿瘤在脊柱发病最高者为骨母细胞瘤，在一组298例普通型骨母细胞瘤中脊柱发病为30例；而另一组47例侵袭性骨母细胞瘤，脊柱发病为23例。软骨源性骨肿瘤中在脊柱发病最高者为软骨肉瘤，最高的统计为92例软骨肉瘤竟有11例发生在脊柱，其次为软骨黏液纤维瘤。发生在脊柱的软骨瘤也有报道。纤维源性骨肿瘤发生在脊柱者有纤维瘤、硬化性纤维瘤、恶性纤维组织细胞瘤等。巨细胞瘤国外资料表明在脊柱发病较少，1949例中在脊柱发病仅有7例。瘤样病变在脊柱发病者以动脉瘤样骨囊肿较多，在一组465例动脉瘤样骨囊肿中，发生在脊柱者为14例。Ewing肉瘤在脊柱者罕见，在一组1974例Ewing肉瘤中脊柱发病仅6例。脊索瘤在脊柱和骶骨发病高，在一组503例脊索瘤中，脊柱（含骶骨）受侵者高达75例。此外，在脊柱常见的骨肿瘤还有血管瘤和骨样骨瘤等。不同肿瘤侵及脊柱的部位也不尽相同。例如，骨样骨瘤和动脉瘤样骨囊肿易侵及脊柱的后侧附件，如横突基底、椎板、椎弓等处，侵及椎体者罕见。成骨细胞瘤其侵袭性强的成骨细胞侵及脊柱附件者约占30%。易于单独侵及椎体的病变有骨巨细胞，约占7%，骶骨以上的脊柱好发部位依次为胸、颈、腰椎。骨血管瘤最常侵及胸椎的椎体，颈、腰椎者次之。软骨肉瘤侵及椎体者约占7%。以上病变并非绝对不侵及脊椎的附件，晚期肿瘤脊椎的前、后部分均可受累。

三、继发脊柱骨肿瘤发病情况

脊柱为骨骼转移性癌最好发的部位，虽然骶部也经常有转移，但在胸、腰段最为常见。而颈部发病者较少。脊柱转移癌发生在椎体者多于在后部附件者。脊柱转移癌常来自肺癌、乳腺癌、前列腺癌、骨淋巴细胞瘤和浆细胞瘤。脊柱转移癌可表现为包块、脊柱骨折、脊柱不稳定或脊髓受压。脊柱转移癌发生脊髓受压者，约占5%，多为硬膜外压迫，而硬膜内受压者罕见。脊髓受压常表现为由转移癌所致的椎体塌陷、成角畸形或病理性骨折脱位。

椎体塌陷在转移癌中发生率最高者为乳腺癌，其次为肺癌，再次为前列腺癌。在脊柱节段水平的发生与原发癌症的性质有关，第2腰椎椎体在乳腺癌转移时最易塌陷，而第12胸椎塌陷常为肺癌的典型表现之一。上述转移癌中也可表现为两个椎体同时塌陷。

椎体硬化在转移癌中可出现在一个或两个以上的椎体，可呈均匀或不均匀硬化，在老年男性应考虑到前列腺癌，但同时应与椎体其他肿瘤或疾病相鉴别。

椎弓根部的破坏为转移癌的典型X线表现，可发生于一侧或两侧。脊柱转移癌也可表现为椎弓根硬化，但较为少见。

四、栓塞经皮选择性动脉血管内栓塞技术简介

血管内栓塞技术的最早应用可以追溯到1904年，Dawbarn将石蜡和凡士林混合制成的栓子注射到颈外动脉，为恶性肿瘤进行术前栓塞。但直到1953年Seldinger发明经皮穿刺插管作选择性血管造影技术之后（即目前所谓的"Seldinger"插管造影技术），选择性动脉造影得到了迅速的发展。为此，Seldinger获得了1956年诺贝尔医学奖金。20世纪60年代末70年代初法国神经放射学的Djindjian教授开始行颈外动脉的超选择性造影和选择性脊髓血管造影。在此基础上，以后Dichiro、Doppman、Newton等对脊髓血管畸形进行开创性的栓塞治疗。70年代初球囊导管技术的发展，使介入神经放射学飞速发展，已形成一门成熟的学科。治愈了大量颈内动脉海绵窦瘘病患者，并保持了

动脉通畅。1976年Wallace首先用介入放射学（interventional radiology）一词，与血管造影有关的介入放射学又称治疗性血管造影（therapeutic angiography），即应用血管造影的插管技术，行选择性或超选择性血管造影，明确诊断后，进一步经导管作栓塞等疗法。70年代末数字减影血管成像（digital subtraction angiography, DSA）在美国动物实验成功，80年代数字减影X线机问世，DSA是基于数字电子学和高敏感度影像增强器的发展，采用血管内注入造影剂通过减影技术，消除与血管的重叠阴影，如骨骼和其他影像，使造影血管清晰显影。法国和美国相继研制出Magic微导管系列和Tracker导管，更细、更柔软，使微导管技术更向前推进一步，扩大了治疗范围，使超选择性血管造影和栓塞技术更趋于安全、合理、完善和方便。

在骨科应用方面首先由Hekste（1972）和Feldman（1975）报道了用SAE给椎体血管瘤和骨肿瘤做术前栓塞和姑息治疗。此后，一些学者相继报道了SAE在许多骨肿瘤治疗中的应用，取得了令人鼓舞的疗效。国内在1983年已有应用微弹簧血管内栓塞治疗外伤性颈动脉海绵窦瘘的病例，次年解放军总医院开展了SAE对骨肿瘤行术前栓塞，但都在X线机下操作完成。国内1984年引进DSA设备，1985年初应用于临床，1986年法国Merland和Picard等来我国讲学，并在解放军总医院举办学习班，示范表演后，解放军总医院、广州军区武汉总医院、天坛医院等国内许多医院开展了微导管血管内治疗工作。在神经外科，介入治疗发展尤为突出。目前国内已研制成功了IBCA、微弹簧圈、真丝微粒、可脱性球囊充填材料、HEMA和导管鞘，为降低治疗费用、便于推广迈出了可喜的一步。

五、导管及栓塞材料

栓塞所用的导管与选择性血管造影相同，导管的粗细用F（1F=0.3mm）来表示导管外周径。根据所检查及栓塞的血管选用不同型号的导管。最常用的为含钡聚乙烯导管。目前又有Magic微导管系统，如Magic-BD和Magic-MP等。为逐渐变细、前端可以任意弯曲的微导管，有不同型号。Tracker微导管，全长150cm，前端是2.2F。18cm长的Teflon导管，后面为3F。132cm长的导管，末端有金属环标示，并配有直径为0.33~0.36mm无创伤铂金导丝。栓塞材料目前常用有以下几种。

（一）可吸收性固体栓塞剂

有明胶海绵，直径2~3mm颗粒，多用于暂时性或术前栓塞，栓后7~12天开始被吸收，4个月完全被吸收。

（二）不可吸收性固体栓塞剂

有聚乙烯醇泡沫（Polyvingl alcohol PVA/Ivalon），颗粒与明胶海绵相仿，数月后成为含有纤维组织及部分钙化的血栓，不被吸收，对人体无毒，可用于永久性栓塞。微弹簧圈为直径0.33mm或0.36mm英寸铂金属丝制成，可通过2.2F的导管，国产为钨微弹簧圈。第一级螺旋直径有0.17mm和0.25mm两种。0.17mm者带化学纤维。第二级螺旋直径为3mm、4mm、5mm、6mm、8mm、10mm和15mm共7种规格。还有真丝微粒、冷冻硬膜等。

（三）可脱性

Balt带X线标记球囊，主要用于颈内动脉海绵窦瘘、颅内动脉瘤、颈动脉巨大动脉瘤及椎动静脉瘘。将装配好的球囊的同轴微导管或Magic-BD导管，经Y形接头插入8F导引导管。其前部进入患侧动脉，利用血流冲击将球囊带入拟堵塞部位，即瘘口或动脉瘤腔内，经造影证实球囊堵塞满意后，观察病情15min，若患者无明显不适，未出现阳性神经体征，则轻轻牵拉导管，使球囊与导管脱离,球囊则永远存留于病变部位。

(四)液性栓塞剂

氰基丙烯酸异丁酯(Isobutgl-2-cyanoacrylate,简称IBCA),在血液中可瞬间聚合,在盐水中聚合需15~40秒,而在5%葡萄糖中却不聚合,加不同剂量的碘苯酯,可相对延缓聚合时间,常用浓度为20%~60%。甲基丙烯酸-2-羟基乙酯(2-hydroxyethylmethacrylate,简称HEMA),是一种随人体温聚合的物质,用于充填置入动脉瘤内的可脱性球囊,作永久性栓塞。目前国外还有用微纤维胶原(Microfibrillar collagen,简称MFC),能栓塞直径为20μm毛细血管,栓塞血管较彻底,使之不再建立侧支循环,栓塞效力高,但对超选择插管要求高。还有用无水酒精等。骨肿瘤术前栓塞常用明胶海绵栓塞,因其易进入较小血管,用于减少术中失血为目的的栓塞,效果较理想。而作为永久性栓塞的姑息治疗时常用明胶海绵加微弹簧圈或PVA,常用的方法是先用明胶海绵、PVA或MFC栓塞肿瘤周围的供血小动脉,然后再用微弹簧圈栓塞较大一级的近端动脉。

六、血管内栓塞技术操作方法

局麻或全麻下,用Seldinger技术经股动脉选择性血管造影,了解肿瘤的供血动脉。然后,逐支超选择地插入需栓塞的肿瘤供血动脉,注射造影剂证实导管位置无误,不会损伤供到其他重要脏器的动脉,如根髓大动脉(Adamkiewicz动脉)时,开始缓慢注射与造影剂混合的栓塞剂,直到该肿瘤动脉血流完全停止。用造影剂少许注入清洗净导管内栓塞剂,并证实栓塞效果后再作另一所需栓塞的肿瘤动脉栓塞。术中宜给镇痛或镇静剂,以免患者因栓塞时疼痛而躁动,出现DSA伪像。

第二节 选择性节段性动脉栓塞在脊柱肿瘤治疗中的应用

一、治疗目的

(一)减少术中出血

术前行SAE可有效地减少术中出血量,降低手术危险性,从而为彻底手术创造了条件。Roscoe等报道一组16例肾细胞癌转移性骨肿瘤,其中10例股骨或肱骨的骨转移性肿瘤已发生病理性骨折或将要骨折的患者。术前用微弹簧圈做永久性血管栓塞,24h内手术。根据不同患者的情况施行了全髋关节置换或加压钢板固定术。患者术中失血量平均为940ml(350~1550ml)。而在栓塞术开展之前,与其相似20例骨转移瘤患者行内固定术,术中失血平均为1975ml(450~5500ml)。Broaddus等报道6例脊柱转移性肿瘤和骶骨巨细胞瘤,行9次栓塞,用明胶海绵颗粒、微弹簧圈和微纤维胶原(MFC),术中失血量为400~1600ml,而未栓塞的患者为1500~3000ml。1例T_{10-11}肾细胞癌转移瘤患者神经症状加重而紧急行椎管减压,未行栓塞,仅行肿瘤部分切除,术中出血量3500ml。而施行栓塞后,作更广泛的肿瘤切除,术中出血仅为400ml。另1例S_{1-4}巨细胞瘤瘤体非常大,累及骶骨及腹膜后,第一次手术行肿瘤内切除,术中广泛出血,为5200ml。第二次在栓塞后手术,肿瘤体积大且复杂的切除,失血量为500ml,明显减少。9次手术中6次术后不需输血。Gelled等报道一组

24例脊柱转移性肿瘤，并施行了手术减压，在动脉造影过程中，发现两例肿瘤血管较少，另两例供养动脉粥样硬化而未行栓塞。其余20例行了术前SAE。34处血管使用明胶海绵，9处血管用PVA，7处用微弹簧圈，24h内手术。笔者的评定效果标准如下。

1. 满意　肿瘤染色（tumor stain）消除大于75%，失血量少于3000ml。14例平均失血量为1850ml，判定为满意。

2. 不满意　肿瘤染色少于75%或术中失血量大于3000ml。8例失血量为3500~15000ml，判定为不满意。

在笔者开展栓塞工作早期，有两例虽然栓塞时肿瘤染色消除大于75%，但分别在栓塞后3天和5天手术，平均失血量达9450ml，效果不佳。认为临时血管栓塞剂在7~21天内经蛋白分解酶降解并重吸收。血管内血栓实际上于栓塞后24h内就开始溶解了，所以用明胶海绵栓塞后最好在24h内手术。以防血管再通和肿瘤侧支循环的重建。此外，术前行SAE可缩短手术时间，使手术野无血，有助于从容地施行手术，从而改善手术效果。

（二）阻止肿瘤生长、缩小肿瘤体积

大多数良性肿瘤，尤其是动脉瘤样骨囊肿和血管瘤，栓塞后肿瘤体积缩小，而出现明显愈合常需一年或更长的时间。对血管丰富的转移性脊柱肿瘤术前SAE也有缩小肿瘤的作用，但大多不很明显。Biaginc报道1例脊柱巨大的巨细胞瘤，左腹部体表可触及15cm直径的肿块，栓塞前后行CT扫描对照，SAE后可见腹部肿块明显缩小。9个月后行腹部残留肿块切除，肿块易碎，直径只有3cm。

（三）减轻疼痛

疼痛是表明骨肿瘤活动的可靠信号，在肿瘤再复发时常首先出现疼痛。在良性的血管丰富的肿瘤术前行SAE，在几天或几周内疼痛减轻或完全消失，且维持时间长，甚至不再复发。而恶性肿瘤术前SAE后到手术可收到良好的止痛效果。但术后的止痛效果与手术有关，一般可维持数月，常随肿瘤的复发而疼痛加重。

二、栓塞技术分类

（一）术中栓塞

术中用SAE治疗未见报道，但Nicola报道了2例椎体血管瘤患者，用术中直接向病灶注射甲基丙烯酸树脂多聚混合物的方法，术后不需要其他固定或放疗。患者症状完全消失，随访11个月和6年，X片示椎体完全钙化。

（二）术后栓塞

术后栓塞一般常在术后数月肿瘤复发而需行再次手术前栓塞或作姑息栓塞治疗，或对良性肿瘤作为分期增补性栓塞。未见肿瘤术后因大出血或按术前治疗计划而在术后即行SAE治疗的报道。

三、治疗方式选择之一——良性骨肿瘤的最终治疗（definitive procedure）

（一）血管瘤或血管畸形的SAE治疗

1972年Hekster曾报道1例椎体血管瘤引起脊髓受压致截瘫的患者用栓塞附加放疗，栓塞后7个月患者恢复极好。15年后作了随访，该女患者运动功能基本恢复正常，但尚有右脚痛觉及双踝振动觉轻度减退。1975年Hilal报道27例外周血管瘤和动静脉畸形，其中21例（75%）取得了明显的临床效果。此后又有许多学者用SAE治疗了不同部位骨内血管瘤及血管畸形。Rossi报道1例骶骨血管瘤经两次用微弹簧圈和明胶海绵栓塞治愈。Raco报道5例脊椎血管瘤

伴脊髓受压患者，其中两例均为 T_4 血管瘤，单纯用 PVA 栓塞，DSA 显示 80% 血管栓塞，一周后患者出院，3 个月后神经症状改善，随访 3 年病情稳定。另 1 例用 PVA 栓塞后肿瘤血管完全消失，患者症状消失，随访 18 个月，已恢复体力劳动。Cristofaro 报道 5 例腰椎、骶骨、肱骨和股骨远端的骨血管瘤，栓塞 1 次 1 例，栓塞 2 次 4 例，用 PVA 和微弹簧圈，随访 7~60 个月，症状均消失，X 片见完全骨化 2 例，部分骨化 1 例，少许骨化 2 例。其中 1 例 L_2 血管瘤患者脊髓压迫致瘫痪已部分恢复，椎体进行了再塑形，结果令人满意，避免了手术。

除用经导管动脉栓塞外，还有用其他方法的栓塞。Gomes 报道 22 例先天性外周性动静脉畸形患者。39 次应用直接注射与经导管静脉栓塞技术交替治疗。其方法为经静脉导管和套针直接插入到血管畸形处或病灶的血管中心直接注入栓塞剂。另一种为标准的经股血管技术，通过选择通向病变的静脉实施，插入静脉导管后，异常的静脉行球囊闭塞，而后向远端病灶处注入栓塞剂。使用的栓塞材料为 PVA、硫酸十四（烷）基钠（sodium tetradecyl sulfate）、MFC 和无水酒精。其中 4 例动静脉畸形用经导管选择性静脉栓塞。结果 11 例血管瘤有 10 例症状得到了控制（91%）。11 例高流量动静脉畸形患者有 7 例症状得到了控制（64%）。笔者介绍了技术要点，认为对较大的病灶或病变涉及重要结构的血管畸形用交替方法治疗是一种有效方法。

（二）动脉瘤样骨囊肿的 SAE 治疗

在以往文献中动脉瘤样骨囊肿用 SAE 治疗效果较理想。Cristofaro 报道 19 例动脉瘤样骨囊肿，其中股骨近端和股骨干 5 例，L_2 2 例，骶髂部 2 例，坐骨 2 例，髂骨翼 1 例，肩胛骨 1 例，肱骨干 1 例。5 例因血管原因放弃栓塞，14 例行微弹簧圈和 PVA 栓塞。栓塞 1 次 5 例，2 次 4 例，3 次 4 例，4 次 1 例。随访 6~71 个月，平均 22 个月。症状消失 12 例，X 片几乎完全骨化 9 例，少许骨化 2 例，无变化 1 例，有效率 85.7%，2 例复发。栓塞后几天或几周内疼痛普遍消失，2~4 个月出现骨化，从囊壁周围开始出现，大多数病例完全骨化需 8~12 个月或几年时间。主张动脉瘤样骨囊肿用 SAE 治疗，可避免手术。Rossi 报道 6 例动脉瘤样骨囊肿用微弹簧圈和明胶海绵 1~3 次栓塞，疼痛完全消失。囊肿体积没增大，而出现钙化壁，有效率达 100%，栓塞的治疗效果极好。

（三）巨细胞瘤的 SAE 治疗

Soo（1982）报道 7 例不能手术切除的巨细胞瘤患者（1 例有放疗和化疗史，1 例有放疗史），经用明胶海绵或（和）PVA 和（或）微弹簧圈栓塞治疗，有 4 例疼痛缓解，肿瘤处钙化增加，有骨愈合征象。但此后未见进一步随访的结果。Rossi 报告的一组病例有 5 例巨细胞瘤，行 SAE 后，2 例肿瘤体积部分缩小，3 例无改变。而 Biagiane 报告的 1 例脊柱巨大的巨细胞瘤行 SAE 后效果极好。

四、治疗方式选择之二——姑息治疗

许多骨肿瘤，无论是原发性或转移性，良性或恶性，晚期常规的治疗方法为放疗、化疗或激素治疗。但往往效果欠佳。SAE 则可以缓解疼痛，阻止或缩小肿瘤，提高生活质量，延长患者的生存时间，与化疗、放疗等交替治疗可以达到良好的效果。自 1972 年 Hekster 和 1975 年 Fedmon、Hilal 报道应用于骨肿瘤以来，已逐渐被应用于骨转移性肿瘤的姑息治疗。

O'Reilly 等报道 4 例脊柱转移性肿瘤，其中 3 例胸椎肿瘤患者已出现截瘫，经全身激素、放疗症状无改善，用 PVA 和 MFC 栓塞 1~2 次后，4 例患者 24 小时内神经症状都有改善，2 周后症状稳定。肌力逐渐恢复到 Ⅲ 级，3~9 个月可在帮助下行走。1 例 L_4 椎体肿瘤 SAE 后 24 小时内运动和感觉功能恢复。Nagate 报道 7 例肝癌多发性骨转移瘤，其中 6 例患者有骨盆病灶，5 例有胸腰骶椎病灶，1 例有肩胛骨转移灶。5 例各处转移灶 SAE 完全成功，2 例各有一处转移瘤栓塞未成功。一周内症状消失。用患者主观上感觉和对止痛药的需求来评估疼痛减轻的程度，15 处转瘤 SAE 治疗有 9 处疼痛减轻，肿块缩小，认为 SAE 作用快，对椎体肿瘤不易损伤脊髓。对骨盆转移瘤压迫坐骨神经或迅速增长的肿瘤引起的疼痛，尤有用 SAE 的治疗指征。

肿瘤血管栓塞是否彻底与栓塞疗效有一定关系。PVA 和 MFC 可起到协同作用，使混合栓塞剂随血流到低于组织压的肿瘤床。栓塞后使肿瘤中静脉池缩小并形成血栓，肿瘤体积缩小，降低了肿瘤扩展所致的压力，使脊髓压迫缓解，骨膜上神经纤维引起的疼痛随之缓解。当然，某些部位肿瘤不宜或不可能一次栓塞所有的肿瘤血管，而分期行 SAE 常可达到满意效果。需要时可反复进行栓塞。

SAE 可与化疗、放疗联合应用，Rossi 报道的一组 15 例恶性骨肿瘤，10 例患者在 SAE 治疗同时辅以局部放疗加手术，其中 6 例症状改善，疼痛减轻或完全消失。2 例无变化，2 例恶化，3 例栓塞并辅以环磷酰胺动脉注入化疗，效果不佳。也有人试用丝裂霉素 C 微球体作为栓塞材料在肾细胞癌骨转移瘤行 SAE。丝裂霉素 C 作为重要的抗有丝分裂药在缺氧细胞中增强了治疗效率。栓塞可引起肿瘤局部缺血，缩小血管丰富的骨转移瘤体积，并利用药理作用杀死肿瘤细胞，可能会增强局部化疗效果。

五、治疗方式选择之三——脊柱肿瘤栓塞后全椎体切除术

(一)脊柱肿瘤切除的范围

胸腰段脊柱肿瘤的治疗是一个非常困难的问题，但是真正的脊柱原发肿瘤却较少。近年来因肿瘤保守治疗，包括化疗、放疗、免疫治疗的发展，使脊柱转移癌的治疗成为既常见而又棘手的问题。脊柱肿瘤的处理与四肢骨肿瘤的处理有很大的区别。在四肢肿瘤的治疗中，病灶内切除、边缘性切除、广泛性切除和根治性切除易于掌握。但在脊柱肿瘤的治疗中则不可能像四肢肿瘤那样做到根治性切除，因为有脊髓、神经根、血管结构的影响，并且这些结构与肿瘤占据同一解剖"间隔"。因此对某些肿瘤来说，所谓的"根治"术，难度巨大。

(二)脊柱肿瘤切除的方式

1. 单纯脊柱附件部位的病变　骨样骨瘤和动脉瘤样骨囊肿常侵及脊柱的后侧附件，如横突基底、椎板、椎弓等处，而侵及椎体者罕见。对这部分肿瘤可以选择动脉栓塞、放疗或做单纯的脊柱附件切除术。

2. 局限于椎体上的病变　可以开胸或腹膜外入路行椎体切除术或采用其他方法治疗。

3. 椎体及附件均侵及的病变　这样广泛的病变常常是前述肿瘤发展结果，除全椎体破坏外，易于合并脊髓神经受压，为彻底治疗需做全椎体切除术。

（章祖成　王继芳　赵定麟）

参 考 文 献

1. 赵定麟, 王义生. 疑难骨科学. 北京: 科学技术文献出版社, 2008
2. 赵定麟. 现代骨科学. 北京: 科学出版社, 2004
3. Görich J, Solymosi L, Hasan I, Sittek H, Majdali R, Reiser M. [Embolization of bone metastases] Radiologe. 1995 Jan; 35 (1): 55-9.
4. Ishiguchi T, Itoh S, Fukatsu H, Itoh Y, Horikawa Y, Tadokoro M, Itoh K, Ishigaki T, Sakuma S. [Arterial embolization therapy for metastatic bone and soft-tissue tumors with microcatheter and microcoils] Nippon Igaku Hoshasen Gakkai Zasshi. 1991 Mar 25; 51 (3): 260-9.
5. Rodesch G, Gaillard S, Loiseau H, Brotchi J. Embolization of intradural vascular spinal cord tumors: report of five cases and review of the literature. Neuroradiology. 2008 Feb; 50 (2): 145-51.
6. Tanaka O, Hashimoto S, Narimatsu Y. Can selective CT angiography reduce the incidence of severe complications during transcatheter arterial embolization or infusion chemotherapy for thoracic diseases? Diagn Interv Radiol. 2006 Dec; 12 (4): 201-5.

第二章 后路大块全脊椎切除术治疗孤立性脊椎转移癌（或原发肿瘤）

第一节 椎体全切术的基本概念

一、概述

脊柱除原发性肿瘤外，也是各系统恶性肿瘤最易转移的部位之一。以往认为，脊柱转移癌患者痛苦不堪，外科治疗仅限于脊髓减压、脊柱内固定等，旨在减轻痛苦的姑息性手术。而今，诸如MR、CT等新的诊断技术使人们更易早期发现脊柱癌转移和（或）孤立性的转移，同时由于严密的化疗和根治等方法的采用，使患者存活率提高，人们渐渐取得共识，即原发性或局限的脊柱转移癌采用积极的外科手术，对患者可能更为有益。

脊柱外科领域内，诸如外科技术的提高、器械的更新、人工脊椎假体的研制以及脊髓监护技术的应用等一些重大进展，促使脊柱重建外科的革新，将所有这些进展结合在一起，建立一种新的外科措施来治疗脊柱转移癌便有了可能。

本节将主要介绍经后路施行大块脊椎切除的手术经验。

二、脊柱肿瘤的外科分期（VST）

这种分期概念类似于肢体肌肉骨骼系统肿瘤的外科分期（Enneking ISOLS），并参照Enneking 的"骨骼肿瘤切除分类系统"、Denis 的"三柱理论"以及Weinstein 的"区域分类外科进路"等而制定。

按照脊柱肿瘤的外科分期（VST），将脊椎分成5大解剖区域（图5-5-2-1-1）。

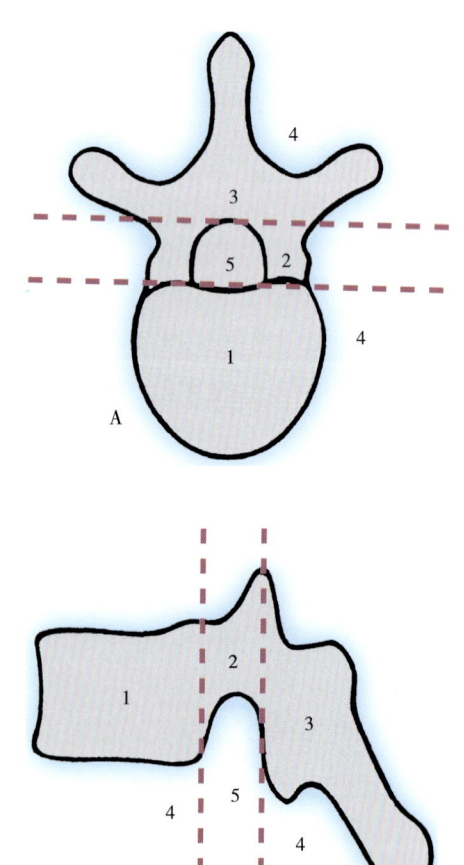

图5-5-2-1-1　脊椎的解剖分区示意图（A、B）
1.椎体区　2.椎弓根区　3.椎板　4.椎旁区　5.硬膜区

任何椎体肿瘤或转移癌均按这些区域进行定位。

VST包含四期（图5-5-2-1-2），就某一椎体肿瘤的进展水平而言划分的。

Ⅰ期 局限于椎体或椎板内（1区或3区）；

Ⅱ期 病变累及椎弓根（1区+2区或3区+2区）；

Ⅲ期 病变从前至后累及到整个脊椎（1+2+3区）；

Ⅳ期 病损扩展到椎旁区域（1+2+3+4区）。

椎体、椎弓根和（或）椎板的病损可以认为是脊椎复合体内的，而有椎旁损害则被认为是复合

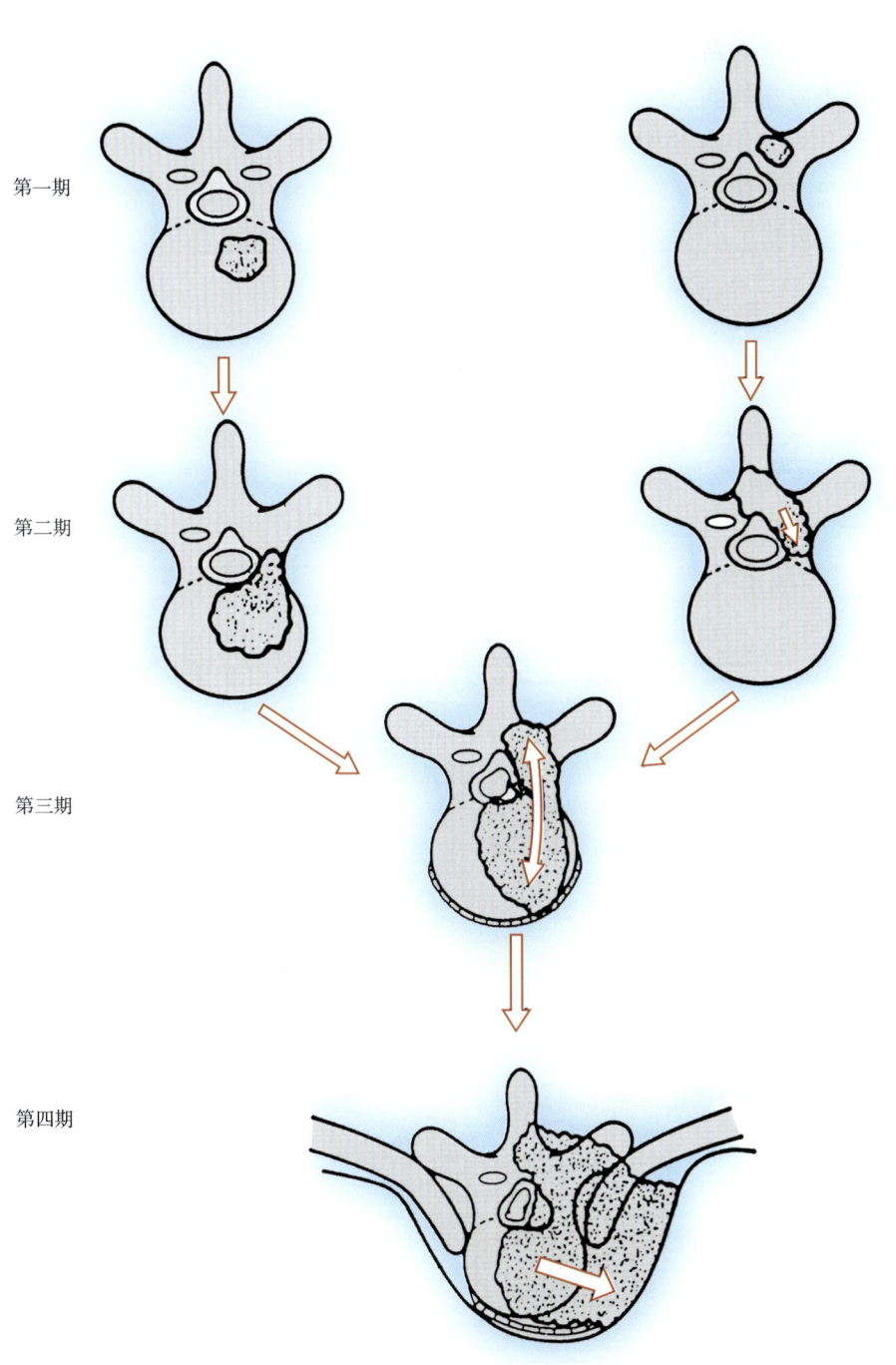

图5-5-2-1-2 脊柱肿瘤的外科分期示意图

第一期：1或2或3（指累及的解剖分区，下同）；第二期：1+2或3+2；第三期：1+2+3；第四期：1+2+3+4

体外的。硬膜外间隙的肿瘤如果很小或被周围的反应组织所局限包绕,也被认为是复合体内的。

一般而言,对于脊柱的恶性肿瘤,经前路的椎体大块切除适合Ⅰ期(1区)病变,而经后路的椎板大块切除适用于Ⅰ期(3区)病损,至于Ⅱ期,可行椎体大块切除或椎板切除,本文将提到的根治性大块脊椎切除术均可采用。Ⅲ期病变,往往试用经前路或后路刮除或咬除的方法作脊椎切除,以去除所有病变。而笔者则极力推荐作根治性大块脊椎切除的手术方法。对于Ⅳ期病变,肿瘤已穿过韧带屏障累及胸膜或纵隔的,则无外科手术指征。然而,若肿瘤比较局限,患者整体状况稳定,根治性大块脊椎切除也可以考虑。

当肿瘤病损累及多个相邻节段的脊椎,以VST来进行评估则需按各个独立的受累脊椎进行,手术则按最高分期的病损来考虑。当然,对于跳跃性多节段或播散性的脊柱转移癌,则不是本手术的适应证。

总之,笔者所述的经后路根治性大块脊椎切除术最适合于Ⅲ期病变,有些进展中的Ⅱ期病变亦可采用,对于Ⅳ期病变,可慎重选择采用。

三、手术适应证

手术适应证为脊柱转移癌伴有神经损害、牵涉痛及脊柱不稳。在患者的选择方面,肿瘤因素中要考虑的有原发灶的治疗是否成功,转移灶是局限或孤立性的,孤立的转移灶是否能被控制,患者的预计存活期是否可以达到至少半年,肿瘤在脊椎上转移的范围是手术适应证中应该考虑的一个非常重要的因素,基于这种考虑,我们自行设计了脊柱肿瘤分期系统。

第二节　根治性大块脊椎切除的手术技术

一、施术步骤概述

术前3日,采用选择性血管造影,栓塞肿瘤的营养动脉,这些措施可作为术前处理来进行。

大部分手术操作只需在肿瘤屏障组织的周围进行,而无需暴露肿瘤组织,手术分两步施行。现以胸椎部为例进行描述,腰椎部手术与此大同小异,只是无需处理肋骨及胸膜。

二、第一步,椎板大块切除,后路脊柱固定

(一)暴露全椎板及后部结构

患者俯卧位,后正中切口,暴露病变椎节上下各两节(包含病变椎节至少5节)的椎板。

骨凿凿除近侧椎板之下半部以及下位小关节突,暴露受累之椎节的双侧上位小关节突,受累椎节的两侧横突同时也被暴露出来。

(二)切除肋骨、处理肋间血管

将受累椎节相应之两侧肋骨暴露出来,并将其自胸肋关节处切除3~4cm,肋骨头、颈通过切断肋横突韧带及肋头韧带而加以切除,然后将胸膜自两侧椎节上钝性分离,清理椎弓根及椎间孔,后支的肋间动脉及其分支(包括背侧支和分布到受累椎体和神经根的脊椎支)便清晰可见,将其烧灼电凝后切断,整个肋间动脉连同胸膜一齐推向一侧。

(三)椎弓根切除,大块切除椎板

仔细分清受累椎节椎间孔、椎弓根、横突。以一种特制的直径为 0.54mm 不锈钢线锯(由本文第二笔者研制,具有一定的韧性)(图5-5-2-2-1),由"椎板下引导器"从椎板下硬膜外间隙穿入自椎间孔拉出,将线锯两端向侧方拉紧,正好靠近椎弓根内壁,注意避开神经根,拉动线锯,椎弓根就能准确切断(图5-5-2-2-2),两侧椎弓根切断后,椎板松动,再将黄韧带切断,至此,后部结构(包括椎板,横突,上、下小关节以及棘突等)就可被完整切除下来。

(四)后路脊柱内固定

以 CD 系统的椎弓根螺钉固定受累椎节上下各两节的脊椎,CD 杆依脊椎生理曲线调整固定椎弓根,这样下一步作椎体全切时,CD 固定装置起到了稳定脊柱的作用。

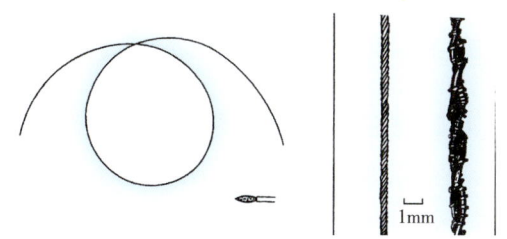

图5-5-2-2-1 特制的不锈钢线锯示意图

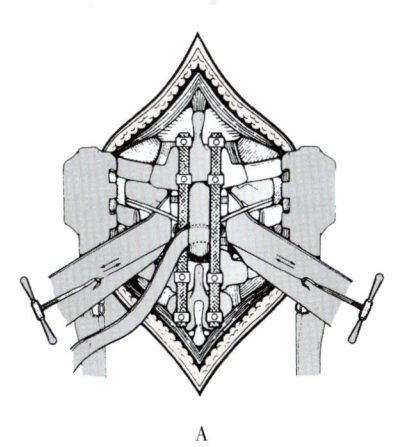

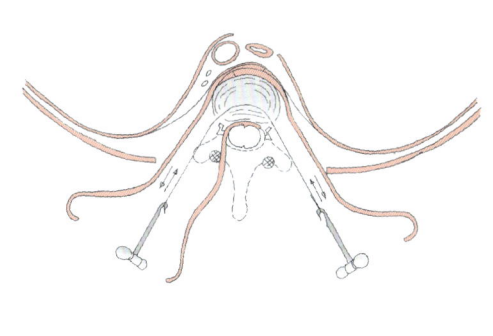

A   B

图5-5-2-2-2 采用不锈钢线锯切断椎弓根部示意图(A、B)

三、第二步,椎体大块切除,脊椎假体置换(脊柱重建)

(一)椎体周围复合体外结构的暴露

将两侧胸膜与覆盖在脊椎上的前纵韧带、肋椎韧带和肋横韧带仔细分离,同时将横跨椎体的肋间动脉(节段)仔细游离,并随胸膜一起推到椎体前面,肋间神经任其留在原处,如影响下一步操作,亦可将其切断。术者用手指尖部及"铲锉"在胸膜外椎体前方相互探及,此时,左手指可感觉到椎体前方动脉之搏动,必须十分当心既看不到又摸不着的奇静脉和腔静脉,受累椎节与纵隔器官分离后,将"铲锉"由两侧紧贴椎体前壁避开大血管和其他一些器官插入。所有这些手术过程均在肿瘤屏障组织外进行(图5-5-2-2-3、4)。

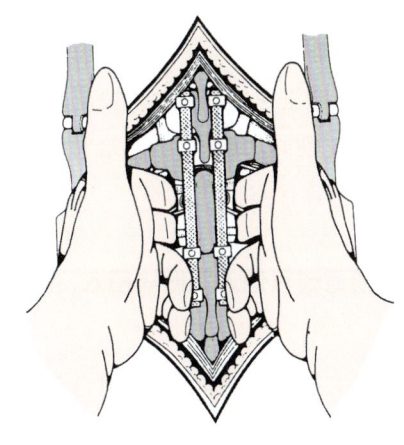

图5-5-2-2-3 暴露椎体周围复合体外结构示意图

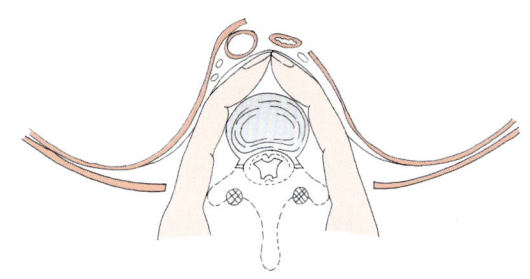

图5-5-2-2-4　椎体周围复合体外结构暴露示意图

(二)脊柱周围减压、保护脊髓

将受累椎节水平的硬膜和神经根与后纵韧带和椎体后壁分离开,如果肿瘤组织或肿瘤性假囊突入椎管,更需仔细将其与硬膜分离,这样就达到脊柱周围减压的目的,然后,将一把"铲锉"仔细插入硬膜囊与脊椎之间以保护脊髓免遭以下操作中所致的危险。

(三)椎间盘切除,椎体大块切除

将两根线锯插入椎体前方并分别置于要切断的水平(即受累椎体的上位和下位椎间盘处),驱动线锯,由前至后,椎间盘处就能被整齐地切断,当线锯快到椎体后缘时必须十分细心,此时,助手须紧紧把牢"脊髓铲锯",以免即将锯断椎间盘时线锯跳出或滑落损伤脊髓。上、下两处椎间盘切断后,椎体即呈游离状态。将其脊髓前旋转取出,这样连同肿瘤屏障组织一并大块切除(复合体外切除),至此便完成了全椎体大块切除及脊椎周围减压的操作,相应的脊髓及神经根便暴露出来。通过肉眼大体观察切除部位周边无残存肿瘤组织后,冲洗手术野,用丝裂霉素或顺铂等抗癌药物灌洗创面。此时,切除之脊柱远近端仅靠后路固定来连接。

(四)植骨或其他人工假体植入,完成脊柱前后固定

对缺损之椎体及椎间关节,可通过植骨或将人工脊椎植入重建脊柱前部结构,但从后路放入人工椎体难度较大,应酌情选择。前路术毕应进一步调整CD杆与假体固定牢,在假体与CD杆周围植入一些皮质及松质骨。

(五)术后处理

术后一周,患者一般情况改善后,可让患者坐起,带躯干支架行走。当然,这些必须根据神经损害情况及下肢瘫痪程度而定。

四、全脊椎切除的历史背景

1966年,Lievre等施行了首例全椎体切除术,患者为L_4椎体巨细胞瘤患者,他们的手术方法是通过逐步咬除达到椎体整个切除,手术分两步,先行后路切除,两周后再以前路刮除椎体。接着,Stener等于1968年施行了一期切除胸腰段脊椎巨细胞癌的手术,从而奠定了经后路施行脊椎全切术的基础。此后,陆续有脊柱全切重建治疗肿瘤的报道,Roy-Camille等(1981)起先采用后部结构咬除融合的手术方法,后来采用Gigli锯施行大块椎体切除加Roy-Camille钢板固定重建的方法取得了成功,此后,他在教科书上详细介绍了这一优良技术,Steffee等介绍了用他自己的专利装置施行椎弓关节成形术,Mager建议应用AO内固定器和甲基丙烯酸甲酯植入块来处理这一类问题。

Stener报道5例低度恶性肿瘤的患者施行全脊椎切除术,其中巨细胞瘤3例,脊索瘤1例,软骨内瘤1例,随访7~20年均未见复发,而1例浆细胞瘤和1例肾细胞癌却分别于术后5.5年和15年死于其他脏器的转移。

Sundavesan等分两步成功地进行全脊椎切除,手术先后以前路和后路进行,其间隔时间长短不一,分别用于治疗8例恶性脊柱肿瘤患者(其中原发4例,转移4例),他报道6例存活(平均随访时间36个月),但术后3年,有1例死于肾

细胞癌，2例死于骨软骨瘤，Sunderesan强调这样的手术不仅适用于原发肿瘤，而且也适用于转移癌。Roy-Camille最近的一项报道提出了后路全脊柱切除技术上的可能性。但他们的大部分手术采用的是刮除或咬除的方法，这样的切除势必侵及肿瘤组织。

五、大块全脊椎切除的概念与技术

我们开始采用Stener和Roy-Camille的技术以后路进行脊椎全切，并且以根治和整个脊椎（包含前后结构）大块切除方面考虑作了改进。我们认为对于肌肉骨骼系统的肿瘤手术有一点非常重要，恶性肿瘤必须作广泛的局部和根治性的复合体边界大块切除。经多年的动物实验和临床探索，采用自行设计的器械，发明了一种新的手术技术，满足了这种需求，并命名这一术式为"大块全脊椎切除术"，笔者经临床应用，认为这一技术与传统的术式相比，有以下几点不同。

（一）大块全脊椎切除分两部分

Roy-Camill等成功地进行了胸椎椎体大块切除，但不包含脊柱后部结构及侧方结构，其手术主要是通过逐步咬除椎板达到脊髓减压的目的，以前路进行的侧方结构切除是一种简化了的外科手术。

对于Ⅲ期病例，行全脊柱切除时必在有些地方侵及瘤体，通过努力，我们研制了一种新的术式，减少了涉及瘤体的可能，理想的术式应是在骨上的切口尽可能地小，并尽量不触及要切除的瘤体。由于椎弓是整个脊椎中最小的结构，同时也最窄，我们选择此处作为瘤体外切口满足了上述要求。椎弓是联系脊椎前后结构之间的桥梁，同时也起到一种较弱的屏障作用，这些事实支持了在胸腰段全脊椎切除中选择椎弓切断方法的应用。

（二）范围大但局限的肿瘤，对复合结构切除的切口选择问题

我们下一步目标是按照现知的肿瘤概念切除前后部复合结构，为达此目的，必须设法既能大块切除脊椎又不暴露肿瘤，换言之，即如何进行包含肿瘤屏障在内的复合体结构外切除。其中的难点是如何尽可能既精确又完全地切断椎弓和椎体（或间盘），我们发现，术中使用电锯十分有用、有效。比之Gigli锯，其优点是表面相对圆滑不易损伤软组织，且柔韧性好易于手工制作。其直径为0.54mm，切割起来既锐利切口又小，因而在靠近脊髓及神经周围切割时就比较精确和安全。

（三）大块全脊椎切除的效果

1991年，King等报道了33例脊柱肾细胞转移癌施行前路或后路切除的结果：术后60%的病例神经症状得到改善，但48%术后平均5.2个月肿瘤复发。他们报道治疗失败的原因是由于局部肿瘤复发，这种复发往往是切除前面椎体复发来自后部结构，切除后路椎板则复发源于前部复合结构。因此，他们认为很有必要施行脊椎的根治性肿瘤切除。在我科施行根治性大块全脊椎切除的患者，术后神经症状明显改善，直到最近的随访或死亡时未发现有局部复发。结果提示，采用我们所设计的术式作脊椎转移癌肿瘤根治切除是非常合理的。

一般说来，确诊为脊柱转移癌的患者，其存活期大约是6个月，然而，在我们的病例组中，有一些存活期达到2年以上，这一结果提示，即便是脊柱转移癌患者，其存活期仍有可能足够长，慎重选择病例进行大块全脊椎切除来延长其寿命是可能实现的。

六、结论

为确定大块全脊椎切除术之手术适应证，我

们根据脊椎肿瘤或转移癌不同的生长方式，提出了一种新的脊椎肿瘤的外科分期标准。目前认为，Ⅲ期脊椎肿瘤是大块全脊椎切除的绝对适应证。Ⅱ期或Ⅳ期则为相对适应证，可选择进行此手术。

笔者所介绍的大块全脊椎切除术，是在Stener及Roy-Camille等手术的基础上改进的。笔者认为，此术式在其可靠性及预防肿瘤复发方面堪称是当前最佳之设计。

脊柱肿瘤外科治疗的目的在于减轻神经症状，改善患者存活质量。大块全脊椎切除术不可能治愈整个转移癌，也不可能直接延长患者的存活期，但经慎重选择病例，大块全脊椎切除术可作为整个癌肿治疗过程的一部分，通过控制局部转移灶从而间接延长患者的寿命，可以预见，脊柱外科医师在治疗脊柱转移癌方面将发挥其越来越重要的作用。

（富田胜廊　川原范夫　徐成福　赵定麟）

参 考 文 献

1. 赵定麟，王义生. 疑难骨科学. 北京: 科学技术文献出版社，2008
2. 赵定麟. 现代骨科学. 北京: 科学出版社，2004
3. Boriani S, Saravanja D, Yamada Y, Varga PP, Biagini R, Fisher CG. Challenges of local recurrence and cure in low grade malignant tumors of the spine. Spine（Phila Pa 1976）. 2009 Oct 15; 34（22 Suppl）: S48-57.
4. Cloyd JM, Chou D, Deviren V, Ames CP. En bloc resection of primary tumors of the cervical spine: report of two cases and systematic review of the literature. Spine J. 2009 Nov; 9（11）: 928-35. Epub 2009 Aug 28.
5. Eleraky M, Setzer M, Vrionis FD. Posterior transpedicular corpectomy for malignant cervical spine tumors. Eur Spine J. 2010 Feb; 19（2）: 257-62. Epub 2009 Oct 13.
6. Rodrigues LM, Nicolau RJ, Puertas EB, Milani C. Vertebrectomy of giant cell tumor with vertebral artery embolization: case report. J Pediatr Orthop B. 2009 Mar; 18（2）: 99-102.
7. Simşek S, Belen D, Yiğitkanli K. Circumferential total resection of cervical tumors: report of two consecutive cases and technical note. Turk Neurosurg. 2009 Apr; 19（2）: 153-8.
8. Zhong-Jun Liu, Geng-Ting Dang, Qing-Jun Ma. Spinal tumors treated with total vertebrarectomy and spinal stability reconstruction. SICOT Shanghai Congress 2007

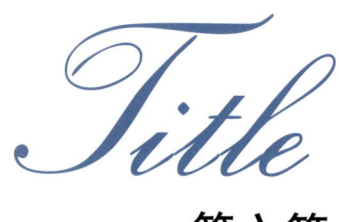

第六篇 神经纤维瘤病

第一章　神经纤维瘤的基本概念 /2526

　　第一节　神经纤维瘤病的基本概念 /2526

　　第二节　皮下浅在病变型神经纤维瘤 /2527

　　第三节　肢体型神经纤维瘤 /2529

　　第四节　家族性神经纤维瘤 /2530

第二章　侵及脊柱之神经纤维瘤 /2535

　　第一节　早发型侵及脊柱之神经纤维瘤 /2535

　　第二节　神经纤维瘤病伴发脊柱侧凸（NF1）之手术治疗 /2536

　　第三节　神经纤维瘤病性颈椎后凸畸形的外科治疗 /2538

第一章 神经纤维瘤的基本概念

第一节 神经纤维瘤病的基本概念

神经纤维瘤病（neurofibromatosis, NF）是一种少见的起源于神经上皮组织、累及外胚层和中胚层的常染色体显性遗传疾病，主要表现为神经嵴细胞的异常增生。其发生率约为1/4000~5000。早于1768年先由Akiniside首先报道了NF的皮肤病变，1882年Daniel Friedrich及Von Recklinghausen又通过病理学研究对其组织学特点及其与神经系统的关系做了详细阐述，故本病又称Von Recklinghausen病。1987年美国国立卫生研究院以不同染色体抑癌基因的发育异常将NF分为两型，即NF1型和NF2型。

一、分型

（一）NF1型

NF1型异常基因于1990年被克隆出来，位于第17号染色体的长臂上，即17q11.2，其长度与高自发突变率相一致，大约50%的NF1患者是由于新发突变所致。除了基因突变的影响外，影响NF1基因表达的基因及NF编码的神经纤维瘤的翻译后调节等都可能影响疾病的表型。常表现为多发牛奶咖啡斑、雀斑、虹膜错构瘤、骨骼畸形、认知功能障碍及其他肿瘤，故又称为外周型神经纤维瘤病。

美国国立卫生研究院于1988年提出了NF1的诊断标准如下：

1. 6个或6个以上的皮肤牛奶咖啡色斑，青春期前其直径应超过5mm，而青春期后其直径应超过15mm；

2. 2个或2个以上任何类型的神经纤维瘤，或1个丛状神经纤维瘤；

3. 腋窝或腹股沟区雀斑样色素斑；

4. 视神经胶质瘤或其他脑实质胶质瘤；

5. 2个或2个以上虹膜色素错构瘤（Lisch结节）；

6. 特征性的骨性损害，包括蝶骨发育不良、假关节形成、长骨骨皮质变薄等；

7. 直系一级亲属（父母、子女和兄弟姐妹）中存在经正规诊断标准确诊的NF1患者。

符合上述两项或两项以上即可诊断为NF1型。

（二）NF2型

NF2型异常基因定位在22q11.2-12，特征是双侧听神经瘤，故又称为中枢型神经纤维瘤病，没有骨科方面的表现，不赘述。

二、发生于椎管内的神经纤维瘤

神经纤维瘤亦可发生于椎管内，而发生于椎管内的神经纤维瘤，表现为慢性神经根痛和在晚期出现脊髓或马尾压迫症,有文献报道该肿瘤占椎管内良性肿瘤的 6.1%,多位于髓外硬膜下,生长于后根处,少部分位于硬膜外,并可突出椎管向椎旁发展,使椎间孔扩大,甚至破坏椎体。其中合并脊柱侧凸较为常见,发病率占到 NF1 患者群的 10%~26%,其中需要行矫形融合术者约为 25%。

神经纤维瘤引起脊柱畸形的确切病因至今尚不十分清楚。有学者研究发现神经纤维瘤病合并脊柱侧凸患者骨矿含量较低,并推测骨生长过程中合成与分解代谢的异常破坏了骨量的动态平衡。Kolanczyk 等最近(2007)的一项研究发现,神经纤维瘤病引起骨骼肌肉系统的异常可能与成骨细胞异常增殖及其分化、矿化能力下降有关,而由此引起的软骨组织分化缺失及皮质骨发育不良可能是导致骨骼畸形的原因。

在治疗上,仍应先行非手术治疗,特别是神经纤维瘤合并脊柱畸形的患者,如果支具疗法等效果不佳、不能控制畸形发展时,应积极早期手术。对椎管内的病变应尽早切除,笔者曾施术多例,包括颈段神经纤维瘤切除后畸形翻修术等(见图 5-2-4-3-1)。

(严力生　罗旭耀　鲍宏伟　陈德玉)

第二节　皮下浅在病变型神经纤维瘤

一、概述

神经纤维瘤症状表现各异,若病变主要位于全身各处皮内及皮下形成结节状,一般不伴有特殊症状,此时皮损特征为咖啡样色素斑和多发性结节(神经纤维瘤),主要引发全身外观失雅,但关节处病变有可能影响关节屈伸活动,如腘窝部较大肿块使膝部伸屈功能受限。对此类病例轻者予以观察,先护膝保护,一旦影响关节功能或增长较快有恶变可能时,则行手术切除。神经纤维瘤发生于真皮或皮下的柔软肿瘤,有别于神经纤维瘤病,又称孤立性神经纤维瘤,常无家族史。

二、典型病例病情简介

(一)病情及体检

某患者男性,40 岁,因为其右膝后部长有一肿物,疼痛,且伴有活动不便,故前来就医。查患者全身多发大小不等皮下和皮内结节,无压痛,质柔韧。脊柱有侧弯畸形(见图 5-6-1-2-1~4)。右侧腘窝明显隆起,屈曲活动度受限(见图 5-6-1-2-5)。肤色正常,无浅静脉怒张,于腘窝处可触及约 6cm×5cm 的肿物,与皮肤无粘连,轻度压痛,无活动度,质柔韧,双上肢亦有散在之结节状物(见图 5-6-1-2-6)。

术前诊断为神经纤维瘤病。

(二)治疗

治疗时应视病情而定,对影响功能的肿块可予以切除;本例已行右下肢腘窝处肿物切除术,大小为 5.5cm×5cm,质硬。术后病理报告为神经纤维瘤,分化活跃,疑恶变;拟观察后酌情再行处理。

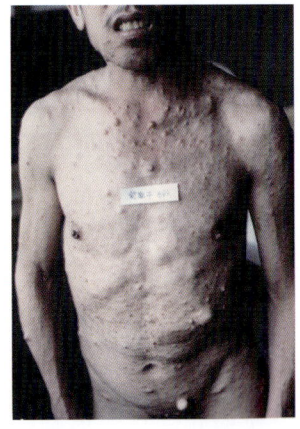
图5-6-1-2-1 患者正面观

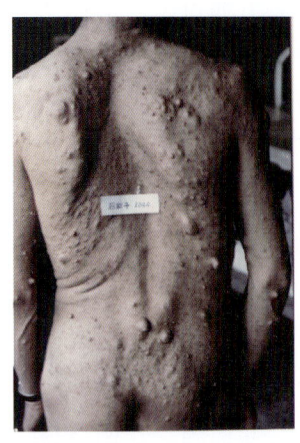
图5-6-1-2-2 患者后面观

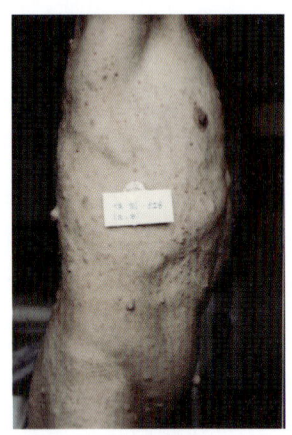
图5-6-1-2-3 患者躯干部侧面观

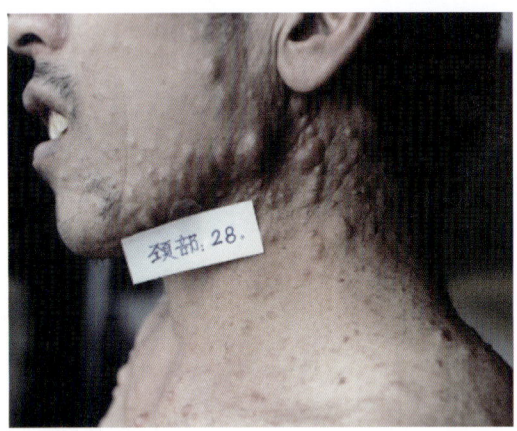
图5-6-1-2-4 患者颈部侧面观

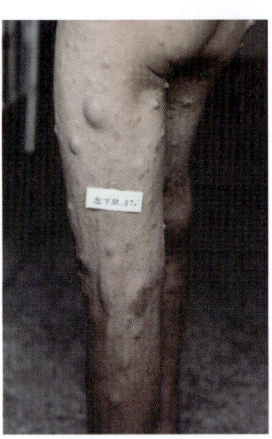
图5-6-1-2-5 患者双下肢侧面观，见右侧腘窝处有囊肿状隆起

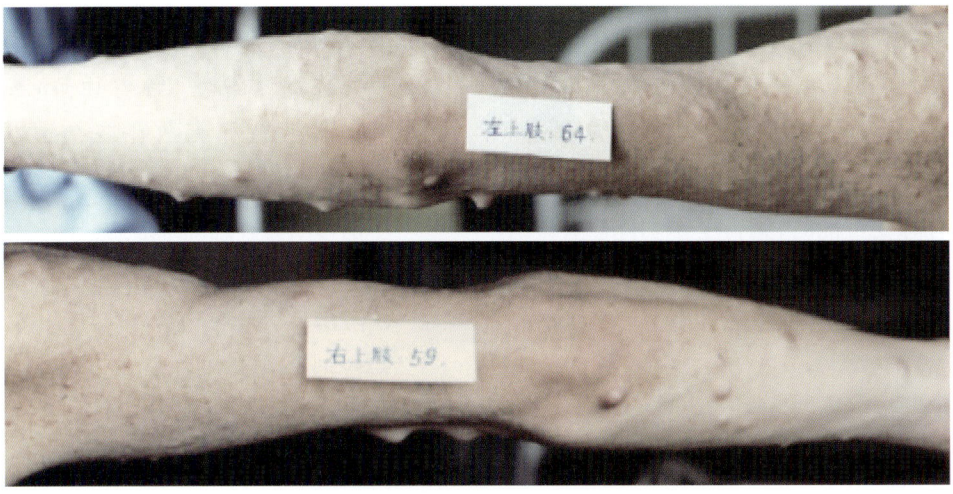
图5-6-1-2-6 双上肢后面观

第三节　肢体型神经纤维瘤

一、概述

神经纤维瘤病并非罕见,其发生率约占人群1/4000~5000,但引发肢体畸形前来骨科就诊者为数不多。此种起自皮肤及其深部诸层组织达骨骼者虽属良性肿瘤范围,但因其在病情发展过程中可逐渐对骨组织形成压迫,以致出现肢体变形及发展为各种畸形。

先天性巨肢畸形,指肢体的部分或全部过度增长增粗而造成肢体巨大外形的先天性畸形。其发病原因尚有很多议,但大多数学者倾向于患儿胚胎期间间充质发育异常所致,分为原发性和继发性两种。原发性巨肢畸形,又称真性巨肢症,多是由丛状神经纤维瘤在局部过度生长所致,表现为巨指(趾)症畸形,可以是单或多指(趾),也可是肢体节段、整个肢体、甚至半侧身体。可在不同肢体上交叉存在,常合并其他各种先天性畸形,如肾囊肿及男性隐睾等。

从生长速度来看,原发性巨肢畸形又分为常态巨肢症和进行性巨肢症两类,后者在出生时不一定肥大,而是在儿童期迅速增粗增大,成年后停止增长。从组织来看,畸形肢体的各种成分(皮肤、脂肪组织、神经、血管、骨骼成分)均异常生长而导致肢体肥大。

继发性巨肢畸形又称获得性巨肢症,多继发于蔓状血管瘤神经纤维瘤、淋巴管瘤、脂肪瘤、动静脉瘘等部位疾病。

在四肢肢体肥大时可影响肢体的生理功能。其中巨形肢体肥大虽十分罕见,但其明显妨碍正常生活和工作。此时患者大多求治心切、期望切除肿瘤组织消除病因。进而改善外观和恢复功能,并可消除恶变之隐患。

二、治疗

神经纤维瘤病性巨肢症的治疗,目前还多集中在对于并发症的对症处理。通常选用外科手术,并辅以放、化疗和激光。

对于表浅丛状神经鞘瘤者,脂肪抽吸法是首选治疗手段,对于涉及神经的恶性神经纤维瘤建议截肢,其预后主要与肿瘤大小、恶性程度及手术切除彻底与否有密切关系。

一般性巨肢症则多以改善功能与外形为主。目前对许多疾病的研究已经深入到基因水平。而两者的发病机制都可能于胚胎发育时期的异常有关,如何找到其基因的突变点及其机制,做到早期诊断是本病诊治的关键。基因水平的靶向治疗将是未来治疗的趋势。

在手术操作上需小心谨慎,原则上应选择囊外切除增生组织为宜,如囊壁波及主要神经干者,则行囊内切除。恶变需截肢者,更需小心谨慎施术。

三、典型病例

(一)病情及体检

女性,16岁,因右下肢逐渐增粗增长而就医。查体时发现:右下肢正面观,从腹股沟以下至足均较左下肢增粗(图5-6-1-3-1),右下肢周径测量结果如下:髌上10cm较左侧多8.2cm,髌下10cm较左侧多9.8cm。双侧下肢长度测量从髂前上嵴至内踝处,右下肢较左下肢长8.6cm。右下肢肌力、感觉、运动、血循环均与左侧相似,基本正常,但皮肤触诊,显示皮下有大小不等的柔韧结节。

图5-6-1-3-2、3为患肢后方观及侧后方观。

(二)治疗

因影响步态及外观,患者要求手术,经术前准备后行右下肢1/3周径皮下病灶切除,使双下肢外形相似。术后病理切片检查诊断为"神经纤维瘤"。

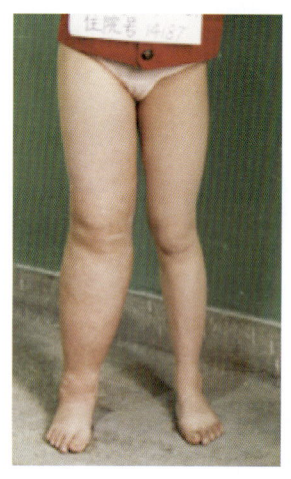
图5-6-1-3-1 患肢正面观

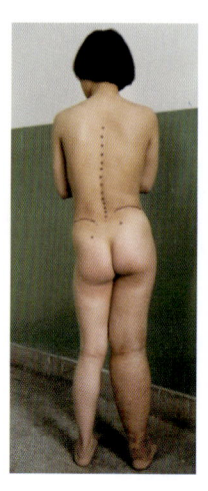
图5-6-1-3-2 患者后面观

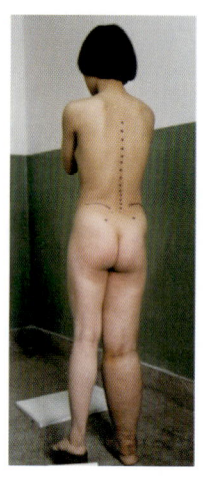
图5-6-1-3-3 患者侧后方观

第四节 家族性神经纤维瘤

一、概述

家族性神经纤维瘤病不仅较为少见,且难以较完整地收集材料,本组病例能如此完整地记录祖孙三代人之资料非常难得,且均为男性,甚属罕见。每位临床医师均应有此追踪寻源的精神,观察患者之转归,并从中发现问题,以求能获得解决而促进临床医学发展。

本组病例仅对来诊之孙子的患肢进行矫形处理外,其父亲及祖父因无特殊主诉而未行治疗。

二、典型病例

(一)患儿病情

患儿陈某某,男,8岁。于3年前左胫腓骨下1/3闭合骨折,相继在3个大医院手术治疗均失败,来院就诊时骨端外露,合并骨感染予以矫形外科治疗。因见身上有多发"咖啡斑",考虑为"神经纤维瘤病"(图5-6-1-4-1~3)。患肢侧位X线片显示骨折端假关节形成(图5-6-1-4-4),骨密度检测正常。追问家族史,其爷爷和父亲均患此病。

(二)父亲病情

父亲陈某某,男,44岁,全身多发神经纤维瘤(图5-6-1-4-5~7),从事体力劳动,骨密度检测正常。

(三)爷爷病情

爷爷陈某某,男,72岁,全身多发神经纤维瘤(图5-6-1-4-8~10),患者一直从事体力劳动,骨密度检测正常。

3人骨密度测定见图5-6-1-4-11~13。

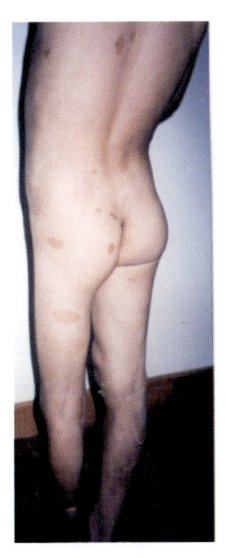
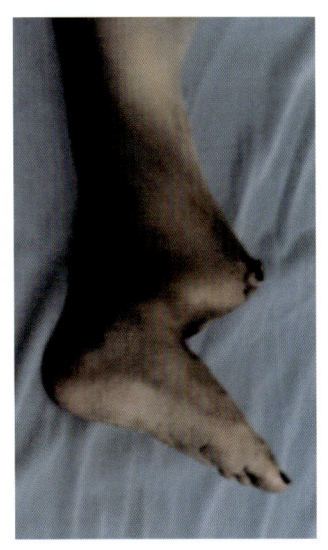

图5-6-1-4-1　患儿正面观　　　图5-6-1-4-2　患儿侧后方观　　　图5-6-1-4-3　患儿左小腿外观

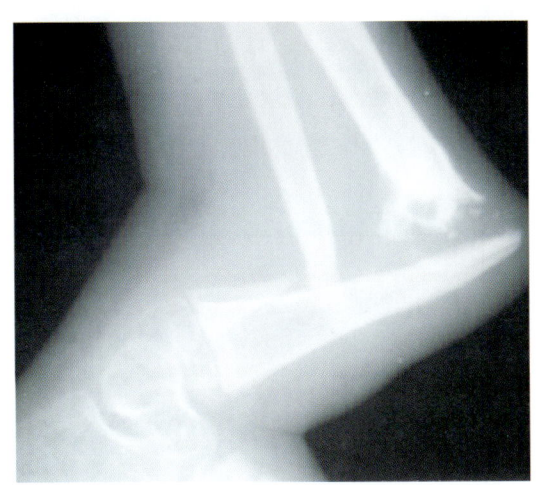
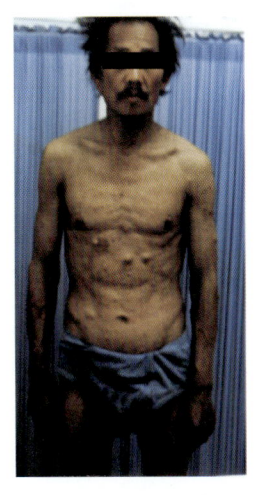

图5-6-1-4-4　患儿左小腿X线侧位片，显示骨折断端假关节形成　　　图5-6-1-4-5　患者父亲正面观

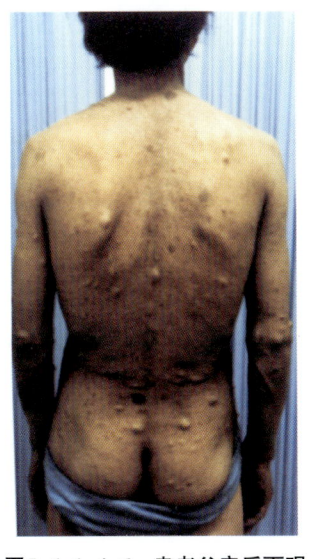
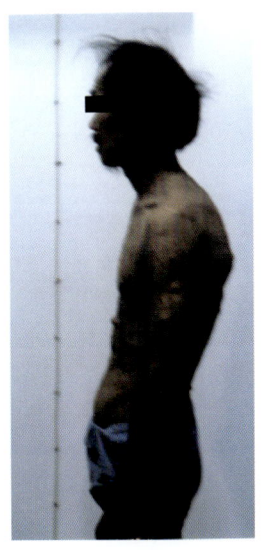

图5-6-1-4-6　患者父亲后面观　　　图5-6-1-4-7　患者父亲侧面观

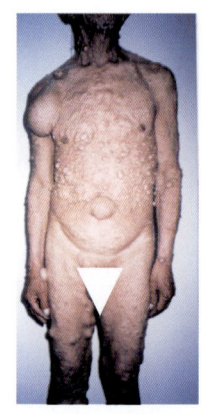 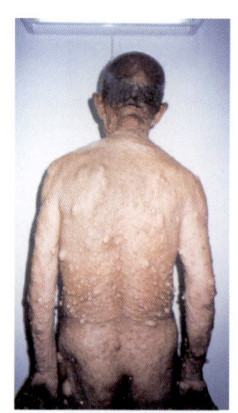 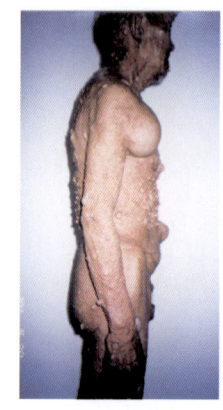

图5-6-1-4-8　患者祖父正面观　　　图5-6-1-4-9　患者祖父后面观　　　图5-6-1-4-10　患者祖父侧面观

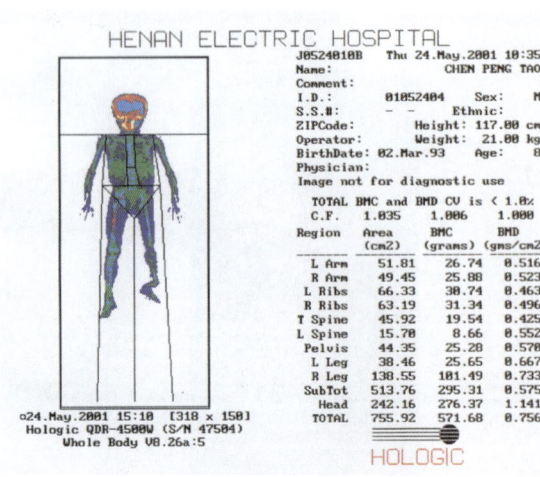 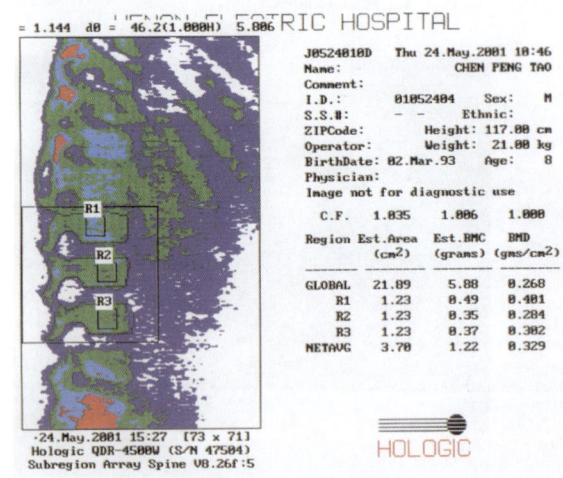

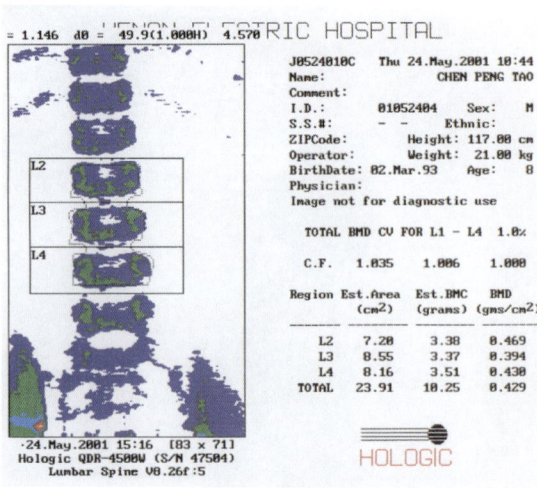 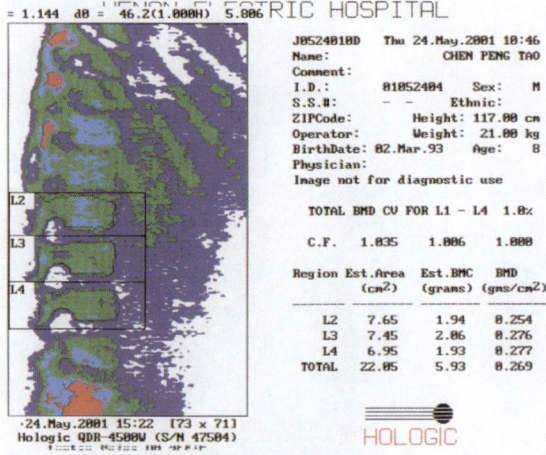

图5-6-1-4-11　患儿骨密度测定结果

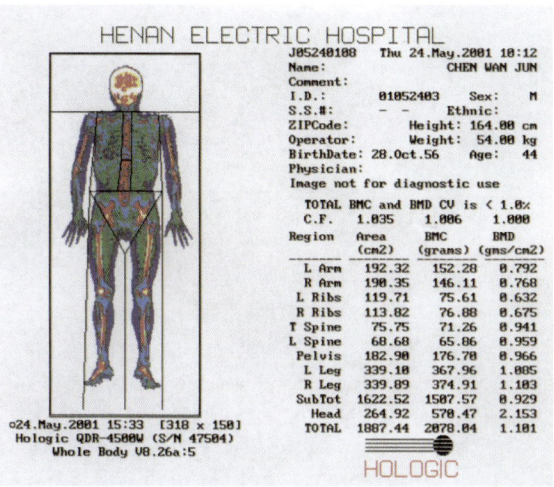
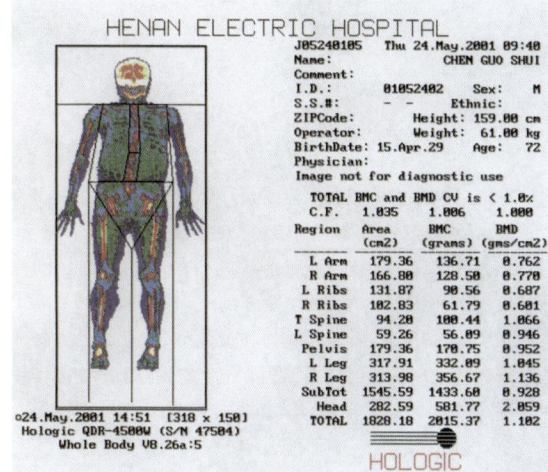
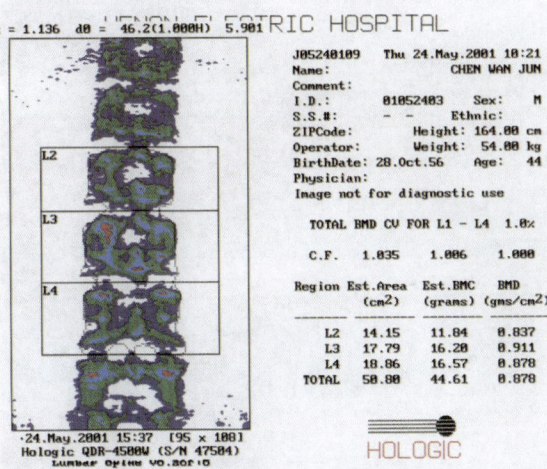
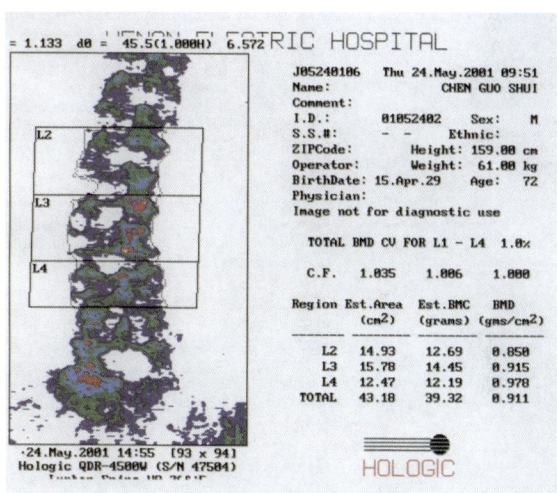
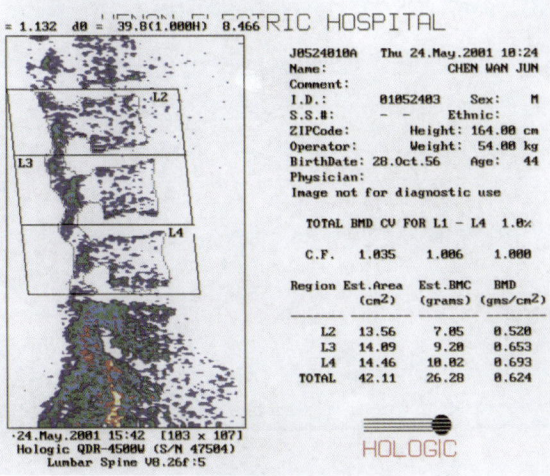
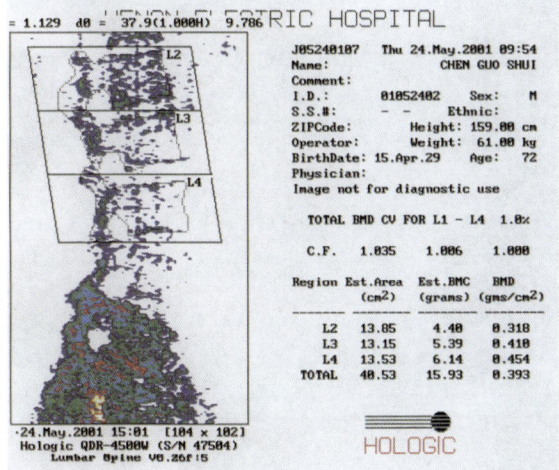

图5-6-1-4-12　患儿之父骨密度测定结果　　　　　　图5-6-1-4-13　患儿祖父骨密度测定结果

参 考 文 献

1. 陈晖, 邱勇, 王斌等. Ⅰ型神经纤维瘤病成骨细胞生物学特性的研究 [J]. 中华骨科杂志, 2006, 26（5）
2. 王亭, 邱贵兴. 神经纤维瘤病在骨科中的表现及治疗 [J]. 中华骨科杂志, 2005, 4: 245－2471.
3. 杨庆铭. 骨科学. 北京: 中国协和医科大学出版社. 2007
4. 章建林, 江华. 神经纤维瘤病的研究进展 [J]. 中国实用美容整形外科杂志, 2005, 4: 240－242.
5. 赵定麟, 王义生. 疑难骨科学. 北京: 科学技术文献出版社, 2008
6. Elefteriou F, Kolanczyk M, Schindeler A, et al. Skeletal abnormalities in neurofibromatosis type 1: approaches to therapeutic options.
7. Jett K, Friedman JM. Clinical and genetic aspects of neurofibromatosis 1. Genet Med. 2010 Jan; 12（1）: 1-11. Review.
8. Lammert M, Kappler M, Mautner VF, et al. Decreased bone mineral density in patients with neurofibromatosis 1 [J]. Osteoporos Int. 2005; 16（9）: 1161-1166.
9. Slam KD, Bohman SL, Sharma R, Chaudhuri PK. Surgical considerations for the familial cancer syndrome, neurofibromatosis 1: a comprehensive review. Am Surg. 2009 Feb; 75（2）: 120-8.

第二章 侵及脊柱之神经纤维瘤

第一节 早发型侵及脊柱之神经纤维瘤

一、概述

因神经纤维瘤引发脊柱侧弯者大多在成年以后发病,而在学龄前发病者并不多见,此与基因突变速度成正相关。在治疗上既要依据神经纤维瘤病之要求,又要兼顾脊柱侧弯的诊治原则,对年幼儿童仍应以非手术治疗为主,在防止进一步发展前提下予以矫正畸形,并在少年后酌情考虑手术治疗。

二、典型病例

赵某某,男,6岁,因脊柱侧弯来院就医,查体见躯干前后有大片色素斑,斑区有多个大小不等的结节(图5-6-2-1-1、2),X线平片显示脊柱侧凸明显(图5-6-2-1-3)。

根据全身与局部所见,本例诊断为神经纤维瘤病并发脊柱侧凸。因患儿年龄较小,不宜施术,为纠正畸形及阻止发展以躯干石膏配合凹侧撑开杆矫正(图5-6-2-1-4),疗效满意。

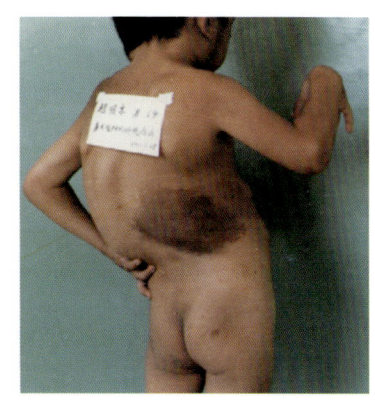

图5-6-2-1-1 患儿侧后面观

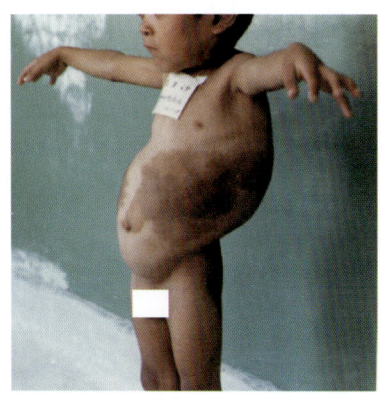

图5-6-2-1-2 患儿侧前面观

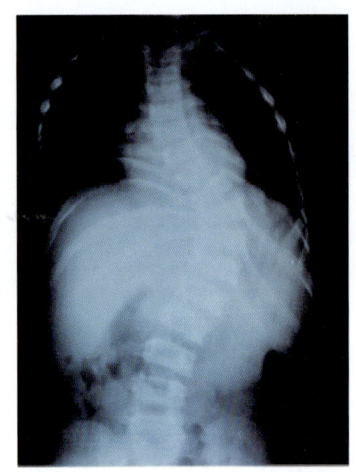

图5-6-2-1-3 X线片示脊柱侧凸明显

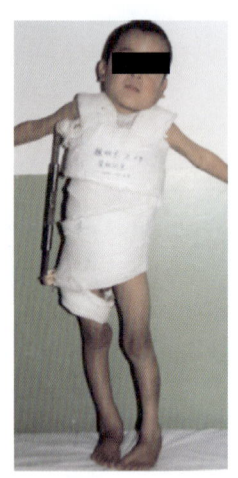

图5-6-2-1-4 术后康复

术后行躯干石膏配合凹侧撑开杆矫形固定后功能练习

（刘志诚　刘忠汉　亓东铎）

第二节　神经纤维瘤病伴发脊柱侧凸（NF1）之手术治疗

一、概述

神经纤维瘤病虽可引发多种部位各种疾患，且多发于各关节系统及皮肤等而影响美观和功能，但其中最为严重的是波及脊柱之病变，可造成脊柱侧凸，进一步则易引起瘫痪，以致治疗上十分复杂，大多需手术矫正，务必重视。以下介绍两例典型病例。

二、典型病例一

患儿金某某，男性，13岁。临床诊断为神经纤维瘤病伴发脊柱侧凸。术前严重的侧后凸畸形，躯干塌陷，患者处于临床临界瘫痪状态，正侧位X线平片显示脊柱严重畸型（图5-6-2-2-1）。行后路矫形内固定加二期前路胫骨条支撑融合手术（图5-6-2-2-2），矫形效果满意，脊柱的力学支撑重新得到恢复（图5-6-2-2-3）。

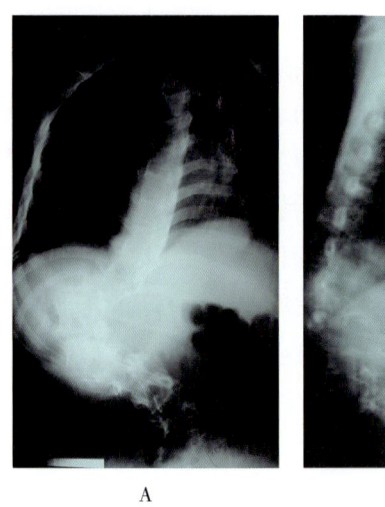

图5-6-2-2-1 术前正侧位X线片（A、B）

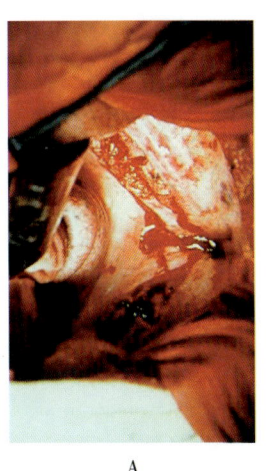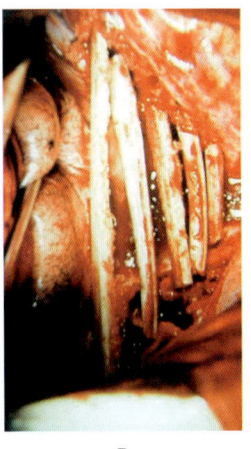

图5-6-2-2-2 二期手术术中（A、B）

显示采用胫骨支撑骨条修正后突畸形

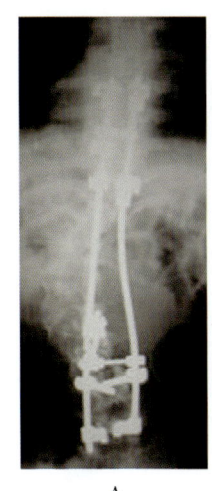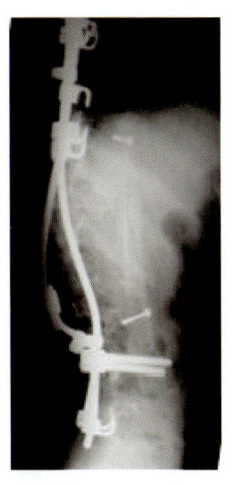

图5-6-2-2-3 术后正侧位X线片（A、B）

三、典型病例二

患儿刘某，男性，12岁。临床诊断为神经纤维瘤病伴发脊柱侧凸。术前X线片示脊柱侧凸伴胸腰椎严重旋转半脱位（图5-6-2-2-4、5），但无神经损害症状，行后路矫形内固定植骨融合术，矫形效果满意（图5-6-2-2-6），二期行凹侧入路的自体胫骨条支撑融合，脊柱的力学支撑重新得到恢复与加强（图5-6-2-2-7、8）。

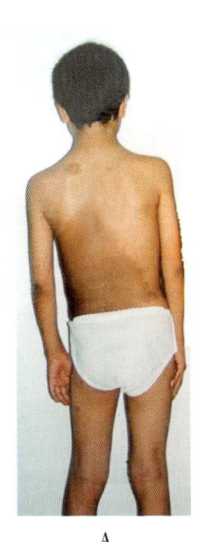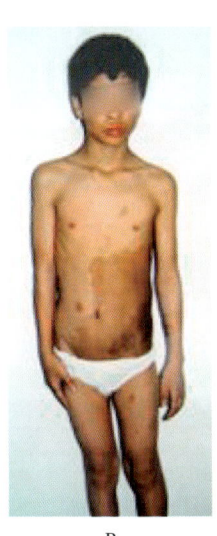

图5-6-2-2-5 术前外观（A、B）

A.背后观；B.前面观

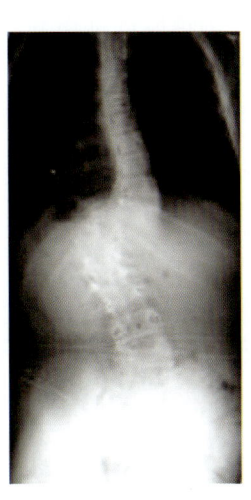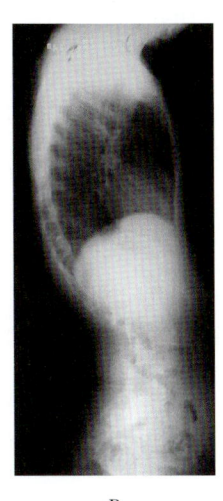

图5-6-2-2-4 术前正侧位X线片（A、B）

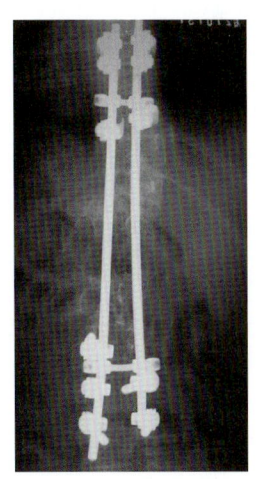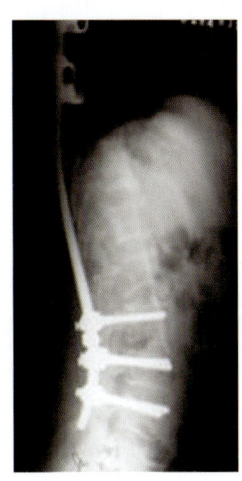

图5-6-2-2-6 术后正侧位X线片（A、B）

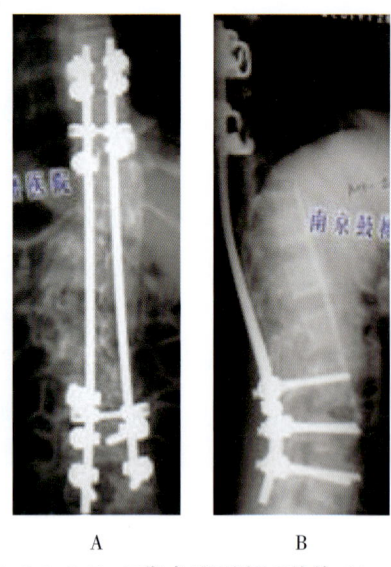

图5-6-2-2-7 二期术后正侧位X线片（A、B）

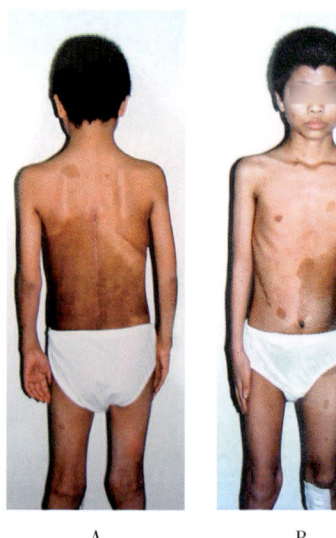

图5-6-2-2-8 二期术后外观（A、B）
A.背后观；B.前面观

（邱 勇 朱丽华）

第三节 神经纤维瘤病性颈椎后凸畸形的外科治疗

一、概述

神经纤维瘤病是常见的遗传性疾病，往往合并肌肉骨骼系统的异常，这其中以脊柱畸形为主，表现为脊柱侧凸及后凸畸形。临床上颈椎后凸畸形较为少见，且往往发病年龄早，畸形呈进行性加重，导致脊髓、神经受压，产生严重后果。我们在既往12年中有6例神经纤维瘤病合并颈椎后凸畸形的诊治经验，对其外科治疗及相关问题阐述于后。

二、神经纤维瘤病合并颈椎后凸畸形发病率

神经纤维瘤病是常见的常染色体遗传性疾病，包括Ⅰ型（周围型，NF-1）和Ⅱ型（中枢型，NF-2）2个亚型。Ⅰ型神经纤维瘤病在新生儿中的发病率为1/4500，是一组复杂的临床症候群，常涉及全身多个系统，合并脊柱侧凸较为常见，发病率占NF-1患者群的10%~26%。其中需要行矫形融合手术的达1/4。而颈椎后凸畸形相对罕见，文献没有明确的发病率，且多为个案报道。Crawford等一组116例神经纤维瘤病患者的报道中，发现仅4例患者合并颈椎后凸畸形。Craig等一组8例伴有颈椎椎旁或椎管内肿瘤的神经纤维瘤病患者中，亦有3例存在颈椎后凸畸形。

三、病因学

对于神经纤维瘤病引起脊柱畸形的确切病因至今尚不十分清楚。有学者研究发现神经纤维瘤病合并脊柱侧凸患者骨矿含量较低，并推测骨生长过程中合成与分解代谢的异常破坏了骨

量的动态平衡。Kolanczyk 等最近的一项研究发现,神经纤维瘤病引起骨骼肌肉系统的异常可能与成骨细胞异常增殖及其分化、矿化能力下降有关,而由此引起的软骨组织分化缺失及皮质骨发育不良可能是导致骨骼畸形的原因。

四、神经纤维瘤病颈椎后凸畸形的临床表现

神经纤维瘤病合并颈椎后凸畸形在临床上除了皮肤上的典型表现,如散在牛奶咖啡斑、异常毛发及色素沉着,颈椎后凸畸形往往有以下特点。

1. 发病年龄小,Kokubun 等报道,神经纤维瘤病颈椎后凸畸形患者的平均年龄为 20 岁(1~38 岁),约半数患者神经系统受累。本组病例平均年龄 20.8 岁,最小的 12 岁。

2. 畸形程度重,NF-1 合并颈椎后凸畸形较其他病因所致的颈椎后凸例如退变、椎板切除术后等程度要重。Kokubun 等报道多数患者后凸角度大于 50°(16°~138°)。

3. 神经症状与后凸程度不符,NF-1 患者可由于颈椎后凸出现瘫痪症状,也可能后凸畸形非常严重而没有任何神经症状,Nijland 等报道过颈椎后凸畸形超过 90°而没有神经症状的患者。

我们的病例中也有超过 40°而患者没有明显神经症状的,这给临床治疗决策带来了一定困难。

对于神经纤维瘤病合并脊柱畸形的患者,支具治疗往往效果不佳。通常认为,若保守治疗不能控制畸形发展,应积极早期手术。且大多数神经纤维瘤病颈椎后凸畸形患者在就诊时后凸角度已较大,往往合并脊髓神经损害以及平视、吞咽困难等合并症,一般需要手术治疗。文献对于神经纤维瘤病颈椎后凸畸形外科治疗的报道不多,且多为个案报道。Ward 等报道了 2 例神经纤维瘤病颈椎后凸患者,1 例为 9 岁男孩,颈椎椎板切除椎管内肿瘤摘除术后出现颈椎后凸畸形,行前路 C_4~T_1 椎体及肿瘤切除,C_3~T_3 间自体腓骨植骨重建,后路 C_2~T_4 钉棒系统及椎板下钢丝内固定,术后患者肌力恢复,影像学显示植骨融合。另 1 例为 28 岁女性,颈部疼痛 1 年,影像学示 C_{3-6} 节段严重侧后凸,椎管内占位病变。行前路 C_5、C_6 椎体切除,脊髓减压,自体髂骨植骨重建,后路钉棒系统及椎板下钢丝内固定及植骨融合术,术后支具固定 3 个月。随访 18 个月,患者肌力恢复,植骨融合。Vadier 等报道了 1 例 13 岁女孩,术前颈椎后凸角度为 82°,没有神经症状,行前后联合颈椎固定融合术,术后后凸角度矫正至 18°,畸形改善明显。笔者认为,严重的颈椎畸形可导致严重神经并发症,脊柱 360°融合可以改善畸形,取得良好疗效。Yonezawa 等报道了 1 例严重神经纤维瘤病性颈椎后凸畸形,患者为 15 岁男孩,行一期前路融合、后路椎弓根钉内固定矫形重建,术后凸角度恢复至 35°,术后随访 16 个月,前方椎体融合良好,无明显矫正丢失。

五、神经纤维瘤病合并颈椎后凸畸形的手术指征

对于畸形角度较大(> 40°)、合并或不合并神经症状及畸形明显进展者,应及时手术。因神经纤维瘤病患者相对而言骨骼质量较差,骨密度较低,且畸形往往较为严重且僵硬,出现矫形失败、内固定脱出、断裂及假关节形成的可能性较大,手术策略采用前后路联合手术、360°脊柱融合较为恰当。

六、颈椎截骨术的应用

颈椎截骨术由于毗邻结构的复杂,术者操作空间的限制,是一项难度与风险极高的技术,稍有不慎,将导致严重后果,鲜见文献报道,少数几

篇报道均为强直性脊柱炎所致颈椎后凸畸形的后方截骨。我们所应用的截骨方式与之相似，不同的是强直性脊柱炎后凸截骨主要为 C_7、T_1 节段截骨，本病截骨范围大，矫形程度大，固定节段长，往往需从 C_3 固定至 T_1 或 T_2，手术目的主要为恢复患者平视，以使其能正常生活。而本文所应用的后路截骨单节段截骨范围小，仅为后凸顶点上位椎体的下关节突一部分，截骨的主要目的为松解，辅以内固定，以利于融合。

神经纤维瘤病合并颈椎后凸畸形发病率较低，临床表现复杂，手术治疗是目前脊柱外科的挑战之一，其手术难度大，并发症较多，疗效难以预料，是临床上较为棘手的问题。

七、典型病例图

图 5-6-2-3-1　男性，17 岁，神经纤维瘤病性颈椎后凸。发现颈椎后凸畸形 2 年，成进行性加重 1 年，躯干皮肤可见散在咖啡斑、异常色素沉着及毛发，诉双上肢麻木要求手术治疗（A~E）。

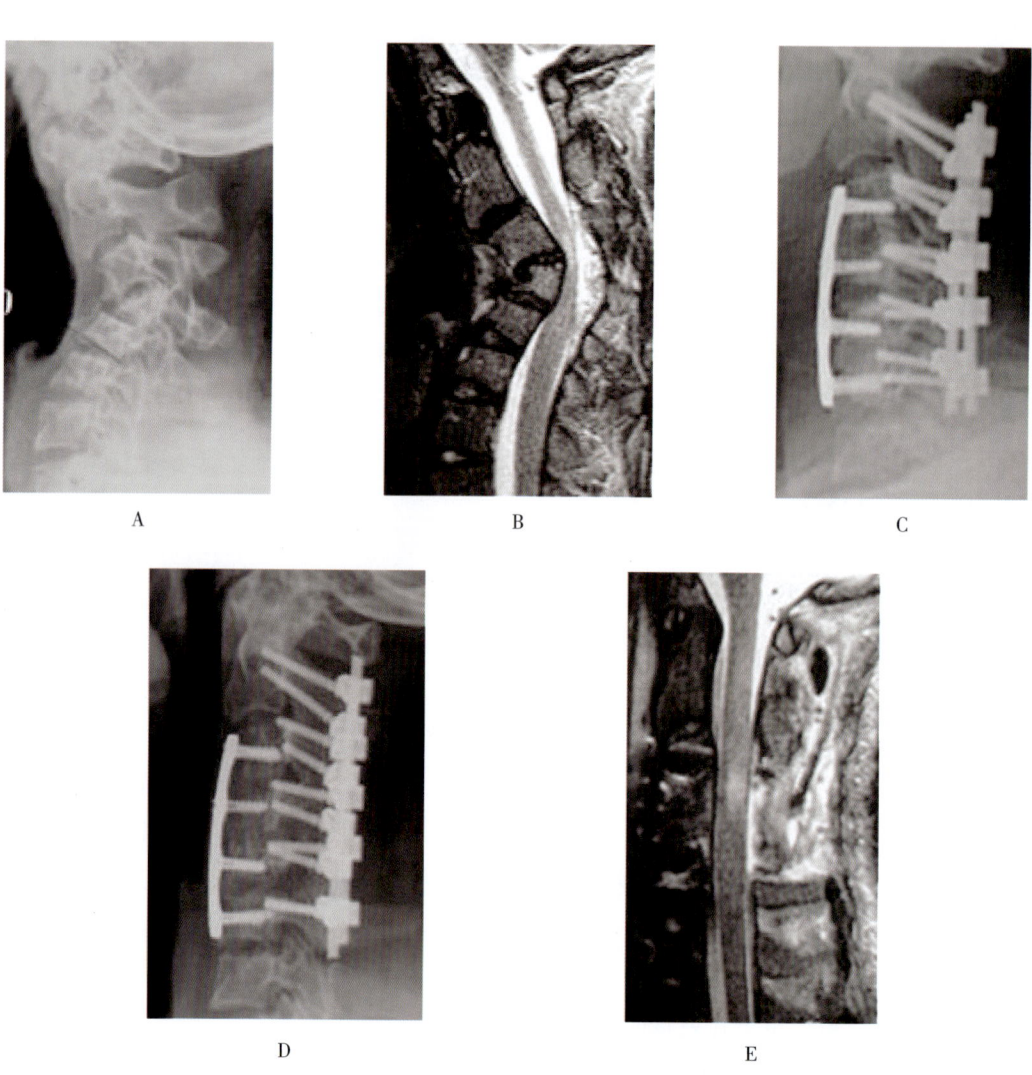

图 5-6-2-3-1 临床举例（A~E）

A. 术前颈椎侧位片示颈椎严重后凸畸形，$C_{3\sim5}$ 角度 70°；B. 术前颈椎 MR 示脊髓明显受压；C. 行颈后路截骨、侧块螺钉固定后再行前路椎体次全切减压+钛板内固定，术后 X 线侧位片显示后凸畸形矫正理想，颈椎曲度及脊髓形态恢复较好；D. 一年后复查见颈椎侧位片示固定位置良好；E. 术后 1 年 MR 矢状位显示颈椎侧位曲线恢复对位满意，已获骨性融合。

（刘洋　袁文　陈德玉）

参 考 文 献

1. 刘洋, 袁文, 陈德玉等. 神经纤维瘤病性颈椎后凸畸形的外科治疗 [J]. 中国脊柱脊髓杂志, 2009, 19（2）
2. 王亭, 邱贵兴. 神经纤维瘤病在骨科中的表现及治疗 [J]. 中华骨科杂志, 2005, 4: 245－2471.
3. 杨庆铭. 骨科学. 北京: 中国协和医科大学出版社. 2007
4. 章建林, 江华. 神经纤维瘤病的研究进展 [J]. 中国实用美容整形外科杂志, 2005, 4: 240－242.
5. 赵定麟. 现代骨科学, 北京: 科学出版社, 2004
6. Elefteriou F, Kolanczyk M, Schindeler A, et al. Skeletal abnormalities in neurofibromatosis type 1: approaches to therapeutic options. Am J Med Genet A. 2009 Oct; 149A（10）: 2327–38. Review.
7. Gerber PA, Antal AS, Neumann NJ, Homey B, Matuschek C, Peiper M, Budach W, Bölke E. Neurofibromatosis. Eur J Med Res. 2009 Mar 17; 14（3）: 102–5.
8. Jett K, Friedman JM. Clinical and genetic aspects of neurofibromatosis 1. Genet Med. 2010 Jan; 12（1）: 1–11. Review.
9. Jin-Tang Wang, Xiao-Wei Zhang, Shu-Ming Li. Surgical treatment of cervical bone tumors. SICOT Shanghai Congress 2007
10. Kang-Ping Yang, Miao-Liu. Cervical kyphosis deformity after cervical laminectomy. SICOT Shanghai Congress 2007
11. Kolanczyk M, Kossler N, Kühnisch J, et al. Multiple roles for neurofibromin in skeletal development and growth [J]. Hum Mol Genet. 2007, 16（8）: 874–886.
12. Lammert M, Kappler M, Mautner VF, et al. Decreased bone mineral density in patients with neurofibromatosis 1 [J]. Osteoporos Int. 2005; 16（9）: 1161–1166.
13. Langeloo DD, Journee HL, Pavlov PW, et al. Cervical osteotomy in ankylosing spondylitis: evaluation of new developments [J]. Eur Spine J, 2006, 15（4）: 493–500.
14. Slam KD, Bohman SL, Sharma R, Chaudhuri PK. Surgical considerations for the familial cancer syndrome, neurofibromatosis 1: a comprehensive review. Am Surg. 2009 Feb; 75（2）: 120–8.
15. Yahay KH. The genetic and molecular pathogenesis of NF1 and NF21 [J]. Senmin PediatorNeurol, 2006, 13: 21–261.

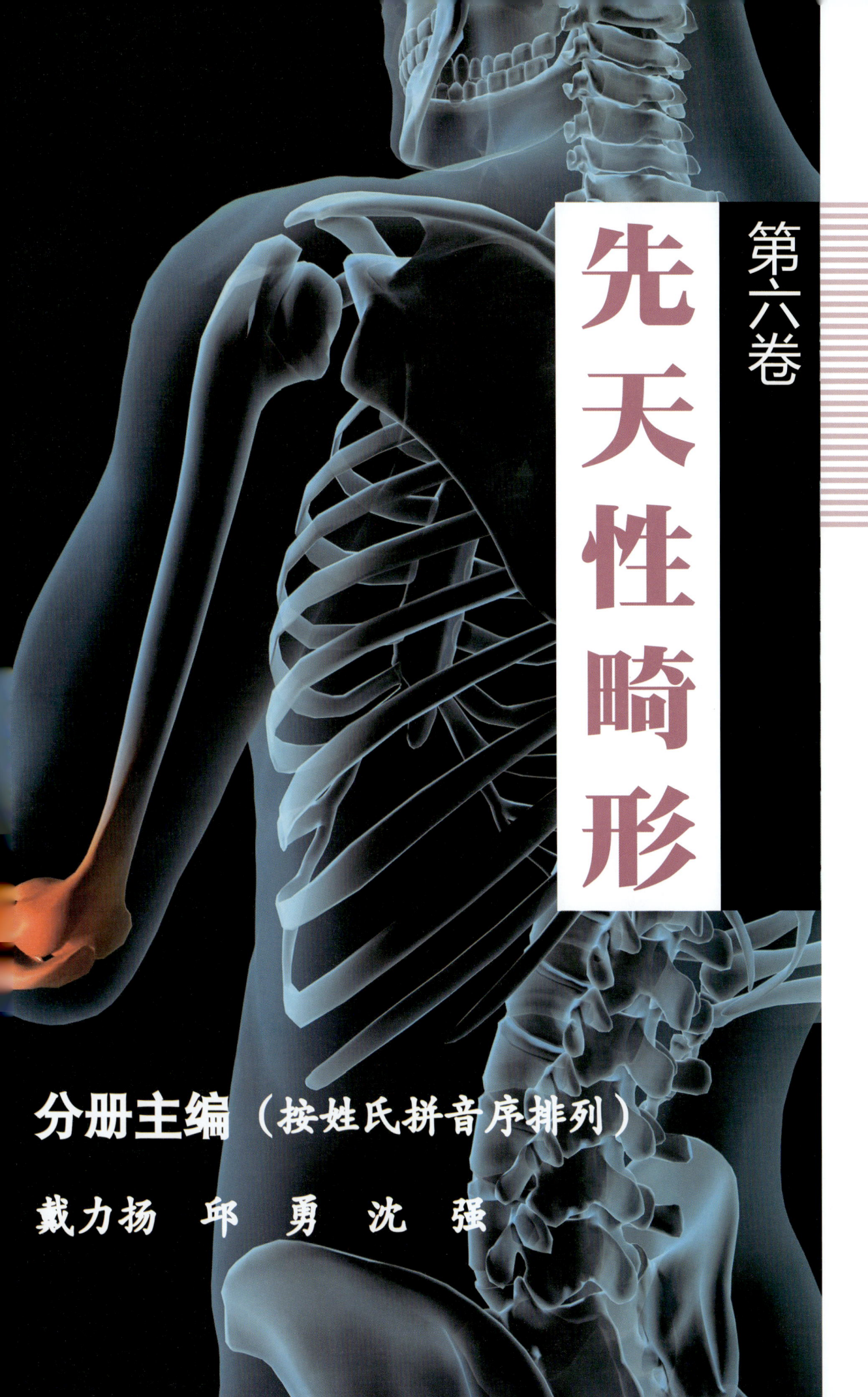

先天性畸形

第六卷

分册主编（按姓氏拼音序排列）

戴力扬　邱　勇　沈　强

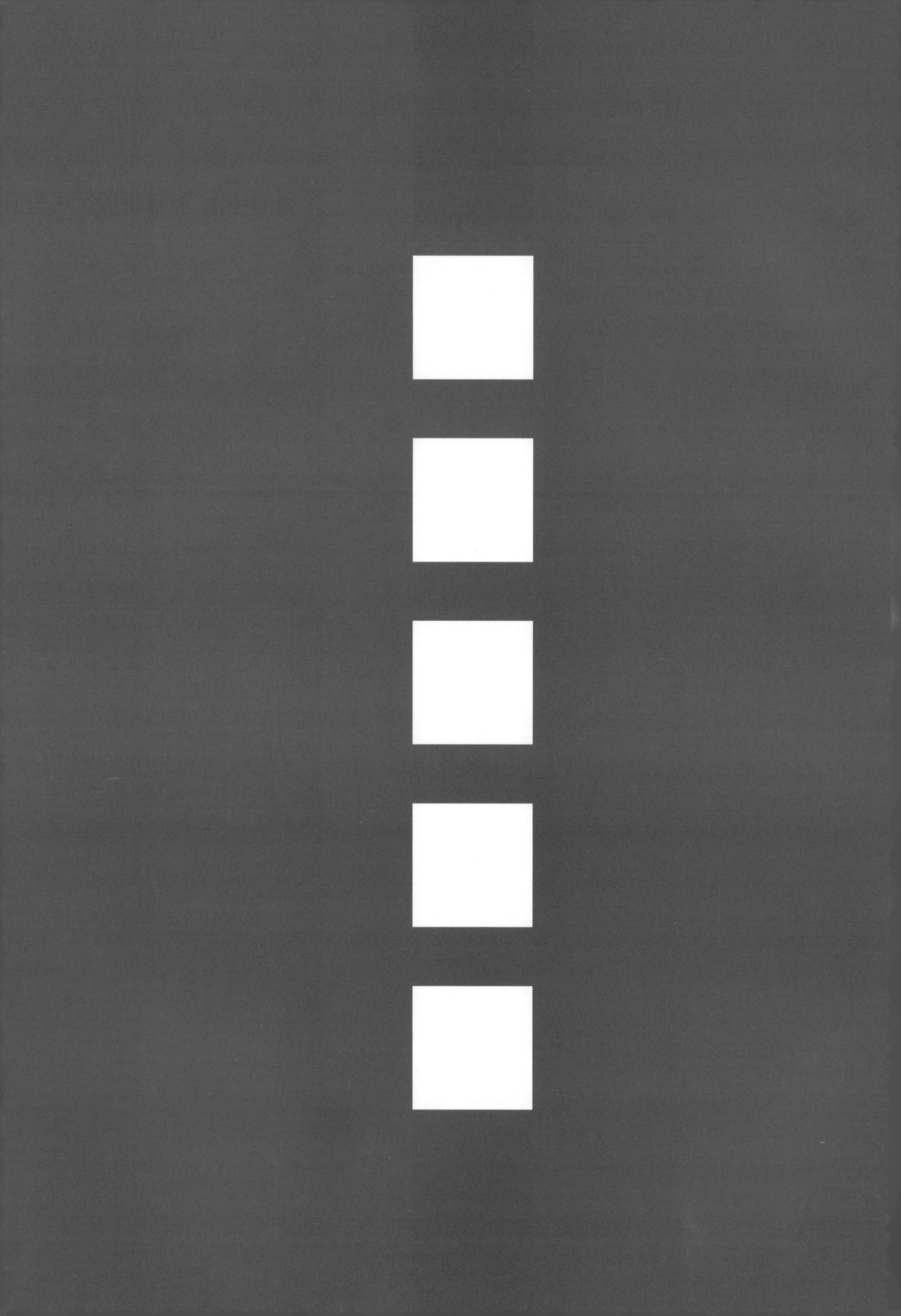

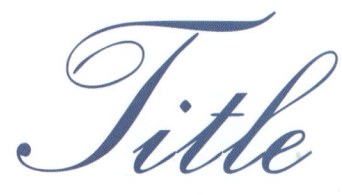

第一篇

畸形概论与四肢畸形

第一章 先天发育性和遗传性畸形概论 /2546

　第一节 先天发育性畸形的概述 /2546
　第二节 先天发育性畸形的发生 /2548
　第三节 先天发育性畸形的预防和治疗原则 /2550

第二章 先天发育性上肢畸形 /2554

　第一节 先天发育性高位肩胛骨 /2554
　第二节 先天发育性锁骨假关节及肩关节脱位 /2558
　第三节 先天发育性桡骨缺如 /2559
　第四节 先天发育性尺骨缺如与先天性裂手 /2560
　第五节 先天发育性尺桡骨骨性连接与桡骨头脱位 /2562
　第六节 先天发育性下尺桡关节半脱位 /2563
　第七节 先天发育性手部畸形 /2565

第三章 先天发育性下肢畸形 /2574

　第一节 先天发育性髋关节脱位及髋发育不良 /2574
　第二节 先天发育性髋内翻 /2597
　第三节 先天发育性髋关节外展挛缩和骨盆倾斜 /2600
　第四节 先天发育性股骨扭转畸形 /2601
　第五节 先天发育性膝关节脱位 /2602
　第六节 先天发育性膝关节过伸及多髌骨畸形 /2603
　第七节 先天发育性胫骨假关节 /2605
　第八节 先天发育性胫骨弯曲 /2608
　第九节 先天发育性胫骨缺如 /2609
　第十节 先天发育性腓骨缺如 /2610
　第十一节 先天发育性足部畸形 /2611
　第十二节 先天发育性多发性关节挛缩症 /2623

第一章　先天性发育性和遗传性畸形概论

第一节　先天发育性畸形的概述

一、概述

形态发生是一个复杂的过程，受发育调节基因的控制和环境因素的影响。先天性畸形是指出生时或出生前存在异常，或存在潜在异常因素。人类个体在解剖结构上可有一定的差异，但一般不会造成不良后果。若这种异常对形态和（或）功能产生了一定的影响，即属先天性畸形。先天性畸形可涉及一个或几个器官或系统乃至全身，包括形态结构和（或）生物化学代谢方面。畸形学（teratology）是研究先天性缺陷的发生原因和形成过程，找出规律并提供预防和早期检测的方法，为优生优育、提高民族素质服务。需注意，中文"畸形"在表示先天性异常的时候，有广义与狭义两种含义。广义的畸形是指所有的先天性结构和功能异常，而狭义的畸形仅指胚胎发生中涉及遗传缺陷的一种。本章所指畸形，除特别指明外，都是用其广义的概念。

肌肉骨骼系统的先天性畸形并不少见。骨科领域的先天性畸形，多是指形态、大小、数量和位置的异常。统计发现，约5%的新生儿有不同程度的缺陷，当然不是所有的缺陷都严重到有功能或外观缺陷的畸形程度。

二、胚胎发生学分类

世界卫生组织（WHO）颁发的疾病分类第九版（ICD-9）在我国已广泛应用，该分类共有17个类别，其中的第14类称为先天性异常（congenital anormaly），而不用容易引起误解的先天性畸形（congenital malformation）。现代胚胎发生学认为，按先天性异常形成的病因基础，可将其分为4类（图6-1-1-1-1）。

1. 畸形（malformation）　是胚胎在母体内的异常发育所致，往往与遗传因素有关，或是原始胚胎即有缺陷。

2. 分裂（cleft）　是妊娠早期的外来伤害因子作用的结果，而在外来因子干涉之前，胚胎发育可正常进行。

3. 变形（deformation）　是妊娠后期的外源性机械压抑因素作用的结果，多影响人体的支持结构（骨骼关节），很少有内脏器官受累。机械压抑因素包括子宫内、子宫本身、子宫外3方面（图6-1-1-1-2）。

4. 发育异常（dysplasia）　是组织分化和（或）融合异常所致。有人认为发育异常与外源因子有关，但内源性的遗传因素起决定性的作用。发育异常多数是细胞功能和（或）形态结构方面的缺陷。多数发育异常是单基因突变的结果。

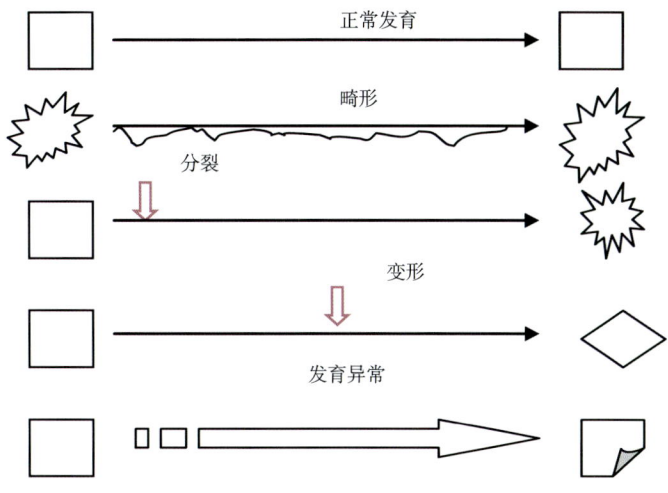

图6-1-1-1-1　先天性异常的胚胎发生学分类

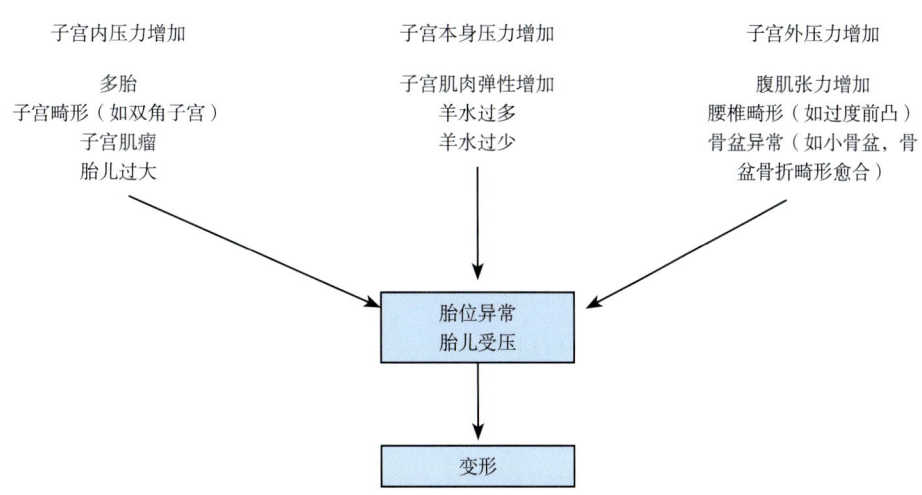

图6-1-1-1-2　导致变形的机械压抑因素

三、分类与治疗和预后的关系

先天性异常的病因发生学类别与治疗效果和预后的好坏有密切关系。由于先天性异常的种类和发生机理不同，因此在治疗上也不能等同对待。

1. **变形**　通常意味着器官发育未受影响和功能近乎正常，患者在遗传方面正常，医学治疗难度不大。有的在后天发育中可自行矫正而归于正常，预后较好。

2. **分裂**　是出生缺陷（出生时即有缺陷）的最常见原因，这说明处于胚胎发育中的个体易受外来因子的伤害。分裂所致的异常十分复杂，治疗难度大，也很难达到"正常"的程度，但分裂所致的先天性心脏病经手术矫治修复后，预后尚好。

3. **畸形**　常为多发，有的形成特定的综合征。畸形因有遗传方面的缺陷，无论外观还是功能，矫正均很困难，预后不佳。

4. **发育异常**　许多发育异常（发育不良）在新生儿时不容易确认，待到以后才表现出来，但其缺陷的"潜质"或"根源"在胚胎期即已存在。发育不良在早期多不影响功能，但发育不良的结构在后天容易受到环境因素的伤害，较早出现退行性改变。

第二节 先天发育性畸形的发生

一、概述

先天发育性畸形与遗传性疾病有密切关系，因为两者都有胎生性（inborn）和先天性的特点。虽然有些遗传性疾病要延迟到生后某一阶段才表现出来，但毕竟是在胚胎早期获得的致病基因和（或）环境致畸因子的致畸作用。一般认为，个体发生基因突变产生畸形后，该基因可遗传至下一代出现遗传性疾病。现代胚胎发生学认为，先天性畸形大多是遗传因素、环境因素或遗传与环境共同作用这3方面因素造成的。

妊娠前或妊娠中母体、父体或环境存在致畸原（teratogen）是导致先天性畸形的主要原因。致畸原可能是突变的基因、畸变的染色体和各种环境伤害因素。严重的畸形或重要器官的畸形（如心、脑、肝、肺）将导致发育终止而流产。据研究，流产胎儿中畸形占30%以上。如果畸形不很严重，或未累及重要器官，则胎儿仍可继续发育，但可有代谢、组织发生、器官形成障碍或变形障碍等异常表现，出生后即成为先天性畸形。

二、发生机理概况

胚胎发育的全部过程都是在发育基因的调控下进行的。各组织细胞的发生，按照一定的遗传信息在分化发育中相互制约。通过组织细胞的繁殖、分化、局部的生长和退化、吸收、融合等不同机制，形成各个器官的原基。

目前对先天性畸形的发生机制仍有不同看法，主要有以下几种，现分段、专题加以阐述。

三、在致畸机制方面

（一）依实验性结果分类

Wilson根据大量的实验研究资料，从理论上把致畸作用的机制归纳为9大类：

1. 基因突变；
2. 染色体畸变；
3. 有丝分裂受干扰；
4. 核酸功能与合成过程改变；
5. 蛋白质和酶的生物合成前体物质缺乏；
6. 能量供应受阻；
7. 酶活性抑制；
8. 自稳功能紊乱；
9. 细胞特性改变。

（二）临床分类

Beckman和Brent从临床角度出发，将人类致畸原的作用机制分为：

1. 细胞死亡；
2. 有丝分裂延迟和细胞周期延长；
3. 分化迟缓；
4. 强迫体位和血液供应不足；
5. 组织发生障碍；
6. 细胞迁移抑制等方面。

四、在胚胎发育方面

（一）Patton分类

Patton根据胚胎发育的规律和不同发育方式产生的各种畸形，提出6种机理。

1. 组织或结构的过度生长；

2. 生长过少；
3. 在异常的位置上正常生长；
4. 吸收过少；
5. 吸收过多；
6. 在错误的部位吸收。

(二) Arey 分类

Arey 提出类似的 9 种方式：
1. 不发育；
2. 发育不全；
3. 发育受阻；
4. 相邻原基粘连；
5. 生长过度；
6. 错位；
7. 错误迁移；
8. 不典型分化；
9. 返祖现象。

(三) Cohen 分类

Cohen 将先天性畸形简单地分为 4 类：
1. 形态发育不全；
2. 形态发育过多；
3. 形态发生迷乱；
4. 返祖。

五、发病原因的遗传因素

约 25% 的先天性畸形是由单遗传因素引起的，主要是单基因缺陷和染色体异常，少部分是多基因遗传病。染色体遗传病包括其数目和（或）结构的异常。单基因遗传病通常有常染色体显性遗传、常染色体隐性遗传、X 连锁显性遗传和 X 连锁隐性遗传 4 种方式；多基因遗传病的遗传方式较复杂，且受环境因素的影响较大。遗传物质的改变包括基因突变和染色体畸变，可由父系或母系而来。一般这些突变常可遗传数代，引起子代的各种畸形。有的遗传病在出生时即有表现，有的需要到一定的年龄才表现出来。分子遗传学和人类基因图谱的发展已明确了不少遗传病的本质，为临床治疗提供了基础。近来运用转基因技术，对基因遗传病也有了较多的认识。

六、发病原因的环境因素

流行病学研究已证明了许多环境因素可以干扰胚胎的发育，影响先天性畸形的发生率。环境因素可分为三方面，一是母体所处的周围外环境，这是据胚胎最远也是最复杂的外环境，大部分致畸因子都来源于这一环境（表 6-1-1-2-1）；二是母体自身的内环境，包括母体的营养状况、代谢类型及是否患有某些重要疾病等；三是胚胎所处的微环境，包括胎膜、胎盘、羊水等，这是直接作用于胚胎的微环境。外环境中的致畸因子，有的可穿过内环境和微环境直接作用于胚胎，有的则通过影响和改变内环境和（或）微环境，间接作用于胚胎。环境致畸因子是否导致畸形的发生，与以下 5 种因素相关。

表 6-1-1-2-1　环境致畸原的种类

分　类	举　例
生物致畸因子	病毒（巨细胞病毒、单纯疱疹病毒、风疹病毒、水痘病毒、柯萨奇病毒、AIDS 病毒、人乳头瘤病毒、人细小病毒 B19） 其他病原体（细菌、弓形体、支原体、立克次体等）
物理致畸因子	电离辐射（X 线，α、β、δ 射线）、太阳黑子活动 机械性压迫损伤 微波辐射、高温环境、噪声

(续表)

分　　类	举　　　　　　　　　　例
药物致畸因子	某些抗生素、镇静剂、抗癫痫药物、抗精神药物、激素类药物、抗肿瘤药物、口服抗凝剂、抗甲状腺药物、海洛因等毒品
化学致畸因子	工业"三废"（重金属铅、汞、镉，非金属的砷、硒等），有机化合物的苯类，农药（有机磷类、有机氯类、有机汞类等） 某些食品添加剂和防腐剂
其他因素	季节、居住环境、职业、社会经济地位、父母年龄过高、母亲妊娠期间酗酒、大量吸烟（包括被动吸烟）、严重营养不良、缺乏某些维生素和微量元素

1. 孕妇及胚胎对致畸因子的敏感性；
2. 致畸因子的性质；
3. 致畸因子的作用时间；
4. 致畸因子的作用时机；
5. 致畸因子的剂量。

七、发病原因的发育性因素

现代胚胎发育生物学研究认为，大多数的出生缺陷是由遗传因素与环境因素相互作用和干扰而引起的。发育从基因的有序表达开始，基因类型、位点以及基因的构成对发育均有重要的影响作用。在胚胎和胎儿的发育过程中，各系统器官各有其形成的关键时期或称畸形易发期，如骨骼系统为妊娠第 5~9 周，这个时期受到外来干扰，容易出现肌肉骨骼系统的先天性畸形（malformation）。在胚胎发育的后期，则可因机械压力因素的作用，出现程度较轻的先天性变形（deformation）。

第三节　先天发育性畸形的预防和治疗原则

一、遗传咨询

（一）概况

遗传咨询（genetic consulting）是由咨询医师对寻求咨询的夫妇，就其家庭中遗传病的诊断、预后、复发风险、防治等问题，进行解答讨论。遗传咨询是一个教育过程。咨询医师需用遗传学的原理，向子代有潜在风险的夫妇，通俗易懂地阐明其遗传病的性质，用医学统计概率论的方法，深入浅出地说明复发风险，并了解其生育计划，提出各种可能的对策，衡量利弊，有效地预防遗传病的发生。

（二）具体步骤

遗传咨询的步骤包括：

1. 确定先症者或现患者的病情、病因，绘制家族遗传图谱。

2. 依据这一疾病的遗传理论、遗传规律或以前的经验资料，或根据携带者的染色体或基因检出情况，推导出预期的比例数据，确定复发风险。

3. 向咨询者解说，并介绍对这一遗传病的各种对策及其优缺点，供咨询者及其家属考虑，选择拟采取的预防措施。

二、产前诊断

（一）概况

产前诊断（prenatal diagnosis）亦称出生前诊断（antenatal diagnosis），是对胎儿出生前是否

患有遗传病或先天性畸形做出诊断,以便进行选择性流产。产前诊断是临床优生学的重大进展,对提高人口质量、实现优生目标有重要贡献。

(二)适应对象

产前诊断主要适用于下列情况:
1. 有遗传病家族史或近亲婚配史者;
2. 生育过先天性畸形病儿者;
3. 生育过代谢病患儿或夫妇之一有代谢病者;
4. 原因不明的习惯性流产者;
5. 35岁以上的高龄孕妇;
6. 夫妇之一或双方有致畸原接触史者。

(三)常见之异常

据统计,产前诊断中遇到的遗传病,主要有4类。

1. 染色体病　指染色体结构或数目的异常,约占人群的5‰,占新生活婴的5‰~10‰,占产前诊断患者的30%左右。这类异常的产前诊断准确率最高,达90%以上。

2. 单基因病　多数为分子代谢病,占新生活婴的8‰,占产前诊断病儿的10%左右。

3. 多基因病　包括无脑儿、脊柱裂、脑积水、先天性心脏病等,约占产前诊断的40%~50%。

4. 各种常见的先天性结构畸形　如四肢、躯干、面部等异常,约占产前诊断的8%左右。

三、产前诊断的步骤

首先是采集家族史,绘出遗传系谱图,然后在适当的妊娠时机对胎儿羊水、母体血液、胚胎绒毛等进行染色体检测、基因检测、酶和蛋白质生化测定,或通过胎儿超声显像、胎儿镜宫内观察等方法,作出胎儿有否先天性畸形的诊断,决定是否终止妊娠。

四、基因治疗的基本概念

随着分子遗传学的迅猛发展,人们对遗传因素对疾病影响的认识越来越多。许多先天性畸形、癌症甚至常见病,均发现了与遗传的关系。

人类的每个体细胞都包含有两套完整复制的遗传学程序,称为"人类基因组"。基因是一段有功能的DNA片段,是遗传信息的功能单位。DNA呈双股螺旋结构,总共有大约60亿个碱基对。DNA分为46个(23对)大片段,每个片段相对应的是一条常染色体或性染色体。在人类DNA上编码着大约5万个基因,这个数字与大多数哺乳动物相似。在任一类型的细胞中,仅仅只有这些基因的一小部分(约10%)在起作用,控制、维持着细胞的存活力和特殊功能。

人类基因治疗(human gene therapy)是随着对遗传性疾病认识的深入和分子生物学技术的发展,于20世纪80年代提出的。90年代初,Blaese等报道了世界首例腺苷脱氨酶(ADA)缺乏性重症免疫缺陷病用基因治疗获得成功。该病的病理基础是由于缺乏ADA致脱氧腺苷不能进一步代谢,而脱氧腺苷对于T和B淋巴细胞是有毒性的,结果使患者丧失了细胞免疫和体液免疫能力,导致严重和复发感染,引起ADA缺乏的病儿在童年即死亡。这一疾病可以通过相同配型的异体骨髓移植来治疗,但并不是所有的患者均能寻找到适当配型的骨髓捐献者。基因治疗是将ADA患儿的自体骨髓采出,通过含有ADA的cDNA逆转录病毒的体外转染,然后再输注回患儿体内。因为用的是自身的骨髓,治疗属于同源自体移植,从而避免了宿主的排斥反应。

五、基因治疗的过程与前景

(一)基因治疗的基本过程

可用下图表示(图6-1-1-3-1)。

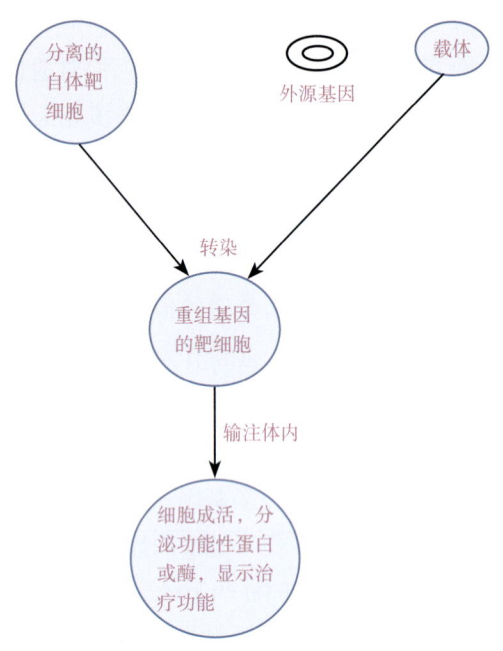

图6-1-1-3-1 基因治疗示意图

（二）基因治疗前景

目前，基因治疗的理论和方法已不单应用于遗传病，其概念已扩大：将外源基因导入目的细胞并有效表达，以达到治疗疾病的目的。基因治疗在骨科领域的应用已扩大到促进骨折愈合、修复关节软骨、促进周围神经再生、防治肌肉萎缩、修复脊髓损伤和骨肿瘤治疗等方面。基因治疗前景广阔，但技术方法尚不成熟，有许多问题需要进一步研究，其确切效果尚需进一步观察。

六、骨科治疗基本要求与治疗方案

（一）基本要求

出生后先天性畸形应早发现、早诊断、早治疗，才能获得预期的良好效果。治疗医师对畸形的类型、性质和严重程度应有正确的估计，对病废的残留程度应有预见，在整个发育和生长过程中，对患儿的病情应密切监护，对严重或多发性畸形，应作长时期治疗的打算。

（二）依据畸形在骨科所处地位设计治疗方案

骨科领域的先天性畸形，多不影响生命，但对功能、外观和患者心理有重要影响。骨科先天性畸形的手术治疗非常重要，但也只能看成是整个综合治疗的一部分，必须配合手法、理疗、支架、支具和训练等方法，结合患者的全身情况和其智力、体力、志趣、工作等方面，选择合适的治疗方案。

七、手术治疗

对骨科先天畸形在决定手术治疗时，尤应重视以下几方面。

（一）功能与外观并重

治疗时应首先以改善功能为主，其次考虑改善外观。一些畸形仅有外观问题而无功能问题，如某些类型的多指和并指畸形，治疗比较容易，效果也较好。

（二）畸形与发育的关系

妨碍发育的畸形，随着机体的发育，畸形会逐渐加重，这类畸形需要及早治疗，如先天性髋关节脱位，早期治疗效果较好。对不妨碍发育的畸形，可推迟到学龄前治疗。对涉及骨骼矫形的手术，特别是影响骨骺发育的手术，最好推迟到骨骺发育基本停止再做。

（三）全面考虑疗效

手术矫正畸形时要缜密地考虑手术的预期功能效果，要考虑到未矫正前患者已适应了畸形，考虑到先天性畸形往往涉及更多的结构发育不良（血管神经、肌肉肌腱、骨关节等），以免手术时估计不足，导致失败。要充分衡量得失，因为手术矫正本身也存在着功能改善与功能丧失的问题。

(四)其他

1. 环境影响 术前及术后,术者均应充分考虑到患者及其家属和周围人群对畸形在心理上和美学上的认识与态度,以求理解与配合。

2. 重视辅助治疗 先天性畸形在幼儿时期,随着生长发育,其功能代偿性很大,在此时期有意识地加以指导和训练,配合手法、支具、支架或石膏治疗,常可使畸形得到相当程度的矫正,后期手术就会收到良好的效果。

(张世民 刘大雄)

参 考 文 献

1. 赵定麟. 现代骨科学, 北京:科学出版社, 2004
2. 赵定麟, 王义生. 疑难骨科学. 北京:科学技术文献出版社, 2008
3. Alman BA. Skeletal dysplasias and the growth plate. Clin Genet. 2008 Jan;73(1):24–30. Epub 2007 Dec 7.
4. Cole WG. Skeletal dysplasias reveal genes of importance in skeletal development and structure. Connect Tissue Res. 2003; 44 Suppl 1:246–9.
5. Landa J, Benke M, Feldman DS. The limbus and the neolimbus in developmental dysplasia of the hip. Clin Orthop Relat Res. 2008 Apr;466(4):776–81. Epub 2008 Mar 12.
6. Linder JM, Pincus DJ, Panthaki Z, Thaller SR. Congenital anomalies of the hand: an overview. J Craniofac Surg. 2009 Jul; 20(4):999–1004.
7. Smith JS, Shaffrey CI, Abel MF, Menezes AH. Basilar invagination. Neurosurgery. 2010 Mar; 66(3 Suppl):39–47.
8. Tyl RW, Chernoff N, Rogers JM. Altered axial skeletal development. Birth Defects Res B Dev Reprod Toxicol. 2007 Dec; 80(6):451–72.

第二章 先天发育性上肢畸形

第一节 先天发育性高位肩胛骨

一、概述

高位肩胛骨又名高位肩胛畸形，是指肩胛骨处于高位，往往发育差，形态异常。本病首先由 Eulenberg 报道，以后 Sprengel 作了详细介绍，故又称 Sprengel 畸形。先天性高肩胛骨症较少见，发病多为单侧，左侧多见，双侧十分罕见。高肩胛骨症常伴有其他先天性异常，如颈肋、肋骨形成不良及颈椎异常等。

二、病因

（一）胚胎期发育障碍

胚胎中肢芽出现的时期约在妊娠第3周，至第5周可见肩胛骨原基，相当于 C_{3-7} 和 T_{1-2} 水平。这个阶段正是脊柱发育的关键时期，亦是肩胛骨开始发育的时期。胚胎第6周时原始的肩胛骨开始形成，至第9周肩胛骨开始下移，至第2个月，下降完成，位于第2~7胸椎棘突水平。由于某种原因而不能下降至正常位置，则可造成高位肩胛，亦常伴有颈椎和周围锁骨、肋骨等结构的畸形。

（二）引起发育障碍诸因素

什么原因使肩胛骨不能下降到正常位置，目前仍不明确。其原因可能有多种，Horwitz 认为属于胚胎发育中的变形。

1. 羊水过多或过少，使子宫内压力加剧，从而影响肩胛骨下降；
2. 肩胛骨和脊柱棘突间有异常连接，多为纤维束带或软骨连接；
3. 肌肉欠缺，不足以拉下肩胛骨；
4. 肩胛骨发育停止，肩胛骨大小及形态异常，引起肌张力紊乱；
5. Engel 认为胚胎发育中第四脑室液体外溢，未被吸收而在肢芽内形成压力和炎症反应，引起肩胛骨下降困难。

三、病理

病理变化包括骨和肌肉。肩胛骨的位置高，体积变小，保持胎儿状肩胛骨或早期脊椎动物的肩胛骨形态，即纵径小、横径大，冈上区向前倾斜，肩胛骨内上角和内缘增宽。在肩胛与脊柱之间，常有额外骨，称肩椎骨，这是一条菱形的骨板或软骨板，称作"骨桥"。它从肩胛骨的上角开始，至棘突、椎板或一个或数个颈椎横突上。有时肩椎骨和肩胛骨或椎体骨之间仅有纤维连接，形成良好的"关节"，因相连紧密，肩胛骨被束缚，无法旋转而上举受限。

肩胛带肌肉常有缺失，或发育欠佳，或部分

纤维化。此外，往往伴有其他先天性畸形，如肋骨缺如或融合、颈肋、颈椎异常（Klippel-Feil）综合征、半椎体、脊柱裂、锁骨发育不全等。

四、临床表现

本症以左侧多见。表现为耸肩和短颈（图6-1-2-1-1）。从背部观察，最突出的临床表现是肩关节不对称。患侧肩胛骨向前向上移位，一般3~5cm。在锁骨上区偶可摸到肩胛骨的冈上部分，肩胛骨本身较正常侧短小，呈扁宽状，其下端旋转向胸椎棘突。锁骨向上向外倾斜，患侧的颈部较饱满而缩短，有时可在肩胛骨与脊柱之间触及肩椎骨的骨条或纤维束。正常上臂上举时，肩胛骨与肱骨同步向外旋转，称"肩-肱协同"。高肩胛症时这种协同消失，肩肱关节运动一般正常，而肩胛骨的侧向活动和旋转活动受限。肩胛带肌肉系统常有肌力不足。胸锁乳突肌挛缩时可出现斜颈。其他常见的伴随畸形有颈段脊柱侧凸、先天性颈椎融合等。

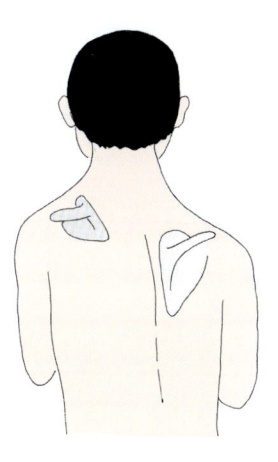 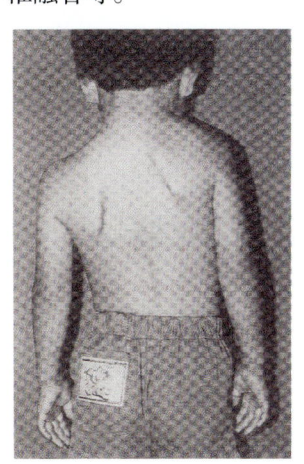

图6-1-2-1-1　先天性高位肩胛症（A、B）

A. 示意图；B. 临床病例，右侧先天发育性高肩症

五、影像学改变

主要为X线检查，应常规拍摄包括下颈椎的胸片，可见患侧肩胛骨高于正常侧（图6-1-2-1-2），斜位片上有时可看到肩椎骨。对个别病例亦可选用CT扫描或MR检查。

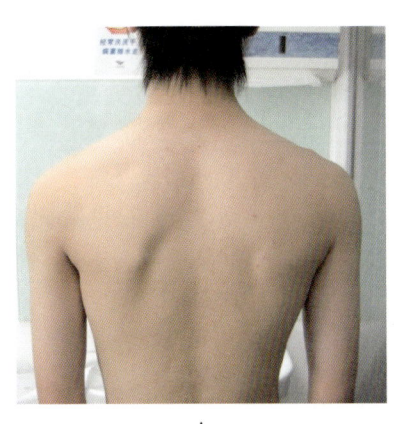 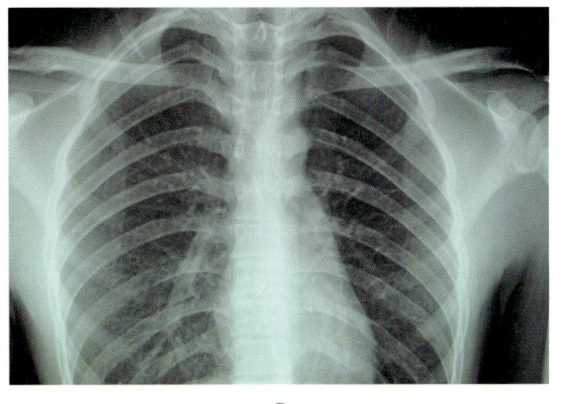

图6-1-2-1-2　临床举例（A、B）

翼状肩胛（轻型）　A. 人体像后方观；B. 上胸X线片显示双侧肩胛骨间距增宽

六、诊断与鉴别诊断

本症的临床表现与翼状肩胛有相似之处,但后者可由进行性肌营养不良、胸长神经损伤所致前锯肌麻痹及产瘫等多种因素引起,由于肩胛带肌肉无力、萎缩,故而在前伸双臂时多表现为双侧肩胛骨提升,酷似鸟翼,故而得名。治疗上与本症亦有类似,但需将两侧肩胛骨同时固定至棘突(图6-1-2-1-3)。笔者乐意选用阔筋膜张肌肌腱作为固定材料,其生物学性能优良,无排异反应。如患者拒绝自体取材,则可选用人工腱条修复。

根据病史、临床表现和X线检查,诊断不难。

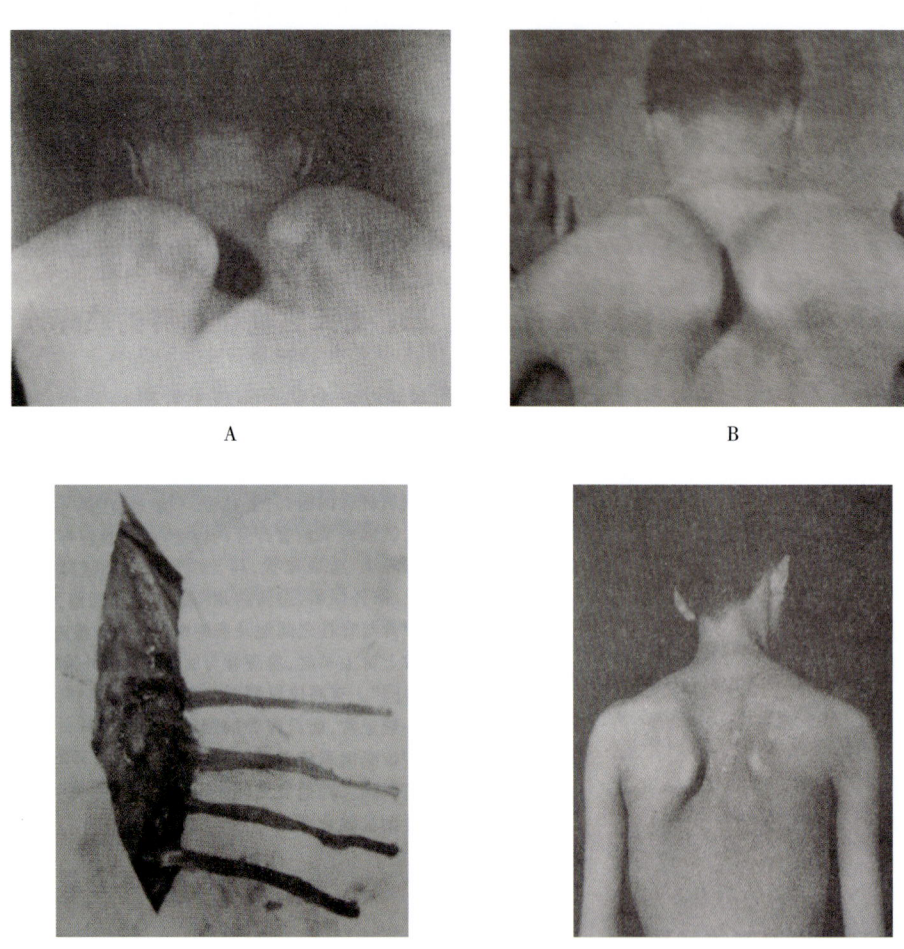

图6-1-2-1-3 临床举例(A~D)
翼状肩胛(重型)外观及手术治疗 A.翼状肩胛外观;B.双前臂前伸用力时表现更为明显;
C.手术时将肩胛下角及内侧缘以阔筋腱膜呈条状固定至棘突;D.术后外观

七、治疗

(一)一般原则

新生儿一般不易发觉,至2~3岁时畸形并不明显。倘若3岁以前发现,可以手法牵引肩胛骨向外、向下,如不见好转则需手术治疗。手术目的是解决上肢畸形,恢复上举功能,改善肩背外观。手术最佳年龄为4~8岁,随着年龄的增长,将增加手术难度。若勉强将肩胛骨下拉,将会造成臂丛神经牵拉伤。

(二)手术疗法

施术病例选择中度畸形以上病例,尤其伴有翼状肩胛者(图6-1-2-1-4),有多种手术方法可矫正畸形，以 Green 和 Woodward 两种术式最常用（图6-1-2-1-5）。手术要点如下：

1. 切除肩胛骨与棘突间之骨桥；
2. 切除肩胛骨内侧挛缩的提肩胛肌；
3. 切除肩胛骨内侧之尖角；
4. 拉下肩胛骨而固定于肌肉中或棘突上。

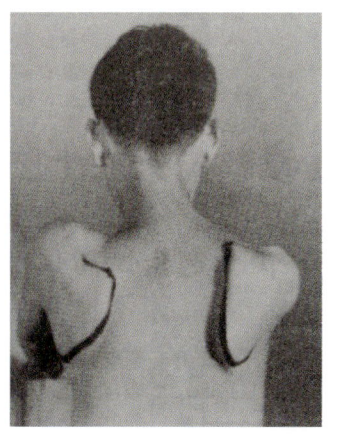
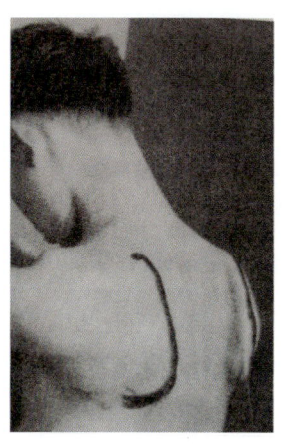

图6-1-2-1-4　临床举例（A、B）
伴有翼状肩胛（中度型）高肩胛症者正位及侧斜位观

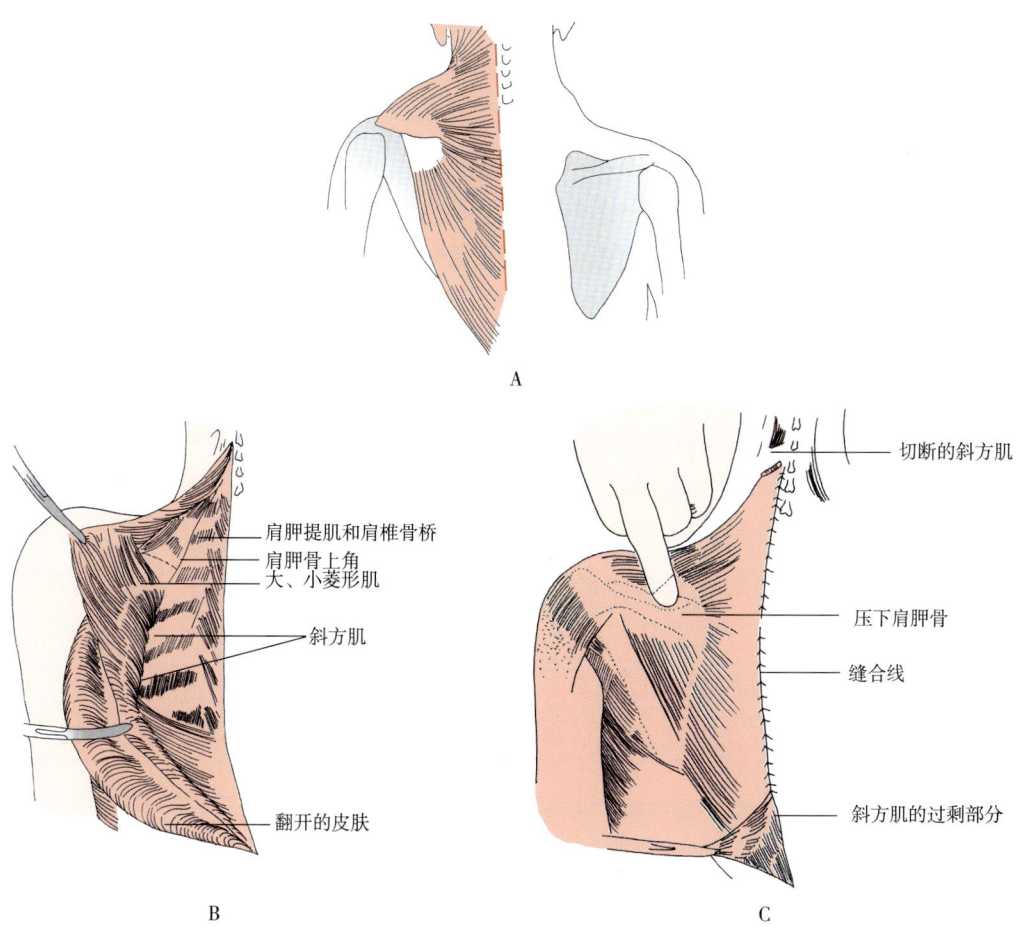

图6-1-2-1-5　手术示意图（A~C）
高肩症的Woodward改良肩胛骨下移术
A. 切口；B. 锐性分离后方肌肉，显露肩胛内下方肌群及肩椎骨桥；C. 将后方肌群下移缝合

第二节　先天发育性锁骨假关节及肩关节脱位

一、先天发育性锁骨假关节的病因

本病罕见，病因尚不明。可能有两种发病机制。一是锁骨发育有内、外侧两个骨化中心，两个骨化中心的桥梁软骨未能连接而引起假关节。另一机制认为锁骨下动脉位置较高，直接压迫于未成熟的右锁骨上，故本病几乎均发生在右侧。

二、先天性锁骨假关节的临床表现与诊断

（一）临床表现

一般婴儿出生时就能发现假关节，常见部位是锁骨中 1/3，局部为一无痛性的突起肿块，肩部活动时可见骨端有异常活动，一般无功能影响。

（二）X 线检查

锁骨中段假关节，胸骨侧较大，向上突起，肩峰侧向下向前移位，并向内重叠移位。

（三）诊断及鉴别诊断

X 线摄片可明确诊断，本病需与锁骨发育不全和婴幼儿锁骨骨折相鉴别。

1. 锁骨发育不全常伴有其他器官和骨骼异常。
2. 锁骨骨折患者则有外伤史，局部有肿痛、压痛及肩关节功能障碍。

三、先天性锁骨假关节的治疗

先天性锁骨假关节未见有自发连接，但肩关节功能往往无影响，因此手术治疗往往是由于影响美观而非改善功能。最合适的手术年龄为 3~6 岁，手术方法：切开整复植骨术，取全层髂骨骨片嵌入假关节中。术后肩人字石膏固定 4~6 个月，可获得满意的骨连接愈合。有学者单纯切除隆起的骨端，虽能改善美观，但有引起疼痛等并发症。

四、先天发育性肩关节脱位的病因

先天性肩关节脱位是一罕见的胚胎生长发育性畸形，常伴有肩盂狭小，肱骨头发育不全，肩部肌肉缺如等，致肩关节完全松弛，可以上下前后移动。有学者认为宫内压力致胎儿肩关节处于不良位置，使肩关节发育不良而致。另一种学说是肌肉发育不良或欠缺而引起。Greig 则认为两个因素结合，更易造成脱位。本病常伴有上肢其他畸形，如肘关节融合、尺桡关节连接、上肢短小等。

五、先天性肩关节脱位的诊断与治疗

（一）诊断

这类患者常为脑瘫患者。诊断要点是：婴幼、小儿肩关节脱位，无外伤史，特别是产伤史。X 线片可见肱骨头骨萎缩，关节盂小而浅。但应与产瘫进行鉴别，产瘫引起的臂丛损伤，肩关节骨性结构发育较正常。肩部肌肉明显萎缩，而手部肌肉多为正常。

（二）治疗

本病尚无彻底的治疗方法。多主张予以整复后外固定。保守治疗无效者，则视病理改变决定手术方法，如关节囊折叠加固或肩峰切除术，必要时行肩关节融合术。

第三节　先天发育性桡骨缺如

一、概述

又称轴旁性桡侧半肢畸形或桡骨棒状手，是一种较少见的先天性畸形，但较尺骨缺如多见。发病常是双侧性，单侧亦不少见。男性较女性多，约为 3 : 2。在新生儿期就发现前臂向桡侧弯曲，拇指转向内侧，与前臂成 90° 弯曲。

二、病因

正常胚胎发育时期，躯干旁出现肢芽后，是神经引导着骨骼生长。肢芽前端有扁平圆形膨大，其中形成一条主干与四条射线，拇指、大鱼际肌、第一掌骨、腕骨和桡骨都属于第一射线。任何因素干扰使上肢第一射线的发展受到压抑，将形成桡骨缺如，同时造成拇指、大鱼际肌和舟状骨的缺如。近来认为与 C_7 神经根或桡神经的引导生长受抑有关。

三、临床表现

本病单双侧均可发病，右侧较多见。可分为桡骨发育不全、桡骨部分缺如、桡骨完全缺如 3 型。桡骨缺如中约有 50% 为全部缺如。部分缺如约 2/3 发生于远侧段，此时桡骨上端可能存在，但明显萎缩，常有尺骨合并或与肱骨融合。舟状骨、大多角骨、第一掌骨、拇指常伴缺如或发育畸形，肱骨、尺骨、肩胛骨比正常短小。尺骨短而粗，约为正常长度的 60%，并渐渐向桡侧弯曲，凹面指向桡侧。腕关节向桡侧偏斜，可与前臂成 90° 角。当拇指缺如时，第一掌骨、舟状骨、大鱼际肌及拇指相应的肌肉亦将缺如，示指、中指亦有缺陷，握物主要靠环、小指。若桡骨完全缺如，则旋前方肌、桡侧腕长外伸肌、肱桡肌、旋后肌也缺如。这畸形中桡神经常在肘关节附近终止，前臂桡神经缺如。

桡骨缺如常伴有其他畸形，包括唇裂、腭裂、肋骨缺如、马蹄内翻足和严重贫血（Fanconi 综合征）等。

四、X 线与诊断

（一）X 线检查

桡骨部分缺如或完全缺失，尺骨向桡侧弯曲，拇指、腕骨可缺如。

（二）诊断

根据临床表现与 X 线检查不难诊断。

五、治疗原则

防止软组织挛缩，防止畸形发展是本病治疗目的。一旦发现新生儿有此畸形，治疗应尽早进行，越早越好。先行纵向牵引，使手的纵轴与前臂成一直线，可采用夹板或支具保持前臂处于良性对线（图 6-1-2-3-1）。

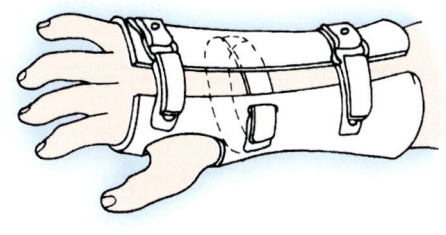

图6-1-2-3-1　用塑料夹板治疗桡骨的先天性缺如示意图

六、手术疗法

（一）及早施术

1. 对软组织已明显挛缩者，必须尽早进行松解术，通常最好在 2 岁左右。
2. 手术必须纠正：①尺骨弯曲畸形；②腕关节向桡侧偏斜；③拇指功能的修复或重建。

（二）中央置位术

手术方法为中央置位术（图 6-1-2-3-2），包括以下几方面。

1. 松解桡侧挛缩偏斜的腕关节，将其正对尺骨下端；
2. 腕关节中间开洞，将尺骨下端嵌入而融合；
3. 尺骨弯曲在中段做截骨矫正。

（三）其他

1. 保留功能性肌肉肌腱，日后可移植、再造拇指以增加功能；
2. 理论上运用显微外科技术移植带血管腓骨到桡骨缺损处，可以修复桡骨缺损，但临床应用实际效果不满意。

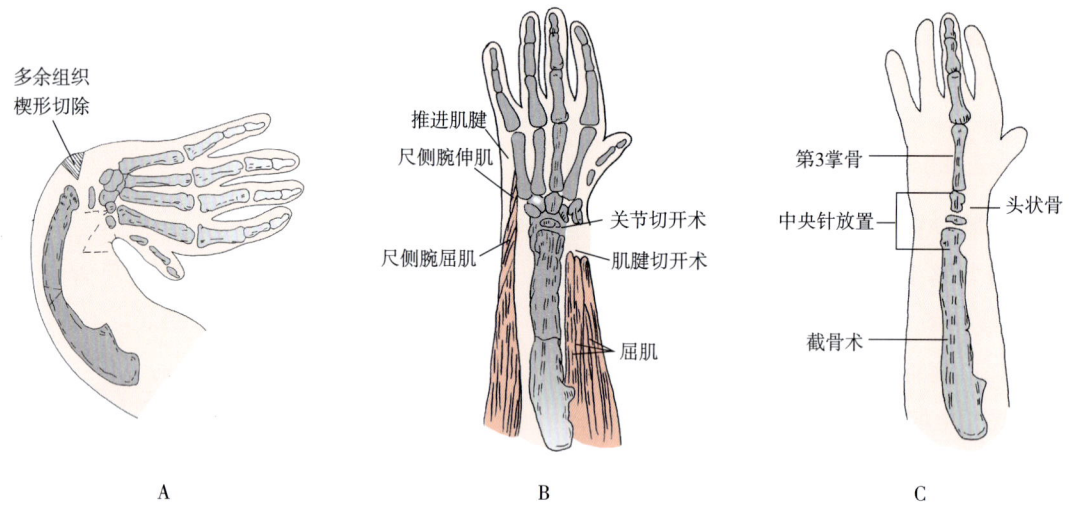

图 6-1-2-3-2　桡侧棒状手中央置位术示意图（A~C）

A. 尺侧松弛的多余软组织的切除；B. 桡侧关节囊松弛和肌腱转位；C. 中央置位和用针固定尺骨截骨术

第四节　先天发育性尺骨缺如与先天性裂手

一、先天发育性尺骨缺如的基本概念

（一）病因

1683 年 Goller 首先报道了这种少见的先天性畸形，又称尺骨棒状手，较桡骨棒状手少见。发病原因与桡骨缺如相同，是胚胎肢芽中的主干之外，第二、三、四射线生长抑制引起，尺骨完全缺如非常少见，而部分缺如则较多见。

（二）临床表现

本病多为单侧，右侧居多，男性多于女性。病儿拇、食指存在，活动功能良好，但尺侧列缺如。病侧前臂细小、短缩并向尺侧倾斜，桡骨头脱位，前臂旋转功能受限，但腕、肘关节功能尚好。可同时有腕骨缺如,常见是豌豆骨、钩状骨、大多角骨和头状骨,有时第4、5掌骨也有缺如。桡骨向外弓状突出,随儿童生长更为明显。约20%患儿有并指畸形,全身其他伴随畸形有腓骨缺如、马蹄内翻足、脊椎裂等。

(三) X线表现

尺骨仅为一条细长的软骨性纤维带实质阴影,与桡骨相比短缩,桡骨头脱位,桡骨正常弯曲弧度增大,向外侧凸出,腕掌尺侧列骨可消失或融合成一片。

(四) 诊断

根据临床表现、伴随畸形及X线特征不难诊断。临床应与婴儿尺骨骨髓炎引起的尺骨发育障碍相鉴别,后者有发热及局部红肿史,尺骨发育受限可致桡骨小头脱位,但无其他伴发畸形。

二、先天发育性尺骨缺如的治疗

如果前臂稳定并有旋前旋后功能,可不行手术治疗,否则应手术治疗。

手术方法:将桡骨下端与尺骨上端融合的"前臂一骨术",以保持桡腕关节及肱尺关节(图6-1-2-4-1)。如此,尺桡骨连成一体,骨骼仍可生长,前臂肌肉更有力,拇指活动不受影响,但前臂的旋转功能丧失,因此术中应将前臂安放在正中位(右侧)或15°旋后位(左侧)以便最大限度的发挥手功能。术中需要注意切除桡骨近端时应将骨膜一起切除,否则将形成新的桡骨近端骨结构。

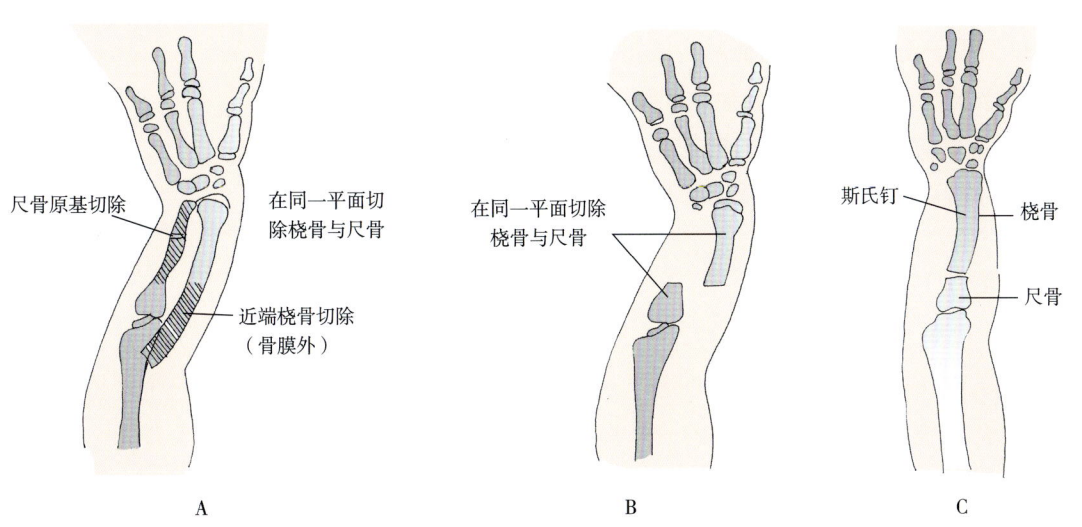

图6-1-2-4-1 前臂一骨成形术示意图(A~C)
A.切除远端尺骨的原基和近侧桡骨(阴影区);B.远侧桡骨和近侧尺骨的对合;C.插钉延至腕骨用于稳定桡骨和尺骨段

三、先天发育性裂手的分类

又称分裂手、龙虾钳手。一般发生在双侧,也可有裂脚,或伴发其他畸形。在临床上一般分为以下两型。

(一) 中心型

由近中心轴线的发育缺陷所致,以第三列骨发育抑制最严重,手掌部中央有一深的纵裂,将手分成两部分。

(二) 中间偏桡侧型

主要累及第2列或第1列的骨骼结构,纵裂的V形顶点指向第一掌骨,常有一横行骨位于第二和第三掌骨远端。

四、先天发育性裂手的治疗

对中心型裂手,仅手的外形不好,但功能尚可,一般不必治疗。也可施行整形手术,一般在学龄前完成。手术切除手掌部裂口皮肤,去除横行骨块,将两侧掌骨靠拢固定,再缝合皮肤。对中间偏桡侧型裂手,由于拇指缺如,不能做对掌动作,严重影响手的功能,宜在成年后做拇指再造手术。

第五节 先天发育性尺桡骨骨性连接与桡骨头脱位

一、先天发育性尺桡骨骨性连接的概况、病因与分类

(一)概况

这是一种比较多见的上肢先天性畸形,约60%是双侧性。由于小儿活动功能尚未健全发育,而且仅局限于前臂的旋转功能减少或消失,常不能及时发现,因此很少见到新生儿和婴儿病例。多在4~5岁的幼儿期,因动作的缺陷,手的旋前位固定,旋后活动消失,才被重视而发现。

(二)病因

本病指上尺桡关节的缺陷并呈骨性连接,而影响前臂的旋转。这种畸形属常染色体显性遗传。在胚胎形成过程中,桡尺两骨同源于肢芽的一个中胚层杆状组织,若正常分化过程受到抑制,常表现为两者近端不能完全分开,出现上尺桡关节的骨性连接。

(三)分类

根据桡骨头的发育情况,分成3型(图6-1-2-5-1)。

1. 重度型 上尺桡关节完全融合成一片,两骨的髓腔亦融合成一个,桡骨头完全不存在。

2. 中度型 桡骨头已出现,但发育不良,小、尖并外移,在桡骨颈处两骨连接,范围约1cm左右。可以看到尺桡骨的各自骨皮质存在,但紧紧连在一起。

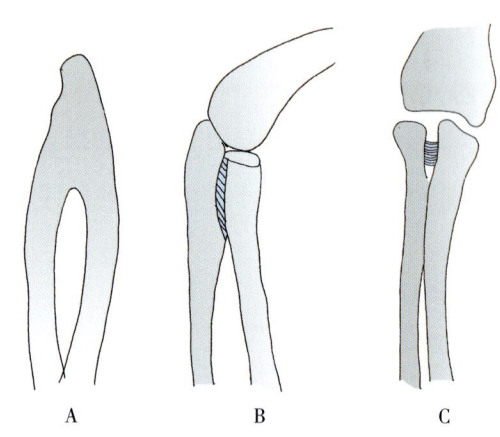

图6-1-2-5-1 先天性尺桡骨骨性连接示意图(A~C)
A.重度型;B.中度型;C.轻度型

3. 轻度型 桡骨头完全分化发育,在尺桡骨之间有一骨间韧带钙化成为一个骨桥,限制桡骨旋转。

二、先天尺桡骨连接的临床表现与诊断

(一)临床表现

手指,腕、肘关节伸屈正常,但前臂固定于旋前80°~90°位,旋后功能消失。儿童往往肩部外旋,肘关节屈曲90°内收到身旁,以代偿旋转活动,因此容易漏诊。

(二)诊断

X线摄片可以明确诊断,但在儿童2~4岁前骨质未完全钙化,诊断不易。本病需与创伤性尺

桡骨骨桥相区别：后者有外伤史，尺桡骨本身发育良好，不短缩，桡骨头发育良好，骨连接多在骨间膜区。

三、先天性尺桡骨连接的治疗

对功能影响较小的畸形无需治疗。手术主要为恢复旋后功能。方法包括切除尺桡骨间的骨连接，中间填塞嵌入肌肉、筋膜或脂肪等组织瓣予以阻隔，但多数因再次骨化而效果不佳。

对极度旋前畸形，手掌向后，仅手背能接近嘴，进食、梳头都有困难，功能丧失严重者，可在桡骨上 1/3 和尺骨作反旋截骨术。此时前臂虽然无旋转功能，但对写字、拿碗、饮水等动作有帮助，效果尚好。

四、先天发育性桡骨头脱位

（一）基本概念

1. 病因　先天发育性桡骨头脱位比较罕见，当桡骨头脱位时间较长，又没有尺骨骨折的证据，而桡骨头比正常者小和形态异常，应怀疑此病。先天性桡骨头脱位病因尚不明了，可能有家族史，特别是单侧脱位可能伴有骨软骨发育不良。

2. 临床表现　双侧肘部不对称，有时伸或屈肘关节时出现弹响或活动受限。尺骨弯曲方向与脱位类型有关，如桡骨头前脱位，尺骨则向前方凸起，桡骨头后脱位时，尺骨则向后凸出，外侧脱位时尺骨则向外侧凸出。

当桡骨头前脱位时，肘关节屈曲范围变小，肘窝处可扪及脱位的桡骨头，当桡骨头后脱位时，肘关节不能完全伸直，肘后方可扪及突起的桡骨头。

3. 诊断　无外伤史，肘部可扪及脱位的桡骨头，X线片显示肘关节侧位片上桡骨干纵轴线与肱骨头不发生交叉，桡骨头呈圆顶形，桡骨颈与肱骨头形成关节，接触部位可发生压迹。

（二）治疗

先天发育性桡骨头脱位不能用闭合或手术方法使其复位，因为软组织已有适应性的改变，而且尺骨与肱骨之间已经失去正常的关节面，所以，在儿童时期不宜采用切开复位和环状韧带重建，可以对儿童作增强运动的理疗。至成年时，可以采用桡骨头、颈部切除以减少肘关节的疼痛。由于软组织的挛缩，即使切除桡骨头通常也不能改善肘关节的活动。

第六节　先天发育性下尺桡关节半脱位

一、概述

1855年Malgaigne首先描述了这种屈腕畸形，Madelung 于 1879 年对这种畸形作了详细介绍，故本病又称为 Madelung 畸形。

二、病因

虽然这种畸形绝大多数直至青春期才出现明显的表现，但目前仍认为是一种先天性异常。它是由桡骨远端骨骺生长紊乱所致，主要是内侧1/3骨骺,生长减慢,过早闭合而致桡骨缩短,使下尺桡关节渐向掌侧脱位,手向掌侧和尺侧偏斜。因尺骨仍为直线方向生长,形成尺骨下端顶出于皮下,而桡骨下端相对缩短。

三、类型

1. 典型畸形　桡骨远侧关节面向掌侧倾斜80°,向尺侧偏斜90°,腕骨排列呈高峰状,顶端为月骨,整个腕骨移向尺侧。

2. 反畸形　桡骨远端向背侧倾斜,尺骨远端向桡骨端前脱位。

四、临床表现

多见于女性,发育期间显现症状,随着年龄增大畸形越来越重,局部疼痛也将加剧。典型的畸形是尺骨茎突突起于腕背侧及尺侧,与桡骨茎突处于同一平面或更长一些,腕关节向掌侧、桡侧移位,活动受限,尤以背伸和尺偏为甚(图6-1-2-6-1)。前臂旋转功能可有不同程度受限,但以旋后功能受限较严重。

五、X线检查

尺骨茎突反比桡骨茎突低,整个腕骨移向桡侧,排列的圆顶呈高峰状,顶端为月骨,整排腕骨向桡侧移位。

六、鉴别诊断

严重的桡骨远端压缩骨折若治疗不当可造成桡骨短缩、掌屈畸形,尺骨茎突外突,但两者不难鉴别。

七、治疗

对畸形较轻、疼痛及功能影响不重者,不必处理。生长期儿童应加强功能锻炼或用支具保护,以免畸形进一步发展。矫形手术应在骨骺生长停止、畸形成型后进行。手术治疗可切除一段尺骨下端,桡骨下端截骨纠正关节面方向,内固定或外固定至截骨处融合。对严重畸形者,亦可行Darràch手术(图6-1-2-6-2)。

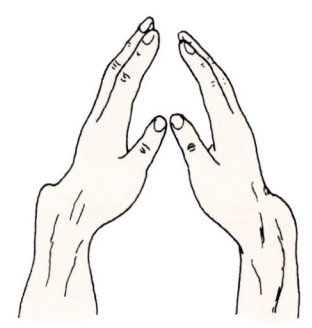

图6-1-2-6-1　双侧性Madelung畸形显示尺骨茎突向背侧和尺侧突出

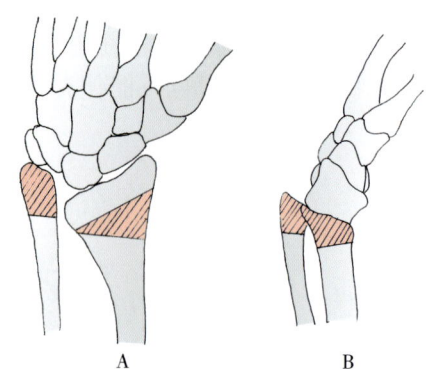

图6-1-2-6-2　Darràch手术示意图(A、B)
A.正面观;B.侧面观

第七节　先天发育性手部畸形

一、基本概念

(一)概述

先天发育性手部畸形比较多见。1982年国际手外科学会总结英、美、日3国7个研究中心的资料,发病率为1.1‰。王炜(1985)总结上海市区35万新生儿的出生记录,上肢畸形的发生率为0.85‰。在畸形的种类方面,Flatt(1977)总结了2525例患儿,以并指最多见,占17.5%,其次是多指占14.3%。日本Yamaguchi(1973)总结了横滨227例患儿,最多见的是多指占28.6%,其次是并指占10.1%。可见人种的不同,畸形种类的分布亦有不同。

胚胎学研究发现,妊娠第26天即在胚胎的体外侧壁出现上肢的肢芽,至第31天时出现鳍状手。上肢芽的形成仅比下肢芽早24小时。以后,通过程序化的细胞凋亡,至第36天鳍状手的中央裂隙完成,首先形成中指,再形成桡侧指和尺侧指。然后通过进一步的分化生长,在妊娠第8周时整个上肢全部形成。

目前,国际上通用Swanson(1983)按照特定的胚胎发育障碍进行分类,共7种类型(表6-1-2-7-1)。

先天发育性手部畸形的发生与遗传有明显关系,在有畸形家族史的后代中,畸形的发生率是正常人群的25倍。手部畸形多属于常染色体显性遗传,包括多指、并指、裂手、短指等。手部畸形中,以拇指畸形最多见。

表6-1-2-7-1　先天发育性上肢畸形的Swanson分类

Ⅰ	肢体形成障碍(发育停止) A. 横向性肢体缺损(先天性截肢) B. 纵向性肢体缺损
Ⅱ	肢体分化(分离)障碍 A. 罹及软组织 B. 罹及骨骼 C. 先天性肿瘤致畸
Ⅲ	重复(孪生)畸形
Ⅳ	生长过度(巨大畸形)
Ⅴ	生长不足(发育不全)
Ⅵ	先天性环状缩窄带综合征
Ⅶ	全身性骨骼异常(综合征型)

二、拇指发育不良

(一)分类

从病理和临床治疗的角度考虑,可分为5类(图6-1-2-7-1)。

1. **拇指缺失**　拇指完全缺失,包括拇指、第一掌骨及第一掌腕关节的缺失。

2. **多指型拇指缺失**　拇指缺失,但患者有5个手指或6个手指,桡侧手指为3节型手指、第一掌骨为手指型掌骨。大鱼际肌缺失。

3. **浮动拇指**　拇指形同赘肉,仅以皮肤蒂悬于手的桡侧缘,其中含有血管、神经束。拇指内指骨细小,第一掌骨及掌腕关节缺失。

4. **无功能短拇指**　介于浮动拇指与功能不全短拇指之间,有拇指及第一掌骨,但均细小,大鱼际肌缺失,拇指没有功能活动。

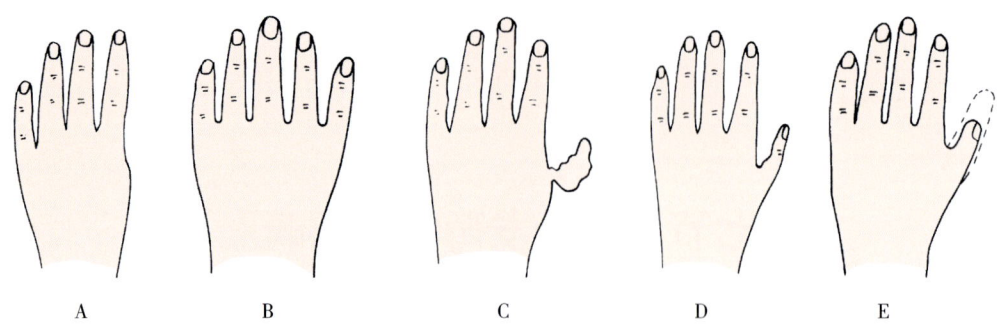

图6-1-2-7-1 先天性手指畸形示意图（A~E）
A.拇指缺失；B.多指型拇指缺失；C.浮动拇指；D.无功能短拇指；E.功能不全短拇指

5. 功能不全短拇指　以拇指短小为特征，拇指末端不能到达示指指间关节附近，其原因可能是掌骨短小，亦可能是指骨短小，往往是先天性综合征的表现之一。

（二）治疗

1. 术式选择　治疗方法有多种。由于患儿年纪很小，多在1~3岁，因此手术都属于极其精细的显微修复外科手术。除了上述第5类功能不全短拇指外，其余4类都具有下列病理特点。

（1）第一掌骨缺如或严重发育不良，缺乏能在3个轴方向上活动的马鞍形第一腕掌关节。

（2）拇指指骨缺失或严重发育不良，缺少宽阔的第一指蹼。

（3）大鱼际肌群缺失或严重发育不良，拇指的伸、屈和外展肌肉均缺失或严重发育不良。

（4）常伴有血管、神经的异常。

2. 常用之术式

（1）手指拇指化（pollicization）　即将示指转化为拇指，发挥拇指功能（图6-1-2-7-2）。对多指型拇指缺失的患儿最为合适。手术主要有以下步骤。

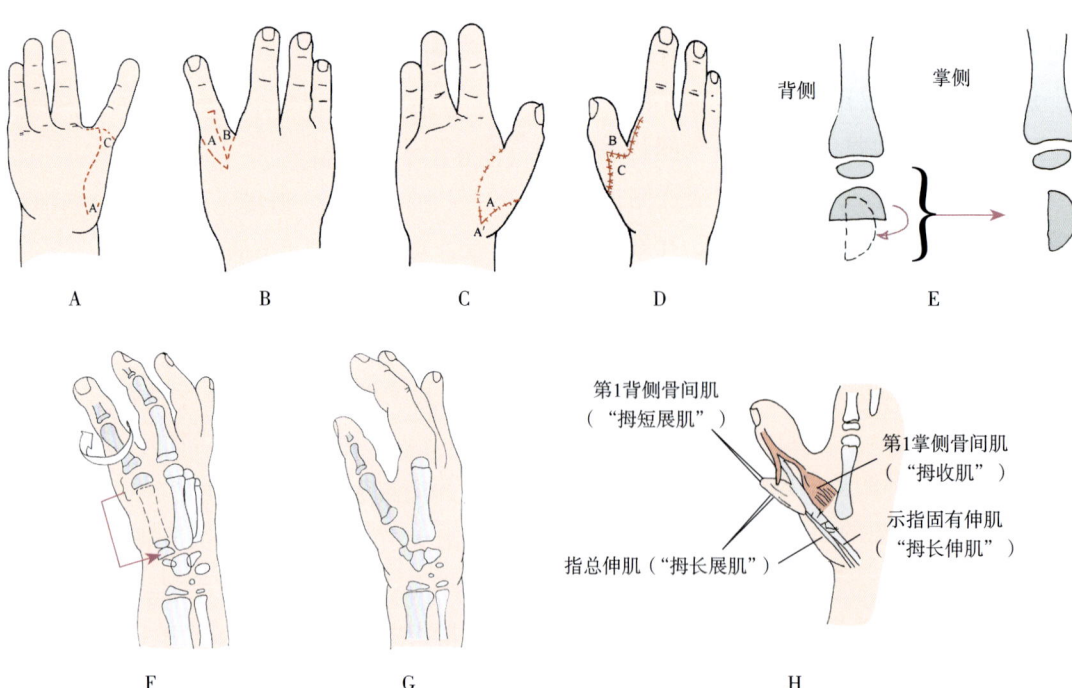

图6-1-2-7-2 示指拇指化示意图（A~H）
A~D.切口及术后外观；E~G.骨骼处理；H.肌肉转移

① 皮瓣设计，重建虎口；
② 骨骼的拆减，包含掌骨的4节手指变为包含掌骨的3节拇指；
③ 关节的旋转，达到对掌位重建，拇指与手指平面成135°角；
④ 动力重建，包括伸、屈、外展、内收和对掌。

（2）吻合血管的游离足趾移植再造拇指　详见本书有关章节。

（3）皮瓣加髂骨植骨　顾玉东（1992）治疗36例先天性拇指发育不良，根据不同的类型采用自体髂骨移植重建掌骨法和游离足趾移植法，均获得满意效果。

三、复拇畸形

（一）概况与分类

1. 概况　表现为拇指孪生，或拇指的桡侧或尺侧多指。属于孪生畸形或多指畸形的种类。在拇指的桡侧、尺侧或两侧有多指。复拇畸形的两个拇指常是不等大的，其中较大的拇指由于发育较好，形态功能近似正常，称为主干拇指，被作为存留拇指。而另一较为细小的拇指，称为赘生拇指，拟被切除。如两个孪生拇指的形态相似，称为镜影拇指。

2. 分类　根据临床表现和X线摄片资料，以拇指指骨和掌骨的分裂程度为依据，将复拇畸形分为10类（图6-1-2-7-3）。

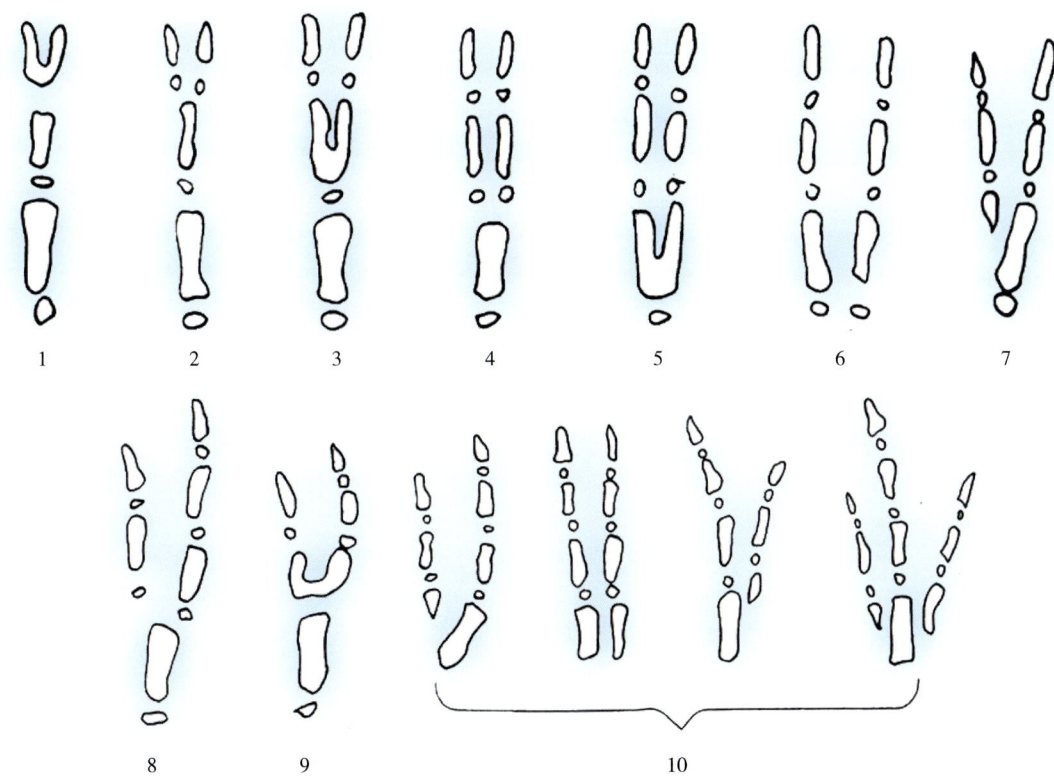

图6-1-2-7-3　复拇畸形X线表现的10种类型示意图

（二）治疗

治疗方法可分为3种。

1. 单纯赘生拇指切除术　只切除赘生的拇指，无需作骨关节、肌腱的手术，适用于第七型。

2. 孪生拇指合并术　是将两个近似的拇指合二为一（图6-1-2-7-4）。适用于第一、二型复拇畸形，有时也适用于第三、四型。

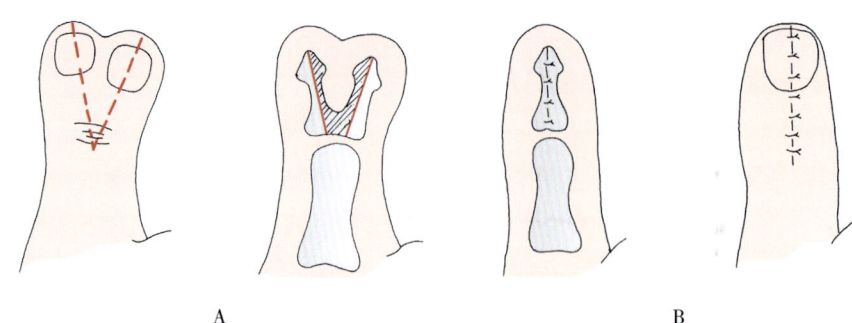

图6-1-2-7-4 拇指远节多指相等发育矫正术示意图（A、B）
A.切口设计及远节指骨切除范围（阴影部分）；B.切除中间部分指骨，并拢缝合固定

3. 复拇指畸形的综合整形手术（图6-1-2-7-5） 本术式包括赘生拇指的切除、掌指关节的成形、侧副韧带重建、利用切取的赘生拇指组织对存留拇指畸形修复等，如用赘生拇指的血管神经岛状皮瓣加大存留拇指的指腹，扩大虎口，利用其肌腱加强存留拇指的肌力等。

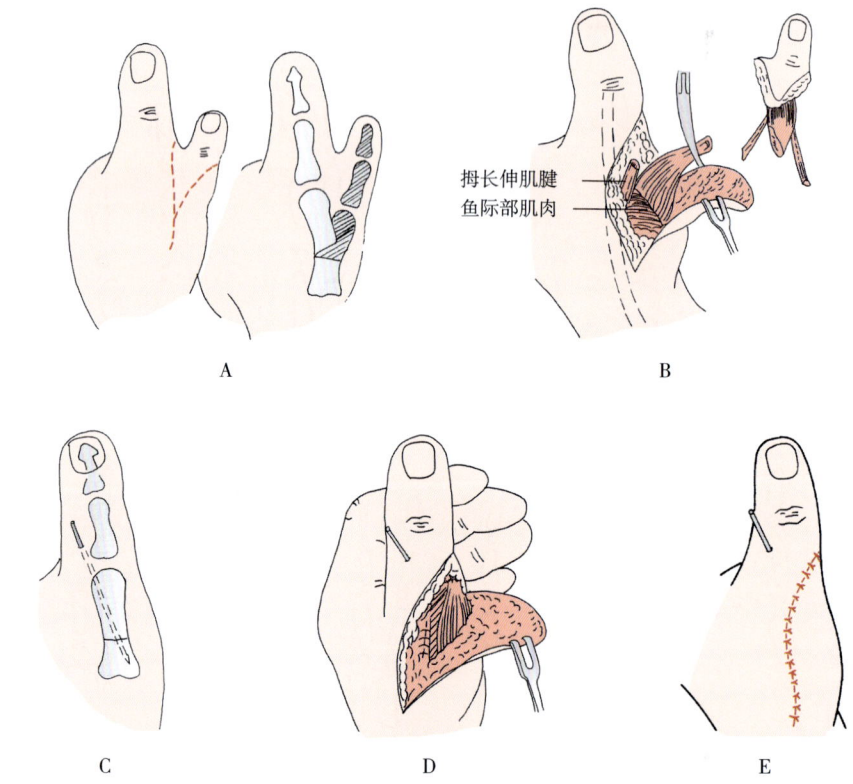

图6-1-2-7-5 复拇畸形的综合整形术示意图（A~E）
A.切口设计及切骨范围（阴影部分）；B.在掌骨处截除外侧拇指；C.掌骨截骨矫正、固定；D.缝合鱼际部肌肉；E.缝合皮肤

四、多指畸形

（一）基本概念

1. 概况 在手部的各种先天性畸形中，以多指最为常见，香港梁秉中（1982）报道约占上肢畸形的39.9%，发生率为新生儿1‰左右。多指畸形一般影响手的功能较轻，经整形治疗后常可同时达到改善功能和外形的目的。各指均可发生多指畸形，甚至四肢各多指（趾），共26指（趾）（图6-1-2-7-6），但以拇指多指畸形最为常见。

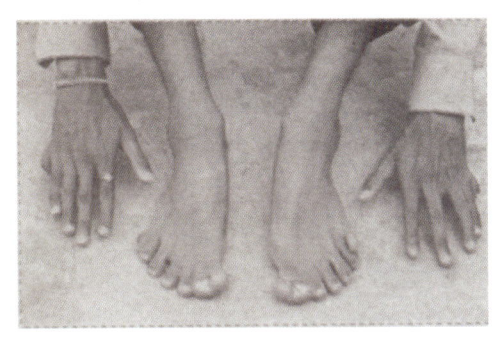

图6-1-2-7-6　一例12指14趾畸形

2. 分类　多指畸形除了一些极简单的赘生体外，均应拍摄X线片观察骨骼和关节情况，从而明确诊断。Wassel（1969）将拇指多指畸形分为7型。其中Ⅰ、Ⅱ型为远节型，Ⅲ、Ⅳ型为近节型，Ⅴ、Ⅵ型为掌骨型，Ⅶ型为3指节型。

Ⅰ型　远节指骨分叉，有共同的骨骺与指间关节，多数有两个独立的指甲，其间有沟，少数共用一个指甲，拇指末端扁宽；

Ⅱ型　远节指骨完全重复，各有其独立的骨骺，分别与近节指骨头相关节，近节指骨头轻度变宽，以适应与重复的远节指骨相关节；

Ⅲ型　远节指骨重复，近节指骨分叉，分别与重复的远节指骨形成关节，近节指骨与掌骨头之间有正常的关节，重复指可发育正常、退化或发育不良；

Ⅳ型　近节指骨完全重复，各有独立的骨骺，与轻度变宽的掌骨头相关节，重复指骨沿纵轴分叉；

Ⅴ型　第一掌骨分叉与重复指的近节指骨基底分别形成关节；

Ⅵ型　掌骨重复，拇指完全重复，其中之一可发育不良；

Ⅶ型　正常拇指呈3节指骨或部分3节指骨手指，3节指骨拇过度发育，且重复拇发育不良。

（二）治疗

包括多指切除、骨关节畸形矫正、韧带修复、皮肤整形等。拇指的各类多指畸形的手术方法分述如下。

1. 远节型（Wassel Ⅰ、Ⅱ型）　如双末节指骨关节基本相同，则可保留末节指甲和指骨作楔状切除后再缝合。如果双侧末节不对称，在多数情况下将发育不良侧（多为桡侧）的指或指骨切除，保留部分皮肤以修复拇指侧方，其效果更好。

2. 近节型（Wassel Ⅲ、Ⅳ型）　切除多余指，矫正异常的内在肌与外在肌附丽，必要时可利用切除指存在的肌腱移位，重建拇指功能。

3. 掌骨型（Wassel Ⅴ、Ⅵ型）　多数情况下切除发育较差的桡侧指，然后将发育较好的尺侧指以带血管神经蒂的移植方法移位至桡侧。术前必须进行血管造影。手指移位后应将拇短展肌的远端缝合固定于近节指骨上。最后修剪皮肤闭合创面。分叉型常需要作掌骨颈部截骨术。

4. 3指节型（Wassel Ⅶ型）　将一侧指用带血管神经蒂的移植方法移位至切除指的残端。有时还需要作关节切除和固定术。若两指均发育不良，则可将二指合并成一指。

5. 小指多指畸形　比较少见，治疗上可参照上述方法处理。而示、中、环指多指畸形相当罕见，可根据不同的病例进行相应的处理。

（三）六指畸形修整（正）术

1. 概述　先天性6指畸形有各种类型，有的仅为一皮赘，有的手指末节呈分叉状，或是一个发育较完全的手指，与正常拇指的掌指关节或掌骨相连。

发育完全的6指，手术前必须详尽检查，比较两指的活动功能，神经、肌腱的支配状况，以及病员使用的习惯等，术前均需行X线检查，慎重选择切除与保留的关系。一般在7岁以前施行手术为佳，该年龄对成年后的手指外观和功能影响较小。

2. 麻醉　一般选用局麻，对幼儿亦可酌情辅加基础麻醉。

3. 手术步骤

（1）一般的6指修整术：

① 设计：围绕6指基部作一梭形切口。掌侧应留较多的皮肤，甚至形成皮瓣，以便于闭合创面（图6-1-2-7-7、8）。

② 切开赘指、切除赘指、闭合切口：切开皮肤和皮下组织，在基部切开关节囊，切除赘指。修复关节囊后按层间断缝合切口（图6-1-2-7-9）。

（2）分叉形6指修复术：

① V形切除：在两指间做包括指甲、指骨、指部软组织的V形切除（图6-1-2-7-10）。

② 对合缝合：止血后，在末节指骨上下用细的不锈钢丝作单环或双环状结扎固定，创缘对合整齐后间断缝合（图6-1-2-7-11）。

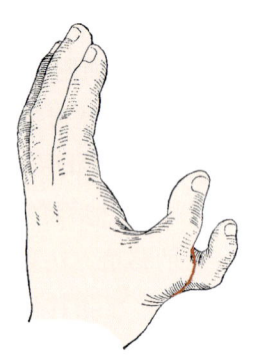

图6-1-2-7-7　切口设计示意图之一
围绕6指基部作一环状梭形切口

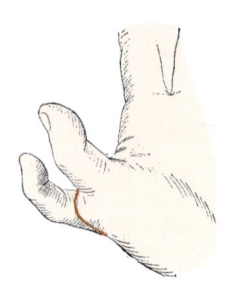

图6-1-2-7-8　切口设计示意图之二
掌侧应留较多的皮肤，甚至形成皮瓣，以便于闭合创面

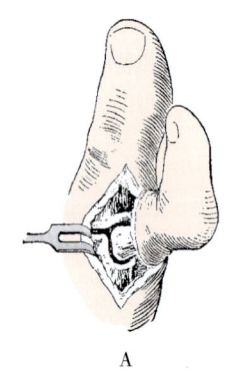 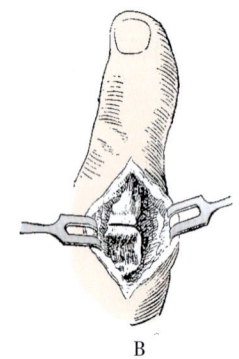 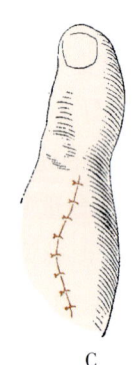

A　　　　　　　　　　B　　　　　　　　　　C

图6-1-2-7-9　截除赘指示意图（A~C）
A.切开皮肤和皮下组织，在基部切开关节囊；B.切除赘指；C.修复关节囊，按层间断缝合切口

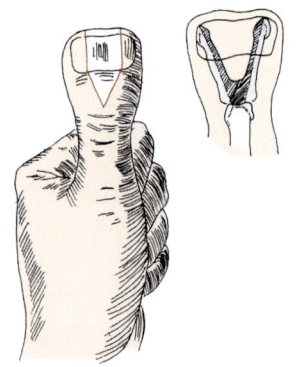 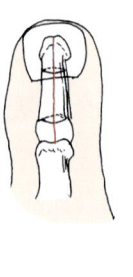 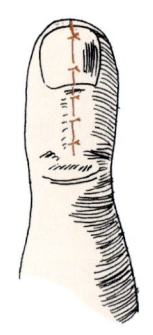

　　　　　　　　　　　　　　　　　　　　　　　A　　　　　B

图6-1-2-7-10　手术设计示意图
在两指间作包括指甲、指骨、指部软组织的V形切除

图6-1-2-7-11　术毕，内固定后缝合创口示意图（A、B）
A.在末节指骨用细钢丝环状（双环或单环）结扎固定；
B.创缘对合后间断缝合

五、并指畸形

（一）基本概念

1. 概况 并指畸形的发病率仅次于多指症。据 Bunnell 报告，发生率为 1/1000~1/3000，男女比例为 2:1。好发部位依次为中、环指间，环、小指间，中、环、小指间，而拇、示指间较少见。并指畸形常有手的生长发育方面障碍，手术后难以完全恢复正常。

2. 分类

（1）皮肤并指 单纯软组织相连，手指间皮肤相连呈蹼状软组织桥，可仅涉及两指，也可涉及多指。

（2）骨性并指 指骨融合，此时除皮肤软组织相连外，可同时有指甲、肌腱、指骨也相连，多数为末节指骨融合和指甲融合。

（3）复合性并指 指骨发育紊乱并指畸形，如短指并指畸形，周缘发育不良合并的桥状并指，拇、示指间部分并指，发育不全指并指，数目变异并指，裂手并指等。

（二）治疗

并指畸形多见于中指和无名指两者之间，胎生后即发现，一般在 4~7 岁左右，当患儿懂得合作时方可施行手术。较轻的指端并指畸形可在一岁内手术，使手指能获得较正常的发育。若并指合并有其他畸形倾向时，亦可适当提前手术（图 6-1-2-7-12）。

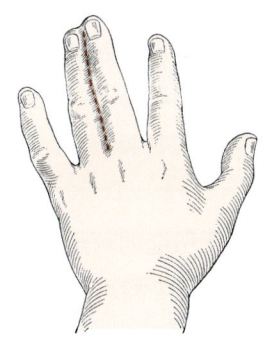

图6-1-2-7-12　并指畸形背侧观示意图

手术方式治疗主要是进行 Z 字皮瓣整形和游离植皮术。

1. 麻醉 年长儿童可在臂丛阻滞麻醉下手术，幼儿则多需辅加基础麻醉。需有经验的麻醉师操作，以便应对意外。

2. 手术原则

（1）备供皮区 完全并指分离手术大多数需行皮片移植，术前应确定供皮区；

（2）切口 切口一般作锯齿状，以求避免术后形成直线型疤痕挛缩；

（3）指蹼再造 为防止术后复发，可用局部皮瓣形成指蹼，此对术后功能重建十分重要。

3. 手术步骤

（1）三角形皮瓣法

① 切口：在并指间基部的背侧和掌侧，各形成一个大小相同的三角形皮瓣，其宽、长比例为 1 : 1.5。皮瓣形成后，在指间相连的皮肤上，前后各作 2~3 个锯齿状切口，完全分离并指。操作时注意不可损伤手指的神经血管束（图 6-1-2-7-13、14）。

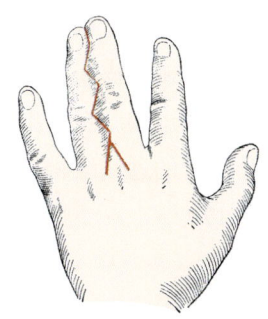

图6-1-2-7-13　锯齿状切口示意图
在指间相连的皮肤上，背面作2~3个锯齿状切口，并向深部分离，使并指呈完全分离状，仅掌侧皮肤相连

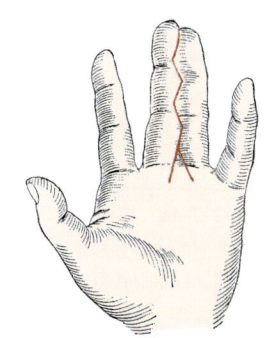

图6-1-2-7-14　同前，掌侧观示意图
掌面亦作2~3个锯齿状切口，完全分离并指

② 皮瓣交叉缝合 先将指根部背侧和掌侧三角形皮瓣交叉缝合,形成正常的斜坡状指蹼。两指远端创面尽可能作直接缝合,不能覆盖的部分创面,可用全厚皮片移植来闭合(图6-1-2-7-15)。

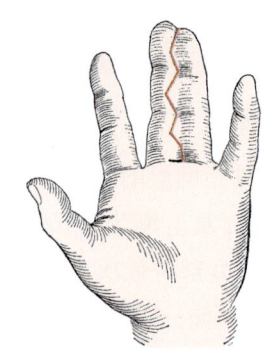

图6-1-2-7-17 同前,掌侧观示意图
同前掌面切口的近端应止于手指近侧横纹上,长度与背侧矩形皮瓣的远侧缘相适应,以便缝合

② 闭合创面:两指分开后,按前法缝合和植皮,闭合创面。直接缝合的皮瓣,尽可能设计在手指桡侧,使该侧有较好的感觉功能(图6-1-2-7-18)。

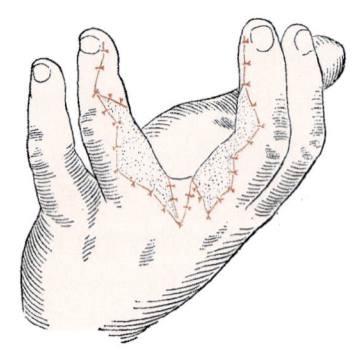

图6-1-2-7-15 皮瓣交叉缝合示意图
两指远端创面尽可能作直接缝合,其余不能覆盖的创面,则用全厚皮片移植来闭合

(2)矩形皮瓣法

① 切口:在并指基部的背侧形成一远端稍窄的矩形皮瓣,用以构成指蹼,以求更接近于正常形态和功能。皮瓣蒂部位于两掌骨头之间,长度为近节指骨的一半。掀起皮瓣后,两指间作锯齿状切口。掌面切口的近端应在手指近侧横纹上,长度与背侧矩形皮瓣的远侧缘相适应,以便缝合(图6-1-2-7-16、17)。

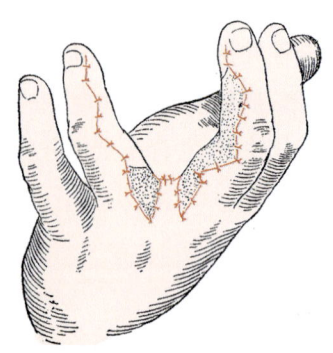

图6-1-2-7-18 皮瓣缝合示意图
直接缝合的皮瓣,尽可能设计缝至手指桡侧,使该侧有较好的感觉功能

4.术后处理

(1)术后对术指加压包扎,10~14天拆线。
(2)愈合后加强功能锻炼。

六、其他畸形

因发育障碍所引起的畸形较多,包括巨指畸形(图6-1-2-7-19)等均可在临床上发现,因较为罕见、散发,在治疗上应酌情而定。

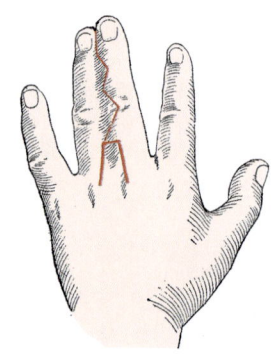

图6-1-2-7-16 矩形皮瓣示意图
在并指基部的背侧形成一远端稍窄的矩形皮瓣,用以构成指蹼,以求更接近正常形态与功能

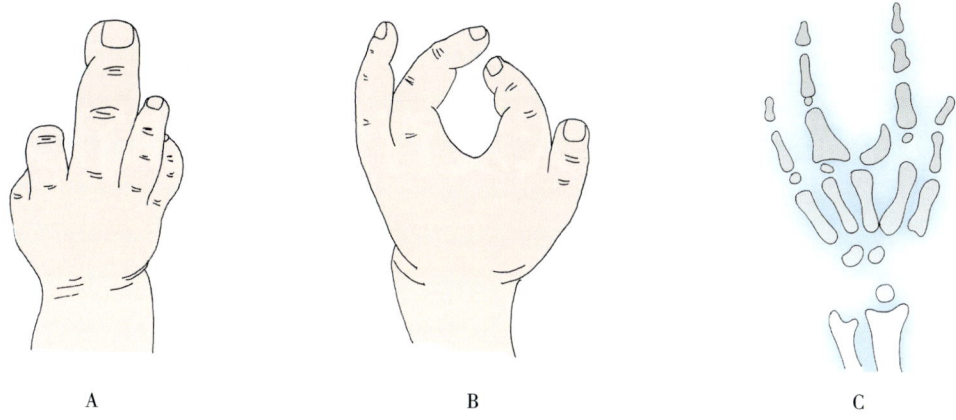

图6-1-2-7-19　发育性巨指畸形及骨骼变异示意图（A~C）

（张世明　刘大雄　陈珽　赵黎　戴力扬　赵定麟）

参 考 文 献

1. 赵定麟, 王义生. 疑难骨科学. 北京：科学技术文献出版社，2008
2. 赵定麟. 临床骨科学——诊断分析与治疗要领, 北京：人民军医出版社出版. 2003年
3. 赵定麟. 现代骨科学, 北京：科学出版社,2004
4. Gallant GG, Bora FW Jr. Congenital Deformities of the Upper Extremity. J Am Acad Orthop Surg. 1996 May; 4（3）: 162-171.
5. Helbig B, Hippe P.［Preliminary report of the results of syndactyly surgery］Handchir Mikrochir Plast Chir. 1984 Mar;16（1）: 44-7.
6. Khairouni A, Bensahel H, Csukonyi Z, Desgrippes Y, Pennecot GF. Congenital high J Pediatr Orthop B. 2002 Jan; 11（1）: 85-8.
7. Netscher DT, Baumholtz MA. Treatment of congenital upper extremity problems. Plast Reconstr Surg. 2007 Apr 15; 119（5）: 101e-129e.
8. Netscher DT, Scheker LR. Timing and decision-making in the treatment of congenital upper extremity deformities. Clin Plast Surg. 1990 Jan; 17（1）: 113-31.
9. Park S, Kim E.Estimation of carrying angle based on CT images in preoperative surgical planning for cubitus deformities.Acta Med Okayama. 2009 Dec; 63（6）: 359-65.
10. Roth PB. Case of Congenital Radio-ulnar Synostosis, after Operation, in a Boy, aged 10. Proc R Soc Med. 1922; 15（Surg Sect）: 4.

第三章 先天发育性下肢畸形

第一节 先天发育性髋关节脱位及髋发育不良

一、概述

先天发育性髋关节脱位是一种较常见的髋关节畸形。特点是在初生时，多数患儿为部分股骨头脱出髋臼，少数则为完全脱出髋臼。病变累及髋臼、股骨头、关节囊和髋关节周围的韧带和肌肉。本病有两种类型，即典型性发育性髋关节脱位和畸胎型髋关节脱位。后者极少见，为胚胎器官生长时的畸形性疾病，常合并其他部位畸形，如多关节挛缩症、先天性脊椎半椎体畸形等。典型性发育性髋关节脱位可有不同程度的病理改变，轻者仅为髋关节松弛、不稳，重者有半脱位或完全脱位。本节论述内容只限于典型性发育性髋关节脱位。

在我国，先天发育性髋关节脱位这一畸形并不少见，几乎与先天发育性马蹄内翻足一样常见，但在出生时却不如先天发育性马蹄内翻足那样具有明显体征。尽管在新生儿期内有专门训练的医师进行普查，但仍有漏诊，如果长期延误诊治，最终将导致不可逆的痛性骨关节炎和不同程度的残废。因此当前问题主要是早期诊断和治疗，要求产科和儿科医生熟悉其诊断和治疗。

二、流行病学

发育性髋脱位的发病率约占存活新生儿的1‰，然而据文献报道，由儿科医生体检发现的发育性髋脱位的发病率为8.6‰，骨科摄片检查发现的发育性髋脱位的发病率为11.5‰，超声检查得出的发病率为25‰。单侧发病为双侧发病的5倍，女性为男性的4倍，有家族史的是没有的7倍。有报道超声检查了18060例髋关节，发现1001例不正常(55.1‰)，但只有90例在2~6周后的复检中仍是异常，因此真实的发育性髋关节发育不良的发病率为5‰。其他超声检查出的DDH在12个月的随访中未发现发展为真正的DDH。左髋受累多于右髋，双侧髋脱位也多于单侧右髋脱位。

发育性髋关节发育不良有几个危险因素，如女性发病高于男性，约为男性的5倍。虽然臀位产占所有分娩方式的3%~4%，臀位产中发育性髋关节发育不良的发生率明显高于非臀位产，MacEwen和Ramsey在对25000个新生儿的普查中发现，女婴、臀位产发生发育性髋关节发育不良的比例为1:35。发育性髋关节发育不良多见于第一胎，有家族史者占10%。人种在发病中可能也起一定作用，白人儿童的发病率高于黑人，印度Navai地区该病的发病率较高，而中国的发病率较低。发育性髋脱位还常伴有其他骨骼肌肉异常，如先天性斜颈、跖骨内收以及跟骨外翻畸形。Tien对63位低于6月龄的婴儿超声检查双侧胸锁乳突肌和髋关节，发现先天性肌性斜颈和先天发育性髋关节脱位同时发生的占17%；如果仅算从接受治疗的髋关节脱位的患者中统计出的发病率，则降为8.5%。Walsh和Morrissy对70位有先天发育性斜颈的患者的回顾性研究发现同时有髋关节疾病的约占8%。

我国的先天发育性髋关节脱位发病率的调查表明了地区之间的差异很大。根据我国6城市对85000例新生儿的调查结果，发育性髋关节脱位的发病率为0.91‰~8.2‰，平均发病率为3.9‰，其中上海市最低，成都市的报道最高（表6-1-3-1-1）。

表6-1-3-1-1　我国6城市新生儿先天发育性髋关节脱位的发病率

城市	检查人数	发患者数	发病率（‰）
北京	11188	42	3.8
大连	31982	106	3.5
哈尔滨	10600	35	3.3
兰州	3010	8	2.79
成都	3046	65	8.2
上海	25267	23	0.91

上表资料表明，先天发育性髋关节脱位在我国某些地区人口中罕见，另一些地区人口中则发病率很高，这一现象的原因不明。

到目前为止，我国广东、福建、广西壮族自治区等省区尚未见有关发育性髋关节脱位的大量病例报道。复习1975~1998年期间部分中文文献，据不完全统计，我国矫形外科医生共报道了5763例（7144个髋关节），其中女性4605例（79.9%），男性1158例（20.09%），左侧2070例（35.91%），右侧1500例（26.02%），双侧2193例（38.05%），女、男比例为5:1。

三、病因学

关于先天发育性髋关节发育不良的病因，已提出几种学说，包括机械学说、激素学说（引起关节松弛）、原发性髋臼发育不良和遗传学说等。臀位产使髋关节在异常的屈曲位置上遭受机械压力，容易引起股骨头脱位。有文献报道指出，按照地方传统和习惯，将婴儿用襁褓服包裹，迫使髋关节处于伸直位，可增加先天发育性髋关节发育不良的发病率。

（一）遗传因素

早在17世纪，Ambroisepare就曾记述患先天发育性髋关节脱位的母亲其子女亦有跛行，而且是女孩多于男孩。19世纪末20世纪初，人们已注意到先天发育性髋关节脱位的遗传因素，发现在先天发育性髋关节脱位患儿血缘隶属中患有此病者占20%~30%，直系亲属为3%~4%。Idelborger分析129对双胞胎，其于单卵双生的29对中有10对证实有先天发育性髋关节脱位。100对双卵双生有3对证实有先天发育性髋关节脱位。Bjerkreim和Hogen报道先天发育性髋关节脱位在同胞兄弟（姐妹）中的发病率为7.1%，高于普通人群发病率7倍。Ortolani观察到基因影响的危险性，并报道70%先天发育性髋关节发育不良的儿童有阳性家族史。Wynne Davies报道同胞兄弟（姐妹）中发病率为12.1%，另外她还调查了589例先天发育性髋关节脱位儿童及患儿的直系亲属1897人，结果表明患儿的父母中很多人患有髋臼发育不良。她还测量了162对父母亲的骨盆X线片（324人），其中重度、中度髋臼发育不良者占41.2%，而对照组中相同数量骨盆X线片均无髋臼发育异常。她还报道了先天发育性髋脱位患儿直系亲属中的交叉发病情况。如果正常一对父母生育一个患有先天发育性髋关节脱位的孩子，其他后来的子女发生先天发育性髋关节脱位的可能性约为6%，父母中一人患髋脱位，他们生育的子女发生先天发育性髋关节脱位的可能性为12%，父母中一人患髋脱位并生育一个患髋脱位的孩子，其他子女患此病的可能性为36%，基于以上材料Wynne Davies认为先天发育性髋关节脱位是一种单基因或多基因的遗传性疾病。

（二）原发性髋臼发育不良及关节囊、韧带松弛

髋臼发育不良及关节囊、韧带松弛是发育性髋关节脱位的主要发病因素，典型性先天发育性髋关节脱位都继发于这两个因素，许多学者研究证明除了畸胎型髋关节脱位外，典型性先天发育性髋关节脱位的患儿，在胎儿期及出生后只有髋臼浅平、臼顶部发育不良，关节囊松弛等病理改变。随着年龄的增长，一部分患儿发展成为完全髋关节脱位。因此，Smith认为髋臼发育不良、关节松弛是先天性、原发性改变，而髋关节脱位则是继发性改变，为髋臼发育不良的结果。Faber根据临床病例统计证实，髋臼发育不良高于完全性髋关节脱位3倍。髋关节囊、韧带松弛往往与髋臼发育不良同时存在。髋关节囊、韧带松弛多见于女婴，而这一点恰与女性先天发育性髋关节脱位的发病率高于男性一致。Wilkinson用家兔做实验，固定动物双后肢于髋过度屈曲位，同时注射雌酮（estrogen）及黄体酮（progeterone）。雌性家兔均发生双髋关节脱位及骨盆韧带松弛，而雄性家兔双髋关节则只有扭曲变形，无脱位表现。实验还证明女婴的雌酮分泌水平高于男婴。雌酮在婴儿或新生儿体内代谢成为雌三醇（estriol）从尿中排泄。雌酮及雌二醇17-β有很强的骨盆、关节囊、韧带松弛作用。Andren发现某些髋臼发育不良、髋关节不稳定的婴儿雌酮及雌二醇水平明显高于健康婴儿。他测定11例髋关节不稳定新生儿血（尿）液中雌酮及雌二醇17-β含量明显高于对照组26例健康的新生儿。这些实验研究证明女性性腺激素的不平衡也是使骨盆、髋关节韧带松弛及先天发育性髋关节脱位的发病因素之一。

（三）机械性因素

髋关节正常发育的前提是髋臼、股骨上端的正常发育。髋臼与股骨头保持良好的正常解剖关系。近年来，人们已开始注意到，胎儿在子宫内由于胎位异常或承受不正常机械性压力，可能改变甚至破坏髋关节正常解剖关系，继而发生髋关节脱位。胎儿在宫内总是承受子宫、腹壁肌肉、羊水、胎盘的压力，如果胎位及羊水量正常，这些压力不致影响胎儿髋关节发育。相反，如果胎儿为臀位（特别是伸膝臀位），羊水少，胎盘位置异常，则可使髋关节承受异常的压力而影响髋关节发育，造成先天发育性髋关节脱位。在诸多的机械因素中，臀位生产更具有代表性。通常臀位生产约占全部胎位的2%~4%，Kurt Polmin检查12400例新生儿，发现臀位产婴儿髋关节不稳定的发病率高于正常产6.8倍。Bjerkrier报道臀位产婴儿先天发育性髋脱位发病率为8.3%，而Carter统计高达17.3%。臀位胎儿，特别是伸膝臀位（也称为单臀位），双髋关节处于过屈状态，股骨头与髋臼处于非同心圆关系，后方的髋关节囊受到牵拉，致使关节囊出现薄弱区域。因此，此种状态既不利于髋关节发育，又易发生髋关节脱位。Salter将幼猪的后肢过度屈曲固定于腹部，经过一段时间后也证明可以发生髋关节脱位。

有资料证明，随着胎龄的增加，髋臼深度值（髋臼深度÷髋臼直径×100%）逐渐减少，出生时达到最低值，也就是此时髋臼最浅。因此Roser认为臀位胎儿出生时，助产士突然强力拉直胎儿双下肢是发生髋脱位的机械因素之一。

Czeize等临床研究证明，第一胎的婴儿先天发育性髋脱位的发病率明显高于其他产次，其原因与初产妇的子宫张力高，腹壁肌肉紧张及羊水少有关。同时也观察到早产婴儿（20周以内）几乎未发现髋关节脱位，这一现象的原因可能与胎儿体小，承受子宫、腹壁肌肉的压力小有关。

机械因素是一个综合性因素，并不是唯一的决定性因素。

总之，先天发育性髋关节脱位的发病原因有多

种,其中包括遗传因索、环境因素及产后因素等,直至目前仍难以明确这些因素之间的因果关系。

四、病理改变

先天发育性髋关节脱位的病理变化随着年龄的增长而逐渐加重。现分3个年龄段加以描述。

(一)出生至1岁半

这一年龄组先天发育性髋关节脱位的主要病理变化是髋关节囊、韧带松弛,股骨头的一部分或全部脱出髋臼。髋臼、股骨头关节软骨正常,无软骨变性或脱落。患侧股骨头骨骺发育正常或略迟于健侧。股骨颈前倾角大,髋臼略浅,臼内填充物(如脂肪组织)增多,关节盂唇肥厚、内翻。关节囊厚度正常,关节囊与髂骨翼、股骨颈无粘连,圆韧带被拉长或增粗。髋关节周围肌肉无明显挛缩。

(二)1~5岁

随着患儿的生长,特别是会走路以后,先天发育性髋关节脱位的病理改变日趋严重。由于脱位股骨头的顶压,在髋臼的正上方或稍后侧的髂骨翼处,形成骨性凹陷,即所谓假臼或继发髋臼。关节囊、韧带被拉长,关节囊内上方与髂骨外板粘连。髋臼变浅,尤其是臼顶部分失去了弧形结构变为斜坡状。髋臼、股骨头关节软骨变薄,部分脱落。髋臼内被脂肪纤维组织所充满,盂唇内翻或萎缩。由于髋臼上方关节囊重叠下垂而盖住髋臼上半,状如"门帘",而关节囊下部分由于股骨头向上移位的牵拉及挛缩髂腰肌压迫,使这部分关节囊贴附于髋臼的下半部,有如"门槛"。"门帘"和"门槛"使髋臼变得狭窄,关节囊呈葫芦状(图6-1-3-1-1)。髋臼横韧带位置上移,髋关节周围肌肉随着股骨头向上移位而发生继发性挛缩,如内收肌群、髂腰肌、臀中肌等。股骨颈前倾角增大。

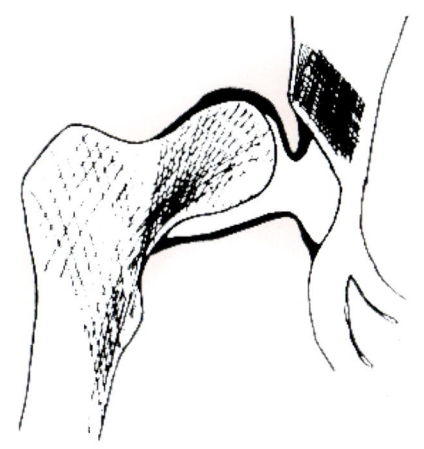

图6-1-3-1-1 先天性髋脱位示意图
关节囊可呈葫芦状

随着患儿活动量增加,股骨头向上脱位距离也越来越大,股骨头脱出后的位置也不尽相同,有的病例,股骨头脱位于髋臼正上方,有的则脱位于髋臼的后上方,前者称为臼上型,后者称为臼后上型。臼上型的特点是股骨头向上移位距离不远,髋臼发育差,"假臼"形成完全。臼后上型的特点为股骨头脱位于髋臼后上方,向上脱位距离大,"假臼"不明显,髋臼上部分发育相对较好。患儿表现双臀突出,腰前凸增大。X线片上可见股骨头与骨盆重叠。

(三)大于5岁儿童发育性髋关节脱位

在上述病变基础上,髋关节畸形更加严重,其中主要病理改变为髋臼完全失去正常形态,变得更浅,臼内完全被纤维组织充满,关节软骨发生退行性变,脱位的股骨头与"假臼"之间出现痛性"关节炎"。髋关节周围软组织挛缩严重。

(四)Dunn 分级

即按照股骨头与髋臼的位置不同,即股骨头从轻度变位到完全滑出而分为4级(图6-1-3-1-2)。

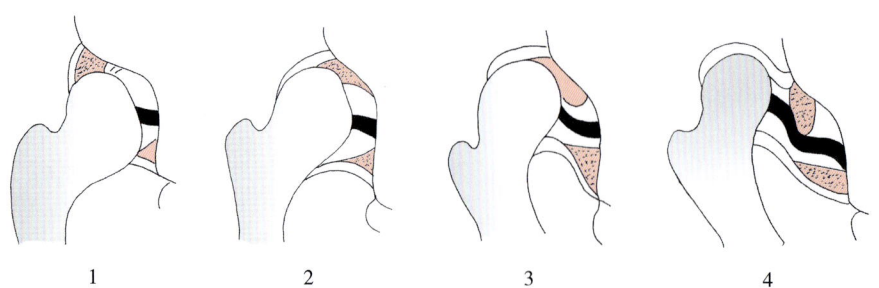

图6-1-3-1-2　先天性髋关节脱位Dunn分级示意图

1. 正常；2. Dunn Ⅰ；3. Dunn Ⅱ；4. Dunn Ⅲ

五、临床表现及影像学所见

（一）初生至1岁

1. **一般症状**　症状并不明显，因为此时患儿还没有开始行走，往往难以引起家长和医务人员的注意。但如果发现有下列体征者，应引起密切注意并高度怀疑有发育性髋关节脱位的可能。

（1）双下肢肌力不平衡　一侧下肢活动少，蹬踩力量低于另一侧；

（2）皮纹不对称　双侧大腿内侧皮肤皱褶不对称，患侧皮纹较健侧深陷；

（3）弹响声　在为患儿更换尿布或洗澡时，在髋关节部位可闻弹响声；

（4）外展受限　在下肢伸直位或屈髋位时，髋关节外展受限；

（5）套叠试验　检查较为简单、方便（图6-1-3-1-3）。

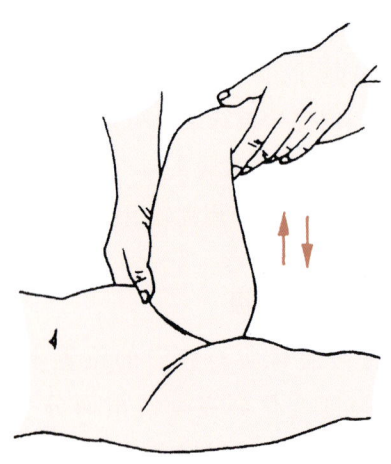

图6-1-3-1-3　先天性髋关节脱位套叠试验示意图

2. **Ortolani试验及Barlow征阳性**　检查方法为检查者双手握住患儿双下肢，拇指放在大腿内侧，其他手指放在股骨大粗隆处。首先要保持双髋、膝关节屈曲90°，然后轻轻外展双髋关节，并用手指向前方推顶股骨大粗隆，此时，检查者可感到股骨头滑入髋臼内时的弹动声音，即为Ortolani试验阳性。Barlow征与Ortolani试验操作相反，检查者被动使双髋关节内收且用拇指向后方推压股骨大粗隆，此时检查者可感到另一个弹动声音，说明股骨头从髋臼中滑出去，即为Barlow征阳性。这两项体征是在一次检查中同时完成的，并且要反复做几次。在操作时，动作要求轻柔，切勿强力推压，最好是在患儿熟睡时进行。在新生儿期最为可靠而典型，因为刚出生的婴儿肌张力较低，容易引出这项体征。当年龄大时，患儿肌肉张力增强，在检查时肌肉不能松弛，很难引出典型体征。因此，上述体征只适应新生儿期的检查。超过3个月者即使检查阴性也不能排除发育性髋关节脱位。

3. **Allis征**　双髋、双膝关节各屈曲60°，两腿并拢，双足跟对齐，患侧膝平面低于健侧。

4. **X线片所见**　这一年龄组的患儿，特别是新生儿的髋关节尚未完全骨化，软骨成分较多。因此，在髋关节的X线片上，不能全部反映出髋臼与股骨头之间的关系，在确定是否有髋关节脱位时应注意测量下述变化，双下肢的外展位Von-Rosen摄片法有助于新生儿的判定（图6-1-3-1-4），亦可依据股骨头所在位置将其分为4度（图6-1-3-1-5）。

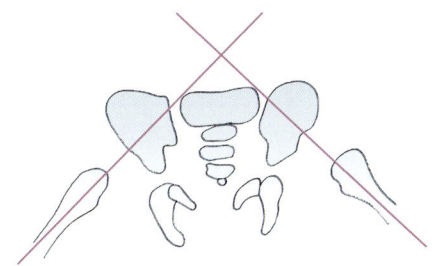

图6-1-3-1-4　Von-Rosen摄片法示意图

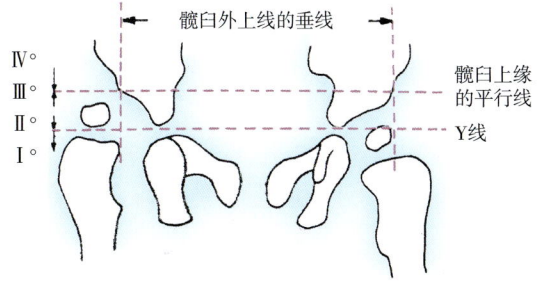

图6-1-3-1-5　先天性髋脱位的4度分型示意图

（1）髋臼指数（也称髋臼角）　如大于25°，应怀疑有发育性髋关节脱位或髋臼发育不良。测量方法：在双髋关节正位X线片上，通过双侧髋臼Y形软骨顶点画一直线并加以延长，再从Y形软骨顶点向骨性髋臼顶部外侧上缘最突出点连一直线，此线与骨盆水平线的夹角即为髋臼角或髋臼指数，正常应小于25°。新生儿期的髋臼指数可以为30°。

（2）测量股骨头　判定其是否外移及上移。

（3）Perkin象限（方格）　正常髋关节，股骨上端干骺端的鸟嘴状突起应在内下象限内（图6-1-3-1-6）。

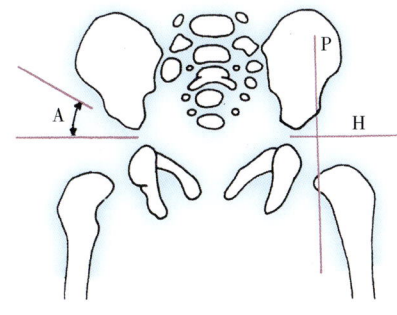

图6-1-3-1-6　Perkin象限和髋臼指数示意图
A.髋臼指数，HY形软骨连线即Hilgenereiner线；
P.髋臼外缘至H线垂线，形成Perkin象限

（4）Shenton线中断　测量方法，沿闭孔上缘划线并向外侧延伸与股骨颈下缘相连，正常髋关节呈一连续性弧线，如该线中断说明髋臼与股骨头关系异常（图6-1-3-1-7）。

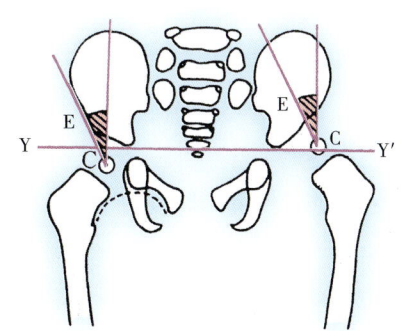

图6-1-3-1-7　CE角及Shenton线（斜线）示意图

（二）行走之后的儿童发育性髋脱位

1.一般症状

（1）跛行　步态跛（单侧髋脱位）或摇摆，即所谓"鸭步"（双侧髋脱位）。

（2）臀部变形　臀部扁而宽，股骨大粗隆突出，如为双侧脱位，表现为会阴部增宽，臀部后耸，腰前突增大（图6-1-3-1-8）。

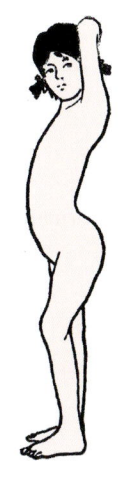

图6-1-3-1-8　臀部变形示意图
先天髋脱位患儿行走后臀部呈现后耸、腰向前突畸形状

（3）局部触感异常　触诊感到脱位侧股三角空虚而凹陷，股动脉搏动减弱；髋关节外展受限，内收肌紧张。

（4）其他　绝大多数患儿没有髋部痛症状，

只是主诉髋部疲劳无力。随着患儿年龄的增长,有部分患儿主诉髋部和下腰部疼痛。患侧肢体轻度肌肉萎缩,如为单侧脱位则有骨盆倾斜,脊柱侧弯。

2. 特殊试验

(1) 滑动感:检查者一只手放在患侧股骨上端大粗隆处。另一手被动旋转患肢,可以感到脱位的股骨头滑动。

(2) Allis征及望远镜(telescoping)征 多为阳性。

(3) Trendelenburg征阳性 即患儿用脱位侧单腿站立,对侧骨盆下降,即阳性,而正常侧单腿站立时,对侧骨盆保持稍抬高位,即阴性(图6-1-3-1-9)。

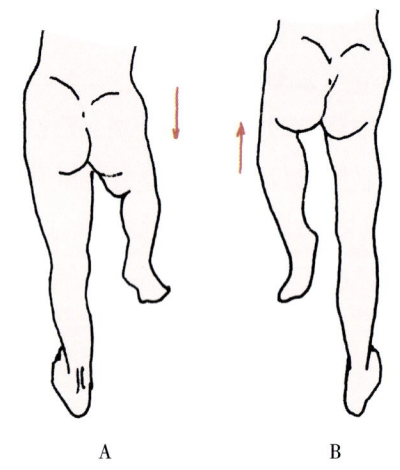

图6-1-3-1-9 Trendelenburg征示意图(A、B)
A.左侧阳性;B.右侧阴性

3. X线片所见
股骨头脱出髋臼,根据脱位股骨头与髋臼关系,可分为白上方脱位及后上方脱位。前者一般在髋臼上方髂骨翼处形成继发骨性凹陷,称为"假髋臼",后者则不明显。根据股骨上移高度不同可分为高、中、低或Ⅰ、Ⅱ、Ⅲ度脱位。髋臼指数(髋臼角)大于30°,股骨颈干角大于135°。骨性髋臼上半部失去正常的弧形(拱形)结构,变为斜坡状,股骨头发育落后于健侧,坐耻骨弓联结滞后于健侧。

4. 股骨颈前倾角增大及测量
儿童股骨颈前倾角,随着年龄的不同而有变化,年龄越小前倾角越大。Dunlap等进行广泛研究证明出生时股骨颈前倾角为30°左右,成年人10°左右,前倾角大是发育性髋关节脱位性病变之一,也是闭合复位后的关节不稳定因素之一,因为过大的前倾角可以造前脱位或半脱位,因此在治疗髋关节脱位时,必须充分考虑到这个问题。但精确测得患者的股骨颈的前倾角度并不容易。内冯氏计算公式[股骨颈前倾角=1.4×(患者股骨颈干角度数-130)]有一定参考价值。

传统的方法还有利用X线片进行测量,方法复杂、繁琐,患者受辐射量大,准确性和可重复性均较差。20世纪80年代初期,Hernandez等和Paterson等提出用CT测量前倾角,方法简单,准确性有所提高。近年来,有学者又提出使用三维CT重建技术。建立髋关节的三维立体图象。在360°的空间角的进行观察,显示任何平面,可较准确的显示股骨颈的轴线。

5. MR所见
磁共振成像(MR)作为一种影像学检查方法,对发育性髋脱位不仅提供了影像诊断依据,同时根据影像所提供的信号对选择治疗方法、评价治疗结果也有一定参考价值。MR具有非损伤性、无射线伤害、软组织分辨良好等优点。因此MR的临床应用基本上可以取代髋关节造影检查。

正常髋关节股骨头呈光滑的球状,内侧稍凹。幼儿的股骨头内多为软骨成分,呈现中等信号,与周围组织及与髋臼的分界清楚。当X线检查诊断脱位不明确时,MR可显示股骨头的脱位情况。

由纤维软组织构成的关节盂唇覆盖于股骨头外上部分,加大髋臼的深度。关节盂唇在T_1和T_2加权像上均呈低信号三角区,与髋臼透明软骨的高信号区分界清楚。在髋脱位时,关节盂唇增生,内翻嵌于股骨头和髋臼之间,此时关节盂唇的信号在T_2为高信号,股骨头圆韧带为低信号。髋脱位患儿的圆韧带增生,充填髋臼内勿将其误认为折叠的关节盂唇。位于髋臼中心的纤维脂肪垫由于具有纤维组织结构,在 T_1 权像上为低信号,在脱位时其表现为增生,即低信号区增厚。髂腰肌腱于横断面显示为低信号圆形结构,它嵌顿于股骨头和髋臼之间,阻止了复位,复位失败的原因在 MR 图像上可清楚的显示。

MR 对于手术方案的选择也有一定的参考价值。MR 冠状面能显示股骨头向外上方脱位,并可见关节盂唇与股骨头的关系。断面上显示前后位的脱位以及髋臼发育的情况最为清晰。髋关节脱位时,髋臼与股骨头的关系是三维立体的结构关系,因此常规的 MR 二维成像有局限性,目前髋关节三维重建的 MR 图像已出现,它对于手法或手术复位的随访情况均较普通 X 线优越。

六、诊断

典型的发育性髋关节脱位的诊断并不困难,特别是当患儿开始行走之后,表现跛行或摇摆步态,极易引起家长注意,但是到此时诊断已为时过晚。Salter 认为没有任何一种儿童骨与关节畸形像发育性髋关节脱位那样,如果及早诊断和治疗,能使患儿受益无穷,而延误诊断和治疗则使患儿后患无穷。如 1 岁以内给予适当治疗,大多可望治愈。根据他的统计,大约 1/3 的成年人髋关节疼痛性骨关节炎是继发于延误诊断及治疗的发育性髋关节脱位。

当前的问题是对新生儿的髋关节脱位的诊断水平不高,我国尚未普遍建立普查及登记制度,而且由于新生儿期临床表现很不典型,若检查时不仔细,也容易漏诊。对新生儿髋关节脱位的诊断除了注意上述临床症状外,还应注意了解患儿产次、胎位、出生地、家族史等。X 线片在诊断中有重要作用,但对新生儿髋关节脱位的诊断有时并不起决定性作用,如果投照时患儿体位不正,可以表现出假象,正确的骨盆 X 线片投照方式应该是双下肢伸直并拢,双髋屈曲 30°。

七、治疗的基本原则

发育性髋关节脱位的治疗要根据不同年龄,采用不同的方法。总的原则是早期诊断、早期治疗。早期治疗方法简单,患儿痛苦小,效果好,并发症少。根据我国小儿矫形外科医师的经验,3 岁以内的患儿应主要采用非手术治疗,即闭合复位后用支具外固定稳定复位后的髋关节。3 岁以上患儿应主要采用手术治疗。

下面按不同年龄组分述治疗方法,并以专题分段阐述。

八、出生至 6 个月龄患儿的治疗

(一)治疗目的

对于从出生后至 6 个月龄,Ortolani 和 Barlow 试验阳性的患儿,治疗的目的是稳定髋关节。大量临床实践证明,这一年龄组是非手术治疗的最佳时期。绝大多数病例治疗后可获得很满意的效果。如在婴儿期发现,可不需手法复位,只应用简单的柔软支架,如外展尿垫或尿枕(图 6-1-3-1-10),亦可采用质软的三角复位枕(图 6-1-3-1-11)。

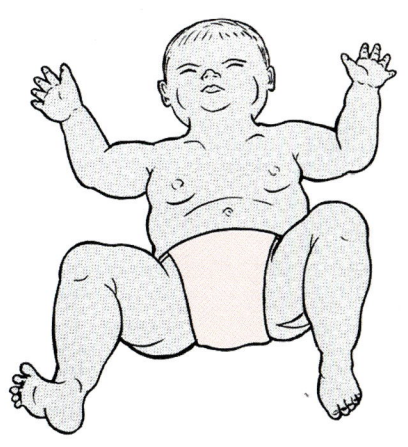

图 6-1-3-1-10 外展位尿垫(枕)示意图

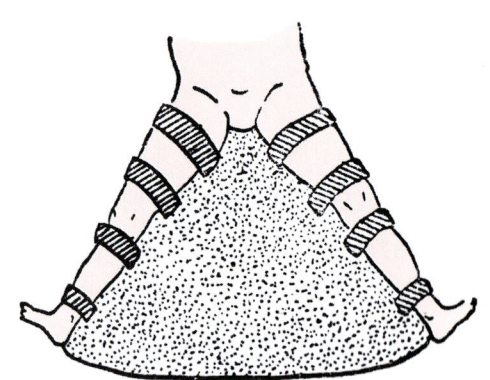

图6-1-3-1-11 复位固定的三角枕（Putti式）示意图

（二）连衣挽具（Pavlik harness）

可保持双髋关节屈曲、外展位置，6~8周即可治愈。对于有轻、中度内收肌挛缩的患儿，主要是将脱位的髋关节复位。文献报道，在出生后的前几个月里，应用连衣挽具（Pavlik harness）治疗的成功率为85%~95%。由Grill等代表欧洲儿童矫形外科学会所作的多中心研究，对用连衣挽具治疗的2636例3611髋作出了评价，其总成功率为92%，髋关节发育不良的成功率为95%。Taylor和Clarke进行了一项为期6年的前瞻性的研究，报道发育性髋关节发育不良的发病率为5.1‰。在超声检查发现有异常并用连衣挽具治疗的370髋中，354髋（95.7%）获得成功，16髋仍需手术治疗。在那些接受连衣挽具治疗的病例中，只有1例（0.3%）出现轻微的缺血性坏死的体征。连衣挽具是一公认的有效治疗方法，但它的最佳适应证为出生后至6个月龄。在应用过程中要根据股骨头脱出的位置不同而调整蹬带的松紧度。股骨头如以向上脱位为主，则需增加屈髋角度。向下脱位则减少屈髋角度，持续后脱位，使用连衣挽具治疗往往不能成功。随着患儿年龄的增长，软组织挛缩的出现以及髋臼的继发性改变，连衣挽具治疗的成功率将逐渐下降。在使用该方法时要求注意每个环节，因为有包括股骨头缺血性坏死的潜在并发症。

（三）双下肢皮肤阻力牵引

用于稍大之幼儿（图6-1-3-1-12）。

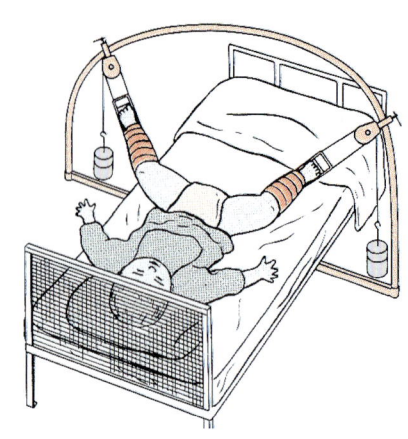

图6-1-3-1-12 双下肢牵引示意图
双下肢皮肤阻力牵引适用于稍长之幼儿，尤以脱位明显而目前又不可施术者

为了明确治疗前的X线检查能否准确预测治疗结果，Brien、Randolph和Zalhiri研究了治疗前X线检查发现的53例67髋脱位的患儿（平均2.7月龄），经过外展正畸夹板治疗后，测量了上层间隙（干骺端和Hilgenreiner线间最近的距离）和内侧间隙（股骨距和同水平的骨盆侧面间距离）。22髋（33%）获得了成功，45髋（67%）未能获得满意的效果，其中30髋需要闭合复位和石膏固定，15髋进行切开复位。他们认为由前后位X线检查发现的髋关节脱位患儿，如果上层间隙不大于3mm，内侧间隙不小于10mm，则不管其用何支具，其复位失败率在94%。其建议这些患儿不要使用支具，早期的闭合或切开复位可防止复位的延误，并可以减少股骨头缺血性坏死的风险。

（四）注意事项

连衣挽具由1条胸带、2条肩带和2个蹬带组成。每1个蹬带有1条前内侧的使髋关节屈曲的带子和1条后外侧使髋关节外展的带子。穿戴连衣挽具时，将穿着舒适衬衣的患儿仰卧，首先系上胸带，调整松紧度使胸壁与带子之间保持

3指宽的距离,保持胸带位于乳头平面,接着扣紧肩带,再将双足同时放到蹬带内,调整前屈的带子使髋关节位于屈曲90°~110°位置,最后调整后外侧带子呈略微松弛状,以限制内收,但不能强迫外展。为确使(髋关节)稳定而采取过度外展则不可接受。在穿用连衣挽具时,即使双髋关节完全处于内收状态下,也应保持双膝关节相距3~5cm(图6-1-3-1-13)。

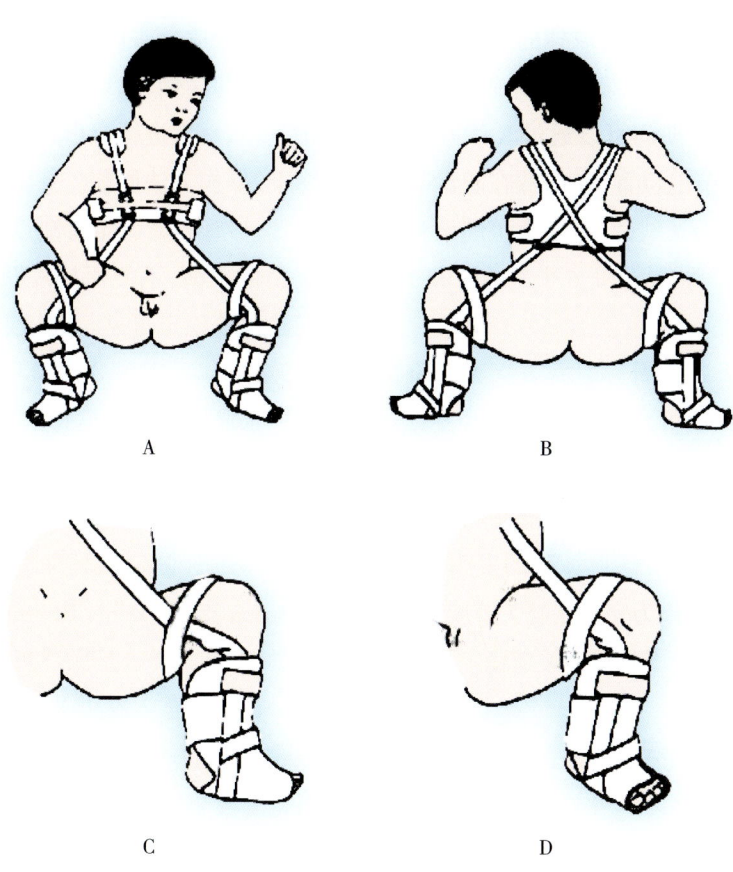

图6-1-3-1-13 特殊性髋关节脱位的连衣挽具治疗示意图(A~D)
A.前方观;B.后方观;C.小腿及足外侧观;D.小腿及足内侧观

应用连衣挽具后应作Barlow试验,以确定充分的稳定。然后,将患儿俯卧,触摸双侧大粗隆,如果发现不对称,说明仍然存在脱位。戴着连衣挽具摄X线片,可帮助证实股骨颈正对着Y形软骨。穿戴连衣挽具几周后,临床检查感到髋关节稳定,再作超声检查帮助证实髋关节的复位情况。

应用连衣挽具后,可以观察到4种基本的持续脱位类型,即向上、向下、向外和向后脱位。如果向上脱位,需要增加屈髋,向下脱位则减少屈髋。在穿戴连衣挽具时向外脱位,初始只需观察,只要X线片或超声波检查证实股骨颈正对着Y形软骨的方向,股骨头可逐渐复入髋臼内。持续后脱位则很难处理,使用连衣挽具治疗往往不能成功。后脱位通常伴有内收肌紧张,在后侧触摸到大粗隆可作出诊断。如果上述任何类型的脱位或半脱位持续存在3~6周,应放弃用连衣挽具治疗,改用其他治疗方法。对于多数患者,其他方法包括选择牵引、闭合复位或切开复位和石膏固定。连衣挽具应该全天穿戴,直到获得髋关节稳定为止,即Barlow试验和Ortolani试验阴性。穿戴连衣挽具期间,应该每周检查患者1~2次,复查时应调整带子的长度以适应患儿的生长,指导家长学会在连衣挽具里护理患儿，包括为患儿洗澡，更换尿布和衣服。

治疗时间的长短取决于患儿确诊时的年龄和髋关节不稳定的程度。例如，对于髋脱位的患儿全天穿戴连衣挽具的时间，应大约等于患儿的年龄加两个月，才能获得稳定。然后每天取掉连衣挽具2小时，以后每2~4周将取掉的时间增加1倍，直到仅需夜间穿戴，并持续到X线片显示髋关节正常为止。在治疗期间可以通过X线片或超声检查来确认髋关节的位置，X线片在随诊时用于治疗开始后立即摄X线片，每次大范围调整连衣挽具后、穿戴1个月后、患儿6个月龄时和1岁时都应摄X线片。

如应用连衣挽具3~6周后髋关节毫无复位的征象，则应放弃此法，选用其他方法。这些支具的优点是简单易行，既能保持髋关节屈曲外展位置，又允许髋关节有一定活动范围；既有利于髋关节发育，又能降低股骨头缺血坏死的发生率。患儿年龄超过6个月，如果为完全性髋关节脱位，需要手法复位后用外固定支具保持关节稳定。

（五）闭合复位操作方法

患儿取仰卧位　术者一只手固定骨盆，拇指放在髂骨翼前方，其他4指放在股骨大粗隆后方。另一只手握住患儿膝关节，在髋关节屈曲90°位置上，牵拉患肢，在对抗牵引的同时，向前方推顶股骨大粗隆，当感到股骨头复入髋臼的弹动后，说明复位成功。然后双髋外展，取蛙式固定。复位操作要轻柔、缓慢，切忌暴力牵拉推压、强力外展。复位后应用外固定支架，保持双髋屈曲外展位，双下肢外展角度以60°~70°为宜，过多的外展，由于内收肌群的牵拉，髋臼、股骨头之间压力过大，可导致压迫性股骨头坏死。固定时间一般为3个月，在复位后第1周、第6周应进行X线检查。解除外固定后，为促进髋臼发育应改用双下肢外展内旋石膏（Batchelor石膏）或外展内旋支架再固定3个月。在制动期间，应自动或被动屈伸髋关节，促进髋关节生长发育。

九、6个月龄至3岁患儿的治疗

该年龄组仍以非手术疗法为主　为了使闭合复位成功，降低复位后股骨头坏死的发生率，在复位前应做双下肢、髋屈位皮肤悬吊牵引2~3周。对那些股骨头向上脱位超过3cm、内收肌群挛缩严重的病例，应切断部分内收肌起点及髂腰肌止点，然后再进行牵引或闭合复位。一般要在全麻下，操作方法同前。外固定方法仍可选用蛙式石膏，尽管石膏固定有缺点，如操作费时，X线检查影像不清，不便保持皮肤卫生等，但石膏固定仍然比较稳定可靠。近年来石膏的材质、类型不断改进，以及对蛙式石膏形式有一些改良，如北京积水潭医院的改良蛙式石膏（也称为有限制动石膏），Salter的人字形石膏，天津骨科医院的"箭式"石膏（患髋屈曲、外展，健髋功能位固定）。其他类型的外固定器具种类繁多，如Crai支架、Von Rosen支架、Denis Browne支架等，不论哪一种支具，其基本要求是保持髋关节屈曲、外展。

6个月龄至3岁患儿　复位后外固定时间一般在6~9个月，采用石膏固定的病例应定期更换石膏并复查X线片，以了解复位情况。解除外固定后，应对患儿进行髋、膝关节功能锻炼，使双髋关节恢复至功能位置，然后测定股骨颈前倾角度，如前倾角>30°，应用双下肢外展内旋石膏固定3个月。解除石膏后如过大的股骨颈前倾角仍未纠正，可以继续随诊观察1年左右，再决定是否进行股骨上端外旋截骨术。

根据国内资料统计　闭合复位的失败率为2.4%~8%。闭合复位失败的根据是多次复位不成功；虽然股骨头已牵拉到髋臼水平，但股骨头不能靠拢髋臼恢复同心圆关系，双下肢必须保持过度屈髋、外展髋关节才能稳定。如果闭合复位确已失败，尽管患儿年龄小仍应及早行切开复位手术治疗，如年龄1岁以内的患儿，不必做很复杂的大手术，只需做单纯切开复位，消除阻碍复位因素即已足够，手术后仍用石膏固定。

十、3~5岁儿童发育性髋关节脱位的治疗

随年龄增长,发育性髋关节脱位的继发病变加重,手法闭合复位几乎不可能完成。即使复位成功,其中还有50%的病例发生股骨头缺血性坏死、关节功能差,股骨头、髋臼发育不良等并发症。因此,手术治疗应是主要方法。适合于这一年龄组的手术方法很多,具体选用哪一种手术,要根据病变程度、个体差异等加以分析确定。因患儿年龄较大,手术前应做患侧肢体的皮肤或骨骼牵引2~3周,以利手术操作。不论哪种手术方法,其共同的特点是:充分地松解髋关节周围挛缩的肌肉、韧带组织,在切开复位的基础上,纠正髋臼、股骨上端骨性畸形。

十一、手术疗法

(一)髋关节内侧入路切开复位术 (Ferguson手术)(图6-1-3-1-14)

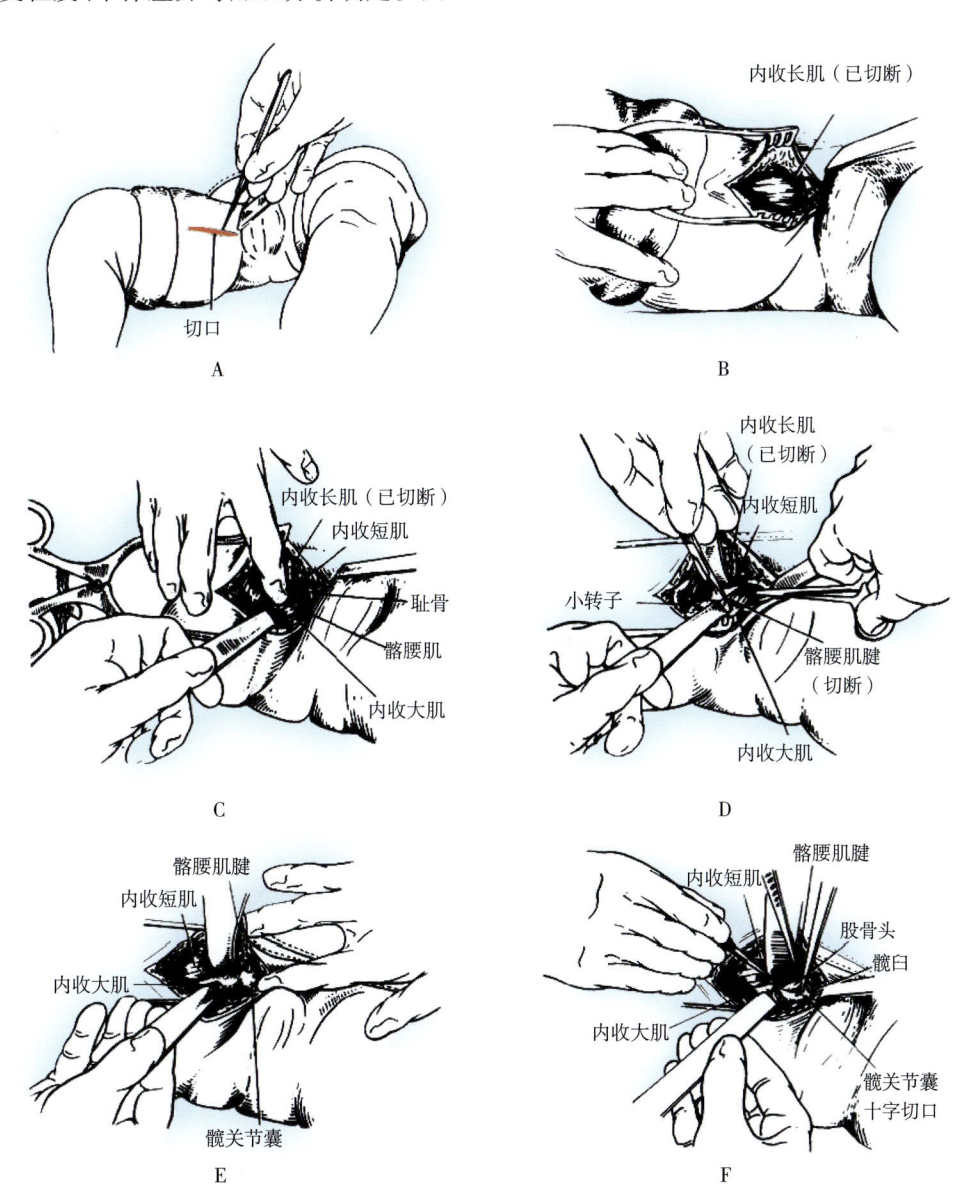

图6-1-3-1-14　Ferguson术式示意图(A~F)
髋关节内侧入路切开复位手术　A.切口;B.显露、切断内收长肌;C、D.向深部分离,切断髂腰肌;E.牵开及显露关节囊;F.十字切开关节囊,切断横韧带等

1. **适应证** 该手术最适于6个月龄~3岁，股骨头向上脱位不多，髋臼无明显骨性继发病变的婴幼儿患者。

2. **手术要点** 仰卧，患侧髋关节屈曲、外展、外旋位。在大腿内侧，从内收肌结节沿内收大肌后缘，向远端做长7~8cm切口。用手指钝性剥离内收长肌与内收大肌、股薄肌间隙并可清楚地触及股骨小粗隆。向内侧推开关节囊外脂肪组织，显露髂腰肌肌腱，用弯血管钳将其与关节囊分开，切断该肌腱。继续剥离前方、下方关节囊，特别要看清关节囊被髂腰肌腱压迫的缩窄部分。沿股骨颈十字切开关节囊，切断髋臼横韧带，如果股骨头圆韧带无增粗肥大，又不影响股骨头复入髋臼，则应保留，不予切除。关节盂唇应予保留，股骨头复位后缝合关节囊及切断的内收肌。患肢于内旋、外展位石膏固定8~12周。

3. **优点**
（1）操作简单，手术创伤小，出血少；
（2）如以后确需行骨盆侧手术，也留有手术入路；
（3）能充分显露髋臼下方，便于观察。

4. **缺点**
（1）不能充分显露关节囊的前上方，特别是不能剥离关节囊与髋臼上方的髂骨粘连；
（2）不能纠正髋臼及股骨上端骨性畸形。

（二）髋关节前方入路切开复位术（图6-1-3-1-15）

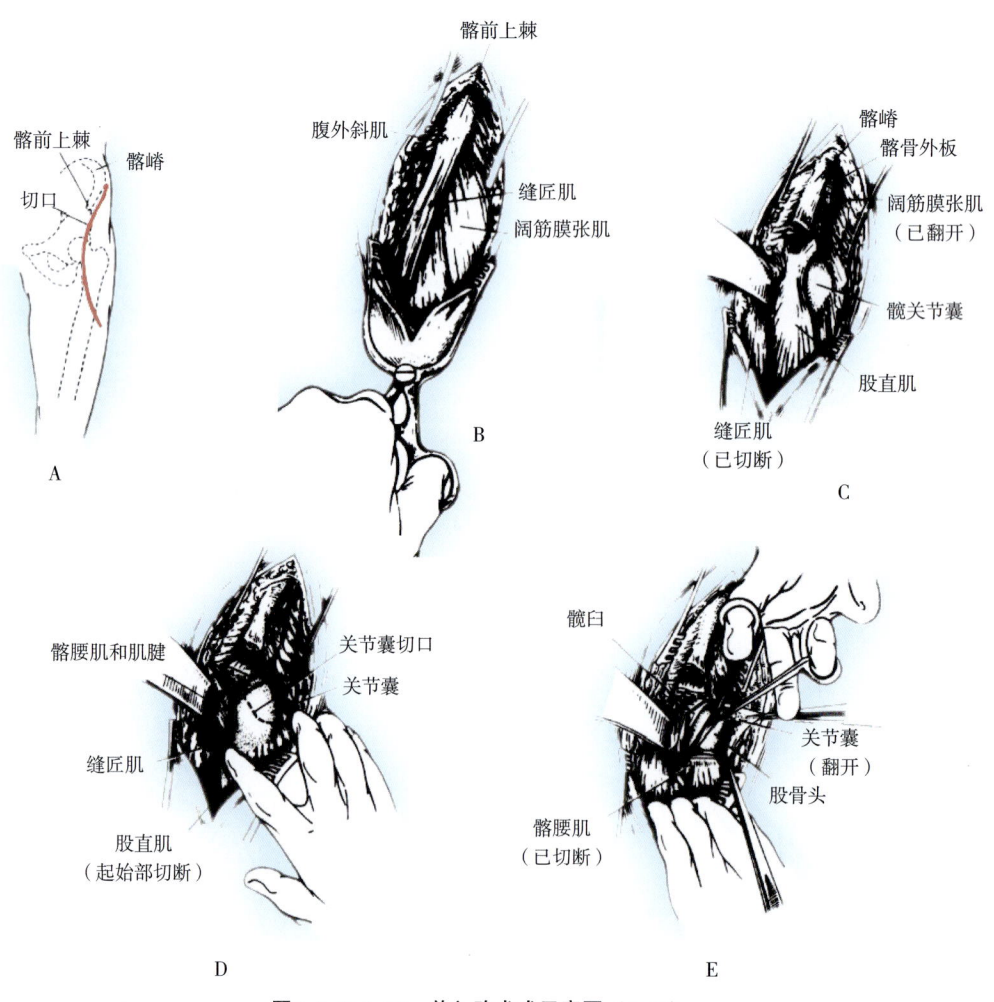

图6-1-3-1-15 前入路术式示意图（A~E）
髋关节前方入路切开复位手术 A. 切口；B. 分离肌层；C. 显露关节囊；D. 切开关节囊；E. 切除囊内纤维组织、圆韧带及重叠缝合关节囊

1. 适应证　同髋关节内侧入路切开复位术。

2. 手术要点　从髂骨翼前 1/3 始做皮肤切口,止于大腿前方近端 4~5cm,分开阔筋膜张肌、缝匠肌间隙,保护股外侧皮神经。骨膜下剥离髂骨外板,切断股直肌肌腱的直、斜头,将其翻下,注意勿伤股神经支配该肌的肌支,切开髂腰肌筋膜,从关节囊表面向内分离并牵开髂腰肌,向下方剥离并牵拉开旋股外侧血管的升支及水平支。分离关节囊周围的软组织粘连,在紧靠股骨小粗隆处切断髂腰肌肌腱。沿髋臼缘前方切开关节囊,髋臼侧关节囊要留有足够长度,以利于关节复位后关节囊的修复缝合。清除髋臼内的纤维脂肪组织,切除被拉长而肥厚的股骨头圆韧带、髋臼横韧带及内翻的关节盂唇。在操作中要注意保护髋臼、股骨头的关节软骨。髋关节复位后,为了保持关节的稳定。应置髋关节于 30° 外展位,15°~20° 内旋位。在此位置上重叠缝合关节囊,使股骨头完全复入髋臼内。在上单侧髋人字石膏之前,应摄 X 线片证实复位是否成功。石膏固定时间 8~12 周。

3. 优点　显露清楚满意,能彻底清除髋臼内病变组织,关节囊紧缩缝合满意、可靠。如需行骨盆侧或股骨上端矫形手术,可在同一切口内完成。

(三) 幼儿发育性髋关节脱位开放复位 + 髋臼截骨术

1. 适应证　18 个月以上的儿童先天性髋关节脱位,经手法复位治疗失败者。

2. 手术步骤　以髋关节前侧显露途径为例。

(1) 仰卧位,患侧臀部垫高。手术切口和髋关节显露方法与髋关节结核病灶清除术相同。显露髋关节后,检查股骨头脱位、引起复位困难的关节囊和肌肉挛缩等情况。必要时切断挛缩肌肉的肌腱(如内收肌腱,股直肌腱等),放松肌肉(图 6-1-3-1-16A)。

(2) 沿股骨头切开关节囊,清除髋臼内疤痕组织。固定骨盆,将股骨在外展内旋位向下牵引,使股骨头复位(图 6-1-3-1-16B)。

(3) 根据髋臼的深浅和倾斜度,采取不同角度,从髂前下嵴下外方,沿髋臼上缘到髋臼后缘的上方,用平骨凿将髋臼上缘、后上缘,凿成带蒂的骨瓣,向下翻盖于股骨头上方,以加深髋臼的深度(图 6-1-3-1-16C)。

向下翻转骨瓣时,注意切勿将它折断。骨瓣的大小范围,必须从髋臼前上缘直到后上缘,以防股骨头外旋时发生再脱位。

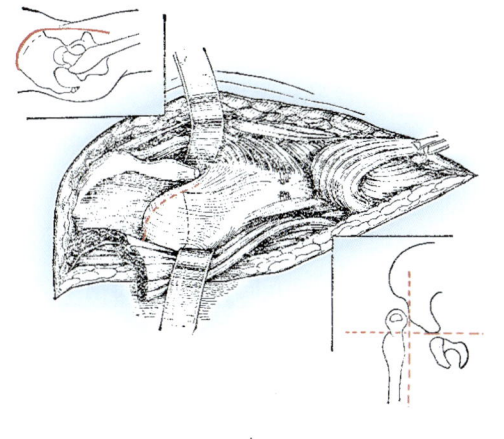

A

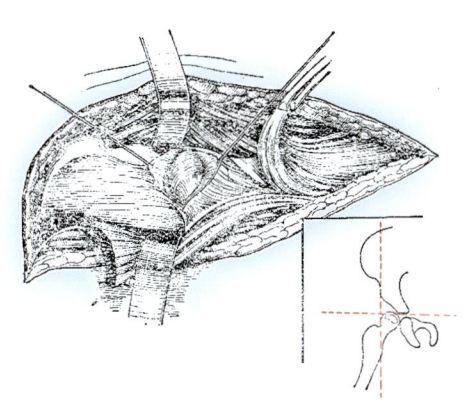

B

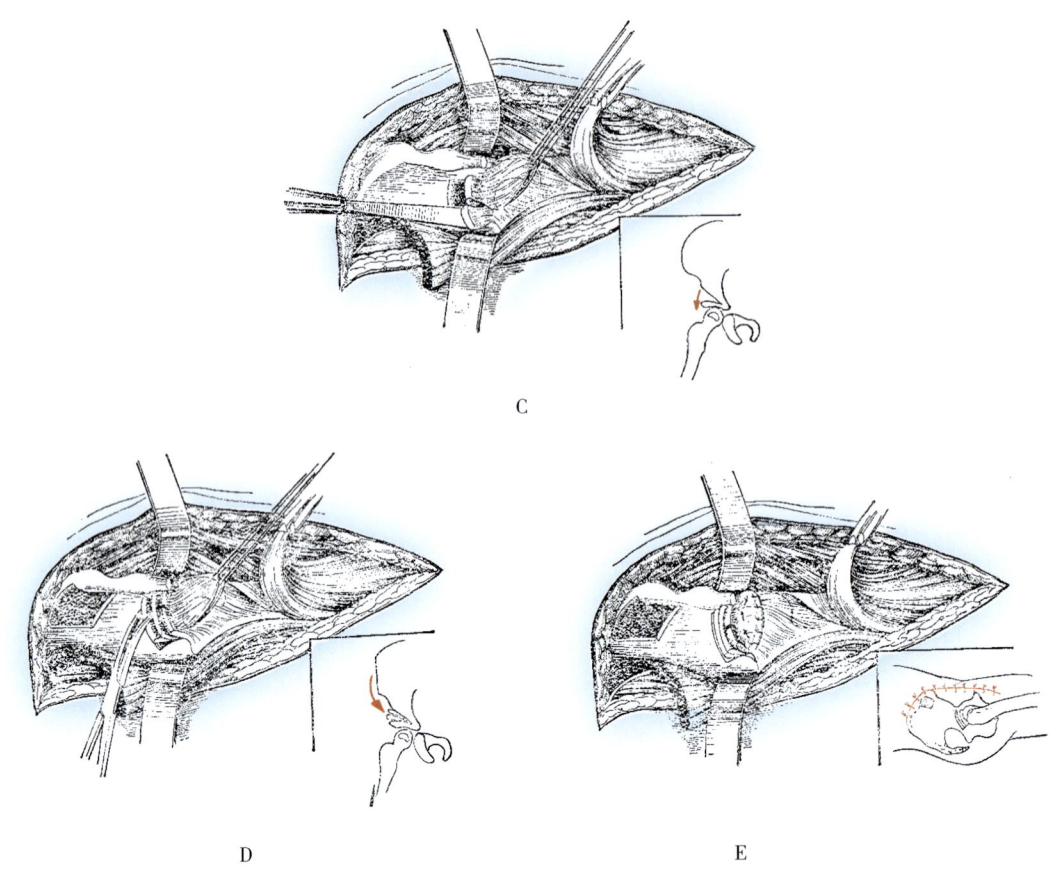

图6-1-3-1-16 幼儿先髋常用术式示意图（A~E）
幼儿发育性髋关节脱位开放复位+髋臼截骨术 A.体位、切口、达髋部；
B.切开关节囊；C.凿取骨瓣；D.向下翻转骨瓣；E.关节囊重叠缝合

（4）从髂嵴下、髂前上嵴的后外侧取下骨片，紧密填塞于骨瓣上方的空隙内，维持骨瓣向下翻转的位置，使加深的髋臼得到充分的固定（图6-1-3-1-16D）。

（5）重叠缝合关节囊，使后上部的关节囊缩短加固。然后按层缝合切口。将两侧髋关节放在外展内旋位，用双侧髋人字形石膏固定，防止再脱位（图6-1-3-1-16E）。

3. 术后处理

（1）术后3个月拆除石膏，摄X线片检查髋臼上缘植骨的愈合情况。如已愈合，可在床上作髋关节功能活动，逐渐练习负重。

（2）如果股骨颈的前倾角过大，易于发生再脱位和造成走路不便，应在术后3~6个月用股骨粗隆下截骨术矫正，使下肢恢复正常功能轴线（即髂前上嵴、髌骨中点和第一、二趾间在一条直线）。

（四）髂骨截骨术（Salter截骨术）（图6-1-3-1-17）

1. 概述 此手术是Robert Salter 1961年首次报道。它的理论基础是发育性髋关节脱位患儿的髋臼除了发育不良以外，髋臼的方向亦异常，当髋关节伸直位时，髋臼不能完全覆盖股骨头前部分，髋内收时不能覆盖股骨头上部分。手术的基本原理是改变髋臼方向，使髋臼向前下方移位，更好覆盖股骨头。这一手术从它问世以来，被世界各国矫形外科医生所承认及广泛应用。根据对1975~2001年间国内文献复习表明，Salter手术占全部髋脱位手术的44.02%（1492例/2137例），为第一位的手术方法。

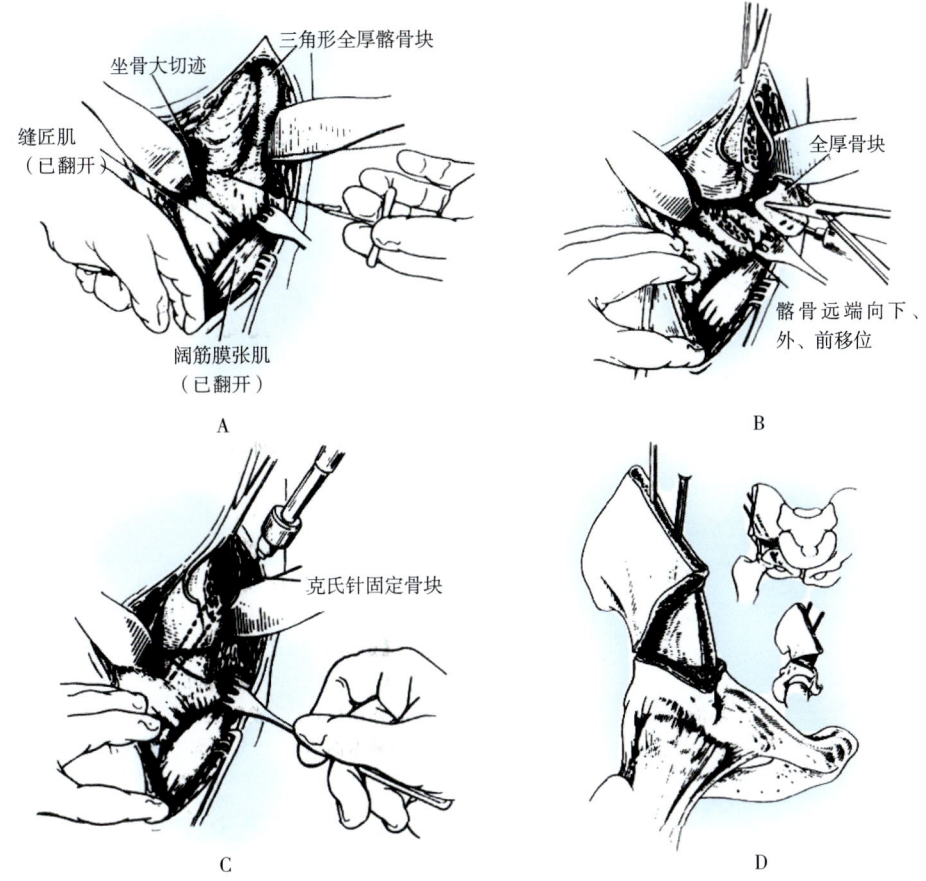

图6-1-3-1-17 Salter截骨术示意图（A~D）
A.显露坐骨大切迹、穿过线锯；B.将髂骨远端牵向下、外、前方，并嵌入髂骨块；C.克氏针固定骨块；D.术后术野局部观

2. **病例选择** Salter截骨术，同样要在髋关节切开复位的基础上进行，其他先决条件如下。

（1）患儿年龄在18个月至6岁之间；

（2）充分松解髋关节周围挛缩的肌肉如髂腰肌、内收肌等；

（3）股骨头与髋臼呈同心性复位；

（4）术前髋关节功能正常；

（5）严重的髋臼发育不良者为手术禁忌。

3. **手术要点** 髂骨及髋关节显露途径与前述方法相同。在髂骨的内外板，放入两个牵开钩，骨膜下充分显露坐骨大切迹，将线锯从大切迹通过。截骨方向是从后向髂前下嵴上方，截骨完成后，用手巾钳夹住上下两个骨端，使截骨远端向下、向前移位，并使截骨两端在前侧张开，但要保持截骨两端的后方紧密接触。用全厚楔形髂骨块嵌入断端，用两根螺纹针固定。重叠缝合关节囊，检查髋关节复位是否稳定并摄X线片加以证实。术后用单侧髋人字石膏固定6~8周，截骨完全愈合后开始负重及功能锻炼。

4. **影响手术效果的主要错误**

（1）手术野显露不充分，特别是坐骨大切迹处骨膜下剥离不充分，在截骨时极易损伤臀上动脉及坐骨神经；

（2）髋关节复位不佳，甚至错将"假臼"误为髋臼，致使髂骨截骨位置过高；

（3）关节囊缝合不牢固，手术后易发生髋关节再脱位；

（4）截断的髂骨后方张开，远端髂骨向下、前旋转不充分并有向后、内侧移位；

（5）内固定针不牢固，尖端突入髋臼内或坐骨大切迹处；

（6）一次手术同时做了双侧髂骨截骨手术。

Salter 手术如果适应证选择正确，操作无误，是可以获得好的效果，而且手术操作比较简单，出血较少。

（五）关节囊周围髂骨截骨术（Pemberton 手术）（图6-1-3-1-18）

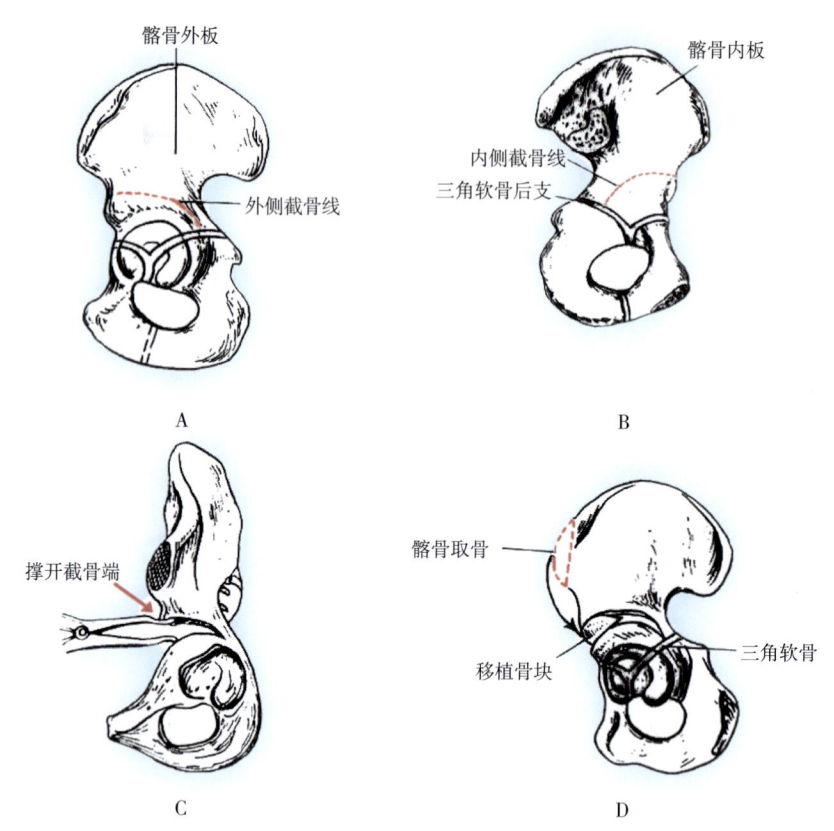

图6-1-3-1-18　髂骨截骨术示意图（A~D）
先天性髋关节脱位楔形骨块嵌入手术　A.截骨线侧方观；B.截骨线侧后方观；C.截骨后撑开；D.将骨块嵌入植骨

1. 概述　1965年Pemberton首次报道这一手术方法，并很快被矫形外科界所赞同，原作者将此手术定名为关节囊周围髂骨截骨术（the pericapsular innominate osteotomy）。主要适应证为年龄较大的发育性髋关节脱位伴有比较严重的髋臼发育不良的患儿，同时不适于行Salter手术者。

2. 适应证和禁忌证　同Salter截骨术。

3. 手术要点　患儿仰卧，患侧垫高，做髋关节前方切口，在完成髋关节切开复位操作之后，充分显露髂骨前中1/3部分的内外板，直抵坐骨大切迹。将板状拉钩从髂骨内外板同时插入坐骨大切迹。髂骨截骨从髂骨前下棘稍上方开始，首先在关节上方1cm处弧形截断髂骨外板，直至坐骨大切迹处，但切勿截断坐骨大切迹。完成髂骨外板截骨后即开始深入截骨，在操作中骨刀的推进方向应与外板截骨线一致，止于髋臼Y形软骨上半部分（相当于髂骨坐骨支的中部）。

完成外板截骨后，在从髂前下棘稍上处开始髂骨内板截骨，其方向、深度与髂骨外板一致。将宽骨刀从截断髂骨的前方插入截骨间隙，用力而缓慢地向下扳压截断的髂骨远端，使髂骨的两端分开距离约2~3cm。在髂骨截骨面上做一窄的骨沟为嵌入植骨块提供基础。

从髂骨取一楔形骨块，根据截骨后髂骨远端

向下、前方旋转分开的程度加以修整。

用板状撑开器分开截骨两端,将备好的楔形骨块嵌入间隙内,然后放开撑开器,嵌紧植入骨块,若骨块嵌夹不牢固,也可用螺纹针加以固定。牢固缝合关节囊,术后用单髋人字石膏固定8~12周。

十二、其他矫治方法

（一）概况

对6~12岁儿童发育性髋关节脱位的治疗是一个非常棘手的问题。在该年龄组,患儿的髋臼、股骨头的形态发生了较大的变化,软组织也随着股骨头的逐渐上移而加重其挛缩。在我国大年龄儿童髋脱位病例比较常见,有医院积累了许多经验。对该年龄组的患儿只要在技术上能熟练处理手术本身所产生的问题,认真分析病变特点,并尽力给予矫治,手术后的效果并不那样悲观。

（二）手术治疗必须采取的措施

在治疗中无论做哪一种手术,都必须采取下列措施。

1. 手术前患肢骨牵引　股骨髁上穿针牵引虽较合理。牵引的重量可以直接发挥效应,而不象胫骨结节牵引,重量必须通过膝关节发挥效应。但股骨髁上穿针牵引有针孔感染并可能沿大腿外侧肌间隙向上蔓延,造成手术区污染的缺点,故目前多用胫骨结节下约1cm处穿针牵引（不影响骨骺）,牵引重量应为体重的13%左右,时间以 3~4 周为宜,过长时间的牵引由于患者卧床,可能发生全身骨质疏松。牵引时下肢要保持在功能位置上。如果内收肌挛缩严重,可先切断部分内收肌,然后再行牵引,效果更好。

2. 彻底松解髋关节周围的软组织和股骨上端短缩截骨　由于股骨头脱出髋臼向上移位,造成骨盆肌短缩,如内收肌群、股直肌、腘绳肌、髂腰肌、臀中肌等。随着患儿年龄的增长,这些肌肉挛缩的程度也越来越重.给髋关节切开复位术带来很大困难,股骨头难以复入髋臼内,即使勉强复位,也由于股骨头与髋臼之间的压力过大而发生股骨头缺血性坏死等并发症。因此手术中必须力争彻底松解这些肌肉,如切断部分内收肌、髂腰肌以及臀中肌止点剥离等。对于年龄超过7岁、股骨头脱位高的患儿,单纯软组织松解还不能缓解股骨头与髋臼之间的压力,应同时进行股骨上端短缩截骨术,股骨的短缩等于相对延长了挛缩的肌肉,是一项退让性措施。但其效果良好,缩短的长度如为单侧髋关节脱位应在2cm以内,双侧不应超过 3cm。

3. 清除髋臼内的病变组织　目的是恢复髋臼的正常容积,保护关节软骨面,彻底清除充满髋臼内的纤维脂肪组织,切除拉长、肥厚的圆韧带及髋臼边缘增生的滑膜、纤维组织及髋臼横韧带,但要十分爱惜关节软骨面,除非有严重的股骨头、髋臼比例不协调,如股骨头过大或髋臼窄小外,不能轻易采用扩大髋臼或挖深术,以免损害关节软骨面。

4. 纠正过大的股骨颈前倾角　如股骨颈前倾角大于30°,则必须通过股骨粗隆下旋转截骨加以纠正,一般以纠正股骨颈前倾角到10°为宜。

5. 纠正髋臼上部的骨性病变　目的是使髋臼上部的斜坡状病理结构改变为弧形臼顶,根据数据计算,7~12岁中国儿童正常髋关节每平方厘米的压力应为 7.75kg。如果髋臼指数60°,那么每平方厘米的压应力增加到25.48kg。说明正常髋关节、股骨头、髋臼保持同心圆结构,关节表面压应力分布均匀。单位面积内压强低。如果破坏了这种同心圆结构,如髋臼顶部失去弧形结构变为斜坡状,那么髋关节表面压应力就集中,单位面积压强增加。从这个计算结果可以看出,单纯髋关节切开复位,不纠正髋臼上部分的骨性病变是不合理的。

6. 牢固地缝合关节囊　切开复位后髋关节的稳定性,主要依靠牢固缝合关节囊来保持。由于股骨头向上脱位的牵拉,拉长了髋关节囊,增大了囊腔。关节囊缝合术,应首先剥离关节囊与髋臼上方髂骨及与周围肌肉的粘连。然后切除多余的关节囊组织,重叠缝合关节囊,特别是髋臼上方的关节囊一定要缝合严密不留有间隙,否则手术后股骨头容易再脱位。

十三、其他常用的术式

对6~12岁年龄段有以下可供选择的术式。

(一)髋臼成形术(acetabuloplasty,图6-1-3-1-19)

1. **概况** 也称为髋臼造顶术(shelf operation)。自从1875年Albee首次报道这一手术以来,相继有许多类似的手术方法问世,到目前为止不下10种。这些手术方法的基本点是增加髋臼对股骨头的覆盖面积,恢复髋臼上部的正常弧形结构,适于大年龄儿童髋关节脱位、髋臼发育不良、髋臼指数大于45°的患者。

2. **手术方法** 采用髋关节前方入路,显露髋关节。首先进行切开复位及股骨短缩,再行髋臼成形截骨。在髋臼缘上方1cm处,沿关节囊附着点,做弧形截骨,骨瓣长3~4cm,宽1cm,用槽形骨刀顺着髋臼弧度深入截骨,直到髋臼底部Y形软骨水平。髋臼缘上方截骨的位置应与股骨头脱出的"缺口"位置相符。在截骨中要注意骨刀勿穿通髂骨内板及髋臼软骨。用槽形骨刀将骨瓣向下、向前翻转。骨瓣向下翻转角度根据手术前髋臼指数而定,一般情况下,翻转30°~40°即可。在骨瓣上方植入自体骨块,支撑骨瓣保持其位置。手术后髋人字石膏固定8~12周。

其他髋臼成形术如Albee手术、Gill手术、Wilberg手术(图6-1-3-1-20)、Ghormleg手术、Bosworth手术及Wilson手术(图6-1-3-1-21)等,其原理均为重建或恢复髋臼上部结构,增加髋臼对股骨头的包容。手术操作方法大同小异,故不逐一叙述。

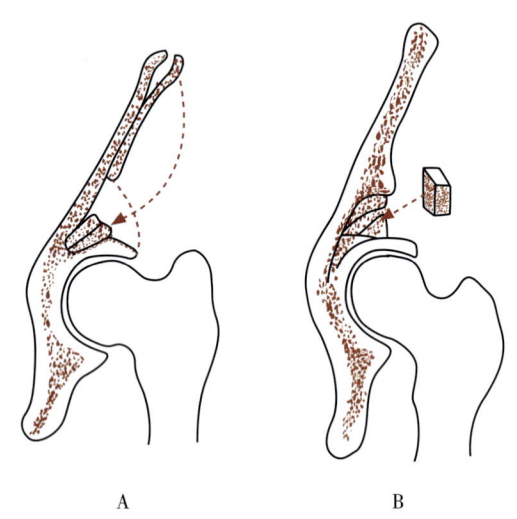

图6-1-3-1-19 Albee髋臼造顶术示意图(A、B)
A.术式设计;B.植入自体骨块,维持顶部位置

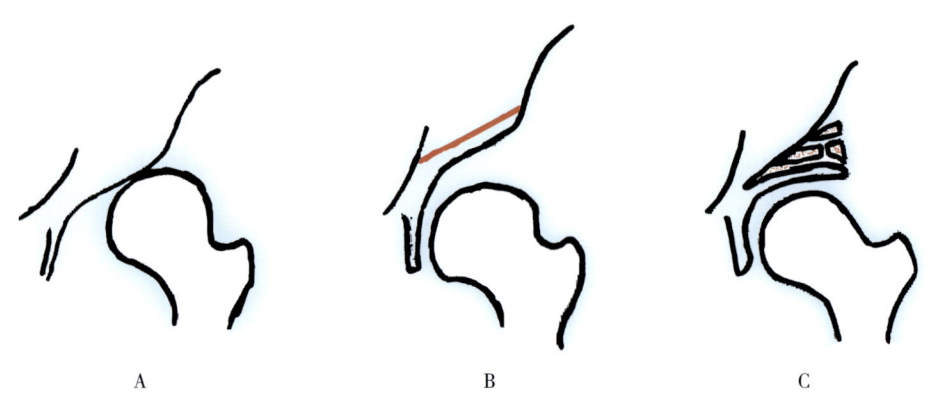

图6-1-3-1-20 Wilberg髋臼造顶术示意图(A~C)
A.术前状态;B.截骨线;C.造顶术完成

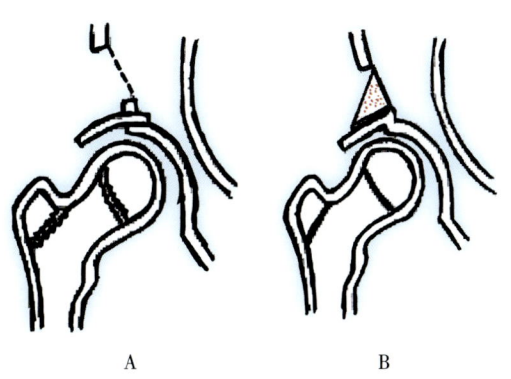

图6-1-3-1-21　Wilsm髋臼造顶术示意图（A、B）

（二）骨盆三骨联合截骨术（Steel截骨术，图6-1-3-1-22）

1. 概况　是将坐骨、耻骨和髋臼上方的髂骨截断重新调整髋臼方向，然后用内固定材料加以固定。主要适应证为大年龄儿童的髋关节脱位，髋臼发育很差，不适于salter骨盆截骨术，患儿无严重股骨头畸形，髋臼、股骨头比例基本匹配，患儿体质好，无其他器官严重畸形者。

2. 手术方法　患者取仰卧位，患腿用无菌巾包裹，以便在手术台上自由活动下肢。在臀皱襞上1cm处做一与大腿纵轴垂直的横切口。切开深筋膜，向外侧剥离并牵开臀大肌，显露出坐骨结节，剥离股二头肌附着点，分开半膜肌与半腱肌间隙，注意保护坐骨神经。从半膜、半腱肌之间伸入弯血管钳子，分开闭孔内外肌，绕过坐骨支，从其下缘穿出，骨膜下剥离一段坐骨支，用骨刀截断坐骨支，第一步手术结束，缝合切口。手术者更换手套、手术衣，做第二步手术。采用髋关节前方入路，显露髂骨内外板、坐骨大切迹。沿髂前下棘显露髂耻隆凸，骨膜下显露

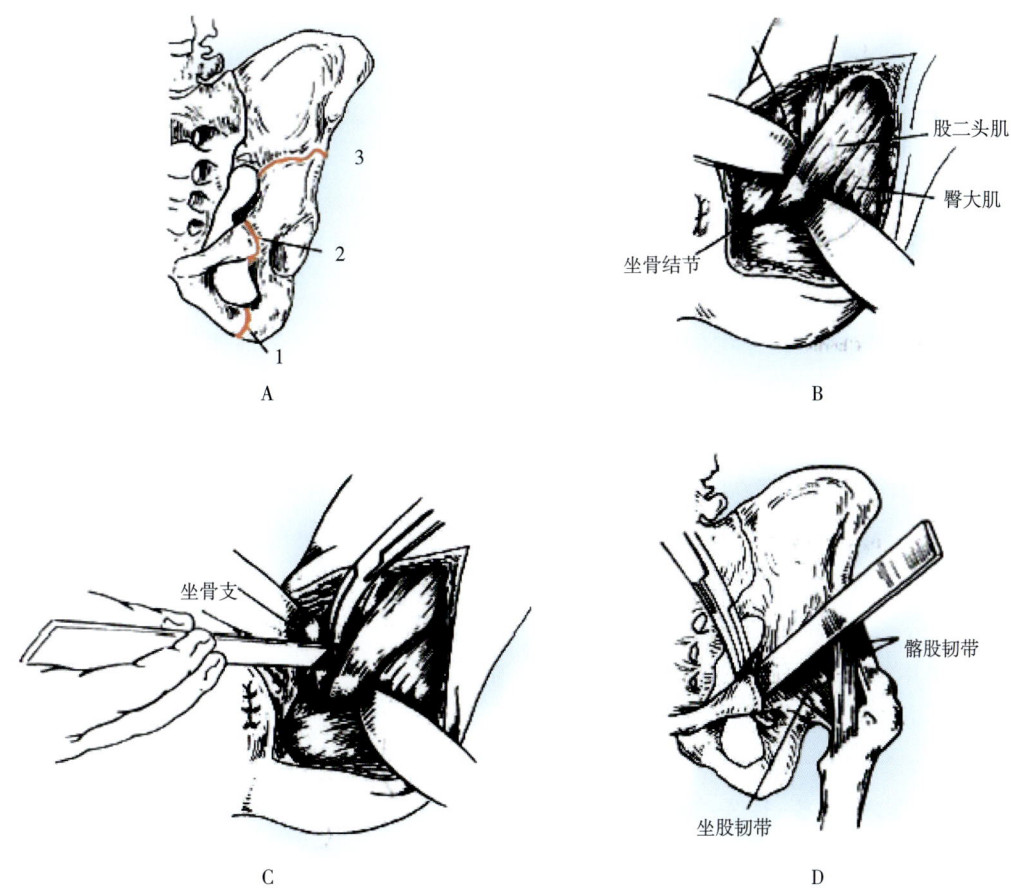

图6-1-3-1-22　骨盆三骨联合截骨术示意图（A~D）

A.凿骨部位；B.分离、显露坐骨结节；C.凿断坐骨支；D.凿断耻骨支

耻骨支,在显露耻骨时注意勿伤闭孔神经及血管,用骨刀截断耻骨支,用线锯截断髂骨。此时整个髋臼可以自由移动方向,用血管钳夹住髂前下棘,旋转髋臼至理想方向,通常将髋臼向前向外旋转,直到股骨头被髋臼覆盖。取全厚楔形髂骨块,植入髋臼与髂骨之间,在用钢针内固定前,可再调整髋臼与股骨头置于最佳复位位置,然后用两枚粗圆针固定植骨块。手术完成后,在手术台上拍摄 X 线片证明复位满意。用髋人字石膏固定 8~12 周。

这一手术的缺点是手术创伤大,出血多,如果内固定不牢固,骨块可以移位,不能保持髋臼与股骨头的良好复位关系,故应慎重选用。

(三)骨盆内移截骨术(Chiari 截骨术,图 6-1-3-1-23)

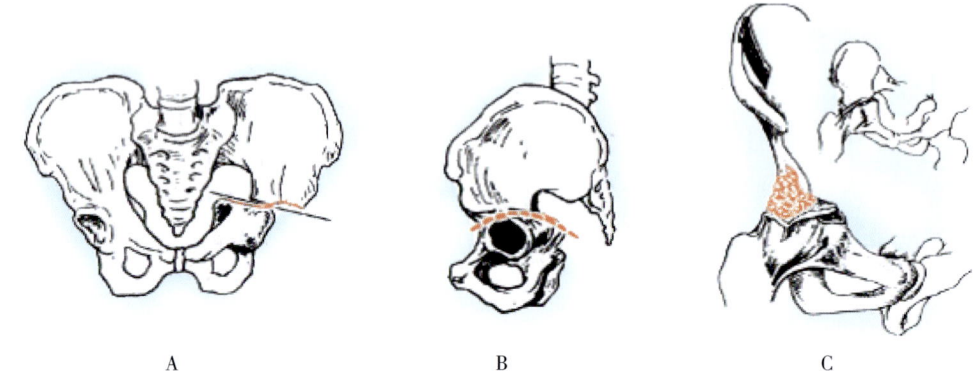

图6-1-3-1-23　骨盆内移截骨术示意图(A~C)
A.截骨平面及角度前面观；B.同前,侧面观；C.植骨后外观

1. 概况　此手术主要适用于青少年患者的髋关节半脱位,股骨头、髋臼比例不协调,髋臼浅,股骨头大,部分股骨头未被髋臼所覆盖。

2. 手术方法　采用髋关节前方入路,骨膜下显露髂骨内外板及坐骨大切迹。髂骨截骨的位置在髋关节囊与股直肌肌腱斜头之间。为了准确,应在 X 线透视下定位。截骨方向由外向内呈 20°倾斜,截骨完成后,助手牵拉患肢同时外展,术者推压下端髂骨向内充分移位,使髂骨上端骨面完全覆盖股骨头。一般不用内固定,如发现截骨面对合不稳,可用粗骨圆针固定,保持位置。术后患肢外展 30°,单髋人字石膏固定 8~12 周。

(四)Staheli 手术(图6-1-3-1-24)

1. 病例选择　此手术也称髋臼延伸术,其适用于以下情况。

(1)任何年龄的儿童髋关节半脱位和髋脱位复位成功后仍有髋臼发育不良者；

(2)采取骨盆截骨术也不能达到髋臼完全覆盖股骨头者。

2. 手术方法　术前测量立位骨盆正位 X 线片上的 CE 角,在 X 线片上测出正常 CE 角(大约 35°)及患侧髋关节 CE 角,然后再测量达到正常 CE 角时髋臼所需要延长的宽度。髋臼延伸的长度和骨槽深度之和等于植骨条的总长度。

手术侧垫高 15°,在髂嵴下方 1cm 处做一与其平行的 Bikini 皮肤切口,经标准的髂骨入路显露髋关节。从前方切断股直肌的返折头,向后将其充分游离。如果关节囊异常增厚(大于 6~7mm),用手术刀将其削薄。

髋臼上方开槽的位置是手术最关键的部分,必须准确地位于髋臼边缘。先用一探针插入关节内,了解髋臼的位置。将钻头置于所选择的开槽部位,摄前后位 X 线片进一步证实其准确位置。

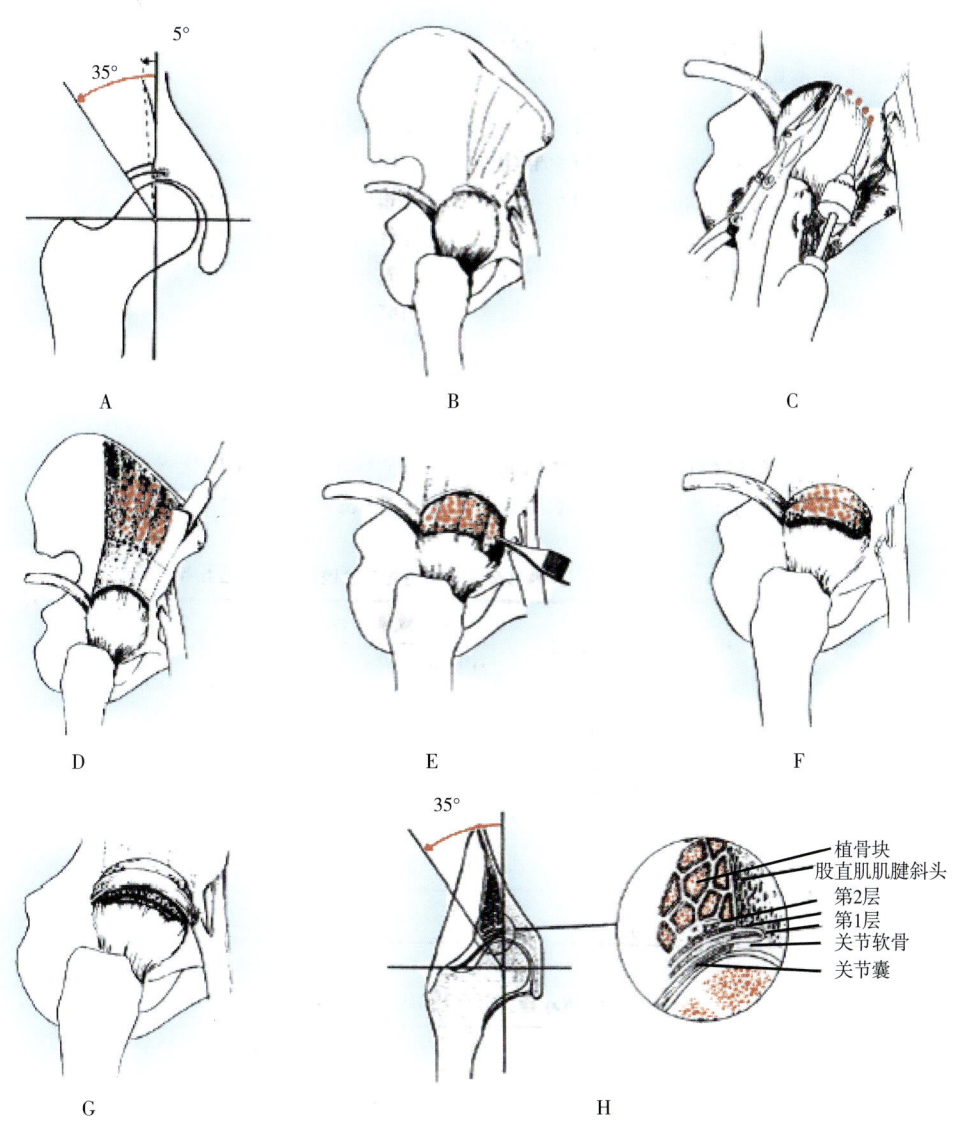

图6-1-3-1-24 Staheli截骨术示意图（A~H）

A.测量CE角；B.测量延长度；C.髋臼上开槽；D~F.分层槽加盖；G.加盖完成；H.显示术野局部诸层状态

髋臼开槽的下方应是带有很薄骨组织的关节软骨，其顶部应为松质骨。此槽的深度为1cm、宽约0.5cm。用直径0.5cm钻头在开槽的部位连续钻孔，然后用窄咬骨钳去除骨孔之间的骨组织，使其形成骨槽。术中如果发现股骨颈前倾角增大，骨槽要向前延伸，如果髋臼后方有缺陷，骨槽应向后方延伸。

从髂骨外板切取尽可能长的皮质骨条和松质骨，为保证植骨迅速愈合，在骨槽上方至髂嵴之间去除骨皮质，但勿切除髂骨内板，以免造成骨盆变形。选择1~2mm厚的皮质骨条，修剪成宽1cm，其长度等于骨槽深度加髋臼延长度。第一层将皮质骨条以放射状方式插入骨槽内，其凹面朝向下方，以顺应髋臼弧度。然后选择较长的皮质骨条用于第二层植骨，长度依髋臼延伸的长度而定，厚度可达2mm，尤其最外端可厚些，以使形成的髋臼边缘。此层骨条的放置与第一层植骨条相垂直与髋臼平行。这两层植骨均要有适当的宽度和长度。如果放置髋臼前方的骨条太长，可妨碍髋关节屈曲；髋臼外侧过长，可影响髋关节外展。

将髋臼后方的股直肌折返头压在植骨条表面,拉紧后缝合到原来的部位,使这两层植骨条不发生移位。若无股直肌折返头,可用关节囊瓣作为替代材料。将松质骨骨条剪成碎块,堆砌在植骨条上方,用手将其压紧,将外展肌缝回原位,起到约束碎骨块的作用。最后照 X 线片证实植骨宽度及位置,均满意后常规闭合切口。术后单髋人字石膏固定,保持髋关节外展 15°、屈曲 20° 和旋转中立位。

3. **术后处理** 术后 6~8 周拆除石膏。然后开始床上髋关节屈曲活动。通常术后 4 个月植骨愈合才可下地活动。

十四、疗效评定

发育性髋关节脱位的手术后疗效,各家报道的结果不一,根据作者复习 1975~2001 年中文文献,其结果列于下表(表 6-1-3-1-2),以供参考。

关于髋关节脱位手术后结果的评定标准,笔者主张采用小儿矫形外科学术界公认的 McKay 临床评定标准及 Severin 的 X 线检查评定标准(表 6-1-3-1-3、4)。

表6-1-3-1-2 1975~2001年国内部分文献报道发育性髋脱位手术治疗效果

手术名称	病例数	百分比(%)	治疗效果(%) 优良可	治疗效果(%) 差	股骨头缺血坏死率(%)
Salter 术	1492	44.02	91.49	8.51	2.60
髋臼造盖术	885	26.11	92.71	7.29	8.60
改良沙式术	587	17.32	83.64	16.66	16.30
Chiari 术	75	2.21	75.00	25.00	25.00
Pemberton 术	164	4.83	83.93	16.07	15.00
Steel 术	53	1.56	85.42	14.58	0
Ferguson 术	133	3.92	92.00	8.00	0
总计	3389	100			

表6-1-3-1-3 McKay 髋关节功能临床评定标准

级别	评定标准
优	关节不痛,无跛行及髋关节运动正常,Trendelenburg 征(-)
良	关节不痛,跛行轻,髋关节运动轻度受限,Trendelenburg 征(-)
可	关节不痛,跛行明显,髋关节运动明显受限,Trendelenburg 征(+)
差	关节疼痛,跛行严重,髋关节运动明显受限,Trendelenburg 征(+)

表6-1-3-1-4 Severin髋关节X线片评定标准

级别	评定标准
优	头臼形态正常,CE > 25°
良	头臼中度变形,中心性复位,CE > 25°
可	髋臼发育不良,沈通线不连接
差	半脱位,沈通线不连接或再脱位

总之,发育性髋关节脱位的治疗,患儿的年龄越小其疗效越好,这已是众所公认的事实。而我国,目前初次来就诊求医的发育性髋关节脱位的患儿中,有相当多的病例已超过闭合复位的年龄。这是小儿矫形外科医师所面临的难题之一,但是我们认为儿童髋关节发育潜力很大,再塑性很强,只要其发育尚未停止,就应抓紧时间,根据每个病例的特点,选择适当的手术方法进行治疗。手术的最终目的尽可能地矫正畸形,恢复髋关节的正常结构,为髋关节的继续发育创造条件,推迟或防止骨性关节炎的发生。

关于大年龄组(指5岁以上)患儿手术后的远期疗效如何,一直是小儿矫形外科界关注的问题。解放军总医院对249例(401个髋)年龄5岁以上患儿,在行髋关节切开复位、髋臼造顶和股骨短缩术后,进行5~20年的随访观察,平均随诊8年。其疗效评价采用McKay临床评定标准和Severin X线片评定标准。其临床优良率为85%,X线片的优良率为73%,股骨头坏死率为11%。这一结果提示,年龄超过5岁的发育性髋关节脱位手术后的疗效并不十分乐观,应严格掌握各种手术适应证。

第二节　先天发育性髋内翻

一、概述

股骨颈轴线与股骨干轴线构成股骨的颈干角。颈干角的正常值,在儿童为135°~145°,在成人为120°~140°,但不同的病变可使之改变。颈干角小于120°者称为髋内翻。髋内翻有先天性和后天性两类,前者出生时即有髋内翻,但罕见,并且常常伴有其他先天性异常,如股骨近端局灶性发育不全。第二型比第一型更常见,通常在开始走路时才被发现。除可能合并先天性短股骨外,极少合并其他畸形。本书仅讨论先天发育性髋内翻。

二、病因与病理

先天发育性髋内翻较少见,约占新生儿的1/25000,约30%为双侧性病变。女性多于男性。病因学较多,有人认为与缺血坏死有关,有人认为与外伤有关,有人强调与内分泌有关,另一些人认为家族性发病倾向及双侧性病变都表示为先天发育性病变。Nillsonne认为血液供应障碍造成骨骺板内侧部分骨化障碍,以致该部分发育生长延迟为病因。多数人认为先天发育性髋内翻系因股骨颈骨化障碍所致。有人认为本病单纯发病并不多见,多合并有全身软骨发育障碍。在早期病变主要在股骨头颈骺软骨中。其病变是由不成熟的纤维组织代替骨,代替正常的软骨内骨化,结果导致骺板断裂和消失。但在股骨头颈下部表面有骨小梁重建,出现新生骨。没有发现低度感染、循环障碍、佝偻病或骨软化等与本病有关。

髋内翻往往累及双侧,以进行性股骨颈干角减小、肢体短缩和股骨颈内侧存在缺陷为特征。显微镜下缺陷处的组织主要由软骨构成,软骨细胞呈不规则的柱状排列,骨化亦不典型,与异常骺板相近似。而相邻的骺干端则骨质疏松,骨小梁萎缩,偶见含有大量软骨细胞。当患儿开始走路时,股骨颈受力增加,又因股骨颈薄弱,将逐渐发展为髋内翻畸形。

随着年龄增长和体重增加,股骨颈干角也减少,直到大粗隆最终位于股骨头上方,而且可发展成股骨颈假关节。在成人期,大粗隆可以位于股骨头上方数厘米。当形成假关节时,股骨头与股骨颈明显分离。患儿8岁以后,髋关节获得正常功能的可能性将迅速减少。

三、临床表现及影像学所见

(一)临床表现

早期患肢以髋痛为主,之后患肢无力易疲劳,行走时身体摇晃、跛行。站立时,患肢呈外旋及轻度内收位,骨盆斜向患侧,脊柱出现侧凸畸形,在腰段凸向健侧。患侧臀肌萎缩,臀沟比健侧下降,Trendelenburg征阳性。患者仰卧位检查,腹股沟部可触到增生的股骨头颈。大粗隆顶点高出Nelaton线,患髋外展、内旋及后伸明显受限,但内收、外旋及屈髋可正常。

(二)X线显示

除股骨颈干角减少外,在颈的内侧与股骨头接近处可见一分离的三角形骨块或骨发育不全区,其边缘与周围骨质有较清楚的界线,骨骺线在其近端(图6-1-3-2-1)。有三角形骨缺损区者,其远端另有一骨质疏松区横过股骨颈。股骨颈内侧缺损区的组织学所见为骨化延迟的软骨组织。因其正在股骨颈主要力线处,所以减少了股骨颈承受力量的能力。病儿开始行走后,软弱的股骨颈逐渐发生内翻。随着病儿年龄的增长、承重的增加,内翻畸形就越来越重,年龄较大的儿童或青年患者的髋关节X线片,可见股骨头与股骨颈分离或形成假关节。大粗隆向上移位,高出股骨头数厘米,股骨的颈干角可成锐角,显示髋内翻畸形更加严重。

酌情附加CT、CTM及MR检查。

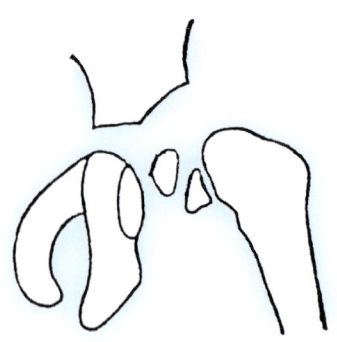

图6-1-3-2-1　三角形骨块示意图
先天性髋关节内翻显示股骨颈下有一"分离"的三角形骨块

四、诊断

对髋痛的患儿,有时膝关节疼痛,下肢外展、内旋及后伸明显受限,X线片上的特殊所见,诊断并不困难。

五、鉴别诊断

本病应与髋关节结核、骨软骨炎及发育性髋关节脱位相鉴别。

(一)髋关节结核

本症下肢不仅外展、内旋受限,在各方面活动均受限。X线照片见骨质明显脱钙。患肢处于完全休息时,髋关节也很疼痛。

(二)骨软骨炎

本病的病史,髋关节活动受限及肢体短缩等与轻度的先天性髋内翻相似。但在X线片上各有特点。骨软骨炎的股骨头颈无分离现象,头致密扁平,颈粗短。

(三)发育性髋脱位

跛行出现较早,从幼儿学走步时开始。检查股骨头在髋臼之外,大多数患者望远镜试验阳性。

六、治疗原则

一般认为对先天发育性髋内翻的病儿，必须早期进行矫正手术，不宜采用非手术治疗。凡有髋内翻畸形出现，临床出现跛行、缩短、外展功能受限，X线片示颈干角一般在100°~110°，HE角大于45°时，即应手术治疗。一般以4~8岁最为合适，最好不超过15岁，随年龄增长，负重活动频繁，颈干角会越变越小，甚至代偿而出现其他畸形，使手术效果不佳。在8岁后才进行矫正者，其功能恢复较差。但对年龄大者，为防止代偿性脊柱侧弯等畸形，仍有手术治疗之必要。

七、手术疗法

（一）概述

采取股骨粗隆下外展截骨术，以矫正髋内翻，促进股骨颈内侧发育不良的骨组织骨化，并可增加患肢的长度。手术时应避免损伤股骨近端的骨骺，否则易引起骨骺的早期融合。在股骨颈病变区植骨，不但不能促进骨化，反而使畸形加重。粗隆下外展截骨术的基本原则是把原来垂直的骨骺线改变为水平骨骺线。一般采用显露下横断截骨，用Blount接骨板外展固定（图6-1-3-2-2）。为了增加在股骨头和颈之间的接触面，使股骨颈更好的承受负重的压力，Pauwels设计了一种Y形截骨术（图6-1-3-2-3）。Langenskiold设计了类似Y形截骨术的粗隆下内移截骨术。手术时将截骨处的远端外展后，使其断面内移至股骨颈下方（图6-1-3-2-4）。

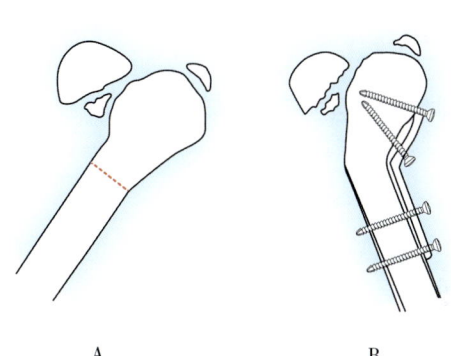

图6-1-3-2-2 髋部外展截骨术示意图（A、B）
粗隆下外展截骨术及Blount接骨板外展固定

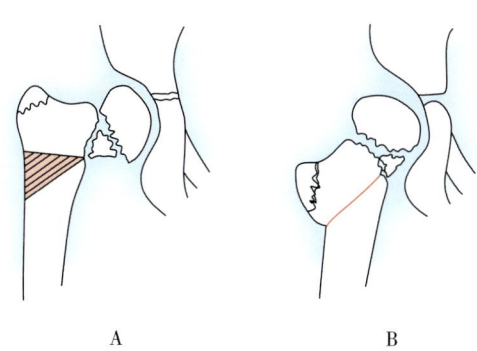

图6-1-3-2-3 Pauwels Y形截骨术示意图（A、B）

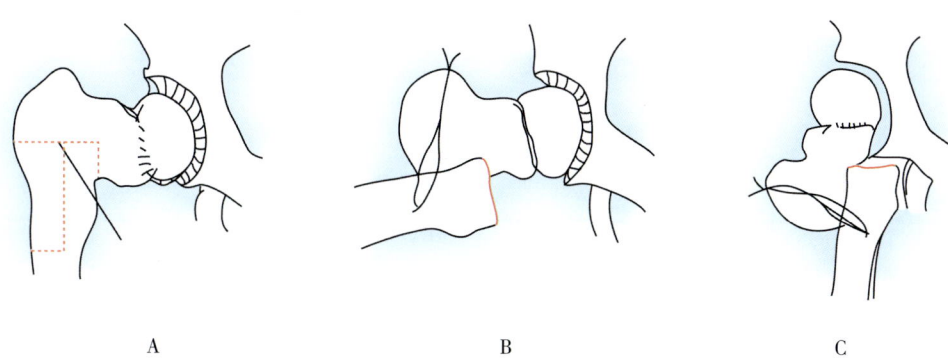

图6-1-3-2-4 Langenskiold截骨术示意图（A~C）
A.截骨设计；B.截骨+钛镅固定；C.放置正常位置

对于成人先天发育性髋内翻的治疗可按治疗股骨颈骨折不愈合的方法进行畸形矫正术。如有假关节，但股骨头无缺血性坏死，可行股骨头软骨帽成形术，即 Brackett 手术。作者所用股骨粗隆下斜行截骨术，是外展后用两枚螺丝钉固定的方法。

(二)术式

此法经临床实践认为结果满意，现介绍如下。

1. 麻醉与体位

(1)麻醉 全身麻醉或基础麻醉加硬脊膜外麻醉。

(2)体位 仰卧位，患侧臀部垫一薄纱垫。

2. 操作步骤

(1)切口 大腿上部外侧纵向切口，显露股骨大粗隆及股骨上 1/3。

(2)截骨及内固定 在大粗隆骨骺稍下部向小粗隆下 2~3cm 处，作一与股骨干成 35°~45°角的斜行截骨(图 6-1-3-2-5)，而后用骨刀斜对着股骨近端的截骨面凿一小槽。外展大腿，将股骨远段上端斜行插入小槽内。如骨端不易插入，可将股骨干远段上端断面的两侧骨皮质边缘切除一小部分，直到修整的尖端能够完全插入槽内为止。股骨外展的角度可根据髋内翻的大小而定，必要时可在术中摄 X 线片决定。下肢外展到满意角度后，用两枚螺钉穿入股骨近端的与小粗隆内侧皮质骨固定。

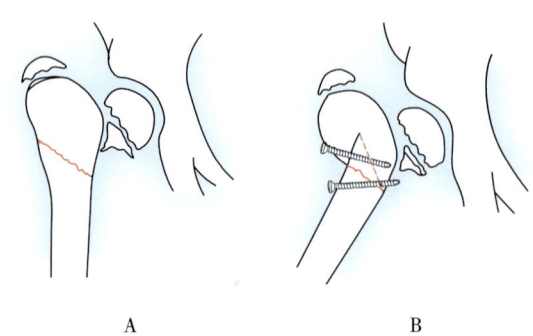

图6-1-3-2-5 粗隆下斜形截骨术示意图（A、B）
A. 术前；B. 术后

3. 术后处理
患肢用皮肤牵引，儿童牵引重量约为 2kg。6~8 周后可去掉牵引，在床上活动。经摄 X 线片检查证明截骨已愈合后，可下地行走。

第三节 先天发育性髋关节外展挛缩和骨盆倾斜

一、概述及病理

本病在临床较为多见，发病率高于先天发育性髋关节脱位，但由于症状较轻而常被忽视。胎儿由于在宫内位置异常，髋关节一直处于外展位中，臀中肌及关节囊外侧部挛缩，臀大肌及外旋肌群有不同程度的挛缩，髋臼发育及骨化延迟，对侧髋关节常有半脱位。

二、临床表现及影像学所见

1. 临床表现
患儿多呈蛙式卧位，患侧下肢处于外展位，活动较少。骨盆固定时，髋不能内收、内旋，患侧髂前上嵴、髂嵴较健侧低，双侧臀纹不对称。当双下肢并拢时，健侧骨盆向上，患侧骨盆下沉，腰椎弯向健侧，凸向患侧。只有当患侧肢体外展时，骨盆才能位于正常水平位，脊柱成一直线。年龄增大后走路笨拙,呈划圈状步态,下蹲困难。

2. X线表现　在外展45°位拍摄髋关节正位X线片,可见髋臼顶的骨化延迟,这是由于患髋外展畸形后健侧内收挛缩,内收侧的股骨头对髋臼发生中心压力较小。有时内收侧可能出现半脱位。

三、诊断

依据以上症状和体征诊断并不困难,但因与先天发育性髋关节脱位相似,需注意鉴别。先天发育性髋关节脱位患儿Ortolani和Barlow试验阳性而Ober试验阴性,而本病Ortolani和Barlow试验阴性而Ober试验阳性。本病引起骨盆倾斜、脊柱代偿性侧弯,故需与先天发育性脊柱侧凸及半椎体畸形鉴别。后者髋内收不受限,且X线检查可排除先天发育性脊柱畸形。

Ober试验:患儿侧卧,患侧在上,健侧髋、膝屈曲。检查者立于患儿背后,一手固定骨盆,一手握持患侧踝关节上方,使髋、膝在90°屈曲位充分外展,下肢过伸并内收大腿,若下肢能贴于床上即为正常(阴性),若不能则为不正常(阳性),此时保持的外展度数可表示挛缩的程度。

四、治疗

一旦诊断明确,应早期治疗。保守疗法让患儿俯卧位,使患肢膝关节屈曲抬起大腿伸髋,再使大腿内收、内旋,每天进行10~20次,每次10~20回,轻者1~2月基本可矫正。病情严重者可住院行患侧水平皮牵引2~3周,然后用患髋内收、内旋、伸直位,健侧髋关节屈曲90°、外旋80°、外展90°剪式石膏固定,一般固定4~6周。石膏治疗无效时可采用手术松解髂胫束及挛缩的臀肌,一般均能收到良好效果。

(吴苏稼)

第四节　先天发育性股骨扭转畸形

一、概述

股骨颈与股骨干之间形成的股骨颈前倾角,被认为是正常的股骨扭转。当股骨发生向内或向外扭转超出正常的前倾角时即为股骨扭转畸形。前倾角过大,小儿行走呈内八字足,前倾角过小呈现外八字足。Mesweeney认为这种股骨扭转畸形可能与小儿长时间不正常睡眠姿势有关。

二、临床表现

早期表现行走步态笨拙,姿势异常,有内八字或外八字样步态,这决定于股骨前倾角的大小,内八字样步态者患侧髌骨指向内侧,足趾指向内侧,坐位时髋关节内旋,大腿内侧肌面着椅面,小腿转向外侧,髋关节伸直时大腿内旋幅度增加,甚至可达90°,外旋受限。外八字样步态与此相反。

三、治疗

一般的股骨扭转所致的内、外八字足畸形在生长过程中,可由家长督促患儿注意纠正步态,通常5~7岁多数可自行矫正。支具治疗一般无明显效果。对于8岁以后前倾角过大仍不能矫正者,可行截骨术矫正,均可收到良好效果。

第五节　先天发育性膝关节脱位

一、病因

对此病病因说法不一,有的认为可能是胎内股四头肌退化、胎儿期肌性营养不良所致,有的认为与膝关节位置异常有关。

二、病理

先天发育性膝关节脱位常合并有肢体骨骺发育异常,并伴有膝关节前方关节囊和股四头肌挛缩。可出现髌骨发育不良或缺如,股外侧肌纤维性变等。髌骨向外侧移位,髂胫束和股外侧肌间隙增厚,膝十字韧带变细或缺如。

三、临床表现

患者有膝关节过伸,膝关节屈曲受限,股四头肌紧张呈挛缩状,髂胫束紧张,髌骨多移至膝关节外侧,胫骨平台位于股骨前方呈半脱位或全脱位。

四、X线表现

胫骨及股骨内外髁发育不良,髌骨移位至股骨髁的外侧,侧位可见胫骨向股骨前上方移位,重者胫股关节关系失去正常形态(图6-1-3-5-1)。

五、治疗

(一)保守治疗

适用于新生儿和婴儿轻度或半脱位者,可用支具或石膏治疗,膝关节保持屈曲位,持续固定

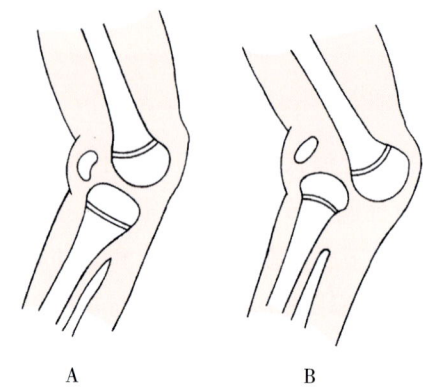

图6-1-3-5-1　先天性膝关节半脱位、脱位示意图(A、B)
A. 半脱位；B. 脱位

一年左右。对幼儿可先用骨牵引松弛挛缩的软组织,再采用支具或石膏固定。

(二)手术治疗

1. 软组织松解术

(1)适应证　年龄2岁前、病变较轻者应用此手术。

(2)手术方法　通过内前方切口显露出股四头肌、髌骨和髌韧带,Z形延长股四头肌腱,切断膝关节内粘连组织,将关节囊前侧给予切开,使膝关节尽量屈曲达90°,石膏固定8周(图6-1-3-5-2)。若关节形态异常,畸形不能矫正,软组织松解后活动仍受限,可同时做股骨远端或胫骨近端截骨术,选择截骨部位决定于股骨或胫骨畸形严重程度,然后用不过伸的石膏或支具保持膝关节的位置,至少需固定1年左右。

2. Curtis 和 Fisher 手术

(1)适应证　本术式适用于3岁以上膝关节全脱位者。

(2)手术方法　于大腿内侧上至股骨小转子,

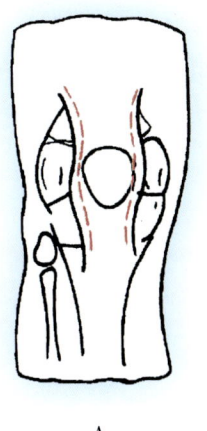
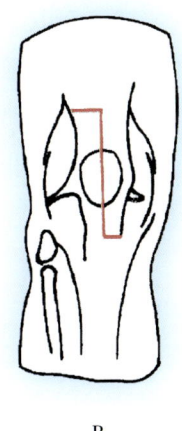
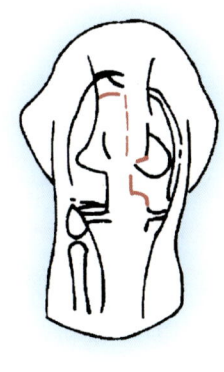

图6-1-3-5-2　软组织松解术示意图（A~C）
A.膝关节内侧切口并显露髌韧带；B.髌韧带Z形切开；C.膝关节周围软组织松解，延长髌韧带

下至胫骨粗隆，显露前方大腿肌肉，于髌骨上方将股四头肌做倒V形或Z形延长，横切开膝关节前方关节囊，向后伸延至内、外侧副韧带，松解髌韧带外侧部分，使髌骨移至髁间窝的正常位置上，若髂胫束和侧副韧带紧张亦同时做Z形延长术，以股骨长轴为准，使髌骨恢复到正常状态，再缝合延长的股四头肌等，保持膝关节在屈曲30°位置，用长腿管型石膏固定，术后6周拆除石膏开始自动与被动相结合方式锻炼，10~12周可开始负重，年龄较大病儿，再坚持用支架1年左右（图6-1-3-5-3）。

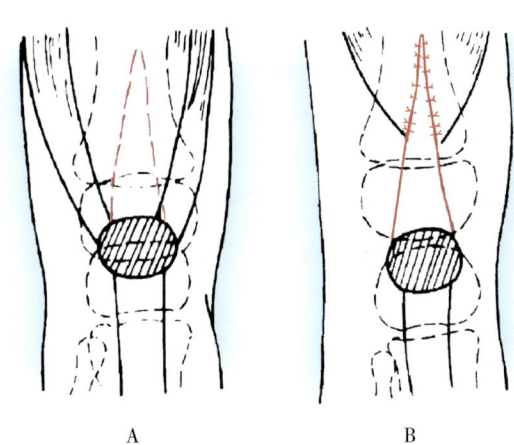

图6-1-3-5-3　Curtis和Fisher手术示意图（A、B）
A.股四肌V形切开；B.延长后缝合

第六节　先天发育性膝关节过伸及多髌骨畸形

一、先天发育性膝关节过伸概述

一般新生儿生后膝关节均过伸20°以下，当过伸超过20°即可称为过伸，当过伸合并有半脱位或全脱位，即为先天发育性膝关节脱位。

二、先天膝过伸的病因与病理

（一）病因

少数有遗传史，有人认为是膝关节韧带发育不良而继发此畸形，也有人认为是胎儿在宫内位置不正受压的结果。

(二)病理

同先天性膝关节脱位。

三、先天膝过伸的临床表现

膝关节过伸位是指其伸角度在 20°~120°，膝关节屈曲 0°~90° 范围，被动屈曲膝关节放松仍可弹回过伸位，股骨双髁向腘窝突起，胫骨内旋，侧副韧带被拉长，膝关节侧方运动范围增大。

X 线表现为胫骨向前、向上及侧方移位，胫骨平台向后倾斜等改变(图 6-1-3-6-1)。

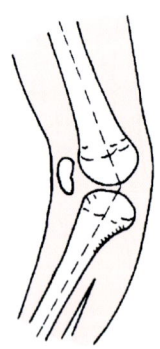

图 6-1-3-6-1　先天发育性膝关节过伸示意图

四、先天膝过伸的治疗

(一)石膏矫正

新生儿期应用手法矫正，膝关节屈曲位，用石膏固定，两周换一次，待畸形矫正后，可改用矫形支具固定。一般可矫正畸形。

(二)手术治疗

对合并膝关节脱位或半脱位，宜在两岁以前采用手术治疗，常用的手术是将股四头肌行 Z 形延长，以使膝关节尽可能屈曲。关节囊缺损时，用筋膜、脂肪组织覆盖，术后膝关节屈曲 90°，用石膏固定 8 周，后用支具固定，使关节完全伸直为止。

五、先天发育性多髌骨畸形

正常状态下，膝关节前方仅有一个髌骨，但在发育过程中，组织的分化与融合出现变异，则有可能形成二个以上的多髌骨畸形(图 6-1-3-6-2)。

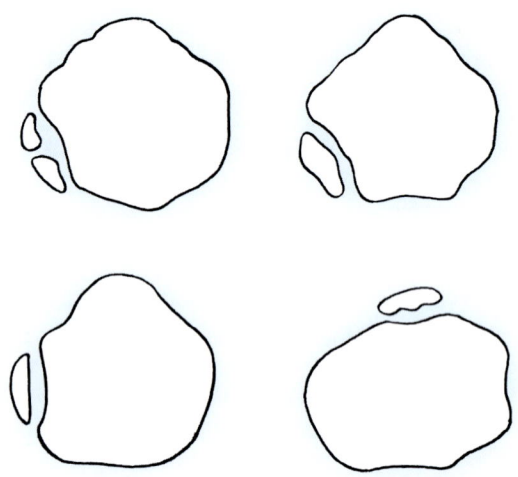

图 6-1-3-6-2　各种先天发育性多髌骨畸形示意图

一般情况下对膝关节功能并无影响，仅仅在体检时偶然发现，无需特别处理，亦不可使患者过度紧张。当膝部外伤发生髌骨骨折时可一并处理，已构成关节面者应尽力保留，仅为籽骨者，可酌情切除。

第七节 先天发育性胫骨假关节

一、概述

先天发育性胫骨假关节是先天发育性胫骨形成不良或失败的总称，有多种特定的类型，各型有自己独立的病理、病程和预后。多见于胫骨中下 1/3 交界处，男性略高于女性，多为单侧，同侧腓骨也可累及。少数患者有遗传史。

二、病因

发病原因不明，很多学者认为此症与软组织内及骨内的神经纤维瘤有密切的联系。其他的假设如局部血运障碍、子宫内损伤、产伤骨折、全身性代谢紊乱、血管异常等，但都未能证实。

三、病理

很多学者认为先天发育性胫骨假关节与神经纤维瘤病有关，同时可在皮肤上有典型的神经纤维瘤性皮下结节。这些成纤维母细胞性团块是由于该区域内神经径路的改变，产生生长异常，假关节处往往有增厚的骨膜和很厚的纤维组织袖。McElvenny 认为这种错构瘤性的增殖软组织将阻碍骨的形成和正常骨痂生长，厚的纤维环卡压骨组织，减少血供应，引起骨萎缩。按 Boyd 的病理观察，认为 Ⅱ 型的病理变化是一种侵袭性的溶骨性纤维瘤病，年龄越小，侵袭性越大。随着年龄的增长，其侵袭性也减少，及至骨骺板闭合，这纤维瘤病也丧失其侵袭性。所以在整个生长年龄中，即使出现骨性连接，也还会出现假关节，因此在青春期以前不要轻易做出治愈的结论。

四、分类

Boyd 将本症分六型（图 6-1-3-7-1）。

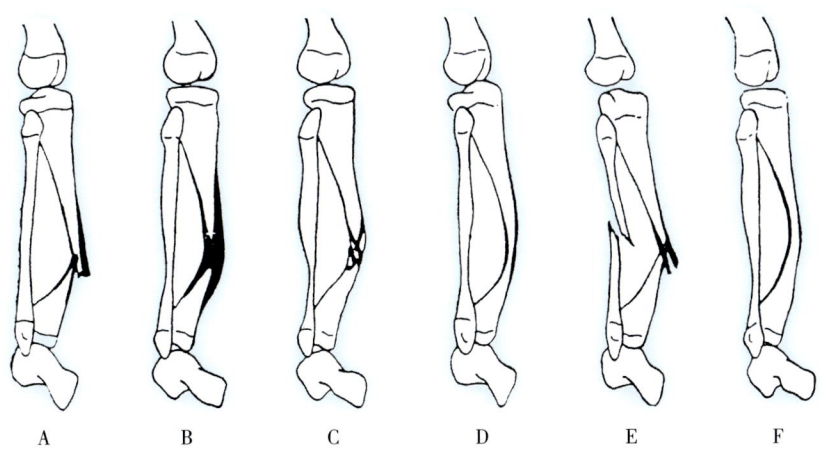

图6-1-3-7-1　先天发育性胫骨假关节的不同类型示意图（A~F）

A.出生时就已有前弓和胫骨缺损；B.向前成角处出现葫芦样狭窄；C.硬化段有囊肿形成；
D.胫骨有硬化区，髓腔接近闭塞；E.胫骨与腓骨均有假关节；F.骨内神经纤维瘤病变

Ⅰ型　前弯同时有假关节,出生时胫骨就有部分缺如。可有其他先天性畸形。

Ⅱ型　前弯同时有假关节,出生时胫骨有葫芦状狭窄。在两岁前可有自发性骨折或轻伤引起骨折,统称为高危胫骨。骨呈锥状、圆形和硬化,髓腔闭塞。此型最为多见,常伴有神经纤维瘤病,预后最坏。在生长期,骨折复发很常见,随着年龄增长,骨折次数将减少,至骨骺成熟,骨折也不再发生。

Ⅲ型　在先天性囊肿内发生假关节,一般在胫骨中 1/3 和下 1/3 交接处。可先有前弯,随后是骨折。治疗后再发生骨折的机会较Ⅱ型为少。

Ⅳ型　在胫骨中 1/3 和下 1/3 交接处有硬化段,并发生假关节。髓腔部分或完全闭塞。在胫骨皮质可发生"不全"或"行军"骨折,待折断后,不会再愈合,骨折处增宽而形成假关节。这类骨折预后较好,在骨折成熟不足之前治疗,效果较好。

Ⅴ型　在腓骨发育不良时,胫骨产生假关节,两骨的假关节可同时发生。若病损限于腓骨,预后较好。若病损发展至胫骨假关节,其发展过程类似Ⅱ型。

Ⅵ型　因骨内神经纤维瘤或许旺氏瘤而引起假关节。这极少见。预后取决于骨内病损的侵袭性和治疗。

五、临床特点

小腿短缩、瘦细,中下段呈成角畸形,容易发生骨折,经治疗不愈合而形成假关节。也可在出生时即骨折。病儿局部一般无肿胀疼痛不适感,全身皮肤常有散在浅棕色斑。

六、影像学所见

X 线摄片见胫骨下 1/3 处向前外侧弯曲,凹侧骨皮质增厚,骨髓腔狭窄。腓骨可有相应的改变。X 线片表现早期可与胫骨弯曲相同,或胫骨中下 1/3 处有囊性变,骨质变薄,局部变细,髓腔狭窄或阻塞,发生骨折后久不愈合,两断端间骨质逐渐吸收,骨折端硬化,多数形成圆锥形,相当长的一段髓腔消失,腓骨多有相应的改变。必要时可选择 CT 扫描或 MR 检查作为补充。

七、诊断

主要根据单侧小腿中下 1/3 处有向前弯曲畸形,并无严重外伤史。多数患儿全身皮肤有散在性咖啡样色素斑或神经纤维结节。并结合 X 线表现即可确诊。

八、治疗学概况

(一)属疑难手术

本病的治疗至今仍是一个难题。可以采取的手术方法很多,如大块外置植骨、复合组织瓣移植、搭桥植骨、双外置植骨等,但效果均不满意,往往植骨被吸收而再骨折。随着显微外科的发展,开始采用吻合血管的腓骨移植或带血管蒂的腓骨转移,由于改善了局部的血液供应,使本病的疗效有了提高,但远期效果尚有待总结。

(二)注意要点

1. 在治疗过程中有反复进行多次手术也达不到骨折愈合的效果,出现下肢短缩,以至造成残废包括截肢的可能,这点必须充分向患儿家长说明。

2. 尚未形成假关节仅有胫骨弯曲者,进行手术矫正畸形是禁忌的,一旦手术必将形成假关节,造成不堪的后果。

3. 对于未形成假关节者,胫骨内已形成囊样改变,应慎重地进行囊肿切除搔刮植骨术,在骨组织完全修复前必须应用下肢支具保护,也许可避免假关节的发生。胫骨若有前外方弯曲、硬化严重者,应充分切除病变的骨膜,进行自体植骨固定,同时应有坚固的外固定方可收到满意的效果。

4. 对于已形成假关节者,手术年龄在 6~7 岁之后进行比较适宜,因年长儿骨骼较幼儿粗而坚硬,手术时可取足量的松质骨及足够长的骨板,对骨折愈合有保证。在等待手术时应用有确实作用的支具保护,防止弯曲加重及骨折发生,具有较好的骨愈合条件者也可尽早手术。

九、几种常用之手术

(一) Boyd 手术

1. **手术原理** 此手术采用健侧胫骨骨板,剥去其上骨膜留有部分松质骨,用健侧的胫骨骨板固定于假关节处,再从髂骨取松质骨植入固定。

2. **操作步骤** 手术于假关节处做一纵形切口,显露出假关节,切除所有增厚的骨膜和周围纤维组织,直至健康的肌肉和皮下组织,切除假关节病变骨质,直至出现骨髓腔为宜,必要时要钻通髓腔。此步骤是手术成功的关键。

此后在假关节胫骨内侧准备好植骨创面,修整成平面,最大限度地使植入骨板与胫骨紧密相接,植骨尽量多放于远侧端,但不可损伤骨骺板,整个骨板越长越好,为保持长度,胫骨上下端可有少许空隙,腓骨根据胫骨病变切除长度可切除一部分或不切除,保持完整腓骨能增加胫骨的稳定性,然后上下端各用二枚螺钉固定胫骨植入骨板,在移植的骨板中间或胫骨上下端空隙中植入多量的松质骨(图6-1-3-7-2)。缝合皮下及皮肤,为保持局部血运,不要缝合深筋膜。

3. **术后处理** 术后用长腿石膏固定,对于肥胖儿可用单髋人字石膏固定,10~14 天拆线再更换石膏固定 4~6 个月。拆除石膏后仍应用长腿支架,直至骨骼成熟。虽有骨性连接,但易产生再骨折,因此,外固定甚为重要,若发生再骨折应再次手术。

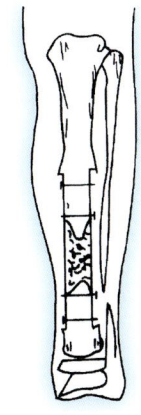

图6-1-3-7-2 Boyd手术示意图

(二) Sofield 手术

此手术适应于胫骨假关节,远侧端胫骨过短者。于胫骨前方纵行切开,显露胫骨假关节上下端,充分切除胫骨上下端病变的软组织及骨质,应注意不应损伤胫骨下端的骨骺。扩大骨髓腔,于胫骨上端截断胫骨,将截下的胫骨颠倒,使其上端对准胫骨远侧端,用髓内针固定,若胫骨中间有空隙,可取对侧腓骨进行植骨使上下端紧密接触并应有一定的压力为佳(图 6-1-3-7-3)。缝合骨膜、皮下及皮肤。术后应用长腿石膏固定 3~6 个月,但此中间可以负重刺激骨生长。

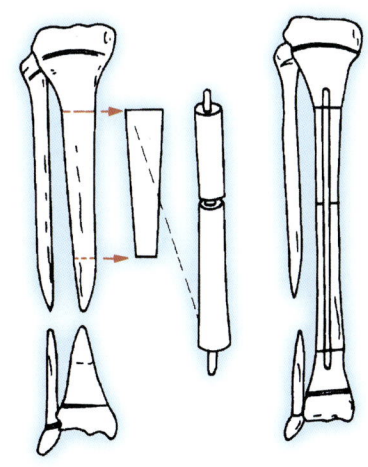

图6-1-3-7-3 Sofield法示意图

(三) 游离腓骨移植术

近年来由于显微外科的进展,应用健侧带血管蒂的腓骨移植取得了一定的效果,此手术要求在手术显微镜下进行,由专业的显微外科医生参加方可完成。手术年龄6~7岁,其成功率较高,对于小年龄者成功率较低,术后如何保持吻合血管的畅通是手术成功的关键。

(四)Ilizarov一次加压一次延长术

彻底切除假关节病变部分,包括硬化骨、假关节之间纤维组织、病变骨膜,尽量使骨髓腔显露出来,从患儿髂骨取下松质骨块剪成骨柴及骨条,将骨条插入髓内,周围植入少许骨柴,应用Ilizarov外固定支架端端加压固定,假关节上方再置以Ilizarov外固定支架,行干骺端皮质骨截骨,对短缩肢体进行延长(图6-1-3-7-4)。于术后第7天开始每天延长0.5~1mm,可分2~4次进行,每次延长0.25mm,不能过急,否则造成骨不愈合,一般可延长4~12mm,待延长长度达到要求后即停止延长,假关节完全愈合即可去除外固定支具。

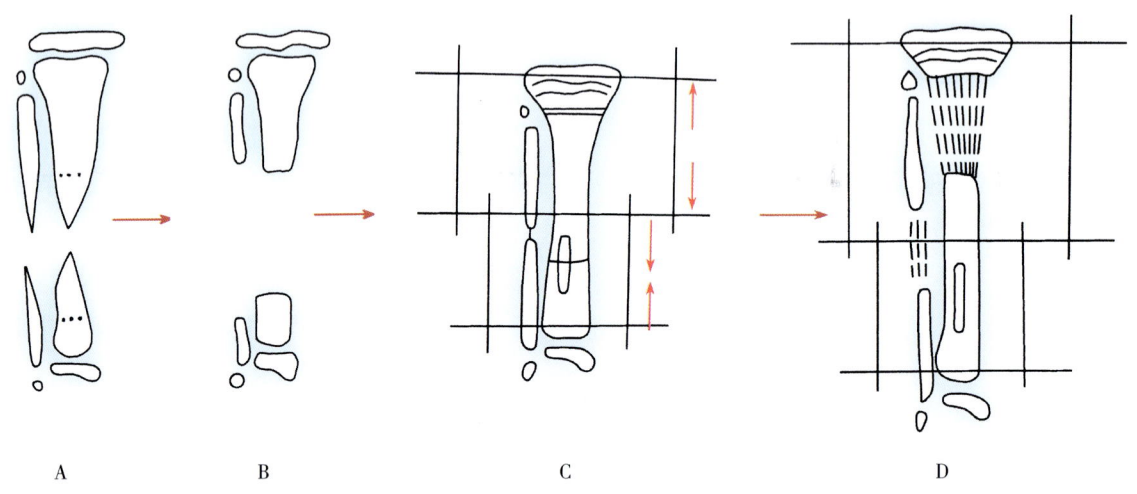

图6-1-3-7-4　Ilizarow一次加压一次延长术示意图(A~D)
A.假关节原状；B.残端截骨；C.加压固定；D.延长固定

第八节　先天发育性胫骨弯曲

先天发育性胫骨弯曲是指胫骨向前凸弯或向后凸弯,同时伴有向内或向外凸弯,腓骨也常出现同样的凸弯。

一、基本概念

(一)病因

可能与胎儿在子宫内位置不正有关,有一些病例有遗传性。

(二)临床表现

一般发生在胫骨中下1/3处,向前或向后凸弯是非常明显的,检查可见双侧下肢不等长。

(三)X线片所见

胫骨向前或向后凸弯,胫骨骨髓腔硬化、变窄或闭塞,其周围为增厚的软组织,弯曲部位还可见到囊性变,囊内多为发育不良的纤维组织。

二、治疗

对胫骨向前凸弯畸形的患者,因与先天发育性胫骨假关节有联系,预后较差,对胫骨有正常髓腔,没有狭窄迹象或硬化高危胫骨,一般予支具保护,预防骨折。如发生骨折应切除无血运、增厚的纤维组织和骨断端硬化组织,用自体双盖植骨螺钉固定,或外固定器加压固定。也可用电刺激促进骨折愈合,或腓骨带血管蒂移植治疗。而对胫骨向后凸弯畸形的患者,可采用手法被动松解前面紧张的软组织,晚间用支具固定,通常4岁前可矫正畸形,应经常检查。如肢体长度不能完全矫正或弯曲仍较严重,可行截骨手术或肢体延长术。

第九节　先天发育性胫骨缺如

先天发育性胫骨缺如要比腓骨为少,同侧可有其他异常,如髋关节发育不良,腓骨缺失,足骨缺失等。

一、分类

先天性胫骨缺损可分为三型(图6-1-3-9-1)。

Ⅰ型　完全缺失;

Ⅱ型　近侧胫骨发育不全;

Ⅲ型　远侧胫骨发育不良和远侧胫腓骨的骨性连接。

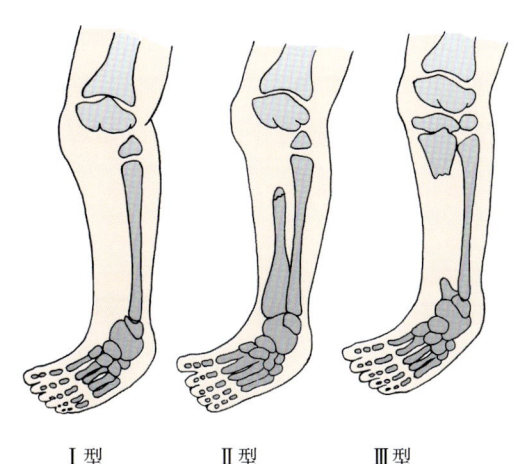

Ⅰ型　　　Ⅱ型　　　Ⅲ型

图6-1-3-9-1　先天发育性胫骨缺如分类示意图

二、临床表现

患儿跛行或不能行走,小腿明显细而短缩,腓骨增厚,膝部不同程度挛缩。胫骨完全缺如时,胫骨嵴缺失,小腿明显内收,足内翻内旋畸形,足下垂,腓骨可代偿增粗。胫骨髁后方可触及腓骨小头。当胫骨为部分缺损时,小腿向外侧弯曲畸形,腓骨移位少。

三、治疗基本原则

治疗以手术为主。对Ⅰ型病例,可采用Putti法治疗,或作膝关节解脱术,后者适用于明显膝关节屈曲挛缩或治疗后的屈曲挛缩复发。对Ⅱ型、Ⅲ型,治疗以胫腓骨融合为主,以稳定膝关节。对年龄较大的儿童,可作患侧胫腓骨骨性连接。若足不能放正,建议作踝关节解脱术或改良Boyd截肢术,将腓骨远端植入跟骨。不作膝以下截肢,以防止膝以下残端的骨过度生长。

四、Putti手术方法

(一)第一期手术

1. **手术步骤**　自股骨外髁外侧向下至小腿

外侧中上 1/3 交界处作一纵形切口。解剖出腓总神经并保护。切开关节囊,暴露出股骨髁,分开位于股骨髁及腓骨上端间的关节囊组织。剥离腓骨上端股二头肌的止点,使腓骨上端进入股骨髁间凹。然后可选:

(1)股骨下端及腓骨上端的软骨面接触,形成活动关节。

(2)切除两者的关节面,达到骨性融合。由于膝关节后软组织短缩,硬性使膝关节伸直是不适宜的,故术后固定于 30°~40° 膝屈曲位。

2. 术后处理　术后髋人字石膏固定,每月更换石膏时,同时逐步矫正膝屈曲及足下垂内翻畸形。6 个月拆除石膏,改用支架,尽可能保持大腿与小腿轴线在一条线上,足在下垂位,垫高鞋垫,练习走路。

(二)第二期手术

1. 手术步骤　在第一期手术后一年进行。经前外侧切口,显露出腓骨远端及与之形成关节的跗骨,解剖游离腓骨下端直至可置于跗骨上(多为距骨,无距骨时用跟骨),在跗骨上凿一骨槽,再将已做成新鲜创面的腓骨下端置入槽中,用钢板或螺钉固定。

2. 术后处理　术后足下垂位长腿石膏固定,3 个月拆除石膏后换用支架,足底垫高。遗留膝关节屈曲畸形,可作股骨髁上截骨术。

手术后腓骨将生长肥大,可达到原大小的 3~4 倍,形似胫骨,可有部分功能,小腿短缩可采用延长术。

第十节　先天发育性腓骨缺如

在长骨先天发育性缺如中腓骨最为常见,但一般要到 5 岁以后,才能确定腓骨是否完全缺失。本病右侧较多见。

一、病因

在胚胎早期,肢体原基于 8 周前形成缺失,造成畸形。有人认为腓骨缺如继发于肢体肌肉的病变,腓骨肌和小腿三头肌的短缩将增强胫骨与足的应力,常引起小腿弓形和足下垂外翻。

二、分型

Coventry 和 Johnson 把本病分为三型。

Ⅰ型　单侧部分缺失,小腿可中度短缩,一般无残疾。

Ⅱ型　腓骨几乎完全缺失,肢体极短,胫骨在中 1/3 和下 1/3 处全弓畸形。皮肤有微凹,但与弓端无粘连,足下垂和外翻,同侧股骨也短缩,即使治疗,功能也较差。

Ⅲ型　可能单侧,也可能双侧,并伴有其他严重异常,如上肢或股骨畸形,脊柱裂等。这种病例较多,预后也差。

三、临床表现

跛行,小腿短缩。可见胫骨弓形畸形,足外翻,外踝消失,并伴发其他肢体的短缩畸形及胫股关节脱位等(图 6-1-3-10-1)。

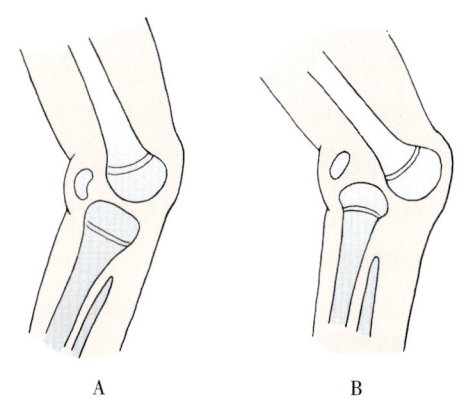

图6-1-3-10-1 先天发育性腓骨缺损示意图（A、B）
A.伴膝关节反屈；B.伴胫股关节脱位

四、治疗

（一）治疗原则

根据就诊时的年龄、畸形程度、软组织紧张情况以及分型而定。Ⅰ型患儿，如肢体短缩少于1.5cm，可加高鞋底来代偿。Ⅱ型和Ⅲ型患儿往往出现踝关节不稳定，患足发生外翻畸形。

（二）具体治疗措施

治疗方法有以下几种：

1. 佩带支架保持足与胫骨的正常位置；
2. 在胫骨下端进行截骨术，保持距骨与胫骨间关节的正常水平位；
3. 将距骨与胫骨融合；
4. 腓骨部分缺如者，行腓骨延长术以恢复腓骨的全长。

（孙荣华　刘大雄）

第十一节　先天发育性足部畸形

一、先天发育性马蹄内翻足

（一）概况

马蹄内翻足（talipes equinovarus）是一种最常见的先天发育性畸形足，约占先天发育性足部畸形的77%。马蹄内翻足畸形由足下垂、内翻、内收三部分组成。本病发病率约为1‰，男性比女性多，双侧多于单侧。患者可以伴有其他畸形，如先天发育性髋脱位、并指、肌性斜颈等。因患儿一出生就能发现，多数治疗及时，疗效较好。

（二）病因

真正病因不明，许多因素和本病有关联，但没有一种因素能完全解释马蹄内翻畸形的起因。

1. 遗传因素　本病常有家族史，与遗传有一定的关系。如Wynne-Pavis等报道证明，有家族发病者占发病率的2.9%，另外同卵双胎的发病率远比异卵双胎为高，比例为33:3。虽然遗传是一种重要因素，但尚不能确定显性、隐性或伴性基因遗传的规律。

2. 胚胎因素　Bohm认为自胎儿3个月之内，足是处于马蹄内翻的3个原始畸形状态，即下垂、内收和旋后（内翻）。自第四个月开始，足处于中和旋转位，距骨轻度内收，足也开始沿长轴旋前，接近正常人足的位置。任何发育障碍将保持足于胚胎早期的畸形位。

3. 宫内因素　胎儿在宫内体位不佳，足部受压长时间处于内收、后跟内翻、踝部于下垂位。相应的小腿后侧和内侧的肌肉缩短，内侧关节囊增厚，使足进一步处于畸形位。

4. 环境因素　许多学者研究发现本病与环境有关。如Duraswami注射胰岛素至发育中的鸡胚内,可产生马蹄内翻足。有人证明在肢体发育的关键时刻,缺氧可能产生马蹄内翻足。Stewart发现在许多日裔患者中,由于有蹲坐于内翻足上的习惯,而发病率特别高。

(三)病理

1. **软组织改变** 足踝部内侧和后侧的软组织均缩短,包括皮肤、肌肉、肌腱、关节囊、韧带、神经和血管。足背部及足外侧软组织则延长松弛。踝关节及距跟关节的后侧关节囊,跟腓韧带、后距腓韧带以及小腿三头肌都发生挛缩,在内侧的三角韧带、跟舟韧带、胫后肌、屈𧿹长肌以及跖腱膜、外展𧿹肌、屈趾短肌皆发生短缩。肌力不平衡是马蹄内翻足进一步发展的一个重要原因,胫前肌和胫后肌强于外翻的腓骨长短肌,足跖屈的小腿三头肌强于足背屈的胫前肌、伸趾肌。肌肉不平衡是外科手术矫形的病理基础之一。

2. **骨组织改变** 足部骨骼改变的关键部位在距骨,重者距骨上关节面可脱出踝穴,下关节面扭曲,距骨头增宽旋转。跟骨内翻、下垂,前足骨骼内收,外踝突出。初生儿以软组织改变为主,骨骼发育和位置改变较少,如果畸形继续发展,足部的发育畸形会增加。

(四)临床表现

患儿出生后即呈马蹄内翻足畸形,即足内收内翻、下垂或高弓足(图6-1-3-11-1)。患儿走路时间推迟、跛行,足外侧即足背负重,可见胼胝或溃疡。马蹄内翻足分松弛型和僵硬型。松弛型畸形较轻,皮肤柔韧,可用手法将畸形矫正,小腿肌肉多无萎缩。僵硬型畸形严重,足跟小,下垂内翻畸形顽固,距骨头在背外侧隆起,外踝比内踝更为突出,凹侧的皮肤绷得很紧,被动矫正时呈明显抵抗,多伴有小腿肌肉萎缩、畸形短缩、细小。学龄儿童可有胫骨内旋畸形。

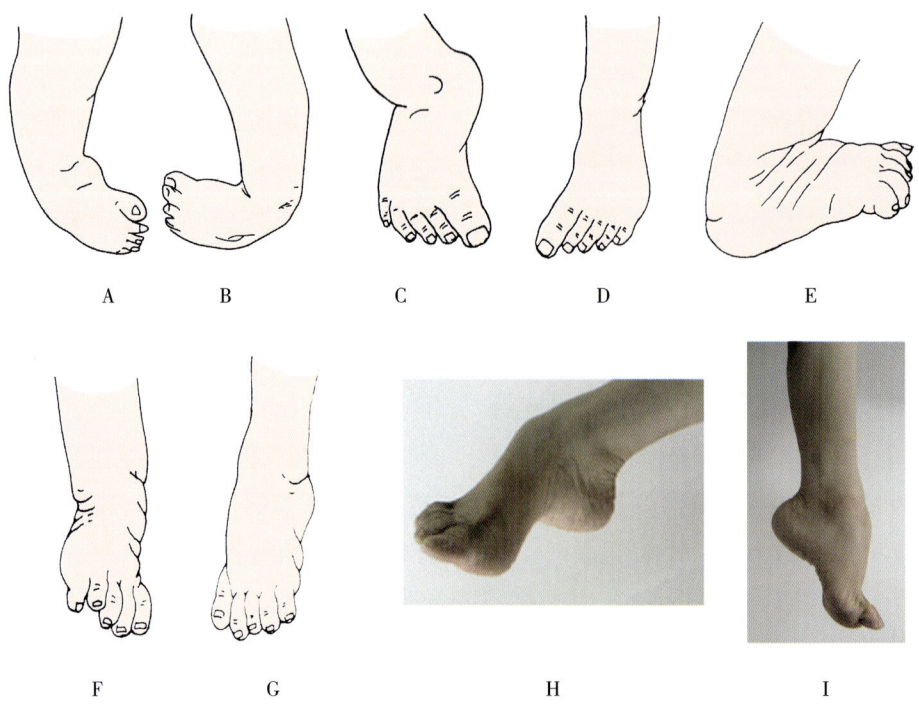

图6-1-3-11-1 马蹄内翻足外观(A~I)

A~G.先天发育性马蹄内翻足各种形态示意图;H.I.临床病例

(五)X 线表现

1. 正位片　正常足距骨纵轴与跟骨纵轴之间有 30° 左右夹角,若小于 20°,示足后部内翻。正常第一跖骨与距骨纵轴、第五跖骨与跟骨纵轴平行或交叉角小于 20°,大于 20° 示足前部内收。

2. 侧位片　正常足距骨与第一跖骨平行,马蹄内翻足则呈相交成角。

(六)诊断

先天性马蹄内翻足依据病史和临床表现,诊断容易。但需注意与神经损伤引起的麻痹性内翻足及脑性瘫痪足内翻畸形鉴别。

(七)治疗原则

出生后应尽早开始治疗,最好在生后第一天就开始手法治疗。在患儿生长发育过程中,应根据患儿年龄、畸形程度选择治疗方法。开始可采用手法,要求坚持不懈,长期观察,并制定个体化的治疗计划。手术治疗应考虑到肢体的发育生长因素,手术矫正可分次进行,破坏性不宜太大。治疗方案可考虑以下几点。

1. 婴儿期间应采用单纯手法治疗,由家长学会操作。不宜在麻醉下强力扳正,否则可损伤胫骨下端骨骺。若效果不理想,6 个月后可采用软组织松解术。

2. 1~3 岁患儿可在全麻下手法扳正,或加用软组织松解术,然后在矫枉过正位给予石膏固定。少数矫正效果不理想或严重畸形者,可采用跟骨楔形截骨术等骨关节手术。

3. 3 岁以上患儿手法治疗已很难奏效,应根据畸形和僵硬程度选用软组织松解术、肌腱移位术、截骨矫形术等手术治疗。

4. 10 岁以上患儿,一般骨骼畸形已比较明显,需要作跟骨截骨术、跗部三关节融合术、胫骨截骨术(纠正胫骨内旋畸形)等矫正手术,但往往需要同时加用软组织手术。

5. 成人患者对于不是很严重的畸形,可以采用三关节融合术和软组织松解术,在 30 岁以前手术仍可获得满意效果。对畸形严重、疼痛、足外侧胼胝感染等患者,作 Syme 截肢后装配义肢,效果可能比勉强行矫形手术好。

(八)手法按摩矫正

1. 病例选择　一般应由家长在医师指导下,对婴儿患足进行按摩和几个方向的矫正活动,最好在喂奶时进行,也不要限制婴儿下肢活动蹬踏。待婴儿习惯、安静后,即可实施正规的手法操作。

2. 操作手法　术者左手握持患儿小腿下段和踝关节以保护关节骨骺,屈膝 90°,按顺序逐日进行手法扳正。一般先矫正前足内收和距下关节的内翻畸形,数周后开始矫正踝部跖屈与旋后畸形。在矫正足下垂时,应将后跟向下牵拉,使踝部背屈,而切忌强力将前足背屈。在对各种畸形作反方向扳正的过程中,同时对足外缘软组织进行按摩。在手法矫正期间和矫正后,应使用相应支具并鼓励患儿作主动的足外翻练习。

(九)手法矫正石膏固定

1. 概况　一般在全麻下进行,由医师操作。矫正顺序同上述手法按摩矫正。本法往往需要结合跟腱切断延长和跖腱膜切断松解术。

2. 操作方法　术者一手握持患儿前足,一手握持足跟部,将患足外侧凸出部置于有软衬垫的三角木崎上,两手持续施压,以纠正前足内收和足内翻畸形,然后术者一手握持患儿小腿下段与踝部,一手握持前足,使足踝极度背伸以矫正跖屈畸形,最后再将患足外翻外展。手法矫正成功后,取患足矫枉过正位,屈膝 90° 石膏固定,每 3 个月更换一次石膏,共需固定 9 个月左右。在此过程中及解除固定后,需长期观察直至成年,如有畸形复发,应及时采取相应治疗措施。

（十）软组织手术

1. 跟腱延长术　为应用最多的软组织手术，主要是纠正足跖屈下垂。具体手术方法可参阅本书有关章节。

2. 跖腱膜切断术　切断跖腱膜中段紧张部分，以纠正前足的跖屈与内收。

3. 关节囊和韧带松解术　常在跟腱延长术同时进行，视需要切断后踝、距下关节囊及部分三角韧带。在纠正前足内收畸形时，有时需切断内侧面跗骨间关节囊。

4. 胫前肌腱外移术　将胫前肌止点从第一楔骨处切断游离，移至第三楔骨或骰骨处。陆裕朴主张早期（6个月后）行此手术，以尽早建立肌力平衡。

（十一）截骨矫形术

适用于重度患儿，骨骼已有较严重的畸形者。较常应用的为跟骨楔形截骨术（Dwyer手术，图6-1-3-11-2）纠正跟骨内翻畸形，也有采用骰骨楔形截骨术纠正前足内收畸形。对学龄前儿童的胫骨内旋畸形，可采用胫骨截骨术。

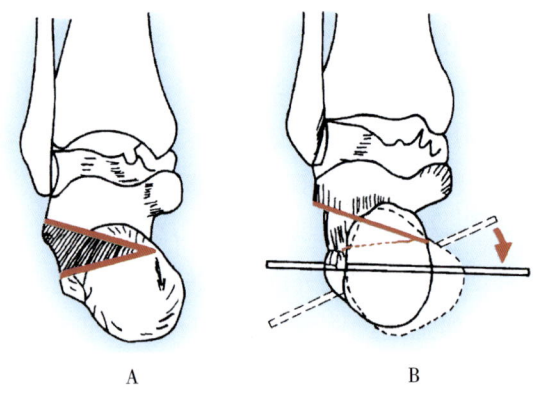

图6-1-3-11-2　Dwyer跟骨楔形截骨术示意图（A、B）
A. 切除的楔形骨块；B. 跟骨中斯氏针移动的方向

（十二）关节融合术

多采用跗部三关节融合术，适用于10~12岁以上畸形严重的患儿，以及部分成年患者。

二、先天发育性马蹄外翻足、先天发育性内翻足与外翻足

（一）先天性马蹄外翻足

先天发育性马蹄外翻足（congenital talipes equinovalgus）是一种极少见的畸形，见于先天发育性多关节挛缩症患儿。表现为足前部与后部均外翻，足前部还有外展，踝关节与距下关节跖屈畸形（图6-1-3-11-3）。治疗应尽早进行手法按摩扳正，但本症较顽固，治疗效果往往不理想，多需在12岁后行关节融合固定术。

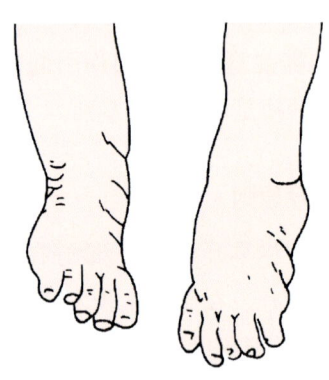

图6-1-3-11-3　先天性马蹄外翻足示意图

（二）先天发育性内翻足

先天发育性内翻足（congenital talipes varus）表现为足前部与后部均内翻，足前部还有内收，但背伸与跖屈正常（图6-1-3-11-4）。治疗应尽早行手法牵伸逐步纠正畸形，配以石膏或支具固定维持正常位置，预后较好。治疗后应长期穿着矫正鞋。

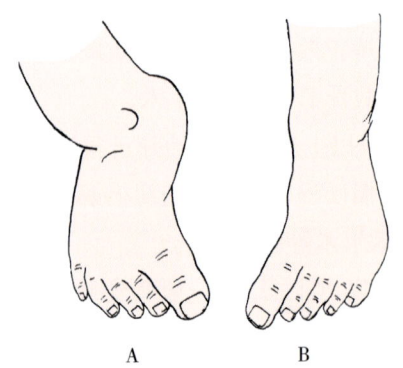

图6-1-3-11-4　先天性内翻足示意图（A、B）

(三) 先天发育性外翻足

先天发育性外翻足(congenital talipes valgus)表现为整个足外翻和背伸畸形,内翻与跖屈活动受限(图6-1-3-11-5)。一般认为与宫内因素(胎位不正、受压等)有关。诊断时需排除神经肌肉疾病(小腿后方肌肉瘫痪)。治疗以手法为主,每日牵伸足背和外侧轻度挛缩的软组织,数月内可恢复正常位置,必要时配合石膏或支具固定。开始行走后穿着矫正鞋。

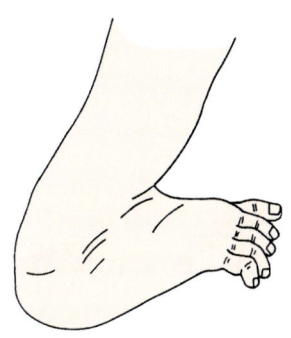

图6-1-3-11-5 先天性外翻足示意图

三、先天发育性跗内翻

先天发育性跗内翻(congenital hallux varus)与跗外翻相反,表现为跗趾在跖趾关节处向内侧倾斜成角,导致跗趾与第二趾分开,同时伴有第一、二跖骨间角增大。

(一) 基本概念

1. 病因　多数学者认为畸形是在子宫内发生,1只足上出现两个跗趾原基,即在原跗趾的内侧又发生了1个副跗趾,此副跗趾发育不良,和纤维组织结合,形成一紧张的弓弦状挛缩组织,逐渐牵拉原跗趾成内翻畸形。

2. 临床表现和诊断　内翻的跗趾内缘在鞋内易受到挤压出现肿、痛等不适症状,严重者造成穿鞋困难、步态异常。X线片示:第一跖趾关节向内侧成角畸形,跗趾与第二趾分开,一般有第一、二跖骨间角增大,第一跖骨短而厚。先天性跗内翻应与后天性因素引起的跗内翻相鉴别:

(1) 外伤、肌力不平衡(跗收肌力弱、跗展肌力强)或跗外翻畸形手术矫正过度。

(2) 各种第一跖趾感染性或非感染性(无菌性)关节炎,如化脓性关节炎、类风湿性关节炎等,因关节破坏而导致跗趾内翻。

(二) 治疗

本病保守治疗效果不佳,一般均需行手术治疗。根据跗趾内翻的程度,实施不同的手术,如Farmer手术和McElvenny手术。如跖趾关节已发生骨性关节炎者,可采用McKeever手术。畸形严重的病例应考虑采用截趾术。

1. Farmer手术　在第一、二趾的背面趾蹼处作一带有皮下组织的带蒂皮片,其基底位于足背面第一、二跖骨间,不切断。自内侧切口,向内向前至趾关节内侧,将此切口加深直至第一跖趾关节内侧,切除内侧纤维带、肥厚组织及多余的副跗趾骨。将跗趾转移向外靠近第二趾,缝合成并趾。再把带蒂皮瓣转至内侧,填充于跗趾外移后留下的创面。若皮片不够,任其二期愈合,也可用全厚皮片修补之。术后石膏固定3周(图6-1-3-11-6)。

2. McElvenny手术

(1) 适应证　跗内翻畸形,X线片显示无跖趾关节骨性关节炎者。

(2) 手术方法　一般采用硬膜外麻醉。在第一、二趾蹼间切除一小块皮肤,以利手术结束缝合时形成并趾。然后作两个纵形手术切口。第一切口位于跗趾背侧及内侧交界处,切除副骨、内侧籽骨及第一趾关节内侧坚硬的纤维带组织。解剖第一跖骨头、颈背面及跖面关节囊,并行游离。当内翻之跗趾复位时,关节囊向外侧转移。自第一、二跖骨间作第二切口,将第一跖趾关节囊翻向远端,暴露第一跖骨头、颈,检查有无骨质增生,予以切除。在颈的近端跖骨干上作一横孔道。在本切口寻出跗短伸肌腱,在肌、腱交界处切断，把游离的肌腱由内向外穿入已做好的骨孔道。再将此腱在𧿹长伸肌腱下，向内侧，然后再在𧿹长伸肌腱的浅面向外，缝至本腱上。再将此腱自外向内，在𧿹长伸肌腱下，在关节囊背侧切两个裂隙，使此腱自外侧裂口进入，内侧裂口穿出。最后把此腱越过𧿹长伸肌浅面，把残端缝合至跖骨上。将向上翻起的关节囊向近端沿跖骨外侧向近端间断缝合。自趾尖通过跖趾关节再穿一克氏针进入跖骨。分别缝合各切口。术后克氏针固定两周取出，石膏托固定3周（图6-1-3-11-7）。

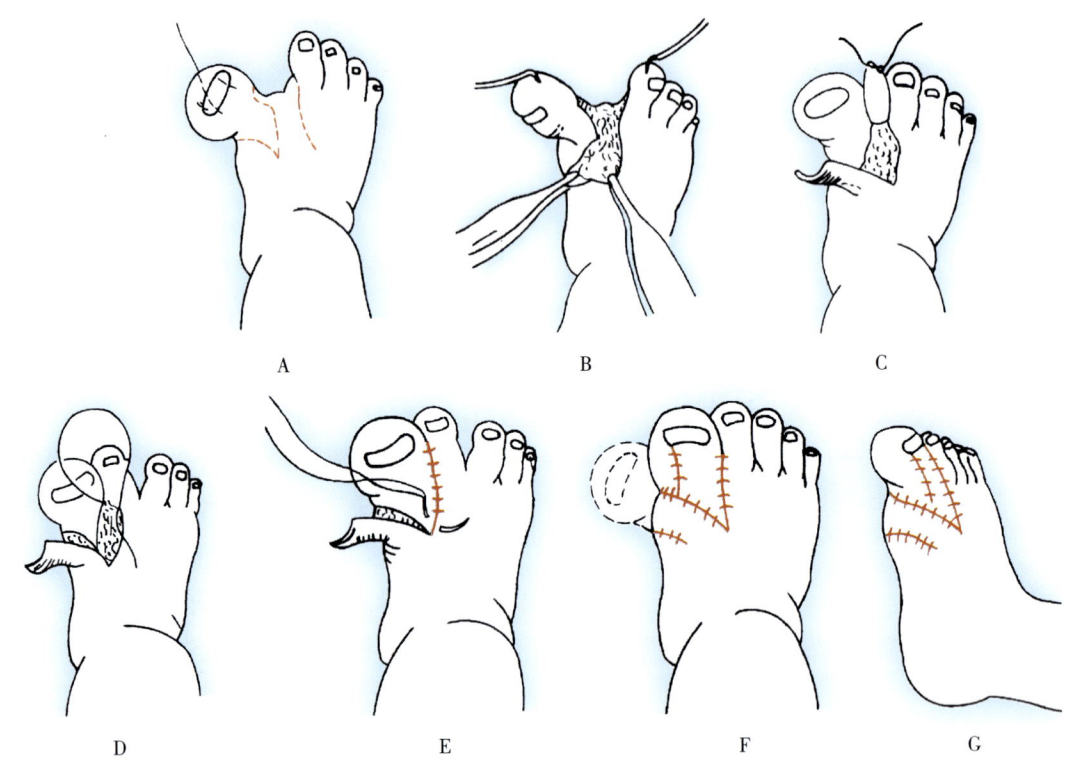

图6-1-3-11-6　先天性𧿹内翻的Farmer手术示意图（A~G）
A.切口；B.掀起皮瓣；C.缝合皮肤；D.缝合皮下筋膜；E.皮瓣移至内侧；F.缝合后正面观；G.缝合后侧面观

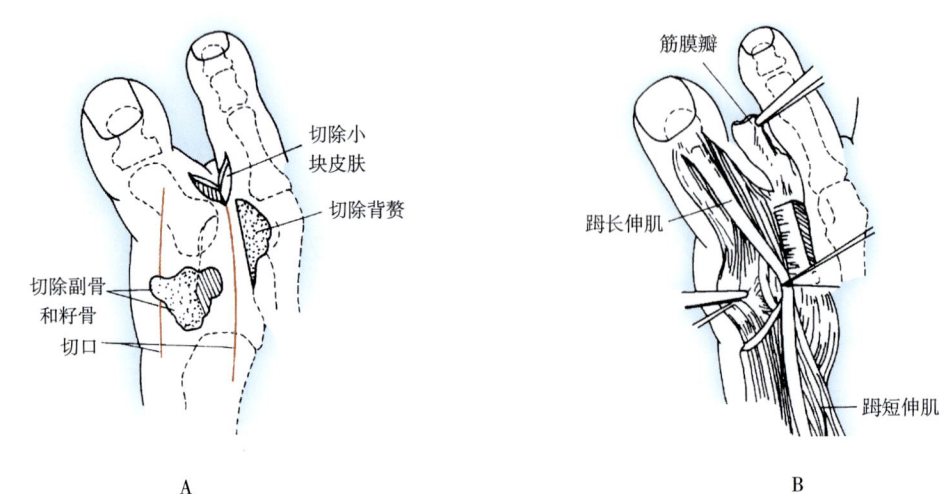

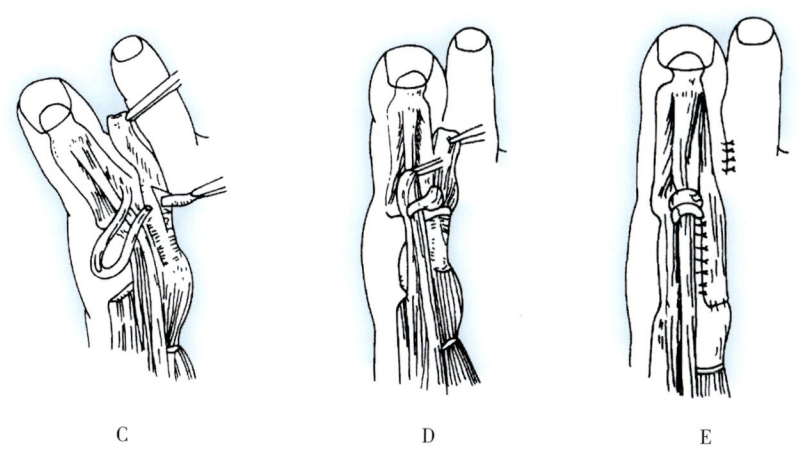

图6-1-3-11-7 先天性踇内翻的McElvenny手术示意图（A~E）

A.切口；B.自背外侧切口掀起一片关节囊瓣，暴露出第1跖骨头，切除增生骨质；C.将切断的踇短伸肌腱，穿入在跖骨干上所做横孔；D.此腱经踇长伸肌腱下后，再返回，缝至本腱。再穿过关节囊，缝至跖骨；E.将掀起的关节囊瓣缝合至跖骨外侧

四、先天发育性垂直距骨

先天发育性垂直距骨（congenital vertical talus）是一种少见的先天性畸形，又称畸形性距舟关节脱位、先天性凸形外翻足，是先天性扁平足的一种类型。由于距舟关节原发性脱位，跗舟状骨与距骨背形成关节，使距骨处于垂直位。

（一）病因

确切病因尚未明确，一般认为是多发性先天性畸形的一部分。距舟关节脱位可能自妊娠3个月内就在子宫内形成，而邻近的距骨下关节、跗骨间关节和踝关节半脱位都是继发性。本病可单发，也可是全身多发性畸形的一个部分。

（二）病理

跗舟状骨与距骨颈背侧形成关节，使距骨呈垂直状。距骨头变形，距骨颈缩短，距骨向后外侧变位，呈下垂状态。距骨在足底呈凸形。其他跗骨间关节也有相应变化。三角韧带的前束、背侧距舟韧带、跟骰韧带、距跟韧带和跟腓韧带均有不同程度的挛缩，同时踝关节和距骨下关节的后侧关节囊均缩短，跟舟韧带被拉伸松弛。小腿部肌肉（胫前肌、踇长伸肌、趾长伸肌、小腿三头肌等）均有挛缩。胫骨后肌、腓骨长肌均向前移位，变成背屈肌。

（三）临床表现

患者常表现足弓消失或足底凸起，足内侧及跖侧由于距骨头在此处突出显得非常明显。足前部有背伸和外展畸形，足背侧肌肉、胫舟韧带和距舟韧带常发生紧张、挛缩而影响足前部的跖屈和内翻；跟骨外翻畸形致足后部肌肉、肌腱、韧带短缩。因踝关节僵硬、活动受限，足部畸形较重，患者站立或行走时足跟不能着地，步态不稳，行走迟缓，患足易出现疲劳及疼痛（图6-1-3-11-8）。

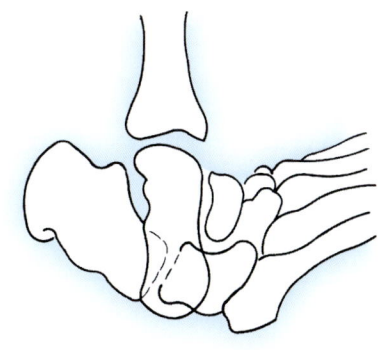

图6-1-3-11-8 先天性垂直距骨示意图

（四）X线片

距骨按其横轴旋转成垂直位，腹端向下，距

骨内翻,前足背屈。严重者距骨长轴同胫骨长轴一致。距舟骨分离,舟骨向上、向外移位,位于距骨头颈的背面。在3岁前,虽看不到骨化的跗舟状骨,但它的正常位置应该是在跗骨与内侧楔骨之间,3岁以后,就可以见到跗舟状骨处于距骨颈的背侧。

(五)诊断

本病早期治疗可望纠正畸形,故早期诊断对预后较为重要。先天性垂直距骨依据病史、临床表现及X线片检查,诊断并不十分困难。但需注意与先天性痉挛性扁平足及特发获得性扁平足相鉴别,本病的特点是不论足跖屈或背伸,距舟关节均不能恢复正常关系。

(六)治疗原则

治疗的目的是将垂直变形的距骨复位到正常的解剖位置,应在出生后尽早开始治疗。在患儿生长发育过程中,可根据患儿年龄、畸形程度选择治疗方法。开始可采用手法整位、石膏及克氏针固定术,手法整复失败可在3岁时行切开复位。也有学者主张3个月即可采用手术治疗。对4~6岁患儿易先行软组织手术后,再试行手法整复固定。6岁以上的患儿,一般不再做任何手术,因为距骨头易发生缺血性坏死,切开复位常失败,需待10~12岁以后作三关节融合术,切除挛缩组织,进行相应的楔形骨切除术,包括距骨头和舟状骨的切除术。

(七)手法矫正

1. **手法矫正石膏固定** 每日按摩矫正2~3次,每次数分钟,先牵拉足前部,使足跖屈、内收及内翻,然后向下牵拉后跟,拉长跟腱,使距骨前端背伸。待皮肤及软组织松解后,婴儿生后3个月可用长腿石膏固定于矫正位。石膏每月更换1次,更换石膏时可再做一次手法。

2. **手法复位克氏针固定** 经上述6~8周手法治疗后,若复位成功,可自第一、二趾间向后穿一克氏针,贯穿距舟关节,将足固定于跖屈内翻位,并用管型石膏固定。2~3周后更换石膏,增加足背伸,石膏固定至少3个月。即使手法失败,也要坚持固定,以松弛软组织,为手术复位做准备。

(八)切开复位

一般采用全身麻醉。可先在足背外侧放置皮肤扩张器松弛皮肤。先延长跟腱,在外侧作一横切口,切断跟腓韧带,踝关节和距下关节的后关节囊切开,使距骨能内翻,认清距骨关节面,自其中心穿入一克氏针,自距骨体内侧面穿出。用此克氏针及一骨撬将距骨头向背侧撬起,同时前足内翻,使距骨头恢复与舟骨关节面的解剖关系。将已穿入距骨内的克氏针向前穿入舟骨、楔骨及第一跖骨,保持手术所获得的位置。年龄较大儿童,跟骰及距跟骨间韧带可能妨碍跗中关节及距跟关节的复位,可将其切断。若胫前肌、𧿹长伸肌、趾长伸肌及腓骨肌等肌腱过短,妨碍复位时,可予延长。在跟骨中部可横穿一粗克氏针,长腿石膏将患肢固定于屈膝45°、踝背伸10~15°、足跟内翻10°、前足跖屈内翻位。并要注意将足弓及足跟部塑形。术后6周拔除克氏针,石膏固定需维持3~4个月。

五、高弓足

高弓足(talipes cavus)又称爪形足,是一种以足纵弓较高为主要表现的常见畸形。少部分为先天性发病,多数为3岁后发病,系神经系统疾患所致。

(一)病因

1. **胫骨肌无力说** Bentzon认为病因是胫前肌无力,而腓骨肌力强,牵拉第一跖骨使足旋前。为了代偿胫前肌的功能,各伸肌收缩致跖趾关节背伸,继发趾屈肌收缩致趾间关节屈曲。认为强有力的腓骨肌与软弱的胫前肌间的不平衡导致发生高弓足出现。但临床上多数高弓足患者并无胫前肌瘫软现象。

2. **足内在肌失调**　Duchenne 认为因足内在肌（骨间肌及蚓状肌）失去功能，足伸肌和屈肌出现挛缩，而发生爪形足畸形。最常见于脊髓灰质炎患者，开始足内、外在肌均瘫痪，以后外在肌力逐渐恢复，而足内在肌萎缩纤维化，虽神经的支配功能恢复，足内在肌因挛缩失去功能，导致高弓足形成。

3. **其他因素**

（1）腓肠肌瘫痪时，行走起步由足底趾长屈肌等代偿其功能，致趾间关节屈曲，前足下垂，形成高弓足。

（2）肌肉因某些原因发生纤维化及挛缩，亦可继发爪形足畸形。

（3）一些原因不明的高弓足常有家族发病史，故认为有遗传因素，但缺乏遗传学证据。

4. **判定病因**　总之，高弓足发病原因仍不明，有些病例前足下垂是原发畸形，有时先发生爪形趾，偶有并发足内翻者，故对每位患者都应详细检查，以期了解发病原因。

（1）询问家庭成员有无类似病史（包括父母、兄弟、姐妹等）；

（2）详细的神经系统及足的检查；

（3）检查肌肉，排除瘫痪；

（4）脊柱检查，包括 X 光摄片、CT 或磁共振等检查；

（5）腰穿或脊髓造影。

（二）临床表现

由于畸形的程度不同，出现轻重不等的症状和体征。

1. 典型的畸形表现为足纵弓较高，足长度变短。可见跖趾关节背伸，趾间关节跖屈。足底跖骨头部皮肤可有胼胝形成，甚至坏死；

2. 患者大多行走不能持久，足易疲劳，感觉酸痛；

3. 足部无弹性，踝背伸受限；

4. 足底接触地面的范围减少。但畸形轻者，站立负重时畸形减轻甚至消失，足印呈正常形态。

（三）X 线表现

站立时摄足的 X 线侧位片，高弓足畸形的表现最为典型。正常足第一楔骨前后两端的关节面几乎平行，高弓足时，因前足下垂的顶点多半在第一楔骨，故该骨上宽下窄前后端关节面失去平行关系，向跖面成角。较少情况下，前足下垂顶点位于舟状骨，此时足背面常有一硬的骨性隆起。其次，正常足距骨与第一跖骨的轴线在一条直线上，高弓足则两者成角（图 6-1-3-11-9）。

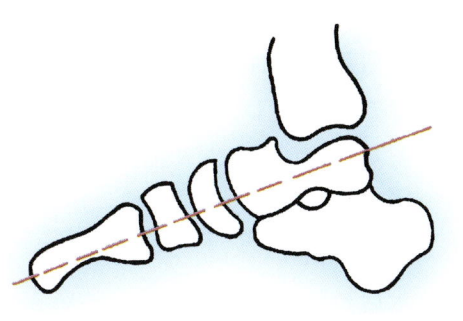 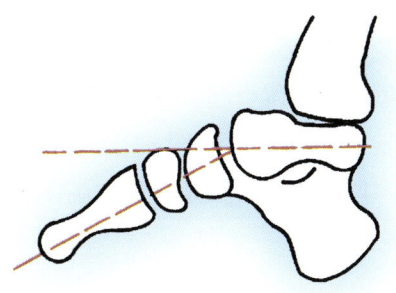

图6-1-3-11-9　高弓足X线侧位片示意图（A、B）
A. 正常足；B. 高弓足

（四）治疗

1. 治疗目的　减轻症状，改善足行走功能，矫正并防止畸形加重。

2. 轻度畸形　对畸形程度轻者，足弹性较好，站立负重时高弓畸形可减轻或消失者，可穿着低跟矫形鞋，有胼胝者加用跖垫。

3. 中度和重度畸形　需采用手术治疗。

（1）跖腱膜切断术　适用于痉挛性高弓足，可在1岁以后进行。一般选择内踝下前方，于前足背伸时跖腱膜最紧张处切断，术后石膏固定4~6周。

（2）踇长伸肌腱后移术　适用于麻痹性高弓足。方法为将踇长伸肌止点后移至第一跖骨头后，使成为防止前足下垂的动力肌腱。必要时可同时后移伸趾肌腱，并松解足底已挛缩的软组织。术后石膏固定3个月。

（3）跗中关节截骨矫形术和三关节融合术适用于畸形明显的较大患儿或成年患者。

六、先天发育性跖骨内收畸形

先天性跖骨内收畸形（congenital metatarsus adductus）表现为前足在跗中关节处的内翻与内收。畸形完全在踝关节前方，而足跟与小腿仍保持正常关系。

（一）病因

多为遗传因素引起，亦有学者认为是由于胎儿在子宫内位置不正所引起。畸形在出生时不一定明显，Kite报道仅1/3在出生时被认出，余在生后平均2.8月方被确诊。先天性跖内翻畸形也可伴随其他先天性畸形发生。

（二）分型

1. 第一型　最常见，前足内收、内翻、旋后，纵弓较高，足外缘凸出，内缘凹陷，足跟中立位或略外翻，踇趾与第二趾间隙加宽。踇趾单独活动度较大，提示有返祖现象。

2. 第二型　是经保守治疗后的畸形足，部分畸形已被矫正，但残留一些前足在跗中关节处的内翻与内收。

3. 第三型　主要表现前足外翻、旋后，距骨内翻，及伴有固定的跟外翻畸形，多有遗传因素。

（三）治疗原则

第一型患儿首选手法矫正，一般疗效较好，无效时再选择手术治疗。手法矫正时医师一手拇指推骰骨向内，另一手持前足外展、外翻，然后穿矫形鞋即可。对较重者可辅以石膏或支具治疗。第二型和第三型采用非手术疗法难以见效，需手术松解软组织才能矫正畸形，对畸形严重的较大儿童需行截骨矫正术。

（四）手术治疗方法

1. 软组织手术

（1）Thomson手术　在足内侧作一纵切口，自骰骨中部至第一跖趾关节间，暴露踇展肌，自其在近节趾骨基底及踇短屈肌的止点，直至其在跟骨及跖腱膜的起点，彻底切除。观察踇短屈肌的内侧头，若其对第一跖趾关节有外展作用，也要完全切除。如果踇收肌能牵踇趾外展，则同时切断。

（2）Heyman手术　在足背跖趾关节的近侧作一弧形切口，弧形凸向远端。游离出踇长伸肌腱及趾伸肌腱，并向两侧牵开。在第一跖骨基底处作U形切口，将第一跖骨基底部完全游离，同法游离出其他跖骨基底。将跖骨位置矫正后，用克氏针固定第一跖骨至内侧楔骨、第五跖骨至骰骨，缝合切口（图6-1-3-11-10）。术后长腿石膏固定前足于外展25°~30°位。术后2周肿胀消退后更换石膏，注意塑形。若仍有残留畸形，可在麻醉下矫正。石膏固定不少于3个月。

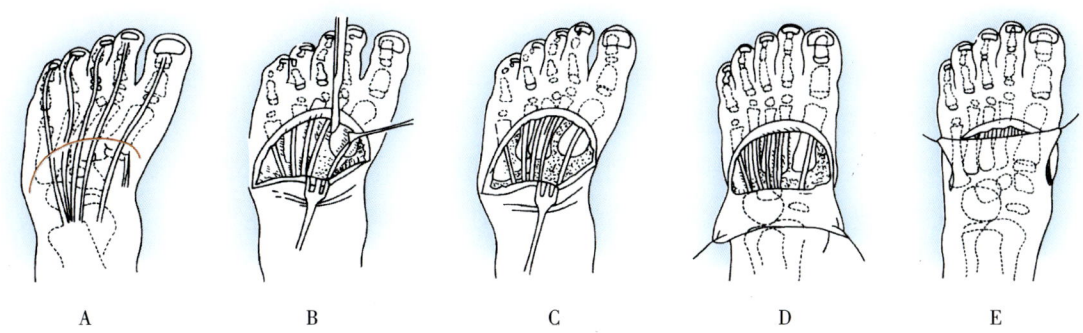

图6-1-3-11-10 先天性跖骨内收畸形的Heyman手术示意图（A~E）
A.切口；B.游离第1跖骨基底；C.游离所有跖骨基底；D.前足外展至正常位；E.缝合

2. 截骨手术　Peabody主张切除中间3个跖骨的基底部，第五跖骨基底部施行截骨术，对第一跖骨楔状骨有半脱位者，给予复位，以恢复其活动度，矫正胫前肌不正常的抵止点。Lange主张对较小儿童采用第1跖楔关节囊切开术，切断𫑡外展肌，逐渐用石膏矫正畸形，对较大儿童在第二至第四等3个跖骨基底进行截骨术（图6-1-3-11-11）。

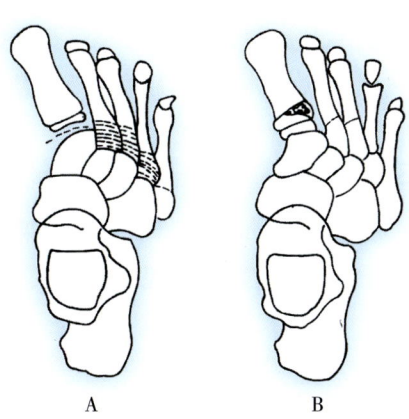

图6-1-3-11-11　先天性跖骨内收畸形的截骨术示意图（A、B）
A. Peabody手术；B. Lange手术

七、先天发育性平足症

平足症（tarsoptosis）又称扁平足，是一种足纵弓低平的畸形。其发病原因包括先天性因素和后天性因素。先天性平足症又分为结构性平足和姿势性平足。

关于足弓的解剖生理，先天性平足症的分类、诊断和治疗，请参阅相关章节。

八、其他足部畸形

（一）龙虾足

龙虾足（lobster foot）即先天性分裂足（congenital cleft foot），是一种罕见的足部畸形，病因与遗传有关，并可同时存在裂掌、裂唇、裂腭、耳聋等。足部呈分裂状，有的近端分裂至跗骨，通常为中间的二、三趾连同其跖骨缺如，跗骨亦常有异常（图6-1-3-11-12）。畸形在程度上及形状上各有不同，但第一、五趾一般存留。

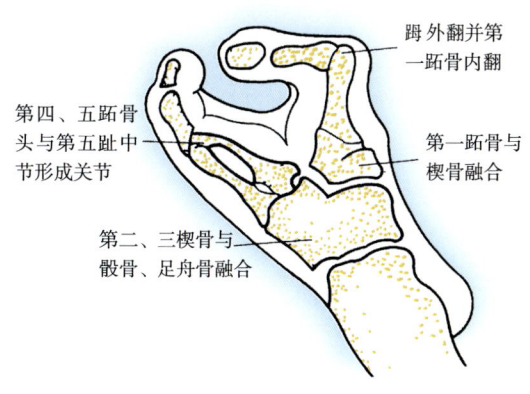

图6-1-3-11-12　龙虾足示意图
（第二至四趾及第二至三跖骨缺失）

治疗目的主要是为了能适应穿鞋,恢复患足功能,其次才考虑外形。手术方法是在跟骨基底部作截骨术,使分离跗骨凑近。分裂的足前部可作人工并趾术,将分裂之趾骨用肌腱绑扎在一起。若分裂向近端伸延至跖骨时,将两侧趾间皮肤切除,其跖侧及背侧皮肤进行缝合。若跖骨无相应趾骨,则切除之,再进行缝合。

(二)先天发育性副舟骨

先天发育性副舟骨(congenital accessory navicular bone)是在足舟骨内侧结节处有一副骨,为常见的舟骨发育异常,双侧多同时对称发生。副舟骨是足部结构上的缺陷,影响足的稳定。

1. 病理机制

(1)本病患者胫后肌走行的方向与常人不同。正常胫后肌腱是经过舟状骨内端的"下面",止于第二、三楔骨与第二、三跖骨底面。有副舟骨时,胫后肌腱走行于副舟骨内侧的"上面",且比较牢固地止于副舟骨上。从而使胫后肌提起纵弓及使足内翻的作用丧失,结果极易引起平足,并引起相应症状。

(2)副舟骨易和内踝接触,妨碍足内翻。加上足外展肌反向收缩,久之发生足外翻和纵弓塌陷。

(3)行走时的摩擦,使局部发生滑囊炎及胫后肌腱鞘炎。

2. 临床表现 舟骨结节部位(副舟骨处)有骨性凸起或饱满、压痛,可有滑囊炎。抗阻力足内翻检查阳性(足内侧痛加剧),长时间行走及站立后出现足内侧疼痛,也可伴有足底疼痛。部分患者无不适症状,仅在外伤等原因摄X线片时发现。

3. X线片 舟骨内后方有边缘整齐的小骨块,其密度和舟骨相同。有的在与舟骨结合处不规则,间或有囊性变,或结合部两侧骨质硬化。副舟骨可有散在的点状影或骨密度增高。先天性副舟骨可分为两种类型。

(1)与舟骨分界清楚,呈圆形或不规则形,体积小,呈游离状。

(2)副骨较大,与舟骨相连成钩状舟骨,但舟骨结节骨化中心仍在骨外,间有软骨连接。

4. 诊断 依据病史、临床表现及X线片检查,可明确诊断。应注意与足舟状骨骨折相鉴别,先天性副舟骨畸形无明显外伤史,X线片示骨块边缘整齐。

5. 治疗 无症状者不需治疗。症状轻微者可减少活动量,穿着矫正鞋或行走石膏或支具固定治疗。对滑囊炎和胫后肌腱鞘炎可行确炎舒松局部注射治疗。保守治疗效果欠佳者,可考虑手术治疗(Kidner手术)。手术方法是从内踝下至第一跖骨基底作一足内侧向跖面呈弧形切口,纵向切开筋膜、舟骨和内侧楔骨及距骨颈的骨膜,并向上下方翻开。从副舟骨的背侧和跖侧分离胫后肌腱,使之能滑到舟骨的下方,可予先凿一骨沟,将胫后肌腱滑入沟内。胫后肌腱在舟状骨上的附着点要小心保留,尽量不予剥下。当胫后肌腱滑下后,显露副舟骨,再用骨刀切除。如骨膜完整,将胫后肌腱缝合在骨膜上,或在舟骨上钻孔,紧缩固定胫后肌腱。术后小腿石膏托固定患足于内收、内旋位6周,然后换穿矫正鞋。

(三)多趾症

多趾症(congenital polydactyly)类似于多指症,是具有家族遗传性的常见足部先天性畸形。多余趾可为单个或多个,以单个者较多,多为生长在踇趾或小趾旁,而第二至第四足趾处少见。多余趾有时大小与正常足趾基本相同,以至难于区分(镜影多趾);有时多余趾明显小于正常足趾,有的形似皮赘(赘生多趾)。多余趾一般与原有趾同接在一个跖骨上,有时附在跖骨头的侧面,亦有少数多余趾自身附有一跖骨。

治疗前应摄X线片检查,了解多余趾与正常趾及跖骨之间关系,是否有多余跖骨,便于制定手术方案。治疗原则主要采取截趾术,目的是改善外形,适合穿鞋。手术应注意以下几点。

1. 外形较小的多趾畸形可在新生儿期局麻下切除;

2. 注意保留附着在趾骨基底的侧副韧带,以稳定跖趾关节,防止保留趾进行性侧偏畸形;

3. 设计皮瓣时跖侧应比背侧长,缝合后的切口在足背侧;

4. 多余趾合并有多余跖骨时,应在跖跗关节处将多余跖骨一并切除,如残留一段跖骨,易形成骨赘生物,仍可影响足部功能;

5. 跚趾多趾常伴第一跖骨畸形和短缩,引起足趾内翻,手术时需进行外展肌延长,内收肌和内侧软组织的重叠紧缩缝合,以矫正内翻畸形。

(四)并趾症

并趾症(congenital syndactyly)的病因是在胎儿期足趾相互分开前,发育发生了障碍。并趾对功能一般无影响,手术主要是为了改善外观,故若患者无迫切要求,以不手术为宜。手术方法是在驱血带下进行,在跖趾关节水平、趾蹼的两边切成矩形或V形皮瓣,以重建正常趾蹼。为了防止纵形疤痕,应做锯齿状切口分离足趾,游离软组织时切勿损伤神经血管束。趾侧方的皮肤缺损,采用全厚断层植皮。多趾、并趾需分期处理,以免造成足趾坏死。

(五)巨趾症

巨趾症(macrodactyly)指一个或多个足趾生长过大,其原因是由于神经纤维瘤病或淋巴管增殖所致。患趾皮肤和皮下组织增厚,肥厚的组织沿粗大的神经分布,有的巨趾有骨质异常。患足功能可以正常,也可有较大影响。除外观畸形外,患者穿鞋困难。手术方法:若为神经纤维瘤病,只需切除软组织,若软组织与骨组织均肥大,往往需作巨趾截除术,方可改善足部形态及功能。

(刘大雄　吴晓峰)

第十二节　先天发育性多发性关节挛缩症

一、概述

先天发育性多发性关节挛缩症是一种少见的先天性生长紊乱,以四肢关节多发性僵硬为特征,很少侵犯脊柱。本病由Otto于1841年首次描述,Stein 1912年使用先天性多关节挛缩。虽然原始病变并不是关节本身,而是肌肉,但这一名称沿用至今。

二、病因

(一)相关因素

本病可能的原因有以下几种。

1. **遗传因素**　本病可能属常染色体隐形遗传,原发于肌肉,它可能是非进行性的先天性肌营养不良的一种。

2. **神经源性病变**　可能是前角细胞的原发性紊乱所引起的神经源性畸形。本病虽不出现典型的神经症状,但组织学显示前角细胞有片状破坏或细胞缩小,数量减少。

3. **机械因素**　如子宫内的胎儿持久不动,羊水过少,严重挤压可使肌肉不发育。

(二)胎生因素

多数学者认为是胎儿神经元的原发性紊乱,其机制是在妊娠早期原发的前角细胞变性。在子宫内就早期破坏肌肉纤维。最早被影响的肌肉受累最严重，弹性消失也最大，不能对抗正常肌肉的拉力。在生长活跃阶段，如果肌肉的关节的正常活动受到限制，必将引起关节的固定，韧带短缩，关节周围组织收缩，形成典型的关节挛缩畸形。

三、临床表现

本病出生后就被发现。任何关节均可受累，而且四肢大部分关节多同时受累，属严重的全身性畸形。患儿可有以下表现。

1. 肌肉萎缩及肢体消瘦；
2. 关节僵直于伸直位或屈曲位，但无疼痛；
3. 皮肤缺乏正常皱褶，紧张而无光泽，关节固定于屈曲位者，可出现明显皮肤和皮下蹼状畸形；
4. 感觉正常，但深部腱反射减低或消失；
5. 智力正常；
6. 伴发髋脱位、膝关节脱位、马蹄内翻足畸形较常见。典型畸形为肩和上臂一起内旋，前臂旋前，腕和手屈曲，拇指内收。髋脱位时则有明显内收挛缩，无髋脱位则呈屈曲、外展、外旋位。肢体萎缩，膝和肘关节呈圆柱形。

四、X线表现

肌肉阴影消失，关节囊密度增厚。并显示如髋关节脱位、胫骨向前变位等其他畸形。

五、治疗

本病治疗困难，原则是越早越好。治疗的目的是增加关节活动和稳定关节，但是很难达到比较满意的结果。

在婴儿期可行按摩和石膏或支架保护等治疗，对轻型病儿效果尚好，对严重患者则不易奏效，但可为外科手术准备了有利的基础。髋关节脱位者先行闭合复位，若失败则行切开复位。膝关节矫正屈曲后用支架保护。马蹄内翻可行跟腱延长和踝关节、距下关节、跖跗关节的关节囊切开。骨性手术包括跖骨截骨术、三关节固定术。肘关节伸直挛缩者手术更困难，可以通过关节囊切开达到肘部屈曲的功能位。腕关节可行尺桡骨截骨术或关节融合术以矫正畸形，拇指内收可行拇收肌切断术。以上手术均可部分改善肢体功能。

参 考 文 献

1. 胡懿郃,周天健,刘华等.人工全髋关节置换治疗发育性髋发育不良继发晚期骨关节炎[J].中南大学学报（医学版）,2009,34（11）
2. 马善军,周天健,关自德.应用Ilizarov技术治疗先天性胫骨前弯畸形1例报告[J].中国骨伤,2009,22（5）
3. 马善军,冯永凯,周天健.选择性胫神经肌支切断加跟腱皮下滑行延长术治疗脑瘫马蹄足痉挛[J].中国骨伤,2006,19（2）
4. 赵定麟,王义生.疑难骨科学.北京：科学技术文献出版社,2008
5. 赵定麟.现代骨科学,北京：科学出版社,2004
6. Brodsky JW. The adult sequelae of treated congenital clubfoot. Foot Ankle Clin. 2010 Jun;15（2）:287-96.
7. Cheng Ni, Ren Yu, Yu-Fa Zhang,etal.Step-cut subtrochanteric osteotomy and cementless arthroplasty for high congenital dislocation of the hip. SICOT Shanghai Congress 2007
8. Eastwood DM, de Gheldere A. Clinical examination for developmental dysplasia of the hip in neonates: how to stay out of trouble. BMJ. 2010 May 12;340:c1965.
9. Fabry G.Clinical practice. Static, axial, and rotational deformities of the lower extremities in children.Eur J Pediatr.

2010 May; 169（5）: 529-34.
10. Hefti F.［Malformations of the lower extremities］Orthopade. 2008 Apr; 37（4）: 381-402.
11. Horn BD, Davidson RS. Current treatment of clubfoot in infancy and childhood. Foot Ankle Clin. 2010 Jun; 15（2）: 235-43.
12. Roth S, Sestan B, Gruber B, Ledić D, Ostojić Z, Rakovac I. Bilateral congenital dislocation of the knee with ipsilateral developmental dysplasia of the hip--report of three patients. Coll Antropol. 2010 Mar; 34 Suppl 1:299-305.
13. Thomas IH, Williams PF. The Gruca operation for congenital absence of the fibula. J Bone Joint Surg Br. 1987 Aug;69（4）: 587-92.
14. Xiao-Dong Chen,Zhi-De Zhou,Yu-Ren Wang.Treatment of developmental dysplasia of hip（ddh）with bernese osteotomy. SICOT Shanghai Congress 2007
15. Xu Wang, Xin Ma, Fei-zhou Lv,etal.Ankle arthrodesis in equinus deformity with interlocking intermedullary nail. SICOT Shanghai Congress 2007
16. Zhen-An Zhu, Ke-Rong Dai,You Wang.Total hip arthroplasty for crowe type-iv development dysplasia of hip in adults. SICOT Shanghai Congress 2007

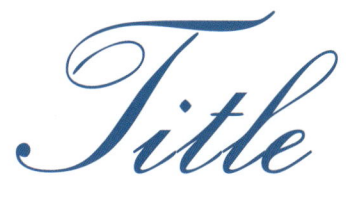

第二篇 脊柱骨关节畸形

第一章　枕颈部畸形 /2628

　　第一节　枕颈部畸形的概况与治疗原则 /2628

　　第二节　颅底凹陷症 /2632

　　第三节　寰-枢关节先天发育性畸形 /2637

　　第四节　寰椎沟环畸形 /2647

第二章　颈部畸形 /2651

　　第一节　颈椎先天融合（短颈）畸形 /2651

　　第二节　先天性斜颈 /2655

　　第三节　颈肋畸形及胸廓出口综合征 /2660

　　第四节　颈椎半椎体及其他畸形 /2669

　　第五节　经口腔枕颈部显微技术 /2672

第三章　胸、腰及腰骶部畸形 /2681

　　第一节　椎体畸形 /2681

　　第二节　移行（脊）椎 /2685

　　第三节　短腰畸形 /2687

　　第四节　脊椎裂 /2688

　　第五节　椎骨附件畸形 /2692

　　第六节　其他腰骶部畸形 /2694

第一章　枕颈部畸形

颈部的先天性畸形并非少见，主要有枕颈畸形、颈椎椎体融合、先天性肌源性斜颈、颈肋（胸腔出口狭窄综合征）及血管畸形等5大类，而颈椎先天性脱位较为罕见，且常与后天因素复合成高难度、高风险和高要求之临床难题（图6-2-1-1-1）。

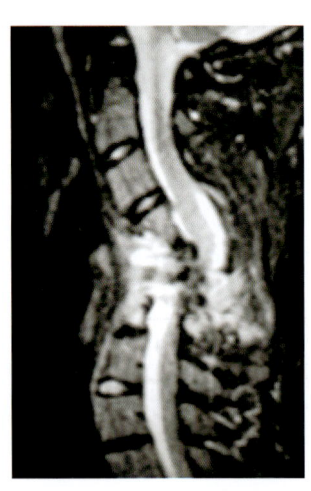

图6-2-1-1-1　先天性$C_{4\sim5}$椎节脱位MR所见

第一节　枕颈部畸形的概况与治疗原则

一、概述

枕颈部畸形种类甚多，临床意义较大的主要有扁平颅底、颅底凹陷症、齿状突发育不全及先天性枕-寰椎融合等。

枕颈区或称颅椎连接部（Craniovertebral Junction），指枕骨下方环绕枕骨大孔的区域和上二颈椎，此处骨与韧带结构形成漏斗状，包绕延髓、小脑下部及脊髓起始部。由于枕颈区畸形常伴发寰枢椎脱位或出现脊髓高位受压症状，因此成为脊柱外科中不可忽视的问题之一。

二、发生学及其分类

目前尚不完全明了，仅知在胚胎早期，由中胚叶分出生骨节（sclerotome）。生骨节向中线移动者包围脊索形成原始脊椎。约在发育的第5~6周，原始脊椎的生骨节开始再分裂，每一节分裂为头、尾两半,头侧半染色浅,尾侧半染色深。然后,各原始脊椎的尾侧半与相邻下一个头侧半结合形成定型的脊椎,而分裂处最终形成椎间盘。因此,每一个脊椎来自两个相邻的原始脊椎(两个生骨节)。原始脊椎再分裂的障碍是发生先天性椎骨融合的原因。

颅顶骨由膜内化骨,颅底骨(含上项线以下的枕骨)由软骨内化骨。当前公认枕骨是由4个生骨节参与组成的。

寰椎与枢椎的形成亦有其特殊性。寰椎是由脊柱的第一生骨节的尾侧半与下一生骨节的头侧半合成。而原始寰椎生骨节的头侧半最终变成枕骨髁及枕骨大孔边缘(图6-2-1-1-2)。寰椎未发育出椎体,其椎体的原基(anlage)则变成了齿状突并和枢椎椎体融合。齿状突顶端另有一骨化中心,不衡定,或许来源于原始寰椎生骨节的头侧半或第四枕节,它可能永久与齿状突体部分离,List称为终末小骨(ossiculum terminale)。寰椎前弓不是来源于寰椎椎体的原基,而是由生骨节腹侧的致密间质形成的。

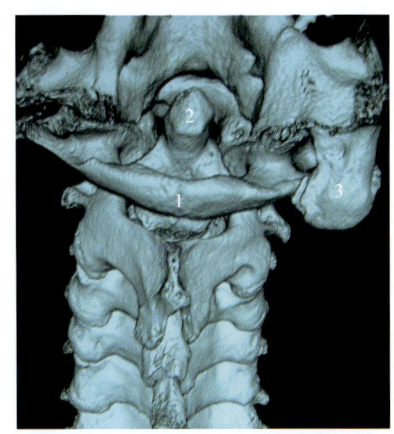

图6-2-1-1-3 寰椎右侧侧块异常增生骨块
1.寰椎后弓;2.齿状突;3.寰椎右侧侧块上方赘生骨

2. 隐性脊椎裂 在上颈椎十分少见。

3. 枕椎 第四枕节未与其前的枕生骨节融合而形成枕椎。可从其关节面的倾斜方向与寰椎不同而区别,且第一颈神经从其后弓之下穿出,其横突上也没有椎动脉孔。枕椎的存在并不引起神经系症状。

4. 扁平颅底 颅底角大于148°称为扁平颅底,不同于颅底凹陷,其本身不引起症状,但常合并颅底凹陷。颅底角测量法(图6-2-1-1-4)从蝶鞍中心向鼻额缝和枕骨大孔前缘各作一连线,两线的夹角正常在118°~147°之间。

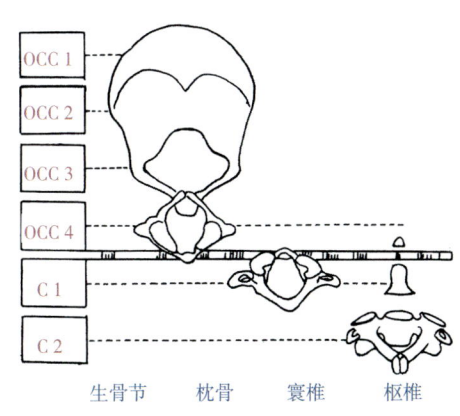

图6-2-1-1-2 枕骨、寰椎及枢椎发生示意图

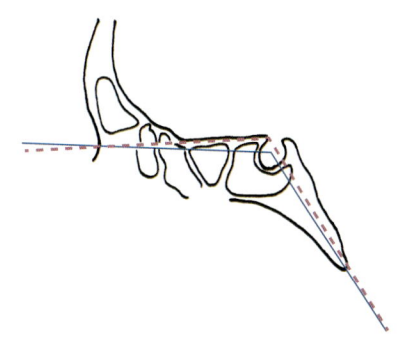

图6-2-1-1-4 颅底角测量法示意图
实线:Boogaard法;虚线:McRae法

三、畸形种类

枕颈部畸形主要有以下8类。

1. 枕寰关节或寰枢关节的左右不对称 此种变异较为少见,作者遇到一例寰椎右侧侧块异常增生之病例(图6-2-1-1-3)。

5. 颅底凹陷 正常颅骨基底部为凸形,颅底凹陷是颅底向上凹入或内陷,常继发一系列神经症状。

6. 先天性枕骨寰椎融合 或称寰椎枕骨

化,其骨性融合处大多发生在颅底与寰椎前弓之间,但也可能累及后弓、横突与侧块,致枕寰关节间隙消失。齿状突到寰椎后弓或枕骨大孔后缘之间的距离为延髓有效通道的前后径,若此间距减少到19mm以下,则可能出现神经症状。部分寰椎枕骨化病例尚伴有 C_{2-3} 融合(图6-2-1-1-5)。

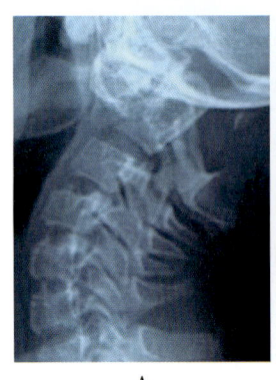 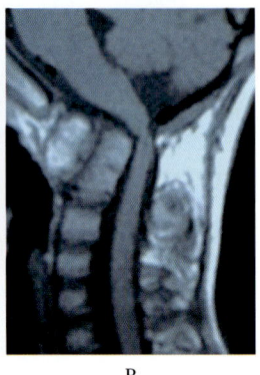

图6-2-1-1-5　先天性寰枕融合畸形(A、B)
A.X线侧位片; B.MR矢状位

7. 齿状突分离　此为齿状突与枢椎椎体的先天性不融合。其特征是齿状突和枢椎椎体之裂隙,两侧均光滑圆钝,且无外伤史。过屈与过伸位照片常可发现齿状突随寰椎向前与向后滑移,表明不稳定的存在。需与齿状突腰部骨折相区别。

8. 齿状突缺如　可作体层摄影或CT确认。

与齿状突分离一样,易继发寰枢椎脱位。

以上8类主要是从病理的角度加以区分,但在临床上常为复合性因素,一般是两种以上畸形并存,以致在诊断及治疗上,必需全面地加以考虑。下面将从"颅底凹陷症"及"寰-枢关节先天畸形脱位"加以讨论。

四、治疗基本原则

视各种畸形所引起的症状决定是否治疗及采取何种方式、包括手术疗法等。

颅底凹陷症大多属于神经外科处理,涉及C_1、C_2时则需骨科介入治疗,包括手术,将在下节中专题讨论。

齿状突先天性病变与寰枢伤患关系密切,将在本章第三节中讨论。

五、临床举例

寰椎侧块巨大增生临床上十分罕见,现将其诊断与治疗介绍于后。

图6-2-1-1-6临床举例　男,20岁,因头颈被动固定在右旋体位,伴根性痛,阵发性加剧而十分痛苦,经手术切除异常增生骨质后好转(A~O)。

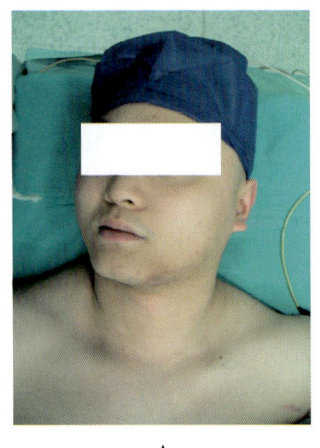 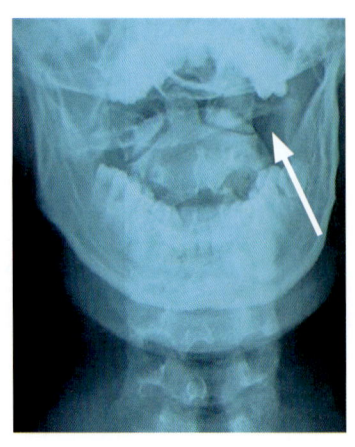 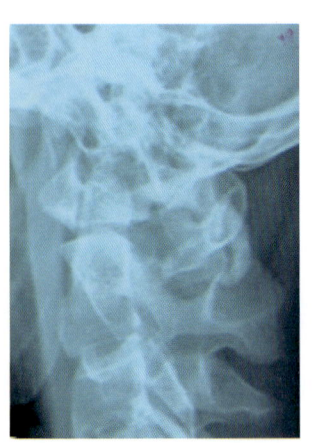

A　　　　　　　　B　　　　　　　　C

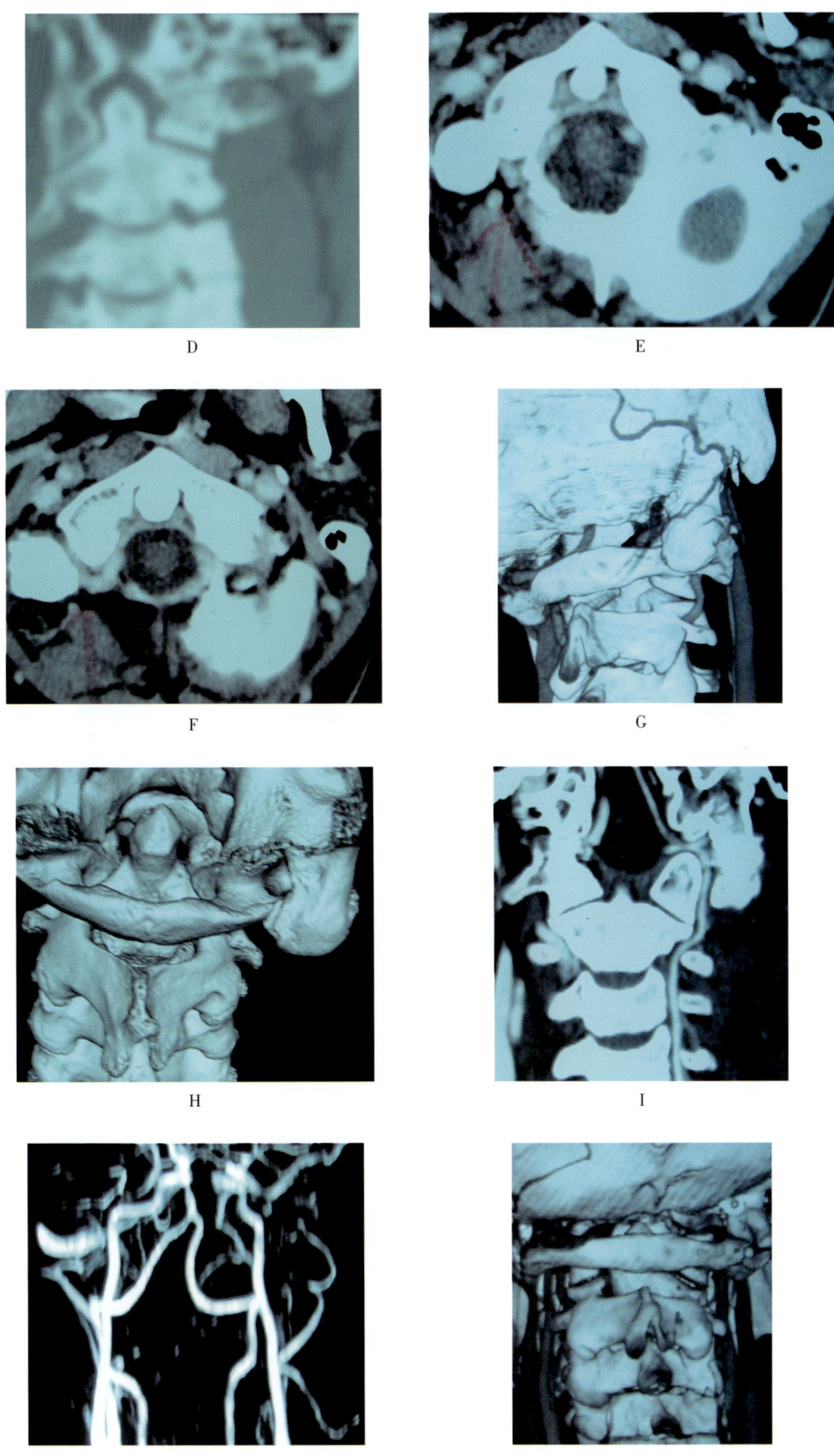

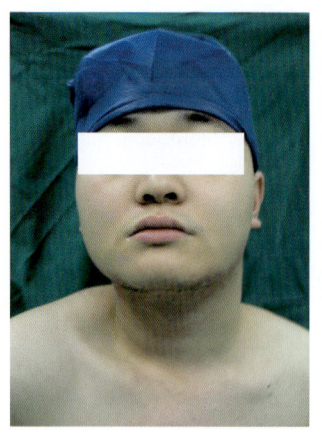
L

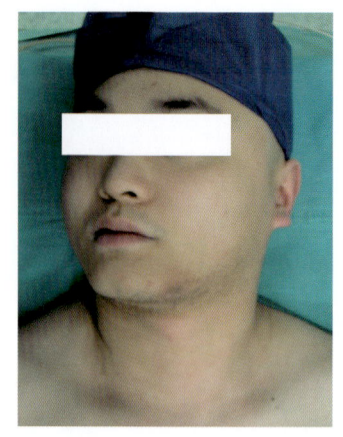
M

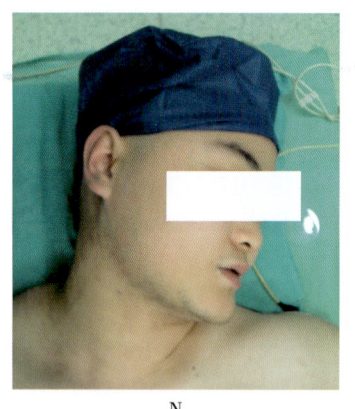
N

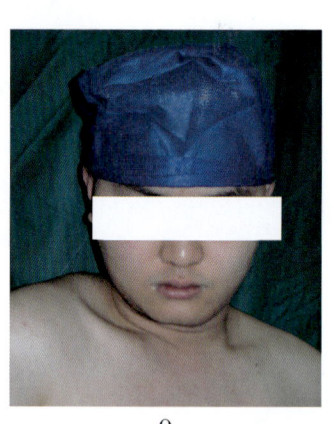
O

图6-2-1-1-6　临床举例（A~O）

A. 术前头颈部体位；B.C. 术前颈椎正侧位X线片，于正位（开口位）显示右侧寰椎上方有增生骨质（箭头所指处）；D~F. CT扫描显示寰椎右侧侧块处有巨大骨质增生，与颅底界限不清，偏后方；G.H. CTM清晰显示右侧寰椎侧块外后方巨大增生骨；I.J. MRA显示右侧椎动脉在V-Ⅱ与V-Ⅲ临界处受骨块阻挡而折曲，椎动脉走行于骨块内侧壁处；K~O. 全麻下行寰椎右侧侧块处巨大骨块切除术，术中显露椎动脉（V-Ⅲ）上端，用棉片保护下行骨块切除术，上方达颅底，使头颈可以活动为止；术后CTM扫描显示骨块已基本切除（K），3月后头颈完全恢复自由活动

第二节　颅底凹陷症

一、概述

由于枕骨基底部向上凹入颅腔，致齿状突高耸、甚至突入枕骨大孔，枕骨大孔前后径缩短，颅后凹容量下降；因而引起小脑、延髓受压，及后组颅神经被牵拉，或伴发其他骨骼畸形引起寰枢椎

脱位,而出现症状。

二、病因

(一)原发性

为一种先天性发育异常的后果,较多见。Gardner认为,虽然出生时已有发育缺陷存在,但畸形并不见于新生儿,而是在人体取直立位后,沉重的头颅使得颅底在颈椎之上发生塌陷。因其与遗传因素有关,故常伴发其他畸形,比如:

1. 扁平颅底;
2. 先天性寰椎枕骨融合;
3. Klippel-Feil 综合征(颈椎融合症)为两个以上的颈椎未分节(先天性融合),常伴斜颈畸形;
4. Arnold-Chiari 畸形 即小脑扁桃体下疝畸形;两侧的小脑扁桃体向下延长,疝过枕骨大孔,贴附于延髓与寰椎平面的颈脊髓背面,甚至下延到 C_4、C_5 平面。

(二)继发性

较少见。可见于佝偻病、骨质软化症、成骨不全、甲状旁腺功能亢进症、类风湿性关节炎及畸形性骨炎(Paget病)等。在疾病进展期中,松软的骨质受重力影响而发生此畸形。畸形性骨炎伴颅底凹陷者常呈进行性加重。

三、临床症状

视畸形的程度不同其差异较大,大多数病例在成年后始出临床症状,病情缓慢发展。合并寰枢椎不稳定者,轻微外伤可导致症状的急剧加重。

(一)外观

其特征为颈项短而粗,后发际降低。约1/2病例伴有斜颈,并会发生面颊不对称及蹼状颈等畸形。合并寰枢椎不稳定者则出现枕颈区疼痛及颈椎活动受限等症状。

(二)后组颅神经症状

1. 舌咽神经受累 舌后1/3味觉及咽部感觉障碍,咽喉肌运动不良;
2. 迷走神经受累 不能上提软腭,吞咽困难,进流质饮食时呛咳,声嘶,鼻音重;
3. 副神经受累 胸锁乳突肌和斜方肌瘫痪;
4. 舌下神经受累 舌肌萎缩、舌运动障碍。

(三)其他症状

1. 小脑症状 步态不稳、共济失调、眼球震颤、辨距不良等;
2. 延脊髓受压症状 表现为轻重不一的四肢上级神经源性瘫痪,甚至括约肌功能障碍和呼吸困难;
3. 椎动脉供血不足症状 突发眩晕、视力障碍、恶心呕吐等,并可能多次反复发作;
4. 颅内压增高症状 表现为头痛、喷射状呕吐、视乳头水肿等,且多在晚期出现。

四、影像学检查

(一)X线、CT及MR检查

1. 概况 其是本病诊断的主要依据之一。X线平片观察可见到枕骨斜坡上升,后颅凹变浅,寰椎紧贴枕骨(图6-2-1-2-1)。并可能存在其他发育异常,如寰椎后弓隐裂及枕寰融合等。有可能伴发寰枢椎脱位。

2. X线片上测量 颅底凹陷者齿状突高耸,测量齿状突升高程度有多种方法,现介绍几种最常用的测量法。

(1) Chamberlain线(暂定名为腭孔线)测量 在端正的颅骨侧位片上,从硬腭后极背侧唇,到枕骨大孔后缘的上唇,作一连线。正常者此线经过齿状突尖端之上,枕骨大孔前缘之下(图6-2-1-2-2)。由于在颅底凹陷者难以在平片上识别枕骨大孔后缘,因此常需作侧位的矢状面中线断层摄影供测量。一般认为,齿状突尖端超过此线3mm为颅底凹陷。

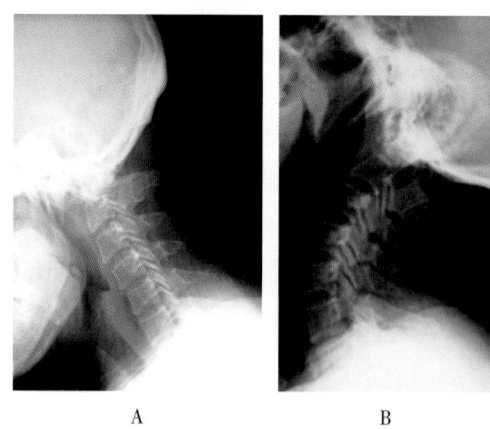

图6-2-1-2-1　颅底凹陷征颈椎屈伸位X线所见(A、B)
X线侧位片显示枕骨斜坡上升,齿状突升高,寰椎与枕骨融合且已近消失　A.屈曲位片；B.仰伸位片

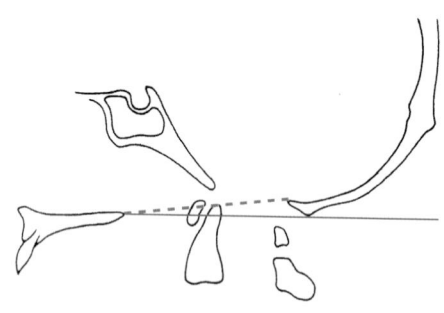

图6-2-1-2-2　齿状突升高程度测量示意图
实线：McGregor线；虚线：Chamberlain线

（2）McGregor线(暂定名为腭枕线)测量　从硬腭到枕骨鳞部最低点的连线(见图6-2-1-2-2),因易于判定,故而临床上更常用。McGregor认为齿状突尖超过此线4.5mm为病理状态,另有人提出超过7mm或9mm为颅底凹陷。

（3）乳突连线(Fischgold线)　在颅骨正位片上,作双侧乳突尖端的连线,正常此线恰经过齿状突顶点(图6-2-1-2-3)。齿状突高出此线1~2mm即为不正常。

（4）二腹肌沟线(Metzger线)　亦在正位片上测量,为双侧二腹肌沟之连线(见图6-2-1-2-3),此线与齿状突顶点之距离应大于10mm,小于10mm为不正常。

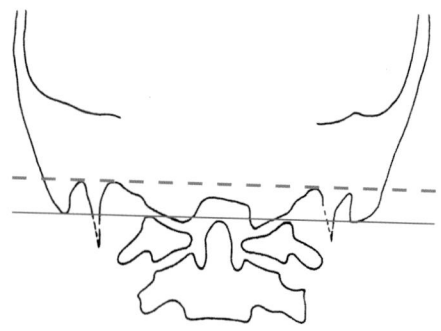

图6-2-1-2-3　齿状突升高程度测量示意图
实线：Fischgoldr线；虚线：Metzger线

3.其他　此外,冠状面或矢状面断层摄影可见到枕骨大孔周围骨质上移与内翻。蛛网膜下腔造影可了解枕骨大孔区压迫的性质和范围。

CT和MR检查均有助于诊断。

(二)其他检查

1. CTM　对颅底凹陷症的病理解剖状态十分清晰,尤其是三维重建之扫描图像更为清晰。

2. MRS　常规MR检查有利于对软组织(尤其是枕大孔上下之神经组织)及硬膜囊图像显现,此对手术方式的选择及术中意外的判定至关重要(图6-2-1-2-4)。但脊髓水成像(MRS)技术更可清楚地显示颈髓上下、左右受压状态、部位及程度。

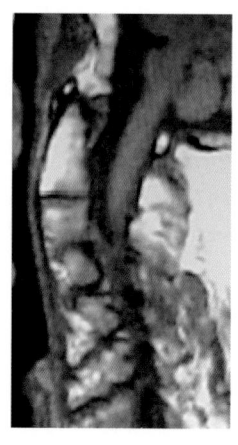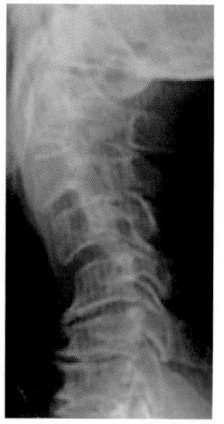

图6-2-1-2-4　颅底凹陷症MR及X线所见(A、B)
A.MR矢状位观；B.同一病例X线侧位观

五、鉴别诊断

颅底凹陷症需与颈椎病、寰枢关节脱位、枕骨大孔区和上颈段肿瘤、脊髓空洞症及侧索硬化症等相区别。虽颅底凹陷症患者常合并多种发育畸形，但不应单以枕颈区其他畸形（如扁平颅底、枕寰融合等）的存在而判定颅底凹陷。

六、治疗

（一）非手术疗法

主要用于轻型者，出现神经系统受压症状为手术治疗的指征。手术方法的选择则取决于引起症状的主要病变。

（二）手术疗法

1. 病例选择 主要用于以下：

（1）颅底凹陷而未合并寰枢椎不稳定者，若有延脊髓受压与后组颅神经症状存在，宜行枕肌下减压术。

（2）合并颅内高压症状者，常有蛛网膜粘连及其他脑部畸形（如少见的 Dandy-Walker 畸形，即第四脑室极度扩大），宜请神经外科处理。

（3）若以寰枢椎不稳定或脱位引起的延脊髓受压或椎动脉供血不足症状为主，对寰枢椎不稳定患者可试用外固定，即颈围或头—颈—胸石膏数周，对寰枢椎脱位患者宜试用牵引，即 Glisson 牵引或颅骨牵引数周。若四肢神经症状减轻或消失，证明寰枢关节脱位为发生症状的原因，则应针对此治疗，可行枕颈融合术。若脱位不能整复，或脊髓受压症状仍存在，宜采用枕骨大孔后缘与寰椎后弓切除减压术。是否需同时切开硬脑（脊）膜减压或行枕颈融合术，将讨论于后。对神经症状明显者，当前仍主张行枕-颈融合术（图6-2-1-2-5）。对伴有颈椎畸形并已引起神经症状者，则以症状部位为主施术（图6-2-1-2-6）。

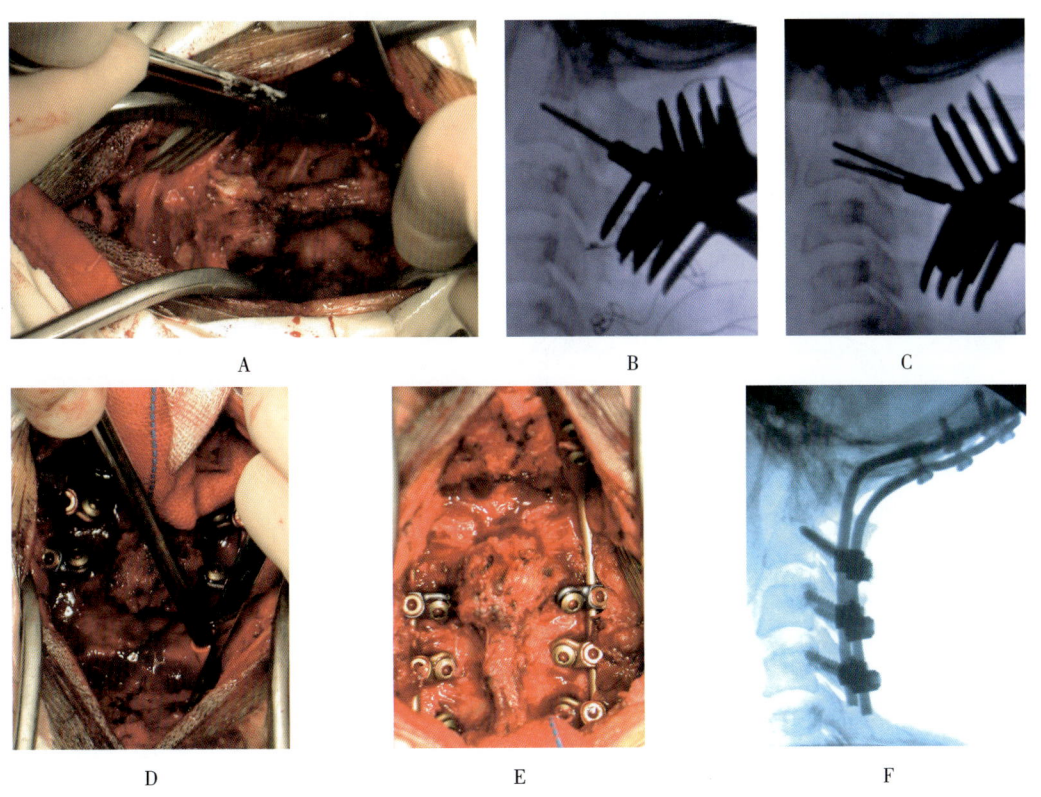

图6-2-1-2-5 临床举例（A~F）
女性，43岁，枕颈融合术　A.显露枕颈后结构；B.C₂后方引入椎弓根钉导针；C.双侧均引入导针透视显示位置正确；D.旋入椎弓根钉；E.不断扩大固定范围；F.放置固定杆，并适度撑开，两侧放置碎骨块，C-臂透视检查对位，侧位观

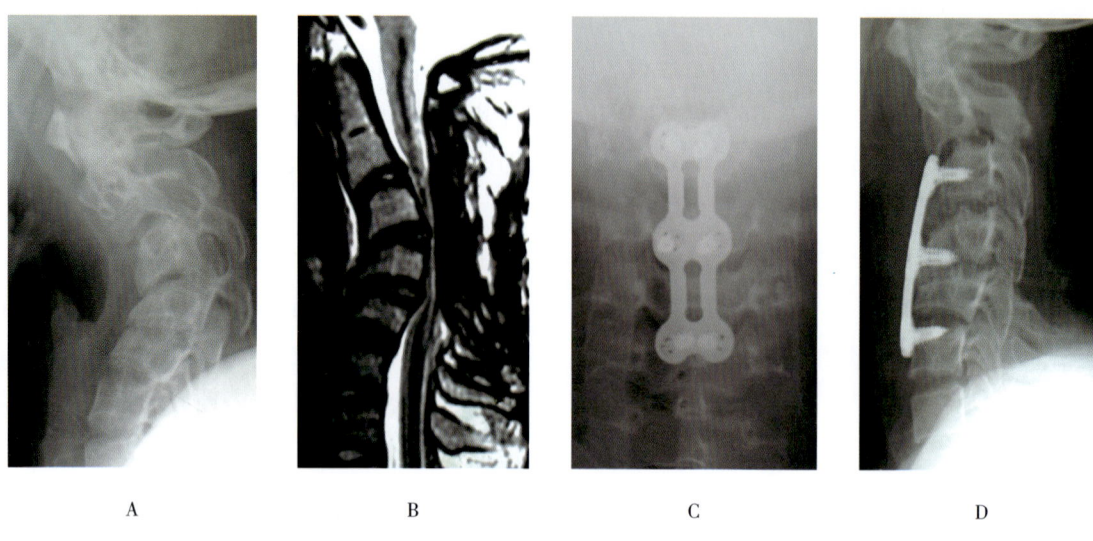

图6-2-1-2-6　临床举例（A~D）
颅底凹陷症伴颈椎屈曲畸形（外院已行后路减压术）行颈前路致压椎节减压固定术　A. 术前X线侧位片显示颈椎后凸畸形；B. 术前MR矢状位显示C_3~C_4、C_4~C_5及C_5~C_6硬膜囊受压明显；C.D. 颈椎前路减压+植骨+钛板固定术后正侧位X线片

亦可采取经口手术途径对寰-枢前方的软组织行松解术，对轻、中度寰-枢前脱位者疗效颇佳（图6-2-1-2-7）。

2. 手术目的　总之，对枕颈区畸形行手术治疗的目的是：

（1）神经系统的减压；
（2）重建寰枢关节稳定性；
（3）建立正常脑脊液循环通道。

因此，骨科医师常需与神经外科医师共商治疗方案。

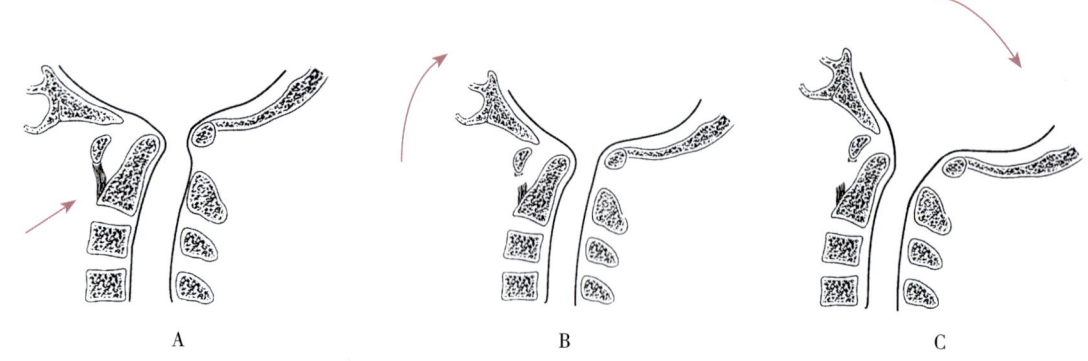

图6-2-1-2-7　经口入路寰-枢前方软组织松解术示意图（A~C）
A. 松解前状态；B. 松解后开始复位；C. 轻轻向后、向上牵引即可获得理想复位

第三节 寰-枢关节先天发育性畸形

一、概述

寰-枢关节脱位在临床上以外伤性者多见，其中因有枕颈区先天性畸形存在，以致继发的寰枢关节脱位称先天畸形性脱位，其症状常在少年以后发生，并有其特点。

二、病因

(一)枕骨-寰椎先天性融合

枕-寰融合十分罕见(见图 6-2-1-1-5)，由于缺少了枕寰关节，导致寰枢关节代偿性活动加大，累积性劳损将使寰枢之间的一切韧带和关节囊松弛，从而发生寰枢关节不稳定，或在较轻微的外力下发生脱位，并常呈进行性加重。部分患者还合并第二、三颈椎融合，使发生寰枢关节脱位的可能性更为加大。

(二)颅底凹陷

颅底凹陷症患者纵然有枕寰关节存在，其活动范围亦受到畸形骨质的限制，何况部分患者合并寰椎枕骨化(见图 6-2-1-2-1)。Garcin 等复习文献搜集枕颈区畸形 115 例，其中单为颅底凹陷者 41 例，单寰椎枕骨化者 30 例，其他则合并两种以上畸形。确证寰枢关节脱位者占 15 例，但未能分析寰枢椎不稳定的发生率。

(三)齿状突发育不良

齿状突完全缺如或不全性缺如者丧失了寰椎横韧带与齿状突相互扣锁的稳定关系，齿状突与枢椎体未融合者齿状突随寰椎移动，横韧带也不能起到稳定寰枢椎作用。因此，其他韧带结构如翼状韧带及关节囊等的负荷加重，久之发生松弛而导致脱位。

因齿状突缺失或发育不全所引起的畸形分型各家意见不一，目前多选用的为三型或五型分类法(图 6-2-1-3-1、2)。

(四)Klippel-Feil 综合征

若枢椎和其下相连的几个颈椎发生了先天性融合伴有短颈或斜颈畸形，寰枢关节负荷加大，亦可发生慢性脱位。

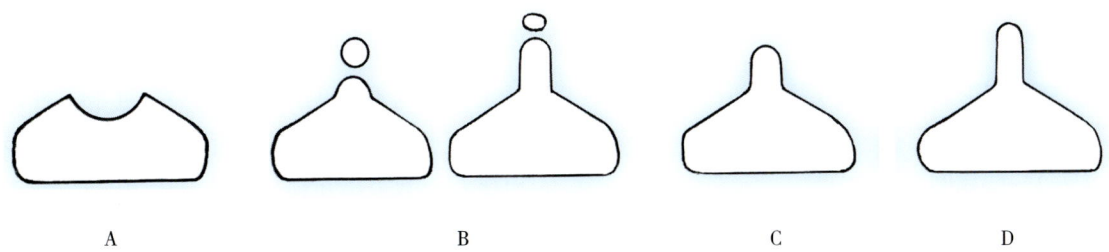

图6-2-1-3-1 齿状突发育不全三类分型模式示意图(A~D)
A.齿状突缺如；B.齿状突游离；C.齿状突发育不良；D.为正常齿状突

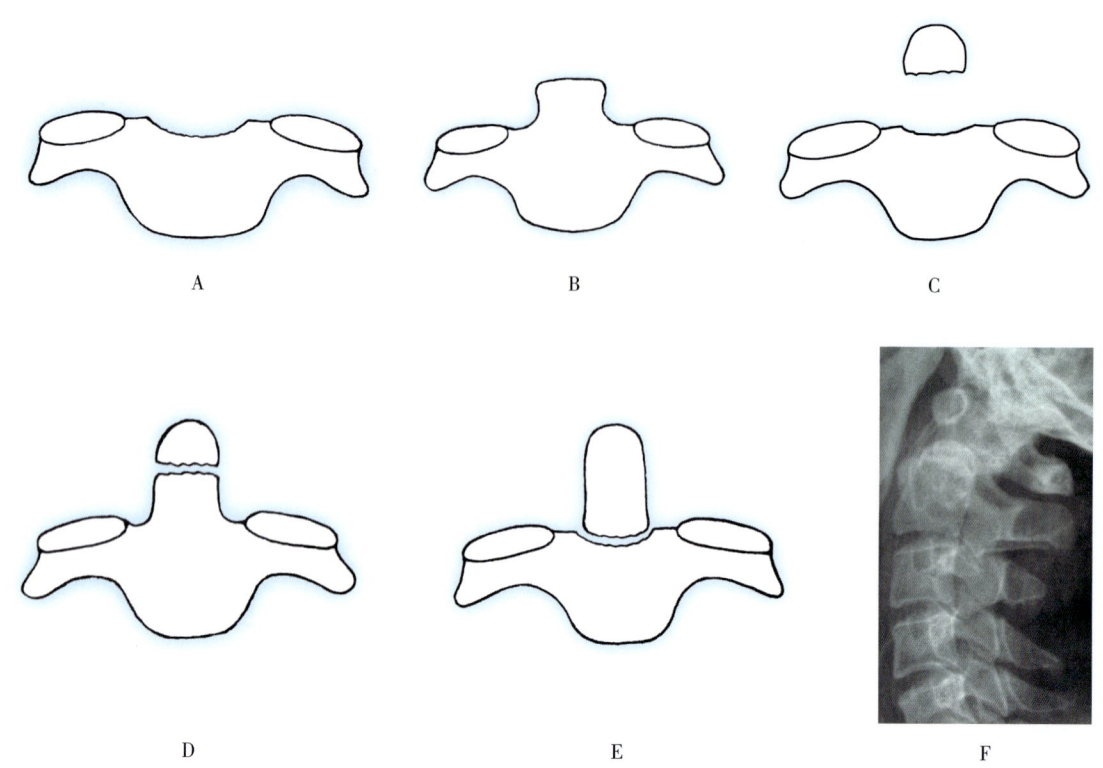

图6-2-1-3-2 齿状突畸形五类分型示意图及临床病例（A~F）
A~E示意图：A.齿突完全缺如型；B.齿突尖缺如型；C.齿突基底缺如型；D.齿突未愈合型；E.基底未愈合型；F.临床病例侧位X线片所见（齿状突缺失型）

三、诊断

本病诊断一般多无困难，主要依据寰枢关节不稳定或脱位的临床表现、X线检查和诊断等，详见前面内容。先天畸形性脱位应与外伤性脱位、自发性脱位及病理性脱位区别，只要认真地加以检查，一般亦易于鉴别。

四、治疗原则

一般按以下6种情况处理。

（一）一般病例

枕颈区先天性畸形患者发生枕颈区疼痛，过伸过屈位照片发现寰枢关节不稳定，应立即采用颈托保护。外固定数月后作应力照片，仍见寰椎在枢椎之上滑移者应行融合术。除齿状突发育不良者可行寰枢融合术（图6-2-1-3-3）外，一般以枕颈融合术为妥（图6-2-1-3-4）。

（二）寰枢关节先天畸形性外伤脱位

视病情而定，对外伤性病例，可在颅骨牵引复位后行寰枢椎融合术（见图6-2-1-3-3），以求椎节稳定保护脊髓。若整复后仅以外固定治疗，则脱位难免复发，这是因为韧带结构的陈旧性损伤不可能得到完全修复而重建寰枢间的稳定性。对先天性畸形者，治疗难度较大，且手术种类视畸形特点而定，齿状突缺如（含不全性缺如）者，如伴有椎节不稳和神经刺激及压迫症状者，则需手术治疗（图6-2-1-3-5）。对枕颈畸形引发颈髓受压者，则多取后方入路松解及固定，尤其是压力主要来源于颈髓后方者（图6-2-1-3-6）。

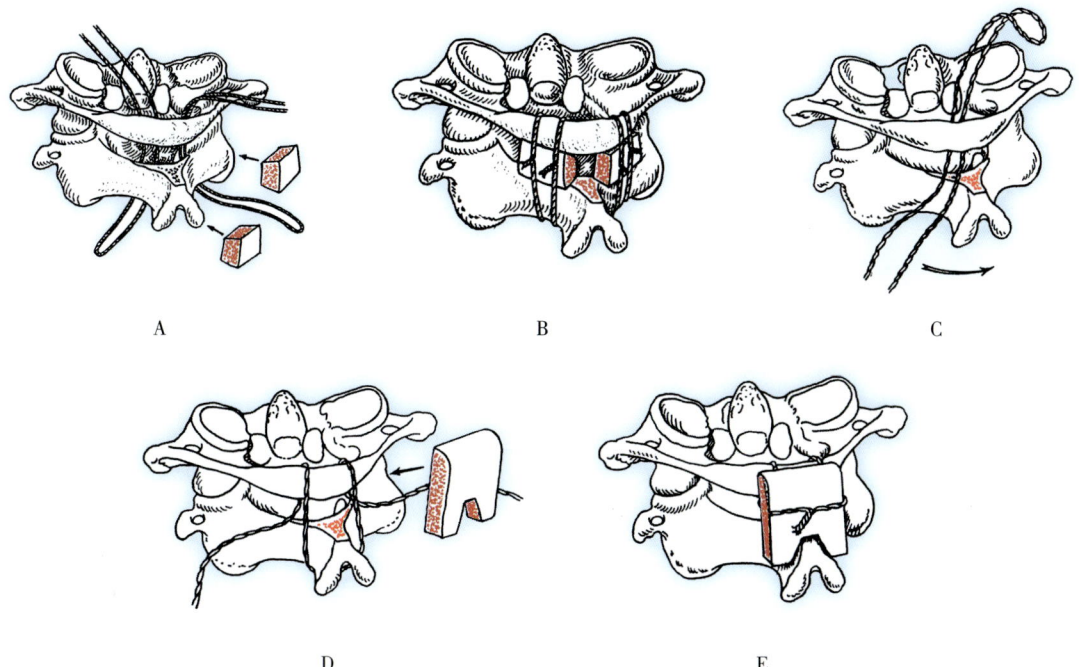

图6-2-1-3-3　寰-枢椎后弓间植骨融合术示意图（A~E）
A.B. 后路寰-枢椎间植骨融合术；C~E. 改良Brooks寰枢椎融合术

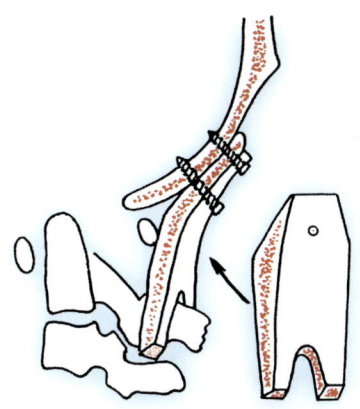

图6-2-1-3-4　枕-寰-枢椎融合示意图

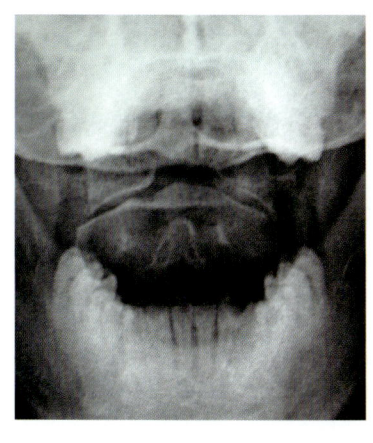
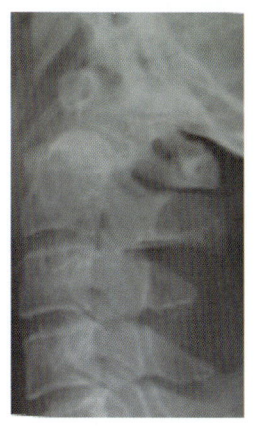
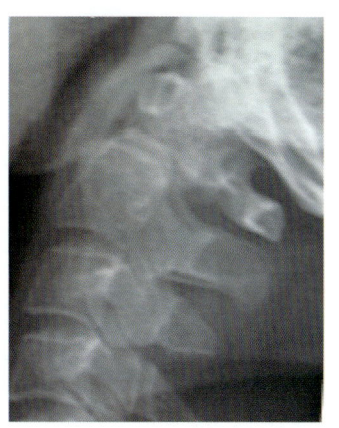

A　　　　　　　　　　B　　　　　　　　　　C

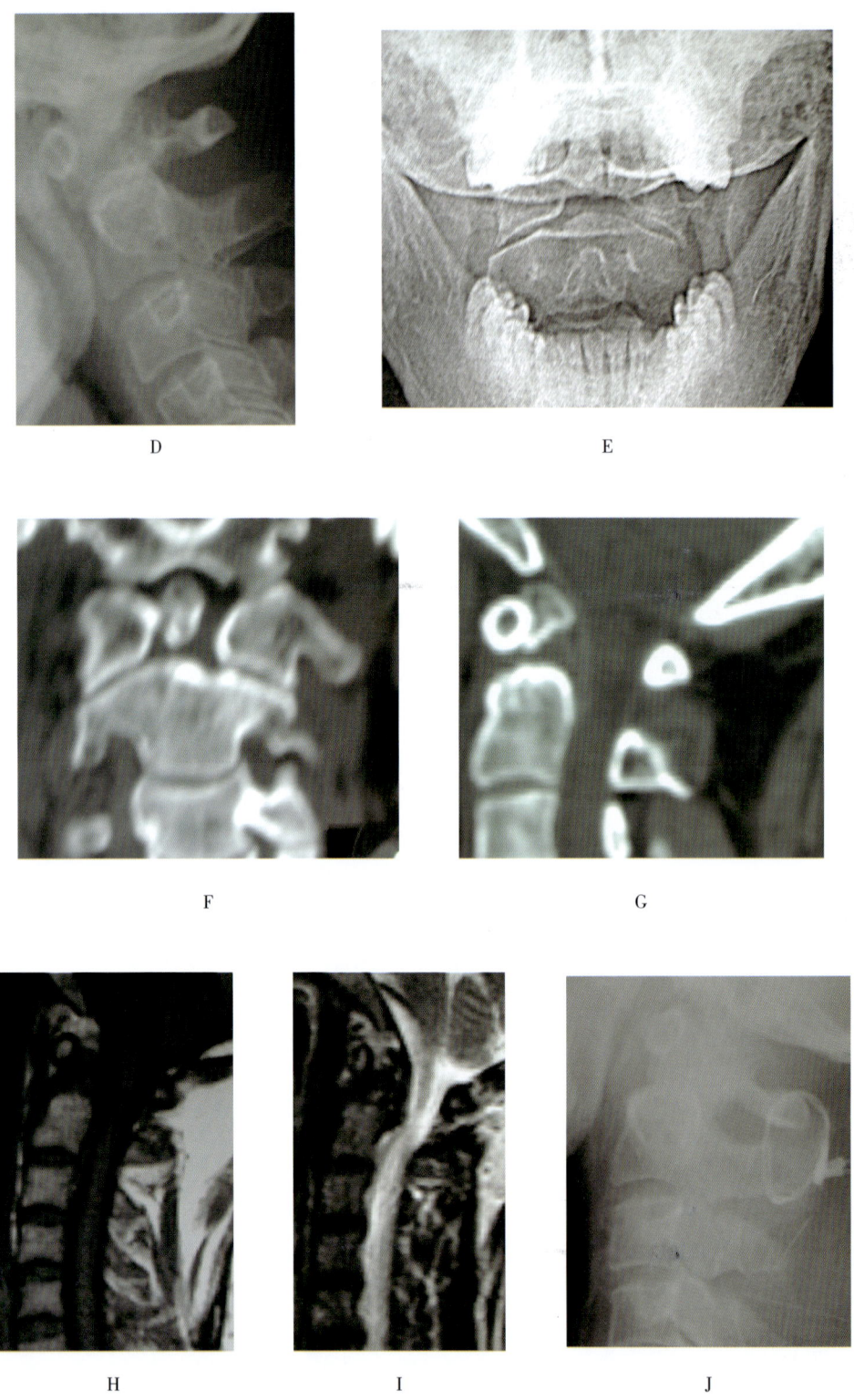

图6-2-1-3-5 临床举例（A~J）

男性，39岁，因齿状突缺如伴颈髓刺激症状施术 A.B. 术前正（开口）位及侧位X线片；C.D. 上颈椎伸屈动力位片显示寰枢椎不稳及半脱位征；E. 颈椎正位断层片所见；F.G. 颈椎CT正侧位扫描所见，显示齿状突发育不全（大部缺失）；H.I. 颈段MR矢状位，T_1、T_2加权，显示上颈髓受压征；J. 寰枢椎复位及钛镘内固定后X线侧位片

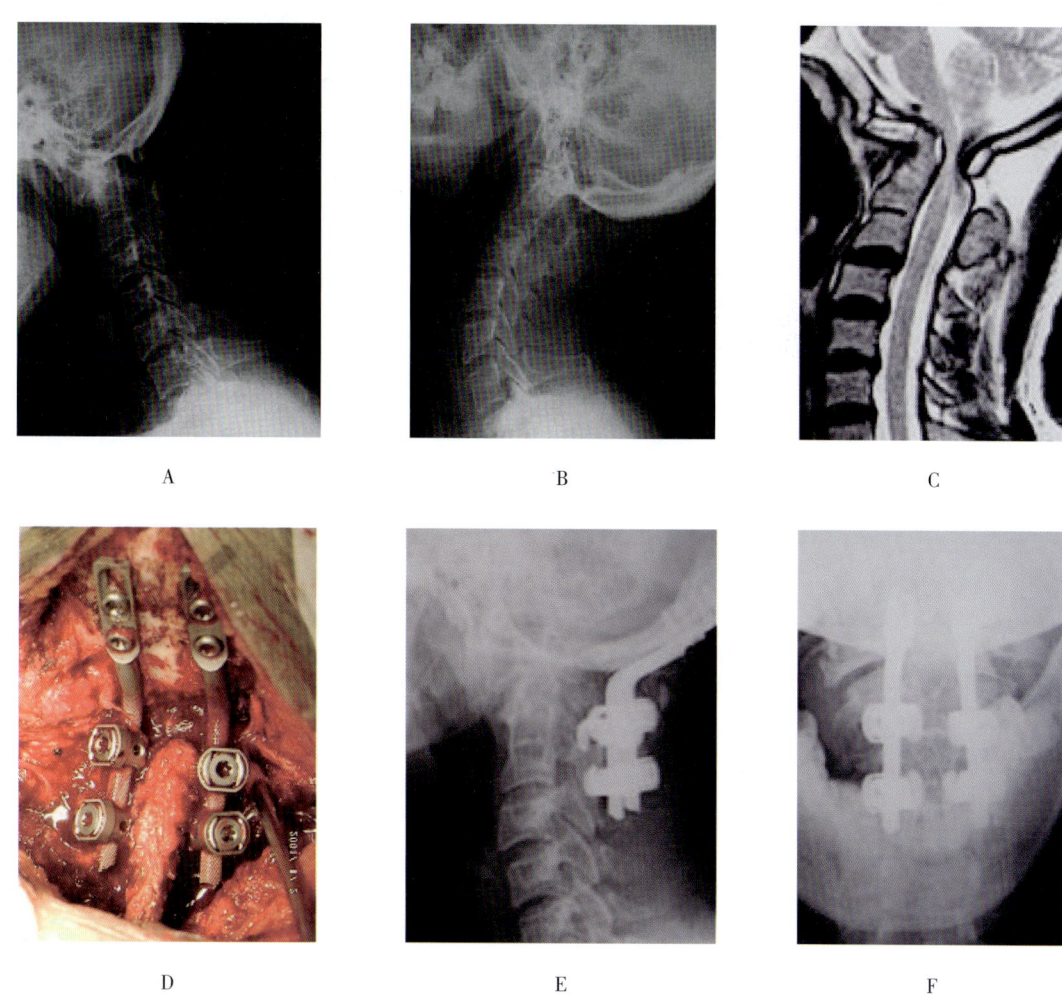

图6-2-1-3-6 临床举例（A~F）

枕颈畸形伴颅底凹陷及C_1枕骨化后路手术 A.B. 术前颈椎过屈、过伸侧位片；C. MR矢状位显示枕颈畸形、寰椎枕骨化，伴寰椎前脱位及脊髓受压征；D. 术中照片；E.F. 局部松解+枕颈融合术后正侧位X线片

（三）对难复性寰枢关节脱位伴脊髓高位受压病例

一般采用枕骨大孔后缘和寰椎后弓切除术治疗。若为齿状突骨折或齿状突缺如伴寰椎向前移位，脊髓受压于枢椎椎体后上缘和寰椎后弓之间，切除寰椎后弓之后硬脊膜向后膨出，可达到预期的减压效果。但在枕颈区畸形患者，其齿状突常完整而高耸，其枢椎向后旋转将使齿状突向后倾倒，脊髓被夹在齿状突尖端和枕骨大孔后缘及寰椎后弓之间。后方减压不能解除齿状突对脊髓腹侧的严重压迫。而且硬脑膜与颅骨内膜合为一层紧贴在颅骨内面（不同于硬脊膜），是不能自由膨胀或移位的；手术虽切除了枕骨大孔后缘的骨质，硬脑膜仍然像约束带样，维持着原枕骨大孔后缘的压迫状态。因此，常需切开硬脑膜和硬脊膜才能达到彻底减压的目的，并使蛛网膜下腔与枕颈部肌层相交通，此又称之为枕肌下减压术（图6-2-1-3-7）。术后需用颈围保护，或可考虑经前路与上颈椎融合术。

对枕大孔减压务必小心，可用特制薄型椎板咬骨钳逐小块、逐小块切除；减压后视内固定方式需要，可在边缘处钻孔用于钛缆或钢丝穿过（图6-2-1-3-8）。

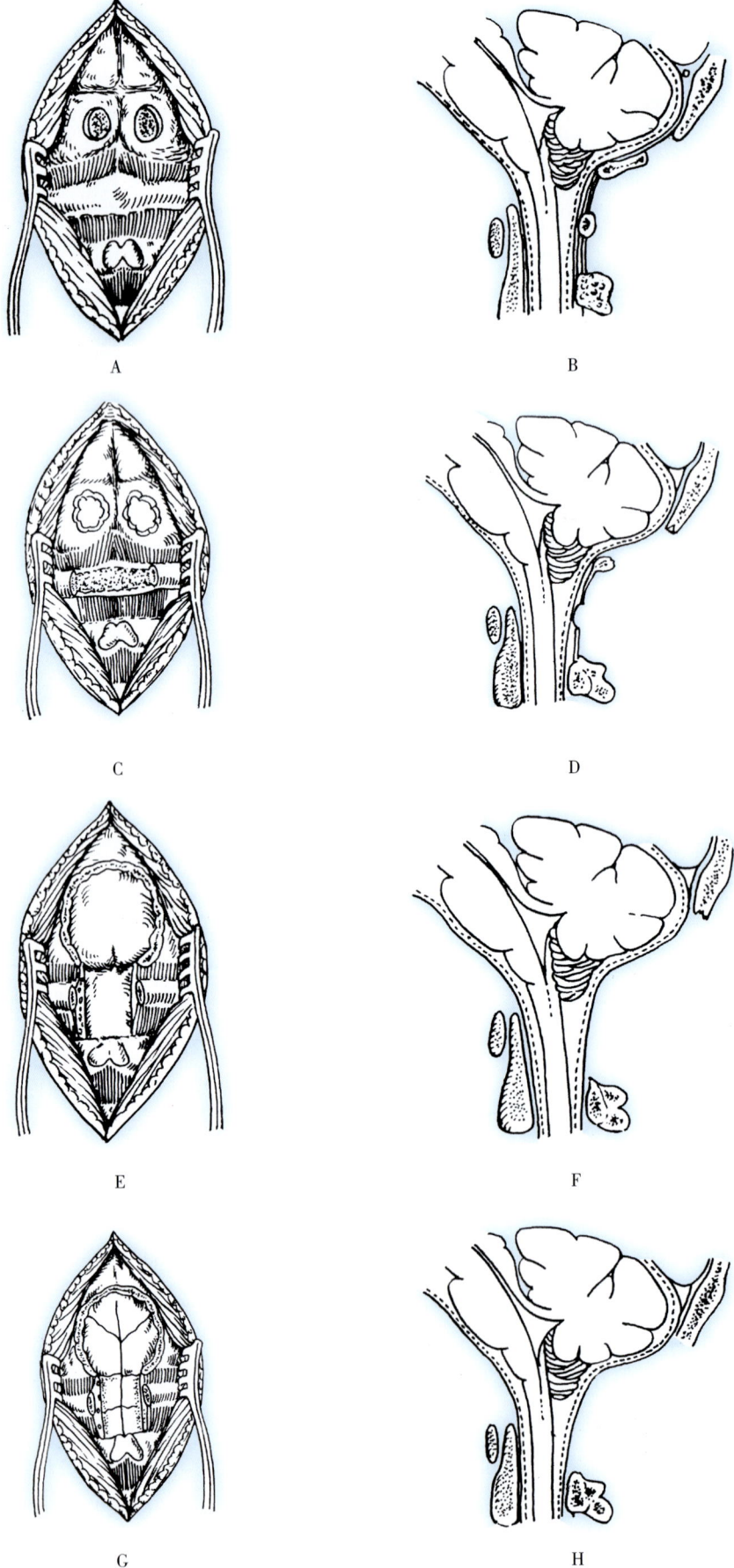

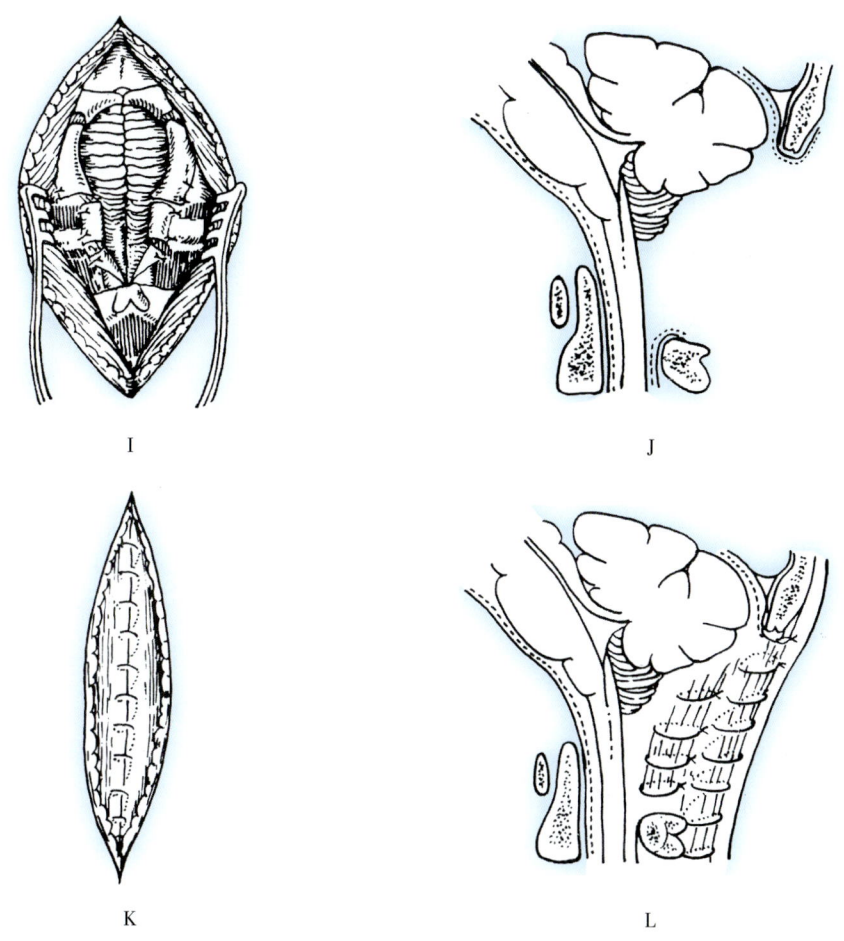

图6-2-1-3-7 颅后窝及寰椎后弓切除减压术（枕肌下减压术）示意图（A~L）

A.B. 于枕骨两侧钻孔，直达硬膜（正侧面观）；C.D. 扩大钻孔范围，并同时咬除寰椎后弓中段外板（正侧面观）；E.F. 扩大枕骨切骨范围，小心切除寰枕及寰枢后膜正侧位观；G.H. 放射状切开硬脑膜、硬脊膜及蛛网膜（正侧面观）；I.J. 将硬膜囊及硬脊膜外翻，缝至邻近肌肉或骨膜上（正侧面观）；K.L. 仔细止血后，将两侧颈项肌等严密缝合，一般2~3层（正侧面观）

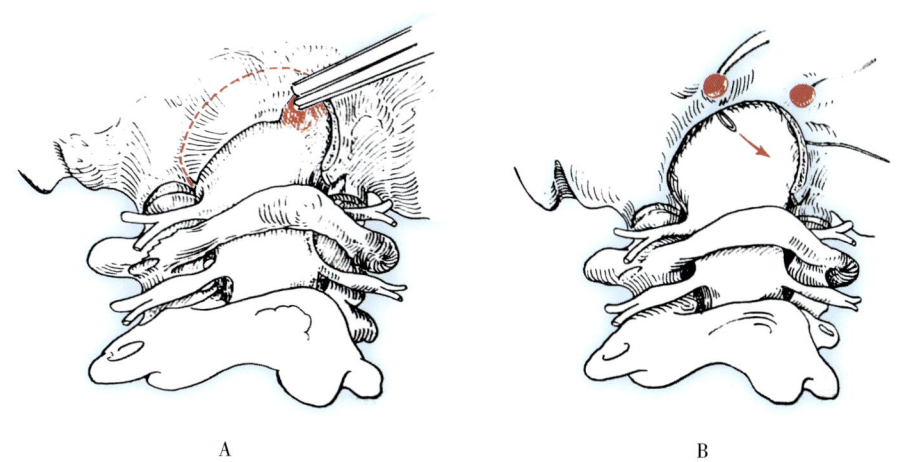

图6-2-1-3-8 枕大孔扩大术示意图（A、B）

A.用特制之薄型椎板咬骨钳逐小块咬除枕大孔边缘骨质；B.再在切骨上方钻孔用于钛镍（或钢丝）穿过

(四)经口腔行齿状突切除术

对难复性脱位患者,设法解除齿状突对延脊髓腹侧压迫是获得恢复的唯一方法,值得探索,但手术难度极大。

(五)寰-枢椎前路融合术

手术方法见后附。

(六)齿状突内固定术

手术方法见后附。

五、经口腔或切开下颌骨的上颈椎前路手术

此类手术难以广泛开展,不仅由于手术难度大,技术要求高,且手术途径需通过污染区的口腔。因此,主要用于咽后部脓肿患者,而对实施切开复位及致压骨(齿状突)切除术顾虑较多。

(一)手术适应证

1. 枕颈畸形所致延髓压迫症　主要是从前方切除压迫延髓的齿状突;

2. 上颈椎前方肿瘤　指 C_{2-3} 椎节前方骨质或软组织内肿瘤;

3. 炎性脓肿　以上颈段结核及化脓性感染为多见;

4. 齿状突骨折　可通过前方行开放复位及内固定术;

5. 枕颈或寰枢不稳　少数病例亦可选择前方植骨融合术。

(二)手术准备与显露

1. 术前准备　按口腔内手术常规进行准备。

2. 体位及麻醉　一般取仰卧位,并酌情选用 Halo 装置、颅骨牵引或带头石膏床。麻醉多选用局部喷雾加局部麻醉或气管切开插管全麻。

3. 显露咽后壁　一般病例选用口腔拧开器先将口腔撑开,用丝线缝穿悬雍垂及双侧软腭,并向上牵引以充分显示咽后壁。对操作复杂、难度较大的术式,亦可于骨膜下将下颌骨自中部劈开,并向两侧牵引。后者手术视野明显大于前者,但手术损伤亦大,非必要时,一般不需此种操作(图6-2-1-3-9)。

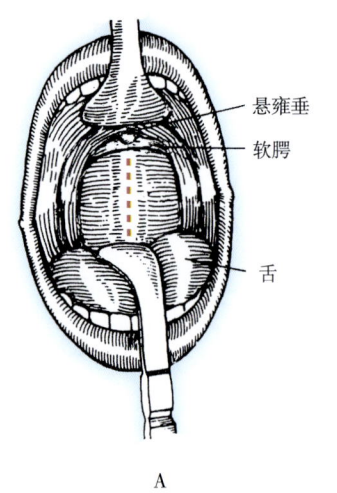 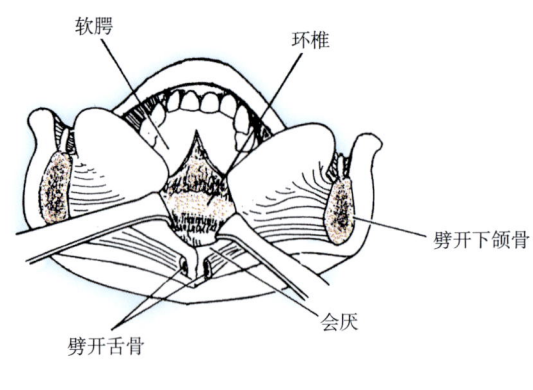

图6-2-1-3-9　经口入路示意图(A、B)
经口腔或切断下颌骨显露上颈椎的入路　A. 经口腔咽后壁入路;B. 劈开下颌骨入路

(三)各种手术操作

1. **脓肿切开引流术** 此为最简单之术式。先于脓肿之最高点穿刺,证明脓液后,用于纱布将上下两端的鼻咽及咽喉部通道填塞,以防脓汁流入引起污染。之后顺穿刺针眼用尖刀将脓肿前壁纵向切开(0.3~0.6cm),并立即用吸引器将脓液吸净,直至不再有脓液流出为止,同时用冰等渗氯化钠注射液反复冲洗局部。引流完毕后,用可吸收线缝合咽后壁(图6-2-1-3-10)。

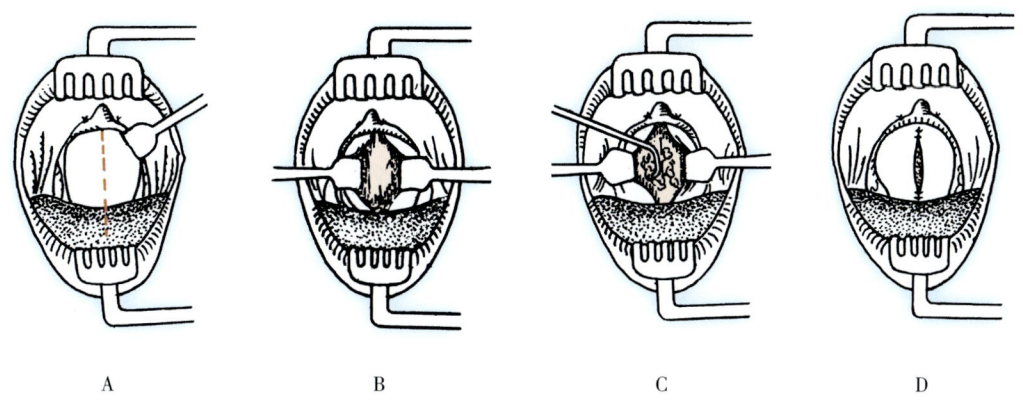

图6-2-1-3-10 经口腔入路脓肿切开引流术示意图（A~D）
A.咽后壁切口；B.显露脓肿部位；C.清除脓肿组织；D.缝合咽后壁

2. **脓肿引流加死骨刮除术** 即在前者基础上,选用不同大小及角度的刮匙将深部的坏死骨质及肉芽组织等一并刮除。因延髓位于后方,故操作时务必掌握分寸,切勿直接或间接(通过死骨块)撞击脊髓组织。

3. **齿状突切除术** 多在手术显微镜或手术放大眼镜下操作。首先用手指触及寰椎前结节,以此为中点纵向切开咽后壁软组织,电凝或冰等渗氯化钠注射液止血,再用较窄之锐性骨膜器将椎前软组织向两侧剥离,直达显露寰椎前弓及C_2椎体上部。之后可用高速电钻先将寰椎前弓切除1.5~2.0cm一段,将齿状突直接暴露于术野中(亦可选用尖嘴咬骨钳切除寰椎前弓),之后再以同法或锐性角度刮匙切除齿状突,并显露前凸之后纵韧带,即表明已达减压目的。

4. **其他病变及肿瘤切除术** 与前者操作基本相似,显露上颈椎前方骨质后,视病变所在部位不同首先切除前方骨质,再将病变部分刮除或切除,冲洗干净后局部多需充填植骨块行融合术(图6-2-1-3-11)。

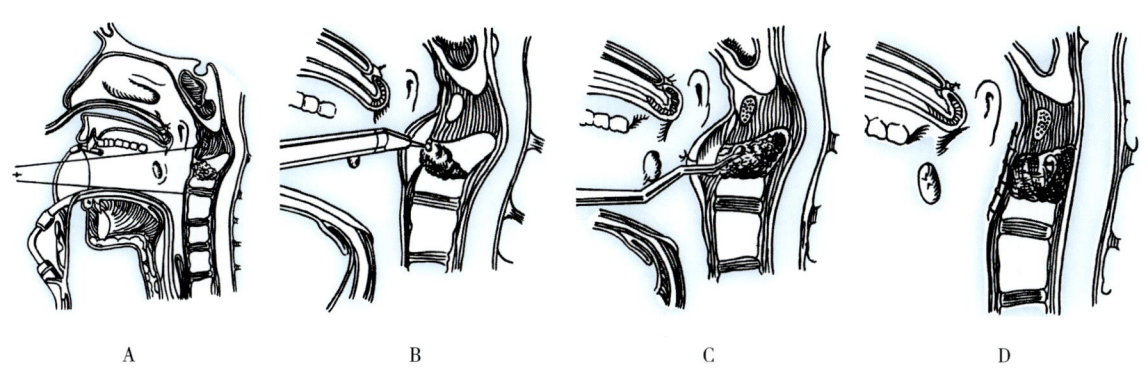

图6-2-1-3-11 经口齿状突肿瘤切除术示意图（A~D）
A.显露肿瘤部位；B.磨除肿瘤前方骨皮质；C.刮除肿瘤组织；D.充填植骨块或骨替代物

5. 寰-枢椎前路融合术 前路枕寰融合从理论上讲可以进行，但临床多采取后路术式（图6-2-1-3-12）为安全、有效，且手术视野较好。因此，前路寰-枢融合术应按前法显露、分离、松解椎前软组织，使寰枢椎关节暴露于术野中部。之后用高速电钻或其他器械将两侧寰枢椎间关节处各切除0.6cm×0.8cm×0.8cm~0.8cm×0.8cm×1.0cm，深×高×宽，而后取相应大小的自体髂骨嵌入之（图6-2-1-3-13）。亦可用小螺丝钉将骨块固定至C_2椎体上方。此种术式较经颈部操作者为方便，但感染率亦高。

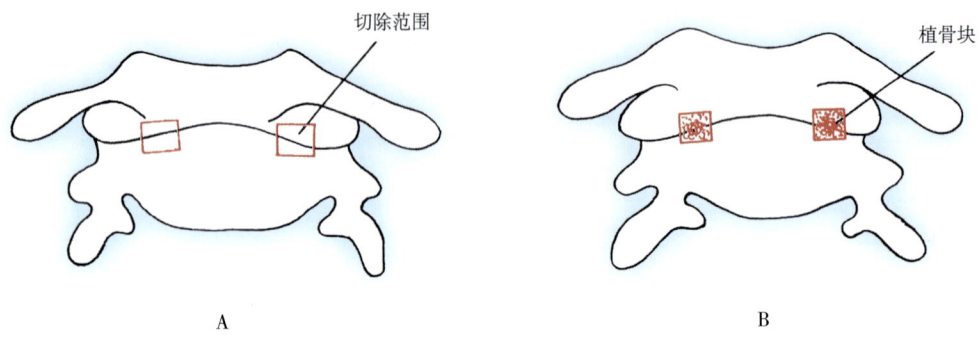

图6-2-1-3-12 寰-枢椎前路融合术示意图（A、B）
A. 切除寰枢椎间关节；B. 自体骨块植骨融合

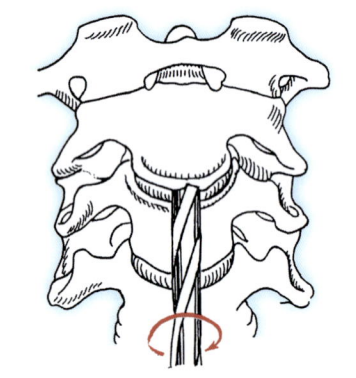

图6-2-1-3-13 C_2下缘钻头钻孔示意图

6. 齿状突内固定术 对齿状突骨折、复位满意者，亦可经口入路以螺钉固定之。此时主要暴露寰枢关节及枢椎椎体前方骨质，以便选择螺钉入口位置及便于操作。用作内固定的螺钉一般为细长型，1~2枚均可，唯前者抗旋转作用较差（图6-2-1-3-14）；目前多选用双枚螺钉固定（图6-2-1-3-15及见图3-1-1-3-7）。

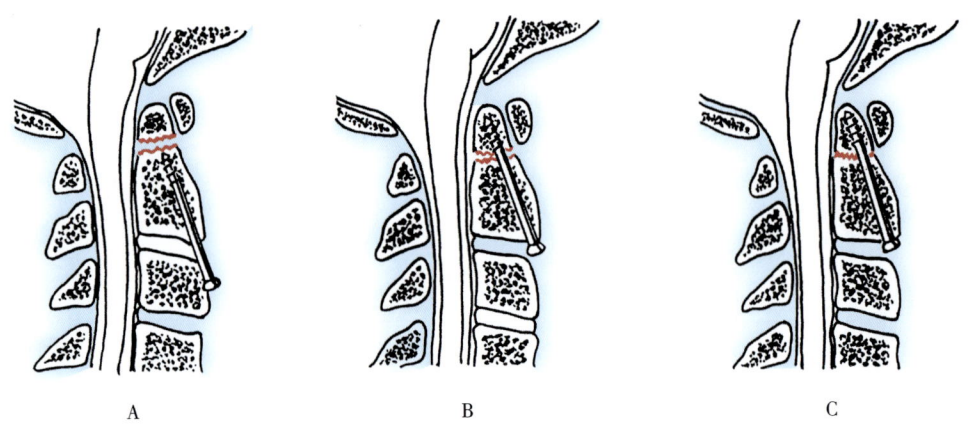

图6-2-1-3-14 旋入螺钉示意图（A~C）
注意：螺纹必须完全进入齿状突上骨折段方可产生加压作用

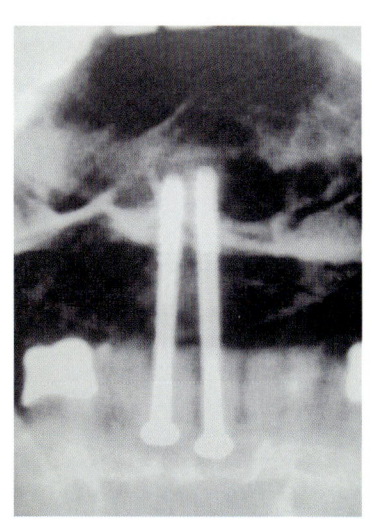

图6-2-1-3-15 临床举例
齿状突骨折双钉固定后X线开口位照片

（四）注意事项

此处解剖复杂、险要，因此在操作上务必注意避免各种误伤，一般是在牵引下施术为安全。同时应注意保持呼吸道通畅。

（五）术后处理

1. 按口腔及颈前路手术后常规处理；
2. 应用大剂量广谱抗生素；
3. 对颈椎不稳者，应加强外固定，包括颅骨牵引、Halo及石膏床等制动；
4. 涉及颈髓的手术，应在术后3~5天内予以脱水剂。

第四节 寰椎沟环畸形

一、概述

沟环畸形在寰椎上并非罕见，约占正常人之2%~3%。但由于此种畸形引起椎动脉第三段（Ⅴ~Ⅲ）受压，出现椎动脉供血不全症状者并不多见，仅为此种畸形者之1/10。现就本病的有关问题阐述如下。

二、病因及病理解剖学改变

（一）寰椎沟环的发生学

按照进化论的观点，人从猿猴演化而来，此种在猿猴寰椎上普遍存在的椎动脉沟环实质上是人在进化过程中的退化痕迹。也可视为当人从原来猿猴的爬行状态演变为直立状的人类时，对椎动脉第三段起固定、制动作用的沟环已失去其解剖意义，因此逐渐退化，显示出废用性退变的特征。

（二）寰椎椎动脉沟环的分型

1. 全环型 即骨性结构呈环状覆盖于椎动脉沟上方，使椎动脉在其中通过（图6-2-1-4-1）。

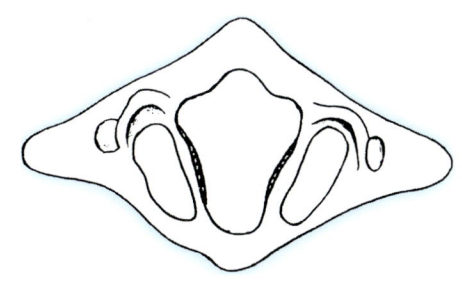

图6-2-1-4-1 全环型沟环示意图（自寰椎上方观）

2. 半环型 指骨性结构未能完全覆盖椎动脉沟者。其中以前半环型为多见，后半环型及侧型少见，前后半环同时存在者更为少见（图6-2-1-4-2，图6-2-1-4-3）。可双侧或单侧，左多于右。

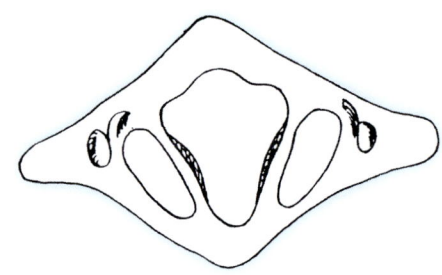

图6-2-1-4-2　后半环型沟环示意图（自寰椎上方观）

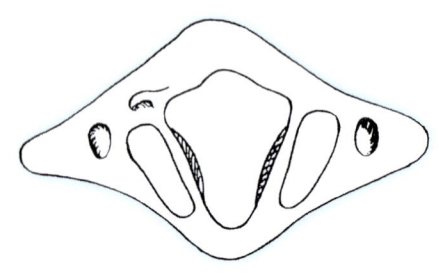

图6-2-1-4-3　前半环型沟环示意图（自寰椎上方观）

（三）沟环与椎动脉发病之关系

在正常情况下，Ⅴ～Ⅲ段椎动脉呈现较为松弛，并具有一定活动度。但处于骨环包绕下之椎动脉，则必然与其他血管通过骨纤维管道一样，易引起折曲、痉挛和压迫而出现远端供血不全症状，加上椎动脉周围有着丰富的交感神经节后纤维，更促使症状的复杂化。

三、临床特点

1. 头晕　最为多发，可达90%以上。多见于旋颈动作时，过屈或过伸均易诱发，尤其是突然转颈时。

2. 猝倒　与Ⅴ～Ⅱ段椎动脉供血不全所引起之机理相似，主要由于基底动脉缺血所致。其发生率较前者为低，约50%～60%。

3. 上颈痛　较为多见，尤多见于发病早期，占90%以上。疼痛好发于枕颈交界处，且向后枕部放射，多与第一颈脊神经的分布区相一致。

4. 眼部症状　较多见，约占80%左右，主因交感神经末梢受激惹所致。主要表现为眼部痛感、视力模糊及疲劳感等。

5. 耳部症状　与前者同一原因，表现为耳鸣、听力下降及耳痛等。发生率约占60%左右。

6. 其他症状　包括头痛、恶心、厌食及其他颈椎痛症状等，均可发生。

四、诊断

1. 临床症状特点　如前所述，具有其中2~3项即有临床意义。

2. X线平片　可从侧位片上清晰显示沟环之形态及类别（图6-2-1-4-4、5）。

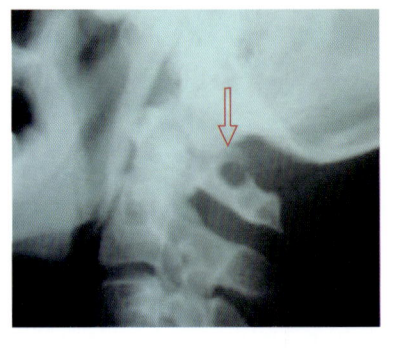

A

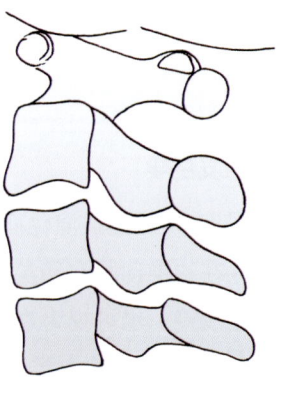

B

图6-2-1-4-4　沟环畸形（A、B）
A. X线侧位片所见（箭头所指处）；B. 示意图

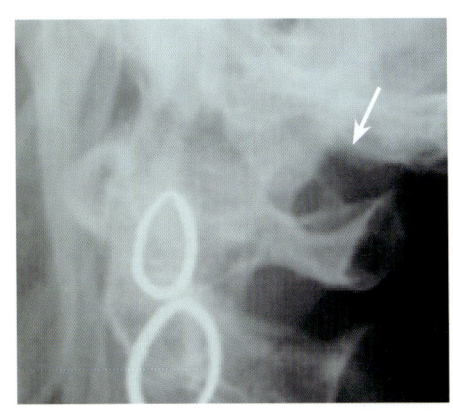

图6-2-1-4-5 另例寰椎沟环X线侧位片观

3. 旋颈试验 与钩椎关节病椎动脉受压不同的是病变部位位于枕颈处,如旋颈时用手指压于患侧寰椎横突处并同时仰颈,则可诱发眩晕症状。非十分必要,一般无需此项检查。

4. CT及MR检查 均有助于诊断。

五、鉴别诊断

需与一般枕颈部疾患鉴别诊断外,主要与椎动脉V—Ⅰ段及V—Ⅱ段受累疾患进行鉴别,参阅手术颈椎病篇。

六、治疗原则

(一)非手术疗法

可使大部分病例症状得到缓解或消失,其具体要求与椎动脉颈椎病基本相似,以枕颈部制动、注意工作休息体位及对症处理为主。必要时可辅以理疗及轻重量(不超过2kg)牵引疗法。

(二)手术疗法

1. 手术适应证 主要依据以下4点选择手术病例。

(1)症状明显、已影响工作及基本生活、经非手术疗法久治无效者;

(2)诊断明确、并除外椎动脉其他段供血不全者,尤应注意V—Ⅰ及V—Ⅱ段;

(3)影像学检查显示寰椎后弓椎动脉沟处有骨性沟环存在者;

(4)全身情况可承担手术、无手术禁忌证者。

2. 术前准备 按枕颈段手术备皮、备血及其他准备。

3. 麻醉

(1)气管插管麻醉 较为安全,但反应较大;

(2)局部麻醉 亦较为安全,对术中有可能出现呼吸道阻塞者,可辅以气管清醒插管。

七、沟环切除(开)术

(一)体位、切口及显露寰椎后结节

1. 体位 俯卧位,头颅固定于特制之固定架上,参阅颈后路手术章节。

2. 切口 同一般颈后路枕颈部手术切口相似,头颈略向前屈。

3. 显露寰椎后结节 按常规切开皮肤、皮下、颈深筋膜后,迅速将切口向两侧撑开(多用颅后凹自动拉钩或一般的梳式拉钩)起止血作用。之后锐性切开,并向两侧分离椎旁肌群,显露枕骨粗隆之C_2棘突段,并充分暴露寰椎后结节之骨质。

(二)暴露沟环及椎动脉

在前者基础上,从后方将寰椎后弓处附着之软组织向两侧剥离,其范围两侧达3~4cm即可;而后再从正中向两侧下方整行分离,以充分显露后弓骨质。最后再小心分离后弓上方组织以暴露椎动脉、骨性沟环和寰枕关节。按上述顺序操作一般不易误伤椎动脉,如果一开始在周围解剖不太清楚情况下就去显露椎动脉,则极易引起误伤。

(三)切除沟环

先将沟环及椎动脉周围组织加以清理,再用神经剥离子将沟环内壁加以分离、松解之后分别选用薄型长柄椎板咬骨钳或颈椎髓核钳逐小块、

逐小块地将其切除。操作时切忌粗心大意和情绪急躁，切勿误伤椎动脉及与之伴行的第一颈脊神经。

（四）闭合切口

切除骨环后，以冰等渗氯化钠注射液反复冲洗局部，清除棉片及其他异物，而后依序缝合切开诸层。

（五）术后处理

与一般枕颈段手术相似。主要有以下措施。

1. **脱水剂应用** 按脊柱手术常规予以各种脱水药物；

2. **预防感染** 按颈后路手术常规；

3. **颈部制动** 拆线后选用一般颌-胸石膏或头-胸支架制动4~8周；

4. **减少颈部活动** 尤以手术早期，颈部不宜过多活动，3~6月后可恢复正常；

5. **其他** 包括局部理疗、药物外敷及对症疗法等均可酌情选用。

（沈 强 赵卫东 丁 浩 朱宗昊 赵定麟）

参 考 文 献

1. 艾福志, 尹庆水, 王智运, 等. 经口咽前路寰枢椎难复位钢板内固定的外科解剖学研究. 中华外科杂志, 2004, 42：1325-1329
2. 陈德玉. 颈椎伤病诊治新技术, 北京：科学技术文献出版社, 2003
3. 饶书诚, 宋跃明. 脊柱外科手术学（第三版）. 北京：人民卫生出版社, 2006
4. 陶春生, 倪斌. 枕颈结合部手术并发症及防治. 中国脊柱脊髓杂志, 2005, 15：49-51
5. 王建, 倪斌. 经口手术入路治疗颅颈交界区病变. 中国脊柱脊髓杂志, 2005, 15：52-54
6. 赵定麟, 王义生. 疑难骨科学. 北京：科学技术文献出版社, 2008
7. 赵定麟. 临床骨科学——诊断分析与治疗要领, 北京：人民军医出版社出版. 2003年
8. 赵定麟. 现代骨科学, 北京：科学出版社, 2004
9. 赵定麟. 现代脊柱外科学, 上海：上海世界图书出版社公司, 2006
10. Benglis D, Levi AD.Neurologic findings of craniovertebral junction disease. Neurosurgery. 2010 Mar; 66（3 Suppl）: 13-21.
11. Chung SB, Yoon SH, Jin YJ, Kim KJ, Kim HJ.Anteroposterior spondyloschisis of atlas with incurving of the posterior arch causing compressive myelopathy.Spine（Phila Pa 1976）. 2010 Jan 15; 35（2）: E67-70.
12. Hericord O, Bosschaert P, Menten R, Dembour G.Misleading appearance of atlantoaxial diastasis in Down syndrome: os odontoideum. JBR-BTR. 2009 Sep-Oct; 92（5）: 261.
13. Rahman M, Perkins LA, Pincus DW.Aggressive surgical management of patients with Chiari II malformation and brainstem dysfunction.Pediatr Neurosurg. 2009; 45（5）: 337-44.
14. Rong-Ming Xu, Wei-Hu Ma, Shao-Hua Sun.The application of Occipitocervical fixation in treatment of upper cervical instability .SICOT Shanghai Congress 2007.
15. Rufener SL, Ibrahim M, Raybaud CA, Parmar HA.Congenital spine and spinal cord malformations--self-assessment module.AJR Am J Roentgenol. 2010 Mar; 194（3 Suppl）: S38-40.
16. Rufener SL, Ibrahim M, Raybaud CA, Parmar HA.Congenital spine and spinal cord malformations--pictorial review.AJR Am J Roentgenol. 2010 Mar; 194（3 Suppl）: S26-37.
17. Samartzis D, Shen FH, Herman J, Mardjetko SM.Atlantoaxial rotatory fixation in the setting of associated congenital malformations: a modified classification system.Spine（Phila Pa 1976）. 2010 Feb 15; 35（4）: E119-27.
18. Smith JS, Shaffrey CI, Abel MF, Menezes AH.Basilar invagination. Neurosurgery. 2010 Mar; 66（3 Suppl）: 39-47.
19. Xi-Jing He ,Hao-Peng Li, Guo-Yu Wang.Management of cervical cord compression at Craniocervical Junction with Odentoidectomy and Occipitocervical fixation. SICOT Shanghai Congress 2007.
20. Zhan-Chun Li, Zu-De Liu, Zhan-Yu Li.Surgical treatment of scoliosis associated with chiari malformation. SICOT Shanghai Congress 2007.

第二章 颈部畸形

颈部畸形并不少见，但早期有症状较少，大多与后天因素相结合，形成较为复杂之病例，在治疗上常成为临床难题。

颈椎先天性融合，又名 Klippel-Feil 综合征，偶可在临床上遇到，其易引起或加剧颈椎的退行性变过程，因之，颈椎病的发生率高于正常椎骨者。

先天性斜颈较为多见，除骨性斜颈外，其大多系胎生过程中引起的肌源性斜颈。由于随着患儿的发育可继发面部畸形，应及早发现并立即予以治疗。

多种因素所引起的胸廓出口狭窄综合征包括先天性与后天性两种因素，其中因颈肋畸形所致者自然属于先天性原因，故将其在此阐述之。

血管畸形在脊柱上较为多见，其中临床意义较大的是椎管内的血管畸形，故于本节中评述。

第一节 颈椎先天融合（短颈）畸形

一、概述

早于 1912 年由 Klippel 和 Feil 所报道的先天性颈椎融合（故又名 Klippel-Feil 综合征），系由短颈、后发线低和颈椎活动受限等三大临床特点所组成。仅伴有临床症状时方需治疗，此类患者常伴有其他畸形。

二、致病原因

像其他先天性畸形一样，本病的病因至今并不明了，与胚胎期的各种因素有关，尤其是病毒类感染，是形成各种畸形的主要原因之一。遗传因素尚难以证实，在临床上罕有家族性发病趋势者。

三、临床特点

（一）短颈外观

即患者颈部长度较之正常人明显为短，尤其是身材短小（五短身材者）或体型稍胖者（图 6-2-2-1-1）。

（二）颈部活动受限

其活动受限范围与颈椎椎节融合的长度成正比。一般病例仅有轻度受限，此主要是颈椎椎节较多，且未融合椎节代偿能力较强之故。尤以屈伸动作一般影响不大，而侧弯及旋转影响稍多。

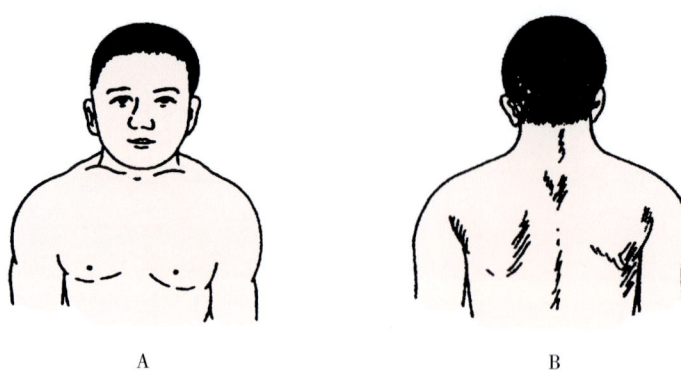

图6-2-2-1-1 短颈畸形外观示意图（A、B）
A.正面观；B.后方观

（三）后发线较低

此主要由于短颈所引起，需注意观察，否则不易发现。

以上典型症状又称之谓"三联征"，仅有半数人出现。其余病例多属不典型者，尤其是融合椎节较少之病例。

此外，这类患者常伴有其他先天性发育畸形，其中以高肩胛症为多见，约占1/3左右。其次为面颌部及上肢畸形，约占1/4。亦可伴有四肢骨骼发育不全及斜颈等畸形。

由于短颈畸形，可能继发颈胸段脊柱的后凸和（或）侧凸，并因此而影响胸部的发育。

对此类病例尚应注意有无伴发内脏畸形，尤应注意泌尿系统（肾脏异常者可达1/3）及心血管系统等。本病易诱发急性颈椎间盘突出症或颈椎病。

四、影像学特点

（一）X线改变

于颈椎常规正位及侧位X线平片上均可发现颈椎先天发育性融合畸形的部位与形态，其中以双椎体融合者为多见（图6-2-2-1-2），而3节以上者甚少。在颈段，半椎体畸形属罕见（多见于胸腰椎节）。根据病情需要，尚可加摄左右斜位及动力性侧位，以全面观察椎节的畸形范围及椎节间的稳定性。

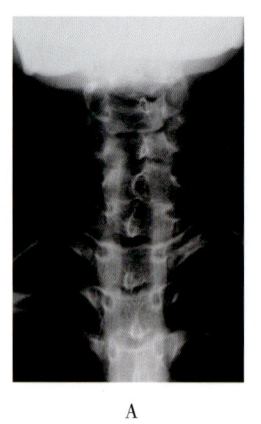 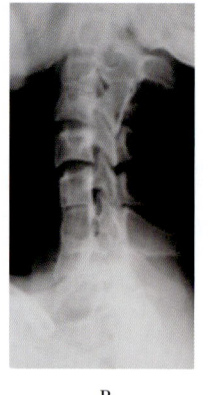 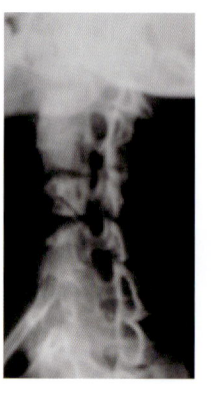 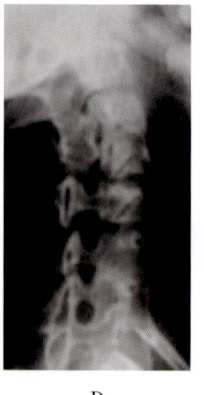 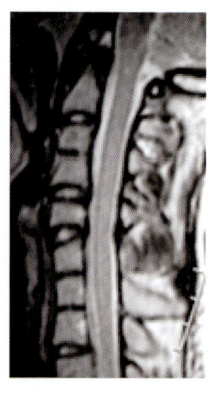

图6-2-2-1-2 颈椎先天性融合畸形影像学所见（A~E）
A.B.颈椎正侧位X线片，显示C_{2-4}及C_6~T_1先天性融合畸形；C.D.颈椎左右斜位片观；E.MR矢状位观

(二)其他

对伴有脊髓症状者,可争取做 MR 检查,合并有椎管狭窄及神经系统症状者,亦可行 CT 或脊髓造影术,以确定椎管状态及脊髓受累情况。

五、诊断

本病诊断一般多无困难,主要依据以下3方面。

1. **先天性** 即从胎生后即出现异常所见。
2. **颈部畸形** 主要是短颈畸形,80%以上病例均可从临床上判定。注意观察头皮部发际高低及颈椎活动受限情况等,并检查全身有无其他畸形。
3. **影像学检查** 绝大多数病例可通过 X 线平片获得确诊,检查范围要大,尤其是发现畸形时,除 X 线常规检查外,应同时行 CT 及 MR 检查(图 6-2-2-1-3)。

本病需与颈部其他慢性疾患进行鉴别。

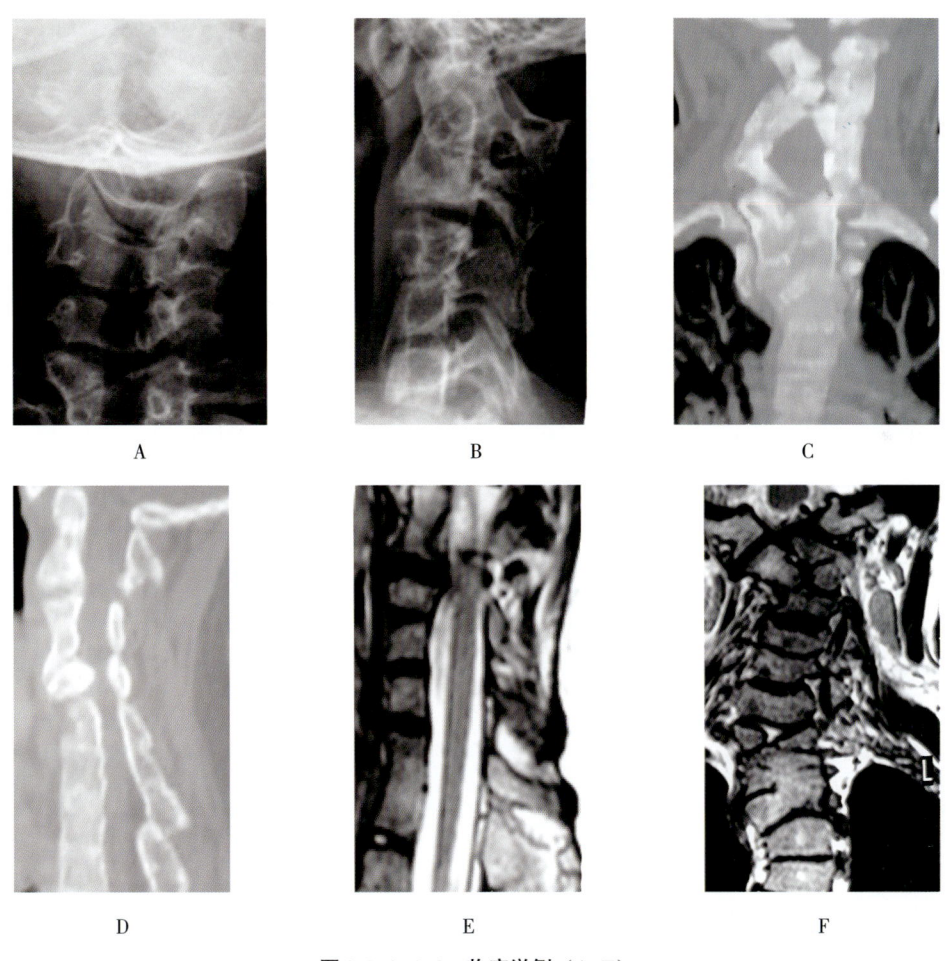

图6-2-2-1-3 临床举例（A~F）

女,12岁,颈椎及颈胸段多发性畸形 A.B. X线正侧位观；C.D. CT冠状位及矢状位扫描；E.F. MR矢状位及冠状位观；综合上述影像所见,该患者拟诊:颅底凹陷症,C_{2-3}、C_{4-5}及T_{1-3}先天性融合畸形,C_5、C_7、T_1及T_3半椎体畸形

六、治疗

(一)单纯颈椎畸形

一般病例不需特殊治疗,畸形严重、影响美观者,可酌情行整形或矫形手术。

(二)合并急性颈椎间盘突出症者

可试行正规非手术疗法,无效时及早行髓核摘除术。

(三)合并脊髓受压症状者

颈椎椎节先天融合者,其上下椎节易引起或加剧退变,如图6-2-2-1-4所示。

$C_5 \sim C_6$椎节先天融合,其上方$C_4 \sim C_5$已有髓核后突,$C_6 \sim C_7$不仅髓核后突压迫脊髓(脊髓已变性),且后方黄韧带前突形成环状压迫致不全性瘫痪,为此,不得不行前后路减压及内固定术。

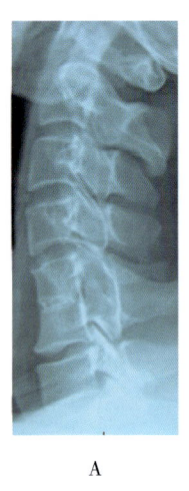 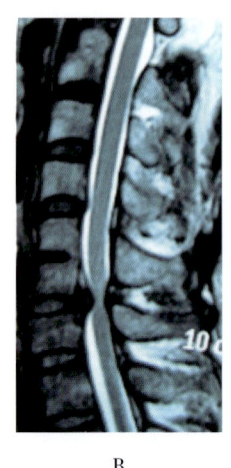 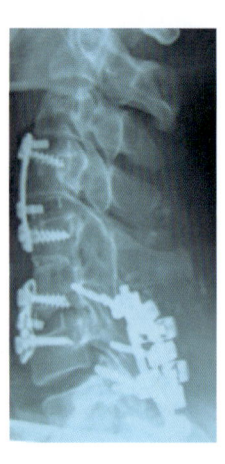

A　　　　　　　　　　B　　　　　　　　　　C

图6-2-2-1-4　临床举例（A~C）

$C_{5\sim6}$椎节先天融合,引发相邻节段退变加剧及脊髓受压征而施前后减压及固定术　A. 术前颈椎侧位片；B. 术前颈椎MR矢状位,显示$C_4 \sim C_5$及$C_6 \sim C_7$髓核后突,尤以$C_6 \sim C_7$为剧,且伴黄韧带前隆致颈髓变性改变；C. 因不全瘫而行前后路减压及内固定术,术后正侧位X线片所见

对伴有寰枢不稳(或半脱位者)亦需同时处理。图6-2-2-1-5、6均系$C_3 \sim C_4$先天融合畸形,前者伴$C_1 \sim C_2$半脱位,同时伴下颈椎($C_4 \sim C_5$、$C_5 \sim C_6$及$C_6 \sim C_7$)多节段不稳,后者则于$C_4 \sim C_5$、$C_5 \sim C_6$形成巨大骨赘,波及椎节前、后缘及伴脊髓受压征。此两例在治疗上需全面考虑,包括上颈椎与下颈椎,在减压的同时应予以稳定(固定融合)。

以椎管狭窄为主者,多行颈后路椎管扩大减压术。椎管前方有致压物者,则需行前路切骨减压术,并酌情对施术椎节行植骨融合或人工关节植入术。

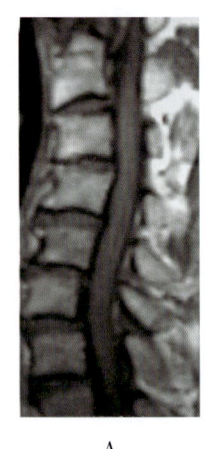 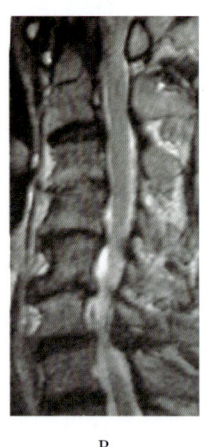 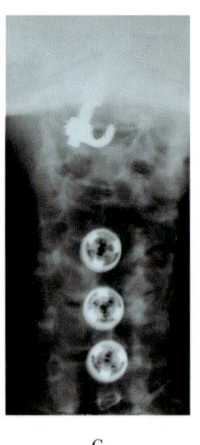 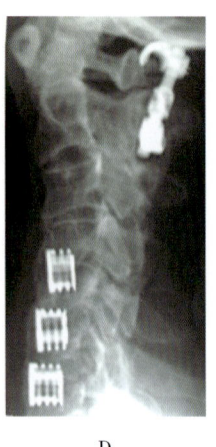 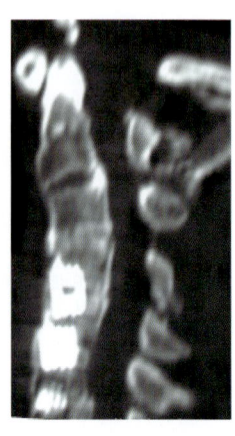

A　　　　　B　　　　　C　　　　　D　　　　　E

图6-2-2-1-5　临床举例（A~E）

$C_{3\sim4}$椎体先天融合畸形伴$C_{1\sim2}$及下颈椎多发性不稳及退行性变施开放复位及内固定术治疗　A.B. 术前MR矢状位,T_1、T_2加权；C.D. $C_{4\sim5}$、$C_{5\sim6}$、$C_{6\sim7}$前路潜式减压+Cage撑开固定,$C_1 \sim C_2$后路开放复位+椎板夹固定；E. 术后CT扫描显示颈椎诸椎节稳定,椎管内致压状态已缓解

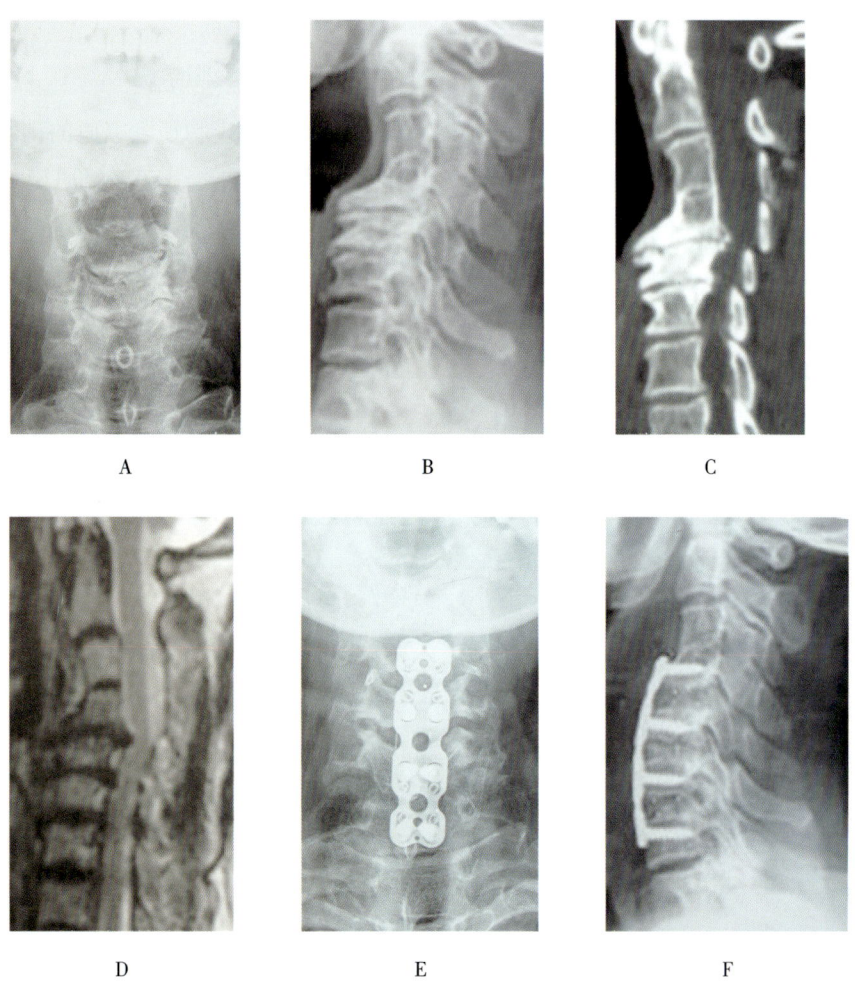

图6-2-2-1-6 临床举例（A~F）

女性，64岁C_{3-4}先天融合伴C_{4-5}、C_{5-6}椎节损伤性关节炎及骨赘形成，且有颈髓受压征，颈椎呈后凸畸形状，已行手术治疗
A.B. 术前正侧位X线片；C.D. 术前CT及MR矢状位观；E.F. 颈前路切骨减压+髂骨块植入+钛板固定术后正侧位X线片

七、预后

单纯颈椎畸形外观不佳者预后较好，一般多无不良反应，如伴有椎管狭窄或脊髓受压征者，则视脊髓受累程度不同而预后不一。

第二节 先天性斜颈

一、概述

所谓先天性斜颈，系指出生后即发现颈部向一侧倾斜的畸形，其中因肌肉病变所致者，为之肌源性斜颈；因骨骼发育畸形所引起者，称之骨源性斜颈。后者十分罕见，且在病因及诊治方面均属于颈椎畸形一章，此处不另行讨论。

二、发病原因

先天性斜颈的真正原因至今仍不明了,从临床观察中发现其中 70%~80% 的病例见于左侧,10%~20% 的患儿伴有先天性髋关节脱位。在病理解剖方面,仅能证实形成胸锁乳突肌挛缩的组织主要是已经变性的纤维组织。其中病情严重者显示肌纤维完全破坏消失,细胞核大部溶解,部分残留的核呈不规则浓缩状。中间可能出现再生的横纹肌及新生的毛细血管,亦可发现成纤维细胞。对这种现象的出现目前有以下几种见解。

(一)宫内胎位学说

早于 Hippoerates 时代即已提出畸形多系胎儿在子宫内姿势不正引起的压力改变所致。近年来的研究亦表明此种由于压应力改变所产生的胸锁乳突肌发育压抑是斜颈畸形的主要原因之一。

(二)血运受阻学说

无论是供应胸锁乳突肌的动脉支或静脉支,当其闭塞时,即可引起该组肌肉的纤维化,并可从实验性研究中得到证实。此种见解尚未被大家普遍接受。

(三)遗传学说

临床调查发现约有 1/5 的患儿有家族史,且多伴有其他部分的畸形。表明其与遗传因素亦有一定关系。

(四)产伤学说

由于其多发于难产分娩的病例,尤以臀位产者,约占 3/4 病例。但反对者认为在组织病理学检查时,从未在纤维化之胸锁乳突肌中发现有任何含铁血黄素痕迹可见,推测其并非因产伤所致(图 6-2-2-2-1)。

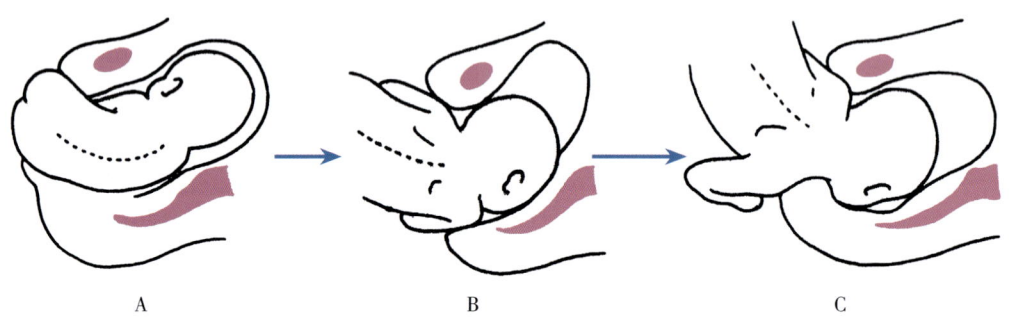

图6-2-2-2-1 斜颈病因学之一示意图(A~C)
胎儿分娩时颈部过度伸展所致 A.臀部娩出;B.体部娩出;C.肩胛部娩出

以上各种见解目前尚难以完全统一。总之,有关本病的真正病因尚有待今后更进一步的研究。

三、临床特点

本病的临床特点如下。

(一)颈部肿块

这是母亲或助产士最早发现的症状,一般于出生后即可触及,其位于胸锁乳突肌内,呈梭形,长约 2~4cm,宽 1~2cm,质地较硬,无压痛,于生后第 3 周时最为明显,3 个月后即逐渐消失,一般不超过半年。

(二)斜颈

于出生后即可为细心的母亲发现,患儿头斜向肿块侧(患侧)。半月后更为明显,并随着患儿的发育,斜颈畸形日益加重(图 6-2-2-2-2)。

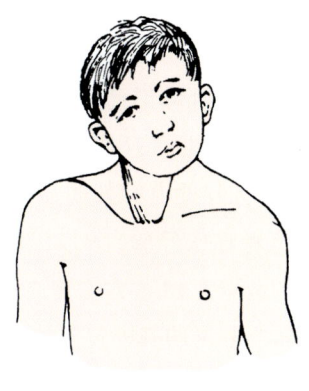
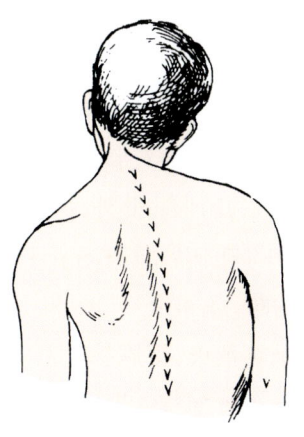

图6-2-2-2-2　先天性斜颈外观示意图（A、B）

A.正面观；B.后方观

（三）面部不对称

1. 主要表现　一般于2岁以后，即显示面部五官呈不对称状，主要表现如下。

（1）患侧眼睛下降　由于胸锁乳突肌的挛缩致使患者眼睛位置由原来的水平状，向下方位移，而健侧眼睛则上升。

（2）下颌转向健侧　亦因胸锁乳突肌收缩之故，致使患侧乳突前移而出现整个下颌（颏部）向对侧旋转变位。

（3）双侧颜面变形　由于头部旋转，以至双侧面孔大小不一。健侧丰满呈圆形，患侧则狭而平板。

（4）眼外角线至口角线变异　测量双眼外角至同侧口角线距离，显示患侧变短，且随年龄增加而日益明显。

2. 呈进行性加重　除以上表现外，患儿整个面部，包括鼻子、耳朵等均逐渐呈现不对称性改变，并于成年时基本定型，此时如行手术矫正，颌面部外形更为难看。因此，对其治疗力争在学龄前进行，不宜迟于12岁。

（四）其他

1. 伴发畸形　包括髋关节有无脱位，颈椎椎骨有无畸形等；

2. 视力障碍　因斜颈引起双眼不在同一水平位上，易产生视力疲劳而影响视力；

3. 颈椎侧凸　此主要由于头颈旋向健侧，并引起向健侧的代偿性侧凸。

四、诊断

本病诊断多无困难，关键是对新生儿应争取及早发现，以获得早期治疗而提高疗效及降低手术治疗者比例。因此，对新生儿在作全身检查时应注意以下几点。

1. 双侧颈部是否对称；

2. 双侧胸锁乳突肌内有无肿块；

3. 婴儿头颈是否经常向同一方向倾斜。

以上3点均为本病之早期表现，发现愈早愈好。

五、鉴别诊断

1. 颈部淋巴腺炎　指婴儿如患此种疾患，头颈同样可向患侧倾斜。但此时肿块伴有明显之压痛，且与胸锁乳突肌不在同一部位，易于区别。

2. 颈椎椎骨畸形　多系先天性椎骨融合畸

形所致,可从 X 线平片所见及对胸锁乳突肌检查等加以鉴别。

3. 其他　包括各种骨关节伤患,如颈椎结核、自发性寰枢脱位等均应注意鉴别。少见的儿麻后遗症亦可出现斜颈畸形。此外,如癔症性斜颈、习惯性斜视及颈部扭伤后肌肉痉挛性斜颈等均易混淆,应除外诊断。

六、治疗原则与要求

对先天肌源性斜颈的治疗主要分为以下两大类。

(一)非手术疗法

1. 适应证　主要用于出生至半周岁的婴儿,对 2 岁以内的轻型亦可酌情选用。

2. 具体方法　视患儿年龄不同可酌情采用下列方法。

(1)手法按摩　新生儿如一旦发现,应立即开始对肿块施以手法按摩,以增进局部血供而促使肿块软化与吸收。此对轻型者有效,甚至可免除以后的手术矫正。

(2)徒手牵引　于生后半月左右开始,利用喂奶前时间,由母亲将患儿平卧于膝上,并用一手拇指轻轻按摩患部,数秒钟后再用另手将婴儿头颈向患侧旋动,以达到对挛缩的胸锁乳突肌具有牵引作用之目的。如此每日 5~6 次,每次持续 0.5~1min。轻症患儿多可在 3~4 月以内见效。

(3)其他　包括局部热敷,睡眠时使婴儿头颈尽量向患侧旋转,给予挛缩的胸锁乳突肌以牵拉力等。

因婴儿刚出生不久,各种操作均需小心、细心与耐心,切勿操之过急引起误伤。

(二)手术疗法

1. 病例选择

(1)一般手术适应证　以半周岁至 12 周岁之患儿为宜。

(2)相对手术适应证　指 12 岁以上患儿,因其继发性面部畸形已经形成,斜颈纠正后面部外观可能更为难看,尽管随着人体发育可有所改善,但不如年幼者疗效明显,需由家长酌情考虑。根据笔者临床经验,16 岁以前施术者,均可获得一定的改善。18 岁左右患者,亦有疗效。但务必与家属反复说明其外观不佳。

(3)不宜手术的病例　对因其他原因所引起之斜颈,如椎骨畸形、结核、外伤等应以治疗原发病为主。对成年人斜颈除非有其他特殊措施,一般不应随意施术。

2. 手术方法选择　多选择胸锁乳突肌切断术,此为传统之术式,一般都在该肌的胸骨及锁骨端,通过 1~1.5cm 之横形切口将该肌切断。术式简便有效,易掌握。亦有人主张自乳突端将该肌切断,以保持颈部外表美观,适用于女孩。

七、胸锁乳突肌腱切断术及其他术式

(一)病例选择

因胸锁乳突肌挛缩引起的斜颈,一般在 6 岁以前手术效果好,7~10 岁已有不同程度的面部畸形,年龄越大,面部和脊柱的畸形越严重。面部和脊柱一旦发生畸形,手术效果就几乎仅限于改善颈部的活动范围,对畸形矫正的作用很小。但对颈椎疾患或屈光不正引起的斜颈,则不宜做胸锁乳突肌切断术。

(二)手术步骤

1. 麻醉　成人用局麻,儿童用局麻或全麻。

2. 切口　仰卧位,患者肩和颈部垫高,沿锁骨内 1/3 上缘作横切口(图 6-2-2-2-3、4)。

3. 显露肌腱　切开皮肤、皮下组织及深筋膜,显露胸锁乳突肌下端的肌腱及其在胸骨和锁骨上的附着点(图 6-2-2-2-5)。

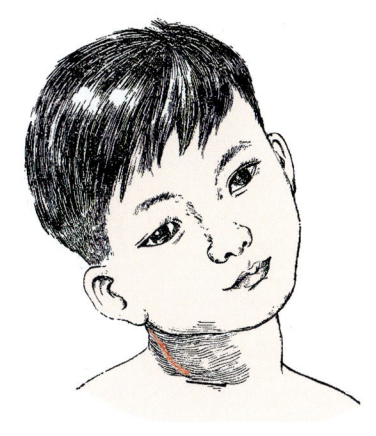

图6-2-2-2-3　术前状态及切口示意图

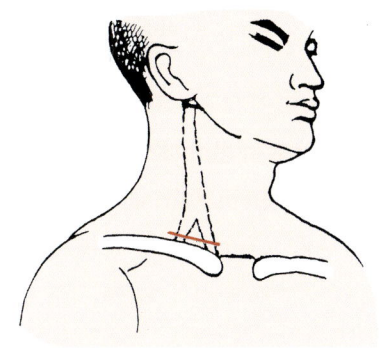

图6-2-2-2-4　锁骨上切口示意图

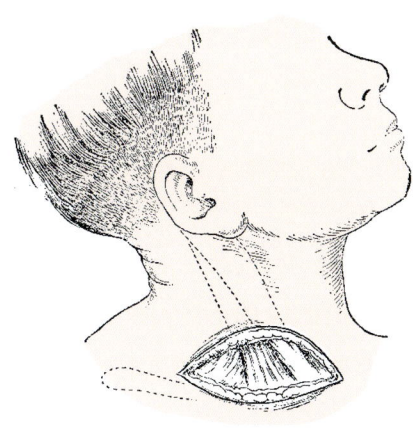

图6-2-2-2-5　显露胸锁乳突肌示意图

4. **切断挛缩之肌腱**　切开腱鞘，钝性分离出胸锁乳突肌肌腱的胸骨头和锁骨头，用弯止血钳将肌腱游离并挑起，分别切断。注意切勿游离过深，避免损伤胸锁乳突肌深部的血管。逐层缝合皮下组织和皮肤（图6-2-2-2-6）。

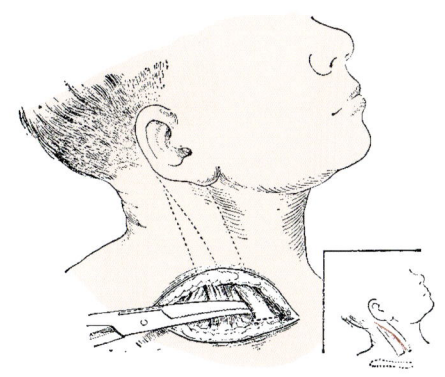

图6-2-2-2-6　分离、切断挛缩的胸锁乳突肌肌腱示意图

5. **石膏固定**　手术完成后，将头部歪向健侧，面部转向患侧，恰恰与术前相反为止，用头-颈-胸石膏固定，来加强纠正斜颈的效果（图6-2-2-2-7）。

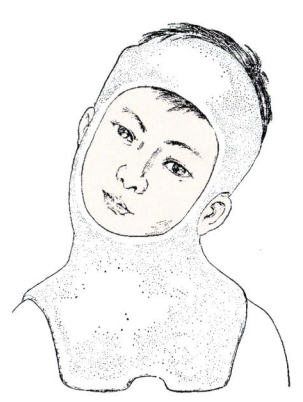

图6-2-2-2-7　术后头-颈-胸石膏反方向固定示意图

（三）术后制动

石膏固定时间6岁以下3~4周，7~12岁5~6周，12岁以上固定8周左右。

（四）其他术式

1. **胸锁乳突肌全切术**　即将整个瘢痕化之胸锁乳突肌切除，手术较大，适用于青少年患者。术中应注意切勿误伤邻近的血管及神经。

2. **部分胸锁乳突肌切除术**　指对形成肿块之胸锁乳突肌做段状切除。适用于年幼儿童局部肿块较明显者。

3. **胸锁乳突肌延长术**　适用于肌组织尚有舒缩功能者。术式见图6-2-2-2-8。一般可延长2~2.5cm，年长者可稍长。

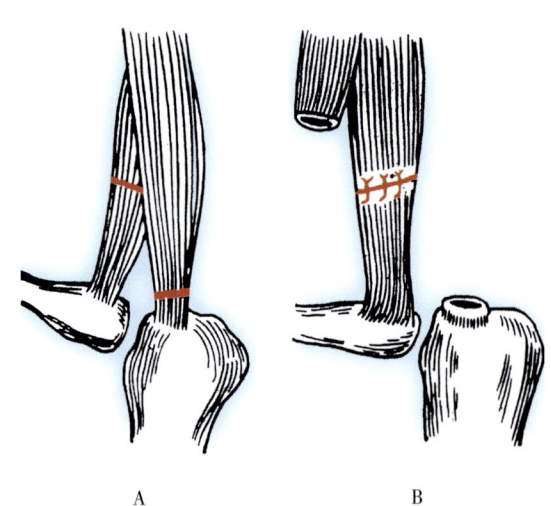

图 6-2-2-2-8　胸锁乳突肌延长术示意图（A、B）
A. 将胸锁乳突肌的胸骨头及锁骨头分别在不同高度切断；
B. 将低位切断的近侧端与高位切断的远侧吻合

（五）术后处理

1. **斜颈畸形轻者**　在术后可通过使头颈向双侧，主要是向患侧旋转活动而达到矫正畸形目的。亦可选用制式固定帽向反方向牵引固定（图 6-2-2-2-9）。对不合作幼儿不适用。

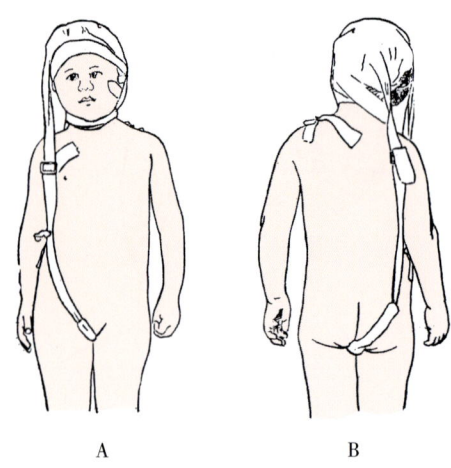

图 6-2-2-2-9　斜颈术后制式固定帽示意图（A、B）
A. 前方观；B. 后方观

2. **斜颈畸形明显者**　在术后均需以头－颈－胸石膏矫正与维持患儿体位。一般使其固定在能使胸锁乳突肌拉长状态，即使头颈尽力向患侧旋转，并向后仰。石膏制动 4~6 周后拆除。

（范善钧　沈强　赵定麟）

第三节　颈肋畸形及胸廓出口综合征

一、概述

在胸廓出口综合征（Thoracic Outlet Syndrome，TOS）中，约半数系因第七颈椎肋骨畸形或因横突过长所致，发病率为 0.5% 左右，大多在体检拍片时发现。两者在临床上不仅具有相似的特点，且对其治疗亦有异与其他原因者，因此不少学者将两者统称为胸腔出口狭窄综合征，TOS 的发病机理主要表现在肋锁间隙狭窄，并由此引发一系列症状（图 6-2-2-3-1）。而颈肋畸形的病理解剖改变则以第七颈椎颈肋畸形和斜角肌挛缩所致（图 6-2-2-3-2）。

二、病理解剖特点

随着人类的进化，颈椎上的肋骨早已退化不复存在，但也有 2% 的正常人中于第七颈椎上仍有颈肋残存，其中大多数人无任何临床症状，仅在体检中发现。

颈肋的形态各异，从病理解剖上可分为以下 4 种类型。

（一）完整型颈肋

指具有较为典型的肋骨形态，前方以肋软骨与胸骨或第一肋骨相连接。一般见于第七颈椎，罕有发生于第六或第五颈椎者（图 6-2-2-3-3）。

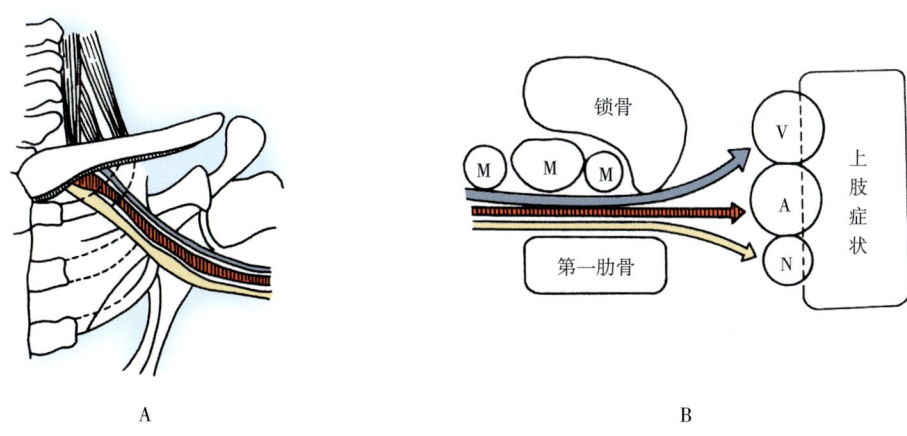

图6-2-2-3-1　胸廓出口综合征发病机制示意图（A、B）
A.正面观；B.剖面观

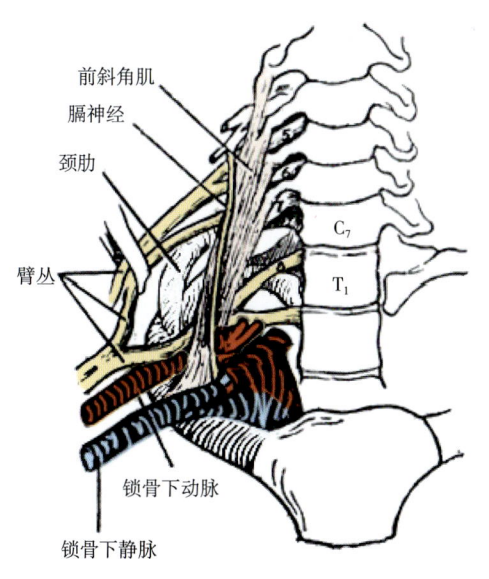

图6-2-2-3-2　发病机制病理解剖状态示意图
颈肋及前斜角肌挛缩致血管、神经受压发病机制

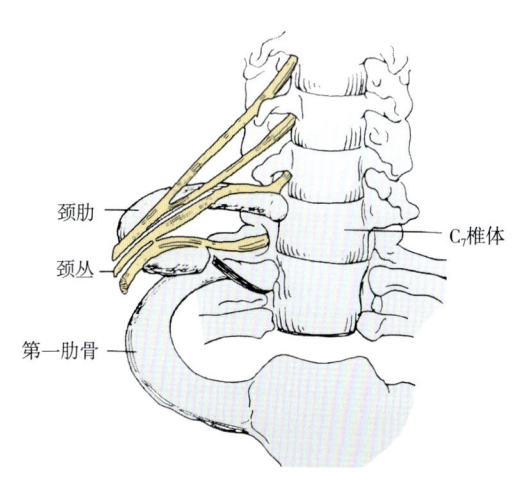

图6-2-2-3-3　完整型颈肋示意图

（二）非完整型

1. 半完整型颈肋　与前者相似，唯其前方以软骨关节面与第一肋骨相连。

2. 不完全型颈肋　其形态与肋骨相似，唯发育较短小，前方以纤维性束带与第一肋骨相连接。

3. 残留型颈肋　指于第七颈椎横突外方仅有 1.0cm 左右长短之残留肋骨。其尖端多以纤维束带附着于第一肋骨上。

除上述两大型四分型外，某些病例表现为第七颈椎横突过长（图 6-2-2-3-4），同样构成了胸廓出口狭窄的病理解剖因素之一。

此种先天性畸形并不在出生后早期发病，一般多于 20 岁前后，尤其是女性，由于人体的身长与发育，致使双侧肩胛带逐渐下垂，加之劳动负荷的递增，而使前斜角肌的张应力增加，胸腔出口处内压升高，最后引起臂丛神经及锁骨下动脉受压而出现一系列临床症状。

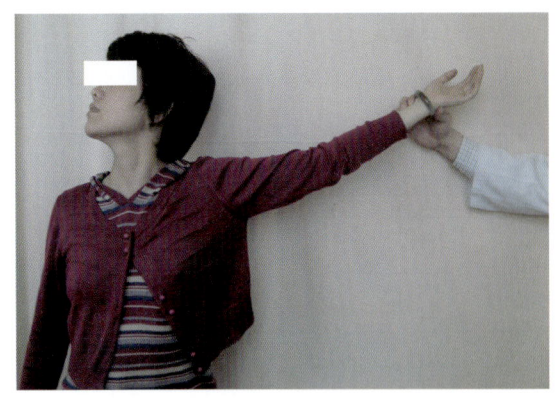
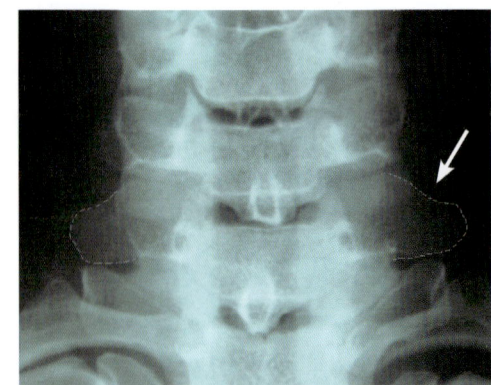
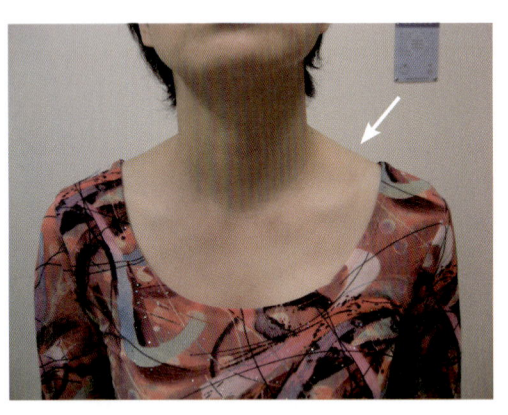
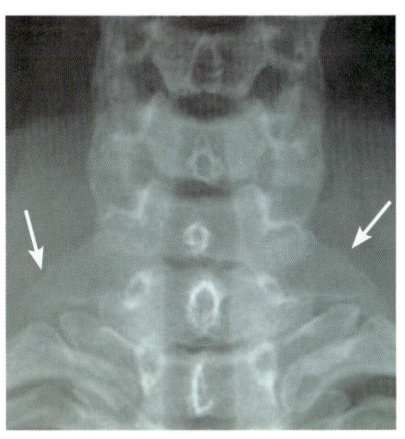

图6-2-2-3-4　临床举例（A~D）
A. Adson's征阳性（桡动脉搏动减弱者为阳性）者；B. X线正位片显示左侧第7颈椎横突肥大；
C. 锁骨上窝丰满有压痛及放射痛；D. 另例双侧第7颈椎横突肥大

三、临床特点

（一）一般特点

1. 发病年龄　以20~30岁为多发年龄，亦有14岁及50以后发病者；

2. 性别　女多于男，两者之比约为4∶1，此可能与其发育较早、肩胛带下垂较多和参加家务劳动较频有关；

3. 侧别　右侧多于左侧，两者之比约为3∶1。右侧之所以多见，主要由于一般人均为右力，劳动强度较大，此外亦与右侧的臂丛距肋骨较近和锁骨下动脉略高等有关；

4. 职业　以体力劳动较多者容易发病。

（二）起病症状

视病理解剖改变程度，受压组织的部分及个体差异等不同，其起病症状不尽一致。其中多见的有以下症状。

1. 尺侧及小指麻木感　此最为多见，约占40%左右，主要因为臂丛下干受刺激引起尺神经症状之故；

2. 持物易落及手无力感　此也较多见，约占30%左右，由于臂丛中构成正中神经的纤维受累所引起；

3. 小鱼际肌萎缩　亦因尺神经受波及所致，约占10%左右；

4. **其他** 包括手部发胀、拙笨感、桡动脉搏动减弱及患肢酸胀感等，共占20%左右。

（三）临床体征

1. **锁骨上窝改变**

（1）锁骨上窝饱满感 正常情况下，双侧锁骨上窝多呈对称性凹陷状，如有颈肋存在时，则可发现患侧锁骨上窝（亦可双侧性）消失，甚至略向上方隆起，呈饱满状。

（2）锁骨上窝加压试验阳性 即术者以手部大鱼际肌压迫患侧锁骨上窝，由于正好将臂丛神经干挤压于颈肋和前斜角肌之间而出现疼痛及手臂麻木感，此即属阳性，尤以深吸气时为明显。

2. **手部缺血与肌萎缩症**

（1）手部缺血症状 如果颈肋引起锁骨下动脉受压，则可出现手部的肿胀、发冷、苍白及刺痛感，严重者可出现手指发绀，甚至手指尖端坏疽样改变。

（2）肌肉萎缩 主要表现在手部的小鱼际肌、骨间肌及前臂的尺侧肌群（当尺神经受累时），其次为正中神经支配的大鱼际肌，偶尔可发现肱二头肌及肱三头肌等。

3. **Adson征** 阳性者具有诊断意义，但阴性者不能否定诊断。其检查方法如下：患者端坐于凳上，做深呼吸，并使其维持在深吸气状态，嘱患者仰首，向对侧转头，检查者一手托住下颌（颏部），另手摸着桡动脉，之后，让患者用力回旋下颌，并与检查者的手对抗。此时如诱发或加重神经症状，或桡动脉搏动减弱、消失，则为阳性（图6-2-2-3-4）。

四、诊断

1. **一般临床特点** 以20岁以后之女性青年为多见，好发于右侧。

2. **起病症状** 主要表现为尺神经或正中神经受累及血供受阻之手部症状。

3. **临床检查** 可从锁骨上窝处变异、压痛、加压试验及Adson征等作出初步判定。

4. **X线平片** 可清晰地显示长短不一的颈肋畸形或第七颈椎横突过长等。

五、鉴别诊断

（一）周围神经炎

本病临床症状较局限，主要表现为神经末梢症状，以尺神经炎为多见。因其不具备锁骨上窝处之饱满、压痛、加压试验与Adson征阳性等，易于鉴别。

（二）前斜角肌综合征

系因前斜角肌本身肥大、挛缩而将第一肋骨上提，以至引起臂丛及锁骨下动脉受压。两者临床表现基本一致，但本病时锁骨上窝外观基本正常，且于X线平片上无颈肋畸形可见。因两者治疗原则基本一致，无需鉴别。

（三）根型颈椎病

尤其是下位颈椎骨刺增生使第七、第八颈神经受累时，可以引起与颈肋畸形相似之症状。但两者体征及X线平片所见截然不同，易于鉴别。

（四）急性颈椎间盘突出症

虽可引起手部神经症状，但其发病较急，颈部症状明显，无锁骨上窝症状，且X线平片无颈肋可见，易于鉴别。个别困难者，可行MR检查。

（五）风湿症

可因上肢关节症状而使颈肋畸形常被误诊为风湿症，尤其是偏远及农村地区。实际上根据两者各有的特点易于鉴别。

（六）其他

主要应与引起臂丛及锁骨下动脉受压症状

的各种疾患相鉴别。包括各种血管疾患、肩周炎、上肺沟肿瘤、腕管综合征、乙醇（酒精）中毒及糖尿病等。

六、治疗原则

视病情不同而选择相应之治疗措施。

（一）无症状者

指在体检或作其他检查时发现有颈肋变者，原则上无需特别处理。

（二）症状较轻者

以预防病变发展及增强肩部肌力为主。主要有以下措施。

1. 减荷　减轻上肢负荷，尽可能地避免用手臂持物，可以肩部负重取代之；

2. 锻炼　增加肩部锻炼，可利用体操、肩部负载及按摩等来增加肩部肌力，尤其是对提肩胛肌的训练；

3. 体位　让患者在休息时，尤其是卧床情况下使患侧上肢置于上举过头位，以缓解及对抗肩胛带的下垂作用。

（三）症状持续者

指症状明显、经非手术疗法久治无效者，则多需行胸腔出口扩大减压术治疗。

七、颈肋切除和（或）斜角肌切断减压术

（一）手术适应证

凡有明确之器质性原因、证明为颈肋、横突过长或斜角肌挛缩等因素，经正规非手术疗法久治无效，并影响正常工作、生活者，一般应选择手术。其中手部肌肉已明显萎缩、桡动脉搏动减弱者应尽早施术。

（二）手术特殊器械

除一般器械外，尚应准备四关节及单关节尖头咬骨钳、线锯、骨锉及血管缝合器械，后者为预防万一误伤血管备用。

（三）手术操作步骤

1. 麻醉及体位　多选择下位颈丛麻醉。患者仰卧，患侧垫高即可。

2. 术野暴露　均取锁骨上窝横切口，长5~6cm（见图6-2-2-3-5）。将颈阔肌切断，钳夹止血，治疗巾护皮后将胸锁乳突肌外侧切断1/2并牵向内侧，再显露下方的肩胛舌骨肌，亦牵向内侧。结扎与切断横行的小动脉分支。有时遇到肩胛上动脉和静脉，当其妨碍操作时，亦应结扎与切断。之后暴露前斜角肌与其上方的膈神经，小心地将此神经游离并向内牵开，再向深部分离，即可获得清晰的术野（图6-2-2-3-6）。

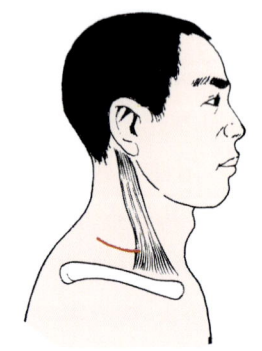

图6-2-2-3-5　切口示意图

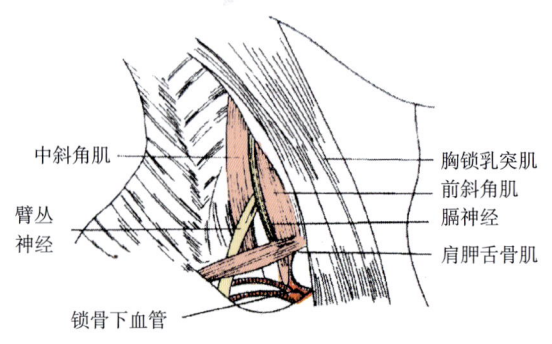

图6-2-2-3-6　锁骨上窝处大体解剖示意图

3. 切断或部分切除前斜角肌 根据外观与手指探摸,当证明患者不存在颈肋或 C_7 横突肥大,仅仅是由于前斜角肌痉挛、肥厚与纤维变致臂丛和(或)锁骨下血管受压时,则于附着点上方3cm处将其先行切断,而后尽可能地将病变部分切除,尤其是纤维性变者,并边缝扎、边切除,以减少出血而影响视野(图6-2-2-3-7、8)。在此过程中应注意观察病变与前斜角肌、臂丛神经干(主为下干)、以及和血管的关系,凡因病变的前斜肌将其压迫与牵拉者,均应完全松解(图6-2-2-3-9~11)。

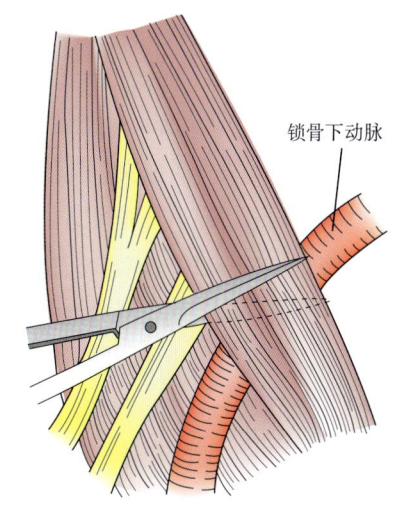

图6-2-2-3-9　切断前斜角肌示意图
如锁骨下动脉抬高,可在锁骨下动脉浅层切断

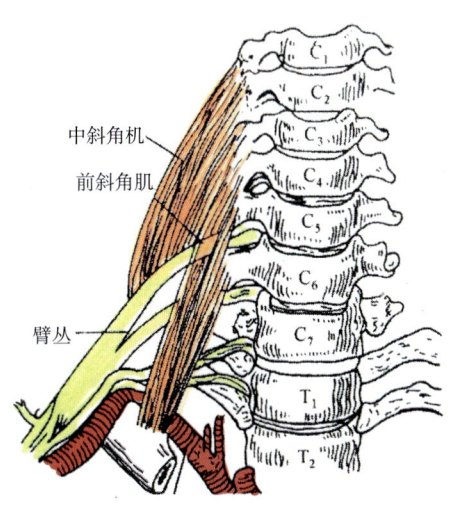

图6-2-2-3-7　受压机制示意图
单因前斜角肌痉挛可引起臂丛及锁骨下血管受压

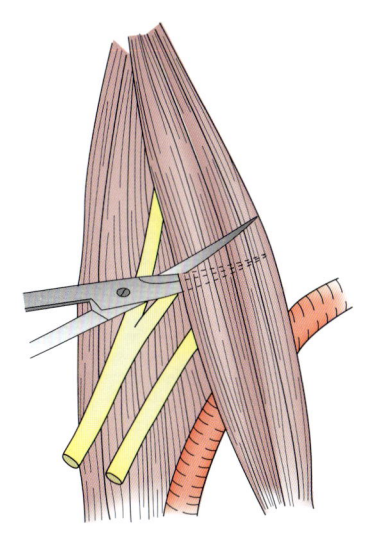

图6-2-2-3-10　防止误伤示意图
切断前斜角肌时,应牵开、并保护好锁骨下动、静脉,或在其上方剪断

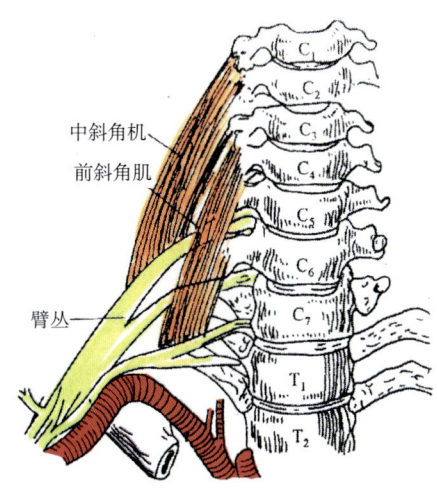

图6-2-2-3-8　前斜角肌切断后示意图

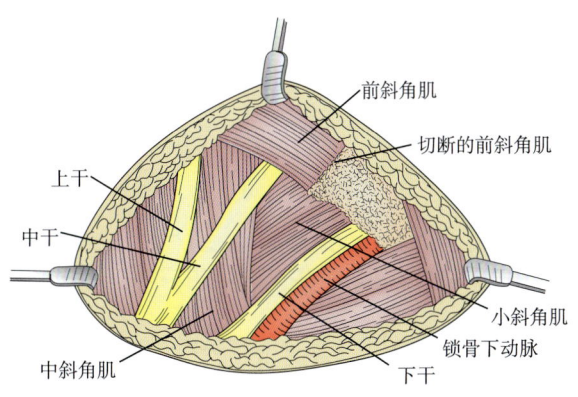

图6-2-2-3-11　在止点处切断示意图
尽可能近止点切断前斜角肌,此时很容易见到锁骨下动脉及下干

4. 切除颈肋或过长的横突 对有颈肋(完全性或不全性)或横突过长者,应在探查后酌情切除(图6-2-2-3-12、13)。即在前斜角肌处理完毕后,向下稍许分离即暴露颈肋或横突。其外方多有一层纤维膜包绕,经检查确定其压迫邻近的神经血管组织后,即应将包膜切开,用剥离器将其剥离,并在对周围组织保护的情况下,用长柄的四关节或单关节尖头咬骨钳,在直视下逐段地咬除。其切除范围以使残端距受压组织1cm以上为宜。并尽可能地切除骨膜,以防复发,尖端以骨锉锉平。而后再检查局部有无条索状束带,尤其是颈肋或横突至第一肋处的筋膜束带以及紧张的肩胛舌骨肌等均应将其切除或切断。对第一肋上缘骨质有增生或畸形造成神经与血管受压者称为肋锁综合征(见图6-2-2-3-1及图6-2-2-3-20),亦应切除。

对中斜角肌及小(后)斜角肌有致压现象者可同时切断,但应注意中斜角肌和小斜角肌与周围神经干之关系(图6-2-2-3-14、15),尤其是小斜角肌,其与臂丛下干,C_8、T_1神经支关系密切(图6-2-2-3-16、17)。因小斜角肌深在,在手术切断时应避免误伤(图6-2-2-3-18、19)。

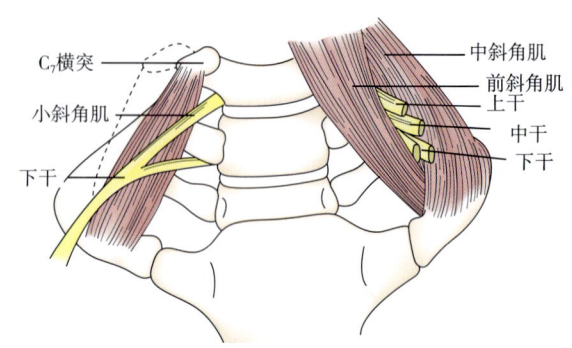

图6-2-2-3-14 诸斜角肌与臂丛神经的解剖关系示意图

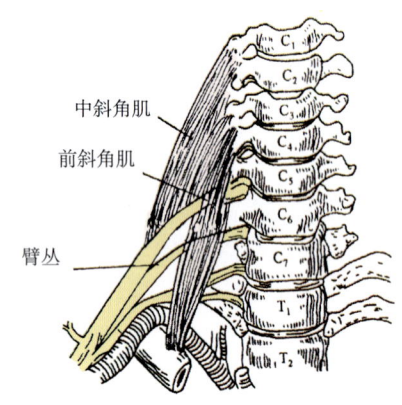

图6-2-2-3-12 颈肋切除术后示意图
完全型颈肋切除后,臂丛神经及锁骨下动脉恢复正常状态

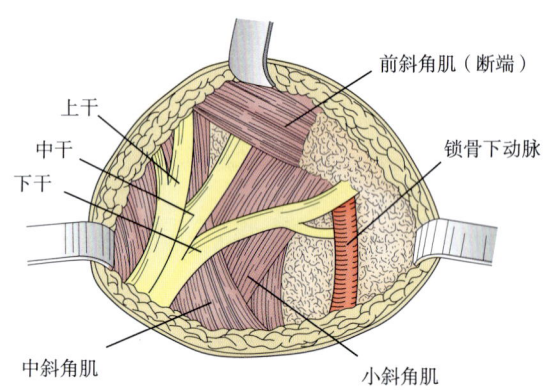

图6-2-2-3-15 酌情处理小斜角肌示意图
将下干向上牵拉,锁骨下动脉向外下牵拉,可见到小斜角肌的前缘,为腱性组织,前方为中斜角肌;如嵌压神经干,则需松解

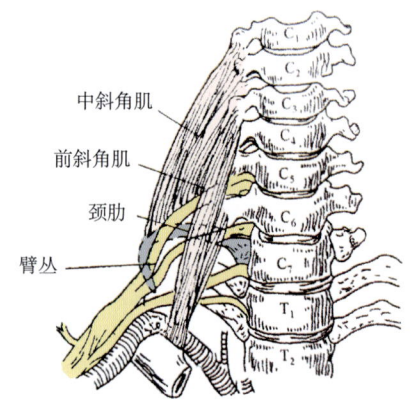

图6-2-2-3-13 过长型颈肋部分切除即可,示意图
对不完全型颈肋或横突过长,仅将构成致压物的远端切除即可

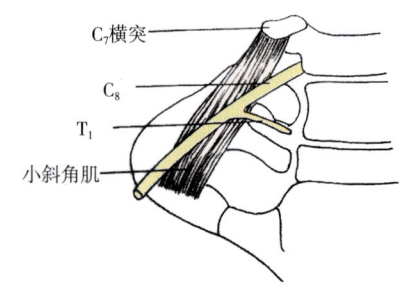

图6-2-2-3-16 小斜角肌起点和止点解剖关系示意图

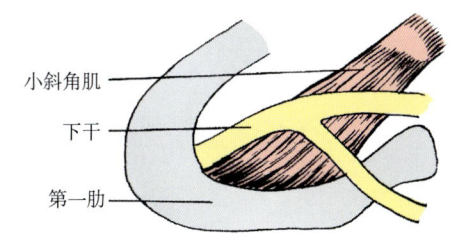

图6-2-2-3-17 观察小斜肌周边关系示意图
从胸腔内观察第1肋，小斜角肌与臂丛神经下干的关系

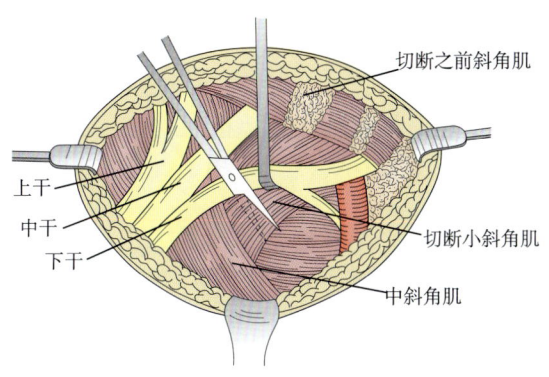

图6-2-2-3-18 酌情切断小斜角肌示意图
术中检查，如小斜角肌有致压征，亦可一并切除

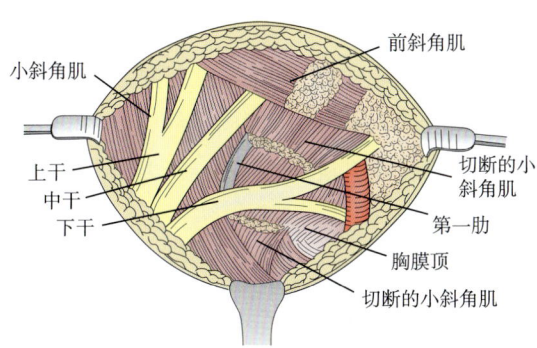

图6-2-2-3-19 判定效果示意图
切断小斜角肌后，下干松弛，臂丛已完全松解

术中应注意止血，以防局部出血形成血肿压迫气管而造成窒息，并避免伤及臂丛、血管和肺尖。

术中如发现第一肋骨变异、构成致压因素时，亦可从此切口将致压部分肋骨（多位于肋骨上缘）凿除。如范围较大，则经腋窝处切口切除较为安全。

（四）术后处理

术后应留置橡皮片引流24小时，局部用250g重沙袋压迫8~12小时。在24小时后可下地活动，5~6天拆线。

八、经腋下第一肋骨切除术

约20多年前本院曾开展多例，但发现其对切除第一肋骨有利，而对于病理解剖因素以前斜角肌挛缩、颈肋畸形为主者反而操作不便，且对臂丛神经牵拉较多，易误伤，疗效亦欠满意。因此，我们认为对骨科医师来说，传统的手术径路不仅较为习惯，且可在直视下操作，有效率及成功率均较高。笔者施术的30多例中，尚未遇到复发者，但对于锁-肋间隙狭窄者亦不妨选用腋下入路。

（一）手术适应证

主用于肋-锁间隙狭窄所致胸腔出口狭窄综合征者（图6-2-2-3-20），尤其是非手术疗法无效而又影响生活及工作者。

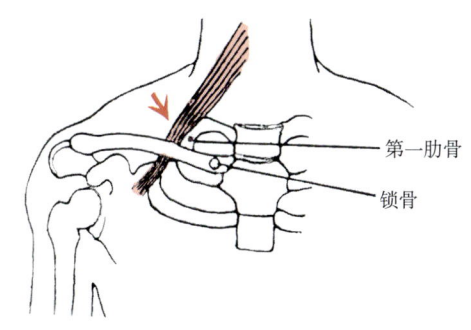

图6-2-2-3-20 肋锁综合征示意图

（二）手术步骤

1. **体位与麻醉** 侧卧位，患肢在上，呈外展上举位（图6-2-2-3-21）。一般选择全身麻醉，以防胸膜破裂时可控制呼吸。

2. **切口** 腋下中央、偏胸壁处弧形切口，长约4cm左右（图6-2-2-3-22）。

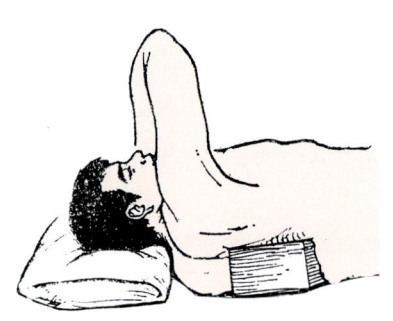

图6-2-2-3-21 体位示意图

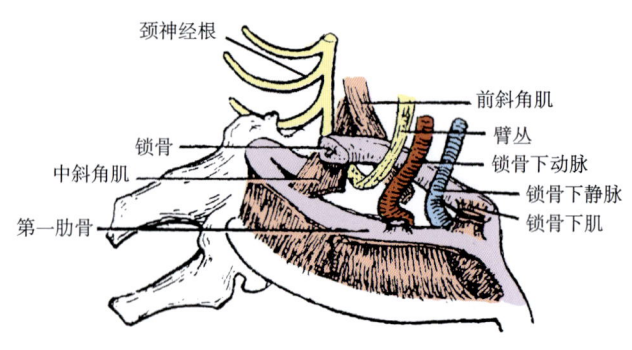

图6-2-2-3-24 肋-锁间隙局部解剖状态示意图

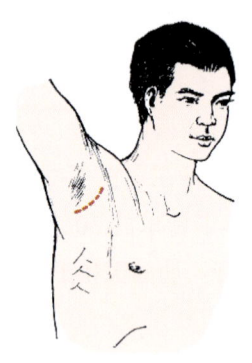

图6-2-2-3-22 切口示意图

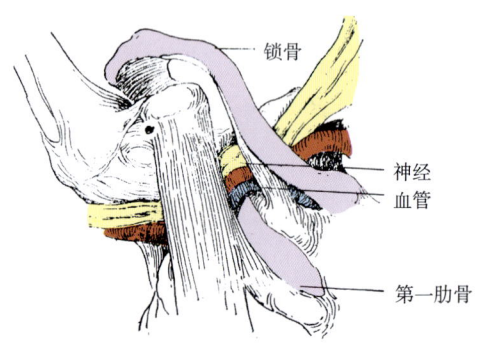

图6-2-2-3-25 探查锁肋间隙示意图
将上肢外展、手指尖放至锁骨与第一肋骨之间，如有挤（嵌）压感，表明该间隙狭窄

3. **显露第一肋骨，探查肋-锁间隙** 将切口牵开，手指向深部分离直达第一肋骨，局部大体解剖状态如图6-2-2-3-23、24所示，使患者肩关节外展及上举，将指尖向上伸入第一肋骨与锁骨之间，若指尖有嵌压感，表明该间隙狭窄（图6-2-2-3-25）。

4. **切开第一肋骨骨膜** 向上分离前锯肌直达第一肋骨，再分离肋骨周围组织，并显露臂丛、锁骨下血管和各组斜角肌（图6-2-2-3-26）。

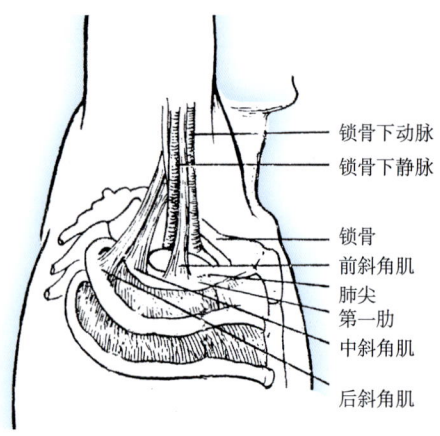

图6-2-2-3-23 腋部局大体解剖示意图

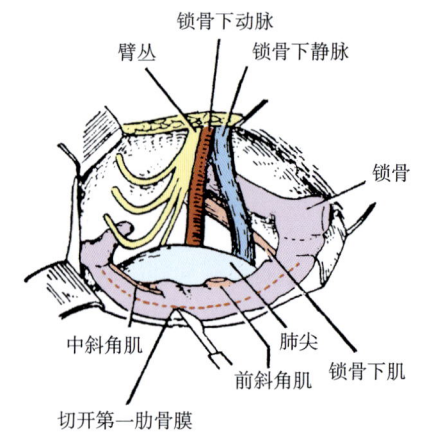

图6-2-2-3-26 切开第一肋骨骨膜示意图
显露周围组织，予以保护下纵向切开第一肋骨骨膜

5. **切除致压肋骨** 如显露欠佳,可将前方胸大肌和后方背阔肌牵开,充分暴露第一肋骨,对构成致压因素的肋骨,可在直视下,先纵向切开、剥离肋骨骨膜,在骨膜下将致压骨部分或大部切除(见图6-2-2-3-27)。

(三)注意事项

1. **勿伤及胸膜** 操作时,尤其是肺尖部及肋骨切除时应在骨膜下进行,一旦误伤引发气胸应立即修补。

2. **避免伤及血管神经** 因操作部位直接在锁骨下动、静脉和臂丛神经处,因此每步手术均应细心、耐心,切忌急躁,欲速则不达。

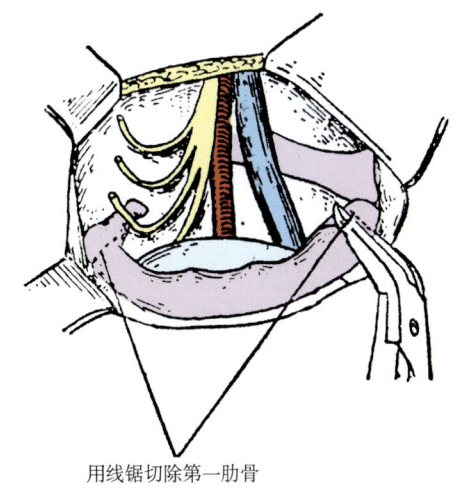

用线锯切除第一肋骨

图6-2-2-3-27 切除致压肋骨示意图
在骨膜下凿除(或用线锯,或用三关节咬骨钳咬除)致压的肋骨

第四节 颈椎半椎体及其他畸形

一、颈椎半椎体畸形概述

此种畸形在颈椎较少见,其可表现为1/2或2/3椎体的规则或不规则缺如;残存的部分椎体可与上一个椎体或下一个椎体呈先天性融合状。若椎体前2/3缺失,可引起楔形改变,颈椎向后凸。一侧的半脊椎楔形变,造成颈椎侧凸畸形(图6-2-2-4-1)。

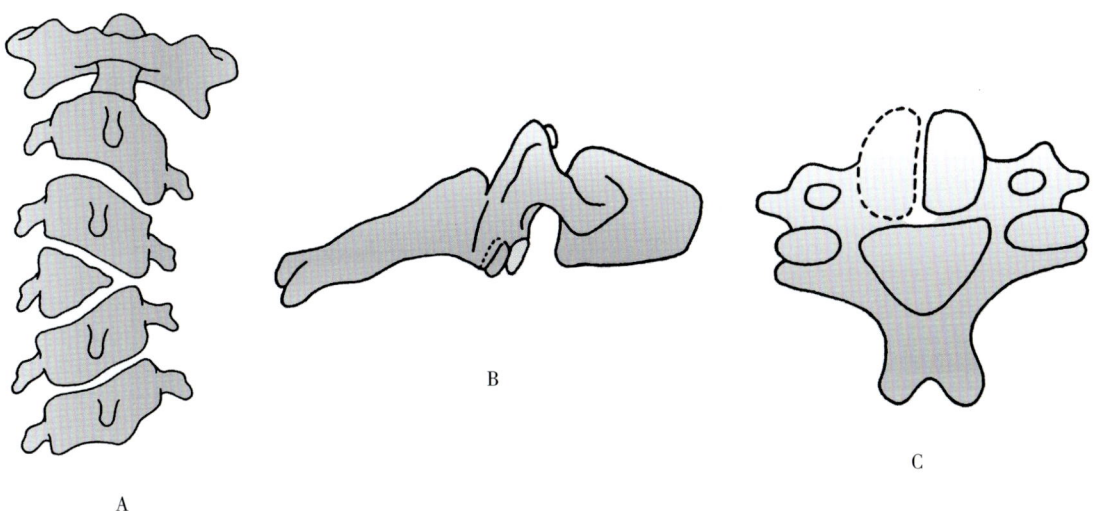

图6-2-2-4-1 颈椎半椎体畸形示意图(A~C)
A.正面观;B.侧面观;C.上面观

二、颈椎半椎体畸形诊断

主要依据以下两点。

(一)临床表现

因颈椎畸形程度及部位而可有各种临床症状，颈椎外观畸形和颈椎活动受限外，可能出现脊髓神经症状，包括锥体束征及运动障碍、肢体麻木及大小便障碍等。

(二)影像学检查

应作常规高质量X线正侧位照片检查，注意凹侧的椎间盘是否存在，椎弓根是否清晰，椎体的终板结构是否正常或接近正常。之后酌情行CT或MR检查，以判定局部各种组织之状态，尤其是脊髓有无受压现象等（图6-2-2-4-2）。

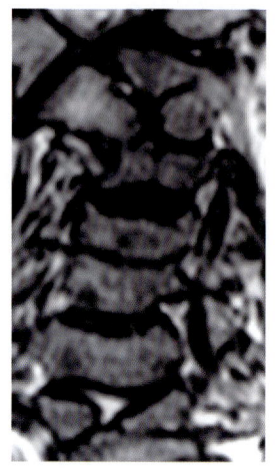

图6-2-2-4-2 半椎体畸形MR所见
MR冠状位显示颈椎半椎体畸形（颈7）及椎弓不连接（颈2）

三、颈椎半椎体畸形治疗

(一)基本原则

由于颈椎椎体缺如，如果椎体的一侧缺损达到1/2或2/3时，所出现的颈椎侧凸畸形是进行性发展的，所以应早期发现、早期治疗，防止发生严重畸形及出现神经症状。

(二)非手术疗法

半椎体侧凸畸形使用外支架作用非常有限，它不能控制畸形的发展。3~4岁前儿童是否作脊柱融合尚难决定，可试用外支架。

(三)手术疗法

4岁以后应早期作单纯脊柱后路融合，或后路融合及器械内固定，或前路和后路分期融合术。有文献报道同时作前路及后路骨骺阻滞和融合。若有神经症状应进行椎管减压，可根据患者具体情况作椎管后路、前路或侧前方减压，甚至半椎体切除减压。减压后均应进行脊柱融合，除达到稳定脊柱外，主要为防止畸形发展。

四、颈椎半椎体畸形预后

其预后主要视病情而定，涉及脊髓的严重型预后较差，而仅仅从X线平片检查时才发现者，预后大多较好。

五、颈椎脊椎裂

颈脊椎裂远较腰椎少见，其占脊柱所有脊椎裂的1/15~20。其发生部位，从C_1~C_7均可发生。裂隙的部位多在后正中部或两侧椎弓相接处。一般无临床症状，照颈椎X线片偶尔发现。若裂口过大或过长，当波及两个以上颈椎时，则有可能发生蛛网膜粘连或硬膜囊膨出，并表现出相应的神经症状。

在治疗上，对无神经症状者，一般进行随诊观察即可。仅有颈部症状者，酌情采用颈围固定。有神经症状者则应依据神经受累程度进行相应手术（神经受累严重者应与神经外科医师合作施术），并酌情行颈椎后路减压融合术或前后路同时施术（图6-2-2-4-3）。

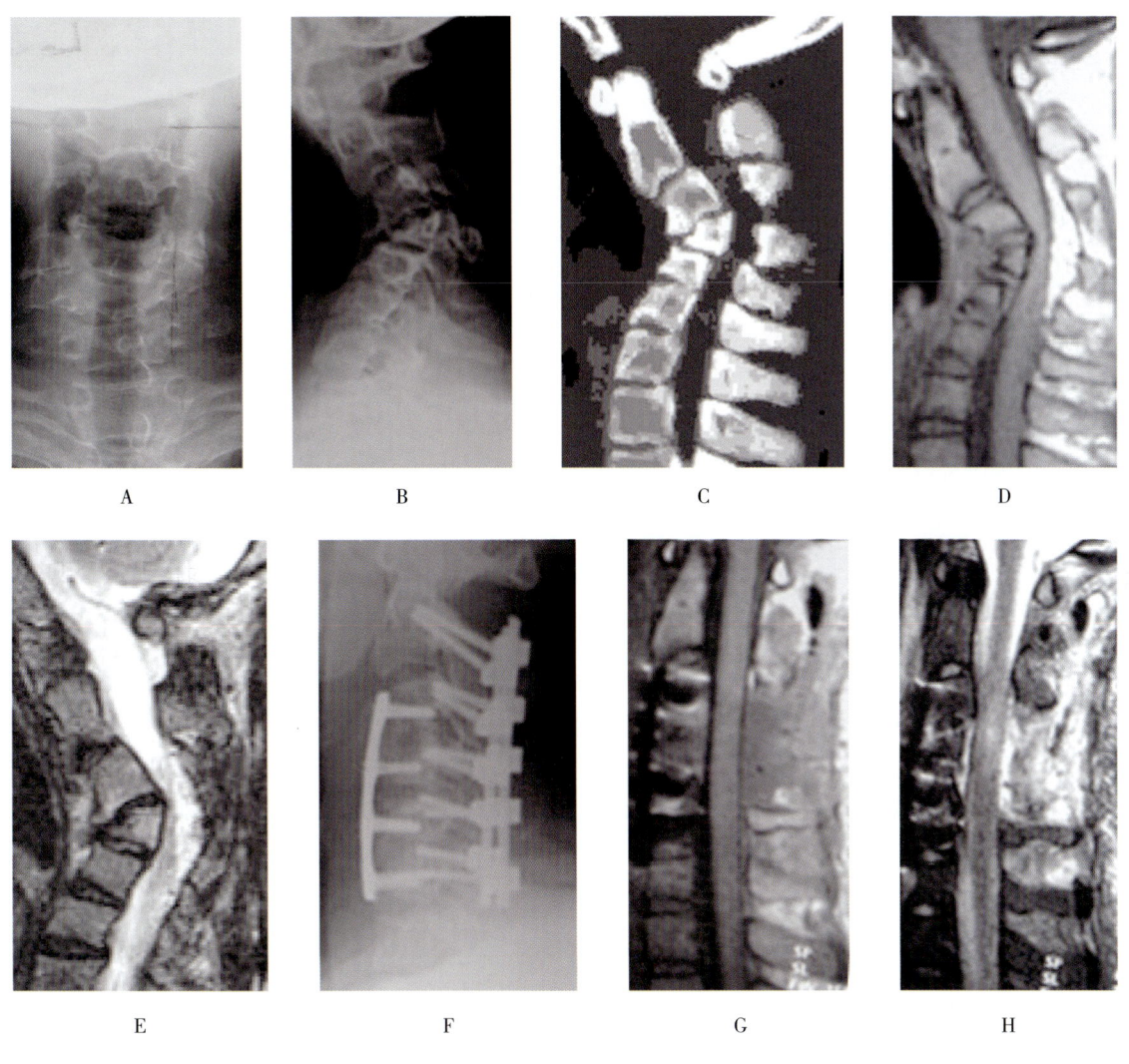

图6-2-2-4-3 临床举例（A~H）

男性，18岁，C_4半椎体畸形伴颈椎后凸畸形及不全瘫行前后路一次手术减压、复位及内固定术 A.B. 术前正侧位X线片；C~E. 术前CT及MR矢状位观；F. 一次性颈椎前、后路减压+内固定，术后侧位X线片；G.H. 术后MR矢状位，T_1、T_2加权像，显示硬膜囊形态已恢复正常

六、颈椎椎弓不连接

颈椎椎弓不连接主要引起脊柱不稳定及脊椎滑脱，滑脱的程度一般较轻，少有超过Ⅰ度者。其发生部位多见于C_5、C_6，偶尔发生寰椎后弓部分缺如，甚至寰椎后结节游离等改变，临床上其主要表现为颈痛及活动轻度受限。寰椎后弓缺如的患者，当其颈椎作后伸动作时，第二颈椎棘突有可能与枕骨相接触而出现局部症状，严重者可引起锥体束征，甚至四肢瘫痪。在治疗上，颈椎椎弓根裂可进行后路融合术。若寰椎后弓缺如或游离并伴有神经症状者，应行颈枕融合术，以求及早恢复其稳定性。

（沈 强　丁 浩　陈德玉　赵定麟）

第五节 经口腔枕颈部显微技术

一、概述

显微外科手术是指外科医生借助光学的放大对较小的组织进行精细的手术。最早应用显微外科手术的是瑞士 Mylen 和 Holmgren（1921）第一次介绍用放大镜与双目手术显微镜为耳硬化患者进行内耳手术。以后不少耳鼻喉科医生逐渐在手术显微镜下进行面神经手术、镫骨撼动、鼓室成形和鼓膜成形术。1950年Barraque与Peritt应用手术显微镜进行角膜缝合，从而显微外科手术进入缝合操作阶段。1960年Jacobson与Suerez在手术显微镜下对直径1.6~3.2mm的小血管缝合获得较高的通畅率。1961年Lee等在鼠身上进行门腔静脉分流手术成功。1962年Gonzales等成功进行鼠肾脏移植术，Abbott等亦成功地进行鼠心脏移植术。1963年陈中伟报道世界上第一例断肢再植成功，1967年陈中伟等报道手指再植成功。1973年杨东岳报道腹股沟游离皮瓣移植成功，1977年杨东岳报道第二趾游离移植再造拇指成功。此后显微外科手术不断应用于脑外科、泌尿外科、普通外科、心胸外科、妇产科、整形外科、颌面外科等。

脊柱外科使用手术显微镜是由Caspar、Yasargil（1977）首先报道，他们采用显微外科手术入路治疗腰椎间盘突出。20世纪80年代以来，显微外科手术已得到更多脊柱外科医生们的认可并且不断发展。1998年德国慕尼黑Harlaching脊柱矫形外科中心医院更进一步发展和应用三维立体镜成像首先在欧洲实施了脊柱手术。350例脊柱显微外科手术，内容包括后路腰椎间盘突出切除术、腰椎管狭窄椎管减压术、胸腰椎间盘切除术、椎间融合术、颈椎单或双节段减压融合术等。该技术与关节镜结合应用于四肢各大小关节，产生的三维再生图像表现出创新和惊人的技术。

显微外科技术使外科医生从宏观世界进入微观世界，在手术显微镜下能清楚地看到原来肉眼下看不清的组织，能及时矫正原来手术操作的缺点，从而大大减少对组织的创伤，提高手术精确度、安全性和有效性。脊柱外科使用手术显微镜没有其真正意义上的缺点，但存在一些异议和障碍，如视野局限、目标区域放大、视轴适应、手-眼协调配合等，与每位医生的学习历程（learning curve）明显相伴，通过手术技能培训和规范手术操作及经验积累，可以更好的掌握这门技术。

经口腔入路抵达颅颈结合部治疗腹侧硬膜外脊髓压迫症是一种较好的治疗方法。1919年由Kanavel最先描述应用，手术范围可暴露枕骨斜坡的下1/3至第三颈椎（取决于患者的张口程度）。随着手术显微镜的应用，许多学者充分掌握了显微外科操作技术，经口腔显微外科操作治疗颅颈结合部病变取得较为满意的效果。

二、病例选择及术前准备

（一）手术适应证

1. C_1、C_2 先天性和继发性发育畸形；
2. C_1、C_2 类风湿性关节炎；
3. 创伤性 C_1、C_2 骨折、脱位；
4. 颅颈部硬膜外血肿、脓肿；

5. C_1、C_2 结核；

6. 累及斜坡、前颈枕和上颈椎部肿瘤（脊索瘤、软骨瘤、巨细胞瘤、成骨细胞瘤、转移性肿瘤等）。

（二）手术禁忌证

1. 有活动性鼻咽部感染灶；
2. 腹侧病变复发者；
3. 椎基底动脉区病变；
4. 硬膜内病变。

（三）术前准备

1. **呼吸** 术前呼吸功能的检测和训练。

2. **预防量抗生素** 术前围手术期常规应用抗生素。

3. **神经检查** 术前常规进行体感诱发电位和脑感听觉诱发电位安置，以监测术中脊髓与脑干神经的生理状态。

4. **术前常规行口咽部细菌培养及药敏试验** 术前一周抗生素盐水漱口，氯霉素眼药水滴鼻。术前 3 天以 0.1% 氧已定溶液或口泰溶液漱口并应用抗生素点滴。

5. **告知家属** 有发生不可预测的并发症危险，经口腔手术感染率高、风险大，尤其是颅颈结合部是脑干所处部，安全系数不高，但经口腔途径便捷，直接到达病变处，病灶清除彻底，脊髓减压到位，加上镜下处理，分辨率及安全率较高。因此应如实告诉病员及家属经口腔手术的利与弊，手术有关注意事项及预后，取得患方理解和支持，签订知情同意书。

三、手术方法

（一）麻醉、体位及术前准备

1. **麻醉与体位** 一般多选择经鼻或经口气管插管麻醉。取仰卧位，头部中立位置，颈部轻度伸展，头部用胶带固定（图 6-2-2-5-1）。

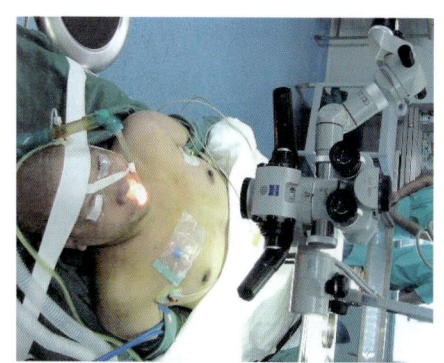

图 6-2-2-5-1 麻醉与体位

2. **术前口腔准备** 用纱布填塞口腔底部，以防止出血和冲洗液在胃中积存（图 6-2-2-5-2）。在唇、舌、咽部涂上 1% 氢化可的松乳液以减轻术后肿胀。

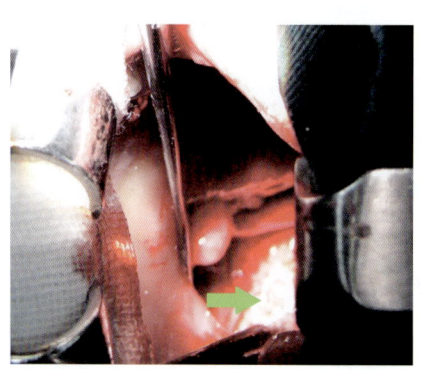

图 6-2-2-5-2 口底填塞纱布防止血液及冲洗液在胃中积存（箭头处）

（二）具体操作步骤

1. **充分暴露** 为充分暴露口咽后壁，安放经口低位自动拉钩，自动拉钩通过横杆固定在手术台上（图 6-2-2-5-3）。

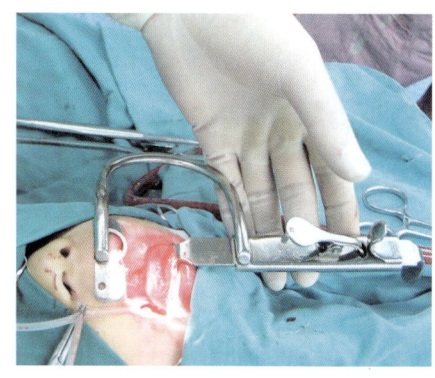

图 6-2-2-5-3 安装口腔自动拉钩

2. 牵开软腭及悬雍垂　用拉钩将舌下压,将气管插管牵向侧方,探查并确保舌未被拉钩嵌夹在牙齿之间。每隔30~40min放松拉钩一次,以防舌缺血损伤。软腭与悬雍垂应以柔软拉钩向上牵开或用软性硅胶管通过鼻腔将其向上牵开(图6-2-2-5-4)。

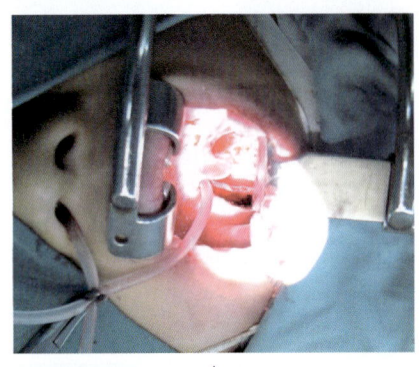

A

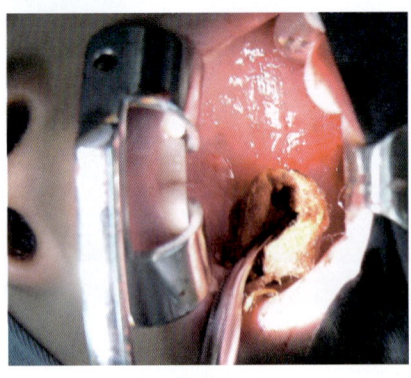

B

图6-2-2-5-4　牵开软腭及消毒（A、B）
A.软腭与悬雍垂向上牵引；B.口腔用聚烯吡酮碘溶液消毒

3. 口腔消毒、止血　口腔和拉钩须用聚烯吡酮碘溶液连续消毒3次(见图6-2-2-5-4),切口线以含有1:200000肾上腺素的1%利多卡因液浸润,以利于止血(图6-2-2-5-5)。

4. 连接手术显微镜　在连接显微镜的同时提供照明和对术野各种倍数的放大,术者坐于患者头侧,助手坐患者侧旁(图6-2-2-5-6)。

5. 切开、显露深部组织　通过器械触及寰椎前结节以判断中线位置。在咽后壁黏膜正中嵴行垂直切口,电凝止血。切开黏膜、咽后壁肌肉和前纵韧带,暴露C_1前弓和C_2椎体前缘组织(图6-2-2-5-7)。

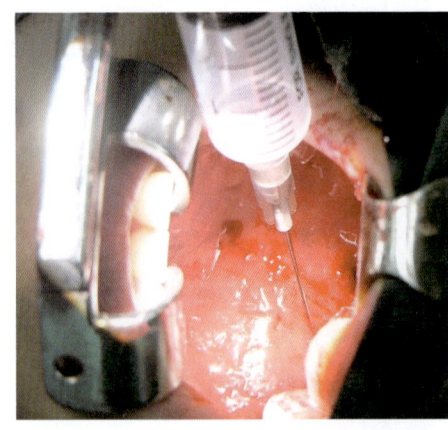

图6-2-2-5-5　切口用1:200000肾上腺素及1%利多卡因液浸润

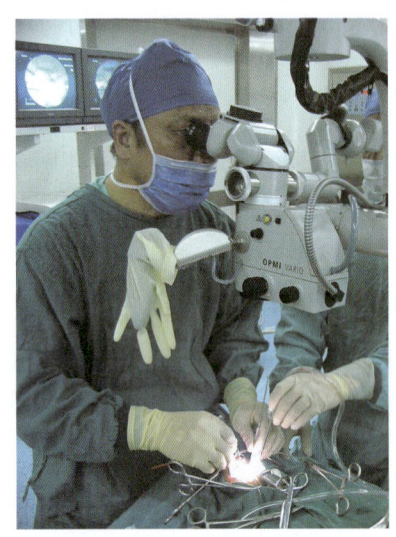

图6-2-2-5-6　连接手术显微镜

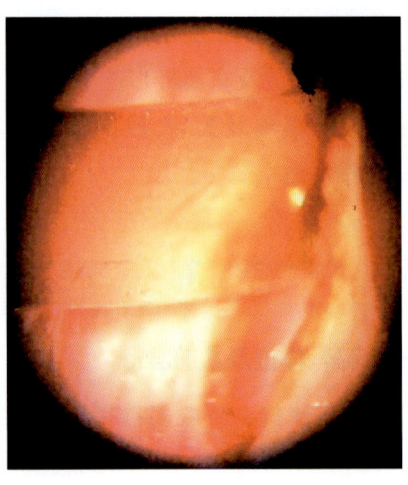

图6-2-2-5-7　咽后正中纵切口

6. **分清界限** 用刮匙和剥离子分清枕骨斜坡、C_1 前结节、C_2 齿突基底和椎体间的界限（图 6-2-2-5-8）。

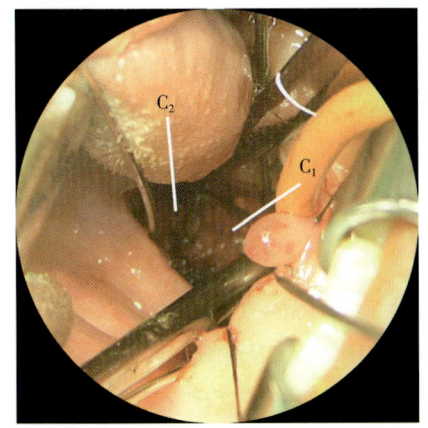

图6-2-2-5-8 暴露C_1前结节和C_2齿突基底

7. **显露齿状突** 以高速磨钻和 Kerrison 咬骨钳去除 C_1 前弓下缘，暴露 C_2 齿突基底部。尽量减少破坏 C_1 前弓环，以保持 C_1 环状结构的完整性。以完全暴露齿突为准（图 6-2-2-5-9）。

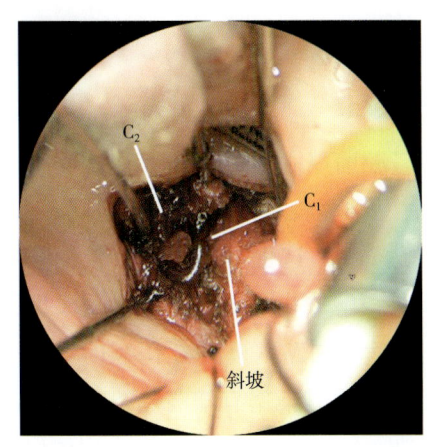

图6-2-2-5-9 部分切除C_1前弓，完全暴露齿突

当清除 C_1、C_2 前方瘢痕组织后，就感觉到 C_1、C_2 有移动，此时应在 C-臂 X 线机透视下，以器械顶在 C_1 前结节向后压，使 C_1、C_2 恢复正常解剖结构，然后在 C_4、C_5 水平做经皮前路侧块螺钉内固定（图 6-2-2-5-10）。其目的稳定 C_1、C_2 结构，再进一步减压、融合操作中不会发生意外。亦可以在完成 C_1、C_2 减压后做经皮前路侧块螺钉固定。

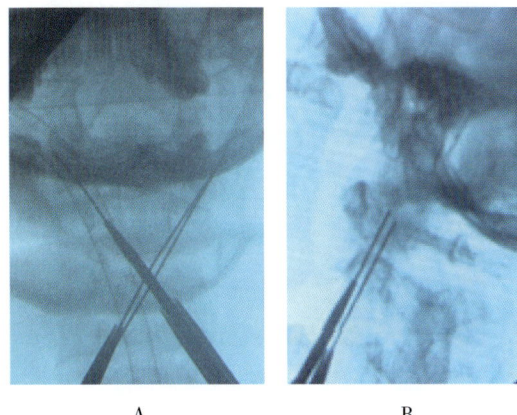

图6-2-2-5-10 经皮前路侧块固定（A、B）
A.正位透视像 B.侧位透视像

8. **暴露齿突后确定其侧方边界** 以弯头刮匙锐性分离翼状韧带和齿尖韧带。用磨钻削薄齿突，然后用刮匙或咬骨钳去除剩余的齿突骨壳。操作时应避免将齿突碎片向后压入椎管（图 6-2-2-5-11）。

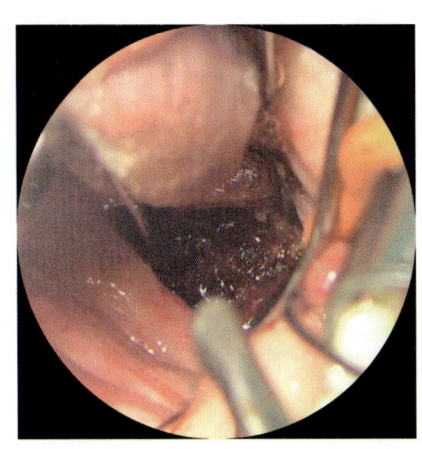

图6-2-2-5-11 切除凸入椎管部分的齿突或椎体部

9. **切除韧带等** 横韧带、十字韧带及覆膜一并切除，在椎管外侧壁切除骨质和束带组织，术中小心处理硬膜与韧带的粘连。术中应对减压区范围进行确定，在减压部注入碘化物作对比，拍摄侧位片以确定减压是否充分。

10. **冲洗创口** 用抗生素液冲洗创口，充分止血后用 2~3/0 无损伤缝线间断或连续全层缝合咽后壁关闭创口，直视下留置鼻饲管（图 6-2-2-5-12）。

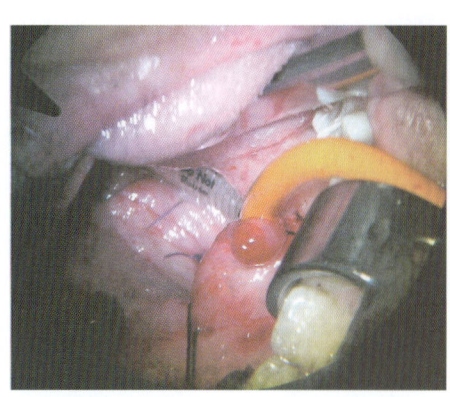

图6-2-2-5-12 全层缝合咽后壁

(三) 操作注意事项

1. 额部必须牢靠中立位固定,以防术中操作时活动损伤脊髓神经造成瘫痪,甚至死亡;

2. 尽量避免经腭切口,由此可能造成鼻漏、吞咽困难、发声时鼻音加重;

3. 保证全层切开咽后壁,以便术后全层缝合,有利创口愈合;

4. 暴露枕骨斜坡、寰椎前弓,剥离至中线外侧 1~1.5cm 为止,以免损伤椎动脉、咽鼓管和舌下神经;

5. 磨除齿突时,残留菲薄的齿突骨壳处理时应以有齿钳紧紧抓住齿突骨壳上提,切勿向后压,以防损伤脊髓和脑干神经;

6. 靠近气管或硬膜处应避免使用单极电切或电凝,防止气管损伤或硬膜损伤;

7. 若切开软腭,则应闭合前、后壁两层,注意切开缝合过紧而使之皱缩,影响发音。

四、术后处理

1. 术后 24~72h 内,咽部和舌可出现水肿,故气管插管应保留到水肿消退后拔除,过早拔除气管插管,会导致呼吸窘迫、呼吸停止,甚至死亡。床旁常规准备插管和急诊气管切开包,以在气管损伤时急用。

2. 留置鼻饲管持续 7~10 天,直到咽部创口愈合后拔除。术后 1 周开始进流食,之后 1 周进半流食,然后过渡到普食。

3. 经气管插管或气管切开处吸痰,吸至前口咽部时必须小心轻柔,以免损伤后方创口。

4. 恶心时给予止吐剂,以防咽部伤口压力过大导致创口撕裂或误吸呕吐物导致吸入性肺炎。

5. 齿突切除后易导致颈椎不稳定,术后应及时给予稳妥的颈围、支具或 Halo-vest 架固定。

6. 术后足量抗生素应用数日以减少感染的发生,适量应用类固醇控制水肿。

7. 应尽早功能活动肢体,防止深静脉血栓形成,定时翻身拍背以防肺炎产生。

8. 当清除 C_1、C_2 前方瘢痕组织后,C_1、C_2 处于不稳状态,因此必须在透视下恢复正常 C_1、C_2 解剖结构,然后做暂时性或永久性固定,以利于下一步操作顺利进行。

五、并发症防治

(一) 感染

经口腔前路手术因口咽部功能解剖的特殊性,术后感染率较后路手术明显增高,据文献报道可高达30%,这也是以往国内较少开展经口腔行前路松解或病灶清除手术的重要原因。随着经口腔途径前路钢板固定术逐步应用于临床,经口腔手术后感染率有增高趋势。枕颈部术后发生感染一般在术后 3 天,患者出现体温异常升高并持续不退,全身倦怠、头痛等全身中毒症状,神经症状进行性加重,常有呼吸功能障碍,血氧饱和度下降,并较多伴有脑膜刺激症,此时应特别考虑到并发颅内感染的可能。临床上形成脓肿应与术后血肿相鉴别,及早进行手术探查,一般预后较好。一旦出现严重损害,患者呼吸功能明显障碍,其预后很差。慢性脓肿的进展相对较慢,全身与局部症状不明显,常在起病数周或数月后出现脊髓受压症状时才被发现。Stevenson

报道术后两年发现小脑脓肿。

预防颈枕结合部术后感染措施有以下几方面。

1. 围手术期预防性应用抗生素。Wisneski 认为术前 1 天及术后 5~7 天静脉应用抗生素能有效预防术后感染；

2. 术前认真口腔清洁准备 3~7 天，咽部细菌培养与药敏试验；

3. 术中严格无菌操作，动作轻柔，减少手术创伤，彻底止血，这些对预防术后感染至关重要；

4. 术后全身营养支持治疗，可以显著降低术后感染率。

（二）舌损伤

术中误切伤或嵌夹缺血致舌损伤，术后应高度重视，严密观察舌的缺血变化，及早控制感染及消退水肿，保持气管插管至舌部水肿消退和舌部创口愈合。

（三）创口裂开

术后创口裂开，是因局部压力过高所致。一旦发现创口裂开，必须及时做二次缝合。如果术后一周创口裂开，应怀疑咽后壁感染或脓肿形成，应作引流，足量抗生素使用，待得到细菌培养和药敏结果，更换抗生素。

（四）脑脊液漏

术中发生硬膜撕裂，应及时在显微镜下做硬膜修补，应用纤维素胶加脂肪移植物封堵脑脊液漏。细心闭合咽部切口，于腰部置入蛛网膜下隙引流管，以 10~15ml/h 速度引流 5 天，可以控制脑脊液漏，如已经控制但停止引流后又再复发，必须改为腰腹膜分流，如果仍无法控制，须行第二次手术重新修补硬膜，以控制脑脊液漏和晚发性脑膜炎。

（五）脊髓与脑干神经损伤

多数为手术操作过程中对神经的直接损伤，另外也可因麻醉插管时颈椎过度后伸所致。一旦有脊髓与脑干神经医源性损伤，术中积极应用甲基强的松冲击疗法，以 30mg/kg 的药量在 15min 内静脉推注，隔 45min 后，以 5.4mg/(kg·h) 维持 23h。术后配合神经营养药物，如 GM1 针，甲钴胺针，维生素 B_1、维生素 B_{12} 针，神经妥乐平针，复方丹参片，ATP 片等辅助治疗。如有呼吸抑制，应用呼吸兴奋药、呼吸机控制维持，待自主呼吸恢复。张汉伟（1996）报道 6 例，1 例发生脑干神经功能抑制。Tuite（1996）报道 27 例，4 例脊髓神经加重。Behari（1999）报道 74 例脊髓功能术后即刻退步 17 例，其中 7 例没有恢复，6 例死亡。体感诱发电位的临床应用使脊柱外科手术的成功率有了明显提高。但是体感诱发电位受一些麻醉药影响较大，常会出现假阴性和假阳性。Strachm 等认为通过术前、术中、术后的监测比较可以预测麻醉药对诱发电位的影响，从而更有效地判断术中脊髓功能的改变。Holland 提出术中进行肌电图监测也可有效监测脊髓功能状态，减少损伤的发生。

（六）其他并发症

包括肺炎、肺栓塞、心肌梗死、泌尿系感染、深部静脉血栓形成等，必须引起高度重视，认真对症处理，尽早恢复，尽早功能活动。

六、临床举例

［例 1］ 患者项某某，女性，32 岁。双上肢乏力，行走不稳 11 年。3 年前曾在某某医院诊断为齿突骨折并做牵引治疗。半年前在某某医院行后外侧脊髓减压，临床症状好转，能扶拐下地行走。一个月来双下肢不能站立，遂入院治疗。专科检查：颈部生理曲度变直，颈项后正中 15cm 手术疤痕，C_2 棘突压痛、叩击痛。两上肢肌力Ⅳ级，两手大小鱼际萎缩，两手 Hoffmann 征（+）。两下肢肌力Ⅲ级，膝反射亢进，髌阵挛、

踝阵挛阳性,巴宾斯基征阳性。X线诊断陈旧性齿突骨折伴寰椎移位。择期在全麻下经口腔做颅颈结合部手术显微镜下切除齿突,脊髓减压经皮前路侧块螺钉内固定术。术后两周两上肢肌力改善,自诉临床症状明显减轻,可出院。术后一年半复查,两下肢肌力Ⅳ级,自主步行,步态稳定,两上肢肌力Ⅴ级,握力正常,颈椎伸屈功能良好(图6-2-2-5-13)。

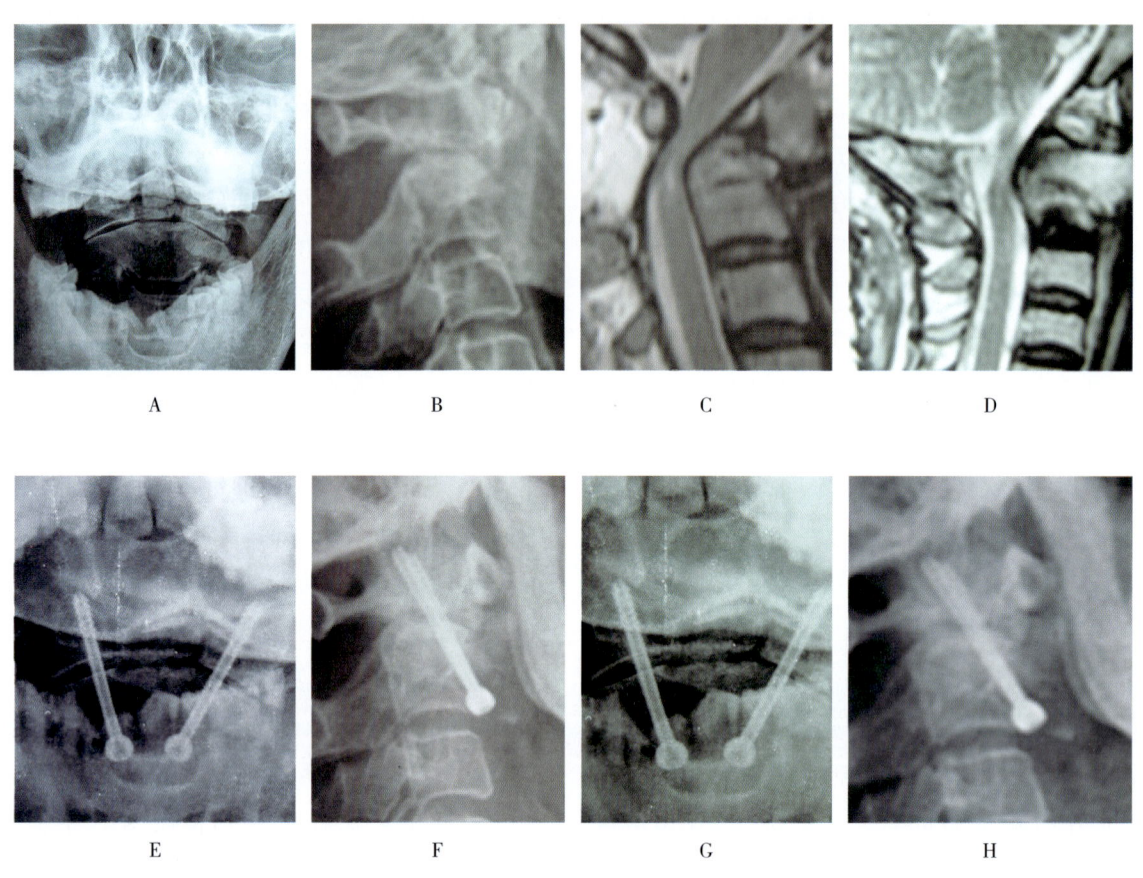

图6-2-2-5-13 临床举例 例1(A~H)

陈旧性齿突骨折伴寰椎移位经口腔显微手术 A. 术前X片示齿突骨折;B. 术前X片示齿突骨折,寰椎前脱位;C. 术前MRI示脊髓受压变细、变性;D. 经口减压后脊髓恢复正常;E. 术中经皮前路侧块螺钉固定;F. 侧块螺钉固定并前路植骨;G. 一年半复查骨折愈合,内固定物无松脱;H. C_1、C_2前方植骨片融合

[例2] 患者周某某,女性,51岁。颅颈不适20年,两下肢乏力,坐轮椅20年,两上肢握力逐渐减退,临床诊断低颅凹症。行后路C_1后弓切除,枕骨大孔扩大减压,枕颈植骨术后Halo-vest架固定。两上肢握力增高,活动度近正常。两下肢肌力恢复较快,能扶拐行走。术后3个月拆除Halo-vest架后,症状加重,行走困难再次入院。专科检查:颈部手术疤痕良好,颈项强直固定,双上肢肌力Ⅲ~Ⅳ级,两下肢肌力Ⅲ级,膝反射亢进,髌、踝阵挛阳性。影像学检查:后路融合良好,内固定物无松脱。齿突尖部后凸仍压迫脊髓。MRI提示C_1、C_2水平脊髓变性。择期施行经口腔切开齿突手术。术后两个月,运动感觉明显好转,反射逐渐改善,病理反射仍存在,两上肢肌力Ⅳ级。术后一年半复查,能扶拐行走,步态欠稳(图6-2-2-5-14)。

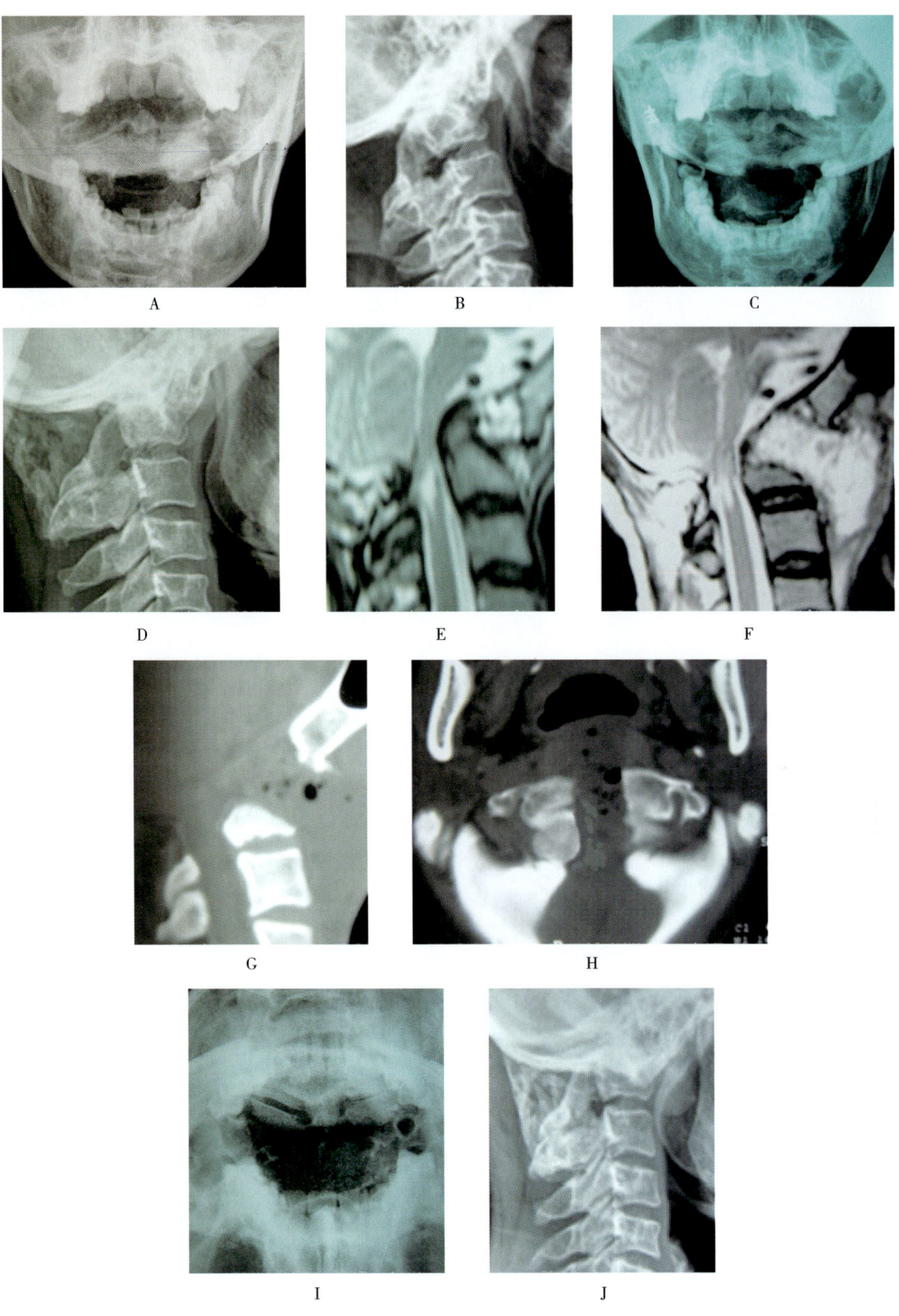

图6-2-2-5-14 临床举例 例2（A~J）

低颅凹症经口腔显微手术治疗 A.Fischgold线、Metzger线诊断低颅凹症；B.侧位诊断齿突进入枕骨大孔；C.首次手术行枕骨大孔扩大C_1后弓切除；D.术后颈枕植骨，Halo-vest架固定；E.术后3月MR提示齿突压迫脊髓；F.经口腔切除齿突，脊髓恢复正常；G.CT矢状面扫描脊髓充分减压；H.CT水平面扫描C_2部分椎体与齿突去除；I.术后一年半复查骨折愈合良好；J.术后一年半复查侧位X线片示枕颈愈合良好

（池永龙）

参 考 文 献

1. 艾福志, 尹庆水, 王智运, 等. 经口咽前路寰枢椎难复位钢板内固定的外科解剖学研究. 中华外科杂志, 2004, 42: 1325-1329
2. 饶书诚, 宋跃明. 脊柱外科手术学（第三版）. 北京: 人民卫生出版社, 2006
3. 陶春生, 倪斌. 枕颈结合部手术并发症及防治. 中国脊柱脊髓杂志, 2005, 15: 49-51
4. 王建, 倪斌. 经口手术入路治疗颅颈交界区病变. 中国脊柱脊髓杂志, 2005, 15: 52-54
5. 谢宁, 倪斌, 叶晓健. 合并颈椎先天性畸形的下颈椎损伤的治疗策略 [J]. 中华创伤骨科杂志, 2008, 10 (5)
6. 袁文, 刘洋, 陈德玉等. 重度颈椎后凸畸形的手术治疗 [J]. 中华骨科杂志, 2007, 27 (9)
7. 赵定麟, 王义生. 疑难骨科学. 北京: 科学技术文献出版社, 2008
8. 赵定麟, 李增春, 刘大雄, 王新伟. 骨科临床诊疗手册. 上海, 北京: 世界图书出版公司, 2008
9. Aburahma AF, White JF 3rd. Thoracic outlet syndrome with arm ischemia as a complication of cervical rib. W V Med J. 1995 Mar-Apr; 91 (3): 92-4.
10. Apaydin M, Varer M, Bayram KB. Partial posterior split cervical spinal cord with Klippel-Feil syndrome. JBR-BTR. 2010 Jan-Feb; 93 (1): 30.
11. Cheng JC, Au AW. Infantile torticollis: a review of 624 cases. J Pediatr Orthop. 1994 Nov-Dec; 14 (6): 802-8.
12. Cheng JC, Tang SP, Chen TM, Wong MW, Wong EM. The clinical presentation and outcome of treatment of congenital muscular torticollis in infants--a study of 1,086 cases. J Pediatr Surg. 2000 Jul; 35 (7): 1091-6.
13. Holland NR, Intraoperative electromyography. J Clin Neturophysiol. 2002, 19:444-453
14. Kan dziora F, Pflug macher R, Ludwig K, et al. Biomechanical comparison of four anterior atlantoaxial plate systems, J Neurosurg, 2002, 96 (Suppl 3): 313-320
15. Nejat F, Habibi Z, Khashab ME. True myelomeningocele with exposed placode: unusual presentation of cervical myelomeningocele. J Neurosurg Pediatr. 2010 May; 5 (5): 454.
16. Ruf M, Jensen R, Harms J. Hemivertebra resection in the cervical spine. Spine (Phila Pa 1976). 2005 Feb 15;30 (4): 380-5.
17. Stevenson KL, Wetzel M, Pollack IF, Delayed intracranial migration of cervical sublaminar and interspinous wires and subsequent cerebellar ab scess: Case report. J Neuro surg, 2002, 92 (Suppl 1): 113-117
18. Strachm C, Min K, Books N, et al. Reliability of perioperative SSEP recordings in spine surgery. Spinal Cord, 2003, 41: 483-489

第三章　胸、腰及腰骶部畸形

胸、腰及腰骶部畸形并非少见，但真正引起临床症状者，以发育性椎管狭窄为多见，而其他畸形的致病因素相对少见。

畸形形成的原因尚不完全明了，根据现有资料表明，引起脊柱先天畸形的主要原因是：中胚叶分节不全，先天性代谢障碍，骨、软骨及结缔组织发育障碍，子宫内病变以及各种药物、病毒、放射线照射等对胎儿发育的影响。

脊柱严重畸形者多伴有全身其他畸形，常引起早期死亡，因此临床上较为罕见。临床所见多系轻度畸形者，包括：形状异常的蝴蝶椎、楔形椎与半椎体，数目增减的腰椎骶化、胸椎腰化、骶椎腰化或腰椎胸化等，体积过大的横突过长（以第三腰椎为多见），棘突及小关节异常，椎骨缺损的脊椎裂、浮棘及吻棘等，椎间关节缺如的椎体融合，以及发育性椎管狭窄症等。

大多数先天畸形并无症状，多在作放射线检查时发现。因先天畸形直接引起或参与构成病变者不仅少见，且多发生于成年以后，常伴有某种后天获得性因素所致。本章将阐述常见的腰骶部畸形。

第一节　椎体畸形

一、半椎体畸形与分型

（一）基本概念

此为椎体畸形中最为常见者，易单发，亦可多发。胸椎多见，腰段亦可遇到。

（二）分型

Nasca 曾将其分为以下六型。

1. 单纯剩余半椎体　即相邻的两椎节之间残存一圆形或卵圆形骨块，易与相邻的椎体相融合。

2. 单纯楔形半椎体　指在正位片上椎体呈楔形状外观者（图 6-2-3-1-1）。

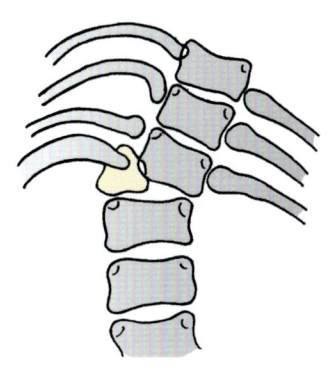

图6-2-3-1-1　单纯楔形半椎体畸形示意图

3. 多发性半椎体　指数节连发者（图 6-2-3-1-2）。

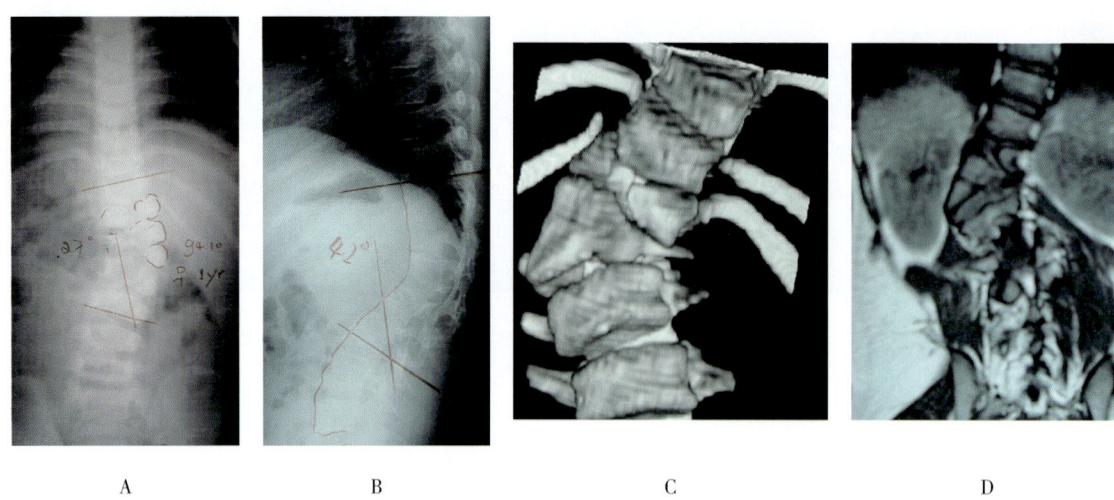

图6-2-3-1-2 胸腰段多发之半椎体畸形（A~D）
A.B. 正侧位X线征；C. CT三维重建成像，显示T_{12}及L_1半椎体畸形；D. MR冠状位成像

4. 多发性半椎体合并一侧融合　多见于胸椎。

5. 平衡性半椎体　即二节或多节之畸形左右对称，以致畸形相互抵消，除躯干短缩外，并不引起明显侧弯外观（图6-2-3-1-3、4）。

6. 后侧半椎体　指椎体后方成骨中心发育，而中央成骨中心不发育，以致从侧面观椎体形成楔状畸形外观。

二、半椎体畸形临床症状特点

视畸形缺损的部位不同可引起以下脊柱畸形。

1. 脊柱侧弯　因单发或多发半椎体畸形所致。

2. 脊柱后突畸形　见于后侧半椎体畸形者。

3. 脊柱侧弯及旋转畸形　严重之侧弯者，如果躯体上部重力不平衡，则于发育过程中可逐渐形成伴有明显旋转的侧弯畸形，并伴有胸廓变形等体征，或是半椎体畸形伴有后侧半椎体畸形。

4. 身高生长受限　以多发者影响为大。

三、半椎体畸形诊断

主要依据临床特点及X线平片所见，必要时可行CT扫描或磁共振检查等。但同时应对其全身状态及有无并发症等作全面判定。

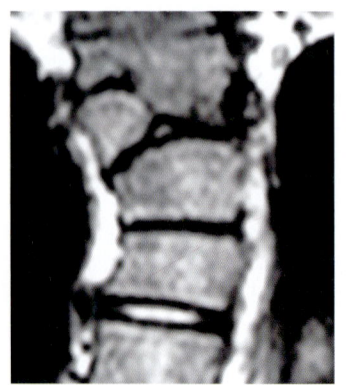

图6-2-3-1-3 平衡性半椎体畸形示意图

图6-2-3-1-4 胸椎半椎体畸形MR冠状位所见（T_2）

四、半椎体畸形治疗

视畸形之特点与其所引起脊柱发育异常的程度不同可采用相应的治疗措施。

1. **严重脊柱侧弯（伴或不伴旋转）畸形者** 应按脊柱侧弯行手术治疗。

2. **严重驼背或侧凸及后凸畸形已定型、且影响基本生活者** 可行截骨术、或畸形椎切除＋内固定术治疗，术后以椎弓根螺钉固定融合（图6-2-3-1-5~7）。

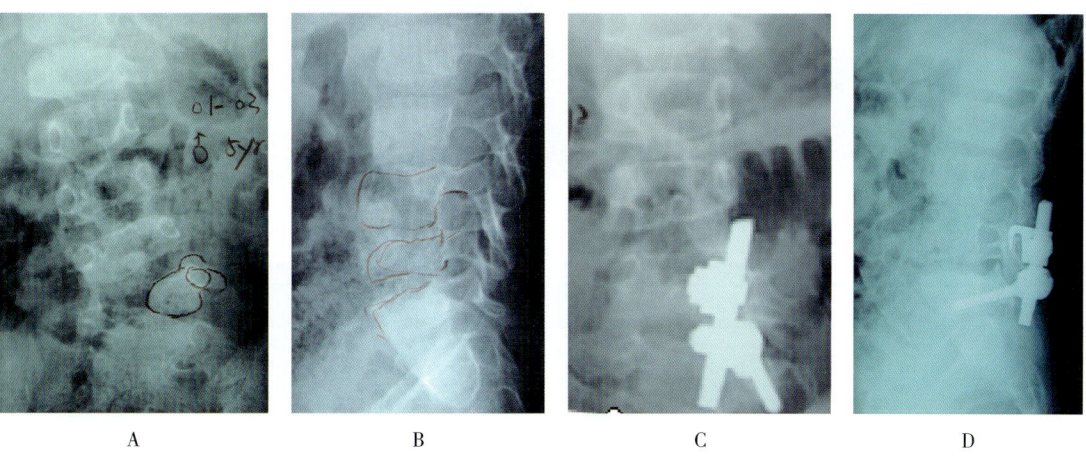

图6-2-3-1-5 临床举例（A~D）
L_4半椎体畸形后路畸形椎切除并TSRH固定融合术 A.B. 术前正侧位X线后；C.D. 术后正侧位X线片

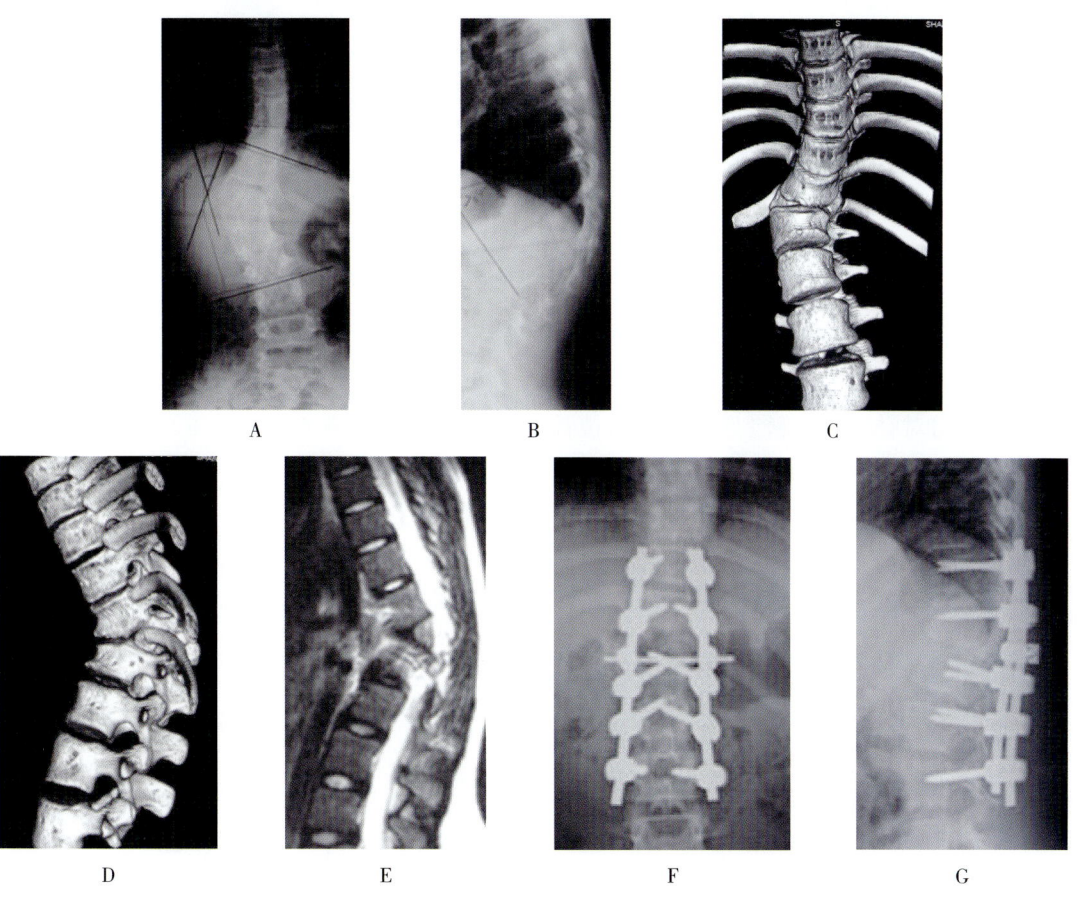

图6-2-3-1-6 临床举例（A~G）
女性，13岁，T_{12}半椎体畸形，伴胸椎后凸，行后路截骨矫形椎弓根固定术 A.B. 术前正侧位X线片；C.D. 术前CT三维重建；E. 术前MR矢状位观；F.G. 后路截骨矫正＋椎弓根钉内固定术后正侧位X线片

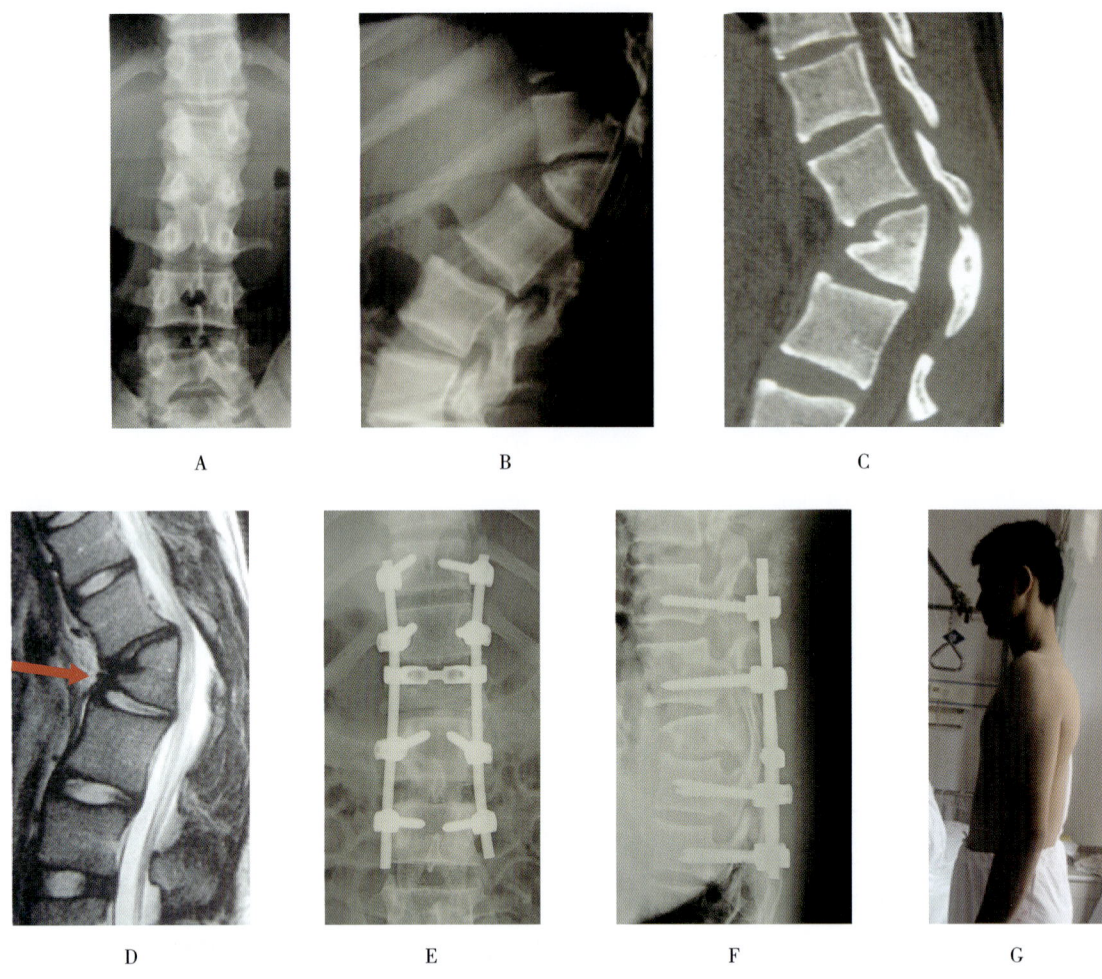

图6-2-3-1-7　临床举例（A~G）

男性，17岁，L_1半椎体畸形伴胸椎后凸，行手术矫正　A.B.术前正侧位X线片；C.D.术前CT及MR矢状位观，显示后突之L_1椎体上缘已压迫硬膜囊；E.F.后路手术矫正+椎弓根钉后正侧位X线片；G.术后人体像，胸椎后凸畸形已消失

3. **青少年病例**　为避免或减缓脊柱畸形的发生与发展，可对脊柱的凸侧1至数节先行植骨融合术，以中止该节段的生长。但为避免矫枉过正，开始时不宜融合过多，且需密切观察。

4. **轻度畸形者**　可辅以支架，并加强背部肌肉锻炼。

5. **注意预防及治疗各种并发症**　尤其脊柱畸形严重者，多伴有心肺机能不全，应综合治疗。

五、椎体纵裂畸形

较前者少见，主要因为椎体骨化中心成骨不全，致使椎体中部不愈合，而形成左右双椎体样外观。可单发，亦可多发。轻者于椎体中央仅有一裂缝所见（图6-2-3-1-8）。

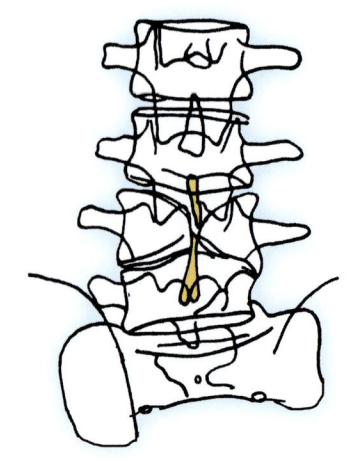

图6-2-3-1-8　椎体纵裂畸形示意图

由于此种畸形双侧呈对称性改变,因此一般不引起临床症状,故也勿需特别处理。诊断主要依据X线平片或CT片所示,注意与其他畸形伴发。

六、蝴蝶椎体畸形

由于椎体化骨中心发育不全所致。残存的椎体纵裂引起椎体两侧较厚、中央较薄,似蝴蝶样外观而得名。常在X线检查时发现,多见于胸段。由于畸形呈对称性,故临床上难以发现明显体征。如双侧发育不平衡,则可出现轻度的侧弯或后凸畸形。视畸形不同可采取相应的治疗和预防措施。

第二节　移行(脊)椎

一、基本概念

所谓移行椎系指颈、胸、腰、骶等各段脊椎于交界处相互移行成另一椎骨的形态者,或称之谓"过渡脊椎"。此种情况虽可见于颈、胸各段,但绝大多数病例发生在腰骶部,且多伴有症状,因此本节重点阐述腰骶部的移行脊椎。

二、移行椎体的发生

正常脊柱包括7节颈椎,12节胸椎,5节腰椎,5节骶椎和4节尾椎。于胚胎4~7周时各椎节开始分化,椎体的骨化中心、双侧椎弓的骨化中心及侧部的附加成骨中心分别于第10周、第20周及第30周开始出现。出生后至8岁以前完成椎体、椎弓和侧部的愈合。两侧椎弓于7~15岁时愈合。15岁左右于每节椎体的上、下面各出现一个骺板,并于耳状面或其下方出现一附加成骨中心。18岁时骺板与椎体开始融合,至30岁时5节骶椎融合成一个骶骨。

在此发生过程中,某些影响发育的因素则可使其异化而引起移行椎体。

三、分型

临床上常见的有以下四种类型:

(一)腰椎骶化

指第五腰椎全部或部分转化成骶椎形态,使其构成骶骨块的一部分。临床上以第五腰椎一侧或两侧横突肥大成翼状与骶骨融合成一块为多见,并多与髂骨嵴形成假关节;而少数为第五腰椎椎体(连同横突)与骶骨愈合成一块者。此种畸形较为多见。

(二)胸椎腰化

指第十二胸椎失去肋骨而形成腰椎样形态,如第五腰椎不伴有骶椎化时,则仍呈现腰椎形态,并具有腰椎之功能。

1. 骶部畸形

(1)骶椎腰化　系第一骶椎演变成腰椎样形态者,发生率甚低,大多在读片时偶然发现,一般多无症状;

(2)骶尾椎融合　即骶椎与尾椎相互融合成一块者,较前者多见。

四、症状学及其发生原理

(一)概况

一般情况下,此类畸形可不引起任何症状,尤其处于青少年期。畸形的确诊与分类主要依据X线平片所示。对伴有腰骶部畸形的腰痛患者首先应考虑其他疾患并进行较为全面的检查,只有当查不出明确病因时,方可考虑系畸形所致,其中以吻棘及浮棘畸形为多发。

(二)症状特点

1. 椎节的负荷加重　腰椎骶化虽可增加下腰部的稳定性,但其余每节腰椎的负荷却加重,以致引起劳损及加剧椎骨的退变。

2. 椎节的稳定性减弱　无论胸椎腰化或骶椎腰化,均使腰椎数目增多和杠杆变长,以致腰椎椎节的稳定性减弱,易外伤、劳损及退变。

3. 椎节的负重不平衡　对双侧不对称的腰椎骶化者来说,未融合或融合较少的一侧则易因活动量大而引起周围软组织损伤;另一侧已与髂骨形成假关节者,由于此种关节属幼稚型关节,难以吸收外力所引起的震荡而容易出现损伤性关节炎。

4. 神经受卡压　于腰椎骶化时,走行于第五腰椎横突附近的脊神经背侧分支,易受肥大的横突卡压而出现症状,尤以在仰伸与侧弯时疼痛更甚。

5. 反射性坐骨神经痛　真正由于畸形本身刺激或压迫坐骨神经或其组成支引起坐骨神经痛者甚为罕见,多系周围末梢神经支受刺激而反射出现坐骨神经症状。采用局部(痛点)封闭疗法,可使其消失。

五、鉴别诊断

此类畸形十分多见,而真正引起顽固性腰痛者却为数甚少,因此必须与其他腰部的常见疾患,如腰椎管狭窄症,根管狭窄症,腰椎间盘突(脱)出症,骶髂关节损伤性关节炎,坐骨神经盆腔出口狭窄症,棘上韧带损伤,棘间韧带损伤,以及肿瘤、结核等伤患相鉴别。

六、治疗

(一)治疗原则

1. 以非手术疗法为主　其中尤应强调腰部的保护与腰背肌(或腹肌)锻炼;

2. 合并其他器质性病变者　应统一安排治疗计划;

3. 经正规非手术疗法无效,且已影响工作生活者　应在除外其他疾患基础上施以手术疗法。

(二)非手术疗法

1. 基本要求　改善与保护良好的睡眠与工作体位;

2. 功能锻炼　积极而正规的腰背肌锻炼,对伴有腰椎管狭窄者,应强调腹直肌锻炼;

3. 腰部保护　可用宽腰带保护腰部,当症状发作时可改用皮腰围或石膏腰围;

4. 其他疗法　可选择理疗或药物外敷。有明确痛点或压痛点者,可行封闭疗法。

(三)手术疗法

1. 切骨减压术　主要用于骶骨化的第5腰椎横突肥大或假关节刺激,压迫神经者,可将肥大之横突截除一段;

2. 关节融合术　对单纯性(单侧或双侧)假关节(L_5横突与髂骨)损伤性关节炎者可行植骨融合术。但此手术较为深在,操作时应注意;

3. 神经支切断(或松解)术　对显示明确的神经支,可于卡压处将其松解游离之,无法获松解时,则将其切断;

4. 脊柱融合术　对腰骶部多椎节功能紊乱保守疗法无效者,可行腰骶段植骨融合术。

第三节　短腰畸形

先天性短腰畸形较之先天性短颈畸形明显为少见，且其中部分病例伴有短颈畸形。

一、病理解剖特点

此种畸形主要有以下三种的病理解剖类型。

（一）先天性脊柱崩裂、滑脱

此种现象较多见，主要由于椎弓的两个化骨中心未融合成一体之故。在机体发育过程中，随着个体重的增加，运动与过去强度的强化及各种外伤因素等，均可在假关节的基础上造成椎体滑脱，滑脱的程度愈严重，短腰畸形也愈明显。

（二）先天性椎体融合

以两个椎体融合成一块者为多见，在腰椎段罕有三节以上椎体融合成一块。由于此种病例直接来诊者较少，故多在体检时发现。其发病原因主要是在胚胎期相邻的两个或数个生骨节发育障碍所致。完全融合者在相应椎间隙部位可无任何裂隙可见，但半数病例显示宽窄不一、长短不等、部位不定的缝隙。此种病例椎间孔多数狭窄。

（三）半椎体畸形

单发的半椎体畸形者主要会引起脊柱侧弯或后突畸形。如系相对应的双节半椎体畸形者，由于缺少一节椎体而显示短腰征。

二、检查

1. 临床检查　按常规进行，并注意腰段是否较常人为短，应测量双侧腋中线处肋骨角至髂骨嵴之间的距离。

2. X线片　至少需前后位与侧位两个平面摄片，最好同时摄左、右斜位，尤其是椎弓根融合不良者，以判定畸形的程度及进一步观察椎体滑脱情况。

3. 其他检查　单纯畸形一般勿需更为复杂的检查，但合并马尾神经或脊神经根症状者，应酌情选择CT、MR、CTM或脊髓造影等。

三、诊断

本病的诊断主要依据临床特点及X线所见。合并颈（多见）胸（少见）畸形或其他病理改变者，可一并诊断。

四、治疗

1. 一般单纯短腰畸形者　除加强腰背肌锻炼外，勿需特殊处理；

2. 合并有下腰椎不稳者　应按下腰椎不稳症处理，包括手术疗法；

3. 伴有腰脊神经根或马尾神经受压症状者　因其多伴有根管或椎管狭窄症，当保守疗法

无效时,应行减压术治疗;

4. **形成驼背畸形并影响生活、工作者** 可行驼背畸形矫正术;

5. **伴有脊椎崩裂、脊椎滑脱及脊柱侧弯者** 其治疗见本书有关章节。

第四节 脊椎裂

一、概述

临床上此种畸形十分多见,在普查人口中占 5%~29%,其中多发于第一和第二骶椎与第五腰椎处。其发生原因主要是胚胎期成软骨中心或成骨中心发育障碍,以致双侧椎弓在后部不相融合而形成宽窄不一的裂隙。单纯骨性裂隙者称之为"隐性脊椎裂",最为多见;如同时伴有脊膜或脊髓膨出者,则为"显性脊椎裂",约占 1‰~2‰,后者在治疗上相当困难,且多属神经外科范畴。

二、病因学

胚胎期第 3 周时,两侧的神经襞向背侧中线融合构成神经管,其从中部开始(相当于胸段),再向上下两端发展,于第 4 周时闭合。

神经管形成后即逐渐与表皮分离,并移向深部。渐而在该管的头端形成脑泡,其余部位则发育成脊髓。

于胚胎第 3 月时,由两侧的中胚叶形成脊柱成分,并呈环形包绕神经管而构成椎管。此时如果神经管不闭合,则椎弓根也无法闭合而保持开放状态,并可发展形成脊髓脊膜膨出。

脊椎裂的出现与多种因素有关,凡影响受精与妊娠的各种异常因素均有可能促成此种畸形的形成。

于开始时,脊髓与椎管等长,第 3 月后因脊髓的生长速度慢于脊柱的生长速度而使脊髓末端的位置逐渐上升。刚出生时脊髓末端位于 L_3 水平,一周岁时则升至第一、二腰椎之间,此后一直停留这一节段。

三、分类

一般将脊椎裂分为显性脊椎裂与隐性脊椎裂两种。

(一)显性脊椎裂

为一严重的先天性疾患,视伴发脊髓组织受累程度不同而在临床上可出现症状差异悬殊。其虽可见于头及鼻根部,但 90% 以上发生于腰骶处。

1. **脊膜膨出型** 以腰部和腰骶部为多见。其病理改变主要是脊膜通过缺损的椎板向外膨出达到皮下,形成背部正中囊肿样肿块。其内容除少数神经根组织外,主要为脑脊液充盈,因此透光试验阳性,压之有波动感,重压时出现根性症状。增加腹压或幼儿啼哭时,此囊性物张力增加。其皮肤表面色泽多正常;少数变薄、脆硬,并与硬脊膜粘连(图 6-2-3-4-1、2)。

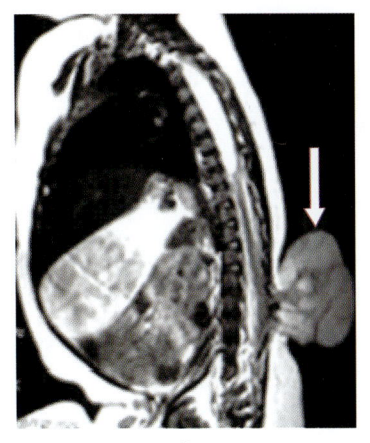

图6-2-3-4-1 脊膜膨出型脊椎裂（A、B）
A.示意图；B.临床病例MR侧位观

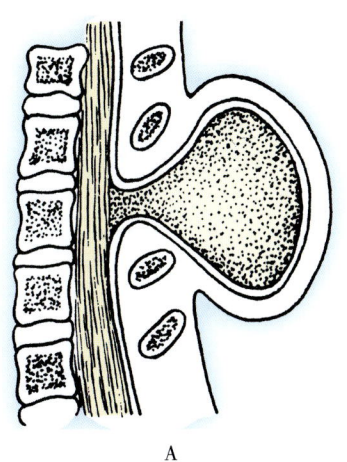

图6-2-3-4-2 脊膜膨出型脊椎裂横断面观示意图

2. 脊膜脊髓膨出型 较前者少见。膨出之内容物除脊膜外，脊髓本身亦突至囊内，见于胸腰段以上，椎管后方骨缺损范围较大。膨出囊基底较宽，透光试验多阴性，手压之可出现脊髓症状（应避免加压性检查）。多伴有下肢神经障碍症状（图6-2-3-4-3）。

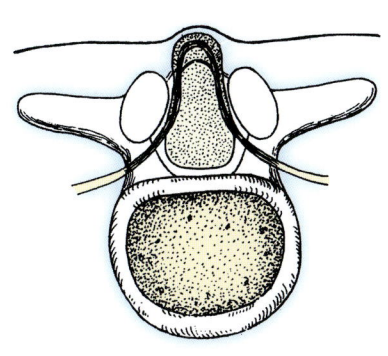

图6-2-3-4-3 脊膜脊髓膨出型脊椎裂横断面观示意图

3. 脊髓外翻型 即脊髓中央管完全裂开、呈外翻状暴露于体表，伴有大量脑脊液外溢，表面可形成肉芽面。此为最严重的类型，因多伴有下肢或全身其他畸形，且多有双下肢瘫痪等，症状复杂，死亡率甚高。

4. 其他类型

（1）伴有脂肪组织的脊膜（或脊膜脊髓）膨出型 即在前两型的基础上，囊内伴有数量不等的脂肪组织，较少见。

（2）脊膜脊髓囊肿膨出型 即脊髓中央管伴有积水的脊膜脊髓膨出。此型病情严重，且临床症状较多，易因并发症而难以正常发育，易早逝。

（3）前型 指脊膜向前膨出达体腔者，临床上甚为罕见，仅从MR检查中发现。

（二）隐性脊椎裂

较前者多见，因不伴有硬膜囊异常，临床上少有主诉，因此需治疗者更属少见。一般分为以下五型。

1. 单侧型 即椎板一侧与棘突融合，另侧由于椎板发育不良而未与棘突融合，形成正中旁的纵形（或斜形）裂隙。临床上时可发现，单纯此种畸形一般不引起症状。

2. 浮棘型 即椎骨两侧椎板均发育不全、互不融合，其间形成一条较宽之缝隙；因棘突呈游离漂浮状态,故称之为"浮棘"。两侧椎板与之有纤维膜样组织相连(图6-2-3-4-4)。此型在临床上常伴有局部症状,严重者可手术治疗。

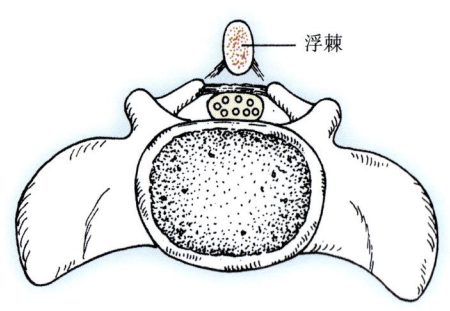

图6-2-3-4-4 浮棘型隐性脊椎裂示意图

3. 吻棘型 即一椎节(多为第1骶椎)双侧椎板发育不良,棘突亦缺如;而上一椎节的棘突较长,以致当腰部后伸时,上一椎节棘突嵌至下椎节后方裂隙中,似接吻状,故在临床上称"吻棘",又称"嵌棘"(图6-2-3-4-5)。可出现局部或根性症状,其中严重者,应行手术将上椎节棘突下方作部分或大部截除。

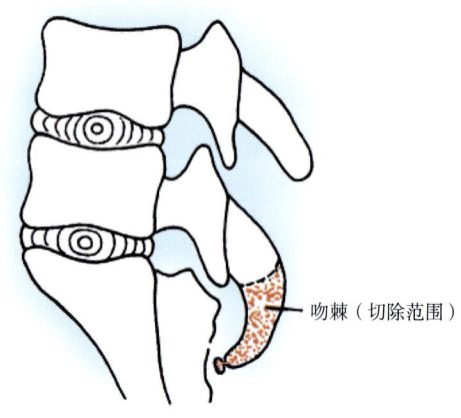

图6-2-3-4-5 吻合型隐性脊椎裂示意图

4. 其他类型

(1)完全脊椎裂型 指双侧椎板发育不全伴有棘突缺如者,形成一长型裂隙(图6-2-3-4-6)。此型在临床摄X线平片时常可发现,其中90%的病例并无症状。

(2)混合型 指除椎裂外尚伴有其他畸形者,其中以椎弓不连及移行脊椎等多见。

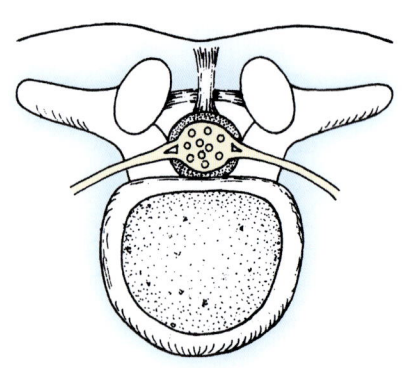

图6-2-3-4-6 完全型脊椎裂示意图

四、显性脊椎裂的诊断与治疗

(一)诊断

由于患儿体表上的畸形,早期即为家人或助产士所发现。视脊膜、脊髓等膨出的程度,脊髓有无发育不全及早期在处理上是否合理等的不同,在临床上可出现轻重差别悬殊的主诉与体征。神经组织损害严重者,可出现双下肢弛缓性瘫痪及两便失禁等,而单纯脊膜膨出者则可能无任何主诉。

本病的诊断不难,可根据后背中线囊肿及其随哭声而饱胀、伴或不伴神经症状等而进行诊断与鉴别诊断。

(二)治疗

1. 单纯脊膜膨出或神经症状轻微的类型 应尽早施术。如因全身情况等原因推迟施术时间,应对局部加以保护,尤其是脊髓外露者,需防止感染(图6-2-3-4-7)。

2. 手术原则 是将后突的脊髓或神经根放归椎管(先分离松解四周的粘连),之后切除多余之硬膜囊及修补椎板缺损处(植骨等)。

3. 因脊髓神经发育不全所引起的下肢症状 可在修补术后选择相应的矫形术或矫形支具治疗,亦可同时进行。

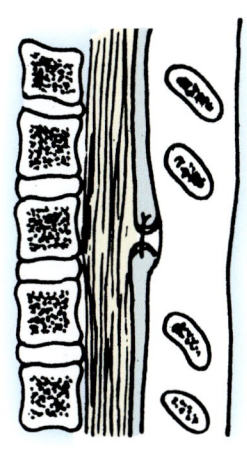

图6-2-3-4-7 手术闭合示意图
将膨出之脊膜缝扎，切除多余之皮肤等组织后小心缝合

五、隐性脊椎裂的诊断与治疗

（一）诊断

1. **80%以上病例** 临床上并无任何主诉，亦无体征可见，多在体检时偶然发现。

2. **浮棘者** 因腰骶部后结构发育不良，易出现腰肌劳损等慢性腰痛症状，压迫局部可有痛感或下肢神经放射症状，尤以腰椎过度前屈或后伸时最为突出。确诊需依据正位X线平片或CT检查所见。

3. **吻棘型病例** 易过早出现腰痛，尤以腰部后伸时，可因吻棘的尖部嵌入裂隙致深部组织受压而出现疼痛，严重者向双下肢放射。确诊尚需依据正侧位X线平片等。

4. **合并其他畸形者** 症状多较明显，易在早期摄片时确诊。

（二）治疗

1. 非手术疗法

（1）一般病例 99%以上病例勿需治疗，但应进行医学知识普及教育，以消除患者的紧张情绪及不良心理状态。

（2）症状轻微者 应强调腰背肌（或腹肌）锻炼，以增强腰椎局部的内在平衡。

2. 手术疗法

（1）症状严重并已影响正常工作生活者 应先作进一步检查，确定有无合并腰椎管或根管狭窄症、腰椎间盘脱（突）出症及椎弓断裂等。对伴发者，应以治疗后者为主，包括手术疗法。

（2）浮棘症者 不应轻易施术，单纯的浮棘切除术早期疗效多欠满意，主要由于浮棘下方达深部的纤维组织多与硬膜囊粘连，此常是引起症状的原因。而企图切除此粘连组织多较困难，应慎重。一般在切除浮棘之同时，将黄韧带切开、并翻向两侧（图6-2-3-4-8、9）。

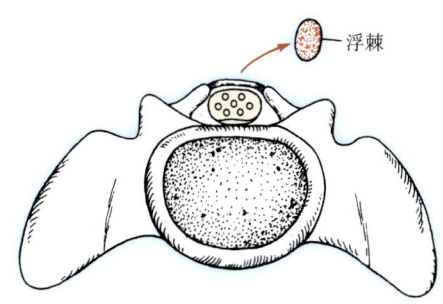

图6-2-3-4-8 将浮棘切除示意图

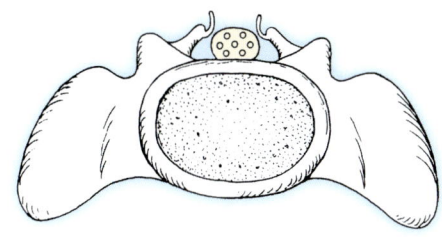

图6-2-3-4-9 黄韧带切开，翻向两侧示意图

（3）吻棘症 可行手术将棘突尖部截除之（见图6-2-3-4-5）。

第五节 椎骨附件畸形

一、第三腰椎横突过长畸形

除第五腰椎横突肥大、并趋向骶骨化在临床上多见外,第三腰椎横突过长属次多见者。

(一)基本概念

【病理解剖学基础】

位于5个腰椎之中部的第3腰椎,在正常情况下其横突较之另外4节明显为长,以致附着于此处的肌肉、韧带能有效地保持脊柱的稳定及正常活动;同时,于肌肉收缩起牵拉作用时,其杠杆力量将明显增强。由于该横突之作用较其他椎节为强,因此易劳损而引起横突周围纤维织炎。横突愈长,发生率愈高,以单侧为多见。

于第三腰椎横突之前方有股外侧皮神经干等从其深面通过,并分布至大腿外侧及膝部。如该横突过长、过大,或伴有纤维织炎时,则易使该神经支受累并出现相应之症状。

1. 临床表现与诊断

(1)压痛点 即于第三腰椎横突之深部有明显压痛,有时可向大腿外侧及膝部放射;

(2)骨性突起 即第三腰椎横突较之一般为长,且较表浅,易触及;

(3)腰部活动受限 症状较轻,主要是腰部向对侧弯曲时明显;

(4)X线平片 显示该横突较正常人为长,且双侧多不对称(图6-2-3-5-1);

(5)封闭试验 对第三腰椎横突周围用1%普鲁卡因10~20ml封闭,有效者为阳性。

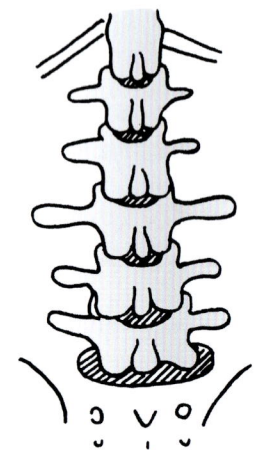

图6-2-3-5-1 第3腰椎横突肥大(过长)畸形示意图

(二)治疗

1. 症状轻者 可采用封闭疗法、理疗及药物外敷等措施。

2. 非手术疗法无效者 可采用手术方式将过长的横突部分切除。术中应注意对股外侧皮神经的松解(图6-2-3-5-2、3)。

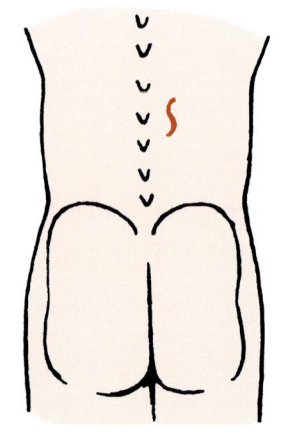

图6-2-3-5-2 切口多取S形示意图

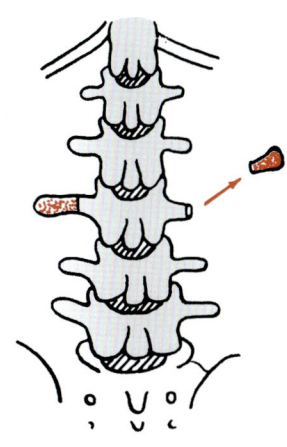

图6-2-3-5-3 切除过长之横突（一侧或双侧）示意图

二、关节突畸形

(一)基本概念

1. 概况　腰椎后方小关节的形态明显不同于颈椎或胸椎，其关节面呈垂直状。构成此种垂直状关节的上下关节突易在发育时出现不对称现象，尤其是在 $L_5 \sim S_1$ 之间，其发生率可达30%，其次是 L_{4-5} 之间，此在临床上较想象的多。这种不对称势必导致腰部功能的不协调，以致负荷量大的一侧易劳损而引起损伤性关节炎。

2. 临床表现与诊断

（1）压痛　其压痛点位于关节突处，以单侧为多，尤以向同侧弯腰及屈伸时为甚。局部封闭治疗可使疼痛减轻或完全缓解；

（2）X线平片　显示关节突局部骨质密度增加，多呈不规则状外观；

（3）CT检查　水平切片上可显示关节突异常及增生性变，关节间隙明显狭窄；

（4）椎管或根管狭窄症　如增生变形的关节突向椎管或根管方向突出时，可出现继发性椎管或根管狭窄症症状，在临床上易与椎间盘突出症相混淆，需注意鉴别。

(二)治疗

1. 轻度者　可采用封闭疗法、理疗及药物外敷；急性发作者应卧床休息。

2. 症状严重、反复发作者　可行关节突部分切除术（切除多余之部分，并尽力保存关节咬合部分的完整）或椎节融合术。施术椎节应局限于有症状者，并注意定位及术后之稳定。

三、棘突畸形

(一)浮棘

亦称之为游离棘突，已于脊椎裂一节中提及。

(二)吻棘

又称杵臼棘突。参见脊椎裂一节。

(三)鹰嘴棘突

又称喙突状或钩状棘突。多见于第5腰椎，该棘突呈细长状向其远端弯曲，似钩状（或鹰嘴状），故名。该棘突易在腰椎后伸时撞击第一骶椎椎板后方而出现疼痛，久之，可形成慢性炎症，甚至可有滑囊出现。

本病的诊断除根据局部压痛、后伸痛加剧及封闭疗法有效外，主要依据动力性X线侧位片显示腰椎棘突呈鹰嘴状，后伸时其尖部可撞击第一骶椎椎板。

本病的治疗，轻者行保守疗法，重者则行手术切除，对伴有滑囊或假关节者，一并切除。

(四)接触棘突

如果相邻两个棘突均呈现过长（大），或是由于某种原因使腰椎前凸增加、腰骶椎后方角度变小，导致相邻的两个棘突接触部产生摩擦，久之可形成假关节，并可有滑囊出现（图6-2-3-5-4）。

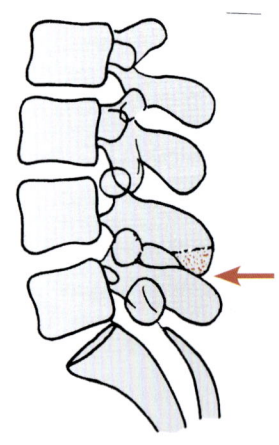

图6-2-3-5-4 接触棘突示意图
接触棘突畸形（箭头所指处），虚线为可切除部分示意图

本病的诊断除根据局部痛、压痛及后伸痛外，主要依据X线侧位片所显示的征象。

对其治疗，轻者行封闭疗法等；重者则需将相接触之两棘突中的一个或两个（接触面处）部分截除，并同时切除滑囊。

四、椎板畸形

此种畸形指椎板间关节、副椎板等畸形，临床上十分罕见，且其诊断多需手术或CT检查等证实。引起神经症状者，可行探查术。

第六节 其他腰骶部畸形

一、椎骨融合畸形

此种畸形已在短腰畸形中提及。其主要会引起短腰畸形，并易使腰椎过早退变。一旦出现此种情况，应酌情处理。

二、腰骶椎不发育

先天性腰骶椎不发育多伴有其他严重畸形，易早期死亡。但亦有个别患者存活至成年。由于腰骶椎缺如，双下肢无法支撑身体负荷，因此患者多取卧位。如同时伴有脊髓神经发育不全者，则下肢呈失功能状态。

三、骶椎发育不良

临床上偶可遇见骶骨发育短小，尾椎缺如，甚至骶椎部分或大部分缺如者。无肢体负重障碍者无需特别处理。

四、先天性发育性腰椎椎管狭窄症

其属于腰骶部畸形中最为多见的病变，已列专章讨论，不再赘述。

（沈强 赵杰 丁浩 赵定麟）

参 考 文 献

1. 卢旭华, 陈德玉, 袁文等. 经椎弓根椎体截骨技术在腰椎后凸畸形矫正中的应用［J］.中国矫形外科杂志, 2005, 13（19）
2. 饶书诚, 宋跃明.脊柱外科手术学（第三版）.北京: 人民卫生出版社, 2006
3. 赵定麟, 王义生. 疑难骨科学. 北京: 科学技术文献出版社, 2008
4. 赵定麟. 现代脊柱外科学, 上海：上海世界图书出版社公司, 2006
5. Bollini G, Docquier PL, Viehweger E, Launay F, Jouve JL. Lumbar hemivertebra resection. J Bone Joint Surg Am. 2006 May;88（5）: 1043-52.
6. Bron JL, van Royen BJ, Wuisman PI. The clinical significance of lumbosacral transitional anomalies. Acta Orthop Belg. 2007 Dec; 73（6）: 687-95.
7. Dicianno BE, Wilson R.Hospitalizations of adults with spina bifida and congenital spinal cord anomalies.Arch Phys Med Rehabil. 2010 Apr; 91（4）: 529-35.
8. Ding LX, Qiu GX, Wang YP, Zhang JG. Simultaneous anterior and posterior hemivertebra resection in the treatment of congenital kyphoscoliosis. Chin Med Sci J. 2005 Dec;20（4）: 252-6.
9. Ruf M, Jensen R, Letko L, Harms J. Hemivertebra resection and osteotomies in congenital spine deformity. Spine（Phila Pa 1976）. 2009 Aug 1;34（17）: 1791-9.
10. Se-Il Suk.Surgical Treatment for Severe Spinal Deformity. SICOT Shanghai Congress 2007
11. Shu-Xun Hou, Ya-Min Shi, Hua-Dong Wang, etal.Revision surgery for spinal deformity. SICOT Shanghai Congress 2007
12. Vergauwen S, Parizel PM, van Breusegem L, Van Goethem JW, Nackaerts Y, Van den Hauwe L, De Schepper AM. Distribution and incidence of degenerative spine changes in patients with a lumbo-sacral transitional vertebra. Eur Spine J. 1997; 6（3）: 168-72.
13. Werhagen L, Hultling C, Borg K.Pain, especially neuropathic pain, in adults with spina bifida, and its relation to age, neurological level, completeness, gender and hydrocephalus.J Rehabil Med. 2010 Apr; 42（4）: 374-6.

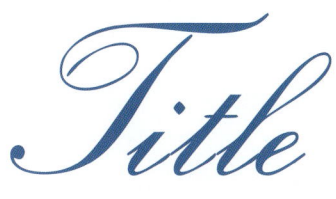

第三篇

脊髓畸形

第一章　脊髓血管畸形 /2698

　　第一节　脊髓血管畸形的概述及分类 /2698

　　第二节　脊髓血管畸形基本概念与治疗原则 /2700

　　第三节　第Ⅰ型脊髓血管畸形——脊髓硬膜动静脉血管畸形 /2703

　　第四节　第Ⅱ、Ⅲ型脊髓血管畸形 /2705

　　第五节　第Ⅳ型脊髓血管畸形 /2707

　　第六节　脊髓海绵状血管畸形（瘤） /2708

第二章　脊髓其他畸形 /2710

　　第一节　脊髓圆锥栓系综合征 /2710

　　第二节　脊髓蛛网膜囊肿 /2715

　　第三节　脊髓肠源性囊肿 /2719

　　第四节　脊髓延髓空洞症 /2722

第一章　脊髓血管畸形

第一节　脊髓血管畸形的概述及分类

一、概述

先天性的脊髓血管畸形，易与属于肿瘤范畴的脊髓血管瘤相混淆；尽管两者并非同一原因，但在临床上，甚至手术中也难以完全鉴别，因此在某些专著中将其并在一起讨论。

早于 1943 年，Wyburn-Mason 即发表论文介绍了各种类型的脊髓血管畸形。此后，Kendall 等相继介绍了硬膜动静脉瘘并单血管动静脉畸形（AVM）。这些脊髓硬膜内的 AVM 是最常见的脊髓血管畸形，并具有一系列特有的体征、症状和病理生理反应。此有别于真正单纯的硬膜内血管畸形。

由于脊髓血管畸形可以出现突发、带有灾难性的急性神经功能障碍，可呈现进行性、急性或亚急性的运动、感觉和括约肌功能丧失，呈瘫痪状；病情也可呈慢性发展，仅出现疼痛等一般症状。因此，这些少见疾病在诊断上可能较困难，更易与其他脊柱疾病和肿瘤等相混淆。最近由于影像学的进展，才使这些脊髓血管畸形在 MR 检查时表现出来，或是在行脊髓造影和 / 或脊髓血管造影后才能作出诊断。

血管畸形以胸段脊髓为多见，其次是腰骶段，而颈段较少。这种畸形一旦发生，多波及 2~3 个椎节以上，个别可达 10 余节。

畸形的脊髓血管除了产生机械性压迫外，某些类型尚可出现"盗血作用"，并引起脊髓血供不足及乏氧，以致呈现一系列临床症状。此外，畸形的血管一旦破裂，则构成蛛网膜下腔及椎管内出血的原因之一。

本病发展较慢，诊断不易，且脊髓血管畸形的病理生理、临床表现和治疗在各种类型之间差别很大，因此，掌握这些疾病有赖于对本病的深入认识。脊髓血管畸形的处理很复杂，从较简单的髓外动静脉瘘口处作静脉结扎到极其复杂的硬膜内血管畸形的介入治疗和显微外科手术。对这些患者的处理的理想结果依赖于及早的诊断、详细的神经影像学检查，并结合介入治疗和显微外科手术处理。但其中亦有少数病例进展迅速，此组病例其预后多不乐观。

脊髓血管畸形的病因至今仍不明了，与胎生时各种因素有关，少数有家族倾向，不赘述。

二、分类及分型基本原则

对脊髓血管畸形分类的标准并不一致，当前一般是根据血管畸形的解剖部位及病理组织学不同等而有以下三种分类，现分段阐述于后。

三、按部位不同的分类

（一）按畸形血管所处的部位不同区分

1. **硬脊膜外血管畸形** 指发生在硬脊膜外壁上的畸形，血管多呈海绵状或蔓状外观。这种类型一般多不与髓内交通，因此治疗较易，预后亦较好。

2. **蛛网膜下血管畸形** 多见于脊髓背部表面有一蚯蚓状、中间呈盘曲似小球之血管，该血管可能延伸至脊髓内。这时蛛网膜多呈增厚状，并有纤维束与硬膜或蛛网膜相粘连。

3. **软脊膜下血管畸形** 指位于脊髓与软脊膜之间的毛细血管畸形，主要表现为血管扩张，并呈密集状，分支可能深入髓内。

4. **脊髓内血管畸形** 血管畸形多呈葡萄状外观，一般较为局限，但有时发展甚快，数天或数周即出现全瘫者。

（二）根据血管来源的解剖部位不同区分

1. **来自脊髓前动脉血供的血管畸形** 病变一般位于脊髓前方，可呈局限性，亦可表现为动脉瘤状。

2. **来自脊髓后动脉血供的血管畸形** 多位于蛛网膜下呈现蜿蜒状动静脉畸形。

3. **来自脊髓前后动脉混合供血的血管畸形** 此时血管畸形可以同时见于脊髓表面及髓内。

四、按照病理组织学分类

依据畸形血管的组织形态不同所进行的分类，临床上常见的有以下几种。

1. **毛细血管扩张** 多见于软脊膜下的脊髓表面；

2. **动静脉畸形** 好发于髓内，亦可显露于脊髓表面；

3. **蚯蚓状畸形** 多见，常发生于脊髓背侧蛛网膜下方，少数病例偏向一侧，其血供可来自根动脉，蜿蜒状跨过4~8个椎节，再经根静脉或肋间静脉注入腔静脉；

4. **静脉性血管曲张畸形** 多位于硬脊膜外，可能因回流受阻形成类似静脉曲张样改变。

五、依照选择性血管造影之分类

从选择性脊髓血管造影的研究结果，一般将脊髓血管畸形分为以下四种类型（见表6-3-1-1-1）。

表6-3-1-1-1 脊髓血管畸形的分类

型别		血管情况	病变部位
Ⅰ	A	脊髓硬膜动静脉畸形（单一滋养血管）	硬膜
	B	脊髓硬膜动静脉畸形（多条滋养血管）	硬膜
Ⅱ		球状畸形	髓内
Ⅲ		未成熟型畸形	髓内，亦可涉及硬膜及硬膜内
Ⅳ	A	髓周动静脉瘘（单滋养动脉，低血流）	硬膜内脊髓周围
	B	髓周动静脉瘘（多滋养动脉，高血流）	硬膜内脊髓周围
	C	髓周动静脉瘘（多滋养动脉，高血流，巨大扩张的静脉曲张）	硬膜内脊髓周围

（一）Ⅰ型

即脊髓硬膜血管畸形，此型以前称为"长卷曲（蚯蚓）状静脉畸形"或"长背侧动静脉畸形"。从选择性脊髓血管造影上显示其病变位于硬膜处，因动静脉交通畸形位于硬脊膜，通常累及神经根袖或胸腰段椎管的后外侧硬膜。在供应神经根和硬膜的动脉分支，与脊髓回流静脉之间形成动静脉瘘。此瘘亦与脊髓后侧和后外侧的冠状静脉丛之间也形成交通。本型又可分为两个亚型，即：

ⅠA型　仅有单一滋养动脉。

ⅠB型　其有多条滋养动脉，通常在一个或相互毗邻的两个节段水平上。

（二）Ⅱ型

为球状血管畸形，病变位于髓内，其为一动静脉血管团。病变常见于颈段脊髓内；也可发生于胸腰段的任何部位。其特点在血管造影中显示为高血流量和稀疏的静脉回流血管。常有静脉瘤和静脉曲张伴发。

（三）Ⅲ型

亦属脊髓的血管畸形，但也可侵及硬膜、甚至延及椎体和椎旁组织。为"未成熟型畸形"，以高血流量和广泛而复杂的动、静脉病理解剖改变为特点。

（四）Ⅳ型

本型之血管畸形位于硬膜内脊髓外区，脊髓前动脉的一根分支为动静脉畸形的滋养动脉，然后经瘘回流到大小不等的髓外静脉。本型又有以下3个亚型。

1. ⅣA型　体积相对较小，髓外瘘由单一滋养动脉供应，通常位于腹侧，并可一直延及圆锥。

2. ⅣB型　有一条以上的滋养动脉，通常来自脊髓前动脉和呈多根状来源于脊髓后动脉。通过这些病变的血流明显地较通过ⅣA型瘘的血流量为大。

3. ⅣC型　其特点是由多条供应动脉与瘘相连。病变的静脉血回流量常常很大，胸腰椎管的腹侧和腹外侧常有扩张的静脉曲张可见。

（五）其他类型

除上述四型外，尚有海绵状血管畸形，其是以单一病变存在于脊髓内之海绵状血管瘤，亦可将其视为与颅内同名血管瘤在脊髓内的一种形式。这些低血流的病变由脊髓实质内分层状的血管或多节段的血管通道组成。此种病变有可能发生椎管内出血或是由于体积增大而引起之致压症状。

第二节　脊髓血管畸形基本概念与治疗原则

一、临床症状特点

视血管畸形之部位、类型及程度不同，在临床上表现差异甚大；轻者可无症状，严重者可引起瘫痪；当然与椎管矢状径大小亦有直接关系。在临床上，其主要表现为以下特点：

（一）疼痛

实质上是由于局部血供受累及其占位性病变的压迫所引起之缺血性根性痛（缺血性神经根

炎）；亦可能与血流量减少、畸形体积增大引起压迫等直接相关。颈髓血管畸形时，其主要痛点反映在手臂部，常呈放射状痛。

（二）运动障碍

轻者肌力减弱，双侧呈对称或不对称状，严重者可引起四肢瘫痪，多为痉挛性，后期则为弛缓性；受累椎节以下腱反射亢进，后期则减弱，并有病理反射出现。此组症状亦因局部缺血及压迫所致。

（三）感觉障碍

以肢体麻木及蚁走感为多见，位于脊髓中央管周围的血管畸形可伴有感觉分离征。位于一侧之病变则引起同侧深部感觉障碍及对侧温痛觉障碍。病变广泛者甚至可出现完全性感觉丧失，此主要取决于血管畸形之程度及是否有血栓形成等因素而定。

（四）其他

视病变部位及范围不同，尚可出现大小便失禁、性功能失调及皮肤营养障碍等各种症状。

二、发病方式

（一）突发型

即突然出现脊髓受损症状，此多系畸形的血管受各种因素影响（过劳、腹压增加及运动过度等）突然破裂或血栓形成所致。这种病例临床上称之为"脊髓卒中"，临床上相对少见，且易误诊。其在全部病例中约占10%~20%左右。

（二）缓慢型

较为多见，约半数以上患者是逐渐出现症状，随着血管畸形范围的增大，缺血程度的加剧及因体积增大而使局部压力增加等而缓慢发生及发展。开始时仅表现肌无力或手臂部麻木等，渐而加重，以致易被诊断为其他疾患。

（三）间断型

指病程中有间歇期者，大多由于局部反复出血所致。在间歇期内可无任何症状，发作时可持续数小时至数天不等。这类病例的发病多伴有其他附加因素，例如颈椎不稳、髓核突出及突发外伤等。

三、诊断

诊断较为困难，既往大多依照脊髓造影判定，但当前由于MR及DSA的出现，将大大提高了诊断的准确率。在临床上，本病的诊断主要依据以下六个方面。

（一）临床症状

具有前述之脊髓症状的一部或大部者，即应考虑到本病的可能性；多数病例以疼痛为主起病，可伴有感觉、运动及植物神经症状。大多有间歇期及缓慢发病之特点，突发者一般不超过15%。

（二）X线平片

应常规摄颈胸段（必要时包括腰段）X线平片，主要用于除外椎节不稳、椎管狭窄、（颈椎）过伸性损伤、骨刺形成及其他可有阳性发现的疾患。

（三）腰椎穿刺

主要用于突发型病例，急性期可因蛛网膜下腔出血而使脑脊液呈血性，脑脊液检查可有阳性所见，于数周后则变为黄色，并有含血铁质的吞噬细胞可见。

（四）脊髓造影

对脊髓表面或硬膜囊壁可显示的血管畸形，则呈现蜿蜒状充盈缺损，此种阳性发现十分有利于诊断。但此种检查副作用较大,且清晰度相对为差,目前大多已被 CTM、MR 和 DSA 等当代技术所取代。

(五)其他影像学检查

1. CTM　目前较为多用,由于其三维图像而明显优于脊髓造影所见,具有诊断、分型和定位作用。

2. MR　一般多视为常规检查手段之一。不仅可除外脊髓其他病变,且有助于对血管畸形病变的定位与分型判定。

3. 选择性脊髓动脉造影　对本病的诊断及分型具有决定性意义,且可通过此项检查同时实施栓塞疗法;但穿刺技术要求高,易失败,应由富有经验之影像科医师主持实施,并要求在施术前充分准备,以求降低失败率。

(六)手术探查

对伴有脊髓受压症状需行椎板切开减压术者,可于术中切开硬膜探查(指病变位于硬膜囊内者);对髓内病变则需从后方正中(或中旁)切开进入髓内中央管。在 DSA 出现以前,大多数病变通过手术进行确诊,并与治疗相结合。

四、鉴别诊断

(一)脊髓型颈椎病

本病易与脊髓血管畸形相混淆,但其具有以下特点:

1. 年龄　发病年龄多在 45 岁以后开始,其中老年者比率甚高。

2. 椎管矢状径　多伴有狭窄,椎管与椎体矢状径的比值小于 1:0.75,绝对值大多在 12mm 以下。

3. 骨赘形成　明显可见,且与神经学体征检查及影像学所见相一致。

4. MR 检查　显示脊髓受压来自椎管前方的骨性及软骨性致压物,并与神经学定位症状相一致。

(二)颈椎椎管狭窄症

亦易与脊髓血管畸形相混,应注意本病特点:

1. 起病症状　多以感觉障碍为初发,逐渐加重,渐而波及运动及其他方面;肢体疼痛多不严重;

2. 发病年龄　多在中年以后逐渐发病;

3. 椎管矢状径　均在 12mm 以下,甚至小于 10mm;椎管与椎体矢状径比值均小于 1:0.75。

(三)脊髓侧索硬化症

亦易与本病相混淆,应注意鉴别。本病特点如下:

1. 临床症状　以运动障碍为主,一般不伴有感觉及植物神经障碍,且其受累平面多超过 C_4 以上,肌肉萎缩大多明显,尤以手臂部;

2. 发病年龄　以中青年患者为多发,且发病速度较快;

3. 椎管矢状径　一般多较宽,此不同于前二种疾患,但与本病鉴别并无特殊意义。

(四)其他

此外,尚应注意与粘连性蛛网膜炎、椎间盘突出症及其他易与椎管致压性病变症状相似的疾患进行鉴别。

五、治疗原则

本症一旦显示症状,其发展多较迅速,因此常需手术治疗。亦可先试以放射疗法或其他非手术疗法。临床上常用的术式有:

1. 减压术　多选择脊柱后路椎板切开减压术,适用于有脊髓压迫症状明显之病例;但无论何种术式,均具有减压作用。

2. 畸形血管结扎术　主要选择供血端血管将其结扎,如此可使曲张的血管丛缩小,并可防止今后畸形血管的破裂。但应注意避开向脊髓深部供血的终末血管支。

3. **畸形血管切除术** 适用于硬膜外、蛛网膜下,不构成脊髓深部终末支(供血)的血管畸形。此种术式不仅起到减压作用,且可减少对脊髓的盗血作用。

4. **栓塞术** 指从选择性脊髓动脉造影的导管注入硅橡胶或海绵类小栓子及某些特种药物,包括聚乙烯乙醇悬液、ICBA 及 NBCA 等新药物,以使其供血血管闭塞。适用于脊髓已有损害症状、伴有肢体痉挛及疼痛者。亦可用于脊髓前方血管畸形无法行手术结扎或切除之病例。本法可在直视下进行,但对有向脊髓内供血之终末血管支禁止使用。

各型之治疗要求并非一致,将在后面诸节中分别加以讨论。

第三节 第Ⅰ型脊髓血管畸形——脊髓硬膜动静脉血管畸形

一、概述

本型脊髓血管畸形—脊髓硬脊膜动静脉畸形多见于男性。男女之比例为 4~8:1。本病的发病年龄平均在 45 岁左右,病变好发于胸腰段,无明显的家族发病倾向。统计资料显示本型多伴有获得性疾病,可能与创伤性因素有关,但其确切机制尚不清楚。

二、病因学

硬膜动静脉畸形中的动脉,其供应来源于脊柱节段动脉的硬脊膜分支。在大多数情况下,动静脉瘘多发于神经根袖背外侧面的神经孔内。在硬膜内有较少的血液流经病灶,病灶的静脉回流至硬膜内,再回流到脊髓的冠状静脉丛。90%左右的病变发生于 T_{6-12} 之间,10% 左右的病例在硬膜。动静脉瘘平面的节段动脉供应脊髓前动脉或脊髓后动脉。病灶通常只有一条滋养动脉,此即ⅠA 型。当病灶有两条或多条血管供应时,则属于ⅠB 型的特点。

三、病理生理与病理解剖特点

冠状静脉丛的血流方向,一般是向上流经枕骨大孔进入颅内。在临床上,如果用多普勒测量血液的流速和压力去检测硬膜外动、静脉畸形处的血液动力学时,可以发现病变局部在舒张期末时的血流速度于病变切除后有所改善,而且血管阻力增加;这主要是静脉内压力升高的结果。在大多数病例,硬膜动静脉瘘平均静脉内压力大约为全身动脉内压的 3/4 左右。从血液动力学的观察中可以发现:患有脊髓硬膜动静脉畸形的患者,其神经功能障碍之病理生理学改变,主要是由于局部静脉压升高所致。此类患者一旦突然出现神经功能恶化,大多与静脉系统的急剧充血直接相关,且其中大多数病例可能为可逆性改变。

四、临床特点

(一)疼痛

如前节所述,疼痛是脊髓动静脉畸形患者最

为常见的症状,本型亦然。胸腰段背部或臀部的疼痛可能为其主要症状,亦可出现神经根性痛。其发生率约占本组病例的 40%~50%。

(二)运动障碍

在脊髓硬膜动静脉畸形的患者中,约有 30%~40% 患者伴有运动功能障碍,其通常为上运动神经元和与腰骶部脊髓相关的下运动神经元的混合性功能障碍。临床检查时可以发现:臀肌和腓肠肌有萎缩征,且常合并下肢的反射亢进。当体力劳动、长时间站立和各种俯身、弯腰、伸展或屈曲等姿势等均可加重症状。此主要由于脊髓硬膜动静脉畸形引起交通静脉的压力升高,致使全身动脉压随之增高之故;也可以认为,站立时加重了静脉充血的缘故。

(三)感觉障碍

约有 1/3 的患者可有感觉障碍,表现为感觉迟钝、皮肤过敏或其他异常,亦可出现触觉或位置觉缺如。

(四)其他症状

脊髓硬膜动静脉畸形患者亦可引起蛛网膜下腔出血,但较为少见。此外是静脉血栓形成所致的急性坏死性脊髓病,并可能导致突发性瘫痪(即 Foix Alajouanine 综合征),此可能是因静脉内血栓突然发生回流之故。

五、诊断

本病诊断依据病史、临床特点及影像学阳性所见。

(一)病史及临床特点

主要是进行性发展的上运动神经元和下运动神经元的混合性瘫痪,并可合并有疼痛、感觉障碍、臀肌萎缩和中老年男性的括约肌功能障碍。无论动静脉瘘是位于腰骶部水平以上或以下,其症状大多与腰骶段脊髓有关。其中 80% 的患者呈现为缓慢发展的脊髓病,约 10% 的患者为急性发病。本病易被误诊,大约仅有 30% 的病例在发病后一年内被确诊,另有半数以上的患者在症状出现 2~3 年后才作出诊断。

(二)影像学所见

除在第二节中所阐述之影像学检查内容外,对本病确诊具有重要意义的主要是以下检查及阳性所见。

1. MR 检查 表现为在 MR 上显示有异常的血管,在腰骶段脊髓于 T_2 加权有异常的信号可能是唯一的异常发现。MR 上可以显示血液流空现象,这与脊髓周围迂曲扩张静脉的表现相一致。如果患者的 MR 结果正常而高度怀疑患有本病者,应进行脊髓造影。如果造影正常,则无必要行脊髓动脉造影。MR 所见可用于与髓内肿瘤相区别。

2. CTM 本病在 CTM 上往往更为敏感和具有特异性。与没有造影剂相比,在 CTM 扫描片上于脊髓的背外侧可以看到一个较大且呈卷曲状的血管。造影时患者应取仰卧位进行,以检查硬膜内的静脉回流。硬膜上之动静脉畸形在 CTM 上表现为完全阻塞者较为少见。

3. 选择性脊髓动脉造影 是确定本病最为理想的诊断方法。在血管造影时,脊髓前动脉易于辨认,与硬膜上之动、静脉畸形相关的血供亦可确定。病变区所有滋养动脉都应该明确,以防依此进行手术、术后动静脉瘘交通支复发。

六、治疗原则

本病之治疗较为复杂,难度亦大,需经验丰富者施术。其方法主要是血管栓塞及外科手术干预。现分述于后。

(一)血管内治疗

凡具有手术治疗适应证者,一般多主张先行血管内治疗,其主要目的是栓塞或闭塞远端的滋养动脉、动静脉交通支和硬膜内静脉回流的近侧部分。目前大多选用溶于造影剂中的聚乙烯乙醇悬液注入滋养动脉根部进行栓塞。但应注意,聚乙烯乙醇治疗后局部有较高的再通率,且易使脊髓病症状加剧。

此外,亦可以采用异丁 2-丙烯酸盐(ICBA)或非异丁丙烯酸盐(NBCA),其为液体栓子,可通过小口径导管内注入。在血管内经过一段潜伏期以后,注射物出现聚乙烯化和血管的闭锁。在潜伏期可以通过改变氰化丙烯酸盐的浓度、造影剂的量和葡萄糖来控制。如果氰化丙烯酸盐到达冠状静脉丛并与之发生聚合,则会损害脊髓的血流,且有可能导致神经功能的恶化。

(二)外科手术治疗

对脊髓硬膜动、静脉畸形的外科治疗,主要是通过显微外科技术完成,包括硬膜内回流静脉的电凝和切断术,硬膜内神经根袖动、静脉畸形病灶切除术,亦可同时行回流静脉的电凝和切断术。

手术操作按脊柱后路手术常规进行,椎板切除开窗后,首先检查硬膜和近侧的神经根袖,对于节段动脉不同时供应脊髓前动脉和动、静脉畸形病灶,可行硬膜和病灶切除及硬膜片状移植术。在切开硬膜后确认伴行神经根的硬膜内静脉,并将其电凝。对节段性动脉共同供应脊髓前动脉和动静脉瘘的患者,应该切开硬膜,在蛛网膜下腔、脊髓的后外侧,将硬膜内静脉电凝切断。对于多根回流静脉或ⅠB型动静脉瘘(有多条滋养动脉)手术则更为复杂。

手术效果取决于患者术前神经功能状况。有效率一般可达 80% 以上,但亦可能有恶化之病例,一般在 8% 以内。

第四节 第Ⅱ、Ⅲ型脊髓血管畸形

一、概述

发生于椎管内的脊髓血管畸形中Ⅱ型(球状血管畸形)和Ⅲ型(未成熟型或广泛血管畸形),其病变部位多位于脊髓内。

位于脊髓内之血管畸形较为少见,其发生率约占所有脊髓血管畸形的 10%~15%。性别分布男女近似。患者的年龄大多在 40 岁以下,其中约半数病例其病变位于颈段脊髓,40% 则发生于胸腰段脊髓。

二、临床特点

髓内型患者的临床表现与硬膜型者有明显的不同。前者常引起髓内和蛛网膜下腔出血,约 3/4 患者有出血史,且有 1/3 患者出现急性神经功能障碍症状,表现为进行性肢体肌无力、感觉障碍、括约肌功能异常和性功能障碍。髓内血管畸形患者中约 1/5 可伴有髓内动脉瘤。而这些脊髓动脉瘤又常常位于供给髓内的主要滋养血管。脊髓动脉瘤的患者大多可出现蛛网膜下腔出血,且病史大多较长。病变位于中胸段的患者比病变位于其他部位的患者预后要差,这可能与该区段侧支血管少及椎管矢状径较小有关,而颈段的患者预后则较好。

三、诊断

对髓内血管畸形的诊断除依据一般临床症状外,MR检查具有重要作用。髓内病灶可通过T_1加权影像上的流空征加以区别。在T_2加权像上于脊髓内常有异常信号出现,脊髓周围的流空征提示脊髓病变周边的部分。脊髓动脉造影对确定髓内病变范围及性质更具重要作用,尤其是DSA技术对区分Ⅱ型和Ⅲ型病变将有所帮助。操作时应有所选择,必要时可进行双侧肱动脉或双侧股动脉注射造影。作为筛选检查的一部分,选择性主动脉插管以及椎动脉、颈动脉和髂股血管的插管造影在确定髓内病变供应的滋养动脉上均具有相应作用,可酌情选择。

四、治疗原则

髓内血管畸形的治疗常需血管内疗法和与显微外科手术二者相互配合。当脊髓后动脉的分支有多根动脉供应时,血管内治疗最为有效。脊髓前动脉的注射造影因为有可能损害正常的脊髓血流而变得复杂,特别是在脊髓前动脉不终止于血管畸形处的情况下更是如此。暂时性球囊阻塞、异戊巴比妥试验和体感诱发电位有助于血管内治疗病例的选择。聚乙烯乙醇和氰化丙烯酸盐为这类病变血管内治疗的常用药物。

五、显微外科治疗

适于髓内多个血管球样病变,这些病例常有明确的动脉供应。未成熟型病变在脊髓内的范围更为广泛,要把这些病变从有功能的脊髓组织上分离区别开来,往往是比较困难的。虽然体感诱发电位和暂时性滋养动脉夹闭的应用有助于对这些病变的判定及便于显微外科手术的操作,但绝非易事。一般情况下,位于背侧或中线部位的病变最便于外科手术切除,尤其是病变呈头、尾方向延伸状,包括超过两个椎体者;但病变与脊髓前动脉密切相连者,则不适于外科手术。

手术患者取俯卧位,手术全程连续体感诱发电位(SEP)和运动诱发电位(MEP)监测。先行超过病变范围的椎板开窗术。切开硬膜及蛛网膜以后,辨认并沿着这些滋养动脉分支,到与病灶连接处行锐性分离,游离动脉分支,电凝和切断。在病变处行中线或旁中线切开脊髓。用棉卷轻柔分离直至能清楚地辨认病灶。动脉滋养血管随后被分离、电凝并切断,将病灶轻轻地从静脉根部分离露出。位于更腹侧的滋养动脉分支在分离的后期变得更为明显。小心地使用宽头双极电凝以减少静脉曲张。术中需首先确定髓内病变可否切除。对未成熟型病变,可在诱发电位监控下进行减压或选择性夹闭滋养动脉。

未经治疗的髓内血管畸形的神经功能将逐渐恶化。10~20年后,约有半数的病例其神经功能有显著的恶化。能够手术切除的患者其疗效大多满意的,且病情稳定。髓内病变被完全切除者,有60%的患者神经功能有所改善。

第五节　第Ⅳ型脊髓血管畸形

一、概述

本型为硬膜内脊髓周围动静脉瘘，其病变实质为硬膜内直接由脊髓前动脉供应的动静脉瘘。动静脉瘘及其回流静脉位于脊髓外方，病变并未蔓延到脊髓内。本型又分为ⅣA、ⅣB、ⅣC 3个亚型。这些病变由髓内动脉（或偶尔为脊髓后动脉）和硬膜内回流静脉间的血管直接吻合组成。

二、分型

ⅣA型　仅有单一的滋养动脉或血流相对缓慢和中等粗细的硬膜内静脉；

ⅣB型　有多条滋养动脉，并有较大的回流静脉和更多的血流为特点；

ⅣC型　病变范围较大，常常有多根滋养动脉，这些动脉回流到硬膜内扩张的静脉内。

一般认为本型病例少见，然而Barrow及其同事报道Ⅳ型病变占该医疗中心所治疗的脊髓血管畸形中的17%。

三、临床特点

本型患者大多较年轻。男女之比没有差别。常在40岁以前出现症状。其发生率约占全部病例1/6左右，其中有一半为ⅣA型患者。多数患者表现为进行性的脊髓病，并伴有疼痛、无力、感觉、括约肌功能障碍或者蛛网膜下腔出血。

此类患者的脊髓功能受累情况与Ⅰ型者相似。血管充血是因硬膜内静脉压升高所致。ⅣC型因病变广泛以致引起压迫而影响脊髓和神经根的功能。其中一部分患者可能是后天发生的。

四、影像学特点

选择性血管造影可显示脊髓前动脉到动静脉瘘的分布和回流静脉。有时显示大的脊髓周围的流空征象，主要表现为扩张明显的硬膜内静脉回流，这些畸形常常出现在胸腰连接处的圆锥附近和马尾近端。

五、诊断

主要依据病史、体征及影像学检查。

六、治疗

本型脊髓血管畸形适用血管内治疗和显微外科手术或两者相结合的疗法。

（一）ⅣA及ⅣB型

ⅣA型由于病变通常较小，其滋养动脉细，血流量较低，一般不适于血管内治疗。可选用外科手术，包括术中用血管造影以确定动静脉瘘并予以阻塞，这是对ⅣA、ⅣB型病变最为有效的治疗方法，尤适于胸腰段椎管侧方的病变。

(二) ⅣC 型

对 Ⅳ C 型病变,可使用漂浮球囊,亦可用金属线圈或可注射栓塞物质进行血管内栓塞。

(三) Ⅳ型病变的治疗效果

大多良好,手术有效率可达 70% 以上,但个别病例亦有可能出现恶化的后果。

第六节 脊髓海绵状血管畸形(瘤)

一、概述

海绵状畸形,或称之海绵状血管瘤,其可见于整个中枢神经系统。其病变特点是由菲薄、缺乏弹性蛋白或平滑肌的血管壁呈分隔状的血管组成。在薄壁管道内衬以内皮细胞,因而易有出血。其发生率在所有脊髓血管畸形中占 10% 左右,本病可有家族性因素。海绵状血管畸形在中枢神经系统内发病率约为 0.3% 左右。

二、临床特点

本病平均发病年龄为 35 岁。可有急性神经功能障碍表现,此大多与蛛网膜下腔出血有关。由于血管的急性或慢性扩张,当体积达到一定程度时,可因破裂而并发出血。亦可出现进行性神经功能障碍,由于出血反复发生,其神经功能障碍症状可持续数天之久。

三、影像学特征

海绵状血管畸形 MR 图像上具有特征性表达。在 T_1 和 T_2 加权成像图上,显示一个混合信号强度的中心。在 T_1 加权上可以看到此中心被一个低密度的含铁血黄素环包绕。对症状具有波动性的患者进行磁共振连续扫描,可显示病变的体积有所变化。必要时,可行脊髓血管造影对本病进行诊断及与其他类型血管畸形的鉴别。

四、诊断

本病诊断主要的依据有以下两点:
1. 临床症状　以脊髓受累症状为主;
2. 影像学所　见如前所述。

五、治疗

对于无脊髓症状之海绵状血管畸形不需要特殊治疗。而有症状者,特别是在因出血而反复出现神经功能恶化的病例,一般均主张行外科手术疗法。其中大多数脊髓海绵状血管畸形可以安全地切除。术中酌情使用双极电凝器及超声吸引器等,局部有血肿的可一并摘除。

(沈　强　丁　浩　朱宗昊)

参 考 文 献

1. 赵定麟, 王义生. 疑难骨科学. 北京：科学技术文献出版社, 2008
2. 赵定麟. 现代骨科学, 北京：科学出版社, 2004
3. 赵定麟. 现代脊柱外科学, 上海：上海世界图书出版社公司, 2006
4. da Costa L, Dehdashti AR, terBrugge KG. Spinal cord vascular shunts: spinal cord vascular malformations and dural arteriovenous fistulas. Neurosurg Focus. 2009 Jan; 26（1）:E6.
5. Geibprasert S, Pongpech S, Jiarakongmun P, Krings T.Cervical spine dural arteriovenous fistula presenting with congestive myelopathy of the conus.J Neurosurg Spine. 2009 Oct; 11（4）:427-31.
6. Hsu WC, Lin WC, Lieu AS, Lin TJ, Chen CF, Yang SC. Acute quadriparesis caused by spinal arteriovenous malformation: a case report. Am J Emerg Med. 2008 Jul;26（6）:731.e1-3.
7. Sasani M, Sasani H, Ozer AF.Bilateral late remote cerebellar hemorrhage as a complication of a lumbo-peritoneal shunt applied after spinal arteriovenous malformation surgery.J Spinal Cord Med. 2010;33（1）:77-9.
8. Song D, Garton HJ, Fahim DK, Maher CO. Spinal cord vascular malformations in children. Neurosurg Clin N Am. 2010 Jul;21（3）:503-10.

第二章 脊髓其他畸形

第一节 脊髓圆锥栓系综合征

一、概述

脊髓圆锥栓系综合征（tethered cord syndrome，TCS），俗称脊髓圆锥牵拉症，多系先天性因素所致，即在发育过程中脊髓下方的圆锥未能上升到应有位置，并可产生一系列症状。本病虽以先天性因素为主，但亦可见于某些后天性伤患。因本病少见易引起误诊，甚至误行手术切除而引起严重后果者，应引起注意。

本病是在20世纪50年代治疗青少年先天性、特发性脊柱侧弯和脊柱结核所致脊柱畸形并发截瘫手术时，才发现脊髓栓系问题。美国George（1952）首次作了详细报道。近年来，由于影像学检查新技术的提高特别是MR的出现，脊髓栓系综合征也易于早期获得确诊，治疗技术亦在不断改进和完善中。

从病理解剖角度来看，在正常情况下，脊髓是椎管内的长圆柱形中枢神经组织，其表面有数层被膜及脑脊液包围。脊髓上端平枕骨大孔处与延髓相连，末端呈锥状，故称为脊髓圆锥。于第一腰椎体下缘处续为无中枢神经组织的细丝，即终丝（成人直径小于2mm）。其中，大部分终丝在硬膜囊内，下至硬膜囊下端，大约终止在S_2水平，称内终丝。另一小部分向下进入终丝鞘内，将脊髓固定到尾椎上，称外终丝。正常终丝纤细、柔软，允许生长发育过程的脊髓圆锥逐渐上移。

从胚胎学角度观察，在胚胎发育过程初期，脊髓与包绕外方的椎管同等长度，随着胚胎的发育，椎管逐渐拉长；而脊髓的生长速度稍慢。至第7月时，圆锥末端位于第四腰椎上缘，并受终端处的终丝牵拉作用使其平面缓慢上升。至胎儿降生时，其圆锥尾部位于第三与第四腰椎之间，生后第2~3月时，逐渐升至第一、二腰椎间隙处，此为正常位置。如其上升高度在第二腰椎中段以下，则属异常；低于第二腰椎下缘者，即属本病，为原发性。因后天因素所致者，则为继发性脊髓圆锥牵拉症。由于脊髓各段对牵拉的敏感性不同，骶尾段的脊髓最易受伤，腰段脊髓次之，所以脊髓受牵拉时总是最低部位即圆锥部位与马尾神经出现症状。

一般将其分为以下5型，即终丝粗大型、脂肪瘤型、肿瘤型、术后粘连型和混合型。

二、病因学

（一）先天性因素

1. 终丝发育变异　在胚胎发育过程中，如圆锥尾部细胞退化过程不完善，所形成之终丝可能较为粗大即直径明显大于2mm，以致牵拉圆锥的力量增强而使其上升力度减弱,如此圆锥则难以达到正常位置。此种因素较为多见。

2. 脊髓发育畸形　除脊髓本身发育畸形直接影响圆锥部在椎管内的正常位置外,其外方的脊脑膜膨出、蛛网膜下腔粘连及其他因素均可招致圆锥的发育变异而造成对圆锥尾部的牵拉。Swift 等认为导致儿童 TCS 的先天性因素由高到低依次为脂肪脊髓脊膜膨出、终丝增粗、脊髓纵裂、神经管源肠囊肿、皮样囊肿等。

(二) 继发性因素

1. 椎管内肿瘤　指位于终丝处之肿瘤,可因直接压迫终丝使其张应力增加,并引起对圆锥尾端的牵拉作用而出现症状。

2. 蛛网膜下腔粘连　主要因为粘连性束带对终丝及圆锥下端直接牵拉所致。

3. 其他　包括对脊膜膨出症手术时操作不当、腰骶部炎性病变及上皮样囊肿等均可引起圆锥受牵拉。

三、诊断

患有脊髓栓系综合征的儿童、青少年早期多因脊柱、下肢或足部畸形而就诊,因此对脊髓栓系综合征有足够的认识才能提高其诊治水平。

(一) 发病年龄

视圆锥受牵拉之程度不同其发病年龄亦早晚不一。严重牵拉者,在婴儿期、甚至胎儿期即可呈现脊髓神经受损症状。因此在诊断时应注意此种年龄差别特点。

(二) 临床表现

1. 疼痛　为早发症状,疼痛部位以肛门直肠区为多见,亦可分布于臀部、腰背部及双侧(或单侧)下肢。因属多根性,故疼痛的范围多较广泛,此与单纯椎间盘脱出症所表现的单根性显然不同。也有单侧根性分布,有时可与腰椎间盘突出症相混淆。疼痛常因久坐、身体过度屈曲等引起,较少有咳嗽或扭伤后加重等表现。

2. 运动障碍　由于圆锥局部或其发出之脊神经根受累,因此,临床上既可出现上神经元受损所引起的下肢肌肉痉挛、肌张力增高、腱反射亢进及痉挛性步态等,亦可表现为下神经元受损之肌张力低下、肌肉松弛、腱反射减弱或消失等。可单侧或双侧。

下肢畸形以高弓足最多见,其次为马蹄内翻足和下肢发育不良,并且常因营养障碍而发生溃疡感染,多久治不愈。

3. 感觉障碍　以马鞍区最为多见,轻者表现为麻木感,重者则感觉减退。下肢感觉障碍症状多较轻微。

4. 尿路症状　与前者之原理相似,可呈现上神经元受波及之尿急、尿频及压力性尿失禁,也可出现下神经元受损之排便失禁及滴流性尿失禁等。

5. 伴发畸形　尚应注意有无伴发之畸形,尤以下腰段脊柱异常为多见,包括腰骶部多毛征(图 6-3-2-1-1)、骶部皮肤烟灼样病灶(图 6-3-2-1-2)、新生儿腰骶部皮肤赘生物(图 6-3-2-1-3)、脊裂、椎体畸形(如半椎体、蝶形椎体)、脊柱侧弯及移行脊椎等。腰骶正中皮肤异常,如有皮肤隆突或凹陷、软组织包块、丛毛、皮肤下陷或色素斑等,但约半数皮肤是正常的。

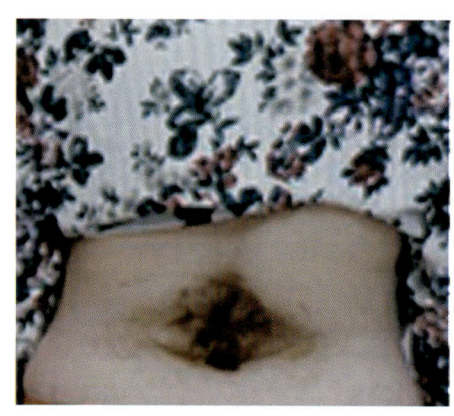

图 6-3-2-1-1　腰骶部多毛症

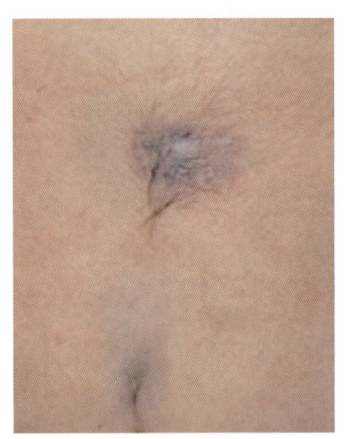

图6-3-2-1-2 腰骶部皮肤烟灼样病变

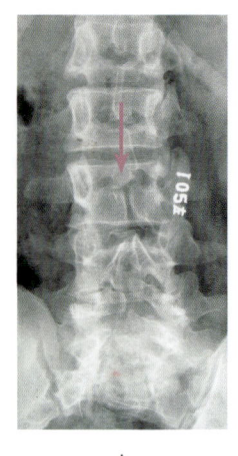 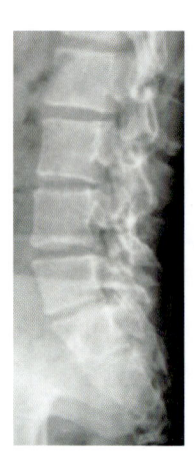

　　A　　　　　　　　B

图6-3-2-1-4　临床病例（A、B）
腰椎正侧位片腰骶椎脊柱裂
（箭头所指处以下）

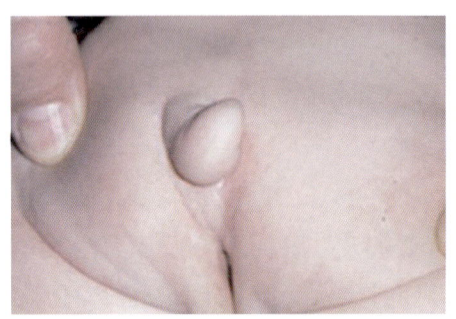

图6-3-2-1-3　新生儿腰骶部皮肤附件

（三）辅助检查

1. 影像学检查　X线平片多可发现脊柱有畸形，如脊柱裂（图6-3-2-1-4）、脊柱侧凸、后凸、半椎体、蝴蝶椎、椎管增大或变小、骶骨发育不良等。体层摄影及CT检查能帮助判断脊髓圆锥栓系综合征是否合并有骨性脊髓纵裂，是否为脂肪性异常增粗的终丝。由脂肪组织为主、增粗的终丝，即纤维脂肪瘤在CT检查显示低密度阴影，比MR更易确诊。上述检查结果为本病诊断的参考。

　　脊髓造影可以观察到腰骶部扩张的硬膜囊和脊髓脊膜膨出，另外神经根走向较正常变平甚至向头侧反向走行，可间接诊断脊髓低位。但此为有创检查，在蛛网膜下穿刺，有可能损伤脊髓圆锥；或因椎管内、外异常，穿刺失败。脊髓造影在无MR检查条件下，仍不失其诊断价值，但穿刺部位切勿过高，一般为L_4~L_5及L_5~S_1椎节处。

　　MR检查对本病的确诊具有重要作用，除可发现椎管内各种形态改变外，尚可清晰地显示出圆锥末端所在平面及终丝的解剖形态，对本病的确诊具有重要意义，以矢状位T_1加权相为佳。T_2加权相和脂肪抑制序列尽管在对病变范围和与邻近结构关系的显示上不如T_1加权相（图6-3-2-1-5、6），但是T_2加权相在病变的定性上有重要的作用，所以磁共振的多参数在判定病变的病理特点也有着其独特的优越性。MR影像上显示脊髓圆锥低位，常位于L_2至L_3平面以下，终丝增粗，直径大于2mm且变短。有时终丝被纤维索带粘连。10%~15%圆锥被拉长、变形，失去正常形态，通常位于第四腰椎至第一骶椎水平，这时圆锥与终丝分界在矢状面上无法辨别，需要横断面薄层扫描；因为圆锥有神经根发出，而终丝则无。棘突裂发生率几乎高达100%，MR检查可明确背部膨出物成分（图6-3-2-1-7），若为单纯囊性包块信号与脑脊液一致，则为脊膜膨出；若其内可见脊神经，则为脊髓脊膜膨出；若膨出物含有脂肪组织，则为脂肪脊髓脊膜膨出。对于脊髓纵裂，横断位及冠状位显示均非常清楚，尤以冠状位更为直观。但在临床上大多数病例是因腰痛作MR检查发现，以青年女性为多。

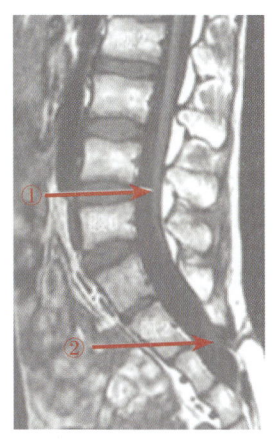

图6-3-2-1-5 临床举例
脊髓末端降至近L₅椎体水平
①脊髓末端；②脊髓被栓系的部位

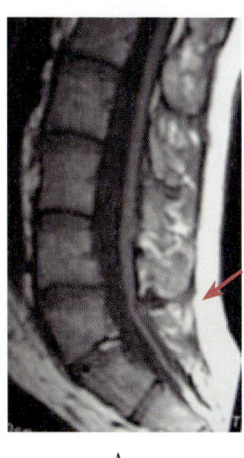 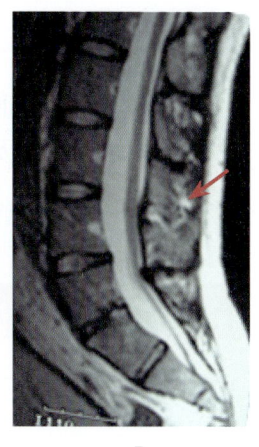

图6-3-2-1-6 临床举例（A、B）
腰椎MR矢状位显示脊髓圆锥栓系，
箭头示低位的脊髓末端 A.T₁加权；B.T₂加权

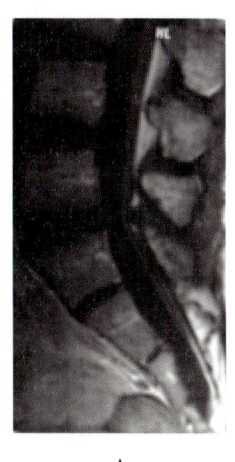 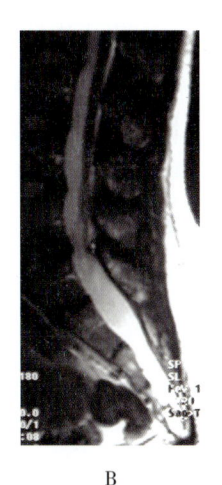 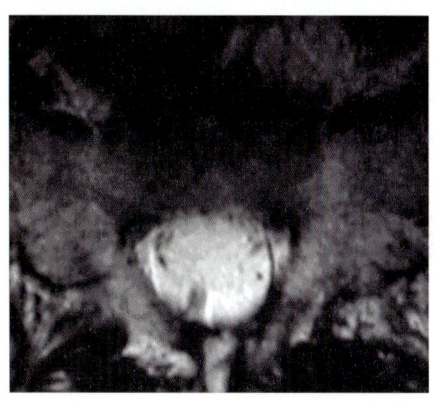

　　　　A　　　　　　　　　B　　　　　　　　　　　　C

图6-3-2-1-7 典型举例（A~C）
女，18岁，因腰痛2年余就诊 A.B. MR矢状位（T₁、T₂加权）显示：骶椎较直，S₁~S₅椎板缺如，骶管扩大，S₅水平骶管内可见脂肪信号，脊髓马尾神经被拉直紧贴椎管后方，与骶管内脂肪信号相连，脂肪脊髓脊膜膨出，但未明显突出骶管外；C. MR、S₂水平横断面观；综合以上所见，拟诊为脊髓圆锥栓系综合征；S₅椎管内脂肪瘤；S₁~₅骶椎裂

2. B超检查 B超检查椎管、诊断脊髓圆锥栓系，准确率可达70%~90%以上。适合1岁以下的婴幼儿，因其椎管后部组织骨化不全，声波能进入椎管，可帮助显示圆锥部位。还可以观察脑脊液波动。B超检查无创伤，且价格低廉，适合婴幼儿可疑脊髓栓系的普查。

3. 泌尿系检查 上尿路功能可通过超声、排泄性尿路造影、尿液分析等评估，下尿路功能可通过尿流动力学、膀胱内压测定、膀胱镜、残留尿测定等测评。脊髓栓系后神经源性膀胱的类型主要为逼尿肌反射不能和低顺应性膀胱，占50%。其中发生肾积水或肾功能损害者占80%；逼尿肌反射亢进22%，其中肾功能损害者占38%。低顺应性膀胱者肾功能损害发生率明显高于逼尿肌反射亢进者。顺应性减低者膀胱输尿管返流发生率明显高于顺应性正常者。

四、鉴别诊断

本病主要应与腰椎间盘突出症、腰椎椎管狭窄症、粘连性蛛网膜炎及其他腰部疾患相鉴别。但二者亦可同时伴发。

五、治疗原则

(一)非手术疗法

主要用于诊断不清及全身情况不佳、无法进行手术者。其主要措施是根据患者的主诉采取相应的疗法,包括对症处理等。

(二)手术疗法

适应于脊髓圆锥栓系综合征有括约肌或肢体运动、感觉功能明显障碍的患者,一旦确诊,需要尽早手术治疗,手术的目的是保护正常神经功能,使丧失的神经功能尽可能得到恢复,以防止神经功能进一步恶化、肢体畸形加重等,对一些重症 TCS 患者如大小便失禁或下肢瘫痪也应积极争取显微手术治疗,能使部分患者得到康复或好转。

但是对 MR 确诊而临床症状轻微或无症状的患者,是否都要早期手术治疗一直有不同的看法,现在大多数观点主张手术越早越好,对于隐性脊柱裂、椎管内原发性或继发性病变引起脊髓栓系者,在脊髓神经损害症状出现以前就进行手术松解治疗,一旦神经损害出现,手术很难使其恢复正常。

六、终丝切断术等

(一)术前准备及麻醉

按椎管内手术进行术前准备、麻醉及术中操作,手术显微镜辅助,微创手术能在无附加损伤下矫形,为术后神经系统发育、康复创造条件。以局部麻醉或全身麻醉为宜,硬膜外麻醉及腰椎麻醉不宜选用。

(二)体位与切口

1. 体位　俯卧位,头略低 15°~30°;
2. 切口　视圆锥终端位置不同而酌情选择相应水平高度后正中纵形切口,切开皮肤及皮下组织等,一般长度为 8~12cm,上界包括脊髓圆锥,下界至栓系终端在骶尾部的附着处。

(三)显露并切除椎板

按常规切开棘突两侧之骶棘肌,向两侧分离,纱条充填止血,牵开骶棘肌,以充分暴露棘突及两侧椎板,并用冰生理盐水冲洗或双极电凝止血。

(四)切开硬膜囊壁

先于中线两侧各作 1~2 针定点牵引缝合,将线用蚊式钳牵引固定之。于中线处小心作一切口切开硬膜,再以神经剥离子向上下分离、剪开;而后再切开蛛网膜,缓慢放出脑脊液,并将细棉片条放于切开处,低压吸除脑脊液以便清晰显示蛛网膜下腔全貌。

(五)切断紧张的终丝或其他病变

手术的关键是解除栓系。注意增粗的终丝与圆锥及神经根往往术中较难区别。终丝位于椎管正后方,较粗,灰白色。表面血管充盈,弹性消失,活动度差,止于骶椎管下端后壁。MR 可显示圆锥的低点,而神经根多位于椎管腹侧两旁,并向上折返,自椎间孔穿出。可在电刺激仪协助下在终丝的末端无肌电反应平面切断紧张终丝。在硬膜腔内,有时终丝已粘连在瘢痕团块中,无法分离出来,此时在硬膜外骶管内低位切断终丝。若低位硬膜与圆锥粘连在一起,可将硬膜在骨膜面锐性剥离出来,使之随脊髓一起上升,这样可有助于减轻脊髓、马尾神经所受牵拉。

椎管内肿瘤尤其脂肪瘤与马尾神经常常混在一起,难以剥离,此时不宜强行剥离,而应以解除栓系为主,终丝与脂肪组织易行剥离,终丝常常与脂肪瘤相延续,可一并切除。切除肿瘤时应注意向头端牵引,尽可能在显微镜下操作,避免向尾端过度牵拉圆锥。因为患者圆锥或脊髓所受的牵引力本已达到或超过临界状态,任何附加的牵拉都可使神经损害加重。

(六)闭合切口

恢复硬膜的连续性非常重要,缝合硬膜时应使其内膜外翻,避免异位的脂肪组织卷入椎管内。重建的硬膜囊应有足够的内径,可用生物膜修补以避免使脊髓再次受到压迫,依序缝合切开诸层,并酌情留置皮片引流条24h。

(七)术后处理

术后常见并发症是脑脊液漏,术后1~3周内均有可能发生。主要原因为局部软组织筋膜薄弱、缝合不够严密、脑脊液压力高等。一般可通过采取俯卧位、局部加压包扎处理,必要时行伤口消毒缝合,一般2周后可愈合。注意预防感染,一旦伤口感染可引起脑脊膜炎等后果严重。对于已有二便失禁症状的患者,术后应加强护理,防止污染手术切口。

(八)预后

早期手术比晚期手术好;单纯紧张、增粗的终丝,有感觉、运动障碍者,手术效果较好;当有肿瘤与马尾、终丝包裹在一起,并长期有大小便功能障碍者,效果较差。

下肢运动和皮肤感觉障碍在术后感觉首先恢复,运动功能、排便功能部分好转。皮层体感诱发电位检查(SEP)随访检测结果可能恢复正常,但无论脊髓下端位置在术中有无向上移位,术后MR复查往往显示与术前比较无明显变化。

第二节　脊髓蛛网膜囊肿

一、概述

脊髓蛛网膜囊肿(spinal arachnoid cyst)又称蛛网膜下憩室或硬脊膜下水瘤。它是胚胎发育期胚胎残余组织异位发育而成的一种先天性畸形,也是由蛛网膜小梁变异所形成的,在临床上属比较少见的疾病。有时可与硬脊膜外囊肿并存。一半多无症状,可通过脊髓造影、CTM或MR检查明确诊断。

1831年,Bright首先描述脊髓蛛网膜囊肿,认为脊髓蛛网膜囊肿是位于两层蛛网膜之间的内含清亮液体的囊肿。1958年,Starkman等对尸检标本进行了系统正规的病理学研究,证实了127年前Bright对脊髓蛛网膜囊肿的论述。20年后,Rengachary等发表了有关脊髓蛛网膜囊肿的光镜和电镜照片,进一步证实了Bright的理论。该照片显示,脊髓蛛网膜囊肿周围的蛛网膜分为两层,且囊肿内不含蛛网膜小梁。表明囊肿起自蛛网膜内,而并非起自蛛网膜下腔。囊肿包膜含有增殖的蛛网膜细胞和较厚的胶原层。囊肿周围的脑组织通常结构正常,但也有部分病例伴胶质细胞增生。

二、病因及类型

正常蛛网膜下腔有许多透明的蛛网膜小梁,使蛛网膜下腔形成许多分隔,尤其是在脊髓背侧从颈段到胸段有纵行的分隔,将蛛网膜下腔分隔开,形成许多互相交通的腔室。脊髓造影时,这些口袋状的憩室在侧卧位即被碘油所充填,随着体位的改变,充盈的碘油也可排空。目前多认为本病是蛛网膜发育上的缺陷,常无临床症状,但当憩室内的脑脊液大量积聚,而又不能排空时,即可造成脊髓压迫,而出现相应的症状。按病因不同可分为先天性、外伤性及感染后蛛网膜囊肿三型。

(一)先天性蛛网膜囊肿

为常见类型,其发病原因尚不全清楚,有以下推测。

1. 胚胎发育堕落说 Starkman等认为本症发生原因可能是在胚胎发育时,有小块蛛网膜落入蛛网膜下腔内发展而成。即囊肿位于蛛网膜内,镜下可见蛛网膜在囊肿四周分裂为两层,外层组成囊肿表面部分,内层组成囊底,在软脑膜与囊底之间仍有一蛛网膜下腔。蒋大介(1963)发现囊壁表面部分亦由两层蛛网膜组成,即囊肿全部位于蛛网膜下腔之中。

2. 胚胎期脑脊液流向反常说 许多人认为在胚胎发育时,由于脉络丛的搏动,对脑脊液起泵作用,可将神经组织周围疏松的髓周网(perimedullary mesh)分开,形成蛛网膜下腔,如早期脑脊液流向反常,则可在髓周网内形成囊肿。

3. 发育不全说 因本症常伴有其他先天性异常,如囊肿内有异位脉络丛、大脑镰局部缺失以及眶板、颞叶及颈内动脉缺失等,均证实本症发生基本原因为脑发育不全所致。

(二)感染后蛛网膜囊肿

脑膜炎后因蛛网膜局部粘连而形成囊肿,囊内充满脑脊液。大多为多发性。多见于儿童。常见于视交叉池、基底池、小脑延髓池、环池等处。因脑脊液循环通路受阻,临床可表现有脑积水及颅内压增高症状。视交叉池部囊肿可产生视觉障碍,其他部位者亦可产生局限性症状。儿童常有头颅增大。

(三)损伤后蛛网膜囊肿

又称软脑膜囊肿。其发生机制为损伤造成颅骨线形骨折,伴硬脑膜撕裂缺损,其下方蛛网膜下腔有出血或蛛网膜周围边缘处粘连,引起局部脑脊液循环障碍,致局部蛛网膜突至硬脑膜裂口及骨折线内,在脑脊液搏动不断冲击下渐形成囊肿,使骨折边缘不断扩大,称为生长性骨折。囊肿可突于头皮下,同时亦可压迫下方的脑皮层。囊内充满清亮液体,周围有疤痕组织。如外伤时软脑膜破损,则脑组织亦可疝入骨折处,并有同侧脑室扩大,甚至形成脑穿通畸形。

三、病理

脊髓蛛网膜囊肿是由一层透明或呈灰白色、富有韧性的薄膜所包裹的囊肿,囊肿内充满脑脊液样的液体。囊肿和周围蛛网膜下腔通连的为蛛网膜内囊肿,又称为先天性囊肿;因外伤、炎症所引起的与蛛网膜下腔粘连,或蛛网膜与软膜粘连所形成的囊肿称为继发性囊肿。外伤性蛛网膜囊肿的囊壁为增厚的蛛网膜粘连所形成,形态不规整,囊壁厚薄不一,不同于薄膜界限清楚、很少粘连的先天性蛛网膜囊肿。

囊肿内的囊液类似脑脊液,有的变黄,蛋白含量增高。囊液的含量多少不等。囊壁内层为椭圆形的蛛网膜内皮细胞及增生的纤维结缔组织。一般囊肿多位于蛛网膜下腔的后中隔部,即脊髓的背侧面,后中隔是自颈部之下胸部之间的一层将后面蛛网膜下腔纵行分隔开的薄膜。蛛网膜囊肿常为多发性,好发于脊髓的骶段及胸段。据统计约有45%的病例发生在胸段,3%在颈段,43%~52%在骶段(图6-3-2-2-1)。

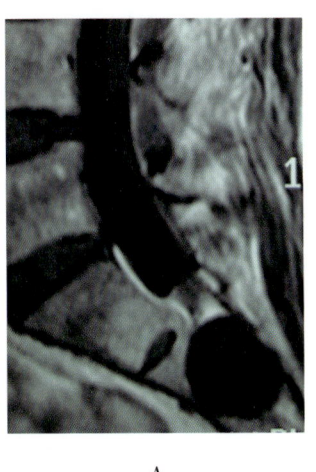 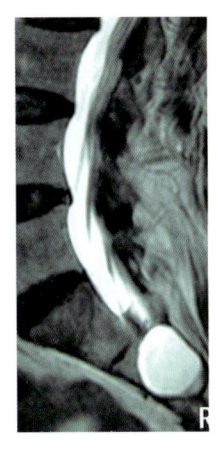 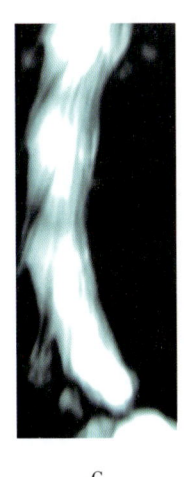 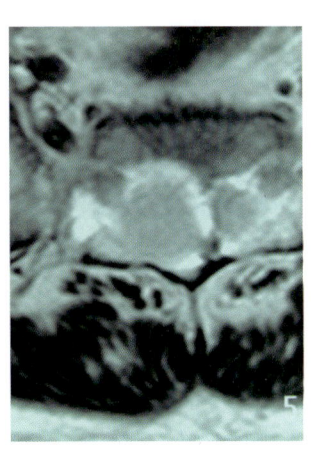

图6-3-2-2-1　临床举例（A~D）

女性，63岁，骶管内囊肿　A.B. MR矢状位观，T_1、T_2加权；C. 水成像（MRS）矢状位观；D. MR水平位观

四、临床表现

本病可见于任何年龄，但以青年人居多，女性多于男性。一般病程为数月至一年，呈急性发病的很少。主要症状为囊肿部的疼痛，可表现为脊柱痛或根性疼痛。屈颈弯腰或用力皆可加重疼痛。多数患者有单侧或双侧下肢运动障碍。颈段蛛网膜囊肿者可出现四肢瘫和病变水平以下的感觉障碍。在病变部位棘突常有压痛和叩击痛。

由于囊肿处于憩室阶段时憩室内的液体可随体位改变而充盈或排空，故在站立、坐位时因憩室的重力作用而诱发或加重症状。当平卧位时积液排空则症状缓解。这种现象是本病的特征性症状。

细小的蛛网膜囊肿多无症状，当其增大时可产生脊髓、神经根的刺激或压迫症状。位于胸段的蛛网膜囊肿，早期可出现胸背部疼痛，以后可产生进行性痉挛截瘫和感觉障碍；位于颈段的蛛网膜囊肿可产生四肢瘫；位于腰段和骶段的蛛网膜囊肿，因椎管腔内有效间隙较胸段大，则很少产生症状，如圆锥马尾受压可产生下肢肌肉无力和括约肌障碍。

五、辅助检查

（一）脑脊液检查

脑脊液压力不高，椎管腔可有不全性或完全性梗阻，细胞数正常，蛋白含量轻度增高。

（二）X线检查

脊椎X线平片多无明显改变。巨大的囊肿可引起胸椎或颈椎的压迫性改变，表现为椎管腔增宽，椎弓根呈梭形改变或椎弓根内缘变薄，椎体后缘凹陷，椎弓根间距加宽，往往超过3个或4个椎节。脊柱侧弯、后凸甚至驼背畸形。脊柱改变以$T_{6~9}$节段最为多见。

（三）脊髓造影检查

较大的囊肿可产生锥形梗阻，碘剂进入囊肿后见有呈囊状的充盈缺损，突出于颈、胸或上腰段蛛网膜下腔的背侧，大小可不等，并与蛛网膜下腔有狭径通连。因重力关系俯卧位造影可为阴性，仰卧位或直立位时X线侧向水平投照方可显示病变；如囊中口径已封闭则较难发现。脊髓造影可以明确致压囊肿所在位置，尤其判定其在髓内、髓外或硬膜外（图6-3-2-2-2）。

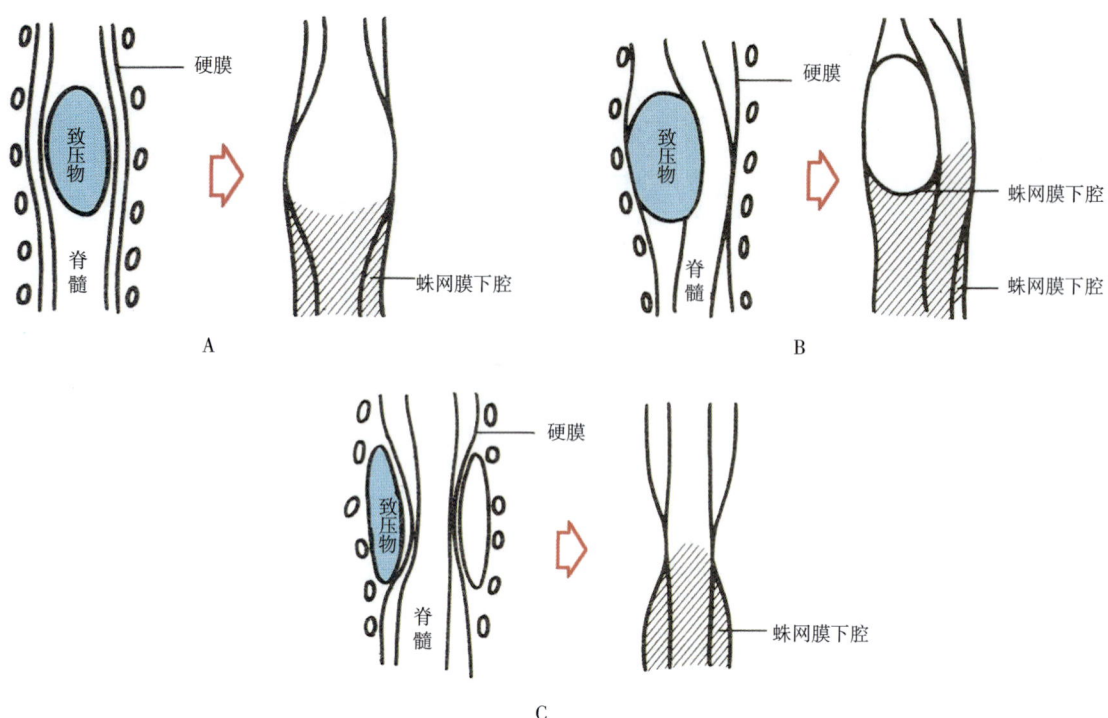

图6-3-2-2-2　脊髓造影可以明确致压囊肿所在位置示意图（A~C）
A.髓内；B.髓外硬膜囊内；C.硬膜囊外

（四）CT扫描检查

平扫较难发现。CTM可见病灶呈球状低密度影，界限清楚，CT值与脑脊液相仿。脊髓受压移位、变形和萎缩。增强扫描病灶多不强化。

（五）MR检查（图6-3-2-2-3）

表现为脊髓背侧硬脊膜下有呈梭形的囊性占位，在T_1加权像上为一块状软组织强度的信号影，T_2加权像上显示为高强度信号区域。增强扫描后病灶多无强化。

六、诊断

青年人有背部疼痛和脊柱外伤史，轻微的外伤后即可逐渐出现下肢感觉、运动障碍者，如有在立位时症状明显或加重，卧位时症状缓解这一特征性表现，即应想到脊髓蛛网膜。囊肿所在部位基本上与外伤部位一致。以往本病在手术前难以确诊，但如能精心检查和分析病情，并通过脊髓造影或CTM、MR检查还是可以在手术前明确诊断的。

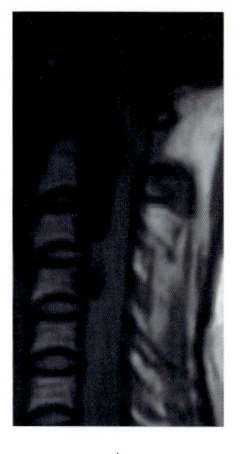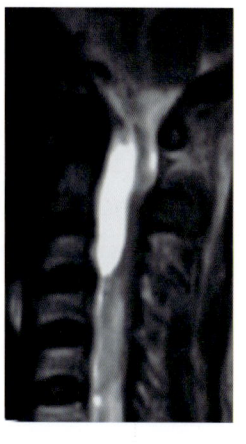

图6-3-2-2-3　上颈椎蛛网膜囊肿（A、B）
A.MR矢状位，T_1加权像；B.同前，T_2加权像

七、鉴别诊断

在鉴别诊断上应注意与肠源性囊肿、皮样囊肿、表皮样囊肿和硬脊膜外囊肿进行区分。

(一)椎管内肠源性囊肿

是一种更为少见的先天性发育异常性疾病。好发于颈段,其次为上胸段。常单发,多位于脊髓的腹侧,很少发生在脊髓背侧或脊髓内部。多见于男性青少年,幼年即出现症状,临床表现与脊髓蛛网膜囊肿相似。病程较长,多有波动,反复发作。可并发脊椎前裂、脑室异位、食管憩室及半椎体等。MR 显示为椎体后髓外硬脊膜内呈梭形囊状影,T_1 加权像为低信号,与脑脊液相仿,T_2 加权像为高信号,高于脑脊液,有包膜,信号均匀。增强扫描可见囊壁强化。

(二)硬脊膜外囊肿

临床表现与脊髓蛛网膜囊肿相似。多因手术后、外伤或频繁腰椎穿刺所产生。好发于中下胸段硬脊膜外正中部或神经根鞘附近,常有细径与蛛网膜下腔通连。多见于男性成年人。大的囊肿可见椎弓根部及椎弓前缘变扁,椎体后缘内陷和后凸畸形。脊髓造影有不全梗阻或完全梗阻,并可见囊状碘油充盈。

(三)皮样囊肿和表皮样囊肿

多见于小儿,好发于 T_9 以下的脊髓和圆锥马尾部,位于髓外硬脊膜内,少数可在硬脊膜外或髓内,常并发脊柱裂等脊柱畸形。囊肿所在部位可有皮肤窦道、多毛、血管痣和各种皮肤异常,故能早期识别。

八、治疗原则

视囊肿位置不同,对脊髓或脊神经根致压程度及临床症状不同而酌情选择手术或非手术疗法。凡波及神经组织并伴有症状者则多需手术切除术。

第三节 脊髓肠源性囊肿

一、概述

脊髓肠源性囊肿(spinal enterogenous cyst)又称神经管和原肠囊肿,是胚胎发育时有来源于前肠的胚胎残余组织异位,在椎管内破坏中胚层的产生而成的先天性疾病。临床上比较少见,据 Fortund 报道,占脊髓囊肿性疾患的 12%,近年来随着影像学的不断发展,国内有关本病的报告已陆续增多,并得到有效的治疗。

二、病因

脊髓肠源性囊肿的病因目前尚不十分清楚。近年来多数学者认为,它起源于发育前 3 周内原始神经肠管、脊索、神经管的形成不全,以及上述结构、内胚层、外胚层之间的相互影响所造成的错乱。在胚胎发育前 3 周,诸胚层紧密相贴,神经肠管是一贯穿胚体、暂时开放的通道。当神经肠管的残留物阻止内胚层于脊索的分离,便可导致胃肠、脊椎或脊髓不同程度的畸形。轻者仅表现为单纯硬膜下囊肿,最严重的表现则是脊索分离综合征(硬膜下囊肿伴前或后方脊椎裂、双干脊髓及多脏器畸形)。

三、病理及分类

本病的主要病理变化是具有胃肠或气管相同的黏液上皮及组织学特点,在囊肿的外层为结缔组织，内衬单层或假复层柱状或立方上皮。上皮细胞内可见杯状细胞，胞浆富含糖蛋白和黏蛋白，在黏蛋白染色时，PAS 染色呈阳性反应，多无纤毛。有的囊肿病灶存在透明样变性、坏死和慢性炎症细胞浸润。免疫组化检查表达 CD68、白细胞共同抗原、人白细胞抗原Ⅰ型阳性细胞和肿瘤坏死因子。

Wilkins 和 Odom 根据囊肿壁的组织来源，将肠源性囊肿分为三型。

Ⅰ型　囊肿壁基底膜上为单层或假复层柱状或立方上皮（有或无绒毛），其中类似于胃肠上皮，占 50%，呼吸道上皮占 17%，或两种以上混合存在占 33%。

Ⅱ型　类似于Ⅰ型加上如下组织：黏液腺、平滑肌、脂肪、软骨、骨、弹力纤维、淋巴样组织或神经节。

Ⅲ型　类似于Ⅰ型加上室管膜或胶质组织作为固有成分，而不是仅包围囊肿。

单纯性囊肿 80% 以上为Ⅰ型，而伴有合并畸形的囊肿壁上则常有中胚层或外胚层的衍生成分。

四、临床特点

（一）一般特点

肠源性囊肿多数位于脊椎的颈胸段或颈段，其次为上胸段，很少位于腰骶段。本病好发于儿童和青少年，最小年龄为生后 11 天，年长的很少超过 40 岁。一般男性多于女性，男女的比例达 2.5∶1。

（二）临床表现

首现症状多为囊肿所在部位的脊神经根性疼痛，以双侧颈痛者多，颈部活动受到限制和颈部抵抗等。最常见的临床表现为下肢和（或）上肢无力。继之可出现感觉改变、疼痛和括约肌功能障碍。临床病程通常较长（平均 3.5 年），约一半患者症状反复发作，除有中间缓解期和加重期，并可伴发低热。这种缓解与复发可能是囊肿的周期性破裂，或囊液的外渗使症状得以缓解，随后又因囊壁上皮细胞分泌的增多，使囊肿又逐渐增大，再次压迫脊髓而复现症状。部分患者为急性起病，病情发展较快，常在短期内出现肢体感觉、运动障碍和括约肌功能障碍。尤其是运动障碍为多，呈现截瘫或四肢瘫。值得重视的是，有的小儿患者以发热（可伴有急性脊髓病或脑膜炎）起病，易被误诊、漏诊。

（三）并发畸形

本病常并发其他先天性畸形，以脊椎相应部位的畸形居多，如颅底凹陷、寰枕畸形、椎体融合、脊柱裂、半椎体、脊膜膨出、脊柱侧弯等。另外还伴有消化道、呼吸道畸形，如肠管异位、食管或肠道憩室、支气管和纵隔囊肿、纵隔或枕骨鳞部缺损等。此外在高颈段者还可伴发小脑扁桃体下疝畸形，参见本节典型病例。

五、辅助检查

（一）脑脊液及 B 超检查

1. 脑脊液检查　脑脊液清亮或微浊，生化与常规检查呈轻度炎症性变化。

2. B 超检查　适合于新生儿和婴儿囊肿检查，高分辨率的 B 超机甚至可以发现妊娠 18 周胎儿的畸形。

（二）影像学检查

1. X 线检查　颈椎 X 线平片可见有相应部位的先天性畸形，如寰椎畸形、脊椎裂、半椎体、脊膜膨出等。颈椎侧位片上可见椎体后缘因受囊肿挤压而向内凹陷，相应椎孔前后径扩大等。

2. MR 检查　MR 检查能准确显示囊肿的部位、范围和脊髓受压的情况。典型的表现可见囊肿包膜完整，与脊髓界限清晰，在椎体后缘脊髓腹侧硬脊膜下呈边缘清楚的梭形囊状占位，T_1加权像呈现为相对于脊髓的低信号，T_2加权像上为高信号。随回波时间延长，病灶信号强度增高，高于脑脊液。增强后病灶无强化。MR可显示囊肿嵌入脊髓的程度，有时尚可显示伴随的脊髓萎缩，对拟定手术计划、判断预后很有意义。

3. 脊髓造影检查　脊髓造影时于颈胸段出现完全性梗阻现象，或硬脊膜下局限性充盈缺损。腰椎穿刺或脊髓造影后症状往往加重。

六、诊断与鉴别诊断

对本病的诊断可根据患者为男性儿童或青少年，以根性疼痛起病，并较快地出现脊髓压迫症。病程中有间隔数月或数年的反复发作，如发现有其他先天性畸形，即应考虑有肠源性囊肿，并及时作椎管造影或MR检查，以明确诊断。

七、鉴别诊断

在鉴别诊断上需注意与以下椎管内囊性疾病区分。

(一)蛛网膜囊肿

多见于青年人，女性多于男性，好发于胸段脊髓的背侧，临床表现以胸背部疼痛为主，并逐渐出现双下肢感觉、运动障碍。在坐位或立为时症状明显或加重，卧位时症状缓解。病变部位棘突有压痛和叩击痛。脑脊液压力不高，椎管腔有不全性或完全性梗阻，细胞数正常，蛋白含量轻度增高。脊椎X线平片多无改变，脊髓造影可呈囊状充盈缺损，俯卧位造影为阴性，仰卧位造影为阳性，仰卧位或立位时才显示囊肿阴影。MR检查显示脊髓背侧梭形囊状占位，在T_1加权像上为一块状软组织强度的信号影，T_2加权像上为高强度信号，增强扫描多无强化。

(二)脊髓蛛网膜炎

起病缓慢，症状时轻时重，多在外伤或感冒发热后起病。感觉障碍比较明显，感觉改变区域的分布常不规律，无明显的感觉障碍平面。一般运动障碍和括约肌障碍较轻或不明显。病程多有波动，并有较长的缓解期，多呈灶性体征。脊髓造影呈散在点状、片状或浊泪状和囊肿充盈缺损。

(三)皮样囊肿或表皮样囊肿

多见于小儿，好发于下胸椎以下的圆锥、马尾部。多位于脊髓外硬脊膜内，常并发脊椎裂。囊肿所在部位有窦道、多毛、血管痣等各种皮肤异常。脑脊液蛋白含量明显增高。X线检查可显示椎管扩大、椎弓根变扁、椎体后缘有向内的压迹。MR检查皮样囊肿中含有蛋白，故在T_1加权像上信号率高于脑脊液，在T_2加权像上呈高信号，与脑脊液相似。而表皮样囊肿在T_1与T_2加权像上的信号均与脑脊液相似，但囊肿边界光滑，呈圆形或卵圆形，可见压迫脊髓和马尾的表现。

八、治疗

(一)对症处理

目前尚无根治性措施，可根据患者一般情况予以对症处理，包括止痛、镇静剂及理疗等。

(二)切开囊壁减压引流

对囊性变发展过快、积液增长迅速压迫神经根者，可将囊壁刺破，并沿囊壁纤维方向纵形扩大开口，起引流减压作用。

（杨胜武　徐华梓　徐辉）

第四节 脊髓延髓空洞症

一、概述

在临床上脊髓空洞症并非少见,尤其是 MR 技术的广泛应用的今天,其中不少病例的病变范围可达上颈髓,甚至延髓处。因此所形成的症状也更为明显,但其病因至今尚不明了,多数学者认为其与先天因素相关,也有可能属于脊髓本身进行性缓慢发展的退行性变。

脊髓空洞症的主要病理解剖特点是脊髓中央管内积水和胶质组织增生。因此临床表现为分离性感觉障碍为主的一系列症状。中后期,当压力波及脊髓实质外周时,则出现运动障碍症状,尤以上肢为重,且早发。

二、病因与病理

(一)病因

对本病的发病原因至今仍不明了,目前仅有以下 3 种学说。

1. **先天性发育障碍** 由于本病可伴有脊柱裂、椎管狭窄、扁平颅底、脊椎融合等先天性畸形,因之有的学者认为本病可能于胚胎期神经管关闭不全所引起。但临床上,超过 60% 以上的病例并不伴有此类畸形。

2. **机械性压迫** 认为凡可引起第四脑室出口不畅的机械性因素,包括扁平颅底、延髓小脑扁桃体疝等畸形等,如将这种畸形通过手术纠正,改善了第四脑室出口的阻塞状态,可使本病得到缓解和好转,因此产生了这种理论。

3. **损伤性因素** 指各种波及颈髓的外伤,由于局部外伤性渗出及出血所继发的纤维化,至后期又因瘢痕组织收缩,并波及血管支而导致脊髓局部出血、软化及坏死,最后于中央管处形成空腔,并逐渐扩大。

(二)病理改变

从大体外观上看,脊髓可能有轻度梭形变,于脊髓内出现一个(或多个)病理性腔隙,内为积水,故又可称为"脊髓积水(hydromyelia)",亦有人主张两者有所区分,但临床医生也无人将两者分开辨认。少数病例脊髓可有萎缩征,多见于本病后期。于中央管处形成扩张状,内为黄色或淡黄色或正常的脑脊液。管壁为环形排列的胶质细胞及纤维组织构成,表面多呈不规则状。其好发部位以下颈段及上胸段为多。如病变位于脑干处,则称为延髓空洞症。空洞亦可见于腰骶段,罕有多发者。

三、分型

一般将其分为以下两种类型。

(一)交通型

指空洞与脑脊液循环系统相交通,此时形成单纯性脊髓中央管积水。本型一般较轻,主要是空洞中的积液可以流动,从而减轻了病变的程度和症状。

(二)非交通型

指空洞不再与蛛网膜下腔之脑脊液相交通,因此残留的脑脊液多较浓,色泽黄,蛋白含量高,并多有粘连形成。此型症状亦较前者明显,预后欠佳。

四、临床特点

（一）一般特点

1. 部位　以颈胸段为多见（下颈髓至上胸髓），次为颈段，亦可向延髓发展而构成延髓空洞症。

2. 年龄　以20~30岁之青春期为多发，亦可散见于学龄前儿童或老年人。

3. 性别　男性多于女性，两者之比约为3∶1。

（二）起病缓慢

一般病程多在数年以上，起病及病情发展多较缓慢，罕有突然发病者。因此，在早期少有被发现及诊断者。

（三）神经受累症状

1. 感觉障碍　主要表现为上肢或躯干处的感觉分离征，即痛、温觉消失，而位置觉等深感觉及轻触觉存在。可为一侧性或双侧（对称）性，亦可出现根性疼痛等症状。

2. 运动障碍　空洞扩大后可波及脊髓的前角细胞，引起节段性肌力减弱、肌萎缩及瘫痪，亦可因锥体束受累而下肢呈现痉挛性瘫痪等症状。

3. 植物神经症状　如侧角细胞受侵犯，可出现颈交感神经症状，如Horner征、肢体血管舒缩异常及皮肤营养障碍等。

（四）延髓受累症状

如空洞位于延髓或以延髓病变为主者，则可出现头面部症状，严重者危及生命中枢。视空洞所在位置及大小不同，临床上呈现以下相应症状。

1. 舌下神经核受累　表现为伸舌偏向患侧，同侧舌肌萎缩，且多伴有舌肌颤动。

2. 面神经受压　出现下神经元型面瘫。

3. 咽神经核受波及　表现为吞咽困难及呐吃，悬雍垂偏斜及软腭与咽喉肌无力。

4. 其他神经症状　表现为：

（1）前庭小脑通路受阻　可出现眩晕、步态不稳及眼球震颤；

（2）内侧弓状纤维受侵犯　表现为半身触觉及深感觉缺如；

（3）长传导束受阻　多与脊髓空洞症同时存在时出现。

五、诊断

根据患者临床表现，在当前有MR情况下，对本病的诊断多无困难。但在MR检查以前仍应先按一般诊断手段进行检查。临床上主要有以下依据。

（一）症状特点

其临床表现与脊髓型颈椎病相似，但后者少有感觉分离现象，且本病时其运动障碍情况一般较轻，多在本病发展到一定程度时方才出现。

（二）影像学检查

1. X线平片及造影　虽不能发现脊髓病变，但有利于除外颈椎椎管狭窄症及颈椎病所引起相似症状的鉴别。同时注意观察颅底及颈椎有无其他畸形等。但脊髓造影、氧气脊髓造影、一般脊髓造影等均有助于本病的诊断。

2. CT扫描及MR技术　CT扫描的诊断价值仅次于MR，配合使用Omnipaque等造影剂，可显示病变的部位、范围及程度。

3. MR检查　当前已是MR的时代，大家都希望以无痛、安全的最佳方式获得诊断，因此应将其作为首选（图6-3-2-4-1~3）。本病的MR表现特点如下。

（1）纵向单个囊腔或多个相连的囊性空洞时，T_1加权及质子加权像囊腔为低信号，T_2加权为高信号。

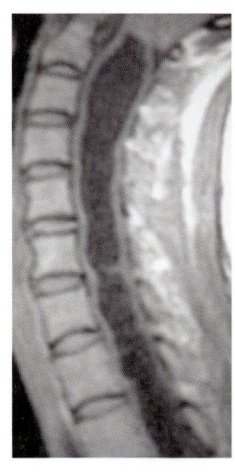
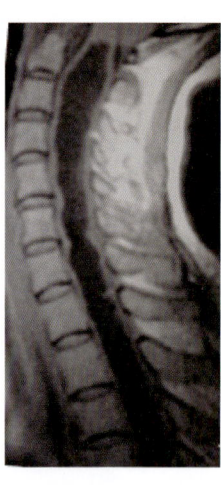

图6-3-2-4-1 临床举例（A、B）
女性，46岁，颈段脊髓空洞症MR矢状位所见

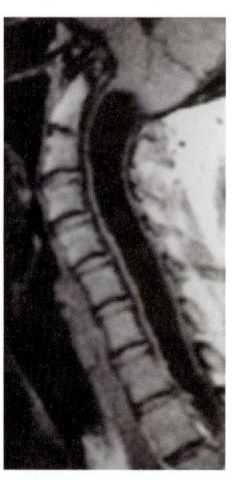

图6-3-2-4-2 临床举例
外伤引起继发性脊髓空洞症MR检查所见，病变范围上方已达延髓

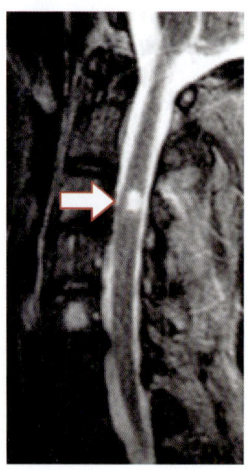

图6-3-2-4-3 临床举例
脊髓空洞症MR检查所见，箭头所指为脊髓变性区

（2）脊髓可增粗、变细或正常，如囊腔较大压迫周围的脊髓时，可使其变薄如纸。于T_2加权像囊腔为高信号，受压变薄的脊髓为低信号，脊髓外的脑脊液又为高信号。

（3）交通性脊髓空洞症者，空洞内可出现脑脊液流空现象，表现为高信号的空洞内有低信号影区。

（4）位于囊上方的脊髓由于神经角质增生、水肿或脊髓软化，T_2加权可表现为高信号。

（5）肿瘤继发脊髓空洞症者，常在瘤体上下方同时存在，很少见于一端受累者。

六、鉴别诊断

（一）过伸性损伤

此种中央管受损症候群的脊髓症状与本病相似，但两者治疗方法不同，因此需要鉴别，可从以下几点加以区别。

1. **外伤史** 过伸性损伤均有明显之外伤史，并多可从颌面部发现表皮或皮下损伤征。

2. **发病速度** 过伸性损伤后立即发病，而空洞症时发病缓慢。

3. **影像学检查** X线平片上过伸性损伤不仅显示椎体前软组织阴影增宽，且伤处椎间隙前缘亦呈增宽状，而脊髓空洞症则无此种所见。必要时可参考MR及CT扫描（多选用CTM技术）确诊。

（二）脊髓型颈椎病

亦易混淆，尤其在脊髓空洞症后期，症状大多相似。两者鉴别主要依据如下。

1. **年龄** 颈椎病多见于50岁以上患者，而空洞症则以青壮年者为多。

2. **脊髓受累情况** 脊髓空洞症者病变范围明显大于颈椎病者，且早期即可出现感觉分离现象，植物神经受累亦多较早，而颈椎病时则以1~2节为多，感觉分离征及植物神经紊乱较少发生。

3. **影像学检查** 于X线平片上，脊髓空洞症病例椎管矢状径大多正常，而脊髓型颈椎病者椎管矢状径一般多呈狭窄状,且于椎体后缘有骨赘形成。MR 检查,两者显示各有不同特点。

(三) 颈椎椎管狭窄症

亦易与脊髓空洞症相混淆,但本病时具有以下可鉴别的特点。

1. 椎管矢径　明显狭窄,多在 10~12mm 以下;
2. 发病年龄　一般多在 40 岁以后出现症状,且易伴有脊髓型颈椎病;
3. 感觉分离　可出现,但一般出现较晚;
4. 其他　CT 扫描及 MR 均有助于诊断,此外,本病时植物神经症状出现较晚。

(四) 髓内肿瘤

亦可引起与脊髓空洞症完全相似之症状,应注意鉴别。但髓内肿瘤具有以下特点。

1. 发展快　多在数周之内出现脊髓受损症状;
2. 疼痛剧烈　患者剧痛,尤以夜晚非用强止痛剂而无法安眠;
3. 年龄　可见于任何年龄组;
4. 其他方面　MR、脊髓造影及 CTM 等均有助于本病的确诊。

(五) 其他疾患

尚应注意与继发性、粘连性蛛网膜炎和麻风病及颈肋等疾患鉴别。

七、治疗原则

此类患者需否治疗,主要依据有无症状及症状轻重而定,凡无症状、仅在 MR 影像显示者,应长期随访观察。依据本病之自然史,其临床发病无预测性,为防其突发,必须密切观察。对有症状者可酌情选用相应疗法。

(一) 非手术疗法

除传统的 X 线照射疗法外,近年来发现口服同位素 ^{131} 碘具有一定疗效。

(二) 手术疗法

主要为脊髓空洞引流术。有关手术适应证及术式见本书颈后路手术一章,此种手术简便有效。此外尚有人主张采用空洞蛛网膜下腔分流术、脊神经根切断引流术等,均有一定难度及不足之处。位于下位的脊髓空洞症尚可酌情选用空洞引流术,必要时可行终丝末端切开术等。

八、脊髓空洞引流术

(一) 手术病例选择

无严格手术适应证及禁忌证,以下情况下施术较好。

1. 手术适应证
（1）诊断明确　指临床上已确诊者。目前有 MR 技术易于诊断;
（2）全身情况尚好　指脊髓受压症状尚未达到完全瘫痪,并保留一般生活自理能力者;
（3）病变局限、症状明显者　可从脊髓造影或 MR 影像中发现脊髓中央空洞形成大致形态;范围过长、中央管扩大不明显者疗效不佳。

2. 不宜施术者
（1）病情不允许手术者　指全身情况不佳、合并症(褥疮等)尚未控制及已完全瘫痪者不宜施术;
（2）继发性病例　指因栓系综合征或后颅凹畸形等所致者,应先治疗原发病,而不宜首先选择本术。

(二) 施术步骤

1. 显露脊髓　按前述方法切开硬膜,显露病变节段脊髓,两侧以脑棉保护之,仅留中央部。

2. 中线切开　选择向后隆起最明显部位,于中线处纵形切一 0.5~1.0cm 小口,放出空腔中淡黄色液体,并将其引至稍远处吸引干净。对诊断不明确者,亦可先行穿刺再行切开。

3. 留置引流管(片) 将中央管内液体引流干净后,取一细的硅橡胶管(或片)留置于中央管内(0.8~1.2cm),外口与蛛网膜下腔相通,并在缝合硬膜囊时稍许带上一针固定之。但伴有蛛网膜下腔粘连者,为避免引流不畅,应将硅胶管置入腹腔或胸腔;适于脊髓细小、置入硅胶管困难者,亦可不放置,以免术后形成压迫。

4. 闭合切口,椎节固定 依序闭合切开诸层,对切口范围广泛及伴有椎节不稳定者,可酌情行以内固定术,以侧块螺钉为多用。

九、临床举例

图 6-3-2-4-4 男性,38岁,颈胸段脊髓空洞症伴颈椎病施后路减压引流术(A~R)。

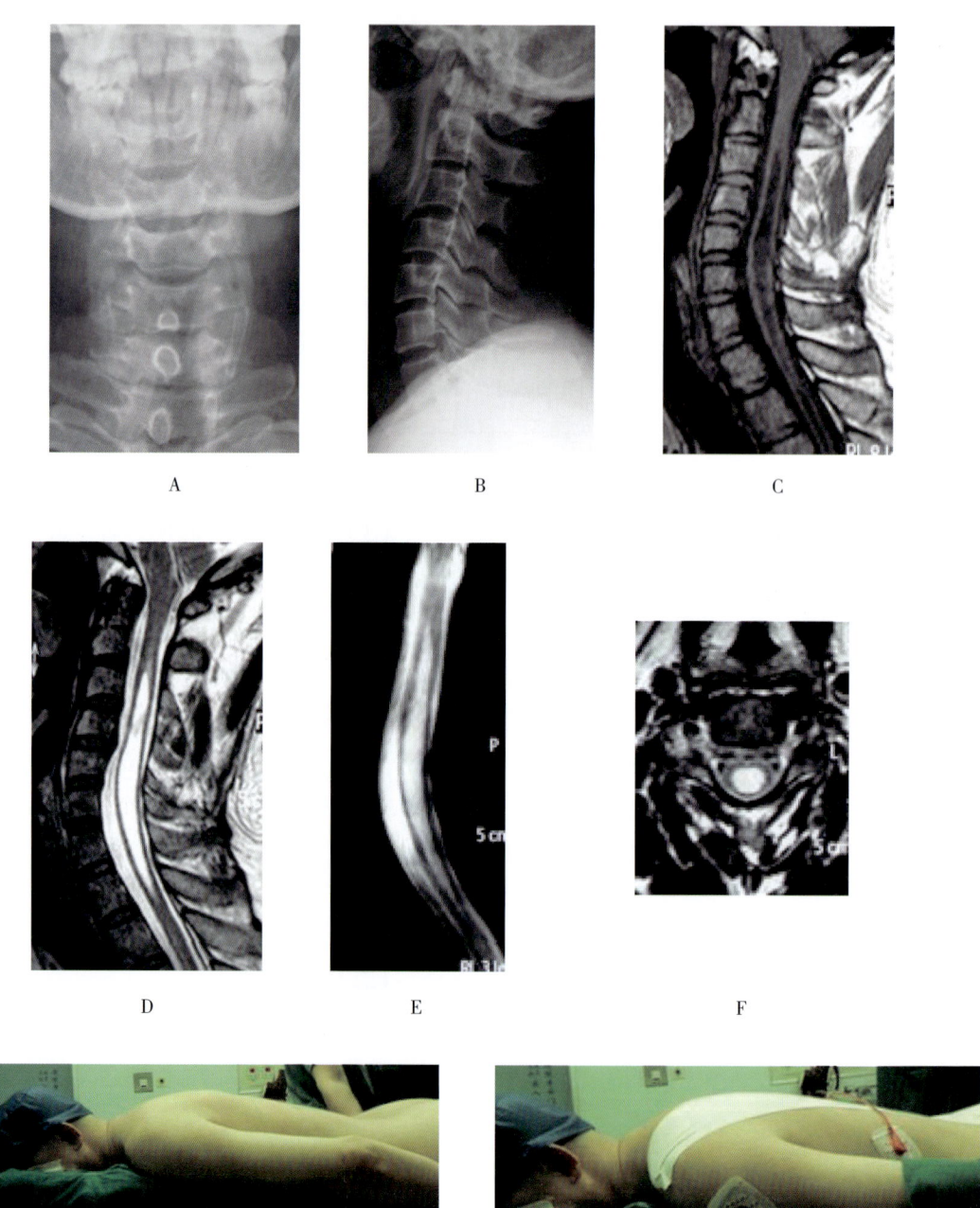

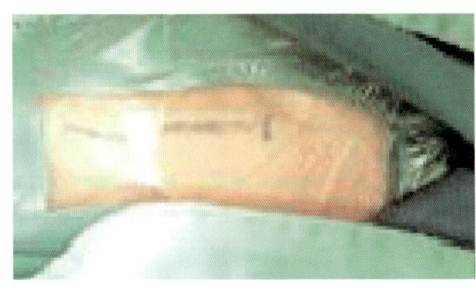

I

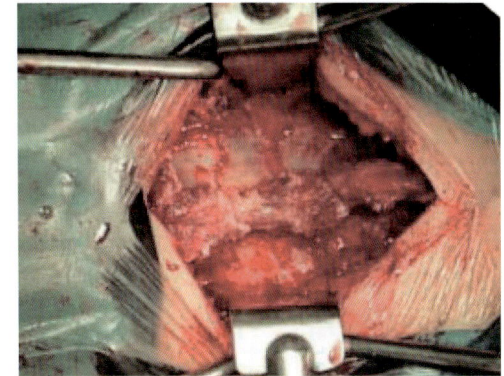

J

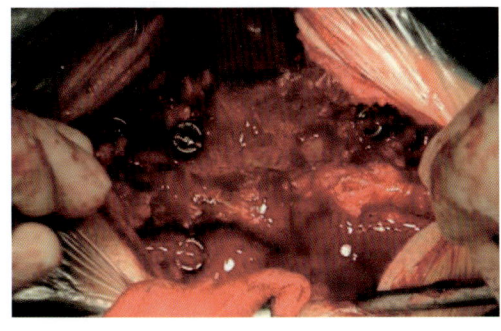

K

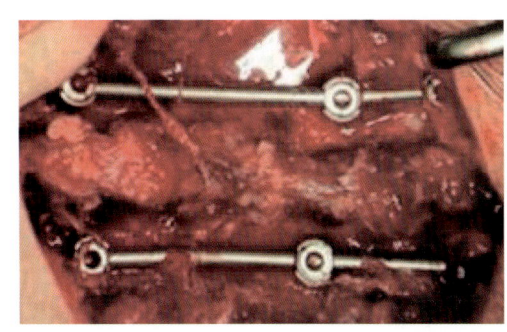

L

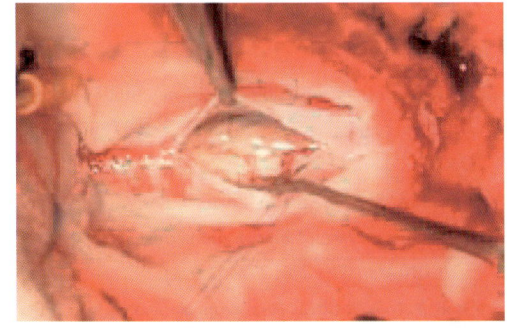

M

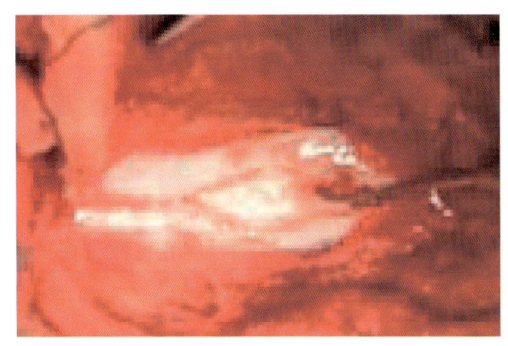

N

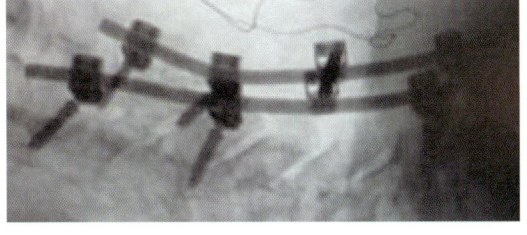

O

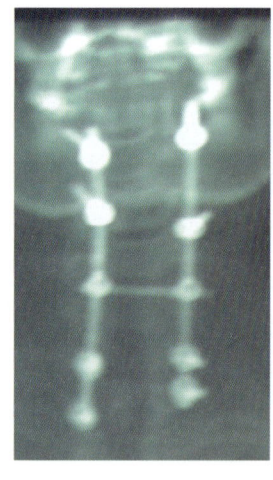 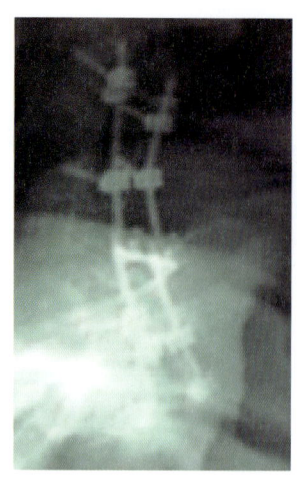 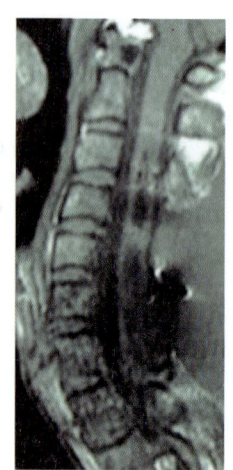

P　　　　　　　　　　　　Q　　　　　　　　　　　　R

图6-3-2-4-4　临床举例（A~R）

颈胸段脊髓空洞症伴颈椎病施后路减压引流+侧块螺钉撑开固定术　A.B. 术前正侧位X线片；C.D. 术前MR矢状位，见C_2~T_2段脊髓空洞变及C_3~C_4、C_4~C_5颈椎病；E.F. MRS及MR水平位；G. 手术体位；H. 双肩向下交叉牵引；I. 切口；J. 显露颈段棘突及两侧小关节；K.L. 颈椎上下两端侧块螺钉固定并牵开；M. 切除椎板显露硬膜囊，并从中线切开；N. 再向脊髓后方中线分开，用钩状神经剥离子进入中央管，引出浑浊状脑脊液，因脊髓萎缩明显，硅胶管插入后即滑出，故未置入；O. 术后C-臂X线显示侧块螺钉固定满意，术后症状全部消失，第5天下地步行自如；P.Q. 术后正侧位X线片显示颈椎固定及生理曲度满意；R. MR矢状位显示原颈胸段脊髓中央部空洞已明显缩小，长度变短，椎管前方硬膜囊受压征减轻。

（赵　杰　陈德玉　李　悦　赵定麟）

参 考 文 献

1. 赵定麟,李增春,刘大雄,王新伟. 骨科临床诊疗手册. 上海,北京：世界图书出版公司，2008
2. 赵定麟, 王义生. 疑难骨科学. 北京：科学技术文献出版社，2008
3. 赵定麟. 临床骨科学——诊断分析与治疗要领, 北京：人民军医出版社出版. 2003年
4. 赵定麟. 现代骨科学, 北京：科学出版社，2004
5. 赵定麟. 现代脊柱外科学, 上海：上海世界图书出版社公司，2006
6. Falci SP, Indeck C, Lammertse DP. Posttraumatic spinal cord tethering and syringomyelia: surgical treatment and long-term outcome.J Neurosurg Spine. 2009 Oct; 11（4）: 445-60.
7. Kelly JJ.Best of the 2009 annual meeting of the american academy of neurology. Rev Neurol Dis. 2009 Summer; 6（3）: E94-6.
8. Marin SA, Skinner CR, Da Silva VF.Posterior fossa arachnoid cyst associated with Chiari I and syringomyelia.Can J Neurol Sci. 2010 Mar; 37（2）: 273-5.
9. Shah A, Goel A.Clival dysgenesis associated with Chiari Type 1 malformation and syringomyelia.J Clin Neurosci. 2010 Mar;17（3）: 400-1.
10. Sohaey R, Oh KY, Kennedy AM, Ameli JR, Selden NR.Prenatal diagnosis of tethered spinal cord.Ultrasound Q. 2009 Jun; 25（2）: 83-7; quiz 93-5.

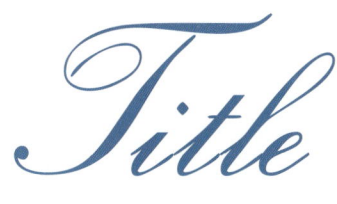

第四篇 发育性椎管狭窄及颈腰综合征

第一章 先天发育性与继发性颈椎椎管狭窄症 /2730
 第一节 先天发育性与继发性颈椎椎管狭窄症的基本概念 /2730
 第二节 颈椎椎管狭窄症的鉴别诊断与治疗原则 /2734
 第三节 颈椎椎管狭窄症手术疗法之实施 /2738
 第四节 先天发育性与继发性颈椎椎管狭窄症临床手术病例举例及施术要点 /2752
 第五节 颈后路翻修手术 /2766

第二章 先天发育性与继发性胸椎椎管狭窄症 /2774
 第一节 胸椎椎管狭窄症之基本概念 /2774
 第二节 胸椎椎管狭窄症之诊断、鉴别诊断及非手术疗法 /2777
 第三节 胸椎椎管狭窄症的手术疗法 /2779

第三章 先天发育性及继发性腰椎椎管狭窄症 /2785
 第一节 腰椎椎管狭窄症之基本概念 /2785
 第二节 腰椎椎管狭窄症的诊断、鉴别诊断及非手术疗法 /2790
 第三节 腰椎椎管狭窄症的手术疗法 /2795
 第四节 多次复发、多次翻修的严重型腰椎椎管狭窄症处理 /2808

第四章 先天发育性与继发性颈腰综合征 /2813
 第一节 先天发育性与继发性颈腰综合征基本概念 /2813
 第二节 颈腰综合征的诊断、鉴别诊断与非手术疗法 /2817
 第三节 颈腰综合征的手术疗法与临床病例举例 /2819

第一章 先天发育性与继发性颈椎椎管狭窄症

第一节 先天发育性与继发性颈椎椎管狭窄症的基本概念

一、概述

早于20世纪50年代提出腰椎椎管狭窄症后，半个世纪以来已为大家所重视，并从腰椎延伸至胸段及颈段椎管；尤其是近20多年来，我们发现先天发育性颈椎椎管狭窄不仅是颈椎病发生与发展的基础，而且其本身就可以引起一系列独特的症状和体征，在治疗上也具有相应的要求。因此，我们认为应将此种先天发育性椎管狭窄、并伴有主诉及临床症状者列为一独立性疾患加以诊断及治疗。

先天发育性颈椎椎管狭窄症系由于胎生性椎管发育不全，以致颈椎椎管矢状径狭窄，导致脊髓及脊神经根受刺激或压迫，并出现一系列临床症状者。

因后天伤病所造成的颈椎椎管狭窄，属于后天获得性（继发性），此种继发性椎管狭窄症，由于其病因、临床症状及诊断等各不相同，且较复杂，将在各个有关颈椎病等章节中阐述。

在正常状态下，颈椎椎管内径（前后矢状径及左右横径）均有一定大小，以容纳椎管内的脊髓神经等组织。但如其内径小于正常，尤其是矢状径绝对值少于12mm者，称为椎管相对狭窄，少于10mm者则属绝对狭窄。如以椎体与椎管两者矢状径比值来计算，大于1∶0.75属正常椎管，小于1∶0.75者则为椎管狭窄，并由此而引起一系列症状。

本病的治疗仍以非手术疗法为主，但久治无效者仍应手术扩大椎管矢径。本病合并颈椎病者并非少见，因此在诊断、病程及病情判定和治疗方法上，尤其是手术入路的决定，均应全面考虑。

二、病因学

引起椎管矢状径狭窄的发病因素是多方面的，除椎管本身发育扁平外，尚与椎板肥厚、椎弓根短、小关节肥厚或向椎管方向增长等因素有关，当然黄韧带肥厚亦与先天发育有关。现将诸因素分述于后。

（一）先天发育性因素

先天发育性因素主要是软骨发育不全（achondroplasia）。此种原因在临床上较为多见，且是构成发病的主要因素。笔者通过对数千例手术病例的观察，发现此种因素与家族及地区有一定关系，某些地区及家族较为多发，今后将会从基因研究中不断加以验证。

由于椎管发育性狭小，致使椎管内容积缩小，并引起局部的有效间隙下降，以致椎管内的脊髓组织处于临界饱和状态。在后天稍遇某些继发性因素，包括外伤性水肿、椎节松动不稳、髓核突出（或脱出）和骨刺形成等均易激惹椎管内的脊髓组织而引起神经症状。矢状径愈小，病情愈重。反之，致压物愈大，症状亦愈明显（图6-4-1-1-1、2）。在此基础上，如果同时伴有后纵韧带骨化或其他病理解剖性因素，不仅病情重，且治疗困难，预后亦差。

此外，后方黄韧带亦可因椎节松动而出现内陷，以致增加椎管内压力，并构成先天性椎管狭窄症发病的诱发性及动力性因素。

（三）后天继发性因素

实质上是在前者基础上出现器质性病变者，其病理改变主要是退变的髓核后突、骨刺形成最为多见，并可诱发神经症状（图6-4-1-1-3）。在此基础上，如再出现黄韧带肥厚、骨化等改变，则必然引起椎管更加狭窄而加剧症状，甚至引起不全性瘫痪（图6-4-1-1-4）。其与前者不同的是此种因素与发育椎管狭窄共同参与构成其发病的直接因素，并具有持续性这一特点。一般情况下，非手术疗法常难以使其根除（图6-4-1-1-5）。

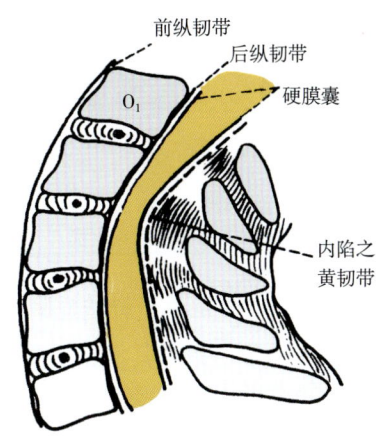

图6-4-1-1-1　发病机制之一，示意图
颈椎管狭窄时，如黄韧带松弛及内陷，后伸时可压迫脊髓

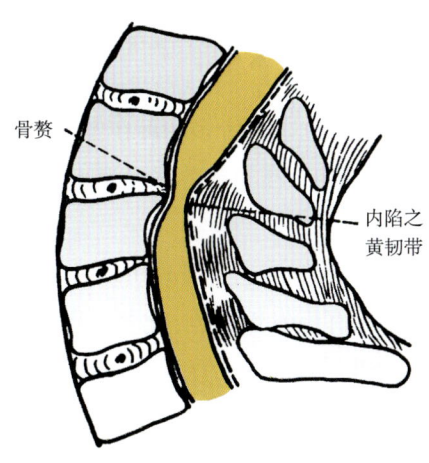

图6-4-1-1-2　发病机制之二，示意图
骨赘加重病情：在椎管狭窄基础上，如椎管前方有骨赘，则脊髓亦易受累，尤以仰伸时为甚

（二）后天一般附加性因素

指无明显器质性改变者。主要是椎节松动与不稳，并由此而引起的椎体间关节、后方两侧小关节及钩椎关节的位移。尽管位移的程度很小，对一个大椎管者可以说毫无影响，但对于椎管狭窄者，却可以立即出现脊髓或脊神经根的刺激或压迫症状。

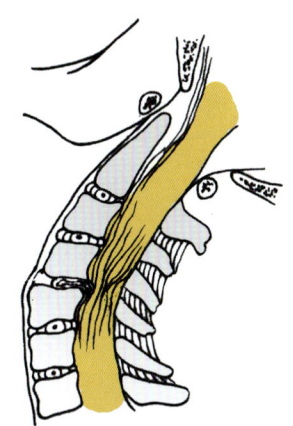

图6-4-1-1-3　发病机制之三，示意图
持续性髓核突出或脱出，更易诱发神经症状

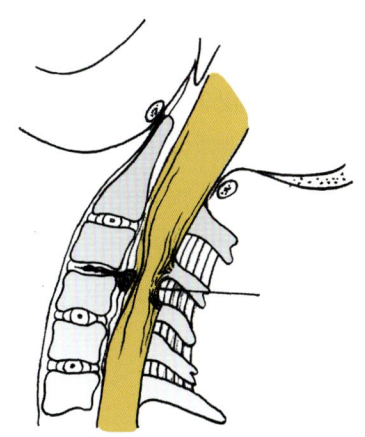

图6-4-1-1-4　发病机制之四，示意图
前后加压病情更剧：在前者致压因素存在情况下，如后方黄韧带出现骨化或钙化成为持续性致压物时，后果更为严重

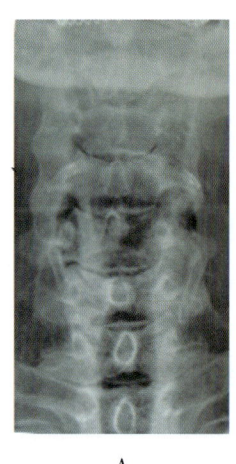 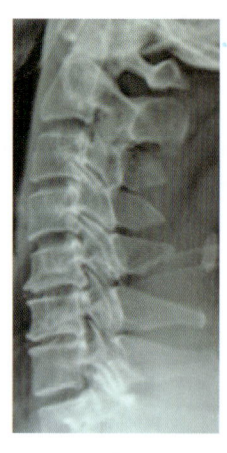 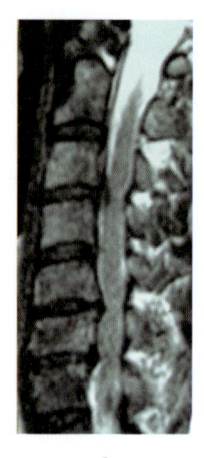 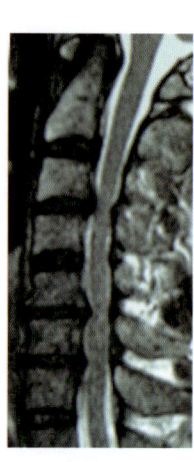

图6-4-1-1-5 临床举例（A~D）

发育性能椎管狭窄伴颈椎病临床典型病例　A.B.男性，51岁，正侧位X线片；C.D.MR矢状位，见颈椎骨发育性狭窄状态，且伴有多节段椎节退变，已对硬膜形成前后夹攻状

三、国人颈椎椎管矢状径的标准值

归纳多数检测数据，国人的颈椎管矢状径标准值以第五、第六颈椎椎管矢状径标准如下：

大于14 mm，属正常椎管；

12~14 mm，为临界状态椎管；

10~12 mm，为相对狭窄椎管；

小于10 mm，为绝对狭窄椎管。

当然在下此结论前，尚应考虑到被测对象的身材大小等而加以适当修正。

四、临床症状特点

在临床上，本病常与颈椎病相混淆，事实上，两者容易并存，因为颈椎病的发病机制，绝大多数是建立在椎管狭窄这一病理解剖基础上的，而椎间盘突出、脱出及骨赘形成，又是椎管狭窄症的诱发因素。因此对于临床医师来说，关键是要分清何者在先，何者为后，此对治疗方法的选择及预后至关重要。通过大量病例的观察，我们发现发育性或原发性颈椎椎管狭窄症，一般具有以下特点。

（一）感觉障碍

绝大多数，甚至超过95%以上的病例均具有此组症状。主要表现为四肢麻木、皮肤过敏或感觉分离等现象，此主要是由于脊髓丘脑束及其他感觉神经纤维束受累所致。其特点如下。

1. 发生较早　此组感觉障碍症状大多在本病的早期即首先出现，其与颈椎病，尤其是脊髓型者明显不同的是后者的感觉障碍症状出现较晚；

2. 上肢先发　其中90%以上的病例感觉障碍先从上肢开始，以手臂部尤为多发，亦可能先从肩部开始；

3. 麻、痛为主　患者多主诉在本病初发时有手指（多在指尖）或手臂部疼痛及麻木感，尤以刺痛为多见；

4. 症状持续　当感觉障碍出现后，一般持续时间较长，可有阵发性加剧，此多与各种诱发因素有关。经非手术疗法治疗后可出现缓解期。

（二）运动障碍

多在前者症状出现后数周或数月出现，其中大多是在检查时发现。主要表现为锥体束征（+），患者多从步态沉重、下肢无力、抬步困难、易跪倒及束带感等症状开始，并随着病程的发展症状日益加重，以致完全瘫痪。

（三）肌肉萎缩

单纯发育性颈椎椎管狭窄患者，其肌肉萎缩症状一般较单纯脊髓型颈椎病者出现要晚，但合并脊髓型颈椎病时，则此组症状不仅出现要早，且其程度也多为明显，范围亦较广泛。其原因主要是由于发育性椎管狭窄系多节段之故，因而脊髓一旦出现各种附加因素致使其受累，则往往是数个节段同时出现。在检查时其平面一般不会超过椎管狭窄最高节段的神经支配区，此与脊髓侧索硬化症时的肌肉萎缩平面常高至颈$_2$水平以上者明显不同。与此同时，尚应注意除外合并枕颈部畸形的病例。

（四）反射障碍

1. 深反射　多呈亢进状，包括上肢的二头肌反射、三头肌反射及桡反射；下肢主要是膝反射和踝反射，多呈对称性活跃或亢进；

2. 浅反射　亦多呈现减弱或消失，临床上主要是腹壁反射、提睾反射及肛门反射等；

3. 病理反射　多出现阳性，以Hoffmann征、掌颏反射及Babinski征为多发。

（五）其他

1. 大小便障碍　多在中后期出现，以尿频、尿急及便秘为多见。后期则可引起尿潴留，甚至大小便失禁，但后者在临床上甚为少见。

2. 植物神经症状　以胃肠及心血管症状居多，约占全部病例的30%左右（术前不易被发现和确诊，大多在术后治愈或明显好转获得证实属于此种原因）。

3. 颈部防卫征　此类患者常使颈部保持自然仰伸位（功能位），可前屈，怕后伸，但如同时伴有明显退行性变，椎节后缘有骨刺形成者，亦怕前屈。

五、诊断

发育性颈椎椎管狭窄症的诊断与治疗虽说与颈椎病有其相似之处，但实质上不尽相同，尤其是当两者合并出现时，如何在诊断上确定何者为主，何者在前，不仅对治疗方法的选择上至关重要，而且对于疗效及预后的判定亦具有重要意义，否则对难解难分的两种疾患混为一谈，不仅直接影响对病情的正确判定与合理诊治，而且也不利于自身学术水平的提高。

现就其诊断、鉴别诊断及治疗分述于后。本病之诊断主要依据以下特点。

（一）临床症状表现

早期以感觉障碍为主，中期以后则出现运动障碍症状，并随着病情的进展而占主导地位。

1. 感觉障碍　发育性颈椎椎管狭窄者以感觉障碍为早发症状，开始以上肢为主，随着病情的发展而逐渐波及躯干及下肢。主要表现为手指或前臂麻木及疼痛感或其他异常感觉，并于头颈仰伸时加重，前屈时减轻。但合并颈椎病者，颈椎伸屈均可加重。

2. 运动障碍　一般在中后期出现，主要表现为锥体束症状。但继发性颈椎椎管狭窄者则可于早期出现，且有时可有不全性瘫痪症状，尤多发于外伤后，甚至诸如急刹车、坐地跌倒或其他轻微外伤，均可诱发症状。

3. 其他症状　反射改变一般较之前两者出现为晚，但继发性颈椎椎管狭窄者可较早出现。植物神经症状一般亦较少见。

（二）影像学检查

1. X线平片检查　常规X线平片，主要是侧位片上可清晰地显示颈椎椎管矢状径，凡在标准投照距离180cm摄出之平片上矢状径小于12mm者，即具有诊断价值，12~14mm者有诊断参考意义，而在10mm以下者完全可以确诊。此外亦又依据椎体与椎管的比值小于1:0.75即属异常，小于1:0.6者具有诊断意义，比值在1:0.5以下者完全可以确诊。

2. CT（或CTM）及MR检查　可清晰地显示椎管矢状径的大小、形态及其与脊髓受压之关系。CT 主要显示骨组织，而 MR 则对软组织影像较为清晰，因此两者结合起来最为理想。此不仅有利于诊断，更有利于对椎管内组织状态的判定，以决定治疗方案及术式的选择。

（三）除外诊断

可根据临床检查及影像学结果除外颈椎其他相似病变。

此外，对本病诊断应树立以临床为主的观点，不能仅凭椎管矢状径的大小确诊。笔者曾遇多例 X 线平片上显示椎管矢径正常，但却具有典型的颈椎椎管狭窄症状者，后经手术证实其硬膜囊属于肥大型，于后路减压术后原症状消失。对此类患者的确诊务必小心，缺乏临床经验者切勿随意手术，以防误诊、误治而造成不良后果。

第二节　颈椎椎管狭窄症的鉴别诊断与治疗原则

一、与颈椎病的鉴别

尽管在临床上颈椎椎管狭窄症与颈椎病经常伴发，甚至 80% 以上的颈椎病是建立在椎管狭窄这一病理解剖基础上的。但单发者亦可遇到，因此对两者亦应加以区别，尤其是发育性椎管狭窄症应与脊髓型颈椎病进行鉴别。尽管两者均有可能进行手术，但手术途径是一前一后，大方向不一样。即便是两者伴发，亦需决定主次，以便安排治疗实施计划。为便于阐述，对两者之鉴别以表格表示（表 6-4-1-2-1）。

表 6-4-1-2-1　发育性颈椎椎管狭窄症与脊髓型颈椎病之鉴别要点

鉴别要点	发育性椎管狭窄	脊髓型颈椎病
好发年龄	较为年轻	较多在 55 岁以后
起病速度	缓慢	较快
早发症状	上肢或手部麻、痛等	下肢无力，易跌倒
临床表现	以感觉障碍为主	以运动障碍为主
深反射	以活跃为多见	大多明显亢进
浅反射	可正常或减弱	减弱或消失
病理反射	阴性多于阳性	多为阳性反应
X 线平片	显示椎管狭窄	主要显示骨刺及不稳
CT 及 MR	椎管狭窄征为主，硬膜囊多呈均匀受压征	显示椎骨前方有骨性或软骨性致压物

二、原发性（发育性）颈椎椎管狭窄症与继发性颈椎椎管狭窄症鉴别

两者后期较为相似，但由于其致病因素明显不同，在诊断、治疗方面截然不同，因此需加以鉴别，其鉴别要领见表6-4-1-2-2。

三、与脊髓侧索硬化症的鉴别

近年来发现脊髓侧索硬化症发生率日渐增多，且其年龄大多较为年青，需对其加以鉴别（表6-4-1-2-3）。

表6-4-1-2-2 发育性椎管狭窄症与继发性者之鉴别要点

鉴别要点	发育性椎管狭窄	脊髓型颈椎病
发病原因	先天发育椎管狭小	波及椎管的占位病变
好发年龄	较为年青	多在55岁以后
早发症状	以上肢麻、痛为主	无规律且多样化
临床表现	以感觉障碍为主	多表现运动障碍
反射障碍	较轻	多较明显
X线平片	显示椎管矢径狭窄	椎管的骨赘增生、韧带钙化等
MR检查	硬膜囊均匀性受压	硬膜囊局限性受压居多

表6-4-1-2-3 发育性椎管狭窄症与脊髓侧索硬化症鉴别要点

鉴别要点	发育性椎管狭窄	脊髓侧索硬化症
好发年龄	较为年青	可能更为年青
早发症状	肢体麻痛为主，尤以上肢	肢体无力为主，手部早发
感觉障碍	明显	可无
运动障碍	较轻	明显，上肢较重
肌肉萎缩	无或较轻	明显，尤以双手
影像学检查	显椎管狭窄	可无阳性所见
其他症状	全身情况一般较佳	多伴有发音障碍、舌偏斜及吞咽困难等症状

四、与其他疾患鉴别

除以上3种疾患外，尚需与后纵韧带骨化症（OPLL），特发性、弥漫性、肥大性脊柱炎，椎管内肿瘤，脊髓空洞症及末梢神经炎等相鉴别，除依据上述各种疾患的临床特点外，尚应依据影像学所见进行鉴别。

五、治疗原则

本病早期以非手术疗法为主，但经正规的非手术疗法久治无效，或无法根治而影响工作及生活质量时，则需行手术治疗。由于本病的病理解剖基础是器质性（骨性）椎管狭窄，因此保守疗法常难以解决根本问题。除非症状较轻

或发病时间较晚的年迈者,尤其是全身实质性脏器有病变之患者。对半数以上重型病例,仍应选择手术疗法。

六、非手术疗法

主要用于本病的早期阶段及在手术疗法前后作为辅助疗法。

(一)具体措施

以颈部保护为主,辅以理疗及一般对症措施。牵引疗法适用于伴有颈椎间盘突出及颈椎节段性不稳之病例。推搬及推拿疗法对此种病例应视为禁忌证。平日应注意颈部体位,不可过伸,更不宜长时间或突然过度屈颈,尤其是在有骨刺情况下,易引起脊髓损伤(图6-4-1-2-1)。

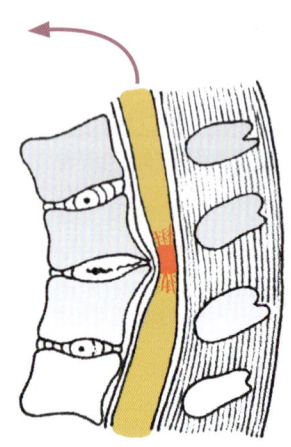

图6-4-1-2-1 颈椎突然过屈后果更为严重示意图
遇突然前屈如椎节前方有骨刺,颈髓则更易受伤;椎管狭窄合并骨刺情况下,如突然前屈,由于后方硬膜囊壁的张应力增加,易形成对冲性压力而累及脊髓

(二)药物疗法

口服复方丹参(或丹参片)、维生素B族及静脉推注凯时(每7~10天一个疗程),有助于本病的症状改善。此外在病情发作时可予以止痛镇静剂,并定期投予各种活血化瘀和神经滋养药物。

七、手术疗法之基本原则

(一)手术适应证

主要适用于以下几种病例。

1. **严重椎管狭窄者** 指椎管矢径10mm以下者,大多需要手术,尤其是影响正常生活及工作之病例,应设法争取及早施术;

2. **中度椎管狭窄者** 指椎管矢径在10~12mm之间者,凡经正规非手术疗法无效影响正常生活、工作者均应酌情考虑手术;

3. **轻度椎管狭窄症** 一般勿需手术,仅少数伴有继发因素者方考虑施术。

(二)手术选择

1. **以本病为第一诊断者** 原则上从后路行减压及椎管扩大成形术。根据作者经验,选用半椎板切除椎管扩大成形术疗效最为稳定,损伤小,且对脊柱的稳定性破坏最少(图6-4-1-2-2)。且可增加椎管矢状径,此对临床病例至关重要(图6-4-1-2-3)。此外单开门、双开门(中央开门)及Z字形成形术亦有一定效果,可酌情选择。单纯全椎板切除或扩大式全椎板切除等,其早期疗效尚好,但后期由于椎管后方瘢痕形成,以及瘢痕的钙化与骨化则又易形成一个新的、狭窄的骨性椎管,从而影响远期疗效。从理论上讲,前路切骨扩大椎管疗效虽好,但操作难,危险性大,一般不宜选择。

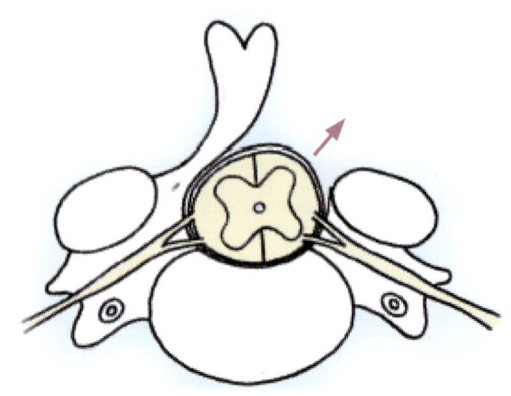

图6-4-1-2-2 半椎板切除扩大成形术示意图
半椎板切除椎管扩大成形后硬膜囊向后侧方移位,从而获得减压效果

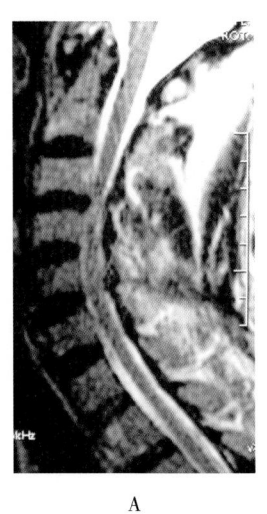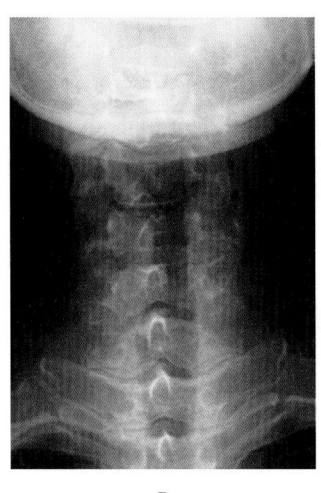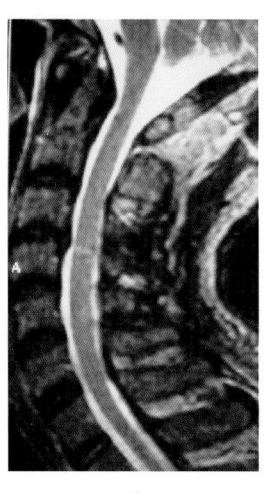

图6-4-1-2-3 临床举例（A~C）
A.术前MR矢状位显示椎管狭窄，颈髓处于受压状态；B.术后X线正位片显示减压范围；
C.术后MR矢状位图像表明颈椎椎管狭窄已明显改善

2. 对椎管狭窄症作为第二诊断，而颈椎病为第一诊断者　原则上应先从前路施以兼具椎管扩大之根治性减压术，术后恢复满意者即可；如仍有椎管狭窄症状，则应在1~3月后再酌情行后路减压术。

（三）注意事项

1. 手术时间宜早　对有手术适应证者，应争取早日施术。时间拖得愈久，椎管内有效间隙愈小，施术难度及危险性也愈大，且疗效亦受到明显影响。

2. 操作时要耐心、细心　由于椎管内呈饱和状态，尤其是严重型病例，常使手术器械无法进入椎管内，甚至超薄型椎板咬骨钳也难以伸入。在此情况下首先要耐心，并选择相应的器械，包括尖头四关节咬骨钳、电钻及气钻等，切勿急躁，应细心而耐心地操作。

3. 一定要轻柔　众所周知，脊髓组织十分娇嫩，稍许碰撞即可出现严重后果。因此在操作时尽可能地轻柔，设法避免碰及脊髓及脊神经根组织，在对其企图牵开时（尤其是脊髓组织），必须以0.1mm的幅度进行，原则上不应超过1.5~2mm，尤其是椎管严重性狭窄者，易因对冲性的压应力而引起脊髓损伤，此在临床上并非少见。

4. 术中保持低温　在操作过程中，最好采用5℃~10℃的低温无菌生理盐水进行低压冲洗，此既可保持术野清洁，又可使局部获得有利于使神经组织减少反应的低温效应，且同时兼具有止血作用。

5. 每一步均应小心　在操作全过程中应步步小心，除不可直接检查误伤脊髓组织外，尚应注意：吸引器头子不可直接在硬膜囊上吸引，应选择特制的神经组织吸引器头子，防止台上器械滑入切口内，脑棉务必清除干净，在对术野冲洗时不应直接对脊髓喷射，以免误伤。

第三节 颈椎椎管狭窄症手术疗法之实施

一、概述

颈椎椎管狭窄症中的严重型大多需手术治疗，尤其是发育性椎管狭窄者。根据本病的发病机理，最为有效的手术是颈后路椎管扩大术，或称之为椎管成形术。常规的颈椎椎管成形术，是指通过颈部后路切口显示椎节后方骨性结构并再对椎管行扩大减术的术式。这种已经开展多年的传统性手术，近年来已逐渐定型。此类术式不仅用于颈椎椎管狭窄症，且对颈椎骨折脱位合并神经损伤、颈椎椎管内肿瘤及蛛网膜粘连需行松解术等同属一类，亦可选用。而对来自椎管前方的致压物，由于无法直接起到切骨减压作用，故在选择上应考虑到具体情况，除非前方致压物偏向一侧并有可能进行操作者，否则一定要十分慎重不宜选择。

二、病例选择

在临床上主要选择以下几种病种。

1. **颈椎发育性椎管狭窄者** 指原发性颈椎椎管狭窄症患者，其中包括以下两种情况。

（1）椎管矢状径明显狭小 绝对值小于10mm、伴有明显感觉障碍症状者，原则上先施后路减压，因为此时脊髓后方受压更为明显，而后再酌情行前路减压术。但对个别病例，可能因为椎管前方致压物明显，并以运动障碍症状为主者，仍以先行前路减压术为宜。

（2）椎管矢状径相对狭小 即矢径大于12mm，并以运动障碍为主者（大多在椎管前方有致压物），一般宜先行前路减压，而后再酌情行后路减压。当然对感觉障碍为主者，仍应先行后路手术。

2. **合并颈椎病、黄韧带或后纵韧带钙化等继发性椎管狭窄者** 亦可酌情先行后路减压术，并可在术中同时切除钙化之黄韧带，但对椎节后方之骨赘或钙化的后纵韧带，则需先自前路切除，术后再根据病情的恢复等具体情况酌情是否行颈后路减压术。

3. **伴严重继发性、粘连性蛛网膜炎者** 椎管长时间狭窄本身即可引起本病，两者合并或因其他因素（包括医源性因素）时，则可在行椎管成形术同时，对蛛网膜下腔加以探查及粘连松解。由于近年来新型造影剂的问世及 MR 的广泛应用，此种病例已明显少见。

三、颈椎后路手术实施的体位与切口

（一）体位

临床上多取后方中线入路，因此常用的体位主要是俯卧位，亦有人习惯侧卧位者，而坐位施术目前已少有人采用，主要是因为有可能引起致命的气栓病。现分述如下。

1. **俯卧位** 为最常用的体位，视患者病情不同可选择以下两种方式之一。

（1）一般颈后路手术者：可让其直接俯卧于手术床上。于手术床头侧另加一向外延伸的头圈固定头颈部。该头圈用钢元制成或是制式产品，外方包以海绵及纱布。不用时可以取下，使用时将其直接插于手术床的头板处，患者前额及面部置于头圈上，使患者双眼、鼻、口及面部处于暴露状态，以便于台下观察，并保持呼吸道通畅及供给氧气。该头圈中部有 1~2 个可控制的杵臼状关节,可使其上下升降、旋转及向侧方倾斜。在术中使用时,将其放置略低于手术台平面位置,以使头颈部略向前屈,如此则有利于手术操作和椎板之暴露(图6-4-1-3-1)。

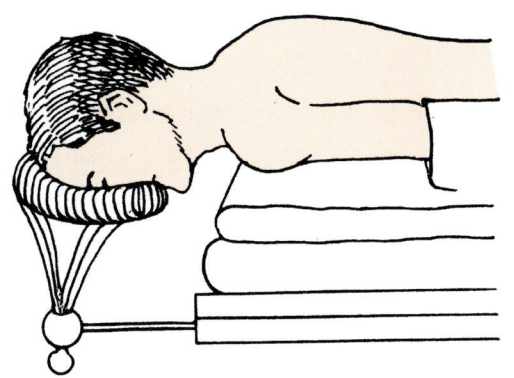

图6-4-1-3-1　颈椎后路手术常用之体位

(2)涉及高位颈椎或颈椎椎节不稳者:为防止术中意外,应让患者卧于预制的石膏床上,该石膏床颜面部呈敞开状,以便于观察及必要时采用气管插管及供氧,颈部亦应略向前屈(图6-4-1-3-2)。病情需要时,亦可在颅骨牵引下施术。

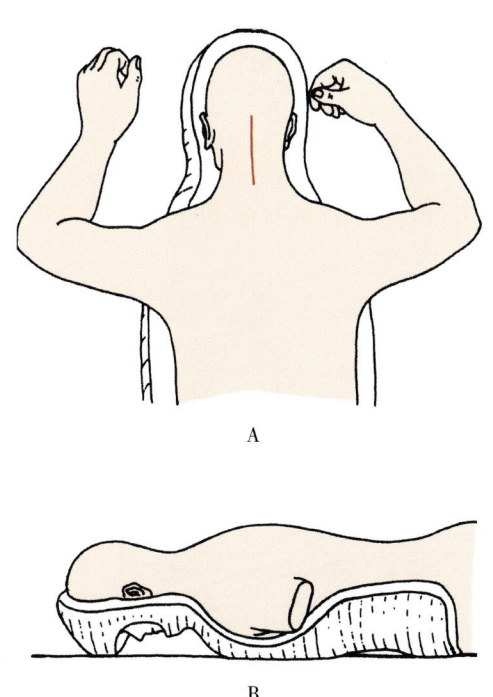

图6-4-1-3-2　重症病例体位示意图(A、B)
颈椎及椎节不稳者,搬运及手术应卧于预制的石膏床上
A.上方观;B.侧方观

2. 侧卧位　即让患者侧卧于手术床上,一般多为半侧椎板减压术,或为单纯性根性减压施行开孔(钥匙孔 –Keyhole)手术之病例。

3. 坐位　即让患者坐于定形的手术椅上,将头颈部固定后施术。此虽有利于保持呼吸道通畅,但术中如遇静脉破裂,易引起空气栓塞而发生意外(图6-4-1-3-3)。

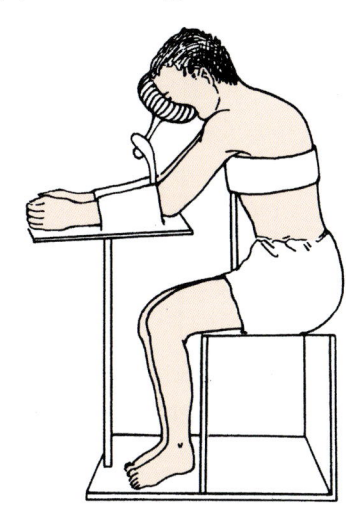

图6-4-1-3-3　坐位行颈椎后路手术(少用)示意图

(二)切口

一般多取后路正中切口,长度视减压范围而定。上方最高起自枕骨粗隆部或在粗隆部上方,下端止于C_7至T_1棘突之间,长约10~14cm;少数病例如病情需要亦可采有正中旁切口、S形纵向切口、L形切口或横切口等(图6-4-1-3-4)。

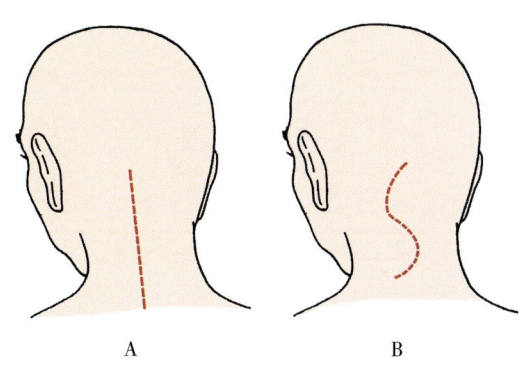

图6-4-1-3-4　颈椎后路常见手术切口示意图(A、B)
A.颈后路纵形切口;B.颈后路S形切口

四、暴露棘突及椎板

（一）切开皮肤、皮下及用梳式自动拉钩快速撑开

1. 切开皮肤及皮下组织　麻醉生效后选用锐刀（片）快速全层切开皮肤及皮下组织，在此过程中，术者和助手用手掌尺侧压住切口两侧，以减少出血量（图6-4-1-3-5）。

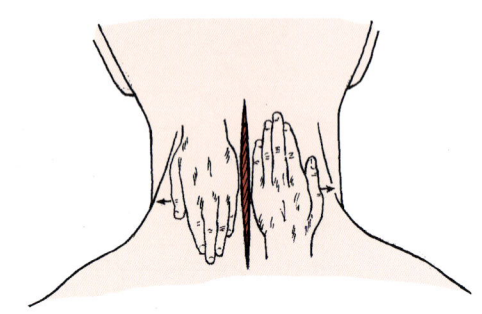

图6-4-1-3-5　减少出血示意图之一
术者与助手用手掌尺侧压住切口两侧并向侧方牵开，以减少术野出血

2. 快速撑开　当确认皮肤及皮下全层切开后，应选用锐性梳式自动拉钩迅速将切口撑开，因拉钩本身对局部皮缘有一定压力而起止血作用（图6-4-1-3-6）。对明显的出血点可钳夹止血，或用双极电凝等。

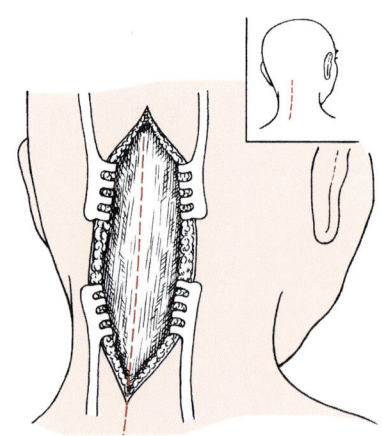

图6-4-1-3-6　减少出血示意图之二
自动拉钩快速撑开切口，既起止血作用，又可显露颈深筋膜

（二）显露术野

主要为以下两个步骤。

1. 切开椎旁筋膜、分离椎旁肌　根据手术需要可切开及分离一侧或双侧椎旁肌。操作时先用锐刀片自切口中部棘突后部偏（斜）向一侧切开椎旁筋膜（一节一节地进行操作，以减少出血）。之后术者用锐性骨膜剥离器将同侧椎旁肌自棘突的侧壁上剥下（图6-4-1-3-7）；助手用钝性骨膜剥离器将止血纱条塞至深部起止血作用（纱布条尾部留于切口外方）。按此法依序向上、向下进行，其范围视深部手术需要而定，一般手术自C_2至C_7段，仅行枕颈及寰枢椎手术者为枕骨粗隆至C_3、C_4椎节处。完成一侧后再按同样步骤切开剥离对侧椎旁肌，并按同法纱条充填止血（图6-4-1-3-8）。

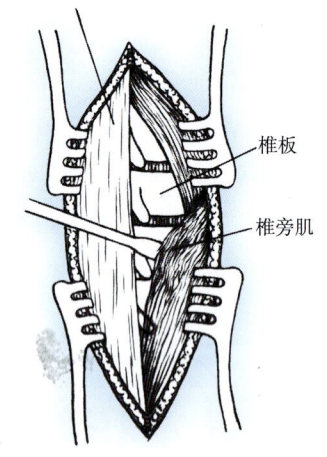

图6-4-1-3-7　剥离椎旁肌示意图之一
骨膜剥离器将椎旁肌自一侧棘突及椎板处锐性剥离

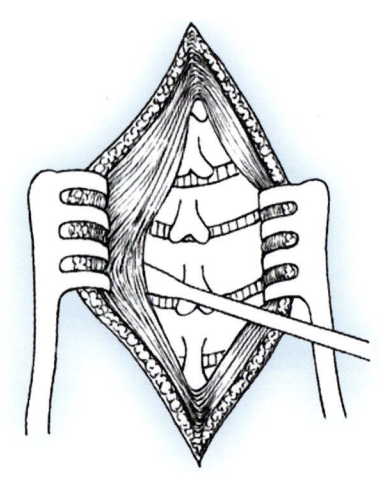

图6-4-1-3-8　剥离椎旁肌示意图之二
按前法再剥离另侧椎旁肌

2. 暴露椎板 将先填塞的纱条分两条一组向外抽出，与此同时用深部拉钩牵开椎旁肌群，并继续用尖刀或锐性骨膜剥离器将残留的椎旁肌向侧方剥离，以充分显示椎板（必要时可达小关节外侧）。一侧完毕后再用止血纱条充填另侧，并根据需要将对侧按同法操作。双侧完成后即可迅速拔出止血纱条，并用深部椎板自动拉钩将双侧椎旁肌牵开以显露椎板及棘突（图6-4-1-3-9）。如仅需暴露一侧椎板时，则可用单椎板拉钩牵开之。操作中如局部出血较多，除可采用纱条充填及自动拉钩牵拉外，尚可用冰盐水冲洗，或以双极电凝法止血（图6-4-1-3-10）。

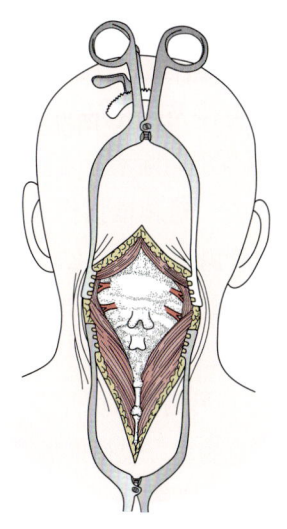

图6-4-1-3-9 用深部拉钩将椎旁肌群牵向两侧示意图

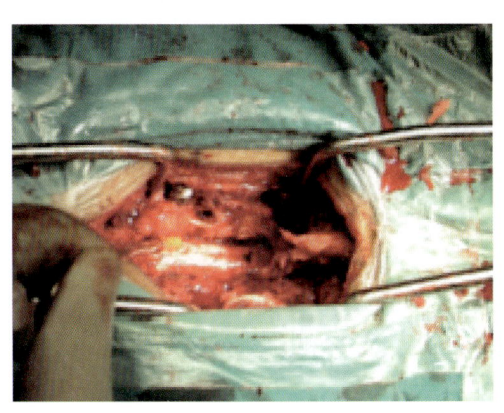 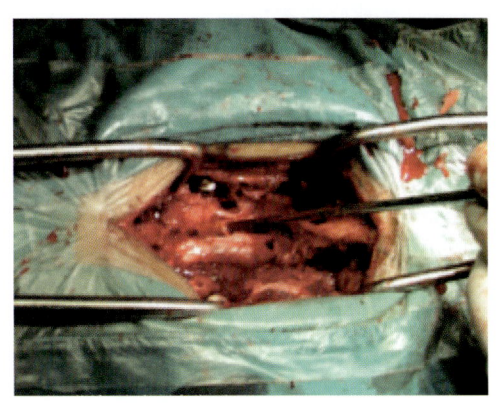

A　　　　　　　　　　　B

图6-4-1-3-10 视病情需要显露相应节段椎板（A、B）

五、定位

主要有以下两种方式。

（一）根据棘突特点定位

颈椎各节棘突多不相同。寰椎仅有后弓而无明显的棘突可见。第二颈椎棘突呈分叉状，既大又宽，可以此定位。C_{3-5}棘突亦均呈分叉状，但较C_2明显为小，尤以C_6已无分叉，呈单棘突状。C_7之所以又称为隆椎，主要因其棘突既大又长，亦作为体表及术中定位的标志之一。

（二）X线定位

一般无需选用此种方式，唯对发育畸形或两次以上后路施术者则需通过术中X线定位拍片或C-臂放射线机透视加以确认，以防判断失误（临床上此种现象并非罕见）。

以下诸段主要介绍颈后路手术常用的术式。

六、颈椎半椎板切除术

（一）概述

颈椎半椎板切除术是通过将椎节一侧的椎板切除达到减压目的的术式，近年来在临床上应用较多，主因其对椎节的稳定性影响较小。

（二）具体病例选用

主要用于以下3种情况。

1. **局限性椎管狭窄** 大多为椎板骨折后骨折碎片塌陷引起椎管继发性椎管狭窄者，其次为黄韧带局限性肥厚及钙化的病例。如双侧均有病变，则需行全椎板切除术。

2. **椎管探查** 对颈椎损伤后伴有一侧性神经症状者及椎管内新生物经 CT 或 MR 等证明局限于椎管后方一侧者，可通过半椎板切除先行椎管探查，并酌情决定再作更进一步的处理；对处理困难者，仍需将另侧椎板切开。

3. **椎板本身病变** 包括椎板局部肿瘤、囊虫病及炎症等需局部切除者。

（三）特种器械及手术步骤

1. **特种器械** 主要是特种薄型椎板咬骨钳（图6-4-1-3-11）、三关节尖嘴咬骨钳（图6-4-1-3-12）和其他颈椎器械。习惯使用电（气）钻者，则需备用相应的微型钻头及配套设备等。

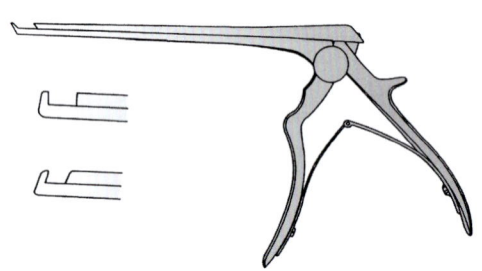

图6-4-1-3-11　特制冲击式颈椎椎板咬骨钳示意图

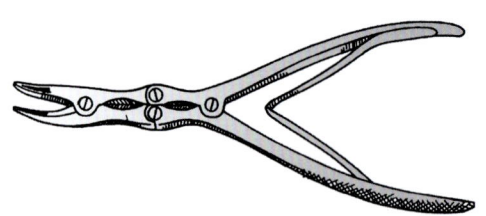

图6-4-1-3-12　寰椎后弓咬骨钳示意图

2. **定位及确定手术范围** 按前法定位，并按术前对病情之判定而确定施行切骨范围。

3. **开窗** 按前法用薄型咬骨钳或微型电钻（或气钻），选择一较宽之椎板间隙开一缺口（图6-4-1-3-13）。或是采用四关节尖嘴咬骨钳纵向将椎板中段咬除作为窗口，亦可仅仅咬除外板，并向上、下椎节延长。

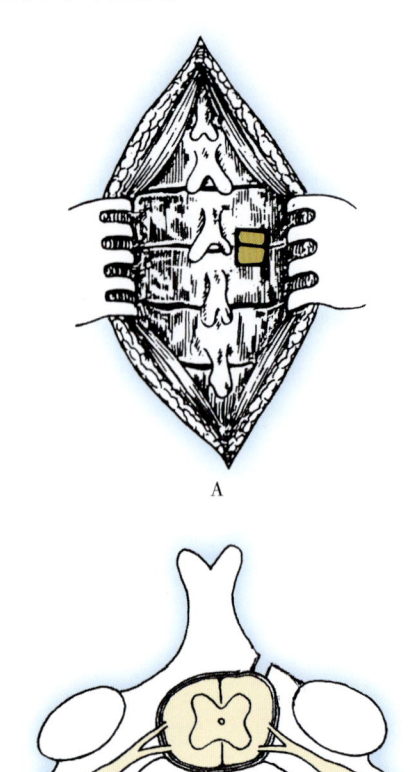

图6-4-1-3-13　椎板开窗示意图（A、B）
A. 后方观；B. 横断面观

4. **椎板切除** 从开窗处按预定范围向上、或向下切除椎板及其下方的黄韧带，以暴露一侧的硬膜囊（图6-4-1-3-14）。在操作时一定要小心，因为在病理状态下，硬膜囊易与椎板形成粘连，每次切骨前，应先用神经剥离子进行松解分离，以防误伤。对椎管狭窄者，尤其绝对狭窄者，即使是薄型冲击式咬骨钳，也易因其头部在进入椎管内占有一定空间而引起对脊髓的压迫，甚至造成瘫痪。因此对此种病例应尽量选用刮匙，或微型电钻与气钻。笔者喜欢采用尖头四关节咬骨钳，其对椎管内组织损伤机会较少，但切勿向深部滑动，以防误伤（图 6-4-1-3-15）。此外，有经验的医生亦可采用骨凿，但务必掌握好分寸。

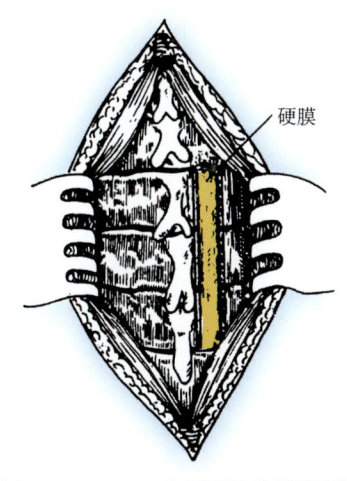

图6-4-1-3-14　全层切开椎板示意图
呈条状切除椎板全层，显露硬膜（黄色区）后方观

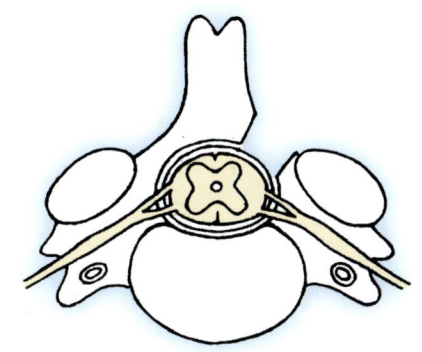

图6-4-1-3-15　全层切开一侧椎板横断面观示意图

5. 椎管内探查及处理病变组织　对局限性椎管狭窄者手术至此即可，而对椎管内肿瘤、椎板塌陷性骨折等，可在直视下边探查、边操作情况下将其逐块切除。如术中发现病变范围较大，或病变位于硬膜内者，则需改为全椎板切除术以扩大视野范围。

6. 缝合切口　术毕用明胶海绵敷于椎板处（硬膜囊外方），而后依序缝合切开诸层。

（四）术后处理

同一般颈后路手术。因本手术对颈椎的稳定性破坏及影响不大，故可早日起床活动，仅一般颈围保护2~3周即可。

（五）预后

同前，预后较佳，但超过5个椎节者，可能出现颈椎不稳征。

七、半椎板切除椎管成形术

（一）概述

这是近十余年来我们开展较多的术式。由于来自日本的颈椎椎管后方开门术之远期疗效欠满意，主要是术后易出现再关门及椎板下方骨痂生长过度的发生率高，易成为再手术的原因之一，因之在对诸术式的试探中，发现如果在切除半椎板的基础上尽可能多地扩大椎管周壁，切除范围同样可以达到增加椎管有效空间的目的。基本上与我们开展20年的"次环状减压术"（用于胸腰段）的原理、途径及操作技术相一致。

（二）具体病例选择

主要是各种原因所引起的椎管狭窄症需行减压者均可选用本手术。在具体病例选择上应注意以下两点。

1. 自何侧施术　脊髓受压以远两侧症状相似者，左右侧均可，两侧症状轻重不一者，一般是选择症状较重的一侧进入椎管，但如果重的一侧临床表现十分严重，接近完全性瘫痪者，则宜从症状稍轻的一侧进入。

2. 合并有蛛网膜下腔病变者　不宜选用本术式，因其暴露范围小，难以操作。

（三）特种器械与操作步骤

1. 特种器械　与一般半椎板切除术者相似。为薄型冲击式椎板咬骨钳及各种神经外科分离器械。

2. 定位及半椎板切除　均与前述一致。

3. 椎管成形术　用薄型神经剥离子将硬膜囊后壁及手术侧之侧壁进行分离松解，再用特种薄型、尖头的颈椎椎板冲击式咬骨钳，将残存的椎板及棘突前方的后弓壁逐块逐块地切除，直达对侧椎管后壁。当感到咬骨钳前方"打滑",表明切骨范围合乎要求,椎管后方已获最大范围的减压效果。再用此种特薄型咬骨钳切除侧方之残留椎板,必要时切除小关节内侧壁骨质(亦可用小骨凿切除侧方骨组织),以使其从侧方获得最大限度的减压(图6-4-1-3-16、17)。

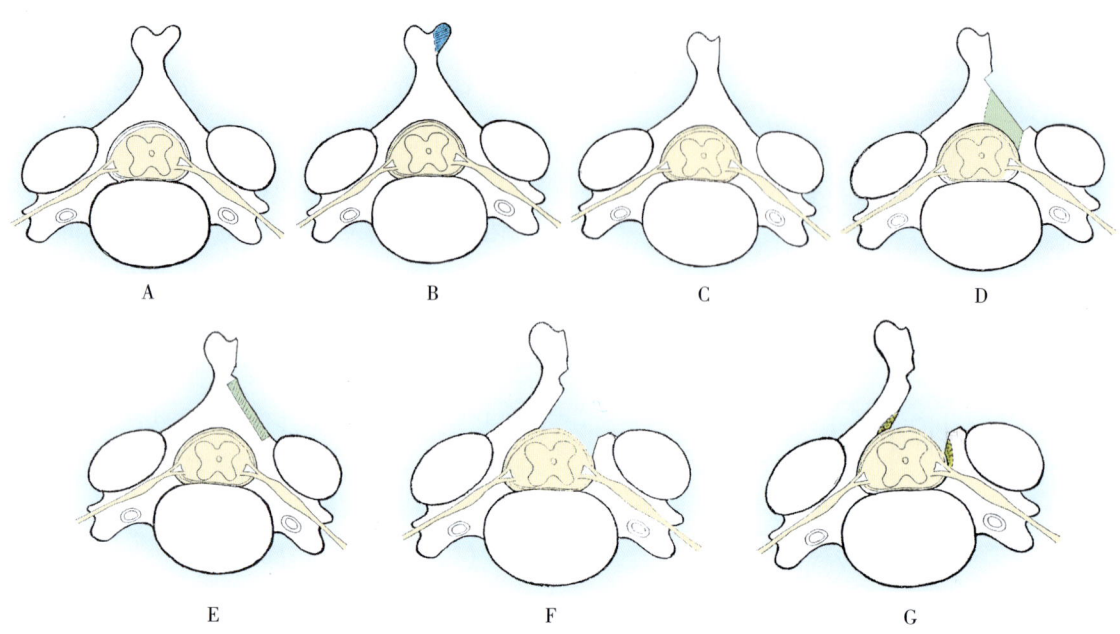

图6-4-1-3-16 半椎板切除椎管成形术操作步骤示意图（A~G）
A.术前状态；B.切除术侧棘突（半）；C.术侧半棘突已切除；D.切除术侧椎板范围；E.先切除外层椎板；
F.再切除内层椎板；G.切除后壁及侧壁（术侧）骨质,扩大减压范围

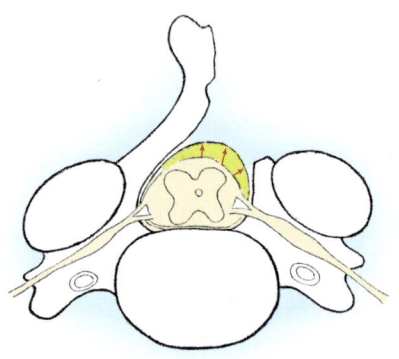

图6-4-1-3-17 减压效果示意图
椎管成形术已完成,硬膜囊向外膨出

4. 闭合切口　术毕以冰盐水反复冲洗局部,检查硬膜囊波动恢复及其位移情况,留置明胶海绵1或2块后依序缝合切开诸层。

（四）术后处理

同一般颈后路手术,可早日起床活动。

此种术式由于最大限度地维持了颈椎本身解剖状态,因而对其稳定性影响最小,且减压范围恒定,疗效大多较为理想。据笔者百余例的体会,有效率可达95%以上,尚未遇到术中或术后发生意外及症状加重者。

（五）预后

近期疗效大多较为稳定,因其对颈椎椎节的稳定性影响小,因此远期疗效亦多满意,少有复发者。

八、颈椎常规双侧椎板切除(减压)探查术

（一）概况

即以切除颈椎双侧椎板达到减压或暴露椎管

为目的之术式。这种已沿用数十年的术式较为简便,因此在临床上至今仍广泛选用,尤其是基层医院。但其对椎节的稳定性影响较大,多需同时辅以椎节内固定及植骨融合术,否则预后欠佳。

前方有致压物因各种原因不能自前路施术者等,均可从后路通过切开椎板施术。

(二)具体病例选择

1. 先天性、发育性颈椎椎管狭窄症 对临床上较为多见的先天性、发育性颈椎椎管狭窄症,伴有神经受压症状者,当非手术疗法无效时,既往大多采用此种术式,目前已为前种术式所取代,除非伴有椎管内其他病变者。

2. 颈椎骨折脱位 除椎板骨折需开放复位外,凡颈椎各型骨折脱位,包括以椎体压缩或碎裂为主,凡是伴有脊髓受压需后路减压者,均需先行前路手术,后行全椎板切除术。

3. 其他 包括继发性粘连性蛛网膜炎、椎管内肿瘤、黄韧带钙化、囊虫病、脊髓空洞症、椎管

(三)特种器械及术式

1. 特种器械 同前。需蛛网膜下腔探查者,尚需备用相应精细的神经外科器械;

2. 定位及确定施术范围 同前;

3. 开窗 同前;

4. 椎板切除 从双侧开窗处,按预定范围向两侧切除椎板及黄韧带以暴露硬膜囊(图6-4-1-3-18);每次切骨前,先用神经剥离子进行松解分离,以防对硬膜囊造成误伤。对椎管绝对狭窄者,可采用尖头四关节尖嘴咬骨钳,呈平形状咬开椎板;由于冲击式咬骨钳因其头部在进入椎管内占有一定空间而引起对脊髓的压迫,在使用时应加注意;亦可选用微型电钻或气钻将椎板磨除。

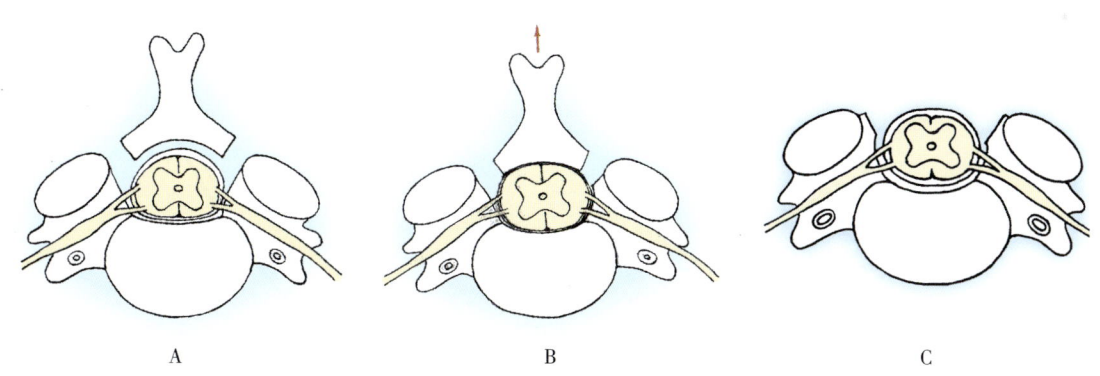

图6-4-1-3-18 全椎板切除术示意图(A~G)
A.双侧椎板开槽;B.松解后取出后结构;C.横断面观

5. 椎管内探查 对怀疑椎管内肿瘤等病变者,可在直视下探查,如病变位于硬膜囊内,则应将其切开探查,具体手术操作方法如下。

(1)脑棉保护术野 术者双手用消毒盐水冲洗干净后,再取冰盐水冲洗术野,并将脑棉放置于拟行切开探查的硬膜囊处加以保护,仅中央留一长条状切开探查区(宽 × 长约1×3cm)(图6-4-1-3-19)。

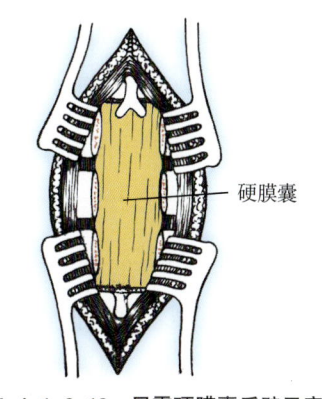

图6-4-1-3-19 显露硬膜囊后壁示意图

（2）定点牵引　用细针细线缝合两侧硬膜作定点牵引（两侧各1~4针）见图6-4-1-3-20。

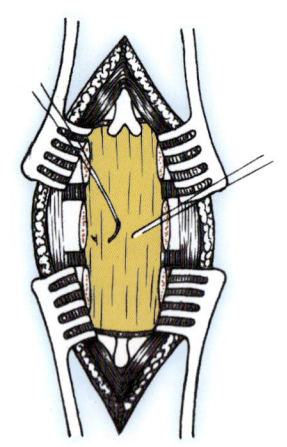

图6-4-1-3-20　定点缝合示意图
先在两侧硬膜囊上作定点缝合，用以牵引

（3）切开硬膜　用尖刀先切开硬脊膜（避开血管支），通过透明的蛛网膜观察蛛网膜下腔有无病变及异常（图6-4-1-3-21）。对有异常者则应将蛛网膜扩大切开范围。

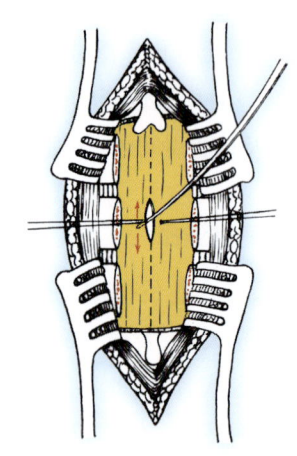

图6-4-1-3-21　切开硬膜示意图
在牵引下切开硬膜囊壁，通过蛛网膜观察蛛网膜下腔有无病变，并扩大切口范围，显露蛛网膜下腔及下方脊髓

（4）切开蛛网膜　先在中央处将蛛网膜切一小口，而后用一干净小棉片放置在蛛网膜下腔内，再向上、向下剪开硬膜及蛛网膜，长约2~3cm（图6-4-1-3-22）。溢出之脑脊液低压吸引，但吸引器头切勿进入硬膜囊内，以防误伤。周围渗血亦不可流至硬膜囊内，以防引起继发性蛛网膜下腔粘连。

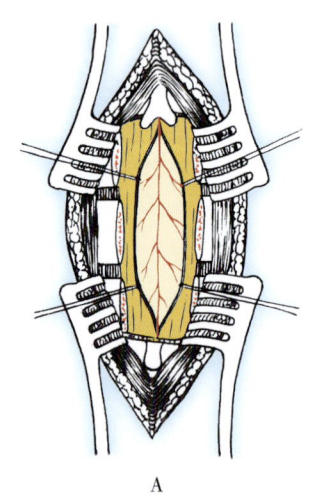
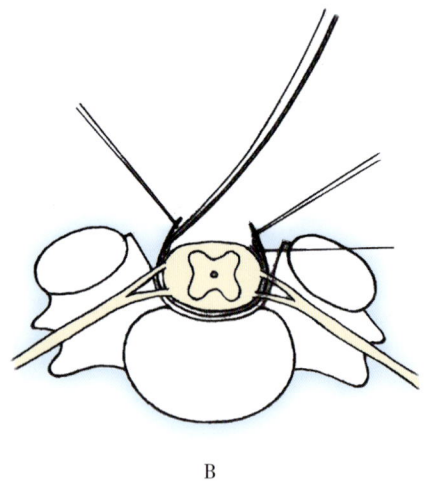

图6-4-1-3-22　显露蛛网膜下腔示意图（A、B）
A.后方观；B.横断面观，如蛛网膜下腔有粘连，可用薄型神经剥离子松解

（5）处理病变　对蛛网膜下腔内病变应酌情处理，当发现有束带状之粘连物时，可用脑膜剪切断，但不宜过多牵拉。对两侧齿状韧带张力过大者，可用尖刀切断。对椎管内之肿瘤则应尽力将其摘除，但在切除过程中切勿对脊髓组织加压。对脊髓空洞症者，可于后中线处作正中切开引流之。在操作过程中，对脊髓本身不宜牵拉，切忌误伤脊髓本身及其血管。

（6）缝合硬膜囊　不宜过松或过紧，一般针距 1.5~2mm，距切口边缘约 1mm。硬膜囊外放置明胶海绵一小块保护之，具有止血作用。

6.椎节内固定及植骨融合　对前方椎体间关节不稳定者，可采用颈椎侧块螺钉内固定术或椎板夹固定术，并酌情行植骨融合术，一般取髂骨制成片状置于两侧椎板处，其长度上下超过减压椎节各一节以上，骨片两端用钢丝（或用可吸收之缝线）与棘突结扎固定之，此骨片切勿对椎管形成压迫。对颈椎前方较稳定、且减压范围不超过小关节者，一般无需辅加植骨融合，原椎板处多于一年后形成一骨性管壁。对椎节需撑开的病例可采用 H 形植骨术，后者多用于椎节不稳及伴有骨折的情况下（图 6-4-1-3-23）。

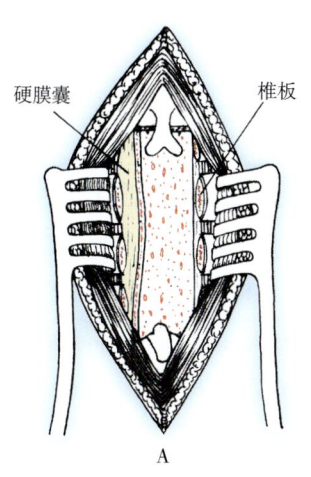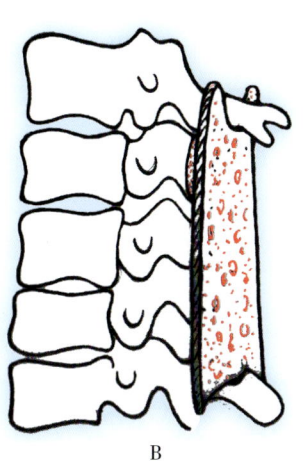

图6-4-1-3-23　条状髂骨块植骨融合术示意图（A、B）
A.正面观；B.侧面观

（四）术后处理

同一般颈后路手术。拆线后卧石膏床，或用 Halo 装置及头－颈－胸石膏固定 3 个月。

（五）预后

此种术式最大问题是对椎节稳定性的影响，尤其是植骨融合失败之病例，以致易引起颈椎的成角畸形，因此在选择此种术式时应注意。

九、颈椎后路扩大性椎板切除（减压）术

（一）概况

此种术式是在前者基础上向椎板两侧扩大减压范围，并达两侧小关节的一部或大部。推荐此种手术的学者认为，单纯性椎板切除减压术，包括术中将双侧齿状韧带切断，也难以对来自椎管前方压迫的颈椎病取得满意的疗效，此主要是由于双侧小关节后壁以及脊神经根本身的牵拉与固定所致。因此，主张采取将双侧椎间孔后壁切开的广泛性颈后路减压术，这一术式从减压角度来看，较为彻底，但如果对颈椎的稳定性破坏过多，势必影响远期疗效。因此在选择时需全面考虑。

（二）病例选择

与前者基本相似，但其病变范围大多较前者为广泛，需要更多地暴露椎管或是扩大减压范围之病例。

（三）特种器械及术式

特种器械同前。其术式是在前者基础上再进一步扩大减压范围，具体操作如下。

1. 保护硬膜囊及根袖 用冰盐水冲洗清除积血后,将脑棉覆盖于硬膜囊外,再用神经剥离子于两侧椎板及小关节下方小心松解,以防粘连引起误伤。

2. 扩大减压范围 一般用薄型冲击式咬骨钳、鹰嘴钳、安全凿或微型电钻等器械,将两侧小关节逐块切除,以达到扩大减压目的。此时如椎管前方有致压物或椎管狭窄时,除硬膜外,双侧脊神经根连同根袖可向后膨出。清除碎骨片及凝血块后,除去棉片,再次用冰盐水反复冲洗(图6-4-1-3-24)。

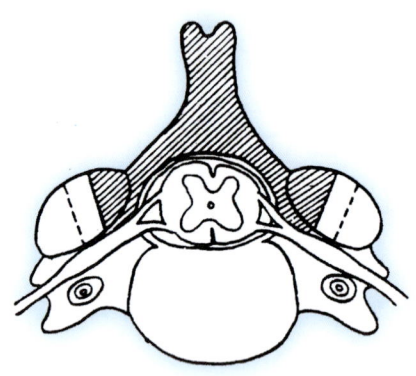

图6-4-1-3-24 扩大性椎板切除减压术(黑色线条部分)示意图

3. 椎管内探查 按前述情况及方法酌情行切开硬膜囊探查及清除病变。由于本术式对椎管的暴露较佳,故亦可从侧后方对椎管前方的骨赘或OPLL进行切除。但操作时务必小心,对硬膜囊不可过多牵引,以防误伤。

4. 椎节固定或植骨融合 对椎节明显不稳者,应行后路侧块螺钉固定+植骨融合术,或单纯植骨融合术,前者具有使椎节撑开及维持颈椎生理曲度作用,目前选用较多。对节段较少者可酌情用自体髂骨片植入,节段较长者则需用胫骨片或腓骨片移植,以增加局部的稳定性。

(四)术后处理

同一般颈后路手术,拆线后用Halo装置或头-颈-胸石膏固定3~4个月。

(五)预后

较前种术式问题更多,术后易出现颈$_5$脊神经根刺激症状等,因此在选择时务必严格手术适应证,以防引起成角畸形。

十、单(侧方)开门式椎管成形术

(一)概况

颈椎椎管开门式成形术最早由平林(1977)和中野(1978)等人报道,此可能与OPLL及严重椎管狭窄疾患在日本多见有关。早期的术式是通过将椎板一侧全切断,另侧仅外板切断并造成骨折及移位而扩大椎管矢状径,从而获得扩大椎管矢状径及减压目的。之后又不断有新的术式出现,现将临床上较为常见的、有代表性的术式列举于后,主要有单(侧方)开门式椎管成形术、双(正中)开门式椎管成形术、Z字成形术及棘突悬吊式等数种。其中单开门椎管成形术在临床上最为多用。一方面此种术式在操作上较为简便,另一方面其有效率较为稳定,但亦有其不足之处,因此不断有新的术式出现。

(二)具体病例选择

1. 原发性椎管狭窄症 即椎管矢状径比值小于1:0.75,或绝对值低于12mm者,其中尤以一侧症状为重,另侧较轻者更适用于本法。

2. 继发性椎管狭窄症 多见于以下疾病。

(1)OPLL症 因从前路切除十分困难,且风险大,易发生意外,因此有不少临床医师考虑选择后路减压。

(2)骨源性颈椎病 对骨源性颈椎病前路减压术后疗效欠满意者,除伴有原发性椎管狭窄者外,多系因各种局部病变所致的继发性椎管狭窄。

(3)黄韧带钙化症 虽不多见,但可引起椎管狭窄症的一系列症状,需从后路减压(包括切除)。为更多地保留颈椎后结构的完整性(连接上下两个棘突之间的黄韧带可不切除),此种术式较椎管后壁大面积的切除更为理想。

(三) 特种器械与手术步骤

1. 特种器械 与椎板切除术相似，主要为薄型椎板咬骨钳和四关节尖头咬骨钳等。

2. 切除一侧椎板之外板 先用椎板咬骨钳在椎板上缘（预定骨质折断处）咬一缺口，之后用四关节尖嘴咬骨钳将一侧椎板之外板纵向切除。邻近小关节处之外板骨质较硬，在切除时应小心，亦可用电钻操作（图6-4-1-3-25）。

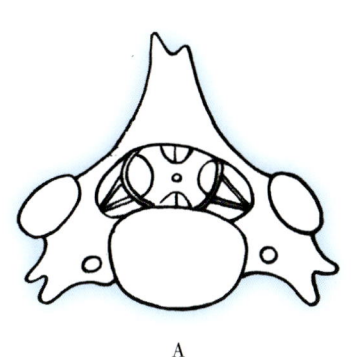 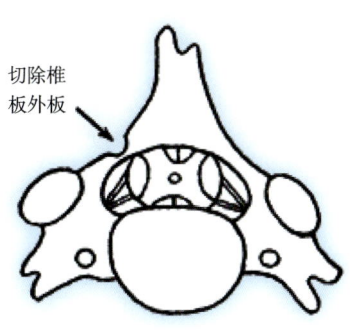

图6-4-1-3-25 先切除一侧椎板外板示意图（A、B）
A. 术前（椎管矢径狭小）；B. 一侧椎板外板切除术后

3. 切开另侧椎板全层 按前者同法切除椎板外板，使椎板厚度减少，之后用薄型冲击式咬骨钳将另侧椎板完全切断，并显示硬膜囊。此为本手术关键步骤，操作时为防止误伤脊髓或脊神经根，应边切除边用神经剥离子松解，并小心切断黄韧带。椎板切断部位一般距小关节内侧缘2~3mm。其椎节数视椎管狭窄范围而定（图6-4-1-3-26）。

4. 扩大椎管矢状径 当另侧椎板被完全切断后，可通过对棘突加压而扩大该椎板切开处间距，如此则达到扩大椎管矢状径之目的。此时，另侧外板切开侧形成骨折状。为防止术后椎板恢复原位，可于椎板内层与硬膜囊之间放置肌肉组织或脂肪块充填（图6-4-1-3-27）。

被切开的椎板间隙越大，该段椎管矢状径增加亦越多。其宽度每增加1mm，矢状径约增加0.5mm。但也无过宽的必要，因为掀起之椎板有自行还纳的倾向，且增加造成对侧完全骨折的机会，甚至出现向椎管内移位等不良后果。因此，一般6~8mm即足。

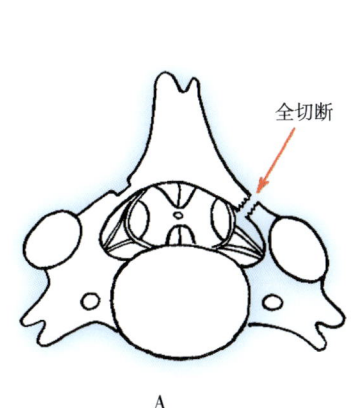 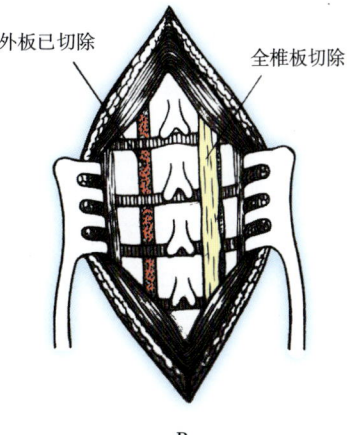

图6-4-1-3-26 再切开对侧椎板示意图（A、B）
A. 水平位观；B. 后方观

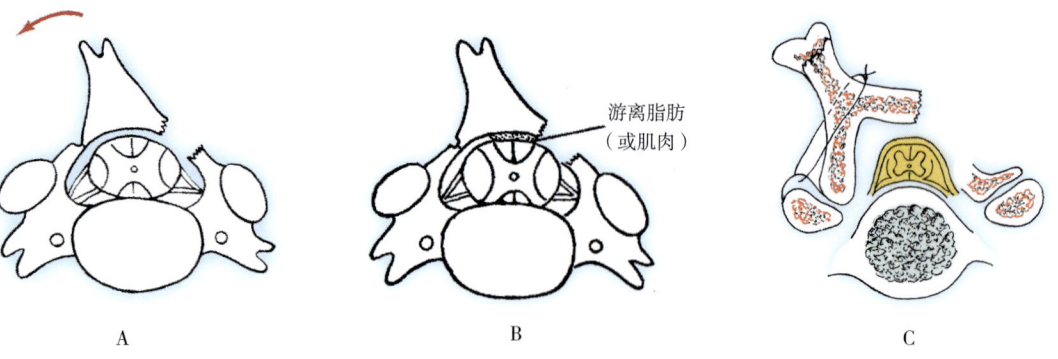

图6-4-1-3-27 单开门手术示意图（A~C）
A.将椎板连同棘突一起翻向一侧以扩大椎管矢状；B.于硬膜囊后方与椎管壁之间留置游离脂肪（或肌肉等）；
C.亦可用细钢丝或粗丝线将掀开的后结构固定到上关节处

5. **固定椎板或切除棘突** 将椎管矢状径扩大后,为维持其有效间隙的间距,防止再关门,最好将棘突缝合固定至椎板骨折侧的椎旁肌中,以降低关门率。亦有人主张将棘突切除,以减少受力（还纳）面积（图6-4-1-3-28）。

6. **闭合切口** 依序缝合切口诸层。

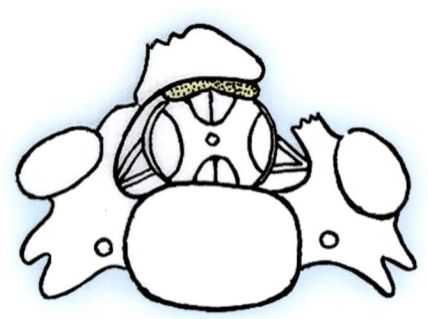

图6-4-1-3-28 酌情切除棘突示意图
棘突亦可同时切除以求减缓后方压力

（四）术后处理

按一般颈椎后路手术,因对正常结构破坏较少,可早期戴石膏领或颌-胸石膏下床活动。本法笔者曾施术数十例,发现其易再关门,个别病例于一年后发现在切除椎板侧有骨痂形成压迫脊髓而出现症状（经手术证实）,故在选择时应加以考虑。

（五）预后

80%以上的病例有效,但术后易出现"关门"或椎板切开处有骨痂形成,以致重新引起症状者,甚至症状明显加重者。因此,术前应认真考虑有无更好的术式。

十一、双（正中）开门式椎管成形术

（一）概况

在前者基础上提出此种术式,即从棘突正中将椎管矢径扩大,不仅明显增加了椎管的径,且"关门率"较低,但其在操作上难度较大,易误伤,应注意。

（二）手术病例选择

与前者基本相似。在具体病例选择上应注意以下情况。

1. 椎管严重狭窄者不宜选用,尤其是脊髓受压症状严重者；

2. 黄韧带钙化者亦不宜正中切开,因在施术过程中容易损伤前方的硬膜及脊髓组织；

3. 需作蛛网膜下腔探查者,因正中开门术术野深在,可供操作的范围有限。

（三）特种器械与施术步骤

1. **特种器械** 多选用微型电(气)钻及四关节尖头咬骨钳等。

2. **切除双侧椎板外板** 按前法将两侧椎板之外板纵向咬除。

3. **劈开棘突** 可将棘突切除(或保留),自中线将棘突至椎板后缘全层切开。一般多选用微型电（气）钻，对棘突已切除者则以四关节尖头咬骨钳咬断较为方便（图6-4-1-3-29）。

状径角度来说，较前者为理想，且符合脊髓之圆柱形结构，使其获得较均匀的减压。

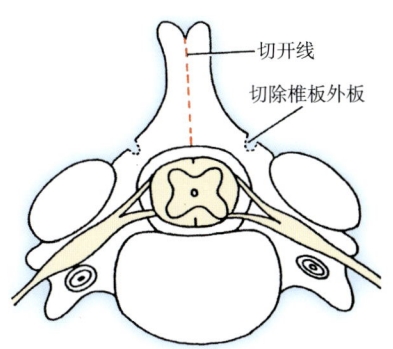

图6-4-1-3-29　切开棘突示意图
后路中央开门式椎管成形术切骨部位

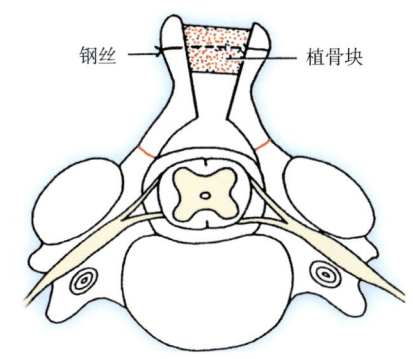

图6-4-1-3-30　植骨块嵌入示意图
扩大椎管矢径后，将植骨块嵌至棘突间并加以固定

4. 扩大矢状径　将棘突向两边分开（双侧椎板内板呈不全骨折状），间距约0.8~1.2cm为佳。

5. 植骨块嵌入　对保留棘突者可取髂骨等骨块植入局部，并用钢丝穿孔固定、结扎（图6-4-1-3-30）。

6. 酌情辅以内固定　目前以侧块螺钉技术为多用。

（四）术后处理

同一般颈后路手术。有植骨块者颈部不宜过早活动，尤其是固定不牢者。此法从扩大椎管矢

（五）预后

此种术式预后大多较好，复发率亦低。

十二、颈椎后路 Z 字成形术

Z字成形术是先将棘突切除。再将椎管后壁用微型锯等器械切成Z形的术式。早期由山口提出，系将每节椎板呈Z形切开，此后向两侧掀开，而达到扩大椎管矢状径之目的（图6-4-1-3-31）。以后宫坂等人又提出采用大Z字形椎板切开成形术，即将3~4节椎板作为一个整体，仅一个Z字形切开即可达到扩大椎管矢状径之目的。

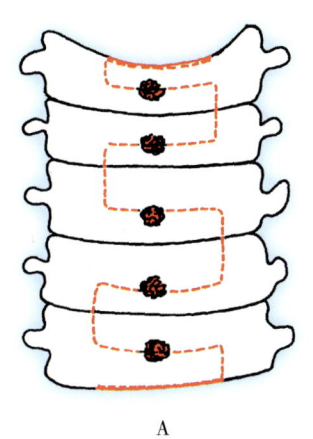
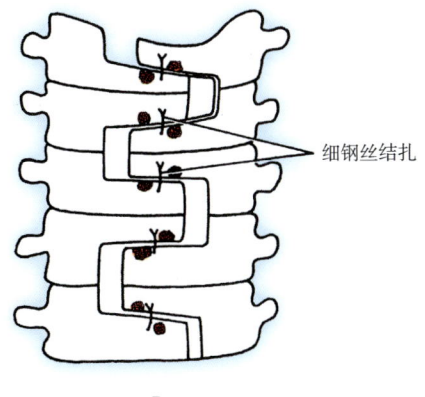

A　　　　　　　　　　　B

图6-4-1-3-31　椎板Z形切开椎管成形术示意图（A、B）
A. 将椎板外层切除后作Z形切开；B. 扩大椎管矢径+钢丝内固定

此种术式在操作上主要采用微型电(气)钻,一点点地先将椎板外板切除,再切除内板一部分,而后将残存椎板呈Z字形切开,再撑开,以达扩大椎管之目的。其手术适应证等与前者类同。本法在实施过程中一定要细心、耐心,否则,稍有疏忽即可造成难以挽回的后果,初学者不易选用。

十三、棘突漂浮(悬吊式)及黄韧带椎管成形术

此法实质上保留棘突完整及连续性的双侧椎板切除减压术,由于保留了椎管的后方骨性结构,并使其呈漂浮状,可向后方位移,因而获得疗效。其为日本学者都筑等人最早提出,从扩大椎管矢状径角度来看当然彻底,但椎板切除过多难免损伤较大,影响椎节的稳定性。因此在选择上应全面加以考虑。

黄韧带的椎管成形术(图6-4-1-3-32)虽术式似乎简单,但由于黄韧带本身质地较软,术后难以维持椎管的形态,在选择时应注意。

十四、笔者建议

在上述各种术式中,笔者建议选用半椎板切除椎管成形术,既有"次全环状切骨减压"的切骨范围,又不过多破坏椎节的骨性结构,对椎节的稳定性具有重要作用。如同时配合侧块钉—棒(板)技术固定技术,疗效更为理想(见图6-4-1-3-17)。近30年来我们施术数百例,尚无发生症状加重及其他不良后果者。

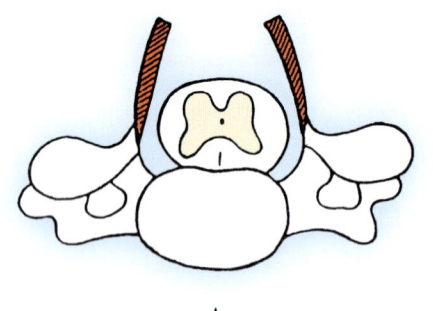 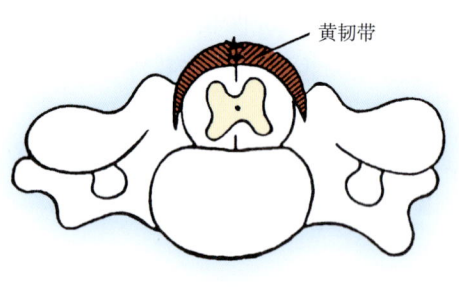

图6-4-1-3-32　黄韧带椎管成形术示意图(A、B)
A.将黄韧带自中线切开,并向两边分开;B.再将黄韧带松松缝合

第四节　先天发育性与继发性颈椎椎管狭窄症临床手术病例举例及施术要点

一、严重型颈椎椎管狭窄症前路减压+融合术者临床举例

[例1]图6-4-1-4-1　女性,48岁,发育性颈椎椎管狭窄症伴颈椎病、伴不全性瘫痪,行前路扩大椎管+内固定(A~C)。

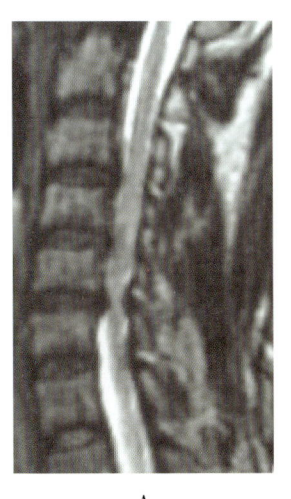 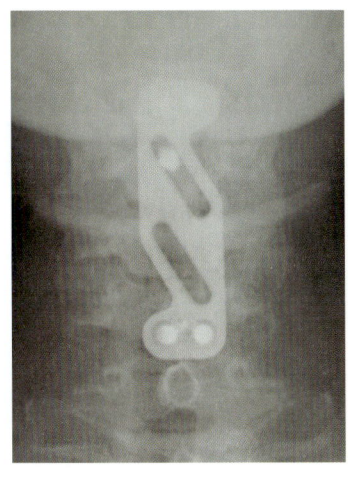 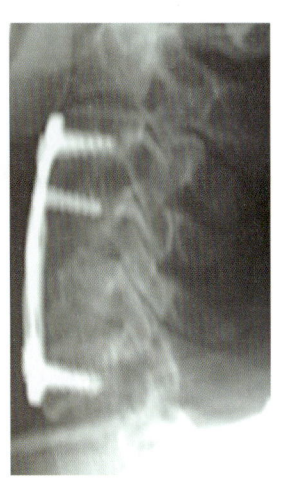

图6-4-1-4-1　例1（A~C）
A.术前MR矢状位，显示原发性椎管狭窄伴C_3、C_4，C_4、C_5，C_5、C_6髓核后突；
B.C.颈前路C_4、C_5双椎体切除+植骨+钛板螺钉植入固定术后X线正侧位片，原症状消失

[例2] 图6-4-1-4-2　中年男性，颈椎椎管狭窄症伴颈椎病前路施术（A~G）。

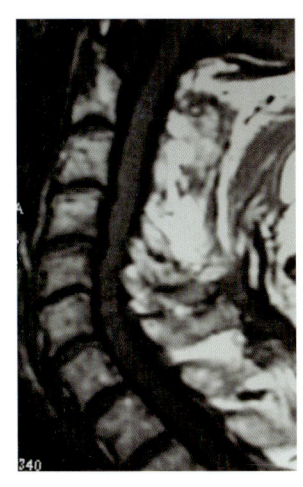 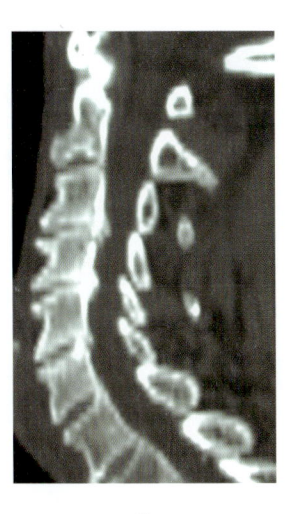 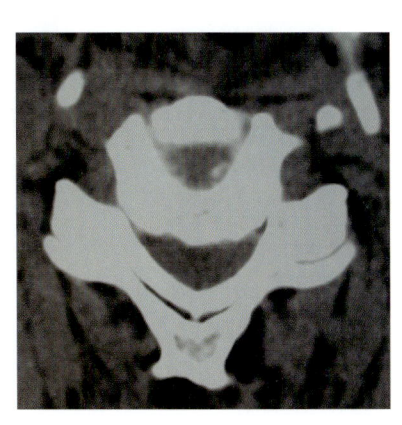

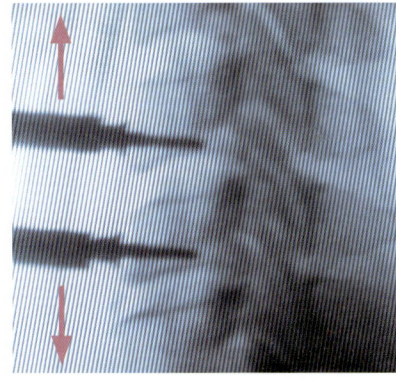 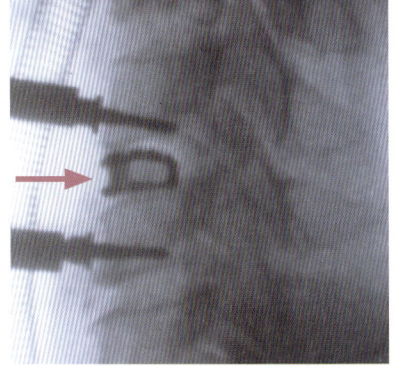

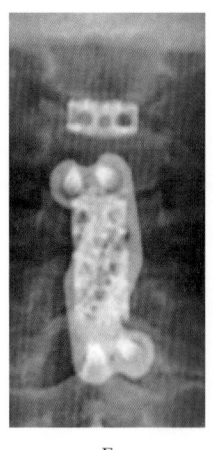
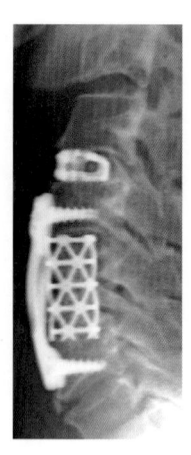

F   G

图6-4-1-4-2　例2（A~G）

A.B. 术前MR及CT矢状位，显示颈椎椎管狭窄、脊髓前后受压；C.术前CT横断面观，见椎管明显狭窄；D~G. 前路手术，先行C_3、C_4局部潜式减压术，Cage植入，显示术中在牵引下置入Cage，再行C_5椎体切除，钛网+碎骨块置入嵌至椎节，并以钛板螺钉固定，正侧位X线片显示固定满意

［例3］图 6-4-1-4-3　颈椎椎管狭窄伴颈椎病前路减压植骨固定术（A~E）。

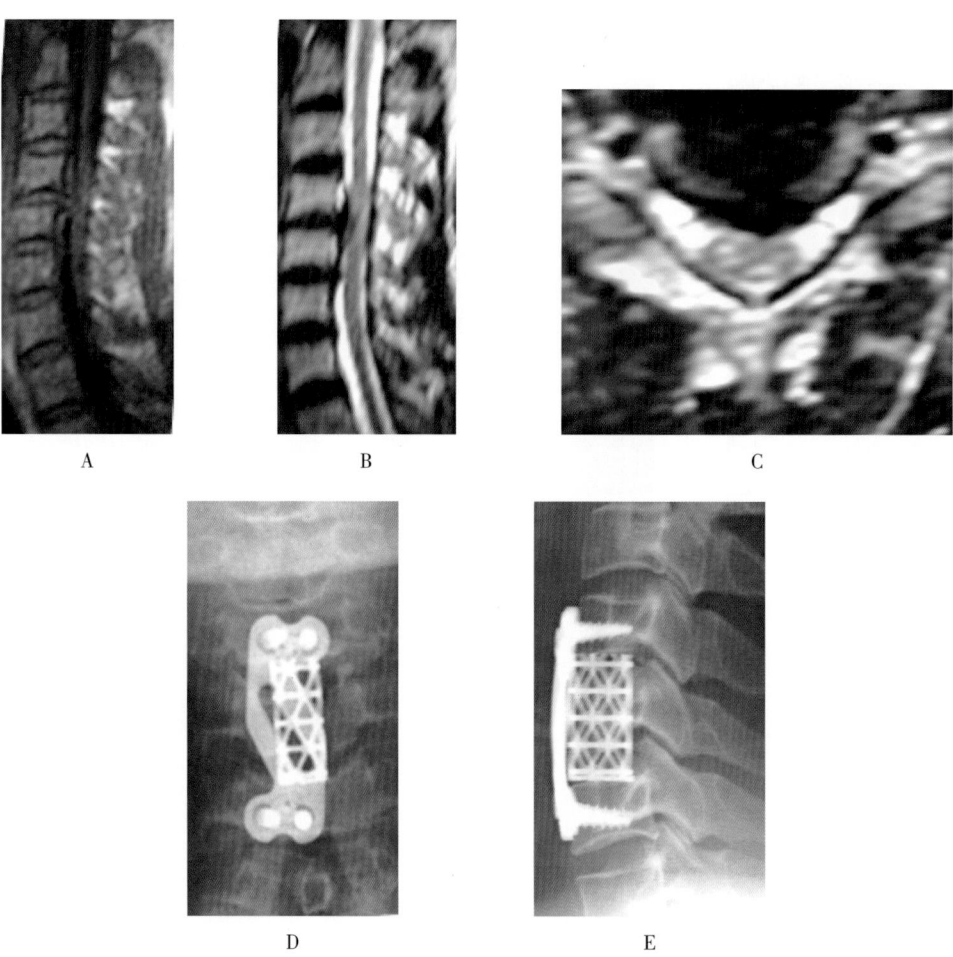

图6-4-1-4-3　例3（A~E）

A~C. 术前MR矢状位，T_1、T_2加权及MR横断面观均显示$C_{4~6}$椎管狭窄，脊髓前后受压；
D.E. 颈前路C_5椎体次全切除+钛网+植骨+钛板内固定术术后X线正侧位片

［例 4］ 图 6-4-1-4-4　女性，43 岁，颈椎椎管狭窄症伴颈椎病行颈前路减压 + 内固定术（A~G）。

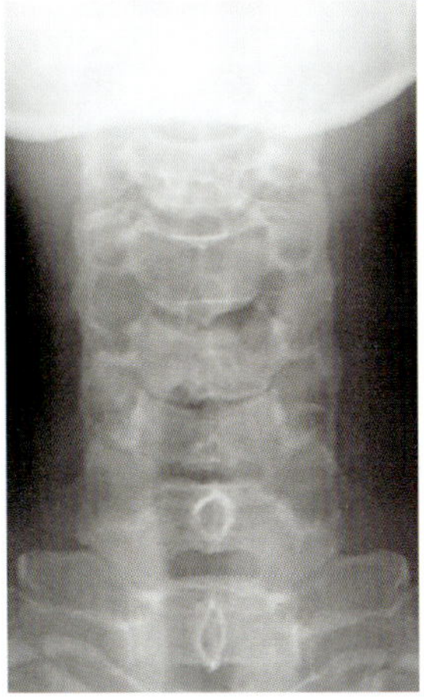
A

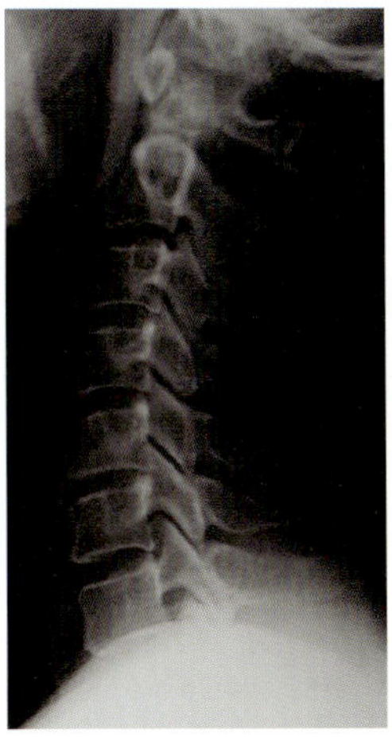
B

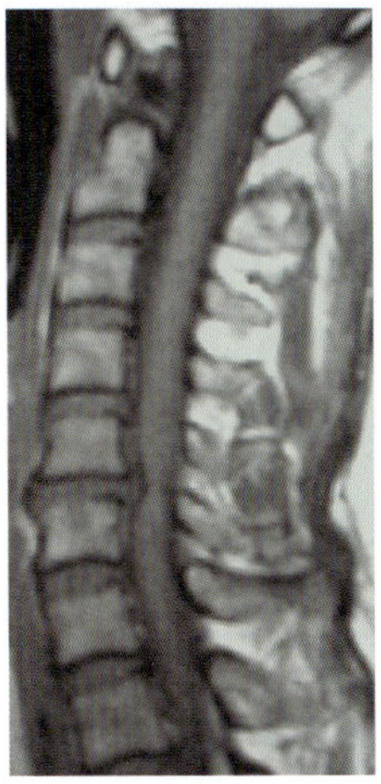
C

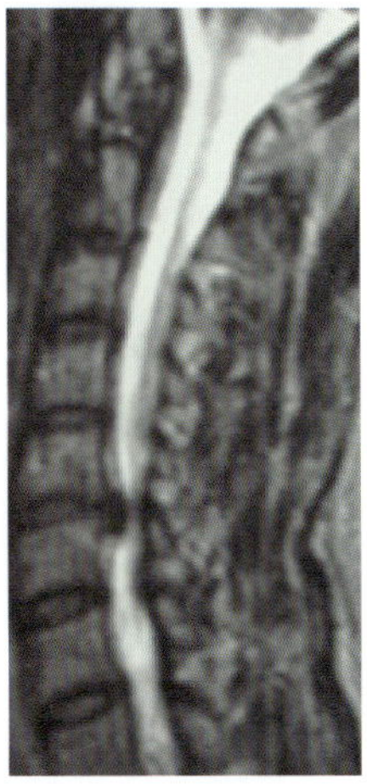
D

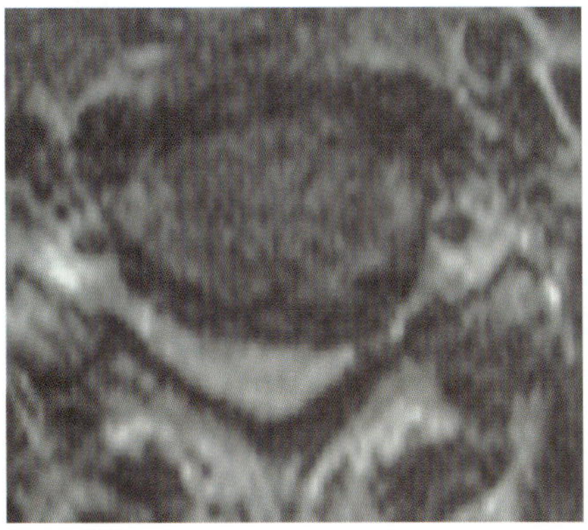
E

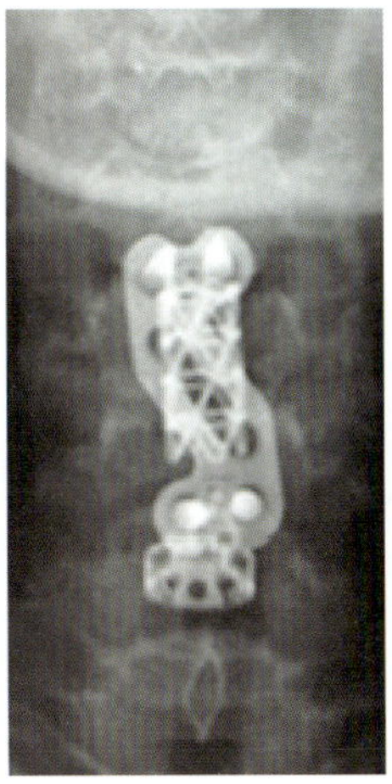
F

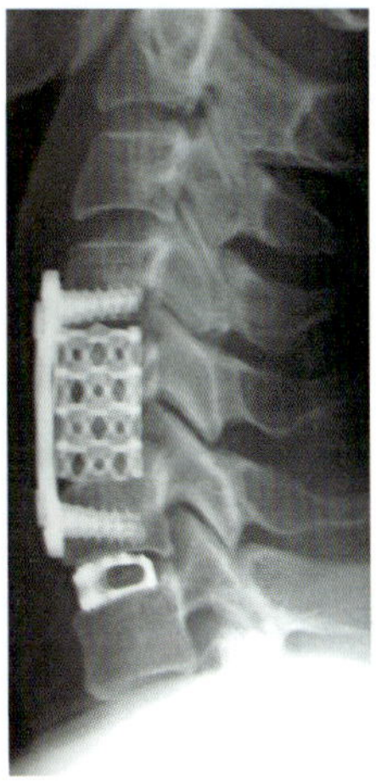
G

图6-4-1-4-4　例4（A~G）

A.B. 术前正侧位X线片；C.D. 术前MR矢状位，T_1、T_2加权；E. 术前MR水平位观；
F.G. 前路C_5椎体次全切除减压+钛网+植骨+钛板内固定+C_6、C_7椎节潜式减压及Cage植入术后X线正侧位片

［例 5］ 图 6-4-1-4-5　男性，62 岁，颈椎椎管狭窄 + 颈椎病，行前路减压 + 内固定术（A~G）。

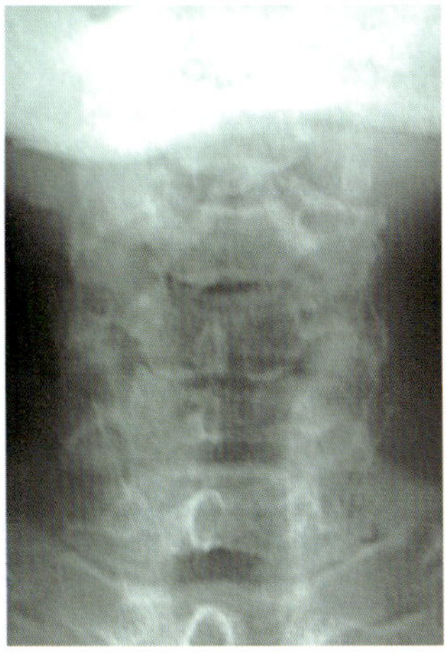
A

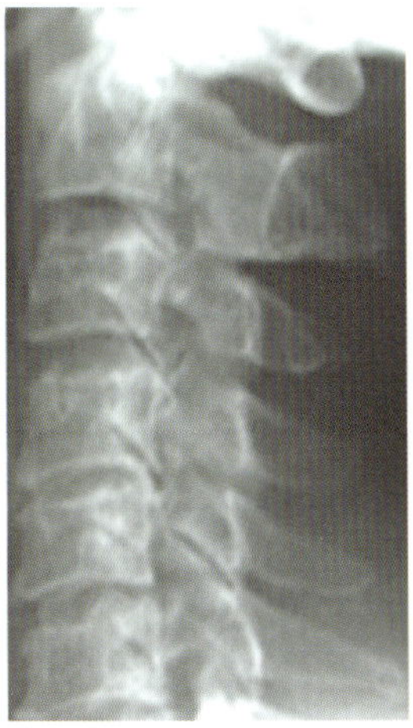
B

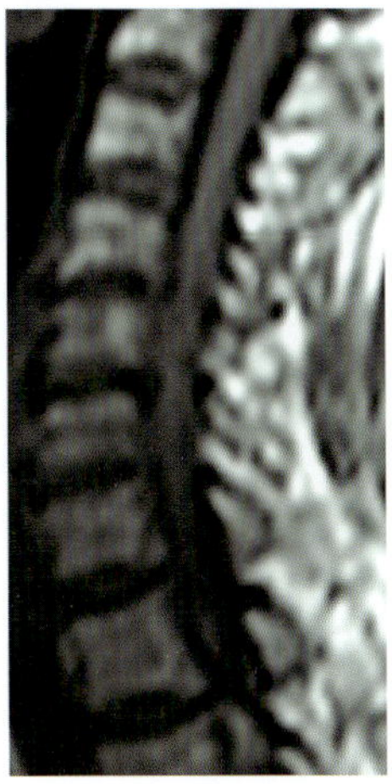
C

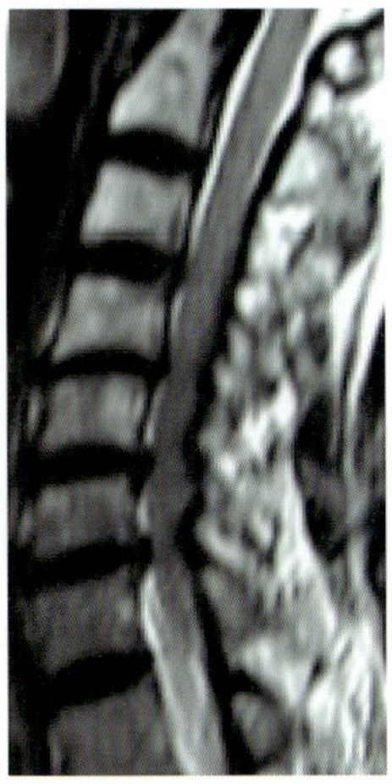
D

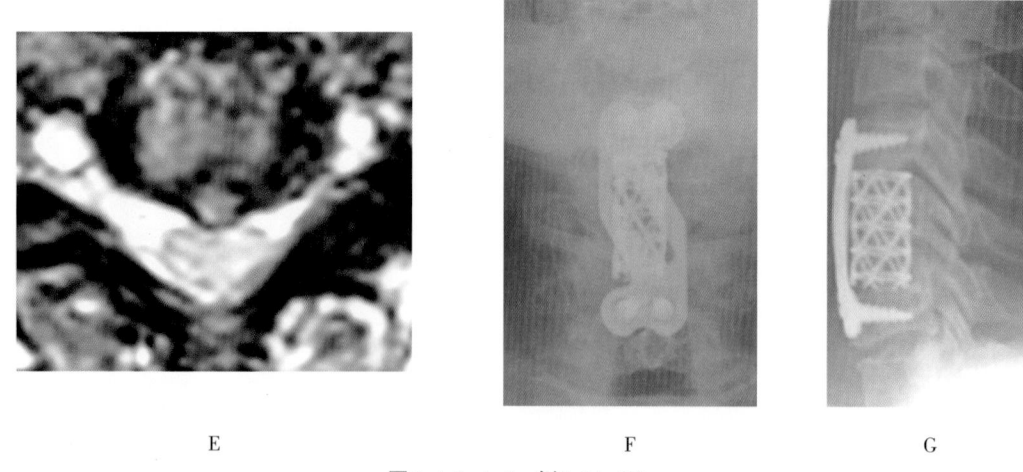

图6-4-1-4-5 例5（A~G）

A.B. 术前正侧位X线片；C.D. 术前MR矢状位片；E. 术前MR C_5水平位观，显示硬膜囊前后双向受压；
F.G. 颈前路C_5椎体切除减压、扩大椎管矢径+钛网+植骨+钛板内固定术后正侧位X线片

［例6］图6-4-1-4-6 男性，45岁，颈椎椎管狭窄+颈椎病，前路手术减压及扩大椎管矢径（A~F）。

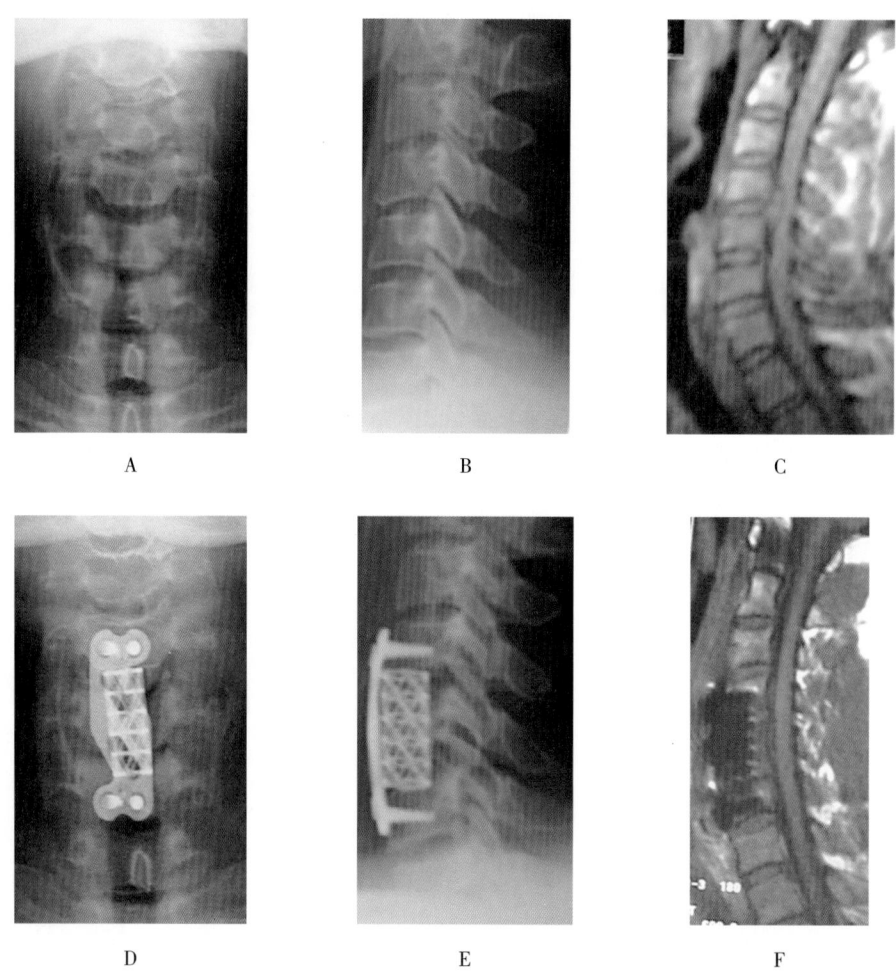

图6-4-1-4-6 例6（A~F）

A.B. 术前X线正侧位片；C. 术前MR矢状位观，显示椎管狭窄，C_4~C_5及C_5~C_6髓核后突，致硬膜囊受压；D.E. 颈前路C_5椎体切除、扩大椎管矢径，钛网植入+植骨+钛板螺钉固定术后正侧位X线片；F. 术后一年MR矢状位观，见椎管矢径扩大，硬膜囊已无致压征

［例7］ 图6-4-1-4-7　成年男性,轻度颈椎椎管狭窄+颈椎病,前路多节段潜式减压+Cage内固定术(A~F)。

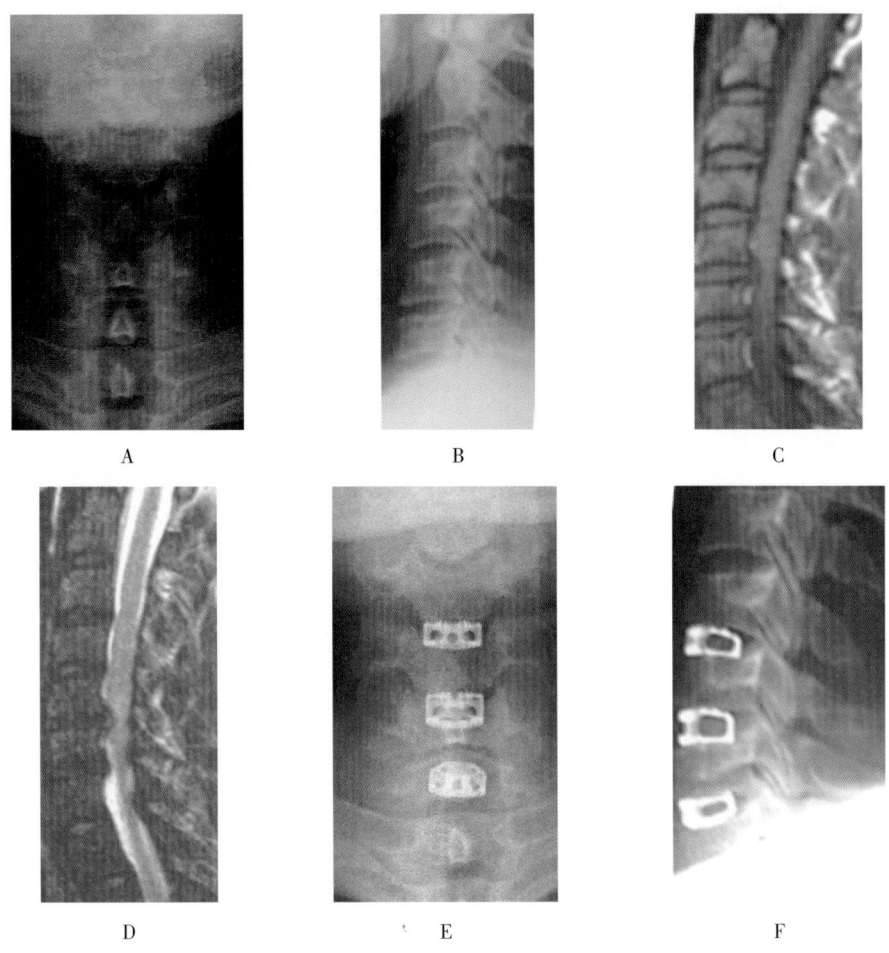

图6-4-1-4-7　例7（A~F）

A.B. 术前正侧位X线片；C.D. 术前MR矢状位观，T_1、T_2加权，显示椎管受压主要来自前方C_4~C_5、C_5~C_6及C_6~C_7椎节髓核后突；
E.F. 对C_4~C_5、C_5~C_6及C_6~C_7行椎节潜式切骨减压+Cage植入，术后正侧位X线片观，见椎节高度与曲度已恢复正侧状态

［例8］ 图6-4-1-4-8　男性,54岁,临床诊断:颈椎椎管狭窄+颈椎病,在全麻下行前路多节段潜式减压+Cage植入术(A~H)。

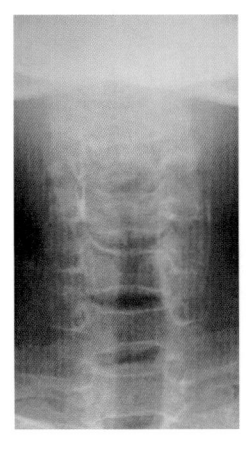
A

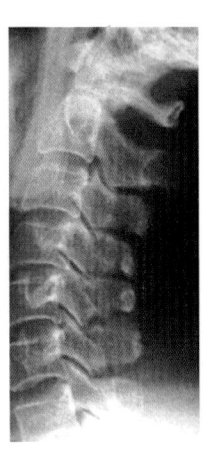
B

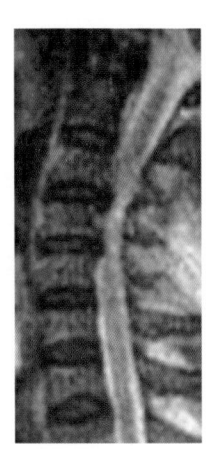
C

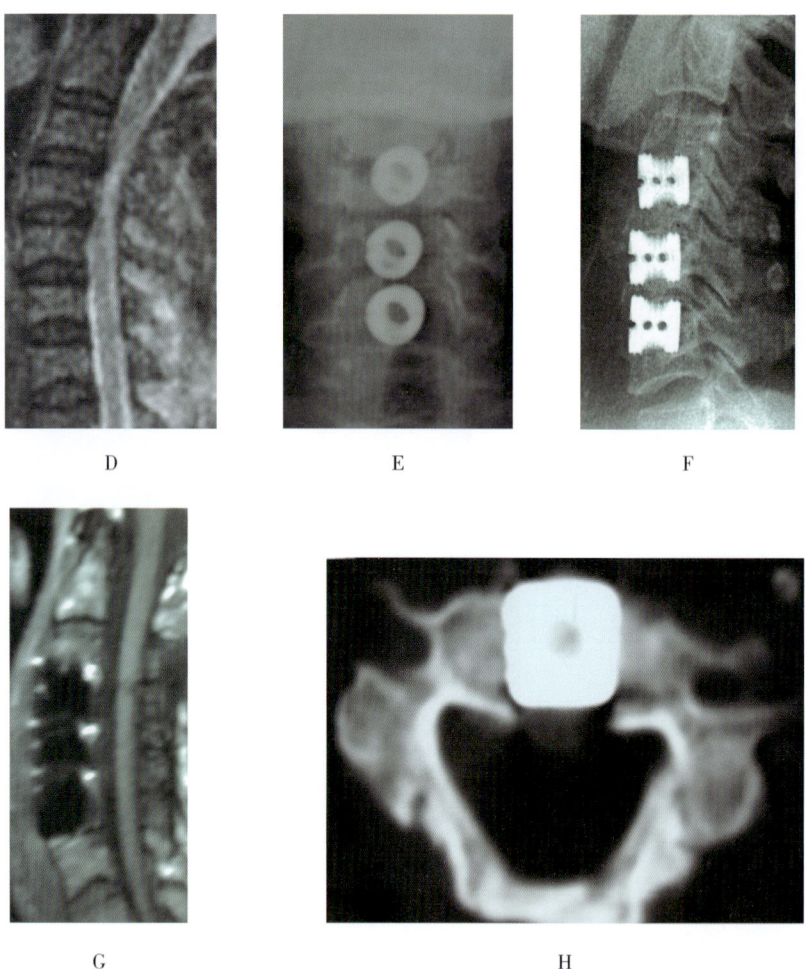

图6-4-1-4-8 例8（A~H）

A.B. 术前正侧位X线片；C.D. 术前MR矢状位观，显示C_3~C_4及C_5~C_6前方受压，且颈髓已有变性征；E.F. 前路多节段潜式切骨减压+Cage植入后正侧位X线片，已恢复椎节原有高度；G. 术后10月MR复查矢状位观；H. 术后10月CT水平位扫描；前两者均显示减压满意，椎管矢径扩大，诸椎节已无致压征，原临床症状消失

［例9］图6-4-1-4-9 颈椎椎管狭窄症+颈椎病，行前路减压固定术（A~F）。

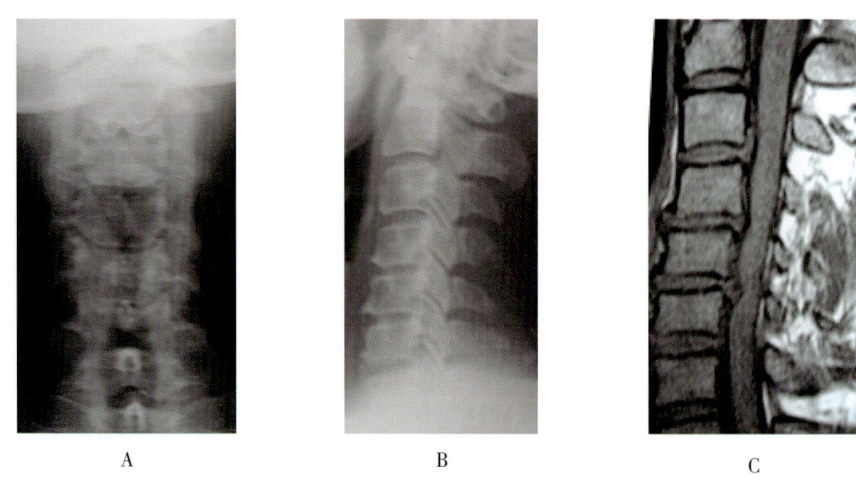

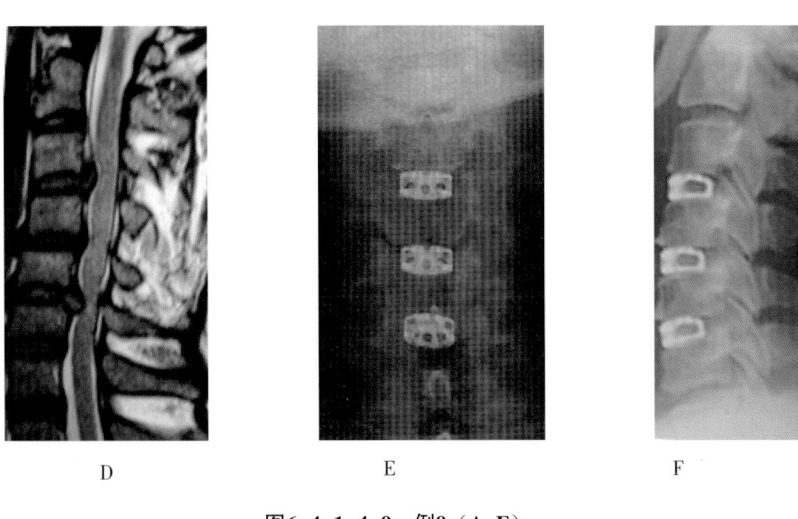

图6-4-1-4-9 例9（A~F）

A.B. 术前X线正侧位片；C.D. 术前MR矢状位，T_1、T_2加权，显示C_3~C_4、C_4~C_5及C_5~C_6节段硬膜囊前后受压，尤以C_5、C_6为甚，颈髓显示变性改变；E.F. 全麻下行前路多节段潜式减压+Cage内固定，术后X线正侧位片，显示椎节高度与曲度恢复正常

[例10] 图6-4-1-4-10　男性，45岁，颈椎椎管狭窄 + 颈椎病，行前路减压 + 固定术（A~G）。

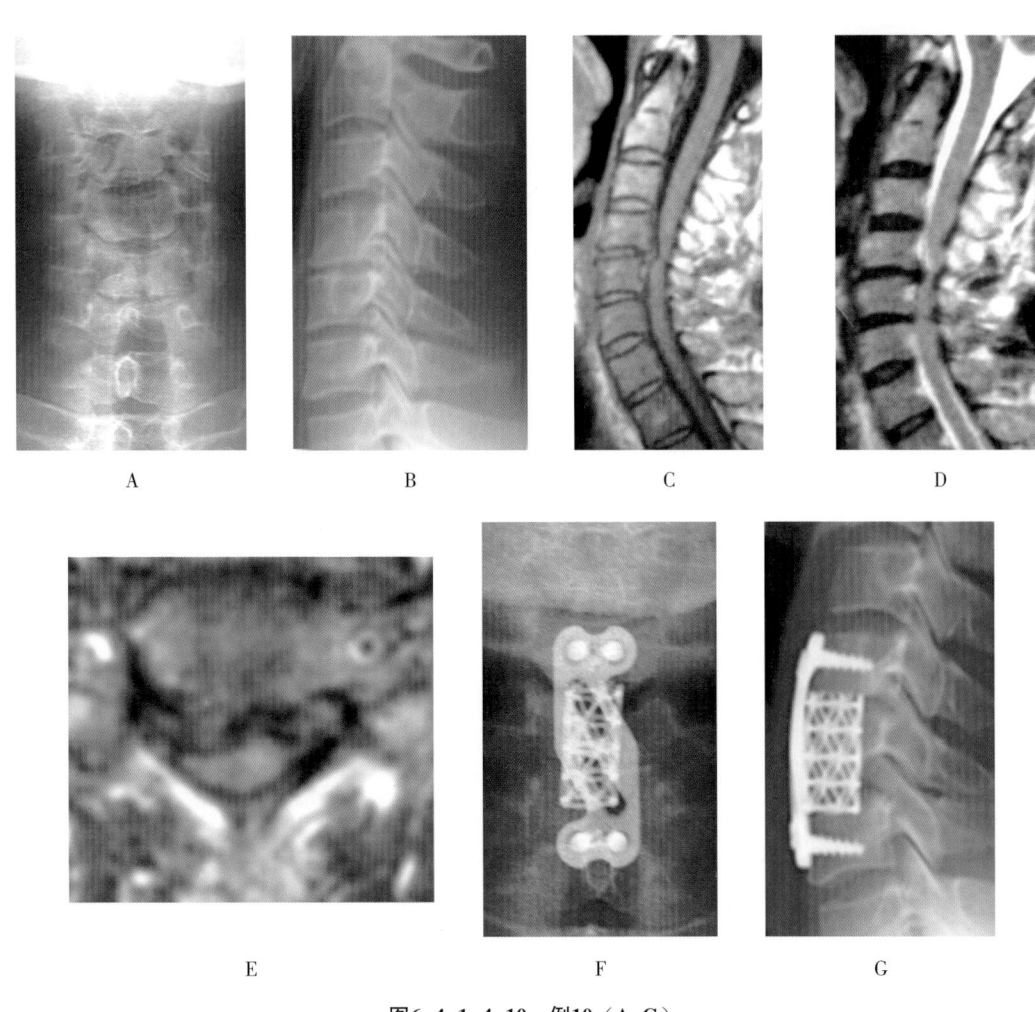

图6-4-1-4-10　例10（A~G）

A.B. 术前正侧位X线片；C.D. 术前MR矢状位观，T_1、T_2加权；E. MR术前水平位观；前两者均显示C_4~C_5及C_5~C_6节段处于前后受压状态；F.G. 前路C_5椎体次全切除+钛网植骨+钛板术后X线正侧位片

[例11] 图6-4-1-4-11 女性,45岁,颈椎椎管狭窄＋颈椎病,行前路减压及椎管扩大术(A~F)。

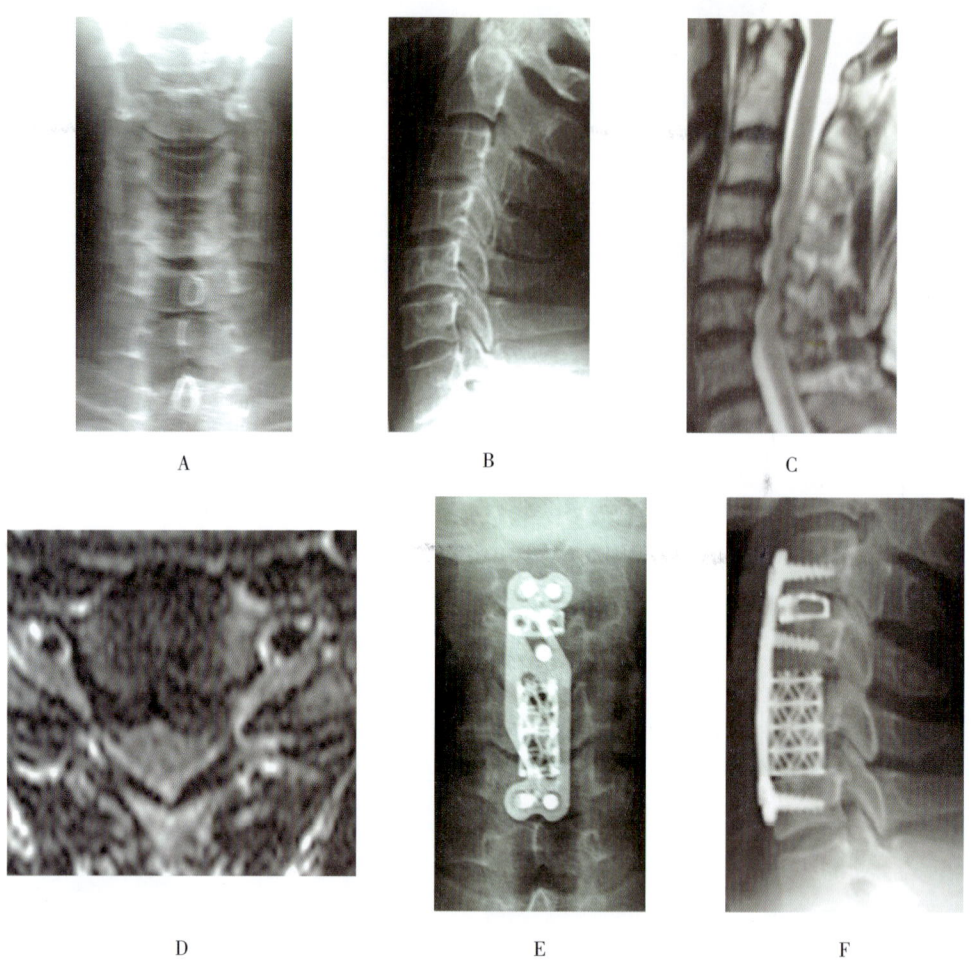

图6-4-1-4-11 例11（A~F）
A.B. 术前正侧位X线片；C.D. 术前MR矢状位及水平位；
E.F. 颈前路C_3~C_4潜式切骨减压+Cage植入+C_5椎体切除+钛网、植骨+多节段钛板螺钉固定，术后正侧位X线片

[例12] 图6-4-1-4-12 男性,64岁,颈椎椎管狭窄伴颈椎病,行前路减压＋椎管扩大术(A~G)。

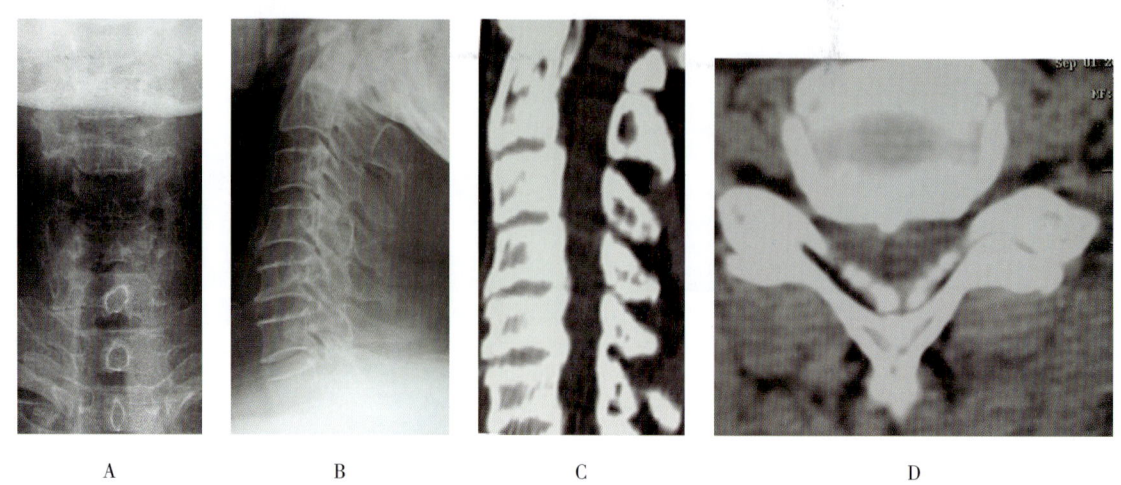

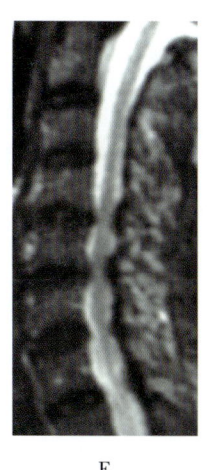 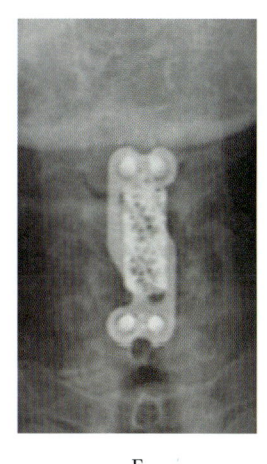 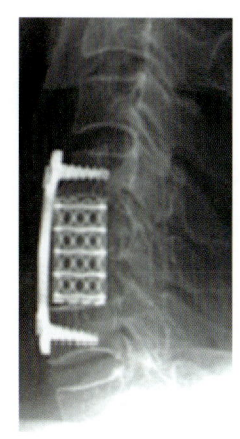

图6-4-1-4-12 例12（A~G）

A.B. 术前正侧位X线片；C.D. 术前CT扫描矢状位及水平位，显示椎管狭窄；E. 术前MR矢状位；F.G. 颈前路C₅椎体次全切除减压、扩大椎管矢径+钛网植骨+钛板固定术后正侧位X线片

二、颈前路切骨手术技巧与施术要点

1. **双手持匙** 在切骨时，尤其是邻近椎管刮除深部骨质时，一定要双手持匙较为安全、稳妥。

2. **旋转手法切骨** 椎管前方致压骨大多坚硬，可用刮匙头部作为力点，以旋转手法呈水平位刮除骨质，既安全，又有效。

3. **保护后纵韧带完整** 后纵韧带为安全带，对正常的后纵韧带务必加以保护，切勿伤及，以免术后形成硬膜外血肿。

4. **对骨化、挛缩之后纵韧带需小心切除** 由于后纵韧带后方为硬膜及颈髓，加之病变后纵韧带已对其构成压迫，因此在切除时务必小心，陈德玉设计的带钩槽式硬膜拉钩可方便切除病变组织（图6-4-1-4-13~16）。

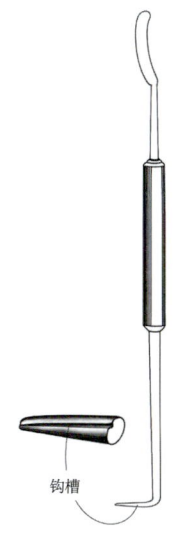

图6-4-1-4-13 陈氏沟槽式后纵韧带拉钩示意图

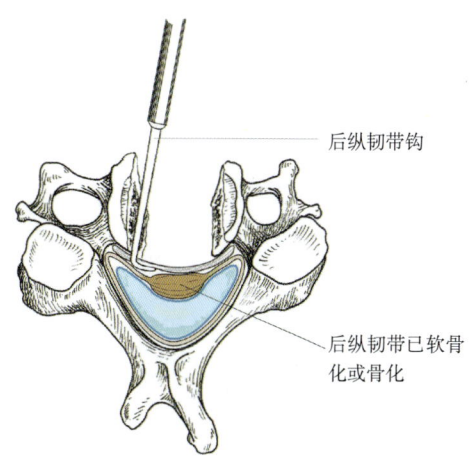

图6-4-1-4-14 操作要领示意图

将拉钩从侧方插至后纵韧带深部，并沿沟槽切开

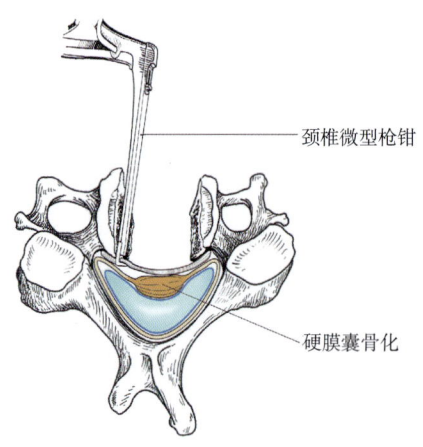

图6-4-1-4-15 扩大减压范围示意图
再用薄型咬骨钳从两侧剪开后纵韧带，扩大减压范围

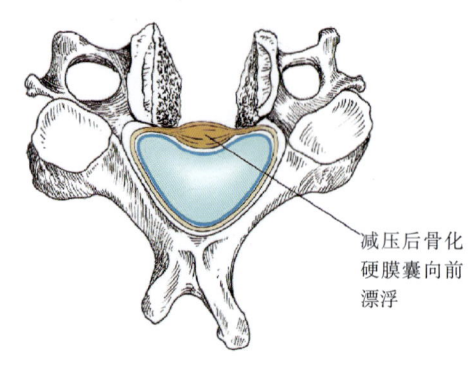

图6-4-1-4-16 硬膜囊漂浮示意图
两侧后纵韧带切开后，硬膜囊即呈现漂浮状，从而获得减压效果

三、颈椎椎管狭窄症后路减压+固定术者

[例1] 图6-4-1-4-17 成年男性，发育性颈椎椎管狭窄前后路施术减压（A~F）。

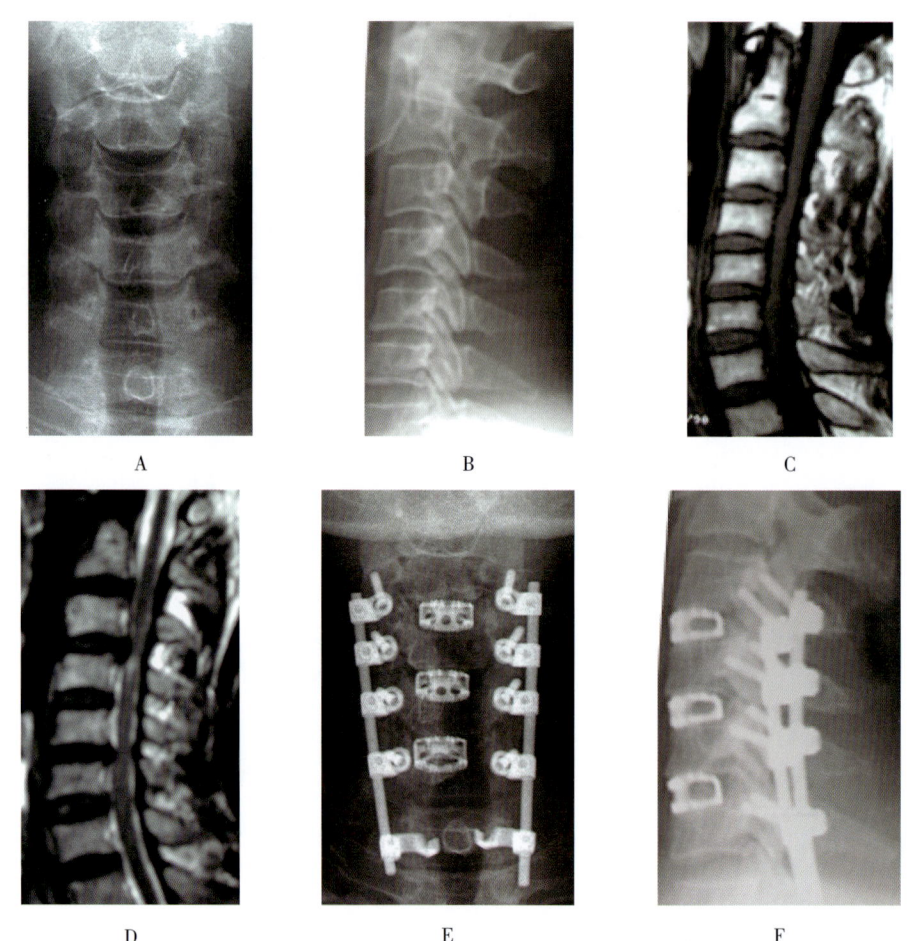

图6-4-1-4-17 临床举例 例1（A~F）
A.B. 术前正侧位X线片；C.D. 术前MR矢状位，T_1、T_2加权；E.F. 先行颈椎前路C_{3-6}多节段潜式减压+Cage植入，稳定椎节；再行后路减压（C_{3-7}椎板切除）及侧块螺钉内固定，术后X线正侧位片

［例2］图6-4-1-4-18 男性,53岁,发育性颈椎椎管狭窄后路减压术(A~E)。

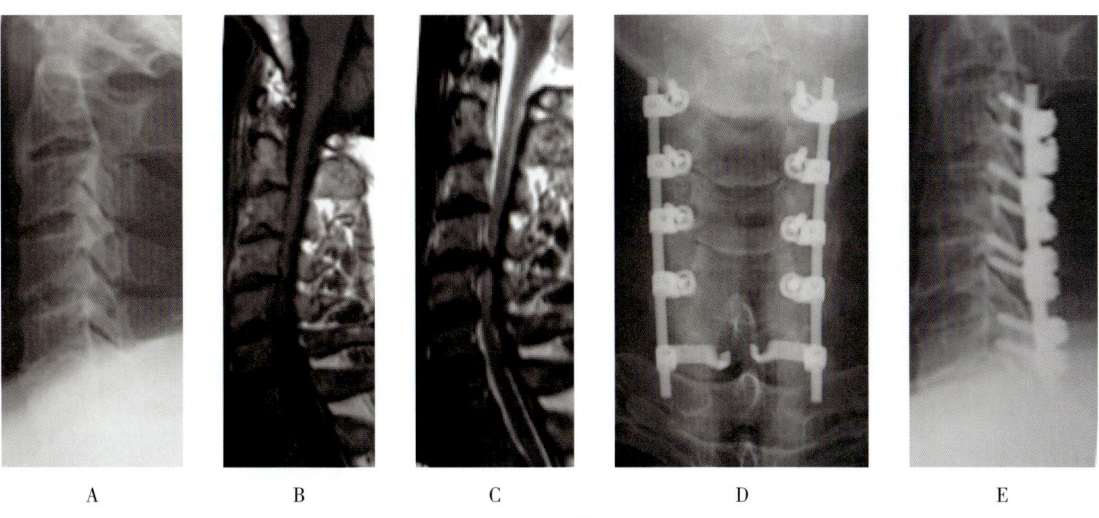

图6-4-1-4-18 例2（A~E）
A. 术前颈椎侧位X线片；B.C. 术前MR矢状位，显示C_{3-6}原发性椎管狭窄；
D.E. 后路C_{3-7}侧块螺钉固定、适度撑开+C_5、C_6椎板切除减压，术后X线片正侧位观

［例3］图6-4-1-4-19 颈椎椎管施后路减压术(A~F)。

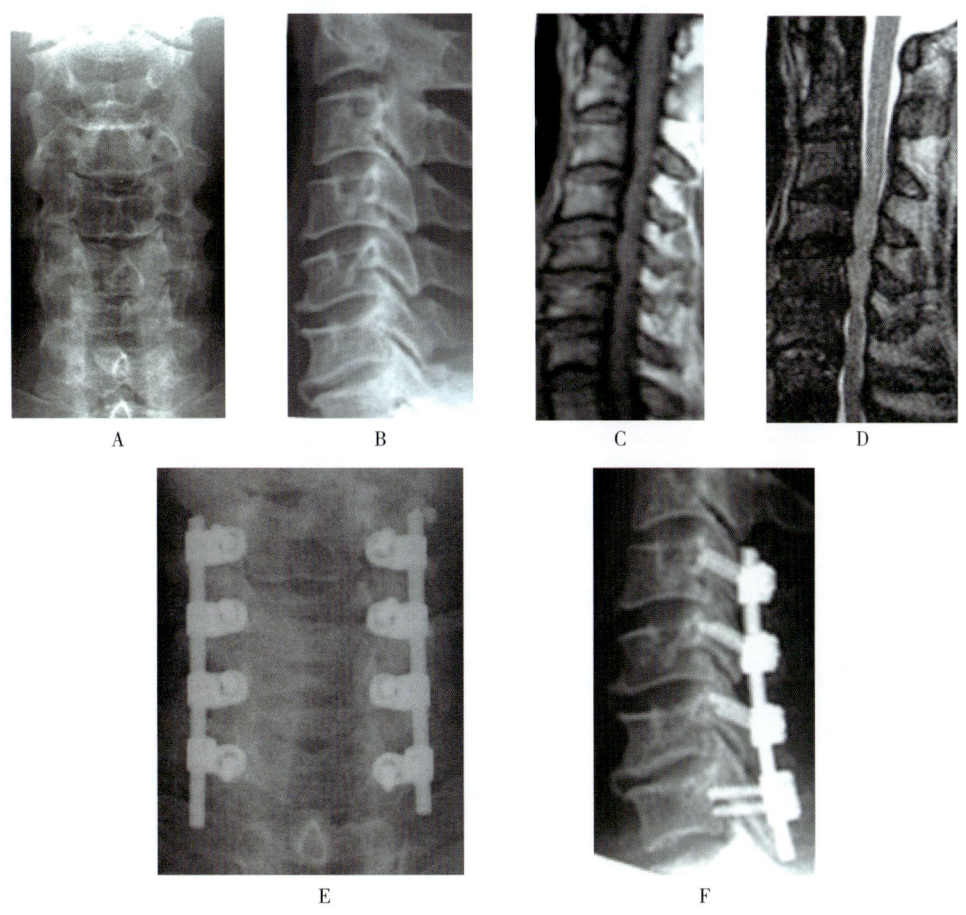

图6-4-1-4-19 例3（A~F）
A.B. 术前正侧位X线片；C.D. 术前MR矢状位片，见颈椎椎管狭窄，以C_{4-7}段为明显；
E.F. 行颈后路C_{4-7}侧块螺钉固定，适度撑开+C_{4-7}椎板切除减压，术后正侧位X线片所见椎节曲度与高度已恢复

[例4] 图6-4-1-4-20 继发性椎管狭窄症颈后路施术(A~E)。

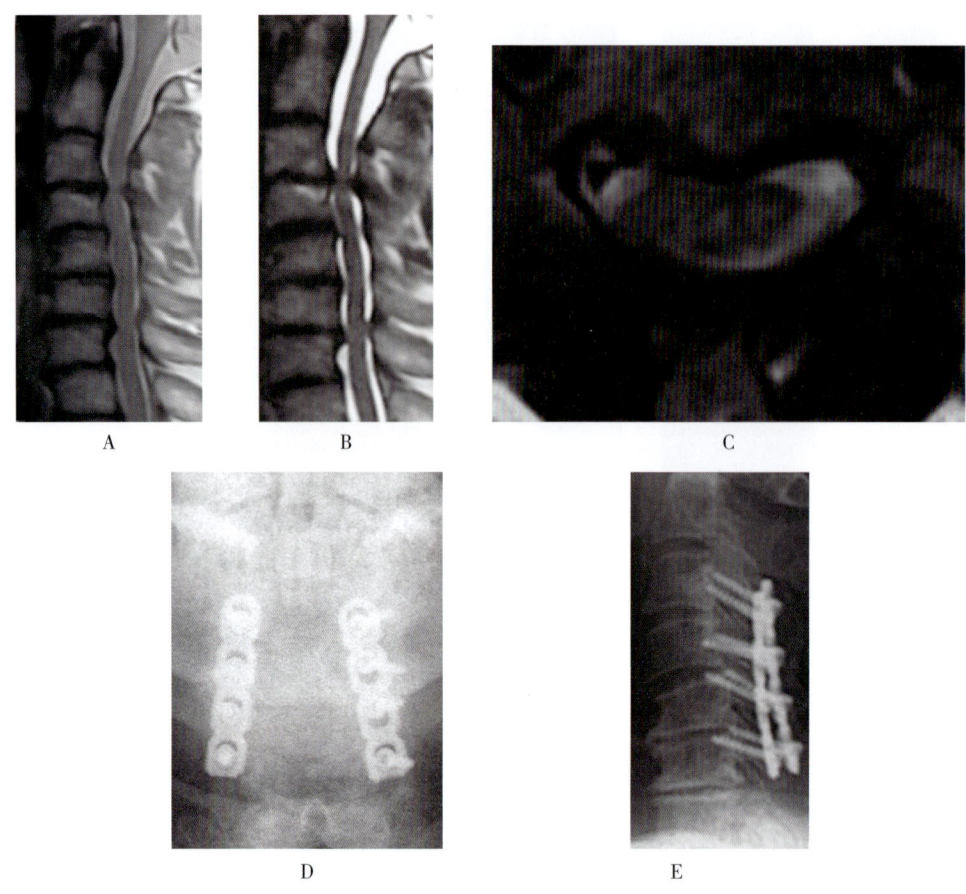

图6-4-1-4-20 例4（A~E）

A~C. 术前MR矢状位T_1、T_2加权及水平位，显示C_3~C_4、C_4~C_5及C_5~C_6多节段前后受压征伴原发性椎管狭窄；D.E. 后路C_{3-6}侧块螺钉固定，适度撑开、锁紧固定，并行颈$_{3-6}$椎板切除减压术

四、颈椎椎管狭窄症前、后路施减压术者

[例1] 图6-4-1-4-21 男性，63岁，发育性颈椎椎管狭窄症、伴严重不全性瘫痪行前后路减压及固定术(A~F)。

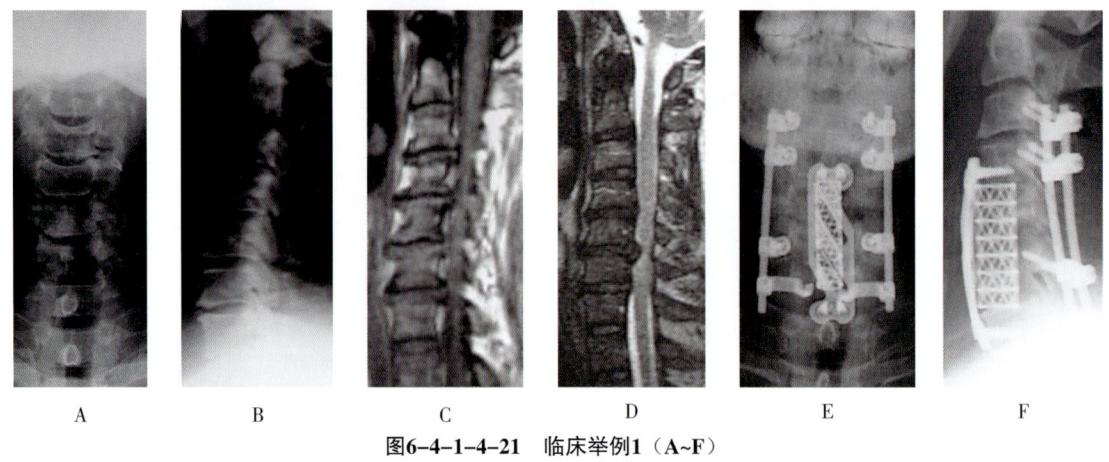

图6-4-1-4-21 临床举例1（A~F）

A.B. 术前正侧位X线片；C.D. 术前MR矢状位，T_1、T_2加权，显示发育性椎管狭窄及椎节退变；E.F. 先行前路C_5及C_6椎体次全切除+钛网、植骨+钛板固定，再行颈后路C_3~C_4及C_6~C_7侧块螺钉+椎板切除椎管扩大减压术，术后正侧位X线片

[例2] 图6-4-1-4-22 男性,70岁,发育性椎管狭窄伴$C_{3\sim 4}$椎间盘突出行双向减压术(A~I)。

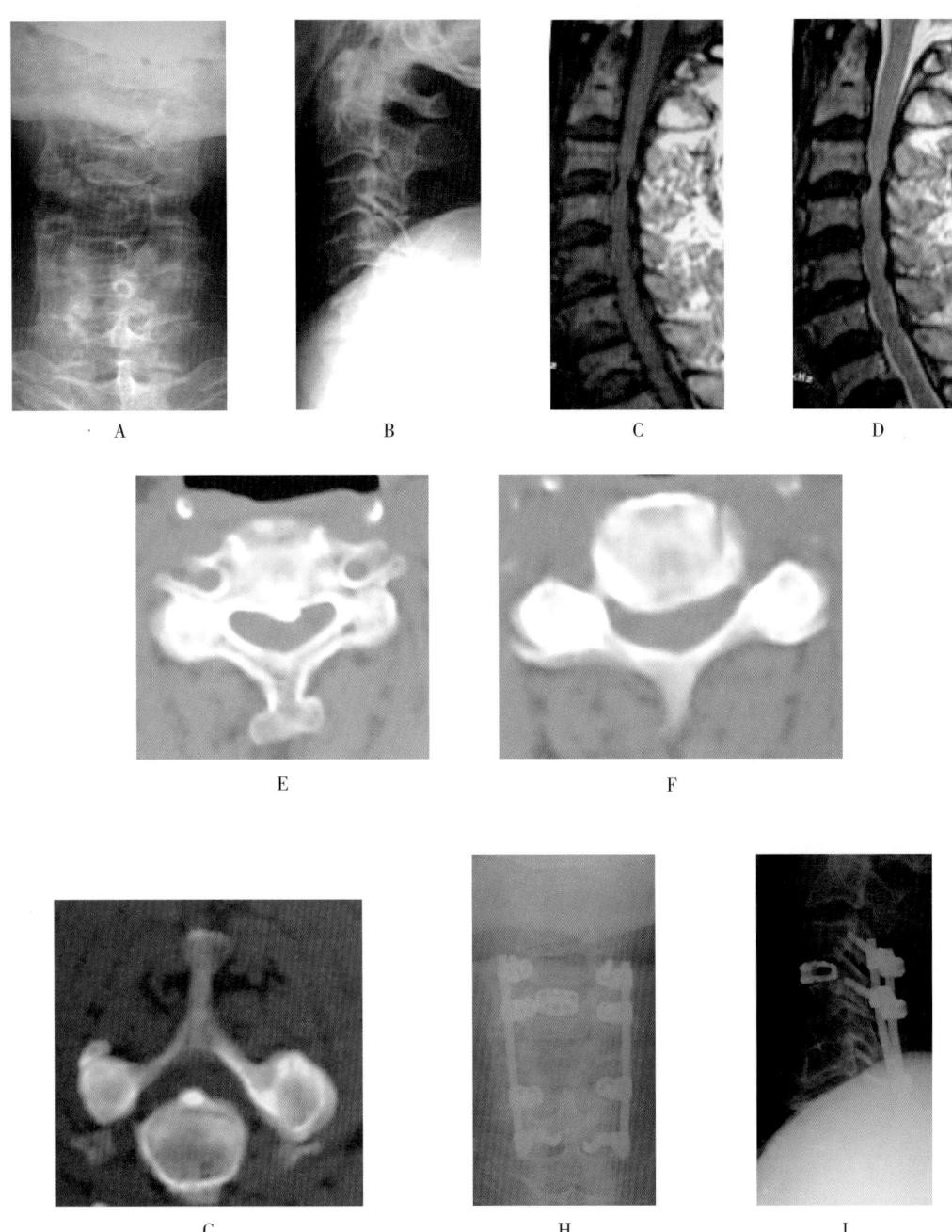

图6-4-1-4-22 临床举例2（A~I）

A.B. 术前正侧位X线片；C.D. 术前MR矢状位片，显示椎管发育性狭窄，伴$C_3\sim C_4$髓核后突及其他多椎节不稳征；E~G. CT水平位扫描，见多椎节椎管呈发育性狭窄征；H.I. 全麻下先行前路$C_3\sim C_4$髓核摘除+Cage植入，再行颈后路$C_3\sim C_4$及$C_5\sim C_6$侧块螺钉固定、撑开+椎板切除减压，术后正侧位X线片显示颈椎已恢复原有曲度与高度，术前症状逐渐消失

第五节 颈后路翻修手术

一、概述

颈椎后路翻修术是指对以往颈椎后路手术后存在的或由此而新出现的问题进行纠正的手术。近年来，随着颈椎外科的广泛开展，此类翻修手术有不断地增加的趋势。颈后路手术以后，许多患者由于症状复发或症状持续存在往往需要再次手术治疗。翻修手术指征主要根据术后残留症状，按出现时间可以分为早期翻修和晚期翻修手术。

二、早期翻修术病例选择与手术指征

（一）持续根性症状

对于具有明确手术指征，已行后路减压手术，但术后症状未能解除的患者应进行再次影像学检查，以明确原因。除常规颈椎X线片检查外，应首选核磁共振（MR）检查，后者常能明确病因，但有些情况下还必须进行脊髓造影后CT成像（CTM），尤其是要明确是否与骨性因素有关或需要矢状位重建者。随着颈后路内固定系统应用的不断增多，由于技术因素，颈椎固定螺钉突入椎管亦有发生，此时，CT检查亦可明确，见例1（图6-4-1-5-1）。发生此种情况时，如螺钉占据椎管较少，可没有症状，然而部分患者可有根性刺激症状，这种医源性神经根压迫需要翻修纠正。有些患者的持续根性症状原因比较复杂，则需认真分析，方能找出原因。这些残留症状可能是手术未能切除致压源，或手术节段错误所造成，针对这些情况，翻修效果较好。如果诊断和治疗均正确，但症状仍持续存在，此种情况则不属翻修范围，应查找其他可能的原因。

短颈肥胖患者减压手术操作时容易发生定位错误，因为术中往往难以得到清晰的X线透视图像，因此，术后一旦发现这个问题，应该进行翻修手术。如果手术操作节段正确，但减压不充分而根性症状持续，且较明显，亦需要进行翻修。若操作正确，减压充分，但术后仍不能有效缓解症状者，应对患者进行解释并行非手术治疗，不宜进行翻修手术。

（二）脊髓功能障碍症状持续存在

对颈后路手术减压后，患者脊髓功能障碍表现无改善者，则应行MR检查，以明确是否减压彻底，同时采用过伸过屈侧位像以明确颈椎是否稳定。有些患者颈髓压迫性因素与脊髓本身之变性并存，手术只能解除压迫，但对变性、囊性改变之脊髓效果甚微，后者使神经功能障碍难以改善，见例2（图6-4-1-5-2）。Epstein报道脊髓病变的减压手术有效率最高只能达到75%，因此在术前一定要向患者解释清楚，并强调手术目的是解除神经压迫，改善患者生存质量，有时则仅能阻止疾病进展。如果首次手术未得到充分减压或出现脊柱不稳，应考虑进行翻修手术。第一次手术已得到充分减压而症状仍持续存在不能缓解者，则症状主要由于脊髓软化引起，即使翻修后患者症状也不会得到有效改善，不宜再次手术。

（三）神经功能恶化

如果术后患者症状在24~48h内出现恶化，

应急诊行 MR 检查,以明确是否减压不彻底、血肿形成或出现其他致压因素。

1. 血肿形成　如果术后神经功能恶化较快,并迅速加重,首先应该考虑的是局部血肿压迫可能。早期手术探查可沿原手术入路,如有血肿,应予清除,并仔细止血。术中应慎用明胶海绵,我们曾遇到硬膜外使用明胶海绵后出现粘连并产生压迫的病例。如果术中使用内固定而术者对内固定操作不熟练或固定不确切时,较易发生内植物置放不准确或移位,尤其是术中透视影像不清晰的条件下,加之经验不足,则更易发生。因此,术后随着发生症状的恶化,还应该考虑植入物的位置和可能发生的移位,应行清晰的影像学检查,一旦明确,则应翻修。

2. 术后早期感染　术后早期出现神经功能症状恶化还应排除感染,这种情况尤其需要积极处理。如果患者在使用激素期间,早期症状可能被掩盖,应严密观察,密切注意切口变化及患者全身情况,以便尽早作出诊断。伤口出现分泌物,原无发热的患者出现发热,主诉疼痛,都应进一步检查排除感染的可能。在白细胞计数正常时,应注意是否白细胞分类及 C 反应蛋白的升高。感染早期翻修手术的关键是清除坏死和感染组织,充分引流。感染坏死组织在应用抗生素前作细菌培养。口服抗生素往往效果不理想,在培养及药物敏感试验结果未到前,应根据临床经验,足量静脉给予抗生素,待细菌培养和药敏结果出来后,有针对性选用敏感抗生素。是否取出或更换植入物应综合患者具体情况而定,包括患者的免疫力、牵涉到的组织及手术治疗的时间。我们的处理原则是在治愈感染以后再行重建手术。如果植入物未直接与脓性组织接触可以考虑大量生理盐水(4~6L)脉冲灌洗,仍保留植入物,放置引流后关闭伤口。必要时在 2~3 天后再次开放伤口进行清创,并静脉用细菌敏感的抗生素。对可疑伤口感染者,则应加强观察,除加强抗感染措施外,必要时也可及早手术探查。

三、晚期翻修术病例选择与手术指征

(一)复发或出现新的症状

与腰椎不同,颈椎间盘突出的晚期复发比较少见。如果出现复发在同一节段及同侧,则表明第一次手术不彻底,有残留物。在这种情况下应再次手术解除神经根受压。如果在不同部位同侧或对侧出现压迫,则应作为一个新的独立的问题行半椎板切除加关节突部分切除,摘除脱出之髓核。另外,很少见的是同一节段对侧出现压迫症状,此时,除行半椎板切除和关节突部分切除减压外,同时必须进行后路融合,以免产生颈椎不稳症。

(二)脊髓功能障碍症状的进展

如果脊髓病变症状进展,术者首先应该确定首次手术是否彻底减压。如果影像上显示减压不充分并与患者症状体征相符合,则应再次进行充分减压手术。症状复发则可能由于持续进展的后凸畸形或相邻节段的病变所引起,虽同样需要翻修手术,但其术式则有所不同,在减压同时,应行稳定性手术。有时,脊髓病变症状进展是由于椎板切除减压上下极处理不佳,随着硬膜囊减压后膨胀和脊髓后移,在椎板切除之上下极形成折点,产生继发性压迫,症状明显者亦要翻修。

(三)椎板切除术后不稳

有些患者术后早期症状得到了缓解,但随后症状复发,或在早期后路手术后逐渐出现脊髓病变症状,则应详细检查,尤其需要注意颈椎矢状位序列。X 线检查除包括常规颈椎正侧位片外,必要时拍摄动态位颈椎过屈、过伸侧位片以排除迟发性颈椎不稳。对于颈椎不稳引起症状患者应考虑再次手术以稳定之。

(四)颈椎正常生理弧度消失或出现后凸畸形

颈椎生理曲度是否得到有效恢复对颈椎后

路减压术后效果有明显影响。尽管颈椎具有很大的活动度，但后凸畸形会牵拉脊髓，尽管椎板切除或者椎管扩大成形，脊髓也难以向后漂移获得减压，而且椎板切除后，颈椎稳定性下降，易产生额外的运动，尤其在屈曲位时，椎体后缘会对脊髓产生压迫。后凸畸形不仅压迫脊髓，更重要的是会压迫脊髓的血管，使脊髓血运障碍，而产生相应的临床表现。有时后者受压产生的脊髓功能障碍更明显更广泛，而单纯后路减压并不能改变脊髓前方的压迫，除非随之进行前方的骨切除或在矢状位进行重建固定，纠正这种畸形，方能免除脊髓受到这种继发性损害，见例3（图6-4-1-5-3）。

后凸畸形治疗目的主要是对神经组织减压及尽可能恢复颈椎生理前凸，可采用关节突钢丝固定和条状腓骨移植重建生理曲度，亦可采用侧块螺钉系统固定，后者固定强度大，临床效果更加确切。如果仍不能恢复正常的生理前凸，则应考虑前路减压并作后路固定。然而，我们曾经采用后路减压及侧块钢板固定进行了13例颈椎变直或轻度后凸的翻修手术，结果无一例需要行前路手术。但手术只能恢复到术前最大的过伸位前凸弧度，而很难恢复到理想的前凸弧度。如果术前检查提示颈椎为僵硬的后凸畸形，应选择前路手术矫正，然后再行后路固定。

（五）后路重建失败

椎板切除术后融合骨块和（或）内固定出现断裂很少见，一旦出现植骨或内固定断裂，并有不稳趋势或患者有明显症状时，则可考虑行翻修术。然而我们碰到过两例断裂，均发生在长钢板的末端，但患者无主诉不适，随访X线片检查，亦无不稳征象，故未作处理。

钢丝固定断裂可改用侧块钢板，如果早期行钢板固定而出现螺钉固定失败，则可以采用改变钉道或延长融合固定至相邻节段。在此特别需要强调椎板下钢丝断裂的取出，其容易损伤硬膜。因此，在椎板上开槽很有必要，在取钢丝时要将钢丝紧紧拉住，并使钢丝维持在椎板下方，以减少硬膜损伤的几率。

（六）术后迟发感染

如果为迟发性感染，治疗主要根据感染的定位，应尽早而积极的处理，原则与早期感染相同。由于距原手术时间长，往往植入骨融合不佳或坏死，而宿主骨缺乏。最好的办法是移除疏松的植骨及内固定，然后清除坏死组织，并用新鲜自体骨植骨并加用内固定重建，前提必须是彻底清创，否则会再次失败。

由于血肿引起晚期感染少见，处理主要是彻底清创并估测稳定性，如果固定仍稳定可以保留内固定，并不一定非要取出，如有松动，内固定物应考虑取出。所有钉道应该刮除，并清除膜性及坏死组织。如果需要重建则必须遵循清创彻底、有效抗感染、充分引流的情况下实施，植骨应选择自体骨，提高植骨存活率。

四、翻修术前必要的影像学资料

（一）X线片

翻修手术前屈伸侧位X线必不可少，此将有助于判断颈椎稳定性，并使翻修术后得到最大的前凸弧度。如果这种生理前凸无法满足，则可以先行前路手术。

（二）CT扫描

为很好鉴别脊髓、蛛网膜下腔、硬膜及骨组织之间的相互关系，可以采用脊髓造影后CT成像。这种CT图像具有很好地区别骨性边缘，显示小关节切除范围及椎动脉位置等优点。而小关节间隙与椎间隙情况有助于判断首次手术是否已行融合。

（三）MR

MR可以明确颈脊髓受压状况，而增强MR

具有椎间盘碎片不能增强而瘢痕组织可以得到增强的优点,从而得到很好鉴别。对所有颈椎后路手术后需要翻修的患者应行完善的影像学检查,以明确是否减压充分以及颈椎的稳定性。

五、手术疗法

(一)翻修术前准备

由于翻修手术往往较首次手术复杂,因此,务必做好充分术前准备。明显的矫形则应作脊髓监护。患者颈椎严重不稳或需要作长节段融合,估计手术时间较长,术前患者必须进行足够时间的俯卧位训练。对年龄偏大者,还需进行心肺功能检查,了解其代偿能力,并做相应处理。

术前术者仔细阅读X线片,明确骨性标记有助于安全显露。为减少手术创伤,定位准备,应准备术中透视。CT有助于确定固定物位置及是否伴有解剖异常,这些因素不仅影响手术操作,还可能影响术后减压和融合效果。

除非严重脊髓病变,预防性应用激素务必慎重。如果怀疑感染,应坚持静脉使用抗生素,直到有明确的培养结果。

(二)颈后路翻修手术的手术技巧

手术入路的设计应遵照能充分减压脊髓和神经根,并进行稳定的原则,尽量采用原切口,从正常解剖组织向原手术操作区域显露;利用骨性标记作为手术操作起始区,尽可能术中摄片以保证定位准确,如果不需要减压,尽量减少瘢痕组织内操作。对需要融合的区域则应尽量从骨组织上去除瘢痕,以准备充分和良好的植骨床。需要减压者,手术要显露硬膜,以确保减压充分及安全。

颈后路翻修手术方法很多,对于单节段者,通常可采用经关节突或棘突绳锯技术来固定融合。传统植骨方法采用双侧小关节间植骨或棘突间双面皮质髂骨块植骨,但目前在施行椎板切除术后或涉及多个节段时,多使用侧块钢板及螺钉内固定的方法,以获得即刻稳定,术后无需使用外固定。

六、后路翻修手术的并发症

(一)脑脊液漏

任何翻修手术,显露应从正常硬膜向瘢痕粘连区域。这样可以预防手术突然进入硬膜外区域操作而不能发现。如果一旦发现脑脊液瘘则术中应立即进行修补。修补方法同一般手术。

(二)神经功能恶化

颈后路翻修手术难度较大,尤其需要扩大减压者,即使手术指征正确,术后仍可能出现神经功能恶化。有学者报道,即使治疗方法妥当,术后症状恶化率也约在4.5%,必须引起高度重视。

(三)内固定或移植骨断裂伴不稳

术中必须仔细操作,使内植入物固定确切,同时充分有效植骨,达到远期融合之目的,以将内固定和植骨失败率降低到最低程度。

七、临床举例

[例1] 见图6-4-1-5-1 男性,29岁,车祸致椎体爆裂骨折,行前路减压植骨固定术后,症状无改善,二次行后路减压固定,因螺钉进入椎管及症状恢复不理想,再次行翻修手术(A~H)。

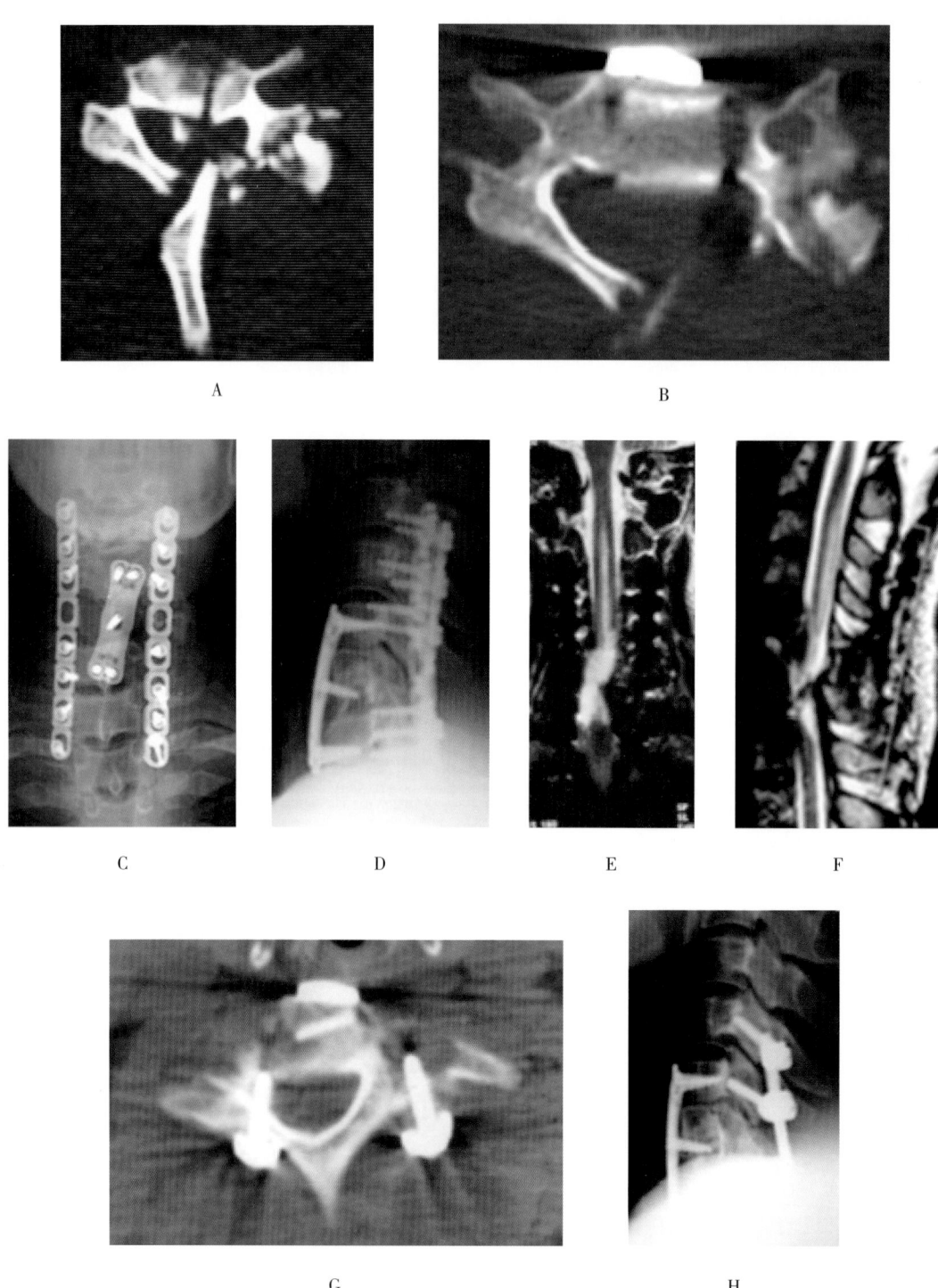

图6-4-1-5-1 例1（A~H）

A.术前CT扫描见椎体爆裂骨折，椎管内有占位骨片，致继发性外伤性椎管狭窄；B.第一次术后CT扫描，显示植骨块过深；C.D.行后路减压，侧块钛板固定术后颈椎X线正侧位片；E.第二次术后冠状MR T_2加权像；F.第二次术后矢状位MR T_2加权像；G.第二次手术后CT影像，螺钉进入椎管；H.行后路翻修术去除原固定钛板、螺钉后行Cervifix内固定

［例2］见图6-4-1-5-2　颈椎病伴C_6~C_7骨折脱位前后路减压术后，椎板切除时上极处理欠佳，产生二次致压，再次手术翻修（A~F）。

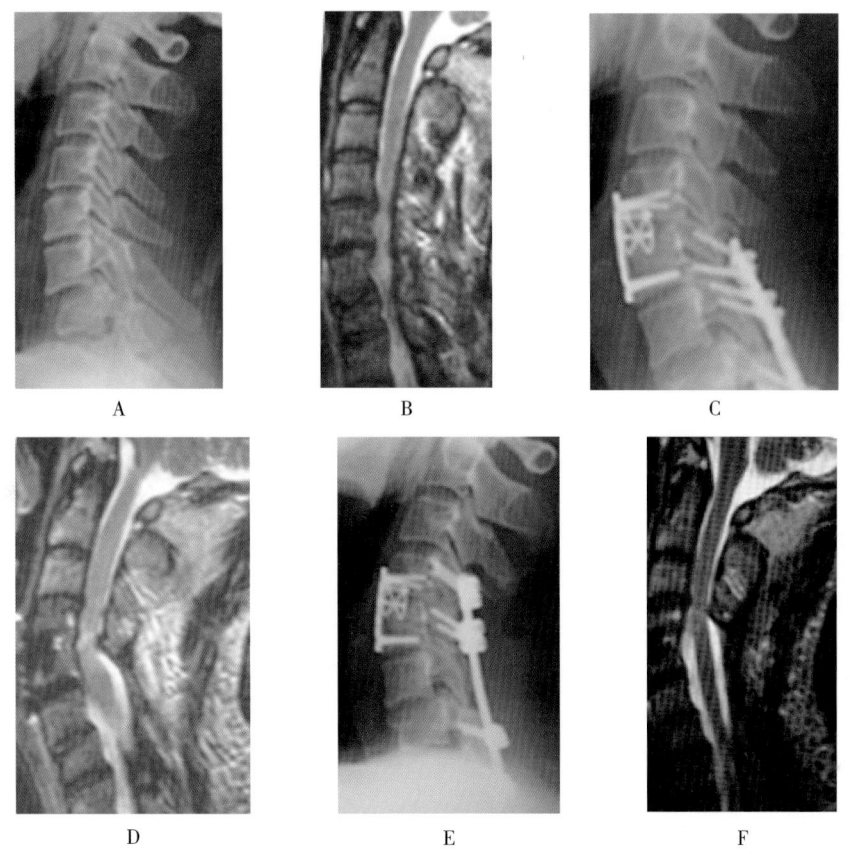

图6-4-1-5-2　例2（A~F）

A. 术前X线片示C_6~C_7骨折脱位；B. 术前MR矢状位检查示C_6~C_7骨折脱位并C_4~C_5及C_5~C_6椎间盘突出；C. 颈椎前后路联合手术减压固定术后；D. 术后MR检查显示后路椎板切除上极处理不佳（切除范围不够），形成二次致压；E. 再次后路翻修手术行减压及内固定术后X线侧位片；F. 再次手术翻修术后MR检查显示脊髓受压缓解

［例3］见图6-4-1-5-3　颈椎后路手术致后凸畸形行前路翻修病例（A~D）。

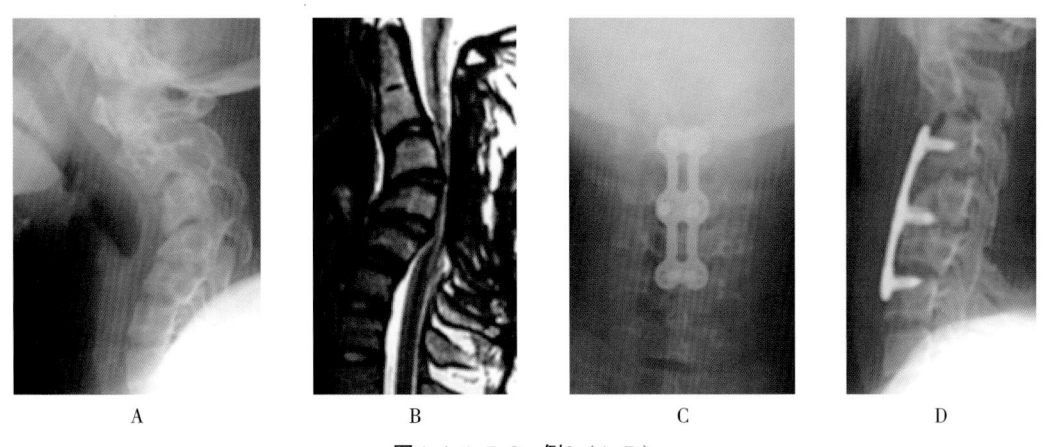

图6-4-1-5-3　例3（A~D）

A. 男性，18岁，因颈髓血管瘤行颈后路全椎板切除肿瘤摘除术，术后一年余颈椎X线侧位片示颈椎后凸畸形明显；B. 颈椎MR检查示脊髓受压明显；C.D. 患者症状为四肢不完全瘫痪，二便障碍，随行颈前路翻修术，术后颈椎X线正、侧位片显示畸形已明显改善，翻修术后患者不完全性瘫痪及二便障碍症状均有改善

[例4] 图6-4-1-5-4 男性,49岁,原发性椎管狭窄伴上颈椎OPLL曾行颈后切骨减压,因减压范围不够于半年后再次手术(A~J)。

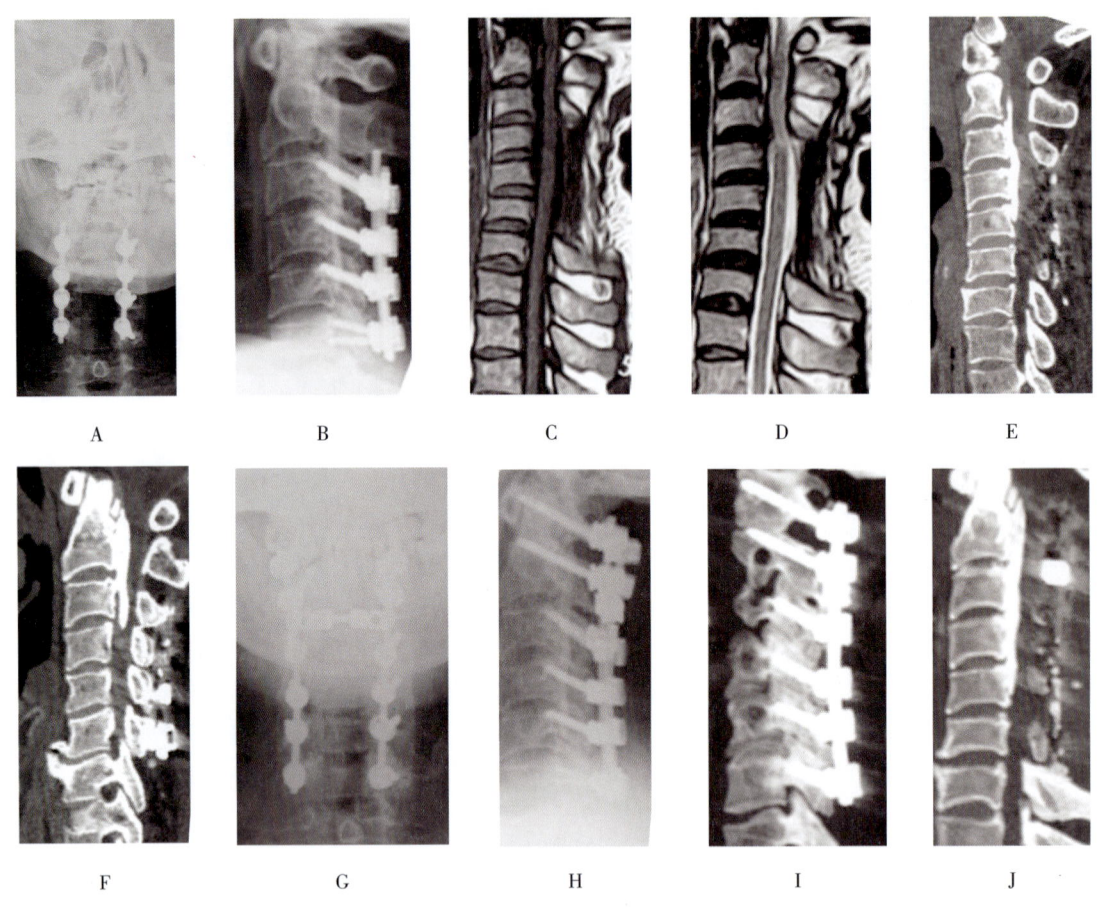

图6-4-1-5-4 例4(A~J)
A.B. 第一次术后正侧位X线片; C~F. 第一次术后CT扫描及MR T_1、T_2加权像,显示上颈段有明显致压征,以C_2~C_3为主,伴OPLL; G.H. 上颈段切骨减压及侧块螺钉固定术后正侧位X线片; I.J. CT矢状位扫描显示上颈段椎管已获扩大,术前症状消失

(赵 杰 沈 强 丁 浩 陈德玉 林 研 赵定麟)

参考文献

1. 陈德玉.颈椎伤病诊治新技术.北京：科学技术文献出版社,2003
2. 池永龙.脊柱微创外科学.北京：人民军医出版社,2006
3. 李明豹,卢旭华,吴强.脊柱外科手术并发脑脊液漏的相关因素分析及防治措施[J].脊柱外科杂志,2009,7(6)
4. 赵定麟.现代脊柱外科学.上海：上海世界图书出版公司,2006
5. Alai NN, Skinner HB, Nabili ST,.Notalgia paresthetica associated with cervical spinal stenosis and cervicothoracic disk disease at C4 through C7. Cutis. 2010 Feb; 85(2): 77-81.
6. Altaf F, Derbyshire N, Marshall RW.Cerebral venous sinus thrombosis following cervical disc arthroplasty.J Bone Joint Surg Br. 2010 Apr; 92(4):576-8.
7. Chao S, Pacella MJ, Torg JS The pathomechanics,

pathophysiology and prevention of cervical spinal cord and brachial plexus injuries in athletics. Sports Med. 2010 Jan 1; 40（1）: 59-75.
8. Douglas-Akinwande AC, Rydberg J.Accuracy of contrast-enhanced MDCT and MRI for identifying the severity and cause of neural foraminal stenosis in cervical radiculopathy: a prospective study.AJR Am J Roentgenol. 2010 Jan; 194（1）: 55-61.
9. Duggal N, Rabin D, Bartha R.Brain reorganization in patients with spinal cord compression evaluated using fMRI. Neurology. 2010 Mar 30; 74（13）:1048-54.
10. Hao-Peng Li, Xi-Jing He, Dong Wang,etal.neurological intermittent claudication: classification and implication. SICOT Shanghai Congress 2007
11. Kikuike K, Miyamoto K, Hosoe H, Shimizu K.One-staged combined cervical and lumbar decompression for patients with tandem spinal stenosis on cervical and lumbar spine: analyses of clinical outcomes with minimum 3 years follow-up.J Spinal Disord Tech. 2009 Dec; 22（8）: 593-601.
12. Kurzbuch AR, Rilliet B, Vargas MI, Boex C, Tessitore E.Coincidence of cervical spondylotic myelopathy and intramedullary ependymoma: a potential diagnostic pitfall, J Neurosurg Spine. 2010 Mar; 12（3）: 249-52.
13. Li-Xin Xu, Gang Liu, Tian-Dong Yu, etal.Clinical application of the posterior fixation of cervical spine. SICOT Shanghai Congress 2007
14. Minamide A, Yoshida M, Yamada H.Clinical outcomes of microendoscopic decompression surgery for cervical myelopathy.Eur Spine J. 2010 Mar; 19（3）: 487-93.
15. Ming Liu, Xiao Wang, etal. Prevention and treatment of complications caused by expansive single open-door laminoplasty. SICOT Shanghai Congress 2007
16. Sasamori T, Isu T, Morimoto D.Hypertrophic synovial mass resulting in C8 radiculopathy--case report, Neurol Med Chir（Tokyo）. 2010 Jan; 50（1）: 73-6.
17. Song X, Wang K, Zhang G. [Flavectomy of cervical vertebrae in treating cervical spinal canal stenosis], Zhongguo Xiu Fu Chong Jian Wai Ke Za Zhi. 2010 Feb; 24（2）: 197-201.
18. Tao Wang, Long-Wen Bai, Shao-Rong Yan.unilateral open-door laminoplasty for cervical spondylotic myelopathy. SICOT Shanghai Congress 2007
19. Xin-Kui Li.Postoperative radiological observation of cervical laminoplasty. SICOT Shanghai Congress 2007
20. Yoshii J, Traynelis VC.Achondroplasia and cervical laminoplasty. J Neurosurg Spine. 2009 Oct; 11（4）: 417-20.

第二章 先天发育性与继发性胸椎椎管狭窄症

第一节 胸椎椎管狭窄症之基本概念

一、概述

在先天发育性脊椎椎管狭窄症中,胸椎管狭窄症远较腰椎和颈椎少见。但近年来随着诊断技术的发展和认识水平的提高,加之,因人口老龄化继发性病例随着年龄的老化而递增,因此被确诊的病例逐渐增多,应引起大家重视。

本病多见于中年男性,其病因主要来自发育性胸椎椎管狭窄和后天退行性变所致的综合性因素。

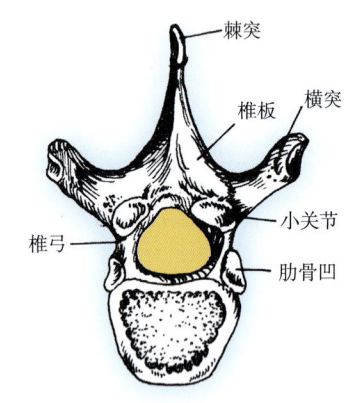

图6-4-2-1-1 胸椎的大体解剖上方观示意图

二、病理解剖特点

胸椎共12节,从T_1到T_{12}其解剖结构大致相似(图6-4-2-1-1),椎管矢径较小,易因病理或外伤而使椎管内的胸髓受累;且胸段内脊髓占全长60%以上(图6-4-2-1-2),因此胸椎伤病更易波及脊髓。其常见的病理解剖因素主要有以下几点。

1. **椎板增厚** 骨质不仅坚硬,且厚度可达8~10mm,甚至更厚。

2. **黄韧带肥厚** 正常人胸段黄韧带的厚度一般为3~4mm(图6-4-2-1-3),而此类病例其厚度可达6~10mm。且在术中可发现黄韧带有不同程度骨化,而骨化后的黄韧带常与椎板融合成一整块骨板,以致椎板增厚到12mm以上。

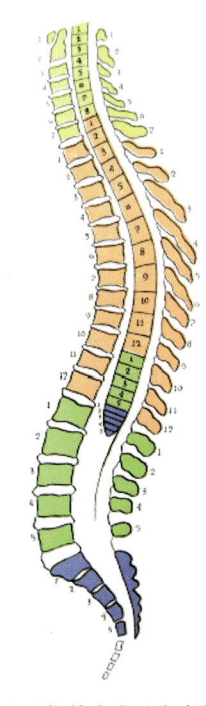

图6-4-2-1-2 胸段椎管内脊髓占全长60%以上示意图

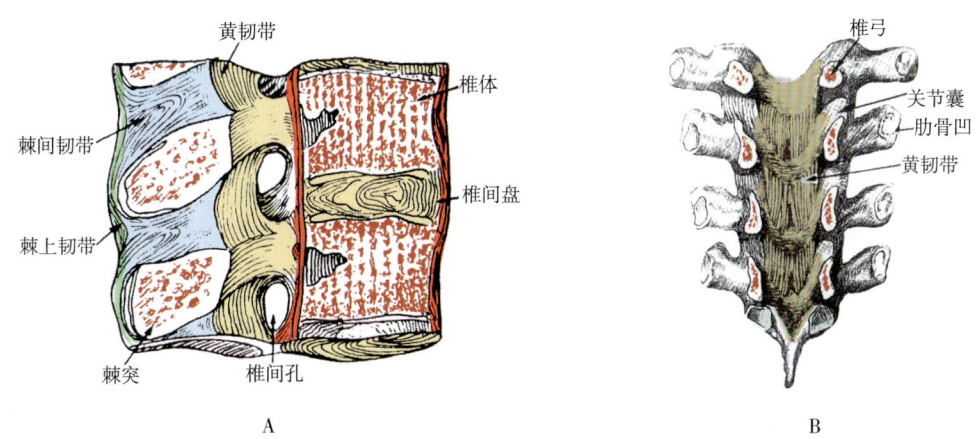

图6-4-2-1-3 正常状态胸椎椎管内黄韧带走向示意图（A、B）
A.矢状位观；B.后方剖面观

3. 关节突起变异 可有增生、肥大，向椎管内聚，特别是上关节突向椎管内增生前倾，以致对脊髓后侧方形成压迫。

4. 椎板夹角变小 在椎板增厚同时，左右两侧椎板在棘突前方形成的夹角明显为小，严重时可达80°~90°，从而加重了椎管狭窄的程度。

5. 硬膜外间隙消失 胸椎硬膜外脂肪本来较少，于椎管狭窄后硬膜外脂肪消失而易引起椎管内之静脉丛瘀血，从而更加剧了椎管狭窄的程度。

三、发病机理

从前述之病理改变可以看出，构成胸椎管后壁及侧后壁（关节突）的骨及纤维组织，均有不同程度增厚，以致向椎管内占位而使椎管狭窄，压迫脊髓及其血管等。在多椎节胸椎管狭窄病例中，每一椎节的不同部位，其狭窄程度并不一致。以上关节突的上部最重，在下关节突起部位则内聚及向椎管内占位较少，压迫脊髓较轻。多椎节病例则显示蜂腰状或冰糖葫芦状压迫（亦可称为佛珠状压痕）。MR及脊髓造影可清晰地显示此种狭窄形态。

除上述胸椎椎管狭窄退变的病理改变外，还可发现椎间隙变窄，椎体前缘、侧缘及后缘有骨赘形成，并向椎管内突出，加重对脊髓的压迫。

此外，胸椎后纵韧带骨化（thoracic ossification of posterior longitudinal ligament，TOPLL），亦可引起胸椎管狭窄，其特点是增厚并骨化的后纵韧带可达数毫米，并向椎管方向突出压迫脊髓。其可以是单节，亦可为多椎节。

脊柱氟骨症亦可致胸椎管狭窄，原因是患者有长期饮用高氟水史，血氟、尿氟增高，血钙、尿钙及碱性磷酸酶亦增高，且检查时可发现其骨质变硬，韧带退变和骨化，可引起广泛严重椎管狭窄，X线片显示脊椎骨质密度增高有助诊断与鉴别诊断。

原发的先天性胸椎管狭窄之病例较少见，其病理解剖显示椎弓根短粗，椎管前后径（矢状径）狭小，于年幼时脊髓在其中尚能适应，成年后可因轻微胸椎管退变或其他致胸椎损伤等诱因，均可构成压迫脊髓的诱因而出现症状，且症状较重，治疗上难度大。

四、临床表现

（一）一般症状

胸椎管狭窄症发病年龄多在中年。其好发部位为下胸椎，主要位于$T_{7~11}$节段，但上胸段，甚至T_1、T_2段亦可遇到。

本病发展缓慢，起初多表现下肢麻木、无力、发凉、僵硬及不灵活。双侧下肢可同时发病，也可一侧下肢先出现症状，然后累及另一下肢。约半数患者有间歇跛行，行走一段距离后症状加重，需弯腰或蹲下休息片刻方能再走。较重者站立及行走不稳，需持双拐或扶墙行走，严重者截瘫。胸腹部有束紧感或束带感，胸闷、腹胀，如病变平面高而严重者有呼吸困难。半数患者有腰背痛，有的时间长达数年，仅有 1/4 的患者伴腿痛，疼痛多不严重。大小便功能障碍出现较晚，主为解大小便无力，尿失禁少见。患者一旦发病，多呈进行性加重，缓解期少而短。病情发展速度快慢不一，快者数月即发生截瘫。

（二）体检所见

物理检查可发现多数患者呈痉挛步态，行走缓慢。脊柱多无畸形，偶有轻度驼背、侧弯。下肢肌张力增高，肌力减弱。膝及踝反射亢进。髌阵挛和踝阵挛阳性。巴宾斯基（Babinski）征、欧本汉（Oppenheim）征、革登（Gordon）征、察多克（Chaddock）征阳性。如椎管狭窄平面很低，同时有胸腰椎管狭窄或伴有神经根损害时，则可表现为软瘫，即肌张力低，病理反射阴性。腹壁反射及提睾反射减弱或消失。胸部及下肢感觉减退或消失，胸部皮肤感觉节段性分布明显，准确的定位检查有助于确定椎管狭窄的上界。部分患者胸椎压痛明显，压痛范围较大，棘突叩击痛，并有放射痛，伴有腿痛者直腿抬高受限。

五、影像学检查

（一）X线平片检查

X 线平片上可显示不同程度的退变性征象，其范围大小不一。椎体骨质增生可以很广泛，亦可 1~2 节，椎弓根短而厚。后关节大多显示增生肥大、内聚，上关节突前倾。椎板增厚，椎板间隙变窄。有时后关节间隙及椎板间隙模糊不清，密度增高。部分平片显示椎间隙变窄，少数病例有前纵韧带骨化、椎间盘钙化、椎管内钙化影或椎管内游离体。其中侧位片上可发现肥大增生的关节突突入椎管，这是诊断本症的重要依据。

平片上较为突出的另一征象为黄韧带骨化和后纵韧带骨化。在正位片上显示椎板间隙变窄或模糊不清，密度增加。侧位片，特别是断层片可显示椎板间隙平面由椎管后壁形成向椎管内占位的三角形骨影。轻者呈钝角，由上下椎板向中间骨化，中间密度较低；重者近似等边三角形，密度高，接近关节的密度。数节段黄韧带骨化时，椎管后壁呈大锯齿状，"锯齿"尖端与椎间隙相对，椎管在此处狭窄严重。约半数患者平片有后纵韧带骨化征象，椎间隙与椎体后缘有纵行带影突入椎管。黄韧带和后纵韧带骨化可发生于各节段胸椎，但越向下，其发生率越高，且病变程度也越重。

此外，有个别患者可显示脊椎畸形，包括圆背畸形、脊髓分节不全、脊椎隐裂、棘突分叉及侧弯畸形等。颈椎及腰椎 X 线片有时也有退行性变征象，以及后纵韧带、黄韧带、颈韧带或前纵韧带等骨化征。

（二）CT扫描检查

CT 扫描对本病诊断与定位至关重要，但定位要准确，范围要适当，否则易漏诊。CT 扫描可清晰显示胸椎管狭窄的程度和椎管各壁的改变。椎体后壁增生、后纵韧带骨化、椎弓根变短、椎板增厚、黄韧带增厚及骨化等，均可使椎管矢状径变小，椎弓根增厚内聚使横径变短，后关节增生、肥大及关节囊增厚骨化使椎管呈三角形或三叶草形。但在检查中应避免假象，CT 扫描应与椎管长轴成垂直角度，尤其是对多节段扫描时，如与椎管长轴不成垂直而稍有倾斜时，则显示的椎管矢状径较实际情况更为狭窄。

（三）磁共振成像（MR）检查

这是一种无损害性检查。现有取代脊髓造影

的趋势。其显示脊髓信号清晰,可观察脊髓受压及有无内部改变,以便与脊髓内部病变或肿瘤相鉴别。胸椎椎管狭窄在 MR 上的改变,纵切面成像可见后纵韧带骨化,黄韧带骨化,脊髓前后间隙缩小甚或消失,并有椎间盘突出者,可显示突出部位压迫脊髓,横切面则可见关节突起肥大增生与黄韧带增厚等,但不如 CT 清晰。

(四)其他检查

1. **奎肯试验及化验检查** 腰穿时可先作奎氏试验,多数呈不全梗阻或完全梗阻,小部分患者无梗阻。脑脊液检查,蛋白多数升高,细胞计数偶有增多,葡萄糖和氯化物正常,细胞学检查无异常。本项检查大多与脊髓造影同时进行。

2. **脊髓造影** 脊髓造影可确定狭窄的部位及范围,为手术治疗提供比较可靠的资料。常选用腰穿逆行造影,头低足高位观察造影剂流动情况。完全梗阻时只能显示椎管狭窄的下界,正位片常呈毛刷状,或造影从一侧或两侧上升短距离后完全梗阻。侧位片呈鸟嘴状,常能显示主要压迫来自后方或前方。不完全梗阻时可显示狭窄的全程,受压部位呈节段状时充盈缺损。症状较轻或一侧下肢症状重者,正侧位观察或摄片难以发现病变时,从左右前斜位或左右后斜位水平观察或投照可显示后外侧或前外侧充盈缺损,即病变部位。小脑延髓池穿刺亦可酌情选用。

3. **大脑皮质诱发电位(CEP)检查** 刺激双下肢胫后神经或腓总神经,头皮接收。不完全截瘫或完全截瘫病例,其 CEP 均有改变,波幅峰值下降以至消失,潜伏期延长。椎板减压术后,CEP 出现波峰的恢复,截瘫明显好转。因此,CEP 不但可以用于术前检查脊髓损害情况,且术后 CEP 波峰的出现,预示着脊髓恢复较好。

4. **化验检查** 如血沉、类风湿因子、碱性磷酸酶、血钙及血磷、氟化物检查正常,这些检查有鉴别诊断意义。应常规检查血糖、尿糖,后纵韧带骨化有时合并糖尿病,未经治疗会增加手术危险性。

第二节 胸椎椎管狭窄症之诊断、鉴别诊断及非手术疗法

一、诊断

本病的诊断并不很困难,在接诊下肢截瘫患者时,应想到胸椎椎管狭窄症。诊断本症主要依据下列几点。

1. **一般症状** 多为中年人,发病前无明确原因,逐渐出现下肢麻木、无力、僵硬不灵活等早期瘫痪症状,为慢性进行性,可因轻度外伤而加重。

2. **清晰的 X 线片** 显示胸椎退变、增生,特别注意侧位片上有关节突起肥大、增生、突入椎管,侧位断层片上有无 OYL 和(或)TOPLL。并排除脊椎的外伤及破坏性病变。

3. **CT 扫描** 可见关节突关节肥大向椎管内突出,椎弓根短,OYL 或 OPLL 致椎管狭窄(图 6-4-2-2-1)。

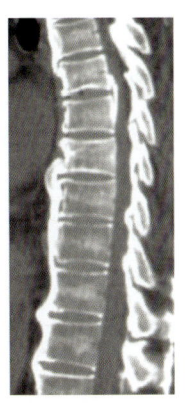

图6-4-2-2-1 胸椎椎管狭窄症CT扫描所见

4. MR 检查 显示椎管狭窄,脊髓受压征(图6-4-2-2-2)。

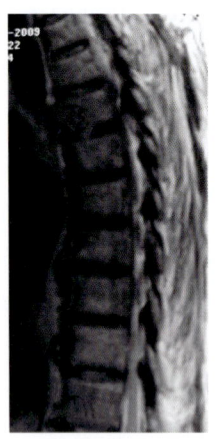

图6-4-2-2-2 胸椎椎管狭窄症MR矢状位所见

5. 脊髓造影 呈不完全梗阻或完全梗阻。不完全梗阻者呈节段性狭窄改变,压迫来自后方肥大的关节突和(或)OYL,或前方的OPLL。

二、分型

根据胸椎管狭窄症的病理,包括狭窄的平面范围以及压迫主要来自何方有所不同,对其治疗方法也不相同。为了指导治疗,选择正确的治疗方法,有必要进行临床分型。

(一)单椎关节型

椎管狭窄病理改变限于1个椎间及关节突关节。截瘫平面,X线关节突肥大等表现,脊髓造影、CT等改变,均在此同一平面。约占病例的1/3。

(二)多椎关节型

胸椎管狭窄病理改变,累及连续的多个椎节,本组中多为5~7个椎节,约占病例的1/3。此组病例的临床截瘫平面多在狭窄段的上界,脊髓造影完全梗阻者多在狭窄段的下界,不全梗阻则显示其多椎节狭窄,而狭窄段全长椎节数的确定,主要根据X线侧位片上关节突肥大增生突入椎管的椎节数,或由造影完全梗阻为下界,截瘫平面为上界计算其椎节数。CT及MR可清晰显示狭窄段,可加以选择。

(三)跳跃型

本组中仅1例,上胸椎有3椎节狭窄,中间2椎节无狭窄,下胸又有3椎节狭窄,即T_{2-4},T_8狭窄都在胸椎。截瘫平面在上胸椎者,为不完全瘫,下段狭窄较严重,截瘫也较重,脊髓造影显示不全梗阻。椎管狭窄全长的决定由于上胸椎X片照的不够清晰,主要依据CT,从手术减压情况看,上胸椎CT有假象,其显示的狭窄比实际更窄,系投照角度倾斜所致。

此外,尚有部分病例合并有胸段椎间盘突出或OPLL,有的学者建议将其列为另外两型。

三、鉴别诊断

本病需与以下疾患进行鉴别。

(一)胸椎间盘突出症

本病患者的症状与体征与胸椎间盘突出症的症状相似,但临床表现多变,发病较急,常为突发性,无典型的综合征。CT脊髓造影(CTM)及核磁共振(MR)均有利于二者之鉴别。一般不难作出正确的诊断。

(二)脊髓空洞症

本病多见于青年人,好发于颈段及上胸段,其发展缓慢,病程长,有明显而持久的感觉分离,痛温觉消失,触觉和深感觉保存,蛛网膜下腔无梗阻,脑脊液蛋白含量一般正常,MR显示脊髓内有破坏灶。

(三)椎管内肿瘤

本病患者表现为进行性加重的脊髓受压症状,腰椎穿刺检查脑脊液,可发现蛋白增加程度远比胸椎管狭窄患者要明显,常常超过1000mg/L(100mg/dl)。脊髓造影的特殊形态(如倒杯状、梭形等)和

CT脊髓造影、核磁共振常可作出明确诊断。此外，胸椎转移性肿瘤全身情况很差，可能找到原发灶。

（四）其他

本病尚需与外伤性硬膜外血肿、单侧后关节突骨折、蛛网膜囊肿、胸椎结核、脊髓蛛网膜炎及中毒引起的脊髓病等相鉴别。

此外，尚应除外脊髓侧索硬化症，其主要表现为较为严重的上运动神经元和下运动神经元损害症状，却无感觉障碍。

四、非手术疗法

与颈椎及腰椎椎管狭窄症患者基本一致，以休息、避免剧烈运动及意外为主，并投予活血化瘀及维生素B族药物，可适当予以物理治疗等。

第三节　胸椎椎管狭窄症的手术疗法

一、基本原则

胸椎椎管狭窄至今尚无有效的非手术疗法，因此，症状明显、已影响患者生活工作者，大多数学者认为手术减压是解除压迫恢复脊髓功能的唯一有效方法。因此，诊断一经确立，即应尽早手术治疗，特别是对脊髓损害发展较快者更需及早手术；一旦脊髓出现变性，则后果不佳，且易造成完全瘫痪。

二、术式简介

本病常用的术式为胸椎后路全椎板切除减压术，其可直接解除椎管后壁的压迫，减压后脊髓轻度后移，间接缓解前壁的压迫。减压范围可按需要向上下延长，在直视下手术操作较方便和安全。合并有旁侧型椎间盘突出者可同时摘除髓核。但本手术易引起脊髓损伤，甚至出现完全性截瘫，因此，在操作上一定要小心，切忌误伤。

三、胸椎椎板切除及椎管扩大减压术的麻醉与体位

1. 麻醉　可选用局部浸润麻醉或全身麻醉，目前以后者多用。

2. 手术体位　可用俯卧位或侧卧位，俯卧位较为常用。卧时姿势为头部略低，髋关节稍屈，使骶部位于较高的平面，以减少切开脊膜后脑脊液流失。在上胸部和骨盆下各放柔软有弹性的垫枕一个，以保证腹部的自由呼吸运动。在踝部亦放垫枕一个，使膝部微屈，避免膝部发生过伸性损伤。

侧卧位一般取右侧位。患者上肢前伸，右腋下（右侧卧）放一垫枕，使右臂架空，免受压迫，右腿伸直，左腿髋关节稍屈曲。此体位的优点是术野引流较好，血液和脑脊液能自行流出。缺点是脊椎不易放直，因而手术切口常易偏离中线。

四、减压术的手术步骤

（一）切口

沿背部中线棘突作直线切口，其位置以病变为中心，其范围视病变的大小、定位的准确程度和患者的肥胖程度而定。通常至少应包括损害上下各一个椎体。在肥胖患者中，应适当扩大（图6-4-2-3-1）。

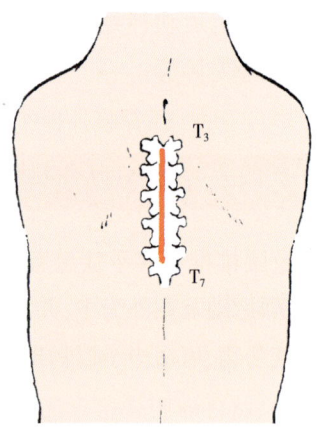

图6-4-2-3-1 切口示意图

(二) 显露椎板

切开皮肤和皮下脂肪,直至棘上韧带。这时助手应紧压切口两旁,控制出血。止血后,切口向两侧牵开,然后将椎旁肌肉与棘突、椎板分离(图6-4-2-3-2)。由于在椎旁肌肉与脊椎骨骼之间有静脉丛,损伤后止血麻烦,故分离肌肉时应紧贴骨骼施行。先将棘上韧带中线切开,直至棘突,然后用骨衣剥离器将切开的棘上韧带自棘突向两旁剥离,再沿棘突向深处剥离(图6-4-2-3-3)。如觉棘上韧带不易从棘突上剥离,可紧挨棘突尖端在其两旁将胸背筋膜切开。这时往往有血管(肋间动脉的末梢分支)切断,应即电凝止血。棘突两侧为背棘肌、多裂肌、棘间肌及其肌腱,将其与棘突和椎板分离。分离范围向两侧直至横突根部,将关节突暴露(图6-4-2-3-4)。肌肉自棘突椎板剥离后常有出血,可用热盐水纱布塞入肌肉与骨骼之间压迫止血。如有较大的动脉出血不能用此法止住,可在下一步牵开肌肉时用电刀止血。此出血血管大多为肋间动脉的背侧支,位于上下两个横突之间。填塞的纱布应较大,并使每块塞入伤口后都有一小段露出于伤口之外,以免将其遗忘在伤口中。这种剥离椎旁肌的过程按脊椎逐个先在一侧施行,然后再在对侧施行。两侧均剥离后,取出填塞的纱布。用椎板切除固定牵开器将肌肉向两侧牵开。这时由于在两侧肌肉中间有棘突阻挡,放置牵开器时常有困难,可暂作初步牵引,等棘突切除后再重新妥为放置。

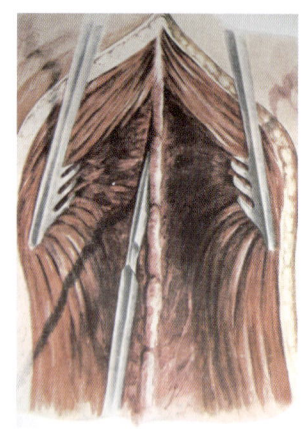

图6-4-2-3-2 显露棘突,牵开两侧组织示意图

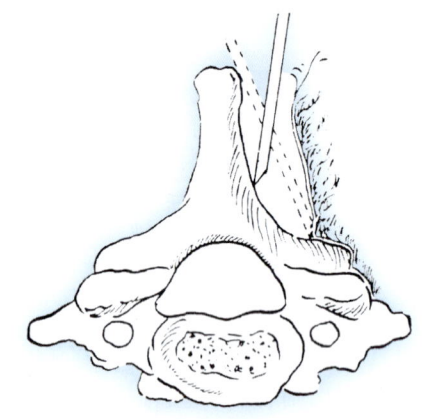

图6-4-2-3-3 紧贴骨骼表面剥离椎旁肌示意图

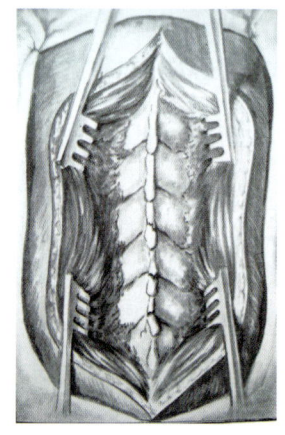

图6-4-2-3-4 显露两侧椎板达关节突处示意图

(三) 切除棘突

由于胸椎棘突向下倾斜,所以棘突的上端切除范围应比椎板多一个。切除过程自手术野下端

开始,先将最下方的一个棘突下面的棘间韧带用刀切断,然后用骨剪或大型咬骨钳将棘突咬去,直至椎板(图6-4-2-3-5),或将棘突于根部凿断,之后调整牵开自动拉钩,将棘突向一侧牵开,充分显露椎板及小关节。

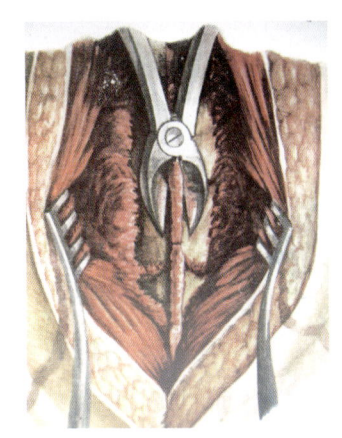

图6-4-2-3-5　用棘突钳咬除棘突示意图

(四)椎板切除

棘突切除后,位于相邻椎板间的黄韧带暴露。后者的附着点是从上方一个椎板的腹面的中点,向下跨过椎板间隙,到达下方一个椎板的上缘。椎板切除自黄韧带开始。由于胸椎椎板呈鳞片样排列,上方一个椎板的下缘覆盖着下方一个椎板的上缘,故椎板切除自下方向上施行。先用刀将黄韧带横向切开,直至硬脊膜外脂肪(注意勿损伤脊管内组织)。然后用特制之薄型椎板咬骨钳伸入韧带切口,将黄韧带和椎板分小块咬去。先用小咬骨钳(双动式最为合用)切除椎板的中央部分,宽1cm。再用第一颈椎咬骨钳向两旁将椎板切除范围扩大,直至关节突的内侧边缘。通常不必超过后关节突就能获得良好的手术显露,这样就不致影响脊柱的稳定性。但在胸段切除一两个关节突,一般不致严重影响稳定性。因此视手术减压要求,可以考虑将一两个关节突切除。切除椎板时应注意手术器械勿伸入椎管内太多,以免损伤脊髓。椎板切除后常有较多出血,来自硬脊膜外静脉丛和骨骼。可用骨蜡或明胶海绵填塞止血。

(五)椎管探查

止血完毕后,进行硬脊膜外探查。探查内容包括硬脊膜外脂肪的多少,有无肿块,有无骨质破坏或缺损等。

(六)扩大椎管内径

如果硬膜外脂肪存在,则沿中线将之分开,然后推向两旁,将硬脊膜暴露。为了减少伤口渗血,使手术野保持清洁,可用棉片将骨切口覆盖。棉片应按照一定习惯安放整齐,切勿随意乱塞,以免遗落于伤口中。这时可检查硬脊膜的情况,注意其色泽、张力和有无搏动,检查完毕后,用细导尿管沿硬膜表面向上、向下轻轻探入5cm,以判定减压是否彻底,将伤口用盐水冲洗干净。

五、蛛网膜下腔探查术

硬脊膜沿中线纵向切开。先用脑膜钩将之钩起,然后切割。不用脑膜钩者,也可在切口两旁先穿几针牵拉缝线,然后在缝线间切开(图6-4-2-3-6)。在这一阶段最好勿损伤蛛网膜,以免脑脊液源源流出,影响手术操作。硬脊膜切开一小口后,用有槽探针伸入硬脊膜下腔,沿控针槽将脊膜用安全剪(图6-4-2-3-7)(小尖刀)小心剪(切)开。硬膜切开后沿切口用细号针线作牵引缝结(如果切开脊膜前未曾缝好的话)。用蚊式钳将缝线外端夹住,借钳的重量将硬膜切口向两旁牵开。在切开硬脊膜前,伤口应彻底止血。血液流入硬脊膜下和蛛网膜下腔后,一方面影响手术操作,同时能引起术后的无菌性脑膜炎和蛛网膜粘连。

脊膜切开后暴露脊髓,于是进行硬脊膜内探查。先检查硬脊膜内表面的颜色光泽、硬脊膜的厚度和有无肿物形成。再检查蛛网膜的厚度、颜色、光泽与硬脊膜和脊髓有无粘连,蛛网膜下腔有无肿物、出血或囊肿形成。然后检查脊髓的大小、颜色、光泽、质地，表面血管分布是否正常等。检查项目很多，随病因不同而异，个别病症特殊检查内容，将在下文中提及。

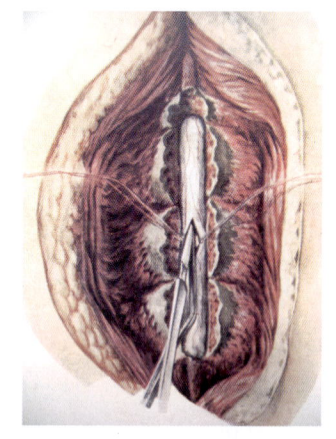

图6-4-2-3-6　切开硬膜囊示意图

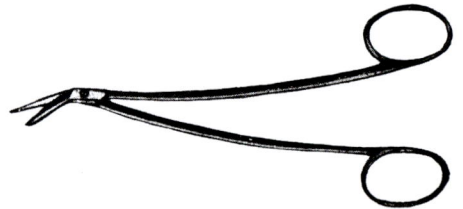

图6-4-2-3-7　硬膜安全剪示意图

要探查脊髓的前方时，可将之向一旁牵开或向一侧旋转。牵开时可用小号脑压板或剥离子，动作要轻，并需衬以棉片，注意勿损伤脊髓。旋转脊髓时一般都是利用齿状韧带进行牵拉。先在上下两个神经根间将齿状韧带找出，然后在硬脑膜下或蛛网膜下用蚊式钳将之夹住。切断韧带的硬脊膜黏着点，拉动蚊式钳，可将脊髓稍许转动。切不可拉扯神经根转动脊髓，这样将引起剧痛和造成神经根与脊髓损伤。

六、椎节固定及植骨融合

尽管胸段椎节较为稳定，但其仍有一定的活动度，此时患者早期活动及施术椎节的修复不利，因此近年来多数学者主张仍辅以内固定及侧方植骨融合术（骨块取自切除之椎板与棘突等骨质）。内固定方式仍以椎弓根钉棒系统为多用。

七、闭合切口

手术操作结束后，用温盐水将硬脊膜下腔和蛛网膜下腔冲洗干净，以便不使血液或血块存留。缝合伤口时，蛛网膜不作处理。如需作脊髓减压，硬脊膜亦不予缝合。这时脊膜外的止血工作应极严密，因术后如有血肿形成，将直接压迫脊髓，引起严重后果。在缝合肌肉时，为避免血液流入硬脊膜内，可暂用棉片将脊膜切口覆盖，等肌肉即将缝合时取出（注意不要忘记！）。肌肉上的止血工作最好在切除棘突之后、牵开肌肉之前做好，以减少缝合阶段的麻烦。

对一般病例，亦可将硬脊膜用丝线连续或间断缝结缝合（图6-4-2-3-8），缝合间距不可过宽（图6-4-2-3-9）。以保持蛛网膜下腔通畅为基本要求。

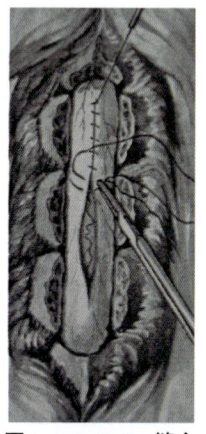　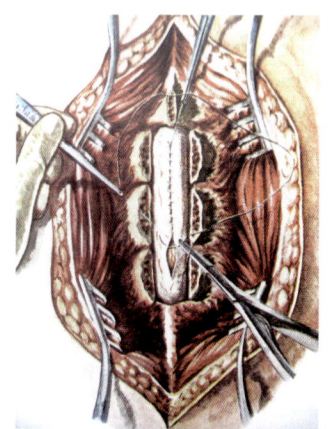

图6-4-2-3-8　缝合　　图6-4-2-3-9　缝合间距
硬膜囊示意图　　　　1~1.5mm为宜示意图

肌肉应缝合2~3层，这些缝结还兼有止血作用。然后将深筋膜、皮下脂肪组织和皮肤分层缝合。为使伤口愈合较佳，减少脑脊液漏的形成机会，每缝合一层组织时，应将缝线穿过下面一层组织，使上下两层组织互相吻合（图6-4-2-3-10）。

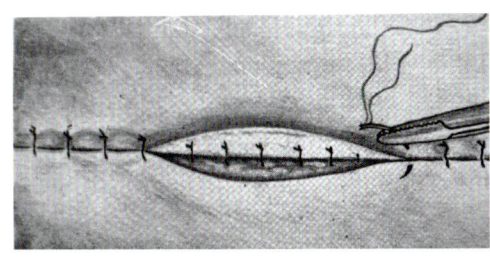

图6-4-2-3-10 依序缝合诸层示意图

如手术在上胸段,则切口刚巧在两肩胛骨之间。肩胛骨随同上肢运动时,能将切口牵张,因此缝合这一切口时应特别结实。术后忌做上肢的拥抱动作,以免伤口因牵张过度,发生崩裂。

硬脊膜紧密缝合者,可在硬脊膜外放置橡皮一枚引流(12~24h)。硬脊膜敞开减压或有缺失不能紧密缝合者,以不作引流为宜,以免形成脑脊液漏。

八、术后处理

术后处理与一般脊柱外科手术相似,主要是预防脊髓水肿反应、脑脊液漏和感染。

九、临床举例

男性,54岁,曾因颈椎OPLL及颈胸段黄韧带骨化二次手术,有所改善,近日又出现胸部束带及双下肢麻木无力再次入院要求施术。CT及MR矢状位显示胸椎椎管狭窄(见图6-4-2-2-1、2),遂行椎管后路减压术图6-4-2-3-11(A~F)。

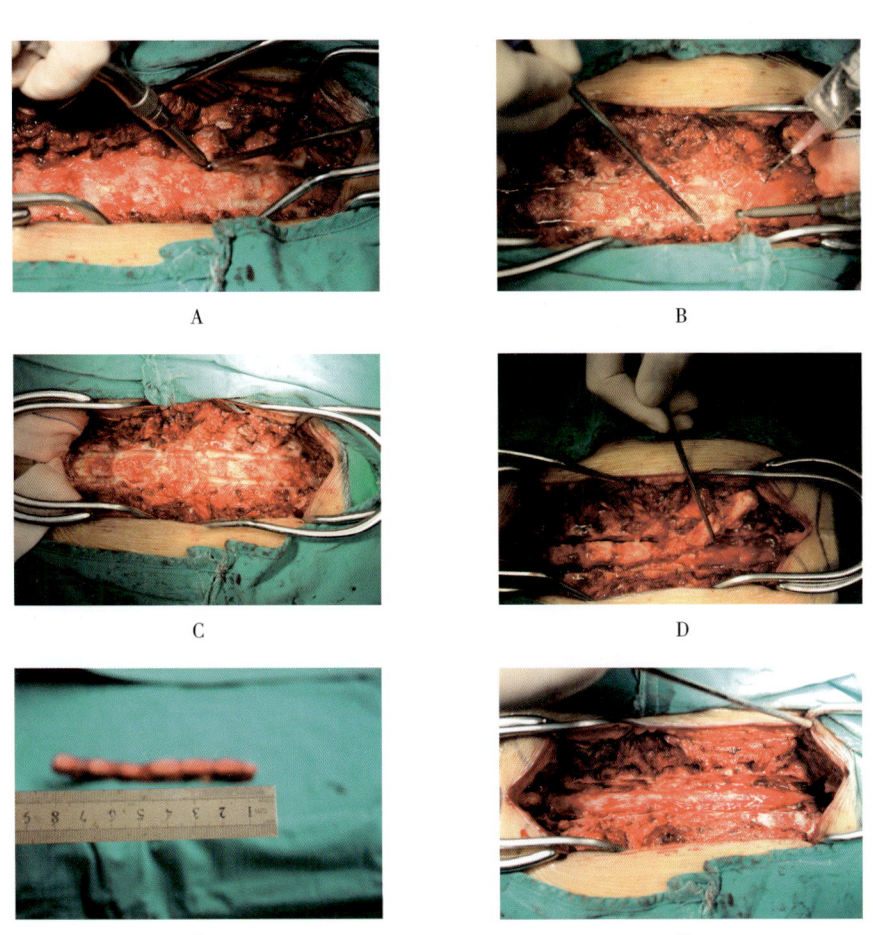

图6-4-2-3-11 临床举例(A~F)

A.B.术中电动磨钻切开两侧椎板外缘;C.D.椎板已切开,可见下方硬膜囊;E.切除之棘突后板(缘);F.硬膜囊已减压,恢复搏动

(陈德玉 赵杰)

参 考 文 献

1. 陈德玉. 颈椎伤病诊治新技术, 北京：科学技术文献出版社, 2003
2. 饶书诚, 宋跃明. 脊柱外科手术学（第三版）. 北京：人民卫生出版社, 2006
3. 赵定麟, 王义生. 疑难骨科学. 北京：科学技术文献出版社, 2008
4. Cloyd JM, Acosta FL Jr, Cloyd C, Ames CP.Effects of age on perioperative complications of extensive multilevel thoracolumbar spinal fusion surgery. J Neurosurg Spine. 2010 Apr; 12（4）: 402-8.
5. Eckel TS, Bartynski WS. Epidural steroid injections and selective nerve root blocks. Tech Vasc Interv Radiol. 2009 Mar; 12（1）: 11-21.
6. Haufe SM, Baker RA, Pyne ML.Endoscopic thoracic laminoforaminoplasty for the treatment of thoracic radiculopathy: report of 12 cases..Int J Med Sci. 2009 Aug 12;6（4）: 224-6.
7. Manchikanti L, Helm S, Singh V. An algorithmic approach for clinical management of chronic spinal pain.Boswell MV; ASIPP. Pain Physician. 2009 Jul-Aug; 12（4）: E225-64.
8. Muthukumar N.Dural ossification in ossification of the ligamentum flavum: a preliminary report.Spine（Phila Pa 1976）. 2009 Nov 15; 34（24）: 2654-61.
9. Ojo OA, Kaye AH.An unusual cause of spinal cord compression. J Clin Neurosci. 2010 Jan; 17（1）: 86, 156.
10. Pollintine P, van Tunen MS, Luo J.Time-dependent compressive deformation of the ageing spine: relevance to spinal stenosis.Spine（Phila Pa 1976）. 2010 Feb 15; 35（4）: 386-94.

第三章 先天发育性及继发性腰椎椎管狭窄症

第一节 腰椎椎管狭窄症之基本概念

一、定义

先天发育性腰椎椎管狭窄症系由于先天椎管发育不全致椎管本身或根管矢状径狭窄而使脊神经根或马尾神经遭受刺激或压迫，并出现一系列临床症状者。因后天伤病而引起的椎管狭窄则属于继发性（或获得性）椎管狭窄（图6-4-3-1-1）。

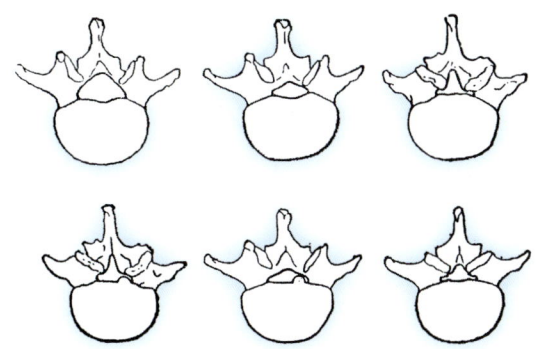

图6-4-3-1-1 腰椎管狭窄之形态示意图
左上为正常椎管

二、概述

先天性发育性腰椎椎管狭窄症，其不同于后天获得性腰椎椎管狭窄症，是指先天椎管发育不全，以致椎管本身或根管矢状径狭窄而致使脊神经根或马尾神经遭受刺激或压迫，并出现一系列临床症状者，而后天由于各种伤病所引起的椎管狭窄症则属于继发性（或获得性）椎管狭窄。

在临床上，腰椎椎管狭窄症是导致腰痛或腰腿痛最为常见的疾病之一，其是一种慢性进行性硬膜囊及马尾神经受累疾病，是由椎管或根管狭窄引起其中内容物受压而出现相应的神经功能障碍。

从病理解剖状态上来看，椎管狭窄症（vertebral canal stenosis）是指因组成椎管的骨性或纤维性组织异常，引起椎管有效容量减少，以致位于管道中的神经组织受压或刺激而产生功能障碍及一系列症状。早于1802年Portal就发现当脊柱弯曲时可压迫椎管内结构，1900年Fraenke报道胸椎椎板肥厚压迫脊髓之病例。1910年Sumito曾报道因软骨发育不全发生的椎管狭窄，1911年Bailey提出退变增生所产生的椎管狭窄，1937年Parker报道黄韧带肥厚产生的椎管狭窄。但真正把腰椎椎管狭窄症作为一种独立疾病被阐述是1954年由Verbiest对椎管狭窄症做了较为系统的介绍之后。Shatzker等认为椎管狭窄是由于椎管结构异常所致的局限性椎管狭小。1955年Shlesinger第一次提出骨性侧隐窝的概念,并指出在腰骶水平椎间孔的内侧存在着骨性侧隐窝。而Kinkaldy-Willis等则认为椎管狭窄是骨性腰椎椎管的前后径和横径较正常狭窄或伴有椎管横断面的形态异常。

Verbiest提出的"发育性椎管狭窄症",强调椎管的骨性结构发育不良为造成椎管狭窄的原因,并提出X线片测量椎管矢径小于10mm的属于绝对狭窄,10~12mm为相对狭窄。后来许多学者研究认为单纯先天的椎管狭小一般是不产生脊髓及脊神经根病变,只有在此基础上再附加其他病变方才发病。根据多年的研究,我们发现,椎管狭窄除椎体后方之中央管矢状径外,两侧根管如果从正常的5mm减少至3mm以下,同样引起根性症状,甚至更为明显。但个体差异相距甚大,正常椎管如遇到硬膜囊过大时,同样可以出现椎管狭窄症状,笔者曾施术多例。好在当前MR及CT扫描已广泛用于临床,从而对本病的诊断变得更加容易。

三、发病机制

人处于胎生状态时,腰椎椎管呈卵圆形,但随着人体的发育、成长、负重、运动及其他活动而使腰部负荷增加,则促使腰椎椎管朝着增加力学负荷强度的方向发展。至成年时L_5~S_1,甚至L_4的椎管大多呈三角形或三叶草形状态(图6-4-3-1-2),并使腰骶关节处承受60%~75%的伸屈活动量,L_4、L_5为15%~20%。此种椎管虽然力学强度增加,但椎管与根管的矢状径却明显减少。因此,椎管内的有效间隙相应缩小,易使马尾神经与脊神经根处于临界状态。任何可以增加椎管内压和缩小椎管容积的生理性因素(如腰部后伸、增加腹压、下肢活动等)及病理性因素(椎间盘突出与脱出、黄韧带肥厚、小关节增生与松动、椎体后缘骨刺形成等)均可直接激惹马尾或脊神经根,或是通过窦-椎神经的反射而出现根性症状。

归纳以上所述,其发病机制以图6-4-3-1-3、4表示。

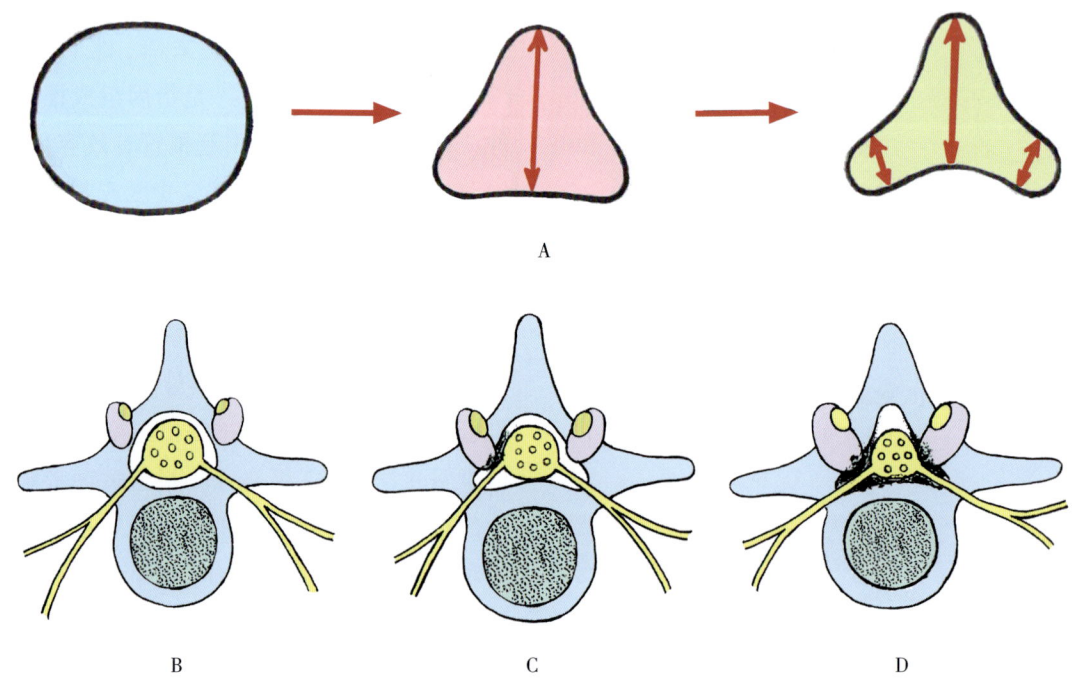

图6-4-3-1-2 椎管形态的演变示意图(A~D)
A.胎生后下腰椎椎管形态的演变;B~D.腰椎椎管各种形态,
B.圆形、椭圆形椎管;C.三角形椎管;D.三叶草形椎管

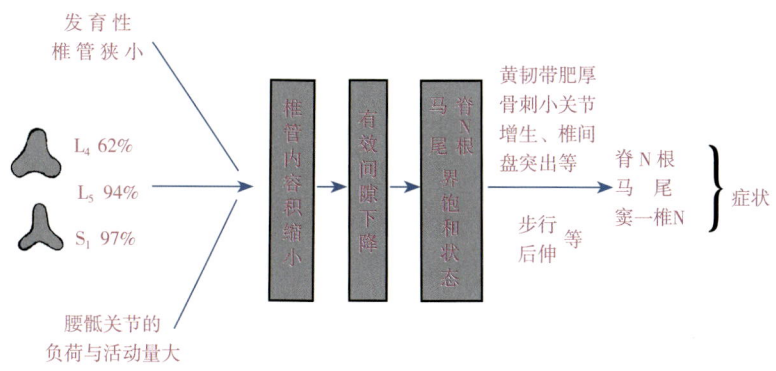

图6-4-3-1-3 腰椎管狭窄症的发病机理示意图

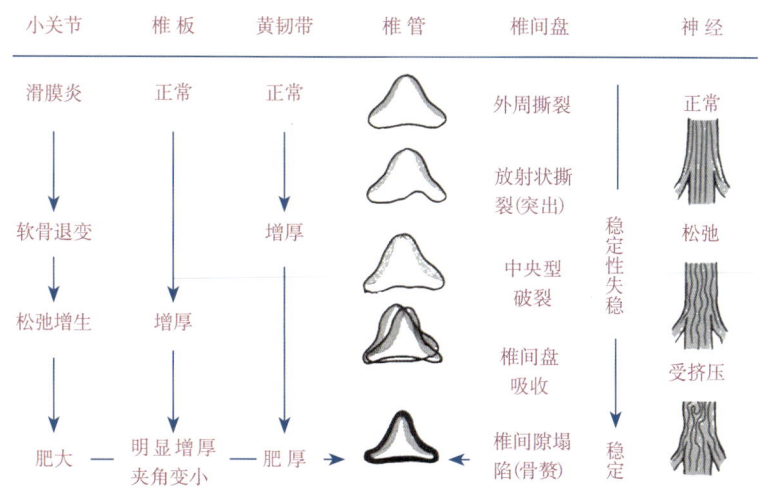

图6-4-3-1-4 腰椎管狭窄症病理演变过程,示意图

从病理解剖学上观察,在本病时,不仅椎间孔中央部及侧方(构成根管内口)矢径狭窄(椎管矢径小于14mm,根管小于3mm者即属狭窄),且椎板明显增厚(多超过4mm,甚至可达6mm以上),两侧椎板之间夹角变小(严重者呈直角,甚至锐角状),黄韧带肥厚(正常为3~4mm,超过5mm者属肥厚)及小关节变形或肥大。因此在手术治疗时应考虑上述特点,并认真对待,避免误伤(图6-4-3-1-5)。

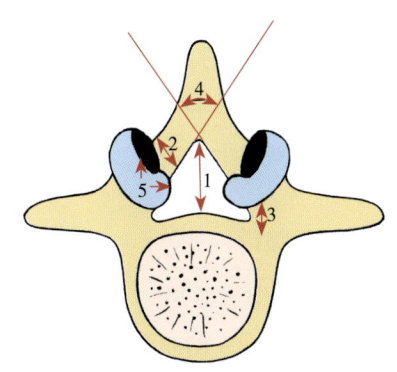

图6-4-3-1-5 发育性椎管狭小的解剖学特点示意图
1.矢状径<14mm;2.椎板厚度>5mm;3.椎弓根短;
4.椎板交角<90°;5.小关节过长、肥厚或变形

在临床上并非每个病例均有上述病理改变，其中约 1/3 病例可能仅有黄韧带肥厚，骨性改变与上关节突增生、内聚所引起的病理解剖改变不尽相同，图 6-4-3-1-6、7 两图可补充说明。病理改变严重者往往伴有胸椎及颈椎椎管全般性狭窄，约占 10%~15%。继发性因素引起椎管狭窄，或是加剧原发性椎管狭窄程度的在临床上更为多见（图 6-4-3-1-8）。

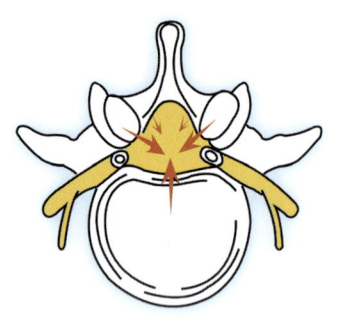

图6-4-3-1-6 椎管狭窄示意图
椎管骨性因素易导致椎管中央型狭窄

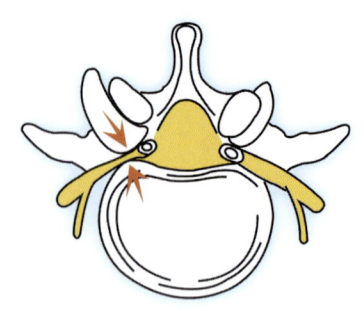

图6-4-3-1-7 根管狭窄示意图
上关节突等增生多导致侧型椎管（根管）狭窄发生

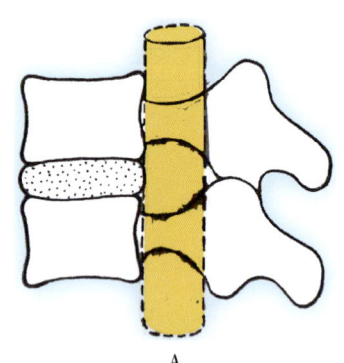

图6-4-3-1-8 继发性椎管狭窄示意图（A、B）
后天退变因素更易引起或加剧椎管狭窄程度　A. 正常状态；B. 退变后椎管狭窄状态

四、三大临床症状及其病理生理学基础

在腰椎椎管狭窄之病理解剖基础上，本病同时具有其独特的病理生理特点，并构成本病发病机制区别与其他伤患的自身规律。在临床上主要表现为以下三大临床特点，现将其症状及病理生理学基础一并阐述于后。

（一）间歇性跛行

1. **临床表现**　即当患者步行数百公尺（严重病例仅数十步）后，出现一侧或双侧腰酸、腿痛，下肢麻木、无力，以至跛行。但当稍许蹲下或坐下休息数分钟，又可继续步行，因有间歇期，故名间歇性跛行。

2. **病理生理学基础**　上述临床症状的出现，主要是由于下肢肌肉的舒缩使椎管内相应脊节的神经根部血管丛生理性充血，继而静脉瘀血，使此处微循环受阻而出现缺血性神经根炎。当稍许蹲下或坐、卧后，由于消除了肌肉活动的刺激来源，瘀血的血管丛恢复常态，从而也使椎管恢复了正常的宽度，因此症状也随之减轻或消失。

（二）主诉与客观检查的矛盾

1. **临床表现**　在本病的各期，均有许多主诉，尤其是当患者长距离步行或处于各种增加椎管内压的被迫体位时，主诉更多，甚至可有典型的坐骨神经放射性疼痛表现，但在就诊检查时多无阳性所见，直腿抬高试验常为阴性。

2. **病理生理学基础**　此主要是由于临诊前的

短暂休息及恢复前屈体位而使椎管内容积增加，内压也随之恢复到原来的状态，同时根管内静脉丛瘀血的迅速恢复亦有助于消除症状。这种主诉与体检的不统一性，易误为"夸大主诉"或"诈病"。但在本病后期，由于各种附加因素，如合并椎间盘脱出、骨质增生和椎管内粘连等，可构成椎管内的持续性占位病变而有阳性体征出现，但有动力性加剧这一特征。

（三）腰部后伸受限及疼痛

1. 临床表现　指腰椎向后仰伸时患者诉说局部疼痛，并可放射至双侧或单侧下肢，但只要改变体位，包括将身体前屈或蹲下，或是开步行走，或骑车上路，症状则立即消失。此种现象亦可称之"姿势性跛行"。

2. 病理生理学基础　此组症状的发生主要是由于管腔内有效间隙减少或消失之故。因为当腰椎由中立位改变到后伸位时，除使椎管后方的小关节囊及黄韧带挤向椎管和神经根管处，椎管长度亦缩短 2.2mm，椎间孔亦相应变狭，椎间盘突向椎管，神经根横断面亦随之增粗，以致管腔内压急骤增高。因此患者后伸必然受限，并由此而出现各种症状。但将腰部恢复至伸直位或略向前屈，则由于椎管又恢复到原来的宽度，症状也立即消除或缓解。因此这类患者虽不能挺胸站立，却可以弯腰步行，能骑车（即体位型者）。但如同时合并腰椎椎间盘脱出症时，则腰部不能继续前屈，甚至微屈也出现腰痛与坐骨神经痛症状。

五、其他症状

除上述三大临床表现外，在临床上亦可出现以下其他症状。

（一）中央管（椎管）内受挤压症状

主要由于原发性椎管狭窄，或是继发性病变均可促使狭窄的椎管压迫马尾神经，产生马尾性间歇性跛行，其分为姿势型和缺血型两种。

1. 姿势型　姿势型（Postural form），即在站立和伸腰时都可使症状加重。Breig 曾在尸体上观察到伸腰时腰椎椎管可缩短 2.2mm，此时神经组织相应缩短变粗，但椎管壁的黄韧带则松弛前凸，椎间盘膨隆后凸，椎管造影剂在后伸位不易通过，改为向前弯腰位则可解除。

2. 缺血型　缺血型（ischemic form）是下肢运动时支配下肢相应的神经缺血引起神经功能障碍，如行走无力，出现跛行，稍停后可改善。此型发病与腰椎伸直无关，改变体位将不受影响，但与血内氧张力有明确关系，因为在肌肉活动时，相关节段的脊髓血供增加，相应神经根在传导冲动时需氧量亦大为增加。马尾神经的血供都来自前后根动脉，这些动脉都是末梢动脉，不与其他动脉发生侧支联系，当有腰椎椎管狭窄时，这些根动脉大多受到部分梗阻或压迫，使在活动时不能扩张，从而引起马尾神经的血供不足而发生症状，停止活动后，症状即可改善。

（二）腰部症状

表现为腰痛、无力、易疲劳等一般性腰部症状，此主要是由于椎管内窦 - 椎神经受刺激之故。但屈颈试验为阴性，此不同于腰椎间盘突出症。

（三）下肢根性症状

多为双侧性，可与腰椎间盘突出症时相似，但其以步行时为甚，休息后即缓解或消失，因此直腿抬高试验多为阴性。此组症状亦可因椎管和（或）根管狭窄引起。

（四）反射异常

跟腱反射易受影响而出现减弱，此主要是由于腰椎部位愈低则椎管愈狭窄之故，因此 $L_5 \sim S_1$ 段易被波及而影响跟腱反射，而膝反射大多正常。

第二节　腰椎椎管狭窄症的诊断与鉴别诊断及非手术疗法

一、诊断

（一）一般性腰椎椎管狭窄症之诊断

本病诊断主要根据前述三大临床症状特点，尤应注意长期的腰骶部痛、两侧性腿不适、马尾神经性间歇性跛行、静止时体检多无阳性发现等为特征。凡中年以上患者具有以上特征者，均应疑及本症而作进一步检查。

1. X线平片　在发育性或混合性椎管狭窄者，主要表现为椎管矢状径小，椎板、关节突及椎弓根异常肥厚，两侧小关节移向中线，椎板间隙窄，退变者有明显的骨质增生。

在侧位片上可测量椎管矢状径，其测量标准见图6-4-3-2-1，14mm以下者示椎管狭窄，14~16mm者为相对狭窄，在附加因素下可出现症状。一般X线平片亦可从正侧位片观察，也可用椎管与椎体的比值来判定是否狭窄（图6-4-3-2-2）。

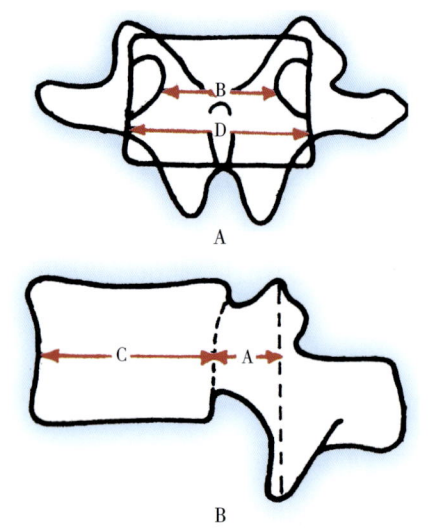

图6-4-3-2-1　椎管及椎体测量示意图（A、B）
A.侧方观；B.后方观
A.B.椎管矢径及横径；C.D.椎体矢径及横径

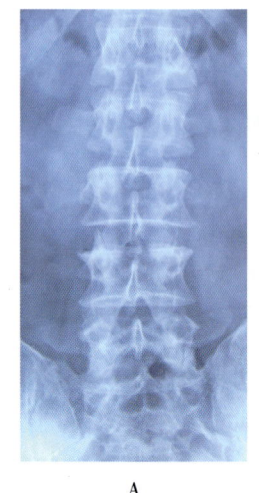 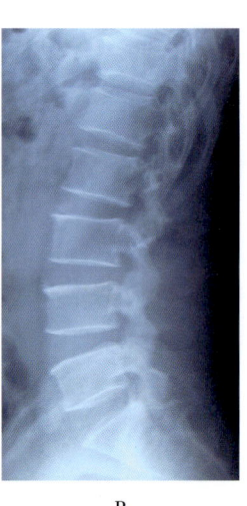

图6-4-3-2-2　X线正侧位平片观察椎管矢径（A、B）
A.正位片；B.侧位片

2. CT及CTM检查　CT扫描可显示椎管及根管断面形态，尤其是水平位，可清晰显示属何种椎管，从而为诊断及治疗提供参考意见，特别是手术操作方面（图6-4-3-2-3~5）。CTM除了解骨性结构外，尚可明确硬膜囊受压情况及椎管狭窄全貌，目前应用较多（图6-4-3-2-6）。

3. MR　目前选用较多，尤其是拟手术病例，不仅具有CT扫描的优点，且对硬膜囊、椎间盘及神经受压状态易于观察和判定，可以明确显示腰椎椎管病理状态时的全貌。目前大多数骨科医师已将其作为常规检查（图6-4-3-2-7~10）。

4. 椎管造影　常在L_2、L_3椎间隙穿刺注药造影，此时可出现尖形中断、梳状中断及蜂腰状改变，基本上可了解狭窄全貌（图6-4-3-2-11）。由于本检查属侵入式，目前已少用。

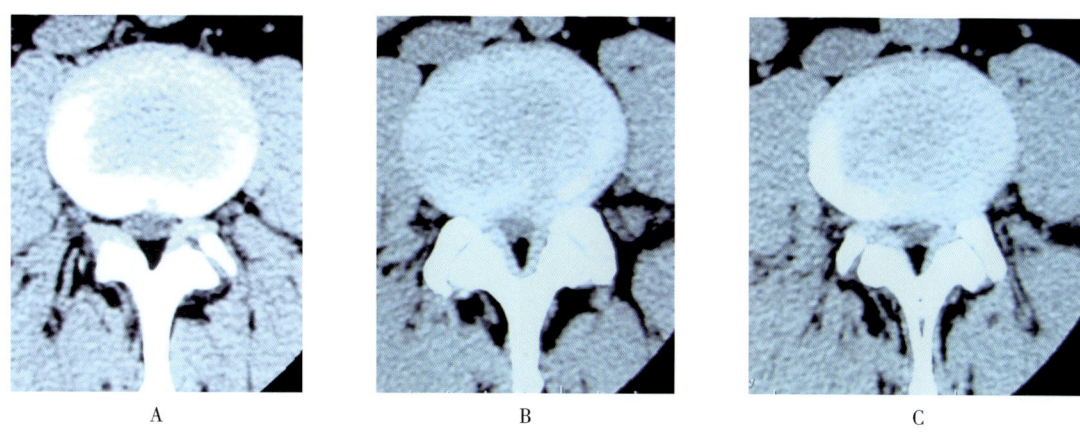

图6-4-3-2-3　腰椎椎管狭窄CT扫描所见之一（A~C）
CT扫描横切位片显示　椎板增厚，椎板夹角变小，黄韧带肥厚，小关节肥大、内聚及根管变狭等异常改变

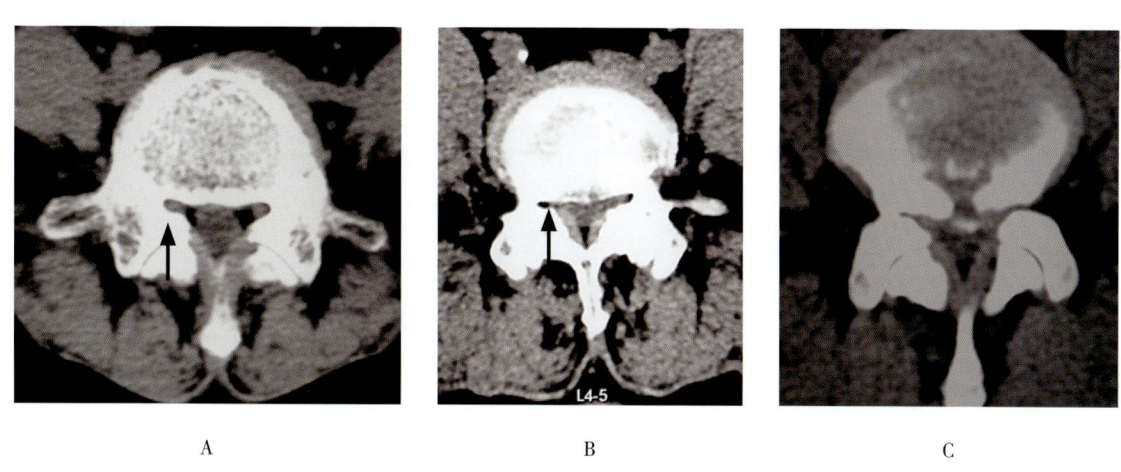

图6-4-3-2-4　腰椎椎管狭窄CT影像所见之二（A~C）
A.CT横断面示箭头所指侧侧隐窝较对侧狭窄，神经根受压；
B.CT横断面示双侧侧隐窝均狭窄，神经根受压明显，箭头所指侧神经根已被淹没；C.CT横断面示黄韧带增厚

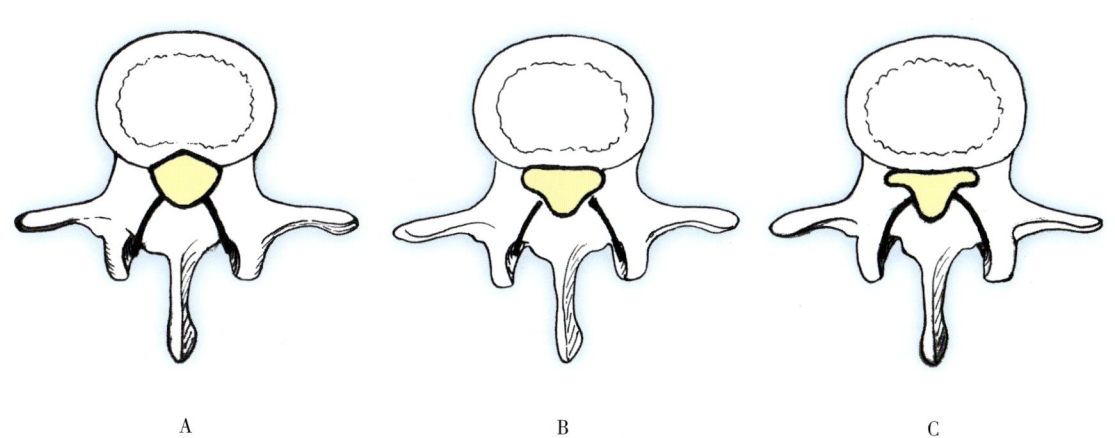

图6-4-3-2-5　从CT扫描水平位观易于判定椎管形态示意图（A~C）
A.椭圆形；B.三角形（草帽形）；C.三叶草形，此形受压面积最大，也最重，施术难度亦大

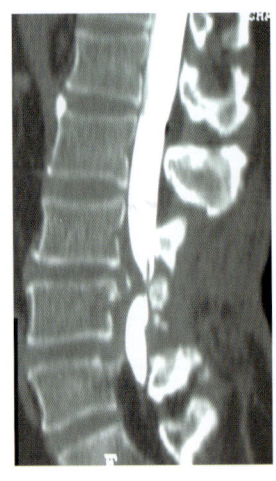

图6-4-3-2-6 腰椎CTM+
造影所见

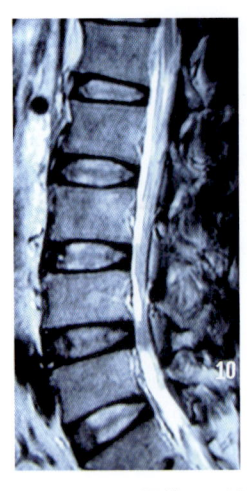

图6-4-3-2-7 腰椎MR所见
MR矢状位显示腰椎椎管之绝对值
及比值均明显小于正常

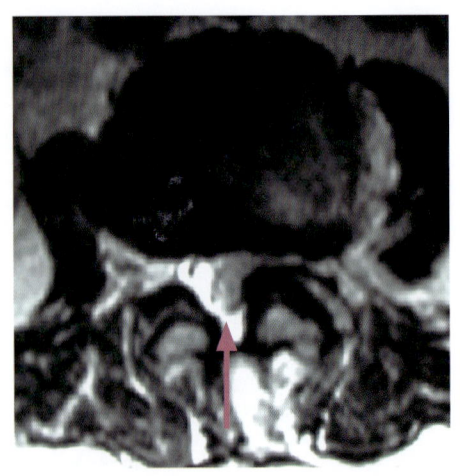

图6-4-3-2-8 腰椎MR横断面所见
MR横断面T_2加权示硬膜外及一侧神经根
周围脂肪信号因椎管狭窄中断（箭头所示）

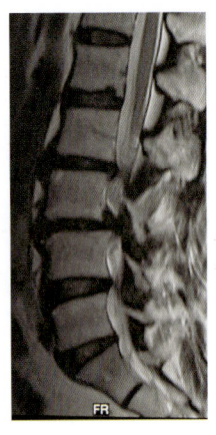

A

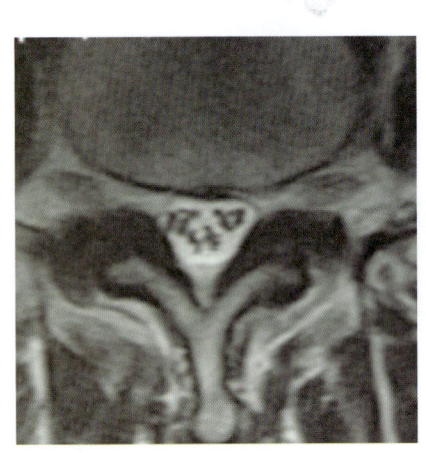

B

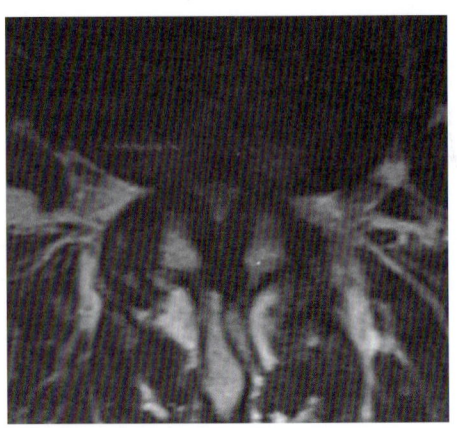

C

图6-4-3-2-9 腰椎管狭窄MR影像（A~C）
A.椎管的矢状位图；B.正常腰椎管MR横断面图；C.椎管狭窄横断面示马尾神经聚集

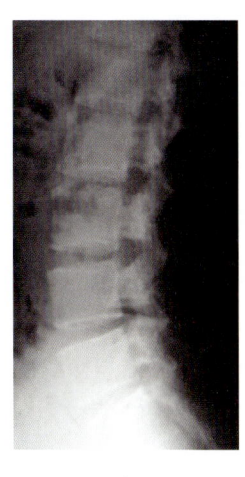 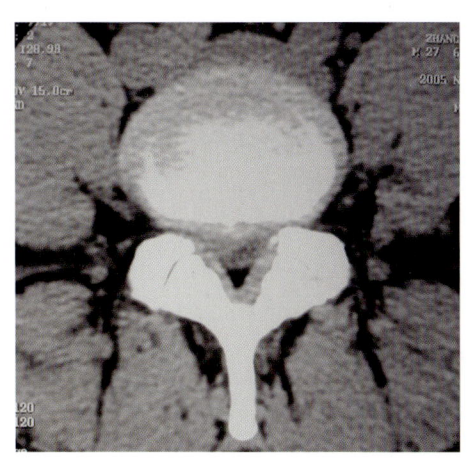

图6-4-3-2-10 临床举例（A、B）
患者，男，23岁，以腰痛伴右大腿外侧疼痛为主诉就诊 A.X线侧位片示腰椎椎弓根发育较正常明显为短；B.CT横断面示椎管狭窄、关节突肥大、椎板较厚及黄韧带增生

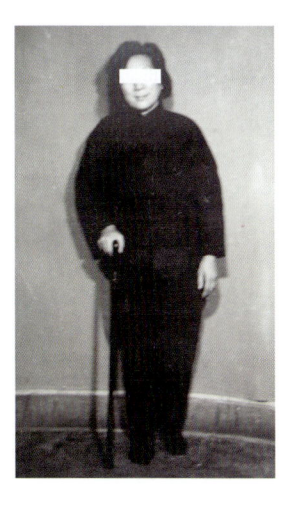 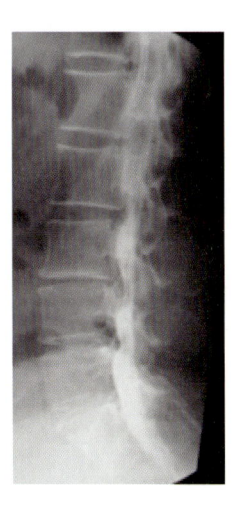 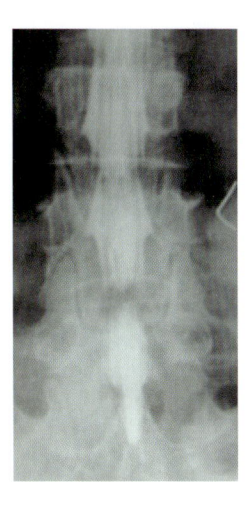 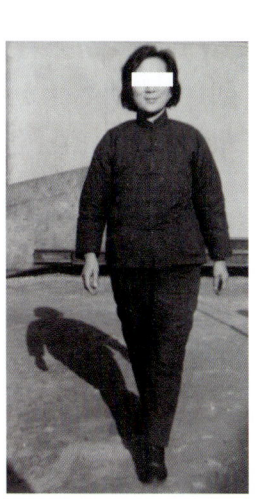

A　　　　　　　B　　　　　　　D　　　　　　　C

图6-4-3-2-11 临床举例（A~D）
腰椎椎管狭窄椎管造影图及手术前后对比：A.术前拄拐来院；B.侧立片示腰椎管狭窄、梗阻明显，椎节呈蜂腰状充盈缺损；C.正位片示腰椎管狭窄完全梗阻，造影剂显示影像连续性中断，并有毛刷样充盈缺损；D.术后功能恢复好，独立行走，随访12年，无复发征（38年前病例）

（二）伴有侧隐窝狭窄症之诊断

凡具有腰痛腿痛、间歇性跛行及伴有根性症状者，均应疑有侧隐窝狭窄症，并作进一步检查。但在临床上多与前者并发。

1. X线平片 于X线平片上可有椎板间隙狭窄，小关节增生，椎弓根上切迹矢状径变短，大多小于5mm；在3mm以下者即属侧隐窝狭窄。此外，上关节突冠状部内缘内聚，亦提示可能有侧隐窝狭窄性改变。

2. CT、CTM及MR检查 CT扫描能显示椎管的断面形状，因而能诊断有无侧隐窝狭窄及有无神经根受压。CTM显示更为清楚。MR可显示三维影像，可同时确定椎间盘退变之程度，有无突出（或脱出）及其与硬膜囊和脊神经根之间的关系等。

3. 椎管造影 用非离子型碘造影剂omnipaque或isovist造影，可见神经根显影中断，示有侧隐窝狭窄或神经根受压征,但此种检查不易与椎间盘突出症所致的压迫相区别。

二、鉴别诊断

本病主要与下列疾病鉴别。

(一)腰椎间盘突出症

为最易混淆的疾患。其鉴别要点主要依据以下几方面:

1. 单纯椎间盘突出时一般不具有三大症状;
2. 根性症状十分剧烈,且出现相应体征的改变;
3. 屈颈试验及直腿抬高试验多为阳性,而椎管狭窄症时则是阴性;
4. 其他,必要时可行磁共振或脊髓造影等检查。

但应注意,两者常可伴发。在椎管狭窄时,椎间盘突出症更容易,也更早出现症状。

(二)坐骨神经盆腔出口狭窄症

本病特点如下:

1. 腰部多无症状,腰椎后伸范围正常;
2. 压痛点主位于环跳穴处;
3. 有典型之坐骨神经干性受累症状;
4. 如与腰椎椎管狭窄症伴发,则出现该病的三大症状等。

(三)马尾部肿瘤

早期难以鉴别,中、后期主要有以下表现:

1. 以持续性双下肢及膀胱直肠症状为特点;
2. 疼痛呈持续性加剧,尤以夜间为甚,不用强效止痛剂不可入眠;
3. 腰穿多显示蛛网膜下腔梗阻,蛋白定量升高及潘氏试验阳性等;
4. 其他,困难者可借助于其他特殊检测手段,MR检查有确诊价值。

(四)腰段继发性粘连性蛛网膜炎

本病与腰椎管狭窄症具有一定的因果关系,椎管,尤其是根管长期受压可继发本病,并多从根袖处开始,逐渐发展至全蛛网膜下腔。因此,对一个长期患腰椎椎管狭窄症的病例,如拟手术,则无需一定在术前与本病进行鉴别,可在术中根据硬膜囊状态决定是否行蛛网膜下腔探查术。

(五)其他

此外,本病尚应与下腰椎不稳症、增生性脊柱炎、腰椎其他先天性畸形、腰椎感染性及慢性腰肌劳损等疾患进行鉴别。

三、腰椎管狭窄症的非手术疗法

(一)传统之非手术疗法

传统之非手术疗法种类甚多,归纳下来主要强调以下三类:

1. 腹肌锻炼　以增加脊柱的稳定性;
2. 腰部保护、避免外伤　包括睡眠、工作及运动等体位时腰围外用,平时注意避免剧烈运动及外伤等;
3. 对症处理　理疗、药物外敷、局部按摩(忌推拿)及止痛类药物等。

(二)药物疗法

目前尚无特效药物,以活血化瘀及神经营养药等为主,包括维生素B族、妙纳、丹参及弥可保等,均可酌情选用。

第三节　腰椎椎管狭窄症的手术疗法

一、手术病例选择

1. **非手术疗法无效者**　此组病例大多系继发性腰椎椎管狭窄症者；
2. **经常发作者**　指发作频繁、已影响工作及日常生活之病例；
3. **根性症状较明显者**　宜及早施术，以免继发蛛网膜粘连。

二、临床上常用术式及其选择

1. **因黄韧带肥厚所致者**　仅行黄韧带切除术即可；
2. **一般骨性椎管狭窄者**　对症状严重者，应行椎管扩大减压术；

3. **侧隐窝狭窄者**　在确认受压神经根后，取扩大开窗或半椎板入路，凿去小关节突内侧一半，再沿神经根向下切除相邻椎板上缘，以扩大神经根管，直到神经根充分松解为准。术中不宜挤压神经根（图6-4-3-3-1、2）；

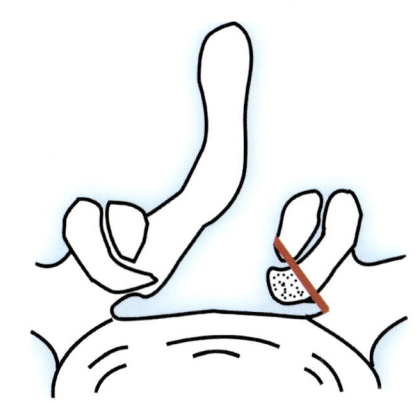

图6-4-3-3-1　椎板开窗、根管扩大减压范围示意图

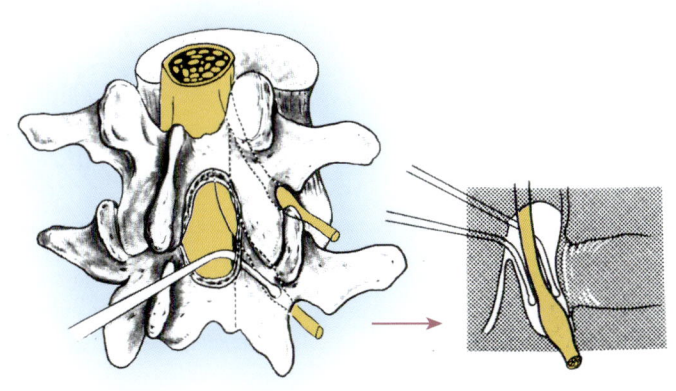

图6-4-3-3-2　探查示意图
神经探子沿神经根走行探查减压是否充分

4. **单纯小关节变异、肥大者**　应将向椎管内突出之骨质切除，术式与前者相似（图6-4-3-3-3）；
5. **合并椎间盘突（脱）出症者**　应于术中一并摘除；

6. **术中发现硬膜囊增厚、纤维变、搏动消失、甚至变形者**　可将硬膜切开，在蛛网膜外观察，如有粘连物或蛛网膜本身已肥厚时，则应将蛛网膜切开检查，并行松解术，术中误伤硬膜时，可行缝合或修补术（图6-4-3-3-4、5）；

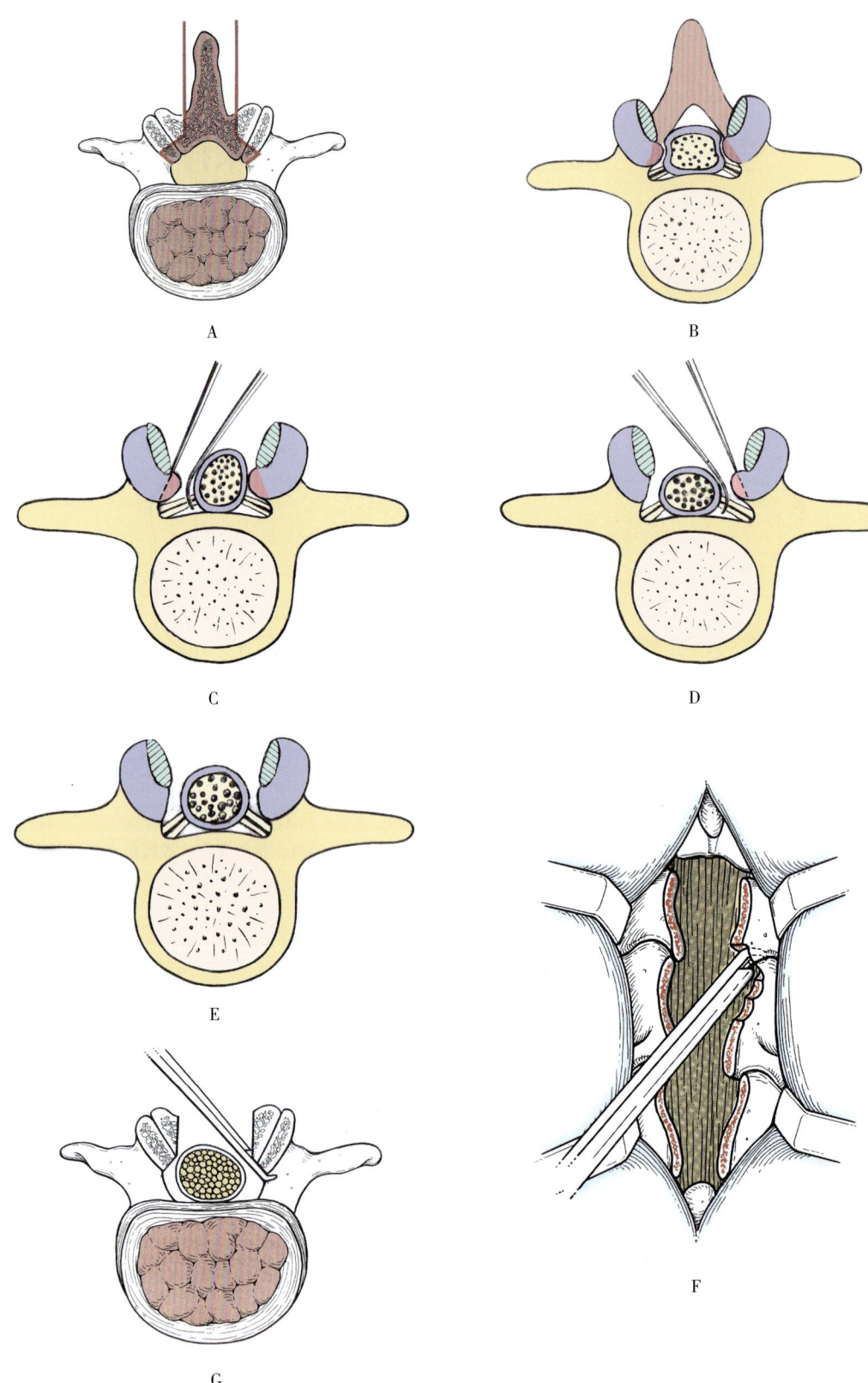

图6-4-3-3-3 保留小关节的椎管扩大减压术示意图（A~G）

A.切骨范围示意图；B.切除椎板；C.切除一侧上关节突内方骨质（牵开硬膜囊，用小平凿凿去小关节内侧骨质3mm左右即可）；D.再切除另一侧上关节突内方骨质（同上述方式）；E.扩大减压完成后水平位观；F.亦可选用薄型椎板咬骨钳切骨，后方观；G.同前，横断面观

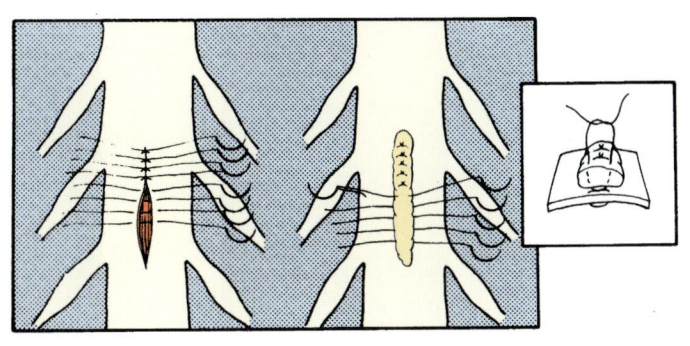

图6-4-3-3-4　硬膜缝合示意图
线形硬膜撕裂用5-0的丝线缝合或加用脂肪块缝合覆盖

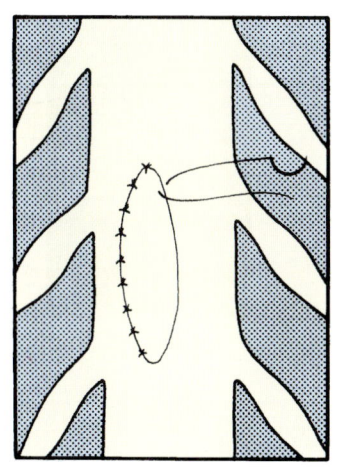

图6-4-3-3-5　硬膜修补术示意图
较大的硬膜撕裂需要移植筋膜或人工合成膜覆盖缝合

7. **伴有椎节不稳定者**　可行椎体间融合术（目前多选用Cage）或椎弓根钉固定术，或是两者并用，一般病例于术后2~3周下地活动；对内固定确实者，多在术后1~2天下床行走。

三、手术指征

1. **发育性腰椎椎管狭窄症**　诊断明确，已影响正常生活及工作并经非手术疗法治疗无效者；

2. **继发性腰椎椎管狭窄症**　在手术处理原发病之同时根据病情需要将椎管扩大减压；

3. **伴有侧凸（突）畸形者**　临床上并非少见，近年来日益增多，应在处理椎管狭窄之同时一并矫正之（见病例7~9）；

4. **其他**　以腰椎间盘脱出症或其他伤患为主需进行手术治疗者（包括肿瘤等），如术前或术中证明腰椎椎管狭窄症者，亦可同时施术。

四、麻醉、体位、切口及显露

（一）麻醉及体位

以全麻及局麻为多用，或选用其他麻醉。俯卧位较方便，亦有习惯侧卧位者。

（二）切口及显露

1. **切口**　椎管狭窄一般好发于L_3~S_1段，因此切口范围多取该段正中纵形切口、弧形切口或S形切口；

2. **暴露椎板**　按常规。

五、手术步骤

（一）椎节固定及适度撑开

对减压椎节一般先予以椎弓根钉固定及撑开，在此状态下行减压术较为安全。如因各种原因不选用椎弓根钉技术时，则大多在减压术后，对椎节不稳病例辅加植骨块、长条状椎间融合器或条形cage植入。固定椎节应与减压范围一致，一般多为2~3个节段。对于L_5~S_1椎节正常，且不伴有椎管狭窄征者，此节段无需固定（图6-4-3-3-6）。

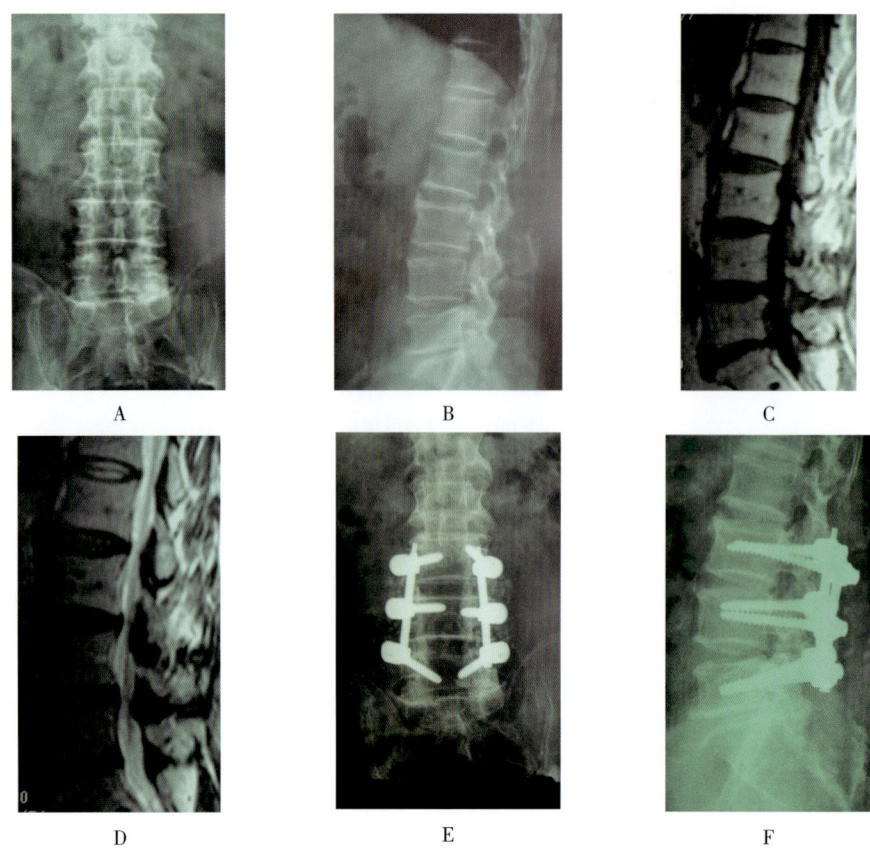

图6-4-3-3-6 临床举例（A~F）

下腰椎椎管狭窄者，如腰₅至骶₁椎节稳定，且无明显椎管狭窄征者，则无需施以固定融合术 A.B. 术前正侧位X线片；C.D. 术前MR矢状位T_1、T_2加权，显示下腰椎多节段椎管狭窄及椎节不稳，但L_5~S_1椎节属正常状态；E.F. 腰后路施术，腰$_{3~5}$椎弓根钉固定，适度撑开+椎板切除减压术后正侧位X线片，术后半月原症状消失

（二）暴露椎管及后路减压

与前述基本相似，但椎管狭窄症（发育性）者，其椎管不同于一般椎管，易出现某些情况，因此在操作时应注意以下特点。

1. 黄韧带 多较厚（严重者其垂直厚度可在0.6~0.8cm以上）及内陷，且其内壁多与硬膜囊相贴在一起，或有粘连。因此在切开及切除时应小心，切勿过深而伤及硬膜囊或马尾神经。

2. 椎板 不仅椎板较厚（多超过4mm），且两侧椎板之间所构成之夹角较小。因此不仅放置椎板咬骨钳困难，且咬切时甚易滑动、变位而不易切除。因此，宜采用头部较狭之长柄咬骨钳，在操作时除尽量与椎板保持垂直状。对操作十分困难者，亦可选用长柄尖头四关节鹰嘴咬骨钳呈纵向切开椎板。

3. 小关节 多呈增生或畸形状，因此使管径呈现明显的节段性狭窄（或节段性加剧）。对突至椎管内之小关节部分应将其切除，其余部分则应尽量保留。即在扩大椎管的同时，尽力保持腰椎诸结构的完整性。

4. 椎管及根管 严重发育性狭窄者椎管管径仅为正常人的1/2或2/5，不仅硬膜外脂肪消失，且硬膜囊可被束成细条状，并于小关节处形成蜂腰状外观。为此，笔者主张采取保留小关节大部完整的椎管扩大压术。不仅椎管应充分减压，且注意根管亦获得减压。

椎管减压范围一般以L_4~L_5及L_5~S_1为多见。减压后硬膜囊仍未出现搏动或是细导尿管无法再向深部插入达5cm者，表明椎管减压范围不足，应根据是否有临床症状而决定是否再扩大减压范围。切记，以临床为主。

对根性症状明显者应探查侧隐窝及根管，凡狭窄者均应扩大，尤其是小关节内聚者，需先将内聚之小关节骨质切除，再向根管处减压，操作时务必小心，以薄型 1~2mm 宽之椎板咬骨钳为主，或用刮匙切骨扩大根管内径，同时应注意腰部神经走行角度及各神经支的命名加以判定（图 6-4-3-3-7）。

5. 硬膜囊 易与周围组织形成粘连，如需牵拉时，应先行分离松解。如伴有蛛网膜下腔粘连时，则需行松解术。

6. 椎管前壁 可能有隆突物，以突出之髓核为多，应酌情进行切除。除次全环状减压术（见本书卷三第三篇第二章第九节）外，对伴有后突畸形者，亦可采取椎弓根截骨术（图 6-4-3-3-8）。椎管十分狭小者，操作非常困难，术前及术中必须充分确认，切忌造成脊神经根或马尾的误伤。

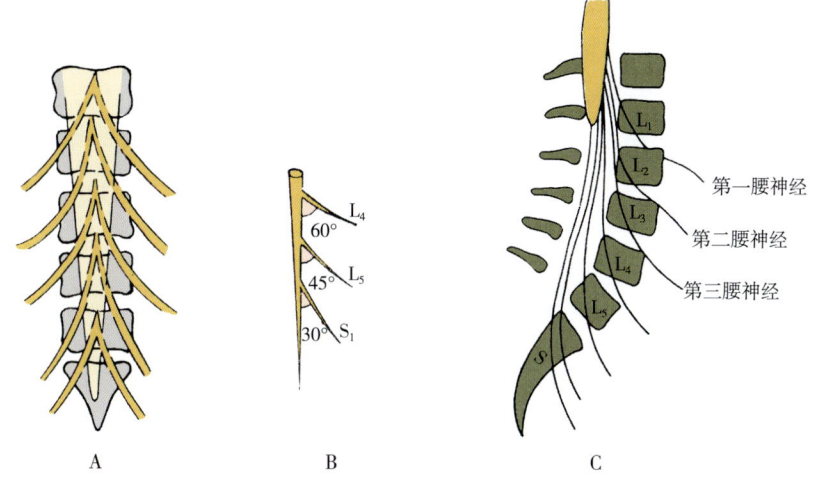

图 6-4-3-3-7 腰神经走行及命名示意图（A~C）
A. 腰神经呈锐角下行；B. 愈下方，角度愈小；C. 其腰神经之定位是以椎间隙上方椎体序列命名

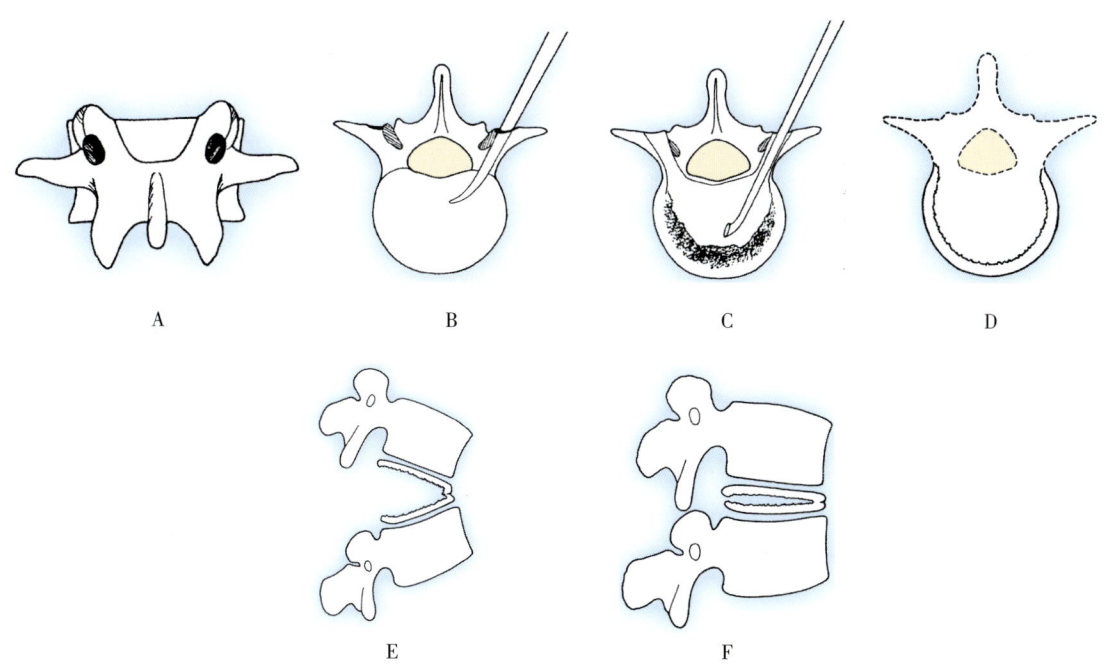

图 6-4-3-3-8 经椎弓根截骨术示意图（A~F）
腰椎管狭窄伴后凸畸形 Smith-Peterson 椎弓根截骨矫形示意图 A. 椎弓根定位；B. 椎弓根探子开路；C. 刮匙刮除椎体内松质骨；D. 直达椎体后壁、椎弓根、横突等后部结构；E. 截骨平面上下加压；F. 后凸畸形已矫正

(三)闭合切口

施术完毕,用冰盐水反复冲洗术野,清除异物,而后依序缝合诸层。

六、非融合技术的应用

自腰椎前路人工间盘开展以来,近年来已开始选择腰椎椎节后路非融合技术来恢复椎节活动和高度,并可减缓椎节退变进度。目前产品种类较多,视病情及具体情况而酌情选择,但价格较高,失效概率也高。使用前应告知患者。此项技术亦可与椎弓根钉及椎间融合器并用(见本节病例10和病例11)。

七、术后处理

术毕冲洗创口,彻底止血,裸露的硬膜囊及神经根可取明胶海绵覆盖,并置负压引流管,以减少积血。在恢复期中,除一般注意事项外,应加强腰背肌及腹肌锻炼,并防止外伤。

八、注意事项

(一)避免在椎板切除处行植骨融合术

植骨块应置于椎弓根钉外侧。切忌将骨块(片)置于与椎管相近之椎板上,因其可引起继发性椎管狭窄症,其后果较原发性者更为复杂,应避免。

(二)对多节段严重型狭窄者

有人试将几节椎板自狭窄部整块切下,将内板切除后再盖上。从理论上讲,此既扩大椎管完成减压,又可保留椎板及保护硬膜囊,并可减少瘢痕压迫。但此种手术技术要求较高,需临床实践经验丰富者,否则反而形成压迫。

(三)原发性椎管狭窄症者

其椎板厚度可达1cm或更多,硬膜囊与椎板间无保留间隙,甚至有粘连,切除不易,此时不允许将椎板咬骨钳插至椎板下方,可用鹰嘴咬骨钳呈水平位切除椎板骨质。在操作时务必小心,手术应尽力保护硬膜囊及神经不受损伤。

九、临床举例

[例1] 图6-4-3-3-9 男性,51岁,发育性腰椎管狭窄伴 $L_2 \sim L_3$、$L_3 \sim L_4$ 及 $L_4 \sim L_5$ 椎节退变和不稳定(A~C)。

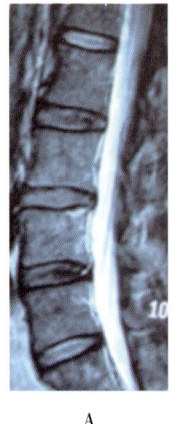
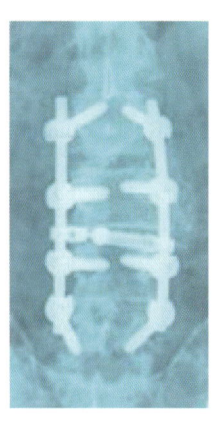
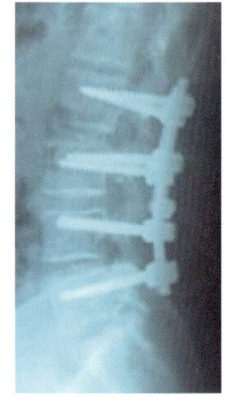

A B C

图6-4-3-3-9 临床举例 例1

A. MR矢状位,显示L_{2-4}椎管狭窄及椎节退变;B.C. L_{2-5}三节椎弓根钉固定、撑开后,切除椎板行扩大减压术、再装置横连接;X线正侧位片显示椎节高度及曲度恢复正常,术后原症状消失

［例2］图6-4-3-3-10　女性,66岁,发育性＋退变性椎管狭窄(A~F)。

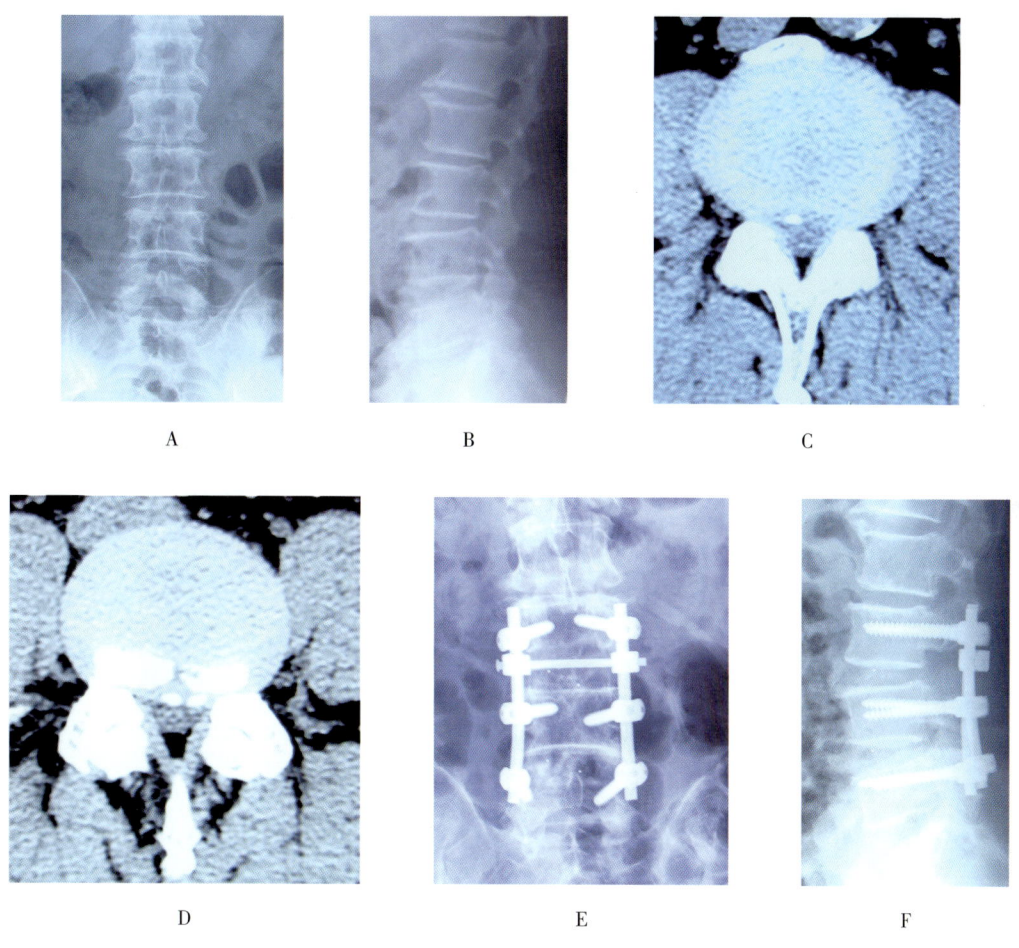

图6-4-3-3-10　临床举例　例2

A.B. 术前正侧位X线片,正位片上显示腰椎退变及椎管横径狭窄征;C.D. L_4~L_5段CT水平扫描显示椎管狭窄、黄韧带增厚及棘突交角明显变小;E.F. 先行L_{3-5}两个节段椎弓根固定、撑开,而后行后路切骨减压达侧隐窝,放置横连接,术后X线正侧位片显示椎节高度及曲度均恢复正常,临床症状亦消失;唯术后出现轴性痛,一月后退去

［例3］图6-4-3-3-11　女性,47岁,L_4~L_5、L_5~S_1发育性椎管狭窄合并髓核突出症(A~G)。

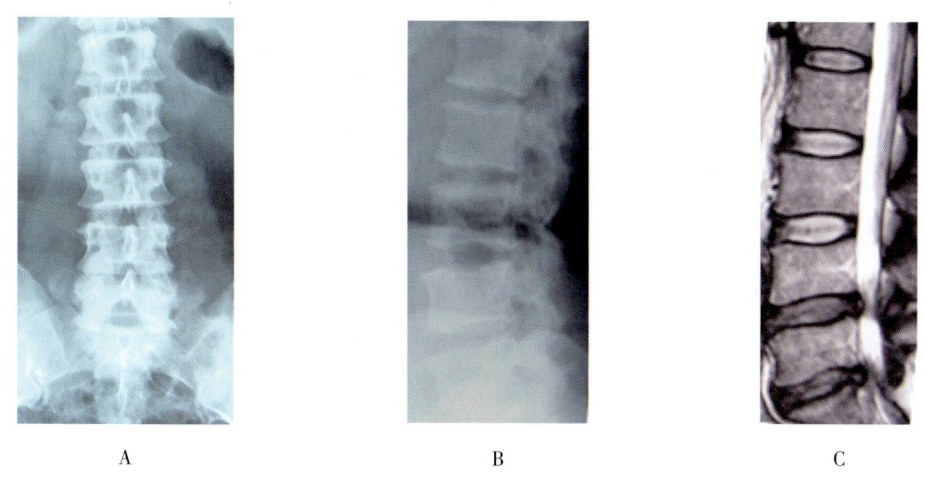

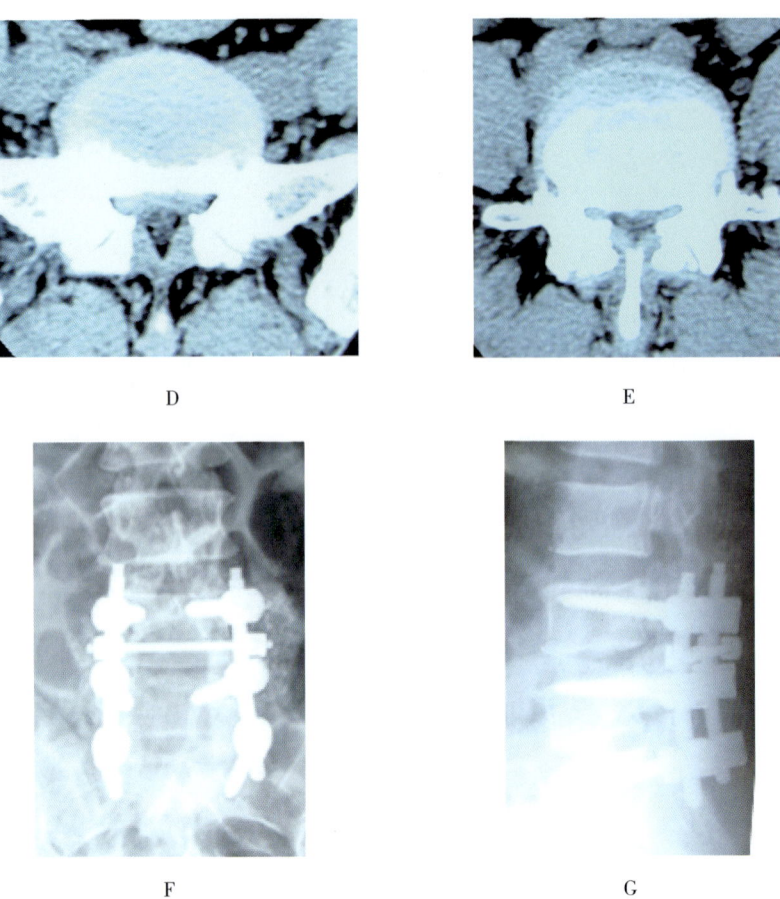

图6-4-3-3-11 临床举例 例3

A.B. 术前X线正侧位片；C. MR矢状位，显示L_4~L_5及L_5~S_1髓核突出及椎管狭窄；D.E. 腰骶段CT水平位扫描显示黄韧带高度增厚，棘突夹角狭小，小关节内聚、肥大，椎管、根管狭窄，形态呈"草帽状"，且伴有髓核后突；F.G. 先行L_4~S_1椎弓根钉置入、适度撑开后固定，行椎管后方扩大减压+髓核切除术，术后正侧位X线片显示椎节高度及曲度已恢复正常，原症状消失

[例4] 图6-4-3-3-12 女性，75岁，严重退变性腰椎椎管狭窄伴多节段椎节滑脱（A~H）。

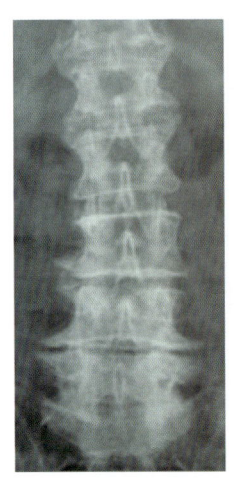
A

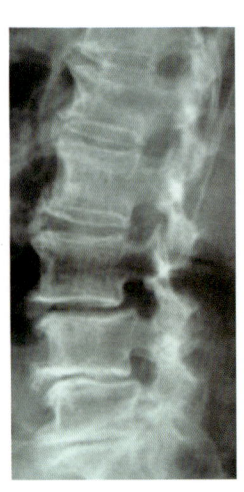
B

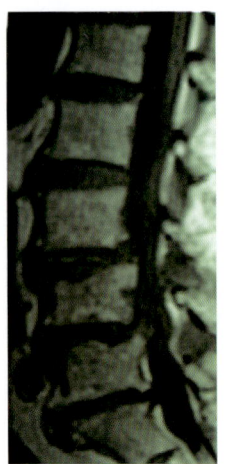
C

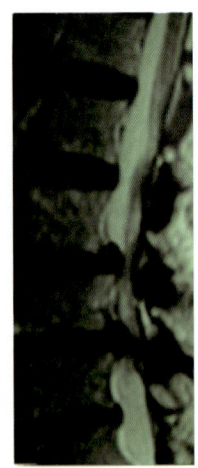
D

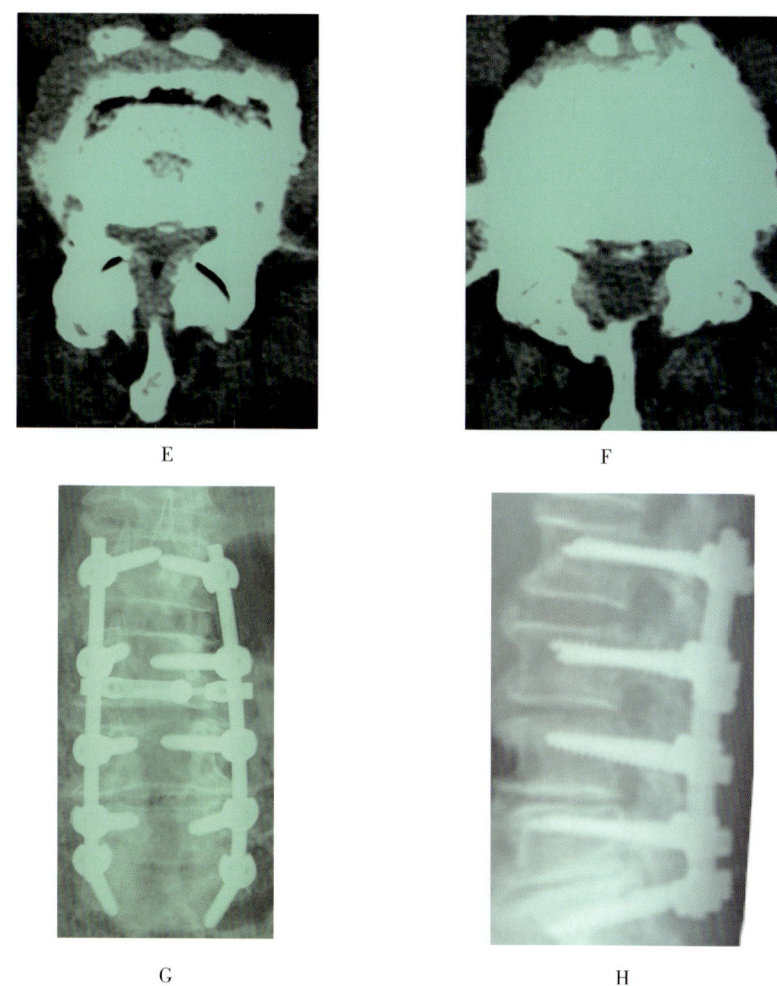

图6-4-3-3-12 临床举例 例4

A.B. 术前X线正侧位片所见，多节段严重退变、松动及滑脱；C.D. MR矢状位观（T_1、T_2加权）显示多发性、继发性椎管狭窄征，以L_2以下为重，且伴有多节段髓核突出和椎节滑脱；E.F. MR水平位观，显示椎管呈"草帽"形，椎节广泛增生，黄韧带肥厚和小关节内聚状；G.H. L_2~S_1椎弓根钉置入、撑开后固定，行下腰椎后路扩大减压+髓核摘除术，再次调整复位及安装横连接，正侧位X线片显示复位满意

[例5] 图6-4-3-3-13 男性，74岁，腰椎管狭窄伴L_4~L_5滑脱（A~F）。

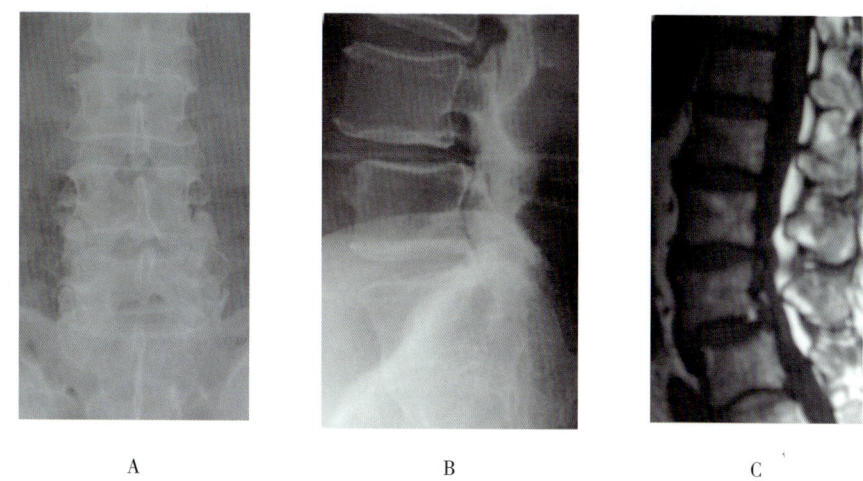

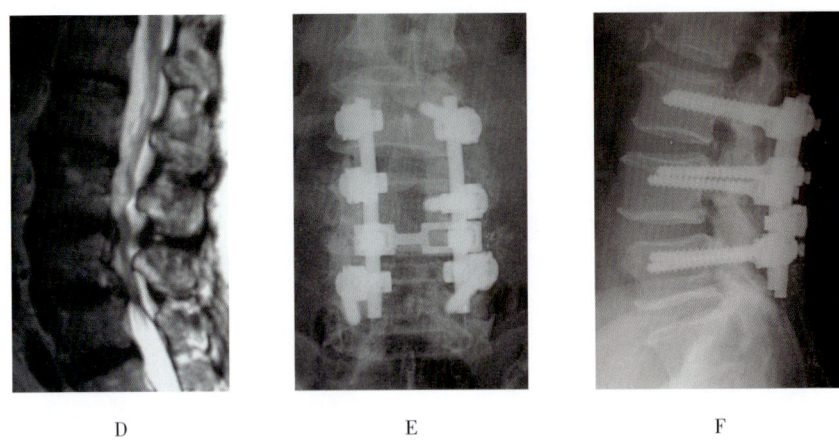

图6-4-3-3-13 临床举例 例5

A.B. 术前正侧位X线片，显示L_4~L_5 Ⅱ°滑脱；C.D. MR矢状位见下腰段椎管狭窄及L_4~L_5滑脱征；E.F. 后路$L_{3~5}$椎弓根钉置入、撑开、提升+椎管扩大减压+横连接安放，正侧位X线片显示椎节稳定，滑脱状态改善，已从Ⅱ°恢复至Ⅰ°。

[例6] 图6-4-3-3-14 男性,66岁,腰椎观狭窄伴L_5~S_1 Ⅱ°滑脱(A~E)。

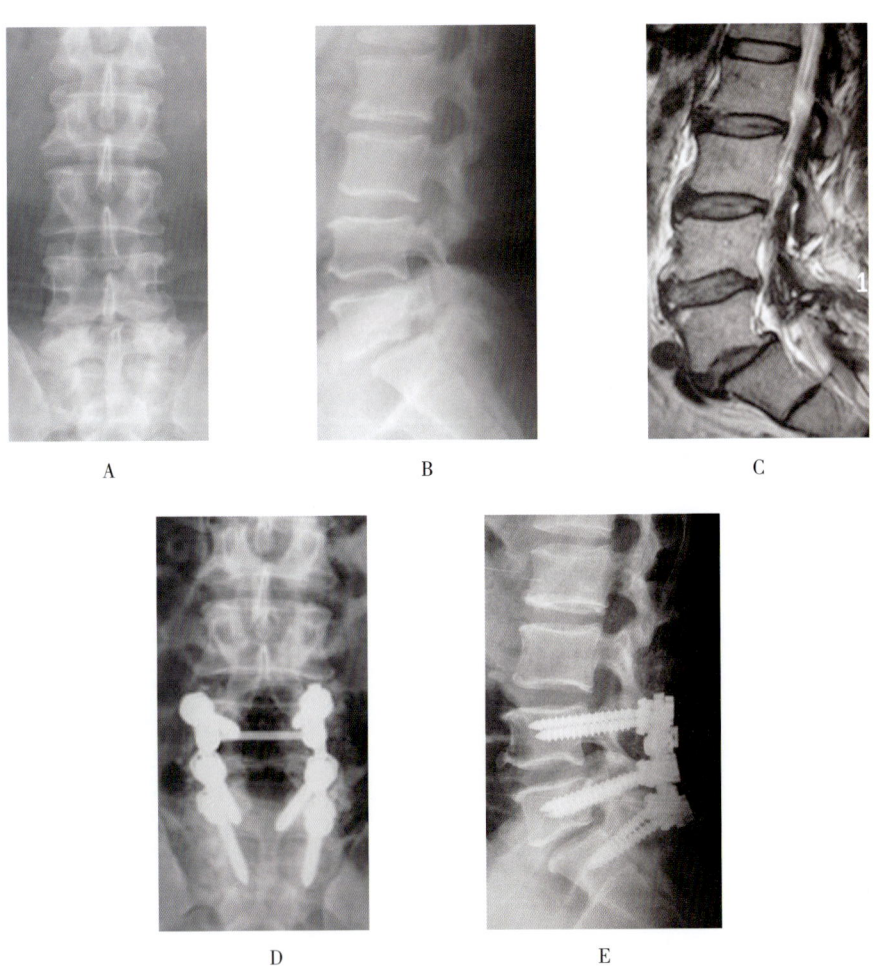

图6-4-3-3-14 临床举例 例6

A.B. 术前X线正侧位片，显示L_5~S_1 Ⅱ°滑脱；C. MR矢状位见下腰段椎管狭窄及L_5~S_1滑脱征；D.E. 全麻下先行L_4~S_1椎弓根钉置入、撑开、提升+椎管扩大减压术+安放横连接，术后正侧位X线片，见椎节稳定，滑脱已复位

[例7]图6-4-3-3-15 女性,65岁,因腰痛10年伴侧凸畸形、疼痛及行走困难5年入院。体检见脊柱腰段向左侧凸明显,术前X线片Cobb角33°,JOA评分11分;采用椎弓根螺钉系统后路矫形、固定融合术,术后Cobb角21°,矫正12°,JOA评分23分(A~E)。

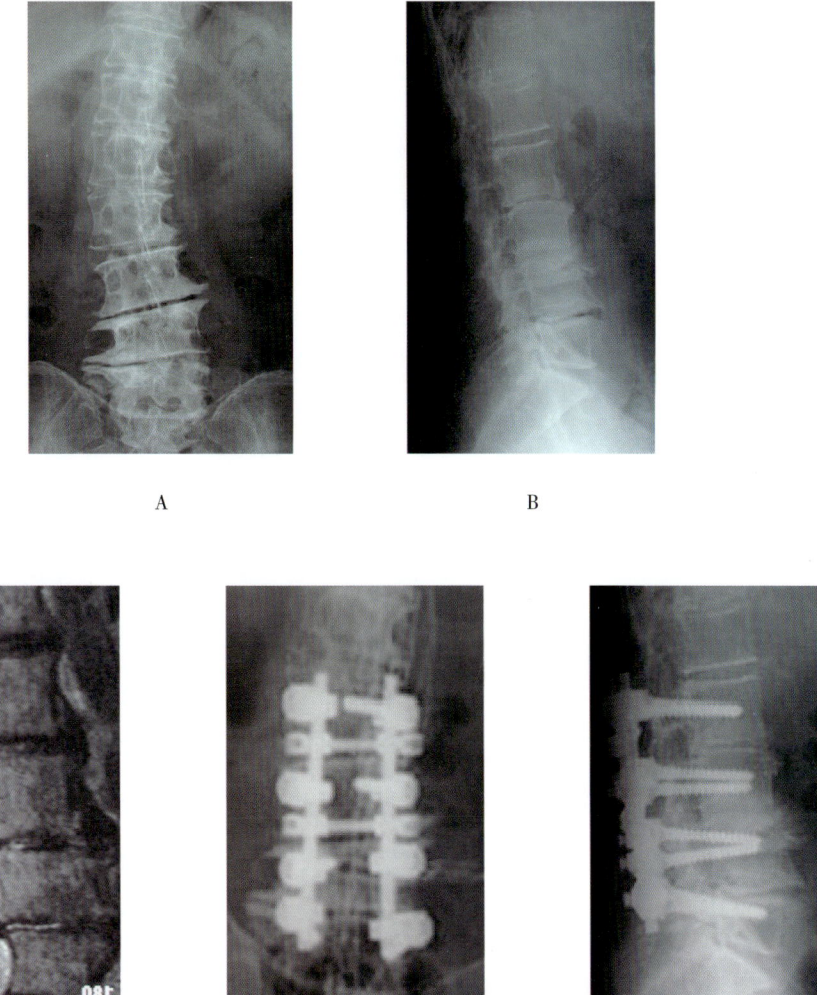

图6-4-3-3-15 临床举例 例7
A.B.术前X线正侧位片显示侧凸明显;C.术前MR T_2 加权矢状位见多节段椎管狭窄征;D.E.术后X线正侧位片侧凸畸形已大部矫正

[例8]图6-4-3-3-16 女性,71岁,因腰痛16年伴侧凸畸形、疼痛及行走困难7年入院。体检见脊柱腰段向右方侧凸明显,术前X线片Cobb角42°,JOA评分9分。采用椎弓根螺钉内固定系统后路矫形、固定融合术,术后Cobb角25°,矫正17°,JOA评分21分(A~G)。

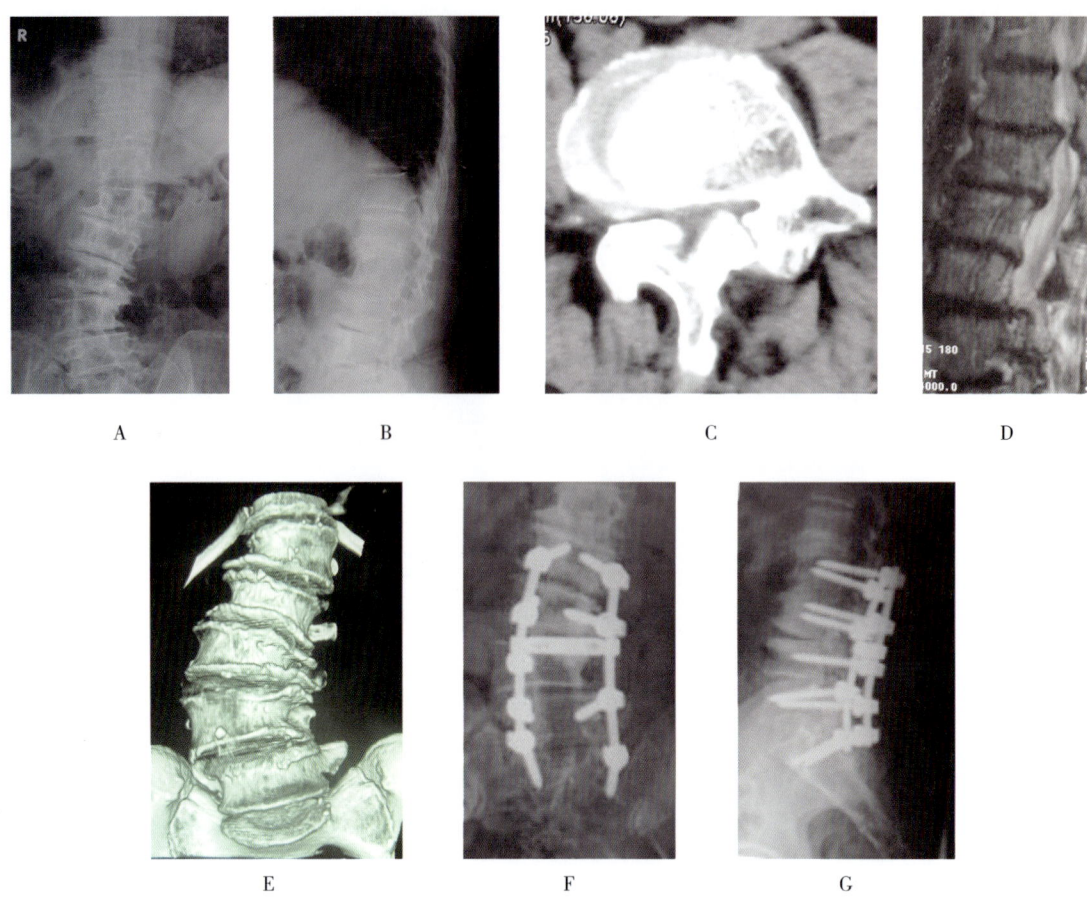

图6-4-3-3-16 临床举例 例8

A.B. 术前X线正侧位片；C. 术前CT横断面；D. 术前MR T_2加权矢状位；E. 术前CT三维重建；F.G. 术后X线正侧位片

［例9］图6-4-3-3-17 男性,72岁,腰椎继发性椎管狭窄伴多节段椎间盘突出及腰椎侧凸行手术治疗（A~F）。

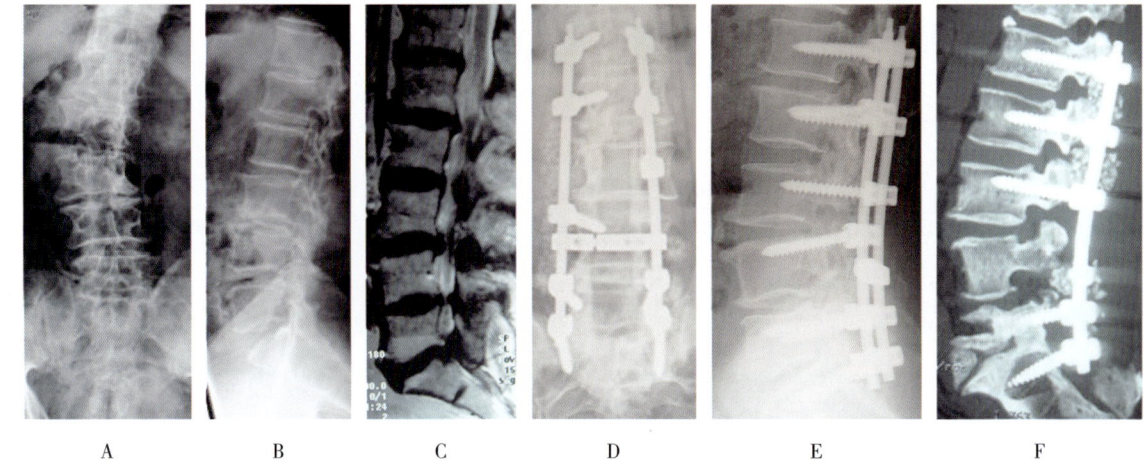

图6-4-3-3-17 临床举例 例9

A.B. 腰椎正侧位X线片，显示$L_{2~4}$侧凸征；C. 术前MR矢状位，显示L_1~S_1多节段、串珠状椎管狭窄及椎间盘后突；D.E. 后路L_1~S_1椎弓根钉置入+撑开+减压+植骨后正侧位X线片，显示椎节高度和曲度已获恢复，侧凸消失；F. 术后CT扫描显示椎节固定及对位满意

［例10］图6-4-3-3-18　女性,67岁,腰椎节段性狭窄行后路减压+非融合技术（Coflex）（A~D）。

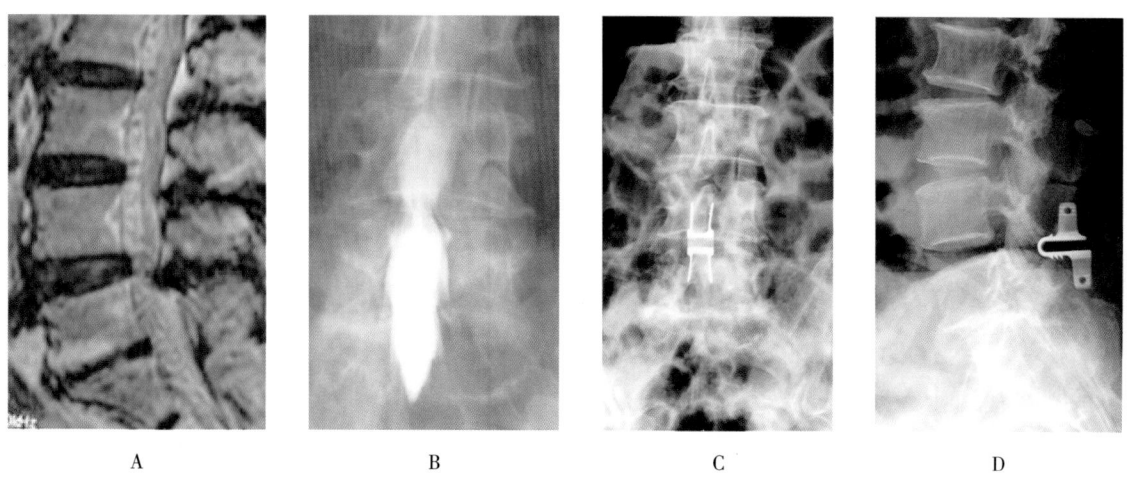

图6-4-3-3-18　临床举例　例10
A.术前MR显示L_4~L_5节段性椎管狭窄；B.脊髓造影符合MR所见；C.D.行后路减压+Coflex植入，术后症状消失

［例11］图6-4-3-3-19　女性,56岁,L_3~L_4及L_4~L_5椎间盘突出及L_2~L_3早期退变状态,行后路减压,椎弓根固定,PLIF+Coflex植入术（A~C）。

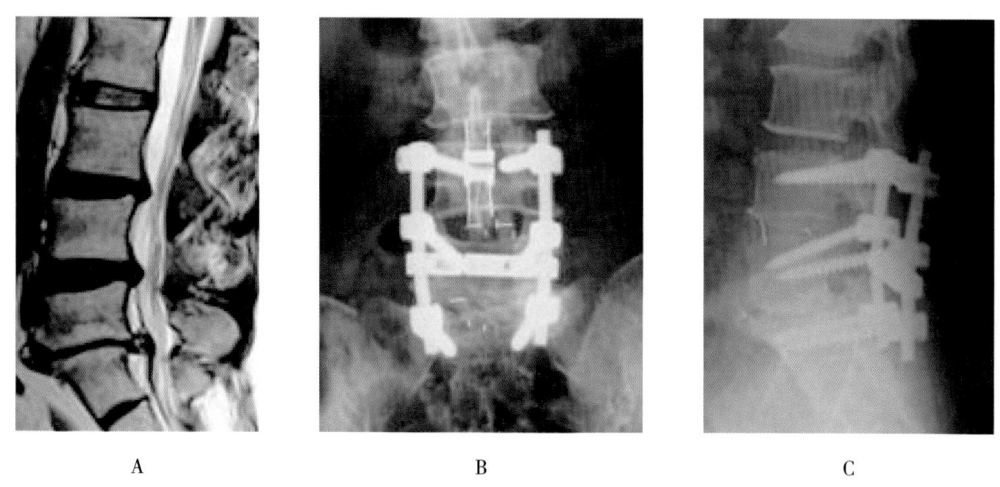

图6-4-3-3-19　临床举例　例11
A.术前MR矢状位，显示L_3~L_4及L_4~L_5髓核后突，L_2~L_3为退变早期，椎节失稳状；
B.C.行腰椎后路减压+椎弓根钉+L_3~L_4及L_4~L_5髓核摘除+L_2~L_3Coflex植入，术后正侧位X线片所见

第四节　多次复发、多次翻修的严重型腰椎管狭窄症处理

一、基本概况

此种严重型病例，大多是在先天发育型椎管狭窄的基础上，加上后天诸多诱发因素使椎管狭窄程度加剧而行各种手术，包括全椎板切除减压术、节段性椎管减压术、腰椎管开门术等，少数病例曾被多次手术，如果减压不彻底，可因术后创伤反应加剧病情不得不继续治疗，包括再次手术。但此种病例必须全面认识清楚，尤其是对病理解剖状态要认真分析，并找出造成目前状态的主要因素，再作进一步处理；作者曾处理多例，深有感触。

二、复发因素

引起本病复发的原因甚多，其中主要有以下几类。

(一) 初次手术减压范围不够

最为多见，主要是椎节减压之长度或宽度不够，或忽视对肥厚黄韧带的切除，椎管狭窄实际上应是"骨纤维管道狭窄"，如果忽视对纤维管道的认识与处理，则必然疗效不佳，甚至无效。

(二) 忽视其他病变

术中对椎管前方之椎间盘(突出、脱出等)、侧方小关节畸形等未能同时处理。

(三) 术后血肿形成

不仅引起神经致压症状，且血肿机化后所形成之疤痕则构成新的纤维管道狭窄。

(四) 术后椎节失稳

如果术中对腰椎后结构切除过多，而又未行植骨融合或其他内固定术，则术后由于椎节不稳而引发新的症状。

(五) 广泛疤痕形成

除瘢痕体质患者外，多次手术病例亦易引起手术局部广泛疤痕化而形成新的致压物。

(六) 其他因素

尚有其他多种因素影响疗效，并成为复发之诱因或原因，其中以未采用内固定为多见，其次是内固定失效等。

三、再手术治疗原则

(一) 先行观察

对前次手术不超过3个月者，如神经致压症状无进行性加剧，均应先行观察，并按原治疗计划继续1~2月，以求观察病情走向及转归。

(二) 对再手术应持慎重观点

首先不要对前次手术苛刻指责，更不应认为你的水平要高于前次施术医师，尤其是对于无明显违规操作之病例，因为人体的复杂性远高于我们当前的认识水平。

(三) 术前需充分准备

对已决定施术者，术前应充分准备，包括

患者的精神状态、术者和助手们术前制定认真而细致的手术方案、准备充足的全血和血浆（严重病例最高输血量可达10000ml左右，笔者曾有输血16000ml之记录）、药物及麻醉方案等。

（四）选择最佳固定方式

对未行固定或原固定方式不佳或固定范围不够，而椎节又处于失稳定状态者，则应全面考虑，选择最为理想的固定方式。

四、典型病例举例

患者为一位54岁的男性，外院施术达5次之多，均为工作15~25年以上的专科医师。患者体态较胖，切口处瘢痕挛缩，致使腰部呈凹陷状，深约2~3cm，双下肢呈不全性瘫痪状，双足下垂，已卧床半年，估计施术难度极大（图6-4-3-4-1）。

入院后行各种检查，包括CT、磁共振及脊髓造影等（图6-4-3-4-2）。检查结果表明病情复杂，病变范围较广泛，且呈多元性。

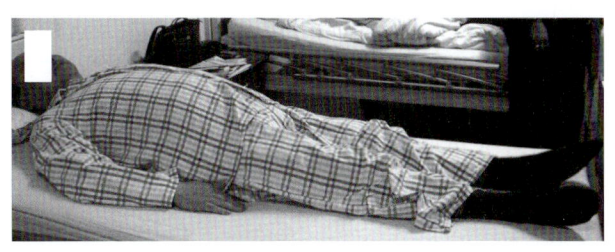

图6-4-3-4-1 典型病例简介
患者男性，54岁，因双下肢感觉、运动功能障碍已行5次腰椎后路手术，卧床已半年，双足呈下垂状

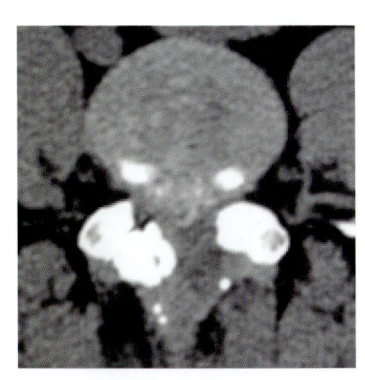

A

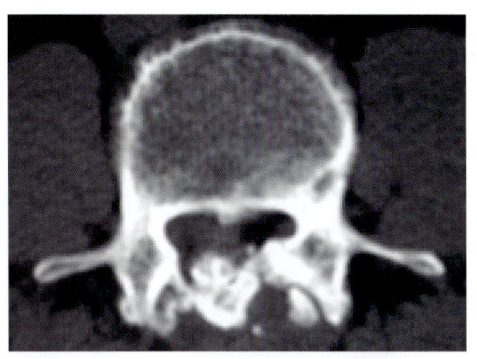

B

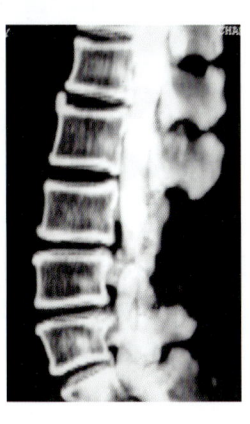

C

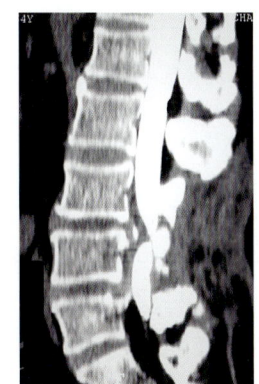

D

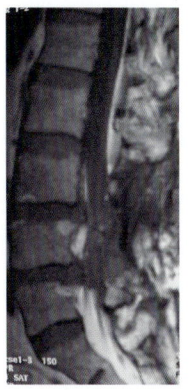

E

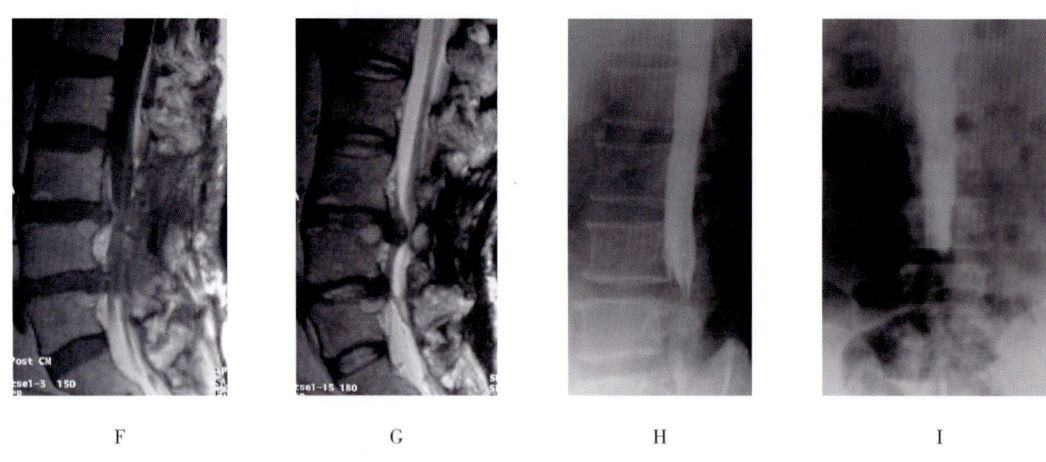

图6-4-3-4-2 术前影像学检查所见（A~I）

术前CT、CTM、MR及腰椎椎管造影显示严重椎管狭窄伴硬膜囊致压征

经过术前的充分准备，于2002年在全麻下对腰椎病变行第六次手术（第五次翻修术），术中首先彻底减压，从皮下到椎管外层层切除，切除椎管外瘢痕组织达540g；并在L_3~S_1椎节处将椎弓根钉置入，稍许撑开，用冰盐水反复冲洗术野。之后再次清除椎管周围瘢痕组织，直达硬膜囊完全暴露，并有搏动出现为止。术中见约1/3的硬膜缺失，仅有蛛网膜使硬膜囊下腔处于密封状态。操作十分小心，避免伤及蛛网膜，而后处理肌肉及皮下瘢痕，并予以局部皮瓣转移，闭合切口（图6-4-3-4-3）。

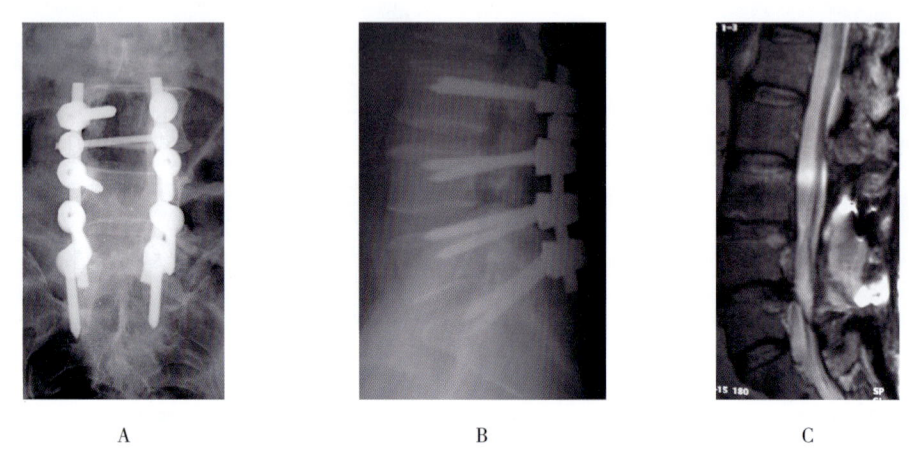

图6-4-3-4-3 一次满意、彻底的减压及功能重建术（A~C）

于2002年底行第6次手术，术中广泛椎管减压，切除瘢痕组织达540g之多，恢复椎管形态及硬膜囊搏动，并同时施以椎弓螺钉内固定+撑开及腰骶部皮瓣转移术，A.B.术后X线检查示内固定位置良好；C.MR显示椎管减压满意，腰骶部硬膜囊形态已恢

术后症状逐渐恢复，住院期间足下垂已明显改善；3月后随访时患者步行而来（图6-4-3-4-4），神经功能已获得满意恢复，从术前长期卧床、足下垂，到逐渐起床活动，步态正常；术后3月步行来院。术后随访7年，疗效满意。

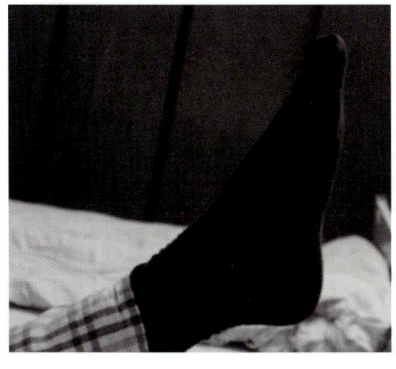 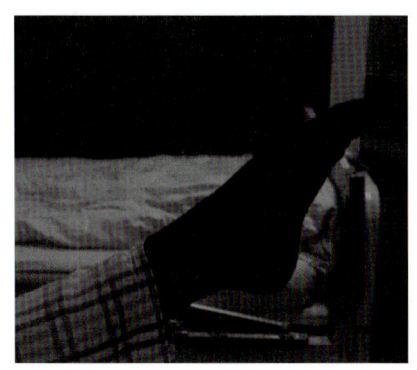 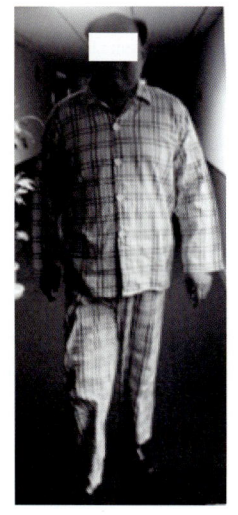

图6-4-3-4-4 术后随访（A~C）

A.B. 术后次日患者足踝部活动开始恢复；C. 一周后下床步行自如，3个月后步行来院，随访五年，可正常生活、工作

（赵 杰　沈 强　朱宗昊　陈德玉　赵定麟）

参 考 文 献

1. 陈志明, 赵杰, 袁建东. 合并颈椎病的腰椎管狭窄症的两种手术方法的疗效比较 [J]. 中国骨肿瘤骨病, 2009, 8（1）
2. 李忠海, 徐浩, 赵杰等. Coflex装置防治腰椎退行性疾患的短期疗效分析 [J]. 实用骨科杂志, 2010, 16（4）
3. 卢旭华, 陈德玉, 郭永飞等. 伴有侧凸畸形的腰椎管狭窄症的外科治疗 [J]. 脊柱外科杂志, 2005, 3（6）
4. 卢旭华, 陈德玉, 袁文. 腰椎退变性侧凸的治疗策略 [J]. 脊柱外科杂志, 2008, 6（1）
5. 卢旭华, 陈德玉, 赵定麟. 1例腰椎管狭窄症6次手术治疗的经验教训 [J]. 中国矫形外科杂志, 2008, 16（19）
6. 饶书诚, 宋跃明. 脊柱外科手术学（第三版）. 北京：人民卫生出版社, 2006
7. 杨维权, 刘大雄, 孙荣华等. 椎弓根螺钉及360°植骨融合术治疗多节段腰椎管狭窄症 [J]. 临床骨科杂志, 2007, 10（2）
8. 赵定麟, 王义生. 疑难骨科学. 北京：科学技术文献出版社, 2008
9. Berry MR, Peterson BG, Alander DH.A granulomatous mass surrounding a Maverick total disc replacement causing iliac vein occlusion and spinal stenosis: a case report.J Bone Joint Surg Am. 2010 May; 92（5）: 1242-5.
10. Chun-Hong Ni, Jun Tan, Li-Jun Li,etal.Redundant nerve roots in patients with degenerative lumbar spinal stenosis. SICOT Shanghai Congress 2007
11. Cloyd JM, Acosta FL Jr, Cloyd C, Ames CP.Effects of age on perioperative complications of extensive multilevel thoracolumbar spinal fusion surgery.J Neurosurg Spine. 2010 Apr;12（4）:402-8.
12. Deer TR, Kapural L.New image-guided ultra-minimally invasive lumbar decompression method: the mild procedure. Pain Physician. 2010 Jan;13（1）:35-41.
13. Deyo RA, Mirza SK, Martin BI.Trends, major medical complications, and charges associated with surgery for lumbar spinal stenosis in older adults., JAMA. 2010 Apr 7;303（13）:1259-65.
14. Djurasovic M, Glassman SD, Carreon LY, Dimar JR 2nd. Contemporary management of symptomatic lumbar spinal stenosis.Orthop Clin North Am. 2010 Apr;41（2）:183-91.
15. Fu-Ming Liu.The level localigation of the multi-level degenerative lumbar vertebral canal stenosis. SICOT Shanghai Congress 2007
16. Fu KM, Smith JS, Polly DW Jr.Morbidity and mortality in the surgical treatment of 10, 329 adults with degenerative lumbar stenosis.J Neurosurg Spine. 2010 May; 12（5）:443-6.
17. Genevay S, Atlas SJ.Lumbar spinal stenosis.Best Pract Res

18. Orpen NM, Corner JA, Shetty RR, Marshall R.Microdecompression for lumbar spinal stenosis: the early outcome using a modified surgical technique.J Bone Joint Surg Br. 2010 Apr; 92（4）: 550-4.
19. Teli M, Lovi A, Brayda-Bruno M.Higher risk of dural tears and recurrent herniation with lumbar micro-endoscopic discectomy.Eur Spine J. 2010 Mar; 19（3）: 443-50.
20. Watters WC 3rd, Gilbert TJ, Kreiner DS.Diagnosing lumbar spinal stenosis.JAMA. 2010 Apr 21; 303（15）: 1479; author reply 1480-1.
21. Hai-Bo Zhu, Jian-Guang Xu, Wei Zhou,etal.Surgical therapy for multiple level lumbar stenosis with lumbar instability. SICOT Shanghai Congress 2007
22. Yi Shen, Wei-Li Wang, Wei Wang, et al. Expansive lumbar laminoplasty and pedicle screw fixation in 36 patients with spinal stenosis. SICOT Shanghai Congress 2007
23. Li-Yang Dai, Lei-Sheng Jiang.long-term outcome of discectomy for lumbar disc herniation associated with congenital spinal stenosis. SICOT Shanghai Congress 2007

Clin Rheumatol. 2010 Apr; 24（2）: 253-65.

第四章 先天发育性与继发性颈腰综合征

第一节 先天发育性与继发性颈腰综合征基本概念

一、概述

近年来笔者发现此组病例逐年递增，可能与老人社会的来临相关。在临床一线工作的医师常遇到在对腰椎椎管狭窄的患者处理（手术）后症状并无明显改善，再作进一步检查，方发现颈椎亦具有相类同之病变。对于此种同时兼具颈腰部神经受压所致症状者，我们称之为"颈腰综合征"。其占颈椎或腰椎病变（主指椎管狭窄或退变性疾患）的15%~20%。因此应加以重视。

所谓颈腰综合征，系指颈椎及腰椎椎管同时狭窄，并同时或先后出现椎管内神经受压并有临床症状表现者。其在颈椎病及颈椎椎管狭窄症患者中的发生率占1/5左右，并随着大家对本征认识水平不断的提高，其发现率及诊断率将日益增多，应已逐渐为广大临床工作者所重视。

在颈椎椎管狭窄症及脊髓型颈椎病患者中（以脊髓受压症状为主者），其椎管多呈现发育性狭窄现象，椎体与椎管的比值小于1∶0.75之病例，其绝对值亦多在12mm以下，甚至矢状径有不足10mm之病例，但低于6mm以下者甚为罕见。

此种发育性椎管狭窄，在一般情况下，颈椎与腰椎往往呈现一致性改变，包括胸段也大致一样。因此凡是颈椎椎管狭小者，在腰椎亦同时可以发现椎管矢径小、板壁变厚、椎弓根较短、两侧椎板夹角较小和黄韧带松弛及肥厚状，加之第四腰椎至第一骶椎处椎管的形态多呈三角形或三叶草形，此种形态其抗压应力的强度虽增大，但却增加了腰椎椎管狭窄的程度。胸椎椎管虽呈现一致性改变，从发育角度看，亦同时狭窄，但由于胸段椎节后天性退变程度较轻（椎节受胸廓固定作用之故），因此仅个别病例出现胸椎椎管狭窄之症状。此种少见的颈、胸、腰椎管全般性狭窄者虽不多见，但症状多较严重，手术治疗难度大，术中易出现意外（尤其是胸段），预后亦差，当对其选择手术疗法时，应慎又慎之。

近年来随着人均寿命的延长，退变性脊柱疾患日益增多，加之活动与运动量的增加，致使继发性颈腰综合征发生率日益增多，尤其是椎管矢径较为狭小之临界椎管更易发病，因此本章亦一并加以阐述。

图6-4-4-1-1为一较典型的发育性+继发性颈腰综合征患者影像学所见，MR矢状位及脊髓水成像技术（MRS）均显示颈椎和腰椎（包括胸腰段）呈现多发性椎管狭窄征，颈腰及胸腰段椎节呈现相似的串珠样改变，且伴有相应之临床症状。

本病之预后大多较好。

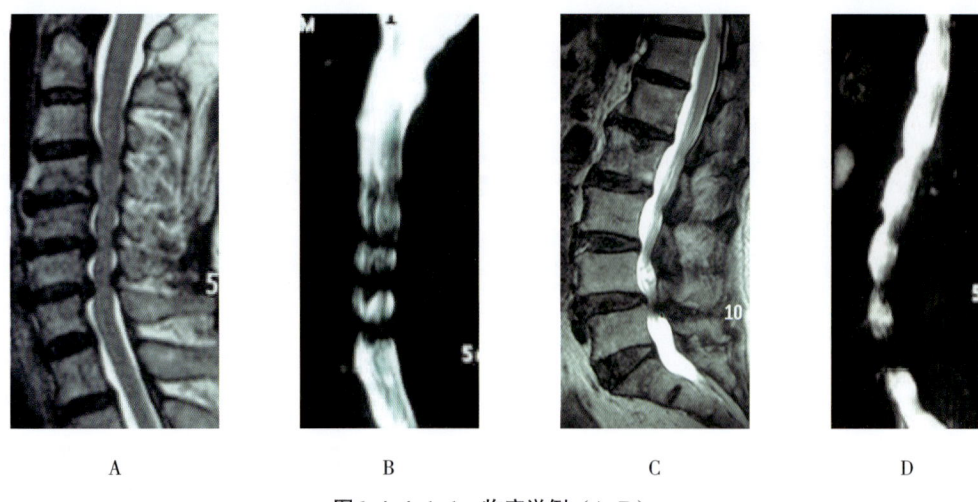

图6-4-4-1-1 临床举例（A~D）

发育性与继发性颈腰综合征患者 A.女性，76岁，MR矢状位显示C_2~C_7多节段椎节狭窄征；B.颈髓水成像出现相似改变，颈髓前、后方受压；C.D.胸腰段及腰段MR和水成像表现为与颈段相一致病理改变

二、发病机理

颈腰综合征的病因是以其共同的病理解剖特点为前提的，因此两者的发病机理也是一致的，均是由于椎管狭窄致使椎管内组织遭受刺激或压迫而出现一系列症状。早期除先累椎管内的各组韧带及硬膜囊外，主要是波及窦椎神经，并通过脊神经根反射地出现椎节局部症状，后期则由于颈髓及脊神经根，或是马尾受压而引起肢体症状与体征。

当颈椎与腰椎两椎管同时狭窄时，究竟何者先发病，笔者通过多年的临床观察，发现大多数病例是先从颈段开始。究其原因，主要是由于颈段脊髓为实质结构，无退缩余地，尤以颈膨大处，其受齿状韧带及脊神经根的牵制使其相对固定，因此，当后天生长发育过程中稍遇某种退变因素，如髓核突出、椎节松动、黄韧带肥厚等，甚至椎节的松动与位移也可诱使发病。狭窄的下腰椎椎管尽管易于成年后遭受外伤，负荷过重，剧烈运动以及各种退变因素而使其矢状径进一步狭窄，尤其是椎节的骨质增生与骨刺形成等可引起节段性明显狭窄，但由于硬膜囊内马尾神经大多呈游离状态，因此其活动度较颈髓明显为大，且富有伸缩性，加之该处椎管的保留间隙较大，因而其临床症状只有在各种因素引起椎节进一步狭窄，包括椎节广泛增生及骨唇形成，并使椎管代偿间隙消失，压力达到相应程度，即超过其代偿间隙所允许的范围时方出现症状。另一方面，颈髓位于高处，受压后所产生的症状不仅范围广，且多较严重，因而易于最先表现出现。但当颈部病变被诊断及治疗后，尤其是对致压骨行切骨减压手术后，上肢症状得到缓解，而下肢症状仍然存在时，方使腰部问题被突然显示出来。

本病的发病机理随着患者自身体位等不同而有所差异。在机体处于静止状态下，狭窄的椎管对其中的脊髓、马尾或神经根，或是直接构成压迫，或是通过窦椎神经而反射地引起症状，其程度一般较轻。在动力状态下，前屈由于可使椎管矢径和容量增大而可使症状缓解，但如果让脊柱向后仰伸，由于椎管内有效间隙变小（主因黄韧带松弛与内陷、脊髓及神经根出现皱褶等改变），不仅容易诱发各种症状，病情严重者甚至一般的生理性活动（例如步行、体操等）也可使所支配椎节的脊神经根充血、瘀血以及椎管内微循环障碍，包括软脊膜上的血管网，引起缺血性脊神经根炎或缺血性软脊膜炎等而出现一系列症状。

继发性改变不仅可加剧病情，提前发病时间，而且与发病部位的先后顺序亦起一定作用，甚至主导作用。

三、临床特点

由于本病病理解剖及病理生理改变涉及颈段与腰段两个解剖部位，因此本病的发病特点是在具有颈髓受压或刺激症状之同时伴有腰椎椎管狭窄症症状，两组症状可以是一前一后发病，亦可同时并存，但在临床上更为多见的是在颈部手术后，下肢症状改善不大或根本无改变，经检查后才发现系腰椎椎管狭窄症症状。也可能是当因腰部症状来院就诊、检查时，发现其伴有颈髓受压症状。亦有不少病例于腰椎手术后才被发现，后者更多见于基层医疗单位。

现将颈部与腰部症状特点分述于后。

（一）颈椎症状特点

1. 脊髓受压或受刺激症状 因其病理解剖实质为椎管狭窄，因此其脊髓症状以感觉障碍为先发，且多见，约占90%以上。在中期以后，由于病变程度的加剧波及锥体束而可出现运动障碍症状，并随着病程的进展而日益明显，并引起患者的注意。此类患者根性症状大多较轻或缺如。

2. 对非手术疗法有效，但下肢改变不大 由于此病所产生之症状为颈、腰段病变共同引起，较为有效之头颈部轻重量持续牵引可使上肢及躯干症状缓解，但却难以改善双下肢症状。因此，凡遇到此种情况之病变，包括颈部减压术后者，均应进一步检查腰部情况。

（二）腰椎症状特点

腰部症状在临床上主要表现为以下三大特点，当三者并存时，不仅具有诊断意义，且对鉴别诊断亦至关重要，应全面了解，并加以确认。

1. 间歇性跛行 即当患者步行数十米或数百米后，出现一侧或双侧或一侧为重的腰腿部症状，表现为腰酸、腿痛、下肢麻木、无力以至跛行等。但当稍许蹲下或坐下休息数分钟，又可继续步行，如此可连续行走，因有间歇期，故名间歇性跛行。此主要是由于下肢在步行时，由于局部肌肉的舒缩使椎管内相应脊节的神经根部血管生理性充血。此对正常人并无影响，亦不会出现什么症状，但在椎管及根管狭窄情况下，由于其通路受阻，势必影响局部血液的回流，渐而形成静脉瘀血，以致微循环障碍而出现缺血性神经根炎，并随着步行时神经根受牵拉而出现一系列症状。但当稍许蹲下或坐、卧休息后，由于消除了因下肢步行时肌肉活动所造成的刺激源，从而又使椎管恢复到正常宽度，症状也就随之减轻或消失。

2. 主诉与客观检查的矛盾 这是本病的另一特点，由于椎管狭窄使马尾及神经根在椎管内的容积处于正常范围的最低点，因此当患者长距离步行或处于各种增加椎管内压的被迫体位时，则主诉甚多，甚至可有典型的坐骨神经放射性疼痛，尤以本病的早期及中早期。但在就诊时，由于临诊前的短暂休息而使椎管内压恢复到原来的状态，因此检查常为阴性。这种主诉与体检的不统一性，易误为"夸大主诉"或"诈病"。但在本病后期，或是由于各种附加因素，如合并椎间盘突出或脱出，下腰椎失稳、骨质增生和椎管内粘连等，并构成椎管内的持续性占位病变时，则可有阳性体征出现，并具有动力性加剧这一特征，但其较无腰椎根管狭窄者症状较轻。

3. 腰部后伸受限及疼痛 由于本病具有发育性椎管狭窄，以致椎管之有效间隙减少或消失这一前提，因此，当腰椎从中立位到后伸位时，除使椎管后方的小关节囊及黄韧带挤向椎管和神经根管处外，椎管长度亦缩短2.2mm（按一般身材），椎间孔变狭，椎间盘突向椎管以及脊髓与神经根的横断面增粗，如此则使管腔内压急骤增高，患者后伸受限，并由此而出现各种症状。但将腰部恢复到伸直位或略向前屈，则由于椎管也恢复到原来的宽度，症状也立即消除或缓解，因而这类患者虽不能步行,却能骑车(临床上对此组病例称之为体位型)。但如合并椎间盘脱出症,则腰部不能继续前屈,甚至微屈也出现腰痛与坐骨神经痛症状。

以上三大症状几乎每例患者都可出现,其阳性率甚高,笔者观察千余例,其中包括手术证实的病例(约占半数)其阳性率高达98%以上。因此可以将此作为临床诊断的依据。事实上仅个别病例需作进一步影像学检查来证实本病。

四、影像学特点

在X线平片、CT扫描及磁共振等检查中均显示椎管呈现发育性狭窄征,其与椎体的比值大多小于1:0.75,椎管矢状经绝对值小于12mm,其中不少病例可在10mm以下。CT扫描重建技术可清晰地显示椎管矢径及骨性致压物概况。MR可清晰地显示硬膜囊受压情况及具体部位(图6-4-4-1-2、3)。

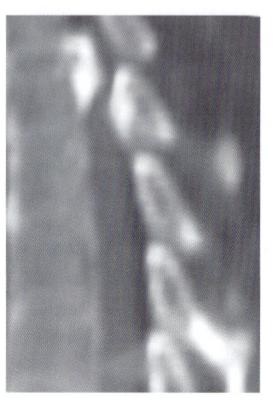
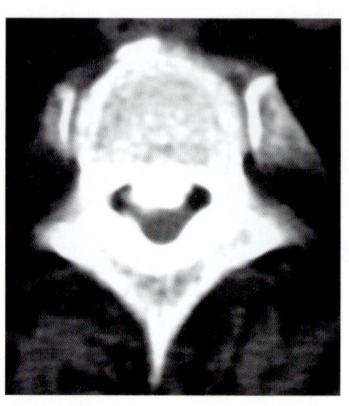

图6-4-4-1-2　CT扫描重建技术举例(A、B)
CT扫描及重建技术可清晰显示椎管矢径、骨性致压物概况及侧方根管矢径等

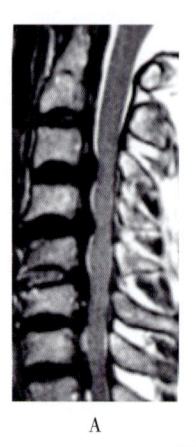
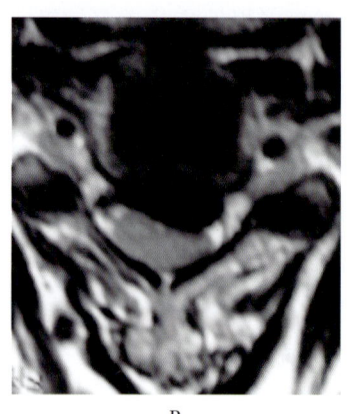

图6-4-4-1-3　MR技术的应用(A、B)
A.MR矢状位;B.水平位均可清晰显示硬膜囊受累程度、部位与范围

五、其他

除上述特点外,视病程长短、病变程度等差异,患者尚可伴有其他症状。由于本病患者的椎管均有狭窄,因此髓核的稍许突出(或脱出),即可刺激或压迫脊神经根而引起椎间盘突出症时的根性放射痛及腰部前屈活动受限等症状。因此,此类患者大多先被诊断为腰椎间盘突出症(或脱出症),而来院治疗,方才发现本病。老年患者尚可伴有肥大性脊柱炎、小关节增生及椎体后缘骨赘形成等引起的临床症候,应全面加以检查。

第二节 颈腰综合征的诊断、鉴别诊断与非手术疗法

一、诊断

根据前述之临床特点,本病在诊断上并不困难,主要依据以下特点。

1. **具有颈椎椎管狭窄的临床表现** 主要表现为颈髓受压或受刺激所引起的局部及全身症状及体征。

2. **具有腰椎椎管狭窄症之临床表现** 主要根据三大临床症状特点及其相应改变,早期以功能性改变为主,后期则出现阳性体征。

3. **影像学所见** 无论是X线平片或CT、CTM扫描,均显示颈椎及腰椎椎管矢状径比值或绝对值均小于正常值(图6-4-4-2-1)。

4. **易激惹发病** 由于颈椎与腰椎椎管均有发育性狭窄,因此在与椎管相邻的部位一旦出现某些占位性病变,例如椎节的松动与位移,髓核的膨隆、突出或脱出,黄韧带的松弛或肥厚,以及小关节的松动、增生与变异等一般性病变因素即可诱发各种脊髓或根性症状(以前者为多)。

5. **其他** 除常规颈部及腰部的X线平片及CT、CTM外,必要时亦可采用MR检查(图6-4-4-2-2)。脊髓造影术既往是作为判定椎管狭窄的主要依据,但此种侵入性检查副作用较大,目前已被前两者所替代。

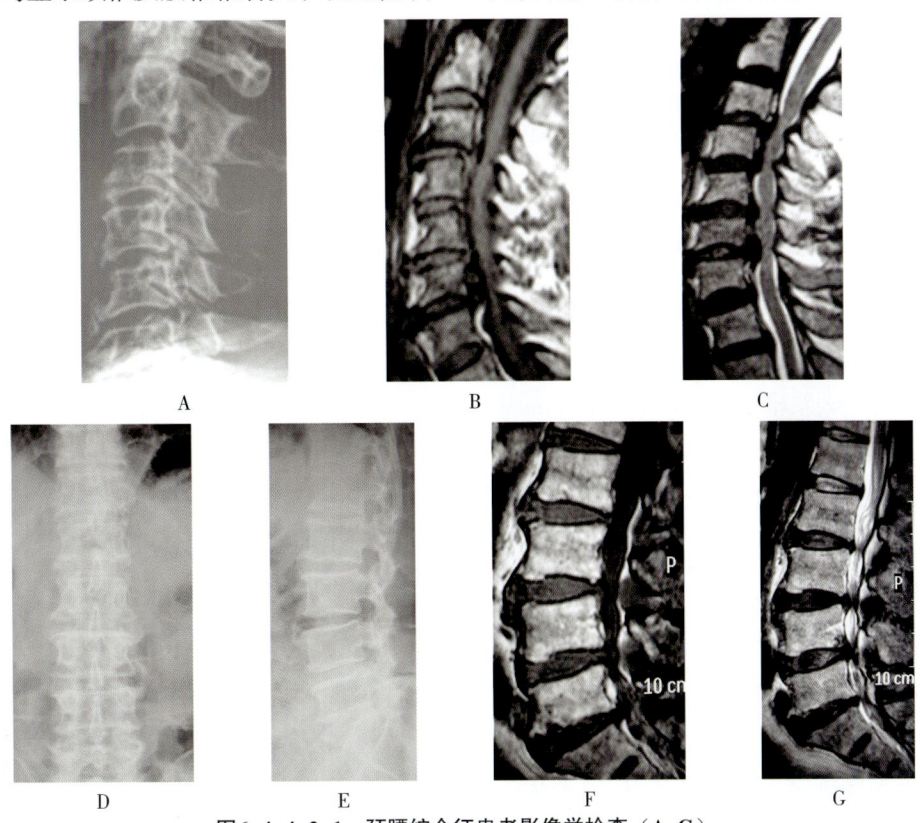

图6-4-4-2-1 颈腰综合征患者影像学检查(A~G)
A.颈椎X线侧位片显示椎管狭窄(原发+继发);B.C. MR矢状位(T_1、T_2加权)显示椎管全貌;
D.E.腰椎X线正侧位片显示椎管狭窄征;F.G.腰椎MR矢状位(T_2、T_1加权)显示椎管明显狭窄(原发+继发)

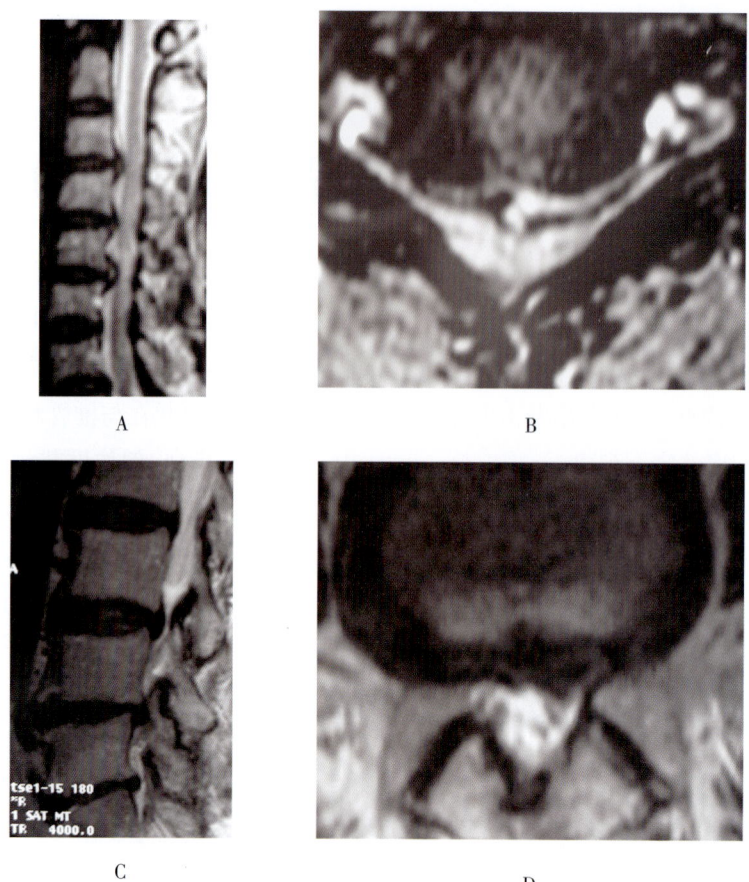

图6-4-4-2-2 充分利用MR检查发现与判定颈腰综合征（A~D）
A.B.颈椎MR矢状位及横断面，显示发育性椎管狭窄伴椎节退变；
C.D.下腰椎MR矢状位及横断面，显示腰椎椎管发育狭窄伴椎节退变

二、鉴别诊断

本病主要是兼具颈椎与腰椎椎管的脊髓或马尾神经受刺激或受压所致的各种症状，因此，其主要是与颈椎病、腰椎间盘脱出症等相似的疾患，以及与锥体束受累的某些疾患等相鉴别，临床上主要是与以下疾患相区别。

（一）脊髓侧索硬化症

较为常见，因其同时引起上下肢肌力减弱或瘫痪易与本病相混淆。但本病的全过程中不伴有感觉障碍，发病年龄较轻，肌力减弱及肌萎缩较明显，颈椎与腰椎之椎管多无狭窄，且亦无腰椎椎管狭窄症所特有的三大临床症状，只要认真检查，一般易于鉴别。

（二）脊髓空洞症

由于其感觉症状较多，亦易与本病混淆，但脊髓空洞症时大多伴有感觉分离及营养性障碍，无腰椎椎管狭窄症的三大临床症状，易于区别。MR检查有利于鉴别。

（三）周围神经炎

大多为各种原因所致的中毒与各种感染后所引起的末梢神经炎性改变，主要表现为双侧对称性感觉、运动及植物神经障碍，且无脊髓性受压及腰部三大症状，一般容易与鉴别。

（四）继发性粘连性蛛网膜炎

本病除可继发于各种因素，包括医源性因素

后，长时间的椎管狭窄亦易继发本病。前者可根据原发伤患加以鉴别，后者则较难以区别，尤其是后期病例，常需依据 MRS（脊髓磁共振）或脊髓造影等影像学检查。对需行手术之病例，可在术中进行硬膜囊穿刺等检查加以证实。

（五）脊髓痨

为晚期梅毒所致，以感觉障碍为主，目前，甚为少见。本病具有冶游史、血液康华氏阳性及夏科氏关节等特征，一般易于鉴别。

（六）其他

包括多发性硬化症、广泛性颈肩及腰骶部筋膜炎、骨质疏松症及退变性脊椎炎等均应与之鉴别。

三、非手术疗法

对本病的处理，在原则上应先行正规的非手术疗法，尤以年纪较轻及初次发病的轻型患者，对非手术疗法无效或症状迅速加重者，则应在充分准备的前提下及早施术。非手术疗法的主要措施如下。

（一）颈腰部制动

根据病情可同时或分别对颈段和（或）腰段采取相应的制动措施，包括颈围、腰围、石膏固定及卧床牵引等。其主要目的是避免局部病变的加剧，促使已有的病变，尤其是创伤反应性水肿、渗出及局部充血与瘀血获得明显的改善。

（二）调整与改善睡眠状态

除注意睡觉姿势外，应强调睡硬板床（木板上方可放置席梦思弹簧垫），枕头高低适度，切勿过高，亦不宜过低等。并应注意双下肢置于屈曲状态，不仅可改善椎管内压力及血供，且有利于下肢功能的恢复。

（三）改善工作条件

以保持脊柱略微向前屈曲的体位为佳，尽量避免向后仰伸之动作。写字台以临窗、使双眼平视为理想。头颈部亦不宜过度前屈。

（四）锻炼腹肌

此对增强与调节腰椎椎管的内外平衡帮助较大，应教会患者练习，并督促检查。但对合并腰椎椎间盘突出的病例，不宜采用。

（五）其他辅助性治疗

包括理疗、轻手法按摩（不宜推拿）及药物应用均有疗效，尤其是"凯时"静滴，疗效较为明显。

第三节　颈腰综合征的手术疗法与临床病例举例

一、手术病例选择

对非手术疗法无效或病情较重、来诊时已出现严重脊髓或马尾受压症状者，则需手术治疗。但手术部位的选择应全面考虑，其标准如下。

（一）颈椎手术

在颈段及腰段均有症状的情况下，如颈部症状更为严重，则应先行颈部手术。对单纯颈椎椎管狭窄者，一般行颈椎后路侧块螺钉（棒）

系统固定,撑开后再行椎管减压及成形术,如此更为安全、有效。但如果伴有颈椎病,后路又无法切除椎管前方致压物时,大多先行颈椎前路切骨减压术,并同时从前方扩大椎管矢状径。当然,也可根据术者本人习惯及病情等诸多因素决定。

(二)腰椎后路手术

病情较重者,可与颈椎一并施术,亦可视颈部手术术后疗效而定是否手术,时机选择大多在前者术后3~6月进行为宜。对颈椎椎节稳定者,可提前至术后2~3月左右。但如果以双下肢麻、痛为主,且系因腰椎椎管狭窄等因素所致者,则需先行腰椎减压、固定术。

二、手术部位与方法选择

手术部位的选择与决定主要依据病情而定。手术方法及手术种类较多,应根据病变部位及患者全身及局部的具体情况不同而加以选择。

(一)颈部手术

视脊髓受压部位不同而酌情选择后路或前路减压术。单纯型颈腰综合征主要是以感觉障碍起病,故应先行颈后路手术。在颈后路诸多术式中,我们认为半椎板扩大减压及椎管成形术较为理想。不仅疗效稳定,且损伤小,对椎节稳定性影响不大,亦可酌情选用单开门或双开门术式,但应注意"关门"或椎板下骨痂形成,笔者曾返修多例。对于颈椎前后均需施术者,两次手术一般间隔1~3个月为宜。其中有些病例是在椎管狭窄的基础上伴有颈椎病病理改变及临床症状者甚至颈椎出现液化灶者,则需从前方施术。

(二)腰部手术

既往多选择后路保留棘突及棘间韧带的椎板切除减压术,并视根管是否受累而酌情扩大减压范围,一般依次为L_4~L_5、L_3~L_4及L_5~S_1等椎节为多发。亦有人主张采用后路棘突间H植骨融合术将腰椎固定在前屈位置上,以维持椎管处于较宽畅状态,从而获得减压疗效。但这种体位可增加其他椎节椎间隙内压,在选择时应注意。对多节段椎管狭窄或伴有髓核突(脱)出及椎节不稳之病例,尚需依据病情扩大椎管矢径、摘除髓核,并行椎节椎弓根钉融合术。

(三)颈椎及腰椎同时施术

对颈椎及腰椎症状均较明显者,则需对颈腰同时施术,可一次完成亦可分两次施术,中间间隔3~6月。

三、术后处理

术后分别按颈椎及腰椎手术常规处理。

四、预后

较一般单纯颈椎椎管狭窄症者病情为复杂,如能早期诊断,并予以及时治疗,其后果亦多较满意。但病程延续过久,脊髓已出现变性改变或已有蛛网膜炎形成时,其预后大多较差。

五、临床举例

[例1] 图6-4-4-3-1 男性,64岁,以颈椎症状为主的颈腰综合征,应先处理颈椎病变(A~L)。

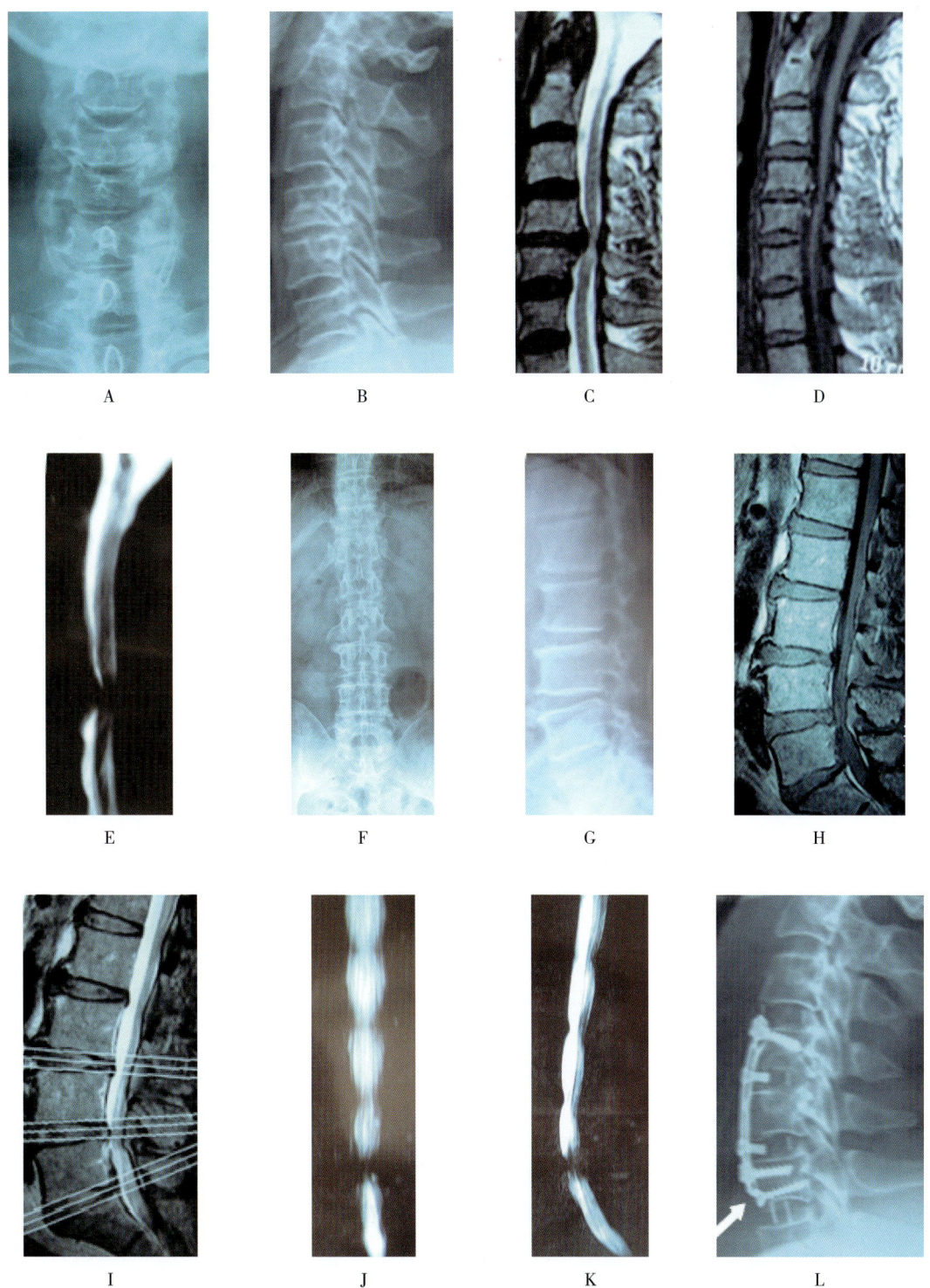

图6-4-4-3-1 临床举例 例1（A~L）

A.B. 术前颈椎正、侧位X线片，显示发育性颈椎椎管狭窄征；C~E. 术前MR矢状位（T_2及T_1加权）及水成像（MRS）所见：显示在颈椎椎管发育性狭窄的基础上，以C_5~C_6为中心，前方致压物更为严重，并使脊髓有液化灶出现；F.G.腰椎正、侧位X线片；H.I. 腰椎MR矢状位（T_2及T_1加权），显示腰椎椎管发育性狭窄；J.K.腰椎脊髓水成像正、侧位观；L. 因颈部症状明显，故先行颈前路C_3~C_4，C_4~C_5，C_5~C_6及C_6~C_7前路减压+Cage+钛板固定，术后症状明显改善，双下肢疼痛亦消失，步态如常；X线侧位片显示椎节高度及曲度恢复正常，箭头所指为C_6~C_7 Cage上方附加之螺钉界面固定

[例2] 图6-4-4-3-2 女性,74岁,颈腰综合征以腰椎病变为主者,应先处理腰椎病变(A~G)。

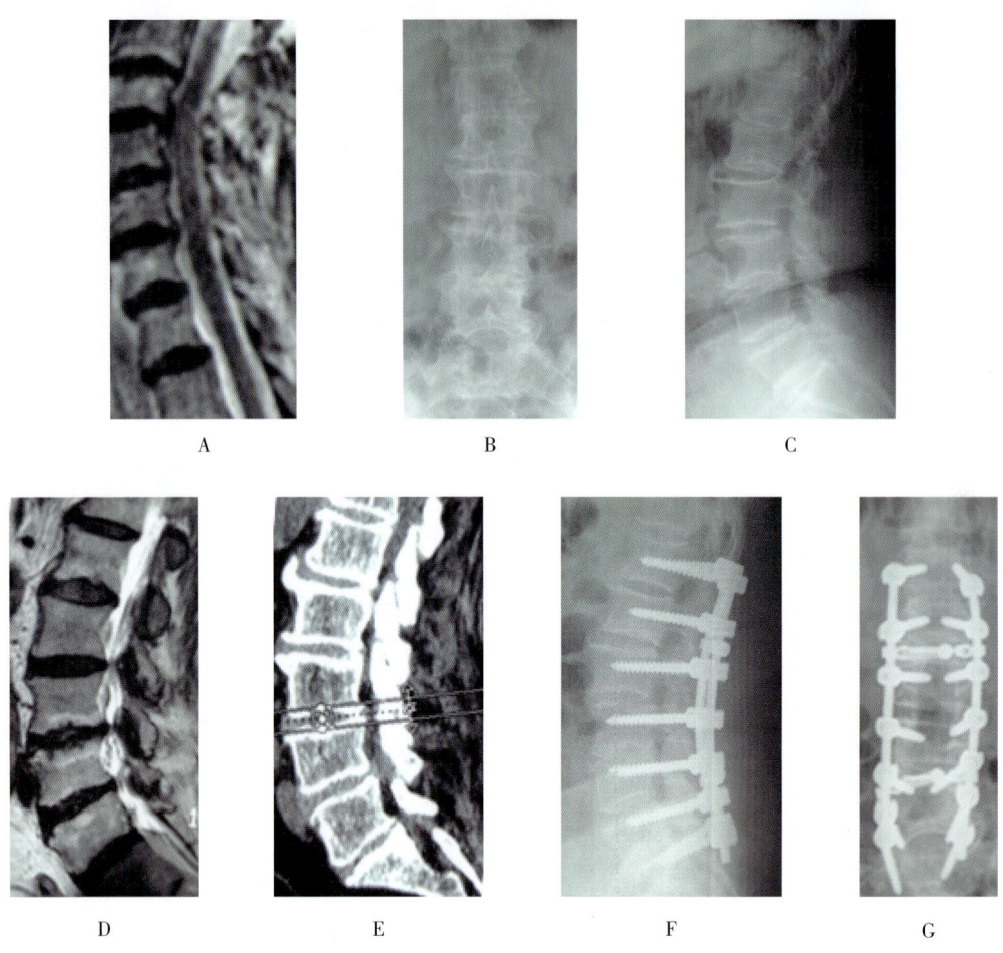

图6-4-4-3-2 临床举例 例2（A~G）

A. 颈椎MR矢状位观；B.C. 腰椎术前X线正、侧位片；D. 术前MR矢状位观；E. 术前CTM所见，自T_{12}~S_1呈全般性椎管狭窄征；F.G. 因患者双上肢症状休息后即缓解，目前以腰部症状为主，故行胸腰后路T_{12}~S_1椎弓根钉置入、撑开及固定，之后行椎板切除减压术+横连接杆固定，术后X线正、侧片观，显示椎节高度及曲度恢复如常，原症状基本缓解。随访3年余，活动自如，无特殊主诉

[例3] 图6-4-4-3-3 女性,65岁,以腰椎病变为主的颈腰综合征(A~J)。

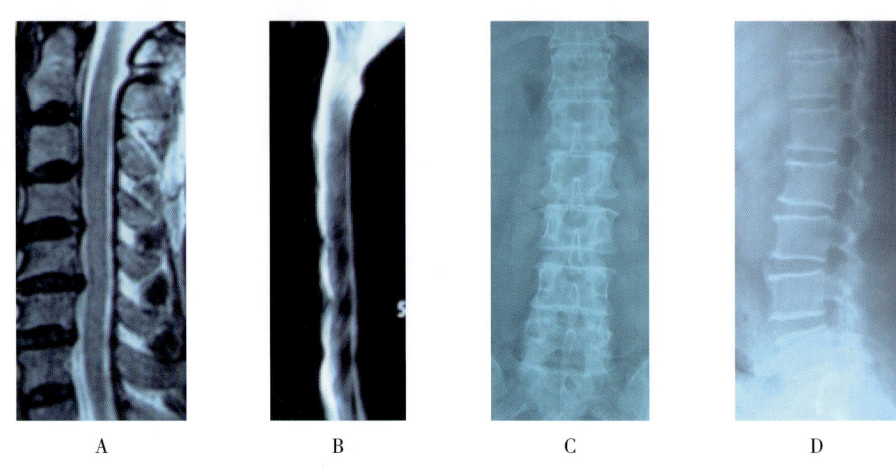

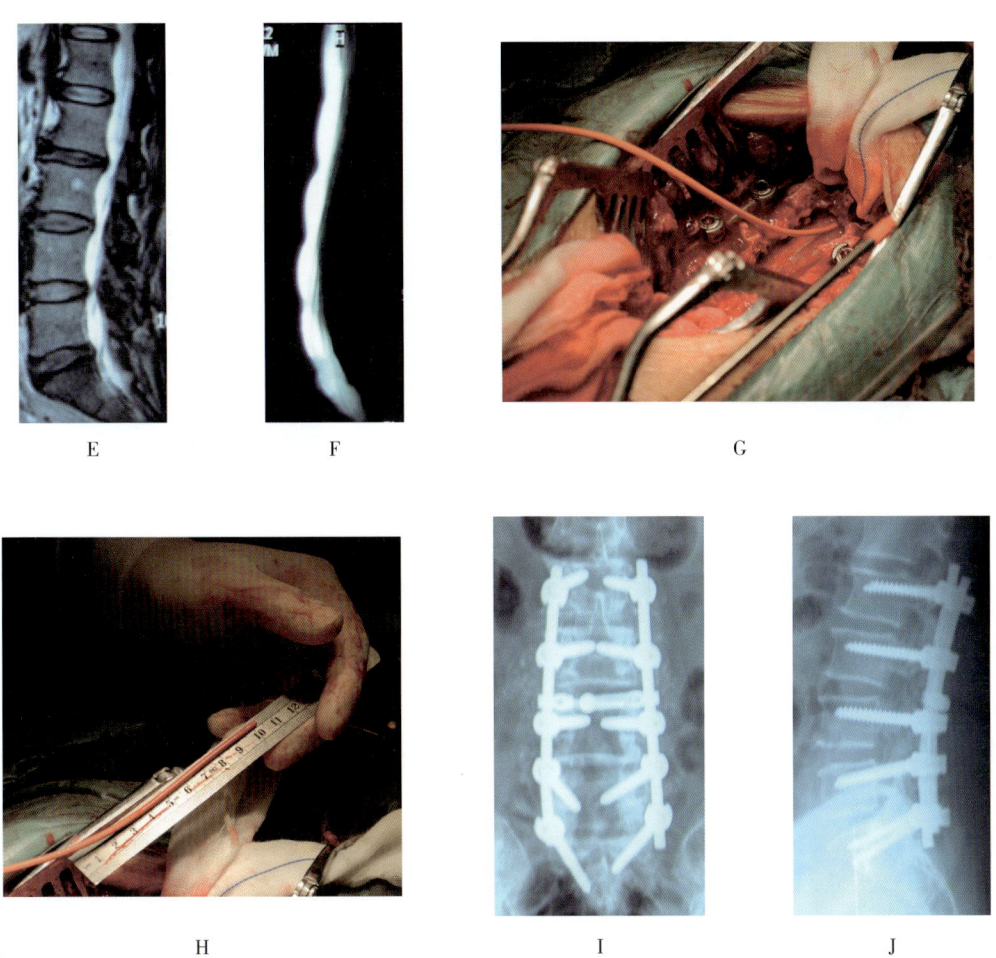

图6-4-4-3-3 临床举例 例3（A~J）、
A.B. 颈椎MR矢状位及水成像（MRS）；C.D. 腰椎正、侧位X线片；E.F. 腰椎MR矢状位及水成像（MRS），显示腰椎全般性椎管狭窄；G.H.因腰部症状为主，故先行腰椎椎弓根钉固定（L_2~S_1），撑开后予以腰椎椎管扩大减压，硬膜囊恢复原形及搏动；之后再沿硬膜囊后壁，从L_1节段向上插入细导尿管，可通过10cm，表明上方无压迫，勿需向上扩大减压范围；I.J. 术后X线正、侧位片显示椎节高度与曲度恢复正常，原症状消失

[例4] 图6-4-4-3-4 男性,57岁,以腰椎为主,伴有L_5滑脱之颈腰综合征(A~F)。

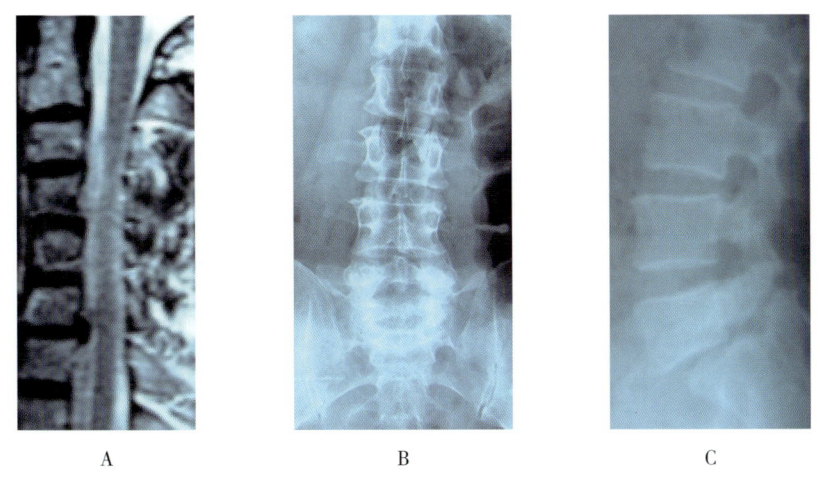

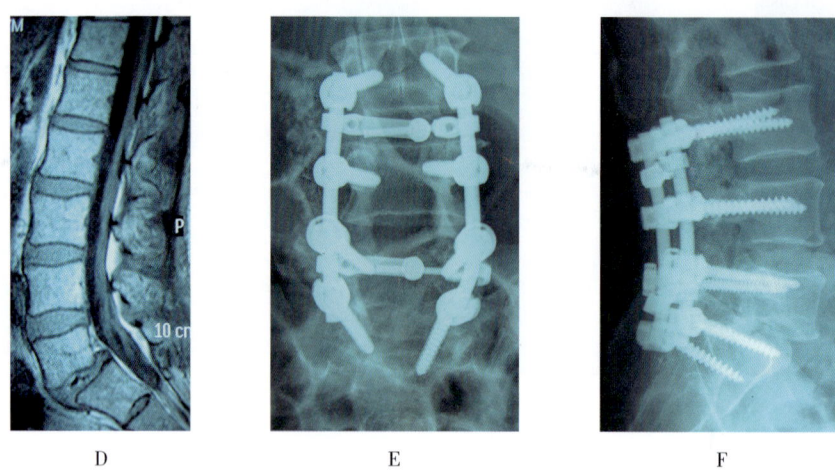

图6-4-4-3-4 临床举例 例4（A~F）

A. 颈椎MR矢状位，显示发育性椎管狭窄，伴颈椎曲度消失；B.C. 腰椎正、侧位X线片，显示L₅峡部崩裂，伴L₅~S₁滑脱；D. 腰椎MR矢状位观，显示下腰椎L₃~₅椎管狭窄；E.F. 因腰部症状为主，故先行腰椎椎弓根钉固定，撑开及椎管减压术；术后正位X线片所见，双下肢症状改善；但颈部症状未消，待进一步处理

［例5］图6-4-4-3-5　男性,75岁,颈腰综合征、颈腰症状均较严重者、需二者同时施术(A~K)。

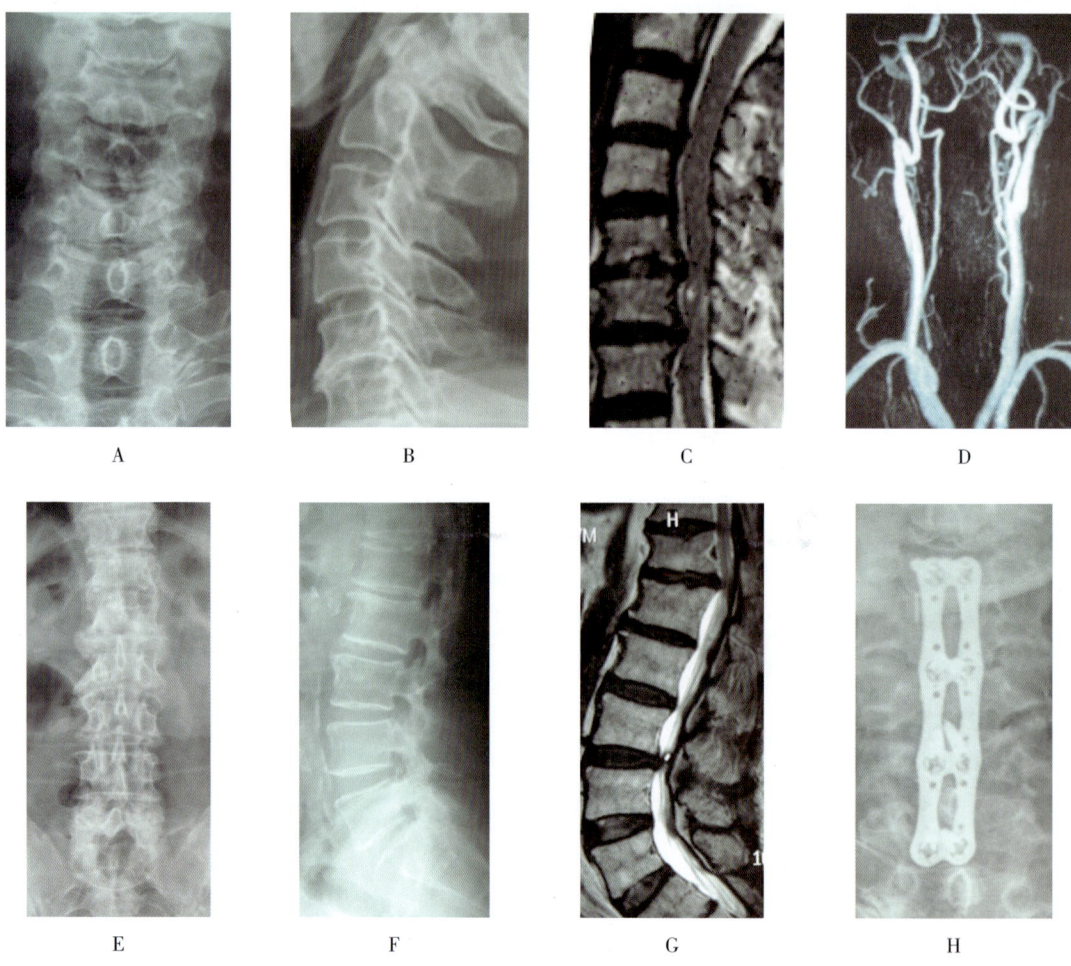

I J K

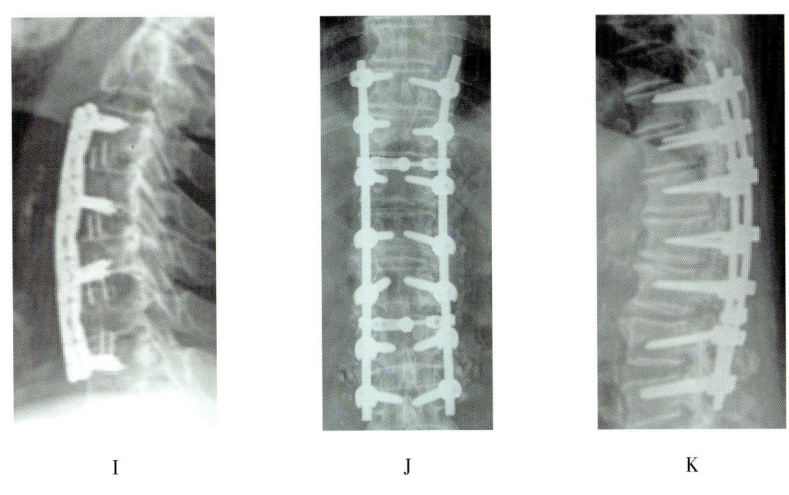

图6-4-4-3-5 临床举例 例5（A~K）

A.B. 术前颈椎X线正、侧位片；C. 术前MR矢状位，显示椎管发育性狭窄、伴颈椎病；D. MRA显示右侧椎动脉狭窄与折曲；E.F. 术前腰椎正侧位片；G. 胸腰段MR矢状位，显示椎管多节段狭窄及髓核突出；H.I. 颈椎前路切骨减压、扩大椎管矢径、Cage植入及钛板固定后X线正、侧位观；J.K. T_{10}~L_4椎弓根钉固定、撑开+椎节后方切开减压＋髓核摘除术，正、侧位X线片显示对位满意，原症状消失

［例 6］ 图 6-4-4-3-6 男性，62 岁，颈腰综合征、颈腰均有明显症状需同时处理者（A~N）。

A B C D

E F G H

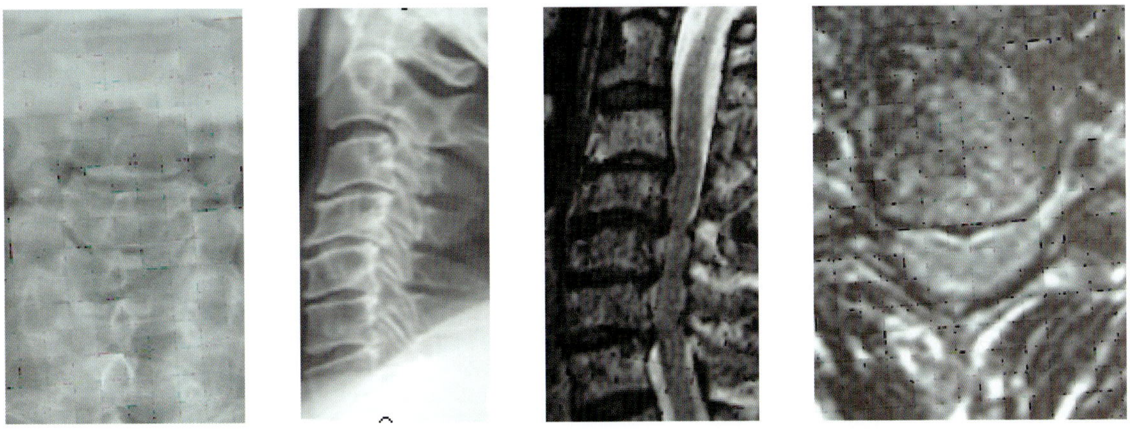

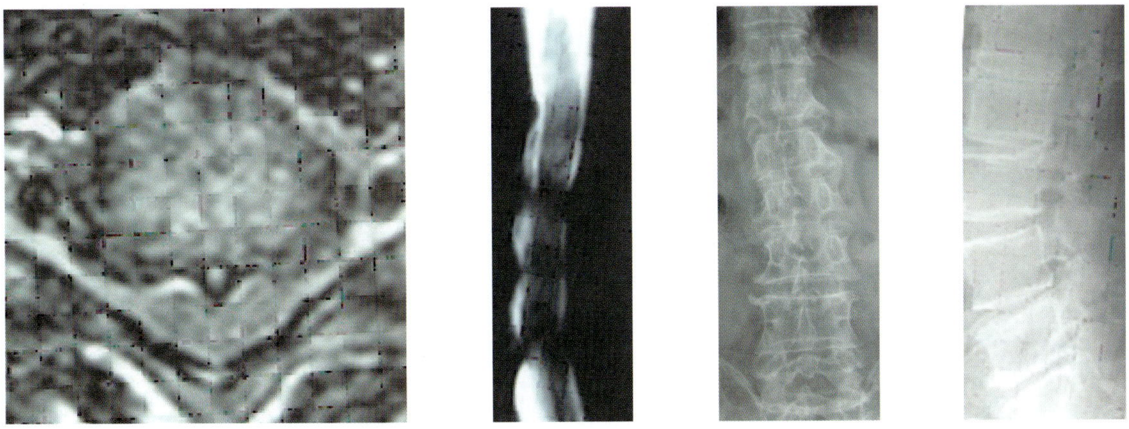

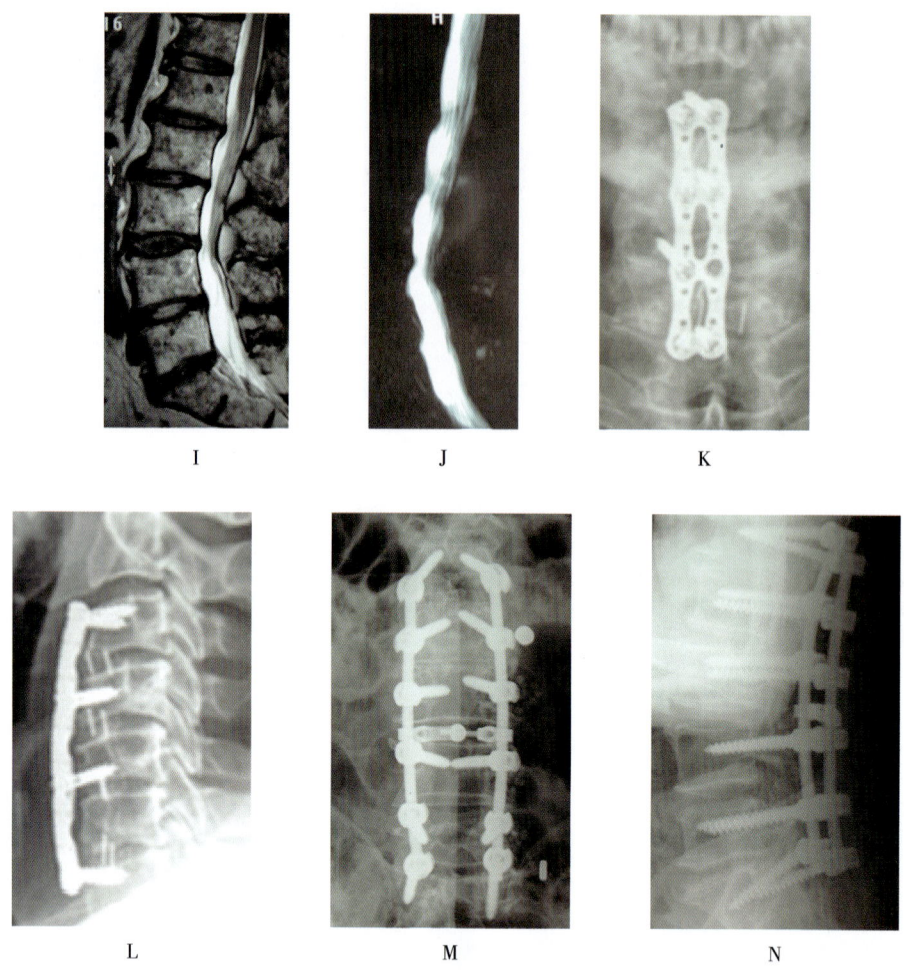

图6-4-4-3-6 临床举例 例6（A~N）

A.B. 术前颈椎正、侧位X线片；C.术前MR矢状位；D.E. 术前MR横断面显示发育性椎管狭窄；F. 术前颈髓水成像矢状位观（MRS），显示椎管狭窄及颈髓受累之范围及程度；G.H. 腰椎正、侧位X线片；I. 术前腰椎MR矢状位；J. 术前腰段水成像矢状位观（MRS）；K.L. 颈椎前路减压、cage植入及钛板固定，X线正、侧位观；M.N. 腰椎L_1~S_1椎弓根固定、撑开及后路减压，扩大椎管矢径，并装横连接杆，术后X线正、侧位片显示腰椎曲度及高度恢复正常，原症状逐渐消失

［例7］图6-4-4-3-7 女性,37岁,颈腰综合征,行颈腰减压及内固定术（A~R）。

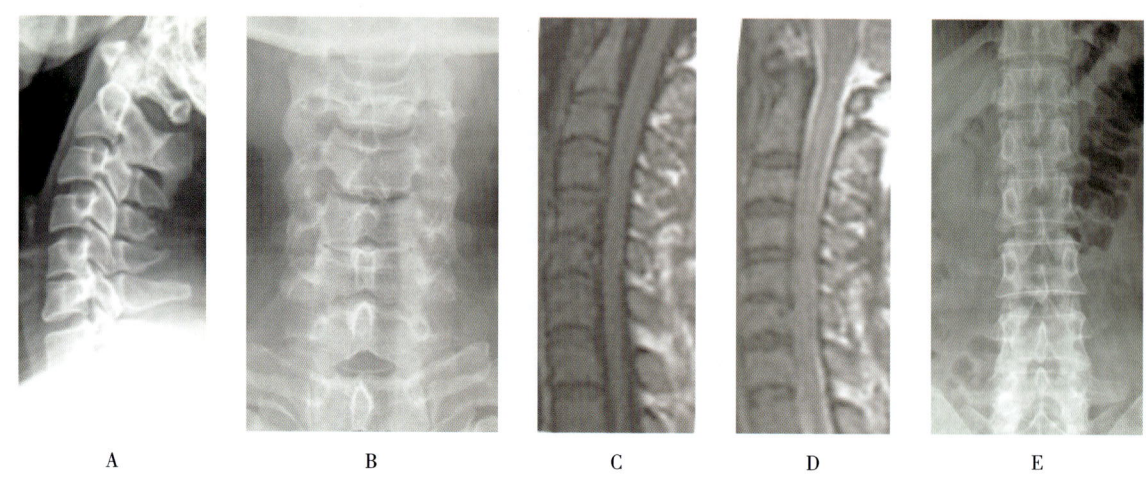

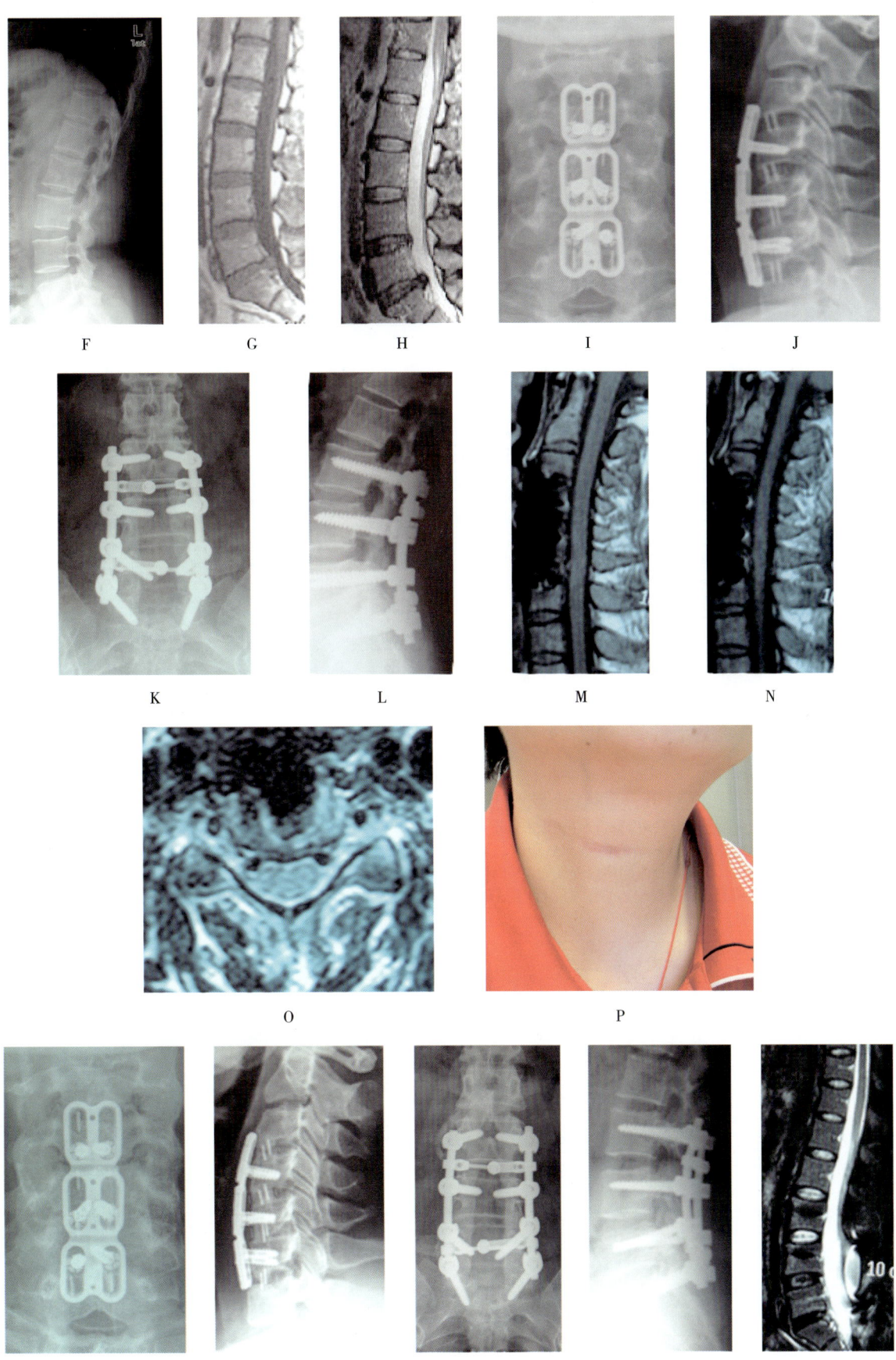

F G H I J

K L M N

O P

Q R S T U

2827

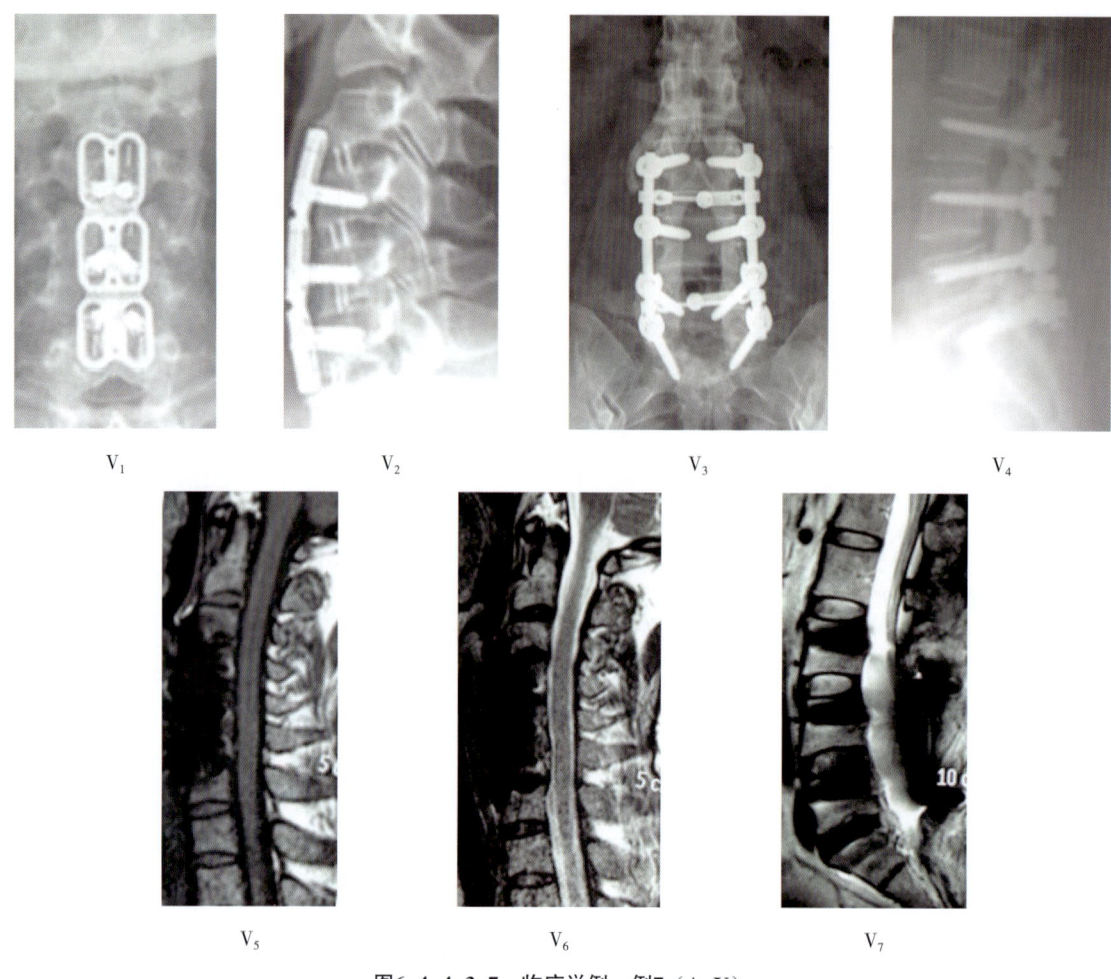

图6-4-4-3-7 临床举例 例7（A~V）

A.B. 术前颈椎X线正侧位片；C.D. 术前颈椎MR矢状位片；E.F. 术前腰椎正侧位X线片；G.H. 术前MR矢状位观；I.J. 微创切口颈椎前路减压扩大椎管矢状径+Cage植入+钛板内固定；K.L. 术后腰椎正侧位X线片显示：L_3~S_1行椎弓根钉置入，后路减压及髓核摘除，术后原症状消失；M~O. 两年后随访，无复发，工作如常，MR颈椎矢状位及水平位显示脊髓无受压征；P. 原颈椎切口已皮纹化；Q.R. 颈椎内固定位置良好；S.T. 腰椎正侧位X线片显示固定状态满意；U. 腰椎MR矢状位显示局部减压彻底，唯后方残留有脑脊液囊肿，但无主诉。3年后随访，仍正常生活及工作，X线及MR复查显示颈腰段手术范围处于正常状态（图V-1~7）

［例8］图6-4-4-3-8 男性，72岁，颈腰综合征，颈腰同时施术（A~H）。

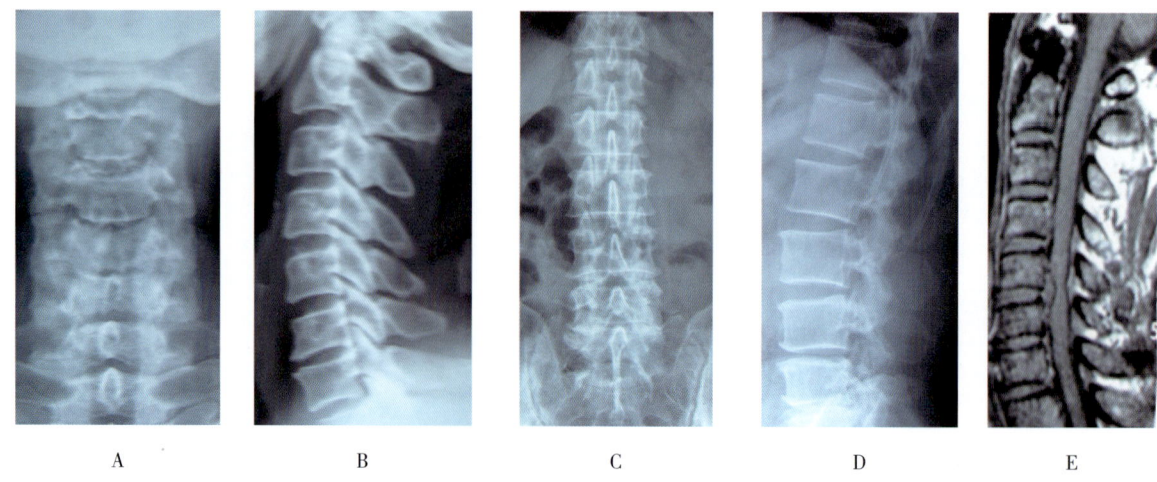

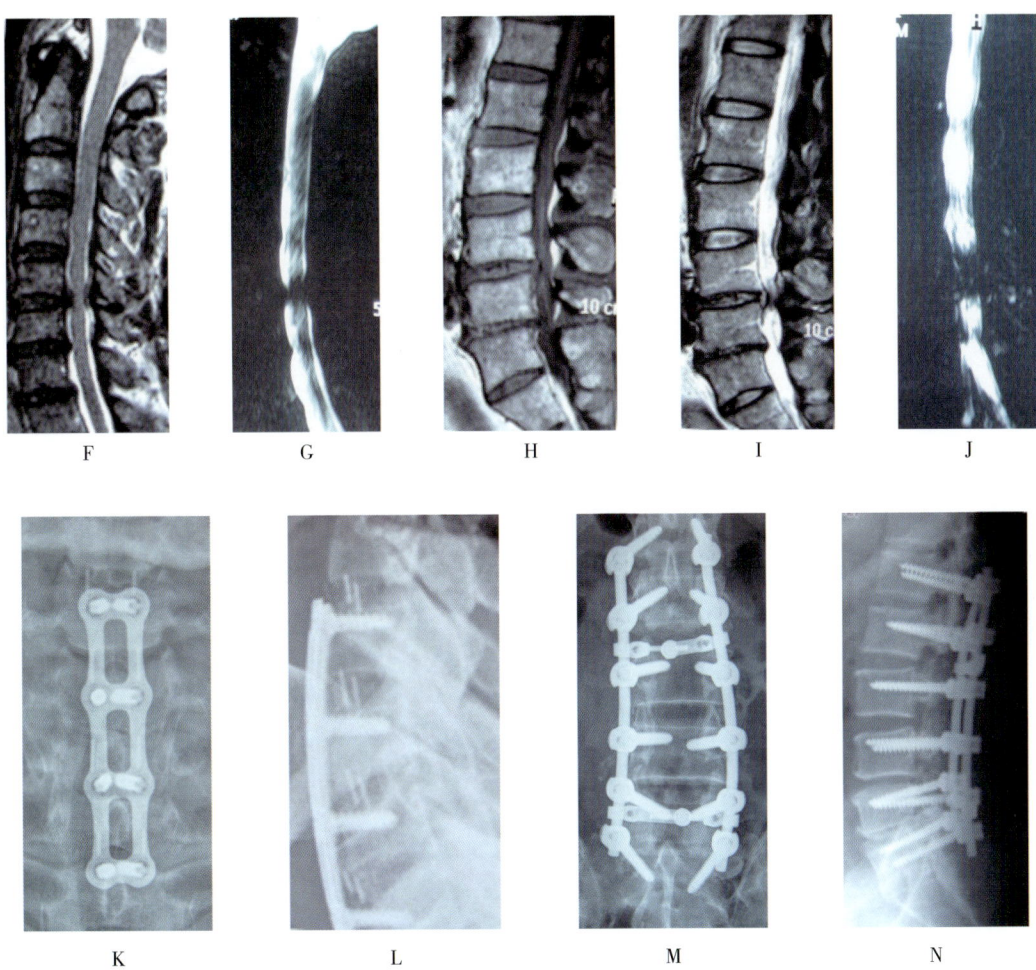

图6-4-4-3-8 临床举例 例8（A~N）

A.B. 术前颈椎正侧位X线片；C.D. 术前腰椎正侧位X线片；E.F. 术前颈椎MR矢状位，T_1、T_2加权；G. 颈椎水成像（MRS）；H.I. 腰椎MR矢状位观；J. 腰段水成像（MRS）；K.L. 颈椎前路多节段潜式减压+cage撑开+钛板固定，X线正侧位所见；M.N. 腰椎L_1~S_1椎弓根钉置入、撑开+后路减压；术后X线正侧位片显示颈椎及腰椎外观及曲度恢复满意

［例9］图6-4-4-3-9 颈腰综合征（A~I）。

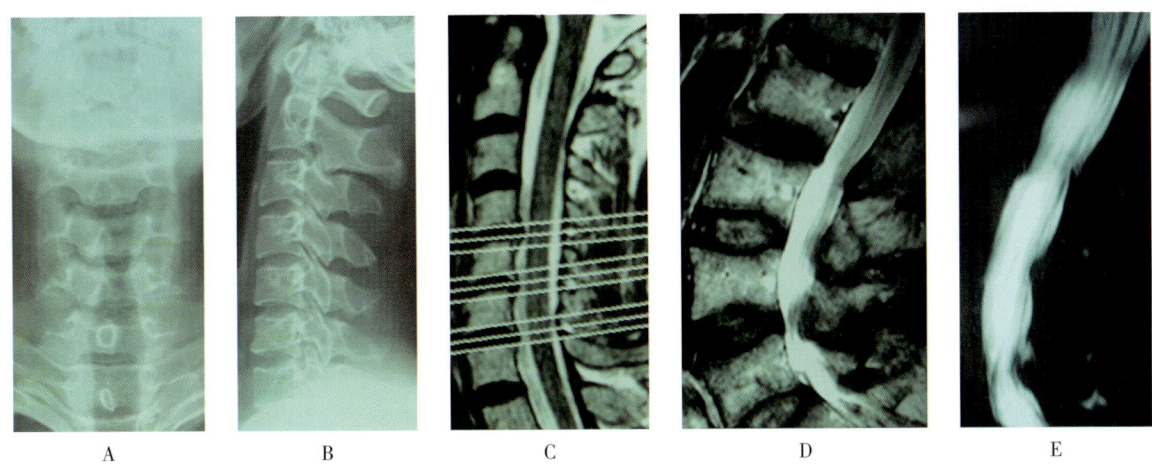

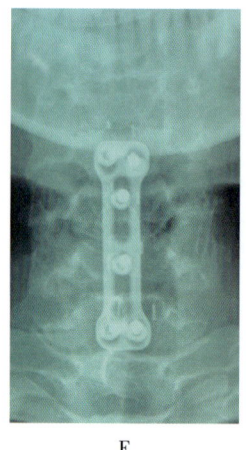 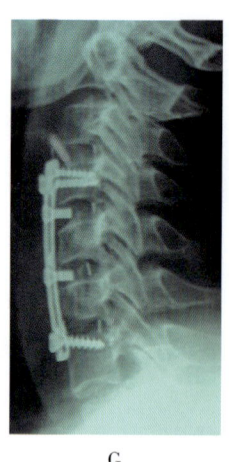 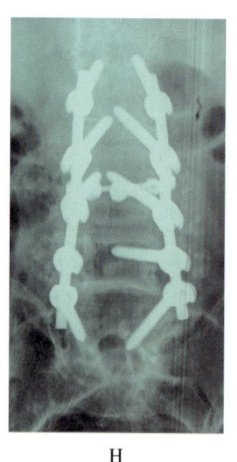 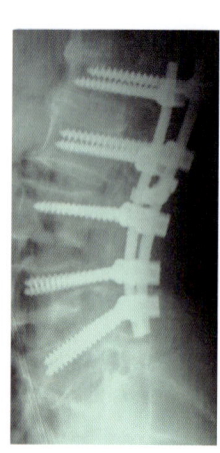

F　　　　　　　　G　　　　　　　　H　　　　　　　　I

图6-4-4-3-9　临床举例　例9（A~I）

A.B. 术前颈椎正侧位X线片；C. 术前颈椎MR矢状位；D. 术前腰椎MR矢状位；E. 腰椎水成像（MRS）；F.G. 颈前路减压+内固定术后X线正侧位片；H.I. 腰椎减压+椎弓根钉内固定术后正侧位X线片

（赵　杰　沈　强　陈德玉　赵定麟）

参 考 文 献

1. 陈志明, 赵杰, 袁建东. 合并颈椎病的腰椎管狭窄症的两种手术方法的疗效比较［J］.中国骨肿瘤骨病, 2009, 8（1）
2. 卢旭华, 陈德玉, 袁文等. 腰椎退变性侧凸的治疗策略［J］.脊柱外科杂志, 2008, 6（1）
3. 饶书诚, 宋跃明. 脊柱外科手术学（第三版）.北京：人民卫生出版社，2006
4. 杨维权. 椎弓根螺钉及360°植骨融合术治疗多节段腰椎管狭窄征.临床骨科杂志 2007年10卷2期.
5. 赵定麟, 王义生. 疑难骨科学.北京：科学技术文献出版社，2008
6. 赵定麟. 临床骨科学——诊断分析与治疗要领, 北京：人民军医出版社出版. 2003年
7. 赵定麟. 现代骨科学, 北京：科学出版社,2004
8. 赵定麟. 现代脊柱外科学, 上海：上海世界图书出版社公司, 2006
9. Aydogan M, Ozturk C, Mirzanli C, Karatoprak O, Tezer M, Hamzaoglu A. Treatment approach in tandem（concurrent）cervical and lumbar spinal stenosis. Acta Orthop Belg. 2007 Apr;73（2）:234-7.
10. Chun-Hong Ni, Jun Tan, Li-Jun Li,etal.Redundant nerve roots in patients with degenerative lumbar spinal stenosis. SICOT Shanghai Congress 2007
11. Kikuike K, Miyamoto K, Hosoe H, Shimizu K. One-staged combined cervical and lumbar decompression for patients with tandem spinal stenosis on cervical and lumbar spine: analyses of clinical outcomes with minimum 3 years follow-up. J Spinal Disord Tech. 2009 Dec;22（8）:593-601.
12. Manchikanti L, Boswell MV, Datta S.Comprehensive review of therapeutic interventions in managing chronic spinal pain. Pain Physician. 2009 Jul-Aug;12（4）:E123-98.
13. Naderi S, Mertol T. Simultaneous cervical and lumbar surgery for combined symptomatic cervical and lumbar spinal stenoses. J Spinal Disord Tech. 2002 Jun;15（3）:229-31; discussion 231-2.
14. Nowakowski A, Kubaszewski L, Kaczmarczyk J.［Management of cervical and lumbar stenosis］Chir Narzadow Ruchu Ortop Pol. 2007 May-Jun; 72（3）:157-64.
15. Xu-Hua Lu, De-Yu Chen, Wen Yuan,etal.Surgical treatment of patients with lumbar spinal stenosis with associated scoliosis. SICOT Shanghai Congress 2007
16. Zhuo-Jing Luo.Degeneraive lumbar scoliosis. SICOT Shanghai Congress 2007

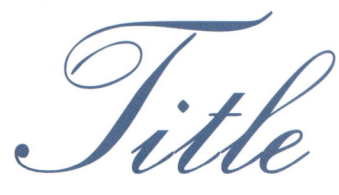

第五篇

脊柱侧凸、后凸畸形及其手术疗法

第一章 青少年特发性脊柱侧凸的治疗 /2832
 第一节 青少年特发性脊柱侧凸的概述 /2832
 第二节 青少年特发性脊柱侧凸后路矫形术 /2843
 第三节 胸椎侧凸前路矫正术 /2848
 第四节 胸腰段和腰椎侧凸的前路矫形术 /2860
 第五节 电视-胸腔镜下（VATS/EMI-VATS）胸椎侧弯松解、矫正及内固定术 /2866

第二章 成人脊柱后凸畸形矫正术 /2880
 第一节 脊柱侧凸前路松解术 /2880
 第二节 胸椎脊柱侧凸前路松解术 /2885
 第三节 腰椎脊柱侧凸前路松解术 /2889
 第四节 胸腰椎脊柱侧凸前路松解术 /2891
 第五节 脊柱侧凸前后路联合松解矫形术 /2894

第三章 发育性脊柱畸形及其治疗原则 /2900
 第一节 特发性脊柱侧凸的病理解剖、力学特点与分型 /2900
 第二节 脊柱侧凸手术病例选择与治疗概况 /2907
 第三节 先天性脊柱侧凸畸形的治疗原则 /2917
 第四节 先天性脊柱后凸畸形 /2922
 第五节 颈椎后凸畸形的治疗 /2924

第四章 严重及复杂性侧凸手术治疗 /2927
 第一节 严重复杂脊柱侧凸之手术治疗 /2927
 第二节 一期实施3种手术治疗重度僵直性脊柱侧后凸成角畸形 /2936

第一章 青少年特发性脊柱侧凸的治疗

第一节 青少年特发性脊柱侧凸的概述

特发性脊柱侧凸最早是19世纪中叶由Bauer提出，1909年Nathan正式使用这一名称，直到1922年才由Whitman给出明确定义，随后被国际脊柱侧凸研究会推广。青少年特发性脊柱侧凸（adolescent idiopathic scoliosis，AIS）是指发生于青春发育期前后的脊柱结构性侧凸畸形，它好发于青少年，尤其是女性，在整个青春发育期快速进展至青春发育结束，在成年期则缓解进展，有时则停止进展。

一、特发性脊柱侧凸的临床分类

（一）根据脊柱侧凸发病时的年龄分类

包括婴儿型脊柱侧凸（0~3岁）、儿童型脊柱侧凸（4~9岁）、青少年型脊柱侧凸（10~16岁）。

（二）根据顶椎的位置分类

在前后X线平片上，脊柱侧凸的凸侧被定义为该脊柱侧凸的方向，即右胸椎脊柱侧凸指弯曲的凸侧在右侧。顶椎指的是弯曲中最为水平、旋转最严重和偏离中线最远的脊椎。

1. 单个主胸弯　最为常见，顶椎在T_8或T_9，常包括6~7脊椎，一般为右侧凸。由于整个脊柱侧凸区均在胸椎，可早期引起凸侧肋骨向背侧隆起而被早期发现。双肩不等高明显，有时也可成为首发症状。该类脊柱侧凸发病越早，造成的胸廓畸形越明显，还常伴有胸椎后凸的减小甚至出现前凸，称为前凸型胸椎侧凸。

2. 胸腰椎主侧凸　顶椎常为T_{12}或L_1，由于可引起明显的躯干侧倾而外观畸形严重。有时，一个40°的胸腰椎侧凸造成的畸形明显重于一个60°的胸腰双主弯畸形。

3. 单个主腰弯　顶椎常为L_2或L_3，由于脊柱侧凸位置低，正常腰椎又是前凸，因而有时即使脊椎旋转很明显，但外观畸形轻，早期不易被发现。

4. 胸椎和腰椎两个主侧凸（又称胸腰双主弯）　胸椎常为右弯，腰椎常为左弯。两个弯曲的度数、旋转与中线的距离常接近，但腰弯的柔软性常大于胸弯。由于躯干平衡好、双肩等高，穿衣后即使度数很大，外观畸形也可以不明显，但在矢状面上可以在两个弯曲的交界区出现一后凸畸形，即交界性后凸畸形。

5. 两个主胸弯（又称胸椎双主弯）　不常见，在胸椎出现两个方向相反的弯曲，通常为上胸椎左弯，呈后凸型，下胸椎右弯，呈前凸型，因而在两弯交界处可出现一明显的交界性后突，患者双肩不等高，但常为右肩低于左肩，左颈胸部比右侧饱满。

6. 颈胸段主侧凸　少见，外观畸形明显，常被早期发现，但支具治疗极为困难，手术的矫形效果也差。

7.多个互补性脊柱侧凸（又称蛇形脊柱侧凸） 很少见，在胸椎和腰椎出现几个方向相反的脊柱侧凸，由于度数接近，互相补充因而平衡维持好，外观畸形轻，进展也相对较慢。

（三）King 分型

King 分型曾因简单便于记忆被广泛应用，但该分型系统是根据侧凸的冠状面畸形和使用 Harrington 器械矫形结果的分析而得出的，不能正确反映侧凸的三维畸形，并且分型不完整，未包括单腰弯、单胸腰弯和三弯。在将其应用于三维矫形器械的治疗时，出现了很多问题，其中问题最多的是 King Ⅱ型产生的术后失代偿。该分型系统的可靠性和可重复性很低，仅为 64% 和 69%，也不利于在不同治疗方法间进行比较研究，因此，目前已基本不再使用，使用较多的是 Lenke 分型和 PUMC 分型。

（四）Lenke 分型

Lenke 等通过对冠状面和矢状面畸形的分析对特发性脊柱侧凸进行分型，是目前较全面的分型系统，并且其可信度和可重复性较高，Lenke 报道分别为 92% 和 83%，邱勇报道分别为 60.5% 和 81.8%，远较 King-Moe 分型系统为高。

Lenke 分型包括 3 个部分即侧凸类型（Ⅰ~Ⅵ）、腰弯修正型（A、B、C）与矢状面胸弯修正型（-、N、+）。

Lenke 依照脊柱侧凸研究协会（SRS）的定义，在冠状面上以顶椎位置命名侧凸类型，同时做出以下定义，即结构性近段胸弯为侧方弯曲 X 线片上 Cobb 角 ≥ 25°（T_1 倾斜入上弯或无）或胸椎后凸（T_{2-5}）≥ 20°；结构性主胸弯为侧方弯曲 X 线片上 Cobb 角 ≥ 25° 或胸腰椎后凸（T_{10}~L_2）≥ 20°；结构性主胸腰弯/腰弯为侧方弯曲 X 线片上 Cobb 角或胸腰椎后凸（T_{10}~L_2）≥ 20°。

（五）AIS 分型

AIS 可分为以下 6 种类型（图 6-5-1-1-1~9）。

Ⅰ型 主胸弯，胸弯为主弯，近段胸弯和胸腰弯/腰弯为次要弯曲，且为非结构性弯曲；

Ⅱ型 双胸弯，胸弯为主弯，近段胸弯为次要弯曲和结构性弯曲，胸腰弯/腰弯为次要弯曲且为非结构性弯曲。

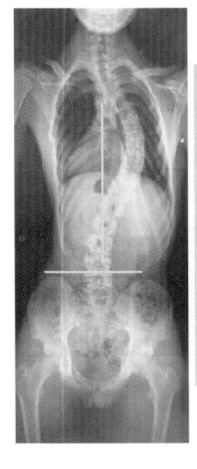
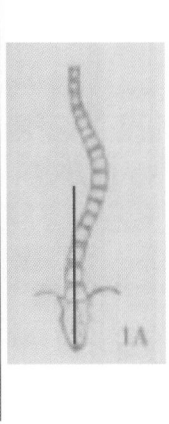
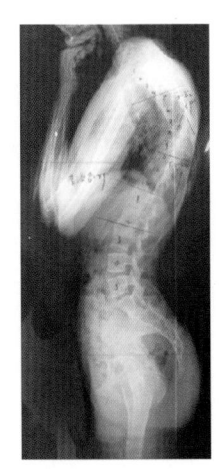
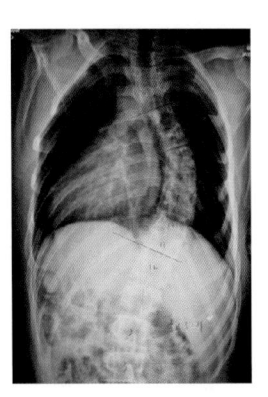
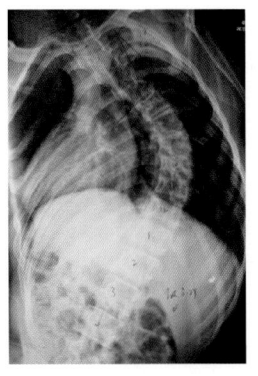

A　　　　　　　　　B　　　　　　　　　C　　　　　　　　　D

图 6-5-1-1-1　临床举例：Lenke 1 A N 型脊柱侧凸（A~D）

A. 胸椎主侧凸，Cobb 角 51°，CSVL 在 L_2 两侧椎弓根之间穿过；B. 胸椎后凸（T_5~T_{12}）为 38°；
C. 凸侧 bending Cobb 角 41°，为结构性胸椎主侧凸；D. 腰弯 Cobb 角 30°，凸侧 bending Cobb 角 0°，为非结构性侧凸

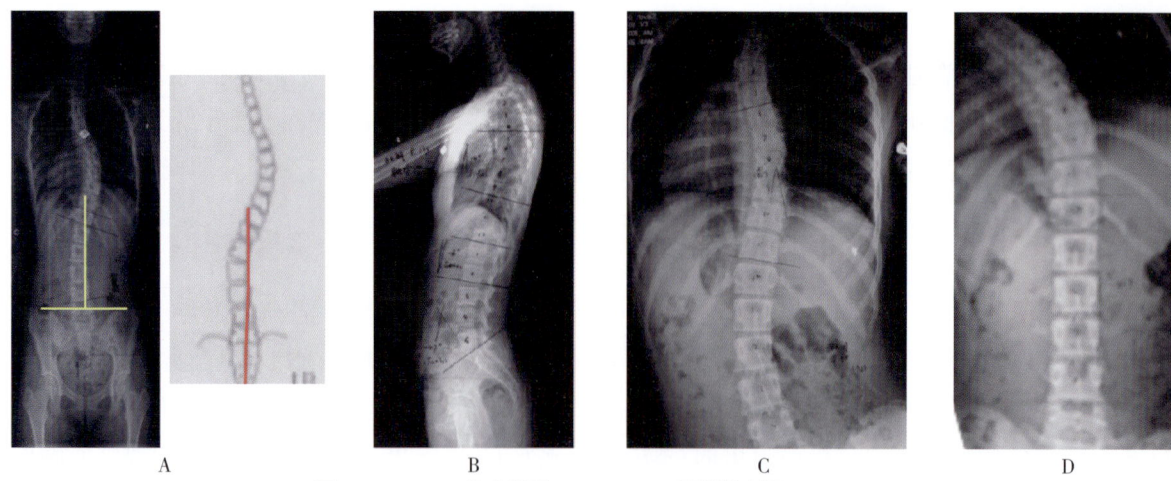

图6-5-1-1-2　临床举例：Lenke1B N型脊柱侧凸（A~D）

A. 胸椎主侧凸，Cobb角42°，CSVL在L₄凹侧椎弓根的内侧界至椎体外缘之间；B. 胸椎后凸（T₅~T₁₂）为14°；
C. 腰弯Cobb角23°，凸侧bending Cobb角3°，为非结构性侧凸；D. 凸侧bending Cobb角21°，为结构性胸椎侧凸

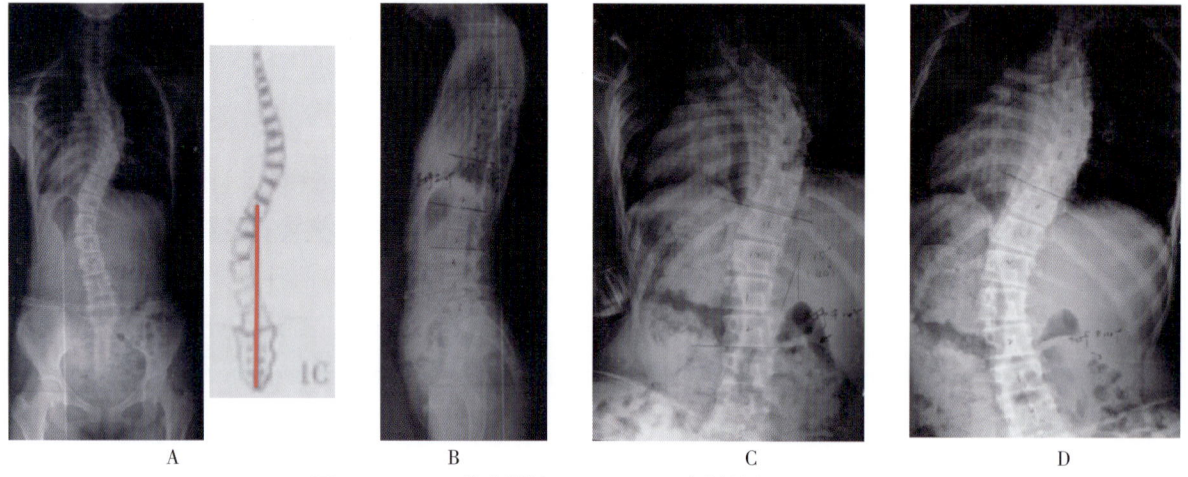

图6-5-1-1-3　临床举例　Lenke1 C-型脊柱侧凸（A~D）

A. 胸椎主侧凸，Cobb角51°，CSVL位于L₃椎体外缘以外；B. 胸椎后凸（T₅~T₁₂）为6°；
C. 腰弯Cobb角40°，凸侧bending Cobb角15°，为非结构性侧凸；D. 凸侧bending Cobb角35°，为结构性胸椎主侧凸

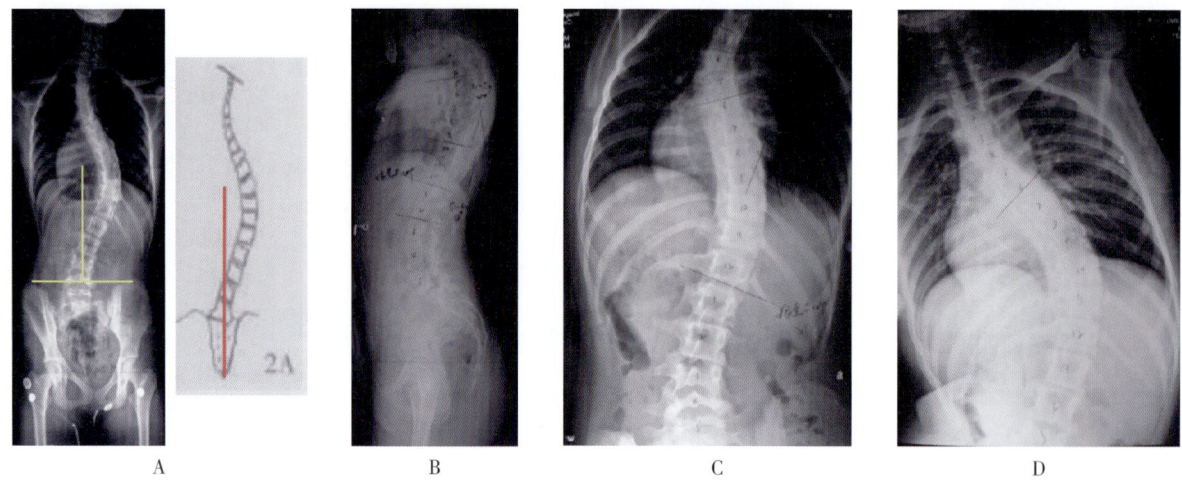

图6-5-1-1-4　临床举例：Lenke 2A N型脊柱侧凸（A~D）

A. 胸椎双侧凸，主胸椎侧凸是主侧凸，Cobb角55°，CSVL在L2两侧椎弓根之间穿过；B. 胸椎后凸（T₅~T₁₂）为24°；
C. 凸侧bending Cobb角36°；D. 上胸椎侧凸是结构性的次侧凸，Cobb角38°，凸侧bending Cobb角30°

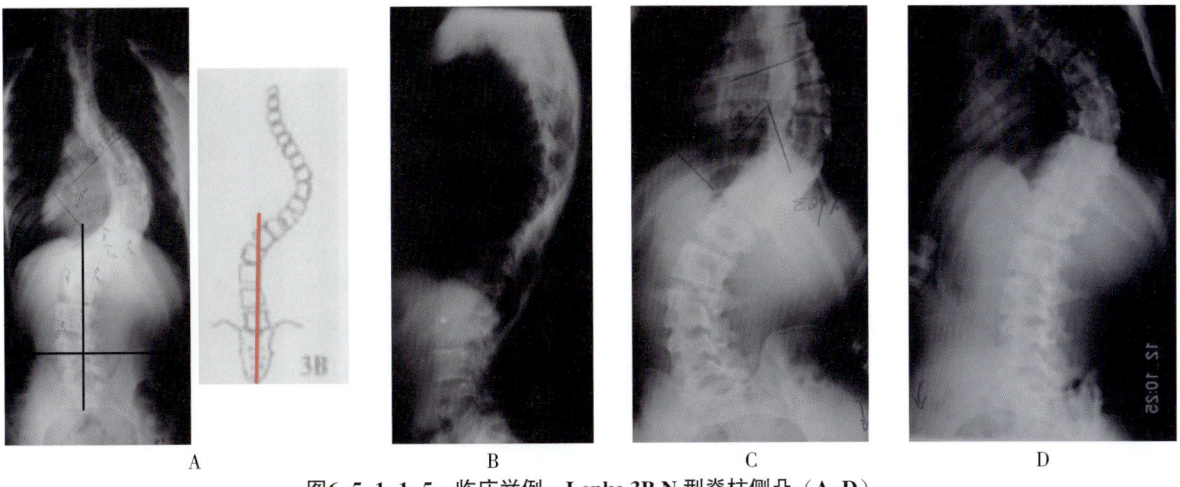

图6-5-1-1-5　临床举例：Lenke 3B N型脊柱侧凸（A~D）

A. 胸腰椎双主侧凸，主胸椎侧凸Cobb角90°，CSVL位于在L_3凹侧椎弓根的内侧界至椎体外缘之间；B. 胸椎后凸（T_5~T_{12}）为35°；
C. 凸侧bending Cobb角60°；D. 腰椎侧凸Cobb角45°，凸侧bending Cobb角28°

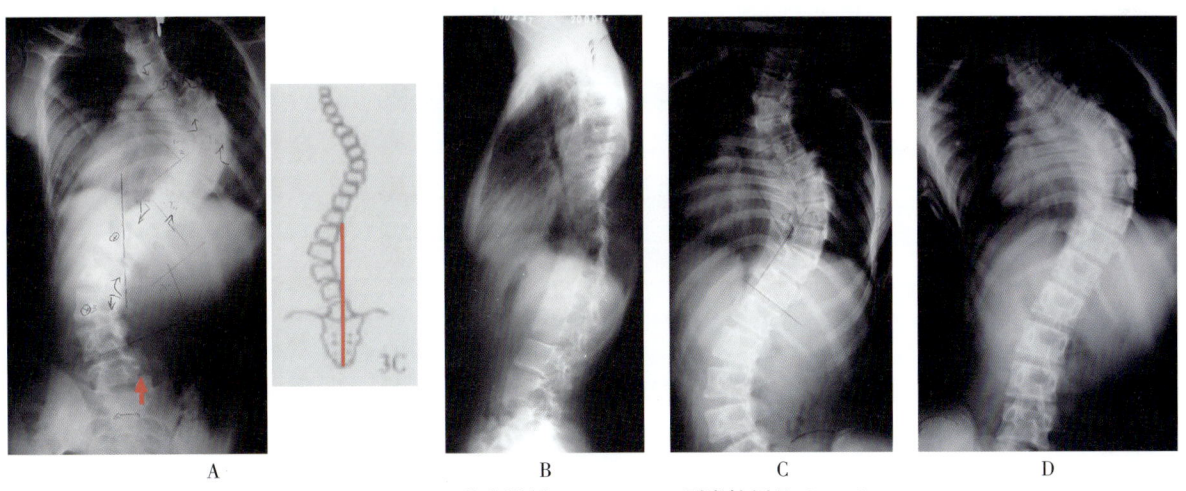

图6-5-1-1-6　临床举例：Lenke 3C N型脊柱侧凸（A~D）

A. 胸腰椎双主侧凸，主胸椎侧凸Cobb角100°，CSVL位于在L_3椎体外侧缘；B. 胸椎后凸（T_5~T_{12}）为30°；
C. 凸侧bending Cobb角60°；D. 腰椎侧凸Cobb角75°，凸侧bending Cobb角26°

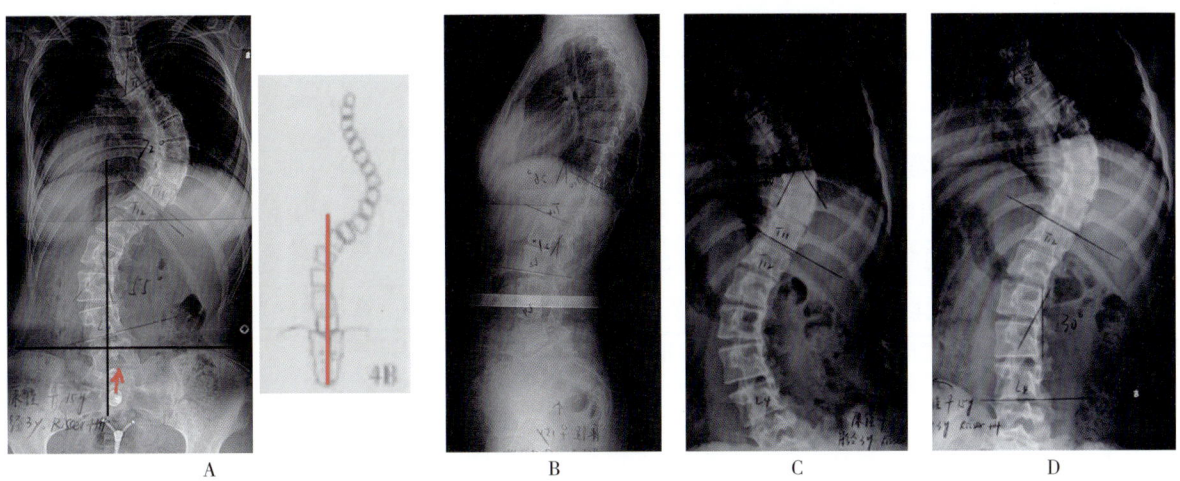

图6-5-1-1-7　临床举例：Lenke4B N型脊柱侧凸（A~D）

A. 上胸弯Cobb角45°，胸弯Cobb角72°，腰弯Cobb角55°，CSVL位于L_3椎弓根的内侧界至椎体外缘之间；
B. 胸椎后凸（T_5~T_{12}）为26°；C. 上胸弯bending 27°，胸弯bending 67°；D. 腰弯bending 30°

2835

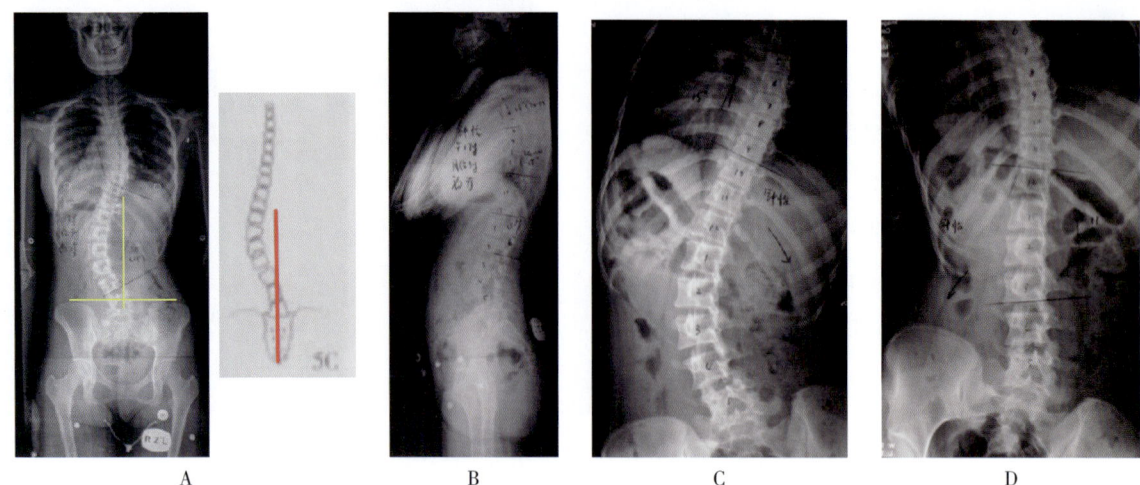

图6-5-1-1-8 临床举例：Lenke 5C N型脊柱侧凸（A~D）
A. 胸腰椎侧凸Cobb角50°，CSVL位于L_1椎体外缘以外；B. 胸椎后凸（T_5~T_{12}）为18°；
C. 胸椎侧凸Cobb角30°，凸侧bending Cobb角15° D. 凸侧bending Cobb角11°

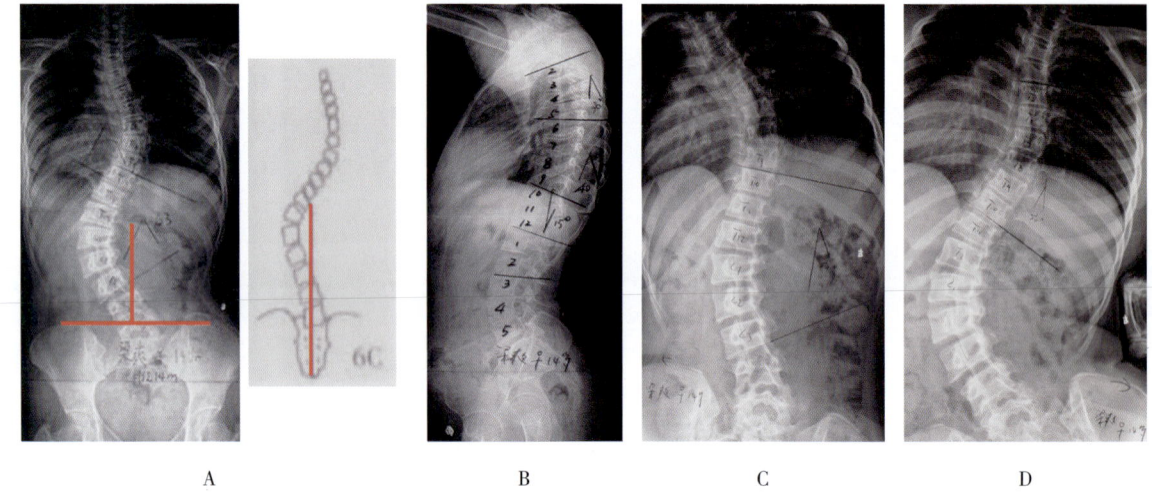

图6-5-1-1-9 临床举例：Lenke6C N脊柱侧凸（A~D）
A. 躯干左倾，胸腰弯Cobb角63°，主胸弯Cobb角50°，胸腰弯与主胸弯均为结构性弯曲，且胸腰弯Cobb角63°与主胸弯Cobb角50°的差值超过5°；CSVL位于L_1凹侧椎体外缘之外；B. T_5~T_{12}后凸角为40°；C. 凸侧bending Cobb角30°；D. 凸侧bending Cobb角30°

Ⅲ型 胸腰双主弯,胸弯和胸腰弯/腰弯均为结构性弯曲,近段胸弯为非结构性弯曲。其中胸弯Cobb角大于胸腰弯/腰弯,相差不超过5°。

Ⅳ型 三主弯,近段胸弯、胸弯和胸腰弯/腰弯均为结构性弯曲,其中远侧两个弯曲均有可能为主弯。

Ⅴ型 胸腰弯/腰弯,胸腰弯/腰弯为主弯和结构性弯曲,近段胸弯和胸弯为非结构性弯曲。

Ⅵ型 胸腰弯/腰弯-胸弯,胸弯和胸腰弯/腰弯均为结构性弯曲,近段胸弯为非结构性弯曲,其中胸腰弯/腰弯为主弯,其Cobb角大于胸弯至少5°。若胸弯和腰弯的Cobb角相差＜5°,则根据胸弯和胸腰弯/腰弯是否为结构性弯曲将其归入Ⅲ、Ⅳ、Ⅴ型。

在初步分型的基础上,考虑到手术矫形时腰椎侧凸可改变脊柱的平衡,还会对近端的侧凸造成影响,因此需要对腰椎侧凸的情况作进一步的评价。根据脊柱前后位片上骶骨中垂线(center sacral vertical line，CSVL）与腰椎的位置关系，将腰椎侧凸进一步分为 A、B、C 三型。

A 型　CSVL 在稳定椎以下的腰椎椎体两侧椎弓根之间穿过，该型侧凸必须同时存在顶椎位于 T_{11}/T_{12} 椎间隙或以上的胸椎侧凸。如果对 CSVL 是否穿过双侧椎弓根之间存在疑问，则判定为 B 型。A 型腰椎侧凸主要见于主胸椎侧凸（Lenke 1 型至 Lenke 4 型），不能用于定义胸腰段/腰椎侧凸（Lenke 5 型及 Lenke 6 型）。如果 CSVL 正好从顶椎椎弓根中央穿过，也视为腰椎侧凸 A 型。

B 型　CSVL 位于凹侧椎弓根的内侧界至椎体或椎间盘外缘之间，如对 CSVL 是否接触椎体或椎间盘外缘存在疑问，则判定为 B 型。此型侧凸同样只见于顶椎位于主胸椎的凸，因此也不包括胸腰段/腰椎侧凸。

C 型　CSVL 位于腰椎椎体或椎弓根外缘以外。此类畸形的主侧凸可能位于胸椎、腰椎和（或）胸腰段。

如对 CSVL 是否接触椎体或椎间盘外缘存在疑问，则判定为 B 型。C 型可能包括所有的以主胸椎侧凸为主侧凸的畸形，必然包括所有的胸腰段/腰椎侧凸。

腰椎侧凸分型可用于进一步评价 6 种 Lenke 分型脊柱侧凸的腰椎畸形，还可预测手术矫形后腰椎位置的改变。

手术矫形时，胸椎矢状面的生理曲度是需要考虑的关键指标之一。为此，在 Lenke 基本分型的基础上，对胸椎侧凸的矢状面作进一步分型。正常胸椎后凸（$T_{5\sim12}$）平均为 +30°（10°~40°）（后凸为 +）。与正常对照组相比，青少年特发性脊柱侧凸患者胸椎后凸角度减少，甚至可能形成胸椎前凸。在站立位侧位 X 线片上，测量 T_5 椎体上缘至 T_{12} 椎体下缘的矢状面后凸角度，如果后凸角度小于 +10° 为负型（-）；后凸角度在 +10°~+40° 为正常型（N）；后凸角度大于 +40°，则视作正型（+）。

对特发性侧凸患者分型时，先做 Lenke 基本分型，然后区分腰椎侧凸分型及胸椎矢状面后凸角分型。最终获得的完整分型为 3 种分型的组合，如 1A-、1AN、6CN 等。

但由于该系统使用了结构性弯曲这一仍有争议的概念，使得对侧凸的描述容易产生混淆。Ogon 等通过对 Lenke 分型系统的分析，其可靠性仅为 41%，远低于 Lenke 等的报道。另外，该分型系统亦缺乏相应于各型的具体融合范围和手术方法。

（六）特发性脊柱侧凸的 PUMC（协和）分型

该分型系统由我国邱贵兴经总结 427 例接受手术治疗的特发性脊柱侧凸患者的临床和影像学资料后提出。此系统根据顶点多少将侧凸分为三型，1 个顶点为 Ⅰ 型，2 个顶点为 Ⅱ 型，3 个顶点为 Ⅲ 型。每型中再分不同的亚型，共计 13 个亚型（表 6-5-1-1-1）。

表 6-5-1-1-1　PUMC 分型

型别	顶点数	亚型	特点
Ⅰ 单弯	1	Ⅰa	胸弯，顶点位于 T_2~T_{11}、T_{12}
		Ⅰb	胸腰段弯，顶点位于 T_{12}~L_1
		Ⅰc	腰弯，顶点位于 L_1、L_2 椎间盘 ~L_4、L_5

(续表)

型别	顶点数	亚型	特点
Ⅱ 双弯	2	Ⅱa	双胸弯
		Ⅱb	胸弯+胸腰弯或腰弯,胸弯大于胸腰弯/腰弯10°以上 Ⅱb1 符合以下条件。 (1)无胸腰段或腰段后凸 (2)胸腰段/腰段Cobb角≤45° (3)胸腰段/腰段旋转度＜Ⅱ度 (4)胸腰段/腰段柔韧性≥70% Ⅱb2 胸腰段或腰段有后凸;若无后凸,但下述3条中有1条者,亦为Ⅱb2。 (1)胸腰段/腰弯额状面Cobb角＞45° (2)胸腰段/腰弯旋转度＞Ⅱ度 (3)胸腰段/腰段柔韧性＜70%
		Ⅱc	胸弯≈胸腰弯/腰弯,即二者Cobb角差小于10° Ⅱc1 胸弯柔韧性大于胸腰弯/腰弯柔韧性;胸弯凸侧Bending相≤25° Ⅱc2 胸弯柔韧性大于胸腰弯/腰弯柔韧性;胸弯凸侧Bending相＞25° Ⅱc3 胸弯柔韧性小于胸腰弯/腰弯柔韧性
		Ⅱd	胸弯小于胸腰弯/腰弯10°以上 Ⅱd1 胸弯凸侧Bending相≤25° Ⅱd2 胸弯凸侧Bending相＞25°
Ⅲ 三弯	3	Ⅲa	远端弯符合Ⅱb1条件
		Ⅲb	远端弯符合Ⅱb2条件

二、特发性脊柱侧凸的自然史

在AIS的自然史中,值得关注的问题是能否预测何种AIS畸形将会进展和未经治疗的脊柱侧凸会产生哪些影响。

几十年来,国内外的脊柱外科医师从各个角度对AIS的自然史进行了不懈的研究,发现许多因素均与AIS的进展相关,包括患者的年龄、性别、骨骼发育、侧凸的程度及类型、椎体的旋转等。

(一)年龄因素

首诊时侧凸的年龄越小,畸形进展的可能性越大。Weinstein研究了侧凸进展与首诊年龄及度数的相关性(表6-5-1-1-2),发现侧凸进展的可能性与首诊年龄成负相关,而与侧凸大小成正相关,如首诊时Cobb角＜19°,在10~12岁年龄段,其侧凸的进展概率为25%,在13~15岁,进展概率即降至10%,而至16岁时,因其骨骼的发育趋向成熟,故其侧凸的进展概率可能为0%。

表6-5-1-1-2 侧凸进展与首诊年龄及度数的相关性

首诊时侧凸大小（度数）	首诊时的年龄（岁）		
	10~12	13~15	16
＜19	25%	10%	0%
20~29	60%	40%	10%
30~59	90%	70%	30%
＞60	100%	90%	70%

青春期是生长发育一个比较特殊的时期,此阶段迎来了发育的第二次高峰,机体生长的加速也会导致侧凸的进展加快(图6-5-1-1-10)。Song分别对AIS患者青春期侧凸的进展进行了研究,发现尽管患者均使用了支具,但不论是男性还是女性,其侧凸均迅速进展。男

性中，所有青春期前侧凸超过30°的患者经过青春期发育以后侧凸均超过45°，而女性患者的这一比例也高达83%。在青春期以前侧凸不足30°的AIS患者中分别有14%和4%的患者进展到45°以上。

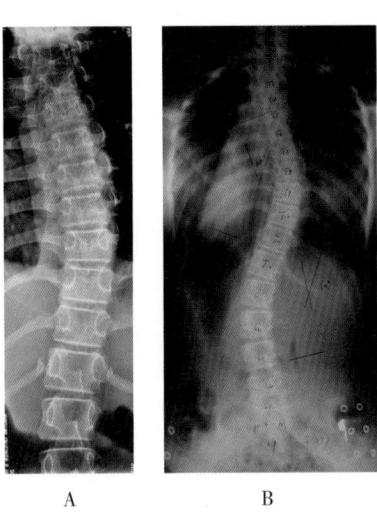

图6-5-1-1-10 临床举例（A、B）
A.女性11岁发现脊柱侧凸；
B.14岁时侧凸进展为胸弯38°，腰弯30°

（二）骨骼因素

包括骨骼成熟的程度和骨质的密度两个方面。

1. 骨骼成熟程度 是预测AIS进展的一个重要因素。临床上主要通过Risser征评价骨骼的成熟程度。对骨骼发育尚未成熟的患者而言，侧凸进展与生长潜力、侧凸类型两大因素密切相关。生长潜力对侧凸畸形进展的影响是十分明显的；发现侧弯时，Risser征越低，畸形进展的可能性越大。Lonstein研究了侧凸进展与首诊时Risser征及度数的相关性（表6-5-1-1-3），发现侧凸进展的可能性与Risser征成负相关，如同样是5°~19°的侧凸，在Risser征为0~1级的患者，侧凸进展可能性为22%，而在Risser征为2~4级的患者，侧凸进展的可能性降至1.6%。该研究表明，随骨骼发育的成熟，侧凸进展的可能性减小。对侧凸度数较大的患者而言，即使骨骼趋向成熟，畸形进展的可能性仍较大。

表6-5-1-1-3 侧凸进展与首诊时Risser征及度数的相关性

Risser征	侧凸大小（度数）	
	5~19	20~29
0~1	22%	68%
2~4	1.6%	23%

Peterson对159名Cobb角在25°~35°间的女性AIS患者随访直到其骨骼成熟或者侧凸进展了6°后发现，Risser征0~1级可以作为AIS进展的独立危险因素；Suh等对50名男性AIS患者随访一年以上后也得出类似的结论，即Risser征4级的侧凸进展速度为3°/年，而5级的患者仅为0.44°/年，Ascani E发现未经过治疗的AIS在骨骼成熟后仍然有轻度的进展，平均0.4°/年。因此只有等到骨骼完全发育成熟后侧凸的进展速度才会减小。

2. 骨密度 Courtois将33位脊柱侧凸患者和相应的正常人对照后发现，脊柱侧凸组的骨量明显少于正常组，Cheng将14名女性AIS患者与正常对照对比也发现AIS患者患有骨质疏松的较正常人群多得多，Goto M等则认为脊柱侧凸的进展与骨质的吸收有关，骨质被吸收可能是侧凸的进展的原因之一。

6-5-1-1-4 侧凸进展与首诊时Risser征及度数的相关性

Risser征	侧凸大小（度数）	
	5~19	20~29
0~1	22%	68%
2~4	1.6%	23%

（三）性别因素

男、女性患者AIS的自然史的差异表现为女性所占的比例较男性大，而女性的侧凸进展也比男性快，因为有研究发现女性在其月经初潮之前起病的其进展较快。Suh 回顾了 50 例男性 AIS 患者,在 Risser 征 4°~5° 期间,44% 的男孩发展超过 5°,而女孩相反,Risser 征 4° 时,女孩就被认为骨骼发育成熟。这项研究提示男孩脊柱侧凸发病年龄较晚,侧凸进展也较晚,所以建议男性侧凸患者,应随诊到 Risser 征 5° 为止。另有人研究发现,胸椎后凸的减少不仅对患者的肺功能有影响,而且是导致畸形进展的可能因素。

(四)侧凸的程度

侧凸的程度常以 Cobb 角来表示,亦被认为是评价侧凸进展的最佳指标之一,侧凸程度不同,侧凸的进展速度也不同。首诊时侧凸的度数越大,畸形进展的可能性越大,较大的畸形在骨骼成熟后还可以进展,一般地说,骨骼成熟后小于 30° 的畸形,无论其侧凸类型,畸形在成年期可长期不进展;但骨骼成熟后 50°~80° 的胸弯、胸腰双主弯及胸腰弯必定会进展。Edgar 的研究表明大于 50° 的胸弯平均每年发展超过 1.3°,而超过 50° 的腰弯或胸腰弯也倾向于发展,就胸腰双主弯而言,胸弯进展比单纯胸弯慢,而腰弯的发展与单纯腰弯相似。Lonstein 等对 727 名 Cobb 角为 5°~29° 的 AIS 患者随访至骨骼停止生长,发现仅有 23.2% 的 AIS 患者侧凸进展;Pecina 对 97 名 Cobb 角 < 20° 的 AIS 随访 3 年,进展的也只占 25.5%;Edgar 对 78 名未治疗的 AIS 患者在骨骼成熟后平均随访 37.7 年,原来 Cobb 角 > 55° 的侧凸均有不同程度的进展,其中 90°~100° 进展最多,达到 1.5°/年;Weinstein 经过研究后也发现骨骼成熟时 Cobb 角 < 30°,基本上没有进展,而 Cobb 角达到 50°~75° 的 AIS 最容易进展。因此,Cobb 角越大,侧凸进展的可能性就越大。

(五)侧凸类型

侧凸类型对畸形进展影响表现为不同类型侧凸的进展速度亦有相当大的差别。Bjerkreim 等的研究发现,单个侧凸的 AIS 进展速度大于有两个或两个以上侧凸的 AIS(图 6-5-1-1-11);Ascani 对 187 名随机选取的未经治疗的 AIS 分析后发现不同侧凸类型进展速度由快到慢为:胸弯大于胸腰段弯大于腰弯大于双主弯;Meade 对 Cobb 角在 10°~40° 的 3 种均有两个侧弯的 AIS 进行比较后发现,胸腰双主弯、胸主弯伴代偿腰弯的 AIS 的侧凸较腰主弯伴代偿胸弯的 AIS 快,而前两者的进展速度无明显差别。

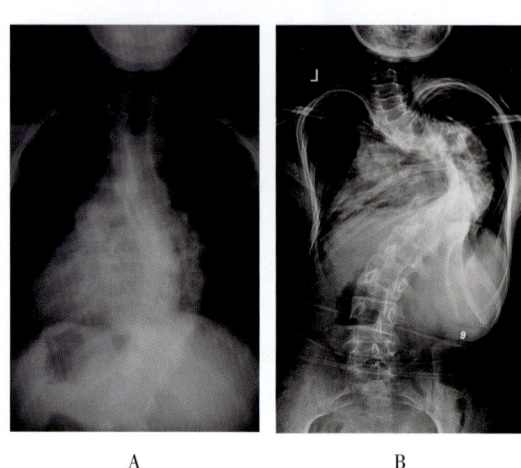

图 6-5-1-1-11 临床举例(A、B)
A. 女性 13 岁时发现脊柱侧凸,未治疗;
B. 18 岁时发展成严重脊柱侧凸

(六)椎体的旋转

Weinstein 和 Ponseti 对发育成熟后侧凸发展的研究表明,无论侧凸为何种类型,30° 以上侧凸的进展还与椎体旋转有关;50°~75° 的胸弯发展迅速,平均每年增加 0.75°~1.0°,骨骼发育成熟后腰弯大于 30° 的患者在 40 年的随访中平均发展 16.2°。另一个值得注意的现象是右腰弯的发展速度是左腰弯发展速度的两倍。胸腰弯患者的顶椎旋转最为显著,旋转随侧凸的进展而加重,顶椎的旋转及下终椎的旋转脱位均可导致畸形进展。Perdriotle 等对 221 例未经治疗的特发性胸段侧凸患者骨骼成熟前的 X 片进行了回顾性研究后,发现侧凸的进展与脊椎旋转度的关系非常密切,即脊柱旋转度越大,最终脊柱的侧凸也越严重。国内张光铂等对 81 例 7~15 岁的脊柱侧凸患者随访 1.5~2 年后也认为 AIS 的进展与脊柱旋转度密切相关，如脊柱无旋转，则侧凸消退或不加重的机会很大。若旋转明显，则自然消退的机会很少，且旋转程度越重，侧凸加重的机会越多。

侧凸畸形可能给患者带来长远的心理和社会影响，如不良的自身形象、低就业率及排斥于社会群体之外。Weinstein 对 194 名 AIS 患者的长期随诊发现，11% 的患者从未结婚，21% 的患者对其畸形有轻微的心理反应，如不愿意穿紧身衣或浴衣。即使在中国，也只有极少数的严重脊柱畸形的患者，其身心健康未受太大影响，且患者能接受其现状。

三、特发性脊柱侧凸的治疗

（一）支具治疗原理

特发性脊柱侧凸的非手术治疗方法很多，目前较为公认的是支具治疗，其他方法独立使用时的有效性并不肯定，支具矫正畸形原理主要为以下 3 种：

1. 通过"扶直反射"和"避痛反射"达到诱导性纠正；
2. 遵循"三点原理"使用各种托垫加压来被动性纠正；
3. 耦合运动性纠正：躯干轻度前屈固定，引导躯干向上生长，从而使脊柱生长板所承受的力量达到正常的重新分布，维持脊柱在额状面和矢状面良好形态下的生长成熟。

（二）支具治疗适应证

1. Risser 征 ≤ 2 度和月经尚未开始或刚开始的患者；
2. 20°~40° 的轻度脊柱侧凸，婴儿及早期少年型 40°~60° 偶尔可用支具；
3. 节段长的脊柱侧凸支具治疗效果佳；
4. 40° 以下柔软性较好的腰段或胸腰段脊柱侧凸 Boston 支具效果最佳；
5. 对于初诊外观畸形已经非常严重又有高度进展危险的患者，支具效果很差，合并胸椎前突者不宜支具治疗。

（三）支具治疗的疗效评价

自 1946 年 Blount 和 Schmidt 最早介绍 Milwaukee 支具架治疗脊柱侧凸以来，国外相继出现了许多支具矫正脊柱侧凸的报道，结果不尽相同。Lonstein 和 Winter 研究了 30°~39° 脊柱侧凸 Milwaukee 支具治疗的疗效，并与 Bunnell 预测的 30°~39° 脊柱侧凸自然病程进展作了比较，Bunnell 认为 Risser 征 0~1 度患者中 57% 进展 > 5°，Risser 征 ≥ 2 度的患者中 43% 进展 > 10°，而 Lonstein 和 Winter 发现 Milwaukee 支具治疗失败率分别为 53% 和 25%。Miller 把 144 例 Milwaukee 支具或 Boston 支具治疗的患者与 111 例无治疗的对照组比较，治疗组有 17% 患者进展 > 5°，而对照组是 24%。2000 年 Wiley 长期随访后发现每天佩带 18 小时以上 Boston 支具可有效阻止大曲度（35°~45°）青少年特发性脊柱侧凸的进展。因为朱泽章报道应用支具治疗并获中期随访的 AIS 患者 77 例，男 15 例，女 62 例，年龄 10~15 岁，平均 12.7 岁。侧凸分类：胸腰椎双主弯 26 例（A 组），单一胸椎主弯 37 例（B 组），单一胸腰椎主弯或腰椎主弯 14 例（C 组）。治疗前 Risser 征 Ⅰ~Ⅲ 度，平均为 1.4 度，其中 Ⅰ 度 57 例；Ⅱ 度 13 例；Ⅲ 度 7 例。治疗前原发弯 Cobb 角 22°~62°（平均为 35.9°）。20°~35° 者 37 例，> 35° 者 40 例。全部病例随访 24~60 个月，平均 30 个月。23 例（29.8%）出现脊柱侧凸进展（原发弯增加 > 5°）。在不同类型脊柱侧凸中，胸腰椎双主弯患儿的初诊支具矫正率最高，为 20.6%；其顶椎旋转矫正的发生率也最高，为 26.9%；其侧凸进展的发生率最低，为 23.1%，但与其他类型侧凸比较差异无显著性（$P > 0.05$）。初诊支具矫正率和侧凸进展的发生率随 Risser 征的不同而呈现一定的变化趋势,表现为Risser征越小,初诊支具矫正率越大,而侧凸进展的发生率也越高,且Risser征Ⅰ度组与Ⅱ度组之间、Ⅰ度组与Ⅲ度组之间初诊支具矫正率的差异有显著性($P<0.05$);而不同Risser征的顶椎旋转矫正的发生率差异无显著性($P>0.05$),且其变化与此趋势并不一致。原发弯Cobb角20°~35°组的初诊支具矫正率大于Cobb角>35°组,差异有显著性($P<0.05$),其侧凸进展的发生率低于Cobb角>35°组,但差异无显著性($P>0.05$);Cobb角20°~35°组的顶椎旋转矫正的发生率低于Cobb角>35°组,但差异无显著性($P>0.05$)。

(四)手术治疗

1. 脊柱侧凸的后路手术

(1) 后路去旋转矫正技术　传统的哈氏棒技术对侧凸的纠正是通过单一额状面上的凹侧撑开,而去旋转技术主要是通过转棒改变脊柱畸形的平面而矫正侧凸,去旋转矫正技术把原脊柱侧凸在额状面上的畸形弯度部分转向矢状面,使在纠正额状面畸形的同时能一定程度地纠正脊柱的旋转畸形,并重建矢状面正常的胸椎后凸和腰椎前凸,从而达到真正意义的三维矫形。使用去旋转技术矫正侧弯有其基本条件,如脊柱必须柔软,Cobb角不大(如<80°),后凸畸形不严重,脊椎无明显结构性畸形等。所以文献中报道能使用标准去旋转矫正技术的适应证大多是特发性青少年脊柱侧凸。对于严重畸形(如Cobb角>90°)或复杂畸形(如合并严重后凸畸形)和僵硬的脊柱侧凸,无法通过对单一预弯棒的旋转而纠正侧凸,一方面技术上不可能达到对棒行90°旋转,强行旋转可导致脱钩、拔钉和脊椎后部骨折,甚至强大的扭转力可引发神经并发症。另一方面,术中额状面上的畸形程度并非是矢状面上所希望的曲度。去旋转矫正技术虽然可达到对畸形的三维矫正,但容易出现一种在哈氏手术中不易发生的特殊并发症,即手术后脊柱失代偿。失代偿指的是脊柱负重轴在额状面或矢状面上偏离正常位置,临床可表现为术后双肩不等高、躯干倾斜、胸腰段后凸、C_7~S_1铅线偏离中央等。X线片上则可表现为代偿弯加重,原发弯延长进入代偿弯,内固定偏离稳定区和上下融合端出现交界性后凸畸形等。常见的原因有以下方面。

① 远端融合水平选择错误,通常过短而忽略了腰弯;

② 近端融合水平选择错误,如忽略了高位胸弯;

③ 术前没有认识到存在的胸腰段交界性后凸;

④ 纠正力的方向不正确,如在胸腰段脊柱区使用撑开力;

⑤ 融合固定终止于弯曲的顶椎;

⑥ 胸弯过度纠正而超过了腰弯的代偿能力;

⑦ 生长不成熟的脊柱在单一后融合术后发生曲轴效应。

(2) 后路平移矫形技术　后路去旋转纠正脊柱侧凸畸形过程中,在纠正脊柱冠状面畸形的同时恢复矢状面的形态,当有时脊柱过于僵硬无法施行去旋转操作,或冠状面的畸形角度不一定和矢状面理想角度相符合,这时就需要后路平移技术、悬梁臂技术与后路去旋转技术相结合来获得理想的矫形效果。平移技术矫形原理就是把在矢状面上已预弯成所希望曲度的棒置于侧凸区,再通过钩和钉把脊椎依次横向拉向预弯棒而纠正侧凸。横向平移可以满意恢复患者的躯干平衡,悬梁臂原理还可以纠正后凸畸形。但是,这两种矫形力的应用首先需要患者具有良好的骨内固定界面,骨质疏松或其他影响骨质量疾病(如神经纤维瘤病)的患者可在应用中发生骨折。另外悬梁臂技术还存在两个缺点,一是在内固定的两端产生向后的力量,在这些区域有产生非生理性交界性后凸的倾向;二是畸形的凸侧棒的两端承受较大的应力集中,理论上容易出现神经并发症。同时在内固定的两端需要钳型、钩型或牢固的椎弓根内固定系统,以防止骨和内固定界面的破坏。

2. 脊柱侧凸前路矫形技术

（1）胸椎脊柱侧凸　后路矫形手术对大多胸段脊柱侧凸的冠状面畸形可获得60%~70%的矫正,但存在矢状面矫正不足、失代偿和曲柄现象。与后路内固定术相比,前路内固定的主要优点是较好地改善矢状面形态。因为前路矫正胸弯是从凸侧入路,通过切除椎间盘,在凸侧进行加压,通过缩短脊柱纠正侧凸畸形。同时由于脊柱的缩短,可以使原来后凸不足(甚至前凸)的胸椎改善或恢复成正常的胸椎后凸。

（2）胸腰椎/腰椎侧凸　胸腰椎和腰椎侧凸前路矫形由于矫形力直接作用于脊椎中旋转的椎体可对脊椎旋转进行更好的纠正。另外,前路矫正脊柱侧凸是通过缩短而不是延长脊柱,理论上也可减少神经损害并发症。前路矫正手术可以融合较少的节段,使骨盆上方保留更多的可以活动的椎间盘关节,使远期下腰部的退变、失代偿以及下腰痛等并发症的发生率明显减少。前路矫正手术还可以保持更好的躯干平衡特别适合于某些存在骨盆倾斜的患者。

第二节　青少年特发性脊柱侧凸后路矫形术

一、概述

20世纪50年代Harrington设计出了Harrington内固定系统(哈氏术),应用它成功地治疗了大量继发于脊髓灰质炎的脊柱侧凸,并且提出了稳定区与稳定椎的概念,成为脊柱侧凸手术治疗史上的里程碑。随后有人对Harrington系统做了多种改进,最有意义的改良是改变了下撑开钩的形态和位置,将棒的入口从圆形改成方形以免棒的旋转,并将其位置从邻近关节突移到椎板下,以减少脱钩,人们习惯上也将它称为第一代脊柱内固定系统。它使脊柱侧凸的外科纠正成为可能,并大大减少了在此之前原位融合的假关节率。

20世纪70年代Luque采用椎板下钢丝以增加Harrington棒的固定,后来他发现棒两端的钩完全不需要而发明了L形光滑Luque棒的系统,用椎板下钢丝在每个节段上固定L型棒。由于畸形纠正满意、手术设计简单和价廉而被广泛使用,并被称为"第二代脊柱内固定系统"。在以后的十多年临床上更多是联合使用哈氏术(凹侧)和罗氏术(凸侧),即Harri-Luque技术。这种联合使用对胸椎侧凸是符合生物力学的,但在腰椎侧凸,凹侧的哈氏棒撑开虽可在冠状面上纠正Cobb角,但在矢状面上有可能减少正常的腰椎前凸造成术后的平背综合征。另外,椎板下穿钢丝技术要求较高,容易发生一些神经系统的并发症,甚至有发生瘫痪的报道。放置椎板下钢丝导致神经并发症的报道大多发生在Harri-Luque术,而不是单纯的Luque手术。

20世纪80年代初,Dubousset、Graf、Hecquer和Shufflebarger等对脊柱侧凸的生物力学分析、解剖观察和计算机模拟,使人们真正地重新认识到脊柱侧凸的三维畸形特征。在此基础上,法国的Cotrel和Dubousset于80年代初创立了后路去旋转脊柱侧凸矫正理论,并成功地用CD技术达到了侧凸在三维空间的纠正。前两代矫形系统最多只能达到二维矫形。后路三维矫正技术可以多节段置钩钉,并通过预弯棒对畸形的脊椎去旋转,即把额状面的畸形曲度部分转向矢状面,成为矢状面所希望的胸椎后凸或腰椎前凸,同时额状面上的Cobb角获纠正。由于该类技术采用了选择性的多节段固定和去旋转力,三维纠正效果好,可满意重建躯干平衡,防止术后失代偿,并发症少,融合率高,纠正丢失少,术后不需外固定,可早期康复等。目前该类技术在国内外已成为治疗脊柱侧凸的规范化标准技术,并根据它的去旋转三维纠正原理设计了其他矫正技术,如CD-Horizon、TSRH、USS、Isola、Moss-Miami和Zea等。这些三维矫正系统不仅仅是植入物的改进,而且也是侧凸的矫形理念方面的一次"变革",它们的出现使侧凸的矫形进入了"三维矫形"时代,统称为第三代脊柱内固定系统。该类技术缺点是手术复杂,难度大,价格昂贵。

二、手术步骤

(一)暴露脊柱

根据三维矫形理论确定的融合节段,作骨膜下剥离。

(二)植入椎弓根钉

在脊柱侧凸中,胸椎和腰椎均可使用。进钉点位于两条垂直线的交点,横线通过横突中部,垂直线通过上关节突的基底部。另一个标志为在上下关节突与横突交汇处有一骨嵴,在此嵴顶点上方4mm、外方4mm处即为进钉点(图6-5-1-2-1)。用咬骨钳去除进针点处少许皮质后,用锥形钻子逐渐轻轻插入松质骨,应有15°左右的内倾角,如定位正确,应无阻力,如遇到较大阻力,则需在椎弓皮质上改变方向或置入克氏针透视证实方向。不穿透椎体前方骨皮质,以免发生血管并发症。螺钉通道准备完毕,用克氏针探查通道四壁,并测量钉的长度,正常应是骨性结构,钉的插入应始终与终板平行,过低会损伤神经根,过高则会进入椎间盘。

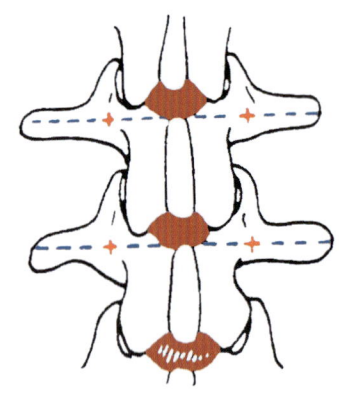

图6-5-1-2-1 确定椎弓根进钉点示意图

(三)椎弓根钩的安置

当椎弓根螺钉置入困难时,如在先天性脊柱侧凸、神经纤维瘤病和马凡综合征等或翻修手术时,可用椎弓根钩代替螺钉。此钩用于T_{1-10}节段,切除小部分下关节突,可通过二次截骨完成,纵形截骨线位于棘突轴线外7mm,此线常位于椎板与下关节突的交界处。横向截骨线为沿横突下缘,椎弓根下缘与横突下缘的距离在各节段几乎都等于3mm,截骨后应能暴露出上关节突的关节软骨(图6-5-1-2-2)。沿上关节突插入椎弓根探查器,关节囊前部即自然被剥离。在钩导向器的帮助下,用持钩钳把椎弓根钩置入(图6-5-1-2-3),可用榔头轻击钩导向器。

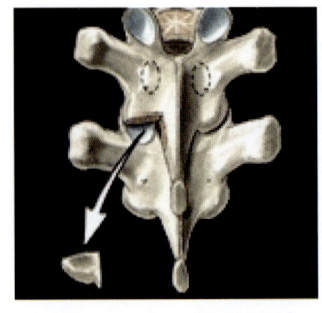

图6-5-1-2-2 深部显露示意图
切除小部分下关节突,暴露出上关节突的关节软骨

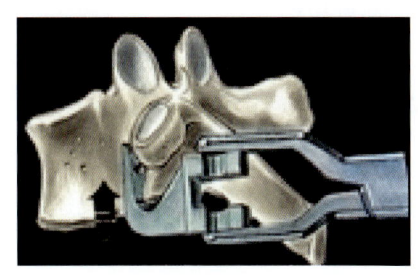

图6-5-1-2-3　持钩钳将椎弓根钩置入示意图

（四）横突钩的安置

最佳的安置位置为 $T_{3\sim10}$，此钩置入横突上，方向朝下，把横突剥离器插入到横突与肋骨头之间，切断部分肋-横突间韧带，贴紧横突引入剥离器，以免损伤肋间后动脉（图6-5-1-2-4）。

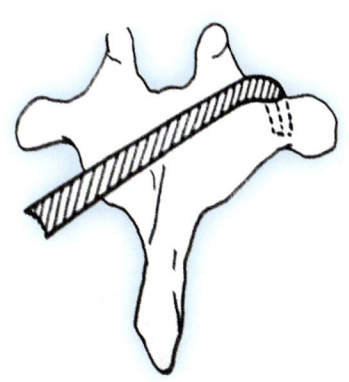

图6-5-1-2-4　剥离器插入深部示意图

横突剥离器插入到横突与肋骨头之间，切断部分肋-横突间韧带

（五）椎板钩的安置

现由于椎弓根螺钉的使用，椎板钩的使用已明显减少，它可分为椎板上钩和椎板下钩。椎板上钩（或称尾向椎板钩）和椎板下钩（或称头向椎板钩）的安置同 Harrington 术，在 $T_{1\sim10}$ 区，应尽可能使用椎弓根钩代替椎板下钩，前者更稳定安全。胸椎椎板钩和腰椎椎板钩理论上分别用于胸椎和腰椎，但根据椎板钩在棒去旋转运动中所受的力不同有时应交换使用。如胸椎凹侧的下中间椎上的椎板钩在棒去旋转中，受的力指向后内方，因而可使用腰椎椎板钩，以免造成椎板骨折。相反，腰椎凸侧的椎板钩在棒去旋转中，受到向前向内的力，有可能压迫硬膜囊，因而可使用胸椎椎板钩（图6-5-1-2-5）。腰椎椎板在矢状面上通常向后下倾斜，椎板钩必须与此方向平行，否则钩板接触不好，为避免这种状况，棒的远端应预弯，或者使用特制的下腰椎头向或尾向椎板钩。当必须在同一脊椎的两侧同时置钩时（如后凸型脊柱侧凸的末椎），应使用小钩刃的椎板钩，以免两钩在椎管内重叠。

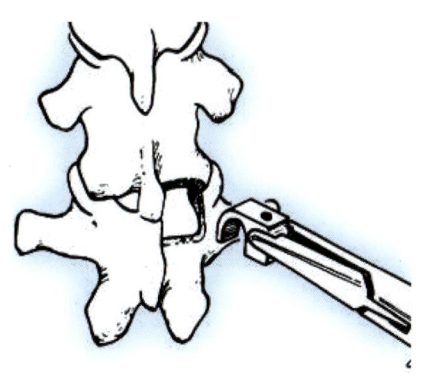

图6-5-1-2-5　胸椎椎板钩的植入示意图

（六）脊椎"钳"的实现

脊椎"钳"或称脊椎"抱钩"，是目前所有后路三维矫形器械中重要的一个基本技术，对钉/钩在脊椎上的稳定以及畸形纠正起着非常重要的作用。

1. 椎弓根-横突钳（P-T 钳）　由一椎弓根钩与一横突钩组成，后者可置于椎弓根钩的同一脊椎上，也可置于上一脊椎上，此钳常用于内固定的上末端（图6-5-1-2-6）。

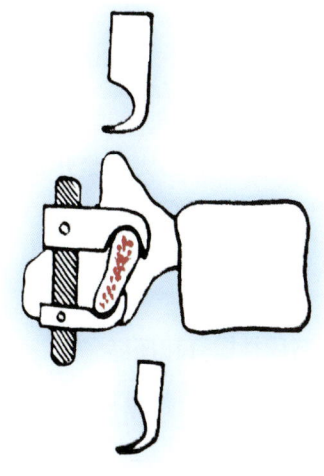

图6-5-1-2-6　椎弓根-横突钳示意图

2. 椎弓根-椎板钳（P-L 钳） 由一椎弓根钩和一椎板钩组成，常用于当无法行 P-T 钳时的补充技术，如在 T_1 和 T_2 处，横突过于偏外而使横突钩过度偏离椎弓根钩轴线。

3. 椎板-椎板钳（L-L 钳） 由两个椎板钩组成，常用于内固定下端，由于腰椎椎板向后下方倾斜，头向椎板钩应使用短钩体斜钩刃的椎板下钩，以获良好钩椎接触。

4. 钉钩钳（S-T 钳） 由一椎弓根钉和一椎板钩组成，如使用椎板下钩，此钩可置于与钉同一脊椎上而少固定一个腰椎。如使用椎板上钩，此钩必须置于上一脊椎，因无空间在与钉同一脊椎上置入椎板上钩。由于钉位于椎板外侧，此时应使用偏心椎板钩。

（七）后路去旋转矫正

1. 前凸性胸椎侧凸 在凹侧的战略性脊椎上置钩（钉）后，把第一根棒预弯成矫正术后脊柱矢状面上所希望的后凸，即正常的 20°~40° 的胸椎生理后凸。把预弯棒置入凹侧的钩（钉）内后，此时棒的预弯平面自然位于额状面而与侧凸方向一致，然后把棒向凹侧旋转 90°，此时棒在冠状面上成为垂直，使侧凸得到纠正（图 6-5-1-2-7）。由于棒的预弯平面此时已被转向矢状面，而使原胸椎的前凸变成后凸，胸椎的生理后凸获得了重建。

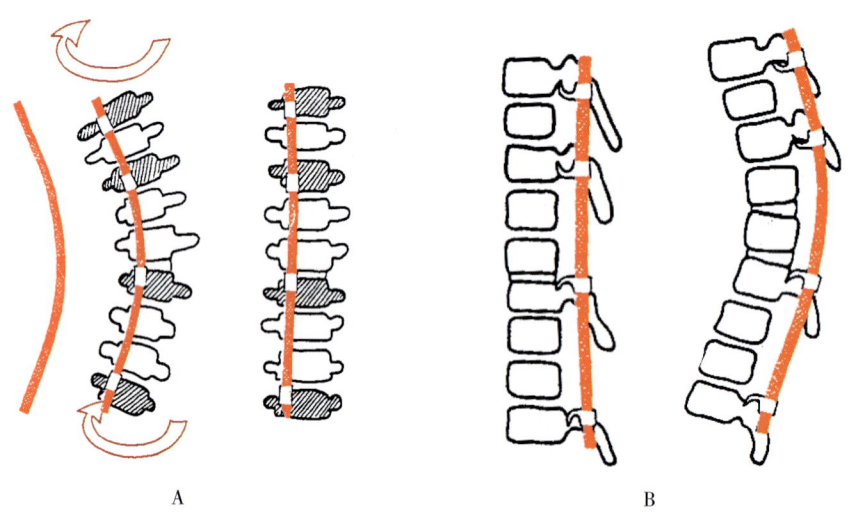

图 6-5-1-2-7 前凸型胸椎脊柱侧凸的矫形原理示意图（A、B）
A. 前后位观；B. 侧方观

2. 腰椎侧凸 纠正的原理与前凸性胸椎脊柱侧凸相反，只是纠正先从凸侧开始，把预弯棒置于凸侧，然后向凸侧旋转 90°，以在纠正额状面畸形的同时重建腰椎前凸。

（八）节段性撑开和压缩

逐次按术前设计行撑开或加压以达到矫形的目的。撑开力可以纠正前凸畸形或产生后凸，而压缩力可以纠正后凸畸形或产生前凸，通过在胸椎凹侧使用节段性撑开力和腰椎凸侧使用节段性压缩力可以同时辅助改善额状面和矢状面上的纠正，特别是在胸腰段脊柱使用压缩力可以纠正或防止交界性后凸畸形（图 6-5-1-2-8）。

（九）预弯并置入第二根棒

将钉、钩和棒相连接，逐次按术前设计对第二根棒上的钩、钉行撑开或加压以达到矫形的目的。

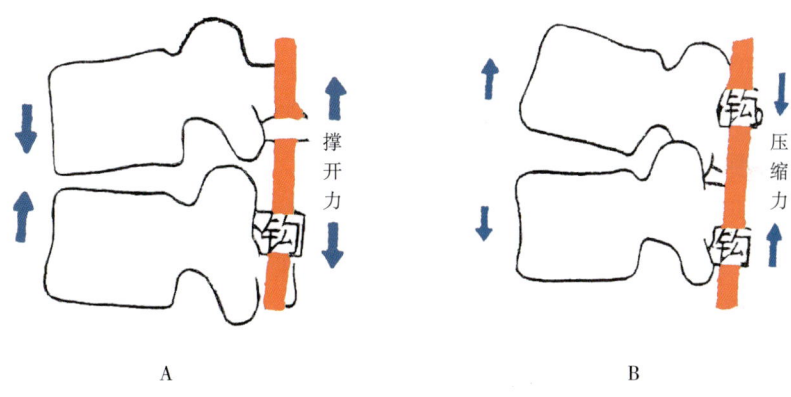

图6-5-1-2-8 节段性撑开和压缩示意图（A、B）

（十）安装横向连接器

根据上下端固定钩或钉的两根棒之间的距离，选取适合型号的横向连接起器。

（十一）唤醒试验

为了防止脊柱畸形过度矫正而引起脊髓损伤，必须在术中进行脊髓功能监测。但此监测并不能预防神经损害，所以还必须进行术中唤醒试验。先让患者做握拳和伸指的动作，若患者可按指令完成，说明麻醉已足够浅，此时让患者活动脚趾和踝关节。若患者可以按医嘱主动屈伸手指，但不能活动脚与踝，应警惕脊髓损伤，最好立即松开螺母，减少矫正度。观察半小时左右，再次作唤醒试验，如无改善，则完全去除内固定器械，按脊髓损伤治疗。

（十二）最终锁紧螺母

唤醒试验证实双下肢活动正常，无脊髓损伤后，最终锁紧各个螺母。

（十三）凸侧胸廓成形术

凸侧胸廓成形术能大大改善剃刀背畸形的外观，增加体型美的效果。对于剃刀背畸形严重或外观明显、脊柱的矫正尚不能同时改善此种畸形的患者可行该手术。手术在后路矫形时在同一切口内同时完成，在骶棘肌外缘纵向切开肋骨表面覆盖的斜方肌、背阔肌和菱形肌。将肌肉拉向外侧，暴露最为明显的肋骨，纵向切开肋骨骨膜，用骨膜剥离器骨膜下暴露5~6根肋骨（图6-5-1-2-9）。在肋横关节外侧首先剪断肋骨，用Kocher将断端提起，将肋骨剪断7~9cm。术中注意保护胸膜，如有破裂可进行修补，破口过大，应做胸腔引流。

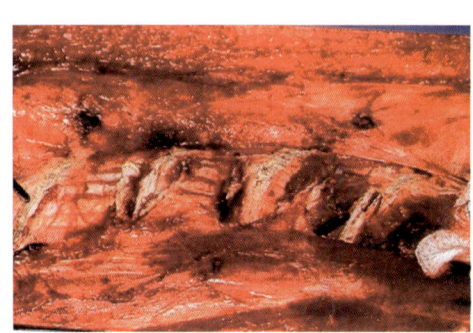

图6-5-1-2-9 胸廓成形术

（十四）植骨融合术

1. 植骨床必须清除软组织，并对其去皮质。后路植骨时需清除小关节突的关节囊、关节软骨和横突上的软组织（图6-5-1-2-10）。

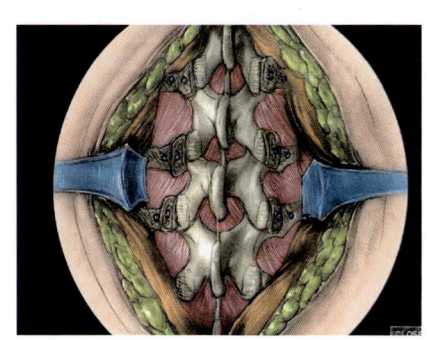

图6-5-1-2-10 清除周围组织示意图
清除小关节突的关节囊、关节软骨和横突上软组织

2. 后路植骨的去皮质在腰椎应清除小关节突的关节软骨面，可使用V形截骨法，在上下关节突的V形槽内嵌入植骨块，同时行横突间的后外侧融合。在胸椎要对椎板行铰链式的去皮质，即把后皮质掀起不折断，其中植入骨块并与相邻椎板相连（架桥）。

3. 凹侧植骨应略多于凸侧以达到凹侧支撑作用。腰椎和胸椎的交界区植骨应略多于胸椎，因假关节易发生在交界区，而在胸椎即使植骨略少，也易发生自发融合。对于双主弯型侧凸，在两弯的交界区也应多植骨，因为该区常是个不稳定区。

4. 在内固定的上下端置钩区植骨应略多以免该处发生脱钩。

5. 自体髂骨尽可能在矫形术完成后，取骨后立即植入。

第三节 胸椎侧凸前路矫正术

胸椎脊柱侧凸前路矫形的主要优点是较好地改善矢状面形态。Beta 对 Harms 前路内固定治疗的 78 例与钩棒节段内固定系统治疗的 100 例进行比较，前路对主胸弯的平均矫正率为58%，后路为 59%；术前后凸不足的患者后路手术后 60% 未得到矫正，而前路术后 81% 的患者恢复了生理后凸。Lenke 的研究表明对胸椎侧凸的前路选择性融合，腰弯自发性代偿矫正明显优于后路手术，部分患者甚至术后两年仍可继续矫正。Kuklo 等近年来的研究发现由于主胸弯的矫正，近端的胸弯亦可发生自发性的矫正，前路明显好于后路，当然近端胸弯的柔韧性同术后的自发性矫正率呈正相关。Kamimura 等对青少年特发性脊柱侧凸主胸弯进行选择性前路融合固定，不仅主胸弯得到了满意的矫正和保留了更多的腰椎运动节段，而且主胸弯的上下代偿弯亦发生了自发性的矫正（45.1%和50.2%），因而前路手术治疗青少年特发性脊柱侧凸受到许多学者的青睐（图 6-5-1-3-1）。

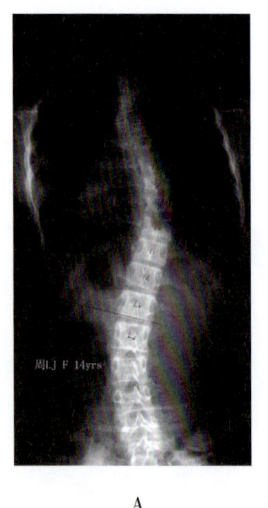
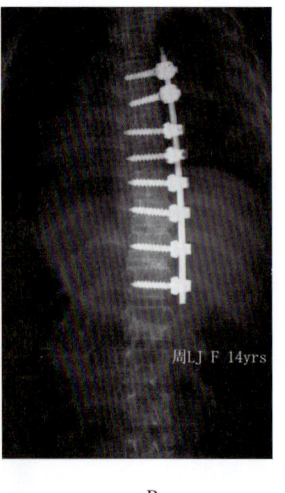
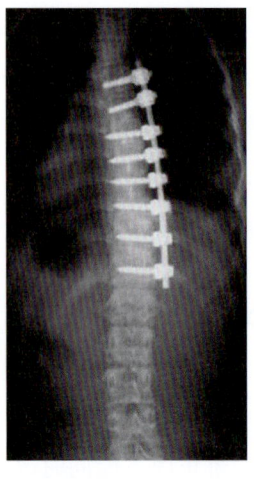

A　　　　　　　　　B　　　　　　　　　C

图6-5-1-3-1 临床举例（A、C）

女性，14岁，特发性胸椎脊柱侧凸 Lenke1AN　A. 术前Cobb角45°；B. 前路矫形术后效果满意；
C. 术后1年随访时的X片提示，侧凸纠正无丢失

一、传统开放前路后凸矫形手术

（一）适应证

非后凸型特发性胸椎脊柱侧凸主要指 Lenke Ⅰ型的患者，且腰弯有足够冠状面代偿能力，前路矫正有保留脊柱远侧节段活动、避免胸腰段后凸畸形及曲轴现象的优点。

（二）内固定节段的选择

对于主胸弯，侧凸通常都必须从上末端椎固定到下末端椎，甚至在侧凸的下段，由于椎间盘有较大柔软性而在术中显示了良好的自然矫正效果，否则会在术后短期内出现代偿丢失。

（三）手术技术

患者取侧卧位，凸侧在上。切口起于肩胛骨的上端背侧，向下行经肩胛骨内缘，然后绕肩胛下角向前下方。顺切口切开背阔肌，将背阔肌下部与皮肤一并牵开，将前锯肌后缘从胸廓上钝性分离；只游离该肌之下部以避免损伤胸长神经。在上末端椎相应处，经第4、5肋骨间隙或经5、6肋间隙开胸。一般，上位开胸切口允许切除上末端椎远侧的4个椎间盘，并对其4个椎体进行器械固定。在切除椎间盘时，重要的是切除椎间盘全部，向后直到后纵韧带。第二个开胸切口作在第8和第9肋骨之间，由此能够方便地到达 L_1。每一节段的椎体螺钉要安放在距椎体后缘相等距离的位置，尽量偏后，以便更好地矫正椎体的旋转。按顶椎过度矫正和累及节段的前凸预弯棒，通常被弯成大约20°。置棒前进行椎间隙植骨。从顶椎开始，在凸侧向心性加压，即可对侧凸进行矫正。达到矫正后，固定各螺丝钉上的固锁螺钉。

（四）并发症

1. 血管损伤　由于手术在脊柱区内进行，脊柱前方有大血管，如操作不慎，会造成血管损伤、大出血。

2. 胸导管损伤　如经左侧开胸，有时会损伤胸导管，但术中不易发现，常在胸腔引流瓶中见有乳糜液才被证实，一般可在术后1~3周内自行愈合。

3. 脊髓损伤　螺钉的方向极为重要，如螺钉及尖端均在横突的前方，就不会进入椎管，若螺钉的方向偏斜，使螺钉穿过部分椎管可引起截瘫。

4. 断钉、断棒及矫正度丢失　多是由于植骨融合不佳，有假关节形成而造成矫正度的丢失。因此椎体间植骨必须有良好的植骨床，并填入大量的碎骨条，才能获得牢固的骨性融合。

5. 失代偿　常由于固定节段太短而发生腰段弯曲的失代偿，需行二期后路手术延长原融合固定节段。

二、胸腔镜下胸椎侧凸前路矫形术

胸腔镜技术在脊柱外科的应用始于20世纪90年代。90年代初，Michael Mack 和 John Regan 等最先在德克萨斯脊柱研究中心进行这方面的研究。几乎同时，Frank Eismont 进行了动物实验，而 Ronald Blackman 则进行了动物、尸体和临床实验。1991年9月，一篇文章出现在《纽约时报》的医学科学专栏上，表示赞同胸腔镜技术是一种"进胸手术的新途径"。这项技术代表了一个革命性的进步，因为通过内窥镜置入胸腔的外科手术器械，而不必切断肋骨，并可以使用1英寸长的切口而不必行8~10英寸以上的切口。内窥镜与一个电视摄像头相连并通过套管置入胸腔，通过其他的鞘管可置入其他的手术操作器械。摄像头的光源可以使图像得到必要的放大。在1992年3月23日，《时代》杂志把内镜外科定义为"所有手术中最温和的一刀"，并惊呼，巴掌大小的电视摄像头、小型化的手术器械以及微小切口将患者的痛苦一扫而光（也就是使用微创技术来进行电视辅助下手术来去除外科疾病的痛苦）。1993年，这项技术出现在爱尔兰都柏林的脊柱侧凸研究协会会议，及加利福尼亚州圣地亚哥的北美脊柱协会（ADSS）会议上。1993年的11月份的《今日美国》杂志总结了脊柱胸腔镜技术的特点，即①带有多重芯片的图像技术的发展明显提高了外科医生通过小的切口或套管在胸腔内辨认结构的能力；②电视内窥镜在器械上保证了脊柱外科医生能够进行脊柱畸形的内镜下前路松解手术；③取自髂嵴或肋骨的植骨块可通过一个狭窄的内镜套管置入椎间隙内；④与开胸手术的9~12英寸以上的切口相比，胸腔镜治疗脊柱侧凸的美学效果也有巨大的提高。

Mack等于1993年最先开展了胸腔镜下脊柱畸形前路松解手术。与传统开胸手术相比，胸腔镜手术用胸壁锁孔代替长的手术切口，无须切断背阔肌、前锯肌和肋间肌，对肩关节的活动和呼吸功能影响小，术后并发症少，恢复快，不留疤痕。随着这一技术的不断发展和完善，胸椎侧凸的微创矫形治疗成为可能。Picetti等于1996年10月开展了第一例胸腔镜下脊柱侧凸前路矫形术，至1998年10月他们共完成50例胸腔镜Eclipse矫形术，取得了良好的矫形效果。南京鼓楼医院脊柱外科于2001年开展脊柱侧凸胸腔镜前路松解手术，并于2002年6月在国内率先开展胸腔镜下胸椎侧凸Eclipse矫形术，均取得良好的近期疗效。

（一）胸段脊柱的解剖特点

1. 概述　开展胸腔镜下脊柱侧凸松解或矫形手术的前提条件是必须对胸段脊柱的解剖特点非常熟悉。与颈、腰段脊柱相比，胸段脊柱的解剖较为复杂且具有其自身的特点。

T_1从表面看更像是一个颈椎，其椎体前缘扁平，横径大于前后径，棘突宽厚且较C_7的棘突更为突出。T_9具有典型胸椎的外形，但其无下肋凹，因此T_9椎体与第10肋不构成肋椎关节。T_{10}是最后一个既具有肋椎关节又具有肋横突关节的胸椎。T_{10}椎体较T_9小，具有一个完整的肋椎关节面，与第10肋构成肋椎关节。T_{11}、T_{12}比其他胸椎大，外形更像腰椎。T_{11}只有肋椎关节，其横突发育较小，不形成肋横突关节。T_{12}椎体较T_{11}小，其肋椎关节的位置较T_{11}更偏向尾侧。

胸椎的横突由于与肋骨形成肋横突关节以维持脊柱的稳定，因此它较腰椎的横突更加结实。而上胸椎与下胸椎相比，其横突更长而结实。胸椎的连接也有其自身的特点。经过胸椎椎体部分的前纵韧带较椎间盘部分的前纵韧带窄而厚。前纵韧带与椎间盘和椎体的上下缘紧密连接，但在椎体的中部附着并不牢固。胸椎部的后纵韧带较颈椎和腰椎部厚，从上到下逐渐变窄，与前纵韧带相比其含有的纵形纤维更加致密而紧凑。胸椎部位的椎间盘厚度基本一致，前后分别与前纵韧带和后纵韧带紧密连接，其侧方还通过韧带与肋骨头产生连接。

胸腔镜手术时，肋骨头的定位和计数非常重要。第1、2肋骨头一般位于相应椎体水平。第3肋骨头位于T_2、T_3椎体之间，以此类推到第9肋骨头。第10~12肋骨头则位于相应椎体水平。

胸椎前方的解剖结构较为复杂，胸主动脉、奇静脉、半奇静脉、胸导管、交感神经链等均位于胸椎的前方。在进行胸腔镜手术时必须熟悉整个胸椎区域的解剖结构，这样才能避免损伤上述组织。

2. 右侧上胸椎区域（图6-5-1-3-2）　第1肋间静脉位于迷走神经的外侧，向右汇入右头臂静脉。第1肋被脂肪组织、头静脉和星状神经节等覆盖，因此在胸腔镜下不能看见。第2肋是胸腔镜下于右侧胸腔内见到的第1根肋骨。节段性血管位于椎体的中央，两根节段性血管之间的突出部分是椎间盘。右侧迷走神经位于右锁骨下动脉的前方进入胸廓并发出喉返神经。于气管的后方，右侧迷走神经发出分支进入心、肺、食管等器官。交感神经链位于肋骨头的前方，紧贴壁层胸膜。下颈部的交感神经节和上胸部的交感神经节共同构成星状神经节，一般位于第1肋骨头的旁边，手术时需加以保护，以免发生Horner综合征。

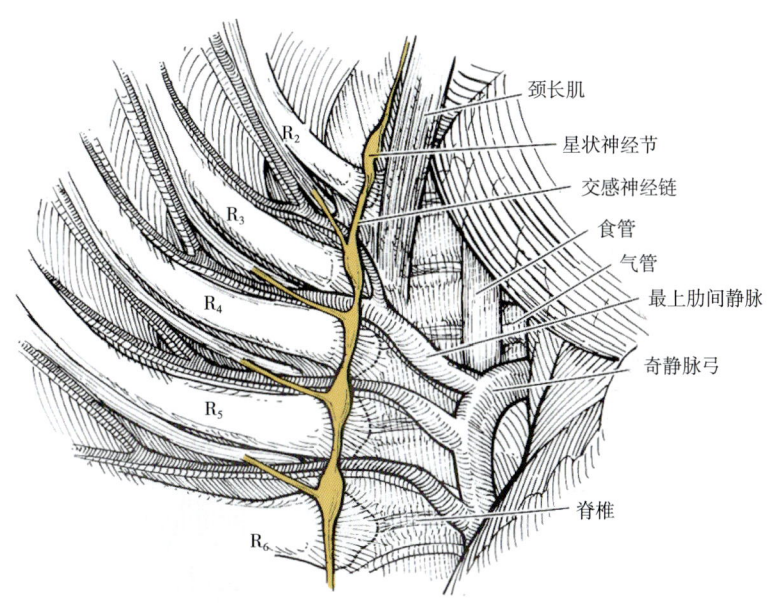

图6-5-1-3-2　右侧上胸椎区域的大体解剖关系示意图

3. 右侧中胸椎区域（图6-5-1-3-3）　右侧中胸椎区域可见沿胸椎右侧表面上行的奇静脉，汇集4~12肋间静脉，在T_4、T_5水平注入上腔静脉。肋骨的上缘内侧从上到下依次为肋间静脉、肋间动脉和肋间神经，因此胸腔镜锁孔的位置应作在肋骨的下缘，以免损伤肋间血管神经束。右侧中胸椎区域还可见内脏大神经和胸导管，内脏大神经由5~9交感神经节的分支构成，沿肋骨头的前方下行，胸导管约在T_5水平向左越过中线注入左静脉角。

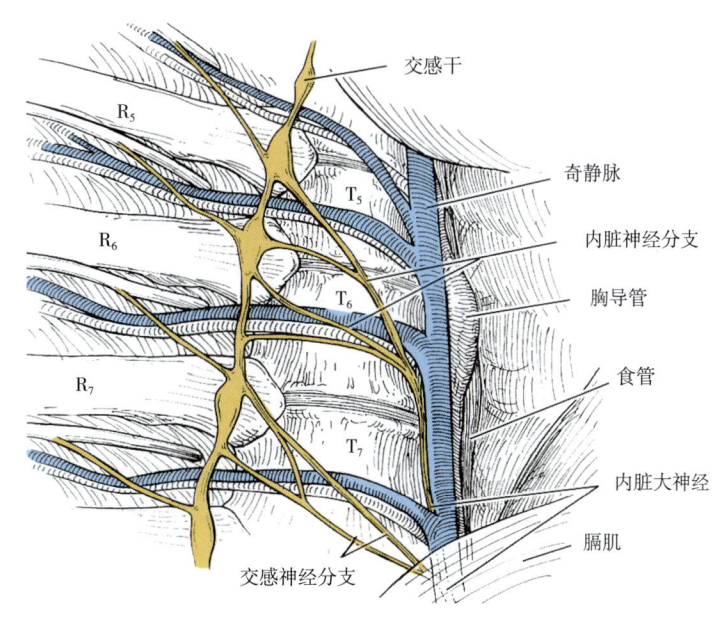

图6-5-1-3-3　右侧中胸椎区域可见节段性血管平行行走于椎体中央示意图

4. 右侧下胸椎区域（图6-5-1-3-4） 奇静脉延续于右腰升静脉，穿膈肌后沿脊柱的右前方、食管的后方和胸主动脉的右侧上行。右侧下胸椎区域还可见由10~12胸交感神经节发出纤维组成的内脏小神经。

5. 左侧上胸椎区域（图6-5-1-3-5） 主动脉弓左侧直接发出左颈总动脉和左锁骨下动脉。左侧第1肋间静脉斜行穿越主动脉弓的前方，注入左头臂静脉。左侧迷走神经于左颈总动脉和左锁骨下动脉之间下行，发出左侧喉返神经。左侧迷走神经的前方还有左膈神经，下行支配膈肌。

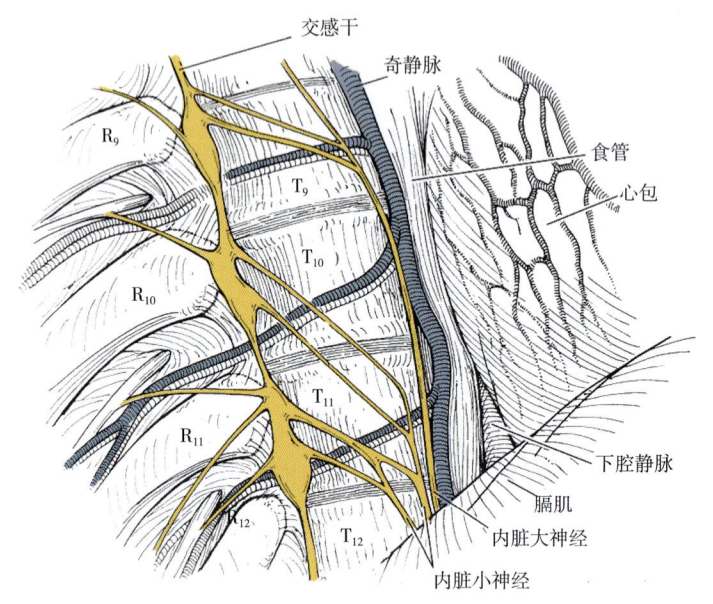

图6-5-1-3-4　右侧下胸椎区域示膈肌覆盖T_{12}，增加此椎的暴露难度示意图

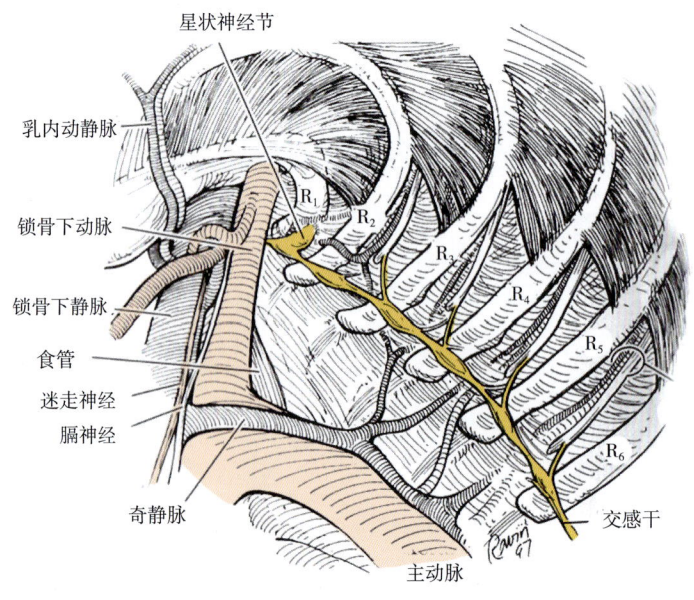

图6-5-1-3-5　左侧上胸椎区域示主动脉沿椎体前方下行示意图

6. 左侧中胸椎区域（图6-5-1-3-6） 胸主动脉一般于 T_4 水平续于主动脉弓末端，开始时位于胸椎的左侧，而后逐渐移行致椎体的前方，在 T_{12} 下缘穿膈肌的主动脉裂孔进入腹膜后。

7. 左侧下胸椎区域（见图6-5-1-3-6） 半奇静脉延续于左腰升静脉，沿脊柱的左前方、胸主动脉的后方上行，一般于 $T_8 \sim T_9$ 水平向右注入奇静脉。Adamkiewicz 动脉是一个单侧动脉，一般位于 $T_4 \sim L_4$ 的左侧，且绝大多数位于 T_{9-11} 之间，它对于胸髓的血供非常重要。

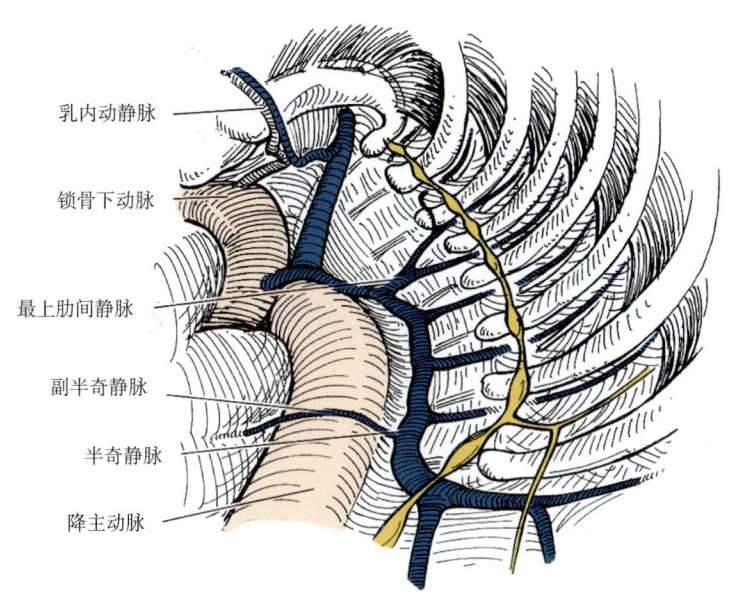

图6-5-1-3-6 左侧中胸椎区域、左侧下胸椎区域的解剖关系示意图

（二）术前准备

电视胸腔镜是一个非常具有技术性的操作，它需要有广泛的培训、实践和经验。获得这种手术经验的理想途径是在培训实验中心的动物、模型和尸体上进行实践，模拟以及进行混合对照操作（内镜下及开放手术）。胸腔镜技术的掌握存在一条明显的"学习曲线"。Picetti 等行胸腔镜 Eclipse 矫形术，其手术时间平均为6.1小时，而后期的手术时间平均不到4小时，其初期平均侧凸矫正率为50.2%，而后期的侧凸矫正率达到68.6%。关节镜、腹腔镜手术技术对于胸腔镜技术的掌握很有帮助，而传统的前后路矫形技术的掌握则是开展胸腔镜手术的前提条件。胸腔镜手术的开展需一个专门的医疗小组，包括脊柱外科医生、胸外科医生、麻醉医生以及护理人员等。只有各方面通力合作，才能保证手术的成功。

术前常规拍摄站立位全脊柱正侧位、平卧位、左右 Bending 位 X 线片，以及骨盆平片。了解脊柱侧凸的类型、柔软度，以及患者的生长发育情况，术前应详细询问患者有无肺炎、结核和开胸手术的病史，即排除胸膜粘连存在的可能性。术前常规检查肺功能，由于胸腔镜手术采用单肺通气，因此患者术前的肺功能必须保持正常。另外患者的凝血功能也必须保持正常。根据患者的侧凸类型、Cobb 角的度数、Benging 位 X 线片的侧凸矫正率，以及患者的生长发育情况决定需要手术的节段。胸腔镜手术的节段通常包括从 $T_5 \sim L_1$ 的6~8个椎体，有的患者可以延伸到 L_2。

（三）麻醉与术中监护

1. 麻醉 胸腔镜手术对于麻醉的要求非常

高,术前患者的肺功能、动脉血气分析和电解质等指标均需正常。麻醉师在插管前应对患者做详细的体格检查,观察患者的呼吸方式和节律,听诊呼吸音等。脊柱侧凸胸腔镜手术一般采用单肺通气。单肺通气可通过一个双腔支气管导管来完成,可以利用光纤支气管镜来帮助插入双腔支气管导管并判定其位置。在每一次变换患者体位后均需检查双腔支气管导管的位置,以确保患者呼吸的顺畅。

2. SEP 胸腔镜手术时,内固定物的放置,脊柱的撑开、压缩和去旋转等操作,以及结扎节段性血管等,均可对脊髓的血供产生影响,从而导致神经系统并发症的发生。因此,手术者在制定手术方案时必须考虑尽可能减少脊髓的缺血程度和持续时间,增加脊髓对缺血的耐受性,以及尽早发现脊髓的缺血性改变。体感诱发电位为代表的神经电生理监护方法被必须常规使用。

SEP是对躯体感觉系统(感觉或含感觉纤维的周围神经或感觉径路)的任一点给予适当刺激,在该系统特定通路上的任何部位所检出的电反应。SEP应用于脊髓功能的监护以有近30年的历史。当脊髓缺血时,SEP的波幅和潜伏期均会出现改变,More等将SEP波幅下降50%或潜伏期延长10%作为判断脊髓缺血的标准。Apel等在脊柱前路手术中应用SEP监测结扎节段性血管对脊髓血供的影响,他们将SEP波幅下降50%作为判断脊髓缺血的标准,阻断节段性血管后如SEP波幅下降50%,则表明脊髓出现缺血性改变,即该节段性血管对脊髓血供很重要,应放弃结扎。邱勇等发现在脊柱前路手术中阻断$T_{5\sim11}$节段性血管后两分钟,SEP波幅和潜伏期均出现明显改变。但随着阻断时间的延长,SEP逐渐恢复,当阻断节段性血管17分钟后,SEP已基本恢复正常,所有患者术后均无神经系统并发症发生。Pollock等应用SEP监测主动脉缩窄修复手术中的脊髓缺血性改变,阻断主动脉后15例患者中8例SEP无改变,6例阻断15分钟后SEP出现变化,当去除阻断5分钟后SEP恢复正常。1例患者阻断5分钟后SEP波形消失,去除阻断3分钟后SEP恢复正常。所有患者术后均无神经系统并发症发生,因此他们认为SEP是监测脊髓缺血的有效指标。

Grossi阻断狗的主动脉并观察其SEP变化,一组刺激胫神经(PN—SEP),另一组将电极置于$L_{1\sim2}$硬膜外,从而实现对脊髓的刺激(SC—SEP)。结果刺激脊髓组只需3秒钟,经6次刺激后便可得到良好的SEP波形,而刺激胫神经组需90秒内连续刺激200次才能得到稳定的SEP波形。阻断主动脉后,刺激脊髓组SEP波形完全消失的时间显著长于刺激胫神经组(13.7 ± 1.0min : 11.3 ± 0.7min),去除阻断后刺激脊髓组SEP波形的恢复时间明显快于刺激胫神经组。因此他们认为对于判定脊髓缺血,SC—SEP比PN—SEP更加敏感。

对于手术结束时SEP仍不稳定的患者,其脊髓血供处于临界状态,手术结束后仍会发生脊髓缺血。因此对于此类患者术后仍需进行一段时间的脊髓监护。Guerit等认为术中脊髓监护只能反映当时脊髓的功能状态,由于术中患者处于低代谢状态,脊髓对缺血的耐受性相对较高,而术后患者的代谢加快,脊髓的血供需求增加,因此术中监护正常并不能保证术后不出现神经并发症,特别对于低血压、贫血、情绪不稳定的患者,术后继续行神经监护尤为必要。术后MEP监护不可行,由于在清醒状态下电刺激会造成患者疼痛,而刚做完手术的患者尚处于镇静状态,经颅磁刺激不可靠,因此SEP便成为术后脊髓监护的唯一有效方法。

(四)胸腔镜手术器械

胸腔镜手术的器械与传统开放性手术的器械明显不同,由于侧胸壁至脊柱的操作距离大约在14~30cm之间,因此胸腔镜手术的器械较开放性手术的器械明显加长。通常胸腔镜手术的器械都标有刻度,有些器械末端带有角度,以便于视野暴露和手术操作。

1. 内窥镜(图6-5-1-3-7) 胸腔镜手术一

般采用直径较大的硬性内窥镜(1cm左右),以保证成像的清晰和视野的开阔。而直径较小或柔软的内窥镜成像效果较差,视野相对较狭窄。因此胸腔镜手术一般不予采用。

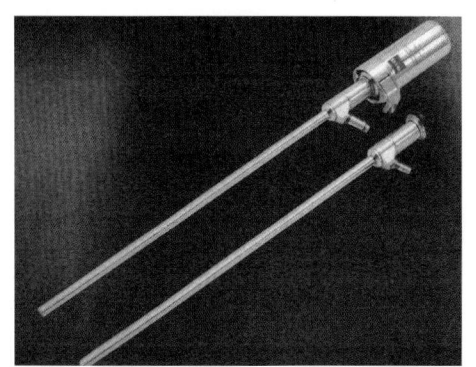

图6-5-1-3-7　内窥镜

2. 锁孔装置(图6-5-1-3-8)　胸腔镜手术的操作是通过胸壁上的数个操作锁孔来进行的。锁孔装置包括套筒和套针两部分。套筒有硬性套筒和软性套筒两种,软性套筒可减轻对肋间血管和神经的压迫。套筒的直径有7mm、15mm和20mm等几种。

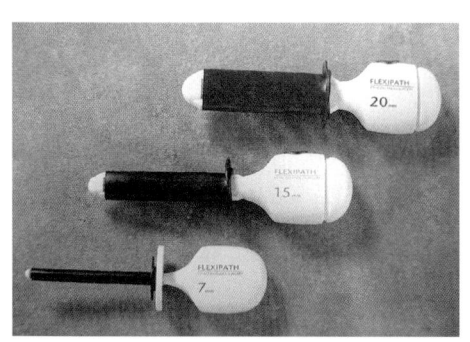

图6-5-1-3-8　锁孔装置

3. 软组织分离器械(图6-5-1-3-9)　包括各式组织钳、组织剪、牵开器、剥离器等。牵开器可以将肺组织牵开,以便于脊柱的暴露。剥离器可将壁层胸膜从脊柱和肋骨表面分开,有助于节段性血管的分离和结扎。

4. 止血器械(图6-5-1-3-10)　包括各式血管钳、单极或双极电凝、血管夹、吸引器、骨蜡以及明胶海绵等。

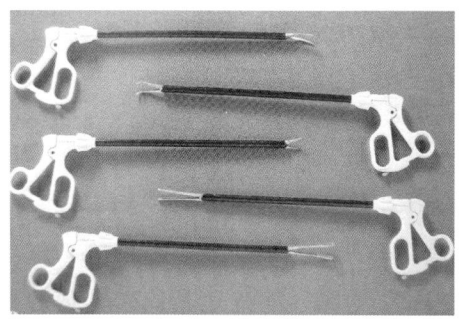

图6-5-1-3-9　软组织分离器

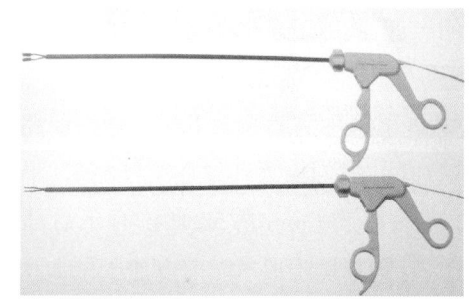

图6-5-1-3-10　止血器械

5. 脊柱操作器械(图6-5-1-3-11)　包括整套刮匙、骨膜剥离器、咬骨钳、肋骨剪、持棒器、推棒器、螺丝起子、三叉型导向器、撑开钳、压缩钳、植骨器、特制克氏针、棒测量器等。

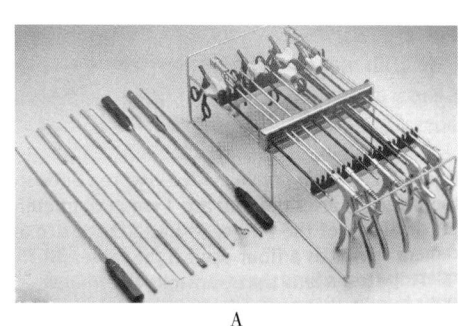

A

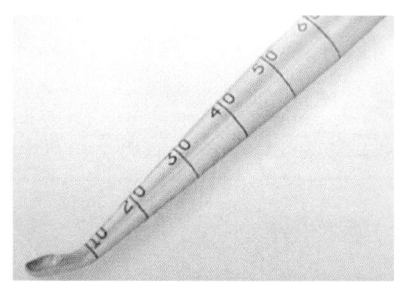

B

图6-5-1-3-11　脊柱操作器械(A、B)

A.各种刮匙(左侧);B.刮匙头部带有刻度

(五)适应证和禁忌证

由于镜下操作难度大,矫形力应用受限,因此胸腔镜下脊柱侧凸矫形手术仅适用于年龄较轻、Cobb 角较小、侧凸较柔软、脊柱矢状面形态正常或有轻度前凸的特发性胸椎侧凸患者,对于 Lenke Ⅰ型脊柱侧凸尤其适合。对于 Lenke Ⅱ型脊柱侧凸,可采用选择性融合技术,即上胸弯较柔软时可仅融合下胸弯。对于 Risser 征小于 2 的患者,胸腔镜矫形术可消除椎体的生长潜能,防止"曲轴效应"的发生。Picetti 于 1996 年 10 月开展了第一例胸腔镜下脊柱侧凸前路矫形术,他选择的病例均为特发性胸椎侧弯,平均年龄 12.7 岁,平均 Cobb 角 58.1°。对于后凸型胸椎侧凸,行胸腔镜矫形术时前方加压可加重已经存在的后凸畸形或产生"曲轴效应"。如胸椎前凸畸形过大,则会影响患者的肺功能,使其不能耐受单肺通气,并且会使胸腔镜下的操作空间变得更加狭小。因此以上两类患者不适合做胸腔镜矫形手术。患者的肺功能均需正常,无肺炎、结核和开胸手术的病史,即术前胸膜粘连存在的可能性很小。脊柱侧凸越严重,则胸腔镜手术时从侧胸壁至椎体的"操作距离"越短,视野的暴露和手术操作也越困难,经一个锁孔所能切除的椎间盘数也越少,这就需要作更多的锁孔并且更加频繁地在锁孔之间调换手术器械。因此对于非常严重的脊柱侧凸,尤其是神经肌源性脊柱侧凸和儿童患者,更适宜做开放性手术。Picetti 认为双主弯患者不适合做胸腔镜矫形手术,另外未发育完全的存在后凸畸形的侧凸患者,术后脊柱前部的生长阻滞,而后部继续生长,可加重后凸畸形,故这类患者也不适合做胸腔镜矫形手术。

(六)手术操作

胸椎侧凸胸腔镜下矫形术的锁孔设计原则与脊柱侧凸胸腔镜下前方松解手术基本相同。术前用记号笔标记出肩胛骨边缘、第 12 肋以及髂嵴等体表标志。C-臂机正侧位透视,定出需行内固定的最上端和最下端的脊椎在侧胸壁的体表投影。最上端锁孔位置应位于需固定的最上端椎体的中部水平,最下端锁孔位置应位于需切除的最下端椎间盘水平,这样可以使上、下端脊椎的螺钉置入变得更加容易。胸椎侧凸胸腔镜下矫形术的固定节段一般为 T_{5-12}(L_1),如膈肌位置较低,可固定到 L_2,一般在腋中线和腋后线上作 4~5 个锁孔便可完成手术。由于卧位时膈肌常升至第 8 或第 9 肋水平,因此第一个锁孔位置不宜过低,一般在腋中线和腋后线上第 6 或第 7 肋间隙作第一个直径 2cm 的锁孔,以免损伤膈肌。在作锁孔时应尽量靠近肋骨上缘,以免损伤肋间神经血管束。

胸椎侧凸胸腔镜下矫形术的初始步骤与胸腔镜下前方松解手术基本相同。全身麻醉,双腔管气管内插管,选择性单肺通气,手术侧肺叶压缩塌陷。手术体位为凸侧在上的全侧卧位,上肢尽量向头向屈曲,以避免肩胛骨影响上胸椎的镜下操作,肾区位于手术床腰桥部位,术中可适当升高腰桥,便于下胸椎手术的操作。当镜下松解手术完成后,便可在 C-臂机引导下置入椎体螺钉。螺钉置入的位置一般位于肋骨小头的前方,椎体的中央。透过操作孔置入相应长度的矫形棒,从下向上依次抱紧压缩螺钉,矫形固定(图 6-5-1-3-12)。一般可以不缝合椎体前方的壁层胸膜,通过最下方的锁孔放置胸腔引流管。术后引流量 < 50ml/8h 时可拔除胸腔引流管。出院时石膏外固定制动,为期 3 个月。

螺钉的置入位置必须位于椎体的中央并且与终板平行。螺钉位置的偏斜可产生两种情况,一种是置棒困难。当棒强行置入螺钉后,位置偏斜的螺钉处便可产生很大的应力,很容易导致脊椎骨折。另一种情况是棒的置入虽然变得容易,但产生的矫正力减弱,从而达不到预期的矫形效果(图 6-5-1-3-13)。节段性血管的结扎在青少年并不构成脊髓损害的威胁,但对于胸腔镜矫形手术,节段性血管不宜过早切断,切除椎间盘时并不一定要切断节段性血管。这样可减少出血，使手术野更加清晰，而且在钻入椎体钉时，位于椎体中央的节段性血管还可作为进钉的参考位置。在手术过程中T_5和T_{12}的椎体钉最难钻入。T_5椎体较小，侧壁前倾，导引器易向前打滑，容易损伤前方的奇静脉或半奇静脉。T_{12}椎体部分被膈肌阻挡，进钉困难且容易损伤膈肌。因此钻入这两个椎体钉时须反复透视，小心操作。

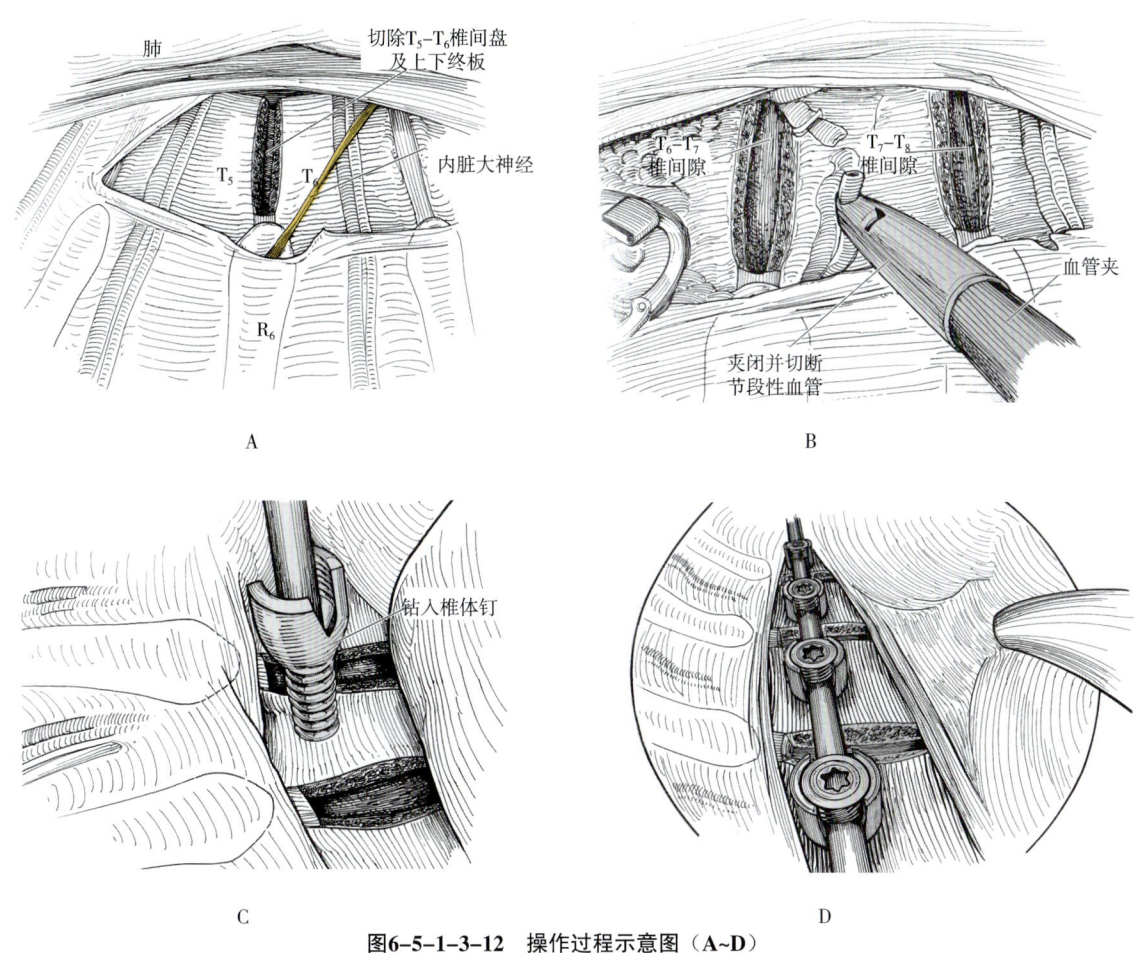

图6-5-1-3-12 操作过程示意图（A~D）
A.切除椎间盘；B.结扎节段血管；C.椎体钉置入；D.矫形完毕

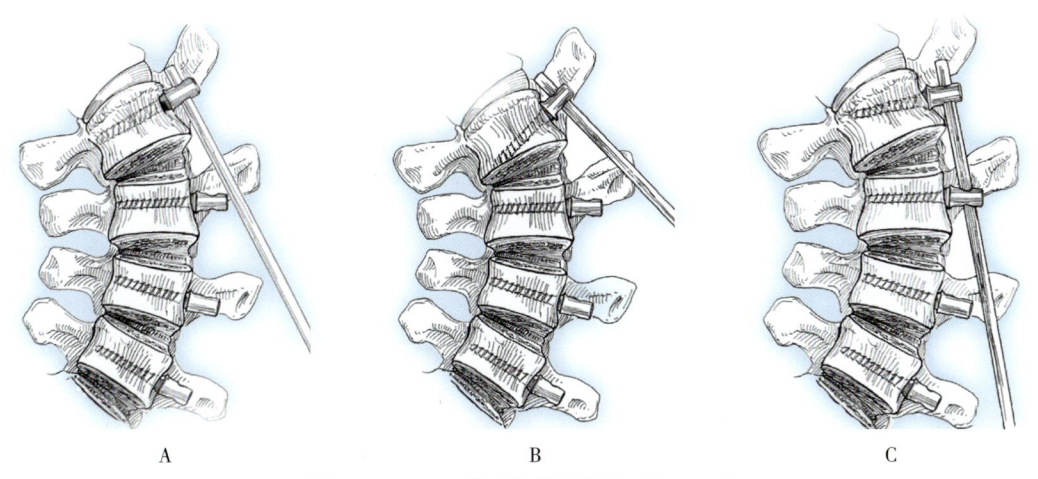

图6-5-1-3-13 螺钉位置要求示意图（A~C）
螺钉的置入位置必须位于椎体的中央并且与终板平行 A.上位螺钉的正确位置；
B.上位螺钉过于尾向，但仍可接受；C.上位螺钉过于头向，易被拔出

(七)并发症和疗效评估

胸椎侧凸胸腔镜下矫形术的并发症除具有与胸腔镜下前方松解手术相似的并发症以外,还具有一些特殊的并发症。胸椎侧凸胸腔镜下矫形手术时由于内固定物的植入,缝合椎体前方的壁层胸膜较为困难,因此术后的胸腔引流量较胸腔镜下前方松解手术多,且患者更容易出现呼吸系统并发症。另外胸椎侧凸胸腔镜下矫形手术后还会出现一些内固定方面的并发症,如螺钉的拔出、内固定物的松动等。远期并发症主要包括脊椎不融合、假关节形成以及矫正丢失等。因此手术者在进行胸椎侧凸胸腔镜下矫形手术时必须严格掌握手术适应证,熟练掌握手术技巧,规范操作,这样才能最大限度地防止并发症的发生。

传统开放性前路手术的并发症较多,如肺炎、肺不张、严重的术后疼痛等,而胸腔镜矫形术采用的是微创技术,因此其手术并发症较前者大大减少。Betz报道了胸椎侧凸开胸前路矫形术和单纯后路矫形术的侧凸矫正率均为59%。与之相比,Picetti初期进行的胸腔镜矫形术平均侧凸矫正率为50.2%,而其后期平均侧凸矫正率达到68.6%。南京鼓楼医院脊柱外科于2002年在国内率先开展胸腔镜下胸椎侧凸 Eclipse 矫形术,取得良好疗效。平均手术时间5.9小时,术中平均出血量605ml,术后平均引流量483ml,平均固定节段7.2个,平均 Cobb 角矫正率76%。患者无需输血,无气胸、呼吸道梗阻、胸壁皮肤麻木、肋间神经痛以及神经系统并发症发生。随访3~11个月,未发现内固定并发症畸形的纠正维持良好(图6-5-1-3-14)。因此胸腔镜矫形术的矫形效果能达到传统开放性前后路矫形手术。但其也存在手术时间长、难度大、适应证窄、医生过量接受X线和价格昂贵等缺点,且其远期效果的评估尚待长期随访。

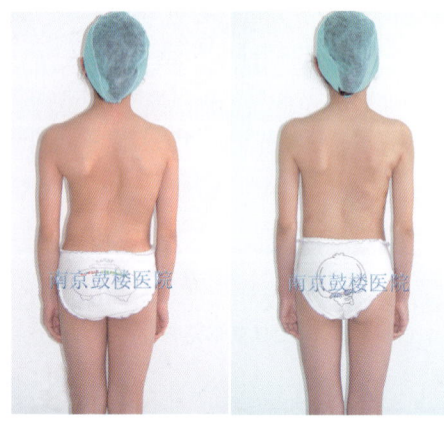
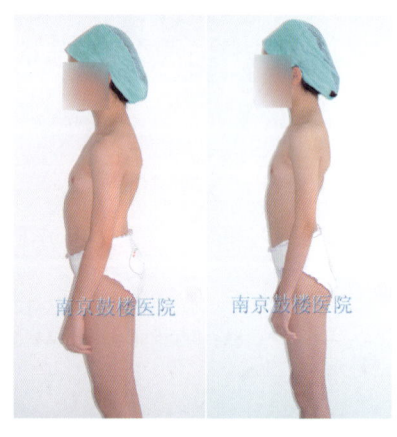

A

B

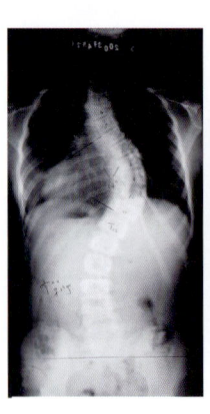
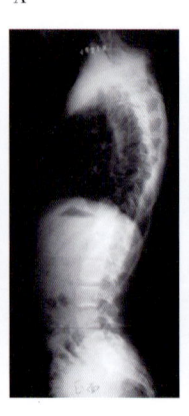
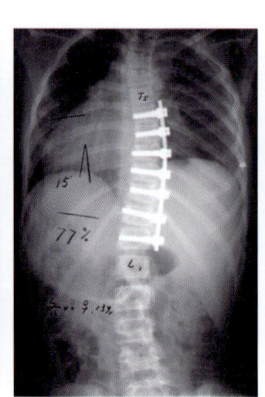
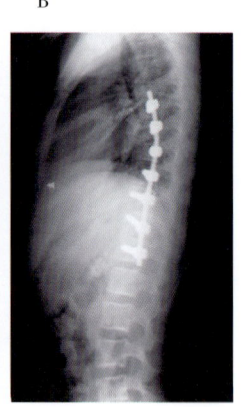

C D E F

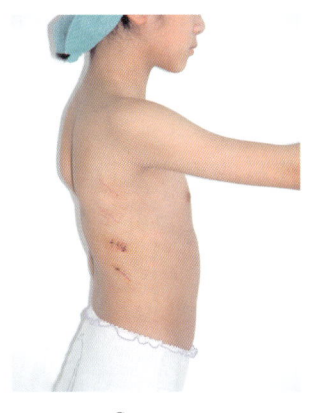
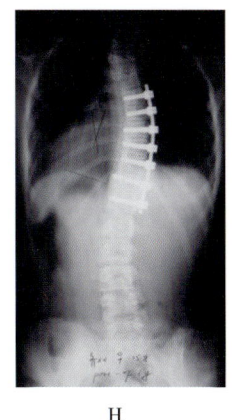
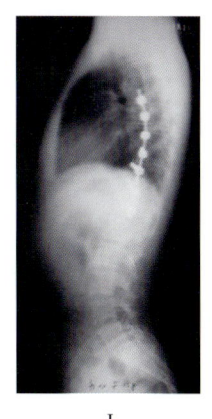

G　　　　　　　　H　　　　　　　I

图6-5-1-3-14　临床举例（A~I）

女，13岁，特发性胸椎侧凸，Lenke1AN型　A.B. 术前（左）、术后（右）外观对比外形改善明显；C.D. 术前正侧位片，Cobb角64°；E.F. 行胸腔镜Eclipse矫形术后正位片示Cobb角15°，纠正率77%，侧位片示矢状面形态良好；G. 术后胸壁锁孔小而隐蔽；H.I. 术后1年随访X片提示，侧凸纠正轻度丢失，但矢状面形态仍获得了较好的重建

三、胸腔镜辅助下小切口胸椎侧凸前路矫形术

（一）概况

近年来胸椎侧凸前路矫形术越来越受到重视，与传统后路矫形手术相比，前路矫形手术的融合节段明显缩短，其融合范围一般是从上终椎到下终椎，这样可保留较多的腰椎活动节段。Betz比较了78例前路矫形手术和100例后路矫形手术的融合节段，结果前者比后者平均少融合2.5个节段。前路矫形手术的另一个优点是对胸椎矢状面的形态有良好的矫正效果。Betz发现前路矫形手术胸椎后凸的重建效果明显好于后路手术，在胸椎后凸减少的病例，后路矫形手术组有多达60%的患者后路矫正不满意（T_{5-12}小于20%），而前路矫形组81%的患者术后恢复了正常的胸椎后凸。对于低骨龄儿童患者，前路矫形手术还可以同时切除融合区域内的椎间盘和上下终板，消除融合区域脊柱的生长潜能，从而防止"曲轴效应"的发生，前路矫形手术对腰背肌肉无损伤，因此术后下腰痛的发生率可以大大降低。

胸椎侧凸前路矫形手术的方法很多。传统的如双开胸前路矫形手术、单开胸经皮广泛游离前路矫形手术，近年来又出现了胸腔镜下胸椎侧凸矫形手术，然而这些手术均具有一定的缺点和局限性。全开放胸椎侧凸前路矫形手术创伤较大、恢复慢、伤口长、不美观，在处理上下终椎区域时，全开放前路矫形手术较困难，终椎区域的椎间盘和上下终板常不能彻底地切除，从而造成松解的不彻底和远期假关节的发生，胸腔镜下胸椎侧凸矫形手术虽然克服了全开放前路矫形手术的上述缺点，但是自身也具有一定的局限性，如手术适应证相对较少。它仅适用于年龄较轻、Cobb角较小、侧凸较柔软、脊柱矢状面形态正常或有轻度前凸的特发性胸椎侧凸患者，胸腔镜手术对肺功能的要求较高，另外它还存在技术要求较高、操作复杂、手术者过量接受X射线等缺点。

胸腔镜辅助下小切口开胸前路矫形手术是一种新型胸椎侧凸前路微创矫形手术。它将传统开胸矫形手术和胸腔镜手术的优点融合在了一起，克服了两者的缺点和局限性。胸腔镜辅助下小切口开胸前路矫形手术的适应证与传统开胸前路手术一样，但是创伤大大减小，外形更加美观。由于采用胸腔镜技术，因此在处理上下终椎区域时，操作难度大大降低，与胸腔镜前路矫形手术相比，其技术难度较低，费用减少，手术者也无需接受大量X射线的照射。南京鼓楼医院于2002年开展胸腔镜辅助下小切口开胸前路矫形手术，取得良好疗效。

(一)手术方法

患者取侧卧位,凸侧朝上,经第6或第7肋进胸,手术切口长约8cm,前端位于腋前线偏前1~2cm,后端位于腋后线偏后1~2cm,进胸后的操作与传统开胸前路矫形手术一样,将壁层胸膜打开,结扎节段性血管,然后直视下切除侧凸中间区域的椎间盘和上下终板,分别于腋中线水平切口上下1~2个肋间隙作近端和远端锁孔。利用胸腔镜手术器械进行节段性血管的结扎和上下终椎区域脊椎的松解和螺钉的置入,其操作既可于直视下完成,也可以在胸腔镜的辅助下完成,置入相应长度的短棒,在胸腔镜辅助下从下向上依次拧紧压缩椎体螺钉、矫形固定,植骨完成后缝合椎体前方的壁层胸膜,再次查看有无出血存在,通过远端的锁孔放置胸腔引流管,术后引流量小于50ml/8h时可拔除胸腔镜引流管,出院时石膏外固定制动,为期3个月。

(二)疗效评估

胸腔镜辅助下小切口开胸前路矫形手术由于采用微创技术,因此具有与胸腔镜前路矫形手术相同的优点,与传统开胸前路矫形手术相比,其手术并发症大大减少。南京鼓楼医院脊柱外科的统计资料显示胸腔镜下胸椎侧凸Eclipse矫形手术的平均手术时间为6.3小时,术中平均出血量600ml,术后平均引流量480ml,平均固定节段7.2个,平均Cobb角矫正率为76%,而胸腔镜辅助下小切口开胸前路矫形手术的平均手术时间为4.2个小时,术中平均出血量为400ml,术后平均引流量250ml,平均固定节段7.5个,平均cobb角矫正率为72%,因此可以看出胸腔镜辅助下小切口开胸前路矫形手术能达到胸腔镜下胸椎侧凸矫形手术的矫形效果,而其手术时间、术中出血量、术后引流量等均较后者明显减少,另外胸腔镜辅助下小切口开胸前路矫形手术的费用较胸腔镜下胸椎侧凸矫形手术明显降低,由于其操作大部分在直视下完成,因此避免了胸腔镜矫形手术时手术者过量接受X射线的缺点。

(邱 勇)

第四节 胸腰段和腰椎侧凸的前路矫形术

Dwyer等于1969年首次使用螺钉和钢缆进行前路内固定治疗脊柱侧凸畸形,开创了从脊柱前方施加矫正力的方法,切除椎间盘为矫形创造了较大的可能性,脊柱缩短也减少了神经损伤的危险,但术后发现螺钉、钢缆断裂及假关节发生率高,且前路腰椎过度使用压缩力产生后凸畸形。为此1976年Klaus Zeike改良了Dwyer系统应用一个螺纹杆代替了钢缆并增加了外锁。由于使用旋转转矩以在水平面上纠正脊柱的旋转畸形,得到了对旋转更多的矫正及在矢状面上更好的控制,即腹侧去旋转脊柱固定融合术,简称VDS。该技术有融合节段少、假关节发生率低、神经并发症低、术后外观改善满意等优点,但手术相对复杂,术后常发生三维畸形矫正的丢失,在腰椎有容易诱发后凸畸形的倾向。

理论上固定范围在T_4~L_5之间的柔韧性较好,小于90°脊柱侧凸都可以使用前路矫形术,但鉴于胸段前路内固定的难度和较少的适应证,目前脊柱前路矫正更多地用于侧屈X片显示腰椎能良好去旋转和水平化的腰椎前凸和胸腰椎侧凸。前路矫形手术的适应证条件有以下几点。

1. 青少年非僵硬性侧凸；
2. 中度的胸腰椎和腰椎的侧凸（Cobb 角<90°）；
3. 主弯在侧屈位上被动矫正达 50% 以上，上方次发弯具有良好的代偿功能；
4. 具有柔韧的胸椎侧凸，在伸屈位片可减少 20° 或更少；
5. 矢状面上没有异常的后凸和前凸存在；
6. 椎体的旋转小于 3 度，尤其是对于 Risser 征小于 1、骨骼仍有生长发育潜力的患者，这样可避免单纯后路手术后远期出现畸形加重的"曲轴效应"；
7. 在严重的胸腰双主弯，对胸弯进行前路松解时，同时可进行对腰弯的局部性前路矫形，这可通过术后牵引而作为后路矫形的补充性手术，以改善后路纠正效果或节省下腰段融合节段。

一、前路矫形手术（传统）的生物力学原理

前路手术目前的主要的生物力学原理是通过椎体钉和棒在凸侧脊椎上对脊柱施加去旋转和压缩的矫形力，首先将矫形棒预弯成腰椎或胸腰段正常的矢状面形态，然后进行弯棒操作，将原先冠状面的畸形转移到矢状面，这样不仅纠正了脊椎的旋转畸形，减少冠状面的侧凸，而且对恢复矢状面形态也很有帮助。在此基础上从凸侧进行加压，一方面进一步减少侧凸，另一方面可以恢复腰椎的正常前凸（图 6-5-1-4-1）。该手术矫形过程中使用了压缩力，免除了对脊柱施加牵张力而出现的神经损伤，同时前路手术创伤小，内固定融合的节段相对传统后路内固定手术，使骨盆上方保留更多的自由椎间盘，从而使脊柱具有更大的自我代偿调节功能，也更加符合生物力学原理。目前脊柱前路矫形术可作为后路矫形手术的补充性手术，以改善纠正效果或节省下腰段融合节段（如对于胸腰双主弯）。如果腰弯较大或较僵硬，可以先对腰弯进行前路松解和内固定矫

形术，二期后路再对胸弯和腰弯进行矫形固定，这样既可改善腰弯的纠正，还可使本来需后路固定至 L_4 变成只需固定融合至 L_3。

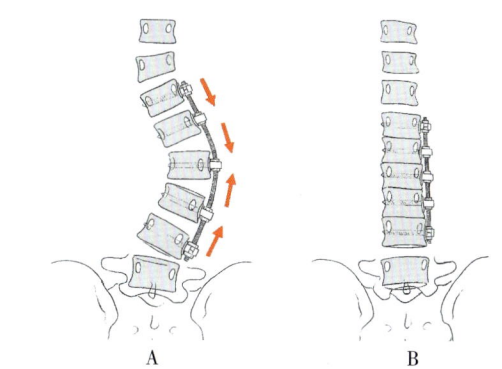

图 6-5-1-4-1 前路矫形的生物力学原理示意图（A、B）
A. 加压前；B. 加压后

二、胸腰段和腰椎侧凸前路矫形手术要点

患者取侧弯凸侧向上的侧卧位，手术台要突起 20°~30°（在术中试行矫正前要将手术台放平）。脊柱如果没有特殊的禁忌证通常可以采用胸膜外腹膜后入路，因为这种入路创伤小而且由于没有胸腔引流管术后恢复较快。采取胸膜外入路时，因为胸膜比较薄需要小心地将壁层胸膜从胸壁上分开，避免胸膜的破裂。因为儿童和青少年的胸膜通常较成人厚，对于幼年患儿通常更适于采用胸膜外入路。

胸腰段手术通常需暴露 T_{10} 以下的脊柱，所以一般采用切除 T_{10} 或 T_{11} 对应的肋骨进行胸腰段暴露。肋骨软骨连接处是胸和腹的分界点，也是缝合时的重要标志。如果侧凸累及到 T_{12}、L_1 和 L_2，由于这些椎体通常被膈肌覆盖，传统均采用切断膈肌的方法显露胸腰段脊柱进行固定。

在切开膈肌前，依次切开腹外斜肌、腹内斜肌、腹横肌和腹横筋膜，在切开肋软骨连接部后找到腹膜后间隙，从膈肌下方用手指或纱布钝性分开腹腔内容物，显露腰方肌和腰大肌。在腹膜后很容易发现输尿管，注意避免损伤。当腹膜被推向中线后可安全进行膈肌切开操作。支配膈肌的膈神经走行于膈肌的中部，一般采用从膈肌的

边缘切开时既节省时间又避免膈神经损伤。膈肌切开时需要留一些缝线作为缝合时的对合标志。

进行胸膜外腹膜后暴露,最重要的是将胸膜从胸壁上分开同时保证胸膜外和腹膜后的相通。如果在暴露时出现胸膜的破裂,可以将破裂口缝合以保证胸膜外手术的继续进行。暴露完成后可以用温水注入,看是否有气泡产生以测试胸膜的完整性。以上不管是经胸或胸膜外的腹膜后入路,均需切断膈肌,分离膈肌在脊柱上的止点。

在椎体中线上结扎并切断节段血管,沿腰大肌内侧缘剥离,术中勿损伤腰丛。根据固定的范围,切除三、四个间盘和骺板软骨,仅留下凹侧部分纤维环作为张力带。间盘的切除,包括后面的纤维环,应达到后纵韧带以确保获得侧弯的矫正并减少固定关节后凸。每一节段的椎体螺钉要安放在距椎体后缘相等距离的位置,尽量偏后,以便更好地矫正椎体的旋转(图6-5-1-4-2)。按顶椎过度矫正和累及节段的前凸预弯棒,通常被弯成大约20°。置棒前将移植的骨块放入空的间盘间隙中。先固定顶椎的螺钉,用去旋转器械把侧弯转变到矢状面上来,从而获得各脊柱的前凸化和去旋转。之后,从顶椎开始,在凸侧加压,以致进一步的侧凸矫正(图6-5-1-4-3)。达到矫正后,固定各螺丝钉上的固锁螺钉。拍X线片检查,以防过度矫正。依次缝合膈肌、胸膜等,放置胸腔闭式引流管及腹膜后闭式引流管。邱勇报道了36例前路手术中使用钛网椎间融合器(TMC)的胸腰椎或腰椎AIS患者。具体操作方法是放置矫形棒之前在每个椎间隙中放入一个适合大小的钛网椎间融合器(TMC),椎间隙的高度从尾侧到头侧逐渐减小。先取适量剪碎的自体肋骨或髂骨,用撑开器将椎间撑开置入TMC,或者助手在脊柱后方向前加压以增加腰椎前凸以撑开椎间隙置入TMC。TMC应放置在椎体的前1/2,尽可能居中,顶椎区可略为偏向凹侧,在凸侧留置相对大的空间有利于获得最大限度的矫正,在矫形区的两端可略偏向凸侧来防止过度矫正。植入TMC后在其周围充分填充自体骨,植入的自体骨应尽量剪碎,以保证良好的植骨融合效果。改组患者侧凸平均由术前的56°矫正到15°,到末次随访时平均为18°,无明显矫正丢失,并且胸椎和腰椎矢状面也获得很好的矫正。未出现死亡、感染及椎间隙塌陷。

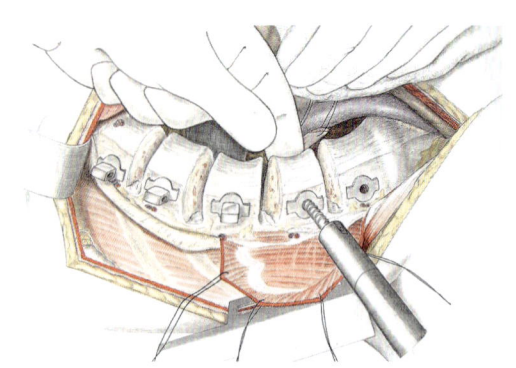

图6-5-1-4-2　手术要点之一,示意图
前路矫形的手术要点之一:主要是椎体钉植入

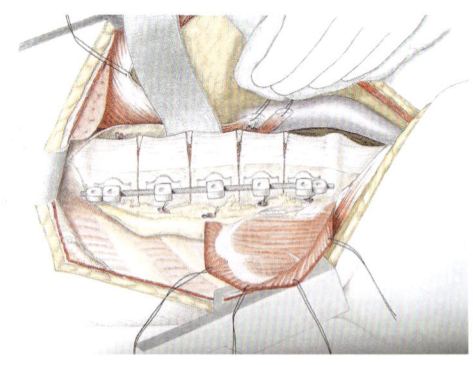

图6-5-1-4-3　手术要点之二,示意图
前路矫形的手术要点之二:主要是强调去旋转和加压后固定

三、胸腰和腰段侧凸前路矫形手术的优缺点

胸腰椎和腰椎侧凸前路矫形由于矫形力直接作用于脊椎中旋转的椎体可对脊椎旋转进行更好的纠正。另外,前路矫正脊柱侧凸是通过缩短而不是延长脊柱,理论上也可减少神经损害并发症。前路矫正手术可以融合较少的节段,使骨盆上方保留更多的可以活动的椎间盘关节,使远期下腰部的退变、失代偿以及下腰痛等并发症的发生率明显减少。前路矫正手术还可以保持更好的躯干平衡,特别适合于某些存在骨盆倾斜的患者。

对胸腰弯或腰弯进行前路矫形时,要求畸形柔软、后凸畸形不严重、胸弯柔软具有良好的代偿功能。目前存在的问题是术中由于脊柱缩短而出现过度矫正,导致固定区远端出现椎间隙反向楔形变。另外,压缩矫正力的过度使用可导致固定区上方出现交界性后凸。

Johnston 报道用 TSRH 内固定行前路治疗 18 例特发性腰椎和胸腰椎侧凸患者,术后随访 12~29 个月,矫正率为 73.5%,内固定螺钉脱出 2 例,未发生假关节,没有神经系统并发症,没有发现矫正丢失。Hopf 报道采用前路 CDH 对胸腰段脊柱侧凸进行矫形,术后 Cobb 角纠正率达到 79.4%。南京鼓楼医院对 42 例腰段及胸腰段特发性脊柱侧凸采用前路矫形固定,术后冠状面矫正率为 68%~82%,矢状面形态恢复良好,随访 9~36 个月,矫正的丢失率低,未出现断棒及假关节(图 6-5-1-4-4),与国外 Halm、Monney 所报道的相似。目前大多数学者认为胸腰椎脊柱侧凸前路手术具有下列优点:①从前路矫正可获得对旋转更好的纠正,它可以直接作用于脊椎中旋转的椎体;②前路矫正侧凸通过缩短而不是延长脊柱,从而减少了神经损伤的危险;③前路矫正手术可以融合较少的节段,使骨盆上方保留更多的可以活动的椎间盘关节,使远期下腰部的退变、失代偿以及下腰痛等并发症的发生率明显减少;④前路矫正手术可以保持更好的躯干平衡。

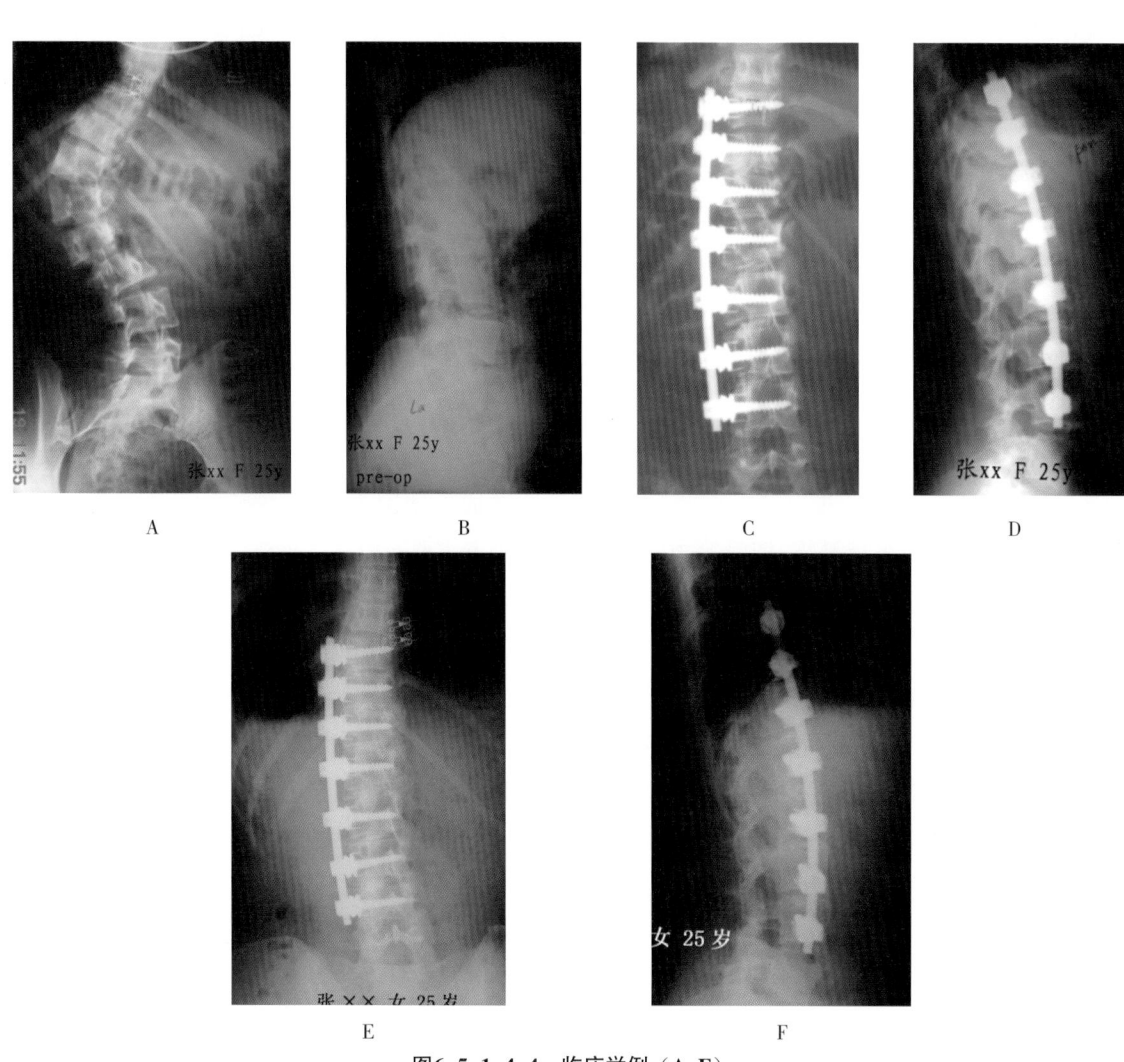

图6-5-1-4-4 临床举例(A~F)

女性25岁,胸腰弯前路矫形 A.B. 术前正位示L_2、L_3旋转半脱位,侧位示交界性后凸畸形;
C.D. 术后正侧位示冠状面、矢状面形态满意;E.F. 术后1年正侧位示矫正无丢失

四、保护膈肌的小切口下胸腰椎侧凸前路矫形技术

传统对于胸腰段脊柱侧凸前路手术采用切开膈肌的腹膜后加经胸或胸膜外入路,此入路具备技术难度小、脊柱暴露充分、操作空间大等优点,但此入路创伤大,切开膈肌会有一定的并发症,如手术后腹式呼吸减弱、膈肌麻痹,甚至肺不张等。南京鼓楼医院自2002年起,探讨了保护膈肌的小切口胸腰椎脊柱侧凸前路矫形技术。在解剖上,膈肌角正好附着在L_1椎体上,T_{12}~L_1椎间隙以及L_1节段性血管被膈肌覆盖,传统的胸腰段侧凸前路矫形必须暴露出上述结构方能进行操作。南京鼓楼医院进行胸段和腰段分别采用小切口暴露的方法,避免切开膈肌,而仅在膈肌角处开一微小孔道,在保护膈肌的前提下完成T_{12}~L_1椎间盘的切除以及L_1节段血管的结扎。在膈肌开孔处穿入矫形棒,置入螺钉完成矫形。实践证明,保护膈肌的胸腰段前路手术是可行的。

(一)手术方法

患者采用常规的经胸腹膜后联合入路的凹侧侧卧位。暴露过程分为两步。

第一步,首先是腹膜后暴露,即沿第10或第11肋前肋的1/3向前下腹壁作一约6~8cm切口。肋骨部分用电刀切开骨膜,钝性剥离骨膜后在肋软骨处剪除相同长度的肋骨。将肋软骨沿中线剖开后找到腹膜后间隙,从膈肌下将腹腔内容物向中线方向推开,并依次切开腹外斜肌腱膜、腹外斜肌和腹内斜肌,此过程中注意防止切开腹膜。将后腹膜与深部肌筋膜分离显露腰方肌和腰大肌。钝性分开腰大肌并保护好表面的生殖股神经后显露脊柱。在腰大肌前缘向后钝性分离腰大肌显露L_{1-3}(或L_4)的脊柱,结扎节段血管并去除相应的椎间盘组织。

第二步,沿同一肋的后部作一8cm的切口(两切口间隔约7~12cm),切除同长度的肋骨,经胸或经腹膜后分离直达脊柱。在膈肌上分离壁层胸膜,但应避免过度剥离以防胸膜破裂。结扎T_{11}、T_{12}节段性血管,紧贴脊柱分离膈肌角并进入下方的腹膜后间隙,此时特别注意膈肌角中的L_1节段性血管,因为视野小,易造成损伤出血,应当在直视下分离结扎。T_{12}、L_1椎间盘通常在膈肌上切除较在膈肌下切除更为方便,T_{12}的螺钉在膈肌的上方置入。T_{12}、L_1椎间盘的切除应当耐心彻底(因为视野小和受膈肌的阻挡,此椎间盘不易切除彻底)。从凸侧在每一需要固定的椎体植入螺钉,螺钉的位置要适应椎体的旋转状态。将去除的肋骨剪成细条状进行椎间植骨。将棒预弯成理想的腰椎前凸弧度,在膈肌角处开一小洞并将棒从洞中穿过,置入每一螺钉头中,并拧紧螺帽。应用去旋转将侧凸畸形转变到矢状面上来,完成腰椎前凸化,同时采用凸侧加压技术进一步矫正侧凸畸形。术中X线透视以防过度纠正。手术完成后分别关闭腹膜后间隙和胸腔或胸膜外间隙,并分别放置引流条。

(二)手术操作的难点

此手术由于采用分段微创小切口,给手术暴露造成一定困难,需要一定的操作技巧,操作的困难点主要有以下3点。

1. T_{12}、L_1的节段性血管结扎;
2. T_{12}、L_1椎间盘的切除;
3. 置棒后去旋转矫形缺乏整体观,对矫形效果的判断有一定的困难,需要借助C-臂机透视。同时手术时间通常会比传统手术延长30~40分钟。

(三)疗效

南京鼓楼医院对17例胸腰段特发性脊柱侧凸患者,行保护膈肌的小切口下胸腰椎侧凸前路CDH矫形术。其中,男性3例,女性14例,年龄12~19岁(平均14.6岁),术前Cobb角44°~76°(平均56°),4例患者伴有胸腰段后凸10°~18°,其余

患者矢状面正常。手术时间为210~270min,平均240min,术中出血310~600ml,平均400ml。术后Cobb角4°~16°(平均10°,纠正率为80%),4例胸腰段后凸畸形术后矢状面恢复形态良好。未出现1例术中并发症,术后过度纠正1例,2例出现手术侧下肢皮温升高。研究结果表明,保护膈肌的小切口胸腰椎脊柱侧凸前路手术入路,在减少手术创伤的同时能够达到与传统入路相似的临床疗效,没有明显的并发症增加,具有较大的临床实用价值(图6-5-1-4-5)。

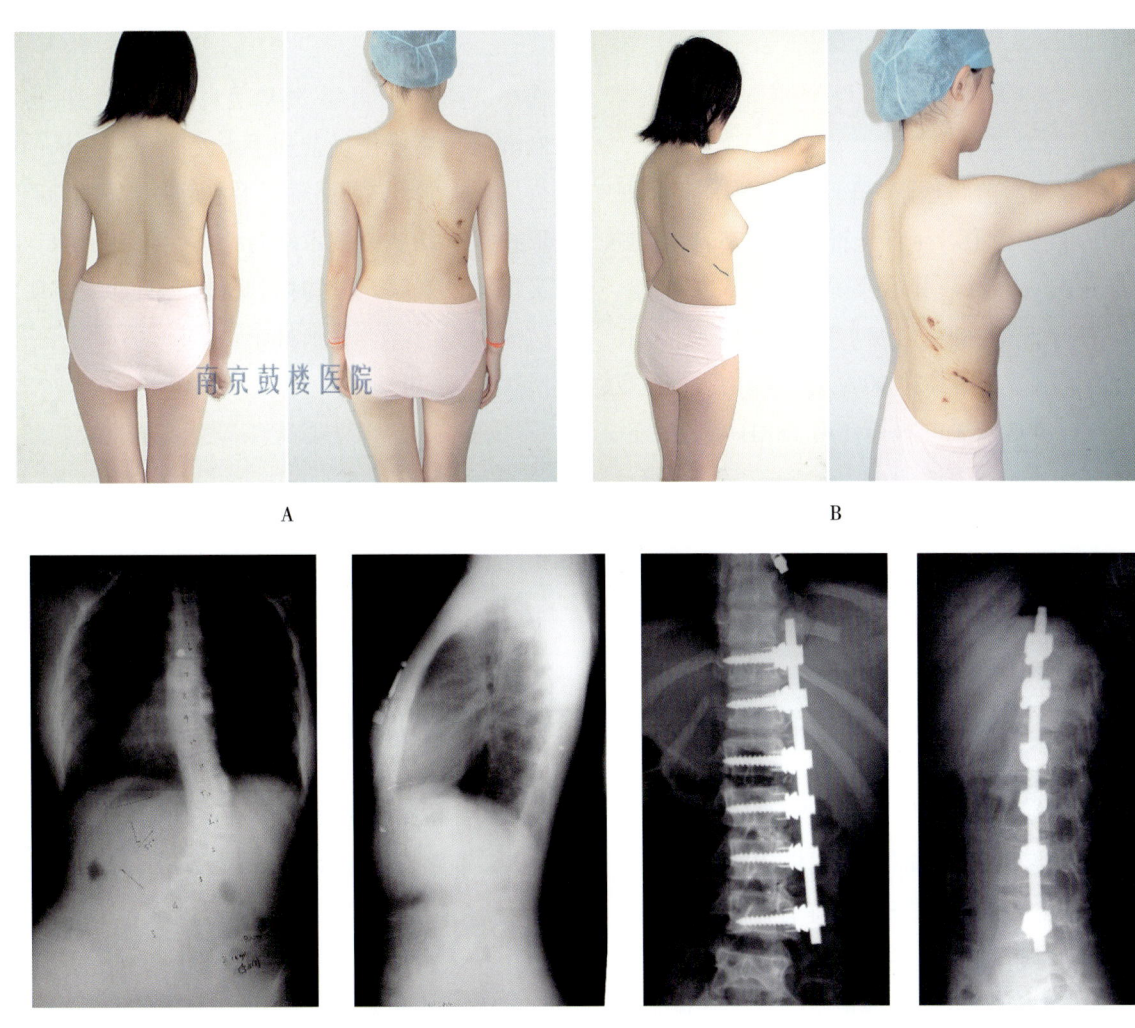

图6-5-1-4-5 临床举例(A~F)

保护膈肌的小切口前路矫形。陈某,女 14岁,特发性胸腰椎脊柱侧凸,Lenke 1CN

A.B. 术前、术后的外观照片比较,可见手术切口小而隐蔽;C.D. 术前X片提示胸腰弯,L_1、L_2高度旋转;

E.F. 术后X片示矫形满意,矢状面形态获得了满意的重建

(邱 勇)

第五节 电视-胸腔镜下(VATS/EMI-VATS)胸椎侧弯松解、矫正及内固定术

一、概述

胸椎侧弯前路松解、植骨融合、内固定器械矫正1964年由Dwyer首先报道。1975年Zielke改进了Dwyer系统,其治疗矫正率达63%~85%,融合率达77%~96%。1984年Kaneda设计双棒多节段器械矫正率高达90%,术后随访丢失度仅为1.5°。1993年Tuli报道使用TSRH系统矫正。1994年Hams采用改良Moss-Miami固定,并认为胸段应避免去旋转手法。尽管前路手术取得非常好的疗效,但巨大的开胸暴露创伤给患者带来术中和术后的并发症、难以忍受的痛楚和缓慢的功能恢复。

1993年Mack首先将VATS(video-assisted thoracoscopic surgery)技术应用到脊柱外科领域。同年Landreneau,1995年Regan、McAfee相继开展VATS技术作脊柱畸形前路松解术。1995年Picetti与其同事首例采用VATS技术作脊柱胸椎侧弯前路椎间盘切除、植骨、融合器械内固定术。1999年在欧洲脊柱外科会议上报道50例VATS技术矫正脊柱胸侧弯,2001年在美国脊柱杂志上发表。1999年美国TSRH骨科张宏博士报道16例此项手术技术。国内池永龙和其同事1997年采用EMI-VATS(enlarged manipulation incision of video-assisted thoracoscopic surgery)技术矫正脊柱胸椎侧弯,2001年开展VATS技术矫正脊柱侧弯,2002年邱勇、吕国华、杨操与其同事亦开展此项目手术。

前路矫形已成为胸椎侧凸外科治疗的标准方法之一,胸镜镜下胸椎侧凸前路矫正因手术创伤小、矫形融合可靠、外形美观而受到青睐,但其麻醉要求高操作复杂和手术时间长是公认的缺点。开放小切口前路矫形手术则将传统的前路矫形技术和胸腔镜技术融合一体,可保持切口小,又可镜下观察,手术时间明显缩短,并发症明显减少,为大多数学者所推崇。

二、病例选择及术前准备

(一)手术适应证

1. Cobb角40°~70° King Ⅱ型、Ⅲ型,Lenke Ⅰa、Ⅰb型或PUMC Ⅰa、Ⅱb₁型的特发性脊柱侧弯,继发腰段弯曲不超过中线;
2. Cobb角40°~70°进展性先天性胸椎侧弯;
3. 先天性半椎体胸段畸形;
4. 高位胸段代偿性弯曲;
5. 前路椎间融合术后假关节形成。

(二)手术相对适应证

1. Cobb角大于70°僵硬性胸椎侧弯;
2. Cobb角大于70°复合性先天性胸椎侧弯;
3. 神经纤维瘤病伴脊柱胸椎侧弯;
4. Cobb角大于60°的后凸畸形;
5. 肺功能受损的神经肌源性脊柱胸椎侧弯。

(三)手术禁忌证

1. 严重或急性呼吸功能障碍者;
2. 不能耐受单侧通气者;
3. 严重心绞痛、心肌梗塞,心功能Ⅲ级和严

重室性心律紊乱者；

4. 严重传染性疾病，如病毒性肝炎、艾滋病毒携带者；

5. 手术侧感染性胸膜病变者；

6. Cobb角小于40°的胸椎侧凸、侧后凸畸形者。

（四）术前准备

1. 术前常规拍摄站立位脊柱全长正、侧位片和Bending片。了解脊柱侧凸的类型、柔性度、生长发育情况以及可矫正度的预测（图6-5-1-5-1）。

2. 术前侧位拍摄每个椎弓根的CT正位像，了解椎体旋转、椎体截面积形态、脊髓和神经根状况及椎体和周围组织的畸形变化（图6-5-1-5-2）。

3. 术前拍摄MR片，了解脊髓神经有否病变（图6-5-1-5-3）。

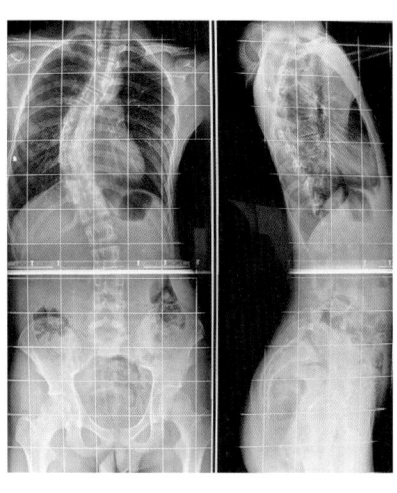
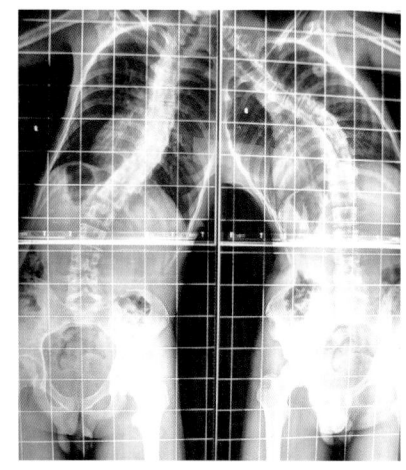

图6-5-1-5-1 脊柱侧弯X线摄像检查（A、B）
A. 全长正侧位X片；B. Bending像

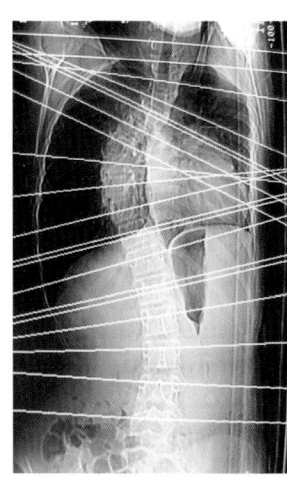
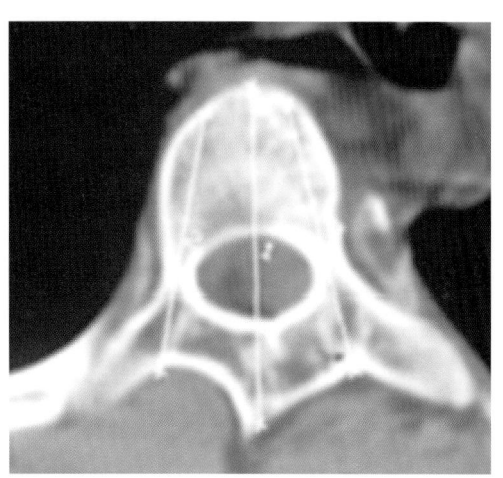

图6-5-1-5-2 CT扫描法（A、B）
A. CT椎弓根扫描；B. 测量椎弓根临床数值

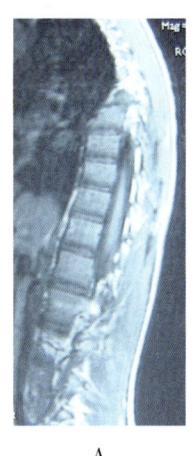
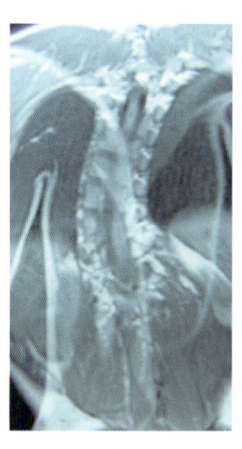

图6-5-1-5-3　MR扫描法（A、B）
A. MR矢状位扫描；B. MR冠状位扫描

4. 术前常规作肺功能测定，供麻醉师参考，同时询问了解有无肺炎、结核或开胸史，除外胸膜粘连的可能性。

5. 术前所需的器械都应严格挑选准备。

6. 术前做好桡动脉或腹动脉穿刺插管测量血压，动脉血 PH、PCO_2、PO_2，通过颈内静脉或锁骨下静脉插管测量中心静脉压及血容量改变。Foley 导管膀胱留置可术中监测肾功能变化。

7. 术前安装体感诱发电位（SEP）或运动诱发电位（MEP）仪，监测脊髓缺血状况，SEP 波幅下降 50%，作为判断脊髓缺血的标准（图6-5-1-5-4）。

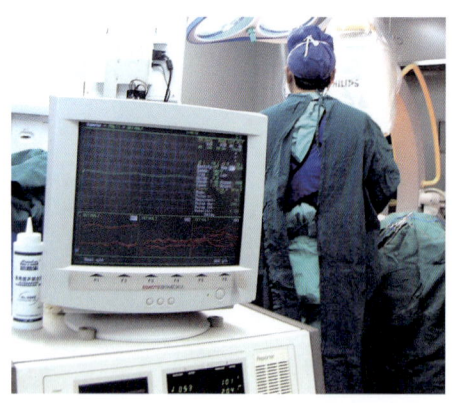

图6-5-1-5-4　SEP术中监测脊髓功能

8. 患者知情同意：因为胸腔镜下手术具有切口小、创伤小、出血少、疼痛轻等优点，但操作及麻醉要求高，仍会出现许多并发症。如对主动脉、腔动脉节段血管、肺组织、胸导管及脊髓神经等损伤。手术矫正可引起内固定螺钉松动、拔出，术后可产生肺不张、纤维化、疤痕、膈疝矫形度丢失等，均应详细告知患方，听取患方意见，更好融合治疗，避免医患之间发生在医疗和法律上的纠纷。

三、手术方法

（一）一般要求

麻醉、体位、手术者位置、切口定位、切口制作和暴露等同 VATS/EMI-VATS 技术操作要求。

（二）具体操作步骤

1. VATS 操作技术

（1）锁孔选择　锁孔计划一般选择 4~5 个，分别于第 3、5、7、9、11 处，第一个锁孔取第 5 或第 7 肋骨（图6-5-1-5-5）。正确设计锁孔位置既可减轻肋间神经血管的压迫或损伤，又可彻底切除椎间盘和上下软骨终板，达到更好的椎间融合。锁孔之间必须有一定距离，牵开吸引操作锁孔应位于腋中线的稍前方，即腋中线与腋前线之间。胸腔镜锁孔位置最好在腋中线稍后方，即腋中线与腋后线之间。

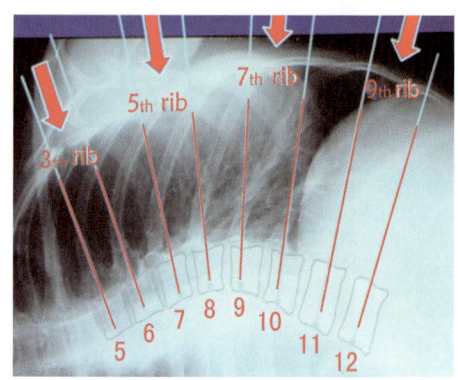

图6-5-1-5-5　VATS锁孔选择

① 上胸椎（T_{1-5}）：操作锁孔在 T_3、T_4 肋间隙，腔镜锁孔在 T_4、T_5 肋间隙。避免在腋窝内或 T_1、

T₂肋间隙锁孔，以免损伤臂丛神经血管或锁骨下静脉等。

② 中胸椎（T₅₋₉）：一般锁孔 3~4 个，T 形排列，也可 L 形排列，可采用 0° 或 30° 腔镜，暴露操作容易，无需牵开膈肌。

③ 下胸椎（T₉₋₁₁）：下胸椎离膈肌较近，暴露时需牵拉膈肌，T₁₂、L₁ 椎体暴露困难，有时需另作锁孔，下胸椎锁孔设计可选 T 形或 L 形。

（2）胸膜切开与分离　当插入镜头后即可见萎陷的肺，在腋中线附近作 3~4 个操作孔。手术器械可在锁孔之间相互替换。先行肺萎陷，暴露出脊柱和肋骨，用电刀切开椎体前方壁层胸膜（图 6-5-1-5-6），辨别突起的椎间盘节段、凹陷的为椎体，以及位于椎体中央的节段性血管（图 6-5-1-5-7）。钝性分离壁层胸膜，电凝并切断节段性血管，暴露出需矫正松解的椎间盘和椎体（图 6-5-1-5-8）。

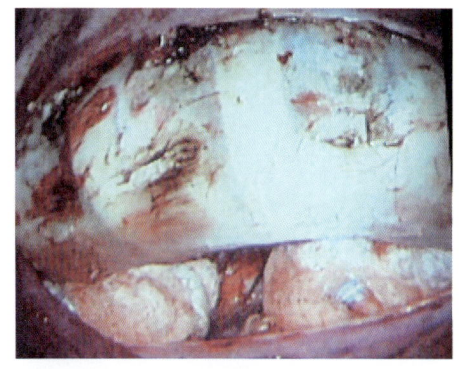

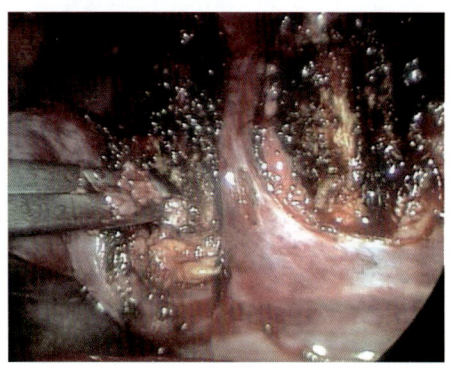

图6-5-1-5-8　暴露椎体与椎间盘（A、B）
A.暴露椎体和椎间盘；B.切开前纵韧带和纤维环

（3）椎间盘切除和椎间植骨　用电刀切开纤维环，用刮匙、髓核钳去除椎间盘组织及上下终板软骨，深达对侧椎体边缘，向后不超过肋骨头水平，以免损伤脊髓神经（图 6-5-1-5-9）。切除椎间盘后取自体肋骨植入椎间隙（图 6-5-1-5-10）。

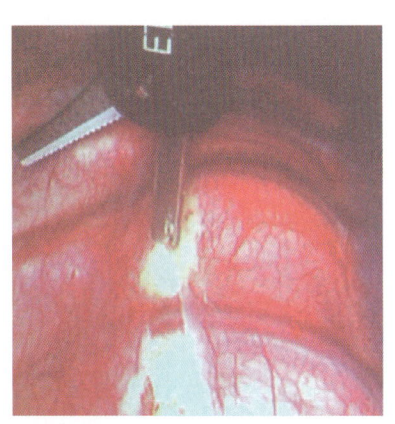

图6-5-1-5-6　切开胸膜

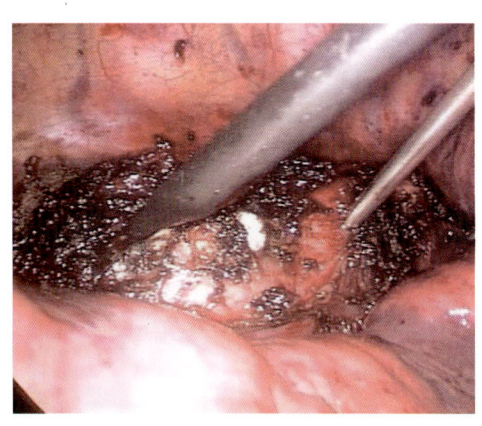

图6-5-1-5-7　电凝节段血管

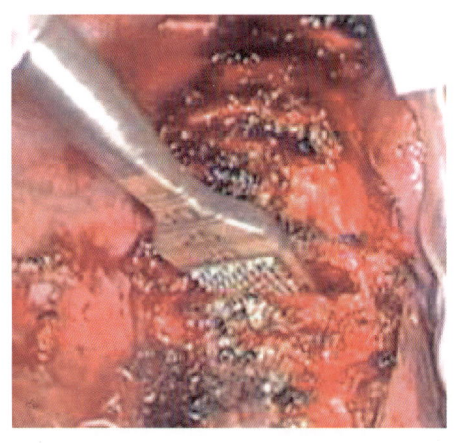

图6-5-1-5-9　切除椎间盘

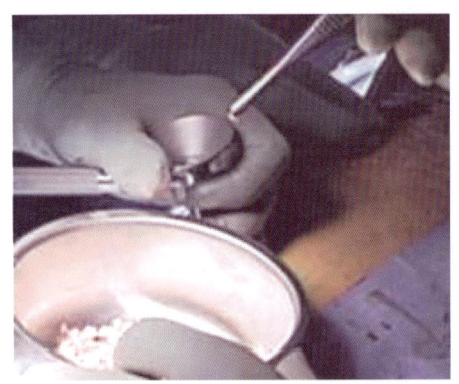

图6-5-1-5-10　体外漏斗椎间植骨

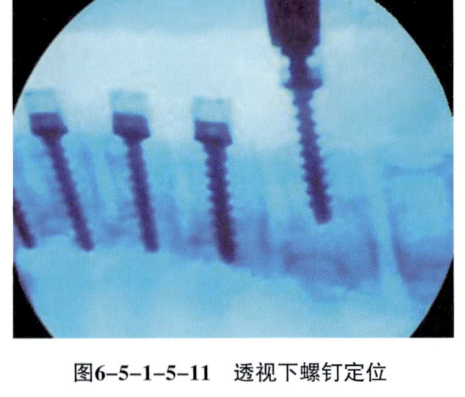

图6-5-1-5-11　透视下螺钉定位

（4）椎体螺钉植入和畸形矫正　在C-臂X线机引导下,确定导针位置和深度(图6-5-1-5-11),注意导针应在椎体中心位和垂直椎体,植入Eclipse中空螺钉。螺钉位置均应在肋骨小头前方(图6-5-1-5-12)。依次导入需矫正的椎体螺钉,然后通过操作孔植入相应长度的矫正棒(图6-5-1-5-13)。从下向上依次抱紧压缩Eclipse螺钉,矫形固定(图6-5-1-5-14)。

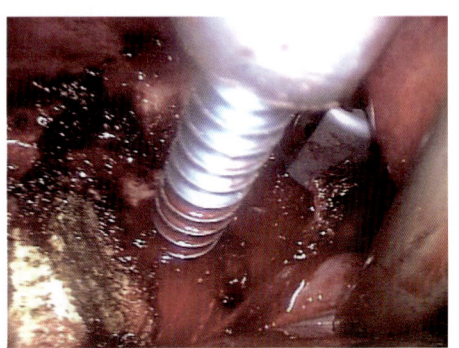

图6-5-1-5-12　拧入螺钉

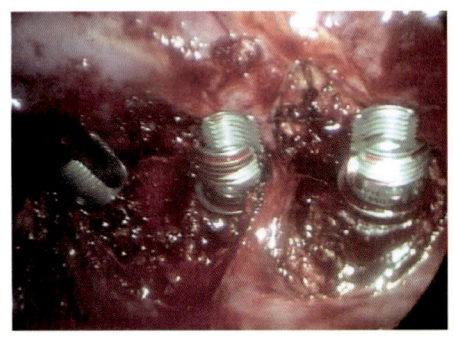
A

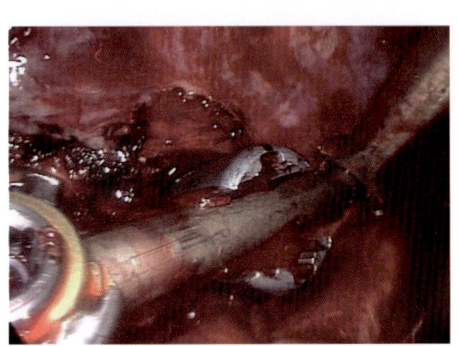
B

图6-5-1-5-13　螺钉与矫形棒植入（A、B）
A.螺钉依次排列；B.导入矫形棒

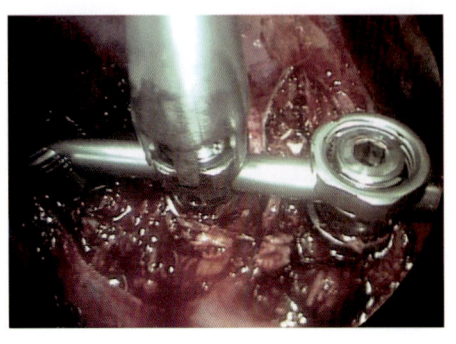
A

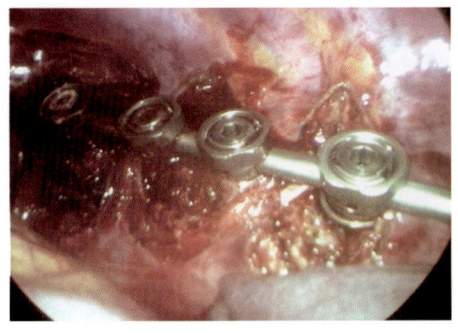
B

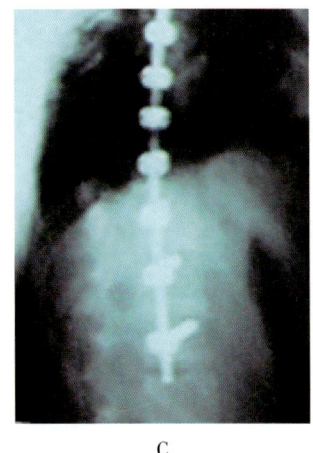 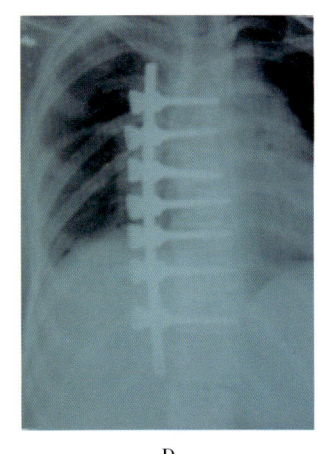 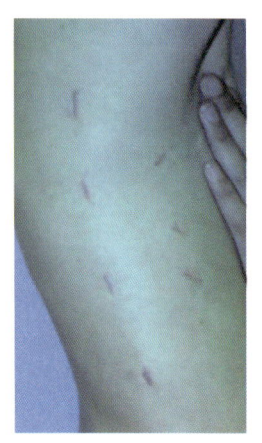

图6-5-1-5-14　矫正侧弯畸形（A～E）

A.镜下机械式纠正侧弯；B.镜下线缆式纠正侧弯；C.术后侧位X线片；D.正位显示畸形纠正；E.术后创口愈合

（5）闭合创口　无需缝合椎体前方壁层胸膜。再次检查有无活动性出血点，通过最下方的锁孔放置胸腔负压引流管。

2. EMI-VATS操作技术

（1）操作切口的设计　对手术的成功至关重要，EMI-VATS开口应与椎体保持较近较近距离，每个开口负责两个椎体的固定，一般需要4个开口（图6-5-1-5-15）。

（2）胸膜切开与分离　沿着脊柱手术部位纵向切开胸膜，显露椎横血管（图6-5-1-5-16）。在L_1椎体处，应将膈肌与脊柱的移行处打开。

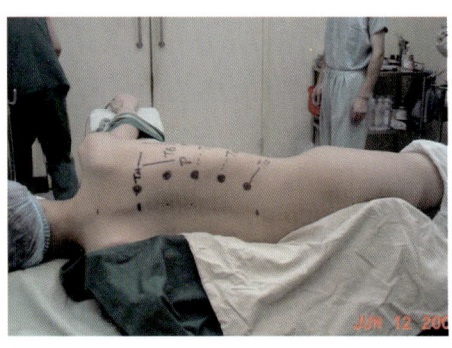 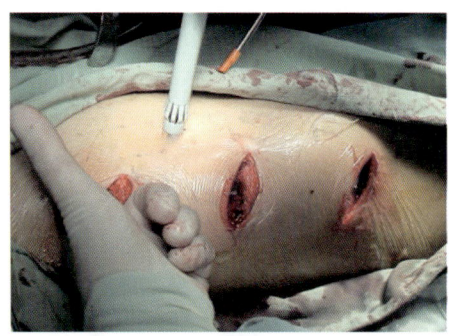

图6-5-1-5-15　EMI-VATS脊柱侧弯矫形切口选择（A、B）

A.透视下体表切口定位标志；B.小切口暴露胸腔及内窥镜置入

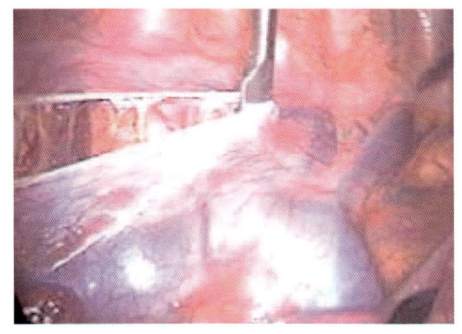 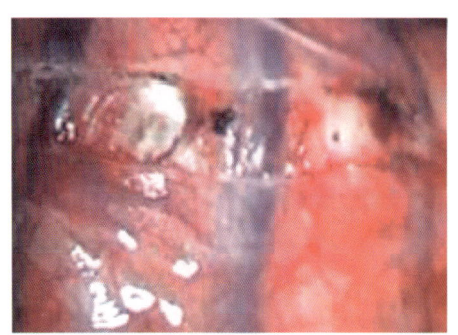

图6-5-1-5-16　切开胸膜暴露椎横血管（A、B）

A.切开胸膜；B.暴露椎横血管

（3）结扎椎横血管 可以缝合结扎法,也可电凝烧灼法,切断椎横血管将椎体暴露清楚。

（4）前纵韧带和肋骨头的显露 充分暴露前纵韧带,将其与周围大血管彻底分开。肋骨头必须暴露清楚。因为椎间盘的切除及椎体固定都要在肋骨头平面的前端进行,超过肋骨头向后有损伤脊髓的危险（图6-5-1-5-17）。

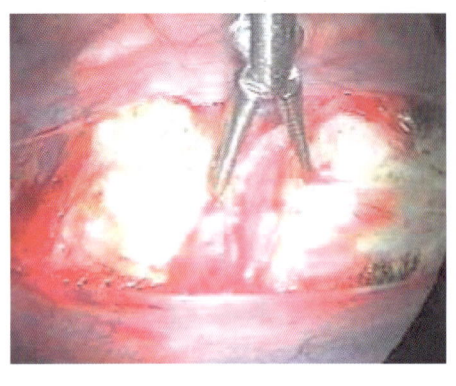
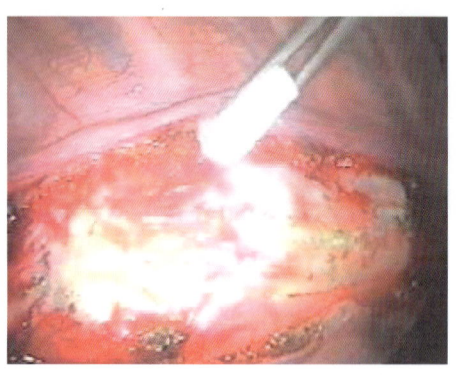

图6-5-1-5-17 切断椎横血管暴露椎体（A、B）
A.电凝结扎椎横血管；B.暴露椎体与椎间盘

（5）椎间盘的切除和植骨 将椎间盘及前纵韧带锐性切开,彻底切除椎间盘组织及椎体的上下终板软骨,深达对侧边缘,向后不超过肋骨头水平。刮除后,进行椎间隙植骨融合（图6-5-1-5-18、19）。

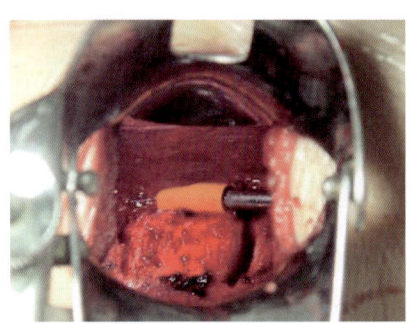

图6-5-15-18 椎间盘切除松解

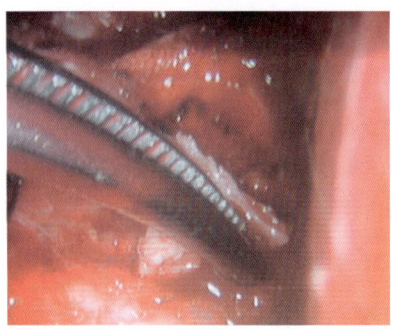

图6-5-1-5-19 椎间植骨融合

（6）椎体螺钉植入 在电视及C-臂X线机监视下,决定导针位置和方向,导针进入点应正位于肋骨头平面的前端,注意观察导针应与椎体垂直,并处于椎体中心位（图6-5-1-5-20）。第一枚螺钉植入应是侧弯顶椎的椎体,然后依次向两侧椎体分别植入,螺钉纵向排列均应在一条直线上（图6-5-1-5-21）。螺钉植入要准确无误,速度要慢。过快操作可导致椎体崩裂或器械脱落,以致血管和胸腔脏器损伤。两端的螺钉应选择长尾可折断螺钉,以便装棒操作顺利进行。

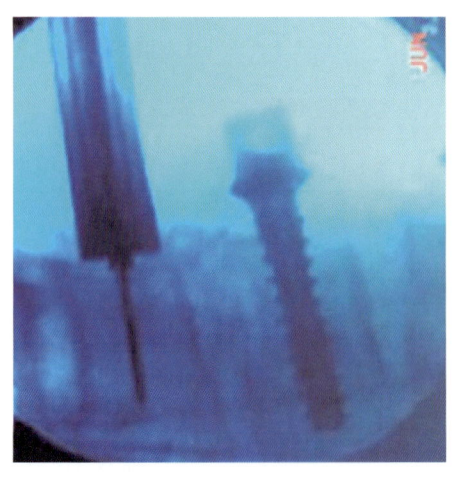

图6-5-1-5-20 透视下定位

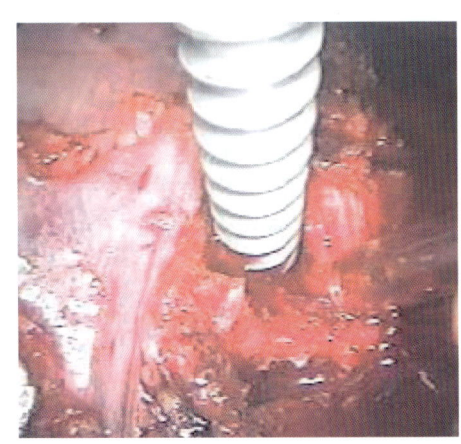

图6-5-1-5-21 螺钉排列

（7）棒的植入　棒可以通过最远端的操作口进入胸腔，用抓棒器将棒钳住。棒先放置远端的3~4个螺钉上，用螺帽将棒固定在棒上。加压矫正从远端开始，依次向近端移动，加压时观察椎体前方及侧方有否螺钉倾斜和椎体撕裂（图6-5-1-5-22）。

（8）完毕矫正后缝合胸膜覆盖内固定物并置胸腔引流管（图6-5-1-5-23）。

3. 操作注意事项

（1）上胸椎锁孔避免在腋窝内或T_1、T_2肋间隙处，以免损伤臂丛神经和锁骨下动静脉。中胸椎锁孔第1个锁孔应取T_5或T_7肋间隙。下胸椎锁孔应注意膈肌阻挡。

（2）结扎节段血管必须牢靠，以防术后出血。同时要避免损伤交感神经干。

（3）充分暴露前纵韧带和肋骨头，椎间盘切除及椎体螺钉固定都在肋骨头平面前端进行，超过肋骨头向后有损伤脊髓危险。螺钉置入必须在C-臂X线机监透下进行。

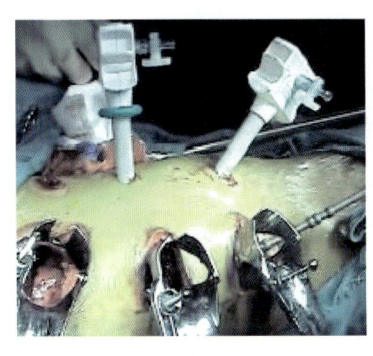
A

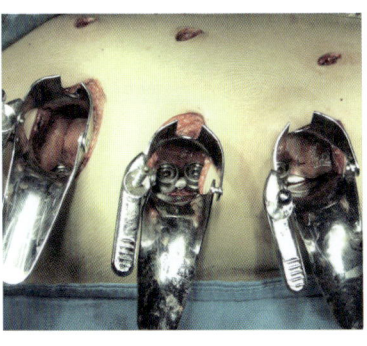
B

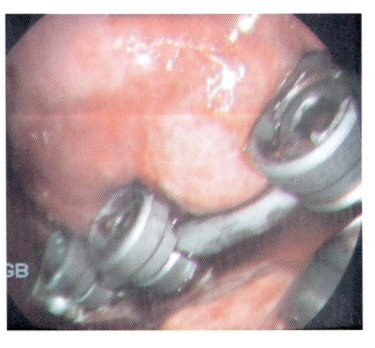
C

图6-5-1-5-22 侧弯矫形操作（A~C）
A.矫形棒从远端植入；B.矫形完毕体外观；C.矫形完毕镜下观

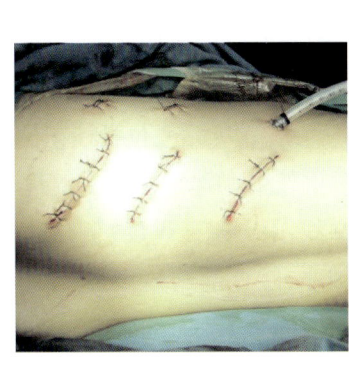
A

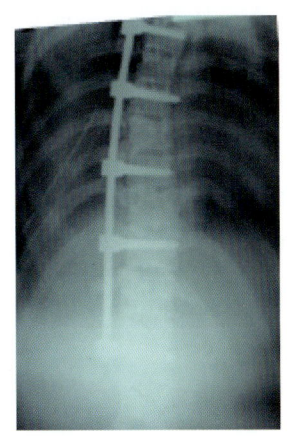
B

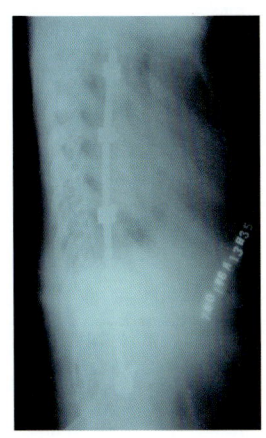
C

图6-5-1-5-23 缝合切开，放置引流（A~C）
A.术后创口及胸腔引流；B.C.侧弯纠正后正侧位X线片

（4）螺钉排列应在一条直线上，螺钉位置应于终板平行，螺头超过对侧皮质。矫正棒应由最远端操作口进入胸腔，先固定远端螺帽，依次向近端移动。

（5）加压矫正时，注意观察椎体前方及侧方有无螺钉倾斜和椎体撕裂。

（6）矫正术完毕后，应认真检查有无肺脏损伤，术中肺扩张是否完全，胸腔引流波动是否正常等。

四、术后处理

1. 严密观察术后生命体征；
2. 严密观察胸腔引流瓶引流量、颜色及水柱波动等情况；
3. 术后48~72h内，引流量少于100ml/24h，可以拔除引流管；
4. 术后应用广谱抗生素预防感染；
5. 术后一周，开始做功能练习，8周后可以下地活动。

五、并发症防治

暂时性肋间神经痛、肺扩张不全、活动性出血、肺脏损伤、感染等并发症见VATS/EMI-VATS技术的并发症防治。但VATS/EMI-VATS技术矫正脊柱侧弯还有下列并发症：

（一）螺钉定位错误

螺钉定位错误的原因是操作时没有摄片或C-臂X线机监视下进行，操作者单凭临床经验易导致螺钉定位错误。最常见为螺钉打破上、下终板，部分钉体进入椎间隙。其次螺钉定位未在准确的矫正范围内，导致器械装置后，矫正不满意，术后产生曲轴现象或附加现象。

（二）椎体劈裂或螺钉脱出

上胸椎椎体比较小，螺钉选择过粗，矫形时受力过大，易引起椎体劈裂伤或螺钉滑出，导致内固定失败。所以螺钉拧入后不要再次退出或拧入，以免钉道松动。螺钉的螺纹要深，可在椎体内锚状固定，矫正时缓慢进行，使矫形力均衡。

（三）半膈穿透损伤

膈肌在T_{12}椎体附着处被矫正棒穿透伤，或被操作时不慎剥离损伤。McAffee报道1例损伤。所以在膈肌附着点操作时应仔细分离以免损伤。

（四）暂时性下肢轻瘫

Mack报告1例由过度矫正侧弯，脊髓神经受到牵张伤，导致术下肢活动障碍，经对症治疗，缓慢好转。

六、病例介绍

［例1］ 患者，女性，16岁，因"发现脊柱侧弯2年"来院就诊，患者经过近2年的支具治疗，侧弯有继续进展趋势。入院查体：一般情况好，营养中等，呼吸平顺，皮肤黏膜无发绀，两肺呼吸音清，未及干、湿罗音，未闻及心杂音，腹部平软，肝脾无肿大。专科检查：胸椎右侧凸畸形，剃刀背畸形，胸椎后凸尚存在，两侧肩胛骨不等高，腰椎轻度左侧凸，未见背部皮肤异常，双下肢肌力感觉正常。辅助检查：站立位脊柱正位片提示胸腰椎呈S形侧弯，以胸弯为主，Cobb角52°，腰弯未超过骶中线，Risser征Ⅳ度；侧位片提示胸椎后凸角稍减小，腰椎前凸角正常。Bending片提示脊柱柔韧性尚可。肺功能检查无明显通气障碍。诊断为特发性脊柱侧弯（king Ⅲ型）。处理：

入院后经过充分术前准备,在全麻下行胸腔镜下前路脊柱侧弯矫形内固定融合手术,固定节段选择T_{5-11}椎体,共置入椎体钉7枚,椎间以自体肋骨植骨融合,手术无并发症。术后X线检查提示胸椎冠状面Cobb角纠正至18°,术后两年随访侧弯无加重(图6-5-1-5-24)。

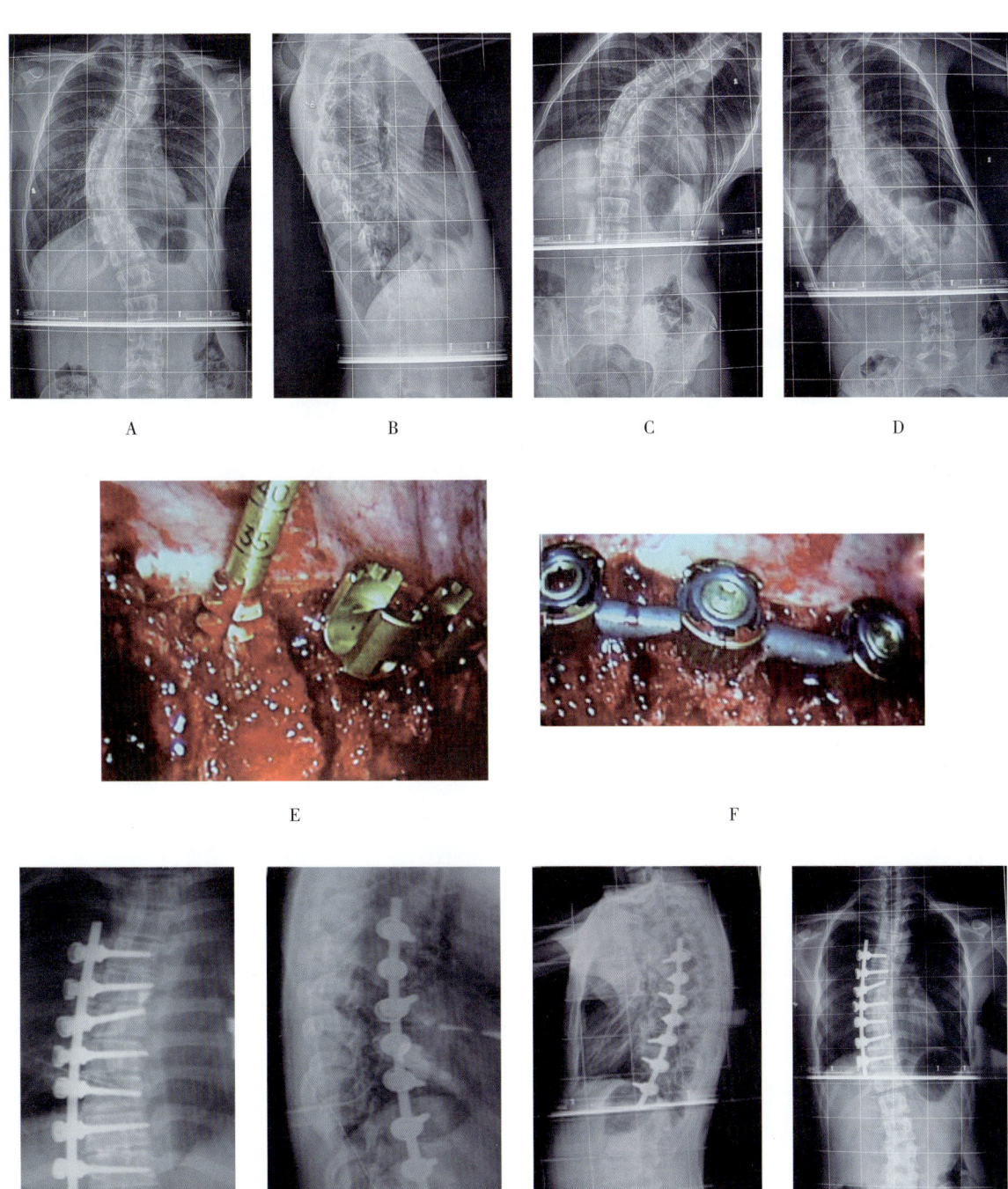

图6-5-1-5-24 临床举例 例1(A~J)

特发性脊柱侧凸胸腔镜下矫形术 A. 术前Cobb角52°,KingⅢ型;B. 术前胸椎后凸畸形;C. 术前左屈Bending像;D. 术前右屈Bending像;E. 胸腔镜下椎体松解,置钉情况;F. 胸腔镜下矫正畸形及内固定情况;G. 术后侧凸畸形已矫正;H. 术后胸椎后凸畸形已矫正;I. 术后2年复查后凸角度无丢失;J. 术后2年复查侧凸角度无丢失

[例2] 患者,男性,16岁,因"发现脊柱侧弯1年"来院就诊,入院查体:体形偏瘦,营养中等,呼吸平顺,皮肤黏膜无发绀,两肺呼吸音清,未及干、湿罗音,未闻及心杂音,腹部平软,肝脾无肿大。专科检查:胸腰椎呈S形侧弯,其中胸椎右侧凸,腰椎左侧凸,剃刀背畸形明显,胸椎后凸及腰椎前凸尚存在,两侧肩胛骨不等高,骨盆倾斜,未见背部皮肤异常,双下肢肌力、感觉正常。体重悬吊试验提示脊柱柔韧性差。辅助检查:站立位脊柱正位片提示胸腰椎呈S形侧弯,胸弯与腰弯均超过骶中线,胸弯大于腰弯,胸弯Cobb角60°,腰弯Cobb角20°,Risser征Ⅴ度;侧位片提示胸椎后凸角及腰椎前凸角基本正常。肺功能检查提示中度通气功能障碍。诊断为特发性脊柱侧弯(king Ⅱ型)。处理:入院后经过充分术前讨论及术前准备,决定行小切口胸腔镜下前路松解、矫形内固定融合手术。术后X线复查提示侧弯矫形满意,胸弯Cobb角纠正至10°。术后随访2年,侧弯无加重(图6-5-1-5-25)。

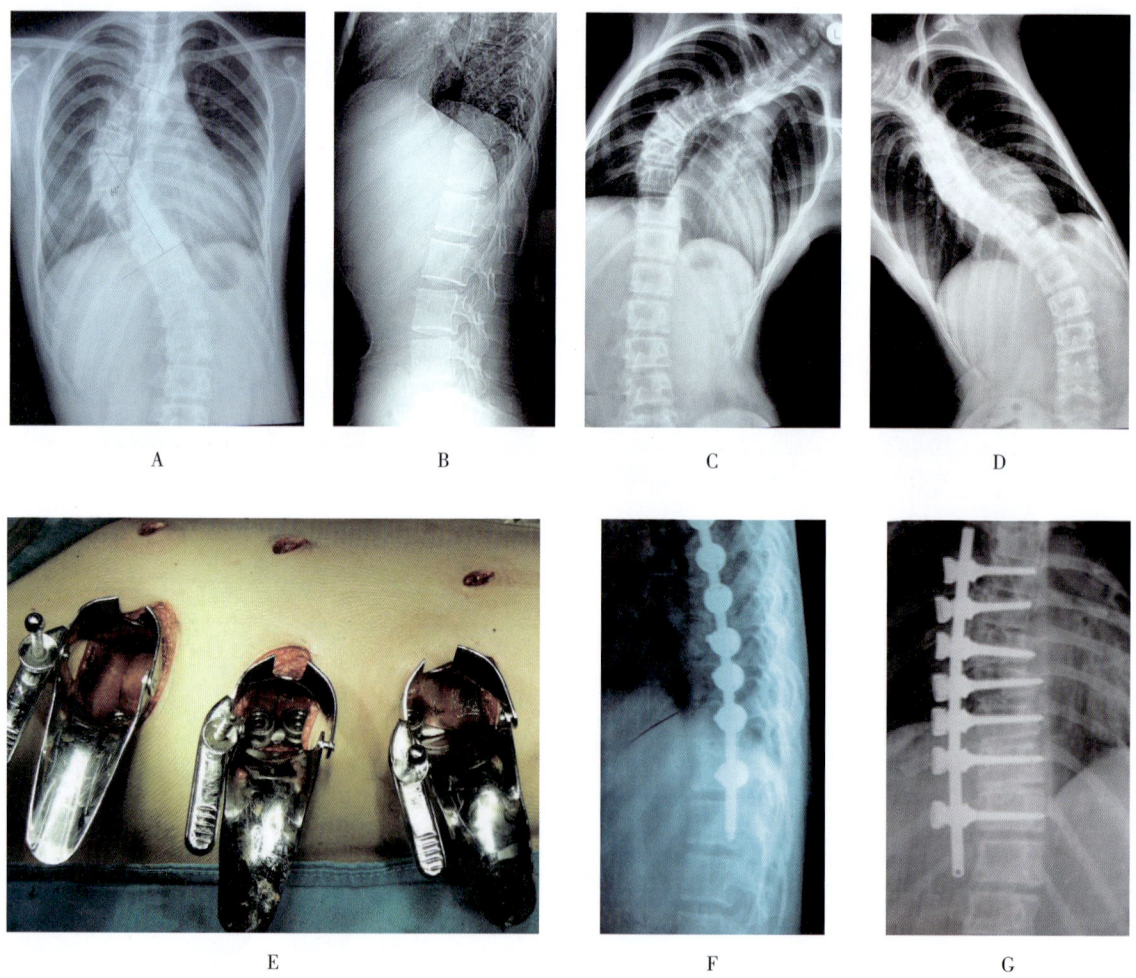

图6-5-1-5-25 临床举例 例2(A~G)
特发性脊柱侧凸扩大操作口腔镜辅助下矫形术 A.术前Cobb角60°(King Ⅱ型); B.术前平背; C.左侧屈Bending像; D.右侧屈Bending像; E.扩大操作口下完成侧凸矫正; F.术后平背已矫正; G.术后侧凸已矫正

(池永龙)

参 考 文 献

1. 朱泽章, 邱勇, 王斌等. 以脊柱侧凸为首发症状的青少年不典型腰椎间盘突出症诊治分析 [J]. 中华外科杂志, 2008, 46 (14)
2. 曹兴兵, 邱勇, 朱泽章等. 胸弯型青少年特发性脊柱侧凸术前胸椎后凸对术后矢状面代偿模式的影响 [J]. 中华外科杂志, 2010, 48 (1)
3. 陈海鸥, 邱勇, 邱旭升等. 雌激素β受体基因多态性与青少年特发性脊柱侧凸关系的研究 [J]. 中华骨科杂志, 2009, 29 (1)
4. 陈文俊, 邱勇, 王斌等. 青少年特发性脊柱侧凸椎弓根螺钉的误置模式及危险因素 [J]. 中华外科杂志, 2009, 47 (22)
5. 陈志军, 邱勇, 孙旭等. 青少年特发性脊柱侧凸患者小脑扁桃体位置与异常体感诱发电位的相关性分析 [J]. 中华外科杂志, 2009, 47 (11)
6. 陈志军, 邱勇, 王斌等. Matrilin-1基因多态性对青少年特发性脊柱侧凸进展的预测价值 [J]. 中华骨科杂志, 2009, 29 (5)
7. 陈志军, 邱勇, 俞杨等. Matrilin-1基因多态性与青少年特发性脊柱侧凸易感性的关系 [J]. 中华外科杂志, 2009, 47 (17)
8. 蒋军, 邱勇, 钱邦平等. 金属蛋白酶组织抑制剂-2基因多态性与青少年特发性胸椎侧凸的相关研究 [J]. 中华外科杂志, 2010, 48 (6)
9. 李海波. 青少年特发性脊柱侧凸患者身高增长速率高峰的预测 [J]. 中华外科杂志, 2009, 47 (6)
10. 刘文军, 邱勇, 陈志军等. 青少年特发性脊柱侧凸患者胰岛素样生长因子-1受体基因多态性研究 [J]. 中华外科杂志, 2009, 47 (23)
11. 刘臻. Lenke分型及PUMC分型对青少年特发性脊柱侧凸融合策略的研究进展 [J]. 中华骨科杂志, 2008, 28 (6)
12. 吕国华, 王冰, 马泽民, 等. 胸腔镜与开胸脊柱前路手术的比较研究. 中华骨科杂志, 2004, 24: 104-107.
13. 邱旭升, 邓亮生, 杨晓恩等. 青少年特发性脊柱侧凸生激素基因多态性研究 [J]. 中华外科杂志, 2008, 46 (22)
14. 邱旭升, 邓亮生, 杨晓恩等. 褪黑素受体1A基因多态性与青少年特发性脊柱侧凸相关性研究 [J].中华外科杂志, 2007, 45 (18)
15. 邱勇, 殷刚, 曹兴兵等. 特发性胸椎侧凸患者的胸椎后凸状态对腰骶椎矢状面形态的影响 [J]. 中华外科杂志, 2008, 46 (16)
16. 邱勇, 陈志军, 马薇薇等. 青少年特发性脊柱侧凸患者体感诱发电位的特点及与Cobb角的关系 [J]. 中华外科杂志, 2009, 47 (13)
17. 邱勇, 刘臻, 朱锋等. Halo-股骨髁上牵引对重度脊柱侧凸后路矫形的影响 [J].中华外科杂志, 2007, 45 (8)
18. 邱勇, 邱旭升, 马薇薇等. 青少年特发性双胸弯患者肩部影像学平衡与美学平衡的相关性研究 [J]. 中华骨科杂志, 2009, 29 (4)
19. 邱勇, 邱旭升, 孙旭等. 青少年特发性脊柱侧凸女性患者的体重指数特征 [J]. 中华外科杂志, 2008, 46 (8)
20. 邱勇, 孙旭, 朱泽章等. 青少年特发性脊柱侧凸大弯度患者脊髓圆锥位置的MRI研究 [J].中华外科杂志, 2006, 44 (20)
21. 邱勇, 王斌, 吴亮, 等. 胸腔镜下特发性胸椎侧凸的前方松解手术. 中国脊柱脊髓杂志, 2004, 14: 207-210.
22. 邱勇, 王斌, 朱锋等. 小切口微创与开放前路矫形内固定术治疗特发性胸腰椎脊柱侧凸的临床疗效比较 [J]. 中华外科杂志, 2006, 44 (4)
23. 邱勇, 王渭君, 夏才伟等. 女性青少年特发性脊柱侧凸患者生长高峰预测因素的组织学评价 [J]. 中华外科杂志, 2007, 45 (22)
24. 邱勇, 吴亮, 王斌等. 特发性脊柱侧凸双侧椎旁肌褪黑素受体含量的差异性比较研究 [J]. 中华外科杂志,2006,44 (12)
25. 邱勇, 夏才伟, 王斌等. 青少年特发性胸椎侧凸选择性融合术后的远端交界性后凸 [J]. 中华骨科杂志, 2009, 29 (2)
26. 邱勇, 朱泽章, 王斌等. 后路可延长型内固定矫正儿童脊柱侧凸的疗效及并发症 [J]. 中华骨科杂志, 2006, 26 (3)
27. 邱勇, 朱泽章, 朱锋等. 青少年特发性脊柱侧凸King、Lenke和PUMC (协和) 分型的可信度和可重复性比较及意义 [J]. 中华骨科杂志, 2007, 27 (10)
28. 邱勇. 青少年特发性脊柱侧凸的分型及其对制定治疗策略的意义 [J].中华外科杂志, 2007, 45 (8)
29. 邱勇. 青少年特发性胸椎侧凸胸腔镜下矫形的疗效与并发症预防 [J]. 中华医学杂志, 2007, 87 (9)
30. 邱勇. 重视青少年特发性脊柱侧凸病因机制中的基因学研究 [J]. 中华外科杂志, 2010, 48 (6)

31. 孙旭,邱勇,朱泽章.Cobb角大于40°的青少年特发性脊柱侧凸患者的小脑扁桃体位置分析[J].中华骨科杂志,2007,27(2)

32. 孙旭,邱勇,朱泽章等.进行性骨化性纤维发育不良致严重脊柱侧后凸一例报告[J].中华骨科杂志,2007,27(3)

33. 王斌,陈志军,邱勇等.青少年特发性脊柱侧凸患者血浆matrilin-1蛋白水平及其临床意义[J].中华外科杂志,2009,47(21)

34. 王斌,李海波,邱勇等.青少年特发性脊柱侧凸患者骨髓间充质干细胞褪黑素信号通路初步研究[J].中华外科杂志,2010,48(2)

35. 王渭君,邱勇,朱锋等.青少年特发性脊柱侧凸患者脊椎中央软骨发育相关的CT研究[J].中华外科杂志,2007,45(16)

36. 王渭君,邱勇,朱泽章等.特发性胸椎侧凸胸腔镜下前路矫形和小切口前路矫形置钉精确性比较分析[J].中华外科杂志,2007,45(12)

37. 王渭君,朱昭颖,文志伟等.青少年特发性脊柱侧凸患者颅颈交界处的脑脊液动力学特征的MR比较研究[J].中华骨科杂志,2008,28(6)

38. 王渭君.青少年特发性脊柱侧凸进展的预测因素[J].中华骨科杂志,2006,26(4)

39. 吴亮,邱勇,王斌等."特发性"胸椎左侧凸患者并发脊髓病变及其临床意义[J].中华外科杂志,2006,44(24)

40. 夏才伟,邱勇,孙旭等.青少年特发性脊柱侧凸女性患者维生素D受体基因多态性研究[J].中华医学杂志,2007,87(21)

41. 杨操,Geoffrey Askin,杨述华.胸腔镜下前路矫形治疗青少年特发性脊柱侧凸.中华骨科杂志,2004,24:70-73.

42. 杨维权.青少年脊柱侧凸矫正术中胸椎椎弓根螺钉植入技术.中国矫形外科杂志 2005年13卷17期.

43. 殷刚,邱勇,孙旭等.不同上肢体位对正常人和青少年特发性脊柱侧凸患者站立位脊柱矢状面形态的影响[J].中华骨科杂志,2008,28(9)

44. 俞杨,陈志军,邱勇等.Matrilin-1基因多态性与青少年特发性脊柱侧凸支具疗效的相关性[J].中华外科杂志,2009,47(22)

45. 赵清华.青少年特发性脊柱侧凸患者软骨内成骨异常的研究进展[J].中华外科杂志,2010,48(6)

46. 周许辉,张咏,方加虎等.重度青少年特发性颈椎后凸畸形的手术治疗[J].中华外科杂志,2010,48(4)

47. 朱锋,邱勇,王斌等.青少年特发性脊柱侧凸胸椎形态学的MRI测量及临床意义[J].中华外科杂志,2009,47(4)

48. 朱泽章,邱勇,王斌等.术前大质量Halo-股骨髁上牵引在治疗僵硬型特发性脊柱侧凸中的应用[J].中华外科杂志,2010,48(7)

49. Bull J, Grogan S.Children having spinal surgery to correct scoliosis: a qualitative study of parents' experiences.J Health Psychol. 2010 Mar;15(2):299-309.

50. Chun-Hong Ni, Ming Li, Bing-Hua Dai, et al.The evaluation and surgical management of shoulder imbalance of idiopathic scoliosis patients. SICOT Shanghai Congress 2007

51. Cloyd JM, Acosta FL Jr, Cloyd C, Ames CP.Effects of age on perioperative complications of extensive multilevel thoracolumbar spinal fusion surgery.J Neurosurg Spine. 2010 Apr;12(4):402-8.

52. Da-Di Jin.Combined anterior and posterior approach in surgical treatment of scoliosis. SICOT Shanghai Congress 2007

53. Dorward IG, Lenke LG.Osteotomies in the posterior-only treatment of complex adult spinal deformity: a comparative review.Neurosurg Focus. 2010 Mar;28(3):E4.

54. Fu G, Kawakami N, Goto M, Tsuji T, Ohara T, Imagama S.Comparison of vertebral rotation corrected by different techniques and anchors in surgical treatment of adolescent thoracic idiopathic scoliosis.J Spinal Disord Tech. 2009 May;22(3):182-9.

55. Hasler CC, Mehrkens A, Hefti F.Efficacy and safety of VEPTR instrumentation for progressive spine deformities in young children without rib fusions.Eur Spine J. 2010 Mar;19(3):400-8.

56. Li-Li Yang, De-Yu Chen, Wen Yuan,etal.Clinical applications of computer assisted navigation technique in adolescent scoliosis surgery. SICOT Shanghai Congress 2007

57. Nault ML, Parent S, Phan P.A modified Risser grading system predicts the curve acceleration phase of female adolescent idiopathic scoliosis, J Bone Joint Surg Am. 2010 May;92(5):1073-81.

58. Parent EC, Dang R, Hill D.Score distribution of the scoliosis research society-22 questionnaire in subgroups of patients of all ages with idiopathic scoliosis.Spine (Phila Pa 1976). 2010 Mar 1;35(5):568-77.

59. Qi-Bin Ye ,MD.Prss instrumentation for the skeletal immature scoliosis patients. SICOT Shanghai Congress 2007

60. Rusy LM, Hainsworth KR, Nelson TJ.Gabapentin use in pediatric spinal fusion patients: a randomized, double-blind, controlled trial.Anesth Analg. 2010 May 1;110(5):1393-8.

61. Ugras AA, Yilmaz M, Sungur I.Prevalence of scoliosis and cost-effectiveness of screening in schools in Turkey.J Back Musculoskelet Rehabil. 2010 Jan;23(1):45-8.

62. Wei-Ping Zang, Zu-De Liu, Zhan-Chun Li,etal. Severe adolescent idiopathic scoliosis treated by posterior correction and fusion with pedicle screws. SICOT Shanghai Congress

63 Xu-Hua Lu, De-Yu Chen, Wen Yuan,etal.The surgical treatment of transpedicular (eggshell) osteotomy applied in lumbar kyphosis. SICOT Shanghai Congress 2007

64 Yang Yu, Yong Qiu.Comparison of effectiveness of halo-femoral traction after anterior spinal release in severe idiopathic and congenital scoliosis. SICOT Shanghai Congress 2007

65 Yi Shen, Zu-De Liu, Zhan-Chun Li ,etal.Reconstruction of trunk balance function in sever scoliosis patients with marfan syndrome. SICOT Shanghai Congress 2007

66 Yong Qiu, Bing Wang.Incidence and risk factors of neurological deficits of surgical correction for scoliosis: analysis of 1373 cases at one chinese institution. SICOT Shanghai Congress 2007

67 Yong Qiu, Bing Wang.The effect of gender on surgical treatment of patients with adolescent idiopathic scoliosis. SICOT Shanghai Congress 2007

68 Yu B, Zhang JG, Qiu GX.[Apical pedicle subtraction osteotomy in the treatment of severe rigid kyphoscoliosis:a preliminary report]Zhonghua Yi Xue Za Zhi. 2009 Sep 22;89 (35) :2495-9.

69 Yue-Ming Song, Li-Min Liu, Tao Li,etal.One stage anterior and posterior hemivertebral resection for spinal scoliosis. SICOT Shanghai Congress 2007

70 Ze-Zhang Zhu, Yong Qiu.The changes of spatial anatomical relationship between the vertebral body and the thoracic aorta after anterior or posterior instrumentation for lenke type 1 adolescent idiopathic scoliosis. SICOT Shanghai Congress 2007

71 Zhan-Chun Li, Zu-De Liu, Wei-Ping Zang,etal.surgical correction of scoliosis associated with marfan syndrome. SICOT Shanghai Congress 2007

第二章 成人脊柱后凸畸形矫正术

第一节 脊柱侧凸前路松解术

一、应用解剖

(一)胸椎前方和侧方

主要结构有胸主动脉、食管及其他血管神经,经胸膜腔至椎体前外侧面均可看到。从外向内依次为交感干、内脏大神经、右奇静脉及左副奇静脉、食管(右)、胸主动脉(左)、位于食管后方的胸导管。横行于椎体侧方的节段血管直接发自胸主动脉是手术需要识别的重要结构。经显露后,可见脊柱呈凹、凸面交替的节段性表现,其中凹面部位对于椎体,并在壁层胸膜下方椎体的中部有横行的节段动静脉经过,凸面部位对于椎间盘,外侧经相邻肋横突关节与肋骨相连。交感干外侧的肋间隙中,可见肋间血管和神经,其中肋间血管为节段血管的延续(图6-5-2-1-1)。

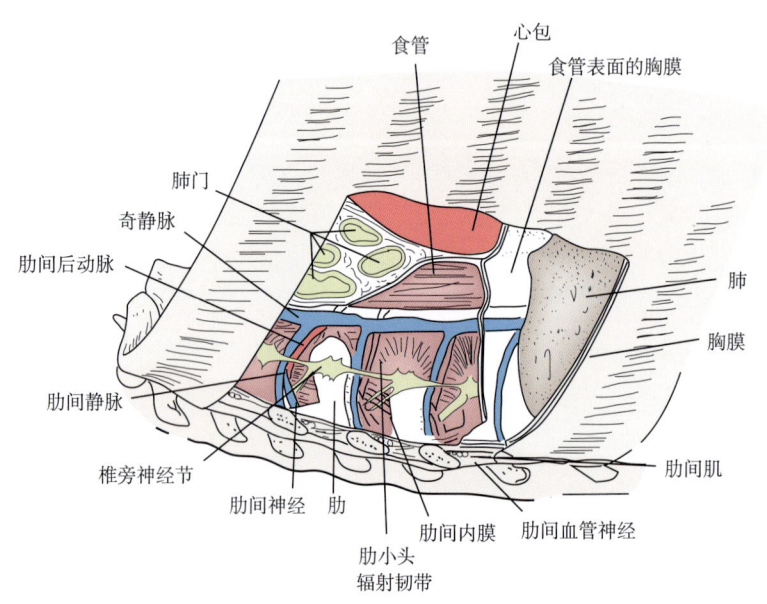

图6-5-2-1-1 胸椎局部解剖示意图

(二)深部结构

侧前方显露腰椎结构后,可见左侧的腹主动脉和右侧的下腔静脉并行于椎体的前方,并以4对腰、动静脉附着于腰椎,因此欲显露椎体前方则需结扎切除上述血管方能进入。由于腹主动脉居于左侧,故为避免损伤下腔静脉,选择左侧入路更为安全。腰大肌起自并附着于 $T_{12}\sim L_5$ 节段椎体前外侧面、横突及椎间盘。输尿管、睾丸（卵巢）血管及生殖股神经均于腰大肌前面下行，腰交感干则沿脊柱与腰大肌内侧缘之间下行，其中左交感干距腹主动脉左缘约 1cm，而右交感干被下腔静脉所掩盖，左右交感干间有交通支相连（图 6-5-2-1-2、3）。

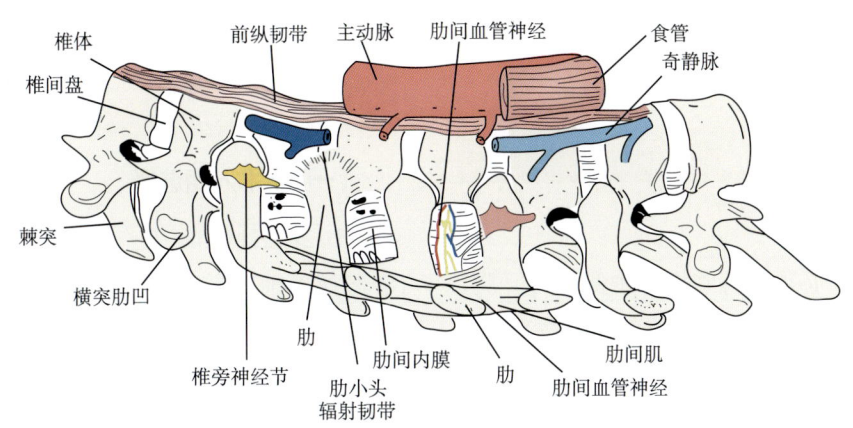

图 6-5-2-1-2　胸椎椎旁解剖示意图

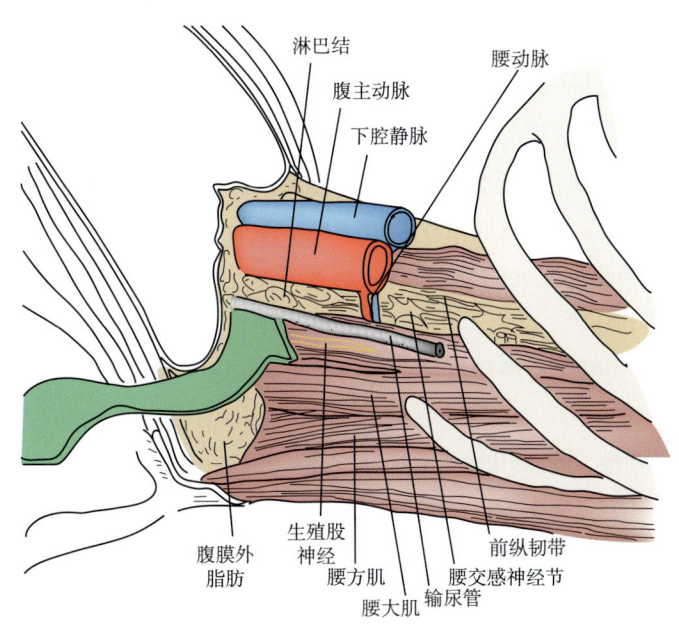

图 6-5-2-1-3　腹部腰椎解剖示意图

二、病例选择

（一）手术指征

1. 重度脊柱侧凸畸形　主要是侧凸大于 60°、侧凸的反向及 Bending 相改善不明显者，尤其合并脊柱后凸、平背畸形，甚至前凸者；

2. 结构性改变者　有明显结构改变的僵硬性先天性脊柱侧凸者；

3. 骨性化者　病变区椎体间呈骨性连接的胸椎脊柱侧凸，并伴有明显的后凸畸形患者。

（二）禁忌证

1. 全身情况差，不能耐受手术者；
2. 曾有肺炎、结核和开胸手术病史伴胸膜腔粘连者；
3. 其他肺部及胸廓发育疾患导致的肺功能障碍而不能耐受单肺通气。

三、术前准备与麻醉

（一）术前准备

1. 手术者　必须熟练掌握手术侧前方开胸、侧前方胸腹联合以及腹膜后入路等手术技术。
2. 团队　具有合作熟练的高度专业化的医疗团队，包括脊柱外科医生、胸外科医生、腹部外科医生、麻醉科医生等医护人员等。
3. 术前影像学评估　拍摄全脊柱正侧位 X 位片，平卧位左右 Bending 位 X 线片，骨盆平片，确定手术松解的范围。
4. 长期吸烟的患者　一般呼吸道的分泌物增多，难以清除，而且免疫功能受损，因此术前患者至少忌烟两周，必要的时候可以在术前加强呼吸功能训练，尽量减少术后呼吸道并发症的发生。
5. 术前其他准备

（1）前需要准备胸腔闭式引流和伤口负压引流器；

（2）术前常规检查肺功能，VC 和 FVC 至少大于预计值的 50%；

（3）支气管镜设备可以在徒手双腔管插管困难时在支气管镜下插管。

（二）麻醉与术中监测

1. 全身麻醉，单腔或双腔管插管麻醉，术中操作间隙可以间断实施双侧肺通气；
2. 术中持续血氧饱和度、氧分压、二氧化碳分压检测；
3. 长期吸烟者在全麻时不宜采用吸入麻醉药，以最大限度地减少对呼吸道黏膜的刺激，术后注意及时吸痰，如血氧分压情况差，可推迟拔除气管插管，并以呼吸机辅助，以利恢复；
4. 术中行神经电生理检测；
5. 保持正常气道阻力和通畅，需要保证胸、腹部不受压迫。

四、手术步骤

（一）手术入路选择

1. 多选择侧前方　脊柱侧凸的前路松解术常选择侧前方的手术入路，并依据所要松解侧凸的部位可经胸膜腔（胸椎）、经胸膜外腹膜后、胸腹联合切口（胸腰段）及经腹膜后（腰椎）进行显露。
2. 左右侧别则选择凸侧　选择从左侧还是从右侧入路取决于脊柱侧凸的病理条件、是否为再次手术及手术者的擅长。一般情况下，脊柱侧凸患者的前路松解术应在侧弯的凸侧施行手术。
3. 注意保留节段动脉　如果是二次手术者，则可选择前次手术的对侧作为本次手术的入路。但着重脊髓血供上考虑，如果从对侧进行二次手术可能是将脊柱两侧的节段动脉都破坏的结果，那么手术从前次的一侧进入更安全。
4. 左侧入路更为安全　从左侧入路，处理节段血管和前方的主动脉要比右侧入路中所遇到的下腔静脉和奇静脉系统容易且安全得多。
5. 下胸段侧别应全面考虑　在下胸段的侧前方入路中，由于左侧的膈肌被肝脏所顶起，这样在左侧胸腔的显露空间会小于右侧，从而可能影响到下方节段的操作。

（二）手术具体操作步骤

1. 显露操作区术野　通过侧前方入路显露拟松解的理想椎体区域后，仔细分离对侧椎体面椎间盘周围的软组织，而主动脉即包裹于此软组织中。此剥离中没有血管，因此应是不出血的，特别在胸椎区域。但在腰椎,由于有腰大肌的附着,显露对侧则比较困难。纵隔胸膜被覆于脊柱的前外侧,以电刀切开并向中间及外侧剥离,以 Küttner 剥离子可轻柔地显露节段动、静脉,如有必要可结扎之(图 6-5-2-1-4、5)。

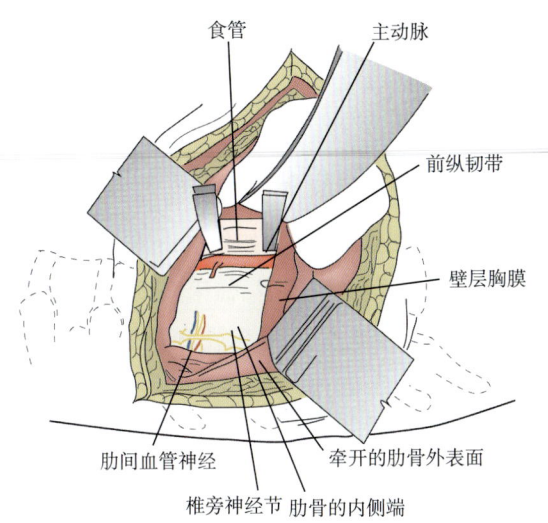

图 6-5-2-1-4　胸椎前方显露示意图

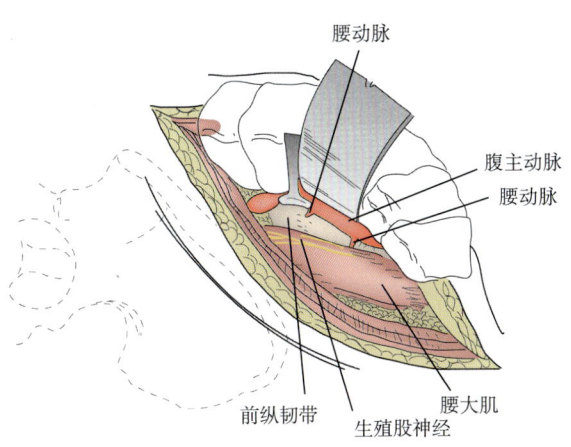

图 6-5-2-1-5　腰椎前方显露示意图

2. 切开纤维环　以电刀在纤维环上烧灼出矩形的椎间盘轮廓,并以锋利的手术刀和咬骨钳切除椎间盘。对于后凸的矫形,更倾向于去除前纵韧带和椎体两侧的环状韧带。虽然切除近侧的环状韧带比较容易,但切除对侧则很困难,这需要非常小心的显露,并在直视下以咬骨钳切除。在切除对侧纤维环之前,应以钝性分离的方式在对侧沿脊柱行径剥离出一道沟槽同大血管相隔离,以避免大血管的损伤(图 6-5-2-1-6)。

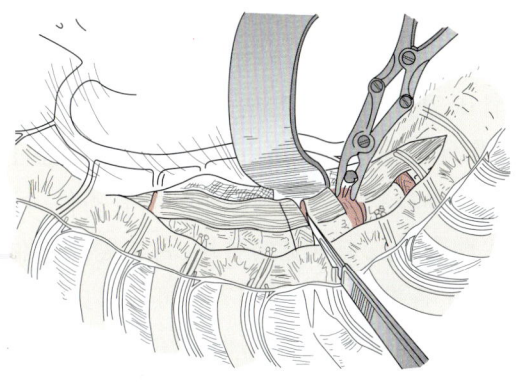

图 6-5-2-1-6　在椎节处切开前纵韧带示意图

3. 切除椎间组织　去除纤维环后,以咬骨钳切除柔软的椎间盘组织,然后从侧方切除与椎体相邻的终板软骨,以 Cobb 骨膜剥离器切入椎体与终板软骨间,在该节段从椎体骨性终板上完整地切除软骨终板,如果剥离得仔细,会得到无血的软骨终板,而且通过这样的操作,可以既彻底又快捷地去除软骨板。最后以刮匙和咬骨钳去除剩下的软骨碎片和椎间盘组织,直到仅保留后纤维环。在所显露的侧凸区域中,按顺序处理每一个椎间盘间隙,并在切除椎间盘组织后以明胶海绵填充上述间隙。以上操作,可有效避免侵入椎体的松质骨床而引发的多量出血。如果椎间隙已形成骨性连接,则可以咬骨钳截除骨性连接部分直至后侧纤维环,获得松解的椎间(图 6-5-2-1-7)。

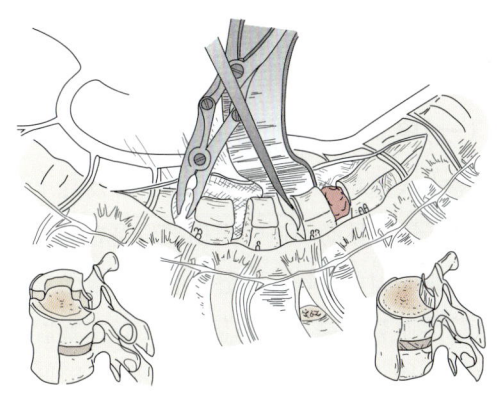

图 6-5-2-1-7　切除椎间隙内容物(椎间盘)示意图

4. 椎节植骨 以上述方式切除松解区域中全部椎间盘后，手压凸侧或以撑开钳可检查松解后的情况，再依序对每一椎间进行植骨（图6-5-2-1-8）。先去除每一椎间的明胶海绵保护，并以锐利的刮匙或骨刀切割骨性椎板形成植骨床，此操作所去除的骨碎片可留在椎间隙中，而且开胸手术入路中所切断的肋骨也可以剪成碎颗粒状植入椎间隙中。如有条件，可将切除肋骨截成1cm宽的骨块，每2枚栓扎在一起，置于各椎间的凹侧作支撑可取得更好的效果。将碎颗粒骨压紧密，但应注意不能朝向椎管，而应以撑开钳向两对侧压，此时椎间隙会出一些血，但植满骨的椎间隙其渗血通常会减慢，而且还可覆盖上明胶海绵用于止血。接下来术者可移向下一个椎间隙，重复上述操作直到完成全部椎间的植骨，也就完成了对显露区域脊柱侧凸畸形的松解。

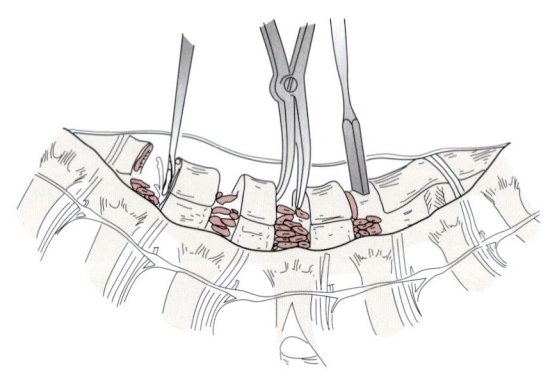

图6-5-2-1-8　植骨示意图
切除椎节上下两侧软骨板、植入骨块

五、手术可能发生的意外

（一）椎节节段（肋间）血管损伤

手术入路中，可能损伤肋间血管及其上段节段血管。最常见肋间血管损伤部位是在肋骨角处切除肋骨时，仔细操作和充分止血非常必要。由于节段性血管横越于椎体侧面中部，在胸腔内显露椎体和切除椎间盘过程中可能损伤，因此结扎或电凝节段血管可以降低操作难度，更加彻底地切除椎间盘。

（二）肺损伤

单肺组织通气时，大约每30分钟需请麻醉师将肺扩张一次，以防止术后并发肺组织不张。在操作中亦应注意避免损伤肺组织，并仔细分离粘连。

（三）硬脊膜撕裂

切除椎间盘过程中，如切取过深可能误入椎管，进一步导致硬膜撕裂，临床表现为椎间可见清亮液体流出，此时应考虑硬脊膜撕裂的可能，可根据情况进行修补。

（四）胸导管损伤

手术术野中见有乳白色液体流出，应考虑手术剥离过程中胸导管的损伤。

（五）脊髓损伤

切除椎间盘过深，超过后纤维环以及在椎体间撑开过大时，均可能造成脊髓损伤，可表现为术中SEP监护出现异常，即波幅下降或潜伏期的延长。

六、临床经验简介

（一）入路选择

脊柱侧凸前路松解手术从哪一侧进入并非是一成不变，在前路二次手术中，常选择前次手术的对侧进入，这样可以有效地避免瘢痕组织、粘连及减少出血，同时还可以利用胸椎或胸腰段入路时所去除的肋骨进行植骨融合，手术结束时也可避免留存较大的关闭空间而更有利于愈合。

（二）重视对血管的处理

在某些情况下，对节段血管进行分离结扎比

较困难,因为在严重的脊柱后凸畸形时节段血管常挤在一起,因此仔细耐心地进行处理极为重要。如无法进行结扎或节段血管破裂,可先以 Cobb 骨膜剥离子在节段血管行径的近端压迫止血,并吸净术野中的出血,再电凝节段血管破裂处以止血。因为脊柱侧凸松解手术不需行纵向的大块植骨或内固定矫形,因此在技术上较灵活,常不需结扎节段血管,这对一些极特殊的病例特别是考虑脊髓血运差者也很有利。

(三)注意保护椎节后方的保护屏障

在单纯脊柱侧凸畸形松解矫形中,对侧的纤维环可成为保持稳定的铰链,故术者往往会予以保留,因此在通常的脊柱侧凸畸形松解手术中,只有前纵韧带、前方和近侧的环状韧带需要切除,这样手术的复杂程度便明显降低。松解过程中,没有必要进入椎管,通常更倾向于留下后方的环状韧带,作为椎间盘间隙中植骨碎片和椎管之间的保护屏障。在切除软骨终板的过程中,因为并无侵入松质骨层,所以如果操作得当,到达骨性终板时是没有出血的。

(四)减少渗血和引流

完成每一椎间节段独立的椎间盘切除、韧带松解以及植骨融合后,对显露节段的部分壁层胸膜予以重新缝合,以减少进入胸腔的出血量。在腰椎节段,则没有可利用的筋膜组织予以覆盖缝合,这时可通过对腰大肌进行反折,并向前覆盖来控制渗血。如果经开胸入路,则需置入胸腔闭式引流并做适宜的关闭。

上述脊柱松解手术操作可用于从 $T_1 \sim S_1$ 的任何节段,其目的是为了提高脊柱畸形的活动度和矫形能力,以及增加脊柱椎间的融合率。而脊柱侧凸畸形的松解手术实际上总是对随后的后路矫形手术的一个补充,而主要的后路矫形手术则既可在同一麻醉下进行,又可以择期施行。

(海涌 藏磊)

第二节 胸椎脊柱侧凸前路松解术

一、手术入路应用解剖

于体表可扪及的骨性标志是肩胛下角,大约平对第 7 肋水平。$T_{2\sim12}$ 水平侧前方入路,为经肋床或肋间到达胸椎,入路中涉及胸后、外侧壁的各层肌肉、肋骨、肋间、胸膜腔等结构。其中胸后、外侧壁肌肉主要有斜方肌、背阔肌和前锯肌。肋间结构主要为肋间肌和位于肋骨下缘的肋间血管和神经(图 6-5-2-2-1、2)。

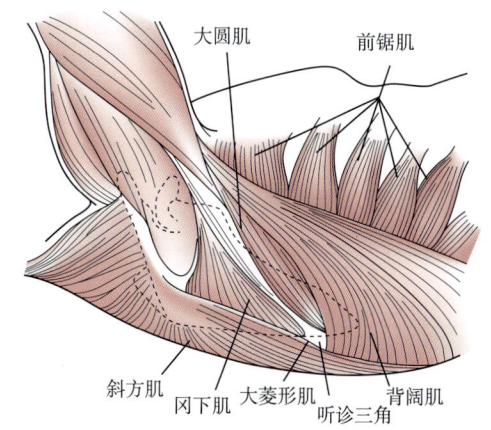

图 6-5-2-2-1 胸椎浅层大体解剖示意图

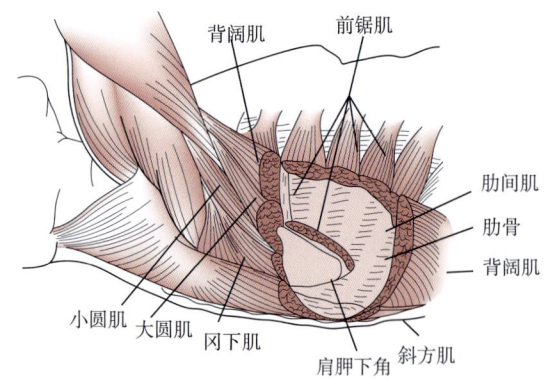

图 6-5-2-2-2 胸椎侧方深层大体解剖示意图

二、体位与节段入路选择

(一)体位

选择侧卧位,脊柱侧凸凸侧向上,用沙袋或者肾托将患者固定。同时将两侧手臂置于前侧并上扬,其间垫枕呈祈祷姿势或将上方手悬吊于头架顶端,保持上肩部游离状态。在下方腋窝处放置一个小沙袋,以免腋动脉及其静脉受压,侧凸下方凹侧及两腿间垫枕,同时下方的腿取屈曲位,手术床的腰桥保持 $10°\sim15°$ 过伸,使得下肢略向下方垂,使手术野伸展以更好地显露脊柱,最后以固定带横行固定患者臀部及股部于手术床上。摆放好体位后触摸并且检查桡动脉的搏动是否正常,确保无动脉受压的表现,同时也注意观察手臂有无静脉瘀滞的情况发生。经常规消毒铺无菌手术单后,术者站在患者的后方进行手术。胸椎虽然由左侧或右侧均能显露,但以右侧显露较容易,因其可以避开主动脉弓及主动脉(图 6-5-2-2-3)。

(二)节段入路选择

按照前后位 X 线片,在腋中线上肋骨直接平对手术节段椎体。对于 $T_{1\sim4}$ 水平的显露,应掀起肩胛骨,并确认第 4 肋,并予以切除显露。对于 $T_{5\sim12}$ 水平,可根据病变范围及位置,选择 T_5、T_6 或 T_7 肋切除显露。一般对于中胸椎以下的脊柱侧凸畸形松解,手术入路中的切除肋骨应选择平对拟松解病变最上端椎间盘者。

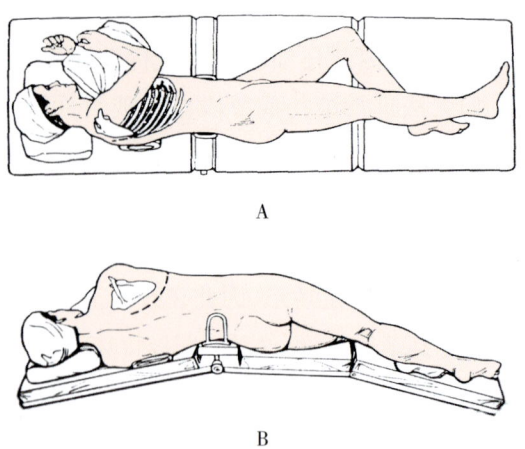

图 6-5-2-2-3 手术体位示意图(A、B)
A.上方观;B.后方观

三、手术入路

(一)术野显露

1. 切开斜方肌及背阔肌　显露 $T_{1\sim4}$ 椎体,通常作一标准的侧前方手术切口,于肩胛骨椎体缘边界至脊柱连线的中点沿肩胛骨下角弧向腋中线,切开皮肤及皮下软组织,显露并切开斜方肌下部和部分背阔肌。对于高位肋骨切除(第 6 肋以上),需切开菱形肌和上部后锯肌,然后通过向头侧活动同侧肩关节以触诊肋骨。由于上述手术步骤是经肌肉进行的,故有出血的问题,应以电凝进行切割,以控制出血量(图 6-5-2-2-4)。

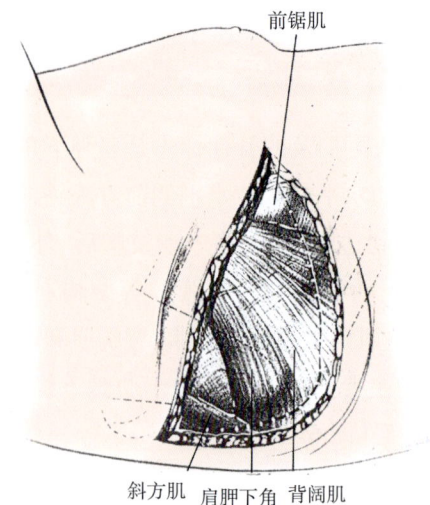

图 6-5-2-2-4 显露术野浅层示意图

2.显露肩胛骨深部组织 牵开肩胛骨并以手伸入肩胛骨下方进行触诊扪及最上肋,因为真正的第1肋位于第2肋内部,所以通常这一位置所及的"最上肋"实际上是第2肋,据此数肋骨并选择第5肋或第6肋为手术入路以显露T_{1-4}椎体。而对于T_{5-12}椎体的显露,则采用低位肋骨(第7至第10肋)切除的侧前方入路。皮肤切口沿拟切除肋骨由肋软骨交界向后至肋骨角,肌肉入路与数肋骨的方法同上述(图6-5-2-2-5)。

3.切开肋骨骨膜

(1)一旦选择正确节段的肋骨后,向前延长胸部切口至肋弓,并沿拟切除的肋骨表面切开前锯肌至肋骨骨膜(图6-5-2-2-6)。

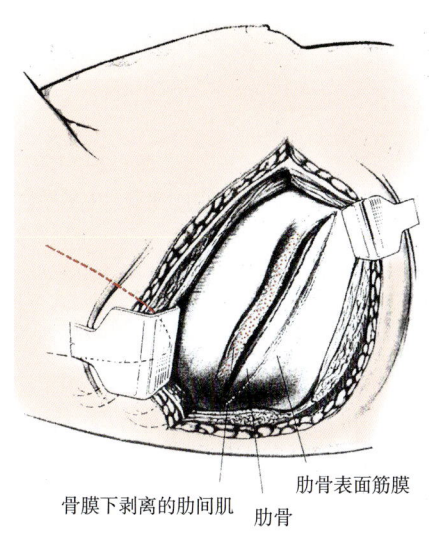

图6-5-2-2-6 切开肋骨骨膜示意图

(2)以电刀沿肋骨行径切开肋骨前表面的骨膜,宽度约1~2cm,然后以骨膜剥离子行骨膜下剥离。在向上方剥离肋骨下缘时,骨膜剥离子的方向是由前向后剥离,起自肋软骨交界,止于后方的肋骨角,随后向下方剥离肋骨的上缘时,与剥离下缘的方向相反,即骨膜剥离子的方向是由向后前剥离,起自后方的肋骨角,止于肋软骨交界处(图6-5-2-2-7)。

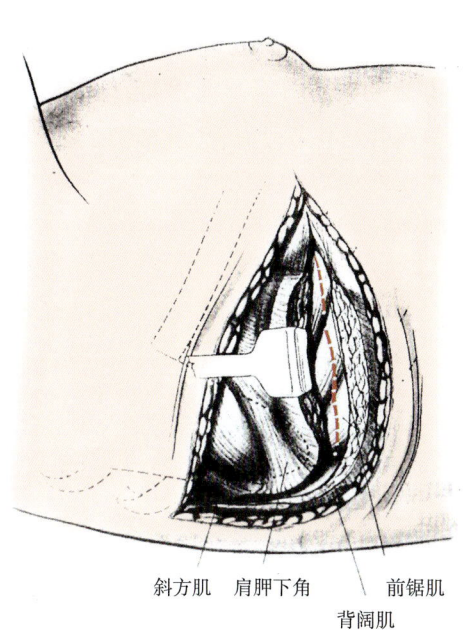

图6-5-2-2-5 显露肩胛骨深部组织示意图

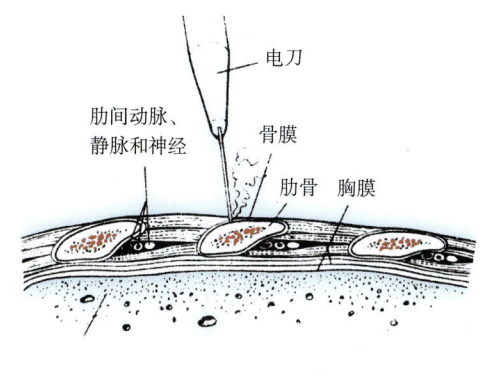

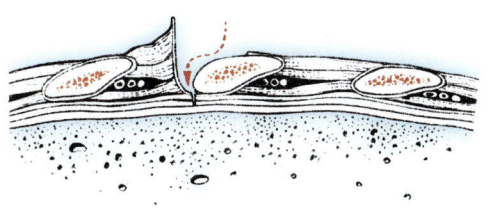

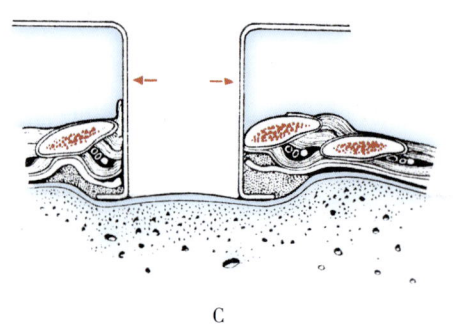
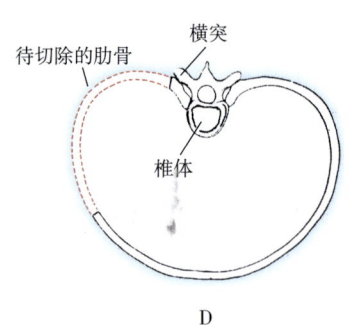

图 6-5-2-2-7　剥离肋骨骨膜程序示意图（A~D）
A. 切开肋骨骨膜；B. 紧贴骨面分离骨膜；C. 进入胸腔、牵开；D. 待切除之肋骨

（二）进入胸腔

牵开并分离椎旁肌显露肋骨角，并以双关节咬骨钳在肋软骨交界和肋骨角部位剪断肋骨。切除肋骨后，显露并切开其下方的胸膜进入胸腔。钝性剥离或分开入路中的粘连后，以湿棉垫保护切口，并上肋骨撑开器显露术野，纵向切开壁层胸膜，显露并结扎节段血管（图 6-5-2-2-8）。

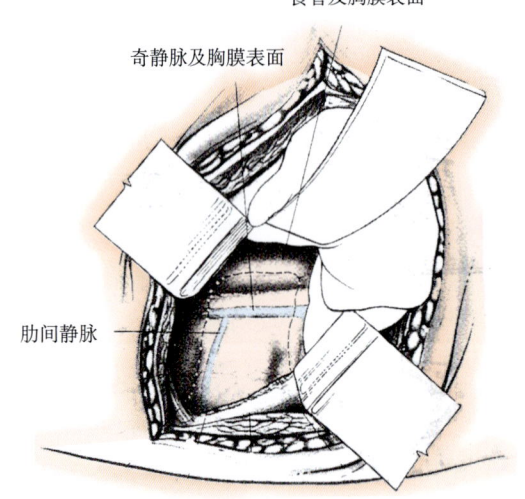

图 6-5-2-2-8　进入胸腔示意图

四、临床经验简介

（一）按肌纤维方向剥离肋骨骨膜

行肋骨切除过程中，应沿肋缘顺着肌纤维的方向剥离肋骨骨膜。临床上，剥离肋骨应按照沿肋骨下缘从前向后剥离以及沿肋骨上缘从后向前剥离的步骤进行，以免损伤肋间血管及神经。

（二）酌情切除部分肋骨

对一些合并严重后凸畸形的患者，其肋骨平行走行且肋间隙已非常狭窄。显露中可于骨膜下去除上、下相邻肋骨约2cm宽度，如有必要，可同时于后方邻近肋骨角部分以及同一肋骨前方肋软骨部分予行切除，以进一步增大显露，而且在关胸时亦不会引起太大的麻烦。

第三节 腰椎脊柱侧凸前路松解术

一、腰椎入路应用解剖

腰椎经腹膜后入路由浅入深所经层次为皮肤、皮下组织、腹外斜肌、腹内斜肌、腹横肌、腹横筋膜及腹膜后间隙（图6-5-2-3-1）。

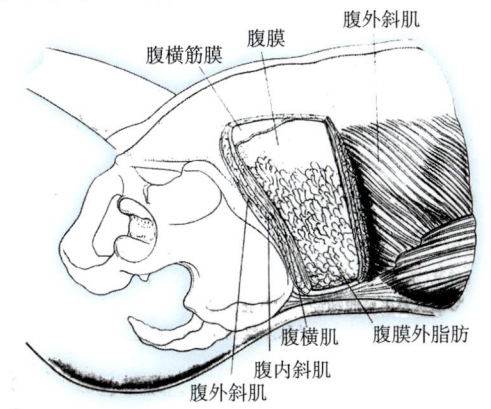

图6-5-2-3-1 腰椎入路应用解剖示意图

二、体位

取半侧卧位，身体与手术台呈45°，腰椎脊柱侧凸的凸侧在上，特别适用于已经做过椎板减压或无明显后凸者。多以右侧卧位，在肋下及髂骨垫枕，右髋屈曲，左髋伸直。半侧卧位可使腹腔内容物下坠而离开手术切口。可应用手术床的腰桥，抬起腰部，使得肋骨下缘与髂嵴之间的距离增加，以利于手术操作（图6-5-2-3-2）。

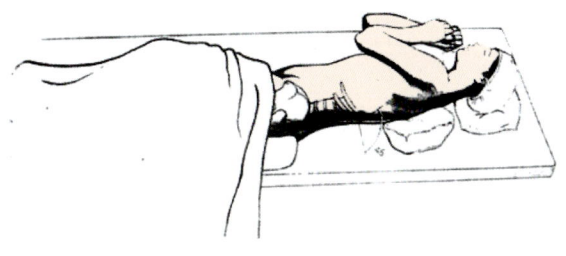

图6-5-2-3-2 手术体位示意图

三、手术入路过程

（一）切口与切口

1. 切口　切口起自T_{11}和T_{12}末端之间，沿髂嵴方向斜向下，指向腹直肌外缘、脐和耻骨联合连线的中点。切皮后以电凝进行皮下组织止血（图6-5-2-3-3）。

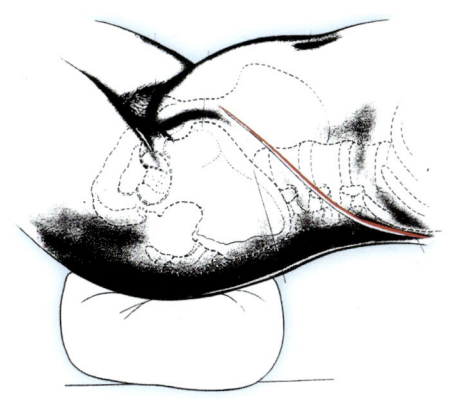

图6-5-2-3-3 手术切口示意图

2. 切开深部肌层达腹膜处　以电刀切开腹外斜肌腱膜、腹外斜肌和腹内斜肌，然后切断腹横肌，此时应防止切开腹膜。剪开后方横行纤维，钝性分离并显露腹膜（图6-5-2-3-4）。

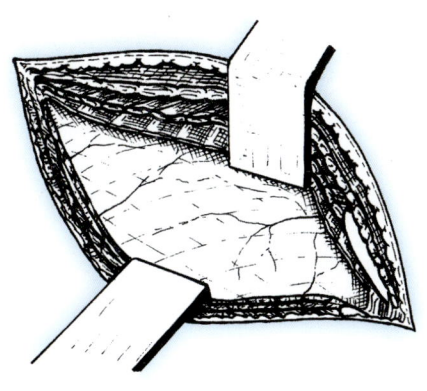

图6-5-2-3-4 切开、分离深部肌肉示意图

(二)显露腰大肌前方组织

经钝性剥离将腹膜从腹壁深层的肌肉上剥离下来,于切口内置入胸腔自动撑开器,将腹膜保护并拉向中线。松解腹壁深层肌肉的粘连,并用手沿腰大肌前方进行剥离,可发现腰大肌表面的生殖股神经和紧贴腹膜深面向中线走行的输尿管(图6-5-2-3-5)。

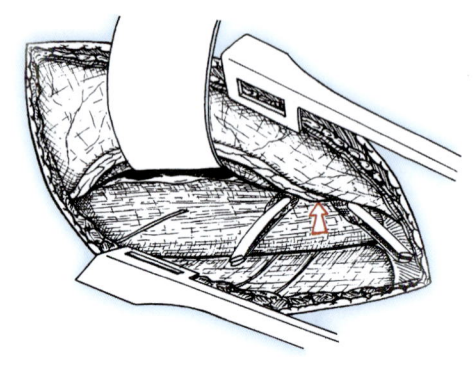

图6-5-2-3-5　显露腰大肌前方组织示意图

(三)处理腰段血管

腰大肌前方可触及腰椎和主动脉,以自动拉钩妥善保护主动脉,显露通过腰椎外侧纵向走行的椎旁交感链和横越椎体的节段血管。结扎节段动脉并显露侧凸的腰椎(图6-5-2-3-6)。

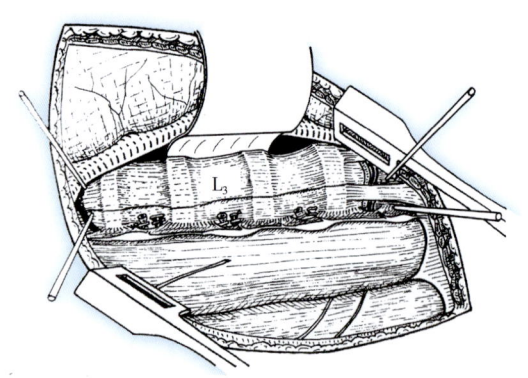

图6-5-2-3-6　处理椎节血管示意图

四、避免手术入路意外损伤

(一)避免腹膜损伤

在手术中钝性分离腹膜的时候需要特别小心,避免误伤,一旦破裂,可将腹膜及时进行修补。

(二)避免淋巴管损伤

与胸导管损伤不同,在腰椎前路手术时主要发生损伤的不是下淋巴导管的主干,往往是其分支,较细,不容易发现断端,此时可以电凝凝闭断端。

(三)避免误伤输尿管

行于腰大肌表面的腹膜后间隙的疏松脂肪中,只要将腹膜后脂肪连同壁层腹膜一起游离推向前方,即可避免损伤。如见上述部位组织管状物有清亮液体流出,则考虑为输尿管损伤,应予以修补。

五、手术经验简介

(一)左侧入路较右侧安全

腰椎前路手术时,一般选择左侧入路口比右侧更加常用,因为脾脏和主动脉邻近,操作相对比肝脏及其下腔静脉邻近操作更加安全。而且,固定肝脏的韧带较多,术中牵开十分困难。

(二)应选择斜形切口

皮肤切口如不是斜行,将会损伤支配腹肌的神经。入路中,行钝性剥离腹膜时,可损伤破裂,此时应予及时的修补。如果不能辨认位于腹膜和腰大肌之间的血管和输尿管,则有可能损伤之。

(三)其他

1. 注意解剖变异　当因腰椎右侧病变而选择右侧方入路时,有时存在腔静脉和输尿管变异,出现输尿管走行于下腔静脉后方的现象,此时应予重视。

2. 注意操作手法　腰椎经腹膜后侧前方入路,要求术者做到手法轻柔,小心牵拉,结扎牢固,以及显露清晰,也是保证安全的重要环节。

(海涌　李宝俊)

第四节 胸腰椎脊柱侧凸前路松解术

一、手术入路应用解剖

自外周直接分离膈肌,可见膈肌自前外侧附着于剑突和下方6组肋骨的软骨端。在后方,膈肌起于腰椎椎体的膈肌脚、腱膜性韧带和第12肋。其中膈肌脚为肌肉腱性结构,起自腰椎前纵韧带,并向上延展包绕主动脉和食道裂孔。中间弓形韧带于两侧分别起自膈肌脚,通过腰大肌桥接并附着于第1腰椎的横突。侧方弓状韧带起自从第1腰椎横突伸展于腰方肌表面,直至第12肋尖(图6-5-2-4-1)。

10°~15°过伸,使得下肢略向下方垂,使手术野伸展以更好地显露脊柱,最后以固定带横行固定患者髂嵴部于手术床上。摆放好体位后触摸并且检查桡动脉的搏动是否正常,确保无动脉受压的表现,同时也注意观察手臂有无静脉瘀滞的情况发生。经常规消毒铺无菌手术单后,术者站在患者的后方进行手术(图6-5-2-4-2)。

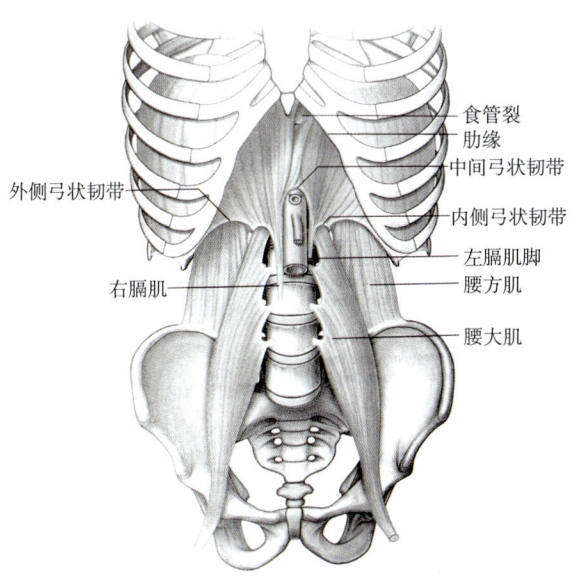

图6-5-2-4-1 胸腰段大体解剖示意图

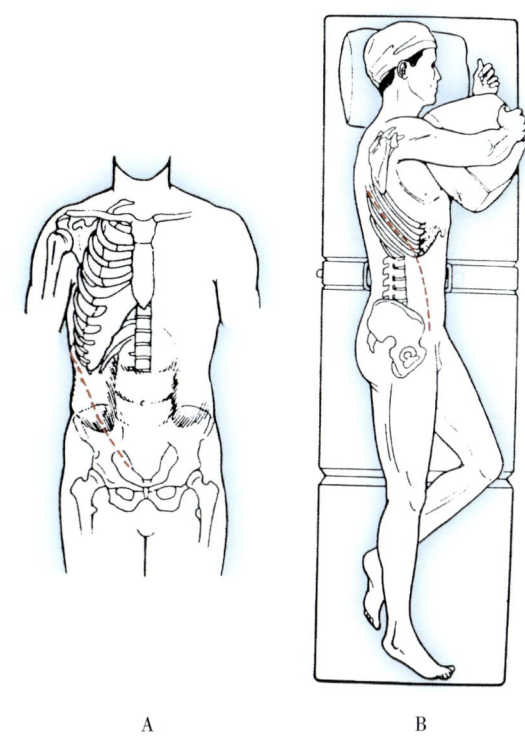

图6-5-2-4-2 体位与切口正侧位示意图(A、B)

二、体位

选择侧卧位,对于脊柱侧凸患者将其主要胸腰弯或腰弯的凸侧向上,用沙袋或者肾托将患者固定。同时将两侧手臂置于前侧,其间垫枕。同时下方的腿取屈曲位,手术床的腰桥保持

三、手术入路过程

(一)经第9肋进入

从侧前方显露T_8~S_1的椎体和椎间盘,获得一个完全的胸腰段及腰段术野。手术切口起自肩胛骨下角,沿第9肋弧形延续并经肋弓,然后直向

腹股沟韧带中点斜行,止于腹直肌鞘的外侧。以电凝切开背阔肌和前锯肌,并骨膜下切除第9肋（图6-5-2-4-3）。

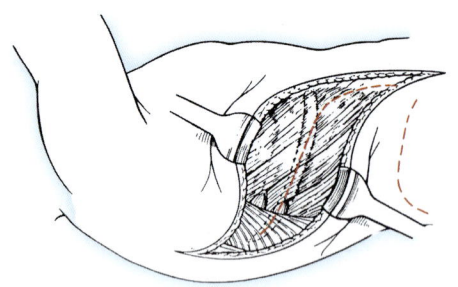

图6-5-2-4-3　经第9肋进入胸腰段示意图

（二）撑开切口,显露椎节前方

在切开腹部肌肉之前,先应注意直接进入胸膜腔,即沿切除第9肋后的骨膜床切开,进入胸腔。经湿棉垫保护切口后,置入肋骨撑开器（图6-5-2-4-4）。

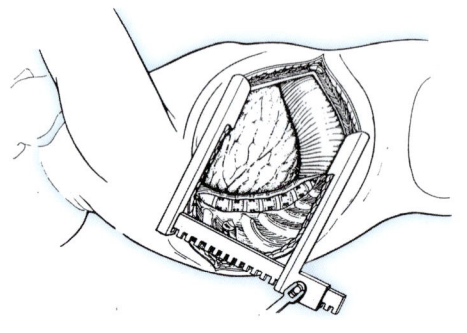

图6-5-2-4-4　撑开切口,显露胸腰段椎节前方示意图

（三）分离膈肌

切开断肋水平的肋弓或者劈开切除肋的肋软骨,显露其下方的腹膜外脂肪,这是进入腹膜外平面和分离膈肌的门户。有些情况下,暂时放松肋骨撑开器并以耙钩牵开,胸膜膈肌角可以进一步显露,并且可以将膈肌分离至侧方弓状韧带,此时可重新放置肋骨撑开器（图6-5-2-4-5）。

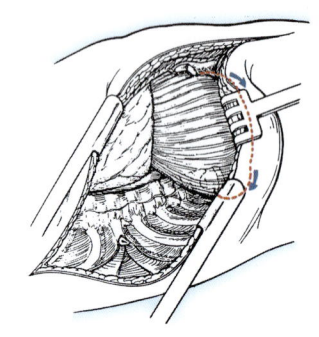

图6-5-2-4-5　分离膈肌至侧方弓状韧带处示意图

（四）通过膈肌深部达腹膜脂肪层处

在肋弓横断或劈开肋软骨部位,以电刀切开肋下膈肌角处的壁层胸膜反折,然后分离膈肌下方的附着纤维,分离开附着纤维后,如果靠近胸壁便可进入腹膜外脂肪层,这是分离膈肌的关键。甚至当把附着纤维从胸壁上逐一分离开后,也有足够的附着纤维保留下来并与壁层胸膜相连,在关胸时可毫不困难地再次近似固定膈肌于胸壁（图6-5-2-4-6）。

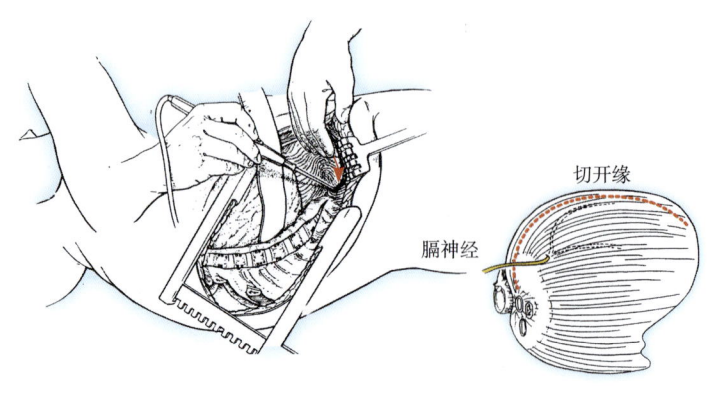

图6-5-2-4-6　继续向膈肌下方深部分离,达腹膜脂肪层处示意图

（五）进入腹腔后方

一旦见到腹膜外脂肪，用手指或以纱布块从前方腹部肌肉分离腹膜外脂肪、腹膜以及腹膜腔内容。当从腹部肌肉至腹直肌侧缘将腹膜分离开后，可以电刀切开腹部肌肉。如果要扩大显露，可以在腰方肌和腰大肌表面进一步分离侧方和中间的弓状韧带，以此完成膈肌的分离。最后，从腰椎上分离或切断膈肌脚（图6-5-2-4-7）。

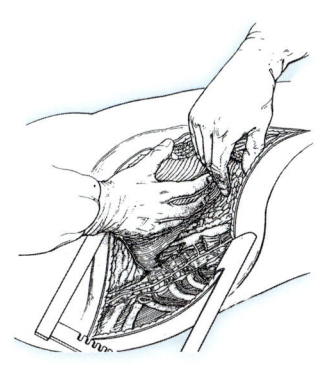

图6-5-2-4-7　进入腹腔后方（腹膜壁层深部）示意图

（六）显露椎节前方

左侧入路可显露主动脉，而右侧入路可显露下腔静脉。从拟行松解的节段到主动脉裂孔，纵向分离下胸椎表面的纵隔胸膜，并向中间和外侧剥离。以电刀切断膈肌脚，由脊柱向上分离腰大肌起点的腱性部分并向外侧反折。于腰椎伤口缘覆盖湿纱垫，填塞纱垫并牵开腹膜腔及其内容。椎节前方充分显露（图6-5-2-4-8）。

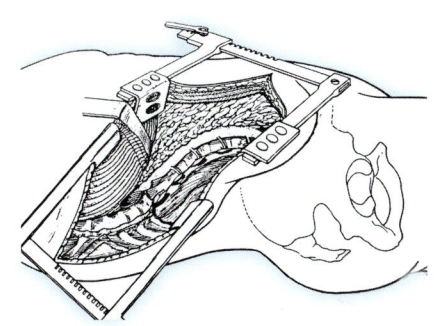

图6-5-2-4-8　显露椎节前方示意图

四、手术入路意外

（一）交感干和生殖股神经损伤

交感干和生殖股神经的解剖位置均较深，并行于腰肌筋膜的深面，从前面分离椎体时可遇到。术后如患者诉双下肢皮温不同，则提示交感神经链损伤的可能。

（二）输尿管、睾丸（卵巢）及血管损伤

均行于腰大肌表面的腹膜后间隙的疏松脂肪中，距椎体较远，只要将腹膜后脂肪连同壁层腹膜一起游离推向前方，即可避免损伤。如入路中见疑似输尿管者，可轻触之，输尿管会出现蠕动。如见上述部位组织管状物有清亮液体流出，则考虑为输尿管损伤，应予以修补。

五、手术经验简介

（一）务必分离膈肌

如果靠近胸壁便可进入腹膜外脂肪层，这是分离膈肌的关键，切勿盲目处理。如果强要离开膈肌周围的边缘，比如5~10mm，就有可能直接进入腹膜腔并损伤左侧的胃、脾脏或肠，而在右侧则会损伤肝脏。

（二）侧后方入路具有优越性

对于胸腰段侧前方入路亦常采用经胸膜外腹膜后入路，主要针对前路松解上端至T_{11}椎体时。通常沿第11肋切开表面覆盖的肌肉做显露，于胸部断第11肋骨，沿T_{11}肋床行径切开骨膜，推开下层胸膜，并向后、向内、向下经胸膜反折间隙至膈肌脚部位，切断并推开膈肌脚，可显露下胸椎及上腰椎节段。

第五节 脊柱侧凸前后路联合松解矫形术

脊柱侧凸前路松解已如前述,本章着重介绍后路松解融合技术。

一、体位

患者俯卧于 Hall-Relton 脊柱手术架上,该手术架的设计允许腹部悬空,不妨碍静脉的回流,因此腹内压较低,故椎管内压和后方静脉压均较低,从而减少术中出血。手术架支撑圆枕位于两侧胸部(乳房)及前侧的两髂嵴部位,必须注意不能压迫腋窝,以避免臂丛神经的损伤。两侧上、下肢均应有适宜的软垫及支撑(图 6-5-2-5-1)。

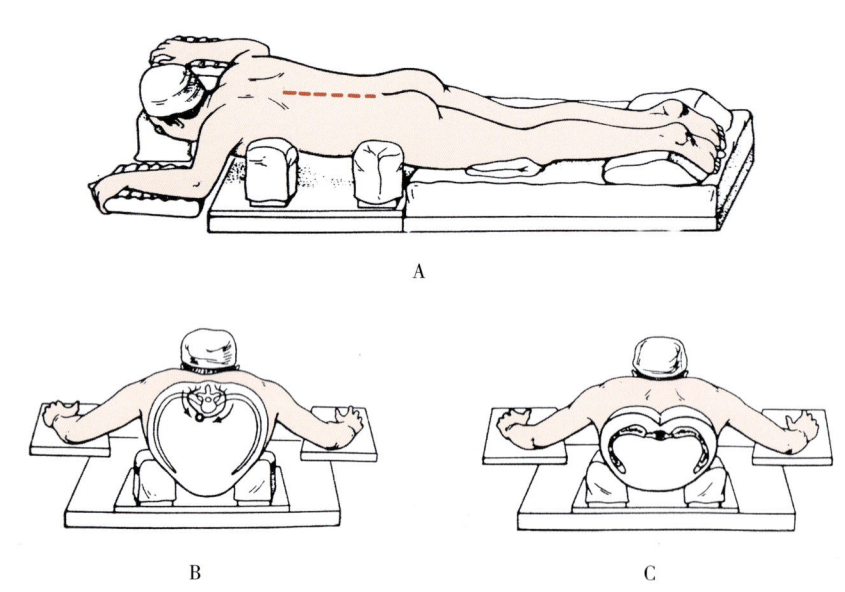

图6-5-2-5-1 体位示意图(A~C)
A.手术体位;B.胸段肋弓水平面剖示图;C.髂嵴处水平面剖示图

二、手术入路过程

(一)切口

多采用后正中切口。手术切口垂直于融合节段内最近和最远端的椎体。通常应用直切口,除非极其严重的侧凸畸形。切口在棘突顶点部位,深达深筋膜。在青少年患者中,以锐利的手术刀切开棘突顶端的软骨帽,然后以骨膜剥离子经棘突仔细地向两侧行骨膜下剥离(图 6-5-2-5-2)。

(二)分离棘突和椎板软组织

待剥离术野中所有的棘突和棘间韧带后,进一步剥离椎板,并注意须从棘突和椎板下缘对硬质纤维进行分离。如果不精细地行骨膜下剥离,会在上述区域附着残留大量软组织。在此剥离区域没有明显的出血点,因此可以相当快且以极少量的出血来完成棘突和椎板的剥离(图 6-5-2-5-3)。

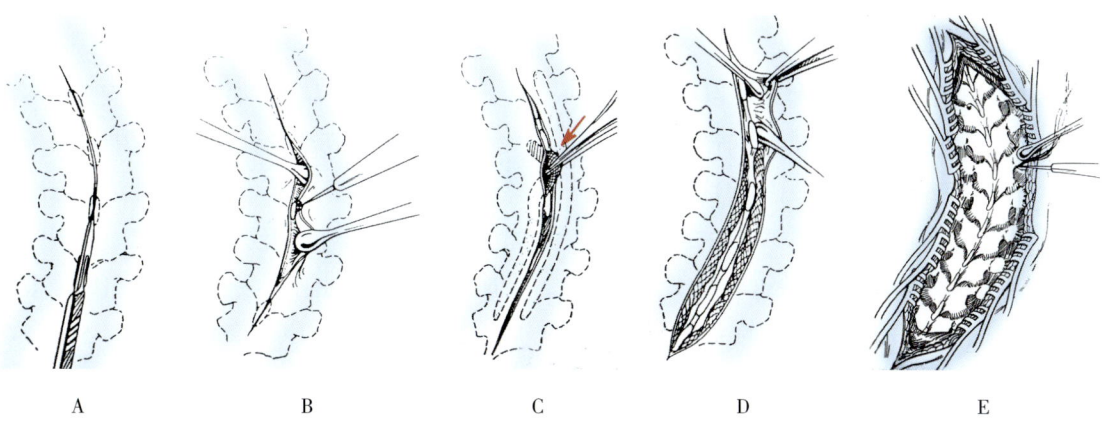

图6-5-2-5-2 切口及显露椎节后方操作程序示意图（A~E）

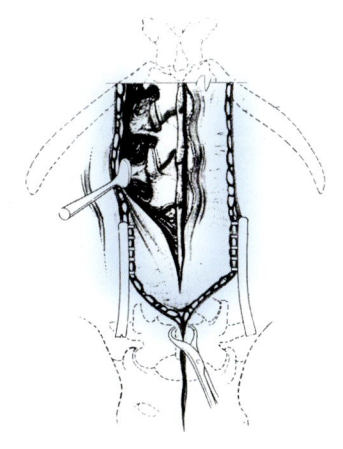

图6-5-2-5-3 彻底分（剥）离棘突及椎板处软组织示意图

（三）胸段应显露横突尖及小关节

在胸椎区域，可向外剥离至横突尖。在此过程中，术者会在小关节囊外1mm处遇到一个明显的小动脉出血点，这种情况会经常遇到，故应予以预计并预防性地对之进行电凝止血。除了其附着小肌腱的头状表面外，横突较易剥离，尤其应用电刀更容易。向外剥离椎旁肌至胸椎的横突尖后，去除仍附着于骨面的所有软组织。小关节囊区域包括本应彻底从骨上去除的关节囊组织和关节本身，这也是经验欠缺的外科医生常残留软组织的最常见区域（图6-5-2-5-4）。

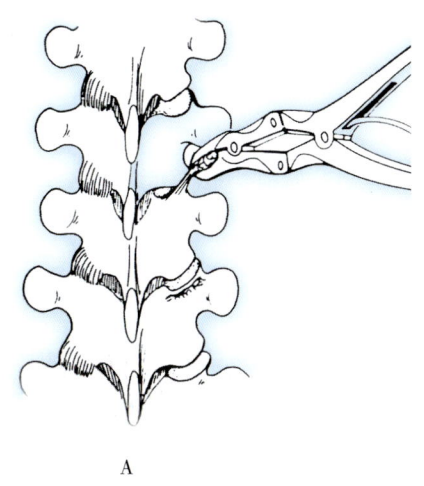
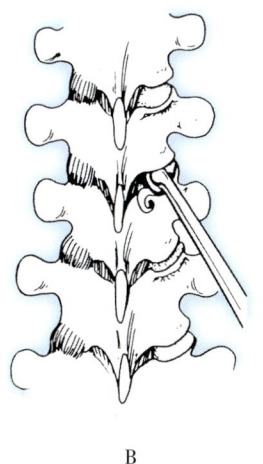

图6-5-2-5-4 胸段后方两侧应显露横突及小关节示意图（A、B）
A.咬除小关节边缘；B.切除小关节囊及骨组织

(四)腰段侧后方处理要求

在腰椎,小关节的关节囊或者以咬骨钳去除,或者与椎间肌肉一起被掀起,并充分显露上、下关节突和关节内部。通常一些软性关节囊组织位于椎体下关节面之上和小关节内部下紧张的空隙内,应以锐利的刮匙去除这些组织。于腰椎节段显露横突与否是术者个人的决定,依赖于侧凸的性质和手术的计划,但在青少年脊柱侧凸则通常不需显露横突。当所有显露完成后,术者应检查脊柱后方结构,如椎板、棘突、横突和小关节,将所有关节囊组织和棘间韧带组织予以去除,并将骨表面清理干净。以骨蜡对骨的出血进行止血处理,而对软组织的出血点予以电凝,故此时伤口内应无出血。去除上方软组织覆盖脊柱后方,每个椎体间均可见黄韧带(图6-5-2-5-5)。

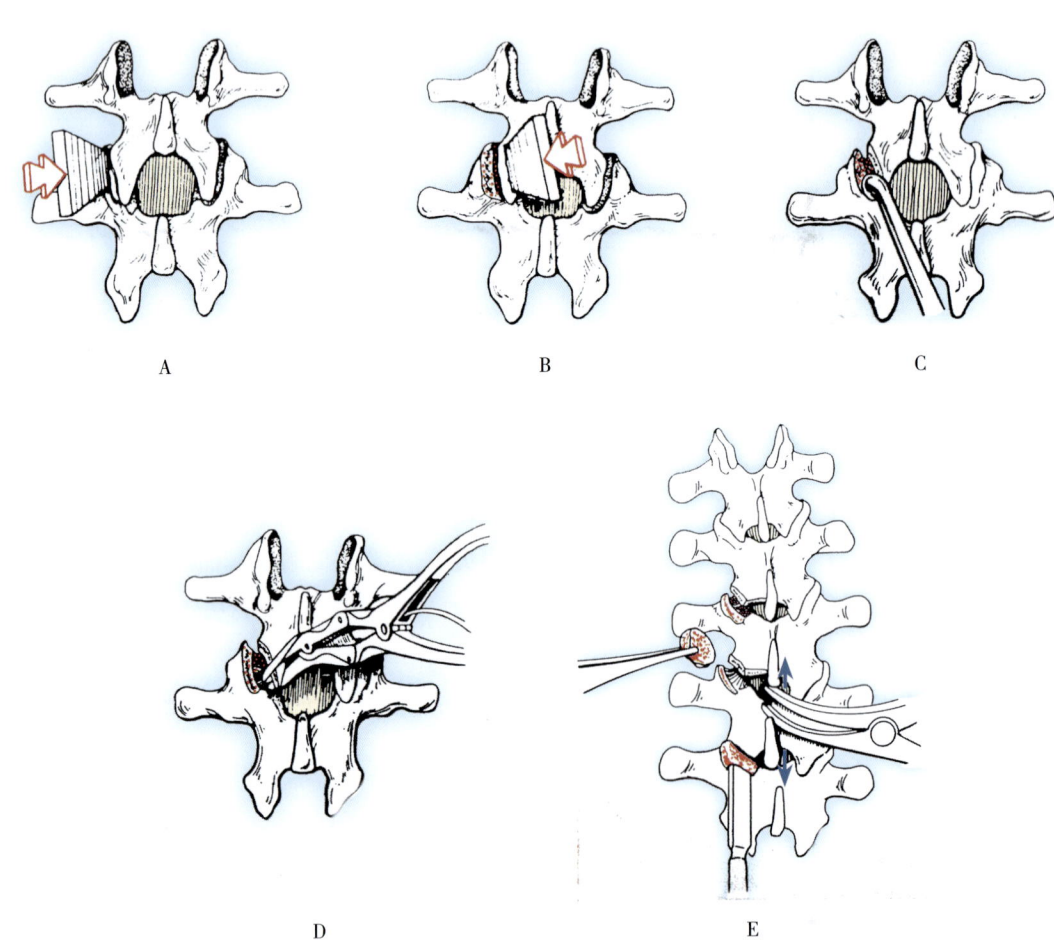

图6-5-2-5-5　腰段后(侧后)方对小关节等刮(切)除的操作步骤示意图(A~E)

(五)除去关节软骨

在所有需松解融合的节段中,都必须去除凹、凸两侧的小关节间软骨。在腰椎节段,应以薄骨刀对小关节面切割去除关节面软骨,刚好在软骨下骨外层进行切割,以咬骨钳、刮匙,也可用小磨钻去除软骨下骨和软骨组织(图6-5-2-5-6)。

(六)再除去骨皮质

在胸椎节段,以咬骨钳切除下关节面,并以刮匙刮除上关节面的软骨。然后以锐利的刮匙、骨刀或气动磨钻轻轻地对上关节面的软骨下骨进行去皮质(图6-5-2-5-7)。

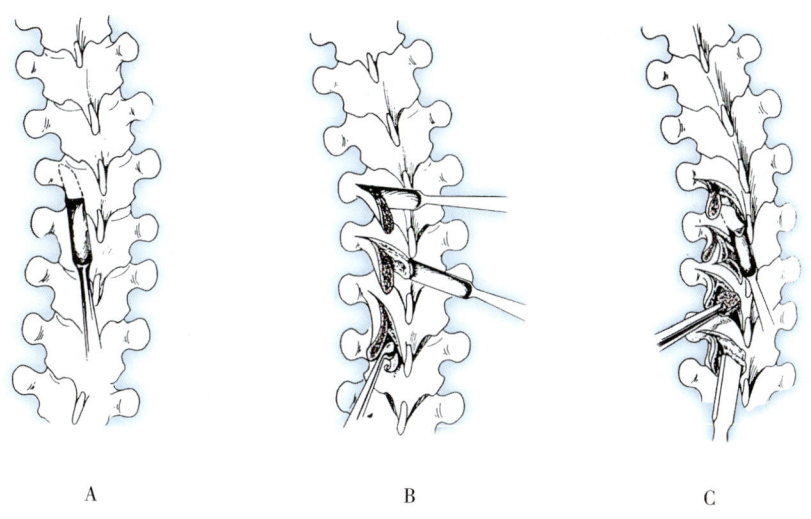

图6-5-2-5-6　去除小关节软骨面示意图（A~C）

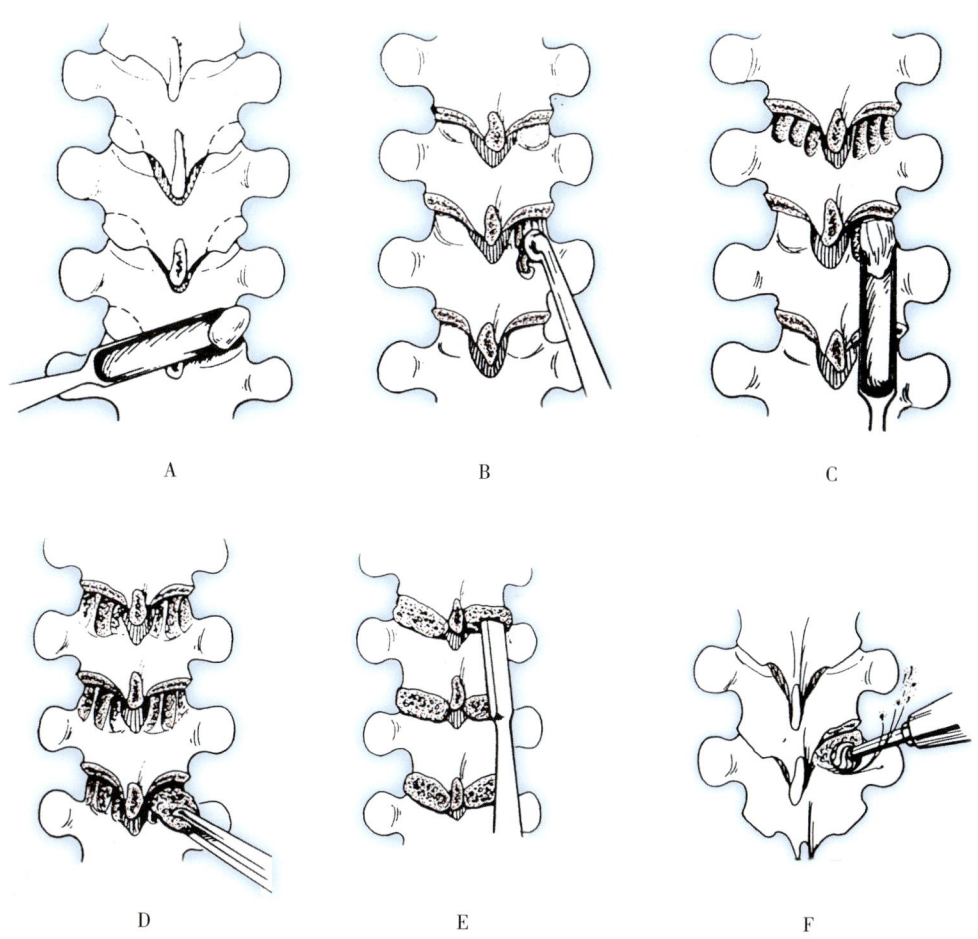

图6-5-2-5-7　去除骨皮质诸方式示意图（A~F）

(七)胸椎后路松解融合术

下面介绍两种经典的胸椎后路松解融合技术。

1. Moe技术　第一刀为以锋利的骨刀对椎板去皮质并直至横突的基底,保留骨瓣,然后去除深部软骨下骨和下关节软骨,第二刀为从下位椎体中线开始向上进入关节面和横突,保留骨瓣与横突相连并向外翘起与上位骨瓣相连。小关节区域所剩余的空间可以自体髂骨取松质骨块植骨。

2. Hall技术　以锐利的骨刀一刀切除全部下关节突,暴露上关节突的关节面,以刮匙和磨钻去除软骨面,并以Cobb骨刀于上关节突关节面进行去皮质,最后以自体髂骨块插入植骨。

(八)小关节内植骨融合

小关节切除植骨后,以骨刀将棘突表面的剩余骨去皮质。在伤口内保留所有的分离骨片,并可再取髂骨及应用异体骨进行植骨(图6-5-2-5-8)。

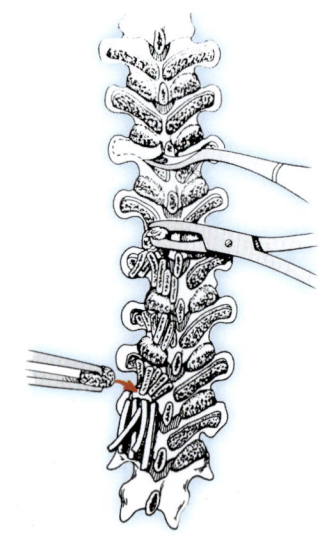

图6-5-2-5-8　小关节内植骨示意图

三、手术经验简介

虽然许多不同技术对于经脊柱后路的松解融合予以阐述和介绍,然而所有这些技术都有以下共同的特点。

1. 彻底完全地去除小关节;
2. 去除关节面软骨,切除至出血的松质骨骨面;
3. 最后在上述部位植骨。

（海涌　臧磊）

参 考 文 献

1. 陈志军,邱勇,孙旭等. 颅锁骨发育不全伴脊柱侧凸一例报告［J］.中华骨科杂志,2008,28(9)
2. 李卫国,邱勇,王斌. 婴幼儿Gorham病合并脊柱侧后凸畸形两例报告［J］.中华骨科杂志,2008,28(11)
3. 刘文军,邱勇,钱邦平等. Cobb综合征继发脊柱侧凸一例报告［J］.中华骨科杂志,2010,30(5)
4. 刘臻,邱勇,王斌等.脊柱侧凸患者术前肺功能、手术方式与术终气管拔管时间的相关性分析［J］.中华外科杂志,2007,45(20)
5. 刘臻. 脊柱侧凸患者健康相关生活质量评估［J］.中华骨科杂志,2008,28(11)
6. 卢旭华,陈德玉,袁文等. 经椎弓根椎体截骨技术在腰椎后凸畸形矫正中的应用［J］.中国矫形外科杂志,2005,13(19)
7. 倪春鸿,李明,戴炳华等. 特发性脊柱侧凸患者肩部失平衡的临床分析及其意义［J］.中国脊柱脊髓杂志,2006,16(8)
8. 邱勇,刘臻,孙强等. 脊柱侧凸研究会-22问卷(SRS-22)中文版的信度及效度分析［J］.中华骨科杂志,2008,28(6)
9. 邱勇,孙旭,刘臻等. Lenke 5型脊柱侧凸前路单棒矫形术中放置钛网对术后矢状面重建的影响［J］.中华骨科杂志,2008,28(12)
10. 邱勇,王斌,王渭君. 胸椎侧凸胸腔镜下和开放小切口前路矫形术椎间融合面积研究［J］.中华骨科杂志,2007,27(4)
11. 邱勇,王守丰,朱泽章等. 指骨骨龄对特发性脊柱侧凸患者脊柱生长潜能评估的组织学研究［J］.中华外科杂

志,2008,46(22)
12. 邱勇,王渭君,王斌等.特发性胸椎侧凸前路矫形对胸主动脉偏移的影响及意义[J].中华外科杂志,2007,45(24)
13. 邱勇,朱锋,钱邦平等.胸腰椎骨折术后并发迟发性后凸畸形的危险因素和后路脊柱缩短术[J].中华创伤杂志,2006,22(1)
14. 孙旭,朱泽章,邱勇等.初诊骨密度对女性青少年特发性脊柱侧凸患者早期支具治疗效果的预测价值[J].中华外科杂志,2008,46(14)
15. 孙旭,朱泽章.Chiari畸形和(或)脊髓空洞合并脊柱侧凸的临床特征[J].中华外科杂志,2007,45(8)
16. 张俊杰,邱勇,钱邦平等.先天性多发性关节挛缩症合并脊柱侧凸的临床特征及疗效评价[J].中华骨科杂志,2009,29(9)
17. Ball JM, Cagle P, Johnson BE.Spinal extension exercises prevent natural progression of kyphosis., Osteoporos Int. 2009 Mar;20(3):481-9.
18. Cho KJ, Suk SI, Park SR, Kim JH, Kang SB, Kim HS, Oh SJ. Risk Factors of Sagittal Decompensation After Long Posterior Instrumentation and Fusion for Degenerative Lumbar Scoliosis. Spine (Phila Pa 1976). 2010 Apr 9.
19. Hua-Dong Wang, Shu-Xun Hou, Ya-Min Shi, etal.Pedicle subtraction osteotomy for rigid kyphotic scoliosis. SICOT Shanghai Congress 2007
20. Kado DM.The rehabilitation of hyperkyphotic posture in the elderly.Eur J Phys Rehabil Med. 2009 Dec;45(4):583-93.
21. Negrini S.Focus on flexed posture and hyperkyphosis: prevention and rehabilitation to reduce disability and increase quality of life.Eur J Phys Rehabil Med. 2009 Dec;45(4):567-9.
22. Schwab FJ, Lafage V, Farcy JP, Bridwell KH, Glassman S, Shainline MR. Predicting outcome and complications in the surgical treatment of adult scoliosis. Spine (Phila Pa 1976). 2008 Sep 15;33(20):2243-7.
23. Takeda N, Kobayashi T, Atsuta Y.Changes in the sagittal spinal alignment of the elderly without vertebral fractures: a minimum 10-year longitudinal study.J Orthop Sci. 2009 Nov;14(6):748-53.
24. Xu-Hua Lu, De-Yu Chen, Wen Yuan,etal.Surgical treatment of patients with lumbar spinal stenosis with associated scoliosis. SICOT Shanghai Congress 2007
25. Yang Yu, Yong Qiu.Comparison of effectiveness of halo-femoral traction after anterior spinal release in severe idiopathic and congenital scoliosis. SICOT Shanghai Congress 2007
26. Yong Hai, et al.Spontaneous correction of thoracic curve after anterior correction for thoracolumbar idiopathic scoliosis. SICOT Shanghai Congress 2007
27. Yong Hai, et al.Surgical treatment of severe scoliosis. SICOT Shanghai Congress 2007
28. Zhong-Qiang Chen, Qiang Qi, Zhao-Qing Guo,etal.Modified technique of spinal osteotomy with vertebral column resection to correct severe thoracic kyphosis. SICOT Shanghai Congress 2007

第三章　发育性脊柱畸形及其治疗原则

第一节　特发性脊柱侧凸的病理解剖、力学特点与分型

一、病理解剖

脊柱侧凸的病理改变，涉及脊柱骨及其相关结构。病因不同，病理变化也不同。不同原因的侧凸可有共同的病理变化。侧凸患者的脊椎、椎间盘、胸廓及其他相关组织可发生一系列的解剖形态改变，现分述于后。

（一）脊椎的改变

椎体呈楔形改变，既有左右楔变，又有前后楔变。有时多个椎体楔形变，左右楔变造成侧凸，前后楔变造成后凸畸形。常见两者同时存在，形成侧后凸。椎体在凸侧增大，向凸侧旋转，凸侧的椎弓根也随之增长，同侧横突及椎板也随之隆凸，使胸腔的凸侧变狭窄。棘突偏向凹侧，凹侧的椎弓根变短，椎管变成凸侧边缘长而凹侧边缘短的三角形。椎管变形，脊髓偏向一侧，CT扫描可清楚地观察到脊髓常偏向凹侧，靠近凹侧椎弓根，局部硬膜外脂肪可消失。正常情况下胸椎椎体后高度大于前高度，侧凸患者可表现为前后高度相等，导致胸椎后凸减少，甚至发生前凸。严重的特发性侧凸或侧凸进入成年期后，在顶椎区可发生关节突的退变，凹侧更明显。

（二）椎间盘的改变

椎间盘出现形态学上的改变，凹侧椎间隙窄，凸侧椎间隙宽，脊柱侧凸进入成年期后，椎间盘可逐渐出现退变，尤其是在侧凸的下交界区或双侧凸的上下侧凸交界区，早期即可发生，临床可表现为进展性半脱位。在顶椎区由于关节突的退变甚至融合，椎间盘的退变相对较轻。

（三）肋骨的变化

由于脊柱侧凸和旋转导致凸侧肋骨变形，相互分开，向后突出，而凹侧肋骨相互挤压、变平和向前突出，造成胸廓旋转、变形和侧移。移向背侧的凸侧肋骨造成临床上的"剃刀背"畸形。侧凸发生年龄越早越严重，胸廓畸形也就越重。

（四）肌肉的变化

手术时发现双侧椎旁肌没有明显的差异。在深层的肌肉中，有些附着于肋骨横突上的小肌肉，有轻度瘢痕挛缩现象，但是局部无水肿及炎症现象。有变化的小肌肉常常是在凹侧最严重处。凹侧的肌肉，包括肋间肌也无明显的改变。在显微镜下有些肌肉有变性，横纹消失，肌核减少，间隙纤维增生等，但并不十分显著。

(五)内脏的变化

主要是心脏和肺脏,为胸腔变形压迫所致,对手术有重要的意义,因为多数畸形程度稍重的患者产生心肺功能不全,特别是合并有胸后凸减少或胸前凸的病例。较轻的侧凸可造成一定程度的胸廓容积和胸腔容量减少,但一般不影响患者的心肺功能。发病早、严重或前突型的脊柱侧凸可导致肺的膨胀障碍,甚至在凸侧发生局部肺不张。由于肺间质的发育在10岁左右完成,因此10岁以前发病的侧凸可导致肺发育障碍而影响心肺功能。

二、脊柱侧凸的三维畸形(矫形)概念

(一)概况

特发性脊柱侧凸是一种复杂的脊柱畸形。侧凸影响着每节脊椎的屈曲、伸展、侧倾和旋转,必须把矢状面、轴位面和额状面畸形结合起来观察。最早期的脊柱侧凸非手术和手术治疗都注重于冠状面上的矫形。由于正位X线平片能清晰地显示这种畸形,所以医生和患者都致力于改善它。体型石膏提供了对胸廓或对躯干的侧方或后外侧压力作用。但用后外侧压力去尝试侧凸的去旋转,屡遭失败。只作用于局部的Risser石膏和Cotrel去旋转石膏就是这类方法的例证。作用于后外侧的向量常会增加业已存在于胸椎弯曲中的前凸,并引起胸腔矢状径的狭窄。Milwaukee支具是一种替代去旋转石膏体型的改良性矫形支具。当初Cotrel发明可内置的横向牵引器,也不过是想使横向牵引器产生一种类似于矫形石膏所产生的作用而已。20世纪70年代,Dubousset提出脊柱三维畸形的概念。他将人体模拟设计成一个圆锥体,尖端是脚,向上扩展,包括两肩在内,整个躯体应处于圆锥内,即使存在脊柱畸形时也应如此,以保持平衡(图6-5-3-1-1)。每个节段脊柱都被视为与相邻节段连接,从头颅到骨盆都一样。把骨盆看作最下方的椎体,有助于推断和分析脊柱节段矫形后对另一节段可能造成的影响。

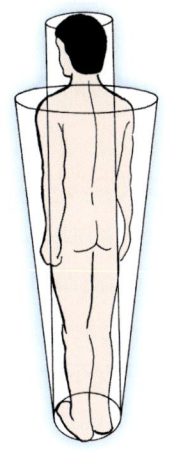

图6-5-3-1-1 人体模拟设计成一个圆锥体示意图

脊柱畸形除了存在于3个平面外,还可发生在3个节段,即胸椎、腰椎和颈椎。脊柱矢状面的生理弯曲是颈椎前凸、胸椎后凸、腰椎前凸、骶椎后凸,各生理曲度转换部位形成3个交界区,即颈胸段、胸腰段、腰骶段,术前必须对各生理弯曲和交界区进行考虑。畸形进展时,躯体进行调整,以保持直立体位,维持圆锥体的平衡,但有时这种调整不良将导致失代偿或失平衡。脊柱被节段性固定后可阻止其在各个方向上的活动,使患者丧失了恢复脊柱平衡的能力,剩余活动的脊柱节段可能无法保证患者的平衡。所以必须保证患者未融合的节段能进行调整,并足以保持躯体的平衡,否则可能导致内固定术后躯体失平衡。与Harrington棒的过度撑开可造成腰椎前凸严重变平一样,CD系统及其他三维矫形系统的过度矫形或者钩附着部位的选择不当,将导致冠状位脊柱失衡。经过大量的临床实践和改良,设计和运用更趋合理,已大大减少了平背综合征的发生。

(二)矢状面

正常脊柱矢状面上胸椎有20°~40°的后凸,腰椎有30°~50°的前凸,上胸椎与颈椎、胸椎与腰

椎、腰椎与骶椎均存在交界区。颈椎前凸的顶端是C_4,胸椎后凸的顶端是T_8,腰椎前凸的顶端是L_3。胸腰段($T_{11} \sim L_1$)为垂直,无后凸或前凸。特发性脊柱胸椎侧凸可发生胸椎生理性后凸减少,胸椎垂直或前凸畸形,也有的患者后凸加重。因此正常的胸椎是无旋转的后凸,胸椎侧凸实际上是发生旋转的胸椎前凸。特发性脊柱侧凸患者上腰段和中腰段前凸减少或呈相对的后凸。腰椎在生理情况下是无旋转的前凸,侧凸患者就是发生了旋转而形成后凸。侧凸患者同时还可发生交界处的畸形,矢状位上最重要的脊柱交界区是胸腰段($T_1 \sim L_1$),生理情况下此节段是竖直的,特发性脊柱侧凸患者由于胸段后凸减少和腰段前凸减小而呈后凸。双主侧凸交界区可以出现交界性后凸畸形。总之,特发性脊柱侧凸患者胸椎段和腰椎段矢状位的生理曲度发生了逆转。侧凸对矢状面造成的影响是躯干前倾、塌陷,腰平背综合征及腰痛等。因此在该平面上治疗的目的是恢复正常的胸椎后凸和腰椎前凸,纠正交界性后凸畸形。矢状面平衡的重建可改善躯干的矢状面外观,还可预防融合远端脊柱的早期退变。

CD出现以前,很少考虑脊柱矢状位畸形的矫正。Harrington棒仅在侧凸两端产生拉直脊柱的作用,撑开力可改善胸椎排列,但是去除了腰椎的正常前凸。采用方形末端的Moe棒只能使这一问题略有改善。矢状位的中央重力线是经过齿状突的重垂线,生理状况下此线经过颈椎后方,胸椎前方和腰椎中段的后方,通过S_1,表明人体重力作用于颈椎、腰椎的后方和胸椎的前方,这一生理性排列有助于减轻局部应力和维持躯干平衡。因此维持脊柱矢状位正常排列,可使邻近未融合节段的椎间盘和小关节产生异常应力的可能性降到最小。随访发现Harrington棒融合区下方椎体可见不成熟的退行性变,有人认为这是由于融合远端与下方最邻近椎间盘之间形成了锐利的前凸角。无论对于融合远端还是融合近端的颈胸段,此种情况均应予以避免。

忽视上述原则,虽然冠状面矫形良好,但可能引起矢状面严重的脊柱畸形。所有冠状面畸形都包含矢状面的畸形,在制定矫形方案时首先应考虑矢状面的问题。只有通过调整冠状面和矢状面上各连接区域,使其相互协调,才能保证融合节段上下方的生理性排列。为达到上述目的,融合段应超过各交界区域并到达邻近的正常节段(图6-5-3-1-2)。

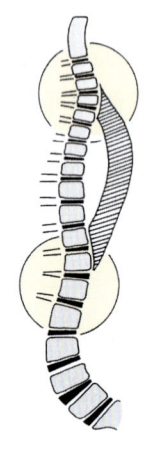

图6-5-3-1-2　融合范围要求示意图
融合应延伸超过各交界区域,并达到相邻正常的节段

(三)横轴面

脊柱在轴向平面上发生旋转,一般表现为棘突转向凹侧,椎体转向凸侧。这一轴向平面上的畸形及剃刀背畸形和胸廓旋转畸形的程度直接相关,并且与冠状面和矢状面上的畸形相互影响,严重的旋转畸形往往都伴有严重的冠状面和矢状面的畸形和失代偿。脊柱的绝对旋转在顶椎达到最大,而相对旋转最大在端椎,这使两个侧凸的交界处成为不稳定区。因此脊柱融合必须将此交界区包括在内,以防止矫形术后冠状平面上的失代偿。矫正脊柱旋转对于矫正脊柱侧凸并不是必要的,恢复脊柱矢状位的生理排列始终是最重要的考虑因素。作用于侧凸顶端的去旋转力可逐级影响侧凸两端的椎体,作用于顶椎去旋转力量越大,则传递到侧凸两端的去旋转力也越大。对Harrington棒而言,向邻近节段传递去旋转扭力不成问题,但对CD及其类似矫形系统是很困难的,为此融合范

围应涉及所有发生旋转的椎体。

Cotrel 最初设计的包绕着横突的凸侧顶端压缩钩和对 Harrington 支撑棒横向牵引,都是为了降低凸侧后凸和顶椎向中线位移的一种尝试。Dubousset 和 Cotrel 很快就认识到其去旋转的潜在作用性。产生去旋转的最佳方式是对凹侧尽可能靠近椎弓根的椎板施加牵引作用。由于 Cotrel 棒表面粗糙并能在置放于凹侧椎弓根和椎板的钩内被旋转,所以把棒预弯成最终理想的矢状面曲线,然后就能把棒从额状面旋转到矢状面上。当旋转 CD 棒时,左侧胸椎肋峰就从较外侧的位置移位到较中间的部位。虽然发生了某种胸椎的反旋转,但外形的美观化更主要是由于肋峰移位的结果,当棒旋转到 90°位置时,实际上肋峰似乎增高。恢复胸椎后凸时,棒将僵硬的肋峰向后方移去。这种增大的畸形一小部分能由凸侧顶椎椎弓根钩上的向前方压力所抵消。在腰椎区也是同样情况,当旋转棒时,凸侧诸钩被加压,从而获得额状面和矢状面的实质性改善,但旋转方面的改善不尽如人意。为了提高腰段顶椎去旋转和下终椎水平化能力,可使用一些椎弓根螺钉代替某些椎板钩,矫正额状面的不良曲线,但旋转度数仅稍有改善。一旦棒被加压和被旋转,便把腰椎系统固定住了。如果胸椎曲线矫正得比腰椎曲线矫正少得多的话,就会发生失代偿。

(四)冠状面

正常脊柱在冠状面的平衡应使头部处于骨盆中心,可用枕骨粗隆-臀沟垂直铅线(C_0~S_1 线)来评价脊柱在冠状面上的偏移。侧凸对冠状面平衡造成的影响是头部偏离骨盆中心、视线不水平、双肩不等高、骨盆倾斜和胸廓侧移等。因此冠状面上除了要纠正 Cobb 角,更重要的是保持或重建头部在骨盆中央的位置。在矫形术中应经常注意观察 C_0~S_1 连线是否和双侧髂嵴连线垂直。

站立后前位片和仰卧脊柱侧屈位片可分析冠状面的畸形。向侧凸顶椎的作用力可引起脊柱前凸,背离顶椎的作用力引起脊柱后凸。施加的外力应使狭窄的椎间隙开放和使变宽的椎间隙缩小。对患者来说,最担心的是冠状面和横截面的畸形。肋骨及椎旁肌隆起是脊柱侧凸影响患者外观最严重的因素。Harrington 棒是建立在矫正冠状面畸形而设计的,单纯的支撑仅矫正冠状面的畸形。新型三维矫形系统内固定钩可产生可观的矫形力,很大程度上改善患者的外观,但如何矫正冠状面脊柱失衡是一个难题。Harrington 棒在矫正冠状面畸形的同时可破坏脊柱的矢状位排列,而 CD 及其他三维矫形系统可以保持或重建其正常的生理曲度,正确应用矫形效果优于 Harrington 系统。

三、King 分型

由 King 等于 1983 年提出,根据胸椎侧凸累及的脊椎范围和远端代偿性侧凸的功能结构状态,把具有结构性侧凸特征的胸椎侧凸分为五种类型,对不同类型还确定了相应的融合水平的选择原则。目前这一分类标准已成为特发性脊柱侧凸治疗与研究的"金标准",但 King 分型对胸腰椎侧凸等类型不能加以分型,尚有待进一步完善。根据 King 分型进行脊柱侧凸矫形,不断有术后失代偿发生。因此,如何选择固定融合范围仍然缺乏统一的认识。

(一)King Ⅰ 型

Ⅰ型和Ⅱ型侧凸由于都是 S 型双侧凸,胸椎和腰椎侧凸均越过中线,因此容易混在一起。Ⅰ型侧凸站立位片上腰椎侧凸角度大于胸椎侧凸 4°以上,柔软指数是负值,胸椎侧凸的柔软性大于腰椎(图 6-5-3-1-3)。临床上,腰椎旋转突起比胸椎旋转突起大。另外如站立位像上虽然胸凸大于腰凸,但侧方弯曲图像上胸凸似较腰凸更柔软,也是Ⅰ型。

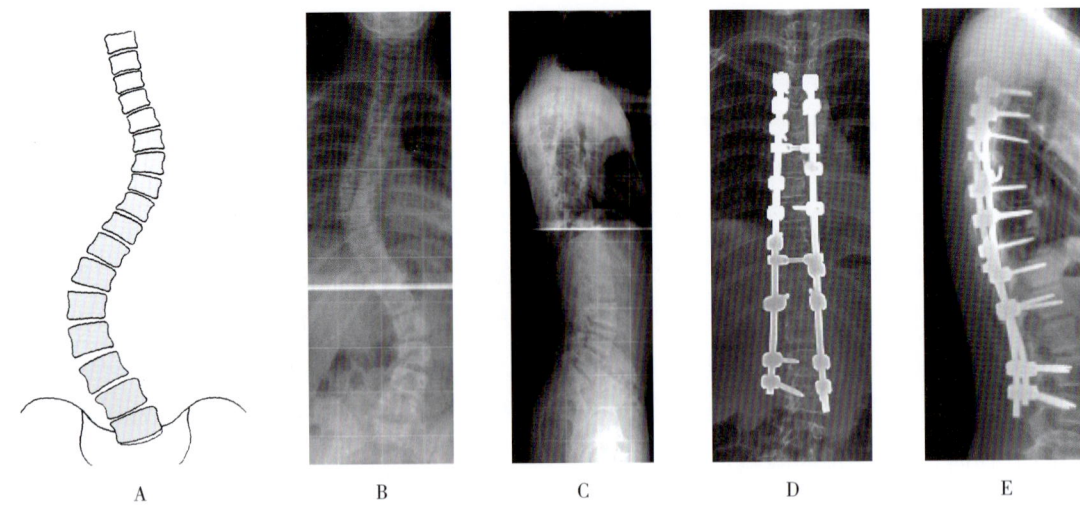

图6-5-3-1-3 King Ⅰ型（A~F）

A.示意图；B~E.临床病例：B.C.术前正侧位X线片；D.E.术后正侧位X线片

（二）King Ⅱ型

也是S形侧凸。Ⅱ型侧凸的胸椎侧凸角度大于或等于腰椎侧凸，腰侧凸必须超过骶骨中线（图6-5-3-1-4）。柔软指数≥0，腰椎侧凸的柔软性大于胸椎。稳定椎通常为T_{12}、T_{11}或L_4。临床检查胸椎旋转突起比腰椎旋转突起更明显。手术选择性融合胸椎，腰椎侧凸会自发矫正，与通过手术矫正的胸椎相平衡。随访发现此手术可获得并保持躯干的平衡。此手术具有以下优点，即避免融合腰椎，术后活动度大，手术范围小。术前下方融合椎体的确定非常关键，由椎体的旋转和稳定椎两个因素决定。在大多数患者中立椎和稳定椎是同一个椎体，此时融合下方即到此椎体，如中立椎和稳定椎不一致，则融合至稳定椎较好。

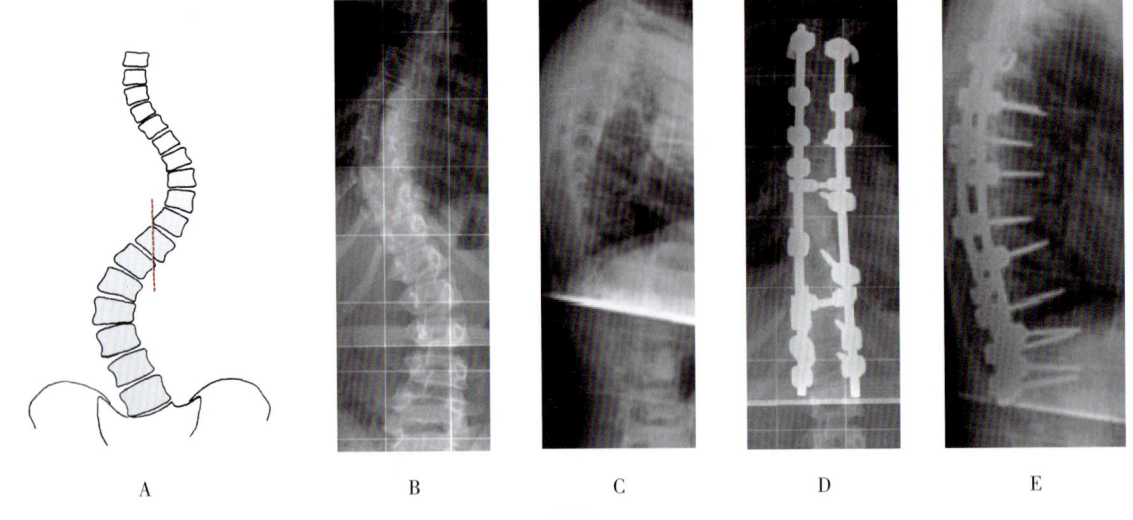

图6-5-3-1-4 King Ⅱ型（A~E）

A.示意图；B~E.临床病例：B.C.术前正侧位X线片；D.E.术后正侧位X线片

(三)King Ⅲ型

胸椎侧凸,所伴随的腰椎侧凸不超过脊柱中线,且在侧方弯曲像上非常柔顺(图6-5-3-1-5)。腰椎侧凸为非结构性,站立位上腰椎一般无旋转。临床检查胸椎突起应当比腰椎突起更明显,通常腰椎突起很少存在。

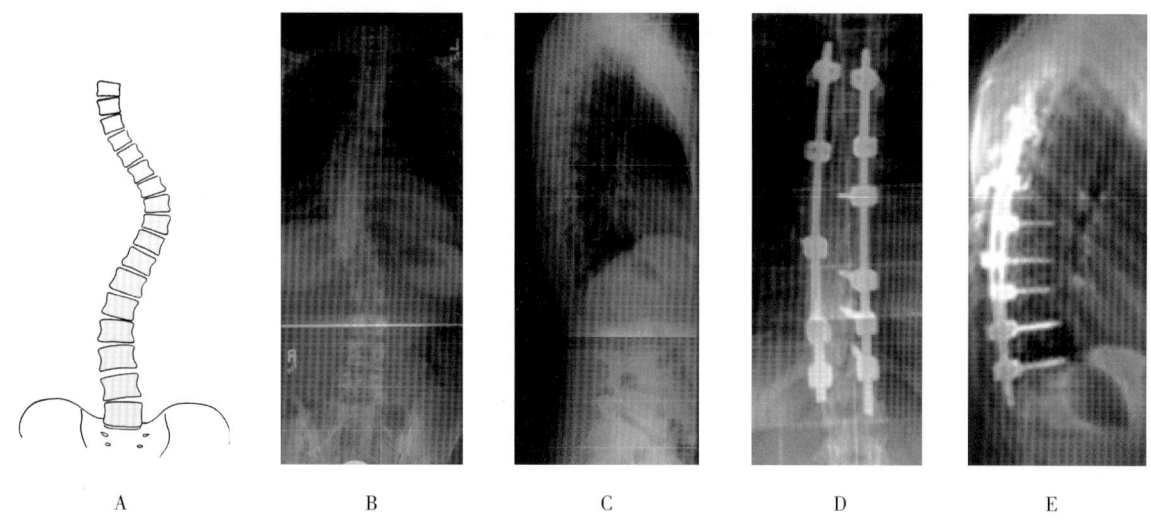

图6-5-3-1-5　KingⅢ型（A~E）

A.示意图；B~E.临床病例：B.C.术前正侧位X线片；D.E.术后正侧位X线片

(四)King Ⅳ型

为累及较多脊椎的长胸凸(图6-5-3-1-6),L_5为平衡椎,L_4常常有倾斜,外观畸形明显。Ⅲ型和Ⅳ型侧凸应融合胸椎,第一个被骶中线平分的椎体是最下方融合的椎体。

(五)King Ⅴ型

是一结构性胸椎双主侧凸(图6-5-3-1-7),约占11.6%。上下胸椎侧凸均为结构性,T_1向上方侧凸的凹侧倾斜,T_6常为两侧凸的交界椎体。手术时融合两个胸椎侧凸,融合下方应包括第1个被骶中线平分的椎体,在King等的报道中还有大约1%无法分型,称为未分型侧凸。

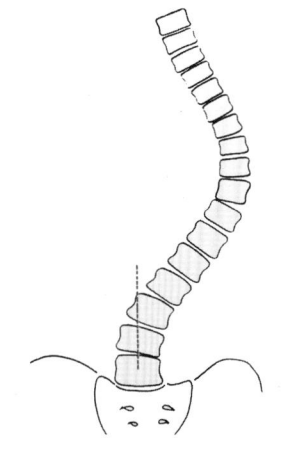

图6-5-3-1-6　KingⅣ型示意图

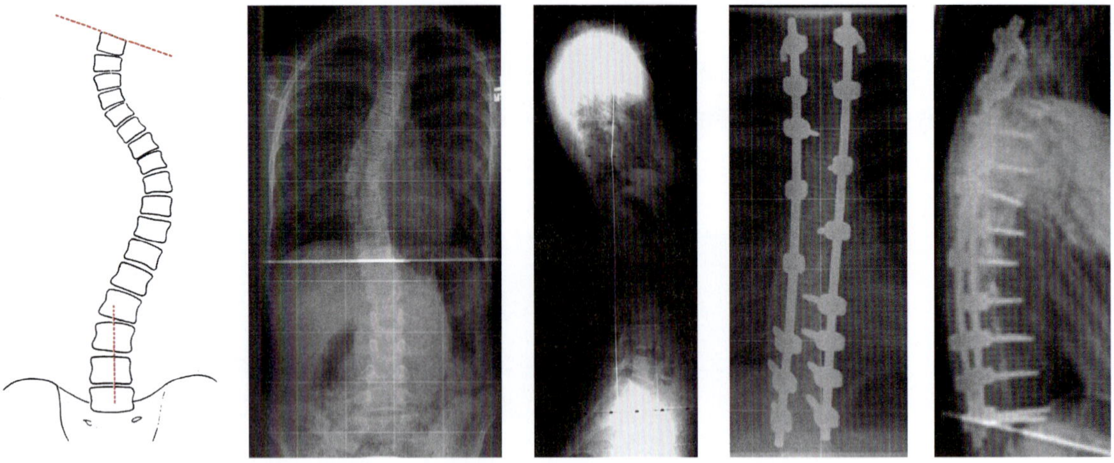

图6-5-3-1-7 King Ⅴ型（A~E）

A.示意图；B~E.临床病例：B.C.术前正侧位X线片；D.E.术后正侧位片

四、Lenke 分型

（一）概况

由 Lenke 医生主持的多中心研究小组对手术治疗的青少年型特发性脊柱侧弯提出了一个新的综合分型系统。以治疗为目的的 Lenke 分型系统非常有助于脊柱侧弯医生来确定器械固定的节段和融合的范围。Lenke 分型还考虑到每位患者的矢状面情况和腰弯，弥补了 King 分型的不足。该分型是通过分析脊柱全长直立正位、侧位及左右侧屈位 X 线片所得出的。Lenke 分型系统由以下三部分构成，即弯曲类型、腰弯修正型和胸椎矢状面修正型。

（二）弯曲类型

为了讨论弯曲类型，Lenke 专门将脊柱分为 3 个区域，即近胸段（PT）、主胸段（MT）及胸腰段/腰段（TL/L）。每一区域内的弯曲又进一步分为主弯曲（最大 Cobb 角度的弯曲）和次弯曲。在侧屈 X 线片上评估额状面和矢状面上的柔软性情况。在此两平面上确定结构性次弯曲的标准如下（见表6-5-3-1-1）：

表6-5-3-1-1 脊柱各区（段）结构性次弯标准

脊柱部位	冠状面侧屈像	矢状面
近胸段	≥25°	T_2~T_5 ≥ +20°
主胸段	≥25°	T_{10}~L_2 ≥ +20°
胸腰段/腰段	≥25°	T_{10}~L_2 ≥ +20°

由此分型方法可划分为以下 6 种弯曲（见表6-5-3-1-2）。

表6-5-3-1-2 六型弯曲解剖特征

分型	近胸段	主胸段	胸腰段/腰段	特征
1型	非结构性	结构性	非结构性	主胸弯（MT）
2型	结构性	结构性	非结构性	双胸弯（DT）
3型	非结构性	结构性	结构性	双主弯（DM）
4型	结构性	结构性	结构性	三主弯（TM）
5型	非结构性	非结构性	结构性	胸腰弯/腰弯（TL/L）
6型	非结构性	结构性	结构性	胸腰弯/腰弯，主胸弯（TL/L-MT）

（三）腰椎修正型

该分型系统还增添了腰椎修正型内容。修正型内容是根据腰椎的位置与骶骨中心垂线

（CVSL）间相互关系来确定的。将腰椎侧弯进一步分为以下3种修正型（图6-5-3-1-8）。

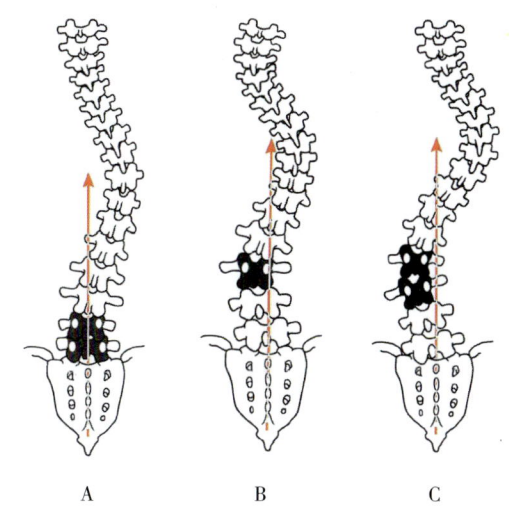

图6-5-3-1-8　Lenke腰椎修正型分型示意图（A~C）

A修正型　特点是CVSL在顶椎至稳定椎的椎弓根之间；

B修正型　特点是CSVL位于凹侧椎弓根内侧缘与顶椎椎体外侧缘之间；

C修正型　特点是CSVL完全在顶椎凹侧的内侧。

（四）胸椎矢状序列修正型

A（+）N或（−）符号用于表示胸段（$T_{5~12}$）在矢状面上的情况。符号"+"表示胸椎过度后凸（>40度），而后凸过小（<10度）以符号"−"表示。符号（N）表示正常的脊柱后凸。这些描述方法为胸椎矢状面上的治疗选择提供了依据。

该分型方法中新增添的三项修正内容，特别有助于医生选择合适的器械固定和融合技术，以期在青少年型特发性脊柱侧弯患者的治疗中，最大限度地获得矢状面上的平衡和额状面上的矫正。此外，本分型系统基于特定客观的放射学标准，建立了一套逻辑性强的综合分型系统，易为广大脊柱外科医生所接受。

（杨述华　杨操）

第二节　脊柱侧凸手术病例选择与治疗概况

一、脊柱侧凸手术适应证

（一）少年型

少年特发性脊柱侧凸手术治疗的目的是部分矫形并稳定侧凸，减少临床畸形，重建或保持脊柱平衡。少年特发性脊柱侧凸的手术指征除了测量Cobb角大小外，还应考虑骨骼发育水平、矢状面变化、椎体旋转等其他因素。超过50°的青少年侧凸应当手术治疗。40°以上的侧凸经非手术治疗后如仍发展，应当考虑手术治疗。对于40°~50°之间无明显发展的青少年期侧凸，应具体分析，首先应观察侧凸有无发展，如有发展应考虑手术。骨骼发育成熟程度对决定手术也很重要。例如同样为45°的侧凸，对于Risser征3或4度，14岁月经初潮以后的女孩应当观察。而如果月经初潮未至，Risser征0或1度女孩，其自然史提示侧凸将持续发展，支具对这类侧凸无效，因而应当手术治疗。考虑手术治疗青少年特发性脊柱侧凸时，还应分析矢状面的变化。对伴有胸椎生理后凸减少甚至胸椎前凸畸形的患者，当胸椎前凸加大或前凸为−10°时，其冠状面Cobb角不论是否小于40°，都应考虑手术治疗。

（二）青少年型

骨骼发育成熟后的青少年型，手术治疗特发性脊柱侧凸有绝对适应证和相对适应证。疼痛、畸形进行性加重、心肺症状、神经功能障碍和外观均是考虑手术的因素。疼痛是最常见的症状，然而畸形进行性加重是最广为接受的手术指征。心肺症状虽然不常见，但胸侧凸超过60°的患者可发生。因此胸侧凸大于60°的患者应行脊柱融合术。外观不是成人侧凸手术治疗的主要指征，但它是个重要的因素，应当与其他因素同时考虑。

（三）成人型

1. 一般成人型　对于成人脊柱侧凸，根据以下方法决定是否需要手术。25岁以下无症状的患者的评估和治疗方法与青少年型侧凸相似，胸侧凸大于60°和大于50°的进展型的侧凸建议手术，侧凸度数不超过50°又无发展迹象，年龄超过25岁的成人侧凸患者，每年检查一次X片。如果随诊4~5年，侧凸无发展，患者可以停止随访；若证实侧凸无进展，又无呼吸、神经功能障碍，Cobb角为60°~70°间的无症状的成人侧凸，建议每年随访一次。单纯根据侧凸度数，大于70°角的成人脊柱侧凸应考虑手术。

2. 伴严重疼痛者　患有严重疼痛但无证据证明侧凸加重患者，多数可选择非手术治疗，包括非麻醉药物镇痛、药物治疗、局部注射和理疗。老年患者也可采用支具治疗。偶尔有严重疼痛的患者，对大量的保守治疗无反应，才考虑手术治疗。

3. 伴肺功能障碍者　呼吸衰竭少见，但可为成人脊柱侧凸的一个严重的表现。术前需仔细评估，以决定手术还是非手术治疗，哪种方法对患者有益。这些患者可用头颅牵引，并应加强呼吸治疗。如果证实患者呼吸功能改善且肺功能允许，通过畸形的部分矫形或固定，可能会防止肺功能、心肺功能的进一步恶化。

4. 伴有神经功能障碍型　神经功能障碍是手术治疗的指征。如果出现明显脊髓受压或脊髓病变，建议行脊髓减压和内固定及融合。轻微的脊髓受累如肌张力轻微的增高或阵挛，可以通过脊柱矫形间接减压。老年性腰侧凸患者常有神经根受累，应根据神经根受累的位置决定治疗方法。大多数病例会有原发畸形以下L_3~L_4及L_4~L_5水平的椎管狭窄，无论是否有侧凸，可采用相同的治疗方法。如果患者患有腰侧凸顶椎或顶椎周围的神经根受累，单纯减压有加重畸形和神经根再度受压风险，应注意行部分矫形和脊柱固定，直接减压或不减压均可选择。

二、脊柱侧凸外科治疗概况

（一）内固定的发展

1. 第一代脊柱内固定物　1947年Harrington在治疗大量的继发于脊髓炎后的脊柱侧凸过程中，开始寻找为外科治疗脊柱侧凸提供内在稳定和矫形性的方法。在1947~1954年间，用他设计的内固定治疗了部分患者。此后，他对其设计进行了多次改进，于1962年发表初期129例患者随访结果，证实随着手术技术的提高和内固定器的改良，手术效果得到改善。最重要的改良是手术中增加了脊柱融合（早期病例不行融合）和长时间的石膏外固定。1962年以后又将下撑开钩所置位置从邻近关节突移到椎板下，防止了早期病例经常发生的下钩脱钩。在以后的20年里，Harrington系统的使用一直没有明显的变化。1990年，Dickson等报道了Harrington在1961~1963年间手术治疗患者随访了21年的结果。他们发现总体来说功能不错，但与对照组相比，后背疼痛和易疲劳有较高的发生率。研究证实Harrington技术在侧凸矫形率和矫形维持，以及融合率与先前的技术相比有明显的提高。

Harrington技术是手术治疗侧凸的伟大进步，但也存在内固定物的脱位和不能控制矢状面结构以及术后需要佩带石膏和支具等问题。Harrington 棒也是一种没有严格固定的系统,因为棒与脊柱固定点只有上下端椎,在这两点间产生的撑开力是唯一的矫形力,两点之间的脊柱节段可以向任何方向自由移动。

2. 第二代脊柱内固定物　20 世纪 70 年代早期,Luque 推广了一种用椎板下钢丝与 Harrington 棍的固定,他将其称为节段性脊柱固定系统。通过将固定点分散到多个椎体,建立更稳定的结构,患者术后可以不用石膏,且矢状面能够得到加强。Luque 后来又发明了 L 形的光滑 Luque 棒系统,通过用椎板下钢丝固定 L 型棒,每节段的椎板下钢丝将其固定到脊柱。Luque 系统最初用来治疗神经肌肉性侧凸,后来被广泛地用于治疗特发性侧凸,用此方法,在冠状面和矢状面上均有优良的矫形作用。

椎板下穿钢丝容易出现并发症,如在行脊柱融合时,用 Luque 棒固定或 Harrington 棒加椎板下钢丝固定的患者,17% 有神经损伤,而传统 Harrington 内固定神经损伤发生率仅为 1.5%。也有报道用 Harrington 内固定加椎板下钢丝治疗大量患者未出现神经损伤或发生率较低。随着其他节段固定方法的出现,椎板下钢丝固定治疗特发性侧凸的方法逐步被放弃。虽然 Luque 技术不再广泛地用来治疗脊柱侧凸,但它仍是许多治疗神经肌肉性侧凸,特别是需要融合至骶骨时的首选方法。

Drummond 发明了 Wisconsin 系统的新技术,联合使用 Harrington 棒和 Luque 棒通过棘突行节段钢丝固定。这一技术既能达到节段性固定脊椎,又没有椎板下穿钢丝的危险。就稳定性和矢状面的矫形能力,Wisconsin 系统与 Harrington 相比有明显改善,然而这一系统的旋转控制差,有时需要术后外固定。

3. 第三代内固定物　近十余年来,基于对脊柱侧凸畸形的三维理解,产生了以 CD 为代表的三维矫形内固定新技术。Cotrel 和 Dubousset 在 1984 年描述了他们的横向连接系统和可以放置多个位置,既能产生加压又能撑开的多钩固定系统。该技术通过在脊椎上进行选择性多节段置钩,节段性使用撑开力和加压力矫正冠状面的畸形,同时通过预弯棒和旋棒使脊柱去旋转和重建矢状面上的平衡,可在三维平面上矫正畸形,重建躯干平衡,术后无需外固定,可早期康复,术后躯干失代偿少,并发症少,融合率高,纠正度丢失小。CD 系统及后来出现的相类似系统已成为治疗特发性侧凸最广泛运用的内固定系统。除初始的 CD 系统外,还发展了 TSRH、CD-Horizon、USS、ISOLA 和 Moss miami 等系统。但这些系统手术操作复杂,难度大,价格昂贵。TSRH 内固定系统采用侧面连接装置和眼螺栓连接钩和棒,所有钩都是开放式,这样当棒在上方和下方固定后连接顶椎钩仍较为容易。通用脊柱内固定系统(USS)强调侧凸顶端矫形时不在凹侧施加任何撑开力,椎弓根钩通过其中的螺钉与椎弓根固定,该螺钉穿入椎弓根,进一步固定在椎体终板上,这样椎弓根钩不会向后脱出。这使手术者可将畸形凹侧向后牵拉,同时减轻旋转,但如果先撑开凹侧,则上述操作将变得非常困难,该侧所有钩都是开放式的。Isola 内固定系统体积较小,具有不同的钩棒连接机制,同时在 CD 矫形理论中增加了悬臂梁矫形概念,它的钩也分为闭合式和开放式。Moss Miami 系统强调按节段分析畸形,每个节段进行独立固定,根据 CD 原则进行固定,然后将每一段棒连接起来。

三、术前设计

矫形设计和手术的基本原则就是在三维平面上理解脊柱畸形和矫正脊柱畸形。对每一例侧凸都要根据其特点进行认真的术前设计。

(一)手术入路的选择

需要外科手术治疗的脊柱侧凸患者,大多可

通过后路进行手术。胸侧凸在侧凸位像上能纠正到小于45°~50°时，后路脊柱融合和内固定是最合适的方法。在现有的内固定系统中，可用新一代的多钩、横向连接的双棍系统，如CD、ISOLA、TSRH等系统，它们适用于不同类型的侧凸，其稳定性使患者术后不需支具外固定。

对胸腰段双侧凸需要融合两个弯曲（KingⅠ型）的，可用双棍多钩系统的一种。它们能三维矫形和保留矢状面构形，具有保留远端活动节段的潜力。胸腰段侧凸既可以用后路内固定加融合，也可用前路的Zielke内固定，或用新的更坚强的固定（如TSRH）。前路手术治疗侧凸时，为了得到满意效果，必须符合某些标准。内固定节段内不应有后突，胸侧凸必须较柔顺，足以代偿腰侧凸的矫形，患者术后必须能耐受支具治疗。后路节段性内固定是可行的方法，特别是远端内固定和融合能止于L_3或L_3以上。

大多数需要手术治疗的腰侧凸最好行前路手术。与后路手术相比，前路手术能提供极好的矫形，同时最大限度保留了活动节段。同样，上述提及的某些标准，在选择行前路手术和内固定治疗侧凸时，必须与其相符。

（二）确定关键椎体

根据Cotrel的理论，不必矫正每一个椎体，但某些关键椎体必须与矫形棒相连接以达到矫形效果，随后通过对这些关键椎体所施加的力量，以达到三维平面矫形。如果矫形节段选择正确并且固定适宜，就可以恢复和保持脊柱的平衡状态。除了对全脊柱进行仔细的体格检查外，还需要完成一整套脊柱的放射学检查，具体包括以下几种。

1. 站立位冠状和矢状位脊柱片；
2. 仰卧位全脊柱左右侧屈位片；
3. 有显著畸形的交界区的侧屈和伸展位片。

X线检查也可用于确定关键椎体。关键椎体主要有4种，即顶椎（AV）、上下中间椎（IV）、上下中立椎（NV）和上下端椎（EV）。

1. 顶椎（AV） 在站立前后位X线片上确认定椎。顶椎是整个侧凸节段中最水平的椎体，其侧缘与地面垂直。在胸椎存在骨性畸形时，顶椎离骶中线最远，绝对旋转最大，楔形变畸形最明显。腰椎侧凸的顶端常是椎间隙，其下的椎体就是顶椎。矫形中必须固定顶椎。

2. 中立椎（NV） 在标准的前后位X线平片上确定中立椎。中立椎为旋转中立位椎体，其斜度最大，通常位于被测量畸形节段两端，保持中立。其意义等同于位于胸椎双侧凸或胸腰椎双侧凸之间的"过渡性椎体"，并位于代偿性侧凸的骶中线上或其附近。在绝大多数情况下需固定中立椎。

3. 中间椎（IV） 在仰卧侧屈X线平片上确认中间椎。中间椎是侧凸僵硬区和柔软区交界的椎体，位于每一僵硬节段的两端，对胸椎侧凸而言，这一部分常为后凸，而在腰椎则常为前凸。在凸侧屈曲位片上可以观察到。顶椎通常是这僵硬节段的中央椎体。仰卧位脊柱侧屈位片对分析邻近主侧凸的其他侧凸的活动性很有价值。在术中必须固定中间椎体。

4. 上下端椎（EV） 是最重要最难确定的椎体，是融合的最末端椎体。端椎必须符合下列条件。

（1）仰卧位片上两侧椎间隙等宽的椎间盘可保留在融合节段之外，但同时其远端的椎间隙也必须是两侧等宽。下端椎下方的椎间盘必须在站立位侧屈和伸展位片上具有同等的柔软性。

（2）下端椎必须位于Harrington"稳定区域"内或被骶中线所中分。

（3）未发育成熟的患者，在侧屈位片中下端椎必须去旋转至中立位或接近中立位，否则，内固定的范围应延伸至其下方的一个椎体。

（4）向凹侧侧屈时，下端椎椎体必须位于稳定区内，是第一个进入稳定区的椎体。

（5）向凹侧侧屈时下端椎凸侧椎间隙开放，而向凸侧侧屈时端椎凹侧椎间隙开放，前屈位片端椎前方椎间隙闭合,后方椎间隙开放,伸展位片前方椎间隙开放而后方椎间隙闭合。

（6）端椎在凹侧侧屈位片上可自动去旋转,并且必须是旋转中立位。

（7）端椎远端的矢状面的曲线正常。端椎的选择影响到手术的远期效果。

下端椎的确切固定是任何脊柱内固定系统最重要基础之一。Cotrel设计的凸侧的椎板钩方向向上而凹侧的椎板钩方向向下,尽管两个钩分别置于两侧椎板,但在冠状面棘突基底部两侧它们的距离很近,而且在矢状面上位置非常靠后,对所作用的椎体的旋转几乎没有产生作用。椎板钩对轻度畸形的矫形效果满意,但应用于严重腰椎畸形将失去对下端椎的控制而导致矫形和稳定性的丢失,因此,某些情况下的下方固定需要更多牢固的固定点。

椎弓根结构坚固,与椎板相比,虽远离中线,但位置靠前得多,后方矫形器械可通过椎弓根将力传递到椎体,可以达到三维平面上最大限度的矫形作用。因此下端椎的椎弓根提供了最佳的固定点。为解决螺钉向后方拔出的问题,可在此基础上增加一枚加长设计的椎板下钩,由此构成一个椎弓根椎板爪形固定结构。椎弓根钩亦可用于腰凸侧顶椎的近端,在一些病例中可大大增强对椎弓根的固定。

四、内固定的植入

（一）概况

椎弓可用于固定的结构包括椎板、椎弓根、横突及棘突。椎板结构牢固,能够承受椎板钩或椎板下钢丝的固定。椎弓根位置较偏,可以用椎弓根钩或螺钉固定。螺钉很少用于侧凸的胸段。棘突基底部虽然坚固,但只能用于钢丝的固定。横突不够牢固,无法承受巨大的矫形力,主要用于构成爪状结构,防止椎弓根钩向内侧滑移或者向远端脱钩。

（二）基本原则

治疗中应遵循以下原则。

1. 上端椎要牢固固定。近端固定首选双侧闭口型椎弓根钩,加上椎板钩或横突钩,形成爪形固定结构。在矫形过程中,爪形固定结构夹住脊椎并防止椎弓根钩脱钩。

2. 下端椎固定常见的方式是采用两个方向相反的椎板钩。如需要更坚固的固定,可利用椎弓根螺钉。椎弓根是椎体后部环形结构中最坚固的部分,使用椎弓根螺钉较椎板钩更坚固。

3. 对侧凸的顶端必须牢固控制。顶端是整段畸形最僵硬的节段,顶椎是这一节段的中心,只有使该节段向中线移位并且同时进行去旋转,才能明显纠正畸形。

4. 中间椎是畸形顶端僵硬节段两端的椎体,必须用矫形钩进行固定,以便控制和矫正僵硬节段。

5. 将矫形棒按脊柱正常矢状位生理曲度预弯后,置于脊柱冠状上位,此时很容易即可穿过凹侧的中间钩。初步固定棒后将棒旋转90°,变成矢状位,可使侧凸顶端向中线和后方移位,产生可观的去旋转力量。

6. 用最小的撑开力获得矫形,施加在中间椎体钩(上中间椎体为椎弓根钩,下中间椎体为下椎板钩)的作用力不应超过钩体固定在骨质附着部位所需的力,过多的撑开力会有损棒旋转时形成胸椎后凸的能力。

7. 矫正范围应使邻近正常椎体能够在矫形后与病变节段建立平衡,术前应进行仔细的放射学检查,并制定全面的手术计划。

通常内固定器械作用于脊柱的外力可分为撑开力、加压力、去旋转力及移位力。在异常后凸节段常在凸侧施加压缩力。如出现过度前凸,在凹侧施加撑开力。任何形式的水平力都有助于矫正病变节段在水平面上的移位。去旋转矫正实际上产生的矫形作用最小,即使是在凹侧椎弓根上施加矫形力,横截面的矫形仍不能产生预期的效果。

(三)钩的选择和放置

三维矫形内固定系统的基本钩型大致相同。根据固定的部位,分为椎弓根钩、椎板钩和横突钩,每种钩型一般都有成人的大号钩、小号钩和儿童型钩。

1. 椎弓根钩 属头向钩。特点是钩体宽,钩槽深,钩刃的前端开叉。适用于 T_{10} 以上的脊椎,不能用于 T_{10} 以下的脊椎。CD 和 CD-Horizon 有宽、窄钩槽的两种钩体。宽钩体适用于胸椎后凸的侧凸畸形,可弥补横突钩、椎弓根钩之间的台阶。窄钩用于顶椎区,易于和横突钩相匹配。TSRH 系统仅有一种钩。

2. 椎板钩 有头向或尾向钩,适用于 T_{10} 以下的脊椎,分为胸椎椎板钩和腰椎椎板钩两种。胸椎椎板钩是斜钩体,腰椎椎板钩是直钩体。注意腰椎侧凸矫形时凸侧先放置钩体并进行旋棒操作,此时腰椎凸侧椎板钩有可能被推向椎管中间,非常危险(是最危险的钩)。反对在同一脊椎上置入同向钩,尤其是在腰椎部位同一脊椎上放置两个尾向钩。胸椎侧凸凹侧下中间钩为尾向的胸椎椎板钩,由于侧凸患者的脊髓偏向椎管的凹侧,此钩的植入对脊髓损伤的可能性较大。

3. 横突钩 用于组成上端椎的爪状结构。其特点是钩体窄,沟槽浅,目的是为了和椎弓根钩保持在同一平面上,以利于抱紧。将爪状结构放置于同一椎体上占用的植骨空间较少,上端椎离顶椎较远,便于置棒。但如果爪状结构不能同时放置于同一脊椎上时,可将椎弓根钩下移一个节段。在某些情况下,可用腰椎椎板钩代替横突钩,CD-Horizon 就没有横突钩的设计。如果上端椎是 T_1、T_2,通常不用横突钩,而是用偏心的胸椎椎板钩。横突钩适用于 T_3、T_4 进行固定。

(四)椎弓根钉

近年来,在脊柱侧凸矫形中,胸椎椎弓根钉得到了广泛应用。对于结构性脊柱侧弯的患者,脊柱既有侧弯,又有旋转,椎弓根的粗细、长短及方向有不同程度的变异。可在术前通过螺旋 CT 断层扫描,以计划固定的椎弓根为重点,术前认真阅读 CT 片,分型需要固定节段椎体的旋转方向、椎板和椎弓根长短的变化、椎弓根的粗细及方向、椎管的位置及形状,以及小关节有无增生及其程度,明确椎弓根与横突、关节突、椎板、棘突及小关节增生的骨赘等标志之间的相对关系,指导术中定位。并将对应椎弓根的层面作标记,方便术中辨认。确定进针点后,先咬除进针点处皮质骨,开口器开口,恒力持稳探路器缓慢进入,在松质骨内应阻力不大且均匀,如有大的阻力,可能遇到骨皮质,应拔出探路器,将咬除的棘突剔净、修剪成骨条后填入钉道,再次用探路器,则易控制方向,避免滑入原钉道。进针前一定要用探针探测钉道四壁有明显骨性感,证实钉道在椎弓根内,方可缓慢拧入螺钉。

(五)节段性撑开和加压

节段性撑开和加压增加了矫形力作用的部位,使矫形效果获得明显的改善,同时又使应力分散,减少了并发症。施力的原则是对凹侧进行撑开,对凸侧进行加压,使开放的椎间隙闭合,使闭合的椎间隙开放。对凹侧后柱进行撑开,可产生后凸或纠正前凸。对凸侧后柱进行压缩,产生前凸或纠正后凸。

(六)去旋转矫形

现代的三维矫形理论与传统的 Harrington 技术和 Luque 技术不同,它具有去旋转矫形的能力,通过转棒改变脊柱畸形的平面而矫正畸形,其基本原理如下。

1. 前凸性胸椎侧凸　在凹侧的关键椎体上置钩后,把棒预弯成矫正术后脊柱矢状面上所希望的后凸,即正常的20°~40°的胸椎生理性后凸。把预弯棒植入凹侧的钩内后,此时棒的预弯平面位于额状面而与侧凸的方向一致,然后把棒向凹侧旋转90°,此时棒在冠状面上变为竖直,使侧凸得到纠正。由于棒的预弯平面此时已转向矢状面,而使原来的前凸变成后凸,胸椎的生理性后凸得到了重建。

2. 后凸性腰椎侧凸　纠正的原理与胸椎侧凸一致,但先从凸侧开始,把预弯棒置于凸侧,然后向凸侧旋转90°,在纠正冠状面畸形的同时重建腰椎前凸。在后路去旋转技术中,首先被去旋转的预弯棒称为"纠正棒"(或矫形棒),而对侧的预弯棒则不再去旋转。仅用于固定已被纠正的脊柱,称为"稳定棒"。

五、各型侧凸手术设计

(一) King Ⅰ型脊柱侧凸

King Ⅰ型胸椎侧凸和腰椎侧凸均超过中线,腰椎侧凸是主侧凸,胸椎侧凸是次侧凸,所有腰椎侧凸的Cobb角、顶椎的旋转和偏离等都大于胸椎侧凸。如果患者的双肩水平或左肩略高于右肩,可行前路矫形术,融合固定腰椎侧凸。如果患者右肩明显高于左肩,表明胸椎侧凸有明显的结构性,则需行后路矫形术。胸椎侧凸和腰椎侧凸都需要加以融合固定。为了改善冠状面和旋转矫形,减少远端融合节段,对此型侧凸通常采用前路矫形,但如果代偿性胸椎侧凸角度较大或不柔软,则需要进行后路手术。

一般来说,此型侧凸的内固定和融合范围应包括胸椎侧凸和腰侧凸。尾端椎体的固定与融合应当延伸至稳定椎。偶尔为避免过多融合远端活动节段,也可以固定和融合至稳定椎的上一个椎体。当需要比Harrington内固定标准所计划固定的节段还短一节进行固定时,应使用更严格的标准,包括稳定椎头侧的一椎体应为中立椎到Ⅰ度旋转椎体。最远端固定椎体倾斜应少于30°,而稳定椎倾斜应少于20°,顶椎的椎间盘不应在L_1、L_2椎间盘的远端。在站立位X线片上,L_3、L_4的椎间隙应是对称或开始向腰骶侧凸的凸侧张开。在侧方弯曲像上,证实L_3椎体坐落于骶骨中央。在顺应性好的侧凸,可使固定棍旋转90°,而且腰椎无后凸改变。

(二) King Ⅱ型脊柱侧凸

1. 概况　King Ⅱ型胸椎侧凸和腰椎侧凸都超过中线,胸椎是主侧凸,腰椎是次侧凸,在胸腰椎交界区有一个交界性后凸畸形。两个侧凸都具有结构性特征。但胸椎侧凸的结构性更明显,选择性融合胸椎侧凸在Ⅱ型侧凸患者会产生良好的效果。选择平衡于骶骨的下端椎体(稳定椎)同样非常重要,如果稳定椎与中立椎不是一个椎体时,使用Harrington技术固定时应融合至远端稳定椎。根据King等指出的选择胸侧凸融合的概念,第二代内固定(Luque,Harrington加椎板下钢丝等)仍能取得良好的效果。CD内固定系统相当稳定,能产生强大的旋转力和横向力作用于脊柱达到矫形。目前脊柱侧凸的矫形已普遍从Harrington和Luque内固定转移到以CD为代表的三维矫形内固定系统上来。Ⅱ型侧凸术后躯干失代偿是一个明显的问题。无论采用何种内固定,通过内固定和脊柱融合至稳定椎来得到平衡的脊柱的方法是有效的。随着新的更牢固的内固定的使用,对侧凸进行合理的分型和准确评价其适应性是非常关键的。避免胸侧凸过度矫正很重要,否则可能超过了腰侧凸的代偿能力。如果腰椎侧凸大于45°或腰椎侧凸顶椎偏离大于3cm,或旋转大于2°,也需进行融合。对King Ⅱ型侧凸,确定是选择性融合胸椎还是融合胸腰椎具有一定的难度,常常因为选择融合水平的错误而导致术后躯干失代偿。故有人又将King Ⅱ型侧凸分为A、B两型。King Ⅱ A型Cobb角小于

35°，侧屈位腰椎侧凸矫正度大于70%，腰骶段侧凸小于12°，腰椎侧凸顶椎椎体接触颈骶线。对King ⅡA 型侧凸，选择性融合胸椎，融合下端到稳定椎。King ⅡB 型 Cobb 角大于35°，侧屈位腰椎侧凸矫正度小于70%，腰骶段侧凸大于12°腰椎侧凸顶椎椎体越过颈骶线。对King ⅡB 型侧凸，须融合胸椎和腰椎。

2. King Ⅱ型双凸型一般术式选择　对King Ⅱ型的双侧凸进行选择性胸椎内固定和旋转矫形后可能会产生严重的平衡问题。如果内固定终止于稳定椎并进行旋转矫形，通常会发生躯干向左侧失平衡。为防止躯干左侧失代偿，可采取以下措施。

（1）旋转矫形，减少下端内固定的节段，使内固定终止于稳定椎的头侧；

（2）旋转矫形，内固定的下端延伸到稳定椎的下方，进行"钩翻转（hook reversal）"；

（3）选择性融合胸椎到稳定椎，但不进行旋棒；

（4）按照胸腰椎双侧凸的方式进行内固定和融合；

（5）胸椎去旋转到稳定椎，但术后必须对腰椎侧凸进行支具外固定。

如何选择上述不同的矫形方式目前有较多争议。下面具体讨论其他各种术式选择的适应证。

3. King Ⅱ型其他术式选择

（1）侧凸不太严重（胸椎侧凸小于60°，腰椎侧凸小于45°），躯干右倾，没有交界性后凸畸形，可进行选择性胸椎融合。在凹侧用 King Ⅲ型的四钩模式（即头向的上端椎钩、头向的上中间钩、尾向的下中间钩和尾向的下端椎钩）来固定，即可获得满意的躯干平衡，但不适用于腰椎侧凸角度较大（大于50°）和术前有躯干左倾的患者。用 King Ⅲ型的方式对侧凸进行旋转矫形会加重原有的躯干左倾。

（2）进行选择性融合、旋棒和钩翻转，在左侧比 King Ⅲ型多加一个钩，即在下端椎的尾侧添加1个头向钩。在左侧棒的尾端进行反向弯棒，局部加压，使腰椎上段移向右侧。另外在下端椎的右侧放置撑开钩，此处施加的撑开力可以平衡左侧加压固定后造成的下端椎倾斜，使下端椎的倾斜得以改善。通过这一改进，可以避免躯干失平衡，但同时又不至于融合过多的腰椎节段。

（3）选择性融合胸椎，不进行旋棒。对 King Ⅱ侧凸，如果担心旋棒操作会引起术后躯干失平衡，并且没有交界性后凸，就可选择上述方案。正确弯棒，在上端椎钩上用力撑开，用棘突钢丝作顶端固定可增加节段性稳定。在凹侧棒用 King Ⅲ型的标准4钩进行固定。最后用横向连接结构连接双侧棒完成内固定。此方案的优点是简单，可维持躯干平衡，同时无需融合腰椎。

（4）如果 King Ⅱ型侧凸的腰椎侧凸角度较大，就应将其作为胸腰椎双侧凸来加以处理。此方法可获得最好的躯干平衡，可通过正确的棒的塑形将后凸变成前凸。最主要的缺点是腰椎的融合节段增加。目前，对融合到 L_3、L_4 的长节段融合是否优于短节段融合尚无定论。后者虽可保留腰椎活动节段，但可能会残留躯干失平衡和矢状平面畸形，如交界性后凸等。

在双侧凸的胸椎凹侧用 King Ⅲ型侧凸标准的四钩型，在同侧的腰椎凸侧加2~3个钩，数量的多少取决于远端的长度。胸椎的下端椎同时是腰椎的上端椎。在腰椎主要通过在凸侧的最下方（L_2、L_3 或 L_3、L_4）放置由椎板钩-椎板钩构成的爪状结构进行加压，如果还有空间的话，可在顶椎放置尾向的中间钩进行加压。将棒预弯成生理性胸椎后凸-腰椎前凸并进行旋棒矫形。旋棒时，需用抱紧钳维持下腰椎钳爪状结构的加压力。而腰椎上端椎的加压力由撑开钳在椎板钩和其头端的辅助钳之间进行撑开来维持。应注意，在对侧中腰段的钩必须在左侧进行旋棒和加压操作之前置入，否则将会因为置入部位的闭合而无法置入。

在右侧的胸椎侧凸凸侧和腰椎侧凸凹侧放

置的钩包括凸侧胸椎放置的标准的4个钩,而胸椎下端椎的钩转成凹侧腰椎上端椎头向的撑开钩。另外一个头向钩放置在腰椎中间(L_3或L_4),并在腰椎的下端椎椎板上端放置尾向钩进行撑开。由上至下依次在钩内置入右侧棒,对上方侧凸凸侧进行加压,对下方侧凸的凹侧进行撑开。第二棒对脊柱没有外加的矫形作用,但提供了钩固定的部位和横向连接结构的连接部位。

(三) King Ⅲ型脊柱侧凸

胸椎侧凸是结构性的,而腰椎侧凸是非结构性的,不超过中线,也无旋转畸形,只需融合胸椎侧凸(见图6-5-3-1-5)。在Ⅲ型侧凸,骶骨中央线用来决定稳定椎。由于腰侧凸不越过中线,可能会有数个椎体被骶骨中央线平分,最靠头部的椎体为稳定椎,用来选择融合节段。融合至稳定椎上一椎体可达到满意的脊柱平衡,固定融合至稳定椎时,多数情况下能取得一定的效果。但是,如果固定和融合超过了稳定椎,有可能出现躯干失代偿的危险。必须对矢状面结构进行分析,以便保证内固定和融合不止于或接近后凸畸形的顶椎。稳定椎通常为L_1或L_2。这一畸形(单个胸椎侧凸)是最基本的一种类型,通过在凹侧放置4个钩和旋棒来完成矫形,最早由Cotrel等描述。对最常见的King Ⅲ型侧凸,通常将上中立椎或上中立椎头端的椎体作为固定的最上端椎体。最尾侧的固定椎体往往是稳定椎的近端椎体。如从侧位片上发现有交界性后凸畸形,下端椎的选择就应有所变动,内固定的下方应低于交界性后凸下方1~2个节段。确定畸形的顶椎、上下中间椎,在上下中间椎上放置钩体。在上端椎和上中间椎放置头向的椎弓根钩,在下端椎和下中间椎上放置尾向的椎板钩。下方的两个钩是最危险的钩,尤其是下中间钩,容易由于钩刃突入椎管造成脊髓压迫。侧凸凸侧的上端椎放置由上方尾向的横突钩和下方头向的椎弓根钩组成的爪状结构,此结构最好分别放置在上端椎和下方相邻椎两个椎体上,这样可增加固定的强度,使钩的置入较为方便,并且不影响两钩之间的关节面融合。在顶椎放置头向钩,通常为椎弓根钩,在下端椎放置头向的椎板钩。保留尾侧的棘间韧带对防止医源性交界性后凸畸形是非常重要的。用锋利的椎板起子可减少准备置钩过程中对棘突间结构的破坏。进行凹侧置棒和旋棒,将侧凸转变为预弯的胸椎生理性后凸。同法放置凸侧钩棒,顶椎钩和下端椎钩都向头侧的爪状结构加压。凸侧棒不需要有太大的强度,因其直径较小,有利于植入。用横向连接结构连接两棒,然后拧紧所有螺丝,最后进行最后的去皮质和植骨,完成手术。

(四) King Ⅳ型脊柱侧凸

此型侧凸是延伸到L_4的长胸弯和胸腰椎侧凸畸形(顶椎通常是T_{12}~L_1),矫形内固定的方式有所不同。在此处不可能通过棒的单个预弯和旋棒来同时获得胸腰段两侧的胸椎后凸和腰椎前凸生理弧度的重建。用悬臂梁技术进行矫正可获得最佳的效果。对预弯凹侧棒时不必考虑侧凸的弧度,而是将其预弯成生理性胸段后凸和腰段前凸。在腰椎的凹侧放置尾向钩,爪状结构可放可不放。将第一棒(矫形棒)植入腰椎钩内,放棒时使棒的弧度和腰椎的侧凸弧度契合,旋棒完成矢状面腰椎前凸的塑形,然后进行加压和锁紧,此时棒的胸椎段(上段)就会摆向胸椎的右侧(指对右侧凸畸形而言)。在腰椎凹侧钩施加朝向下方握紧结构的加压力,而如果下端椎倾斜非常明显,腰椎凹侧的所有钩都可朝向尾侧,同时在凸侧进行加压。随着上端钩的逐渐置入和棒的植入,棒的上端用悬臂梁的方法逐渐移向左侧,而腰椎部分也随着移向左侧。推棒器和压棒器可辅助将棒置入钩内。旋棒有助于钩棒之间的锁紧,但起到主要矫形手段的不是旋棒,而是移棒。将凸侧棒塑形成矢状面所需的形状。需要注意的是腰椎凸侧的尾向钩应在凹侧棒撑开前置入,否则会因为间隙的缩小而无法置入。将凸侧棒从腰段向上逐渐植入钩内。第二根棒较细,易于植入。如果在腰椎的凹侧用撑开力矫正 L_3 或 L_4 的倾斜,则在凸侧棒植入后,进行加压操作前,应将凹侧的撑开力释放,这将有助于重建腰椎的生理性前凸。King Ⅳ型和胸腰椎侧凸矫形的另一种选择是在侧凸凹侧的胸椎段和腰椎段分别用棒进行矫形,各自旋棒,然后轴向连接两棒。

当远端融合和固定至稳定椎时能得到最好的结果,通常是第四腰椎。在选用新的多钩多节段内固定,并不总是需要融合至 L_4,如果 L_3 在侧方弯曲像上平衡坐落于骶骨时,远端融合通常止于 L_3 即可。

(五)King Ⅴ型脊柱侧凸

为双胸弯。上下胸椎侧凸均为结构性侧凸,上胸椎向左侧凸和后凸,下胸椎向右侧凸和前凸,T_6 常为交界性椎体,左肩通常高于右肩,左侧第 1 肋通常高于右侧第 1 肋。此型侧凸的矫形有多种选择,总的来讲,包括下胸椎的旋转矫形和上胸椎的撑开-加压矫形(见图 6-5-3-1-7)。此型侧凸的内固定通常上至 T_1 或 T_2(横突钩),用窄钩刃钩作为尾向的椎板钩代替横突钩放置在 T_1 或 T_2 的上端构成头端的爪状结构,可使钩的放置更靠近中线。内固定包括下胸椎凹侧标准的四钩和棒,再在此棒的基础上向上轴延伸到上胸椎凸侧的上端椎。矫形方法如下:先植入下方的钩棒,进行旋棒矫形,接着在上胸椎侧凸的上端椎置入尾向的椎板钩或横突钩,在其内植入塑形成需要的胸椎后凸的短棒,再用轴向的连接板连接上下两棒。在对侧植入单根棒,无需分别对其进行矫形内固定。下胸椎凸侧钩的植入和单个胸椎右侧凸的置钩方式类似,延伸到上胸椎时在 T_1 或 T_2 放置头向的椎弓根或椎板钩,施加撑开力,并将单个胸椎右侧凸在凸侧上端椎(即上下胸椎侧凸交界处)放置的钳形结构换成单个尾向的椎板钩或横突钩。

如果上胸椎侧凸没有被当作结构性侧凸畸形,将出现双肩不平衡的不良外观。T_1 倾斜与肩的升高无直接的关系。使用新的内固定系统可以引起术前平衡的双肩,或甚至右肩有升高的患者的双肩不平衡。如果术前左肩有升高,或术前双肩平行,但胸椎上侧凸大(>35°)和相对柔软性差的患者,有必要融合上下胸侧凸。当必须融合上下侧凸时,内固定和融合范围从近端 T_2 到下胸侧凸的远端稳定椎,通常为 T_{12} 或 L_1。

(六)胸腰椎双主侧凸

胸椎向右,腰椎向左,双侧凸交界处(T_{12}~L_4)通常有一大于10°的后凸畸形。虽然腰椎侧凸的柔软性大于胸椎侧凸,但两处侧凸都为结构性,其结构特征没有显著性差异,故胸椎侧凸和腰椎侧凸都需加以融合固定。如果腰椎侧凸非常柔软,能自动去旋转,且顶椎位于 L_1、L_2 间隙或更高,则融合末端止于中性椎 L_3,否则止于稳定椎 L_4。

(七)胸腰椎侧凸和腰椎侧凸

胸腰椎侧凸,其顶椎通常为 T_{11} 或 T_{12},外观畸形明显。腰椎侧凸,其顶椎常为 L_1 或 L_2,外观畸形较轻,凸侧一般朝左,且常常伴有旋转性后凸畸形。对该两型侧凸可行前路矫形术。融合水平的选择一般为从上端椎到下端椎,而不是从上稳定椎到下稳定椎,有时端椎在下位 X 线片上可能不在稳定区内,但术中由于脊柱得到较大的松解,在矫形固定中,该椎可被拉向稳定区。

第三节 先天性脊柱侧凸畸形的治疗原则

一、概述

先天性脊柱侧凸是由于胚胎期脊椎发育异常和邻近支持组织异常，形成的脊柱侧向弧度。先天性脊柱侧凸常伴有其他先天性畸形。尽管先天性脊柱畸形有大量的文献，这一领域仍然存在着挑战。对外科医生来说，决定是否手术治疗和如何治疗是困难的，对这种患者应该分别对待。虽然文献已提供了有关畸形发生发展的知识，但这些资料必须与年龄、并发疾病情况、病儿的健康状态和侧凸的种类等一起进行分析。没有理由让一个先天性脊柱侧凸无限发展，也不要错误认为在侧凸矫正和阻止侧凸发展前，躯干高度还会增长。原位后路融合术曾被认为是非常好的方法，在很多病例效果良好。但是，对有些患者，椎体切除和截骨术可能得到更好的效果。一些新的方法可能更好地矫正畸形，与传统方法比较能更好地减少躯干高度方面的丢失。

二、分类

先天性脊柱畸形可分为形成不良（Ⅰ型）、分节不全（Ⅱ型）和混合型，后者有形成不良、分节不全并肋骨畸形。

部分性形成不良（楔形椎体）发生率约占先天性脊柱侧凸的7%，除非两个以上的楔形椎位于同一方向，楔形变小于50%的楔形椎很少导致明显的脊柱畸形。楔变椎体的生长潜能正常，因而很少发展成为严重的畸形。直至骨骼发育成熟，约60%的楔形椎患者侧凸小于30°。

完全性形成不良（半椎体）为最常见的先天性脊柱侧凸，约占43%。根据与其上下椎体的融合情况可分为以下几种。

1. 完全分节的半椎体，其上下方椎间盘均存在；
2. 半分节的半椎体，与其上方或下方正常椎之一相融合；
3. 完全未分节的半椎体，与其上方和下方的正常椎均融合（图6-5-3-3-1）。

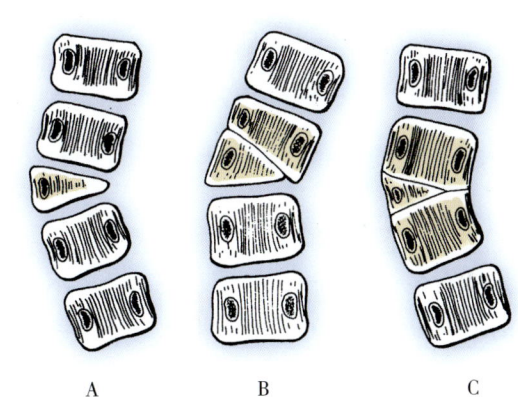

图6-5-3-3-1 完全形成不良（半椎体）示意图（A~C）
A.完全分节的半椎体；B.半分节的半椎体；
C.完全未分节的半椎体

每个椎体在其上、下两端有生长骺板。如果一个半椎体存在着较好的椎间盘间隙（与邻椎分节完全）意味着存在较好的生长骺板，半椎体生长活动将进一步加重畸形。当半椎体与上、下相邻椎体融合而缺乏生长骺板，其进行性加重的可能性明显减少。由于生长的不平衡引致先天性脊柱畸形侧凸的发展，所以明确上、下椎体不分节或完全性分节对预测畸形的进展很重要。完全分节的未闭型半椎体在弯曲发展方面最具危险，部分分节的半椎体即使是封闭型，则发展缓慢，腰骶半椎体明显影响脊柱平稳和侧凸加重。只有骶椎有某种变异的代偿后，侧凸发展才会减慢。虽然不平衡的半椎体存在着较大的发展可能性,但直到青春发育期才会出现进展加快。一种现象是两个半椎体位于脊柱的两侧,其间至少有一个正常椎体隔开,称为半节状排列交替脊柱侧凸,此种侧凸很轻,认为可缓慢加重(图 6-5-3-3-2)。但是,有时的加重取决于两个半椎体的距离和半椎体的自然病程。

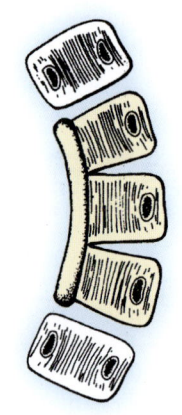

图6-5-3-3-3 分节不全示意图

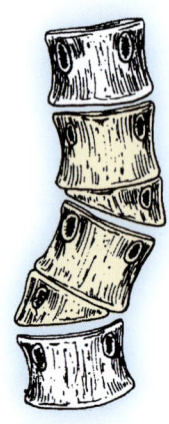

图6-5-3-3-2 半节状排列交替脊柱侧凸示意图

(二)分节不全

分节不全类似于形成不良,也有分节不全程度的不同。椎体阻滞为两个椎体越过相邻椎间盘融合在一起。典型的分节不全是骨桥,仅发生于一侧,两个邻近的椎体间有完好的椎间盘(图6-5-3-3-3)。骨桥可延伸到两个或更多椎体。由于分节不全的骨桥阻碍,其侧凸加重依据向凸方生长发展的程度。所以,相邻椎间有较宽大的椎间盘间隙合并未分节的骨桥,弯曲加重的可能性较大。相反,椎间盘间隙狭窄时,则进展慢。未分节骨桥最常见于胸椎。骨桥位于后方时随着脊柱前突的出现,伴有侧凸。如果骨桥在两侧,均跨过相同节段,可发生真正的前凸。

(三)混合型

一侧并肋形成,也可引起轻度脊柱侧凸。临床实践中,常可看到几种畸形同时存在,还常常见到先天性脊柱侧凸和后天性脊柱侧凸同时存在。

三、治疗原则

(一)非手术治疗

非手术治疗的最重要的原则是预防和控制畸形进展,因为一旦畸形进展开始发生,将持续到生长期结束,而导致严重的僵硬的畸形。要想得到治疗效果就必须改变疾病的自然病程,不少有关支具和电刺激治疗特发性脊柱侧凸的资料,证实了在改变特发性侧凸的自然病程的有效性。单纯的锻炼、脊柱按摩、特殊饮食方法及鞋的垫高对先天性脊柱侧凸治疗无效。

支具对有柔软性的长节段畸形,可暂时地控制侧凸并使脊柱继续生长,但不能控制一个短节段成角的先天性脊柱侧凸。支具对先天性脊柱侧凸上、下端出现的结构性代偿性侧凸有效,但如果弯曲发展应停用支具治疗。因为在侧凸上下所发生的代偿性弯曲是要保持脊柱在骨盆上的平衡,为了避免其代偿性侧凸加重,必须阻滞先天性脊柱侧凸的发展,手术矫正后可用支具治疗代偿性结构性侧凸。

(二)手术治疗

1. 手术适应证 早期适当积极采用较简单的手术方法处理,能达到满意的效果而无严重并发症的危险。一旦发现患者畸形进行性加重,应尽早手术治疗。如今很少有理由让先天性脊柱侧凸自由发展,没有理由担心手术本身,或考虑术后会引起脊柱及躯干生长发育阻滞。严重先天性脊柱侧凸矫治的复杂手术不能恢复是由于弯曲较重而造成的脊柱躯干变短。已证实先天性脊柱畸形能继续发展,应行早期手术以避免畸形严重的发展。手术最好在3岁以前完成,才容易控制畸形的发展。其他手术指征有畸形合并疼痛,或有明显的畸形外观,或畸形影响心肺功能,或合并有神经系统损害。

2. 手术方法的选择

(1) 原位融合　原位融合一般指不使用器械的后路融合术,后路融合的目的不是对弯曲的矫形,而是稳定弯曲以防止其进一步发展,被认为是治疗先天性脊柱侧凸的经典方法。手术简单安全,效果可靠,绝大多数病儿能耐受手术。较早用于脊柱融合的最常用手术是Hibbs和Albee法。Albee法是在病变节段的棘突间嵌入植骨块并使之融合,而Hibbs法则是将骨块植于椎板及关节突上并使之融合。前者目前已较少应用,Hibbs法应用较广,并有较多的改良方法。该手术的优点是简单、安全。其不足之处在于手术后需要石膏外固定,矫形仍有困难且矫正度不大,假关节的形成率较高,并可能在晚期发生弯曲加重,或出现前凸畸形,或胸椎生理性后凸消失。原位后路融合,应融合弯曲全段,包括脊柱两侧要有足够的植骨以保证有坚固的关节突关节融合。

因侧凸部原位后路融合需要融合相对较长的脊柱节段,这将对融合范围内的椎骨生长起限制作用。如果融合部位涉及腰椎,在骶骨上方保留数个节段不行融合,融合节段以下部位的椎间盘就可能存在退变的问题,退变由低位向高位发展。原位后路融合并不能使侧凸逐步自然矫正。对于严重侧后凸的患者,后路融合不能控制畸形,极有可能形成假关节,因而不适于采用这一方法。对腰骶部半椎体行后路融合,可能引起躯干变形和较大代偿性胸腰侧凸等畸形,对此类畸形最好采用半椎体切除术。原位融合并非能100%有效控制弯曲发展,尤其是对骨骼尚未成熟的儿童。原位后路融合侧凸出现加重,可能是假关节形成或曲轴现象所致。曲轴现象产生系脊柱后方被融合骨块固定限制,而前方椎体继续生长的结果。由于脊柱后方在融合部位不能生长,椎体与融合的后部结构一起呈轴位旋转,引起侧凸明显的加重。因而在年幼患者仍有较大生长潜力时,行后路融合需辅助前路融合。对于Risser征"0"度及三角软骨未闭合的病儿,适宜行前、后路融合以控制其侧凸。不论单纯后路融合或前、后路融合,术后应该用石膏或佩戴支具外固定,至少要到放射线检查提示融合已愈合。原位融合对于某些颈胸段难以暴露的区域是适合的手术。对严重侧凸单纯用原位融合是不适合的,尤其是并有后凸畸形时更不适合。因为原位后路融合既不能对弯曲有所矫正,也不能控制弯曲的发展,而且有假关节形成的风险。

(2) 后路器械矫形融合　矫正脊柱侧凸的常用器械可以用来治疗先天性脊柱侧凸。以矫正为目的的后路器械矫正融合,最适用于以往侧凸部行原位融合失败或因忽略病情未曾治疗过的患者。器械是作为一种固定的方法,而不是对曾行侧凸部后路原位术后仍留有较小侧凸的矫正,使用器械的目的是稳定,这有助于增加融合的成功。由于先天性脊柱侧凸较僵硬,能获得的矫正程度较特发性侧凸小,仅可获得中等度矫正。由于内固定可制动椎体及产生较好的脊柱平衡,而有助于增加牢固融合。采用器械矫治前,必须用脊髓造影或MRI行椎管检查。如发现脊髓裂或其他椎管内畸形,可能需要对病变进行手术,可与器械矫正同时进行也可分期进行。

在考虑使用内固定器械时,应注意其安全性。通常应避免使用椎板下钢丝。由于这些侧凸是僵硬的,有去旋转作用的器械如CD难以发挥作用,但可以把CD及类似器械当作Harrington器械一样使用,由于是多钩固定,加上在棒的两端产生的合抱作用,能获得固定而不需撑开,加上其本身节段性固定作用，使侧凸矫正稳定，术后不必外固定。

先天性脊柱侧凸如伴有后凸畸形，术中应适当将棒预弯成脊柱轻度后凸状以防止器械脱出，如单纯用撑开力量矫正比较危险。如果后凸较大，应考虑在初期行前路脊柱融合，以达到更好的矫正和保证坚固的融合。先天性脊柱侧凸通常节段血管已不在其典型的位置，血供可能不足，特别是在脊柱侧凸交界区域。行前路手术时，应细心地保护脊髓血供，尽可能不损伤节段血管。

（3）凸侧骨骺阻滞术　前路半侧椎骨骺固定术合并后路单侧关节突关节固定术，可用于轻度到中度脊柱形成不良的侧凸，前、后入路的手术可以得到非常好的效果。仅通过前路或后路对凸侧进行关节突关节固定不能阻止凸侧椎体的不对称性生长，不能得到对弯曲的控制，还可能影响自行的逐渐矫正。因此，要想有良好的手术效果，则需行前路半侧椎骨骺固定，及后路单侧关节突关节固定，这两个手术可一期完成。凸侧半侧的骨骺被固定融合，而凹侧保持一定的生长潜力。但如果凹侧存在未分节的骨桥，则不会自发矫正。半椎体引起的畸形只需融合盗版椎体上下各一个正常椎体。在凹侧先天性骨桥形成的，则需作对应节段的凸侧融合。

如果最初的侧凸不很严重，这种方法可使畸形得到最大矫正和改善。因此，对长节段的严重侧凸则不合适，这种侧凸需行长节段关节融合和器械矫正。如果侧凸上或下存在着代偿性侧凸，代偿性侧凸度可随先天性侧凸度的减少而减少。术后采用应长期穿戴支具或石膏背心固定以确保融合，并有助于代偿性侧凸的矫正。凸侧骨骺阻滞术的优点，是随着侧凸得以控制可能自发矫正，而不是依靠内固定术中用力矫正侧凸。缺点是需要前、后入路进入脊柱以完成正规的前方骨骺阻滞。

（4）半椎体切除术　半椎体可引致脊柱严重弯曲和不平衡，腰骶段的半椎体还会产生骨盆倾斜，下肢不等长。要矫治这种弯曲，需多节段融合以控制其发展。如伴有后凸，脊柱后凸的因素使通常用的矫治方法效果并不理想。如行半椎体切除，则可减少融合节段，达到比传统方法更好的矫正。但这些指征是相对的，除非证实其是进展性的和有明显畸形。半椎体切除术适合于有严重畸形需要矫正的患者，并不适合于仅仅需要控制弯曲发展或弯曲可被其他手术方法有效矫正的病例。此方法特别适合腰骶椎半椎体并有骨盆倾斜和明显的胸腰段代偿性侧凸患者。半椎体切除术因为有神经损伤的风险，对胸椎不应作为常规采用。

单个分节完全的半椎体最容易切除，术中易确定其位置和界限，可获得较好的矫正。理论上完全分节不全的半椎体不应该有明显的畸形发展，也就不必切除。但是，当已引起明显的脊柱不平衡或躯干倾斜时，可行半椎体切除得到类似脊柱截骨术的效果。腰骶段半椎体必须尽早切除，以防出现胸腰段进行性代偿性弯曲及骨盆倾斜加重。胸腰连接部远侧的半椎体是最适合切除的指征，腰椎手术比胸椎更安全。半椎体切除有两个作用，一是控制畸形发展，二是矫正畸形。

半椎体切除采用直接切除或用蛋壳技术（椎体掏空术）。后者的优点是一次性一个入路进入切除，可限制半椎体的生长潜能，同时用内固定或石膏外固定很快矫正畸形。此方法如同时在该节段行凸侧后路融合，可以获得椎骨凸侧骨骺阻滞术的效果。此手术应在C-臂监视下进行，需要耐心仔细地操作，避免误伤。半椎体的椎板应先保留于原位，直到椎体被完全切除时再切除，这有助于在用刮匙刮除椎体内松质骨时，不至于损伤椎管内硬膜。

半椎体的切除手术可分前、后路两期进行，也可一期完成。半椎体的切除先经前入路达椎旁，结扎半椎体与上下各1~2正常椎体旁的节段血管，充分剥离半椎体的骨膜，切除上下位的椎间盘纤维环及上下位相邻正常椎的软骨板。显露椎体后缘,然后切除半椎体的椎弓根。用神经剥离器作椎体后缘的分离,力图保留后纵韧带以减少出血。先用咬骨钳或骨刀切除半椎体的前侧4/5,然后仔细切除其后壁。半脊椎附件的切除则将凸侧骶棘肌由椎板上剥离,探明其椎板与上下关节突情况,然后以椎板咬骨钳仔细切除之。尚需切除同位的椎弓根,其横突亦可切除或不予处理(图6-5-3-3-4)。

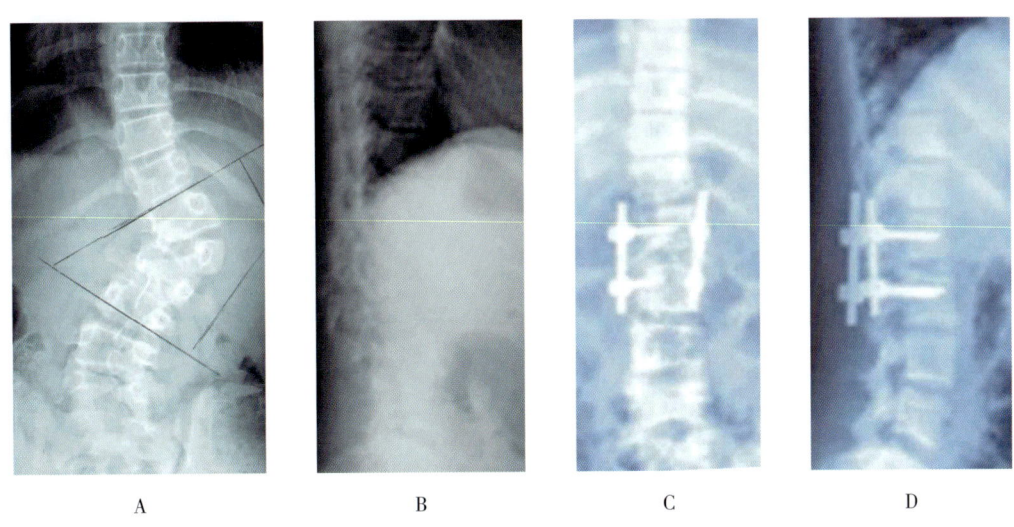

图6-5-3-3-4　半椎体畸形切除+内固定术（A~D）
A.B. 术前正侧位X线片；C.D. 术后正侧位X线片

半椎体切除术后内固定可采用下列方法之一。

1. 若分两期手术,一期前路手术后不作内固定。二期作后路手术的同时可在凸侧采用哈氏加压棒或Wisconsin系统矫形。凹侧用撑开棒加强固定。

2. 8岁以上的胸腰段或上腰段半椎体,若一次完成了前后路半椎体切除,则可以采用Zielke器械固定。以椎体螺钉置入切除区上下方各两个椎体,然后上螺纹棒,扭转螺母,使上下椎体靠拢而达到切骨后的间隙逐渐消失。

3. 对年幼者也可一期完成前后路半椎体切除,并以椎板钢丝作内固定。后路手术时在凸侧上下位正常椎板各置一组椎板下钢丝,然后将上下位椎板钢丝交叉扭紧,即上椎板深位钢丝和下椎板浅位钢丝配对,而上椎板浅位钢丝却与下椎板深位钢丝相互扭结。

4. 腰骶段的固定较困难。对少年可慎重采用经椎弓根螺钉固定器。对幼儿则不宜采用器械固定,可于手术后采用矫形石膏。新型的内固定装置对这类手术较有效,如CD系统有轴向装置,TSRH系统有连接装置,这些部件可对原有固定器械加固或修复因固定装置断裂而造成的假关节。这类多钩棒系统,可有效地用来置换那些已经无效又必须去除的原固定装置。

第四节　先天性脊柱后凸畸形

一、概述

先天性后凸畸形是指发生于脊柱任何部位的病理性后凸畸形,由脊椎先天异常所致。1844年,Von Rokitansky首次发表文章描述脊柱后凸尸解情况。1932年,Van Schrick进一步将先天性脊柱后凸分成两型,即椎体分节不良及形成缺陷,使本症的研究跨上了新台阶。1965年Hodgson首次报道了前路手术治疗一例先天性后凸畸形,为本症治疗作出突出贡献。1973年,Winter、Moe及Wang首次全面回顾了130例患者。其中所提出的部分原则,至今仍有应用价值。先天性脊柱后凸畸形自然发展过程险恶,易导致截瘫。支具治疗效果不佳,常需行前后路脊柱融合术,治疗过程中宜注重预防脊髓压迫。

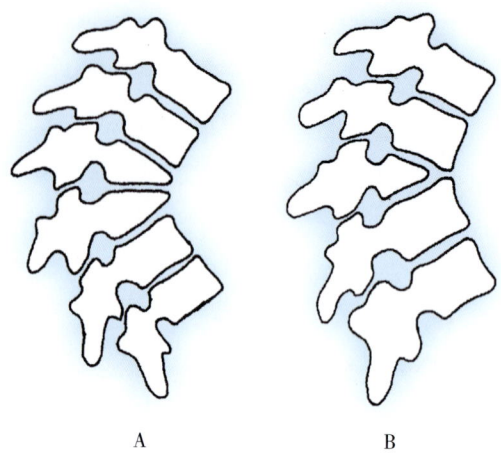

图6-5-3-4-1　椎体形成缺陷示意图(A、B)
A.中度；B.重度

二、分型

先天性后凸畸形包括两种主要类型。

(一)Ⅰ型

椎体形成缺陷,多见于胸椎及胸腰椎结合部,极少发生于颈椎(图6-5-3-4-1)。Ⅰ型发病率高,潜在危险性大,易形成角状后凸并致截瘫。畸形进展速度及严重程度与前方椎体缺陷直接相关,椎体缺陷愈多,进展愈快,畸形愈严重。

(二)Ⅱ型

椎体分节不良,多见于胸腰椎结合部,其次为胸椎及腰椎(图6-5-3-4-2)。Ⅱ型患者发展过程相对较好,其进展程度与分节不良的长度(涉及脊椎节段)及生长不平衡(后侧及前侧生长关系)相关。

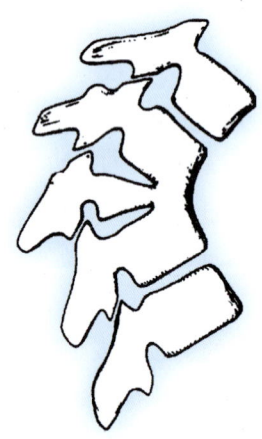

图6-5-3-4-2　椎体分节不良示意图

三、手术治疗

绝大多数先天性后凸畸形非手术治疗无效,有效的手术方案有两种,即单纯后路融合术及前后路联合融合术。

(一)后路融合术

1.适应证

(1)早期(5岁以下)发现的Ⅰ型畸形,仰卧侧位片畸形小于50°。

（2）5岁以下Ⅱ型畸形无需矫形，手术仅为阻止其进展者。

2. 手术方式　对于早期发现的Ⅰ型畸形，后路融合并不能矫正畸形，因为在发育阶段，前方尚存的生长板将持续生长，可自动缓解后凸畸形。术中病椎及上下方各一正常椎。术后采用矫形石膏（Risser抗重力型）固定。卧床4月后戴石膏行走，6个月时应已坚强融合。对于第二种情况（Ⅱ型），前路融合已存在，仅需后路融合以防止畸形进展。

（二）前后路联合融合术

主要用于治疗Ⅰ型椎体形成缺陷畸形及Ⅱ型（分节不良）畸形，现分述于后。

1. Ⅰ型椎体形成缺陷畸形　前后路联合融合术是治疗先天性后凸畸形的主要方法。畸形前方存在骨性成分缺失（先天所致前柱缺陷）和软组织挛缩（特别是前纵韧带），手术目的是切除挛缩的韧带、纤维组织及遗留的软骨，并植入自体骨重建前柱。由于原有骨性缺损，无需椎体截骨，除非存在脊髓压迫。

前路手术采用常规经胸或胸腹联合入路。结扎后凸节段血管，暴露脊柱对侧，完全切除挛缩的韧带及纤维环，除后侧纤维环外所有椎间盘均需切除。除截瘫患者需减压外均不需进入椎管。经前路松解后，脊柱柔韧性增强。此时麻醉师牵引头部，助手推挤顶椎可获良好矫形并嵌入支撑植骨块。虽然肋骨也具有一定强度，但多采用自体腓骨。将其余自体骨放置于椎间隙及支撑骨块周围，逐层关闭切口。

如后凸畸形严重，松解软组织后需用矫形装置进行矫形，如Santa Casa撑开器及Slot撑开器等。矫形装置使病理性后凸获缓慢而稳定的撑开力，术中可行脊髓监护及唤醒试验。如已获最佳矫形，在撑开器后侧放置腓骨支撑植骨，取出撑开器并放置第二支撑腓骨，在前方支撑骨块及后凸畸形所形成三角内填塞肋骨及髂骨条。前路放置内固定效果不理想，内固定宜放在后侧。

后路融合时必须包括畸形全长及上下方各一正常脊椎，较前路融合稍长，并采用自体植骨。内固定作为植骨融合的辅助手段。对单纯后凸畸形，主要作用力是后方压缩及"三点"矫正畸形，无需撑开。如后凸合并侧凸，在侧凸凸侧放置加压装置后，可在凹侧进行撑开。所有行前后路融合而无内固定者，均需佩戴Risser过伸石膏（包括颈部），以维持背伸位及防止轴向短缩。单纯支具固定不牢，除非24小时佩戴Mil-waukee支具并绝对卧床。如患者采用儿童型后路内固定器，亦需24小时石膏或支具固定。青年或成人采用CD或其他相同器械则无需外固定。

2. Ⅱ型（分节不良）畸形　Ⅱ型畸形（分节不良）患者需在未分节区行前路截骨术。在畸形进展患者，未分节处前方骨桥仅占椎间隙前1/2或2/3，而非整个椎间隙。因此，术者可切断骨桥直至后方残留间盘组织。此时畸形柔韧性增加，可使用撑开器矫形（分节不良常不涉及后方结构）。将骨条填塞于椎间隙后逐层关闭切口。后路手术，可应用内固定器械的加压及三点作用原理矫正畸形。如患者年幼不适用内固定，可用Risser过伸位石膏矫正畸形。

（三）脊髓受压者手术治疗

脊髓压迫分为轻、重二度。轻者出现反射亢进及阵挛，而无下肢无力及二便障碍。任何症状、体征加重者为重度。

对于轻度脊髓压迫，不需要减压，经前路松解、矫形，前后路融合，椎体恢复序列后可以解除脊髓压迫。对于重度脊髓压迫，需行前路脊髓减压及前后路融合术。前路减压需充分，上下方长度及两侧宽度要足够，避免椎体截骨边缘压迫脊髓。充分的减压及融合必须经正规开胸或胸腰部入路。虽然可经肋骨横突切除行脊髓减压，但支撑植骨困难，容易失败。椎板切除术治疗本症所致脊髓压迫是绝对禁忌证。

第五节 颈椎后凸畸形的治疗

一、概述

颈椎后凸畸形导致一种异常外力和进行性畸形的恶性循环。导致颈椎后凸畸形的原因很多，最常见的是医源性损伤，包括椎板切除术后不稳定和辐射后发育畸形。儿童椎板切除术后颈椎后凸的发病率远远高于成年人，据报道可达38%~100%。颈椎板切除术后并枕骨下减压发生术后后凸的几率为95.3%。在成年人中，椎板切除术后颈椎后凸的发生率明显降低，如存在的退行性改变，包括椎间隙狭窄、骨刺形成和小关节病等，有稳定脊柱的作用，可对抗椎板切除术后颈椎不稳定及随后发生的后凸。缺乏稳定的多节段的退行性改变是发生不稳定和后凸的另一个危险因素。一节正常或活动度过大的椎间盘，其周围是强直或退变的运动节段，特别容易发生椎板切除后不稳定。强直性脊柱炎也可引起的颈椎后凸畸形，典型的表现是颈椎功能受限而不伴有神经系统损害。由于前柱短缩引起的平缓的长节段的后凸，加上没有椎体后缘的骨刺，所以不会对脊髓前方构成压迫。严重的矢状面失平衡使患者无法正视前方。其他包括先天畸形、肿瘤、感染、创伤及神经肌肉性疾病等，均可导致颈椎后凸畸形。

颈椎正常矢状面的平均曲度范围不像胸椎和腰椎那样明确，从 C_{2-7} 的正常矢状面平衡是 $-14.4°$。前凸降低指正常颈椎前凸的任何程度的扁平，颈椎后凸指正常颈椎前凸的任何程度的反转。颈椎的稳定性受骨性、软组织和韧带结构的影响。前方的骨性结构主要是抵抗压力，后方的小关节关节囊、韧带和软组织具有抵抗张力的作用。后部的肌肉组织则可以主动地抵抗颈椎的后凸倾向。对前方和后方结构的损害可以破坏作用在颈椎上的力的平衡，从而导致后凸畸形。后凸可以在解剖上定位，发生在一个或几个节段，或者是广泛的，包括颈椎的绝大部分节段。从治疗角度看，另一个重要的解剖学上的鉴别就是后凸是固定的还是可复位的。

小关节在预防椎板切除术后颈椎后凸方面具有重要作用。许多实验证实，切除颈椎小关节的大部分和关节囊，可发生进行性颈椎不稳定。Raynor等证实双侧小关节切除50%以上则明显削弱对剪性负荷的抵抗力。Cusick等发现单侧小关节完全切除后颈椎在伸屈负荷下的稳定性降低32%，而双侧切除则降低53%。发生后凸畸形后，重力负荷促使畸形不断发展。正常生理状态下，颅骨的负荷轴线通过 C_{2-7} 椎体的后方，在中立位置维持颈椎的矢状前凸序列，不需要后方肌肉维持对抗头部的重力。颈椎出现后凸畸形后，头部位于脊柱的前方，颈部后方的肌肉就必须持续收缩以维持头部于直立位置。随着后凸畸形加大，矢状面的垂直轴线和头的重心从后凸顶点移向前方，增加了屈曲力臂。最终后部肌肉因疲劳而不能对抗后凸畸形的发展，如此形成恶性循环。当存在颈椎后凸畸形时，脊髓在椎管内的位置由中央移向前方，在后凸的顶部受到牵拉，可以出现明显的压迫而发生脊髓病和四肢瘫。

颈椎后凸的外科治疗的目的是对后凸畸形复位和稳定，对受压神经结构减压。颈椎后凸患者在外科治疗前，应确定后凸畸形是固定的还是可复位的，有没有脊髓的压迫，减压和椎体重建之后是否需要前方和后方的稳定，以及是否需要前方和后方截骨术来纠正已经融合的节段的畸形。

二、柔软性畸形

对于柔软性后凸畸形,如果没有脊髓受压的临床和影像学表现,是否手术取决于畸形的进展、畸形的严重程度和疼痛。柔软性后凸畸形延误治疗可导致畸形发展成固定性畸形,因此对这些患者应当积极早期治疗。对于存在脊髓压迫的患者,如果复位后脊髓获得减压,则仅需要在该位置上的后路颈椎融合术,如果复位后仍有持续性的脊髓压迫,则需要前路减压和采用前路内固定重建手术。

颈椎融合的方法包括单纯植骨和应用结构性骨块植骨或内固定,或者两者结合。对于儿童患者,将后方椎板小关节去皮质后,使用松质骨植骨,使用 Halo 背心将颈部维持在适当的位置直至融合,此方法有较高的融合率。术中应注意不要损伤融合节段以上或以下的小关节关节囊。

成人后路颈椎融合术经常使用内固定,以提供临时稳定和提高融合率。内固定方式的选择部分地取决于后方结构的稳定性。如果后方结构完整,可选用钢丝固定。棘突钢丝固定术可以用于单节段或多节段融合,并可将移植的皮质松质骨块固定在棘突的两侧。斜行小关节钢丝固定术,可以用于纠正旋转顺列不良,或者当头侧的棘突太小或不完全、尾侧的上关节突不完全时使用。

当椎弓结构不完整时,如椎板切除术后后凸和不稳定,可选用侧块钢板固定。该技术不需要累及相邻的完整节段而获得稳定。螺钉固定在 C_{3-6} 的侧块上和 C_2、C_7 及 T_1 的椎弓根内。侧块螺钉的置入主要有 Magerl 技术和 Roy-Camille 技术两种方法。生物力学比较研究显示 Magerl 技术防拔出力量明显优于 Roy-Camille 技术,螺钉在侧块中心内侧和头侧 2~3mm 处置入,向外侧 25°并平行于上方的关节面。对于 C_2、C_7、T_1 或 T_2 的椎弓根螺钉固定,建议采用 Roy-Camille 技术。C_2 椎弓根螺钉的方向是从侧块中心 15°角向内、35°角向上。C_7~T_1 椎弓根螺钉在小关节下方 1mm 处置入,向内 25°~30°角并垂直于上下平面。

三、固定性畸形

(一)无脊髓压迫的固定性畸形

不伴脊髓压迫的部分或完全性固定性后凸畸形,如伴有严重的持续性颈部疼痛,则需要手术治疗。手术采用前路或者前路结合后路手术。前路松解颈椎前部的结构,切除椎间盘或者切除椎体并植骨。前方松解要彻底,通过骨牵引牵开椎间隙并恢复颈椎前凸,植入有三面皮质结构的髂骨。应用前路钢板固定和后路增强性固定可获得即刻稳定,并减少术后对外固定的要求。对因强直性脊柱炎造成的功能性畸形,单纯行后路截骨术就可以获得矫正。

(二)有脊髓压迫的固定性畸形

伴有脊髓压迫的固定性后凸畸形需要手术治疗,而且手术比较困难。手术需要对脊髓前方进行减压和融合。如果后凸比较轻而且前方的压迫仅在椎间盘水平,可根据需要行单一或多节段椎间盘切除和椎体间融合术。如果有明显的后凸畸形,则需要切除一个或多个椎体以充分减压,使脊髓移向前方。椎体重建可采用自体或同种异体骨块植骨,可以将植骨块修成适当的形状,防止移位,或借助颈椎前路钢板固定。如果后方结构完整,单独采用前路钢板固定即可。如后方结构不完整,如椎板切除术后后凸伴不稳定的患者,单独前路融合失败率很高,可采用前路减压和椎体重建结合后路颈椎固定融合术。颈椎后路内固定可采用棘突钢丝、小关节钢丝或侧块钢板固定。如颈椎后方结构已经切除或不完整,可采用 C_{3-6} 侧块钢板和 C_2、C_7 及 T_1 椎弓根螺钉钢板固定。

(杨 操 杨述华)

参 考 文 献

1. 陈德玉，袁文，王新伟，赵杰.腰椎伤病诊断与治疗.北京：科学技术文献出版社，2007
2. 李智钢,李明,侯铁胜.原位自体骨与磷酸钙人工骨混合植骨在脊柱侧凸畸形矫正融合术中的应用［J］.临床骨科杂志,2006,9（1）
3. 马薇薇,邱勇,朱锋等.皮层体感诱发电位在全脊椎截骨手术中的预警应用价值［J］.中华骨科杂志,2009,29（4）
4. 邱勇,钱邦平,王斌等.后路截骨术治疗胸腰椎骨折术后迟发性后凸畸形的疗效分析［J］.中华骨科杂志,2008,28（3）
5. 邱勇,王斌,朱锋等.退变性腰椎侧凸的冠状面失衡分型及对截骨矫形术式选择的意义［J］.中华骨科杂志,2009,29（5）
6. 邱勇,王渭君,王斌等.胸腔镜辅助小切口前路矫形置钉安全性的研究［J］.中华骨科杂志,2006,26（11）
7. 邱勇,吴亮,王斌等.特发性脊柱侧凸两侧椎旁肌的影像学差异及其临床意义［J］.中华骨科杂志,2006,26（4）
8. 邱勇,朱泽章,王斌等.严重脊柱侧后凸畸形后路全脊椎截骨术后残留后凸畸形的原因及处理策略［J］.中华骨科杂志,2008,28（1）
9. 饶书诚，宋跃明.脊柱外科手术学（第三版）.北京：人民卫生出版社，2006
10. 孙旭,刘臻,邱勇等.Lenke 5型脊柱侧凸前路选择性融合术后胸弯的转归及其影响因素［J］.中华骨科杂志,2009,29（9）
11. 王守丰,邱勇,王斌等.脊柱侧凸手术后的神经并发症［J］.中华骨科杂志,2007,27（3）
12. 袁文,刘洋,陈德玉等.重度颈椎后凸畸形的手术治疗［J］.中华骨科杂志,2007,27（9）
13. 赵定麟，王义生.疑难骨科.北京：科学技术文献出版社，2008
14. 赵定麟.临床骨科学---诊断分析与治疗要领,北京:人民军医出版社出版.2003年
15. 赵定麟.现代骨科学,北京:科学出版社,2004
16. 赵定麟.现代脊柱外科学,上海:上海世界图书出版社公司,2006
17. Da-Di Jin.Combined anterior and posterior approach in surgical treatment of scoliosis. SICOT Shanghai Congress 2007
18. Dorward IG, Lenke LG.Osteotomies in the posterior-only treatment of complex adult spinal deformity: a comparative review.Neurosurg Focus. 2010 Mar;28（3）:E4.
19. Fu G, Kawakami N, Goto M, Tsuji T, Ohara T, Imagama S.Comparison of vertebral rotation corrected by different techniques and anchors in surgical treatment of adolescent thoracic idiopathic scoliosis.J Spinal Disord Tech. 2009 May;22（3）:182-9.
20. Zhan-Chun Li, Zu-De Liu, Wei-Ping Zang,etal.surgical correction of scoliosis associated with marfan syndrome. SICOT Shanghai Congress 2007

第四章 严重及复杂性侧凸手术治疗

第一节 严重复杂脊柱侧凸之手术治疗

一、概述

众所周知,特发性脊柱侧凸治疗的最佳年龄愈小愈好,并大多可通过非手术疗法获愈,手术疗法亦然。但由于种种原因,患者直至成年时方去求医,由于其病理解剖状态已失去可塑性而使手术难度增加,损伤较大,且易引发脊髓或脊神经根受损,这就要求在治疗上更需全面考虑,认真设计。

而所谓严重复杂性脊柱侧凸不仅包括此组病例,且由于复合性因素,使其病情更为严重,大多伴有呼吸机能不全及心肺功能障碍,因此麻醉及手术操作上意外发生率较高,且术后易引起呼吸机依赖症,为此对此组病例应高度重视,慎又慎之。

下述举例具有代表性,阐述于后。

二、临床举例

[例1] 患者任某某,女,12岁,临床诊断为特发性脊柱侧凸伴慢性限制性呼吸衰竭。术前Cobb角156°(图6-5-4-1-1、2),肺功能检查VCmax实际值/预计值为24%。因呼吸衰竭无法立刻进行手术,行清醒状态下使用呼吸机3个月后,肺功能VCmax实际值/预计值增至39%,行后路多棒分段三维技术矫正脊柱侧凸。术后Cobb角为38°(图6-5-4-1-3、4),纠正率达75%,术后气管插管顺利拔管,恢复满意(图6-5-4-1-5~9)。

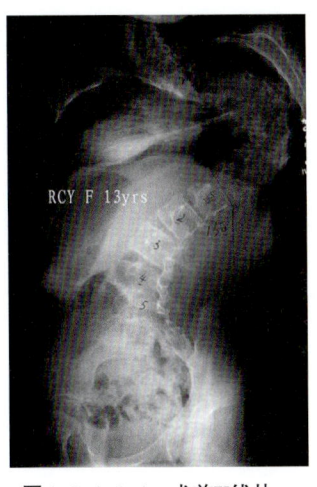

图6-5-4-1-1 术前X线片,前后位

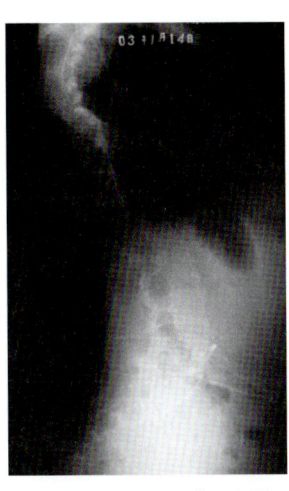

图6-5-4-1-2 同前,侧位

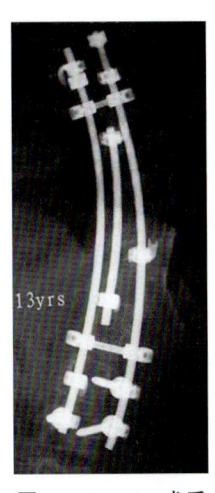

图6-5-4-1-3 术后X线片,前后位

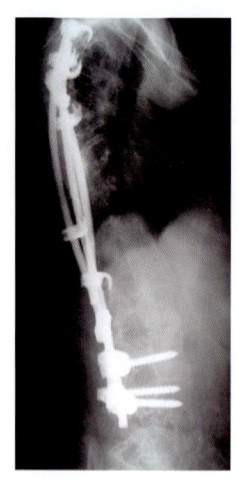

图6-5-4-1-4 同前，侧位

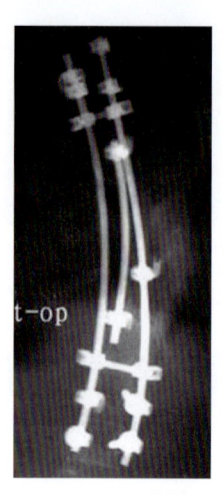

图6-5-4-1-5 术后半年随访X线片，前后位

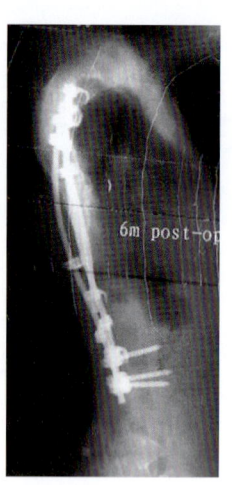

图6-5-4-1-6 同前，侧位观

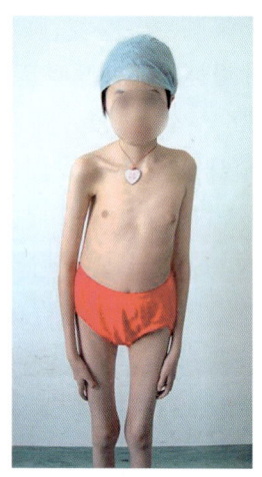

图6-5-4-1-7 术后外形，前方观

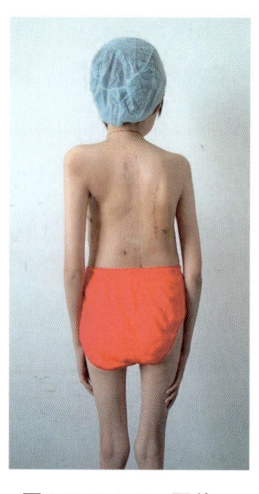

图6-5-4-1-8 同前，后背部观

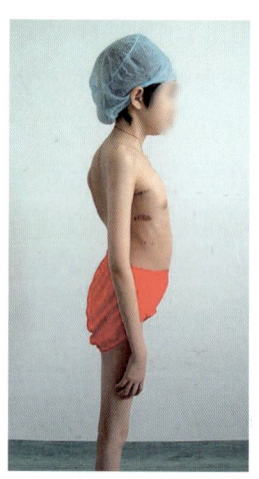

图6-5-4-1-9 同前，侧方观

[例2] 患者李某某，男性，16岁，因严重先天性脊柱侧凸伴呼吸衰竭来诊，临床表现呼吸困难，严重缺氧面容，需间歇性吸氧。术前诊断：①慢性呼吸衰竭，重度肺功能障碍FVC 23%；②肺不张，肺部感染；③先天性脊柱侧凸，术前Cobb角132°；④漏斗胸（图6-5-4-1-10、11）。先进行清醒状态下的呼吸机使用，以改善肺功能，呼吸功能训练，后路多棒分段矫形内固定，漏斗胸胸廓成形术（图6-5-4-1-12、13）。术后肺功能及外观畸形改善明显，并可正常生活。

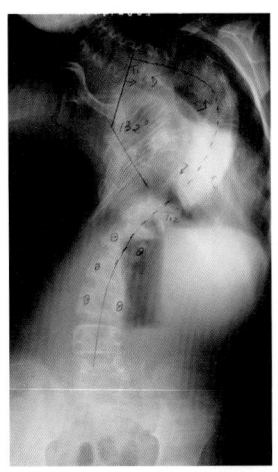 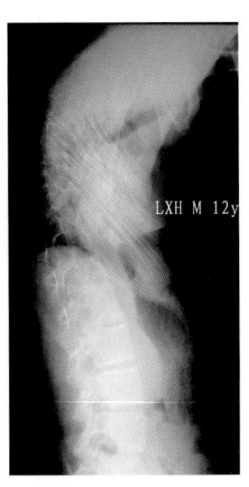 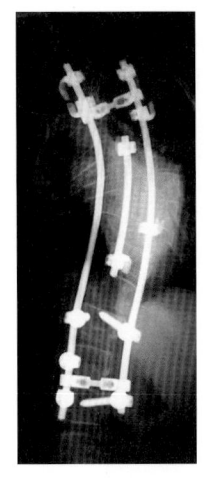 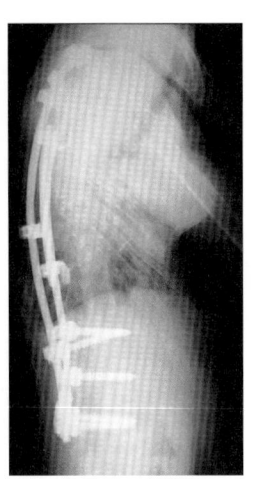

图6-5-4-1-10 术前X线片，前后位　　图6-5-4-1-11 同前，侧位　　图6-5-4-1-12 术后X线片，前后位　　图6-5-4-1-13 同前，侧位

[例3] 患者杜某某，男性，27岁，临床诊断为复杂性脊柱侧凸严重型伴脊髓空洞症。体检显示胸椎左侧凸，剃刀背明显，术前Cobb角108°（图6-5-4-1-14、15），MR检查显示颈段发现脊髓空洞（图6-5-4-1-16），因无小脑扁桃体下疝，但因Cobb角较大，先行前路松解术，再行二期后路脊柱侧弯矫形手术，术中SEP监护脊髓传导功能，术后畸形纠正良好（图6-5-4-1-17、18），未出现并发症。

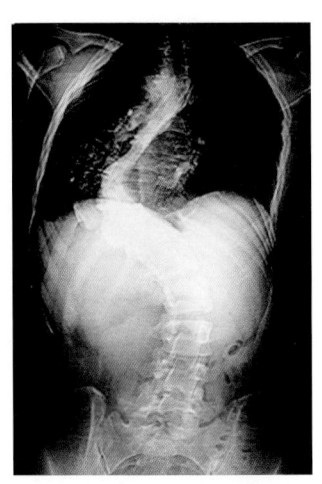 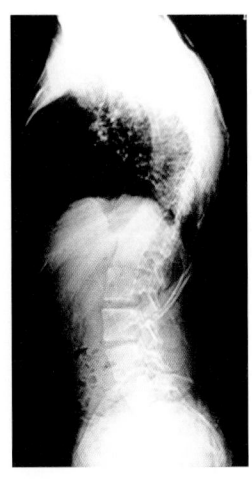 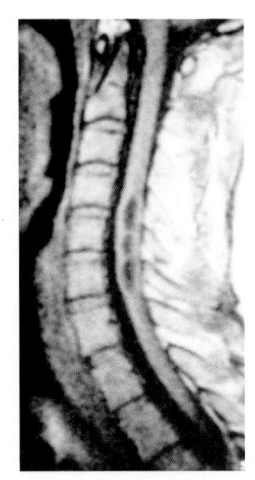

图6-5-4-1-14 术前X线片，前后位，显示Cobb角108°　　图6-5-4-1-15 同前，侧位　　图6-5-4-1-16 术前MR显示颈段中部脊髓空洞形成

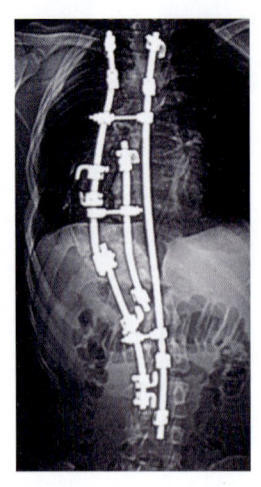

图6-5-4-1-17 术后X线片，前后位，显示畸形矫正满意

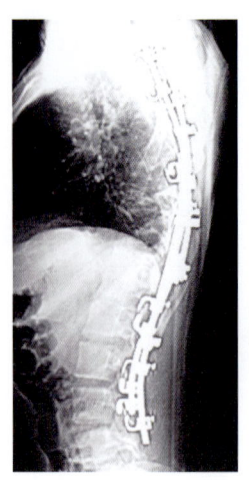

图6-5-4-1-18 同前，侧位

[例4] 患者唐某某，女，22岁。临床诊断为严重胸腰段脊柱侧凸。术前Cobb角128°，伴胸段后凸畸形（图6-5-4-1-19～23），MR检查发现Chiari畸形，脊髓空洞，因术前无任何神经损害症状，采用分期前后路手术矫正策略，即先行一期前路脊柱松解术，二期后路采用多棒分段三维技术矫正脊柱侧凸。术后躯干平衡获重建，矢状面矫正良好，无神经并发症，恢复满意（图6-5-4-1-24～28）。4个月及2年随访融合佳，无假关节形成，矫形维持好（图6-5-4-1-29～32）。

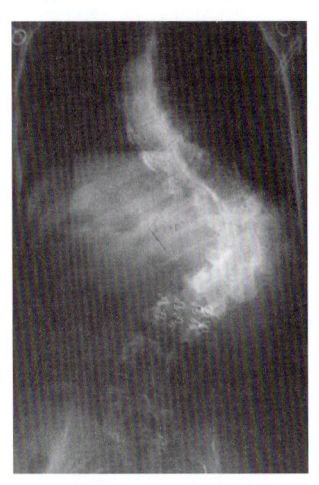

图6-5-4-1-19 术前X线片，前后位

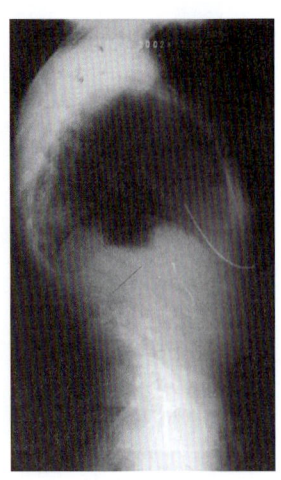

图6-5-4-1-20 同前，侧方观

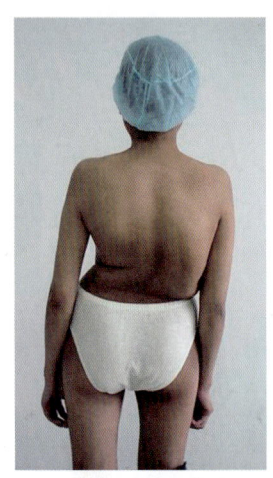

图6-5-4-1-21 术前外形，背侧观

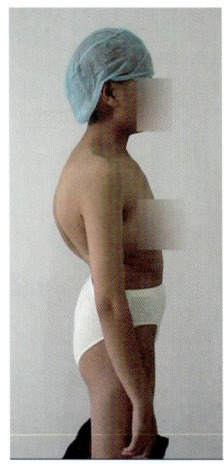

图6-5-4-1-22 同前，侧方观

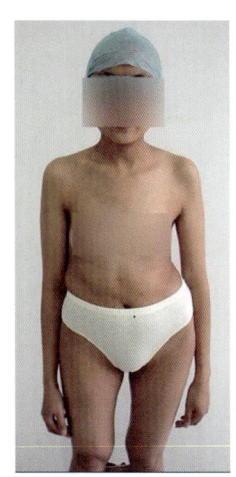

图6-5-4-1-23 同前，前方观

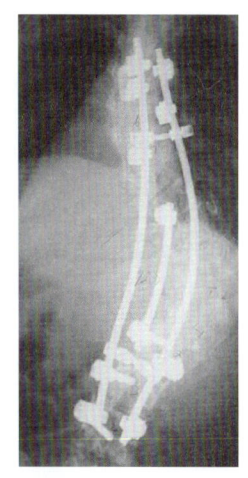

图6-5-4-1-24 术后前后位X线片，畸形大部分被矫正

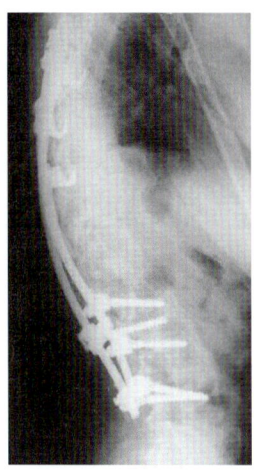

图6-5-4-1-25 同前，侧位

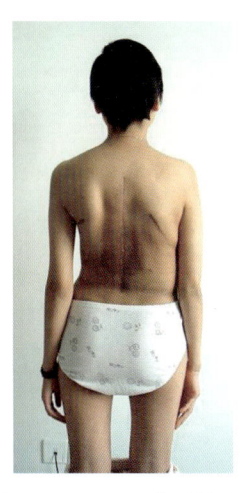

图6-5-4-1-26 术后外形，背侧观

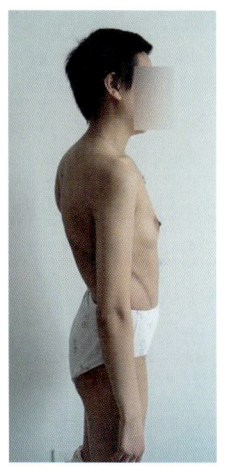

图6-5-4-1-27 同前，侧方观

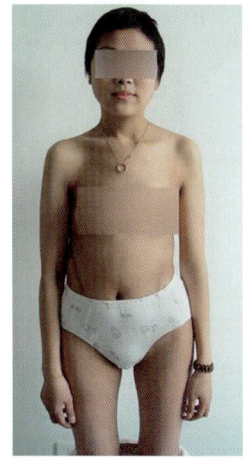

图6-5-4-1-28 同前，前方观

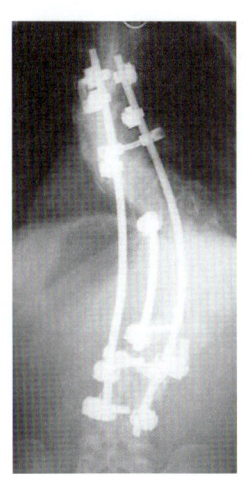

图6-5-4-1-29 术后4月随访X线前后位片

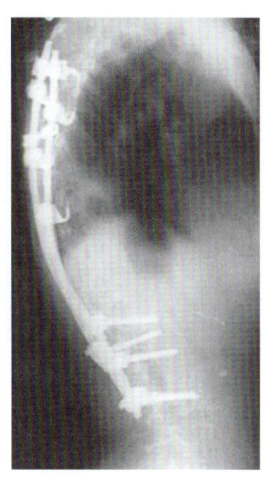

图6-5-4-1-30 同前，侧位

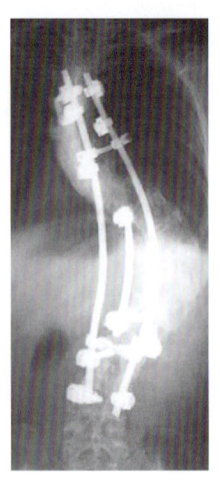

图6-5-4-1-31 术后二年
随访X线平片,前后位

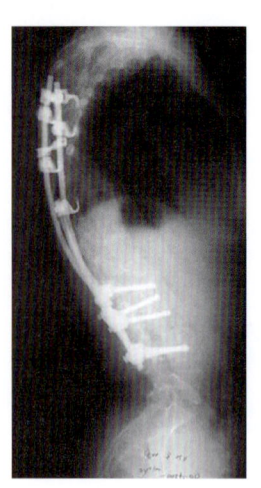

图6-5-4-1-32 同前,侧位

[例5] 患者徐某,男性,15岁。因严重胸椎脊柱侧凸伴后凸,躯干倾斜明显入院;术前Cobb角120°(图6-5-4-1-33~37),MR及神经系统检查未发现无任何异常,临床诊断:特发性脊柱侧凸严重型。采用分期前后路手术矫正策略,先行一期前路脊柱松解术,二期后路采用多棒分段三维技术矫正脊柱侧凸。术后躯干平衡获重建,矢状面矫正良好,无并发症(图6-5-4-1-38、39)。3个月(图6-5-4-1-40、41)及18个月(图6-5-4-1-42~46)随访融合佳,无假关节形成,矫形维持好。

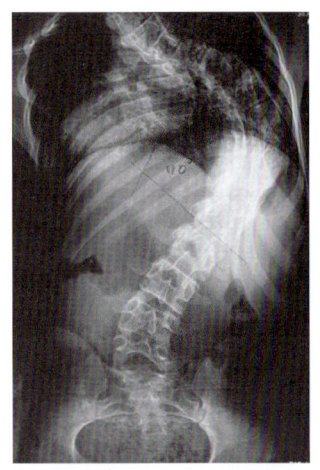

图6-5-4-1-33 术前正位片

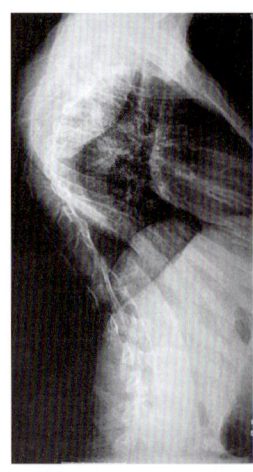

图6-5-4-1-34 术前侧位片

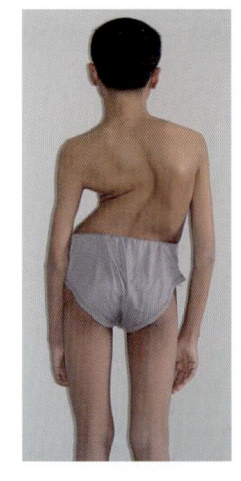

图6-5-4-1-35 术前患者外形,背面观

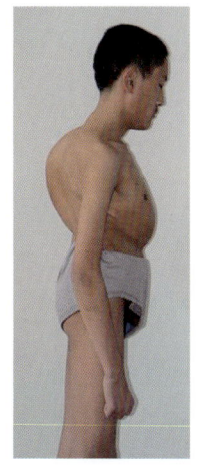 图6-5-4-1-36 同前,侧面观

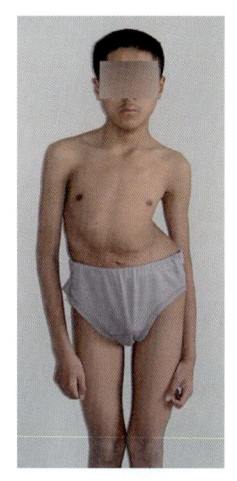 图6-5-4-1-37 同前,正面观

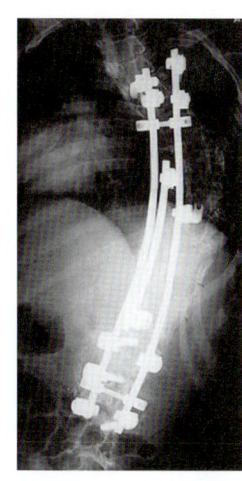 图6-5-4-1-38 术后X线,正位片

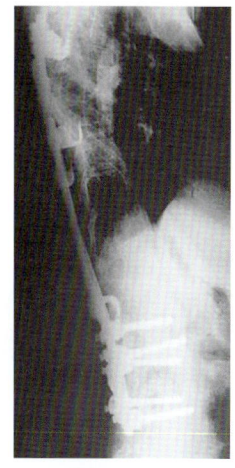 图6-5-4-1-39 同前,侧位片

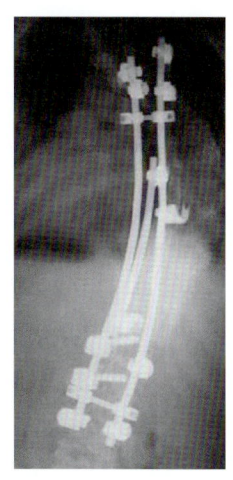 图6-5-4-1-40 术后3个月随访X线平片,正位

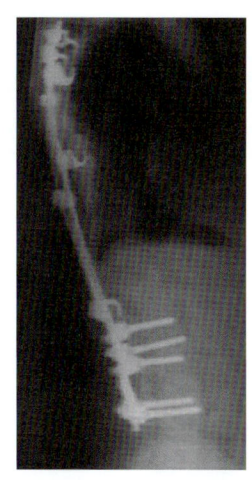 图6-5-4-1-41 同前,侧位片

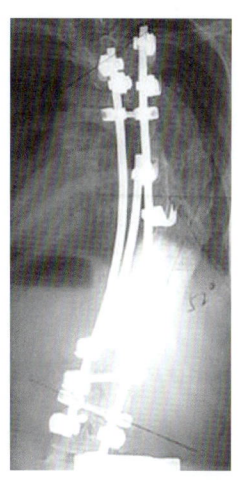 图6-5-4-1-42 术后18个月随访X线片,正位

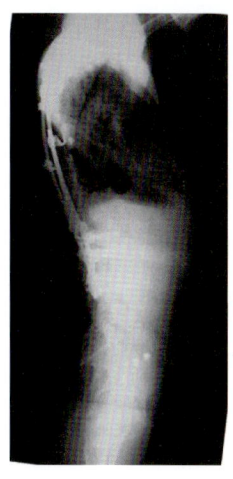 图6-5-4-1-43 同前,侧位

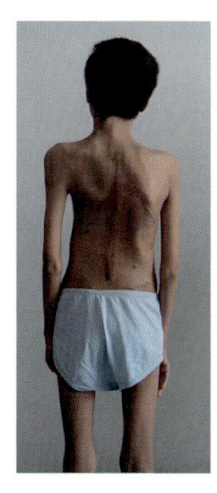 图6-5-4-1-44 术后患者外形,背面观

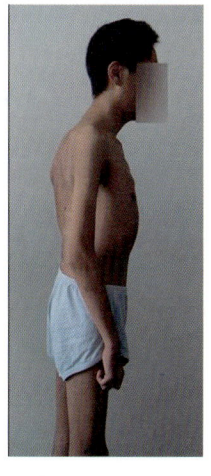 图6-5-4-1-45 同前,侧面观

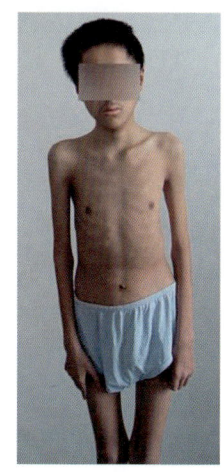 图6-5-4-1-46 同前,正面观

[例6] 患者张某某,女性,25岁,临床诊断为特发性胸腰椎侧凸。术前腰弯Cobb角60°,伴有半脱位及胸腰段后凸畸形(图6-5-4-1-47~49),行前路CDH矫形内固定加植骨融合术,术后矫形效果良好,外观改善明显(图6-5-4-1-50、51)。随访3年融合佳,矫形维持良好,无假关节及纠正丢失(图6-5-4-1-52、53)。

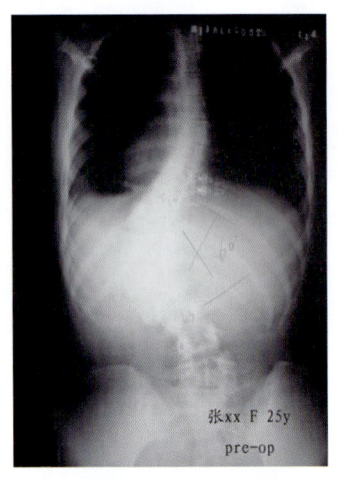

图6-5-4-1-47 术前X线片,前后位

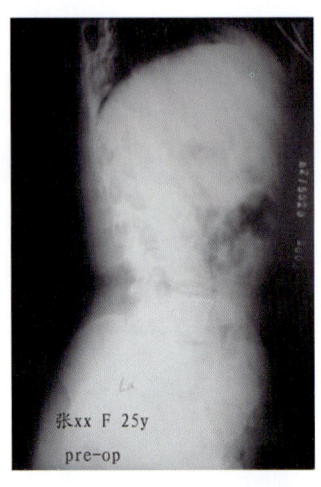

图6-5-4-1-48 同前,侧位片

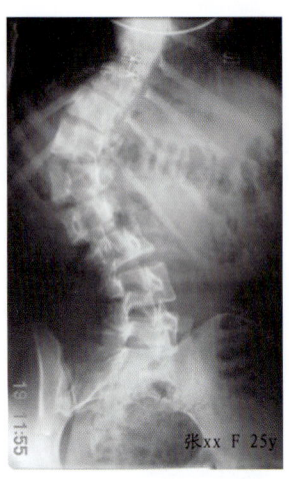

图6-5-4-1-49 同前,以上腰段为中心,侧位片

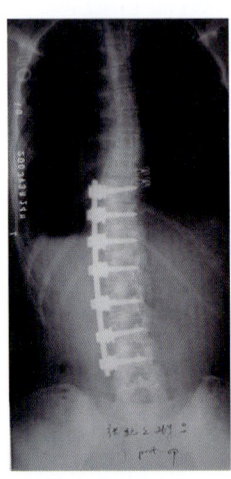

图6-5-4-1-50 术后X线片,前后位

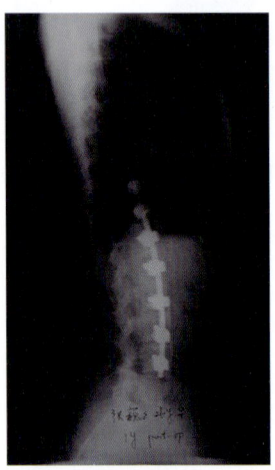

图6-5-4-1-51 同前,侧位片

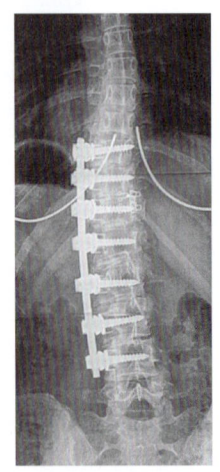

图6-5-4-1-52 术后三年随访X线片,前后位

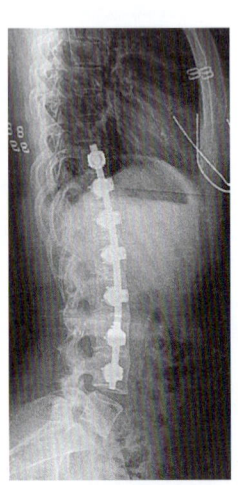

图6-5-4-1-53 同前,侧位片

[例7] 患者戴某某,女,55岁,因主诉腰部疼痛不适,并有明显腰背部畸形逐渐加重来院就诊,经查体及X线平片检查后,临床诊断为退变性脊柱侧凸,伴后凸畸形及腰$_{3-4}$旋转半脱位。术前Cobb角46°(图6-5-4-1-54、55)。因畸形僵硬,先行一期前路脊柱松解术,二期后路多节段截骨加三维矫正脊柱畸形。术后侧凸矫正良好,矢状面恢复正常,无并发症(图6-5-4-1-56、57)。术后1年随访融合佳,无假关节形成,矫形维持好(图6-5-4-1-58、59)。

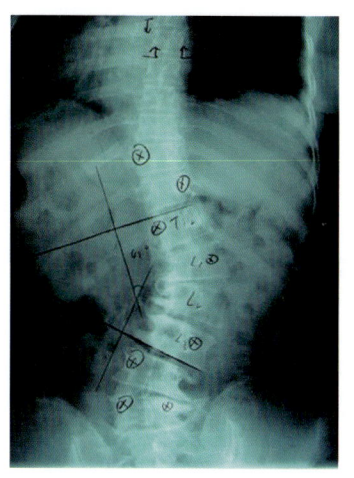

图6-5-4-1-54 术前X线片,前后位

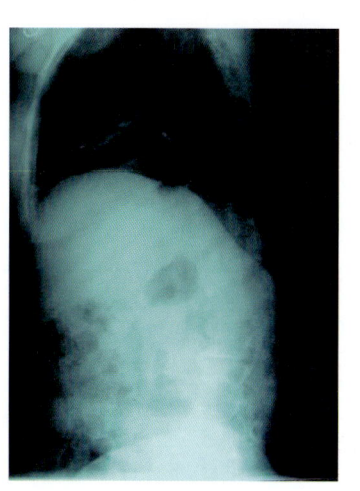

图6-5-4-1-55 同前,侧位片

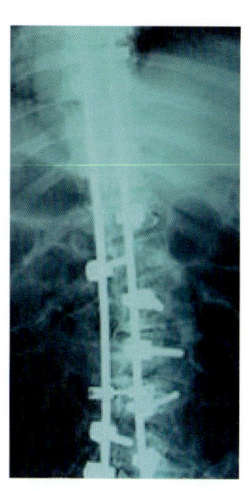

图6-5-4-1-56 术后X线片,前后位;显示矫正术满意

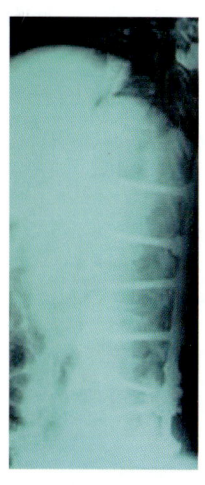

图6-5-4-1-57 同前,侧位片

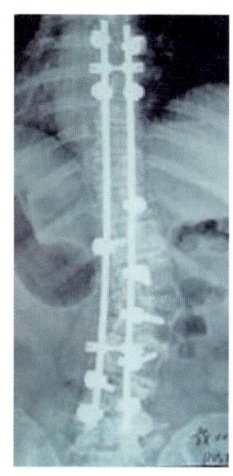

图6-5-4-1-58 术后一年,随访X线片,前后位,显示融合状佳,无假关节形成及角度丢失

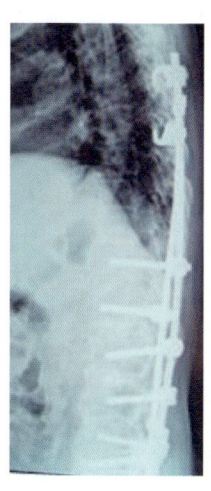

图6-5-4-1-59 同前,侧位观

(邱 勇 朱丽华)

第二节 一期实施3种手术治疗重度僵直性脊柱侧后凸成角畸形

一、概述

重度成角性的脊柱后凸畸形常由先天发育及感染等因素造成,其后果不仅使患者躯体外观变形失衡,而且由于胸廓容积下降导致心肺功能受限,出现气促、心悸,晚期常损伤患者的脊髓神经,出现瘫痪,因此早期手术治疗矫正畸形就非常重要。

晚期重度脊柱侧后凸畸形伴脊髓受压一直是脊柱矫形中的难点,单纯的前路或后路手术,不易达到目的。

我们应用后-前-后三步联合切口,一期手术完成,成功治疗矫正了一例先天性重度成角性脊柱侧后凸畸形,术后取得良好效果。

二、临床举例

(一)病史

患者祁某,男,18岁,自幼发现胸腰背部呈左侧凸及后凸畸形,于1998年在外院经左侧前方切口行T_{11}、T_{12}半椎体切除术,术中取11肋骨植骨,未行内植物固定。术后感觉脊柱畸形呈进行性加重,腰背部后凸逐渐增大,运动后出现腰部酸胀不适,坐久后出现腰部明显疼痛,并感觉右下肢缩短、增粗。2002-2004年在我院(上海仁济医院)就诊。

(二)体检

入院查体:脊柱胸腰段向左侧后凸明显。右肩高于左肩约1.5cm,腰背部呈驼峰样隆起(图6-5-4-2-1),C_7棘突垂直线距骶正中线左侧2cm,双侧肋髂距离左侧:12cm;右侧16cm。双下肢长度:左侧为80.3cm,右侧为79.0cm。腹壁反射减弱。双下肢浅感觉、肌张力、肌力正常,膝腱反射、跟腱反射均减弱,双踝阵挛阴性,双Babinski征阴性,会阴部感觉及肛周反射正常。

(三)影像学检查

全脊柱X线片示:正位胸腰段向左侧凸畸形,Cobb角45°,椎体旋转Ⅳ度,侧位T_{11}半椎体畸形术后后凸畸形,Cobb角118°,MR显示脊髓圆锥部明显受压(图6-5-4-2-2~4)。

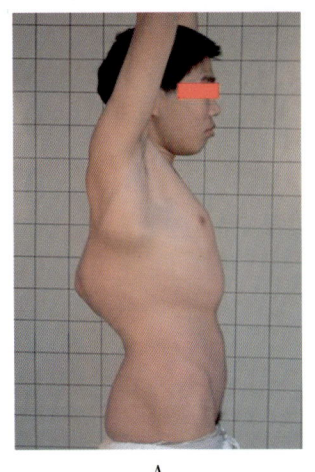
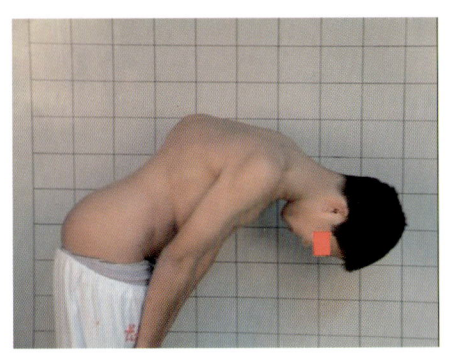

图6-5-4-2-1 术前外观(A~B)
A.立位,侧方观;B.前屈位,侧方观

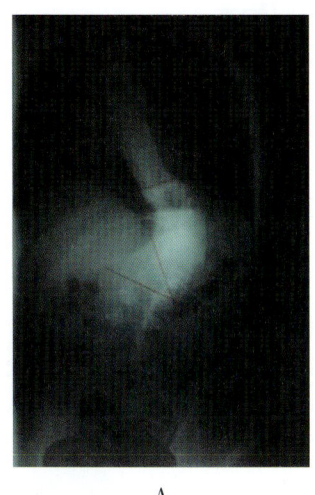 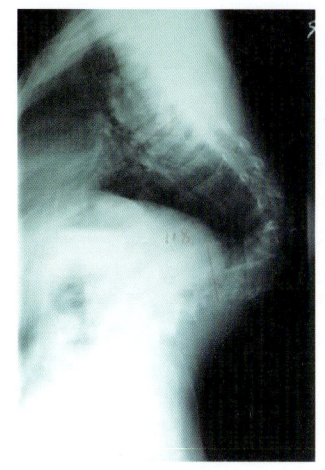

图6-5-4-2-2　术前X线正侧位片（A、B）

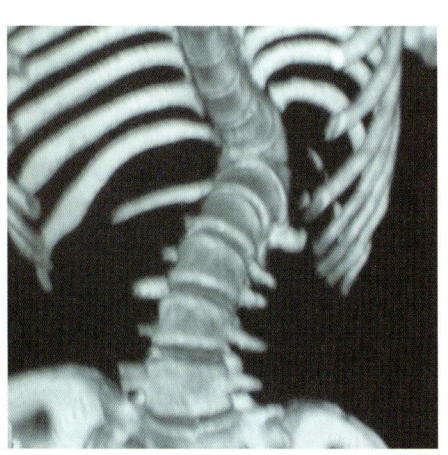

图6-5-4-2-3　CT三维重建

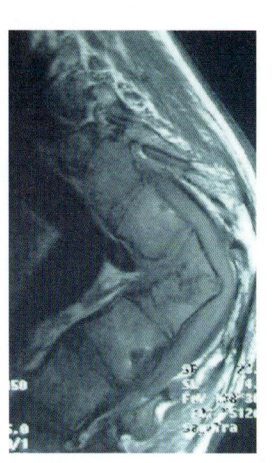

图6-5-4-2-4　术前MR所见

（四）手术方法

手术在气管插管全麻及脊髓体感诱发电位监测下进行（图6-5-4-2-5~9）。

1. 手术第一步　患者取俯卧位，自T_6~L_4棘突取后路正中切口，咬除T_7~L_3棘突，行术野脊柱双侧下关节突部分切除，刮除关节面内软骨，行$T_{9\sim10}$、$T_{11\sim12}$椎板间截骨。分别于T_7、T_9、L_2、L_4双侧椎弓根入点，开口、钻孔、开槽后分别拧入8枚椎弓根螺钉。将棒预弯后套入椎弓根钉临时固定，此阶段不行加压矫正，冲洗切口逐层缝合。

2. 第二步　取左侧卧位，切第10肋进胸，取胸腹联合切口，显露并切除T_{11}、T_{12}椎体，将取下的骨质咬碎塞入钛网，用撑开钳撑开T_{10}和L_1间隙，此时再开放后路切口，前方逐渐撑开的同时后路逐渐对杆加压，仔细重复这个矫正过程，直到满意矫正，然后植入Harms钛网加固，放置闭式引流，逐层关胸。

3. 第三步　再取俯卧位，后路原位弯棒，加压后固定，进一步矫正畸形。椎板去皮质，将所取骨质修剪后混合人工骨植入椎板上。

总手术时间8个小时，术中出血量约1800ml，自体血回输约1000ml，输红细胞悬液400ml，输血浆200ml，术中体感诱发电位监测未发现明显异常。

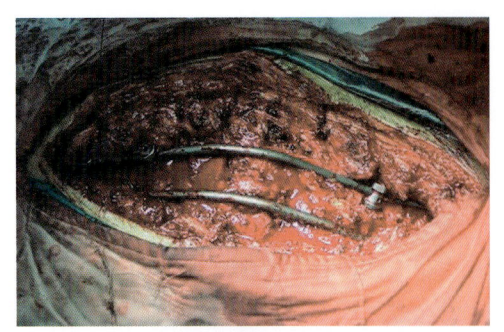

图6-5-4-2-5　第一步后路植入内固定器械

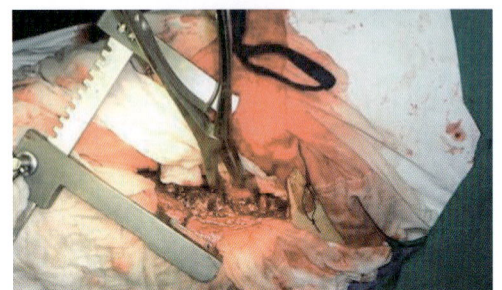

图6-5-4-2-6　第二步前路T_{11}、T_{12}切除，T_{10}~L_1椎体撑开

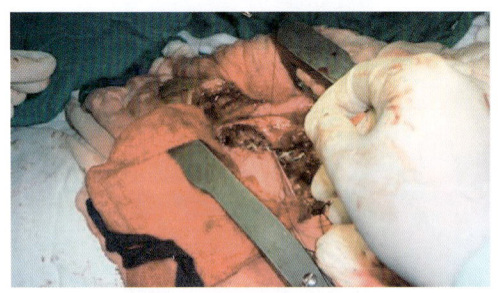

图6-5-4-2-7　第二步T_{10}~L_1间植入钛网支撑

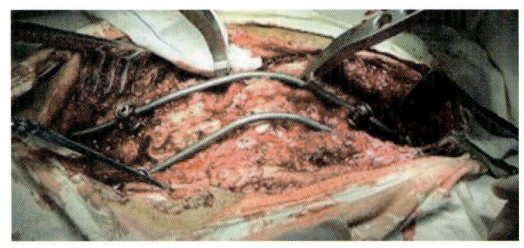

图6-5-4-2-8　第三步原位弯棒

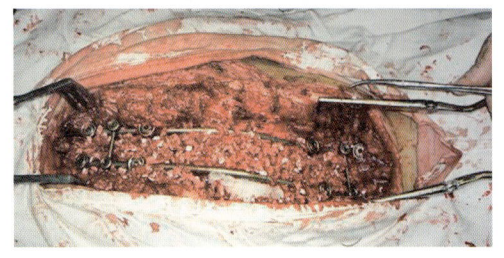

图6-5-4-2-9　充分植骨融合

（五）结果

术后患者畸形矫正良好，躯干恢复平衡，双肩等高，身高较术前明显增高（图6-5-4-2-10），X线片示：后凸Cobb角42°，矫正率64.5%，侧凸Cobb角12°（图6-5-4-2-11），患者术后呼吸、大小便、四肢感觉活动良好，无胸腔及神经系统等并发症发生。

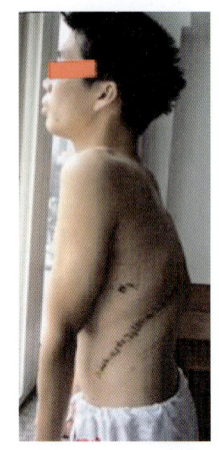

图6-5-4-2-10　术后外观

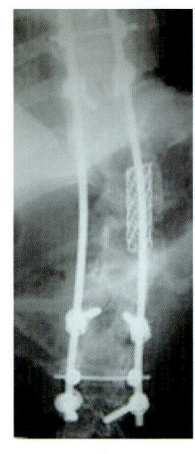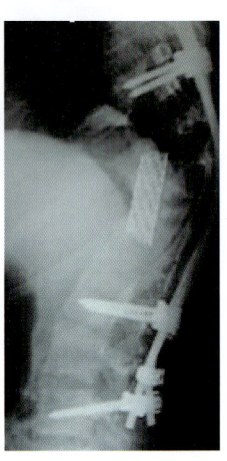

A　　　　　　　　B

图6-5-4-2-11　术后正侧位X线片（A、B）

三、注意事项

术前应注意心肺功能检查。进入胸腔、腹膜外腔应避免损伤内脏器官。因手术切口较大，术后应用皮内缝合，减少皮肤疤痕。术中进行体感诱发电位监护，减少神经系统损伤。因手术较大，失血较多，宜做自体血回输。手术创伤对患者打击较大，注意预防术后并发症的发生，如肺部感

染、应激性溃疡、胃肠消化功能紊乱等。

四、对本术式的认识

重度成角僵直性脊柱侧后凸畸形的治疗一直是脊柱矫形外科中的临床前沿难题，尤其是手术干预。单纯的前路或后路手术，不易达到目的。某些学者采用后路经椎弓根楔形截骨来矫正畸形，通常采用前后联合切口，先运用前路脊柱椎体间松解、半椎体切除、Cage或钛网支撑融合术，然后联合后路钉棒内固定术，三维矫正脊柱畸形，达到冠状面的矫正，矢状面恢复生理曲度，轴位消除旋转的目的。但对于后凸角度大于90°~100°的后凸畸形，单纯前后联合两步手术难以达到满意的手术效果。由于本患者的后凸角为118°，又有先前的侧前方手术史，因此对其畸形进行手术治疗极富挑战性。

鉴于上述情况，我们设计了三步手术一次实施术式，即后-前-后，一次手术同时完成。即先从后路装入内固定器械、椎板间截骨及初步矫形和固定，为前路进行撑开矫正打好基础；再行前路脊柱松解、半椎体切除、椎体间撑开并植入钛网，此两步操作可以通过一个前后联合切口完成，并可同时撑开和加压矫正畸形，最后再从后路进行加压和原位弯棒，以求进一步矫正畸形，加强内固定和植骨融合，从而取得了良好效果。

五、术式优点及缺点

（一）优点

1. 提高矫正率　由于经前路切除了半椎体或楔形融合椎，使原本严重弯曲、僵硬、难以矫正的侧凸有伸展余地；

2. 维持矫形效果　前方支撑，后方张力固定，符合脊柱生物力学，固定牢固，脊柱融合可减少手术后假关节的发生；

3. 对脊髓的减压作用　严重脊柱畸形，可造成椎管旋转变形、狭窄，脊髓往往受压，通过松解椎体，使得脊髓减压，同时也减少了矫形过程中发生脊髓压迫损伤的几率。

（二）缺点

手术时间长，创伤大，技术要求高，容易产生各种并发症，因此该手术方法适用于年轻患者。

六、结论

严重型侧凸患者并不多见，但直接危及患者生命和寿命，因此急需处理，且多需手术治疗。

由于病情严重，尤其是椎管内脊髓已被严重变位之椎节挤压到最后极限，且多伴有心肺功能不全。因此，手术难度极大。

早于20世纪90年代Harms等学者曾提出，后路—前路—再后路之三步骤手术法，但其是分三步走。笔者所采用的前后路一次性切口，不仅便于手术操作，且损伤较小，安全程度高，对类同病例的治疗上具有参考意义。但无论何种手术均应注意严格的术前检查，认真的术中操作，在血源充足（或自家输血）及诱发电位监测下小心施术。

（刘祖德　张清港）

参 考 文 献

1. 陈文俊,邱勇,王斌等. 青少年特发性脊柱侧凸椎弓根螺钉的误置模式及危险因素[J].中华外科杂志,2009,47(22)
2. 卢旭华,陈德玉,袁文等. 经椎弓根椎体截骨技术在腰椎后凸畸形矫正中的应用[J].中国矫形外科杂志,2005,13(19)
3. 邱勇,刘臻,朱锋等. Halo-股骨髁上牵引对重度脊柱侧凸后路矫形的影响[J].中华外科杂志,2007,45(8)
4. 饶书诚，宋跃明. 脊柱外科手术学（第三版）.北京：人民卫生出版社，2006
5. 赵定麟，王义生. 疑难骨科学.北京：科学技术文献出版社，2008
6. 赵定麟. 骨科新理论与新技术,上海:上海科学技术教育出版社，1999
7. 赵定麟. 临床骨科学----诊断分析与治疗要领,北京:人民军医出版社出版.2003年
8. 赵定麟. 现代骨科学,北京:科学出版社,2004
9. 赵定麟. 现代脊柱外科学,上海:上海世界图书出版社公司,2006
10. 朱泽章,邱勇,王斌等. 术前大质量Halo-股骨髁上牵引在治疗僵硬型特发性脊柱侧凸中的应用[J].中华外科杂志,2010,48（7）
11. Cho KJ, Suk SI, Park SR, Kim JH, Kang SB, Kim HS, Oh SJ. Risk Factors of Sagittal Decompensation After Long Posterior Instrumentation and Fusion for Degenerative Lumbar Scoliosis. Spine（Phila Pa 1976）. 2010 Apr 9.
12. Hua-Dong Wang, Shu-Xun Hou, Ya-Min Shi, etal.Pedicle subtraction osteotomy for rigid kyphotic scoliosis. SICOT Shanghai Congress 2007
13. Schwab FJ, Lafage V, Farcy JP, Bridwell KH, Glassman S, Shainline MR. Predicting outcome and complications in the surgical treatment of adult scoliosis. Spine（Phila Pa 1976）. 2008 Sep 15;33（20）:2243-7.
14. Wei-Ping Zang, Zu-De Liu, Zhan-Chun Li,etal.Severe adolescent idiopathic scoliosis treated by posterior correction and fusion with pedicle screws. SICOT Shanghai Congress 2007
15. Yang Yu, Yong Qiu.Comparison of effectiveness of halo-femoral traction after anterior spinal release in severe idiopathic and congenital scoliosis. SICOT Shanghai Congress 2007
16. Yi Shen, Zu-De Liu, Zhan-Chun Li ,etal.Reconstruction of trunk balance function in sever scoliosis patients with marfan syndrome. SICOT Shanghai Congress 2007
17. Yong Hai, et al.Spontaneous correction of thoracic curve after anterior correction for thoracolumbar idiopathic scoliosis. SICOT Shanghai Congress 2007
18. Yong Hai, et al.Posterior 360 degree total vertebra osteotomy for the treatment of severe kyphoscoliosis. SICOT Shanghai Congress 2007
19. Yong Hai, et al.Surgical treatment of severe scoliosis. SICOT Shanghai Congress 2007
20. Yong Qiu, Bing Wang.Incidence and risk factors of neurological deficits of surgical correction for scoliosis: analysis of 1373 cases at one chinese institution. SICOT Shanghai Congress 2007
21. Yong Qiu, Bing Wang.Residual kyphosis after total vertebral osteotomy for severe kyphoscoliosis: its risk factors and further surgical strategy. SICOT Shanghai Congress 2007
22. Zhan-Chun Li, Zu-De Liu.Posterior focus debridement and transpedicle instrumentation for the treatment of thoracic and lumbar tuberculosis with kyphosis. SICOT Shanghai Congress 2007

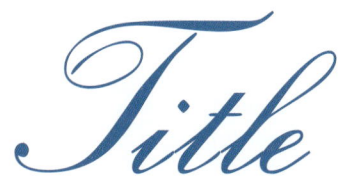

第六篇 其他畸形

第一章 骨发育不良 /2942

第一节 成骨不全 /2942

第二节 进行性骨干发育不良 /2945

第三节 致密性骨发育障碍 /2946

第二章 软骨组织生长障碍及干骺端发育不良性疾病 /2948

第一节 软骨发育不全（侏儒畸形）/2948

第二节 软骨外胚层发育不全 /2950

第三节 骨骺点状发育不良 /2951

第四节 多发性骨骺发育不良 /2952

第三章 其他少见之畸形 /2954

第一节 先天性半侧肥大 /2954

第二节 先天性环状束带 /2955

第三节 先天性肌缺如 /2957

第四节 指甲髌骨综合征 /2958

第一章　骨发育不良

第一节　成骨不全

一、概述

临床上十分少见的成骨不全（osteogenesis imperfecta）是一种先天性骨骼发育障碍性疾病，又称脆骨病或脆骨－蓝巩膜－耳聋综合征。此组以骨骼脆性增加及胶原代谢紊乱为特征的全身性结缔组织疾病。其病变不仅限于骨骼，还常常累及其他结缔组织如眼、耳、皮肤、牙齿等，其特点是多发性骨折、蓝巩膜、进行性耳聋、牙齿改变、关节松弛和皮肤异常。本病具有遗传性和家族性，但也有少为单发病例。成骨不全的发生率在出生时为21.8/10万人，在人群中的发病率约为16/百万，如包括受累亲属则为34/百万人。但由于部分患者症状较轻而易被忽视，故其确切发病率很难统计。

二、病因及病理

本病病因尚不清楚，多数学者认为与常染色体显性遗传有关，部分为常染色体隐性遗传。是由遗传性中胚层发育障碍造成的结缔组织异常而累及巩膜、骨骼、韧带等出现相应症状，由于结缔组织广泛分布于全身，所以患儿常有多组织、多器官的改变。

其基本病理改变是网织纤维形成后，胶原不会成熟，因此成骨不全的胶原似网状纤维。作为人体细胞外基质的主要成分，胶原蛋白系由许多细小的原纤维构成。虽可分成多种类型，但均由3个多肽链卷曲而形成螺旋结构。每条多肽链（又称α链）约含1000个氨基酸残基。而原胶原的前体称为前胶原，亦为3股螺旋结构，前胶原经水解并去除两端的附加肽后生成原胶原。有人将成骨不全患者皮肤的成纤维细胞在体外培养后发现其中Ⅰ型胶原含量及相对于Ⅲ型胶原的比例均明显减少，而Ⅰ型前胶原合成量也要少于Ⅲ型前胶原，同时在患者骨骼中发现有正常骨组织不含有的Ⅲ型胶原，因此认为其病因与Ⅰ型原胶原的结构异常有关。还有人发现成骨不全患者皮肤成纤维细胞的Ⅰ型胶原mRNA减少。目前认为成骨不全的病因为编码Ⅰ型胶原α链的基因发生了异常，更确切地讲是编码前胶原的COL1A1或COL1A2基因发生了突变。

病理特点为网织骨相对增多但却成熟障碍，难以转变为板层骨。骨细胞数量增加，骨小梁排列紊乱，哈佛氏（haversian）管系统不发育。成骨不全患者均有不同程度的骨质疏松，易导致四肢长骨及脊柱的多发性骨折及畸形。骨基质内胶原纤维成熟障碍，排列紊乱，难以钙化成骨，骨小梁纤细、稀疏，代之以大量纤维结缔组织，骨折处骨痂呈纤维性和软骨性，难以骨化。软骨化骨和膜内化骨都将受到影响。

三、分类

关于成骨不全目前有许多分类方法,根据第一次发生骨折时间早晚,分为先天型及迟发型。根据病情轻重分为三型,Sillence 于 1979 年根据遗传方式和临床表现将其分成 4 种类型,这一分类目前应用最为广泛。

(一)根据病情轻重分型

1. 胎儿型　病情严重,常见颅骨骨化不全,胎儿期已有多次骨折,大多是死胎或生后短期夭折。

2. 婴儿型　较少见,出生后可有骨折,以后较轻微的外伤,甚至无外伤都可造成多发性骨折,女性患者多于男性,蓝色巩膜及韧带松弛多见。

3. 少年型(迟发型)　病情最轻,出生时可以没有骨折,儿童期容易发生骨折,到青春期后有自动改善的趋势,20 岁前后可因耳硬化造成耳聋。

(二)根据遗传方式及临床表现(Sillence)分型

Ⅰ型　常染色体显性遗传,临床特点是骨质脆弱,生后骨折,蓝巩膜。其中又以牙齿正常为 A 型,成牙不全为 B 型。

Ⅱ型　常染色体隐性遗传,可在围产期死亡,存活者表现为深蓝色巩膜,股骨畸形和串珠肋。

Ⅲ型　常染色体隐性遗传,出生时有骨折,因多次骨折骨骼畸形进行性加重,巩膜和听力正常。

Ⅳ型　常染色体显性遗传,巩膜和听力正常,仅表现为骨质脆弱。

四、临床表现及其他检查

(一)症状和体征

先天性成骨不全　最严重的是死胎,或只能存活一个很短时期,可以在母胎内或在围产期发生多发性骨折。肢体短而畸形。颅骨好似一个膜形袋。这种新生儿都因颅内出血而死亡。

婴儿型成骨不全　病情略轻些,但仍很严重。出生时就能发现有骨折。颅骨骨化较好。病孩能存活 1~2 年。骨极脆弱,轻伤可引起骨折。头颅大而圆,多伴有脑积水。

迟发性成骨不全　又称为青少年型。出生时可能正常,只是在儿童期容易因轻伤而发生骨折。可分重型和轻型,前者在婴儿期就有骨折,后者发生骨折较迟。最轻的只表现为蓝色巩膜,没有骨折。在这组病例中,最主要的主诉是开始行走的年龄较迟。一般很少来就医,只有在骨折后才来就诊。

患者一般有以下一些特征。

1. 体形消失　这主要是由于肢体的骨折发生畸形愈合,在骨折处发生成角和重叠。脊柱有显著后凸。骨脆弱是本症最突出的表现,易发生肌肉牵拉,也会引起骨折。严重的先天性成骨不全可有数十次骨折。下肢发生骨折比上肢容易。骨折愈合速度正常。一处可有几次骨折。畸形愈合,废用性萎缩将加重肢体的畸形,丧失肢体的外形。

2. 头畸形　前额宽阔,顶骨与颞骨隆起,枕骨下垂。颅盖的隆起使颅面失去平衡,面部呈三角形,耳朵向外向下变位,使头颅形成"军盔"状。

3. 蓝巩膜　虽不是所有患者都有蓝色巩膜,但这体征较普遍。巩膜变得非常薄而透明,使眼内的色素透出来,颜色可自深天蓝色至蓝白色。有时白色巩膜环绕角膜,形成一个环,犹如土星光环,故称为"土星(Saturn)环"。患者往往出现远视,但一般视力正常。有时可在角膜外围有混浊,称为青少年环(arcus juvenilis)。

4. 结缔组织松弛　由于韧带和关节松弛,关节活动幅度超过正常。肌肉张力也减弱。皮肤变薄,常出现皮下出血。Rumpel Leede 试验阳性,表明毛细血管也脆弱。伤口愈合力较差,形成的疤痕宽而粗。病孩常伴有韧带松弛,可导致髌骨复发性脱位,常易致跌跤和骨折。脊柱韧带松弛可引起椎体的压迫性骨折,造成脊柱后凸和侧凸。

5. 牙齿变化 牙的釉质基本正常,但牙本质缺乏。前者起源于外皮层,故影响不大,后者属于间皮质,故常被波及。乳齿和恒齿均易受累,容易折断、龋齿不易填充。牙齿易变成黄棕色或透明的蓝灰色。幼儿的门齿出生最早,故也最容易受累。

6. 耳聋 多见于年龄较大的儿童,它不是主要特征。它可因耳硬化而引起传导障碍,也可因听神经受压而表现为神经性耳聋。耳硬化是由于软骨的异常繁殖,待钙化后,颞骨的岩部也发生硬化。耳鸣和眩晕也时有所见。

五、实验室与影像学检查

(一)实验室检查

血钙、磷及碱性磷酸酶一般为正常,与胶原代谢有关的指标可发生异常,如尿羟脯氨酸增加。

(二)影像学检查

X线表现为长骨细长、弯曲,骨皮质变薄,干骺端膨大(图6-6-1-1-1)。多数病例存在明显广泛的骨质疏松,严重者可有囊性变。骨折常为多发性,周围骨痂呈球形,可超过骨折断面直径的2~3倍,易被误诊为骨肉瘤。股骨颈骨折后常有髋内翻畸形,而椎体也多有压缩变形。

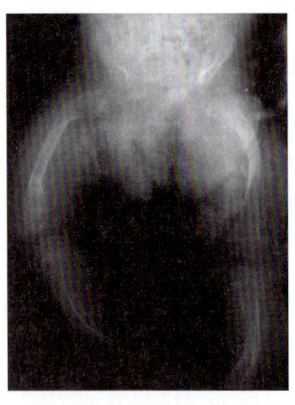

图6-6-1-1-1 临床病例
成骨不全患儿,男性,8月,双侧下肢正位X线片显示双下肢畸形,以左侧为剧,伴股骨及胫腓骨骨皮质变薄及畸形

(三)超声检查

产前超声检查有一定诊断价值,但对于病变较轻者(如Sillence Ⅰ型和Ⅳ型)则不易检出。

六、诊断

主要诊断标准有以下四项:
1. 骨质疏松和骨的脆性增加;
2. 蓝巩膜;
3. 牙质形成不全(dentinogenesis imperfecta);
4. 早熟性耳硬化(premature otoclerosis)。

上述四项中出现两项特别是前两项,即可诊断。有时易与佝偻病相混淆。但其骨质疏松比佝偻病更广泛。

七、治疗

目前尚无有效治疗方法,主要药物包括氟化物、维生素D、降钙素和性激素等,但效果均不肯定。最近文献中报道采用生长激素及二磷酸盐治疗成骨不全也取得一定疗效,前者的作用主要是促进身高增长和胶原合成,后者的作用则是抑制骨吸收。也有人对严重成骨不全患者行异体骨髓移植,以期增加身长和骨密度。

对于骨折患者,可行夹板、石膏、支具等固定,固定期间应加强功能锻炼以增加肌力、促进骨折愈合。制动时间不宜过长,以防止废用性骨质疏松。尚有人报告行下肢多段截骨加髓内钉内固定以纠正长骨畸形,术后很少发生骨不连。其中Bailey-Dubow及Rush-Sheffield髓内钉还可随长骨生长而相应延伸。目前对于截骨同时是否植骨仍有争论,不少作者认为对于大龄儿童以植骨为宜。

脊柱侧凸及后凸畸形的治疗比较棘手。由于多椎体压缩变形,患者在幼年时即可发生脊柱畸形,而支具治疗非但不能阻止畸形的发展,还常会造成肋骨骨折。因此,手术治疗常常是万不得已的选择。

但由于脊柱存在严重骨质疏松，矫形手术技术难度很大，原位融合往往成为手术者唯一的选择。

存在颅底凹陷的患者常表现为颅神经及脊髓损害，严重者可有脑干受压症状，多于早期死亡。手术治疗危险性极大。

八、预后

畸形轻者预后较好，年龄越小，预后越差。及至成年，由于过去曾发生多次骨折，下地活动受限，造成严重残废。

第二节　进行性骨干发育不良

一、概述

进行性骨干发育不良（progressive diaphyseal dysplasia）是较少见的一种发育紊乱综合征。其特征是骨干呈菱形增宽，骨外膜和骨内膜有过多的新骨形成和硬化，但不涉及骨骺。过去曾称此病为 Camurati-Engelmann 病。Mckusick 认为 Camurati 所描述的是另一种病，所以只能称为 Engelmann 病或进行性骨干发育不良。

二、病因及病理

病因尚不明确，但比较肯定的是它属常染色体显性遗传。多见于男性，男与女之比为 3∶2。

其变化为非特异性的。组织形态正常，但骨外膜与骨内膜新骨同骨皮质融合在一起，致使骨皮质增厚，髓腔也相应狭窄。

三、临床表现及其他检查

（一）症状与体征

病变往往发生于长骨，呈双侧对称性菱形膨大和硬化，受累骨以股骨最多见，其次为胫骨、肱骨和腓骨，随病情发展也可波及颅骨、骨盆和脊柱等。

症状为腿痛和头痛，有肌肉萎缩、皮下脂肪变薄、下肢弯曲、膝外翻、头颅大、前额突出、肌无力、跑步困难，容易疲劳，行走呈摇摆步态（鸭步步态），腰椎前凸加大，腹部隆起。

发育较迟，性腺发育差，第二性征表现不显著。体检时可触及长骨骨干的菱形膨大，有些患者还伴有肝脾肿大。

（二）实验室检查

可有不同程度贫血，骨活检除硬化外无其他发现。

（三）影像学检查

典型的 X 线表现为长骨骨干两侧的对称性梭形膨大，骨皮质对称性增厚硬化，骨髓腔变窄、增生硬化以骨干中段为主，骨骺不受累。颅骨可见额部及颅底密度增高。

四、诊断

根据以上临床表现及典型 X 线表现一般诊断不难，需与婴儿骨皮质增生症（infantile cortical hyperostosis）相鉴别，该病多在出生后一年内发病，表现为发热，下颌部肿胀，其他骨骼也可受累。X 线检查可见明显的骨皮质增厚和骨膜增生。一般在几个月内自愈。

五、治疗

肢体明显畸形可以截骨矫正,应用肾上腺皮质激素及二磷酸盐能减轻骨骼疼痛和恢复组织学形态。

第三节　致密性骨发育障碍

一、概述

致密性骨发育障碍(pycnodysostosis)为常染色体显性遗传性疾病。Maroteaux 和 Lamy 于 1962 年描述此病为肯定的一种临床疾病。过去许多学者只认为它是一种侏儒,以后由于全身性骨骼硬化和锁骨发育不全,Palmar 等认为是骨硬化的一种,或称为锁骨颅骨发育不全。从组织学看来,软骨的超微结构显示软骨细胞内有异常包涵体。

二、病因及病理

除遗传因素外,尚有内分泌的因素。Dupont 认为原始因素可能是甲状旁腺过度活跃。每日给动物注射甲状旁腺,将使骨钙游离出现。若持续注射,则成骨细胞被刺激,有骨沉积。Ellis 则认为持续甲状旁腺机能亢进不能解释,可能是甲状旁腺活跃与正常阶段交替出现,从而出现相互交替的骨密度环。

其病理变化为膜性骨和软骨性骨都被吸收。其典型变化为患骨的密度和厚度增加,骨小梁完全消失。所有骨都会被波及,而且呈对称性。长骨的骨皮质和骨髓分界线消失,以干骺端的变化最为明显。生长长骨的骨骺软骨的大小和形态无变化,但骨骺的骨化中心可有同样的变化。除骨结构消失外,骨密度增加,呈颗粒状。骨的增厚说明不仅来自骨骺软骨的形成骨受影响,而且骨膜下成骨层的生长也受影响。生长最快的部位,如股骨下端、桡骨下端、胫骨上端和肱骨上端变化也最大。肋骨同样也被波及,变成无结构的增厚骨块。椎体的上 1/3 和下 1/3 有致密区,而中 1/3 可以保持正常。颅骨也可有明显增生。腕骨和跗骨呈同心环的致密骨。

显微镜下检查表现为钙化软骨团、骨、死骨和硬化纤维组织的混合状态。组织无血管性,髓间隙充填硬化组织,极少毛细血管。没有板层状骨化,没有成骨细胞活动。硬化主要是由于类骨组织的过度钙化。

继发性病理变化主要是造血系统和神经系统的干扰,前者影响正常的血液形成,后者影响神经传导。

三、临床表现及其他检查

(一)症状和体征

本病主要临床特点为身材矮小,身长很少超过 1.5m。面孔小、钩鼻、颏缩和龋齿,颅顶隆起前囟门及颅缝常不闭合,末节指骨短,指甲发育不良,易折断,骨脆易发生自发性骨折。锁骨的肩峰端发育不良,眼球突出。其他骨骼变化包括窄胸和脊椎畸形。

(二)实验室检查

血胰岛素样生长因子 1(insulin-like growth

factor-1,IGF-1)水平减低,生长激素兴奋试验显示生长激素缺乏。

(三)影像学检查

1. X线检查 X线检查可见全身骨密度增高,颅缝宽,面骨发育不良,下颌角变平,椎体压缩变形,锁骨的肩峰端发育不良。

2. 核磁共振检查(MR) 可显示垂体发育不良。

四、诊断

根据临床表现及X线检查并参考实验室检查,一般不难诊断。

五、治疗

对于生长激素缺乏者可用生长激素治疗,如发生长管状骨骨折可行髓内钉固定,骨愈合过程正常。

(戴力扬　沈　强　丁　浩　赵定麟)

参 考 文 献

1. Azouz EM, Teebi AS, Eydoux P, Chen MF, Fassier F. Bone dysplasias: an introduction. Can Assoc Radiol J. 1998 Apr;49 (2):105-9.
2. Burnei G, Vlad C, Georgescu I, Gavriliu TS, Dan D. Osteogenesis imperfecta: diagnosis and treatment. J Am Acad Orthop Surg. 2008 Jun; 16(6):356-66.
3. de Vernejoul MC, Kornak U. Heritable sclerosing bone disorders: presentation and new molecular mechanisms. Ann N Y Acad Sci. 2010 Mar; 1192(1):269-77.
4. Krakow D, Rimoin DL. The skeletal dysplasias. Genet Med. 2010 Jun;12(6):327-41.
5. Pauli RM. The natural histories of bone dysplasias in adults--vignettes, fables and just-so stories. Am J Med Genet C Semin Med Genet. 2007 Aug 15;145C(3):309-21.
6. Shapiro JR, Sponsellor PD. Osteogenesis imperfecta: questions and answers. Curr Opin Pediatr. 2009 Dec; 21(6):709-16.
7. Yinusa W, Owoola AM, Esin IA. Hereditary multiple exostoses: case report. Niger J Clin Pract. 2010 Jun; 13(2):218-22.

第二章 软骨组织生长障碍及干骺端发育不良性疾病

第一节 软骨发育不全（侏儒畸形）

一、概述

软骨发育不全（achondroplasia）也称软骨营养障碍性侏儒（chondrodystrophic dwarfism），是侏儒畸形中最常见的一种。其特征是肢体短小，但躯干和头发育正常，智力很少有影响。该畸形自古以来就很闻名，在国外中世纪常成为宫廷宠儿或玩物。过去曾将此病为侏儒的代称，实质上只是侏儒最常见的一种。Warkany 曾估计全世界约有 65000 名软骨发育不全性侏儒，说明这种畸形较常见。

二、病因

软骨发育不全为常染色体，显性遗传性疾病，有很大一部分病例为死胎，或在新生儿期即死亡，多数患者的父母为正常发育，提示可能是自发性基因突变的结果。分子遗传学研究发现系编码成纤维细胞生长因子受体的基因发生了点突变，位置在第 4 对染色体的短臂上。

图 6-6-2-1-1 显示典型的常染色体，显性遗传家谱。在第二代发病见于最小男孩，父母正常，这是由于基因的新的突变。至第四代，夫妻均为软骨不全，所以有两个小孩为软骨不全，一个死胎，一个正常。

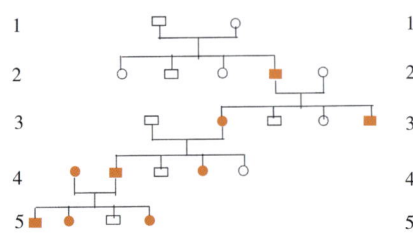

图 6-6-2-1-1　软骨发育不全的典型家族史

三、病理

在所有骨的干骺端，特别是在长管状骨的干骺端软骨呈明显的黏液样变性。软骨内骨化障碍，但膜内化骨不受影响，软骨细胞丧失正常排列和生长的功能，致使长骨的生长速度缓慢，而由于膜内化骨化的为正常，骨干的直径发育并不受影响。颅底部蝶骨、枕骨的软骨结合处亦有类似的发育障碍。由于骨骺本身并无发育不良，在早期也不会出现关节的退行性改变。

四、临床表现及其他检查

（一）症状和体征

出生时即可发现婴儿的躯干与四肢不成比例，头颅大而四肢短小，躯干长度正常。肢体近端受累甚于远端，如股骨较胫腓骨、肱骨较尺桡骨更为短缩,这一特征随年龄增长更加明显,逐渐形成侏儒畸形。面部特征为鼻梁塌陷、下颌突出及前额宽大。中指与环指不能并拢,称三叉戟手(trident hand)(图 6-6-2-1-2)。可有肘关节屈曲挛缩及桡骨头脱位,下肢短而弯曲呈弓形,肌肉尤显臃肿。脊柱长度正常,但在婴儿期即可有胸椎后凸畸形。

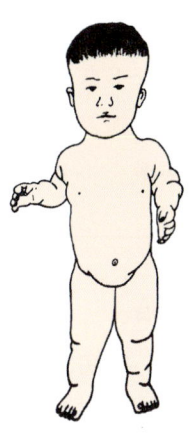

图 6-6-2-1-2　侏儒畸形外观示意图

婴儿期枕骨大孔狭窄在患儿中也比较常见,主要症状为腰腿痛及间歇性跛行。患者智力一般不受影响。

(二)影像学检查

1. X 线检查　X 线检查可见股骨远端生长板呈倒 V 形。干骺端增宽,骨骺外观则相对正常。下肢长骨可呈方形,骨盆宽而短,坐骨切迹小。骨盆入口形似香槟酒杯。在腰椎由上而下椎弓根间距逐渐减小。椎弓根增粗,椎体可发生楔形变。

2. 磁共振检查　对于判断脊髓受压程度有较明确价值。

(三)超声检查

产前监测股骨发育有一定意义。

五、诊断

根据患者的典型身材、面貌,肢体缩小,手指呈三叉戟手状,不难作出诊断。但应与克汀病和其他侏儒作鉴别。克汀患者的智力较差,愚蠢,骨化迟缓,有时骨骺内有斑点骨化。佝偻病的骨骺表现为轮廓模糊和骨化迟缓。

六、治疗

无特殊治疗方法,生长激素对部分病例有效。

因腰椎管狭窄或椎间盘突出引起腰痛,甚至下肢瘫痪,需做椎板切除减压术或腰椎间盘摘除术。

枕骨大孔狭窄并有脑干及脊髓受压者,应行后路枕骨大孔减压以防猝死。如存在 Chiari 畸形或脑积水,也应根据病情给予相应处理,如减压或分流手术等。

胸腰骶支具(thoracolumbosacral orthosis,TLSO)对预防和治疗胸腰椎后凸畸形的发生有一定作用,一些学者主张在小儿开始能坐时即应穿戴 TLSO 直至 2 岁,如支具治疗无效,后凸畸形加重或 5 岁时后凸超过 40°,则应行脊柱融合术。

当腓骨相对于胫骨过度生长时可导致下肢成角畸形及膝内翻,症状明显或影响外观者可行胫骨截骨术。也有人报道采用腓骨骨骺融合术纠正下肢成角畸形,但作用尚不肯定。

第二节 软骨外胚层发育不全

一、概述

软骨外胚层发育不全（chondroectodermal dysplasia）于1940年首由Ellis和Van Creveld报道，故常称为Ellis Van Creveld综合征，多在亲属中通婚有较高的发病率，属常染色体隐性遗传，中胚层和外胚层组织均受患，常伴随先天性心脏病。

二、病因

尚不十分清楚，目前认为本病与胚胎期的外胚叶形成异常有关。可能是由于外胚叶营养摄取障碍所致。

三、临床表现

出生时即出现侏儒外观，其特征是软骨发育不良、多指、外胚层组织发育不良，影响头发、牙齿、指甲的生长，以及出现先天性心脏病。

（一）软骨发育不良

表现为上、下肢长骨缩短，远侧节段比近侧节段严重，故膝与肘以下的长骨更短。躯干的影响不大，故形成侏儒。胫骨近侧端扩张，变尖，骨骺发育差，并偏内侧滑移。在胫骨近侧干骺端内侧有骨疣突出，腓骨短，与软骨发育不全不同，小腿呈现膝外翻，髌骨同时向外移位。桡骨头常脱位，指骨很短，这是由于指骨无骨化中心。腕骨和尺桡骨可融合，股骨和肱骨呈弓形，短而厚，肋骨短故胸廓可长而窄。头颅正常。多指是典型特征，多见于尺侧，桡侧多指较少见。

（二）外胚层组织发育不良

表现为指甲发育不良，指甲小，呈"匙形"，背侧呈凹形。牙齿出现迟，不规则，牙齿尖形，咬合不良。上颌牙龈垫融合。上唇的龈唇沟闭合，秃发等。

（三）中胚层缺陷

表现为先天性心脏病，常见房间隔缺损或室间隔缺损。二尖瓣狭窄，心脏可能三室或两室。

患者智力正常，有时可伴存其他畸形，如睾丸未降，腭裂等。

四、诊断

本病应与引起身材矮小的侏儒疾病如佝偻病、克汀病、脑下垂体功能不全、软骨发育不全等鉴别。但本病主要矮短特点是膝部以下的胫腓骨和肘以远的尺桡骨短缩所造成的。故根据临床外观及X线检查一般鉴别并不困难。

五、治疗

本病无特殊治疗，多指（趾）可在两岁内予以切除，膝外翻可用支具矫形，若并发髌骨脱位，应作矫形手术。

六、预后

预后不良，有1/3的病例在先后两周内死亡，存活者呈侏儒外观，常死于心力衰竭。

第三节 骨骺点状发育不良

一、概述、病因与病理

(一)概述

骨骺点状发育不良(dysplasia epiphysialis punctata)又称先天性钙化性软骨发育不良,由Conradi 1914年首先报道,又称Conradi病,比较少见。其特点是骨骼生长不良,以软骨的不规则钙化为特征,四肢发育异常,关节畸形,皮肤损害及部分心血管畸形等。

(二)病因与病理

病因不明,可能与遗传有关。常染色体隐性遗传可导致本病征Ⅰ型,常染色体显性遗传为本病征Ⅱ型,前者畸形较后者重。性染色体显性遗传则表现为男婴死亡,女婴发病。病理变化为骨骺软骨呈现片状黏液和囊性退行性改变,有散在钙化灶。

二、症状与体征

1. **特殊面貌** 头小或大,前额突出,眼距增宽,鼻梁塌陷,高腭或腭裂,短颈及智力低下;
2. **眼部异常** 有白内障,视神经萎缩或发育不良,斜视及眼球震颤;
3. **皮肤异常** 鱼鳞状角化症,红皮症,毛发脱落等;
4. **四肢畸形** 短肢、多指、并指,髋、膝、肘关节挛缩,髋关节脱位等。

三、影像学特征

X线平片表现为骨骺中点状或融合成片的致密钙化点,如长骨、肩胛骨、椎骨以及气管喉头的软骨部分,关节周围软组织上可见斑点状钙化影,而在腕骨及跗骨的软骨上无此种变化,这些钙化影不随年龄增长而增加。一般于3岁后消失。

四、诊断

典型的临床表现加幼儿期X线表现骨骺多发性点状钙化即可诊断。注意与多发性骨骺发育不良相鉴别。该病4~5岁以后发病,除骨骺点状表现以外,尚有髋、膝关节为主的关节疼痛,无特殊面貌及白内障。

五、治疗

本病无特殊的治疗方法,酌情给予对症处理。

六、预后

本病Ⅰ型预后差,多在1~2岁死亡。Ⅱ型预后较好。

第四节 多发性骨骺发育不良

一、概述与病理

（一）概述

多发生骨骺发育不良（multiple epiphysial dysplasia）又称 Catel 病，是一种临床上少见的骨发育不良，为染色体显性遗传性疾病。有家族性，但其遗传变异性大，即使在同一家族中表现也不同。

（二）病理

其病理改变为骨骺和骺板不规则，缺少骨样组织，软骨细胞排列不规则，骨小梁紊乱，骨骺单奶糖胺成分减少。

二、症状和体征

一般出生时无明显异常，2 岁以后逐渐出现症状。走路较晚，步态不稳，出现膝内、外翻，关节疼痛，功能受限，到 6~7 岁可出现脊柱侧弯。四肢短，身材矮小，形如侏儒，但面部、头颅正常，智力发育不受影响。

三、影像学检查

全身骨骺出现迟缓，呈斑点状、扁平或分裂，密度增加。髋臼增宽、变扁，类似 Perthes 病，股骨颈干角减少，呈髋内翻。股骨髁不规则而引起膝内翻。胫骨近端改变引起胫内翻（图 6-6-2-4-1）。椎体出现楔形变。桡、尺、腕、掌、跖骨等均可发生相应的骨骺变化。干骺端有代偿性改变，呈扩张或凹陷，随年龄增长，骨骺的改变逐步消失，但扁平畸形仍存在。严重者可继发退行性骨关节病。

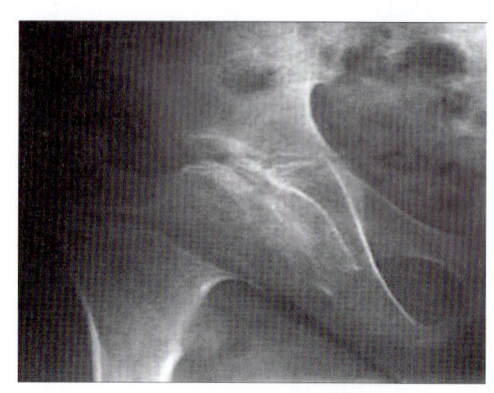

图 6-6-2-4-1　X 线片所见
右髋关节 X 线正位片示 髋臼增宽、变扁，骨骺分裂

四、诊断

临床表现加之 X 线检查，除外 Perthes 病、先天性髋内翻、Blount 病和骨骺点状发育不良可以诊断。股骨远端骨骺高度与干骺端宽度比值异常可见于多数患儿，这一指标对于早期诊断很有价值。

五、治疗

下肢关节疼痛可卧床或牵引治疗。髋内翻和膝内翻畸形严重时，需要截骨矫形，病情严重的病例可行关节置换术。手指运动受限可行掌指或近节指间关节囊切开松解术，以改善抓握功能。

（戴力扬　沈强　赵定麟）

参 考 文 献

1. 赵定麟. 现代骨科学, 北京：科学出版社, 2004
2. Baujat G, Legeai-Mallet L, Finidori G, Cormier-Daire V, Le Merrer M. Achondroplasia. Best Pract Res Clin Rheumatol. 2008 Mar;22（1）:3-18.
3. Carter EM, Davis JG, Raggio CL. Advances in understanding etiology of achondroplasia and review of management. Curr Opin Pediatr. 2007 Feb; 19（1）:32-7.
4. Krakow D, Rimoin DL. The skeletal dysplasias. Genet Med. 2010 Jun;126）:327-41.
5. Leach RM Jr, Monsonego-Ornan E. Tibial dyschondroplasia 40 years later. Poult Sci. 2007 Oct;86（10）:2053-8.
6. Lemyre E, Azouz EM, Teebi AS, Glanc P, Chen MF. Bone dysplasia series. Achondroplasia, hypochondroplasia and thanatophoric dysplasia: review and update. Can Assoc Radiol J. 1999 Jun; 50（3）:185-97.
7. Shirley ED, Ain MC. Achondroplasia: manifestations and treatment. J Am Acad Orthop Surg. 2009 Apr; 17（4）:231-41.

第三章 其他少见之畸形

第一节 先天性半侧肥大

一、概述

先天性半侧肥大（congenital hemihypertrophy），其发生率为1/86000，绝大多数为散发病例。Wagner于1839年首先报道。其肥大畸形不仅见于上肢或下肢，也可同时合并其他畸形。如在Beckwith-Wiedemann综合征患者可表现为脐突出、舌肥大、巨人症、低血糖、器官肥大、肾脏畸形以及半侧肥大。1900年Klippel和Trenaunay，1907年Parks weber报道了类似病例，故称之为Klippel-Trenaunay-Weber综合征，特点为偏侧肢体的骨和软组织肥大，伴有该部位的血管痣、静脉瘤，故又称为血管扩张性肢体肥大症（hemangiectatic hypertrophy）。确切含义应为：出生后身体一侧比另一侧肥大，可以是部分如上肢或下肢左右大小不同，有时是整个身体的一侧包括颜面、躯干、上下肢、内脏左右大小都有差别，但是身体每一侧组织器官结构是完全正常的，称之为先天性半侧肥大。

二、病因

许多原因可引起半侧性肥大，如内分泌异常、血管异常、淋巴异常、植物神经障碍、胚胎发育异常，以及遗传因素等。但本病的真正原因至今仍不明了。有的学者认为半侧肥大与胎儿在形成过程中处于一种不平衡状态有关，亦有学者认为是受精卵分成两个大小不同的细胞所致。

三、分类

以下分类有利于先天性与后天性半侧肥大之区别（表6-6-3-1-1）。

表6-6-3-1-1 先天性与后天性半侧肥大鉴别表

	先天性肥大	后天性肥大
完全性肥大	节段性肥大 交叉性肥大 半侧性肥大	巨人症（垂体功能亢进）
局限性肥大	肌肉性肥大 血管性肥大 骨骼性肥大 神经性肥大	Milroy病（家族性淋巴水肿） 橡皮病 脂肪瘤病 神经纤维瘤病 血管异常

四、临床表现

患者常表现为整个身体的一侧增大畸形，躯干两侧不对称，即上下肢、外生殖器两侧不对称，同侧的内脏器官也会增大，但是身体每一侧组织器结构正常。患肢肢体周径比健侧粗大，骨骼和骨化中心发育也快。临床症状是双下肢不等长，行走跛行,骨盆倾斜和脊柱侧凸(图 6-6-3-1-1)。有近 10%~15% 的患者智力发育差,有 50% 患者同时伴有并指、多指、多乳头、先天性心脏病等。

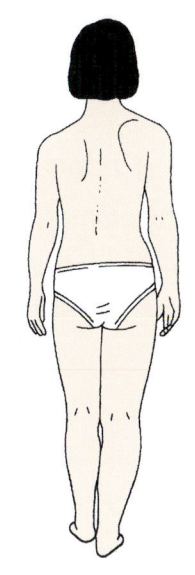

图 6-6-3-1-1 先天性半侧（右）肢体肥大示意图

五、诊断与鉴别诊断

本病诊断一般不难,但需与下列疾患进行鉴别。

1. 继发性一侧肥大,多因血管、淋巴系统病变所引起;
2. 垂体功能亢进引起的巨人症;
3. 神经系统疾病引起的一侧萎缩。则误认为健侧为肥大。

六、治疗

如下肢长度差别小,短肢可用加厚鞋底,达到两侧平衡;下肢两侧长度差别明显,超过 3cm 以上,可行患侧股骨下端或胫骨上端骨骺止长术,也可行健侧肢体延长术。对其存在软组织畸形予以整形术等。

第二节 先天性环状束带

一、概述

先天性环状束带又称先天性环状挛缩带（congenital constriction band），亦称狭窄环综合征（constriction band syndrome）或 Streeter's 畸形,属肢体软组织环形缺陷畸形。

二、病因与病理

本病原因不明,有的学者认为先天性束带是羊膜条所致,也有学者认为是胚芽的原生质发育缺陷所致。而 Patterson 则证明束带的发生与唇裂形成有相似的机理,而均由中胚层发育停滞所致。轻度束带仅累及皮肤、皮下组织。重者可侵入筋膜层而达肌肉,甚至骨骼。较深的束带可使肢体静脉或淋巴回流障碍,使肢体远端出现肿胀,严重时可产生宫内自行性截肢。

三、临床表现

环形束带常引起的皮沟可发生在四肢任何部位,以手指、足趾、前臂及小腿最为常见,偶尔见于躯干。浅者累及皮肤、皮下组织,不影响肢体功能。深者引起肌肉、神经、血管及骨骼束窄,使肢体远端回流受限,出现浮肿粗大,易继发感染,发生湿性坏死。也可引起指、趾、肌腱、骨骼断裂,仅有狭细的皮肤与近端相连。

四、诊断

根据临床表现一般诊断不难。注意与创伤等引起的瘢痕挛缩相鉴别。

五、治疗

(一)非手术疗法

对于表浅的环形束,由于不引起任何残废,可观察,暂时不需治疗。

(二)外科手术疗法

对较深的环状束则需手术治疗。一般在新生儿期即可进行,其方法是:切除凹陷的皮沟,直达正常的组织,皮肤可作多个Z形切口,避免术后瘢痕挛缩畸形(图6-6-3-2-1、2)。对于同一肢体多处束带应分期手术,以免影响束带肢体远端血运。术后给予抗感染治疗,对于深部束带、疑有血液循环及神经功能障碍者,应及时切除纤维束带,同时探查、松解血管和神经,并注意观察远端血运情况。

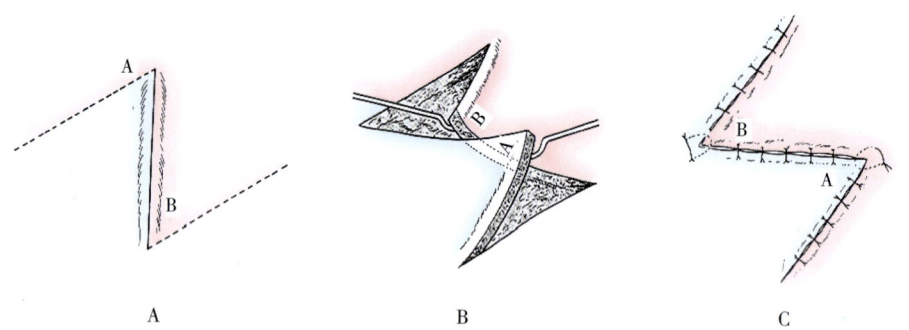

图6-6-3-2-1 Z字成形术示意图(A~C)
A.切口;B.皮瓣交叉转移;C.术毕,挛缩消除

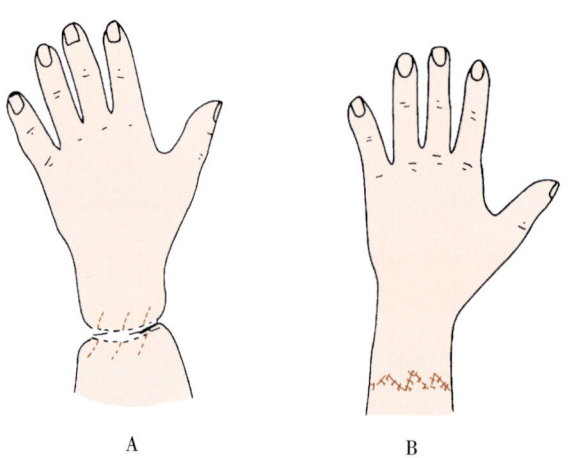

图6-6-3-2-2 施术前后外观对比示意图(A、B)
先天性前臂束带做多个Z字成形手术前后 A.术前;B.术后

第三节 先天性肌缺如

一、概述

先天性肌缺如(congenital absence of muscles),临床上比较少见,是由于胎儿本身发育异常,或因在宫内受到机械阻碍所致。常表现为单个肌肉部分或全部缺如,也可表现为某一组肌肉的缺如。如果缺如的肌肉不能被其他正常肌肉所代偿,则可能出现畸形。

二、病因

该病多为散发,有少数家族性的病例报道,但遗传方式不详。由于胎儿本身发育异常,或在宫内受机械性压迫而致肌肉发育缺陷。广泛性肌缺如主要以纤维萎缩伴纤维化和脂肪浸润的病理改变,可导致先天性多发性关节强直。

三、临床表现

全身任何肌肉均可受累,部分病儿出生时即表现为肌张力低下,肌力差,腱反射消失,可有部分肌群瘫痪,以肢体近端、躯干、肌肉受累多见,其中胸大肌缺如最常见。其次为胸小肌、斜方肌、胸锁乳突肌、股四头肌、前锯肌,通常只限于一侧或一侧肌组,两侧肌缺如仅偶见于眼肌或颜面肌,头部肌肉中以先天性上睑下垂为最常见,可呈部分或完全性先天性睑下垂,根据缺如肌肉所在部位及功能的不同而表现出不同的症状和体征。如掌长肌缺损不引起任何症状,但一侧胸锁乳突肌缺如可引起斜颈。单个肌肉缺如时,其运动功能可由其他肌肉代替,故通常不引起运动障碍,但往往与同侧的其他先天异常并发。

X线检查仅见骨和肌群萎缩。

四、诊断

肌肉缺如较容易诊断,部分病儿表现为肌张力低下、肌力差,甚至部分肌群瘫痪,根据本病初生时肌缺如已存在,随年龄增长不变,注意与进行性肌病区别。

五、治疗

(一)非手术疗法

本病为非进行性疾病,所产生的功能程度也各不相同,可根据具体情况做必要的治疗,一般先采取非手术疗法如运用支具矫形、肌肉锻炼等。

(二)手术疗法

对单个肌肉局部缺如,可选择作修补术或肌瓣转移术等,如腹直肌缺如所致大型脐疝,可作腹直肌修补,必要时从相邻部位行肌瓣转移术,以恢复功能。

第四节 指甲髌骨综合征

一、概述

指甲髌骨综合征（Nail-Patella Syndrome），其名称较多，如骨指甲发育不全（osteoonychodysostosis）、遗传性骨指甲发育异常（hereditary osteo-onycho-dysplasia）或 Tumer-Kister 综合征等。这是一种以指甲和髌骨发育异常或缺如为特征的综合征，有时并伴有其他骨骼改变，如髂骨角、桡骨头脱位、小肩胛骨，部分伴有眼部异常及肾脏受损等征象。

二、病因

是家族遗传性疾病，属常染色体显性遗传，伴完全的外显率。其基因与 ABO 血型密切相关，基因位于第 9 对染色体的长臂上。其发病率：出生者为 1/5 万人，人群中的患病率为 1/百万人。

三、临床表现

（一）指甲萎缩、角化不全

部分患者指甲完全缺如，纵裂，表面凹凸不平，最常见于拇指和示指，小指和趾甲较少见。指骨一般无畸形。

（二）骨发育不良

髌骨发育不良，过小或缺如，膝、肘关节发生脱位或出现膝、肘外翻及小腿外旋畸形。桡骨小头发育不良、缺如或脱位，髌骨两侧形成圆锥状，称之为髂骨角（iliac horns）畸形，在"髂骨角"的顶端可出现第二骨化中心，使骨盆形态类似象耳。

（三）肾脏损害

约 30%~40% 的患者合并肾脏损害，其中 25% 可发展为肾功能衰竭，早期为蛋白尿、镜下血尿。其病理改变为肾小球基膜增厚，免疫荧光检查可见肾小球基膜与小动脉壁有 IgM 和 C_3 的沉积。

（四）眼部异常

可能有虹膜睫状体异常，晶体、玻璃体浑浊或视力受累。个别患者有眼睑下垂、眼距增宽、斜视等。

（五）其他畸形

如马蹄内翻足、先天性髋关节脱位、脊柱裂、先天性小指挛缩等也可同时并存。

四、X 线检查

髌骨小或缺如，桡骨小头、肱骨小头发育不良、脱位或半脱位。髂骨角从髂骨中心向后外侧突出。

五、诊断

根据临床表现、X 线片显示的骨骼畸形，结合家族遗传史可以做出诊断。通常无类似病变可与之鉴别。但有时可能仅注意桡骨头脱位、髌骨缺如或过小、髂骨角以及肾炎等，而忽略了相互关系，特别是容易疏忽指甲的改变。

六、治疗

(一) 非手术疗法

对于本病的肾脏损害,治疗上同一般慢性肾炎基本相同,并予以对症处理。

(二) 手术疗法

对髌骨脱位者可作股四头肌成形术。膝、肘关节畸形,可酌情处理,其中重者可手术矫正术,合并其他畸形时应给予相应的治疗或手术矫正。

七、预后

髌骨和桡骨头脱位会影响正常的活动功能。至中年期,大约有1/3的患者,可并发肾炎、蛋白尿等;最终会发展至肾功能衰竭而危及生命。

(沈 强 戴力杨 丁 浩 朱宗昊 赵定麟)

参 考 文 献

1. 赵定麟. 现代骨科学. 北京:科学出版社,2004
2. Gärtner CM, Sabo D. ［Case report of Ito-syndrome associated with congenital hemihypertrophy from the orthopaedic point of view］Z Orthop Ihre Grenzgeb. 2005 Nov-Dec; 143（6）: 656-9.
3. Lee BH, Cho TJ, Choi HJ, Kang HK, Lim IS, Park YH, Ha IS, Choi Y, Cheong HI.Clinico-genetic study of nail-patella syndrome. J Korean Med Sci. 2009 Jan; 24 Suppl:S82-6.
4. Leung AK, Fong JH, Leong AG. Hemihypertrophy. J R Soc Promot Health. 2002 Mar;122（1）:24-7.
5. Netscher DT, Aliu O, Samra S, Lewis E. A case of congenital bilateral absence of elbow flexor muscles: review of differential diagnosis and treatment. Hand（N Y）. 2008 Mar;3（1）: 4-12. Epub 2007 Oct 9.
6. Xie ZJ, Zhang JS. ［Hemihypertrophy: report of four cases］Zhongguo Dang Dai Er Ke Za Zhi. 2009 Nov; 11（11）:947-8.

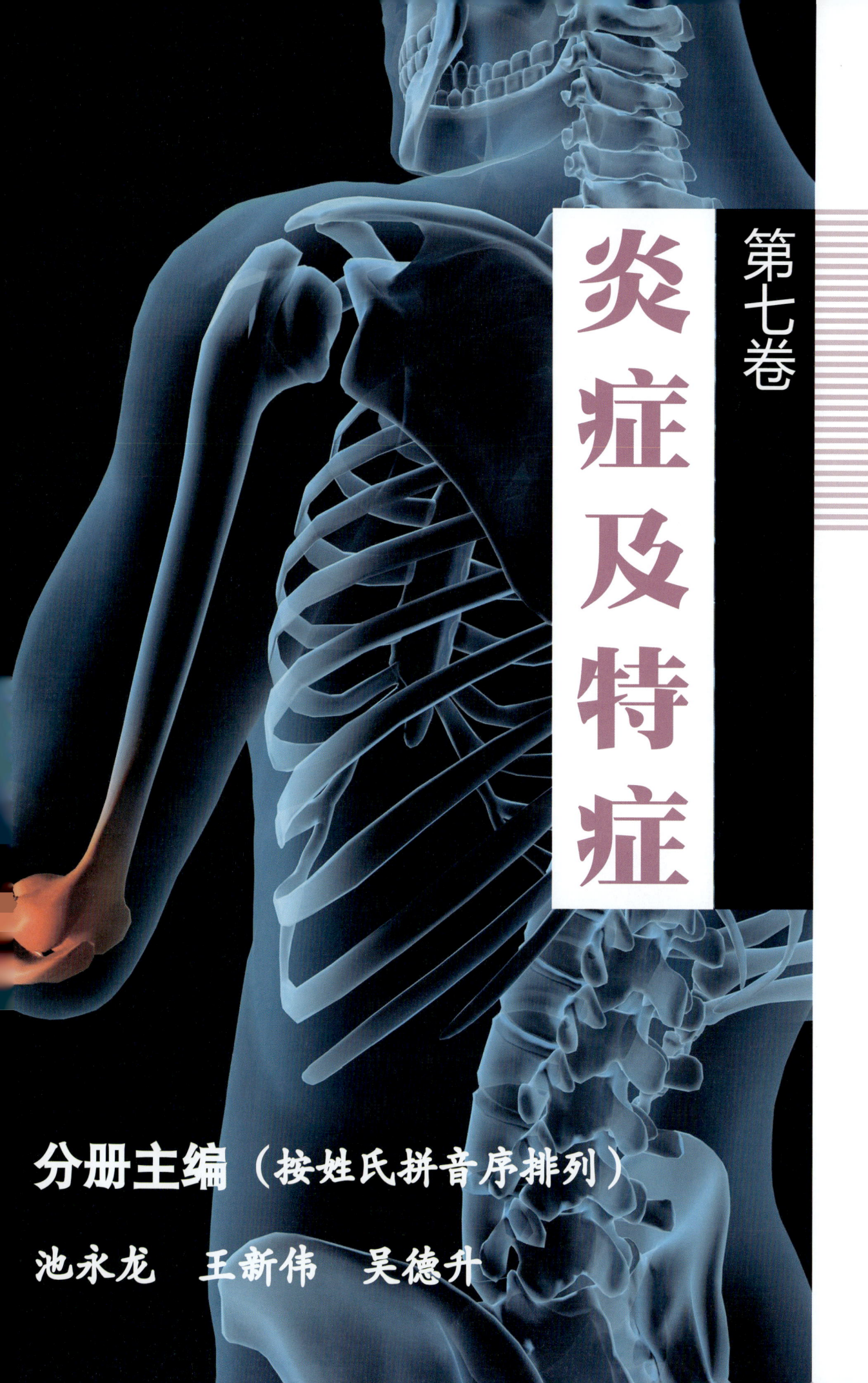

第七卷

炎症及特症

分册主编（按姓氏拼音序排列）

池永龙　王新伟　吴德升

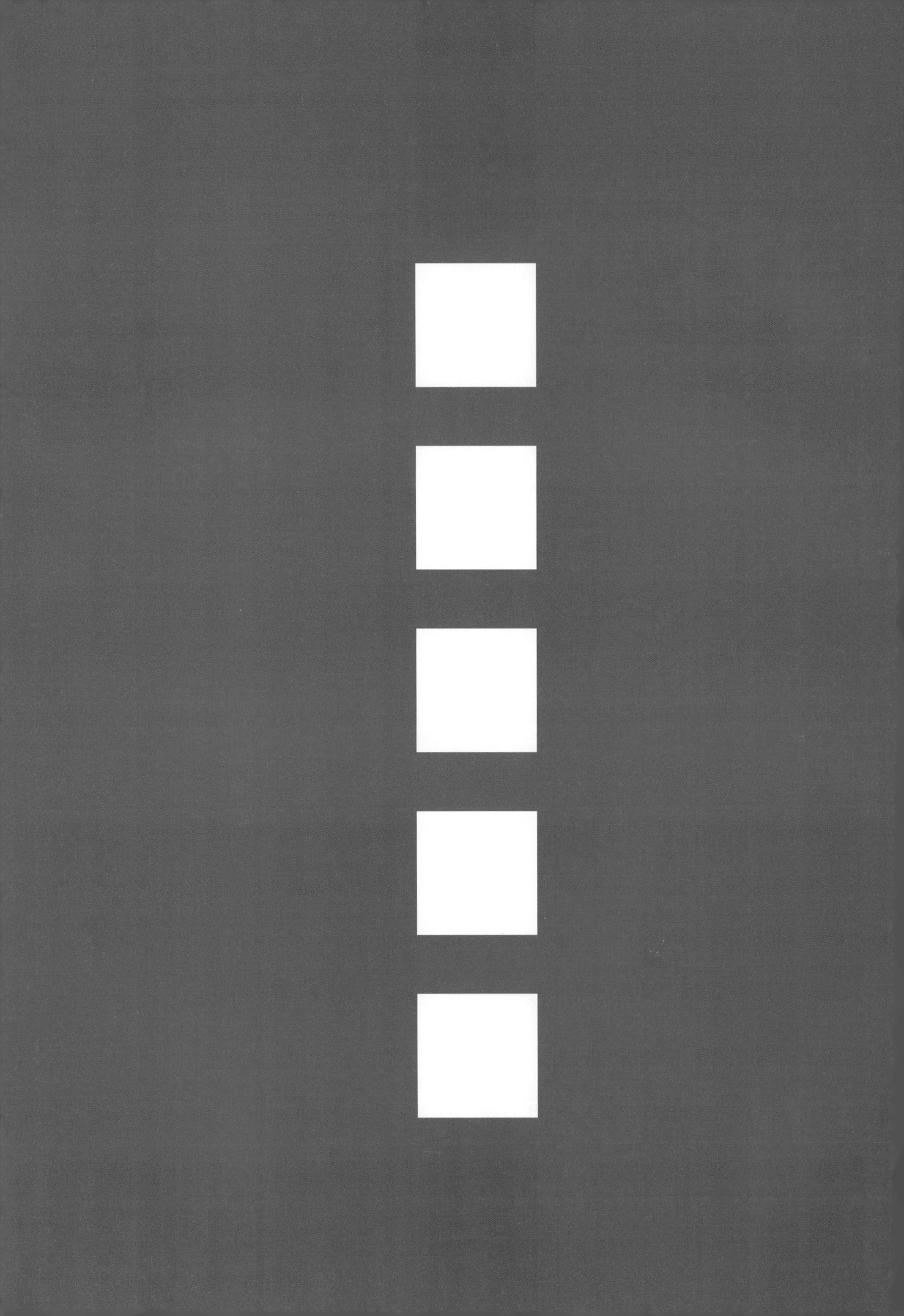

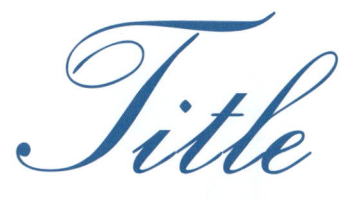

第一篇 四肢感染性疾患

第一章 四肢骨与关节结核 /2964
  第一节 骨与关节结核基本概况 /2964
  第二节 上肢结核 /2968
  第三节 下肢结核 /2972
  第四节 骨干结核 /2978
  第五节 四肢骨、关节结核病灶清除术 /2981

第二章 四肢骨与关节化脓性感染 /2988
  第一节 急性化脓性骨髓炎的基本概念 /2988
  第二节 慢性血源性骨髓炎 /2996
  第三节 创伤性骨髓炎 /3001
  第四节 其他类型骨髓炎（局限性、硬化性、伤寒性及梅毒性骨髓炎） /3003
  第五节 化脓性关节炎 /3006
  第六节 手部感染的手术 /3012
  第七节 脊柱化脓性感染 /3019

第三章 四肢慢性非化脓性或其他因素所致关节炎 /3025
  第一节 多发性慢性少年期关节炎（Still氏病） /3025
  第二节 增生性骨关节病 /3028
  第三节 血友病性骨关节病 /3031
  第四节 神经性关节病 /3033
  第五节 大骨节病 /3034
  第六节 骨骺炎（骨软骨病） /3037
  第七节 成人骨坏死 /3051
  第八节 类风湿性关节炎 /3054
  第九节 剥脱性骨软骨炎 /3056
  第十节 跟腱钙化症及骨关节雅司 /3059
  第十一节 松毛虫性骨关节炎 /3061

第一章 四肢骨与关节结核

第一节 骨与关节结核基本概况

一、概述

骨与关节结核好发于儿童与青少年。30岁以下的病人占80%。原发病灶为肺结核或消化道结核，95%以上骨关节结核为一种继发性结核病。在我国，以原发于肺结核的占绝大多数。骨关节结核可以出现在原发性结核的活动期，但大多发生于原发病灶已经静止，甚至痊愈多年以后。近十年来许多发达国家的结核病不是在减少，反而增多，这应引起重视。

在原发病灶活动期，结核杆菌经血循环到达骨与关节部位不一定会立刻发病。它在骨或关节内可以潜伏多年，待机体的抵抗力下降，如外伤、营养不良、过度劳累等诱发因素，都可以促使潜伏的结核杆菌活跃起来而出现临床症状。如果机体的抵抗力加强，潜伏的结核杆菌被抑制，甚至被消灭。

骨与关节结核的好发部位是脊柱，几乎占据了50%，其次是膝关节、髋关节与肘关节。这些部位都是一些负重大、活动多和易于发生创伤的部位。

二、病理学

最初病理变化是单纯性滑膜结核或单纯性骨结核，以后者多见。在发病最初阶段，关节软骨面是完好的。如果在此阶段，结核病能被很好地控制，则关节功能不受影响。如果病变进一步发展，结核病灶便会破向关节腔，使关节软骨面受到不同程度损害，称为全关节结核。全关节结核必定会后遗各种关节功能障碍。全关节结核如不能被进一步控制，便会出现继发感染，甚至破溃产生瘘管或窦道，此时关节已完全毁损（图7-1-1-1-1）。现分述于后。

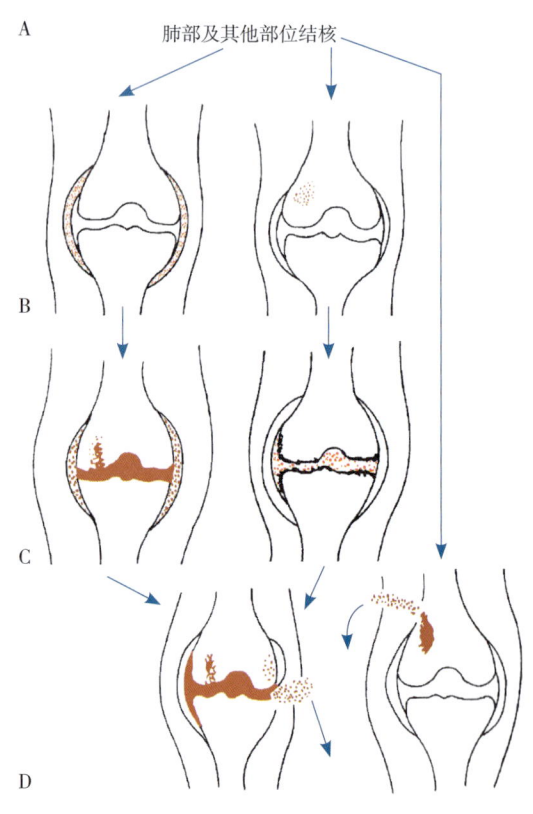

图7-1-1-1-1　骨与关节结核病理发展过程示意图（A~D）
A. 原发病灶；B. 单纯骨（右）或单纯滑膜（左）结核；C. 全关节结核；D. 窦道形成

（一）单纯骨结核

根据发病部位骨骼的结构形态分为：

1. **松质骨结核** 发生于长骨的关节端、干骺端和椎体部位。又有中心型与边缘型两种。这种区别在脊柱结核特别明显。它的病理变化为炎性浸润、干酪样坏死及死骨的形成。死骨脱落后便成为空洞（图7-1-1-1-2）。病变破向关节腔，成为全关节结核；干骺端病灶向骨髓腔发展，便成为长骨结核。

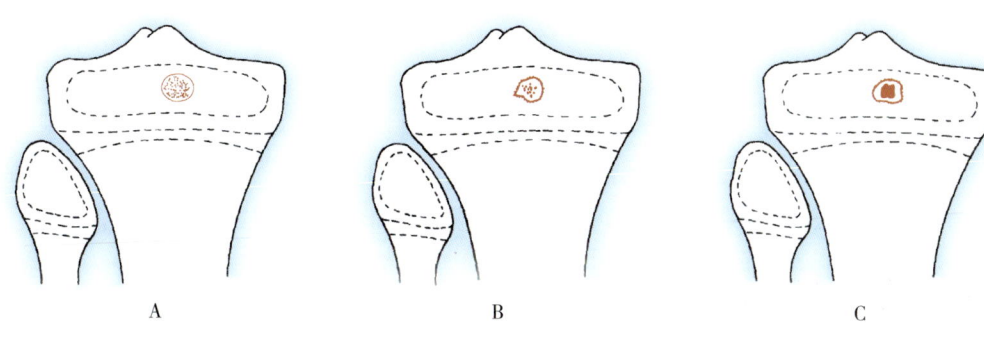

图7-1-1-1-2 中心型松质骨结核的结核空洞形成过程示意图（A~C）
A.炎性浸润；B.干酪样坏死及死骨形成；C.死骨脱落形成空洞

2. **长骨结核** 病变起自骨髓腔或干骺端，以炎性浸润与大量脓液形成为其特征，一般很少形成死骨。脓液积聚在病灶，压力高，疼痛症状明显。儿童的骨膜受到刺激会有反应性新骨生成，而成人这种现象少见。

3. **短骨结核** 发生于指骨或趾骨。多见于儿童，往往为多发性。早期病理变化以炎性浸润为主，后期则有坏死及空洞形成；可有骨膜反应性新骨生成。骨骼增粗是短骨结核的特点。在成人，这种特征并不明显。

（二）单纯滑膜结核

由于关节囊、滑囊和腱鞘的内层为滑膜组织，滑膜结核的早期病理变化为炎性浸润与渗出。滑膜充血、水肿，关节腔内有大量渗出性液体。早期渗液是清亮的，随纤维蛋白的增多而逐渐变浑。纤维蛋白的凝块逐渐变成米粒或瓜子仁样游离体。至后期，部分病例滑膜呈增殖样改变，滑膜增生肥厚，关节囊纤维层也可以增生，滑膜可呈绒毛状，但色泽苍白，并无含铁血黄素沉着。大部分后期病例还伴有边缘性骨腐蚀。

（三）全关节型结核

是由于滑膜结核和骨结核未能及时控制的结果。滑膜结核的后期出现附着处边缘性骨腐蚀，潜行深入软骨板下方，使软骨剥脱，软骨下骨板亦受到浸润；滑液中的细胞因子也促使软骨裂解、破坏。骨结核也可以发展为全关节结核，特别是当病灶靠近关节边缘时。由于病灶的进一步发展，软骨下骨板亦受到侵犯，最终使大片关节软骨板分离、剥脱，漂浮于脓性渗出液中；有时病变发展迅速，骨结核的空洞突然穿破，大量脓液涌入关节腔，此时有急性高热，并引起剧烈疼痛，此种情况多见于儿童。

三、临床表现

（一）全身症状

本病起病缓慢，有低热、乏力、盗汗、消瘦、食欲不振及贫血等症状；也有起病急骤，有高热及毒血症症状，一般多见于儿童患者。血沉改变最为明显，为衡量全身症状轻重的指标之一。

（二）局部症状

1. **一般特点** 病变部位大多为单发性，少数为多发性，但对称性发病者十分罕见。青少年患者起病前往往有关节外伤史。

2. **关节局部疼痛特点** 病变部位有疼痛，初起不严重，常于活动后加剧。儿童患者常有"夜啼"。在白天，由于有肌肉保护性痉挛，限制了关节的活动，因而白天疼痛程度较轻。夜晚熟睡后肌肉放松，关节的不自主运动会诱发突然的剧痛，患儿会在睡梦中啼哭，惊醒家长；肌肉再度的保护性痉挛，使疼痛缓解，家长看到患儿安然入睡。一夜数次的夜啼，使全家惶惑不安。部分患者因病灶内脓液突然破向关节腔而产生急性症状，此时疼痛剧烈。髋关节与膝关节的关节神经支配有重叠现象，髋关节结核患儿可以指认膝关节部位有疼痛。单纯骨结核者髓腔内压力高，脓液积聚过多，疼痛也很剧烈。

3. **关节积液与压痛** 浅表关节可以查出有肿胀与积液，并有压痛，关节常处于半屈状态以缓解疼痛；至后期，肌肉萎缩，关节呈梭形肿胀。

4. **脓肿形成** 全关节结核发展的结果是在病灶部位积聚了大量脓液、结核性肉芽组织、死骨和干酪样坏死物。因为缺乏红、热等急性炎性反应，称之为"冷性脓肿"或"寒性脓肿"。脓肿可经过组织间隙流动，也可以向体表溃破成窦道。窦道经久不愈，经窦道口流出米汤样脓液，有时还有死骨及干酪样物质流出。脓肿也可以与空腔内脏器官沟通成为内瘘，或经皮肤穿出体外，成为外瘘。脓腔与食管、肺、肠管或膀胱相通，病人可咳出、大便排出或尿出脓液。曾有从外瘘口钻出蛔虫的报道。

5. **混合感染** 冷脓肿溃破后必然会有混合性感染。引流不畅时会有高热。局部急性炎症反应也加重。重度混合感染的结果是慢性消耗、贫血，中毒症状明显，甚至因肝、肾功能衰竭而致死。

6. **其他**

（1）瘫痪 同时伴有脊柱结核病例的冷脓肿及死骨等会压迫脊髓而产生肢体瘫痪；

（2）骨折脱位 病理性脱位与病理性骨折并不少见，应注意。

（三）后遗症

1. **关节功能障碍** 主因关节腔纤维性粘连或纤维性强直而产生不同程度的关节功能障碍；

2. **畸形** 关节挛缩于非功能位，最常见的畸形为屈曲挛缩与脊柱后凸畸形（驼背）；

3. **肢体短缩** 儿童骨骼破坏产生的肢体长度不等。

四、影像学检查

X线摄片检查对诊断骨与关节结核十分重要。但不能作出早期诊断，一般在起病2个月后才有X线片改变。核素骨显像可以早期显示出病灶，但不能作定性诊断。CT检查可以发现普通X线片不能发现的问题，特别是显示病灶周围的冷脓肿有独特的优点，死骨与病骨都可以清晰地显露出来。MR检查可以在炎性浸润阶段时显示出异常信号，具有早期诊断的价值。脊柱结核的MR片还可以观察脊髓有无受压与变性。

超声波检查可以探查深部冷脓肿的位置和大小。关节镜检查及滑膜活检对诊断滑膜结核有一定价值。

五、全身治疗

（一）支持方法

注意休息、营养，每日摄入足够的蛋白质和维生素。平时多卧床休息，必要时遵医嘱严格卧床休息。有贫血者可给补血药，重度贫血或反复发热不退的可间断性输少量新鲜血。混合感染的急性期应投予广谱抗生素。

(二)抗结核药物治疗

常用的药物有异烟肼、利福平、链霉素、对氨基水杨酸钠、乙胺丁醇和丁氨卡那霉素。以往以异烟肼、链霉素和对氨基水杨酸钠为第一线药物。链霉素对第八对颅神经的毒性作用甚大，儿童患者应用链霉素后产生神经性耳聋甚多；对氨基水杨酸钠的胃肠道反应也很明显。目前以异烟肼、利福平和乙胺丁醇为第一线药物，尤以异烟肼与利福平为首选药物。为了提高疗效和防止长期单纯抗结核药物所产生的耐药性，故目前都主张联合用药。异烟肼成人剂量为每日 300mg，分 3 次口服，或早晨一次顿服。由于骨关节结核病灶处血供差，药物渗入慢，因此用药时间不宜过短，一般主张口服异烟肼 2 年。利福平的成人剂量为 450mg 早晨一次顿服。由于利福平对肝脏有毒性作用，用药 3 个月后即应检查肝功能，视肝功能的情况决定是否续用利福平。应用利福平的时间为 18 个月。乙胺丁醇对结核杆菌有明显的抑菌作用，渗透至病灶的能力较强，成人剂量为 750mg 一次顿服，乙胺丁醇偶见有视神经损害。一般主张异烟肼 + 利福平，或异烟肼 + 乙胺丁醇。严重病人可以三种药物同时应用，也可换用链霉素。链霉素一般应用于成人，剂量是每天 1g，分 2 次肌肉注射。在注射期间应注意有无耳鸣、唇舌麻木等副反应，有反应立即停药。为减少链霉素的毒性反应，可予链霉素连续应用 2~4 周后改为每周注射 2g，每日 1g 分 2 次注射，总剂量为 45~60g。

六、局部治疗

(一)一般治疗

1. 局部制动 有石膏固定与牵引两种。为了保证病变部位的休息，减轻疼痛，石膏固定制动甚为重要。临床实践证明，全身药物治疗及局部制动，其疗效优于单独抗结核药物治疗。石膏固定时间要足够。一般小关节结核固定期限为 1 个月，大关节结核要延长到 3 个月。

皮肤牵引主要用来解除肌肉痉挛，减轻疼痛，防止病理性骨折、脱位，并可纠正关节畸形。骨牵引主要用于纠正成人重度关节畸形。

2. 局部注射 局部注射抗结核药物具有药量小、局部药物浓度高和全身反应小的优点。最适用于早期单纯性滑膜结核病例。常用药物为链霉素或异烟肼，或两者合用。链霉素剂量为 0.25~0.5g，异烟肼剂量为 100~200mg，每周注射 1~2 次，视关节积液的多少而定。每次穿刺时如果发现积液逐渐减少，液体转清，说明有效果，可以继续穿刺抽液及注射抗结核药物；如果未见好转，应及时更换治疗方法。

不主张对冷脓肿进行反复抽脓与注入抗结核药物，多次操作会诱发混合性感染和穿刺针孔处形成窦道。

(二)手术治疗

1. 切开排脓 冷脓肿有混合感染者，体温高、中毒症状明显者，因全身状况不好，不能耐受病灶清除术，可以做冷脓肿切开排脓。引流后全身状况好转，体温下降，食欲增进，但必然会有慢性窦道形成，为以后的病灶清除术带来很多的困难。

2. 病灶清除术 采用合适的手术切口途径，直接进入骨与关节结核病灶部位，将脓液、死骨、结核性肉芽组织与干酪样坏死物质彻底清除掉，并放入抗结核药物，称之为病灶清除术。在全身性抗结核药物治疗下做病灶清除术可以取得疗效好、疗程短的效果。

(三)病灶清除术

1. 病灶清除术的指征：

(1) 骨与关节结核有明显的死骨及大脓肿形成者；

(2) 窦道流脓经久不愈者；

(3) 单纯性骨结核髓腔内积液压力过高者；

（4）单纯性滑膜结核经药物治疗效果不佳，即将发展为全关节结核者；

（5）脊柱结核有脊髓受压表现者；

（6）有混合性感染、体温高、中毒症状明显，则应在全身抗炎及支持疗法控制下优先处理。

2. 病灶清除术的禁忌证

（1）病人有其他脏器结核性病变处于活动期者；

（2）病人合并有其他重要疾病难以耐受手术者。

3. 注意

（1）经过一段时间非手术治疗及准备工作，全身情况好转时，仍有接受手术的可能性。

（2）病灶清除术后有可能造成结核杆菌的血源性播散，例如引起急性粟粒性肺结核。为提高手术的安全性，术前要应用抗结核药物2~4周。

(四)其他手术治疗

1. 关节融合术　用于关节不稳定者；

2. 截骨术　用以矫正畸形；

3. 关节成形术　用以改善关节功能，主为髋关节和膝关节之人工关节置换术较为多见。

第二节　上肢结核

一、肩关节结核

(一)概述

肩关节结核比较少见，其发病率占全身骨与关节结核的1%左右，与全身其他两个大关节：髋关节和膝关节相比，则明显少见。好发于青少年，男性病例略多。

(二)病理

肩关节结核大都来自骨结核，源于滑膜结核的很少；很快便发展成全关节结核，因此就诊病例有湿性与干性两种。湿性的肩关节肿胀积液明显，干性的只有功能障碍，没有明显积液，原因是肩关节周围肌肉丰富，血供良好，关节腔内渗液容易被吸收。临床上以干性多见。

(三)临床表现

起病缓慢，局部疼痛及功能受限是主要症状；初起时疼痛不甚剧烈，往往于劳累后加剧，休息后减轻。由于渗出不多，肿胀不明显，经常会被忽略，往往发展至肩关节已丧失运动功能或有冷脓肿时才去医院就诊。

寒性脓肿发生率不高，是脓液穿至关节囊的结果。脓液可在关节外软组织间隙内流动，包括腋前方、腋窝、腋后方或上臂内侧。溃破后则形成慢性窦道。

至后期骨质破坏明显，特别是肱骨头的破坏可以产生肩关节病理性半脱位；由于三角肌已萎缩，可以出现"方肩畸形"。

部分病例经治疗后病变趋向吸收与稳定，疼痛与全身症状减轻，关节多数出现纤维性强直，肩部动作完全丧失，只有肩胛骨沿着胸壁的滑动以代偿上肢带的运动。

(四)影像学表现

1. X线表现　早期病例只有骨质疏松与软组织肿胀。出现X线征象时多数已演变成全关节结核，以骨质破坏为主要表现。骨破坏可以出现在肩峰、肱骨头、肩胛盂及大结节处，有死骨形成；而更多地表现为关节间隙的变窄与关节边缘的骨破坏。晚期病例骨破坏严重，肱骨头部分消失，甚至肩关节有半脱位。由于肱骨上端骨骺的破坏,影响肱骨头的发育,表现为肱骨头的缩小、甚至消失。有继发感染者则有骨硬化表现。

2. CT 及 MR

（1）CT 检查　有关节腔内积液,并可早期发现关节边缘骨破坏,后期病例显示出明显的骨破坏与死骨,还可显示出关节外软组织间隙内寒性脓肿流动的方向与大小。

（2）MR 检查　可以更早期发现关节内积液与骨内炎性浸润的异常信号。

（五）诊断与鉴别诊断

因病人就诊迟延,大部分病例都已发展至全关节结核或有冷脓肿及窦道形成,诊断不难。早期病例应与类风湿性关节炎作鉴别。中期病例还须与肩关节周围炎以及肩袖病变作鉴别。肩关节镜检查时可以取滑膜组织做病理检查,因而它具有独特的诊断价值。

（六）治疗

1. 非手术疗法

（1）病例选择　大多数病例可以采用非手术治疗获得成功,特别适用于"干性"病例。

（2）具体措施　主为全身性抗结核药物的应用与肩部妥善的石膏固定。可采用胸肱石膏背心或外展架制动,至少 3 个月；要求肩关节处于外展 45°~90°、前屈 30°~45° 位置。该种类型石膏固定只适用于青壮年病例,对不能耐受石膏固定及 60 岁以上老年病人仅用三角巾将患肢悬吊于胸前即可。

（3）关节腔内注药　少数还处于单纯滑膜结核阶段的病例,可采用肩关节腔内注射抗结核药物。由于肩胛骨盂的位置比肱骨头深,一般穿刺的部位选择在肩前喙突的外侧方。局部注射效果不好的病例可考虑做滑膜切除术。

2. 手术疗法
大部分病例就诊时已是全关节结核,对已有寒性脓肿形成,骨质破坏明显或症状明显者,可考虑做病灶清除术与肩关节融合术。

肱骨头与肩胛骨盂之间的接触面小,作病灶清除术后肩关节的自然融合率不高,如无继发感染存在,可同时做植骨术,一般将植骨片放在肩胛盂与肱骨头之间,只用暂时性内固定物,术后用外展架、或肩人字形石膏固定直至骨性融合(一般为 10~12 周)。

二、肘关节结核

（一）概述

肘关节结核的发病率虽不高,其占全身骨与关节结核的 5.63%,但却是上肢骨与关节中发病率最高的部位。亦多见于青壮年。

（二）病理

肘关节结核大都来自骨结核,但就诊时往往已发展至全关节结核。骨结核的部位以尺骨鹰嘴最常见,其次为肱骨外髁。病变严重时会发生病理性脱位,一般以向后方或侧方脱位多见。至病程后期肘关节常发生纤维性强直,多数处于非功能位,即半屈曲位。因肱桡关节亦常受累,故前臂旋转功能亦有不同程度丧失。

（三）临床表现

起病缓慢,肘部疼痛是首先出现的症状,开始时比较轻微,休息后会好转些,往往被误认为是劳累所致。随着病变的发展,疼痛逐渐加重,并出现肿胀与功能障碍。肿胀经常位于尺骨鹰嘴突的两侧,随着关节腔内积液的增多,肿胀蔓延至肘关节的侧方,肘关节的伸直与屈曲都受到限制,肱桡关节的受累使患者觉得旋转前臂时疼痛加剧,甚至无法旋转前臂。此时患者可有低热、盗汗、食欲不振、体重减轻、乏力等全身中毒症状。因上臂与前臂肌肉都有废用性萎缩,使肘部呈梭形肿大。

至病程后期,寒性脓肿形成,并穿破关节囊后流向前臂软组织及肌肉间隙内,亦会穿破后形成慢性窦道,且通常最容易在鹰嘴突两侧成为瘘管。

晚期病例肘关节通常发展至纤维性强直,一

般强直于半屈曲位,这是非功能性体位,给病人生活、工作带来很大不便;部分病例还有陈旧性肘关节病理性脱位或半脱位。

(四)影像学表现

1. X线检查 早期病例只有骨质疏松与软组织肿胀。发展到全关节结核时可有关节间隙进行性变窄与关节边缘性骨腐蚀改变。X线上还可看到骨结核的病灶,一般较大,位于鹰嘴、肱骨外髁处多见。后期病例可有病理性脱位,有继发感染者则有骨硬化。

2. CT及MR

(1) CT检查 显示出关节腔内积液量,早期发现骨结核病灶与关节边缘骨破坏。后期病例可显示出寒性脓肿流动的方向与部位。

(2) MR检查 可以更早期发现骨内炎性浸润性异常信号。

(五)诊断与鉴别诊断

发展至全关节结核者,根据病史、症状、体征与X线表现,一般诊断不难,但需与网球肘、类风湿性关节炎、退行性骨关节炎等鉴别。

(六)治疗

早期滑膜结核病例除全身性抗结核药物应用外,还可用局部抗结核药物关节腔内注射。效果不明显时可采用滑膜切除术。有时很难通过一个手术切口将肘关节滑膜切除干净,可以根据肿胀的部位选择肘关节后方切口,或肘关节外侧切口做滑膜切除术。术中的发现往往比预计的要严重,可根据病变的情况加做有限性病灶清除术,不必做肘关节融合手术。

当病变已发展至全关节结核且肿胀明显者,或已有寒性脓肿形成,甚至有病理性脱位者理应行病灶清除术及肘关节融合术,清除脓液,切除肥厚水肿的滑膜,刮除破坏的软骨,清除病灶内的死骨、病骨和结核性肉芽组织,一直刮至健康的骨质出现。将肘关节置于屈曲90°位置。如果软骨面已完全去除者,应加做植骨融合术。

肘关节结核经治疗后不可避免会产生不同程度的功能障碍,以肘关节屈伸功能和前臂旋转功能受限最为突出。桡骨头的切除可以改善旋转功能。静止的肘关节结核不是人工肘关节置换术的禁忌证,文献报告,手术成功率超过80%;但亦有报导,肘关节结核静止了25年后再行肘关节置换术取得短期满意结果,而于一年后因结核复发出现多处寒性脓肿而宣告手术失败。因此,对肘关节结核施行肘关节置换术时应慎重考虑。取阔筋膜填充在肱骨和尺骨之间的肘关节成形术,效果尚好,作者曾施术十余例,疗效满意,至少恢复70%以上功能;手术要领是术后关节呈松弛状,为术后关节疤痕组织收缩留有空间。近年来人工关节置换术已较广泛开展,但要求关节局部结核病变完全处于静止状态,血沉正常。

三、腕关节结核

(一)病理

腕关节结核发病率不高,占全身骨关节结核的3%左右,以青壮年为多见。

腕关节结核大多来自骨结核,并很快发展成全关节结核。骨结核的好发部位依次为桡骨远端、头状骨和钩状骨,发生于近排腕骨者少见。腕关节结核也可以发生寒性脓肿,因腕背部皮肤比较薄弱,易在此处溃破,并产生继发性腱鞘结核和自发性伸肌腱断裂。至后期,关节完全毁损而产生纤维性或骨性强直,以前者多见。

(二)临床表现

起病缓慢,初起有轻微疼痛,随着疼痛的加重而出现腕背部肿胀。因肿胀明显患者诉说手指活动困难。寒性脓肿出现在腕背部,穿破后形成的慢性窦道多数也在腕背部。伴发的腱鞘结核使手指活动更为困难,某一个手指突然丧失了伸展功能则提示已发生了自发性肌腱断裂。晚期病例,关节出现僵硬及畸形,因桡骨远端破坏较重,一般以腕桡偏畸形多见。

(三)影像学检查

1. X 线检查　早期病例只有骨质疏松与软组织肿胀。发展至全关节结核时有腕骨间间隙与桡腕关节间隙进行性狭窄,以及边缘性骨腐蚀。骨破坏的位置以桡骨、头状骨与钩骨最为多见。后期病例关节结构完全破坏,发生腕骨间骨性融合并不少见,但很少见到桡腕关节骨性融合。

2. CT 及 MR

(1)CT 检查　早期可看到边缘性骨破坏,并可发现死骨。

(2)MR 检查　早期发现关节内积液以及骨内炎性浸润异常信号。

(四)关节镜检查

腕关节镜检查下取滑膜做活组织检查,有助于诊断腕关节滑膜结核。

(五)诊断与鉴别诊断

根据症状、体征、X 线检查所见,诊断不难。由于 X 线检查阳性表现出现较晚,因此对有症状、体征及血沉增快病例应及早作 CT 或 MR 检查,可疑病例应行试验性抗结核治疗及石膏托固定 2 个月,如对治疗反应良好的应按腕关节结核处理,并密切随访。在诊断时应注意与类风湿性关节炎、月骨缺血性坏死、腕关节腱鞘囊肿,甚至滑膜瘤进行鉴别诊断。

(六)治疗

因大多数病例在就诊时已发展为全关节结核,为使腕关节早日有序并在功能位上固定,大多主张采取手术疗法,在全身性抗结核药物应用配合下,对寒性脓肿行病灶清除术。由于这些病例的腕骨已破坏得很严重,多需同时予以植骨融合。术后以短臂管型石膏固定 2~3 个月。

部分病例在病变静止后有腕关节掌屈或桡偏畸形,宜采用腕骨间截骨矫形术或桡骨远端截骨术。有前臂旋转障碍者可将尺骨远端连同骨膜切除 1.5cm,但需保留尺骨茎突。如果下尺桡关节亦有病变,则可将尺骨头近端切去 1cm 骨干,以肌肉填充造成一个假关节以利前臂旋转功能的改善。

四、指骨结核

(一)概述

指骨结核与掌骨结核共称短骨的骨干结核,发病率占上肢骨与关节结核的次位,仅低于肘关节结核,占全身骨与关节结核的 4.88%。以儿童患者居多,成人发病少见。

(二)病理

短骨的骨干结核呈现增生与破坏性病变并存,但以增生为主。破坏发生在髓腔内,使短骨不断增粗与膨胀;增生发生在骨干与骨膜,因新生骨的形成而使骨成鼓状。髓腔内的骨性破坏会产生大量死骨,这些死骨量多但细小,因局部血运丰富,很快便被吸收掉,只有少数病例发展到脓肿阶段而溃破。病变往往是多发性的。

(三)临床表现

多数为 10 岁以下儿童,起病缓慢,有局部疼痛、肿胀及压痛。可以是多发性的。如果只限于短骨结核,可以没有全身性中毒症状。极少数病例发展至脓肿而溃破。

(四)影像学检查

X 线片表现出典型的"骨性气膨胀"征,整个短骨可如灯笼状。多发性者时可遇见。此时髓腔内有斑点状病骨及死骨阴影,骨皮质变薄,有层状骨膜及新生骨形成。少数病例表现为骨脓肿,显示为孤立性囊腔。

(五)诊断与鉴别诊断

儿童病例出现短骨"骨性气膨胀"X 线征象时即可诊断。但应与内生软骨瘤与骨纤维结构不良作鉴别。

(六)治疗

1. **非手术疗法** 短骨骨干结核对抗结核药物反应良好,用药后症状与体征迅速消退。经过 6 个月的抗结核药物治疗后,病变可痊愈,X 线片上可恢复至正常形态。

2. **手术疗法** 当有骨脓肿形成时则需手术治疗,大都为成人病例。手术方法可采用病灶清除术,除非缺损很大,一般勿需植骨。术后患指以石膏夹板固定,并予以抗结核药物。

第三节 下肢结核

一、髋关节结核

(一)病理

髋关节结核占全身骨与关节结核发病率的第三位,约占 10.39%。以儿童为多见,单侧性的居多。

早期髋关节结核,一般为单纯性滑膜结核或单纯性骨结核,其中以单纯性滑膜结核为多见。单纯性骨结核的好发部位在股骨头的边缘部分或髋臼的髂骨部分。早期阶段如没有及时控制病情必然会发展为全关节结核,骨结核病灶进一步扩大并破向关节腔使关节软骨严重破坏(图 7-1-1-3-1、2)。至后期产生寒性脓肿并发生病理性脱位。寒性脓肿可以穿过前内方髋关节囊的薄弱点流向腹股沟内侧处,也可以流向后方,形成臀部寒性脓肿。

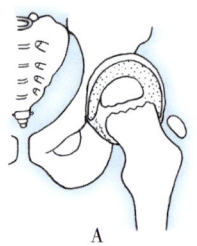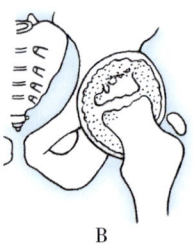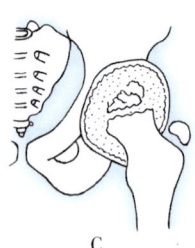

图 7-1-1-3-1 病变发展示意图之一(A~C)

从早期单纯滑膜结核演变成全关节结核:A.单纯滑膜结核;B.穿破股骨头进入骨质;C.演变成全关节结核

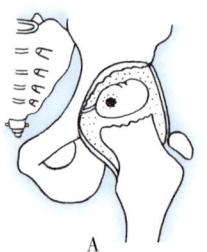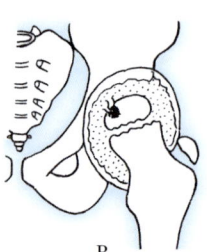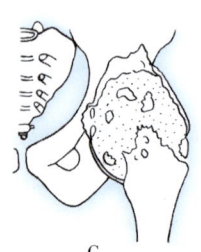

图 7-1-1-3-2 病变发展示意图之二(A~C)

从早期单纯骨结核穿至关节囊变成全关节结核:A.单纯骨结核;B.穿破骨质进入关节囊;C.形成全关节结核

(二) 临床表现

1. 一般特点 起病缓慢,有低热、乏力、倦怠、食欲不振、消瘦及贫血等全身症状。多数为单发性,早期症状为疼痛。初起时疼痛不剧烈,休息后症状好转。在小儿则表现为夜啼。儿童患者常诉膝部疼痛,如不加注意,常延误诊断。随着疼痛的加剧,出现跛行。至后期,常在腹股沟内侧与臀部出现寒性脓肿,破溃后成为慢性窦道。当股骨头破坏严重时产生病理性脱位,通常为后脱位。如果在治疗期间没有考虑畸形预防,当结核病变静止、甚至愈合后常遗留各种畸形,以髋关节屈曲、内收、内旋畸形,髋关节强直与下肢不等长最为常见;部分病例有继发性膝关节屈曲挛缩和马蹄足畸形。

2. 特殊检查

下列各种检查试验有助于诊断:

(1)步态检查 早期出现疼痛性跛行,后期为关节强直性跛行。

① 疼痛性跛行 髋关节有疼痛性病变时,为减少其负荷,在行走时病人尽量设法缩短患肢负重的时间,即当患肢着地时,尽快收回正在进行跨步的健肢,于是显得健肢的跨步动作十分仓促。

② 关节强直性跛行 在正常的跨步动作中,跨步一侧骨盆的向前摆动必须以对侧髋关节为运动中心,例如右腿跨步时右侧骨盆的向前摆动需以左髋为其中心;如果左侧髋关节已经强直,右腿的跨步动作必然受到障碍,因而引起跛行。不同姿势的髋关节畸形,更增加了行走的困难。

(2)"4"字试验 本试验包含髋关节屈曲、外展和外旋三种运动,髋关节结核者本试验为阳性。方法如下:病人平卧于检查床上,屈曲其患肢髋、膝关节,将外踝置于健肢髌骨上方,检查者用手下压其患侧膝部,若患髋出现疼痛而使膝部不能接触床面即为阳性。应当指出,本试验受个体因素(年老或肥胖)的影响较大,故应进行两侧对比;作对比时外踝置放的位置必须相同,不得有高低。

(3)髋关节过伸试验 可用来检查儿童早期髋关节结核。患儿俯卧位,检查者一手按住骨盆,另一手握住踝部把下肢提起,直到骨盆开始从床面升起为止。同样试验对侧髋关节,两侧对比,可以发现患侧髋关节在后伸时有抗拒感,因而后伸范围不如健侧大。健侧一般可有100°后伸。

(4)托马斯(Thomas)征阳性 用来检查髋关节有无屈曲畸形,立位检查时髋关节屈曲畸形可为腰椎前凸所掩盖,托马斯试验则能予以鉴别。方法如下:病人平卧于检查床上,检查者将其健侧髋、膝关节完全屈曲,使膝部贴住或尽可能贴近前胸,此时腰椎前凸完全消失而腰背平贴于床面,若患髋存在屈曲畸形,即能明确诊断,根据大腿与床面所成之角度,确定屈曲度的范围。在此姿势下,还可检测患髋各个方向的活动度。

(三) 影像学检查

1. X 线检查 X 线摄片检查对诊断髋关节结核十分重要,但必须两髋关节同时摄片以资比较。早期病变患者有局限性骨质疏松,质量好的 X 线片可显示出肿胀的关节囊。进行性关节间隙变窄与边缘性骨破坏病灶为早期 X 线征象。随着破坏的加剧,出现空洞和死骨;严重者股骨头部几乎消失。后期有病理性后脱位。经治疗后骨轮廓边缘变清晰时提示病变已趋于静止。

2. CT 及 MR 检查 CT 与 MR 检查可获得早期诊断。能清楚显示髋关节内积液量多少,并能提示普通 X 线片不能显示的微小骨破坏病灶。MR 还能显示骨内的炎性浸润。

(四) 诊断与鉴别诊断

根据病史、症状与影像学表现,一般诊断不难。须与下列疾病作鉴别诊断。

1. 暂时性滑膜炎 多为一过性,七岁以下儿童多见,有过度活动的病史,表现为髋部疼痛和跛行。X 线片可显示关节囊阴影扩大。卧床休息 2 周即愈,不留后遗症。

2. 儿童股骨头骨软骨病 本病X线表现较特殊,初期关节间隙增宽,进一步骨化中心变为扁平、破碎以及囊性改变,但血沉正常。但早期滑膜结核确与儿童股骨头骨软骨病很难区别。

3. 类风湿性关节炎 儿童型类风湿性关节炎也有发热,血沉增高,尤其是初发时为单关节性时很难区别。但本病的特征为多发性和对称性,经过短期观察一般不难区别。

4. 化脓性关节炎 发病急骤,有高热。急性期有败血症表现,局部有红、肿、热、痛等急性炎症表现。血和关节液中可检出化脓性致病菌。X线表现破坏迅速,并有增生性改变,后期会产生骨性强直。

(五)非手术疗法

按第一节非手术治疗要求处理,全身治疗和局部治疗同样重要,抗结核药物治疗一般维持18个月。有屈曲畸形者应作皮肤牵引;畸形矫正后上髋人形石膏固定3个月,一般都能控制病情。

单纯滑膜结核可以关节腔内注射抗结核药物;如果髋关节内液体较多,为保全股骨头对有手术指征者可行髋关节滑膜切除术。一般术中发现病变远重于X线表现,临床估计如有必要,可在滑膜切除时做局限性病灶清除,即对骨性病灶做彻底刮除。

(六)手术疗法

1. 病灶清除术 有寒性脓肿形成时宜做彻底的病灶清除术,清除一切不健康组织;术后髋人字形石膏固定3周,以利病灶愈合,然后酌情开始髋关节功能锻炼。

2. 窦道切除及关节融合术 有慢性窦道形成者亦需手术,手术前后需加用抗生素以预防混合感染;对此种伴有混合感染者一般主张同时作髋关节融合手术。

部分病例表现局部病变静止,髋关节呈现纤维性强直,微小活动则会诱发疼痛,对该类病例亦应行髋关节融合术。

3. 关节置换术 关节置换术后往往会诱发结核病灶活动,需在抗结核药物控制下施术,其成功率约为80%左右。

4. 其他手术

(1)截骨术 对髋关节有明显屈曲、内收或外展畸形者,可做转子下截骨矫形术;

(2)延期手术 对髋关节有病理性脱位,且股骨头已吸收者,可先行骨牵引术,然后施行手术;手术将大转子游离后纳入髋臼做融合术;

(3)延长术 一般不主张对陈旧性髋关节结核伴脱位者施行股骨延长术。

二、膝关节结核

(一)病理

膝关节结核占全身骨与关节结核第二位,发生率为12.49%,仅次于脊柱结核;以儿童和青少年多见。

起病时以滑膜结核为多见。病变缓慢发展,以炎性浸润和渗出为主,表现为膝关节肿胀和积液。随着病变的发展,结核性病变可以经过滑膜附着处侵犯至骨骼,产生边缘性骨腐蚀。骨质破坏沿着软骨下潜行发展,使大块关节软骨剥落并形成全关节结核。滑膜渗液中大量细胞因子和酶也会加速关节软骨的裂解和破坏。至后期则有脓液积聚,形成寒性脓肿,穿破后会成为慢性窦道。关节韧带结构的破坏会产生病理性半脱位或脱位。当病变静止后遗留膝关节纤维性强直,有时常伴有屈曲挛缩。

(二)临床表现

起病缓慢,有低热、乏力、疲倦、食欲不振、消瘦、贫血等全身症状及血沉增快。儿童有夜啼表现,由于膝关节位置表浅,因此肿胀和积液十分明显。检查时发现膝眼饱满,髌上囊肿大,浮髌试验阳性。较晚期的膝关节结核,滑膜可以显著肿胀和增厚,触诊时犹如揉面粉团的感觉。早期膝关节穿刺可获得比较清亮的液体,随着病程进展,抽出液逐渐变浑,为纤维素混杂在内所致,最终变为脓性。关节持续的积液和废用性肌肉萎缩,使膝部成梭形肿胀。由于无急性炎症改变,因此称之为"冷脓肿"。因疼痛,膝关节常呈半屈曲状,久之发生屈曲挛缩畸形。至后期寒性脓肿形成,溃破后形成慢性窦道,经久不愈(图7-1-1-3-3);或因韧带的破坏而产生病理性脱位。当病变静止或愈合后成为纤维性强直,影响关节活动。病变会破坏骨骺板,骨生长受到抑制,造成两下肢不等长。

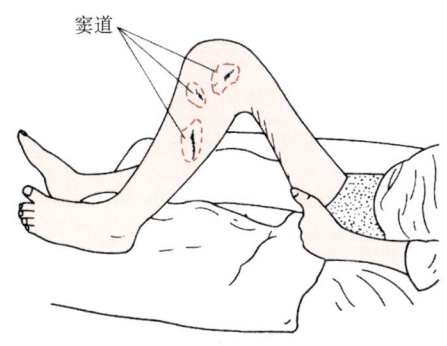

图 7-1-1-3-3　膝关节结核形成窦道示意图

(三)影像学与关节镜检查

1. **X线检查**　早期处于滑膜结核阶段,X线片上仅见髌上囊肿胀与局限性骨质疏松。随病程进展可见到进行性关节间隙变窄和边缘性骨腐蚀。至后期,骨质破坏加重,关节间隙消失,严重时出现胫骨向后半脱位。无混合感染时骨质疏松十分严重;有窦道形成,当发生混合感染时则表现为骨硬化。

2. **CT及MR检查**　CT与MR可以看到普通X线片上不能显示的病灶,特别是MR具有早期诊断价值。

3. **关节镜检查**　关节镜检查对早期诊断膝关节滑膜结核具有独特价值,可在检查的同时取活检及行镜下滑膜切除术。

(四)治疗

1. **非手术治疗**　全身治疗和局部治疗都不容忽视。由于膝关节属表浅关节,容易早期发现病变,因此单纯性滑膜结核病例绝大部分是可以治愈的,并可以保留全部或大部分的关节功能。

关节腔内抗结核药物注射方法:病人仰卧位,膝关节伸直,放松股四头肌使髌骨能左右推动。进针点应在髌骨的外侧或内侧缘的中点,针尖从髌骨的下面刺入关节内。进针点不宜在髌骨下极的边缘,以免误入髌下脂肪垫(图7-1-1-3-4)。先抽吸关节内积液,再将抗结核药物直接注入关节腔内。成人可注入异烟肼每次200mg,儿童减半;也可注入链霉素,成人1g,儿童0.5g。每周注射1~2次,3个月为一个疗程。如果滑膜肿胀剧烈,抽不出液体,也可于穿刺部位注入药物。经过局部药物治疗后,如果积液减少,色泽转清时可以继续同样方法治疗;如果症状无明显好转,滑膜肿胀肥厚者,可行滑膜切除术。

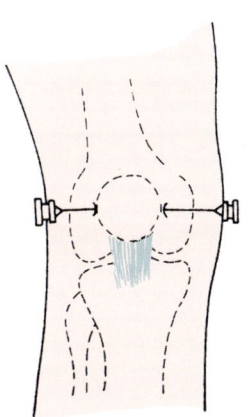

图 7-1-1-3-4　膝关节结核穿刺点示意图

2. **手术治疗**　对膝关节结核患者施行滑膜切除术,一般采用膝前正中皮肤切口经关节内侧髌旁进入关节,一般仅作滑膜大部分切除,保留半月板和前交叉韧带。术后继续关节腔内给以抗结核药物。在行滑膜切除术时往往会发现病变的实际情况比术前估计的要严重,此时要及时更改手术方法;如存在边缘性骨腐蚀则同时加行病灶刮除。

全关节结核病例,关节破坏严重,或有脓液积聚,需作病灶清除术。对于病灶清除术后是否要作膝关节融合术目前尚无定论。一般认为,15岁以下的儿童,在行病灶清除术后尚有部分关节软骨面残留的病例可以不作融合术;15岁以上关节毁损严重并有畸形者,在病灶清除术后,同时行膝关节加压融合术(图7-1-1-3-5);有窦道或有屈曲挛缩者均宜做融合术。加压钢针一般在4周后拔除,改用管型石膏外固定至少2个月。

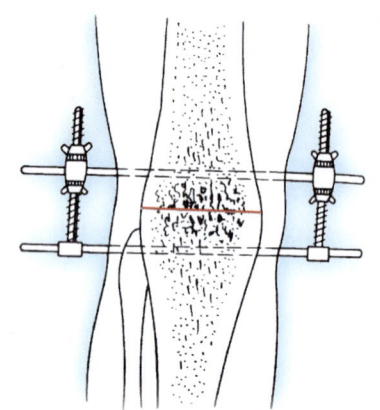

图7-1-1-3-5　膝关节加压融合术示意图

不论手术治疗或非手术治疗,局部制动十分重要,固定时间不得少于3个月。

三、踝关节结核

(一)病理

踝关节结核比较少见,发病率不高,约占全身骨与关节结核的3.4%,以青年与儿童比较多见。

踝关节结核可起源于骨结核,也可源于单纯性滑膜结核,由于就诊时间较晚,发现踝关节结核时大多数病例已发展为全关节结核。据统计,踝关节结核来自滑膜结核的比率高,约占2/3左右,而来自骨结核则占1/3。踝关节结核来自胫骨、内踝、外踝或距骨结核的机率大致相等。来自胫骨或距骨结核的更容易破向关节腔而演变成全关节结核。由于胫距关节的后方与跟距关节相通,因此踝关节结核常会同时发生距下关节结核。

(二)临床表现

通常都有外伤病史。不论是起源于骨结核或滑膜结核,起病一般均较缓慢,开始时疼痛不剧烈。因青少年活动量大,因此往往被误认为运动所致创伤。当发展至全关节结核或形成寒性脓肿时疼痛才加剧,并局部肿胀明显。可有盗汗、低热、体重下降等全身中毒症状。至后期,寒性脓肿穿破皮肤形成慢性窦道或进展为关节纤维性强直时,疼痛反而减轻,毒血症状亦逐渐消失。通常踝关节会强直于跖屈位,足成马蹄状,需扶拐行走,踝关节各个方向活动范围明显减少。

(三)影像学检查与关节镜检查

1. X线检查　单纯性滑膜结核表现为骨质疏松与软组织肿胀阴影,单纯性骨结核则表现为囊性溶骨性改变或毛玻璃样改变,其间死骨并不多见。发展至全关节结核时则表现为进行性关节间隙变窄及不对称,并可看到边缘性骨破坏。随着病变发展,骨破坏加剧,软骨下骨皮质消失,至后期,踝关节毁损明显,但极少发生骨性强直。除非有继发感染存在,一般不会出现骨硬化表现。

2. CT及MR

(1)CT检查　单纯性滑膜结核可以看到关节腔内积液,积液大都在踝关节的前方与后方跟腱的两侧;单纯性骨结核可以在相应部位有溶骨性改变、死骨形成及病灶附近的寒性脓肿。

(2)MR检查　可早期发现病变,表现为松质骨炎性浸润异常阴影,通常在关节的两侧骨端均有相似的变化。

(四)诊断与鉴别诊断

踝关节骨结核与全关节结核诊断一般不难,而踝关节的单纯滑膜结核则诊断较难,需与踝关节扭伤及类风湿性关节炎作鉴别。

1. 踝关节扭伤和创伤性滑膜炎　两者与踝关节结核都有外伤史,容易混淆。踝关节扭伤和创伤性滑膜炎与外伤的关系更直接些。在肿胀方面,踝关节韧带扭伤所致肿胀为局限性,不象踝关节滑膜结核呈弥漫性。另外,踝关节结核有全身性中毒症状,可资鉴别。对于鉴别困难病例,可作 MR 检查。对可疑病例,不要贸然诊断为创伤性病变,应给予局部皮质类固醇注射治疗。

2. 类风湿性关节炎 类风湿性关节炎为多发性,单独发生在踝关节的罕见,因此鉴别不难。

(五)治疗

1. 单纯性滑膜结核 首先采用保守治疗,关节腔内抽液后注入抗结核药物,同时予以石膏托固定及全身性抗结核药物治疗。常用的药物为异烟肼,也可用链霉素,每月 1~2 次关节腔内注射,当关节积液逐渐减少,症状改善,此后可继续保守治疗,管型石膏固定时间应不少于 3 个月。如积液不减少,应考虑行滑膜切除术,由于手术时发现的病理变化往往重于影像学所见,又由于部位的特殊性,踝关节滑膜切除术后踝关节的运动功能会受到明显影响。

2. 单纯性骨结核 根据溶骨性病损的范围大小决定是否手术,一般病灶较大的都需要进行手术刮除,尽量避免进入关节腔内。如无继发感染存在,可取自体松质骨填充植骨。

3. 全关节结核 当病情发展至全关节结核,即后期,如无明显肿胀、积液或寒性脓肿及死骨形成时,可考虑保守治疗,即全身性抗结核和管型石膏固定。有手术指征者仍应手术,15 岁以下儿童和少年只行病灶清除术,15 岁以上者需加行踝关节融合术,常规踝关节应固定于跖屈 90°~100° 位,也有主张女性病例最好固定于跖屈 95°~105° 位,具体角度视患者穿鞋习惯及职业要求而定。

四、跗骨与周围关节结核

(一)概述

在临床上,跗骨与跗骨局部周围及跗骨间结核的发病率并不比踝关节结核少见。其中以跟-舟关节及相邻诸骨的发病较多,包括距骨、骰骨及楔骨。

(二)病理解剖特点

由于跗骨间及周围关节的滑膜较少,以致单纯滑膜型结核少见;在临床上多以单纯骨结核和中后期之全关节结核为多。跟骨结核多为中心型,伴有死骨形成;偶见边缘型。脓液大多汇集在跟骨结节外侧,破溃后形成窦道,可经久不愈;在农村及边远地区常可发现此类病例。跟骨前上方病灶可侵入距跟及距舟关节,亦易侵入跟骰关节。

由于其他跗骨间关节互相通联,因而发病后多表现为全关节型结核,且可同时波及邻近跗骨或多数跗骨间关节。此时脓液穿入腱鞘而产生腱鞘结核。

至病变晚期,跗骨结核病变可累及全部跗骨及跗骨间关节,此种情况下则称之为全足结核。患足可有数个窦道,且常经久不愈,后期则有可能发生癌变,以致不得不截肢。

(三)临床表现

病人大多伴有肺结核或其他部位结核,全身症状主要表现为低热、盗汗、贫血、消瘦等。

跗骨间关节结核时局部可呈现一系列改变,包括关节局部疼痛、肿胀及功能受限等。单纯骨结核早期症状大多较轻;但至后期转变成全关节结核时,则局部可有脓肿及窦道形成等。

(四)影像学改变

主要为 X 线平片所见,跟骨中心型结核早期呈现磨砂玻璃样改变,跟骨似有在云雾中感觉;但随着病程发展,局部死骨分离、吸收而形成空洞。此时洞壁骨质致密。若混合感染,跟骨可同时伴有硬化性改变,且窦道经久不愈。其他跗骨结核与跟骨结核之 X 线表现相似,易蔓延到其他跗骨及跗骨间关节。晚期跗骨广泛破坏。未累及的其他足部骨骼由于废用而使骨质呈现高度疏松,似炭化样改变,似乎仅仅剩下骨皮质轮廓外观。

CT 扫描及 MR 检查仅适用于早期诊断不明之病例。

(五)诊断和鉴别诊断

本病诊断一般均无困难,主要根据病史及全身与局部临床症状、体征及 X 线表现,对跗骨与跗骨周围骨关节结核的诊断均可确定,但需注意与下列疾病鉴别。

1. 类风湿性关节炎 类风湿性关节炎易侵犯跗骨间关节,且常与其他关节病变同时存在,临床亦表现为关节局部肿胀、疼痛及活动受限。但类风湿因子呈现阳性。此外,类风湿性跟骨炎多为双侧性,常与其他类风湿性病变与症状同时存在。X 线平片上仅显示骨质疏松及软组织肿胀改变,而无骨骼破坏征。病程较久者,在 X 线片上可发现跟骨结节骨质粗糙不平,并有骨增生及致密性改变。

2. 跟骨肿瘤 在临床上,在跟骨上好发之肿瘤有巨细胞瘤、软骨母细胞瘤及纤维肉瘤等,其同属破坏性病变,故需与跟骨结核时的空洞进行鉴别。对一般检查难以确诊者,则需采取穿刺或病理切片等检查加以鉴别。

3. 舟状骨缺血性坏死 本病又称克勒(Köhler)氏病,临床上主要表现为局部肿胀,但并不明显,血沉基本正常。于 X 线片上显示舟状骨致密及不规则之变形,且大多伴有外伤史。

(六)治疗

1. 非手术疗法 适用于无明显死骨者。其治疗措施除全身疗法、局部制动休息等外,主要是抗结核药物的应用,一般需持续 0.5~1 年。

2. 手术疗法 对非手术治疗无效,或有明显死骨形成者,或脓肿较大即将破溃者,或已破溃形成窦道者,一般均应采取手术疗法。对跟骨结核可在麻醉下施术,多采用平行于足底的跟骨外侧切口,先切开皮肤、皮下脂肪及跟骨骨膜,再凿一骨洞,刮除死骨及肉芽组织;病灶清除彻底后,可植骨或以带抗生素之串珠充填。术中切勿伤及腓肠神经及腓骨长、短肌腱等重要组织。

舟骨及楔骨结核,一般行足背内侧直切口入路,清除病灶。术中勿伤足背动、静脉及胫前肌腱。

骰骨结核行足背外侧直切口,并认真清除病灶,勿伤及腓肠神经和腓骨长肌腱。

术后用石膏托固定 1~3 个月,同时需持续全身应用抗结核药物治疗。

第四节 骨干结核

一、概述

骨干结核临床上并非少见,尤其是短骨骨干结核中之手足短骨骨干结核更为常见。手骨结核占全身结核发生率之 4.88%,足结核则占 5.44%,分别居上肢第 2 位及下肢第 3 位,且病变常呈多发性,尤以儿童多见,成年人及老年人则少见。

其他在长骨之骨干结核则少见,仅占全身骨关节结核的 2.76%。其中主要见于 10 岁以下儿童,30 岁以上人群则十分少见。按其部位则以股骨及胫骨最多,尺桡骨次之,肱骨、腓骨最少。

二、长骨骨干结核病理改变特点

长骨骨干结核之病理改变主要以骨膜增生及新生骨为主,溶骨性破坏相对少见。死骨形成更为少见。由于骨干周围肌肉丰富,故脓液一旦出现即被吸收,因而少有形成窦道者。溶骨性破坏，多发生于髓腔，偶尔亦可见于新骨内；可为单发，或者多发。由于骨干结核距骨骺板和关节端较远，因此其对骨骼的生长发育及关节功能一般无明显影响。

三、长骨骨干结核的临床表现

病人多伴有肺结核或其他骨关节结核。此类病例平日可有低热、盗汗及食欲不振等结核病之全身症状。其中单发病例症状多不明显。病变局部肢体早期可有疼痛、肿胀（多较轻微）及压痛，并可有传导叩痛等表现，当病变发展一定时间后，局部肿胀及压痛则日益明显，且骨干逐渐变粗。

四、长骨骨干结核的影像学检查

（一）X线平片

主为X线平片检查，于病变骨干周围可有新骨形成，多呈葱皮样增生。新骨内或髓腔内可有溶骨性破坏区，呈单发或多发，以椭圆形多见，但死骨少见。结核性骨膜炎仅有局限性骨膜增生而不伴有破坏征。

（二）其他影像学检查

本病一般勿需CT及MR检查，除非病变早期用于鉴别诊断。

五、长骨骨干结核的诊断及鉴别诊断

本病根据临床表现及伴发其他部位结核等，再结合X线所见，一般均可诊断。单发病例之诊断多较困难，一般需与以下疾病鉴别。

（一）慢性局限性化脓性骨髓炎

本病全身症状略较结核明显，且局部易呈现硬化性改变，实在难以鉴别者，则需行细菌学检查及病理组织活检加以区别。

（二）嗜酸性肉芽肿

主要依据本病在血液内嗜酸性细胞增加；X线平片显示髓腔破坏及骨皮质消失，病灶周围可有新骨包绕等特点；但确诊仍需病理检查。

（三）尤文氏瘤

本病属恶性肿瘤，因此其发病急，症状及体征十分明显。X线平片发现病骨呈溶骨性破坏改变，同时可伴有骨膜增生及新骨形成；有时可呈葱皮样外观，但与周围软组织无明显界限。确诊多需依靠病检。

六、长骨骨干结核的治疗

（一）非手术疗法

一般病例多可经非手术疗法治愈，以局部固定、抗痨药物及支持疗法为主，但复发率较高。

（二）手术疗法

适用于非手术疗法无效、并有死骨或脓肿形成者；视病变部位不同，其手术切口和入路应酌情加以选择。施术时，先显露病变骨干，切开骨膜，凿开骨皮质及病变新骨，彻底清除结核样干酪样组织及死骨等；再用冰生理盐水反复冲洗，切口内留置链霉素1g，并酌情采取植骨或带蒂肌瓣填充等。术后患肢以石膏固定，并酌情行抗痨药物治疗。

七、短骨骨干结核病理解剖特点

短骨骨干结核一般多以增生为主，而溶骨性破坏改变则相对较少。此时主要表现为骨皮质膨胀、变薄，髓腔多呈扩大状，且死骨形成较多，易侵及关节。当脓肿破溃形成窦道，则易继发混合感染，而使病理改变同时具有化脓性骨髓炎之特点。本病在手上以第 1、2、3 掌骨和指骨发病率较高,而在足部则以第 1 跖骨及趾骨为多发。

八、短骨骨干结核的临床表现

本病发病早期,其局部症状多较轻微;随着病程之进展,病骨周围组织逐渐肿胀,并出现疼痛及压痛。当侵及关节时,则关节肿胀、疼痛及活动受限,并可形成窦道。

九、短骨骨干结核的影像学改变

X 线平片表现为骨膜增生及新骨形成,同时髓腔逐渐扩大,皮质骨膨胀变薄,可有死骨形成。但在老年人新生骨多不明显,有时可出现病理骨折。一般勿需 CT 及 MR 检查。

十、短骨骨干结核的诊断和鉴别诊断

根据病史、临床所见及 X 线片特点等,本病诊断多无困难。但应注意与以下疾患进行鉴别。

(一)化脓性骨髓炎

多有明确的外伤史或软组织感染史,局部可出现红、肿、热、痛,且多较明显,呈急性炎症特征,以手、足部短骨多见。

(二)痛风

本病临床并非少见,且有发作性疼痛。在发作期,局部皮肤呈红肿状;X 线片示在短管状骨之骨端有虫蚀样溶骨性破坏,但无骨膜反应。化验检查血尿酸高于 50mg/L。

(三)跖骨头坏死症

临床上多见于 20 岁左右之女性青年,以第 2 跖趾关节肿痛为主要症状。X 线片上显示第 2 跖骨致密及扁平,且有增生现象。

(四)内生软骨瘤

局部软组织外观基本如常,无炎性症状。X 线片示虽有溶骨性破坏,但无骨膜反应,瘤内有钙化点。

(五)疲劳骨折

主要见于长途行军或步行之后,无软组织肿胀征,多见于军人及野外作业者。X 线平片显示跖骨局限性骨膜增生及骨折线。

(六)纤维异样增殖症

临床上偶可发现,本病主要表现为软组织肿胀,X 线片见病骨髓腔变大及皮质变薄。

十一、短骨骨干结核的治疗

(一)非手术疗法

早期可选择非手术疗法,包括异烟肼口服及 100mg 局部注射(每周 1 次,连续 3 月)。患肢可用石膏托固定 1~3 月,大多能治愈。

(二)手术疗法

当非手术疗法无效或局部脓肿明显、已有死骨形成者,可在骨表面或深部刮除病灶及死骨。术中操作小心,切勿伤及肌腱、血管与神经。术后用石膏托固定 3~6 周,继续用抗结核药物 0.5~1 年。

第五节 四肢骨、关节结核病灶清除术

一、概述

早于20世纪六、七十年代，骨关节结核甚为多见，但至九十年代已很难遇到，临床教学时找个典型病几乎不可能，似有绝迹之势，但近年来又有死灰复燃的迹象，应引起重视。本节按照上下肢分述各关节手术术式加以阐述。因肩关节结核罕见，少有发病需手术者，故未列入讨论。

二、适应证

1. **晚期骨关节结核** 指全关节结核（三期），已有死骨、寒性脓肿形成，或关节破坏较严重失去功能者；

2. **早期结核** 指早期之滑膜结核或单纯性骨结核，经非手术疗法无效者亦应及早手术；

3. **全身情况允许施术者** 指全身情况尚可，红细胞沉降率低于40mmH$_2$O/h。

三、术前准备

1. **术前抗痨** 用抗结核药物2~6周，一般为链霉素肌肉注射0.5g，每天1~2次；异烟肼口服100~200mg，每天3次。如合并有化脓性感染，还应同时使用其他抗菌药物，控制感染。

2. **术前肢体休息** 对下肢关节结核病员，需在术前施行皮肤牵引，以求减少肌肉挛缩和疼痛。

3. **影像学检查** 术前应摄X线正、侧位片，必要时予以CT扫描或MR检查，以求进一步了解病变范围、寒性脓肿和死骨的位置等，并可与术后结果加以对比。

4. **备血** 视病情决定备血量。

四、麻醉

上肢骨、关节结核病灶清除术多选用臂丛麻醉或全麻；下肢则用持续硬膜外或腰椎椎管麻醉；儿童多选择全麻较为安全。

五、肘关节结核病灶清除术操作步骤

（一）体位与切口

仰卧位。一般均将上肢置于胸前。上臂扎气囊止血带。作肘后正中纵形或S形切口，从尺骨鹰嘴上4~5cm处起，经鹰嘴突桡侧转到它的下方，长10~12cm左右（见图7-1-1-5-1）。

（二）显露肘关节后部

切开皮肤、皮下组织和深筋膜，显露肱三头肌、鹰嘴突和尺神经，并用橡皮条牵开尺神经予以保护（图7-1-1-5-1）。

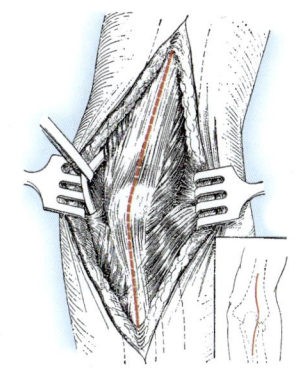

图7-1-1-5-1 肘关节后入路示意图
肘后正中S形或弧形切口，切开皮肤、皮下组织和深筋膜，显露肱三头肌、鹰嘴突和尺神经，并用橡皮条牵开尺神经予以保护

(三)显露关节囊

切开肱三头肌腱和鹰嘴突的骨膜,用骨膜剥离器沿骨膜下剥离,并向两侧牵开,即显露肘后关节囊(图7-1-1-5-2)。

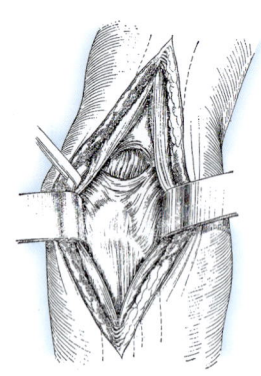

图7-1-1-5-2 显露肘后关节囊示意图
切开肱三头肌腱和鹰嘴突的骨膜,用骨膜剥离器沿骨膜下剥离,并向两侧牵开,即显露肘关节后方关节囊

(四)清除病灶

切除后侧关节囊,显露关节腔,吸净脓液。再屈曲肘关节,刮除坏死的关节软骨面、死骨和肉芽组织;并凿除桡骨小头(儿童不凿除桡骨小头)。之后用冰盐水反复冲洗关节腔,直达清澈为止(图7-1-1-5-3)。

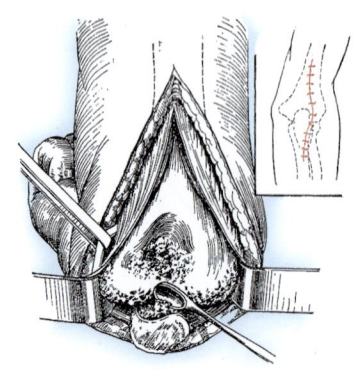

图7-1-1-5-3 病灶清除示意图
屈曲肘关节,刮除坏死的关节软骨面、死骨和肉芽组织,并凿除桡骨小头(儿童不凿除桡骨小头),反复冲洗后依序缝合切开诸层(见右上图)

(五)闭合切口

放松止血带,仔细止血。关节腔内放入抗菌药物(链霉素1g、青霉素20万u)。松解缝合肱三头肌腱和尺骨骨膜,再缝合皮下组织和皮肤。用上肢石膏将肘关节固定于90°位。

(六)术后处理

1. 加强营养,增强全身抵抗力;
2. 持续用抗结核药物3~5个月;有化脓性感染者,需选用其他抗生素药物,或作为预防性措施;
3. 如为肘关节全关节结核,用上肢石膏固定3个月;拆除石膏后,摄X线片,检查愈合情况;
4. 如为滑膜结核,石膏固定一个月左右;拆除石膏后,在炎症已控制的前提下开始肢体活动功能锻炼。

六、腕关节结核病灶清除术操作步骤

(一)体位与切口

仰卧位,患肢放在手术台架上。上臂扎气囊止血带。从腕部背侧第二掌骨基底部经腕部转向尺侧,直到尺桡关节以上3cm处,作一"S"形或弧形切口(见图7-1-1-5-4)。切开皮肤、皮下组织和深筋膜,显露腕背侧横韧带、拇长伸肌腱和指总伸肌腱(图7-1-1-5-4)。

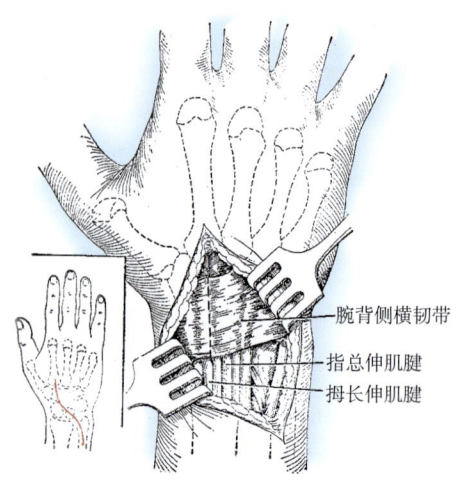

图7-1-1-5-4 腕关节切口与入路
腕背部S形或弧形切口(见左下图),切开皮肤、皮下组织和深筋膜,显露腕背侧横韧带、拇长伸肌腱和指总伸肌腱

（二）显露腕关节囊

切断腕背侧横韧带，向尺侧牵开指总伸肌腱，向桡侧牵开拇长伸肌腱，显露腕关节囊（图7-1-1-5-5）。

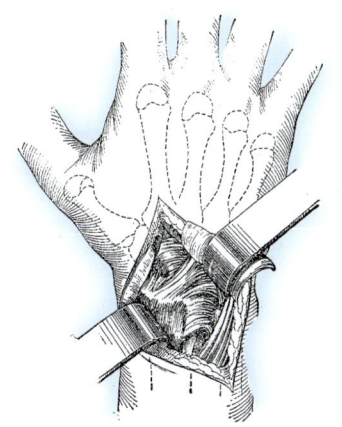

图7-1-1-5-5　显露腕关节深部示意图
切断腕背侧横韧带，向尺侧牵开指总伸肌腱，再向桡侧牵开拇长伸肌腱即显露背侧腕关节囊

（三）清除病灶

切除腕背侧的关节囊，吸净脓液，用刮匙刮除肉芽组织、坏死组织和死骨。用冰盐水冲洗手术野，放松止血带，仔细止血（图7-1-1-5-6）。

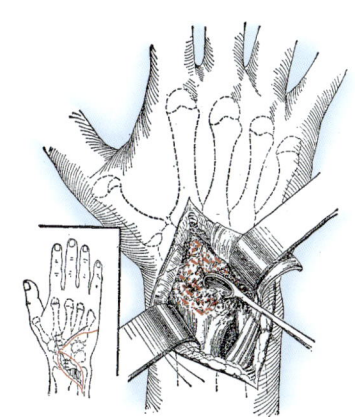

图7-1-1-5-6　病灶清除示意图
病灶清除术后，在关节腔内放入抗菌药物，并闭合切口（见左下小图）

（四）闭合切口

关节腔内放入抗菌药物。分别缝合横韧带、皮下组织和皮肤（见图7-1-1-5-6）。用前臂石膏将腕关节功能位（背伸25°~30°）固定。

（五）术后处理

1. 术后的全身治疗和抗结核药物治疗与肘关节结核病灶清除术相同；
2. 前臂石膏固定3个月，拆除石膏，摄片检查，骨性融合后方可持重活动。

七、髋关节结核病灶清除术操作步骤

（一）概述

髋关节结核是四肢骨关节结核中最常见的一种。包括髋臼、股骨头和股骨颈的单纯骨结核，髋关节滑膜结核，全髋关节结核及髋关节结核合并感染等。如能早期诊断，在全身治疗及抗结核药物治疗情况下，早期手术治疗，不但治愈快，而且能获得较好的关节功能；否则将以关节骨性融合为最终结果。数年后可否行髋关节成形术，需视感染控制情况而定。

（二）体位与切口

视手术入路不同、体位及切口各异。仰卧位，患侧臀部垫高。沿髂骨嵴中点向前下方到髂前上棘，再向下到大腿上1/3处作切口（见图7-1-1-5-7）。切开皮肤、皮下组织和深筋膜，显露股外侧皮神经、阔筋膜张肌、缝匠肌和股直肌等（图7-1-1-5-7）。

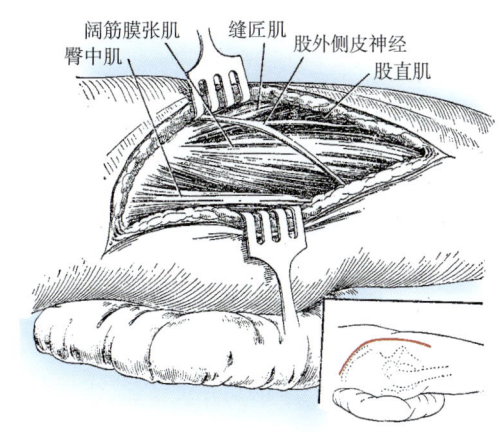

图7-1-1-5-7　髋关节切口与入路示意图
按前外侧切口（右下方图）切开皮肤、皮下组织和深筋膜，显露股外侧皮神经、阔筋膜张肌、缝匠肌和股直肌等

(三)向深部分离

从髂前上棘开始,分开阔筋膜张肌和缝匠肌,显露股直肌和髂腰肌。同时将股外侧皮神经牵向内侧加以保护(图7-1-1-5-8)。

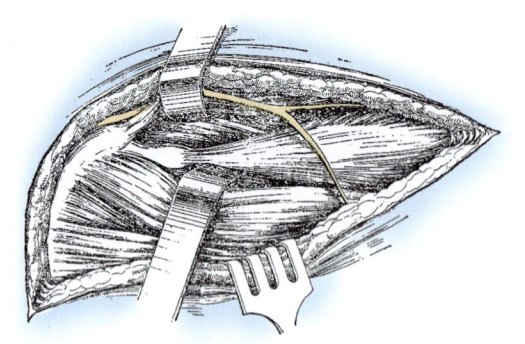

图7-1-1-5-8 显露深部示意图
显露股直肌和髂腰肌,同时将股外侧
皮神经牵向内侧加以保护

(四)显露关节囊

沿髂骨嵴切开阔筋膜张肌和臀中肌的附着处,用骨膜剥离器沿骨膜下剥离,并用纱布填塞止血。切断股直肌腱,向下翻转,酌情结扎、切断旋股动、静脉,显露关节囊(图7-1-1-5-9)。

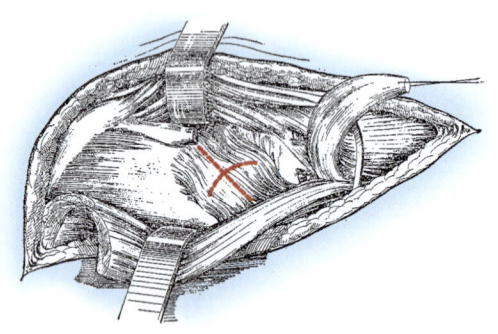

图7-1-1-5-9 暴露关节囊示意图
沿髂骨嵴切开阔筋膜张肌和臀中肌的
附着处显露前外侧髋关节囊

(五)切开关节囊

牵开髂腰肌,"+"字形切开关节囊,吸净脓液,显露关节腔(图7-1-1-5-10)。此时可用Kocher钳四把,分别夹住关节囊四个角,作为闭合关节囊时的定位依据。

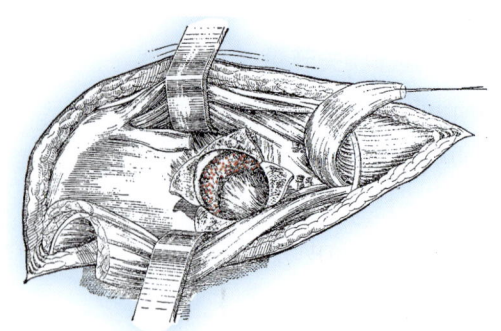

图7-1-1-5-10 十字切开关节囊示意图
牵开髂腰肌,"+"字形切开关节囊,吸净脓液,显露关节腔

(六)清除病灶

将髋关节和膝关节屈曲,股骨外旋,使股骨头脱位,显露全部关节腔。如关节面破坏严重时,可用刮匙将股骨头和髋臼内的肉芽组织、死骨和坏死的软骨面刮除,并切除圆韧带。对于儿童,刮除坏死组织时应注意不要破坏骨骺,以免影响骨骼发育(图7-1-1-5-11)。切除已坏死的关节囊和疤痕。用大小和弯度不同的刮匙,刮除关节腔后侧的病变组织(图7-1-1-5-12)。

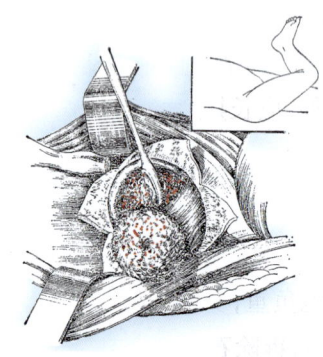

图7-1-1-5-11 清除病灶示意图
用刮匙将股骨头上和髋臼内的肉芽组织、死骨
和坏死的软骨面刮除,对儿童切勿伤及骨骺

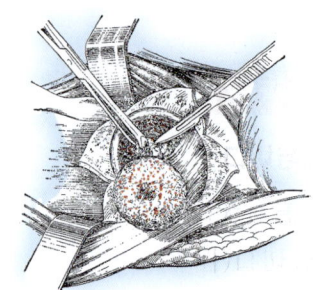

图7-1-1-5-12 彻底刮除病变组织示意图
用大小和弯度不同的刮匙,彻底刮除关节腔后侧的病变组织

(七)闭合切口

病灶清除后,用冰盐水反复冲洗关节腔达干净为止。关节腔内放入抗菌药物。将股骨头复位,分别缝合关节囊股直肌腱、阔筋膜张肌、臀中肌,再缝合皮下组织和皮肤(图7-1-1-5-13)。用髋人字形石膏将髋关节固定于功能位。

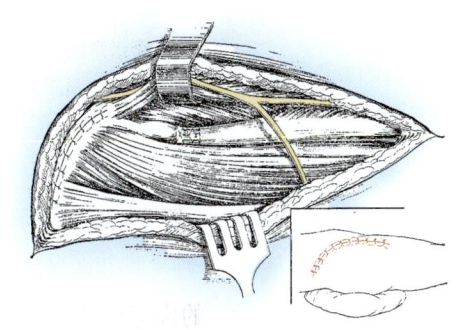

图7-1-1-5-13　依序闭合切口示意图
分别缝合股直肌腱、阔筋膜张肌、臀中肌,再缝合皮下组织和皮肤

(八)术后处理

1. 加强营养　至关重要,以高蛋白、高维生素饮食为主。

2. 抗结核药物治疗　除一般性抗结核药物(雷米封等)外,应长期口服利福平+乙胺丁醇,持续18个月。

3. 石膏固定　如已做髋关节固定术,石膏固定3个月后,摄X线片检查,视骨性融合情况决定是否可下地负重;如未作髋关节固定术,石膏固定一个月后,拆除石膏,改为下肢皮肤牵引,并逐步进行关节功能锻炼。

八、膝关节结核病灶清除术和加压固定术操作步骤

(一)体位与切口

仰卧位。患肢大腿扎气囊止血带。髌前内侧弧形或S形切口(图7-1-1-5-14),从髌骨上4~6cm处开始,经髌骨内侧到胫骨结节作一弧形切口,长约12~14cm。切口皮肤、皮下组织和深筋膜,显露股四头肌、关节囊和髌韧带(图7-1-1-5-14)。

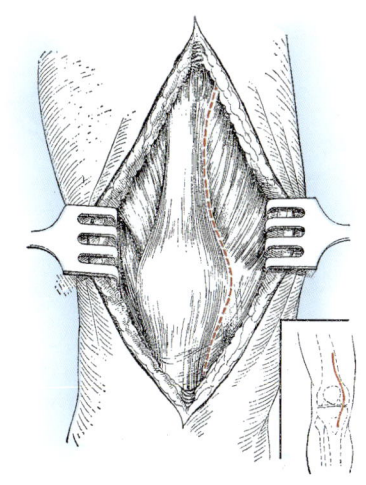

图7-1-1-5-14　膝关节前方切口与手术入路示意图
髌前内侧弧形切口(右下图)切开皮肤、皮下组织和深筋膜,显露股四头肌、关节囊和髌韧带

(二)清除病灶

沿髌骨内缘切开关节囊,将髌骨向外侧翻开,显露关节腔;清除髌上滑囊的结核病灶,剥离滑膜(图7-1-1-5-15)。

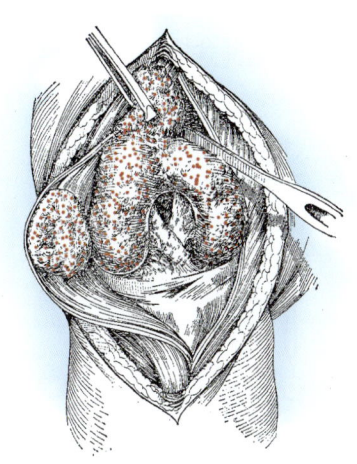

图7-1-1-5-15　清除病灶示意图
沿髌骨内缘切开关节囊,将髌骨向外侧翻开,显露关节腔,清除髌上滑囊的结核病灶,并剥离滑膜

(三)截骨

根据病变的位置和程度,恰当地截除关节面。对于已被结核病灶严重破坏的关节,可以截除股骨下端和胫骨上端,要求连同关节间隙的病变组织整块地去除,同时凿除髌骨的软骨面。注

意：切勿损伤膝关节后侧的血管（腘动脉、腘静脉等）和神经（图7-1-1-6-16）。

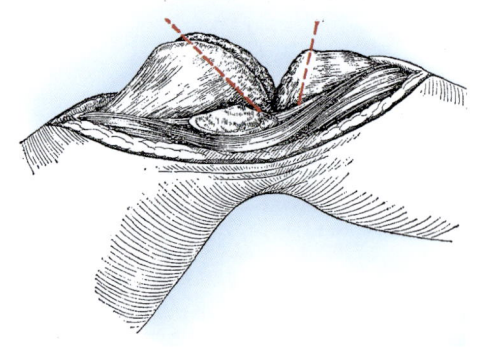

图7-1-1-5-16　膝关节双侧截骨示意图
根据病变的位置和程度，恰当地（按术前X线侧位片描绘之截骨平面图）截除股骨与胫骨两者关节面多余之骨质

（四）加压固定

放松止血带，仔细止血。在证明腘动脉搏动的情况下，进一步清除关节后侧的病变组织。用冰盐水反复冲洗手术野后，将小腿慢慢牵拉伸直，使截骨平面对齐。在截骨平面上、下4~5cm处各打入一枚史氏钉，安置膝关节加压固定器，使骨断面紧密对合（图7-1-1-5-17）；亦可采用长螺钉交叉固定。然后逐层缝合切口。用下肢石膏固定。

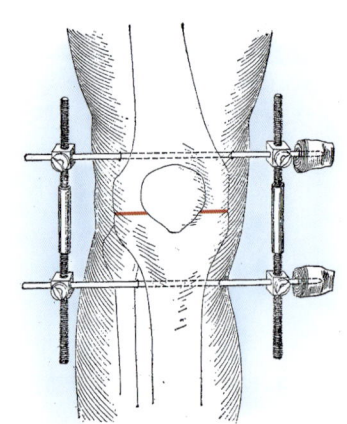

图7-1-1-5-17　膝关节加压固定示意图
在截骨平面上、下4~5cm处各打入一枚史氏钉，安置膝关节加压固定器，使骨断面紧密对合

（五）术后处理

1. 抬高患肢，密切观察患肢血液循环、感觉和足趾活动的情况　由于膝关节结核常能造成屈曲畸形，手术矫正后，血管、神经被拉紧，可能发生血运或神经功能障碍。如有剧烈疼痛、足趾变凉、感觉和运动障碍等现象时，应立即解除加压固定，使膝关节略屈曲，必要时改用小腿皮肤牵引。待软组织松弛后，再用下肢石膏固定。

2. 术后10天内，每2~3天适当旋紧加压固定器　4~6周除去加压固定器，换用下肢石膏继续固定四周左右。未作关节固定者，术后一个月拆除石膏，进行关节功能锻炼。

3. 骨性融合方可除去加压钉　术后2~3周可下地活动，10~12周可带石膏（或拆开石膏）摄X线片检查截骨面愈合情况，俟骨性融合后方可除去加压钉，拆除石膏，并逐渐下地负重。

4. 其他　与髋关节结核术后类同。

九、踝关节结核病灶清除术操作步骤

（一）体位与切口

仰卧位，大腿扎气囊止血带。在踝关节前面作正中纵切口，长10cm左右（图7-1-1-5-18左上图）。

（二）向深部分离

切开皮肤、皮下组织和深筋膜，显露腓浅神经、胫前动脉、小腿横韧带、小腿十字韧带、胫前肌腱和趾长伸肌腱等（图7-1-1-5-18）。

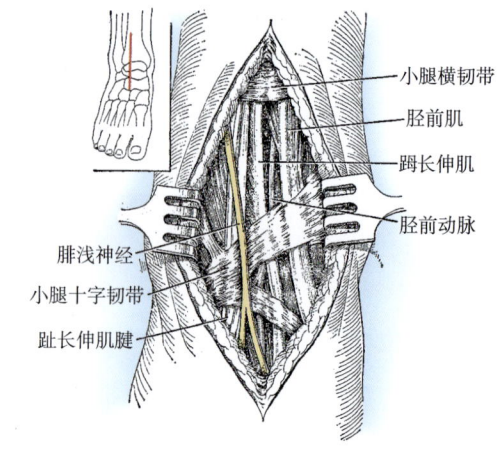

图7-1-1-5-18　踝关节前方切口与入路示意图
切开皮肤、皮下组织和深筋膜，显露腓浅神经、胫前动脉、小腿横韧带、小腿十字韧带、胫前肌腱和趾长伸肌腱等

(三)显露关节囊

切断小腿横韧带和十字韧带。将胫前肌腱向内牵开,腓浅神经、胫前动脉和趾长伸肌腱向外牵开,显露前方踝关节囊(图7-1-1-5-19)。

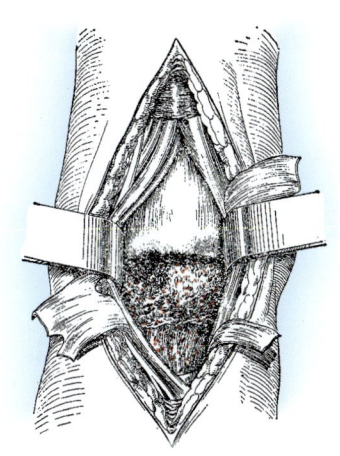

图7-1-1-5-19 显露踝关节囊示意图
将胫前肌腱向内牵开,腓浅神经、胫前动脉和趾长伸肌腱向外牵开,显露踝关节囊

(四)清除病灶

切开踝关节囊,吸净脓液,用刮匙刮除肉芽组织、坏死组织和死骨等。如关节破坏严重,可将踝关节跖屈,彻底清除病灶。

(五)闭合切口

冲洗关节腔后,放松止血带,仔细止血。关节腔内放入抗菌药物(图7-1-1-5-20)。分别缝合关节囊、小腿十字韧带、横韧带、皮下组织和皮肤。用小腿石膏将踝关节固定于功能位(见图7-1-1-5-20)。

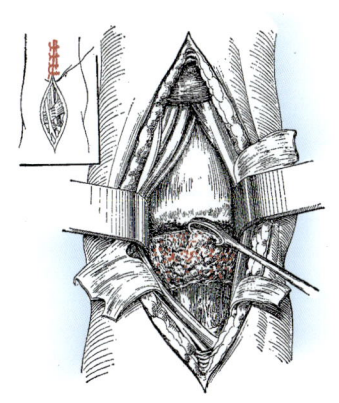

图7-1-1-5-20 病灶清除闭合切口示意图
彻底清创,术毕,关节腔内放入抗菌药物,依序缝合切口(见左上方小图)

(六)术后处理

1. 施术局部 术后石膏固定3个月,拆除石膏,摄X线片检查。

2. 抗痨药物 术后的全身治疗和抗结核药物治疗与髋、膝关节结核病灶清除术相同。

(陈利宁 李也白 李 悦)

参 考 文 献

1. 邱贵兴,戴尅戎. 骨科手术学. 第三版, 北京: 人民卫生出版社, 2005
2. 杨庆铭. 骨科学. 北京: 中国协和医科大学出版社. 2007
3. 赵定麟. 现代骨科学. 北京: 科学出版社, 2004
4. Agarwal A, Arora A, Kumar S. A survey of prescribing pattern for osteoarticular tuberculosis: orthopaedic surgeons' and infectious disease experts' perspective. Indian J Tuberc. 2009 Oct; 56(4): 201-5.
5. Agarwal A, Mumtaz I, Kumar P. Tuberculosis of the elbow joint in children: a review of ten patients who were managed nonoperatively. J Bone Joint Surg Am. 2010 Feb; 92(2): 436-41.
6. Boorugu HK, Chrispal A, Thomas EM. Sternal tuberculous osteomyelitis presenting as a pulsatile swelling. Indian J Tuberc. 2009 Jul; 56(3): 154-6.
7. Choi JA, Koh SH, Hong SH, Koh YH, Choi JY, Kang HS. Rheumatoid arthritis and tuberculous arthritis: differentiating MRI features. AJR Am J Roentgenol. 2009 Nov; 193(5): 1347-53.
8. Guo LX, Ma YZ, Li HW. [Variety of ESR and C-reactive protein levels during perioperative period in spinal tuberculosis] Zhongguo Gu Shang. 2010 Mar; 23(3): 200-2.
9. Khaira A, Khaira DD, Gupta A Tuberculosis of sternum: three cases with different presentations. J Assoc Physicians India. 2009 Aug; 57: 595-6.
10. Sen RK, Tripathy SK, Dhatt S. Primary tuberculous pyomyositis of forearm muscles. Indian J Tuberc. 2010 Jan; 57(1): 34-40.

第二章 四肢骨与关节化脓性感染

第一节 急性化脓性骨髓炎的基本概念

一、概述

急性化脓性骨髓炎是一种常见病，因化脓性细菌感染所致，其病变涉及骨膜、骨皮质、骨松质与骨髓组织。"骨髓炎"是一个沿用多年的名称。本病的感染途径有三：

（一）血源性

身体其他部位的化脓性病灶中的细菌经血液循环播散至骨骼干骺端发病，称血源性骨髓炎（图7-1-2-1-1）。

（二）开放性

即由于开放性骨折所致之感染，或骨折手术后出现感染，此称为创伤后骨髓炎。

（三）蔓延性

邻近软组织感染直接蔓延至骨骼，如脓性指头炎引起指骨骨髓炎（骨疽），慢性小腿溃疡引起胫骨骨髓炎等，均称为外来骨髓炎。

各种类型骨髓炎的发病机制全然不同，治疗方法也有所差别；现分别对各型骨髓炎分节加以阐述。本节主要讨论急性化脓性骨髓炎。

二、病因学

（一）致病菌

最常见的致病菌为溶血性金黄色葡萄球菌，其次为乙型链球菌，嗜血属流感杆菌、大肠杆菌、产气荚膜杆菌、肺炎球菌和白色葡萄球菌等均可致病。

（二）播散途径

致病菌大多经过血源性播散，先有身体其他部位的感染性病灶，例如皮肤或黏膜处的疖、痈，扁桃体炎和中耳炎等。如对原发病灶处理不当

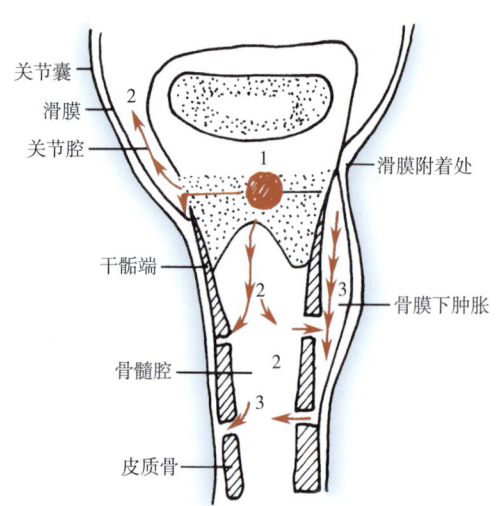

图7-1-2-1-1 血源性感染示意图

胫骨上端急性血源性骨髓炎炎症扩散途径　注解：1为病灶所在处；2、3示病变扩散方向（可呈多向性循环状扩散）

或机体抵抗力下降,都可诱发细菌进入血液循环成为败血症或脓毒血症。

当菌栓进入骨营养动脉后往往受阻于长骨干骺端的毛细血管内,原因是该处血流缓慢,容易使细菌停滞;儿童骨骺板附近的微小终末动脉与毛细血管往往更为弯曲而成为血管襻,该处血流丰富而流动缓慢,使细菌更易沉积,因此儿童长骨干骺端为好发部位。

(三)诱发因素

在发病前大多有外伤病史。儿童常会发生磕碰,因此创伤的真实意义不详,可能局部外伤后因组织创伤、出血,易于发病。外伤可能是本病诱因。

此外,本病发病与生活条件及卫生状况有关。农村发病率明显高于城市,近年来在沿海大城市中血源性骨髓炎已很罕见,但在边远地区,本病仍是常发病。成年人因免疫性疾病需长期使用皮质类激素时,因机体抗感染能力的低下,亦容易罹患本病。

三、病理学特点

本病的病理变化为骨质破坏与死骨形成,后期则由新生骨变成骨性包壳。其主要病理阶段如下:

(一)脓肿形成

血液中大量的菌栓停滞在长骨的干骺端,阻塞了小血管,迅速发生骨坏死,并有充血、渗出与白细胞浸润。白细胞释放的蛋白溶解酶破坏了细菌、坏死的骨组织与邻近的骨髓组织。渗出物和破坏的碎屑成为小型脓肿并逐渐增大,使容量不能扩张的坚硬骨腔内的压力更高。其他的血管亦受到压迫而形成更多的坏死骨组织。脓肿不断扩大并与邻近的脓肿合并成更大的脓肿。

(二)脓肿、死骨与窦道形成

脓腔内高压的脓液可以沿着哈佛管蔓延至骨膜下间隙将骨膜掀起成为骨膜下脓肿(图7-1-2-1-2)。骨皮质外层1/3的血供系来自骨膜,骨膜的掀起会剥夺了外层骨皮质的血供而成为死骨。骨膜穿破后脓液便沿着筋膜间隙流注而成为深部脓肿。若脓肿穿破皮肤,排出体外,则成为窦道。

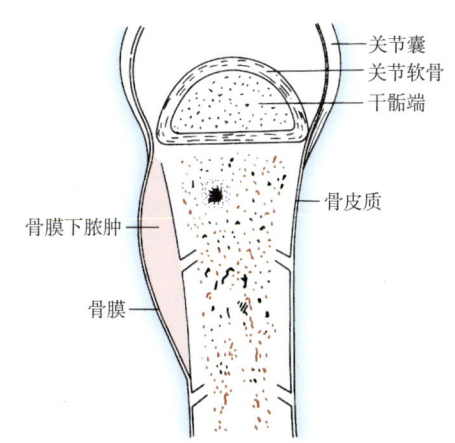

图7-1-2-1-2 化脓性骨髓炎脓肿形成示意图

脓肿也可以穿破干骺端的骨皮质,形成骨膜下脓肿,再经过骨小管进入骨髓腔。

脓液还可以沿着骨髓腔蔓延,破坏了骨髓组织、松质骨和内层2/3皮质骨的血液供应。严重病例骨皮质的内、外面都浸泡在脓液中而失去血供,这样便会形成大片的死骨。

(三)入侵关节

脓液进入邻近关节比较少见,因为骨骺板具有屏障作用。成人骺板已经融合,脓肿可直接进入关节腔形成化脓性关节炎。小儿股骨头骺板位于髋关节囊内,该处骨髓炎可以直接穿破干骺端骨皮质而进入关节(图7-1-2-1-3)。

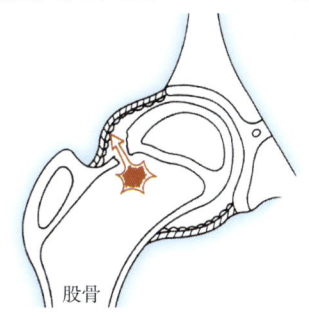

图7-1-2-1-3 入侵关节示意图
股骨上端化脓性骨髓炎穿破骨质后即侵入关节

(四)骨性包壳与死腔

当骨组织失去血供后,可因缺血而坏死。在周围形成炎性肉芽组织,死骨的边缘逐渐被吸收,使死骨与主骨完全脱离。在死骨形成过程中,病灶周围的骨膜因炎性充血和脓液的刺激而产生新骨,包围在骨干的外层,形成"骨性包壳",包壳上有数个小孔与皮肤窦道相通((图7-1-2-1-4)。包壳内有死骨、脓液和炎性肉芽组织,往往引流不畅,成为骨性死腔,其外形犹如棺材,故称之为"死柩"。

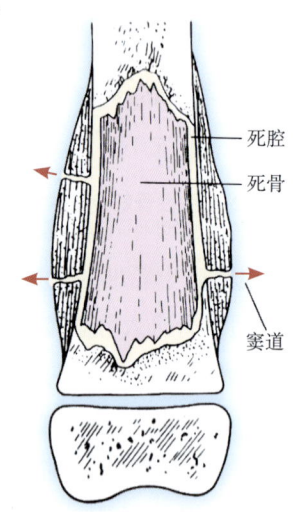

图7-1-2-1-4 股骨下端骨髓炎死骨形成示意图

(五)死骨的转归

死骨可以被肉芽组织吸收,或为吞噬细胞所清除,也可经皮肤窦道排出,此主为小片死骨。而大块死骨难以吸收或排出,长期留存体内,使窦道经久不愈而转为慢性期。

四、临床表现

(一)好发年龄与部位

以年幼的儿童多见,尤以胫骨上段和股骨下段,其次为肱骨与髂骨,脊柱与其他四肢骨骼亦可发病,扁平的肋骨和颅骨少见。发病前往往有外伤病史,但难以找到原发感染灶,在病史询问中也难以发现原发灶。

(二)发病急骤

本病发病大多急骤,可有寒战,继而高热可至39.5℃以上,有明显的毒血症症状。儿童可有烦躁不宁、呕吐与惊厥等。重者有昏迷与感染性休克。

(三)肢体症状严重

开始只有患区剧痛,肢体呈半屈曲状,周围肌痉挛,因疼痛而抗拒作主动与被动运动。渐而局部皮温增高,有局限性压痛,而肿胀并不明显。数天后局部出现水肿,压痛更为明显,说明该处已形成骨膜下脓肿。脓肿穿破后成为软组织深部脓肿,此时疼痛反可减轻。但局部红、肿、热、压痛都更为明显。如果病灶邻近关节,可有反应性关节积液。脓液沿着髓腔播散,疼痛与肿胀的范围更为严重,整个骨干都存在骨破坏后发生病理性骨折的可能。

(四)转归

急性骨髓炎的自然病程可以维持3~4星期。脓肿穿破后疼痛即刻缓解,体温逐渐下降,脓肿穿破后形成窦道,病变转入慢性阶段。

(五)非典型病例

有部分病例因致病菌毒性较低,特别是白色葡萄球菌所致的骨髓炎,表现很不典型,缺乏高热与中毒性症状,体征也较轻,诊断比较困难,在临床上应引起注意。

五、实验室与影像学检查

(一)实验室检查

1. 白细胞计数　本病属于急性炎症,因此白细胞计数显示明显增高,一般都在 $10×10^9/L$ 以上,中性粒细胞可达90%。

2. 血培养　可获致病菌,但并非每次培养均可获阳性结果,特别是已经用过抗生素者阳性率更低。在寒战高热期抽血培养或初诊时每隔2h抽血培养一次，共3次，可以提高血培养阳性率。所获致病菌均应作药物敏感试验，以便调整抗生素。

（二）局部脓肿的判定

可采取分层穿刺，即选用有内芯的穿刺针，在压痛最明显的干骺端刺入，边抽吸边深入，不要一次穿入骨内，以免将单纯软组织脓肿的细菌带入骨内。抽出混浊液体或血性液可作涂片检查与细菌培养，涂片中发现多是脓细胞或细菌即可明确诊断。任何性质穿刺液都应作细菌培养与药物敏感试验。

（三）影像学检查

1. **X线检查** 起病后14天内的X线检查往往无异常发现，用过抗生素的病例出现X线表现的时间可以延迟至1个月左右。X线检查难以显示出直径小于1cm的骨脓肿，因此早期的X线表现为层状骨膜反应与干骺端骨质稀疏。当微小的骨脓肿合并成较大脓肿时才会在X线片上出现骺区散在性虫蛀样骨破坏，并向髓腔扩展，密质变薄，并依次出现内层与外层不规则。骨破坏的结果是有死骨形成，死骨可大可小，小死骨表现为密度增高阴影，位于脓腔内，与周围骨组织完全游离。大死骨可为整段骨坏死，密度增高而无骨小梁结构可见。少数病例有病理性骨折。

2. **CT扫描检查** 可以提前发现骨膜下脓肿，对细小的骨脓肿的诊断阳性率明显高于X线平片。

3. **MR检查** 可以更早期发现在长骨干骺端与骨干内有炎性异常信号，还可以显示出骨膜下脓肿。因此，其明显优于前二者。

4. **核素骨显像** 病灶部位的血管扩张和增多，使 ^{99m} 锝早期浓聚于干骺端的病变部位，一般于发病后48h即可有阳性结果。核素骨显像只能显示出病变的部位，但不能作出定性诊断，因此该项检查只具有间接帮助诊断的价值。

六、诊断

本病诊断多无困难，其包括疾病诊断与病因诊断。诊断宜早。因X线表现出现甚迟，不能以X线检查结果作为诊断依据，争取及早行MR检查。急性骨髓炎的诊断为综合性诊断。

凡有下列表现均应想到有急性骨髓炎的可能：
1. 急骤的高热与毒血症表现；
2. 长骨干骺端疼痛剧烈而不愿活动肢体；
3. 该区有一个明显的压痛区；
4. 白细胞计数和中性粒细胞增高；
5. 局部分层穿刺阳性所见具有诊断价值。

病因诊断在于获得致病菌。血培养与分层穿刺液培养具有很大的价值，为了提高阳性率，需反复做血培养。

应该在起病后早期作出明确诊断与合适治疗，才能避免发展成慢性骨髓炎。据文献报道，在发病后5天内即作出诊断与合理治疗，可以减少转变至慢性阶段机率。

七、鉴别诊断

主要与下列疾病有区别：

（一）蜂窝组织炎

早期急性血源性骨髓炎与蜂窝织炎和深部脓肿不易鉴别。可以从下列几方面进行鉴别：

1. **全身症状** 急性骨髓炎毒血症症状重；
2. **发病部位** 急性骨髓炎好发于干骺端，而蜂窝织炎与脓肿则不常见于此处；
3. **体征** 急性骨髓炎疼痛剧烈，但压痛部位深，表面红肿不明显，出现症状与体征分离现象；而软组织感染则局部炎性表现明显，如果鉴别困难，可作小切口引流，骨髓炎可发现骨膜下脓肿。

（二）风湿病

尤其是儿童类风湿性关节炎，也可以有高热。

鉴别不难,两类疾病都是关节疾病,疼痛部位在关节,浅表的关节可以迅速出现肿胀与积液。

(三) 骨肉瘤和尤文肉瘤

约 1/3 恶性骨肿瘤也可以有发热。但起病较缓慢,以骨干居多,特别是尤文肉瘤,早期不会妨碍邻近关节活动,表面有曲张的血管,并可摸到肿块。部分病例与不典型的骨髓炎混淆不清,可作 MR 检查,非十分必要勿需做活组织检查,以防肿瘤转移。

八、治疗

由于第三代抗生素的广泛应用,急性血源性骨髓炎死亡率已明显下降。如诊断不及时,急性骨髓炎可演变为慢性骨髓炎而使治疗复杂化,且使医疗费用明显增加。因此治疗的目的应该是阻止骨髓炎由急性期转向慢性阶段,早期诊断是关键。

(一) 抗生素治疗

1. 大剂量广谱抗生素　凡疑有骨髓炎的病例应立即开始足量抗生素治疗,在发病 3~5 天内使用往往可以控制炎症。由于致病菌大都为溶血性金黄色葡萄球菌,最好联合应用抗生素。

2. 结果判定　急性骨髓炎经抗生素治疗后将会出现四种结果。

(1) 最佳　在 X 线片改变出现前全身及局部症状完全消失。这是最好的结果,说明骨脓肿形成以前炎症已经控制。

(2) 满意　在出现 X 线片改变后全身及局部症状基本消失,表明骨脓肿已被控制,有被吸收掉的可能。

(3) 尚可　全身症状消退,但局部症状加剧,说明抗生素不能消灭骨脓肿,需要手术引流。

(4) 不佳　全身症状和局部症状均不消退。说明致病菌对所用抗生素具有耐药性;或有骨脓肿形成;或产生迁徙性脓肿。为保全生命和肢体,均需切开引流。

(二) 手术治疗

1. 病例选择　急性化脓性骨髓炎一经确诊,即应进行骨髓腔切开排脓减压术。

2. 目的

(1) 引流排毒　任何药物都代替不了切开排脓这一基本原则;切开排脓不仅可以减少毒血症症状和全身反应,也是挽救生命和肢体最为有效措施,应及早进行;如从影像学材料(包括 B 超)证明脓肿位于干骺端处,则可及早行脓肿穿刺引流术,并从局部注入抗生素(图 7-1-2-1-5)。

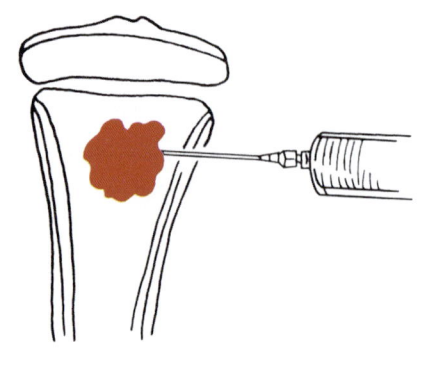 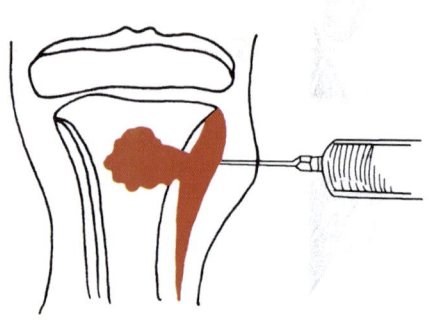

图 7-1-2-1-5　穿刺排脓示意图(A、B)

胫骨上端急性血源性骨髓炎早期穿刺抽吸脓汁诊断及治疗　A. 穿刺抽吸干骺端脓肿；B. 抽吸干骺端及骨膜下脓肿

（2）阻止转变为慢性骨髓炎　手术宜早，在抗生素治疗后48~72h仍不能控制局部症状时应进行手术。延迟手术只能达到引流的目的，而不能阻止向慢性阶段演变。

3. 术前准备

（1）影像学检查　摄X线片、CT扫描，并酌情做MR检查，以求全面了解骨髓炎情况。

（2）全身准备　积极进行全身支持疗法，酌情予以广谱抗菌素。

（3）备血　视病情而定，一般备血200~400ml。

4. 麻醉
上肢用臂丛麻醉，下肢用腰麻或硬膜外麻醉，儿童用全麻。

5. 手术方法
手术有钻孔引流或开窗减压两种。在干骺端压痛最明显处作纵形切口，切开骨膜，放出骨膜下脓肿内高压脓液（图7-1-2-1-6、7）。如无脓液，向两端各剥离骨膜2cm，不宜过广，以免破坏骨皮质的血液循环，在干骺端以4cm口径的钻头钻孔数个（图7-1-2-1-8）。如有脓液逸出，可将各钻孔连成一片，用骨刀去除一部分骨皮质，称为骨"开窗"（图7-1-2-1-9、10）。一般有骨膜下脓肿存在时，必然还有骨内脓肿。即使钻孔后未发现有骨内脓肿损伤亦不大。不论有无骨内脓肿，不要用探针去探髓腔，亦不要用刮匙刮入髓腔内。

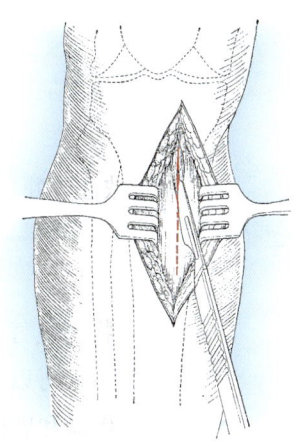

图7-1-2-1-6　切开引流入路示意图
在肿胀明显或压痛最剧部位、沿胫骨嵴内侧面作纵形或S形切口

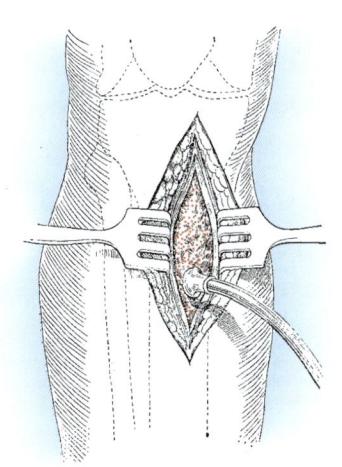

图7-1-2-1-7　暴露骨膜下示意图
切开骨膜达骨膜下，如骨膜下有积脓，宜在穿刺后用吸引器吸净

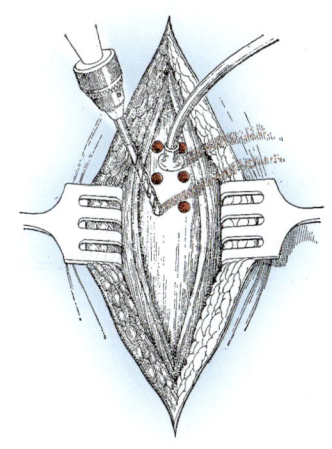

图7-1-2-1-8　钻孔示意图
在干骺端部位钻两排，共4~6个孔，探查骨髓腔有无积脓

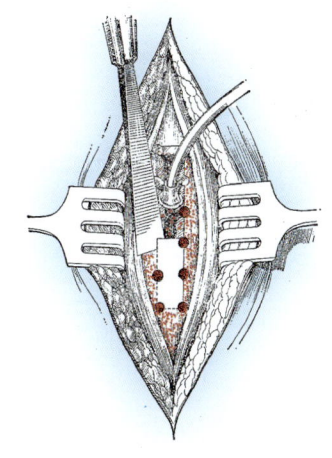

图7-1-2-1-9　开窗减压引流示意图
沿两排钻孔凿去骨皮质，呈槽状达到开窗减压目的

（二）吸引脓液

切开骨膜，如有骨膜下积脓，可用吸引器吸净。如无积脓，可见骨质表面粗糙，无光泽。用骨膜剥离器轻轻推开骨膜，显露骨皮质；但范围不宜过大，仅够钻孔排脓减压即可，以免影响骨的血循环，导致死骨形成（图7-1-2-1-12）。

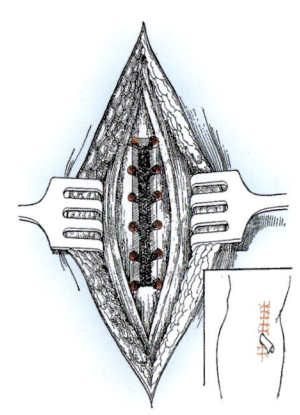

图7-1-2-1-10　冲洗术野、留置引流示意图

如无明显骨质破坏，髓腔脓液不多，冰盐水反复冲洗后闭合切口，并可在凿骨窗口下方放置引流条（或负压吸引管，见右下图）

6. 全身支持疗法　包括补液，补充热量及高热时降温。如有贫血，可隔1~2天输给少量新鲜血，以增加病人的抵抗力。

7. 局部辅助治疗　对患肢可作皮肤牵引或石膏固定，可以起到止痛、防止关节挛缩畸形和防止病理性骨折等作用。

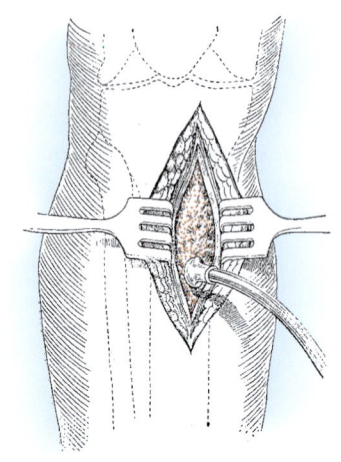

图7-1-2-1-12　切开骨膜示意图

切开骨膜，如骨膜下有积脓，宜在穿刺后用吸引器吸净

九、胫骨上部骨髓炎为例开窗减压术

（一）切口

在明显肿胀或压痛部位，沿胫骨嵴内侧面作纵形或弧形切口。切开皮肤、皮下组织，直达骨膜（此时骨膜多呈水肿增厚状）。如系儿童，在操作时应注意避免损伤骨骺（图7-1-2-1-11）。

（三）钻孔

不论骨膜下有无积脓，均应在干骺端部位钻孔4~6个，探查骨髓腔有无积脓。如无脓液或仅有血水流出时，这些孔已充分显示其减压作用，勿需再凿开骨髓腔。创口深部留置抗菌药物，缝合切口（图7-1-2-1-13）。

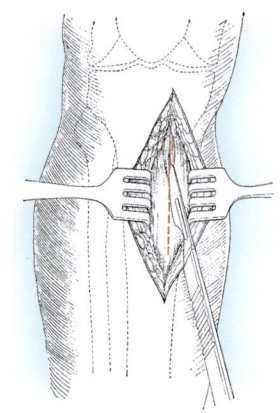

图7-1-2-1-11　胫骨上端入路示意图

在肿胀明显或压痛最剧部位、沿胫骨嵴内侧面作纵形或S形切口

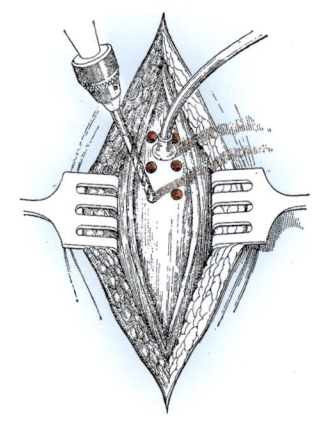

图7-1-2-1-13　双排钻孔示意图

在干骺端部位钻两排，共4~6个孔，探查骨髓腔有无积脓

(四)开窗减压

钻孔后,如发现有脓液外流,则应将两排钻孔适当增多,使其呈长方形。再沿两排钻孔线凿去骨皮质,达到开窗减压引流的目的(图7-1-2-1-14)。

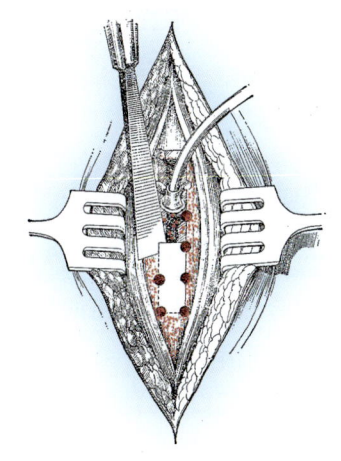

图7-1-2-1-14 凿骨开窗减压示意图
沿两排钻孔凿去骨皮质,呈槽状达到开窗减压目的

(五)冲洗后放置引流

吸净骨髓腔内脓液,用冰盐水反复冲洗后,向髓腔内放入抗菌药物。如骨质破坏严重,切口不应缝合,仅用油纱条松松填塞即可;如骨质无明显破坏,髓腔脓液不多,可在骨窗口放引流条,松松缝合切口见(图7-1-2-1-10)。

(六)伤口的处理

1. 做闭式灌洗引流 在骨髓腔内放置两根(注入与引出)引流管作连续冲洗与吸引,关闭切口(图7-1-2-1-15)。置于高处的引流管以1500~2000ml抗生素溶液作连续24h滴注;置于低位的引流管接负压吸收瓶(以双瓶为佳)。引流管一般留置3周,至体温下降,引流液连续三次培养阴性即可拔除引流管。拔管前先钳夹引流管1~2天,如局部及全身均未出现反应时方可拔除。

2. 单纯闭式引流 脓液不多者可放单根引流管接负压吸引瓶,每日经引流管注入少量高浓度抗生素液。

3. 敞开切口 伤口不缝,填充碘仿纱条,5~10天后再做延迟缝合。

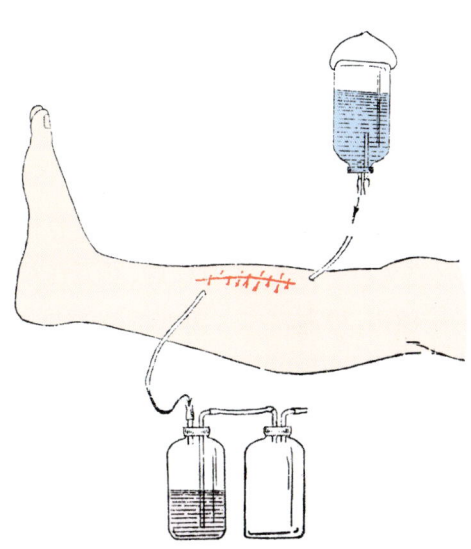

图7-1-2-1-15 闭式灌洗引流示意图
化脓性骨髓炎病灶清除后,闭式冲洗和负压吸引

第二节 慢性血源性骨髓炎

一、病因学

本病主因急性血源性骨髓炎转入。形成慢性骨髓炎的主要原因：

1. 治疗延误　对急性感染期未能彻底控制或是治疗不及时，或因反复发作演变成慢性骨髓炎。
2. 低毒性细菌感染所致　低毒性细菌感染，一般不引起急性骨髓炎临床表现，而是从发病开始即表现为慢性骨髓炎。

二、病理解剖

在急性期如果处理不彻底便会演变成慢性骨髓炎，并有周围组织的充血和骨骼脱钙。肉芽组织的形成带来了破骨细胞和成骨细胞，坏死的松质骨逐渐被吸收掉，并为新骨所替代。坏死的骨密质交界部分先行吸收，最终脱落成为死骨，约需3~6月之久。由于缺乏血供，死骨不会脱钙，相反，还比邻近的骨组织更为致密，表面变得不规则。在罕见的情况下，坏死的骨骼可由爬行替代过程所吸收掉，此过程亦需数月之久。一旦死骨脱落，便处于四周完全游离的空隙内，浸泡在脓液中，吸收非常缓慢。为了使感染局限化，周围的骨骼逐渐致密、硬化；外周骨膜亦不断形成新骨而成为骨壳。骨壳通常有多个孔道，经孔道排出脓液及死骨碎屑至体外。软组织损毁严重而形成瘢痕，表面皮肤菲薄极易破损，窦道经久不愈，表皮会内陷，并向窦道深部生长。窦道长期排脓会刺激窦道口皮肤恶变成鳞状上皮癌。

死骨排净后，窦道口闭合，儿童病例小的腔隙可由新骨或瘢痕组织所充填；成人病例，腔隙内难免会有致病菌残留；二者在任何时候都可以继发感染形成复发。

三、细菌种类

以金黄色葡萄球菌为主，但绝大部分病例多为数种细菌混合感染，最常检出的是A型与非A型链球菌、绿脓杆菌，变形杆菌和大肠杆菌。近年来革兰阴性细菌引起的骨髓炎增多。在儿童患者，还可有嗜血流感杆菌骨感染。

四、临床表现

轻重不一，在病变不活动阶段可无症状，但肢体失去原有形态，可变形及增粗。皮肤菲薄而色泽暗，有多处瘢痕，稍有破损即引起经久不愈的溃疡。或有长期不愈合的窦道口，局部肉芽组织突起，流出臭味脓液。因肌肉的纤维化而引起关节挛缩。

如发生急性感染，则表现为疼痛，表皮转为红、肿、热及压痛。体温可升高1℃~2℃。原已闭塞的窦道口重新排出多量脓液，并可掉出死骨。在死骨排出后窦道口自动封闭，炎症逐渐消退。此发作期约数月或数年一次。大多在体质不佳或身体抵抗力低下情况下而诱发。

多次发作后则使骨骼扭曲、畸形、增粗及皮肤色素沉着，并因肌挛缩出现邻近关节畸形。窦道口皮肤反复受到脓液的刺激会癌变。儿童往往因骨骺破坏而影响骨骼生长发育，使肢体出现缩短畸形。发生病理性骨折的概率较低。

五、影像学变化

早期阶段有虫蛀状骨破坏与骨质稀疏,并逐渐出现硬化区。骨膜掀起并有新生骨形成,骨膜反应为层状,部分呈三角状,状如骨肿瘤。新生骨逐渐变厚和致密,坏死脱落成为死骨。由于周围骨质致密,死骨在常规正侧位 X 线片上可能不能被显示,需要改变体位。在 X 线片上死骨表现为完全孤立的骨片,没有骨小梁结构,浓白致密,边缘不规则,周围有空隙。CT 片可以显示出脓腔与小型死骨。部分病例可经窦道插管注入碘水造影剂以显示脓腔。MR 检查可酌情选用,主要观察软组织改变。

六、诊断

根据病史和临床表现,诊断不难。特别是有经窦道及经窦道排出过死骨,诊断更易。摄 X 线片可以证实有无死骨,了解形状、数量、大小和部位,以及附近包壳的生长情况。必要时可行 CT 扫描及 MR 检查。

七、治疗原则

以手术治疗为主,原则是清除死骨、炎性肉芽组织和消灭死腔,即病灶清除术。

(一)病例选择与术前准备

1. 病例选择　慢性化脓性骨髓炎多因急性期未能得到及时而合理的治疗,局部有异物、死骨、死腔、窦道或广泛的疤痕组织,以致炎症反复发作,经久不愈。手术原则为去除异物或死骨、切除疤痕组织和消灭死腔,以达到治疗目的。

2. 术前准备　有窦道者,作细菌培养和敏感试验后,用有效抗菌药物治疗;无窦道者,用广谱抗菌素治疗。

(二)麻醉

上肢用臂丛麻醉,下肢用硬膜外麻醉或腰麻,儿童用全麻。

(三)手术方法

手术前需取窦道溢液做细菌培养和药物敏感试验,最好在术前 2d 即开始应用抗生素,使手术部位组织有足够的抗生素浓度。

每个病例术前均应拟定手术方案,主要是如何解决下列三个问题:病灶清除、消灭死腔与使伤口闭合。现分述于后。

(四)手术种类

慢性骨髓炎的手术种类较多,主要依据病情而定,或两种以上术式并用。现将临床上常用术式按段分述于后。

八、清除病灶

(一)概述

先在骨壳上开洞达病灶内,吸出脓液,清除死骨与炎性肉芽组织。如骨壳上洞口较小无法取出死骨,则应凿除部分骨质,扩大洞口,取出死骨,并使开口呈敞开状;但切勿过多切除骨质,以免发生病理骨折。

对不重要部位的慢性骨髓炎,如腓骨、肋骨、髂骨翼等处,亦可将病骨整块切除,争取一期缝合伤口。对病程较久病例,尤其是窦道口皮肤已有癌变或足部广泛骨髓炎骨质毁损严重、又不可能彻底清除病灶者,则可考虑截肢术。

(二)消灭死腔

消灭死腔的方式较多,目前临床上常用的手术主要有以下数种:

1. 碟形切骨　在清除病灶后再用骨刀将骨腔边缘削去一部分,使成平坦的碟状,以容周围软组织贴近而消灭死腔。本法只用于死腔不大，削去骨量不多的病例，详见后面阐述。

2. 肌瓣填塞　死腔较大者做碟形手术丧失的骨骼太多会发生病理骨折，可将骨腔边缘略加修饰后将附近肌肉作带蒂肌瓣填塞以消灭死腔；本术式后面详述。

3. 闭式灌洗　小儿生长旺盛，骨腔容易闭合。因此小儿病例在清除病灶后不必作碟形手术。可在伤口内留置2根塑料管：一根为灌注管，另一根为吸引管。术后经灌注管滴入抗生素溶液（视药物敏感试验结果决定选择何种抗生素）。开始24h内为防血块堵塞，应加快滴入灌洗液。灌洗持续时间一般为2~4周，待吸引液转为清晰时即可停止灌洗并拔管。

4. 抗生素—骨水泥珠链填塞和二期植骨　将有效抗生素粉剂放入骨水泥中，制成0.2~7mm直径左右的小球，以钛丝或钢丝串连起来，聚合化后即成为抗生素—骨水泥珠链，每一颗小球约含定量抗生素。将珠链填塞在骨腔内，有一粒小珠露于皮肤切口外。珠链在体内会缓慢地释放出有效浓度的抗生素约2~3周之久。此时珠链的缝隙内会有肉芽组织生长。2周后即可拔去珠链。小型的骨腔去除珠链后迅速被肉芽组织所填满；中型的尚需换药一段时间，也有闭合的可能；大型的珠链拔去后多需再次手术植入自体松质骨。

（三）闭合伤口

伤口应尽量一期缝合，并留置负压吸引管。一般在术后2~3天内，吸引量逐渐减少，此时可拔除引流管。周围软组织缺少不能缝合时，可任其敞开，骨腔内填充凡士林纱布或碘仿纱条，患肢管形石膏固定，并开洞换药。让肉芽组织慢慢生长填满伤口，以达到二期愈合，此称为Orr疗法。

伤口不能闭合，窦道不能消灭的主要原因是病灶清除不彻底与未能消灭死腔。

（四）术后处理

1. 石膏固定　患肢用石膏固定，需换药者可在石膏上开窗，或选用加厚加宽之石膏托。

2. 密切观察病情　术后24~48h，拔除引流物。如无炎症出现，可在术后2~3周拆线。如有炎症反应加剧，应及时拆除浅层缝线进行引流。

3. 抗生素应用　继续应用抗生素治疗，以广谱之青、链霉素为主。

4. 蝶形手术　如为碟形手术，术后应根据分泌物情况定期换药；亦可采取石膏封闭疗法，在全身及局部无急性炎症情况下，利用石膏吸收脓液之功能清除骨性创面脓液，并有利肉芽组织爬行生长，一般需2~3个月时间。

九、死骨摘除术

（一）手术适应证

慢性骨髓炎有明显的死骨存在，或经X线片摄片证实者，均适用死骨摘除术，包括包裹在骨干中央之死骨，均应取出。

（二）手术步骤（以胫骨上部慢性骨髓炎为例）

1. 切开、显露病变　肢体近端扎气囊止血带。沿窦道外口周围作切口，并向上、下延长切开；切除窦道及其周围的瘢痕组织，直达骨质（避开重要神经和血管），并显露骨骼病变部位（图7-1-2-2-1）。

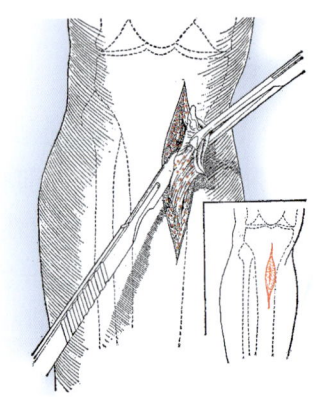

图7-1-2-2-1　清理窦道外周组织示意图
先延长窦道外口，纵向切开（见右下图），依序切除窦道及其周围的瘢痕组织，达深部骨骼处

2. 扩大开口　在死腔口周围切开并剥离小部分骨膜，再用平骨凿凿去或用电锯切除部分骨质，扩大死腔开口（图7-1-2-2-2）。

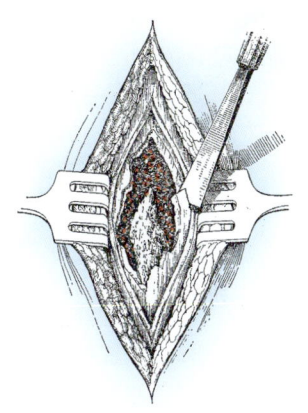

图7-1-2-2-2　清除窦道深部周边组织示意图
在死腔外口周围切开、并剥离少许骨膜，再用平骨凿或电锯切除部分骨质，扩大死腔开口

3. 取出死骨　吸出脓液，后用冰盐水冲洗创口，并用腐骨钳（子弹钳）取出死骨（图7-1-2-2-3）。

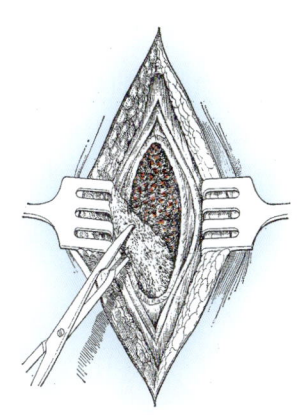

图7-1-2-2-3　取出死骨示意图
用子弹钳或刮匙取出死骨及其他坏死组织

4. 清除失活组织，放置引流　用刮匙刮除骨腔内小的死骨碎片和肉芽组织（图7-1-2-2-4）。用冰盐水反复冲洗，放入抗菌药物。

5. 闭合切口　放松止血带，仔细止血，检查无活动性出血后，放入橡皮条引流条（片）或负压吸引管，再松松缝合切口。肢体用管形石膏固定，可在切口部位开窗，以便术后检查切口和换药。

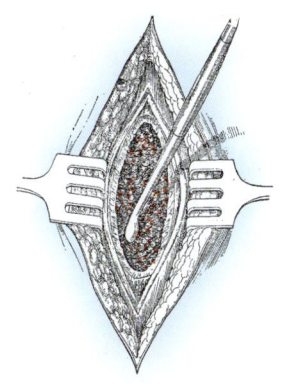

图7-1-2-2-4　清除失活组织示意图
用不同大小、角度之刮匙清除死骨腔内的死骨碎片和肉芽组织，并用冰盐水反复冲洗

十、碟形手术

（一）手术适应证

慢性骨髓炎形成窦道经久不愈，有较大的死腔、死骨及硬化骨者，仅单纯取出死骨、引流难以通畅者，可选用碟形手术扩大创面（口）治疗。

（二）手术步骤（以胫骨上部慢性骨髓炎为例）

1. 扩大开口　显露死腔后，将死腔口周围的骨质凿除，使之呈碟形敞开。如遇硬化骨、骨质坚硬，为防凿除时引起骨折，可在预定的凿骨线上先行钻孔，再凿除骨质（图7-1-2-2-5）。

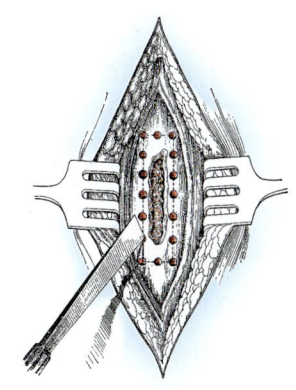

图7-1-2-2-5　钻孔、凿骨示意图
如骨质坚硬，为防凿骨时引起骨折，可在预定的凿骨线上先行钻孔，再凿除骨质

2. 碟形扩大开口　在凿除骨质的骨腔边缘应呈坡形开口，使骨腔成为开口大、基底小的浅碟形，以利引流。彻底清除骨腔内的死骨和肉芽组织后，用盐水反复冲洗局部（图7-1-2-2-6）。

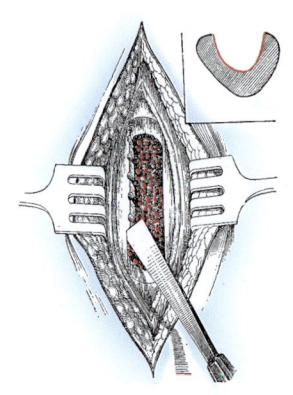

图7-1-2-2-6　碟形凿骨示意图
在凿除骨质的骨腔边缘应呈斜坡开放形（见右上方图）

3. **放松止血带，仔细止血**　疤痕组织的渗血可用热盐水纱布压敷止血。用盐水反复冲洗创腔，放入抗菌药物，再用油纱条填入骨腔引流，出血多者可用碘仿纱条充填。用管形石膏固定，并在切口部位开窗，以便术后观察和换药（图7-1-2-2-7）。

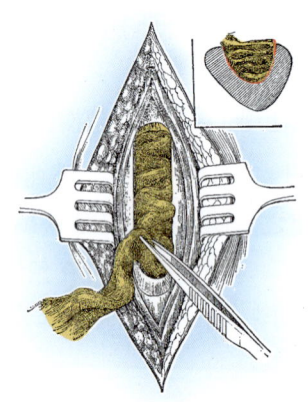

图7-1-2-2-7　创口处理示意图
用冰盐水反复冲洗创腔，放入抗菌药物，再用油纱条、止血纱条或碘伏纱条等填入骨腔引流及止血（见右上方图）

十一、带蒂肌瓣填充术

（一）手术适应证

慢性骨髓炎作病灶清除术后，骨腔较大又无急性炎症，而且骨腔周壁新鲜时，可用带蒂肌瓣填充术治疗。

（二）手术步骤（以肱骨上部慢性骨髓炎为例）

1. **将病灶彻底清除后，放入抗菌药物**　在对创口清创处理基础上，在骨腔邻近选择和切取体积相似的带蒂肌瓣充填骨腔，所取用的肌肉，应按肌纤维方向钝性或锐性分开，并保证肌肉的主要血管不受损伤情况下切断肌肉远端的附着点（图7-1-2-2-8）。

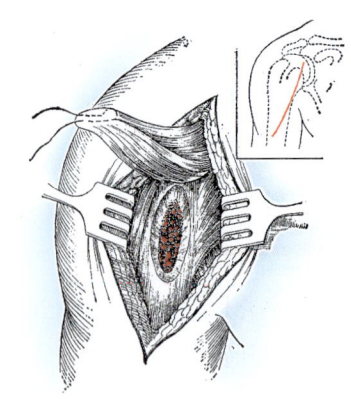

图7-1-2-2-8　带蒂肌瓣填充示意图
肩部由内向外斜形切口切开皮肤及皮下组织（见右上图），按肌纤维方向钝性或锐性分开；最好切断肌肉远端的附着点，保证肌肉的主要血管不受损伤

注意　带蒂肌瓣应从骨腔邻近最大的肌肉切取，但不应影响肢体的功能。如从具有独立机能的肌肉切取，则肌瓣的体积不能超过全肌的1/3。若从某一肌肉切取但又不够用时，可在邻近另选肌肉切取补充。

2. **用肌瓣消灭死腔**　将肌瓣填入骨腔，消灭死腔，在骨腔边缘将肌瓣与附近组织（骨质可行钻孔）缝合数针固定。切口内放半片软橡皮管或负压吸引管引流。然后缝合切口（图7-1-2-2-9）。

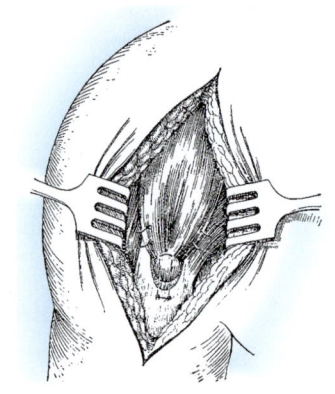

图7-1-2-2-9　固定肌瓣示意图
将肌瓣填入骨腔，消灭死腔间隙，并在骨腔边缘将肌瓣与附近组织（骨质可行钻孔）缝合数针以确保其有效固定

注意　为确保肌瓣有充分血液供应，在填入骨腔时，必须避免使肌瓣扭转或呈锐角折曲。

（钱齐荣　张　振　王新伟　吴海山　赵定麟）

第三节　创伤性骨髓炎

一、概述

创伤性骨髓炎是由外伤所致,包括火器伤、开放性骨折或切开复位内固定等对骨折断端或显露处的直接污染、感染而形成的骨髓炎。其特点是全身反应较轻,感染主要局限于骨折处,附近软组织亦同时呈现急性化脓性炎症状态。骨骼一旦污染及其后发展形成感染,则多呈现慢性过程。

受感染的骨端因无骨膜及缺乏血供而易坏死,由于皮肤缺损及肢体肿胀,软组织可能难以遮挡而致使骨端外露,以致加重坏死进程。被软组织包被好的骨骼部分,可逐渐产生爬行代替,并与活骨相连处因破骨细胞及蛋白水解酶的作用使死骨逐渐分离,最终脱离主骨而存于深部,或被排出体外。

二、病因学

创伤后骨髓炎最常见的原因之一是开放性骨折的术后感染,其次是骨折切开复位或其他骨关节手术后出现感染,少数病例为急性或慢性炎症蔓延所致。

炎症在急性期时感染以髓腔内最为严重,可有高热、寒战等毒血症症状,与急性血源性骨髓炎相似,但典型病例较为少见。

另一种方式为骨折附近的皮肤肌肉坏死感染,使失去血供的骨折段暴露于空气中干燥坏死,病程转入慢性,后期可伴有骨不连或骨缺损。

三、临床表现及影像学所见

(一)临床表现

1. 急性　骨折后或骨骼手术后突然出现高热等急性炎症常有的全身症状,局部可出现红、肿、疼痛、凹陷水肿及压痛等症状;早期分泌物明显增多,后期在创口或骨表面可有脓液溢出。

2. 慢性期　主要表现为伤口不能闭合,可残留窦道或骨外露;创口分泌物较多。因在骨端表面感染,逐渐形成死腔。

(二)影像学所见

于X线平片可见骨折断端骨密度较正常为高,渐而形成死骨,其周围呈现有密度减低阴影。CT扫描及MR亦可在不同时段呈现相应之改变。

四、治疗

(一)急性期

1. 开创引流　急性期立即敞开创口引流,以免脓液进入骨髓腔内;

2. 足量广谱抗生素　全身使用广谱抗生素,并按细菌培养及药物敏感试验结果修改与调整用药;

3. 清除异物及坏死组织　可分次清创,清除创口内异物、坏死组织与游离、失活之碎骨片;

4. 肢体固定、换药　均需管型石膏固定,开窗换药;或用外固定支架固定,以便换药。如经过处理转入慢性阶段,则按慢性骨髓炎处理。

(二)慢性期

在慢性阶段病变的主要特征是：

1. 骨外露　有骨暴露和暴露后的骨皮质干燥坏死，使邻近的肉芽组织难以长入。

2. 窦道形成　为炎性肉芽组织形成，并有脓汁或炎性分泌物从窦道溢出。

3. 其他　可有皮肤缺损及感染性骨不连或骨缺损。病变持久不愈则有癌变之可能。

五、胫骨创伤后骨髓炎

(一)分型

在临床上胫骨创伤后骨髓炎较为多见，现以胫骨创伤后骨髓炎为例加以阐述，此种骨髓炎在临床上可以分成以下 5 型，见表 7-1-2-3-1。

表 7-1-2-3-1　胫骨创伤后骨髓炎的分类

分　类	特　征
Ⅰ型	没有骨缺损，只有软组织覆盖问题和骨暴露
Ⅱ型	有部分性骨缺损
Ⅱa型	没有皮肤缺损和窦道溢液
Ⅱb型	有皮肤缺损，没有窦道溢液
Ⅱc型	没有皮肤缺损，有窦道溢液
Ⅱd型	兼有皮肤缺损和窦道溢液
Ⅲ型	节段性胫骨缺损，长度 9cm 以内，腓骨完整，有/无皮肤缺损
Ⅳ型	节段性胫骨缺损，长度 9cm 以上，腓骨完整，有/无皮肤缺损
Ⅴ型	节段性胫骨缺损，长度 9cm 以上，腓骨不完整，有/无皮肤缺损

(二)各型特点及处理

Ⅰ型　没有骨缺损，只有软组织覆盖问题和骨暴露。

处理方法是在骨密质上钻洞，使洞内生长肉芽组织，覆盖骨面，但生长的肉芽组织往往是不健康的；也可用骨刀将暴露于空气中的死骨削去一层，直至切削面有渗血为止。有渗血的骨面会迅速生长肉芽组织，根据创面的大小决定是否需要植皮。

Ⅱ型　本型有部分性骨缺损，只有占周径 1/4 的骨缺损才会影响胫骨的力学强度而需作植骨术。

1. 按有无皮肤缺损和窦道溢液　Ⅱ型又可分成 4 个亚型。

Ⅱa 型　没有皮肤缺损和窦道溢液。通常为单纯性腔隙性骨缺损，处理比较简单，可以取髂骨咬成碎屑填充植骨。如合并有骨不连者还需使用内固定物或外固定支架。

Ⅱb 型　有皮肤缺损，但没有窦道溢液。先解决皮肤覆盖问题，可以采用显微外科技术作皮瓣移植，一期或分期作植骨术。植骨的来源一般来自髂骨，可以咬成碎屑填充植骨，也可以移植带旋髂深血管的髂嵴，甚至与皮瓣串联成一起成复合组织瓣，一期完成移植。

Ⅱc 型　没有皮肤缺损，但有窦道溢液。

Ⅱd 型　兼有皮肤缺损和窦道溢液。

2. Ⅱc 型和Ⅱd 型的特点　二者均有窦道溢液，有时还合并有感染性骨不连接，对于此类病例，应分期手术，首先解决骨感染，待伤口愈合后

6个月不复发才能再次手术植骨。也可以在抗生素保护下作快速植骨术,具体步骤如下。

（1）细菌培养及药敏试验　取窦道溢液作细菌培养与药物敏感试验,找出合适的抗生素连续静脉内给药2周。

（2）首次清创术　给药2周后作第一次清创手术,清除一切死骨、坏死组织与肉芽组织,伤口内置入庆大霉素—骨水泥珠链及引流管后,将手术切口缝合,珠链完全埋入伤口内。

（3）后继治疗　手术后继续静脉内给抗生素2周。如果清创术是彻底的,引流管引流量会逐日减少,拔去引流管后手术切口会一期愈合,这样便有条件二期植骨。如果伤口感染化脓穿破,则手术宣告失败。

（4）第二次清创术　在第一次清创术后2周时再次打开切口,取出珠链,做第二次清创术。取髂骨咬成骨粒混合抗生素粉剂后充填在骨性腔隙内,放引流管引流。有骨不连者同时作外固定支架固定术。

（5）术后　继续静脉内给抗生素2周,总计6周。停药后再口服抗生素4~6周。

3. 伴有皮肤缺损病例的处理方法

（1）大面积皮肤缺损者　需在第一次清创术时同时作皮瓣移植术,在感染的环境下作血管吻合术是危险的,因此主张作就近的带血管蒂皮瓣岛形转移,如胫骨远端有骨缺损时可应用足底皮瓣岛形转移。

（2）小面积皮肤缺损而骨性腔隙不大者　植骨量不多时可采用开放植骨法。第一次清创手术和第二次植骨手术方法如同上面所述,皮肤有缺损伤口难以缝合时可裁剪小片人造皮肤缝在伤口上。待骨性腔隙壁生长出肉芽组织并充填于植骨粒间隙内,最后将骨粒完全埋藏时可在肉芽组织表面植以薄层皮片。大型骨性腔隙也可采用开放植骨法,但必须每2周更换人造皮肤并成V形更换核心的植骨骨粒。此法费时长,骨粒损耗量多,很不经济,难以普及。

Ⅲ型　有节段性胫骨缺损,长度9cm以内,同侧腓骨完整,皮肤缺损可有可无。该类病例最适宜作带旋髂深血管的髂嵴移植术,或用外固定支架作骨延长术。皮肤缺损应作皮瓣移植术,与植骨术同期或分期完成。

Ⅳ型　有节段性胫骨缺损,长度9cm以上,腓骨完整,皮肤缺损可有可无。该类病例可按有无皮肤缺损选用同侧或对侧的吻合血管的腓骨移植或腓骨骨皮瓣移植。选用同侧腓骨者必须在术前作下肢动脉造影以确保术后小腿留有足够的动脉灌注。也可应用外固定支架作骨延长术。

Ⅴ型　有节段性胫骨缺损,长度9cm以上,同侧腓骨不完整,皮肤缺损可有可无。该类病例处理困难,可选用对侧的吻合血管腓骨移植,或者腓骨骨皮瓣移植,或用外固定支架作骨延长术。

第四节　其他类型骨髓炎(局限性、硬化性、伤寒性及梅毒性骨髓炎)

一、局限性骨脓肿

（一）基本概念

1. 概述　局限性骨脓肿,又名Brodie脓肿。通常发生于长骨的干骺端,多见于胫骨、股骨与肱骨。产生Brodie脓肿的主要原因是在感染时由于细菌毒力低,相对机体抵抗力强时,此时感染可被局限于骨的干骺端,形成局限性骨脓肿。因最早由英国医生Brodie(1880)首先报道,故亦称Brodie氏骨脓肿(图7-1-2-4-1)。脓肿内为淡黄色稠厚脓液或肉芽,脓液培养可无细菌生长。中期为炎性肉芽组织所替代,后期则为感染性瘢痕组织。

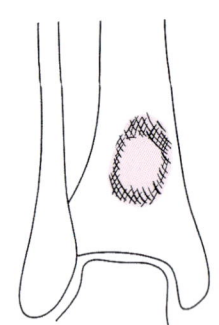

图 7-1-2-4-1 胫骨下端局限性骨髓炎
(Brodie氏脓肿)示意图

本症多发于青少年,以胫骨下端及上端、桡骨下端等处多见;亦可见于股骨及肱骨。患者多有急性感染史,以后遗留有局限性疼痛。重者可有红、热、肿胀等局部表现,但少有严重者。一般无全身症状,可有间歇期,并呈急性发作。

2. 临床特点　病员通常无急性血源性骨髓炎的病史。病程往往呈迁徙性,可持续数年之久。当劳累或轻微外伤后局部有疼痛及皮温升高,罕见有皮肤发红。使用抗生素后炎症表现迅速消退,少数病例炎症不能控制者,则可穿破皮肤使脓液流出。

3. 影像学改变　X线片表现为骨端局限性密度减低区,其周围骨质有炎症反应性增高阴影,且与周围边界不清,一般多无骨膜反应及死骨。此种状态应与骨囊肿鉴别,后者主要显示囊腔周围只有薄层带状硬化骨。

(二)治疗

1. 急性发作期　于急性发作时可全身应用抗生素,常用洁霉素,0.6g 肌注,每日 2 次;或 1.8g 静脉滴注。也可选用其他广谱抗生素。

2. 非急性期　此期可偶有发作,仍可以使用广谱抗生素。反复急性发作的需手术治疗。手术时间为在两次急性发作的间歇期。手术前后都需使用抗生素。手术方法为彻底刮除病灶内炎性组织,冲洗干净后取自体髂骨松质骨,咬成小粒,与抗生素粉剂混合后填充骨腔。伤口缝合后可望一期愈合。也有分期植骨的。先在骨腔填充庆大霉素-骨水泥珠链,2 周后取出,再植以自体松质骨骨粒。

二、硬化性骨髓炎

(一)基本概念

1. 概述　硬化性骨髓炎(sclerosing osteomyelitis),因首先由瑞士医生 Garré 所描述,故又名 Garré 骨髓炎(Garré's osteomyelitis)。病因尚未完全确定,一般认为是骨组织低毒性感染,有强烈的成骨反应,以骨皮质硬化增厚为其特征。亦有认为系骨组织内有多个小脓肿,张力很高,细菌培养多为阴性。本病多发生在长管状骨骨干,以胫骨为好发部位。

2. 临床特点　本症多发生于较大之儿童及成人,常侵及胫骨、腓骨、尺骨等长管状骨。硬化性骨髓炎起病时为慢性病程,发病隐匿,全身症状轻微,常因局部胀痛不适而就诊,往往反复发作。检查时可发现局部疼痛、压痛及皮肤温度高,很少有红肿,更罕见有穿破皮肤者。使用抗生素后症状可以缓解。多次发作后可以触摸到骨干增粗。

3. 影像学所见　X线片可见骨干局部呈梭形变粗,骨密度增高。因 X 线片表现为大片浓白阴影,难以看出狭窄的骨髓腔与小透亮区或呈现不规则的骨密度减低区。分层摄片与 CT 检查可以探查出普通 X 线片难以辨出的小透亮区。本病应与骨梅毒、Ewing 肉瘤、Paget 病相鉴别。

(二)治疗

1. 抗生素疗法　使用抗生素可以缓解急性发作所致的疼痛。由于病灶部位硬化骨很多,药物难以经血循环进入病灶内,因此部分病例抗生素难以奏效而需作手术治疗。

2. 手术的方法

(1) 清除病灶　凿开增厚的骨密质,找到小脓腔,将其中的炎性肉芽组织及脓液清除后疼痛可望立即缓解。

（2）开窗引流　找不到脓腔的可在骨皮质上开一个窗，一期缝合皮肤，使骨髓腔内有张力的渗液引流至软组织内，疼痛亦可解除。

（3）珠链缓积　因手术时找不到小脓腔，或多个小脓腔在手术时难以一一发现者，手术后效果可能不佳。因此可以先在皮质上开一个窗，再从干骺端开孔行髓腔扩大、清创及冲洗术，清除全部的脓腔。脓腔内置庆大霉素-骨水泥珠链，2周内逐渐取出，可望伤口一期愈合及解除疼痛症状。

三、伤寒性骨髓炎

（一）基本概念

1. 概述　伤寒性骨髓炎（typhoid osteomyelitis）是伤寒或副伤寒病后所引起之骨骼病变，其发病率在伤寒病人中不足10%；可见于伤寒病的恢复期到病后一年之间。好发于胫骨、股骨、肋骨或脊柱，且多为单发。病变位于长管骨的骨干或干骺端的骨皮质内，主要为骨膜增生性变。

2. 诊断

（1）临床特点　有伤寒病史，发病缓慢，全身症状多较轻微。局部可有红、肿、热、痛等炎性反应共性症状，当有脓液集聚形成脓肿时，则有波动感。

（2）X线片表现　为局限性增粗，边缘呈不规则状；发生于脊柱者，类似化脓性脊柱炎外观。

（3）其他　血清肥达反应阳性及局部穿刺培养阳性时，即可诊断。

（二）治疗

主要为伤寒病的全身疗法，局部有脓液者可行手术切开引流等手术。

四、梅毒性骨感染

（一）概述

梅毒之病原菌为梅毒螺旋体，其中60%的病人可有骨与关节损害。其属于性病的一种，在新中国成立后此病已消灭，近来又有死灰复燃之势。

梅毒螺旋体亦可经胎盘侵入胎儿，因此梅毒有先天性和后天性两种。先天性骨梅毒70%以上可侵犯骨骺，称骨软骨炎，同时也侵犯骨膜及骨髓；成人时其骨关节改变主要发生于晚期梅毒。先天性梅毒之病变除骨软骨炎外，其余与成人同。

（二）梅毒性骨软骨炎

1. 基本概念

（1）病因　梅毒性骨软骨炎主要见于婴儿出生后半年，病菌常侵犯四肢长骨的干骺端，并在局部形成梅毒性肉芽肿，破坏骨骺线，因而阻止了骨的发育。

（2）临床特点　发病早期主要表现为局部肿胀、疼痛，由于疼痛，患儿肢体不愿活动及哭闹不止；亦可因干骺处出现病理性松弛，以致形成假性瘫痪。此时患儿全身十分虚弱，可因缺少皮下脂肪而形成皱纹。同时患肢可因局部病变而出现肌肉萎缩征、关节肿胀及压痛。

（3）影像学改变　于X线平片示骨骺变宽，骺线处可出现约3mm宽的增高白线，面向骨骺的锯齿边缘，白线与骨干间有平行密度减低的透亮带，干骺处可有嵌顿性骨折。

（4）诊断　本病之诊断不难，除一般病史外，应追问家族史，其母亲有无梅毒病史。临床上，当发现患儿有多发性骨关节病变时，即应考虑此病。此外，再依据全身皮肤粘膜损害、骨关节表现及血清康-华反应结果，一般多可以确诊。

2. 治疗　本病对青霉素敏感，经治疗后症状可迅速消失，但骨骺分离者则影响发育，并可遗留畸形。

（三）梅毒性骨膜炎及骨髓炎

1. 基本概念

（1）发病机理　先天性梅毒患儿于2~3岁后即可出现骨膜炎反应，但晚发性先天性梅毒可在

5~15岁时方出现症状,并与后天性梅毒的第二、三期病变相同,其主要表现为骨膜炎及骨髓炎,以侵犯颅骨、锁骨及四肢长骨为主。

（2）临床表现　主要表现四肢长骨呈对称性骨膜增生,其中尤以胫骨最为明显。由于胫骨前内侧骨膜增厚及钙化,以致胫骨中段增生弯曲,并向前凸出,外观呈腰刀状畸形。局部骨密度增高,髓腔变细、甚至消失;手足短管状骨干多呈肿胀外观,并使指、趾呈梭状,此称为梅毒性指、趾炎。病人感局部钝痛,尤以夜间为重。

（3）诊断　一般均无困难,询问病人有无梅毒或冶游史,血清康-华反应显示阳性时,即可确诊。

2. 治疗

本病之治疗以驱梅疗法为主,因梅毒螺旋体对青霉素敏感。一般用青霉素G,目前临床上多选用普鲁卡因青霉素G乳剂肌肉注射,首次30万u,以后每日60万u,总量600万u。全身用药治疗之同时,局部病灶可作相应之对症处理。

第五节　化脓性关节炎

一、病因

最常见的致病菌为金黄色葡萄球菌,可占85%左右;其次为白色葡萄球菌、淋病双球菌、肺炎球菌和肠道杆菌等。

二、细菌侵入关节的途径

1. 血源性传播　身体其他部位的化脓性病灶内细菌通过血液循环传播至关节内;

2. 局部蔓延　邻近关节附近的化脓性病灶直接蔓延至关节腔内,如股骨头或髂骨骨髓炎蔓延至髋关节;

3. 开放损伤　开放性关节损伤发生感染;

4. 医源性　关节手术后感染和关节内注射皮质类固醇后发生感染。

三、病理

本节病理以血源性化脓性关节炎为例。

血源性、化脓性关节炎的病变发展过程可以分成三个阶段,这三个阶段有时演变缓慢,有时发展迅速而难以区分。

（一）浆液性渗出期

细菌进入关节腔后,滑膜明显充血、水肿,有白细胞浸润和浆液性渗出物。渗出物中含多量白细胞。本期关节软骨没有破坏,如治疗及时,渗出物可以完全被吸收而不会遗留任何关节功能障碍。本期病理改变为可逆性。

（二）浆液纤维素性渗出期

病变继续发展,渗出物变为混浊,数量增多,细胞亦增加。滑膜炎症因滑液中出现了酶类物质而加重,使血管的通透性明显增加。多量的纤维蛋白出现在关节液中。纤维蛋白沉积在关节软骨上可以影响软骨的代谢。白细胞释放出大量溶酶体,可以协同对软骨基质进行破坏,使软骨出现崩溃、断裂与塌陷。修复后必然会出现关节粘连与功能障碍。本期出现了不同程度的关节软骨损毁,部分病理已成为不可逆性。

（三）脓性渗出期

炎症已侵犯至软骨下骨质,滑膜和关节软骨都已破坏，关节周围亦有蜂窝织炎。渗出物已转为明显的脓性。修复后关节重度粘连甚至纤维性或骨性强直，病变为不可逆性，后遗有重度关节功能障碍。

四、临床表现

原发化脓性病灶表现可轻可重，甚至全无。一般都有外伤诱发病史。

起病急骤，有寒战高热等症状，体温可达39℃以上，甚至出现谵妄与昏迷，小儿惊厥多见。病变关节迅速出现疼痛与功能障碍。浅表的关节，如膝、肘和踝关节，局部红、肿、热、痛明显，关节常处于半屈曲位，这样使关节腔内的容量最大，而关节囊可以较松弛以减少疼痛；深部的关节，如髋关节，因有厚实的肌肉，局部红、肿、热都不明显，关节往往处于屈曲、外旋、外展位。患者因剧痛往往拒做任何检查。关节腔内积液在膝部最为明显，可见髌上囊明显隆起，浮髌试验可为阳性，张力高时使髌上囊甚为坚实，因疼痛与张力过高有时难以做浮髌试验。

因为关节囊坚厚结实，脓液难以穿透，一旦穿透至软组织内，则蜂窝织炎表现严重，深部脓肿穿破皮肤后会成为瘘管，此时全身与局部的炎症表现都会迅速缓解，病变转入慢性阶段。

五、临床检验与影像学所见

（一）临床检验

周围血象中白细胞计数增高可至 $10 \times 10^9/L$ 以上，并有大量中性多核白细胞。红血球沉降率增快。关节液外观可为浆液性（清的）、纤维蛋白性（混的）或脓性（黄白色）。镜检可见多量脓细胞，或涂片作革兰染色，可见成堆阳性球菌。寒战期抽血培养可检出病原菌。

（二）影像学所见

早期X线表现可见关节周围软组织肿胀的阴影，膝部侧位片可见明显的髌上囊肿胀，儿童病例可见关节间隙增宽。出现骨骼改变的第一个征象为骨质疏松；接着因关节软骨破坏而出现关节间隙进行性变窄；软骨下骨质破坏使骨面毛糙，并有虫蚀状骨质破坏。一旦出现骨质破坏，进展迅速并有骨质增生使病灶周围骨质变为浓白。至后期可出现关节挛缩畸形，关节间隙狭窄，甚至有骨小梁通过成为骨性强直。邻近骨骼出现骨髓炎改变的也不少见。CT扫描及MR所见亦可出现相应之改变。

六、诊断

根据全身与局部症状和体征，一般诊断不难。X线表现出现较迟，不能作为诊断依据。关节穿刺和关节液检查对早期诊断很有价值，应作细胞计数、分类、涂片革兰染色找病原菌，抽出物作细菌培养和药物敏感试验。

七、鉴别诊断

需与下列疾病作鉴别（表7-1-2-5-1）：

表7-1-2-5-1 化脓性关节炎的鉴别诊断

疾病	起病	发热	发病关节数	好发部位	局部症状和体征	周围血象	血沉	X线表现	穿刺液检查
化脓性关节炎	急骤	高	单发多，很少3个以上	膝、髋	急性炎症明显	高	高	早期无变化	清→混→脓性多量脓细胞，可找到革兰阳性球菌
关节结核	缓慢	低热	单发多	膝、髋	急性炎症不明显	正常	高	早期无变化	清→混，可找到抗酸杆菌

(续表)

疾病	起病	发热	发病关节数	好发部位	局部症状和体征	周围血象	血沉	X线表现	穿刺液检查
风湿性关节炎	急	高	多发性、游走性	全身大关节	有急性炎症，伴有心脏病	高	高	无变化	清，少量白细胞
类风湿性关节炎	一般不急	偶有高热	多发性（超过3个），对称性	全身大小关节	有急性炎症，伴有小关节病变	可增高	高	早期无变化	清→草绿色，混浊，中等量白细胞，类风湿因子阳性
创伤性关节炎	缓慢	无	单发性	膝、踝、髋	无炎症表现	不高	正常	关节间隙窄，骨硬化	清，少量白细胞
痛风	急、夜间发作	高、短暂	多发，一般2个	𨂿趾、跖趾关节，对称性发作	红肿显著	高、血尿酸增高	增高	早期无变化	清→混，内有尿酸盐结晶

（一）关节结核

发病比较缓慢，低热盗汗，罕见有高热，局部红肿，急性炎症表现不明显。

（二）风湿性关节炎

常为多发性、游走性、对称性关节肿痛，也可有高热，往往伴有心脏病变，关节抽出液澄清，无细菌。预后不留有关节功能障碍。

（三）类风湿性关节炎

儿童病例亦可有发热，但关节肿痛为多发性，往往可以超过3个以上，且呈对称性。部分病例为单关节型，鉴别困难。抽出液作类风湿因子测定，阳性率高。

（四）创伤性关节炎

没有发热，抽出液清或为淡血性，白细胞量少。

（五）痛风

以第一跖趾关节对称性发作最为常见，夜间发作，可有发热。根据血尿酸增高，可资鉴别。关节抽出液中找到尿酸钠盐结晶，具有诊断价值。

八、治疗原则与要求

（一）早期大量全身使用广谱抗生素

原则同急性血源性骨髓炎。

（二）关节腔内注射抗生素

每天做一次关节穿刺，抽出关节液后，注入抗生素。如果抽出液逐渐变清，而局部症状和体征缓解，说明治疗有效，可以继续使用，直至关节积液消失，体温正常。如果抽出液性质转劣而变得更为混浊甚至成为脓性，说明治疗无效，应改为灌洗或切开引流。

（三）关节腔灌洗

适用于表浅的大关节，如膝部在膝关节的两侧穿刺，经穿刺套管插入两根塑料管或硅胶管留置在关节腔内。退出套管，用缝线固定两根管子在穿刺孔皮缘以防脱落。一根为灌注管，另一根为引流管。每日经灌注管滴入抗生素溶液2000~3000ml。引流液转清，经培养无细菌生长后可停止灌洗，但引流管仍继续吸引数天。如引流量逐渐减少至无引流液可吸出，而局部症状和体征都已消退，可以将管子拔出。

(四)关节切开引流

化脓性关节炎经关节穿刺治疗无效时,应改作关节切开排脓术。关节排脓既要求治愈化脓性关节炎,又要求最大限度地保留关节功能。因而在切开关节囊、排除积脓后,除冲洗和注入抗菌药物(持续到炎症消退以后)外,一般必须尽可能缝合关节囊,保护关节囊内组织以免坏死或肉芽组织增生。只有在炎症广泛扩散,关节结构破坏,关节功能保留无望时,才可以敞开引流,然后用关节固定术来补救。

1. 术前准备

（1）使用大量有效抗菌药物；

（2）穿刺关节抽脓,减少脓腔张力；

（3）对患肢进行皮肤牵引。

2. 麻醉选择　上肢关节切开排脓用臂丛麻醉或全麻,下肢用持续硬膜外麻醉或腰麻,儿童用全麻。

3. 各大关节切开排脓技术操作　以专题分别对常见部位关节切开排脓技术分述于后。

九、肩关节切开排脓术

(一)体位与切口

大多取上肢外展位,选择肩关节后侧切口：切口自肩胛冈外侧、肩峰基部向外下作长约5cm的直线或弧形切口(图7-1-2-5-1)。

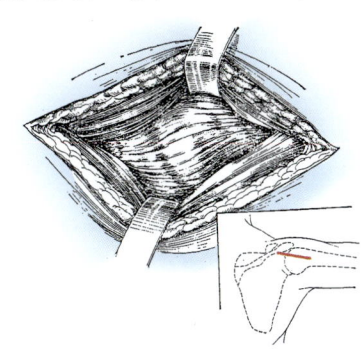

图7-1-2-5-1　肩关节后路切口与入路示意图
肩后部切口切开皮肤、皮下诸层(见右下方图),沿三角肌纤维方向钝性分开,上臂外展外旋,于冈下肌和小圆肌之间显露关节囊

(二)暴露关节

沿三角肌纤维方向钝性分开,上臂外展外旋,于冈下肌和小圆肌之间显露关节囊(如做前侧切口时,病员的体位、切口和显露关节囊的方法等均同尼古拉氏手术)(图7-1-2-5-1)。

(三)切开关节囊

选择在肱骨大结节后内侧切开关节囊,先行排脓,再反复用冰盐水冲洗关节腔。吸净冲洗液后,注入大量有效抗生素。之后留置塑料管两根,一根作为术后持续引流排脓,另一根作为滴注抗菌药物用。缝合关节囊,但暂不缝合关节囊外的软组织,留待炎症消退后延期或二期缝合(图7-1-2-5-2)。

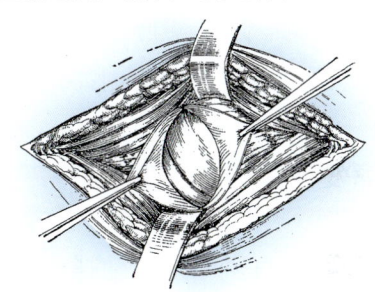

图7-1-2-5-2　切开关节囊引流示意图
在肱骨大结节后内侧切开关节囊,进行排脓和反复用冰盐水冲洗关节腔

(四)术后处理

1. 石膏固定　术后患肢以外展架,或肩部三角形石膏托固定制动；

2. 抗炎药物　视病情不同投予相应之抗生素,以广谱的青霉素为主；

3. 对症处理　包括全身支持疗法等均应视病情不同而予以相应处理。

十、肘关节切口排脓术

1. 后桡侧入路　多取肘关节后方切口,偏桡侧呈弧形切开,切口长约4~5cm。切开肱三头肌腱和关节囊,进行排脓和冲洗关节腔(图7-1-2-5-3)。

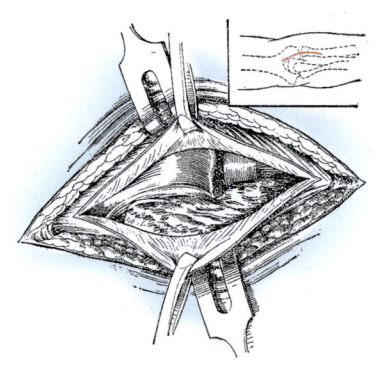

图7-1-2-5-3 肘后切口与入路示意图

肘后尺侧弧形切口（见右上方图）切开肱三头肌腱和关节囊，进行排脓和用冰盐水反复冲洗关节腔

2. 后尺侧入路　以尺侧为主的积脓，亦可在尺骨鹰嘴尺侧切开关节排脓，此时应注意勿损伤尺神经。

3. 术后处理　同前，患肢以上肢石膏或石膏托固定，加大抗生素用量，注意创口引流。

十一、腕关节切口排脓术操作步骤

多选背侧切口，于第2、3掌骨基底部之间，经腕关节背侧到尺骨远端作"S"形切口，长约4~5cm。切开背侧腕横韧带，分开食指固有伸肌腱和拇长伸肌腱，即达背侧腕关节囊，切开排脓，用冰盐水反复冲洗关节腔。术后处理同前（图7-1-2-5-4）。

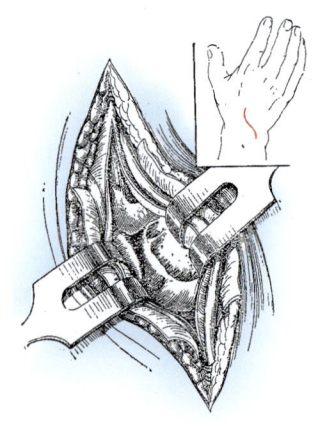

图7-1-2-5-4 腕背切口与入路

手背腕关节处作一S形切口（见右上方图）直达深部，再切开背侧腕横韧带，分开食指固有伸肌腱和拇长伸肌腱，切开关节囊，进行排脓和冲洗关节腔

十二、髋关节切开排脓术操作步骤

（一）后侧入路

1. 切口　如图7-1-2-5-5所示，自髂后上嵴到股骨大粗隆后外侧，作一8~10cm长的切口。将臀大肌沿肌纤维方向分开，结扎妨碍操作的血管分支，在切口内找出坐骨神经，并加以保护（图7-1-2-5-5）。

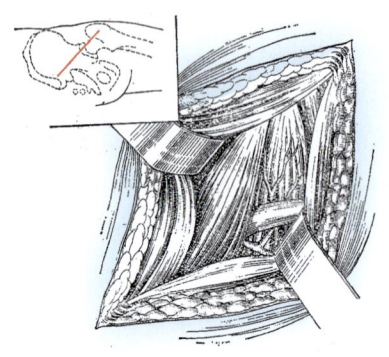

图7-1-2-5-5 髋部后切口与入路示意图

多选臀部后方切口（见左上方图），直达深部，随即将臀大肌沿肌纤维方向分开，结扎妨碍操作之血管，在切口内找出坐骨神经，并加以保护

2. 切开排脓　将髋关节外旋，分开旋后肌群，切开关节囊进行排脓，并用冰盐水反复冲洗关节腔（图7-1-2-5-6）。

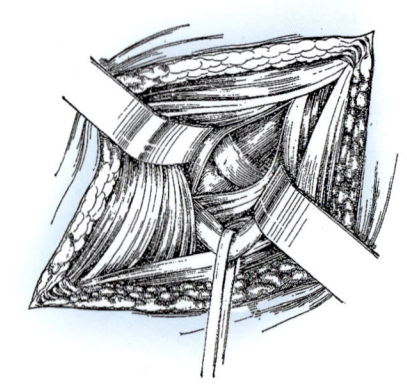

图7-1-2-5-6 切开排脓示意图

之后，将髋关节外旋，分开旋后肌群，切开关节囊，进行排脓，并用冰盐水反复冲洗关节腔

3. 术后处理　同前。术后患肢应放置于勃朗式架上，并予以皮牵引。加大抗生素用量，全身予以支持疗法。

（二）外侧入路

即沿股骨大粗隆后缘，作长约 6~8cm 的纵向弧形或 S 形切口。切开深筋膜和阔筋膜，分开阔筋膜张肌和臀中肌，即达关节囊侧壁；切开关节囊进行排脓，并冲洗关节腔（图 7-1-2-5-7）。其他处理同前。

十三、膝关节切开排脓术操作步骤

作膝关节前内侧、前外侧切口，即髌骨两侧直线或弧形切口；距髌骨缘 0.5~1cm，长约 4~6cm，切开皮肤、深筋膜和关节囊进行排脓和冰盐水反复冲洗关节腔（图 7-1-2-5-9）。其他处理同前，患肢以下肢石膏管型或石膏托固定，加大抗生素用量。

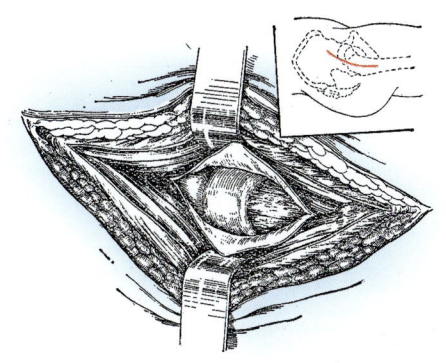

图7-1-2-5-7　髋外侧切口与入路示意图
髋关节外侧切口如右上图示，切开深筋膜和阔筋膜，分开阔筋膜张肌和臀中肌，切开关节囊，进行排脓和冲洗关节腔

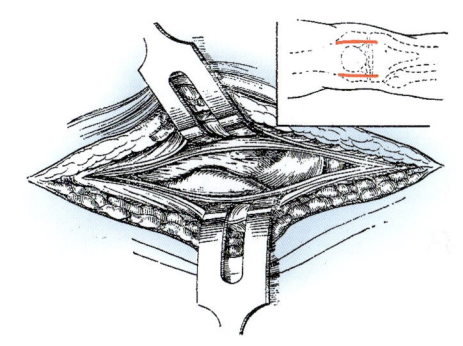

图7-1-2-5-9　膝关节前方切口及入路示意图
多取髌前两侧纵向切口（见右上方图），切开皮肤、深筋膜和关节囊，进行排脓，之后再用冰盐水反复冲洗关节腔

（三）前侧入路

该入路因引流欠畅，临床上十分少用。

（四）髋关节持续冲洗引流术

适用于较深的大关节，穿刺插管难以成功的部位，如髋关节，应该及时作切开引流术。切开关节囊，放出关节内液体，用盐水冲洗后，在关节腔内留置 2 根管子后缝合切口，按上法作关节腔持续灌洗（图 7-1-2-5-8）。

为防止关节内粘连，尽可能保留关节功能，可作持续性关节被动活动。在对病变关节进行了局部治疗后即可将肢体置于下肢功能锻炼器上作 24h 持续性被动运动，开始时有疼痛感，很快便会适应。至急性炎症消退时，一般在 3 周后即可鼓励病人作主动运动。没有下（上）肢功能锻炼器时，应将局部适当固定，用石膏托固定，或用皮肤牵引，以防止或纠正关节挛缩。3 周后开始锻炼，关节功能恢复往往不甚满意。

后期病例如关节强直于非功能位或有陈旧性病理性脱位者，须行矫形手术，以关节融合术或截骨术最常采用。为防止感染复发，术前、术中和术后都须使用抗生素。此类病人作人工全膝关节置换术感染率高，须慎重考虑。

十四、踝关节切开排脓术操作步骤

（一）前外侧切口

在外踝前内侧 1~2cm 处，作 5cm 的纵形或 S

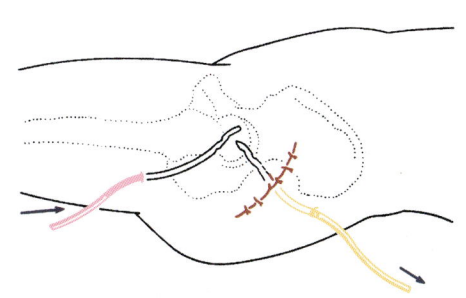

图7-1-2-5-8　持续冲洗示意图
髋关节化脓性关节炎的连续冲洗吸引法

形切口。切开皮肤和皮下组织,于趾伸肌腱的外侧切开深筋膜和关节囊,进行排脓和用冰盐水反复冲洗关节腔(图7-1-2-5-10)。

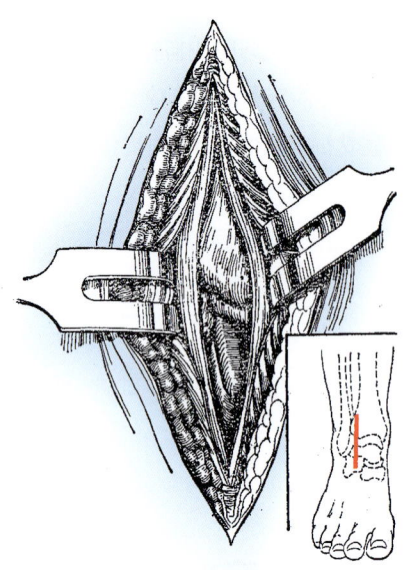

图7-1-2-5-10 踝关节前方切口与入路示意图
踝关节前方纵形或S形切口(见右下方图)切开皮肤和皮下组织,于趾伸肌腱的外侧切开深筋膜和关节囊,进行排脓和冲洗关节腔

(二)后外侧切口

于外踝上方3~5cm处,沿跟腱外侧作一弧形切口,向下延伸到跟骨,再绕外踝下端沿跟骨向前2.5cm。切开皮肤和皮下组织,分别牵开腓骨短肌腱、静脉、跟腱及𧿹长屈肌腱,显露并切开关节囊,进行排脓,并用冰盐水冲洗关节腔(图7-1-2-5-11)。

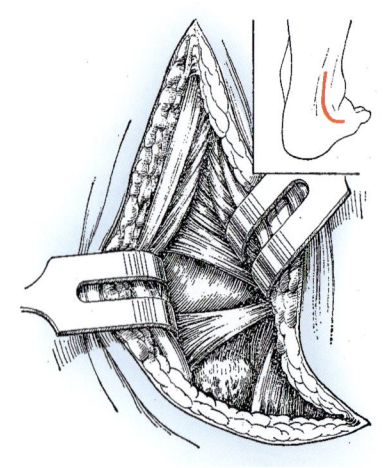

图7-1-2-5-11 踝外侧切口与入路示意图
于外踝后方作一弧形切口(见右上方图)切开皮肤和皮下组织,分别牵开腓骨短肌腱、静脉、跟腱及𧿹长屈肌腱,显露并切开关节囊,进行排脓和用冰盐水反复冲洗关节腔

(三)踝关节前内侧或后内侧切口

此两切口亦可进行排脓,但该处解剖状态复杂,于内后侧切口排脓时,要注意勿损伤胫后动脉和神经。

(四)术后处理

1. 局部制动 为防止关节畸形,减少关节面破坏和减轻病员痛苦,均常规进行小腿石膏、或小腿石膏托固定;

2. 抗感染治疗 继续大量使用有效抗菌药物控制局部及全身炎症;

关节切开后以凡士林油布或碘仿纱条填塞引流,往往引流不畅而成瘘管,目前已很少应用。

(王新伟 钱齐荣 吴海山 赵定麟)

第六节 手部感染的手术

一、手部感染的特点

手部的解剖特点使手部感染具有其特殊性,了解这些特点,对于手部感染的正确诊断与治疗具有重要意义。

1. 手部掌侧皮肤角化层及真皮层较厚,皮下脓肿难以从厚韧的掌侧皮肤表面破溃,而可能向深部穿破形成哑铃状脓肿。

2. 手部感染大多发生于掌侧,由于掌面组织较致密,手背部皮下组织疏松,且手部淋巴引流大多从手掌至手背,手掌部感染时,手掌部肿胀可不明显,而常于手背部出现明显肿胀,易误诊为手背感染。

3. 手部掌侧有致密的纤维组织,垂直地将皮肤与掌腱膜、腱鞘和骨膜相连,形成封闭的组织间隙。手部感染时,炎症常因难以向周围播散而向深部蔓延,而形成腱鞘炎,乃至骨髓炎。特别是指腹部,由致密的纤维组织与指骨相连形成含有脂肪团的网状间隔,在指腹感染时,由于组织内压力增高,压迫其内行走的血管和末梢神经,引起剧烈疼痛,甚至导致手指末节坏死。

4. 手部的腱鞘、滑囊与其间的一些特殊筋膜间隙相沟通,手部感染时,炎症易于迅速向全手及前臂蔓延。

二、手部感染的治疗原则

手部感染的治疗应遵循外科感染的一般治疗原则,即消除感染的病因和毒性物质(脓液、坏死组织等),增强机体的抗感染能力和修复能力。

(一)全身治疗

通过支持疗法以提高机体抵抗力;抗菌药物的应用,促使炎症得到控制和消退。抗菌药物的应用在炎症早期浸润期,可使炎症消退。而一旦脓肿形成,抗菌药物即不能通过血液到达脓腔。但在手术切开引流的同时,尚需应用抗菌药物以控制残余的感染。

(二)局部治疗

1. 炎症早期　局部治疗包括必要的外固定,将手维持在功能位。让其处于休息状态,减轻疼痛,以防止炎症扩散,防止畸形发生。局部外用药物及物理治疗可促使炎症消散或局限。

2. 脓肿形成　一旦形成脓肿,应立即手术切开引流。由于手部的解剖特点,在手术治疗方面有以下几点应特别注意:

(1)腱鞘、滑囊感染和脓性指头炎等,炎症虽处在浸润期,但由于局部组织内压力增高,可引起剧烈疼痛,乃至组织出现缺血性坏死。因此,这类感染,即使脓肿尚未形成,亦应尽早切开减压,可迅速减轻症状,控制炎症扩散。

(2)准确定位并按手外科原则正确选择手术切口,以避免手指疼痛性瘢痕或因瘢痕牵缩影响手的功能。

(3)手术应在止血带下进行,以便能清楚辨认手部的精细结构,避免重要的血管、神经和肌腱损伤。

(4)注意切口位置,保持引流通畅。引流物填塞不宜过紧,以免妨碍肉芽组织生长。

(5)感染基本控制后,应尽早拆除固定,进行手部主动活动功能锻炼,以防手部关节僵硬。

现将各种常见手部化脓性感染的手术治疗分专题阐述于后:

三、表皮下脓肿

(一)概述

表皮下脓肿又称脓性水泡,或皮内脓肿。由于手部轻微损伤刺破皮肤,或因水泡、血泡继发感染所致,其特点是脓肿位于皮肤表面与真皮之间,表皮发白,周围组织炎症反应不明显,无明显疼痛及全身症状。

(二)病例选择、麻醉及体位

1. 手术适应证　脓肿形成即应手术切开引流。

2. 麻醉和体位　可行指神经阻滞麻醉。患肢外展置于手术台旁的手术桌上。

(三)操作步骤

表皮下脓肿的治疗十分简单,仅需用刀

或剪刀将脓肿表皮层切除,清除脓液即可(图 7-1-2-6-1)。值得注意的是手术中应仔细检查是否有窦道通向深部组织,以排除哑铃状脓肿的存在。

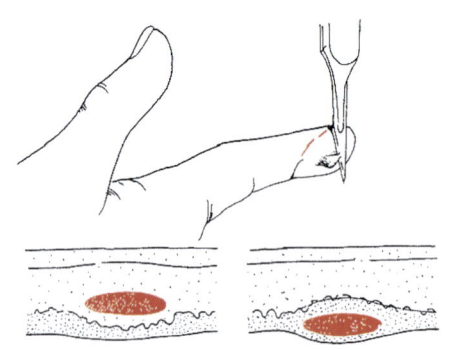

图 7-1-2-6-1　表皮下脓肿的部位及手术示意图

四、甲沟炎

(一)概述

甲沟是指甲侧皱襞和甲后皱襞与指甲之间的空隙。轻微的局部创伤易引起甲沟炎,出现局部红、肿、热、痛。早期炎症多位于一侧,如未能得到控制,除局部形成脓肿或导致全甲沟炎外,炎症还可向甲下蔓延形成甲下脓肿,甚至可向远侧指间关节、远节指骨和指腹部扩散。

(二)病例选择、麻醉与体位

1. 手术适应证　甲沟炎出现局部跳动性疼痛或有脓液出现时,即应手术切开引流;

2. 麻醉和体位　可行指神经阻滞麻醉。患肢外展置于手术台旁的手术桌上。

(三)操作步骤

1. 手术可在指根部上止血带下进行　可在炎症侧指甲皱襞近侧与其游离缘平行作切口(图 7-1-2-6-2A),亦可在甲沟一侧向近端作一纵形切口。将指甲皱襞游离掀起或向一侧翻开,清除脓液及坏死组织后,置一引流条。单纯的一侧甲沟炎,可将一侧甲侧皱襞予以分离,切除部分指甲,以利脓液引流(图 7-1-2-6-2B)。

2. 甲沟炎扩散至甲下时　可在一侧甲沟向近端作一纵切口,将一侧甲后皱襞翻开,引流局部脓液后,再将指甲掀起并切除部分指甲(图 7-1-2-6-2C),以达彻底引流甲下脓肿之目的。

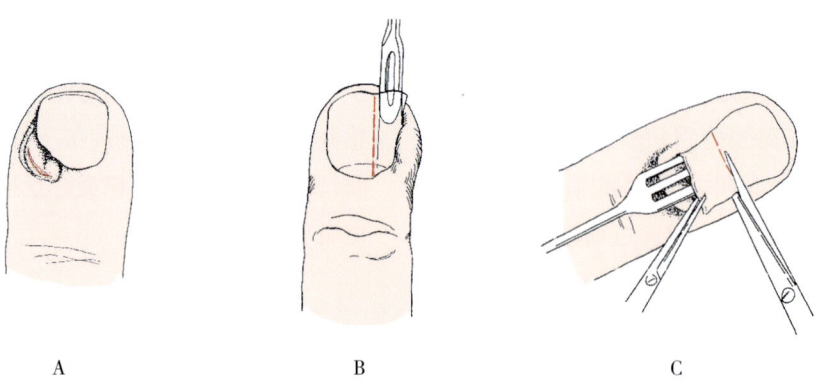

图 7-1-2-6-2　甲沟炎手术示意图(A~C)
A.手术切口;B.部分指甲切除术;C.甲下脓肿部分指甲切除术

3. 某些病例　特别是有甲下脓肿时,如有必要可将整个指甲全部拔除,即先用尖刀的刀背将两侧的甲侧皱囊和甲后皱囊从指甲剥离,再从指甲的游离缘掌侧,紧贴指甲将指甲与其下的甲床分离,此时应注意不要损伤甲床及甲后皱襞下的指甲基质组织,以避免影响指甲的再生和出现指甲畸形。指甲充分游离后,可用止血钳从远端夹住指甲,从纵形方向将指甲拔除。

五、脓性指头炎（瘭疽）

（一）概述

脓性指头炎即手指指腹的皮下脓肿，是最多见的手部感染。它与其他部位皮下脓肿的区别是因为指腹部被许多纤维组织隔分成为一些小的间隙，炎症的发展使之迅速出现剧烈疼痛和肿胀，如脓肿不能从掌侧皮肤穿破，将向深部蔓延，波及骨、关节、腱鞘，甚至手指背侧。

（二）病例选择、麻醉与体位

1. 适应证　脓性指头炎时，由于组织内压很高，如不能及时切开减压，影响手指末节血循环，可能导致末节手指坏死。手指明显肿胀，出现跳动性疼痛应立即切开引流。

2. 麻醉和体位　可行指神经阻滞麻醉。患肢外展置于手术台旁的手术桌上。

（三）操作步骤

1. 手术切口

应注意下列几点：

（1）避免指血管、神经的损伤；

（2）切口不遗留残疾性瘢痕；

（3）足以探查远端而不侵及腱鞘；

（4）引流充分。采用手指侧方切口，于食、中、环指以尺侧为宜，拇指和小指则应在其桡侧。

2. 脓性指头炎切开引流是关键　选择正确的切口（图7-1-2-6-3）

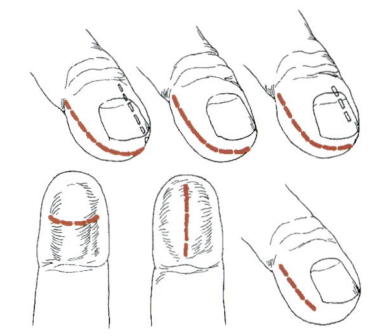

图7-1-2-6-3　脓性指头炎的手术切口示意图

（1）指腹部鱼口状切口　对脓液引流有利，但掌面的软组织瓣呈游离状，易向近端退缩，致使指端呈阶梯状瘢痕形成。有时甚至出现末节指骨远端外露，不宜采用；

（2）指端侧方的弧形切口　亦有鱼口状切口之弊，只在较为严重的感染病例采用；

（3）两侧对穿引流切口　有损伤两侧指神经血管的危险，不宜采用；

（4）单侧横切口　可用于脓肿位置偏掌面者，但应注意避免损伤指神经；

（5）掌侧纵切口　脓肿位于偏掌侧者多采用此切口，损伤神经血管的可能性小；

（6）一侧的纵切口　大多数脓性指头炎病例多采用此切口引流。

3. 手术方法　在脓肿较为表浅的一侧，在指掌侧约3mm处平行于指甲作一纵形切口，切口范围要够大，用止血钳分离进入脓腔，应注意打开所有被脓液充满的腔隙，使之充分引流，然后放置橡皮条引流（图7-1-2-6-4）。

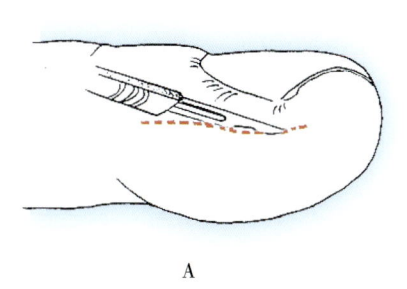 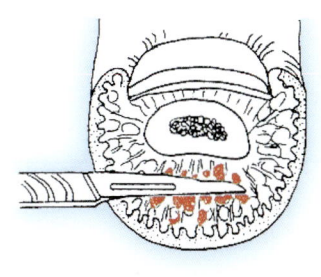 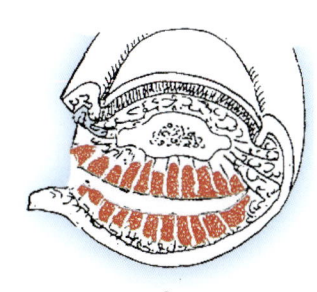

A　　　　　　　　B　　　　　　　　C

图7-1-2-6-4　脓性指头炎切开引流术示意图（A~C）
A.切口；B.进入脓腔；C.充分引流

六、手指近、中节皮下脓肿

(一)概述

手指近、中节皮下的结缔组织不象手指末节那样致密,感染时,疼痛出现较晚,亦较轻,常使病人延迟就诊。炎症部位出现肿胀,根据其严重程度,炎症可向掌侧皮下、骨、关节、腱鞘及背侧皮下扩散。

(二)病例选择、麻醉与体位

1. 适应证　脓肿形成即应切开引流。

2. 麻醉和体位　臂丛神经阻滞麻醉为宜。患肢外展置于手术台旁的手术桌上。

(三)操作步骤

切开引流采用手指侧正中切口,从血管神经束背侧进入脓腔。彻底清除脓液和坏死组织后,放置引流条。注意勿损伤屈肌腱鞘,避免炎症沿腱鞘扩散(图7-1-2-6-5)。

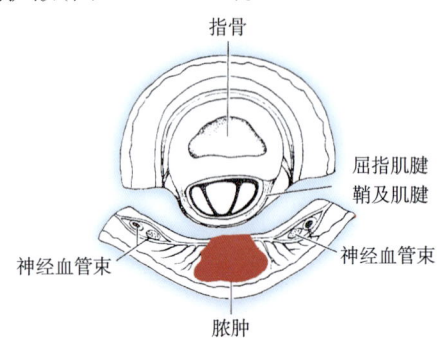

图7-1-2-6-5　手指近中节皮下脓肿切开引流的入路示意图

七、化脓性腱鞘炎

(一)概述

腱鞘的化脓性感染可由下列三个途径而来:

1. 腱鞘的直接损伤而致感染,特别是在指间横纹处,腱鞘直接位于皮下。

2. 邻近组织的炎症经淋巴、血管扩散而来,如脓性指头炎、手指皮下感染、指蹼间隙感染等均可波及腱鞘。

3. 个别病例来自全身性脓毒感染转移。

除全身症状外,腱鞘感染的局部症状明显。腱鞘内由于张力增高,疼痛出现迅速而剧烈,且手指高度肿胀。整个腱鞘上均有明显压痛,特别是掌骨头处腱鞘的近端更为明显。手指主动、被动活动功能受限,特别是被动活动手指时,可引起剧烈疼痛。感染严重可致使腱鞘和屈肌腱坏死,导致手指功能严重障碍。

化脓性腱鞘炎的炎症主要是沿腱鞘向近端扩散,特别是拇指和小指,炎症可迅速蔓延至手掌部的桡侧和尺侧滑液囊。炎症也可向周围扩散而波及邻近的软组织、骨和关节。

(二)病例选择、麻醉与体位

1. 适应证　本病一经确诊,应尽早切开引流,并放置硅胶管定时冲洗。

2. 麻醉和体位　臂丛神经阻滞麻醉。患肢外展置于手术台旁的手术桌上。

(三)操作步骤

1. 切口　在良好麻醉下,于手指中节一侧作侧正中切口,常规将血管神经束连同皮瓣掀向掌侧,显露腱鞘并予以切开。

2. 副切口　再于掌横纹相应之处作一横切口,注意保护两侧的指总血管和神经。亦显露切开腱鞘,放出脓液,用无菌生理盐水将腱鞘内的炎性渗出物冲洗干净。两个切口内各放一硅胶管于腱鞘内,缝合伤口(图7-1-2-6-6)。

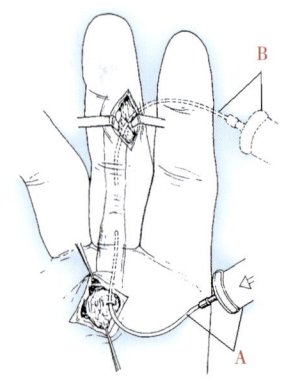

图7-1-2-6-6　化脓性腱鞘炎切开引流示意图
A.插入腱鞘内,作持续冲洗;
B.若下面的冲洗管被堵塞,可用来继续灌洗

3. 术后　定时用生理盐水冲洗,并注入抗菌药物,待炎症得到控制后,拔除硅胶管。如果发现肌腱已完全坏死,则应扩大切口,将坏死的肌腱和腱鞘予以切除,如能保留滑车者应予以保留,以利于日后肌腱重建。

(四)术后处理

术后患指应予以夹板固定,并将患肢抬高。除全身应用抗菌药物外,腱鞘内冲洗每天2次,及时更换敷料,直至炎症控制和消退。

八、尺侧和桡侧滑囊炎

(一)概述

滑囊炎大多继发于化脓性腱鞘炎,拇指的腱鞘感染扩散至桡侧滑囊,小指腱鞘炎扩散至尺侧滑囊。尺、桡侧滑囊间交通或感染穿破两个滑囊之间的一层薄壁,则两个滑囊将同时发生感染,而形成一个V形或马蹄形脓肿(图7-1-2-6-7)。

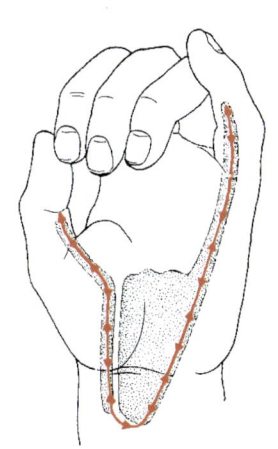

图 7-1-2-6-7　尺侧和桡侧滑囊炎示意图

临床上除化脓性腱鞘炎的表现外,受累的滑囊区出现炎症表现,即感染的手指腱鞘明显压痛,手指红肿处于屈曲位,伸展手指时引起剧烈疼痛。肿胀可达腕横纹及手背,炎症可迅速蔓延至前臂。桡侧滑囊炎除拇指的症状外,还有鱼际部的肿胀及压痛。尺侧滑囊炎则有小指、手掌及小鱼际部肿胀及压痛。

尺侧和桡侧滑囊炎多由化脓性腱鞘炎扩散而来,它的治疗应与化脓性腱鞘炎联系在一起,使用化脓性腱鞘炎所采用的冲洗方法。

(二)病例选择、麻醉与体位

1. 适应证　本病一经确诊,应尽早切开引流,并放置硅胶管定时冲洗。

2. 麻醉和体位　臂丛神经阻滞麻醉。患肢外展置于手术台旁的手术桌上。

(三)操作步骤

1. 尺侧滑囊炎手术　通过小指中节桡侧一个小的侧正中切口,显露腱鞘,切开腱鞘,打开尺侧滑囊的远侧端,将一细硅胶管插入滑囊内。再于腕部尺侧腕屈肌腱桡侧作一纵切口,将该肌腱及尺动脉和尺神经一起向尺侧牵开,将指深浅屈肌向桡侧牵开,显露滑囊并将其切开,清除脓液,用生理盐水从远端向近端冲洗,然后将一硅胶管向远端置于尺侧滑囊近端,形成一个类似手指化脓性腱鞘炎时同样的冲洗装置。缝合伤口。

2. 桡侧滑囊炎手术　方法基本上与尺侧滑囊炎相同,即在拇指尺侧作一小切口,放一硅胶管进入滑囊远侧,通过腕部桡侧腕屈肌腱尺侧的纵切口,将指深、浅屈肌腱全部牵向尺侧,于腕部桡侧深面显露拇长屈肌腱及桡侧滑囊的远端,切开滑囊,清除脓液和冲洗干净后,向远端放入一硅胶管,同样形成冲洗装置。

(四)术后处理

术后用夹板或石膏托固定患手,局部用抗炎药物冲洗2~3天,全身应用抗炎药物1周。拔除冲洗管后,立即开始手和手指的活动,以利功能恢复。

九、手部间隙感染

(一)概述

手部有几个潜在的间隙,与感染关系密切的

主要是掌部的四个间隙,即指蹼间隙、掌中间隙、鱼际肌间隙和小鱼际间隙,并且各具特点,应予以重视。

(二)病例选择、麻醉与体位

1. 适应证　脓肿形成时,应立即切开引流。

2. 麻醉和体位　臂丛神经阻滞麻醉。仰卧位,患肢外展置于手术台旁的手术桌上。

(三)各部位感染之术式

1. 指蹼间隙感染

(1)概况　指蹼间隙是指两手指根部之间的疏松结缔组织区,指蹼间隙感染又称指间间隙感染。它是局部轻微创伤所致,也可由手指皮下感染或化脓性腱鞘炎蔓延而来。有时它作为掌深间隙感染的表现之一。

(2)主要表现　为指蹼处明显红、肿、热、痛,相邻两个手指呈分开状,被动将两个手指靠拢时可引起疼痛。感染可在单侧沿血管神经束蔓延至掌中间隙或向背侧至背侧筋膜下(图7-1-2-6-8)。

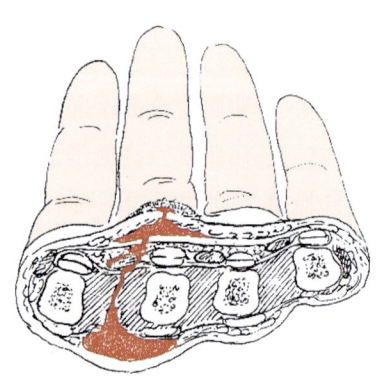

图7-1-2-6-8　指蹼间隙感染示意图

(3)操作步骤　可在手掌远侧,相邻两掌骨头之间,于脓肿之上作一横切口(亦有人主张作纵切口)。切口应距指蹼边缘一定距离,以免切口瘢痕挛缩而影响手指分开。由于切口两侧有指神经、血管通过,切开皮肤后,用血管钳小心钝性分离进入脓腔。然后逐渐扩大使其达到充分引流,清除脓液和坏死组织。如背侧肿胀明显,则有哑铃状脓肿的可能,应在背侧相应处加一切口,暂时性对穿(图7-1-2-6-9)。

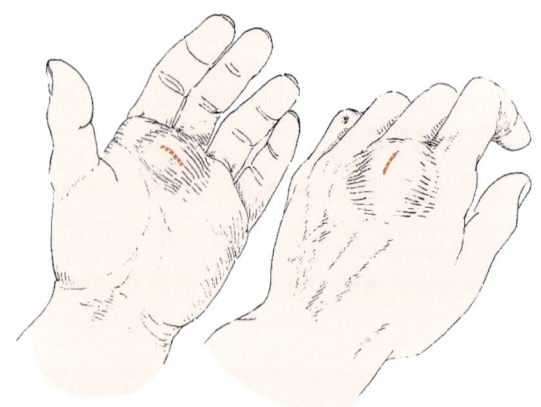

图7-1-2-6-9　指蹼间隙脓肿的手术切口示意图

2. 鱼际间隙感染

(1)概况　鱼际间隙感染可由局部创伤、拇指和食指的皮下脓肿或腱鞘炎,以及桡侧滑囊或掌中间隙感染而来。表现为鱼际部及虎口处明显红肿,局部明显压痛,拇指处于外展位,内收功能障碍。被动活动拇、食指可引起剧烈疼痛。

(2)操作步骤　鱼际间隙感染切开引流的手术入路有多种,常用的有以下两种(图7-1-2-6-10):

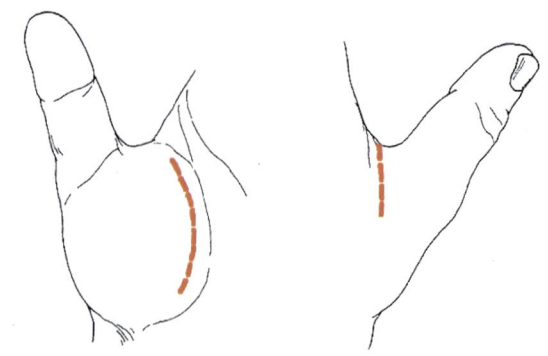

图7-1-2-6-10　鱼际间隙脓肿切开引流的手术切口示意图

① 鱼际纹入路:于手掌部邻近及平行于鱼际纹作切口,在切口的近端注意保护正中神经的掌皮支及鱼际支。向深部采用钝性分离,朝向拇收肌方向直达脓腔,在拇收肌远侧缘打开第1背侧骨间肌间隙,清除脓液,冲洗后放置引流。

② 背侧纵切口入路：在虎口背侧，沿第1背侧骨间肌桡侧缘作一纵切口，在第1背侧骨间肌与拇收肌之间向深部分离直达脓腔。清除脓液及冲洗后放置引流。

3. 小鱼际间隙感染

小鱼际间隙感染可由局部刺伤或邻近的皮下脓肿穿破所致，十分罕见。主要表现为小鱼际部肿胀、压痛。

小鱼际间隙感染切开引流时切口位于手掌部尺侧，小鱼际的桡侧缘，从近侧掌横纹平面至腕横纹近端3cm。切开皮肤及小鱼际筋膜，脓肿则直接位于其下，清除脓液并放置引流。

4. 掌中间隙感染

（1）概况　掌中间隙包括掌中浅间隙和掌中深间隙，前者即掌腱膜与屈指肌腱之间，后者位于屈指肌腱与骨间肌之间，范围从第3掌骨至第5掌骨。远侧经蚓状肌管至指蹼间隙，至第3～5指关节背侧，近侧经腕管与前臂掌侧间隙相通。

这两个间隙的感染目前已少见，可由附近的腱鞘感染扩散而致。表现为正常的掌心凹陷消失，皮肤紧张、苍白、压痛明显。手背皮下疏松处常见明显肿胀。

（2）操作步骤　掌中间隙的感染可通过指蹼间隙或手掌部入路引流。后者是在手掌部沿远侧掌横纹在掌心作一弧形切口（图7-1-2-6-11）。切开皮肤及掌腱膜，保护指神经血管及掌浅弓。以环指屈肌腱为标记，在该肌腱的桡侧或尺侧进入掌深间隙，到达脓腔，清洁脓液后放置引流。术后用夹板或石膏将患手固定于功能位，引流条放置2～3天后拔除，定时更换敷料至伤口愈合。

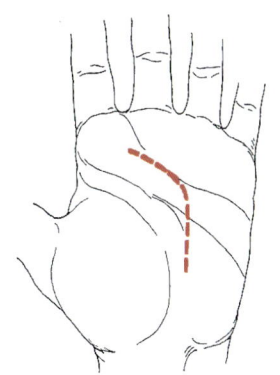

图7-1-2-6-11　切口示意图
掌中间隙脓肿切开引流的手术切口

5. 骨髓炎

手部的骨髓炎最多见于手指末节，主要是由于脓性指头炎和严重的甲沟炎侵及指骨所致。手指化脓性感染经治疗感染难以消退和伤口长时不愈应疑有指骨骨髓炎的可能性。直接由手指末节的骨折、烧伤和压砸伤而致的创伤性骨髓炎也较常见。由血源性引起的指骨骨髓炎罕见。除局部的炎症表现外，早期出现骨质疏松，晚期出现死骨形成。

手部骨髓炎的治疗应遵循身体其他部位骨髓炎的治疗原则。早期大量抗菌药物的应用，如炎症仍无好转，应刮除感染的骨和切除周围损伤或坏死的组织。晚期切除感染的指骨以达根除感染可能是必要的，并且常可能需要截指以控制炎症的蔓延和尽快恢复手的功能。

第七节　脊柱化脓性感染

近年来临床材料表明：发生在脊柱上的感染已较三十年前明显少见，这除了与各种感染及时获得早期诊断和治疗外，与当前抗生素的进展、尤其是第三、四代药物的出现亦有着直接的关系。

脊柱化脓性感染尽管少见，但早期诊断不易，且一旦发生，其病情都较严重，易因败血症或其他严重并发症而误诊,甚至在确诊前发生意外;如果后期转为慢性,则终生难愈(或不愈)。因此应争取早日诊断,及时治疗。感染性椎间盘(隙)炎亦属脊柱感染范围,因此本节中一并阐述。

一、化脓性脊柱炎

(一)基本概念

1. 病因学 化脓性感染主要来自以下3个途径。

(1)血源性感染 多系全身某处病灶,如中耳炎、疖肿、毛囊炎等通过血液循环而抵达脊柱。此最为多见,且病情也较严重。

(2)局部炎症蔓延 除椎旁部化脓性炎症(椎旁脓肿等)由外向内侵蚀达椎管外,亦可因盆腔内炎症,或泌尿生殖系统炎症通过盆腔静脉而达脊椎上静脉(两者之间无瓣膜)或静脉窦形成感染。通过淋巴途径传播亦非罕见。

(3)外伤入侵式 除火器性外伤多见外,平日交通、工矿意外事故等亦可发生,也可由于手术操作及腰椎穿刺污染等引起。

其菌种以溶血性金黄色葡萄球菌(凝固酶阳性)最为多见,其他如溶血性链球菌、肺炎双球菌及白色葡萄球菌等亦可遇到。

本病好发于18~40岁之青壮年者,腰椎多于颈椎及胸椎,此除因腰椎体积较大及血流量多外,且和盆腔内血管与腰椎静脉系统交通支丰富关系密切。其次好发于胸椎段,颈椎及骶尾段罕见。

2. 病理解剖特点 在椎骨上的化脓性感染,其病程过程视病因不同而有所差异。血源性感染者,早期病变多位于椎体边缘的松质骨内,之后炎症再向椎骨中心及椎间隙处蔓延(图7-1-2-7-1)。外伤性者,多沿入侵途径进入椎骨相应部位。例如:椎间盘穿刺后感染者先从椎间隙开始;而硬膜外麻醉后感染者则多于硬膜腔内初发;由椎旁脓肿侵蚀而引起者,则多从椎体周边韧带下骨质开始。发病后由于椎体内压力升高,炎症则可向附件处蔓延,包括椎弓根、棘突及横突等处也偶尔可见。脓液亦可穿破骨皮质进入椎旁软组织内形成椎旁脓肿(此时多伴有神经症状,甚至截瘫),如再穿过硬膜,则出现脊脑膜炎,其后果多十分严重。颈部感染可引起咽后部或上纵隔脓肿,骶椎之感染则易引起肛周或盆腔脓肿。

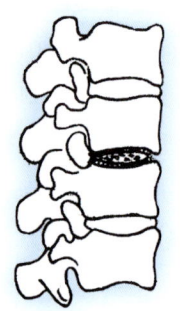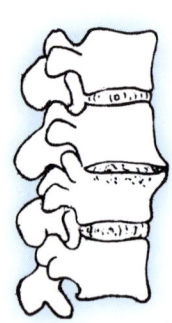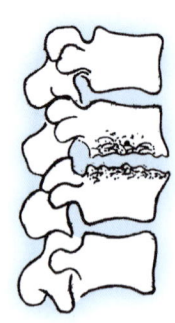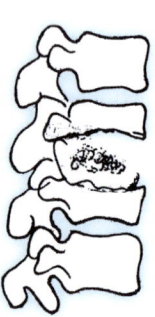

图7-1-2-7-1 脊柱化脓性感染病理演变示意图(仿Kemp HB)

本病早期骨质可有破坏,但后期以骨质增生为主,在椎节上一般难以发现死骨。

3. 临床症状特点 依据感染途径、年龄、全身状态、细菌毒力及其他因素不同,其症状轻重差别较大,因此对每一病例检查及判定时,均应全面考虑。

(1)全身症状 除一般炎症性全身反应外,血源性者,多起于菌血症或败血症后,因此常伴有高热、寒战、甚至昏迷等严重中毒症状,体温可达40℃以上,一般持续1~2周。外伤性者全身症状多较轻。局部蔓延而来者,视原发灶情况、全身反应不同而轻重不一,也可在不知不觉中发病。

（2）局部症状　亦与炎症来源类型相关,其中血源性者,早期局部体征与症状多不明显,主要由于炎性病变尚未完全局限于腰椎,加之全身反应剧烈而易掩盖局部症状,需详细询问,全面而仔细地检查;而局部蔓延型及外伤性者则局部表现多较明显。现将常见之临床症状分述于后。

① 腰背痛　最为多见表现为腰背部酸痛,以活动时为甚。单纯椎骨感染者较为局限,如伴有椎管内感染时(或反应性病变),则可出现双下肢放射痛或其他根性症状。

② 叩痛　多在早期出现,无论是直接叩击病变椎骨棘突处,或是纵向传导叩击均有较明显之疼痛。

③ 活动受限　亦为早期出现之症状,严重者甚至在床上翻身活动也感疼痛,且常伴有双侧椎旁肌痉挛,使脊柱处于保护性僵硬状态。

④ 其他　视感染途径、病程早晚、病变范围及机体反应等不同,尚可出现腹痛、腹胀(腹膜后神经丛受刺激)等各种症状。

4. 分型　视起病缓急临床上一般分为三型。

（1）急性型　以青少年为多见,起病急,多以败血症开始,因此常有恶寒高热、神志不清、昏迷及颈项强直等严重症状。白细胞计数可高达数万以上,其中中性粒细胞多在85%以上,并可出现幼稚型者。血培养多阳性。腰部症状亦多较严重,但易被全身症状所掩盖,个别病人可出现瘫痪症。

（2）慢性型　发病较缓,全身症状轻微,起病时可有类似感冒或咽炎样症状。局部症状常与脊柱结核相似或更为轻微,甚至出现畸形或于体检拍片时才被发现。体温及白细胞计数可能正常或略高于正常。此型易被误诊为"风湿性肌炎"或"腰背部纤维质炎"等疾患而延误治疗。

（3）亚急性型　临床表现介于前两者之间,以抵抗力较强的青壮年人多见。起病多有低热及轻度全身中毒症状。脊柱局部症状较前两型明显,叩痛及压痛均较剧烈,椎旁肌呈痉挛状。白细胞计数多在 10×10^9~20×10^9/L（10000~20000/ml）之间,中性粒细胞为80%左右。红细胞沉降率明显增快。

5. X线检查　依据病程、感染途径及分型不同,其X线表现差异较大。

（1）初期　指起病10~14天以内,此时骨质多无异常所见;但应注意椎旁阴影有无增宽,以除外腹膜后炎症。

（2）早期　指第2~4周时,可显示椎体边缘有骨质疏松,渐而破坏,并向椎体中部发展;椎旁阴影可增宽。

（3）中期　起病后1~2月时,多显示破坏区扩大,外观如虫蛀或斑点状。当软骨板被破坏后,则椎体边缘模糊,呈毛刷状。至第2月末,骨增生过程即逐渐开始。此时可有少数病例显示椎旁阴影增宽。

（4）后期　指第3月以后至半年以内期间,此时骨质增生更加明显。显示椎体密度增加,椎间隙变狭,椎旁可出现粗大的骨桥样骨赘,附件亦出现相似改变。病变范围可累及一节或数节椎骨。

（5）慢性期　半年后即转入慢性期,椎节可完全骨性融合,一般多无死骨,但可以有楔形及塌陷等变形。根据X线片上所显示影像特点不同又可分为以下4型。

① 椎体型：多为单椎体发病,起病于椎体中心部,并向四周蔓延,易因破坏较多而引起病理性压缩骨折,形成密度增高之扁平椎体,因此易与嗜伊红细胞肉芽肿相混淆。

② 边缘型：指由邻近软骨下病变发展而来,大多从周边向中心发展,最后在原发椎节形成一个完整的骨块。

③ 前型：又称骨膜下型,多来自椎体前方的感染源,引起以前纵韧带和椎旁韧带骨化及前方骨皮质增厚或骨桥形成为特点的一型,椎间隙及松质骨多无明显改变。

④ 附件型：病变起于附件,并引起骨质疏松

及破坏，后期呈现骨质增生性改变。此型在临床上少见。

6. MR 及 CT 扫描检查　脊柱感染起病后数周内 X 线平片多无改变，核素检查灵敏度高，但特异性差，CT 扫描敏感性低；而 MR 检查脊柱骨髓炎的能力与核素相似，能及早作出诊断，效果明显优于 X 线平片和 CT；其特点如下：

（1）T_1 加权示炎症椎体较正常部位椎体信号减低，而 T_2 加权呈高信号，Gd-DTPA 增强后呈中度强化。

（2）在合并椎间盘感染时，椎体和椎间盘分界不清，T_2 加权椎间盘信号高低不均匀，椎间隙变窄。

7. 诊断　典型者或虽不典型但考虑到本病者，诊断多无困难。但由于 X 线表现出现较晚，除非及早行 MR 检查，早期确诊往往较难。临床诊断主要依据：

（1）全身中毒症状严重　伴有不明高热者，应想到组织深部感染，其中包括化脓性脊柱炎。

（2）椎节局部症状　在前者基础上，伴有腰部疼痛、叩痛及活动受限等，则应拟诊化脓性脊柱炎，边治疗边观察。

（3）X 线表现　最短需 10 天，一般多在 2~3 周开始显示，3 周以上则可见本病典型影像，易于确诊。

（4）其他　此外还可参考血培养、椎旁抽出物检查（非必要时一般不做）及化验室检查等，争取及早做 MR 检查。

8. 鉴别诊断　对早期或不典型病例，应与以下病变鉴别：

（1）风湿症　多见，易伴有腰背部症状及发热。但本病有以下特点：

① 游走性关节痛；易侵犯多关节，且较表浅；

② 全身中毒症状较轻；

③ 对阿司匹林类药物反应敏感；

④ 血培养阴性，抗"O"试验多阳性。

（2）类风湿性关节炎　本病特点如下：

① 主要累及四肢手足的小关节；

② 双侧对称性发病，后期手足变形；

③ 偶尔可有腰部症状，且较轻微；

④ 类风湿因子多为阳性；

⑤ 全身无明显炎性反应。

（3）脊柱结核　亦易混淆，但本病特点：

① 发病及病程缓慢；

② 多有结核病史及慢性消耗体质；

③ 以胸腰段多见，拾物试验阳性；

④ X 线片显示椎节以破坏为主，尤以椎间隙多明显受累，甚至消失；

⑤ 椎旁脓疡发生率高于化脓性者，尤其是腰大肌或椎旁阴影明显增宽。

（4）其他疾患　此外本病尚应与伤寒性脊柱炎（可根据肥达反应等）、强直性脊柱炎（起病于双侧骶髂关节并向上发展等）及波浪热（流行病史等）等疾患鉴别。

（二）治疗

1. 早期大剂量广谱抗生素　对本病转归及预后起决定性作用，应及早进行；并根据细菌培养结果和药敏试验及时调整抗生素的种类及投药方式。用药时间大多较长，一般不少于 1 个月。

2. 全身支持法　主要包括水电解质平衡、输血及其他增强机体体质的有效措施。

3. 合并截瘫或其他神经症状者　应在控制全身病情的情况下及时行椎管减压及病灶清除术。

4. 已形成窦道者　按外科原则处理，必要时行手术切除。

二、感染性椎间盘炎

（一）基本概念

1. 病因学

（1）入侵式感染　多系各种医疗操作，包括腰椎穿刺、脊髓造影或脊柱手术等缺乏严格的无菌要求或处理不当，以致将细菌带入椎间隙。致病菌多为金黄色葡萄球菌。国外报道因手术所造成的病例约占施术病例的1%~2%，国内一般低于此数字。

（2）血源性感染　主见于儿童全身败血症继发椎间隙感染，以腰椎最多，约占80%，菌种多系革兰氏阴性菌种者。

（3）局部感染蔓延所致　除化脓性脊柱炎时伴发外，其他情况下较为少见。

2. 病理解剖与临床特点

（1）主要病理改变　视侵入的菌种毒性及程度不同，其病理改变可轻重不一。毒性较强的金黄色葡萄球菌，由于可分泌一种溶解软骨的溶软骨酶而致使局部组织被吞噬，并迅速引起椎间隙的狭窄及骨性融合，其他菌种则破坏较轻。

（2）临床特点　本病的主要临床特点如下：

① 起病时间：多在手术后的第2~3天，患者体温突然升高，大多超过38.5℃以上，严重感染者体温可骤升至40℃；

② 剧痛：与体温升高之同时，手术局部椎节疼痛加剧，多呈跳痛状，夜晚较剧，甚至非用强止痛剂而难以入眠；

③ 叩痛：发病早期即可出现传导叩痛，主要由于炎性椎间隙受震动所致；

④ 化验改变：除白细胞升高外（中性尤为明显），且红细胞沉降率大多明显增快；

⑤ 其他：包括手术椎段活动受限，椎旁的压痛、叩痛及肌肉痉挛等，均可同时出现。

3. 诊断　主要根据以下诸点：

（1）手术病史　多在施术术后2~5天开始发病，迟发者较少；

（2）临床症状特点　如前所述；

（3）化验检查　主要观察白细胞及血沉改变；

（4）影像学改变　X线平片早期多无阳性发现，需在6~8周以后方可显示椎间隙狭窄及椎节表面纹理模糊，渐而呈硬化性改变。MR检查虽可较早地发现异常所见，但应与术后血肿及反应性水肿相鉴别。

本病之MR表现主要为：

① T_1加权呈低信号，椎体与椎间隙分解模糊不清；

② 椎间盘破坏、碎裂或消失，T_2加权呈高信号，而残存部分呈略低和略高信号；

③ 常累及相邻椎体，造成与椎间盘相邻的椎体T_1加权呈高信号，Gd-DTPA增强扫描后呈中度强化。

4. 鉴别诊断　本病主要与术后其他并发症，如切口深部感染及局部血肿形成等相鉴别。但两者亦可伴发，应注意观察。

（二）治疗

1. 非手术治疗　除非严重感染所致之椎间盘炎外，一般均采取非手术疗法，主要包括：

（1）抗生素　应加大抗生素用量，并选择广谱者。

（2）绝对卧床　以促进炎症的局限与消退。

（3）支持疗法　注意水电解质平衡等。

（4）其他　包括局部制动、止痛剂投予等。

2. 手术疗法　在对脊柱手术后治疗高热不退及全身状态恶化者，尤其伴有术野疼痛剧烈者；应考虑再次手术，彻底清除椎间隙内之炎性组织，反复冲洗以求获得充分引流目的，并局部应用高浓度广谱抗生素。同时加强全身支持疗法，必要时少量、多次输入全血。

对植入物原则上是尽早取出，尤其是炎症波及内固定周边（四周）骨组织时。对涉及椎节对位、需要撑开及确切固定者，可选择持续牵引、外固定架及远隔部位施术等措施。一般情况下绝对卧床和骨盆带持续牵引是最为简便、也最为有效的方法之一。

（康　皓　洪光祥）

参 考 文 献

1. 顾玉东, 王澍寰, 侍德. 手外科手术学. 上海: 上海医科大学出版社. 1999
2. 侯春林、顾玉东. 皮瓣外科学. 上海: 上海科学技术出版社. 2006
3. 邱贵兴, 戴尅戎. 骨科手术学. 第三版, 北京: 人民卫生出版社, 2005
4. 汤锦波, 侍德. 手部无人区的亚分区及其损伤的不同处理方法. 中华外科杂志, 1991, 29: 608
5. 杨庆铭. 骨科学. 北京: 中国协和医科大学出版社. 2007
6. 赵定麟. 现代骨科学. 北京: 科学出版社, 2004
7. Baer WS. The Classic: The Treatment of Chronic Osteomyelitis With the Maggot（Larva of the Blow Fly）. Clin Orthop Relat Res. 2010 Jun 8.
8. Blum AL, BongioVanni JC, Morgan SJ. Complications associated with distraction osteogenesis for infected nonunion of the femoral shaft in the presence of a bone defect: a retrospective series. J Bone Joint Surg Br. 2010 Apr; 92（4）: 565-70.
9. Cloyd JM, Acosta FL Jr, Cloyd C, Ames CP. Effects of age on perioperative complications of extensive multilevel thoracolumbar spinal fusion surgery. J Neurosurg Spine. 2010 Apr; 12（4）: 402-8.
10. de Gheldere A. Haematogenous osteomyelitis of the patella in a child. Acta Orthop Belg. 2009 Aug; 75（4）: 554-6.
11. Kaplan SL. Challenges in the evaluation and management of bone and joint infections and the role of new antibiotics for gram positive infections. Adv Exp Med Biol. 2009; 634: 111-20.
12. Labbé JL, Peres O, Leclair O, Goulon R, Scemama P, Jourdel F, Menager C, Duparc B, Lacassin F. Acute osteomyelitis in children: the pathogenesis revisited? Orthop Traumatol Surg Res. 2010 May; 96（3）: 268-75.
13. Malizos KN, Gougoulias NE, Dailiana ZH, Varitimidis S, Bargiotas KA, Paridis D. Ankle and foot osteomyelitis: treatment protocol and clinical results. Injury. 2010 Mar; 41（3）: 285-93.
14. Shields RC, Nichols FC, Buchta WG, . Hyperbaric oxygen therapy for chronic refractory osteomyelitis of the sternum. Ann Thorac Surg. 2010 May; 89（5）: 1661-3.
15. Vu TT, Yammine NV, Al-Hakami H. Sternoclavicular joint osteomyelitis following head and neck surgery. Laryngoscope. 2010 May; 120（5）: 920-3.

第三章　四肢慢性非化脓性或其他因素所致关节炎

第一节　多发性慢性少年期关节炎（Still 氏病）

一、概述

本病又名少年期慢性多关节炎（JCP），亦称 Still 病，是一种与成人类风湿性关节炎不同的全身性多系统疾患，由于其可以发生关节畸形、心脏疾病、失明、全身淀粉样变，甚至残废，因此已引起大家重视。本病的诊断标准是：

1. 年龄　其起病在 16 岁以前；
2. 受累时间　至少三个月，且需有四个或四个以上的关节受累；
3. 特殊病理改变　患儿若少于四个关节受累，其滑膜的活组织检查需有符合类风湿性关节炎的组织学变化；
4. 除外诊断　应通过各种检查，排除其他原因的关节炎。

上述标准看来并不全面，大多数病例血内缺乏类风湿因子，并发生强直性脊椎炎，所以它从属于血清反应阴性脊椎关节炎的范畴内。由于习惯之故，当前仍采用 Still 病这一名称，但亦有人称之为少年期类风湿性关节炎。

本病与成人类风湿性关节炎的不同点是它常有高烧，有典型的皮疹，淋巴结、肝、脾肿大，很少出现类风湿结节，可能并发虹膜睫状体炎。

二、病因学

本病起因不明。大多数人认为感染和创伤起诱发作用。亦可以认为：创伤是一个重要的局部因素，而感染则是促发因素，但感染源常难以被证实。目前认为与变态反应和自身免疫有关。

三、症状和体征

（一）一般特点

本病好发于 16 岁以下儿童，女略多于男。有两个发病率高峰，一个是在 1~4 岁，另一个是在 9~14 岁。

（二）分型

本病分为以下三型：

1. 多关节型　最为多见，约占 50%。有中度全身症状和同时发生 4 个以上关节对称性关节炎。其起病较急，呈急性病容、低热、体重减轻及食欲减退。有时可有皮疹及淋巴结与脾肿大。关节肿胀多较明显，局部温度增高，有时发红，压痛。疼痛之程度多不严重，关节活动受限，主要侵犯手、足的小关节。近侧指间关节发病最多，其次为掌指关节、跖趾关节，或是膝、踝、腕、肘等大关节。手指发病时呈梭形肿大，有时可累及颈椎的小关节，引起寰枢关节脱位和颈椎僵硬畸形。在关节炎发生之前可能有急性腱鞘炎，或两者同时发生。有时由于骺板早期闭合而发生骨骺生长障碍，导致躯干短小，两下肢不等长及下颌短小。实验室检查表明：白细胞总数增多，血沉增快，C反应蛋白试验常为阳性；12岁以下儿童类风湿因子阳性者仅10%左右，年龄较大者阳性率较高。

2. 单关节型　本型少于前者，约占30%左右，其特点是起病缓慢，全身症状多较轻微。此时，病儿全身情况较好，仅为单关节发病，最常见为膝关节，其次为髋、肘或踝关节。关节症状轻微，仅有轻度肿胀、僵硬、疼痛和跛行。由于发热，可以因刺激骨骺，肢体生长增速而增长。很少有淋巴结或肝、脾肿大，或皮疹、心肌炎、心包炎等变化。但患儿常伴有慢性虹膜睫状体炎，严重者甚至失明。白细胞计数、血沉、血红蛋白等都为正常。其中大部分病人可在以后逐渐发病，呈多关节状，但一般不超过4个关节。

3. 高热型　本型最为少见，仅占20%，其以高热及广泛全身性症状为主，而关节症状极轻。检查时可以现病儿有病容，烦躁不安，食欲减退，体重减轻，出现不规则或持续弛张型高烧，常在39℃以上。皮肤上有典型的橙红色斑疹，中心苍白，常在傍晚出现，摩擦或搔抓后即出现，容易消失，分布于胸壁、上臂、腋窝、大腿等处，常与发烧同时发生。淋巴结、肝、脾均肿大，可伴有心肌炎、心包炎、肺炎、胸膜炎等。这些症状可全部或部分出现。实验室检查显示有中度贫血，白细胞总数及中性粒细胞数增多及血沉增快等，约半数病人保持上述症状。每年发作，然后缓解，至成人逐渐好转，不留关节后遗症。尚有一半病人转变为多关节型，反复发作，直至成年。

四、影像学表现

（一）X线所见

1. 高热型和单关节型　无特殊X线表现，仅有关节软组织肿胀，骨骺附近骨质疏松，偶尔可见骨膜下骨质增生。

2. 多关节型　X线特征有：

（1）早期有关节软组织肿胀，骨质疏松和骨膜下骨质增生。骨质疏松常见于急性关节炎附近的骨质，呈带状。骨膜增生常见于指骨、掌骨和跖骨，以及受患关节的邻近骨。

（2）骨骺骨化中心变扁，在负重关节和手、足小关节最为明显。

（3）关节破坏、侵蚀发生较迟。近侧指间关节骨化中心被破坏，呈"杯"状。关节破坏后，间隙狭窄，发生早期骨性融合。由于骨被侵蚀，在干骺端和骨化中心附近，形成不规则的缺损。

（4）髋和膝受累后，常可发生自发性半脱位。

（5）颈椎受累时，关节突被侵蚀，关节间隙狭窄，最终融合，但椎间盘本身未被波及。常有寰枢椎椎间半脱位。

（6）骨骺的正常生长受到干扰，或提前成熟，使骨过度生长；或提前与骨干融合，使生长过早停止，致使肢体不等长，骨骺膨大，下颌短小等畸形。

（二）CT及MR所见

CT扫描及MR均可出现相应之改变，尤以MR对软组织的反应更为敏感，可选择辅助检查用于诊断和鉴别诊断。

五、诊断标准

按美国风湿协会提出两级诊断标准。

（一）I级

关节炎存在3个月以上，伴关节肿胀。若无

肿胀,应具备下列三条中的两条:

1. 疼痛和压痛;
2. 关节活动受限;
3. 关节发热。

(二) Ⅱ级

关节炎存在6周以上,尚不到3个月,同时至少有下列表现之一:

1. 类风湿性关节炎的皮疹;
2. 虹膜睫状体炎;
3. 间歇性发热;
4. 类风湿因子阳性;
5. 颈椎受累;
6. 腱鞘炎;
7. 心包炎;
8. 早晨起床时关节僵硬。

六、鉴别诊断

应与以下疾患进行鉴别。

(一)系统性红斑狼疮

有典型的面部蝴蝶形皮疹,许多系统受累,包括心肌炎、肾脏病损。有溶血性贫血,血小板及白细胞总数减少。嗜酸性粒细胞减少,中性粒细胞增多,血或骨髓涂片中可找到"红斑狼疮细胞"。抗核因子阳性。

(二)风湿热

患本病时,其关节病变以大关节为主,且呈游走性;只有在急性期方出现关节功能障碍。其关节症状多在短期内消退,易伴有心脏疾病。于活动期时血沉增快,抗链球菌溶血素"O"效价增高。

(三)关节结核

本病多为单关节受累,早期分为滑膜型与骨干骺端型,渐而以骨质破坏为主,但缺乏骨质增生。结核菌素试验阳性。身体其他部位可能有结核病灶,如肺、淋巴结、肠等;一般易于鉴别。

(四)化脓性关节炎

病情危重,多为单关节发病,起病急,关节的红、肿、痛、热和功能障碍均很明显。全身中毒症状显著,白细胞计数和中性粒细胞数明显增多。

(五)强直性脊椎炎

本病多发生于年龄较大的青年或成年。双侧骶髂关节首先发病,于早期即有骨性融合征,向腰椎与胸椎扩展,也可累及髋关节。可有发热感和疼痛,以夜间为重。腰痛为最常见的症状,脊柱活动受限,以腰椎最明显,后期可波及颈椎。

七、治疗

应尽早予以合理的治疗,以求使病变得以控制,并注意防治畸形,保持关节功能,以防出现严重后遗症。

(一)非手术疗法

1. **支持疗法** 急性发作时卧床休息,但不宜长期卧床,注意纠正卧床的不良姿势。每日定期理疗,作关节的被动活动和辅助主动活动。夜间用夹板固定患肢,以防挛缩畸形,不宜长期固定。必要时用牵引来矫正畸形。

2. **药物疗法** 以阿斯匹林为首选药物,开始剂量为每日每公斤体重80~100mg,分4~6次口服。1~2周后待病情好转,逐渐减量,以最小量维持六个月以上,必要时可用小剂量维持1~2年。避免长期服用大剂量阿斯匹林,因容易产生胃痛、溃疡病、胃肠道出血、酸碱平衡失调、出汗过多、心悸、头昏等中毒症状。定期检查粪便隐血,以防形成慢性贫血。

3. **激素疗法** 对有严重全身症状或并发心肌炎、心包炎、虹膜睫状体炎者,应早期及时使用肾上腺皮质类固醇等药物。

4. 其他疗法 其他非皮质类固醇药物与皮质类固醇合用，可减少后者的用量。这类药物都可引起胃肠不适、恶心、头痛、头晕等副作用。这些药物有消炎、止痛或解热作用。常用的有消炎痛及扶他林等。

局部注射醋酸强的松龙于膝、髋、踝等大关节，对控制关节炎有较好的效果，并可维持较长时间。每次于抽出关节液后，注入5~20mg。必要时数周后可重复注射。

（二）手术疗法

非手术疗法无效者，为了预防关节继续破坏、矫正畸形及改善功能等目的，亦可选择相应之术式，但儿童的手术范围愈小愈好。

八、各种常见手术

（一）滑膜切除术

早期滑膜切除能除去病变组织，防止软骨继续破坏，但只适用于大关节，尤其是膝关节；最好在关节镜下施术。手术应至少在5岁以上。滑膜切除的指征为：

1. 5岁以上病儿，关节反复积液不愈半年以上者，先作抗风湿治疗，然后作关节切开术。若在关节切开时或用关节镜时发现关节软骨上有血管翳增生，并有破坏威胁者，应作滑膜切除术。

2. 急性滑膜炎症状持续一年半以上而X线检查尚无明显骨质破坏，在非手术治疗期间，关节活动范围无明显丧失者，可作滑膜切除术。

3. 急性骨膜炎，X线检查显示有关节破坏，为了防止关节受到进一步破坏，应作滑膜切除术。

4. 仍有急性滑膜炎而在长期非手术治疗期间关节功能明显丧失者。滑膜切除后，应积极进行系统的康复治疗。

（二）软组织松解手术

对膝关节屈曲畸形及髋关节屈曲、内收畸形，可通过肌腱延长或切断，膝关节后关节囊切开等手术予以矫正。

（三）截骨术

年龄较大的儿童，可作截骨术矫正骨性畸形，如膝外翻或屈曲畸形，髋关节屈曲内收畸形等。

（四）关节融合术

一般很少使用。只有在关节已有严重破坏而不能用其他方法解决时，如腕和踝的畸形，可考虑作关节融合术以改善功能。

（五）人工关节置换术

只适用于成年人。由于这些病人曾长期使用皮质类固醇，骨质疏松，皮肤愈合力差，抵抗力低，手术感染的机会多，加上髋臼和股骨头发育不良，手术本身困难较大，对该手术的选用应慎重考虑。

（张 振 陈天国 赵定麟）

第二节 增生性骨关节病

一、概述

临床上多见的增生性骨关节病可有多个名称，包括退化性关节炎、骨关节炎及肥大性关节炎等。本病是由于关节退行性变，以致关节软骨被破坏而引起的慢性关节病。

二、病因学

增生性骨关节病有原发性与继发性两种。原发性又称特发性，以人体自然老化为主；而继发性则以后天慢性劳损及外伤为主。在我国，以继发性骨关节病较多见，原发性骨关节病则较少。

（一）原发性骨关节病

其基本病因是人体成熟后逐渐走向老化及退行性变在骨关节方面的表现，正如心脏老化出现"心力衰竭"一样，关节也会出现"关节衰竭"。

成人关节软骨内营养物质是由滑膜血管丛弥散到滑液，再通过软骨基质到达软骨细胞。关节软骨本身并无神经、淋巴管及血管，也不直接与血管接触。软骨基质由胶原和糖蛋白组成框架，其中镶嵌软骨细胞，含有约80%的水分。当关节活动时，关节透明软骨面之间产生相互压缩和放松作用；压缩时基质内液体溢出，放松时液体进入基质，这正像一个唧筒，如此反复交替进行，以保持关节软骨细胞的营养供给。若这种营养供给渠道逐渐老化、萎缩，甚至出现闭塞，则软骨基质可发生改变，进而使软骨细胞退化和死亡，产生骨关节病的一系列病理生理与病理解剖改变。

年龄是发病的主要因素，60岁以上的老人，约80%具有关节退变，并于X线平片上显示增生样改变。但此组人群并不一定都有症状。

本病与家族性遗传有关，远侧指骨间关节背侧的Heberden结节可能是受性别影响的常染色体单基因遗传病。女性多为显性，老年女性外显率为30%；男性则多为隐性，外显率仅3%，为前者的十分之一。

本病与关节负重过大有关，临床发现：身体过于肥胖，特别是下肢和脊柱诸承重关节负荷过大重量，这样必然妨碍关节软骨营养。因此，这类人群的发病率比普通人增加一倍。

（二）继发性骨关节病

所谓继发性骨关节病，是指因某种已知原因，例如外伤、手术或其他明显因素导致软骨破坏或关节结构改变者。由于关节面摩擦或压力不平衡等因素而造成关节面的退行性变。此类病例，大多数病人可以找到解剖学或素质上的异常，因而有人认为骨关节病都是继发性的。

各种关节部创伤、炎症、异常代谢产物沉着、反复出血后大量铁质沉积，以及在关节内注射肾上腺皮质类固醇及烷化剂等，均可使关节软骨细胞或基质直接遭到破坏，或是破坏软骨的营养而使之退化，逐渐被磨损，产生继发性骨关节病。其中继发于创伤后者，称为创伤性关节炎。此外，某些内分泌异常，如糖尿病，可使软骨细胞异常，容易发生继发性骨关节病；关节结构异常，尤其是对线不良，使相对应的两关节面密合不好，接触面不均匀，以致压力不平衡而失去唧筒作用，使正常有序的软骨营养交换程序受到破坏；久而久之，则发生继发性骨关节病。

三、病理解剖

慢性骨关节病早期的变化最先发生于关节软骨。关节承重区的软骨表面出现干燥，失去光泽，呈淡黄色，弹性降低，表面呈纤丝状如绒毛感；进而软骨面可以破碎，出现垂直裂隙。而后随着软骨表面的磨损、变薄，逐渐出现水平裂隙，以至表面软骨分裂成为小碎块，并可脱落于关节腔内。在应力和摩擦最大的部位，软骨逐渐被全层破坏，使软骨钙化层，甚至软骨下骨质裸露。骨面下骨髓腔内血管和纤维组织增生，不断产生新骨，沉积于裸露骨面下，形成硬化层；其表面被磨光如象牙样，故称为牙质变。压应力最小的部位则可出现骨质疏松。新生骨向阻力最小的方向生长，这就自然地在关节边缘形成骨赘。应力最大处的骨质由于承受压力的影响而产生显微骨折、坏死,形成内含黏液性骨质、坏死骨小梁、软骨样碎片和纤维样组织的囊肿。后期软骨下骨质塌陷变形,周围增生骨膨出,使关节面更不能完善地咬合,并使关节活动进一步受限而加重症状。

关节滑膜和关节囊受脱落软骨碎片的刺激而充血、水肿、增生、肥厚,滑液增多,产生继发性滑膜炎,并出现疼痛、肌肉痉挛等症状。关节囊的挛缩和纤维化将导致关节纤维性强直。Weiss认为上述一系列变化说明关节软骨变性,也可以说,这是人体对变性软骨企图修复的失败。

四、临床表现

视病程不同,症状差别较大,但大多数病人并不典型,尤其是本病早期,仅有 5% 的病人有症状。病人多为 50 岁以上的中、老年病人。本病起病缓慢,无全身症状。通常多为多关节发病,也有单关节者。受累关节可有持续性隐痛,活动增加时加重,休息后好转。疼痛常不严重,气压降低时加重,故与气候变化有关。有时可有急性疼痛发作,同时有关节僵硬感,偶尔可发现关节内有摩擦音。久坐后关节僵硬加重,但稍活动后反而好转,有人称之为"休息痛"。后期关节肿胀、增大及运动受限,但很少完全强直,一般表现为骨阻滞征。

五、实验室与检查

血沉、血象均无异常变化。关节液常为清晰、微黄、黏稠度高,白细胞计数常多在正常范围以内,单核细胞略高。黏蛋白凝块坚实。

六、影像学检查

X 线平片于早期并无明显异常,约数年后方逐渐出现关节间隙狭窄,此表明关节软骨已开始变薄。开始时,关节间隙在不负重时正常,承重后出现狭窄。病变后期,关节间隙有显著狭窄,软骨下可有显微骨折征(micro fracture),而后出现骨质硬化,最后关节边缘变尖,有骨赘形成,负重处软骨下可有骨性囊腔,形成典型的骨关节病征象。

CT 及 MR 可在早期发现关节软骨及软骨下骨质异常改变,尤以 CTM 可较全面地了解与掌握关节增生及受损状态。

七、诊断

根据慢性病史、临床表现和 X 线所见,诊断比较容易。必要时可作关节滑液检查,以证实诊断。X 线改变不能说明是原发性骨关节病,应从病史中明确病损是原发性或继发性。

八、治疗

因本病发展缓慢,症状较轻,且对功能大多无明显影响,因此勿需治疗;但应注意保护,避免或减缓病变的发展。

本病最为重要而又最基本的治疗方法是减少关节的负重和过度的大幅度活动,对患病关节要"爱惜",以延缓病变的进程。对肥胖病人,应减轻体重,减少关节的负荷,延缓病变的发展。下肢关节患有病变时,可用拐杖或手杖,以求减轻关节的负担。理疗、适当的活动锻炼以保持关节的活动范围,必要时可使用夹板、支具及手杖等,这对控制急性期症状有所帮助。

消炎镇痛药物可减轻或控制症状,但不能改变病变的进展,只是在急性疼痛发作期间起治标作用。关节内注入醋酸强的松龙或醋酸氢化可的松可控制症状,每间隔两周注射一次。

对晚期病例,在全身情况能耐受手术的条件下,可酌情行人工关节置换术、关节神经切断术或截骨术等,以求改善关节功能。

(沈 强 丁 浩 朱宗昊 赵定麟)

第三节 血友病性骨关节病

一、病因学

本病是由于铁代谢异常引起体内铁含量过高,沉积于各内脏和器官而产生各种症状的一种疾病。临床上分为自发性和继发性两种类型。前者是由于遗传性铁代谢失调所致。其特征是铁吸收过量,产生病理性铁沉着,最后导致许多器官的功能障碍,以肝、胰、心、垂体最明显。其典型临床表现为肝肿大、糖尿病、皮肤色素沉着和性功能减退。有的病例可有全身无力、体重减轻、腹痛、呼吸困难和水肿等表现。继发性血色病大多是继发于长期反复大量输血(如治疗再生障碍性贫血时,输血次数可达百次以上)、既往曾用铁剂治疗者,亦可见于溶血性疾病、营养不良、维生素 A 缺乏及长期腹泻等。

在正常人,体内总含铁量为 3~5g。铁代谢障碍时,可能积蓄达 25g 以上。输血时每公升全血含铁 500mg。一般认为输入的铁超过 20g 时,即将产生继发性血色病。

自发性血色病铁质积蓄于体内的机理尚不清楚。一般有以下三种学说:

1. 肝内缺乏黄嘌呤氧化酶;
2. 组织蛋白质变异,对铁具有异常亲和性;
3. 肠道的蛋白质分泌促进或阻止铁的吸收。

血色病在我国少见,仅有个案报道。在欧美等国家,常有因饮酒过多而引起肝硬化合并铁过度沉积者,其发生率甚高。

二、病理

主要是在滑膜细胞内有大量含铁血黄素沉积,有些关节软骨发生钙化,关节液内有焦磷酸钙结晶。

三、症状和体征

本病常发生于中老年人,尤以 50 岁以上的人群组。男性多于女性,因为女性可在月经内定期排出铁质,故少见,但在绝经期以后可出现此病。

在临床上,本病的主要表现为进程缓慢的多关节病变。早期一般无症状,或具有类似骨关节病的症状和体征,如疼痛、肿胀、活动范围受限等;常开始于掌指关节和近侧指间关节,也可累及髋、膝、踝、足、腕、肩等较大之关节,也有个别病人累及脊椎。本病可有急性疼痛发作,发作时关节功能活动障碍,多发生于髋关节,为期 2~3 周,甚至更长,以后逐渐形成持续性疼痛,逐渐加重。其他关节如踝、膝、手部关节相继发生急性疼痛,逐渐转变为持续性痛和晨间关节僵硬。关节病变的分布与病人的工作和外伤无关。

检查时可发现关节肿胀,特别是掌指关节有明显骨性肿大,运动受限,并有疼痛;腕掌、指间和跖趾关节有类似变化,但较轻。其他多处关节活动范围也受限。膝关节可有呷轧声,没有滑膜增厚或积液现象,也无肌腱病变。脊椎可有正常生理弧度消失,活动受限,并有疼痛。严重型病人可出现所有症状与体征,轻者可仅有个别症状,甚至不出现关节症状。

四、实验室检查

血红蛋白、白细胞、血小板计数以及血沉等

均正常。类风湿因子阴性。在周围血内可见含铁颗粒的巨噬细胞。肝功能正常，部分病人表现轻度溴磺酞钠排泄量下降。血清钙、磷含量正常。尿糖和葡萄糖耐量试验可出现异常。血清铁含量增高，正常为 80~150μg/dl。血清转铁蛋白饱和度增高（正常为 30%），有时可高达 70%，甚至 100%。

五、影像学改变

常规 X 线平片检查时，可以发现掌指关节和近侧指间关节之关节下有囊肿形成、骨侵蚀、关节间隙狭窄和骨赘形成。在腕骨和下尺桡关节亦有囊肿形成和侵蚀。少数远侧指间关节也可有变化。关节下囊肿最早出现，通常位于关节近侧，常见的是掌骨头部的关节下区有直径 1~3mm 圆形或卵圆形的小囊肿，周边有界限清晰的硬化区。随后出现关节间隙狭窄和骨赘形成。关节间隙狭窄不均匀，在关节受侵蚀处最为明显。但关节间隙狭窄并不一定与囊肿形成相一致，有时可有数个关节下囊肿形成而无关节间隙狭窄，也可以有明显关节间隙狭窄而无囊肿形成。骨赘形成一般是关节严重受累的表现，但并不一定伴有明显的关节间隙狭窄。腕骨内可有边界清晰的囊肿，其直径约 5~6mm，常为多发性；同一骨内也可有 2~3 个囊肿，常见于头状骨、钩骨、舟状骨和月骨。

部分病人的远端尺桡关节和尺骨远端也可能有改变。在尺骨远端和茎突处可有数个囊肿和骨侵蚀。少数病例可在该关节的桡侧出现囊肿，甚至在三角韧带处显示混浊阴影。

在膝关节半月板和膝、髋等较大关节之 X 线表现主要是软骨混浊，此乃由于软骨钙化或铁质沉积之故。必要时可辅加 CT 扫描、CTM 及 MR 检查，用于诊断和鉴别诊断。

六、诊断与鉴别诊断

血色病的诊断，除发病年龄、症状、体征，特别是肝肿大、糖尿病、性功能减退和皮肤色素沉着外，血清铁增高，特别是转铁蛋白饱和度明显增高，在周围血内找到含铁颗粒的巨噬细胞即可确诊。对可疑病人或临床表现不明显时，肝活组织检查可明确诊断。

此病有时易与类风湿性关节炎相混淆，应进行鉴别。由于关节液内有焦磷酸盐结晶，亦应与软骨钙质沉着（即假性痛风）作鉴别；由于血色病性骨关节病有特殊病变分布和影像学上表现，不难作出鉴别。

七、治疗

本病的治疗主要是采取放血疗法，以逐渐减少血内的铁含量。但放血不能用以预防骨关节病的发生，也不能阻止其发展。用肠溶性阿司匹林或其他水杨酸制剂可减轻关节症状。对症状严重的髋关节可作截骨术，效果较好；但要注意，病人的全身情况一般较差，肝、胰、垂体可能都有病变，肾上腺功能也大多不足，很难以耐受大手术，应慎重对待。

（冯莉　赵杰）

第四节 神经性关节病

一、概述

神经性关节病首由 Charcot 于 1868 年描述,故又称为 Charcot 关节。这是继发于中枢神经或周围神经深感觉神经损害而引起的关节病变。由于神经营养性障碍,使关节出现慢性进行性无痛性破坏。

二、病因学

常见病因为脊髓痨、脊髓空洞症及糖尿病,其次为外伤性截瘫、周围神经损伤、脊柱裂、脑脊膜膨出、麻风及雅司病等。其中以梅毒病所引起之脊髓痨最具代表意义。且近年有死灰复燃之势,现简介于后:

脊柱梅毒的来源分为先天性与后天性。前者指位于母体中的胎儿自胎盘血循环中受到感染;后者则属因接触传染的性病之一。

先天性脊柱梅毒主要见于四肢长管骨,而在脊柱上少见。成人脊柱梅毒亦以四肢长管骨梅毒为多,但脊柱梅毒也可遇到,多见于颈椎及腰椎。受累的椎体变得致密和硬化,椎间隙呈不规则状狭窄及椎旁广泛钙化,且常有巨大的骨刺形成。因椎管内梅毒性树胶肿引起马尾受压者罕见。

脊髓后角受累之中枢神经系统梅毒,其所引起的神经性关节炎亦可有椎间盘变性,软骨消失,并在软骨缺损处形成象牙样硬化骨,四周常有骨赘,以致出现类似增生性脊柱炎外观。

三、病理解剖

由于中枢性或周围性深感觉神经受累,以致关节的感觉营养神经功能障碍,加上日常生活中的反复创伤,导致骨、软骨、关节以及周围组织的代谢障碍。关节软骨发生退行性变,并继发软骨碎裂,软骨下骨质破坏和吸收。无规律的修复反应产生大量新骨形成和明显的象牙样骨质硬化,在关节边缘可有大块骨赘增生,关节面变浅,轮廓增宽,关节囊增厚肥大,有时可有大量积液。由于失神经支配,关节囊和韧带松弛,关节活动度加大。机械性损伤将使关节的骨端反复产生小块骨折,易于产生半脱位或脱位,并加重关节的损伤性病变。由于骨折和软骨损伤,以及由此而产生的坏死碎片可脱落于关节腔内形成游离体。

在显微镜下,早期显示滑膜、关节周围韧带和肌肉充血水肿,晚期则显示玻璃样变和纤维组织增生、血肿机化和转化性骨形成。滑膜内亦可见软骨化和骨化。关节软骨有退行性变,其周围有肉芽组织血管翳伸向软骨面,并将软骨吸收。其中有许多细微骨折裂纹和骨坏死区。破骨细胞将死骨吸收,其近邻则有活跃的成骨活动,形成致密的板层骨以替代坏死的松质骨小梁。

四、症状和体征

本病以 40~60 岁的男性为多见,男女比例约为 3:1。痛觉消失的关节可见于四肢和脊柱。一般为单关节受累,约占 2/3,但有时也可见几个关节受累。视病因不同,其部位亦异。脊髓空洞症病人常发生在上肢大关节,脊髓痨病人则常见于下肢大关节和脊椎,糖尿病病人则多见于跗骨间关节和跖跗关节。下肢以膝、足、踝、髋关节为多见,上肢则见于肘和肩关节。

本病起病缓慢,其特点是无痛或仅有轻微疼痛,显然与骨的破坏不相称。检查时可发现关节可有超越正常的活动范围,膝和肘常显示过伸状,于创伤后关节内可有大量积液出现,关节周围软组织呈现水肿,局部皮温略有增高。关节液呈黄色、黏稠,易凝固。细胞数可达 500~2000/mm³,主要为淋巴细胞。于本病后期,关节肿胀逐渐消退,但易反复发作,使关节囊更加松弛,畸形加重。若病变发生于下肢和脊椎,可出现行走不稳或跛行。

体检时显示关节外形肿大,关节囊肥厚,并有关节积液,摸之好似布袋装满许多碎石块,表明关节内许多游离体和骨质增生。关节活动超越正常,但无明显压痛。

根据原发病变的不同,可有一系列临床特征。如脊髓痨,则除感觉、位置觉和振动觉均消失外,膝、踝等反射减弱或消失,表现为对光反应消失而调节反应仍存在的 Argyll Robertson 瞳孔,共济失调,闪电样疼痛,内脏危象等。康、华反应阳性。若系脊髓空洞症,则有浅感觉分离,表现为痛觉和温度觉消失而触觉仍存在,上肢无力和萎缩,腱反射减弱或消失,皮肤粗糙增厚等神经营养性变化。

五、影像学检查

在早期,由于关节内积液,X 线平片显示软组织肿胀,表现为关节间隙增宽,软组织密度增加,但关节面仍清晰。有时可出现骨质疏松。

晚期则表现为关节面破坏,关节间隙变窄,关节边缘有骨赘形成。由于关节内有游离体,关节内外有钙质沉积,又有骨质破坏和关节轮廓扩大、变形,所以关节结构极度紊乱,骨质密度增高区和密度降低区并存,有时尚可出现半脱位和脱位。脊柱病变表现为脊柱滑脱、后凸或侧凸畸形,椎旁软组织出现散在钙化阴影,椎体破坏和增生同时并存,结构紊乱。CT、CTM 及 MR 亦出现相应之改变。

六、诊断

本病临床和 X 线表现均较典型,不难作出诊断。应寻找原发病变,全面地进行神经系统和血清学检查,以求进一步明确诊断及病因。

七、治疗

在急性期,局部制动、休息,防止反复创伤。适当使用牵引、石膏、夹板、支架固定。抽吸关节液。待急性期后,可允许适当活动。及时治疗原发性疾病,如梅毒、麻风、糖尿病。由于受累关节缺乏营养神经支配,手术创伤愈合困难,一般尽量不作手术治疗,用支架、足托、矫形鞋治疗。对严重膝关节或踝关节病变者,亦可考虑作关节融合术。侵及椎管引起硬膜囊受压者,亦可选择手术疗法。

(徐华梓　赵定麟)

第五节　大骨节病

一、概述

顾名思义,大骨节病是一种表现为关节肥大性改变的疾患,是主要流行于我国东北、西北、华北、内蒙、河南等地的山谷潮湿寒冷地区的地方病。在苏联和日本也有发现。其病理特点是儿童的关节软骨和骨骺被破坏,并产生发育障碍。成年后,患者身材矮小,四肢和手指呈短缩状,且关节粗大,活动受限,以致常常丧失劳动力。有时在成年期也可发病。

本病最早(1849年)是由尤伦斯基在俄国乌洛夫河流域发现,曾称为乌洛夫病;后有Kaschin和Beck两人报道,现又称为Kaschin-Beck病。我国首先由张凤书在东北发现,后证实与Kaschin-Beck病为同一病。此病在我国西北称之为柳拐子病。

本病有很强的地区性,不同地区的发病程度亦不相同,轻重不一。本病的地区分布有明显的相对稳定性,并在若干年中,发病区可能扩大和加重,也可缩小和减轻;也可有新病区发现。

二、病因

虽然已经过数十年的研究,但本病的病因至今仍未能完全确定。但普遍认为以外源性致病因子可能性较大,并非是因食物中缺少某种物质所致。

哈尔滨医科大学的学者认为系小麦和玉米中类孢镰刀菌的毒素所致。研究工作表明:

1. 同一地区饮用同一水源水的居民中,食自产粮食的农民发病率较高,而食国家供给粮的工人极少患此病。

2. 在重病区进行换粮后,人群中五年来基本没有新病人的发现,原有的病人也多数好转和恢复正常,但未换粮的邻近地区病情逐年加重。在非病区的城市中,有散在居民食用来自病区的粮食后,可以得病;在病区改旱田为水田,改主食为大米后,效果与换粮试验同。

3. 在病区小麦和玉米中可培养出较多的尖孢镰刀菌,而在非病区则为另一种串孢镰刀菌,大米中极少有此类真菌。

4. 用病区尖孢镰刀菌培养物饲养大白鼠和狗,其骨骼可发生类似人类大骨节病的病理变化。至于它如何会引起本病。尚待进一步研究。

此外,西安医学院研究组对病人硫代谢的研究发现:病人尿中硫酸化的酸性粘多糖比健康人多,而硫酸软骨素则较低。用病区的水和粮食饲养实验动物,尿中酸性粘多糖^{35}硫渗入率较低,骺板软骨对无机^{35}硫的排出速度比对照组低,而24h尿中硫酸酯的排泄量则较高。这说明病区的水和粮,可能存在某种能抑制软骨中的硫酸软骨素的排出,并能与硫酸根结合解毒的因子。他们发现饮水不同,对动物尿内硫酸酯的排泄量似有不同的影响,故认为不能完全排除饮水致病的可能。

三、病理

由于大骨节病是一种涉及全身各骨关节的疾病,因此,其病理改变之范围较广,但主要病变部位是在四肢管状骨的骺板和关节软骨;其中以踝关节、膝关节、肘关节、腕关节和指骨的软骨病变最显著,而肩关节和脊椎的病变较少。

大骨节病的基本病理变化是关节软骨的变性和坏死,其表现为原纤维显现、石棉变性、裂隙形成、黏液变性和软骨坏死。在坏死软骨区的边缘常有软骨细胞巢状增生。关节软骨下有带状坏死区,可向表层蔓延,形成溃疡,深的溃疡可达髓腔。坏死的软骨可脱落于关节内,形成关节鼠。在带状坏死区和溃疡处,早期即出现初级骨髓和肉芽组织增生,继之纤维结缔组织增生性修复,并可逐渐形成纤维软骨,随之有钙质沉着,形成不规则的软骨内成骨。

在本病早期,骺板软骨即逐渐弯薄、不匀、弯曲,其与关节软骨的变性坏死相似。严重处可累及全层而有坏死性穿通。软骨细胞失去其排列性、层次紊乱,中央部有时呈舌状增生。变性坏死的软骨被增生的初级骨髓和破软骨细胞吸收后,有不规则的软骨内成骨,骺板逐渐被骨小梁所替代,使骺板从中央部逐渐向周围形成早期骨性融合。在骺板的干骺端,最早也最常见的病变是横行骨梁形成;竖骨梁明显减少,粗短,方向紊乱,外形不整;破骨细胞吸收旺盛,原始骨小梁被破骨细胞所吸收,失去其板层结构,分割成不规则的片块,形成镶嵌结构。由于骺骨化中心化骨紊乱,使骨的纵向生长迟缓,骨端横向生长加快,导致骨端发生膨大畸形。骨髓可有早期脂肪化、纤维化。关节囊可有部分纤维软骨、透明软骨，甚至骨小梁形成。骨骼肌也可有坏死性病变。

四、临床表现

大骨节病可见于任何年龄，但以 20 岁以下之青少年为多见。男性多于女性。若 8 岁以前离开本病流行区，发病机会则较少。骨骺已融合的少年和成年人进入本病流行区，发病也较少。早期发病常不自觉，症状不明显，也不具有特异性，主要表现为肌肉肿胀疼痛，有局部压痛；示、中指末节弯曲，不能伸直；易疲乏，关节活动不灵，握力减退；指甲营养不良，光泽减退，呈匙状或甲根出现波浪形沟纹；手足多汗；手背、腘窝、跟腱、内踝等处肌腱疼痛和腓肠肌痉挛；以及指端、背部、大腿外侧有蚂蚁爬动感觉。以上症状常为对称性，并常自手部开始，早春重，夏秋轻；也有的自踝关节或肘关节开始。以后受累关节逐渐增粗、变形，发育障碍成侏儒，以及下肢出现膝内翻或膝外翻、扁平足等畸形。后期出现关节游离体、骨关节病症状。由于关节疼痛和关节运动受限而易丧失劳动力。

五、分期

为便于区分和观察病情的轻重、劳动能力和治疗效果，可依据其临床表现分为四期（度），各期之间难以截然划分，其是相互交错。

（一）前驱期

即本病的开始阶段，主要表现为手指僵硬、绷紧，屈伸不灵，示、中、环指末节偶有轻度弯曲。有的病例首先有踝关节疼痛，在劳动或长途跋涉后加剧。本期 X 线片多无异常改变。

（二）早期（亦称Ⅰ度）

除手指僵硬、绷紧、屈伸不灵加重外，主要显示手的示、中、环指近节指间关节增粗，但长度不变；肘关节多不能完全伸直，有的踝关节略增粗。

（三）中期（又称Ⅱ度）

指间关节明显增粗，疼痛加剧，有短指畸形。拳不能握紧，手指不能伸直；肘、踝、膝等关节有程度不等的增粗变形，屈伸受限。膝内常有游离体，伴有扁平足，四肢肌肉萎缩，以腓肠肌为甚。由于肌力明显减退，劳动力仅及正常人的 1/3 左右。

（四）后期（又称Ⅲ度）

短指畸形更为严重，伴有指间关节向两侧偏斜，其他关节畸形及运动障碍亦严重。可有骨盆倾斜，腰椎的生理性前凸度增大，有髋内翻、膝内翻、膝外翻及扁平足等畸形，行走时呈鸭子样步态。此时四肢肌肉明显萎缩，全身发育严重障碍，呈侏儒畸形外观。

六、影像学表现

（一）X 线一般表现

X 线平片上改变最早出现于指骨，因此手部的 X 线检查为早期诊断的主要依据。早期指骨干骺端钙化区密度增高、变宽，有时伴有凹陷或波纹状改变。此种改变也可见于正常人，因此不能单独将其作为早期诊断的依据。另一个早期变化是指骨远端不整齐，出现半月状凹陷或囊性变。腕（跗）骨边缘硬化、不整齐。后期表现为骨端增粗、变形，有骨赘形成。

（二）X 线分型

根据 X 线变化的不同，可分为四个类型。各型之间并无明确界限，可在同一肢体上，甚至同一张 X 线片上，看到不同类型的病变。

1. 干骺型　显示髋骨化中心尚未出现前的病儿，最小年龄为 3 个月零 7 天。X 线表现为预备钙化区模糊、硬化，有时伴波纹状、半月状凹陷；骨纹理稀疏、粗糙和紊乱。

2. 干骺-骨骺型　见于骺骨化中心出现之后至骺线融合以前阶段。干骺端中部可有硬化、不整齐和凹陷，两侧缘增宽，可能出现不规则骨化。骺软骨板的厚薄不匀，骨化中心不整齐、变形、碎裂或溶解。严重者骨化中心大部嵌入骨骺内。在近侧干骺端，骨化中心与干骺端早期发生融合，开始于中央，逐渐向两侧扩展，并形成短指畸形。

3. 骨端型　主要见于5~6岁以上的儿童或成人。X线片上表现为骨端模糊、脱钙、不平整，中央部凹陷，侧角尖锐突出。病情严重者骨端粗大变形，有不规则破坏或囊样变，边缘有骨赘形成或骨游离体，个别病例可出现菌状赘生物。

4. 骨关节型　最早可见于14~15岁儿童。干骺-骨骺型未经治疗者，最终将形成此型，故也称为"终止型"。X线主要表现为骨纹理稀疏、紊乱，甚至囊样变，骨皮质变薄，骨端宽大变形呈花边状，对位不正，关系紊乱，有骨赘形成。关节间隙变窄；此时，关节面显示高低不平整状，两侧不对称，可有骨碎屑。后期发生继发性骨关节病变化。

（三）其他

视病情及每个病人具体情况不同，亦可选择CT、CTM、MR或其他影像学检查。

七、诊断

本病之诊断主要依据在流行地区生活史、体检所见和X线表现，不难作出诊断。但需与软骨发育不良的侏儒作鉴别，后者在出生时就较明显，头大，前额突出，鼻梁凹陷，手指等长；且无流行病地区史。X线片显示四肢长骨粗短，股骨与肱骨远端呈V形扩大和凹陷。

八、大骨节病之预防

本病关键是预防，采用换粮试验表明：在病区改旱田为水田，改主食玉米为主食大米，或从非病区调进粮食代替病区的小麦、玉米，可预防和消除大骨节病。此外，对发病区水质，如挖深井，改饮泉水，或用砂石和稻草灰、草木灰或木炭等将井水过滤，也可起到预防此病的作用，但需与换粮措施并进。

九、治疗

发病早期和轻度病例可用换粮和改食大米等，数年后，基本上可恢复正常。用硫酸盐治疗有一定效果，部分病人可治愈。常用的有硫酸钠水溶液，七岁以下的儿童每次服1.5g，8~12岁服2g，13岁以上服3g，每日服两次，共服2~3月。也可服硫酸镁或硫酸钾，用量相似。硫酸钾可每日服3次。有人用草木灰的过滤液口服，连服3~6月；或口服卤碱片或粉，也有效。

晚期严重病人，如已出现关节畸形则需按骨关节病治疗，包括外科手术干预。

（王长纯　赵定麟）

第六节　骨骺炎（骨软骨病）

一、骨骺炎之基本概念

临床上较为多见的骨骺炎又称骨软骨炎或骨软骨病，系指骨骺中部的骨化中心（骺核）正常生长发育过程受到干扰而产生的一类病变，包括关节骨软骨病和非关节骨软骨病。从二~八节段为关节骨骺炎（骨软骨病），从九~十三为非关节骨骺炎（骨软骨病），十四及十五段则属于骺板骨骺炎（骨软骨病）。本病初期症状轻微，晚期因影响肢体发育生长，部分病例可有肢体不等长、内翻或外翻畸形发生，并可影响关节功能。本病多发生在儿童和青少年，病程数月至数年不等，有自行停止发展的特征。造成骨骺病变的因素很多，主要是局部缺血、创伤、感染及内分泌失调等。

生长于关节处的骨骺炎主要是由于慢性创伤或各种不良生物力学因素，造成关节内骨骺软骨内化骨的紊乱，渐而波及软骨形成和骨形成，可引起关节骨骺畸形及关节面不平整，并继发骨关节病。此类骨软骨病又称为原发性关节骨软骨病。

而位于非关节处的骨骺炎多发生在关节外的特定部位，如肌腱、韧带附着处或牵拉骨凸处。反复牵拉的创伤结合体质因素，致使骨骺或骨凸的软骨内化骨的紊乱，出现骨化中心变小，骨质密度增高、不规则、碎裂，大小不等的囊状透亮区等改变。由于病变不影响关节或纵轴生长，因此无论治疗与否，患者病损都有自行愈合倾向，功能可获得完全恢复，有时仅后遗表面骨的隆凸。

骺板处的骨骺炎主要是由于异常压力等不良因素致使骺板软骨内化骨紊乱，骺板发生变形和坏死，结果导致骨的纵轴生长发生障碍并发生相应畸形。

现对不同部位之骨骺炎分述于后：

二、肱骨小头骨软骨病（骨骺炎）

（一）概述

本病亦称 Panner 病，1929 年由 Panner 首先报告，1964 年 Smith 报告 30 例，认为本病与外伤或内分泌紊乱引起的血液循环障碍有关。

（二）临床表现

本病好发于 4~10 岁儿童，较多见于 8 岁左右的男孩，并以右肘为多见。患儿感右肘外侧疼痛，局部轻度肿胀和压痛，肘关节活动受限以伸肘为主。病程一般较短，数月后症状即可消失，也无关节畸形等后遗症。

（三）X线表现

早期显示肱骨小头骨骺不规则，密度增高，近关节面骨骺逐步出现密度透亮区。上述表现持续时间较长，在临床症状消失后 1~2 年 X 线才显示正常。

（四）治疗

急性期应限制患肢过度活动，可使用颈腕带悬吊前臂制动 3~4 周，症状重者用石膏托。恢复期仅需避免肘部过度活动。本病一般可自愈，也不导致后遗畸形。

三、跖骨头骨软骨病

（一）概述

本病亦称 Köhler-Freiberg 病，多数学者认为其发病与慢性损伤有关，也有认为是年幼时跖骨头创伤性骨骺骨折所致。好发部位依次为第 2 跖骨头（图 7-1-3-6-1）、第 3 跖骨头，偶见于第 4 跖骨。

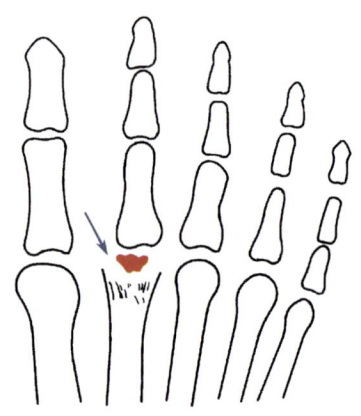

图 7-1-3-6-1　跖骨头骨软骨病（骨骺炎）示意图

(二)临床表现

本病好发于10~18岁青少年,女性居多,亦可见于成人,10%为双侧性。患者步行时前足痛,可有发作性剧痛。受累跖骨头、颈部肿胀,压痛以跖面明显,趾背伸时疼痛加剧。病程较长,约为1~3年。可因关节面不平、骨赘压迫等造成持续性疼痛或局部轻度畸形。

(三)X线表现

显示受累跖骨头、颈不规则增大,横径增宽,密度增高,关节面不平,并有分节状碎裂。部分病人显示第1跖骨较短,第2跖骨相对过长。依侧位X片可分为:

1. 前缘型 病变不超过跖骨头前上缘的1/3;
2. 全骺型 病变累及全部跖骨头;
3. 中间型 病变范围在前两者之间。

(四)治疗

急性期应避免负重1~2周,嗣后可使用前足弓垫保护,直至症状消失,一般需要数年。成年患者如骨赘压迫趾神经引起持续疼痛,可切除骨赘成游离体。跖骨头切除术仅适用于保守治疗无效的部分全骺型患者。

四、股骨头骨骺骨软骨病

(一)概述

此类骨软骨病属于继发性关节骨软骨病,其主要病因系某些因素引起的骨骺血管栓塞,以致骨骺内骨化中心的全部或部分坏死,并可伴有软骨内化骨紊乱。股骨头骨骺骨软骨病亦称儿童股骨头缺血性坏死,或Legg-Calve-Perthes病,由上述三位学者于1910年分别描述,简称Perthers病(图7-1-3-6-2)。本病系股骨头血运障碍所致股骨头骨骺不同程度的坏死,病变愈合后往往遗留股骨头扁平状畸形,故又称扁平髋。

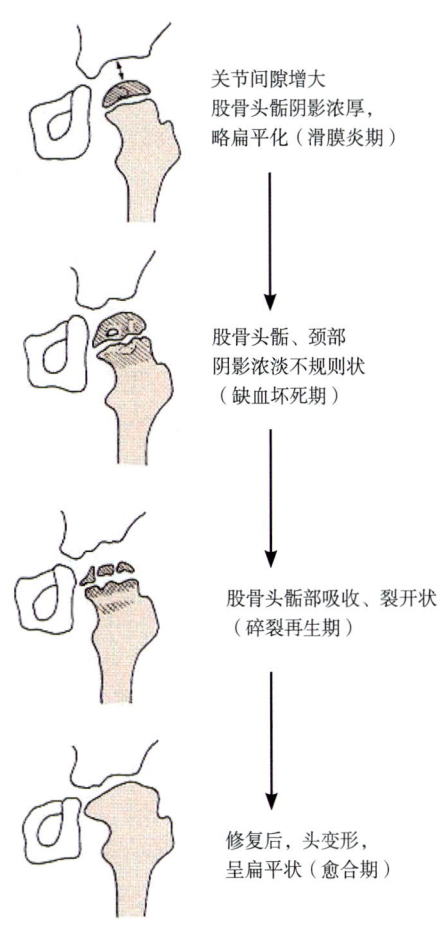

图7-1-3-6-2 Perthes病示意图

(关节间隙增大 股骨头骺阴影浓厚,略扁平化(滑膜炎期))

(股骨头骺、颈部阴影浓淡不规则状(缺血坏死期))

(股骨头骺部吸收、裂开状(碎裂再生期))

(修复后,头变形,呈扁平状(愈合期))

(二)病因

本病的发病原因众说纷纭,但真正的病因尚不明确,可能与下列因素有关:

1. **股骨头血供缺陷** Trurta等的研究发现,4~8岁儿童只有一条血管供应股骨头的血液,即外骺动脉,而来自干骺动脉的血供往往被骺板阻挡。而外骺动脉又极易受外旋肌群的压迫而中断血供。8岁以后圆韧带血管也参与股骨头血供,故本病发病率降低。另外,儿童尤其是男童的股骨头内外血管吻合弓的变异很大,甚至缺如,也是造成股骨头缺血的一个原因。

2. **关节腔内高压** 认为凡是可引起髋关节腔内压力增高的因素,如外伤后关节腔积血、感染、暂时性滑膜炎等,均可造成供应股骨头骨骺的血管受压而导致本病。马承宣等测定17例患儿股骨上端骨内压,发现患侧骨内压明显高于健侧,并经静脉造影发现患侧骨骺内外静脉不显影和旋股内外静脉显影率明显低于健侧，认为髋关节腔内压力增高造成股骨上端静脉回流障碍引发本病。

3. 其他因素

（1）创伤　由于本病多发生在男孩，而髋关节又是活动较多的负重关节，故有学者提出创伤学说，认为是股骨上端多次反复的轻微损伤所致。

（2）环境因素　包括围产期和出生后的生活条件。有报道臀位产儿的发病率是正常产儿童的4倍，出生时父母年龄偏大、第三胎以后的儿童、家庭生活贫困等均易促发本病。

（3）内分泌因素　Tiroza Tanara 测定47例患儿血清生长因子A（SMA）的含量，发现较正常儿童血清中SMA水平明显降低。SMA的主要功能是刺激软骨生长，故认为SMA水平降低是本病的一个促发因素。

（4）遗传因素　Perthes病有一定的家族史，兄弟之间和第一、二级亲属中发病机会增加，但有关研究尚未找到遗传学证据。

（三）病理

股骨头骨骺骨软骨病的病理过程，包括骨质坏死，继之死骨吸收和新骨形成，以及股骨头的再塑造。骨坏死和骨修复交替进行，其病理过程一般可分为四个阶段见图7-1-3-6-2。

1. 滑膜炎期
病变局限于软组织肿胀，关节囊和滑膜的炎症反应，关节滑膜液渗出增多；此期可持续1~3周。

2. 缺血坏死期
由于血管不同程度的受压或栓塞，骨坏死的范围也不同，一般是股骨头外侧骨骺最早受累，发展为整个骨骺全部坏死。此时可见骨细胞固缩，细胞核消失，骨陷窝空虚，骨髓溶解萎缩，但骨支架结构仍保持正常。由于血供减少，骨骺生长停止，干骺端疏松脱钙显得坏死区密度较高，股骨头轮廓则无明显变化。此期历经6~12个月，临床上无明显症状。若此时能恢复血供，则病变消退可不遗留畸形。

3. 碎裂或再生期
由于死骨的刺激，毛细血管和单核细胞所组成的连接组织侵入坏死区，吸收坏死的骨碎片，并形成纤维组织。同时，在坏死的骨小梁之间和其表面形成正常的类骨质。起初新生的类骨质所形成的骨小梁较纤细，以后转变成板层骨。此阶段新生骨质强度较低，但不是柔软的，而是逐渐塑造成正常骨或根据承受应力的状况而改变形状。此过程历时2~3年。

4. 愈合期
新形成的骨小梁是一种不成熟的板层骨，且纤细脆弱，容易与尚未吸收的坏死骨小梁压缩在一起。压缩区多局限在部分股骨头，通常位于前外侧。如整个骺核受累，多出现不同程度的变形，类似蘑菇样外观，最终股骨头明显增大，由一个位于髋臼中心的圆形股骨头，变成离心的扁平状股骨头。如股骨头的应力集中区承受过多的应力，使股骨头呈扁平状或马鞍状畸形，进一步使股骨头向前外侧半脱位。股骨头持续性缺血也造成骺板过早闭合，将影响股骨颈的生长，而大转子生长不受干扰，结果股骨颈变短，而大转子则可超出股骨头顶端的水平，形成屈髋步态，称为功能性髋内翻。

（四）分型

1. Catterall 分型
Catterall 根据病理改变，结合X线片上股骨头受累的范围，将股骨头坏死分成四型，已被临床医生广泛接受和普遍应用。

（1）Ⅰ型　股骨头前部受累，但不发生塌陷。骨骺板和干骺端不出现病变。愈合后也不遗留明显的畸形（图7-1-3-6-3）。

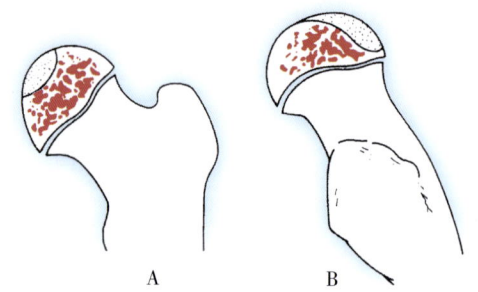

图7-1-3-6-3　Catterall Ⅰ型示意图（A、B）
Catterall Ⅰ型时股骨头前外侧坏死状，正侧位X线片观

（2）Ⅱ型　部分股骨头发生坏死。在正位X线片可见坏死部分密度增高。同时在坏死骨的内侧和外侧有正常的骨组织呈柱状外观，能够防止坏死骨的塌陷。特别是侧位X线片上，股骨头外侧出现完整的骨组织柱，对预后的估计具有很大的意义。此型干骺端发生病变，但骨骺板由于受伸到前部的舌样干骺端的正常骨组织所保护，而免遭损害。新骨形成活跃，而股骨头高度无明显降低。因骨骺板保持着其完整性，其塑造潜力不受影响。病变中止后，如果仍有数年的生长期，预后甚佳（图7-1-3-6-4）。

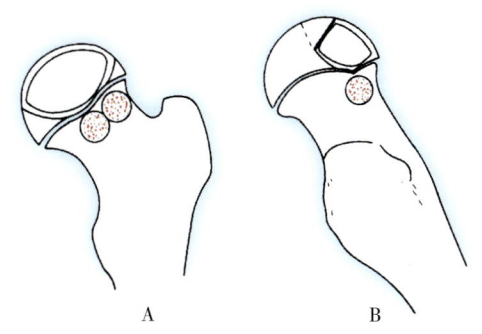

图 7-1-3-6-4　Catterall Ⅱ型示意图（A、B）
Catterall Ⅱ型时股骨头受累范围呈扩大状，正侧位X线片观

（3）Ⅲ型　约3/4的股骨头发生坏死。股骨头外侧正常骨组织柱消失。干骺端受累出现囊性改变。骨骺板失去干骺端的保护作用，也招致坏死性改变。X线片显示有严重的塌陷，且塌陷的坏死骨块较大。此过程越长，其预后越差（图7-1-3-6-5）。

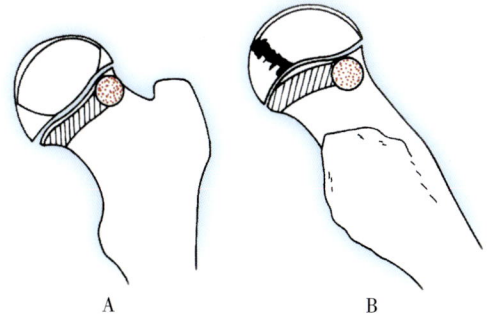

图 7-1-3-6-5　Catterall Ⅲ型示意图（A、B）
Catterall Ⅲ型时股骨头大部分坏死，正侧位X线片观

（4）Ⅳ型　整个股骨头均有坏死。股骨头塌陷，往往不能完全恢复其正常轮廓。此期骨骺板直接遭受损害，若骺板破坏严重则失去正常的生长能力，将严重地抑制股骨头的塑造潜力。因此，无论采用何种治疗方法，最终结局都很差。然而，经过适当的治疗，则能减轻股骨头的畸形程度（图7-1-3-6-6）。

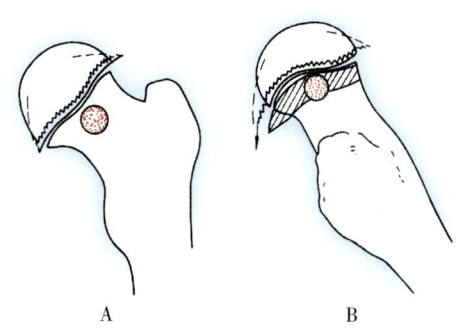

图 7-1-3-6-6　Catterall Ⅳ型示意图（A、B）
Catterall Ⅳ型时股骨头全部呈坏死状，正侧位X线片观

虽然Catterall分型具有判断预后和指导临床选择治疗方法的优点，但是在实际应用中尚有困难。主要是难以确定其坏死范围，在临床上也几乎见不到Ⅰ型病变。再则从其预后来看，Ⅰ型与Ⅱ型以及Ⅲ型与Ⅳ型之间差别并不明显。

2. 股骨头外侧柱分型　1992年由Herring提出，其方法在标准的髋关节正位X线片上，把股骨头骨骺分为三个区域。外侧区约占股骨头骨骺宽度的15%~30%，中心区约50%，内侧区为20%~35%。作者将这三个区域分别称为外侧柱（lateral pillar）、中心柱（central pillar）和内侧柱（medial pillar）。根据外侧柱的受累程度分为ABC三型。A型外侧柱未受累，只累及了中心柱，股骨头无明显变形。此型因未累及股骨头持重区（即外侧柱），故其预后良好。B型除了中心柱受累外，外侧柱也受累，其骨骺塌陷不超过原外侧柱高度的50%，股骨头畸形不明显。C型外侧柱受累加重骨骺塌陷超过了外侧柱高度的50%，股骨头呈扁平形，此型预后差。此分型的特点是以股骨头持重区（外侧柱）受累程度为基础，在判定预后及治疗效果上颇有帮助。

3. 马承宣三型分类法　此分型法较易掌握，并能指导临床治疗，介绍如下：

（1）Ⅰ型　股骨头前外侧受累,其坏死范围小于股骨头的1/3。干骺端无病变。X线片显示股骨头骨骺压缩小于正常高度的1/3,干骺端无囊性变,骨骺线清楚且规则。

（2）Ⅱ型　股骨头坏死超过3/4。骨骺板受累超过3/4。X线片可见股骨头骨骺压缩超过正常高度的1/2,有碎裂塌陷及V型骨疏松区,干骺端囊性变明显或有大片骨吸收区。

（3）Ⅲ型　整个股骨头坏死和全部骺板受累。X线片表现,股骨头骨骺压缩超过正常高度的3/4,股骨头横径增大,部分突出髋臼外缘。干骺端囊性变扩大或大片骨质吸收,股骨颈粗而短。

（五）临床表现

本病起病隐匿,病程长久,以患髋疼痛与跛行为主要症状。

1. 早期　可无明显症状,或仅有患肢无力、长距离行走后出现无痛性跛行。出现疼痛的部位可有腹股沟部、大腿前内方和膝部。

2. 股骨头坏死期　髋部疼痛明显,伴有肌痉挛和患肢短缩,肌痉挛以内收肌和髂腰肌为主,而臀肌和大腿肌有萎缩。髋关节活动度不同程度受限,尤以外展、内旋活动受限明显。

3. 晚期　疼痛等症状缓解、消失,关节活动度恢复正常,或遗留外展及旋转活动受限。

（六）影像学检查

1. X线检查　是临床诊断本病的主要依据,应连续性追踪复查,动态观察病变股骨头的形态变化。

（1）滑膜炎期　X线可无阳性发现。或显示关节周围软组织肿胀,股骨头向外侧移位,但不超过2~3mm。

（2）坏死前期　骺核较健侧小,在连续性的复查中不见增长。关节间隙增宽,股骨颈上缘呈现圆形凸起。部分或整个骨骺密度增加。在蛙位X片上,可见股骨头前外侧软骨下出现一界限清楚的条形密度减低区。

（3）坏死期　股骨头显示不均匀的密度增高,在蛙位X片上可见致密区位于股骨头前外侧。

（4）碎裂期　股骨头内出现硬化区和稀疏区相间并存,骨骺可呈碎片样。干骺端增宽,可出现囊性变。

（5）愈合期　骨骺密度趋向均匀,并渐恢复正常。股骨头形态可呈正常球形,但多数有不同程度变形,如卵圆形、扁平状或蘑菇形。股骨头向外侧移位或半脱位。股骨颈可变短变宽,颈干角减小,呈现髋内翻。

2. CT、CTM及MR　视病情不同可酌情选择CT、MR或CTM,大多在决定手术疗法前后,可较全面地了解与掌握病情及病变演变过程。

（七）诊断

本病的早期诊断十分重要,及时的诊断治疗对患儿的预后关系密切。

当5~10岁儿童出现不明原因的髋部疼痛、跛行,且症状持续数周无好转时,应考虑罹患本病的可能。最早的X线征象是关节囊肿胀和股骨头向外侧轻度移位,应摄双侧X片仔细对照,并定期追踪复查。一旦出现骨骺的密度改变,即可确定诊断。对可疑病例也可作同位素扫描检查,静脉注射^{99}Tc后行γ闪烁照相,可早期显示骨坏死区的放射性稀疏或骨再生区的放射性浓聚。骨内压测定也有助于早期诊断,但临床应用较少。

（八）鉴别诊断

1. 暂时性滑膜炎　系一种原因不明的非细菌性炎症,好发于3~8岁儿童,临床表现与Perthes病早期症状相似,且5~10%可发展为Perthes病。鉴别的关键是严密跟踪观察,定期复查X片。高度怀疑时可行同位素检查,暂时性滑膜炎无阳性表现。

2. 髋关节结核　属感染性疾病,有明显的全身症状，血沉增快，Thomas 征阳性，X 线显示骨破坏和关节间隙变窄，必要时可作关节穿刺以明确诊断。

3. 其他　如感染性关节炎、股骨上端骨髓炎等细菌感染性疾病，多见于我国东北地区的大骨结节病等。

（九）治疗

本病属于自限性疾病，故治疗原则应该是改善或恢复股骨头的血液循环，防止继发股骨头畸形，保持髋关节正常活动范围，以利于病变的恢复。

1. 非手术疗法　非手术疗法适用于低龄轻型患儿。以往主张长期卧床牵引、甚至髋人字石膏固定，直至骨骺坏死完全恢复，但往往需要 12~18 个月，使患儿丧失日常活动并造成心理创伤，以致家长难以接受。较好的方法是使用外展内旋位可行走石膏或支具，使整个股骨头骨骺深置在髋臼内得到保护，关节内压还可有利于股骨头塑形。

2. 手术疗法　手术疗法可缩短本病的疗程并提高疗效，主要达到下述目的：

（1）改善股骨头血运，降低骨内压。包括髋关节滑膜切除术、髋周肌松解术、股骨头颈部骨钻孔术、血管束植入术、带血管蒂骨或骨膜移植术等。但这些手术的远期效果尚无大宗随访报告的证实。

（2）增加股骨头包容，改善负重力线。适用于 6 岁以上患儿，Catterall 分期 Ⅲ、Ⅳ 型，合并股骨头半脱位或前倾角过大者。包括股骨粗隆间或粗隆下截骨术、Salter 骨盆截骨术、Chiari 骨盆内移截骨术。具体手术方法请参阅本书第八十二章。

五、跗-舟骨骨软骨病

（一）概述

本病亦称 Köhler 病，由 Köhler 于 1908 年首先报告，系跗舟骨第一骨化中心出现迟缓，并被挤压或缺血出现的坏死。

（二）临床表现

本病好发于 5~7 岁男孩，20% 为双侧。主要症状为足背和足内缘疼痛，故患儿行走时以足外缘负重。局部轻度肿胀、压痛，足内、外翻时疼痛加重。症状可持续数月后消失。

（三）X 线表现

示跗舟骨骨化中心较正常为小，边缘不整齐，密度增高，舟骨与距骨、楔骨间隙增宽（图 7-1-3-6-7）。

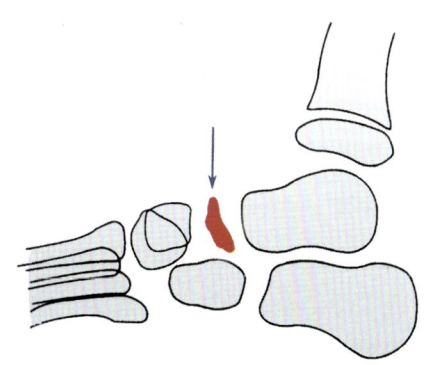

图 7-1-3-6-7　跗舟骨骨软骨病示意图

（四）治疗

以休息减少负重、按摩理疗为主。症状重者可行足内翻位石膏靴固定 1~2 个月，嗣后应用内侧垫高的软鞋垫，以放松胫后肌。

六、腕月骨骨软骨病

（一）概述

本病亦称 Kienbock 病，由 Kienbock 于 1910 年首先报告，系因损伤所致的月骨缺血性坏死。需腕部用力或受震动的手工劳动者易患此病。

（二）临床表现

本病多见于青年男性，起病缓慢，开始时

以患腕疼痛无力为主，劳累后加重。以后腕部活动受限，握力减弱。局部有轻度肿胀和压痛，第三掌骨轴向叩击痛。本病病程可长达数年。

（三）X线表现

可见腕月骨骨密度增高，边缘不规则，渐至月骨压扁、缩小，后期可有囊性变和碎裂。

（四）治疗

早期可用石膏托或支具固定腕背伸30°位，或作松质骨植入，或行月骨舟骨融合术以改善血运；如疼痛严重并已发生骨关节炎者，可考虑腕关节融合术。

七、幼年椎体骨软骨病

（一）概述

本病亦称 Calve 病，由 Calve 于1925年报告，系椎体第一骨化中心的缺血性坏死。患者后期椎体可呈扁平状畸形，故亦称扁平椎。

（二）临床表现

本病好发于3~10岁儿童，发病急骤，以背痛为主要症状，骶棘肌痉挛，腰背部活动受限。病变部位可有局限性后凸，压痛与叩击痛明显。

（三）X线表现

一般只累及一个椎体，以下胸椎居多，患椎密度增高，正常骨纹理消失。椎体塌陷变扁平，前后径增大，前缘往往超出相邻椎体前缘，但椎间隙不狭窄。

（四）治疗

早期可卧床休息3~6个月，辅以背伸肌功能练习。急性症状消退后可在支具保护下逐步下床活动。

八、剥脱性骨软骨病

（一）概述

本病亦称 Konig 病，由 Konig 于1884年首先描述，系局部血运障碍引起的单关节或多关节软骨的缺血性坏死，半数以上有外伤史。

（二）临床表现

本病多见于15岁左右青少年，男多于女。常见部位为膝关节和肘关节。表现为受累关节疼痛、乏力，伴间歇性运动障碍与跛行。软骨部分脱落形成关节内游离体时，可有关节交锁等症状出现。

（三）X线表现

受累关节之关节面软骨下可显示一个或数个凹型缺损，周围早期为局限性透明环，后期为硬化区。缺损内有密度增高的碎骨片，可有关节内游离体。

（四）治疗

早期可用石膏或支具固定2~3个月，后逐步行关节活动练习。关节内游离体可在关节镜下摘除。

九、胫骨结节骨软骨病（骨骺炎）

（一）概述

本病又称胫骨结节骨骺炎或骨软骨炎、无菌性坏死、牵引性骨骺炎。1903年 Osgood 首先报告一些胫骨结节部分撕脱的病例。不久 Schlatter 提出本病是胫骨上端骨骺的舌状下垂部分的骨骺炎，故本病亦称 Osgood-Schlatter 病。本病好发于10~15岁爱好剧烈运动，特别是跑跳类运动的少年。男多于女，一侧多见，双侧发病约30%。

（二）病因及病理

胫骨结节骨骺是胫骨上端骨骺向前下方延

伸的舌形凸起（图7-1-3-6-8）。此骨骺为一牵伸骨骺，有髌韧带止于其上，使它承受经常的牵伸张力。胫骨结节骨骺约11岁出现胫骨骨凸骨化中心。约16岁时，结节的骨化中心与胫骨上端骨骺的骨化中心融合。18岁时，胫骨结节与胫骨上端融合。在18岁以前，该结节与主骨之间有一层增殖的软骨联系。在软骨下方，新骨比较薄弱。本病发生于骨骺未闭合前青年生长期，该处血循环来自髌韧带，而股四头肌发育较快，肌肉收缩使髌韧带的胫骨结节附着处张力增高并肿胀，引起胫骨结节骨软骨炎。剧烈运动或外伤引起胫骨结节易受积累性损伤，甚至部分撕脱骨折，从而影响血循环，造成骨骺的缺血性坏死。由于成纤维细胞的分化和成骨细胞的活跃增生，髌韧带及其附近的软组织可出现骨化，并有新生小骨出现，位于胫骨结节的前上方。这些新生小骨的组织学表现与骨化性肌炎的骨化组织完全相同。由于髌韧带的牵拉，胫骨结节处的成骨细胞活动，促进骨质增生，使胫骨结节增大，明显向前突出（图7-1-3-6-9）。胫骨近端骨骺可早期融合，在骨骼成熟后，造成高位髌骨和膝反屈的并发症。

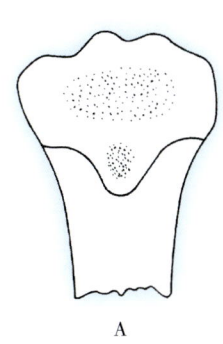
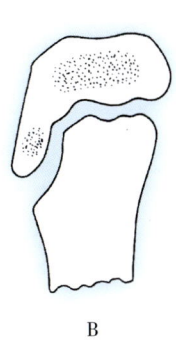

图7-1-3-6-8　胫骨结节正常骨骺示意图（A、B）
A.正面观；B.侧面观

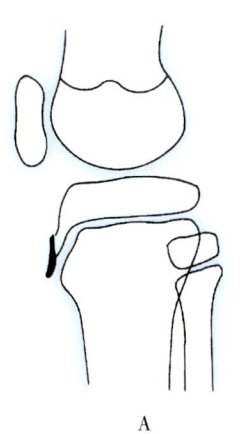
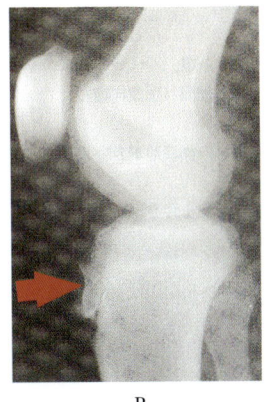

图7-1-3-6-9　胫骨结节骨软骨病（骨骺炎）（A、B）
A.示意图；B.临床病例

（三）临床表现

以膝痛为主要表现，行走时明显，在奔跑、跳跃运动时，股四头肌收缩，以及上楼、用力伸膝或跪地活动压迫骨骺时，疼痛加剧。疼痛明显时可跛行，疼痛可持续数月或数年。骨骺完全骨化后，疼痛可消失。检查发现胫骨结节隆起、坚硬，在髌韧带附着处有增厚和肿胀，并有明显压痛。于股四头肌抗阻力伸膝时，疼痛或压痛明显加重。成年后，遗留一个无症状的隆凸，偶尔在髌韧带处有一个疼痛的小骨片,或高位髌骨。

(四) X 线表现

早期可见胫骨结节前上方髌韧带附着处软组织肿胀,肥厚,有时可见钙化或骨化"碎片";中期可见胫骨结节骨骺呈舌状,密度增高,不规则,边缘模糊,呈现点状或游离骨片状,或向前方移位,形成骨赘,甚至"碎裂",与骨干分离;晚期可见游离骨片更加显著,胫骨结节呈不规则的"碎块"增生融合(图 7-1-3-6-10)。

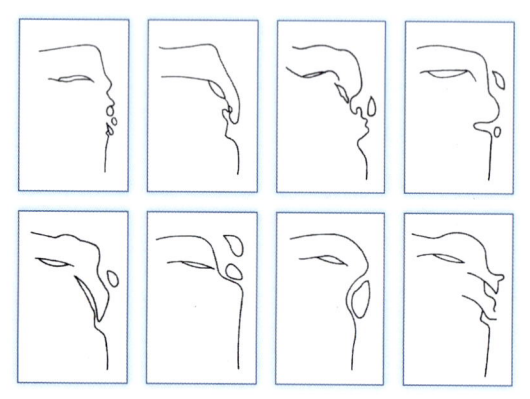

图 7-1-3-6-10 类型示意图
胫骨结节骨软骨病(骨骺炎)的几种类型

(五) 治疗

1. 保守治疗 大部分病人仅需保守治疗或不需治疗。对早期疼痛较轻者,只需停止剧烈运动,症状即可消失。配合局部热敷、理疗有助于血运状况的改善,以减轻肿胀疼痛。疼痛剧烈者,可局部注射醋酸确炎舒松,也可用石膏托或石膏管型固定制动 3~6 周,症状通常可以消失。

2. 手术治疗 当保守治疗无效,且症状持续,并造成功能障碍时,可考虑手术治疗。

(1) 胫骨结节经皮钻孔术 局麻下用克氏针经皮肤钻孔。第一次钻孔在胫骨结节外上方作向内下方向心性斜穿,直达髓内。第二次在一周后,于胫骨结节内上方向外下方斜穿。一般两次钻孔后疼痛即可消失。特别顽固者则在第三周后再钻第三个部位。

(2) 胫骨结节骨钉插入术(Boswonth 手术) 从髌韧带远侧 1/3 开始经胫骨结节向下延长作一约 7cm 正中纵向切口。在胫骨结节远侧纵行切开骨膜,并在其前方取长约 3cm 之火柴棒样骨钉 2 枚,基底略宽,于胫骨结节上钻 2 个孔,一个接近胫骨近侧骺板,但不与其接触,钻孔时略向上外侧偏斜;另一孔距骺板稍远,向上内侧偏斜。将骨钉分别打入所钻的孔中。切除骨孔外多余部分,仔细止血后逐层缝合(图 7-1-3-6-11)。踝上长腿石膏管型固定 6 周,术后两周可以带石膏扶拐下地练习行走。拆除石膏后逐渐加强膝关节功能锻炼。

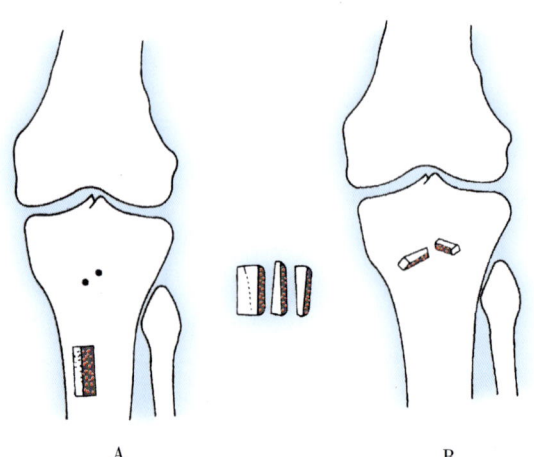

图 7-1-3-6-11 Boswonth 手术示意图(A、B)
即胫骨结节骨钉插入术:A. 取骨钉并在胫骨结节上钻孔;B. 插入骨钉,剪除尾部

（3）不连接的胫骨结节切除术（Ferciot-Thomson 手术） 以胫骨结节为中心，作一长约 7cm 纵向切口。顺切口方向纵行切开髌韧带，并向两侧剥离，显露整个胫骨结节。彻底切除该处的骨性隆起，包括松动的皮质骨、松质骨、碎骨块、软骨。但不要损害髌韧带的止点。然后逐层缝合切口。术后管型石膏固定 2~3 周，然后开始功能锻炼。

3. 手术治疗的评价　以上三种手术方法，胫骨结节经皮钻孔术和胫骨结节骨钉插入术，均是为了改善局部血运，自体骨骨钉移植可同时促进骨骺早期闭合，术式简单且能减轻症状。但这两种手术后仍存在不美观的凸起，故 Thomson 和 Ferciot 建议通过在髌腱上作纵向切口，将不连接的胫骨结节切除，效果更好，术后也不干扰胫骨生长。Thomson 的 41 例和 Ferciot 的 11 例患者中，术后胫骨的纵向生长均未受到影响。Ogden 和 Roberts 均报告了本病手术和非手术治疗的各种并发症，如髌骨半脱位、髌骨上移、骨碎片与胫骨不连、引起膝反屈的骨骺前部早闭。为了防止膝反屈，Hogh 和 Lund 建议待胫骨结节融合后再进行手术。少数成人有高位髌骨和膝反屈，都可作胫骨结节连同髌韧带下移术，并用螺钉作内固定。

（六）预后

本病一般预后良好。Krause、Williams 和 Catterall 共总结了 50 例 69 侧胫骨结节骨骺炎患者，发现尽管 60% 的患者下跪时有不适，但 76% 的患者认为自己无活动受限，临床上将该病分成不同的两组：

1. 治疗前 X 线片上显示已有碎裂，随访时有胫骨结节异常或小骨分离；
2. 治疗前有软组织肿胀而 X 线片上没有碎裂，随访时无症状。

Krause 等认为 Osgood-Schlatter 病的症状在部分病人中有可能自动消失，而那些症状持续者容易发生胫骨结节变形，这与早期 X 线片显示的骨骺碎裂有关。Lynch 和 Walsh 报告了 2 例非手术治疗 Osgood-Schlatter 病所致胫骨上端骨骺前部的提前闭合情况，提醒大家注意这种罕见的并发症。

十、髌骨骨软骨病

（一）概述

本病又称 Sinding-Larsen 病，由 Sinding、Larsen 和 Johansson 分别于 1921 年和 1922 年报道，认为是髌骨上下极受过度张力或压力所致的骨软骨病。好发于 10~14 岁爱好剧烈运动的青少年，男多于女，常发于一侧，以右侧多见，偶见双侧。多累及髌骨下极，常与胫骨结节骨软骨病同时存在。本病亦称髌骨骨骺炎、生长性髌骨炎、青少年髌骨炎。

（二）病因及病理

外伤为主要原因。髌骨上下极次发骨骺受到附着在股四头肌腱和髌韧带的过度牵拉或损伤，可造成疲劳或应力性骨折，使骨骺血供发生障碍。其发病机制和病理变化极似胫骨结节骨软骨病。由于缺血使骨骺坏死，后期被吸收，出现爬行替代，最后导致髌骨伸长、增大、畸形。也有人认为是内分泌紊乱所引起，或与遗传有关。少年发病者可在成人后并发高位髌骨。

（三）临床表现

主诉为膝前疼痛和轻度跛行，以跑步、上楼或骑车蹬踏时疼痛加重，休息时则减轻。急性发作时起跳，落地皆痛。髌骨下极处可有轻度肿胀，软组织增厚和压痛。伸膝和跪地时疼痛。少数髌骨上极可出现症状，病程约 4~6 个月。

（四）X 线表现

髌骨上极或下极不整齐，呈锯齿状或刺状

突出,甚至呈"节裂"状,有时见游离小骨片(图7-1-3-6-12),往往合并胫骨结节骨软骨病。髌骨在正常生长阶段可有几个骨化中心,正常儿童两侧髌骨的大小和密度可各不相同,因此必须结合临床,随访观察X线变化,才能作出正确诊断。

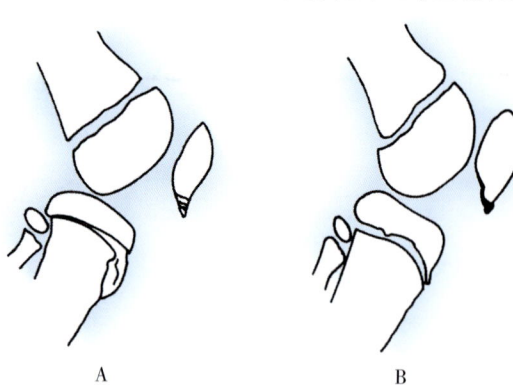
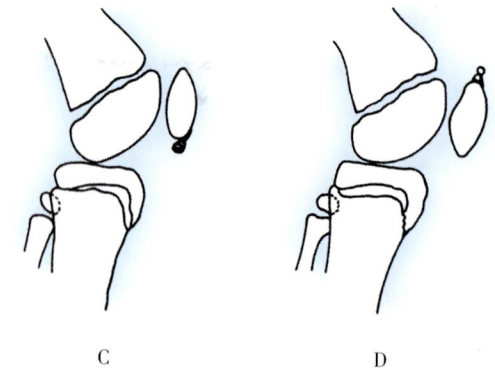

图 7-1-3-6-12　髌骨骨软骨病(骨骺炎)常见类型示意图(A~D)

(五)治疗

早期发现、早期治疗可最大限度地避免髌骨不规则的发育。患肢避免剧烈运动,可减少局部病变活动,症状亦随之减轻,多数不需用石膏固定均能自愈。少数要用石膏等外固定至少达6周,以促进"节裂"与髌骨主体尽早愈合。

十一、股骨大转子骨软骨病

(一)概述

本病较少见,由 Mandl 于 1921 年首先描述,故又称 Mandl 病,属张力性骨软骨病。好发于 9~11 岁儿童,男多于女,其比约为 2∶1。常为单侧,右侧较多,偶见双侧。

(二)病因及病理

外伤是其主要原因。大转子骨骺在3岁时出现,18岁融合,属典型的牵拉骨凸,骨骺受强有力臀肌的过度牵拉致骨软骨病。

(三)临床症状

主要症状为股骨大转子局部疼痛,患肢活动减少并伴轻度跛行。大转子后上方有明显压痛,但髋关节活动度不受限。有时可出现 Trendelenburg 征。

(四)X线表现

大转子上方有刺状突出。在活动期,骨骺线增宽,大转子上极有"碎裂"状改变或空洞形成,有时可出现游离小骨片(图7-1-3-6-13)。

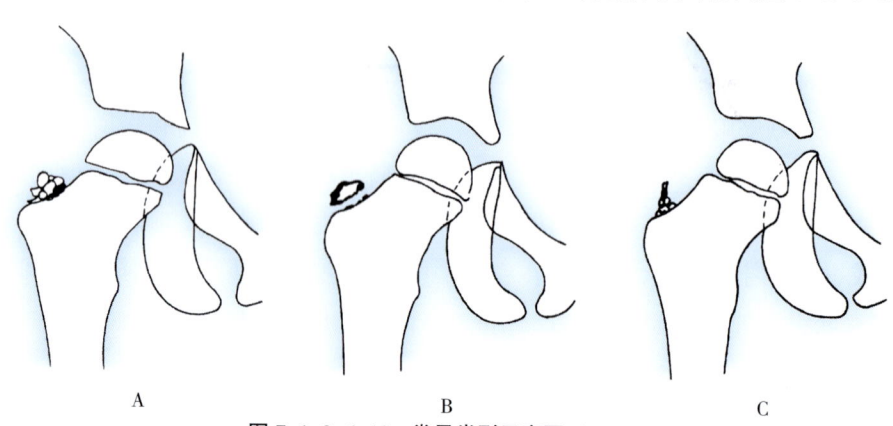

图 7-1-3-6-13　常见类型示意图(A~C)
股骨大转子骨软骨病(骨骺炎)X线表现:A.碎裂型;B.空洞型;C.游离骨片型

（五）治疗

本病可自愈，无须特殊处理，预后良好。一般暂停各项活动数周，症状消失。疼痛较剧烈者，应卧床休息或对症处理。无论治疗与否都能恢复，且不留后遗症。

十二、肱骨内上髁骨软骨病

（一）病因及病理

本病又称 Adams 病或棒球投手肘，好发于 9~15 岁棒球投手。

肱骨内上髁骨骺于 6~9 岁出现，14~15 岁融合，骨骺有前臂屈肌、旋前圆肌和尺侧副韧带附着。棒球手投球时上臂抽鞭样活动，使肘肩部遭受反复猛力牵拉韧带致肱骨内上髁骨软骨病。本病可同时累及肱骨近端的骨骺或桡骨头骨骺。

（二）临床表现

主要症状是局部疼痛。随着不断的投掷动作，疼痛逐渐加重。检查可发现局部轻度肿胀，明显压痛。

（三）X 线表现

肱骨内上髁可见分离，"碎裂"和生长加速。有时伴有桡骨头骨骺的扁平和"碎裂"。若累及肱骨近端骨骺，可出现骨骺线增宽和脱钙（图 7-1-3-6-14）。

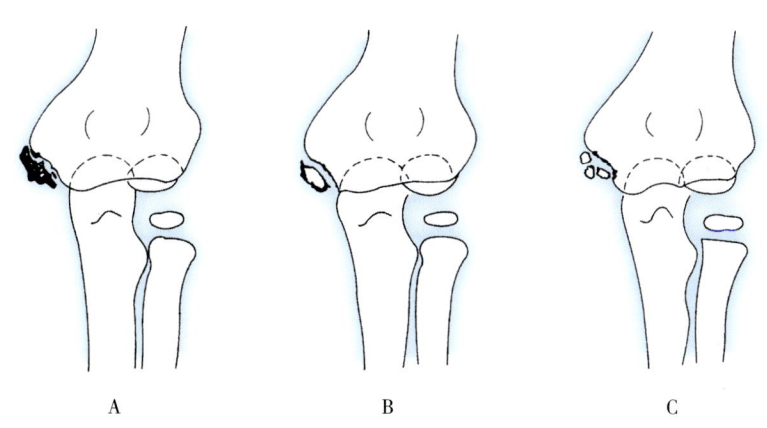

图 7-1-3-6-14　肱骨内髁骨软骨病（骨骺炎）常见类型示意图（A~C）

（四）治疗

本病可自愈。应适当安排棒球投手的训练方法和时间，减轻强度，配合对症治疗，症状可很快消失，预后较好。

十三、跟骨骨骺骨软骨病

（一）概述

本病又称 Sever 病或 Haglund 病。由 Haglund 于 1907 年首先描述此病，Sever 于 1912 年提出本病为跟骨骨骺的缺血性坏死。好发于爱好运动的 8~14 岁少年，女多于男，大多为单侧，也可为双侧。

（二）病因及病理

跟骨骨凸是跟骨的第二骨化中心，属牵拉骨骺，有强有力的跟腱附着。在 7~10 岁时出现为一个或几个骨化中心，以后形成一个半月状骨化中心，在 15~18 岁时与跟骨融合。直接发病原因是在负重时，跟腱急性或慢性牵拉跟骨骨凸，或较硬的皮鞋后帮，过度摩擦后跟都可引起本病。跟骨结节可有很多解剖变异，正常密度就可大于跟骨本身，故近年来有人认为它是正常骨骺的变异。

（三）临床表现

主要为足跟后部疼痛、肿胀和压痛，患儿用

足尖行走或轻度跛行。奔跑、跳跃及行走过久或牵拉跟腱附着处过久,可使疼痛加剧,患儿因此不能参加体育活动。检查发现跟骨后下方两侧压痛和轻度肿胀。

(四)X 线表现

X 线上可见跟腱附着处有软组织肿胀,跟骨体与骨凸之间的间隙增宽。骨凸形状不整齐,变扁或"碎裂",较健侧小,密度较高,有时呈分节状或斑点状致密影。与骨骺相对应的跟骨部分变的粗糙不平。骨凸常为2~3个骨化中心,彼此不融合。有人指出正常跟骨骨凸可有几个骨化中心,且形态可各异,密度较高,边缘也可不整齐,与本病近似,故诊断应密切结合临床(图7-1-3-6-15)。

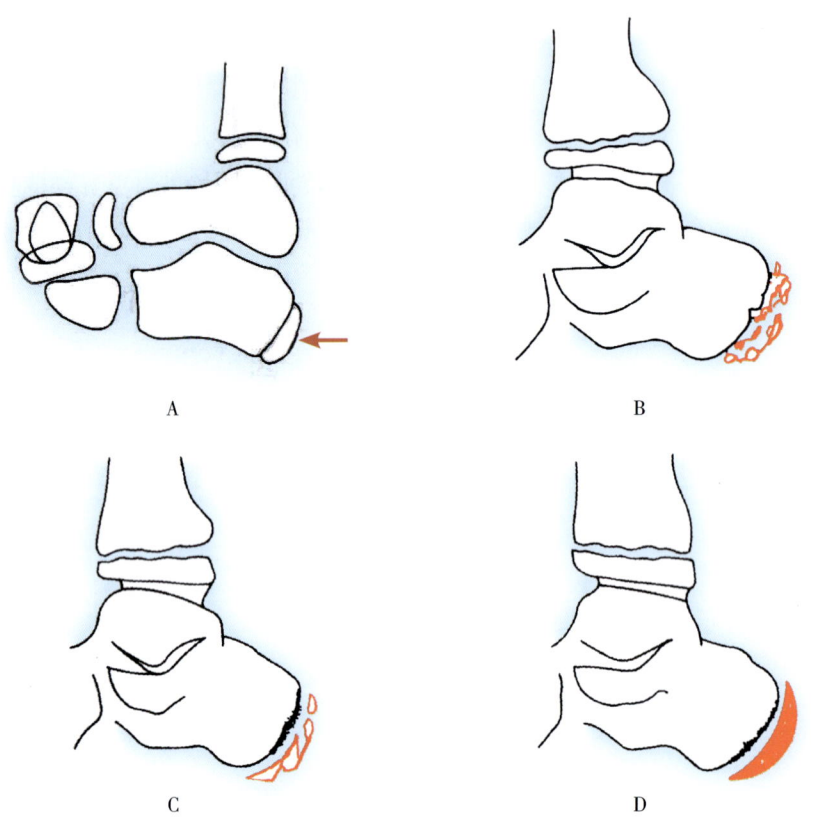

图 7-1-3-6-15 跟骨骨软骨病(骨骺炎)示意图(A~D)
A. 典型好发部位;B~D. 临床常见各类型

(五)治疗

本病属自愈,预后良好。轻者可让患儿少走路,少站立,避免剧烈运动。为了减轻并放松跟腱的张力和压力以及跟骨的拉力,抬高鞋跟1~2cm或更换松软皮鞋,症状可自行消失。如果局部肿痛较重,并伴有滑囊炎者,可局部注射醋酸确炎舒松以缓解症状。少数病人可用石膏固定足于下垂位4~6周,拆除石膏后可配合理疗和热敷。

十四、胫骨内髁骨软骨病(骺板骨骺炎)

(一)概述

本病亦称Blount病,又称胫骨畸形性骨软骨病,由Blount于1937年详细描述。本病发病部位在胫骨内侧的骨骺软骨和骺板,由于软骨内化骨紊乱而生长阻滞，使与外侧生长不对称，可导致胫骨的内翻畸形。

（二）临床表现

本病多见于3岁以下幼儿，双侧发病。站立时膝部向外弯凸，小腿内翻，膝外侧副韧带处劳损性不适。数月后胫骨内髁处可触及喙突状隆起。8岁以后发病者症状较轻，往往单侧发病，认为与损伤或感染有关。

（三）X线表现

起始表现为胫骨内侧喙突状隆起和"碎裂"，骨皮质增厚，骨化中心仅见于胫骨近端的外侧。随后胫骨呈内翻、内旋畸形，内髁增大，关节面倾斜，干骺端出现斑点状密度不均匀或不规则钙化，骺板提前融合。

（四）治疗

幼儿应避免过早负重站立和行走。保守治疗包括夹板、支具、特殊鞋垫等。2岁以上患儿，胫骨内翻大于20°者，可考虑截骨矫正术。

十五、少年期椎体骺板骨软骨病（骨骺炎）

本病亦称Scheuermann病，系椎体上、下环状骺板（第二骨化中心）的缺血性坏死，多发于胸椎中段，可同时累及3~5个相邻椎体。由于椎体软骨骨化发生障碍，而椎体后方的骨生长仍正常进行，造成椎体前窄后宽的楔形或梯形变，为青年期驼背的主要原因之一。关于本病的临床表现及诊断治疗请详见本书第五十九章第十一节。

（钱齐荣　刘大雄）

第七节　成人骨坏死

一、概述

从总体上看，骨坏死（osteonecrosis）可分为感染性或非感染性两大类，前者属于炎性病变的结果与表现，归专节内容，本节不阐述。而非感染性骨坏死，又称为无菌性骨坏死，这一名词为大家所公认。从病因分类上来看，此种骨坏死又可分为以下三大类：

1. 创伤性骨坏死　发生于各种创伤之后，包括股骨颈骨折、月状骨骨折脱位、舟状骨骨折及距骨骨折等。大多属于并发症或后遗症范围，除本节略加阐述外，可参看专节内容。

2. 特发性骨坏死　为本节重点讨论内容。

3. 小儿骨骺骨软骨炎性骨坏死　属专节内容。

二、病因

骨坏死不是一个单独的疾病，而由多种因素导致的一种共同征象，现将其原因分述如下：

（一）创伤性因素

创伤性骨坏死是由于创伤使骨的某部分的主要血液供应遭受破坏而发生缺血性坏死。典型病例是股骨颈的头下骨折或髋关节脱位后，由于供给股骨头血液的支持带动脉被损伤，以致产生股骨头缺血性坏死。此外，距骨和月状骨的骨折、脱位及腕舟状骨腰部骨折等，也可因其血液供应被损害而发生缺血性坏死。这类骨坏死的原因比较明确，属大血管系统供血障碍所致，统称为创伤性缺血性骨坏死，并将在专节中阐述。

（二）特发性骨坏死

特发性骨坏死，又称之为原发性骨坏死，其明确原因仍处于探索阶段，目前已知的以下两种因素，关系十分密切：

1. **减压性因素** 众所周知，周围环境中的气压变化亦危及人类健康，例如潜水员水下作业，其他高压环境中的操作和高空飞行等专业，均可在快速减压过程中引起血管供血障碍而出现骨坏死。此种情况称为减压性骨坏死（dysbaric osteonecrosis）。

2. **激素性因素** 大量临床病例表明，当长期服用超过生理需要量的肾上腺皮质类固醇，则易引起股骨头坏死。此外，放射线照射、酒精中毒、胰腺炎、镰刀状细胞性贫血、Gaucher病、肝脏病、红细胞增多症、糖尿病、肥胖病、高尿酸血症等亦可诱发本病，还有一部分病人至今尚未发现与之有关的因素。所有这些因素如何引起或诱发骨坏死，尚不清楚。但推测大多与激素有关。

此两种因素何以会引起骨坏死呢？可能与软骨下骨的微血管解剖学有关。因为关节软骨下骨内的血管均属终末血管，在接近软骨下骨时，与软骨面呈垂直方向，并在此处扩大成血管窦，再折转180°回流入其下方骨内的静脉。这些血管外方被坚硬的骨壳包围，使之不易产生侧支循环，尤其是成年人；但此处却可使循环于血管内的外来颗粒，如脂肪滴、气体等停留下来，以致阻塞血管而引起骨质和骨髓的坏死。依据此种解剖特点，可以考虑减压骨坏死是由于减压时氮气泡聚集于骨髓或血管内所致；Gaucher病的异常糖脂可聚集于血管内，引起血管梗阻；镰刀状细胞性贫血的异常红细胞聚集于血管内，引起局部血栓形成。相当一部分特发性骨坏死的病人有高尿酸血症，可能因尿酸盐结晶产生血管梗阻。长期服用超过生理需要量的肾上腺皮质类固醇和酒精中毒病人，可引起脂肪肝和高脂血症。此外，在动物实验时亦证明这一情况下可以产生局限于软骨下骨的脂肪栓塞。原发性或特发性骨坏死的有关因素尽管各不相同，其X线表现和病理变化却极相似，因此我们可以认为它们的共同致病基础决定于局部微血管的解剖结构。

3. **不明因素** 临床上有许多病例至今仍无明显诱因可以确定，既无豪饮，亦无明确外伤史及长期服用激素类药物病史。当然，记忆不清的各种因素，包括儿童时代的外伤、超限负荷等亦难以明确。此类病例在临床上所占比例不低于15%。

总之，近年来不断地临床研究表明：这类病人常有多种因素存在，因此其发病原因可能是多因素复合作用的结果。

三、病理改变

（一）概述

在正常情况下，骨组织的代谢过程十分活跃，不断地有新骨形成和骨吸收，并加以塑造，以求适应力学上改变的需要或内部生物化学的变化。活骨组织对机械和化学刺激的反应是通过改变骨形成或骨吸收的速度，使骨的形态、体积和结构分布发生相应的变化。

骨的修复过程，其属于另一种复杂的变化过程，无论骨的致死原因如何，其修复反应基本上是一致的。死骨的修复与活骨反应的唯一不同点，是当死骨进行修复时，其修复材料不是来自死骨本身，而是来自邻近的活骨、结缔组织和血液携带的成骨细胞等。

（二）病理发展阶段

从临床观察及通过动物实验的研究表明，当骨组织坏死后，其病理变化可分为以下两个阶段：

1. **清除阶段** 即第一阶段，表现为局部坏死的骨组织和骨髓内细胞、毛细血管和骨髓基质逐渐被溶解、转移和吸收，最后使死骨消失，但对大块死骨并不容易完成。

2. 修复阶段　即第二阶段，于开始时，死骨邻近尚未分化的间质细胞和毛细血管内皮细胞出现增生；随后这些增生的毛细血管和未分化的间质细胞向坏死骨小梁间空隙浸润，逐渐取代坏死骨髓。而后间质细胞在坏死小梁的表面分化为成骨细胞，在死骨小梁上形成新生网状原始骨，以后再形成板层骨，将死骨小梁包裹，导致局部单位体积的骨质增多；此时，在 X 线平片上表现为局部骨密度增高。之后，被新生骨包裹的坏死骨小梁逐渐被吸收，并由新生的活骨取代。此种新生骨多为板层骨，最后是已被修复的骨小梁被更进一步塑造，并以板层骨取代新生的网状原始骨。这种过程并非平衡进展，坏死骨的部位不同，其修复过程亦不相同；在边缘处已进入修复骨小梁塑型期时，其中心部可能仍在初期，即未分化间质细胞和毛细血管内皮细胞增生期。

此种增生与吸收的过程是后者大于前者，因此最后形成以软骨被吸收的关节退行性变。

由于骨坏死的原因不同，这些反应性变化的速度范围大小和程度可有很大差别。例如肾移植后，由于大量使用肾上腺皮质类固醇而发生骨坏死时，间质和毛细血管内皮细胞照旧增生，并向坏死骨小梁的骨髓空隙扩散，但可以分化为成骨细胞者甚少，因此在坏死区骨小梁的表面很少有新骨形成。而某些其他原因的特发性骨坏死，往往有大量细胞增生，并分化为成骨细胞，迅速形成大量新骨。

明确为创伤性缺血所致的骨坏死的修复较完全；当修复组织跨越骨折线后，细胞的增生、扩散和新骨的形成均较迅速，而发展也较广泛。

皮质骨的修复过程更为困难，骨被大量吸收，却很少有新骨形成，以致软骨下区有大量骨质丧失。在此情况下如果死骨不被吸收，其机械强度可维持数年不变；一旦被大量吸收，则易因应力作用而产生软骨下骨折，此即在 X 线片上显示有新月形透明区的原因。

四、诊断

本病的诊断主要依据慢性病史、临床表现及影像学检查。尤其是后者不仅有利于本病的诊断与鉴别诊断，对病情的判定与分期、治疗方法的选择及预后判定等均至关重要。根据 X 线平片所见，可对成人骨坏死进行分期。但病因不同，其分期亦不一致，且各专家意见亦不统一。现将 Hungerford 和 Zizic 根据 X 线所见和骨蕊活检结果，将因酒精中毒所致的股骨头坏死分为以下四期：

1. 第一期　X 线平片所见正常，需骨的活组织检查方可作出诊断；

2. 第二期　X 线平片有阳性所见，显示不典型的特发性股骨头坏死征象，但关节软骨下骨板正常；

3. 第三期　呈特异性改变，显示股骨头前外方楔形骨硬化，有斑点状骨质疏松，软骨下有梗塞或透亮线，股骨头失去其正常圆球形；

4. 第四期　X 线平片显示晚期变化，此时股骨头明显变形，关节间隙狭窄或消失。

近年来随着 CT 扫描及 MR 成像技术的广泛开展，较之常规 X 线平片不仅清晰，且可早期发现病变。作者发现其阳性所见较之 X 线平片可提前 1~3 个月，可及早选择，并与 X 线平片对比观察。

五、鉴别诊断

骨坏死需要与各种伤患进行鉴别，特别是好发部位的常见病。例如涉及股骨头坏死的病例，常常需要与髋关节结核、髋关节化脓性炎症、类风湿性关节炎、风湿症、髋部肿瘤及各种不同年龄段常见的髋部疾患等进行鉴别诊断。手腕部的舟状骨坏死、月状骨坏死及足踝部的距骨坏死等均需要与局部的多发病进行鉴别。

六、治疗

（一）一般治疗原则

本病的治疗视部位、病情、年龄、患者要求及其他各种条件不同，在治疗方法选择上亦有明显之差异，现将其治疗原则明确如下：

1. 治疗时机　愈早愈好，尤其是在发病初期、病变尚未波及关节时，其最佳后果可以不影响关节功能。

2. 首要治疗　需消除致病因素，包括嗜酒、服用激素、负重及其他各种影响局部血供的因素。

3. 改善血供　因局部缺血所引起的骨坏死必须强调提高局部血供量，其是获得满意疗效的基本要求。包括全身与局部两个方面均应酌情采取有效之方式与方法。

4. 减轻负荷　对缺血、已引起骨质坏死性变的骨质如能减轻其负载程度，这无疑将会有助于延缓病变的发展，并有利于促使病变逆转，尤其是在本病的开始节段。

5. 避免复发与康复　除消除病因外，应积极采取多种措施增加局部血供，减少负荷和促进关节功能的恢复。

（二）手术时机选择

手术时机的选择视病情而异，原则上要求：

1. 手术宜小不宜大；

2. 早晚都需要手术的，宜早不宜晚；

3. 波及关节的手术应以可恢复关节功能者为首选；

4. 对负重功能为主的关节在选择术式时，需在保证其负重功能的前提下力争具有活动功能，但在必要时可放弃后者。

第八节　类风湿性关节炎

一、概述

类风湿性关节炎的病因至今并不十分明了，目前大多认为是人体自身免疫性疾病，亦可视为一种慢性的综合征，表现为外周关节的非特异性炎症。此时关节及其周围组织呈现进行性破坏，并致使受损关节功能障碍。其发病率女性高于男性，女性是男性的2~3倍；欧美国家发病率明显高于国人。

二、临床表现

本病发病缓慢，为双侧对称性关节受累。其临床症状和体征特点如下：

1. 疼痛　本病早期即有关节局部痛感，尤其是在活动期，并伴有触痛及压痛，此为最早出现、也是病人最敏感的体征；

2. 僵硬　受累关节僵硬，尤其在晨起开始活动时最先出现，但活动一段时间后，将会逐渐有所改善；

3. 肿胀　受累关节周围软组织呈弥漫性肿胀，且表面温度略高于正常关节；

4. 畸形　后期病例一般均出现掌指关节屈曲及尺偏畸形；如发生在足趾，则呈现爪状趾畸形外观；

5. 皮下结节　30%~40%的病人可出现皮下结节，此有助于对本病的诊断，可对皮下结节做病理检查而有助于诊断；

6. 体温升高　急性期的某些病人可出现发烧，多为38℃以下的低烧。

三、化验检查

1. 血沉　大多数病人血沉增快，尤其是在急性期。

2. 血色素　略低于正常，晚期病例则可出现轻度贫血，血色素大多在 8g~10g/dL 之间。

3. 抗"O"及 RF　典型的类风湿病人可以出现抗"O"试验阳性，明显高于正常，类风湿因子多为阳性。

4. 免疫球蛋白检查（IgM，IgG）　大约 70% 的类风湿病人可以出现 IgM 异常，IgG 多为阳性。

5. 关节液检查　在受损关节中抽出的关节液多为混浊，但无细菌，关节液的黏滞度较正常为低。镜检下显示关节液内无结晶物。

四、影像学检查

（一）X 线检查

于 X 线平片上可以发现以下改变：

1. 软组织肿胀　显示关节囊阴影增大；
2. 关节间隙变窄　由于软骨受累及缺损所致；
3. 关节周围骨质疏松　显示关节周围骨质中的骨小梁减少、萎缩及变细。

（二）其他影像学检查

CT 扫描及 MR 成像技术可酌情选用，尤其是早期病例。

五、诊断

本病在美国多见，因此美国风湿病协会制定了较为详细的诊断标准，并分为以下四类：

（一）典型的类风湿性关节炎

此类型诊断要求具备下列标准中的 7 项，其中标准 1~5 关节症状或体征必须至少持续 6 周。

1. 早晨起床时关节僵硬感；

2. 至少一个关节活动时有疼痛或压痛；

3. 至少一个关节有肿胀（不仅增生，软组织增厚或积液）；

4. 至少有另一个关节肿胀（二个关节受累症状的间歇期不超过 3 个月）；

5. 两侧同一关节对称性肿胀（近侧指间关节、掌指关节、跖趾关节可有症状，但不是绝对对称）；

6. 皮下结节；

7. 类风湿性关节炎的典型 X 线改变，不仅有退行性改变，而且至少包括受累关节周围骨质的脱钙；

8. 凝集试验阳性，在二个不同试验室采用任何方法的类风湿因子为阳性，并且正常对照组的阳性率不得大于 5%；

9. 滑液中有极少量的粘蛋白沉淀（液体混浊，含有碎屑；滑液炎性渗液含白细胞数超过 2000/μl，没有结晶）；

10. 具有下列 3 种或 3 种以上滑膜特有的组织学改变：显著的绒毛肥厚；滑膜表面细胞增生；慢性炎性细胞浸润，有形成"淋巴样结节"的倾向；表面和腔隙中纤维蛋白沉积及细胞坏死灶；

11. 结节的特异性组织学改变：有中心区细胞坏死的肉芽肿，外面包绕增殖的单核细胞"栅栏"，外周有纤维和慢性炎性细胞浸润。

（二）可明确诊断的类风湿性关节炎

获此诊断的病例，需要具备上述标准中的 5 项；1~5 项关节症状，体征必须至少持续 6 周。

（三）拟诊类风湿性关节炎

这一诊断需要具备上述标准中的 3 项；其中至少有标准 1~5 关节症状中的一项，体征至少有一项要持续 6 周以上。

（四）怀疑有类风湿性关节炎可能

对类风湿病变所致的畸形可在静止期行手术治疗，常用的术式有以下 4 类：

1. 滑膜切除术　主要用于掌指关节、腕关节及膝关节等,可对病变的滑膜行切除术。滑膜切除后应在支具帮助下,逐渐恢复关节功能。

2. **关节冲洗+镜下滑膜切除术**　在大关节,尤其是膝关节,可以在关节镜下行滑膜切除,同时进行反复冲洗,以求更换关节液的成分而达到缓解关节炎症状和改善关节功能的目的。

3. **关节成形术**　对负重关节,尤其是足部的跖趾关节,当出现爪状趾畸形影响负重时,可行跖骨头切除术,以期形成新的关节而达到改善负重功能及缓解疼痛的目的。

4. **人工关节置换术**　严重的类风湿病人,当髋或膝关节严重受损,以致关节无法修复的病人,可酌情采用人工关节置换术,以高龄者为多。

（沈　强　钱齐荣　赵定麟）

第九节　剥脱性骨软骨炎

一、原因

剥脱性骨软骨炎在临床并非罕见,有原发性与继发性之分;后者大多另有明确原因而归之相应的伤患中,本节不赘述。

本病的病理解剖主要表现为关节内骨软骨损害,临床上显示骨软骨的剥脱及落下之软骨坠落至关节内形成关节内游离体(亦可呈半游离状态),以致造成关节功能障碍。本病的起因至今尚不清楚,目前有如下两种学说。

(一) 创伤学说

频发连续不断的创伤,可以造成骨及软骨无法修复的损害,以致引起骨软骨变性、剥脱或游离。这种认识可以解释为什么本病好发于运动员或活动量大的人群。

(二) 内分泌及遗传因素学说

对于运动量不大,且无经常遭受外伤影响的人亦可出现本病,因此有的学者认为既然创伤说难以解释此组病例,就提出可能与内分泌或是遗传因素有关。

总之,本病的病因尚不十分明了,目前仍在探索中。

二、临床表现与诊断

(一) 一般表现

1. **本病发病率**　男性多于女性。发病关节以膝关节居多（图7-1-3-9-1）,亦可见于肘（图7-1-3-9-2）、踝关节,但后者十分少见,尤以踝关节。作者曾遇一例发生在距骨的病例,将在文后加以介绍。

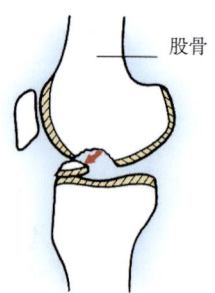

图7-1-3-9-1　膝关节剥离性骨软骨炎示意图

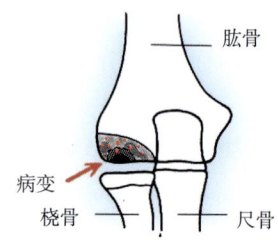

图7-1-3-9-2　肘关节剥离性骨软骨炎示意图

2. **主要症状** 以关节内交锁为多发,且伴有关节肿胀及疼痛,尤以行走时为剧,当负重力集中在其损害区域软骨面时,则出现剧痛及交锁征。如此反复刺激则必然造成关节肿胀及滑膜肥厚。

(二)影像学检查

1. **X线平片检查** 可发现受损的关节有关节间隙狭窄及骨软骨面缺损等表现,并可有游离体出现。

2. **CT及MR检查** 对发现本病早期改变有帮助,尤以病理改变尚处于软骨层时,CT或MR其可显示软骨面及周围组织受损的程度,以及受累的部位及范围等。

3. **关节镜检查** 对有关节交锁而难以确诊的病人,可以选择关节镜检查,以求判定有无游离体及关节病变的性质与特点,必要时亦可取材行组织学检查。

三、治疗

(一)一般治疗

按关节伤患予以休息、制动及对症处理等。

(二)关节镜下处理

一般与诊断同时进行。镜下发现之病变可酌情处理,包括活检、摘除关节内游离体及修整关节面等。

(三)手术疗法

对于剥脱面积较大的骨软骨块,可行骨块修补术。即在术中将骨软骨块掀起,显露软骨下的病变组织,切除瘢痕,露出骨组织,并在其表面打孔,直至有出血为止;之后再将骨软骨块复位,并用小螺钉钉住骨块。软骨块较小的修补术亦可在关节镜下进行,不仅创伤小,且术后关节功能的恢复亦快。

四、距骨剥脱性骨软骨炎临床举例

(一)病例简介

患者,男性,19岁。因打篮球扭伤后右踝关节疼痛1年来院就诊,查体右踝无肿胀,关节内翻、背伸时疼痛,快走及跑跳时疼痛加重。

1. **X线片** 距骨无明显异常征象,难见距骨滑囊处骨密度增加(图7-1-3-9-3)。

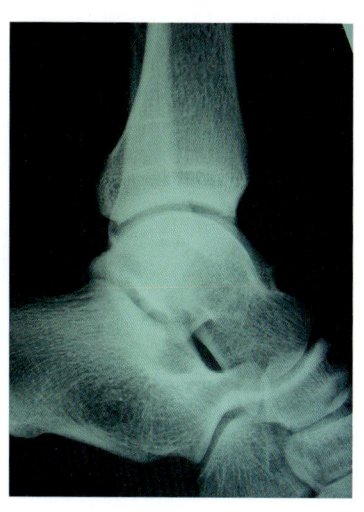

图7-1-3-9-3 左踝关节正侧位X线平片,显示距骨内上方骨密度增加(A、B)

2. CT 及 MR 检查 CT 显示距骨滑车内上关节面下方有一 4×4mm 高密度及正常密度之骨块,周围环形软组织密度透光带,透光带外围骨质发生硬化(图 7-1-3-9-4)。MR 见该部位 T_1 为低信号、混杂信号,T_2 信号强度不均匀增高,关节软骨信号未见异常(图 7-1-3-9-5~7)。

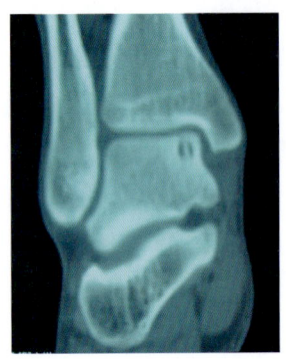

图 7-1-3-9-4　CT扫描距骨内上方有囊性改变

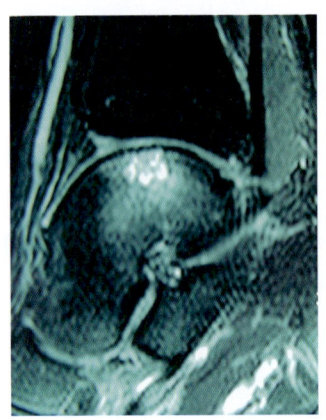

图 7-1-3-9-5　MR矢状位观

MR矢状位,T_2加权,显示距骨上方呈现低信号和混杂信号

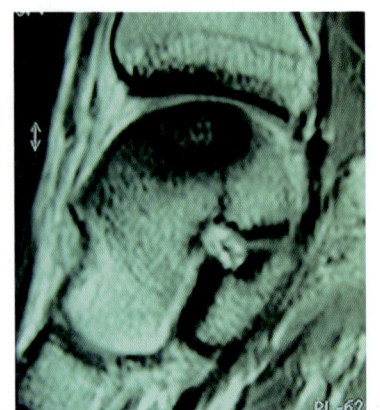

图 7-1-3-9-6　MR T_1加权,改变同前

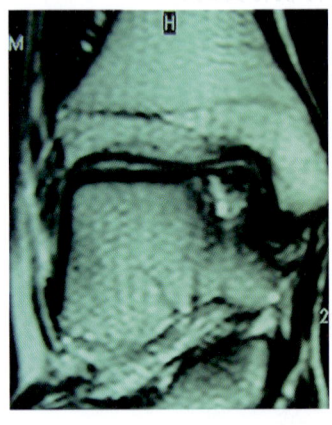

图 7-1-3-9-7　MR冠状位,显示病变位于距骨内上方

3. 手术 硬膜外麻醉下行病灶刮除,刮除物为白色增生组织。残腔用自体骨及含 BMP 的人造骨混合植入。

4. 随访 术后随访显示疼痛消失,6 周后下地负重,MR 显示局部状态良好(图 7-1-3-9-8)。

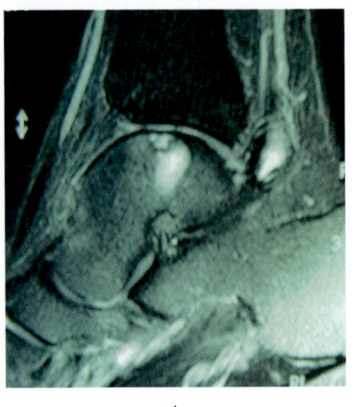
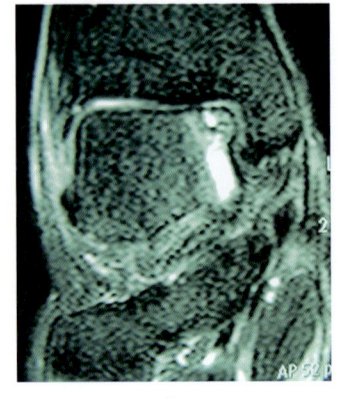

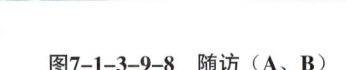

图 7-1-3-9-8　随访（A、B）

术后6周MR（T_1、T_2加权）随访,显示局部状态良好

（二）讨论

剥脱性骨软骨炎（osteochondritis dissecans）为关节软骨下骨质的局限性缺血坏死。创伤为主要发病原因，损伤的骨软骨组织逐渐由修复性纤维肉芽组织所包绕，可通过爬行替代而逐渐被修复；也可与周围正常骨分离，并落入关节腔内形成游离体。本病多见于16~40岁青壮年，男性居多。好发于股骨内外髁、股骨头、髌骨、肱骨小头、距骨头、距骨滑车、跟骨和足舟骨。但有关距骨剥脱性骨软骨炎的文献报道甚少，X线片往往看不见明显异常，因而容易漏诊或误诊为关节韧带损伤。CT或MR诊断价值较高，除可发现坏死病灶外，还可根据病灶信号情况、硬化表现等与骨囊肿、内生软骨瘤、骨内血肿、踝关节韧带及软骨损伤等相鉴别。对于外伤后X线无明显异常，而患者反复出现关节疼痛、肿胀及异常响声者需引起重视，经CT及MR检查发现关节软骨下数毫米或数厘米径长的圆形、卵圆形高密度骨块或异常信号区，并且随病情进展周围形成环形低密度透光带，则可明确诊断。

（彭 庄）

第十节　跟腱钙化症及骨关节雅司

一、跟腱钙（骨）化症

（一）概述

肌腱钙化好发于肩袖处，尤以冈上肌肌腱钙化最为多见。而跟腱钙化在临床上则属罕见，国内尚未见有报道。美国纽约Sobel E，及同道们曾报告一例因患糖尿病致跟腱断裂后钙化之病例。因病例罕见，发病原因至今仍在探索中，其发病机理与多种因素相关，首先与外伤直接相关，患者在外伤后局部出现血性渗出及炎症反应，加之离体组织的残留及血肿都成为跟腱钙化病理解剖学的基础；其次是机体组织的退变反应亦起重要作用，随着年龄的增加，如肌腱被过度使用则会逐渐脆弱及供血不足等，将会逐渐导致跟腱退行性变；第三是过度运动，因在日常生活中如果肌腱反复过量地牵拉则会因受摩擦造成局部无菌性炎症渗出，在渗出液被吸收后，肌腱纤维组织将被瘢痕组织替代，同时钙盐沉积；如再反复发作，则肌韧带纤维必将失去原有弹性而钙化。小而分散的钙化物可不引起临床症状，大多在拍摄X线片时发现。当钙化物缓慢增大则会对周围组织造成刺激而出现酸胀、疼痛、跛行及局部肌肉萎缩等症状和体征。因此对此类早期病例，应在跟腱损伤后及早就诊，施以正规治疗，尤其对割伤、刺伤等开放性损伤要尽早彻底清创、止血，去除异物，辅之以早期制动、预防感染等治疗，如此可有效防止跟腱钙化的发生，保全跟腱功能。闭合性损伤更不能掉以轻心，亦应及时治疗，定期随访，以防延误诊治。

（二）病例报告

1. 病史　男性，患者，59岁。因"左足跟酸胀不适反复发作十余年伴乏力一月"来院就诊。伴有轻度跛行，弹跳乏力，无疼痛及发热等其他不适。追问病史，患者左跟腱曾于50年前被异物割伤，当时仅作简单包扎而未到医院正规治疗，后伤口愈合，但一直感左足跟处酸胀不适及行走不便，未作处理。

2. 查体　左跟腱止点上方见一长约1cm陈旧性疤痕，触诊患侧跟腱较健侧粗1倍，表面光滑,质硬,无压痛,无弹性,踝关节活动基本正常(图7-1-3-10-1、2)。

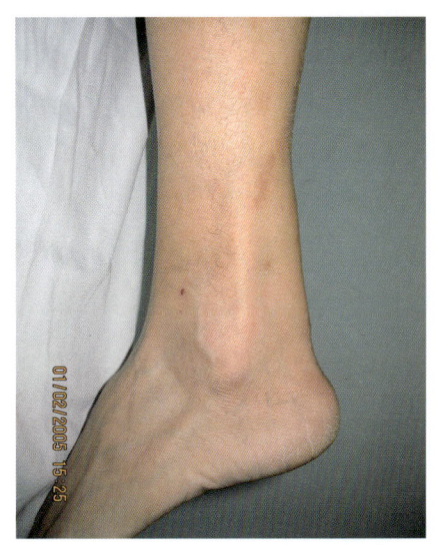

图7-1-3-10-1　受伤侧踝部外形

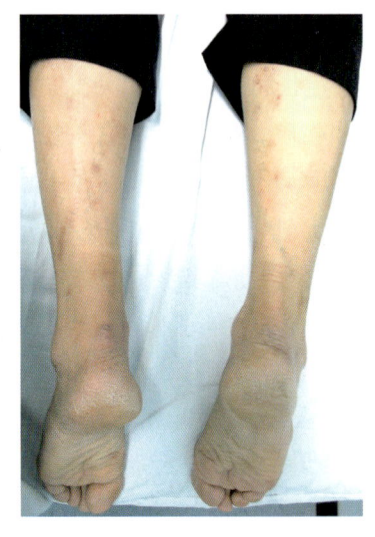

图7-1-3-10-2　双侧跟腱外观对比,显示左侧较粗

3. X线片　左跟腱见条索状密度增高影,长约8厘米,密度不均匀,界限清楚(图7-1-3-10-3)。

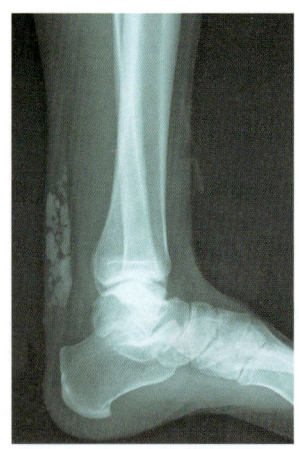

图7-1-3-10-3　左踝X线片显示钙化之跟腱

4. 治疗方法　热敷、微波等理疗。症状有所改善。

二、骨关节雅司

骨关节雅司系由雅司螺旋体侵入人体;在全身,主要是骨关节引起一系列病变者。本病与骨关节梅毒的病理、临床表现、诊断及治疗完全一致,故一般将两者一并阐述。

雅司病并不多见,仅为我国江苏北部地区较为多发的疾病之一,其由雅司螺旋体(Spirochaeta pertenuis)感染所致,以少年多见,症状与第二期梅毒病相似,但近20年来已属罕见。

雅司病后期约有5%~20%的病例表现为骨关节雅司,其中表现在脊柱上的更少。其在骨骼上病理、临床表现及X线片上所见,几乎与梅毒者完全相似,且康华反应亦为阳性,请参阅本章第五节。

本病的诊断主要依据父母与本人有无性病接触史、流行区及少年者多见等特点加以诊断与鉴别诊断。其治疗用药等亦与梅毒性骨关节炎相同。

(李增春　赵定麟)

第十一节　松毛虫性骨关节炎

一、概况

松毛虫性骨关节炎为近几年来在我国南方各省陆续发现的一种具有季节性的地区性暴发流行性疾患。其是以侵犯皮肤、骨和关节为主的疾病，经流行病学调查及动物实验研究，证明本病与接触松毛虫有关，故定名为"松毛虫病"。

从发病情况表明，在我国的广东、福建、广西、湖南、湖北、安徽、浙江、江西、江苏等九个省均有报道。早于1970年，在浙江金华某窑厂用带有松毛虫的松树枝烧窑发病，为我国最早报道的病例。1975年广东潮阳曾发病4010例，占总人口数的5.54%。接触松毛虫人口的发病率为52.9%~86.4%。发病时间以夏秋为流行高峰期，10月份最多。患病年龄从8个月至84岁均有，其中以20~50岁的青壮年者最为多见。男女无差异。主要视接触的人群组成情况而异，发病地区多为近山区，主要是有松树林及松毛虫的地区。多数病例是上山割柴草，打松枝，采集松毛虫茧，在污染的稻田内割稻，以及学生上山郊游时接触松毛虫，也可能是由于接触到松毛虫污染的野草、衣物及水等而引发。

二、病因学

发病者均有与松毛虫接触史，或是有与被松毛虫有过接触物品（包括污染的衣服、柴草、水等）的接触史。如果用松毛虫的毒毛、死松毛虫或死虫碾研的浆液或水浸液接触或涂擦家兔或小白鼠剃毛的皮肤上，或将小白鼠或豚鼠放于有大量松毛虫的现场，或接触有松毛虫的柴草，都可产生类似的病变。我国已发现的松毛虫约40余种，其中以马尾松毛虫为多发。

三、发病机理

其发病机理尚不清楚。目前有以下三种推测：

（一）中毒学说

即由于毒毛刺入人体皮肤后，由于毒素进入血液循环而引起毒血症。估计是由于毒素对结缔组织有较强的亲和力，因而引起关节周围组织反应。但将毒素注入动物皮下组织，却并不能使动物发病。

（二）变态反应学说

许多研究者发现：所有患者均有与松毛虫或其污染物的接触史，早期能用抗过敏药物迅速控制症状，以及X线表现和关节周围组织的病理学改变等均与类风湿性关节炎相似，从而推断为变态反应。但动物实验尚难以支持此说。

（三）感染学说

有的作者发现在病变关节或皮肤硬结内可以抽出脓性液体，并培养出金黄色葡萄球菌、白色葡萄球菌、绿脓杆菌等，以及X线片改变和病理变化都符合低毒性感染，因而推断在松毛虫毒素作用下，血管通透性增加，易受松毛虫或人体常带细菌的侵入，引起低毒性感染。但其他研究者对局部抽液培养并无细菌生长，X线片上从未发现死骨；因此，此说亦难以成立。

以上推论虽都有一定根据，但都不能明确说

明松毛虫病的发病机理,尚有待进一步研究。

四、病理特点

对松毛虫的病理变化,至今仍缺乏系统的研究。

(一)早期病变

本病早期主要是浆液性改变,表现为关节结缔组织和滑膜的水肿、充血、增厚。滑膜有少量血性黏稠渗出液,表面粗糙,与肌腱有粘连。肌腱光泽减少、粗糙。血管壁增厚,内膜肿胀增生,伴轻度透明性变,未见明显炎性细胞浸润。

(二)后期病变

后期主要病理改变是滑膜明显增厚,有时可达数厘米,坚实如瘢痕组织,颜色苍白,病变以血管和纤维组织增生为主,有轻度炎性细胞浸润。切面很少出血,并与周围组织粘连。当本病处于明显发炎期,则颜色暗红,有出血和坏死;患处可发生窦道。关节面粗糙,失去原有光泽。关节腔变窄,可形成纤维性或骨性融合。软骨中有纤维组织和血管增生,大量浆细胞和淋巴细胞浸润,而中性及嗜酸粒细胞较少。关节液黄浊,内含少量白细胞和红细胞,在软骨下可见骨质破坏区,内有肉芽组织充填,骨膜肥厚。

上述表明,本病整个病理变化与骨关节的无菌性炎症相似。

五、症状和体征

(一)潜伏期

一般于接触松毛虫或其污染物1~3天后发病。个别病人潜伏期较长,最长可达48天。

(二)全身症状

全身症状大多较轻,或没有全身症状。可有发热,多在37.5℃~38.5℃之间,个别可达39℃。此时可有畏寒、头痛、头昏、全身无力及食欲减退等症状,并于2~3日后渐消退。区域淋巴结肿大,可移动,有压痛,于起病后10~20日时逐渐消退。局部皮肤一般无溃破。

(三)局部症状

身体暴露部分容易发病,这与直接接触有关。最常见的发病部位是手、足、腕、踝等处,但也发生于头颈、眼、耳廓、胸、脊椎旁、臀部及会阴处,少数病人可蔓延至全身。根据病变侵袭范围和表现形式不同,一般分为以下四型:

1. **骨关节型** 本型发病率较高,约占55%以上;且危害大,若治疗不当,常易残留功能障碍,甚至病废。其发病部位多为四肢显露的小关节骨端。以单关节发病较常见,且不对称,仅30%患者为多关节发病;或表现为一个关节症状消退后,另一关节又发病,表现为局部红、肿、热、痛和功能障碍。有时疼痛严重难忍,可呈持续性刺痛;有时阵发性加剧,夜间尤重,影响睡眠。局部呈非凹陷性肿胀,关节远端肢体肿胀。表面皮肤潮红,温度升高,局部有甚敏感的压痛点。关节活动时疼痛加重。本型常有全身症状及区域性淋巴结肿大。大关节出现的症状一般比小关节为重。病情常迁延数月或数年,约有1/5的病例有复发倾向。本型在后期可形成关节畸形强直,并伴有关节近侧肌肉萎缩,以致严重影响功能。

2. **皮炎型** 较前者少见,仅占25%左右,局部表现为灼热、奇痒、疼痛,多发生于四肢暴露部位,如手、足、指缝等处,少数发生于头或躯干。局部皮肤温度升高、潮红,以不同类型斑丘疹为主。有的似荨麻疹,指缝间可有水疱。皮疹多呈簇状或片状密集分布,不对称。1/3的病例有局部淋巴结肿大。经治疗后,于2~5日内退疹痊愈;少数病例可迁延数月,形成慢性皮炎。一般无全身症状,且少有复发者。局部可残留皮肤色素沉着;局部搔抓可使病变扩大,或继发感染。

3. 肿块型 发病率最低,约占5%,常在四肢或腰骶椎两旁及会阴部形成局部硬结,伴疼痛,无明显边界,以单发为多。肿块逐渐增大,于10~30日达高峰,随后液化,有波动。局部穿刺可抽出黄绿色黏稠的胶状液,或呈血性。抽液后局部症状可缓解,但易复发。穿刺液培养常无细菌生长。此型多伴有较重的全身症状,病程较长,约1~3月。

4. 混合型 为上述三种类型的不同形式之合并存在,约占总数的5~15%。视地区不同,感染次数不同,其比例可不一。

六、实验室检查

血常规检查时,可发现约50%~60%的病人有白细胞数增高,60%以上的病人有嗜酸粒细胞增多,40%~70%病例的血沉增快。其程度与病情轻重呈正比。

关节液多为少量淡黄色或黄绿色黏稠液体。早期多含中性粒细胞,后期多含淋巴细胞。细菌培养多为阴性,少数有金黄色或白色葡萄球菌或绿脓杆菌生长。皮下肿块穿刺有时可抽出血性液体。少数病例心电图检查有心肌损害表现。

七、影像学改变

(一) X线表现

骨关节的X线改变要在发病后二周方才显示出来,有时需要一个月后出现。在六个月以内属急性期改变,六个月以后为慢性期改变。急性期改变主要是受累关节周围软组织肿胀,骨质疏松,骨质破坏和关节损害。慢性期改变主要是骨质增生、硬化和关节强直。局部软组织肿胀表现为关节周围软组织密度增高,层次不清,皮下脂肪透明度减低;重者有网织状阴影,关节囊肿大,密度增高,轮廓多较清晰。这种改变是早期的主要所见,但不具特异性。慢性期软组织阴影缩小,且长期难以消失。少数病例在受累骨质邻近的软组织中出现小片状或团块状钙化或骨化阴影。

骨关节方面的改变,在早期是骨质疏松,骨小梁模糊或中断。局限于近关节的骨端,与类风湿性关节炎的早期骨质疏松相似。急性骨质破坏往往在骨端的一侧或双侧有一个或多个小圆形虫蚀状破坏,边界清晰,常见于肌腱附着的骨隆突区。与此同时,附近可有单层细条状或不规则骨膜增生。本病后期的骨关节改变主要是在原来破坏区周围有骨质增生、硬化,破坏区边界清晰、致密,形成硬化致密的小环形灶。手、足管状骨常有整个骨干增粗,但无死骨。骨骺未融合者,破坏区可在骨骺或干骺端,易引起骨骺早期闭合。

关节隙的改变表现为早期的关节间隙不对称狭窄,模糊,关节软骨面不平整,关节变形,甚至有半脱位,软骨下常有骨质破坏。在本病后期,可发现关节有自行融合趋势,可形成关节强直,但融合多不完全。

(二) 其他影像学检查

CT及MR检查更为清晰,尤其对早期病例的骨关节改变可及早发现异常,并提供诊断和鉴别诊断依据。

八、诊断

一般多无困难。在暴发性流行季节和地区,可根据松毛虫及其污染物接触史,以及皮肤、骨关节的局部表现,多可作出诊断。对散在发病或接触松毛虫史不清楚者,则需与类风湿性关节炎、化脓性关节炎、关节结核等作鉴别诊断。此时可根据典型松毛虫接触史,皮肤与软组织病变特征,骨关节的X线表现,以及关节液检查等做出诊断。

九、预防

本病的关键是预防。在进入有大量松毛虫的树林,尤其是山林中时,应加强个人防护,避免皮肤直接接触松毛虫及其污染物。不要进入有松毛虫污染的水中作业。所捉松毛虫及其虫茧应集中焚毁。接触松毛虫后,可立即用肥皂水清洗,或涂淡氨水以减轻症状。

十、治疗

(一) 早期

发病初期可用3%氨水外擦,肥皂水清洗。也可用中药外涂,或普鲁卡因强的松龙局部封闭,或关节内注射,均可取得良好疗效。

(二) 急性期

在急性期,治疗目的是抗过敏、止痛、消炎和制动。若有继发感染,可加用抗生素。

(三) 慢性期

对慢性期的骨关节病变者仍以非手术疗法为主,但其中长期不愈者,可考虑手术。手术指征:

1. 合并有窦道或化脓性感染者;
2. 自发融合而不牢固、且仍有症状者,或强直于非功能位者;
3. 关节固定后已严重影响功能者;
4. 病程超过半年,非手术治疗无效,甚或恶化者,均应考虑手术治疗;手术方法可根据病变情况决定。

(张玉发　赵定麟)

参 考 文 献

1. 陈峥嵘,阎作勤,黄煌渊. 骨关节炎治疗4大误区[J]. 家庭医药,2006(2)
2. 黄建军 石莺 向志刚. 松毛虫性骨关节炎17例临床分析医学理论与实践 2006年19卷5期
3. 马春辉,蔡国平,阎作勤等. Ⅱ型胶原在骨关节炎软骨细胞中的表达[J]. 复旦学报(医学版),2009,36(6)
4. 马春辉,阎作勤,郭常安等. 凋亡相关基因Bax和bcl-2在骨关节炎软骨中的作用[J]. 中华关节外科杂志(电子版),2007,1(4)
5. 许国华,叶晓健,袁文等. 强直性脊柱炎合并颈椎骨折的诊断与外科治疗[J]. 中华创伤骨科杂志,2008,10(8)
6. 杨庆铭. 骨科学. 北京:中国协和医科大学出版社. 2007
7. 赵定麟. 现代骨科学,北京:科学出版社,2004
8. 赵鑫,吴岳嵩. 血友病骨关节病行肿瘤假体置换一例报告[J]. 第二军医大学学报,2007,28(2)
9. 周宗科 沈彬 裴福兴. 壤塘县成人大骨节病患者上肢功能障碍原因分析解剖与临床,2010年15卷1期
10. Awwad HM, Aboukhamis I. Diagnostic performances of anti-cyclic citrullinated peptide antibodies type IgM, IgA and IgG in Syrian patients with rheumatoid arthritis. Clin Lab. 2010; 56 (3-4):95-102.
11. Gandhi R, Dhotar H, Tsvetkov D. The relation between body mass index and waist-hip ratio in knee osteoarthritis. Can J Surg. 2010 Jun; 53 (3):151-4.
12. Hendren L, Beeson P. A review of the differences between normal and osteoarthritis articular cartilage in human knee and ankle joints. Foot (Edinb). 2009 Sep; 19 (3):171-6.
13. Izquierdo R, Voloshin I, Edwards S, Freehill MQ, Stanwood W, Wiater JM, Watters WC 3rd, Goldberg MJ, Keith M, Turkelson CM, Wies JL, Anderson S, Boyer K, Raymond L, Sluka P. Treatment of glenohumeral osteoarthritis. J Am Acad Orthop Surg. 2010 Jun; 18 (6):375-82.
14. Tomić-Lucić AP, Pantović SB, Rosić GL. Histamine index and clinical expression of rheumatoid arthritis activity. Vojnosanit Pregl. 2010 Apr; 67 (4):286-90.

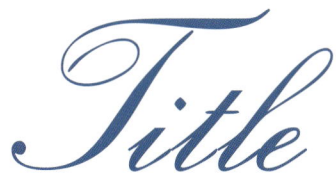

第二篇

脊柱感染性与其他炎性疾患

第一章 脊柱结核 /3066
    第一节 脊柱结核的基本概念 /3066
    第二节 脊柱结核的基本治疗 /3073
    第三节 脊柱结核常见手术种类 /3076
    第四节 胸腰段结核前路显微外科技术 /3089
    第五节 腹腔镜下腰椎结核前路手术技术 /3093

第二章 脊柱化脓性感染 /3100
    第一节 化脓性脊柱炎 /3100
    第二节 感染性椎间盘炎 /3104

第三章 脊柱非化脓性炎症及原因不明性脊柱疾患 /3109
    第一节 强直性脊柱炎 /3109
    第二节 肥大性（增生性）脊椎炎 /3128
    第三节 舒尔曼（休门、Scheuermann）氏病 /3135
    第四节 继发性粘连性蛛网膜炎 /3141
    第五节 腰椎小关节炎性不稳症及小关节囊肿 /3147
    第六节 慢性劳损性颈背部筋膜纤维织炎 /3150
    第七节 髂骨致密性骨炎、耻骨炎及腰骶部脂肪疝 /3153

第一章 脊柱结核

第一节 脊柱结核的基本概念

一、概述

近年来,结核病的发病率有上升的趋势,甚至在许多发达国家也是如此。据我国2000年流行病学调查显示:全国结核感染率为44.5%,估算全国有活动性结核病人500万,每年约有13万人死于结核病。这些数字不能不引起重视。

脊柱结核是常见的肺外结核,其发病率较高,占全身骨与关节结核的50%左右。在脊柱结核中,约99%发生在椎体,椎弓结核仅占1%左右。这是由于椎体以松质骨为主,负重大,承受应力高,而椎体的滋养动脉多为终末动脉,结核菌容易停留在椎体部位。在整个脊柱中,腰椎活动度最大,腰椎结核发生率也最高,胸椎次之,颈椎更次之,至于骶尾椎结核则甚为罕见。

本病最多见于20~30岁者,体质较差者容易感染或病变加重及复发。

二、病因学

(一)椎体结核的解剖学特点

1. **松质骨** 椎体以松质骨为主,松质骨比皮质骨更容易受到结核菌的侵犯,因此易患病。

2. **负荷大** 椎体具有负重的作用,且活动多,易劳损;在负荷过大的状态下更易患病。

3. **终末血管** 椎体的血管多为终末动脉,原发病灶的细菌栓子易在此处停留而诱发感染。

(二)结核杆菌到达椎体的途径

1. **血路传播** 结核杆菌从原发病灶进入血流时,形成大量的细菌栓子,其中绝大多数被机体的防御系统所消灭;少数未被消灭的结核杆菌组成了小的病灶,并被纤维组织包绕,病灶可呈静止状态。但当机体抵抗力减弱时,潜伏的病变可重新活跃,并迅速繁殖蔓延。纤维组织的包膜如被突破,大量结核杆菌再次进入血流,从血路播散到全身各处,同时造成多处活动性病灶。

2. **淋巴路** 胸腹腔的结核病灶可通过淋巴管将结核栓子传递到脊柱,并在椎骨内发展而形成脊柱结核。

3. **局部蔓延** 由脊柱附近的组织,诸如胸膜、腹腔或颈部淋巴结等处病灶破溃后,坏死组织成为感染源而直接蔓延到椎体边缘,并从此处再侵及深部。

三、病理改变

(一)病理特点

脊柱椎体结核病灶的发生大多为一处,少数患者的椎体病灶可有两处或多处。每处病灶之间有较正常的椎体或椎间盘组织分隔,对这类多处发生者可称之为"跳跃性病灶"。由于脊柱的椎体为松质骨,其病理改变主要为组织坏死,增生反应不明显。在病变早期,坏死骨质与周围正常的骨质不容易区分。病变如未得到控制而继续发展,结核性脓肿可穿破椎体,侵犯椎间盘或椎体周围组织。结核性脓肿亦可对脊髓产生压迫,椎体和间盘组织遭到破坏后,则引发脊柱畸形,后期称之为 Pott's 病。

（二）病理分类

临床上多依据其病理解剖而分为以下四类,其中以前三类为多见,现分述于后。

1. 椎体边缘型结核

临床上常见。边缘型结核病变可发生在椎体上下缘的两侧和前、后方。结核菌栓子先在椎体边缘产生病灶（早期），随着病灶的扩大可由此蔓延到椎间隙,并侵犯间盘组织（中期）。如果病变十分严重,相邻的两个椎体可形成塌陷、缺损,并逐渐形成以患椎为中心的向后的成角畸形,且多伴发椎旁流注脓疡；因椎体后缘靠近椎管,因此后方病变容易造成脊髓或神经根的受压征（多在后期）。当然局部的结核性肉芽肿或干酪样物质也可侵入椎管直接压迫脊髓或硬膜囊（图 7-2-1-1-1）。

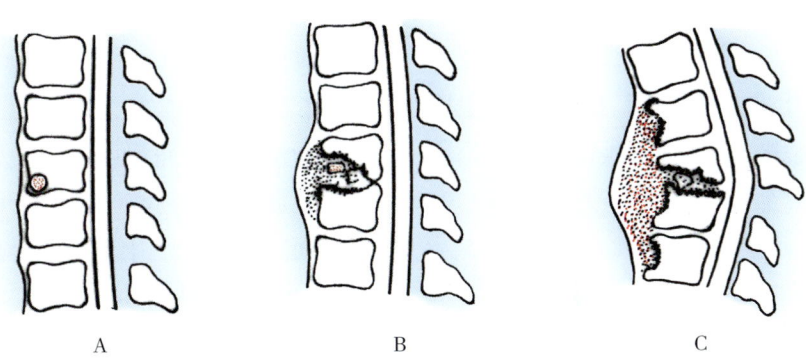

图 7-2-1-1-1 椎体边缘型结核示意图（A~C）
A. 早期；B. 中期；C. 后期

2. 椎体中心型结核

此种类型结核多见于儿童和青少年,而在成人少见。细菌栓子来自血循环,在椎体中部的松质骨内产生病变,发展缓慢,局部症状出现较晚。椎体可破坏,椎体受压后则呈楔状。当病变穿破软骨板到达椎间关节,即构成全关节型结核。病变也可进入两侧椎旁肌群,形成椎旁脓肿,如向后穿过椎管前方骨皮质,则就直接构成对脊髓的压迫而引起瘫痪（图 7-2-1-1-2）。

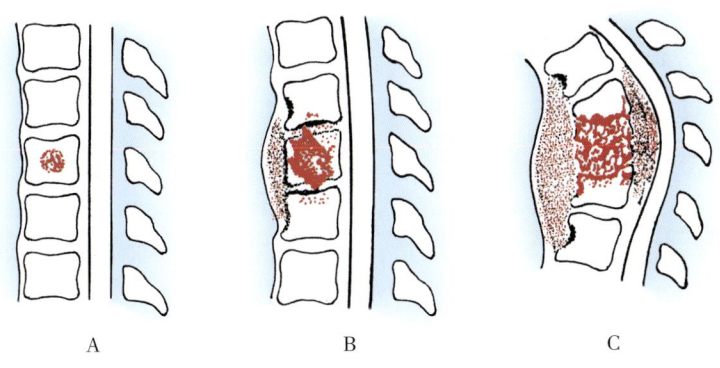

图 7-2-1-1-2 椎体中心型结核示意图（A~C）
A. 早期；B. 中期；C. 后期

3. 椎体前型（即骨膜下型）

此型少见，多发生在椎体前缘，其病理改变也以骨质破坏为主，容易向四周软组织扩散。其病灶亦可原发于椎体边缘，也可因椎体外的结核病变所致。此型常无明显死骨形成（图7-2-1-1-3）。

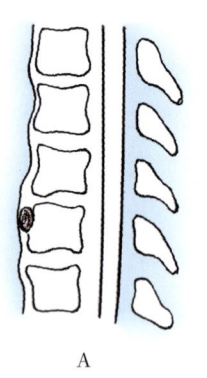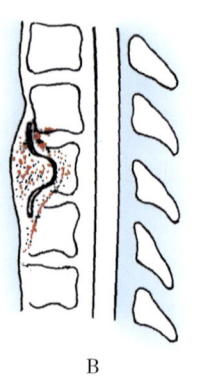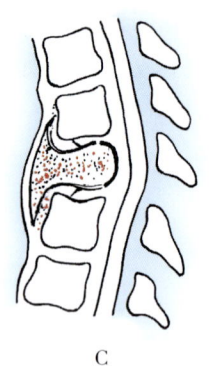

图 7-2-1-1-3　椎体前缘型结核示意图（A~C）
A. 早期；B. 中期；C. 后期

4. 附件型

极少见，发生在棘突、椎弓、横突处等，主因血供较少之故，临床上多为个案报道。

（三）结核性脓肿

结核性脓肿为炎性渗出物和坏死组织所组成，因脓肿形成时间较长，无红、热、疼痛等急性炎症的特征，故称为"寒性脓肿"。其脓液一般较稀，含有大量结核性肉芽组织、干酪样物质、坏死的椎间盘及死骨。脓肿大都位于椎旁和软组织中，脓液一旦突破椎体骨膜及韧带后，则沿组织间隙向远处形成脓肿。脓肿破溃则形成瘘管和窦道。颈、胸、腰、骶段椎体所产生的脓肿有不同的特点，现阐述于后。

1. 颈椎椎体结核

脓液穿破椎体前方骨膜和前纵韧带，聚集在颈前肌的后方。C_4 以上病变的脓肿多位于咽喉后方，称为"咽后脓肿"。C_5 以下病变的脓肿多位于食管后方，也称为"食管后脓肿"。巨大脓肿可使咽后壁和舌根靠拢，以致睡眠时鼾声如雷，严重者可引起呼吸与吞咽困难。咽后脓肿和食管后脓肿明显增大时，可致颈部两侧隆起，或沿椎前筋膜向上流窜。脓肿有可能穿破咽腔或食道而流出体外。颈椎椎体侧方病变的脓液可在颈部两侧形成脓肿。

2. 胸椎结核

胸椎椎体的脓液可将病椎及其相邻椎体的骨膜及韧带掀起，从而造成广泛的椎旁脓肿。脓肿可向胸膜腔或肺内穿破，有时也沿肋间神经和血管向背部或胸壁部扩散。

3. 腰椎结核

当脓液积聚在椎体和椎节内达到足够大的压力后，则穿过被结核肉芽侵蚀的前纵韧带或椎旁韧带，流注至椎旁腰大肌内，形成一侧或两侧腰大肌脓肿；后者较多见。上腰段可形成椎旁脓肿，脓肿可沿着腰大肌向下流注至股三角及小粗隆部；再沿股骨上端的后面、向大腿外侧及膝部扩散。腰大肌深层的脓肿可刺激局部神经继而引起患侧髋关节屈曲挛缩，并向下流注到腰三角，形成腰三角脓肿，此时易与腰部疾患相混淆。

4. 胸腰段椎体结核

具有胸椎和腰椎结核的特点，上段多形成局部之椎旁脓肿，下段可形成腰大肌脓肿，并向下延伸，视脓汁流向何处而症状各异。

5. 骶椎结核

较为少见，其脓液大多聚集在骶骨前方，形成骶前脓肿；亦可经坐骨大孔向股骨大粗隆部流注。

(四) 脊髓受压

脊柱结核症状波及椎管、合并截瘫者占 10% 左右,主要为胸腰段以上病变,其次为颈椎结核产生脊髓压迫症的机会较多。产生脊髓压迫症的原因:

1. 脓肿直接压迫　脓肿内容物侵入椎管内直接压迫脊髓;

2. 坏死物所致　包括死骨块或破坏的椎间盘组织等均可对脊髓形成直接压迫;

3. 畸形　患椎的病理性骨折脱位或成角畸形,亦为压迫脊髓常见原因;

4. 硬膜外的肉芽肿　肉芽肿本身、继发的纤维束带及蛛网膜下腔广泛粘连等均可对脊髓造成压迫;

5. 椎管因素　胸椎及颈椎下段的椎管较狭窄,从而加重了致压程度。

(五) 脊柱畸形

椎体结核后期可造成脊柱后凸畸形,并对硬膜囊构成压迫,此称之为 Pott's 病;脊柱侧突则相对少见。后凸畸形的原因为:

1. 椎节压缩及楔形变　患椎椎体受损后塌陷,使相邻椎体的前缘靠拢,形成楔形变;患椎的椎间隙大多狭窄或消失。

2. 发育因素　在青少年前发病之患者,可因椎体的二次骨化中心遭到破坏而使椎体纵向生长障碍而加重畸形。

四、症状与体征

(一) 全身症状

早期症状不典型,一般为结核病的共性症状,包括持续低热、盗汗、食欲不振及消瘦等;有时被呼吸系统或神经系统的疾患所掩盖。少数病例可发现同时存在肺、胸膜以及其他部位结核病变。儿童病例可出现夜啼及烦躁征等。

(二) 局部症状

1. 疼痛　早期可出现程度不等的疼痛,多呈持续性钝痛,此是脊柱结核的特征之一;疲劳时加重,休息后减轻,但不会完全消失。病程长者,夜间也会疼痛。但在颈椎结核时疼痛大多较轻,且局限于颈肩部或双上肢。颈部后伸可引起双上肢麻木、疼痛,咳嗽、打喷嚏会加重疼痛。如神经根受压时,疼痛则剧烈。寰枢椎结核可有顽固性颈部疼痛,致颈前屈、头低垂的强迫体位,患者不能平卧,需半坐位;坐或行走时双手托扶下颌;同时出现咽痛、吞咽疼痛及张口受限。胸椎和腰椎结核可有局限背部或腰骶部的疼痛,也可因刺激神经根而引发远达部位之神经反射痛。应当注意的是,胸腰段病变的疼痛有时表现在腰骶部或鼠蹊部。

2. 活动受限　视病变部位不同,可引发相应节段脊柱活动障碍。颈椎结核表现为颈部僵硬、斜颈、头颈转动受限或明显障碍,头不能抬起,眼睛不能平视,头颈部失去正常的运动功能。在腰椎结核,由于结核渗出物的炎性刺激而引起腰椎附着肌群(主为腰大肌及髂腰肌)痉挛,以致伸屈活动受限。胸腰段或腰椎结核的病人在站立或行走时,头与躯干向后倾斜,以减轻体重对患椎的压力。患者拾物时需挺腰、屈膝、屈髋,此即拾物试验阳性(图 7-2-1-1-4)。胸椎的活动度很小,不易观察患椎活动受限的部位及范围。

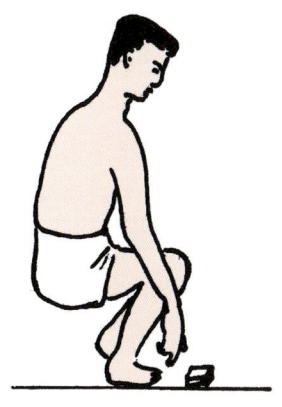

图 7-2-1-1-4　拾物试验示意图

3. 畸形 由于相邻的椎体边缘破坏或椎体楔形压缩,脊柱的生理弧度发生改变,以向后成角畸形多见,侧凸畸形少见。如胸椎原已有后凸,病变时则后凸畸形尤为明显。由于腰椎原有生理性前凸,因此,发生结核病变时,其后凸多不显著。在成角后凸的上下脊柱段常有代偿性前凸。

4. 叩击痛 直接叩击患椎棘突可引起疼痛,为避免增加患者痛苦,一般用轻轻叩击足跟或头顶诱发传导叩痛。

5. 寒性脓肿与窦道 视脊柱结核的部位不同而在躯干不同处显现,应注意全身查体,以防遗漏。

(三)脊髓受压症状

以胸椎结核发生脊髓压迫症状者最常见。当脊髓受压时,患者的病变平面以下部位之感觉、运动、腱反射及括约肌功能可有异常,并逐渐加重。胸椎及颈椎结核最易引起完全性瘫痪,如不及早解除压迫,一旦形成完全瘫痪,则恢复无望。

五、实验室检查与影像学改变

(一)实验室检查

1. **血、尿、粪常规检查** 白细胞总数可以正常,即使总数略高,但中性粒细胞一般不高,而淋巴细胞数升高,常伴有贫血。合并混合感染者,中性粒细胞数可升高。

2. **红细胞沉降率** 绝大多数患者红细胞沉降率增高,其高低与病变活动程度相一致。血沉快,提示结核处于活动期。

3. **细胞学检查** 脓肿穿刺液或瘘管分泌物进行涂片、细菌培养或动物接种等以检查抗酸杆菌。有咳痰者应进行痰液的抗酸杆菌检查。

4. **其他** 常规进行肝、肾、心、肺功能的检查。

(二)X线检查

1. **意义** 清晰的X线平片不仅能确定病变性质,而且能显示其确切的位置、范围大小、有无死骨及寒性脓肿。亦可较清晰地显示出病理性骨折脱位的情况,并可估计病变的活动程度和治疗效果。

2. **方法与要求**

(1)正位片 主要观察椎骨骨质有无破坏、缺损及异常等;椎间隙是否狭窄、消失;有无椎旁阴影。

(2)侧位片 观察脊柱有无后突;椎体、椎间隙及附件的破坏情况;有无病理性骨折脱位或成角畸形。在正常人颈椎侧位X线片的咽后壁软组织阴影宽度为相应椎体前后径的1/10~1/13,寰枢椎结核患者的咽后壁软组织阴影明显增宽,可比正常人增大5~10倍,此时寰椎大多向前脱位。

(3)斜位片 可显示出附件的病变情况。

(4)分层片 必要时可选用之。

3. **X线征象所见**

(1)骨质破坏 边缘型主要为溶骨性破坏,如未合并感染或修复征,骨质增生现象比较少见;骨质破坏开始于两个椎间相对应处,破坏区边缘粗糙,比较局限;病变继续发展,则椎体及椎间盘可发生破坏。中心型在早期骨质破坏开始之前,仅表现为局限性骨质疏松,可呈磨砂玻璃样改变;若进一步发展,骨质破坏范围增大,则有圆状或不规则形的破坏区;随着病变加重,椎体呈楔形或扁平状改变(图 7-2-1-1-5)。

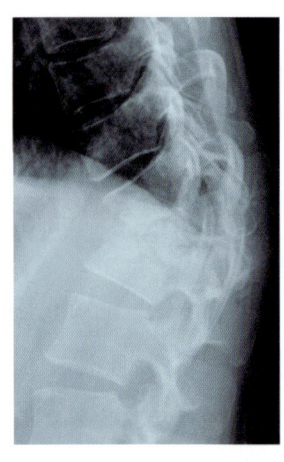

图 7-2-1-1-5 胸腰段结核后期X线侧位片

（2）椎间隙狭窄　当相邻两个椎体的软骨板及纤维环破坏后，髓核疝入椎体并被破坏而致椎间隙狭窄。

（3）脊柱生理弧度改变　后凸畸形是脊柱结核常见的征象，多见于儿童的胸椎结核。颈椎和腰椎则显示生理前凸消失，严重者也可发生后凸畸形。

（4）寒性脓肿　多见于胸椎结核，占脊柱结核寒性脓肿的90%左右。表现为脊柱两旁有球性或梭形软组织阴影。颈椎的咽后壁脓肿表现为咽后壁软组织呈椭圆形阴影。腰大肌脓肿在X线上表现为一侧或两侧腰大肌模糊、饱满及增宽等。应注意观察寒性脓肿向附近组织与器官穿破及向远处流注的情况（图7-2-1-1-6）。

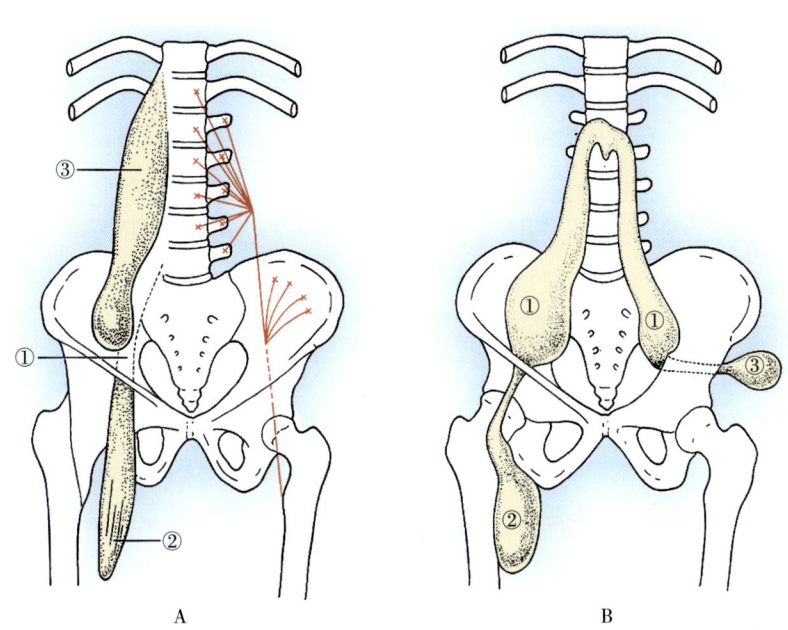

图7-2-1-1-6　胸腰段结核寒性脓疡流注部位（自片山良亮氏）示意图（A、B）
① 髂凹（窝）；② 大腿内侧根部；③ 臀部穿出

（5）其他　病灶愈合过程中，病变较轻的腰椎结核可有椎体骨赘、骨桥形成及椎体融合等。

（三）其他影像学检查

1. CT检查

（1）意义　CT扫描能显示出早期病变椎体破坏的程度、范围、椎旁脓肿的大小及脊髓神经受压的情况。CT检查能避免结构重叠，可以准确地显示出X线平片上不易发现的病灶。并能通过密度变化区别结核性死骨与椎体破坏后的钙化灶，亦能对死骨进行确切的定位。

（2）病例选择

① 病变早期：因病灶范围较小，X线检查怀疑为结核而不能确诊者。

② X线平片欠清晰者：X线不能确切地显示死骨情况则必然影响术式的选择，此时CT显示较为清晰。

③ 病灶模糊者：多因椎体破坏严重而难以确定病变性质者。

2. MR检查

磁共振能较清晰地显示椎管内的脊髓、神经根及血管等组织受累的情况，尤其是对早期病变的诊断阳性率较高。其特点如下：

（1）多节段　椎体或/和附件的骨质破坏多累及2个以上的椎节，T_1加权为低信号，T_2加权为高信号。

（2）椎间隙狭窄　椎间隙破坏变窄，T_1加权

和 T_2 加权均表现为较低信号。

（3）椎旁脓肿　当各椎旁寒性脓疡形成时，T_1 加权为等信号，与肌肉相似，T_2 加权则为高信号。

（4）Gd-DTPA 增强　显示受累椎体、椎间盘及寒性脓疡的周边有异常对比增强。

3. 同位素检查　在病变活动期时，静脉注射 ^{99m}Tc 标记的亚甲基二磷酸盐使患椎的药物浓集。近年来已应用 γ 照相机进行骨静态显像，这是一种能使靶物（放射性核素）一次成像，显示和拍摄放射性核素或放射性药物在骨内分布的图像，可以早期发现骨的异常改变，对早期诊断不清和病变复发者，可进行此项检查。

六、诊断

本病的诊断主要依据：

1. 病史与临床

（1）结核病史　除了解患者本人的一般情况外，还应询问其家庭及其接触人群中有无发病者。

（2）全身症状　以低热及全身轻度中毒症状为主，多显示面颊潮红、轻度营养不良及贫血等。脊髓受压则可有肢体麻木、四肢无力、大小便障碍等。颈椎结核合并胸、腰椎结核时，病情复杂，全身情况虚弱。

（3）局部症状　患椎有压痛及触痛，胸、腰椎的椎体位置较深，压痛不明显，但有传导叩击痛。

2. 影像学、实验室及病理检查

（1）X 线平片、CT 及 MR　对本症的诊断和病情的判定有着重要作用。CT 及 MR 可先于 X 线平片发现病灶，视病情可及早作 CT 或 MR 检查。

（2）细菌学与病理学检查　可参考实验室检查结果；对浅在的脓肿可予以穿刺、抽脓行细菌学检查。本病之确诊常需依靠细菌学和病理学检查。

七、鉴别诊断

本病主要与以下几种疾病作鉴别。

（一）强直性脊柱炎

多见于男性青年，40 岁以上发病者少见。早期时疼痛局限于骶髂关节及髋关节，以后逐渐沿腰椎向胸、颈部发展，可累及整个脊柱，使脊柱僵硬、强直及固定。症状严重者可有发烧、胃纳差、消瘦及呼吸幅度减少。X 线片具有特征性改变，骶髂关节面模糊，髂骨侧关节面有小囊状骨质破坏，关节间隙变窄、硬化。脊柱骨质疏松，椎体间有骨桥形成，椎旁韧带钙化，呈"竹节样脊柱"。组织相容抗原 HLA-B27 阳性。

（二）椎间盘突出症

椎体后缘结核早期可侵犯椎间盘而产生神经根刺激症状。椎间盘突出症患者一般多伴有扭伤史，无发烧等全身症状，X 线片上无椎体边缘破坏，血沉正常；MR 检查有助于鉴别诊断。见附表 7-2-1-1-1。

表 7-2-1-1-1　腰椎间盘突出与脊柱结核的鉴别要点

鉴别要点	椎间盘突出	脊柱结核
病史	多有扭伤或负重物史	结核史
全身情况	良好	慢性病容、低热
腰部活动	略有影响	严重受限
影像学	显示椎节不稳及椎间盘突出	椎体骨质缺损征明显
椎旁阴影，脓肿	无	多有
椎间隙	多有狭窄	以破坏为主
流注脓肿	无	多有
化验检查	正常	红细胞沉降率快

（三）脊柱肿瘤

转移性肿瘤见于老年人，发病快，腰痛重，夜间加剧，全身情况较差，消瘦明显。X 线片可发现椎体破坏,呈扁平状;原发性恶性肿瘤有网状细胞肉瘤等,良性肿瘤以血管瘤多见。一般肿瘤不侵犯椎间盘,椎间隙可正常,无寒性脓肿及死骨,患椎易发生病理性骨折。碱性磷酸酶可升高。MR 检查多可确诊,其鉴别要点见表7-2-1-1-2。

表7-2-1-1-2 椎体肿瘤与腰椎结核(中心型)的鉴别要点

鉴别要点	椎体转移性瘤	腰椎结核中心型
发病情况	迅速	较慢
全身症状	较差,消瘦	低热,轻度中毒症状
腰痛情况	剧烈,以夜间为重	平卧后减轻
腰部活动	轻度受限	明显受限
椎旁阴影	多无变化	多明显增宽
椎体改变	扁平椎或硬化性改变	中心部破坏或楔形变
椎间隙改变	多正常	早期正常,后期受累

(四)嗜酸性肉芽肿

早期可出现患椎处疼痛。X 线片呈单一椎体被压缩变扁。不侵犯椎间盘,椎旁无脓肿阴影。血嗜酸性粒细胞记数升高。

(五)化脓性脊柱炎

急性患者发病急,进展快;全身症状明显,大多伴有高烧、严重腰背痛及局部明显压痛。早期血培养可为阳性。X 线片在早期可见椎间隙狭窄,之后椎体硬化,椎体边缘增生及相邻椎体融合,鉴别要点见表 7-2-1-1-3。

表7-2-1-1-3 化脓性脊柱炎与腰椎结核的鉴别要点

鉴别要点	化脓性脊柱炎	腰椎结核
起病情况	急,多以高热发病	较缓,多以低热开始
病情进展	快,中毒症状重	慢,轻度中毒症状
椎旁脓肿阴影	少见	多见
流注脓疡	罕见	多见
椎间隙	变化轻	常受破坏,椎间隙狭窄
影像学改变	破坏轻,以增生为主,椎体外形大致正常	以破坏为主,有死骨及椎体变形

(六)退行性脊柱炎

多见于中年以后,表现为颈肩痛或腰背痛。有的患者合并有神经根刺激症状,疼痛可扩散到肢体。全身状况尚好。X 线片可见椎间隙狭窄,椎体边缘骨质增生,但无骨质破坏及脓肿形成。

(七)先天性融合椎

多见于颈椎,偶尔也可发生在胸、腰椎。病人可有颈部、腰背部不适及轻度疼痛。X 线片上见相邻椎体融合,但融合椎体的骨小梁清晰,棘突也多伴有融合畸形。

第二节 脊柱结核的基本治疗

脊柱结核的治疗应像其他部位结核病变一样,遵循结核病治疗的基本原则,并按照加强营养、休息与制动,使用抗结核药类药物、手术疗法与康复疗法的顺序进行治疗。

手术疗法仅仅是治疗脊柱结核病的一种手段,而且要求在有效的非手术疗法基础上实施。

一、非手术疗法

(一)一般疗法

1. **加强营养** 给患者提供足够的高蛋白质、高糖和高维生素(B 和 C)饮食。可酌情服用中药阳和汤等方剂,以改善患者的症状,增加食欲,增强抵抗力。

2. **呼吸新鲜空气** 患者多伴有肺结核等原发灶,故患者的住房应有足够阳光照射,并保持空气流通。病情轻的患者可适当参加户外活动。

3. **处理原发病灶** 采取多种方法治疗原发结核病灶,尤其是肺结核,使之得到有效的控制。

4. **其他** 增强患者对长期治疗的信心,积极配合治疗。

(二)全身与病变局部的制动

1. **一般卧床休息** 在病变活动期应强调卧床休息以减少体力的消耗,并有利于健康状况的改善,也可避免脊髓及神经根受压程度的加重。但过多地卧床会增加患者的思想负担,影响食欲。因此,对轻型病例亦可采取胸背支架,以动静结合的治疗原则可能更优于以往的严格制动。

2. **石膏床或支架**

(1)卧石膏床 对较重病例,尤其是活动期结核($ESR>20mmH_2O/h$ 者),则需卧石膏床休息(图 7-2-1-2-1)。

(2)保护性支架 颈围、腰围和躯干支架适用于病变已趋稳定或融合术后手术局部尚未牢固愈合者。

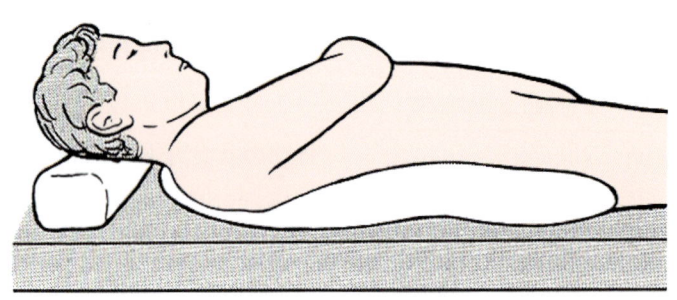

图 7-2-1-2-1 胸腰段脊椎结核石膏床示意图
如病变位于下腰段,石膏床则应延及腘部

3. **牵引固定** 对颈椎或上胸段病变较重,或脊柱的稳定性受到影响者,可施行头部牵引。牵引能使颈部处于相对固定状态,使颈部肌肉松弛,恢复颈椎的生理曲线,并能减轻颈椎局部水肿、充血及渗出反应等。颈椎结核因局部血液循环丰富,在牵引的同时再进行系统与合理的抗结核药物进行治疗,疗效一般较好。牵引重量以 1.5~2.0kg 为宜,伴有骨质破坏的颈椎结核者禁用大重量牵引。对年迈、反应迟钝、呼吸功能不全、身体虚弱及在睡眠时,作颌枕带持续牵引时应防止呼吸梗阻或颈动脉窦反射性心搏骤停。对下胸段及腰部结核则采用骨盆牵引,基本要求与颈椎牵引相类似。

(三)药物疗法

1. **常用的药物**

主要有以下 5 种:

(1)链霉素(SM) 作用快速,在结核病的治疗,尤其在合并感染者或手术过程中常选用之。用量:成人每日 1g,分 2 次肌肉注射,45~60g 为一疗程,如有必要可在 2~3 个月后重复使用。病情稳定后减量使用,隔日 1g 或每周 2g(分 2 次)。小儿每日 15~25mg/kg,用于手术的病例。原则上总量的 1/3 剂量用于术前准备,2/3 剂量用于术中及术后,常见的副作用是听神经损害,即使停药,神经性耳聋也难以恢复,应高度重视。

（2）异烟肼（INH） 又称雷米封，为临床上常用的抗结核药物，其疗效好，毒性低，价廉，副作用小。用量：成人每日300mg，分3次口服。小儿每日10~20mg/kg。在不能口服时，也可肌肉注射或静脉使用。用药后如果产生多发性神经炎和精神症状，应及时停药，加用维生素 B_6 有预防作用。

（3）利福平（RFP） 此药不仅对结核杆菌有较强的杀菌作用，而且对革兰氏阳性菌及革兰氏阴性菌均有较强的作用。用量：成人每日600mg，女性剂量可略减，清晨一次口服。小儿每日10~20mg/kg，空腹一次顿服。6~18 个月为一个疗程。利福平耐受性好，吸收完全，毒性低。副作用为肝脏损害，用药后应定期复查肝功能。肝功能明显损害及胆管阻塞性黄疸者禁用。

（4）乙胺丁醇（EMB） 本药对结核菌有明显抑制作用，可弥散到各组织和红细胞内。若与利福平合用则可增强对耐药菌株的作用。用量：成人每日15~25mg/kg，一次顿服，以保持血清的浓度，病程初期和后期的用量可酌减。小儿每日15mg/kg。本药偶可引起视力减退或丧失，故视神经病变患者要慎用。

（5）其他 包括卡那霉素（KM）、对氨柳酸（PAS）、环丝氨酸（CS）、乙硫异烟胺（TH-1314）等均可视为二线药物，当细菌对前几类药物产生耐药时酌情选用。

2. 用药注意事项

（1）及早用药 一旦确诊，即开始用药。

（2）联合用药 2种或3种药物同时使用，以增强疗效，降低毒性，缩短病程。一般情况下，可使用异烟肼和利福平，或者异烟肼+链霉素。重症者以异烟肼+链霉素+利福平+乙胺丁醇的疗法最佳。

（3）药量足、维持久 初治者可选用2~3种药，量应足够大，连续用药。2~3个月后，病情改善则酌情减药、减量。6个月后，待病情稳定，可单独使用一种药，维持1~2年。

二、手术治疗的指征与准备

（一）适应证与禁忌证

1. 适应证

（1）已出现脊髓受压症者 易引起脊髓完全损伤，应尽早行病灶清除及减压术，以求促进功能的恢复。

（2）非手术疗法无显效者 骨质破坏明显，有寒性脓肿形成，或伴有死骨存在及窦道形成经非手术疗法无显效者。此外，对病灶虽小，但经长期治疗症状无明显改善，病灶亦无缩小者，均应施术。

（3）其他 对伴有椎节不稳及血沉偏高者，需行患椎融合术；对后凸畸形明显、影响外观及功能者，亦需矫形。

2. 禁忌证

（1）危重病例 指患有严重器质性疾病，体质虚弱，难以忍受麻醉及手术的患者，如冠心病、房室传导阻滞、肝硬化、肾功能不全、出血性疾患、严重糖尿病等。

（2）活动期 主指伴有肺部等部位活动性结核病灶未能被控制者。

（3）其他 例如幼儿或病情较轻者均不宜施术。

（二）术前准备

1. 一般准备 积极进行全身支持治疗及有效之抗结核药物，以使病灶相对静止稳定。做好术前全面化验及影像学检查，红细胞沉降率应接近正常或明显下降。

2. 术野准备 颈椎结核患者的颈枕部用砂袋制动，肩部置棉垫抬高，使颈部后伸及头低位；经口腔入路行病灶清除的病人应注意口腔护理；其他部位手术应按常规备皮。

3. 其他准备 术前1~2日给予广谱抗生素，训练床上大小便及对症处理。

（张振 于彬 赵定麟）

第三节　脊柱结核常见手术种类

由于脊柱结核病情十分复杂,处于不同病理阶段,表现各不相同,尤其是需要手术治疗时期,个性化外科干预措施有明显差别,因此在决定施术时,务必全面考虑。临床上常用的术式有以下几类,可酌情选择。

一、脊柱椎节前路病灶清除术

(一) 病例选择与术前处理

1. **病例选择**　主要用于已出现脊髓压迫症状,寒性脓肿较大难以吸收者,X线上显示有较大的死骨与空洞形成者,以及伴有窦道和长期流脓不愈者。

2. **术前处理**　对椎体破坏严重或有明显成角畸形者,术前应先行牵引,在术中亦需维持牵引,并视椎节之稳定与否而决定术后是否仍需牵引。

(二) 颈椎病灶清除术

1. **经胸锁乳突肌斜形切口病灶清除术**　适用C_{2-7}椎体结核。可采用局部麻醉或全身麻醉。患者仰卧,头转向健侧。沿胸锁乳突肌前缘作斜切口,切开皮肤、皮下组织及颈横肌,游离胸锁乳突肌,将之向外牵开。术中注意防止损伤副神经,其位于胸锁乳突肌后缘上中1/3交界的后下方。切断肩胛舌骨肌的中心腱,显露出血管神经鞘。血管神经鞘内有颈总动脉、颈内静脉和迷走神经。C_{2-4}椎节病变者,则需将血管神经鞘向内牵开,以显露咽后壁脓肿。在脓肿处穿刺抽出脓液后,再切开排脓(图7-2-1-3-1)。

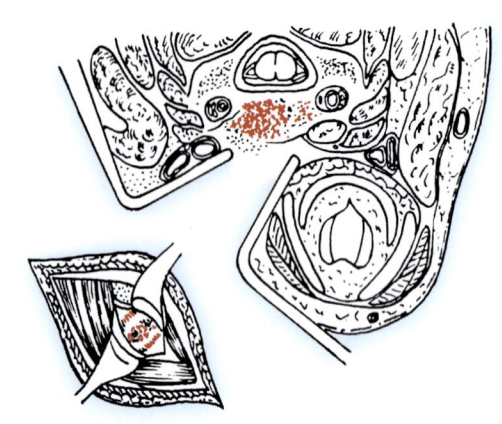

图7-2-1-3-1　颈椎结核前方入路示意图

2. **经锁骨上横切口病灶清除术**　C_{6-7}椎体结核的脓肿并向颈部外侧突出时,在锁骨上做横切口行病灶清除术,此法较方便。

3. **经口腔途径病灶清除术**

(1) 病例选择　主要用于C_{1-3}椎体结核、需从前方施以病灶清除术者。

(2) 体位　取仰卧位,头颈自然后伸(图7-2-1-3-2)。

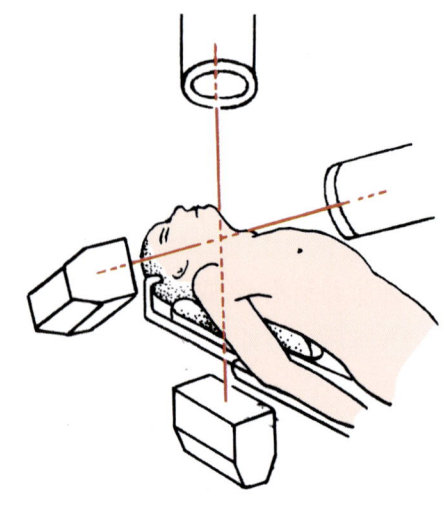

图7-2-1-3-2　体位示意图

（3）麻醉与术野显露　先在局麻下作气管切开,插管后全身麻醉,并用开口器将口牵开,悬雍垂用丝线缝在软腭上。

（4）切口　用开口固定器撑开上、下腭,显露咽后壁,此时用压舌板将舌根往下压,用小纱布条将食管和气管堵闭,以防脓血流入（图7-2-1-3-3）,其直接视野范围如图7-2-1-3-4所示。在咽后壁正中脓肿隆起处纵行切开2~3cm,并将脓液吸尽。

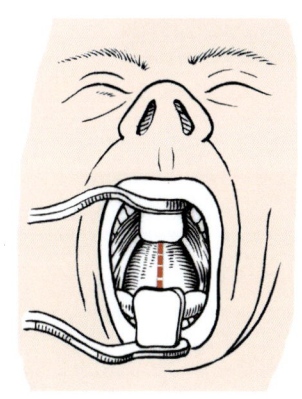

图7-2-1-3-3　经口入路示意图
用开口器撑开口腔,显露咽后壁及切口
（可用纱条将咽喉部充填,以防污物下行）

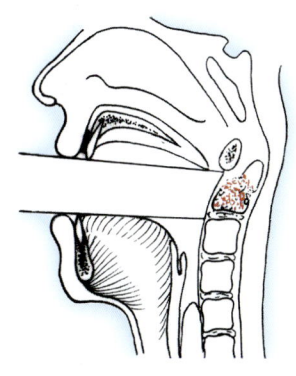

图7-2-1-3-4　视野范围示意图

（5）清除病灶　脓汁吸尽后即显现病灶全貌,应彻底刮除干酪样物及肉芽组织,去除死骨（图7-2-1-3-5）。在搔刮时,需防止损伤后方的脊髓及侧方的椎动、静脉。

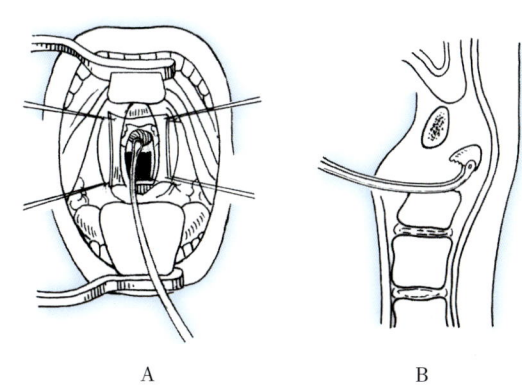

图7-2-1-3-5　切开咽后壁行病灶清除术示意图（A、B）
A.前方观；B.侧方观

（6）闭合切口　彻底冲洗创口后,如局部较为干净,可植入骨块,在确认植入的骨块稳定性后,放置抗结核药物,缝合伤口（图7-2-1-3-6）。此法具有安全、有效、出血少的优点,但显露不佳,术中要先行气管切开,术后继发感染及窒息的并发症机会较多。因此有人主张对轻型者可经口腔穿刺抽脓,并注入抗结核药,疗效较好。

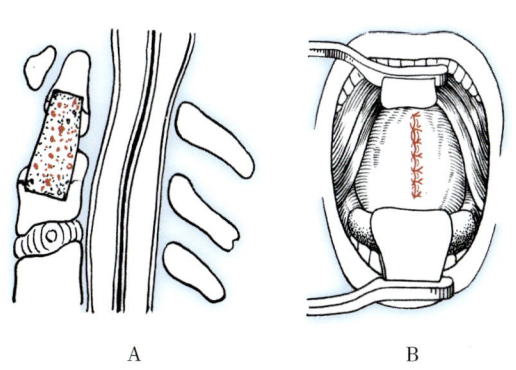

图7-2-1-3-6　经口植骨及闭合切口示意图（A、B）
A.经口局部植骨；B.闭合切口

对椎节不稳定者,一般多选用卧头颈胸石膏床,或是选用头环制动,全身情况较好之病例,亦可行枕-颈融合术（图7-2-1-3-7）。

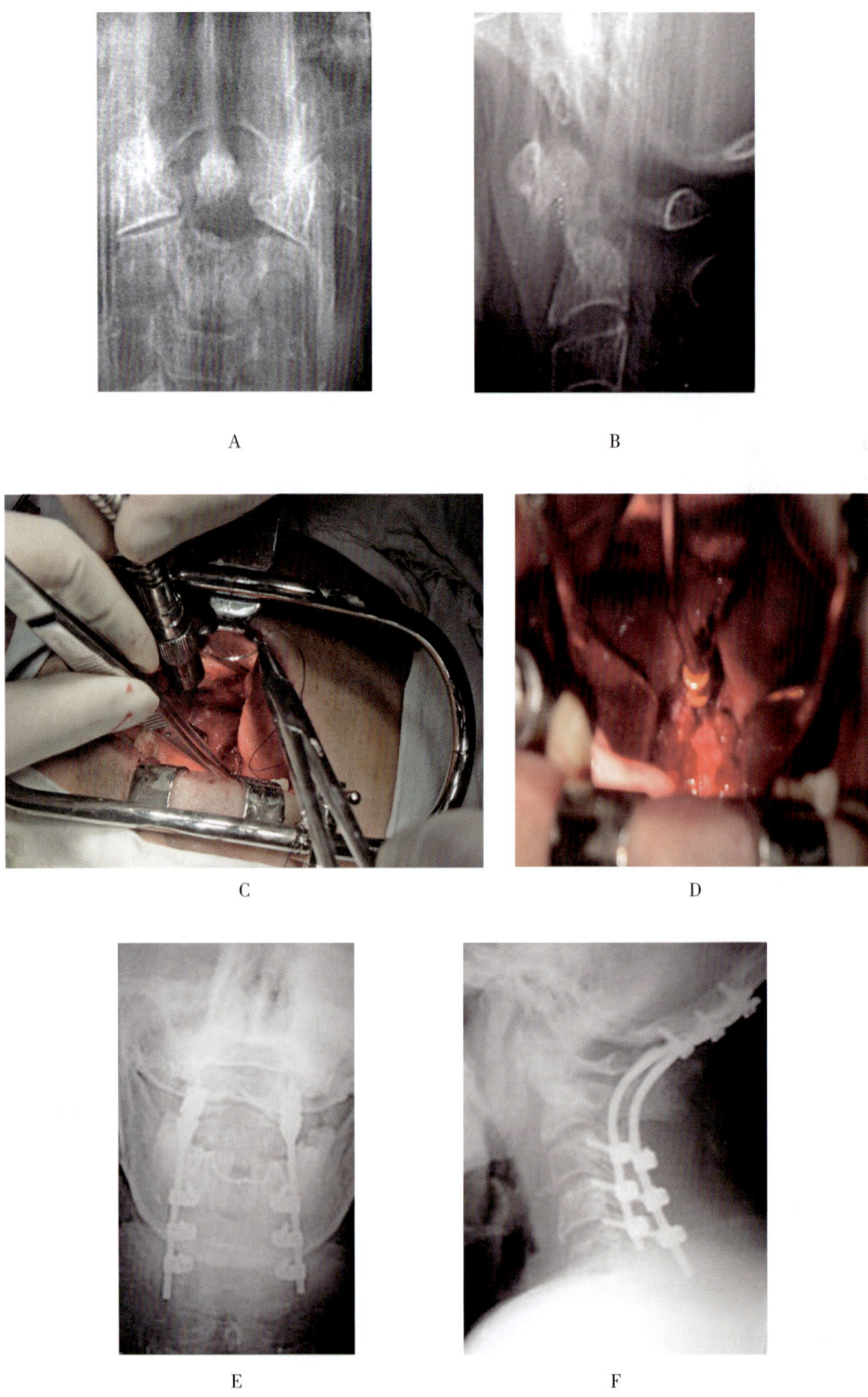

图7-2-1-3-7 典型病例（A~F）

A.B. 术前正侧位X线断层片显示齿突结核伴寰椎前脱位；C.D. 术中照片显示Codman自动开口器使口腔张大，行颈$_{1-2}$经口咽前路病灶清除术，同期行枕颈后路植骨及内固定术；E.F. 术后正侧位X线片

4. 经甲状-舌骨间前方入路病灶清除术 此术适合于 C_{1-3} 结核病灶清除。麻醉、体位同前,气管切开,插入胃管鼻饲。在颈上皱纹处相当于甲状—舌骨间横行切开,两侧延伸到颈动脉鞘处,显露胸骨舌骨肌及两侧的肩胛舌骨肌,近舌骨部横断胸骨舌骨肌、甲状舌骨肌及其间膜后,可见到会厌、咽后壁脓肿(此处相当 C_{2-4})。将会厌压向咽腔,以小纱布条堵住咽腔。口腔和脓肿壁用苯扎溴铵(新洁尔灭)液消毒。穿刺脓肿处,然后在正中线切开 3~4cm,将创口两缘用缝线牵开,在直视下清除病灶。冲洗局部,放入青霉素 80 万 U、链霉素 1g,不放引流。间断缝合前纵韧带、咽肌和咽粘膜,取出会厌处的小纱布。按层缝和颈部切口,通过喉镜放入胃管。

5. 临床举例 图 7-2-1-3-8 女性,55 岁, C_7 椎体结核(A~H)。

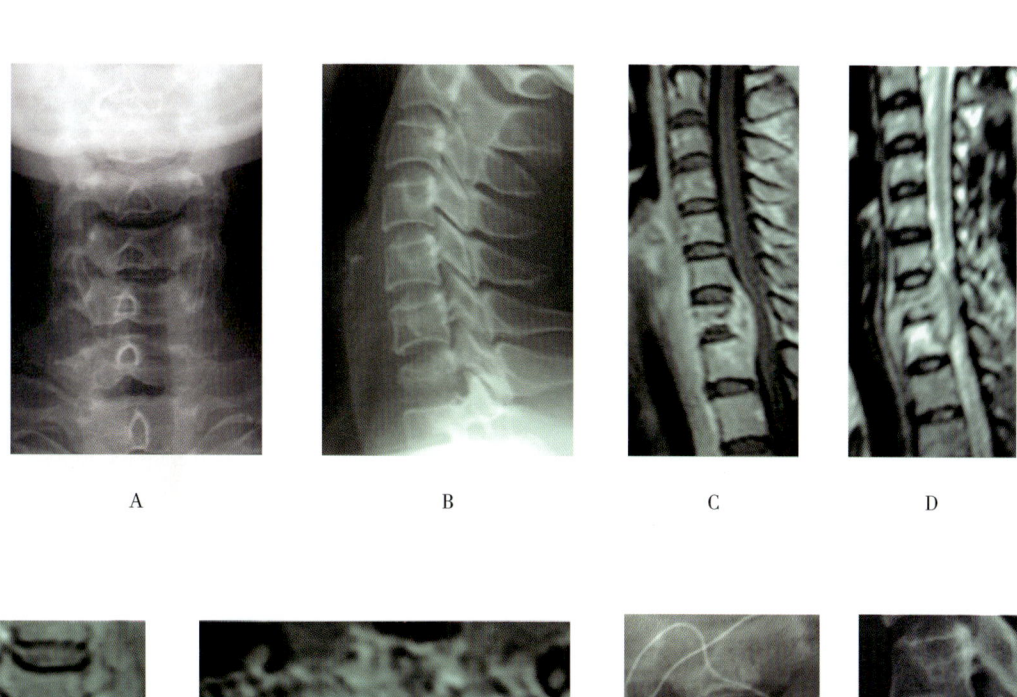

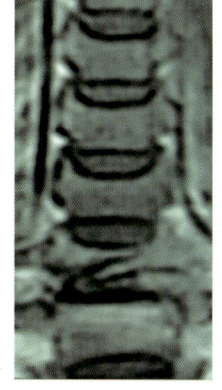 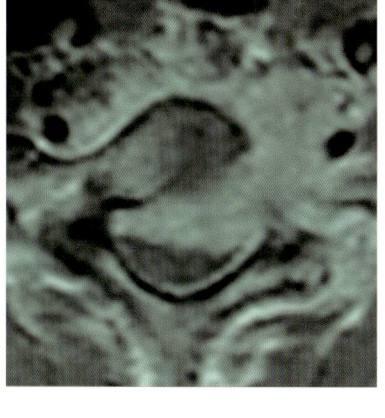 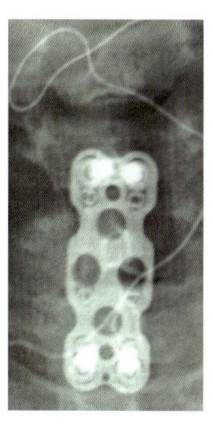 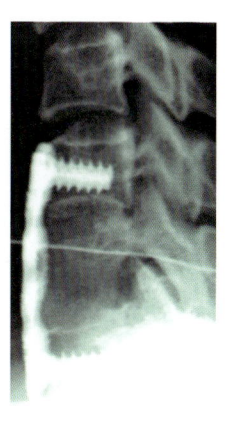

图 7-2-1-3-8 临床举例(A~H)
A.B. 术前正侧位X线片;C~F. MR矢状位(T_1、T_2加权)、冠状位及水平位所见;
G.H. 颈前路病灶清除+髂骨块植入+钛板固定术、术后X线正侧位片所见

(三)经侧后方切口达胸椎前方之结核病灶清除术(文字以 T_{6-9} 段病灶清除术为例阐述)

1. 显露病灶

(1)体位与切口 取半俯卧位,使胸壁与手术台呈60°角,术侧(一般选择病变严重,寒性脓肿较大的一侧)在上。距棘突2~3cm处作纵形或S形切口,长8~10cm左右。切开皮肤、皮下组织和深筋膜,显露斜方肌和背阔肌(图7-2-1-3-9)。

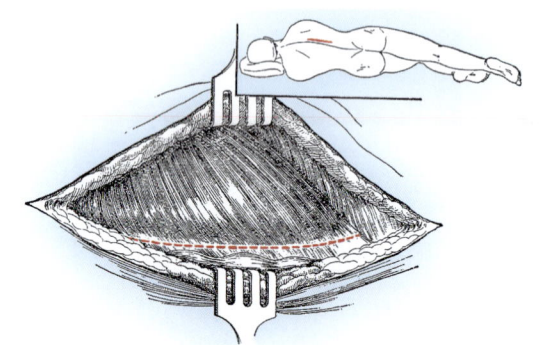

图7-2-1-3-9 体位、切口及入路示意图
体位与切口是右上方图,切开皮肤、皮下组织和深筋膜,显露深部肌肉

(2)分离肌层 沿切口方向靠近棘突切断斜方肌、背阔肌和深层菱形肌膜,显露骶棘肌(图7-2-1-3-10)。

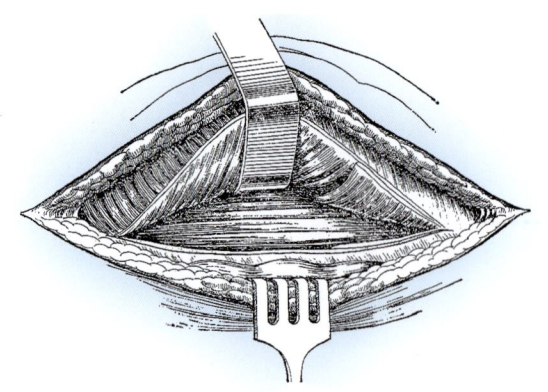

图7-2-1-3-10 分离肌层示意图
切断斜方肌、背阔肌和深层菱形肌膜,显露胸椎旁骶棘肌

(3)显露肋骨 牵开肌肉,并切断附着于横突的肌腱,使肋骨后段和横突充分显露(图7-2-1-3-11)。

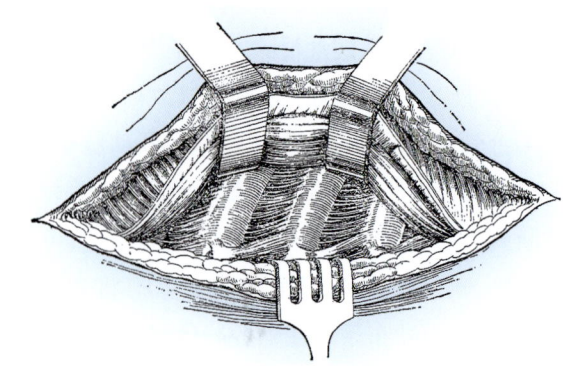

图7-2-1-3-11 显露肋骨示意图
牵开肌肉,并切断附着于横突上的肌腱,充分显露肋骨后段和横突

(4)剥离肋骨骨膜 根据病变所在的部位,决定切除某两根肋骨后段(胸肋关节处)。切开并剥离骨膜。注意切勿撕破胸膜(图7-2-1-3-12)。

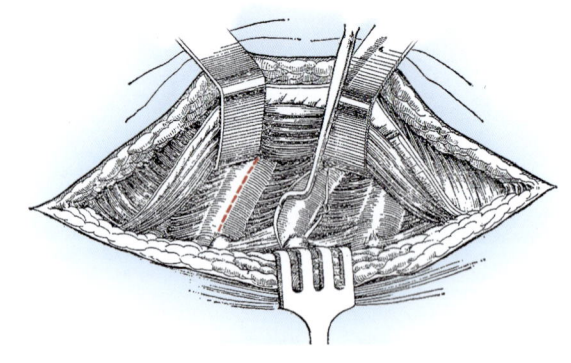

图7-2-1-3-12 剥(分)离肋骨膜示意图
牵开肌肉,切开并剥离肋骨及横突骨膜

(5)处理肋骨头及血管等 先将有关的横突切除,继而游离并剪断肋骨颈部,切除肋骨后段,再松解切除肋骨头,分别结扎肋间血管和神经(图7-2-1-3-13)。操作时应注意:肋间血管向前游离,而肋间神经则需向后方松解、游离,千万不可将两者同时结扎。

2. 病灶清除 如脓肿较大,切除肋骨头时即有脓液流出。如不见脓液流出,可沿椎体将胸膜等软组织向前方仔细推开,显露椎体的病变部位和脓肿。吸净脓液,刮除死骨和肉芽组织。如显露不够清楚时,也可在手指探查下进行病灶清除。操作时切不可向椎管方向施压。

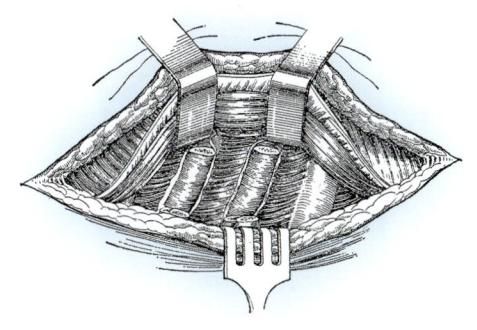

图 7-2-1-3-13 切除肋骨头，分离肋间神经及血管示意图
先将横突切除，继续游离并剪断肋骨颈部，切除肋骨后段，再切除肋骨头；分别结扎肋间血管和神经（注意：肋间血管向前游离，肋间神经向后游离、松解）

对于合并截瘫的病员，可先行半椎板切除减压术，将取下的肋骨辨认无炎症时，可用于对侧椎板植骨融合术，然后再清除病灶。

3. 清理术野、闭合切口　病灶清除后，用冰盐水冲洗病灶区和脓腔，然后放入稀释成 4ml 的链霉素 1g 和青霉素 20 万 U。将骶棘肌放回原位，切口内留置半片橡皮管或负压吸引引流。分别缝合背阔肌、斜方肌、皮下组织和皮肤。

胸椎结核病灶清除术，亦可经胸膜腔内进行手术，切口和显露途径同开胸术。

4. 辅加内固定　近年来由于手术技术的提高和第三代抗生素的应用，在病灶清除术后多选用前路和/或后路内固定技术；目前临床上大多选择在病变上、下椎节行椎弓根钉固定术，即增加椎节的稳定性，又可纠正和防止畸形。

5. 术后处理

（1）一般处理　术后卧石膏床 3~4 个月，再摄 X 线片及血沉等检查检测，判定脊椎病变恢复情况。

（2）加强营养　以高蛋白、高维生素饮食为主。

（3）抗痨药物　术后强调有计划的抗结核药物治疗，除雷米封外，目前多选用利福平与乙胺丁醇并用，持续 18 个月。

6. 临床举例

［例 1］　图 7-2-1-3-14　女性，24 岁，因背部后突畸形、不全瘫来院，拟诊 $T_{7\sim8}$ 结核伴不全性瘫痪施术治疗（A~M）。

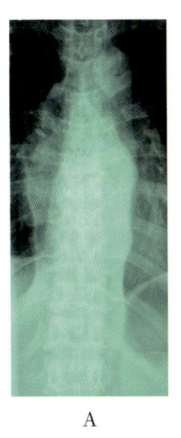

A

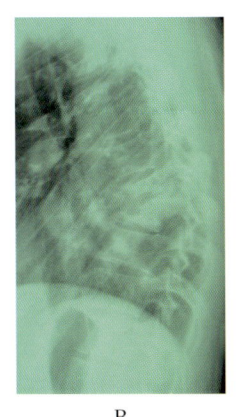

B

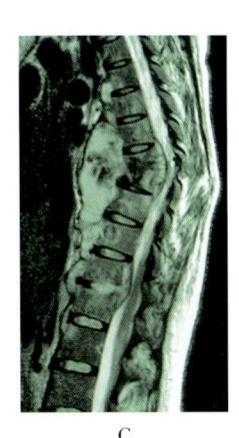

C

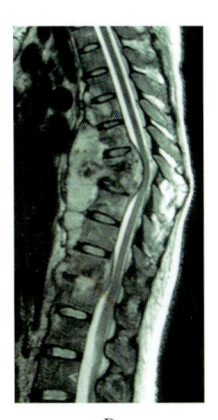

D

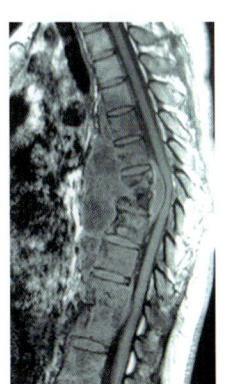

E

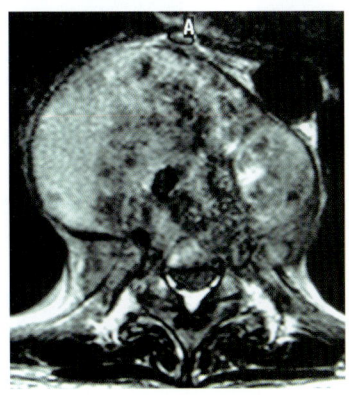

F

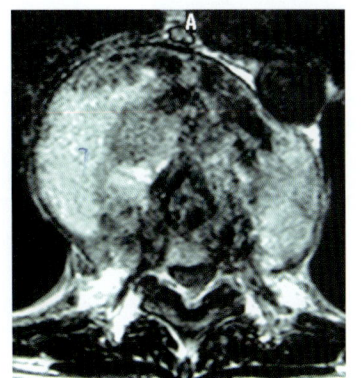

G

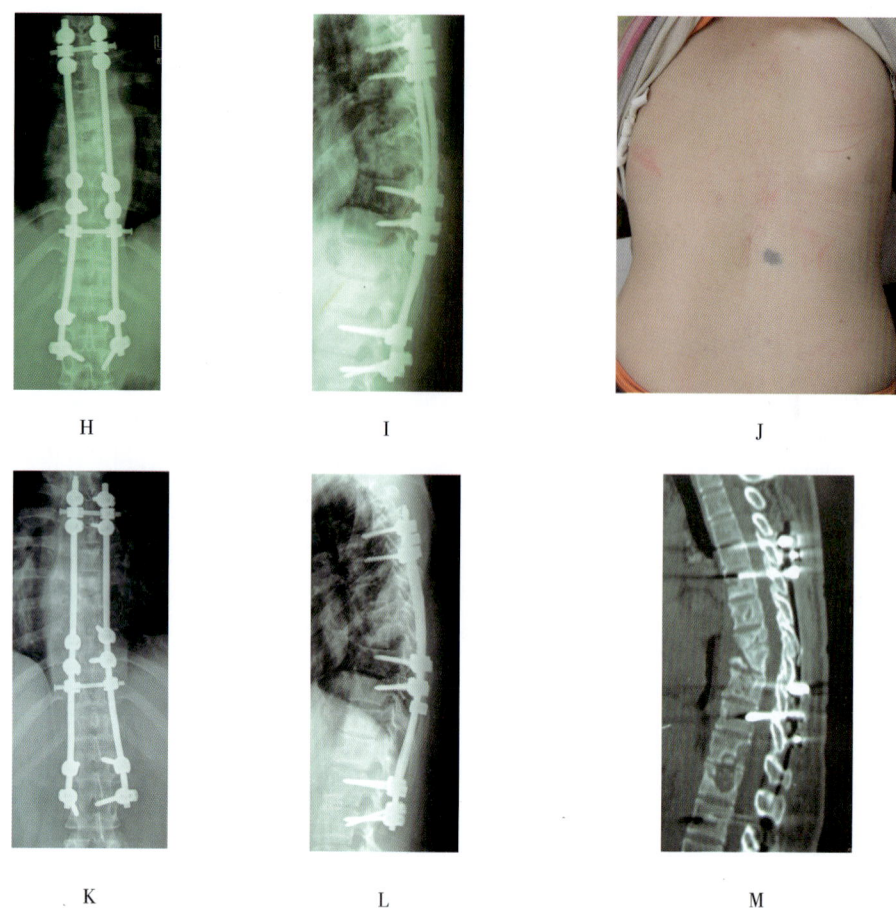

图7-2-1-3-14 例1（A~M）

A.B. 术前正侧位X线片见$T_{7、8}$椎体破坏，T_{7-8}椎间隙消失，$T_{11、12}$亦受波及，伴椎旁及椎前脓肿；C.D.E. MR矢状位观，显示椎前及椎旁脓肿已波及下胸段，椎管矢径明显狭窄，尤以$T_{7、8}$处为明显；F.G. MR横断面观，显示病变已波及椎管。先予以制作上下两页石膏床，在石膏床上搬运至手术室，经胸行病灶清除术，彻底刮除病变骨及肉芽组织，下方达T_{12}椎节处，反复冲洗后留置链霉素1g，克霉素40万U，闭合切口；再在石膏床上翻身，卧于俯侧石膏床上行后路椎弓根钉固定，自T_3~L_2，避开病变的胸腰部病骨；H.I. X线正侧位片，显示后凸畸形消失，生理曲度明显改善；J~L. 一年后随访后凸畸形已消失，X线正侧位片，显示椎节病变稳定，曲度力线正常，椎旁脓肿已消失；M. CT矢状位扫描显示原病变处呈静止状态，大多呈骨性融合状，椎管矢状径已恢复正常

［例2］图7-2-1-3-15 男性，39岁，T_{6-7}结核，因背痛伴严重不全性截瘫入院（A~K）。

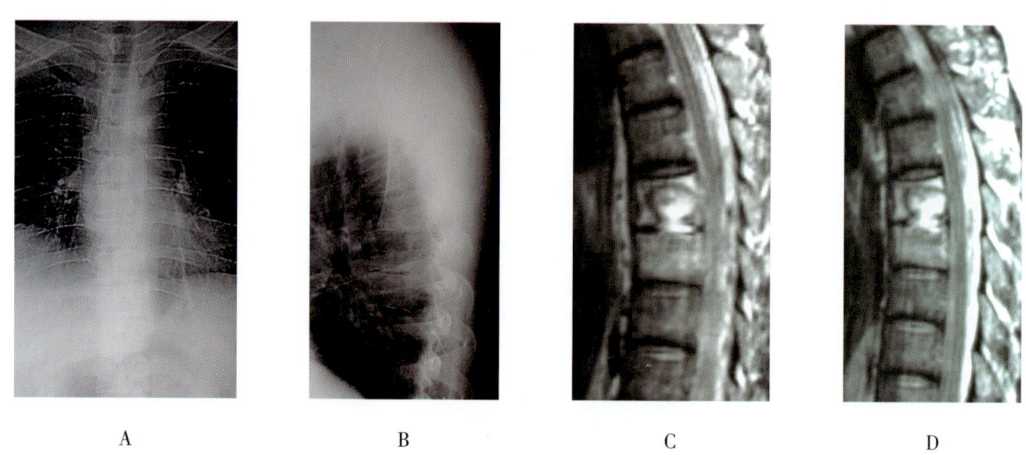

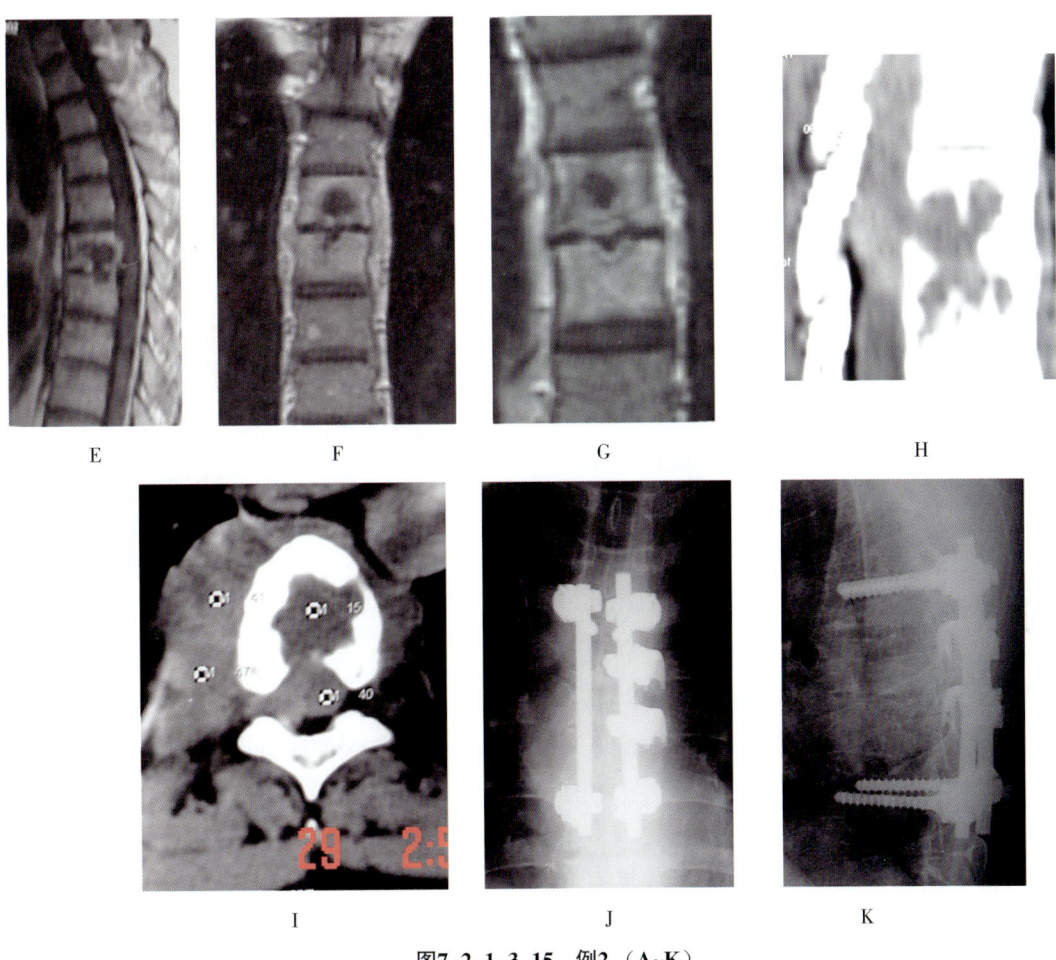

图7-2-1-3-15 例2（A~K）

A.B.术前胸椎正侧位片；C~G.MR矢状位、冠状位所见；H.I.CT扫描矢状位、水平位，显示椎管受累；
J.K.前路病灶清除+后路椎弓根钉固定后X线正侧位片

[例3] 图7-2-1-3-16 女性，14岁，L_1结核病灶清除、减压及植骨术，术后8月脊柱畸形加重，呈进行性，原植骨区及L_1椎体均被吸收（A~D）。

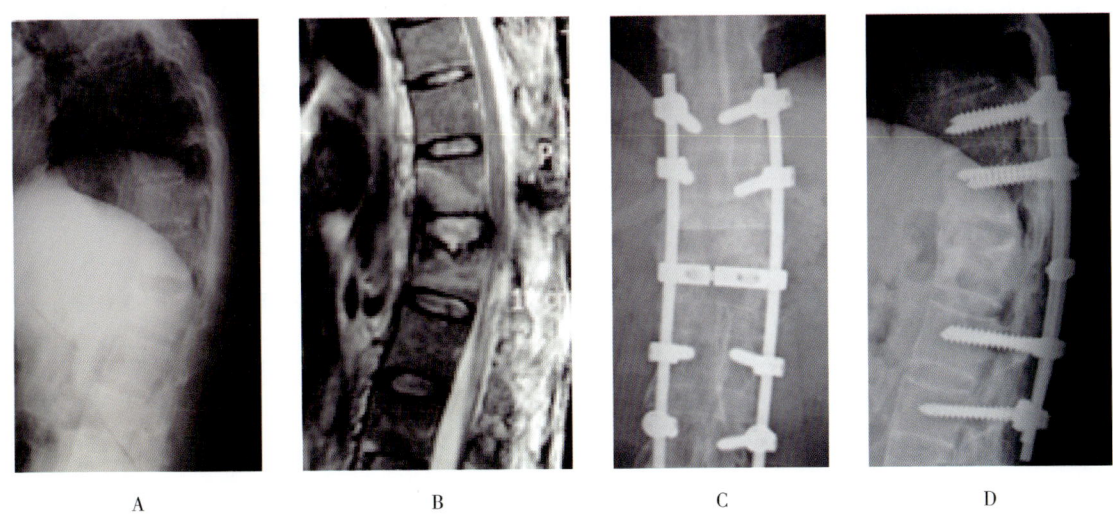

图7-2-1-3-16 例3（A~D）

A.B.第二次术前X线及MR侧位观；C.D.$T_{11、12}$~$L_{2、3}$椎弓根钉植入后正侧位X线

(四)经胸前路病灶清除术

对于中、下胸段结核,尤其是伴有胸膜病变者,宜选择经胸前入路病灶清除术,此途径较为清晰、彻底。对于病灶稳定者,亦可采用有效之内固定技术而缩短疗程,但对活动型者不宜选用。

(五)胸腰段椎体结核病灶清除术

患者侧卧位,患侧在上。气管内插管全身麻醉,切口相当于肾切口或胸腹联合切口,适用于T_{11}~L_2的病变。成人切口长25~30cm,切口上端比患椎高一个椎节,切口下部需切开腹肌及肾脂肪囊。腰大肌脓肿和椎旁脓肿可同时存在,也可单独存在。在处理腰椎病灶时,要妥善保护或避开腰椎椎体侧面的腰动静脉。先清除同侧病变,再对对侧脓肿和死骨刮除。操作困难者可在对侧另做切口,个别病例也可在术后4周行对侧病灶清除术。术中亦可酌情同时予以椎体间植骨术。

(六)腰椎结核病灶清除术(以第2~5腰椎结核病灶清除术为例阐述)

1. 显露病变

(1)体位与切口　一般取仰卧位。两下肢略屈曲,使腹部肌肉放松。从第12肋骨游离端向同侧耻骨结节方向作倒八字斜切口(见图7-2-1-3-17)。切开皮肤和皮下组织,显露腹外斜肌及其腱膜,按肌纤维方向用止血管钳交替分离,并剪开腹外斜肌腱膜(图7-2-1-3-17)。

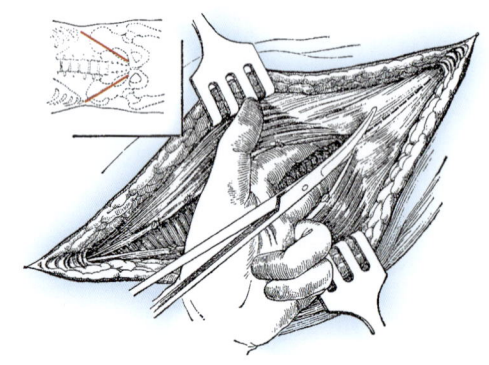

图7-2-1-3-17　切口与入路示意图
倒八字形切口(左上图)切开皮肤和皮下组织,显露腹外斜肌及其腱膜,按肌纤维方向分开,并剪开腹外斜肌腱膜

(2)向深部分离　沿切口方向切断腹内斜肌和腹横肌,分别缝合结扎,显露腹膜(图7-2-1-3-18)。

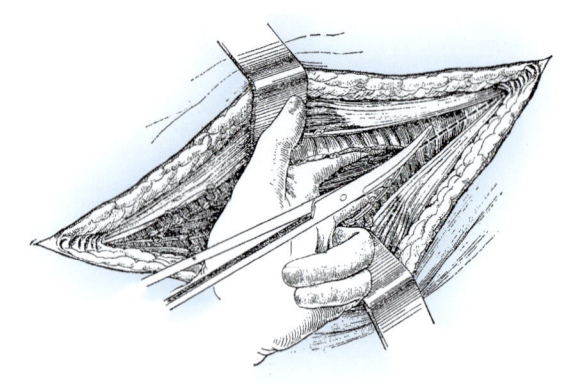

图7-2-1-3-18　分离肌群示意图
切断腹内斜肌和腹横肌,并分束缝合结扎,直达显露腹膜

(3)显露深部脓肿　将腹膜连同腹腔内脏轻轻向内侧推开。用手指包以湿纱布沿腹后壁钝性分离,并将其用大S拉钩或腹腔拉钩牵向内侧,此时可清晰地显露下腔动、静脉、输尿管和腰大肌脓肿(图7-2-1-3-19)。该处粘连较明显,分离时需小心谨慎,尤应注意保护输尿管,临床上曾有切断引起尿液外溢之病例。

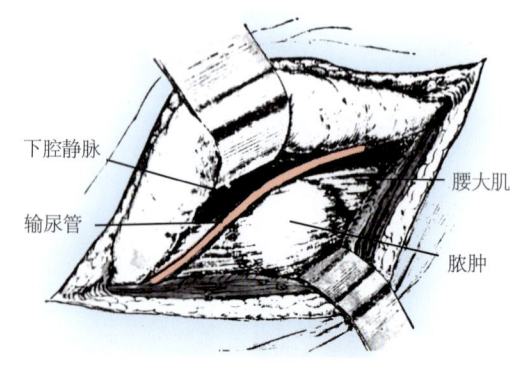

图7-2-1-3-19　暴露深部脓肿示意图
显露下腔静脉、动脉、输尿管和腰大肌脓肿,并对血管及输尿管加以保护

2. 病灶清除

(1)脓肿穿刺　用纱布垫保护好脓肿周围组织,用较粗之针头连同50ml注射器作脓肿穿刺(图7-2-1-3-20)。

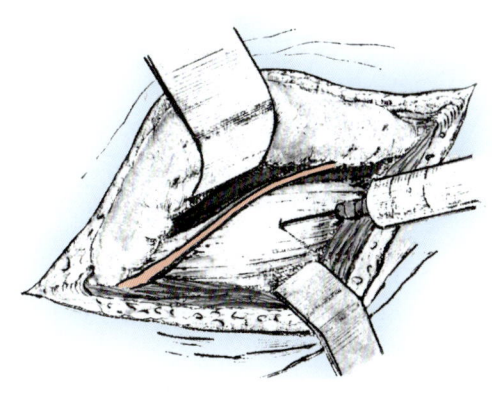

图7-2-1-3-20 判定脓肿示意图
腹膜侧等用纱布垫加以保护后对脓肿进行穿刺

（2）病灶清除 抽出脓液确认病变后,切开脓肿,边切边吸净脓液;再沿腰大肌纤维方向钝性扩大切口,用刮匙刮除脓腔内的坏死组织和肉芽组织。然后逐渐刮除椎体病灶区内的死骨和肉芽组织（图7-2-1-3-21）。

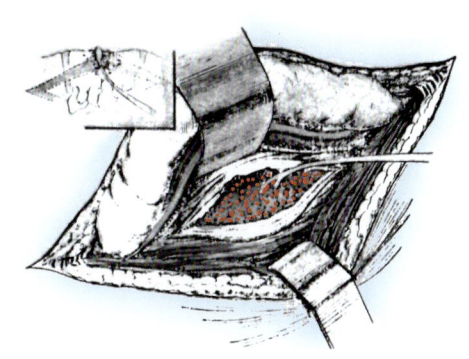

图7-2-1-3-21 病灶清除示意图
扩大穿刺孔,用刮匙刮除脓腔内的坏死组织和肉芽组织,并清除椎体病灶区内的死骨

（3）对称施术 如对侧也有寒性脓肿,或脓腔与对侧相通,应同时对另侧施行病灶清除术,以求根治和防止术后再发。

（4）闭合切口 用冰盐水反复冲洗脓腔和病灶区后,放入稀释成5~10ml的链霉素1g和青霉素20~40万U。分别缝合切开诸层,包括腹横肌、腹内斜肌、腹外斜肌、皮下组织和皮肤（图7-2-1-3-22）。

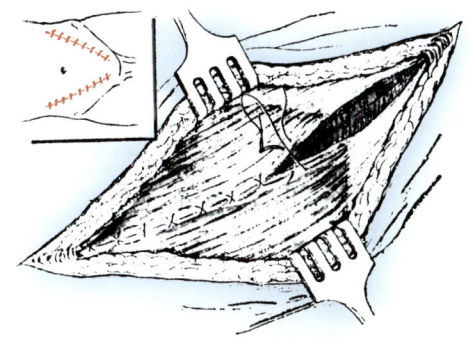

图7-2-1-3-22 闭合切口示意图
分别缝合腹横肌、腹内斜肌、腹外斜肌、皮下组织和皮肤,闭合切口

3. **辅加内固定** 对病灶清除彻底,或病变范围相对较小的病例,亦可辅以内固定术,除用自体髂骨块外,钛合金制成的人工椎体、钛网、钛板等均可选用。不适合前方局部植骨者,则选择从后路行椎弓根技术。一般在病变椎节上、下端进行,予以撑开,适度纠正畸形,尽力恢复椎节高度与曲度,但切勿过度。

4. **术后处理**

（1）一般处理 术后卧石膏床3个月,摄X线片及血沉检查,在确认病变恢复、全身情况稳定情况下,方可下床活动。

（2）加强营养 因为结核病为一消耗性、慢性疾患,加强营养对术后康复至关重要,尤以高蛋白、高维生素等饮食应予以保证。

（3）抗痨药物 术后全身治疗主要强调抗结核药物的长期投予,除一般药物外,应口服利福平和乙胺丁醇,持续时间不少于18个月。

（七）骶髂关节结核病灶清除术操作步骤

1. **体位与切口**

（1）体位 半俯卧位。人体横轴与手术台呈45°角,健肢伸直在下,患侧髋、膝关节取屈曲位,在上方。

（2）切口 从髂骨嵴后上1/3弯向内下到第二骶骨棘,再弯向外下到坐骨切迹的上方,作一弧形切口（见图7-2-1-3-23右上角）。切开皮肤、皮下组织和深筋膜；将皮瓣向外侧翻开，显露臀大肌和其在髂嵴的附着处（图7-2-1-3-23）。

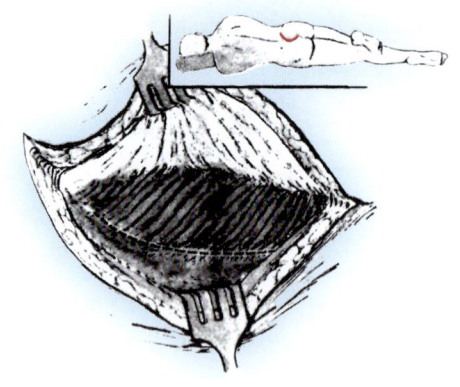

图7-2-1-3-23 体位、切口与入路示意图
沿髂后上嵴后方向下作一弧形切口（见右上方图），切开皮肤、皮下组织和深筋膜，将皮瓣向外侧翻开，显露臀大肌和其在髂嵴的附着处

2. 凿取骨瓣 从髂骨嵴沿骶髂关节切开臀大肌附着部和骨膜。注意切勿损伤臀上动脉及臀下动脉。用骨膜剥离器沿骨膜下剥离，显露骶髂关节后外侧的髂后上棘部，用电锯或平骨凿凿出一个长4cm、宽2.5cm的长方形带蒂骨瓣，切勿伤及后内侧蒂部的韧带和关节囊（图7-2-1-3-24）。

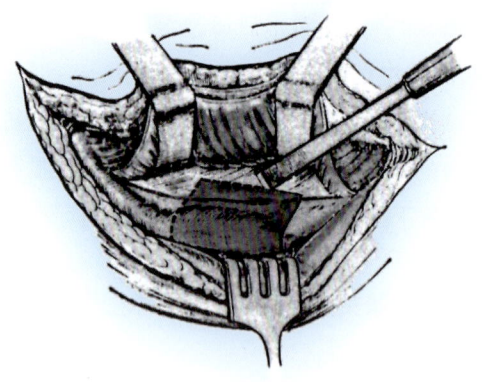

图7-2-1-3-24 凿开骨瓣示意图
用平骨凿（或电锯）凿出一个长4cm、宽2.5cm长方形带蒂骨瓣

3. 清除病灶 将骨瓣向内侧掀开、翻转，显露骶髂关节的病灶区。吸净脓液，刮除肉芽组织、死骨和坏死组织等（图7-2-1-3-25、26）。

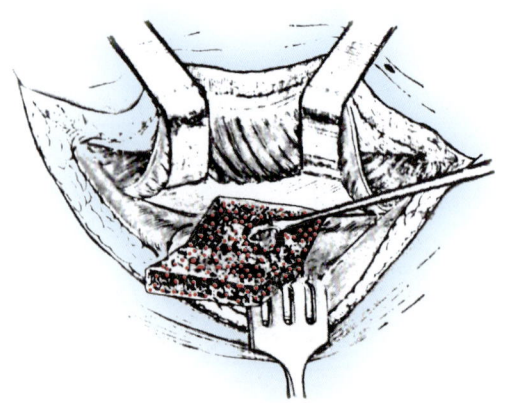

图7-2-1-3-25 病灶清除示意图
吸净脓液后再用各种角度、大小不一的刮匙彻底刮除肉芽组织、坏死组织和死骨等

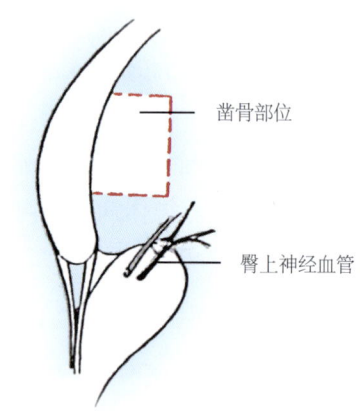

图7-2-1-3-26 避开臀上血管示意图
骶髂关节凿骨开窗及手术操作时应避开臀上动脉

4. 闭合切口 将病灶区用冰盐水反复冲洗干净，放入抗菌药物。把带蒂骨瓣恢复原位。逐层缝合臀大肌、皮下组织和皮肤（图7-2-1-3-27）。

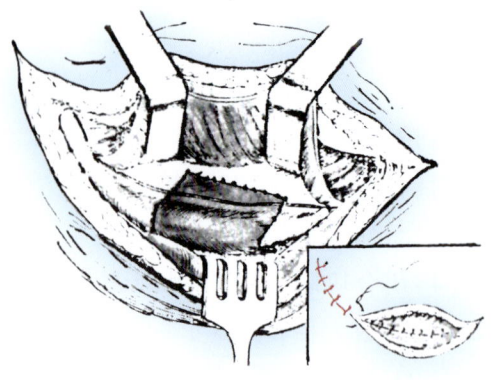

图7-2-1-3-27 闭合切口示意图
术毕将骨瓣放归原处，再依序逐层缝合臀大肌、皮下组织和皮肤（见右下图）

5. 术后处理

（1）卧床休息　绝对卧床 3~4 周后可上石膏裤下床活动，仍不宜活动过多。8~10 周后 X 线显示骨性融合后方可正常活动。

（2）加强营养　以高蛋白、高维生素饮食为主。

（3）抗痨药物　术后全身治疗和抗结核药物应用，除雷米封外，可酌情投予利福平和乙胺丁醇，持续 18 个月。

二、脊柱后路病灶清除及融合术

脊柱结核后路融合术为骨科之传统手术，在无抗生素保障情况下，贸然行前路病灶清除术，不仅死亡率高，且易使病灶扩散。但近年来，由于抗痨药物的进展，大多选择一次性前路病灶清除+内固定术。但个别病灶位于椎骨后方，或需后路融合术者，亦可选择。

（一）病例选择

1. 椎节后方有结核病灶者；
2. 结核病变稳定，不需要作病灶清除术者；
3. 病情较重不允许做前路病灶清除术者，可先行后路植骨以求获得脊柱的稳定性，之后再择机进行病灶清除术；
4. 估计病灶清除术后脊椎的稳定性受到破坏，可先行后路植骨融合，并酌情附加椎弓根内固定术（避开病椎），然后再从前路清除病灶（病情基本稳定后）；
5. 前路植骨术后融合不良或失败者。

（二）手术步骤

多采用全麻，患者俯卧位或侧卧位。术前或术中定位。以患椎为中心，作后正中纵切口，显露出棘突和椎板，应包括患椎及其上、下各一健椎。用骨膜剥离器将此 3 个椎板及棘突表面附着的肌肉、韧带进行分离，凿开骨皮质，使之呈粗糙的鳞状表面。之后取自体髂骨，做成火柴棒样骨条，植入椎板与棘突的两侧。颈椎及胸椎的椎板较薄，在使用骨膜剥离器分离附在其表面的肌肉及韧带时，或者用骨凿凿椎板的骨皮质时，用力要适当，以防误入椎管。植入的骨块要充足。术后固定 3 个月左右。

三、脊柱前路融合术

（一）病例选择

大多与前路病灶清除术同时进行。

1. 椎体破坏较多，但病变相对稳定，病灶清除后脊柱不稳或残留较大的骨缺损需植骨融合及辅加内固定者；
2. 已行椎板切除，无法再行后路植骨融合术者；
3. 儿童、年迈体弱、对病灶清除不彻底及伴严重的混合感染者不宜选用。

（二）手术步骤

全麻后，前入路切口显露病椎，而后将髂骨植骨块直接嵌入患椎椎体间，并酌情附加内固定。此法常与病灶清除术同时进行，以求减少病灶复发的机会，术后石膏固定 3 个月。

四、脊髓减压术

视病变椎节部位及致压病变程度等不同而酌情选择后方、前方及侧方入路以求达到对脊髓（硬膜囊）完全减压之目的。

五、联合手术

对病情复杂，病灶范围广泛，椎节破坏严重，且伴有椎管致压征者，可在全身麻醉及输血保障下，一次同时施以前路+后路，或后路+侧路，或侧路+前路，或三路同时并进行病灶清除、椎管减压及椎节融合术。但术前应对患者全身情况认真考虑,以防意外。

六、手术后处理

(一)卧床休息

术后卧硬板床休息。颈椎手术患者在术后 7~8 日开始被动向左右侧卧位,但颈部仍应保持后伸位;1 个月后方能轻轻自行翻身。卧床时间约 6 个月,起床后需佩戴支具保护。但附加内固定或石膏固定者可早日翻身及下床活动。胸腰椎施术患者之活动情况视病情而具体掌握,但严防意外为首要前提。

(二)护理与饮食

术后 3 天内宜静脉补液补充能量及营养。颈椎手术患者可鼻饲有营养且易消化的食物,少量多餐。拔除胃管后禁食 2~3 天,术后 6~7 天进流质,1 个月后进普食。气管切开处按常规护理,严防堵塞。术后 5~7 天可拔除套管。加强口腔、褥疮的护理。胸腰椎病例可提早进食,但胸腹手术者以内脏器官功能恢复为先决条件。

(三)使用抗生素

术后 1 周内使用抗生素控制感染。抗结核药物应继续使用 12~18 个月。外科治疗辅以系统的药物治疗是远期疗效的保证。脊椎结核术后复发与截瘫减压术后恢复不佳者,多与短期、无规律、单一用药有关,应注意避免。

七、康复治疗

在治疗过程中,应同时对患者的身体、心理进行有针对性的康复治疗。

1. 精神疗法,消除患者的悲观情绪和急躁心理;
2. 个人生活自理与家务劳动的训练或重建;
3. 步行训练;
4. 职业训练;
5. 体育治疗,应在静止期以后进行;
6. 预防各种并发症。

八、脊柱结核的治愈标准

1. 术后病例经药物治疗一年半以上,全身情况良好,无发烧,食欲正常,局部无疼痛;
2. 血沉在正常范围;
3. X 线片显示病变椎体已骨性愈合,植入骨块生长良好;病变区轮廓清楚,无异常阴影;
4. 恢复正常活动和轻工作 3~6 月后无症状复发。

九、预后

经使用足量抗结核药物和进行病灶清除术等各种手术,脊柱结核治愈率明显提高,据国内统计治愈率在 90% 以上,症状复发及恶化者不足 6%。

(张玉发　沈强　王晓　赵定麟)

第四节　胸腰段结核前路显微外科技术

一、前言

胸腰段前方入路是目前脊柱入路中创伤较大的术式。它包括切除一条肋骨,切断或剥离胸髂腰段肌群,环形剥离或切开横膈,分离推开内脏、主动脉、胸导管和迷走神经等,暴露 $T_{11}\sim L_2$ 椎体。

自 1997 年 Mayer 首次完成前路胸腰连接部 ($T_{11}\sim L_2$) 显微外科手术以来,此项技术逐渐被许多学者所接受。其具有切口小,出血少,手术野照明和放大作用好,安全分离椎前组织及重症监护时间短等优点。但此项技术仍存在于手术显微镜下暴露节段少,对运动节段整复作用差及器械选择余地少等缺点,需酌情选用。

二、病例选择

（一）手术适应证

1. $T_{10}\sim L_2$ 段脊椎结核或局限性肿瘤及需对病变活检者；
2. $T_{10}\sim L_2$ 段椎间盘突出；
3. $T_{10}\sim L_2$ 段椎体骨折。

（二）手术禁忌证

1. 严重心、肺功能不全者,不能耐受单肺通气者；
2. 曾行横膈或其附近手术,或左侧腹膜后手术,或胸廓切开,或胸腔镜手术者；
3. 胸腔积脓者。

三、手术步骤方法

（一）麻醉与体位

双腔导管气管内插管,全身麻醉,多取右侧卧位,使 $T_{10}\sim L_2$ 段向左侧凸出,右腋窝处垫软枕,勿使右上肢受压,手术台稍后倾 20°。

（二）操作步骤

1. 定位与入路

（1）定位　以 C 臂 X 线机透视目标节段,确定相应皮肤切口。

（2）小切口开胸入路　其操作程序如下：

① 在目标区域做 4~6cm 长皮肤切口,暴露前锯肌下部和腹外斜肌上部,沿肌纤维方向将其劈开,暴露其下的肋骨或肋间隙（图 7-2-1-4-1）。

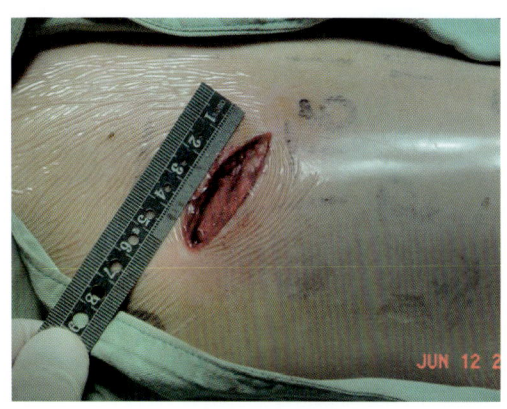

图 7-2-1-4-1　切口
胸腰段 4~6cm 皮肤切口

② 应首先行肋间隙入路,因为胸腰结合部的肋骨廓,即使为老年人亦很富有弹性。沿下方肋骨上缘劈开肋间肌及脏层胸膜进入胸腔。

③ 应用肋骨撑开器充分扩大切口,即可见横膈。

④ 膈肌在肋骨下部的附着点有解剖变异,有时需将其附着点从下方紧邻的肋骨上剥离,但大多数胸廓切口位于横膈下部附着点的上方。当撑开肋间隙时,应注意保护胸廓切口前方肋膈窦内膈肌附着点。若强力牵开,窦内的膈肌可能被撕裂。牵开横膈基底及下胸椎节段的前外半。

⑤ 在手术显微镜或内镜帮助下继续手术。首先在横膈基底上方、T_{11}和T_{12}肋骨头之前纵向切开壁层胸膜,用花生拭子钝性分离椎体前外侧部分。

⑥ 从基底开始分离横膈,应小心从骨膜下将外侧脚从椎体上剥离,随后抬起膈肌脚并距椎体3~4cm处垂直切断或以双极电凝烧灼断端以免出血(图7-2-1-4-2)。一旦看到腹膜后脂肪,改用花生拭子继续剥离。此时可暴露T_{12}、L_1的前外侧半及L_2的上半部。

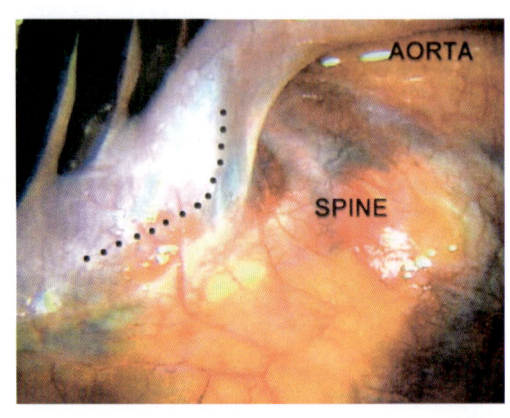

图7-2-1-4-2 切开膈肌
虚线为膈肌切开位置

⑦ 被暴露的节段血管用剥离子钝性分离、钳夹、切断、电凝或结扎,切勿损伤胸导管。暴露L_1、L_2者,需将左侧髂腰肌近侧抵止点从椎体上分离。

⑧ 目标区域下方的椎体显示清楚后,置入横膈拉钩,横膈拉钩上有"U"形克氏针,利用"U"形克氏针固定在椎体上,充分暴露需操作的椎体。

(3) 小切口胸膜外入路 其操作步骤如下:

① C臂X线机透视下确定病灶位置,在病椎区域做4~6cm斜形皮肤切口,沿前锯肌和腹外斜肌肌纤维分开,暴露其下肋骨或肋间隙。

② 沿肋骨床切开肋骨上方肌间肌在壁脏层胸膜之间分离,暴露该区域椎体和附着在椎体上的膈肌脚。

③ 从基底开始分离膈肌附着点,骨膜下剥离,由后外逐渐向前外推开,继续向病椎上下椎剥离。

④ 将髂腰肌附着点从椎体近侧向远侧剥离,逐渐暴露出椎体凹槽部的椎横血管,分离、钳夹、电凝或结扎椎横血管,充分暴露椎体和椎间盘(图7-2-1-4-3)。

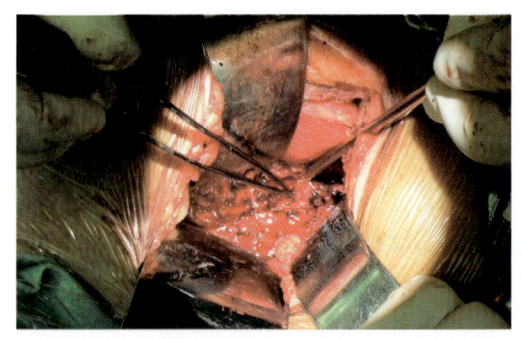

图7-2-1-4-3 显露椎节
分离、结扎椎横血管,暴露椎体和椎间盘

2. 病灶处理 根据不同的病变,做相应的椎体或椎间盘处理,仔细游离和保护脊髓和神经根。

(1) 椎间盘病变切除 根据$T_{11,12}$肋骨位置相应确定椎间隙位置,最好应用C臂X线机透视下,确定椎间隙位置,以防定位失误。用尖刀切开椎体上下终板缘的纤维环,用髓核钳夹除椎间盘。根据病变清除的需要,相应给予椎间植骨融合或Cage置入,视椎体稳定程度而作侧方或侧前方钉板系统或钉棒系统内固定。

(2) 结核病灶清除 确定病变的椎体和椎间隙,正确辨认结核性椎旁脓肿,在手术显微镜或内镜下,对脓肿壁上的椎横血管依次结扎。纵行切开脓肿壁,吸除结核性脓液、坏死组织及干酪样组织。脓肿壁下剥离暴露病椎椎体,用骨刀、刮匙或磨钻清除死骨、无效腔。仔细并充分暴露脊髓和神经根,并给予保护。彻底病灶清除后,在病椎的上、下椎体外侧或前外侧做植骨,钉板系统或钉棒系统内固定。

（3）肿瘤切除和椎体稳定性重建　肿瘤病椎准确定位后,在镜下分离病椎及上下椎的椎横血管,并给予结扎切断。沿病椎上下终板缘切开纤维环,将上下椎间盘切除,让肿瘤椎体游离。在病椎的肿瘤外膜逐渐向前外侧、前侧及对侧分离。用骨刀或高速磨钻切断两侧椎弓根,将肿瘤椎体完整取出,然后将钛网或钢筋骨水泥填补空间,最后用钉板系统或钉棒系统侧方固定。

（4）骨折减压和固定　镜下定位,并结扎骨折椎的椎横血管,暴露骨折椎体的前外侧。骨折位于 T_{10-12} 时,需将肋骨头切取后暴露椎弓根,用骨刀或高速磨钻切除椎弓根,即可暴露压迫脊髓的椎体和后缘移位的骨块,小心切除移位骨块,彻底减压脊髓。椎体空缺部位以自体三面皮质髂骨块填缺后,用钉棒系统或钉板系统固定。

（三）操作注意事项

1. 定位无误　手术椎体节段在体表皮肤上的投影定位必须准确无误。透视必须垂直于手术椎体,带有角度透视投影均会导致切口位置的偏差,而影响手术操作。

2. 安全操作　不管采用"肋间入路"、"开窗入路"、"开门入路",还是"滑动入路",都应注意保护肋间动静脉及神经,同时进入胸腔时要避免损伤肺组织,当安放撑开器时,防止叶片滑动,用叶片安全牵开肺组织。注意当单肺通气时不得时间过长,严密观察 SPO_2 变化。

3. 保护膈肌　开切横膈附着点后,应从基底开始小心从骨膜下将外侧脚剥离,抬起膈肌脚并距离椎体 3~4cm 处切断。牵拉横膈切勿用暴力,以免膈肌撕裂。

4. 切勿伤及胸导管　剥离膈脚时切勿损伤胸导管。胸导管起自腹膜后 Pacque 乳糜池,左右膈脚分别将乳糜池与半奇静脉、内脏神经和奇静脉隔开。一旦损伤胸导管,操作时可见乳糜溢出,应及时修补胸导管或给予结扎。

5. 暴露节段血管　用神经剥离器钝性游离节段血管,钳夹并切断结扎。占据椎管内骨块,应用高速磨钻磨除骨块至仅剩一薄层骨板。然后用曲棍球柄形解剖器小心将骨板去除,切防脊髓损伤。

6. 定点准确　在椎体上作钉板固定或钉棒固定时,螺钉拧入椎体前,虽然可以根据解剖特点定位,为了完全正确定位必须在 X 线机监视下进行。

四、术后处理

1. 严密观察创口引流量、颜色,当 48~72h 内引流量少于 100ml/24h,可以拔除引流管。当引流量增加呈血性时,应考虑是否有活动性出血,必要时作探查,及时处理。当引流液为澄清液,即考虑为脑脊液,可以提早拔除引流管,局部创口加压处理。

2. 术后必须选用足量敏感抗生素应用三天,严格执行抗生素相关常规。

3. 加强功能锻炼,预防术后并发症产生。

五、防治并发症

1. 定位错误导致手术暴露困难或误切　应强调术前、术中 C 臂 X 线机监透下正确定位。

2. 活动性出血　常因节段血管结扎不牢固或电凝结痂脱离发生出血。发现活动性出血应及时处理,必要时中转扩大切口止血。

3. 神经根或脊髓损伤　当切除椎体后缘骨赘

或凸入椎管的骨块时损伤神经根或脊髓。操作时切勿太靠近脊髓,动作要轻柔,解剖要熟悉。术中应用脊髓诱发电位监测,一旦波形改变超过50%,即停止手术。术后以甲基强的松龙冲击疗法。

4. 感染 感染的因素诸多,一旦发生感染,必须进行有效引流,选用敏感足量抗生素,加强支持治疗法。

5. 内固定物松脱 常因内固定物位置不正、螺钉过短或螺钉道扩大导致内固定物松脱。

六、临床举例

患者庄某某,男性,50岁。腰背疼痛伴两下肢乏力行走不稳3个月,低热、盗汗半年。入院查体:消瘦貌,胸腰段稍后凸畸形,$T_{11、12}$棘突压痛、叩击痛(+),两下肢肌力Ⅳ~Ⅴ级,肌张力升高,髌腱反射亢进,髌阵挛、踝阵挛(+),巴宾斯基征(±)。腹股沟以下感觉迟钝。影像学检查:X线片示$T_{11、12}$椎体破坏融合,后凸畸形。MRI扫描示$T_{11、12}$椎体破坏,间隙消失,脓肿凸入椎管,脊髓明显受压。CT扫描示$T_{11、12}$椎体破坏,椎旁脓肿明显,椎管堵塞。选择施行小切口胸腹膜外病灶清除脊髓减压植骨融合钢板螺钉内固定术。术后1年复查,两下肢肌力正常,肌张力正常,病理反射消失,椎体病灶稳定,椎间融合,内固定良好(图7-2-1-4-4)。

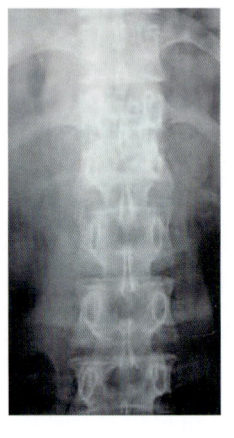

A

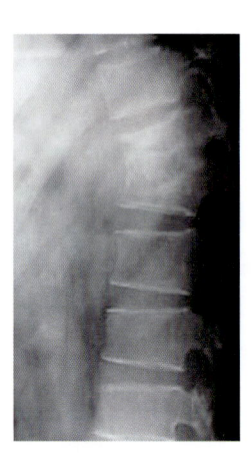

B

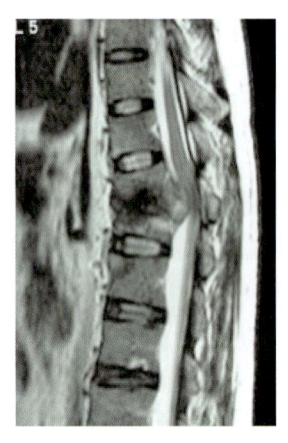

C

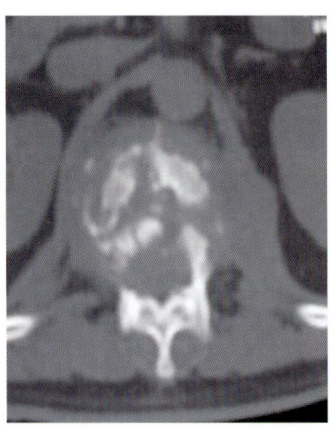

D

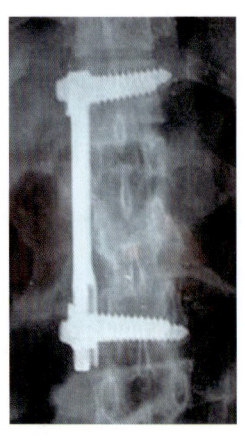

E

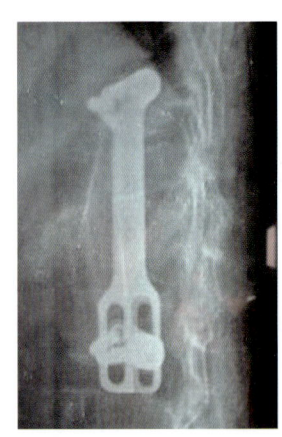

F

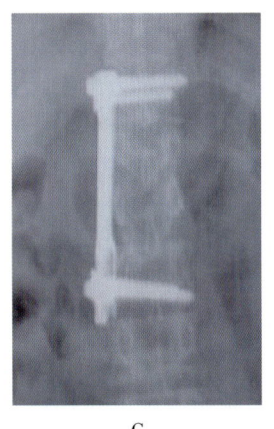
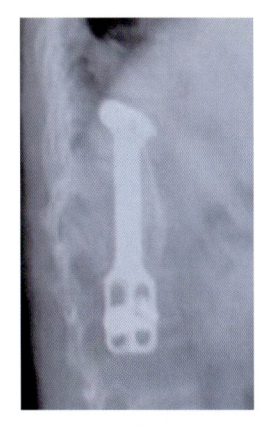

图7-2-1-4-4 临床举例（A~H）

$T_{11,12}$结核前路显微病灶清除植骨内固定手术：A. X线正位片示$T_{11,12}$椎体破坏，椎旁软组织阴影；B. X线侧位片示$T_{11,12}$椎体破坏，椎间隙消失；C. MR扫描示$T_{11,12}$椎间隙消失，脓肿压迫脊髓；D. CT示椎体破坏，死骨形成及椎旁脓肿；E. 术后X线正位片示植骨块及内固定器位置良好；F. 术后X线侧位片示植骨块及内固定器位置良好；G. 术后1年X线正位示融合良好；H. 术后1年X线侧位示融合良好

（池永龙）

第五节 腹腔镜下腰椎结核前路手术技术

一、前言

腰椎结核内镜微创手术主要包括CO_2气腹式腹膜后腹腔镜腰椎结核病灶清除术和半开放式腹腔镜辅助小切口腰椎结核病灶清除术。Parker、McAfee等于1996年首先报道了气腹式经腹膜后腹腔镜腰椎结核前路病灶清除手术；国内王冰等2002年亦作了报道。据既往研究、作者经验认为，气腹式经腹膜后腹腔镜腰椎结核前路病灶清除手术，对于简单椎间隙结核和腰大肌脓肿的外科治疗能取得比较满意的临床治疗效果，并能达到微创目的。但由于缺乏内镜技术专用的内固定器械和术中气腹的维持困难，以及手术技术复杂、学习曲线长、平均手术时间远超过常规开放手术，该技术不适于病变严重或需同时完成前路内固定重建病例。Adulkasem等2002年报道了腹腔镜辅助半开放小切口腰椎前路手术技术。Tsung-Jen Huang等应用腹腔镜辅助半开放小切口腰椎前路手术技术成功进行25例腰椎前路重建手术，其中包括腰椎结核、肿瘤、骨折等复杂病变的前路切除和重建。腹腔镜辅助半开放小切口腰椎前路手术不仅具有内镜手术所具有的术野清晰、组织放大和微小创伤等特点，又保留了开放手术简单易行的优势，不需许多特殊手术器械，能有效处理复杂椎体病变。因此，对于病变严重或需同时完成前路内固定重建病例，腹腔镜辅助半开放小切口腰椎前路手术是理性的选择。

目前，腹腔镜技术仍处在探索之中，不能完全取代传统手术。对于部分病例不失为一种可选择的有效微创技术。

二、病例选择及术前准备

（一）手术适应证

1. 较大而不易吸收的寒性脓肿；
2. 明显的死骨或空洞；

3. 经久不愈的窦道；

4. 脊髓、神经根有受压症状、体征者；

5. 脊椎骨或椎间盘严重破坏，并影响脊柱稳定性。

（二）手术禁忌证

1. 患者其他脏器有活动性结核或严重疾病伴功能不良；

2. 全身中毒症状重，伴严重贫血，不能耐受手术；

3. 抗结核药治疗无效，并产生耐药性；

4. 年龄过大或过小不能耐受手术；

5. 过度肥胖，多节段严重病变，欲手术区既往有手术史，局部严重粘连。

（三）术前准备

1. 全面细致查体，了解重要脏器功能情况及有无其他活动性结核病灶；

2. 术前抗结核药物联合化疗至少 2 周；

3. 纠正全身营养状况；

4. 根据术前 X 光片、CT、MR 制定合理手术入路和手术方式。

三、手术步骤

（一）麻醉和体位

L_2 以下手术采取气管插管全麻，并根据病变部位的不同选择左或右侧仰 45° 卧位。对胸腰段病变手术，需进行胸-腹腔镜联合手术的病例则采取单肺通气全麻，取侧卧体位。

（二）手术入路和手术通道

腰椎结核手术均选择腹膜后入路，根据病变部位和手术目的的不同而选择不同手术入路方式。

1. 充气式经腹膜后腹腔镜结核病灶清除手术 应用于 $L_1\sim L_5$ 单纯椎间隙破坏、腰大肌寒性脓肿的病灶清除，而无需脊柱稳定性重建病例，其手术通道建立和腹膜后结构的分离显露。

2. 胸腹腔镜联合结核病灶清除术 应用于胸腰段结核和下胸椎结核合并腰大肌脓肿病例。首先在胸壁腋前线第 7~8 肋间做一 10mm 的胸腔镜观察孔，再在 $T_{11\sim 12}$ 椎体对应胸壁做一 20mm 切口达胸腔，作为下胸椎固定的手术操作口。在 12 肋下缘、第 1 腰椎相应腹壁表面做一 3~4cm 的斜切口，需进行脊柱前路重建的病例则采取腹腔镜辅助小切口手术，该术式首先须在电视 X 线机透视指示下，在病变椎体所对应腹壁，逐层切开皮肤、皮下组织、腹外斜肌筋膜，分离腹内斜肌、腹横肌至腹膜，将腹膜向前推开，显露 $L_{1\sim 2}$ 椎体。

3. 腹腔镜辅助腹膜后小切口腰椎结核病灶清除及重建手术 适于 $L_{2\sim 5}$ 结核手术。沿 12 肋尖与耻骨结节连线做一 3~4cm 切口，逐层切开皮肤、皮下组织、腹外斜肌筋膜，分离腹内斜肌、腹横肌至腹膜，经该切口在腹膜后间隙置入腹膜分离气囊，并注入生理盐水 300ml，向腹侧分离、推开腹膜，经腹腔镜观察腹膜后间隙充分显露后，将分离气囊排水取出，沿该切口放置微创腹壁牵开器，可通过牵开器进行手术操作和腹腔镜观察。也可另在小切口前侧 3cm 做一 10mm 切口，插入 10mm 套管作为腹腔镜观察通道。

4. 病灶清除和前路重建 腹膜后间隙分离满意后，将腹膜、输尿管、卵巢或精索血管向前推开。显露腰大肌脓肿，经穿刺证实后，纵行切开腰大肌进行脓肿引流，用吸引器吸尽脓液，并将干酪样物质和肉芽组织等刮除。在脓肿壁内侧找到通向病灶的瘘孔，该处常有白色脓栓堵塞，多数瘘孔直通病灶。但少数瘘孔曲折而不直接与病椎相通，这样可借助术中电视 X 线机确定病灶位置，从脓肿内外寻找骨病灶。辨认椎体表面的节段腰动静脉，经双重结扎后切断。以病椎为中心，向上、下及前、后剥离骨膜，充分显露病变椎体和椎间盘，以髓核钳、刮匙骨刀彻底清除死骨、干酪样坏死组织及坏死椎间盘。若骨缺损较多而影响脊柱稳定性,则取自体髂骨做椎间植骨融合,并在椎体侧方以钉棒或钉板系统内固定。如前路固定困难则同期进行后路椎弓根内固定。术毕冲洗伤口,放入链霉素 1.0g,雷米封 0.6g,青霉素 1.6×10^6U,分层缝合伤口。除胸腹腔镜联合手术,需从原胸腔镜观察孔安置胸腔闭式负压引流管外,单纯腹膜后腰椎结核前路手术不放置引流管(图 7-2-1-5-1)。

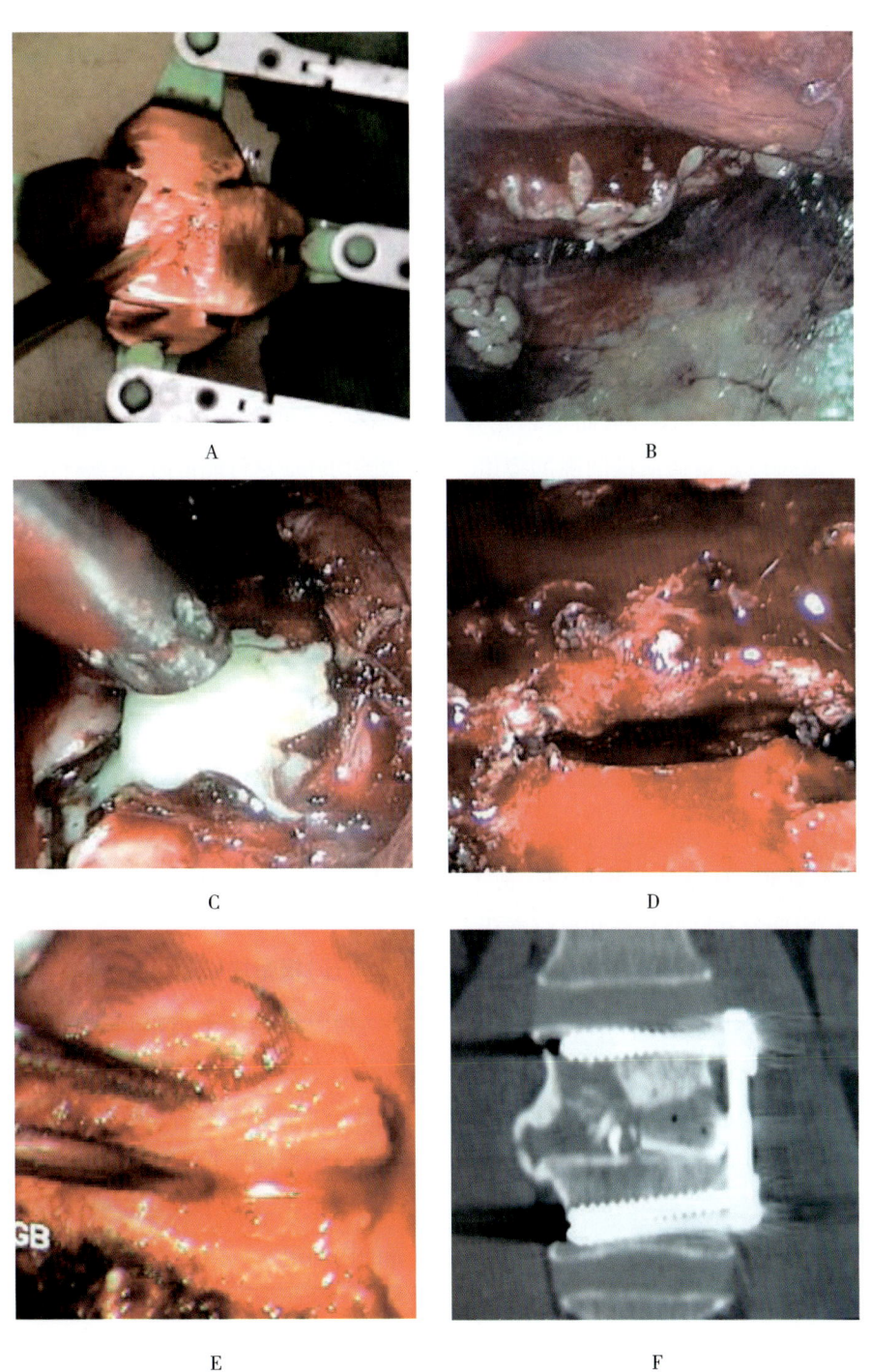

图 7-2-1-5-1　临床举例(A~F)

腹腔镜辅助腹膜后小切口腰椎结核病灶清除及重建手术:A. 小切口分离至腹膜;B. 分离气囊推开腹膜暴露腰大肌间隙;C. 脓肿切开排脓;D. 病椎病灶清除;E. 椎间植骨融合;F. 前路内固定CT二维重建

(三)操作注意事项

根据术前 X 线片、CT 和 MR 确定结核病灶和脓肿的位置，并以此来选择手术切口。椎体操作时的切口应位于病变椎体间隙，而腰大肌脓肿引流手术切口应位于脓肿侧最明显处。用手指钝性分离粘连及推开后腹膜和输尿管进入腹膜外腔，应防止损伤腹膜，以免不能建立有效气腹，造成腹膜后间隙显露困难。在显露腰大肌脓腔时，注意勿伤浅表的生殖股神经。对于椎旁的血管可以用银夹或电凝止血，电刀切开椎前筋膜，充分推开后能够清晰显露椎间隙病灶。进行腰大肌内的脓肿引流时，可以调节光源摄像系统的角度并进入脓腔，从而达到充分脓肿引流，同时又可以观察通向椎间隙的瘘道。椎间隙病灶清除时，需要应用 30° 腹腔镜头。清除椎间隙结核病灶时，注意勿损伤硬脊膜及神经根，应用刮匙处理突入椎管的死骨、椎间盘和脓肿较为安全。

四、术后处理

术后除继续使用抗结核药物联合化疗外，需使用有效抗生素消炎。抗结核药物使用一般不少于 6~10 个月，定期复查肝肾功能和血沉变化。定期影像学检查(术后 3、6、12 个月)，了解脊柱稳定和疾病愈合情况。术后卧床时间根据脊柱稳定情况、有无椎间植骨融合及内固定方式的可靠性综合决定。

五、并发症防治

(一)腹膜破裂

多发生于腹膜后间隙分离过程中，由于腹膜与腰大肌脓肿壁粘连，而操作粗暴所致。因此，向中线剥离腹膜时，须用力轻柔。长期混合感染或二次手术以开放手术为宜。

(二)血管损伤及大出血

显露病灶时节段性血管处理不当或操作粗暴可导致血管损伤及大出血，特别在右侧入路和处理 L_5~S_1 病灶时，容易损伤邻近大血管。因此，剥离骨膜显露椎体前，认真辨认腰动静脉，并双重结扎切断。如遇大血管损伤，则采用压迫和无创血管缝合等方法止血。

(三)股神经损伤

L_{2-4} 神经干行于腰大肌之后，向下外行走，组成股神经。股神经在髂嵴水平到腰大肌外缘，然后经其前方到腹股沟。当脓肿位于腰大肌深层时，腰神经干可暴露于脓肿中或前方。因此，腰大肌脓肿切开应尽可能偏内，先纵行切一小口后，再沿肌纤维分开。对脓腔内条索状物，切勿随意切断。

(四)病灶残留和复发

对于多房性腰大肌脓肿、多骨瘘口或有骨空洞壁硬化的椎骨结核，手术不够细致可造成病灶残留遗留。因此，术中应在处理好节段血管的基础上，充分显露病灶，将硬化骨空洞壁凿除，充分扩大骨瘘口，彻底清除病变组织。脓肿切开后仔细探察脓腔，疏通脓腔内隔膜。

(五)植骨块松动和吸收

植骨块大小不适，植骨块接触面骨质欠佳，以及长节段植骨、且局部稳定性不好的情况下，可能发生植骨块松动和吸收。因此，病椎应彻底切除至两端健康骨出现，取自体髂骨三面皮质骨移植。根据融合节段稳定性情况，选取适用、可靠的内固定。

六、临床举例

［例1］ 患者，女性，41 岁。腰痛伴活动受限 6 个月，不能坐立和行走，伴右大腿前方麻木、

乏力。无明显结核中毒症状和咳嗽、咳痰。既往2年前有肺结核。体格检查：$L_{3\sim 4}$棘突明显压叩痛，右侧大腿前方痛觉减退，股四头肌肌力Ⅳ级，膝反射减弱。生化检查：ESR 42mm/h，PPD（+）。胸片显示肺结核病灶钙化，影像学资料显示$L_{3\sim 4}$脊椎结核合并腰大肌脓肿，神经受压。术前正规抗结核治疗2周后进行手术治疗。手术方式：后路$L_{2\sim 5}$ STB椎弓根内固定，一期行腹腔镜辅助、前路腹膜后结核病灶清除、自体髂骨植骨融合术，无手术并发症（图7-2-1-5-2）。

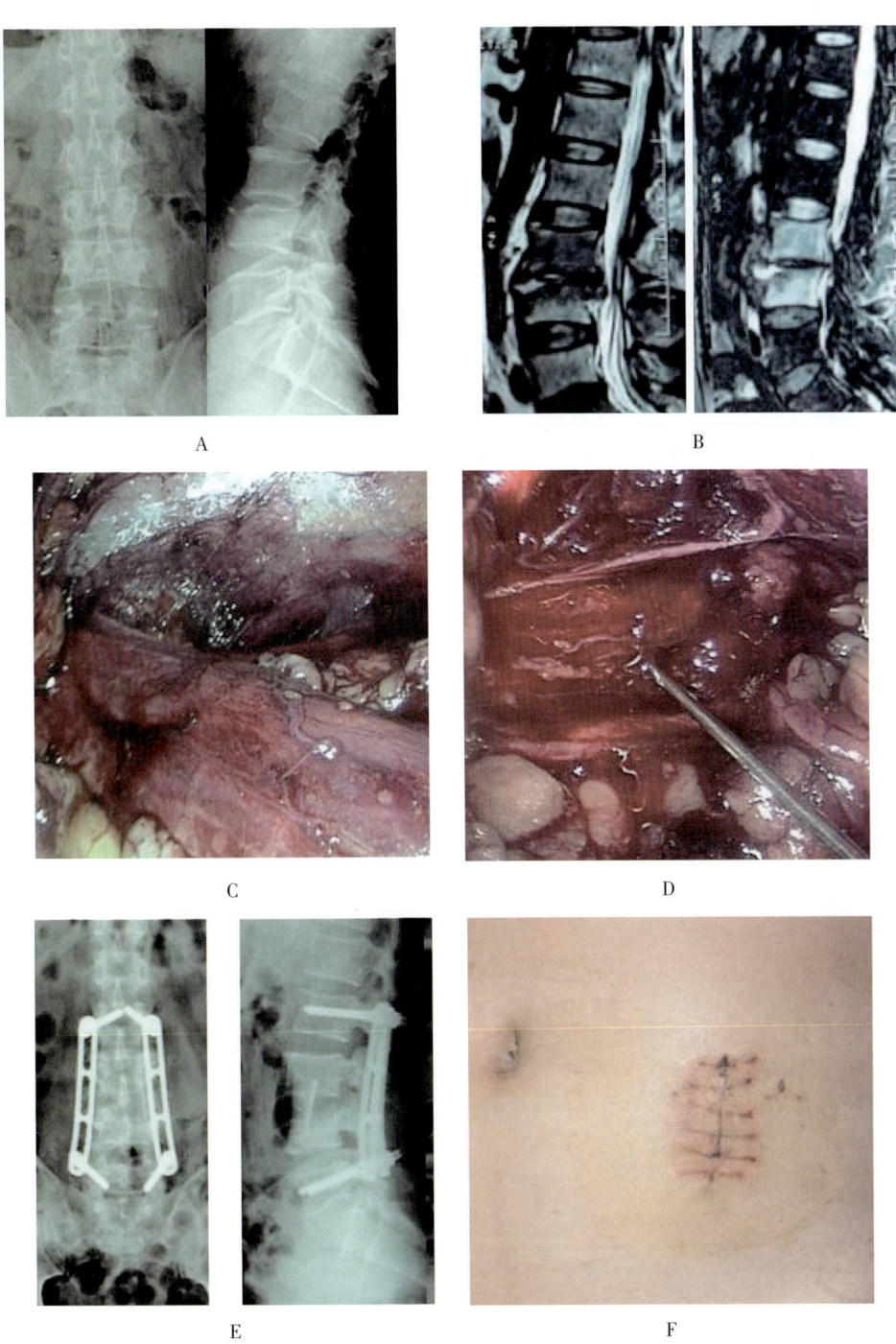

图7-2-1-5-2　临床举例　例1（A~F）
$L_{3\sim 4}$椎体结核腹膜后前路病灶清除、植骨融合及后路内固定术　A.$L_{3\sim 4}$椎体结核伴腰大肌脓肿；B.MR示椎体破坏及椎前脓肿；C.分离腰大肌间隙；D.暴露结核脓肿；E.术后植骨融合，内固定良好；F.术后缝合腹部切口

[例2] 患者，男性，43岁。腰痛伴低热5个月，腰部活动受限，伴双足麻木，行走后加重，二便正常。伴乏力、纳差和消瘦，无明显咳嗽、咳痰。1年前有肺结核病史。体格检查：L_{1-2}棘突明显压叩痛，轻度后凸，双小腿后方和足底痛觉减退，踝反射减弱，肌力正常。生化检查：ESR 58mm/h，PPD（+）。胸片显示肺结核病灶钙化，影像学资料显示L_{1-2}脊椎结核合并腰大肌脓肿，马尾神经受压。术前正规抗结核治疗2周后，ESR降至39 mm/h。手术方式：腹腔镜辅助前路腹膜后L_{2-5}椎体结核病灶清除、自体髂骨植骨融合术，无手术并发症（图7-2-1-5-3）。

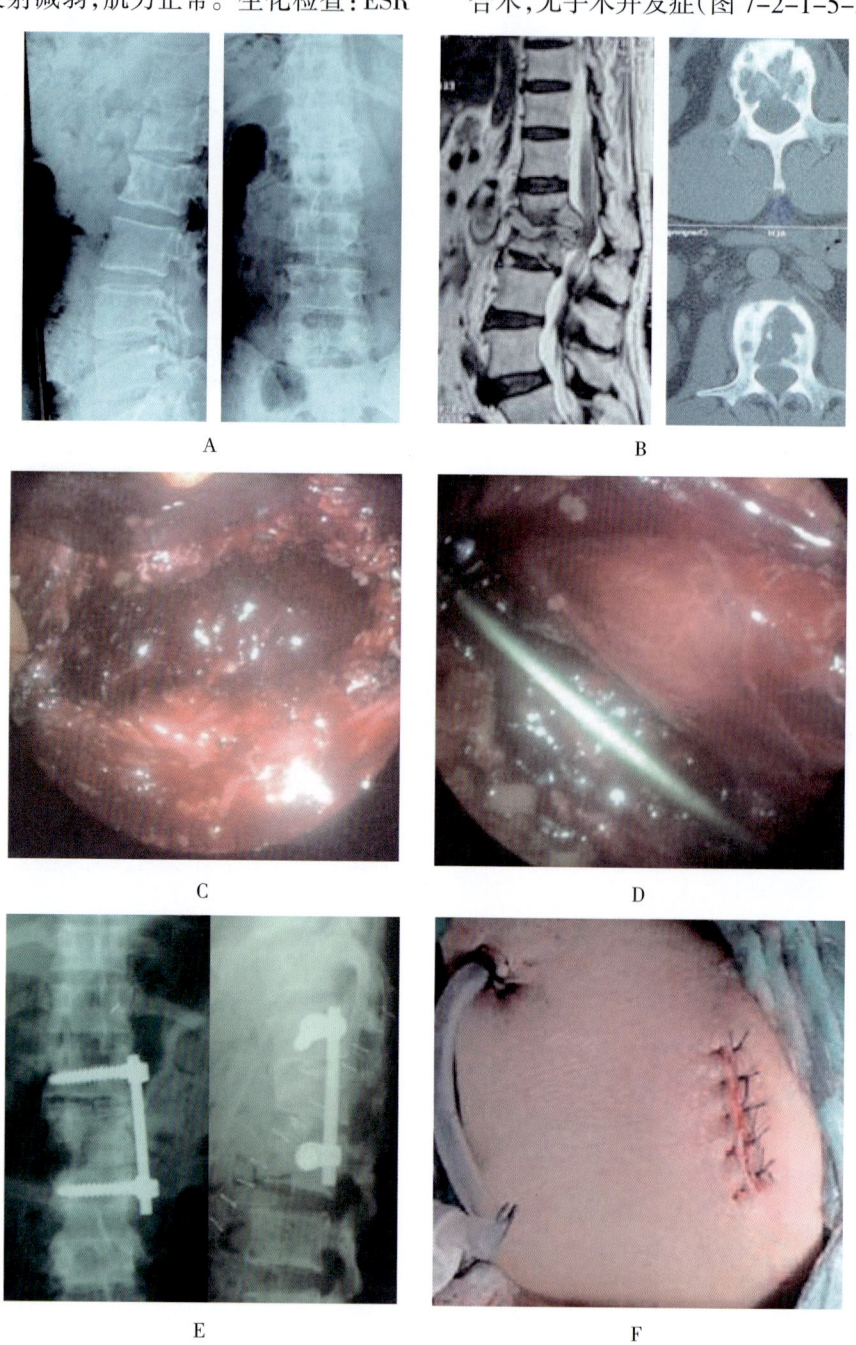

图7-2-1-5-3 临床举例 例2（A~F）

L_{1-2}椎体结核腹膜后病灶清除、植骨融合及内固定术 A. $L_{1、2}$椎体结核伴椎旁脓肿；B. MR、CT示椎体破坏；C. 病灶彻底清除；D. 安装内固定；E. 术后植骨，X线片显示内固定位置良好；F. 术后留置负压吸引引流，并缝合腹部切口

（吕国华 王 冰）

参 考 文 献

1. 陈德玉. 颈椎伤病诊治新技术, 北京: 科学技术文献出版社, 2003
2. 连小峰, 赵杰, 马辉等. 脊柱结核的手术指征及术式选择 [J]. 中华外科杂志, 2006, 44（16）
3. 卢旭华, 陈德玉, 赵定麟. 脊柱结核的外科治疗现状及进展 [J]. 颈腰痛杂志, 2004, 25（5）
4. 田纪伟, 王雷, 袁文等. 腰椎骨盆重建内固定术在腰骶骨结核切除后的应用 [J]. 中华医学杂志, 2007, 87（7）
5. 杨庆铭. 骨科学. 北京: 中国协和医科大学出版社. 2007
6. 赵定麟. 现代骨科学, 北京: 科学出版社, 2004
7. Avcu S, Unal O, Turan A, Kiriş M, Yuca K. Retropharyngeal abscess presenting with acute respiratory distress in a case of cervical spondylodiscitis. B-ENT. 2010; 6（1）: 63-5.
8. Dai LY, Jiang LS. . Anterior-only instrumentation and grafting after L5 corpectomy for non-traumatic lesions. Acta Orthop Belg. 2010 Feb; 76（1）: 94-9.
9. Ding-Jun Hao, Yong-Tao Wu, Hua Guo. Low cervical anterior debridement and fusion with internal fixation in the treatment of cervicothoracic spinal tuberculosis. SICOT Shanghai Congress 2007
10. Govender S, Ramnarain A, Danaviah S. Cervical spine tuberculosis in children. Clin Orthop Relat Res. 2007 Jul; 460: 78-85.
11. Gu XF, Cheng L, Zhou YY. Radical debridement and single stage posterior spinal fusion and instrumentation for the treatment of thoracic-lumber tuberculosis, Zhonghua Yi Xue Za Zhi. 2009 Nov 10; 89（41）: 2898-901.
12. Guo-Hua Lv, Bing Wang, Jing Li. The clinical research of thoracoscopy-assisted mini-open surgery for anterior column reconstruction of thoracic spine tuberculosis. SICOT Shanghai Congress 2007
13. Guo LX, Ma YZ, Li HW, Xue HB, Peng W, Luo XB. ［Variety of ESR and C-reactive protein levels during perioperative period in spinal tuberculosis］ Zhongguo Gu Shang. 2010 Mar; 23（3）: 200-2.
14. Jian-Zhong Xu, Ze-Hua Zhang, Qiang Zhou, et al. Analysis of the outcome of individual surgical treatment for pott's paraplegia. SICOT Shanghai Congress 2007
15. Jin-Tang Wang, Xiao-Wei Zhang, Xin-You Li. single-stage debridement and bone fusion in spinal tuberculosis. SICOT Shanghai Congress 2007
16. Kim DH, Jaikumar S, Kam AC, Minimally invasive spine strumentation. Neurosrugery, 2002, 51（5 supp）15-25
17. Li-Jun Li, Jun Tan, Wei Zhou. one-staged surgical management and allograft in the treatment of multisegments spinal tuberculosis. SICOT Shanghai Congress 2007
18. Li-Xin Xu, Bin Zhang, Gang Liu. Anterior radical debridement and spinal fusion with autograft for the treatment of spinal tuberculosis. SICOT Shanghai Congress 2007
19. Li-Xin Xu, Bing Zhang, Gang Liu. Comparision of surgical approaches for thoracic spine tuberculosis. SICOT Shanghai Congress 2007
20. Li-Xin Xu, Bin Zhang, Gang Liu. Anterior radical debridement and spinal fusion with autograft for the treatment of spinal tuberculosis . SICOT Shanghai Congress 2007
21. Mayer HM. A new microsurgical technique for minimally invasive anterior lumbar interbody fusion. Spine, 1997, 22: 697-700
22. Mayer HM. Microsurgcal anterior approaches for anterior interbody fusion of the lumbar spine. In: Mc Culloch JA. Young PH（eds）Essentials of spinal microsurgery. Lippincott. Raven. Philadelphia, 1998, 99: 633-649
23. Ould-Slimane M, Lenoir T, . Odontoid process pathologic fracture in spinal tuberculosis. Orthop Traumatol Surg Res. 2010 Feb; 96（1）: 80-4.
24. Yang X, Huo H, Xiao Y, Fu Y, Xing W, Zhao Y, Feng X. ［Function reconstruction of anterior and middle column in thoracolumbar spinal tuberculosis by one-stage anterior radical debridement］Zhongguo Xiu Fu Chong Jian Wai Ke Za Zhi. 2010 Jan; 24（1）: 37-40.
25. Zhan-Chun Li, Zu-De Liu. Posterior focus debridement and transpedicle instrumentation for the treatment of thoracic and lumbar tuberculosis with kyphosis. SICOT Shanghai Congress 2007
26. Zhao J, Lian XF, Hou TS, Ma H, Chen ZM. Anterior debridement and bone grafting with one-stage instrumentation anteriorly/ posteriorly of spinal tuberculosis. Int Orthop, 2007; 31: 859-863.

第二章 脊柱化脓性感染

第一节 化脓性脊柱炎

一、概述

近年来临床材料表明：发生在脊柱上的感染已较三十年前明显少见，这除了与各种感染及时获得早期诊断和治疗外，与当前抗生素的进展、尤其是第三、四代药物的出现亦有着直接的关系。

脊柱化脓性感染尽管少见，但早期诊断不易，且一旦发生，其病情都较严重，易因败血症或其他严重并发症而误诊，甚至在确诊前发生意外；如果后期转为慢性，则终生难愈（或不愈）。因此应争取早日诊断，及时治疗。感染性椎间盘（隙）炎亦属脊柱感染范围，因此本节中一并阐述。

二、病因学

化脓性感染主要来自以下3个途径。

（一）血源性感染

多系全身某处病灶，如中耳炎、疖肿、毛囊炎等通过血液循环而抵达脊柱。此最为多见，且病情也较严重。

（二）局部炎症蔓延

除椎旁部化脓性炎症（椎旁脓肿等）由外向内侵蚀达椎管外，亦可因盆腔内炎症，或泌尿生殖系统炎症通过盆腔静脉而达脊椎上静脉（两者之间无瓣膜）或静脉窦形成感染。通过淋巴途径传播亦非罕见。

（三）外伤入侵式

除火器性外伤多见外，平日交通、工矿意外事故等亦可发生，也可由于手术操作（图7-2-2-1-1）

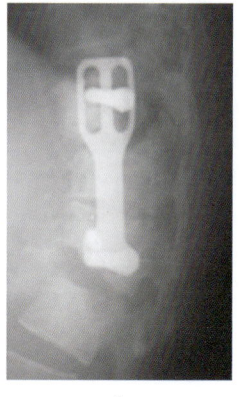
A

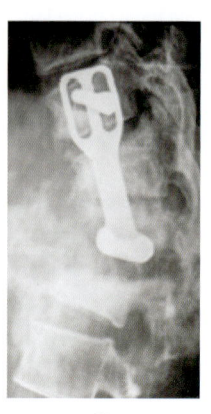
B

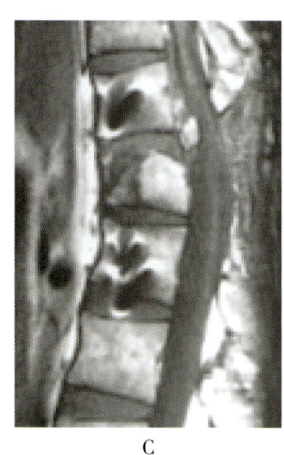
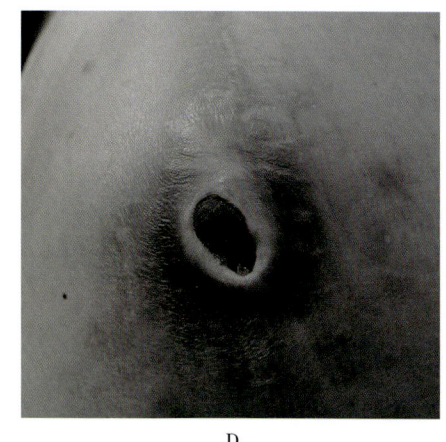

图 7-2-2-1-1　T_{12} 骨折术后感染（A~D）

A. B. T_{12} 骨折内固定后感染致 L_1 骨质吸收，内固定变位失效，高度丢失侧位X线所见；
C. MR矢状位所见；D. 皮肤窦道形成

及腰椎穿刺污染等引起。

其菌种以溶血性金黄色葡萄球菌（凝固酶阳性）最为多见，其他如溶血性链球菌、肺炎双球菌及白色葡萄球菌等亦可遇到。

本病好发于18~40岁之青壮年者，腰椎多于颈椎及胸椎，此除因腰椎体积较大及血流量多外，且和盆腔内血管与腰椎静脉系统交通支丰富、关系密切。其次好发于胸椎段，颈段及骶尾段罕见。

三、病理解剖特点

在椎骨上的化脓性感染，其病变过程视病因不同而有所差异。血源性感染者，早期病变多位于椎体边缘的松质骨内，之后炎症再向椎骨中心及椎间隙处蔓延。外伤性者，多沿入侵途径进入椎骨相应部位。例如：椎间盘穿刺后感染者先从椎间隙开始；而硬膜外麻醉后感染者则多于硬膜腔内初发；由椎旁脓肿侵蚀而引起者，则多从椎体周边韧带下骨质开始。发病后由于椎体内压力升高，炎症则可向附件处蔓延，包括椎弓根、棘突及横突等处也偶尔可见。脓液亦可穿破骨皮质进入椎旁软组织内形成椎旁脓肿（此时多伴有神经症状，甚至截瘫），如再穿过硬膜，则出现脑脊膜炎，其后果多十分严重。颈部感染可引起咽后部或上纵隔脓肿，骶椎之感染则易引起肛周或盆腔脓肿。

本病早期骨质可有破坏，但后期以骨质增生为主，在椎节上一般难以发现死骨。

四、临床症状特点

依据感染途径、年龄、全身状态、细菌毒力及其他因素不同，其症状轻重差别较大，因此对每一病例检查及判定时，均应全面考虑。

（一）全身症状

除一般炎症性全身反应外，血源性者多起于菌血症或败血症后，因此常伴有高热、寒战，甚至昏迷等严重中毒症状，体温可达40℃以上，一般持续1~2周。外伤性者全身症状多较轻。局部蔓延而来者，视原发灶情况全身反应不同而轻重不一，也可在不知不觉中发病。

（二）局部症状

1. 概述　亦与炎症来源类型相关，其中血源性者，早期局部体征与症状多不明显，主要由于炎性病变尚未完全局限于腰椎，加之全身反应剧烈而易掩盖局部症状,需详细询问,全面而仔细地检查;而局部蔓延型及外伤性者则局部表现多较明显。

2. 临床常见之局部症状

（1）腰背痛　最为多见表现为腰背部酸痛,以活动时为甚。单纯椎骨感染者较为局限,如伴有椎管内感染时(或反应性病变),则可出现双下肢反射痛或其他根性症状。

（2）叩痛　多在早期出现,无论是直接叩击病变椎骨棘突处,或是纵向传导叩击均有较明显之疼痛。

（3）活动受限　亦为早期出现之症状,严重者甚至在床上翻身活动也感疼痛,且常伴有双侧椎旁肌痉挛,使脊柱处于保护性僵硬状态。

（三）其他症状

视感染途径、病程早晚、病变范围及机体反应等不同,尚可出现腹痛、腹胀(腹膜后神经丛受刺激)等各种症状。

五、分型

按起病急缓可分成急性型、亚急性型与慢性型三种类型。

（一）急性型

这种类型通常来源于血液途径播散。起病急骤,有畏寒、寒颤及高热,体温可达40℃,毒血症状明显。腰背痛或颈背痛明显,卧床不起,不能翻身或转颈。椎旁肌肉痉挛明显,并出现叩击痛。血白细胞计数明显升高,可达数万,中性粒细胞占80%以上,并有中毒颗粒,血培养可检出致病菌。高热可持续2周以上,部分病例出现肢体瘫痪。大型腰大肌脓肿可在腰部或流至股部时被触及。该类病例早期X线检查往往无异常发现。至少在一个月后才出现椎体内虫蚀状破坏,一旦出现X线征象后,骨破坏迅速发展,椎体形状不对称,呈楔状改变,密度浓白成硬化骨,并向邻近椎体蔓延,使椎间隙变窄,并可见有椎旁脓肿。最后形成骨桥或椎体间骨性融合。CT与MR检查可以提前发现椎体内破坏灶与椎旁脓肿。

（二）亚急性型

这类病例通常在近期内有过腹腔内炎症或腹内手术后感染病史。在感染病灶控制后或化脓性阑尾炎手术出院后不久发生腰背痛及发热,体温一般不超过39℃,毒血症症状亦比较轻微,血白细胞计数增加和血沉加快。本病的病理变化发生在椎体的边缘,因此早期的X线检查往往没有阳性发现,X线表现往往延迟到1~2个月后出现,表现为椎体边缘破坏和椎间隙变窄以及进行性骨硬化。这类病例的致病菌大都毒性比较低,或机体抵抗力比较强,因此整个病程表现为良性过程。

（三）慢性型

起病隐匿,患者在不知不觉中出现了腰背痛,没有神经根症状,体温不高,或仅有低热,状如结核,血白细胞计数不高,但血沉可增快。早期X线检查往往无阳性发现,1~2个月后椎体呈对角线状,有半个椎体密度增高,出现骨硬化表现,随着病变发展,椎间隙进行性变窄,通常需半年之久。如果病人年龄较大,往往被诊断为转移性硬化性骨肿瘤。用抗生素后症状会改善,但会反复发作,因此整个病程表现为慢性迁徙性。

六、影像学检查

（一）X线检查

依据病程、感染途径及分型不同,其X线表现差异较大。

1. 初期　指起病10~14天以内,此时骨质多无异常所见;但应注意椎旁阴影有无增宽,以除外腹膜后炎症。

2. 早期　指第2~4周时,可显示椎体边缘有骨质疏松,渐而破坏,并向椎体中部发展;椎旁阴影可增宽。

3. 中期 起病后 1~2 月时,多显示破坏区扩大,外观如虫蛀或斑点状。当软骨板被破坏后,则椎体边缘模糊,呈毛刷状。至第 2 月末,骨增生过程即逐渐开始。此时可有少数病例显示椎旁阴影增宽。

4. 后期 指第 3 月以后至半年以内期间,此时骨质增生更加明显。显示椎体密度增加,椎间隙变狭,椎旁可出现粗大的骨桥样骨赘,附件亦出现相似改变。病变范围可累及一节或数节椎骨。

5. 慢性期 半年后即转入慢性期,椎节可完全骨性融合,一般多无死骨,但可以有楔形及塌陷等变形。根据 X 线片上所显示影像特点不同又可分为以下 4 型。

（1）椎体型 多为单椎体发病,起病于椎体中心部,并向四周蔓延,易因破坏较多而引起病理性压缩骨折,形成密度增高之扁平椎体,因此易与嗜伊红细胞肉芽肿相混淆。

（2）边缘型 指由邻近软骨下病变发展而来,大多从周边向中心发展,最后在原发椎节形成一个完整的骨块。

（3）前型 又称骨膜下型,多来自椎体前方的感染源,引起以前纵韧带和椎旁韧带骨化及前方骨皮质增厚或骨桥形成特点的一型,椎间隙及松质骨多无明显改变。

（4）附件型 病变起于附件,并引起骨质疏松及破坏,后期呈现骨质增生性改变。此型在临床上少见。

（二）MR 及 CT 扫描检查

脊柱感染起病后数周内 X 线平片多无改变,核素检查灵敏度高,但特异性差,CT 扫描敏感性低;而 MR 检查脊柱骨髓炎的能力与核素相似,能及早作出诊断,效果明显优于 X 线平片和 CT;其特点如下:

1. T_1 加权示炎症椎体较正常部位椎体信号减低,而 T_2 加权呈高信号,Gd-DTPA 增强后呈中度强化。

2. 在合并椎间盘感染时,椎体和椎间盘分界不清,T_2 加权椎间盘信号高低不均匀,椎间隙变窄。

七、诊断

典型者或虽不典型但考虑到本病者,诊断多无困难。但由于 X 线表现出现较晚,除非及早行 MR 检查,早期确诊往往较难。临床诊断主要依据:

1. 全身中毒症状严重 伴有不明高热者,应想到组织深部感染,其中包括化脓性脊柱炎;

2. 椎节局部症状 在前者基础上,伴有腰部疼痛、叩痛及活动受限等,则应拟诊化脓性脊柱炎,边治疗、边观察;

3. X 线表现 最短需 10 天,一般多在 2~3 周开始显示,3 周以上则可见本病典型影像,易于确诊;

4. 其他 此外还可参考血培养、椎旁抽出物检查(非必要时一般不做)及化验室检查等,争取及早做 MR 检查。

八、鉴别诊断

对早期或不典型病例,应与以下病变鉴别

（一）风湿症

多见,易伴有腰背部症状及发热。但本病有以下特点:

1. 游走性关节痛;易侵犯多关节,且较表浅;
2. 全身中毒症状较轻;
3. 对阿司匹林类药物反应敏感;
4. 血培养阴性,抗"O"试验多阳性。

（二）类风湿性关节炎

本病特点如下:

1. 主要累及四肢手足的小关节；
2. 双侧对称性发病，后期手足变形；
3. 偶尔可有腰部症状，且较轻微；
4. 类风湿因子多为阳性；
5. 全身无明显炎性反应。

（三）脊柱结核

亦易混淆，但本病特点：
1. 发病及病程缓慢；
2. 多有结核病史及慢性消耗体质；
3. 以胸腰段多见，拾物试验阳性；
4. X线片显示椎节以破坏为主，尤以椎间隙多明显受累，甚至消失；
5. 椎旁脓疡发生率高于化脓性者，尤其是腰大肌或椎旁阴影明显增宽。

（四）其他疾患

此外本病尚应与伤寒性脊柱炎（可根据肥达反应等）、强直性脊柱炎（起病于双侧骶髂关节并向上发展等）及波浪热（流行病史等）等疾患鉴别。

九、治疗

（一）非手术疗法

1. 早期大剂量广谱抗生素　对本病转归及预后起决定性作用，应及早进行；并根据细菌培养结果和药敏试验及时调整抗生素的种类及投药方式。用药时间大多较长，一般不少于1个月。

2. 全身支持法　主要包括水电解质平衡、输血及其他增强机体体质的有效措施。

（二）手术疗法

1. 基本原则　虽然对化脓性椎体骨髓炎以药物治疗为主，但如果出现截瘫或巨大椎旁流注脓肿者需作手术治疗。视病情的需要与病人的一般情况决定施行椎板减压术、病灶清除术或脓肿引流术。

2. 合并截瘫或其他神经症状者　应在控制全身病情的情况下及时行椎管减压及病灶清除术。

3. 已形成窦道者　按外科原则处理，必要时行手术切除。

第二节　感染性椎间盘炎

一、病因学

（一）入侵式感染

多系各种医疗操作，包括腰椎穿刺、脊髓造影或脊柱手术等（图7-2-2-2-1）缺乏严格的无菌要求或处理不当，以致将细菌带入椎间隙。致病菌多为金黄色葡萄球菌。国外报道因手术所造成的病例约占施术病例的1%~2%，国内一般低于此数字。

（二）经血液途径播散

一般认为成人椎间盘无血供，但也有人认为30岁以下则有充足的血供，甚至认为至老年期仍有血供。随着年龄的增大，来自邻近椎体穿透椎体骨板进入髓核的血供逐渐减少，但从周围血管仍可获得足够的血液侧支循环。因此可以认为椎间盘感染来源与椎体感染来源相似。原发病灶大都来自皮肤粘膜或泌尿道感染，可能系通过Batson脊椎静脉丛的返流。有报告于导尿术后发病，并获得阳性血培养，以来自泌尿道的感染最为常见。

（三）局部感染蔓延所致

除化脓性脊柱炎时伴发外，其他情况较为少见。

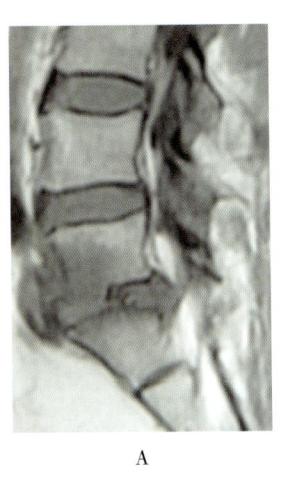
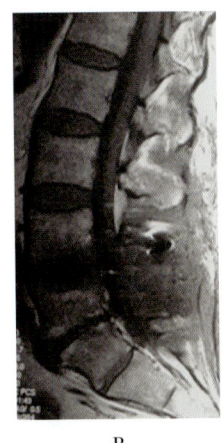
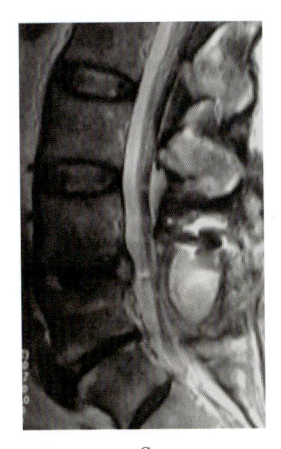
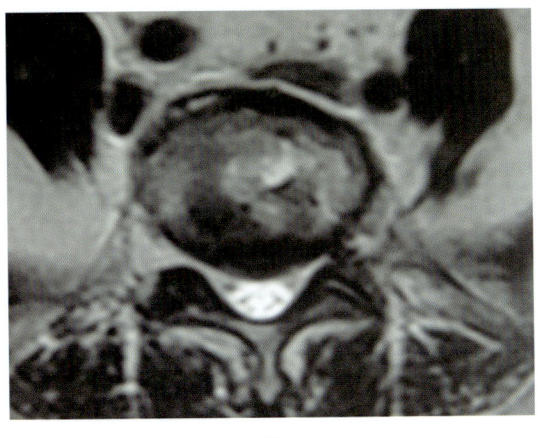

图 7-2-2-2-1　临床举例（A~D）

L_5~S_1髓核突出行溶核术后椎间隙感染：A. 术前MR矢状位；B.C. 术后一年MR矢状位，T_1、T_2加权；D. 术后一年MR水平位观

二、病理解剖与临床特点

（一）主要病理改变

视侵入的菌种毒性及程度不同，其病理改变可轻重不一。毒性较强的金黄色葡萄球菌，由于可分泌一种溶解软骨的溶软骨酶而致使局部组织被吞噬，并迅速引起椎间隙的狭窄及骨性融合，其他菌种则破坏较轻。

（二）临床特点

因手术污染所致的椎间隙感染起病或急骤，或缓慢。由溶血性金黄色葡萄球菌所致的感染往往起病急骤，有寒颤与高热，腰背痛加剧，并有明显的神经根刺激症状，患者因剧烈疼痛而不敢翻身，轻微的震动都可以触发抽搐状疼痛而大叫。体征则有腰部肌痉挛与压痛，活动障碍，原有的神经根刺激体征都加重，做直腿高举试验时足跟甚至难以离开床面，而病员往往因疼痛剧烈而拒绝作任何检查。由毒性较低的细菌，如白色葡萄球菌所致的感染则起病缓慢，全身症状与体征都比较轻些，病程趋向于慢性。

血源性椎间隙感染一般见于年轻成人，儿童则比较少见，腰椎的发病率较高。一般起病缓慢，有发热、食欲不振等症状，腰椎病变者都有腰背痛与坐骨神经痛。体征则有压痛、腰肌痉挛和活动障碍。经过石膏、抗生素治疗后症状可缓解，一旦活动过多或停止治疗后症状又加重。病程趋向慢性。在发热期白细胞计数增高,但血沉持续增快提示病变仍处于活动状态。

最严重的并发症为截瘫。曾有报导截瘫发生率高达40%,其中1/2病例合并有糖尿病。

三、影像学改变

(一)X线表现

椎间隙感染的X线表现要迟至一个月左右时才出现。可以分成4个阶段:

1. **第一阶段** 为椎间隙变窄,发生于起病开头3个月以内;

2. **第二阶段** 从3个月后开始,表现为软骨下骨质进行性硬化,邻近椎体密度增加,侧位片上特别明显,这是由于骨膜下新骨形成;

3. **第三阶段** 为邻近椎体骨板进行性不规则,椎体缘出现反应性硬化,说明炎症进展;

4. **第四阶段** 为椎间隙成气球样改变伴椎体侵蚀,仍可见椎体密度变化。

(二)MR改变

椎间隙感染的诊断比较迟,特别是血源性椎间盘感染诊断更迟,最短的亦要3个月,最长的于发病后18个月才诊断,比化脓性椎体骨髓炎几乎迟了3倍。但MR可以早期发现病变,在MR上可见病变椎间隙的两个相应的椎体有对称性炎性异常阴影。

四、诊断

主要根据以下诸点:

1. **手术病史** 多在施术术后2~5天开始发病,迟发者较少;

2. **临床症状特点** 如前所述;

3. **化验检查** 主要观察白细胞及血沉改变;

4. **影像学改变** X线平片早期多无阳性发现,需在6~8周以后方可显示椎间隙狭窄及椎节表面纹理模糊,渐而呈硬化性改变;MR检查虽可较早地发现异常所见,但应与术后血肿及反应性水肿相鉴别。

本病之MR表现主要为:

(1)T_1加权呈低信号,椎体与椎间隙分解模糊不清;

(2)椎间盘破坏、碎裂或消失,T_2加权呈高信号,而残存部分呈略低和略高信号;

(3)常累及相邻椎体,造成与椎间盘相邻的椎体T_1加权呈高信号,Gd-DTPA增强扫描后呈中度强化。

五、鉴别诊断

本病主要与术后其他并发症,如切口深部感染及局部血肿形成等相鉴别。但两者亦可伴发,应注意观察。

六、治疗

(一)非手术治疗

除非严重感染所致之椎间盘炎外,一般均采取非手术疗法,主要包括:

1. **抗生素** 应加大抗生素用量,并选择广谱者;

2. **绝对卧床** 以促进炎症的局限与消退;

3. **支持疗法** 注意水电解质平衡等;

4. **其他** 包括局部制动、止痛剂投予等。

(二)手术疗法

在对脊柱手术后治疗高热不退及全身状态恶化者,尤其伴有术野疼痛剧烈者,应考虑再次手术,彻底清除椎间隙内之炎性组织,反复冲洗以求获得充分引流目的,并局部应用高浓度广谱抗生素,是否再次选用内固定需依据具体病情而定(图7-2-2-2-2)。同时加强全身支持疗法,必要时少量、多次输入全血。

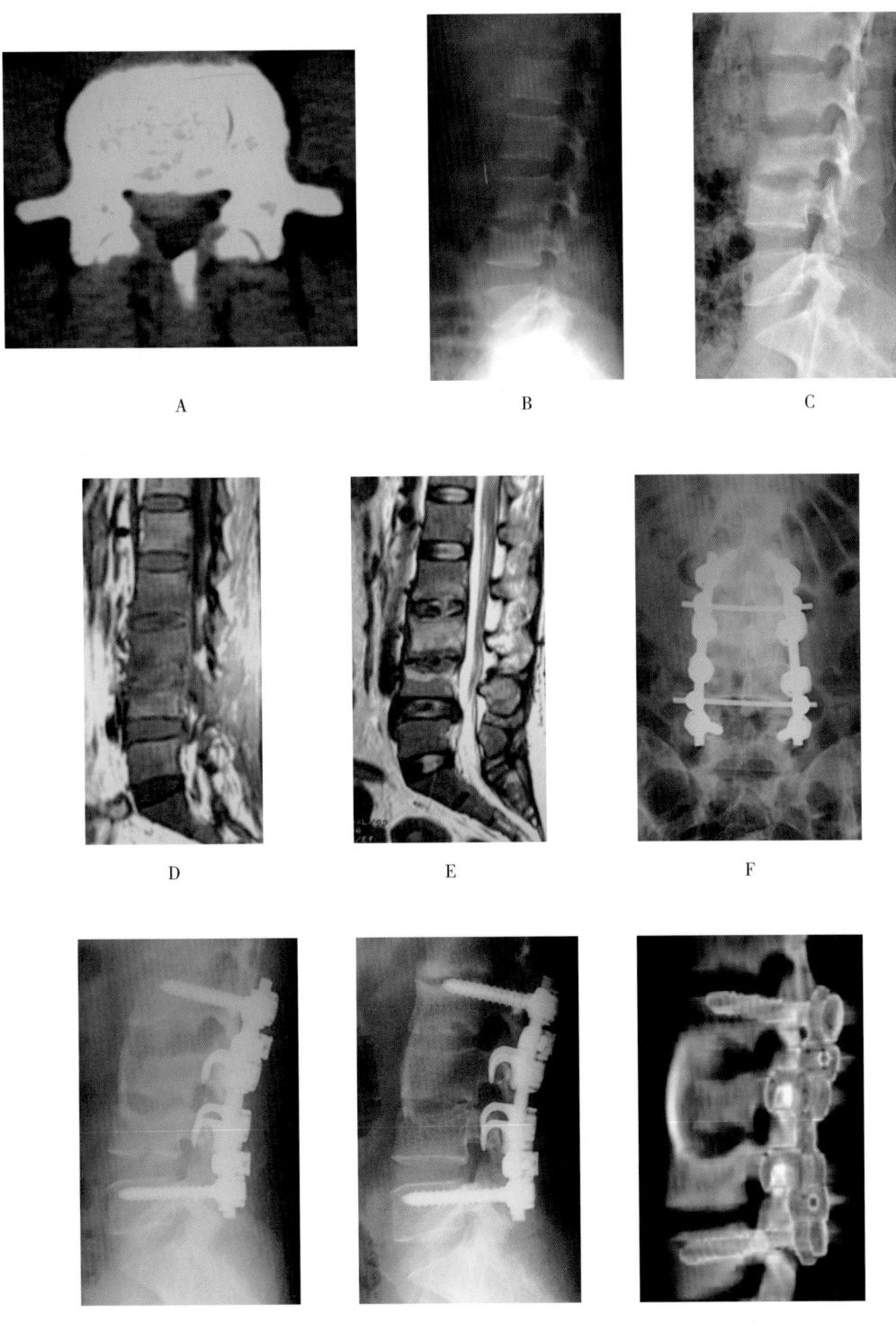

图7-2-2-2-2　临床举例（A~I）

女性，38岁，术中椎节判定失误并导致多节段椎间隙感染　A. 术前CT水平扫描显示髓核突出部位；B. 术后29天发现L_{3-4}施术椎节已感染（病节L_{4-5}并未施术）；C. 术后52天X线侧位片见感染征加剧；D.E. 术后71天MR矢状位T_1T_2加权，显示病变已波及L_{2-3}、L_{3-4}、L_{4-5}三个椎节；F.G. 术后4月经彻底清创后行植骨+内固定术；H.I. 7月后X片侧位及CT矢状位扫描见植骨已融合，原症状消失

对植入物原则上是尽早取出,尤其是炎症波及内固定周边(四周)骨组织时。对涉及椎节对位、需要撑开及确切固定者,可选择持续牵引、外固定架制动及远隔部位施术等措施。一般情况下绝对卧床和骨盆带持续牵引是最为简便、也最为有效的方法之一。

七、预后

经过治疗后约 1/2 病例病变局限于椎间盘内,另 1/2 病变炎症扩展至邻近椎体。后期表现为出现骨桥,即为硬化。除急性金黄色葡萄球菌感染外,一般很少有骨性融合。

有几个因素不利于预后。

1. **慢性病例** 大多数诊断延迟,主因 X 线表现出现较迟、难以在疾病的早期得以识别之故。目前核素骨显像与 MR 可以帮助及早诊断。

2. **迁延型** 本病有慢性迁徙性倾向,并影响预后,但所幸儿童病例少见。

3. **出现脊髓损害者** 根据手术所见,引起截瘫的主要原因为炎性肉芽组织向后方伸展侵入脑脊膜与脊髓。脊髓损害的机制为受压、硬膜炎性浸润和水肿,以及脊髓血管感染性血栓形成。

(吴德升 林 研 王新伟 赵卫东 赵定麟)

参 考 文 献

1. 陈德玉. 颈椎伤病诊治新技术, 北京:科学技术文献出版社, 2003
2. 罗旭耀, 严力生, 孔庆毅. 化脓性脊柱感染的诊断和治疗选择[J]. 颈腰痛杂志, 2006, 27(2)
3. 杨庆铭. 骨科学. 北京: 中国协和医科大学出版社. 2007
4. 赵定麟. 现代骨科学, 北京:科学出版社, 2004
5. Deininger MH, Unfried MI, Vougioukas VI, Hubbe U. Minimally invasive dorsal percutaneous spondylodesis for the treatment of adult pyogenic spondylodiscitis. Acta Neurochir (Wien). 2009 Nov; 151 (11): 1451-7. Epub 2009 May 26.
6. Fu TS, Yang SC, Tsai TT, Chen LH, Lai PL, Niu CC, Chen WJ. Percutaneous endoscopic debridement and drainage in immunocompromised patients with complicated infectious spondylitis. Minim Invasive Ther Allied Technol. 2010; 19 (1): 42-7.
7. Garcia-Vidal C, Cabellos C, Ayats J, . Fungal postoperative spondylodiscitis due to Scedosporium prolificans. Spine J. 2009 Sep; 9 (9): e1-7. Epub 2009 May 17.
8. García-Bordes L, Aguilera-Repiso JA, Serfaty-Soler JC, Collado-Fábregas F, Martínez-Montauti J, de Llobet-Zubiaga JM, Gómez-Bonsfills X. An unusual case of spondylodiscitis. Spine (Phila Pa 1976). 2010 Mar 1; 35 (5): E167-71.
9. Sakkas LI, Davas EM, Kapsalaki E, . Hematogenous spinal infection in central Greece. Spine (Phila Pa 1976). 2009 Jul 1; 34 (15): E513-8.
10. Wang Q, Babyn P, Branson H, Tran D, Davila J, Mueller EL. Utility of MRI in the follow-up of pyogenic spinal infection in children. Pediatr Radiol. 2010 Jan; 40 (1): 118-30. Epub 2009 Sep 10.

第三章　脊柱非化脓性炎症及原因不明性脊柱疾患

第一节　强直性脊柱炎

一、概述

强直性脊柱炎（ankylosing spondylitis），简称AS，又名Marie-strümpell病、Von Bechterew病、类风湿性脊柱炎、类风湿中心型等，为一种主要侵犯脊柱，并累及骶髂关节和周围关节的慢性进行性炎性疾病。由于本病也可侵犯外周关节，并在临床、放射线和病理方面与RA相似，故长时间以来一直看成是类风湿性关节炎的一种变异型，称为类风湿性脊柱炎。

二、流行病学

在不同地区不同种族本病的发病率由于调查时期及所用标准不同有很大差异。

AS的发病与HLA-B27密切相关。北美印第安人HLA-B27阳性率17%~50%，AS发病率2.7%~6.3%；而日本人和非洲黑人HLA-B27阳性率<1%，AS发病率分别为0.01%及0.2%。我国AS的发病率为0.3%。美国白人与黑人AS发病率之比为9.4:1，说明AS发病有种族遗传差异性。

三、发病机制与病理改变

AS的病因目前尚未完全阐明，大多认为与遗传、感染、免疫、环境因素等有关。本病的病理改变主要表现在以下方面：

（一）韧带和关节病变

其病理特征是韧带附着端病（enthesopathy），病变原发部位是韧带和关节囊的附着部，即肌腱端的炎症，导致韧带骨赘（syndesmophyte）形成、椎体方形变、椎骨终板破坏、跟腱炎和其他改变。因为肌腱端至少在生长期是代谢活跃部位，从而成为幼年发生AS的一个重要区域，目前仍不明了为何好发于肌腱端。

最初从骶髂关节逐渐发展到骨突关节炎及肋椎关节炎，脊柱的其它关节由上而下相继受累。AS周围关节的滑膜改变为以肉芽肿为特征的滑膜炎。滑膜小血管周围有巨噬细胞、淋巴细胞和浆细胞浸润，滑膜增厚，经数月或数年后，受累滑膜有肉芽组织形成。关节面软骨糜烂，肉芽组织纤维化或骨化造成关节骨性强直，并有明显的骨质疏松。关节周围软组织有明显的钙化和骨化，韧带附着处均可形成韧带骨赘，不断向纵向延伸，成为两个直接相邻椎体的骨桥。椎旁韧带连同椎前韧带钙化，使脊椎呈"竹节状"。并随着病变的进展，关节和关节附近有较显著的骨化倾向。早期韧带、纤维环、椎间盘、骨膜和骨小梁为血管性和纤维性组织侵犯，被肉芽组织取代，导致整个关节破坏和附近骨质硬化，经过修复后,最终发生关节纤维性强直和骨性强直,椎骨骨质疏松,肌萎缩和脊椎后凸畸形;按其好发部位以图 7-2-3-1-1 表示。

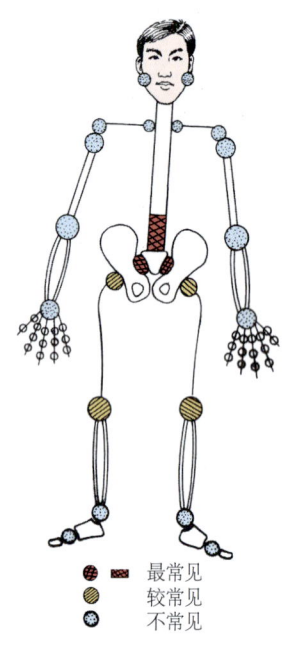

图7-2-3-1-1 强直性脊柱炎常见受累关节分布示意图

(二)心肺病变

1. 心脏改变 其主要特征是侵犯主动脉瓣,使瓣膜增厚,纤维化而缩短,但不融合,主动脉瓣环扩大,有时纤维化可达主动脉基底部下方,产生主动脉下纤维嵴。病变累及二尖瓣前叶,可引起二尖瓣关闭不全;三尖瓣受累较少见。偶见心包和心肌纤维化,组织学可见心外膜血管有慢性炎性细胞浸润和动脉内膜炎;主动脉壁中层弹力组织破坏,代之纤维组织,纤维化组织如侵犯房室束,则引起房室传导阻滞。

2. 肺部病变 特征是肺组织呈斑片状炎症伴圆细胞和成纤维细胞浸润,发展至肺泡间纤维化伴玻璃样变。

四、临床特点

(一)临床一般表现

多见于 16~30 岁青年人,男性明显为多,40 岁以后首次发病者仅占 3.3%。起病隐袭、缓慢,全身症状较轻。早期常有下背痛和晨起僵硬,活动后减轻,并可伴有低热、乏力、食欲减退、消瘦等症状。开始时疼痛为间歇性,数月数年后发展为持续性,以后炎性疼痛消失,脊柱由下而上部分或全部强直,出现程度不同的驼背畸形(图7-2-3-1-2、3)。女性病人周围关节受侵犯较常见,进展较缓慢,脊柱畸形较轻。

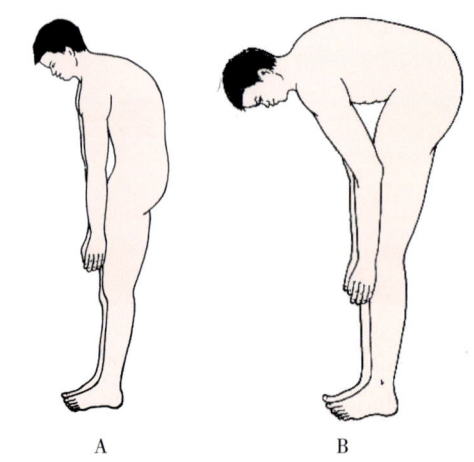

图7-2-3-1-2 轻、中度驼背畸形示意图(A、B)
A. 强直性脊柱炎轻度畸形;B. 中度(偏室)驼背畸形外观

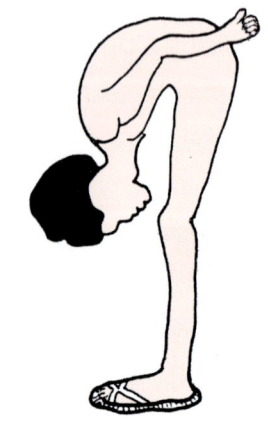

图 7-2-3-1-3 严重型驼背畸形外观

(二)脊柱病变表现

绝大多数首先侵犯骶髂关节,以后上行至颈椎。少数病人先由颈椎或几个脊柱段同时受侵犯,可侵犯周围关节(见图 7-2-3-1-1)。

1. 骶髂关节炎 约 90%AS 病人最先表现为骶髂关节炎。以后上行发展至颈椎,表现为反复发作的腰痛,腰骶部僵硬感,间歇性或两侧交替出现腰痛和臀部疼痛,可放射至大腿,无阳性体征,但直接按压或伸展骶髂关节可引起疼痛。有些病人仅 X 线检查发现有异常改变。约 3%AS 颈椎最早受累,以后下行发展至骶髂部,7%AS 为几个脊柱段同时受累。

2. 腰椎病变　多数表现为下背痛和腰部活动受限。腰部前屈、后伸、侧弯和转动均可受限。体检可发现腰椎棘突压痛,腰椎旁肌肉痉挛;后期可有腰肌萎缩。

3. 胸椎病变　胸椎受累时,表现为背痛、前胸和侧胸痛,最后呈驼背畸形。如肋椎关节、胸骨柄体关节、胸锁关节及肋软骨间关节受累时,则呈束带状胸痛,胸廓扩张受限,吸气咳嗽或打喷嚏时胸痛加重。严重者胸廓保持在呼气状态,胸廓扩张度较正常人降低 50% 以上,因此只能靠腹式呼吸辅助。由于胸腹腔容量缩小,造成心肺功能和消化功能障碍。

4. 颈椎病变　30% 病人首先表现为颈椎炎,先有颈椎部疼痛,沿颈部向头部臂部放射。颈部肌肉开始时痉挛,以后萎缩,病变进展可发展至颈胸椎后凸畸形。头部活动明显受限,常固定于前屈位,不能上仰、侧弯或转动。严重者仅能看到自己足尖前方的小块地面,不能抬头平视。

(三) 周围关节病变

约半数 AS 病人有短暂的急性周围关节炎,约 25% 有永久性周围关节损害。一般多发生于大关节,下肢多于上肢。有人统计,周围关节受累率,髋和肩为 40%,膝 15%,踝 10%,足和腕各 5%,极少累及手。国内报道,髋关节发生强直(37%)是 AS 病人的主要致残原因;髋部症状出现在发病后 5 年内者占 94%,提示 AS 发病头 5 年内如未累及髋关节,则以后受累的可能性不大。

肩关节受累时,关节活动受限较疼痛更为明显,梳头、抬手等活动均受限。侵犯膝关节时则关节呈代偿性弯曲,使行走、坐立等日常生活更为困难。极少侵犯肘、腕和足部关节,侵犯手部关节者更为罕见。

此外,耻骨联合亦可受累,骨盆上缘、坐骨结节、股骨大粗隆及足跟部可有骨炎症状,早期表现为局部软组织肿、痛,晚期有骨性粗大。一般周围关节炎可发生在脊柱炎之前或以后,局部症状与类风湿性关节炎不易区别,但遗留畸形者较少。

(四) 其他脏器及器官等表现

AS 的关节外病变,大多出现在脊柱炎后,偶有在骨骼肌肉症状之前数月或数年发生关节外症状。AS 可侵犯全身多个系统,并伴发多种疾病。

1. 心肺病变　前面已阐述,以主动脉瓣病变较为常见,约 25%AS 病例有主动脉根部病变。临床可有不同程度主动脉瓣关闭不全及心脏传导阻滞,当病变累及冠状动脉口时可发生心绞痛。少数后期病人可并发上肺叶斑点状不规则的纤维化病变,表现为咳痰、气喘、甚至咯血,并可能伴有反复发作的肺炎或胸膜炎。

2. 眼部病变　25% 病人有结膜炎、虹膜炎、眼色素层炎或葡萄膜炎,后者偶可并发自发性眼前房出血。虹膜炎易复发,病情越长发生率愈高,但与脊柱炎的严重程度无关,有周围关节病者较常见,少数可先于脊柱炎发生。

3. 耳部病变　发生慢性中耳炎是正常人的 4 倍,在发生慢性中耳炎的病人中,其关节外表现明显多于无慢性中耳炎的病人。

4. 神经系统病变　由于脊柱骨质疏松,易发生脊柱骨折,而引起脊髓压迫症;如发生椎间盘炎则引起剧烈疼痛;后期可侵犯马尾,发生马尾综合征,而导致下肢或臀部神经根性疼痛,骶神经分布区感觉丧失,跟腱反射减弱以及膀胱和直肠等运动功能障碍。

5. 其他

(1) 淀粉样变　为 AS 少见的并发症。常规直肠粘膜活检可发现有淀粉样蛋白的沉积,大多没有特殊临床表现。

(2) 肾及前列腺病变　极少发生肾功能损害,但有发生 IgA 肾病的报告。AS 并发慢性前列腺炎较对照组增高,其意义不明。

五、实验室检查

缺乏特异性。在早期和活动期，80%的患者血沉增快，在静止期或晚期血沉多降至正常。但是，即便在病变的活跃时期，也有约1/5的病例血沉不快。因此，决不能因血沉不快而否定本病的诊断。另一方面，当临床和X线片尚不足以确诊本病时，如血沉较快，则可增加诊断的依据。贫血和白细胞增多不常见，偶见血浆α和r球蛋白的增多和白蛋白降低，狼疮细胞多为阴性。脑脊液蛋白稍增加（0.45~0.60g/L），尤其多见于合并坐骨神经病的病例。90%以上的患者其组织相容抗原（HLA-B27）为阳性，血清类风湿因子阴性。虽然90%~95%以上AS病人HLA-B27阳性，但一般不依靠HLA-B27来诊断AS，HLA-B27不作为常规检查。诊断主要依靠临床表现和放射线证据。

六、影像学改变

（一）X线检查

1. 骶髂关节改变 这是诊断本病的主要依据。可以这样说，一张正常的骶髂关节X线片几乎可以排除本病的诊断。早期骶髂关节的X线片改变比腰椎更具有特点，更容易识别。一般的说，骶髂关节可有三期改变。

（1）早期 关节边缘模糊，并稍致密，关节间隙加宽；

（2）中期 关节间隙狭窄，关节边缘骨质腐蚀与致密增生交错，呈锯齿状；

（3）晚期 关节间隙消失，骨小梁通过，呈骨性融合。

2. 脊柱改变 病变发展到中、晚期可见到：

（1）韧带骨赘 即椎间盘纤维环骨化的形成，甚至呈竹节状脊柱融合（图7-2-3-1-4）；

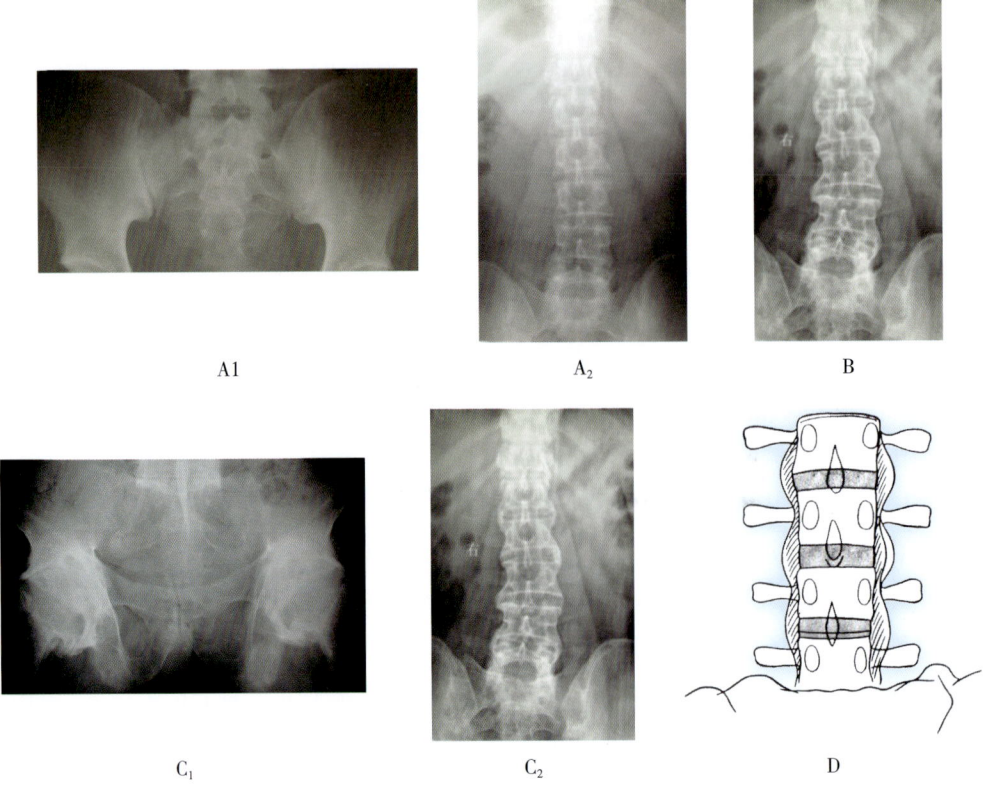

图7-2-3-1-4 椎节韧带骨化（A~D）

强直性脊柱炎竹节状融合正位X线片及示意图 A.早期（A₁、骶髂关节病变多先于脊椎；A₂、脊椎呈炎性反应）；B.中期；C.晚期（C₁、双侧骶髂关节及双髋均呈强直状；C₂、脊柱已完全骨化及变形）；D.示意图

（2）椎体形态 多呈方形椎外观；

（3）骨密度 普遍伴有骨质疏松；

（4）椎旁韧带骨化 以黄韧带、棘间韧带和椎间纤维环的骨化最常见，尤多见于晚期，属于"竹节样脊柱"之一；

（5）脊柱畸形 包括腰椎和颈椎前凸消失或后凸；胸椎生理性后凸加大，驼背畸形多发生在腰段和下胸段；但在发病过程中如能保持体形亦可维持其生理曲度状态（图7-2-3-1-5），但此种病例较少见；

（6）易外伤 易同时伴发椎间盘突出，椎弓和椎体的疲劳性骨折以及寰枢椎半脱位。

3. 髋、膝关节改变　髋关节受累常为双侧，早期骨质疏松，闭孔缩小和关节囊膨胀；中期可见关节间隙狭窄，关节边缘囊性改变，或髋臼外缘和股骨头边缘骨质增生（韧带骨赘型晚期），关节间隙消失，骨小梁通过，关节呈骨性强直。

4. 肌腱附着点的改变　多为双侧性，早期骨质浸润致密和表面腐蚀，晚期可见韧带骨赘形成（骨质疏松、边缘不整）。

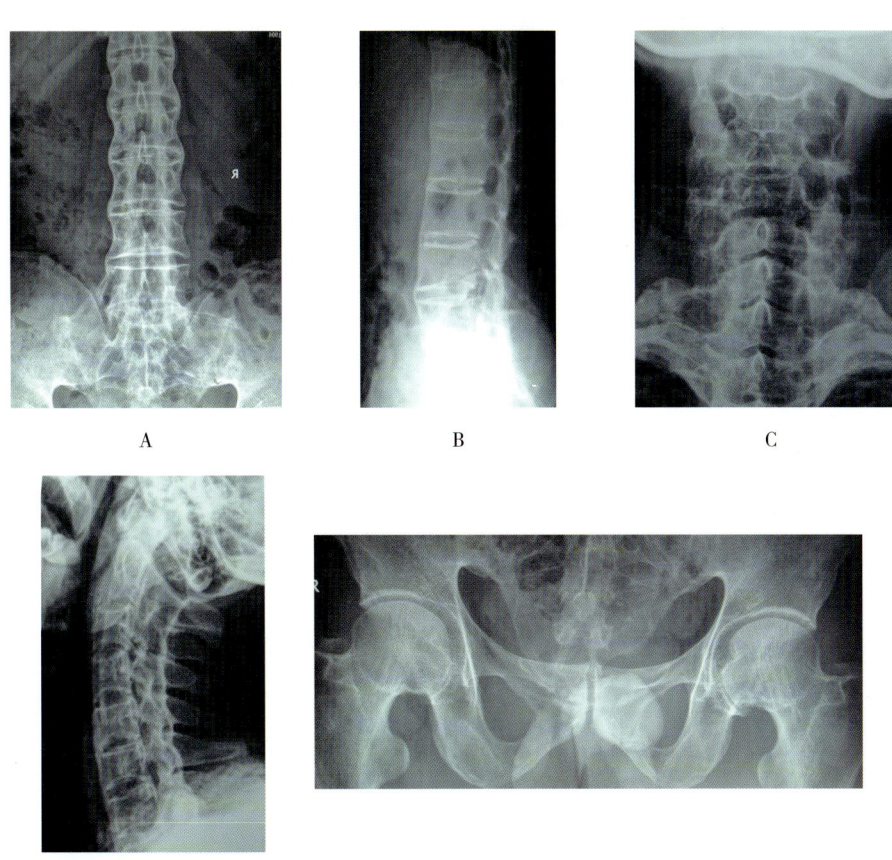

图7-2-3-1-5　临床举例（A~E）

男性，40岁，强直性脊柱炎静止期患者，全脊柱从颈椎至骶髂关节均呈融合状及竹节样改变，但无驼背畸形，双髋关节无明显韧带钙化征，可正常屈髋下蹲　A.B.胸腰段至骶髂关节正侧位X线片；C.D.颈椎正侧位X线片；E.双髋关节正位，周围韧带无明显钙化征

原发性AS和继发于炎性肠病、Reiter综合征、牛皮癣关节炎等伴发的脊柱炎的X线表现类似，但后者为非对称性骶髂关节炎伴脊柱不规则的跳跃性病变表现，可资鉴别。

脊椎外关节X线其他表现有：骨质疏松，轻度侵蚀性破坏病变，关节间隙变窄，关节面破坏，最后呈骨性强直。在韧带、肌腱、滑囊附着处可出现骨炎和骨膜炎，最多见于跟骨、坐骨结节、髂骨嵴等。其他周围关节亦可发生类似的X线变化。

早期X线检查阴性时,可行放射线核素扫描、计算机断层和核磁共振检查,以发现早期对称性骶髂关节病变。但必须指出,一般简便的后前位X线片足可诊断本病。

(二)CT、MR 和造影

X线平片对2级以上的典型骶髂关节炎诊断较易,但对2级和2级以下的早期骶髂关节炎,诊断比较困难,容易漏诊。骶髂关节CT扫描或磁共振成像(MR)可提高敏感性,早期发现骶髂关节病变。CT能较满意显示骶髂关节间隙及关节面骨质,发现X线平片不能显示的轻微关节面骨侵蚀及软骨下囊性变等。尤其是对临床高度疑诊而X线表现正常或可疑者。MR能直接显示关节软骨,对早期发现骶髂关节软骨改变以及骶髂关节炎病情估计和疗效判定较CT更优越。发射型计算机断层扫描(ECT)放射性核素扫描缺乏特异性,尤其是^{99m}锝 - 亚甲基二磷酸盐(^{99m}Tc-MDP)骨扫描核素在骶髂关节附近非特异性浓集,易造成假阳性,因此对骶髂关节炎的诊断意义不大。但有学者认为,单光子发射计算机断层成像(SPECT)骨扫描可能对AS的诊断也有帮助。椎管造影对下肢有神经障碍的患者,有助于手术时进行彻底减压。

七、诊断

(一)早期诊断

主要根据以下病史特点,有三个以上者即应考虑本病:

1. 腰背部不适隐袭性出现;
2. 年龄<40岁;
3. 持续3个月以上;
4. 清晨时僵硬;
5. 活动后症状有所改善。

有上述病史,X光片有骶髂关节炎征象,即证实为脊柱病;进一步排除牛皮癣、炎性肠病或Reiter综合征关节炎,即可作出原发性AS的诊断,而不要等到脊柱明显强直时才明确诊断。

(二)临床标准

1. 一般临床指标

(1)各方向的腰椎活动受限(包括:前屈、后伸、旋转及侧屈);

(2)胸腰段或腰椎既往痛,目前仍痛;

(3)测量第四肋间胸廓扩张活动度,等于或小于2.5cm。

2. 确诊标准

(1)如果3~4度双侧骶髂关节炎,加上至少上述一条临床指标;

(2)3~4度单侧或2度双侧骶髂关节炎加上第一或第二、第三个临床指标。

3. 疑诊标准

指仅有3~4度双侧骶髂关节炎而无临床指标。

诊断标准都强调了腰痛、腰椎活动受限、胸痛、胸廓活动受限和骶髂关节炎诊断的重要性,掌握上述要点,本病是不难诊断的。

八、鉴别诊断

(一)增生性骨关节炎

常发生于老年人,特征为骨骼及软骨退变,滑膜增厚,以负重的脊柱和膝关节等较常见。累及脊椎者常以慢性腰背痛为主要症状,与AS易混淆;但本病不发生关节强直及肌肉萎缩,无全身症状,X线表现为骨赘生成和椎间隙变窄。

(二)Forestier病(老年性关节强直性骨肥厚)

脊柱亦发生连续性骨赘,类似AS的脊椎竹节样变,但骶髂关节正常,椎间小关节不受侵犯。

(三)结核性脊柱炎

临床症状与AS相似,但X线检查可资鉴别。

结核性脊柱炎时，脊椎边缘模糊不清，椎间隙变窄，前方楔形变，无韧带钙化，有时有脊椎旁结核脓疡阴影存在，骶髂关节为单侧受累。

（四）腰骶关节劳损

慢性腰骶关节劳损为持续性、弥漫性腰痛，以腰骶部最重，脊椎活动不受限，X 线无特殊改变。急性腰骶关节劳损，疼痛因活动而加重，休息后可缓解。

（五）类风湿性关节炎

现已确认 AS 不是 RA 的一种特殊类型，两者有许多不同点可资鉴别。RA 女性多见，通常先侵犯手足小关节，且呈双侧对称性，骶髂关节一般不受累，如侵犯脊柱，多只侵犯颈椎，且无椎旁韧带钙化，有类风湿皮下结节，血清 RF 常阳性，HLA-B27 抗原常阴性。

九、治疗原则

目前尚缺乏根治的方法，亦无阻止本病进展的有效疗法。许多病人骶髂关节炎发展至 I 或 III 级（度）后并不再继续发展，仅少数人可进展至完全性关节强直。AS 治疗的目的在于控制炎症，减轻或缓解症状，维持正常姿势和最佳功能位置，防止畸形。要达到上述目的，关键在于早期诊断、早期治疗，采取综合措施进行治疗，包括对病人和家属的科普教育、体疗、理疗、药物和外科治疗等。

十、非手术治疗

（一）科普教育

1. 了解本病特点　教育病人和家属，使其了解疾病的性质、病程，采用的措施，以及预后，取得他们的理解和配合。

2. 坚持正常体位及姿势　注意日常生活中要维持正常姿势和活动能力，如睡觉时不用枕或用薄枕，睡硬木板床，取仰卧位或俯卧位，每天早晚各俯卧半小时；坚持力所能及的劳动和体育活动；工作时注意姿势，防止脊柱弯曲畸形等。

3. 了解药物概况　了解药物作用及副作用，学会自行调整药物剂量及处理药物副作用，以利配合治疗

（二）体疗

体育疗法可保持脊柱的生理弯曲，防止畸形；保持胸廓活动度，维持正常的呼吸功能；保持骨密度和强度，防止骨质疏松和肢体废用性肌肉萎缩等。

1. 深呼吸　每天早晨及睡前常规做深呼吸运动。可以维持胸廓最大的活动度，保持良好呼吸功能。

2. 颈椎运动　头颈部可作向前、向后、向左、向右转动，以及头部旋转运动，以保持颈椎的正常活动度。

3. 腰椎运动　每天做腰部运动、前屈、后仰、侧弯和左右旋转躯体，使腰部脊柱保持正常的活动度。

4. 肢体运动　游泳既有利于四肢运动，又有助于增加肺功能和使脊柱保持生理曲度，是最佳的全身运动。

根据个人情况采取适当的运动方式和运动量，开始时可出现肌肉关节酸痛或不适，但经短时间休息即可恢复。如新的疼痛持续 2h 以上不能恢复，则表明运动过度，应适当减少运动量或调整运动方式。

（三）物理治疗

主要为热疗，以求增加局部血液循环，使肌肉放松，减轻疼痛，有利于关节活动，保持正常功能。

（四）药物治疗

治疗本病的药物可分为三类：

1. 抑制病情活动、影响病程进展的药物　如柳氮磺胺吡啶,适用于病情活动的 AS,伴外周关节炎的 AS 和新近发现的 AS。

2. 非甾体抗炎药　适用于夜间严重疼痛及僵硬病人,可在睡前服用。

3. 镇痛药与肌松药　如镇痛新、强痛定及肌舒平,常用于长期应用非甾体类抗炎药无效者。

临床常用药物及用药方式方法等,主要由内科医师掌握为妥。

十一、手术治疗基本概念

(一)概述

用于病情稳定的晚期畸形及关节强直患者,包括脊柱、髋、膝等关节发生畸形及强直,严重影响功能者则需手术处理。常用的手术包括:脊柱截骨术、髋关节成形术、髋部截骨术、全髋或半髋关节置换术、膝关节截骨术及膝关节人工关节置换术等。

强直性脊柱炎引起的驼背畸形最为多见,一旦发生,手术矫形是唯一有效的治疗方法。

手术主要是通过脊柱楔形截骨达到矫形目的,手术本身并非病因治疗,所以术前必须对原发病加以治疗,待病情平稳后再行手术治疗。脊柱后凸矫正术,是一复杂而又精细的手术,若手术指征掌握准确,手术操作仔细,大多能收到良好效果。

(二)手术适应证与手术指征

手术效果是否理想与手术指征的选择有直接关系,若手术指征选择不当,后凸畸形虽被矫正,但会造成工作和生活上新的不便或畸形复发。为取得良好手术效果和防止畸形复发,术前必须全面了解病人职业上和生活上的需要,以及髋和膝关节活动和原发病变是否静止等。具体手术指征如下,可酌情掌握:

1. 驼背 Cobb's 角 >40°、有功能障碍、病情已稳定、血沉 20mm/h 以下者;

2. 对青年人后凸畸形患者,手术指征可适当放宽;

3. 脊柱后凸伴有椎管狭窄者,在作脊髓减压同时,可一次性行脊柱截骨矫形术;

4. 胸、腰椎后凸畸形已矫正,颈椎屈曲明显,关节、韧带已骨化者应慎行颈椎截骨术;

5. 合并腹主动脉钙化者不宜贸然手术,只有在完善术前预案,避免对脊柱的过度纵向牵拉,才有可能避免伤及主动脉及发生其他意外。

(三)手术禁忌证

1. 原发病尚在活动期,血沉 30mm/h 以上,且用药物不能控制者。

2. 年老体弱,脊柱严重骨质疏松者。

3. 全身状况不佳,主要脏器如心、肺、肝、肾等机能不全及伴有贫血、发热及严重疼痛者。

(四)术前准备

1. 告知病人施术概况　对患者充分说明手术要点,包括术中唤醒,以利合作;训练床上大、小便;术前 24h 开始应用抗生素,备同型全血 1000~2000ml;

2. 测量　术前准确测量后凸及 X 线片 Cobb's 角;

3. 影像学检查　术前除标准 X 线正侧位片外,应酌情予以 CT、MR 和造影等检查,全面了解椎管狭窄和脊髓受压情况;

4. 备矫形床等　专用的脊柱后凸矫正调节床及截骨用全套器械等均需备齐;

5. 准备术中诱发电位监测　术中诱发电位的监测,并结合唤醒试验基本可以比较准确地反映术中脊髓受牵拉或受压的情况及反应。

(五)麻醉选择

多选用全麻插管,亦可用硬膜外麻醉以及局部浸润麻醉。全麻插管效果好,肌肉松弛便于矫形,而且可以完全控制病人的呼吸循环功能,并在全麻下行体位控制性低血压,减少出血。对颈椎强直插管困难者,可选用软管,或儿童用气管插管技术,或选用硬膜外麻醉或局部浸润麻醉加静麻;但强直性脊柱炎驼背时韧带已钙化,穿刺针难以进入硬膜外腔,加之手术在硬膜外截骨也影响麻醉效果。

(六)驼背的矫正手术种类

驼背畸形截骨术的种类较多,但均为楔形截骨,视截骨前方的支点不同可分为以下五大类:

以椎节后缘为支点的楔形截骨术(图7-2-3-1-6);

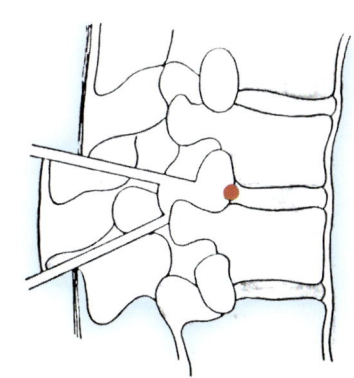

图7-2-3-1-6　脊柱截骨术术式之一示意图
支点位于椎节后缘的楔形截骨术

以椎节中部为支点的楔形截骨术(图7-2-3-1-7);

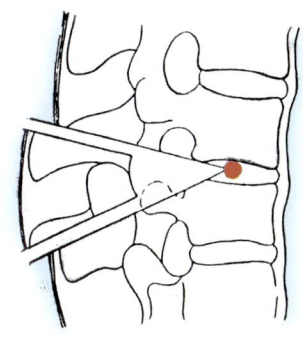

图7-2-3-1-7　脊柱截骨术术式之二示意图
支点位于椎节中部的楔形截骨术

以椎体前缘为支点的楔形截骨术(图7-2-3-1-8);

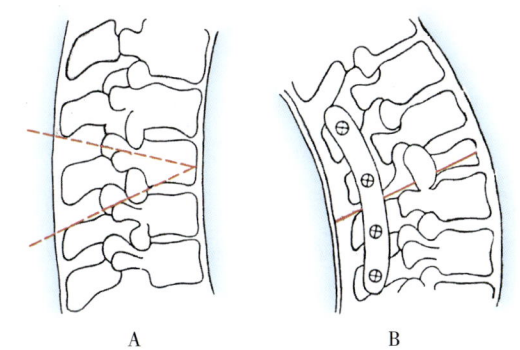

A　　　　　　B
图7-2-3-1-8　脊柱截骨术术式之三示意图(A、B)
支点位于椎体前缘的楔形截骨术及矫形后钛板内固定状态

以椎节前缘为支点的楔形截骨术(图7-2-3-1-9);

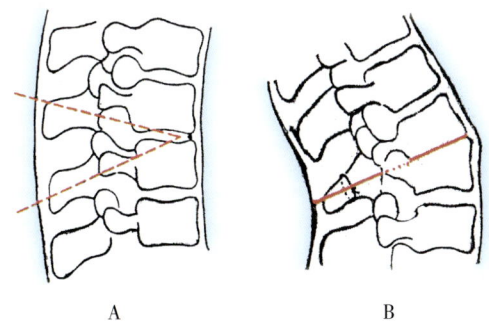

A　　　　　　B
图7-2-3-1-9　脊柱截骨术术式之四示意图(A、B)
支点位于椎节前缘的楔形截骨术及矫形后棘突钛镍结扎固定状态

侧向弯曲的楔形截骨术(图7-2-3-1-10);

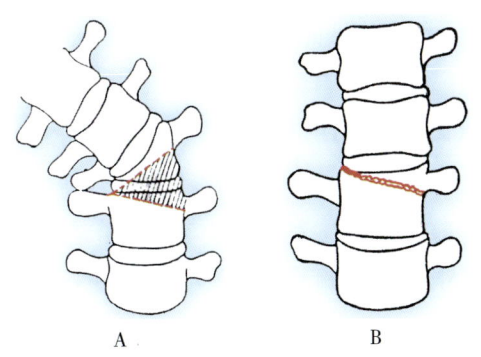

A　　　　　　B
图7-2-3-1-10　脊柱截骨术术式之五示意图(A、B)
脊柱侧弯楔形截骨术

而多节段楔形截骨术是按照上述截骨方式用于二个节段以上者。下面将对临床上常用的术式分段加以阐述：

十二、楔形截骨术

（一）概述

最早由 Smith-Petersen 设计，其原理是在脊柱后部结构截除一楔形骨块，当两截骨面对合时，该节段前方的椎间盘裂开，两相邻椎体间即形成一向前开口角状空隙，人为地增大腰椎前凸，以代偿脊柱上部的后凸畸形。术后外观上病人能直立，但脊柱上部原来的后凸弧度并无明显改变（图 7-2-3-1-11）。因为脊髓圆锥在成人止于 L_1 下缘或 L_2 上缘水平，所在在 L_2 以下行截骨较为安全合理，$L_{2~3}$ 平面截骨最理想，其次为 $L_{3~4}$。其操作步骤如下：

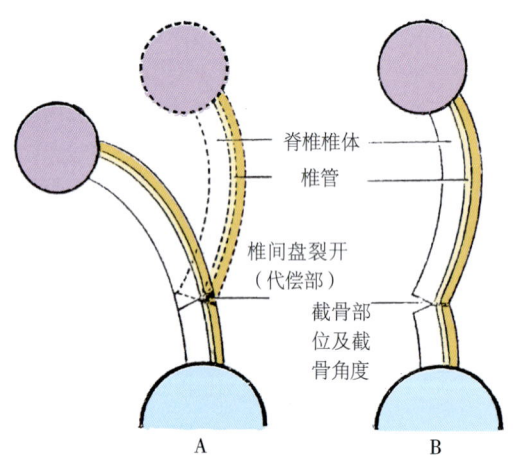

图 7-2-3-1-11　脊柱截骨术原理示意图（A、B）
A. 腰椎后侧截骨，以增加腰前凸程度以代偿驼背畸形（用X线摄制描样测定截骨角之方法）；
B. 椎体前缘分离，后侧截骨面挤紧

（二）切口与手术入路

以 $L_{2~3}$ 棘突为中心，沿脊柱中线纵行切开，上达 L_1 棘突上缘，下至 L_3 棘突下缘。沿正中切开棘上韧带，剥开两侧椎旁肌，纱条充填压迫止血，显露范围达上下关节突的关节外缘，并能摸到横突。

（三）截骨

截骨深度自棘突至椎体后缘，切骨角度按术前测定。截骨的范围包括：第 2 腰椎棘突下方之大部，第 3 腰棘突上方之小部，椎板及骨化黄韧带之相应部分，第 2 腰椎下关节突之大部及第 3 腰椎上关节突之全部。用骨凿（刀）及三关节咬骨钳等先切除 L_2 棘突后缘上 4/5 与下 1/5 骨质，再斜向下方凿除（图 7-2-3-1-12、13）；截骨部位主要在椎板及小关节突处（图 7-2-3-1-14）。

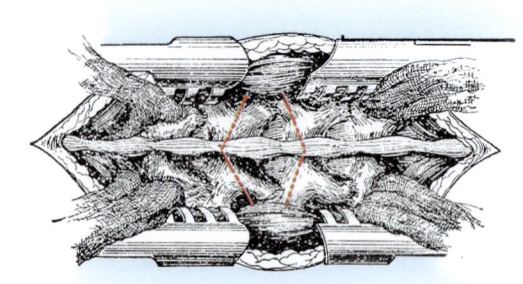

图 7-2-3-1-12　显示截骨范围示意图

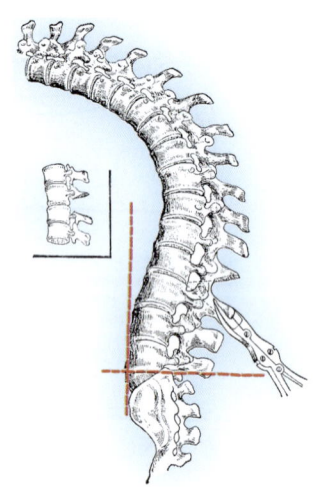

图 7-2-3-1-13　咬除棘突示意图
先用骨剪按照剪除骨质的范围，咬除棘突

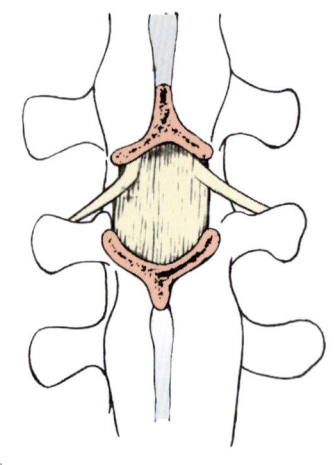

图 7-2-3-1-14　楔形截骨后方观示意图

(四)腰椎间盘纤维骨化时的处理

一般有两种方法,一是先行前方松解;二是截骨完毕后,如仍有椎间盘纤维环外层纤维骨化妨碍畸形矫正时,如仅一侧椎间盘纤维环外层有轻度骨化,可不必切断。如骨化较厚,估计只靠压力难以将其撕断,并可能发生危险时,则应切断较厚的一侧。骨化纤维切断后,以冰冷之生理盐水彻底冲洗伤口,清除残留骨屑及小血块,彻底止血,然后准备行后凸矫正。

(五)安放内固定

通过调节手术床使截骨面对合(图7-2-3-1-15),再安放棘突固定板(图7-2-3-1-16),也可用 CD、Dick、哈氏棒及椎弓根钉等(图7-2-3-1-17)。要注意防止术后脊柱滑脱而压迫脊髓。之后在截骨面两端之椎板上用骨凿凿出新鲜骨面,包括 L_{2-3} 椎板,两侧自关节突至棘突基底部,用凿下之棘突和截骨时的碎骨片植骨。

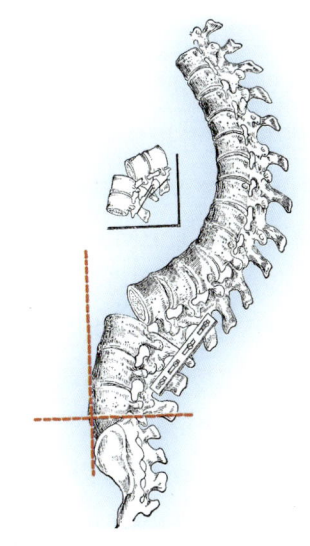

图 7-2-3-1-16 固定椎节示意图

脊柱畸形矫正后,用脊柱钛板和螺钉固定(或用粗钢丝连环结扎固定)。逐层缝合切口

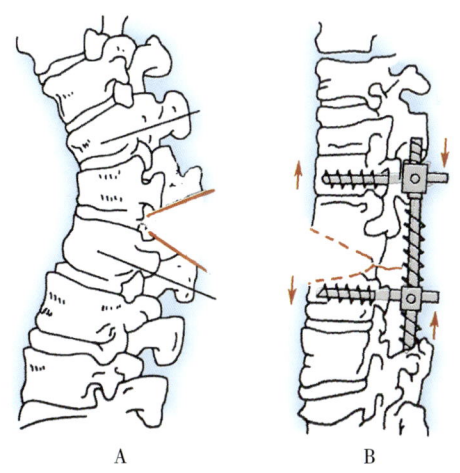

图 7-2-3-1-17 截骨+椎3根钉固定技术示意图(A、B)

A.对强直性脊柱炎后凸畸形先行楔形截骨;
B.矫正后予以椎弓根钉固定

(六)术后处理

如畸形得到完全矫正,术后可平卧或俯卧。仰卧时,胸背、头颈后部及下腰部应垫起;俯卧时,腹下部宜垫起,垫的厚度以舒适、无痛为原则。2~3周后上石膏背心,逐渐下床活动,6~8周后更换支具制动4~6个月。

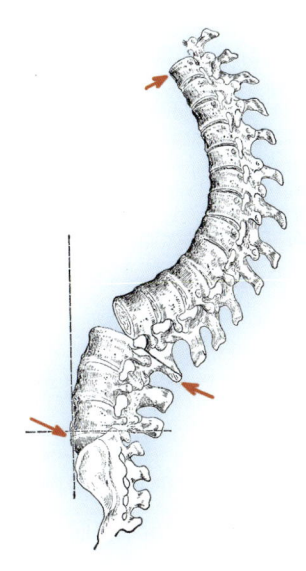

图 7-2-3-1-15 截骨面对合示意图

切除未骨化的棘突间韧带和黄韧带,使截骨面对合

(七)术中注意事项

1. **避免神经损伤**　由于截骨面小,当两截骨面对合时,犹如不稳定骨折易于松动而可造成椎体向前移位而伤及马尾神经。故在操作时务必严格掌握截骨要领,采用上下同时持骨技术(应由术者或第一助手一人完成)和稳妥的内固定技术。万一发生神经损伤,应立即使移位的椎体复位,同时更换长棘突固定板将多个棘突确实固定,或更换其他内固定器械。

2. **防止钙化的腹主动脉撕裂**　截骨后矫正畸形时,$L_{2,3}$椎体前方裂开,使椎体前方组织牵拉。正常腹主动脉富于弹性,稍受牵引不致被撕裂,但老年患者如动脉壁钙化则易被撕裂造成致命性大出血。

3. **畸形矫正不全**　多因术前未确切测出截骨角度大小,截骨角度小于实际畸形角度。当脊柱炎病变尚未完全静止时更易引发。

十三、多节段椎弓楔形截骨术

(一)概述

为近年来临床应用较多之术式,其生物力学原理是以后凸顶点为中心作脊柱后部多个平面楔形截骨术,此实际上是前种脊柱截骨术的多点(平面)截骨。当多处截骨面对合时,脊柱恢复生理弯曲或接近生理弯曲。其优点为:后凸顶点为中心截骨可直接矫正畸形,符合力学原则,与前者加大腰椎前凸来代偿脊柱后凸的间接矫正相比,可以用较小的矫正度获得明显的外观改善。同时也提高了矫正效果。多段分散矫正畸形,每节截骨面积小,较单处大幅度截骨更易完成,而且可分散应力,减少对脊柱稳定性的影响,且可以避免对椎体前方血管和内脏的过度牵拉。同时配合内固定技术,勿需外固定,病人也可早期离床活动。

(二)切口与入路

俯卧位,消毒铺巾后,脊柱后正中切口。以后凸弧顶为中心暴露椎板和两侧关节突。

(三)截骨

根据后凸和脊柱僵硬程度决定截骨范围,以弧顶间隙为中心向下依次截骨,以达到满意矫正为度。各段截骨完成后,术者用手小心缓压畸形弧顶部使其渐渐矫正,一般不必使前方钙化韧带断裂就可合拢各截骨间隙,达到矫形目的。然后选用相应之内固定技术维持已矫正之曲度。

(四)术后

常规禁食,如无严重胃肠反应于第2天进流质,术后两周开始离床活动,给予石膏背心固定3~6个月。

(五)术中注意要点

准备术中矫正床或支架或垫枕,术时将患者置于其上。术中采用唤醒试验或诱发电位监护仪监护。术中切除多个椎弓、黄韧带时,易损伤脊髓、神经根,操作要细致。锤击胸段椎弓,力量要轻。

十四、经椎间孔的楔形脊柱截骨术

(一)概述

该术式的原理是楔形截除脊柱的一部分。包括L_{2-3}大部棘突、椎板、关节突和椎弓根,以及其对应的椎间软骨和部分椎体。当两截骨面对合时,前方椎间盘不至于裂开,从而避免了单纯脊椎后部截骨所产生的前纵韧带断裂和椎间盘裂开的后果,防止了脊柱前方形成较大的裂隙及脊柱不稳定。

(二）切口与显露

1. 切口　以 L_{2-3} 棘突为中心,取后正中切口,长约 10~15cm。

2. 显露椎板　切开诸层,并分离两侧椎旁肌,干纱条压迫止血,上牵开器,清理椎板上残余软组织,显露范围达上下关节突的外缘,并能摸到横突。

(三）截骨

截除 L_2 棘突下方之大部、L_3 棘突上方小部、椎板及骨化黄韧带之相应部分,L_2 下关节突之大部及 L_3 上关节突之全部,再从后面暴露椎体,将对应的 L_{2-3} 椎间软骨和椎体作楔形切除,楔形底边向后,顶端向前,前方不超过椎体前缘。

(四）矫形和内固定

术者双手向下压迫脊柱隆起部,并逐渐撤掉腹下枕垫,至腹壁贴近手术台为止;上下相邻的棘突以钛板或钛镟等固定。

(五）植骨和缝合

在截骨面两端椎板上凿出新鲜骨面,冰盐水冲洗后彻底止血,植自身松质骨,逐层缝合伤口。

(六）术后处理

畸形完全矫正后可平卧,每 2~3h 翻身一次。如局麻下手术,可在手术室包扎石膏背心,固定范围上至胸骨柄,下至髂前上棘,石膏凝固后将病人送回病房。包扎石膏过程中要托住腹部保护体位,防止躯干扭转或过伸。术后 3~4 个月即达骨性愈合,为了防止畸形复发,石膏背心制动需 8 个月至 1 年。

(七）术中注意要点

根据脊柱侧位 X 线片上畸形的程度确定截骨部位和切除范围。矫正畸形要缓慢,切忌暴力,采用边加压边依次撤掉腹下枕垫的方法。在畸形矫正过程中密切观察血压、呼吸、脉搏和下肢的知觉及运动情况,以及术野内硬膜囊和脊神经根情况。

十五、经椎弓根的椎弓椎体楔形脊柱截骨术

(一）概述

其截骨平面是根据后凸部位及角度大小,一般底边长度 3.0cm 左右,可矫正 30° 左右。后凸 40° 以下,可作一处楔形截骨;40°~80° 者作两处截骨;80° 以上者作三处截骨。楔形截骨底边朝向背侧,尖端朝向椎体中心。

(二）体位、麻醉与显露

1. 体位与麻醉　俯卧于可调式脊柱床架上。全麻或持续硬膜外麻醉。

2. 切口与显露椎板　后正中切口,逐层切开,以后凸顶点为中心向上下两端暴露棘突、椎板及两侧关节突。

(三）截骨

以 L_2 脊椎楔形截骨为例,暴露 T_{12} 至 L_1 棘突、椎板、小关节及 L_2 横突后,先截除 L_{2-3} 棘上韧带,中心部对准 L_2 横突连线截除所设计楔形范围内的 L_2 棘突下部、L_3 棘突的上部。用宽骨刀按截骨宽度及倾斜角度,并在椎板上作出截除印痕,然后用电钻或骨刀继续凿入,每次进度不可太深;锤击力量不可过大,以免震动太大。一面凿一面取出碎骨片,保存好,备植骨用。当凿到一深度后,可见黄韧带深层组织,此时锤击力量更应轻柔,以免失手伤及脊髓。待黄韧带顶部发现有小裂孔或硬膜外脂肪时,可用刮匙扩大刮除,待神经剥离子能伸入小孔时,即行游离硬脊膜,逐步用椎板咬骨钳咬除椎板及黄韧带,显露硬膜外腔。在凿除椎弓、小关节突之前,用神经剥离子仔细分离硬膜外组织,以免损伤椎管内静

脉丛。遇有出血可用双极电凝或棉片压迫止血，切忌电灼或盲目钳夹。两侧截骨应保持在同一平面，使截骨平面的宽度和深度一致。截除椎体后缘时，需用特制的"L"形骨凿，操作时应稳、准、轻，切勿伤及脊髓。

根据后凸严重程度，可作两处或三处截骨，如三平面截骨，多选择 T_{11}、L_1、L_3，截骨完毕，缓慢放平矫形床，后凸畸形即自行缓慢伸直。如果截骨面对合不严，可持续轻轻按压后凸顶点处，使其尽量对合。

（四）内固定、植骨和缝合

各截骨面对合后，予以内固定；再检查纱布，清理术野，植入碎骨，逐层缝合。

（五）术后处理

术后搬动患者时应保持躯体轴线平稳，以防截骨处移位。全麻病人须注意保持呼吸道畅通，注意血压及呼吸情况。术后禁食，若无胃肠反应，可于第2、3天进食。应用广谱抗生素，预防感染。术后两周拆线，四周上石膏背心，然后可下床活动，半年后拆除石膏。

十六、近年来对截骨矫正术术式的改良

近年来脊柱截骨术的改良和不断提高，主要包括：

（一）截骨程度改进

传统脊柱截骨术因合并症较多而逐渐少用。目前主要提出：脊柱全截骨术式和脊柱次全截骨术式两类。

1. 全脊柱截骨术　由 Mcmaster 20年前提出（1988），其截骨范围包括整个椎弓和椎体，自前纵韧带切除楔形范围内的全部骨质，使脊柱完全截断，上下波及1~3个椎体，使脊髓神经根游离于截骨面。闭合截骨间隙矫正畸形及术后脊柱稳定均靠内固定器械维持。主要适用于脊柱角状后凸及后侧凸病例。强直性脊柱炎驼背手术后复发形成之脊柱后凸及后侧凸畸形亦适用。其优点是单段截骨范围广，矫正角度大；但手术创伤大，有潜在脊髓损伤可能。

2. 次全脊柱截骨术　即附件截骨加椎体后部截骨，是在脊柱后方进行底边向后楔形截骨；一般切除椎体后 1/2~2/3 部分骨质。此法增加了截骨后骨性接触面和脊柱的稳定性。Thomasen（1985年）最早报道了通过椎弓根做椎体松质骨刮除使椎体后部骨质压缩的手术方法。以后一些学者报道了经椎弓根椎间隙周围椎弓椎体截骨术式，并改进为多节段截骨，使手术效果有较大程度的提高，并可以降低手术中可能的神经根、脊髓损伤机率。

（二）截骨平面的上移

强直性脊柱炎驼背后凸顶点，以胸腰段多见，偶可见于颈及上胸段。截骨部位一般以后凸顶点最好。以往认为脊柱 L_1 以上为截骨禁区，因截骨后易引起截瘫。近年术式经过改进后，已将原来腰段提高到胸段、颈段。对后凸顶点在 T_{10} 以下者均可采用椎弓椎体截骨术；后凸顶点在 T_{10} 以上者，由于胸廓影响截骨面的闭合，因此在 T_{10} 以上采用多节段附件小截骨，而 T_{10} 以下采用椎弓椎体截骨。这样，手术创伤小，胸廓可保护上胸段脊柱不易产生滑脱等并发症。对于颈椎后凸，应考虑到椎动脉走向，多数学者主张选择 C_7 截骨比较安全。

（三）多方向截骨

是指在矢状面和冠状面等两个以上平面进行截骨矫形，强直性脊柱炎驼背主要是后凸，部分患者伴有轻度侧凸畸形，椎体截骨时，将楔形底边向最凸方向，楔形尖指向凹侧，也保留少许骨质，保持脊柱连续性，防止脊柱移位。可以取得较好的效果。

(四)颈椎截骨术

由于颈椎手术风险性巨大,既往少有施术者,但某些畸形病例是以颈胸段为主,此时则多选择"颈髓膨大"下方的 C_7~T_1 处截骨较为安全,操作时务必细心、耐心,尤其在折骨矫形时,应由术者双手同时持钳操作,以防椎管位移(图7-2-3-1-18)。

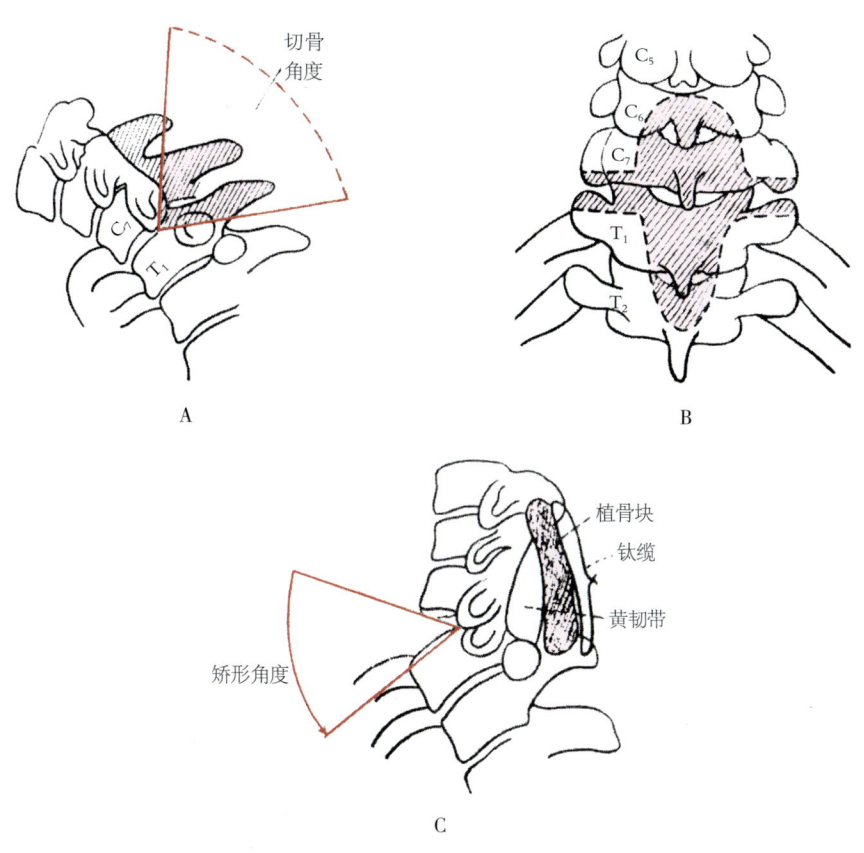

图 7-2-3-1-18　颈段截骨术示意图(A~C)
A.B. 术前拟楔形截骨范围；C. 截骨+矫形+内固定术后

(五)内固定方法改进

驼背矫正术中必须内固定,稳定脊柱,提供持续矫形力。内固定器材的问世及发展为驼背矫正固定的多样性提供了可能。最初多用棘突钢丝和钢板,操作简易。但其副作用是对棘突根部产生纵向拉力来抵抗脊柱的前屈,而对脊柱侧弯及旋转则无固定作用,在附件截骨时抗滑脱能力差。经多年的尝试,目前多选用椎弓根钉技术,其既可以短节段固定而保留相邻节段之活动度,又可以确实地固定手术部位,术后勿需外固定,适应证广。但要求术前根据 X 线或 CT 扫描对椎弓根直径进行测量。且因强直性脊柱炎驼背者之椎板较厚,技术上有一定难度。

十七、临床举例

[例1] 患者,男性,46岁,二十年前开始全身关节游走痛,渐而集中于腰骶部,并逐渐出现驼背畸形,逐年加重；至八年前开始颈腰及双髋呈强直状；于次年前先行双髋关节全髋关节置换术,功能部分改善,但仍无法直立行走。半年后又行腰段楔形截骨+椎弓根钉内固定+骨折复位术,见图 7-2-3-1-19 (A~T)。

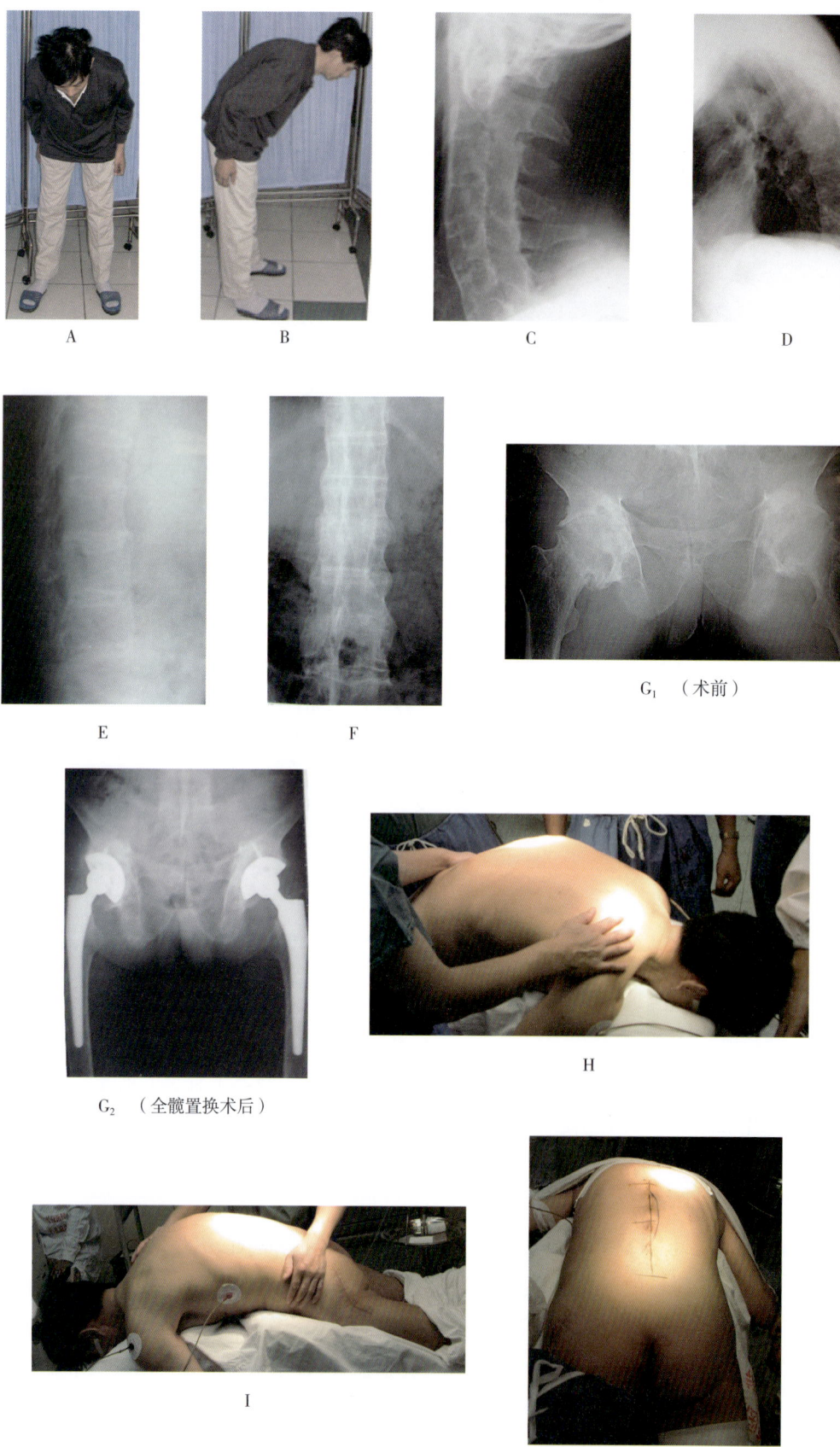

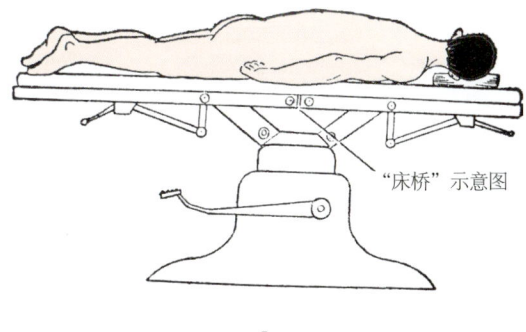

J_2 "床桥"示意图

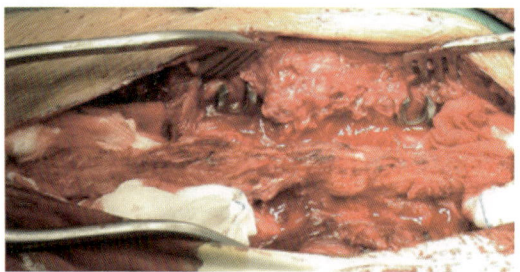

K

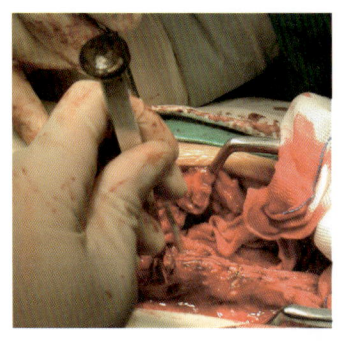

L_1

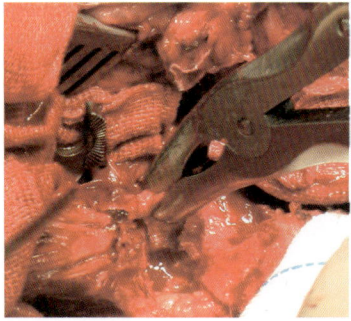

L_2

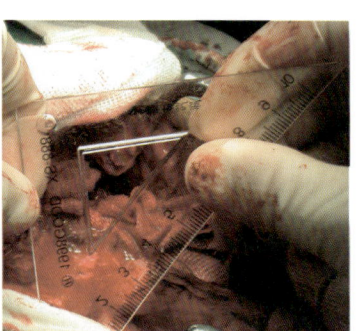

M

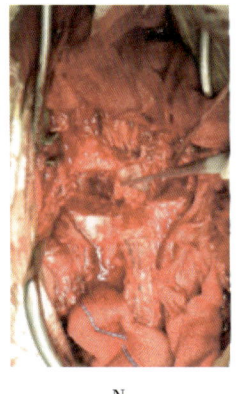

N_1

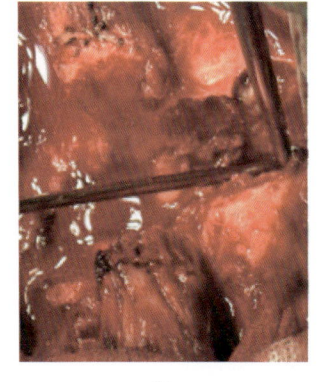

N_2

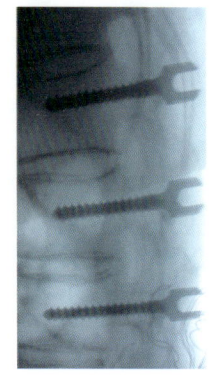

O

P

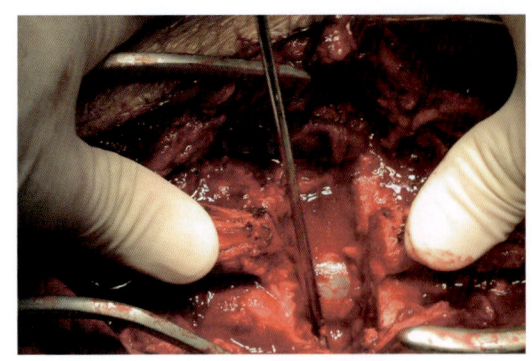
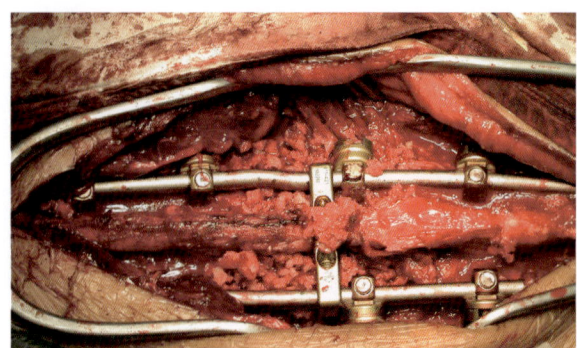

Q   R

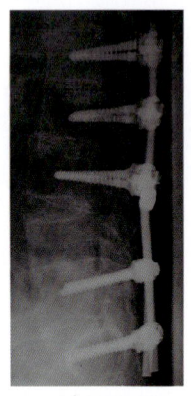
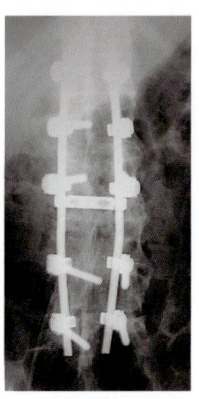

S   T

图 7-2-3-1-19　临床举例　例1（A~T）

A.B. 来院时人体像，正侧位观；C~G. 颈、胸、腰及双髋X线片均呈骨化强直状态；H.I. 手术体位；J. 切口中部位于床桥处；K. 显露腰椎施术段棘突；L. 楔形凿骨或用三关节咬骨钳切骨；M. 不断用角尺测量截除角度及范围；N. L_2大部棘突、L_3少部棘突及下方椎板、椎弓根呈楔形截除；O. 依序安装椎弓根钉；P.Q. 术者双手同时加压折骨复位；R. 椎弓根钉固定完毕；S.T. 正侧位X线片显示截骨术后复位满意，术后石膏背心固定，并开始挂拐行走。

[例2] 图 7-2-3-1-20　男性，42岁，强直性脊柱炎伴 L_1 陈旧性骨折（A~I）。

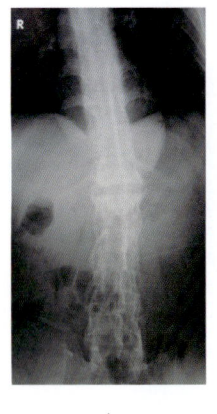
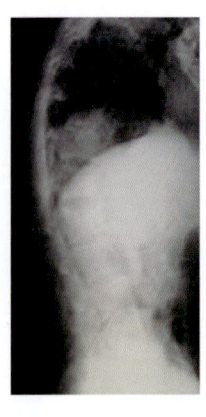
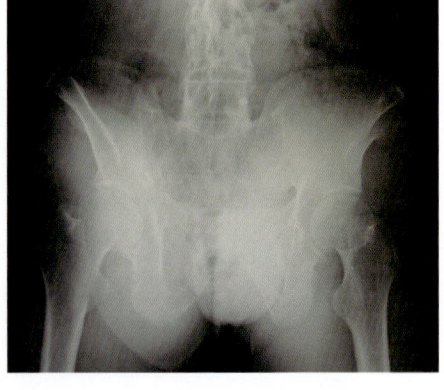

A   B   C

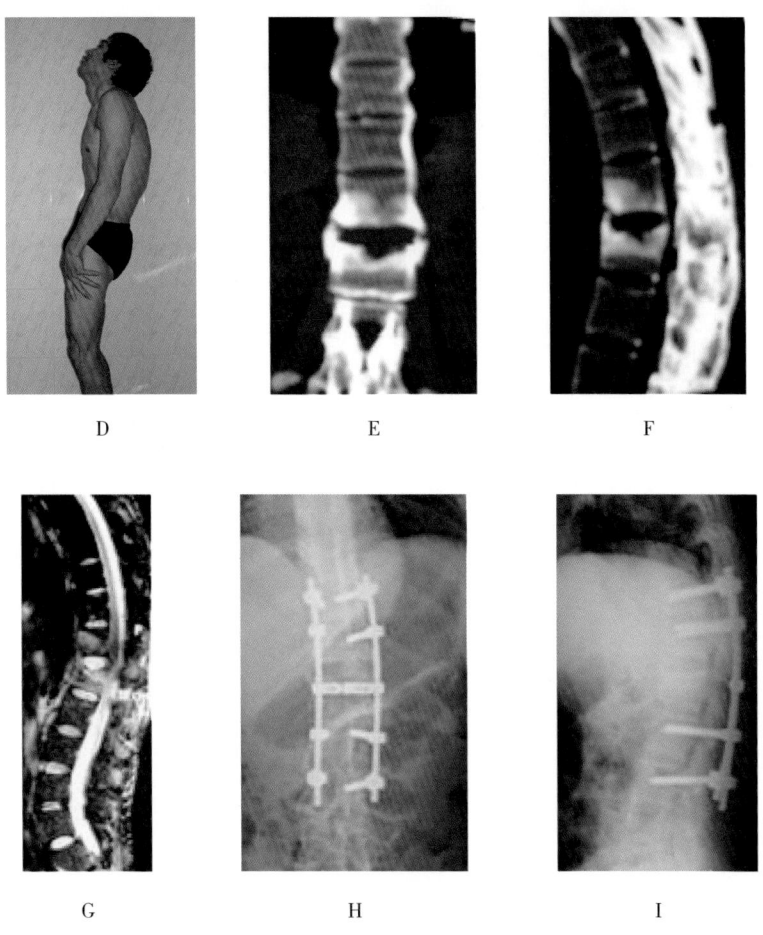

图 7-2-3-1-20　临床举例　例2（A~I）
A.B. 术前胸椎正侧位X线片；C. 术前双髋及腰骶关节呈强直状；D. 术前人体像；E. F. 术前CTM正侧位观；
G. 术前MR矢状位观；H.I. 行L_1处截骨+椎弓根内固定术后正侧位X线片，畸形已改善

[例3] 图 7-2-3-1-21　男性，47岁，强直性脊柱炎伴$T_{1~2}$骨折脱位，后路复位固定（A~F）。

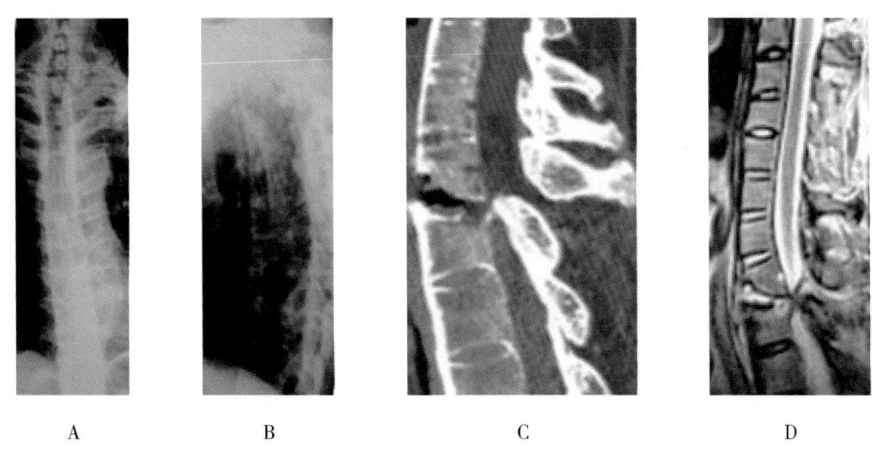

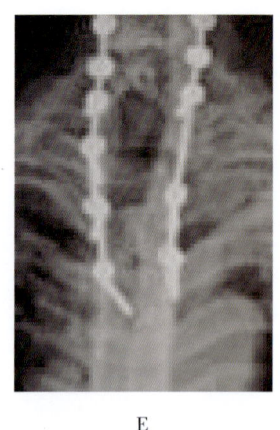
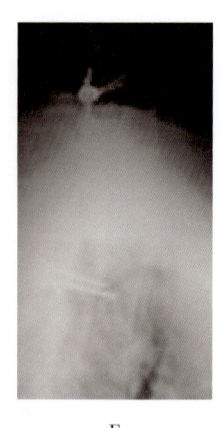

图 7-2-3-1-21 临床举例 例3（A~F）

A.B. 术前正侧位X线片；C.D. 术前CT及MR矢状位观；E.F. 后路开放复位、减压+椎弓根钉固定，术后正侧位X线片

[例4] 图 7-2-3-1-22 女性,48岁,强直性脊柱炎合并 $C_{6~7}$ 骨折,予以前后内固定术(A~E)。

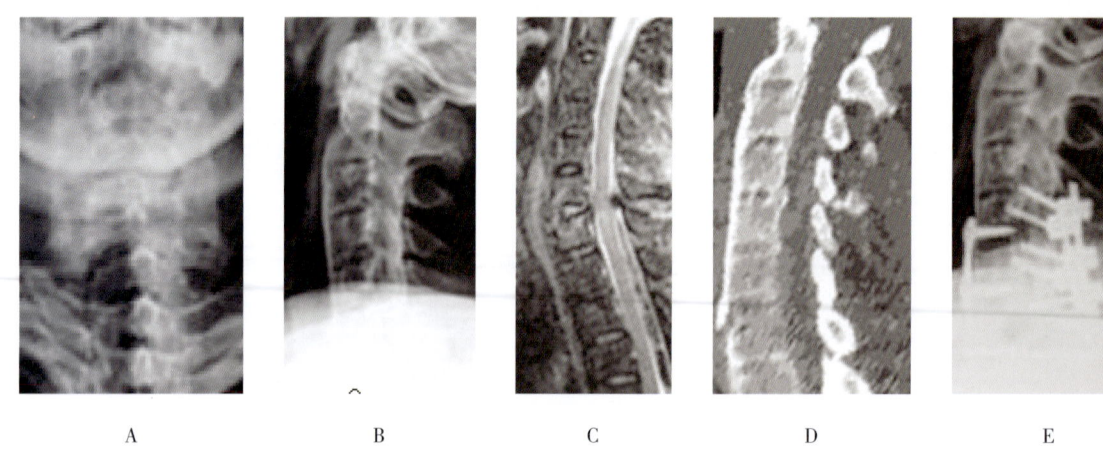

图 7-2-3-1-22 临床举例 例4（A~E）

A.B. 术前正侧位X线片；C.D. 术前CT及MR矢状位片，显示$C_{6~7}$骨折，轻度脱位；E. 前后路内固定术后侧位X线片

（赵 杰 陈德玉 谢幼专 赵 鑫 杨建伟 赵定麟）

第二节 肥大性（增生性）脊椎炎

一、定义

所谓肥大性（增生性）脊椎炎，系指因脊椎退行性改变，或以退行性变为主，引起椎节骨与关节广泛性增生性变，并继发一系列临床症状与体征者。

二、病因学

本病为一全身性疾患，统称为肥大性关节

炎，或称之骨关节病（osteoarthrosis），又称骨关节炎、退化性关节炎或增生性关节炎，其是由于关节退化、关节软骨被破坏所致的慢性关节炎。位于脊柱上的骨关节炎则称之为肥大性脊椎炎。本病之病因有原发性（或称特发性）和继发性两类。在我国，则以继发性者较多见，原发性者较少。凡正常椎节无明显原因而逐渐发生退行性变，称为原发性脊椎骨关节病；若因某些已知原因导致软骨破坏或关节结构改变，以致关节内摩擦或压力不平衡等因素而造成退行性变者，称为继发性脊椎骨关节病。有人认为本病的实质是一种"脊椎椎节衰竭"，其与心力衰竭相似。

年龄是发病的重要因素，60岁以上的人约有80%具有本病的影像学改变，但不一定都有症状。肥大性脊椎骨关节病的病变主要发生于椎间关节和椎间盘。引起原发病变的大多为创伤（包括直接或间接暴力所致的骨折、脱位或椎间关节软骨损伤等）；长期重体力劳动所致的慢性劳损；长期腰部过度运动，如体操、杂技、练功等所导致的骨骺损伤等。此外，椎体畸形、脊柱侧凸或后凸、姿势不正，以及脊椎骨骺炎或其他病变所致的后遗椎体楔形变等因素，导致椎间关节和椎间盘负荷不均匀，故在应力过大的部位产生骨关节病。肥胖将增加负荷，也是致病诱因之一。椎间盘突出或退化后，弹力减退，丧失吸收震荡应力的能力，也是导致本病日益加剧的动因。

椎间盘退化后，其纤维软骨为纤维组织所替代，失去抗震能力，使相对应的椎体面受到经常的过分压力和撞击，导致软骨板损伤和反应性骨质增生，产生不规则骨质硬化和边缘骨赘形成。椎间隙狭窄、椎体楔形变和脊椎畸形使后方的椎间关节突位置不正常，应力增大，负荷分布不匀，关节软骨因而被磨损，也产生关节间隙狭窄，软骨下骨质硬化、不规则，其顶端骨质增生变尖，由此而产生椎间关节半脱位，下脊椎的上关节突向上移位，或上椎体在下椎体上向前滑移，使椎间隙进一步狭窄，挤压位于神经孔内的神经根，也可造成所谓退行性脊椎滑脱，或无脊椎峡部不连的脊椎滑脱。

三、临床特点

（一）年龄

本病虽可见于中壮年，但90%以上为超过60岁的老人。男多于女，重体力劳动者多于轻体力劳动者，活动量及负载大者多于活动量及负载小者，并与遗传因素有一定关系。

（二）主诉特点

此种病例主诉较多，其特点如下：

1. **晨起腰痛，活动后减轻** 约80%以上病例主诉早上起床后感到腰部疼痛，一般多可忍受，且伴活动受限，自觉腰部僵硬。但稍许活动后疼痛减轻，再步行数百步不仅疼痛缓解或消失，腰部活动范围也逐渐恢复如常。此主要是由于腰椎诸关节囊及周围韧带同时僵化之故。

2. **多活动或多负重后痛，休息后减轻** 当此类患者腰部过多活动或负重后，即觉腰痛，并逐渐加重，伴活动受限。此时如稍许平卧或背靠沙发、躺椅上适当休息，症状即明显改善。此组症状大多在傍晚时，即活动了一天之后方出现，但病情严重者亦可发作于活动一、两小时后。

3. **腰部僵硬及酸胀感尤为明显** 不像其他腰痛患者以"痛"为主。其更多主诉腰椎关节活动受限、不灵活及发酸、发僵、发胀等症状，并希望儿孙辈用拳头叩击之。

四、体征特点

主要表现为：

1. **多无明确压痛点** 几乎90%以上病例无明确的固定压痛点,其症状主因窦-椎反射所致。

2. **均匀性腰部活动受限** 即腰部活动范围诸方向均受限;其受限范围差异较大,早期病例腰椎活动度可近于正常,但中、后期表现出程度不同的功能受限。

3. **叩之舒适感** 检查者叩击下腰部时,患者多报之以满意的舒适感,并希望您再多叩几下。此主要由于诸小关节韧带僵化及血流减缓和静脉瘀血之故。

4. **多不伴有坐骨神经放射痛** 单纯本病时并无根性症状,因此多不伴有坐骨神经放射痛,下肢直腿抬高试验、沿坐骨神经干压痛及下肢其他神经症状多属阴性。

五、影像学特点

无论是X线平片、断层摄影或核磁共振均显示典型的退行性变征象。并依据其退变所处的阶段不同,而呈现出相应的改变。

(一)X线所见

于X线平片上主要显示以下特点:

1. **椎节不稳** 属病变早期,或同一病例病变较轻的椎节在动力性摄片时(侧位)可显示出患节呈现松动与不稳征。一般是上一椎体的下缘在下一椎体上缘前后滑动,并出现梯形变。侧向松动与不稳则较少见,此主要由于腰椎的骨性结构特点及两侧肌群较强之故。

2. **椎间隙狭窄** 由于椎间盘退变,早期即可显示患节间隙变窄,并随着脱水加剧,以及软骨面受累而使椎间隙的垂直高度明显降低,甚至仅为正常椎节隙的1/3或1/4。

3. **椎节骨赘增生** 于椎体边缘可显示出大小不一、形态各异的骨质增生(图7-2-3-2-1、2)。

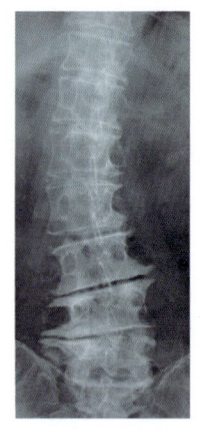
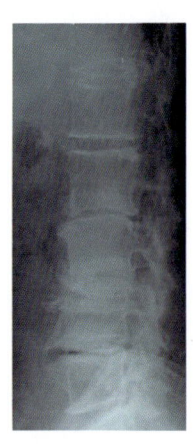

图7-2-3-2-1 肥大性脊椎炎X线片所见(A、B)
A.正位片;B.侧位片

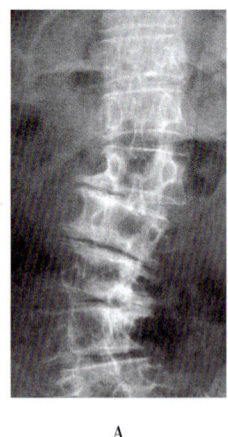
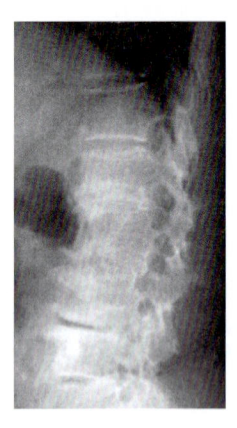

图7-2-3-2-2 另例肥大性脊椎炎X线片(A、B)
A.正位X线片;B.侧位X线片

骨赘的实际大小较X线片所见略大,此主要由于骨性组织外方多有一软骨帽样组织包绕(但如果X线球管的投照距离过近,则出现相反结果)。小的骨赘或摄片角度不当,尤其是椎体后方近根管处骨刺不易显示。

4. **小关节骨质增生** 除椎体边缘骨刺外,小关节骨增生亦较多见,因该处骨组织重叠密集而难以判定。因此当怀疑该处骨质增生,且伴有根性受压症状需定位选择术式时,则需行断层摄片或CT扫描。

5. 其他改变　除骨赘外，X线片上尚可发现邻近椎节松动与不稳征，此乃由于相邻椎节活动量增加之故。并注意第5腰椎椎弓根有无退变性断裂，其可伴发。同时酌情测量椎管及/或根管的矢状径以判定有无继发性椎管狭窄症。

（二）CT扫描

对下腰椎伤病的诊断意义较大，其阳性发现率明显高于普通X线平片，尤其是在对椎管及侧隐窝形态与大小判定上具有较高的临床价值。三维椎管形态重建更有助于对椎管及根管状态的判定，而且可作为手术选择的依据之一（图7-2-3-2-3）。

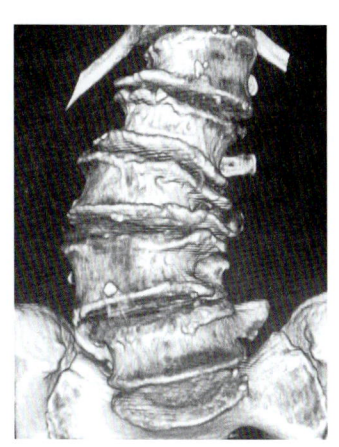

图7-2-3-2-3　肥大性脊椎炎CTM所见

（三）磁共振（MR）检查

此项检查主要用于对硬膜囊状态的判定，因此凡具有脊髓脊神经根症状者，应常规予以检查（图7-2-3-2-4）。

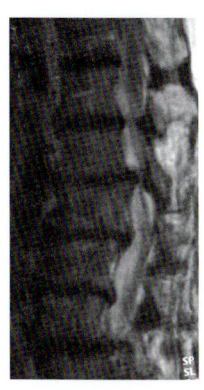

图7-2-3-2-4　肥大性脊柱炎MR矢状位所见

六、诊断

本病的诊断主要依据：

1. 临床症状　一般均有前述临床症状特点中的大部或全部，其疗程均较长，可从中年发病（多为强体力劳动者）；

2. 临床检查　除腰部僵硬、活动受限及叩击有舒适感外，约半数病例可能并无其他特别症状；

3. 年龄　一般多在55岁以上，50岁以下除强体力劳动或举重运动员（包括芭蕾舞男演员）外，其他甚为少见；

4. 影像学检查　X线上呈典型的退行性改变。并可酌情行CT扫描或MR检查。

七、鉴别诊断

本病主要与下列疾患鉴别：

（一）腰肌劳损

临床上十分多见，应注意鉴别。本病之特点如下：

1. 发病年龄　以青年，或青壮年居多；

2. 既往史　多有腰部外伤或长期过劳史，或在潮湿环境工作过久；

3. 临床特点　以腰骶或腰背部持续性钝痛为主，过劳后加剧，休息则减轻；

4. 压痛点　多较固定；

5. X线平片　多无明显所见。

（二）腰背部肌纤维组织炎

本病与前者相似，亦可见于任何年龄。但既往史除有慢性腰部劳损外，一般多有受潮及受寒病史，口服阿司匹林有显效，因此，不难以区别。

（三）腰椎间盘突（脱）出症

因本病多见，亦应特别注意鉴别，其要点主

要是：

1. 发病年龄　亦以青年、青壮年为多发，老年患者十分少见；

2. 根性症状　均较明显，且有定位症状，呈发作性，卧床后则消失；

3. 腰部症状　亦较明显，以致腰部前屈明显受限；

4. MR检查　有典型脊神经根受压征象。

（四）风湿病

尤以腰背部症状为主者，但本病具有以下特点：

1. 游走性疼痛；
2. 红细胞沉降率增快；
3. 血清抗"O"试验多在400单位以上；
4. 对抗风湿性药物反应敏感；
5. 脊柱活动范围基本无影响；
6. 可见于任何年龄，以青少年尤多；
7. 骨质多无增生性改变等异常所见。

（五）类风湿性脊柱炎

本病后期易与退变性脊柱炎鉴别；但早期，当脊柱尚未引起明显改变时，则难以鉴别。本病特点如下：

1. 发病以四肢小关节为多见，如手、足、腕、膝等处可有明显之症状；
2. 在脊柱上腰骶部出现症状者少，而颈椎为多；
3. 对金制剂治疗反应敏感；
4. 类风湿因子化验多属阳性；
5. 年龄较退变性脊柱炎为轻；
6. X线片无退变性改变。

归纳以上五种疾患及肥大性脊椎炎列表7-2-3-2-1进行鉴别。

表7-2-3-2-1　各种常见疾患与肥大性脊椎炎鉴别诊断一览表

鉴别项目	腰肌劳损	腰背部肌纤维织炎	腰椎间盘突出症	风湿性脊椎炎	类风湿性脊椎炎	肥大性脊椎炎
好发年龄	青壮年	任何年龄	青壮年为多见	儿童或青年	任何年龄，青年为多	老年
病史特点	外伤、慢性劳损等	受寒、潮湿	外伤、过劳	咽喉链球菌感染史	寒冷、潮湿	起病慢发展慢
疼痛特点	钝痛多见，劳动后加重，休息减轻	在一定范围内有疼痛，活动后减轻，劳动加重	腰痛，伴有下肢放射性痛，咳嗽加重，休息减轻	游走性痛，天气变化关节痛加重，平时酸、麻、胀	天气变化有明显改变及游走性痛	早晨或休息后再活动疼痛，活动后痛消失或减轻
压痛	腰部有明显压痛	压痛明显	L₄₋₅棘突旁、臀部及沿坐骨神经有压痛	压痛广泛而不固定	活动期明显	棘突旁压痛不明显
影像学特点	可无改变	无明显改变	有阳性所见	不明显	有改变，尤以后期	椎节呈增生性改变

此外，本病尚应与以下多种疾患鉴别，主要有：

（六）强直性脊柱炎

本病虽与类风湿性脊柱炎有许多相似之症状，但属另一疾患。可根据以下特点与退变性脊柱炎鉴别。

1. 多从骶髂关节开始发病；
2. 颈、胸、腰及骨盆均同时受累；
3. 血沉较快，尤以活动期；乳胶试验及HLA-B27检查多为阳性；

4. X线平片视不同病期而在脊柱上出现相应特点,早期为骨质疏松、脱钙,渐而显示关节突关节、胸肋关节及肋横突关节形态模糊不清,最后是韧带完全钙化而出现竹节状改变;

5. 年龄以青壮年多见,少有50岁以上发病者。

(七)脊柱结核

虽近年来已少见,但临床上仍可发现散发之病例。根据本病以下特点可加以鉴别:

1. 年龄多为青少年者;
2. 病变以胸腰段或胸段为多见;
3. 多伴有明显之椎骨后突畸形;
4. 拾物试验阳性;
5. X线片显示典型的椎骨破坏及椎旁脓疡征等;
6. 具有结核的全身症状。

(八)骶髂关节病变

以女性为多见,尤以产后,其特点如下:

1. 痛及压痛点多局限于单侧或双侧骶髂关节部;
2. 骶髂关节的各种试验多属阳性;
3. X线平片(正、侧及左右斜位)显示骶髂关节可有致密性(致密性骶髂关节炎)、松动与增宽(产后性骶髂关节炎)或破坏(骶髂关节结核)等异常所见;
4. 视病因不同可有其他不同症状。

(九)其他疾患

此外尚应与腰椎管狭窄症、小关节损伤性关节炎及泌尿生殖等系统疾病相鉴别。

八、治疗目的与要求

1. 目的　治疗的主要目的是停止或减缓退行性变的发展,缓解各种症状和恢复患者的正常生活与工作能力。

2. 要求　强调以非手术疗法为主,一般勿需手术,除非椎管内神经组织遭受压迫而无法缓解者。

3. 要领　增强腰背肌功能,并辅以有效之药物疗法;与此同时,尚应使患者克服和防止悲观情绪,积极配合治疗。

九、非手术疗法的选择与实施

临床上常用的非手术疗法措施主要有以下几类:

1. 卧木板床　可在木板上加用席梦思床垫,而不可选用钢丝、棕绷或尼龙丝床,因后者可招至腰部被迫性屈曲体位而加重病情。

2. 腰背肌锻炼　此对腰部功能的恢复至关重要,每日不少于3次,每次至少在50次以上。开始时应有专人辅导,以免不得要领而起不到应有作用。腰背肌的锻炼方式有多种(图7-2-3-2-5),可选择其中的1~2种方法进行锻炼。

3. 腰围保护　以具有弹性的软腰围为理想,但发作期应改用较硬的皮腰围或是选用轻质的腰背支具。

4. 药物疗法　除市场上常用的各种药物外,尚可选用硫酸软骨素及丹参片口服,其对本病停止发展与逆转具有明显疗效。

5. 按摩疗法　按摩疗法可改善局部血循环而有利于本病的恢复。但推拿,尤其是粗暴的重手法推拿不仅不利于本病的恢复,且可加重病情,不宜选用。

6. 其他　可酌情选用理疗、局部封闭、体疗、中草药外敷、针灸、卧床行轻重量持续牵引及其他各种疗法。

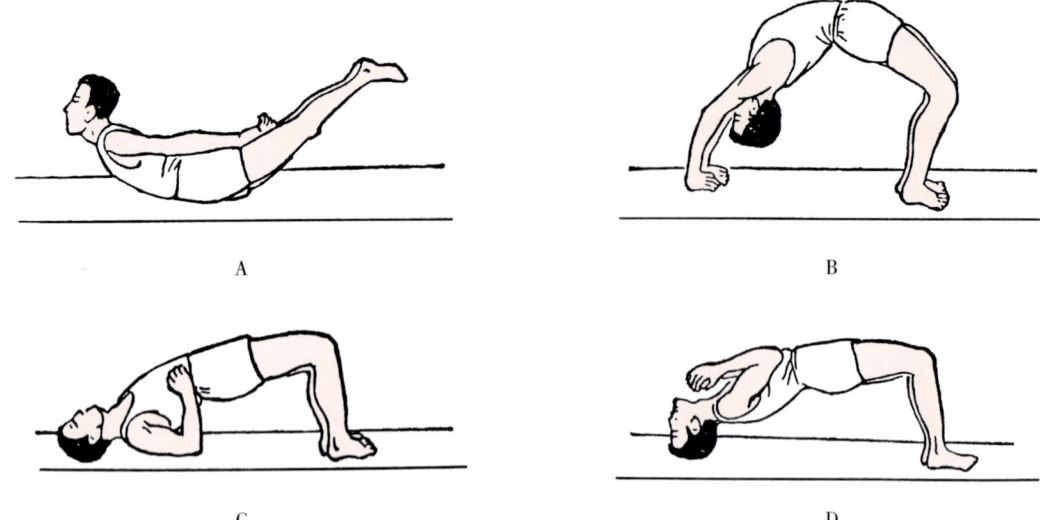

图7-2-3-2-5 腰背肌锻炼方式示意图（A~D）
A.飞燕式；B.四点式；C.五点式；D.三点式

十、手术疗法

（一）手术疗法目的

1. **消除疼痛** 对腰背部顽固的局限性痛点，一般多系末梢神经卡压所致，可选用筋膜切开松解之术式；对疼痛范围较广泛者亦可选用小刀式对纤维化之筋膜行多切口或筋膜切开松解术。

2. **解除压迫** 指对脊神经根或硬膜囊形成压迫者（实际上已进入继发性腰椎椎管狭窄症之诊断范围），则需通过腰椎后路进行椎管+根管减压术。

3. **稳定椎节** 对脊柱退变早期或中期椎节已形成严重不稳影响正常生活工作者，则需行椎节融合术消除症状。

（二）各种术式简介

1. **筋膜切开松解术** 用于腰背部持续性疼痛无法缓解者，此多系腰背部伴有纤维织炎致使末梢神经受卡压之故。一般在局麻下施术，以便于术中根据患者痛点将该处筋膜组织切开松解之，视压痛点之范围可作单个或多个1~1.5cm大小之切口进行对筋膜痛点松解之。

2. **脊柱融合术** 对伴有椎节明显不稳，或伴有后方小关节损伤性关节炎者，可选择相应的脊柱融合术。单纯性椎节不稳定者，一般之腰后路棘突间融合术、椎板融合术或小关节融合术等均可获得满意之疗效，见本书第四卷、第三篇、第四章、第二节相关图片。

3. **椎管或根管减压术** 指本病后期，因增生明显伴有严重根性或马尾症状者方可考虑本手术。一般以局麻或硬膜外麻醉下，显露椎板及棘突，视病情不同而行单侧根管减压术，或是单椎节减压术，或是全椎板切除减压术等。并依据椎节是否稳定而决定需否同时予以椎节融合固定术。

第三节　舒尔曼（休门、Scheuermann）氏病

一、概述

早于上世纪二十年代由 Scheuermann（1921）描述了一种常见于青少年的胸椎或胸腰段的僵硬型脊柱后凸（驼背）畸形。此后，Schmorl, Beadle, Cloward & Bucy, Wretblad, Mac Gowan, Van Landingham 及 Bradford & Garcia 等均对本病从不同角度进行了深入研究与探讨。因其病因不清楚，故一直沿用 Scheuermann 氏病的命名。本病是一种主要引起青少年结构性驼背的疾病，其人群发生率约 0.4% 左右。本病多见于男性，约占 70% 左右，男女之比为 2:1；当然，各家报导有所差异。本病有家族性发病倾向，其遗传方式尚不明确，可能为常染色体显性遗传。

在骨骼成熟以前可选用支具成功地进行矫正。但因该病常被混淆为姿势性驼背而不能及时发现，以致出现驼背畸形，并引起持续性背痛后才被发现或确诊而延误最佳防治时机。当畸形严重，特别是非手术疗法不能缓解疼痛时，则需要手术治疗。

二、自然史

在正常情况下，休门氏病属于良性发展，真正有严重畸形和临床症状者极少。在青少年生长期不经治疗的 Scheuermann 病可发展为进行性结构性后凸畸形，尤其是在成长过程中有外伤及过劳者。常见的背痛和疲劳感，在骨骼成熟后常会自然消失。如果最终后凸畸形不超过 75°，除了背痛外，患者一般不会有长期的不适，且背痛常为轻度，少有致残者。

未经治疗的 Scheuermann 病，成年时常因其畸形明显影响美观或慢性背痛就医。个别病人可因继发于严重畸形（超过 100°）而出现神经症状；此外，未经治疗的严重后凸畸形病人可致肺功能障碍而引起一系列问题。

Marray 及同事曾对 67 位 Scheuermann 病患者长期随访，平均达 31.7 年，结果发现：平均后凸仅 71°，这些病人的工作强度相对为轻，但畸形却较严重，且疼痛比那些畸形较轻的病人更严重，且更关心他们的外形；但疼痛并未明显地限制其日常生活。

总的看来，该病确切的自然病史进展不明，成人畸形严重者，未经治疗的后凸畸形可呈进行性发展。Travaglini 和 Conte 随访了 43 位病人达 25 年，发现成人中 80% 病变呈进行性发展，虽然导致严重畸形者并不多，成年期出现的疼痛常与脊柱退变性脊椎关节病有关，这是 Scheuermann 病未治的结果，且非手术治疗可能无效。后凸小于 75° 者少有这些表现。腰椎 Scheuermann 病者只要避免高强度工作，成年期并不会有生活不便。然而，最近观察到一组 20 多岁的病人，虽多年来一直避免高强度活动，但因椎间盘退变导致慢性下腰痛而致残。

三、临床表现

（一）驼背（后凸）畸形

由于本病在青少年期开始，以致出现胸或胸腰段驼背。家人常认为是由不良姿势所引起，以致成为延误诊断和治疗的常见原因。此时，患者可出现明显的胸背部疼痛，可因站立及激烈的体

力活动而加重。当生长停止后，本病亦停止发展，疼痛大多会自动消失。但当畸形严重时，患者亦可同时出现下腰部疼痛（图7-2-3-3-1）。

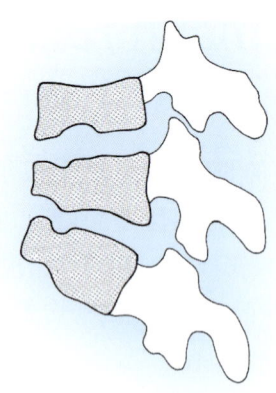

图7-2-3-3-1 Scheuermann氏病驼背畸形示意图，椎体呈楔形变

(二)腰椎前凸

除胸段后凸畸形外，病人还有不同程度的（代偿性）腰椎前凸，对胸段而言，头颈亦相对向前突出。腰椎过度前凸实际上是病人对胸椎严重后凹弯曲代偿之故。

(三)其他症状

1. 神经症状　严重后凸畸形可引起脊髓受压，严重者下肢甚至可有轻瘫。
2. 腰痛　当病变波及腰椎时，其病人常有下腰痛。常见于男性运动员和山区人群。表明本病的发展与恶化是反复创伤和激烈运动的结果。

四、影像学特征

Scheuermann病的X线影像学诊断标准包括：

(一)楔形椎体

椎体呈楔形外观，且病段椎节后凸顶椎至少3个以上，相邻的楔形椎体形成之角度一般应超过5°。

(二)Schmorl结节

此是本病影像学另一特征，脊椎终板呈不规则或扁平状，椎间隙狭窄，髓核可突入上下椎体软骨板内，且顶椎前后径增长。个别病人影像学改变仅限于顶椎，其上下椎体的变化甚为轻微；对此类病例应注意除外其他疾患。

(三)颈腰段前凸

除了站立侧位片显示胸椎过度后凸畸形外，尚可同时发现腰椎的过度前凸和颈椎前凸加剧等异常。

实质上，颈腰椎的畸形改变并非结构性，而是对后凹胸椎之代偿性改变，与维持椎体在矢状面上的平衡相关。

五、诊断

本病之诊断主要依据：

1. 病史　自幼年缓慢发病，以胸背部不适及疼痛为主；
2. 畸形　主为圆背畸形，颈、腰段可向前隆凸；
3. 影像学所见　如前所述，多呈现典型改变。

六、非手术治疗

主要包括以下内容：

(一)随访观察、科普教育

对脊柱后凸小于50°的青少年需定期随访，包括X线摄片，直到骨骼发育成熟。在此期间应予以科普知识普及，使家长及患儿了解本病，注意预防畸形及配合治疗。

(二)功能锻炼

主要包括单独的姿势训练，其对本病的矫正

具有一定作用；但姿势训练与支具治疗相结合可以使脊柱柔韧，矫正腰椎过度前凸，增强脊柱的伸肌肌力。对后凸小于75°者，此种措施具有肯定的效果。

（三）支具治疗

在骨骼发育成熟之前进行支具治疗亦可得到满意的疗效，即使后凸已近80°者亦多有效。由于胸椎型Scheuermann病者顶椎大多位于$T_{6~8}$处，可选用具有三点支撑的Milkwaukee支具。因其具有动力性三点矫正功能，可以增加胸椎的伸展幅度，使腰椎前凸变浅（图7-2-3-3-2）。胸腰椎型Scheuermann病，顶椎大多在T_9或更低，可用改良的腋下胸腰骶矫正器。在支具治疗过程中，应自始至终进行姿势性伸展运动和腘绳肌的牵张运动。支具治疗至少应坚持至骨骼成熟后2年。在支具治疗的最后一年，仅需晚上佩戴支具即可。虽然支具治疗后病人畸形可明显矫正，但随着时间的推移，有15%~30%的效果可能会丧失。因此，对要求较高，且能合作之患儿，仍以石膏背心固定为佳，并注意三点固定（图7-2-3-3-3）。

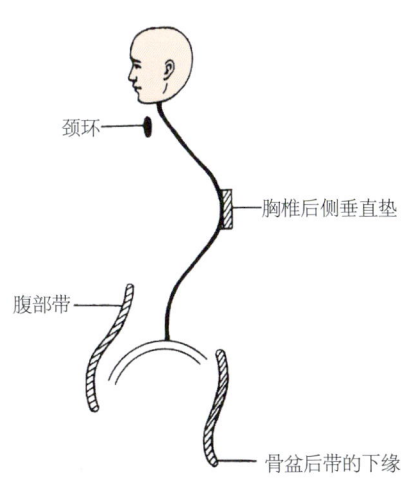

图7-2-3-3-2　支具原理示意图
胸椎Scheuermann病Milkwaukee支架胸椎矫正力

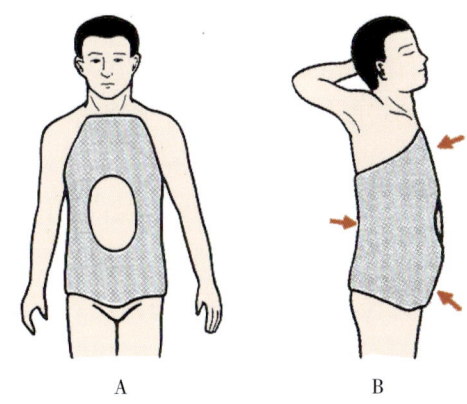

图7-2-3-3-3　石膏背心示意图（A、B）
对胸腰段病变为主者，仰伸位石膏背心疗效最为理想，正侧位观

七、手术治疗

（一）后凸畸形矫正术的生物力学原则

即从生物力学角度提出之治疗原则，主要包括以下三点：

1. 延长脊柱前柱　以求恢复胸椎的生理曲度与椎节高度；

2. 提供前柱支撑　与前者相同意义，且同时使椎节恢复正常之稳定；

3. 缩短脊柱后柱　亦为恢复椎节正常形态主要措施之一。

（二）病例选择、手术分类、术前准备与其他相关问题

1. 概述　仅有为数甚少的Scheuermann病患者需行手术治疗，主要是在青少年期采用支具治疗无法控制畸形发展之病例方才考虑手术治疗。包括那些超过80°的后凸畸形而骨骼尚未发育成熟者。成人后凸超过75°以上造成持久功能障碍性疼痛，至少经6个月以上非手术治疗无效和明确提出要求改变外形美观者亦可考虑手术治疗。Scheuermann病的手术治疗常包括后凸畸形的矫正和脊柱融合术，后者需要通过器械行前后路脊椎融合术。

2. 手术治疗后凸畸形的目的 主要是稳定、平衡脊柱，而不引起神经损害。为此，矫正畸形、恢复椎节的长度是其重要目的。此外，尚应注意需手术的脊柱畸形段内是否合并有结构性脊柱侧凸，及侧凸的部位。单纯后路器械内固定融合成功率高，比前、后路联合手术的危险性要小，但其疗效欠佳，而前后路同时施术疗效则较为理想。

3. 手术分类

（1）前路椎间盘切除和前纵韧带松解术 有利于脊柱前柱延长及前柱支撑。手术如果是在骨骼尚未成熟者前施术，则可通过前方韧带松解术来促进椎骨的生长。对骨骼发育成熟者可通过椎体间融合或支撑物（多选用植骨块）植入。而缩短后柱则可通过后路沿畸形长度安装脊柱压缩器械。后路脊柱融合固定可以增加矫正的长期稳定性。

（2）单纯器械后路融合术 效果不满意，因为此种方式并不符合矫正术的生物力学原则。不仅矫正力度不够，且器械固定易失败，假关节形成率亦高。其失败原因是由于此种沿张力侧的后柱融合固定时前柱不能分担负荷所致。以致易造成融合部位弯曲、器械固定失败和假关节形成，因此目前已较少选用。

（3）复合手术 对伴有侧弯者，术式则较复杂，应全面设计后方可施术。

4. 术前检查和准备

（1）术前X线摄片检查 所有病人均应摄站立前后位片、侧位片及以后凸顶椎为中心的仰卧过伸侧位X片（照片时后背垫一长枕）。如果有侧凸存在，还应摄仰卧前后位片。这些摄片有助于决定椎节前、后融合的节段。对进展迅速的后凸畸形，或非典型疼痛，特别是夜间痛，应常规行MR检查，以排除椎管内病变。有下腰痛的病人，需注意斜位片有无腰椎滑脱。并酌情依据行MR检查排除退行性椎间盘病变引起的疾患。

（2）全面的物理和神经系统检查 所有拟手术治疗的病人，尤其老年病人应经内科医生或肺科医生行全面的术前评价，术中应密切监测他们的全身状态及生命体征。

（3）备血 在前后路联合手术前，通常准备适量的自体血及其他血源，而后路手术则备血量相对为少。

（4）抗生素应用 在术前30min开始使用，一般用48h，青霉素过敏者可改用先锋霉素或万古霉素。

5. 手术方式

大多数外科医生主张同时行前后路手术，这样对纠正畸形角度效果更好，且住院时间缩短。而另外某些医生则从安全角度考虑而倾向于分期手术，两期间隔7~10天，这期间让病人活动，以改善肺功能。

6. 术中监护

前后路手术中都应行体感诱发电位（SEP）和运动诱发电位（MEP）监测脊髓功能。SEP监测应视为常规。前路手术时，MEP刺激电极亦可置于融合水平近端的两个相邻棘突。这些技术比经皮下方法监测更可靠，MEP的记录电极总是置于腘窝。后路手术结束之前应行唤醒试验，并观察双下肢功能状态。

7. 其他准备

（1）术中膝下充气袜 此技术有助于静脉回充。如此可明显减少脊柱术后血管栓塞的发生率；

（2）中心静脉通路 用于监测静脉压，这样可用控制性低血压麻醉来减少失血；

（3）血液过滤回输系统 如血细胞回收器，也可常规使用；

（4）双腔或Univent气管内插管 前路手术中使用此项技术可使手术侧肺萎陷而有利于暴露；

（5）使用呼吸机 所有行前路手术的病人术后均需使用1~2天，以确保术后肺部膨胀完全。

8. 常用之术式 按前路、后路及复合手术专段阐述于后。

八、前路松解及融合术

凡有前路融合术适应证者，均需先行前路手术。

（一）体位

将病人置于左（或右）侧卧位，在骨隆突处用软枕充分垫好，并在支撑手臂及胸廓之间放置腋垫以保护臂丛神经。有人主张取右侧卧位，因为腹主动脉横跨脊柱左侧，右侧位可避开大血管。但对同时合并侧凸应从侧凸的凸面进行。除非脊柱后凸严重而又需要前路支撑植骨者，在此情况下，从凹面进行支撑植骨较易。

（二）切口

根据椎间盘切除及融合最近头侧的肋骨位置选择相应之切口。首先要切除融合部位最近段的肋骨，其前端分离至肋软骨关节，在后端分离距肋骨横突关节两指宽，把肋骨切成段以用作椎间融合的移植骨。沿着肋骨床切开胸膜，插入牵开器。然后，沿椎体正中纵向切开壁层胸膜，如果节段血管需结扎及分离，应尽可能从远离椎间孔的地方切断结扎，以免影响脊髓的血供，尤其是在 $T_{5~9}$ 分水岭区域，后侧的血管不要解剖游离，椎间孔区域不能用电灼，以免破坏脊髓动脉交通支。切记应保存所有的节段性血管。若需要暴露至 T_{12} 以下，则应行胸腹联合切口。

（三）显露施术椎节

首先应分离深层胸腹部组织，包括切除相应的肋骨（通常是 $T_{9~11}$），并沿肋骨床进入胸腔，直视下，离肋骨附着处 2~3cm 处横断膈肌，置入胸腔扩张器，同时需切断膈肌下部，小心保护内脏重要神经、腰升静脉及交感神经干。

（四）切除椎间盘

首先使椎间盘充分暴露，切除前部椎间盘，并在每节椎间盘之间置入撑开器，再彻底切除余下之椎间盘至后纵韧带，并切除椎体上下终板。

（五）植骨

先对每个间隙用明胶海绵填充，再将肋骨小碎片填入每个椎间隙，或是另取长方形骨块植入椎节，完成椎体间融合术。

（六）闭合切口

放置胸腔引流管及肋骨合拢器，缝合胸膜及肋间肌，缝合各组肌层、皮下组织及皮肤。

九、后路手术

（一）体位

患者俯卧于手术台上，用软垫保护髂嵴中部及股外侧皮神经。

（二）切口

取后正中切口，暴露棘突、椎板及两侧横突，切除棘突，并将其切碎用作植骨材料。根据需手术的部位与范围，确定显露的部位与范围。

（三）后路器械置入的节段选择

主要根据术前站立前后位及侧位片确定后凸畸形器械置入及融合的范围。如果术前前后位 X 线片发现合并明显的结构性侧凸，则需超过后凸近或远端的范围，器械置入及融合范围取决于侧凸及仰卧弯曲位 X 线片。

内固定器械置入远端不但要包括测量的后凸远端终末椎，且要包括其下第 1 个前凸的椎体，这椎体刚好在后凸畸形下端第一个前凸畸形椎间盘（图 7-2-3-3-4），如果融合节段达不到这水平，则易发生融合节段以下出现后凸畸形。

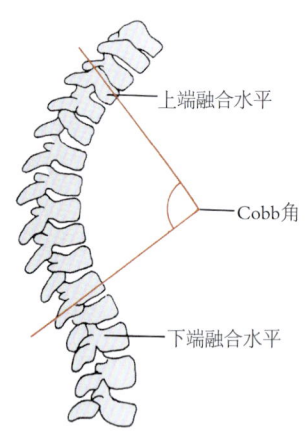

图 7-2-3-3-4　融合部位选择示意图

后凸畸形后路融合的范围,包括Cobb角的近侧椎和其远侧椎之上的第一个前凸的椎间盘在胸、腰椎型Scheuermann病,融合范围应包括后凸畸形近侧椎以上的第一个前凸椎体

决定要融合节段的另一方法是从 $L_5 \sim S_1$ 椎间盘的后缘画一条垂直线,即侧位垂直骶骨线。大多数类型的后凸畸形,融合的远端应在侧位垂直骶骨线之前,以免产生融合固定交界处后凸。但对于 Scheuermann 病后凸畸形,作者发现侧位垂直骶骨线意义不大,主要是因为病人处于负的矢状面平衡,对于正常矢状面平衡的病人,这种方法较好,可作为融合术下端终末椎的指示线。

如上讨论,在胸椎型后凸畸形,手术包括后凸远端椎第1个前凸椎间盘及近端终末椎(T_1 或 T_2),不会导致任何融合固定交界处后凸,前提是畸形没有被过度纠正(>50%)。胸腰椎型病人,融合术要包括第1个前凸节段以及已测量的 Cobb 角的上、下终末节段,以免产生融合固定交界处后凸。

(四)后路器械内置物

可用于后路融合术有多种。临床上多用的是 Harrington 棒,每根有 6~7 个钩,用于纠正后凸畸形。其次是 Luque 器械,亦可获得更好的平衡及矢状曲线,并通过椎板下钛(钢)丝进行更好的固定,且术后也勿需制动。此外,后路多节段钩系统,如 CD、TSRH 和 Isola 等亦可用于 Scheuermann 病后凸畸形的治疗。

(五)脊柱后凸的整复

常用的方法是:

1. **插入椎板爪钩**　如图 7-2-3-3-5 所示,在后凸顶椎以上双侧各挂 3 个椎弓根爪钩,之后再在下方插入各 3 套椎弓根爪钩。

2. **复位**　即通过近节段的棒钩联结和固定,并向远端被压棒器压向下段脊椎。注意棒下段的预弯曲度,便于与远端钩插入。

3. **加强固定**　即将远近两端用横向联结器连接固定棒。亦可选用椎弓根钉技术(或加用侧块钉)矫正后凸畸形。

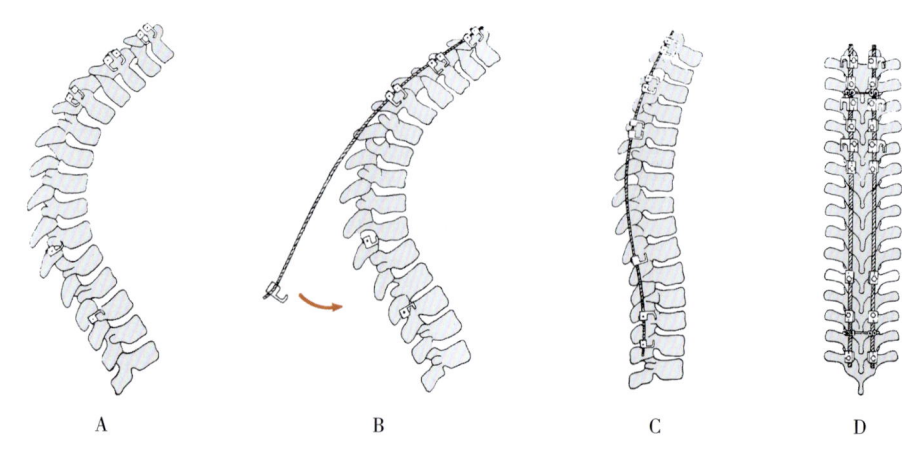

图 7-2-3-3-5　脊柱后凸整复的常用方法示意图(A~D)

A. 钩的插入,注意后凸顶椎以上的3套6个椎弓根和一个横突爪钩;B. 棒通过近节段的钩的情况和棒的远端被压棒器压向下段脊椎的情况;C.下端钩或螺钉固定于棒的情况;D.远、近两端用横向连接器连接固定棒

十、复合手术

视病情需要亦可采取前路与后路一次性手术，或前后路分期施术。

十一、术后处理

（一）早期活动

所有的病人于术后第2天或第3天开始坐立和行走。一般勿需使用支具，除非是老年病人，可使用伸展支具直至融合开始坚固，一般为3~6个月。

（二）功能锻炼

所有病人术后及早开始行走，并逐渐增加时间。带支具的病人，6个月后允许轻度的耗氧运动，1年后才可行全量运动。而不带支具的病人3个月时可开始轻度耗氧运动，如举重器和骑车，6个月时可进行大部分运动。所有的病人3个月开始等张和等长背部锻炼。

十二、手术并发症

（一）一般并发症

指常见的肺部并发症（肺部感染和肺不张），胃肠道并发症肠麻痹，泌尿道并发症膀胱炎，血栓栓塞和伤口感染等，应采取相应之治疗措施。

（二）Scheuermann病矫形术并发症

视手术方式不同而出现各种内固定器械所特有之并发症，主要是牵拉过度、力点过于集中及用力不当等，需按不同情况分别处理。

（王新伟　赵定麟）

第四节　继发性粘连性蛛网膜炎

一、概述

既往本病在临术上不仅较为多见，且后果严重。自1977年在荷兰的乌得勒支（Utreeht）召开了以腰骶部蛛网膜炎为中心议题的国际会议，并在1978年的Spine杂志上报道了大量临床与实验性研究后，近年来已为各国学者所注意。30年前作者在国内亦提出这一问题，并在骨科界引起各位同道们的重视。由于大家的重视，特别是近年来非离子碘造影剂的问世和广泛应用，并已取代了传统的碘剂（包括碘油，见图7-2-3-4-1），因此，目前本病之发生率日益降低。

尽管化脓性感染可引发本病，但临床上更多为非化脓性因素所致，因此仍归属非化脓性脊柱病变一节。

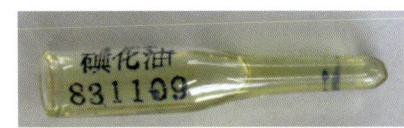
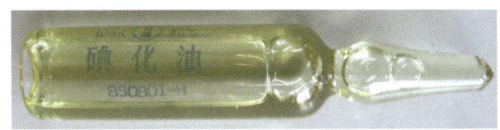

图7-2-3-4-1　既往所用碘剂
于20~30年前临床上脊髓造影所使用碘化油造影剂，极易引发粘连性蛛网膜炎

二、继发性粘连性蛛网膜炎之病理学及病因

(一)概述

蛛网膜系由胶质、弹性纤维和网状纤维所组成的一层薄膜,紧贴于硬膜内侧,两者之间构成狭窄的硬膜下腔。由蛛网膜形成许多小梁,连于脊髓外层的软膜之上。这些小梁间的孔隙连结而形成有脑脊液流通的、宽敞的蛛网膜下腔。蛛网膜属于浆膜类组织,当遇到各种机械、物理、化学和细菌等刺激因素,则出现浆膜组织类同的炎症反应与修复过程,从而形成蛛网膜炎。

(二)蛛网膜炎不同分期之病理特点

因蛛网膜本身缺乏血供,在初期,当因各种刺激引起蛛网膜下腔炎症时,病变最早起源于血管丰富的软脊膜,并随着纤维素的渗出及软脊膜上之水肿及充血等一系列病理生理改变而发展成以蛛网膜粘连为中心的病理过程,最后导致神经受累,并失去功能。在此过程中,一般可将其分为以下四期(图7-2-3-4-2、3)。

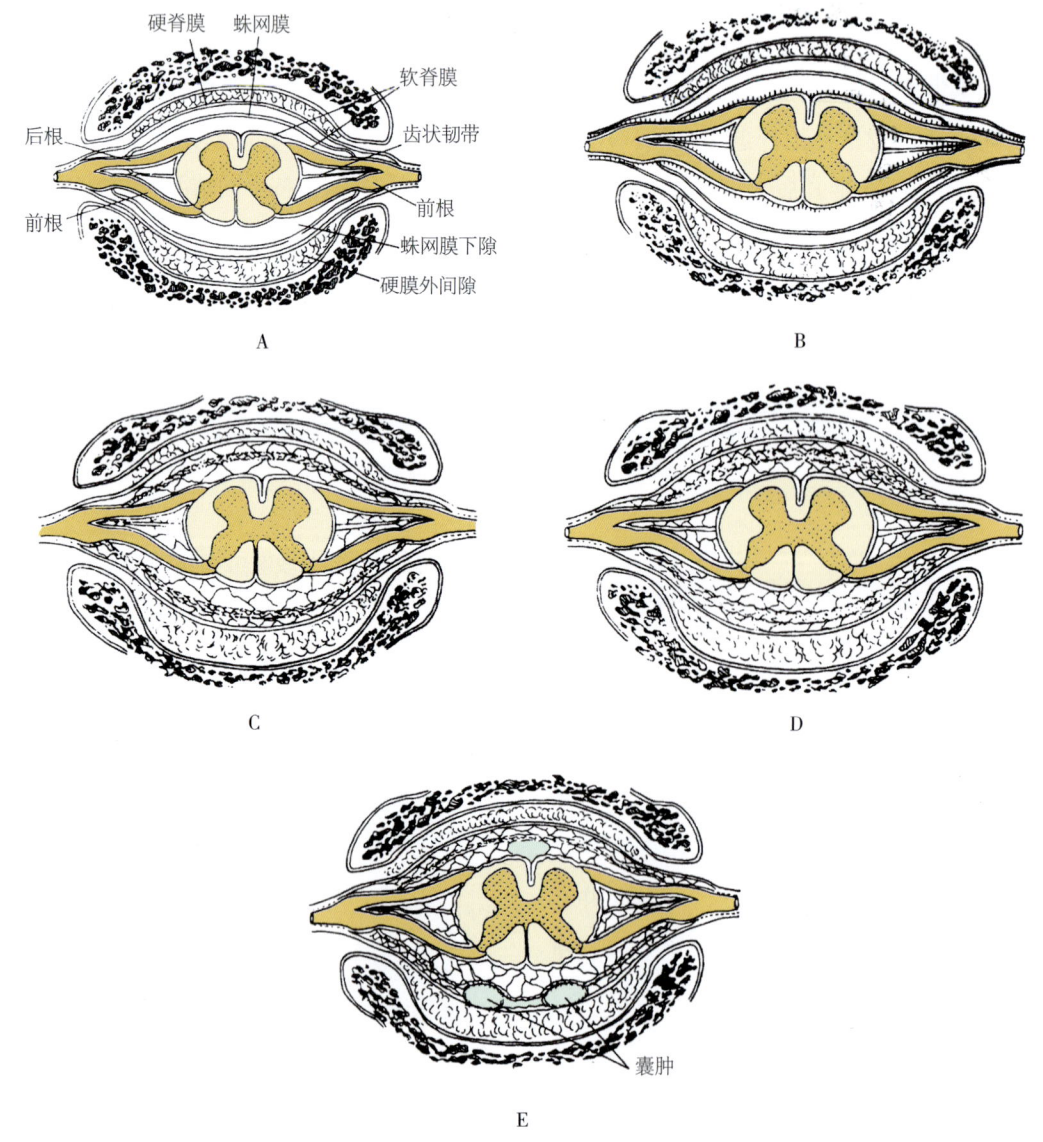

图7-2-3-4-2 蛛网膜炎各期的病理特点示意图(A~E)
A.正常状态;B.软脊膜炎期;C.蛛网膜炎期;D.粘连性蛛网膜炎期;E.神经变性期

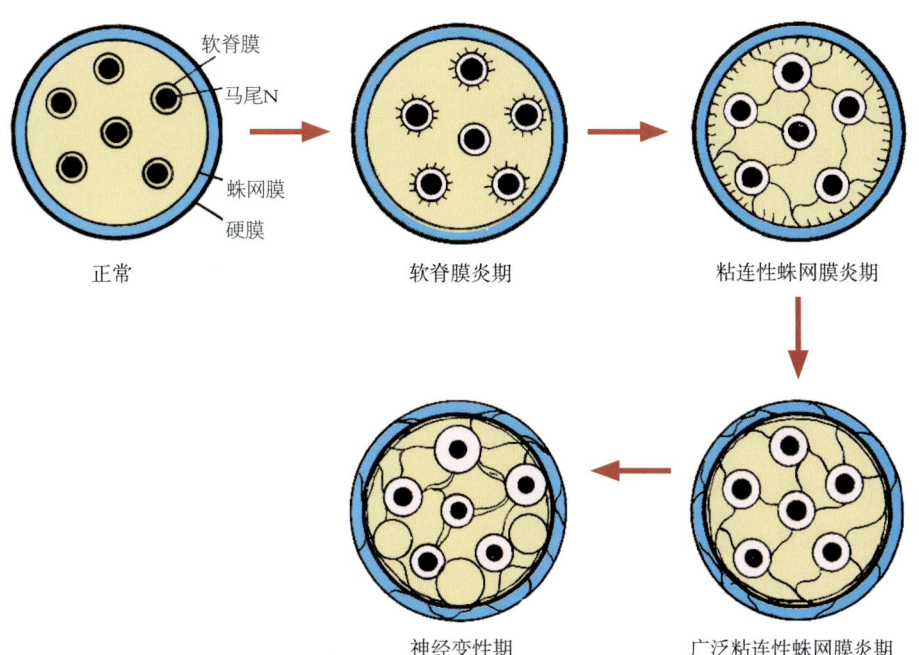

图7-2-3-4-3 粘连性蛛网膜炎之病理改变与分期示意图

1. **初期** 又称软脊膜炎期。本期病变主要表现为脊髓、神经根或马尾部外层的软脊膜肿胀、充血,并有少许纤维母细胞增生及纤维素析出、沉着。此期多属可逆性,处理得当,可恢复正常。

2. **中期** 本期又称粘连性蛛网膜炎期,由于纤维母细胞的增生加剧,纤维素沉着也增多,并形成薄膜状,致使蛛网膜与神经组织之间出现粘连。

3. **后期** 本期实质上为广泛性粘连性蛛网膜炎期,即在前者基础上,蛛网膜与软脊膜之间,甚至和硬膜之间大量胶原纤维沉着。除膜状粘连物外,间以条索状束带,并将蛛网膜下腔分隔成多囊状,以致完全或大部闭塞。此时神经组织及硬膜则可因束带的牵拉而变形。

4. **晚期** 为本病的终末阶段,又称神经变性期,由于束带晚期所形成的瘢痕对脊髓或马尾神经根的包绕和牵拉,以及囊性物的直接压迫而引起神经组织缺氧,加之机械性压迫及血供逐渐中断,最后致使神经组织呈现进行性萎缩性变。此期各种疗法,包括手术松解等措施均难以奏效,且手术风险较大。

本病虽有原发性与继发性之分,但前者并不多见,仅占发生率的5%左右,实际上此组病例也大多由于尚未发现的其他原因所致。

(三)病因学

造成本病的原因较多,包括物理性因素、化学刺激、生物毒素及许多不明原因,但在临床上最为多见的具体原因有以下几种:

1. **脊髓造影** 由于气体造影不够清晰和其对脑膜的刺激而引起剧烈头痛,临床上多选用化学类造影剂。但无论是水溶性或油剂类,均可引起蛛网膜炎。Haughton曾用80只猕猴的实验中得出这一结论。因此,多年来一直在寻找一种对机体无毒、无害而又迅速排出人体的诊断性造影剂,但仍未达到目的。近年来国外大力推荐Amipaque及Omnipaque等,这种非碘性水溶液的刺激性虽小,但超过一定浓度时,同样产生炎性反应。因此,对于需要造影的患者,必须权衡其利弊关系,切忌滥用,以减少蛛网膜炎的发病率。特别是在目前MR技术已广泛开展应用,除非十分必要,一般可以放弃这一传统性诊断手段。

2. **脊柱损伤** 随着工、农业发展和交通运输工具的现代化与普及化,尤其是高速公路的高速发展,脊柱损伤势必相应地增多。在发达的资本主义国家,平均每10万居民中约有60人属于以脊髓伤为主的瘫痪病例。一般脊柱伤更数倍于此。加上腰椎穿刺(包括腰麻等)和脊柱手术的普及,均构成椎管的损伤因素。此外,由于软脊膜和硬膜的破裂、出血,甚至最轻微的损伤,也可以造成蛛网膜炎。对脊柱损伤病例,应尽量利用精确的X线片技术或是CT、MR检查等辅助诊断,以求尽可能地减少椎管内造影。

3. **压迫因素** 主要指椎间盘脱出和椎管狭窄症者,由于长期压迫神经根和脊髓,可因局部血循环和神经组织营养障碍而造成该处水肿、纤维渗出和粘连形成,尤以根管处之蛛网膜最易引起粘连。所以对病程长的这类病例,应该注意有无蛛网膜炎的并存。在有根据的情况下,可在减压术的同时切开蛛网膜下腔进行松解术(图7-2-3-4-4)。

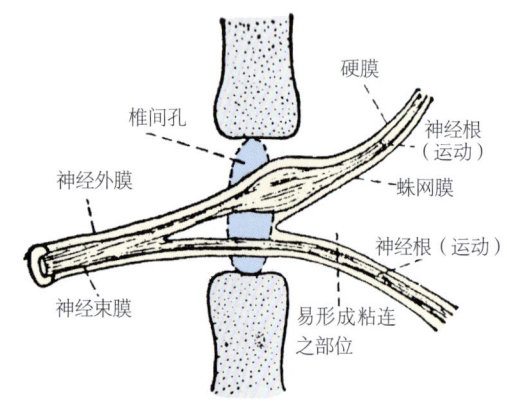

图7-2-3-4-4 根管处蛛网膜最易引起粘连示意图

4. **椎管或邻近部位的感染** 在椎管附近的炎性病变均较广泛和严重,预后差,但极为少见。因此,凡疑有椎管内感染者,尤其在脊柱手术后,必须早期大剂量地使用广谱抗生素。另一方面亦应注意亚急性或低度感染所引起之炎症,应及早处理。

三、分型(图7-2-3-4-5、6)

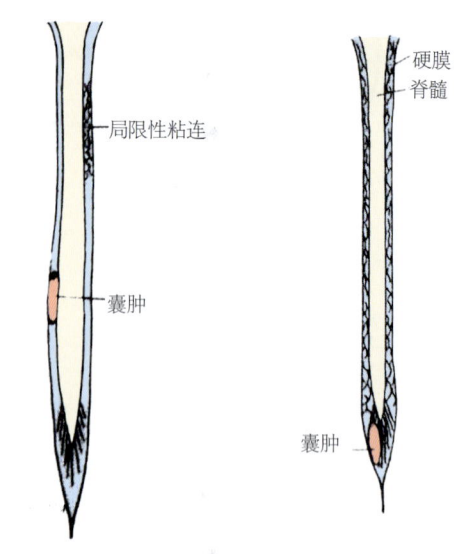

图7-2-3-4-5 局限性蛛网膜炎示意图　　图7-2-3-4-6 弥漫性蛛网膜炎示意图

(一)按病情发展速度不同分为:

1. **急性** 多因化学性药物刺激、外伤及急性感染所致,较少见。常在1至数天内发病,症状多较重。

2. **亚急性** 指1~2周内起病者,较前者稍多见,症状较前者为轻。

3. **慢性** 最为多见,以脊髓造影、腰椎穿刺及慢性压迫等为常见之发病原因。病情发展缓慢,症状亦较轻。

(二)按蛛网膜炎的部位不同分为:

1. **局限性** 即在椎管内某一段,如腰段、颈段或胸段出现炎性反应。此在临床上较为多见,尤以本病的早期及中期为多发。此型又可分为:

(1) **囊肿型** 又称包囊型,即粘连物于蛛网膜与软脊膜之间呈广泛愈着状,并将局部蛛网膜下腔闭塞、分隔,滞留在局部的脑脊液逐渐浓缩,并对局部的脊髓和神经根构成压迫。此型易被误诊,脊髓造影检查常将其影像改变视为椎管内肿瘤,直至术中发现错误;以病段椎节为主的MR检查具有重要意义。

（2）单纯局部粘连型　指病变范围较局限,粘连程度较囊肿型蛛网膜炎轻,可将其视为前者之早期阶段,多因致病因素较轻所致。

2. 弥漫型　指蛛网膜下腔粘连范围较广泛,常从腰骶段或胸段开始,而后向其他部位弥散,以致粘连物广泛地存于蛛网膜下腔内。由于其范围广,故临床症状亦较严重,以根性刺激症状（疼痛,过敏等）为主。

此外,尚有人将其分为原发性及继发性两类,实际上原发者甚少见,不超过5%。

四、诊断

本病之诊断主要依据以下内容:

（一）病史

指既往曾有椎管内造影、穿刺、麻醉、手术及外伤史者。同时,也应注意长期慢性椎管内致压性病变也是造成本病的常见因素。尤应注意椎管狭窄、椎间盘脱出症及椎节不稳症等。

（二）症状特点

1. 根性痛　为早期出现的症状,主要是粘连物对脊神经根的牵拉之故。由于根袖部是蛛网膜炎最早出现的部位,因此根性痛也最早表现出来。

2. 感觉障碍　多与根性痛同时、或稍晚出现,包括蚁走感、过敏、感觉迟钝及麻木等,少有感觉完全丧失者。

3. 运动障碍　主为肌力减弱,严重者可出现痉挛性瘫痪,多见于病程较长者。

4. 其他　包括反射减弱、肌萎缩及步态不稳等均可在体检中发现。

（三）X线平片

一般平片多无阳性发现,但既往曾行碘油造影者,在X线平片上可有烛泪状或囊性阴影出现;有此征者,基本可以确诊。但对既往未行碘油造影者,不宜强调脊髓造影来确诊。

（四）核磁共振（MR）

蛛网膜下腔内之粘连性束带可于MR横断面扫描影像上显示出一条较淡之阴影,尤其病程较长者,其有助于诊断（图7-2-3-4-7）。

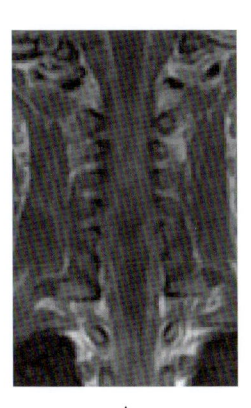 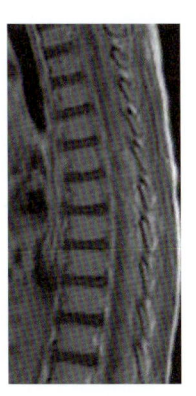 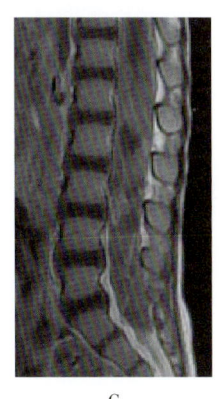

图7-2-3-4-7　临床举例（A~C）
A.颈段蛛网膜下腔粘连；B.胸段蛛网膜下腔粘连；C.腰段蛛网膜下腔粘连

（五）腰椎穿刺

显示初压多较低,脑脊液多呈略带黄色或正常色泽,蛋白定量多增高,并伴有淋巴细胞增多。奎氏试验可呈现部分或完全性阻塞。

（六）术中硬膜囊切开探查判定

1. 概述　根据以上检查,大多数病例均可诊断,对少数仍诊断不清而又无MR检查条件,或影像欠清晰、无法作出判断者,可选择刺激性较小的造影剂进行造影检查。但该病例如因原发病需行手术，或具有手术探查适应证者，亦可在手术中切开硬膜，在蛛网膜外观察并确定诊断。

2. 术中硬膜囊切开探查指征

（1）硬膜有明显的纤维性变、甚至挛缩者；

（2）椎板虽已广泛切除减压，脊髓搏动仍未恢复者；

（3）将硬膜外粘连松解后，硬膜囊仍变形者；

（4）有碘油存留拟行放出者；

（5）术中蛛网膜下腔穿刺证明有梗阻，或抽出的脑脊液呈淡黄色及局部凹陷者；

（6）当切开硬膜，如发现蛛网膜混浊、增厚，并已形成粘连，或已与硬膜直接融合者，则即切开蛛网膜行松解术。

五、鉴别诊断

需与本病相鉴别的疾患较多，除引起本病的原发性疾患（因其治疗原则一致，术前不一定需要鉴别）外，尚应与脊髓肿瘤等相鉴别。

六、治疗

本病的治疗仍以保守疗法为主，当保守疗法无效或原发病需手术时，则应同时施术处理。

（一）非手术疗法

主要强调：

1. 药物疗法　可选用缓解、软化或消除粘连物之类药物，如胎盘组织液、α-糜蛋白酶、胰蛋白酶等。

2. 椎管内氧气注入疗法　对某些病例，包括早期或中期，检查后证明无其他合并症时，可通过腰椎穿刺进行脑脊液检查与奎氏试验（Quckenstedt's test）的同时，向椎管内推注消毒之氧气40~60ml，亦有一定疗效，尤其是对下腰椎椎管术后粘连者更为适用。其不仅可缓解疼痛、肢体痉挛等症状，亦有可能通过推气后在椎管内形成的暂时性高压而将较薄、细的粘连带冲断，但对较粗者则无效，仍需手术切断。

3. 对症处理　主要采用解痉止痛类药物及其他对症性药物等。

4. 中草药疗法　除局部外敷类药物外，尚可选用内服药物以缓解根性痛及其他症状。

（二）手术疗法

对非手术疗法无效，且症状较重、影响日常生活者，则需行手术治疗。其优点是：

1. 缓解或消除压力　可以及早减轻与缓解粘连物对脊髓、脊神经根和其血管的牵拉与压迫。

2. 改善血供　由于对血管的松解，改善了脊髓与神经根的血供，又促使脊膜本身的恢复。此不仅有利于神经功能的改善，也相应地阻断了本病的恶性循环，加上某些药物的应用，有可能减少粘连的再形成或不形成，从而获得治疗效果。

3. 根性减压　对使病人最感痛苦的根性痛和肢体痉挛（多为下肢）的缓解尤为明显，即便是部分疗效，也深受病人欢迎。

根据以上认识，我们主张对使患者感到痛苦的蛛网膜炎，建议尽可能施行彻底的松解术，尤其是第二和第三期患者。第一期因病变轻，保守治疗大多可停止发展或消退而勿需手术。第四期则由于神经组织已变性，手术不仅无效，反而有可能加重病情，不宜施术。

七、预后

1. 有明确原因所致者，如能及早消除病因，预后一般较好。

2. 炎症性所致者预后欠佳，尤以化脓性感染者。

3. 已进入后期病例，多因全椎管内蛛网膜下腔广泛粘连所引起的截瘫及各种并发症而易死亡。

（赵定麟　陈德玉）

第五节　腰椎小关节炎性不稳症及小关节囊肿

一、概述

腰椎小关节（lumbar facet joint）炎性病变，多因外伤、退行性改变及发育性因素等造成腰椎小关节损伤性炎症，并伴腰椎不稳，可引起慢性腰痛、活动受限及其他一系列症状；此时亦可合并滑膜嵌顿。卧床休息多可改善症状，治愈后可无症状。

二、病因学

腰椎小关节由上位椎体的下关节突与下位椎体的上关节突所组成。关节面被透明软骨覆盖，具有一小关节腔，其周围有关节囊包绕。关节囊松而薄，内层为滑膜，能分泌滑液，以利于关节的活动。

当腰椎受到垂直负荷应力或是腰椎过分旋转的剪力作用时，小关节容易发生损伤性滑膜炎，导致关节面软骨营养不良，软骨表面变薄，出现裂隙及关节面不平整。软骨下的松质骨也会发生退行性改变，骨质变硬。关节囊在承受负重和受到旋转应力后可以撕裂，并形成纤维瘢痕化。当椎间盘退变，椎间隙变窄，可致小关节囊松弛，直接造成小关节半脱位。

腰椎小关节的关节囊由纤维结构和滑膜两层组成。滑膜上有丰富的血管和神经。小关节突的神经为脊神经后支所支配，后支分为内、外侧支，两支均有小的分支，它是一种很丰富的神经结构，即小关节感受器。当滑膜受到机械性或化学性刺激后，便产生明显的疼痛。腰段的关节面排列近似矢状面，前方有黄韧带加强，后方有部分棘间韧带加强，腰椎的旋转活动受到小关节突的限制。当腰椎小关节突遭到旋转暴力时，很容易发生损伤。脊柱屈曲50°~60°时，主要发生在腰段。腰前屈时，小关节分离。腰后伸时，小关节会聚。椎体发生扭转时，小关节一侧合拢，另一侧张开。人到成年后，椎间盘、韧带等组织均发生不同程度的退行性改变。如果在没有充分准备的情况下，突然作脊柱旋转活动如腰部扭转、弯腰取物、扫地等均会因椎体及椎间组织在不稳定状态下承受较大的力，而使小关节咬合不良或错位。L_5的活动范围较大，容易发生小关节张开。当其张开时，小关节腔内的负压增加，关节囊滑膜被吸入、嵌夹，形成小关节滑膜嵌顿。

近来有人通过对腰椎后关节内"半月板样结构"的解剖和组织学研究，认为该结构可能是腰椎小关节滑膜嵌顿及小关节综合征的结构基础。该结构的神经末梢可能是一种伤害性感受器（Nociceptive receptors），当半月板样结构本身受到卡压刺激，便会产生疼痛。

三、临床症状与体征

（一）腰痛

患者多为青壮年。急性发作时，患者多数在扭腰或弯腰变为伸腰的过程中立即产生单侧或双侧下腰部疼痛，活动腰部则疼痛加剧，甚至向臀部、大腿及骶尾部放射，一般不累及小腿。患者常处于强迫体位，惧怕被别人触摸或搬动。

（二）神经根刺激症状

早期可有神经根刺激症状，可发生下肢痛，一一般牵涉的范围略小,并不按神经根分布区扩散。S_1 神经根受累可出现跟腱反射减弱或消失。

(三)体征

急性发作时,腰部生理弯曲消失,棘突排列不规则,病变的小关节部有明显的叩击痛及压痛,用普鲁卡因或利多卡因行患椎小关节局部封闭可减轻疼痛。下肢肌力、感觉无异常。

四、影像学检查

X 线平片检查可见腰椎生理弯曲发生改变,一般不易发现小关节位移。但动力性侧位片可显示松动征,并可发现两侧小关节突呈不对称状。左右斜位有时可见关节突嵌于峡部。CT 扫描及 MR 可显示受累椎节骨质与周围软组织概况。

五、诊断

1. 临床症状与体征　见于青壮年,多发生在突然扭腰或由弯腰变为伸腰的过程中而发生的剧烈疼痛。腰部活动明显受限,骶棘肌明显紧张,腰部僵硬,腰骶部有压痛及叩击痛。

2. 封闭疗法　用 1% Novocain 5~10ml 注射到病变的小关节处,数分钟后症状缓解或消失,有助于本病的诊断。

3. 影像学所见　如前所述。

六、治疗

(一)非手术疗法

1. 手法操作　手法复位是治疗腰椎小关节错位的有效措施,常用的手法有斜扳法、背法、旋转复位法等。在手法复位前,宜在腰背患处先行按摩。

斜扳法:患者侧卧位,下侧髋关节伸直,上侧屈髋、屈膝,在上位的肩部后仰。术者站在病人的前面,一手扶患者上位的肩部,另一手按扶上位的髂嵴。让患者全身放松后,术者双手同时作相反方向斜扳,使肩向后扭转,臀部向前旋转,此时可听到腰部发生"咯吱"声。斜扳可使关节突关节张开,利于被嵌顿的滑膜及错位的关节复位。让患者按相反的方向侧卧,用同法操作。斜扳后,如果错位的小关节复位与嵌顿的滑膜被还纳,患者顿时可感到腰痛减轻,翻身自如。如效果欠佳,还可重复斜扳 2~3 次(图 7-2-3-5-1)。

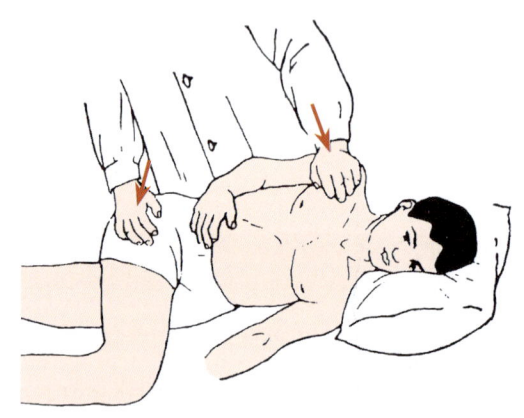

图 7-2-3-5-1　斜扳手法示意图

手法操作需由有经验的临床医师操作,且诊断明确无器质性病变者。因推拿不当引起瘫痪者时有报告,应注意。

2. 卧床休息　急性发作或手法复位后的患者,应适当卧床休息,以消除骶棘肌痉挛,促使关节水肿消退并减轻疼痛。

3. 骨盆牵引　腰肌痉挛严重而拒绝手法复位者,可先进行患椎小关节封闭,待疼痛缓解后再行骨盆牵引。牵引重量为患者体重的 1/8~1/10。一般牵引 3~5 天后,症状可消失或明显减轻。

4. 理疗　可应用热敷、超短波、频谱等物理治疗,以使肌肉放松,水肿消退,改善局部血循环。

5. 药物　腰痛明显时,可口服消炎止痛、解痉的药物,如布洛芬、散利痛、吲哚美辛(消炎痛)等。也可服用复方四物汤等,以活血化瘀。(复方

四物汤的处方：生地 12g，白芍 9g，当归 9g，川芎 6g，丹参 9g，川牛膝 6g，延胡索 9g，乌药 6g）

6. **小关节封闭**　小关节突关节囊封闭具有解痉镇痛的作用。可用 1% 普鲁卡因或 2% 利多卡因 5ml，加入确炎舒松 A 混悬液 1ml 或醋酸泼尼松龙（强的松龙）25mg 的混悬液，用 7 号腰椎穿刺针或心内注射针，在棘突旁 1.5cm 的小关节压痛点处，浸润小关节周围。一般选择 L_{4-5} 以及 $L_5\sim S_1$ 小关节处做多部位的注射。

（二）手术疗法

由于病变较轻，手术疗法甚为少用，仅对反复发作、影响生活工作者可考虑行小关节融合术，或对支配区皮神经松解，合并筋膜纤维织炎者可酌情行深筋膜切开松解术。

七、小关节囊肿

小关节囊肿并非十分罕见，而是混淆于小关节退变之中，加之影像学检查大多局限于正侧位腰椎 X 线片，难以发现。其临床症状主为腰椎同侧小关节疼痛、压痛及叩痛，亦可影响腰部活动。对其确诊主要依据 MR 检查。一般病例选用非手术疗法即可；对症状严重、已影响生活工作，或是伴有其他病变需手术治疗者，可将其切除，并附加椎弓根钉固定（图 7-2-3-5-2）。

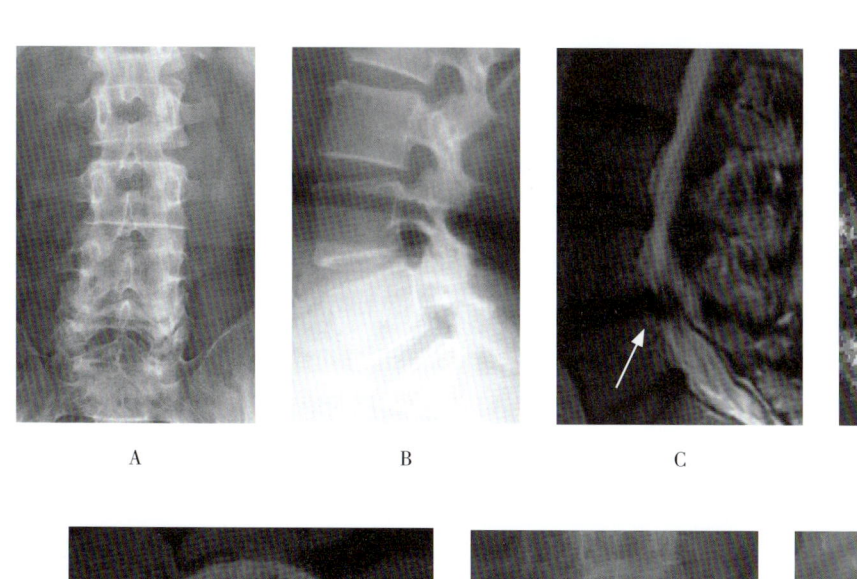
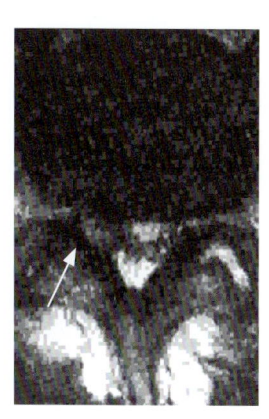
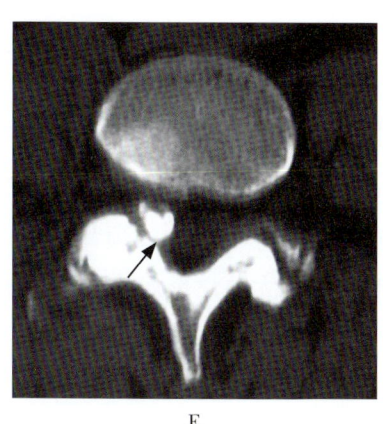
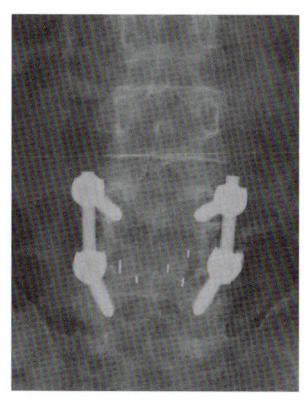
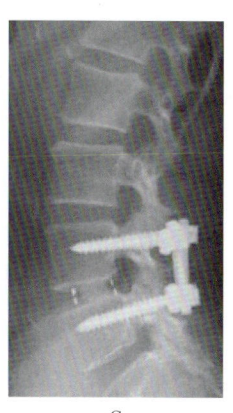

图 7-2-3-5-2　临床举例（A~G）

L_{4-5} 后方小关节囊肿切除+椎弓根钉固定术　A.B. 腰椎正侧位 X 线片；C.D. MR 矢状位及水平位，显示 L_{4-5} 有囊肿性变（左侧）；E. CT 水平位，扫描所见；F.G. 后路切除囊肿+椎弓根固定术后正侧位 X 线片

（李国栋　严力生）

第六节 慢性劳损性颈背部筋膜纤维织炎

一、概述

除慢性外伤性因素外，凡因某种原因（寒冷、潮湿、慢性劳损等）致颈背部筋膜及肌组织出现水肿、渗出及纤维性变，并伴有一系列临床症状者称为颈背筋膜纤维织炎。此种不易被重视的疾患在我国东北、西北及华北等寒冷及沿海气候潮湿的地区较为多见，尤其是长期在野外作业的各类人员，其发病率随着滞留时间的延长和慢性劳损等而成倍增长，因此必须加以重视，尤其是如何预防本病的发生，不仅减少发病率，对稳定群体工作情绪，提高工作质量与效率具有更为重要的意义。

二、发病机理

引起本病的发病机理较为复杂，与多种因素有关，现选择其中常见的列述如下：

（一）寒冷

为诸原因中最为多见的。患者曾于寒冷地面、风口等处睡眠后，或是在某一寒冷地区停留较久，而又无足够防寒衣物后发病。尤以深秋、冬季及早春为多。由于寒冷，特别是在睡眠时，如果颈肩部长时间暴露在外，或受寒风吹袭，则首先引起颈痛部血循环改变，包括血管收缩、缺血、瘀血及水肿等，以致局部纤维渗出形成纤维织炎。因这种原因发病者，其对气候改变十分敏感，尤以季节变换时。

（二）潮湿

为本病另一多见之原因，尤其与前者并存时更易发病。在空气潮湿的环境中，不仅精神情绪受到影响，且由于皮肤代谢功能失调（尤其是排汗功能），以致皮下及筋膜处血循环易因血流减缓而引起微血管的充血、瘀血、渗出增加，并形成纤维织炎的又一机制。当然与大气压的高低亦有关系。

（三）慢性损伤及不良体位

除各种较严重的损伤引起颈背部筋膜、肌肉等纤维化改变致使末梢神经受卡压出现症状外，临床上多见的是由于各种慢性劳损性因素，尤其是屈颈位时（包括高枕），不仅引起椎间隙内压升高，且可引起颈背部软组织的高张力状态，渐而出现微小的撕裂样损伤。这种"内源性损伤"最终将因纤维样组织增多，并随着其后期的收缩作用，致使局部的毛细血管及末梢神经受挤压而出现症状。这种损伤与职业关系较大，多见于颈背部呈前屈位工作者，如机关办公人员、制图、设计、会计、流水线操作工人及纺织工人等。

（四）其他因素

包括某些病毒的感染，风湿病的变态反应对颈背筋膜的影响等，均表明颈背筋膜可受多种因素影响而出现无菌性炎症状态。更进一步的病因学尚有待今后继续探索。

三、病理解剖特点

除有明显外伤史显示创伤反应外，以风湿为主要发病原因者，早期在形态学上可无任何改变，但当病程进入一定阶段，则可以显示颈背部筋膜及肌肉组织内经历充血、肿胀及渗出性改变；其结缔组织中的白色纤维出现挛缩及瘢痕化，并逐渐形成细小的结节，其中较大者可以用手指触及。这种位于筋膜及肌肉中的小结节，实际上是散布于颈背部软组织中的弥漫性小病灶，其不断向四周散发异常冲动，并刺激末梢神经的轴突，再通过反射而产生一系列症状。

散在的结节亦可连接成块状。如果细小的神经分支被包绕其中，由于白色纤维组织的收缩可出现末梢神经卡压征，并构成持续性疼痛等症状的解剖学基础。临床上的压痛点即在该处，有时亦可在远隔部位出现效应点。

在白色纤维集结成结节或块状的同时，其间可有裂隙出现，尤其是在深筋膜表面处，因而易使其下方张力较大的脂肪组织疝出，有人称谓"筋膜脂肪疝"。这种现象尤多见于腰背部，且多为中年女性。

在一般情况下，肌肉形态学多无明显改变，但在后期，在白色纤维粘连、结节密集部位下方的肌肉于显微镜下观，可出现横纹消失征。附近的小血管支多显示管壁增厚或厚薄不均等特点。

除颈背部外，纤维织炎可见于全身各个部位，腰背部亦多发；并可引起附近神经干的卡压症候群而造成一系列不良后果，严重者则需手术治疗。

四、临床特点

(一)弥漫性疼痛

患者多主诉颈背部(有时包括胸背部)弥漫性疼痛，以双肩内侧及颈胸交界处为明显。其特点是晨起时痛剧，活动数分钟或半小时后即缓解，但至傍晚时似乎因活动过多疼痛又复现。休息后又好转，此与肥大性脊柱炎相似。

(二)多有诱发因素

患者发病多有明确的诱发因素，其中以受凉、受潮及过累为多见，且于既往病史中多有类似情况。

(三)点状压痛及皮下结节

患者多能用手指明确指出其痛点(一点或数点)；压之除局部疼痛外，尚可沿该痛点处所分布的神经纤维末梢传导，反射性出现该处邻近部位痛感。皮肤较薄者，尚可在痛点处深部触及结节样硬块，大小多在 5mm×5mm 以下，有时亦可触及直径 1cm 左右的"脂肪瘤"样结节(多伴有放射痛)。

(四)双上肢活动受牵感

由于筋膜纤维织炎致使深部的肌肉舒缩活动亦受限制，当向上或向前抬举上肢时，患者有受牵拉之僵硬感，尤以寒冷季节为明显。

五、本病的诊断

主要依据：

1. 病史　多有风寒、潮湿或慢性劳损史；
2. 症状和体征　一般均有前述之典型症状与体征；
3. X 线平片　可显示颈椎生理曲线消失，尤其是发作期，但无其他特异性所见；
4. 实验室检查　临床上主要检测红细胞沉降率、抗溶血性链球菌素"O"及类风湿性因子等；阳性结果者表明其病因属风湿性或类风湿病变，阴性者则用于其他类型的诊断或鉴别诊断；
5. 其他　一般勿需磁共振等复杂检查。

六、鉴别诊断

根据本病之特点，一般易与颈部其他疾患相鉴别，但其常和颈型颈椎病相混淆，后者起病较快，对颈部制动及牵引疗法反应佳。有时两者亦可并存，因其治疗原则一致，对鉴别困难者不妨在治疗中观察判定。

七、治疗

（一）基本原则

1. 以非手术疗法为主；
2. 针对病因采取有效措施，防治结合；
3. 加强科普教育，使其认识本病的规律，以配合治疗。

（二）非手术疗法

主要强调：

1. **消除病因** 即设法改善生活、工作及学习的基本条件，注意防潮保温，避免引起颈背部慢性劳损的体位。对野外工作者应给予医学保健指导。

2. **理疗** 可根据病情选用各种物理疗法，以促进局部的纤维性炎症逆转或消退。

3. **胎盘组织液注射** 对消除纤维粘连及软化瘢痕组织疗效较佳。一般每日1支，肌肉注射，30天为一疗程；其中以未提取过丙球蛋白等原液为佳。

4. **封闭疗法** 用于痛点封闭，以0.5%~1% Novocain 5~10ml局封，亦可加入氢化可的松（hydrocortisone）0.5ml，每5~7天注射一次，4次为一疗程。

5. **中药外敷** 以风寒砂（加醋）敷患处，每包连用三天，每天外敷2次，4~6包一疗程。使用过程中防止烫伤。

6. **针灸疗法** 除阿是穴外，可加用曲池、合谷、肾俞等。耳针不宜选用，因一旦感染，后果严重。

（三）手术疗法

1. 对有明确压痛点，疑末梢神经卡压者，可行局部（小刀口）松解术，一般选择双肩背部，手触有条索状物部位（图7-2-3-6-1）。

2. 局部脂肪脱垂症者可行手术探查及脂肪摘除或筋膜松解术。

3. 中医手术割治疗法亦有疗效，但切割范围不宜过广，并注意外科无菌技术。

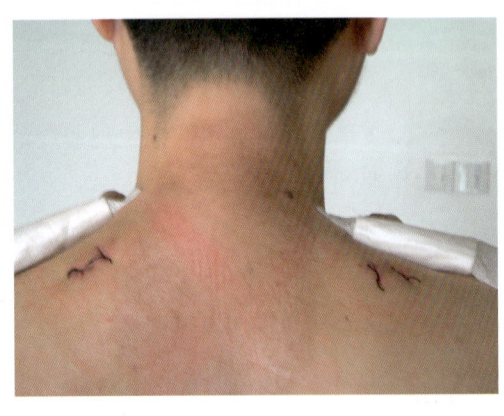 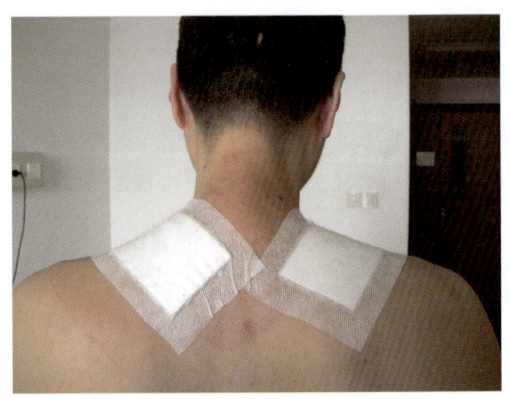

A　　　　　　　　　　　B

图7-2-3-6-1　临床举例（A、B）

双侧肩背部筋膜纤维织炎，非手术疗法三月后症状局限双肩背部，压痛明显，局麻下行筋膜切开松解术，术后症状消失，观察四年无复发

第七节　髂骨致密性骨炎、耻骨炎及腰骶部脂肪疝

一、髂骨致密性骨炎

(一)基本概念

1. 概述　临床上多见于中年妇女的髂骨致密性髂骨炎(osteitis condensans ilii)是髂骨与骶骨之间的耳状关节部分之骨质密度增高。其多见于 25~45 岁的女性，常在分娩后、腰扭伤后或泌尿系统感染以后发生。单侧或双侧均可，症状可于半年至数年后自行消失或缓解，此时髂骨的致密性改变也随之消失。

2. 发病机理　至今病因不明，可能与妊娠、外伤、感染及劳损有关。女性分娩时骶髂关节的稳定性受到影响，周围韧带松弛，且髂骨本身及关节局部承受异常应力增加；再加上骶骨倾斜角增大，骨盆向前下倾斜，附着于髂骨上的韧带对髂骨的牵拉而影响髂骨血运，使局部血供减少而引起骨质出现致密性改变。

3. 临床表现　主要表现为腰骶部或下腰部疼痛，偶尔在臀下部及大腿后侧出现向臀部的放射痛，但不属于向下肢放射的根性痛。病人体型丰满，且腰骶角较大，骶棘肌多处于紧张状态，骨盆分离试验及"4"字试验阳性。患者血沉正常，且无细菌性炎症表现。

4. 影像学检查　主要是在 X 线平片上在靠近关节面处之髂骨皮质出现硬化性改变，骨质呈致密状，位于骶髂关节下 1/2 处，且多呈三角形骶髂关节间隙整齐、清晰，关节面及骨质无破坏征。以单侧多见，亦有双侧者。

本病一般勿需 CT 扫描及 MR 检查，但需与肿瘤等病变鉴别诊断者除外。

5. 诊断　一般多无困难，可依据病史、体征及影像学所见进行确诊。

本病应与早期强直性脊柱炎、骶髂关节结核及化脓性骶髂关节炎等鉴别。

强直性脊柱炎，多为双侧病变，多见男性青年，血沉快，关节间隙加宽，呈锯齿状，晚期关节间隙消失，骶髂关节骨性融合。

(二)治疗

1. 非手术疗法　以非手术疗法为主。症状轻者，可适当卧床休息，下床后宜用弹性围腰保护，对症状严重者可服用止痛剂，并用支架保护，待疼痛减轻后鼓励病人作腹肌锻炼，并继续用弹性腰围保护。

2. 手术疗法　对顽固性疼痛者，可考虑行骶髂关节融合手术。作者曾施术十多例，疗效均较满意，相关术式请见本书第三卷、第五篇、第二章、第一节内容。

二、耻骨炎

(一)基本概念

1. 概述　由两侧耻骨的耻骨联合，包含有中间的纤维软骨盘，由三者结合而成；在此联合的上方及下方均有韧带增强。软骨盘常有一矢状位的裂隙样腔，但没有滑膜；因此，耻骨联合具有一定的可动性。此对女性分娩时扩大盆腔有一定的意义。由于耻骨联合构造上的特点使其在暴力冲击时，常引起耻骨骨折，而不易发生耻骨联合分离。但在外力未能产生骨盆骨折情况下，包括骶髂关节移位，则必然同时引起耻骨联合移位而易引起本病。

耻骨炎（osteitis pubis）是发生于耻骨联合区的非化脓性病变，表现为耻骨联合和耻骨支处疼痛；以女性多发。病情可延续数年，最终多可自愈。

2. 病因　本症多与劳损有关。女性可发生于妊娠期或分娩时，因骨盆韧带松弛，耻骨联合处异常活动引起。此外，耻骨联合附近的手术（如前列腺切除术及女性盆腔内手术等），术后病人在数日或数周后可发生疼痛，并引起耻骨炎。

3. 临床表现与诊断　病人多主诉耻骨联合处有程度不同的疼痛，并沿两侧腹直肌向外下方放展。由于大腿内侧疼痛而影响行走，以致步行缓慢，甚至出现跛行。股内收肌大多处于痉挛、紧张状，在肌肉起点处可有压痛。骨盆分离均为试验阳性。

X线早期多无改变，晚期可出现骨质脱钙或吸收，耻骨联合间隙变窄，后期融合。

（二）治疗

1. 非手术疗法　症状重者卧床休息，采用屈膝、屈髋位，内服活血化瘀类药物及止痛剂，局部可冷敷，必要时局部封闭，但应注意无菌操作，以防引起感染。

2. 手术疗法　个别病情较重者，可酌情行耻骨联合融合手术。注意术中保留耻骨前侧的骨皮质和韧带，并根据病情需要植入松质骨。

三、腰骶部脂肪疝

（一）基本概念

1. 概述及发病机理　本病多见于中年以后肥胖之妇女，绝大部分有生产史，另有部分病人可合并有下肢静脉曲张、子宫脱垂、股疝等疾病。本病之发生，主要由于骶髂关节后方及两侧的深筋膜有许多神经末梢支伴有血管穿出的孔道，其深部的脂肪可经此疝出，疝颈处由于卡压、缺血而引起局部炎症反应，并产生疼痛。

2. 临床表现　主要以患侧腰骶部疼痛为特点，多为胀痛、酸痛和隐痛，一般不严重，但影响步行；因骶髂关节后方有腰骶神经后支及臀上神经皮支，受刺激时可有大腿后方的感应痛，但不超过腘部。在骶髂部皮下扪诊可触到圆形肿物，直径多数为0.5~1.5cm，数量一个或几个，略有弹性，呈弹力性硬感，用力按压局部可引起疼痛及感应痛。局部封闭后疼痛则明显减轻或消失。

3. 诊断　依据病史、主诉及体检，一般不难。但查体应仔细，尤对肥胖体型病人，触诊多不清楚者，应仔细触诊。并注意鉴别有无腰部其他疾病存在。硬结基底部封闭可使腰痛症状缓解，对鉴别诊断具有一定意义。

（二）治疗

1. 非手术疗法　以消除及缓解腰腿痛症状为主。对病程短、症状较轻、肿物较小的病人先行局部封闭等保守治疗大多有效，甚至症状完全消失。但对保守治疗失败者，或症状较重、反复发作或肿块数量多且体积较大者，可手术治疗。

2. 手术疗法　局麻下、小切口，先将疝环切开，松解卡压的神经血管；或将穿出的神经皮支及血管束切断，并于切口两侧将浅筋膜和深筋膜间隙加以游离，如此可降低术后复发率。

（王新伟　赵定麟）

参 考 文 献

1. 陈德玉. 颈椎伤病诊治新技术, 北京: 科学技术文献出版社, 2003
2. 钱邦平, 邱勇, 王斌等. 强直性脊柱炎脊柱骨折的临床特征及治疗策略 [J]. 中华医学杂志, 2007, 87 (41)
3. 石健, 赵新刚, 侯铁胜等. 重组人骨形态发生蛋白7腺病毒载体构建及在原代培养兔髓核细胞中的表达 [J]. 中国组织工程研究与临床康复, 2008, 12 (28)
4. 孙超, 邱勇, 钱邦平等. 强直性脊柱炎伴脊髓疝一例报告 [J]. 中华骨科杂志, 2010, 30 (3)
5. 田纪伟, 王雷, 袁文等. 腰椎骨盆重建内固定术在腰骶骨结核切除后的应用 [J]. 中华医学杂志, 2007, 87 (7)
6. 许国华, 叶晓健, 袁文等. 强直性脊柱炎合并颈椎骨折的诊断与外科治疗 [J]. 中华创伤骨科杂志, 2008, 10 (8)
7. 杨庆铭. 骨科学. 北京: 中国协和医科大学出版社. 2007
8. 赵定麟. 现代骨科学, 北京: 科学出版社, 2004
9. Mori K, Imai S, Omura K, Saruhashi Y, Matsusue Y, Hukuda S. Clinical output of the rheumatoid cervical spine in patients with mutilating-type joint involvement: for better activities of daily living and longer survival. Spine (Phila Pa 1976). 2010 Jun 1; 35 (13): 1279-84.
10. Shen FH, Samartzis D, Jenis LG, An HS. Rheumatoid arthritis: evaluation and surgical management of the cervical spine. Spine J. 2004 Nov-Dec; 4 (6): 689-700.
11. Nguyen HV, Ludwig SC, Silber J, Gelb DE, Anderson PA, Frank L, Vaccaro AR. Rheumatoid arthritis of the cervical spine. Spine J. 2004 May-Jun; 4 (3): 329-34.
12. Yonezawa T, Tsuji H, Matsui H, Hirano N. Subaxial lesions in rheumatoid arthritis. Radiographic factors suggestive of lower cervical myelopathy. Spine (Phila Pa 1976). 1995 Jan 15; 20 (2): 208-15.
13. Shinjo SK, Borba EF, Gonçalves CR, Levy-Neto M. Ankylosing spondylitis in a patient with primary hypertrophic osteoarthropathy. J Clin Rheumatol. 2007 Jun; 13 (3): 175.
14. Borenstein D. Inflammatory arthritides of the spine: surgical versus nonsurgical treatment. Clin Orthop Relat Res. 2006 Feb; 443: 208-21.
15. Hanley EN Jr, Herkowitz HN, Kirkpatrick JS. Debating the value of spine surgery. . J Bone Joint Surg Am. 2010 May; 92 (5): 1293-304.

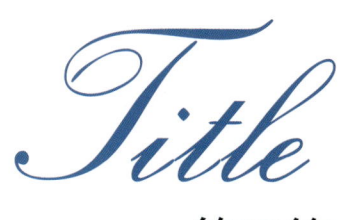

第三篇 脊髓前角灰质炎后遗症及痉挛性脑瘫的外科治疗

第一章 脊髓前角灰质炎后遗症 /3158

第一节 脊髓前角灰质炎之基本概念 /3158

第二节 脊髓前角灰质炎的临床表现 /3160

第三节 脊髓前角灰质炎诊断与治疗原则 /3162

第四节 脊髓前角灰质炎后遗症常用之术式 /3163

第二章 痉挛性脑瘫的基本概念、病因及临床特点 /3179

第一节 脑瘫的基本概念 /3179

第二节 痉挛性脑瘫的选择性脊神经后根切断术 /3182

第一章　脊髓前角灰质炎后遗症

第一节　脊髓前角灰质炎之基本概念

一、概述

脊髓灰质炎是一种由病毒所引起、传播广泛、且对儿童健康危害很大的急性传染病。尽管近年来由于预防措施的积极推广已明显减少，尤其是在城市及居民点集中部。但在边远及不发达地区仍可发现，包括既往患者残留的后遗症等均需治疗。本病的病理改变部位主要位于脊髓灰质前角，少数病例可波及脑干及脑实质。病毒侵袭的结果主要是不显性的亚临床感染，大约只有百分之一的人受感染后有临床表现。其临床特点出现不规则、不对称、无感觉障碍及无大小便失禁的弛缓性瘫痪；此时，腱反射减弱或消失。由于本病多发生在小儿群体中，故又称"小儿麻痹症"，但其并非小儿所专有。

二、病因学

脊髓灰质炎之病原体是一种滤过性病毒，在电子显微镜下观察其直径为8~17μm，称脊髓灰质炎病毒。此病毒分为Ⅰ、Ⅱ、Ⅲ三种不同类型，其中Ⅰ型最多见，Ⅲ型次之，Ⅱ型少见。

除脊髓灰质炎病毒外，其他某些病毒，例如个别肠道病毒，包括克萨奇病毒（Coxsackie）、孤儿病毒（ECHO）等亦可使中枢神经系统产生损害，并引起麻痹型脊髓灰质炎，在临床上难以与灰质炎病毒引起之麻痹进行鉴别。

此种病毒的生活力很强，能耐寒冷，在冷冻条件下能生存数月之久，对干燥抵抗力也较强。病毒在室温下可生存数日；在污水中可生存数周至数月；在水和牛奶中可生存百余日；在粪便中可维持3~6周或更久。经紫外线照射、煮沸或漂白粉及高锰酸钾等消毒均能迅速将其杀死。

传染源为本病的瘫痪型、非瘫痪型患者，隐性感染和健康之带病毒者亦可传播。病毒主要从粪便及鼻咽部分泌物中排出，其传染途径主要为污染饮食、脏手及各种用具等直接通过消化道或空气飞沫经呼吸道而发生传染。

本病遍及世界各地，尤以贫困国家，在国内由于预防得力，当前主要为偶发性。以6~9之夏秋季发病最多。

三、病理特点

本病之典型病理变化在神经系统，主要在神经细胞内，而以脊髓的腰膨大和颈膨大处最易受损。因此，以上、下肢瘫痪多见，尤以下肢更为多发；其次为脑干处病变，居第二位。其主要病理变化如下：

（一）脑脊膜

呈现明显充血，有炎症细胞浸润，其中以淋巴细胞及单核细胞为主，病理改变一般与神经组织变化相平行。但有的病例脊髓变化更为严重，而脑脊髓膜却很轻。本病早期可有枕颈部疼痛及僵硬感，此主要是由于脑脊髓膜遭受炎性刺激出现反应性改变所致。

（二）脊髓组织

1. 神经细胞　脊髓前角运动神经细胞病变最严重，与此同时，后角及侧角神经细胞亦可受累，但甚轻微。此时，神经细胞显示不同程度退行性变。从病变早期的神经细胞肿胀，尼氏小体减少到以后尼氏小体溶解消失及胞核浓缩等，呈现为延续性进程。此时如病变停止发展，上述病理改变则可逐渐恢复。反之，如病变继续发展，神经细胞结构则变得模糊，胞核消失，此时嗜中性多形核白细胞及大单核细胞侵入，神经细胞被逐渐吞噬，病变发展到此时，已呈不可逆转性状态。由于病毒的直接作用，可致使神经细胞较快死亡。

2. 血管　此时脊髓处之血管多呈扩张充血状，并可发生出血，尤以脊软膜上之血管网。于血管周围有细胞浸润，其中以淋巴细胞为主。血管内皮细胞有显著肿胀。血管变化与神经细胞病变的严重程度并非一定平行发展；有时血管病变显著，而神经细胞变化却较轻微。

3. 间质细胞　在脊髓神经间质中可见灶性细胞浸润，以嗜中性多形核白血细胞及小胶质细胞为主。此种变化多见于急性期；病灶最后则形成瘢痕，这显然是胶质细胞增生的结果。

以上为急性期变化。后期则为脊髓萎缩，神经细胞消失，并为星形胶质细胞及胶质瘢痕所代替。亦可因神经组织的软化而残留大小不等之囊腔。

神经细胞受损害的程度并非均等，其间尚可有正常之神经细胞，病灶的散在多发性为本病的特点。由于这种缘故，在临床上可以发现若干肌群虽受同一脊神经支的支配，而其受侵犯的程度却不相同，麻痹的分布区亦不一致。事实上，病理变化程度远比临床症状表现的范围要大。此乃由于破坏分散的神经元并不一定都显示功能丧失，只有当病变集中在所支配的一组肌肉神经处时，才显示临床症状。一般认为，至少50%以上的神经元受侵犯时才出现瘫痪。

（三）肌肉

受累神经支配区的肌肉显示萎缩，肌纤维细小，失去弹性。与此同时，脂肪和结缔组织表现出增生征，以致肌组织的生理功能受损。

（四）其他变化

全身其他组织及器官亦可出现相应之改变，包括：心脏的局限性心肌炎，心肌变性及间质水肿，并可有细胞浸润。肝脏亦可有肝细胞的混浊与肿胀，并有局灶性坏死。此外，亦可发现全身淋巴结增生等改变。

视脊髓前角运动神经细胞受侵袭的部位、范围及程度不同，造成支配区肌肉组织的麻痹程度及范围亦不相等，表现为暂时性或持久性功能障碍，以致肌力减退、肌肉萎缩，并继发关节畸形。这些变化并非本病的必然结局，如治疗及时，大多可以防止其发展；或是通过有效之治疗措施，使其痊愈或好转。

第二节　脊髓前角灰质炎的临床表现

视病变的程度与范围不同,本病临床表现及症状的轻重程度与范围悬殊甚大;轻者可无症状,重者则可引起严重瘫痪,甚至危及生命。

临床上一般将其分为以下四期:

一、潜伏期

平均为 7~14 天,短者 2~3 天,长者可达 3~5 周不等。在此期间一般并无明显症状,属隐性病例,但本期末有传染性。

二、病变发展期

有以下三个发展阶段:

(一)第一阶段——前驱期

此时患者出现低热或中等热度、常伴有头痛、困倦、多汗及全身疲乏不适等症状,并可出现食欲不振、呕吐、腹泻或便秘等胃肠道症状,甚至有咽痛、咽红及轻咳等呼吸道症状。此期一般持续 1~4 天。大多数病例发展到此期为止,属顿挫型,又称之幸运型。

(二)第二阶段——瘫痪前期

在前者基础上,患儿体温恢复正常,一般性症状消失,经 1~3 天后体温又上升,并且体温较高,常在 38℃~39℃之间,个别患儿可高达 40℃。此时,其一般症状亦随之加重。患儿烦躁不安,头痛、呕吐、嗜睡、肢体疼痛及感觉过敏。项背部可有肌强直征,且可见婴幼儿囟门紧张饱满,并可出现"脊髓征",对诊断有意义。此期一般持续 3~5 天,但也可短至几小时或长达 2~3 周者。在这一阶段仍可有部分病例不出现肢体瘫痪而逐渐康复,称为无瘫痪型病例,亦属幸运型。另一部分病儿病情继续发展,并进入瘫痪期。

(三)第三阶段——瘫痪期

一般在瘫痪前期的第 3~4 天时进入本期,大约有 5% 病例可不经过瘫痪前期而直接进入本期。瘫痪症状多在热度下降时出现,也有在退热后发生者。开始常伴有肢体疼痛及肌肉压痛,之后突然发生瘫痪。瘫痪可见于任何部位,但以肢体瘫痪最为多见。

视病理改变的部位不同,瘫痪可分为以下四种类型,其后果相差甚大。

1. **脊髓型**　最常见,主要引起四肢及躯干肌麻痹,其中以下肢麻痹者尤多;上肢与下肢之比约为 1∶19。此型麻痹具有下列特点:

(1)弛缓　呈弛缓性麻痹,并伴有肌肉萎缩及受累肌肉的腱反射减弱或消失。

(2)仅运动受累　只有运动麻痹而无感觉障碍。

(3)差别大　肌肉麻痹的程度不一,自仅可察觉的肢体软弱至全瘫可在同一病例,甚至同一肢体存在。

(4)无关连性　麻痹肌肉的分布无解剖学上的关联性,可仅涉及某一肌组,亦可遍及四肢,且不对称,但以股四头肌、胫前肌及上肢的三角肌最易受累。

(5)二便正常　一般不伴有大小便失禁。

(6)其他　随着病程的进展,麻痹局部出现营养不良性改变,皮温降低,尤以肢体远端明显。

上述特点均与神经系统病变密切相关。此外，在幼儿期发生麻痹时，可引起同侧肢体骨骼发育障碍，以致两侧肢体长短不等。

2. 脑干型　本型又称球型，其病变包括中脑、脑桥和延髓。此型最为严重，病死率较高。在流行期中约占麻痹型病例的15%左右。根据受累部位不同，可出现眼球运动障碍、面肌瘫痪、声音嘶哑、咀嚼障碍及吞咽困难等。当延髓受累时，可出现脉搏频弱、血压下降、呼吸浅表加速、叹息样呼吸及间有呼吸暂停等，如处理不及时或抢救不力，则终致死亡。

3. 脑型　十分少见。但本型病情十分严重，主要表现为高热、昏迷、谵妄、惊厥，甚至强直性瘫痪等症状。在处理上，对本型应高度重视，并向家属详细交代病情。

4. 混合型　上述各型同时出现在一个患儿身上时，称之混合型。其中以脊髓型和脑干型伴发者为多。

三、恢复期

本期一般症状消失，热度已降至正常，麻痹征不再进展。此期多从麻痹症状出现 1~2 周后开始。在初期 6 个月内恢复较快，以后逐渐减慢，2 年以后再恢复的可能性越来越小。

四、后遗症期

凡病程在两年以上者称为后遗症期。此期中各种畸形逐渐出现，并日益加重，且趋于固定；同时各种骨、关节发生继发性改变，从而又加重了功能障碍的程度，常给治疗带来困难。因此，早期采取积极有效的措施是防止畸形发生和减轻畸形严重程度的重要环节。畸形的成因主要是由于以下诸因素。

（一）肌力不平衡

这是引起畸形最为重要的因素，当某一组肌肉麻痹而对抗肌组正常或肌力相对较强时，这可能将肢体拉向肌力较强一侧，并逐渐发生畸形。例如当足部内翻肌群麻痹，外翻肌力则显得较强而使踝关节处于外翻状态，久而久之即形成足外翻畸形，并随着小儿的发育及步行而日益严重。

（二）肌肉痉挛

在麻痹发生之初期（发病后一月左右），可发生肌肉痉挛性收缩，渐而形成畸形。亦可因痉挛肌肉的缩短而致畸形继续存在，例如麻痹早期小腿腓肠肌痉挛，渐而短缩，以致引起足跟不着地的下垂足。

（三）重力作用

由于身体各部的重量及某些习惯姿态而诱发各种畸形，均与重力作用有关。如常见的足下垂畸形，就是在肌肉痉挛后麻痹及短缩的基础上，再加上重力作用而产生的。

（四）其他因素

此种因素较多，包括外伤、诊治延误以及治疗不当等均可引起或加重畸形的形成。

第三节　脊髓前角灰质炎诊断与治疗原则

一、诊断

脊髓灰质炎早期及顿挫型病例因无特殊症状，诊断多较困难。只有参考流行病学资料加以推断；对有条件者可做病毒分离及血清学检查来确诊。在本地区流行过后，当有典型的麻痹发生时，诊断往往比较容易。只要注意不对称、无感觉障碍、有腱反射减弱或消失，且不伴有大小便失禁的弛缓性麻痹，一般就可以确诊。

要明确确认某一组肌肉发生麻痹，必须进行详细的检查，在幼儿往往需重复检查多次才能确定；必要时可做肌肉及神经的电生理检查。

二、防治原则

脊髓灰质炎的治疗方法虽然很多，但是由于临床缺乏控制感染有效药物，对疾病的发展不能及时控制，治疗效果尚不理想。因此，本病之关键是预防，当前国家已采取有效之口服疫苗丸措施获得满意的效果，使发生率几乎降至零。

对本病各期的治疗原则如下：

（一）急性期

应常规按急性传染病进行隔离，卧床休息，加强护理，减少刺激，增强机体抵抗力。

（二）恢复期

以促进神经细胞及麻痹肌肉的恢复，防止或减轻畸形发生及加强功能锻炼为原则。除一般之神经组织滋养剂外，目前尚无可以有效促进已损神经组织恢复之药物。

（三）后遗症期

在早期，主要是减少后遗症的发生。后遗症形成期的治疗，则以改善功能、纠正畸形和增加肌力为主。一旦形成固定之后遗症，则应争取代偿，加强功能锻炼及手术纠正为原则。

三、手术疗法之目的、常用手术及注意要点

对脊髓灰质炎后遗症的某些畸形外科，手术治疗是一种最为有效的措施；对某些病例，也可能是唯一有效的措施。

（一）手术目的

其目的主要是：
1. 矫正畸形；
2. 改进肌肉的平衡与关节的稳定；
3. 恢复患肢功能。

（二）常用的手术

可分为以下几种：
1. 肌腱、筋膜切断及延长术；
2. 关节固定（含髋关节加盖）术；
3. 截骨术；
4. 骨阻挡（滞）术；
5. 肌或肌腱移植术。

（三）对各种病例在手术治疗时的注意要点

1. 对长期卧床患者　在没有进行有效之康复，其全身健康状况恢复之前，尤其是全身状态较虚弱者，不应施行手术治疗。

2. 对有手或足麻痹之患者 不应在病后2年以内施术,因其仍处于恢复期中;此外,对施术病例在术前应详细检查肌肉之麻痹情况,并综合加以判定,再决定术式。

3. 对因被过度牵张而失去功能的肌肉 应先进行功能锻炼,务必在明确其恢复情况之后,再决定是否需要施行手术治疗。在治疗期间患肢可用支架保护,配合功能锻炼,以求防止废用性肌萎缩及畸形发生。

4. 手术应有计划 必须同时兼顾静力和动力功能之恢复,并有详细的计划,按程序和步骤施术。

5. 肢体并发挛缩畸形时 应先消除静力功能障碍,再矫正动力功能障碍。

6. 软组织手术 一般多在10岁以后施行,以争取患儿之配合。而骨手术则应于12~15岁以后施行为妥。

第四节 脊髓前角灰质炎后遗症常用之术式

临床上用于小儿麻痹后遗症的术式有数百种之多,但归纳起来不外乎以下五大类。现分述于后:

一、肌腱、筋膜切断及延长术

此类手术在脊髓灰质炎后遗症治疗中应用较广,其可使挛缩的关节放松,但其不能维持关节的平衡及防止畸形的复发。因此,对畸形不严重的关节,仅采用肌腱延长或切断术即可获得矫正;而对严重的关节畸形,尚需同时采用关节切开术、关节囊剥离或截骨术等才能达到矫正畸形及改进患肢功能之目的。术后尚需支架保护和积极的功能锻炼加以配合。

肌腱延长术和肌腱切断术一样,都是为了矫正由于某一束或某一组肌肉挛缩引起的关节畸形。

常用肌腱延长术的方式有以下三种:

1. "Z"字形切断肌腱延长术,为最常用的方法(图7-3-1-4-1)。

2. 舌状肌瓣延长术,多用于较宽的肌腱,如肱三头肌腱、股直肌腱(下端)和跟腱等(图7-3-1-4-2)。

3. 用肌腱、阔筋膜移植或缝线代替的肌腱延长术(图7-3-1-4-3)。

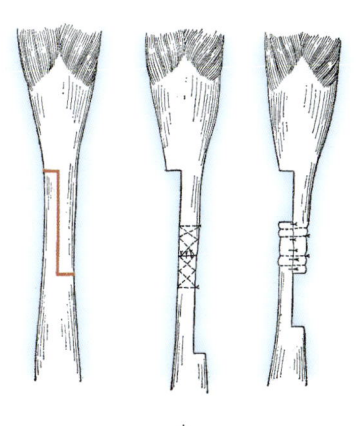
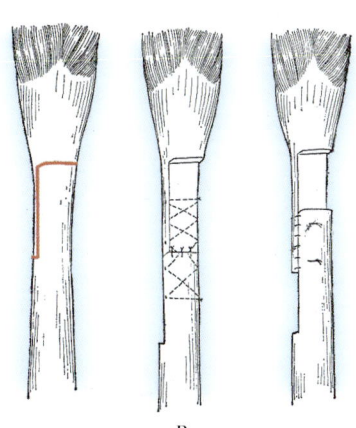

图7-3-1-4-1 Z形肌腱延长术示意图(A、B)

A.方式一:易操作;B.方式二:稍有难度

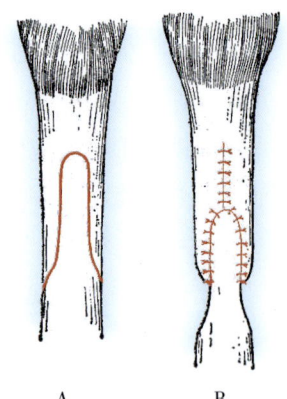

图 7-3-1-4-2　舌状肌瓣延长术示意图（A、B）
A.延长前；B.延长后

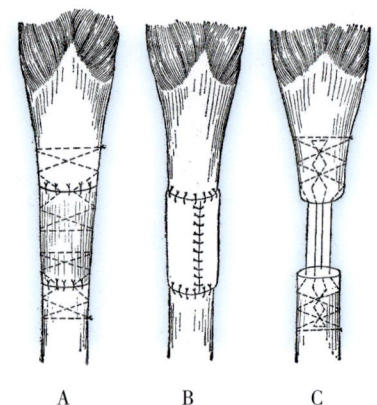

图 7-3-1-4-3　组织替代延长术示意图
A.B.自体组织；C.人工肌腱缝线等

按不同解剖部位而区分的延长术主要有：

（一）肱二头肌腱延长术

1. 适应证　肘关节屈曲挛缩。

2. 麻醉　臂丛麻醉或全麻。

3. 手术步骤

（1）切口与显露　仰卧位，在肘部掌侧沿肱二头肌肌腱方向作"S"形切口。切开皮肤、皮下组织和深筋膜，显露肱二头肌肌腱和肱动、静脉及正中神经，并妥加保护（图 7-3-1-4-4）。

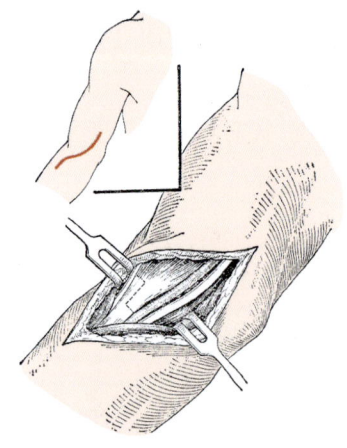

图 7-3-1-4-4　切口与显露示意图

（2）延长后缝合　根据肘关节挛缩程度，确定肌腱延长的长度，肌腱延长前要充分游离，肱二头肌肌腱一般用"Z"字形切断，但不要损坏腱膜。在肌腱端对端缝合后，缝合腱膜、皮下组织和皮肤。用上肢石膏托将肘关节固定大于 90°位（图 7-3-1-4-5）。

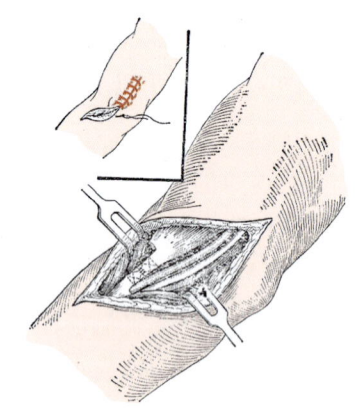

图 7-3-1-4-5　延长后缝合示意图

4. 术后处理　术后 3 周拆除石膏，进行功能锻炼，并辅以理疗。

（二）股直肌腱延长术

1. 适应证　膝关节因长期伸直固定或股四头肌挛缩引起的屈曲功能障碍。

2. 麻醉　硬膜外麻醉。

3. 手术步骤

（1）切口、显露与舌瓣切开　仰卧位。大腿下 1/3 前面正中纵切口，到髌骨内侧缘，切开皮肤、皮下组织和深筋膜，显露股直肌腱和股内、外侧肌。将股直肌腱切制成一个蒂在下端的舌状腱瓣，向下翻转，并切开股内、外侧肌的附着部（图7-3-1-4-6）。

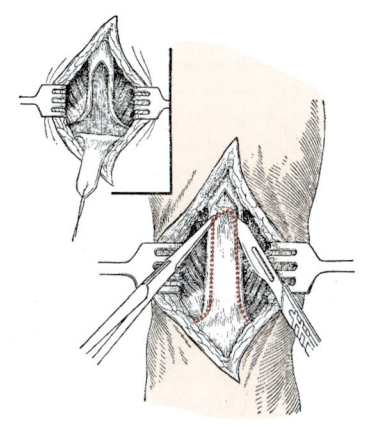

图7-3-1-4-6 显露股直肌后行瓣状切开示意图

（2）松解粘连 反复作膝关节屈伸活动,检查和分离妨碍屈膝的粘连（或关节囊挛缩）部位,使膝关节能够完全屈曲（图7-3-1-4-7）。

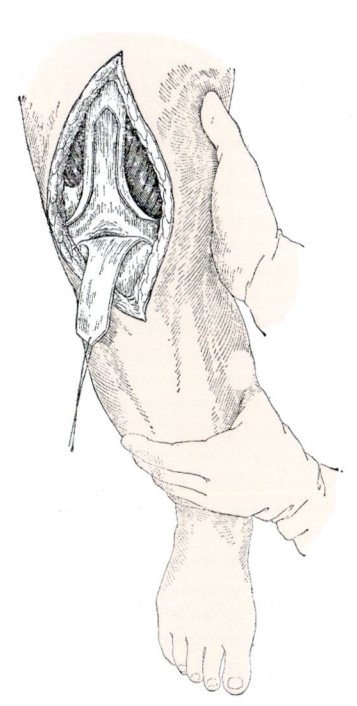

图7-3-1-4-7 松解粘连示意图

（3）缝合 将膝关节屈曲90°,将股直肌腱延长缝合。逐层缝合切口。用下肢石膏托将膝关节固定在120°~130°的位置（图7-3-1-4-8）。

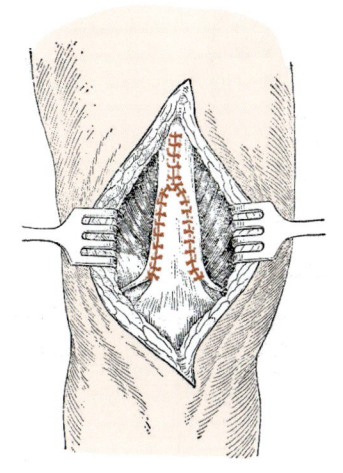

图7-3-1-4-8 屈膝90度状缝合示意图

4. 术后处理 术后两周拆除石膏,进行膝关节功能锻炼,并辅以理疗和按摩。

（三）跟腱延长术

1. 适应证 跟腱挛缩引起的足下垂,而大腿后侧肌肉（股二头肌、半腱肌和半膜肌）完全健康时,可用本手术治疗。但如果大腿后侧肌肉同时麻痹,则不适宜做跟腱延长术,因为延长后极易导致膝关节不稳定,反而造成行走困难。

2. 麻醉 腰麻或硬膜外麻醉。

3. 手术步骤

（1）切口与延长 侧卧位或俯卧位。作跟腱外侧长弧形切口,长约10cm。切开皮肤、皮下组织和深筋膜,显露跟腱,并将跟腱近侧的肌腹和远侧的跟骨附着处充分游离。注意不要损伤跟骨外侧的腓肠神经（图7-3-1-4-9）。

（2）延长状缝合 跟腱游离后,作侧方"Z"字形剖开并切断跟腱,使下垂足得以放平（踝关节90°位）。切断的跟腱在张力不大的情况下,将两端重叠缝合,并缝合腱膜。缝合切口后,用下肢石膏或小腿石膏将踝关节固定于90°位（图7-3-1-4-10）。

4. 术后处理 术后3~4周拆除石膏,进行功能锻炼。

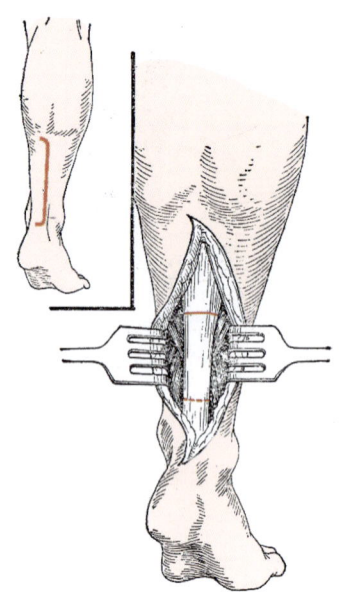

图 7-3-1-4-9　切口与切开跟腱示意图

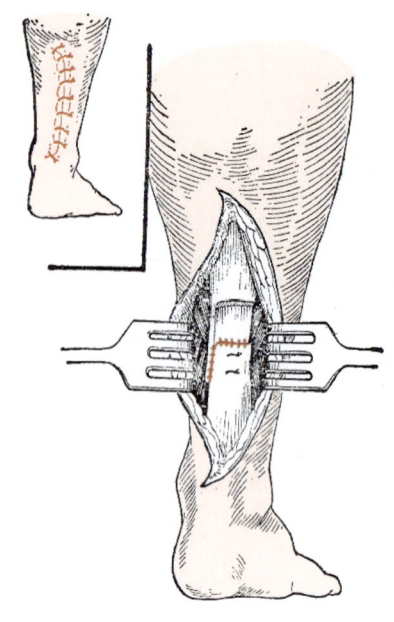

图 7-3-1-4-10　延长后缝合示意图

（四）足跖腱膜切断延长术

1. **适应证**　足跖筋膜挛缩引起的弓形足或马蹄内翻足。

2. **麻醉**　腰麻或硬膜外麻醉。

3. **手术步骤**

（1）切口与显露　仰卧位。大腿扎气囊止血带。跟部内侧缘切口。从跟骨内侧突到第一楔状骨，切开皮肤、皮下组织和深筋膜，分离并切断跖腱膜（图 7-3-1-4-11）。

注意　切断腱膜时，不可切到足底的深部肌肉内，以防伤及足底血管或神经。

（2）剥离、切断　再用骨膜剥离器，从跟骨的肌肉附着处剥离肌肉。将跖侧肌肉与跟骨完全分离，再用手法矫正弓形足或马蹄内翻足的畸形。放松止血带，仔细止血后，逐层缝合切口（图 7-3-1-4-12）。术后在足踝部功能位用小腿石膏固定，并塑出足的纵弓和横弓。

4. **术后处理**　术后 4~6 周拆除石膏，进行患足功能锻炼。

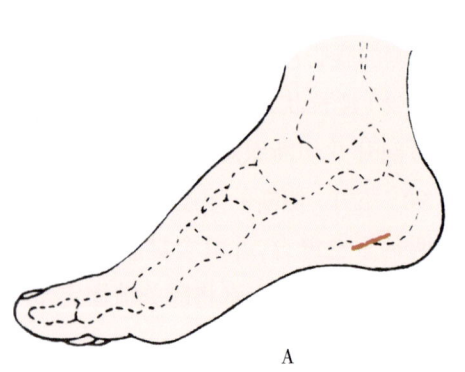
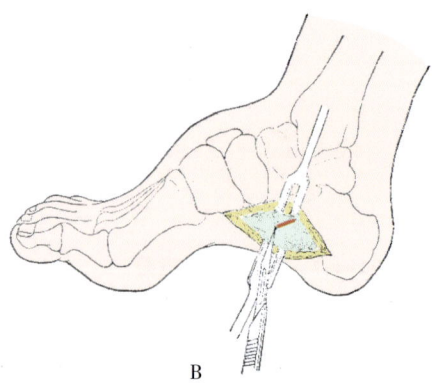

图 7-3-1-4-11　切口与显露示意图示意图（A、B）
A. 切口；B. 显露筋膜.

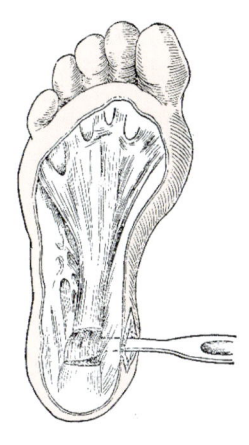

图 7-3-1-4-12　剥离、切断示意图

二、肌或肌腱移植术

肌腱移植术是矫正功能障碍之主要方法，可以使残留的肌力获得较好平衡，以期改善和预防肢体因部分肌肉瘫痪而产生的畸形。如能掌握适应证及治疗原则，多能获得较满意的疗效。本组术式种类较多，现选择临床较为多用及成熟的肌腱转移技术分述于后：

（一）胸大肌转移术

1. 适应证　外伤或疾病引起的肱二头肌损伤或麻痹，已失去功能者。

2. 麻醉　全麻。

3. 手术步骤

（1）切口　仰卧位，患侧肩部垫高并使患肢略外展。从肱骨小结节沿腋前缘到第八肋下缘作斜切口。切开皮肤、皮下组织和深筋膜，显露胸大肌。另在肘关节掌侧作一"S"形切口（图7-3-1-4-13）。

（2）分离胸大肌　将胸大肌下 1/3 部分按肌纤维方向分开，并将附着于第5~7肋的胸大肌部分剥离，将肌纤维在腹直肌筋膜的附着点处切断。注意不要损伤肌肉的血管神经束。

在肘部掌侧切开皮肤、皮下组织和深筋膜，显露肱二头肌腱、肱动静脉和正中神经（图7-3-1-4-14）。

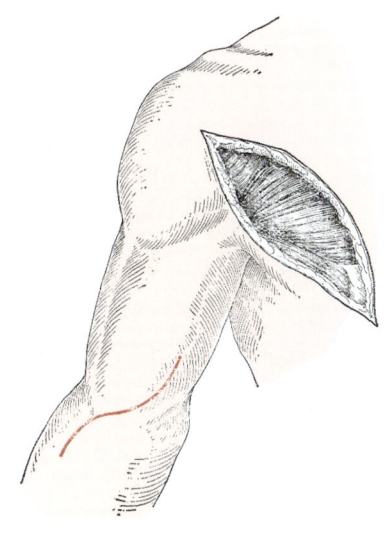

图 7-3-1-4-13　切口示意图

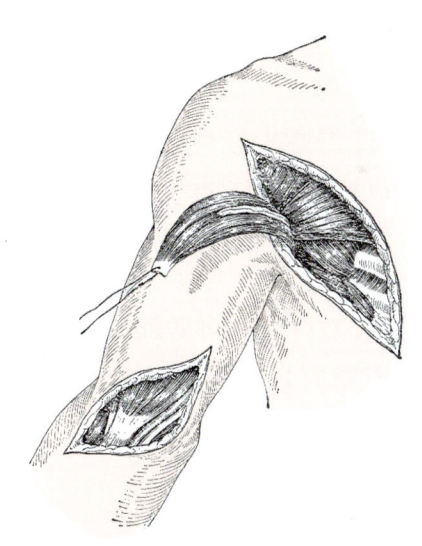

图 7-3-1-4-14　分离胸大肌示意图

（3）转位、缝合　用止血钳从肘部切口到胸部切口间，沿皮下作一隧道。并将分离下来的部分胸大肌穿过隧道。屈曲肘关节，将胸大肌肌膜缝合固定在肱二头肌腱内。依次缝合两个切口。用上肢石膏托将上肢固定在屈肘45°和肩关节内收位（图7-3-1-4-15）。

4. 术后处理　术后 3~4 周拆除石膏和皮肤缝线，进行功能锻炼，并辅以理疗。

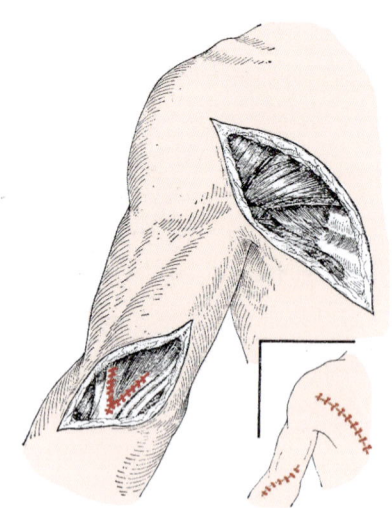

图 7-3-1-4-15　转位缝合示意图

(二) 肱二头肌长头腱转移术

1. 适应证　肱二头肌长头腱完全断裂。

2. 麻醉　全麻。

3. 手术步骤

(1) 切口、显露供端　仰卧位,患侧肩下垫高。取肩关节前显露途径,切开皮肤、皮下组织和深筋膜,从三角肌内侧缘将三角肌和胸大肌分离,牵开后,显露喙突、肱二头肌短头与喙肱肌的联合肌腱。将上臂内旋,即可见到肱二头肌长头腱的断裂情况(图 7-3-1-4-16)。

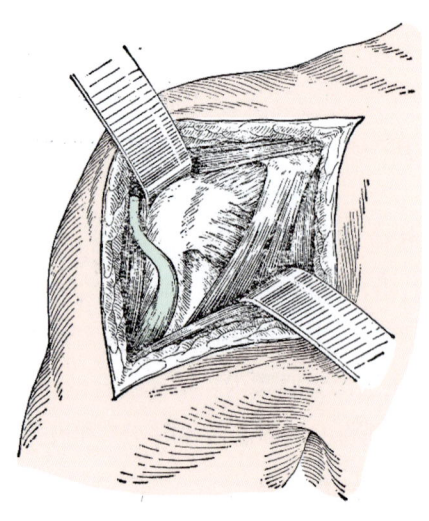

图 7-3-1-4-16　切口与显露供端示意图

(2) 转位、缝合　将断裂移位的肱二头肌长头腱,穿过用尖刀劈开的肱二头肌短头腱后,缝合固定于肩胛骨的喙突上。逐层缝合切口。用上肢石膏托将肩关节固定于屈曲内收位(图 7-3-1-4-17)。

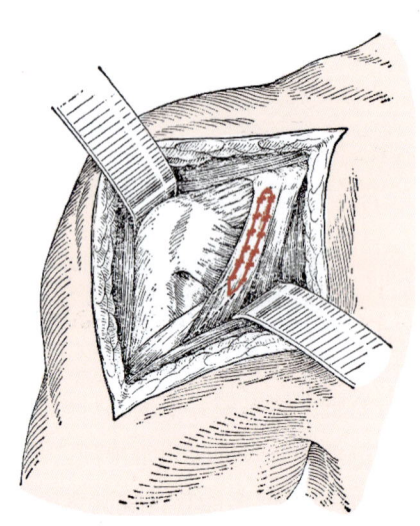

图 7-3-1-4-17　移(转)位缝合示意图

4. 术后处理　术后 3 周解除固定,逐步进行功能锻炼,并辅以理疗。

(三) 尺侧腕屈肌腱转移术

1. 适应证　旋后肌瘫痪引起的前臂旋后功能丧失。

2. 麻醉　臂丛麻醉。

3. 手术步骤

(1) 切口　仰卧位。上臂扎气囊止血带。在腕部掌面尺侧作纵切口,显露尺侧腕屈肌腱附着处,并分离出肌腱。再于前臂掌面尺侧中 1/3 处作纵切口,长约 10cm,显露尺侧腕屈肌的下部肌腹(图 7-3-1-4-18)。

(2) 切取尺侧腕屈肌　在腕部从附着处切断尺侧腕屈肌腱,连同部分肌腹从近侧切口拉出。肌腱末端贯穿缝合一条牵引线。注意切勿损伤肌肉的血管和神经(图 7-3-1-4-19)。

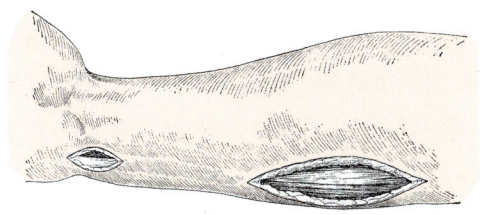

图 7-3-1-4-18　切口示意图

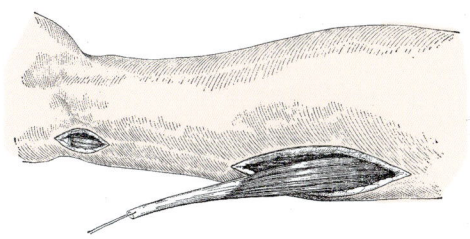

图 7-3-1-4-19　切取尺侧腕屈肌腱示意图

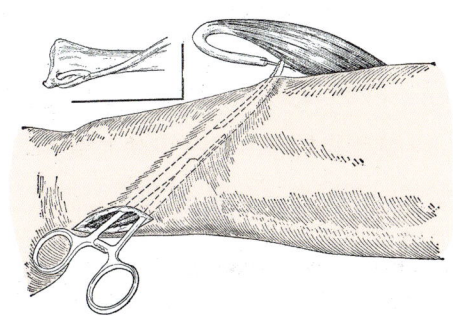

图 7-3-1-4-20　转移缝合至桡骨远端（钻孔）示意图

（3）转移至桡骨远端钻孔缝合　在桡骨远端背侧作一纵切口，分离肌腱显露桡骨。用长止血钳从这一切口经前臂的背面到尺侧切口作一皮下隧道。将尺侧腕屈肌腱，经过皮下隧道引到桡骨远端背侧部。注意肌腱不能扭转。再在桡骨远端钻一骨孔，将尺侧腕屈肌腱穿过骨孔，并使末端返回缝合固定（图 7-3-1-4-20）。

反复进行前臂的旋后活动，以松解旋前圆肌和骨间膜的挛缩。放松止血带，彻底止血。按层缝合各个切口。用上肢石膏托将前臂固定于旋后位。

4. 术后处理　术后3周拆除石膏和皮肤缝线，逐步进行前臂旋转（旋后）功能锻炼，并辅以理疗。

（四）尺、桡侧腕屈肌腱转移术

1. 适应证　桡神经损伤经手术治疗未能恢复功能，或前臂伸肌群麻痹导致的腕关节下垂。

2. 麻醉　臂丛麻醉或全麻。

3. 手术步骤

（1）切口及确认供区肌腱　仰卧位，上臂扎气囊止血带，在前臂近腕部掌侧作纵切口，长约8cm。切口皮肤、皮下组织和深筋膜，显露、游离并从腕部附着处切断掌长肌腱、桡侧腕屈肌腱和尺侧腕屈肌腱。暂用盐水纱布保护（图7-3-1-4-21）。

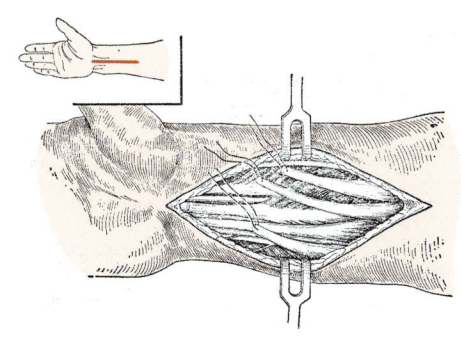

图 7-3-1-4-21　切口与确认供区肌腱示意图

（2）转移肌腱缝合　再在腕背部作纵切口，长6~7cm，显露指总伸肌腱、拇长、短伸肌腱和拇展肌腱。从腕背侧切口上方分别向尺、桡两侧前臂掌侧切口皮下作隧道，将尺侧腕屈肌腱穿过尺侧皮下隧道，引到背侧，桡侧腕屈肌腱和掌长肌腱穿过桡侧皮下隧道，引到背侧（图7-3-1-4-22）。

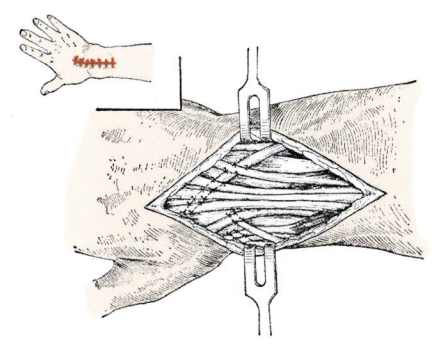

图7-3-1-4-22　将肌腱从掌侧转至背侧缝合示意图

注意 转移的肌腱通过隧道时角度不宜过大,也不能扭转,以免影响治疗效果。

在腕关节充分伸展的位置,将尺侧腕屈肌腱穿入指总伸肌腱缝合固定,桡侧腕屈肌腱穿入拇长伸肌腱缝合固定,掌长肌腱穿入拇长展肌腱和拇短伸肌腱缝合固定。在缝合固定时,不仅腕关节要保持充分伸展,还要使转移肌腱具有一定张力,以保证转移肌腱有较好的治疗效果。

放松止血带,彻底止血。逐层缝合切口。用前臂石膏托将手指和腕关节固定于伸展位。

4. 术后处理 术后3周拆除石膏和皮肤缝线,进行功能锻炼,并辅以理疗。

(五)无名指指浅屈肌腱转移术

(代替拇展肌和拇对掌肌)

1. 适应证 伸展肌和拇对掌肌瘫痪,或因外伤造成肌肉的严重破坏。

2. 麻醉 同前。

3. 手术步骤

(1)切口与确认供区肌腱 仰卧位,上臂扎气囊止血带。作三个切口:前臂掌面近腕部靠尺侧作纵切口,切口近腕部处略向尺侧偏斜;无名指掌侧中部作小"S"形切口;第一掌骨桡侧作纵切口。分别切开皮肤、皮下组织和深筋膜。在前臂掌侧切口内显露出尺侧腕屈肌腱和无名指指浅屈肌腱。无名指掌侧切口显露指浅屈肌腱,并在其分叉处切断。由前臂掌侧切口将切断的无名指指浅屈肌腱拉出(图7-3-1-4-23)。

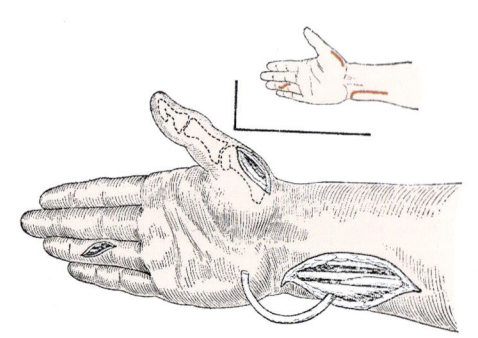

图7-3-1-4-23 切口与确认供区肌腱示意图

(2)将肌腱潜式转移 切开并剥离第一掌骨桡侧的骨膜,显露该骨的远侧端。从前臂掌侧切口上方到第一掌骨桡侧切口经过皮下作一隧道,并在第一掌骨远端钻一骨孔。将无名指指浅屈肌腱从尺侧腕屈肌深面绕过,再穿过下隧道和第一掌骨远端骨孔,返回末端缝合固定,使拇指呈对掌位,放松止血带,按层缝合各个切口。用前臂石膏将拇指固定于对掌位(图7-3-1-4-24)。

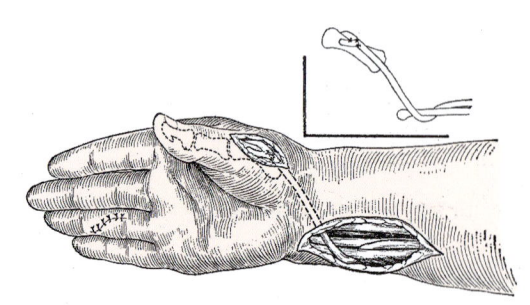

图7-3-1-4-24 潜式转移示意图

(3)腱环式转移 另一方法是利用尺侧腕屈肌腱的一部分做一个腱环(滑车),使无名指指浅屈肌腱通过腱环,穿过皮下隧道和第一掌骨远端骨孔,返回后缝合固定,使拇指呈对掌位(图7-3-1-4-25)。

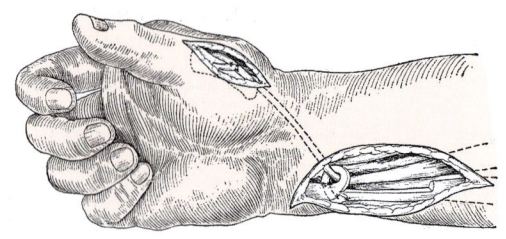

图7-3-1-4-25 腱环式转移术示意图

4. 术后处理 术后3周拆除石膏和皮肤缝线,进行功能锻炼,并辅以理疗。

(六)阔筋膜移植修复(替代)指深屈肌腱术

1. 适应证 指深屈肌瘫痪或正中神经损伤造成的指屈功能丧失,但肱二头肌功能正常者。

2. 麻醉　全身麻醉或持续硬膜外麻醉均可。

3. 手术步骤

（1）切口与显露　仰卧位。上臂扎气囊止血带。分别作肘关节掌侧"S"形切口和腕部掌侧纵切口。切开皮肤、皮下组织和深筋膜。在肘部显露并切断肱二头肌腱，再从腕部切口切除指浅屈肌腱和掌长肌腱。显露、游离和切断第2~5指深屈肌腱。并在两切口之间作一皮下隧道（图7-3-1-4-26）。

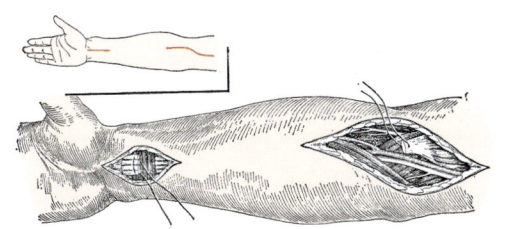

图7-3-1-4-26　切口与显露指深屈肌腱示意图

（2）取阔筋膜修复　从大腿外侧按照所需要的长度和宽度取下阔筋膜（可用管状切取刀潜式切取，宽×长度一般为4×20cm左右），将其两边缘缝合制成管状，通过上肢两切口之间的皮下隧道，使两端分别包绕、缝合在肱二头肌腱的近端和指深屈肌腱的远端，使两个断端连接起来。缝合时应使手指和腕部屈曲，并使肘关节呈130°半屈位（图7-3-1-4-27）。放松止血带，仔细止血。按层缝合两切口。用上肢石膏托将肘、腕关节固定于屈曲位。

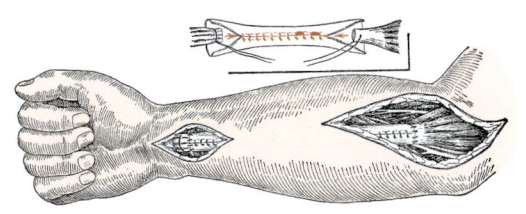

图7-3-1-4-27　用阔筋膜取代指深屈肌吻合示意图

4. 术后处理　术后3~4周拆除石膏，进行功能锻炼，并辅以理疗。

（七）股二头肌腱和半腱肌腱转移术

1. 适应证　股四头肌瘫痪，影响伸膝和行走者。

2. 麻醉　硬膜外麻醉，亦可选用腰麻或全麻。

3. 手术步骤

（1）切取股二头肌和半腱肌　侧卧位，患肢在上。在大腿后侧下1/3，近腘窝处，外侧沿股二头肌，内侧沿半腱肌各作一个纵切口。切开皮肤、皮下组织和深筋膜，分离并在附着处切断股二头肌腱和半腱肌腱（图7-3-1-4-28）。

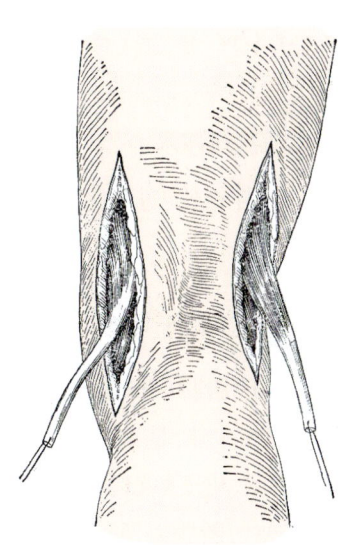

图7-3-1-4-28　切取肌腱示意图
分别从腘窝处切除股二头肌与半腱肌

（2）移位缝合　改为仰卧位。在髌上正中作一纵形或S形切口，显露股直肌腱和髌骨。向外后侧到股二头肌处和内后侧到半腱肌处各作一皮下隧道。分别将股二头肌腱和半腱肌腱穿过皮下隧道，拉到髌前，将髌骨钻一横孔，使股二头肌腱与半腱肌腱通过骨孔到达对侧，相互缝合固定。如因肌腱太短，也可直接缝在股直肌腱上。用下肢石膏将膝关节固定于伸直位（图7-3-1-4-29）。

4. 术后处理　术后3周拆除石膏，进行功能锻炼，并辅以理疗。

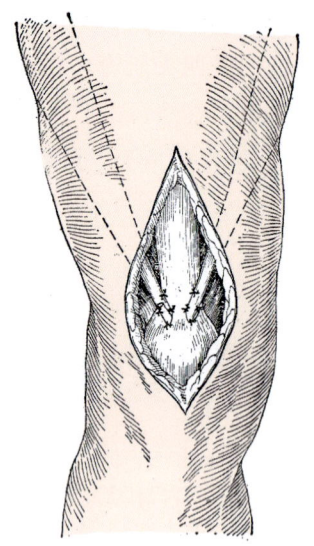

图7-3-1-4-29　移（异）位缝合示意图

（八）胫后肌腱转移术

1. **适应证**　腓骨长、短肌瘫痪引起的马蹄内翻足者。

2. **麻醉**　同前。

3. **手术步骤**

（1）切取胫后肌腱　仰卧位。大腿扎气囊止血带。在内踝下方、足内侧缘作纵切口，长4~6cm。切开皮肤、皮下组织和深筋膜，分离并在足舟状骨附着处切断胫后肌腱。用盐水纱布予以保护（图7-3-1-4-30）。

（2）抽出肌腱　在胫骨下1/3内后侧作8cm左右的纵切口。显露和分离出胫后肌，并由此切口中抽出胫后肌腱。缝合足内侧处的切口（图7-3-1-4-31）。

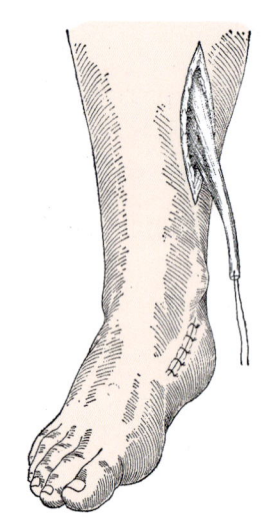

图7-3-1-4-31　移位缝合示意图

（3）移位缝合　在足背中线跗骨处作纵切口，长4~6cm。切开皮肤、皮下组织和深筋膜。向小腿内后侧切口处作一斜行皮下隧道，将胫后肌腱穿过隧道，引到足背切口内。在第二楔骨或第三跖骨部切开骨膜，用骨钻钻出一个骨孔，将胫后肌腱缝合固定在骨孔内（图7-3-1-4-32）。

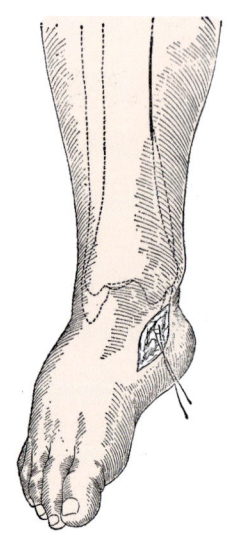

图7-3-1-4-30　抽出肌腱示意图

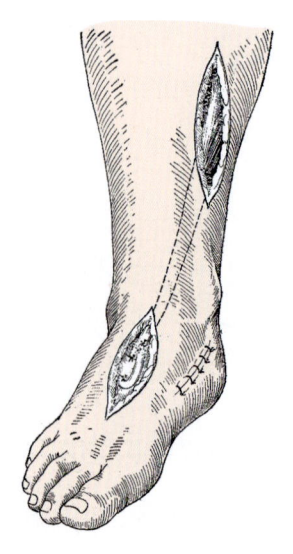

图7-3-1-4-32　移位缝合示意图

放松止血带,仔细止血,缝合各个切口。用小腿石膏将足、踝关节固定于稍呈外翻的功能位。

4. 术后处理　术后 3~4 周拆除石膏,逐渐开展功能锻炼,并辅以理疗。

(九)胫前肌腱转移术

1. 适应证　腓骨长、短肌瘫痪引起的足内翻。

2. 麻醉　同前。

3. 手术步骤

(1)切取胫前肌　仰卧位。大腿扎气囊止血带。先在跖部足内侧缘作纵切口,长约 5cm。切开皮肤、皮下组织和深筋膜。分离并在第一跖骨附着处切断胫前肌腱。再作踝关节上方中线纵切口,长 7cm 左右,分离并将胫前肌腱抽出,用盐水纱布保护(图 7-3-1-4-33)。

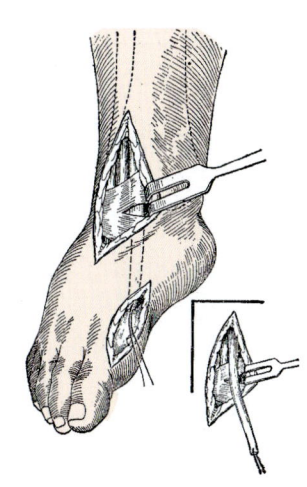

图 7-3-1-4-33　切取、抽出胫前肌示意图

(2)钻孔缝合　在足的外侧缘中部作纵切口,长约 5cm。显露骰骨或第三楔骨,并予钻孔。将胫前肌腱通过皮下隧道,固定于骰骨或第三楔骨的骨孔内(图 7-3-1-4-34)。

放松止血带,仔细止血。缝合各个切口。用小腿石膏将踝关节固定于稍呈外翻的功能位。

4. 术后处理　术后 3~4 周拆除石膏,进行功能锻炼,并辅以理疗。

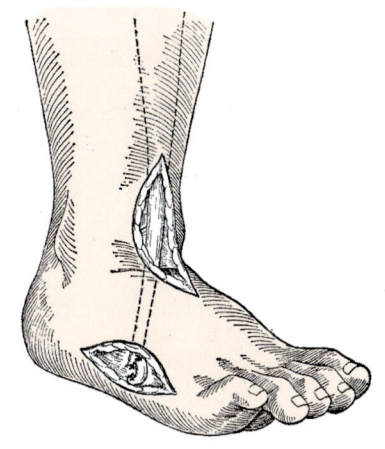

图 7-3-1-4-34　钻孔缝合示意图

(十)腓骨长肌腱转移术

1. 适应证　胫后肌或胫前肌瘫痪引起的足外翻畸形。

2. 麻醉　同前。

3. 手术步骤

(1)抽取腓骨长肌腱　仰卧位。大腿扎气囊止血带。在足外侧缘外踝下作一纵切口。切开皮肤、皮下组织和深筋膜。显露并分离腓骨长肌腱,在附着处切断。再在小腿外侧腓骨下 1/3 处作纵切口,长 8cm 左右,分离出腓骨长肌腱(图 7-3-1-4-35)。

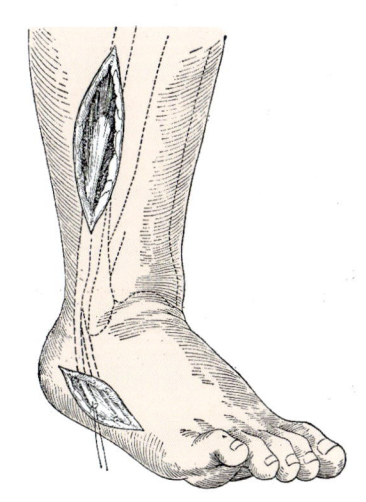

图 7-3-1-4-35　抽取腓骨长肌腱示意图

(2)从足背部抽出腓骨长肌腱　在踝关节前方中线部作纵切口,向腓骨下 1/3 作一皮下隧道,

将腓骨长肌腱从腓骨下 1/3 切口中抽出,再拉向踝关节前方切口(图 7-3-1-4-36)。

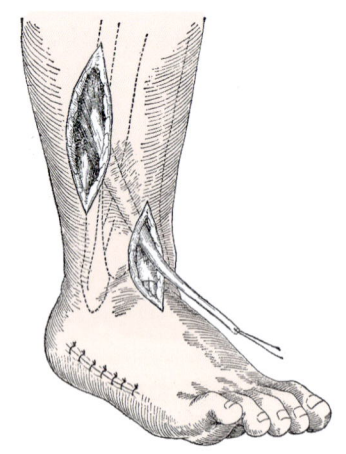

图7-3-1-4-36　将腓长肌腱从足背抽出示意图

(3)固定至足内侧底部　在足内侧缘中 1/3 处作纵切口,显露第一楔状骨和第一跖骨基底部,向中线切口再作一皮下隧道,将腓骨长肌腱拉到足内侧缘的切口内,将踝关节放在 90°的稍内侧位,在第一楔状骨上钻孔,将腓骨长肌腱缝合于楔状骨骨孔内(图 7-3-1-4-37)。

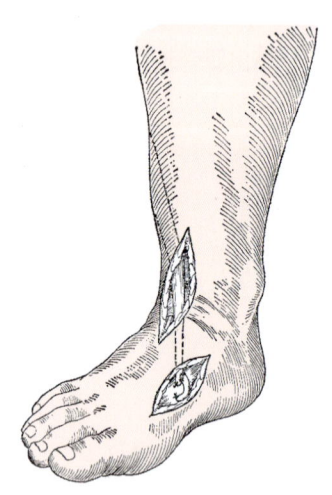

图7-3-1-4-37　固定缝合示意图
将腓长肌穿至足底缝合固定

放松止血带,仔细止血。按层缝合各切口。用小腿石膏将踝关节固定于稍呈内翻的功能位。

4. 术后处理　术后 3~4 周拆除石膏,进行功能锻炼,并辅以理疗。

(十一)胫后肌腱和腓骨长肌腱转移术

1. 适应证　腓肠肌和比目鱼肌瘫痪引起跷脚畸形,行走时踝关节不稳定。

2. 麻醉　同前。

3. 手术步骤

(1)切口与抽取肌腱　仰卧位。大腿扎气囊止血带。在足的内侧缘作纵切口,长 5cm 左右,从舟状骨附着处切断胫后肌腱,再于胫骨下 1/3 内后侧作纵切口,分离并抽出胫后肌腱(见胫后肌腱转移术之图)。然后从足的外侧缘作纵形切口,长约 5cm,切断腓骨长肌腱,并从腓骨下 1/3 切口内分离及抽出腓骨长肌腱(见腓骨长肌腱转移术之图)。

再在小腿后侧下 1/3 处跟腱外侧作 12cm 左右的长弧形切口,分别将胫后肌腱和腓骨长肌腱拉向此切口内(图 7-3-1-4-38)。

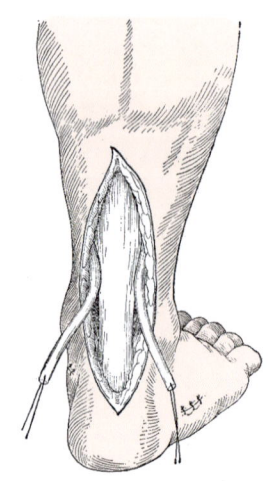

图7-3-1-4-38　牵出肌腱示意图
将胫后肌腱及腓骨长肌腱从跟腱两侧拉出

(2)固定缝合　使踝关节略呈跖屈,将胫后肌腱从跟腱内侧穿到后侧,再将腓骨长肌腱从跟腱外侧穿到后侧,在一定的张力下,将两个肌腱的远端缝合固定在跟腱内,稳定踝关节,矫正跷脚。肌腱转移缝合后,放松止血带,仔细止血,按层缝合各个切口。用小腿石膏将踝关节固定于功能位(图 7-3-1-4-39)。

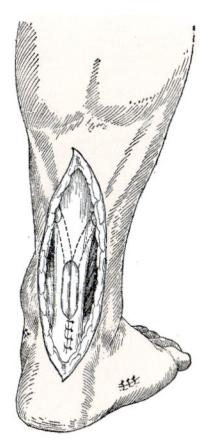

图 7-3-1-4-39 将两肌腱与跟腱缝合示意图

4. 术后处理　术后 3 周拆除石膏，进行功能锻炼。

（十二）踝关节稳定术

1. 适应证　腓肠肌和比目鱼肌瘫痪引起跷脚的儿童，既不能用肌腱转移代替，又不能固定踝关节时，可用踝关节稳定术治疗。

2. 麻醉　同前。

3. 手术步骤　仰卧位。大腿扎气囊止血带，在跟腱外侧作 10cm 左右的长弧形切口，切开皮肤和深筋膜，显露并游离跟腱。将踝关节略作跖屈，使跟腱放松，并将其向内侧拉开，显露胫骨（图 7-3-1-4-40）；并酌情行关节融合术。

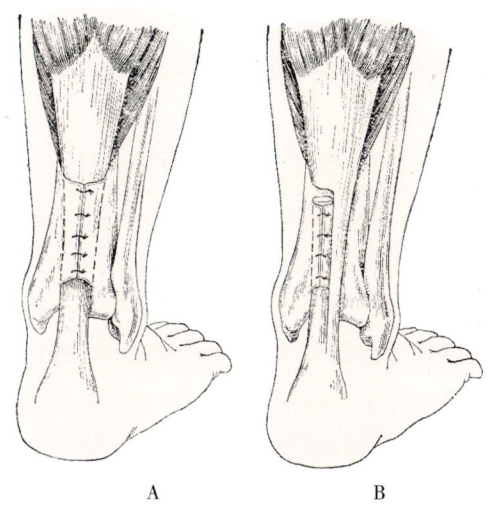

图 7-3-1-4-40　踝关节稳定术示意图（A、B）

4. 术后处理　术后 4 周拆除石膏，进行功能锻炼。

三、关节固定术

在小儿麻痹后遗症的治疗中，关节固定术应用很广，其既可矫正畸形，又能稳定关节，并加强其功能。在肩部和足部关节常采用此种术式而获得满意的疗效。临床上常用的关节固定术主要有以下几种（请参阅本书第二卷第六篇第三章诸节内容）：

（一）三关节融合固定术

此术式一方面矫正足部的畸形，另一方面可稳定足踝关节的运动，从而可以改善患者的站立和步行功能。此手术的范围包括距跟、距舟和跟骰三个关节。由于踝关节未被固定，踝部仍有一定的活动范围。本手术在操作上，首先截去距骨前方关节面，从而减少胫距关节活动范围，增进踝关节的稳定性，制止足下垂或仰趾的出现。第二是切除并固定跟距关节、距舟关节和跟骰关节，以便矫正下垂仰趾、内翻或外翻畸形，并制止其复发。第三，将胫距关节向前推进 1~1.5cm，当体重向足背传达时，使重心集中在足背的顶部。同时，应将足的跖侧面成一扁平状态，以保持患者站立时患足持重时的平衡。本手术主要适用于因胫前肌、腓骨长短肌、伸蹬或伸趾长肌瘫痪所引起的足下垂。在年龄上虽无一致的意见，但 8~10 岁手术符合手术指征（图 7-3-1-4-41）。

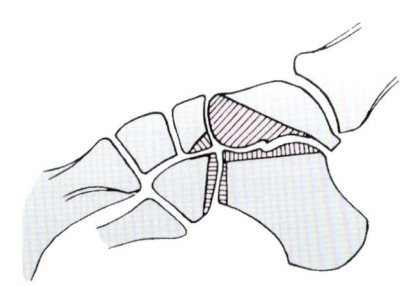

图 7-3-1-4-41　三关节融合固定术切骨范围示意图

(二)足踝四关节固定术

即在足三关节再加上踝关节之固定术。仅适用于个别足下垂或仰趾足病例,因踝部有严重的侧向不稳定,仅采用三关节固定难以达到稳定踝关节者。其手术操作方法是先行三关节固定术,6~8周后再行踝关节固定术。亦有人主张一次作完踝关节固定术。

(三)肩关节固定术

当肩关节周围肌肉瘫痪后,对采用肌移植改进肩关节功能效果不佳者,多主张行肩关节固定术。手术操作较为简单,效果亦多较满意。其中以三角肌瘫痪后,如斜方肌、前锯肌仍有相当力量者,肩关节固定术效果较好。患者可自然地运用患肢洗脸、梳头等日常生活必要的动作。亦有学者认为:在三角肌、斜方肌和前锯肌完全麻痹之下,如果肘关节和前臂的功能完整,亦可作肩关节固定术,其可消除连枷式、不稳定的肩关节,从而促进肘关节和前臂的功能。肩关节固定的手术方法很多,而常用的为蛙嘴式固定法和关节内外固定法三种。

1. 蛙嘴式 适用于15岁以下的患者,术前先作一预制石膏,将肩关节外展50°~60°、前屈30°~45°,肘关节屈曲90°,前臂与地平面向上倾25°~30°。

(1)皮肤切口 位于肩关节的正中,起于肩峰基部,向下延长至三角肌的止点。

(2)暴露肩峰 将三角肌纤维向前后拉开即可显露肩峰、肩锁关节和肱骨头;如三角肌下遇到的旋肱前动静脉,可将其结扎切断。

(3)切开关节囊 将关节囊切开后,可向两侧剥离,游离肱骨头和颈,长度约4~4.5cm。

(4)截骨 在骨膜下剥离肩峰和肩锁关节,在肩峰基部作柳枝骨折式的截骨术,以使肩峰向下倾斜。

(5)劈开肱骨头、嵌合之 劈开肱骨头,将新鲜粗糙面的肩峰插至劈开的肱骨头二瓣骨块之中,并使其能够夹住,呈相对稳定状(图7-3-1-4-42)。

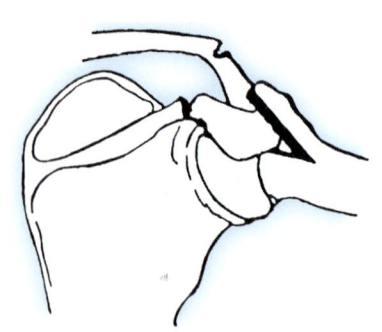

图7-3-1-4-42 蛙嘴式肩关节固定术示意图

(6)固定 用钛钢丝穿过肩峰基部和肱骨外科颈做一紧扣,以防肱骨头骨瓣滑脱。之后,再凿去肩峰关节。

(7)缝合创口 依序缝合切开诸层,穿上预制好的石膏夹固定三个月。

2. 植骨+内固定术式 为近年来开展较多之术式,即按前述之手术入路显露肩关节后,切除软骨面以自体髂骨植入+螺钉内固定融合之(图7-3-1-4-43)。

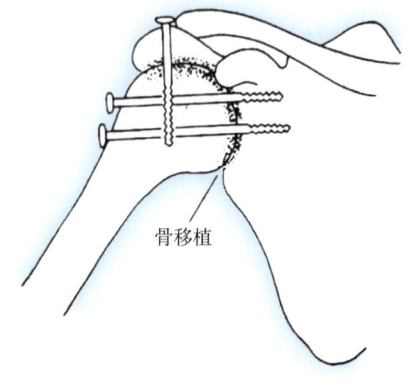

骨移植

图7-3-1-4-43 肩关节植骨+内固定融合术示意图

3. 关节内外固定法 即从肩关节内侧与外侧抵达肱骨头及关节盂,切除肱骨头,并将其纳入盂内和肩峰下,再用长螺钉固定。对肱骨和肩峰间的空隙,可用移植骨填塞(移植骨多取自髂骨嵴)。术毕用肩人字形石膏固定。三个月后解除石膏,功能练习。此法在临床上应用较少。

四、截骨术

可用于许多病例,其中最为有效之典型病例是对膝关节外翻、外旋及膝前弓的畸形,可行股骨下端或胫骨上端截骨矫正畸形(严重的病例可同时做髂胫束、股二头肌腱切断延长及半腱、半膜肌缩短或后关节囊切开松解,以恢复膝关节解剖关系)。一般均满意疗效,在增强膝部肌力与稳定性之同时,亦可将患侧手部从行走时必须扶膝中解放出来。

此外,对于儿麻后髋关节不稳定之病例(多因臀肌瘫痪所致),亦可选用股骨粗隆下截骨术＋髋臼加盖术治疗。不仅可改善患肢的负重力线及调节肢体长度,且可增加髋关节之稳定性(图7-3-1-4-44~47)。

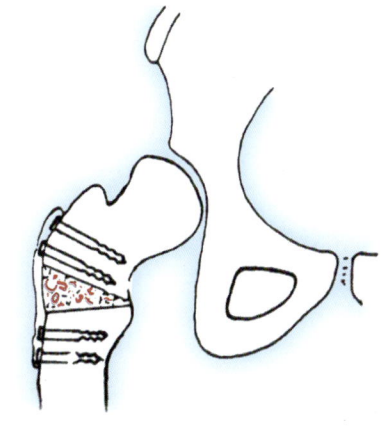

图7-3-1-4-46　粗隆下截骨+内固定示意图

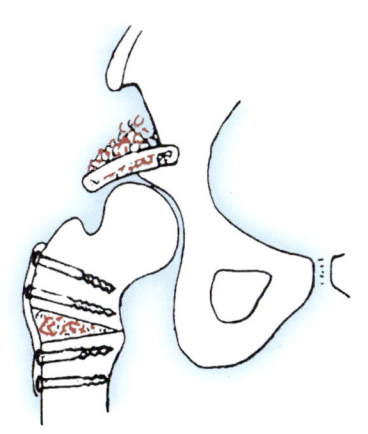

图7-3-1-4-47　髋臼加盖示意图

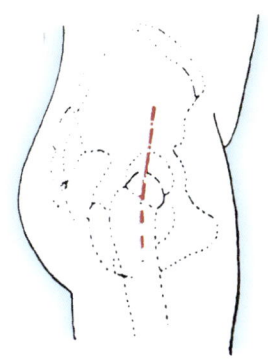

图7-3-1-4-44　切口示意图
粗隆下截骨+髋臼加盖手术切口

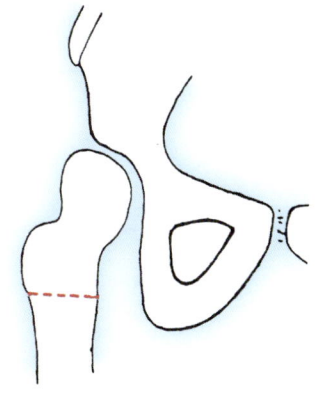

图7-3-1-4-45　粗隆下截骨线示意图

五、骨阻挡(滞)术(Bone Block Operation)

临床上常用的鹰嘴突后骨性阻挡术主要抵制肘过伸,髌骨骨阻挡术抵制膝反张,踝关节前侧骨阻挡术抵制仰趾足,对关节局部不稳定有一定疗效,可以增加关节之稳定性。但如植骨块太小,或放置位置不当,或骨块吸收,则影响疗效,因此有人持反对意见。

注意　于手术之同时,对此组病人尚需不间断地进行功能锻炼,并需配合支架的应用与理疗等,以求尽一切能力使失去神经支配的肌群获得最大的康复。

(沈　强　金舜瑢　卢旭华
丁　浩　朱宗昊　赵定麟)

参 考 文 献

1. 赵定麟. 临床骨科学——诊断分析与治疗要领, 北京: 人民军医出版社出版. 2003年
2. 赵定麟. 现代骨科学. 北京: 科学出版社, 2004
3. Jacob T, Shapira A. Quality of life and health conditions reported from two post-polio clinics in Israel. J Rehabil Med. 2010 Apr; 42（4）: 377-9.
4. Kim DS, Choi JU, Yang KH, Park CI, Park ES. Selective posterior rhizotomy for lower extremity spasticity: how much and which of the posterior rootlets should be cut? Surg Neurol. 2002 Feb; 57（2）: 87-93.
5. Klejman S, Andrysek J, Dupuis A, Wright V. Test-retest reliability of discrete gait parameters in children with cerebral palsy. Arch Phys Med Rehabil. 2010 May; 91（5）: 781-
6. Laguna R, Barrientos J. Total hip arthroplasty in paralytic dislocation from poliomyelitis. Orthopedics. 2008 Feb; 31（2）: 179.
7. Lin H, Hou C, Chen A, Xu Z. Long-term outcome of division of the C8 nerve root for spasticity of the hand in cerebral palsy. J Hand Surg Eur Vol. 2010 Mar 26.
8. Morota N. Functional posterior rhizotomy: the Tokyo experience Childs Nerv Syst. 2007 Sep; 23（9）: 1007-14.
9. Nollet F. Postpolio syndrome: unanswered questions regarding cause, course, risk factors, and therapies. Lancet Neurol. 2010 Jun; 9（6）: 561-3.
10. Root L. Surgical treatment for hip pain in the adult cerebral palsy patient. Dev Med Child Neurol. 2009 Oct; 51 Suppl 4: 84-91.
11. Stolwijk-Swüste JM, Tersteeg I. The impact of age and comorbidity on the progression of disability in late-onset sequelae of poliomyelitis. Arch Phys Med Rehabil. 2010 Apr; 91（4）: 523-8.
12. Weindling AM, Cunningham CC, Glenn SM, Edwards RT, Reeves DJ. Additional therapy for young children with spastic cerebral palsy: a randomised controlled trial. Health Technol Assess. 2007 May; 11（16）: iii-iv, ix-x, 1-71.

第二章 痉挛性脑瘫的基本概念、病因及临床特点

第一节 脑瘫的基本概念

一、概述

大脑瘫痪（以下简称脑瘫）是指未成熟大脑在各种原因下所致大脑发育不全而致的非进行性损伤所引起的运动和姿势紊乱。有些损伤发生于锥体交叉以下的上颈髓病变不符合此病定义，但仍可按脑瘫来治疗。在美国脑瘫总数是患有神经肌肉紊乱的儿科病人中最多的人群。不同的国家和地区脑瘫的发病率可为每1000例新生儿中占0.6~5.9例。其发病率随着产前护理、社会经济条件、环境，以及母亲和婴儿所接受的产科和儿科的护理提高而增长，在美国每年新增加约25000例脑瘫病人。可以推测，新生儿广泛的护理机构正在挽救比以往更多的产伤或产前有缺陷的儿童，因而脑瘫病人逐年上升。

二、病因

（一）概况

脑瘫可由产前、产时和产后各种原因引起。产前从妊娠到分娩开始，产时从分娩开始到分娩，产后从分娩后到产后2.5~3年，有的婴儿脑部发育完全，髓鞘形成可达8岁。某些作者认为产时从分娩开始到诞生后7天，在此阶段婴儿机体已和外环境取得平衡。绝大多数脑瘫发生于产中。近来资料表明产前发病比想象要多。Perlstein认为产前原因占30%，产时60%，产后10%。1981年O'Reilly等资料表明从1947~1980年有脑瘫1503病人，其中产前占38.5%，产时46.3%，产后15.2%。在1970年，Holm发现42例脑瘫儿童有产前病损50%，产中33%，产后10%，混合型7%。近年来瑞士已发现脑瘫在产前有较高的发生率。O'Reilly报道一组痉挛性病人，其百分率稳步增长，尤为偏瘫和四肢瘫。他们同时发现在1939~1949年间手足徐动症发病率从10.8%明显地下降到3.6%，其原因可能与明显减少的胎儿核红细胞增多症和减少产中缺氧的发生率有关。

（二）分娩前后之病因

1. 产前　脑部先天性缺陷，常见于母亲在妊娠早期、怀孕三个月时曾患风疹或其他病毒性感染所致。这些儿童往往同时有其他的先天性异常，如白内障、先天性心脏缺陷（室间隔缺损）、耳聋和精神迟钝。胎儿核红细胞增多症以往是一个常见的产前原因。胎儿产前期缺氧主要来源于胎盘破裂、胎盘梗塞、母亲的肺炎或心肺疾病。母亲饮酒和药物可使脑瘫发病率明显增加。母亲患糖尿病、甲状腺异常同样是引起脑瘫的产前原因。长子女若有脑瘫，表明可能为先天性，如

脑积水和小头畸形所致,这就不属产前因素。

2. 产时 产时最常见的原因为早产。当诞生时体重低于 2268g,脑瘫发生机会较多。其他原因通常由于不正确应用产钳,难产或产程延长而产生分娩时创伤或缺氧所致。当分娩时胎儿颈部作牵引,可以使 Galen 大静脉断裂,导致偏瘫或四肢瘫。局部创伤可致痉挛性偏瘫,如难产时胎儿头部撞击于骶骨岬。母源性惊厥过程中胎儿可发生偏瘫。

3. 产后 产后时期脑瘫最常见的原因是脑炎、脑膜炎、创伤、血管意外和缺氧。在脑炎急性阶段运动功能缺陷随着病变增加而进展。在急性阶段后期,因脑组织有疤痕病变而增加。目前因感染而发生脑瘫病例数明显下降,头部创伤主要是车祸和虐待儿童,是产后脑瘫疾病中发病较多的因素,儿童因溺水而缺氧,纤维细胞性疾病等产生运动紊乱,如舞蹈病和手足徐动症。创伤所致的脑瘫或伴有出血通常是痉挛性的,因缺氧和创伤而产生神经紊乱随着时间延长而不断改善,多数病例为损伤后一年左右。Brink 和 Hoffer 对脑部外伤儿童研究表明,其恢复直接和最初损伤后昏迷的平面与时间长短有关。若深昏迷一周以上,其恢复率较差。

三、临床类型

脑部病损的位置决定脑瘫临床类型,如大脑皮质损伤一般可引起痉挛或缺乏运动的随意起始,多数损害并不限于脑部支配的一块肌肉的区域,受患范围比较广,大脑所支配的整个身体部分都会受累,这就是为何整个肢体都有不同程度的受患,不像脊髓灰质炎是影响一块肌肉,若有一块肌肉明显受累,要考虑到这区域内其他肌肉也会有程度不同的痉挛。

(一)按临床表现脑瘫可分为:

1. 痉挛型脑瘫 最常见,约占 55%。脑部的 Brodman IV 区与 VI 区是锥体束起始的部位,此区的病统通称为锥体束疾病,通常引起痉挛。痉挛状态是当肌肉被动地牵伸时,肌肉内张力增加的一种状态。这是由于正常肌肉牵张反射加强而引起的,在加强牵张的反射中,当肌肉突然被动活动时可感到阻力,随后到某一程度时肌肉松弛。当牵伸肌肉时,痉挛状态的增加将引起肌肉的过度收缩。痉挛肌肉的深腱反射亢进,可出现肌阵挛,这提示对牵伸的反应增加。

2. 手足徐动型 手足徐动症约占脑瘫病人中的 25%,是运动障碍脑瘫的最常见形式。其引起运动障碍病损是在大脑基底或在中脑,常累及整个身体,极少看到一个肌体的运动紊乱。病人经常伴有面肌和控制语言肌肉病变,表现为持续痛苦的面部表情,流口水,说话困难,导致人们误认为这些人有精神上反应迟钝,事实上很多病人具有正常智力。

3. 僵硬型 僵硬型脑瘫约占 3%~5%,是广泛脑部损伤的一种表现,脑瘫僵硬型的临床表现为肌肉弹性丧失。企图牵伸肌时,检查者从关节被动活动开始到结束发觉肌肉僵硬,被动关节活动可加重牵张反射。在脑瘫的僵硬型中,其肌肉的强直可以是间断或持续存在。由于脑部组织弥散性损害,精神障碍发生率相当高。

4. 共济失调型 共济失调型约占 5%,是小脑损伤的一种临床表现。小脑病变所致损害多数为先天性,偶尔亦可因分娩时出血所致。因运动觉、空间定位觉损害不能辨别传入冲动而致共济失调。共济运动失调主要是位置觉、姿势和平衡觉丧失,儿童可引起习惯用手一侧不完全固定。典型共济失调病人较其他类型脑瘫病人预后要好,随着时间延长,其症状自发改善趋势。

5. 混合型 混合型约占 10%,它来源于大脑几个区域的损害同时存在,但不是弥散性损害。几种类型症状相互混合,如痉挛型和共济失调型相混合等。

(二）按发病部位脑瘫可分为

1. 单瘫 无论上肢或下肢，仅一个肢体受到影响，是少见的类型（图 7-3-2-1-1）。在作出诊断前，检查者必须仔细评定其他肢体的情况。

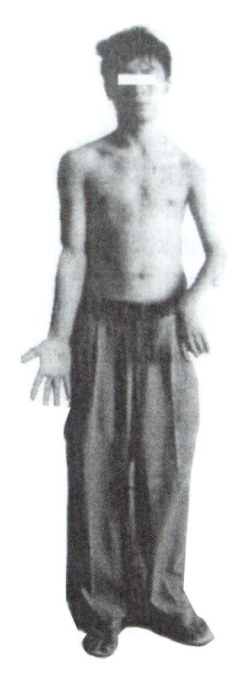

图7-3-2-1-1　单瘫

2. 偏瘫 同侧肢体受累。这些病人通常是痉挛性的，上肢通常比下肢严重（图 7-3-2-1-2、3）。

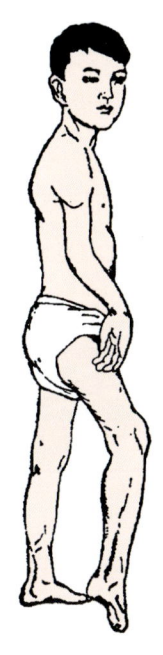

图7-3-2-1-2　偏瘫示意图

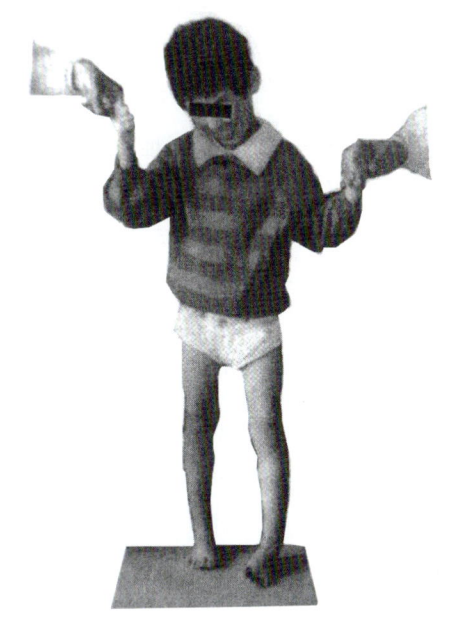

图7-3-2-1-3　偏瘫

3. 截瘫 常伴有早产。截瘫多发痉挛型，表现为剪刀步态或称交叉步态（图 7-3-2-1-4）。

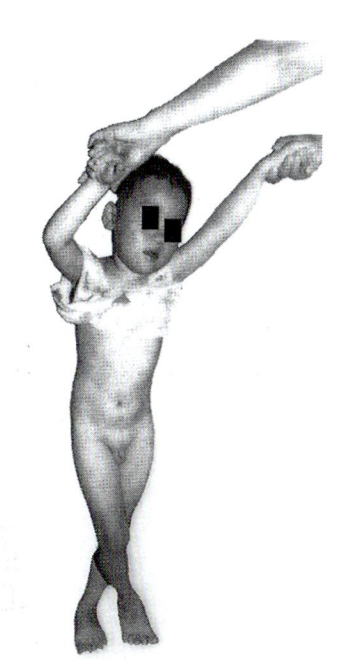

图7-3-2-1-4　截瘫

4. 三肢瘫 四个肢体中三个受累。最常见为痉挛性瘫痪，是较为少见的运动障碍。在确定三个肢体瘫痪之前，需仔细地评估不受累的一个肢体。

5. 四肢瘫 脑部损害侵及四肢。肢体可呈现痉挛状态,运动障碍,或混合型(图7-3-2-1-5)。

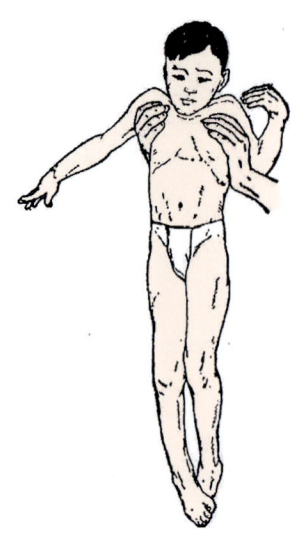

图7-3-2-1-5 四肢瘫示意图

(三)按肌张力高低及其严重程度分类

脑瘫可根据其肌肉张力和损害严重程度分类。肌肉张力可呈现高张力、低张力或正常。肌张力是可以变化的,可随着时间而改变。有手足徐动症的脑瘫儿童诞生时低张力,但随着年龄增长,逐渐变为高张力。另一方面共济失调儿童诞生时低张力,并保持不变。损害的严重性可以是轻度、中度或重度。轻度受影响病人能够起床行走,并能独立进行日常活动,约25%不需任何手术治疗,保守治疗如精细动作训练、职业训练、特殊教育和说话训练等是必要的。中等度损害占50%,起床行走和日常生活均需要给予帮助。严重损害病人是完全没有生活能力,通常卧床不起或依赖轮椅。由于不可能改善病人活动能力,所以治疗目的是改善其活动功能,而不是起床行走。

第二节 痉挛性脑瘫的选择性脊神经后根切断术

一、概述

脑瘫是不能完全治愈的。新生儿脑部最初损害可以在某些范围内得到愈合,残留的缺陷将终生保留。脑瘫治疗目的是尽可能多地增加病人的技能,减少其缺陷,着重于增加情绪上稳定,生理上独立,辨别、说话或相互间交谈能力的提高,创建一个能在社会经济上有独立性的个体。

早在100年前,Sherrington(1896)就通过实验证明:横断动物中脑能产生伸直型的痉挛与僵直,而这种痉挛与僵直则可通过切断脊神经后根得到解除。自Fasano(1978)首先报道选择性脊神经后根切断术(Selective Posterior Rhizotomy SPR)解除脑瘫痉挛以来,对SPR解痉机理一直沿用阻断脊髓反射γ—环路理论来解释。目前已知,肌张力增高和痉挛是牵张反射过强的一种表现,其感受器都是肌梭。肌梭是感受机械牵拉刺激的特殊装置,形态如梭(图7-3-2-2-1)。肌梭的传入纤维有两类。

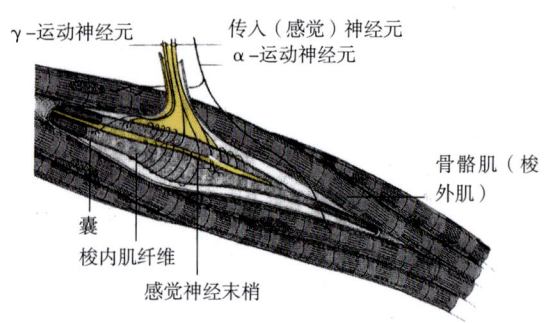

图7-3-2-2-1 肌梭示意图

(一)快传纤维

直径较粗,属于Ia类纤维。Ia类纤维进入脊髓后直接与支配本肌肉或协同肌的 α 神经元发生兴奋性突触联系。

（二）慢传纤维

直径较细,属于Ⅱ类纤维,一般认为与本体觉有关。

脊髓前角的 γ-运动神经元发出的纤维支配梭内肌纤维,调节梭内肌的长度,使感受器经常处于敏感状态。这种 γ 神经元的活动,通过肌梭传入联系,引起 α 神经元活动和肌肉收缩的反射过程,称为 γ-环路(图 7-3-2-2-2、3)。SPR 手术的目的在于选择性切断进入肌梭的 Ia 类纤维,阻断脊髓反射中的 γ-环路,从而解除肢体的痉挛。然而许多作者发现,在腰 SPR 术后,出现眼斜视、流涎、语言较术前好转,相当部分病例术后上肢肌张力较术前降低,以及手与上肢功能有所改善等,这用 γ-环路理论已不能解释。为此,徐林(1993)采用诱发电位研究对这些现象进一步探索并有所进展。研究表明：术后上传神经至大脑皮层的传导冲动速度较术前减慢,即单位时间内上传冲动减少。神经解剖已知,脊神经后根中的 Ia 类纤维也有一部分通过固定的神经传导束到达脑干网状结构,而后分布整个大脑皮层,对大脑皮层具有调节作用。单位时间内上传冲动减少,从细胞生理学角度上讲,大脑皮层神经细胞体获得叠加阈下刺激在单位时间内减少,相对地降低了大脑皮层细胞的兴奋性,术后脑皮层波形振幅较前降低也说明了这一点。脑皮层兴奋性下降进一步导致脑皮层发出向 α 运动神经元的冲动也相对减少,而 α 神经元在肌张力形成中起着决定性作用,即所谓最后通路。徐林等认为这是一种外周—皮层—外周的大环路作用,不能单纯用 γ-环路理论解释上述现象。

在 SPR 解痉机理方面有三种推理：

1. γ-环路理论。
2. 外周—皮层—外周理论。
3. γ-环路理论(又可称小环路)和外周—皮层—外周(又可称大环路)理论两者的结合。

作者认为,后者应当是 SPR 解痉机理恰当解释,但仍需做进一步深入研究。

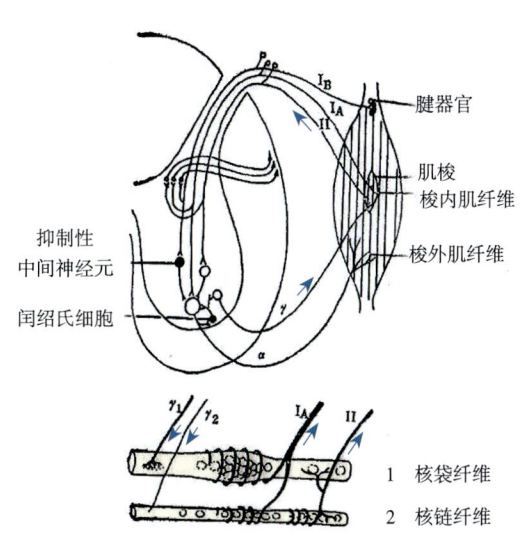

图 7-3-2-2-2　γ 环路示意图

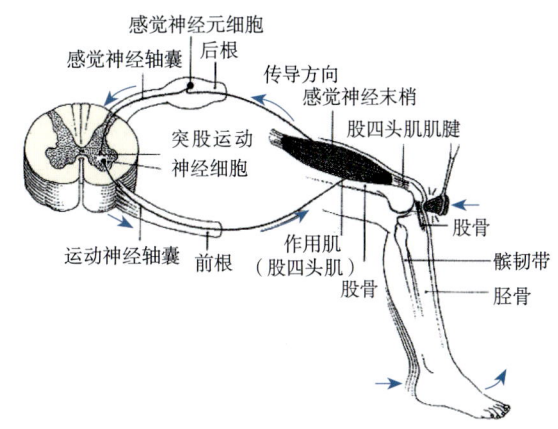

图 7-3-2-2-3　γ 环路示意图

二、手术适应证与禁忌证

（一）手术适应证

SPR 手术是针对痉挛的治疗,并非对所有的脑瘫都适用。据估计,差不多三分之一的脑瘫病人可行此手术。手术适应证为：

1. 单纯痉挛,肌张力在 3 级以上者；

2. 无明显的固定挛缩畸形或仅有轻度畸形；

3. 术前脊柱、四肢有一定的运动能力；

4. 智力正常或接近正常，以利配合术后康复训练；

5. 严重痉挛与僵直，影响日常生活、护理和康复训练者。

（二）手术禁忌证（应注意下述情况不宜施术）

1. 智力低下，不能配合术后康复训练者；
2. 肌力弱，肌张力低下；
3. 手足徐动、共济失调与扭转痉挛；
4. 肢体严重固定挛缩畸形；
5. 脊柱严重畸形和脊柱不稳定者。

三、手术要点

（一）麻醉与切口

全麻，采用气管内插管气体麻醉，术中不用肌松剂，便于神经阈值电刺激时观察肌肉运动情况。术中采取俯卧头低位，腹部用矫形架垫高，以减少脑脊液丢失过多，采用屈髋60°、屈膝45°位。双下肢放置于器械台下，便于观察（图7-3-2-2-4）。切口处两侧椎板外注射含肾上腺素盐水，以免术中切口内渗血。按术前手术计划，通常L_5、L_2下部及L_3上部，椎板中央作1cm宽纵行骨槽的方法，跳跃式椎板切除，保留小关节，进入椎管后，在切开硬膜前先抽出15ml脑脊液作储备，待术毕关闭硬膜后再注回硬膜腔内（图7-3-2-2-5）。

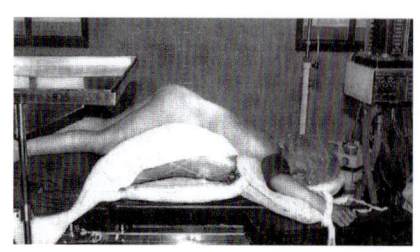

图7-3-2-2-4 术中体位

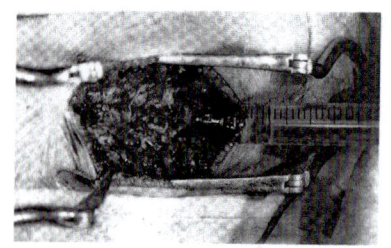

图7-3-2-2-5 术中脑脊液贮备

（二）脊神经后根标记

切开硬膜，以椎间硬膜孔为线索，神经根在其椎板下出椎间孔，一般L_5神经根在L_5椎板下出椎间孔，且较粗大。而后找S_1，向上能找到L_4神经根，必要时作L_4椎板下部分切除。在L_2、L_3切开棘上、棘间韧带，除部分上下椎板开窗，切开硬膜，也可找到L_2、L_3神经根，L_3神经有时可根据牵拉来判断是否L_3或L_4神经根（图7-3-2-2-6）。脊神经后根直径较粗，表面血管少，靠近背侧，后根与前根尚有自然束膜，能顺利分离。当神经根出现变异或无法区别时，可在钩出的神经束作弹拨试验，观察支配肌肉收缩活动情况。以防误伤神经前根，后根分别用细橡皮条标记。颈部脊神经后根排列清晰，但牵拉度小，易损伤，需在术中特别小心（图7-3-2-2-7、8）。

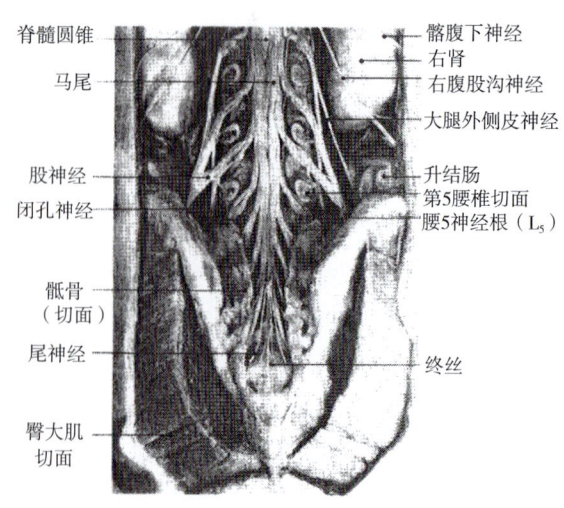

图7-3-2-2-6 腰骶部脊神经垂直切面后面观

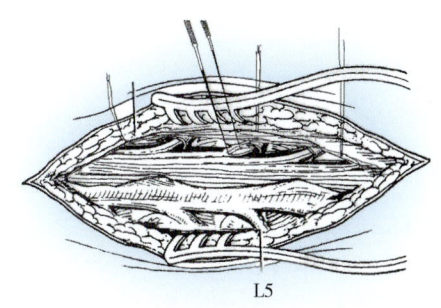

图7-3-2-2-7 分离脊神经后根示意图

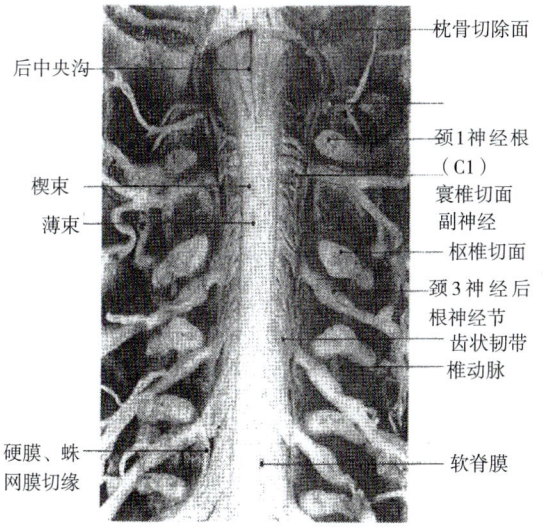

图7-3-2-2-8 颈脊神经垂直切面后面观

(三)电刺激方法与脊神经后根切断量

将标记之神经后根用细手术分离钩分成3~5束后,选用神经阈值电刺激仪,分别用电刺激钩刺激各小束,观察其神经支配之肌肉的活动情况,刺激后肌肉活动按刺激频率活动幅度大小判定,扩展范围广,阈值小的兴奋性高,将该神经小束切除约0.5~1.0cm。各后根切除的比例:一般肌张力Ⅲ级以上切断50%,有病理反射的切断50%,肌张力Ⅱ级左右的切除30%,L_3、L_4切断30%左右,以保证股四头肌肌力。

(四)术中、术后处理

脊神经后根切断后,仔细整理神经束在椎管内排列,清除血凝块。用5/0无损伤线连续锁边关闭硬膜,硬膜内回注储备的脑脊液。硬膜外注以透明质酸钠或将周围有血供之脂肪盖上,以防粘连。另外一侧作引流管切口,置负压引流管1根引流1天。术后给予激素及抗生素预防性给药3天。雾化吸入3天,每日2次,以防喉头水肿。术后第3天起行各种床上被动、主动功能训练,包括股四头肌、内收肌、小腿肌群的训练。两周拆线,三周坐起,四周下地。

四、手术并发症

手术应当采用显微外科技术,精细的手法与操作会减少各种副损伤,避免粗暴手法,过分牵拉亦可引起不必要的损伤。术中认真仔细控制出血是十分重要的,特别注意保证相对无血的术野,出血量应控制在50~100ml以内,尽量避免血液流入硬膜内,这样可减少术后马尾神经粘连发生。应注意掌握后根纤维切断的比例,避免因切除过多致肌张力降低出现肢体无力而过软,同时应慎重鉴别前、后根,避免切断前根而引起软瘫。尿潴留与尿失禁虽大都为暂时性的,但应极力避免,多因牵拉S_2神经根所致。应注意在椎板切除中保留小关节,维护脊柱的稳定性。儿童插管全麻后需特别注意并发喉头水肿,有哮喘病的患儿注意手术后防治哮喘发病而窒息。

五、出院后的康复训练

SPR手术只解除部分增高的肌张力。术后肢体乏力,需要进行肌力锻炼。脑瘫病人长期以来已形成的不良步态需要逐渐纠正。轻度挛缩的肌腱可用手法被动锻炼结合主动练习使之改善。术后有条件者仍宜行针刺、推拿等治疗,以进一步提高治疗效果。手术后病人要每半年至一年门诊随访,以便给予康复指导。

(章祖成 王秋根)

参 考 文 献

1. 赵定麟,李增春,刘大雄,王新伟. 骨科临床诊疗手册. 上海,北京: 世界图书出版公司, 2008
2. 赵定麟. 现代骨科学. 北京:科学出版社, 2004
3. Jacob T, Shapira A. Quality of life and health conditions reported from two post-polio clinics in Israel. J Rehabil Med. 2010 Apr; 42（4）: 377-9.
4. Kim DS, Choi JU, Yang KH, Park CI, Park ES. Selective posterior rhizotomy for lower extremity spasticity: how much and which of the posterior rootlets should be cut? Surg Neurol. 2002 Feb; 57（2）: 87-93.
5. Klejman S, Andrysek J, Dupuis A, Wright V. . Test-retest reliability of discrete gait parameters in children with cerebral palsy. Arch Phys Med Rehabil. 2010 May; 91（5）: 781-
6. Laguna R, Barrientos J. Total hip arthroplasty in paralytic dislocation from poliomyelitis. Orthopedics. 2008 Feb; 31（2）:179.
7. Lin H, Hou C, Chen A, Xu Z. Long-term outcome of division of the C8 nerve root for spasticity of the hand in cerebral palsy. J Hand Surg Eur Vol. 2010 Mar 26.
8. Morota N. Functional posterior rhizotomy: the Tokyo experience Childs Nerv Syst. 2007 Sep; 23（9）: 1007-14.
9. Nollet F. Postpolio syndrome: unanswered questions regarding cause, course, risk factors, and therapies. Lancet Neurol. 2010 Jun; 9（6）: 561-3.
10. Root L. Surgical treatment for hip pain in the adult cerebral palsy patient. Dev Med Child Neurol. 2009 Oct; 51 Suppl 4: 84-91.
11. Stolwijk-Swüste JM, Tersteeg I. The impact of age and comorbidity on the progression of disability in late-onset sequelae of poliomyelitis. Arch Phys Med Rehabil. 2010 Apr; 91（4）: 523-8.
12. Weindling AM, Cunningham CC, Glenn SM, Edwards RT, Reeves DJ. Additional therapy for young children with spastic cerebral palsy: a randomised controlled trial. Health Technol Assess. 2007 May; 11（16）: iii-iv, ix-x, 1-71.

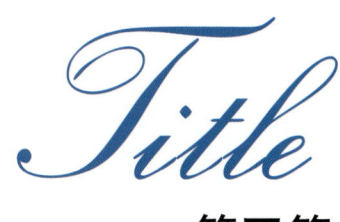

第四篇

特症(病)篇

第一章　氟骨症及石骨症 /3188

　　第一节　氟骨症 /3188

　　第二节　石骨症 /3193

第二章　骨斑点症、甲状旁腺功能亢进性骨质疏松症及痛风症 /3198

　　第一节　骨斑点症 /3198

　　第二节　甲状旁腺功能亢进(HPT)性骨质疏松症 /3201

　　第三节　痛风的外科处理 /3205

第一章　氟骨症及石骨症

第一节　氟骨症

一、病因学

氟骨症（fluorosis）是摄入过多氟化物所致的病变，根据摄入剂量、时间长短、年龄及摄入钙量高低不同，可引起不同病理改变。氟化物刺激成骨细胞，促进骨基质形成，需要较多钙盐以成骨。如未能补充足够的钙，将使过多的钙从骨释放而加重骨吸收。长期钙平衡紊乱还可以引起继发性甲状旁腺功能亢进。

我国一些边远地区居民，维生素 D 和钙质缺乏也较普遍，加之营养不良，可同时伴骨软化。肾功能不全时，因尿氟排出减少而血氟增加，氟骨症可进一步加重；同时 25-$(OH)D_3$ 进一步羟化转变为 1,25-$(OH)_2D_3$ 的过程受到障碍，肠钙吸收减少，血钙降低，PTH 分泌增加，促进骨钙释出，也可出现骨质疏松和骨软化。

二、氟骨症形成机制

脊氟骨症基本上属地方（区）性疾患，系因长期摄入过量氟化物引起，是我国目前仍然存在的地方病，我国高氟地区分布主要在乡村，多因饮用井水所致，无论在平原或山区都有流行。氟骨症是一种全身性慢性隐袭性疾病，对人类健康造成严重危害，甚至造成终身残废。我国多年来对此病已做了大量研究，已在防治上取得很大的成绩，发病人数日益减少。

正常人体各组织中均含有一定量的氟化物，每日摄入小量氟化物可以促进骨骼和牙齿的发育和生长，一些正常酶系统的活动和神经传导也需要有氟的参与，氟化物可通过胃肠道、呼吸道和皮肤吸收，离子氟可以从毛细管壁渗透进入全身各组织，主要贮存于骨骼及牙齿中。

过量的氟化物对细胞、酶系统、不同器官、系统及生长均有损害，氟可以影响细胞膜的通透性，使血液中肌酸磷酸激酶活性升高，导致肌纤维病理性钙化及肌萎缩。氟过量还可以间接干扰需要钙、镁离子的酶系统活性。

氟在机体内的贮存和排泄由肾脏调节，尿氟的排泄通过肾小球滤过，正常情况下，每日经尿液排出的氟可达 2.10~5.26mmol/L，长期过量的氟可引起肾小球和肾小管功能的损害，此时尿排氟量减少，氟在体内蓄积而引起氟骨症。肝组织损害程度与接受氟化物剂量与时间长短呈正比关系，慢性氟中毒动物显示肝细胞局限性坏死及脂肪性变，并随时间而加重，肝坏死后释放的氟磷灰石可在坏死灶处形成局部钙化斑。

过量的氟化物对各内分泌腺的影响,甲状旁腺较为明显。一部分氟与血循环中的钙结合,形成不易溶解的氟化钙,同时羟磷灰石中的羟基(OH^-)被氟替代,形成氟磷灰石,由于其溶解度较小,致使骨吸收降低,进一步减少血中Ca^{2+}浓度,难以维持正常钙磷乘积,低钙血可以刺激甲状旁腺分泌过多PTH,出现继发性甲状旁腺功能亢进,必然引起骨骼改变。

三、临床表现及血氟测定

(一)一般症状

氟骨症是一种慢性全身性疾病,主要表现有腰腿痛及关节痛,严重者可造成关节变形、僵硬及强直,甚至可造成椎间孔和椎管狭窄,引起神经根病或脊髓病。

病人常主诉腰腿痛及四肢关节痛,多为持续性酸痛,晨起发僵,活动后可多少缓解,静止后加重,随病程加长,疼痛逐渐加重,以致生活不能自理。与此同时,病人还有全身无力、疲乏、头痛、头晕及消化道症状。

(二)氟牙

病人如自幼生活在高氟地区可同时有氟斑牙,过量的氟对发育中牙齿的成釉细胞有直接损害,妨碍釉质发育,钙化缺陷,失去正常釉质所特有的光泽,牙面粗糙,呈粉笔样,出现白垩样斑点、斑纹或斑块,称为白垩型氟斑牙。由于血源性或食物中色素沉着于釉柱间隙中,牙面可有色素沉着,可呈黄色、褐色或棕褐色斑点或斑纹,随釉柱消失明显,牙质变脆,可出现雀喙样陷窝或不同程度缺损,凸凹不平,甚至磨损、折断或脱落。

(三)血氟测定

血氟正常范围是0.5~10.5μmol/l,尿氟正常范围是10~58μmol/L或1.0~3.0mg/24h。但由于人体含氟量受饮水和食物含氟量(如茶叶、海产品等)、多种金属离子(如Ca^{2+}、Mg^{2+}、Al^{3+}等)以及肾功能状态等因素影响,因此各地区血、尿氟正常值不尽相同。

四、X线表现

氟骨症的主要X线改变为骨疏松、骨硬化和骨软化。骨周骨增生、韧带钙化或骨化,关节退变和骨发育障碍亦是常见改变(图7-4-1-1-1~3)。

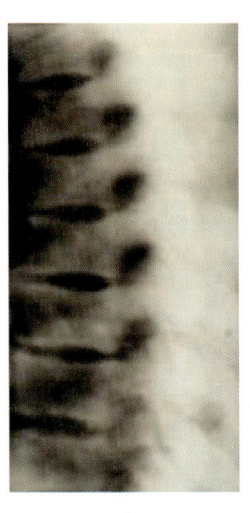 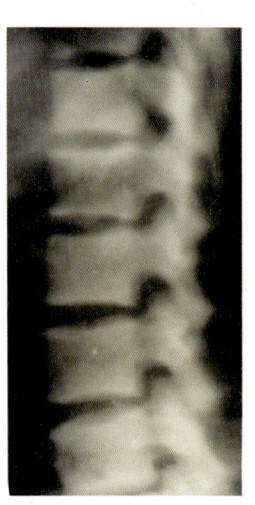

A   B

图7-4-1-1-1　X线平片所见之一(A、B)
胸腰椎侧位X线片示氟骨症韧带钙化
A.胸椎侧位片;B.腰椎侧位片

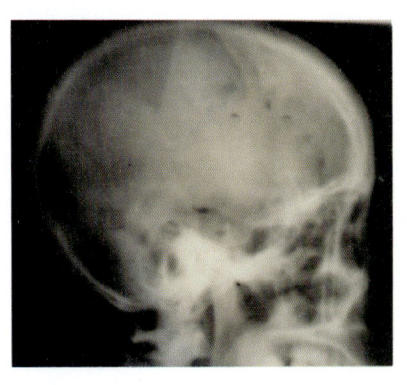

图7-4-1-1-2　X线平片所见之二
颅骨侧位X线片示骨质硬化

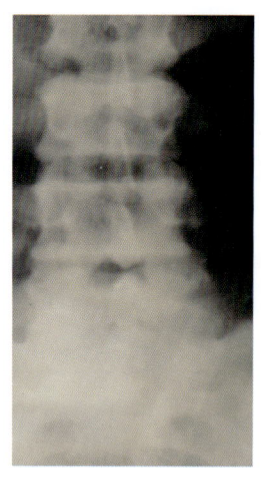 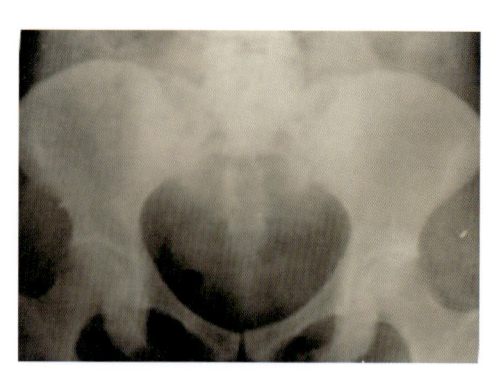

图7-4-1-1-3　X线平片所见之三（A、B）

骶髂关节及骨盆正位X线示骨质增生、硬化　A.骶髂关节正位；B.骨盆正位

在地方性氟骨症，骨质疏松可能是唯一表现。年轻病人早期可表现骨纹理增粗稀疏。骨硬化常呈粗布样骨纹或呈沙砾状。多发生在中轴骨，四肢骨少见，常见脊柱骨硬化与四肢骨端骨粗疏同时存在，其原因可能是中轴骨富含松质骨，代谢转换率快，氟沉积较多，当出现继发性甲状旁腺功能亢进时，含氟量较多的中轴骨对骨吸收发生抵抗，而四肢骨发生明显的骨吸收，骨硬化多为广泛性，结构模糊，但很少呈均匀一致的象牙骨样。骨软化亦多见于脊柱和骨盆，可与骨硬化同时存在，骨软化表现为骨密度降低，骨纹模糊，椎体呈双凹形，骨盆可出现假性骨折及狭窄变形。

脊椎骨尤其是老年人常合并骨质增生及退变改变，并无特殊意义，四肢骨旁可见局限性新骨形成，可呈梭形或花边形，腓骨上段尤为多见。骨周围的血管壁和淋巴结也可钙化，在肋骨下缘，肋间膜可钙化，密度较低，呈波纹状而肋骨加宽，闭孔膜亦可钙化，呈胡须状或花边状。在前臂桡尺骨之间以及小腿胫腓骨之间特别是上段，骨间膜可钙化，最初呈丛状突出，继而如玫瑰刺，最后融合为一片，密度亦逐渐增加，是氟骨症典型症状之一。椎旁韧带钙化可呈竹节状，不要误认为强直性脊柱炎。在关节突前上方黄韧带钙化可呈纵行分节状。

尽管氟骨症在病程不同阶段可表现为骨疏松，骨硬化或骨软化，还可有骨周骨增生及韧带和骨间膜钙化，但除骨疏松可单独在年轻型病人出现，常以不同形式合并存在。

五、诊断

（一）一般诊断标准

氟骨症诊断的主要依据是：

1. 流行病史　生活在高氟流行区2年以上并患有氟斑牙者；

2. 临床特点　临床表现符合典型氟骨症症状和体征者；

3. 放射学检查　于X线平片上有氟骨症特异性表现者；

4. 实验室检查　应注意有一定意义的实验室检查参数者。

（二）非典型病例诊断

典型氟骨症诊断并不困难，问题是应做到早

期诊断,并对不典型者能及时做出正确诊断。典型氟骨症的基本病理改变是骨硬化和软组织钙化,主要表现在脊柱、骨盆及四肢骨。因氟磷灰石形成较慢,在氟骨症早期或轻型病人,不表现为骨硬化。一旦发生继发性甲状旁腺功能亢进,PTH 增加,四肢长骨可首先引起脱钙,在贫困边远地区营养条件较差,缺乏足够的蛋白质和维生素 D,能更多发现骨软化,骨量减少或骨质疏松。X 线片仅在骨量丢失相当程度后才能被发现,因此放射学检查不能作为早期诊断唯一手段,应结合血、尿检查指标,病人营养情况和环境因素综合进行分析。

病人摄入的氟量与尿氟有一定消长关系,但高氟尿不一定与疾病有关,在一些有骨改变的氟骨症病人也可有低氟尿,暂时停止摄氟时,尿氟含量有时超过摄入氟量,骨氟含量诊断意义较大,但受客观条件限制不易采取标本,对大多数病人也不需要。

早期诊断氟骨症在于详细询问流行病史,仔细检查,正确分析各有关化验数据及 X 线片。在高氟区,应定期对居民普查,及早发现早期病人,使氟骨症的防治取得更好效果。

(三)除外相似病变

氟骨症病人关节病变突出者应与类风湿性关节炎、骨性关节炎、大骨节症相鉴别;有神经根或脊髓压迫症状者应与颈椎病、椎间盘突出、椎管狭窄等相鉴别;有韧带钙化者应与黄韧带钙化或骨化及后纵韧带骨化等相鉴别。一般多无困难。

六、鉴别诊断

对氟骨症骨软化型或骨质疏松型应根据各项生化指标及放射学表现与单纯骨软化或骨质疏松相鉴别。氟骨症多表现为骨硬化(图7-4-1-1-4、5),一般在脊柱表现最为突出,还伴有前臂及小腿骨间膜钙化,容易辨认,特殊情况下,需与石骨症鉴别,石骨症的突出 X 线改变亦为广泛性骨硬化,可累及全身或大部骨骼,亦包括四肢长骨骨干,常双侧对称,好发于骨端,严重者可使皮质与髓腔的界限消失;另外可见髂骨翼出现浓淡交替的同心环影。肾性骨硬化和骨髓硬化症与氟骨症 X 线表现有些相似,需通过其他实验室指标鉴别。

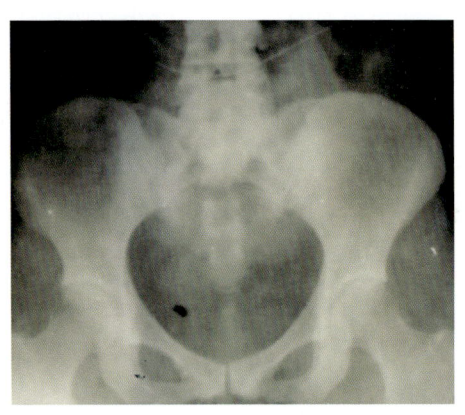

图7-4-1-1-4 腰椎及骶髂关节正位X线片示骨硬化明显

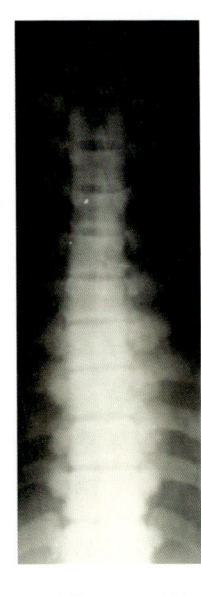

图7-4-1-1-5 胸椎正位X线片示骨质硬化征

实验性氟中毒大鼠股骨远端骨计量学研究显示低剂量 NaF(5ppm)所致骨硬化较高剂量 NaF(25ppm)严重,所测各项参数包括骨小梁相对骨体积,平均骨小梁宽度,平均骨皮质厚度及单位体积矿化骨含骨细胞数等均随 NaF 剂量增加而增加,超过阈值时,对硬化的作用可能发生逆转,氟不仅减少破骨细胞数目,降低其活性,且对成骨细胞也有影响,在阈值以上,成骨细胞的活性受抑制,数目减少。

对地方性氟骨症病人经四环素标记后,髂骨活检和骨计量检测显示骨皮质和骨小梁类骨质体积显著增加;骨小梁类骨质表面明显增加,而骨小梁静止表面明显减少。骨小梁吸收表面增加,但不如类骨质表面增加显著。实验说明氟骨症骨重建活性增加,但伴有一定程度矿化障碍。

饮食钙对氟骨症的发病有一定作用,大鼠在不同饮食钙情况下饮含氟水 50ppm 和 150ppm 均出现慢性氟中毒现象,低钙饮食者比正常钙和高钙饮食引起者要严重,高钙组最轻,因此在高氟区,无论从预防和治疗角度,增加饮食钙都有重要意义。

七、预防

地方性氟骨症重在预防,重点在于改换饮用低氟水,一是改用深井水,收集雨、雪天然水,在居民区附近寻找低氟水源,对现有水源而又含氟超标者,可应用药物除氟法,如硫酸铝、活性氟化铝及碱性氧化铝等,应当注意,摄入过多的铝有可能导致骨软化,需要对居民经常检查,以免造成新的损害。

八、内科治疗

(一)一般治疗

氟骨症的治疗应对以下各方面采取措施:

1. 避免摄入　平日应尽量减少对氟化物摄入及吸收;

2. 设法排出　即采用多种方法促进氟化物的排泄;

3. 更换居住地　尽早脱离高氟环境;

4. 其他　包括加强营养、注意休息及各种对症处理。

(二)药物疗法

减少氟化物吸收有多种药物,补充钙、镁、铝、硼均可以与氟离子结合,形成不易溶解的化合物,从粪便中排出,以减少氟的吸收,常用药物有蛇纹石,系天然矿合混合物,属水合硅酸镁盐,也可用三硅酸镁,蛇纹石所含镁能与氟结合,水解时产生碱性溶液,使氟化物在骨骼中的沉积大为降低。

九、外科手术治疗

重型氟骨症常合并椎管狭窄及脊髓和马尾神经压迫症,病史多在 20 年以上,发生于颈胸椎者多有不完全性痉挛性瘫痪,主诉有四肢麻木、疼痛及行走困难,临床检查有触痛觉不同程度减退,但深感觉常存在,病人有肌力减退,肌张力增高,腱反射亢进,出现病理反射及不同程度括约肌功能障碍。椎板切除减压术目的在于切除增厚的椎板及韧带,扩大椎管,消除对脊髓或马尾神经的压迫。术中发现棘上、棘间韧带钙化,椎板间间隙变窄,椎板普遍增厚,尤以中间部为甚,可厚达 1.0~1.5cm,椎板骨质坚硬、粗糙,有的致密呈象牙样改变。关节突关节呈球样增生,可向椎管内突出,黄韧带增厚,达 0.5~1.0cm,其深部可出现厚约 2~3mm 的骨化层。硬脊膜外脂肪变薄或消失,硬脊膜增厚钙化,增厚的蛛网膜与软脊膜紧密粘连,致使蛛网膜下腔堵塞,马尾神经可被挤向一侧,部分有粘连及变性。

氟骨症病变广泛,常累及多个椎骨,所造成的椎管狭窄并非一处,术前需根据临床水平及影像学检查,定位必须准确,如病变范围较大,亦可分期手术。氟骨症病人骨质坚硬增厚,宜用气动钻磨成缝隙进行掀盖。咬骨钳咬除及凿除法应避免使用。减压应广泛彻底,同一病人有不同部位椎管狭窄时,一处减压后,经过一定时期观察,如症状未得到改善,可再次在其他部位施行减压术。颈椎管狭窄,经前路手术宜慎重,同时切除骨化的后纵韧带不仅操作困难,而且危险性大,也很难做到彻底切除,病人术后神经症状多能获得不同程度改善,部分病人恢复行走及日常生活和工作。

（黄宇峰　刘忠汉　林　研）

第二节　石骨症

一、概述

石骨症(osteopetrosis)最早于1904年由Albers Schonberg报道,因此又称之Albers Schonberg病。亦有人称之大理石骨病(marble bone disease)、粉笔样骨(chalky bone)、广泛性脆性骨质硬化症(osteosclerosis generalisata fragilis)、先天性骨硬化症(congenital osteosclerosis)等。

二、病因

本病是一种少见的骨发育障碍性之原发性脆性骨硬化疾病。该病大多为家族隐性遗传,病理机制为正常破骨吸收活动减弱,使钙化的软骨和骨样组织不能被正常骨组织所代替而发生蓄积,致骨质明显硬化变脆。钙化的软骨可持久存在,引起广泛的骨质硬化而出现多发骨折、贫血、视听障碍、肝脾肿大等各种临床症状。

三、临床表现

根据石骨症临床症状和发病迟早可分为良性型(成人型)和恶性型(幼儿型)。

(一)成人型

其为常染色体显性遗传,临床无特殊表现,除并发骨折外平常无任何不适,故较难发现。

(二)幼儿型

多为常染色体隐性遗传,发病早,发生于婴幼儿及儿童,进展快,病情重,且预后欠佳。入院时表现为面色苍白,营养差,贫血貌,生长发育迟缓,易患呼吸道感染,多汗易惊,腹胀,肝脾区有包块等。

四、实验室检查

在幼儿型异常明显,血红蛋白30~95g/L,红细胞(2.0~2.75×10^{12}/L),白细胞(13.4~34.2×10^9/L),血小板(38~115×10^9/L),末梢血中可见到中、晚幼粒细胞和有核红细胞。而在青少年和成人型病例其化验检查可无特殊表现。

五、放射线表现

(一)基本表现

全身骨质密度普遍增高,呈对称性,以颅底骨尤为明显,骨纹理粗糙或消失,骨皮质增厚,骨松质致密,骨髓腔变窄、模糊或闭塞。如合并佝偻病、骨折或其他疾病会有相应的骨质改变。

(二)特征性表现

1. 夹心椎征象　即椎体上下部呈带状致密增白,而中央部密度相对较低而形成的状如"夹心蛋糕"样改变,这是由于椎体上下缘软骨板富含血管,在钙吸收不良的情况下,该部位适于类骨质沉着。

2. 髂骨翼同心环状征 在长骨干骺端伴浓淡相间横纹状阴影,同心圆征尚可见于跟骨、骰骨,有人认为此征与骨的生长方式有关。

3. 长骨端异常 长骨端呈杵状膨大或干骺端张开、增宽,部分伴边缘不规则或锯齿样改变,常见于股骨下端、肱骨及胫腓骨两端,乃因骨生长过程中骨质吸收和塑形障碍所致。

4. 其他

(1)骨中骨征象,分布广泛,多见于长管状骨及前肋,也可见于短管状骨等处;

(2)骨折亦是石骨症典型表现之一,在成人型石骨症病例中,高达78%的患者有多发性骨折,而婴儿石骨症病理性骨折亦不少见;

(3)骨膜新生骨的形成,此为非钙化的类骨组织靠近骨膜下积蓄、抬高骨膜而形成。

六、诊断与鉴别诊断

(一)诊断

主要依据影像学所见。

(二)鉴别诊断

本病需与以下疾病进行鉴别:

1. 致密性骨发育不全 全身骨骼均匀性硬化,干骺端无致密带,末端指(趾)远端部分缺如,颅缝增宽,前囟不闭,下颌角消失。

2. 氟骨症 骨质普遍硬化及软组织钙化骨化,骨盆骶棘、骶结节韧带及髂腰韧带钙化、骨化对诊断具有特殊意义,而石骨症没有软组织改变。

3. 肾性骨营养不良 该病硬化型与石骨症在X线表现上甚为相似,前者临床大多有慢性肾盂肾炎病史和侏儒症表现,结合相应的生化检查并不难确诊。

4. 烛泪样骨病 典型X线表现为沿长骨长轴出现条状及斑块状骨质增生,边缘不规则,高低不平,状如烛泪。多为一侧肢体,且上肢多见。

5. 骨髓硬化症 骨质密度呈磨玻璃样,正常骨结构不清,其内伴有散在的斑点状密度减低区,部分表现为粗网眼状或条纹状致密影。与石骨症不同,前者肘膝以下骨骼很少受侵。

6. 成骨型转移瘤 多发生于骨盆和脊椎。晚期多发病灶互相融合,有时X线表现亦为弥漫性骨质硬化,硬化呈斑点状及块状,边缘不整,多可见放射状针样骨膜反应,一般有原发病灶的临床表现。

七、治疗

婴幼儿患者常早期死亡。到目前为止,本病尚无有效之治疗措施,仍以防止外伤意外为主。

八、典型病例

蒋某某,女,36岁,因右髋部疼痛就医,自带X线片属典型"石骨症"影像,显示头颅骨(图7-4-1-2-1)、颈椎(图7-4-1-2-2)、胸部和胸椎(图7-4-1-2-3、4)、腰椎(图7-4-1-2-5)、骨盆及骶髂关节(图7-4-1-2-6、7)、肱骨和膝关节处(图7-4-1-2-8)均呈典型之石骨症特征,全身骨骼广泛性骨硬化,显示无结构的密度增高,骨小梁影像消失,双侧对称性分布。髂骨常最先受累,长骨次之;指骨和颅骨受累较轻,下颌骨无受累。椎体呈"夹心面包"改变,髂骨翼为同心圆高低相间弧形线,有时尚可见与髂骨嵴垂直走行的密度增高条纹。此外,曾作各部位骨密度检测,显示骨密度平均值较正常人升高2倍(图7-4-1-2-9)。

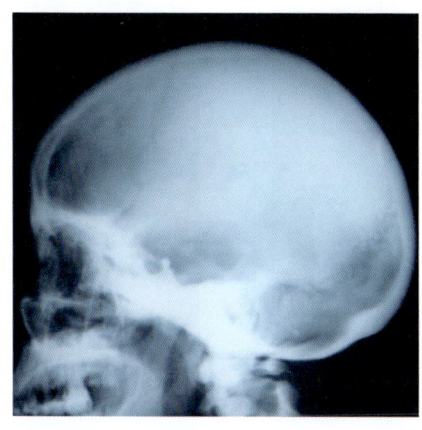

图7-4-1-2-1 颅骨侧位X线平片

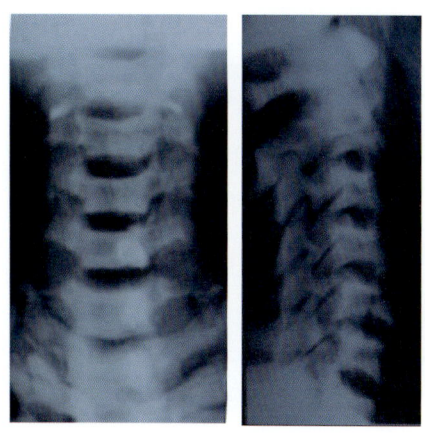

图7-4-1-2-2 颈椎正侧位X线平片

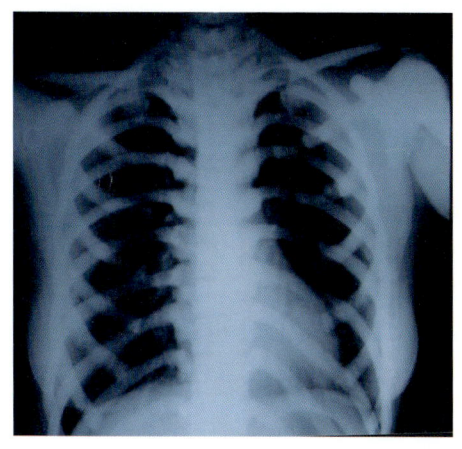

图7-4-1-2-3 胸部正位X线平片

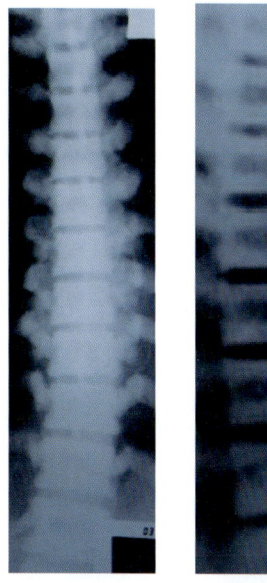

图7-4-1-2-4 胸椎正侧位X线平片

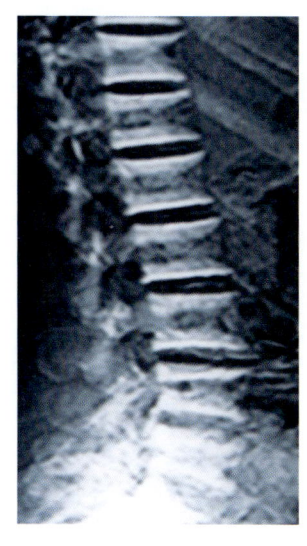

图7-4-1-2-5 腰椎侧位X线平片

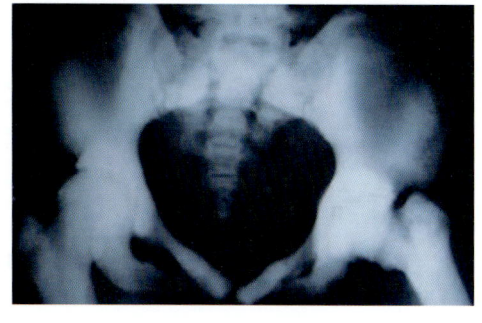

图7-4-1-2-6 骨盆X线平片

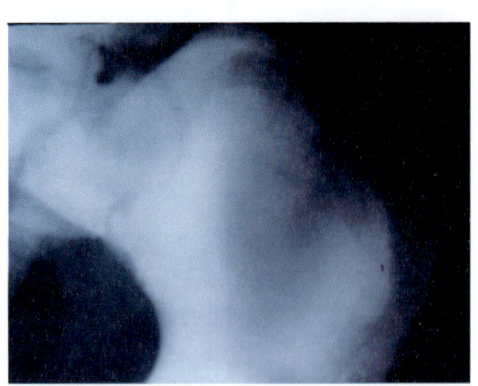

图7-4-1-2-7　右侧骶髂关节X线正位片

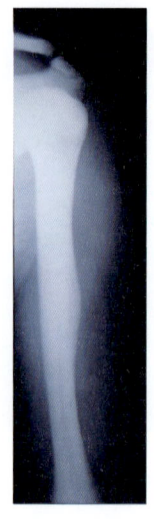 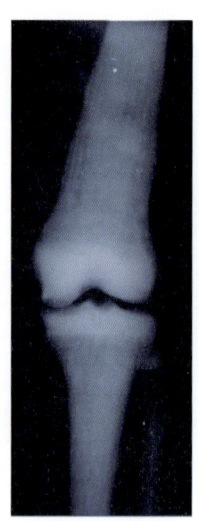

图7-4-1-2-8　肱骨及膝关节X线表现

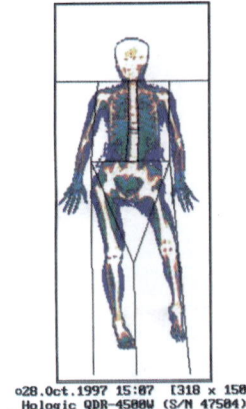 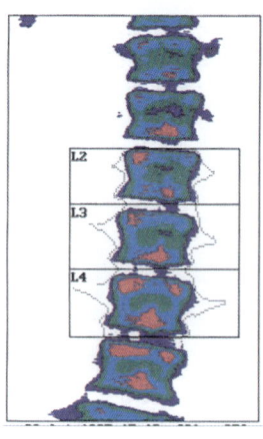

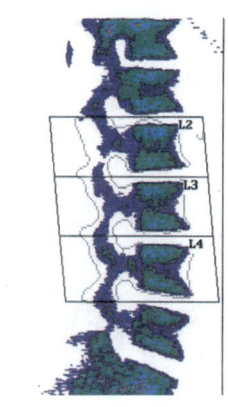 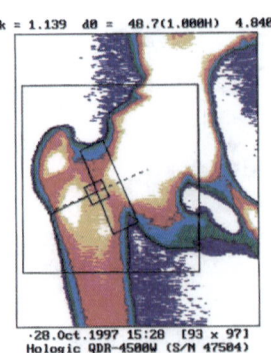

图7-4-1-2-9　骨密度测量结果

（刘志诚　亓东铎　刘忠汉）

参 考 文 献

1. 李群伟等. 地理流行病学. 中国医药科技出版社, 北京: 2006.
2. 刘嘉利, 王晓方, 史俊南. 遗传性石骨症. 国外医学遗传学分册, 2003, 26（1）, 46-48.
3. 王成林, 王立振, 吴政光, 等. 石骨症的临床及X线表现—着重分析. 中国医学影像技术［J］, 2004, 20（5）, 763—765.
4. 杨东奎, 徐海江. 石骨症的X线分析. 医疗卫生装备, 2009, 30（9）: 75-78.
5. 赵定麟, 王义生. 疑难骨科学. 北京: 科学技术文献出版社, 2008
6. Gennari C. Calcium and vitamin D nutrition and bone disease of the elderly. Public Health Nutr. 2001 Apr; 4（2B）: 547-59.
7. Harinarayan CV, Kochupillai N, Madhu SV, Gupta N, Meunier PJ. Fluorotoxic metabolic bone disease: an osteo-renal syndrome caused by excess fluoride ingestion in the tropics. Bone. 2006 Oct; 39（4）: 907-14. Epub 2006 Jun 15.
8. Khandare AL, Harikumar R, Sivakumar B. Severe bone deformities in young children from vitamin D deficiency and fluorosis in Bihar-India. Calcif Tissue Int. 2005 Jun; 76（6）: 412-8. Epub 2005 May 19.
9. Teotia M, Teotia SP, Singh KP. Endemic chronic fluoride toxicity and dietary calcium deficiency interaction syndromes of metabolic bone disease and deformities in India: year 2000. Indian J Pediatr. 1998 May-Jun; 65（3）: 371-81.

第二章 骨斑点症、甲状旁腺功能亢进性骨质疏松症及通风症

第一节 骨斑点症

一、概述

骨斑点症又称播散性凝集性骨病，局限性骨质增生症，点状骨病，周身性致密性骨炎，弥漫性浓缩性骨病、斑驳状脆骨病，脆弱性骨硬化等。是一种罕见而无害的疾病，其病因尚不明，部分病例报告有家族遗传倾向，本症可与蜡油样骨病相并发，因而推测两者为同一病因，其发病率不足人群的1/1000万，迄今国内报道不足100例。

二、病理与临床特点

（一）病理改变

本病的病理改变为在松质骨内具有多数灰白圆形或椭圆形致密骨块，边缘不整，似骨瘤。主要分布于干骺端和骨骺等软骨内化骨生长活跃的部位，故文献报道与软骨化骨的先天性成骨紊乱有关。表现为松质骨内局限性多个灰白色圆形或椭圆形致密小骨块，少见于管状骨骨干部，与骨皮质和骨骺无关。镜下观察斑点状骨硬化为厚度不等排列紧密的骨小板，大多数与骨的长轴平行，少数呈斜行排列。多个小骨块可融合成一个较大的骨块。斑点可随年龄增大而增大，生长停止后则趋于稳定，病变不再变化，但有时可消失或出现新病灶。这说明在生长发育期斑点骨并非静止，而是参与正常骨代谢，是一种轻度的成骨紊乱。

（二）临床特点

本病可见于任何年龄，性别差异不大。病变多见于管状骨的骨骺、干骺端等处的松质骨内，还可见于某些扁骨和不规则骨内，以骨盆、手足小骨、肋骨、脊柱等处多见，而膜内化骨和混合化骨的部位无异常改变。大多在体检或因其他伤患X线检查时发现。

三、诊断

诊断主要依靠X线检查，其X线可见由数mm至20mm的大小不等的圆形、椭圆形斑点状致密影，边缘光滑锐利，对称分布于骨盆、腕骨、跗骨、指（趾）骨及长管状骨的骨端及骨骺部。肩胛骨、锁骨、胸骨、肋骨、髌骨较少见，颅骨、长管状骨骨干更少见。病变于骨内的分布不均匀，较多集聚于邻近皮质的部位，少数病灶与骨皮质相连，或位于骨皮质内及其内外表面。曾有腕关节骨外骨斑点症的报道。除圆形病灶外，尚有条形骨硬化，宽1~2mm，长度可达15mm，见于长管状骨与骨盆的髂翼处。

典型者表现圆形或椭圆形的致密斑点，大

小基本一致,边缘清楚,密度均匀,多发性、对称性分布为本病特征。关节附近的病灶可选择 CT 扫描或 MR 检查。

四、鉴别诊断

骨斑点症应与以下疾病鉴别:

(一) 蜡油样骨病

蜡油样骨病在骨骺及短管骨的改变与骨斑点症相似,但在长骨骨干,可见皮质增厚似"熔化"之蜡油状,骨外形不规则,软组织中可见肿块,该病病程进程缓慢,预后良好,能自愈,本病一旦发生畸形则不可恢复。

(二) 成骨性转移瘤

后者常见于躯干骨及四肢骨近侧,很少累及手足骨。其分布不如骨斑点症对称、广泛和密集,也无好发于骨骺及干骺端的倾向。临床上疼痛明显,而骨斑点症则无任何症状。

(三) 石骨症

石骨症主要特点为广泛性骨质硬化。X 线变化有特征性:管状骨骨皮质增生,髓腔狭窄,干骺端有深浅交替的横纹;骨盆可见同心性致密波纹;脊椎呈"夹心蛋糕状"改变,均与本症不同。此外,颅骨、肋骨等骨密度亦显著增加。

(四) 骨减压病

病变好发于长管状骨两端,很少发生于四肢短骨,成条索状硬化斑,并有囊状透光区。患者有潜水作业史。

(五) 纹状骨病

本病累及骨骺时可类似骨斑点症,但本病好发于 10~15 岁男孩,其主要特征为两侧对称性出现纵行条纹状骨质密度增加,骨皮质不受累,以四肢长骨干骺端为多见。

五、处理

本病一般无需治疗,预后大多良好,但应尽量避免外伤,以防骨折。一旦发生骨折,按骨折处理原则治疗,固定时间稍长。

六、预后

骨斑点症随年龄的增长可完全消失,或在大小和数目上增加。病变的自然动态改变,少儿较成人更显著,儿童时期病变大多随年龄的增长而增多、增大和密度增高,少数病例可自行消退。成人变化缓慢或无变化,病变趋于稳定。本病属良性改变,无恶变,不影响患者的生理机能。

七、合并症

(一) 皮肤病

据文献报道骨斑点症最常见的合并症为皮肤病,约占 25%,称为 Buschke-Ollendorff 综合征,呈孤立性高起的稍带白色的胶原纤维浸润,伴疤痕形成体质和硬皮样损害。

(二) 其他

约 15%~20% 的病人有程度不同的关节疼痛,可有或无关节积液。还有病人合并重复肾、并指、上颚裂、椎管狭窄、家族性多发性息肉综合征。有的病人可并发糖尿病、额骨内板增生等。亦有报道合并骨肉瘤、骨巨细胞瘤、蜡泪样骨病的病例。

八、临床举例

女性,30 岁,因右侧下腰部疼痛就诊,骨盆平片示右侧第 5 腰椎横突肥大,本院曾以"L_5

横突综合征"而局部行封闭治疗。进一步X片及CT示双侧髂骨、骶骨均有大小不等斑点状致密阴影(图7-4-2-1-1~4)。再行全身X线检查显示颅骨、手足短骨、右足跟骨、趾骨均有类似表现(图7-4-2-1-5~8)。

最后诊断为：骨斑点症。

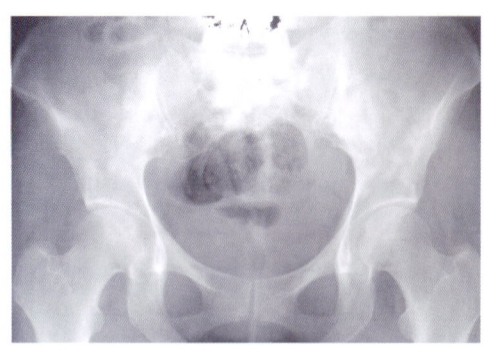

图7-4-2-1-1　骨盆X线平片
显示双侧髂骨有多个骨斑点

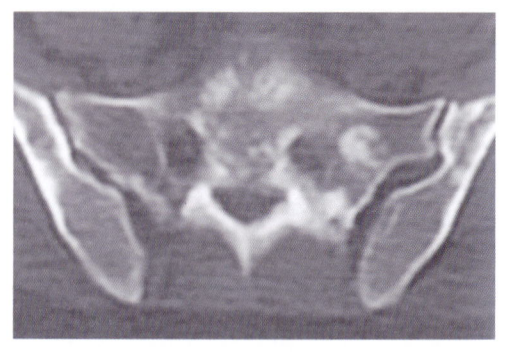

图7-4-2-1-2　骶髂部CT水平位扫描
显示髂骨内有多个骨斑点

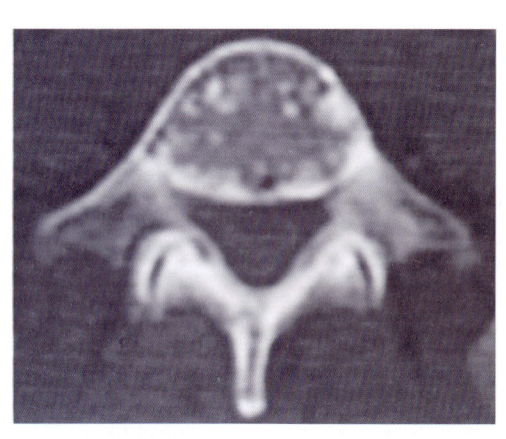

图7-4-2-1-3　CT水平位扫描
显示第五腰椎椎体和椎板有骨斑点阴影

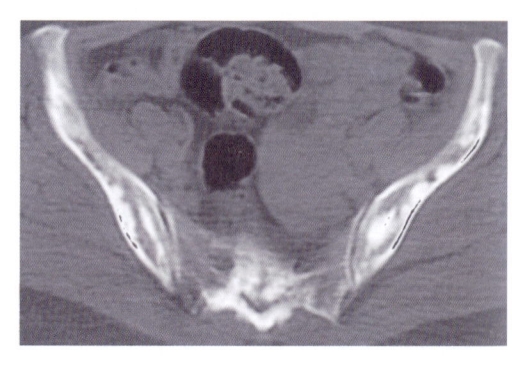

图7-4-2-1-4　骨片水平位CT扫描
显示髂骨骨斑点多邻近骨皮质，部分病灶与骨皮质相连

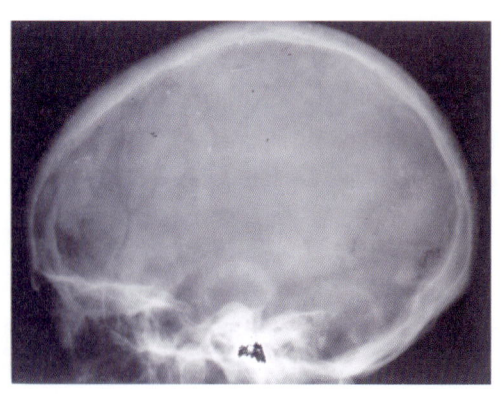

图7-4-2-1-5　颅骨侧位X线片
显示有多个骨斑点阴影征

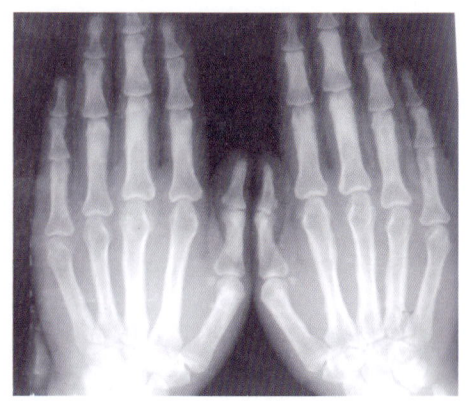

图7-4-2-1-6　双手正位X线片
显示掌骨和近节指骨、中节指骨有多个骨斑点

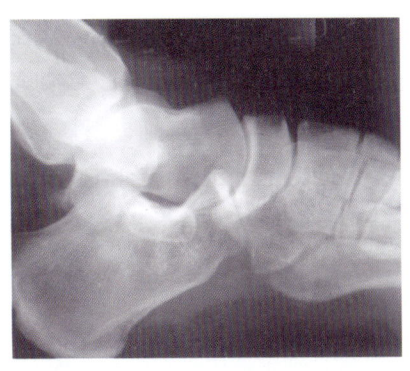

图7-4-2-1-7 右跟骨和距骨侧位X线片
显示该处骨内有骨斑点状阴影

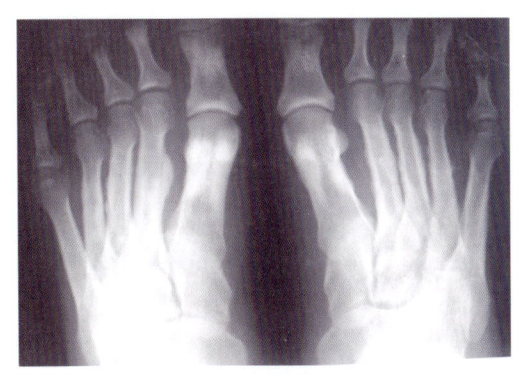

图7-4-2-1-8 双足正位X线片
显示跖骨和近节趾骨内有多个骨斑点

(刘志诚 亓东铎 刘忠汉)

第二节 甲状旁腺功能亢进(HPT)性骨质疏松症

一、概述

临床上时可遇到的甲状旁腺功能亢进(HPT),包括原发性(PHPT)者常与骨科多种病变相关;实际上其是甲状旁腺一种过度分泌,并引发骨骼形态变异。病因目前还不十分清楚,个别病例可能与以前颈部照射病史有关,也可能是基因突变,曾在甲状旁腺功能亢进病人切除腺瘤及因家族性多发性内分泌肿瘤Ⅰ型(MEN Ⅰ)发生的增生组织中发现基因重新排列及缺失,累及染色体11的q13区,有趣的是,MEN Ⅰ是一种与甲状旁腺增殖有关的遗传性综合征,与染色体11相同区相关,它与甲状旁腺腺瘤同为单克隆性。

二、患病率

随着体检人群增多和检查项目增加,血清钙的普查已对本病有所认识,原发性甲状旁腺功能亢进的发病率有所增加,约为1:1000,为早年报告的10倍,但并不意味均需要治疗。单纯高钙血也包括无症状性及家庭性低钙尿性高钙血症(FHH),后者不是甲状旁腺切除术的适应证,应从原发性甲状旁腺功能亢进区分出来。

在甲状旁腺功能亢进病例中,甲状旁腺腺瘤约占80%以上,只有少数为增生,所有家族性甲状旁腺功能亢进包括FHH及HEN综合征均属增生,约2%有两个腺体增大,如活检显示其他腺体正常,无家族史,术后无复发,可诊断为腺瘤。其中甲状旁腺癌多数报告占3%,半数在颈部可触得,术中发现,腺体坚实,紧密与局部组织粘连,病理检查显示有包囊及血管侵袭,细胞机化为小梁,为厚的纤维带隔开,几乎总能看到有丝分裂,多有局部侵袭,区域淋巴结扩散及远处转移,依次为肺、肝及骨,高钙血可>3.6mmol/L(14.5mg/dl),血PTH水平也明显升高。

三、临床表现

(一)一般症状

原发性甲状旁腺功能亢进可有不同程度表

现,轻度者可无任何症状及体征,仅通过常规血清钙检查始被发现,有的病人发病不知不觉可延缓长至数年,或开始以肾绞痛出现,还有的病人发病较快,除有全身症状如无力、疲乏、头痛、抑郁、贫血外,病人可有骨痛,甚至病理骨折,血沉加快,可疑为恶性肿瘤,病人因有高钙血,还可出现烦渴、多尿、厌食、恶心、呕吐及瘙痒等症状。

(二)肾绞痛

肾绞痛常为主要症状,可出现肾钙质沉着及代谢性酸中毒,结石多为草酸钙,也可为磷酸钙,肾结石常与血浆 1,25-$(OH)_2D_3$ 水平相关。骨骺可出现囊肿,局部肿胀,颌骨可出现齿龈瘤或"棕色瘤",有破骨细胞、成骨细胞及纤维组织聚集。

(三)纤维性囊性骨炎(osteitis fibrosa cystica)

是原发性或继发性甲状旁腺功能亢进特征性骨异常,表现为普遍性骨量减少。骨吸收特别是骨膜下表面增加及囊肿或囊肿样区域(棕色瘤)形成。颅骨、锁骨远端及指骨易被累及,严重者长骨、髌骨及肋骨亦可被累及,指骨远端丛可被吸收,长骨及指骨的棕色瘤可表现为局部肿胀,皮质骨膨胀及扭曲变形,病人有骨痛,甚至出现骨折。

(四)关节痛

关节部位可出现痛风或假性痛风。软骨钙质沉着倾向较一般人群更易出现假性痛风发作,手的关节(特别是近侧指间关节)可出现非特异性关节痛,一旦有关疾病纠正后即消失。

(五)纤维囊性骨炎

纤维性囊性骨炎镜下可见多核破骨细胞,成骨细胞数目增加,还可见骨吸收区域,骨小梁吸收表面及成纤维细胞增殖均增加,由于骨细胞性骨溶解,骨细胞周围陷窝增加。在髓腔中也有破骨细胞及成纤维细胞增殖。可发现未矿化的类骨质、棕色瘤是多核破骨细胞在梭形细胞间质内的聚集。骨吸收及骨形成均增加,后者表现为骨硬化,生化检查示血浆 ALP 水平升高,由于破骨细胞活性超过成骨细胞活性,结果是净吸收增加。尽管如此,骨的结构仍保持正常,与 Paget 病结构破坏的镶嵌表现不同,其脱矿化与骨质疏松也不同。后者无论是破骨细胞或成骨细胞活性均不增加。

(六)消化性溃疡

在原发性甲状旁腺功能亢进,消化性溃疡的发病率增加,高钙血可使血清胃泌素及胃酸分泌增加,在 MENI 综合征中,原发性甲状旁腺功能亢进可作为首发症状出现,可早于 Zollinger-Ellison 综合征,后者胰岛瘤可分泌大量胃泌素,使胃酸产生极度增加,胃泌素可超过 600μg/L,病人还可伴发慢性胰腺炎,尤其在甲状旁腺功能亢进加重及甲状旁腺切除术后出现。

(七)其他

1. **神经症状** 神经异常可表现为情绪易变,思维迟钝,记忆减退,抑郁及神经肌肉异常,病人易于疲倦,肌肉无力,特别是肢体近侧肌群;还可有听觉减退,言语困难,嗅觉缺失及感觉迟钝等,舌肌可发生自发性收缩或萎缩,反射可活跃。少见情况下,病人足部振动觉减退,手足手套或袜套样感觉丧失。

2. **肌力改变** 近侧肌肉软弱可限制活动,病人主诉肌痛、沉重感,上下楼梯及从坐椅站立走出感觉困难,下肢重于上肢,肌肉活检示Ⅱ型肌纤维萎缩,肌电图示多相电位与去神经电位相适应,实际上是神经病变。

四、实验室检查

(一)主要检查项目

1. **总血清钙** 几乎均增加,可为间歇性,也可为同时存在的维生素 D 缺乏所掩盖,可同时存在低白蛋白血症。

2. PTH 免疫试验　在 HPT 一般正常,有明显高钙血时增加,与甲状旁腺无关的高钙血则降低。

3. 尿 cAMP　包括总尿 cAMP（UcAMP/dl GF）及肾源性 cAMP（NcAMP/dl GF），UcAMP 以 nmol/dl GF 表示,正常范围为 1.83~4.55nmol/dl GF，NcAMP=cAMP/dl GF- 血浆 cAMP,正常范围为 0.29~2.81nmol/dl GH。两者均增高时,如能除外恶性肿瘤,可诊断为 HPT；如均降低,但肾功能正常时,可排除 HPT。

4. 其他

（1）尿钙排泄　可以 mmol/24h 或以钙/肌酐清除率比例表示,在 HPT 一般增加,在 FHH 降低,在与甲状旁腺无关的高钙血最高。

（2）碱性磷酸酶(ALP)　BALP 增加指示有明显骨病,如纤维性囊性骨炎。

(二)次要检查项目

1. 强的松激发试验：对 HPT 无作用或作用很小,如钙降至正常,可考虑维生素 D 中毒、结节病、骨髓瘤（有时）及乳—碱综合征等。

2. 蛋白电泳、骨髓、本周蛋白,有助于排除恶性病变所致高钙血。

(三)辅助检查项目

1. 血清胃泌素　同时存在 Zollinger-Ellison 综合征时增加

2. TRP/磷酸盐清除率　50%~60% 病例不正常。

3. 血液学检查　HPT 时,血沉升高,25% 病人有贫血。

4. 生物化学　有些病例血清氯化物升高,CO_2 降低,血清磷酸盐一般降低,但同时有肾疾患时,可正常或增加,如升高或正常,疑有非甲状旁腺性高钙血,1,25-$(OH)_2D_3$ 在 HPT 一般升高,特别在肾结石时更是如此,离子钙升高,血清镁一般正常或降低,但在 FHH 时可升高。

五、X 线表现

在指骨及锁骨远端有骨膜下吸收,颅骨有普遍性骨量减少及骨质疏松,呈黑白相间椒盐状。骨囊肿及棕色瘤特别在长骨部位呈射线透射性,偶尔呈斑状或弥散性骨密度增加而为骨硬化,耻骨联合及骶髂关节可加宽,在肾区可见肾钙质沉着或肾结石。常规 X 线片未能看到的肾钙质沉着可经断层造影发现。牙脱矿化可见硬板消失,约 10% 病人可见软骨钙质沉着,严重病人还可见远端指丛吸收及拐状指。

偶尔 X 线片可见食管偏位,食管造影证实系由甲状旁腺腺瘤挤压所致。侧位胸片可见纵隔有较大异常肿块,超声、CT 及 MR 能帮助术前定位。

影像学检查还可见异位钙化。肺钙化可因高钙血同时有病毒性肺感染所致,胆结石的出现率并不较一般人群为高,胃肠造影可显示慢性胰腺炎,表现有胰腺钙化,在上胃肠道还可见 Zollinger-Ellison 综合征合并存在的消化性溃疡及增生的胃皱襞。曾经接收磷酸盐治疗者可见小动脉包括指动脉钙化。

甲状旁腺扫描应在动、静脉造影之前进行,可作为放射性铊（radio thallium scan Tl）扫描的一部分。选择性动脉造影及静脉插管可在手术失败病例再次手术前定位。

六、诊断

主要依据临床症状,实验室检查及 X 线所见等大多可以确诊。

七、治疗

(一)非手术疗法

1. 概述　不少无症状性 HPT 病人仅是通过

血清钙检查始被发现,他们可以长期正常存活而不出现症状,也有的发展为低钙尿性高钙血症。Mayo 医院对 134 例无症状或轻度 HPT 病人,经过 5 年随访,20% 施行了手术,58% 无临床变化,4% 死亡,原因不明,18% 失去随访,有 12 例原有诊断可能不正确。无症状病人以后有多少发展为肾或骨疾患仍不清楚。

2. **全面考虑** 在进行治疗前,应从以下几方面考虑:

(1) 详细了解病史及家族史,除外 FHH、MEN 1 型或 2A 型,这类病人常伴有多腺体增生,如无症状,可能会失去手术机会。

(2) 通过 X 线及骨密度及化验,检查评估肾功能、尿钙排泄及骨骼情况,如果均正常,可以推迟手术,但应每 6~12 月重复检查,如有发现,应进行手术(图 7-4-2-2-1)。

(3) 病人已明确有肾及骨异常,即使无症状,也应进行手术。

(4) 一般不需要紧急手术,但需进行监控。

3. **激素疗法** 对有症状者,目前尚无有效药物治疗。轻度骨质疏松妇女应用雌激素治疗,可以改善高血钙,但对 PTH 分泌无作用。口服磷酸盐,开始 2~3 天,给予磷 2g/d,以后需减少至 1~1.5g/d。通过这种治疗可以降低血浆钙水平、尿钙排泄及血浆 $1,25-(OH)_2D_3$,但又可刺激 PTH 分泌及尿 cAMP 排泄。甲状旁腺功能亢进状态又可进一步引起骨脱矿化。新的一代双磷酸盐对此可能有些帮助,如果不适当应用磷酸盐或无效,也可在紧急状态下谨慎应用 Plicamycin,重复应用此药,可对骨髓有毒性,降钙素对原发性 HPT 不能控制高钙血症。高血钙危象可引起无力、脱水、精神错乱、昏迷、尿毒症,甚至死亡。紧急情况下可输注液体及速尿(呋喃苯胺酸),也可应用 Plicamycin,可使病情稳定。

(二) 手术疗法

决定手术前,采用多种方法如 CT、超声、放射性铊扫描(放射铊-锝减影闪烁扫描)等。约 60%~90% 可发现腺瘤,对手术失败或复发病例,可采用选择性动脉造影或通过静脉插管进行 PTH 免疫试验,甲状旁腺可存在异位,位于气管、食管或胸骨后,个别情况下甚至需要劈开胸骨,在纵隔内探查。

如能成功切除甲状旁腺腺瘤,HPT 的大多数生化异常将会迅速纠正,PTH 迅速降低,半衰期≌10min,尿 cAMP 在 30~90min 降低 50%,血清钙可在术后 4~12h 降至正常范围,在术后 4~7 天降至最低点。

八、临床举例

图 7-4-2-2-1 典型病例介绍;患者,男,38 岁,因全身疼痛无力、不适半年入院,入院检查血钙、血碱性磷酸酶明显升高,X 线片示全身多处骨质疏松,B 超检查示甲状旁腺腺瘤。行甲状旁腺腺瘤切除术后患者全身症状消失(A~C)。

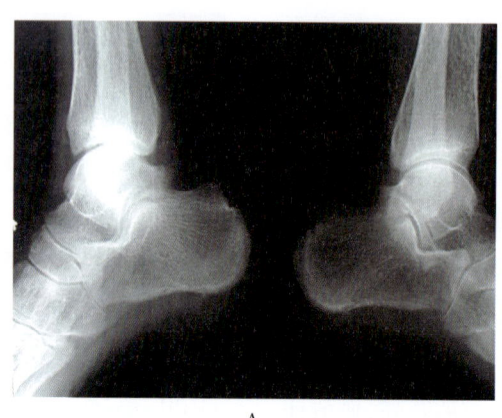

A

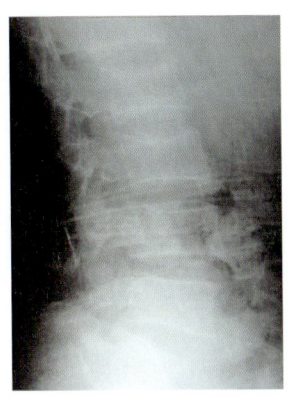
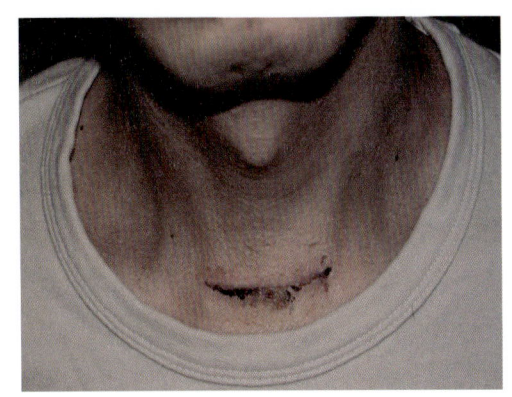

图7-4-2-2-1 临床举例

A.双侧跟骨X线侧位片示骨质疏松；B.腰椎X线侧位片示骨质疏松明显；C.患者行甲状旁腺腺瘤切除术后切口状态

（陈宇 王良意 杨立利 何志敏 杨海松 陈德玉）

第三节 痛风的外科处理

一、病因

（一）概述

随着人们生活水平提高，餐饮习惯多样化，痛风病似有增多趋势。其病因判定主要是血液中尿酸增高。痛风可分为原发性与继发性两类，分述于后。

（二）原发性痛风

原发性痛风多因尿酸产生增加，嘌呤合成加快或先天性嘌呤代谢紊乱，约75%~80%病人尿酸排泄正常，20%~25%增多。

（三）继发性痛风

继发性痛风，常见病因为慢性肾病、骨髓增殖性疾病及药物等。慢性肾病包括肾小球性肾炎、肾盂肾炎及多囊肾等，尿酸排泄减少。骨髓增殖性疾病包括多发性骨髓瘤，还有癌瘤及其化疗或放疗阶段，尿酸产生增加，核酸转换加快或分解代谢增加，一些药物如噻嗪类利尿药、速尿、乙酰唑胺等可抑制肾小管排泄尿酸或尿酸排泄减少。

二、嘌呤合成与代谢

嘌呤为一种无色结晶杂环化合物，在自然界中无游离嘌呤，都被置换为一组嘌呤碱或嘌呤类化合物。嘌呤碱包括腺嘌呤和鸟嘌呤，均为核酸成分，人体尿酸为其代谢最终产物。次黄嘌呤（hypoxanthine）为尿酸合成的中间产物，在黄嘌呤氧化酶的作用下，氧化为黄嘌呤，进一步氧化成为尿酸。尿酸浓度增高是痛风（gout）发病的主要环节。

嘌呤在合成与代谢过程中，谷酰胺（glutamine）与磷酸核糖焦磷酸（phosphoribosyl pyrophosphate，PRPP）在谷酰胺磷酸核糖焦磷酸胺转移酶催化下，软化成磷酸核糖胺,鸟苷酸(GMP)、腺苷酸(AMP)和次黄嘌呤苷酸(IMP)对其均有抑制作用,作为负反馈调节一环,次黄嘌呤苷酸经次黄嘌呤苷磷酸脱氢酶的作用转变为黄苷酸(XMP),以及次黄嘌呤,苷酸经腺嘌呤琥珀酸合成酶催化转变为腺苷酸的反应分别受鸟苷酸和腺苷酸的负反馈调节,可见嘌呤的合成和代谢是受合成嘌呤核酸所必需的底物–PRPP和谷酰胺的量以及上述负反馈调节,一些情况如谷酰胺磷酸核糖焦磷酸胺转移酶的活性增加,对正常嘌呤核酸负反馈调节的敏感性降低,次黄嘌呤—鸟嘌呤磷酸核糖转移酶缺乏,而使鸟嘌呤不能转变为鸟苷酸,次黄嘌呤不能转变为次黄嘌呤苷酸,或磷酸核糖焦磷酸合成酶变异,活性显著增高,而使磷酸核糖焦磷酸增加等均可使嘌呤合成加快,尿酸浓度增加。

人体尿酸主要经肾远曲小管排泄,血液中尿酸水平决定于尿酸生成和排泄的平衡关系,如尿酸生成增加、增快,或排泄减少、减慢;或尿酸生成超过排出速度,虽排泄在正常范围或较正常增多,均可使血液中尿酸水平升高。

三、病理改变

正常血尿酸(尿酸酶法)男性为208~428 μmol/L(3.5~7.2mg/dl),女性为155~357μmol/L(2.6~6.0mg/dl)。体液pH为7.4时,尿酸盐的溶解度约为380μmol/L,如尿酸钠为450μmol/L时,已达超饱和状态,如达470μmol/L以上,尿酸盐与血浆白蛋白及α_1、α_2球蛋白结合减少,加之局部温度及pH降低,血尿酸盐可沉积为无定形或微小结晶。关节内的尿酸盐被白细胞吞噬后,局部乳酸增加,pH降低,使尿酸盐进一步沉积,中性白细胞死亡后,可释放大量溶酶体酶,导致关节炎症。

痛风石(tophus)由尿酸钠结晶积聚而成,主要发生在皮肤、皮下脂肪组织、骨骼、软骨、骨膜、肌腱和韧带。偏振显微镜下尿酸钠结晶呈双折射棒状,痛风石由尿酸钠结晶和纤维组织构成。光镜下可见组织细胞、单核细胞,多形核白细胞和多核巨细胞,标本要用酒精固定才能看到晶体,用福尔马林固定者,晶体将被溶解。

四、临床症状

(一)概况

痛风病人约95%为男性,好发年龄多在30~40岁以上,多有家族史,属常染色体遗传,部分为性联遗传。

在无症状期,病人仅有血尿酸增高或波动增高,无症状期可持续数年至10余年,甚至终生不出现症状,但随年龄增加,症状出现率逐渐增加。

(二)主要症状

痛风症状主要表现为关节炎及肾病变。关节炎可为急性或慢性。急性者多在夜间突然发病,多为单关节炎,以第一跖趾关节最为多见,踝、膝、足部其他关节以及肘、腕、手等也可发病,反复发作者可为多关节炎。急性关节炎发作时,局部红、肿、热、痛,可有渗液,局部活动受限,病人全身症状有畏寒、寒战、厌食、疲倦等,白细胞数增加,红细胞沉降率加快,症状一般持续1~2周,以后逐渐恢复,消退后除局部有脱屑或瘙痒外,一切正常,急性发作间隔从1年数次至数年1次,常因着凉、感染、轻微损伤、饮酒或摄入嘌呤含量过高食物而诱发。

(三)痛风石

多次急性发作后,可累及多个关节,引起痛风性关节炎(gouty arthritis)。发作频率增加,缓解期缩短,甚至在间隔期,症状也不完全消失,在慢性关节炎期间,由尿酸盐沉积增多形成的痛风石,可在关节、肾脏等部位出现,但以耳轮、对耳轮、跖趾关节、掌指关节及指间关节较常见,在皮下结缔组织处形成黄白色突出物,溃破后可溢出白色尿酸盐结晶,形成的窦道可经久不愈合。

(四)累及肾脏

痛风病变累及肾脏时可引起慢性肾间质性肾炎,间质细胞及肾小管毒性损害,表现为肾硬化及肾功能不全,病人可有间歇性蛋白尿,尿比重降低,血尿素氮升高,还可有高血压。原发性痛风病人约10%~20%合并肾结石,多为尿酸结石,可有肾绞痛及血尿,尿酸结石因透过X线,需经肾盂造影检查发现。

五、实验室及X线检查

急性期病人白细胞数增加,红细胞沉降率升高,血尿酸水平达420μmol/l以上时即有诊断意义,必要时还应作肾功能检查包括尿常规、尿酸及尿素氮等。

受累关节可见邻近关节软骨边缘的骨质有圆形或不整齐穿凿样骨缺损,为痛风特征性X线表现(见图7-4-2-3-1),但在早期痛风可无异常发现,关节滑液经偏振光显微镜检查可发现白细胞内有双折光针形尿酸盐结晶,对痛风石活检作尿酸盐鉴定可以帮助诊断。

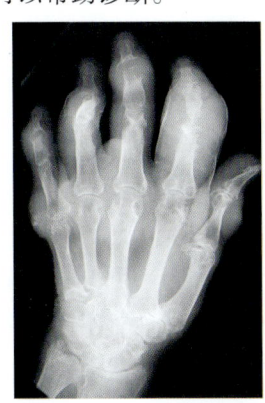

图7-4-3-3-1 手部X线正位片
显示痛风结节及穿凿样骨质缺损

六、诊断和鉴别诊断

(一)诊断

对有典型病史、家族史、病人性别、年龄、结石临床表现,如血尿酸增高一般多不难作出诊断,遇有困难,可试用秋水仙碱,如为痛风,症状很快缓解。

实验室检查显示血、钙、磷、ALP及尿酸均正常。在急性期,抽出滑液为血性,可查出焦磷酸钙结晶,呈杆状或菱形。X线片以膝关节为例可见双侧半月板钙化呈线样密度增高影,关节软骨钙化紧贴于股骨髁边缘,关节囊、滑囊、肌腱、耳轮软骨及腰椎椎间盘纤维环亦可发生钙化。

(二)鉴别诊断

慢性痛风性关节炎在临床上主要是与类风湿性关节炎相鉴别,后者好发于女性,其特点是多关节,特别是手足小关节,肿胀并有晨僵,滑膜炎症明显,有关节渗液,类风湿因子阳性,类风湿性关节炎晚期有关节软骨下骨质破坏,出现血管翳,关节间隙逐渐变窄,终至关节强直。假性痛风(pseudogout)是一种遗传性关节炎,以痛风样症状发作为特点,通常只侵犯一个关节,尤其是膝关节,可伴有关节软骨钙质沉积,称为关节软骨钙化症(chondrocalcinosis)或焦磷酸性关节病(pyrophosphate arthropathy),是一种因焦磷酸钙在关节软骨和滑膜上沉积引起的急性关节炎,也可在四肢其他大关节发生,发病多在50岁以后,发作时关节急性肿胀、疼痛,局部温度升高,关节活动受限,通常在12~36h达高峰,持续约1~4周,急性发作系因软骨内焦磷酸钙结晶向关节腔内大量排出所致。发作后关节恢复正常。

七、非手术治疗

(一)概况

到目前为止,对痛风尚不能彻底治愈,但可以使病情的发展得到控制。治疗目的在于制止急性发作,减少复发,降低血尿酸水平,维持在正常范围并防止尿酸结石的形成和肾功能损害。

对疑有痛风病人及其家属应检查血尿酸,病

人不宜进食含高嘌呤的食物如脑、肝、肾、心、鱼子及沙丁鱼等,防止肥胖,平时多饮水。

(二)药物治疗

1. 急性期　在急性发作期,秋水仙碱是特效药物,开始口服 1mg,以后 0.5mg/h 直至疼痛缓解,一般可服用 4~8mg。疼痛缓解后,宜继续维持每日给予 0.5mg 1~2 次,有严重胃肠道反应者,可静脉缓慢注入 2mg 秋水仙碱加生理盐水 20ml,注入时间不少于 10min,注意不要将药液漏入皮下组织以防皮肤坏死,一般应用秋水仙碱后 6~12h,症状即可减轻,约 90% 以上病人在治疗后 1~2 天症状得到缓解,其他还可应用消炎止痛药物 (NSAID),糖皮质激素可以很快缓解症状,但容易出现反跳,遇有这种情况时,秋水仙碱可以缓解。

2. 慢性期　在痛风慢性期或急性发作间歇期可给予抑制尿酸合成或利于排除尿酸药物,目的使血尿酸维持在 360umol/L 以下,前者常用者为别嘌呤醇 (allupurinol),能抑制黄嘌呤氧化酶,适用于血尿酸明显升高,肾尿酸结石反复发作,并有肾功能损害,血尿素氮 (BUN) 在 6.4mmol/l 以上;对排除药物过敏、无效或不适合者,别嘌呤醇剂量每次 100mg,2~4 次/天,每日剂量不要超过 600mg,与排除尿酸药物合用有加强疗效的作用,副作用有皮疹、腹痛、腹泻,甚至对肝脏或骨髓发生损害。排除尿酸药物可用羧苯磺胺(丙磺舒,probenecid)或磺吡唑酮(苯磺唑酮,sulfinphrazone),这类药物可降低血尿酸浓度,防止痛风石形成,服用时需加服碳酸氢钠,使尿 pH 维持在 6.0 以上。已有尿酸结石形成,每日尿排出尿酸盐在 900mg 以上,或血尿酸浓度较高,经加大剂量仍无效者不宜继续使用。鉴于水杨酸类药物有对抗排除尿酸药物作用,不能同时使用。

八、痛风石的手术摘除治疗

(一)概况

痛风石多发生于手足皮下组织,可为单个或多个,文献报告 1 例慢性肾炎病人痛风石几乎侵犯全身,包括双手足、肘、膝、肩、髋、脊柱、胸锁关节、骶髂关节及耳廓。痛风石侵犯肌腱和韧带致密组织,晶体常沉积和浸润到组织中,结晶沉积于骨骼哈弗管,将侵蚀和破坏骨结构,结晶沉积于软骨和滑膜,可破坏关节引起强直。

(二)手术适应证

对已形成的痛风石,如药物不能缓解时,即应手术治疗,其适应证为:

1. 影响关节功能;
2. 软组织破溃,分泌物溢出,继发感染长期不愈;
3. 痛风石直径 >3.0cm;
4. 影响美观;
5. 减轻疼痛。

(三)术前准备

术前至少应给予药物治疗 3 天,除秋水仙碱和别嘌呤醇外,保泰松可控制和防止痛风发作。

(四)具体操作

手术应在止血带下进行,对皮下硬韧痛风石未侵犯肌腱及骨骼者可完整切除。对关节遭受破坏,肌腱埋于结石内者,可分块切除和刮除。累及干骺端的结石,可能破入关节,需做刮除植骨术,根据情况,也可做关节融合术。对张力较高液状痛风石,可采用冲洗和刮除法。对已破溃者,刮除后可用湿敷料覆盖,等肉芽组织长出后,再做游离植皮。

(五)术后处理

(1)术后要继续应用抗痛风药物至少1周,如伤口破裂,可拆除缝线清洗,用湿敷料包裹。负重关节在疼痛减轻后即应开始活动,促进关节功能恢复。

(2)术后应用抗痛风药物,血尿酸下降较快,尿酸浓度易于控制,急性关节炎发作较少,表明对痛风石施行手术切除,有利于病人康复。

(严力生 罗旭耀 鲍宏伟)

参 考 文 献

1. 李群伟等. 地理流行病学. 中国医药科技出版社, 北京: 2006.
2. 孙俊凯, 杨双石, 刘竞龙, 等. 家族遗传性骨斑点症1例[J]. 罕少疾病杂志, 2007, 14(2): 60-61.
3. 汪浩, 唐雪峰, 李富忠. 四川省耙子病流行现况调查及分析. 现代预防医学. 2009, 36(13): 2420-2425.
4. 姚凤明, 俞振浩. 骨斑点症的临床及影像学表现. 现代实用医学. 2007, 19(3): 224-225.
5. 张海宽, 向兴利, 侯勇, 等. 骨斑点症1例报道. 罕少疾病杂志. 2010, 17(2): 63-64.
6. 赵定麟, 李增春, 刘大雄, 王新伟. 骨科临床诊疗手册. 上海, 北京: 世界图书出版公司, 2008
7. 赵定麟, 王义生. 疑难骨科学. 北京: 科学技术文献出版社, 2008
8. 赵定麟. 现代骨科学, 北京: 科学出版社, 2004
9. 赵志成, 陈红宇. 骨斑点症的X线诊断. 新疆医学. 2008, 38: 99-100.
10. Doghramji PP, Edwards NL, McTigue J. Managing Gout in the Primary Care Setting: What You and Your Patients Need to Know. Am J Med. 2010 Aug; 123(8): S2.
11. Emmerson BT. The management of gout. N Engl J Med. 1996 Feb 15; 334(7): 445-51.
12. Ko KH, Hsu YC, Lee HS, Lee CH, Huang GS. Tophaceous gout of the knee: revisiting MRI patterns in 30 patients. J Clin Rheumatol. 2010 Aug; 16(5): 209-14.
13. Pillinger MH, Keenan RT. Update on the management of hyperuricemia and gout. Bull NYU Hosp Jt Dis. 2008; 66(3): 231-9.

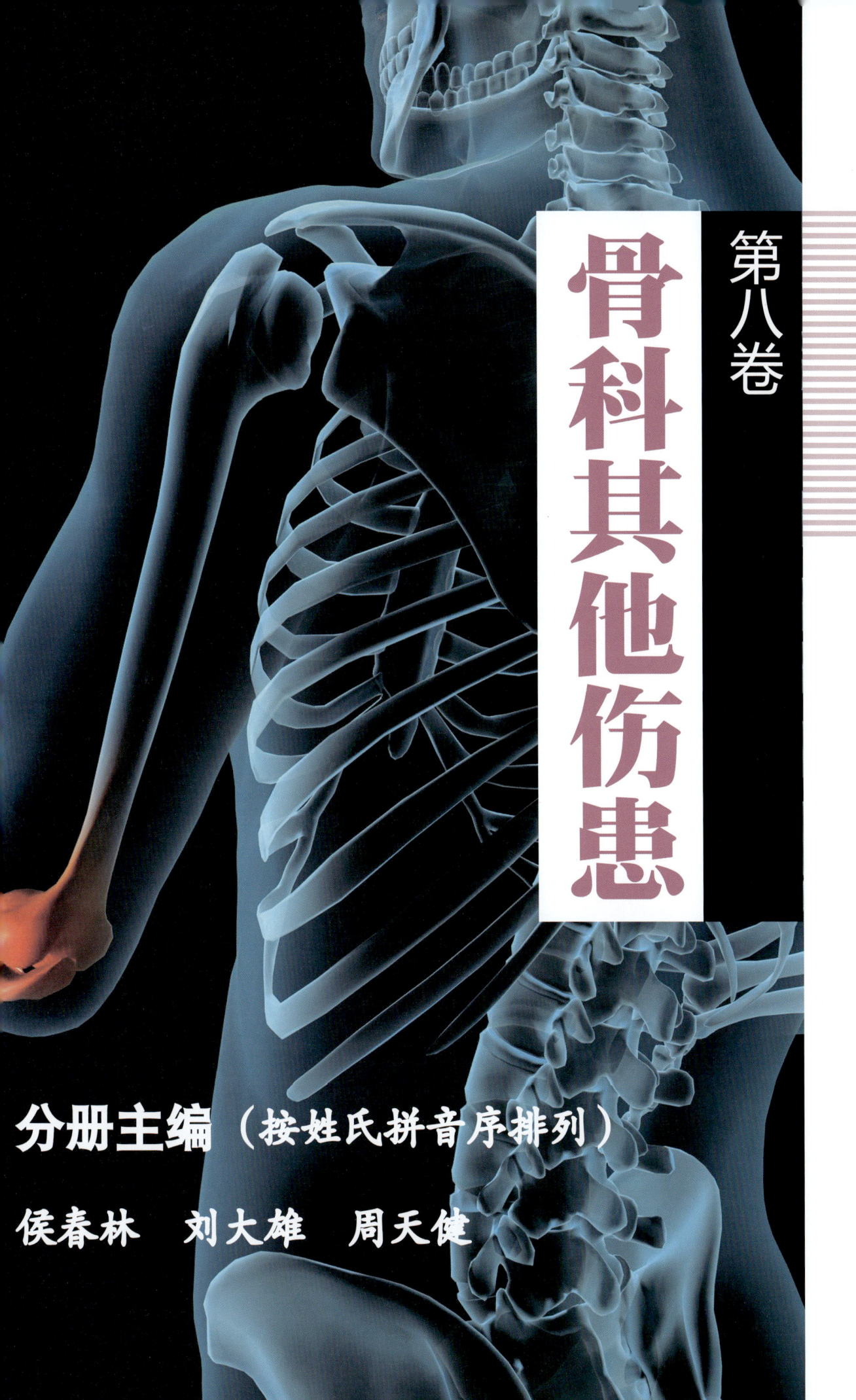

第八卷
骨科其他伤患

分册主编（按姓氏拼音序排列）

侯春林　刘大雄　周天健

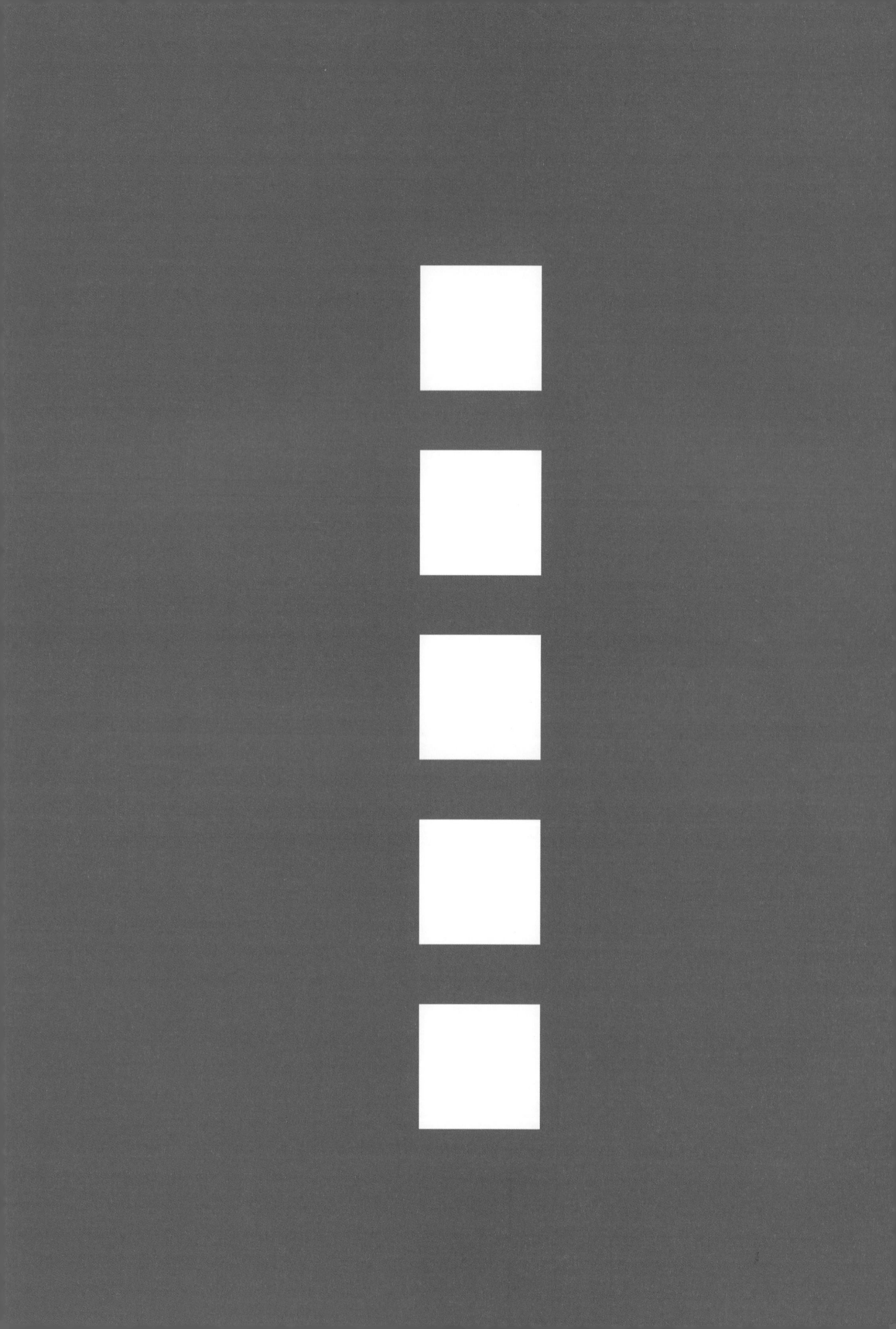

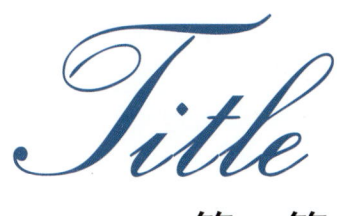

第一篇 截肢术

第一章 截肢术的基本概念 /3214
　　第一节 截肢术的基本概念与操作原则 /3214
　　第二节 截肢术的麻醉与局部处理 /3217

第二章 上肢截肢术 /3220
　　第一节 肩关节及上臂截肢术操作步骤 /3220
　　第二节 前臂截肢术 /3221

第三章 下肢截肢术 /3224
　　第一节 大腿截肢术 /3224
　　第二节 小腿截肢术 /3226

第四章 开放截肢术 /3228
　　第一节 开放性环形截肢术 /3228
　　第二节 开放性皮瓣截肢术 /3229

第一章 截肢术的基本概念

第一节 截肢术的基本概念与操作原则

一、基本概念

治疗四肢的严重创伤或疾病,必须在保全伤员生命的前提下,尽最大努力挽救肢体。即使肢体完全离断或主要动、静脉断裂,也应争取施行断肢再植或血管修复等手术来挽救肢体,使能最大限度地恢复功能和形态。但是,当肢体遭受严重创伤而确实无法保留,或因严重病变(如恶性肿瘤、气性坏疽等)危及伤、病员生命时,也应当机立断地考虑截肢。

二、截肢术的分类

截肢术有两种:一种是一次完成截肢手术,另种为分期(开放性)完成截肢。

(一)一次性截肢

即在截肢后立即对截肢创面进行初期缝合,使肢体残端得到一期愈合(亦称闭合性截肢术)。这种方法适用于绝大部分非紧急的、择期性的截肢手术。

(二)分期(开放性)截肢

另一种是在截肢后不立即缝合创面,而是使创面敞开引流(亦称开放性截肢术)。但截肢创面用敷料包扎后,需作皮肤牵引,使软组织不致回缩,留待自行愈合,或在适当时机进行二期处理(包括截肢创面修整后的二期缝合或植皮,以及肢体残端再截肢等),来完成截肢手术。这种方法适用于肢体的毁灭性伤、火器伤、挤压伤、气性坏疽、有感染或炎症等情况的截肢,多为伤员全身情况危重不能耐受时间较长的手术时,或因严重的出血、休克或感染有危及伤员生命的危险时,所采用的应急截肢办法。待伤员全身和局部情况彻底好转后,再进行截肢创面的修整和闭合。

通常开放性截肢术也有两种,即环形开放性截肢术和皮瓣状开放性截肢术。但以前者为常用。因为环形开放性截肢术手术时间短,有利于处理紧急截肢;同时此手术也可以达到引流通畅,消灭死腔,去除坏死组织的目的。

三、止血带的使用——操作原则之一

为了减少出血和休克,除患有血管疾病和气性坏疽的病员外,可能时都应先上止血带(上臂上1/3和大腿上1/3部位的截肢,因肢体近端较短,无法上止血带时例外)。先将肢体抬高3~5min,使血液回流,在上止血带的部位包上布垫,再上止血带。上止血带进行截肢术时,常用

气囊止血带(上肢也可用血压表代替)或橡皮止血带。在肢体离断后,先将主要的血管和能找到的中、小血管结扎后,再放松止血带彻底止血(图8-1-1-1-1、2)。

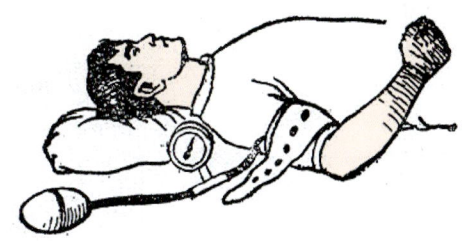

图 8-1-1-1-1　上肢止血带的部位示意图

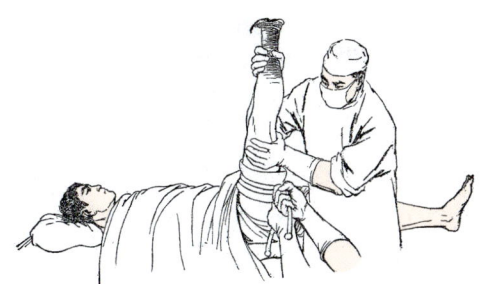

图 8-1-1-1-2　下肢止血带的部位示意图

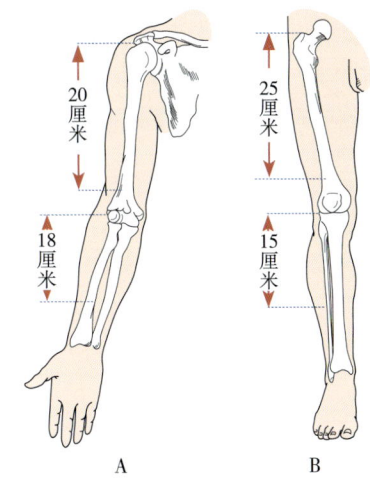

图8-1-1-1-3　截肢平面示意图（A、B）
四肢截肢最合适的平面

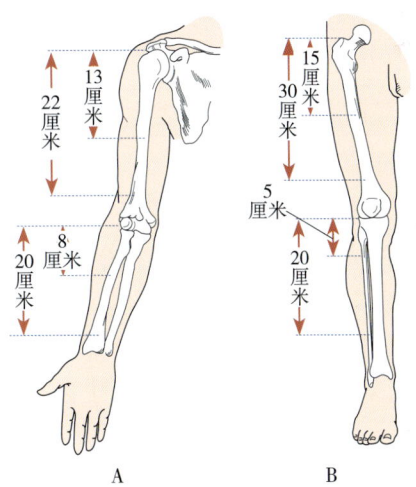

图8-1-1-1-4　截肢长度示意图（A、B）
四肢截肢的最短和最长的长度

四、截肢平面——操作原则之二

截肢平面的选择,既要考虑到以后装配假肢的效能,又要尽量保留残肢的长度。最适合装配假肢的截肢平面,在大腿、上臂和前臂均为中、下1/3交界处,小腿则在中1/3处；因为小腿下1/3的血运较差,软组织较少,承受假肢的反作用力也较差。创伤性截肢的残端较长时,可以选择最合适的部位假肢；残端较短时则应尽量保留残端的长度,使装配假肢有相对满意的效能。一般上肢截肢,都应尽量保存长度,特别是手和手指；对拇指更要重视,不仅尽量保留长度,还应努力保留一切可以成活的软组织(图 8-1-1-1-3、4)。近年来由于电子技术的发展与进步,义肢的功能水平也日益提高,尽管如此,残肢愈长,当然有利于患者。肢体的长度永远比新技术发展更为重要。

五、皮瓣的设计——操作原则之三

一次完成截肢手术的操作要点是在截肢部位设计合适的皮瓣,使其能恰当地覆盖残肢创面。这种皮瓣要有适当厚度的皮下组织、正常的感觉和活动度；切口愈合后的疤痕应当少而平整,不和深层组织粘连,并使皮瓣的缝合缘在压力或张力最小的部位。两片皮瓣的长度之和应等于截骨平面的肢体直径,但两瓣的长度不一定相等。切口应从截骨平面处开始,向肢体远端的前、后(或掌、背)两侧绕切成弧形皮瓣。

1. **手部和足部截肢时** 应尽量用掌侧或跖侧的皮瓣覆盖于截肢残端,使切口疤痕位于背侧。因掌侧或跖侧的皮瓣厚韧而耐磨,而且感觉敏锐。一般在截指(趾)时,掌(跖)侧皮瓣的长度应是截指(趾)平面直径的2/3,背侧皮瓣为1/3(图8-1-1-1-5、6)。

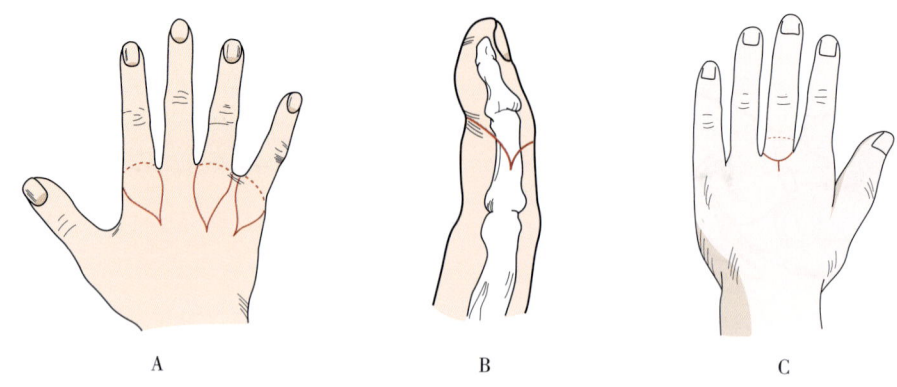

图8-1-1-1-5 手部截指示意图（A~C）
手部截指时,截取皮瓣的长度、范围：A.背侧观；B.侧方观；C.中指截指切线

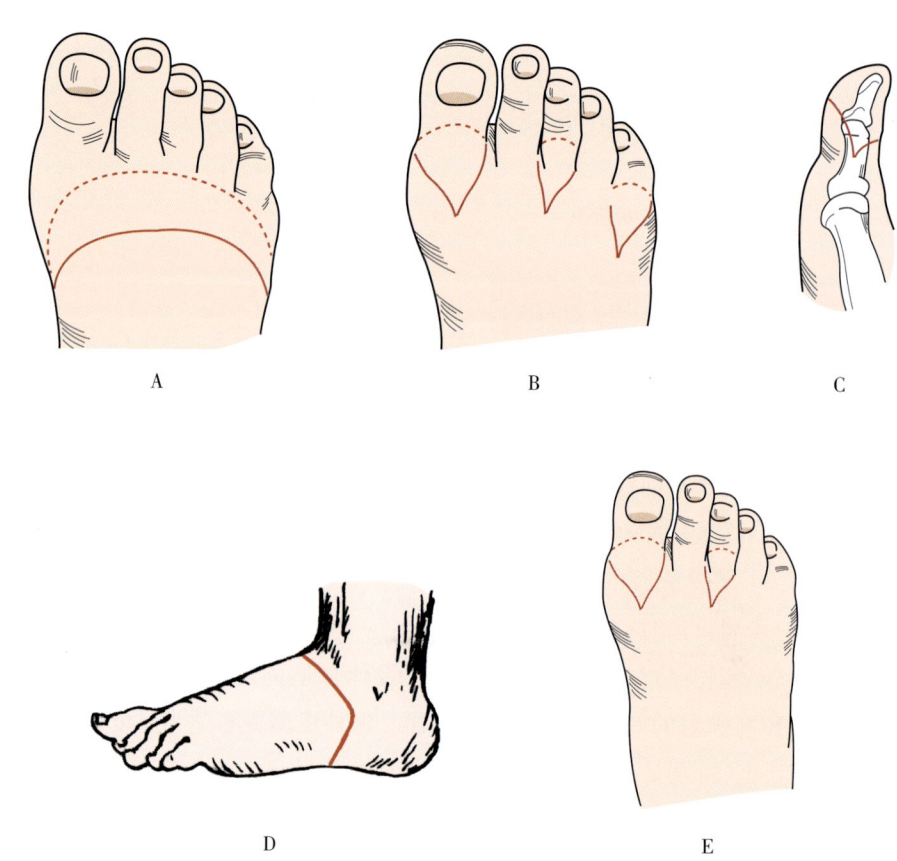

图8-1-1-1-6 足部截趾及前足截肢示意图（A~E）
足部截趾及前足截肢时,视部位不同决定截取皮瓣的长度及范围

2. **在腕关节以上的上肢截肢** 要作掌、背两侧等长皮瓣,两侧皮瓣长度之和等于截骨平面的肢体直径,这样能使截肢残端缝合后的张力大小合适,切口疤痕在截肢残端的顶部。因为上肢

不论装配假肢与否,承受压力的部位都在截肢残端的掌、背两侧,而不在截肢残端的末端(图8-1-1-1-7)。

皮瓣为 1/3。小腿截肢时前侧皮瓣应较后侧皮瓣长 1cm,即前侧皮瓣的长度为截骨平面肢体直径之半加 0.5cm,后侧皮瓣的长度为其直径之半减 0.5cm(图 8-1-1-1-8)。

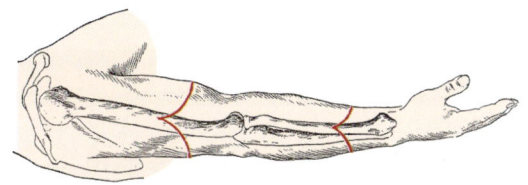

图8-1-1-1-7　上肢皮瓣选择示意图
腕关节以上的上肢截肢时,截取皮瓣的长度、范围

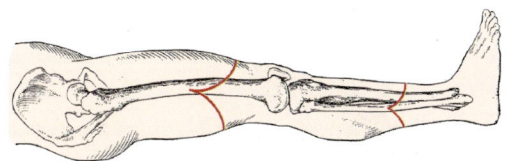

图8-1-1-1-8　下肢皮瓣选择示意图
下肢截肢时,应截取皮瓣的长度、范围示意图

3. **下肢截肢时**　要作前侧长、后侧短的皮瓣,两侧皮瓣长度的和等于截骨平面的肢体直径。因为下肢的主要功能是负重和行走,切口疤痕应在截肢残端的后侧,装配假肢负重或行走时,瘢痕不承受压力,也不易磨损。大腿截肢时的前侧皮瓣应为截骨平面肢体直径的 2/3,后侧

4. **紧急的开放截肢**　无论上、下肢,都可用环形切口,不考虑皮瓣问题,残端留待后来修整。肢体毁灭性伤则应尽量保留可以成活的软组织长度,从而保留残肢的长度;不必拘泥于皮瓣形状,因为还可在后来修整。

第二节　截肢术的麻醉与局部处理

一、麻醉

1. **全麻**　由于伤、病员精神上大多特别紧张,一般多选全麻;
2. **臂丛麻醉**　主用于上肢截肢术;
3. **持续硬膜外或腰麻**　主用于下肢截肢术之病例。

二、切皮

均按设计之平面切皮,切口偏向何侧依肢体前后皮肤状态而定;下肢因需负重,前方皮肤应多保留。上肢亦然,尤其装义肢时,残端皮肤要求耐磨;但在一般情况下多取中线缝合,因此掌背两侧切口相等即可。

三、肌肉的处理

沿皮瓣回缩的边缘切断肌肉,一般应与皮瓣的长度大体一致,并且用刀沿皮瓣的弧度斜向截骨平面,保持截骨平面有长、短、厚、薄适当的肌瓣保护。如肌肉留得过短、过薄,不能覆盖截骨平面,既影响断端愈合,又影响装配假肢;但肌肉也不宜留得过长或过多,以免截肢残端软组织臃肿滑动,缺乏稳定性,影响装配假肢的效能(图 8-1-1-2-1、2)。

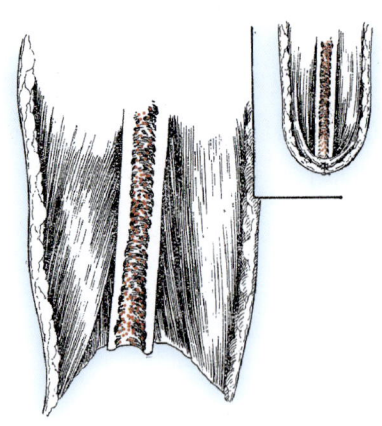

图8-1-1-2-1　上肢皮瓣处理示意图
上肢截肢切成掌、背两侧等长皮瓣和肌瓣，使切口疤痕位于残肢末端中部；亦可背侧稍长，以备装配义肢需要

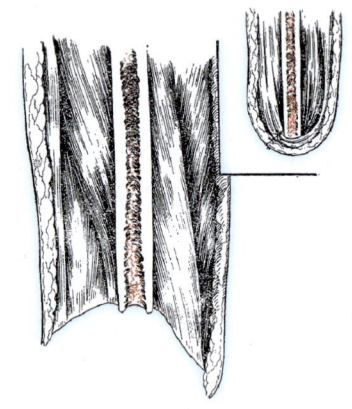

图8-1-1-2-2　下肢皮瓣处理示意图
下肢截肢切成前侧长的皮瓣和肌瓣，使切口疤痕位于残肢末端后侧

四、骨端的处理

在预定的截骨平面，用刀将骨膜环形切开，边缘要整齐。用骨膜剥离器向远端剥离骨膜，但不能剥离近侧骨膜，在距近侧骨膜边缘0.2~0.4cm左右锯断骨骼，以免引起骨质增生或骨坏死。骨骼锯断后，将截骨断面的边缘锉圆，骨髓腔不作任何处理。在缝合之前用冰盐水冲洗去除残留的骨屑（见大腿截肢术图）。

五、血管的处理

主要动脉断端分离后，用粗丝线结扎，再在结扎的远侧贯穿缝扎一道（或用双重结扎）。小血管用中号丝线结扎。然后放松止血带，再仔细止血（见大腿截肢术图）。

六、神经的处理

神经分离后，向下轻轻地牵拉断端，用1%普鲁卡因2ml作局部封闭，用锋利刀片切断多余的部分，使断面平整。有时要将伴行的营养血管结扎，神经断端则任其退缩到肌肉组织中，以防术后粘连和疼痛（见大腿截肢术图）。

七、切口的缝合

一次完成的截肢手术是在无感染情况下进行的，应将切口进行初期缝合。在肌肉筋膜瓣深处放橡皮管或烟卷引流，从切口的两角引出，然后依次缝合肌肉筋膜瓣、皮下组织和皮肤（见大腿截肢术图）。开放性截肢后，创面开放，进行包扎，并作皮肤牵引。

参 考 文 献

1. Akinyoola AL, Oginni LM, Adegbehingbe OO, Orimolade EA, Ogundele OJ. Causes of limb amputations in Nigerian children. West Afr J Med. 2006 Oct-Dec; 25（4）: 273-5.
2. Chen MC, Lee SS, Hsieh YL, Wu SJ, Lai CS, Lin SD. Influencing factors of outcome after lower-limb amputation: a five-year review in a plastic surgical department. Ann Plast Surg. 2008 Sep; 61（3）: 314-8.
3. Demet K, Martinet N, Guillemin F, Paysant J, André JM.

Health related quality of life and related factors in 539 persons with amputation of upper and lower limb. Disabil Rehabil. 2003 May 6; 25（9）: 480–6.
4. Lim TS, Finlayson A, Thorpe JM, Sieunarine K, Mwipatayi BP, Brady A, Abbas M, Angel D. Outcomes of a contemporary amputation series. ANZ J Surg. 2006 May; 76（5）: 300–5
5. Robinson K. Amputation in vascular disease. Ann R Coll Surg Engl. 1980 Mar; 62（2）: 87–91.
6. Taylor SM, Kalbaugh CA, Blackhurst DW, Hamontree SE, Cull DL, Messich HS, Robertson RT, Langan EM 3rd, York JW, Carsten CG 3rd, Snyder BA, Jackson MR, Youkey JR. Preoperative clinical factors predict postoperative functional outcomes after major lower limb amputation: an analysis of 553 consecutive patients. J Vasc Surg. 2005 Aug; 42（2）: 227–35.

第二章　上肢截肢术

第一节　肩关节及上臂截肢术操作步骤

一、体位与麻醉

1. **体位**　多取平卧位，上臂外展状。
2. **麻醉**　多选全麻或高位臂丛麻醉。

二、肩关节离断术

主用于肩部毁灭性损伤及上臂恶性肿瘤，切口如图8-1-2-1-1所示，除保留三角肌外，在附着点处切断上臂至肩部诸肌肉（群），按前述要求双重结扎腋部血管；封闭后切断腋下诸神经干；并将肌肉断端置于关节盂腔内（图8-1-2-1-2），再将三角肌远端缝合至关节盂下方（图8-1-2-1-3），彻底止血后依序缝合切开诸层，留置引流条（或片、管），局部加压包扎（图8-1-2-1-4）并用绷带固定至胸廓部。

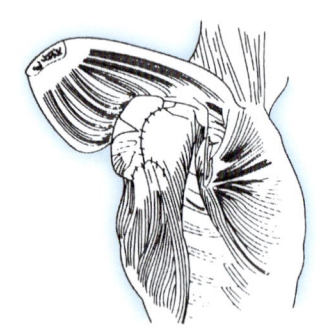

图8-1-2-1-2　保留三角肌示意图
保留三角肌切断肩部肌群及神经血管，肌肉断端置于关节盂内

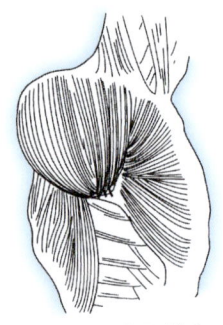

图8-1-2-1-3　三角肌缝合示意图
将三角肌缝合到关节盂下端

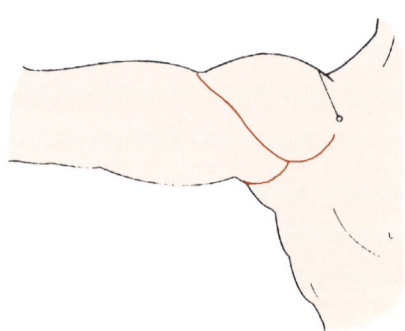

图8-1-2-1-1　切口示意图
肩关节离断术双瓣状切口

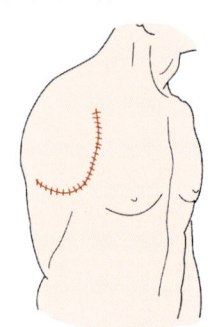

图8-1-2-1-4　依序缝合切口示意图

三、上臂截肢术

（一）上止血带后切开诸层

在上臂近肩关节处扎止血带，作上臂中、下1/3截肢术。按肢体粗细设计皮瓣的长度，在预定的截骨平面作掌侧、背侧等长皮瓣的弧形切口。切开皮肤、皮下组织和深筋膜。沿皮肤回缩的边缘，斜向截骨平面切断肌肉，包括血管、神经和肌腱，使骨端有长、短、厚、薄合适的肌瓣保护（图8-1-2-1-5）。

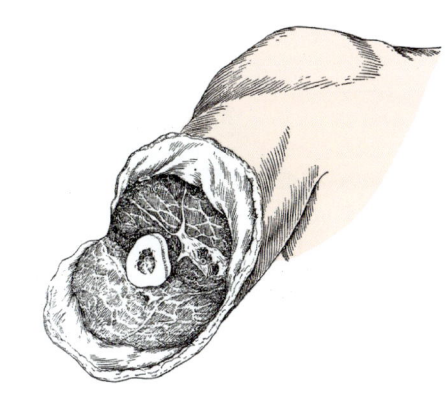

图8-1-2-1-6　截骨及处理血管等组织示意图
在距离近侧骨膜边缘0.4cm处，锯断肱骨。分别结扎肱动、静脉和表浅静脉的断端

（三）彻底止血后缝合诸层

放松止血带，彻底止血。在骨残端放半片软橡皮管引流。分层缝合肌肉筋膜瓣、皮下组织和皮肤（图8-1-2-1-7）。

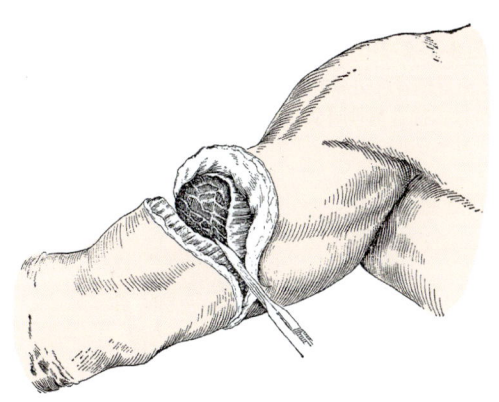

图8-1-2-1-5　依序切断诸层示意图
切开皮肤、皮下组织和深筋膜，斜向截骨平面切断肌肉，包括血管、神经和肌腱

（二）截骨及处理血管神经

在预定截骨平面切断并向远侧剥离骨膜，在距离近侧骨膜边缘0.4cm处锯断肱骨。分别结扎肱动、静脉和表浅静脉的断端。将尺、桡和正中神经用1%普鲁卡因封闭后，用锋利刀片切除其过长的部分，任其缩回肌肉内（图8-1-2-1-6）。

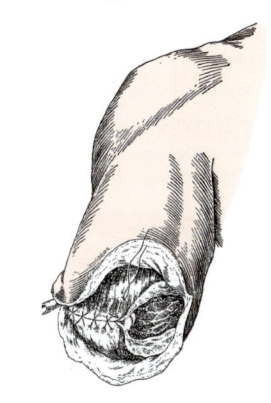

图8-1-2-1-7　闭合切口示意图
彻底止血，半管引流，分层缝合切口

第二节　前臂截肢术

一、体位与麻醉

1. **体位**　均为仰卧位，上臂外展，屈肘90°状。
2. **麻醉**　多选全麻或高位臂丛麻醉。

二、上止血带后切开诸层

扎气囊止血带。在预定截骨平面作掌侧和背侧等长皮瓣。从尺、桡两侧向掌、背两侧远端作弧形皮瓣的切口。切开皮肤、皮下组织和深筋膜,分离后,将皮瓣向上翻开(图8-1-2-2-1)。

合肌肉筋膜瓣,骨端部放半片软橡皮管引流,然后缝合皮下组织和皮肤(图8-1-2-2-3)。

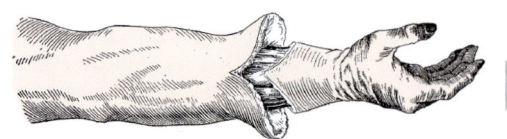

图8-1-2-2-1 切开皮肤及诸层示意图

切开皮肤、皮下组织和深筋膜,分离后,将皮瓣向上翻开示意图

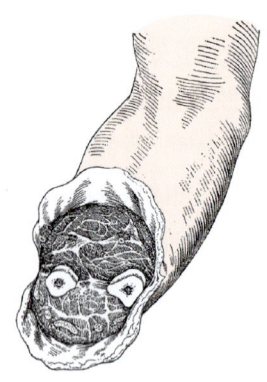

图8-1-2-2-2 截骨及处理血管等组织示意图

在距离近侧骨膜边缘0.4cm处锯断尺、桡骨,完成截肢。然后将尺、桡骨及骨间动、静脉和表浅静脉的断端分别结扎

三、截骨及处理血管神经

沿皮瓣回缩的边缘,斜向截骨平面切断肌肉,包括血管、神经和肌腱,使能有一个长、短、厚、薄合适的肌瓣保护骨端。显露、切断、并向远侧剥离骨膜,在距离近侧骨膜边缘0.4cm处锯断尺、桡骨,完成截肢。然后将尺、桡骨及骨间动、静脉和表浅静脉的断端分别结扎。再将尺神经、桡神经和正中神经的断端分别轻轻拉出,用1%普鲁卡因封闭后,用锋利刀片切除多余的部分,任其缩回于肌肉内(图8-1-2-2-2)。

四、彻底止血后缝合诸层

放松止血带,彻底止血。用"8"字缝合法缝

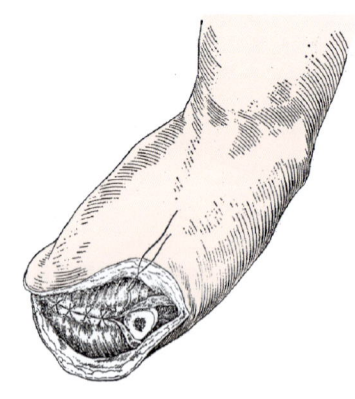

图8-1-2-2-3 闭合切口示意图

彻底止血,半管引流,缝合切口

参 考 文 献

1. Akinyoola AL, Oginni LM, Adegbehingbe OO, Orimolade EA, Ogundele OJ. Causes of limb amputations in Nigerian children. West Afr J Med. 2006 Oct-Dec; 25(4): 273-5.
2. Ball CG, Rozycki GS, Feliciano DV. Upper extremity amputations after motor vehicle rollovers. J Trauma. 2009 Aug; 67(2): 410-2.
3. Burdette TE, Long SA, Ho O, Demas C, Bell JE, Rosen JM. Early delayed amputation: a paradigm shift in the limb-salvage time line for patients with major upper-limb injury. J Rehabil Res Dev. 2009; 46(3): 385-94.
4. Burger H, Franchignoni F, Heinemann AW, Kotnik S, Giordano A. Validation of the orthotics and prosthetics user survey upper extremity functional status module in people with unilateral upper limb amputation. J Rehabil Med. 2008 May; 40(5): 393-9.
5. Burger H, Franchignoni F, Kotnik S, Giordano A. A Rasch-based validation of a short version of ABILHAND as a measure of manual ability in adults with unilateral upper limb

amputation. Disabil Rehabil. 2009 Aug 6: 1–8.
6. Chen MC, Lee SS, Hsieh YL, Wu SJ, Lai CS, Lin SD. Influencing factors of outcome after lower-limb amputation: a five-year review in a plastic surgical department. Ann Plast Surg. 2008 Sep; 61（3）: 314–8.
7. Demet K, Martinet N, Guillemin F, Paysant J, André JM. Health related quality of life and related factors in 539 persons with amputation of upper and lower limb. Disabil Rehabil. 2003 May 6; 25（9）: 480–6.
8. Hunter JP, Katz J, Davis KD. Stability of phantom limb phenomena after upper limb amputation: a longitudinal study Neuroscience. 2008 Oct 28; 156（4）: 939–49.
9. Lim TS, Finlayson A, Thorpe JM, Sieunarine K, Mwipatayi BP, Brady A, Abbas M, Angel D. Outcomes of a contemporary amputation series. ANZ J Surg. 2006 May; 76（5）: 300–5
10. Robinson K. Amputation in vascular disease. Ann R Coll Surg Engl. 1980 Mar; 62（2）: 87–91.
11. Taylor SM, Kalbaugh CA, Blackhurst DW, Hamontree SE, Cull DL, Messich HS, Robertson RT, Langan EM 3rd, York JW, Carsten CG 3rd, Snyder BA, Jackson MR, Youkey JR. Preoperative clinical factors predict postoperative functional outcomes after major lower limb amputation: an analysis of 553 consecutive patients. J Vasc Surg. 2005 Aug; 42（2）: 227–35.

第三章　下肢截肢术

第一节　大腿截肢术

一、体位与麻醉

1. **体位**　多取平卧位,大腿下方垫高10cm~20cm。

2. **麻醉**　多选全身麻醉,亦可采取持续硬膜外麻醉或腰麻。

二、大腿上部扎止血带,作大腿中、下1/3截肢术

切开皮肤及皮下组织达深筋膜(图8-1-3-1-1)。需按肢体粗细,在预定截骨平面作前长、后短皮瓣的切口。

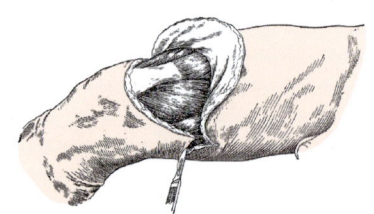

图8-1-3-1-1　切开及向深部切开示意图
在预定截骨平面作前长后短皮瓣的切口,切开皮肤、皮下组织的深筋膜

三、切断肌肉及截骨

(一)切断肌肉,保护骨端

沿皮瓣回缩后的边缘斜向截骨平面切断肌肉,以及血管、神经和肌腱,使肌肉筋膜瓣的大小厚薄能够合适地保护股骨断端(图8-1-3-1-2)。

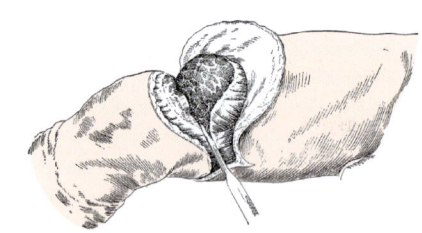

图8-1-3-1-2　切断各组肌肉示意图
沿皮瓣回缩后的边缘斜向(外方长,里面短)截骨平面切断肌肉

(二)截骨

在预定的截骨平面切断并向远侧剥离骨膜,在距近侧骨膜边缘0.2~0.4cm左右锯断股骨,并将截骨断面的边缘锉圆,骨髓腔不作任何处理(图8-1-3-1-3)。

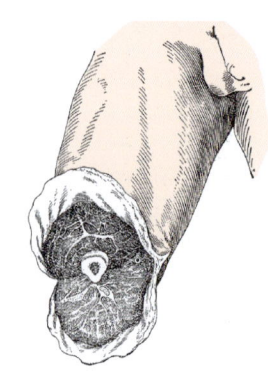

图8-1-3-1-3　截骨示意图
在距近侧骨膜边缘0.2~0.4cm锯断股骨,并将截骨断面的边缘锉圆(光)

四、处理残端

（一）结扎血管

分别双重结扎股动、静脉，股深动、静脉和大隐静脉的断端，并结扎能找到的小血管断端（图8-1-3-1-4）。

片切除其过长的部分，并将营养血管结扎（图8-1-3-1-5）。

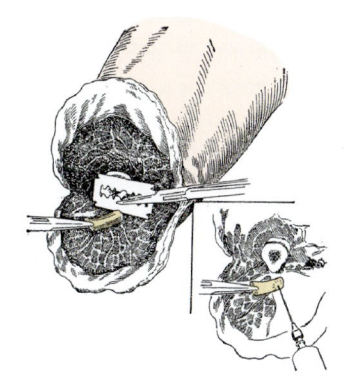

图8-1-3-1-5　切断坐骨神经等示意图

将坐骨神经、股神经和隐神经分别轻轻拉出，先以1%普鲁卡因1~2ml封闭，再用锋利刀片锐性切除其过长的部分

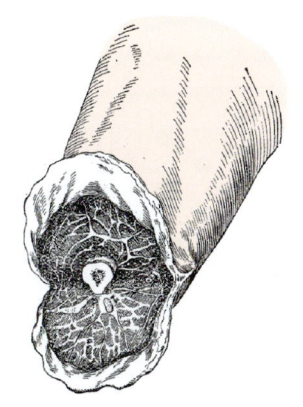

图8-1-3-1-4　处理血管示意图

分别双重结扎股动、静脉，股深动、静脉和大隐静脉的断端

（二）切断神经

将坐骨神经、股神经和隐神经分别轻轻拉出，用1%普鲁卡因1~2ml封闭后，用锋利刀片切除其过长的部分，并将营养血管结扎（图8-1-3-1-5）。

五、放松止血带后彻底止血

先松开止血带，彻底止血后分层缝合肌肉筋膜瓣、皮下组织和皮肤；闭合切口前在骨断端放两根半片软橡皮管引流，或留置负压引流管，自切口的两端或一端引出（图8-1-3-1-6）。

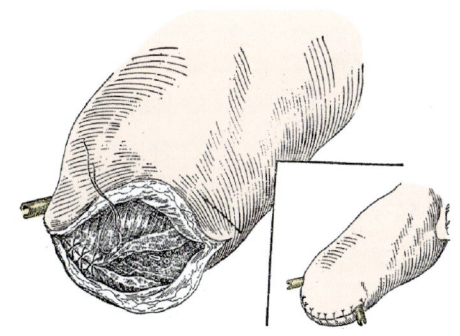

图8-1-3-1-6　处理线端示意图

彻底止血，依序缝合，放置半管引流或负压吸引引流；右下图为闭合切口后状态

六、半骨盆切除术与髋关节离断术

半骨盆切除术见本书第五卷第三篇第二章内容。髋关节离断术基本相似，并保留骨盆骨性结构完整。

第二节 小腿截肢术

一、体位与麻醉

1. 体位　平卧位。
2. 麻醉　多选全身麻醉，亦可采取持续硬膜外麻醉或腰麻。

二、环切软组织

大腿扎气囊止血带，按肢体粗细，在预定的小腿截骨平面作前长后短皮瓣的弧形切口。切开皮肤、皮下组织和深筋膜，沿皮瓣回缩的边缘，斜向截骨平面切断肌肉，以及血管、神经和肌腱（图8-1-3-2-1）。

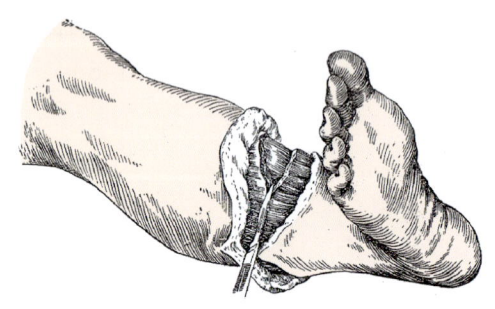

图8-1-3-2-1　环切软组织示意图
切开皮肤、皮下组织和深筋膜，沿皮瓣回缩的边缘，斜向截骨平面切断肌肉，以及血管、神经和肌腱

三、截骨

在预定截骨平面切断并向远侧剥离胫骨骨膜，在距近侧骨膜边缘0.2~0.4cm处，锯断胫骨。在胫骨残端上方2~3cm处，用同样方法处理腓骨骨膜，并用线锯锯断，使腓骨残端留得较短，以便将来装配假肢走路时，可使体重完全落在胫骨上；同时也可造成圆锥形截肢残端，既有利于假肢的装配，又可避免走路时发生摩擦疼痛（图8-1-3-2-2）。

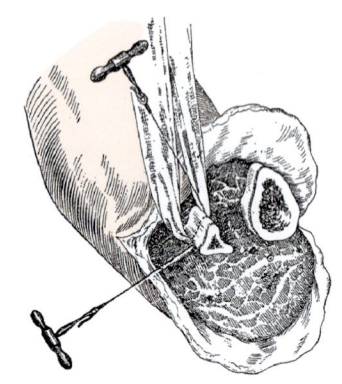

图8-1-3-2-2　用线锯锯断腓骨示意图

四、残端处理

分离并结扎胫前、胫后和骨间动、静脉以及表浅静脉的断端后，将胫前、后和腓浅、深神经分别用1%普鲁卡因封闭后，用锋利刀片切除其过长部分，任其回缩于肌肉组织内。在距胫骨断面上方1.5~2cm处，将胫骨嵴斜行凿成一斜面，以利于截肢残端造型和装配假肢（图8-1-3-2-3）。

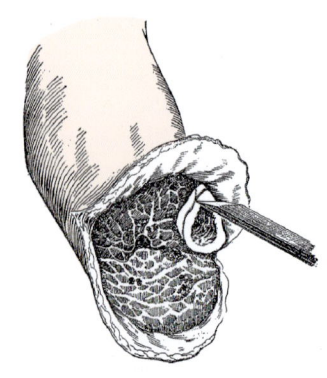

图8-1-3-2-3　残端处理示意图
将胫骨嵴斜行凿成一斜面，以利于截肢残端造型和装配假肢示意图

五、彻底止血后依序缝合诸层

放松止血带,彻底止血,在切口两端深处放半片软橡皮管或负压吸引管引流。分层缝合肌肉筋膜瓣、皮下组织和皮肤(图8-1-3-2-4)。

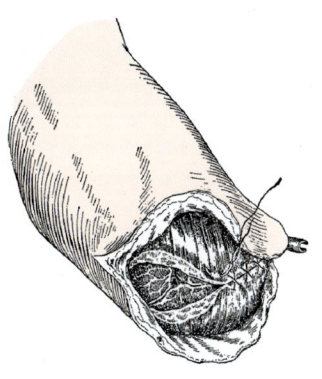

图8-1-3-2-4　处理残端示意图
分层缝合肌肉筋膜瓣、皮下组织和皮肤;在切口深处放半管或负压吸引管引流

（张　振　黄宇峰　赵定麟）

参 考 文 献

1. Aftabuddin M, Islam N, Jafar MA, Haque I. The status of lower-limb amputation in Bangladesh: a 6-year review. Surg Today. 1997; 27（2）: 130-4.
2. Chen MC, Lee SS, Hsieh YL, Wu SJ, Lai CS, Lin SD. Influencing factors of outcome after lower-limb amputation: a five-year review in a plastic surgical department. Ann Plast Surg. 2008 Sep; 61（3）: 314-8.
3. Morse BC, Cull DL, Kalbaugh C, Cass AL, Taylor SM. Through-knee amputation in patients with peripheral arterial disease: a review of 50 cases. J Vasc Surg. 2008 Sep; 48（3）: 638-43.
4. Nehler MR, Coll JR, Hiatt WR, Regensteiner JG, Schnickel GT, Klenke WA, Strecker PK, Anderson MW, Jones DN, Whitehill TA, Moskowitz S, Krupski WC. Functional outcome in a contemporary series of major lower extremity amputations. J Vasc Surg. 2003 Jul; 38（1）: 7-14.
5. Lim TS, Finlayson A, Thorpe JM, Sieunarine K, Mwipatayi BP, Brady A, Abbas M, Angel D. Outcomes of a contemporary amputation series. ANZ J Surg. 2006 May; 76（5）: 300-5
6. Robinson K. Amputation in vascular disease. Ann R Coll Surg Engl. 1980 Mar; 62（2）: 87-91.
7. Taylor SM, Kalbaugh CA, Blackhurst DW, Hamontree SE, Cull DL, Messich HS, Robertson RT, Langan EM 3rd, York JW, Carsten CG 3rd, Snyder BA, Jackson MR, Youkey JR. Preoperative clinical factors predict postoperative functional outcomes after major lower limb amputation: an analysis of 553 consecutive patients. J Vasc Surg. 2005 Aug; 42（2）: 227-35.

第四章 开放截肢术

第一节 开放性环形截肢术

一、体位与麻醉

同前节。

二、环切软组织

按截骨平面肢体直径的大小,在预定截骨平面下方 3~4cm 处,环形切开皮肤、皮下组织和深筋膜,任其自然回缩(图 8-1-4-1-1)。

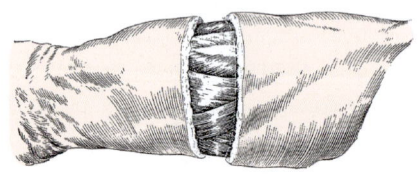

图 8-1-4-1-1　环切软组织示意图
在预定截骨平面下方 3~4cm 处,环形切开皮肤、皮下组织和深筋膜,任其自然回缩

三、分层处理

沿回缩的近侧皮肤边缘环形切断浅层肌肉、肌腱,再沿肌肉回缩的近侧边缘,斜向截骨平面环形切断深层肌肉、肌腱、血管和神经,直到骨膜,并沿肌肉回缩的近侧边缘环形切断骨膜,向远侧剥离,再沿近侧骨膜边缘锯断骨骼,离断肢体。结扎残端的血管和出血点,处理神经残端。使整个截肢断面形成浅漏斗状(图 8-1-4-1-2)。

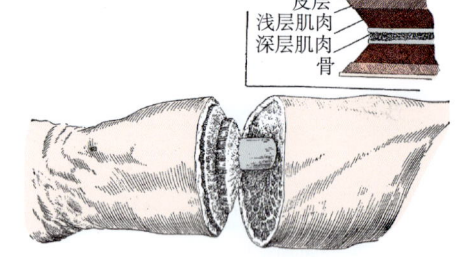

图 8-1-4-1-2　分层处理示意图
结扎残端的血管和出血点,处理神经残端;使整个截肢断面形成浅漏斗状

四、处理残端

用纱布填充肢体残端创面。对残端软组织要进行胶布(或纱套)皮肤牵引,防止回缩,以利于创面自行愈合(图 8-1-4-1-3)。

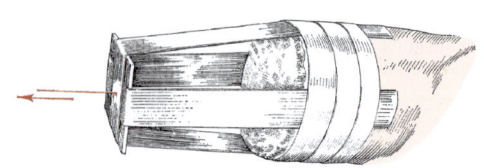

图 8-1-4-1-3　用纱布填充肢体残端创面,对残端软组织要进行胶布(或纱套)皮肤牵引,防止回缩,以利于创面自行愈合

第二节　开放性皮瓣截肢术

一、体位与麻醉

同前节。

二、术前设计

按一次完成截肢术设计皮瓣的原则，根据肢体创伤或皮肤坏死的具体情况设计皮瓣，但不一定恰在前、后侧（或掌、背侧），以尽量多保留皮肤为原则，一定不要将可以成活的皮肤切除，避免以后肢体残端修整时因皮肤不足而缩短残端长度（图 8-1-4-2-1）。

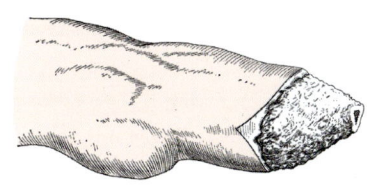

图8-1-4-2-1　切口示意图
开放性皮瓣状截肢术的体位与切口

三、V 形切除

切开皮肤、皮下组织和深筋膜。斜向预定截骨平面切断肌肉，直到骨膜，环形切断并向远侧剥离骨膜，在近侧骨膜边缘锯断骨骼，使肢体残端侧面呈"V"字形（图 8-1-4-2-2）。

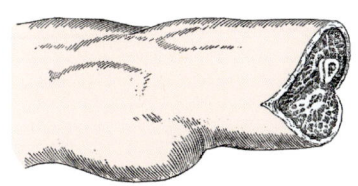

图8-1-4-2-2　残肢端处理，使肢体残端侧面呈"V"字形示意图

四、闭合切口

将两侧皮瓣进行数针定位缝合，以防回缩，促使创缘靠近，创口内松松填塞盐水纱布引流。注意不能缝合太密，以免影响引流；也不能缝合过紧，以防皮肤坏死（图 8-1-4-2-3）。

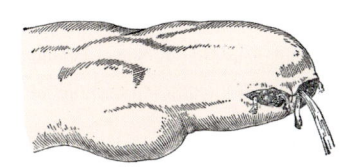

图8-1-4-2-3　闭合切口及引流示意图

五、术后处理

（一）密切观察

截肢创面已缝合者，必须密切观察。如发生感染，应立即拆除缝线，使创口敞开引流。创面未缝合者，则进行皮肤牵引，到肉芽组织固定创面为止（图 8-1-4-2-3）。

（二）止血带备用

术后在床边放一条备用橡皮止血带，以防万一发生继发性出血急救之用，作者曾遇 2 例术后大出血者，均因深部感染破溃所致；因床边止血带备用而避免死亡意外。

（三）注意后处理

创面已缝合者，于 24~48h 拔出引流物，更换敷料。10~14 天拆除缝线，进行残肢的功能锻炼，防止关节挛缩。上肢要注意肩关节的功能锻炼，下肢要注意髋、膝关节的锻炼。创面未缝合者，按创面分泌物的情况,适当更换敷料。

(四)装配义肢

伤口愈合后,就要为装配假肢做准备工作。即用弹性绷带包扎肢体残端,促使肌肉和其他软组织紧缩(也有保护肢体残端的作用)。同时结合肢体的功能锻炼,消除肌肉臃肿与松弛,使之成为耐磨的残端。下肢还可做一种简单的临时假肢便于练习,为装配永久性假肢创造条件。

(刘大雄　胡玉华　赵定麟)

参 考 文 献

1. Parker K, Kirby RL, Adderson J.Ambulation of people with lower-limb amputations: relationship between capacity and performance measures.Arch Phys Med Rehabil. 2010 Apr; 91 (4): 543-9.
2. Bayer J, Zajonc H, Strohm PC, Vohrer M, Maier-Lenz D, Südkamp NP, Schwering L. Stump forming after traumatic foot amputation of a child--description of a new surgical procedure and literature review of lawnmower accidents. Z Orthop Unfall. 2009 Jul-Aug; 147 (4): 427-32.
3. Bremner LF, Mazurek M.Reconstructive challenges of complex battlefield injury.J Surg Orthop Adv. 2010 Spring; 19 (1): 77-84.
4. Chen MC, Lee SS, Hsieh YL, Wu SJ, Lai CS, Lin SD. Influencing factors of outcome after lower-limb amputation: a five-year review in a plastic surgical department. Ann Plast Surg. 2008 Sep; 61 (3): 314-8.
5. Flurry M, Melissinos EG, Livingston CK. Composite forearm free fillet flaps to preserve stump length following traumatic amputations of the upper extremity. Ann Plast Surg. 2008 Apr; 60 (4): 391-4.
6. Oliveira IC, Barbosa RF, Ferreira PC, Silva PN, Choupina MP, Silva AM, Reis JC, Amarante JM. The use of forearm free fillet flap in traumatic upper extremity amputations. Microsurgery. 2009; 29 (1): 8-15.
7. Lim TS, Finlayson A, Thorpe JM, Sieunarine K, Mwipatayi BP, Brady A, Abbas M, Angel D. Outcomes of a contemporary amputation series. ANZ J Surg. 2006 May; 76 (5): 300-5
8. Robinson K. Amputation in vascular disease. Ann R Coll Surg Engl. 1980 Mar; 62 (2): 87-91.
9. Taylor SM, Kalbaugh CA, Blackhurst DW, Hamontree SE, Cull DL, Messich HS, Robertson RT, Langan EM 3rd, York JW, Carsten CG 3rd, Snyder BA, Jackson MR, Youkey JR. Preoperative clinical factors predict postoperative functional outcomes after major lower limb amputation: an analysis of 553 consecutive patients. J Vasc Surg. 2005 Aug; 42 (2): 227-35.
10. Tintle SM, Forsberg JA, Keeling JJ.Lower extremity combat-related amputations.J Surg Orthop Adv. 2010 Spring; 19 (1): 35-43.
11. Tintle SM, Gwinn DE, Andersen RC.Soft tissue coverage of combat wounds.J Surg Orthop Adv. 2010 Spring; 19 (1): 29-34.
12. Tintle SM, Keeling JJ, Shawen SB.Combat foot and ankle trauma.J Surg Orthop Adv. 2010 Spring; 19 (1): 70-6.

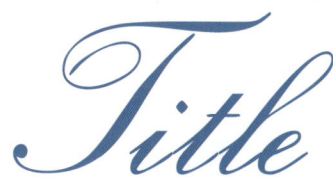

第二篇

下肢肢体与前臂、手指长度矫正术

第一章　肢体长度矫正术之基本概念与肢体短缩术 /3232
　第一节　肢体长度矫正术基本概念 /3232
　第二节　健侧肢体缩短术 /3233
　第三节　股骨缩短术 /3238

第二章　患肢延长术 /3241
　第一节　患肢延长术之基本概念 /3241
　第二节　胫骨延长术 /3244
　第三节　股骨延长术 /3250
　第四节　髂骨截骨延长术 /3253

第三章　前臂及手残指延长术 /3256
　第一节　用缓慢延伸法治疗前臂短缩畸形 /3256
　第二节　手残指延长术 /3258

第一章 肢体长度矫正术之基本概念与肢体短缩术

第一节 肢体长度矫正术基本概念

一、概况

下肢不等长是许多伤患的共同后果之一，大多见于脊髓灰质炎及严重外伤之后，其他包括维生素 D 中毒症、骨骺部外伤及炎性病变等，以及由于肢体的肌肉瘫痪或骨性因素而使肢体长度发育障碍而造成患肢短缩。因此，对此类患者均需治疗。

患肢短缩程度和骨骼改变状态及肌肉瘫痪程度之间虽不存在恒定的关系，但一般说来，骨与肌肉组织病变愈重、范围愈广，短缩程度就也愈大。严重者可产生 6~8cm 或更为严重的短缩。中度瘫痪可造成 4~6cm 短缩，轻者可有 2~4cm 短缩。据刘广杰对 1000 例病人下肢长度测量统计，患肢短缩在 2cm 以下者占 20%，短缩超过 8cm 者占 9%，短缩在 2~6cm 者占 61%。应该强调指出，2cm 以内的下肢短缩不会造成功能障碍，在单侧髋外展、屈曲畸形或伸膝肌力减弱的病人反而有利于行走。但双下肢长短不等超过 2.5cm，则可出现跛行步态，产生代偿性骨盆倾斜与脊柱侧凸等畸形。长度差异越大，畸形与功能障碍越重。患肢关节由于负担加重，还可早期发生退行性改变。因此，凡一侧下肢短缩超过 2.5cm，为改善患肢功能和矫正美观缺陷，有施行矫形外科治疗的必要。

二、肢体长度矫正术基本术式

矫正下肢不等长有许多不同的手术方法，但总括起来可分为两大类，即健肢缩短术 (shortening operations on unaffected limb) 及患肢延长术 (lengthening operations on disabled limb)；现分述于后：

(一) 健肢缩短术

这类手术包括用骨骺钉暂时性阻止骨骺生长术，骨骺植骨永久性阻止骨骺生长术，以及切除一段股骨或胫骨的骨缩短术。由于是在比较正常的一侧下肢做手术，这类手术具有消极和破坏性质，影响病人身高，一般不易为病人或其家长所接受。但和患肢延长术相比，健肢缩短术有方法简便、住院期短和骨愈合较快，以及并发症少等优点，仍是目前可供选择矫正下肢不等长的手术。

(二) 患肢延长术

这一类手术包括骨骺牵伸延长术，胫骨或股骨截骨延长术，以及髂骨截骨延长术。其共同优点是在患肢上做手术，可保持病人身高与恢复身材比例，能确切达到预期的延长度。主要缺点是住院期长，技术要求高，延长治疗期中处理不当易发生并发症。由于骨延长术能直接矫正短缩畸形，改善患肢功能，病人及其家长最乐于接受这种积极的治疗方法。所以骨延长术是目前常用的手术。

三、临床病例选择

下肢两种不等长矫正术各有其优缺点和适应证,选择手术方法时应该根据病人年龄、患肢肌力和短缩程度及部位等条件,结合病人意愿才能作出恰当的决定。总的来说,年龄小者骨再生修复能力强,年龄大者再生修复能力下降,软组织弹性和生物学适应性降低,较易发生并发症。肢体长度均衡手术的效果和肌力有关,任何一种手术方法仅是解决长度差异的静态均衡,为改善患肢功能除要求重建负重力线和关节稳定性外,往往还需作调整肌力的手术,以建立动力平衡,否则难以取得效果。但是,患肢肌肉有严重而广泛瘫痪者,如术后能达到患肢承重,即使用支具或辅助器,则仍有延长价值。患肢短缩程度是必须考虑的另一重要因素。3cm 以内的轻度短缩不需要手术矫正,一般用垫高鞋跟或鞋底的方法就可矫正长度差异。在脊髓灰质炎后遗症病人,患肢短缩未超过 2cm 反而有利于行走。3~6cm 的中度短缩,不论采用骨延长术或骨缩短术,一般都能取得较满意的效果。大于 6cm 的严重短缩,则以选用骨延长术为好,骨骺牵伸延长和干骺部截骨延长术能较安全地大幅度延长。

四、务必重视术前的准备工作,尤其是术前对肢体的测量与评估

在作下肢不等长矫正手术前,必须准确测量双下肢长度的差异,仅作髂前上棘至内踝和股骨与胫骨的分段测量是不够的,还需采用 X 线片测量,通过加放的标志尺准确了解下肢全长和股骨及胫骨长度的差异。对于正处在生长发育期的儿童,患肢短缩是随着年龄增长而加重的。因此,在儿童采用阻止骨骺生长术来平衡下肢长度时,不能仅以上述方法测量的结果作为依据,必须考虑术后患肢长度发育仍慢于健肢这一因素,根据双下肢骨骺发育和年生长度潜力及其差异,作出长度最终平衡计算(评估)。

第二节 健侧肢体缩短术

一、基本概念

肢体缩短术 (limb shortening) 是以牺牲健肢长度使两下肢长度均衡,儿童可用阻止骨骺生长发育的方法,以成人则需切除一段股骨或胫腓骨缩短健肢,以消除下肢长度差异。其共同缺点是在健肢上做手术,影响病人身高。如发生并发症而使健肢功能受到损害,则后果常是严重的。对于肢体严重短缩,往往需要结合采用患肢延长术。健肢缩短术对于身材较高和患肢短缩不严重的病人,仍不失为方法比较简单和效果较好的下肢长度均衡术。

二、术式选择及其理论基础

在骨长度发育成熟的成年期,骨缩短术能确切达到矫正下肢长度差异。但对正处于骨生长发育期的儿童,用阻止骨骺生长的方法均衡下肢长度,则必须首先了解股骨和胫骨各骨骺在下肢长度发育中所起的作用,正常的年生长长度和发育后可预期的长度,以及患肢肌肉瘫痪的不同程度对骨骺长度发育的影响。为正确计划阻止骨骺生长的手术,两下肢的生长速度预测和术前准确测定长度差异是同等重要的。

（一）下肢长骨的两端骨骺在长度发育中所起的作用

从婴儿至发育成熟，各骨骺在长度发育中所承担的比例是不同的。从图8-2-1-2-1可以看出，股骨下端骨骺生长在股骨长度中约占70%，而上端骨骺生长在股骨长度中只占30%左右。胫骨上端骨骺在胫骨长度发育中占55%~60%，而下端骨骺占40%~45%。在下肢整个长度发育中各骨骺所承担的百分比是：股骨上端骨骺17%，股骨下端骨骺37%，胫骨上端约占28%，胫骨下端约占18%。股骨下端骨骺和胫骨上端骨骺所承担的比例最大，故骨骺生长阻止术最常选用膝关节附近的骨骺。按需要单独阻止股骨下端骨骺或胫骨上端骨骺，或同时阻止两者生长。

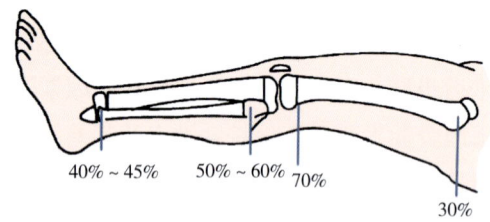

图8-2-1-2-1　骨骺之作用示意图
下肢长骨两端骨骺生长占各骨长度百分比

（二）正常骨骺年长度生长发育的潜力预测

首先需要了解健肢长度发育潜力及在何时停止生长。Green与Anderson对儿童连续的每年定期进行准确的临床检查和摄X线片测量，根据股骨远端及胫骨近端的年长度增长数与骨龄的关系编制成曲线图（图8-2-1-2-2），参照此图可对正常股骨远端骨骺和胫骨近端骨骺年长度增长潜力作出生长估计。所谓骨骼年龄是指对骨成熟程度的判定，最通行的测定法，是用X线片同Greulich与Pyle标明年龄的标准图谱对照而定的，这常与临床实际年龄稍有差异。股骨远端和胫骨近端的骨骺发育停止时间，女性在骨龄14 3/4岁，男性在骨龄16 3/4岁，最后1年的长度增长极少，而胫骨骨骺发育停止一般要比股骨早半年。根据White和Green等观察，15岁以前股骨下端骨骺每年平均生长0.9cm，胫骨上端骨骺每年为0.6cm。

（三）患肢肌肉瘫痪程度对下肢长度增长的影响

肌肉瘫痪程度及其部位对肢体长度发育有明显的影响，中度瘫痪可使下肢长度发育每年减慢1%~1.5%，最终可造成4~6cm短缩。阻止长骨骺生长时，必须估计短肢最终短缩数。因此，术前要在对患肢肌肉瘫痪程度、范围及年龄等因素评估的基础上，以预测的最终短缩数为依据，决定长肢的缩短数。估计短肢潜在的生长能力，骨龄比临床的年龄更为重要。

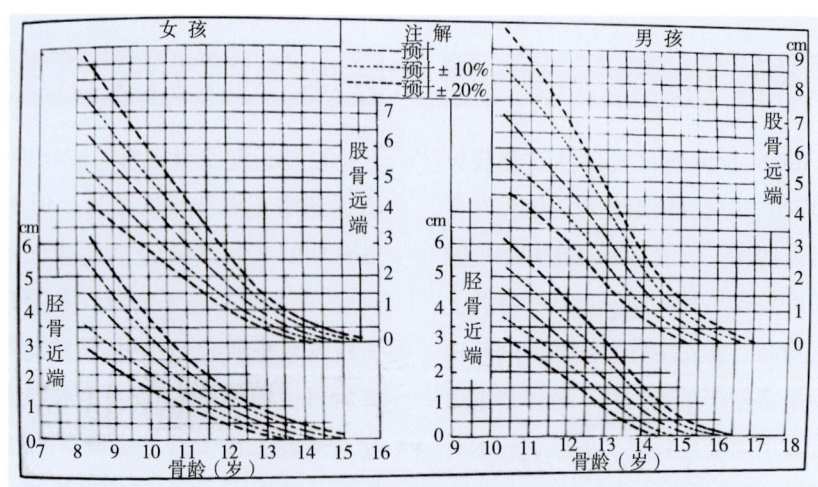

图8-2-1-2-2　不同骨骼年龄的正常股骨远端与胫骨近端长度发育潜力
（引自Anderson Green，Messner）

必须说明，下肢长度发育有很大个体差别，国外资料和我国实际情况也必然存在差异，以上资料只供生长估计和计算长度平衡时参考。而在脊髓灰质炎后遗症病人，手术目的不是追求双下肢长度完全平衡，患肢最终保留1cm左右的短缩反而有利于跨步，生长平衡计算中应防止过度矫正。

三、骨骺钉阻止骨骺生长术

（一）概述

骨骺钉阻止骨骺生长术（arrest of epiphyseal growth by stapling）是暂时阻止骨骺生长的健肢缩短术，其方法是用门形骨骺钉骑跨固定于骨骺线上下以阻止骨骺生长，到一定时候又再取出，骨骺可继续生长发育。所以，适合应用这种手术的病人，必须是骨骺生长还有充分时间的儿童，但年龄又不要太小，不宜小于8岁，否则会因骺板上下的骨厚度不够，骨骺钉不易钉牢而自动滑脱或被挤出。最早行阻止骨骺生长术的年龄至少在10岁，而骨骺钉在骨内留放时间以3年为宜。超过3年以上往往在骺板上下形成疤痕，有使暂时性生长阻止转化为永久性生长停止的可能。根据两下肢生长平衡计算，决定最迟在几岁以前施行手术，以及是单独阻止一个骨骺生长，或同时阻止股骨下端与胫骨上端两个骨骺生长。

（二）术前准备、麻醉与体位

1. **术前准备** 根据下肢长度差异的程度和手术时病人年龄，作出长度平衡计算和选择施行手术的骨骺。摄前后位和侧位X线片，检查拟行手术的骨骺有无早闭等异常，测定骨骺侧位中点。

2. **麻醉和体位** 一般用硬脊膜外阻滞或蛛网膜下腔阻滞，可结合用小量静脉麻醉。病人仰卧，将膝置于30°屈曲位。

（三）手术步骤

1. **股骨远端骨骺**

（1）骨骺显露 分别用内侧和外侧直切口（图8-2-1-2-3）。内侧切口从内收肌结节的上方开始，经内收肌结节向下，长约6~8cm。切开深筋膜，沿内侧肌间隔剥离，将股内收肌牵向前方，结扎和切断膝上内侧血管，纵向切开与剥离骨膜，显露出骨骺板的内侧部分。后者呈乳白色而有韧性，用针尖可刺入确认骺板。同样，在股骨下端外侧作长约6~8cm直切口至股骨外髁，经股二头肌腱与髂胫束之间进入。如髂胫束有挛缩，则予以横行切断。分离外侧肌间隔至股骨后嵴（粗线），将股外侧肌牵向前方，结扎和切断膝上外侧血管，显露骺板的外侧部分。

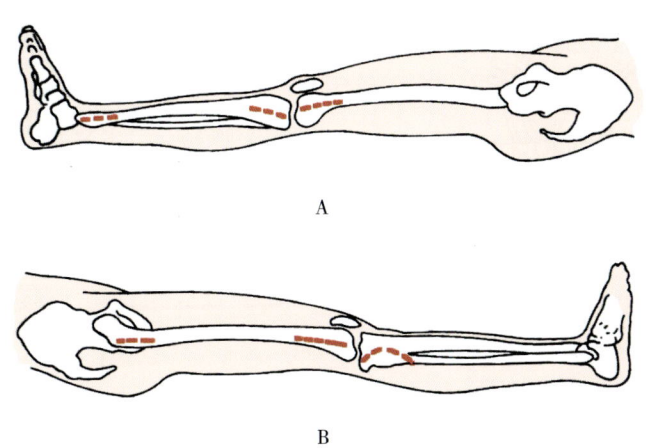

图8-2-1-2-3 切口示意图（A、B）

骨骺钉阻止骨骺生长术切口 A.内侧切口；B.外侧切口

(2)锤入骨骺钉 在股骨内侧与外侧各锤入3根骨骺钉,每个骨骺钉都横跨骨骺板。第1根钉在骨骺侧面中点,在第1根钉的前、后各1cm处再安放第2和第3根钉。插钉时钉体应与骨骺板垂直,钉尖方向应指向骨中心部而不能触及骨骺板。钉已插上但还没有完全进入骨内之前,术中一般需摄前后位和侧位X线片,证实钉的位置准确后再将钉爪锤入骨内,但钉体不能挤压骨骺板(图8-2-1-2-4)。

2. 胫腓骨近侧骨骺

(1)内侧显露与骨骺钉安放 在胫骨内侧从膝关节平面向下作直切口,长约4~6cm。切开皮肤、筋膜,显露骺板内侧部分。骨骺板在关节面下1.5~2cm平面,呈乳白色隆起条状。第1根骨骺钉必须位于胫骨内侧面中点,不能偏前或偏后。锤入第1根钉后,再于第1根钉的前、后各1cm处锤入第2、第3根骨骺钉。

(2)外侧显露与骨骺钉安放 在腓骨头处作弧形切口,长约6~8cm,弧度朝向前方,牵开皮肤,切开筋膜,显露腓骨头。将腓骨上端骨骺板完全刮除后,用松质骨填入腔隙。显露胫骨上端外侧骨骺线时,是将胫骨前肌起始部作弧形切开,将其反折向外侧牵开即可显露胫骨外侧骨骺线。尽量剥离骨膜外组织至胫骨外侧后方,按上述要求安放3根骨骺钉。由于腓骨头的存在,往往不能充分显露胫骨的外后侧面,必要时可在腓骨头下4~5cm处将腓骨截断反转,以便显露胫骨外侧面(图8-2-1-2-5)。术中需摄前后位与侧位X线片,核对骨骺钉位置是否正确,如位置不理想,则需重新调整钉的位置。核对位置良好后缝合切口。

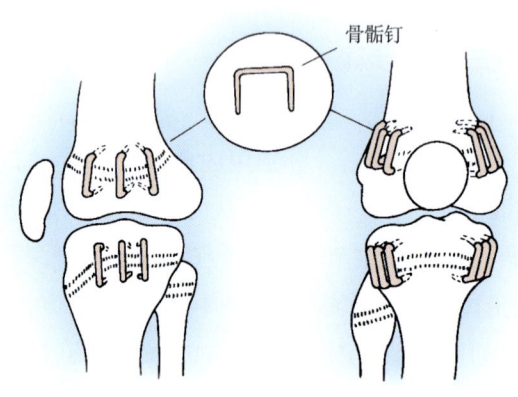

图8-2-1-2-4 骨骺钉安放的位置示意图

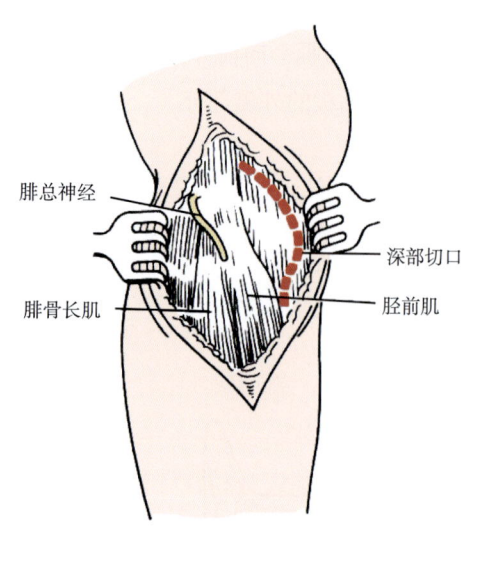 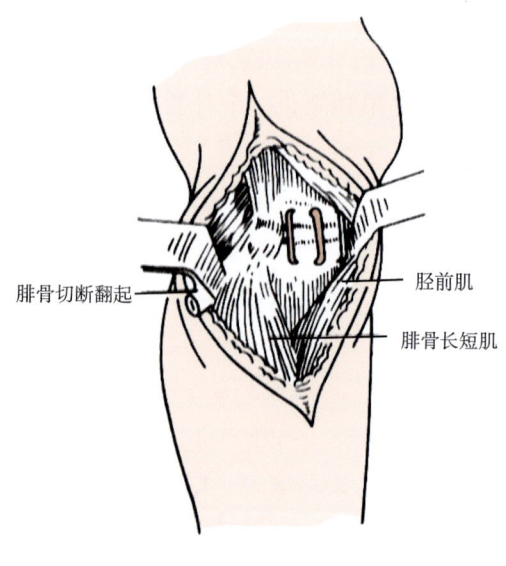

图8-2-1-2-5 胫骨近端外侧显露与骨骺钉安装示意图(A、B)
A.显露及切口;B.安装位置

(四)术后处理及常见之并发症

1. 术后处理 术后用长腿管型石膏固定,可以早日起床扶拐活动。3 周后拆除石膏,即可恢复正常活动。

2. 并发症 阻止骨骺生长术是暂时性阻止骨骺发育生长,在理论上是好的,手术操作也比较容易,但术后常发生以下并发症:

(1)骨骺钉位置在两侧不完全对称 此种状态,不能均匀抑制骨骺生长,结果可导致膝反屈、膝外翻或内翻等畸形,其发生率多达 50% 以上,常需再次手术矫正。如严格手术操作,骨骺钉位置正确,则可避免发生这种力线畸形并发症。

(2)骨骺钉失效 由于骨骺发育生长力量强大,骨骺钉不够牢固或力量不足,骨骺钉爪可发生张开或断裂,而不能达到阻止骨骺生长的作用。这可用加固钉弯角处的方法防止其发生。

(3)局部反应 手术后也常出现关节积液肿胀反应,这种刺激反应在取出钉后可消失。

四、骨骺植骨封闭(融合)术

(一)概述

骨骺钉阻止骨骺生长术是暂时性阻止骨骺生长,理论上虽正确,但由于并发症发生率高而使应用受限。骨骺植骨封闭(融合)术[epiphyseal closure(fusion) with bonegrafting]是永久性破坏骨骺生长,手术效果稳定可靠,也很少发生并发症,是均衡儿童下肢长度不等的常用方法之一。本术一般是在 10 岁以后施行,但也不宜晚于 12 岁。总之,根据下肢长度生长平衡计算,估计在破坏股骨远端或胫腓骨近端骨骺生长后,或同时破坏两者生长刚好达到两下肢长度最终均衡,这种情况就适合采用骨骺植骨封闭(融合)术。本手术的术前准备、麻醉与体位,和骨骺生长术相同。

(二)操作步骤

1. 显露骨骺 显露股骨远端与胫腓骨近端骨骺,其切口同骨骺钉阻止骨骺生长术。纵行切开骨侧面的骨膜,暴露骨骺线。

2. 骨骺植骨 在骨的侧面用骨刀跨越骨骺线凿制纵行长方形骨块,其大小为:宽 2cm,长 3~4cm,厚(深)1cm。骨骺线应在骨块的中下 1/3。进一步切除骨槽深处及两旁的骨骺软骨板(各 1cm)。其后将切取的长方形骨块上下颠倒植放骨槽内(图 8-2-1-2-6)。腓骨近端骨骺用骨刀完全切除,填入松质骨。

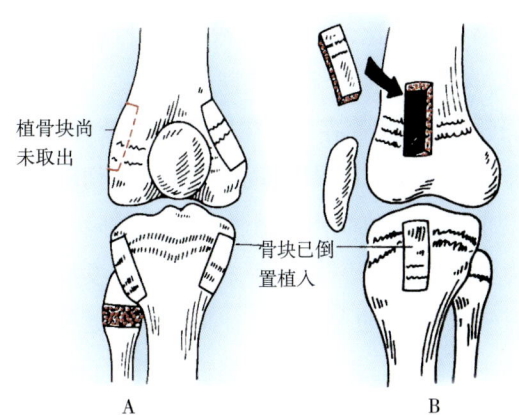

图 8-2-1-2-6 骨骺植骨融合术示意图(A、B)
A. 前方观;B. 侧方观

3. 关闭切口 逐层缝合骨膜、肌肉、筋膜及皮肤。

(三)术后处理及常见之并发症

1. 术后处理 用长腿管型石膏固定,适度抬高肢体,严密观察肢端血循环、感觉及足趾活动度,必要时剖开石膏。术后 3 周拆除石膏,逐渐练习行走活动。术后 3 个月和 6 个月摄 X 线片,观察骨骺融合情况。

2. 术后并发症 胫腓骨上端外侧骨骺植骨术后,局部组织肿胀可造成腓总神经暂时性麻痹,这种情况应及时剖开石膏,以消除压迫。少数病例可因一侧骨骺不融合而造成膝内翻或外翻畸形,需要再次手术。

第三节 股骨缩短术

一、概述

骨生长发育成熟的下肢不等长病人，矫正长度不等除用患肢延长外，还可应用健肢股骨缩短术(shortening of the femur)或胫腓骨缩短术。切除股骨一段将其缩短，这是常用的一种手术。和胫骨缩短术相比，股骨缩短限于一骨，股部肌肉丰富，有利于骨愈合和较快恢复肌力。小腿肌腱组织较多，比股骨容易发生迟缓愈合及骨不连。胫腓骨切除长度宜限于3cm以内，过多切除有可能发生胫前间隙肌肉缺血性坏死的危险。患肢肌力业已受到损害，健肢手术发生的并发症则常具有灾难性，这也是病人往往拒绝接受健肢缩短术的主要原因。因此，健肢缩短术均衡下肢长度的效果虽然比较稳定可靠，但必须严格控制缩短度，将骨断端牢稳固定和进行良好的术后功能康复治疗。

股骨切除缩短度，国外资料报道可以切除7~10cm，但我国学者主张缩短最好限于4cm以内，骨愈合一般较快，肌力亦能很快恢复。如患肢短缩6cm以上，最好采用适当缩短健肢股骨和同时延长对侧股骨，这种取长补短相结合的手术效果较好。股骨可在骨干或干骺端部位缩短，常用的有股骨干缩短术、转子下缩短术和髁上缩短术。

二、麻醉和体位

可用硬脊膜外阻滞或蛛网膜下腔阻滞，必要时用全身麻醉。病人取半侧卧位或侧卧。

三、具体操作步骤

（一）股骨干缩短术

1. **显露股骨干** 在股中上1/3外侧作一纵长切口，长约8~10cm。切开阔筋膜后，顺沿股外侧肌与股中间肌纤维方向切开，用骨膜下暴露法显露股骨干中上1/3段。

2. **股骨环形切除** 用骨刀刻痕标定股骨干中上段切除的上、下界限，再用纵向刻痕将上下横线相连，以便指导股骨节段切除和防止骨断端旋转固定。用线锯或动力锯将标定的股骨一段环形切除(图8-2-1-3-1)。

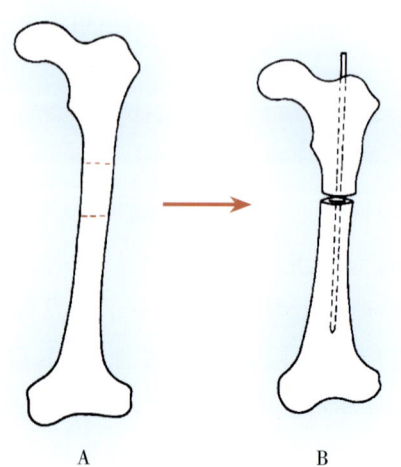

图8-2-1-3-1 股骨干缩短与髓内钉固定示意图（A、B）
A.术前；B.术后

3. **髓内钉固定** 选择粗细和长短适合的髓内钉，用逆行性髓内穿钉法将髓内钉锤入股骨近段内，再顺行击入股骨远段髓腔。复位对合时注意防止骨断端旋转，固定必须稳定而坚固，以便术后早期功能锻炼。

(二)股骨转子下缩短术

1. 切口 用股外侧切口,从大转子基底部开始向下与股骨干平行作纵行切开,长约 8~10cm。切开阔筋膜,剥离股外侧肌,并向前推开。骨膜下环形剥离股骨,显露大转子基底部和股骨上 1/3 段。用骨刀划定需要切除的骨段长度,上端横线是在小转子下方,同样要从上到下在皮质骨上作出纵形标记,复位固定时用以防止旋转。

2. 转子下截骨缩短与鹅头钉固定 在大转子基底部外侧骨皮质上凿一骨孔,由此将鹅头钉的股骨颈部分先行锤入,并将最上面的螺钉拧入固定于小转子部。用线锯或动力锯将需要缩短的骨段环形切除后,正确对合骨断端和用持骨钳拉紧,再用螺丝钉将股骨远端骨段固定(图 8-2-1-3-2)。复位固定时须注意防止骨断端旋转。

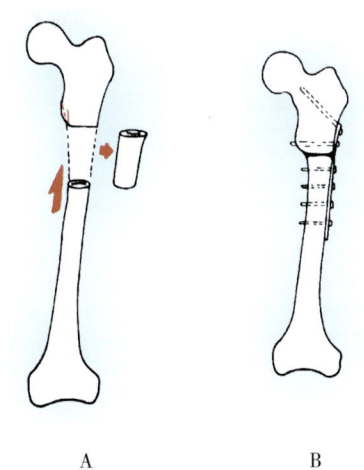

图8-2-1-3-2 截骨+内固定示意图(A、B)
股骨转子下缩短与鹅头钉内固定 A.术前;B.术后

(三)股骨髁上缩短术

股骨髁上缩短术是用股外侧切口,从外髁向上与股骨平行作纵行切开,长约 8~10cm。切开阔筋膜和牵开髂胫束,分离股外侧肌。纵向切开和环形剥离骨膜,以完全显露股骨髁上区及股骨干下 1/4 段。在髁上按标定的长度环形切除一段股骨,用角状钢板螺钉将骨断端牢稳固定(图 8-2-1-3-3)。由于手术靠近膝关节,术后易因粘连和股四头肌力量减弱而影响膝关节活动。因此,若膝部无成角或旋转畸形需同时矫正者,一般不采用股骨髁上缩短术矫正下肢不等长。

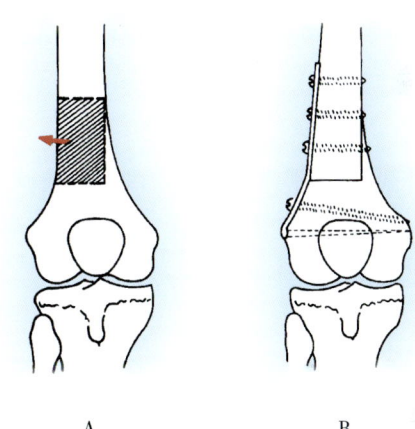

图8-2-1-3-3 短缩与固定示意图(A、B)
股骨髁上缩短与角形钢(钛)板内固定
A.术前设计;B.术后复位与固定

四、术后处理

上述固定方法能将骨断端牢固固定,术后一般不需再加用外固定。卧床休息,同时练习股四头肌和膝、髋关节的伸屈活动,以后扶拐杖下地行走。两个月后开始部分性负重,骨牢固愈合后方可完全负重活动,一般约在手术后 3~4 个月。股四头肌锻炼至少需持续半年以上。

参 考 文 献

1. 邱贵兴, 戴尅戎. 骨科手术学.第三版, 北京: 人民卫生出版社, 2005
2. 赵定麟. 现代骨科学.北京:科学出版社, 2004
3. Coppola C, Maffulli N. Limb shortening for the management of leg length discrepancy. J R Coll Surg Edinb. 1999 Feb; 44（1）: 46-54.
4. Grill F, Chochole M, Schultz A. Pelvic tilt and leg length discrepancy. Orthopade. 1990 Sep; 19（5）: 244-62.
5. Hasler CC. Leg length inequality. Indications for treatment and importance of shortening procedures. Orthopade. 2000 Sep; 29（9）: 766-74.
6. McCarthy JJ, MacEwen GD. Management of leg length inequality. J South Orthop Assoc. 2001 Summer; 10（2）: 73-85; discussion 85.
7. Stanitski DF. Limb-length inequality: assessment and treatment options. J Am Acad Orthop Surg. 1999 May-Jun; 7（3）: 143-53.

第二章 患肢延长术

第一节 患肢延长术之基本概念

一、概述

患肢延长术(lengthening operations on the affected limb)自 Codivilla 于 1905 年提出以来,因并发症太多曾有许多反复。但这种手术由于是延长短肢,能改善患肢功能,以及有保持身材高度等优点,吸引不少学者不断对延长方法和器械进行改进。在 Coleman、Kawamura、Ilizarov 及 Wagner 等推动下,肢体延长术在实验研究和临床推广应用方面进入了新的发展阶段。我国从 1973 年开始即相继进行动物实验和临床研究,近三十年来已在延长器械和手术方法方面有许多改进和创新。

二、并发症概况

肢体结构复杂,包括有骨、肌肉、神经、血管等组织。肢体的延长是上述各组织的同时延长,其安全性与延长度和组织弹性相关,但又不完全取决于组织弹性;即使将延长度严格限于骨原长度的 10%~15%。若对延长速度、部位选择、骨断端固定的稳定性,功能康复治疗及手术适应证选择等因素掌握不当,则不仅延长量常难以满足临床治疗需要,且仍可发生不少、甚至严重的并发症。

三、常见的并发症

1. **关节活动受限、僵硬或畸形** 主要是延长部位邻近的关节活动度减少,关节僵硬,屈曲性挛缩,以及膝外翻、足下垂等;
2. **肌力明显减退或关节失稳或脱位** 并非少见,应注意;
3. **畸形** 主要是骨断端成角或旋转畸形;
4. **血管痉挛** 引起血流量减少或完全中断;
5. **愈合不良** 主要是骨延长区愈合迟缓或骨不连;
6. **神经损伤** 主要引起神经暂时性或永久性麻痹;
7. **皮肤坏死等** 可因骨断端顶压皮肤造成皮肤压迫性坏死及感染,甚至引起骨髓炎;
8. **再骨折** 主要是新骨质量差而再骨折;
9. **切口坏死与感染** 手术切口皮缘坏死与切口感染;
10. **针道感染** 可引起内固定物松动或断裂。

上述并发症并非完全不可避免。近年来,由于应用生物学原则及其新技术,在增加延长度与减少并发症方面均已取得重大进展,可以在大幅度延长时避免发生严重并发症。所谓的生物学原则,就是强调在手术和延长过程中要保护骨及其周围软组织的正常血供,发挥张应力促进肢体受延伸的组织生成(genesis)的能力,即在缓慢的逐渐牵伸延长时使各组织能随着延长而同步增殖生长的能力,从而达到避免损害组织的结构与功能之目的。

四、技术要求

在贯彻这一生物学原则时,必须在方法与技术方面满足以下要求:

(一)延长部位

骨的血供和骨愈合的速度及其质量密切相关。干骺端松质骨的血液供应丰富,成骨能力较强。干骺端截骨和骨骺牵伸延长一样,在截骨延长平面上下各有独立的供血系统,所以长骨端是骨延长的理想部位。皮质骨切开延长术要求保持骨内膜与髓内血管的完整,是在紧靠干骺部位延长,因此,皮质骨切开术也是一种较好的方法。

(二)延长速度

用较快速度牵伸延长,可引起较重的疼痛,骨膜撕裂,拉伤神经,损害肌肉代谢功能,以及血管痉挛与血流量减少,但骨膜、神经、血管与肌肉等组织对缓慢的逐渐牵伸延长有相当大的生物学适应能力。每日以 1mm 速度延长,不影响血流量与神经传导功能,新骨形成速度快质量好,其形态与原干骺端轮廓相似。延长频率(每日延长次数)越高,各组织对延长的生物适应能力越好。

(三)固定的稳定性

骨断端牢稳固定是骨愈合的力学基础,也是防止在延长过程中骨端成角与旋转,以及保证早期下地负重活动的措施。单平面半针骨外固定器由于非对称性承载,延长固定的稳定性差;单平面全钉骨外固定器亦不能完全防止骨端成角和旋转变位。双平面骨外固定器由于增加了矢状面固定而使固定的稳定性牢稳可靠,这在大幅度延长肢体时尤为重要。

(四)延迟延长

手术中或术后立即开始延长有诸多弊端,如加重手术创伤反应,皮肤紧张和血供障碍等,不利于切口愈合。延迟延长(delayed lengthening)是指术后间隔数日开始延长,其目的是等待手术创伤反应消退,避免切口并发症,髓内血循环重建,为促进骨愈合创造有利条件。目前对术后间隔多久开始延长的认识尚不一致,但实验结果已经证明,受截骨术损伤的髓内血管在术后 6~7 天开始已完成重建,并开始出现骨痂,手术切口在此期间也已初步愈合。因此,术后间隔 7~10 天开始延长比较符合生物学规律。

应用上述生物学原则和方法,临床上可以达到数倍超越组织弹性限度的大幅度延长,并发症少而轻。胫骨延长可达 15cm(图 8-2-2-1-1),股骨胫骨同时延长可达 26cm 总长度(图 8-2-2-1-2)。基于肢体延长术的生物学规律这一新认识,骨骺牵伸延长术、干骺端截骨延长术和干骺端-骨干皮质骨切开术,已成为常用的骨延长术。髂骨截骨延长术在我国亦有较多的应用。

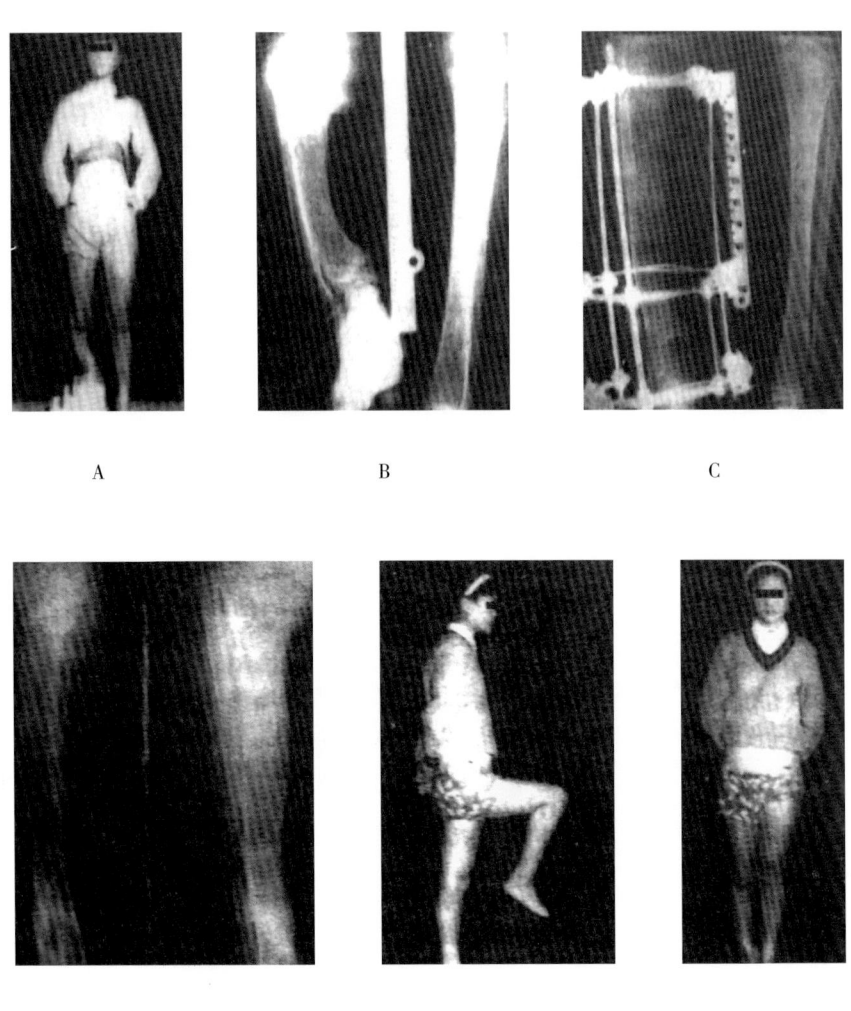

图8-2-2-1-1 临床举例 例1（A~F）

患者女，15岁；A.B. 右胫骨先天性短缩15cm；C. 行胫骨上、下干骺端联合截骨延长15cm；
D. 术后12个月延长区骨愈合；E.F. 患肢功能良好

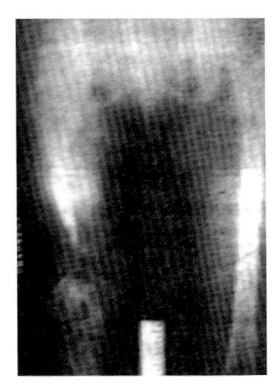

A

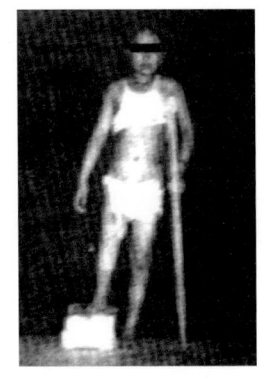

B

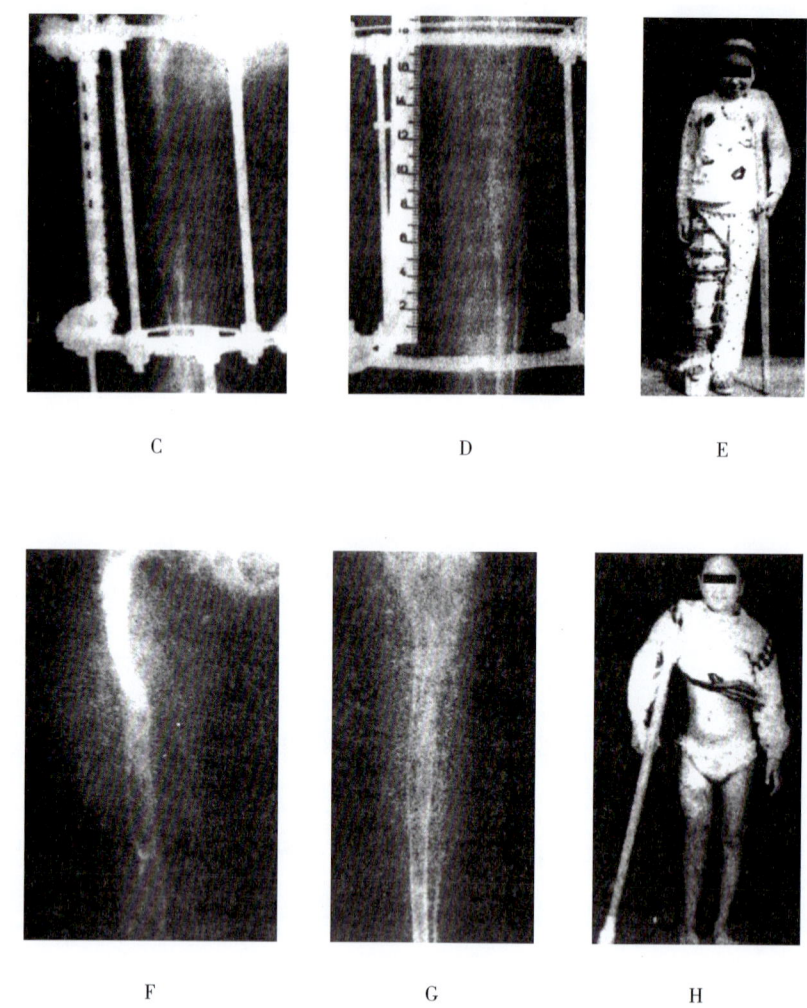

图8-2-2-1-2 临床举例 例2（A~H）

患者女，11岁；A.B. 右股骨下端骨感染骨不连并下肢短缩26cm；C. 行股骨转子下截骨；
D. 与胫骨上干骺端截骨分别延长15cm与11cm；E. 为延长过程中；F、G. 术后14个月延长区骨愈合；H. 开始扶杖部分负重

第二节 胫骨延长术

一、概述

自 Abbott 于1927年介绍胫骨延长术（operation for tibial lengthening）以来，延长胫骨的方法经历了许多改进。Wagner 改良的 Anderson 方法，由于沿用骨干截骨和每日以1.5mm较快的速度延长，仍有多种并发症，如骨断端向前成角，并可能引起皮肤坏死；常需要植骨治疗；骨愈合质量差可因负重而发生病理骨折等。达到预期的延长后大多需要换用8孔钢板内固定和植骨，这种二次手术亦是 Wagner 手术的重要缺点之一。骨骺牵伸、干骺端截骨及紧邻干骺端的皮质骨切开延

长术,是延长小腿的新方法,其共同特点是在长骨端,骨断端有比较充足的血运,每日以1mm慢速延长,延长幅度大,新骨形成远较骨干截骨迅速和质量好,无严重并发症。这三种新的延长术有代替传统骨干截骨延长术的明显趋势。

二、适应证

三种骨延长术有以下共同的手术适应证:

1. 年龄　在12~20岁,最大一般不宜超过22岁。骨骺牵伸延长适用于骨骺自然闭合前的1~2年的儿童,骨骺已闭合的青少年可选择干骺端截骨或皮质骨切开延长术。

2. 一侧下肢短缩　超过3cm者为佳,且主要是在小腿者。

3. 患侧髋、膝关节稳定　肌力能控制其活动,或经相应的肌腱转位或骨手术后,使膝关节的功能足以达到负重行走者。

4. 患肢负重力线正常　或在骨延长术同时能予以矫正者。

5. 小腿无瘢痕组织或不妨碍小腿延长者　术前应注意检查,骨与软组织亦应无炎症。

三、特殊器械

骨骺牵伸和干骺端截骨延长,虽可使用单侧半针骨外固定器和直径5~6mm螺纹骨钉作延长固定,但由于骨骺端长度有限,只能穿放一枚螺纹骨钉,粗钉造成的骨骺端损伤较大,单钉也难以完全防止延长过程中发生轴线偏离。因此,胫骨干骺端截骨延长和骨骺牵伸延长宜选用克氏针经骨交叉双平面固定的骨外固定器,固定的稳定性更为可靠。Ilizarov全环式和李起鸿研制的半环槽式骨外固定器(图8-2-2-2-1)属三维立体固定,骨断端固定稳定;固定钢钉直径细而富有弹性,下地负重行走可产生轴向微动,有促进成骨形成作用;交叉穿针的皮肤-钢钉和骨-钢针界面稳定,针道感染少而轻。半环槽式骨外固定器由硬铝合金制成,重量轻而质坚固,齿式固定夹能紧固钢针和保持钢针张力,固定夹可在弓槽内移动而便于穿针,螺纹杆由弓环的开口槽座置入固定,组装简便。拧旋固定稳定弓的螺母一圈为1mm进度,通过螺母推移弓环逐渐加大上、下两组钢针间的距离,使小腿延长。

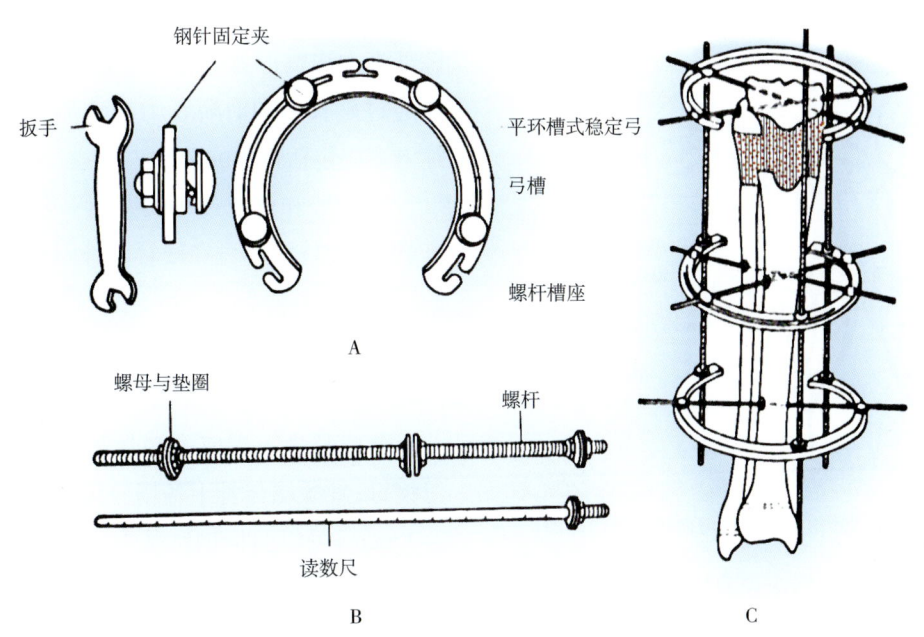

图8-2-2-2-1　半环槽式外固定器示意图(A~C)

A.B.部件;C.组装整体后

四、骨骺牵伸小腿延长术

(一)概述

骨骺牵伸延长肢体(epiphyseal distraction for leg lengthening)是一种新方法。1958年Ring首先用狗做实验,分离骨骺板延长肢体11~32mm。1969年Ilizarov第一个将骨骺分离术用于临床并报告51只小狗的实验结果,临床49例的下肢延长达2~11cm。本法创伤性小,无需作切口、截骨、植骨或内固定。骨骺板在组织学结构上分为静止细胞层、增殖细胞层与肥大细胞层。后者又分为成熟层、退变层和临床钙化层(软骨内化骨层)。增殖细胞层的营养是来自骨骺动脉分支,软骨内化骨层的营养主要由髓腔营养动脉支和干骺端动脉血管网供给(图8-2-2-2-2)。静止细胞层与增殖细胞层间质丰富,抗拉能力强大;肥大细胞层骨基质明显减少,细胞逐渐变性。退变层的抗拉强度最为脆弱,骨骺分离平面总是在退变层或退变层与临床钙化层交接处。因此,骨骺牵伸分离一般并不损害增殖细胞层的增殖、分化与形成软骨的能力,亦不破坏两侧的血液供应。缓慢牵伸不会撕裂骨膜,延长区在完整的骨膜套内从骨膜、干骺端与骨骺侧迅速形成新骨。

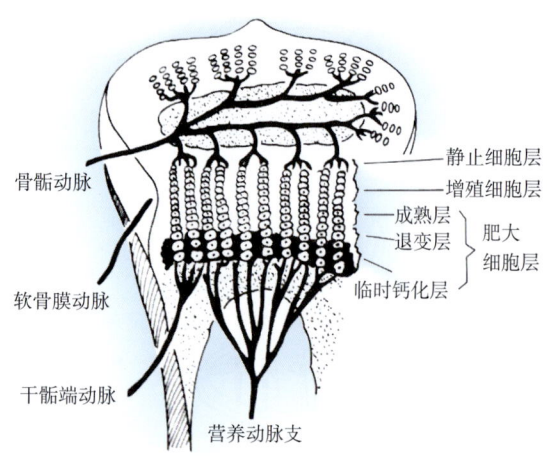

图8-2-2-2-2　骨骺组织学结构与血供来源示意图

一些实验结果与临床观察表明,骨骺牵伸分离虽不损伤分离平面两侧的血供,但在分离延长术后有可能影响骺板正常生长功能或使骨骺早闭。1986年DeBastiani提出不发生骨骺分离的骨骺牵伸延长法,即把分离骨骺的每日1mm延长速度法改为0.5mm速度延长,证明在不发生骺板分离的情况下可以延长肢体,100例儿童延长3~10.5cm,停止延长后骺板能继续生长,但其生长速度均慢于健侧。因此,为防止术后骺板生长功能障碍再度引起下肢不等长,一般均主张把骨骺自然闭合前的1~2年作为年龄适应证。骺板分离延长和骺板不发生分离的延长,两者机理不同。前者是通过软骨内化骨、膜内化骨和纤维组织直接转化成骨完成延长区的骨愈合,后者是通过持续的低牵张力作用促进骺板各层细胞超速生长的结果。

(二)术前准备、麻醉和体位

1. 骨骺线一定要清楚　拟行穿针延长的骨骺不应有模糊、硬化等早期闭合的现象。因此必须对牵伸延长的骨骺先作X线垂直投照,摄取前后位和侧位片,必要时还应摄斜位片,以确认骨骺线清楚,骨骺板尚未融合。

2. 胫骨两端骨骺均可供牵伸延长　两者延长效果相同,选择骨骺以胫骨下端为合理,因如果发生并发症,其后果也比在膝关节邻近为轻。膝部有力线畸形者可选用胫骨上端骨骺,优点是能通过延长区同时矫正力线畸形。术前制订治疗方案应包括骨骺的选择。

3. 麻醉和体位　年幼儿童一般宜选用全身麻醉,年龄较大者可在硬脊膜外阻滞或蛛网膜下腔阻滞下进行穿针。仰卧,用软枕垫高小腿。

(三)操作步骤

牵伸胫骨上端或下端骨骺进行延长是用两组钢钉,骨骺端与骨干各用一组。骨圆针直径为2~2.5mm,每组两根钢钉基本于同一平面在骨内交叉穿放,成25°~45°角。第一组钢钉穿过骨骺最好是在骨骺线之上(上端骨骺)或下(下端骨骺)1~2mm处穿过,因此宜在X线监控下进行,以防误入关节腔或损伤骨骺板。牵伸胫骨上端或下端骨骺,进行延长都必须防止外踝上移,以免破坏关节的稳定性。

1. 牵伸胫骨上端骨骺穿针法　第一组钢针由外向内侧交叉穿于上端骨骺时,可用1根钢针穿越腓骨上端骨骺顶端,腓骨顶端比胫骨骨骺板低时可穿越外侧副韧带,以防腓骨头下移。第二组钢针穿于胫骨干中上1/3,其中1根必须同时穿过腓骨干,以保证腓骨上端骨骺同时分离延长和防止外踝上移,亦可用第3根钢针同时贯穿胫腓骨干下1/3段,同时有增强固定稳定性的作用（图8-2-2-2-3）。

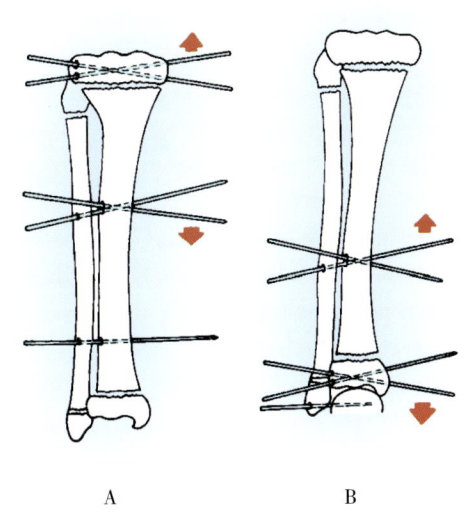

图8-2-2-2-3　穿针示意图（A、B）
A.胫骨上端骨骺穿针法；B.胫骨下端骨骺穿针法

2. 牵伸胫骨下端骨骺穿针法　第一组钢针穿于胫骨下端骨骺端内。第二组穿在胫骨干中下段,为防止腓骨上端骨骺出现分离,其中1根最好同时穿过腓骨。此外,还必须另用1根短针在腓骨下端骨骺部将外踝固定于距骨,以保证腓骨下端骨骺和胫骨下端骨骺同步分离与延长（见图8-2-2-2-3）。再用1根钢针横穿跟骨以增加固定的稳定性,并可防止小腿延长时可能出现的足下垂。

3. 组装骨外固定器　组装半环槽式骨外固定器的步骤是先紧依钢针套放稳定弓于肢体,再用螺杆与螺母将各稳定弓连接固定,最后用弓槽内的固定夹将钢针牢牢咬住（见图8-2-2-2-1）。针孔处贴放酒精纱布,再用干纱布覆盖。

4. 延长方法　穿针后2~3天内暂不作牵伸延长,让病人适应带着骨外固定器活动关节和扶拐负重行走。其后,每日以1mm速度牵伸延长,分2~4次完成日延长量。骨骺分离大多是在牵伸5天左右出现,常伴有突然的剧痛。一旦出现骨骺分离,即暂停延伸,待急性创伤反应消失后再重新开始,延长达6cm后宜减慢延长速度,以防出现神经损伤。定期摄X线片核实延伸长度。

（四）术后处理

应注意检查患肢末梢血循环与知觉,保持针孔清洁干燥,以及鼓励病人定时练习关节活动与扶拐行走。达到预期的延长后,留置骨外固定器作为骨外固定用,延长区骨愈合后卸除骨外固定器。骨愈合的标准是延长区（新干骺端）有明确的连续性骨皮质形成。固定时间因延长度不同而异,延长4cm者一般于术后5个月可不再用骨外固定器保护,可开始逐渐负重。延长度每增加1cm,开始负重的时间向后顺延1个月。

（五）并发症

1. 关节活动受限　骨骺受牵伸的相邻关节在延长超过3~4cm时常有不同程度的活动受限,大多在停止延长后通过功能锻炼可逐渐恢复。如出现关节屈曲挛缩倾向,可通过骨外固定器作持续牵引,或用石膏托临时固定关节于功能位,或用沙袋压膝以阻止其发展,必要时亦可暂时停止延长数日。

2. 针道感染　由于钢针交叉固定,皮肤-钢针和钢针-骨界面稳定,主要是针孔感染。延长过程中受钢针压迫的皮肤必须宽松松开。针道感染者应控制活动,必要时结合抗生素治疗。保持穿针处皮肤清洁干燥。

3. 足部原有畸形加重 达到或接近完成预期的延长时，如足部原有畸形加剧，则需进行相应的矫形手术治疗。

五、胫骨干骺端截骨延长术

（一）概述

胫骨干骺端截骨延长术（tibial lengthening by metaphyseal osteotomy）是在骨骺牵伸延长术基础上发展起来的一种新的骨延长术。具有与骨骺牵伸延长术相似的优点而不受年龄限制，适用于治疗骨骺板已融合的青少年及成人下肢短缩畸形。干骺端松质骨血液供应丰富，截骨平面是在骨干营养动脉支的终末端，骨膜下截骨对骨骺供血系统和骨干侧骨断端的供血干扰不大，新骨形成速度和新骨质量远优于传统的骨干截骨延长术。我国大量临床结果表明，本法比较安全，延长幅度大，是骨骺板闭合后的一种比较理想的下肢延长术。胫骨干骺端截骨可在其上端或下端施行，但下干骺端截骨延长后骨修复性再生速度慢于上干骺端，延长量不超过5cm时，新骨形成仍是满意的。

（二）麻醉和体位

蛛网膜下腔阻滞或硬脊膜外阻滞。仰卧，小腿用枕垫高以便术中穿针。在用橡皮绷带驱血后于大腿根部上气囊止血带。

（三）操作步骤

1. 胫骨上干骺端截骨延长术

（1）腓骨截骨 在小腿中1/3外侧作直切口，长约4cm。切开皮肤与筋膜，分离肌间隙和向前牵开腓骨长、短肌显露腓骨，纵向切开骨膜并作环形剥离，截除腓骨1cm。在腓骨截骨面下方用1根钢针贯穿胫腓两骨以防外踝上移。严密缝合骨膜。用第2根钢针在腓骨前面单独穿放于胫骨。两根钢针交叉成25°~45°角。注意保护腓浅神经。

（2）显露胫骨上干骺端 在胫骨关节面下2cm处，沿胫骨前嵴外侧向下作直切口，长约5cm。纵向切开骨膜，仔细环形剥离使成套状。注意保持骨膜完整和不作骨膜外组织剥离。

（3）骨骺端穿针 在关节平面下2cm处，从外向内交叉穿放直径2.5cm的两根骨圆针，使成25°~45°角。其中1根力求同时贯穿腓骨头上部以防腓骨下移。在胫骨下1/3横穿1根钢针（图8-2-2-2-4），以加强固定的稳定性。

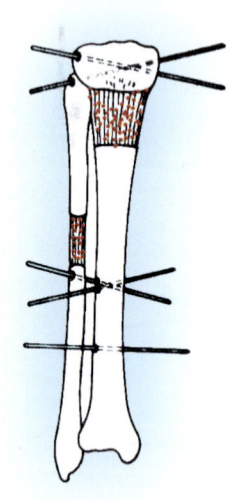

图8-2-2-2-4 胫骨上干骺端截骨和穿针法示意图

（4）胫骨截骨 在骨骺端钢针下方0.5cm的平面截断胫骨。不论作横断或作V形截骨，必须将髌韧带附着的胫骨结节保留在骨骺端一侧。仔细缝合骨膜。分层缝合切口。

（5）组装骨外固定器和包扎切口 与骨骺牵伸延长术相同。术中不作延长。

2. 胫骨下干骺端截骨延长术 操作步骤与方法和胫骨上干骺端截骨延长术相同。腓骨截骨是在腓骨干下1/3，在胫骨下1/3交叉穿放一组钢针，其中1根应同时将腓骨近心断端固定。胫骨截骨平面是在胫骨下关节面上方2.5cm，在下骨骺端穿针时，必须使其中1根从腓骨下端外侧贯穿下胫腓关节，以防下胫腓关节脱位（图8-2-2-2-5）。

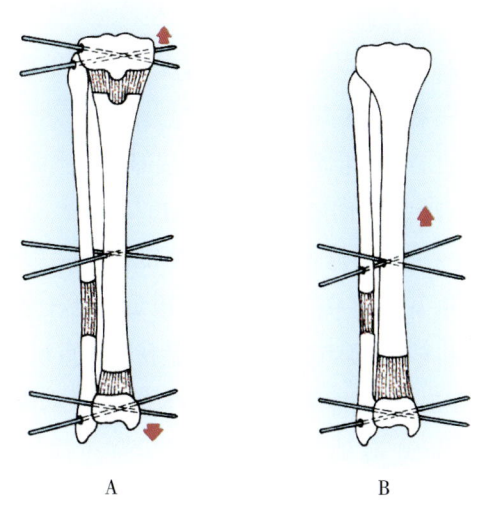

图8-2-2-2-5 胫骨干骺端截骨与延长示意图（A、B）
A.上下两端延长；B.一端延长

3. 胫骨上下干骺端联合截骨延长术 骨骺牵伸延长幅度大，新骨形成速度快。牵伸延长一处骨骺已足够矫正儿童的小腿短缩畸形。一般不需要作两处骨骺的联合牵伸延长。干骺端截骨延长是用于骨骺闭合后青少年的下肢短缩。由于短缩度一般较重，而延长区骨再生修复能力不及骨骺牵伸延长。故小腿严重短缩的青少年有时须作胫骨上下干骺端联合截骨延长术。

这是胫骨上干骺端和下干骺端截骨延长术的联合应用（见图8-2-2-2-5）。本手术主要用于矫正小腿7cm以上的短缩畸形。由于两个干骺端同时延长，每日各延长1mm，有显著缩短延长时间和骨愈合时间的优点。

（四）延长方法

术后间隔7~10天开始延长。每日延长量为1mm，分2~4次完成。胫骨上下干骨骺端联合截骨时，上下两处同时按上述速度延长。定期摄X线片核实延长度。

（五）术后处理

1. 创面处理 注意定期更换敷料，保持针孔部清洁干燥。

2. 功能活动 从延长一开始就下地扶拐负重行走，定时扶床练习膝关节直伸和下蹲活动，以保持膝踝关节活动功能。

3. 持续外固定 达到预期的延长度后，继续用骨外固定器固定直至延长区骨愈合。

4. 术后固定时间因延长量不同而异 此和骨骺牵伸延长术相似。但病人年龄比骨骺牵伸延长者大，以及本手术有附加的手术创伤，术后固定时间一般要比同等延长度的骨骺牵伸延长者增加1~2个月。延长区内侧有时新骨形成迟缓或不完全，固定时间应适当增加。去除骨外固定器后逐渐练习负重行走。

（六）并发症

胫骨干骺端截骨延长术的并发症和骨骺牵伸延长术基本相同。延长区内侧新骨形成迟缓或不全的发生率在10%左右，增加固定时间3个月仍不愈合时，则应考虑部分植骨治疗，即在骨内侧镶嵌填补植骨促进其愈合。

六、皮质骨切开小腿延长术

（一）概述

皮质骨切开术是以保全髓内血管和骨内膜为目的，以期提高延长区骨修复性再生能力，减少延长术后对植骨治疗的需要。皮质骨切开小腿延长术（lower leg lengthening by corticotomy）于1968年首先由Kawamura提出，当初是用于胫骨干或股骨干的中段延长，近年来为Ilizarov、DeBastiani等所改进，选择血供丰富的干骺端和骨干连接部位作皮质骨切开延长。

（二）操作步骤

1. Kawamura 技术

（1）在腓骨下干骺端部通过小切口行骨膜下切除一段腓骨，其长度为2~3cm。用1枚螺丝钉固定下胫腓关节。

（2）在胫骨干上1/3和下1/3分别穿放骨圆

针两根,用骨外固定器连接裸露于小腿内、外两侧各针端,将胫骨固定。

(3) 在胫骨干中 1/3 预定的截骨平面,沿胫骨前嵴和后内侧缘分别作 1cm 小切口,纵向切开骨膜,通过前切口剥离胫骨内侧面和外侧面骨膜,由后内侧缘切口剥离胫骨后面骨膜。

(4) 经由两个皮肤切口掀起骨膜,沿预定的斜行皮质骨切开线作骨钻孔,但钻孔深度仅限于骨皮质。其后用骨刀截断各钻孔间的皮质骨,使形成皮质骨斜行截骨线。

(5) 如怀疑皮质骨未被完全切断,则需暂时拔出靠近截骨线的上、下两根钢针,最上端和最下端的骨圆针保持固定不动。其后由前向后小心压迫截骨部位,使截骨线完全折断。确认完全骨折后,再由原骨孔将两根骨圆针重新贯穿胫骨固定。

(6) 缝合骨膜使成套状。缝合皮肤切口后延长小腿。但术中的首次延长不要超过骨原长度的 3%,以免造成骨膜撕裂而影响成骨能力。

Kawamura 的重要贡献在于提倡用小切口行皮质骨切开,强调保护局部血供以利新骨生成。但他采用 3~6 周分 3~6 次的延长方法,以达到骨原长度 10%~15% 为限度,其缺点是总延长量小而每次的延长速度较快,结果是病人难以耐受,每次延长时多需投予麻醉剂。此外,仍有部分病人因骨愈合迟缓需要植骨治疗。

2. Ilizarov 技术　作者对皮质骨切开术作了以下三点改进:

(1) 选用干骺端和骨干交接部作皮质骨切开。

(2) 术后间隔 7 天开始延长。

(3) 每天延长四次,每次 0.25mm。强调延长速度及其频率的重要性,提出每日延长量限于 1cm 和早期下床功能锻炼,包括扶拐负重行走。

Ilizarov 技术符合骨延长术的生物学和生物力学原则,有延长幅度大和并发症少而轻的优点,近年来获得较广泛的应用。但是,Ilizarov 技术亦有其缺点,首先是前侧切口只能切开骨的 2/3 至 3/4 周径,无法对后侧—(切口对侧)皮质骨切开,须用强行按压及扭转手法将未被切开的皮质骨折断,而皮质骨十分坚硬,强行折断时就有可能造成骨内膜和髓内血管损伤,并可能损伤骨外膜;其次,Kojimoto 等 (1988) 报告,延长区是否有充足的骨痂形成,保全骨外膜比骨内膜和骨髓更为重要。骨膜下干骺端横断截骨方法比较简便,同样可以迅速形成大量新骨,关键在于延迟延长和牢固稳定,每日延长量限于 1.0mm。实验业已证明,被截骨切断的髓内血管在术后 6~7 天可完成重建。采用皮质骨切开延长术或干骺端截骨延长术,可根据术者的经验和设备来决定,这两种骨延长术都可取得同样效果。

第三节　股骨延长术

一、概述

自 1905 年首次行股骨延长术 (femoral lengthening) 以来,在其发展过程中曾出现过许多不同的延长方法,但根据手术性质可分为两类:一类是需要作植骨和内固定的手术延长,包括一次性延长和 Wagner 改良的 Anderson 股骨干延长术。另一类是不需要植骨和内固定,其特点是用缓慢的速度延长,依靠骨的自身修复性再生能力完成骨愈合,这类手术包括股骨干截骨或皮质骨切开术后间隔 7~10 天开始的慢速延长法,以及干骺端截骨延长术。后一类延长术由于创伤小,延长幅度大和并发症少,现已成为常用的股骨延长术。股骨下端骨骺牵伸延长虽属无血性手术,但因骨骺端有部分位于关节腔内和为关节囊覆盖,牵伸延长股骨下端骨骺容易并发膝关节僵硬,作者主张尽量避免应用股骨下端骨骺延长术。

二、股骨延长术之手术适应证

股骨延长术的适应证和胫骨延长术基本相同,但下肢短缩应以股骨为主者。股骨延长对膝关节和髋关节影响较大,关节必须稳定,如存在髋臼发育不良,则很容易并发髋关节脱位。

三、股骨延长术之术前准备、麻醉与体位

(一)术前准备

手术前的准备包括摄 X 线片检查髋关节,明确有无解剖结构上的不稳。髋臼发育不良或股骨头半脱位应先予手术,使髋关节稳定后再作股骨延长术。髋关节屈曲和内收挛缩可同时手术矫正。选择合适的骨外固定器。

(二)麻醉和体位

硬脊膜外阻滞或全身麻醉。病人仰卧,患侧髋关节和下肢稍向健侧倾斜。

四、股骨延长术之具体操作步骤

(一)股骨干延长术 (diaphseal lengthening of the femur)

1. 股骨两端穿针　在股骨外髁上 3cm 和大转子下方于股外侧分别作 1cm 小切口,插入套管和套针直达骨组织,移除套针后,使套管口在股骨外侧表面定位。用直径 3mm 钻头通过套管作骨钻孔达对侧皮质骨表面。拧出钻头和拧入直径 4mm 螺丝固定针,钉端以穿出对侧骨表面 3mm 为宜。然后以同法在第 1 根针上方和第 2 根针下方 3cm 处分别穿放第 3 和第 4 根螺丝固定针,用固定夹将针尾固定于延长固定杆。注意 4 根螺丝固定针在股外侧要互相平行。

2. 股骨中段切骨　在股中 1/3 外侧作直切口,长约 8~10cm。切开阔筋膜,将股外侧肌牵向前方,显露股骨干。纵行切开骨膜和作环形剥离,注意勿撕损骨膜。在上下两组固定针的中部将股骨横形截断,或作皮质骨切开术。仔细缝合骨膜使成套状。分层缝合切口如图所示(图 8-2-2-3-1)。

3. 延长肢体　术后第 7~10 天开始延长。每日 1mm,分 2~4 次完成。达到预期的延长后,如骨愈合出现迟缓,Wagner 主张及时行植骨内固定治疗(见图 8-2-2-3-1)。

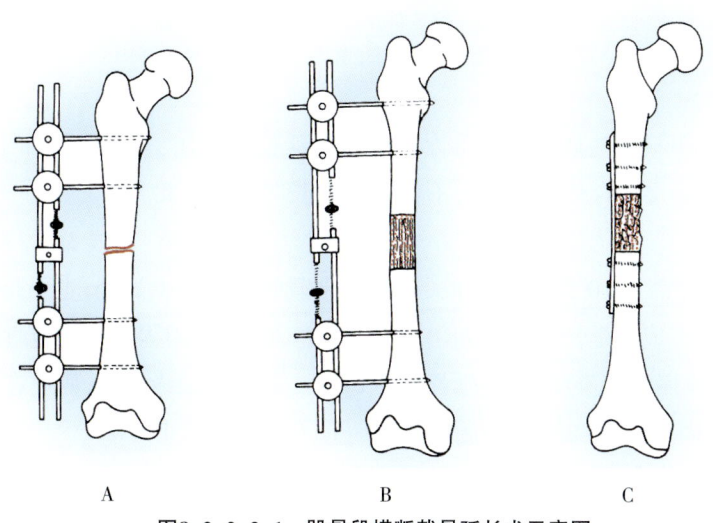

图8-2-2-3-1　股骨段横断截骨延长术示意图

(二)股骨干骺端截骨延长术

股骨干骺端截骨延长术(femoral lengthening by metaphyseal osteotomy)可在其下干骺端和骨干交接部或股骨小转子下3cm处施行,两者操作步骤基本相同。

1. 操作步骤

(1)切口 以截骨平面为中心,在股外侧上端或下端作直切口,长约6~8cm。切开并松解阔筋膜,使呈T形。

(2)显露干骺端 向前牵开股外侧肌,显露干骺端和骨干交接部。纵向切开骨膜和作环形剥离。

(3)穿针 穿放两组交叉钢针。第一组交叉钢针穿于紧邻骨干的干骺端部,第二组钢针穿于骨干段,两组钢针的间距不宜小于10cm。穿针必须从内向外,注意避开神经与血管。

(4)组装骨外固定器 同胫骨干骺端截骨延长术。为加强固定的稳定性,可增加连接杆或固定针数目(图8-2-2-3-2)。

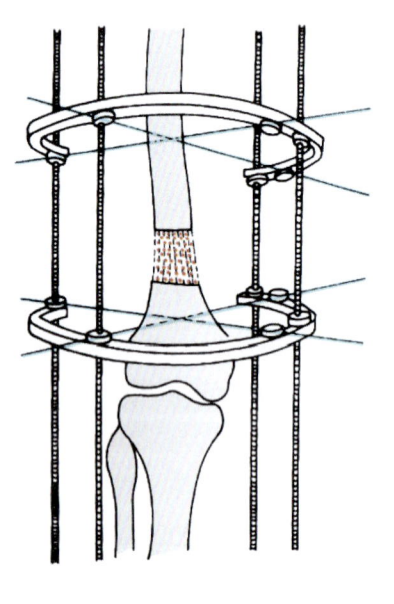 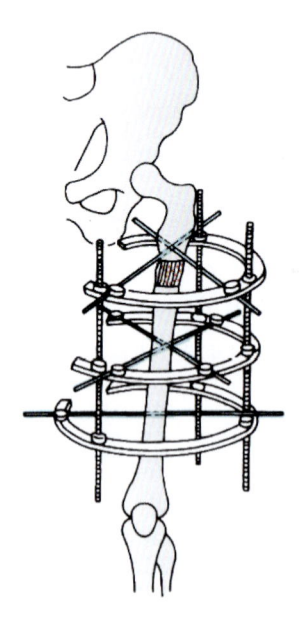

A   B

图8-2-2-3-2　组装骨外固定器示意图(A、B)
A.股骨下干骺端截骨延长术；B.股骨小转子下截骨延长

(5)截骨 作骨膜下横断性截骨或皮质骨切开术。仔细缝合骨膜,分层缝合切口。术中不作延长。

2. 术后处理
术后第7~10天开始延长,每天1mm,但须分2~4次完成。延长过程中如出现关节活动度明显受限或疼痛,需暂时停止延长和加强功能锻炼。术后固定时间和胫骨干骺端截骨延长术相比,一般需增加1个月,股骨干截骨延长时尤为如此。

3. 并发症
并发症比Wagner改良式股骨干截骨延长术少而轻,主要是关节活动受限和针道感染,有时因固定的稳定性不足而并发轴线偏移。如发生轴线偏移,则应在新骨尚未坚固时作闭合性手法矫正。

第四节　髂骨截骨延长术

一、概述

髂骨截骨延长术（transiliac ostectomy for lengthening of lower limb）是 Salter 手术的一种改良式，其不同点是不仅撑开截骨线的前部，同时也要撑开其后部，使呈外宽内窄的梯形间隙，并在撑开延长的间隙内植入相应的梯形骨块。本术延长下肢和改善步态的机理是在于撑开髂骨截骨线时使下髂骨段向下向内旋转，减少髋臼倾斜度，CE 角（髋臼指数）变小而使股骨头的覆盖面积增加。由于髂骨延长，股骨头也随同下移而使下肢长度增加。下髂骨段向下、向内旋转，使股骨头既有下移又有内移，这样在站立时由于下肢处于相对外展位置，结果又使下肢长度相对增加和外展肌肉力量增强，从而可取得下肢延长和改善步态的效果。

髂骨截骨延长术成功的关键，是在于撑开截骨线时一定要使下髂骨段向下、向内旋转。但骨盆是近似圆形的环状结构，将环的一处切断延长，延长处不可能是直接移动，而必然是沿着弧形的环作旋转活动。这种活动又必然是以骨盆的一个或几个可以活动的点为轴心而进行，可能作为轴心活动处就是对侧骶髂关节、耻骨联合和同侧骶髂关节。撑开延长截骨间隙时，只有以对侧骶髂关节为轴心时，下髂骨段才会有效地向下方旋转，延长下肢和改善步态的效果最好。若旋转轴心以同侧骶髂关节为主，上髂段向外上方移位，则不能有效地使股骨头向下移和内移，因而实际上起不到延长下肢的作用。但由于髂骨本身被向上撑开延长，所以起到的效果仅限于增加臀肌张力，以帮助稳定髋关节的作用。截断髂骨时将截骨线外端提高至髂前上棘下缘，使截骨线上移，以及助手向下抵压髂嵴和同时向下牵引患肢，这有助于控制同侧骶髂关节旋动。髂骨截骨延长以 3cm 左右为宜，过大的撑开延长可造成骶髂关节下部分离、耻骨支骨折或坐骨神经拉伤。合并髂腰肌挛缩者还可能并发股神经损伤。

二、髂骨截骨延长术之手术适应证

1. 髋臼 Y 形软骨发育已成熟的青少年，患肢短缩 3~5cm 者；

2. 一侧下肢短缩伴同侧髋臼发育不良或髋关节半脱位者；

3. 患肢短缩 3~5cm 伴有髋关节屈曲挛缩，可同时安全将髋关节屈曲畸形矫正者。

三、髂骨截骨延长术之术前准备、麻醉和体位

1. 术前准备

（1）摄片　摄全骨盆正位 X 线片检查双侧髋关节以及骨盆发育情况；

（2）备血　常规备血 200~400ml。

2. 麻醉和体位　硬脊膜外阻滞或全身麻醉。仰卧，患侧髋部用砂袋垫高。

四、髂骨截骨延长术之具体操作步骤

（一）切口

自髂嵴中点开始，沿髂嵴中线向下前方至髂前上棘，然后转向腹股沟韧带，并止于其中点。

(二)显露髂骨翼内外板

先自阔筋膜张肌和缝匠肌之间分开显露髂前下棘,骨膜下显露髋臼上部的髂骨内外板至坐骨大切迹。注意勿损伤坐骨切迹后方的臀上动脉与坐骨神经。在髂骨内侧放置弯形牵开器。

(三)髂骨截骨

用一把肾蒂钳沿髂骨内侧面伸入坐骨大切迹,夹住由外侧放入的线锯的一端并拉出。保护好线锯周围的软组织,在髂前上、下棘之间锯断髂骨。在髂前上棘后方切取 8(长)×3(宽)cm² 全厚髂骨块。

(四)延长

用特制撑开器插入截骨线,一助手向下推压髂嵴,另一助手牵拉患肢并适度内旋,逐渐将截骨线撑开,使成外宽内窄的梯形间隙,间隙中心高度 3~3.5cm 即可。

(五)植骨与钢板螺丝钉固定

将植骨块切修成 5cm 和 3cm 两块,较坚实的短骨块先植放于内侧间隙,长的一块植入外侧间隙。注意植骨块的内外板要和上、下骨断端的内外板相对合,这有助于防止植骨块压缩。用四孔钢板跨越延长间隙固定上、下髂骨段(图8-2-2-4-1)。

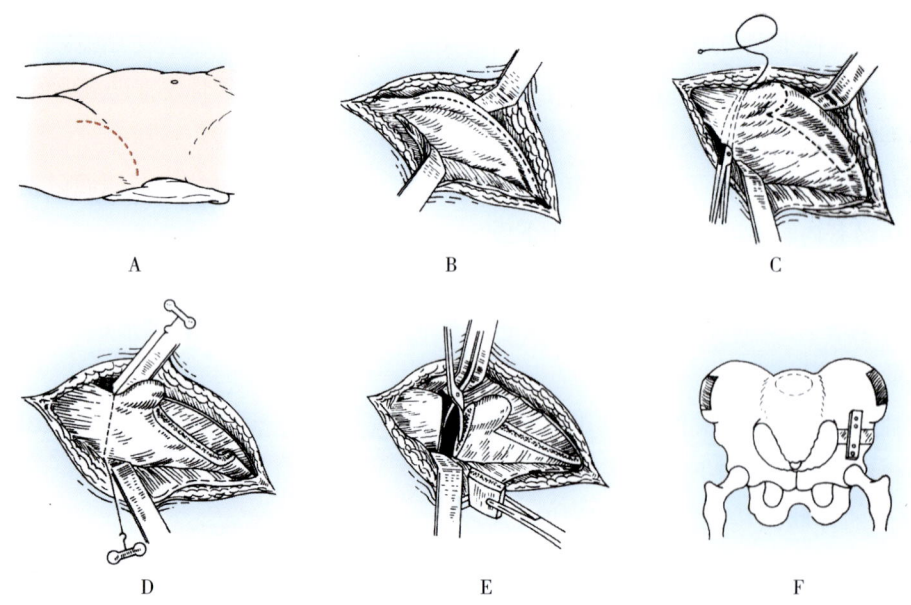

图8-2-2-4-1 髂骨截骨延长术示意图(A~F)
A.切口线;B.显露髂骨内、外板;C.绕过坐骨切迹引入线锯;D.切断髂骨与切取植骨块;
E.撑开梯形间隙与植入骨块;F.手术示设计

(六)缝合切口

检查骨断端固定稳定后,冲洗切口,彻底止血,放置负压引流,分层缝合切口,加压包扎。

五、髂骨截骨延长术之术后处理

(一)常规处理

术后患侧下肢皮牵引固定 2 周,负压引流 24~48h。拆线后在床上练习下肢关节伸屈活动。术后 4~6 周可扶双拐下地活动,但患肢不负重。

(二)定期摄 X 线片

可从定期 X 片中观察骨愈合情况,证实骨性愈合后始可弃拐负重行走。植骨块愈合一般需 3~5 个月。

六、髂骨截骨延长术之并发症

(一)切口感染

植骨区血肿易诱发伤口感染。骨盆松质骨渗血难以用加压包扎制止,应常规放置负压引流24~48h,以避免血肿形成。如发现积血,则应及时予以清除。

(二)骶髂关节分离

主要由于过度撑开延长,上髂骨段向外上方旋转造成骶髂关节下部分离,但亦可出现于对侧骶髂关节。在15岁以下和25岁以上亦易发生。过度延长还可以引起髂骨外翻和耻骨支骨折。因此,应严格控制延长度,梯形间隙内口不宜超过3cm。注意年龄选择。

(三)神经损伤

过度延长可并发坐骨神经损伤。Millis(1979)报告1例延长3.5cm者术后出现坐骨神经部分性麻痹,再次手术将延长度减至2.5cm后,麻痹随之消失。有明显的髂腰肌挛缩者可并发股神经损伤,因$L_{2~4}$神经穿行于腰大肌和髂腰肌之间,已挛缩的髂腰肌在髂骨延长时更为紧张,结果可导致股神经牵伸性损伤。对伴有明显的髂腰肌挛缩者应先作髂腰肌松解术,以后再作髂骨延长。

(四)植骨块压缩或移位

主要由于植骨块固定不牢、过早活动或负重所致。为防止延长度回缩,要注意将厚实的植骨块植于回缩力大的坐骨切迹处的间隙,钢板固定要确实。植骨块皮质骨和上下髂骨段的皮质骨相对齐,可避免植骨块嵌入上下截骨面的松质骨内,以及不要过早开始活动和负重,这些都是防止延长度回缩和植骨块移位的措施。

(李起鸿 许建中)

参 考 文 献

1. 邱贵兴,戴尅戎.骨科手术学.第三版.北京:人民卫生出版社,2005
2. 赵定麟.现代骨科学.北京:科学出版社,2004
3. Aldegheri R. Distraction osteogenesis for lengthening of the tibia in patients who have limb-length discrepancy or short stature. J Bone Joint Surg Am. 1999 May; 81(5): 624-34.
4. Gang Cai, Lang Yang, Les Coulton, etal. The effect of tibial lengthening on immature articular cartilage and knee joint reactive force. SICOT Shanghai Congress 2007
5. Grill F, Chochole M, Schultz A. Pelvic tilt and leg length discrepancy. Orthopade. 1990 Sep; 19(5): 244-62.
6. Hankemeier S, Gösling T, Pape HC, Wiebking U, Krettek C. Limb lengthening with the Intramedullary Skeletal Kinetic Distractor (ISKD). Oper Orthop Traumatol. 2005 Feb; 17(1): 79-101.
7. Lie CW, Chow W. Limb lengthening in short-stature patients using monolateral and circular external fixators. Hong Kong Med J. 2009 Aug; 15(4): 280-4.
8. McCarthy JJ, MacEwen GD. Management of leg length inequality. J South Orthop Assoc. 2001 Summer; 10(2): 73-85; discussion 85.
9. Noonan KJ, Leyes M, Forriol F, Cañadell J. Distraction osteogenesis of the lower extremity with use of monolateral external fixation. A study of two hundred and sixty-one femora and tibiae. J Bone Joint Surg Am. 1998 Jun; 80(6): 793-806.
10. Oh CW, Shetty GM, Song HR, Kyung HS, Oh JK, Min WK, Lee BW, Park BC. Submuscular plating after distraction osteogenesis in children. J Pediatr Orthop B. 2008 Sep; 17(5): 265-9.
11. Pfeil J, Heijens E, Brunnengräber G. Lengthening osteotomies in leg length inequality Orthopade. 2000 Sep; 29(9): 775-86.
12. Sangkaew C. Distraction osteogenesis of the femur using conventional monolateral external fixator. Arch Orthop Trauma Surg. 2008 Sep; 128(9): 889-99. Epub 2007 Sep 15.
13. Stanitski DF. Limb-length inequality: assessment and treatment options. J Am Acad Orthop Surg. 1999 May-Jun; 7(3): 143-53.

第三章　前臂及手残指延长术

第一节　用缓慢延伸法治疗前臂短缩畸形

因外伤或先天原因所致前臂短缩畸形，由于软组织的挛缩，很难通过一次手术来矫正畸形。采用缓慢延伸方法进行治疗，可有效地矫正畸形。

一、手术适应证

1. 因先天原因造成前臂短缩畸形，如先天性桡骨部分缺如导致曼德隆畸形；
2. 因外伤或肿瘤切除造成前臂桡骨或尺骨部分缺如，且短缩畸形而软组织条件良好者；
3. 桡骨远端不稳定性骨折，采用手法复位石膏或夹板无法维持复位者；
4. 陈旧性腕关节脱位，手法复位失败者。

二、手术原理

先天或外伤性桡骨部分缺如、陈旧性腕关节脱位均同时伴有周围组织相应短缩。如先天性桡骨缺如时，由于缺乏正常骨支架，影响前臂桡侧软组织正常发育而挛缩，使远侧桡骨段上移靠向近侧桡骨段，造成下尺桡关节脱位，手桡偏，呈现典型的曼德隆畸形。这种长时间造成的软组织短缩无法通过一次延长的方法来纠正，而通过缓慢延长的方法则可使短缩的软组织逐渐延长，实验研究及临床应用均表明，以平均每天 1mm 的速度延长对组织不造成损害。根据这个原理，对有软组织短缩、前臂畸形，如桡骨缺如导致曼德隆畸形、陈旧性腕关节脱位，采用缓慢牵引的方法治疗，可获得满意的效果。不稳定的桡骨远端骨折，虽然不存在软组织短缩畸形，但骨折复位后，由于前臂肌肉，尤其是肱桡肌的作用易发生再移位，而目前使用的石膏或夹板外固定不易有效地防止再移位。用延长器行掌骨牵引，由于克服了肌肉的作用，可有效地维持复位。

三、注意事项

1. 需截骨延长者，应采用与牵引方向一致的纵切口，以防切口在牵引时裂开；截骨时应先穿针，后截骨，若先截骨则因远侧骨块小而使穿针困难；
2. 穿针时应避免损伤骨骺，对于桡骨近端缺损，无法穿针时，可将针固定于尺骨近端；
3. 穿针时先将延长器调整到最短距离，并以此来缩短穿针位置，以便术后有效地进行延伸；
4. 延长速度要减慢，以每天 1mm 速度为宜，以求不影响肌肉的血管、神经功能；
5. 对于骨缺损范围较大者，应采用吻合血管的游离骨移植，以保证大块骨缺损的有效修复。

四、临床举例

［例1］患者男性,12岁。因先天性右桡骨部分缺如导致曼德隆畸形,下尺桡关节脱位。先在桡骨远端与尺骨鹰嘴处横穿一枚钢针,安装延长器。术后以每天1mm速度缓慢延长,半月后随桡骨远端向远侧延伸,下尺桡关节恢复正常关系,由于近端桡骨完全缺如,切取同侧包含腓骨小头的15cm长的腓骨,进行吻合血管的游离腓骨移植。术后1年复查,前臂畸形矫正,功能明显改善(图8-2-3-1-1)。

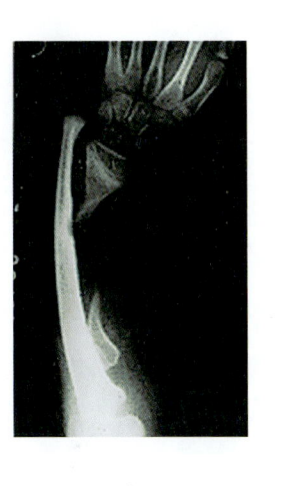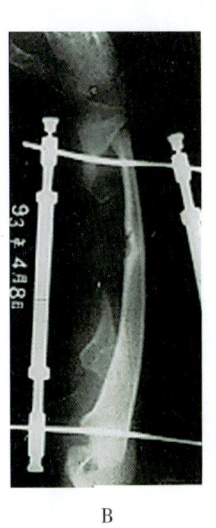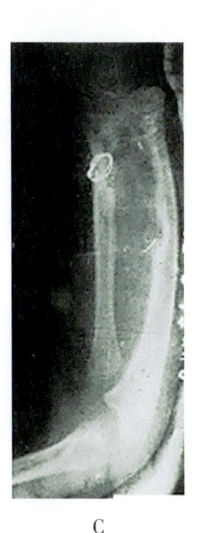

A   B   C

图8-2-3-1-1　缓慢延伸治疗桡骨部分缺如（A~C）
A. 先天性桡骨部分缺如,术前；B. 延长中；C. 术后

［例2］患者男性,14岁。5岁时发现尺骨远端骨软骨瘤而来院治疗。由于骨软骨瘤向桡侧生长,逐渐顶压而致桡骨小头陈旧性脱位,前臂旋转功能障碍。手术分两期进行,第一期手术:切除骨软骨瘤处2cm长桡骨段,同时在尺骨鹰嘴与桡骨远端各横穿一枚钢针,安装延长器,同样以每天1mm速度延长,将桡骨小头脱位纠正后,进行二期手术:按尺骨缺损长度切取髂骨块,用钢针固定。术后3个月复查尺骨植骨块愈合,桡骨小头脱位纠正,前臂功能改善(图8-2-3-1-2)。

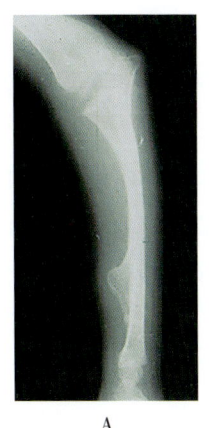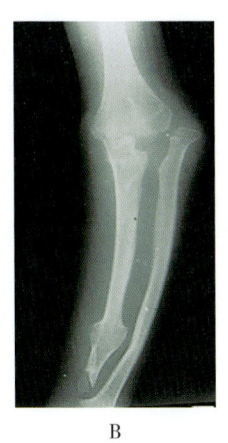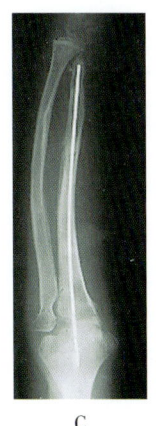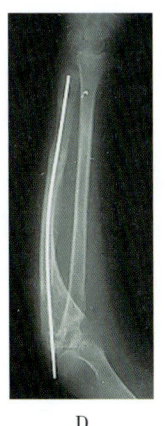

A   B   C   D

图8-2-3-1-2　尺骨远端肿瘤切除腓骨移植（A~C）
A.B. 术前X线片；C.D. 肿瘤切除+牵引后行克氏针固定+植骨,术后3月正侧位X线片示植骨愈合

[例3] 患者男性,42岁。因外伤致右桡腕关节脱位40天入院,腕部明显畸形,平片显示腕关节完全脱位。在第2、3掌骨各穿一枚钢针,在桡骨相应部位穿另一枚钢针,安装延长器,用掌骨缓慢牵引的方法使腕关节缓慢复位,达到完全复位并维持复位2周后去除延长器,改用石膏继续固定2周。随访1年,疗效显著(图8-2-3-1-3)。

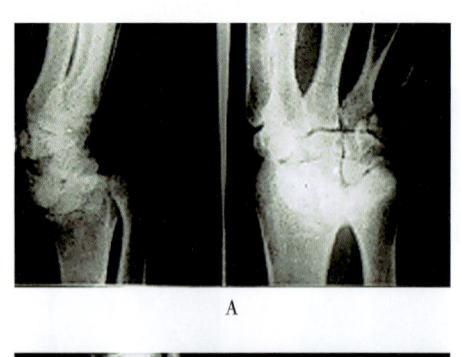
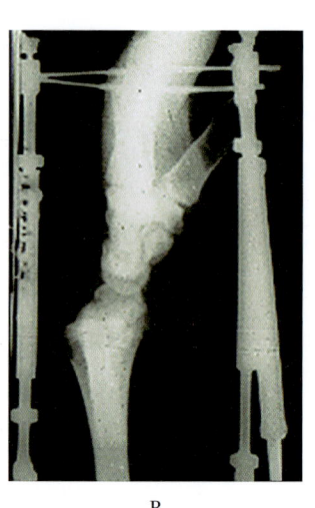
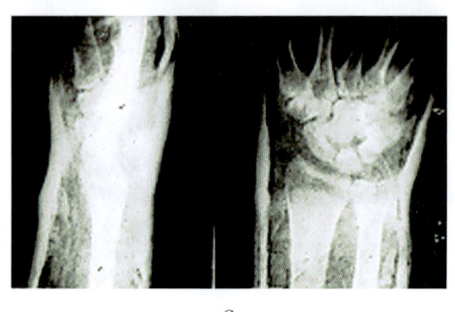

图8-2-3-1-3 临床举例(A~C)
右桡腕关节陈旧性完全脱位缓慢牵引复位 A.术前;B.牵引中;C.石膏固定

第二节 手残指延长术

一、概述

手的抓握功能依赖于手指长度和活动度,一旦手指长度丧失,尤其是多指缺如,必将严重影响手的外形和功能。其治疗以增加残指长度,恢复对指的功能为原则。传统的植骨法另可增加手指长度,但外形及功能均欠佳。手指延长术是在肢体延长成功的基础上发展起来的,是一种简单、安全、有效的延长残指的方法,由于延长指仍保留原残指的正常皮肤结构,感觉正常,外形、功能良好。

二、手术适应证

先天性或外伤性手指残缺,残端指骨软组织覆盖良好,无疤痕、挛缩及炎症,无骨块突起压迫皮肤,残指平面经过中节或近节。第1掌骨以及拇指残缺,只要掌腕关节功能良好,仍可行掌骨延长术改善拇指功能。

三、手术原理

本法是利用手指延长器机械装置,通过牵引

截断植骨方法来达到逐渐延伸残指皮肤、血管、神经的目的。延长长度主要取决于残指软组织条件及延长速度。动物实验证实,以 1mm/d 速度缓慢延长残指,是安全的,不会引起血管神经功能障碍,延长前后手指两点辨别觉及血流无明显差异。

四、手术方法

手残指缓慢延伸用的手指延长器(图 8-2-3-2-1),由一根带有 4 个小孔的螺管,2 根呈反向螺纹的螺杆,3 个固定螺丝及 2 个螺帽组成的小型螺旋牵伸装置,其最大延伸长度为 80mm(图 8-2-3-2-2)。根据不同缺损平面,可进行指骨延长或掌骨延长。手术分两期进行。一期行截骨术,以指骨延长为例,先作残指背外侧纵切口,将肌腱拉向背侧,切开骨膜,行骨膜下剥离,显露残指端指骨。在指骨远端横穿 1 枚 2mm 克氏针,截断指骨,将手指延长器调至最短长度,确定桡骨穿针部位,平行钻入另 1 枚克氏针,安装手指延长器(见图 8-2-3-2-1)。若为多指缺损,可同时安装多延长器(图 8-2-3-2-3)。术后以平均每天 1mm 速度缓慢延长残指,待获得满意长度后,行二期植骨术。拆除延长器,沿原切口进入,将所取相应长度髂骨块端进入已牵开之二骨片之间,可用一枚克氏针。若为第一掌骨延长,则需在掌骨远端横穿 2 枚克氏针(图 8-2-3-2-4),同时将拇内收肌止点自拇指近节指骨基底切下,下移 2cm 缝至掌骨骨膜上,以免掌骨延长后,远端掌骨因拇内收肌紧张而旋转。第一掌骨延长或位于近节指骨平面行残指延长时,由于指蹼亦随之向远侧延伸,影响延长效果,应在后期行虎口或指蹼加深术。

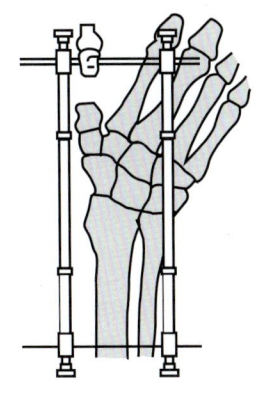

图8-2-3-2-2 手指延长手术示意图之一示意图
单节指骨延长术

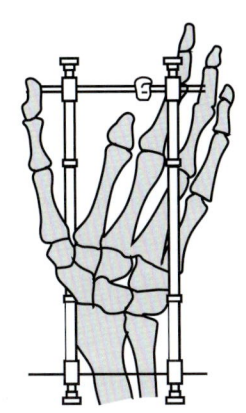

图8-2-3-2-3 手指延长手术示意图之二示意图
多指延长术

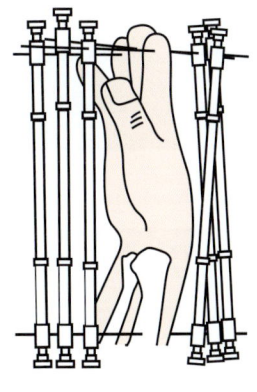

图8-2-3-2-4 掌骨延长术示意图
手指延长术之掌骨延长术

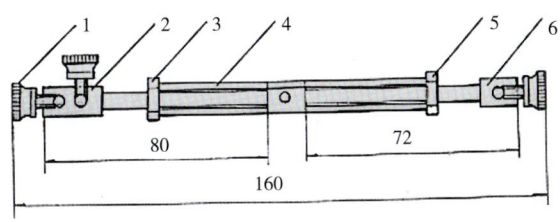

图 8-2-3-2-1 手残指延长器示意图
1. 固定螺丝;2/6. 牵引装置螺帽;3/5. 反向螺杆;4. 螺管

五、注意事项

1. 残指摄片检查,若残指指骨较尖锐,应先予以修平,否则牵引中骨端将刺破皮肤。

2. 术前嘱残指端皮肤做提拉训练，以使残端皮肤松软，利于延长。

3. 应采用骨膜截骨延长，保留骨膜的完整性，骨膜在牵引中随之缓慢延长，缓慢的拉应力促进了骨膜的成骨作用，而骨膜成骨保持远期延长指长度。

4. 应先穿针、后截骨，反之则远端骨块较小，穿针困难。而植骨时则先植骨后拔针，这样便于操作。

5. 牵引延长速度以不影响手指血管神经功能为度，过快将出现指端疼痛、麻木、指背肿胀。我们通过实践认为在最初10天内，每天延长1~2mm，10后改为每天延长0.5~1mm，3周时可获得2~3cm的延长长度，安全可靠。

6. 拇指在近节指骨基底平面残缺，行第1掌骨截骨时，由于拇内收肌作用，远侧截骨块以固定针为轴向内旋转而压迫皮肤，影响继续牵引，可于术中将拇内收肌止点下移，在掌骨远端平行穿两根针，以消除旋转轴，即可避免。

7. 牵引过程中如发生腕关节尺偏，可及时用石膏托固定。

六、临床举例

［例1］患者男性，45岁。因外伤致右手1、2、3指完全缺如2年入院。入院检查：拇指完全缺如，食指、掌骨远1/3段以远缺如，以及中指完全缺如。右手抓握物体功能障碍。手术分两期进行，第一期手术：将第1掌骨中段截断，同时在第1掌骨远端与桡骨远端各横穿一枚钢针，安装延长器，同样以每天1mm速度延长，延长长度2.2cm。切取髂骨块，嵌入两掌骨块间，用钢针固定。术后3个月复查掌骨植骨块愈合，抓握物体明显功能改善（图8-2-3-2-5）。

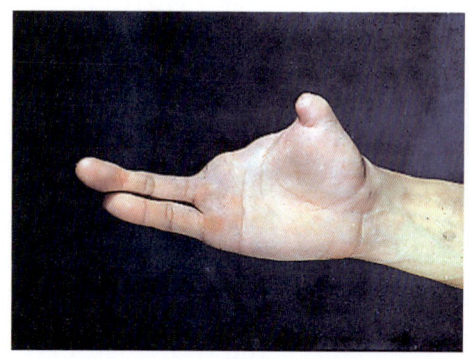

A

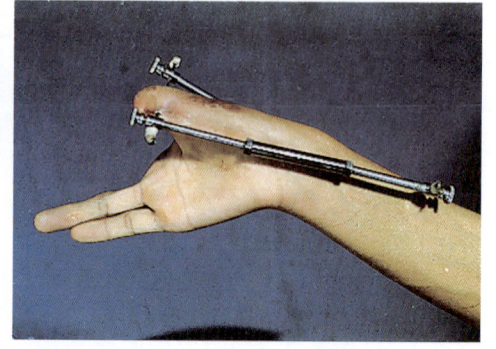

B

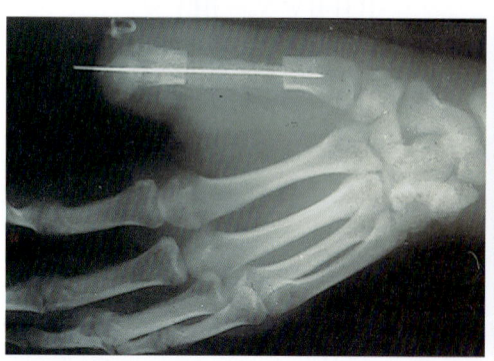

C

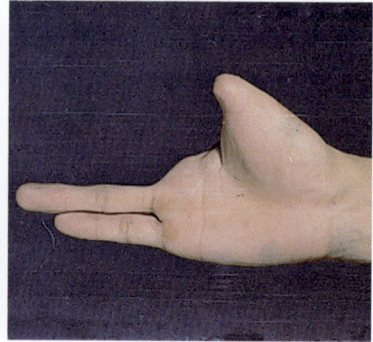

D

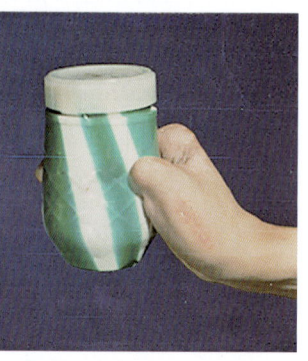

E

图 8-2-3-2-5　临床举例　例1（A~E）
第一掌骨延长重建拇指功能　A. 术前外观；B. 缓慢牵引中；C. 髂骨移植；D. 术后外观；E. 术后抓握功能

[例2] 患者女性，40岁。因外伤致左手中指末节完全缺如4年入院。入院检查：中指末节完全缺如，手外形差。手术分两期进行，第一期手术：将中指中节指骨中段截断，同时在远端植骨块与桡骨远端各横穿一枚钢针，安装延长器，同样以每天1mm速度延长，延长长度2.0cm。进行二期手术：切取长2.0cm髂骨块，嵌入两指骨块间，用钢针固定。术后3个月复查掌骨植骨块愈合，手部外形明显改善（图8-2-3-2-6）。

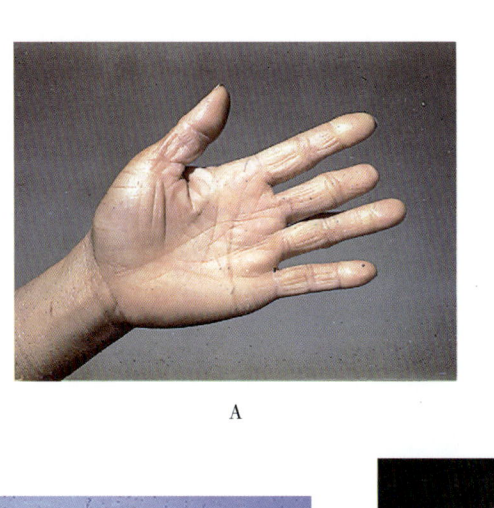
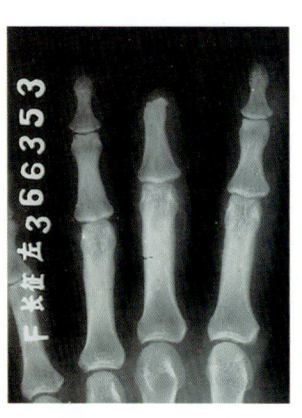
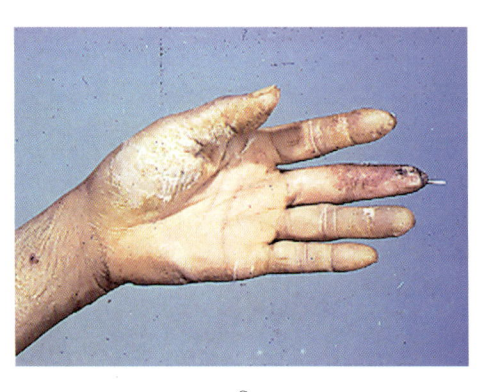
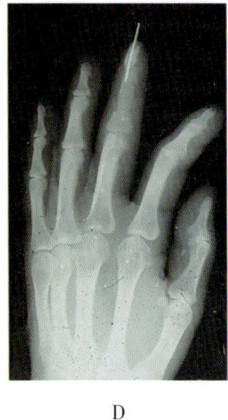
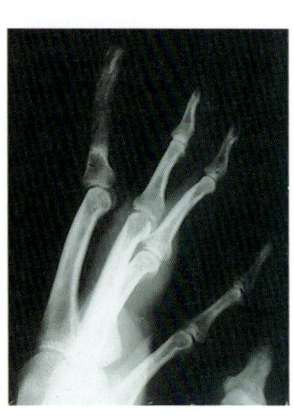

图8-2-3-2-6　临床举例　例2（A~E）
手指延长术治疗左手中指末节　A.术前外观；B.术前X线片；C.植骨术后外观；D.植骨术后X线片；E.3个月后愈合

（侯春林　钟贵彬）

参 考 文 献

1. Bilen FE, Eralp L, Balci HI, Kocaoglu M, Ozger H. Correction of forearm deformities in children with multiple osteochondroma, by corrective radial osteotomy and ulnar lengthening by distraction osteogenesis. Acta Orthop Belg. 2009 Dec; 75（6）: 743-7.
2. Bhat SB, Kamath AF, Sehgal K, Horn BD, Hosalkar HS. Multi-axial correction system in the treatment of radial club hand. J Child Orthop. 2009 Sep 4.
3. Akita S, Murase T, Yonenobu K, Shimada K, Masada K, Yoshikawa H. Long-term results of surgery for forearm deformities in patients with multiple cartilaginous exostoses. J Bone Joint Surg Am. 2007 Sep; 89（9）: 1993-9.
4. Raimondo RA, Skaggs DL, Rosenwasser MP, Dick HM.

Lengthening of pediatric forearm deformities using the Ilizarov technique: functional and cosmetic results. J Hand Surg Am. 1999 Mar; 24（2）: 331-8.

5. Damsin JP, Ghanem I. Upper limb lengthening. Hand Clin. 2000 Nov; 16（4）: 685-701.

6. Maffuli N, Fixsen JA. Distraction osteogenesis in congenital limb length discrepancy: a review. J R Coll Surg Edinb. 1996 Aug; 41（4）: 258-64.

7. Jasiewicz B, Tesiorowski M, Kacki W, Kasprzyk M, Zarzycki D. Lengthening of congenital forearm stumps.J Pediatr Orthop B. 2006 May; 15（3）: 198-201.

8. Matsuno T, Ishida O, Sunagawa T, Suzuki O, Ikuta Y, Ochi M. Radius lengthening for the treatment of Bayne and Klug type II and type III radial longitudinal deficiency. J Hand Surg Am. 2006 May-Jun; 31（5）: 822-9.

9. Sproul JT, Price CT. Recent advances in limb lengthening. Part I: Clinical advances. Orthop Rev. 1992 Mar; 21（3）: 307-14.

10. Tetsworth K, Krome J, Paley D. Lengthening and deformity correction of the upper extremity by the Ilizarov technique. Orthop Clin North Am. 1991 Oct; 22（4）: 689-713.

11. Burge P. Lengthening in the upper limb. J Hand Surg Br. 1993 Apr; 18（2）: 141-3.

12. Matsubara H, Tsuchiya H, Sakurakichi K, Yamashiro T, Watanabe K, Tomita K. Correction and lengthening for deformities of the forearm in multiple cartilaginous exostoses.J Orthop Sci. 2006 Oct; 11（5）: 459-66.

13. Yonehara Y, Takato T, Matsumoto S, Nakatsuka T. Distraction of scarred soft tissue before secondary bone grafting. A case report. Int J Oral Maxillofac Surg. 1999 Oct; 28（5）: 347-8.

14. Houshian S, Ipsen T. Metacarpal and phalangeal lengthening by callus distraction. J Hand Surg Br. 2001 Feb; 26（1）: 13-6.

15. Netscher DT. Applications of distraction osteogenesis. Part II. Clin Plast Surg. 1998 Oct; 25（4）: 561-6, viii.

16. Gordon A, Page R, Saleh M. Index finger lengthening by gradual distraction and bone grafting. J Hand Surg Br. 1998 Dec; 23（6）: 785-7.

17. Moloney D, Wilson G. The technique of finger lengthening by gradual phalangeal distraction and bone grafting. J Hand Surg Br. 1999 Oct; 24（5）: 635.

18. Givissis P, Stavridis SI, Ditsios K, Christodoulou A. One-stage thumb lengthening with use of an osteocutaneous 2nd metacarpal flap. Strategies Trauma Limb Reconstr. 2009 Nov 26.

19. Lesley NE, Pirela-Cruz MA. Distraction lengthening of the thumb following replantation. J Reconstr Microsurg. 2005 Apr; 21（3）: 161-5.

20. Heo CY, Kwon S, Back GH, Chung MS. Complications of distraction lengthening in the hand. J Hand Surg Eur Vol. 2008 Oct; 33（5）: 609-15.

21. Sawaizumi T, Ito H. Lengthening of the amputation stumps of the distal phalanges using the modified Ilizarov method. J Hand Surg Am. 2003 Mar; 28（2）: 316-22.

22. Goloborodko SA. Lengthening of finger stumps using the apparatus for external fixation. Ortop Travmatol Protez. 1991 Apr;（4）: 52-4.

23. Orticochea M. Lengthening finger stumps amputated through the middle phalanx with local flaps and bone grafts. Br J Plast Surg. 1980 Jan; 33（1）: 127-31.

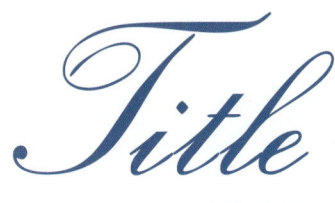

第三篇 四肢（周围）血管损伤

第一章　周围血管伤总论 /3264
　　第一节　周围血管损伤之基本概念与处理原则 /3264
　　第二节　四肢血管损伤的诊断与手术技术 /3269

第二章　上肢血管损伤 /3272
　　第一节　锁骨下动脉与腋动脉损伤 /3272
　　第二节　肱动脉损伤 /3273
　　第三节　前臂动脉损伤 /3275

第三章　下肢血管损伤 /3277
　　第一节　股动脉损伤 /3277
　　第二节　腘动脉损伤 /3279
　　第三节　小腿动脉损伤 /3280

第四章　医源性血管损伤与四肢静脉损伤 /3283
　　第一节　医源性血管损伤 /3283
　　第二节　四肢静脉损伤 /3285

第一章 周围血管伤总论

血管损伤无论是战时或平时,均非少见,因其可引起致命后果,一直为临床一线工作者所重视,尤其是在战争及特殊意外情况下,更具有不容忽视的临床意义。

第一节 周围血管损伤之基本概念与处理原则

一、发生率

周围血管伤在战争状态下约为1%~3%不等,在两次世界大战中约占1%左右,但此后的历次战争中呈上升趋势,目前已超过2%,随着武器杀伤力的增强,此类损伤将会逐渐增加。在平时,涉及四肢血管的损伤亦不低于2%,甚至有占创伤总数3%的报导。全身各部位损伤发生率亦不相同,以股动脉及腘动脉发生率最高,占全身动脉损伤之半数,其次是锁骨下动脉至肱动脉段,占30%;各动脉伤后供血远端之坏死率不等,无侧支循环者则高,反之则低,其发生率见图8-3-1-1-1。

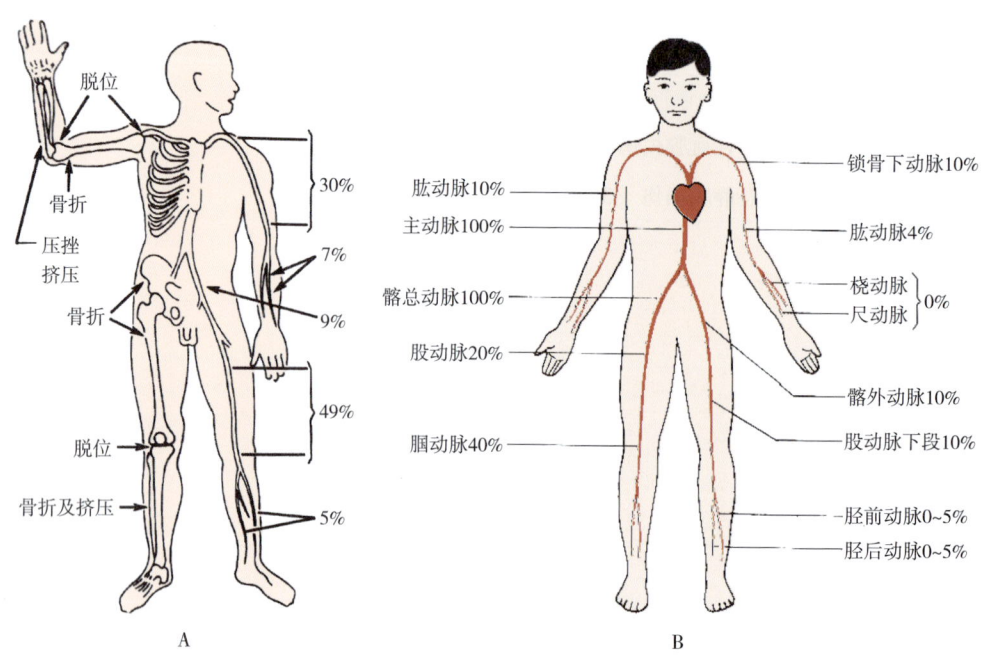

图8-3-1-1-1 四肢血管伤发生率示意图(A、B)
A.骨关节损伤导致四肢动脉血管损伤的发生率;B.动脉血管结扎供血末端坏死率

二、周围血管损伤的特点

(一)病情危重

除较小血管外,四肢血管的出血量均较大,尤其是距心脏较近的动脉干,一旦撕裂可在数分钟内因失血过多而死亡;静脉伤也可造成严重后果。

(二)多伴有神经损伤

因四肢大血管一般都伴随神经走行,因此,无论是刀割伤,或是火器性损伤,在伤及血管的同时,约 1/3~1/2 的病例同时伴有周围神经干损伤,从而为其后的治疗增加麻烦。

(三)术前确诊不易

在患者创口大出血情况下,一线救治者几乎无法确认是否伤及大血管而应紧急予以止血带或创口加压包扎止血。来院后,由于患者多较危重,接诊医师亦不敢贸然放松止血带,以致一直到将病人推至手术室拟行手术检查时,方有可能获得确诊的机会。在此期间,当前的无损伤检测技术已显得无能为力,血管造影亦难以选择最佳时机,唯静脉造影可能有所帮助。

(四)修复技术要求高

除非刀割伤,一般四肢血管伤时的血管壁多有缺损,从而为其手术带来一定难度。

三、周围血管伤院前急救

由于血管出血可直接使伤员死于现场,因此院前的急救显得更为重要,其目的是为了暂时止血,主要措施包括以下四点:

(一)手压止血法

现场急救最简捷的临时止血措施是手指、手掌或拳头压迫止血部位近端动脉干(静脉干则压迫于远端),暂时控制出血,以争取时间采取其他止血措施。

1. 上肢出血时 指压肱动脉,将其压紧在肱骨干上(图 8-3-1-1-2)。

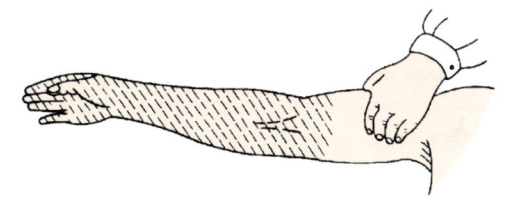

图8-3-1-1-2 肱动脉手压法止血示意图

2. 下肢出血时 压迫股动脉,用拇指、手掌或拳头在腹股沟下方用力把股动脉向后挤压于股骨上(图 8-3-1-1-3)。

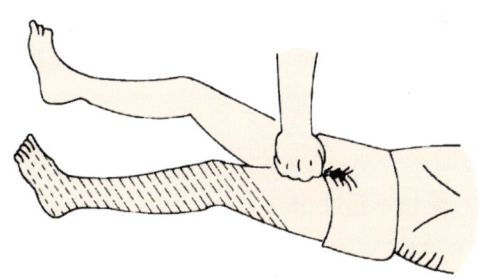

图8-3-1-1-3 股动脉手压法止血示意图

3. 颌面部出血时 因颌面部血供十分丰富,一旦发生损伤,视致伤部位不同而在不同血供支配部位予以加压止血(图 8-3-1-1-4)。

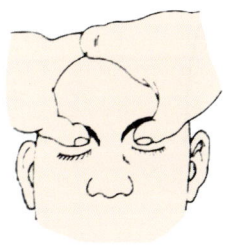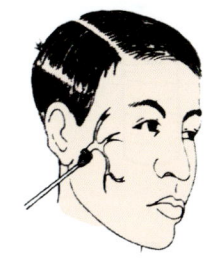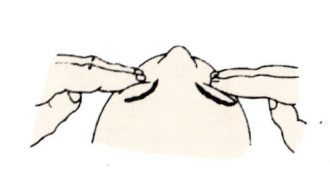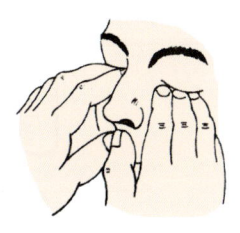

图8-3-1-1-4 颌面部出血压迫止血法示意图

（二）包扎止血

适用于一般四肢出血，用急救包或厚敷料覆盖创口后，外加绷带缠绕，略加压力。此种方式较为安全、有效，但对大血管出血力度不够。

（三）止血带止血法

其适应证主要是四肢动脉干损伤及出血、又不能用其他临时止血法控制者。在操作时应注意以下几点：

1. 使用气囊止血带　橡皮条（管）止血带目前已基本停用，除非十分紧急而途程又短者方可暂时使用。

2. 止血带压力　成年人上肢一般为39.9kPa，下肢约66.5kPa。现场急救使用其他类型止血带时，要做到既阻断动脉血流，又不损伤局部组织。

3. 缠扎部位　上肢一般为上臂上1/3处，下肢为大腿中下1/3处。在野战条件下，可扎在紧靠伤口上方的健康部位。

4. 止血带持续时间　愈短愈好，一般半~1小时左右放松一次。但在缺乏抗休克及彻底止血条件下，不能随便放松止血带。唯一安全的办法是加快后送，争取2~3h内送达有条件的医疗单位，最长不超过5h。

5. 包扎方式　止血带不能直接扎在皮肤上，于其下方应有衬垫保护（图8-3-1-1-5）。

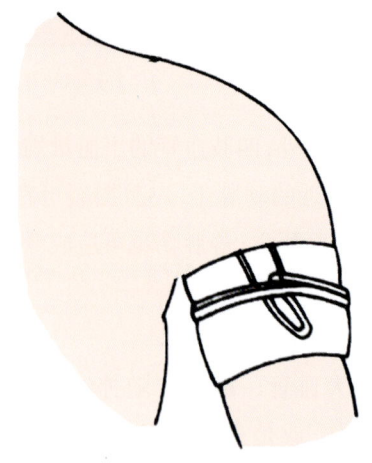

图8-3-1-1-5　止血带包扎方式示意图

6. 标签　对扎止血带患者要有明确标记，并注明扎止血带时间。

7. 固定肢体　对扎止血带的伤肢宜用夹板固定（以特制的制式为佳），并注意保温。

（四）血管钳或血管铗止血

一般需在术中或有手术条件的前沿救治医疗中心进行，此法原则上应在输血、补液同时操作；估计为动脉干损伤时，应有血液保障，切忌贸然行事。

四、周围血管伤之分类

一般是依据血管壁受损情况及病理解剖特点而将其分为以下五种（图8-3-1-1-6、7）：

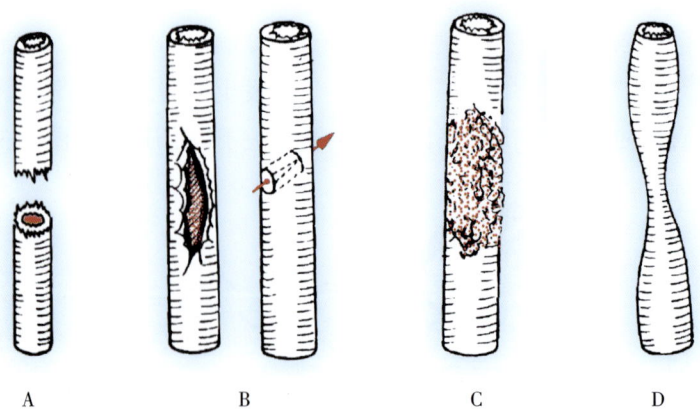

图8-3-1-1-6　周围血管损伤分类示意图（A~D）
A.完全断裂；B.不完全断裂；C.血管壁挫伤；D.血管痉挛

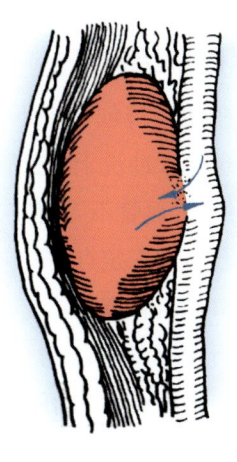 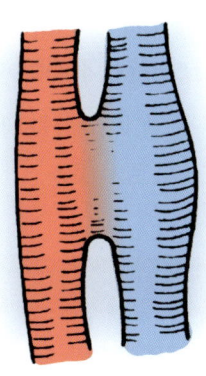

图8-3-1-1-7 动脉瘤及动静脉瘘示意图（A、B）
A.血管损伤后继发假性动脉瘤外观；B.外伤性动脉静脉瘘

（一）血管完全断裂

为最严重之一种，尤其是大动脉干断裂，可因喷射状出血而立即断命或出现失血性休克。如断端痉挛、回缩，则可使出血中止，从而保全了肢体和生命。

（二）血管不全性断裂

视血管壁撕裂之程度及状态不同其临床表现差别甚大。创口小、伴有血管痉挛之不全性断裂失血量一般较少，而裂口持续开放状者，其出血量则明显多于前者，尤其是大动脉干受损者。

（三）血管壁挫伤

血管之外膜及中层均有弹性，因之受损机会相对为少，而内膜则易因牵拉、挤压或直接撞击而引起破裂，以致出现血管痉挛及血栓形成，亦易继发动脉瘤（外伤性）及血栓脱落造成远端末梢血管受阻。

（四）血管痉挛

除血管壁损伤外，如在血管周围（主要动脉）有骨折片、锐性异物或各种物理因素等均可引起血管痉挛，此主要是由于血管壁上交感神经受刺激引起防御性反射的结果。如痉挛持续数小时以上，则有可能引起血流中断及血栓形成，严重者可出现整个肢体动脉痉挛而招致肢体坏死。

（五）外伤性假性动脉瘤及外伤性动静脉瘘

此二者实际是血管损伤之并发症或后遗症，其可由此而引起一系列不良后果，并使治疗复杂化，尤其是手术操作上难度较大。

五、手术探查适应证

有以下情况之一者均应实施手术探查：

（一）伤肢远端异常表现

如出现动脉搏动消失，肤色苍白，麻木，肌肉瘫痪或屈曲挛缩等缺血症状者，表明动脉受损，或动、静脉同时受损。如肢体出现进行性肿胀，并伴有远端动脉搏动较弱及血液回流障碍征象者，则应怀疑静脉受损，亦应酌情探查。

（二）创口反复出血

指创口不断有鲜血涌出者，表明有动脉受

损;出血量愈多、愈快者,受损血管口径愈粗,需立即采取急救措施。

(三)骨折已整复而缺血症状不消除

此在临床上亦较多见,尤以上肢肱骨髁上骨折、下肢腘部损伤等,应及早手术探查。

六、手术中注意点

(一)探查血管,明确损伤性质

对开放血管伤在清创术的同时查明其受损程度、范围,并根据损伤范围和程度决定修补、吻合或血管移植。只有在条件十分困难或患者垂危无法施行血管修复时,才进行动脉结扎术,但不结扎伴行静脉。

(二)闭合动脉伤及内膜撕裂

最为常见,要与动脉痉挛鉴别,可用液压扩张法。已明确动脉腔内有梗阻时,应切开动脉探查并彻底清除血栓;病变范围超过5mm者,宜切除损伤部分,重新吻合或作自体静脉移植。

(三)及早减压

对肢体肿胀压迫血管和肌肉时,表明筋膜间隔压力过高,要作筋膜切开减压术。

(四)缝合血管

在彻底清创前提下,对管腔凝块用0.1%肝素生理盐水冲洗干净,断端外膜剪除2~5mm。操作应细致,血管不要扭转,不应有张力。大口径血管吻合多用三定点(图8-3-1-1-8)连续缝合法,中小口径血管宜用二定点间断缝合法。之后,酌情进行血管端—端吻合,或采取端—侧吻合(图8-3-1-1-9、10);亦可选用各种血管套管套接,有缺损时可行血管移植(图8-3-1-1-11)。缝合的血管周围应有健康的软组织覆盖。

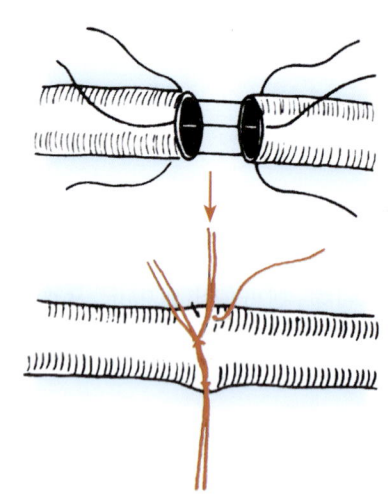

图8-3-1-1-8 血管缝合三定点法示意图

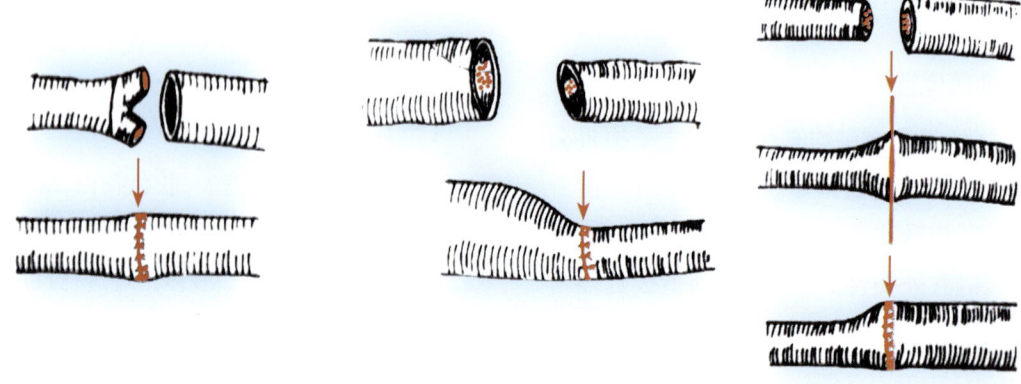

图8-3-1-1-9 周围血管端端吻合方式示意图(A、B)
A.分叉血管的端端吻合;B.口径不等血管的端端吻合

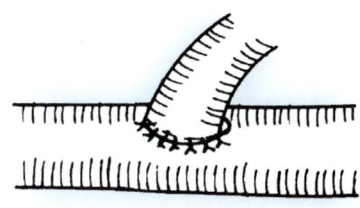

图8-3-1-1-10　端侧吻合示意图

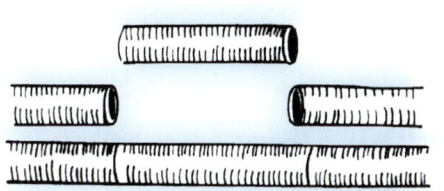

图8-3-1-1-11　血管移植示意图

（五）必要的预防措施

对某些病例，为防止血管吻合后发生筋膜间隙综合征，亦可在术中酌情行肢体减张术或筋膜切开术。

七、术后处理

（一）注意防治并发症

包括血容量不足、急性肾功能衰竭、血液循环障碍、感染和继发性出血等均应积极防治。

（二）肢体处理

为防止血管张力过大，应采用石膏固定伤肢，使与血管处于松弛位，并于5~6周后开始练习活动。

（三）术后用药

以血管抗凝剂为主。

第二节　四肢血管损伤的诊断与手术技术

一、血管损伤的诊断

开放性损伤易于诊断，闭合性及损伤后已形成血管扩张（瘤）及动静脉瘘者，在诊断上需加以辨别。其诊断标准主要依据：

（一）外伤史

除锐性致伤物直接刺伤血管本身或邻近组织者外，尚应考虑到肢体骨折后断端将伴行血管压迫刺伤及嵌顿之二次损伤（或称骨折后继发伤），此尤多见于肱骨干、肱骨髁上、股骨髁上及腘窝处；因之，这些部位的骨折更应注意检查及密切观察肢体远端的血管搏动状态及其变化。

（二）临床表现

视受损部位及伤情不同，其临床症状差异甚大，现仅选择共性表现列举于后：

1. **超常量出血**　任何开放性损伤，尤其是开放性骨关节损伤均有程度不同的出血，但如果有鲜血从创口内涌出，或是随肢体位置变动而出血量剧增，则表明血管干（支）损伤的可能性极大。

2. **肢体剧烈肿胀**　主指闭合性损伤，如损伤局部呈现进行性肿胀，则表明该处有血管破裂之可能，并作进一步检查，如发现伴有搏动性血肿则更加有利于诊断。

3. **肢体远端动脉搏动消失（或减弱）**　为动

脉血管损伤最为主要症状,应常规放在首位检查,切不可遗漏。

4. 肢体动脉缺血症状 急性期主要表现为疼痛(以肢体末端为剧)、皮肤苍白、发冷及动脉搏动消失或减弱。疼痛症状出现最早,主因末梢神经支对缺血的反应。皮肤苍白及发冷均为动脉缺血性改变的表现。肢体远端动脉搏动减弱或消失,应立即检查及随时观察,并与健侧对比。上肢检查桡动脉,下肢则为足背动脉。此外肢体远端麻木、活动障碍及其他症状均相继出现。

5. 全身情况 多较危重,尤其开放性损伤及肢体有搏动性血肿者。可出现程度不同之休克体征,应及时抢救和密切观察。

6. 血管造影 主要用于对血管病理状态的判定,但在血管损伤情况下,其假阳性率及假阴性率几乎高达 40%~50%;加之其本身并发症亦高,因此在选择上应全面考虑。

(1)病例选择 主为以下情况者:

① 诊断明确者:即血管损伤已确诊,为判断损伤的确切部位、范围及其分支情况等。

② 诊断不明确者:即疑有血管损伤,但因血管部位深在,伴有其他损伤或临床症状不典型而肢体远端动脉搏动消失或明显减弱者。

③ 晚期病例:判定有无外伤性动脉瘤、动静脉瘘或其他继发性病理改变者。

④ 术中造影:主要为进一步了解与明确血管受损的程度、范围及其分支情况。

⑤ 医源性血管损伤:包括在邻近血管处的手术,血管插管意外(心导管、血管造影术等均可发生)及血管穿刺等引起的损伤都可行血管造影以求对损伤局部的具体情况作出判定。

(2)造影术的实施

① 动脉造影术:视部位不同而有所差异,但原则上要求与放射科合作进行,并需快速换片机等基本设施。操作时,先在静脉内推注少量造影剂,无反应后则穿刺损伤段上方动脉,并确认在动脉内时,推注 20~30ml 造影剂即可获得清晰的影像。急性动脉损伤一般不宜行血管造影术。

② 静脉造影术:即在静脉的远端推注血管造影剂,拍片观察静脉的通畅情况。

(3)血管造影的并发症 较为多见,除假阳性和假阴性结果可以直接影响诊断与鉴别诊断外,亦有可能出现血栓形成、血肿、出血、过敏反应、感染以及严重的肢体栓塞等后果,因此,在选择此项技术时必须持慎重态度。

7. 其他检查 项目较多,其多用于慢性病例,而急性血管损伤则难以进行,包括数字减影技术等。对损伤远端肢体正常者,不妨采用多普勒进行观测,此种无损伤技术有助于对进行性血管损害的转归进行判定。超声波检查主要用于假性动脉瘤的判定。

8. 手术探查 对初步判定血管损伤而又无法最后确诊者,则需通过手术探查,即在手术显露受损之血管后加以确诊。此种情况多见于闭合性损伤。

二、清创术

对开放性血管损伤在治疗上一般先行清创术,根据致伤原因不同,创面的污染程度差别较大,严重污染者应先行较为彻底的清创术,清除异物、坏死组织及凝血块等。但对血管长度应尽量保留,待修补时再作进一步的判断。对锐性伤仅作稍许清创处理即可。

三、确认血管状态

在血管床完好,或已处理过血管床后,应在控制血流的前提下(一般用无损伤性血管夹阻断血流)对受损血管进行仔细检查,除外膜外,重点是通过注水试验来判定血管内膜及弹力层状态。并仔细、轻柔地取出血管腔内的凝血块(栓)。

四、处理血管

(一)修剪血管断端

对已确认血管内膜及弹力层受损之残端原则上应行切除,并超过肉眼外观正常2~3mm为宜。

(二)受损血管的修复与重建

根据全身与局部情况,尤其是血管状态、有无缺损、缺损长度及肢体可提供的血管舒张度,选择相应的血管重建与修复技术,常用的有:

1. **端-端吻合** 可有多种方式(见图8-3-1-1-9)。主要用于清创术及血管修剪后缺损小于1.5~2cm者,对肢体屈曲可使血管相对延长者,则缺损长度可达4~6cm。

2. **端-侧吻合** 亦较多用,其术式见图8-3-1-1-10。

3. **补片吻合** 对一端口径明显为小者,可切取相应大小之静脉壁纵向插至口径较小的一端,使其易于与口径较大之一侧作端-端或端-侧吻合。

4. **血管移植** 对血管缺损较多之病例,可选用自体静脉(多用大隐静脉及头静脉)移植,但应注意静脉瓣之方向(见图8-3-1-1-11)。

5. **其他** 包括人造血管移植术、血管结扎术等均可酌情选用,但应以有利于救命及挽救肢体成活为前提。

(胡玉华 黄文铎 赵定麟)

参 考 文 献

1. Ayel JE, Bonnevialle N, Lafosse JM, Pidhorz L, Al Homsy M, Mansat P, Chaufour X, Rongieres M, Bonnevialle P. Acute elbow dislocation with arterial rupture. Analysis of nine cases. Orthop Traumatol Surg Res. 2009 Sep; 95(5): 343-51.

2. Boisrenoult P, Lustig S, Bonneviale P, Leray E, Versier G, Neyret P, Rosset P, Saragaglia Vascular lesions associated with bicruciate and knee dislocation ligamentous injury. Orthop Traumatol Surg Res. 2009 Dec; 95(8): 621-6.

3. Bonnevialle P, Chaufour X, Loustau O, Mansat P, Pidhorz L, Mansat M. Traumatic knee dislocation with popliteal vascular disruption: retrospective study of 14 cases. Rev Chir Orthop Reparatrice Appar Mot. 2006 Dec; 92(8): 768-77.

4. Feliciano DV, Shackford SR Vascular injury: 50th anniversary year review article of The Journal of Trauma.J Trauma. 2010 Apr; 68(4): 1009-13.

5. Mommsen P, Zeckey C, Hildebrand F, Frink M, Khaladj N, Lange N, Krettek C, Probst C. Traumatic extremity arterial injury in children: Epidemiology, diagnostics, treatment and prognostic value of Mangled Extremity Severity Score. J Orthop Surg Res. 2010 Apr 15; 5: 25.

6. Rozycki GS, Tremblay LN, Feliciano DV, McClelland WB. Blunt vascular trauma in the extremity: diagnosis, management, and outcome. J Trauma. 2003 Nov; 55(5): 814-24.

7. Rudge WB, Rudge BC, Rudge CJ. A useful technique for the control of bleeding following peripheral vascular injury. Ann R Coll Surg Engl. 2010 Jan; 92(1): 77-8.

第二章　上肢血管损伤

上肢血管指从锁骨下动脉起至指动脉止,但具有临床意义的则为前臂尺动脉和桡动脉以上部分,并以动脉受累为主,现分述之:

第一节　锁骨下动脉与腋动脉损伤

一、锁骨下动脉损伤致伤机制

左锁骨下动脉起自主动脉弓,右侧则起自无名动脉,其经胸锁关节下方,至第一肋外侧缘移行至腋动脉。其分支主要有椎动脉、胸廓内动脉和甲状颈干支,在一般情况下,因受胸廓及胸锁关节的保护而不易受损,但一旦受伤均为强烈暴力或继发于肩锁部损伤之后,因邻近心脏,易因大出血而危及生命,或是后期出现假性动脉瘤及锁骨下动、静脉瘘(图8-3-2-1-1)。

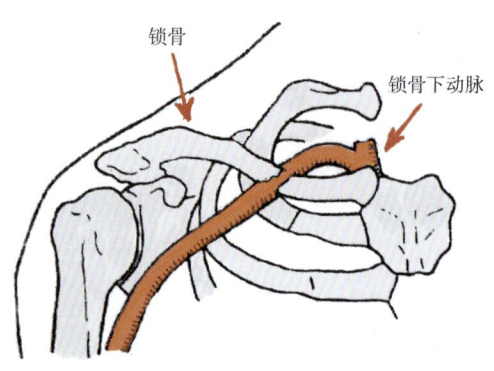

图8-3-2-1-1　锁骨下动脉损伤示意图

二、锁骨下动脉损伤临床表现

视具体伤情而定,锁骨下动脉断裂者大多死于现场,而一般刺伤或挫伤,则可因局部血管痉挛致使肢体远端出现缺血性症状及桡动脉搏动减弱或消失。

三、锁骨下动脉损伤诊断

主要依据:

1. 病史　较重之暴力作用于肩部;

2. 临床表现　患肢缺血症状及桡动脉搏动减弱或消失;

3. X线平片　可显示锁骨、肩锁关节或第一肋骨骨折征;

4. 动脉造影　可以确诊及决定手术的节段。

四、锁骨下动脉损伤治疗

保守疗法无效或危及生命安全时应设法及早手术,一般以直接缝合修复为主。如受损节段较长,可将其切除后作端-端吻合,亦可取大隐静脉一段或是人造血管吻合之。个别病例情况紧急或具体情况不允许吻合时,亦可予以结扎,但结扎前务必用手压法将该动脉先行阻断(图8-3-2-1-2),以观察侧支循环情况。对伴行之锁骨下静脉损伤,应力求恢复其通畅,以防引起上肢回流障碍。

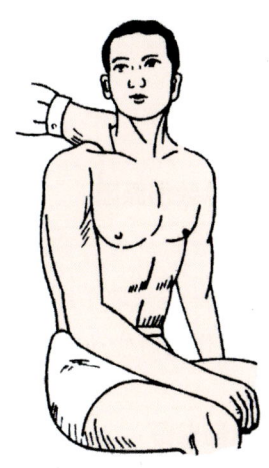

图8-3-2-1-2　锁骨下动脉阻断示意图

五、锁骨下动脉的预后

一般良好,但伴有臂丛神经损伤者预后较差。

六、腋动脉损伤致伤机制

腋动脉上接锁骨下动脉(在第一肋骨外侧缘),于大圆肌下缘与肱动脉相延续。多因上肢强烈外展,或肩关节脱位撞击腋动脉,或直接暴力损伤所致,包括肱骨上端骨折缘的刺伤等。因腋动脉与腋静脉全长伴行,易同时受累。

七、腋动脉损伤临床表现

除局部刺伤所致症状外,肢体远端所见与前者基本一致。

八、腋动脉损伤诊断

一般多无困难,必要时可经股动脉逆行插管造影,或采取静脉造影,以推断腋动脉情况。

九、腋动脉损伤治疗

与前述之基本原则及方法相一致。对伴行之腋静脉亦应持积极态度。

十、腋动脉损伤的预后

除伴有神经损伤者外,一般预后较好。但对血管阻塞者,必须坚持尽可能地行腋动脉及腋静脉重建术,可使截肢率降至2%以下。而腋动脉结扎之截肢率高达40%左右,因此,对受累的腋动脉应尽全力修复或是血管移植(包括人造血管的应用),切勿任意结扎。

第二节　肱动脉损伤

一、大体解剖与致伤机制

肱动脉上接腋动脉(大圆肌下缘),下方止于肘窝下2.5cm处;再向下则分成尺动脉及桡动脉两支。其损伤发生率高,除枪伤及弹片伤外,肱骨干及肱骨髁上骨折是平时造成其受损的常见原因。在肱骨中段易伴有桡神经及正中神经损伤,在髁上部则主要以正中神经受累为多见,总的伴发率可达 60%~70%。

二、临床表现

其具有血管损伤之基本症状,对各动脉段应注意以下特点:

(一)肱动脉下段损伤

临床上最为多见,好发于儿童,尤以肱骨髁上骨折时,主要引起前臂及手部肌群的缺血性挛缩,称之为 Volkmann 缺血挛缩,以致造成残废后果(图 8-3-2-2-1)。

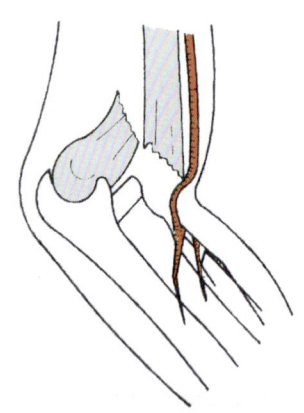

图8-3-2-2-1　肱骨髁上骨折易损伤肱动脉示意图

(二)肱动脉中段损伤

除多见于肱骨干骨折外,经肱动脉穿入导管及经皮穿刺等亦可继发引起血栓形成,以致前臂及手部出现同样后果;在此情况下,正中神经亦易出现功能障碍。

(三)肱动脉上段损伤

较前二者少见,由于肩关节血管网的侧支较丰富,因之一旦阻塞,其对肢体血供的影响较前二者为轻。

三、诊断

按照前述之诊断要点,肱动脉损伤的诊断一般多无困难,关键是要求尽早确诊,尤其肱骨髁上骨折合并血管损伤、或是肱动脉中段有损伤可疑者。一旦肱动脉完全受阻,由于肘关节网血供不足而无法逃脱前臂以远肌群缺血性坏死的厄运,为了避免这种永久性残废的后遗症,应运用各种检查手段,包括手术切开检查等,如此方可避免这一严重后果。

四、治疗

主要要求:

(一)立即消除致伤原因

在上肢,对有移位之肱骨髁上骨折或其他部位骨折立即复位,一般采取手法复位加克氏针骨牵引术,并对比操作前后桡动脉搏动改变情况。

(二)作好术前准备

因肱动脉损伤后果严重,争取时间是获得最佳疗效的首要条件。在此前提下,临床医师在采取各种有效措施的同时应作好手术探查及治疗的准备工作,以将并发症降低到最低限度。

(三)手术应保持血流通畅

由于肱动脉对远端血供的重要意义,手术一定要彻底,对受损的血管,尤其是内膜或弹力层受累者,不应采取姑息态度,需要移植大隐静脉或其他血管时应当机立断,并注意血管吻合技术力争完美,以保证血管的通畅。

(四)兼顾骨折的处理

由于肱动脉损伤之原因大多为相应节段肱骨骨折所致,因此,为避免二次损伤,对骨折局部应同时予以处理。一般情况下,开放复位及内固定是首选的治疗方法。

(五)重视手术后处理

由于该部位解剖关系较复杂,特别是肘关

节的体位及上肢固定方式方法的选择较多,因此,在肱动脉恢复血流后,既应注意对血管通畅情况的观测,更应注意在术后处理上应尽力避免影响血管通畅的各种因素,尤其是肱骨髁上骨折复位后的位移将是造成肱动脉再次受损的常见原因。

五、预后

经处理后,肱动脉通畅者预后较好。如肱动脉受阻或结扎,或肢体远端肌肉已出现缺血性改变时,则可引起Volkmann缺血性挛缩而呈现患肢的永久性病废。

第三节 前臂动脉损伤

一、致伤机制

前臂动脉主要有桡动脉、尺动脉和骨间总动脉,以及手部的掌浅弓和掌深弓。掌浅弓和掌深弓所形成的手部动脉网具有较好的代偿作用,其侧支循环有利于前臂某个动脉干损伤后的代偿作用。其致伤原因除外来致伤物外,骨折的锐刺(缘)亦易引起邻近血管干的损伤,动静脉也有可能同时受累而引起动静脉瘘。同时也易引起伴行神经干(尺、桡神经及其分支)的损伤。在前臂诸动脉干中,桡动脉发生率高,且医源性占相当比例,主因桡动脉抽血行血气分析及动脉血压观测引起桡动脉壁损伤后血栓形成所致。

二、临床表现

除局部损伤症状外,主要表现为手部血供部分受阻症状,包括尺动脉或桡动脉搏动减弱和消失、手指冷感,皮肤过敏及麻木等。如损伤波及掌浅动脉弓,手指可出现雷诺(Raynaud)氏征,亦可出现小鱼际萎缩征。

三、诊断

根据外伤及临床表现不难以作出诊断,因其侧支循环代偿功能较好,除10%~15%掌动脉弓吻合不佳者外,治疗后果大多较好。因之,非十分必要,一般勿需行动脉造影术。

四、治疗

(一)修复为主

对前臂动脉干断裂,原则上需行修复及功能重建术。从大多数病例来看,仅仅结扎一根动脉干对手部功能影响不大,但遇有掌动脉弓缺损者则有可能影响手部功能,因此非十分必要和万不得已时,仍应争取修复术为妥。

(二)尺动脉与桡动脉同时断裂

必须予以修复,否则将严重影响手部功能。尺动脉口径较粗,尤其位于骨间总动脉以上部位,端-端吻合多无困难,必要时也可选用头静脉移植。

(三)对骨折及血管应同时处理

在处理血管损伤时,视伤情缓急不同,酌情在修复血管的同时(或前、后)将骨折断端加以复位及内固定,并修复血管床。此种情况以肘部多见。

（四）注意肌间隔症候群

对以挤压为主的致伤机制，前臂软组织多同时受累，以致易出现肌间隔综合征，从而加重伤情，尤以屈侧肌群间隔发生率较高。一旦有此情况，应及早将肌间隔充分切开减压，否则将丧失手部功能。

五、预后

虽较肱动脉损伤预后较好，但如尺、桡两支同时受阻，亦直接影响手部功能。因此，受损血管的再通是获得良好预后的前提。

（黄文铎　胡玉华　赵定麟）

参 考 文 献

1. Ayel JE, Bonnevialle N, Lafosse JM, Pidhorz L, Al Homsy M, Mansat P, Chaufour X, Rongieres M, Bonnevialle P. Acute elbow dislocation with arterial rupture. Analysis of nine cases. Orthop Traumatol Surg Res. 2009 Sep; 95（5）: 343-51.
2. Belek KA, Alkureishi LW, Dunn AA, Devcic Z, Kuri M, Lee CK, Hansen SL. Single-stage reconstruction of a devastating antebrachial injury with brachial artery, median nerve, and soft tissue deficit: a case report and review of the literature. Eplasty. 2010 Apr 30; 10: e33.
3. Feliciano DV, Shackford SR Vascular injury: 50th anniversary year review article of The Journal of Trauma.J Trauma. 2010 Apr; 68（4）: 1009-13.
4. Lo EY, Eastman J, Tseng S, Lee MA, Yoo BJ. Neurovascular risks of anteroinferior clavicular plating. Orthopedics. 2010 Jan 1; 33（1）: 21.
5. Modi CS, Nnene CO, Godsiff SP, Esler CN. Axillary artery injury secondary to displaced proximal humeral fractures: a report of two cases. J Orthop Surg （Hong Kong）. 2008 Aug; 16（2）: 243-6.
6. Mommsen P, Zeckey C, Hildebrand F, Frink M, Khaladj N, Lange N, Krettek C, Probst C. Traumatic extremity arterial injury in children: Epidemiology, diagnostics, treatment and prognostic value of Mangled Extremity Severity Score. J Orthop Surg Res. 2010 Apr 15; 5: 25.
7. Prichayudh S, Verananvattna A, Sriussadaporn S, Sriussadaporn S, Kritayakirana K, Pak-art R, Capin A, Pereira B, Tsunoyama T, Pena D. Management of upper extremity vascular injury: outcome related to the Mangled Extremity Severity Score. World J Surg. 2009 Apr; 33（4）: 857-63.
8. Rudge WB, Rudge BC, Rudge CJ. A useful technique for the control of bleeding following peripheral vascular injury. Ann R Coll Surg Engl. 2010 Jan; 92（1）: 77-8.
9. Tzilalis VD, Vourliotakis G, Pirgakis KM, Tsiliggiris V. Urgent endovascular management of a subclavian artery trauma after a gunshot injury. Eur J Cardiothorac Surg. 2010 May 15.

第三章 下肢血管损伤

下肢血管指股动脉以远部位的血管支,包括股动脉、腘动脉、小腿动脉、足部动脉、足底动脉弓及趾动脉。因足部以下动脉有着丰富的侧支循环,损伤后不致出现严重后果,故不再阐述。

第一节 股动脉损伤

一、致伤机制

股动脉起自髂外动脉,于腹股沟中点下方开始至下方内收肌裂孔处延至腘动脉;在其经过中,股深动脉主干又分出旋股外侧动脉、旋股内侧动脉和穿动脉。除战时穿通伤外,平时多因股骨干骨折时锐刺刺伤或其他锐器引起,以股(浅)动脉多见(图8-3-3-1-1),亦可引起股动脉与股静脉同时受损而引起动静脉瘘;刺伤引起股动脉管壁部分破裂,于后期有可能形成假性动脉瘤或是继发性血栓形成。股动脉受阻后侧支循环主要依靠股深动脉所形成的动脉网;因此,在此段或其上方受损,则所引起的肢体坏死率可高达80%。

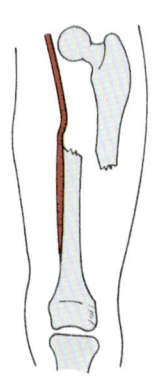

图8-3-3-1-1 股骨干骨折可能伤及股动脉示意图

二、临床表现

视伤情不同差异较大

(一)开放性创伤

无论何段股动脉出血,均可因喷射性或搏动性出血而立即出现休克,甚至死亡。此种类型在临床上属于最为严重之病例,应高度重视,全力救治,以免引起无法挽回之后果。

(二)闭合性动脉裂伤

如管壁断裂或部分断裂则大腿迅速出现进行性肿胀,且有与脉搏相一致的搏动可见(后期则无),同时出现足背动脉搏动消失及其他肢体症状。其失血量大多在1000~1500ml以上,因此亦多伴有休克征。

(三)股动脉壁挫伤或内膜撕裂伤

此种类型临床上多见,管壁也可能被刺破而迅速闭合(裂口大多较小,且与血管走行相平行),除骨折症状外,早期血管受损症状多不明显,但于后期则出现假性动脉瘤。由于受损动脉多处于痉挛状态，下肢表现缺血症状及足背动脉搏动消失。

（四）股动脉造影术

此种检查对损伤判定具有重要意义，但急诊病例易引起意外，且病情也不允许，因此在一般情况下不宜进行，只有在以下状态方可酌情选用：

1. 诊断目的　为判明受损动脉的部位，并与治疗方法选择密切相关的；对假性动脉瘤及动静脉瘘的判定。此时一般多采取从对侧股动脉穿刺插管，经腹主动脉进行造影。

2. 治疗目的　以术前定位为目的，确定股动脉受损的确切部位及分支；术中造影明确血管受损与否及其程度。此时多从伤侧股动脉远端逆行插管（可用指压法阻断近侧股动脉）进行造影检查。

三、诊断

根据外伤史、骨折类型及特点、临床表现及足背动脉搏动减弱或消失，一般不难以作出诊断。个别困难者可选择地采用血管造影术。

四、治疗

因股动脉阻塞后肢体坏死率高，因此要求尽早采取有效措施，积极恢复股动脉的正常血供。

（一）股动脉再通为治疗之首要目的

一旦确定或无法除外动脉损伤时，必须在处理骨折或其他损伤之同时，将探查股动脉列为首条，并在有利于股动脉修复前提下采取综合措施，以求达到恢复正常血流为主要目的。

（二）充分准备下进行探查术

尤其是高位股动脉损伤，由于口径粗出血量大，在探查前应在人力、血源及手术步骤安排上作好充分准备，原则上应首先控制股动脉上端血供来源，如病情需要，包括髂外动脉应酌情予以阻断，而后再逐层切开，由浅（股动脉上端较浅）及深（股动脉下端深在）进行检查。

（三）无张力下修复血管

股动脉走行较为松弛，一般性损伤多可行端-端吻合。如血管壁挫伤或内膜撕裂面积较大需将其切除时，则应以自体静脉移植修复之，尽可能地避免血管处于高张力状态，尤其是吻合口处。

（四）妥善处理骨折

因大腿肌肉丰富，对股骨骨折在复位后，必需予以坚强内固定，多选用髓内钉，不仅其力学强度高，且操作上简便，较加压钢板节省手术时间，以防因骨折复位时间过久而影响血管吻合口的通畅和正常愈合。

（五）切勿随意结扎股动脉

由于股动脉阻塞后的高截肢率，即便是股动脉全长受阻，也仍以静脉移植重建为主，除非在战争或大型灾害情况下为挽救生命采取的措施（也仍应先选择临时阻断处理）。

（六）对伴行的股静脉损伤

应同时予以修复，其对减轻外周血流阻力及保证动脉通畅具有重要作用。同时对深部静脉亦应注意恢复其通畅。

五、预后

股动脉再通后一般预后良好，对继发性动静脉瘘及假性动脉瘤如能早期诊断、及时治疗，预后亦佳。忽视伴行股静脉的通畅，将因血液回流受外周阻力的增加而影响肢体的正常功能。在治疗中如吻合口狭窄，将影响疗效，对此情况应再次手术矫正之。

第二节　腘动脉损伤

亦为临床极为重视的损伤之一，该动脉一旦受阻，肢体截肢率亦高达80%，因此在处理上必需力争功能重建。

一、致伤机制

其起自内收肌管下缘，与股（浅）动脉相延续，下行至胫骨平面下5~8cm处为止，并分为胫前动脉和胫腓动脉干。由于腘动脉之解剖部位与股骨髁上部骨面紧贴在一起，因此临床上常见的股骨髁上骨折时，由于腘后部腓肠肌收缩造成骨折远侧端向后位移，以致引起腘动脉损伤成为众所关注的问题。此外，外伤性膝关节脱位及髁部粉碎性骨折及对腘窝部的钝器伤亦是临床上常见的另一组原因。对医源性因素亦应提高警惕，尤其是对股骨髁部骨折处理时的误伤临床上亦非鲜见。

二、临床表现

与股动脉受累所表现的临床症状相似，以小腿以下缺血及足背动脉搏动减弱（或消失）为主；如系髁上骨折所致者，具有该骨折所特有的体征，包括大腿下端屈曲畸形、弹力性固定、剧痛及活动受限等。小腿严重血供不足时，可出现缺血性末梢神经炎而有疼痛、过敏及麻木等症状。

三、诊断

愈快愈好，因诊断的早晚与其预后关系十分密切，容不得丝毫迟疑。腘动脉损伤一般诊断难度不大，尤其是当发现于股骨髁上骨折、膝关节脱位或胫骨上端骨折后，在腘窝处有进行性血肿，逐渐加剧，并与脉搏搏动同步，则表明系腘动脉损伤之故；当然于该动脉走行途径的创口有鲜血涌出（或喷出）则更易确诊。此外，亦可从足背动脉搏动消失（或减弱）及股骨髁上或髁部骨折移位的程度及方向等方面加以判定（图8-3-3-2-1~3）。对诊断确实困难，或是为了对假性动脉瘤及动静脉瘘判定，亦可行动脉造影术，操作上较容易，可直接从鼠鼷部通过股动脉穿刺完成。

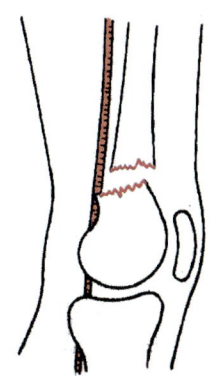

图8-3-3-2-1　腘动脉损伤示意图之一
股骨髁上骨折易损伤腘动脉

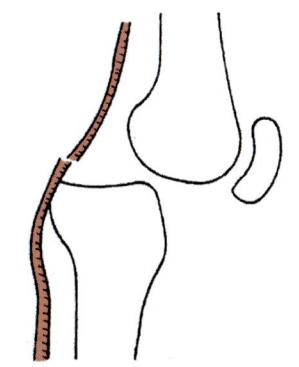

图8-3-3-2-2　腘动脉损伤示意图之二
严重的膝关节脱位亦可引起腘动脉破裂

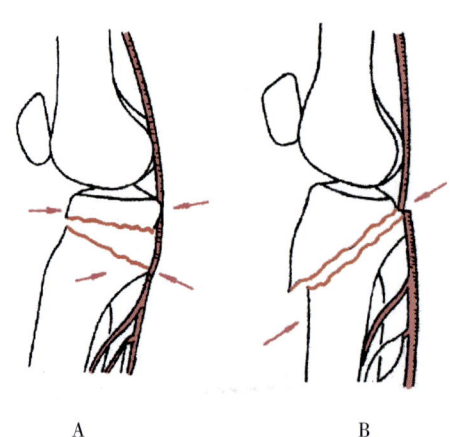

图8-3-3-2-3 腘动脉损伤示意图之三（A、B）
胫骨上端骨折也是腘动脉损伤的另一原因
A.平台下骨折；B.胫骨上端斜形骨折

四、治疗

视损伤情况酌情处理。

（一）诊断明确者

立即进行腘动脉修复重建术，包括经造影后证实之病例均应按急诊处理，争取将肢体缺血时间压缩至最低限度。

（二）可疑动脉损伤者

及早行手术探查，尤其是对骨折需手术治疗者，更应争取时间，在优先处理腘动脉探查及修复的前提下进行骨折复位及内固定术。

（三）消除致伤因素

主要指对因腘动脉走行部位的骨关节损伤，必需力争良好的复位及稳固而有效的内固定，其不仅是对已引起腘动脉损伤治疗上的要求，而且也是预防再次损伤的首要条件。

（四）伴有腘静脉损伤者

应同时予以修复，以防因外周阻力增加而继发肌间隔综合症。

（五）重视小腿肌间隔症候群的预防及治疗

从某种角度来看，小腿肌间隔综合症与腘动脉受累可互为因果，并易构成恶势循环。因此，必须将此反射弧消除，以防加剧病情。

第三节　小腿动脉损伤

一、致伤机制

小腿动脉指腘动脉以下分出之胫前动脉和胫腓动脉干两支，胫前动脉下行与足背动脉相接；胫腓动脉干长约3.5~4cm，而后又分为胫后动脉和腓动脉，两支均沿深筋膜间隔下行。胫后动脉再分出足底内侧和足底外侧动脉两支。足背动脉和足底外侧动脉又构成了足底动脉弓，并再向远端分出趾动脉。小腿动脉致伤原因大多缘于胫腓骨骨折后（以胫骨上端为多发），其次为外来暴力所致，包括锐性刺伤、小腿挤压伤等。胫骨上端骨折所引起的胫腓动脉干损伤是造成小腿急性缺血性挛缩的好发部位。小腿粉碎性骨折所引起血管损伤范围较广，不仅动脉，且静脉系统亦多受累，并易同时出现小腿肌间隔综合症候群而加重血管损伤程度。

二、临床表现

具有多样性，视受累血管的数量、部位及伴发伤不同而在临床上出现轻重不一的症状与体征。但以下表现具有普遍性。

(一)足背动脉搏动减弱或消失

为小腿动脉损伤的好发症状,胫前动脉受阻足背动脉一般多消失;而另外两根动脉干受累,由于血管的反射作用亦可引起胫前动脉的痉挛而出现足背动脉搏动的减弱或消失。

(二)小腿创伤反应严重

除了锐器直接刺伤血管外,一般能造成小腿动脉干损伤的暴力多较强烈,因此所引起的骨折及软组织损伤亦较明显,创伤性反应也多严重,加之小腿的肌间隔较多,易因引流不畅而加重病情。

(三)易出现小腿肌间隔症候群

除暴力因素外,动脉损伤后的痉挛及受阻不仅直接造成肌肉及神经支缺血性改变,而且亦加剧了肌间隔内的高压状态。因此小腿肌间隔症候群的发生率明显为高,并且两者可互为因果而形成恶势循环。

(四)其他症状

小腿局部搏动性血肿及鲜血溢(喷)出则属动脉损伤特有的症状与体征,应仔细观察加以判定。

三、诊断

主要依据外伤史及临床表现,约80%病例可获确诊。对临床症状明显无法确诊者,可行动脉造影术,危及肢体安全者应行手术探查。

四、治疗

单纯性小腿动脉损伤在治疗上较易处理,而伴有骨关节损伤及肌间隔症候群的复杂性动脉损伤,不仅治疗复杂,且疗效常不理想,因之在处理时应有充分准备,以争取最佳疗效。在治疗应注意以下几点:

(一)确定动脉损伤后立即施术

从某种意义上讲,小腿动脉损伤较之大腿损伤在处理上更为复杂,尤其是延误诊治引起并发症后,则往往本末倒置、主次难分,因此,务必抢在并发症(尤其是肌间隔症候群)出现之前明确诊断,立即施重建术。

(二)可疑动脉损伤

难以确诊者应及早行探查术,在积极准备手术的同时,作好术中动脉造影的准备;一般在手术台上通过股动脉穿刺推注血管造影剂 10~20ml 即可显示小腿动脉受损情况,并以此作为进一步处理的依据。

(三)复合性、尤其是毁灭性小腿损伤应全面考虑,包括截肢

对恶性交通事故或工矿塌方等所引起的小腿损伤往往呈现毁灭性伤情,整个小腿可能被碾呈扁平状。在此情况下血管损伤已处于次要地位,应根据患者全身情况,肢体有无存活可能来决定伤肢的去留。由于当代假肢技术的进步,一个良好的义肢比一条伤痕累累、且需长期医疗的残肢更容易为病人所接受。

(四)处理血管损伤之同时应防治小腿肌间隔症候群

二者在发病机制及病理解剖上截然不同,但如果二者并发,则可能互为因果而加剧病情。为此,在处理血管损伤同时,应兼顾及观察骨关节及软组织的处理,包括骨折的复位固定,对高压肌间隔的切开、引流,皮肤及皮下的减张切开等均应全面考虑,力争在发生不可逆转病理改变以前,尤其是神经及肌肉组织,以求防患于未然。

(五)晚期血管损伤并发症的处理

一般先行动脉造影,而后依据造影结果对假

性动脉瘤或动静脉瘘进行确诊及治疗方案的选择。凡影响肢体远端血供的病变均应将其切除，并重建动脉的正常解剖状态与生理功能。当前对假性动脉瘤及动静脉瘘的处理技术均较成熟，包括自体静脉移植和人造血管的应用，可酌情选择相应术式。

五、预后

视小腿动脉通畅及小腿其他组织的损伤情况其预后差别甚大，胫腓动脉干或有二支动脉受阻者，小腿以远肢体坏死率可达 15%~20% 以上；三根小腿动脉均受阻时可高达 50%。因此，对小腿动脉损伤应像腘动脉受累一样重视，力争在伤后 6h 以内重建动脉血供功能。超过 6~8h，软组织将残留不可逆转之病理改变。其他组织损伤情况及其预后将在有关章节中阐述。

附：足部动脉损伤

足部，包括足趾的动脉损伤在临床上十分多见，但由于足底动脉弓的存在，侧肢循环良好，因而不致引起供血区的缺血性改变，因此在治疗上酌情处理。当血管完全离断、且易予吻合者，当然以使其接通为好。但如果损伤严重，需较长时间操作者，也不宜强求吻合。总之，由于其对足部功能影响不大，在对局部创伤全面考虑时，选择对病人最为有利的治疗方式。

（王 晓　王义生　赵定麟）

参 考 文 献

1. Bonnevialle P, Chaufour X, Loustau O, Mansat P, Pidhorz L, Mansat M. Traumatic knee dislocation with popliteal vascular disruption: retrospective study of 14 cases. Rev Chir Orthop Reparatrice Appar Mot. 2006 Dec; 92（8）: 768-77.
2. Cui Y, Li J, Chen B, He J. ［Application of external fixator and blood vessel prosthesis in treating lower extremity fractures combined with vascular injuries］Zhongguo Gu Shang. 2010 Feb; 23（2）: 159-60.
3. Feliciano DV, Shackford SR Vascular injury: 50th anniversary year review article of The Journal of Trauma.J Trauma. 2010 Apr; 68（4）: 1009-13.
4. Haddock NT, Weichman KE, Reformat DD, Kligman BE, Levine JP, Saadeh PB. Lower extremity arterial injury patterns and reconstructive outcomes in patients with severe lower extremity trauma: a 26-year review J Am Coll Surg. 2010 Jan; 210（1）: 66-72.
5. McDonough EB Jr, Wojtys EM. Multiligamentous injuries of the knee and associated vascular injuries Am J Sports Med. 2009 Jan; 37（1）: 156-9. Epub 2008 Oct 8.
6. Mommsen P, Zeckey C, Hildebrand F, Frink M, Khaladj N, Lange N, Krettek C, Probst C. Traumatic extremity arterial injury in children: Epidemiology, diagnostics, treatment and prognostic value of Mangled Extremity Severity Score. J Orthop Surg Res. 2010 Apr 15; 5: 25.

第四章 医源性血管损伤与四肢静脉损伤

第一节 医源性血管损伤

随着各种高新科技的发展与广泛应用,其副作用亦随之产生。当前用于动脉干或静脉干穿刺的诊治技术每年以成倍的速度递增,因之医源性血管伤亦日益增多。此外,其他治疗技术相继开展,也有可能对相邻的血管有所波及。因此,临床医师必须认真对待。现对临床上较多遇到的血管损伤分述如下:

一、穿刺性损伤

(一)好发部位

以股动脉多见,主要是由于心血管导管技术及介入治疗技术的广泛应用;其次是临床经常用作血气分析血标本采集的桡动脉,再次则为常用作血管造影的肱动脉、股静脉和锁骨下动脉等,而其他小血管则相对少见。

(二)发生机制

主要是由于:

1. 穿刺损伤管壁形成裂口　在穿刺时,如果针头太粗,误将血管壁撕裂过多,则表现为出血或局部血肿形成。

2. 内膜受损血栓形成　在穿刺时如针头在血管腔内向四周划来划去,则极易伤及血管内膜而引起血栓形成,该血栓亦可游离而阻塞肢体远端,静脉内血栓则可进入肺循环。

3. 损伤后继发性病变　指穿刺后经过数月于穿刺血管壁上形成假性动脉瘤者,此虽非多见,但由于血管穿刺频率太高,因此临床上时有报道。此种病变主要特点是膨胀性搏动,并与血管走行相一致。因穿刺同时伤及动脉及伴行静脉引起动静脉瘘者,则十分罕见。

(三)诊断

其诊断主要依据:

1. 病史　均较明确。

2. 临床特点　表现为穿刺后的血管阻塞体征,一般在穿刺后数天至数周内发生。而穿刺部位的出血及搏动性血肿形成,则于术后当时或当日即可发现。继发性改变则需数周、数月不等。

3. 血管造影　阳性率较高,但再次穿刺必须小心谨慎,切不可再次造成损伤。

4. B超检查　适用于对假性动脉瘤的检查和诊断。

(四)治疗

视损伤所引起的具体后果而酌情采取相应的治疗措施。

1. 出血　立即予以局部压迫,轻者放置沙袋,重者则需行加压包扎,一般持续10~30min多可止血。如裂口过大或凝血机制不良者,则加压时间需延长,并酌情输以鲜血以提高凝血功能。对全身情况良好者,亦可在密切观察下予以凝血剂。仅个别病人需切开行血管缝合术。此时可在局麻下探查,先用手指压住血管近端(或用无损伤性血管夹夹住),检查局部血管内有无血栓形成(如有应设法取出),用无损伤性缝合线将血管裂口缝合之。对局部血肿形成者,基本上与前者处理一致,先将积血清除,再行血管修补术。

2. 血栓形成　与前者不同,由于血栓形成时间较长,因此确诊后可在有准备情况下行血栓抽取术。操作时应注意在血流远侧方向将血管夹住,术中确认无血栓游离时方可恢复正常血流。

3. 假性动脉瘤　较小之动脉瘤暂行非手术疗法,较明显之血管瘤可在阻断两头血流情况下,酌情采取切开瘤壁缝合血管裂口,或将血管瘤切除后缝合与血管瘤交通之动脉壁,或是在血管瘤外方作贯穿缝合(瘤体较小时)。

二、刀剪割切伤

(一)好发部位

临床上亦时有发生,除一般血管外,以股动脉、股静脉、腘动脉、锁骨下血管及肘部血管为多见。在对颈椎疾患或外伤施术时,亦可伤及椎动脉,如处理不当有可能引起致命后果。

(二)发生机制

主因手术中误伤,除个别解剖关系紊乱之病例外,大多因操作时失误所致,尤以年资较低或临床机会较少之高年医师,易将止血带下的腘动脉误认为是筋(腱)膜将之切断;亦有可能在对软组织分离时,因严重粘连而将血管剪破,尤以静脉壁为多见。

(三)诊断

1. 外伤史　系在术中发生之事,外伤情况较明确。

2. 临床表现　术中当时或放松止血带时即可发现难以控制的大出血,视失血量多少而可伴有休克症状等不同体征。

3. 术中探查　对切口深部的大出血有时难以立即确认系哪根动脉或静脉,可沿着切口方向、由浅及深、从中心向四周进行探查,以确定受累血管干。

4. 术中血管造影　一般无此必要,仅个别病例实在探查不出,又怕再次大出血发生意外时,方可在保证血容量前提下从血管上端推注造影剂进行造影。

(四)治疗

在术中立即修补,包括一般裂口的缝合及断裂再接术等,一般勿需血管移植。对椎动脉损伤可试用金属圈对破裂处进行修补(图8-3-4-1-1)。

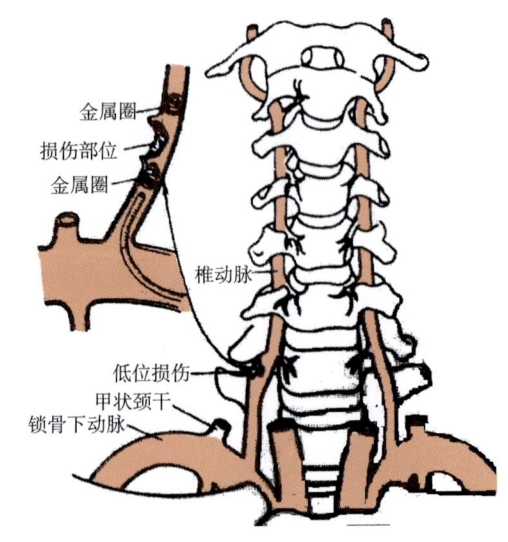

图8-3-4-1-1　低位椎动脉损伤及处理示意图
低位椎动脉损伤可经心脏进入动脉导管放置金属圈止血后修补

三、血管误被结扎

(一)好发部位

主要是与骨干伴行的动脉或静脉,临床上以腘动脉、小腿动脉、肱动脉下段及其伴行静脉为多见。

(二)发生机制

除责任心外,主要是对手术局部的解剖不熟悉,尤以年轻医师在急诊情况下,当处理长管骨骨干斜形骨折时,易选用钢丝缠绕,以致在穿越软组织时将伴行之血管也同时扎住。如系静脉早期不易发现,而动脉由于引起肢体远端脉搏消失而引起注意。

(三)诊断

如术中及时发现,则不存在此问题。形成此种误伤者多系术中未注意,而术后观察病情时当出现肢体远端血供不佳时方有可能被提出。因此,诊断的关键除血管受阻后的临床表现外,术者对术中操作的追忆将具有重要作用。在病情允许情况下,可行血管造影术,或立即再进手术室拆开缝线进行检查,此既可诊断,也可获得及时治疗。

(四)治疗

1. 立即解除结扎　一旦确诊或疑及此种情况时,应按急诊拆开创口缝合诸层,立即解除结扎骨折的钢丝,当确认受扎血管完全松解后,方可再对骨折断端重新固定。

2. 抽取血栓　在解除结扎钢丝后,应检查在血管局部有无血栓形成。如有血栓时,应先用血管夹阻断上下血流,之后切开管壁(小口),全长抽出血栓,再将切口缝合之。

3. 血管重建术　对后期病例,如发现有较长一段血管已栓塞、机化,远端受侧支影响仍通畅,且肢体仍保留大部或部分功能,肢体远端显示有缺血症状者,可考虑将机化之一段切除,以自体静脉移植取代之。此种机会较少,一旦中间一段血管阻塞,大多数病例其远端亦随之萎缩,久而久之也呈机化状态。

四、导管头部或引导器断入血管

(一)发生原因

主要有以下几种因素:

1. 操作粗暴　施术者操作时过于求急求快,以致在插入时不是使用巧劲,而是猛劲,以致引起折断。

2. 血管变异　各支血管均有一定变异,如操作前认识不足,一旦遇到此情况易出现进退两难,如重复操作次数过多,亦易发生折断现象。

3. 导管使用次数过多　一次性导管在设计及质量要求上一般是按照单次计算,如超负荷使用,势必易引起折断。

(二)诊断

主要根据X线透视或拍片判定断头所处位置进行确诊,并参考其临床表现及其他检查。

(三)治疗

如停留部位影响功能,或是有再移位可能时,应酌情将其手术取出。有条件者,当然在X线监控下用血管内异物摘除钳取出则更好。

第二节　四肢静脉损伤

四肢静脉损伤并不少见,主要是其症状不如动脉明显和严重而在临床上难以诊断,目前的统计材料表明其在血管伤中约占30%~40%,在处理上应按动脉损伤同等对待,尤其是主干静脉,其对肢体生理功能的保存具有重要意义。

一、致伤机制

其致伤机制与动脉损伤基本一致,主为外源性暴力及骨折端刺伤所致。战时当然以火器伤居多,但近年来因各种原因所采用的静脉导管技术引起的医源性静脉损伤日益增多,这也是一个不可忽视的重要原因。

由于静脉血流缓慢,因之在管壁损伤情况下血栓形成的比例远较动脉损伤为高,在治疗时应注意这一点。首先是预防其发生,一旦发生则力争尽早将其清除。

二、临床表现

视伤情不同而症状轻重不一,伴有骨关节损伤、甚至动脉同时受累者,则临床所见较为严重,此已在动脉损伤中阐述,现就较为单纯的静脉伤之临床表现介绍如下:

(一)静脉回流障碍

静脉损伤后由于血流受阻而表现为外周阻力增加,以致出现肢体肿胀,皮肤色泽变暗,严重者发绀,并有凹陷性水肿体征等。

(二)动脉血供受累

当静脉受阻到达一定程度后,由于组织内压力升高,不仅加剧了静脉回流障碍,当组织内压力一旦超过动脉压时,则可导致动脉血供受阻。此时如果动脉伴有损伤,则有可能由于动脉血流量下降而使动脉修复术失败,并因此而产生一系列不良后果。

(三)肢体病废

如果受损静脉因血栓形成长期处于高压状态下,其瓣膜的关闭功能亦遭破坏,并使回流血液向交通静脉及深静脉大量逆流,以致肢体肿胀加剧,静脉呈曲(怒)张状,皮肤营养障碍,并可出现慢性溃疡,以致患肢病废而失去正常功能。

(四)其他症状

包括局部肿胀、血肿形成等,开放性者则有静脉血涌出,并可出现休克体征。此外,视伴发伤不同可出现其他相应症状。

三、诊断

静脉损伤的诊断较之动脉损伤难度为大,主要是其症状不如动脉损伤时典型,因此在临床上应注意以下几点:

1. 外伤史　即与静脉干走行相一致的致伤暴力,或是骨折断端的锐刺等,为其多发因素。

2. 临床特点　主要表现为静脉回流受阻及局部的血肿形成,该血肿形一般无搏动,此可与动脉性血肿相鉴别。

3. 静脉造影　对诊断不清、又准备行手术治疗者,可采用自肢体远端穿刺静脉,呈顺行方向造影,其不仅简便易行,且阳性率高达85%以上。

4. 术中探查　因此类伤者大多伴有肢体的其他损伤,最常见的为骨折、软组织挤压伤及动脉损伤等。当这些创伤需要手术治疗时,应在术中同时予以探查,以明确静脉干受损情况。

四、治疗

对静脉损伤的治疗应遵循以下原则与要求:

1. 同等对待　按对待动脉伤的处理要求,以同等态度对待静脉损伤。

2. 当动脉与静脉二者同时受损时　原则上是处理危及生命最大的动脉,因为静脉系统在肢体生理功能上与动脉系统同等重要;但如果由于静脉回流受阻为主影响或继发造成动脉受损(阻)时,则应先修复静脉以保证其通畅。

3. **对静脉结扎应持慎之又慎态度** 人体结构是受制约的,静脉与动脉有着同等重要性,尽管有些静脉有深支或代偿支。但一旦将其阻断,轻者增加其他静脉的负荷而易出现病变,重则引起肢体病废。因此,除非现场情况或病人病情危急不允许较长时间施术,不得将静脉随意结扎。

4. **静脉吻合技术** 与动脉吻合技术相似,以吻合口无张力、无漏血为原则,缺损段可采用同体大隐静脉或头静脉移植。

5. **术后处理** 因静脉血流缓慢,在损伤处易形成血栓,应酌情采用抗凝措施,包括肠溶性阿司匹林口服、低分子右旋糖酐静滴等,并酌情选用肝素化疗法。此外,在保证血管吻合口安全情况下,鼓励病人作肢体活动。

五、预后

较动脉损伤预后为好;但术后如有血栓形成时则影响肢体的康复,如其代偿支能充分发挥作用,其受累情况可有所改善。

(张 振 刘志诚 陈德玉 赵定麟)

参 考 文 献

1. Feliciano DV, Shackford SR Vascular injury: 50th anniversary year review article of The Journal of Trauma.J Trauma. 2010 Apr; 68(4):1009-13.
2. Garg J, Woo K, Hirsch J, Bruffey JD, Dilley RB. Vascular complications of exposure for anterior lumbar interbody fusion. J Vasc Surg. 2010 Apr; 51(4):946-50; discussion 950.
3. Hall C, Khan WS, Ahmed SI, Sochart DH. A rare case of arterial avulsion presenting with occult blood loss following total hip arthroplasty: a case report. J Med Case Reports. 2009 Dec 6; 3: 9320.
4. Hamdan AD, Malek JY, Schermerhorn ML, Aulivola B, Blattman SB, Pomposelli FB Jr. Vascular injury during anterior exposure of the spine. J Vasc Surg. 2008 Sep; 48(3):650-4. Epub 2008 Jun 30.
5. Makino A, Costa-Paz M, Aponte-Tinao L, Ayerza MA, Muscolo DL. Popliteal artery laceration during arthroscopic posterior cruciate ligament reconstruction. Arthroscopy. 2005 Nov; 21(11):1396.
6. Mommsen P, Zeckey C, Hildebrand F, Frink M, Khaladj N, Lange N, Krettek C, Probst C. Traumatic extremity arterial injury in children: Epidemiology, diagnostics, treatment and prognostic value of Mangled Extremity Severity Score. J Orthop Surg Res. 2010 Apr 15; 5: 25.
7. Wu RW, Hsu CC, Wang CJ. Acute popliteal artery occlusion after arthroscopic posterior cruciate ligament reconstruction. Arthroscopy. 2003 Oct; 19(8):889-93.

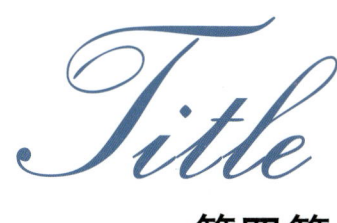

第四篇 四肢周围神经卡压症

第一章 上肢周围神经卡压症 /3290
- 第一节 肩胛背神经卡压症 /3290
- 第二节 胸长神经卡压症 /3294
- 第三节 肩胛上神经卡压症 /3296
- 第四节 高位正中神经卡压症 /3299
- 第五节 肘管综合征 /3306
- 第六节 桡管综合征 /3309
- 第七节 腕管综合征 /3313
- 第八节 尺管综合征 /3316
- 第九节 上肢其他神经卡压症 /3319

第二章 下肢周围神经卡压症 /3324
- 第一节 腓总神经卡压 /3324
- 第二节 坐骨神经盆腔出口狭窄症及梨状肌症候群 /3326
- 第三节 跗管综合征 /3337
- 第四节 Morton 跖头痛 /3340
- 第五节 下肢其他神经卡压症 /3342

第三章 周围神经损伤的各种修复术式 /3347
- 第一节 神经外膜的修复 /3347
- 第二节 神经束的修复 /3352
- 第三节 神经移植的适应证、方法和预后 /3358
- 第四节 自体静脉套接修复神经缺损 /3363
- 第五节 神经黏合剂修复神经损伤 /3366
- 第六节 神经再生过程中的神经营养、神经诱向与特异性再生 /3369
- 第七节 雪旺细胞在周围神经再生中的作用 /3374

第四章 周围神经缺损的治疗 /3379
- 第一节 周围神经缺损处理的基本原则 /3379
- 第二节 上肢周围神经缺损的治疗 /3382
- 第三节 下肢周围神经缺损的治疗 /3384

第一章 上肢周围神经卡压症

第一节 肩胛背神经卡压症

一、概述

肩胛背神经是一来自 C_5 神经根的与胸长神经合干的神经。肩胛背神经卡压表现为颈、肩、背、腋、侧胸壁的酸痛和不适。Kevin（1993 年）报道颈肩背神经封闭可治疗颈肩痛。1994 年，陈德松详细报道了该病，并提出手术治疗方案，取得良好效果。

二、应用解剖

在头戴式放大镜下，对 10 具、20 侧 C_5 神经根及其分支进行解剖，着重观察肩胛背神经起点及其行径过程中与周围结构的关系。

（一）肩胛背神经的起源

肩胛背神经在距椎间孔边缘 5~8mm 外侧自 C_5 发出后即进入中斜角肌（图 8-4-1-1-1）。其来源有三种情况：

1. 肩胛背神经与胸长神经起始段合干者 7 例 14 侧。

2. 肩胛背神经与胸长神经分别从 C_5 发出者 2 例 4 侧。

3. 肩胛背神经接收 $C_{3,4}$ 发出的分支 1 例 2 侧。

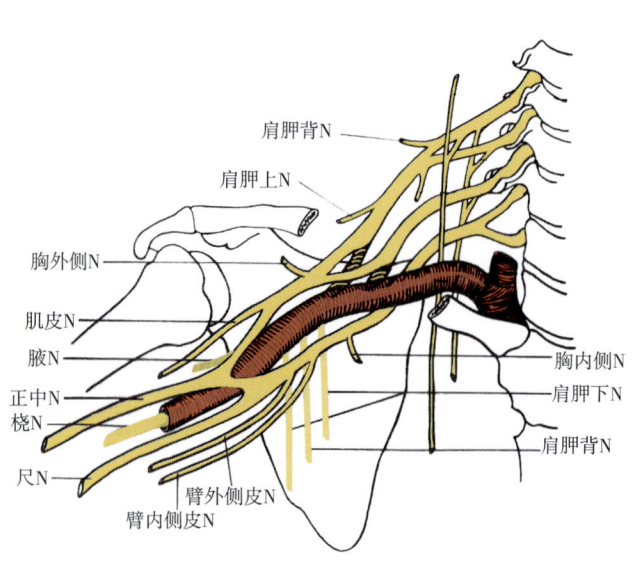

图 8-4-1-1-1　臂丛神经解剖及肩胛背神经之起点示意图

(二)肩胛背神经的行径

上述三种形式发出的肩胛背神经,其起始部均穿过中斜角肌(图8-4-1-1-2),在中斜角肌内斜行行走约 5~30mm,2 例 3 侧几乎完全行走于中斜角肌的表面,距起点约 5 mm 处有 2~3 束 2mm 粗的中斜角肌腱性纤维横跨其表面。

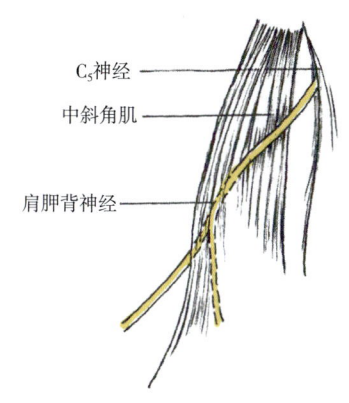

图8-4-1-1-2　肩胛背神经常穿过中斜角肌示意图

(三)肩胛背神经的分支

合干者,出中斜角肌 1~2mm 肩胛背神经和胸长神经分开后,主干即发出一分支经肩胛提肌,然后在菱形肌深面下行,其中 1 例发出 2 根 0.2~0.3mm 的细小分支,走向背部及肩部脂肪组织中,追踪未能发现这些分支走向皮下。C_5 神经根发出的胸长神经下行至锁骨水平先后与 C_6 神经根及 C_7 神经根发出的胸长神经支合干,然后沿前锯肌深面行走。另 4 例单独从 C_5 神经根发出肩胛背神经,有 1 例发出 1 小细支走向肩部,最后终末支和胸长神经合干(图 8-4-1-1-3)。

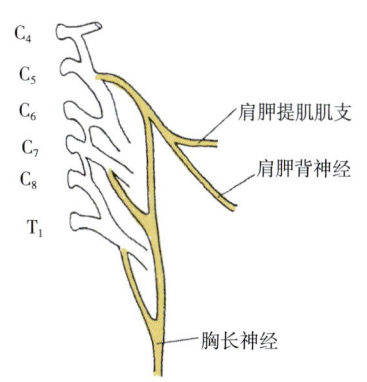

图8-4-1-1-3　肩胛背神经、胸长神经和肩胛提肌肌支示意图

三、临床表现

(一)病史及症状

1. 常发症状　本病常见于中青年女性,全部患者均以颈肩背部不适、酸痛为主要症状。颈部不适与天气有关,阴雨天、冬天加重,劳累后也可加重。上臂后伸、上举时颈部有牵拉感。颈肩背部酸痛常不能入睡,自觉患肢怎么放也不舒服,但又不能明确指出疼痛的部位。

2. 少发症状　少数病例可有肩部无力,偶有手麻,主要为前臂及手桡侧半发麻。

(二)体征和检查

部分患者可有前臂感觉减退,少数患者上肢肌力,特别是肩外展肌力下降。胸锁乳突肌后缘中点及 T_3、T_4 棘突旁 3cm 处有明显压痛点(图 8-4-1-1-4)。

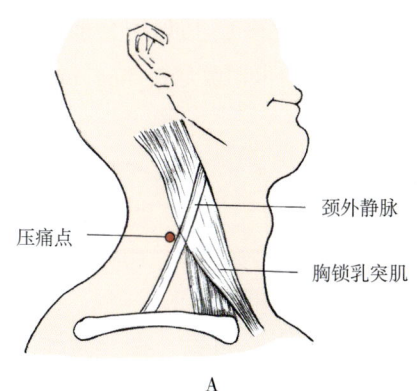
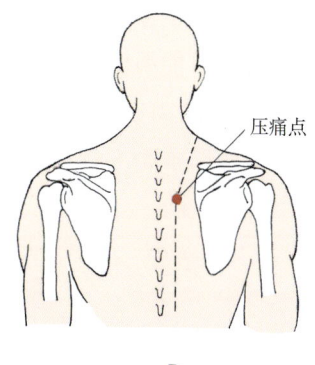

图8-4-1-1-4　压痛点示意图(A、B)

A. 颈部压痛点位置;B. 背部压痛点沿肩胛背神经行经处以 T_3 椎旁更为明显

作者曾处理过35例肩胛背神经卡压患者,其中男女之比为9:26,除1例52岁以外,34例年龄在28~40岁之间,平均35岁。单侧病变33例,双侧病变2例,右侧26例,左侧16例,病程4个月~9年。将体征和检查归纳见表8-4-1-1-1。

表8-4-1-1-1 肩胛背神经卡压体征和检查

体 征		病 例 数
压痛点	$T_{3、4}$棘突旁3cm	35
	胸锁乳突肌后缘中点	35
感觉减退	前臂内侧	23
	手掌尺侧及小指	2
肌力减弱	肩外展肌力下降	3
	屈肘肌力下降	2
特殊试验	Wright test (+)	30
	Roos test: >30 s	22
	>45 s	8
	>60 s	5
	Adson test (+)	5

其中,3、4胸椎棘突旁压痛点处稍加按压,27例诉有同侧手臂内侧及手部尺侧不适、发麻。该压痛点封闭后,颈肩及手部有轻松舒适感。在胸锁乳突肌后缘中点向颈椎方向按压,有4例病人酸痛感放射至前臂桡侧及手桡侧半。该点封闭后颈肩背及手部酸痛、不适可完全消失。压迫锁骨上,桡动脉搏动消失31例。

(三)特殊检查

1. **肌电图检查** 冈上肌、冈下肌、三角肌及菱形肌均无异常发现,7例第一背侧骨间肌及小指展肌有纤颤电位,菱形肌可能因位置深而未能查及。神经传导速度未见异常。

2. **颈椎片** 22例未发现异常,8例第7颈椎横突过长,4例颈椎示退行性变。

四、诊断

肩胛背神经卡压很容易诊断为其他疾病,本组有27名患者曾被误诊。其中诊断为斜方肌劳损10例,颈椎病8例,神经官能症6例,肩周炎3例。

如颈肩部疼痛、不适,沿肩胛背神经行径有压痛,特别是按压$T_{3、4}$棘突旁,可诱发同侧上肢麻痛,则该病诊断可确立。

五、保守治疗

首先考虑保守治疗,以局部封闭为主。封闭点为两个压痛点(参考图8-4-1-1-3、4),一是胸锁乳突肌中点后缘,另一处是$T_{3、4}$棘突旁3cm。一周一次,连续3~6次。辅以理疗,半数患者可显著减轻症状。18例作3~6次颈部压痛点封闭治疗,6例症状显著减轻,4例改善,酸痛可以忍受,9例无效,其中7例确诊后行手术治疗。

六、手术治疗

保守治疗无效或伴发于胸廓出口综合征症状严重者可考虑手术治疗。于全身麻醉下作颈根部横行切口或"L"形切口(图8-4-1-1-5),切断结扎颈横动脉和肩胛舌骨肌,逐层解剖显露臂丛神经根干部及前、中斜角肌下段与止点(图8-4-1-1-6)。在近止点处切断前、中斜角肌,沿C_5神经切断包绕C_5神经根的纤维组织。并进一步将中斜角肌在C_5根部肌性组织横行切断,暴露肩胛背神经,切断神经周围组织,作神经外膜松解(图8-4-1-1-7、8)。切口闭合前局部注入曲安奈德5ml。术后可用波尼松5mg,每日3次,共7d。

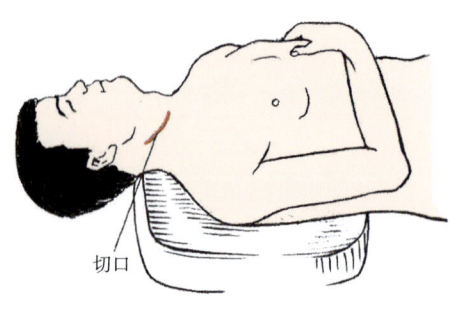

图8-4-1-1-5 颈前部"L"形切口示意图

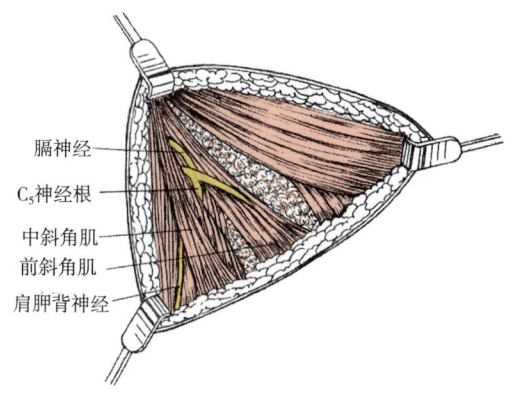

图 8-4-1-1-6　显露肩胛背神经示意图
分离颈外三角脂肪垫，暴露前、中斜角肌；在中斜角肌外侧，可找到从中斜角肌穿出的肩胛背神经

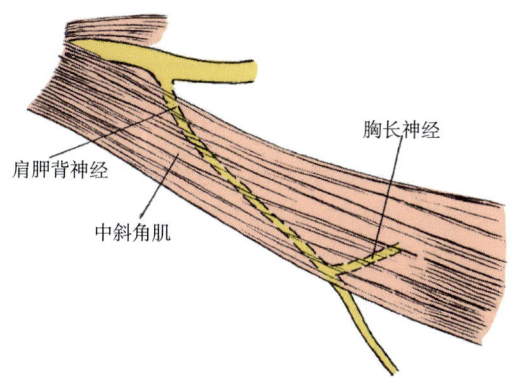

图 8-4-1-1-7　肩胛背神经走行示意图
在 C_5 神经根处找到肩胛背神经的起点

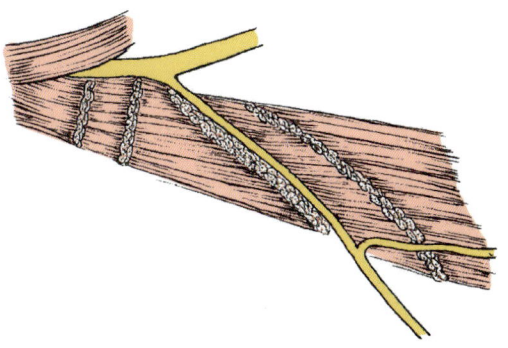

图 8-4-1-1-8　分离、松解示意图
切断前、中斜角肌并进行肩胛背神经松解

术中可见：肩胛背神经起始部在中斜角肌内行走 1~3cm，能清楚判断肩胛背神经起点，肩胛背神经在入中斜角肌处均为腱性或腱肌性组织。作者为 23 例患者 25 侧作手术治疗，有 2 例 3 侧肩胛背神经除起始部有少许中斜角肌纤维覆盖外，其余部分行走中斜角肌表面；2 例 3 侧在中斜角肌内行走 1~2cm；18 例 19 侧在中斜角肌内斜形行走 2~3cm；17 例能清楚判断肩胛背神经起点，3 侧为独立起点，14 侧和 C_5 胸长神经合干，合干长度在 1cm 内 4 侧，1~4cm 10 侧。24 侧的肩胛背神经在入中斜角肌处均为腱性或腱肌性组织。本组病人锁骨下动脉位置较高，高于锁骨上缘者 18 例，可高达锁骨上缘 4~5cm，最高 1 例达 6cm，平均 3.5cm。

七、疗效观察

保守治疗近期效果较好，但易复发，3~6 次颈部局封后复发率仍有 50%。可间隔 2~3 月后再进行一个疗程的局封治疗。

22 例患者术后颈肩背部症状完全或大部分消失。术后 3d 患者可能又感不适和术前相似，术后 1 周症状逐渐减轻，术后 3 周症状大部或完全消失。随访时间 3 个月~2 年，3 例 4 侧在术后 2 个月时症状、体征又出现，程度同术前，其中未作肩胛背神经起始处减压的 2 侧 1 例为双侧胸廓出口综合征，术后第 3 天症状再次出现并逐渐加重，至今年余仍未愈。另 2 侧为术后局部瘢痕压迫，经局部封闭后，目前尚能控制症状。前臂内侧和小指感觉减退的 16 例病人，术后均明显改善，术后 3d 亦有波动，2~3 周后逐渐恢复。

第二节 胸长神经卡压症

一、概述

胸长神经起源于 $C_{5,6,7}$ 神经根，支配前锯肌。该神经卡压极少引起医师关注。作者在研究肩胛背神经解剖时，发现大多数肩胛背神经在 C_5 的起始与胸长神经的 C_5 起始合干，合干部分穿经中斜角肌的腱性起源和腱性纤维环，从而想到起源于 C_5 的胸长神经也可能与肩胛背神经一起受到卡压。那么，胸长神经受到卡压将产生什么样的临床症状呢？作者曾为一位诊断为左侧肩胛背神经卡压的病人检查，颈部、背部均有明显的压痛点，而且按压背部的压痛点可诱发前臂内侧及手指发麻，但病人还诉述左胸前不适、刺痛，左侧胸壁及腋下不适，有一种从背后一直痛到心前的感觉。作者为其颈部作局封后，病人全部症状消失。又有一位中年男性，反复左心前区刺痛，2年余未能查清病因，心电图、心血管图、心脏彩超、心血管造影均未见异常，作者查到颈部胸锁乳突肌后缘中点处压痛明显，从该点给予局封，左心前区刺痛消失，患者坚决要求手术治疗，松解 C_5 神经根、胸长神经与胸背神经合干的全长，术后症状消失，随访4年余，未见复发。

二、应用解剖

胸长神经起源于 $C_{5,6,7}$ 神经根（图 8-4-1-2-1），起源于 C_5 神经根的胸长神经大多和起源于肩胛背神经合干，占80%左右，穿入中斜角肌在 C_5 的肌起点的腱性纤维组织，然后斜向下出中斜角肌，和肩胛背神经分开，继续下行和 C_6 发出的胸长神经支合干，在胸骨水平与 C_7 发出的胸长神经合干于相当于腋窝内侧壁的前锯肌表面下行。此处的胸壁深部感觉，可能是胸长神经支配。

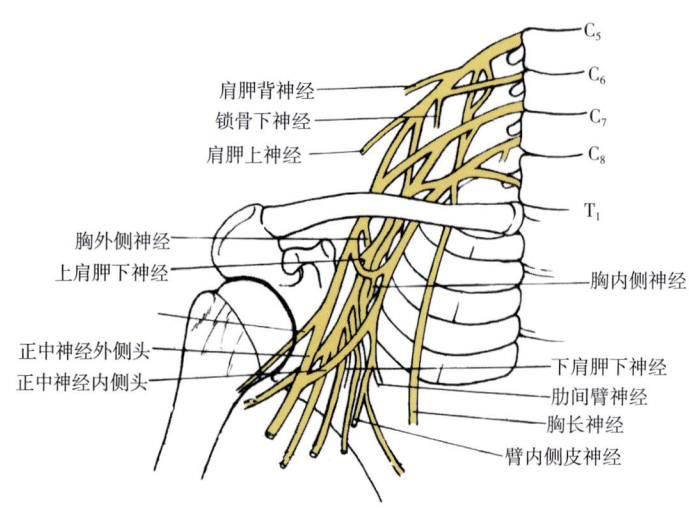

图8-4-1-2-1 臂丛神经分布及胸长神经起点示意图

三、胸长神经卡压症之临床表现

(一)病史和症状

1. 病人可能有颈部不适和"颈椎病"病史;
2. 胸前、胸侧壁和腋下不适,有胀痛、针刺样痛,如在左胸壁酷似心绞痛;
3. 如合并肩胛背神经卡压,病人可能诉从背后一直痛到心前的感觉;
4. 心内科检查资料不支持心绞痛。

(二)体征

1. 胸锁乳突肌后缘中点上下压痛显著;
2. 叩击胸前可能诱发胸前刺痛;
3. 合并肩胛背神经卡压时有肩胛背神经卡压的体征。

(三)特殊检查

于胸锁乳突肌的后缘中点上下压痛最显著点,用0.25%布比卡因2~3ml局封,全部症状消失。

四、诊断

排除了心脏的疾病;胸前不适、刺痛;颈部痛点局封后症状消失,要高度考虑到胸长神经卡压的可能性。

五、鉴别诊断

(一)心绞痛

在左胸前的疼痛必须和心绞痛鉴别,作有关心脏的检查,必要时请心内科专家会诊。

(二)胆绞痛

在右胸前的不适和疼痛应想到胆囊、胆管的疾病,注意腹部体征和胆管病史,不难排除。

六、治疗

(一)保守治疗

颈部痛点局封,颈部理疗。

(二)手术治疗

$C_{5,6}$ 神经根松解,肩胛背神经和胸长神经合干松解,如合并TOS,则切断前、中斜角肌和小斜角肌。

七、疗效观察

作者诊治过16例胸长神经卡压症患者,其中10例合并肩胛背神经卡压,4例合并TOS,2例为单纯胸长神经卡压。10例合并肩胛背神经卡压的患者6例保守治疗,4例经3~4次颈部局封症状消失,2例效果不佳后改手术治疗,手术治疗共10例,包括4例合并TOS的患者,术后胸前不适疼痛均消失,但有3例背部一直仍感不适,1例较术前为重,现仍在间断作颈部局封治疗。

2例单纯性胸长神经卡压,1例经保守治疗,作3~4次颈部局封治疗症状消失。另1例手术治疗,作 C_5 神经根松解及肩胛背神经与胸长神经合干松解,术后症状完全消失,随访2年未复发。

八、对本病的认识

胸长神经支配前锯肌,前锯肌的作用是使肩胛骨外展外旋。在前推运动中,前锯肌牵拉肩胛骨向外远离脊柱,并使其紧贴胸壁。前锯肌麻痹时上肢外展可能受限,外展不能超过头部。作者在临床上诊断的胸长神经卡压无一例上肢运动受限,这是因为这些患者的胸长神经卡压仅仅发生在起源于 C_5 的胸长神经,起源于 C_6、C_7 的胸长神经并没有卡压，所以未见到有因胸长神经卡压而引起的肩外展功能障碍，肩胛背神经和 C_5 的胸长神经在起始部常常合干，所以两者常常一起被卡压，两者同时卡压的临床特点是病人有从背后痛到胸前的感觉，有时还可能合并 C_5 神经卡压，如同时还有肩部的不适，可能诊断会更明确一些。

第三节　肩胛上神经卡压症

一、概述

肩胛上神经卡压是肩部疼痛病因中最常见的原因之一。国外有学者认为该征约占所有肩痛患者的 1%~2%。

1909 年，Ewald 描述了一种创伤后肩胛上"神经炎"。1926 年，Foster 报道了 16 例有肩胛上神经病变的病例。1948 年，Parsonage 和 Turner 报道了 136 例肩痛病例中有 4 例患肩胛上神经炎。这些就是最早的有关肩胛上神经卡压征的报道。1959 年，Kopell 和 Thompson 对肩胛上神经在肩胛上切迹部的卡压作了详尽的描述，并称之为肩胛上神经卡压综合征（suprascapular nerve entrapment, SNE）。以后有关肩胛上神经卡压的病例报道逐渐增多。1982 年，Aiello 等报道了 SNE 在肩胛冈上关节盂切迹处卡压的病例。1987 年，Ferretti 等报道了排球运动员出现 SNE 的病例。近年来还有有关肩胛下肌萎缩及一些特殊卡压病例的报道。

二、应用解剖

（一）大体解剖

肩胛上神经来源于臂丛 C_5 神经根，偶尔来源于 C_6 神经根。肩胛上神经穿过肩胛上横韧带下方的肩胛上切迹进入肩胛上窝。当肩胛上神经穿过肩胛上切迹后发出 1 或 2 支分支支配到冈上肌及发出小关节支支配盂肱关节、喙肩韧带和肩锁关节。随后，肩胛上神经继续绕过肩胛冈盂切迹达冈下窝，并发出分支支配冈下肌。

（二）肩胛上切迹之解剖分型

肩胛上切迹在解剖上可分为以下 6 种类型：
1. 肩胛上界较宽呈窝状；
2. 切迹为钝 V 字形占肩胛上界的 1/3；
3. 对称的 U 形与侧界平行；
4. 非常小的 V 形沟；
5. 与第三型相似，但由于韧带骨化使切迹内直径减小；
6. 完全性韧带骨化。

这些变化可能与神经卡压相关。肩胛上动脉和静脉与神经伴行穿过肩胛上横韧带。除关节支外，解剖上未发现肩胛上神经的感觉支（图 8-4-1-3-1）。

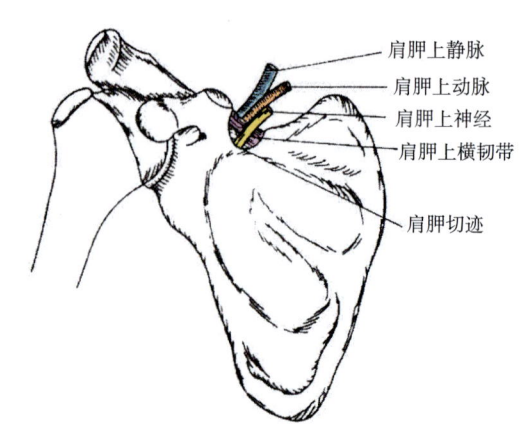

图 8-4-1-3-1　肩胛上神经解剖示意图

三、病因和病理

肩胛上神经卡压可因肩胛骨骨折或盂肱关节损伤等急性损伤所致。肩关节脱位也可损伤肩胛上神经。肩部前屈特别是肩胛骨固定时的前屈使肩胛上神经活动度下降，易于损伤。肿瘤、肱盂关节结节样囊肿以及肩胛上切迹纤维化等均是肩胛上神经卡压的主要原因。有报道认为肩袖损伤时的牵拉也可致肩胛上神经损伤。各种局部脂肪瘤和结节均可压迫肩胛上神经的主干或肩胛下神经分支引起卡压。

Sunderland认为，肩胛上神经在通过肩胛上切迹时神经相对固定，使其易于在重复运动时受损，肩胛骨和盂肱关节的重复运动使神经在切迹处摩擦出现神经的炎性反应、水肿，这样就可导致卡压性损害。已经知道，肩胛骨远端的运动可致肩胛上神经拉紧，引起"悬吊效应"，使神经在切迹处嵌压，引起神经病变。Mizuno等报道，当副神经麻痹后，肩胛骨向下外侧下垂可使肩胛上神经受到肩胛上横韧带的牵拉。肩胛上神经肩关节支可引起盂肱关节疼痛，这是临床最常见的症状。肩胛上神经病变以单侧为主，也有双侧发病的报道。

四、临床表现

患者常有肩周区弥散的钝痛，位于肩后外侧部，可向颈后及臂部放射，但放射痛常位于上臂后侧。患者常感肩外展、外旋无力，进行性病例可有冈上肌萎缩，然而，多数病例无明显的肌萎缩，因此，临床诊断比较困难。

通常患者有创伤或劳损史。肩部受到直接创伤或间接伤，如摔倒时伸手导致肩外展、扭伤。还有部分患者有肩关节过度劳损，如运动性劳损（排球、篮球、网球等），肩部劳作性损伤史。

有创伤或劳损的患者肩部以锐痛为主，肩部活动可加重。疼痛可为持续性，严重者影响睡眠。无明显的肌萎缩。抬臂困难或患侧手不能达对侧肩部。有些患者除有肩部疼痛外无其他症状，疼痛可持续数年。

肩胛上切迹部压痛或位于锁骨与肩胛冈三角间区的压痛是最常见的体征。斜方肌区也可有压痛。如肩胛切迹处卡压，压痛点在肩胛切迹处，肩外展、外旋肌力减弱。冈上、下肌萎缩，特别是冈下肌萎缩。由于有肩胛上关节支支配肩锁关节，可出现肩锁关节压痛。如肩胛冈盂切迹处卡压，疼痛较肩胛上切迹处卡压轻。压痛位于冈盂切迹处。局部除冈下肌萎缩外，其他表现不明显。

五、诊断

肩胛上神经卡压综合征的诊断需通过仔细的病史询问、完整的物理检查及肌电检查来确诊。

以下辅助检查有助于该征的诊断：

（一）肩胛骨牵拉试验

令患者将患侧手放置于对侧肩部，并使肘部处于水平位，使患侧肘部向健侧牵拉，可刺激卡压的肩胛上神经，诱发肩部疼痛。

（二）利多卡因注射试验

对临床表现不典型的病例，可于肩胛上切迹压痛点注射1%的利多卡因。如果症状迅速缓解，可倾向于肩胛上神经卡压综合征的诊断。

（三）肌电检查

肌电检查和神经传导阻滞有助于肩胛上神经卡压综合征的诊断。Khaliki发现肩胛上神经卡压综合征患者诱发电位潜伏期延长。冈上肌肌电可出现正向波、纤颤波及运动电位减少或消失。

（四）X线检查

肩胛骨前后位X线片向尾部倾斜15°~30°，以检查肩胛上切迹的形态，有助于诊断。

六、鉴别诊断

本病应与以下疾病相鉴别：肩关节疾病如肩袖损伤，肩周炎，肩部撞击综合征，臂丛神经炎，颈椎间盘疾病，盂肱关节炎，肩锁关节疾病等。超声、CT、MR 有助于鉴别诊断。

七、治疗基本要求

肩胛上神经卡压的治疗仍以手术松解为主。保守治疗如休息、理疗、止痛药物的应用，局部封闭治疗也可选用，对以创伤或牵拉引起的肩胛上神经损伤早期可保守治疗。如为明确的慢性卡压，应早期手术治疗进行神经松解及肩胛上切迹扩大术。

八、手术疗法

肩胛上神经卡压松解术常采用三种入路：后入路、前入路和颈部入路。后入路是最常用的手术入路，手术步骤如下：

（一）麻醉与切口

1. 麻醉　全麻，取侧卧位。
2. 切口　从肩峰开始，沿肩胛冈向内侧延长至肩胛骨的脊柱缘，长约 10cm（图 8-4-1-3-2）。

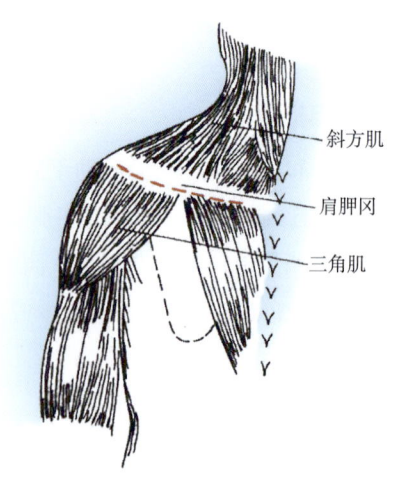

图8-4-1-3-2　做肩胛冈上缘切口示意图

（二）手术步骤

游离切口上侧皮缘，切开深筋膜，辨明斜方肌止点，顺切口方向切断该肌止点，找到斜方肌与冈上肌的肌间隙作钝性分离（图 8-4-1-3-3、4），向下分离达肩胛骨的上界，继续向外侧分离，找到肩胛上神经和肩胛上血管。将肩胛上血管向外侧牵开，充分显露肩胛上神经可能存在的卡压因素，如肩胛上横韧带及各种纤维束带等，并对卡压因素进行松解。将肩胛上神经游离、牵开，用骨凿对肩胛上切迹进行扩大（图 8-4-1-3-5、6）。对切开的肌肉，回复原位，肢体远端悬吊，尽早功能锻炼。

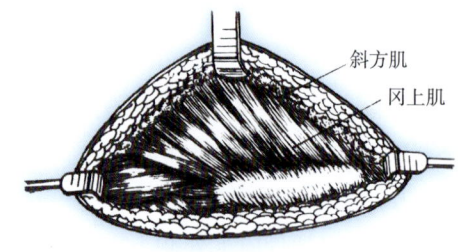

图 8-4-1-3-3　向上拉起斜方肌暴露冈上肌示意图

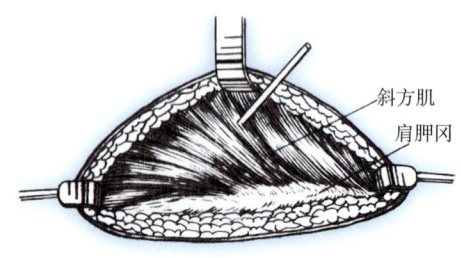

图 8-4-1-3-4　在肩胛冈上的止点处切断斜方肌示意图

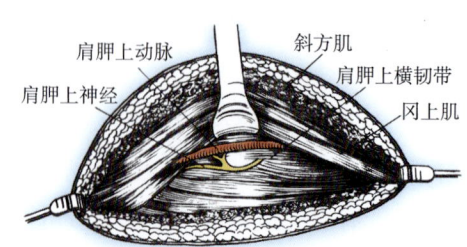

图8-4-1-3-5　显露深部组织示意图
沿冈上肌深层分离，可见肩胛切迹、肩胛上横韧带，以及肩胛上动、静脉

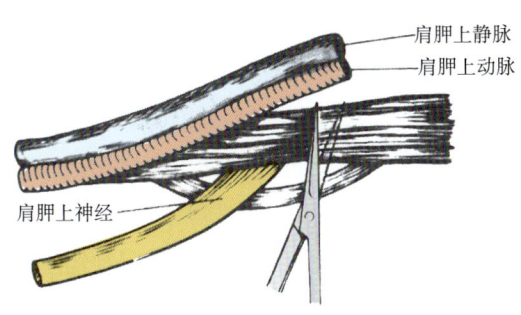

图 8-4-1-3-6　小心切断肩胛上横韧带，仔细分离，保护肩胛上动脉、静脉示意图

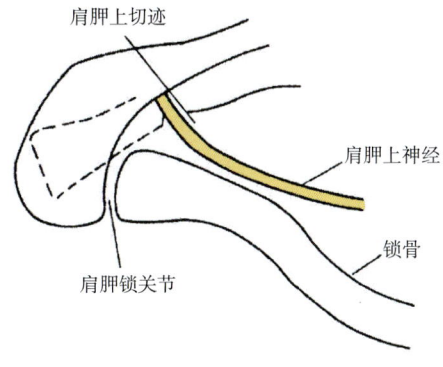

图 8-4-1-3-7　肩胛上神经与锁骨关系示意图

九、特殊类型的肩胛上神经卡压症

肩锁关节骨关节炎和锁骨远端骨溶解症的手术指征是锁骨远端切除术。近年来，有文献对此手术所致肩胛上神经卡压进行了报道。

通过对锁骨远端切除后的解剖研究发现：肩胛上神经在锁骨远端 1.3cm 处于距锁骨后缘最近。距离平均为 0.9cm。在此范围内，长约 3cm 的神经与锁骨平行。随后神经斜向后下方通过肩胛上切迹。神经斜转部位距肩锁关节 1.8~2.7cm（图 8-4-1-3-7）。

因此，对此类病例的手术治疗应当注意以下几个问题：

1. 由于肩胛上神经距锁骨远端 1.5cm 处，切除锁骨远端时最好勿超过 1~1.5cm，同时剥离骨膜时也应不超过此限度。这样既可保证锁骨的稳定，又可使瘢痕形成减少，避免发生肩胛上神经卡压的危险。

2. 锁骨远端切除所致肩胛上神经卡压以瘢痕及骨性因素为主，因此，手术应将全段肩胛上神经松解。

第四节　高位正中神经卡压症

一、概述

正中神经由臂丛的内侧束和外侧束发出的分支所组成。自臂丛神经发出，经上臂、肘部到达前臂、腕管和手部。近 20 年来，正中神经卡压所致的腕管综合征已成为临床常见疾病，对腕管综合征的认识也逐渐深入，然而，正中神经在其他部位的卡压常常被忽视。为便于鉴别诊断，加深人们对正中神经在其他部位卡压的认识，有学者将腕管以上臂丛神经以下部位的卡压命名为高位正中神经卡压（图 8-4-1-4-1）。

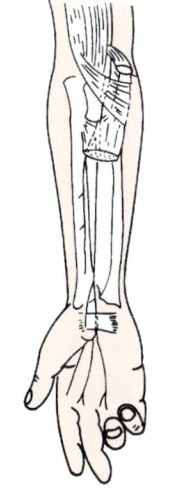

图 8-4-1-4-1　高位与低位正中神经损伤的分区示意图

Urbaniak认为，虽然腕管综合征是正中神经最常见的卡压综合征，但由于对其他部位正中神经卡压缺乏认识，常常导致误诊和漏诊。Dellon注意到，一些腕管综合征患者，同时存在高位正中神经卡压，多数在近端，如肘部等。文献中，对腕管综合征的并发症也常常归于腕横韧带松解不全或掌皮神经损伤，然而有人发现，一些患者腕管松解疗效不佳的原因可能是对正中神经卡压部位的定位有误，因此，临床疗效不佳，症状持续存在。显然，加深对高位正中神经卡压的理解不仅有助于提高高位正中神经卡压征的诊治水平，而且对提高腕管综合征的疗效也有辅助作用。

二、应用解剖

与正中神经卡压相关的解剖结构如下：在上臂，由于神经与臂部血管相邻，血管结构的变化可引起卡压。在肘部和前臂近端，神经可因骨骼肌肉结构的变化引起卡压。由于神经自身的异常，因此神经卡压的表现复杂，诊断常常比较困难。

正中神经由臂丛神经$C_5 \sim T_1$组成，下行中位于腋动脉前方，并与腋动脉下1/3伴行。神经由臂部到肘部的行进中，与肱动脉始终保持紧密的联系。

在肘部，正中神经周围被一系列重要结构环绕。在肘前，由外而内，二头肌腱、肱动脉和正中神经依序排列。神经一直位于肱肌前部，其深部为纤维束带。肱肌为正中神经提供保护，避免骨性结构的损伤。然而，肥大的肌肉也可发生变化，形成纤维束样卡压。正中神经进一步前行，穿过旋前圆肌浅、深头间，当穿越旋前圆肌深头时，尺动脉位于其外侧。继续前行，通过指浅屈肌浅深头形成的腱弓。在前臂远端1/3处正中神经浅出，经指浅屈肌的桡侧进入腕管。

正中神经在肘部的分支少见。肘部近端的第1个分支，距肘部1~4cm，穿过并支配旋前圆肌。很快，正中神经又发出分支，支配桡侧腕屈肌、掌长肌和指浅屈肌。在旋前圆肌区，距肱骨内上髁近端5~8cm，由正中神经后外侧发出重要的一个分支——前骨间神经。典型的前骨间神经由正中神经发出后，向远端走行，在指浅屈肌的近端，与正中神经伴行穿过指浅屈肌腱弓。达骨间膜后，与前骨间动脉伴行到达腕部。前骨间神经主要为运动神经，支配拇长屈肌、食指和中指的指深屈肌及旋前方肌。拇长屈肌和指深屈肌的分支在指浅屈肌的腱止点处（距前骨间神经起点约4cm），前骨间神经的终端止于旋前方肌，伴随发出感觉支支配腕部。

正中神经走行和分支的变异与正中神经卡压有关。在上臂，最常见的变异是外侧束延迟分支。在尸解中，24%的标本外侧束在近端发出一小的分支，而肌皮神经在上臂近端发出一分支进入正中神经。内侧束和外侧束的分支在腋动脉的后方形成正中神经。正中神经形成后，向后走行，到达肱动脉内侧。这些变异与肘部和前臂近端卡压无关。

1848年，Struthers注意到，尸解中3%的标本有肱骨髁上骨突。在肱骨内上髁5cm处的骨突，发出一韧带，与内髁形成Struthers韧带。正中神经和肱动脉由弓下穿过。Struthers弓的连续性常常不完全，但仍是正中神经和肱动脉卡压的潜在因素。近年来的研究认为，人群中1%~2%可出现Struthers弓（图8-4-1-4-2）。

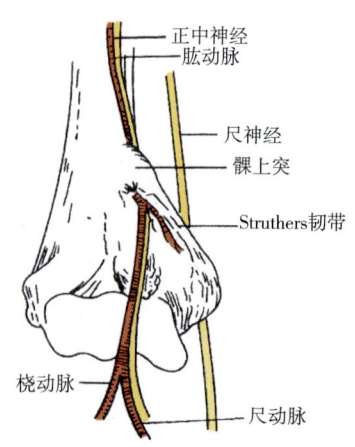

图8-4-1-4-2　Struthers韧带示意图

正中神经与旋前圆肌之间的关系变化较多。典型的解剖关系是，正中神经穿过肌肉后发出内侧支支配旋前圆肌。约82%的神经经旋前圆肌浅、深头间穿出。尸体解剖研究发现，约9%的旋前圆肌深头缺如，7%的神经位于两头的深面，2%的神经穿过旋前圆肌浅头。Dellon注意到，旋前圆肌浅头常常出现异常。约20%尸解标本中，旋前圆肌浅头在肱骨内上髁近端2cm处与纤维束混合，形成纤维束带。据此推测，当伸肘、前臂旋前时，正中神经与滑车出现挤压。Dellon和Mackinnon报道解剖的31例尸体中，11例出现旋前圆肌浅头下纤维弓，15例出现尺侧旋前圆肌深头下的纤维束带。指浅屈肌腱的两个头（肱头和骨间膜头）也可形成腱弓联系。在Dellon报道的31例解剖研究中，还有10例出现桡侧头，其中4例指浅屈肌腱单纯由桡骨起源。11例指浅屈肌二头间出现巨大纤维束带，当正中神经穿过时，将成为卡压因素。

正中神经内部解剖结构的异常对近端正中神经卡压也十分重要。神经内浅表的神经束易于引起卡压。在前骨间神经发出前2.5cm处，前骨间神经位于正中神经后外侧。虽然，解剖学资料多将前骨间神经描述为由正中神经后部发出，但近年来的解剖研究发现，60%的前骨间神经由正中神经桡侧发出。这些变异可能是引起前骨间神经卡压的重要因素。

神经外部异常也是上肢神经卡压的重要原因。常见的有两种类型：

1. 神经间的异常交通支（如Martin-Gurber交通支）。

2. 神经少见的分支。这些异常是引起临床误诊的原因之一。例如：近端神经损伤可引起神经正常支配区肌肉的肌力减弱，如果存在以上异常，可能不出现神经正常支配区的肌力减弱。或某一神经损伤却出现未损伤神经支配区肌力的变化。M-G交通支在高位正中神经卡压中具有重要的意义。人群中约有17%的人存在正中神经和尺神经的异常交通支。肌电图检查是鉴别异常交通支的有效手段。

三、正中神经及分支卡压

（一）上臂部卡压

正中神经在上臂近端引起的慢性疼痛主要因创伤引起，特别是直接的穿透伤和挤压伤诊断和定位相对简单。非创伤性卡压以血管性疾病引起为多。假性动脉瘤、动静脉畸形和血透引起的动静脉漏是常见原因。介入性血管检查有助于诊断。

（二）肘部卡压

正中神经在肘部和前臂区最常见的卡压点有4个。在这些卡压点正中神经易受到卡压，引起旋前圆肌综合征和前骨间神经卡压综合征的发生。旋前圆肌综合征的卡压发生于正中神经分支前。在分出前骨间神经后（旋前圆肌水平），正中神经卡压所致临床表现因损伤的程度、卡压的部位和神经分支情况的不同而发生变化。

创伤是肘部正中神经卡压的主要原因。因肱骨髁上骨折引起的正中神经损伤较多，其次是肘关节脱位。肱骨髁上骨折正中神经损伤的发生率为5%~19%，前骨间神经损伤也有较高的发生率。一般认为，近端正中神经损伤不是近端上肢疼痛的主要因素。

旋前圆肌和指浅屈肌腱弓的纤维化使神经易于发生卡压。需反复使用前臂，特别是前臂旋转或屈指的患者，肌肉肥厚，正中神经也易受到卡压。除此之外，如果前骨间神经从正中神经桡侧发出，恰位于纤维腱弓之下，发生卡压的可能性也较大。蓄积性损伤是引起神经卡压的因素之一。一些上肢疼痛的病例可因劳累性筋膜间室综合征（exertional compartment syndrome）引起。上肢重复性动作，加之相关的解剖变异、肿胀、肌肉肥厚等均可引起劳累性筋膜间室综合征的发生。前臂慢性疼痛也可因此而引起。Pedowotz报道了劳累产生的旋前圆肌综合征的病例,经筋膜切开后,症状完全缓解。因此可以认为,手术切开筋膜对改善旋前圆肌综合征的症状是有益的,一方面松解了卡压因素,另一方面减轻了可能引起卡压的肌间隔室的压力。

Struthers 韧带形态结构的变异较大。骨突长度和纤维束带常发生变化,有时有束带出现,而骨突却不存在。虽然 Struthers 韧带的出现率为 1%~2%,但实际上由此引发正中神经卡压者却少见。

四、旋前圆肌综合征

(一)概述

1951 年,Seyffarth 首次报道了旋前圆肌综合征(pronator syndrome),17 例病例均为正中神经通过旋前圆肌或指浅屈肌时神经受到卡压所致。当时作者描述的旋前圆肌综合征并非都为旋前圆肌卡压,因此,临床命名并不确切。然而,由于临床长期将此类病变称之为旋前圆肌综合征,所以,这一命名沿用至今。

(二)常见卡压部位

1. Struthers 韧带 少见的结构,由此引起的旋前圆肌综合征较少见;

2. 肱二头肌肥厚或紧张 同样可以引起卡压;

3. 旋前圆肌纤维束带 重复性旋前动作可使卡压加重;

4. 指浅屈肌腱形成的浅腱弓 亦可引起同样症状(图 8-4-1-4-3)。

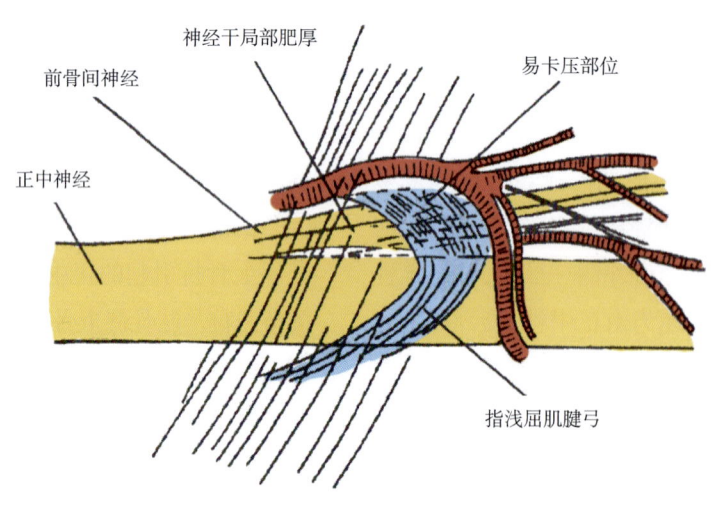

图 8-4-1-4-3 指浅屈肌腱腱弓示意图

(三)临床表现

旋前圆肌综合征的发病率远少于腕管综合征。发病年龄多在 50 岁左右,女性多于男性,为男性患者的 4 倍以上。早期症状比较复杂,从确诊到治疗的时间往往达 9 个月~2 年。

1. 主要症状

(1)疼痛 前臂近端疼痛,以旋前圆肌区疼痛为主,抗阻力旋前时疼痛加剧,可向肘部、上臂放射,也可向颈部和腕部放射。一般无夜间痛史。该特点可与腕管综合征进行鉴别。

(2)感觉障碍 手掌桡侧和桡侧 3 个半手指麻木,但感觉减退比较轻,反复旋前运动可使感觉减退加重。

(3)肌肉萎缩 手指不灵活,拇食指捏力减弱,拇食指对指时拇指的掌指关节、食指的近指关节过屈,而远节关节过伸为特征,鱼际肌有轻度萎缩。

2. 特殊检查

（1）旋前圆肌触痛、发硬；

（2）Tinel 征　阳性率较高，常于发病后 4~5 个月后出现；

（3）正中神经激发试验。

① 旋前圆肌激发试验：屈肘、抗阻力前臂旋前，检查方法（图 8-4-1-4-4）。

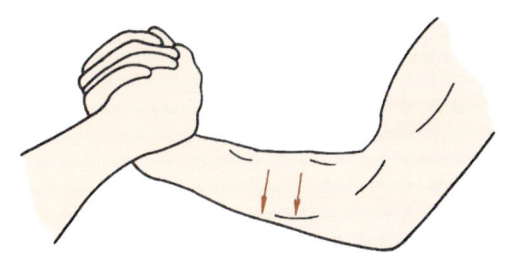

图8-4-1-4-4　旋前圆肌激发试验示意图

② 指浅屈肌腱弓激发试验：中指抗阻力屈曲诱发桡侧 3 个半指麻木（图 8-4-1-4-5）。

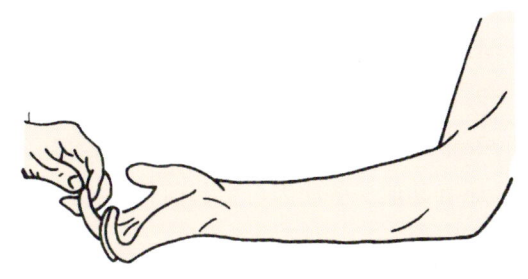

图8-4-1-4-5　指浅屈肌腱弓激发试验示意图

③ 肱二头肌腱膜激发试验：前臂屈肘 120°，抗阻力旋前，诱发正中神经感觉变化（图 8-4-1-4-6）。

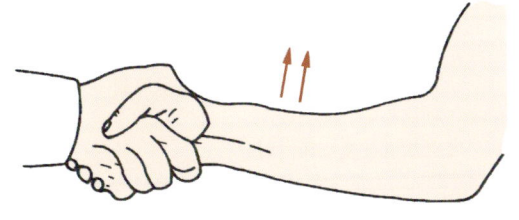

图8-4-1-4-6　肱二头肌腱膜激发试验示意图

（四）肌电图检查

Morris 和 Peters 报道的 7 例旋前圆肌综合征的病例中，6 例出现运动传导速度减慢。Buchthal 报道的 7 例病例中，有 3 例出现感觉传导的异常。然而，研究发现，在肘与腕间，运动和感觉传导的减慢对诊断近端正中神经卡压无诊断价值，因为腕管综合征与旋前圆肌综合征患者均可出现正中神经传导异常。

应用针电极对卡压区正中神经支配肌群进行电诊断，通过判断肌肉失神经电位的变化，有助于诊断和鉴别诊断。

（五）鉴别诊断

除需与腕管综合征进行鉴别以外，尚需与胸廓出口综合征、臂丛神经炎、神经根型颈椎病等鉴别。旋前圆肌综合征与腕管综合征临床表现相似。两者的主要相同点：腕部和前臂痛；大鱼际肌肌力减弱；桡侧 3 个半手指麻木或感觉异常。不同点：旋前圆肌综合征无夜间痛；腕部 Tinel 征阴性；腕部神经传导速度正常；掌皮支区感觉减退。

（六）治疗

1. 保守治疗　可根据病情选择不同的治疗方法。对轻度、较重上肢劳动后引起间断性发作的病例，可行保守治疗，包括：避免重体力劳动，夹板固定，非类固醇激素类药物局封治疗。文献报道，约 50% 的患者经保守治疗后病情得以缓解和治愈。一般认为，经 8~10 周保守治疗症状和体征不能改善者，应考虑手术治疗。

2. 手术治疗

（1）手术治疗原则　旋前圆肌综合征存在许多潜在卡压因素，由于临床定位往往比较困难，手术中应尽可能检查所有可能的卡压点并进行松解。

（2）手术切口　可根据临床表现和习惯选择不同手术切口。目前文献报道的手术切口有：Z 形切口、横向切口和纵向切口。Dellon 报道采用横跨肘部的 S 形切口，较为理想。手术中应注意：

切口勿沿肘横纹切开；手术中应注意保护前臂中部和外侧皮神经。

（3）关键步骤　沿二头肌腱膜间切开深筋膜，显露正中神经和肱动脉。手术中一旦发现肱骨髁上突和Struthers韧带应予切断。分离至旋前圆肌时，应将旋前圆肌浅头牵向中部，以保护尺侧旋前圆肌运动支，此时应松解各种卡压因素（图8-4-1-4-7）。偶尔可行旋前圆肌浅头Z形延长，以防瘢痕和缺血性肌挛缩的发生。进一步向远端分离，发现指浅屈肌腱弓应予松解。

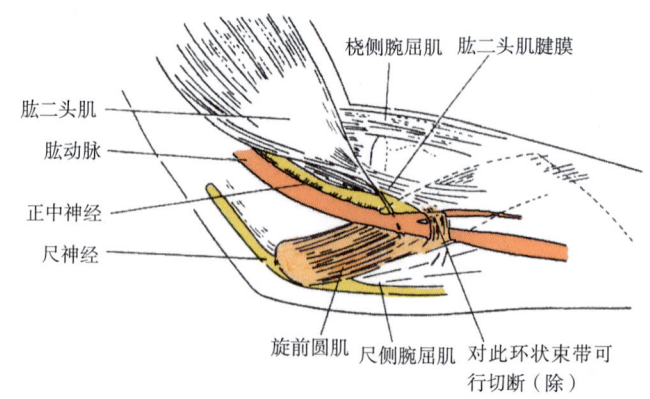

图8-4-1-4-7　旋前圆肌松解术示意图

（4）术后处理　屈肘位石膏固定2周，抬高患肢，鼓励手指活动。

五、前骨间神经卡压综合征

前骨间神经卡压综合征（anterior interosseous nerve syndrome）是由Kiloh和Nevin于1952年报道的。随后有关病例不断见诸报道。发病构成比在前臂远端神经性病变中约占1%（图8-4-1-4-8）。

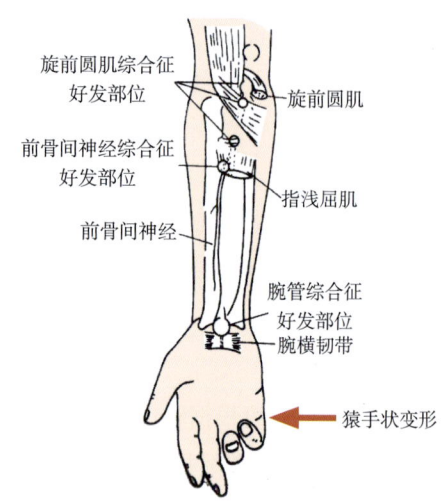

图8-4-1-4-8　卡压好发部位示意图
前骨间神经卡压综合征好发部位

（一）病因

前骨间神经卡压征的病因可分为三类：

1. 直接创伤；
2. 部分正中神经损伤所致前骨间神经的损伤；
3. 卡压或前骨间神经炎症引起的神经病变。

还有其他一些原因可引起前骨间神经卡压，有关病因如下：

近端正中神经部分损伤引起的假性前骨间神经卡压综合征
创伤
骨折：肱骨髁上骨折、前臂骨折 　脱位：肘脱位 　穿透伤：子弹伤、刺伤 　挤压伤
医源性因素
动、静脉瘘：静脉造口、插管、静脉穿刺 　肌肉松解 　骨折开放复位和内固定
自发性因素
卡压因素
肌肉和肌腱性束带——旋前圆肌、指浅屈肌腱弓 　神经异常行径 　相邻肌肉影响：指浅屈肌异常头、指深肌、前臂肿块 　二头肌腱滑囊增大

(续表)
血管
异常的桡动脉
尺侧副动脉栓塞
炎症
神经痛性肌萎缩
感染：巨细胞病毒感染
动脉炎：多发性动脉硬化结节

(二) 临床表现

前骨间神经卡压征为纯运动神经性麻痹，表现为拇长屈肌、食指和中指指深屈肌以及旋前方肌的肌力减弱。此外，前骨间神经有一终末感觉支支配腕部的部分感觉。因此，前臂和腕部的疼痛是该征的常见临床表现。

1. 典型体征 常有近端前臂掌侧、旋前圆肌区和腕掌侧的自发性疼痛。活动时症状加重，特别是前臂活动时症状更为明显。由于疼痛，限制了肢体的活动。疼痛可于数周或数月自行减轻。典型的减弱表现为拇长屈肌、食指和中指指深屈肌以及旋前方肌的肌力减弱。患者主诉常为写字或拿小物品困难，但无手部感觉变化。

临床体征仍以拇长屈肌、食指和中指指深屈肌以及旋前方肌的肌力减弱为主。拇、食指对掌（捏握）试验有助于诊断（图 8-4-1-4-9）。

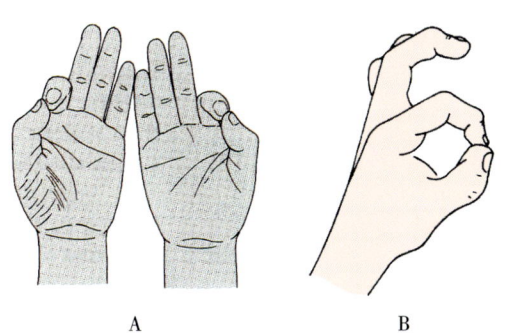

图 8-4-1-4-9　拇、食指捏握（对掌）试验示意图（A、B）
A. 正面；B. 侧方观

2. 非典型性前骨间神经卡压综合征的解剖及临床特点

由于常出现解剖变异，前骨间神经卡压的临床表现存在一定的变化。

（1）中指指深屈肌　可由尺神经支配（约50%），有时临床表现仅为拇长屈肌和食指指深屈肌肌力减弱。

（2）正中神经与尺神经 Martin-Gurber 吻合　约占 17%，其中较常见的异常吻合支为前骨间神经与尺神经的吻合支。当前骨间神经出现卡压，可引起手内肌肌力的减弱。

（3）指深屈肌　可完全由前骨间神经支配，临床可表现为所有指指深屈肌肌力减弱。

（4）前骨间神经　可发出分支支配指浅屈肌。

(三) 诊断

前骨间神经卡压的诊断中，最常见的误诊为拇长屈肌和指深屈肌肌腱的断裂。Hill 报道的 33 例前骨间神经卡压的病例中，10 例曾诊断为腱撕裂。也有将腱撕裂误诊为前骨间神经卡压的报道。因此，临床应注意鉴别。本征应与胸廓出口综合征、根性颈椎病、臂丛神经炎、以及正中神经部分损伤进行鉴别。

电生理检查对鉴别前骨间神经卡压具有重要的诊断价值。

(四) 治疗

根据病因选择不同的治疗方法。对创伤引起的前骨间神经损伤，一般观察 3~4 个月，如果不能恢复应进行手术治疗。对因穿透性伤引起的神经损伤，应立即进行手术治疗。因其他卡压因素引起前骨间神经损伤，可根据具体情况进行处理。

1. 非手术治疗 可采用休息、固定、减少前臂活动和局封治疗。对保守治疗 8~12 个星期治疗无效者可行手术治疗。有关保守治疗的时间文献中有争议，应根据病因和病情具体确定。

2. 手术治疗 手术治疗与旋前圆肌综合征相似。手术应松解 Struthers 韧带，切除二头肌腱膜,对旋前圆肌进行松解等(图 8-5-1-4-10),并对前骨间神经存在的卡压因素进行松解,包括腕部卡压征;但对其局部解剖应全面了解(图 8-5-1-4-11、12)。

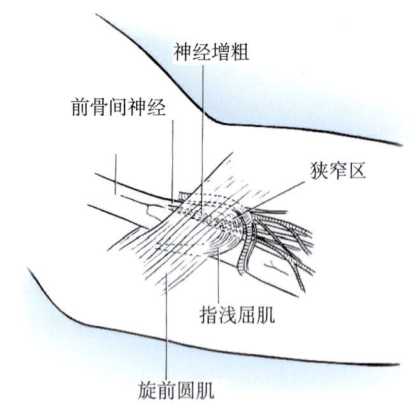

图 8-4-1-4-10　前臂骨间症候群之手术部位示意图

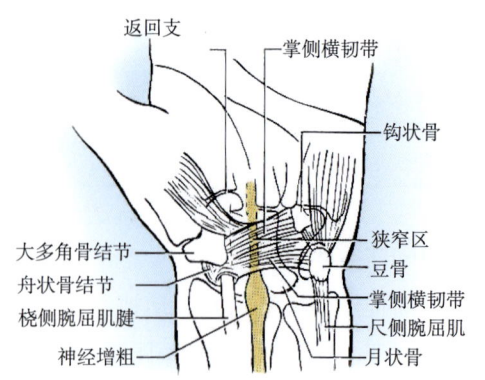

图 8-4-1-4-11　手部腕管处大体解剖示意图

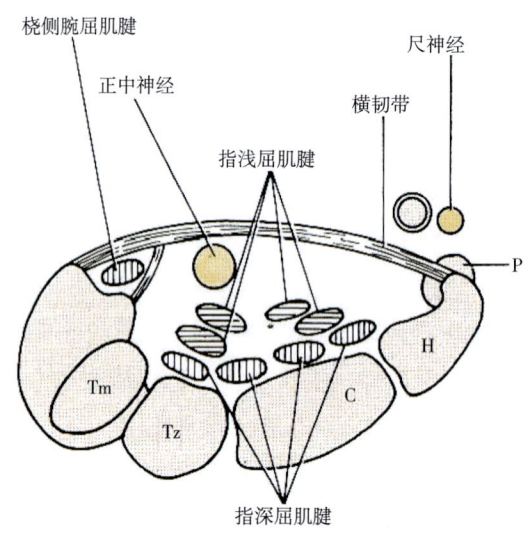

图 8-4-1-4-12　腕管局部横断面解剖示意图

（侯春林　张长青）

第五节　肘管综合征

一、概述

肘管综合征(cubital tunnel syndrome)是指尺神经在肘部被卡压引起的症状和体征。于 1957 年 Osborne 首先报告了此病并称之为迟发性尺神经炎。于 1958 年 Feined 和 Stratford 称此病为肘管综合征。

二、应用解剖

肘管是一骨纤维性管道,尺神经伴尺侧副动脉通过肘管从肱骨后面至前臂屈侧。肘管的底为肘内侧韧带,肘内侧韧带的深面即为滑车的内侧唇和肱骨内上髁后下方的尺神经沟;顶为连结肱骨内上髁和鹰嘴内侧面的三角形的弓形韧带,因而弓形韧带也就桥接于尺侧腕屈肌的肱骨头和尺骨头之间。肘管的大小随着肘关节的屈伸而有所变化,伸肘时弓形韧带松弛,肘管的容积变大,屈肘至90°时弓形韧带紧张,每屈曲45°肱骨内上髁和尺骨鹰嘴间距离加宽0.5cm。另外,屈肘时肘内侧韧带隆起也使肘管的容积减小,因而尺神经易受压迫。有人测定,肘关节伸直时肘管内的压力为0.93kPa,屈肘至90°时为1.5~3.2kPa。

尺神经在经过肘关节时发出2~3个细支至肘关节,在肱骨内上髁以远4cm内,尺神经发出支配尺侧腕屈肌的运动支,一般有2支,它们从肌肉的深面进入。支配环、小指深屈肌的分支在尺侧腕屈肌支稍远侧,从肌肉的前面进入并支配此二肌肉。

三、病因

任何使肘管容积绝对或相对减小的因素均可引起尺神经的卡压(图 8-4-1-5-1);除肘部外,其向下走行过程中包括腕部均可受累而引发卡压(图 8-4-1-5-2)。常见的原因有:

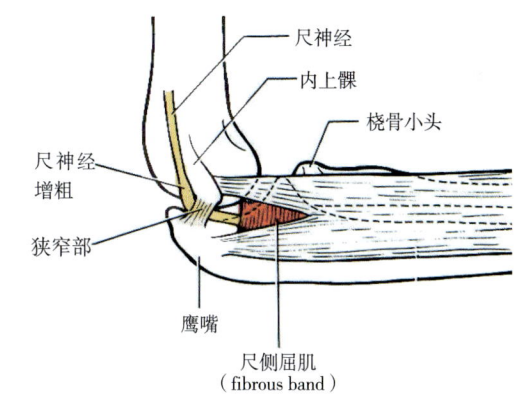

图 8-4-1-5-1 肘管症候群好发部位示意图

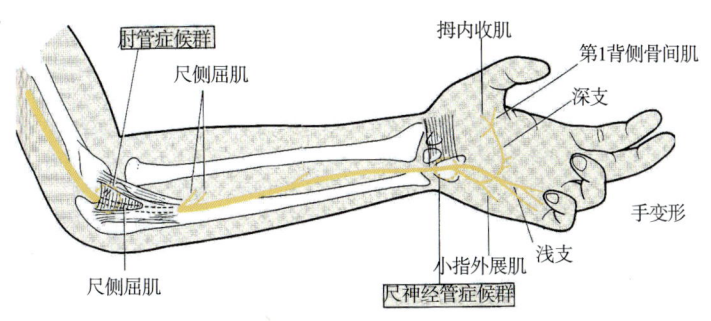

图 8-4-1-5-2 好发部位示意图
尺神经狭窄性神经炎好发部位

1. **慢性损伤** 肱骨内、外髁骨折和髁上骨折、以及桡骨头骨折都可因畸形愈合产生肘外翻或其他畸形,使提携角增大,尺神经相对缩短,从而使尺神经受到牵拉、压迫和摩擦。

2. **肘关节风湿或类风湿性关节炎** 风湿或类风湿侵及肘关节滑膜,使之增生肥厚,晚期引起肘关节变形、骨赘增生,从而亦可引起肘管容积减小(图 8-4-1-5-3)。

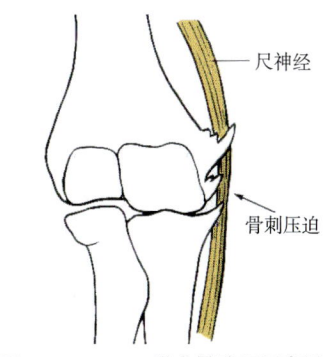

图 8-4-1-5-3 增生骨致压示意图
肘关节骨赘(刺)等致内上髁变性引发肘管症候群

3. **肿块** 如腱鞘囊肿、脂肪瘤等,但较少见。

4. **先天性因素** 如先天性肘外翻、尺神经沟变浅而致的尺神经反复脱位、Struthers弓形组织等。

5. **其他** 长期屈肘工作,医源性因素引起的卡压,枕肘睡眠引起的"睡眠瘫"。

四、临床表现

多发于中年人,屈肘工作者如键盘操作、乐器演奏者、投掷运动员、枕肘睡眠者。

病人可因尺神经卡压的轻重及病程的长短而表现为疼痛和一系列尺神经功能受损的症状。疼痛位于肘内侧,亦可放射至无名指、小指或上臂内侧,疼痛的性质为酸痛或刺痛。感觉症状先表现为无名指、小指刺痛及烧灼感,随后有感觉减退,最终到感觉丧失。运动症状有手部活动不灵活,抓捏无力,手内在肌及小鱼际肌萎缩,爪形手。

检查时可见肱骨内上髁或其后方压痛,尺神经沟处Tinel征阳性(图8-4-1-5-4),表现为肘管上、下各2cm处轻轻叩击尺神经疼痛可放射到无名指、小指。有的病人屈肘时可扪及尺神经前脱位,但并非所有尺神经前脱位的病人都有症状。两点间距离辨别力减弱或消失通常为最早表现,肌力减弱的最早表现之一就是第3骨间掌侧肌肌力减弱(与对侧相比)。随着病情的进展可出现抓捏无力,夹纸力减弱,小鱼际肌及骨间肌萎缩,爪形手(图8-4-1-5-5)。

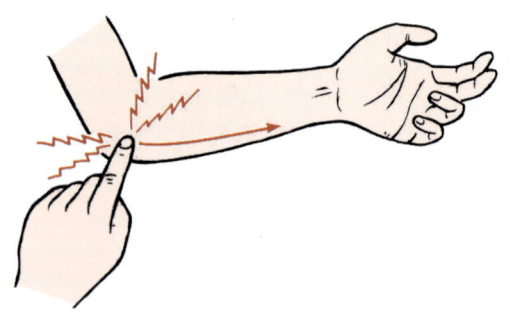

图8-4-1-5-4 尺神经沟部Tinel's征阳性示意图

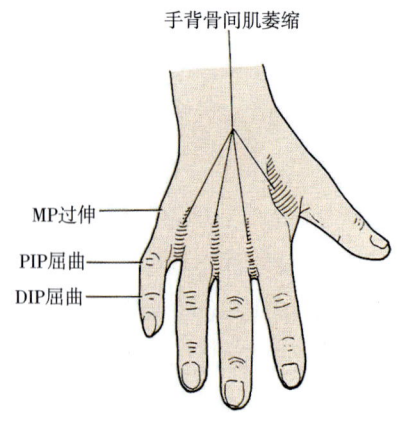

图8-4-1-5-5 爪形手示意图
肘管症候群所致爪形手外观

五、辅助检查

(一)EMG

对尺神经卡压的具体部位没有确定或诊断不清楚的病人进行肌电图检查是有帮助的,可表现为尺神经传导速度减慢,潜伏期延长,尺神经支配的肌肉有失神经的自发电位出现。

(二)X线片

可发现肘关节周围的骨性改变。对怀疑或诊断为肘管综合征的病人常规应用。

六、鉴别诊断

需与肘管综合征鉴别的疾病很多,包括其他部位的尺神经卡压、全身性疾病及肉芽肿样疾病。其他的如颈椎病(神经根型)、胸廓出口综合征、糖尿病、麻风、肘关节结核等。

(一)颈椎病(神经根型)

低位颈神经根卡压极易与本病相混淆,但颈椎病的疼痛,麻木以颈肩背部为主,疼痛向上臂及前臂内侧放射,椎间孔挤压试验多能诱发疼痛。另外,颈椎X线片及CT可见相应椎间隙狭窄、骨赘增生等改变。

（二）Guyon's 管综合征

为尺神经的手掌支在腕部的 Guyon's 管受压引起，表现为小鱼际肌、骨间肌、蚓状肌萎缩及爪形手，但支配小指短展肌的肌支多在 Guyon's 管近侧发出，故功能多正常，部分病人尺神经手掌支的浅支也不受累而无手部感觉障碍。

（三）胸廓出口综合征

见"胸廓出口综合征"部分。

（四）麻风

尺神经多受累，尺神经异常粗大，手部感觉障碍区不出汗。

七、治疗

（一）保守治疗

适用于患病的早期、症状较轻者。可采用调整臂部的姿势，防止肘关节长时间过度屈曲，避免枕肘睡眠，带护肘。非类固醇类抗炎镇痛药物偶尔可缓解疼痛与麻木，但不提倡肘管内类固醇激素封闭。

（二）手术治疗

适用于保守治疗 4~6 周无效，或有手内在肌萎缩的病人。手术的方法可分为局部减压和神经前置两大类。局部减压分肘管原位切开减压和内上髁切除，因分别有尺神经前脱位、术后复发、肘关节不稳等缺点，现已很少应用。尺神经前置包括皮下、肌间、肌下前置三种。因肌间前置术后并发症少而应用最为广泛。腕部尺神经受压时可行尺神经管松解术，其局部解剖如图 8-4-1-5-6 所示。

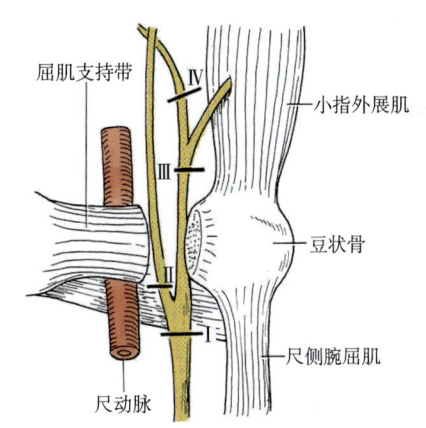

图 8-4-1-5-6　尺神经管症候群局部解剖示意图
Ⅰ~Ⅳ为尺神经受损部位，Ⅰ浅支及深支；
Ⅱ浅支；Ⅲ深支；Ⅳ小指球肌支（自Akamatsu）

（陈峥嵘）

第六节　桡管综合征

一、概述

早在 1883 年，有人就认为桡神经或桡神经分支的卡压可能是引起网球肘的原因之一。1905 年，Guillain 报道了 1 例病例，一位管乐师因前臂反复的旋后和旋前，引起骨间后神经卡压。以后，对骨间后神经卡压的病例不断有临床报道。动脉瘤、肿瘤以及肘部骨折等均被认为是骨间后神经卡压的原因。然而，多年来，网球肘一直是前臂近端外侧疼痛主要诊断。1956 年，Michele 和 Krueger 描述了桡侧旋前肌综合征 (radial pronator syndrome) 的临床症状和体征。1960 年，作者进一步报道了近端旋后肌松解治疗顽固性网球肘的临床疗效。1972 年，Roles 和 Maudsley 提出了桡管综合征 (radial tunnel syndrome) 的概念，并对解剖区域、结构特点、可能卡压的神经以及引起网球肘的原因进行了分析。1979年，Werner和Lister首次通过详尽的资料，证实了桡管神经卡压与肘外侧、前臂近端外侧疼痛的关系，并提出与肱骨外上髁炎的鉴别要点以及与网球肘的联系。近年来，随着对桡管综合征研究的不断深入，认识日臻完善。

二、应用解剖

（一）大体解剖

桡神经源于臂丛神经后束，其神经纤维来源于C_5~T_1。据Sunderland研究，桡神经干内运动支占71%，感觉支占29%。在腋窝桡神经位于腋动脉后面，肩胛下肌、背阔肌和大圆肌之前，斜向下外，经背阔肌下缘与三头肌长头腱所形成的"臂腋角"前方，与肱深动脉伴行，先行于肱三头肌长头与内侧头间的肱肌管，紧贴肱三头肌长头与内侧头二肌表面，旋向外下方，外侧头起始部下方，桡神经通过外侧头起始部形成肌纤维环，进入外侧肌间隙，此环约在肱骨外上髁近侧10cm处。肌间隙开始为肱桡肌与肱肌间的间隙，随后是肱桡肌与桡侧伸腕肌间的间隙。桡神经顺肌间隙越过肱骨外上髁前方进入前臂分深、浅2支。浅支为桡神经浅支，深支为骨间后神经。桡神经浅支继续前行，位于肱桡肌之下。骨间后神经向后走行在肱桡关节水平进入桡管，桡神经主要支配肱桡肌、桡侧伸腕长肌和肱肌的桡侧部。一般桡神经向这些肌肉发出1~3个分支。桡神经向桡侧伸腕短肌发出单一分支，但发出分支部位变异较大。由骨间后神经发出者占60%，由桡神经总干发出者占24%，由桡神经浅支发出者占16%。

（二）桡管

1. <u>桡管构成</u>　桡管位于桡骨近端前侧，长约4cm，起于肱骨桡骨小头关节的近端，其远端的止点位于旋后肌浅面，桡神经由其深部穿过。外侧壁由肱桡肌和桡侧伸腕长短肌构成，桡侧伸腕短肌的筋膜边界向内侧与前臂深筋膜相邻，与骨间后神经保持紧密接触，这些肌肉跨过神经形成桡管的前壁。桡管的底部由肱桡关节囊构成。内侧壁由肱肌和二头肌腱构成。

2. <u>桡管综合征</u>　引起骨间后神经卡压的解剖结构有5个，其中4个在桡管内（图8-4-1-6-1）。

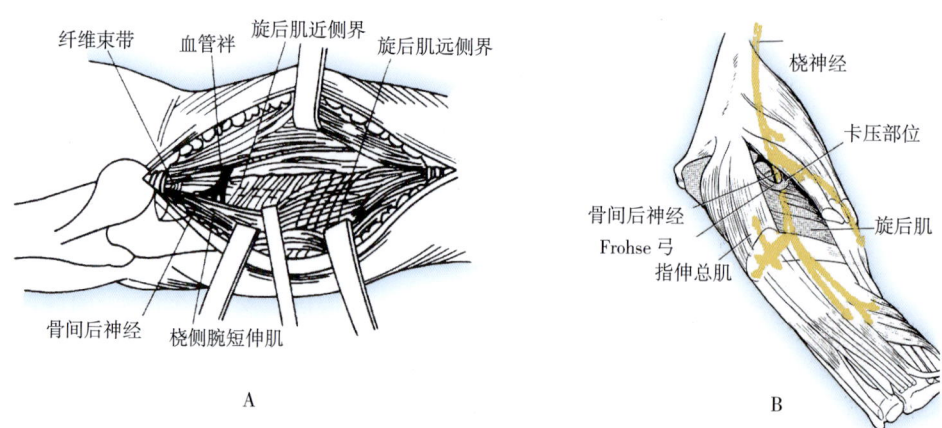

图8-4-1-6-1　致压点示意图（A、B）
桡管综合征和骨间后神经之走行及卡压点，共5个，4个在桡管内；A. 第二致压点；B. 第三及第四致压点

（1）第1个神经卡压点位于桡骨小头水平，为肱肌和肱桡肌之间的筋膜束带或两肌之间的组织粘连引起。由于该束带变异较多，在此部位的压迫临床较少见。

（2）第2个神经卡压点位于桡骨颈水平，由Henry血管襻卡压神经所致。Henry血管襻由桡动脉返支和静脉的分支组成，跨越神经。这些血管有时与神经缠绕，向旋后肌、肱肌和前臂伸肌群发出分支。

（3）第3个神经卡压点是桡侧伸腕短肌近端内侧引起的功能性神经卡压。桡侧伸腕短肌源于伸肌群止点和肘关节的侧副韧带。它的起点为筋膜，与旋后肌的起点相连续，这一结构具有一定的临床意义。当松解Frohse弓时，同时可减小桡侧伸腕短肌对外上髁的张力，对外上髁炎起到一定的治疗作用。然而，松解桡侧伸腕短肌不能缓解Frohse弓的卡压。

（4）第4个神经卡压点为Frohse弓，是桡管综合征的最常见的原因。Frohse弓为反折型弓形结构，距桡侧伸腕短肌边界远端1cm，距肱桡关节2~4cm（图8-4-1-6-2,3）。

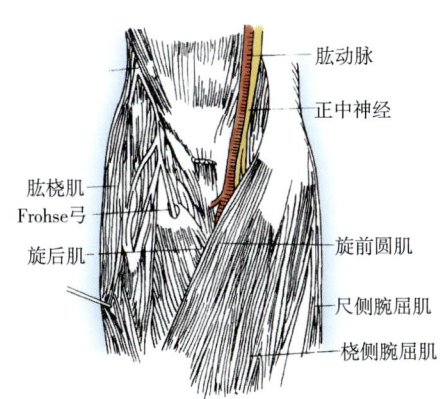

图8-4-1-6-2　肘前解剖与Frohse弓示意图

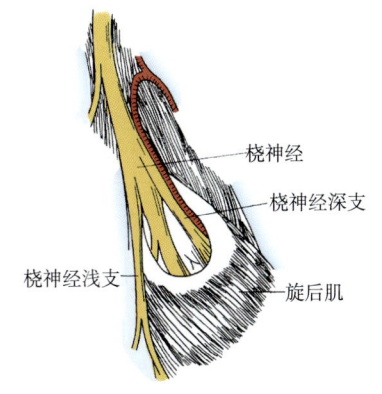

图8-4-1-6-3　Frohse弓显微结构示意图

（三）弓状结构

1. 概况　弓形结构为旋后肌浅头的近端边界，神经由此穿出。该结构的外侧起自外上髁的最外端，为腱性结构。纤维结构向远端形成弓形结构前，回旋并与内侧纤维合并。内侧纤维起自外上髁内侧，恰位于肱骨小头关节面的外侧。内侧纤维为腱性或膜性结构，使腱弓更为坚硬。

纤维腱弓厚度和大小存在明显的变异。Spinner对尸体解剖的研究发现，约30%的成年尸体，存在Frohse腱弓的增厚和内侧纤维坚硬。由于新生儿旋后肌浅头近端总是肌性结构，由此可以认为纤维结构的形成与后天前臂旋前和旋后活动有关。

2. 穿出桡管后走行　神经穿出桡管后，沿桡骨近端1/3行向后方，位于旋后肌二头间的长度为4cm。二头止点间存在一裸露区，位于桡骨的后部，二头肌结节的水平。在此处前臂旋后时，神经与骨膜可直接接触。当该区域发生骨折、桡骨小头脱位和进行内固定时，易损伤桡神经。当神经穿过旋后肌浅头下后，还有许多束带可引起神经卡压。束带偶尔在旋后肌中部形成。桡管内的变异，如桡侧伸腕短肌起点腱性化和止点分裂可致桡管综合征的发生。

神经出旋后肌后，在前臂背侧，骨间后神经分出浅支和深支。浅支支配尺侧腕伸肌、指总伸肌、小指伸肌。深支支配拇长展肌、拇长伸肌、拇短伸肌、食指固有伸肌。最后神经通过第4伸肌间室支配腕背侧关节囊和指间关节。

三、病因

（一）优势手多发

桡管综合征以优势手常见。手工劳动者，需反复用力旋转前臂的运动员易发生此征。40~60岁患者较多见。发病前无明显创伤病史，症状逐渐出现。男女比例相似。这些资料支持"微创理论",即桡管综合征的发生以重复性前臂慢性损伤为主。据认为,网球肘患者中约5%为桡管综合征。

(二)其他原因

其他引起桡管综合征的原因如下:

1. **外伤** Spinner报告了10例桡管综合征的病例,其中9例有前臂外伤史。外伤所致前臂损伤,可在桡神经易卡压部位形成瘢痕和粘连,引起神经卡压征的发生。

2. **肿瘤** 旋后肌管内的腱鞘囊肿和脂肪瘤。

3. **骨折和脱位** 桡骨小头脱位和孟氏骨折易致桡神经损伤。

4. **类风湿关节炎** 类风湿病变可使滑膜增厚,晚期可破坏肱桡关节囊,致桡骨小头脱位,损伤神经。

5. **局部瘢痕** 炎症和创伤后,逐渐出现局部瘢痕,可致神经卡压。

6. **病毒性神经炎** 发生症状3个月常可问及"感冒"史,不能追问到其他有关病因,病毒感染后,也可造成神经内外结缔组织增生。

7. **医源性损伤** 主要是局部注射局封药物、中药等,可致神经周围瘢痕形成和神经的损伤。

四、桡管综合征与骨间后神经卡压综合征

桡神经在肘部受卡压可引起2种卡压征:桡管综合征和骨间后神经卡压综合征。二者病因相似,卡压部位相近,病理上无明显区别。临床上仅以临床表现加以区分:即桡管综合征以感觉障碍为主,运动障碍不明显,而骨间后神经卡压综合征以运动障碍为主。

五、临床表现

(一)临床特点

1. **疼痛** 桡管综合征最主要的临床表现是疼痛。疼痛为钝痛、肘外侧疼,可向近端沿桡神经放射性疼痛,也可向远端沿骨间后神经放射。上肢活动可使症状加重。夜间痛比较明显,严重者常常夜间被痛醒。静脉瘀滞,特别是应用止血带时,也可使疼痛加重。

2. **肌力减弱** 感觉迟钝和麻木较少见。伸指、伸拇肌力减弱常因疼痛所致。晚期亦可发生肌肉萎缩。

(二)物理检查

1. **桡管压迫试验** 一些患者在距肱骨外上髁约5cm处,可触及一可滑动的小束,此为骨间后神经穿过Frohse弓的部位,轻触可有压痛(图8-4-1-6-4)。检查时应进行双侧对比。

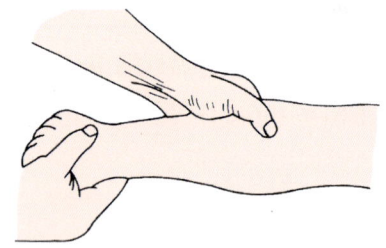

图8-4-1-6-4 桡管压迫试验(示意图)

2. **中指伸指试验** 伸中指使桡侧伸腕短肌筋膜绷紧,压迫骨间后神经。检查方法:肘部旋前位、前臂完全伸直时,中指对抗阻力伸指,桡管区疼痛者为阳性。局封治疗有助于鉴别诊断。

六、鉴别诊断

桡管综合征需与肱骨外上髁炎相鉴别(表8-4-1-6-1)。

表8-4-1-6-1 桡管综合征与肱骨外上髁炎的鉴别要点

	桡管综合征	外上髁炎
压痛点	定位困难	外上髁
疼痛特点	钝痛,夜间痛	锐痛
中指试验	++	+
神经传导速度	±	−
桡管局封	有效	无效
外上髁局封	无效	有效

七、治疗

(一)保守治疗

早期可进行保守治疗。保守治疗的方法包括:将前臂固定于伸腕、屈肘、前臂后旋位,最大限度地减轻桡管的张力,达到减轻神经卡压的目的。局部封闭:每周1次,连续2~3次为1个疗程。同时口服B族维生素及地巴唑。如果保守治疗无效可行手术治疗。

(二)手术治疗

对早期患者,伸指无力或不能,肘部顽固性疼痛,可行松解手术;对晚期病人,伸肌明显萎缩,时间超过1年半,可考虑直接作肌腱移位术。

手术方法:手术常采用肘前方Henry切口(图8-4-1-6-5),起于肘关节上,止于肘关节下7cm。在肱肌、肱桡肌间隙找到桡神经(图8-4-1-6-6),向下追踪直至旋后肌管处,可见桡侧返动脉有多个分支呈扇形覆盖于桡神经深支上,结扎该血管,将Frohse弓和旋后肌管切开,去除所有可能压迫神经的因素。然后,在手术显微镜下仔细检查桡神经深支,必要时应切开外膜,检查每一根神经束,如神经变性明显可切断重新吻合,必要时可考虑行肌腱移位术。

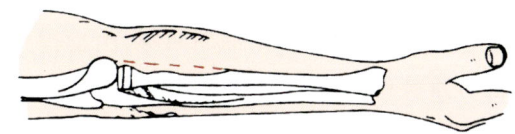

图8-4-1-6-5 Henry手术切口(示意图)

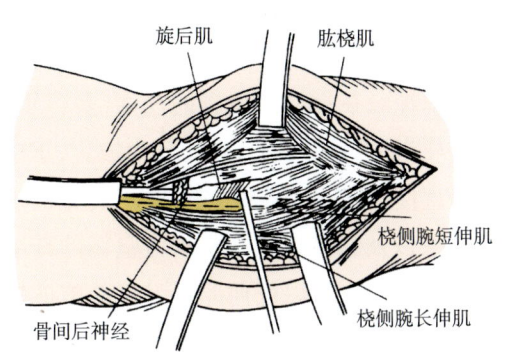

图8-4-1-6-6 显露骨间后神经示意图
由肱桡肌与绕侧腕长伸肌显露骨间后神经

(侯春林 张长青)

第七节 腕管综合征

一、概述

腕管综合征(carpal tunnel syndrome)是周围神经卡压综合征中最为常见的一种,中年人好发,为正中神经在腕部受到卡压而引起的一系列症状和体征。Paget于1853年首先描述此病。

二、应用解剖

(一)大体解剖

腕管是由腕骨沟和桥架其上的腕横韧带共同构成的骨纤维性管道。腕管的桡侧为舟骨及大多角骨,尺侧为豌豆骨及钩骨,背侧为头骨、舟骨、月骨及小多角骨,掌侧为腕横韧带。腕横韧带尺侧附着于豌豆骨及钩骨沟,桡侧附着于舟骨结节和大多角骨顶。腕横韧带很坚韧,近似梯形,大小如一般的小邮票,厚1~2mm,远端与掌腱膜相延续,近端与腕掌侧韧带(前臂深筋膜)相延续,其位置约在近腕骨与掌骨基底部水平。

(二)腕管横断面解剖

腕管的横断面略似椭圆形,其顶点在桡侧,

在腕管中有9条屈肌腱和1根神经(即正中神经)通过,腕管的面积与9条屈肌腱和1条神经的面积总和之比约为3:1,因而,腕管的面积为腕管内容物的活动提供了一定的空间。9条肌腱分浅、深两层排列,浅层为指浅屈肌腱,由小指至食指依次重叠排列,深层为指深屈肌腱,由食指至小指部分重叠排列。它们又被两个腱滑液鞘所包绕,即桡侧滑液囊和尺侧滑液囊,拇长屈肌腱位于浅层桡侧,其位置较为恒定。

(三)正中神经解剖关系

正中神经在指浅屈肌腱的浅面(多位于中、无名指屈指浅肌腱浅面),位置较为恒定,正中神经总是直接与腕横韧带相接触,这一特定的局部解剖关系以及腕横韧带又是较为坚韧的纤维组织,弹力纤维少,所以任何原因引起的腕横韧带变性必将引起正中神经的摩擦及卡压,尤其在腕背伸时更为明显。正中神经绝大多数(约95%)在腕横韧带远侧缘分成内、外侧2支,外侧支发出返支支配拇短展肌、拇对掌肌及拇短屈肌(浅头),终末支为第1指掌侧总神经,其末端又分为3支指掌侧固有神经,分别分布拇指桡、尺侧及示指桡侧缘皮肤,且至示指桡侧缘的固有神经有分支至第1蚓状肌;内侧支分为第2、3指掌侧总神经,至掌指关节近侧又各分为2条指掌侧固有神经,分布于示、中指与中、无名指相对缘的皮肤,第2指掌侧总神经还分支至第2蚓状肌。因而正中神经卡压后出现相应的感觉运动障碍(图8-4-1-7-1)。

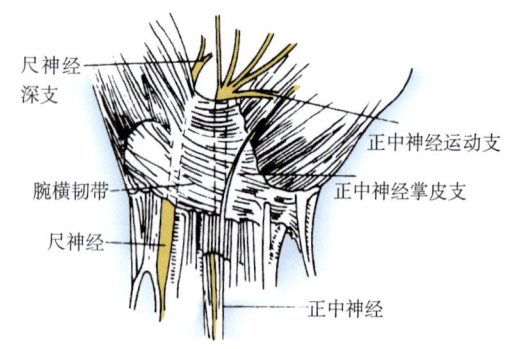

图8-4-1-7-1 腕部和腕管的解剖示意图

三、病因

引起腕管综合征的原因很多,大致可分为三类:

(一)局部因素

1. 引起腕管容积减小的因素 如Colles骨折、Smith骨折、舟骨骨折、月骨脱位后畸形愈合及肢端肥大症等;

2. 引起腕管内容物增加的因素 如脂肪瘤、纤维瘤、腱鞘囊肿、腕管内肌肉位置异常(指浅屈肌肌腹过低,蚓状肌肌腹过高)、非特异性滑膜炎或血肿。

(二)全身性因素

1. 引起神经变性的因素 如糖尿病、酒精中毒、感染、痛风等;

2. 改变体液平衡的因素 如妊娠、口服避孕药、长期血液透析、甲状腺机能低下。

(三)姿势因素

用腕过度劳动者,手指及腕关节反复屈伸,如计算机操作人员、扶拐杖走路的残疾人。Gellman等人对77例截瘫病人调查发现,其中有38例(占49%)患有腕管综合征。

但需指出的是有一部分患腕管综合征的病人病因不清楚。

四、临床表现

腕管综合征的主要症状为正中神经所支配的拇、示、中指疼痛和麻木感,以中指明显,常在夜间或清晨出现,有的病人有夜间发作或加剧,影响睡眠,所以夜间痛是本病的一大特点,原因是夜间静脉回流差,神经血供差,神经缺血缺氧引起。疼痛虽可放射到前臂、上臂、甚至肩部,但感觉异常如麻木感、针刺感、烧灼感只限于腕部以下的正中神经分布区。

于疼痛发生后数周或数月,病人可出现运动障碍,主要是拇指无力或动作不灵活,病程较长的病例常有大鱼际萎缩。

个别病人晚期可有手指发凉、紫绀,皮肤发亮,指甲增厚脱落,局部出现水泡或溃疡,以及少汗或多汗等植物神经营养改变。

五、特殊检查

(一)感觉检查

是诊断腕管综合征的中心环节,简单易行的是两点间距离辨别检查。这是一种神经支配密度试验,可检测出周围感受器区的神经支配,对早期轻度的神经卡压诊断价值很小,对严重或慢性腕管综合征很有帮助。

(二)肌力检查

拇短展肌和拇对掌肌肌力减弱是神经卡压的晚期表现。

(三)神经激惹试验

1. 屈腕试验(Phalen征)　腕自然下垂、掌屈、肘关节伸直,持续1min后引起神经支配区麻木即为阳性。其阳性率约为71%(图8-4-1-7-2)。

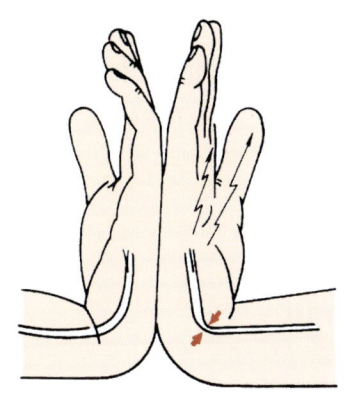

图8-4-1-7-2　Phalen's征阳性示意图

2. 腕部叩击试验(Tinel征)　用指叩打腕部屈面或腕横韧带时,在桡侧的某个手指出现麻木即为阳性。其阳性率约94%。

3. 止血带试验　在患侧上臂缚一血压计的气囊,然后充气,加压至收缩压以上,若在1min内出现桡侧的某手指麻木或疼痛者为阳性。阳性率约为70%。

(四)电生理检查

1. 神经传导速度测定　于腕掌近侧腕横纹至拇短展肌的正常时间间隔小于5ms,而在腕管综合征时其神经传导时间延长。

2. 肌肉电位测定　可见大鱼际正中神经所支配的肌肉有失神经改变。

(五)X线片、CT及MR检查

腕部X线片可了解腕部诸骨的情况,腕部MR和CT检查可提供有用的临床信息,了解腕管内情况,但不作为常规检查。

六、诊断和鉴别诊断

腕管综合征的诊断包括两方面:一是正中神经在腕部引起的卡压。二是明确引起卡压的潜在原因。通过了解病人的病史和进行有关的感觉、运动及电生理检查,一般诊断腕管综合征并不困难,并且大多数病人可找出引起卡压的原因。

尽管腕部是正中神经最易卡压的部位,但也必须与其他部位的卡压相鉴别,如$C_{6,7}$神经根卡压、胸廓出口综合征、上臂远端及前臂近端部位正中神经卡压(如旋前圆肌综合征、骨间掌侧神经卡压综合征)。另外还必须与周围神经炎、糖尿病性末梢神经炎、风湿及类风湿性关节炎、甲状腺机能减低、痛风等相鉴别。

七、治疗

(一)非手术治疗

对患病早期、症状较轻者,可用小夹板等固

定腕关节于中立位 1~2 周,多数病人有效果。另外可采用腕管内皮质类固醇激素封闭治疗。通常用确炎舒松 A 0.5g 加 2%利多卡因 1ml 局封,每周 1 次,用 3~4 周。封闭方法：在远侧腕横纹紧靠掌长肌腱（如掌长肌腱缺如就在无名指的延长线）尺侧进针,针尖指向中指,针管与皮肤成 30°角,缓缓进入腕管约 2.5cm。如果引起感觉异常则需退出针头重新定位。有人调查,封闭 3 次后 81%的病人有缓解,持续 1 天至 40 个月不等,但通常 2~4 个月后复发,如果第 1 次封闭后无效,则不能再次封闭。还有人发现,局封的效果和手术疗效密切相关,局封效果好则手术治疗的效果必然好。必须注意的是,如果病人患有类风湿性关节炎、糖尿病、甲状腺机能低下,则必须首先积极治疗原发病。

(二) 手术治疗

对症状严重、保守治疗 2 个月无效者应及早手术治疗。通常行腕横韧带切开腕管减压术。手术切口一般采用小鱼际桡侧缘凸向尺侧的弧形切口,并向腕上延长,这样可以避免损伤正中神经掌皮支,将掌长肌腱及桡侧腕屈肌腱分别向两侧牵开后即可暴露正中神经及腕横韧带,沿正中神经的尺侧由近及远切开腕横韧带,以免损伤正中神经回返支,因为有约 23%的人正中神经回返支穿过腕横韧带至大鱼际肌（图 8-4-1-7-3）。切开腕横韧带后,探查腕管内的情况,如正中神经与周围的肌腱滑囊粘连则小心松解,如腕管内有新生物则手术摘除,腕横韧带切开后不需重建,止血彻底后缝合伤口。术后短臂石膏固定手伸腕位 7~9 天,以免屈肌腱疝出,然后去掉石膏开始主动活动。

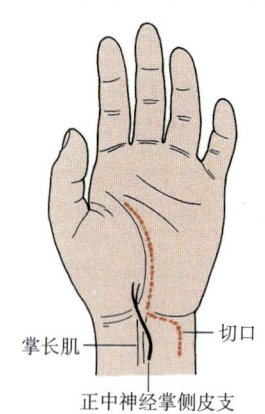

图 8-4-1-7-3　腕管综合征手术切口示意图

有人建议腕管切开后再在显微镜下行正中神经束组间松解术。但神经束组间分离可引起神经纤维撕断,术后神经内部或周围大量疤痕形成,并可引起反射性交感神经营养不良。还有人研究发现,单纯腕管切开和腕管切开加神经内松解两者的疗效并无显著性差异,因而神经内松解无多大意义,现很少应用。

关节镜腕管切开减压术：这一新技术近年来才开始应用,应用关节镜进行腕管切开减压有手术创伤小、病人日常生活和工作恢复快、住院时间短等优点而受到患者的欢迎。有人做过调查,其疗效和手术腕横韧带切开无明显不同,但关节镜腕管切开减压有正中神经或掌浅弓切断,血肿,以及腕部尺神经刺激等并发症,应注意避免。

（陈峥嵘　刘忠汉）

第八节　尺管综合征

一、概述

引起手部掌面尺侧疼痛的因素很多。当人们摔倒时,多以手腕过伸,手掌尺侧着地为主,可致掌部尺侧损伤。使用重锤或气钻的工人易发生小鱼际区损伤。这些损伤可致钩骨钩或豌豆骨骨折,豆骨、三角骨脱位,月三角韧带的撕裂,尺动脉瘤和动脉血栓的形成,以及尺神经的损伤,这些损伤是腕部尺神经卡压的主要因素。除此之外,占位性病变、瘢痕挛缩、异常肌肉和神经瘤等也可引起尺神经卡压。

二、应用解剖

（一）大体解剖

腕尺管亦称 Guyon 管。入口为三角形,由豌豆骨尺侧、腕掌韧带浅面和腕横韧带后侧的横向面组成(图 8-4-1-8-1A)。在 Guyon 管的底部,豆钩韧带位于中央,腕横韧带纤维位于桡侧,豆掌韧带位于尺侧和远端。顶部由腕横韧带、掌腱膜近端的纤维束和掌短肌远端组成。Guyon 管在出口处由钩骨分为 2 个管道。其远端的裂孔由源自小指展肌和小指屈指肌组成的纤维弓构成,将豌豆骨与钩骨连接在一起。尺神经运动支由裂孔深部穿出,感觉支由浅面穿出(图 8-4-1-8-1B)。

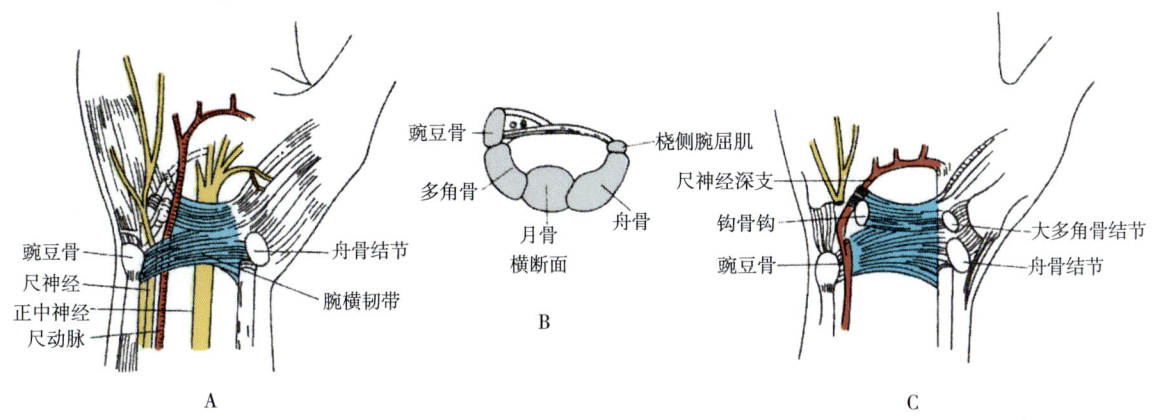

图8-4-1-8-1　Guyon管应用解剖及腕骨横断面示意图（A~C）

（二）分型

Shea 和 McClain 将尺管分为 3 个区。在 1 区,神经卡压位于近端或尺管内。由于神经的运动和感觉支均在此区内,因此,临床表现既有尺神经支配区手内肌肌力减弱或萎缩,又有小鱼际掌侧和尺侧 1 个半手指的感觉变化。在 2 区,出现运动神经卡压,解剖区域位于尺管出口处、钩骨钩部、小指展肌和小指屈肌起点之间。当尺神经运动支穿过小指对掌肌时出现卡压,或神经跨过掌部深达屈肌腱和掌侧掌骨时出现卡压。在 3 区,感觉支出现卡压,卡压的解剖位置位于尺管出口的远端或尺管内,临床表现为小鱼际和环、小指的感觉障碍。

（三）尺神经解剖特点

Gross 和 Gelberman 进一步研究了尺神经解剖结构与临床症状的关系,并对尺管结构和分区的解剖特点进行了探讨。

1. 第一区内　作者认为1区从近端到远端长约3cm,顶部由腕掌横韧带和前臂筋膜延续至豌豆骨而成。该韧带是尺侧腕屈肌向掌长肌腱鞘和腕横韧带的伸展,底部由指深屈肌腱和腕横韧带尺侧组成,桡侧壁由腕掌侧韧带的远端纤维组成,尺侧壁由豌豆骨和尺侧腕屈肌腱组成。

2. 第二区内　在 2 区内尺神经的运动支位于尺管远端桡背侧。此区的尺管其顶部由掌短肌组成(起自豌豆骨远端和小鱼际肌筋膜、止于掌腱膜尺侧界和腕横韧带)。底部由豆钩韧带、近端的豆掌韧带和远端小指内收肌组成。豆钩韧带源自豌豆骨远端桡侧,止于钩骨钩掌面尺侧。豆掌韧带起于豌豆骨,远端止于第 5 掌骨基部掌桡侧。外侧壁由腕横韧带、小指屈肌和钩骨组成,内侧壁由小指展肌组成。在 2 区的出口处,小鱼际肌形成的纤维腱弓位于神经的掌面,小指对掌肌位于其背面,钩骨和小指屈肌位于外侧,小指展肌位于内侧。尺神经运动支发出分支支配小指展肌,然后穿过小鱼际腱弓。在其由钩骨绕向桡侧前,穿过小指对掌肌。

3. 第三区内　在3区内尺神经的感觉支,位于2区的掌面尺侧。顶部的近端由掌短肌组成,顶部的远端由尺动脉和纤维脂肪组织组成。底部为小鱼际筋膜,桡侧壁为2区,尺侧壁为小指展肌。

4. 尺动脉和尺神经　均位于尺管内。Jabaley认为尺神经运动支位于尺背侧,感觉支位于桡掌侧。Gelberman注意到从神经分支到分叉处长约7cm,通过Guyon时感觉和运动支在同一鞘内。

5. 尺神经深支　支配所有掌侧骨间肌,第1、2骨间背侧肌和第3蚓状肌。神经进入肌肉的部位位于掌骨中1/3处。第3、4骨间背侧神经由掌骨的近1/3处进入肌肉。第4蚓状肌由掌骨远端1/3处进入肌肉。

三、病因

腕尺神经卡压最常见的病因为结节性压迫。文献报道29%~34%的病例因结节压迫引起。其中无明显创伤的病例中,86%患者由结节性压迫引起,压迫神经的部位多数位于三角骨与钩骨的关节处。肌肉变异,如副小指屈肌、小指展肌及掌长肌延伸至Gunyon管等,引起的神经卡压也是尺管综合征的主要原因,约占患者总数的16%。其他因素如脂肪瘤、巨细胞瘤、雪旺鞘瘤、韧带增厚、豆骨钩骨联合等也可致尺神经卡压。

骨折导致的尺管综合征是主要的卡压因素。腕尺侧骨折,特别是钩骨骨折,约14%的患者可出现尺神经卡压。骨折片压迫、神经牵拉或瘢痕压迫等均可导致神经病变。尺动脉栓塞可单纯引起感觉障碍,此类因素占尺管综合征的7%。重复性创伤所致尺管综合征约占患者数的6%。类风湿性腱滑囊炎,特别是尺侧腕屈肌和指浅屈肌腱滑囊炎,也与尺管综合征的发生有关。

四、诊断

根据尺管解剖分区,临床将尺管综合征分为3型:混合型、感觉障碍型和运动障碍型。

(一)病史及临床表现

常以环、小指麻木及手内肌无力为患者的主诉,手部尺侧摔伤史、长期使用振动工具、类风湿病史、骨性关节炎病史等对诊断具有参考价值。

(二)物理检查

1. 腕钩骨区压痛或肿块　1区和2区卡压最常见的原因为钩骨钩骨折,因此,此类患者常有钩骨附近的压痛。

2. Tinel征　腕尺管区Tinel征阳性对诊断具有一定的价值。

3. 运动和感觉检查　尺侧环小指感觉异常和手内肌萎缩(图8-4-1-8-2)。

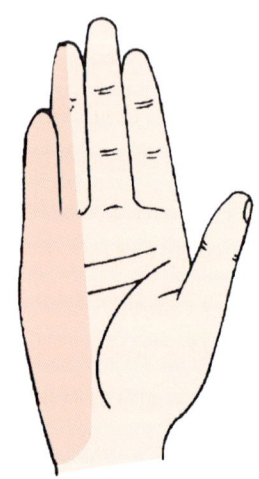

图8-4-1-8-2　尺管综合征感觉异常范围示意图

(三)X线、MR及肌电图检查

对临床诊断具有一定的参考价值。

五、鉴别诊断

应与胸廓出口综合征、肘管综合征进行鉴别。在手背尺侧鉴别要点：对有手部尺侧感觉障碍者，如果存在感觉障碍或前臂内侧皮神经感觉障碍者，可排除尺管综合征的可能。

六、治疗

诊断明确者，可行手术治疗。手术步骤如下：

1. 切口　经尺管间弧形或Z字形切口（图8-4-1-8-3）；

2. 显露尺神经及其深、浅支　手术中应清晰显露尺管，然后将尺神经显露；

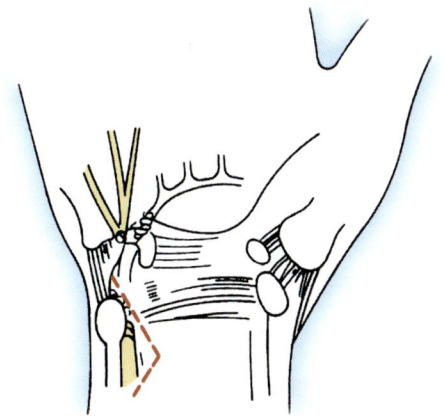

图8-4-1-8-3　尺管综合征手术切口示意图

3. 松解粘连　在手术显微镜下检查可能存在的卡压因素，并予松解，可同时注射确炎舒松和其他防粘连药物。

第九节　上肢其他神经卡压症

一、副神经损伤与卡压

（一）基本概念

1. 应用解剖及病理　副神经（spinal accessory nerve）是第11对脑神经，由脑神经和脊髓神经根组成。脊髓根来自$C_1 \sim C_5$前后根组成的外侧束。脑神经根与迷走神经同行，最终2支神经组成副神经干。当穿过颈椎间孔后沿颈内静脉同行，跨过颈外静脉，达胸锁乳突肌。神经从胸锁乳突肌中点穿过，并发出分支支配该肌。由胸锁乳突肌中点穿出后，副神经进入颈外三角区，于椎前筋膜和浅筋膜间，斜向下达斜方肌内面支配斜方肌。斜方肌下1/3纤维由颈神经分支支配。在颈外三角，副神经与颈浅动、静脉和淋巴结毗邻。多种因素可导致副神经卡压或损伤，如颅底肿瘤压迫、颈颅连接处先天异常、颅底骨折等。颈部淋巴结活检以及手术，亦可致副神经损伤。

2. 临床表现

（1）副神经卡压或损伤，可出现患肩外展上举不能超过90°。这是因为斜方肌麻痹，悬吊肩胛骨肌力下降，上肢重量使肩胛骨外旋，肩胛下角内移，内上角外移，关节盂面转向下方，限制了肩关节的活动。

（2）斜方肌萎缩，而附着于肩胛骨内上角的肩胛提肌收缩，提高了肩胛骨内上角的位置，而使锁骨上窝后缘增高，锁骨上窝明显加深。

（3）患侧耸肩障碍。

（4）有些患者表现为肩部钝痛，并向臂部放射。

3. 诊断　根据临床表现，可初步作出诊断。肌电图可显示失神经表现，有助于诊断。

（二）治疗

根据症状轻重、持续时间选择不同的治疗方法。早期副神经损伤或卡压，可行神经修复和松解。对晚期病例,肩部明显不适,可考虑行稳定肩关节的手术治疗,如肩胛胸椎融合和肩胛腱固定术。

二、四边间隙(孔)综合征

(一)基本概念

1. 概述　四边间隙(孔)综合征(quadrilateral space syndrome)即旋肱后动脉和神经或腋神经的一个主要分支在四边孔处受压后所引起的一系列临床症候群。其主要表现是腋神经支配的肩臂外侧的感觉障碍和三角肌功能受限。可继发于肩部外伤或继发于上肢过分运动后。

1980年,Cahill首先描述了四边孔综合征。1983年,Cahill等报告了18例四边孔综合征的临床表现、诊断、手术方法及良好的手术效果。

2. 应用解剖　四边孔是小圆肌、大圆肌、三头肌和肱骨外科颈内侧缘组成的解剖间隙。大小圆肌之间有一层筋膜组织,腋神经从后侧束发出后即斜向后行,贴四边孔上缘穿过该孔沿三角肌深层继续向外向前行走,支配肩背外侧皮肤感觉的皮支穿出肌肉进入皮下。大圆肌起于肩胛骨下角的背面及冈下筋膜,止于肱骨小结节嵴,使肱骨内收内旋,小圆肌起于肩胛骨腋缘背面,止于肱骨大结节下部,使肱骨内收和外旋,三头肌长头起于肩胛骨盂下粗隆,与其他两头合并后止于尺骨鹰嘴。当肩关节外展外旋时,这3块肌肉均受到牵拉,从上方、下方及内侧对四边孔产生压迫。

3. 症状　主要发生在优势肢体,可以发生于双侧肢体,开始是上肢的间隙性疼痛和麻木,播散到上臂、前臂和手。在肩关节前屈、外展、外旋时症状加重,一些病例有夜间疼痛史,大多数病例的症状在不知不觉中加重。外伤是常见原因。Johnson认为在腋后注射药物可能造成腋神经损伤。Cormier和Redier各报告1例棒球的投球手患该病,主要表现是进行性肩痛,疼痛不固定在肩前,其中1例向臂部和手部放射,患肢外展外旋时症状均有加重。

4. 体征　神经学检查常常无异常发现,三角肌可能有萎缩,其他肌肉均正常,肩外展可能受限,或外展力量下降,肩外侧和臂外侧感觉迟钝或消失,从后方按压四边孔有一明显的局限性压痛,压痛可能偏向该孔的外侧,将患肢置外展外旋位1min,可诱发出现症状。

5. 辅助检查
(1)电生理检查　可发现三角肌有失神经支配电位,腋神经传导速度减慢。
(2)血管造影　通过旋肱后动脉显影的情况,来了解腋神经是否受压。

6. 诊断　诊断主要依靠体检结果,即:四边孔处的局限压痛,肩和上臂外侧的麻木以及肩外展无力或受限。

(二)治疗

1. 保守治疗　包括口服消炎止痛类药物,确炎舒松局部封闭,体疗等。保守治疗无效,可行手术治疗。

2. 手术方法　选择平行肩胛冈的切口,至肩峰下沿肱骨后向下切口呈"一"形,在切口暴露大、小圆肌及三头肌长头。切开三角肌下缘的筋膜,并切断该肌在肩胛冈上的止点,充分暴露四边孔。于小圆肌止点处将其切断,切断孔内的斜行纤维束和筋膜组织,进入四边孔,然后认清神经血管束,小心保护并追踪解剖,注意切勿损伤伴行静脉,以免出血而使鉴别神经血管束困难。用手指通过四边孔,切断全部限制和阻挡手指的纤维束,如四边孔减压完全,在肩外展外旋位时仍可扪及旋肱后动脉搏动。

三、肋间臂神经卡压

(一)基本概念

1. 应用解剖　肋间臂神经(intercostobrachial nerve)为T_2神经的皮支。于腋中线部位发出,穿肋间和前锯肌。臂中皮神经在此处与之交汇,并与 T_3 外侧皮支汇合。肋间臂神经于腋中部发出是该神经的解剖特点。引起肋间臂神经卡压的主要原因有:肋骨或肱骨骨折对位不良,引起过度骨痂形成,纵隔和椎旁肿瘤,医源性因素包括:肿瘤放疗及腋部手术损伤等。

2. 临床表现　臂痛,主要以臂后中部为主,也可出现牵涉性胸壁疼痛。疼痛可为钝痛、灼痛,也可为间歇性刺痛。肩外展、肘屈曲可诱发症状加重,疼痛部位大约位于腋前线第 2 肋处,当手置于头后时易于触及。于腋前线第 2 肋交汇处,可诱发 Tinel 征。

(二)治疗

早期可采用保守治疗。如果症状不能缓解,可将神经切除。

四、桡神经感觉支卡压

(一)基本概念

1. 概述　Robert Wartenbery 于 1932 年首次描述了由桡神经感觉支引起的手部疼痛的病例。临床也称之为 Wartenbery 综合征。还有人将其称之为手痛性麻痹、犯人麻痹和手铐疾病(hand-cuff disease)。Wartenbery 认为该病由桡神经浅支单纯性神经炎和神经炎性疾病引起的。随着有关研究的进展,人们逐渐认识到,桡神经浅支的卡压是该征的病因。

2. 应用解剖及病理机制　桡神经浅支从桡侧伸腕长肌与肱桡肌间由深层穿入浅层,深层神经较为固定,在肌腱间隙处有较多的纵横纤维包绕神经。在进入浅层后,桡神经浅支有一定的滑动度,长期反复的手腕活动,引起神经的反复牵拉和摩擦,造成桡神经浅支的损伤。局部外伤导致组织粘连,易诱发此征。

3. 临床表现

(1)疼痛、麻木、刺痛感和感觉减退　疼痛为灼性痛,随腕关节活动而加剧。可向上臂和肩部放射。

(2)手背侧感觉减退　包括痛觉、触觉和两点辨别觉异常。Dellon 报道的 51 例病例中,100% 有感觉改变,两点辨别觉异常有 42 例。

(3)Tinel 征　于前臂中段、肱桡肌肌腹远端 Tinel 征阳性。

(4)桡神经浅支激发试验　见图 8-4-1-9-1。

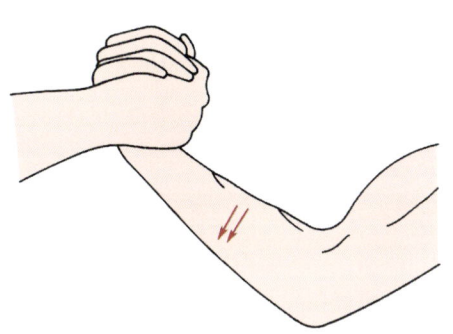

图 8-4-1-9-1　桡神经浅支激发试验示意图

(5)诊断性神经阻滞　于肱桡肌腱腹交界处注射 2% 普鲁卡因 5ml,10~20min 后症状改善,疼痛减轻,手指力量加强。因在注射处,前臂外侧皮神经与桡神经浅支相距很近,可先于前臂上段,头静脉旁注射普鲁卡因,以排除前臂外侧皮神经引起的疼痛。

(6)电生理检查　严重者,记录不到感觉电位,但传导速度减慢。

(二)治疗

1. 保守治疗　保守治疗包括夹板固定、制动和抗炎药物治疗。对保守治疗无效或疗效欠佳者,可行手术治疗。

2. 手术治疗　手术方法:以 Tinel 征最明显处为中心,作前臂桡侧面纵向切开,逐层切开,注意保护深筋膜浅层的前臂外侧皮神经。切开深筋膜,在桡侧伸腕长肌和肱桡肌之间找到桡神经浅支,充分将神经游离,对有瘢痕包绕的神经段进行松解,术后注射确炎舒松。

五、前臂内侧皮神经卡压

前臂内侧皮神经(medial antebrachial cutaneous nerve)直接起自臂丛内侧束，与上臂静脉同行。在肘上方穿深筋膜时分为前支和后支，后支再分出数支小分支，跨越肱骨内上髁区支配鹰嘴部。前支支配前臂的前中1/3部，前臂内侧皮神经常可作为指神经移植的来源，以后支应用为主。

肘部手术或瘢痕可引起该神经损伤，诱发疼痛。早期可采用保守治疗，如果无效可行手术松解或神经切除。

六、肌皮神经损伤与卡压

肌皮神经(musculocutaneous nerve)为混合神经，主要来源于 C_5 和 C_6 神经根， C_7 神经根也参与神经支配。肌皮神经在胸小肌外侧水平由臂丛外侧束发出，在腋部经短暂的行程，至喙肱肌外后侧深部，达喙肱肌。神经继续行向远端，达喙肱肌前外侧，穿二头肌下，二头肌与肱肌间，分别向二头肌长、短头和肱肌发出分支。最终该神经由肘横纹水平浅出，浅出点位于二头肌腱外侧、肱桡肌中部。当肘关节伸直时二头肌腱绷紧，同时当抗阻力肘屈曲和旋前时，二头肌腱绷得更紧。肌皮神经的感觉支——前臂外侧皮神经，位于肘的远端，皮下筋膜的浅面。前臂静脉为该神经的解剖标志。在肘横纹处，前臂外侧皮神经位于头静脉与肘正中静脉之间，大约位于二头肌腱外侧1.5cm处。在前臂中、远端交界处，前臂外侧皮神经分为前支和后支。前支支配前臂桡侧部皮肤，其终末支支配桡腕关节、指间关节和大鱼际部皮肤。后支沿头静脉向后下，至桡骨远端外侧界，支配腕背桡侧和第2、3掌骨基部。偶发分支支配腕背桡侧和拇指背侧。

肌皮神经、前臂外侧皮神经完全性麻痹少见，常因穿透伤所致，手术时偶可损伤。牵拉附着于喙突的肌肉可致肌皮神经损伤。在神经性肩痛、肌萎的患者，二头肌也可出现麻痹。文献报道，进行举重练习或射击时，牵拉或后坐力可致肌皮神经损伤。肌皮神经运动支麻痹，临床可出现二头肌、喙肱肌和肱肌功能丧失，出现屈肘和前臂旋后困难。

单纯前臂外侧皮神经卡压少见。临床可表现为急性和慢性卡压二类。急性患者常有重复性屈、伸肘、旋前的病史，打网球者多见。主要症状为前臂桡侧刺痛、烧灼感和麻木。特殊体征：在肘横纹处二头肌腱外侧有明显触痛或Tinel征阳性。慢性患者病史不详，前臂疼痛部位不明确，沿桡神经浅支可有感觉异常。

早期可采用保守治疗，包括应用消炎止痛药物、局封和肢体固定等，如3~4个月不能改善，可行手术松解。

手术松解方法：前臂外侧弧形切口，显露前臂筋膜和二头肌腱，前臂外侧皮神经位于外髁中部、二头肌腱1.5cm处。分别向近、远端显露神经并予松解。

七、正中神经返支卡压

正中神经在前臂位于指浅、深屈肌肌腹间，常位于指浅屈肌深部的筋膜内。在前臂远端，神经浅出部位位于指浅屈肌和桡侧腕屈肌间，恰位于掌长肌后侧或桡后侧。当穿过腕管的桡掌部屈肌支持带后，在屈肌支持带的远端分为6支，其中正中神经运动返支为主要的分支之一。正中神经返支可通过以下3种形式穿过腕横韧带：韧带外、韧带下和韧带内，主要支配拇短展肌和拇对掌肌。

各种软组织损伤、局部肿块、解剖异常等均可致正中神经返支卡压。临床以拇对掌、对指功能受限为主，疼痛不明显。表现为大鱼际肌萎缩，但无感觉异常。一旦确诊应尽早行神经松解术。

八、指神经卡压

因打保龄球常可致拇指桡侧指神经慢性损伤，引起指神经卡压。临床表现以疼痛为主。治疗可采用口服抗炎止痛药物和局封等方法，对保守治疗无效者，可行手术松解。

（侯春林　张长青）

参 考 文 献

1. 官士兵，侯春林. 肩胛上神经严重撕脱时副神经移位修复的处理对策［J］.中华创伤骨科杂志，2006，8（8）
2. 赵定麟. 现代骨科学，北京：科学出版社，2004
3. 赵定麟. 临床骨科学——诊断分析与治疗要领，北京：人民军医出版社出版. 2003年
4. Adedeji R, Oragui E, Khan W, Maruthainar N. The importance of correct patient positioning in theatres and implications of mal-positioning. J Perioper Pract. 2010 Apr; 20（4）: 143-7.
5. Cai DF. Warm-needling plus Tuina relaxing for the treatment of carpal tunnel syndrome.J Tradit Chin Med. 2010 Mar; 30（1）: 23-4.
6. Chang MH, Liao YC, Lee YC, Hsieh PF, Liu LH.. Electrodiagnosis of carpal tunnel syndrome: which transcarpal conduction technique is best? J Clin Neurophysiol. 2009 Oct; 26（5）: 366-71.
7. Filippou G, Mondelli M, Greco G. Ulnar neuropathy at the elbow: how frequent is the idiopathic form? An ultrasonographic study in a cohort of patients.Clin Exp Rheumatol. 2010 Jan-Feb; 28（1）: 63-7.
8. Le EN, Freischlag JA, Christo PJ.Thoracic outlet syndrome secondary to localized scleroderma treated with botulinum toxin injection.Arthritis Care Res（Hoboken）. 2010 Mar; 62（3）: 430-3.
9. Macadam SA, Gandhi R, Bezuhly M, Lefaivre KA. Simple decompression versus anterior subcutaneous and submuscular transposition of the ulnar nerve for cubital tunnel syndrome: a meta-analysis. J Hand Surg Am. 2008 Oct; 33（8）: 1314.e1-12.
10. Ming-Jie Yang, Qi-Lin Shi, Yu-Dong Gu.Treatment of cubital tunnel syndrome with ulnar nerve olisthe by minimal medial epicondylectomy combined with decompression with endoscope. SICOT Shanghai Congress 2007
11. Ming-Jie Yang, Qi-Lin Shi, Yu-Dong Gu.The clinical experience of endoscopic carpal tunnel release（ECTR）and the prophylactic methods to avoid the complication of ECTR. SICOT Shanghai Congress 2007
12. Oskay D, Meriç A, Kirdi N.Neurodynamic mobilization in the conservative treatment of cubital tunnel syndrome: long-term follow-up of 7 cases.J Manipulative Physiol Ther. 2010 Feb; 33（2）: 156-63. Erratum in: J Manipulative Physiol Ther. 2010 Mar-Apr; 33（3）: 241.
13. Ozçakar L, Güney MS, Ozdağ F. A sledgehammer on the brachial plexus: thoracic outlet syndrome, subclavius posticus muscle, and traction in aggregate.Arch Phys Med Rehabil. 2010 Apr; 91（4）: 656-8.
14. Ried M, Diez C, Wiebe K, Hofmann HS.Progredient neurogenic and vascular thoracic outlet syndrome due to bilateral cervical ribs.Ann Thorac Surg. 2010 Mar; 89（3）: 988. No abstract available.
15. Rosenbaum R.How should we assess quality of electrodiagnostic testing for carpal tunnel syndrome? Muscle Nerve. 2010 Apr; 41（4）: 439-40.
16. Sandin KJ, Asch SM, Jablecki CK. Clinical quality measures for electrodiagnosis in suspected carpal tunnel syndrome. Muscle Nerve. 2010 Apr; 41（4）: 444-52.
17. Stadie AT, Keiner D, Fischer G, Conrad J, Welschehold S, Oertel J. Simple endoscopic decompression of cubital tunnel syndrome with the Agee system: anatomic study and first clinical results. Neurosurgery. 2010 Jun; 66（6 Suppl Operative）: 325-31
18. Tollestrup T, Berg C, Netscher D. Management of distal traumatic median nerve painful neuromas and of recurrent carpal tunnel syndrome: hypothenar fat pad flap. J Hand Surg Am. 2010 Jun; 35（6）: 1010-4.
19. Walker JA.Management of patients with carpal tunnel syndrome.Nurs Stand. 2010 Jan 13-19; 24（19）: 44-8.

第二章 下肢周围神经卡压症

第一节 腓总神经卡压

一、临床解剖

坐骨神经于大腿下 1/3 处分为胫神经和腓总神经 2 终支,腓总神经于腘窝上外侧沿股二头肌腱的内缘下行,并且约有 1/3 被该肌所覆盖,达股二头肌腱与腓肠肌外侧头之间,然后便越过腓肠肌外侧头的后面而贴近膝关节纤维性关节囊,进而在腓骨头后面于腓肠长肌的深侧绕过腓骨颈,在此处与骨膜紧贴,进而再进入肌腓骨上管之中(肌腓骨上管位于小腿上 1/3,在腓骨的外侧面与起自腓骨的腓骨长、短肌之间),腓总神经于此处分为腓浅神经与腓深神经 2 终支,腓总神经的神经纤维来源于 L_4~S_2 神经根。腓总神经在行走过程中还发出皮支和关节支,皮支即腓肠外侧皮神经,分布于小腿外侧的皮肤;关节支至膝关节。腓浅神经穿腓骨长肌起始部在腓骨长短肌和趾长伸肌间下行,分出肌支支配腓骨长短肌,然后至小腿下 1/3 处浅出为皮支,分布于小腿下外侧、足背和趾背皮肤,在浅出处较为薄弱,具有引起肌疝的潜在因素,此处易引起卡压。腓深神经穿腓骨长肌和趾长伸肌起始部,伴胫前动脉,先在胫骨前肌和趾长伸肌间,后在胫骨前肌与踇长伸肌间下行至足背,支配小腿肌前群、足背肌,司第 1 趾间隙背面的皮肤感觉(图 8-4-2-1-1)。

由于腓总神经在绕腓骨颈处位置固定且不移动,位于皮下,其深面又为坚韧的腓骨,因而此处最易引起卡压。

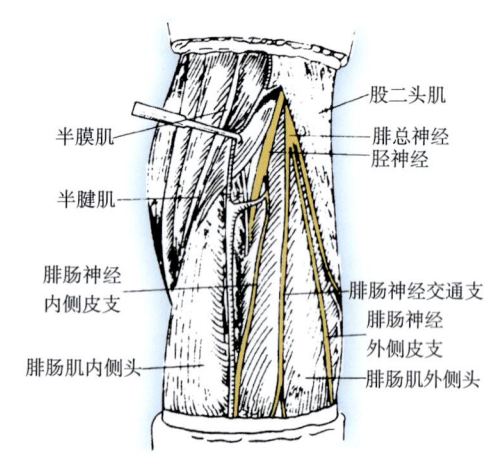

图 8-4-2-1-1 腓总神经解剖及毗邻示意图

二、病因

腓总神经卡压是指腓总神经及其主要分支受压而引起的病变。常见的原因主要有:

1. **外伤** 最为常见,多见于腓骨头、颈处骨折,胫骨外侧平台骨折,足内翻损伤,腘窝外侧软组织损伤等;其好发部位如图 8-4-2-1-2 所示。

2. **慢性损伤** 多见于长时间蹲位、盘膝而坐、跪地、足内翻畸形等,这都可使腓骨长肌过度紧张,其起始部的腱性组织可卡压腓总神经(图 8-4-2-1-3)。

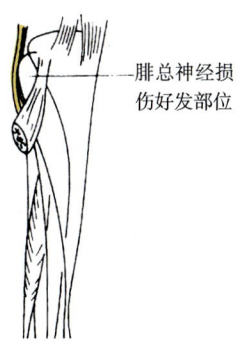

图8-4-2-1-2　腓总神经损伤好发部位示意图

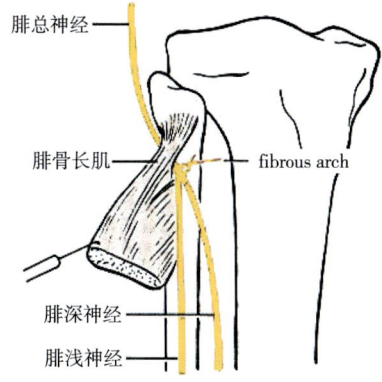

图8-4-2-1-3　慢性致压示意图
腓总神经易因腓骨长期慢性压迫而发生损伤

3. **医源性因素**　在临床上亦较为常见，如石膏、夹板压迫等。

4. **肿物**　腓骨头颈处的肿瘤，如骨巨细胞瘤、骨软骨瘤、血管瘤等；股二头肌腱、腓骨长肌起始部的腱鞘囊肿。

5. **其他**　不明原因的卡压。

三、临床表现

慢性损伤的病人开始时主诉小腿外侧的疼痛，行走时加重，休息后减轻，随后渐出现小腿酸胀无力，易于疲劳，小腿外侧及足背感觉减退或消失，胫骨前肌、趾长伸肌、姆长伸肌及腓骨长短肌不同程度的麻痹可引起足下垂并且轻度内翻。急性卡压的病人多在一次局部压迫后出现小腿外侧及足背感觉障碍、足下垂（图8-4-2-1-4、5）。

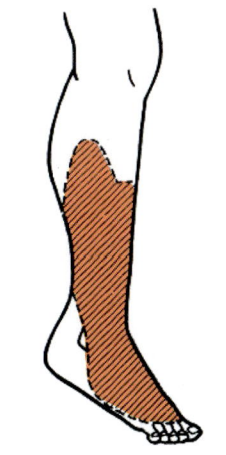

图8-4-2-1-4　感觉障碍区示意图
腓总神经损伤或感觉障碍范围

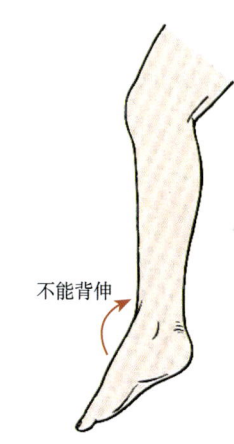

图8-4-2-1-5　腓总神经损伤所致足下垂示意图

四、检查

在腓总神经卡压引起完全性损伤的病人，可见足下垂，行走时呈跨越步态，小腿外侧及足背感觉障碍，伸姆、伸趾、足背伸、足内外翻障碍，小腿前外侧肌群萎缩。腓总神经卡压引起的不完全损伤或某一分支损伤可表现为腓总神经支配区的感觉、运动功能部分丧失，或某一分支受压的表现。

1. **Tinel征**　腓骨颈部叩击有放射痛为阳性。
2. **EMG**　可了解损伤的部位及程度，同时可排除其他疾病。

3. X线片　膝关节X线片可发现骨骼的病变。

五、鉴别诊断

（一）小儿麻痹后遗症足下垂

此病为脊髓灰质病毒侵犯脊髓前角细胞，引起支配的肌肉不同程度地瘫痪，胫骨前肌瘫痪在临床上最为常见，因而亦可引起足下垂、跨越步态，但此病很小就发病，病史长，感觉功能正常。

（二）腰椎间盘突出症

中年人好发，主要表现为腰痛伴下肢放射性痛，此病可表现为小腿外侧及足背感觉障碍，但足下垂少见，腰椎CT或椎管造影可鉴别。

六、治疗

（一）保守治疗

应用消炎镇痛药物，局封，矫正支具固定踝关节于外翻位，同时辅以电刺激及神经营养药物治疗。

（二）手术治疗

对外在压迫因素解除后观察1个月神经功能无恢复及保守治疗无效者应及早手术治疗。可行腓总神经探查松解术，如腓总神经已完全变性、纤维化，则需行病变段神经切除神经移植术；在晚期的病人，如踝关节功能正常，无骨性改变，可行肌腱移植术，如胫骨后肌代趾长伸肌。如踝关节已有骨性改变则需行骨性手术，如三关节融合术。

（陈峥嵘）

第二节　坐骨神经盆腔出口狭窄症及梨状肌症候群

一、概述

坐骨神经盆腔出口狭窄症与梨状肌症候群，两者是发生在坐骨神经自骶丛神经分开后，走经骨纤维管道离开骨盆达臀部之前因局部病变所引起的嵌压综合征。前者病变主要位于盆腔出口周围，而后者主要是梨状肌本身病变所致。因两者在诊断及治疗上有其相似之处，故归在同一章节中阐述。

二、解剖

（一）坐骨神经盆腔出口的结构

坐骨神经盆腔出口是坐骨神经穿过骨盆后壁进入臀部的一个骨纤维性管道，上自盆腔口，下至闭孔内肌下缘。若以梨状肌下缘为界，又可分为梨状肌下缘以上的盆腔段和以下的臀段。

1. 盆壁段　有上、下两口和前、后、内、外四壁。

（1）上口　即盆腔口，呈半月形，亦称半月裂孔（图8-4-2-2-1）。上口位于盆腔腹膜外疏松结缔组织中，相当于第5骶椎上缘平面。半月裂孔的前缘呈弧形，称为半月弧；其前外侧部分是尾骨肌的上缘，长（3.0±0.6）cm。半月裂孔的后缘平直，称半月弦，长（4.4±0.7）cm。容许坐骨神经通过的上口扁且狭，裂隙宽度仅有（0.8±0.2）cm。

（2）下口　即梨状肌下孔，呈三边形的裂隙。前为孖上肌上缘，长3.4±0.6cm；后为梨状肌下缘，长（3.9±0.6）cm；内为骶结节韧带。

（3）前壁　为闭孔内肌及坐骨大切迹，长（2.2±0.5）cm。

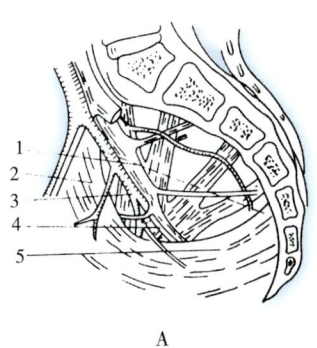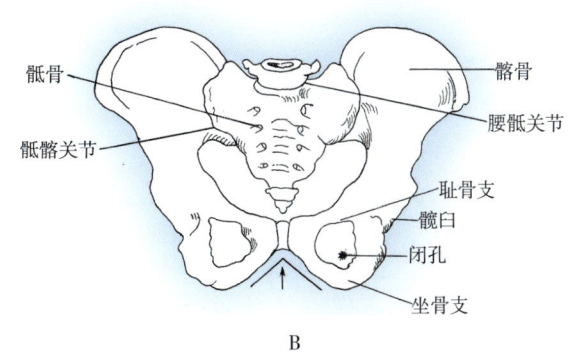

图8-4-2-2-1 骨盆的大体解剖与盆腔上口的结构示意图（A、B）
A. 骨盆的大体解剖；B. 盆腔上口的结构；图注：1.半月弦；2.闭孔内肌；3.臀下和阴部内动脉；4.坐骨神经；5.尾骨肌

（4）后壁 为梨状肌，长（3.5±0.7）cm。

（5）内侧壁 骶棘韧带和骶结节韧带，长（1.7±0.5）cm。

（6）外侧壁 为坐骨大切迹及臀小肌与梨状肌接触部，长（3.7±0.6）cm。

2. **臀段** 为臀部手术切口中可以直视的部分。上接梨状肌上孔，下至孖上肌上缘为止，长（2.7±0.6）cm。前壁为孖上肌和闭孔内肌，后壁是臀大肌；内侧为坐骨结节上部及臀下血管神经；外侧邻转子窝及股骨颈（图8-4-2-2-2）。

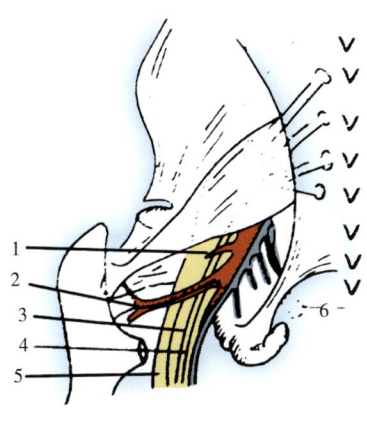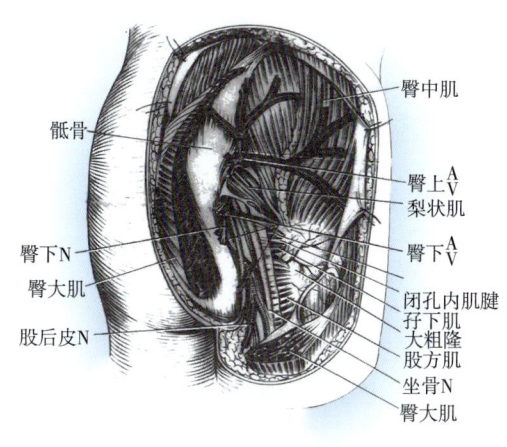

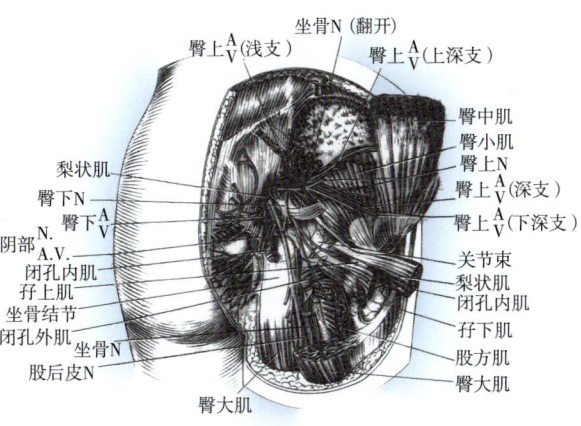

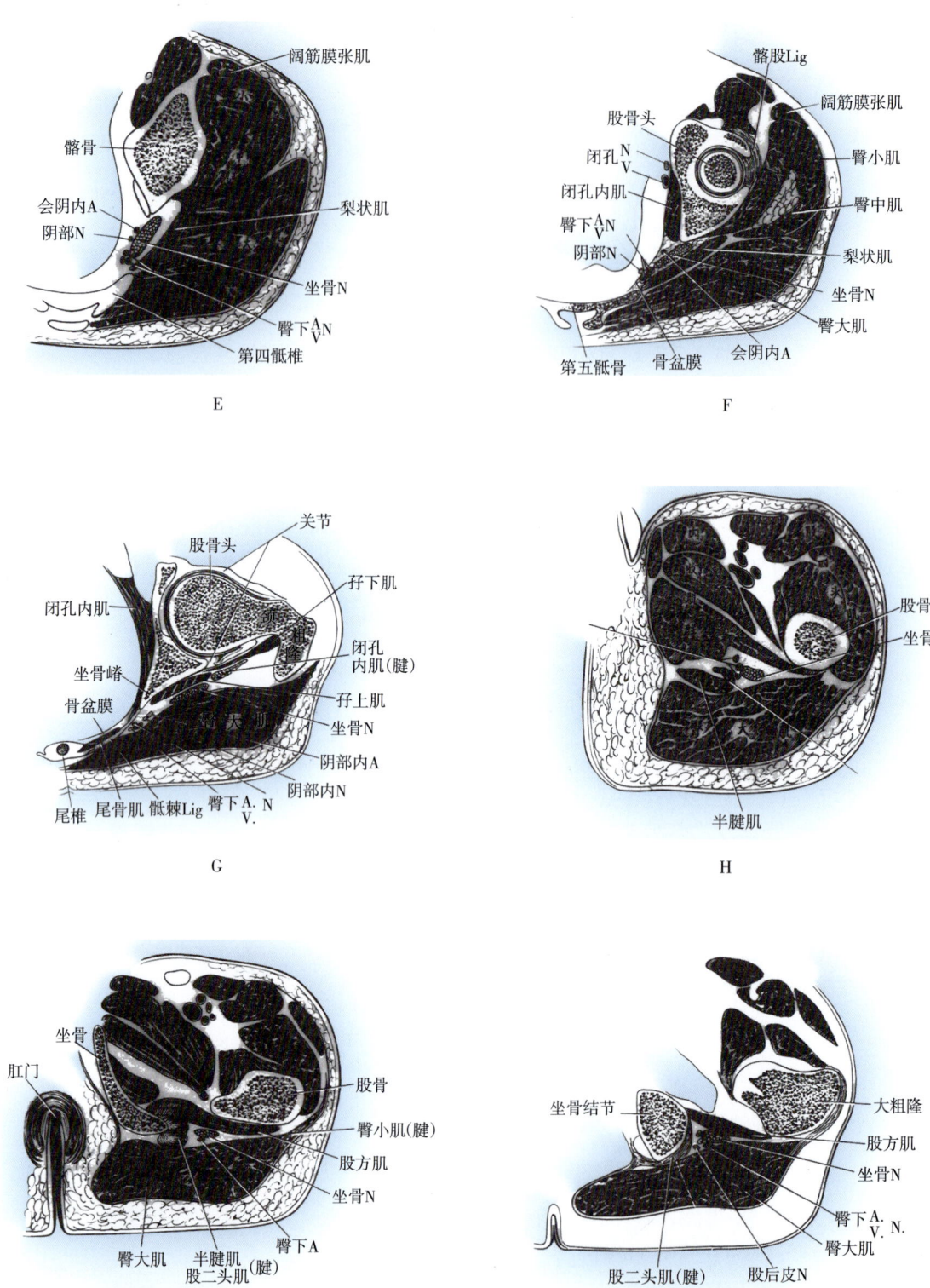

图8-4-2-2-2 臀段坐骨神经后方观及横断面观示意图（A~J）

坐骨神经盆腔出口臀段后方观及不同水平面的解剖位置　A. 后方观 注解：1.坐骨神经滋养血管；2.闭孔内肌；3.股后皮神经；4.臀下、血管神经；5.坐骨神经；6.阴部血管、神经；B. 坐骨神经周边状态；C. 坐骨神经前方组织；D. 第三骶椎平面；E. 第四骶椎平面；F. 第五骶椎平面；G. 尾椎平面；H. 股骨粗隆部平面；I. 股骨上端平面；J. 股骨上1/3平面.

3. **骶丛神经** 国人的骶丛神经丛多数由 $L_{4,5}$ 和 S_{1-5}（或 S_{1-4}）构成（图8-4-2-2-3），呈上宽下窄的三角形，下方合成呈扁带状的坐骨神经起始部，在半月弧最低点上方（1.8±0.7）cm，或梨状肌下缘上方（3.8±0.7）cm处。坐骨神经在臀部的表面投影，位于髂后上棘至大转子与坐骨结节连线内中 1/3 交界点的下半部。坐骨神经开始部宽（2.4±0.5）cm，平梨状肌处宽（1.3±0.2）cm。坐骨神经出骨盆前有许多血管位于其盆段的前方，但与神经松解减压术关系不大。

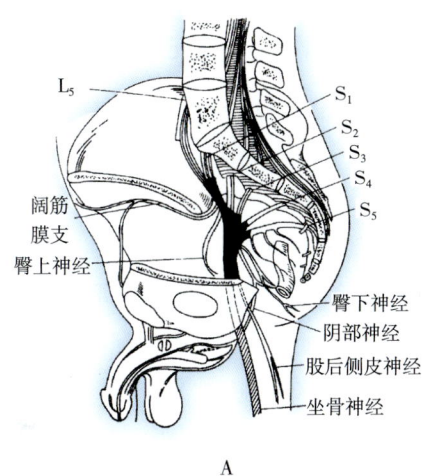 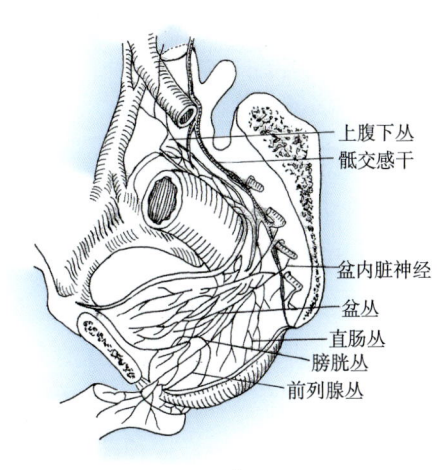

图8-4-2-2-3 骶部神经解剖示意图（A、B）
A.骶丛的组成及其分支；B.骨盆内神经分布

4. **坐骨神经盆腔出口部之血管** 坐骨神经出口臀段的内侧邻较粗的臀下血管本干、臀下神经及股后皮神经，背侧面有臀下血管所发分支跨越。横越坐骨神经背面的血管多分布至股骨头、大转子和髋关节，出现率高达 73%，血管径较粗，动脉外径为 1.5±0.3mm。神经外侧无重要结构毗邻，前方有发往上孖肌、闭孔内肌、下孖肌和股方肌的两支小神经。坐骨神经出口的臀段周围有较丰富的结缔组织，在解剖标本上容易看到高度瘀血的静脉，常呈结节状，并且易与结缔组织粘连。

（二）梨状肌的解剖特点

1. **形态及起止点** 梨状肌呈三角形，似梨样外观，故名；其内宽外窄，起自骨盆面第 2 至第 4 骶骨前孔之侧方，之后肌束通过坐骨大孔走出盆腔，略呈水平状抵达臀部，止于股骨大粗隆上缘后部。约 1/4 的人，其梨状肌可出现异常走行。

2. **梨状肌孔** 由于梨状肌之走行，将坐骨大孔分为上方的梨状肌上孔和下方的梨状肌下孔。

（1）**梨状肌上孔** 介于坐骨大切迹与梨状肌上缘之间，有臀上神经、臀上动脉和臀上静脉穿出。

（2）**梨状肌下孔** 位于坐骨棘和骶棘韧带及梨状肌下缘之间，除臀下神经、动脉及静脉通过外，尚有坐骨神经、股后皮神经及阴部神经等穿出。

3. **神经支配及功能** 该肌由第 1、2 骶神经支配，当其收缩时，参与髋关节外旋及外展活动。

（三）坐骨神经盆腔出口段的滋养血管

坐骨神经的血供来源是多源性、节段性，在盆腔出口段可分为根部滋养血管和干部滋养血管。根部滋养血管从坐骨神经起始部的前上方进入，由骶外侧动脉和臀上、下动脉发出，施行松解减压手术时，一般不会伤及。干部滋养血管由臀下血管、阴部内血管或它们发往髋关节后方的分支发出。此段坐骨神经干的滋养血管1~3支不等，外径平均（0.5±0.2）mm，在梨状肌下缘以上有滋养血管进入的较少（有40%），在梨状肌下缘以下有滋养血管进入的较恒定（占90%）。滋养血管进入神经干的部位多在后内侧部（占80%），少数在神经干后部或前部（各占10%）。

（四）坐骨大孔内各结构的关系

坐骨大孔是坐骨神经盆腔出口段中最关键的部分，由伸展性很小的骨与韧带围成。坐骨大孔内的结构排列可分肌层和血管神经层两层。肌肉是位居后方的梨状肌，其占据坐骨大孔的大部分。血管神经层位居前方，从前外向后内依次为臀上血管神经束、坐骨神经、股后皮神经、臀下血管神经束和阴部血管神经束。坐骨大孔内各种结构中，血管的形态学变化较大，特别是静脉部分，往往重叠交错，盘曲缠绕，并与周围结缔组织粘连。在尸体标本上，静脉由于血块充填多寡不同，以致管径变异的幅度很大，是影响坐骨大孔这个间隙容积较大的一种结构。

（五）坐骨神经的支配范围

1. **运动神经纤维** 除发出至髋关节囊后部的关节支与大腿后屈肌群外，主要通过胫神经与腓总神经支配膝以下的诸肌群。因此，当该神经受累时，主要表现为股后肌群，小腿前、后和足部肌肉的功能障碍。完全损害时，则踝、趾活动均丧失。

2. **感觉神经纤维** 其支配区较小，主要是小腿外侧，足底和足前部。

3. **反射** 主要影响跟腱反射及跖反射（图8-4-2-2-4）。

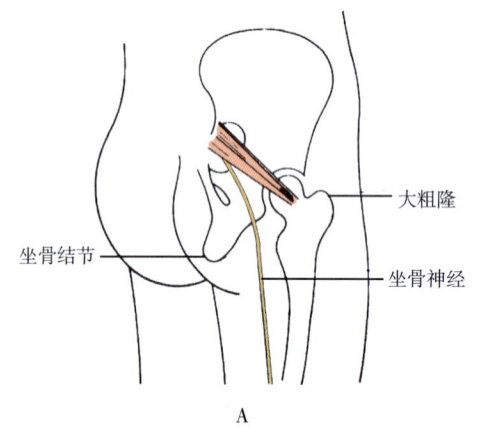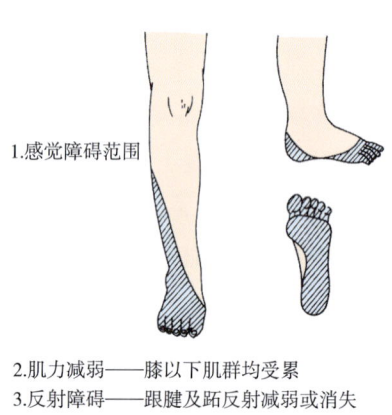

图8-4-2-2-4　坐骨神经支配范围示意图（A、B）
A.坐骨神经的投影位置；B.受损后的主要症状（1~3）

（六）临床意义

从前述的解剖特点可以看出，其在临床上具有以下关系。

1. **神经血管密集，易患病** 此解剖段除盆腔内口处的骶丛外，通过盆腔底部纤维管道的神经血管即有多根，并分别穿过梨状肌的上方和下方，再发出多根分支达远端组织。由于该处易遭受外伤及寒冷潮湿的刺激而引起局部肌纤维组织的水肿、渗出及纤维析出，而形成粘连，并波及密集的神经血管支。

2. **诊断易混淆** 此处的神经组织既有"丛"，又有"干"及"支"，因此，当不同的病变引起不同的节段神经组织的反应时，易相互牵连波及，而使初学者不易定位，以至诊断失误。

3. **一般诊治疗效较差且易复发** 指各种非手术疗法，一般均难以获得理想的疗效，尤其是用力过大的推拿及推搬术，反会诱发或加重各神经支的卡压及嵌阻。

三、出口狭窄症病理解剖及发病机制

(一)病理解剖特点

本病像其他神经嵌压症一样,系坐骨神经在其走行之肌纤维管道中遭受外来致压物压迫、牵拉和刺激而引起的一系列病理解剖改变。此种病理改变主要表现为:

1. 纤维粘连　以出口周围为明显。视病程的早晚期不同,可以显示初期的薄膜状纤维蛋白析出、中期的束带状粘连物及后期的条索状瘢痕组织,以至将坐骨神经包绕、牵拉,并影响坐骨神经的正常血供和静脉回流。

2. 臀肌变性　其可能与前者同时出现,此多发生于外伤或重手法推拿术后,局部肌纤维及筋膜组织可出现水肿、胞浆外渗、蛋白析出,渐而肌纤维呈现程度不同的变性改变,成纤维细胞活跃,并在肌纤维组织内增生、最后使肌纤维形成纤维化及筋膜肥厚样改变,以致影响其正常功能。

3. 血管支增粗及静脉回流受阻　此多系继发性改变,主要由于纤维粘连物在血管外周包绕、收缩及纤维化,以致形成动脉壁增厚,管腔狭窄;静脉近端受阻后,因血管回流障碍而引起扩张,甚至可呈瘤状,并有"水囊"肿样物出现。

4. 其他　视病情早晚不同尚可能出现其他病理改变。如神经干长期受条索状束带卡压可以出现变性样改变。梨状肌也可出现与臀大肌相似的改变。少数病例在出口部发现有脂肪瘤样组织,并对坐骨神经干构成压迫。此外,局部组织内液压测定,显示明显高于健侧,可达1倍以上。

(二)发病机制

根据大量的临床病例观察,我们发现,除了常见的臀部外伤、慢性劳损及长期在潮湿与寒冷情况下工作条件等以外,因重手法推拿后引起局部肌肉组织创伤性反应者,约占全部病例的半数以上。因此,我们不认为重手法推拿,甚至操作者站在病人身上用脚踏法推拿是合理的,原则上应放弃使用。

由于局部组织长时间遭受外伤、劳损、寒冷刺激的持续作用,从而引起臀深部组织的纤维织炎。早期表现为局部水肿与渗出,使多量的纤维蛋白析出,并与后期逐渐形成粘连,组织内压也明显增高,甚至可超过健侧1倍以上。尽管此种高压状态和炎性改变可能在臀大肌内更为广泛,病理切片上显示臀大肌骨纤维横纹减少或消失之变性样改变,而表浅之深筋膜则呈现肥厚、粘连及变性外观,从而更增加了局部组织的内压,缩小了出口处的有效空隙。与此同时,由于坐骨神经本身的敏感性及其在解剖上被固定于狭小的盆腔出口之中而最先遭受压迫,并出现和压迫强度与持续时间一致的临床症状。

神经干受压后,早期为功能性改变,解除压力后可在短期内恢复;但如果长期压迫,致使发生器质性改变时,特别是在伴有明显外伤情况下,则难以完全恢复。神经干受压后从机能改变到器质性改变的机理目前虽不十分清楚,但由于压迫必然引起神经局部的缺血、内膜水肿、并影响与干扰轴突的生理功能。如水肿持续存在,内膜可形成粘连,且继发静脉压升高;加之局部的机械性压迫因素及粘连形成等,则引起血管支增生扩张和动脉管壁增厚等一系列继发改变。因此,局部的血管怒张和厚壁血管形成,与其说是本病的原因,不如说是本病的发展结果,并又构成使症状持续存在和加重的原因。此种恶性循环必须设法打断,以促使神经功能早日恢复。

四、梨状肌症候群病理解剖特点与发病机制

(一)病理解剖特点

与前者相似,实际上,亦可将其视为坐骨神

经盆腔出口狭窄症的原因之一。本病早期的病理改变多系局部外伤后（以极度外展外旋的急性扭伤为多见，次为突然由蹲位站起时）的创伤性反应，轻者表现为梨状肌肌纤维的水肿、渗血和毛细血管扩张，重者梨状肌可出现痉挛、出血和肿胀。如损伤轻微，或及时予以有效的治疗，一般可恢复到正常状态。但损伤过重，或是反复多次损伤，再加之其他致病因素，如寒冷、潮湿等，则使此病理过程持续发展，形成慢性过程，并出现一系列继发性改变。

本病后期的主要病理改变是梨状肌本身的肥厚、挛缩、瘢痕及粘连形成。其病变范围视病情不同而长短不一，以局限性改变为多见，罕有整条梨状肌出现瘢痕化者。

(二)发病机制

真正因梨状肌本身肥厚或瘢痕组织压迫坐骨神经干者少见，多系挛缩之梨状肌构成坐骨神经盆腔出口狭窄，以致坐骨神经等被嵌于此狭窄出口之中而引起症状。其发病机制实质上与前者相一致，因此亦出现相似的继发性改变，包括局部静脉怒张、动脉壁增厚及其他所见。

五、临床特点

因两者基本相似，在临床上均表现为坐骨神经干性受累症状，因此基本上按坐骨神经狭窄症阐述之，之后再将梨状肌症候群特点提出讨论。

(一)坐骨神经受损症状

主要表现为干性受累的特征，沿坐骨神经的放射痛及其所支配区的运动（股后、小腿前、后，以及足部诸肌群）、感觉（小腿外侧、足底和足前部）和反射（跟腱和跖反射）障碍等。病程较长者，可出现小腿肌萎缩，甚至足下垂等症状。

(二)压痛点

以坐骨神经盆腔出口部体表投影位置压痛最剧（环跳处），且沿神经干走行向下放射（见图8-4-2-2-4）。此外，尚可发现约半数病例于胫点或腓点处有压痛现象。梨状肌症候群时，其压痛点略高于前者1~2cm。

(三)下肢旋转试验

肢体内旋使梨状肌及孖上肌、闭孔内肌和孖下肌等处于紧张状态，以致加重出口处狭窄，可诱发坐骨神经症状（图8-4-2-2-5）。除沿坐骨神经走行的放射痛外，还有小腿外侧达足底部麻木感。但单纯梨状肌症候群者，则为外旋时诱发症状，此主要由于当挛缩、瘢痕化之梨状肌收缩，下肢外旋时，促使出口处狭窄之故。

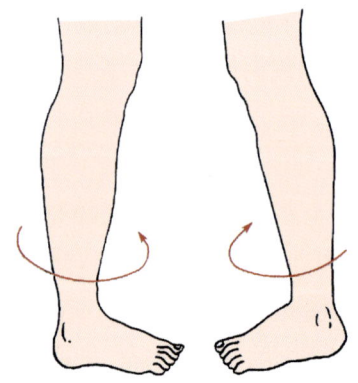

图8-4-2-2-5　内旋试验示意图
双下肢同时内旋，以健侧做对比

(四)其他症状

1. <u>直腿抬高试验</u>　一般均为阳性，其疼痛程度介于根性痛和丛性痛之间。此试验并非特异性的。

2. <u>组织液压测定</u>　约在正常值(1.33kPa, 10mmHg)的1倍以上，如高于正常值50%即属异常。这一测定主要用于某些诊断困难者。

3. <u>肌电图改变</u>　如坐骨神经受压引起损

伤、变性，肌电图可呈现震颤电位或单纯相等变化。

4. **此外尚有** 如神经传导速度测定以判断神经受损的程度；术中探测出口部有无通过性受阻及局部外观有无病理异常等均有助于确诊。腰骶部X线摄片，除中、老年患者显示与年龄、外伤相应的退行性变外，多无明显异常。

六、诊断

1. **病史** 约半数以上病例既往有重手法推拿史或外伤风寒史。

2. **临床症状** 主要表现为坐骨神经干性痛，压痛点位于坐骨神经出口处，而非椎旁，屈颈试验阳性，下肢旋转试验90%以上为阳性。

3. **X线平片** 多无阳性所见。

4. **组织液压测定** 于坐骨神经出口周围压力试验高于健侧的50%以上者即有诊断意义。

5. **其他** 可酌情行肌电图、神经传导速度等测试。

七、鉴别诊断

（一）腰椎椎管狭窄症

具有间歇性跛行，有主诉多而体征少、腰椎后伸受限及压痛等三大症状，坐骨神经盆腔出口处无明显压痛。

（二）腰椎间盘脱出症

有典型的下肢放射痛，但属神经根性痛，其所引起的症状不同于坐骨神经干性痛症状，且腰部症状较明显。对个别难以鉴别者，可进一步作组织液压测定或脊髓造影。

（三）腰椎椎管内肿瘤

持续性疼痛，尤以夜间加剧，并有与受压神经根相应的症状与体征，发病早期往往出现膀胱直肠症状。对个别难以鉴别者，可行MR、CT检查，或选用副作用较小的造影剂如碘海醇（Omnipaque）、甲泛葡胺（Amipaque）或氧气等行脊髓造影检查。

（四）盆腔疾患

以女性多见。因盆腔疾患所引起骶丛神经受压，除了坐骨神经受刺激并出现症状与体征外，臀上神经、股神经、闭孔神经、股外侧皮神经及阴部内神经等也可同时被波及。因此，症状更广泛，与骶丛神经分布相一致，一般不难区别。

（五）其他

尚应与风湿症、局部肌纤维组织炎、髋部伤患、癔症和局部肿瘤等区别。尤其是肿瘤，易因X线片显示佳而贻误诊断。因此，对疑诊者，应于清洁灌肠后摄片，以除外病变。

八、治疗原则

应选择非手术治疗，无效者方行手术治疗。

（一）非手术疗法

1. **消除致病因素** 诸如长期坐位、腰骶部受寒，或受潮、重手法推拿和臀部外伤等均应避免。

2. **防治组织粘连** 用胎盘组织液2ml，每天一次，30次为一疗程，效果较好，且无副作用；α-糜蛋白酶作用较强，但有出血倾向，用时应注意，一般每次5mg，加等渗氯化钠注射液5ml，肌注，每隔4~5天1次。

3. **补充神经滋养剂** 主要为维生素B_1、B_6、B_{12}等。

4. **其他** 如理疗、中草药外敷、复方丹参注射液等。对急性发作者，除绝对卧床休息外，可口服双氢氯噻嗪（双氢克尿塞25mg，每日3次，3~5天）

等利尿药物,以消除局部水肿。约半数以上病例可奏效。

(二) 手术疗法

上述疗法无效,或症状较严重需早日施术者,可行坐骨神经盆腔出口扩大减压术或梨状肌切断(除)术。

九、坐骨神经盆腔出口扩大减压术

(一) 手术病例选择

1. 诊断明确、经非手术疗法治疗无效、且已影响工作及日常生活的坐骨神经盆腔出口狭窄症者;
2. 除外椎管内疾患及腰骶部肿瘤;
3. 除外盆腔疾患及盆腔肿瘤;
4. 对已施椎管内手术者,应仔细检查,并否定系椎管内病变复发或并发症者;
5. 与椎管内疾患并存者,应判定以何者为主而决定施术先后。

(二) 麻醉与体位

以硬膜外或腰麻为宜。俯卧位,患侧垫高。

(三) 术式

1. **切口** 以坐骨神经起点(环跳穴)处为中心,作一S状切口,长度约 10~15cm(图 8-4-2-2-6)。

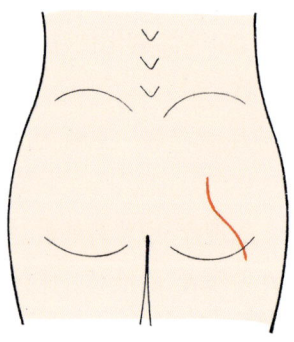

图8-4-2-2-6 切口示意图

2. **暴露坐骨神经** 切开皮肤、皮下及深筋膜后即显露臀大肌及其筋膜(图 8-4-2-2-7)。术者与助手用直血管钳呈垂直状向臀大肌深部将其分开,直达坐骨神经后方间隙处(有较多的脂肪组织),之后用手指及甲状腺拉钩扩大暴露范围(图 8-4-2-2-8)。

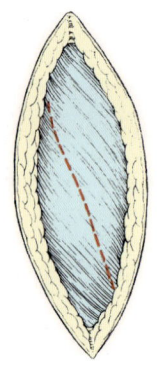

图8-4-2-2-7 显露臀大肌示意图
向下分离,即暴露臀大肌筋膜,并将其向两侧分开

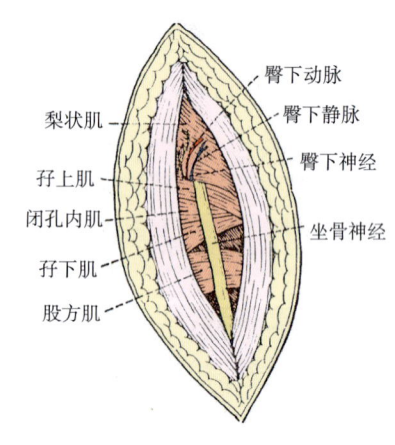

图8-4-2-2-8 显露坐骨神经出口处示意图
分开臀大肌,即暴露坐骨神经出口处,并观察局部有无异常所见,注意勿伤及臀下血管

3. **探查出口处解剖状态** 用自动拉钩将臀大肌向两侧牵开后即清晰地看出坐骨神经于梨状肌下缘穿出,其内侧有臀下动脉、静脉及臀下神经伴行。此时,应探查出口狭窄的原因,除注意局部有无粘连及其程度与范围外,尚应观察出口处有无肿块、囊肿、脂肪堆积、小动脉增粗变形及静脉怒张等构成对坐骨神经压迫的致压物。然后检查出口的通过性和判定梨状肌状态。在正常情况下,

手指可顺利通过此盆腔出口(图 8-4-2-2-9)。如有粘连形成等引起出口狭窄时则无法通过。同时可观察和用手指检查梨状肌的外形、硬度、肌纤维状态及有无疤痕形成,并酌情取材送病理检查。

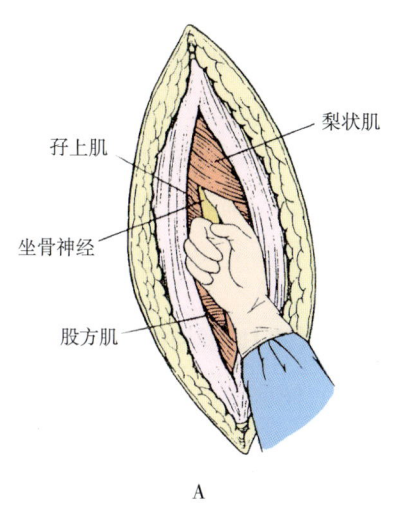
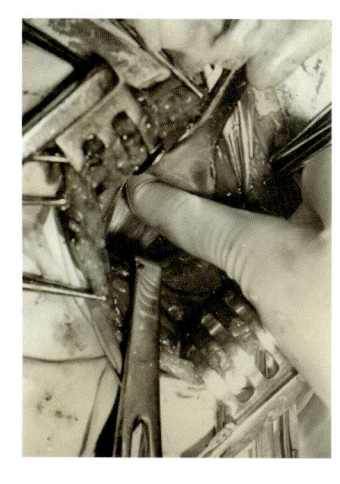

图8-4-2-2-9 探查出口示意图及临床病例（A、B）
A.用食指尖探查坐骨神经出口部狭窄否示意图；B.术中照片（顺坐骨神经表面在梨状肌下方进入盆腔,并检查梨状肌有无异常）

4. 消除致压因素 对明显构成致压因素的病变,如脂肪瘤、增粗并骑压在神经干上的血管支、纤维束带和囊肿等,应首先消除。一般是将病变组织松解或切除。对神经血管,则应尽量保存,但对不切断无法解除坐骨神经压迫者除外。

5. 扩大坐骨神经盆腔出口 先用长弯血管钳顺着该神经背侧表面,通过狭窄处进入盆腔(一般距梨状肌下缘 3~4cm)(图 8-4-2-2-10),继而轻轻将血管钳头部撑开(间距 1.5~2cm),并逐渐向下拉出,使出口部扩大(图 8-4-2-2-11)。随即再用食指或中指沿同一途径将该出口再次扩张,以使指尖可触及疏松的盆腔底部为准(后方为骶髂关节的前壁,此有助于判断)(图 8-4-2-2-12)。在此过程中,再次探查梨状肌状态,如其张力增高,并可触及条索状瘢痕组织时,可将其切断(一般近下缘即可)松解之。操作时应注意以下三点：

（1）切勿误伤臀下和臀上动脉,以免因断离后缩入盆腔内而导致大出血,危及生命;

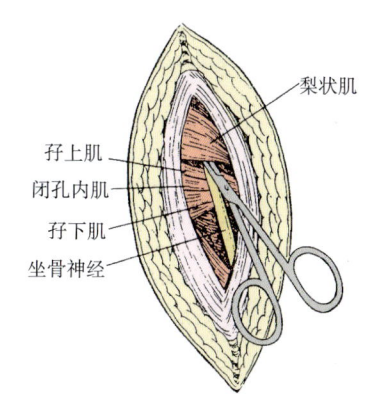

图8-4-2-2-10 血管钳探查示意图
用钝头血管钳顺坐骨神经表面抵达盆腔底部

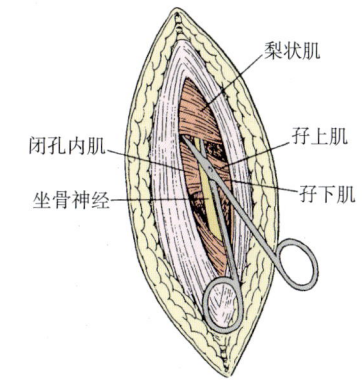

图8-4-2-2-11 扩大出口示意图
当血管钳头部进入盆腔内1cm左右时,慢慢将尖端分开1.5~2cm,并向外退出,以扩大出口部

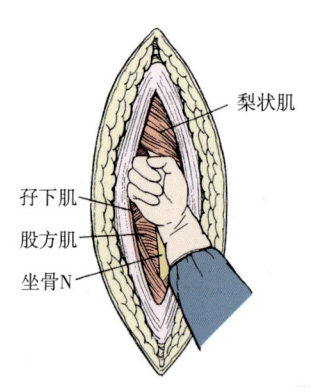

图 8-4-2-2-12　继续扩张示意图
用食指插入坐骨神经出口内直达盆腔，使其继续扩张

（2）血管钳深入盆腔不宜过深，且应保持闭合状态，以减少误伤机会；

（3）切勿伤及坐骨神经及其滋养血管。

6. 闭合切口　减压术毕，以冰盐水反复冲洗局部，而后依序缝合诸层（图8-4-2-2-13）。为减少局部粘连，于坐骨神经周围切勿放置明胶海绵，臀大肌缝合亦勿过密，一般2~3针即可。

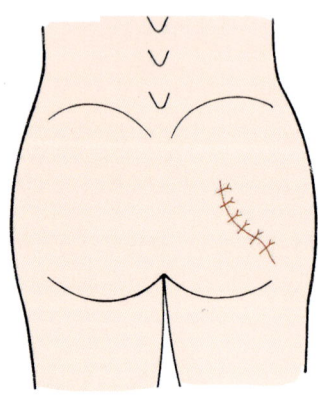

图 8-4-2-2-13　闭合切口示意图

（四）术后

术后次日可开始下肢活动及抬举训练，拆线后逐渐开始正常活动。为防止再粘连形成，可辅以药物疗法，并清除诱发因素。

十、梨状肌切断（除）术

（一）病例选择

1. 诊断明确、经非手术疗法治疗无效者；

2. 不能除外坐骨神经盆腔出口狭窄症者亦可手术，并在术中加以确诊；

3. 与前者相似，应除外椎管内、盆腔及邻近组织的病变（包括肿瘤）。

（二）麻醉与体位

同前者。

（三）术式

基本操作与前者类同，唯注意以下几点。

1. 切口　与前者基本相似，一般8~10cm即可（见图 8-4-2-2-6）。

2. 显露坐骨神经　如局部无粘连现象，则勿需将其松解、游离，以防引起误伤。

3. 探查梨状肌　正常状态的梨状肌外观呈鲜红色，肌纤维及其筋膜清晰可见，触之，弹力样柔软；针刺之，肌纤维收缩正常。如该肌出现病变，则以肌组织纤维化多见，部分或大部梨状肌被瘢痕组织所取代，其表面失去光泽，呈苍白色挛缩状，并对其后方之坐骨神经构成压迫。触之，为弹力样硬或呈条索状，针刺之，其收缩力较差。可同时伴有坐骨神经盆腔出口处粘连性病变。

4. 切断或切除病变之梨状肌　先用神经拉钩将坐骨神经牵开，将病变之梨状肌于瘢痕化处切除以消除对坐骨神经的嵌压，之后再将已纤维化之梨状肌逐段切除之。在操作过程中应注意止血，切勿伤及其上下方的臀上及臀下血管与神经，亦勿伤及坐骨神经及其滋养血管。对伴有出口狭窄及其他病变者，应按前述方法处理之。对梨状肌异常型者，则需视肌束与胫神经及腓总神经两者之关系不同而剪断或切除相应之肌束（图

8-4-2-2-14、15)。

5.闭合切口　同前。

(四)术后

与坐骨神经盆腔出口扩大减压术术后相同。

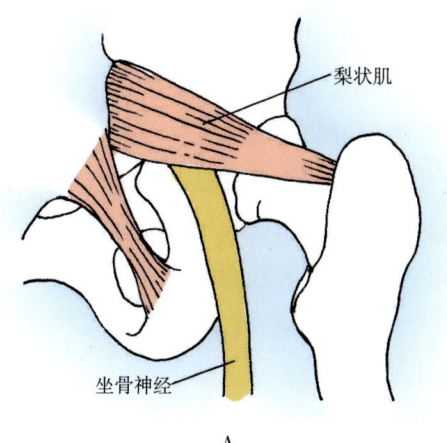
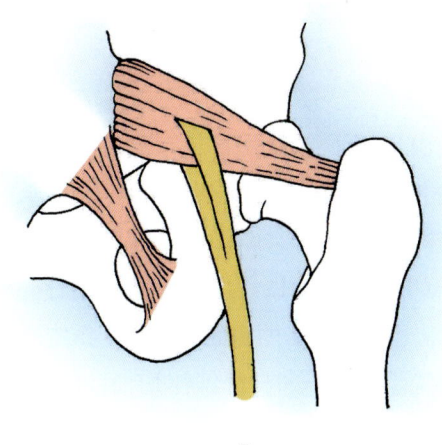

图8-4-2-2-14　探查梨状肌示意图(A、B)
A.梨状肌及坐骨神经正常状态；B.梨状肌及坐骨神经两者均成分叉状畸形

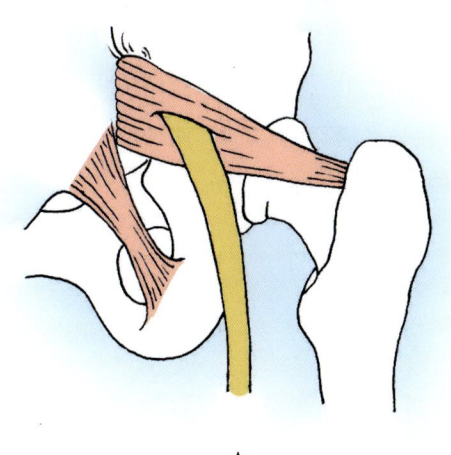
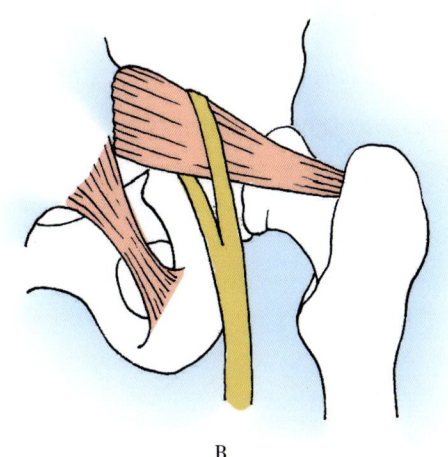

图8-4-2-2-15　坐骨神经与梨状肌畸形示意图(A、B)
A.坐骨神经从梨状肌中间穿出；B.坐骨神经呈分叉状从梨状肌上、下缘分别穿出

（陈峥嵘　赵定麟）

第三节　跗管综合征

一、概述

跗管综合征(tarsal tunnel syndrome)亦称为跖管综合征或踝管综合征,是指胫神经在通过位于内踝后下方的踝管至足底的行程中被卡压所引起的一系列临床症状和体征。由Keck于1962

年首先报告。此病多发于青壮年,从事强体力劳动者或长跑运动员。

二、临床解剖

跗管是由连接于内踝后下方与跟骨后内侧的屈肌支持带所形成的一骨纤维性管。跗管长 2~2.5cm,其横断面为棱形,跗管的顶为屈肌支持带,底自上而下为关节囊以及内踝、距骨、跟骨的相应部分。从屈肌支持带的深面发出 3 个纤维性隔将跗管分隔为 4 个小的骨纤维性管,通过的结构自前至后分别为:

1. 胫骨后肌腱;
2. 趾长屈肌腱;
3. 胫后动脉、静脉及胫神经;
4. 跗长屈肌腱,肌腱的周围有腱鞘。

胫神经在跗管的近端发出的分支为跟内侧神经,此神经为感觉性,司足跟部及内踝后下方的皮肤感觉,在跗管内胫神经分为足底内侧神经和足底外侧神经 2 个终末支,它们都是混合神经。足底内侧神经的肌支支配邻近肌肉,皮支分布于足底内侧半及内侧三个半足趾底面的皮肤,足底外侧神经的皮支分布于足底外侧半及外侧一个半足趾的皮肤,肌支支配足底深层肌肉,关节支至跗骨间关节和跗跖关节。

跗管最狭窄处在其远端,神经分支均在此通过并穿过外展跗肌起点的纤维孔才进入足部,足底内侧神经孔有跟舟韧带为其上缘,外侧神经孔的四周为跗方肌,故足外翻可牵拉支持带和外展跗肌使路内侧神经血管产生扭曲和卡压,容易出现神经受压症状。另外,踝关节背屈或跖屈时,屈肌支持带在跗管处起着约束作用,防止肌腱滑脱,如果足踝部活动骤然增加,肌腱滑动增多,摩擦增强,即可引起腱鞘炎,足踝部活动继续增加,腱鞘充血肿胀日益严重,屈肌支持带亦相应增厚,跗管伸缩性下降,因而跗管内压力增高,可挤压胫神经,影响其血供,使神经发生功能障碍(图 8-4-2-3-1)。

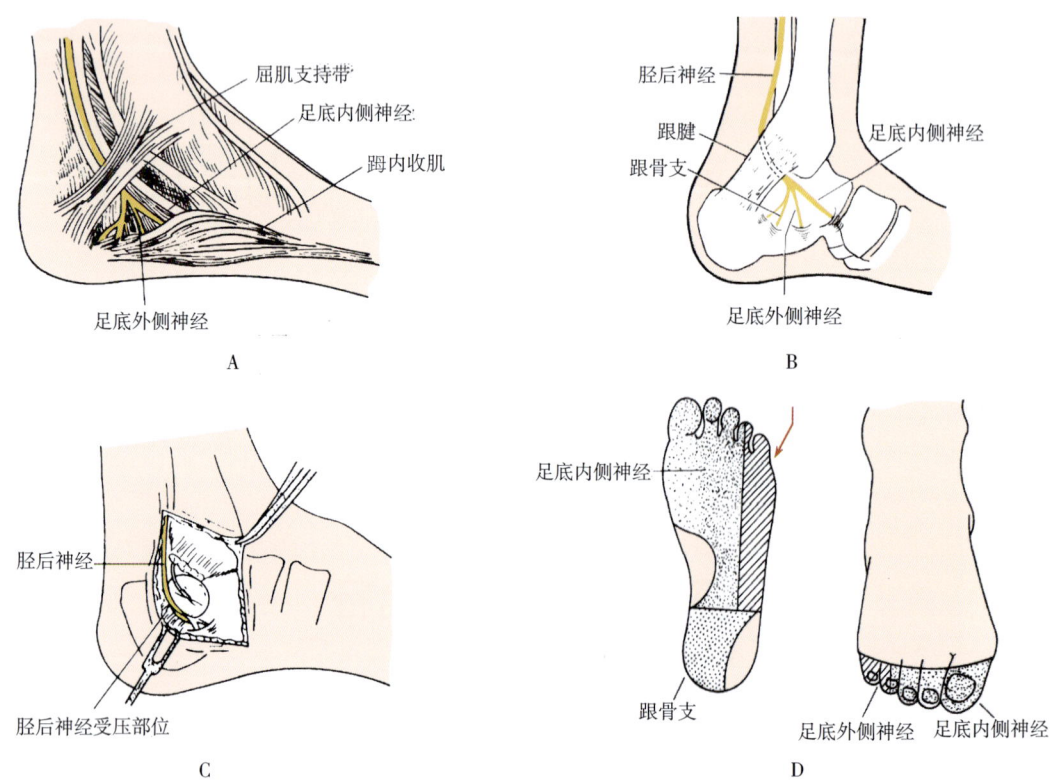

图 8-4-2-3-1 跗管示意图（A~D）
A.跗管解剖；B.跗管综合征；C.跗管综合征胫后神经受压部位；D.胫后神经感觉障碍

三、病因

（一）先天性因素

外展蹞趾肌肥大、副外展蹞趾肌、跟骨外翻畸形、扁平足等都可使跗管的实用容积减小，从而引起胫神经卡压。

（二）跟骨及踝部骨折

如复位不良、畸形愈合亦可使跗管容积减小，另外跗管的基底部不光滑可产生压迫、摩擦而伤及胫神经。

（三）慢性损伤

从事强体力劳动、长跑运动员、踝关节频繁高强度跖屈背伸，肌腱滑动增多、摩擦增强等可引起腱鞘炎、腱鞘充血水肿，加之屈肌支持带相应增厚，跗管伸缩性减小，其内压力增高，可压迫胫神经并影响其血供产生神经功能障碍。另外，类风湿性关节炎、老年骨关节病等皆可形成增生的骨赘，骨赘突入跗管亦可使胫神经受压。

（四）跗管内部因素

腱鞘囊肿、脂肪瘤、曲张的静脉亦可引起胫神经卡压。

（五）其他

如甲状腺功能低下、妊娠、大隐静脉及小隐静脉曲张等。

四、临床表现

病人起病缓慢，多发于一侧。在早期，表现为足底、足跟部间歇性疼痛、紧缩或肿胀不适或麻木感，疼痛有时向小腿放射，沿足弓有时有抽搐，久站或行走后加重，有夜间痛醒病史，多数病人在脱鞋后能缓解。随着病情的进展，疼痛常逐步加重，进一步可出现胫神经在足部的支配区感觉减退或消失，足跟部的皮肤感觉可以是正常的，这是因为跟内侧神经在跗骨以上从胫神经分出或是由于卡压的部位在跗管下方。晚期可出现足趾皮肤发亮、汗毛脱落、少汗等植物神经功能紊乱征象，甚至有足内在肌萎缩表现。检查时两点间中距离辨别力消失是早期诊断的重要依据，内踝后下方的 Tinel 征常为阳性，将足外翻外旋时可诱发疼痛。

五、辅助检查

1. EMG　可见足底内、外侧神经传导速度减慢，潜伏期延长；
2. X 线片　可发现及了解踝关节及跟骨骨折愈合情况；
3. CT　双侧对比有助于发现跗管内的囊肿及肿瘤等。

六、鉴别诊断

（一）跖痛

这是一种症状诊断，多见于 30 岁左右的女性，以穿尖头高跟鞋者好发，最早的症状是前足掌部疼痛、灼痛或束紧感，严重者疼痛可累及足趾或小腿，一般在更换鞋子后缓解，检查时跖骨头外有压痛，可伴有胼胝，足趾可呈屈曲畸形。

（二）糖尿病的足部表现

病人有糖尿病史，由于患者的小血管多受累，出现小血管硬化、变性，使累及的器官组织血供不足，引起神经缺血缺氧，代谢退化，还由于糖尿病患者的白细胞抗感染能力减低易引起感染。在足部患者表现为足趾缺血性疼痛，以小趾为多见，足部的振动觉、痛温觉消失，足内在肌萎缩，近趾间关节背侧（蚓状肌）中跖趾关节跖趾屈（骨间肌）障碍，从而可形成爪状趾畸形，严重者可有小趾坏死、感染。X 线片可见跗部血管钙化阴影,足部骨质溶解疏松,夏柯氏关节炎。

(三)足部类风湿性关节炎

为全身性病变的局部表现,女性多见,局部表现为足底部痛,行走时痛重,跖趾关节最易受累,此后可侵及足的任何部位,可伴发腱鞘炎,关节周围沿腱鞘有肿胀、疼痛,晚期可出现前足畸形,如尖足、足内翻、足外翻、踇外翻等,发作时ESR增快,X线片可见关节间隙狭窄,骨质疏松,关节破坏及脱位等。

(四)足部痛风性关节炎

多见于男性,初发时多在第1跖趾关节,发病急骤、疼痛剧烈、压痛明显、局部皮肤有红肿,发作时疼痛可持续几天到几周,常反复发作,间歇期无任何症状,发作期血尿酸可增高,关节穿刺液中如找到尿酸钙结晶可明确诊断,慢性病X线片可见关节面附近有虫蚀样阴影。

七、治疗

(一)保守治疗

症状轻,发病早期可给予消炎镇痛药物、休息、跗管内强的松龙封闭等,应用支具保持足内翻位可使屈肌支持带松弛、跗管变大而缓解疼痛。

(二)手术治疗

对保守治疗无效、神经卡压症状明显者,可做跗管切开减压术,手术除松解屈肌支持带外,还须松解足底内、外侧神经,松解至其进入神经孔处并将神经入口的纤维切开。

第四节 Morton 跖头痛

一、概述

Morton 跖头痛亦称 Morton's 病,是指位于两跖骨头之间的趾底总神经被卡压所引起的临床症状和体征。1845年 Durfacher 首先对趾底总神经神经瘤的临床表现作了描述,但当时未能被大家接受,直到1867年 Morton 报告了15个病例并提出了产生这一临床表现的原因和手术治疗的方法,这时才引起人们的注意,因而将趾底总神经瘤称为 Morton 跖头痛。此病最多发生于第3、4趾间隙,其次为第2、3趾间隙,其他趾间隙较为少见。

二、临床解剖

趾底总神经位于两跖骨头端之间,它们是由足底内侧神经或足底外侧神经的分支构成的,其纤维成分来自 L_4~S_2 神经根,趾底总神经的主要功能是司趾皮肤感觉。第3、4趾底总神经和其他趾底总神经不同,它是由足底内侧神经和足底外侧神经的分支共同构成的。每一趾底总神经在跖趾关节处又分为两趾底固有神经司相邻两足趾底面的皮肤感觉。

趾底总神经从足底经过跖骨间深横韧带的下方,然后分叉为两趾底固定神经行向足趾,此时由于跖骨间深横韧带的边缘较硬，通常要形成一定的角度，从这一解剖关系可以看出，在此处此神经容易被卡压（图8-4-2-4-1）。

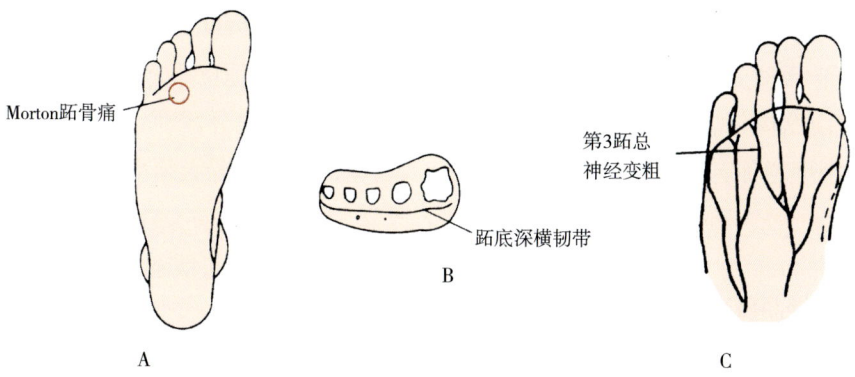

图8-4-2-4-1　Morton跖骨痛部位及病解剖状态示意图（A~C）
A.足底观；B.横切面观；C.神经分布及病变

三、病因及发病机制

1. 穿高跟鞋　为最常见的发病原因，穿高跟鞋可使前足负重增加，跖趾关节过度背伸，前足跖骨间深横韧带松弛，横弓塌陷，第2、3、4跖骨头下沉，正好对位于此处的趾底总神经过度压迫产生趾底总神经神经瘤。另外，由于足横弓的塌陷，跖骨头的下沉，可压迫跖骨头处与趾底总神经相邻的趾总动脉，引起动脉阻塞，趾神经缺血、缺氧、纤维化。

2. 姆外翻　可致足横弓增宽、塌陷，跖骨头下沉，引起趾间总神经卡压。

3. 外伤　跖骨颈骨折、跖趾关节脱位等可压迫刺激相应的中间总神经。

4. 先天性因素　如平底足、横弓变浅或消失，先天性第1跖骨缩短，可使第1跖骨头受压面积增大，压迫第1、2趾总神经产生症状。

四、临床表现

多发于女性，常为单侧发病，病人主诉足趾的疼痛及相应的趾蹼间隙麻木，站立、行走时加重，休息后脱去鞋子轻轻活动前足可减轻，疼痛的部位通常在受累的跖骨头区域，疼痛的性质可为钝痛、刺痛或烧灼痛。检查时，侧向挤压诸跖骨头，或从背侧和跖侧挤压疑有趾底总神经瘤的相邻跖骨头间隙可产生疼痛，并向相邻的两足趾放射，最常受累的部位为第3趾蹼间隙，因为此处位置最低，趾底总神经最易被卡压。检查者用拇指和示指分别置于疑有神经瘤的趾蹼间隙的背侧和跖侧，前后来回按动时可触及神经瘤在跖骨间深横韧带上来回滑动，若存在一个增大的跖骨间滑囊或一个异常增大的趾底总神经瘤，受累的两足趾间隙可变宽。检查感觉时可发现受累的趾蹼间隙感觉减退或消失。

五、辅助检查

1. 诊断性局封　用0.5%利多卡因1ml注射至受累的趾间隙，如疼痛消失则为阳性；

2. EMG　对诊断此病无多大帮助；

3. X线片　可发现足部骨质改变，如第1跖骨缩短，第2跖骨颈疲劳骨折等。

六、鉴别诊断

（一）跖骨头骨软骨病

亦称为Fieberg病，好发于青少年，女性多见。常发生在第 2 跖骨头,表现为受累的跖趾关节疼痛,站立行走时加重,跖骨头处有压痛,背侧软组织肿胀,急性症状消退后可扪及跖骨头增大,跖趾关节活动受限。X 线片可表现为受累的跖骨骨骺远端不规则且增亮,跖骨头呈月牙形、凹陷和密度增加,并有一些小圆形的透亮区。

(二)跖趾关节处胼胝

亦可表现为跖趾关节处疼痛,活动、行走后加重。可见跖趾关节处的足底侧皮肤异常增厚、变硬、可有触痛,而受累的趾蹼间隙皮肤感觉正常,但有时两者可并存。

(三)第 2 跖骨颈疲劳骨折

常为长途行军引起,或见于长跑运动员,表现为第 2 跖骨头颈处疼痛,行走活动后加重,休息后减轻,但趾蹼间处的皮肤感觉正常,早期 X 线片多正常,晚期第 2 跖骨颈周围有骨膜反应及骨痂形成。

七、治疗

(一)保守治疗

穿宽松舒适的平底鞋,以便跖趾关节能充分屈曲,足趾能充分活动。把跖骨头垫高可缓解症状,但放置的位置必须准确,太靠前则加重疼痛,太靠后则没有效果。另外,局部类固醇激素如强的松龙等封闭亦可缓解疼痛。

(二)手术治疗

如保守治疗无效则需手术治疗,手术切除神经瘤的疗效比较肯定,可采用背侧切口或跖侧切口,以背侧切口常用,如神经瘤存在,可发现其位于趾底总神经分为两趾底固有神经的分叉处。神经瘤的近侧切除一定要充分,以免残端与跖间深横韧带发生瘢痕粘连。有人喜欢跖侧切口,但此切口易损伤趾固有动脉,应予注意。神经瘤切除后足趾相邻两侧的皮肤感觉缺损,但对足趾的运动没有影响。

(陈峥嵘)

第五节　下肢其他神经卡压症

一、股神经卡压综合征

(一)基本概念

股神经卡压征(femoral nerve entrapment syndrome)是由于股神经途经的鞘管发生狭窄,使股神经受压引起,如处理不及时,往往引起不易恢复的股四头肌麻痹。

1. 解剖与病理　股神经由腰丛发出后,在腰大肌与髂肌之间下行,并随同髂腰肌经肌腔隙入股,在股前方分为数支至耻骨肌、缝匠肌、股四头肌及股前区皮肤,其终支为隐神经(图 8-4-2-5-1)。

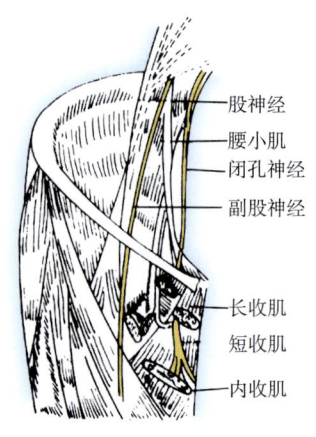

图 8-4-2-5-1　股神经的解剖走向和分支示意图

髂腰肌为髂腰肌筋膜所包绕,在腹股沟部,其后侧及外侧为髂骨,内侧为髂耻骨梳韧带,前方为腹股沟韧带,筋膜内包有股神经及股外侧皮神经,是一个密闭的腔隙(图8-4-2-5-2)。在腹股沟韧带下方,髂腰肌筋膜增厚形成纤维弓,构成致密的鞘管。不论任何原因引起髂腰肌撕裂伤,造成肌筋膜鞘管内水肿、出血等,致使髂腰肌筋膜下张力增加,均可压迫其内的股神经和股外侧皮神经,导致神经卡压征。常见原因有髋关节过伸运动引起的髂腰肌牵拉伤,或髂腰肌强烈收缩而致伤,或血友病患者虽轻度损伤而导致局部血肿,均可发病。此外,手术不当也可导致局部瘢痕对神经的压迫。

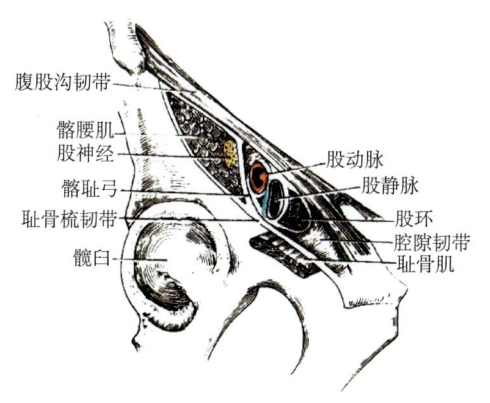

图8-4-2-5-2 股神经与肌腔隙的关系示意图

2. **临床表现** 外伤后发病者,常为突发而渐加重。病情的进程与髂腰肌出血的缓急有关。患者首先主诉患侧髂窝部疼痛,患髋不能伸直,呈外展、外旋位。此常为髂腰肌内张力增高,引起肌肉痉挛所致。这时,患侧髂窝部可触及肿块或有饱满感,在腹股沟韧带上方有明显压痛,下腹部也有压痛。神经症状常在伤后数小时之后才出现,与肌筋膜鞘管内压增高程度有关。先有大腿前内侧直到膝及小腿前内侧麻木,而后主诉伸膝力弱,膝腱反射由弱到消失,股四头肌逐渐无力而麻痹,肌肉出现萎缩。本征常同时并发股外侧皮神经卡压征,出现股外侧皮肤感觉障碍。

(二)治疗

神经的恢复与手术减压迟早有密切关系。减压不及时,神经受压时间长,则恢复不全或不能恢复,及时彻底的减压可使神经获完全恢复。但在术前必须明确诊断,若为血友病患者,则不宜手术减压,需按血友病治疗原则积极进行止血、止痛和保护功能。止血主要靠输新鲜血或抗血友病球蛋白,以补充缺乏的凝血因子Ⅷ和Ⅸ。压迫包裹及冷敷也有助于止血,但需注意不要包裹太紧,以免压力过大,造成组织损伤。抬高患肢、制动牵引,不但可止痛,也可减少出血。

对非血友病患者,在硬脊膜外麻醉或全麻下进行神经减压手术。患者仰卧,取患侧下腹部至腹股沟韧带中点、沿髂嵴内侧2~3横指做斜行切口。至腹股沟韧带中点向下垂直做3~4cm的纵切口。切开皮肤,沿腹外斜肌肌纤维的方向分开腹外斜肌肌肉及筋膜,沿切口方向切断腹内斜肌及腹横肌的纤维。用生理盐水纱布裹住手指,将腹膜轻轻推向中线,显露髂腰肌及其筋膜和隆起的肿块。切开髂腰肌筋膜时,勿损伤被肿块挤压变位的神经。清除血肿,沿股神经向下,切断腹股沟韧带,并切开韧带下的髂腰肌筋膜鞘管。注意勿损伤内侧的股血管束。这时,股神经完全显露。对神经进行外松解,清除血块、瘢痕等致压物质。神经如因压迫变形或触之有硬感,应在手术显微镜下用尖刀小心切开神经外膜。进行神经外膜松解,肌肉筋膜鞘无需缝合,腹股沟韧带原位缝合,切口内置负压吸引,按层缝合肌层及皮肤。术后患肢抬高,48h内拔除负压吸引。拆线后,应进行有利于股神经恢复的理疗,定期随诊。

二、股外侧皮神经卡压综合征

(一)基本概念

股外侧皮神经卡压综合征(lateral cutaneous

nerve of thigh entrapment syndrome）是指该神经在途经之处因某种致压因素卡压引起的神经功能障碍。

1. **解剖与病理** 在股部可将股外侧皮神经分为主干型(占42.5%)和无主干型(占57.5%)两类。主干型以一粗大主干越腹股沟韧带至股部，再分为前、后两支(占25%)或前支、中间支、后支(占22.5%)2种形式出现。

（1）主干

出现率42.5%，横径平均为4.4mm，前后径平均为0.9mm。主干在距髂前上棘10mm处跨越腹股沟韧带进入股部，经缝匠肌的前面或从肌的后面穿过该肌上部，行于阔筋膜两层之间，在股部的长度平均为18mm，多数在穿入浅层以前即分为2个或3个分支，少数以主干的形式穿出深筋膜。

（2）前支

出现率为100%，横径平均为2.5mm，前后径平均为0.8mm。无主干型的前支在距髂前上棘13.8（6.1~32.0）mm处越腹股沟韧带至股部，行于阔筋膜两层之间。在髂髌连线(髂前上棘与髌骨外侧缘的连线)的上1/3，股外侧皮神经基本上与此线段平行，绝大多数在其内侧10mm的范围内下降，布于大腿前外侧部皮肤。在股部它的长度平均为85（12.7~257）mm。穿阔筋膜浅出的部位距髂前上棘70.4（17~190）mm。

（3）后支

出现率为100%，横径平均为2.4mm，前后径平均为0.7mm。无主干型的后支在距髂前上棘9.3mm处越过腹股沟韧带进入股部，于距髂前上棘30.7（1.0~80.0）mm处，髂髌连线内、外侧各约4mm的范围内，穿深筋膜至浅层，布于大腿外侧部上部的皮肤。此神经在股部的长度平均为30.0（4.8~141）mm。

（4）中间支

出现率为40%，横径平均为1.8mm，前后径平均为0.7mm。无主干型中间支在髂前上棘12.2（4.0~16.4）mm处越过腹股沟韧带至股部，行于阔筋膜两层之间，于距髂前上棘63.1（13~126）mm处，髂髌连线内、外侧各约4mm的范围内穿深筋膜至浅层，分布于大腿前外侧部皮肤。此神经在股部的长度为93（42~215）mm。

股外侧皮神经自腰大肌外缘走出后，在髂肌表面、肌筋膜之下走向外下方，在髂前上棘内侧越过旋髂深动静脉，于腹股沟韧带外端附着点下后方通过，进入大腿，穿过缝匠肌和阔筋膜，布于大腿外侧面皮肤，其下端可达膝关节附近。有时，神经穿过腹股沟韧带外端附着点两部分纤维之间的狭窄裂隙中向下进入股外侧部。该神经在髂前上棘下穿过腹股沟韧带时，几乎由水平位骤然转变成垂直位下降。穿过缝匠肌处时可有变异，走行于该肌之上面、浅层或深层。大约在髂前上棘下10cm处，分成前、后2支，前支分布于股前外侧皮肤，向下达膝部；后支分布于臀外侧面和股上2/3外侧皮肤。股外侧皮神经在骨盆内行程长，出骨盆入股部形成角度，入肌途径有变异，因此，多种因素可导致神经卡压征。

2. **病因** 常见致压原因有：

（1）股外侧皮神经在出骨盆入股部有成角，加之解剖变异，当肢体活动、体位不当时，神经受到持续性牵拉、摩擦、挤压等，造成局部组织水肿，瘢痕形成，肌肉筋膜鞘管增厚，引起神经卡压。

（2）骨盆骨折、肿瘤、异物、石膏压迫股外侧皮神经，引起卡压。

（3）手术切取髂骨时，刺激或局部瘢痕粘连压迫神经。

（4）外伤或血友病发生的髂腰肌筋膜内血肿，可引起本征。

3. **临床表现** 患者主诉股前外侧麻木，有针刺或灼样疼痛，行走时症状加重，卧床休息症状可缓解。髂前上棘内下方有压痛，该处Tinels征阳性，股前外侧感觉减退或过敏。后伸髋关节、牵拉股外侧皮神经时，症状加重。

为了明确诊断，了解致压原因，应进一步用X线检查腰椎、骨盆及髋部有无骨性病变，或采用其他诊断技术除外肿瘤、结核、炎症或血友病等。

（二）治疗

明确诊断后，按照不同病因进行治疗。如为局部瘢痕增生、肌筋膜鞘管狭窄者，宜行保守治疗（休息、理疗）。无效时，可进行手术探查，去除致压因素，切开肌筋膜鞘管，切除神经周围的瘢痕。如神经受压变形或触之有硬感者，或疼痛症状剧烈者，应行神经手术松解。

三、腓浅神经卡压（图 8-4-2-5-3）

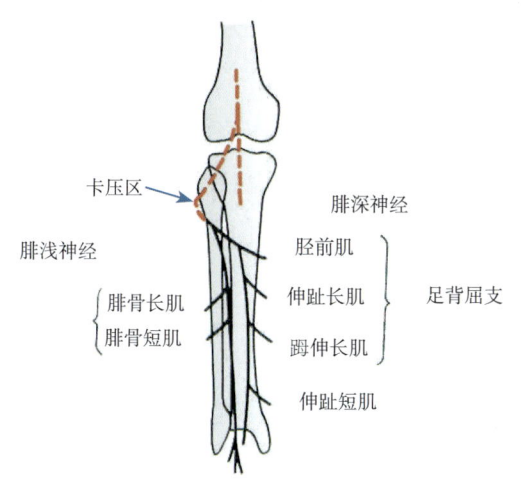

图 8-4-2-5-3　腓浅与腓深神经之走行与支配区示意图

腓浅神经（superfical peroneal nerve）在小腿中下 1/3 处由筋膜穿出，神经多在此处受到卡压。引起腓浅神经卡压的可能原因包括：特发性因素、骨折引起的软组织损伤及足踝跖屈内翻性损伤等。

腓浅神经为纯感觉支，临床症状以疼痛，足踝背侧、外侧感觉异常为主。足跖屈、内翻可加重疼痛。触压卡压点可引起疼痛加重。局部压痛点局部封闭有助于诊治。必要时可行手术治疗。

四、足背皮神经卡压

足背部有 3 支皮神经支配：内侧皮神经、源于腓浅神经的中部皮神经、支配足外侧的腓肠神经。当腓肠神经缺如时，腓浅神经最外侧支称为外侧足背皮神经。

中部背侧皮神经可于足跖屈、内翻时触及，类似于伸肌腱或浅静脉。该神经卡压常由直接创伤引起，如局部瘢痕、穿鞋过紧及溜冰鞋损伤等。局部骨刺也可引起卡压。局部封闭对该卡压疗效较好。

五、腓深神经卡压（见图 8-4-2-5-3）

腓深神经由腿部浅出后在胫骨前、中侧，踝关节前与胫前动脉伴行，向外侧过胫前肌腱、伸踇长肌腱，于伸趾长肌下发出运动支支配伸趾短肌，该神经支也可由发自腓浅神经的副腓深神经发出。腓深神经支继续经足部到达足下踝。

腓深神经支由深筋膜下到足远端 1/3。该神经卡压可由足背骨骼和深筋膜损害引起，足背压力增高可使症状加重。常见的病变包括：舟骰关节骨关节炎性骨质增生、第 1 跖楔关节骨增生以及内侧骰骨骨突。临床表现为局部触痛，第 1、2 跖骨间隙感觉减退以及 Tinels 征阳征。对因骨性因素引起者可行手术治疗。对骨刺以及骨性突起引起者应手术切除骨刺，并对神经进行松解。

六、胫神经比目鱼肌腱弓处卡压

胫神经在踝管卡压比较常见，但在比目鱼肌腱弓处卡压比较少见（图 8-4-2-5-4）。胫神经在比目肌腱弓卡压的临床表现为足底痛、足底感觉减退，跖屈或被动伸踝关节可加重疼痛、踝管叩击可向足底放射。在此处，卡压征的临床表现常常与踝管综合征与下腰痛混淆。与踝管综合征的鉴别要点如下：胫神经在比目鱼肌腱弓处的卡压除上述症状外，踇长屈肌和趾长屈肌肌力减退是其主要临床特点。此外，比目鱼肌腱弓处可有明显压痛。与下腰痛的鉴别要点：感觉障碍区二者相似，但胫神经在比目肌腱弓卡压处卡压可出现跖屈或被动伸踝关节时疼痛加重。治疗可先进行局部封闭等保守治疗，如果疗效不佳可行手术松解。

七、腓肠神经卡压

腓肠神经由膝关节上约3cm腓总神经发出，位于腘窝部深筋膜下，约38%由腓肠肌二头间穿出，40%由比目鱼肌穿出。神经从足跟到腘窝上2/3处的深筋膜穿出后，发出2个皮支，外侧皮支到足跟部并分支到足背，腓肠神经交通支自腓肠外侧皮神经的下端近腓骨小头处分出，在小腿中点处与腓肠内侧神经会合形成腓肠神经。外伤可引起腓肠神经卡压，出现疼痛及感觉功能的减退。局部封闭可减缓症状，必要时可行神经松解术。

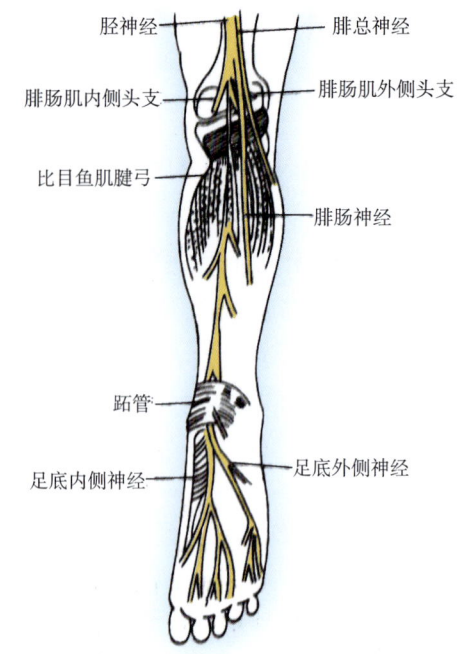

图8-4-2-5-4　胫神经走行及其解剖示意图

（侯春林　张长青）

参 考 文 献

1. 孙荣华. 军事训练致下肢神经卡压综合征18例.人民军医 2007年50卷1期.
2. 赵定麟. 现代骨科学, 北京: 科学出版社, 2004
3. 赵定麟. 临床骨科学---诊断分析与治疗要领, 北京: 人民军医出版社出版. 2003年
4. Bozkurt A, Grieb G, O'Dey D. Common peroneal nerve compression and heterotopic ossification resulting from severe burn injury: a case report. J Bone Joint Surg Am. 2010 Apr; 92（4）: 978-83. No abstract available.
5. Duran-Stanton AM, Bui-Mansfield LT. Magnetic resonance diagnosis of tarsal tunnel syndrome due to flexor digitorum accessorius longus and peroneocalcaneus internus muscles.J Comput Assist Tomogr. 2010 Mar-Apr; 34（2）: 270-2.
6. Jawish RM, Assoum HA, Khamis CF. Anatomical, clinical and electrical observations in piriformis syndrome. J Orthop Surg Res. 2010 Jan 21; 5（1）: 3.
7. Kanakis DN, Lazaris AC, Papadopoulos EC. Piriformis syndrome--an attempt to understand its pathology.Clin Neuropathol. 2010 Mar-Apr; 29（2）: 65-70.
8. Kean JR. Foot problems in the adolescent. Adolesc Med State Art Rev. 2007 May; 18（1）: 182-91, xi.
9. Lapierre F, Buffenoir K, Giot JP, Delmotte A, Rigoard P. The main tunnel syndromes. Neurochirurgie. 2009 Oct; 55（4-5）: 393-412. Epub 2009 Oct 1.
10. Wilkinson HA. Meralgia paresthetica. J Neurosurg. 2010 Apr; 112（4）: 902.

第三章　周围神经损伤的各种修复术式

第一节　神经外膜的修复

神经外膜修复是大多数外科医生用来处理周围神经损伤的常用的传统的修复方法。其主要优点为：手术方法较简单，花费时间短，手术在肉眼下即可进行，不一定要借助手术显微镜的放大。神经内部结构基本上不予解剖或分离，缝线只通过神经纤维周围的结缔组织鞘即神经外膜，技术要求较低，易于掌握，能用于早期或晚期的神经修复。其主要缺点为：首先是由于技术较简单，以致没有经过正规训练的医生也去处理周围神经的损伤，结果必然影响周围神经的最佳康复。即使手术操作正确，因为没有束间方向的控制，其中的神经束也难保证准确对合；神经断裂，即使没有组织缺损，因神经回缩，理论上看还是有一定张力，这样外膜虽然能缝合，但远近神经束之间仍有一定间隙，以致疤痕组织形成影响神经纤维再生。

所以神经外膜修复虽被一般外科医生采用得最广泛，其功能恢复除小儿外尚不能达到正常程度，故仍属争议的修复方法。

一、神经修复的时机

从理论上说，任何周围神经断裂的修复应该越早越好。早期修复能使近侧的轴束获得较早的再生，让神经纤维到达终末器官，使伤肢尽早获得功能恢复。特别是神经在肢体高位的断裂，如臂丛或坐骨神经近侧的断裂，即使及时地高质量地修复，仍需很长时间，1年甚至2年，才能完成再生过程。如果因故延缓手术时机，待神经纤维再生完成到达其终末器官，肌肉或知觉小体已逐渐萎缩机化，即使神经纤维长入伤肢也难获得良好的功能康复。然而创伤的情况比较复杂，并不是所有的周围神经都有条件进行早期修复，这样就有如何创造条件使之尽早符合手术的要求。常规要创造的条件包括下列诸项：

（一）良好的血供

周围神经断裂常伴随创伤肢体的主要血管断裂，影响肢体的血供，应首先或同时修复损伤的血管，恢复伤肢的血液循环，才能保证修复后神经的正常再生。缺血或没有良好血液灌流的伤肢必然影响神经纤维的再生。

（二）感染的控制

伤肢存在化脓性细菌感染创面或严重的疤痕必需首先处理，务必使神经修复的切口能一期愈合。不然神经修复后一旦切口感染，必然导致修复手术失败。即使经过进一步处理切口能愈合，也会有大量疤痕机化，影响神经纤维的再生。一般存在感染或不稳定疤痕的创面都需在控制感染后，应用皮瓣移植覆盖或取代疤痕创面才能进行神经二期修复手术。

（三）神经创伤反应的估计

如电灼伤或战伤，周围神经的损伤病变常较肉眼所见的广泛。如在急性期电灼伤电流随神经的传导，其病变远比肉眼所见的坏死神经段广泛。枪弹或弹片所致的神经断裂常波及较长一段神经的震荡伤。在急性期其损伤的范围尚难以估计，如按肉眼所见予以处理常发生切除不足，如按电生理的反应处理则易发生切除过多。因为在急性期过后，神经的水肿消退，有较长的一段神经功能可以自行恢复，如将此段神经切除则损失太大。所以对这类神经损伤宜待急性期过后，约在伤后3周即能比较确切判断病变范围时，再行二期修复手术比较妥当。

（四）曾行神经早期缝合，再次神经探查的时机

有的病人曾在急症手术时缝接过神经，然而伤肢的功能没有良好恢复，就要根据断裂平面与终末功能器官之间的距离估计预期恢复的时间来判断：如断裂处与终末器官之间的距离为20cm，按神经再生以每日1mm计，那么在手术后7个月其终末器官应有一定的功能恢复，包括知觉与运动，如届时仍无适当的功能恢复，应怀疑早期修复的质量，配合神经叩击试验与电生理检查，如确无功能恢复或恢复的质量很差，就有指征及时进行再次探查。结合术中所见，如神经缝合处神经对接良好，摸之尚柔软，但神经周围疤痕紧密，有明显压迹，可行神经松解术；如缝合处有明显坚硬的疤痕组织或连接性的神经瘤应毫不犹豫予以切除，重新进行神经缝合。

（五）神经修复时机的丧失

周围神经损伤不管是否曾行早期修复或是由于早期缺乏修复的条件而延误时机，导致终末器官退变萎缩，一般为周围神经损伤后2年以上，终末器官已发生不可逆的变性。如神经终板退化萎缩，肌肉纤维机化，关节僵硬，知觉小体退变，皮肤出现营养性溃疡，特别是高位的周围神经断裂，即使进行正规技术，做良好的神经修复手术还要1~2年才有可能到达终末器官，所以更难恢复功能，则应认为丧失修复时机，不宜再行徒劳无益的神经修复手术。而是根据病情考虑，采用适合病人要求的功能代偿性的重建手术，如带血管神经的皮瓣修复部分感觉、肌肉移植、肌腱转移、关节融合等手术。

二、手术显露与切口缝合

周围神经的手术途径与显露已在本章第二节中详述。作者还是要强调：周围神经手术的先决条件是保证一个病人不会有骚动与无血的手术野。为达到此目的，病人需要有良好的全身麻醉或区域阻滞麻醉。为保证无血手术野，常用的方法是用橡皮片行患肢驱血后，在其近心侧，上一个空气止血带，保持23.3kPa（上肢）或46.6kPa（下肢）压力。损伤神经断端的解剖应有足够的显露，必须首先从正常远近侧组织进入以后逐渐向损伤处解剖显露神经，决不能一开始即从损伤处的疤痕中去寻找神经断端，这样必然加重神经断端的损伤，甚至误伤疤痕中能保留的神经束。在游离神经断端前，应常规在其临近的远侧与近侧的神经外膜的相应部位用黑色缝线作标记缝针，以避免游离切断或切除连接性的神经瘤后的神经断端发生轴向扭转。

三、止血带的应用

止血带对损伤神经的解剖是很重要的，包括神经断端的准备、神经束间的解剖、神经束的分离。实际上在神经缝合时无血手术野并不很重要。然而在一般较简单的外膜缝合手术，即神经

端的准备到缝合完毕整个过程可以在 1~2h 止血带时限内完成,可以均在空气止血带阻滞下进行。对于比较复杂的病例,尤以神经的长段缺损,常需数小时才能完成,那么更重要的是神经的准备与解剖应尽量在无血条件下完成。以后松去止血带进行细致的止血。手术也可分两组进行,一组行断端准备与解剖,另一组同时行供区移植神经的切取,以缩短节约手术时间。当然神经移植物在受区的吻合并不是一定要在止血带控制下进行。有的专家只在断端准备与解剖时用止血带,当神经缝合时或关闭切口时,并不再应用空气止血带。

四、神经断端的修整

不管是新鲜的一期神经修复还是陈旧神经断裂的二期修复,在神经吻合前其断端均需行适当的修整,以保证神经断端的良好对合。研究证实,应用手术剪剪切神经会造成医源性神经端的挤压伤,而采用锐利的切割则能减轻这类损伤,获得良好的神经对接平面。

(一)新鲜神经端

通常最常用的较理想而简单的修整方法是采用止血钳夹住要修去的已损伤的新鲜神经端,并将它固定在折叠无菌纱布上,或应用特制的神经切割固定钳夹住神经断端。以后用新的剃须刀按神经纵轴垂直的方向修切神经,切割时,由断端向远侧或近侧,每次切割不要完全切断,一般可留下整个神经的 1/3~1/4 用作牵引。每次切割的间距为 2~4mm,直至切割断面上有良好的神经束断端粒粒可见。近年来有采用冷冻方法,使神经变硬,这样有利于切割后神经断面更光滑整齐,并减轻挤压伤。然而冷冻可能损伤轴突和雪旺细胞,如在 -5℃连续冷冻 5min,或在 -180℃冷冻 30s 均可造成神经损伤,所以温度与时间的控制在应用冷冻中必需严格掌握,以避免神经损害。此外这种方法临床上应用比较复杂,故目前尚未被广泛采用。

(二)陈旧神经端

对陈旧的神经断离作二期修复时,在断端处因轴浆外溢,雪旺细胞与纤维组织增生必然形成创伤性神经瘤,一般情况由于神经纤维的再生是由近侧向远侧生长,故近侧断端的神经瘤均大于远侧断端的神经瘤。这种损伤性的神经瘤必须予以彻底切除,不然神经正确对合就有困难,同时其间隔的纤维组织必然阻滞神经轴突的再生。神经瘤的切除方法与新鲜损伤断端的修整相似,可用止血钳夹神经瘤的游离端疤痕组织固定,用锐利的剃须刀片,自瘤端向正常神经方向依次横切,开始在神经瘤上的切面均为没有神经束的纤维瘤样组织。当切面接近正常神经干时,其断面中的神经束增多,而纤维瘤样组织减少,所以手术者每间隔一定距离横切时,每切一刀应该仔细观察其切面。

切时开始间距可以大一些,3~4mm 一段,当神经瘤接近正常组织时,则间距应缩小一些,每 1~2mm 下刀,不然易造成切除过多的正常神经组织。但亦不可姑息留下神经瘤组织否则影响神经的再生。总之,要使远近切面上的神经束断端神经纤维粒粒可见(图 8-4-3-1-1),才可作对接缝合。

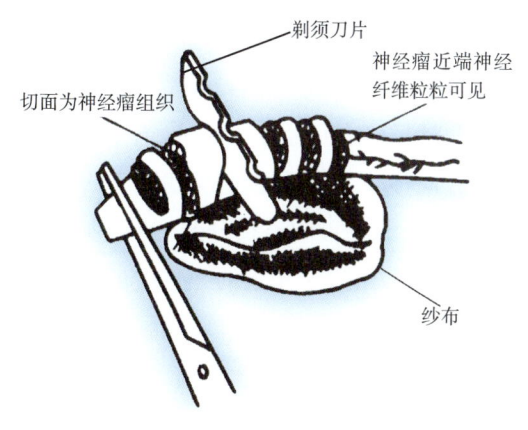

图 8-4-3-1-1　神经瘤端切除示意图

(三)连接性神经瘤的修整

有的神经二期修复时,由于神经虽然断裂但尚有部分神经外膜或神经纤维束没有断开,神经两断端没有回缩,当二期手术时,可见神经远近端之间有一个连接性的神经纤维瘤,它可以是梭形亦可以是侧向神经瘤,对于这种神经损伤在显露后,从正常的神经外膜上向远侧作一纵向切口。正常的神经外膜是米色的有一层疏松结缔组织形成,其中含有纵向的微小血管,它虽不是一种坚强的组织,然而仍支持包绕在神经束的外面,并与神经系膜相连,使外源性神经营养血管由此进入。用显微持针钳将临近神经断端的外膜掀起向神经瘤方向予以切除,外膜切除应用锐利的刀片进行,亦有应用钻石刀进行但价格昂贵,亦可应用带刺缘的显微剪作修剪。当修整神经瘤处时外膜增厚,并混入疤痕组织。外膜一旦切除,则可自正常神经束间作进一步解剖,以后可分出神经束组。未损伤神经束与神经束膜则是解剖时最好的导向。正常束膜呈闪光的白色并呈现螺旋条纹。Band Fontana 其表面没有纵行血管。反之在神经瘤中的束膜则失去光泽并与瘤样组织逐渐相融合。分离神经束可以按束组解剖。Millesi 曾述及周围神经束组间存在隔膜,所以顺此隔膜作纵行解剖则力最小。较大的神经束解剖时很容易与周围的神经外膜分离,细小的神经束则往往集在一起形成束组。

束间解剖须用锐利尖头刀进行,最好是钻石刀。在手术显微镜放大 16~25 倍下将刀尖小心地插入两神经束之间轻轻压下,自正常神经束向神经瘤方向移动,这样可以避免切割时两侧神经束折叠误伤,而将束间连接分开切断,直至神经瘤处神经束组织消失、束膜的完整性被破坏。注意解剖的方向总是向着神经瘤,以利分出神经束与神经束组。手术者应尽量把未形成神经瘤的神经束与束组自疤痕中分出并予以保留。这种解剖是需要细心、耐心与不屈不挠的精神才能完成的,一旦自近侧的分离完成,则以同法进行自远侧向神经瘤的解剖(图 8-4-3-1-2)。

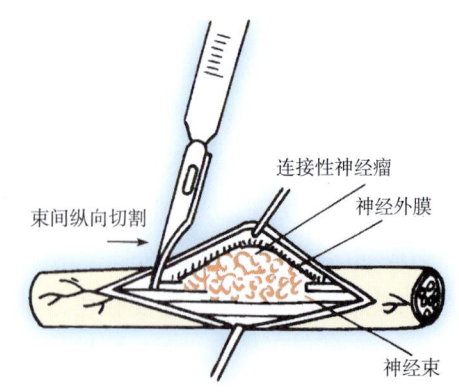

图 8-4-3-1-2 连接性神经瘤神经内松解术示意图

对神经部分断裂或侧方神经瘤的病例,未损伤的神经束应小心分离并保护好。在高倍 40 倍放大下,近侧断裂神经束与相应的远侧神经对合。神经瘤包含再生轴索,雪旺细胞与疤痕组织呈米色,质硬,外观光泽,这些可用以与正常神经束相鉴别,因为神经束内包含正常的神经纤维,神经内膜结缔组织与微细血管则呈暗米色,质软如脑组织,不闪光。

如果神经瘤呈梭形则提示绝大多数神经束已断裂,因为每条神经束均从远近侧进行解剖,则手术时间必然较长。

五、神经松解术

对连接性的神经损伤,不论由于慢性卡压,如腕管综合征,部分断裂如锐性损伤,或钝性损伤所致的挤压伤,都需行神经松解术,使神经组织从疤痕中解放出来以促进其恢复。神经松解又分两种:

(一)神经内松解术

适用于神经内有明显的疤痕组织,如神经挤压伤、神经注射伤或卡压综合征。其主要的操作是纵行切开增厚的神经外膜,将神经束从卡压的疤痕中解放分离出来,应用显微外科技术有利于避免神经束膜的损伤并减少灼性神经痛,获得较好疗效。

(二)神经外松解术

适用于神经外膜和其周围疤痕或病理组织的压迫。主要操作为切除神经周围的卡压组织,切开增厚的外膜,包括必要的神经改道,即将神经移位于松弛的血液循环较好的组织床中。然而单纯采用神经外松解的疗效尚有争议。

应用显微外科技术松解神经能细心分离各条卡压的神经束。然而分出的各束及其轴索是否能恢复原来的功能,则仍是一个很难肯定的问题。即使应用高倍放大,亦难判定分出神经束是否必须切断重接。反之如将原来可能恢复功能的神经束切断,即使显微技术良好,接上后其功能总还是有一定影响,所以最好在手术中应用电生理的方法,测试各条可疑的神经束的传导速度、应激幅度与分析运动电位的形状,按比较客观的测试结果,作出去与留的决断,以保证手术疗效。

(三)处理连接性神经损伤中有实用意义的指导

1. **梭形神经瘤** 由于神经干被切断所致,曾行早期神经吻合,但感觉或运动没有恢复,这种情况误切未断裂神经的危险性小。如有指征在神经束进入连接性神经瘤处切断,可重新进行吻合。

2. **由钝性损伤所致的梭形神经瘤** 探查时神经束呈连续性。纵向切开神经外膜后,其中的神经束膜完好无损,或虽有轻度炎性反应与增厚,不管术前的功能丧失与否仍只需作神经内松解,而不应作切除与修复。因为这类病变一般均为预后较好的神经失用,或轴索断伤,或二者混合存在。

3. **侧方神经瘤** 术前检查尚存部分感觉与运动功能,手术者应格外小心,不要把部分损伤转化为完全性伤断。检查中纵行切开外膜,分离各神经束与束组。最好按束进行电生理测试以决定去留,如条件不允许,那么手术医生的唯一指标要依赖于束膜的完整性;如受累神经束的束膜完全破坏就应在神经瘤的近远侧切断,再作对端修复;如束膜仍有部分保留完整,则宜避免切断而行神经内松解术。但当神经瘤切除后残留神经束断端间距过大,则可考虑束间神经移植。

六、神经外膜的修复

神经外膜缝合是多数外科医生最常用的周围神经修复的传统方法,其主要优点是:操作较简单;手术时间短;只需低倍放大;不侵犯神经内部的组织;作为缝线的异物只位于包绕神经外周的结缔组织即神经外膜中;可在神经早期或晚期手术中应用;技术要求较低,易于掌握;尤以近心侧的神经运动与感觉纤维交混在一起尚未分出功能束,则只需外膜缝合。

然而外膜缝合也有一定缺点:如因为方法较简单以致降低技术要求,使一些未经正规训练的医生也勇于处理周围神经损伤,未能达到神经束的准确对合;对神经内部结构的方向控制差;外膜虽对合,但轴索尚有可能回缩,仍有间隙,导致疤痕形成,影响愈合;外膜缝合虽有以上不足,但在临床还是应用较多的。

标准的外膜缝合应包括以下各步骤:在止血带控制下经充分显露,如无其他合并损伤宜在手术显微镜下,仔细观察神经断端,是否存在挫裂、撕碎,血肿是否需要修整,直至能看清楚神经切面的内部结构,神经束断端形态粒粒可见,才适合早期缝合。在急性创伤如神经为整齐切断则断端不需作特殊处理,然而多数病人宜在放大10倍下观察,并作必要的修整。

在游离神经断端前,必须作2个标记缝线,一般采用黑细丝线或6~8/0黑尼龙线,在临近神经断端10mm的远近侧相应部位的外膜上缝制,但不损伤其中的营养血管。特别注意:相应的纵轴上,这样可以在神经游离后再对合时,不致有轴向扭转。用以作为临时性的定向标记。待神经缝合完成后,拆除此标记缝线。继之为少量的游离神经断端,这样可使两端舒服地相互对合。一般整齐的神经切断伤与血管一样均有回缩,往往留下 10~15mm 的间隙,为克服此缺损,常需提起神经断端沿纵轴用显微镊分离其系膜,如需进一步分离则可用一条橡皮引流,穿过神经系膜的孔隙,手术者用止血钳夹住此引流片环拎住,以便于进一步游离,这样不致伤及神经的营养血管及其分支。

一旦神经断端能在无张力下对合,则加大显微镜放大倍率至 16 倍,用 8~10/0 尼龙线缝合切线的外膜。最先缝合的 2 针可称之为标志缝线,要求最高,因为它们是以后各针的索引。所以在缝合第 1 针前,手术者必需应用一切标志如表面外观、外膜中纵向的血管、神经束断面形状、神经系膜与分支的方向。使远近侧断端能达到镜面对合,没有丝毫扭转。第 1 针一般先缝在与手术者相对的神经的侧方正中,第 2 针缝在其相对的相隔 180°的外膜上。缝线尾不要剪去,留作牵引,以便相反方向牵拉该 2 缝针,即能反转神经,缝合其后壁各处。有时由于神经缺损间隙较大,即使是整齐横切也难以对合,宜用较粗的缝线缝合最初 2 针,待其余各针缝好后再拆去粗线,代之以 10/0 尼龙线。

神经外膜的缝合针数根据神经粗细而定,如前臂的正中神经或尺神经在 2 针标志缝线间再加缝 3~4 针即可。重要的是缝合结扎没有扭曲或高低不平,或外膜缝合口处有神经束的断端突出外露。前者应拆去重缝,后者应加缝 1 针,务必达到完美对合而无轴突外露为准。

神经修复完成后,应将原神经游离前缝在临近神经断端 10mm 外膜上的标记缝线拆除。放松空气止血带,对缝合口与创面上出血点仔细止血。以后缝合各层切口,并用石膏托作患肢制动性的包扎。

外膜缝合的最大缺点是神经束很难达到准确的对合。即使外观很完美的外膜缝合,研究证实,其中的神经束仍难避免有间隙、重叠、扭曲或开叉等现象而影响神经愈合与再生。这就要依靠神经束的修复。

第二节　神经束的修复

一、概述

根据周围神经的显微外科解剖学,周围神经的最外面为神经外膜(epineurium),这是一层比较疏松的结缔组织,包裹为数不等的大小神经束或神经束组,以及周围神经的营养血管。而每一条神经束由束膜(perineurium)包裹,束膜是由周围神经中最坚强的纤维组织构成,这层膜包裹着其中的神经内膜管与管中的神经纤维。神经束膜不单对神经内膜与纤维起到机械性支撑作用,并有维持周围神经内压、神经内环境及其代谢能力的作用。

神经束膜缝合又称为神经束(fasciculus)缝合,或神经索(funiculus)即束组的缝合,一般神经束缝合系将近侧的神经束与其相应远侧的神经束通过缝合束膜予以对接。

早在 1917 年,Langley 与 Hashimoto 已进行神经束缝合。虽然他们强调这种方法的优越性,然而尚未能在临床上推广应用。其原因是神经束缝合尚有三个主要缺点:

1. 手术时间延长；
2. 神经缝合处可能有纤维组织增生；
3. 由于神经束的分离与解剖，有可能损伤血液循环，影响血供，而延缓神经纤维的再生。

约40年以后，经 Sunderland 对神经内局部解剖的研究，认识到神经束的缝合方法最符合局部解剖分布原理，所以确知它在周围神经修复中的价值。然而当时尚未研制出良好的显微外科器械与缝线，以致不能实现这种精致而复杂的修复。

直至1964年，Smith 与 Kurze 分别报告应用手术显微镜进行周围神经手术，才使神经束的手术操作得以较广泛地开展。神经显微外科的发展和临床上应用神经束缝合技术是密切关联的。尽管有人怀疑显微外科技术优于传统的神经修复方法，然而多数学者从实验与临床对比，神经束缝合较传统的神经外膜缝合有一定的优越性。近年来，通过电镜与电生理观察，神经束膜缝合后的远侧神经较传统外膜缝合者有较好的再生。其结论是，神经束膜缝合后其吻合部远侧的神经纤维呈现的髓鞘化明显较高。远近侧的束膜管对合较好。神经束缝合后有较多的神经轴突长入远侧神经的神经内膜管，最后运动与知觉终末器官的功能恢复神经束膜缝合较外膜缝合后好。

二、神经束的定向

神经束缝合最困难的是每个近侧神经束与其相应的远侧神经束的准确对接。目前常用的导向标准是神经束断面的粗细、形状，在手术显微镜下医生可以较清晰地看到神经断端切面、神经内部结构的形态，有时还可借助涂上稀释的美蓝溶液以观察有较强反差的神经束端。手术者一般都采用空气止血带，以避免解剖分离时的渗血污染手术野，使术者能更清晰地分辨神经断端的内部结构。1968年，对于新鲜的神经 Hakstian 应用类似针麻仪的刺激器将电流刺激分离出的神经束，运动束的远侧端刺激后其支配的肌肉有收缩，在局麻下行皮肤切口进入，病人清醒，感觉束的近侧端刺激后，有疼痛增加。相反刺激运动束的近侧或感觉束的远侧则没有反应。用以鉴别神经断端的功能束。亦有应用组织化学方法：Karnovsky 与 Roots 等发现运动神经纤维中乙酰胆碱酯酶的含量与活性强于感觉纤维。通过切片，组化染色，虽然交感与运动神经纤维有棕褐色深染，感觉纤维则不着色，能清楚鉴别。但这种方法需时太长，往往需数小时，手术医生不能开着创口久等，必须进行第二次手术，而且这种方法只适用于新鲜的神经创伤，陈旧神经断裂的远侧出现华氏变性，则影响染色效果，缺乏鉴别意义。由于上述诸多限制与缺点，乙酰胆碱酯酶组化法尚难在临床应用中推广。

最近我国严志强等报道从人周围神经组织中提取了人脊神经感觉神经元特异蛋白，并制备了相应的单克隆抗体，用免疫组化快速 ABC 法于40分钟内在切片上显示出周围神经内感觉神经纤维在光镜下可见轴膜被染成棕黑色，从而为术中进行神经断端相同功能束的准确对合提供了一个更为实用的技术方法。整个反应时间从加入抗体到封片观察约需40分钟时间，较乙酰胆碱酯酶组化法已大大缩短。这个方法虽对周围神经的功能束能做到准确定位，但在手术中要等待40分钟仍觉太长，并需应用比较复杂的快速免疫组化技术，普遍推广尚待进一步简化。

近年来，应用电生理与组织化学方法鉴别神经功能束的实验研究已有较快的进展，然而对多数处理神经创伤的临床医生来看尚不够简便实用。而手术显微镜在一般医院已经普及，所以可以说显微外科技术仍是目前唯一较实用的方法，通过放大，使神经内局部解剖、运动与感觉神经束的大小、部位与组成能够较好的对合。

神经内局部解剖知识对是否选用神经束缝合亦有重要意义。一般神经越到远侧，即越接近终末器官，其中的功能束分得越清楚，就应该采用神经束缝合，使相应的运动束与感觉束分别得到准确对合,才能获得良好的功能恢复。相反越是近侧,即周围神经越靠近脊髓如神经根、臂丛神经或腰骶丛,其运动神经纤维与感觉神经纤维的排列不按神经来分布,即在一个束中运动与感觉纤维相互交杂在一起,这样按束缝合就没有必要。所以神经束缝合在周围神经的远侧断裂中指征更强,能发挥其优越性。这类神经损伤也是临床上较为常见的病变。

三、神经束缝合技术

各种显微外科方法用来改善神经束的对接,其一致目的是:引导近侧传出的运动神经束到达其相应的远侧束,使其轴突能顺利地再生至肌肉;和远侧的感觉束与其合适的近侧束连接,使皮肤的感觉信号获得上传。

(一)束间与束间的导向缝合(图8-4-3-2-1)

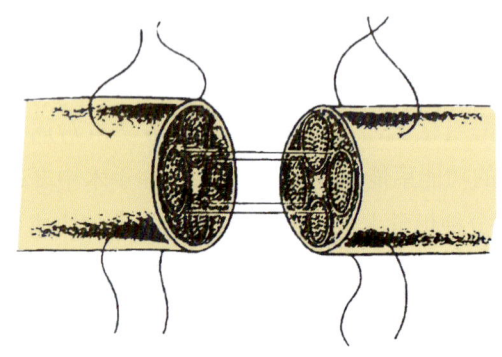

图8-4-3-2-1 神经束间导向缝合示意图

本法的特点是远近侧神经残端修切整齐后不需切除外膜,神经内部亦不作外科解剖或分出神经束与束组,缝线穿过外膜与神经束之间疏松结缔组织,缝线结扎后可以减少缝合口的张力,并使远近侧相应的神经束对合,不致扭转,但缝线不穿过束膜,实际上只作外膜修复。

(二)神经束间导向与束膜联合缝法(图8-4-3-2-2)

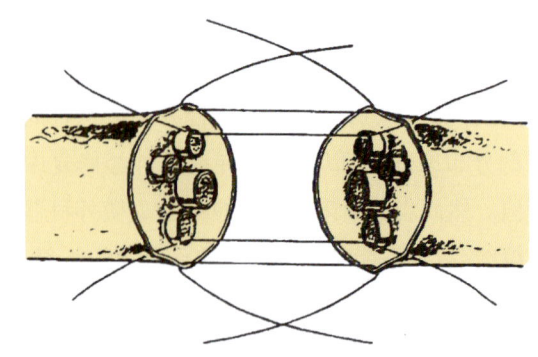

图8-4-3-2-2 神经束间缝合与束膜联合缝法示意图

本法的外膜边缘修去1~2mm,使神经束突出于切断面。以后在神经束间导向缝合的基础上,再应用10/0尼龙线加缝2~3针,穿过外膜与束膜的联合缝线。这样可使数条神经束远近侧断端对合并固定在一起,也可避免临近的神经束发生移位。这种方法神经内基本不解剖,所用的缝针数少,手术时间较短,远近侧神经束断端对合有一定保证,又可以减轻术后吻合口瘢痕增生,是比较实用、简便与高效的方法,为作者所采用。

(三)神经束间导向缝合(图8-4-3-2-3)

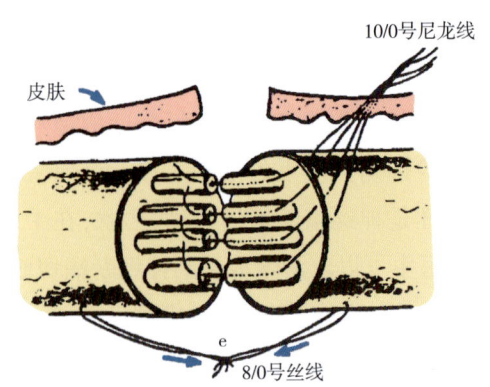

图8-4-3-2-3 神经束内导向缝合示意图

Hakstian与Brunnelli则在神经断端修整后,将外膜修去1~2mm,分离出各神经束与其周围的结缔组织。在神经束间导向外膜缝合的基础上,将各条相应的远近侧神经束用一条10/0尼龙线贯穿束膜对合。尼龙线的一端留在皮外用消毒粘胶带固定,待皮肤切口愈合拆线时一并将尼龙线抽去。其优点是此法神经束内或束膜上不留任何缝线,可以减少因缝线而产生的疤痕。外科医生亦普遍认为最好的缝线是没有缝线。

(四)神经束膜缝合(图8-4-3-2-4)

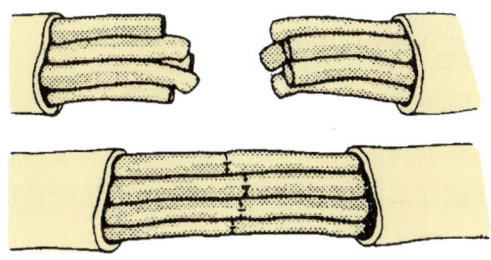

图8-4-3-2-4 神经束膜缝合示意图

分别由Bora 1967年与Millesi于1968年报道。Millesi认为,束膜是神经缝合起决定因素的组织。他相信神经缝合处在再生中,结缔组织增生的主要来源为神经外膜。所以神经外膜应予以切除一些,以减少疤痕形成。疤痕形成的程度与缝合时张力的大小直接有关。Bora从猫的实验研究中获得相似结果,认为神经损伤与修复后,早期纤维组织形成主要源于神经外膜包括其相连的神经系膜(mesoneurium)。

标准的神经束膜缝合应在手术显微镜放大10倍下进行。首先细心地切除神经修切后断端的外膜,为8~10mm。以后增加放大的倍率至20~30倍,以观察神经内部解剖。绘制出神经远侧与近侧端断面的草图,这个在手术中画出的草图可作为各神经束对合的地图。绘制时,应把显微镜调至最高倍率使断面内各束结构看得更清楚。较大的神经束或形成束组的细神经束的近侧与远侧断端分出备用。一般以10/0尼龙含直针的无创伤缝线穿过远、近侧神经束的束膜。注意操作时,尽可能不要损伤神经束的内含。缝线穿过后以很少的张力进行结扎,使神经束两断端达到良好的对线。如果神经束向一侧突出对合不够理想,则可在其对侧的束膜上加缝1针。其余各束或束组依次同法处理。然而一般如缝合1针已能良好对合,决不增缝第2针。例如腕部的混合神经,正中或尺神经的整齐切断伤,可以行一期束膜缝合者,当完成外膜切除后,先将每条运动束作束膜缝合,在该平面的运动束,可采用电刺激或向远侧解剖予以鉴别。其余的感觉束则用1~2针束膜缝合对接,缝线作结宜留在神经束的外周,以减轻修复中央部残留缝线的异物反应。理想的效果要求所有近端神经束与其相应远侧束成功地对接。当然神经束数量少的神经束膜缝合技术比较简单。对于神经束多的神经企图以1~2针束膜缝合来对接那是不可能的。如腕部的正中神经约30条神经束组成,这就需要外科医生有良好的显微外科技术,足够的耐心与细心才能完成。此外还应考虑:

1. 广泛地进行神经束间的解剖可以导致明显的纤维化。

2. 大量缝合线线结所致的异物反应可产生更多的神经内疤痕组织。

3. 为数众多的神经束,定向紊乱,引起各神经束的准确对接困难。以上因素只有通过实验研究与临床上长期随访,找出更好的方法才能克服。

总之,各种周围神经缝合方法的优缺点已陈述如上。神经外膜缝合不侵入神经内组织,所以减少神经内疤痕形成。然而外膜缝合不易使各种神经束准确对合,从而导致轴突的错向生长与再生。束膜缝合技术可使各种神经束良好对接,可能导致较多的神经内疤痕形成。所以进一步研究应是找到一种方法,即最少疤痕生长与获得准确的神经束对接。

四、神经张力与后遗症

(一)神经的弹性

Sunderland 与 Braudly 对人尸体周围神经进行了不少观察,他们认为神经的弹性与抗张强度主要依靠神经束膜,只要束膜完整,神经的弹性不变。神经外膜则是神经的一个疏松的框架,使神经束悬置其中,对神经的弹性不起多大作用。这样神经断面中神经束越多则其抗张强度亦越高。周围神经对缓慢的张力比突然的变形更能耐受。神经切断后,其远侧段内的神经纤维即轴突变性萎缩,但其远侧段神经与近侧段神经的抗张强度相同,这说明神经纤维与神经弹性的关系不大。此外,脊椎神经根缺少神经外膜与束膜,部分弹性是由神经内膜组织维持,一旦受到张力就较其他周围神经易造成牵拉性损伤,此情况见于臂丛神经牵拉伤。

牵拉伤:在上世纪下半期神经牵拉伤治疗主要为其引起的神经痛。根据实验与临床观察,影响功能的后遗症程度与导致畸形的张力有关。神经牵拉伤的感觉功能影响较运动神经严重,而且其恢复感觉亦常早于运动神经。牵拉伤的反应不单在外力的作用部位,而是广泛地波及其远近侧神经,并发的组织学改变包括:充血、神经内血肿、轴索断裂、神经束被拉长,直至支持神经的结缔组织拉断。在战时,巨大长段的神经缺失会采用神经两端牵拢来处理,这样必然引起神经的牵拉伤。那么神经断裂要拉拢以克服其缺损到底能承受多大的张力就有不少争议。Sunderland 等报道切下的游离神经其弹性只可能拉长 10%;Denny-brown 等则提出,如神经系膜完好,在原位的神经可能被拉长的极限,可达原长度的 1 倍即 100%。两种报道有这么大的差距,可能由于测试中存在与不存在神经系膜有关。根据作者的临床经验,不管怎样神经干要拉长 1 倍是很难达到的。

机械性神经严重牵拉伤相继发生的结果可以分述以下几期:

1. 神经生理阻滞(neuropraxia) 最初当神经被拉长,其横断面的直径减小,拉张应力主要来源于神经束膜,当神经束继续严重牵拉,神经束内的压力增加,神经内的血供受阻,病变处的神经生理传导即被阻滞,继之则发生神经轴索断裂;

2. 神经轴索断裂(axonotmesis);

3. 神经断裂(neurotmesis) 如牵拉继续,神经束膜开始破坏,继之神经束断裂,直至整条神经断裂。

(二)缝合部的张力

Hubs 1895 年认为,所有周围神经断裂后,神经向远侧再生的后果依赖于轴索向下生长与断端间结缔组织形成之间的斗争。80余年来这个论点实际上并没有改变。

神经不同于肌腱,其支持结缔组织有很强的反应。损伤后其细胞分裂合并成胶原,即周围神经结缔组织对创伤有很强的内源性的增殖能力,并不依靠外来因素,并且有良好的内在血循环足以营养神经与非神经组织,并能支持供应其新陈代谢的需要。

神经缝合口的张力会诱发结缔组织增生继之形成疤痕,这是阻碍轴突成功再生的最重要因素。以往认为手术创伤与缝线也是引起结缔组织增生的部分原因。然而现在由于外科技术与很细的显微缝合材料的应用,这种外科手术所致的损害已缩小到最小。实验证实,缝合口的张力或牵伸能引起广泛的神经纤维变性、神经内纤维化与血供受阻以及发生不同程度的神经结缔组织断裂,导致梭状神经瘤,即使神经纤维能长过这种病灶,其直径往往很细,缺乏良好的髓鞘,从而影响功能恢复。如果应用较粗的缝线,以克服缝合口的张力,则缝合线材料的本身与张力可导致混合的广泛的纤维组织形成,使神经纤维断端形成疤痕。当疤痕逐渐成熟,便引起收缩,对已长过缝合口的神经纤维还会产生继发性压迫,损害轴突的髓鞘化与成熟,影响功能恢复。

减少缝合口张力的措施:曾有一些措施用以减少神经缝合口的张力,如神经的游离、神经的改道、屈曲肢体的关节,待神经愈合后逐渐分期地伸展肢体。然而后者只能暂时地减小张力。不论实验或临床都证明,当手术时屈曲肢体临近神经断裂的关节,虽能达到无张力下缝合,然而手术后,当肢体逐渐伸直时,仍会引起缝合神经的牵拉伤。根据 Highet 等所做犬腓总神经实验,先形成缺损,以后屈曲膝关节,神经对端缝合,石膏固定肢体于屈膝位,远近侧神经外膜上放置银夹用以测定术后的神经牵伸所见:

1. 当神经端尚无疤痕形成,去除石膏固定则神经端分离;

2. 近侧断端有变性与严重胶原纤维形成;

3. 远侧断端明显水肿、纤维化、小血管破裂;

4. 如牵拉严重,神经束内含破裂与广泛的神经束内纤维化与水肿,导致神经正常结构破裂,本实验说明神经虽然缝合但手术后牵拉则神经并不能延伸或被拉长;反之其应力导致神经不断损害,结缔组织增生、纤维化、水肿,神经破裂,最后变成一条纤维束带;Brode 与 Seddon 等经过随访观察,认为神经缺损的极限长度一般达 2.5cm,在张力下缝合则功能康复很差;同样关节屈曲如超过 90°则术后疗效很差。

(三)张力缝线

Mikulicz1882 年采用牵拉缝线,先将临近神经远近侧端的外膜与周围组织缝吊在一起,使其两端尽可能靠近,从而在神经缝合时没有张力。此法较简单,被不少外科医生所采用。然而此法在修复神经时,并不是没有危险的。实验证明,张力缝线同样会引起神经内损害,即神经束的损伤、神经内机化,以及发生神经二期的扭转畸形。有的认为应用神经张力缝线后对最后的功能康复并无帮助。作者选用张力缝线则有以下几条标准:首先是张力缝线只缝吊小段外膜组织,并在手术显微镜放大下细心地操作。避免粗心地缝住神经的纵行营养血管或神经束。张力缝线不能用以克服较长的神经缺损,因为它可以产生神经内含的纵向应力,引起出血与机化。如果应用 1 针 8/0 的缝线不能使未作任何游离的神经端对合,则应考虑神经移植而不是用更粗的张力缝线硬拉在一起。例如一个整齐的神经切割伤,如能用 1~2 针 8/0 的外膜缝线将神经断端对合靠近则是合适的指征。如必须用粗线才能拉在一起,则必然导致异物反应与神经内疤痕形成。

所以这种缝线更确切的名称应是对合缝线,实际也不是对抗张力大的缝合。我们只用于两种情况:

1. 当二期神经修复时,在神经良好显露后,将两侧的切断端缝吊在一起便于以后各针的缝合。

2. 在作束膜缝合时,对无神经缺损的整齐切断伤,先作 2~3 针对合缝线,有时断端的外膜已切除,外膜的对合缝线不要扎紧,只要松松地将各神经束对合在一起消除纵向应力作结扎,以后作各神经束或束组的束膜缝合。如对合缝线拉紧结扎反而导致神经束扭曲突隆,影响愈合。

(四)短缩截骨术

早在 1884 年,Loebke 最先报道切除完整无损的一段骨骼以克服巨大的神经缺损。以后也有一些医生这样做。然而这并不是一个理想的方法,它主要用于上肢多条神经缺损并发肱骨开放性骨折,由于神经的损伤严重,预后不良,伤肢很难恢复理想的功能才这样做。一般认为骨骼的缩短的长度不宜超过 5cm。现在临床上只有断肢再植中,才认为是强指征。即清创时,适当地切除过长的骨断端,使神经能在没有张力下、血管在合适的张力下进行显微外科技术的缝合。

五、近年来的进展

本世纪60年代末，实验证明神经愈合过程中结缔组织增生的主要来源为神经外膜。张力下缝合则如结缔组织增生的催化剂，以后由于疤痕挛缩而绞窄再生的神经轴突。

Millesti等证明，神经缝合口的张力，一旦增加超过神经游离段长度的4%，必然导致缝合口的疤痕增生。这对周围神经缺损的理论是一个划时代的成就，他通过146个动物252条神经修复中，张力对疤痕组织增生的组织学观察，发现下列情况：

1. 结缔组织增生的多寡与吻合口的张力有关。

2. 神经缝合端间的疤痕长度与吻合口的张力成正比。

3. 结缔组织增生主要来自外膜，结缔组织由缝合处开始向内长，使断端分开。

4. 由于来自外膜的结缔组织长入，神经断端从缝合口向反方向移位，在神经横断面上由于这些疤痕使再生纤维减少，所以神经应在无张力下用最少与最细的缝线来完成。

5. 即使再生的神经轴突已成功地到达远侧髓鞘管，吻合处的疤痕挛缩可导致继发性的神经损害，特别是在张力下拉紧的神经修复。

6. 结缔组织只在张力存在的情况下侵入缝合口。如吻合口没有张力，神经轴突的再生不至于有阻碍，一般在手术后3天，来自外膜的结缔组织形成一层纤维原薄膜，继之在8天形成胶原纤维。所以无张力的神经修复，很少影响神经轴突的再生，来自外膜的结缔组织也很少长入。

Millesti所作的组织学方面的观察，近来也已从电生理得到确认。Terzis从神经吻合口的四组动物实验中测定跨越神经吻合口远侧的神经传导速度与运动电位的波幅。第1组，神经在无张力下行对端吻合；第2组，神经在轻度的张力下吻合；第3、第4组，神经分别在中度与重度的张力下吻合。结果发现神经传导速度反应、神经髓鞘的成熟程度与神经纤维的粗细：跨越吻合口的速度在无张力组最快。而运动电位的波幅则反映再生神经纤维的数量与粗细，同样在无张力组最高。随着缝合神经的张力增高其传导速度与波幅出现相应的下降。第4组吻合口中有严重拉力则传导速度与波幅均最低。提示通过神经吻合口的再生轴突最少，实验动物的足底还出现营养性溃疡，显示神经再生差。

第三节　神经移植的适应证、方法和预后

一、概述

周围神经伤断后理想的治疗方法是上述各种的对端神经修复，这种方法再生的神经轴突只要跨越一个缝合口，即可直接进入远侧的神经。在适当的条件下，如神经没有缺损，远近侧断端的神经束或束组相同，神经束的图形没有跳跃改变(Sunderland 1952)，对端缝合是可行的。然而一旦神经断端间缺损较大，两断面的图形不同，镜面对合就有困难，近侧的神经束就不易与相应的远侧神经束相对接，再生轴突就难以长入其远侧髓鞘管中。在神经移植中，则从近端再生的轴突需跨过2个缝合处，即在移植神经的近侧和远侧各有1个吻合口，而且神经束断面图形就有2个跳跃改变。同时再生轴突在移植神经的内环境亦可能不同，如血供情况就会影

响轴突再生，如移植神经的血供差，影响存活，坏死机化，再生轴突就难以通过移植神经。有时再生神经亦可能受阻于远侧缝合处的疤痕组织中。所以一般都以为如果条件允许对端缝合，功能恢复的机会最大。然而有时条件差，不适宜或不可能行对端缝合，那么只能采用神经移植，同时注意减少不利因素，以期获得最佳疗效。不利因素与各种移植方法有密切关系，在诸多因素中最重要的是移植神经的存活，良好的对接，移植神经断面按束型予以修复，以最小的手术减轻组织创伤。

二、移植神经的存活

（一）概况

当今神经移植可分为带血液循环的与不带血液循环的游离神经移植两大类。而前者带血液循环的又分为带血管的与吻合血管的游离神经移植：带血管蒂的如 Strange 用带血管的尺神经干修复长段缺损的正中神经（图 8-4-3-3-1），本法适用于正中神经与尺神经同时断裂缺损，可利用功能较次要的尺神经以修复功能更重要的正中神经缺损。图中：

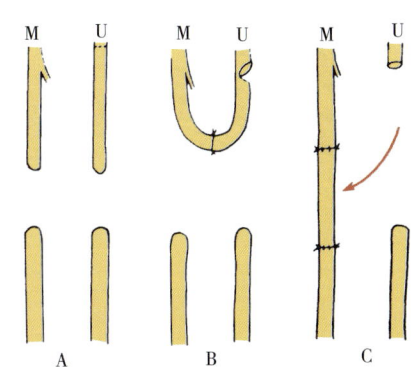

图 8-4-3-3-1　尺神经移植术示意图（A~C）
用带血管的尺神经干修复长段缺损的正中神经
A.尺神经及正中神经均断离缺损；B.二者近侧端吻合；C.切断尺神经、转至正中神经吻合

1. 长段的正中神经与尺神经同时缺损。

2. 切除断端的神经瘤后，将两神经近侧端缝合在一起，并按所需移植的长度选择合适的尺神经近侧部平面在外膜下切断尺神经，移植应注意保护尺神经的纵向营养血管完整，6 周后，待正中神经跨过缝接口长入近尺神经。

3. 切断正中神经远侧断端的神经瘤，将尺神经近侧段翻下（如箭头所示）缝接在正中神经的缺损处。

（二）对侧带血管蒂的尺神经干移植（Edgerton）

适用于长段正中神经缺损，而病人对侧的无名指、小指已缺如，整条尺神经可以用作移植物（图 8-4-3-3-2）。

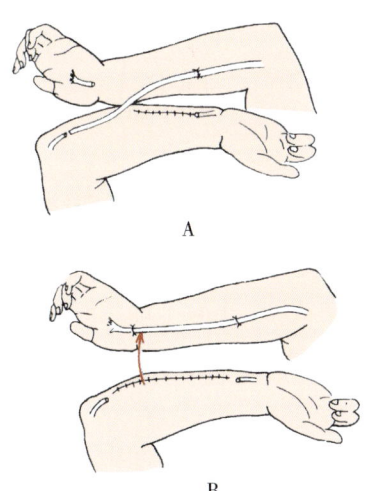

图 8-4-3-3-2　对侧带血管蒂的尺神经移植
示意图（A、B）
A.移植中；B.移植完毕

1. **对前臂正中神经长段缺损处理**　在切断神经瘤后，将带血管的右前臂尺神经远侧切断游离一段与正中神经的近侧相对接。按所需移植足够长度的平面，在尺神经近段外膜下切断各神经束，不损伤血供，切口缝合。手术后用石膏托将两前臂与肘部固定在一起 6 周。

2. **移植**　尺神经移植段的远侧与切除神经瘤后的正中神经的远侧断端缝合，手术完成。

适用于上臂下段与肘部的长达 10cm 多的桡神经或正中神经缺损。这种缺损常由外伤或医源性创伤所致,而尺、桡动脉完好。以上肢前外侧切口进入,分离出伴有桡动、静脉的桡浅神经,在靠近部的远侧切断,同一平面结扎切断血管,将神经翻转缝合于缺损的断端间(图8-4-3-3-3)。带血管蒂的桡浅神经修复长段桡神经缺损。

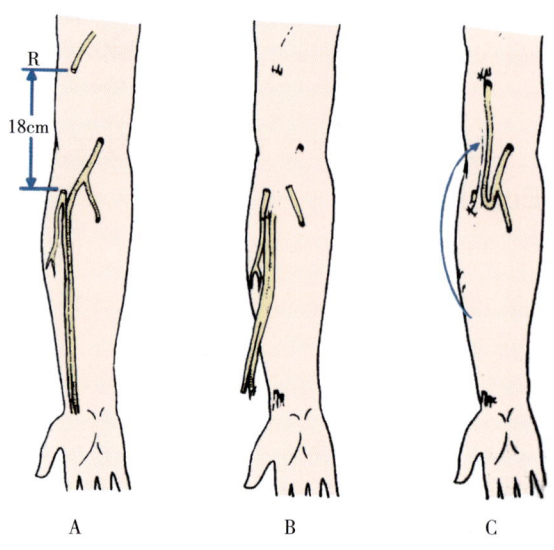

图 8-4-3-3-3　带血管蒂的桡神经浅支移植示意图（A~C）

3. **病例情况**　上臂下部与肘部的桡神经缺损 18cm。

4. **游离桡神经浅支**　显露桡浅神经与其伴行的桡动、静脉。在近肘部切断桡浅神经,同一平面结扎切断桡动、静脉。在近侧分别切断桡浅神经(即后骨间神经),如图中箭头所示,保留桡动、静脉血管蒂。

5. **将桡浅神经向近侧翻转吻合**　如箭头所示,其远侧切口断端与近侧桡神经运动部分(即外后侧的 2/3 部)行外膜与束膜的对端缝合,将原桡浅神经的近侧切断端与桡深神经的切断端行外膜与束膜的联合缝法。这样带桡动、静脉血管蒂的桡浅神经即移植于桡神经运动部分的缺损断端之间,该长段桡浅神经血供丰富。术后 8 个月伸指功能恢复,10 个月拇长伸肌功能恢复。

(四)吻合血管的游离神经移植

1. **病例选择**　在臂丛神经的断裂缺损或桡神经、正中神经断裂长段缺损,如尺神经为根性的节前断裂可以考虑利用不能恢复的尺神经与尺动、静脉行吻合血管的整条尺神经游离移植(图8-4-3-3-4)。

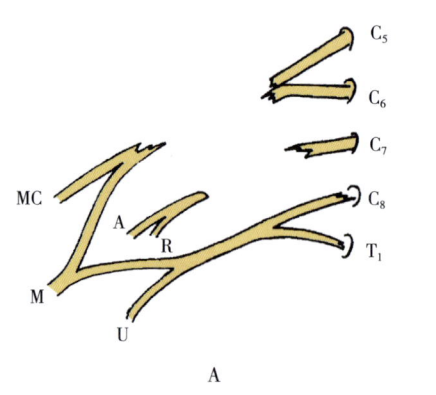
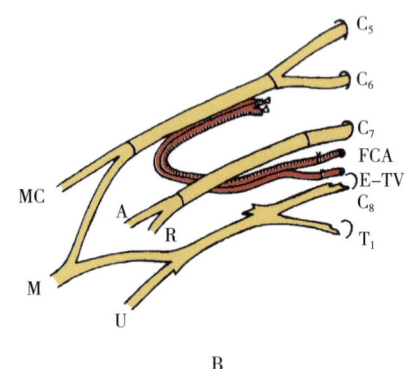

图 8-4-3-3-4　吻合血管的游离血管神经移植示意图（A、B）

2. **手术方法**

(1)臂丛神经断裂长段缺损,而 $C_{5\sim6}$ 为节前根性撕裂功能很难恢复。

(2)切取带尺动、静脉的尺神经作吻合血管的游离移植。尺动脉与颈部的颈横动脉吻合,尺静脉与颈外静脉吻合。将尺神经移植于缺损处,切断尺神经一般缝合于上干与外侧索之间,另一段尺神经移植缝合于中干与桡神经或后索的断端之间。移植吻合的尺动、静脉则仍保持完好无损,以保证两段移植的尺神经均有丰富的血液供给。

(五)吻合血管的腓肠神经移植

腓肠神经位于小腿后侧正中部偏外侧皮下,细而长,一般在腘窝部由胫神经分出的腓肠内侧皮神经与由腓总神经分出的腓肠外侧皮神经下行至小腿中 1/3 或下 1/3 合并而成腓肠神经。亦有少数为 2 条不合并或只有单条独立存在,在小腿上 1/3 处该腓肠神经均位于深筋膜的深面,在中 1/3 才穿至皮下,然而该神经始终位于小隐静脉外侧,小腿后侧的皮下组织包括该神经的动脉血供则分别来自内侧胫后动脉与外侧腓动脉的节段性分布的皮肤穿支,这种血管很细小,外径均小于 1~0.5mm,所以不易用来作血管吻合。其静脉回流则由小隐静脉完成,该静脉的外径粗 2~3mm,所以在移植腓肠神经时,如需吻合血管,可以将小隐静脉同邻近的皮下组织与腓肠神经一并移植,即将小隐静脉的远端与受区的动脉吻合,将其近心端与受区的静脉合形成一个动-静脉瘘,亦称为静脉动脉化。实验证明,小隐静脉动脉化后,可以使一并移植腓肠神经获得较好的血液供给,其再生的速度较快于游离的腓肠神经。

三、游离神经移植概述

这种移植方法适用于多种周围神经缺损,如指神经、指总神经的缺损,亦可以作为上、下肢各条神经缺损,甚至臂丛神经断裂缺损的修复。但缺损的长度越长则疗效亦越差。一般缺损长度超过 10cm 多者不宜采用游离神经移植,因游离神经移植,移植物本身没有血液循环,手术后开始几天其浅表细胞靠浸泡在血浆与组织中获得必要的营养赖以存活,以后如周围组织血供良好则有毛细血管长入获得营养。所以游离神经移植的先决条件是:首先必须有良好的血液供应的移植床,如神经移植床主要血管断裂,或因创伤并发感染瘢痕增生必将影响移植神经的血供与神经再生。其次是移植的神经要细,这样就能较快地完成来自周围组织的血运重建。粗大的神经干不能作为神经移植物,不然移植后其中央部因血运来不及重建就会发生中心坏死,导致瘢痕化,阻止轴突的再生。

四、移植神经的选择与切取

理想的可作为游离的皮神经应该符合以下要求:神经细而长,没有分支或分支较少,解剖位置恒定,变异少,便于手术时寻找与切取。此外切除后,应该不致造成很大病废。根据以上要求,临床上比较理想的作为移植神经的供区为:

(一)前臂内侧皮神经的上臂段

该神经为臂丛神经内侧束的分支,自腋窝至肱骨内上髁平面,直径 1.5~2.5mm,长约 20cm 均可切取利用。该神经位于上臂内侧正中偏后约 1.5cm,其上 1/3 位于深筋膜下肱静脉或贵要静脉的内后侧,中 1/3 处穿出至皮下,下 1/3 处则常分成前支与后支,分别位于贵要静脉的前、后侧。在切取时宜从近侧向远侧分离,这样可以将前支与后支一并收获,不致损伤或遗漏。

(二)桡神经浅支

为桡神经在肘部的 2 个终末支之一,即其前侧的分支为感觉神经,其后内侧另一支桡神经深支为运动支,支配前臂伸肌。在肱桡肌深面,沿桡动、静脉外侧伴行向远侧,该神经自上而下依次跨越旋后肌、旋前圆肌、指深屈肌与拇长屈肌的前侧。在前臂中、下 1/3 交界处自肱桡肌肌腱外后侧穿出至皮下,位于头静脉后侧继续下行达解剖鼻咽壶,分成数条皮支供应第 1 背侧骨间部的皮肤感觉。该神经在前臂没有分支,所以自肘至腕部全长均可切取。该神经外径 1~3mm,长可达 20cm 多。桡神经浅支切除后对供区的影响少,仅第 1 掌骨间背侧暂时性知觉丧失。该神经不但可用作上肢带血管蒂的桡浅神经移植,在血管蒂长度不足不能到达神经缺损处的修复,由于桡动静脉的口径较大,也适合深处的吻合血管的神经移植。

(三)腓肠神经

由腘窝部胫神经与腓总神经分别发出的内、外侧分支所组成。其解剖部位已在吻合血管的腓肠神经移植一节中述及。腓肠神经切取的长度可自腘窝至踝部长达30cm多,其上半段应包括胫后神经分出的腓肠内侧皮神经与腓神经分出的腓肠外侧皮神经,下半段才合并为腓肠神经。所以该神经的外径上半段反而细,但可将内外侧分支一起切取全并移植,下半段合并后才较粗,为2~3mm。少数病例亦有变异,由于只存在胫后神经发出的腓肠神经内侧皮支而腓肠外侧支缺如,或只存在外侧支而内侧腓肠皮支缺如,偶尔亦有内外2个皮支,自上至下单独存在不吻合,这样其外径就更细,可能分别只有1.5~2.5mm。所以手术时,腓肠神经的粗细则要根据分支的类型与切取的平面来判定。不要发现神经较细误认为是皮肤的终末支,不作仔细的解剖而牺牲。一般腓肠神经的皮肤终末分支多在小腿中段的下1/3以下与下段平面发出。腓肠神经切取后,仅足跟外侧或外踝下有暂时性知觉丧失,一般数月后逐渐恢复,麻木区消失。

五、游离神经移植的缝合技术

与一般的神经手术相同,手术应在良好的麻醉下,足够的显露、显微外科技术下进行,以便对神经组织的创伤减至最低程度。空气止血带只在解剖游离神经断端与神经瘤时才应用,缝接时则不必在空气止血带下进行,这样反而有利于发现小动脉的喷血与止血,并观察神经残端的血运。在手术显微镜下,良好血运的神经残端往往可以清楚地看到神经外膜中的毛细血管网。只要无急性动脉出血,不必应用双极电凝或结扎止血,最好用温湿的生理盐水棉球轻压,无损伤的止住渗血方法。

游离神经移植均采用神经束或束组缝合法,所以缺损的远近神经残端的外膜应修去0.5cm,清楚显露该残端神经束或束组,准确对合远侧与近侧断端的相应神经束或束组,分出的各神经束或束组不必强求在一个平面上吻合,反之神经束的断端不在同一平面上只会有利于相应各束的对合,并减少疤痕组织集中在同一平面上形成。各束或束组以9/0或10/0无损伤尼龙线,行束膜缝合2针即可,大的束组亦可对端缝合3针,因为神经移植不可在张力下进行。原则上缝线越少越好,如缝合1针已能良好对合就不应缝合2针,束或束组间的对端缝合,宜分别进行,不必将移植神经的断端先缝合在一起,再与二残端缝合,分别缝合反而有利于移植床的血运长入移植神经(图8-4-3-3-5)。图中游离神经移植缝合:

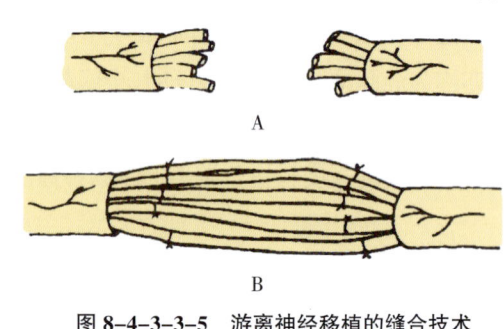

图8-4-3-3-5 游离神经移植的缝合技术示意图(A、B)
A.术前;B.神经移植后

1. 神经远近侧残端修正,切除神经外膜0.5cm,各束与束组长短不一致,外膜中的血管网可见;

2. 游离神经移植于各相应的远近侧束或束组之间,各束分别进行。

六、游离神经移植后的二期神经松解术

游离神经移植的长度较长,局部血液循环较差,神经近端的轴索虽能通过近侧吻合口,长入植入的神经,但当逐渐向远侧再生至远侧吻合口

时,该处已有疤痕组织增生与疤痕挛缩,阻止神经纤维通过第 2 个吻合口。临床上则表现为神经再生按每天 1~2mm 速度向远侧生长一段时间,可以用神经叩击试验 Hoffman-Tinel 征不断随访。一旦发现当再生至第 2 个吻合口时即停滞不前,连续观察 1 个月,如果还是停留在该平面不向远侧生长,即有指征行远侧吻合处的二期神经松解,其手术方法基本与神经部分断裂、连接性的神经瘤的松解相似。手术的要点是显露与切除远侧吻合口周围的疤痕组织,而不伤及神经束与神经纤维,松解时应从远侧较正常的神经组织处进入,逐渐纵行向吻合处解剖分离,直至神经束连接处。必要时还可纵向切开部分束组与束膜以求彻底减压,但必须注意不能伤及神经纤维,这就是松解手术的关键,需要准确与精细。其疗效往往很明显,有的术后即时就有神经向远侧恢复的征象;有的压迫解除后神经即按一般生长速度由第二吻合口向远侧终末器官延伸。

第四节　自体静脉套接修复神经缺损

一、概述

非神经组织生物材料移植桥接神经缺损技术的问世可追溯到 1891 年,Buengner 在他实验研究中用一段人臂动脉桥接犬的坐骨神经缺损。之后所进行的人和动物桥接移植所得到的结论并不可靠而且很少成功。所有静脉套接神经缺损的实验均以失败而告终。

1980 年 Chiu 等发表了一段啮齿类自体静脉作为桥接体插入移植于 1cm 坐骨神经缺损的研究报告,他们以组织学和电生理学证明神经获得成功再生,随后又得到多位作者证实。Chiu 和他的同事们在之后的定量研究中比较了大鼠坐骨神经缺损模型用自体静脉套管(autogenous venous conduit,AVNC)和经典神经移植(conventional nerve grafts,ANG)修复后神经再生的效果,进一步观察到了尽管离体情况下静脉桥接体再生神经所获得的动作电位仅为神经移植再生神经的一半,然而在体情况下两者的神经传导速度的恢复程度几乎相同。

已经证明,对 AVNCs 和 ANGs 两者而言,神经缺损长度是影响神经再生效果的因素之一,观察结果表明神经缺损愈短,静脉神经套管与神经移植之间的神经再生方式愈相似。所得到的数据有力地证明神经缺损间插入自体静脉套管可为再生神经提供保护性的通道,再生神经可以沿着这个通道生长并成熟。很可能用 AVNC 修复神经缺损时能够成功地越过神经缺损并具有重新支配终末靶器官能力的神经纤维数目要较用 ANG 时少。但是作者推测,若用 AVNC 套接周围感觉神经的小缺损,即使是少量的再生神经纤维,亦足以重建有用的感觉功能。

临床上,对年龄在 19~61 岁(平均年龄 37 岁)的痛性神经瘤或节段性 3cm 及少于 3cm 神经缺损的成年患者进行了为期 6 年的研究,以能直接一期神经缝合作为对照,患者总人数 22 人,共修复 34 条神经,15 条用静脉套接,4 条以自体腓肠神经移植修复。神经缺损超过 3cm 的患者用移植神经修复治疗者不列入本研究中。经修复神经中,28 条为指掌侧神经(13 例直接缝合,11 例行 AVNCs,2 条直接缝合修复),1 条桡神经浅皮支和 1 条尺神经背侧支(均以 AVNCs 修复)。

AVNC 技术的基本特点包括:

1. 全面衡量缺损的程度。

2. 修剪缺损边缘，测量神经的缺损长度。

3. 如神经缺损小于 3cm，切除一段长度与口径合适的静脉（直径为缺损神经的 2 倍，长度大于神经缺损的 50%）。

4. 神经残端套入静脉管腔内。静脉套管的方向应倒置，以避免可能发生的再生神经纤维的生长受静脉瓣的阻碍。

术后移植神经未发生痛性神经瘤，通过对患者的主观感受、感觉指数（Strauch 十分试验）、体格检查的所有观察指标，上述患者的症状显著地减轻，感觉功能亦得到了满意地恢复。直接缝接患者的两点辨别觉恢复最佳。尽管没有足够的病例来证明，ANG 确实获得了较好的两点辨别觉。而自体静脉套管作为缺损神经的桥接体普遍为患者所乐于接受及可测量到一定程度的两点辨别觉的恢复，提示该技术可用于修复非重要的周围感觉神经的小缺损（≤3cm）。

套接修复神经缺损的静脉套管的最大有效长度：自体神经移植是目前一期神经损伤时不能进行无张力修复时的首选方法。数十年来研究人员一直在寻找避免因切取移植神经所致洪区感觉缺失的替代性神经再生导管。所试用的材料各种各样，包括胶原管、多聚乙二醇酸管和硅胶管。早期用自体静脉套管（AVNCs）桥接 1cm 长啮齿类动物坐骨神经缺损的实验工作中，组织学和电生理学结果显示神经获得了再生。近来既有实验亦有临床应用研究的报道，证实自体静脉套管修复感觉神经 3cm 及以下的缺损，获得了满意的神经再生效果。

然而仍有许多问题悬而未决：

1. 对神经再生功能恢复而言，自体静脉套管的长度有无极限？

2. 静脉套管修复神经缺损在不同长度情况下与经典神经移植的修复效果有无可比性？

3. 轴突再生过程中远侧神经残端是否起着重要的作用？以下是我们设计的实验兔腓神经缺损 1~6cm 模型，用以探讨自体静脉套接后神经再生的效果。

二、实验性研究

（一）两组实验

1. **实验一** 本实验采用 60 只雄性 PF 新西兰大白兔，体重 3~4kg，分成 6 组，每组 10 只，进行下列实验研究：

第 1 组　1cm 长静脉套接 1cm 长腓神经缺损；

第 2 组　3cm 长静脉套接 1cm 长腓神经缺损；

第 3 组　与第 1 组同，仅在近端将静脉和神经套接；

第 4 组　与第 2 组同，仅在近端将静脉和神经套接；

第 5 组　6cm 长静脉套接 6cm 长腓神经缺损；

第 6 组　6cm 长自体神经移植修复 6cm 长神经缺损作为对照组。

严格采用无菌技术，分离切取 6cm 长左侧臀静脉，冲洗并于生理盐水中贮存备用。在股骨头的远端，分离股二头肌和股外侧肌，暴露包含胫、腓神经的坐骨神经直至膝部分叉处。

然后在胫神经的近端股二头肌支的起点处分离腓总神经，以便切取总长为 6cm 的感觉—运动混合神经和 6cm 长的静脉套管用于桥接神经缺损。自体静脉套管应倒置以避免瓣膜对轴突再生的影响，移植体和神经残端套接（1mm 重叠）。小心切取长度合适的静脉移植体以避免张力下缝合。在对照组第 6 组用上述方法分离并切断腓神经，然后原位缝合。

术后 3 个月和 6 个月时，第 1 和第 2 组动物（用 1cm 和 3cm 自体静脉套接者）进行电生理和运动神经传导速度检测。术后 6、9 和 12 个月第 5 组和第 6 组动物（分别用 6cm 长静脉套接或神经移植者）进行电生理和运动神经传导速度检测。在电生理测试中，刺激电极放置于桥接体两端腓神经远近端各 1cm 处。为避免容积传导，刺激强度应减少至 8~12mA，同轴记录电极置于腓长肌内。

第 1~4 组动物术后 6 个月时处死，第 5 和第 6 组动物术后 6 和 12 个月处死。处死动物后，切下整条神经包括静脉套接段的远近侧端。所有标本进行神经组织学检测，定量研究自体静脉套接后腓神经近端、中段和远段的神经再生情况。神经组织学定量研究神经再生分级标准如下：优良（如正常神经外观，100% 生长）；中等（正常的 50%）；差（正常的 25%）；极差（正常的 10%）和无生长（0）。

2. **实验二** 采用 36 只雄性 PE 新西兰大白兔，体重 3~4kg，平均分成下列三组：

第 1 组　3.75cm 自体静脉移植套接左侧腓神经；

第 2 组　4.50cm 自体静脉移植套接左侧腓神经；

第 3 组　5.25cm 自体静脉移植套接左侧腓神经。

本实验与实验一同样遵循动物实验的外科手术及术后无痛原则。实验兔术后饲养，52 周以容许神经再生最充分的时间（据报道轴突生长的速度为每天 0.1666~0.49mm，故本实验轴突再生速度确定为每天 0.25mm）。

术后 1 年处死动物。完整切取包括自体静脉套接段及其远近侧端腓神经。所有标本均进行神经组织学检测，定量研究腓神经近端、静脉套接中段和远端神经节段神经再生的情况。

用两种临床常用的方法检测实验兔。首先在 9 只兔的左腿按实验一所述方法进行电生理学检查（每实验组取 3 只）来检测此时是否达到临床显著的神经再生。其次观察所有兔由腓神经所支配的趾展肌的功能恢复情况。

（二）实验结果

1. **实验一**　术后 6 个月，第 1 和第 2 自体静脉套接组的所有动物均表现神经通过静脉管腔生长进入远侧神经节段的程度为中等至优良。经神经组织学检验证实轴突得以再生，有髓神经有完整的髓鞘包裹，远侧的结构良好。所有组动物在整个实验期间均表现出肌肉失神经电位支配。术后 3 个月，1cm 和 3cm 静脉套接移植体均表现出潜在的神经通过移植静脉管腔再生的证据，然而在 6 个月时，1cm 和 3cm 自体静脉套接组均显示出失神经支配的可能性。

仅将自体静脉与神经近侧残端缝合的第 3 和第 4 组动物极少有神经长入自体静脉套管腔内，神经组织学检查结果也支持大体观察所见，仅有极少量的轴突生长到 6cm 长。所有实验组均未发现神经瘤。

第 5 组（用 6cm 自体静脉套接）动物术后 12 个月的检测结果表明，罕有轴突再生，未见轴突再生超越套接体近端以远 1.45cm 处。用 6cm 自体静脉套接的动物肌电图和运动神经传导速度检测表现出失神经电位。在术后 6、9 和 12 个月仅发生容积传导。第 6 组以 6cm 长自体静脉套接神经缺损的动物表现出良好的达到远侧神经节段的再生。这些动物在术后 1 年可测到动作电位。

2. **实验二**　采用 29 条以自体静脉套接的腓神经术后 52 周行组织学检查。在饲养观察期 7 只兔早期死亡。因不适于做组织学检查又剔除了其中 3 例标本，故计有 26 例标本进行了组织学检查。

在 3.75cm 组动物套接体中点部位的轴突生长差（25.5%±15.0%），同时远侧神经的生长极差（11.7%±10.9%），4.5cm 组动物套接体中点神经再生为 35.0%±12.9%，同时远端再生神经是 8.33%±7.9%；5.25cm 组动物套接体显示的神经再生为差和极差，套接体中点和远端分别为 25.0%±0.0 和 7.2%±8.3%。尽管在所在神经远端 1/3 处可见很少的轴突再生现象，但未能观察到轴突能够再生通过远侧缝合点。

肌电图检查未发现肌肉重获神经支配的现象，仅记录到容积传导。在观察期间无 1 例兔表现出足趾伸展运动。

横断性周围神经损伤的治疗首选方法是一期无张力缝合。然而由于各种各样的原因，包括神经轴浆的流失、手术修复时间的延迟和严重的合并伤，一期修复并非总是可能施行的，此时经典的神经移植是可靠的和有效的修复手段。但因伴随供区的感觉缺失，寻找合适的神经生长导管就成为数十年来人们仍持续不断的研究热点，并已试用了多种材料，既有自体又有外源的材料。

应用血管作为神经再生导管的历史可追溯到1891年，Buengner用一段人肱动脉桥接犬的坐骨神经。之后所进行的类似研究未能得到良好的结果。直到80年代后期、90年代早期将近100年之后才由临床证实静脉神经套管可用于修复短小神经的缺损。早期的报道证明，可将1~3cm的自体静脉套管于急诊一期成功地应用，而不是二期修复。Chiu和Strauch证明用静脉套管在急诊和二期修复中是有效的。稍后的临床报道长度达3cm的自体静脉套管修复神经缺损取得了良好的效果，但神经再生最长不会超过3cm。

用于神经生长导管的静脉最大长度仍未明确。在我们的兔模型中，神经能够通过自体静脉长度超过3cm时亦能良好地再生。自体静脉套管长度为3.5~5cm时，轴突再生能力极差。自体静脉套管长度为6cm时，再生神经生长最大只达1.45cm。因而我们建议，临床使用自体静脉套管时其长度不要超过3cm。

上述结果以及在自体静脉套管远端不与神经缝合未见神经再生的结果均支持远侧神经残端可能存在调控轴突生长的因素。如果自体静脉套管未与远端缝合，那么仅出现极少的再生轴突。很显然轴突的再生绝对需要远侧神经残端所产生的一些因子。最近的研究已经发现远侧神经残端存在神经营养因子受体。此外对再生轴突发挥诱导作用的神经营养因子据认为是远侧神经残端非神经元细胞所分泌。由于导管长度的增加，神经营养因子的浓度被稀释，浓度的稀释导致了再生不良。

用6cm长神经移植的对照组甚至比3cm长自体静脉套接组表现出较好的神经再生效果，即应用神经移植修复较长的神经缺损取得了良好的轴突再生。这种现象可以用神经移植体中的变性成分起着提供生长基质的作用来解释。

然而，神经通过缺损而再生的确切机制仍需进一步精细地加以研究。本研究所建立的是无外源性因素的兔模型，得出的结论是对实验兔而言有效的自体静脉套接神经缺损的静脉管的最大长度约为3cm。

第五节　神经黏合剂修复神经损伤

一、概述

长期以来，缝线已经成为组织修复的主要手段，同样，神经损伤的修复也主要依赖于神经缝合。然而，在神经吻合手术中，一些材料的应用，包括缝线，应越少越好。在周围神经显微手术吻合中存在着许多并发症，如神经束的机械性损伤、手术对局部血供的影响，以及手术可能阻断轴突的接合等等。另外，某些情况较难做神经缝合，例如由于骨性管道阻挡及一些难以显露的手术区域，小儿外科手术中所需缝线较细等。因为这些问题的存在，促使人们试图去寻找一种新的方法来替代传统采用缝线吻合神经的缝合术，即神经黏合剂，这种吻合方法已经被证明是一种较为有效的神经接合手段,前提是神经断端间或断端与移植段间应尽可能小或无张力的情况下对合。

纤维蛋白在血液凝固和伤口愈合中的作用,使一些研究者试图用其前体——纤维蛋白原,来接合组织。纤维蛋白黏合剂即由此设想而来。其原理是模拟凝血过程的最后阶段,即纤维蛋白原转化为纤维蛋白这一过程。最早的实验研究始于1909年,由Boerge报道,在控制血液凝固的因子中,纤维蛋白粉末具有凝血作用。1940年,Young和Medawar试图以鸡血浆的纤维蛋白原加入鸡胚提取物来黏合兔坐骨神经。1943年,Tarlar和Benjamin采用自体和同种异体的血浆代替鸡血浆,可能是因为纤维蛋白浓度不合适的原因,所取得的黏合效果不甚理想。因此,这一方法在当时未被广泛地接受和推广。

50年代后,显微外科技术的发展促使显微外科手术得到很大发展。与此同时,在基础医学研究中,高浓度的血浆制备技术的问世,使凝血因子可以从中提取并提纯。这些进展使应用神经黏合剂接合神经的实验及临床研究得以继续下去。

1972年,Matras等报道,将兔坐骨神经显露,一侧坐骨神经横断,取对侧坐骨神经移植于缺损段中,然后以兔血浆冷冻液加入凝血酶溶液作为黏合剂,黏合神经吻合端,取得满意效果。同时,为研究黏合剂的神经黏合效果,将不同的比例混合制成黏合剂,黏合离体神经,分别测量其抗张强度。实验结果显示,粘合力随着纤维蛋白原的浓度增加而增强;在低纤维蛋白浓度时,XⅢ因子的加入显著增加了吻合的抗张强度。活体实验中,29只兔中做带血管移植坐骨神经,经电生理功能测定,有神经再生。当以高浓度同种异体纤维蛋白原加入XⅢ因子作为黏合剂黏合神经时,吻合口及远端神经轴突再生均获满意效果。术后9天,在吻合口,神经残端被神经细胞包裹。

1974年2月,Kuderna等首次将黏合剂用于人体的神经吻合。当时,以患者自体冷冻血浆加入一定量的凝血酶溶液,混合后黏合需要修复的指神经。由于自体血浆只含有较低浓度的黏合物质,Kuderna和Matras又在自体血浆中加用了同种异体血浆以获得较高的浓度,从而提高了黏合的抗张强度。

1978年,Kuderna测试了抗张强度与移植神经接合率的关系。这些研究为纤维蛋白黏合剂使用于神经接合的标准化奠定了基础。

随着生物黏合剂的出现和发展,越来越多地引起人们的关注,其优点和作用也被更多的人所接受。但在其应用中仍存在着一些问题。黏合剂渗入吻合口是否会影响神经轴突的再生? 1989年,Herter在研究黏合剂的使用与神经纤维化的关系中指出,当黏合剂渗入两断端间增多时,神经纤维化程度加重。Palazzi等在兔模型中,在兔胫神经两断端间加入4mm厚的黏合剂,经形态学分析,近端和远端神经中,50%的轴突位于横断面中央,而79%的神经远端轴突密度与近端轴突密度呈正相关。轴突横径与神经束横径比率显示,神经纤维直径的减小是由于脱髓鞘的缘故。纵切面的分析显示,神经轴突的密度、数量、位置以及形态,在修复的神经近段、中段和远段中均有良好的相关性。综合横纵切面分析,神经再生率达70%,实验认为,生物黏合剂可起到神经再生通道作用。黏合剂渗入吻合口不影响神经轴突的再生。Samii在面神经损伤的病人中,一组以1针缝合移植神经,另一组在断端间滴1滴黏合剂,第三组两者皆用。经5年随访,三者效果差别无显著性。Samii认为面神经损伤,只需使神经断端在一段很短的时间内保持连续,就能有断端间的自然连接。但仍有作者认为,黏合剂的渗入可影响轴突的再生数量,更重要的是会影响其传导速度。

周围神经是一种富有弹性的组织,包含了70%的结缔组织,当神经横断后,其生理张力的存在,使断端间产生一个间隙,能否以黏合剂一期修复神经的问题也一直引起人们的关注。尽管Smahel等在以缝线加黏合剂一期修复神经实验的术后检测中,在数月后发现其减张缝线上无任何张力。但是，目前比较一致的看法是，黏合剂吻合神经应该在无张力的情况下。因此认为通常不宜单独使用黏合剂一期修复神经。如用黏合剂，则主要用于神经移植中。在神经断裂的一期修复中，黏合剂可与缝线一起使用，这样一方面可克服神经断端间的间隙过大而使黏合剂介入，引起理论上的神经再生屏障，又能减少因神经缝合手术本身及手术时间过长的不良影响。

在神经移植中，可以避免吻合口的张力，但局部的抑制作用仍然是一个问题。如果单用黏合剂吻合神经，在手术后的前2周中，吻合口的抗张力会明显减弱，这样就存在不连接的危险。对于这一现象的一种解释是，在黏合剂中，抑肽酶的浓度太低，不能有效地克服局部的抑制作用。故临床上在黏合剂中加入抑肽酶来防止不连接。使用抑肽酶的浓度各家不一，Kuderna 的研究者建议使用低浓度的抑肽酶（100IU），在动物模型中，实验显示当抑肽酶浓度低于500IU时，其神经不接合率高达50%。但抑肽酶浓度太高则引起神经纤维化。因此，当使用黏合剂吻合神经时，抑肽酶浓度必须足够高以防止神经不连接，但又不能太高而造成神经纤维化。临床上如果使用单一的黏合剂吻合神经，建议使用抑肽酶1500~3000IU。在这一范围内，为神经接合的最佳状态。如果抑肽酶浓度高于这一范围，将会诱导纤维蛋白聚合体的形成，并持续3周，而非手术后12天，同时伴有炎症反应。此外，黏合剂中凝血酶的浓度也相当重要。当使用500IU时，可产生快速而强有力的黏合能力，并能有效地调节纤维蛋白-凝血酶键的构成。而使用1000IU时，则不然。

在神经修复中，神经内血管出血是较难处理的问题。在神经残端修整后，神经内血管回缩。即使以极精细的显微血管钳也很难夹住血管。即使能夹住血管止血，血管周围的神经束也均已受损。Narakas 指出，可以一段橡皮止血带勒住神经止血，然后在神经断端间放黏合剂，待3分钟后放开止血带，即可有效地止血并吻合神经。

二、黏合剂修复神经损伤的方法

用黏合剂吻合周围神经的方法很多，目前比较常用的方法有以下几种：

（一）断端间滴注法

在较细的周围神经修复，如面神经的修复，以及在骨性管道中无法充分显露的部位，可采用此方法。Samii 等曾报道，在面神经修复中，分别以缝线缝合1针，断端间滴1滴黏合剂吻合神经，经5年随访，结果显示两组间差别无显著性。

（二）硅胶管内黏合法

将需吻合的两神经断端无张力地置于半管型的硅胶管内，然后以黏合剂滴入其中，待吻合口黏合后，取出硅胶管，这样可以避免黏合剂与周围组织发生黏合。Smahel 等在手术中还加缝1针外膜以减张，然而数月后检测，缝线上无任何应力。

（三）缝线缝合+黏合剂封闭法

这一方法是目前较少争议的方法。在神经两吻合端先缝合1针，使吻合间无张力，然后滴1至数滴黏合剂，以封闭神经断端。利用此种方法可行神经一期修复。

当我们应用生物黏合剂时，病毒性肝炎、HIV等血液传播性疾病的预防是相当重要的。目前防止血制品污染的方法包括对供血者的筛选以及热病毒灭活法。对于生物性黏合剂的处理，后一种方法是一种较好地防止病毒传播的方法。据目前所知，尚无有病毒污染黏合剂的报道。

总之，黏合剂吻合神经具有快速、简单、并发症少等众多优点，有可能成为神经修复的主要工具。

第六节 神经再生过程中的神经营养、神经诱向与特异性再生

周围神经损伤仍然是临床治疗中的难题。显微外科技术的进展,使损伤的周围神经能够得到准确的吻合,从而恢复神经干的连续性,但功能恢复效果并不理想。即使是整齐清洁的横断性神经损伤,经显微外科修复后,仍不能获得满意的疗效。原因之一是理想的轴突再生,特别是神经靶器官在重新获得精确的神经支配过程中所经历的生物化学和细胞学过程相当复杂。轴突是神经元胞体的延伸,神经的横断性损伤实际上也是神经元受到损伤,并伴有数量可观的轴浆丢失。损伤后神经元尽力通过延伸其周围突起即轴突向周围再生来恢复原有的轴浆容量。这种过程由再生路途上的神经细胞体的分子生物学机制和局部分子水平的生物化学信息之间的相互联系来调节。在此过程中,中枢和周围不断地经顺行和逆行轴浆转运而进行化学信息的交流。原因之二是当感觉神经遭横断性损伤后,背根神经节和脊髓内的感觉神经元失去与靶器官之间的往返联系而大量死亡。第三个或许是最重要的原因就是在神经经横断性损伤和修复后,因为周围靶器官受到不相匹配的神经重新支配,大脑的躯体感觉皮层内便发生功能上的重新整合。

轴突的再生涉及两个重要的问题。其一是再生轴突需相当长的时间才能生长到达周围靶器官。在靶器官重获神经支配之前,肌肉可能已发生不可逆转的萎缩。其二是错向生长的神经纤维可能会导致损伤远侧原支配区域不恰当的神经支配。所以神经再支配的准确性亦即特异性程度是影响功能最终恢复的重要因素。

在正常状态下,神经营养因子(neurotrophic factors)是维持神经元胞体生存的重要条件。但是,它们在再生中以及最终的特异性再生过程中,也起相当重要的作用。

一、神经细胞体和靶细胞之间的关系

在发育过程中,当生长的轴突到达它们周围的靶器官时,这些靶器官就开始产生神经营养因子。当轴突完成外向生长之后,神经细胞逐渐依赖由靶器官所产生的神经营养因子。正常情况下这是神经元和靶器官之间的"固定模式"(图 8-4-3-6-1)。靶器官所产生的神经营养因子由轴突末梢摄取并逆行转运至神经元胞体,以维持其正常的代谢过程。

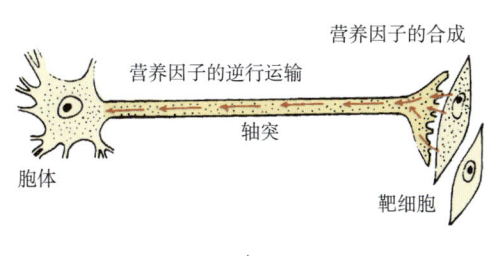

A

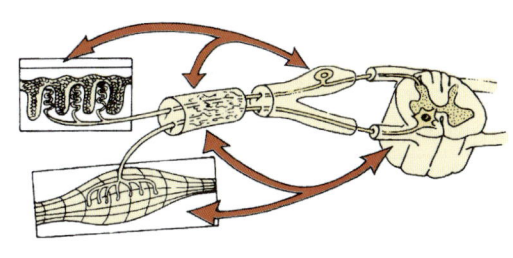

B

图 8-4-3-6-1 固定模式示意图(A、B)

单根轴突和单个神经干中神经元胞体与周围靶器官相互作用的模式图　A.单根轴突；B.单个神经干

神经横断后,神经元胞体经历了巨大的形态学和生物化学变化。在轴突横断处新生的轴芽开始向远端生长,损伤侧的雪旺细胞开始产生神经营养因子。因而神经损伤后的再生依赖于局部的由雪旺细胞所提供的神经营养因子。

二、神经营养与神经诱向(trophism vs tropism)

神经营养因子是一类由靶细胞所产生的蛋白质,通过轴浆的逆行转运而支持神经细胞的存活;神经诱向因子则是一类由远端溃变的神经节段所合成的,并形成一个浓度梯度,在一定距离内发挥吸引作用而影响轴突的生长方向。

因而,很有必要对营养(trophic)因子和诱向(tropic)因子之间作一区别。然而实际上将它们清楚地区别开来又是不可能的。例如从溃变神经节段中释放的物质对再生的轴芽起吸引作用,使得轴芽朝着这溃变的神经节段生长。这种情况下,远侧溃变的神经节段所产生的神经营养因子通过发挥介导诱向作用而起着神经诱向因子的作用。因而对于这种情况,就不能从神经营养因子和神经诱向因子角度探讨上述现象,而应以神经营养现象及神经诱向现象的角度来探讨某种因子所具有的神经营养或神经诱向的二者之一或二者均具有的作用,已经分离纯化了许多神经营养因子及其受体。例如睫状神经营养因子(ciliary neurotrophic factor, CNTF)、脑源性的神经营养因子(brain-derived neurotrophic factor, BDNF)、成纤维细胞生长因子(fibroblast growth factor, FGF)和神经生长因子(nerve growth factor, NGF)。其中后者是神经营养因子的原型,是一种25KD的蛋白质,对感觉和交感神经元起营养作用,最早是从小鼠的颌下腺及蛇毒中分离纯化的。给予鸡胚过量的神经生长因子引起有丝分裂的增加和活性神经细胞(感觉和交感神经元)的肥大。鸡胚中注入抗神经生长因子抗体能够抑制神经系统的感觉和交感神经组织的生长。在体外神经生长因子除具有刺激培养神经元的轴突生长外,还具有化学诱向作用。如果将产生神经生长因子的肉瘤移植至动物体内,宿主局部的交感神经节会向邻近的颈静脉发出过剩的交感神经纤维。

三、神经营养因子与促神经轴索生长因子(eurotrophic factors vs neurite-out growth promoting factors)

神经营养因子维持神经元的生长和生存。正常情况下,在神经干的非神经元细胞中,神经营养因子的含量极低,但是局部的损伤会激发损伤局部合成相当高浓度的神经营养因子。神经营养因子通过轴突的逆行轴浆转运而达到神经元脑体。而促神经轴索生长因子则通过提供适度而特殊的局部分子信号而促进生长锥的形成,并刺激轴突前行。促神经轴索生长因子为轴突提供适宜的黏附基质。在体及离体实验证实,在生长路途的生长锥依赖于促神经轴索生长因子。在细胞外基质和围绕雪旺细胞的基底膜内,糖蛋白板层素(laminin, LN)和纤维连接蛋白(fibronectin)就是为再生轴突提供支持的促神经轴索生长因子。由细胞黏附分子所介导的轴突和细胞间的直接接触,不仅提供适宜的基质"杠杆",而且还使轴突和非神经细胞之间相互识别并引发广泛的反应,起促进或抑制生长的作用(图8-4-3-6-2)。

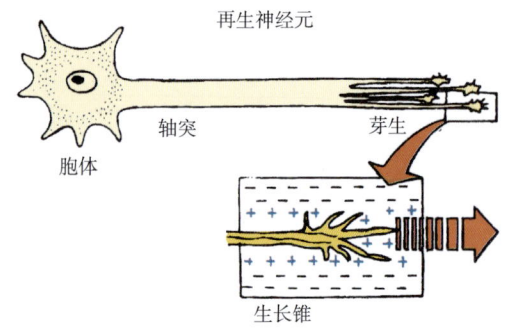

图8-4-3-6-2 轴突芽生和定向生长模式示意图

生长锥是每根轴突的最终末部分。生长锥的前行依赖于细胞外基质中或细胞表面的对生长锥定向生长起促进或抑制作用的促神经轴索生长因子（细胞黏附分子，"识别因子"）的存在上述的细胞黏附因子被命名为"识别分子"。这种识别分子的例证诸如 N-CAM、L1、髓鞘相关糖蛋白 MAG 和 TAG-1。在发育早期和/或再生过程可能具有促进轴索生长的作用。在轴索生长过程中，轴突末梢的顶端处——生长锥上的受体能够探测并确定这些物质的存在，最接近生长锥的微环境中支持或抑制因素对生长方向的选择起决定性作用（图 8-4-3-6-3）。轴突的生长离不开神经营养因子和促神经轴索生长因子的参与。

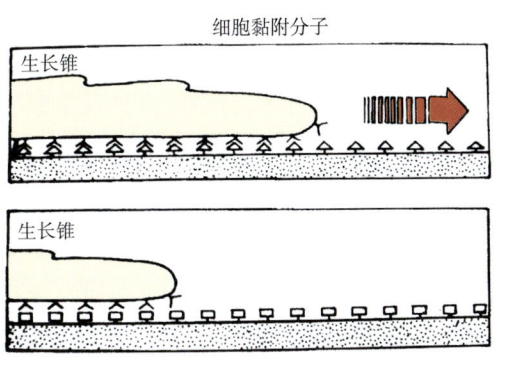 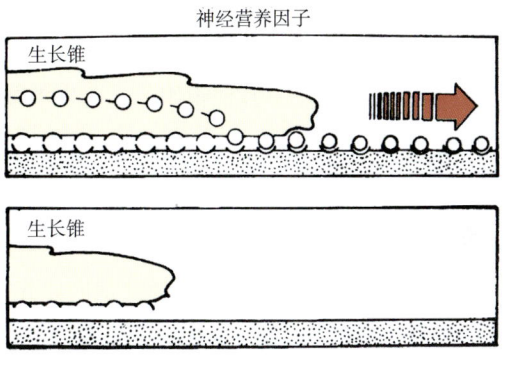

图 8-4-3-6-3　促长作用示意图（A、B）
细胞黏附分及与神经营养因子对生长锥的促长作用

四、损伤神经远侧节段处的神经营养机制

周围神经损伤后，其损伤远侧节段发生了一系列的细胞学和生化变化。血管芽生能力增强，雪旺细胞大量增殖，损伤局部神经营养因子的合成增加[诸如神经生长因子（NGF）、类胰岛素生长因子-1]。单核细胞和巨噬细胞游走到损伤区域和远侧神经节段，吞噬清除溃变的髓鞘碎屑。因为巨噬细胞能够分泌许多物质，所以它们对神经营养因子的局部浓度也能起调节作用。最近的研究提示巨噬细胞所产生的白细胞介素 1，能够诱导非神经元细胞产生神经生长因子。在硅胶管再生室系统中也证明了局部神经营养因子和细胞因子白细胞介素-1 的积聚，该系统围绕周围再生神经的渗出液中，损伤后 1h 就含有这些因子。

在损伤神经的远侧节段，潜在的促神经轴索生长因子——板层素（laminin, LN）在雪旺细胞的基底膜上出现。因此，雪旺细胞管通过其基底膜上的促神经轴索生长因子以及雪旺细胞合成的神经营养因子而对神经再生起重要作用。已经证实，雪旺细胞除了合成神经生长因子（NGF）外，其表面也具有神经生长因子的受体，如此雪旺细胞表面与受体结合的神经生长因子就能被前行生长通过的生长锥所摄取，并通过逆行轴浆转运而运送到神经细胞体。在再生轴突的前部，雪旺细胞中的神经生长因子的合成便降低。

五、神经再生的特异性

（一）特异性再生的概念

既往有关周围靶器官重获原来相应的神经支配的精确程度的概念比较混乱，如"化学诱向性"和"神经诱向性"这两个术语表示发生在再生过程中较早时相，远侧神经节段通过所产生的神经诱向因子的浓度梯度而对再生轴突所起的吸引作用所产生的一种现象，而较迟时相对这种早期的诱向作用影响不大,此时再生轴突已经越过远近端的缺损,其生长仅仅受到神经营养因子的有或无的影响,故早期的诱向作用对最终的再生效果的影响也很小。因此,"特异性"一词是更为合适的术语,表示再生的最大精确程度。

(二)特异性的类型:

1. 组织特异性　再生神经选择性地向远侧的神经组织生长,而不是其他组织。

2. 运动或感觉功能特异性(终末器官特异性)　运动神经选择性地向运动终末神经,而不是感觉终末神经生长,反之亦然。

3. 区域特异性　再生神经选择性地向原先相同的远侧通路或区域生长,如胫神经纤维选择性地向属于胫神经靶器官的通路生长,腓神经纤维则选择性地向原属于腓神经通路上的靶器官生长。有学者已证明运动神经再支配的特异性。大鼠神经再生模型中,运动神经纤维选择性地向它们的靶肌肉生长。因而当肌纤维选择神经重新支配时,胫神经的再生纤维选择性地支配比目鱼肌,而腓神经的再生纤维则选择性地支配胫前肌。

(三)产生特异性的机制

Brushart 在其系列研究中已经证明运动再生轴突选择性地向运动靶器官生长。而错向生长的运动纤维却从感觉神经的通路和靶器官中被修饰而生长夭折,相反在运动通路和靶器官中的运动纤维则得以存活(图 8-4-3-6-4、5)。感觉神经纤维则无类似的选择性生长。这种现象被称为"选择性运动神经再生"。并能证明在周围靶器官的通路被隔离或由移植物替代时也能发生选择性运动通路的神经再生。由此可推论,雪旺细胞保持了能够为再生轴突识别的特性,影响再生轴突的相应行为,特别是这种现象似乎为运动神经所特有。Brushart 的早期研究发现,即使故意对损伤神经修复不对位或远、近侧残端间保留缺损,运动神经元仍能选择性地与运动支再联系。经过进一步研究发现,再生初期的运动神经随机地向远侧的运动通路生长。这种选择性生长的可能原因是由于错向长入远侧感觉支的运动轴突生长夭折。对这种识别通路的能力最为可行的解释是在运动神经雪旺管中存在特异的"识别分子",并以此与感觉神经雪旺管相区别。最近已经分离鉴定出了通路标志。L2 和 HNK-1 的抗体所识别的一种 L2 碳水化合物与神经系统中一些黏附分子相关。L2 碳水化合物很少在感觉神经轴突中发现,但在运动轴突的雪旺细胞和雪旺细胞基底膜上选择性地表达,并在瓦勒氏变性发生期间及之后仍持续存在于这些部位。

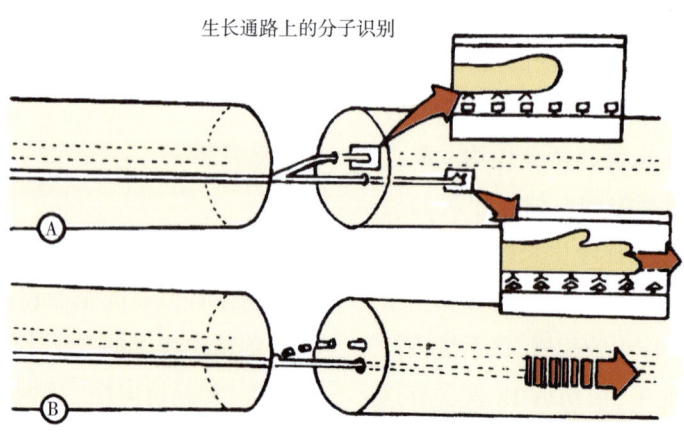

图 8-4-3-6-4　生长通路上的分子识别模式示意图
A.再生中的运动神经纤维发出一轴芽进入适当的、含有正确识别分子的施万细胞管(下面的轴芽),然而另一轴突进入含有不匹配细胞黏附因子的施万细胞管(上面的轴芽);B.不合适的轴芽夭折,而合适的轴芽继续生长前行

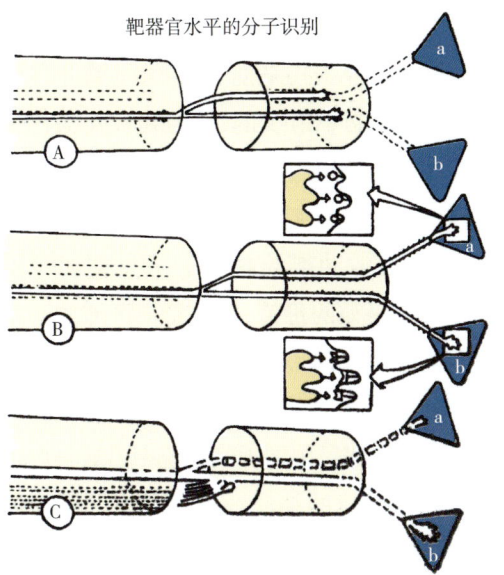

图 8-4-3-6-5　靶器官水平分子识别假说示意图（A~C）

A. 运动神经再生纤维输送一支轴突进入合适的施万细胞并重新支配器官（b），另一支轴芽进入不匹配的感觉神经施万细胞管中支配不合适的感觉神经靶器官（a）。基于靶器官水平；B. 分子识别假说，不匹配的轴芽夭折；C. 正确生长的轴突成熟并且轴索随后生长

（四）特异性神经再生，大脑的可塑性和功能恢复

尽管外科修复周围神经损伤是功能恢复的基础，然而最终的功能恢复是周围以及中枢神经系统各级水平复杂的分子机制所导致的最终结果。因为运动神经选择性生长和夭折的分子机制已经证明沿着雪旺管以及靶器官部位，修复侧的精确缝合作用不大（图8-4-3-6-6）。如果远侧节段的每个雪旺管都得到近侧每个轴突长入的轴芽，就会存在选择性生长和生长夭折的现象。这个假说已在运动神经中得到证实，但在感觉神经中至今仍未见到这个现象。

周围神经的损伤也给中枢神经系统产生严重的影响。已经证明成年猴神经损伤后，躯体感觉皮质区经历了对轴突损伤、神经修复和随后的轴突对靶器官再支配的完整的整合过程。正中神经横断和修复后，相当于正中神经支配区的躯体感觉皮质区有一个"黑洞"。但这个区域为仍被其他神经支配的邻近手区域的感觉输入所替代。然而一旦再生轴突与周围连接上，在躯体感觉皮层就会有功能的重整合。神经元和它们重新支配的皮肤区域在它们所反映的数目、部位和皮肤区域的大小均异常。

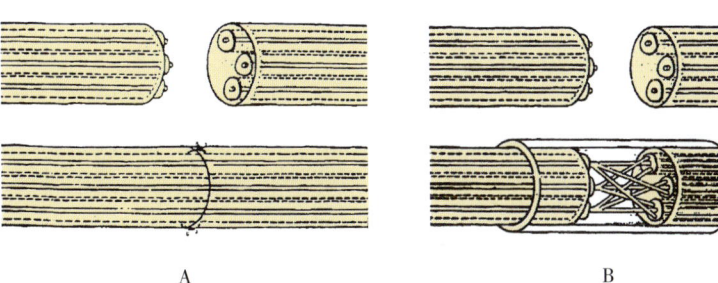

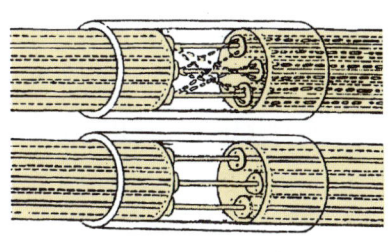

图 8-4-3-6-6　获得最佳轴突生长特异性的两种假说示意图（A~C）

A. 切断分别位于各自施万细胞管中的3根轴索，精细地缝合使它们准确对位。这种概念纯粹是用机械手段解决再生问题；B. 3个施万细胞管断端间留下一定间隙，每个远端施万细胞管得到每个近端施万细胞管发出的轴突；C. 根据夭折假说，错向生长的轴芽夭折而正确生长的轴突存留。在这个假说模式图中，最终结果与A中的结果相同

皮质重整合程度的大小反映了神经纤维选择和生长夭折后周围轴突的错向生长程度。此时的患者应通过感觉再教育程序重塑大脑，其目的是了解来自手的触觉输入辨别其形式和形状。有证据表明，这种学习过程涉及中枢神经现存突触潜伏期的延长、新的突触联系的形成，甚至在脑细胞中新的蛋白表达的出现。

六、临床应用前景

综上所述，神经损伤修复后最终的功能恢复依赖于发生在各级水平神经部位的分子、细胞、生物化学和电生理的变化。具体表现在：

1. 修复侧（纤维的起源）；
2. 沿着雪旺细胞管（神经纤维的存留或夭折）；
3. 靶器官（纤维的存留或夭折）；
4. 后根神经节和脊髓（细胞死亡）；
5. 大脑躯体感觉皮质区（功能调节和重整合）。

显然对神经损伤来说"多种多重级别的精细反应方式"是必不可少的，甚至在成年人的周围以及中枢神经细胞中也显著存在着一定程度的灵活性。因此在治疗周围神经损伤过程中不能忽视这种现象。在特定情况下，受损神经干的精细对合具有很大的价值，但将受损区域置于套管结构中并在神经两残端间留下缺损，则能够促使局部各种因子的积聚而致营养和诱向作用得到最佳程度的发挥。周围神经系统中沿着神经通路或在靶器官部位的神经纤维的存留或夭折体现了一种灵活性原则。中枢神经系统的灵活性则以诸如视觉空间识别能力和言语学习能力在感觉功能恢复过程中所起的重要作用而得到证明。正如我们已经得知感觉再教育方案的沿用，不久的将来，大脑的重新整合训练将会是治疗周围神经损伤有益的关键领域。

第七节 雪旺细胞在周围神经再生中的作用

雪旺细胞是周围神经系统主要的胶质细胞，亦称神经膜细胞或鞘细胞，除了与周围神经的发生、发育和形态、功能方面关系密切外，还在周围神经损伤后的修复中起着重要作用。在损伤神经远端发生瓦勒氏变性，雪旺细胞不但分裂增殖形成Bungner带，引导再生轴突的生长，而且还分泌神经生长因子等多种活性物质，诱导、刺激和调控着轴突的再生和髓鞘的形成。随着对周围神经损伤与修复研究的不断深入，雪旺细胞在周围神经损伤后的变性和再生中的作用，也日益受到国内外学者的重视。

一、雪旺细胞的形态结构和生理功能

Theador Schwann 于 1839 年首先描述这种细胞，并注意到周围神经的髓鞘与雪旺细胞有关。雪旺细胞包裹所有的周围神经纤维，周围有髓神经纤维的髓鞘是由雪旺细胞质膜形成的，神经纤维的轴突陷入雪旺细胞沟内，沟两侧质膜合成系膜，后者拉长并螺旋包绕轴突而形成髓鞘。若系膜没有螺旋包绕轴突，则无髓鞘形成，称为无髓鞘纤维。所有包裹周围神经纤维的雪旺细胞又被基板包裹，基板外是神经内膜和细胞外基质。

在发生上，雪旺细胞起源于神经嵴。未成熟的雪旺细胞是大而圆的细胞，细胞核卵圆形，胞质致密。当它们从神经嵴迁移出来的时候，细胞呈梭形，随后变为不规则形，成串地沿着生长中的神经纤维束生长、繁殖，并形成髓鞘，一个雪旺细胞只形成一节髓鞘（即一个结间体）。在无髓纤维，一个雪旺细胞可包裹不止一条轴突。在成熟的有髓纤维，雪旺细胞的胞核虽卵圆形，一般位于细胞中部，居髓鞘外面。胞质是薄而不连续的，分布在髓鞘外面(向基板面)和内面(向轴膜面)。在结旁区的舌状胞质囊和指样突起、髓鞘板层内的施兰切迹及核周区等处才有较多的胞质。细胞质含有一般的细胞器，如粗面内质网、高尔基复合体、微管、微丝、线粒体和溶酶体等，大部分的粗面内质网和高尔基复合体位于核周区。

雪旺细胞的正常生理功能可概括为如下几点：

1. 支持和保护轴突的作用　不论有髓还是无髓神经轴突，均有雪旺细胞包裹。SC 胞浆的彼此连接处外面有基膜相连。有 SC 鞘的郎飞结就是 SC 的连接处，外面套有共同的基膜。

2. 形成髓鞘　对有髓纤维起着绝缘作用，髓鞘还有加速神经轴突的传导作用。

3. 对神经轴突的营养代谢作用。

4. 维持轴突的良好微环境　在神经轴突的冲动传导中，轴突膜内外的离子扩散，少不了雪旺细胞的维持。

二、神经损伤后雪旺细胞的反应

雪旺细胞是损伤神经远段瓦勒氏变性后唯一分裂、增殖并对轴突再生有重要作用的细胞。切断轴突后，神经远侧端有不同的一系列变化，在第 3 天轴突便消失，髓鞘崩解。电镜下观察，可见 12h 内，轴突内神经微管和内质网的分解，线粒体的肿胀及神经微丝崩解为小颗粒，在 24h 内轴浆就变成浓集的颗粒状物质，混杂着变性的髓磷脂碎屑，髓鞘变得疏松弯曲，髓鞘板层变成波浪状，正常的周期性也消失，到了 48h 轴突几乎消失，髓鞘解体和碎裂变得很广泛，碎裂的节段凝集成髓鞘球，到第 5 天髓鞘完全碎裂成大块聚集的物质。

当轴突和髓鞘退变的时候，雪旺细胞也发生明显的改变，神经切断 2 天后，电镜下观察，胞浆内质网的囊泡膨胀，5 天后致密微粒的数量和体积增大，尼氏体聚集成团，线粒体嵴完整，在第 7 天时数目增加。这些改变在第 12~14 天时变得很明显。在 21 天后，有些雪旺细胞胞浆仍含有剩余的髓鞘、较大的致密体和类线粒体，细胞核和核仁固缩，但仍在细胞的中央。第 28 天后，有些细胞核固缩或破裂，少数雪旺细胞外层核膜突出，折叠形成板层样结构，但即使到瓦勒氏变性的第 35 天，多数雪旺细胞显示正常。

早在变性 48h 以后，崩解的轴突和髓鞘都被巨噬细胞包围起来，巨噬细胞和雪旺细胞协同逐渐吞噬髓鞘的碎屑，这些碎屑被消除后，雪旺细胞开始分裂，并在原来的神经内膜管内形成多数纵行排列的柱状细胞突，其中来自有髓纤维者称为 Bungner 细胞索。SC 有丝分裂是最早、最有特征的表现之一，用 3H 胸腺嘧啶脱氧核苷标记，在轴突中断后 3~4 天，与雪旺细胞有关的有丝分裂前活动沿着变性神经以每天 200mm 的速度顺行扩散，DNA 合成增加，在 7 天左右分裂达最高峰，并维持到第 15 天左右，而 DNA 含量也在 2~3 周达高峰，以后分裂速度逐渐减慢。到轴突切断后第 4 周，随着 Bungner 带的形成，分裂便基本停止，处于静止状态。应用 S-100 蛋白抗血清的免疫组织化学方法发现，雪旺细胞分裂增殖的数量可达正常神经的 4 倍，并维持到第 10 周，如无再生神经长入则将逐渐萎缩，神经鞘管也随之逐渐皱缩、塌陷，束膜下胶原组织增生。Bungner 细胞索在 20 周左右已明显萎缩，大约在 30 周已有部分消失，经观察束膜下胶原组织增加约 1 倍，神经于容纳神经纤维的空间截面积缩小 80%~90%。在变性后 1 年，Bungner 细胞索内的雪旺细胞几近消失。

三、影响雪旺细胞分裂增殖的因素

瓦勒氏变性时，位于神经鞘管内的雪旺细胞便出现分裂、增殖，以往认为是由于轴索和髓鞘分解后,内膜管塌陷,所产生的物理作用刺激雪旺细胞增殖;另一种看法是当轴突和髓鞘崩溃时,会释放一种化学诱导因子作用于雪旺细胞启动它的分裂、增殖。但最近的研究结果不支持上述假说。在没有巨噬细胞的神经段内,雪旺细胞不发生有丝分裂,也不吞噬清除髓鞘碎屑。尽管这时轴突正在缓慢退变,雪旺细胞亦在排斥自己的髓鞘。这些现象表明,引起雪旺细胞增殖并进行正常瓦勒氏变性的是巨噬细胞,而非神经溃变物。巨噬细胞数目达到顶峰时也正是雪旺细胞的增殖前期;巨噬细胞侵入损伤局部的同时雪旺细胞正发生有丝分裂。充分证明了巨噬细胞很可能就是雪旺细胞分裂源的假说,它能引起雪旺细胞有丝分裂,产生大量、完全分化的雪旺细胞。而完全分化状态下的雪旺细胞有力地支持周围神经再生。

离子通道也影响瓦勒氏变性中雪旺细胞的增生。在用3H胸腺嘧啶脱氧核苷标记和电镜观察雪旺细胞增生时,发现雪旺细胞的增生与细胞K^+流量有关,应用K^+通道阻滞剂可阻止雪旺细胞的增生。

最为重要的影响雪旺细胞在神经再生过程中的分裂、增生的因素就是再生的轴突对雪旺细胞的致分裂作用。早期的研究发现,在胚胎晚期和生后早期,雪旺细胞随着神经的生长,有丝分裂增多,但对轴突和有丝分裂间的关系则未说明。在近期的实验中发现,当再生的轴突和已发生瓦勒氏变性神经的雪旺细胞相接触时,雪旺细胞就加快了有丝分裂。应用3H胸腺嘧啶脱氧核苷标记S期细胞分裂,可见到在轴突和雪旺细胞接触处标记物渗入显著增多,表明刚和轴突接触的细胞加大了有丝分裂的速率。这种致分裂的物质可能是在轴膜上富含的一种对胰蛋白酶敏感的成分,也有可能是轴突膜与雪旺细胞膜相互作用的结果,这也说明在神经再生时对轴突的刺激作用是雪旺细胞髓鞘化的先决条件。

四、雪旺细胞在神经再生中的作用

雪旺细胞是周围神经系统的一个重要组成部分,每一有髓及无髓轴突从前根、后根直至其末梢,均为雪旺细胞所包裹,它的重要作用尤其表现在周围神经的变性和再生过程中。雪旺细胞在周围神经再生中的作用可概述如下:

(一)吞噬作用

帮助巨噬细胞清除退变的髓鞘碎屑。但是神经损伤局部的巨噬细胞并不是雪旺细胞转变而来,而是来自于损伤区域周围的血管。它们离开血管后,穿过坚韧的神经内膜,进入损伤神经处,除协助雪旺细胞清除轴突和髓鞘的溃变残余物和碎屑外,还产生和释放白细胞介素-1,刺激雪旺细胞产生神经营养因子而促进神经再生。在周围神经损伤后初期,巨噬细胞仍未聚集的时候,雪旺细胞吞噬髓鞘碎屑,然而髓鞘碎屑的清除主要由血液中的单核—巨噬细胞完成。

(二)生成基底膜

所有雪旺细胞均由一层基底膜所包裹,这层基底膜形成一个跨越郎飞结的连续管状覆盖。其主要成分包括基膜粘连蛋白(Laminin, LN)、纤维粘连蛋白(Fibroneetin, FN)、Ⅳ型胶原(Collagen Ⅳ)、硫酸肝素蛋白多糖(HSPG)、内皮粘连素(Entactin)、乙酰胆碱酯酶、Ⅴ型胶原等。目前已经证实,周围神经纤维的基底膜主要成分的合成、分泌均由雪旺细胞完成。体内雪旺细胞未成熟之前表面不出现基底膜,体外雪旺细胞和神经元联合培养时才形成基底膜。基底膜除了在胚胎时期能引导神经嵴细胞的迁移并促其分化外,最主要的是在神经再生过程中能促进轴突生长和生长导向作用。体外实验表明,用基底膜样物质作底物对运动、感觉和交感神经均有促轴突生长作用,生长作用也完全取决于底物的模型。胚胎发育过程中基底膜路径的出现早于神经纤维,当人为阻断基底膜路径时,神经纤维生长方向会发生紊乱。空腔管移植物中加入LN、FN等能促进神经纤维再生。基底膜的这一作用可能与LN有关,再生轴突上存在LN膜蛋白受体,与LN长臂特异结合,长臂发挥杠杆作用,将生长锥顶端的丝状假足不断抽出延长,新的生长锥形成,如此反复不断地使轴突增长。LN位于雪旺细胞基底膜管的内表面,而再生轴索则沿着管的全长贴附在基底膜的内表面生长。基底膜还具有促进雪旺细胞分裂、增殖的作用。在体外雪旺细胞培养中加入外源性基底膜活性物质,可刺激雪旺细胞分裂、增殖,雪旺细胞在基底膜存在的情况下形成髓鞘并逐渐成熟。由此可见,两者的关系相辅相成。

(三)形成髓鞘

周围神经纤维表面上的髓鞘来源于雪旺细胞的表面膜,其形成过程甚为复杂,是在轴突周转的大分子成分自我组配的一个动态过程。体外培养雪旺细胞能合成髓鞘的特殊分子,一个雪旺细胞要和一个轴突发生联系,它必须先进行一轮或一轮以上的有丝分裂。雪旺细胞能否形成髓鞘也取决于轴突提供的信息,轴突纤维粗细是决定因素之一,比1pm细的纤维极少髓鞘化,而髓鞘板层的数目也与轴突的直径成正比。将近端无髓神经纤维与远端有髓神经进行吻合,用3H胸腺嘧啶脱氧核苷标记增生的雪旺细胞时,发现轴突决定髓鞘形成中的作用还表现在标记的细胞并不是从近侧段移行到远侧段,再生进入远侧段的轴突是被原来就位于该处的细胞形成髓鞘的,而将周围神经移植到中枢神经,其中雪旺细胞也能形成具有周围神经特点的髓鞘。

(四)对再生神经的趋化作用

雪旺细胞体外培养时发现,在生长的感觉神经细胞一侧加入雪旺细胞后,便出现轴突集中向雪旺细胞处生长的现象。用透析的方法提取了雪旺细胞膜上的一种37KDa蛋白加入培养基,也发现这种大分子物质诱导了轴突再生的方向。因此证实,雪旺细胞对再生轴突有趋化作用。这种趋化性学说在以往就有过大量的讨论。实验证明在神经再生过程神经生长是否出现这种趋化性决定于神经远端是否存在,神经近端只趋向神经组织生长而不向肌腱或其他组织生长,提出神经组织可以对神经近端产生特异性刺激作用诱导近端生长,而且这种趋化作用受到距离的影响。动物实验中两个神经断端相距6~10mm时,这种趋化作用就表现很明显,超过10mm时,近端生长则受到影响,在相距20mm中,如果加入取自远端的一小段神经,近端的轴突就成功地生向远端。这也证明来自于雪旺细胞的趋化作用,同时这种趋化作用存在一个扩散梯度,这种趋化物质存在于雪旺细胞膜上,由于细胞膜的更新不断脱落到细胞外间隙中产生一个能吸引轴突的扩散梯度,并且这种吸引能力有明显的特异性,吸引近端相应的感觉神经轴突或运动神经轴突向远端生长。

(五)营养作用

雪旺细胞能合成和分泌神经元营养因子(NTFs)、神经生长因子(NGF)、促神经突起生长因子(NPFs)、BDNF、CNTF、NT3、基膜素和纤维连接蛋白等几十种活性物质,这个观点已在体外雪旺细胞培养中逐步得到论证。将雪旺细胞膜的提取物质放入有神经细胞的培养基中,可发现神经轴突的生长速度大大加快。分子生物学研究表明,这种物质和从小鼠颌下腺提取的神经生长因子同属一类物质,在雪旺细胞的培养液中还能获得NPFs、基膜素和纤维连接蛋白等。现已知道,体外培养所获得的NPFs能促进神经的生长,并影响其形态的形成,基膜素、纤维连接蛋白能为神经的生长和细胞及轴突的移行提供必需的底物,基膜素还能促进生长的神经与雪旺细胞的相互作用,而NGF能影响神经细胞许多生物合成活动,其结果是更多地制造结构和酶的蛋白和脂类,合成的产物被运到远侧部去作为生长轴突的原料。越来越多的研究资料都表明,雪旺细胞对神经的再生过程起着重要的营养作用,雪旺细胞所提供的这些营养物质,通过轴膜的胞饮作用,进入轴突内,又通过轴浆的逆行运输转运到神经细胞体,进而发挥其营养作用。

(六)雪旺细胞

具有显著的合成及释放细胞表面黏附分子(cell-adhesion molecule, CAM)的能力,黏附分子位于细胞的表面,在发育和再生过程中与神经元的迁移、轴突成束化以及轴突伸延的路线有关。

总之,对雪旺细胞在周围神经的修复和再生方面作用的研究正在不断地深入,进一步了解雪旺细胞的各种性质,弄清其与周围神经再生的关系,并加以利用,以达到改善周围神经修复的效果,是国内外学者所关心和感兴趣的课题。现代的科学手段已为雪旺细胞的研究提供了便利的条件,可以期望在不久的将来,周围神经损伤的修复效果会得到进一步的改观。

(陈峥嵘)

参 考 文 献

1. 王万宏,侯春林,夏平光等.选择性臂丛神经根切断治疗上肢痉挛脑瘫的远期疗效评价[J].中华手外科杂志,2007, 23(6)
2. 江曦,陈爱民,张志凌等.大鼠骶丛根性撕脱伤模型的建立[J].中华创伤杂志, 2009, 25(3)
3. 侯春林.长段周围神经缺损的治疗策略[J].中华创伤杂志, 2007, 23(6)
4. Beris A, Lykissas M, Korompilias A, Mitsionis G. End-to-side nerve repair in peripheral nerve injury. J Neurotrauma. 2007 May; 24(5): 909-16.
5. Chen Z. Progress of peripheral nerve repair. Chin J Traumatol. 2002 Dec; 5(6): 323-5.
6. Chitranjan, Kandpal H, Madhusudhan KS. Sciatic hernia causing sciatica: MRI and MR neurography showing entrapment of sciatic nerve.Br J Radiol. 2010 Mar; 83(987): e65-6.
7. de Ruiter GC, Malessy MJ, Yaszemski MJ, Windebank AJ, Spinner RJ. Designing ideal conduits for peripheral nerve repair. Neurosurg Focus. 2009 Feb; 26(2): E5.
8. de Ruiter GC, Spinner RJ, Yaszemski MJ, Windebank AJ, Malessy MJ. Nerve tubes for peripheral nerve repair. Neurosurg Clin N Am. 2009 Jan; 20(1): 91-105, vii.
9. Gruber H, Peer S, Meirer R, Bodner G. Peroneal nerve palsy associated with knee luxation: evaluation by sonography--initial experiences. AJR Am J Roentgenol. 2005 Nov; 185(5): 1119-25.
10. Pourrier SD, Nieuwstraten W, Van Cranenburgh B, Schreuders TA, Stam HJ, Selles RW. Three cases of referred sensation in traumatic nerve injury of the hand: implications for understanding central nervous system reorganization. J Rehabil Med. 2010 Apr; 42(4): 357-61.
11. Wang B, Wang X, Zhou Q.[Anatomic study on injury of simple deep branch of ulnar nerve].Zhongguo Xiu Fu Chong Jian Wai Ke Za Zhi. 2010 Feb; 24(2): 223-5.
12. Yue-Zheng Hu, Hua Chen, Jun Tang, etal.Treatment of humeral fracture complicated with iatrogenic radial nerve injure after closed reduction. SICOT Shanghai Congress 2007

第四章 周围神经缺损的治疗

第一节 周围神经缺损处理的基本原则

一、概述

神经缺损几乎存在于每一个周围神经伤断中,不管它是新鲜还是陈旧损伤,因为神经连接的中断,其两个断端均有不同程度的回缩,新鲜的切断伤间隙少些数毫米,而陈旧切断伤其间隙常达数厘米。由于损伤的原因不同其缺损可以更大,如严重的挫伤、辗轧伤、战伤、神经撕裂伤,可以有一长段神经缺失或破坏遗留巨大的缺损,此外有的神经断端已形成外伤性的神经瘤或存在连接性的神经瘤。在作二期修复时,必须先切除这种神经瘤,亦必然残留较长的神经缺损。相反有时神经虽仍保持其连续性,但根据其伤损的性质不同,例如电灼伤、注射伤、缺血性损伤、牵拉伤等同样可以存在神经长段破坏,修复时经切除,则存在长段缺损,此外周围神经缺损可以发生在不同的平面。高位的如在神经根从脊髓神经的发出处直至末梢的指神经缺损,如何考虑闭合各部位的神经缺损,其方法亦各不相同。所以不管其导致缺损的病因是什么?在哪一个平面?治疗的目的,始终是想方设法在消除张力的情况下桥接神经缺损,以恢复损伤神经的功能连接。

二、周围神经缺损的基本闭合方法

选择哪种方法闭合缺损,应根据缺损的范围、损伤的部位、损伤的机理、缺损的神经、合并损伤而决定;其他还包括:合并骨折与骨端缺损、广泛软组织损伤、多发神经组织缺损、肢体远侧的外伤性截肢或严重损伤、对侧肢体和伤前肢体情况、医生对神经弹性与张力的理解、神经修复在无张力下进行等重要因素。先经过仔细的临床检查,包括运动的、知觉的丧失测定。损伤神经的手术显露是确定神经损伤的部位与大小的第一步。在术中确定神经缺损的长度,包括神经瘤作必要的切除后,各神经束断面粒粒可见。所残留的缺损,原则上克服神经缺损可分两大类,即增加神经的相对长度与缩短神经间所经过的那段间距。前者包括神经牵伸、神经游离、带蒂神经移植与游离神经移植,后者包括关节定位、神经改道、骨骼缩短(特别是存在骨折或骨不连者)、松解或切除有制约的软组织。这些方法需根据病理、病情、部位与术者技术水平选择某种或数种方法组合应用。选定最佳手术方案,先简后难。最理想的缺损闭合当然是断端修整后能直接缝合。实际上这仅在新鲜损伤很少的缺损中才有可能。

(一)神经牵伸

由于周围神经存在一定的不规则途径、自然的肢形起伏与一些正常的弹性,所以当牵伸后可以获得一定长度,然而其获得的长度是很有限的,只适用于数毫米的小缺损的闭合。

(二)神经游离

神经游离是获得长度最常用的方法。几乎每一个神经修复手术中都运用此操作。由于周围神经自然途径中存在一定的松弛度,故有利于获得此长度。神经游离应在手术显微镜放大下进行,并使用精细显微外科手术器械,除必要的神经外膜解剖,有时还包括神经内的松解。神经可以沿其正常途径的远近侧游离,根据解剖部位与缺损的不同,如神经在肌或腱鞘下经过,必要时可将其约束组织松解或切断以获得一些长度,有的甚至可超过2~3cm。这种神经、肌肉分支的存在游离时常受限制,因为从神经主干分入神经肌肉交换处距离短。有需要时可神经内松解来增加肌肉分支的长度。到底能获得多少?则要看神经束或束组的分布与组成而定。有的肌肉分支在外膜切开后有较长的一段自成一索,则神经束间分离较易获得长度。然而有的进入神经主干后则与其他神经束交织在一起,很难获得长度。神经断裂位于肌肉分支的远侧者游离后容易向远侧牵伸以克服缺损的长度(图8-4-4-1-1),反之如断裂位于肌肉分支的近侧,则不易向近侧牵伸。

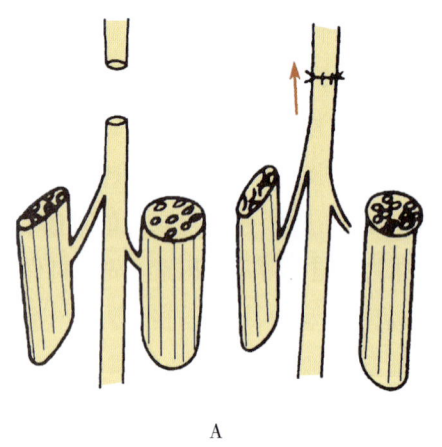 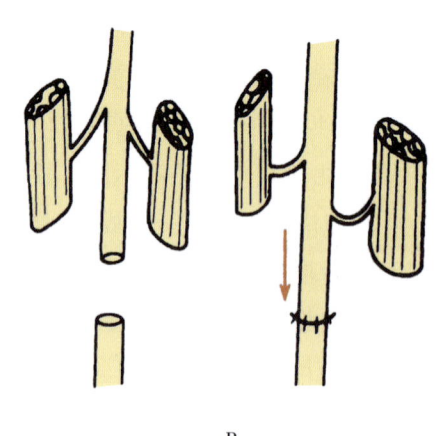

图 8-4-4-1-1　神经断裂近侧与远侧示意图(A、B)
A.神经断裂在分支近侧,游离后不易牵伸,甚至会被拉断;B.断裂在分支远侧,游离后易牵伸,可克服缺损

对有的邻位分支,为获得长度有时不得不切断、牺牲部分肌支或关节支。这就要根据医生的判断与分支的重要性来决定去留。周围神经的营养血管是从邻近的伴行血管发出分支通过神经系膜进入神经的,在外膜下变为纵向的神经营养动脉。在粗大的神经有知名的动脉、坐骨神经动脉与正中神经动脉。所以在游离神经时,要特别注意保护这些神经外或神经内的营养血管。神经系膜有节段性动脉环弓,允许神经有一定程度的游离与牵伸,如分离超过6~8cm则难保不伤及血管影响其血液供应,所以手术操作时必须仔细、轻柔,尽一切可能保留丰富血供,不要在神经游离后产生缺血、苍白,使断端没有一点渗血,这样必然影响神经的再生。应用神经游离来克服缺损有下述优点:神经束型易于对合,神经直接缝合再生轴突只需长过一个吻合口,当然本法只适用于较短的神经缺损,不致危及神经内纵向血供。

(三)关节的位置

由于神经的过多游离必然影响血供,所以尚

需根据损伤部位外加其他形式的方法,如神经断裂缺损邻近没有僵直的关节,将关节放在一定的位置往往有利于缺损的克服。轻度的关节屈曲与神经游离合用可以减少神经分离解剖与由此引起的血供影响。但是关节决不能制动于极度屈曲或伸展位。不然即使在手术时由于关节屈曲神经断端能勉强缝合,术后逐渐伸展关节时,缝合还是要撕开、出血、挤压、疤痕形成,不可能有良好的神经轴突再生。所以屈曲关节是有限度的,一般认为肘与膝关节的屈度不可大于90°,腕关节不应大于40°,踝关节不宜大于10°。不然就不应采用本法。众所周知,神经缝合后不能再增加张力,所以采用关节屈曲以克服缺损的长度亦是有限的,一般有可能获得的相对长度,在屈腕时约为2cm,加上屈肘合计为5~6cm。在神经牵伸缝合时必须注意两点,即张力大小与张力作用的时间。多数实践证明,神经松解后将神经自然地弯曲与松弛度牵伸,能获得的为神经游离松解段长度的5%~6%。超过此限必然影响修复的最后疗效。同样如作用力的时间延长,则神经抗张力弹性较易适应。所以一定限度的关节屈位神经缝合后3~4周,断端已有愈合,关节还不允许一下伸直,而要在较长的一段时间中逐渐进行。一般其伸展的度数每周不能超过10°。

(四)神经改道

有的神经位于关节的伸侧而该关节只有屈曲动作,例如肘部的尺神经,单纯屈肘并不能使神经松弛,甚至使尺神经绷紧。然而若是将尺神经游离从伸侧更改道前置至屈侧,再加上适当地弯曲肘关节,就有可能获得较前的相对长度,以克服一定长度的尺神经缺损。神经改道不单可以应用于伸侧前置至屈侧,还可以从肌肉中改道,如将正中神经前置至旋前圆肌的浅侧;从骨路上改道,如把桡神经从屈指浅肌内外侧头间的腱弓下解放,将神经在上臂中段前移至肱骨的前方;以及从韧带组织部位改道,如尺神经的肌支内移腕管中,都能获得一定长度,有利于缺损的克服。

骨缩短或切除在有的解剖部位神经断裂常并发骨折特别是长骨干骨折,在作内骨端固定前适当切除骨折断端可以相对缩短神经缺损,尤以骨端并发骨不连必须是行骨端的修整,或在断肢再植中清创时常需切除骨端再行内固定才能使各神经在无张力下缝合。骨端的缩短长度则应根据各病例的软组织创伤情况而定。一般神经组织缺损不严重者应该缩短不宜超过5cm。骨的缩短有时可能应与神经改道同时进行,如在肱骨骨端内固定前先行桡神经前置。有的部位,骨质隆突或横跨神经的途径部位,如臂丛神经与锁骨、正中神经与肱骨的髁上突、腓总神经与腓骨近侧的骨软骨瘤,如将有关联的骨骼切除一段,切除病变段可以只缩短神经所通过的途径,增加神经的松弛,使断端易于端端缝合。

(五)软组织松解

周围神经的途径中常由韧带、肌肉或筋膜等软组织横跨其上,例如正中神经途经腕横韧带深侧与旋前圆肌的两个肌起头之间,在这些部位,如果将这些横跨其上的韧带肌肉切断松解则神经可以更松弛,有利于牵伸对合。

第二节　上肢周围神经缺损的治疗

神经缺损克服的一般原则已如上述,现将这些原则应用于各条神经,特别是最好发病的部位,在操作中手术医生应熟知该神经解剖途径及其肌肉分支。

臂丛神经由 $C_{5~8}$ 和 T_1 前支的神经根组成,以后形成根、干、股、束支与上肢大神经。臂丛斜跨颈后三角,进入腋窝向远侧形成各条周围神经达上肢,此外还发出重要肌支,即肩胛上、胸前、肩胛与腋神经。

神经缺损的闭合：目前臂丛手术的效果仍不理想。一般神经牵拉伤暂不手术,观察一段时间,一般 3 个月,如无恢复征象再行手术探查。对于根、干、股、支的断裂则需行对端神经修复,结合神经游离与距离缩短的体位,有的患者则需行神经移植。在作神经游离时,应细心分离其侧支如肩胛上、胸前、肩胛下和腋神经,但在此部位并不易获得较理想的长度,神经内侧支的松解可能会困难一点,如尚有缺损则要依情况调节,以缩短颈与肩的间距。即颈弯向伤侧,肩内旋内收置胸前肩抬高并屈肘。

一、正中神经

（一）概述

正中神经在臂丛包括 $C_{6~8}$ 和 T_1 神经根的纤维。于上臂与肱动脉伴行,一起进入肘窝,离开动脉后经过旋前圆肌二头之间下行,位于前臂正中,穿过指浅屈肌腱桥的深侧,位于指深屈肌的浅表。继向远侧正中神经逐渐向腕部浅侧在腕横韧带下进入腕管,以后分出肌支支配大鱼际肌与桡侧的 2 条蚓状肌,分出皮支供应手部桡侧三个半手指的知觉。正中神经在上臂部没有运动支,在肘窝与前臂则有肌支分出支配旋前圆肌、桡侧腕屈肌、掌长肌与指浅屈肌。拇长屈肌、旋前方肌及桡侧一半的指深屈肌则由前方间支支配。

（二）缺损闭合的方法

正中神经可能是上肢最重要的神经,它可以在不同部位伤断,然而最常见的是在腕部或肘部,肘部有时并发 Walkman's 前臂屈肌缺血性挛缩亦可累及正中神经。神经一旦损伤,除桡侧三指半知觉丧失外,拇指重要的对指功能亦受累。所以必需尽一切可能恢复正中神经的连续性。

根据不同平面有将近侧段的侧支分离并作神经外与内的神经松解牵伸约能获得 2cm 相对长度。置肘关节于屈曲位能获得外加的 4~5cm,腕关节弯曲约能获 2cm,正中神经从指浅屈肌腱桥下与旋前圆肌起点二头之间前置又可获 1~2cm。

（三）不同平面的损伤

1. 正中神经上臂段缺损　正中神经在胸小肌平面,由外侧束与内侧束各分出的外侧头与内侧头合并形成,紧靠肱动脉前壁下行,神经缺损常由严重的创伤引起,故易伴有肱动脉裂伤,应同时处理,特别要注意勿用止血钳在血液中乱夹以致误伤神经。由于该神经在上臂段无分支,故比较易于分离与牵伸,如仍有缺损可适当地屈肘或将神经从旋前圆肌二头间游离前置,以减少缝合张力。后者在邻近肘关节的平面更为有效。有时因创伤还并发肱骨干骨折,还可采用骨骼缩短的固定方法以获得更多的相对长度以闭合神经缺损。

2. 正中神经肘部缺损　在肘窝部由于神经分支较多,游离受一定限制,尤以前臂近侧的肌内支支配前臂与腕部屈肌不应受到损伤。必要时可作细心神经内游离肌肉分支并适当地屈曲关节。由于肱骨下段外形不规则,不宜在此平面行骨端缩短式内固定。

3. 正中神经前臂部缺损　神经直行,游离时可自旋前圆肌二头间与指浅屈肌腱鞘切断前移,并适当地屈曲肘与/或腕关节以获得长度。

4. 正中神经腕掌部缺损　腕部可以说是正中神经最常见的断裂部位,又因未作及时早期修补而产生更大的神经缺损。首先同样作神经游离,加上屈腕可获 2cm。但过度屈腕会影响静脉回流与手指屈曲功能,故仍需避免。如果缺损区在运动支或包括一段主干,宜行近侧神经内运动束的游离解剖,因为运动时比较固定,一般松解所得有限。

对较大的神经缺损,尤以正中神经与尺神经同时缺损可考虑行带蒂神经的移植,对难以恢复的尺神经,修复正中神经即 Strange 术式,或进行其他神经移植。

二、尺神经

(一)概述

尺神经是臂丛内侧束的延续,起于 C_7 和 T_1 神经根。在腋部腋动脉的内侧,进入上臂与肱动脉伴行于上臂中 1/3 神经穿过内侧肌间隔向下,达肱骨内上髁的后方。分出关节支进入肘关节,肌支供应尺侧腕屈肌。经过内上髁又有肌支支配指深屈肌的尺侧一半与尺侧腕屈肌。在前臂其行程偏掌侧,开始在尺侧腕屈肌的二头之间,以后位于该肌深面,与尺动脉伴行,经尺(Guyon)管,进入掌部,分浅皮支与深运动支。浅皮支位于钩骨钩突的浅侧,深运动支绕过钩突与豌豆骨之间达掌心,分出肌肉支支配尺侧 2 条蚓状肌与拇收肌横部。在内上髁后面先后有关节支分出进入肘关节与肌肉支分出支配尺侧腕屈肌,经过内上髁后又支配尺侧一半的指深屈肌与尺侧腕屈肌。

(二)缺损闭合的方法

尺神经可能是所有神经中比较容易克服长度缺损的神经。一般运动支的剥开使神经约能获得 2.5cm 游离长度;尺神经自内上髁后前置又能获 2.5~5cm,前置后屈时又能获得 2.5~5cm;屈曲腕关节又可加松 2.5cm。但不应在同一病人全都用上,这将造成肢体过度屈曲而伸展困难。

(三)不同平面的损伤

1. 尺神经上臂部缺损　在上臂部尺神经无分支,它自臂丛分出下行,穿过内侧肌间隔,达肘部肱骨内上髁的后方,几乎与正中神经平行,只在严重创伤中断裂。该平面有缺损除游离松解后还可将其前置后,屈曲肘关节将尺神经牵向近侧以克服之。如同时存在肱骨骨折,可以考虑在内固定前适当切除骨端,以缩短肱骨克服缺损。

2. 尺神经肘部缺损　尺神经在肘关节平面有肌支与关节支分出,故在前臂近侧,关节平面与上臂远侧的缺损,在游离时,需分出关节支与切开外膜分出肌支或将尺神经前置并在尺侧腕屈肌二头之间解剖,甚至切断其肱骨上的肌起点再加上轻度屈肘往往可以获得较长的相对长度,以克服缺损,使神经断端得以对接缝合,其中关节支可以牺牲切断。

3. 尺神经前臂部缺损　在该平面的断裂单靠游离神经与屈曲肘或腕关节常觉长度不足。一般都需行肘部尺神经前置以获得足够的松弛度。如存在尺桡骨骨折亦可考虑适当地作骨端切除缩短内固定,以克服缺损。

4. 尺神经腕掌部缺损　与正中神经一样,此平面亦是尺神经最常见的断裂部位。尺神经的游离松弛,可以通过轻度屈曲腕关节并切开尺(Guyon)管掌侧韧带将神经松解,如有必要还可切断尺侧腕屈肌的腱延伸部获得更多长度。经过尺管后尺神经的深支（肌支）自尺侧绕过钩骨钩突,转向桡侧,Boyes 将它经改道到腕管亦可获一小段长度利于对接（图 8-4-4-2-1）。

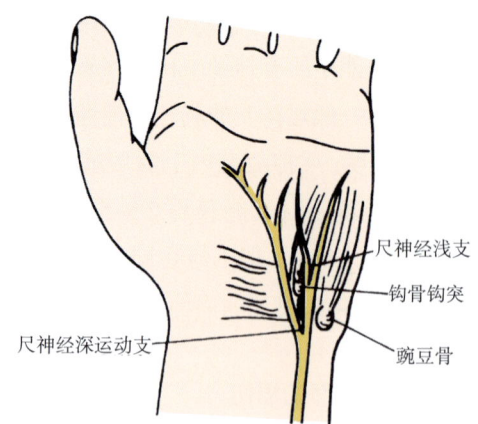

图 8-4-4-2-1　尺神经深支的桡侧改道到腕管（示意图）

三、桡神经

（一）概述

桡神经损伤是肱骨干骨折时最常见的并发症,因为该神经紧贴着肱骨的桡神经沟。单纯浅支或深支损伤则可能由前臂或腕部的裂伤或医源性损伤引起。桡神经是臂丛神经后束的延伸,由 $C_{5\sim8}$ 与有时 T_1 神经根纤维组成,桡神经的上臂段开始位于腋动脉与肱动脉的后面,二头肌、肩胛后肌与背阔肌前面,继之向后外在桡神经沟内与肱深动脉伴行向下。其下 1/3 段自外侧肌间隔处穿出位于肱二头肌与肱桡肌之间下行向前,于肘窝肱骨外上髁处分成浅感觉支与深运动支又称后骨间神经。浅支与其内侧的桡动脉伴行,位于肱桡肌深面,前臂在下中 1/3 处穿过深筋膜之肱桡肌膜的桡侧达皮下支配第 1、2 掌骨间皮肤。深支在旋后肌的上 1/3 处穿入该肌二头间绕过桡骨的前外侧斜向外至背侧该肌下 1/3 处穿出,分成数个肌支供应伸指诸肌。在腋部桡神经已有肌支分出支配三头肌的内侧头与长头。在肱骨桡神经平面亦有肌支分出供应三头肌的内、外侧三头与肘肌。

（二）缺损闭合方法

按以下三个部位进行处理：

1. **桡神经上臂部缺损**　桡神经在腋部与分出之三头肌支的近侧,一般的神经游离是很有限的。置上臂于内收与外旋位可以稍增加其长度。在肌肉分支远侧断裂游离后约可获得 2.5cm 长度,将桡神经移位前置于肱骨再行吻合约可获得 2.5cm。前置后加上屈曲肘关节又可获得 2.5cm。在肱骨中段平面如存在骨折,适当缩短骨端后行内固定又可获一些长度以利神经对合。

2. **桡神经肘部缺损**　可以通过前置与屈肘以克服缺损。后骨间神经在进入旋后肌前或后均有一些肌支分出,游离时则需行神经内游离以保留肌支,使神经更松弛。

3. **桡神经前臂部缺损**　桡神经浅支均属感觉支,在前臂部无分支,所以比较易于游离,如果不能对接,其主要的病残会导致疼痛性神经瘤。

第三节　下肢周围神经缺损的治疗

一、股神经

股神经损伤最常见是下腹部或腹股沟部的穿刺伤,常伴有股动脉或髂动脉损伤。股神经是腰丛神经最大的分支,由 $L_{2\sim4}$ 神经根的后腹合成。伴行于髂动脉的外侧,向前下经腹股沟韧带深侧后伴行于股动脉外侧。在腹部肌支分出支配髂肌。经过腹股沟韧带后则分为皮肤支，主要为股神经的前内部支配股前部知觉与隐神经分布区，股神经的后外侧与肌支供应股四头肌。

缺损克服方法：股神经的缺损一般采用游离远近侧神经并适当屈髋，可以克服 5cm 长度的缺损。

二、坐骨神经

坐骨神经损伤常由臀部或腹后部刺伤或创伤引起，亦有因髋关节向后骨折脱位所致。坐骨神经是人体中最粗大的神经，是大部分骶丛的延伸，由 L_{4-5}、S_{1-3} 神经根组成，它自坐骨切迹下线穿出骨盆，向下位于坐骨粗隆与股骨大粗隆之间，覆盖于臀大肌的深面。腘绳肌的肌支起于臀部，该神经在大腿中下 1/3 平面处分为腓总神经与胫神经。缺损闭合方法：坐骨神经的缺损亦可采用上述远近侧神经游离的方法，尤以肌内分支远侧的断裂。还可以同时采用近侧神经内的肌支松解，一般可以获 3cm 松弛。此外伸髋与屈膝又可获得更多的松弛。如同时存在股骨骨折亦可考虑骨端缩短内固定。臀部平面：由于肌支自臀部分出，游离的松弛很有限，切断梨状肌、闭孔内肌与上、下孖肌皆可获得一定长度，伸髋总能获得长度但该位置病人感到很不舒适。大腿平面：由于股支自臀部分出，在其远侧的神经游离常可获得较多长度，对伴有股骨骨折者可缩短骨端 1~2cm 内固定，一般不致引起明显跛行。

三、胫后神经

胫后神经损伤可由小腿贯穿伤、胫骨上部骨折或缺血引起。该神经是坐骨神经 2 个终末支内侧较大的一个，始于大腿的下 1/3，向下经过腘窝的中央。在腘窝的正角穿入比目鱼肌的深面，沿股后肌的浅表直行向下，以后经踝内侧韧带深面进入足底分成内、外神经，支配足侧的肌肉与皮肤感觉。胫后神经的肌肉支在腘窝处先后支配腓肠肌、比目鱼肌与腘肌。再远侧一组分支支配比目鱼肌、胫后肌、趾长屈肌与蹞展屈肌。

缺损闭合方法：胫后神经供应足侧绝大部分皮肤知觉，所以与上肢的正中神经供应大部分的知觉同样重要。通过神经游离与适当地屈曲膝关节，往往可克服数厘米缺损。如内外神经同时断裂，则可利用外侧神经 Strange 带蒂神经袢移植以克服内侧神经的缺损。

四、腓总神经

腓总神经损伤比胫后神经更易，因为其两端在坐骨切迹与腓骨颈处比较固定，所以易引起牵拉伤。腓总神经是坐骨神经在大腿下 1/3 分成 2 个终末支中外侧较小的一支。沿股二头肌进入小腿前肌腔隙分为腓深、浅神经，支配前肌腔隙内诸肌与部分足背知觉。

神经缺损闭合方法：游离神经，切除腓骨头与屈膝可能获数厘米松弛，在腓骨颈以下，由于腓骨神经已分成很多分支，游离长度有限，可考虑肌支种入或以后行肌腱转移来代偿功能。

（陈峥嵘）

参 考 文 献

1. 吴德升; 赵定麟; 何北平等. 修复周围神经缺损的组织工程研究.生物医学工程学杂志 1997; 14（2）：108-110
2. 官士兵, 侯春林. 肩胛上神经严重撕脱时副神经移位修复的处理对策［J］.中华创伤骨科杂志, 2006, 8（8）
3. 江曦, 陈爱民, 张志凌等. 大鼠骶丛根性撕脱伤模型的建立［J］.中华创伤杂志, 2009, 25（3）
4. 侯春林. 长段周围神经缺损的治疗策略［J］.中华创伤杂志, 2007, 23（6）
5. Bergfield TG, Aulicino PL: Variation of the deep motor branch of the ulnar nerve at the wrist, J Hand Surg 1988; 13-A: 380.
6. Bonnel F, Foucher G, Saint-Andre J-M: Histologic structure of the palmar digital nerves of the hand and its application to nerve grafting, J Hand Surg 14-A: 874, 1989.
7. Delaria G, Manupassa J, Saporiti E, Taglioretti I: Surgical treatment of lesions of the sciatic nerve, Ital J Orthop Traumatol 9: 451, 1983.
8. Gattuso JM, Davies AH, Glasby MA, et al: Peripheral nerve repair using muscle autografts: recovery of transmission in primates, J Bone Joint Surg 70-B: 524, 1988.
9. Hobbs RA, Magnussen PA, Tonkin MA: Palmar cutaneous branch of the median nerve, J Hand Surg 15-A: 38, 1990.
10. Matejcik V, Penzesova G. Surgery of the peripheral nerves. Bratisl Lek Listy. 2006; 107（3）：89-92.
11. Matejcik V. Surgical repair of peripheral nerves in lower extremities. Bratisl Lek Listy. 2001; 102（6）：282-5.
12. Mohseni MA, Pour JS, Pour JG. Primary and delayed repair and nerve grafting for treatment of cut median and ulnar nerves. Pak J Biol Sci. 2010 Mar 15; 13（6）：287-92.
13. Nunley JA, Ugino MR, Goldner RD, et al: Use of the anterior branch of the medial antebrachial cutaneous nerve as a graft for the repair of defects in the digital nerve, J Bone Joint Surg 71-A: 563, 1989.
14. Rose EH, Kowalski TA, Norris MS: The reversed venous arterialized nerve graft in digital nerve reconstruction across scarred beds, Plast Reconstr Surg 83: 593, 1989.
15. Trail AI: Delayed repair of the ulnar nerve, J Hand Surg 10-B: 345, 1985.
16. Trumble TE, McCallister WV. Repair of peripheral nerve defects in the upper extremity. Hand Clin. 2000 Feb; 16（1）：37-52.

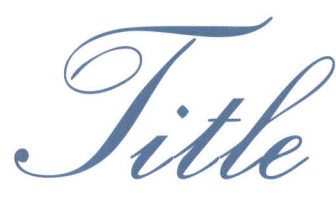

第五篇 脊髓血管畸形与病变

第一章　脊髓缺血综合征 /3388
  第一节　脊髓缺血问题　/3388
  第二节　脊髓前动脉综合征　/3390
  第三节　脊髓后动脉综合征　/3395

第二章　脊髓出血 /3400
  第一节　脊髓出血的基本概念与MR诊断　/3400
  第二节　蛛网膜下出血　/3404
  第三节　脊髓硬膜外出血　/3407

第三章　脊髓动静脉畸形 /3414
  第一节　脊髓血管解剖复习与发病机制　/3414
  第二节　脊髓动静脉畸形的分类与诊断　/3418
  第三节　脊髓血管畸形的治疗　/3422

第四章　脊椎、脊髓的栓塞术 /3429
  第一节　栓塞术的基本概念与临床应用　/3429
  第二节　脊椎、脊髓栓塞术的手术技巧　/3430

第一章 脊髓缺血综合征

第一节 脊髓缺血问题

一、概述

有关脊髓缺血所引起的障碍,临床上远少于同是中枢神经的脑组织,因此尚有许多不明之处。但现已知出现脊髓功能障碍的机制,不仅有机械的压迫及破坏,尚有缺血引起的变性亦为其主要原因之一。因而近年来有关脊髓缺血的实验性研究也在增多。

二、脊髓血管的解剖及循环动态

虽同属中枢神经系,但脊髓与脑有不同的特殊循环体系。脊髓动脉分为纵行于脊髓前面前正中裂的脊髓前动脉及纵行于背面后外侧沟的2支(一对)脊髓后动脉。这三支动脉于多处互相有吻合,前者主要营养脊髓腹侧2/3,后者则营养背侧1/3。两者均有向脊髓实质垂直流入的分支及围绕脊髓周围走行的分支。脊髓前动脉分支垂直走行于前正中裂者称为中心动脉,主要营养脊髓灰质。流入脊髓实质的细动脉与脑的细动脉一样,为终末动脉,相互间无吻合。

向脊髓前、后动脉流入的近位的动脉,根据脊髓高位水平而不同,颈髓处主要由椎动脉、胸髓及腰髓处由肋间动脉及腰动脉分支出根动脉而构成脊髓动脉。这些根动脉非常细(人体为0~0.8mm直径),而T_8~L_2则有一支称为大前根动脉(Adamkiewicz动脉)是一支较粗(1.0~1.3mm直径)的根动脉。这些根动脉的分布位置、分布数、灌流区域的种族及个体差异较大,于胸髓水平处为血行动态上的椎动脉系与肋间动脉系的分水岭,尤其容易出现脊髓缺血。

已如上述,脊髓与脑同属中枢神经组织,但较脑的血管解剖更为复杂。临床上脊髓缺血性障碍远少于脑,且脊髓本身较小、实验研究也较困难,所以有关脊髓循环动态的研究也较少。但近年来由于精密计测法的开发,在此领域内已取得一些新的成果。田村、Hayashi、Scremin等利用氢廓清法测定了兔、大鼠、猫的脊髓血流量(SCBF),伊古田等测定了人的SCBF(用Xe-CT法),报告称第5颈髓的成人正常值为42.3±6.3ml/(100g·min)。

脊髓循环的调节因素有血压、$PaCO_2$、脑脊液压、组织pH、化学传递物质、血管运动神经药。有关体血压,Kobrine等认为脊髓可自体调整,收缩期体血压在50~150mmHg以内时,SCBF固定不变。而大友则称,脊髓循环受体血压的影响,体血压的作用较大,脊髓血管对各种药剂的反应极稳定,虽受脊髓血管的神经支配,但极轻微。

关于脊髓的血流方向，一般认为中位胸髓水平以上为下行性，以下为上行性。但脊髓的血行方式多种多样，其动态力学上尚多有不明之处，血压的变动及脊髓的压迫障碍等可能很容易使之出现变化。冈氏探讨了下行主动脉阻断时末梢侧血压与脑脊髓液压之间的压差（相对的脊髓灌流压），对脊髓缺血发生的影响（用犬），认为相对脊髓灌流压在 40mmHg 以上，虽长时间的阻断主动脉亦无异常。由此可理解作为主动脉阻断时的辅助手段，脑脊液压低下法是有用的。

三、脊髓缺血的监测

近年来由于电生理学检查法的进步，缺血所致的脊髓功能障碍程度已较容易评价。脊髓功能的电生理学检查法有体感诱发电位（SEP）及脊髓诱发电位（ESP）两种用于临床及动物实验。脊髓缺血、压迫时的电位变化有潜伏时的延长及振幅的低下、消失。但 SEP 法的导出电位低，易受杂音影响，颇不容易获得鲜明的波形。更因为本法是记录大脑皮质的电位，易受麻醉的影响，且为通过末梢神经的刺激反应，其病变主因动脉阻断时的末梢神经缺血时有时不出现波形，因此不能正确评价脊髓障碍。但 ESP 法的波形导出较容易、确实，可获得大波形，很少受麻醉、末梢神经病变等影响，因而有报告称对脊髓缺血的监测有用。有关 ESP 有一点要注意的事项，即确实为脊髓阻血，给予弱刺激时（不是机械压迫），于阻血早期有时出现一过性振幅增大。推测这是由于缺血而神经纤维的阈值低下所致。

ESP 被认为是反映脊髓后索及后侧索的功能。前文已述及脊髓的血行支配腹侧 2/3 为脊髓前动脉，背侧 1/3 为脊髓后动脉所营养。但前者的侧副血行较后者差，因此，前者支配领域的前角，侧索较后者支配的后索更易受到缺血的影响。因此，SEP、ESP 上无明显变化而可发生脊髓前动脉系的障碍即发生截瘫。近年来，Levy 等人利用刺激大脑皮质运动区而从脊髓、末梢运动神经导出运动诱发电位（MEP）而试行监测脊髓侧索及前角神经细胞功能。脊髓灰质较白质的缺血耐性低，尤其属大型神经细胞的前角细胞最弱，因此本法可用于对脊髓缺血的监测，今后会更被广泛应用。

四、脊髓缺血时的代谢

过去一直认为中枢神经组织受到阻血数分钟即出现不可逆性变性而功能完全丧失。但近年来已明确中枢神经细胞可耐受一定程度的长时间的缺血。缺血所致的神经细胞障碍，其主因当然是继缺血而引起的物质代谢及能量代谢障碍，但神经细胞对代谢异常的耐受当然也有一定限度，耐缺血的时间即表示其限度。有关脊髓缺血时的代谢，报告较少。据 Anderson 等用猫的研究：使脊髓的血流减少至正常的 8%，30min，观察其物质及能量代谢变化。据其研究，缺血时期中，ATP 等高能量磷酸及葡萄糖渐减，无氧性糖酵解亢进的结果而使乳酸渐增，但缺血 30min 后，血流再开通时，这些物质水平迅速复原，组织学上、神经学上几乎无异常。秋月等以显微外科法制成的大鼠上半身移植模型，进行了长时间完全缺血脊髓的组织学研究。此模型为用生后 2~4 周的 Lewis 系幼鼠（供者）的 T_3 水平以上的上半身，移植到同系成熟大鼠（受者）的腹股沟部用显微外科法进行动静脉吻合）。此模型可完成 30min~数小时的长时间完全缺血状态的试验，而且只要受者存活，更长时间的慢性实验亦属可能。生后 2 周龄的供者，进行 60~90min 的完全缺血，以 Tarlov 的运动评价标准也仅为Ⅲ级，组织学上的变化也极轻微。樱井等用同样模型，进行脑组织变性的观察，认为脊髓比脑有更大的对缺血的耐受性。Anderson 等对此作如下解释：①脊髓与脑相比较,其神经细胞的能量需要少,无氧性糖酵解能量低,因而乳酸的蓄积少。②线粒体对缺血的耐受性不同。

一直认为中枢神经系组织缺血时的障碍是由于阻血期间,氧及葡萄糖缺乏而不能产生能量,而能量需要较高的神经组织即陷入坏死。但最近有较多报告称:缺血并不能直接引起坏死,而是在血流再开通后的早期,出现某种代谢异常,因此而破坏了细胞周围的微小循环以及电解质等微小环境的再灌流破坏(reperfusion injury)而引起。缺血时的代谢异常据称有去甲肾上腺素、5-羟色胺、自由基及钙离子等的增加。富泽报告,用重锤落下法制成的脊髓挫伤时5-羟色胺增加;用脊髓压迫法制成的缺血时自由基增加,认为这是加重因素。

根据上述动物实验,有报告称减轻缺血引起的脊髓障碍药物有肾上腺皮质激素、5-羟色胺拮抗药(cyproheptadine 溴-LSD)、自由基清除剂、过氧化物歧化酶、二甲基亚砜、钙拮抗剂(verapamil)等。

第二节 脊髓前动脉综合征

一、概述

脊髓血管障碍中,MR可得到早期诊断,但脊髓梗死,按目前MR的清晰度尚难发现其病灶。由于MR的应用,脊髓空洞症一病已成为易诊断疾病,但非典型的脊髓梗死及其表现的多样性,目前MR的影像学诊断尚不能满足其要求,因而目前对脊髓梗死的诊断仍只能按血管支配区域的神经症状推断其为脊髓前动脉综合征或脊髓后动脉综合征。现就其原因,临床表现的多样性等概述如下。

二、发病原因

脊髓前动脉综合征由脊髓前动脉或中心动脉的闭塞而引起(图8-5-1-2-1),但也有许多报道,上述血管无闭塞而根动脉或其起始部的椎动脉、主动脉等脊髓外血管为其原因者,脊髓梗死的原因中,最初以梅毒性动脉炎、血栓受到重视,但以后的报道则原因多种多样,可概括如表(8-5-1-2-1)脊髓与脑不同,动脉硬化较少为其特征。血管阻塞以栓塞多于血栓;最近,主动脉硬化的胆固醇结晶及颈椎间盘髓核,使中心动脉栓塞者受到了重视。

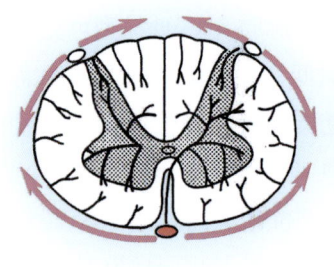 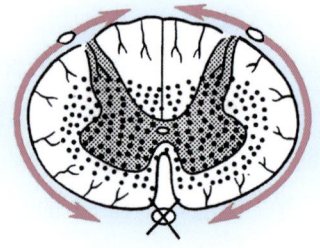 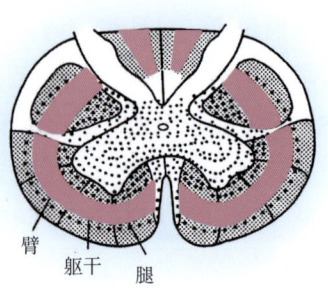

图8-5-1-2-1 脊髓前动脉综合征示意图(A~C)
A.正常状态;B.脊髓前动脉综合征受累范围;C.波及部位

表8-5-1-2-1 脊髓梗死的原因

脊　髓　梗　死　的　原　因
脊髓外血管阻塞 　1. 主动脉，尤其是壁间动脉瘤 　2. 粥样硬化、血栓（主动脉、椎动脉） 　3. 外伤所致的主动脉、肋间动脉、腰动脉等损伤 　4. 手术侵袭（主动脉畸形手术、主动脉移植时的血流阻断、胸腰部交感神经节切除术、神经根切断等时的根动脉损伤） 　5. 机械性压迫所致的继发性脊髓循环障碍（肿瘤、脓肿、脊椎疾患） **脊髓内血管阻塞** 　1. 粥样硬化、血栓 　2. 栓塞（由主动脉脱落的粥样块、胆固醇结晶、血栓性栓塞、心脏瓣膜病、细菌性心内膜炎、空气栓塞、右心房的黏液瘤、 　　心导管、椎间盘外伤所致髓核突出） 　3. 梅毒性血管炎 　4. 结节性动脉周围炎、SLE性血管炎、抗磷脂质抗体综合征、巨细胞性动脉炎 　5. 放射线（放射性脊髓病） 　6. 血管造影时造影剂所致的化学刺激 　7. 机械性压迫所致的继发性循环障碍 　　（1）肿瘤、硬膜外脓肿、颈椎病 　　（2）蛛网膜炎、蛛网膜粘连－链霉素、青霉素、酚、麻醉剂、造影剂的髓腔内注入、结核性脑膜炎、化脓性脑膜炎（脑膜 　　　炎菌、肺炎球菌） 　8. 静脉系阻塞疾患（血栓性静脉炎） **全身性血压降低休克，心停搏**

Foo总结的脊髓前动脉综合征60例，原因不明者最多，为14例，其次为血管瘤10例，感染后或疫苗接种后9例，脊髓前动脉阻塞9例，主动脉病变5例，胸腰部交感神经切除、低血压、梅毒、转移癌各2例，颈椎病、椎动脉摄影、硬膜外出血各1例。30～39岁以下者占57%，属动脉硬化原因者占多数，也许需要考虑脊髓外血管阻塞以外的病因。其可能之一，应考虑脊髓造影，MR尚不能发现的髓内的小血管瘤等。

自Naiman报道以来，椎间盘髓核栓塞所致的脊髓梗死已引起注目，颈椎病呈Brown-sequard的病例均应考虑到颈椎病所致的中心动脉压迫，也有颈椎病致末梢动脉的脊髓丘脑束营养动脉受压而致梗死的可能性

三、临床特征

（一）临床症状

脊髓前动脉综合征（anterior spinal artery syndrome）为脊髓前动脉支配的脊髓前方约2/3处受到障碍，而属脊髓后动脉领域的后索、后角则完整无损而产生的综合征，其特征为：

1. 迅速出现截瘫或四肢瘫；
2. 障碍部位以下分离性感觉障碍；
3. 早期开始即出现的膀胱直肠障碍；
4. 发病时，与病灶部一致的剧烈疼痛，束带状感；
5. 如停止发展，症状可获得改善。

本综合征特征的分离性感觉障碍乃因脊髓丘脑束障碍所致温痛觉选择性受到障碍，其深部感觉（后索系感觉）无损伤。按上述诊断标准及临床经过，并根据MR等图像，排除了其他疾患后方可诊断为本病。脊髓前动脉综合征的临床表现特征可归纳如下：

（二）临床表现

1. 发病年龄由青年至高龄，幅度较大；
2. 障碍水平多在颈髓及胸髓；
3. 有两侧性典型脊髓前动脉综合征及脊髓半侧的Brown-Séquard型脊髓前动脉综合征；

4. 典型为重症且恢复不佳，Brown-Séquard 型则属轻症，恢复较好；

5. 典型病灶可达数个髓节以上，Brown-Séquard 型则为限局性，止于 1~2 髓节；

6. 最多见的初发症状为疼痛；

7. 绝大多数急性病例，由发病至全部症状出现，在一日以内，也有一周内症状全部出现的亚急性发病者；

8. 分离性感觉障碍通常见于障碍水平以下，但也有梗死在颈髓，而分离性感觉障碍上界在胸髓水平者；

9. 有的分离性感觉障碍呈髓节性孤立型（节段型）；

10. 下肢麻痹恢复好于上肢麻痹，即锥体束症状恢复好；

11. MR 上急性期可出现脊髓肿胀，慢性期可出现脊髓萎缩。

Brown-Séquard 型主要由中心动脉梗死所致，中心动脉由脊髓动脉分支，走向前正中裂中央部，支配脊髓前 2/3 半侧。由脊髓前动脉长度 1cm 内分出的中心动脉数：颈髓为 5~8 支，胸髓为 2~6 支。其分布方式为一支向左，则下一支向右呈交替式。因而中心动脉梗死的范围小，所以属轻症而恢复较好。尸检确认的 Brown-Séquard 型病例，虽未探讨其范围，但 MR 的 T_2 增强像上报告有脊髓半侧小范围的高信号区。

初发症状中以疼痛为最多见。后根、后角、后索未受侵袭的脊髓前动脉综合征为何会出现疼痛？可能是因为疼痛的大多数属索性或前根性深部痛的缘故。此外，也有人报道：构成脊髓前动脉综合征原因的分离性大动脉瘤等主动脉病变亦可引起疼痛，而疼痛与脊髓并无直接关系。

脊髓前动脉综合征时下肢麻痹较上肢麻痹恢复较好亦为其特征之一，这可能是由于锥体束障碍较轻的缘故。因为锥体束不仅由脊髓前动脉供应血液，并且也由脊髓后动脉供应，即属双重供应支配的领域。

分离性感觉障碍为最特征性症状，通常存在于障碍水平以下，但也有变异。其一为：虽为颈髓障碍，但分离性感觉障碍上界有时却在胸髓领域。其机制是：病初出现的上肢分离性感觉障碍上界随恢复而下降至胸髓水平。即呈层状排列的外侧脊髓丘脑束障碍，由内侧（颈髓领域）开始恢复，而外侧（胸髓以下领域）则遗留。即由中心动脉领域开始恢复而脊髓周边的障碍被残留。其次，孤立型（节段）分离性感觉障碍亦为其特征。其机制之一为：末梢动脉系的侧支循环（旁路）而外侧脊髓丘脑束由外侧恢复而病变则局限于内侧（脊髓中心部）时出现此种改变。小林氏尸检报告有呈衬衣型分离性感觉障碍，其梗死部位在颈、胸髓前角及前索的病例。

发病方式：多突然发病呈卒中样，数分、数小时或数日内临床表现达顶点，一般多为 1 天以内病像完成的急性发病，也有需数日的亚急性发病者。Fiesci 等报道了脊髓，尤其前角呈缺血性腔隙的尸检病例支持 Jellinger 提倡的进行性脊髓血管病这一概念。随 MR 影像诊断的进步，较小的脊髓梗死灶亦能诊断时，则亚急性或慢性发病病例亦将受到注意，脊髓血管障碍即等于急性发病这一概念将会受到重新探讨。

四、MR 所见

有关前动脉综合征的 MR 图像报道较少。1988 年井上对呈现脊髓前动脉综合征病例的脊髓横断面的 MR 所见，从第 19 病日开始追踪，发现于前角一致处 T_1 增强像呈低信号区；T_2 增强像呈高信号区，一年半后 MR 见脊髓腹侧呈扁平化而萎缩的病例。1991 年 Elksnis 等对 3 例脊髓前动脉综合征进行检查，于 T_1 增强像上未发现脊髓肿大或异常信号，但于 T_2 增强像上发现了与神经症状相对应部位有高信号区，并且 Gd 的增强效果。1992 年 Kume 等报道了一名 24 岁男性病例，临床上呈脊髓前动脉综合征，其急性期于 T_1

增强像上出现了脊髓水肿及脊髓肿大(T_2增强像上出现高信号区),慢性期于 MR 扫描上,脊髓前 2/3 证明有明确病灶,Yanagi 等也诊治了急性脊髓肿胀 1 例及慢性期的脊髓萎缩 2 例。今后随 MR 的进一步完善,脊髓血管障碍将会更多被掌握而病例亦将会增加。

五、病理

经脊髓前动脉综合征尸检发现,其脊髓横断面上病灶的分布,可分为 4 型。

1. 脊髓前动脉全领域的梗死;
2. 前半部梗死;
3. 包括前角、前索的中心部梗死;
4. 局限于前角的梗死。脊髓前半部受损的 2 型,因避免了锥体束的障碍而步行障碍易于改善;脊髓中心梗死的 3 型,则因前白交联受损所以理应出现孤立型的分离性感觉障碍。文献中典型的脊髓前动脉综合征 1 型较少,2~4 型共占约 2/3(图 8-5-1-2-2)。即本综合征的病理所见并非一定脊髓前 2/3 受损,其病灶的分布可多样。也有只限于对低氧状态抵抗较弱的脊髓中心部,前角出现梗死者。例如,Herrick 报道了两例脊髓梗死(无症状性主动脉病变并发灰质,尤其前角被选择性脊髓梗死,其一为脊髓外血管原因,其二为中心动脉胆固醇块的栓塞),两例均有下肢麻痹,感觉正常或仅有异常感觉,其临床表现与典型脊髓前动脉综合征显著不同。MR 的解像力如能更进一步改善,梗死诊断更确切时,无分离性感觉障碍的非典型症状的病灶分布也将能被判明。

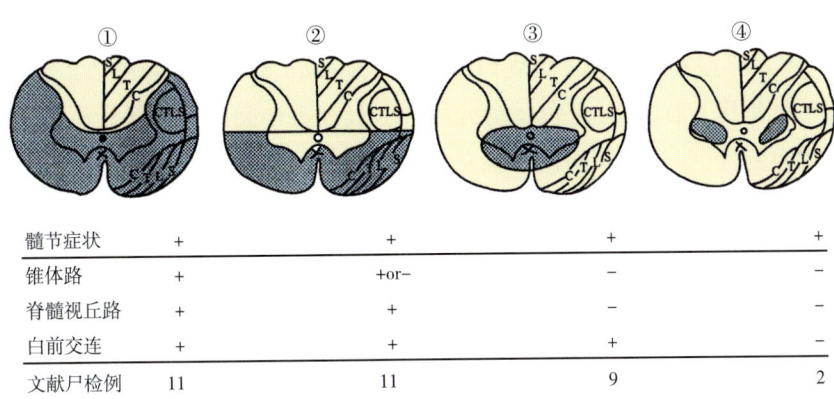

	①	②	③	④
髓节症状	+	+	+	+
锥体路	+	+or–	–	–
脊髓视丘路	+	+	–	–
白前交连	+	+	+	–
文献尸检例	11	11	9	2

图 8-5-1-2-2 病灶分布示意图
脊髓横断面的病灶分布与长传导束征 C. 颈髓; T. 胸髓; L. 腰髓; S. 骶髓

六、诊断

(一)脊髓前动脉综合征的诊断标准为

除较急发病的脊髓性麻痹(多为四肢瘫、截瘫)、分离性感觉障碍、膀胱直肠障碍等早期出现的典型症状之外,尚需根据脊髓液、脊髓造影、MR 等检查及长期追踪观察以否定肿瘤、多发性硬化、脊髓动静脉畸形等疾患。

(二)临床病例探讨

据 Yanagi 23 例中颈髓 11 例,胸腰髓 12 例,其临床观察如下:

1. 发病年龄 为 9~74 岁,分布较广 9 岁 1 例,10~19 岁 4 例,20~29 岁 5 例,30~39 岁 3 例,40~49 岁 2 例,50~59 岁 5 例,60~69 岁 2 例,74 岁 1 例;30~39 岁以下青年发病为 13 例,占 57%。

2. 初发症状 初发症状中以疼痛为最多,共 17 例(颈、肩、上肢 9 例,背、腰、下肢 8 例)疼痛出现于病灶水平或其以下,为轻度或剧烈的疼痛。其次为麻木感 6 例(上肢 4,下肢 2),无力 7 例(上肢 1,下肢 6),腓肠肌痉挛 1 例(症状中有重叠者)。

3. 发病及病状持续期间 大部分为数分钟

至1日。数分以内者2例，2~3小时者5例，半日者6例，1日者4例，2至数日3例，1至数周3例。此3例的临床表现，除发病方式外，属典型的分离性感觉障碍之脊髓前动脉综合征。

4. 临床表现的分析

（1）典型脊髓前动脉综合征及Brown-Sequard型脊髓前动脉综合征　梗死灶在颈髓水平，麻痹波及上、下肢者11例；梗死灶在胸腰髓仅下肢麻痹者12例。上肢麻痹时伴有肌萎缩，下肢麻痹者初期因脊髓休克而呈弛缓性，但多在一个月以内转变为痉挛性截瘫。脊髓前动脉综合征的临床表现可概分为脊髓前动脉支配领域两侧均障碍的典型者与半侧受到障碍的Brown-Sequard型。但虽属Brown-Sequard型，其后索仍无损，所以准确地说应是不全Brown-Sequard型。按分离性感觉障碍为两侧性或一侧性而分类时，两侧性典型者12例，其他型11例。Brown-Sequard型者其下肢麻痹（上位运动元体征）为一侧性或两侧性，但虽为两侧性亦有左右差异，分离性感觉障碍的反对侧占优势。病灶扩延，典型者可扩延数个髓节；Brown-Sequard型者病灶为局限性或仅止于1~2个髓节。以颈椎病为基础疾患的3例均为Brown-Sequard型。在两组的步行障碍推移上，两组于初期有半数以上不能步行，但追踪观察证明均有显著减少或完全消失，证明下肢功能恢复良好。此外Brown-Sequard型较两侧性典型者为轻，且恢复亦较好。

典型病例：

[例1]　31岁，女。起床时发觉左颈部有钝痛，早饭时左肩上肢出现疼痛，1~2min后右上肢也出现疼痛，数分钟后四肢肌力低下，再1h后需辅助下步行，两手指完全麻痹，3h后不能走路及尿闭。入院时上肢有明显麻痹，四肢深反射消失，Babinski征阴性，两侧C_5以下出现分离性感觉障碍。两周后症状开始改善，再两个月后两上肢至胸大肌出现广范围高度肌萎缩，深部反射亢进，Babinski征阳性，步行正常但上肢与下肢间症状的差异非常明显。12年后追踪调查时MR上，T_1增强像上颈髓有萎缩。

（2）分离性感觉障碍的特征　感觉障碍的具体情况为：位置觉无障碍而温痛觉于全部病例均有障碍，轻度振动觉障碍者3例，轻度触觉迟钝者9例（39%）。但上述病例均有温痛觉消失，所有病例基本上均有分离性感觉障碍。轻度的振动觉迟钝可能是因为增龄而发病前既有的变化。分离性感觉障碍的上界水平在颈髓者4例，在胸髓者19例。分离性感觉障碍为主要的后遗症，23例中仅有2例有明显改善。分离性感觉障碍中应注意的第一点是：病变虽在颈髓，但分离性感觉障碍的上界多在胸髓水平，有时易被误认为是胸髓障碍。

典型病例：

[例2]　64岁女，伴有颈椎病的Brown-Sequard型脊髓前动脉综合征。1984年7月4日晨炊事中突感肩背部疼痛，30min后右下肢肌力低下，起立困难，1h后右手麻痹，2h后左上下肢麻木感，出现一时性四肢瘫，30min后右偏瘫恢复而入院。入院时有四肢不全瘫及轻度上肢分离性感觉障碍，出院时已缩小至T_6以下。分离性感觉障碍时的第二注意点是其分布有时呈脊髓空洞症样孤立型（节段性）。两侧的分离性感觉障碍均由骶髓水平开始恢复，最后，仅大腿前面呈孤立性（节段性）髓节性分布（图8-5-1-2-3）。

5. 脊髓前动脉综合征的MR
MR对梗死能作出何种程度的诊断对9例脊髓前动脉综合征急性期施行MR检查，5例中仅1例与临床表现相对应的水平上，于T_1增强像上有脊髓肿大及T_2增强像上出现了高信号区。追踪1年以上的4例中，有2例出现了脊髓萎缩。

6. 原因或基础疾患
脊髓前动脉综合征23例的基础疾患是：胸主动脉瘤1例，颈椎病3例，糖尿病3例，心瓣膜病1例，病毒感染后1例，不明14例，除尸检1例证明有主动脉瘤为其原因之外，其他均属原因不明。

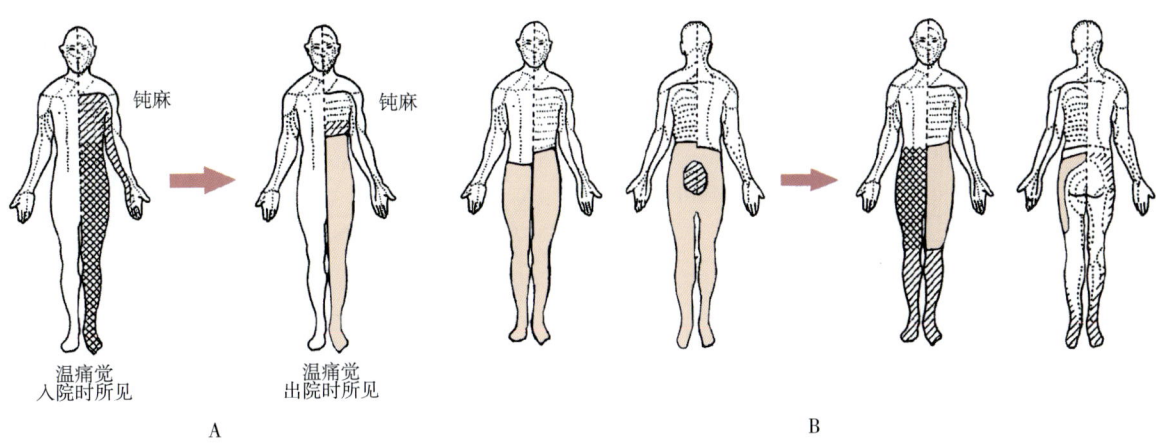

图8-5-1-2-3 分离性感觉障碍的特征示意图（A、B）
A. 颈髓水平的Brown-Sequard型脊髓前动脉综合征病例，入院时分离性感觉障碍轻度波及上肢，出院时已缩小至胸髓水平；
B. 分离性感觉障碍呈孤立型（节段性），尾骶部开始恢复，最后仅大腿前部呈髓节性分布

七、治疗

尚无确定的治疗方法，急性期脊髓水肿可大量投予类固醇（prednisolone 60~80mg 及甘露醇等）。近年，于选择性脊髓血管摄影后，由导管注入尿激酶、类固醇于根动脉内，据称有效。今后很可能出现有效的早期治疗方法，所以要对血管性脊髓综合征的典型及非典型病例的临床表现要有充分的了解，求得早期诊断是非常重要的。

对于有明确致压因素所引起者，可采取外科手术方式，切除致压物，包括肿瘤、后突之髓核及骨片等。

第三节　脊髓后动脉综合征

一、概述

一般说来，脊髓血管障碍较脑血管障碍少见。这可能是由于脊髓的血管动脉硬化较脑血管为轻及吻合较多之故。脊髓血管障碍中后动脉的梗死更为罕见，现对脊髓后动脉梗死所致的脊髓后动脉综合征概述如下。

二、脊髓的血管

有关脊髓血管的解剖，在此仅简单介绍有关脊髓后动脉为中心的内容。

脊髓血管可概分为脊髓前动脉及脊髓后动脉，脊髓前2/3由脊髓前动脉营养，后1/3由脊髓后动脉供血（图 8-5-1-3-1）。脊髓后动脉分支较多，很少有缺血性变化。脊髓前动脉及脊髓后动脉由椎动脉分支（图 8-5-1-3-2）。根动脉有前根动脉及后根动脉。除此种分类为脊髓前、后动脉的方法之外，尚有将脊髓血管系分为中心动脉系及末梢动脉系的分类法。由纵行于正中的脊髓前动脉及两侧背面的脊髓后动脉有多数分支环绕脊髓表面行走，此即末梢动脉系。由脊髓前动脉分支有中心动脉，进入脊髓灰质内而营养脊髓中心部此即中心动脉系（图 8-5-1-3-3）。

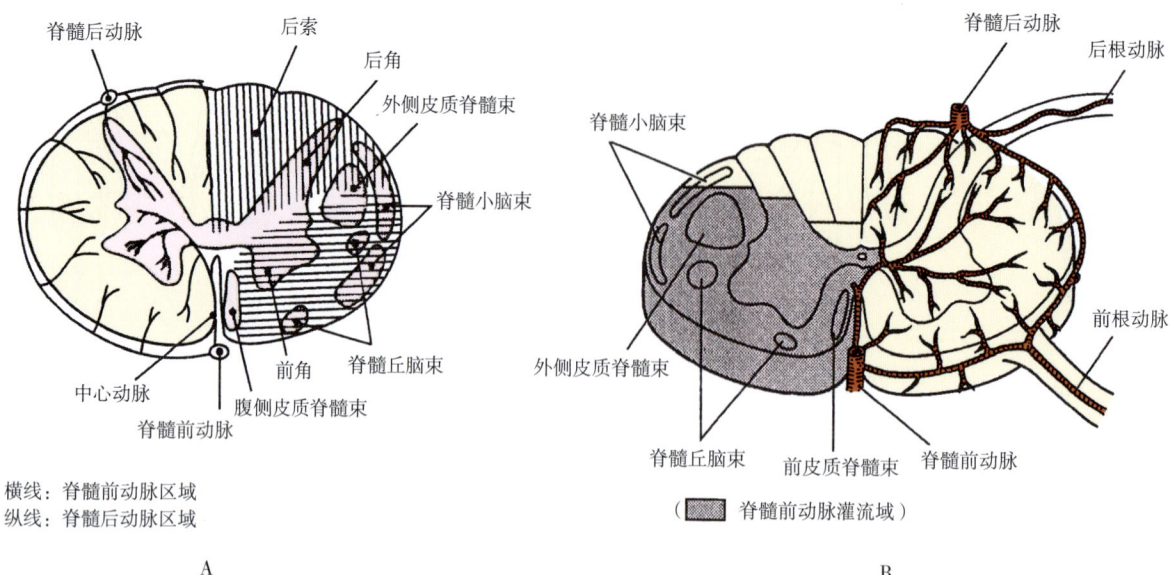

图8-5-1-3-1 脊髓前后动脉灌流区域示意图（A、B）

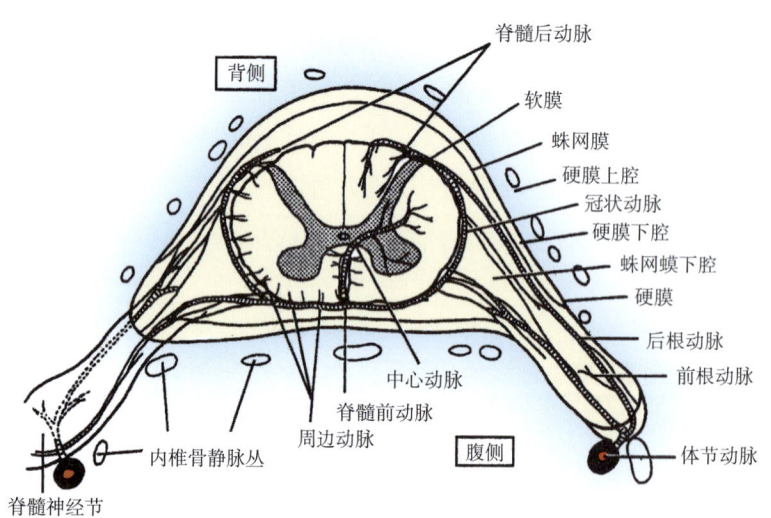

图8-5-1-3-2 脊髓的动脉示意图

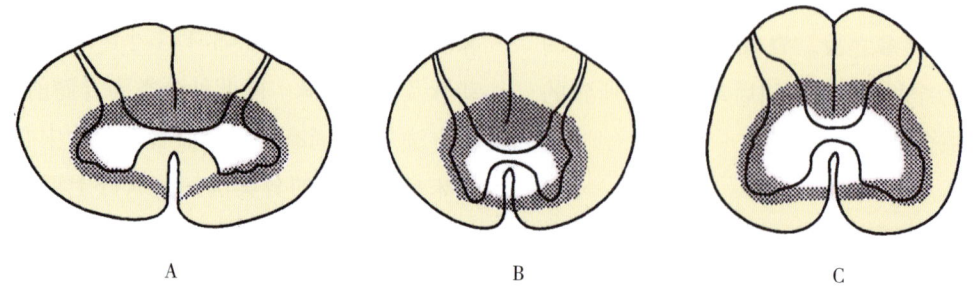

图8-5-1-3-3 末梢动脉与中心动脉示意图（A～C）
A.颈髓；B.胸髓；C.腰骶髓的横断面像点线部内侧为中心动脉，外侧为末梢动脉区域，点线的两侧受各自的血液供应

（一）脊髓的循环

脊髓的血管在脊髓表面形成吻合。脊髓的代谢比例为脑的1/2~1/3，所以有人认为脊髓对缺氧的抵抗力高于脑。全身血压、组织代谢、血液黏稠度、PCO_2、PH、髓压、四肢运动等参与脊髓循环的调整。脊髓各部分的血流方向尚多有不明之处。有人认为脊髓上部为下行性，脊髓下部为上行性，但尚难肯定。也有人认为脊髓全血流的大部分由根动脉供应，根动脉较脊髓前、后动脉所供给的血量占脊髓循环中的大部分，所以脊髓血管障碍中，脊髓前、后动脉综合征的血管障碍较少。

（二）脊髓梗死

前已述及，脊髓血管障碍较脑血管障碍罕见，其原因有：脊髓血管的粥样硬化不易产生；脊髓组织耐缺氧性强；检查法尚未确立；对此病认识不足等等，但实际上并非如想象之罕见，亦有可能一部分被误诊为其他疾病。

脊髓梗死一般多见于颈髓，高桥等探讨了20例脊髓血管障碍病例，证明以颈髓下部、胸髓为多，脊髓血管障碍多有颈椎病、血压低等基础疾患，且由于基础疾患不同，其障碍部位亦有不同，而常为一侧性障碍。

脊髓梗死中有脊髓前动脉、后动脉梗死以及横断性障碍及灰质限局性小软化。亦可出现于上述的中心动脉，末梢动脉梗死多在中心与末梢动脉的交界部位。高桥等探讨了20例脊髓血管障碍病例称：其年龄分布由青年至老年，面较广，这与脑血管障碍多见于老年不同。脊髓血管障碍中动脉硬化性血管障碍较少，增龄以外的其他血管病变的原因中有恶性高血压、糖尿病、酒精中毒、梅毒等，这些原因产生了上述年龄上的差异。

脊髓梗死的原因有多种，即动脉硬化、血栓、血管炎、胶原病、肿瘤、糖尿病、椎间盘突出、血压变化等（表8-5-1-3-1）。

表8-5-1-3-1　阻塞性（缺血性）脊髓血管障碍原因

阻塞性（缺血性）脊髓血管障碍原因	
原发性血管病变	动脉硬化、血栓症、血管炎、胶原病等
脊椎、髓膜病变所致	椎间盘突出、硬膜外脓肿及肿瘤、结核性髓膜炎、
血管压迫	脊髓内肿瘤等
脊髓血管栓塞症	心脏疾患、潜水员病、脂肪栓塞等
全身血液循环低下	血压降低、全身性血管疾患、血液疾患、中毒等
静脉系统阻塞疾患	静脉瘤、血栓性静脉炎等
医源性血管障碍	大动脉手术、大动脉血管造影、放射治疗等

丰仓在420例60岁以上尸检，发现44例47处有脊髓软化，其血管为：脊髓前动脉20例（42.5%），脊髓后动脉12例（25.5%）。灰质中间部9例（19.2%），全灰质6例（12.8%）（表8-5-1-3-2）。

表8-5-1-3-2　44例、47个部位脊髓软化的发生率

软化部	例数	百分比
1.脊髓前动脉区域	20例	42.5%
一侧前角	15例	31.9%
两侧前角	4例	8.5%
一侧前侧索	1例	2.1%
脊髓前动脉综合征	0例	
2.脊髓后动脉区域	12例	25.5%
一侧后角	7例	14.9%
一侧侧索	1例	2.1%
一侧后索后角侧索	3例	6.4%
脊髓后动脉综合征	1例	2.1%
3.灰白质中间部	9例	19.2%
4.全灰质	6例	12.8%

三、脊髓后动脉综合征

脊髓后动脉梗死极罕见，且其症状也有很大个体差异。最共同的症状为后索症状，即障碍部位以下的振动觉及位置觉障碍。此外，障碍水平

也有后根的障碍。因而有障碍水平的全部感觉消失,且腱反射也消失。障碍波及侧索时更出现锥体束障碍,即截瘫。但其程度较轻,且个体差异较大。有膀胱直肠障碍,障碍以下温痛觉正常,如有温痛觉障碍时(表8-5-1-3-3),原则上可排除脊髓后动脉综合征(posterior spinal artery syndrome)(图8-5-1-3-4),但迄今的报道中也有超出脊髓后动脉领域者。

表8-5-1-3-3 脊髓后动脉综合征的临床症状

脊髓后动脉综合征的临床症状
与障碍域一致的全部感觉消失
与障碍域有关联的腱反射消失
障碍部位以下的深部感觉障碍
障碍部位以下的锥体束症状
膀胱直肠障碍

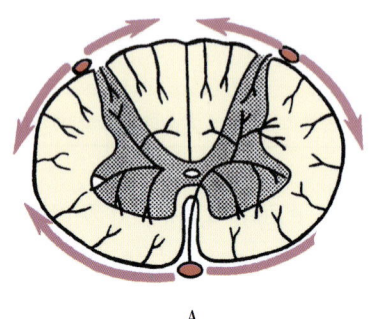 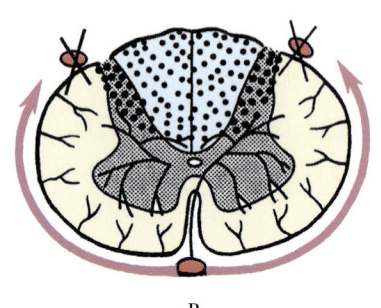

图8-5-1-3-4 脊髓后动脉综合征示意图(A、B)
A.正常状态;B.脊髓后动脉综合征

脊髓梗死原因已如前述。临床上脊髓后动脉综合征病例中也有并无脊髓内血管病理所见者,也有其阻塞可能在脊髓外血管者。

上述丰仓等的报道中脊髓后动脉领域有软化者12例中,7例有一侧后角软化,也有1例于近侧索处有限局软化(表8-5-1-3-2)。有3例病变扩延至一侧后索、后角、侧索。有1例属C_6水平障碍病例。其最初出现右上肢神经痛样疼痛,之后两上肢粗大肌肌力低下。再稍后出现两下肢无力,当时的神经学所见有:

1. 两上肢粗大肌肌力低下;
2. 痉挛性不全截瘫;
3. 左半身感觉迟钝;
4. 两下肢深部感觉障碍。

四、临床举例

患者:81岁,男;既往史:13岁时风湿热,20岁时患梅毒。现病史:70岁左右开始诊断有高血压,1964年4月以后下肢水肿因而休养。5月21日突然出现排便,排尿障碍而导尿,5月22日两下肢不全截瘫,不能站立及步行。

5月23日入某院;入院时所见:脑神经领域无异常。上肢腱反射正常,未见上肢运动障碍。两下肢腱反射亢进。Babinski征阴性,但Gordon征阳性。T_5以下有感觉障碍,不能步行。经过:截瘫,感觉障碍,膀胱直肠障碍稍改善而出院。在家呈卧床不起状态,因尿路感染于1965年7月死亡。脊髓尸检所见:有以C_1后索为主的坏死灶,部分波及侧索,神经胶质增生显著。C_1后索处有血管、神经纤维的形成异常,锥体交叉部皮质脊髓有继发变性。

本例为C_1伴有血管、神经纤维形成异常的脊髓后动脉综合征,临床上出现痉挛性截瘫,T_5以下感觉障碍及膀胱直肠障碍。

本例病变虽在C_1,但感觉障碍却在T_5以下,即可能来自上部的纤维避免了障碍,所以要注意感觉障碍水平较实际障碍相当低的情况。此外,不仅动脉硬化,也有脊髓血管的形成异常与本病的发病有关。脊髓血管障碍时有必要考虑到这些基础疾患的存在。

脊髓后动脉综合征时多伴有上述病例的感觉障碍及截瘫、膀胱直肠障碍。因而临床上有时难与横断性脊髓障碍区别开。

五、后索障碍问题

脊髓后索亦可因血管障碍以外的多种疾患而受到障碍。例如恶性贫血、糖尿病、脊髓痨、多发性硬化症、脊髓肿瘤等。此外,老年人也常出现脊髓后索变性。龟山氏等在无选择地190例一般尸检中发现121例(64%)有后索变性,并证明脊髓中腰髓上部最多见,其次依次为腰髓下部-骶髓、颈髓中部及下部。并发现后索变性随增龄而增加的疾病易引起后索变性,龟山等认为动脉硬化性病变、冠状动脉硬化症、高血压等循环病变与后索变性尚无有意义的相关。这一事实与胸髓中部易出现循环障碍引起的脊髓障碍结合一起提示:脊髓后索变性的原因很难认为与循环障碍有关。即后索变性的成因是多种多样的。

脊髓后动脉综合征较为少见,其临床症状亦有很大个体差异,因此,要考虑到病变分布的差异进行诊断。

参 考 文 献

1. Dublin AB, Latchaw RE, Herrera DA, Dahlin BC.Delayed complication after embolotherapy of a vertebral arteriovenous fistula: spinal cord ischemia.J Vasc Interv Radiol. 2010 Mar; 21(3):392-3.
2. Fujima N, Kudo K, Terae S.Spinal arteriovenous malformation: evaluation of change in venous oxygenation with susceptibility-weighted MR imaging after treatment. Radiology. 2010 Mar; 254(3):891-9.
3. Gatzonis S, Strantzalis G, Siatouni A. Neurological picture. Multiple spinal intramedullary cavernomas with vascular skin nevus or 'Cobb syndrome': a case report. J Neurol Neurosurg Psychiatry. 2010 May; 81(5):500-1.
4. Giese A, Winkler PA, Schichor C A transmedullary approach to occlusion of a ventral perimedullary arteriovenous fistula of the thoracic spinal cord.Neurosurgery. 2010 Mar; 66(3): 611-5; discussion 615.
5. Kalhorn SP, Frempong-Boadu AK, Mikolaenko I.Metameric thoracic lesion: report of a rare case and a guide to management.J Neurosurg Spine. 2010 May; 12(5): 497-502.
6. Kumral E, Polat F, Güllüoglu H, Uzunköprü C, Tuncel R, Alpaydın S. Spinal ischaemic stroke: clinical and radiological findings and short-term outcome. Eur J Neurol. 2010 Apr 8.
7. Nardone R, Bergmann J, Kronbichler M, Lochner P, Caleri F, Tezzon F, Ladurner G, Golaszewski S. Magnetic resonance imaging and motor-evoked potentials in spinal cord infarction: report of two cases. Neurol Sci. 2010 May 5. [Epub ahead of print]
8. Panciani PP, Fontanella M, Crobeddu E, Schatlo B, Bergui M, Ducati A.Spontaneous occlusion of a spinal arteriovenous malformation: is treatment always necessary? J Neurosurg Spine. 2010 Apr; 12(4):397-401.
9. Sasani M, Sasani H, Ozer AF.Bilateral late remote cerebellar hemorrhage as a complication of a lumbo-peritoneal shunt applied after spinal arteriovenous malformation surgery.J Spinal Cord Med. 2010; 33(1):77-9.
10. Wang Y, Zhang H, Ling F.Coexistence of a single cerebral arteriovenous malformation and spinal arteriovenous malformation.Neurol India. 2009 Nov-Dec; 57(6):785-8.

第二章 脊髓出血

第一节 脊髓出血的基本概念与 MR 诊断

一、概述

脊髓出血（hematomyelia）即椎管内的出血性病变，根据出血部位可概分为脊髓内出血及髓外出血（硬膜下、蛛网膜下）。Jellinger 将脊髓出血定义为脊髓内纵方向扩延的血肿，根据原因而分为外伤性、特发性、继发性三类。特发性者更根据其原因而分为：①伴有血管畸形者；②伴有动脉硬化、高血压、心功能不全以及梅毒疾患者；③伴有凝血异常者。继发性者为伴有脊髓炎、蛛网膜炎、脊髓肿瘤、脊髓软化、脊髓空洞症者。但与其他部位的出血相同，以真正原因不明者为特发性，其他则以其病因推定分类为好，诸如血管畸形、凝血异常等等。

自 MR 应用于脊髓疾患的诊断之后，使脊髓疾患的诊断有重大的变化，MR 可将脊髓本身的形态非侵袭性的描绘出来，对脊髓内部的变化亦较易掌握。脊髓出血即椎管内的出血性病变，根据出血部位可概分为脊髓内出血及髓外出血（硬膜外、硬膜下、蛛网膜下）。

二、出血 MR 信号的经时变化

（一）概述

以 CT 观察脑出血时，发病早期为高吸收域（high density），随时间的经过出现吸收值低下（low density）这种单纯信号。但血肿的 MR 信号，其经过变化较为复杂，这是因为 MRI 能正确反映血红蛋白（Hb）的化学变化。出血内部的 Hb，由氧合 Hb 转化为去氧 Hb、变性 Hb，最后变为含铁血黄素。

（二）分期

1. 急性期　T_1 增强像、T_2 增强像均大致与脑实质呈等信号，这是因为这个时期血肿内部的 Hb 几乎均为氧合血红蛋白，氧合血红蛋白具有反磁性（diamagnitic），不具有质子缓和促进作用，因而与周围组织无差异。有时血肿周边于 T_1 增强像上呈低信号，于 T_2 增强像上呈高信号，这可能是由血肿分离出来的血清所致。另外，用 0.5T 的研究发现，发病后 15~24h 内 T_1 增强像上血清稍呈高信号（机制不明），但经过 24h，去氧 Hb 增多，T_2 增强像上呈低信号。此种 T_2 短缩效果依存于静磁场强度，在低磁场上并不出现。

2. 亚急性期　T_1 增强像上由血肿周边部分逐渐出现高信号，并向中心部扩延，这是去氧 Hb 向变性 Hb 变化的过程，此种 T_1 缓和时间的短缩，根据设备的磁场强度而不同，0.2T 时于当日，0.5T 时于次日，1.5T 时于一周后出现。但此种变化会受到血肿大小等多种因素的影响，T_1 增强像上由血肿周边部开始出现高信号的时期也会有所差异。

T_2增强像上,也在亚急性期的终末、于血肿周边部开始出现高信号,最后中心部也出现高信号,将此种状态称为"超强度反弹"(rebound hyperintensity),其原因之一可能系由于溶血而致磁场不均一的信号低下并消失。另外,于发病二周左右,T_2增强像上出现类似标记血肿周边的低信号,将血肿周边围绕起来,这是由于血肿被膜内的吞噬细胞内含铁血黄素的存在而出现T_2短缩现象。

3. 慢性期　血肿被吸收而成瘢痕组织,含铁血黄素存在于该部时,T_2增强像上出现低信号,血肿变化为囊泡状时则与脑脊液一样,T_1增强像上呈低信号,T_2增强像上呈高信号。

自旋回波(spin echo)法即不用180°的脉冲,而用倾斜磁场的逆转发生回波的斜度回波(gradient echo)法,对磁场的不均一性敏感,因而去氧Hb(急性期)、含铁血黄素(慢性期)的T_2缓和时间的短缩效果在图像上被增强。

根据MR很难检出脑室内、蛛网膜下腔的血肿,其原因之一即有氧分压的影响。脑脊液的氧分压高,因而由氧合Hb向去氧Hb变化较少,因而得不到急性期T_2增强像上那种特征性低信号,其中亦有脑脊液搏动的影响。

上述血肿的MR信号对脊髓出血也同样适用,血中的信号在T_1增强像上通常呈等到一高信号,但正常状态下呈现高信号的结构有硬膜外静脉丛、脂肪层。前者位于椎管前方,在旁正中断面上很易发现,后者的脂肪层位于椎管后方,颈椎水平上其量较少。

三、髓内出血

(一)概况

历来所知的脊髓出血,几乎均为AVM向髓内的出血,以突发的剧烈背部痛及急剧进行的脊髓横断障碍为特征。但最近由于MR的普及,已认识到尚有进行较缓慢的髓内出血的存在,乃是海绵状血管瘤等无动脉成分的血管畸形的出血,其特征为急性出现的脊髓障碍,脑脊液正常,脊髓造影正常,反复复发等。因此多易被误诊为多发性硬化症等,应用MR以前可能多被漏诊。另外,所谓特发性出血的多数很可能亦是此等血管畸形所致。此外,据成书记载,肿瘤、外伤、变性、血管畸形亦为髓内出血的原因,现就无动脉成分的血管畸形所致的髓内出血概述如下：一直认为海绵状血管瘤等无动脉成分的血管畸形所致的脊髓出血极少见。但近年来有关报告有所增加,据McCormick等报告,脊髓AVM中的海绵状血管瘤比率为12.8%。其增加的原因被认为是临床上尚未认识到的出血,由于应用了MR而得以确诊的缘故。

Koyama报道髓内占位性病变髓内肿瘤40例,除肿瘤引起髓内出血外,经病理证明系由血管畸形引起髓内出血者13例,其中海绵状血管病4例,毛细血管扩张2例,不能分类的血管畸形7例。出血水平：颈髓9例,上部胸髓2例,中-下部胸髓无,圆锥部2例,即70%在颈髓。

(二)病理生理

病理学上血管畸形分类为AVM、海绵状血管瘤、毛细血管扩张、静脉血管瘤。海绵状血管瘤与毛细血管扩张两者之间可有移行型或两个组织存在于一个标本上,有时不一定能明确分类。尤其由脊髓取得的手术标本多为极小,多数情况很难将血管畸形进一步分类。同时,临床上AVM有动静脉短路,所以脊髓造影或血管造影易被诊断,可以作为一个临床单位。但海绵状血管瘤、毛细血管扩张等图像上、临床上均不可能鉴别,即病理学上亦难分类,临床上更是难于鉴别。因此将这些血管畸形总括为无动脉成分的血管畸形作为一个临床疾病单位,在考虑引起脊髓出血原因时更为妥当,也有人称其为"隐蔽性血管畸形",其最初的定义为 2~3cm 以下的畸形,也包括 AVM 在内。因而采用"无动脉成分的血管畸形"这一名称更为妥当。

已知脑的海绵状血管瘤反复出现显性、潜在性出血。临床上反复出现潜在性出血时,与其血肿的大小相比,对脊髓的团块效应较小。此种情况下脊髓造影也不能发现明显的脊髓肿大。可因血栓的机化、自身的扩散等而变化,而血管瘤本身可缓慢增大。

(三)临床经过

一直认为脊髓出血的特征是突发的局部痛及急剧出现的脊髓症状。但无动脉成分血管畸形所致的脊髓出血者,急性发病较少而呈非急性、慢性经过者较多。这可能是由于除急剧出血之外,反复出现不同程度出血的缘故。如先有小出血,则根据部位,如为后角、脊髓丘脑束则以轻度疼痛,麻木而始发。如出血持续或再出血而血肿增大则呈现类似 Brown-Sequard 综合征的具有左右偏利横断性脊髓障碍。急性者有剧烈背部痛,同时有急剧进行的脊髓症状。亚急性经过者多有背部痛、根性疼痛,1~2 周后出现脊髓症状。慢性经过者呈现可能为再出血引起的阶段性变化。再出血的间隔如较长,则呈再发作的形式,因而不少误诊为缓解加重的多发性硬化症。手术所见为数处血肿腔,系不同时期的血肿,因此提示有过再出血。

(四)诊断

脑脊液检查多无异常。因出血力度不大未破损软膜,而无蛛网膜下腔出血。所以不能因为不是血性脑脊液而否定脊髓出血。

因无动静脉短路,所以脊髓表面上无异常扩张蛇行的血管集合。也有不少病例虽有严重的脊髓横断障碍,但血肿所致的脊髓肿大很少。因而在脊髓造影上,除大血肿以外很难诊断。但脊髓造影被判断为正常情况下,CTM 上如出现脊髓的圆形变化,则提示为髓内病变。

血管造影,几乎所有病例均无发现。手术中有的病例可见有细的营养动脉,其中有的可能被显影。

MR 上,急性期时血肿为等信号,所以血肿的诊断有时有困难。亚急性期则再现为境界清楚的 T_1、T_2 增强图像上呈中心高信号或混合信号,周边低信号。高信号为血肿,低信号为含铁血黄素贮留、血液流动、钙化所致。混在有水的高信号多发时表示时期不同的出血。T_2 增强像较 T_1 增强像出现更清晰的高信号。慢性期则成为中心低信号,周边高信号。周边的高信号可能为神经胶质增生。

脊髓髓内血肿的 MR 所见,基本同脑内血肿。血肿 MR 信号的经时变化前已述及。在此对脊髓的内血肿原因疾患,特别是较为特征性所见的海绵状血管瘤介绍如下:海绵状血管瘤的 MR 所见在 T_1 增强像上呈等高信号;在 T_2 增强像上中央部呈不规则高信号,其周围似有以墨汁镶边样的低信号区域。海绵状血管瘤 MR 所见的基本特征是表现为反复出血所引起,T_2 增强像上的低信号是慢性期出血的含铁血黄素所引起。含铁血质素所致的 T_2 缓和时间的短缩效果,可用梯度回波(gradient-echo)法而增强。无论有无临床上的出血症状,海绵状血管的特征性所见乃反复出血所引起,与其他种类的血管瘤畸形的鉴别并非很容易。从血管造影上不显影的血管畸形这一意义上而有"血管造影上潜伏性 AVM 或从其形状过小而有"隐蔽性 AVM"这一术语用于颅内血管畸形,但也可用于脊髓血管畸形。海绵状血管瘤多发或合并颅内海绵状血管瘤的情形并不罕见。

脊髓内肿瘤有时可以见到出血,与海绵状血管瘤的鉴别要点为:海绵状血管瘤多呈限局性。肿瘤边缘多呈表示水肿的高信号(T_2 增强像)。超越血肿轮廓的部位出现脊髓肿胀时,为肿瘤的可能性大。除肿瘤全体有出血情况之外,肿瘤部分多可被 Gd-DTPA 增强。

鉴别诊断有多发性硬化症、脊髓梗死、脊髓炎。多发性硬化症症状呈缓解、加重，急性期有脊髓水肿。MR上也呈高信号，因而鉴别困难。如呈境界鲜明块状病变（masslesion）则可鉴别。脊髓梗死以背部痛开始并迅速出现脊髓障碍，呈脊髓水肿，因而CTM上鉴别困难。急性期的MR，出血时也可成为等信号，所以急性期与脊髓梗死有时亦有困难。不能鉴别而呈全瘫时，可试用脊髓后正中沟进入法的试验切开。活体检查连合部不引起脊髓障碍。

四、治疗

据称脊髓出血时可形成数髓节的血肿，但此种大血肿较少见。血肿的扩延多在1~2cm以内。血肿的性状可有新鲜凝血块至陈旧性浆液状等各式各样。多房性血肿表示时期不同的出血。也有不少未出现临床症状的赤色血肿，这提示有潜在性出血的存在。

血管畸形为数毫米至数厘米大，存在于血肿壁上。多被神经胶质增生包围，所以容易摘出。但属多叶性脊髓内扩散时，或周围无神经胶质增生时，摘出困难，有时仅止于活检或次全摘出。有时也可于血肿壁上看不到血管畸形者。有在凝血块中发现海绵状血管瘤的断片。手术野要充分，要以手术显微镜检查。

手术时期与结果的相关上，陷入全瘫后立即摘出血肿的病例，多能改善到能够站立，但不能步行多属结果不佳。但在不全瘫状态下手术者大部能回归社会。因而在出现全瘫之前得到诊断及手术治疗是非常重要的。并且，仅除去血肿是不够的，为了预防复发有摘出血管瘤的必要。

Koyama 13例髓内出血手术，年龄为10岁以下1例，至60岁的各10岁年龄组均为2例，即各年龄均可发生。关于手术时间问题，该氏认为MR上血肿融解，周围水肿消退后一个月左右为宜，该氏13例手术中12例由后正中沟进入，较易到达血肿。有的病例对脊髓后面流出静脉的处理最为关键，也有的病例在选择好到达血肿最短距离处，必要时要稍牺牲一些后根、后索也是无法避免的。

有关预后，三井5例手术后结果为：不全瘫2例均回归社会，全瘫后立即手术减压者2例，手术后虽肌力有改善，但仍生活在轮椅中，全瘫半年后手术1例，手术后半年下肢仅能微动，瘫痪毫无改善，5年后死于乳腺癌。

五、临床举例

［例1］患者：58岁，男性；2年前，持续两个月的双足麻木后，出现背部痛，一周后步行障碍。之后又逐渐改善。一周前开始又出现背部痛，且步行障碍进展，两下肢不能抬起，T_8以下出现感觉障碍及尿闭而入院。脊髓造影大致正常，但CTM于T_9可见脊髓有圆形肿大。MR上同水平于T_2增强像上出现小圆形高信号区。手术时，切开脊髓后由2~3个血肿腔流出了时期不同的陈旧血块。将腔壁上直径5mm血管瘤摘出。病理为血管畸形。由手术第2天麻痹开始改善。1年后虽遗留有位置觉障碍，但已经恢复原来的园艺工人工作。

［例2］患者：34岁，男性；8个月前开始两足出现麻木，时好时重逐渐扩延至腹股沟部。左下肢出现2~3min即消失的无力两次之后逐渐出现腰痛。翌日因剧烈腰痛，并有4~5h不能站立而住进某院。脊髓造影正常，CTM T_{11}有脊髓梭形肿大。2周后，MR同水平T_2增强像出现小圆形高信号区。但在T_1增强像上并未出现。其后，症状逐渐改善，但一个月后又出现剧烈腰痛，第2天即陷入全瘫。此后症状无再改善，6个月后转入本院。术前MR的T_2增强像出现周边高信号，中心低信号的小圆形区域。手术切开脊髓时由2~3个血肿腔流出褐色陈旧血肿至赤色较新近血肿。摘出血管瘤，其腔的直径为3mm，病理诊断

为血管畸形。

[例3] 患者：66岁女性；入院前14天突然左前胸麻木感，数小时内扩大到两下肢，3天后有右肩向前臂的放射痛，6天后轻度排尿障碍，8天后下肢无力感。数次MR及椎动脉造影于发病后30天方确诊并手术。术前诊断为C_5~C_7髓内出血。行C_3~T_1椎板成形切除，由后正中沟进入髓内，将血肿及异常血管全部摘除，病理诊断为海绵状血管瘤。术后3天内有排尿障碍，然后恢复日常生活，已同常人。

[例4] 患者：24岁女性；5年前突发右上肢不全瘫，3个月后自然缓解，入院前35天右上肢震颤持续约1小时，之后桡侧麻木，脑神经检查正常，右侧深部腱反射亢进，C_5与C_8~T_1皮节感觉减退，发病一个月后MR诊断为伴有出血的髓内肿瘤。脊髓造影及CTM发现脊髓局部性纺锤形肿大。于发病后47天手术。后正中沟进入，牺牲3根后根，在后根进入区有血肿，采取最短距离进入，切除血肿，病理报告为静脉性血管畸形，幸而无后索症状出现，术后3天即可独自行走，但C_5的麻痹区及两下肢局限性温痛觉障碍持续数个月。

[例5] 患者：5岁男性；入院前一个月因风疹已愈参加体育课，当晚两下肢痛，第3天两下肢无力显著，不能步行。某院诊断为风疹后脑炎。此后又出现弛缓性完全截瘫，髂骨以下温痛觉消失、深部感觉障碍等。经4次MR检查诊断为T_{11}~L_1的伴有出血的髓内肿瘤。发病后51天手术，T_{11}~L_1椎板成形性切除，后正中沟进入，将融解的血肿吸引去掉，将赤褐色肿物摘除，病理诊断为毛细血管扩张。

第二节 蛛网膜下出血

一、概述

脊髓蛛网膜下出血（Subarachnoid hemorrhage；SAH）原因有脊髓血管畸形、脊髓肿瘤及脊髓外伤所致出血，此外尚有血液凝固异常，颅内出血深入蛛网膜下腔者等。

现就脊髓血管畸形的出血概述如下：

二、脊髓动静脉畸形的分类及发病频率

迄今为止，脊髓动静脉畸形主要根据其血管造影所见进行分类。

Djindjian等根据滋养血管的不同而分类为：由脊髓前动脉滋养的脊髓内动静脉畸形及脊髓后动脉滋养的脊髓外动静脉畸形及两者的混合型。

Di Chiro等则分类为单一螺旋型、血管球型、幼稚型三型。单一螺旋型在造影上于脊髓表面有1~3支迂曲蛇行异常的滋养支，其循环时间缓慢。血管球型于造影上可见1~2支滋养支的巢灶至巢灶的血流较速，幼稚型多见于青少年有数支扩张的滋养支，血流亦速，易合并有静脉的陷窝、脊髓动脉瘤等。

根据以后的报告称：多数单一螺旋型为椎间孔附近的AVM（脊髓脊膜脊神经根AVM）的流出，逆流入脊髓脊神经根静脉而流入脊髓静脉，引起了脊髓AVM分类的改变，使治疗方法亦发生了变化。此后脊髓AVM一直未能取得统一的分类且形成一定的混乱。

目前从发生学观点也在考虑脑动静脉畸形的分类标准，认为以下的分类法可能简要合

理。首先分类为脊髓动脉滋养的软膜 AVM（或称 AVF）及脊髓外的动脉，主要是硬膜动脉滋养的硬膜 AVF。即脊髓脊膜脊神经根 AVM 被包括在硬膜 AVM 中。再将软膜 AVM 根据其发生部位而细分为髓内 AVM 及髓外 AVM。则所有的 AVM 或 AVF 均可被包括在上述分类之中。有关脊髓动静脉畸形的频率，据 Krayenbuhl 及 Yasargil 报告，占全脊髓肿瘤中的 4.36%。此数据与颅内肿瘤中的动静脉畸形的比例相同。也有人报告在所有的脊髓血管畸形中，AVM 所占比例为 10%~20%，已知男性较多。

三、症状

（一）发生方式

症状出现方式有：
1. 卒中型；
2. 间歇型；
3. 慢性进行型。

其频率据 Pia 称分别为 37%、22%、42%。

（二）发生机制

1. 症状出现的机制
（1）出血；
（2）巢灶的团块效应（mass effect）；
（3）盗流（steal）现象引起的脊髓缺血；
（4）静脉压上升引起的循环障碍；
（5）血栓形成等。

2. 每个症状机制　每个 AVM 因何种机制而出现症状，除出血之外多难明确，但高流量的 AVM 者盗流现象可能性大，脊髓脊膜脊神经 AVM，其静脉压上升的影响较大。历来称之为 Foix-Alajouanine 综合征的病例，其动静脉畸形的血栓化也可能对症状的出现进展有关。已知 Valsalva 操作、外伤、妊娠、发热、过饱食、姿势变化等可使症状恶化，这提示静脉压的上升有一定的影响。

3. 颅内 AVM 的症状出现机制　以出血最为重要，但脊髓 AVM 中此机制较少见。有关出血的特殊情况有脊髓动脉瘤的合并。脊髓动脉瘤以约 7% 的频率合并于脊髓动静脉畸形，且多数存在于滋养支上，因而从病因学上提示有血流动力学因素参与者多亦为其特征之一。

四、诊断

以出血发病者除脊髓神经症状之外，尚多有与出血部位一致的背部痛，在此种情况下应怀疑脊髓动静脉畸形。虽无神经症状的情况下，亦与颅内病变所致的蛛网膜下腔出血不同，发病时多伴有颈部痛、背部痛，所以详细听取病史非常重要。此外，在所谓原因不明的 SAH 的情况下，也要考虑脊髓动静脉畸形的存在，以四种血管造影均不能发现颅内病变时，为除外颈部脊髓动静脉畸形，也要行椎动脉造影以便确认。出血以外的疾病多难与脊髓肿瘤等其他脊髓疾病相鉴别。所以要经常将动静脉畸形作为鉴别疾患之一牢记是十分重要的。

五、影像学诊断

神经放射线学检查，历来是先进行脊髓造影，在出现迂曲蛇行血管阴影缺损，怀疑有动静脉畸形之后，再进行脊髓动脉造影。但最近 MR 作为筛选检查已很有作用，动静脉畸形因其血流而呈无信号病变被描绘出来，典型者很少误诊。但胸腰部因呼吸而有活动，很难拍出优质 MR，因而小的病变难于诊断。所以脊髓造影的价值现在仍很大，MR 上未能发现 AVM 而仍有 AVM 可疑时，仍要行脊髓造影，动态 CT 也有时有用，而能绘出 AVM。最近 Nagata 等用极小径纤维导管开展了脊髓内镜，用通常的腰穿针插入导管至蛛网膜下腔，而直接观察。用此仪器可直接确认 AVM 的存在，对诊断颇为有利。

目前虽已有许多筛选检查法，但脊髓动脉造影仍是脊髓动静脉畸形的诊断及治疗上不可缺少的检查。在脊髓动脉造影上明确滋养支、巢灶及引流支(流出支),对治疗上尤为重要。对脊髓前动脉及脊髓后动脉供给血流的根动脉,于颈部为椎动脉、颈升动脉(甲状颈动脉支)及颈深动脉(肋颈动脉的分支);于胸腰部除肋间动脉、腰动脉之外尚有髂腰动脉-外侧骶动脉(均为髂内动脉分支)分支。肋间动脉中的第1、2肋间动脉为肋颈动脉分支最上肋间动脉的分支。此外,第5腰动脉并非由主动脉而是由正中骶动脉分支。由上述的哪一体节动脉分出根动脉,并不是固定不变的,所以所有体节动脉均要造影。根动脉中有前根动脉及后根动脉,各沿前根、后根上行至脊髓表面而形成前脊髓动脉及后脊髓动脉。前根动脉中最粗的动脉为 Adamkiewicz 动脉,多由左 $T_9 \sim T_{12}$ 肋间动脉分支,呈特征性发夹(hairpin)状走行。

软膜 AVM 时根动脉为其滋养支,所以沿神经根呈特征性的发夹状走行。脊髓脊膜脊神经根AVM 时根动脉不参与,所以滋养支不呈发夹状走行。此时,要注意勿将流出的逆流的蛇行根静脉(脊髓脊神经根静脉)的向脊髓静脉注入部分误为滋养支。

脊髓动脉造影时,要在短时间内将多数体节动脉进行造影,所以使用的导管要使用5F 管壁稍厚的导管而不用引导钢丝即能操作者。Nagata 等经常使用 5.3F Selecon 导管(脊髓动脉造影用)。以往使用胶片的摄影法则对各体节动脉进行延时摄影,出现根动脉时进行扩大连续摄影。使用录像摄影时则掌握病变部血管的位置关系已较容易。最近,DSA(由数字减影血管造影)已迅速普及,利用此法可迅速进行脊髓动脉造影。且 DSA 亦能实时确认栓塞的进行情况,已是人工栓塞术时不可缺少的仪器。

脊髓蛛网膜下腔出血的频率较低,占全蛛网膜下腔出血的1%以下。外伤以外的原因有血管畸形及脊髓肿瘤、胶原病、白塞氏病、抗凝固疗法等。亦有报告为抗凝法或凝血异常患者进行腰穿时的并发症。

脊髓蛛网膜下腔出血的 MR 诊断并非都很容易。即,如有凝血块存在,则 MR 易于检出。但通常很少有蛛网膜下腔存在有能引起神经症状那么大的血肿。其理由是脑脊液的稀释作用及流动使血液由蛛网膜下腔消失,并且脑脊液本身有纤维素溶解作用。因此,与实质内出血不同,能呈现异常信号的期间较短。脑脊液氧分压较高,所以由氧含血红蛋白向脱氧血红蛋白的移行较少。因而纵然形成凝血块,也很难表现出与周围的信号差异。

血管畸形的 MR 所见有血流所致的无信号领域、循环不全、脊髓软化以及水肿等引起的髓内异常信号。

蛛网膜下腔出血后的变化有蛛网膜囊样改变。另外,反复的蛛网膜下腔出血后,可有一种表面铁质沉着,这是髓膜、脑、脊髓软膜下组织、脑神经、脑室壁上有含铁血黄素的沉着状态,此种状态只有在依靠 MR 方能在影像上诊断。其特征性所见为 T_2 增强像上,含铁血黄素的沉着部位呈现以线描样的低信号,脊髓上也会出现此种状态。

肿瘤内出血好发于马尾、圆锥部的肿瘤,室管膜瘤、神经鞘瘤为易出血的肿瘤。出血虽止于肿瘤之内,临床上有时也出现蛛网膜下腔出血的症状。

有时伴有蛛网膜下腔出血而有脊髓神经节肿大及异常信号,这并不是蛛网膜下出血所特异,癌性髓膜炎等其他种类的髓膜疾患时也可能出现。

六、治疗原则

脊髓动静脉畸形的治疗法有人工栓塞术及手术疗法。一般作者多是先行栓塞术,如效果不理想时再考虑手术疗法。

七、人工栓塞术

栓塞术的重要事项为防止再开通流向 AVM 的血流及保护正常神经组织的血流。因此对巢灶本身或尽可能在巢灶附近进行栓塞是非常重要的。

栓塞物质有固型、吸收性的明胶海绵、非吸收性的聚乙烯醇（PVA）、微原纤维胶原，此外尚有液状栓子的蓝色丙烯酸盐、乙烯树脂乙醇等。液状栓子很可能将注入部位血管阻塞，阻断流入正常脊髓组织的血流，目前已很少使用。栓子的大小更根据滋养直径，巢灶处分流的大小而决定。大的栓子常于巢灶的近位部将滋养支阻塞而多不能将病灶阻塞，所以要选用尽可能小的栓子。目前多用聚乙烯醇或微原纤维胶原。短路大而栓子能通过巢灶者先用明胶海绵或PVA碎片，将巢灶阻塞一定程度之后再使用上述栓子。过去一直使用脊髓动脉造影用导管进行栓塞术，但最近已有更细的导管制成。已能通过造影用5F导管导入至脊髓脊神经根动脉或至脊髓动脉，通过此导管注入栓子能进行更准确而安全的栓塞术。颈髓AVM多由椎动脉营养，历来的方法有栓子走失的危险，因而不能选用栓塞术，但使用本导管则可以施行栓塞术。

进行栓塞术时，滋养支为复数时先将通过脊髓后动脉的滋养支栓塞后再栓塞脊髓前动脉的滋养支，这是为了尽量减少对正常脊髓的影响。阻塞通过脊髓后动脉的滋养支，可增加通过脊髓前动脉滋养支的血流，栓子易到达巢灶，从而提高栓塞术的安全性及确实性。使用DSA进行栓塞术可在实时内确认栓塞程度，因而更为安全。当滋养支的血流显著减慢时，为防止并发症，不要勉强注入，要于该时点结束栓塞术是非常要紧的。

随访血管造影发现AVM又有开通或经侧副支AVM又被造影时，要重复栓塞术，效果仍不理想时考虑手术治疗。尤其是脊髓脊膜脊神经根型AVM，其手术疗法较容易，所以不要无意义的重复栓塞术。

八、手术疗法

有摘出术及流入动脉结扎术。栓塞术效果不理想时行摘出术。髓外型，其AVM在脊髓后面或脊髓脊膜脊神经根型的AVM者为最佳摘出适应证，要早期考虑手术治疗，勿反复进行无意义的栓塞术，尤其后者。通过病变部的椎板切除及关节面切除术，使椎间孔附近的AVM凝固，仅切断流出的脊髓脊神经根的静脉，经此简单手术即可完全治愈。反之，髓内型AVM，即使显微外科已很发达的现在，也很难避免不使神经症状加重而完全顺利摘出，所以决定手术适应时要慎重考虑出血问题及现有的神经症状。

流入动脉结扎术对于脑动静脉畸形是否有预防其出血效果尚有疑问。但是脊髓动静脉畸形中因出血而引起症状者少见，而较为重要的是窃流现象或静脉压升高，因而提示流入动脉结扎术有效。尤其存在于颈髓前面髓内AVM，也由于前方进路比较容易，所以可能是流入动脉结扎术的较好适应证。

第三节　脊髓硬膜外出血

一、概述

本病自1869年Jackson报告以来，国外已有200例，其中日本约30例。教科书上称，硬膜外出血的主要原因有外伤性硬膜外静脉丛损伤，各种血液疾患、抗凝治疗中的并发症及血管畸形的破裂。近处来由于影像诊断的发展，报告例虽有增加，仍属少见病。

二、流行病学

非外伤性脊髓硬膜外血肿的流病学：性别差异的男女比为（1.2~1.5）∶1，男性较多。可见于各年龄层，有报告称发病有两个高峰期，10~19岁为第一高峰，50~70岁为第二高峰。可见于全脊椎，但以上位胸椎、颈胸椎移行部多见，其次为胸腰椎移行部。血肿多可达2~3个椎体，几乎均位于背侧或背外侧部，腹侧最少文献上仅5例。据Foo报道，与头部外伤不同，脊髓外伤时并有硬膜外出血者较少，但脊髓外伤的1.7%，好发部位约有40%为胸椎。Koyama在2341例脊柱脊髓及神经根手术中脊髓硬膜外出血仅占0.13%。

三、发病原因

因果关系明确者60%，不明者40%。因果关系明确者中最多的是，抗凝疗法，肝功能障碍，抗风湿药所致出血时间延长者；其次为高血压，糖尿病所致的血管壁变性；少见的有合并血友病、特发性血小板减少紫癜（ITP）等全身性出血倾向疾病及门脉高压、妊娠、强直性脊椎炎等。

脊髓硬膜外出血的原因中以硬膜外静脉丛外伤性损伤最多，但高龄者推定为动脉硬化、高血压、各种血液疾病及抗凝疗法者的报告病例亦不少。其脊髓硬膜外出血原因，经组织学证明为血管畸形的报告例共15例，极少。Pia认为脊髓硬膜外血管瘤约半数为海绵状血管瘤，30%为静脉血管瘤，其余为动静脉畸形、毛细血管瘤、血管脂肪瘤等，但出血病例的依次顺序为静脉血管瘤、动静脉畸形、血管瘤，广义的血管瘤而未详细分类的报告也包括在内（表8-5-2-3-1）。Ohmono文献统计得到，组织学证明出血原因者：动静脉畸形6例，血管瘤7例，静脉血管瘤4例，海绵状血管瘤2例，黑色素瘤1例，其他3例（表8-5-2-3-2）。可能由于详细进行病理报告者较少，实际上有组织异常的病例会更多些。

表8-5-2-3-1 脊髓硬膜外出血原因经组织学证明的报告

著者及年代		年龄	性别	症状	部位	组织学
1. Nichol 等	1956	15	女	快速急性截瘫	C_6~T_1	静脉弯曲
2. Maxwel 等	1957	4	女	突发性截瘫	T_2~T_4	血管瘤
3. Cube	1962	29	女	截瘫2~3h	C_6~C_7	血管瘤
4. Dauson	1963	15	女	进行性截瘫	C_2~C_6	血管瘤
5. Mayer	1963	17	男	高位胸痛及快速急性截瘫	C_7~T_1	血管瘤
6. Kunft 等	1972	71	男	肩部切割痛及四肢瘫	C_5~T_1	毛细血管瘤
7. Koyama 等	1990	19	女	颈部切割痛及进行性截瘫	C_7~T_1	静脉血管瘤
8. 小川武希等	1986	68	女	快速急性截瘫	T_2~T_5	海绵状血管瘤
9. Muller 等	1982	71	男	颈痛	C_5~C_7	血管瘤
10. Emery 等	1986	61	女	胸痛发展为急性截瘫	C_5~C_7	动静脉畸形
11. Spill 等	1989	15	男	背痛发展为截瘫	T_8~T_9	血管瘤
12. Foo 等	1980	33	女	颈痛发展为四肢瘫	C_2~C_7	静脉血管瘤
13. Solero 等	1980	38	女	肩痛发展为截瘫	C_6~T_1	静脉血管瘤
14. Matumot 等	1989	19	男	背痛发展为截瘫	T_3~T_6	海绵状血管瘤
15. Koyama 等	1990	22	男	项痛发展为四肢瘫	C_3~C_7	动静脉畸形

表8-5-2-3-2　经组织学证明非外伤性脊髓硬膜外出血的原因

组织学	病例数
动静脉畸形	6
血管瘤	7
静脉血管瘤	1
海绵状血管瘤	3
黑色素瘤	3
其他	4
总数	24

原因不明的所谓特发性出血的机制有：缺少静脉瓣的硬膜外腔静脉丛，因腹压升高而静脉压升高所致的破裂而出血，硬膜外的架桥动脉因机械性伸展而断裂出血，但均属推测，尚未证实。

四、病理改变

从组织学上证明脊髓硬膜外出血与脊髓硬膜外血管瘤的关连，在技术上极为困难，Cube 认为其所以困难的原因是，出血性血管瘤已被破坏，手术时与血管瘤一起被吸引除掉，因而得不到组织标本。但如 Pia 所述，孤立性硬膜外血管瘤并不罕见，Koyama 在很短时间内治疗非破裂性血管瘤 11 例。

脊髓外科领域现已普及了显微镜手术，如对硬膜外出血进行显微镜下手术，仔细观察出血源，可能如脑内的特发性出血一样，其出血的真相将会逐渐被阐明。

五、临床症状

以突发的剧痛发病。疼痛与血肿存在部位的皮节一致，多为血肿好发部位所致的胸背部痛，肩胛间部痛。此外，向血肿部位神经根支配的皮节放散的情况亦不少见。继之，迅速出现脊髓症状并进展而引起血肿部位髓节以下的感觉障碍、截瘫、膀胱直肠障碍等。

但本症也有不出现上述典型临床症状而不伴有疼痛或呈 Brown-Sequard 综合征者或缓慢进行者。症状缓慢进行者多见于腰骶移行部。

下部颈椎－上部胸椎或下部胸椎出血者较多（表 8-5-2-3-3），初发症状前者为肩－肩胛部痛，后者为腰痛。其疼痛均非椎间盘突出所能比拟的剧烈疼痛。麻痹时间出现虽因人而异，多在出现疼痛后数小时至 1 日。多呈截瘫，也有呈 Brown-Séquard 征者。无任何先兆，短时日内出现麻痹为其特点，因而很容易推定为血管障碍。感觉障碍为根性与脊髓性相混淆者，可见其初期为神经根性，逐渐上行最后到达出血水平而呈脊髓型。但大多数呈脊髓休克状态，而深腱反射低下－消失。排尿障碍一般为尿闭而不是尿失禁。

表8-5-2-3-3　脊髓硬膜外出血的水平及其原因

部位	外伤	血管异常
上颈椎	1	0
下颈椎～上胸椎	3	10
下胸椎	1	3
腰椎	2	0

脑脊液呈水样透明，细胞数不增加，蛋白增加极轻微。如有血性脑脊髓则可能系穿刺误伤所致。

六、一般诊断

过去以脊髓造影诊断时，信息量较少，诊断困难，自开展 metrizamide CT 以来，诊断已较容易。但这些诊断方法均属侵袭性，尤其对有出血素质患者不可轻率进行。但 MR 属非侵袭性，矢状断面影像可决定手术范围，有时甚而可提供引起出血的血管畸形的信息，因而为目前最为有效的检查方法。

另外，血管造影虽可描绘出异常所见，但有可使出血加重的危险，属于侵袭性，费时间，所以血管造影的优点很少。

七、影像学诊断

参考发病初期的神经根症状及进行性上行性的脊髓症状，应进行影像诊断其发病的水平部位是较为容易的。

X线单纯摄影上除脊椎骨折、脱位、椎体至气管距离增宽等外伤所致的一般所见之外，并无脊髓硬膜外出血所特异的变化。此时，影像上虽缺少所见，只要其神经症状明显更应怀疑脊髓硬膜外出血。过去，脊髓造影曾为唯一的辅助诊断法，目前已正在由CT、MR所替代。但脊髓造影对与其他疾患的鉴别上尚有不可忽视的作用。前后像上有不完全-完全停留，并无特征性所见。但侧位像或斜位像上的（多在脊髓背侧）。脊髓椎管为底面的"坡度小的倾斜阴影"则是其他脊髓硬膜外疾患所没有的特征性所见。此外，应注意的是脊髓造影有时可使症状急剧加重，因此要在已做好手术准备之后方可施行脊髓造影。

用其神经学检查而较容易判定本病的水平，因此单纯CT亦可迅速而安全诊断本症。但其所见并不一致，上部颈椎、胸椎水平上，通常椎管与硬膜囊之间的直径有很大差异，硬膜外脂肪组织厚度，及其中含有的静脉丛密度亦有个体差异。因此可出现超密度硬膜外肿块及均等密度硬膜外肿块，其鉴别力较差。脊髓造影之后，继之进行CTM则可掌握脊髓的变形，尤其其扭转变形的状态。脊髓的硬膜外腔与脑相比较大。因而错过扫描时间则血肿扩散而可呈阴性所见。

历来对脊髓硬膜外血肿的图像诊断，是依靠脊髓腔造影、CT。但自MR被应用后，脊髓疾患的诊断已有很大变化。硬膜外血肿的诊断也已变成以MR图像诊断为中心。任何断面均可摄影，属非侵袭性检查，所以只要病人状态允许，MR应为首选的检查。CT对急性期出血呈现鲜明的高吸收值，其检出也较容易，所以如患者状态难于施行MR，CT则成为首选检查。但CT的缺点是不能充分掌握血肿矢状断面上的扩延。

施行MR时的注意事项是，血肿可扩延至超过神经学所见椎定的部位，所以要扩大摄影视野。

MR的作用是除外硬膜外肿瘤并确认其为血肿。当然肿瘤的检出也要根据其大小，通常是容易的。提示硬膜外病变的所见为其形态呈凸透镜状，且在T_2增强图像上，硬膜呈低信号，所以病变部位的判定较确切。如上项已提出，急性期血肿的MR信号并不一定，脊髓硬膜外血肿的MR信号，概括如下。

T_1增强图像上血肿呈高信号者为半数以下。质子密度图像上全呈高信号。T_2增强图像上呈不均一信号或高信号。急性期血肿于T_2增强图像上呈低信号的原因是脱氧Hb的T_2短缩效果，前已述及，此效果在梯度回波法摄像上被增强表达出来。另外，急性期血肿的 gradient echo 法所见，因凝固的血液含有脱氧Hb因而呈低信号，而未凝固的血液则呈高信号。

通常无必要投予Gd-DTPA，但对与肿瘤性病变的鉴别上有效。此外，还可见到沿硬膜有增强。

横断像上多可见血肿的扩延呈非对称性，有时可扩延至椎间孔。血肿呈慢性经过时，有时不呈血肿特征性信号而难于诊断。

图像上要鉴别诊断的有硬膜外肿瘤、硬膜外脓肿。肿瘤性病变时用Gd-DTPA增强后多可鉴别。另外，转移性肿瘤时多伴有脊椎骨的破坏。硬膜外脓肿时其MR信号于T_1增强像上呈等信号，于T_2增强像上呈高信号，但仅凭信号有时难与血肿鉴别。脓肿时，椎间盘、脊椎旁软部组织也多有炎症，所以观察周围组织有无异常，对鉴别上也非常重要。

八、治疗

在高分辨CT普及之前，脊髓造影曾为辅助诊断的主力，脊髓硬膜外出血被诊断后，应立即进行椎板切除术。突然出现的剧烈根性痛，相继出现的进行性上行性脊髓症状及脊髓摄影上造影剂的完全停留像等使外科医生立即手术治疗决定。幸好脊髓硬膜外出血，除少数例外，多在脊髓硬膜背侧，血肿易被除掉，手术预后亦较好。但过去因系肉眼手术，出血源多未能明确，只好诊断为特发性。过去多推定为：轻度外伤、高血压、血管硬化、抗凝疗法等基础上，脊髓硬膜外静脉丛的怒张及破裂为出血的原因。

出现截瘫至手术的期间越短，其功能预后越好。所以本症应作为神经外科急诊对待。

Scott 等报告 24h 以内，Lepoire 等报告 30h 以内，Macquarrie 报告 36h 以内手术者其功能预后明显良好。齐藤等报告 12h 以内的超急性期手术组预后更好。

但经过数天而手术的也有预后良好者，所以纵然麻痹出现后经过 36h 也应考虑外科治疗。

最近，MR 等图像诊断法已有飞跃性进步，神经症状较轻微者也可发现其有脊髓硬膜外血肿。此种病例有时被预订为"等待"手术。例如 Bernsen 等的病例为，仅作对症疗法两周后疼痛消失，CT 上血性阴影消失。高桥等的病例为截瘫高龄女性，颈椎水平于 CT 上可疑为硬膜外出血，预定翌日手术。但次晨麻痹消失，MR 上所见也消失。Emery 及 Cochrane 的病例于脊髓造影中症状缓解而将手术延期至次日。Ducker 称，此种经验本是不应该有的。

希望今后在手术显微镜下仔细进行止血操作。更要重视硬膜外血管畸形与硬膜内血管的关系，否则十分危险，要在硬膜外处置完了之后，至少要打开硬膜观察内部。

反之，也有的病例，其麻痹很快改善，经保守治疗也得到良好预后也偶有报道（表8-5-2-3-4）。此等病例出现完全麻痹后又有改善倾向的期间最短为 20min，最长为 24h，平均 7.3h。全部病例均早期出现麻痹的改善倾向，且持续改善，最后达到了完全恢复。

表8-5-2-3-4 非外伤性硬膜外出血血肿自然治愈的报告

著者（年）		年龄	性别	原因	运动状况	截瘫改善间期
Harvie	1977	20	男	血友病	四肢瘫	无记录
Hernandez	1982	51	女	高血压	截瘫	20min
Brawn	1986	68	男	高血压	截瘫	7h
Yoshida	1989	76	男	硬膜外麻醉	四肢瘫	40min
Yoneyama	1989	80	男		截瘫	24h
Futawatari	1991	56	男	特发性血小板减少性紫癜	偏瘫	15h
Clarke	1992	76	女	乙酰水杨酸钠	四肢瘫	2.5h
Ohmomo	1993	57	女		偏瘫	2h

所以本症的治疗，对麻痹无改善倾向的病例应手术除掉血肿。如早期出现麻痹改善倾向，且持续者则可待其自然恢复，不必进行早期除掉血肿。但究竟以几小时为限，目前尚不能肯定，需要更多病例的积累。有人认为对小儿，为避免椎板切除后的脊柱畸形，应以保守治疗为宜，因而手术的适应证较为复杂、困难。

Ohmomo 等认为完全麻痹后数小时以内无明显改善者均应作为紧急手术适应证。但也有不少病例有出血体质，所以术前要严格检查。

选择保守治疗时，为防止再出血要保持安静，以 SEP 等严密监护。

只有感觉障碍或其运动麻痹并不影响 ADL 的患者，其影像学诊断上可疑有脊髓硬膜外血肿时，先治疗其基础疾患亦无问题。但此时应令患者住院，定时观察其神经症状的变动。一旦麻痹进展要立即确切诊断其出血的扩散（脊髓造影或 MR）程度，立即脊髓减压，除去血肿，并要确诊出血源。

自 Jackson 首先报告脊髓硬膜外血肿以来，已发表了约 200 例。其多数被诊断为特发性，出血源被判明者不足 1/10。而非破裂性硬膜外血管畸形，尤其孤立性硬膜外血管瘤，如 Pia 所报告并非少见，成为根性痛、局部性肌萎缩的原因。

非外伤性脊髓硬膜外血肿，因早期手术可取得良好的功能预后，所以早期诊断十分重要。其鉴别诊断为急性出现脊髓横断综合征的所有疾患。所以呈典型症状者诊断较易。影像诊断当以 MR 为首选。

治疗方针以手术为原则，选择保守治疗时要有各种必要的监测。手术之际要注意组织学上的异常，在显微镜下详细检查，对摘出标本要做病理检查。

虽然多种图像诊断法，过去 10 年中有飞跃的普及，但出血病例并不多，但不能认为是少见病而忽视其原因。从血块中发现被埋藏的出血源并非易事，要以生理盐水边仔细清洗，边用手术显微镜，努力寻找异常血管。最近，仅有轻微神经症状者亦可能于图像诊断上绘出其脊髓硬膜外出血。此种有可疑所见的病例报告有增多趋势。但是如果错过时机，将对 ADL 引起严重障碍的这一疾病，进行保守治疗时要特别慎重并要准备好随时进行脊髓减压手术。

虽然多种图像诊断法已被开发、普及，但脊髓硬膜外出血，目前仍属少见疾病。出现突发的根性痛及上行性脊髓损伤症状时，如检查者有这方面的知识，则比较容易诊断，且手术的亦较少。

九、临床举例

22 岁，护士；入院前约 45h，白班工作中无任何诱因，突感异常肩痛。翌日仍照常工作，但午后自觉背部剧痛及上肢麻木，不久即出现四肢无力而不能工作。

据次日诊察医师的记载：意识清晰，脑神经无异常，但两上肢 MMT3/5，下肢为 0/5，第 2 肋间以下全部感觉低下，更有尿闭，腰穿证明为血性脑脊液而急诊入院。

来院时神经学检查：肘关节伸展 2/5，屈曲 4/5，腕关节伸展屈曲均为 3/5。但未出现深部腱反射亢进或病理反射。

已做过下行性脊髓造影，可见脊髓硬膜囊于 C_3，下端背侧逐渐被压迫，于 C_6 上端呈完全阻塞像，CTM 可见脊髓背侧有高密度团块影，蛛网膜下腔虽尚存在，但极狭窄，脊髓的变形于 C_6 最明显。

立即从 C_2~T_1 进行成形性椎板切除，除掉 C_3~T_7 硬膜外血肿。C_6 水平处血肿最厚，此处可能有 nidus 的异常血管，在显微镜下全部摘除之后，打开了硬膜，脊髓呈反时钟方向扭转、苍白。但硬膜下未见异常血管及蛛网膜下腔出血。只有 1 支静脉与硬膜及蛛网膜连接，认为此血管属正常，并非出血源。组织学诊断摘出标本为硬膜外动静脉畸形。

参 考 文 献

1. 钱邦平, 邱勇, 王斌等.自发性椎管内硬膜外血肿的早期识别与临床评估[J].中华外科杂志, 2008, 46（13）
2. Adeleye AO, Rabiu TB, Malomo AO.Spontaneous intracranial hemorrhage and obstructive hydrocephalus: unusual complications of a cervical intramedullary arteriovenous malformation.Neurosurg Rev. 2010 Apr; 33（2）: 251-4; discussion 254. Epub 2010 Feb 20.
3. Dublin AB, Latchaw RE, Herrera DA, Dahlin BC.Delayed complication after embolotherapy of a vertebral arteriovenous fistula: spinal cord ischemia.J Vasc Interv Radiol. 2010 Mar; 21（3）: 392-3.
4. Fujima N, Kudo K, Terae S.Spinal arteriovenous malformation: evaluation of change in venous oxygenation with susceptibility-weighted MR imaging after treatment. Radiology. 2010 Mar; 254（3）: 891-9.
5. Giese A, Winkler PA, Schichor C A transmedullary approach to occlusion of a ventral perimedullary arteriovenous fistula of the thoracic spinal cord.Neurosurgery. 2010 Mar; 66（3）: 611-5; discussion 615.
6. Panciani PP, Fontanella M, Crobeddu E, Schatlo B, Bergui M, Ducati A.Spontaneous occlusion of a spinal arteriovenous malformation: is treatment always necessary? J Neurosurg Spine. 2010 Apr; 12（4）: 397-401.
7. Sasani M, Sasani H, Ozer AF.Bilateral late remote cerebellar hemorrhage as a complication of a lumbo-peritoneal shunt applied after spinal arteriovenous malformation surgery.J Spinal Cord Med. 2010; 33（1）: 77-9.
8. Wang Y, Zhang H, Ling F.Coexistence of a single cerebral arteriovenous malformation and spinal arteriovenous malformation.Neurol India. 2009 Nov-Dec; 57（6）: 785-8.
9. Yamaguchi S, Nagayama T, Eguchi K.Accuracy and pitfalls of multidetector-row computed tomography in detecting spinal dural arteriovenous fistulas.J Neurosurg Spine. 2010 Mar; 12（3）: 243-8.
10. Zarrinkalam R, Russo RN, Gibson CS, van Essen P, Peek AK, Haan EA..CP or not CP? A review of diagnoses in a cerebral palsy register.Pediatr Neurol. 2010 Mar; 42（3）: 177-80.

第三章 脊髓动静脉畸形

脊髓动静脉血管畸形占脊髓肿瘤的 3.3%~11.5%，常常引起严重的神经症状，对其诊断应予充分注意。1962 年由 Djindjian 开展了脊髓主要动脉造影术，其后数年 Djindjian 和 Dichiro 报告了选择性脊髓血管造影术。在治疗方面，由于 Yasargil 在 50 年代开展了显微神经外科技术，使本病的外科治疗有了飞跃的进步。其后由于人工栓塞技术的进步，现在使用微导管做选择性栓塞术已成为治疗本病的主流。

第一节 脊髓血管解剖复习与发病机制

一、脊髓的血循系统概况

正常脊髓循环，有起始于根动脉、上下纵行脊髓的 1 支脊髓前动脉及 2 支脊髓后动脉共 3 支动脉，这些动脉分出脊髓内支，通过毛细血管而流入前脊髓静脉、后脊髓静脉、根静脉及内、外椎静脉丛的静脉系统。

二、动脉系

根动脉为营养脊髓（图 8-5-3-1-1、2）及脊神经根的血管，颈髓部由锁骨下动脉支的椎动脉、甲状腺动脉、肋颈动脉分支；胸、腰髓部则由肋间动脉、腰动脉按体节分支而成。肋间动脉、腰动脉、于椎体外侧分出背侧脊髓动脉（dorsal spinal artery），根动脉为该动脉的分支，分支后沿后神经根，通过椎间孔而进入椎管内。再沿前根分为前根动脉及沿后根分为后根动脉，人体共有 6~8 支前根动脉，10~23 支后根动脉流入脊髓动脉。为区别开终止于神经根的根动脉，有时将上述根动脉称为根髓动脉。前根动脉中最粗的一个向脊髓下方约 1/3 提供血液的动脉，为纪念最初研究此动脉的研究者而称为 Adamkiewicz 动脉。此动脉直径为 1.0~1.3mm，而后根动脉则左右无差异，其周径亦较前根动脉细。

脊髓前动脉沿前正中裂纵行，于脊髓全程明显可见，此动脉是前根动脉至脊髓前面，于前正中裂处分为上行支及下行支两支，并于上下吻合而形成的一支血管。而脊髓后动脉则主要沿后外侧沟，有左右两支，此两支与后根动脉分支的上行支，下行支吻合而形成脊髓后动脉。而脊髓后动脉并无脊髓前动脉那样明了的上下吻合，只是随处可见细动脉化的动脉丛样形态或仅有部分痕迹。上下纵行的 3 支脊髓动脉，通过横向联系的小动脉网而互相吻合。脊髓前动脉与脊髓后动脉的血液灌流范围，前者为脊髓腹侧约 2/3，后者为背侧约 1/3（图 8-5-3-1-3）。

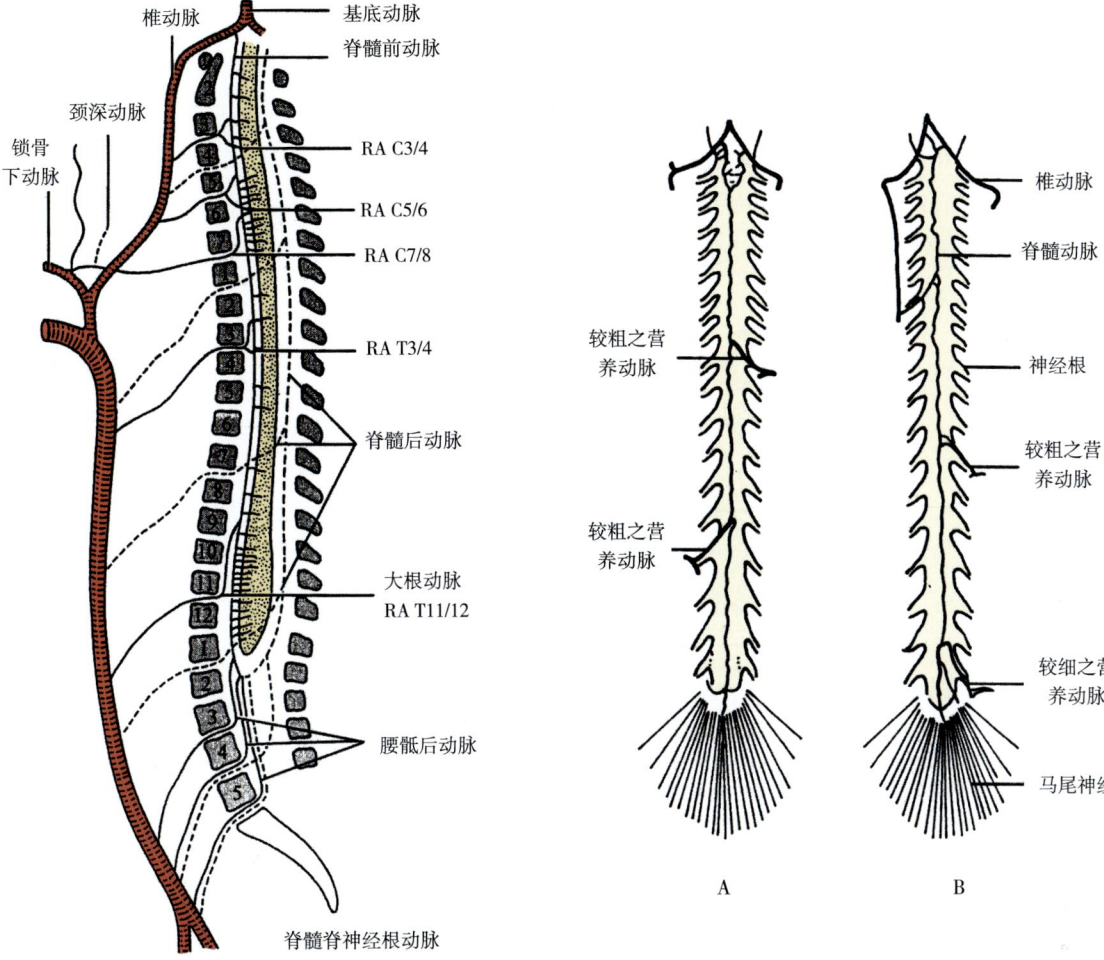

图8-5-3-1-1 脊髓的营养动脉示意图

图8-5-3-1-2 加入脊髓前、后动脉的根动脉（营养动脉）示意图（A、B）

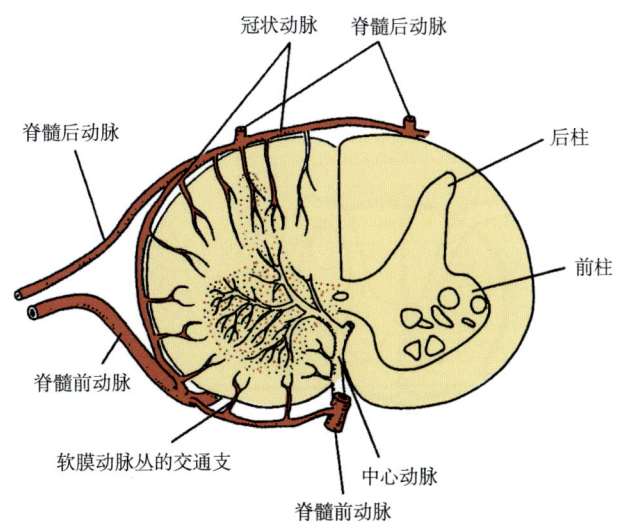

图8-5-3-1-3 L_1脊髓血供范围示意图

L_1脊髓段 脊髓前动脉与脊髓后动脉血液灌流范围

三、静脉系

脊髓的静脉系可概分为脊髓内部静脉与脊髓外部的脊髓外静脉。后者由沿前正中裂,后正中沟及左右前,后外侧沟上下纵走的脊髓前静脉、脊髓后静脉、前外侧及后外侧脊髓静脉构成。这些脊髓外静脉之间有丰富的吻合,各自的形态多不像明确的静脉而呈静脉丛状形态。这些静脉血经前、后根静脉而流入椎内静脉丛。椎内静脉丛存在于骨膜之间,通过椎间静脉、椎体静脉而流入椎外静脉丛或附近的粗静脉(图8-5-3-1-4、5)。

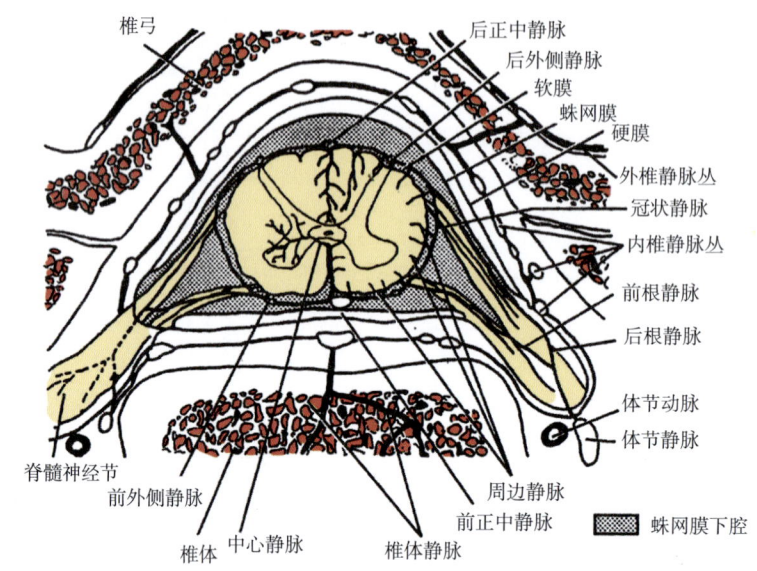

图8-5-3-1-4　脊髓的静脉回流(断横面)示意图

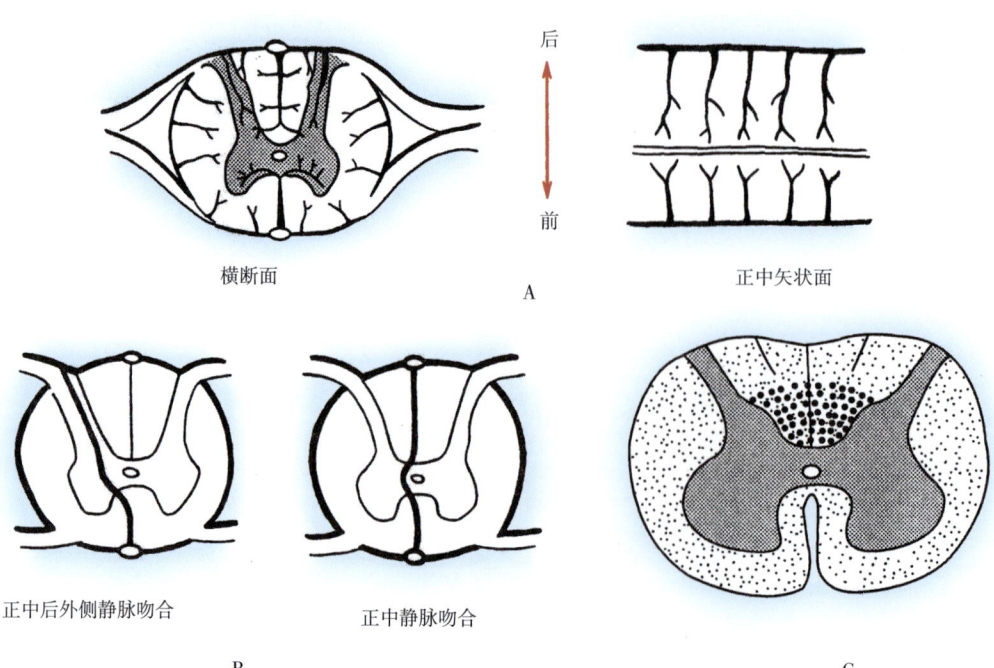

图8-5-3-1-5　脊髓静脉异常示意图(A~C)
A.脊髓的静脉;B.髓内静脉吻合;C.静脉性脊髓障碍白质后索深部变化强烈

四、发病机制

（一）概述

上述的由动脉经毛细血管至静脉的解剖学结构被破坏，由动脉直接向静脉形成短路时即为 AVM（图 8-5-3-1-6、7）。脊髓的 AVM 与脑 AVM 形态大致相同。根据动脉与静脉的结合形态可分为经由畸形血管团的 AVM 及动脉与静脉直接结合形成动静脉瘘的 AVM。

（二）具体原因

脊髓 AVM 的发病及其出现症状的机制为：

1. 因脊髓 AVM 的出血，而呈硬膜下出血或蛛网膜下腔出血而发病者；
2. 因 AVM 特别是因其扩张的静脉回路（静脉曲张）受机械压迫所致者；

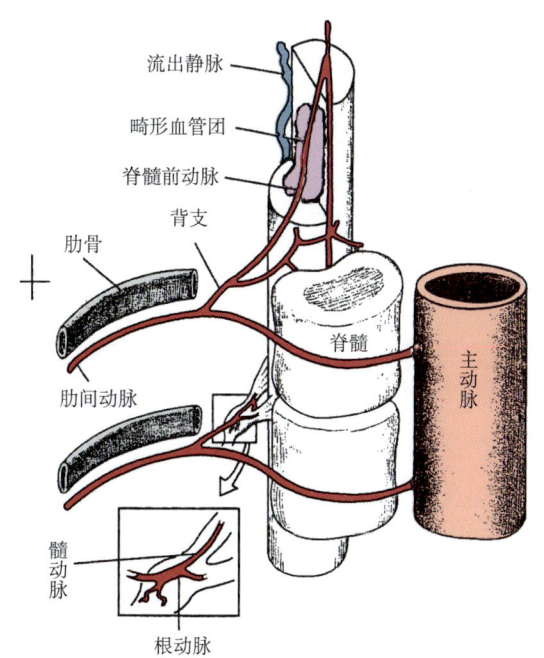

图 8-5-3-1-7　脊髓动静脉畸形与周边构造示意图

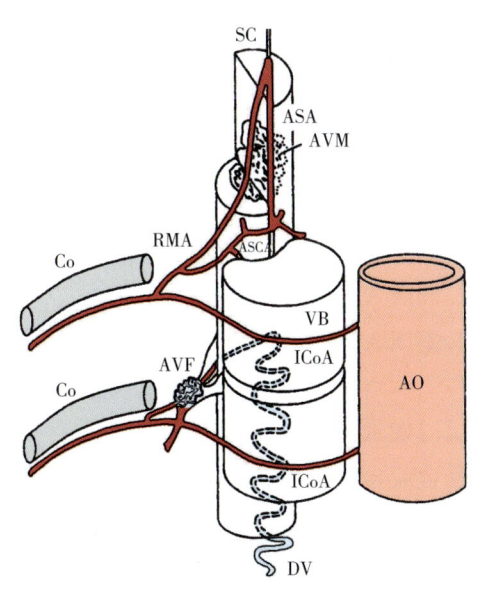

图 8-5-3-1-6　血管畸形病理示意图

脊髓动静脉畸形与流入动脉及侧支循环的位置关系
图注：AO：主动脉；IcoA：肋间动脉；Co：肋骨；VB：椎体；SC：脊髓；RMA：脊髓小根动脉；ASA：脊髓前动脉；ASCA：脊前管形动脉（是重要的侧支循环）；DV：流出静脉；AVM：动静脉畸形；AVF：动静脉瘘

3. 因动脉"盗流"现象而出现症状者；
4. 静脉性高血压者；
5. 因引流静脉系广泛血栓引起者；
6. 出血后的蛛网膜炎而发病者。

（三）因果关系

因 1. 出血而引发症状者占全部的 15%~20%，大多为髓内型。2. 占位效应，施行人工栓塞后数日-数个月出现症状改善组，其出现症状的原因即为占位效应所致。3. "盗流"现象，根据 Djindjian 的报告有直接的及交叉的盗流，垂直的盗流，出现后者则引起远隔的缺血，即远离脊髓 AVM 的头侧或尾侧发生缺血。4. 即是髓外型的 AVM 或 AVF，导出静脉为脊髓静脉，因脊髓静脉压上升，对脊髓的有效灌流压降低，引起循环不全者。5.Foix-Alajonanine 征即因该机制而产生的。

第二节　脊髓动静脉畸形的分类与诊断

一、历史背景

本症分类的变迁是根据下述情况而变动的：病理学观察、血管造影所见、血管造影与手术所见、血管解剖与影像所见等来判定脊髓动静脉畸形的。由于选择性脊髓血管造影的应用，Dichiro 等将脊髓 AVM 分类为：幼稚型、血管球型及单一螺旋型。幼稚型与脑的 AVM 类似，由复数流入动脉及还流静脉构成，循环快，好发于青少年。血管球型有 1~2 支流动脉，且局限。单一螺旋型发生率最高，为连续的线圈状血管覆盖多髓节的脊髓表面，循环慢。Djindjian 不仅根据血管造影的模式，并参考手术所见，根据畸形血管团是紧密地局限或呈弥漫性；位于中央部还是偏于一侧；中心沟动脉是长还是短；有无静脉曲张，如有静脉曲张，是在髓内或髓外等情况将 AVM 分为 3 群 8 型。此分类法对治疗法的选择颇为适用，但稍复杂。

此后，人工栓塞术应用于脊髓 AVM 而发挥了重要作用，且对血管的解剖也逐渐加深，发现了新的类型遂又有更概括性的分类。

二、血管解剖与 AVM 分类

起源于椎骨、锁骨下动脉，胸、腹主动脉，髂内动脉的体节动脉，其椎管支于椎间孔附近分支为椎管前支、中间支及椎管后支。椎管前、后支营养椎管内的硬膜，因而与下述的硬膜 AVM 有关。中间支则更分支出营养神经根的根动脉，营养脊髓的根髓动脉，营养边缘部的软膜动脉。由根髓动脉也分支出软膜支，与软膜动脉之间于脊髓表面形成软膜动脉丛。由前根髓动脉分支出中心沟动脉营养脊髓中央部。

静脉还流则由髓内静脉于脊髓表面形成软膜静脉丛，经根髓静脉而达椎间孔的硬膜外静脉。

三、当前临床对 AVM 的分类

根据上述血管解剖，以血管造影为主的影像所见及手术、病理学观察，目前对 AVM 的分类如下：

（一）硬膜内 AVM

畸形血管团位于脊髓髓内或脊髓边缘部（图 8-5-3-2-1~3）：

1. 髓内 AVM；
2. 髓周 AVM。

（二）硬膜 AVM

畸形血管团位于椎间孔附近的硬膜上：
1. 向硬膜内静脉回流；
2. 向硬膜外静脉回流。

（三）硬膜内 AVM、硬膜 AVM 混合型

1. 概况　脊髓动静脉畸形分为硬膜型和硬膜内型。硬膜型是在神经根近旁的硬膜上形成的动静脉瘘，它以来自根动脉的脑脊膜小根支为流入动脉，以冠状静脉丛为流出静脉，历来所说的 Dichiro 分类中的单线圈型多属本类。

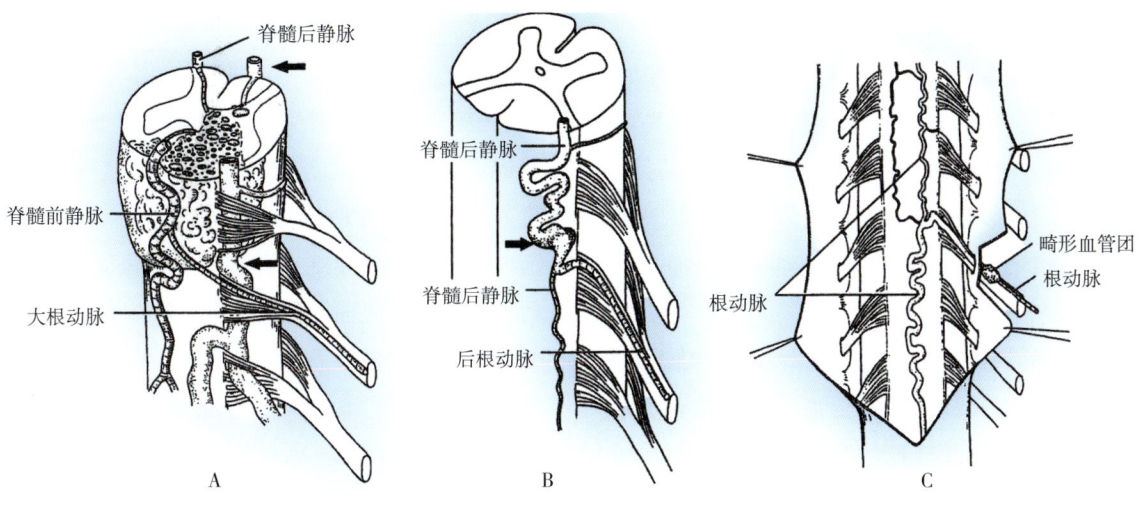

图8-5-3-2-1　AVM分类之一示意图（A~C）

脊髓AVM分类及其分型（Dichiro依血管造影分类）　A.幼稚型（又称髓内型）AVM的引流静脉；B.髓后型（又称髓外型）AVM动、静脉瘘；C.脊神经根脊膜型AVM

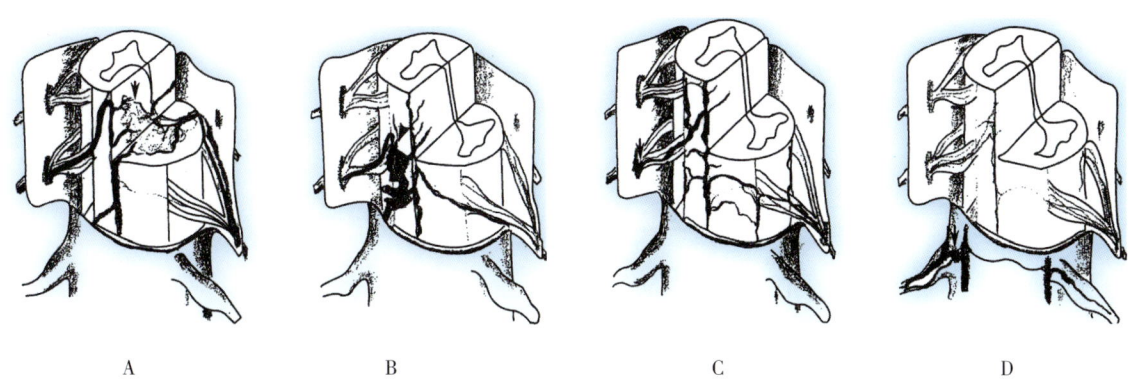

图8-5-3-2-2　AVM分类之二示意图（A~D）

脊髓AVM分类及其分型（依血管解剖分类）　A.硬膜内AVM：畸形血管团位于髓内；B.畸形血管团位于髓周围；C.硬膜AVM：畸形血管团位于椎间孔附件的硬膜上；硬膜内静脉回流；D.硬膜外静脉回流；箭头是畸形血管团或瘘的位置

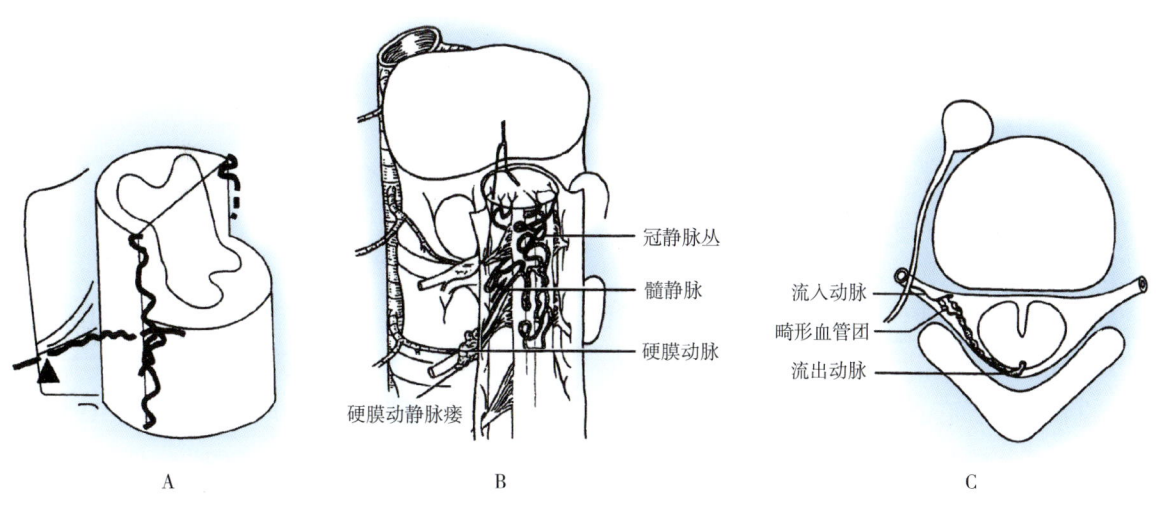

图8-5-3-2-3　造影所见示意图（A~C）

硬膜AVM及第8肋间动脉造影　A.B.硬膜AVM；C.第8肋间动脉移造影所见

2. 硬膜内型又分为髓外型和髓内型

（1）髓外型 是髓外的动静脉瘘或动静脉畸形，以其与脊髓的位置关系又分为髓前型和髓后型。

（2）髓内型 是高流量的动静脉畸形，又分为幼稚型和血管球型，前者有较多的流入动脉，而后者只有 1 根或几根流入动脉，通过畸形血管团的时间稍长。

图 8-5-3-2-3、4 是硬膜动静脉瘘和髓内动静脉畸形的流入动脉与畸形血管团或瘘的位置关系。髓内动静脉畸形的流入动脉是脊髓前动脉或脊髓后动脉，但硬膜动静脉瘘的流入动脉是脑脊膜小根支。

髓内 AVM 时，其流入动脉为原来的脊髓营养动脉。血管造影上，Adamkiewicz 动脉等根髓动脉向前或后脊髓动脉的流入经过呈典型的发夹弯曲走行。之后，经过中心沟动脉而绘出畸形血管团。此组中包括有幼稚型及血管球型（图 8-5-3-2-4）。髓周型 AVM 时，营养脊髓边缘部的软膜动脉为流入动脉。流入动脉为脊髓前动脉时，也不是其髓内支而是其软膜支或者是抵达脊髓背面的脊髓后动脉或脊髓侧面动脉的软膜动脉。此组基本是 AV 瘘，存在于髓外乃至软膜下。单一螺旋型属此范畴。血管造影时，纵然 Adamkiewiecz 动脉为流入动脉，因属直接的 AVF，所以诊断上无困难。动静脉移行部血管径有变化，如静脉曲张大，髓内静脉呈继发性扩张时则与 AVM 相似。硬膜内 AVM 可合并有动脉瘤或静脉曲张（Rosemblum 等称有 45% 合并）。但硬膜 AVM 则很少合并。

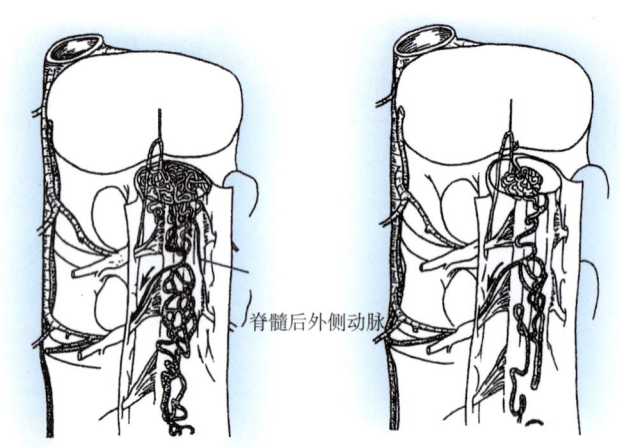

图8-5-3-2-4　髓内AVM示意图（A、B）
A. 幼稚型；B. 血管球型

3. 硬膜 AVM 型　硬膜 AVM 时畸形血管团、AVF 在椎间孔的神经根或其附近的硬膜上，其流入动脉为根动脉或硬膜支。静脉还流则由椎管内根髓静脉流向脊髓表面的冠状静脉丛，但也有还流于硬膜外静脉，由椎间孔流向椎管外静脉的类型。血管造影上可见椎间孔附近的畸形血管团椎管内扩张蛇行的血管上行，如在脊髓表面呈爬行样向头侧、尾侧缓慢行进（图 8-5-3-2-5）。此脊髓表面的血管为静脉内压升高引起扩张的冠状静脉丛，为正常的脊髓静脉还流途径。其流入动脉不呈现如根髓动脉的发夹弯曲状。但 AVF 的流入动脉与正常的根髓动脉可有共通干。

4. 硬膜内 AVM 与硬膜 AVM 合并的类型　相当于脑的混合性软膜-硬脊髓 AVM。Miyasaka 等经治的脊髓 AVM 40 例中，硬膜内 AVM 25 例（62.5%：髓内型 14 例，髓周型的 11 例），硬膜 AVM 10 例（25%：硬膜内静脉还流 9 例，硬膜外静脉还流 1 例），硬膜内硬膜 AVM 混合型 5 例（12.5%）。

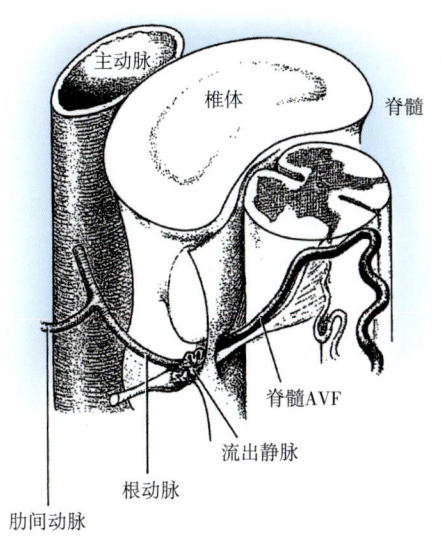

图8-5-3-2-5 动、静脉瘘示意图
脊髓动静脉瘘（流入动脉与流出静脉的关系）

四、诊断

（一）临床所见

髓内 AVM 青少年较多，硬膜 AVM 则高龄者较多，据此认为硬膜内 AVM 为先天性，硬膜 AVM 为后天性，包括各型在内临床经过呈慢性进行性者 75%，髓周型 AVF 与硬膜 AVM（即髓外 AVM）则 90% 以上为慢性进行型。而髓内型 AVM 的急性发病率虽有增多，但并不占多数。但如仅以小儿期计算，则急性发病者明显增多。重要的是慢性进行性者较通常想象的多，所以易被误认为其他脊髓、脊椎疾患而延误诊断或被漏诊。

（二）AVM 的部位

硬膜内 AVM 可见于由颈部至脊髓圆锥附近的所有平面上。硬膜 AVM 则见于中段胸髓以下。虽亦发生于颈髓，但极少。

（三）MR 检查

Miyasaka 40 例脊髓 AVM 的 MR 所见，可分为扩张、迂曲蛇形的血管构造及脊髓本身的变化。扩张的血管构造，在矢状面或冠状面图像上呈蛇行纵走于脊髓表面；轴面图像上呈脊髓表面上的点状无信号构造（signal void），此为 AVM 最特征性所见。但硬膜内 AVM 及混合型 AVM 病例均有无信号构造，而硬膜 AVM 则难见此所见。脊髓肿大有 80%，T_2 增强像上髓内高信号达 80%。硬膜 AVM 时上述两所见出现率甚高，所以纵然没有无信号构造，如有脊髓肿大，髓内异常高信号，慢性进行性神经症状时也应考虑到本症。脊髓的压迫变形通常系因扩张的静脉所致。

（四）脊髓造影

AVM 在 MR 上可被绘成蛇状的充盈缺损，当 MR 上出现可疑时应进行脊髓造影，如 MR 上已确认为 AVM 时则不必再行脊髓造影。

（五）血管造影

血管造影为脊髓 AVM 诊断上最重的检查方法（图 8-5-3-2-6、7）。对肋间动脉，腰动脉进行选择性造影，颈髓、上位胸髓的 AVM 时则必须进行两侧椎动脉、甲状腺动脉干、肋颈动脉干的造影。脊髓造影上有 AVM 可疑，且血管造影仍不能明确时则应更进行髂内动脉造影。另一种筛选法则是由两侧动脉同时进行逆行性注入法。在难于确定畸形血管团的正确部位时，有人主张用血管断层造影。最近由于与 MR 对比而更加深了解剖学的理解。

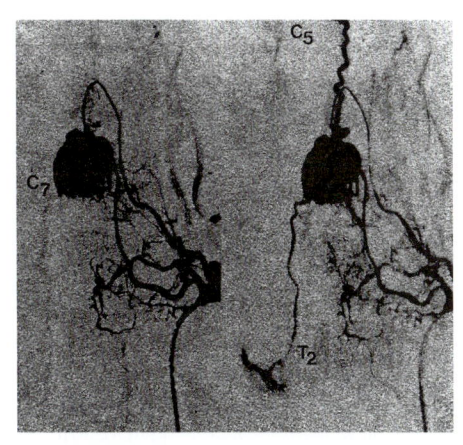

图8-5-3-2-6 血管造影
脊髓血管造影（从左T_2肋间动脉通过脊髓前动脉或脊髓后动脉可以看到血管球型AVM）

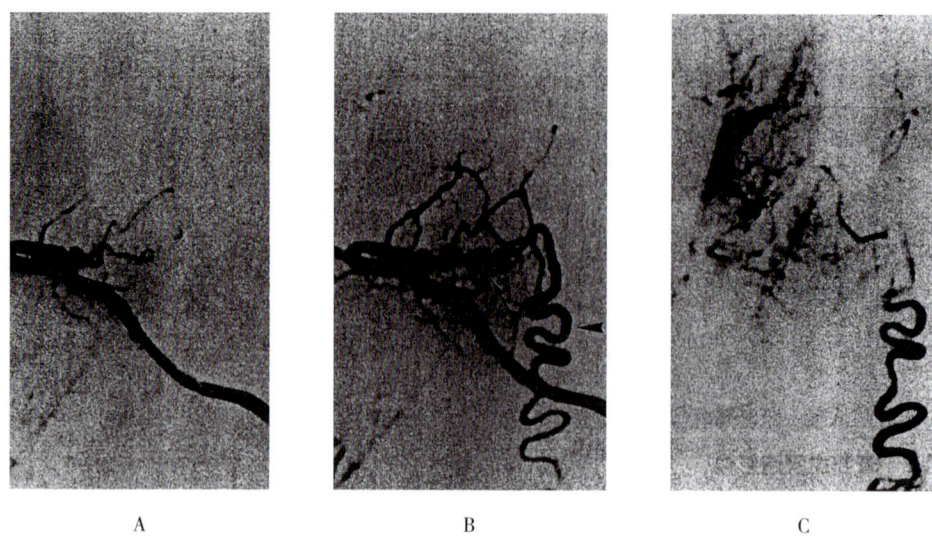

图8-5-3-2-7 脊髓血管造影所见举例（A~C）

第三节 脊髓血管畸形的治疗

脊髓动静脉畸形的治疗方法有人工栓塞术和手术切除术。70年代后半期以切除术为主，其后则以栓塞术为主。自从开展微型导管后，目前则以栓塞术为首选治疗方法。

一、脊髓动静脉畸形的手术治疗

（一）概述

1916年Elsberg首先作了1例手术，诊断为"脊髓静脉曲张扩张"。之后于1926年Foix与Alajouanine报告了一例以亚急性坏死性脊髓病截瘫发病，尸检证明为静脉血栓病例。1943年Wyburn-Mason将前人的96例加上其自己的16例，从解剖学上及病理学上加以系列化命名为AVM。1962年Djindjian开展了脊髓主动脉造影术，数年后Dichiro又报告了选择性血管造影术，使神经放射学检查向前发展了一大步。自Yasargil导入了显微神经外科技术以来，方开始了今天脊髓AVM的治疗。此外，Dichiro、Djindjian等将栓塞术也向前发展了一大步。作为手术治疗对象的脊髓动静脉畸形，除了硬膜动静脉瘘以外，大都存在于神经传导经路脊髓的内部，因此要想毫无贻误地单把病灶全部切除，就需要有精湛的技术。除了颈髓以外，手术一般是从脊髓后面进入的，在以脊髓前动脉为流入动脉的脊髓动静脉畸形时，手术先是流出静脉，然后是病灶，最后是流入动脉这样的顺序，使手术变得极为困难。

（二）手术适应证

1. 做过多次人工栓塞术，但全又通开，而且症状还在进展的病例；

2. 不能做人工栓塞术，但症状又发展迅速的病例；

3. 硬膜动静脉瘘；

4. 探查性手术。

使用微型导管时，有的病例能插到畸形血管团的前面，然后用塞罗卡因做诱发试验，如为阴性就能使用液性栓塞物质使病灶永久闭塞。但是不少病例是流入血管过细，在导管与病灶之间存在着营养脊髓的正常血管，此时就不能使用液体栓塞物质，而不得不用直径为150~350μm的聚乙烯醇微粒等固体栓塞物质进行栓塞。但是使用固体栓塞物质就容易出现再次开通的问题，需要反复进行栓塞。症状稳定时可以反复施行，如果症状是进行性的就应该选择手术治疗。再有一开始就不能做栓塞术而且病情发展很快的病人也要考虑手术治疗。

硬膜动静脉瘘做人工栓塞术或外科手术都能得到根治，此型动静脉瘘位于硬膜本身或硬膜外，所以手术也比较容易。前节图8-5-3-2-7是胸椎处的硬膜动静脉瘘，其流入动脉是脑脊膜小根支，短路位于神经根近旁的硬膜上，其流出静脉是冠状静脉丛。手术是经后路进入，关闭短路，由于流出静脉穿通硬膜，就在其进入硬膜的部位加以切断。术后脊髓血管造影证实动静脉瘘已消失。

颈髓AVM，向椎动脉分支脊神经根动脉进行安全插导的技术（除来自椎动脉的流入血管较粗之外）尚未成熟，由椎动脉汇合部分支的脊髓前动脉插管技术更未成熟，因此，在此种情况下只好采取夹住或显微外科切除。根据颈髓部位解剖学特点为易于由前方进入，如来自脊髓前动脉的导入动脉范围不大，可用本法处理流入动脉，则对颈髓侵袭较小。Karasawa将用前方椎体次全切除后，切开硬膜即可见扩张的脊髓前动脉，结扎导入血管的中心动脉分支。

（三）对人工栓塞失败病例

采取手术治疗；AVM血流极缓慢，流入动脉非常细小、栓塞物质不能流入者或数次行人工栓塞术又再开通者要进行手术治疗。尤其脊膜脊神经根AVM的血流迟缓，或在椎管动脉（spinal canal artery）的近前方有阻塞时，通过对侧的副血行通路AVM被造影，所以要进行手术治疗。此型的AVM在硬膜之外，所以手术较简单，为较好的手术适应证。

（四）探查性手术

有的病例虽反复进行选择性脊髓造影也证明不出畸形血管团的存在。此种病例要进行脊髓动态CT检查，但仍不能诊断而临床上又很怀疑AVM或脊髓造影上出现蚓状阴影缺损时，可进行探查性手术，此种病例手术时随处可见阻塞，AVM引流静脉的白色化。此种情况相当于历来称之为"Foix-Alajouanine综合征"。探查性手术当然要术前反复经过多种详细检查之后方可进行。最近，已可用纤维内镜直视AVM，期待这一技术的进展。

二、脊髓动静脉畸形的人工栓塞术

在引进微导管以前是在肋间动脉起始部插入普通导管的尖端，从此处随着血流方向注入乙醇聚乙烯的微粒或条带（strips）进行栓塞，但是有时只是在根髓动脉或其中枢侧做近接闭合（proximal occlusion），而关闭畸形血管团本身则很困难。将Tracker-18和Tracker-10以及Magic导管作为微型导管广泛地应用于大脑动静脉畸形的人工栓塞术之后，逐渐地也能把这种微型导管应用于脊髓的动静脉畸形。

在使用微导管时，先将套管（母导管）放在肋间动脉、腰动脉或者椎动脉的起始部，然后将微导管通过套管向前推进。在脊根髓动脉穿过硬膜处有生理性狭窄，此时不可粗暴操作，如果勉强推进会引起蛛网膜下腔出血，所以要十分小心地推进微型导管。要使微导管尽量接近畸形血管团，注意避免楔进去。然后用塞罗卡因20mg做诱发试验，检查有无新的神经症状出现，如为阴性就可以使用液体栓塞物质，能将畸形血管团永远关闭。如为阳性，表示在微导管和畸形血管团之间存在着营养正常脊髓组织的血管，此时不可使用液体栓塞物质，可选用大小合宜的聚乙烯醇微粒随着血流方向去闭塞畸形血管团。聚乙烯醇微粒只进入流速较快的通向畸形血管团的流入血管就能使畸形血管团闭塞，但是用聚乙烯醇微粒栓塞后有时发生再次开通的问题，这可能是停留在畸形血管团的聚乙烯醇微粒被流经此处的血液冲洗出去而引起畸形血管团再次开通，或者是新的血管内皮细胞覆盖在聚乙烯醇微粒的表面，在聚乙烯醇微粒的间隙中出现新血管生成（即内皮再生）。此时需要反复进行栓塞术，如果症状是非进行性的，是可以反复进行栓塞术来观察经过，但是，如果症状是进行性的，则应改为手术治疗。

有的病例反复做选择性脊髓血管造影也未能查出畸形血管团，但是如果脊髓造影上出现虫样形状的阴影缺损时，则应做探查手术，这类病例有很多地方出现闭塞后变成白色的引流静脉。

要经常把脊髓动静脉畸形放在心上，为了确定诊断要做包括 MR 在内的各项检查，一旦发现本病要以人工栓塞术作为本病的首选治疗方法。如果不可以做这种治疗，或者反复栓塞而病情自然发展时就应考虑手术治疗。

三、脊髓 AVM 外科手术病例的选择

（一）概述

脊髓 AVM 或 AVF 的治疗有切除术、流入血管结扎术及血管内手术，以前各家基本上进行切除术，自血管内手术开展后，又多用此法行人工栓塞术治疗 AVM，但以后又不断发现 AVM 尚有复发，并且也发现血管内手术亦有诸多不足之处，目前则以选择性地采取血管内手术及外科切除术并用。

选择 AVM 治疗方法时应注意的是：自然经过、临床症状（患者年龄、神经失落症状）、动静脉畸形的类型及部位、供血支、引流支外科解剖及其与正常脊髓的关系、治疗的危险等。上述各项因动静脉畸形的类型而不同，治疗方法亦不同。

（二）脊髓脊膜脊神经根的 AVM/AVF

1. 概况　此血管畸形即为椎间孔附近硬膜的 AVM 或 AVF，以椎间动脉的硬膜支为供血支，引流支为髓静脉，通过此引流支流入脊髓表面的冠状静脉丛。

AVM 症状出现的机制有：

（1）出血（蛛网膜下腔出血、髓内出血）；

（2）静脉瘀血；

（3）血栓化；

（4）脊髓缺血；

（5）占位效应等。

已知脊膜脊神经根的 AVM 时可因姿势变化、过饱食、Valsalva 操作、外伤、妊娠、发热等而症状加重。这可能是因为静脉瘀血而引起的症状或使之加重。此外，血栓形成所致的脊髓循环障碍对症状的阶段性恶化亦可能有很大影响。此 AVM 多见于 40 岁以上男性的胸腰髓，其症状有 80% 进行性，症状出现后 3 年，约有半数呈重度残疾，所以早期治疗非常重要。

2. 治疗方法　治疗方法有人工栓塞术及手术疗法。两种治疗法的要点均为完全闭锁 AVM 的畸形血管团或瘘或切断髓静脉冠状静脉丛的通道。

人工栓塞术　要用液状栓子使 AVM 完全闭锁，但此时血栓化可能向冠状静脉丛进展，而也可能使症状恶化。用固体栓子则多很难使畸形血管团-瘘完全闭锁，很难避免又开通或出现新的供血支。Nagata 8 例手术病例中，2 例为人工栓塞术后又开通，3 例为血栓化后脊髓血管造影未能发现，经动态 CT、脊髓内镜而发现的病例，2 例为未进行栓塞术而手术者。对伴有血栓化而脊髓血管造影不能证明 AVM 诊断者，脊髓造影、动态 CT 及脊髓内镜颇有意义。

对此型的 AVM/AVF 的手术适应证是：

（1）对供血支行导管插入困难，栓塞术困难者；

（2）人工栓塞术后又开通者；

（3）因血栓化而供血支不明显者，手术疗法容易且安全确实，在等待中神经症状恶化者，不应再反复进行栓塞术，而应早期考虑手术治法。

3. 手术方法　于 AVM/AVF 存在的椎间孔上方椎板行椎板切除及下方椎板行部分椎板切除术。上方要开大的原因是连接瘘与冠状静脉丛的髓静脉多走向上方。继之进行椎间孔切开术，使该根袖充分暴露。切开脊髓硬膜，观察硬膜内外的硬膜根袖，确认红色 AVM/AVF 及与冠状静脉丛联络的髓静脉。将此 AVM/AVF 部凝固并同时切断髓静脉。但凝固可能使营养脊髓的髓动脉受到损伤，所以有人认为脊髓动脉造影时该节段髓动脉被造影时，仅切断髓静脉即可，不必凝固之。但亦有人指出，据此虽可改善脊髓静脉的充血，但也有形成新静脉路而复发的可能性。

手术疗效与术前残存的神经功能程度有关。术前症状轻者，其功能预后良好，重者则功能恢复较差，所以发病后要早期诊断及早期治疗。Nagata 8 例手术疗效为中等改善 4 例，轻度改善 2 例，无变化 2 例。最近 MR 对脊髓缺血性变化在 T_2 增强像上呈高信号区，所以术前对功能预后已能作出一定程度的预测。

（三）硬膜内 AVM/AVF

1. 概况　此硬膜内 AVM/AVF 为由脊髓前动脉或脊髓后动脉供血的 AVM，有髓内 AVM 及髓外 AVM/AVF。硬膜内 AVM/AVF 为多见于 40 岁以内的颈髓或上部胸髓，无男女差异，40%~77% 以出血发病，但也有不少逐渐发病者，其原因可能为因盗流及静脉瘀血所致的脊髓缺血。此外，有人报道，AVM 的 7% 合并动脉瘤，也有报道称，76% 的病例既往有出血，24% 的病例有重度神经缺失症状，且症状的复发率颇高，所以应给予治疗。

2. 目的　治疗的目的主要是：防止出血，使盗流及静脉瘀血所致的脊髓缺血得到改善。硬膜内，尤其髓内 AVM 时，摘出术的危险较大，应首先以人工栓塞术为原则。如未能完全将 AVM 堵塞或供血支又开通，或出现新的供血支时则反复进行栓塞术。但对于栓塞术操作上有困难或栓塞术危险大者，或是手术较容易的病例则应考虑手术治疗。

栓塞术操作上困难者主要为：缓慢流动者；伴有血栓化的 AVM；供血支较细等等。

栓塞术危险度大者为：颈髓 AVM，且以椎动脉分支的髓动脉为供血支者；以 Adamkiewicz 动脉、脊髓前动脉为供血支者等等。

主要是 AVM 的直径，类型及部位等来决定手术难易度。髓内 AVM 及颈髓 AVM 通常手术的危险大。反之，小 AVM，髓外 AVM/AVF，位于背侧的 AVM，向背侧的静脉引流较少者，其摘出较容易。但虽属髓内型，其颈髓 AVM 在背侧，主要由脊髓后动脉营养且有髓外成分者亦可属手术适应证。另外，圆锥部 AVM 其病变虽属髓内型，但 AVM 几乎均位于髓外，甚适于摘出术。手术治疗中摘出术属根治术，但当认为其危险度大者可选择供血支结扎术，以达到使灌流压降低减少出血频度，减轻血管性盗流，改善静脉瘀血。属颈髓前面的 AVM，脊髓前动脉为其供血支者，也可通过椎体切除而由前方进入，而能达到供血支结扎的目的。但供血支结扎后几乎所有病例均出现残存供血支的增大及出现新的供血友，所以治疗效果难持久。

3. 手术方法　摘出术的要点为：

（1）除脊髓出血时的减压之外，在出血的急性期避免手术；

（2）手术体位为预防静脉充血，要注意避免压迫腹部等；

（3）由供血支侧进入，最后进行主要引流支的处置；

（4）于 AVM 周围的神经胶质增生的面上进行剥离等。

基本与颅内动静脉畸形相同，但要避免损伤正常脊髓，手术操作要更细微小心。供血支结扎时要尽可能靠近畸形血管团处，处理供血支是非常重要的。

4. 疗效　有关硬膜内脊髓AVM的治疗结果，Yasargil等报告：术后症状恶化者为20%，并认为于颈髓背侧有髓外成分的病例，其手术容易，且疗效较好；胸腰髓处其供血支为脊髓前动脉者危险度大。Ommaya报告术后恶化仅3%疗效良好，但未对其AVM病例分型分别报告。Nagata 8例中未见术后恶化者，颈髓AVM，行流入动脉结扎的4例中，2例为前方进入，对供血支进行了处理。此等进行供血支结扎病例，术后血管造影上，AVM消失者仅1例，但全部迄今并未出现再出血，所以可以认为至少有暂时性防止再出血的效果。近年来，由于血管内手术的发展，可将极细的导管插入接近畸形血管团处，而能对畸形血管团本身进行栓塞。但如过分强调完全闭锁，而术后症状恶化者亦不少见，今后应更注意病例的选择及并用血管内手术，并应掌握好手术适应证。

四、脊髓AVM血管内手术适应证的界定

（一）概况

脊髓血管畸形的临床表现通常为进行性或在进行性的背景下呈现卒中样发病的倾向较强，因而有临床症状的脊髓血管畸形均应作为治疗对象。同时，对无临床症状或症状甚少或未出血的脊髓血管畸形者要考虑到脊髓及其功能的脆弱性，对于位置表浅的或不是由脊髓前动脉营养的危险性低者应作为手术治疗对象。

治疗应在血管内手术及外科手术熟练的"治疗中心"进行。因为此两种治疗可相互结合，且需要高度准确的判断及熟练的技巧。下述的（3）及（4）类可能完全治愈，要做好完全阻塞的准备，而属（1）、（2）类者，尤其脊髓前动脉（ASA）参与动静脉畸形供血者，不能期待完全阻塞。但是，纵然是使之部分阻塞亦可能使受障碍的脊髓功能得到相当程度的恢复，并且也可以减少再出血。

（二）脊髓动静脉畸形

1. 栓塞术　脊髓对急剧的血流动力学改善尤为敏感，为避免治疗出现并发症，栓塞术原则上分阶段进行。颗粒状栓塞物由脊髓后动脉（PSA）注入时安全。由ASA进行栓塞术虽属可能，但要十分细心。使用粒状栓塞物能否安全进行栓塞术取决于，SAVM的流入动脉大于ASA及正常的脊髓得到SAVM的流入动脉以外分支的充分灌注。通常多能满足此条件，届时要选择与流入动脉畸形血管团内动静脉瘘（AVF）的大小相应的颗粒（聚乙烯醇，PVA）。实际多采用直径150~250μm大小者。粒状栓塞物有时可再开通，因而要保证在主流入动脉，每1~2年行随访动脉造影，必要时反复栓塞术。能如此控制的AVM也在少数，发病后经过长时间的病例，也可经此治疗而症状得到改善。明胶粉末的颗粒小，且很易再开通，因而不应使用。使用液体栓塞物质也有问题，即危险性较大，且完全栓塞率并不高，即如果得不到畸形血管团完全阻塞，使用液性栓塞物质并无何优点。

2. 外科手术　以下情况时，对脊髓的侵袭可控制到较小程度。

（1）畸形血管团位于脊髓后部；
（2）浅表性；
（3）虽在脊髓内，但离ASA较远且限局于数个髓节以内。

根据病例使血管内手术及外科手术互补可得到完全治愈。

（三）复合脊髓动静脉畸形（complex SAVM/AVF）

1. 类型　复合SAVM/AVF有两种类型：
（1）体节性（metameric）Cobb综合征：与脊髓的AVM/AVF存在同一体节上有合并病变。最深部由硬膜外部分至最外层皮肤，体节内的任何

组织均可被侵犯。

（2）系统性 即 Osler、Weber、Rendu 综合征：与 SAVM 存在的体节无关而存在于身体其他部位的血管病变。临床上有关脊髓方面与 1 相同。硬膜外的 AVM 可因硬膜外、脏器内的出血或脊椎、四肢的营养障碍，脊柱旁的局部肿瘤，心脏杂音，心功能不全等而发病。

2. 栓塞术及外科手术　有关 SAVM 的髓内部分与 1 相同。有关 AVM 的髓外部分，仅对出现某些临床症状的病变，可进行根治手术。

（四）脊髓动脉的动静脉瘘

1. 髓周型　存在于脊髓表面。几乎均为单发，偶有多发。最多见的部位为胸腰部或终丝。此病变由 ASA、PSA 所营养，因此可在于脊髓前方或后方。

AVF 可分三型：Ⅰ型：小的单一的瘘，流入动脉轻度扩张。Ⅱ型：中等的复数流入动脉流注于瘘。流入动脉较扩张，伴有扩张的引流静脉。Ⅲ型：大的高流量，有巨大、多数流入动脉，伴有静脉曲张样扩张的引流静脉。

临床上可引起蛛网膜下腔出血。可因静脉性高血压而出现症状（Ⅰ型），也可形成局部占位而压迫神经根、脊髓或因盗流而引起临床症状（Ⅱ、Ⅲ型）。

2. 鉴别诊断　SAVM：成为侧副通路的扩张动脉、静脉有时与畸形血管团像相混淆。硬膜动脉的 AVF：应与小 AVF 而使髓静脉轻度扩张相鉴别。此外尚有脊髓肿瘤及伴有水肿或肿胀的脊髓炎症。

3. 治疗　大多为单一 AVF。治疗的目标应为完全治愈。

（1）栓塞术 主要以Ⅰ型为对象　至瘘口的距离如较长，只有外科手术。Ⅱ、Ⅲ型也可以根治或栓塞术加外科手术。可用微导管插至 AVF 瘘口（超选择前进），行诱发试验，用 NBCA（normal butyl cyanoacrylate）仅使瘘的部分栓塞。Ⅲ型而瘘较大者有时使用剥离球囊（detachable balloon）可取得好的效果。

（2）外科手术　几乎均以Ⅰ、Ⅱ型为对象

（五）硬膜动脉的动静脉瘘

经硬膜而存在于神经根鞘附近，缺少常见的广泛来自根静脉的静脉还流，因此可在脊髓的多数髓节上引起静脉性高血压。其结果，脊髓可陷入静脉性梗死。

1. 治疗　在硬膜水平上切断来自髓静脉系的逆行性静脉返流。治疗目标为完全治愈。

（1）栓塞术

① 方法：颗粒状栓塞物质因使用方便而多被利用，但其缺点为易复发，对本疾患并不适用。完全治愈要使用液性栓塞物质使之经硬膜到达静脉近位侧方能完成。以 NBCA 等的氰丙烯酸盐最为合适。要使 NBCA 的柱状物停留于静脉侧 1cm 以内，需要有将微导管插入到瘘口的技术并对油性造影剂与 NBCA 的混合比例，注入量、注入速度等都要有充足的经验及准确的判断能力。

② 并发症：使用颗粒状栓塞物质或合用再析出速度迟缓的液性栓塞物质，如到达静脉侧过远处则阻塞静脉返流路，加重静脉性高血压，有时可致临床症状加重。此外，虽然使用液性栓塞物质，但过早合用则其畸形血管团透入不佳使流入动脉阻塞欠佳则不能完全治愈。

（2）外科手术　于硬膜内，尽量靠近 AVF 处，则夹住髓静脉，断绝其逆行性静脉返流。当血管内治疗不完全时，应立刻进行手术治疗。

五、并发症的预防及早期发现

关键的是经常注意患者运动、感觉系统的所见及体感诱发电位（SSEP）。但 SSEP 仅能反映后索功能，不能反映前索、侧索功能。因此要在充分觉醒状态下进行，注意造影剂、异戊巴比妥钠，利多卡因注入引起的诱发神经失落症状。临床症状急剧进行时,虽然诱发试验为阳性,有时也要用粒状栓塞物慎重进行栓塞术。用PVA形成的血栓多为进行性,所以注意勿超量栓塞。栓塞术后的经过有两种,一为血栓化继续进行,一为再开通。属后者时要追加栓塞术,使之阶段性阻塞。使用粒状栓塞物进行栓塞术时,注意勿使导管阻塞。如阻塞而用生理盐水等加压注入,则有可能使血管破裂。此时要将导管拔出,冲洗开通后再用或改用新导管。

不能以为自己对血管造影很熟练或对腹部、四肢的血管内手术很熟练就轻易施行此手术。亦不可成为外科手术或放射线诊断的"余业",一年中仅偶尔做几例不行的,此手术应当于血管内手术与外科手术均非常熟练的中心进行。因为这两种治疗是相辅相成的,且如何选定、何时期进行等计划均要求有高度的判断能力及手术技术熟练。

要经常注意脊髓AVM的并发症常可引起严重的神经缺失症状。进行栓塞术初期,小的失误固然难免,但有时对硬膜动脉的AVF进行了毫无问题的栓塞或外科手术,有时也可引起完全截瘫,万一术后使患者加重,要与有经验的脊髓损伤康复专科部门进行共同治疗,以促进患者回归社会。

参 考 文 献

1. 赵定麟.现代骨科学,北京:科学出版社,2004
2. 赵定麟.临床骨科学——诊断分析与治疗要领,北京:人民军医出版社出版.2003年
3. Carangelo B, Casasco AE, Vallone I.Total occlusion of a conus medullaris pial arteriovenous malformation obtained with one session of superselective embolization.J Neurosurg Sci. 2009 Sep; 53（3）: 119–23.
4. Kumar N.Pearls: myelopathy.Semin Neurol. 2010 Feb; 30（1）: 38–43. Epub 2010 Feb 1.
5. Marcorelles P, Laquerriere A.Neuropathology of holoprosencephaly.Am J Med Genet C Semin Med Genet. 2010 Feb 15; 154C（1）: 109–19. Review.
6. Sarikaya–Seiwert S, Gierga K Solitary spinal epidural cavernous angiomas in children presenting with acute neurological symptoms caused by hemorrhage.J Neurosurg Pediatr. 2010 Jan; 5（1）: 89–93.
7. Savica R, Longo M, La Spina P.Cerebellar stroke in elderly patient with basilar artery agenesis: a case report.J Stroke Cerebrovasc Dis. 2010 Jan; 19（1）: 81–3.

第四章 脊椎、脊髓的栓塞术

第一节 栓塞术的基本概念与临床应用

一、概述

动脉栓塞术（arterial embolization）即对易出血性病灶的营养动脉施以人为的栓塞物质使之栓塞，用于治疗易出血性肿瘤或控制较难的出血灶的治疗。

本法首先应用于脑神经外科领域，曾用于颈动脉海绵状瘘、脑AVM、但以后又应用于脊髓AVM、脊柱外科领域、泌尿科领域、消化外科及耳鼻科领域等方面。

近年来已将栓塞术应用于脊柱外科领域，对椎体血管性肿瘤先进行了术前栓塞，然后再行椎体置换，或对脊髓AVM进行非外科的栓塞术。

二、临床应用

首先应用动脉栓塞术的是Brooks（1931），他对颈动脉海绵状瘘，由颈内动脉使用肌肉小片所进行，之后由Lussenhop等（1960）介绍了对AVM应用的手术，随被实际应用，而出现了各家的报告。如Rosenbluth（1960）于脑神经外科领域的报告，尚有Ishimori等（1967）、Robles等（1968）、Djindjian等（1973）。对脊髓AVM的报告有Newton（1963）、Doppman（1968、1971），均以肋间动脉为对象进行了栓塞术。

其他领域：肾出血，Almgard等（1973）、胃出血，Rosch等（1972）、Tadavarthy等（1974）、鼻出血，Sokoloff（1974）；四肢骨骼，Ring等（1974）用于骨盆外伤治疗，Feldman等（1975）用于骨盆转移癌及股骨远端巨细胞瘤的术前及非外科治疗，Patell（1977）对股骨近端位转移癌；Dick等（1979）对坐骨动脉瘤样骨囊肿的术前应用了本法，均认为有效。

脊髓外科的应用首先施用于脊髓血管瘤。即Hekster等（1972）对出现脊髓症状的胸椎血管瘤营养支的肋间动脉，以肌肉小片进行了栓塞术，2日后其下肢症状有改善，术后血管造影上也证明病灶部被充填并消失，脊髓造影上也证明硬膜压迫现象有所改善。但其后Lepoire（1973）、Benati（1974）及松角（1978）认为非外科的栓塞术均有再开通的可能性，认为本法可用于椎板切除术的术前对策，有减少术中出血量的效用。

对椎体血管瘤的积极性手术的脊椎切除，作为其术前对策，Hiral等（1975）对椎体动脉瘤样骨囊肿及软骨黏液纤维瘤；Hemmy（1977）对胸椎血管瘤；DicK等（1979）对颈椎及胸椎的血管瘤进行了此栓塞术，均认为有效。日本的首例应用是 Arima 等对颈动脉体肿瘤的腰椎转移（嗜铬细胞瘤）行椎体置换术的术前对策。此例总的出血量相当多，但肿瘤本身的出血少，确认术前栓塞术有效。

对脊髓 AVM 的栓塞术应用由 Doppman（1968），Newton（1968）等开创，应用了选择性血管造影技术，以肌肉片，金属颗粒等栓塞营养动脉。之后 Djindjian 等（1973）又论述了栓塞术的详细手技及并发症，尤其指出 Adamkiewicz 动脉为营养动脉时，应在进入巢灶直前处进行栓塞。

最近，Theron（1986）应用数字减影血管造影使栓塞状况更加清晰，并指出栓塞物质以聚乙烯醇（IVALON）较为安全。

日本主要以脑神经外科的报告有所增加，栓塞术也比较普及，但本法的限度及栓塞物质等尚有一定待解决的问题。宫本等（1988）对 22 例脊髓 AVM 施行了栓塞术，有 16 例施行 2~3 次即获得了栓塞，有 6 例因又新出现了注入动脉而平均需 4~5 次，并称为取得充分效果，栓塞物质的大小要符合巢灶的血管径。

第二节　脊椎、脊髓栓塞术的手术技巧

一、概况

按 Seldinger 法由股动脉对所预期的营养动脉（腰动脉，肋间动脉）进行选择性插入导管。根据情况，有时要使用更接近病灶的超选择方法。导管以内腔大者为宜，Arima 等使用 B.D. 制或 COOK 制大小为 5.5~7F 的导管。

栓塞物质使用 Gelform（止血海绵）、聚乙烯醇、线圈等。脊椎肿瘤的术前栓塞术，多用角形 Gelform 片 2mm×2mm×5mm 大者，此外也根据其血管状态而使用钢线圈（1~3mm）、聚乙烯醇微粒等。对脊髓则使用 Gelform 直径为 2mm 或用聚乙烯醇微粒直径为 590~1000μm。将此等栓塞物质浸入生理盐水，与造影剂混合吸入 10ml 注射器而注入。造影剂用 Iopamilon300 或 Omnipak300，一次造影的限量为 150ml/h（图 8-5-4-2-1~4）。

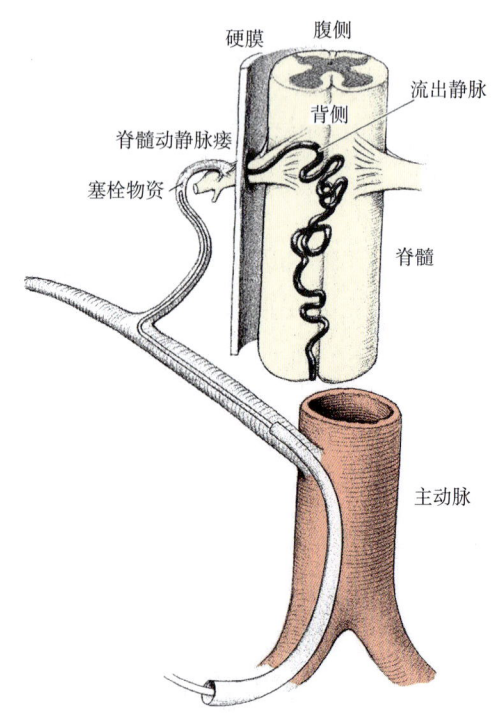

图 8-5-4-2-1　插管示意图
由股动脉，按 Seldiner 法进行选择性插管

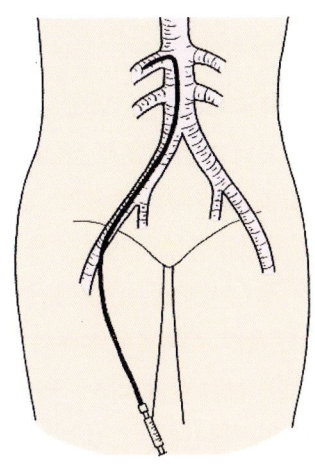

图 8-5-4-2-2　导管选用内腔大者示意图

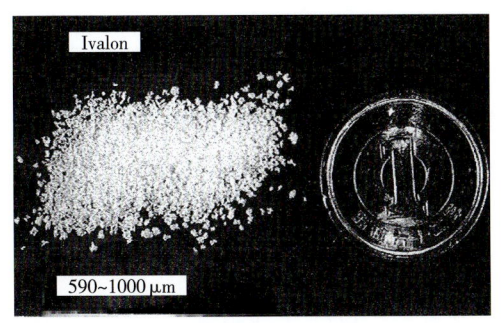

图 8-5-4-2-3　栓塞物

栓塞物质用 Gelform 小片 2mm×2mm×5mm，每次约 10 个混入 10ml 造影剂中注入；以手术前 2~4 天前施行本术为宜

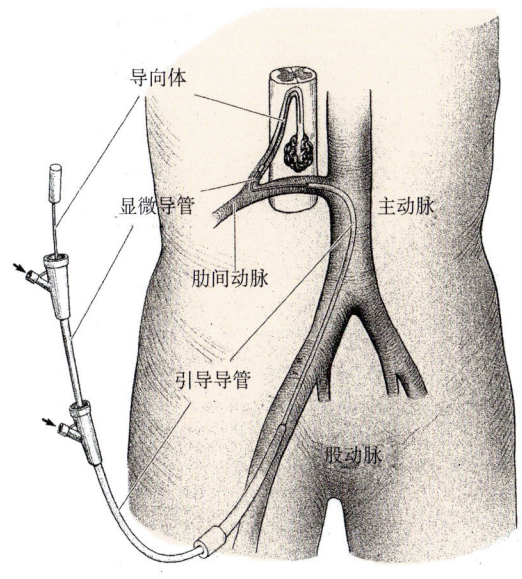

图 8-5-4-2-4　经股动脉插管示意图

右股动脉插管，显微导管插进流入血管，箭头为持续注入肝素加生理盐水

二、栓塞术的效果

对脊椎椎体肿瘤，作为术前栓塞术，Arima 共做 9 例；胸椎或腰椎骨巨细胞瘤 4 例，腰椎嗜铬细胞瘤 1 例，腰椎动脉瘤样骨囊肿 1 例，腰椎、胸椎转移癌（单发转移）2 例。上述病例均引起脊髓压迫，术前栓塞术主要对其营养动脉的肋间动脉或腰动脉进行。

出血量除嗜铬细胞瘤一例之外，均在 5L 以下，对此种肿瘤的椎体摘出术来说，出血量应该是少的。1 例为嗜铬细胞瘤的椎体转移，肿瘤本身切除出血不多可看到栓塞术的效果，但由前方打开椎管时静脉的出血显著，总量达 10L，其控制极度困难。

栓塞术的效果与肿瘤的性质有关，即骨巨细胞瘤、血管瘤等原发性良性肿瘤者其营养支只有 2~3 支，所以效果最好。但如嗜铬细胞瘤等肿瘤，其血管丰富者栓塞效果则较差。如肾癌转移等血管性极多的肿瘤，营养支颇为复杂者，其效果也较差。

对椎体肿瘤进行椎体摘出、置换术时，与进入侧对侧的腰动脉、肋间动脉进行结扎处理多有困难，此种情况下对营养支进行术前栓塞术是非常有意义的。即本法可减少出血量，使手术时间短缩，更使总出血量减少，这种相应效果是最大的优点。

关于脊髓 AVM 的栓塞术的效果，关键问题在于确切认定 Adamkiewicz 动脉，如将 Adamkiewiecz 动脉栓塞，则引起脊髓缺血的危险性甚大。

三、手术要点

1. 栓塞物质的大小要容易通过导管（图 8-5-4-2-5）；

2. 注意导管前端的位置。勉强注入过大的栓塞物质或导管位置过浅时容易出现错位（图 8-5-4-2-6）；

3. 注意勿过度栓塞，将栓塞物质填满至营养动脉基部时会引起逆流而产生远隔部位转移（图 8-5-4-2-7）。

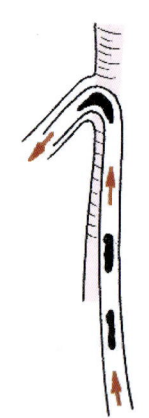

图8-5-4-2-5　栓塞物质应易于通过导管内腔示意图

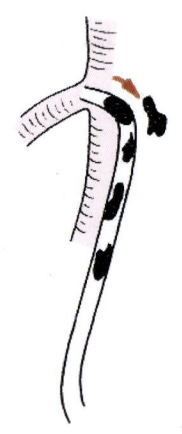

图8-5-4-2-6　插管切勿过线示意图
错位之原因可能是导管插入位置过浅
及将过大的栓塞物质勉强注入

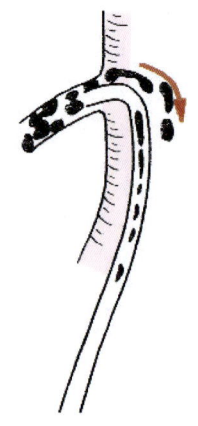

图8-5-4-2-7　切勿过度栓塞，示意图
过度栓塞有逆流的可能性，
即营养动脉基部填满可产生远隔部位转移之危险

四、临床举例

［例1］20岁，男性，大学生，腰椎骨巨细胞瘤；1984年2月开始出现腰痛，逐渐加重，1985年3月就诊怀疑有腰椎肿瘤而入院。L_5椎体CT有明显骨破坏，尤其椎体右侧可见软部肿瘤块，且椎管内有浸润。血管造影可见以右L_4腰动脉及右髂腰动脉为主要营养动脉高度多血管状态的肿瘤，明显可见肿瘤向椎体右侧膨隆。制定了两期手术计划，先由后方进行Luque棒内固定，并从活体检查的标本证明为巨细胞瘤。以后又从前方进行了椎体切除术，但在此之前三天施行了栓塞术。首先对右第4腰动脉进入3mm角形Gelform片30个，之后又向髂腰动脉填入了10个，取得了满意的栓塞效果。椎体摘出术时出血量有4.7L，但来自肿瘤本身的出血较少，术后经过顺利。

［例2］患者：13岁，女性，中学生，后腹膜嗜铬细胞瘤腰椎转移；10岁于某院行后腹膜肿瘤切除并确诊。1977年开始腰痛及右大腿神经痛加重，1978年10月入院。当时CT上可见L_3椎体有骨破坏及右侧软部肿瘤块。脊髓造影可见硬膜囊有受压现象。血管造影除上次手术时钳夹的两侧L_3，右L_2，左L_4腰动脉三支血管为营养动脉的血管过多状态的肿瘤。施行后方内固定术后，对上述3支动脉施行术前栓塞术，取得了肉眼上90%血流减少的效果。2天后行L_3椎体次全切除术，出血控制较好，总量为2.5L。术后经过顺利，症状改善，以后的骨愈合亦良好。但于1983年因骶椎转移而第二次入院，计划由前方行肿瘤摘出术，2天前施行了术前栓塞术，肿瘤的营养动脉为两侧骶骨外侧动脉，以Gelform栓塞。椎体切除术的出血量约5L，但肿瘤本身的出血较少，证明栓塞术取得了预期效果。

［例3］患者：53岁，男性，脊髓AVM，1988年5月开始右足底部出现麻木感，逐渐加重，左足亦出现麻木，同年7月始走路困难，针灸、按摩无效，1989年1月入院。来院时步态为痉挛性且

有排尿障碍。检查发现下肢反射亢进,踝阵挛阳性,Babinski 阳性,两侧大腿以下感觉迟钝。

五、临床判定

脊髓造影胸椎中下位可见蚯蚓样形状而疑为脊髓 AVM。

行选择性脊髓血管造影,可见主要以右第 7 肋间动脉为营养动脉的脊髓 $T_{4\sim 8}$AVM 像,于 T_7 椎体水平上可见有巢灶,且可能存在于脊髓背侧。由左第 9 肋间动脉描绘出 Adamkiewicz 动脉。

预定施行栓塞术,对其营养动脉的右第 7 肋间动脉进行选择性注入聚乙烯醇微粒与造影剂混合物后,造影上巢灶消失。

栓塞术终了后不久,两侧大腿部感觉有改善,1 周后髋关节的屈曲位亦有改善,痉挛性步态亦减轻,排尿亦通畅,已证实有效果,预定今后根据症状变化也可能再作一次栓塞术。

(一)术前栓塞术的问题

栓塞术与手术结合一起时,何时进行栓塞术为宜尚未定论,这与栓塞物质的有效期间有关。文献上,用 Gelform 时多在 5 天以内。作者等的经验均为 5 天以内,Arima 2 天以内者效果大。

栓塞物质通常术前用 Gelform,这是为了血管再开通而短期内使用的。但 Gelform 的大小虽容易调制,且注入时抵抗小为其优点,但 X 线上看不到为其缺点。长期用者有钢线圈,聚乙烯醇微粒也有各种大小不同者,所以要根据目的肿瘤血管径大小选择栓塞物质型号。

(二)栓塞术并发症

1. **脊髓缺血** 对脊椎、脊髓疾患要确认 Adamkiewicz 动脉,尤其与营养动脉相重叠时要注意(即是 Adamkiewicz 动脉,又是营养动脉),如将此动脉栓塞则会造成脊髓缺血。

2. **肌肉感染** 特殊的并发症有脊椎周围肌肉感染,在走向肌肉的营养动脉阻塞时出现。通常于施术后 2~3h 出现剧痛。据说 Gelform 等易碎片化的栓塞剂易引起,因其将末梢的血管床也阻塞了的缘故。

3. **发热反应** 有时栓塞术翌日有发热,所以要考虑及此,应与手术隔一日为宜,并且为防止栓塞物质转移,绝对安静卧床也有重要意义。

(三)重在预防

脊椎、脊髓栓塞术现已成为脊椎外科及脑神经外科领域有力手段,一直很困难的脊椎血管肿瘤的术前应用或作为脊髓 AVM 的非外科治疗的方法已被重视。由于造影技术的进步及栓塞物质的开发也使本法更加安全化。但尚有栓塞上的问题等待解决,手技上也要十分注意,充分探讨肿瘤的血管解剖,使栓塞术更加安全可靠仍然是今后的课题。

(周天健 李建军)

参 考 文 献

1. Batra S, Lin D, Recinos PF, Zhang J.Cavernous malformations: natural history, diagnosis and treatment.Nat Rev Neurol. 2009 Dec; 5(12): 659-70. Review.
2. Colby GP, Coon AL, Sciubba DM.Intraoperative indocyanine green angiography for obliteration of a spinal dural arteriovenous fistula.J Neurosurg Spine. 2009 Dec; 11(6): 705-9.
3. Geibprasert S, Pongpech S, Jiarakongmun P, Krings T.Cervical

spine dural arteriovenous fistula presenting with congestive myelopathy of the conus.J Neurosurg Spine. 2009 Oct; 11（4）:427-31.

4. Jin YJ, Kim KJ, Kwon OK, Chung SK.Perimedullary arteriovenous fistula of the filum terminale: case report. Neurosurgery. 2010 Jan; 66（1）: E219-20; discussion E220.

5. Khaldi A, Hacein-Bey L, Origitano TC.Spinal epidural arteriovenous fistula with late onset perimedullary venous hypertension after lumbar surgery: case report and discussion of the pathophysiology.Spine （Phila Pa 1976）. 2009 Oct 1; 34（21）: E775-9.

6. Khan S, Polston DW, Shields RW Jr, Rasmussen P, Gupta R.Tentorial dural arteriovenous fistula presenting with quadriparesis: case report and review of the literature.J Stroke Cerebrovasc Dis. 2009 Nov-Dec; 18（6）: 428-34. Review.

7. Shedid D, Podichetty VK.Common origin of the artery of adamkiewicz and a posterior spinal artery with a spinal dural arteriovenous fistula: a case report.Br J Neurosurg. 2009 Dec; 23（6）: 630-3.

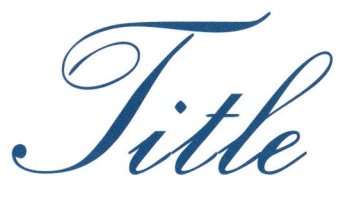

第六篇

矫形外科常用之一般手术

第一章 腱鞘炎、腱鞘囊肿与滑囊炎 /3436
  第一节 腱鞘炎 /3436
  第二节 腱鞘囊肿 /3441
  第三节 滑囊炎 /3443

第二章 手(足)指(趾)端手术 /3449
  第一节 甲部手术 /3449
  第二节 化脓性指头炎切开引流术 /3453
  第三节 足部槌状趾、爪形趾、嵌甲、鸡眼与胼胝 /3454
  第四节 平底足手术疗法 /3456
  第五节 马蹄爪形足的手术治疗 /3459

第三章 其他手术 /3462
  第一节 股四头肌成形术 /3462
  第二节 改善髋关节功能的其他肌腱手术 /3465
  第三节 臀深部断针存留取出术 /3466
  第四节 杵臼截骨术 /3469
  第五节 髌-股关节炎与胫骨结节升高术 /3472
  第六节 足踝部痛风、风湿和退变性关节炎,及其手术疗法 /3475

第一章 腱鞘炎、腱鞘囊肿与滑囊炎

第一节 腱鞘炎

一、基本概念

腱鞘炎是指腱鞘因机械性摩擦而引起的慢性无菌性炎症改变。腱鞘炎是骨科常见病,多见于手工劳动者,特别是用手指反复做伸、屈、捏、握操作的人,易患此病。一般女性多于男性。

腱鞘是肌腱辅助装置的一种,是肌腱周围的结缔组织为适应肌腱的滑动而分化形成的包围肌腱的双层套管状结构,多见于腕、踝、指、趾等腱长且活动多的部位。腱鞘分为2层,外侧为纤维性腱鞘,由深筋膜的横、斜行纤维增厚而成,附着于骨及关节囊,对肌腱起约束、支持、滑车和增强拉力的作用。内层为滑膜性腱鞘,位于纤维性腱鞘内。滑膜鞘又分脏、壁两层,壁层衬于腱纤维鞘之内面,在骨面形成折叠的部分称为腱系膜,包绕在肌腱表面的一层即为脏层。脏壁层滑膜两端封闭为盲腔,其间含有少量滑液,起着润滑和保持肌腱活动度的作用(图8-6-1-1-1)。

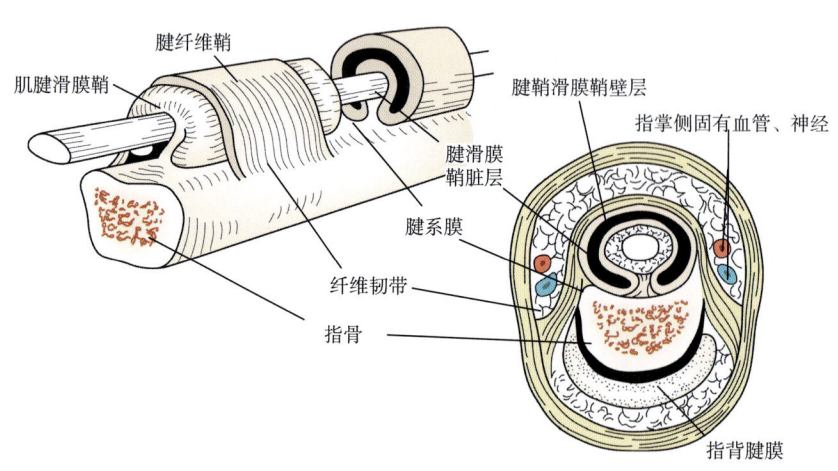

图8-6-1-1-1 腱鞘结构示意图

日常生活和工作中,由于频繁活动引起肌腱与腱鞘间的过度摩擦,加之某些部位有骨性隆起或肌腱走行方向发生改变形成角度,就更加大了肌腱和腱鞘之间的机械摩擦力。老年人滑膜鞘分泌功能衰退,更易出现症状。其病理改变,早期为充血、水肿、渗出等无菌性炎症反应。反复刺激或迁延日久,则发生慢性纤维结缔组织增生、肥厚、粘连等变化。腱鞘厚度可由正常时的1mm以下,增厚至2~3mm,致使腱鞘发生狭窄,肌腱也发生变性、变形。狭窄性腱鞘炎也可能是某些静止期或亚临床型结缔组织病（如风湿、类风湿）的后果。增生狭窄的腱鞘犹如紧张的束带压迫肌腱，使邻近未受压的肌腱水肿、膨大成葫芦状，严重者受压部位肌腱粘连、增生、变粗，形成中间膨大、两端正常的纺锤形。临床表现为受累部位疼痛、压痛、活动受限，当肌腱通过狭窄的腱鞘时，可发生如扳机样的交锁、弹响和弹跳。

狭窄性腱鞘炎多发生在手部，常见的有桡骨茎突部腱鞘炎、手部屈指肌腱鞘炎、肱二头肌长头腱鞘炎和足踝部腱鞘炎。

时鞘管内有迷走的肌腱存在（多为伸肌腱），这种解剖变异，亦可产生狭窄性腱鞘炎的症状。

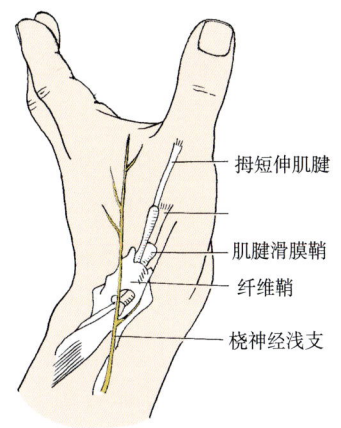

图8-6-1-1-2　桡骨茎突部解剖示意图

二、桡骨茎突部狭窄性腱鞘炎（de Quervain病）

（一）病因病理

桡骨茎突部有一窄而浅的骨沟，底面凹凸不平，沟面覆以腕背横韧带，形成一骨纤维性鞘管，构成腕背第一腱鞘间隔。拇长展肌腱和拇短伸肌腱通过此鞘管后，折成一定的角度，分别止于第一掌骨和拇指近节指骨（图8-6-1-1-2）。肌腱滑动时产生较大的摩擦力。当拇指和腕部活动时，此折角加大，从而更增加了肌腱与鞘管壁的摩擦，久之可发生腱鞘炎，致使鞘管壁变厚，肌腱局部增粗，逐渐产生狭窄症状。尤其拇长展肌腱，参与拇指的对掌运动，活动较多，对发病的作用较大。因为女性的肌腱折角大，发病率较男性高。另外，有

（二）临床诊断

1. **一般症状**　本病常见于家务劳动及手工操作者。中老年妇女多见，女与男比例约为6∶1。起病缓慢，主要表现为桡骨茎突部局限性疼痛、隆起。伸拇受限，拇指作大幅度伸屈活动时产生疼痛，可放射至手、肘、肩等处。

2. **局部症状**　查时桡骨茎突处有轻度肿胀，局部压痛明显。有时可在局部触及一硬结，或在拇指外展时有摩擦感和摩擦音，少数可有弹响。芬氏征（Finkelstein）阳性，即拇指内收屈曲，其他四指握拇指于掌心，此时将腕关节向尺侧偏倾，桡骨茎突处产生剧烈疼痛即属阳性，为本病的特有体征（图8-6-1-1-3）。

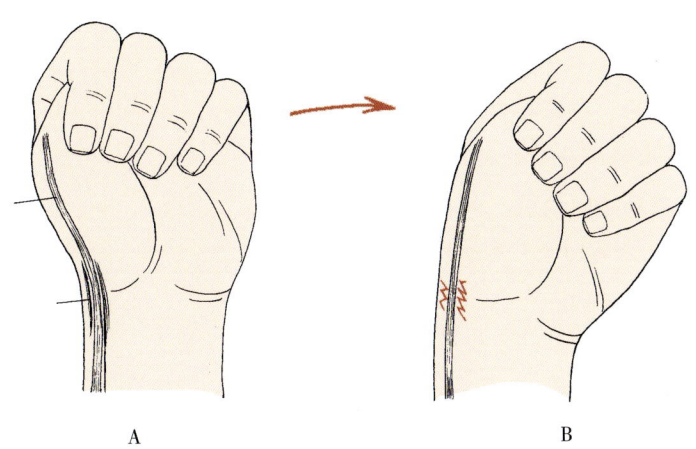

图8-6-1-1-3　握拇尺偏试验示意图（A、B）

握拇尺偏时可引发剧痛，此为阳性　A.握拳；B.尺偏时剧痛为阳性

(三)治疗

1. 非手术疗法 一般非手术疗法有效,如减少手腕活动,腕托保护,外涂红花油等活血消肿药物,贴用膏药。

方法:口服非甾体消炎药(NSAID)和物理治疗等。必要时可局部封闭治疗。1%利多卡因5ml加醋酸去炎舒松A 12.5mg,在局部严密皮肤消毒下注射于腱鞘内,一周1次,可连续注射3~4次。

2. 手术疗法 经非手术疗法无效者,可在局麻下行狭窄腱鞘切开术。术中注意探查拇短伸肌腱与拇长伸肌腱是否包裹在同一腱鞘内。若是分别在两个腱鞘中,则必须把两个腱鞘都切开。如有迷走肌腱,必须切除。将肌腱提起,检查腱鞘底部有无异常,如有骨刺则需切除。术后早期练习拇指活动。术中需注意勿损伤在局部走行的桡神经浅支和头静脉。

附:桡骨茎突狭窄性腱鞘炎的手术

1. 手术适应证 桡骨茎突部狭窄性腱鞘炎经非手术治疗(如局部醋酸氢化可的松注射)无效者。

2. 麻醉 局麻即可。

3. 手术步骤 在桡骨茎突部作一长约2cm的纵形切口。切开皮肤、皮下组织,防止损伤桡神经浅支和桡动脉,找到增厚狭窄的拇长展肌和拇短伸肌腱鞘。在腱鞘中部的侧方纵向切开,切除一片增厚而狭窄的腱鞘,使拇长展肌和拇短伸肌腱鞘均能松解。如肌腱间有网状粘连,应仔细地分离切除。用细丝线分层缝合切口(图8-6-1-1-4)。

4. 术后处理

(1)局部加压包扎,用绷带悬吊患肢。

(2)2~3天后逐步增加活动,术后8~10天拆线。

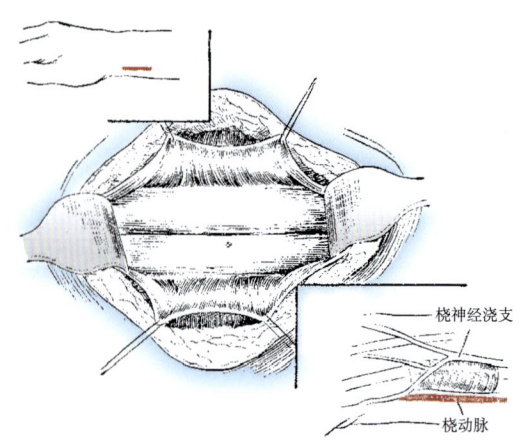

图8-6-1-1-4 桡骨茎突狭窄性腱鞘炎手术示意图

三、手指屈肌腱鞘炎

(一)病因病理

手指屈肌腱鞘炎的发病部位,在与掌骨头相对应的指屈肌腱纤维鞘管的起始部(即A1滑车),此处由较厚的环形纤维腱鞘与掌骨头构成相对狭窄的鞘管入口处。拇指的腱鞘虽与腕部滑囊相连,但在掌骨头处有两枚籽骨,通道狭小(图8-6-1-1-5)。当抓握物品时,肌腱滑动拉紧,在掌指关节的滑车处,肌腱出现折弯,摩擦最多;且腱鞘受到物品和掌骨头的前后挤压,容易出现损伤,逐渐增生而致狭窄(图8-6-1-1-6)。

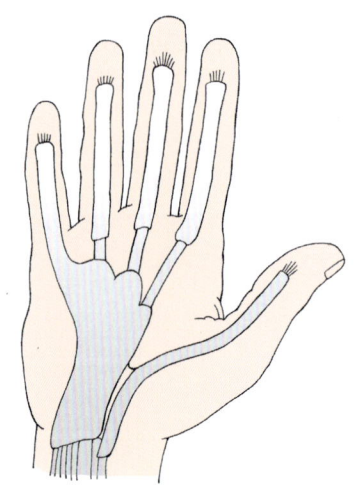

图8-6-1-1-5 手指屈肌腱示意图

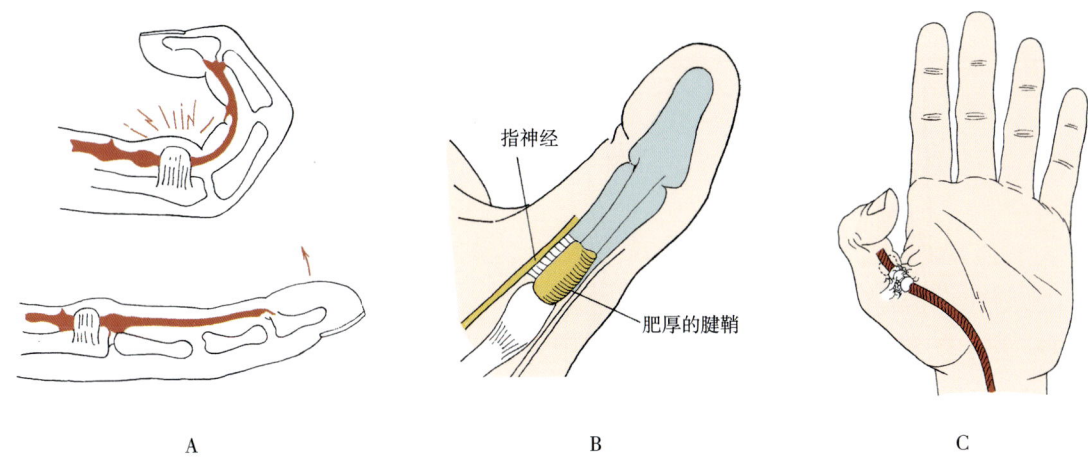

图8-6-1-1-6 发病机制示意图（A、B）
手指及拇指屈肌腱鞘炎发病机制 A.环指；B.C.拇指

（二）临床诊断

1. **一般症状** 起病缓慢，常见于家务劳动及手工操作者。中老年妇女多见。任何手指均可发病，但以拇指、中指和环指最多见。主要表现为掌指关节掌侧局限性疼痛和手指活动受限。随着腱鞘狭窄的加重和肌腱受压后呈葫芦状膨大，膨大部分将难以或不能滑动通过狭窄的腱鞘，则手指停留在伸直位或屈曲位，出现交锁现象。

2. **局部体征** 检查时在掌骨头的局部压痛，可触及一结节状物，手指屈伸时可感到结节状物滑动，但常因腱鞘狭窄而受阻，继续用力时可突然滑过，类似扣动扳机（图8-6-1-1-7），伴有弹响或弹跳，疼痛明显，故该病又称扳机指、弹响指、弹拨指等。

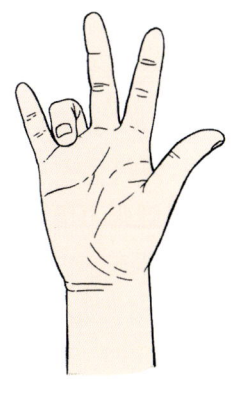

图6-6-1-1-7 扳机指示意图

（三）治疗

1. **非手术疗法** 非手术疗法多可奏效，如减少手部活动，外涂中药红花油等活血消肿药物，贴用膏药，口服非甾体消炎药。必要时可局部封闭治疗，将0.5~1ml利多卡因与醋酸去炎舒松的混悬液注射于腱鞘之内（图8-6-1-1-8），早期者一针即可见效，顽固者一周1次，不超过4次。

2. **手术疗法** 经上述方法治疗无效者，可行小针刀松解术或腱鞘切开术。在掌横纹处作切口，以血管钳分离直达腱鞘，避免损伤指血管神经束。将腱鞘纵行切开2cm，并去除部分腱鞘，松解肌腱粘连，并嘱病人活动手指，直至弹响消失。

附：指（拇）屈肌腱鞘炎（扳机指）的手术

1. 手术适应证 指（拇）屈肌腱鞘炎非手术疗法（包括局部腱鞘内醋酸氢化可的松注射）无效者。

2. 麻醉 局麻即可。

3. 手术步骤

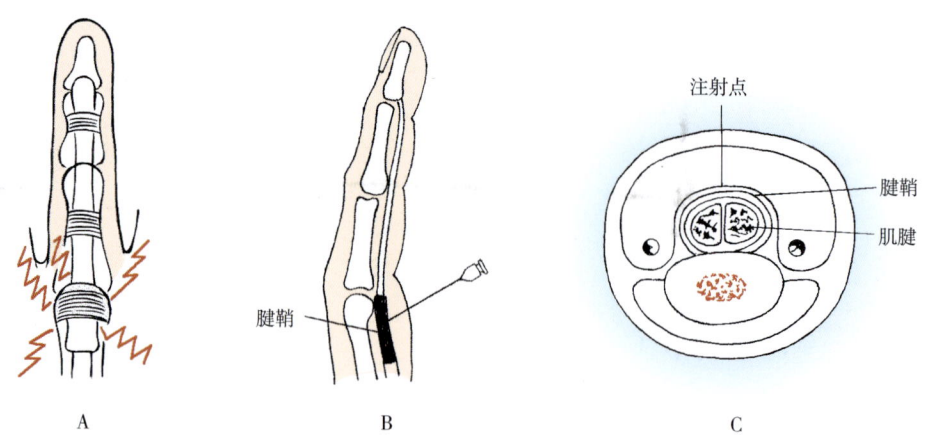

图8-6-1-1-8　封闭疗法示意图（A~C）
手指屈肌腱鞘炎鞘内注射治疗　A.确定痛点；B.C.注射部位侧位及水平位观

（1）在手掌相当掌骨头部作长约1.5cm的横切口：拇指在掌指关节横纹；食指在近侧掌横纹；中指、无名指、小指在相应的远侧掌横纹处。在上述部位都可摸到一个皮下硬结（图8-6-1-1-9）。

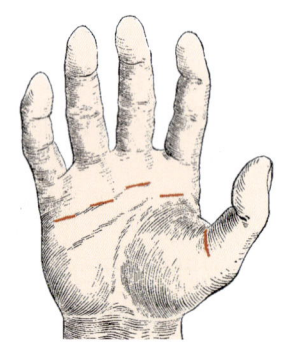

图8-6-1-1-9　切口部位示意图

（2）切开皮肤后，将皮下组织和掌腱膜纵向切开，止血。用小拉钩向两侧拉开掌腱膜，显露指（拇）屈肌腱，保护好肌腱两旁的血管和神经，将腱鞘狭窄部分的全长从一侧作纵向切开，不要切在掌面正中。必要时，切除一片肥厚的腱鞘，以解除压迫。切开时应避免伤及两旁的血管和神经。然后嘱病员屈伸患指，如肌腱可以正常滑动，即可缝合皮肤切口（图8-6-1-1-10）。

4. 术后处理　术后手指固定在轻度屈曲位，掌心握纱布团。2~3天后可开始活动患指。术后8~10天拆线。

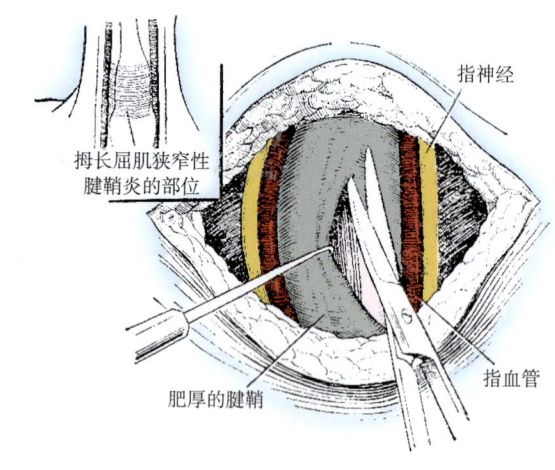

图8-6-1-1-10　松解术示意图
松解、切除肥厚腱鞘，消除压迫物

四、肱二头肌长头腱鞘炎

（一）病因病理

肱二头肌长头起于肩胛骨盂上粗隆，一部分在肩关节囊内，经肱骨结节间沟、结节间韧带的深面穿出肩关节囊。肱二头肌长头肌腱的滑液鞘位于结节间沟段，腱鞘与肩关节囊相通。当肱二头肌收缩时，此肌腱张力增加而无滑动；当肩关节运动时，此肌腱即在沟内滑动及摩擦，过度滑动即造成损伤性无菌性炎症反应，引起肱二头肌长头腱鞘炎。40岁以上病人的退行性改变和过度使用性磨损，是该病的主要原因。此外，肩袖的损伤、钙盐沉积、肩关节内慢性炎症，均可累及此腱鞘而造成腱鞘炎。

(二) 临床诊断

1. 一般症状　本病多见于中年人,是肩部疼痛的常见原因之一。主要表现为肩痛,夜间更明显,肩部活动后加重,休息后减轻。疼痛主要局限在肱二头肌腱附近,亦可牵涉至上臂前侧。凡是能使此肌腱紧张、滑动或受到牵拉的动作,均能使疼痛加重。

2. 局部症状与特征　检查时肱骨结节间沟或肌腱上有压痛。在前臂旋后位抗阻力屈时,在结节间沟处出现疼痛,称 Yergason 征,是诊断的主要依据。在急性期,可致肩关节主动和被动活动受限,三角肌可出现保护性痉挛。病程较久者或合并肩周炎或其他疾病者,可见肩关节僵硬和肌肉萎缩。

(三) 治疗

1. 非手术疗法　其保守治疗方法同前。
2. 手术疗法　适于个别顽固的病例。方法是在结节间沟下方将肱二头肌的长头肌腱切断,远侧断端与肱二头肌短头腱缝合,或固定于肱骨上,消除肌腱的摩擦,解除症状。

五、踝部腱鞘炎

(一) 病因病理

小腿的长肌腱在通过踝部到达足部时,均有腱鞘包绕。前侧有胫前肌、踇长伸肌、趾长伸肌的肌腱,肌腱紧贴于骨面,浅面又有小腿横韧带和十字韧带约束。在外踝后侧,有腓骨长、短肌腱经过,有腓骨下支持韧带约束。当踝关节及足部用力活动较多时,肌腱手摩擦后可产生腱鞘炎。

(二) 临床诊断

本病多发生在踝部活动较多者,如田径运动员、舞蹈演员、长跑、长途行军和急行军等。临床表现为踝关节无力、易疲劳,踝前部疼痛。检查时可有压痛、肿胀,皮下有摩擦音和摩擦感等。

(三) 治疗

主要为非手术治疗,方法同前。

手术疗法,较少采用,主因大多数病例可经封闭疗法治愈。

第二节　腱鞘囊肿

腱鞘囊肿是发生于腕背软组织中最常见的一种肿块。腱鞘囊肿在足背也有较高的发病率。

一、病因病理

发病原因尚不清楚。多数人认为,是关节囊或腱鞘中多余的结缔组织因局部营养不良,发生退行性的黏液样变性所形成。腱鞘囊肿与滑膜决然不同。部分病人有外伤史。腱鞘囊肿的囊壁为致密的纤维结缔组织,有时在衬里内可发现滑膜细胞。囊腔内为无色透明的胶冻黏液,较滑液黏稠。囊腔多为单房,表面可有分叶,也有多房者。腱鞘囊肿与关节囊或腱鞘滑膜腔有密切关系,不少人认为它们是相通的,但也有人认为它们只是在根部相连,囊腔并不相通。

二、一般症状

腱鞘囊肿可发生于任何年龄,多见于青年和中年,女性多于男性。囊肿生长缓慢,圆形,直径一般不超过2cm。也有突然发现者。少数可自行消退,也可再长出。部分病例除局部肿物外,无自觉不适,有时轻度压痛。多数病例有局部酸胀或不适,影响活动。

三、局部症状

检查时可摸到一外形光滑、边界清楚的圆形包块,表面皮肤可推动,无粘连。囊肿多数张力较大,肿块坚韧,少数柔软,但都有囊性感。囊肿的根基固定,几乎没有活动。B超可帮助确定肿块性质。

(一)手腕部腱鞘囊肿

多发生于腕背侧,少数在掌侧。最好发的部位是指总伸肌腱桡侧的腕关节背侧关节囊处;其次是桡侧腕屈肌腱和拇长展肌腱之间,在腕关节的掌侧,有时需与桡动脉瘤相鉴别。该处在切除囊肿时要保护好桡动脉、头静脉和桡神经浅支。腕管内的屈指肌腱鞘亦可发生囊肿,压迫正中神经,诱发腕管综合征。少数可发生在掌指关节以远的手指屈肌腱鞘上,米粒大小,硬如软骨(图8-6-1-2-1)。

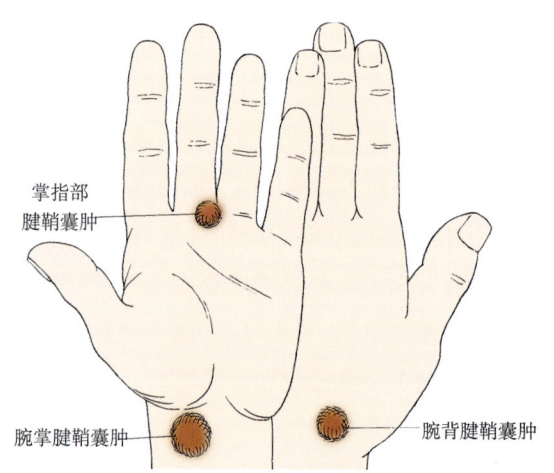

图8-6-1-2-1　手腕部腱鞘囊肿好发部位示意图

(二)足踝部腱鞘囊肿

足踝部共有8个腱鞘:前方3个(胫前肌腱、踇长伸肌腱和趾长伸肌腱)、内侧3个(胫后肌腱、踇长屈肌腱和趾长屈肌腱)、外侧1个(腓骨长、短肌腱)、后侧1个(跟腱)。以足背腱鞘囊肿较多见,多起源于足背动脉外侧的趾长伸肌腱腱鞘。跗管内的腱鞘囊肿可压迫胫神经,是跗管综合征的原因之一。

四、治疗

(一)非手术疗法

非手术疗法多数有效,但有复发。最常用挤压法:即将囊肿挤破,经出血机化而愈。针刺挤压法和穿线挤压法:皮肤消毒后用粗针头刺破囊壁,或用粗的三角针带粗丝线贯穿囊肿,共缝2针成"十"字形,按压囊肿挤出囊液。包扎后嘱患者每日按压多次,1周拆除缝线。穿刺注药法:用粗针头穿刺,尽量抽出囊液,然后注入确炎舒松,加压包扎。

(二)手术疗法

对囊肿较大和复发病例,可行囊肿切除术,但亦有复发,多因囊壁残留之故,可再切除。

1. 手术适应证　一般治疗无效的腱鞘囊肿。
2. 麻醉　多选用局麻。
3. 手术步骤

(1)沿囊肿表面作一横切口。分离皮下组织,用小拉钩拉开和显露囊肿。用蚊式弯止血钳沿囊壁四周作钝性分离,可以切除少量囊肿周围组织,包括囊肿基底部的部分腱鞘,最后切除囊肿(图8-6-1-2-2)。

(2)结扎、止血,基底部的切除必须彻底,否则容易复发,之后缝合背侧腕横韧带和皮下筋膜。再缝合皮肤切口。伤口加压包扎(图8-6-1-2-3)。

4. 术后处理　术后3天检查伤口情况,6~8天拆线。

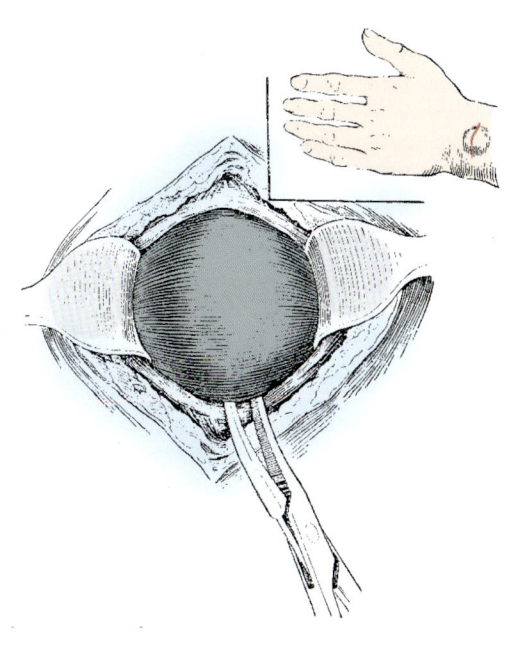
图8-6-1-2-2 腕背部腱鞘囊肿切除术示意图

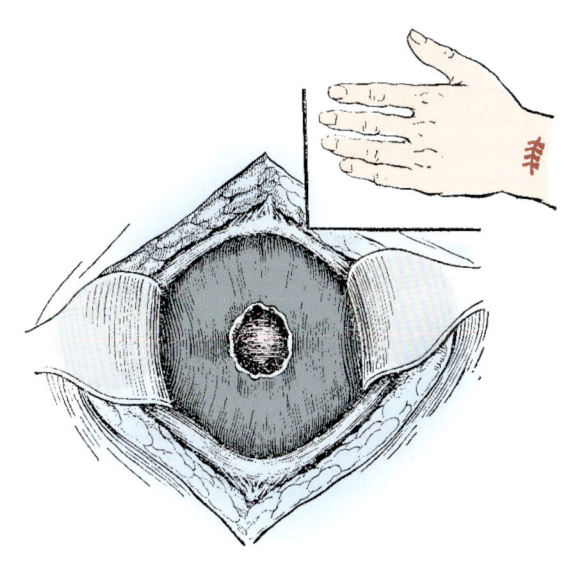
图8-6-1-2-3 同前，摘除囊肿后缝合切口示意图

第三节 滑囊炎

一、概述

滑囊又称滑液囊、滑膜囊或黏液囊，与腱鞘同是肌肉和肌腱的一种附属结构，为一结缔组织扁囊。滑囊多数独立存在，少数与关节腔相通。人体凡是摩擦频繁或压力较大的部位，都有滑囊，多存在于人体坚韧结构的两个摩擦面之间，如骨突、肌肉、肌腱、韧带或皮肤等相互之间。滑囊壁分两层，外层为薄而致密的纤维结缔组织，但并不形成包膜；内侧为滑膜内皮细胞，起源于原始的间叶组织，有分泌滑液的功能。正常滑囊呈裂隙状，仅含少量滑液。滑囊有减少摩擦、减轻压力、促进运动灵活性的功能。

二、病因病理

人体的滑囊很多，分布较广。滑囊分两种，一部分是恒定存在的，在胎儿期已形成，称为恒常滑囊，全身约有100多个，重要者如上肢的肩峰下滑囊、鹰嘴滑囊，下肢的大粗隆滑囊、坐骨结节滑囊、髌前滑囊、跟后滑囊等。另一部分是不定滑囊，因人而异，数目更多，是为了适应生理或病理的摩擦需要而继发的，称为摩擦囊或附加滑囊，其囊壁多由纤维组织增生而来，比恒常滑囊的囊壁厚得多。

滑囊根据其存在的部位，可分为皮下滑囊、肌腱下滑囊、肌肉下滑囊、筋膜下滑囊、韧带间滑囊、关节滑囊等。

滑囊炎是滑囊的急、慢性炎症，根据其病因和性质，可分为：创伤性滑囊炎、化脓性滑囊炎、结核性滑囊炎、类风湿性滑囊炎、痛风性滑囊炎、化学性滑囊炎等。

临床上以慢性无菌性滑囊炎最常见，多与持久的摩擦、受压有关。当滑囊受到过度的摩擦和（或）压迫时，滑囊壁发生炎症性反应，滑液分泌增多，同时囊壁渗出增加，使滑囊膨大、肿胀。急性期囊内积液为血性,以后红细胞破溃,含铁血黄素沉积,滑液呈黄色,至慢性期可为正常黏液,但囊壁增生、肥厚、纤维化,滑膜增生可呈绒毛状,有的囊底出现钙质沉着,可影响关节活动。

三、临床诊断

(一)一般症状

临床慢性创伤性滑囊炎可见于任何年龄和各种职业,中老年人多见。但都有该部位的过度摩擦、压迫病史。主要临床表现为肿块和疼痛。无疼痛的肿块多是在洗澡等无意中发现。有时肿块可影响关节活动,或压迫周围的神经引起不适。

(二)局部症状

检查时肿块大小因部位而异,圆形,囊性,与皮肤无粘连,肿块硬度与其囊内压力有关,多数较硬,边界清楚,少数柔软,边界不清。肿块无压痛或仅有轻压痛,自发性疼痛少见。可因摩擦、加压等出现症状加重,休息后多能缓解。B超、穿刺、X线摄片等亦有助于诊断。尚需检查全身情况,排除结核、痛风、类风湿等病因。

四、治疗原则

首先针对病因进行治疗。对慢性无菌性滑囊炎,治疗以保守为主,经休息、去除病因如过度摩擦、受压,炎症常可消退。穿刺抽液、注入类固醇药物和加压包扎,常能获得较好的效果。对非手术治疗无效者,方可考虑做滑囊切除术。

五、肩峰下滑囊炎

(一)概述

肩峰下滑囊又称三角肌下滑囊,是全身最大的滑囊之一,位于肩峰、喙肩韧带和三角肌深面筋膜的下方,肩袖和肱骨大结节的上方(见图8-6-1-3-1)。肩关节外展并内旋时,此滑囊随肱骨大结节滑入肩峰的下方,而不能被触摸到。肩峰下滑囊有许多突起,以伸入到肩峰下部分的最明显;另外,此囊附着于冈上肌的囊底较小,而游离缘较大,对肩部的运动很是有利。因此,肩峰下滑囊对肩关节的运动十分重要,被称为"第二肩关节"。

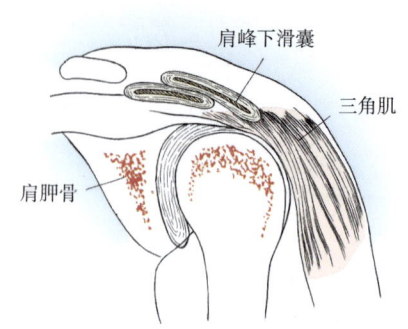

图8-6-1-3-1　肩峰下滑囊炎示意图

肩峰下滑囊炎在大多数情况下是作为肩袖病变的继发损害出现的,以冈上肌最为重要,如肌腱的损伤、退行性改变、钙盐沉积等。少部分由滑囊的直接或间接损伤引起。由于损伤或长期受到挤压、摩擦等机械性刺激,使滑囊壁发生充血、水肿、渗出,后期出现增生、肥厚、粘连等无菌性炎症改变。

(二)临床诊断

1. 一般症状　疼痛、运动受限和局限性压痛是肩峰下滑囊炎的主要症状。疼痛为逐渐加重,夜间痛较著,运动时疼痛加重,尤以外展和外旋时(挤压滑囊)为著。疼痛一般位于肩部深处,涉及三角肌的止点等部位,亦可向肩胛部、颈部和手等处放射。

2. 局部症状　检查在肩关节、肩峰下、大结节等处有压痛点,可随肱骨的旋转而移位。当滑囊肿胀积液时,整个肩关节区域和三角肌部均有压痛。为减轻疼痛,患者常使肩关节处于内收和内旋位,减轻对滑囊的挤压刺激。随着滑囊壁的增厚和粘连,肩关节的活动范围逐渐缩小以致完全消失。晚期可见肩胛带肌肉萎缩。X线摄片可发现冈上肌的钙盐沉着。

（三）治疗

1. 非手术疗法　首先查明原发病因，施以针对性的处理。急性期的治疗包括休息、消炎止痛药、物理治疗、针灸和将患肢置于外展外旋位，类固醇激素局部注射有较好效果。慢性期除了上述疗法外，要强调不增加疼痛的康复治疗，主要恢复肩关节在三个轴上的运动功能。

2. 手术疗法　经保守治疗无效者，可考虑手术治疗，包括滑囊切除术、冈上肌腱钙化灶刮除术、肩峰和喙肩韧带切除等成形手术等均可酌情选用。

六、鹰嘴滑囊炎

鹰嘴滑囊位于肘部，深、浅各一。浅者位于鹰嘴突与皮肤之间，深者位于肱三头肌腱与鹰嘴上端的骨面之间（图 8-6-1-3-2）。鹰嘴滑囊炎主要发生于浅者。病因以创伤最多见，常因经常碰撞和摩擦而致，如以上肢劳动肘部经常受力者，又称"矿工肘"或"学生肘"。主要表现为鹰嘴部囊性皮下肿物，直径 2~4cm，一般无疼痛和功能障碍。

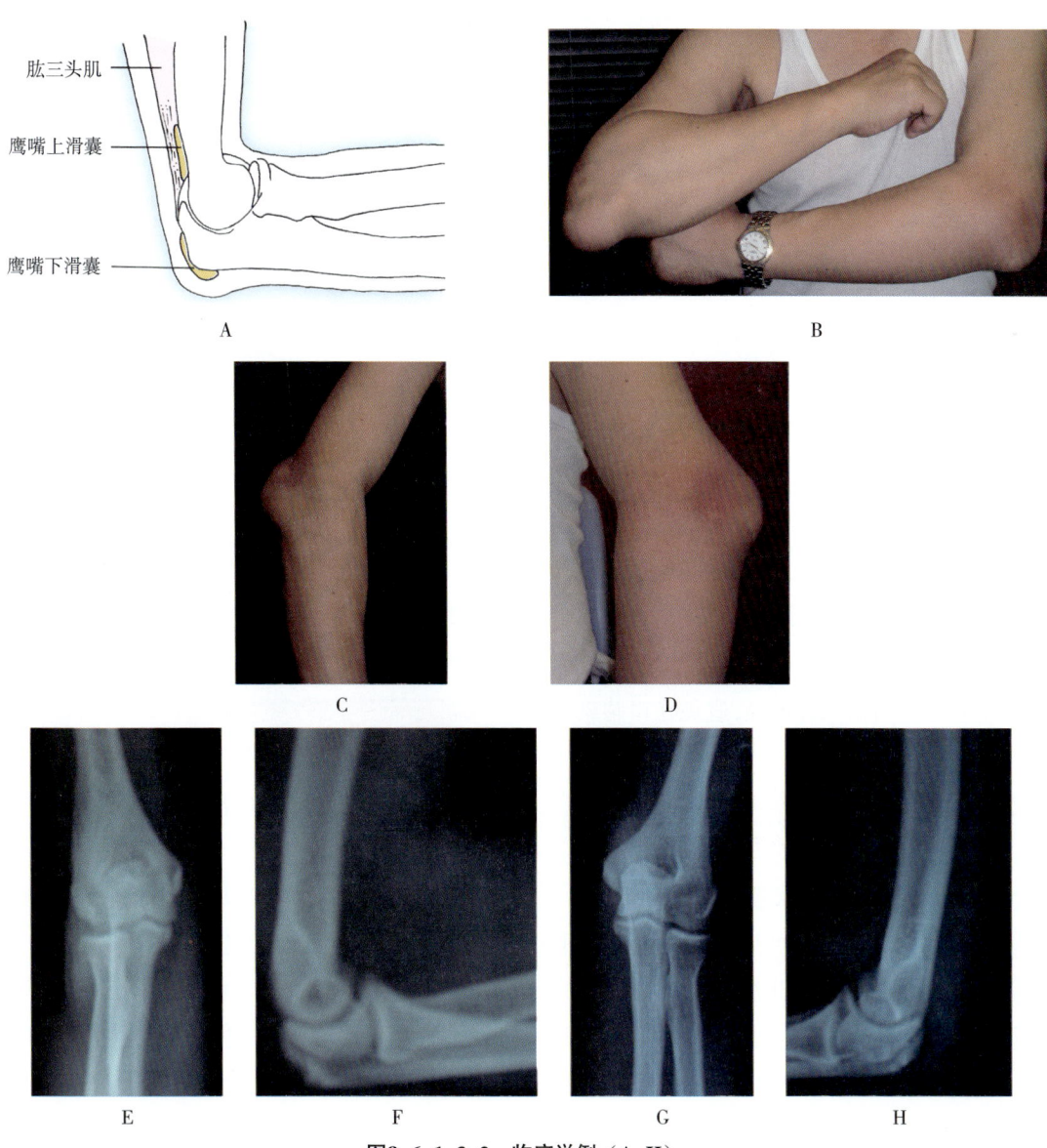

图8-6-1-3-2　临床举例（A~H）

A.肘后鹰嘴滑囊炎示意图；B.双侧鹰嘴滑囊炎患者双肘前方观；C.D.左、右侧侧方观；E~H.双侧正侧位X线片

治疗可在抽液后注入类固醇激素类药物。严重者可手术切除。

七、腰大肌滑囊炎

位于髂腰肌和耻骨之间，又名髂耻滑囊，常与髋关节腔相通，与股神经关系密切。此滑囊发炎时，股三角区肿胀、疼痛、压痛，并可刺激股神经出现大腿前侧和小腿内侧的放射痛。患肢常处于屈曲位，如将其被动伸直、外旋或内旋时，可诱发疼痛。髋关节功能障碍，但并不严重。本病需与髋关节炎、髂腰肌脓肿和股疝相鉴别。

保守治疗为主。如手术治疗，应防止损伤股三角内血管神经，术后下肢皮牵引，防止髋关节屈曲挛缩。

八、坐骨结节滑囊炎

位于臀大肌与坐骨结节之间，又名坐骨臀肌滑囊（图8-6-1-3-3）。常见于坐位工作和年老瘦弱的妇女。发病与长期坐位摩擦有关，又称"编织臀"。主要表现为局部疼痛、不适感和肿块。肿块大小不定，直径4~10cm不等，张力较大。此滑囊易出血，抽出液常为不同程度的血性。

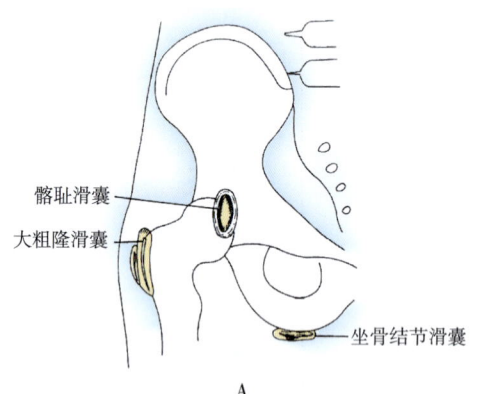
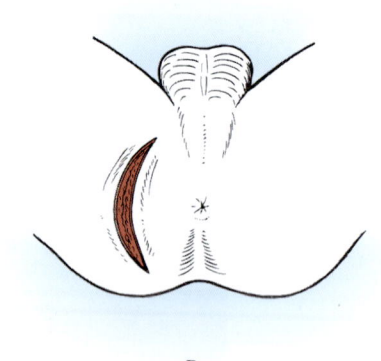

图8-6-1-3-3　滑囊炎及手术疗法示意图（A、B）
A.常见滑囊部位；B.坐骨结节滑囊炎之手术切口

治疗以保守方法为主。可在坐具上加一软垫，或穿刺抽液后注入类固醇激素。较大者需手术治疗，因其位置较深，邻近坐骨神经，且离肛门较近，手术应防止损伤坐骨神经，避免伤口感染。

治疗原则同前。首先采用休息、理疗、局部注射类固醇药物等，如非手术疗法无效，可行手术切除。

九、大粗隆滑囊炎

大粗隆滑囊位于股骨大粗隆与臀大肌腱之间，可因臀大肌腱与大粗隆的摩擦而发生明显滑囊炎，但也可发生结核性和化脓性滑囊炎。发病时大粗隆部肿胀、疼痛、压痛，其后方的生理性凹陷消失。为减轻疼痛，患肢常处于屈曲、外展和外旋位，如被动内旋则引起症状。髋关节活动不受限。X线检查有时可见钙化斑。

十、髌前滑囊炎

位于髌骨前方的滑囊有三个（图8-6-1-3-4），即髌前皮下囊（在皮下与深筋膜之间）、髌前筋膜下囊（在阔筋膜与股四头肌腱之间）、髌前腱下囊（在股四头肌腱与髌骨之间）。由外伤或反复摩擦而产生的急性或慢性滑囊炎，多为皮下囊与腱下囊。常见于跪着工作或洗衣妇女中，故有"女仆膝"之称。主要表现为髌前局限性肿胀，触之有波动感。只有轻度疼痛或无痛，膝关节活动不受影响。

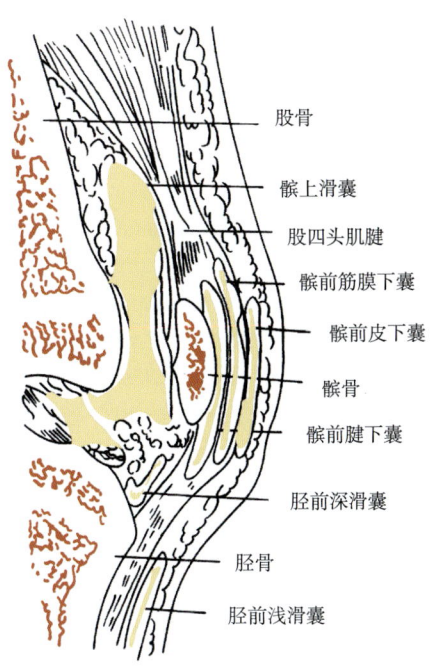

图8-6-1-3-4　髌前滑囊示意图

治疗包括抽液、加压包扎、囊内注射类固醇药物，亦可手术切除。

十一、鹅足滑囊炎

鹅足滑囊位于缝匠肌、股薄肌和半腱肌三个肌腱与胫侧副韧带之间，由于三个肌腱有致密的纤维膜相连，形同鹅足而得名。局部经常反复的微小创伤，如骑马、骑牲口等常是本病的病因。主要表现为膝关节内侧肿物，无痛。有时需与内侧半月板囊肿相鉴别。

一般可用非手术疗法治愈。手术切除时需小心，术前充分了解局部结构和滑囊位置，勿损伤联合腱、副韧带和关节囊。

十二、跟后滑囊炎

跟后滑囊有两个，一个位于跟腱与皮肤之间，称跟腱后滑囊；另一个位于跟腱与跟骨后上角之间，称跟骨后滑囊（图8-6-1-3-5）。此两囊均可因慢性创伤而致滑囊炎，统称跟后滑囊炎。可能与跑、跳等过度提踵有关，或为穿鞋过紧压迫摩擦所致，亦可因跟骨的后上结节过于隆突刺激所致。在类风湿性关节炎中，此滑囊亦可受累。主要症状为跟腱疼痛及肿胀，如系跟腱后滑囊炎，则局限性隆起更为明显。疼痛在走路时加重，在跟腱附着点的上方有压痛。跟骨后滑囊炎时，在踝关节的侧位片上，可见其后方的透亮三角形区消失或不清晰。

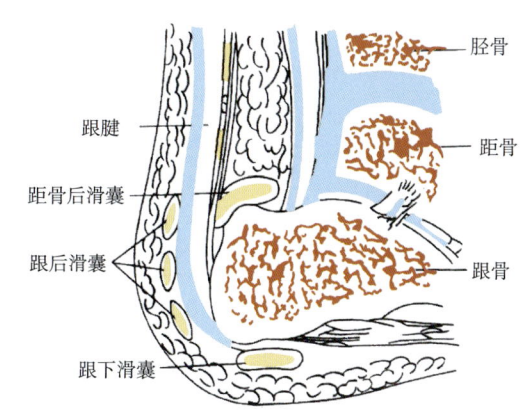

图8-6-1-3-5　跟后滑囊示意图

保守治疗可作热敷、适当制动、减少压迫和抽液后类固醇药物注射。亦可手术摘除滑囊。如系因跟骨后上结节过分隆突，需在切除滑囊的同时行骨突部分切除。

（马　敏　李增春）

参 考 文 献

1. 赵定麟,李增春,刘大雄,王新伟.骨科临床诊疗手册.上海,北京:世界图书出版公司,2008
2. 赵定麟.临床骨科学——诊断分析与治疗要领,北京:人民军医出版社出版.2003年
3. 赵定麟.现代骨科学,北京:科学出版社,2004
4. Gluck GS, Heckman DS, Parekh SG. Tendon Disorders of the Foot and Ankle, Part 3: The Posterior Tibial Tendon. Am J Sports Med. 2010 Mar 29.
5. Lui TH, Chow HT.Role of toe flexor tendoscopy in management of an unusual cause of metatarsalgia.Knee Surg Sports Traumatol Arthrosc. 2006 Jul; 14（7）: 654-8. Epub 2005 Dec 3.
6. Lui TH. Arthroscopy and endoscopy of the foot and ankle: indications for new techniques. Arthroscopy. 2007 Aug; 23（8）: 889-902.
7. Marques VB, Vieira HP, Alcantara AC, Braga FN, Rocha FA, Medeiros MC. Tenosynovitis and carpal tunnel syndrome from mycobacterium tuberculosis – a rare manifestation of extrapulmonary tuberculosis. Acta Reumatol Port. 2010 Jan-Mar; 35（1）: 82-4.
8. Marx RC, Mizel MS. What's new in foot and ankle surgery. J Bone Joint Surg Am. 2010 Feb; 92（2）: 512-23.
9. Westling K, Farra A, Cars B.Cat bite wound infections: a prospective clinical and microbiological study at three emergency wards in Stockholm, Sweden.J Infect. 2006 Dec; 53（6）: 403-7. Epub 2006 Feb 14.

第二章 手（足）指（趾）端手术

第一节 甲部手术

一、拔甲术

（一）适应证

1. 指（趾）甲周围炎蔓延到甲下，形成甲下脓肿；
2. 外伤性甲下血肿，指（趾）甲已与甲床分离；
3. 指（趾）甲真菌病（灰指甲），药物治疗无效时。

（二）麻醉

指（趾）神经阻滞麻醉，注射针在指（趾）根部两侧刺入，直达指（趾）骨，退出少许，注入1~2ml。然后退到皮下，向背侧和掌侧各注入药液1ml。拔出注射针。术者用手指轻柔注射部数分钟，俟指（趾）尖感觉消失即可手术。麻药中禁忌加入肾上腺素，以免因指（趾）动脉痉挛而造成坏死（图8-6-2-1-1）。

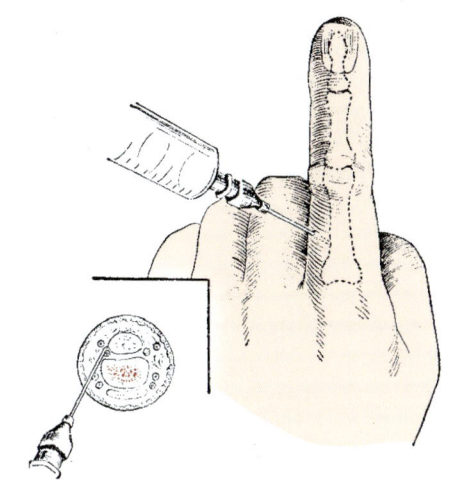

图8-6-2-1-1 局部麻醉示意图

（三）手术步骤

1. **切开** 术者用左手拇、食指捏紧指（趾）两侧，压迫止血。右手用小尖刀在甲根部刺入皮层与甲面间2~3mm，沿指（趾）甲表面向两侧分离皮层（图8-6-2-1-2）。

2. **分离** 用小尖刀（或蚊式直止血钳）紧贴指（趾）甲插入指甲与甲床间，直达甲根部，向两侧完全分离指（趾）甲（图8-6-2-1-3）。

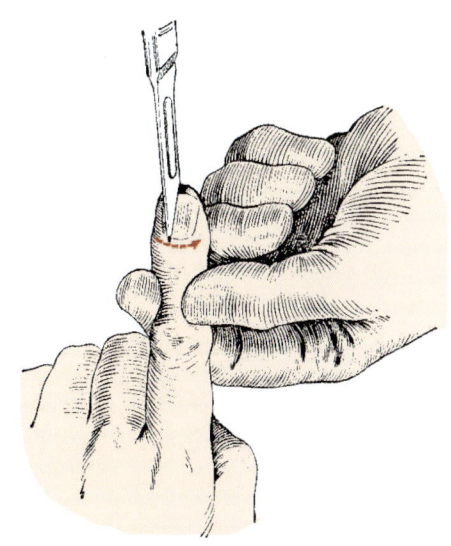

图8-6-2-1-2 切开示意图

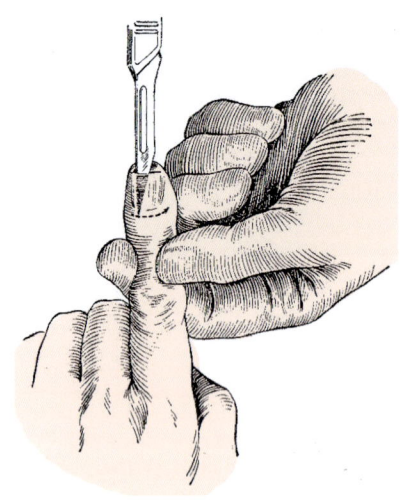

图8-6-2-1-3　甲下分离示意图

3. 抽拔　在指（趾）甲中部，用止血钳夹住已分离好的指（趾）甲，按水平方向抽拔。拔出的指（趾）甲应检查是否完整，尤其是甲基部两角处（图8-6-2-1-4）。

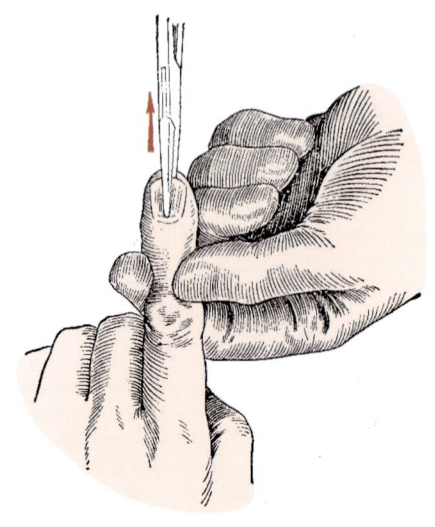

图8-6-2-1-4　水平方向抽拔示意图

4. 卷出　亦可用卷拔法，即当指（趾）皮层分离后，用直止血钳沿甲沟一侧插入，钳紧指（趾）甲的一侧，向另一侧徐徐卷动，边卷边拔，使指（趾）甲脱离甲床（图8-6-2-1-5）。

5. 创面用油纱布覆盖后，加压包扎（图8-6-2-1-6）。

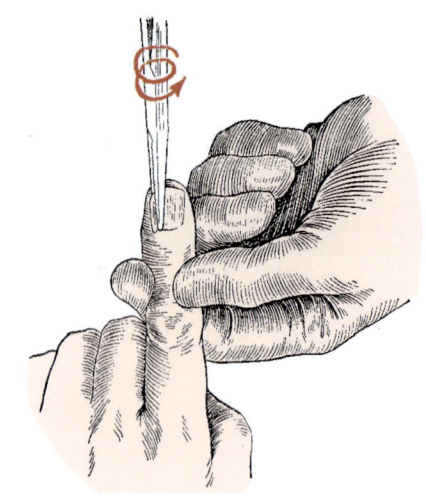

图8-6-2-1-5　卷拔法示意图

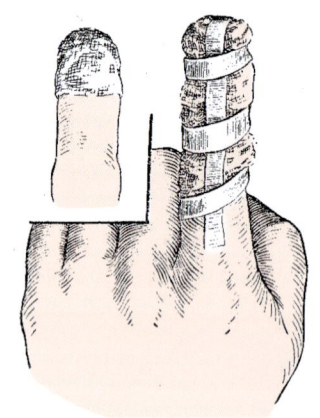

图8-6-2-1-6　包扎示意图

（四）术后处理

1. 术后24h更换外层敷料。

2. 48~78h更换创面敷料。创面先用1:2000高锰酸钾溶液浸泡15min左右，去除覆盖创面的油纱布。用优琐和盐水棉球擦净创面分泌物，再用油纱布覆盖创面，外加敷料包扎。

3. 用绷带悬吊患肢。

二、甲沟炎切开术

（一）适应证

指（趾）甲一侧或两侧软组织急性化脓性感染已有脓液积聚时。

(二)麻醉

同拔甲术。

(三)手术步骤

1. 一侧甲沟炎可沿患侧甲沟缘作与其略平行的纵切口,切口近端不宜超过甲床基部平面,切开病变处指(趾)甲表皮,使脓液排出,伤口内填入一小块油纱布,再加纱布包扎(图8-6-2-1-7)。

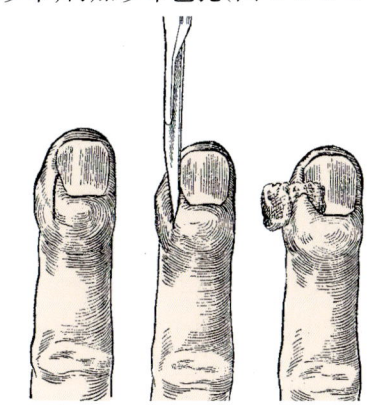

图8-6-2-1-7　一侧甲沟炎切开方式示意图

2. 全甲沟炎可按上法将两侧甲沟切开,并翻起指甲表皮,排除脓液,切口内填入一小块油纱布,再加纱布包扎(图8-6-2-1-8)。

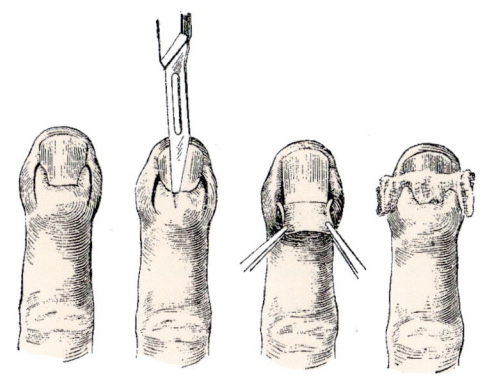

图8-6-2-1-8　全甲沟炎切开方式示意图

如甲沟炎已侵入甲下而形成甲下积脓,除切开引流外,还须行拔甲术(见拔甲术)。

(四)术后处理

同拔甲术。

三、甲下异物取出术

(一)适应证

甲下异物如竹刺、木刺、鱼骨刺、金属制等,均应取出。

(二)麻醉

同拔甲术。

(三)手术步骤

在异物刺入处,用剪刀剪去一小块"V"形指甲。用蚊式止血钳夹住异物拔除之,创面用油纱布覆盖并加纱布包扎(图8-6-2-1-9)。

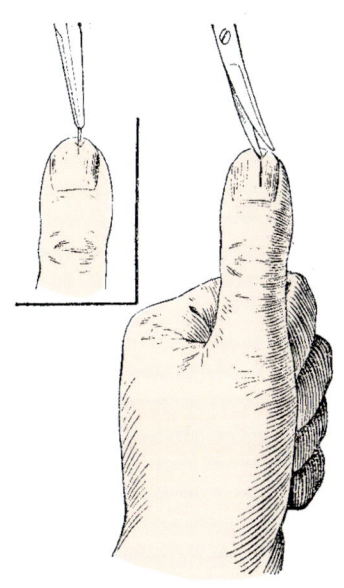

图8-6-2-1-9　甲下异物取出示意图

(四)术后处理

1. 口服消炎药物;
2. 术后第2~3天换药;
3. 创口污染较重者,应考虑注射破伤风抗毒素1500单位。

四、甲下积血引流术

(一)适应证

外伤(压伤)后,甲下积血胀痛剧烈者。

（二）手术步骤

指甲消毒。用粗针头或回形针拉直后，将其一端稍折弯，在酒精灯上烧红，于血肿中央部的指甲上烙刺 1~2 个小洞，排除积血。注意烧灼时，只能烙穿指（趾）甲，不要损伤甲床。患指用于纱布包扎（图 8-6-2-1-10）。

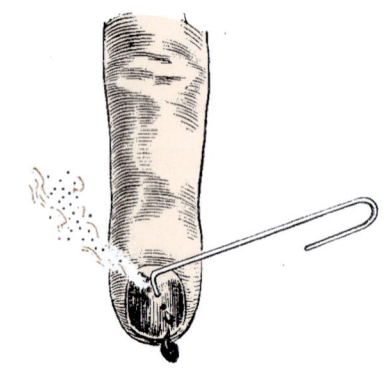

图8-6-2-1-10　甲下积液（血）引流示意图

（三）术后处理

术后第 2~3 天换药，注意引流积血，避免发生感染。

五、嵌甲切除术

（一）适应证

嵌甲合并感染或有明显疼痛者。

（二）麻醉

同拔甲术。

（三）手术步骤

1. 先用小尖刀将趾甲嵌入甲缘的组织与趾甲分离，再将刀尖插入趾甲下，使部分趾甲与甲床分离（图 8-6-2-1-11）；
2. 用剪刀纵行剪开患侧 1/3~1/4 趾甲，剪刀头可斜向甲根的内侧角（图 8-6-2-1-12）；
3. 用止血钳夹住并拔出游离部分的趾甲（图 8-6-2-1-13）。除去甲沟部过长的肉芽组织，用刀片刮除甲床，以免趾甲再生，创面用油纱布覆盖，再加压包扎。

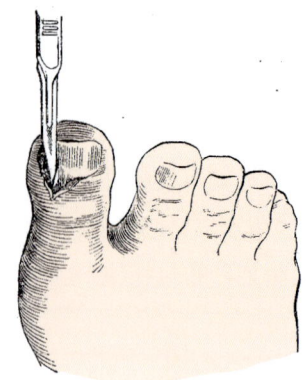

图8-6-2-1-11　尖刀分离示意图

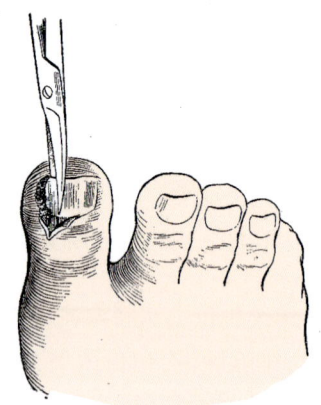

图8-6-2-1-12　斜切甲根示意图

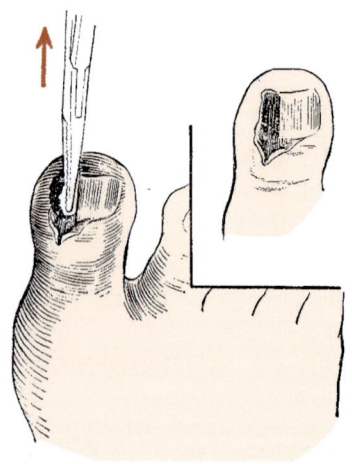

图8-6-2-1-13　拔出游离甲示意图

（四）术后处理

同拔甲术。

第二节　化脓性指头炎切开引流术

一、应用解剖

手指末节皮下组织中有许多纤维小带,紧连于皮层与骨膜之间。间隙中充满脂肪组织,并有神经和血管等。感染时,局部水肿、充血,在纤维带限制下,间隙内压力显著增高,感觉神经末梢受到压迫,疼痛十分剧烈。指骨的营养血管受到压迫,若不及时解除,可使末节指骨坏死(图8-6-2-2-1)。

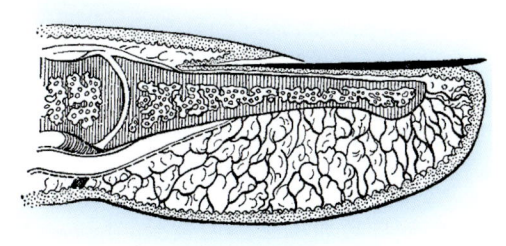

图8-6-2-2-1　化脓性指头炎外观示意图

二、适应证

化脓性指头炎(痈疽)的诊断一经成立,不论脓肿是否形成,都应切开引流。

三、麻醉

同拔甲术。

四、手术步骤

1. 在指端侧面肿痛明显处,作一侧或两侧纵向切口,切口近端应距末节指横纹约0.5厘米,以免切开或损伤指屈肌腱鞘。对末节指骨已有骨髓炎和死骨形成者,也可考虑用鱼口状切口,切口前缘距甲床游离缘0.5cm左右(图8-6-2-2-2)。

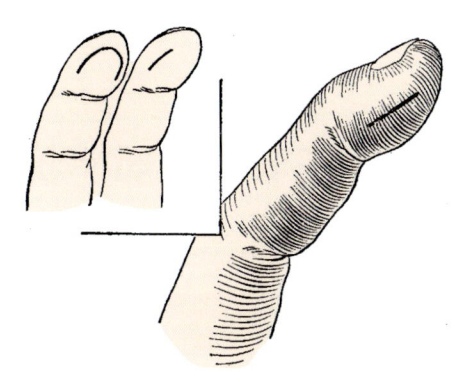

图8-6-2-2-2　切口示意图

2. 切开批复后,将刀平行刺入,切断纤维小带,直达对侧,作同样切口(图8-6-2-2-3)。

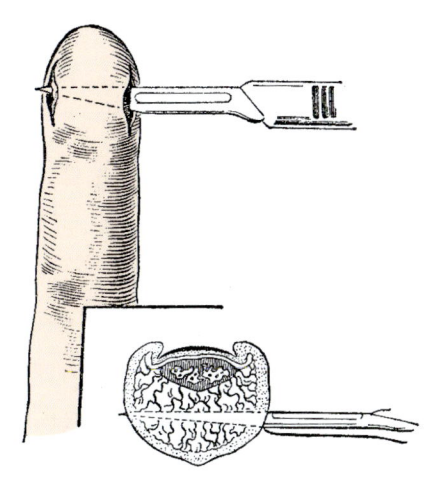

图8-6-2-2-3　平行、对穿切开示意图

3. 用蚊式直止血钳伸入切口内撑开脓腔,引流脓液。穿入细油纱布条或橡皮片引流(图8-6-2-2-4)。

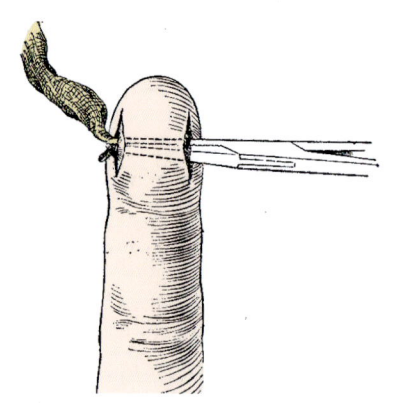

图8-6-2-2-4 分离引流示意图

五、术后处理

1. 继续应用抗菌素。

2. 术后24h更换外层敷料。48~72h更换伤口内引流物。创口先用1:2000高锰酸钾溶液浸泡15min左右,轻轻拔除引流物。再用盐水冲洗,并用盐水棉球擦净脓性分泌物,再放引流物,并用纱布包扎。一般在术后一周左右不要再向伤口内塞入引流物。

第三节 足部槌状趾、爪形趾、嵌甲、鸡眼与胼胝

一、槌状趾

(一)基本概念

临床上并非少见的槌状趾主因近侧趾间关节过度屈曲、关节背凸及趾尖触地形成槌状故名。亦可因姆外翻引起第2趾被顶起而致。于趾背顶部可因摩擦形成滑囊炎,趾尖触地压迫产生鸡眼,以致患趾疼痛而影响步行。

(二)治疗

1. 非手术疗法 视病情不同选择相应疗法,其中无姆外翻且畸形轻的槌状趾,可于趾背加垫,用胶布包扎矫正。

2. 手术疗法 畸形重者需在近侧趾背取梭形横切口,切除滑囊,楔形切除关节面,两骨对合后用克氏针固定;或将近侧骨端做成榫状,插入远侧髓腔固定(图8-6-2-3-1)。

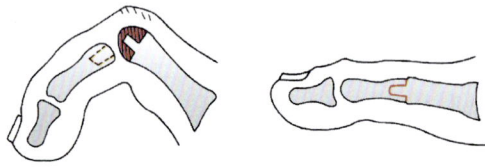

图8-6-2-3-1 趾间关节榫状融合术示意图

二、爪形趾

(一)基本概念

爪形趾是跖趾关节过伸,趾间关节屈曲形成的畸形,其和槌状趾相似。其发生原因是神经肌肉系统疾病导致肌肉挛缩所致,如脊髓灰质炎、高弓足、小腿外伤后等。症状也是趾背形成滑囊炎,跖骨头跖侧形成胼胝,因滑囊炎或胼胝疼痛,影响足的功能。

(二)治疗

需根据产生爪形趾的原因,对趾长屈肌及姆长屈肌所致者,可作肌腱延长。多发性内在肌挛缩者,可做第2~5跖骨头切除术,并使跖骨末端光滑,以免着地负重时引起疼痛。

三、嵌甲

(一)基本概念

1. 概述 嵌甲病多见于姆趾,系指姆趾软组织挤向趾甲或趾甲嵌入软组织,常引起感染。常见原因为修趾甲不当,多为趾甲修剪过短所致。

2. 临床表现　不伴有感染时,只感行走时轻微疼痛;伴有感染时,疼痛剧烈,局部有明显红、肿、热、痛,有分泌物。

(二) 治疗

1. 非手术疗法　炎症不明显时,可采用保守治,治疗方法包括将甲板侧缘自侧方甲皱襞皮肤内部分掀起,并用不吸水的棉垫或丙烯酸纤维垫塞入甲角处,将趾甲轻轻垫起。

2. 手术疗法　炎症严重时,采用手术治疗,手术方法主要有以下两类:

(1) 甲板和甲旁软组织部分切除术　局麻下切除患甲外 1/4,并包括嵌入的甲旁软组织及趾甲基质一并切除。

(2) 全甲切除术　适用于反复感染后严重畸形者,可切除全部甲板,搔刮甲床,缝合皮肤,或用皮片覆盖。

四、鸡眼

鸡眼和后面提及的胼胝是足部常见皮肤疾患,发病原因是跖骨和趾骨突起部位的皮肤长期受到压迫或摩擦,引起皮肤角质层增生变厚所形成的皮肤硬结。按病理程度不同分:角化层在皮肤深层(真皮层),面积较小者称为鸡眼;而角化层在皮肤表层,面积较大者谓胼胝。

(一) 基本概念

1. 概述　鸡眼为骨突起处皮肤长期遭受紧窄鞋子的间歇性压迫或摩擦所致。病损为一同心角质层围绕一个致密的角质物所形成的圆锥体。圆锥尖部向内推进,抵压着真皮而使乳头变平,有时该尖端有一滑囊。

2. 分类　按其生长部位可分为:

(1) 硬性鸡眼　多发生在第五趾近端趾间关节的背外侧,锤状趾的近端趾间关节的背面或趾尖近趾甲处。

(2) 软性鸡眼　可发生在任何两趾中间,但以第四、五两趾之间最多见。

3. 临床表现　鸡眼为一高出皮肤表面的硬结,成尖端向内的圆锥形,锥尖深入皮肤,基底呈圆形露于表面,触之较周围皮肤坚硬而不光滑。可因尖端压迫神经或压迫滑囊形成滑囊炎,受压时疼痛。

(二) 治疗

1. 非手术疗法　通常采用保守治疗,常用的方法有:改穿不受压迫的鞋袜;水杨酸制剂涂擦;或用温水浸泡软化后,用刀片修去。

2. 手术疗法　如因足部畸形,或趾骨骨突起所致,需采用手术治疗,如第四或第五趾外侧骨突切除,即切开趾骨背侧皮肤及关节囊,显露髁状突起,凿除后表面磨光。

五、胼胝

(一) 基本概念

1. 概述　胼胝是扁平或隆起的局限性边缘不整齐的片状皮质层角化增厚,为骨突起部位的皮肤长期遭受外部(如紧窄的鞋子)间歇性摩擦和压迫所致。病变表皮角化增厚,颗粒层尤为明显,乳头变平,无中心核。

2. 临床表现　多发生在足皮肤负重处,如足跟、第一和第五跖骨头下面的皮肤,一般无痛。若足部畸形,可发生在相应负重处,如平跖足者横弓下塌,可在第二至第四跖骨头下面发生;马蹄内翻足的胼胝常发生在足外侧。胼胝只在深部发生变化时,才发生疼痛。

(二) 治疗

1. 非手术疗法　适用于无疼痛或疼痛较轻者,包括:

(1) 温水浸泡后用刀削平;

(2) 鞋内放一足横弓软垫,可减少疼痛。但因致病因素未去除,故易复发。

2. 手术疗法 适用于疼痛影响生活和工作或保守治疗无效者,常用的方法有:

(1)跖骨缩短术 以跖骨颈背为中心,作一纵切口,暴露跖趾关节及远端跖骨干,用线锯自跖骨颈截断,在远侧断端创面,钻一直径 7mm 大小的凹穴,其深度可以容纳近端跖骨干切断面,修整跖骨干切断面,将其插入跖骨头断面之洞穴中,以达到缩短的要求。缝合皮肤及皮下组织。术后处理:石膏固定 1 个月。

(2)跖骨和胼胝切除术 环绕胼胝作一椭圆形切口,其前端自趾两侧向上至趾背会合,解剖出跖骨背面及两侧面,切断肌腱,结扎跖血管,自跖骨基底及远端横断跖骨,将跖骨干连同趾、胼胝一并切除,相邻两趾在跖趾关节囊处,缝合皮肤及皮下组织。术后处理:加压包扎,3 周后负重行走。

第四节 平底足手术疗法

一、足弓的解剖复习

(一)概述

足弓是人类特有的解剖结构,为适应长期站立及行走的需要演变而来。正常情况下,足弓可分为前后方向的纵弓和内外方向的横弓。纵弓自跟骨结节起,向前至跖骨小头止。又可分为内侧和外侧两个弓。横弓在足前部的横切面上,由跗骨和五个跖骨排列成弓形。纵弓较横弓尤为重要,纵弓塌陷,横弓随之消失,但横弓塌陷,纵弓仍可完全无恙。

(二)骨骼

足弓形态的维持主要依靠骨骼本身的形状,韧带及肌肉的坚强有力。足骨除籽骨和距骨外,都是背宽底窄,把它们并合起来,自然形成了弓形结构。内侧纵弓的后臂由跟骨和距骨组成,前臂为第1、2、3 楔骨和跖骨,其顶部是舟骨。内纵弓弓高,后臂、前臂长。距骨头的下方正压在仅有的跟舟韧带上,因此内纵弓的耐力较弱。外侧纵弓后臂是跟骨,顶部为骰骨,前臂为第四、五跖骨。外纵弓的跟骰关节面阔而平,站立时可平稳接触地平面,第四、五跖骨联系坚强,外纵弓也较低,所以足的外侧缘较内侧坚固。

(三)韧带

韧带是保持构成足弓各骨块间联系的重要组织。跖长韧带连接跟骨和骰骨,跖短韧带连接跟骨和骰骨。跟舟跖侧韧带连接跟骨载距突与舟骨底部,坚强而具有弹性,是防止距骨头下塌或内倾的重要结构。跖腱膜自跟骨结节起,向前分成五个腱条,屈肌腱鞘和跖骨横韧带,维持纵弓,犹如弓弦。踝关节内侧三角韧带的胫跟韧带连接内踝和跟骨,防止其外翻。

(四)肌肉

肌肉是维持足弓的第三道防线,亦是最主要的防线。足部肌肉分为内在肌与外在肌,在人类内在肌已退化,对足弓的维持只起辅助作用,故足弓的维护主要依靠外在肌。

1. 胫前肌 通过踝关节前方止于第一跖骨基底和第一楔骨内侧。能使踝关节背伸,也提起足内缘,增高纵弓,足底内翻。

2. 胫后肌 沿弹簧韧带的底部,止于舟骨结节、楔骨、骰骨和第二～四跖骨基底,但舟骨是其主要止点。其收缩时,舟骨接近内踝,紧紧地托住距骨头,加强弹簧韧带,防止距骨头下陷内倾,全足绕距骨头转为内收、内翻位置。

3. **腓肠肌** 其作用使跟骨前端跖屈,纵弓下降,破坏足弓的结构,故腓肠肌挛缩或短缩者易患平足症。

4. **腓骨长肌** 经外踝后外方,骰骨沟至足底,止于第一跖骨基底和第一楔骨跖侧与胫前肌平衡合作时,如两条坚强的悬带各自足的内、外侧绕过足底,将足弓向上提起。

二、足弓的检测

足弓指数和足顶角可反映足弓的高低。足弓指数是足的高度与长度之比。正常为0.29~0.31。足长指从足跟后缘至最长趾的末端的长度;足高指跟骨后下角至第一跖骨头间的连线与舟骨结节间的距离。足顶角为第一跖骨头与内踝连线和跟骨结节与内踝连线之间的夹角,正常为95°(图8-6-2-4-1)。足印检查也可间接判断足弓的高低,具体方法为:将病人两足跖面擦上白粉,在地面上行走,印在地面上的足印可知足弓是否正常。正常足弓所印足迹如月牙形,内侧缺损;平底足的足印完全着地,甚至还向内侧突出;弓形足的足印前后断开,或仅有少部分相连(图8-6-2-4-2A)。

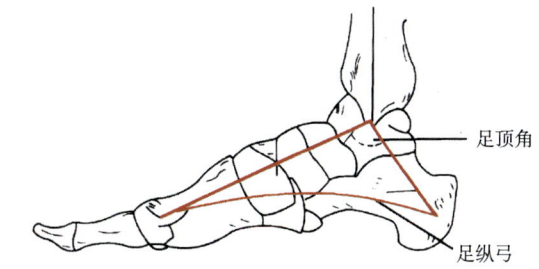

图8-6-2-4-1　足弓及足顶角示意图

但是人的足弓高低并不一致,也不能代表足部机能的强弱。足弓高低的形成与人们生活、习俗、职业等有关。足弓过高或过低,并产生临床症状者称弓形足或平底足。

三、平底足之病因

平底足亦称扁平足、平足症,是指足部正常内侧纵弓的丧失,其与仰足、尖足及凹足均不相同(见图8-6-2-4-2B),在行走和站立时足部有疼痛。与以下因素有关。

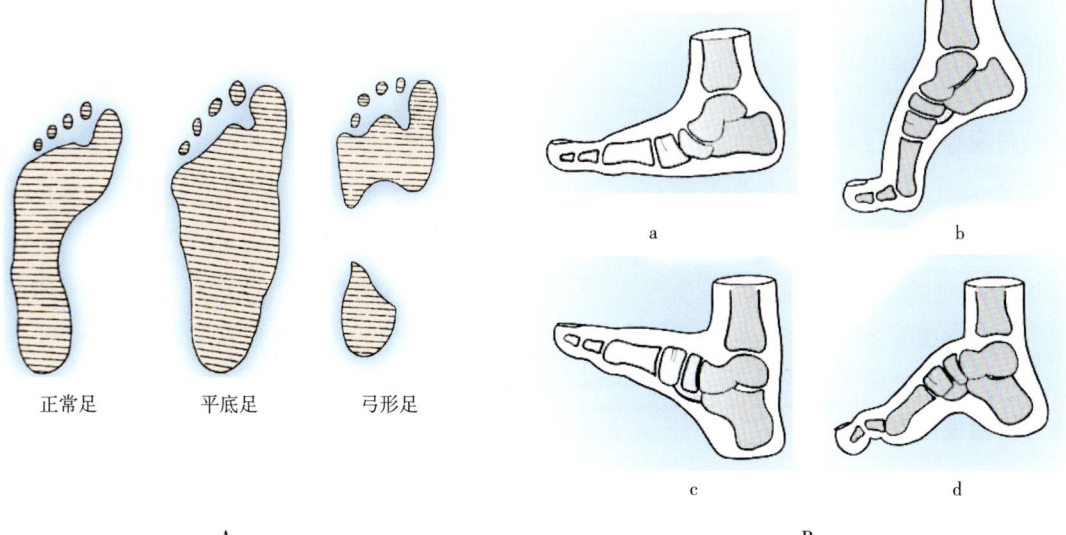

图8-6-2-4-2　扁平足示意图
A.足印检查;B.各种变形足侧面观:a.扁平足;b.尖足;c.仰足;d.凹足

(一)先天性因素

1. **先天性足部结构畸形** 常见的畸形有舟骨结节畸形增大,副舟骨或舟骨结节骨骺分离,第一跖骨短,先天性跟距骨桥等。

2. **遗传因素** 患者出生后即有平足和负重线不正,往往父母亲有平底足史。

(二)后天性因素

出生时足弓正常,后因外伤造成骨与软组织畸形,如足外展、足外翻或脊髓灰质炎足肌瘫痪、足部韧带不够坚强、足部肌力较弱等导致足弓下塌。

四、分类

按病因可分为先天性平底足和后天性平底足。按临床表现可分为姿势性平底足、痉挛性平底足和强直性平底足三类。

五、临床表现

(一)姿势性平底足

即发病初期,足弓外观无异常,仅在站立和行走过久后感足部疲乏、酸痛,足底和足背浮肿,一般经休息后可完全消失。

(二)痉挛性平底足

即发病中期,由姿势性平底足发展而致,主要表现为腓骨肌痉挛,足呈外翻、外展及背伸位,足弓下塌,疼痛加重,行走和站立均不能持久,经休息后不能完全缓解。

(三)强直性平底足

即发病晚期,由以上两种类型处理不当发展而来。痉挛的腓骨肌发展为强直,足骨间韧带亦强直,使足固定在外翻、外展及背伸位,足弓消失,行走及站立困难,疼痛却减轻。由于足的正常功能消失,不能吸收震荡力,可出现腰及下肢其他关节创伤性关节炎而疼痛。

六、X线检查

X片可显示以下骨关节畸形:

1. 第1楔骨和第1跖骨向中线分裂;
2. 距跟重叠,表现为横弓破坏;
3. 第1楔骨和第1跖骨的间隙消失,表现距骨内倾及跟骨外翻;
4. 跗骨间关节的半脱位;
5. 踇外翻;
6. 足顶角达105°~120°;
7. 足弓指数小于0.29,重者可小于0.25。

七、诊断

根据临床症状体征及上述8片检查可确定诊断。足印检查表现为足印底完全着地,甚至还向内侧突出。

八、非手术疗法

(一)预防为主

平足症的非手术疗法较多,且大多都有一定疗效,但尚无一种令人十分满意的根除性疗法,故仍强调以预防为主的治疗原则。

(二)一般治疗

主要强调消除病因,理疗,按摩,锻炼足内、外在肌(如在沙滩上或高低不平之石头路上行走跳跃或用足趾抓握小球等),穿矫正鞋或使用足弓垫。

(三)对痉挛性平底足者

除作足部理疗、按摩外,严重者在麻醉下行手法复位,使足部多方位活动,矫正外翻、外展及背伸畸形,并用短腿石膏固定在内翻内收位。待畸形矫正后（一般 6~8 周），拆除石膏改穿矫形鞋。

九、手术疗法

经非手术治疗无效者可行手术治疗。如 Miller 手术及三关节融合术等。

（一）Miller 手术方法

1. 切口　从内踝下方 2cm 弧形向远侧延伸至足舟骨粗隆后，弯向跖侧，止于第一跖楔关节远侧 2cm。

2. 骨－骨膜瓣　潜行分离皮肤和浅筋膜，显露出距舟关节、足舟－第一楔骨关节、第一楔骨－第一跖骨关节的外侧，用骨凿凿出骨－骨膜瓣的背侧、跖侧和远侧边界。

3. 第一跖骨－第一楔骨关节，第一足舟－第一楔骨关节融合　从这些关节上切除关节软骨和软骨下骨薄片，使关节间形成一个狭窄的 V 形楔状间隙，楔形间隙较宽的底部位于跖侧和内侧面。

4. 推进骨－骨膜瓣　将融合的关节面对合，在胫骨肌腱下方把骨－骨膜瓣牵向远侧，用 2/0 不吸收缝线将其缝于附近的软组织。如足舟骨粗隆突出非常明显，将其凿成与第一楔骨齐平。

5. 跟腱延长　如假如后足的外翻和前足的外展畸形被动矫正后，踝关节仍不能恢复至中立位，可能需要行跟腱延长术（图 8-6-2-4-3）。

6. 术后处理　术后采用长腿屈膝石膏管型分成前后两片，然后改用短腿步行石膏管型固定 6~8 周。术后 12 周 ~14 周开始使用踝足矫形支具 3~6 个月。

（二）三关节融合术

对强直性平底足，即足弓完全塌陷、足骨变形及伴有疼痛者可行三关节融合术。

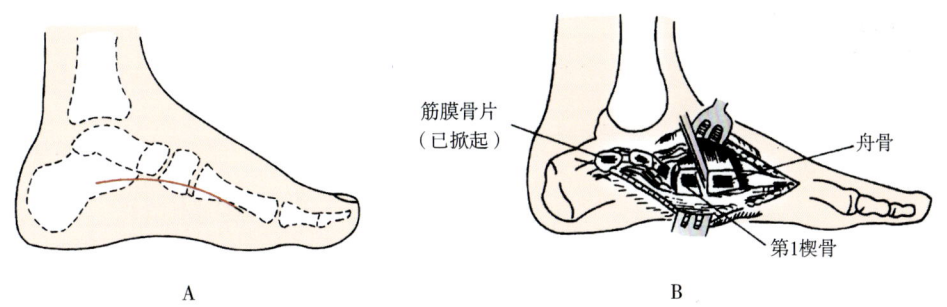

图 8-6-2-4-3　Miller 手术方法示意图（A、B）
A. 切口；B. 凿出骨-骨膜瓣并掀起，切除关节软骨

第五节　马蹄爪形足的手术治疗

一、概述

本病除可见于先天发育者外，大多因膝关节屈曲挛缩畸形后合并发生。有因下垂足引起的膝关节屈曲挛缩；也有因膝关节屈曲挛缩引起的下垂爪形足；二者可互为因果，常难以确定何者为主，因此在临床上要根据病史和检查来决定马蹄爪形足与膝关节屈曲挛缩的因果关系。而且对两者都需要进行治疗，必要时可同时进行。

二、手术疗法

(一)麻醉

持续硬膜外麻醉、腰麻或全麻均可。

(二)手术步骤

1. **先延长跟腱** 仰卧位。大腿扎气囊止血带。按"Z"字形切开法先将跟腱延长(图8-6-2-5-1)。

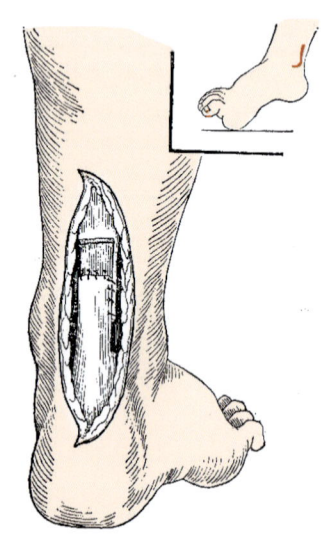

图8-6-2-5-1 切口与延长跟腱示意图

2. **分离跖筋膜** 在靠近足跟部作足内侧缘切口,将跖筋膜分离后切除(图8-6-2-5-2)。

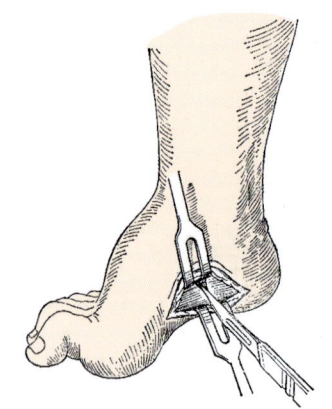

图8-6-2-5-2 分离跖筋膜、切断示意图

3. **跖趾背部切口** 在第一跖趾关节背侧作纵切口,游离并切断伸𧿹长肌腱,将近侧断端缝合固定在第一跖骨头部钻的骨孔,远侧断端缝合固定𧿹趾骨基节上。用同样方法,将第五伸趾长肌腱两断端分别固定于第五跖骨头部和第五跖骨基节上(图8-6-2-5-3)。

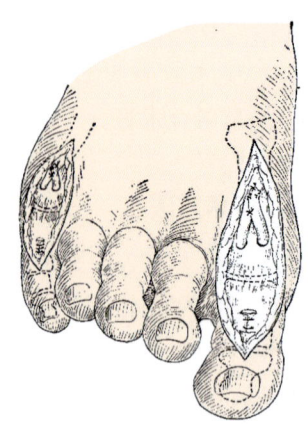

图8-6-2-5-3 跖趾背部切开示意图

4. **切断伸趾长肌腱** 将第2~4趾伸趾长肌腱切断,矫正足趾畸形(图8-6-2-5-4)。

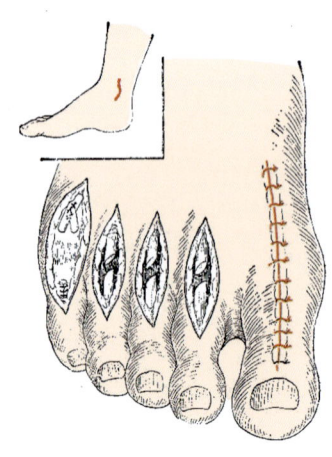

图8-6-2-5-4 切断2~5伸趾长肌腱示意图

放松止血带,仔细止血。逐次缝合切口,用小腿石膏将足固定于功能位,并塑出足弓。

三、术后处理

术后4周拆除石膏,进行功能锻炼。如膝关节屈曲挛缩不能恢复,可用皮肤牵引或肌腱延长术治疗。

(胡玉华　万年宇　赵定麟)

参 考 文 献

1. 邱贵兴, 戴尅戎. 骨科手术学. 第三版, 北京: 人民卫生出版社, 2005
2. 赵定麟, 李增春, 刘大雄, 王新伟. 骨科临床诊疗手册. 上海, 北京: 世界图书出版公司, 2008
3. Bibbo C, Anderson RB, Davis WH. Complications of midfoot and hindfoot arthrodesis. Clin Orthop Relat Res. 2001 Oct;（391）: 45-58.
4. Brodsky JW. The adult sequelae of treated congenital clubfoot. Foot Ankle Clin. 2010 Jun; 15（2）: 287-96.
5. Kadakia AR, Haddad SL. Hindfoot arthrodesis for the adult acquired flat foot. Foot Ankle Clin. 2003 Sep; 8（3）: 569-94, x.
6. Marx RC, Mizel MS. What's new in foot and ankle surgery. J Bone Joint Surg Am. 2010 Feb; 92（2）: 512-23.
7. Mosier-LaClair S, Pomeroy G, Manoli A 2nd. Operative treatment of the difficult stage 2 adult acquired flatfoot deformity. Foot Ankle Clin. 2001 Mar; 6（1）: 95-119.

第三章 其他手术

第一节 股四头肌成形术

一、手术适应证

股骨干中 1/3 及中下 1/3 骨折因局部血肿机化而易引起股中间肌粘连及瘢痕化,严重影响膝关节屈曲功能(图 8-6-3-1-1);如其活动度小于 50°,又为中壮年者,则应施术改善功能状态。作者从上世纪六十年代开始施术数十例,均获改善效果,术后活动度一般在 50° 以上。

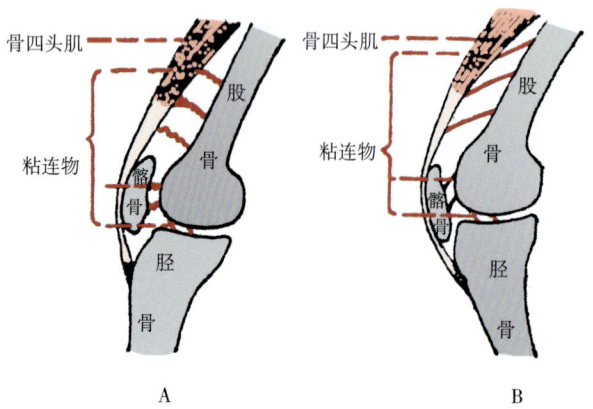

图8-6-3-1-1 屈膝功能障碍病因示意图(A、B)

股四头肌下方,尤以股中间肌及髌股关节和胫股关节有粘连物时则影响膝关节屈伸功能 A.伸膝时粘连物呈松弛状;B.屈膝时则受粘连物拉紧而受限

二、麻醉

全麻或硬膜外麻醉,亦可选用腰麻。

三、手术步骤

(一)切口与显露

仰卧位,从髌韧带经髌骨内侧到大腿下 1/3 的正中线作切口。切开皮肤、皮下组织和深筋膜,显露股直肌、股内侧肌和股外侧肌(图 8-6-3-1-2)。

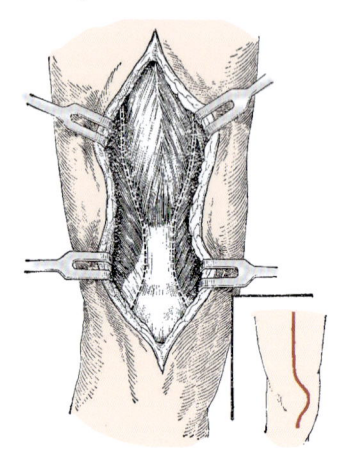

图8-6-3-1-2 切口与显露示意图

(二)显露股直肌、分离

切开股直肌两侧筋膜及其与股内侧肌、股外侧肌的附着处,并予以分离。但不能损伤髌上滑囊(图 8-6-3-1-3)。

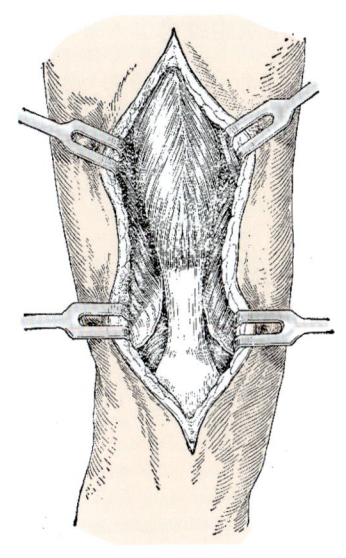

图8-6-3-1-3 松解股直肌与两侧肌群示意图

(三)游离股中间肌

将充分游离的股直肌向外侧牵开,显露股中间肌及疤痕组织,且将其游离(图8-6-3-1-4)。

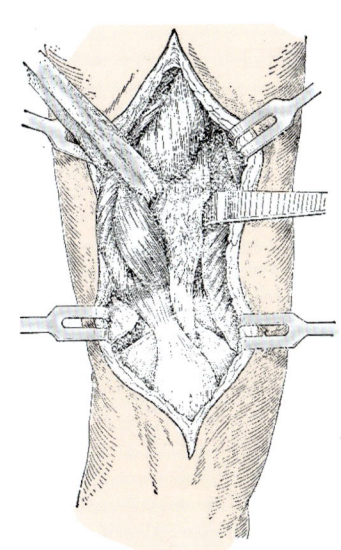

图8-6-3-1-4 显露股中间肌疤痕组织示意图

(四)切除纤维变之股中间肌局部瘢痕组织

切除挛缩的股中间肌和疤痕组织,使股直肌与股骨完全没有粘连,以利髌骨和膝关节的伸屈活动(图 8-6-3-1-5~7)。

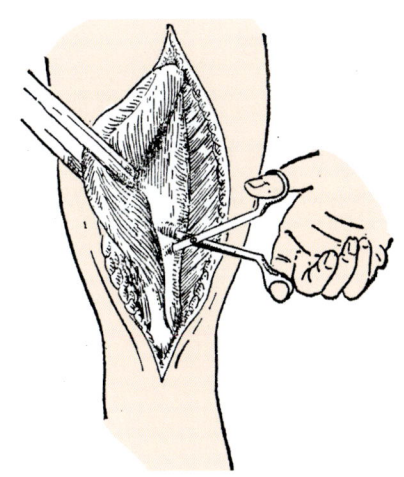

图8-6-3-1-5 分离粘连之股中间肌示意图

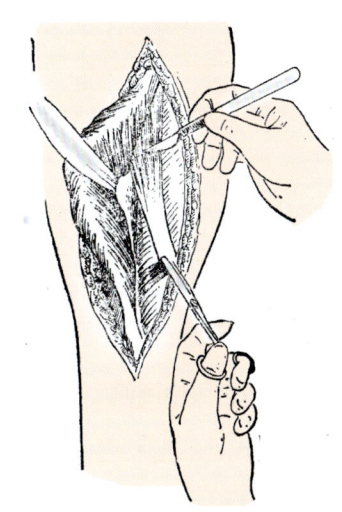

图8-6-3-1-6 切除纤维化之股中间肌示意图

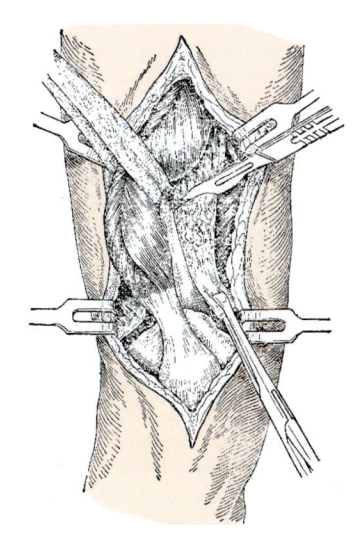

图8-6-3-1-7 彻底切除瘢痕组织示意图

（五）屈伸膝关节

反复屈伸膝关节，使膝关节能屈至 90° 以内，检查并解除膝关节屈曲时受限制的原因（图 8-6-3-1-8）；对膝下关节处之瘢痕及束带亦可一并切除。

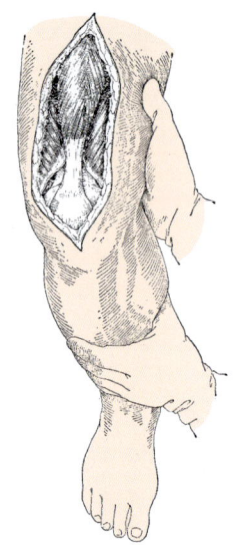

图8-6-3-1-8　反复手法松解粘连物示意图
使关节屈曲至30°，至少达50°左右

（六）缝合残留之股中间肌

将残留的股中间肌与股内、外侧肌缝合，以减少股直肌与股骨的接触面和防止其间的再度粘连（图 8-6-3-1-9）。

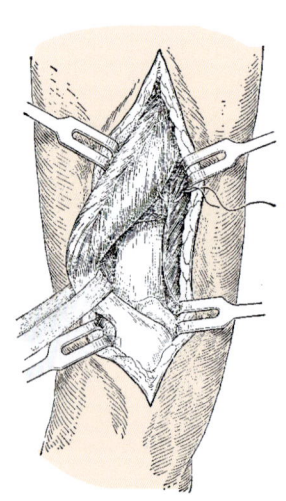

图8-6-3-1-9　缝合之一示意图
将残存之股直肌与股内、外侧肌疏松缝合

（七）将正常肌组缝合

在膝关节屈曲 90° 的位置，将股内侧肌和股外侧肌缝合于股直肌腱上（图 8-6-3-1-10）。

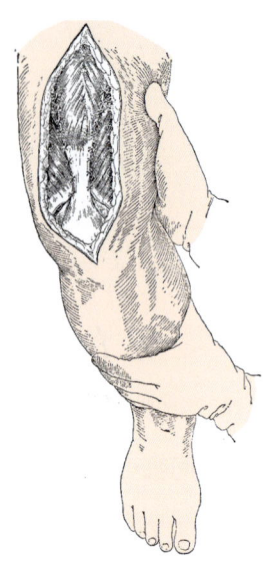

图8-6-3-1-10　缝合之二示意图
在屈曲90°左右将股内侧肌和股外侧肌缝至股直肌腱上

（八）闭合切口

再将膝关节伸直，彻底止血后依序缝合切开诸层（图 8-6-3-1-11）。用下肢上下双面石膏托将膝关节固定于伸直 150° 状，并予以垫高。

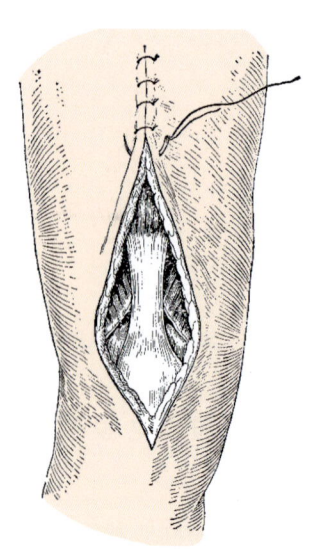

图8-6-3-1-11　闭合切口示意图

四、术后处理

(一)术后一周

术后 7 天内,每天拆下石膏托 1~2 次,分别做屈、伸活动 2~3min,再重新包扎固定。

(二)术后 10 天到 2 周

术后 10~14 天取去石膏托,并拆除切口缝线,开始功能锻炼,由少到多、由弱到强逐渐加大锻炼幅度,并可辅以理疗。

第二节　改善髋关节功能的其他肌腱手术

一、股内收肌腱切断术

(一)适应证

大腿内收肌挛缩引起的髋关节内收畸形、外展受限,并影响走路者。

(二)麻醉

局麻或腰麻或全麻均可。

(三)手术步骤

仰卧位,在大腿内侧上端,沿内收长肌腱附着处作 1.5~3cm 纵切口(图 8-6-3-2-1)。切开皮肤、皮下组织和深筋膜,显露内收长肌腱和股薄肌腱。在直视下将内收肌腱分离到耻骨附着处,先切断股薄肌腱,再切断内收长肌腱,但不要切断耻骨肌,以免损伤闭孔血管和神经(图 8-6-3-2-2)。亦可选择用中弯血管钳,通过切口将挛缩之内收肌腱挑至切口外方切断(图 8-6-3-2-3)。切口中放橡皮引流条。逐层缝合切口。术后使用髋关节充分外展,并在下肢外展位进行皮肤牵引。

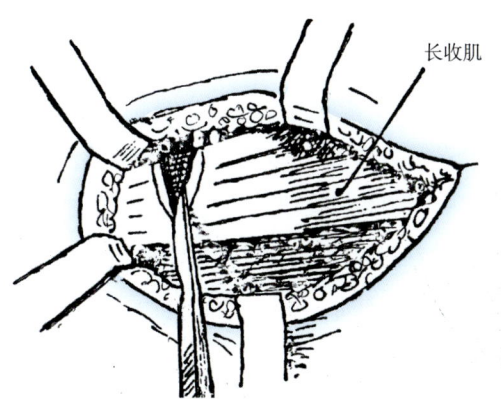

图 8-6-3-2-2　直视下切断长收肌示意图

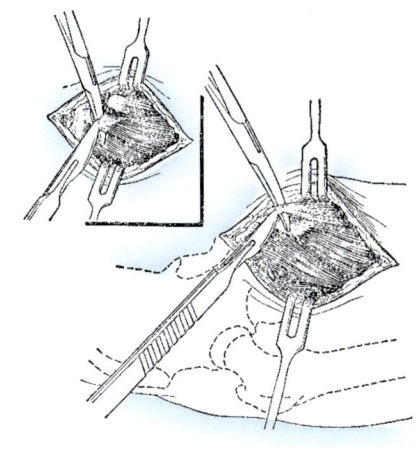

图 8-6-3-2-3　大腿内收肌切断示意图

(四)术后处理

术后卧床休息 24~48h 后可拔除橡皮引流条,先在病床上作引体向上活动,3 周左右解除牵引,

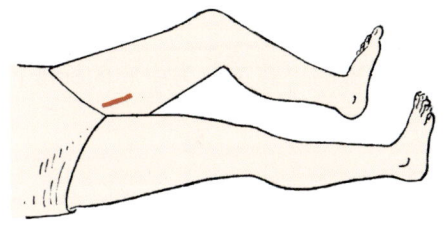

图 8-6-3-2-1　切口示意图

全面进行肢体功能锻炼。

二、缝匠肌和股直肌腱切断术

(一)适应证

1. 髋关节屈肌挛缩畸形,已影响行走者。
2. 髋关节屈曲畸形,在用股骨粗隆间截骨术矫正畸形的同时,常需施行此手术。

(二)麻醉

同前。

(三)手术步骤

仰卧位,患侧臀部垫高。沿髂前上嵴到髋关节前侧作切口。切开皮肤、皮下组织和深筋膜,显露髂前上嵴和缝匠肌。用弯止血钳游离并切断缝匠肌附着处。用同法游离并切断股直肌肌腱,使髋关节外展伸直。如仍有阻力,常需切断或延长阔筋膜张肌(图8-6-3-2-4)。留置橡皮条引流后逐层缝合切开诸层。在髋关节伸展位行小腿皮肤牵引。

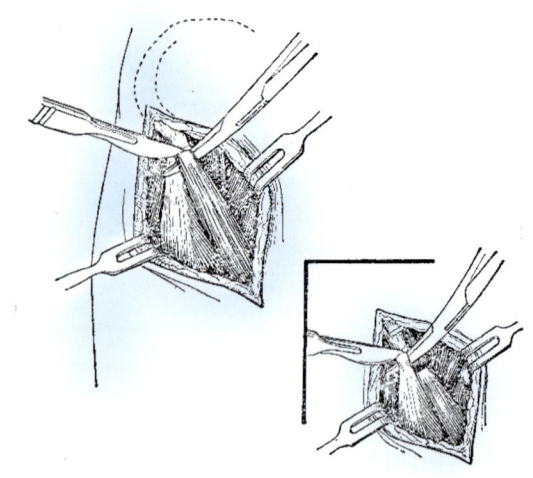

图8-6-3-2-4　缝匠肌和股直肌腱切断术示意图

(四)术后处理

术后卧床休息,24~48h后拔除引流条,3周后解除牵引,进行肢体功能锻炼。

第三节　臀深部断针存留取出术

一、概述

因肌肉注射误将针头折断于臀肌中,主要是由于工作中疏忽所致,当然与产品质量、使用时间过久或使用前未注意检查等也有一定关系。这种情况虽不多见,但却给患者带来痛苦,而且也会因部位不同而出现相应的症状。其次是在日常生活中患者(以儿童居多)臀部误坐、引起缝线针刺入臀肌深部,常呈折断状;以北方地区为多。臀深部断针均应手术取出,以防其滑动而伤及重要组织,但此种手术既复杂又费时,常使初学者措手不及,甚至随着手术时间的延长,断针不停地向他处移位,可以数小时之久仍取不出,只好中止。作者曾遇到三次手术均为取出而来诊之实例。为此我们经过临床实践的探索,设计并提出"局部解剖分区定位法"。这种方法简便易行,不易误伤重要组织,且手术取出断针的时间可大为缩短。

二、局部解剖分区定位法

(一)取材

新近拍摄的以髋关节为中心的标准正位和侧位X线片各一张。

(二)局部分区

先取正位片,沿股骨头顶点、股骨头中心点、股骨头下缘和小粗隆顶点各划一水平线。再沿髋臼底内侧缘、股骨头中心点和股骨中央线各划一垂直线。四根水平线与三根垂直线相交,构成12个分区(图8-6-3-3-1)。此时根据断针位置,即可确定属于哪一个分区。如多次摄片,也可依其先后顺序判定断针是否移动及其移动的途径与距离。然后在侧位片中测量断针尾部与皮肤表面的距离,以判定其深度。

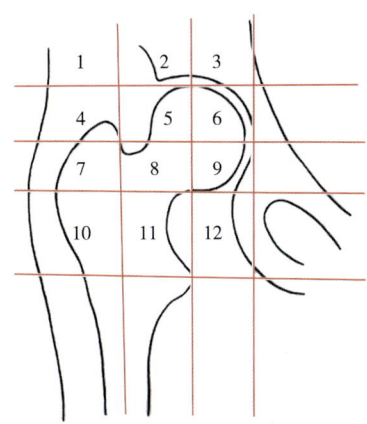

图8-6-3-3-1　局部解剖分区和断针分布示意图

(三)解剖定位

根据断针在正位与侧位两个平面X线片上所存留的位置使之立体化,并分析此处的组织结构(图8-6-3-3-2)以判定断针可能存留于或邻近于哪块肌肉、神经或关节囊壁。

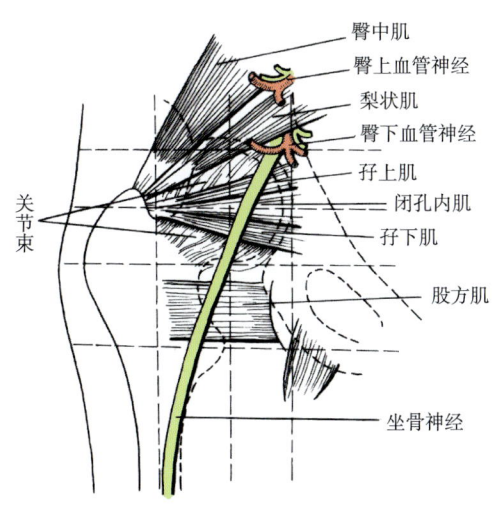

图8-6-3-3-2　臀深部重要组织投影图

三、手术方法

(一)麻醉

成人采用持续硬膜外麻醉,小儿则用基础加骶管麻醉。这两种麻醉方法均可使肌肉松弛满意(防止断针移位),手术时间不受限制。

(二)操作步骤

1. 切口　断针大多存留在髋关节囊附近(图8-6-3-3-3),因此可采取标准的髋关节后路切口(酌情偏上或偏下)与途径,达到关节囊后方肌群处。

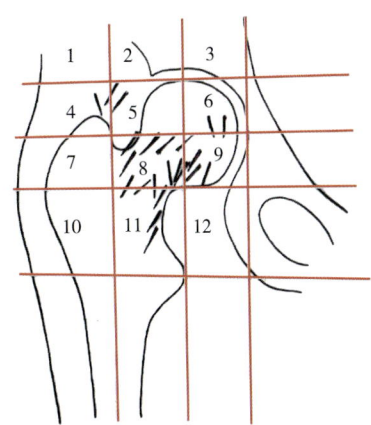

图8-6-3-3-3　23例断针存留部位分布示意图

2. 确定异物位置　根据正侧位片上所显示的位置与深度用手指触摸。由于断针大多停留在关节囊及肌腱附丽处,而该处组织又较坚韧,故应仔细检查。当手指触及可疑物时,可用血管钳小心向下分离探寻之,明确后再在直视下取出。对不能确认者,可用C-臂X线机前后位透视。

3. 直视下取出　由于此处有坐骨神经、臀上、臀下神经和血管,在操作时应特别小心以免误伤,尤其当手术时间过长而产生焦急情绪,或是触及深在的针头怕其变位而急切用血管钳盲目夹取时。对怀疑断针停留在坐骨神经处者,可从梨状肌下缘沿坐骨神经探寻之,毋需先打开神经鞘膜。当证实断针位于鞘内时,则选用尖头蚊式钳小心分开鞘膜取出,切勿伤及神经本身及滋养血管。如在术中找不到断针,可用小血管钳等金属物放置于假设的断针部位,再次 C-臂透视或摄正位 X 线片,并根据断针与金属物的方向及距离进一步探寻即可发现,并将其取出。

4. 闭合切口 断针取出后,检查局部无活动性出血、无异物残留、无误伤后,再依次缝合诸层。手术于一小时内即可完成。

四、临床举例

有一 20 岁的男性患者,左臀部肌肉注射时误将针头段全长残留局部。在某医院经过多次 X 线透视和摄片,并在透视下手术历时 17h 未取出。后转至本院,再摄标准正位和侧位 X 线片,在正位片上显示断针位于第六格区的中下方,呈竖位;侧位片上见针尾距皮肤表面 7.7cm(纠正放大因素后,实际为 7cm)。患者体格较瘦,临床上有坐骨神经刺激症状。因此,术前估计断针可能位于坐骨神经出口下方附近。3 天后按此定位施术,历时 40min,即从梨状肌下方 3cm 处、坐骨神经鞘内取出 2.6cm 长的断针一枚(该断针与坐骨神经呈平行状)。

五、提示:切勿将断针取出术视为小手术

临床上常常遇到一根小小断针,可以多次手术而未能取出,甚至长时间在透视下进行,使病人和手术医师均形成放射性损伤之严重后果。因此,每位临床医师术前均应认真对待,并对此种病例需要明确以下问题:

(一)断针的走向

从臀部肌肉注射的部位与断针最后取出的部位来看,断针大多沿着由上向下、由浅及深和由外向内的方向行走。作者亦遇到膝部断针在外院术中逐渐上行走至大腿根部之病例;这表明

断针是以局部肌肉收缩力,尤其是大腿四周及臀大肌的收缩为动力,再加上断针本身的重力与人体日常直立性或侧卧等体位,使断针沿着大腿四周或臀大肌的肌纤维方向而向上(下)、向内和向深部移动,最后多固定于髋关节后壁相对缺乏收缩力的组织内,如坐骨神经鞘、关节囊和肌腱附丽部位等。这些部位都较深在,解剖关系复杂,因此必须有一充分的认识。了解断针移动走向的特点,不仅不应早期手术,也为术中一旦出现再移位时提供进一步探寻的解剖途径。

(二)手术适应证与手术时机选择

注射用不锈钢针头对人体的刺激性并不大,除非损伤坐骨神经、血管或进入关节囊内,多无严重症状。但由于针头锋锐,易移位,因此对患者的精神压力较大,并往往涉及对医疗纠纷的处理。我们认为:对当时未手术病例,可以经过一段时间观察(一般为 3 周左右),如断针存留于距关节或重要神经血管较远的部位,而临床症状不明显者,则给予解释,暂不手术;反之,症状明显、断针伤及或危及重要神经血管,或已刺入关节囊壁者,则应考虑手术。单纯为了处理医疗纠纷而施术的做法是不恰当的,反而会增加事件的复杂性及附加诉讼。

臀部肌肉丰富,断针的疼痛刺激可引起其不断的收缩,而使之逐渐变位,以致手术失败。本组由外院转来的十余例多属此种情况。因此,我们认为除十分表浅的断针外,对臀部较深在的断针,不应立即手术,嘱患者卧床休息,应观察 1~3 周,待断针周围被反应增生的结缔组织包绕时再行手术。否则,术中可因断针的再移位而导致失败,即使采用本法定位,也难以避免。

(三)选择局部解剖分区定位法具有以下优点:

1. 简便 仅需标准正位和侧位 X 线片各一张。

2. 安全　本法是建立在对 X 线片认真阅读，并结合局部解剖而使断针的存留部位立体化这一基础上的，因此最大限度地保证了手术的安全性。

3. 缩短术时　作者 20 例以上的施术经验，每次均一次获得成功，费时 26~58min，平均 42min。另有 3 例未用此法，手术时间分别为 65、120 和 155min，平均 113min。

第四节　杵臼截骨术

一、概述

当长管骨由于先天发育或后天伤患引起成角或旋转畸形、并已出现临床症状时，一般多需截骨矫正。在此情况下，以选择何种截骨术为佳，各家意见不一。我们通过临床病例观察，发现目前有些常用的方法并不理想，甚至达不到矫正目的。杵臼截骨术为一较老的术式，但具有可较方便地一次性矫正多方位畸形等优点，因此在临床上仍可加以选用，尤其是富有临床经验者。

二、病例选择

（一）成角畸形超过 10°~15° 以上者

此时可造成关节内翻或外翻或过伸等，易继发邻近关节损伤性关节炎，导致肢体病废（尤其是下肢）。

（二）旋转畸形（常与前者并发）超过 15° 者

主指下肢负重关节，由于咬合变异可继发损伤性关节炎。

（三）其他

凡关节本身病变（如髋关节结核，类风湿性关节炎等）已引起关节变形、肢体短缩以及髋外翻畸形、小儿麻痹症（下称儿麻）后遗症继发膝关节不稳症等，均可依据病情而选用杵臼截骨治疗。

三、截骨技术

（一）截骨部位

以长管骨两端的松质骨部为佳；成人位于干骺端，青少年位于距骨骺线 1~2cm 的骨质部（图 8-6-3-4-1、2）。

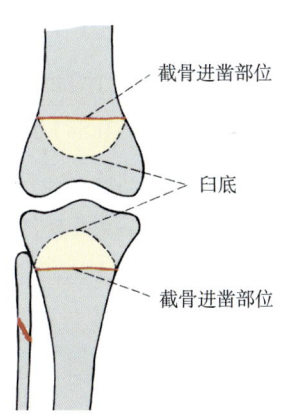

图8-6-3-4-1　成人杵臼截骨部位（正面观）示意图

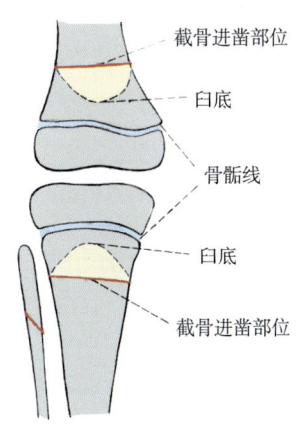

图8-6-3-4-2　青少年杵臼截骨部位（正面观）示意图

（二）切口

根据关节局部皮纹特点等选择切口，一般多为 S 形或 L 形切口，直达深筋膜。

（三）显露截骨处骨质

分离周围组织，暴露截骨部位后即纵向切开骨膜，以锐骨膜剥离器作环形剥离；仅保留后方 1/4~1/5 骨膜（图 8-6-3-4-3），其长度一般为 2~3cm。

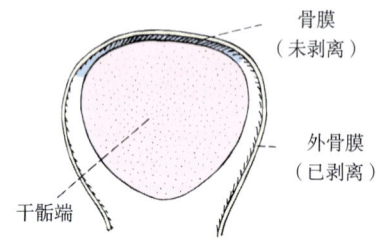

图8-6-3-4-3　外骨膜分离范围（横断面）示意图

（四）杵臼截骨

先确定关节软骨面（或骨骺线）的位置，臼底距软骨面或骨骺线不少于 0.5~1.5cm。选择一较宽的弧形凿（或髋臼凿）呈弧形凿向深部，一般达对侧骨皮质处（图 8-6-3-4-4）。再选用 2~4 把稍小的弧形凿分别自内、外侧凿至臼底边缘与第一凿相遇。此时除后方保留骨膜处有少许骨质相连外，4/5 以上已被凿断（图 8-6-3-4-5）。术者用左右手分别持住截骨部之上、下方，向畸形相反方向逐渐加压用力，将残留骨质折断。这样仅剩有骨膜相连，并起固定作用。然后按术前的设计将肢体置于正常位置（图 8-6-3-4-6）。患肢以管形石膏固定于功能位。

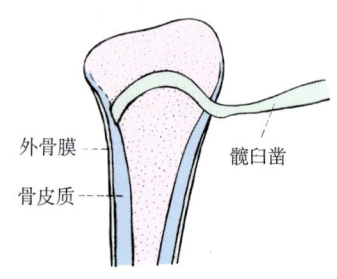

图8-6-3-4-4　进凿深度示意图
第一个弧形凿（或髋臼凿）进凿深度（侧位观）

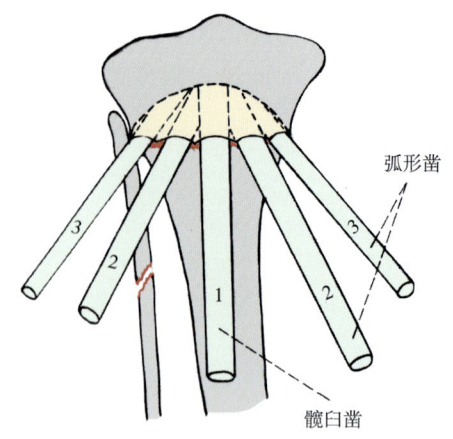

图8-6-3-4-5　截骨进凿顺序示意图

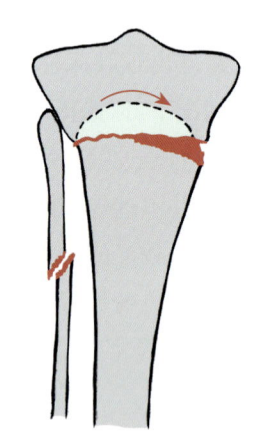

图8-6-3-4-6　畸形被矫正后示意图

四、术后处理

1. 抬高患肢，注意指、趾端血循环；

2. 拆线同时更换石膏，长度应超过施术段上、下关节；

3. 更换石膏后，测量并拍片观察肢体位置是否正常。对位置不佳者，可将石膏作楔形切开矫正，之后再次测量与拍片，判定肢体位置，直至理想为止；

4. 术后 3~4 周复查，如石膏有松动及对位变异者，应及时更换矫正之；

5. 对未固定的关节应充分进行功能活动，在密切观察下允许早期负重（下肢 4~6 周），一般 6~8 周拆除石膏。

五、手术注意事项

（一）严格掌握手术适应证与术前准备

不仅应根据患者的畸形程度与病变情况决定手术，尚需注意患者全身与局部状态。对影响手术，甚至不适于手术的诸因素如骨质疏松症、关节挛缩、皮肤缺损、张力过大和血循不良等，均应在术前设法纠正，以防手术失败。

（二）截骨部位的选择

一般选择损伤小，安全系数大，易愈合和可以纠正畸形的部位。例如，对例1股骨下端之畸形，如仍在原处施术，不仅因为要进入关节而影响膝关节功能，且在操作上也较困难。因此我们选择胫骨上端截骨。通过6年随访，证明远期疗效满意。对胫骨骨干的畸形，亦多选择胫骨上端。只有当畸形在下1/3处最为明显时，方选择远端施术。胫骨截骨前，应先将腓骨切断。

（三）避免误伤周围神经和血管

本手术系在骨膜下截骨，故较为安全。但手术者必须熟悉解剖部位，尤其是在肩、肘与膝关节附近施术时，切勿误伤邻近的血管与神经等。在使用弧形凿骨时，应避免凿穿对侧骨皮质。

（四）术后密切观察

术后因肌肉萎缩与肿胀消退，出现石膏松动导致截骨端移位，应及时予以矫正。通常在术后2~4周断端处于纤维连接状态时，较易于纠正。

（五）再次截骨矫正

本组有5例为徒手折骨、楔形或几何形截骨失败者。对此种病例，应明确导致失败的原因，对由此而引起的各种并发症如骨骺发育障碍、关节僵硬、局部骨质疏松和瘢痕挛缩等首先予以处理，以免影响操作与疗效。

六、目前临床上常用的截骨术

主要有以下数种：

（一）徒手折骨术

即术者在畸形部上、下以手法将骨骼造成骨膜下断裂，再以石膏或牵引矫正畸形。此法仅适用于3~4岁以下之O型腿、X型腿与畸形愈合早期病例。对于年龄较大、骨质较坚硬者，不仅无效，且有损伤骨骺之危险；作者曾遇2例有此骨折病史之病例。

（二）楔形切骨矫正术

适用于成角畸形或以成角畸形为主者。如在干骺端施术，愈合亦快。但此法在实际操作时，并不像X线片上所计算的那样简单与准确，且大多需借助于内固定物获得稳定，加之肢体的长度有所减少，因此并非是一种理想的方法。在作者施术患者中有2例曾先用此法而失败者。

（三）几何式截骨术

当长管骨的成角与旋转畸形并存时，为获得一次矫正必然要对畸形的骨骼加以立体式的计算与截骨。但在实际操作上，即使是经验丰富的医师也难以取得恰如其分的矫正，且大多需辅以内固定维持对位，从而增加了手术的复杂性与损伤程度。作者曾遇多例先按此法施术失败而改用杵臼截骨术之病例。

七、杵臼截骨术的特点

1. 操作方便，除弧形凿或髋臼凿外，毋需其他特殊器械。

2. 可有效地纠正长管骨的成角畸形，或旋转畸形，或两者并存者。

3. 毋需切除骨质，因此不减少肢体的长度。

由于消除原来的角度,肢体反而相对地增长。

4. 不仅愈合快,且受纵向肌群的收缩作用,使断端的松质骨相互嵌顿,故其稳定性较好,不易变位。除松质骨较少的肱骨下端外,一般毋需附加内固定。加之断端呈杵臼状,术后一旦发生变位也便于矫正。

尽管杵臼截骨术与其他截骨术相比有不少优点,但由于截骨的部位多需选择干骺端,因此截骨部位如掌握不当,则易伤及关节面或骨骺,甚至出现不良后果。根据我们的临床经验,只要在手术中解剖层次清楚,进凿部位恰当和方向准确,上述意外情况是可以避免发生的。

如肢体畸形不适于用此手术时,则应选用其他手术为宜。

第五节 髌-股关节炎与胫骨结节升高术

一、概述

胫骨结节升高术(elevation of tibial tubercle),又称髌韧带前移手术(anterior displacement of the pattella tendon),是由 Nasseri 等提出,之后又经多位学者对手术方法有所改进。本手术主要用于病情较重之髌-股关节炎患者。

二、胫骨结节升高术的原理

膝关节除旋转功能外,主要是伸屈活动,其范围约150°。而髌骨随着膝关节的伸屈可上下移动8cm左右。由于膝关节的屈伸状态不同,髌骨与股骨髁部髌面的咬合关系及压力状态亦有所差异。当完全伸直时,仅髌骨下部与股骨的髌面相接触,此时两者之间所形成的压力与摩擦力最轻;当处于半屈曲状态,髌-股关节与股骨髌面大部分接触,并产生巨大的压力也随着屈曲度进一步增大,所产生的压力和摩擦力亦相应增加;完全屈曲位时髌骨则全部降至股骨髁间窝内。创伤性髌-股关节炎的发生和发展除其自身原因(如退行性变等)外,还与膝关节本身的屈伸活动及屈膝状态下所形成的摩擦力与压力有着直接关系。

从生物机械力学原理来看本手术的特点是:

(一)减少用力

如图 8-6-3-5-1 所示,R 和 R′各为手术前后髌韧带活动时的杠杆力臂,随着胫骨结节升高和髌韧带前移,R′较 R 为长,因此其负荷力 A′较原来 A 减少(因 A·R=A′·R′,所以 A′=A·R/R′),即同样的膝关节伸屈活动,术后用力较少。

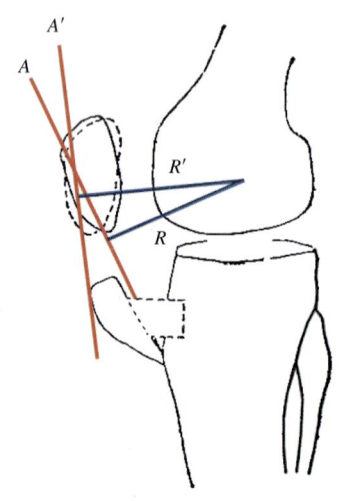

图8-6-3-5-1 手术前后负荷力的改变示意图

(二)减少摩擦

如图 8-6-3-5-2 所示,股四头肌通过髌骨至胫骨结节附着处所形成的角度为 β，同样由于胫骨结节升高和髌韧带前移而使 β 角增大为 β′角，根据图解 R′<R，从而减轻了髌–股之间的压力和摩擦力，术后当然要省力。

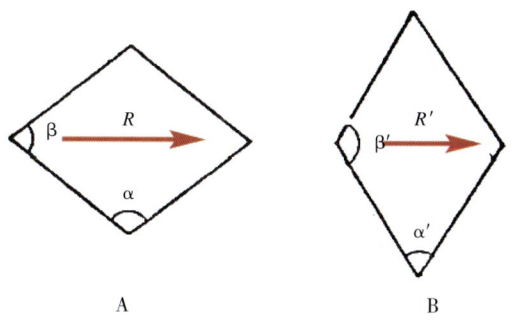

图8-6-3-5-2　降低摩擦力示意图（A、B）

手术前后髌—股之间压力和摩擦力的改变　A.术前；B.术后

（三）降低股四头肌张力

胫骨结节升高后则可使股四头肌相对地放松，也减轻了由股骨传达到胫骨的张力和压力。

三、髌–股关节炎的判断与手术适应证

髌–股关节炎又称髌骨软化症，临床上较为常见，大多见于中年以后的病例；舞蹈演员和运动员更为多发。本病之病理改变早期仅局限于髌骨本身软骨面，呈现充血、浑浊、变性等，其大多数可用非手术疗法停止发展和好转。但随着病情进展，一方面向髌软骨深部发展而形成剥脱、缺损及畸形，另一方面也引起与其相对应的股骨髌骨面出现类似的病变，从而构成损伤性髌–股关节炎。此时则多需行本手术治疗。根据这一概念，髌骨骨折后的轻度畸形所造成的损伤性关节炎改变者亦属此范围。但对髌骨骨折后的严重畸形，其关节面错位超过 2mm 以上者，仍应行髌骨切除术为宜。

损伤性髌–股关节炎的 X 线表现难以确定。故对其诊断仍以临床判断为主，可参考 CT 或 CTM。根据临床观察，我们认为除了具有髌骨软化症早期的一般症状，即膝部乏力，步行疼痛，尤以上坡下坡，上楼下楼当膝部呈半屈位时疼痛加剧（图 8-6-3-5-3）等特点外，尚包括：

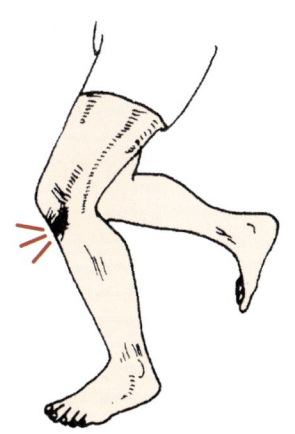

图8-6-3-5-3　疼痛机制示意图

膝关节处于半屈时，髌后处出现剧痛

1. 压髌伸屈试验阳性　在不同位置按压髌骨时，除痛感外，并可闻及握雪样音（图 8-6-3-5-4）；

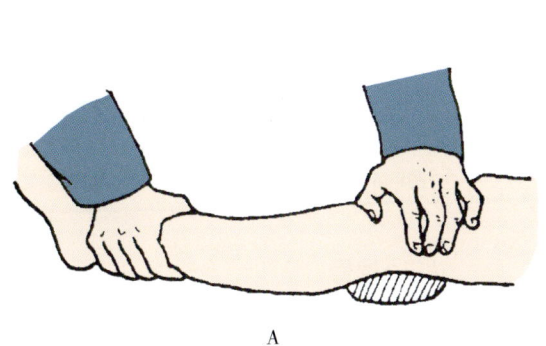
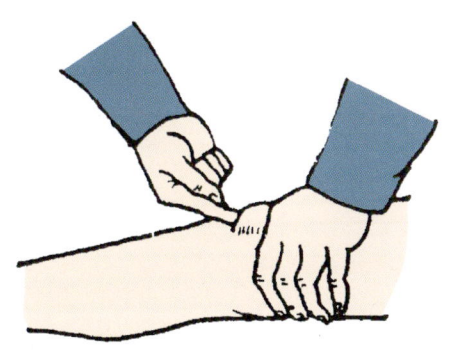

图8-6-3-5-4　压髌伸屈试验示意图（A、B）

A.髌–股关节压痛试验，即在膝屈曲不同位置按压髌骨；B.同时上下左右推动髌骨及伸屈膝关节，髌后有痛者为阳性

2. 髌骨摩擦试验阳性 与前者相似，即检查者手压髌骨之同时、让患者伸屈膝关节，有摩擦音者为阳性（图8-6-3-5-5）;

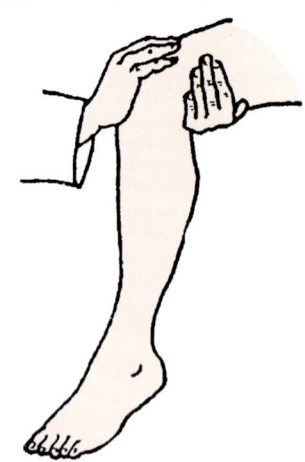

图8-6-3-5-5 髌骨软骨摩擦试验示意图
按压髌骨再令病人伸屈膝关节，髌骨软骨病时此征阳性

3. 伸膝对抗试验 多为阳性（图8-6-3-5-6）；
4. 股四头肌萎缩 病程久者十分明显，但关节游离体少见。

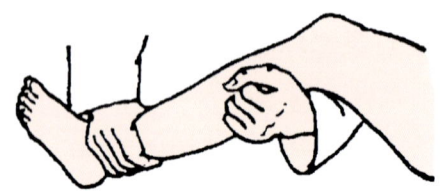

图8-6-3-5-6 伸膝对抗试验示意图
检查者在患膝伸直时加以对抗，髌骨软化症及伸膝腱膜炎者有痛感、伸膝受限而呈阳性反应

此外，在决定手术时，尚应注意患者全身情况，对伴有骨质疏松症者应先设法治疗纠正，年龄以在45~50岁以下为宜。年龄过大，术后由于石膏固定时间较长，关节功能难以恢复多需附加内固定。

四、手术方法

（一）体位、麻醉与切口

1. **体位** 患者取仰卧位；
2. **麻醉** 以硬膜外麻醉为宜；
3. **切口** 以胫骨结节侧方1cm为中心，纵形或S形切开皮肤达深筋膜，长约4~6cm（图8-6-3-5-7）；于胫骨结节两侧纵行切开髌韧带、骨膜而达骨质。

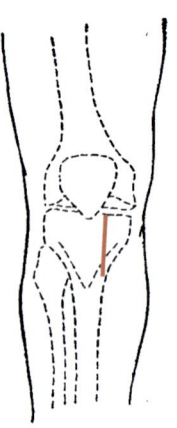

图8-6-3-5-7 胫骨结节升高术切口示意图

（二）凿骨

自髌韧带附着点以上至胫骨结节上端，于关节外将胫骨结节前方骨质纵行凿开，使其呈松弛状，并向上撬起1cm，但不切断下方的髌韧带和上方的关节囊（图8-6-3-5-8）。

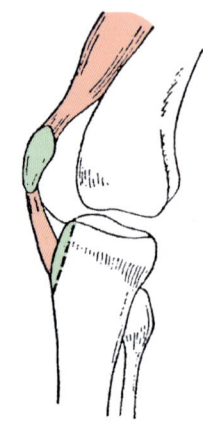

图8-6-3-5-8 将胫骨结节凿下、升高示意图

（三）植骨

自胫骨结节旁取1.5cm×1cm×1cm大小的骨块（或用异体骨等），嵌入于撬起之胫骨结节后

面,长端插入髓腔内 0.5cm,骨皮质面朝向关节(图 8-6-3-3-9)。然后缝合切口,以下肢石膏托固定 6~8 周。

五、本术式特点

1. **取骨简便** 植骨块取自胫骨结节附近;
2. **手术一般勿需进入关节** 但如髌后关节面严重不平而需进行修正,或因合并其他伤而需作关节探查者,则可在升高术之前进入关节。

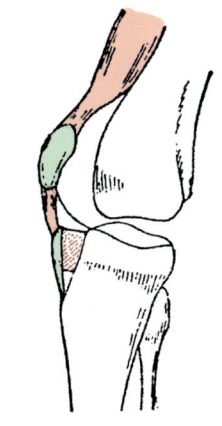

图8-6-3-5-9 胫骨结节抬高+植骨示意图

第六节 足踝部痛风、风湿和退变性关节炎,及其手术疗法

一、痛风性关节炎

(一)基本概念

1. **病因** 痛风(gout)在我国尚属少见,其是由于尿酸代谢异常,体内尿酸集聚过多而产生的疾病,其中半数以上的病人首先在第1跖趾关节发病,并出现典型的痛风性关节炎(gouty arthritis)。

本病有原发性和继发性两类,原发性与家族遗传有关,继发者则常因其他疾病所引起,如血液病、肾病、肿瘤等。

体内尿酸集聚原因为:

(1)体内嘌呤物质和核酸物质分解的尿酸过多;

(2)含嘌呤的食物如动物的肝、肾、脑、鱼子、豆腐等摄入过多;

(3)肾脏排泄的功能降低,结果使体内尿酸集聚。

尿酸在组织中的浓度很低,特别是体液 PH 低时。当血尿酸浓度超过 80mg/L 时则尿酸盐沉积,常见部位为关节囊、软骨和骨端松质骨,亦可见于肾脏及皮下结缔组织。局部集聚过多,则形成痛风石。

2. **临床表现** 中年男性发病率明显高于女性,病起急骤突然,可在夜间痛醒。常先侵犯一个关节,大多见于第1跖趾关节(图 8-6-3-6-1),其次是足背、足跟及踝关节。关节局部肿胀,皮肤暗红,压痛明显,不敢活动。急性发作期间可有发热(38℃~39℃)、头痛、心悸及厌食等全身反应。急性发作后约1周左右,症状逐渐消失,关节亦可恢复正常。

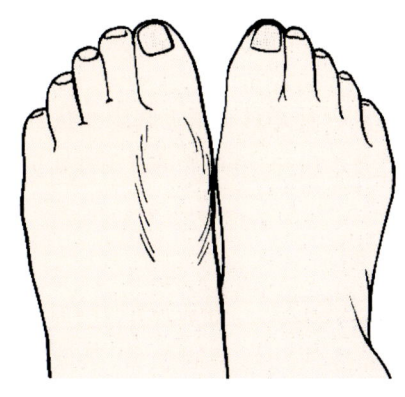

图8-6-3-6-1 痛风性关节炎外观示意图

本病之间歇期可持续数月或数年,但随着病情加重,间歇期可越来越短,在耳轮、耳垂、关节

皮下可出现玉米大的痛风石。可因酗酒、暴食、过劳或精神紧张而诱发，部分病人可转为慢性，严重者关节因破坏而强直。

3. 影像学及实验室检查

（1）X线平片　多见于跛跖趾关节，早期有关节肿胀，后期在关节近骨端处有虫蚀状或穿凿状缺损，晚期关节间隙狭窄，重者骨破坏广泛，软组织肿胀明显，痛风石钙化者可见钙化影（图8-6-3-6-2）。

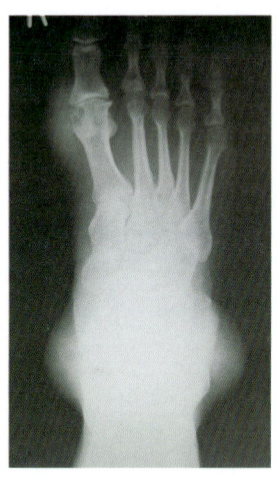

图8-6-3-6-2　临床举例
跖趾关节处痛风结节样改变，以第一踇趾关节为剧

（2）CT扫描及MR检查　有助于本病之早期诊断，可酌情选用。

（3）化验　血中尿酸盐升高，正常值男性为70mg/L，女性为60mg/L，高者可达180mg/L以上。发作期血沉快，NPN升高；关节液镜检示有尿酸盐结晶。

4. 诊断　
凡是具有以上临床症状、血尿酸升高即应疑及本病，X线平片可有阳性所见。

（二）治疗

1. 非手术疗法　
有血尿酸升高的病人，即使未发病，亦应注意节制饮食，禁吃嘌呤高的饮食，避免酗酒、过劳及精神刺激，血尿酸超过80mg/L时，应服排尿酸药物，如丙磺舒，每日1~2mg，分2次口服，同时多饮水。已出现症状者，应及时正规治疗。

（1）一般治疗　卧床休息，局部冷敷，多饮水以增加尿酸的排泄。

（2）药物疗法　临床上多用秋水仙素1.0g，每2h 1次，至症状控制或出现反应，表现为恶心、呕吐或腹泻为止，一般服药12h后开始消肿，每一日总量4~8mg。以后0.5mg，一日3次，约1~2天后疼痛可完全消失。肾功能不良者每天不超过3mg，服药过程中，应查白细胞，减少时应减量或停药。胃肠反应重者，可改用静脉注射，每次1~3mg，加入20ml生理盐水中慢注，需要时隔6~8h重复一次，注射时避免药液外漏。症状缓解后，可间断服用秋水仙素0.5mg，一日3次，或用保泰松、消炎痛。禁用高嘌呤食物，多饮水；血尿酸高时，同上服用丙磺舒。其他药物尚有：

① 保泰松：首次剂量400mg，以后每4~6h 200mg，症状控制后100mg，一日3次，本药可代替秋水仙素。

② 消炎痛：首次剂量150mg，以后每4~6h 100mg，连服3~4次。次日起每次50mg，一日3次。

2. 手术疗法　
如果痛风石有穿破危险或妨碍关节活动及穿鞋袜者，应手术切除，已破裂形成窦道者应刮除，并酌情修复创口，必要时可植皮或皮瓣转移。

二、踝、足部类风湿性关节炎

（一）基本概念

1. 概述　
足踝部是类风湿性关节炎多发部位之一，约有18%的病例首先发病在足部，40%的患者其足部受累。尤以前足最为多发，达90%以上，且多呈对称性。

2. 临床表现　
在跖趾部发病者，多表现为关节红、肿、热及疼痛，并因关节破坏及内在肌挛缩而于后期出现爪形趾及踇趾外翻畸形。此时，内侧跖骨头处因摩擦而形成踇囊肿（bunion）。同时，由于跖跗及跗间关节破坏及韧带松弛，以致足弓塌陷，前足多呈外翻状。踝关节亦出现炎症反应，并出现肿胀、疼痛及活动受限，严重者可外翻及强直。如跟骨受累，跟腱周围亦可出现肿胀及疼痛。

3. 影像学所见　一般行X线平片检查，早期显示骨质疏松及骨皮质变薄，尤以跖趾骨明显；渐而关节软骨面下出现囊性改变，关节间隙因破坏而变狭窄，最终形成骨性强直。跟骨后结节骨皮质变薄，且有不规则增生。根据病情需要行MR或/与CT扫描检查。

(二) 治疗

1. 非手术疗法　一般治疗及药物同全身类风湿性关节炎，主要由内科医师处理；当患部痛轻时应鼓励病人足部活动，防止畸形。

2. 手术疗法

（1）滑膜切除术　踝关节处于滑膜炎期时，俟病情稳定可行关节滑膜切除术；目前多在关节镜下操作。

（2）关节融合术　距下关节破坏致局部不稳定时，可做关节融合术，手术操作可参阅本书第六篇第二章内容。

（3）矫形术　对跖趾畸形者，可行矫形术；如不影响步行及负重，可将变形之足趾切除。

三、足踝部退行性骨关节炎

(一) 基本概念

1. 病因　踝部的原发骨关节炎甚为罕见，而继发性多见于创伤和畸形；足部之退行性变则好发于踇趾的跖趾关节和第1跖骨基底部。前者尤多发生在运动员，因长期的关节超负荷和反复损伤，致使胫骨前缘、距骨颈以及内外踝增生形成骨赘而影响踝关节活动。如小腿下段骨折复位不佳而致力线不正，或内、外踝骨折后未达到解剖复位，都使踝关节应力分布不均而引发骨关节炎。再者，踇外翻及第2、3跖骨骨骺骨软骨炎，后期均可形成骨关节炎。

2. 临床表现　踝关节骨关节炎，病人诉踝关节疼痛，平时钝痛，走路加重。关节肿胀，炎症时发热，有积液时外踝前方可凸起，有囊样感。关节僵硬，各方活动均受限。跖趾关节增生，检查时可触及，跖跗关节在皮下，可有明显高起，有时因摩擦可发生滑囊炎，高起处有压痛，称足背隆凸症。

3. 影像学改变　X线片多显示关节间隙狭窄，关节边缘骨赘增生，相邻关节面增生及硬化；CT扫描对骨性变化可早日发现，而MR有利于对软组织变化的观察。

(二) 治疗

1. 非手术疗法　踝关节骨关节炎疼痛轻者，可用非手术疗法，包括理疗，中药外敷，非甾体类抗炎止痛药物，普鲁卡因及泼尼松龙局封，以绷带固定踝关节，限制活动。

2. 手术疗法　对骨赘较大且影响关节活动负重者，可在局部浸润麻醉下作骨赘切除术；顽固性疼痛者，则应行踝关节融合或关节置换术，具体术式及操作，可参阅本书第六篇第二章等相关内容。

（万年宇　胡玉华　赵定麟）

参 考 文 献

1. 邱贵兴, 戴尅戎. 骨科手术学.第三版. 北京: 人民卫生出版社, 2005
2. 赵定麟, 李增春, 刘大雄, 王新伟. 骨科临床诊疗手册.上海, 北京: 世界图书出版公司, 2008
3. Aalderink KJ, Shaffer M, Amendola A. Rehabilitation following high tibial osteotomy. Clin Sports Med. 2010 Apr; 29（2）: 291-301, ix.
4. Brinkman JM, Lobenhoffer P, Agneskirchner JD, Staubli AE, Wymenga AB, van Heerwaarden RJ. Osteotomies around the knee: patient selection, stability of fixation and bone healing in high tibial osteotomies. J Bone Joint Surg Br. 2008 Dec; 90（12）: 1548-57.
5. Sammarco VJ, Sammarco GJ, Walker EW Jr, Guiao RP.Midtarsal arthrodesis in the treatment of Charcot midfoot arthropathy. Surgical technique.J Bone Joint Surg Am. 2010 Mar; 92 Suppl 1 Pt 1: 1-19.
6. Strauss NL, Goldfarb CA.Surgical correction of clinodactyly: two straightforward techniques.Tech Hand Up Extrem Surg. 2010 Mar; 14（1）: 54-7.
7. Vekris MD, Lykissas MG, Soucacos PN, Korompilias AV, Beris AE.Congenital syndactyly: outcome of surgical treatment in 131 webs.Tech Hand Up Extrem Surg. 2010 Mar; 14（1）: 2-7.
8. Vekris MD, Pafilas D, Lykissas MG, Soucacos PN, Beris A.Correction of elbow flexion contracture in late obstetric brachial plexus palsy through arthrodiatasis of the elbow（Ioannina method）.Tech Hand Up Extrem Surg. 2010 Mar; 14（1）: 14-20.

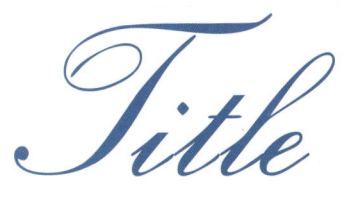

第七篇

特殊情况下的骨关节损伤及其诊治要点

第一章 儿童骨关节损伤诊治特点与要求 /3480
- 第一节 儿童骨与关节损伤的基本概念 /3480
- 第二节 骨骺损伤的分型与儿童骨折的诊断 /3484
- 第三节 儿童骨骼损伤的治疗原则 /3486

第二章 伴有骨质疏松症及高龄患者骨与关节损伤诊治特点 /3489
- 第一节 骨质疏松症的骨学特征与治疗要求 /3489
- 第二节 高龄患者骨关节损伤的临床特点与处理原则 /3491

第三章 伴有糖尿病患者骨与关节损伤的诊治 /3494
- 第一节 流行病学与临床特点 /3494
- 第二节 伴糖尿病患者围手术期及创伤期的处理 /3496
- 第三节 围手术期处理及影响骨科手术疗效诸因素 /3497

第四章 血液病状态下的骨与关节损伤诊治特点 /3500
- 第一节 概述、致病机制与分类 /3500
- 第二节 引起骨与关节损伤常见的血液病 /3501

第一章 儿童骨关节损伤诊治特点与要求

第一节 儿童骨与关节损伤的基本概念

处于生长发育阶段的儿童,其骨与关节系统之生理解剖、生物力学性能各有其特点,损伤表现不同于成人,骨科医生应熟知其诊断、治疗的正确要求和预后,以期取得满意的临床效果。

一、儿童骨与关节解剖特点

儿童骨骼的形成,有膜内化骨和软骨内化骨两种形式,扁平骨如颅骨等多由膜内化骨形成;躯干和四肢各骨由软骨内化骨形成,也存在膜内化骨的成分。软骨原基经软骨内化骨形成长管状骨之骨干,其两端分化成的软骨骺再经软骨内化骨产生二级骨化中心,与干骺端之间由生长软骨形成骺板,使骨增长,骨干表面的骨膜则由膜内化骨形成新骨,使骨增粗,骨内膜吸收骨干中心的初级骨再塑型形成髓腔,腔外经改造成皮质骨。骺板形成的初级松质骨成为干骺端,被不断再塑形而改造成二级松质骨。二级骨化中心向四周扩大,形成骨端和关节软骨面,骺板周围的 Ranvier 区内有间叶细胞,不断向骺板周围添加新细胞而使骺板向周围扩大,并逐渐骨化形成 Lacroix 骨化环与干骺端骨膜下形成的骨连接。

二、损伤特点

在发育和生长过程中的儿童骨、关节系统具有与成人不同的解剖、生理和生物力学特点,在外伤时表现出以下特点:

(一)骺部易受损

儿童骨骼具有包括骨骺、骺板、Ranvier 区、骨膜等重要生长机构,这些重要结构的存在,使得骨得以生长发育的同时也使得儿童的骨骼具有较大的韧性弹性和一定吸收外界能量的特点。随着年龄的增长,二级骨化中心增大,骨硬度增加,骺板和干骺端成为最易损伤的薄弱部位。

(二)骨膜厚,易引起青枝骨折

儿童的骨膜厚而坚韧,不易破裂,在 Ranvier 区与软骨膜结合结合处与骺板软骨和 Lacroix 骨化环紧密附着,这样的结构一方面限制了骨的过度生长,另一方面使得儿童骨骼损伤具有移位小、易发青枝骨折的特点,骨折后骨膜下血肿大,骨痂形成多,愈合快(图 8-7-1-1-1)。骨膜一旦完全横断,则有可能失去对骨增长的限制,造成骨折后的过度生长;如果骨膜受伤缺损较大,则骨的横向生长受阻,有可能成为横径细小的骨。

转的关节内骨折,切忌对位错误,以免产生骨折不愈。

三、临床特点

在前者基础上,儿童骨关节损伤亦具有其临床特点,主要表现在以下几个方面:

(一)骨折发生率高

儿童骨骼纤细,骨质多孔,因而在强度和刚度上均大大低于成年人,加之幼儿条件反射尚未健全,保护性反应力差和容易跌倒的特点,骨折发生率高(图8-7-1-1-2)。

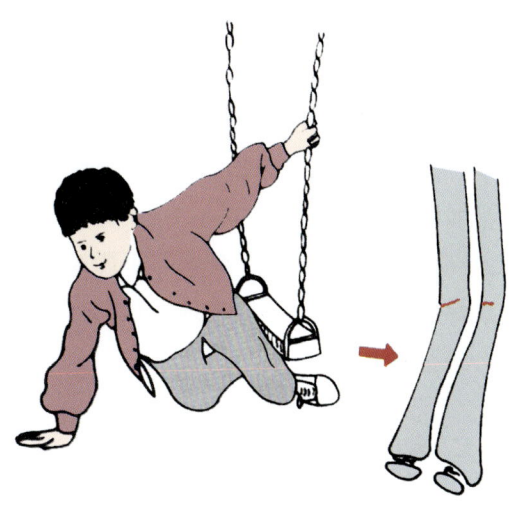

图8-7-1-1-1　儿童易发骺部损伤及青枝骨折

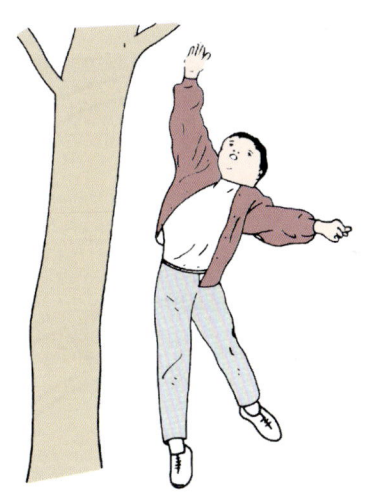

图8-7-1-1-2　儿童保护性反应差,易发生骨折

(二)致伤暴力轻

儿童致伤,多由跌倒引起,暴力常较轻。如:从床上跌下,屡见锁骨骨折;平地跌倒可发生创伤严重的股骨骨折和严重错位的肱骨髁上骨折。轻度暴力引起的青枝骨折、隆凸骨折、创伤性骨弯曲则常易被漏诊。

(三)对伤情表达力差

儿童的语言表达能力不完善,叙述病史常不完全,家长又难以察觉,因而需要临床医师通过认真、全面的检查才能发现。如腕部切割伤常会

(三)骺部伤后易影响发育

骺板生长带是儿童骨纵向和横向生长的结构,一旦完全损伤,将使骨生长停止,产生肢体不等长畸形;如果其中某一部分或Ranvier区受伤,则产生不对称生长或成角畸形。

(四)血供受损易畸形

骨骺、骺板、骨膜、骨内膜等生长结构有其特有的血液供应来源和分布系统,且随年龄的增长而改变,损伤破坏了这些血供系统,将直接破坏该部分的生长能力,导致后期的生长畸形,不同发育阶段的血供破坏对生长的影响将不同,年龄越小,日后的生长畸形将越严重。

(五)再塑能力强

儿童骨骼具有良好的再塑形能力,对于愈接近干骺端与关节活动平面方向一致的成角畸形具有更好的自行矫正能力。但对于旋转畸形以及接近骨干中部的与关节活动平面不一致的骨折畸形,仍应注意强调解剖复位。

(六)注意软骨损伤复位

儿童关节面软骨和成人一样,没有成骨作用,而骨骺的透明软骨则有成骨作用,对于有翻

漏诊神经肌腱断裂等。另外,儿童对伤情的表达能力也影响了临床观察,缺血性挛缩发生率比成人高。鉴于此种特殊性,对儿童骨折行石膏固定时应注意以下几点:

1. 石膏绷带不要太紧,尽量用石膏托或管型石膏剖开;
2. 向家属交代清楚注意事项;
3. 密切随访观察。

四、儿童特有的骨折类型

（一）骨折特有之类型

主要有以下四种情况。

1. 骺板损伤;
2. 青枝骨折;
3. 创伤性弯曲　即长骨的塑性变形,由与长骨长轴一致的纵向压力所致,好发于尺骨和腓骨,易漏诊;
4. 隆凸骨折　发生于骨干与干骺端交接部位,受纵向压力作用,皮质出现环形向外突起的骨折,亦易漏诊。

（二）戴氏分型

戴祥麟提出将小儿骨折分为以下四型更为合理(图 8-7-1-1-3),即:

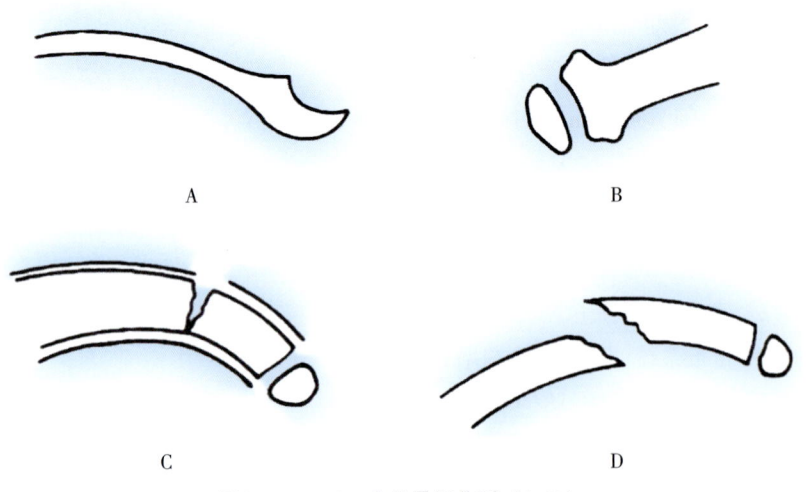

图8-7-1-1-3　小儿骨折分型（A~D）
A.弯曲型；B.竹节型；C.柳枝型；D.完全型

1. **弯曲型**　该型骨折是小儿特有,虽少见,但与其他骨折完全不同。X线片无任何骨折线和成角畸形,只有弯曲。最大特征是始终无骨痂生成,而且畸形呈永久性,无塑形倾向,多见于尺骨和腓骨。

2. **竹节型**　也称压力型或翘棱型骨折。该型骨折也是小儿特有,一般发生在长骨的干骺端,该处骨的多孔性变化最明显,骨质也因此有较好的韧性但不太坚强。当垂直外力传达到干骺端的压力超过承受能力时即产生此型骨折。此型骨膜也是完整无损,故局部肿胀不明显;而触痛和患儿不敢负重或不敢持物是主要临床症状,X线检查则清楚可见典型竹节状改变。

3. **柳枝型**　是小儿多见的骨折类型,由于传达暴力超过了骨的可塑性变形限度即发生骨折。张力一边发生骨折,压力一边发生弯曲就形成典型的柳枝型骨折。

4. **完全型**　暴力较大时发生与成人相同的骨折,骨质完全断裂,同样有移位和成角,其特性与成人型一样,如横断、斜形或粉碎性骨折等。

五、诊断

较成年人为复杂,造成复杂的原因主要有:

1. 幼儿期,骨骼生长机构多未骨化,X 线片不能直接看到骺板和软骨骺的损伤。
2. 儿童软组织富于弹性,某些骨骺分离在外力消除后可自动回复到原解剖位置而不易觉察,或仅表现为骺线轻度增宽。造成 X 线片上的容易漏诊。
3. 儿童生长发育过程中,多姿态的化骨核和先天性变异也常给临床诊断带来困难。临床上常有年轻医师将骨骺线误为骨折线或将骨核误作骨折片的。

六、其他特点

(一)骨折愈合力强,速度快

儿童期骨膜厚,骨膜血管丰富等特点,使之成骨速度快,骨痂量多。儿童骨折伤后 2~6 周即有桥梁骨痂和内外骨痂融合。

(二)塑形能力强

骨骼塑形主要由骺板和干骺端完成,畸形局部骨膜机能的调整也起一定的作用。儿童的骺板、干骺端生长力旺盛,骨膜发达,因而塑形能力强。一般的畸形到成年后可完全矫正。

(三)局部过度生长

由于创伤引起的骺板充血反应,骨折侧肢体在伤后 1~2 年内可出现局部过度增长,患肢往往比健肢长 1cm 左右。临床以股骨骨折引起的过度生长最多见,其次为胫腓骨骨折。单纯胫骨上端骨折可引起膝外翻。

(四)可能出现进行性畸形

儿童骨骺损伤常见,其中可导致需进一步处理的发育畸形不到 10%,骨骺损伤导致发育畸形的原因有:

1. 骨骺生长区细胞变性坏死、生长机能遏制或丧失;
2. 骨桥形成、局部骺板融合引起骨骺早闭;
3. 不恰当的内固定方式可诱发骨桥形成和骨骺早闭。

(五)幼儿可以用手法折骨矫正畸形

1. 适应证

(1)四肢长管骨骨折,由于固定不准确,使骨折愈合有明显成角畸形者;

(2)五岁以下小儿,由于佝偻病引起的严重膝内翻畸形("O"形腿)者。

2. 操作步骤

(1)俯卧位人工骨折　不论畸形发生在胫、腓骨的任何部位,都要在胫、腓骨中部折断,进行矫正。方法是将小腿外侧放在三角木上,术者两手握住小腿,紧靠拟定折骨处的两端,将皮肤向中间挤拢,平均用力下压,压力应作用在两手的虎口部位,使胫腓骨的中 1/3 发生人工骨折(图 8-7-1-1-4)。

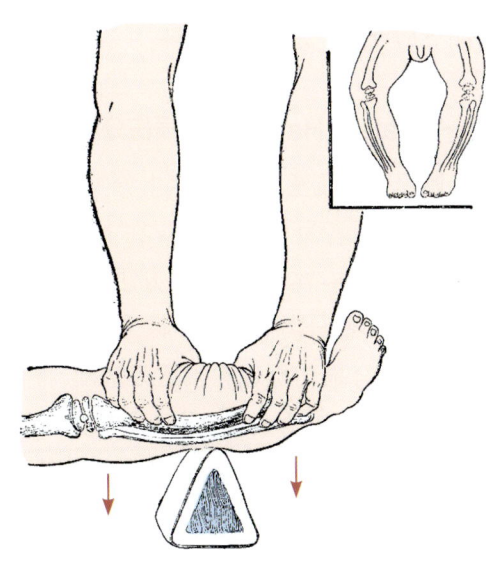

图 8-7-1-1-4　三角木上折骨示意图

注意：两手压力不能作用于手掌的外侧，以免造成骨骺分离，引起膝外翻或踝外翻畸形。

（2）手法折骨后矫正畸形　在膝关节屈曲30°度，踝关节90°的位置，用有衬垫的下肢石膏固定（图8-7-1-1-5、6）。

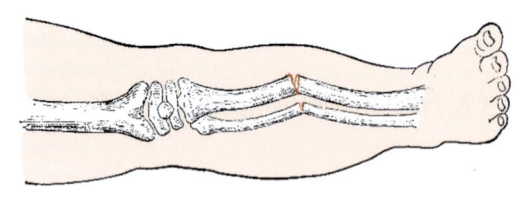

图8-7-1-1-5　折骨后状态示意图

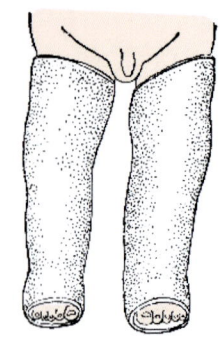

图8-7-1-1-6　以下肢石膏固定患肢示意图

3. 术后处理　将患肢抬高，注意观察患肢足趾的血循环，4~5周后，拆除石膏，检查骨折愈合情况。

第二节　骨骺损伤的分型与儿童骨折的诊断

一、骨骺损伤的分型

处于发育状态的骨骺为薄弱环节，易在遭受暴力时引起损伤，视受损程度不同，不仅预后差别较大，且治疗上要求亦不一致。判定骨骺损伤程度的分型方法主要有以下两种：

（一）Sater-Harris 骨骺损伤分型

骨骺损伤为儿童独有，临床上分类方法亦较多，其中最常用者为Sater-Harris在1963年所提出的分类法（图8-7-1-2-1），该方法依据骨折在X线片上的表现，分类描述了骨骺、骺板和关节受累的范围，结合损伤机理和预后为基础，将骨骺损伤分为5型，且已为大多数作者所接受。

1. Ⅰ型（骨骺分离）　婴幼儿骺板的软骨层较厚，易发生骨骺分离，占骨骺损伤的15.9%。一般发生在生长板的肥大层。唯一的X线征象是化骨中心移位。除股骨头骨骺分离由于骺动脉大多被破坏，预后不好外，一般复位均较易，预后良好。

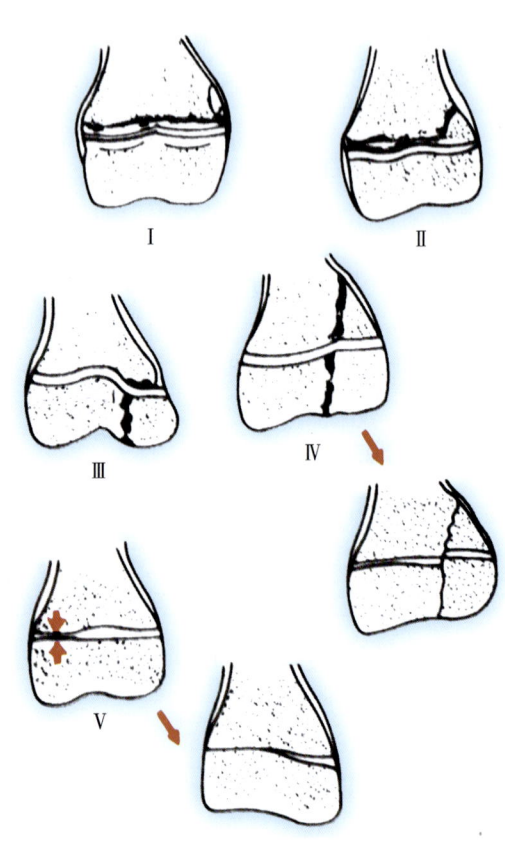

图8-7-1-2-1　骨骺损伤的Sater-Harris分型示意图

2. Ⅱ型（骨骺分离伴干骺端骨折） 该型最多见，占48.2%。骨折线通过肥大层并累及干骺端一部分，骨折片呈三角形。好发部位在桡骨远端、肱骨近端和胫骨远端。多发生在10~16岁儿童。复位容易，预后良好。

3. Ⅲ型（骨骺骨折） 属于关节内骨折，骨折线从关节面开始穿过骨骺，再平行横越部分骨骺的肥大层。该型占骨骺损伤的4%。多发于胫骨远端内、外侧和肱骨远端外侧。无移位且关节面平整者预后良好，有移位者（>2mm），需行切开复位交叉克氏针内固定。

4. Ⅳ型（骨骺和干骺端骨折） 骨折线呈斜形贯穿骨骺、骺板及干骺端，通过生长板全层，易引起发育障碍和关节畸形。此型仅次于Ⅱ型损伤，占30.2%。多见于10岁以下儿童的肱骨外髁骨折及较大儿童的胫骨远端骨折。该型必须切开复位内固定。

5. Ⅴ型（骨骺板挤压性损伤） 相当骨骺软骨的压缩骨折，由严重暴力引起。少见，仅占1%。由于软骨细胞严重破坏或骨骺营养血管广泛损伤，常导致骺板早闭和生长停止。早期X线表现常为阴性，至晚期出现生长障碍时才能被诊断。

按照上述分型，第Ⅰ、Ⅱ型造成骨生长紊乱的可能性较小，后三种类型产生生长过早停止的危险性较大，尤其是第Ⅴ型，临床上早期很难发现，常因骺板细胞受损，部分或完全停止生长产生肢体畸形时才被发现。Salter分类法简洁明了，临床实用性强，Ogden在此基础上提出了包含变异型和生长机构其他损伤的更为详尽的分类法，包含9型，又分为若干亚型，共20型。由于其过于复杂，临床应用少，这里不加介绍。

（二）骨骺损伤 Poland 分型

为另一种骨骺损伤分型，Poland分型较前者简单实用，易于掌握。其共分为四种类型（图8-7-1-2-2），即：

第一型 单纯和完全分离型；
第二型 合并骨折的部分分离；
第三型 合并骨骺骨折的部分分离；
第四型 合并骨骺骨折的完全分离。

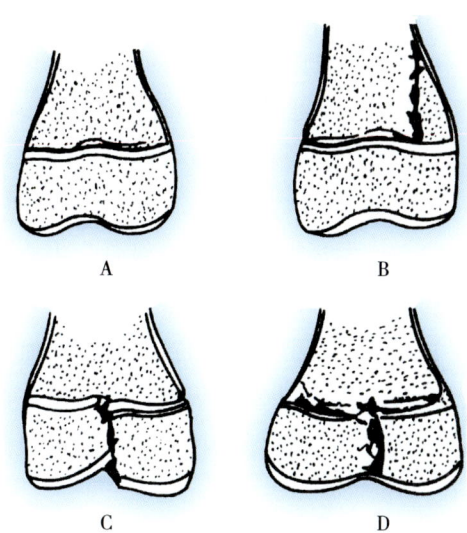

图8-7-1-2-2 Poland骨骺损伤分型示意图（A~D）
A.第一型；B.第二型；C.第三型；D.第四型

二、儿童骨骼损伤的诊断

儿童骨与关节损伤有其自身的临床特点，套用成人的诊断方法，往往引起误诊。应注意以下特点：

（一）病史收集复杂

儿童对伤情表达能力差，特别是幼童，由于语言表达能力不完善，对于受伤时的情况、细节、自身感觉难于表述清楚，家长察觉者少。应耐心、细致，善于从细枝末节收集病史资料，如从衣服的受污位置来判断受伤部位等。

（二）体检难得以合作

儿童受伤后由于疼痛和对医生的恐惧，体检难以取得满意的效果，勉强行事，则挣扎更剧。应在耐心的同时，动作轻柔细致，可从可能的正常部位开始，消除恐惧心理。此外应学会从患儿表情判断是否伴称"不痛"。

(三)阅片要求高

1. 概述　儿童骨骼的X线片不同于成人,不同年龄阶段儿童的骨骼X线片亦不尽相同,加之生长发育中的个体变异,特别是骨骺、骺板常规X线片不显影,二级骨化中心出现时间因部位而不同,这些都给正确阅片增加了难度。

2. 注意要点　判断儿童骨骼X线片应注意以下一些方面:

(1)单纯骺板损伤、没有二级骨化中心移位的儿童关节内骨折很难从X线片上观察到骨折线,应学会从周围脂肪垫移位、滑膜囊积血等间接征象加以判断。Ⅰ型骺板损伤的征象往往只有骺板的增宽和二级骨化中心的移位,需摄健侧片对比,协助诊断。

(2)必须保证投照位置的正确,以免骨化中心由于不同的投照位置而造成错觉,为正确判断骨骺和骺板有无异常,有时加摄斜位片也是必要的。

(3)由于儿童骨骼有一定的弹性和韧性,不全皮质骨断裂比粉碎性骨折更多,受伤时的X线片可能看不清,而阳性征象可能是骨痂形成,也可出现葱皮样或日光放射状骨膜成骨反应,应注意与肿瘤及感染X线征相鉴别。

(4)对于有些常规X线难以发现的骨折,可采用成角或纵向应力摄片,但有加重损伤的危险和增加患儿痛苦的可能,应慎重对待。

(5)儿童骨骼弓形变形内部存在微骨折,X线片上虽无骨折线,应作为骨折对待。

(6)勿将进入骨干的滋养血管和骨端生长停止线(Harris线)与骨折线相混淆。

(7)二级骨化中心在发育中可表现为形状的不规则如破裂状,应通过病史和体征加以鉴别。

(8)副距骨和副舟骨等勿误诊为儿童骨骺骨折。

第三节　儿童骨骼损伤的治疗原则

一、以非手术疗法为主

(一)概述

除累及关节面和和骨骺等生长机构的骨折,大多数儿童骨折均可采用闭合复位治疗。儿童肌力较成人弱,闭合复位较成人容易;儿童骨折致伤力较成人单纯,骨折愈合能力强,速度快,且有一定的再塑形自行矫正某些畸形的能力,这些均为手法复位保守治疗提供了条件。

(二)闭合复位的要求

儿童骨折勿需绝对的解剖复位,勉强追求只会加重生长局部的进一步损伤。除旋转畸形必须矫正外,以下的成角和短缩畸形可能是允许的:接近干骺端与关节活动平面一致的30°以内的成角,且患儿为10岁以下的女孩或12岁以下的男孩;儿童股骨1.5cm以内的短缩畸形。长管状骨中段的成角需尽量矫正。对线好的边对边复位不必强求以端对端复位代替。

(三)严格掌握儿童骨折切开复位指征

以下情况可考虑立即进行切开复位:

1. 各种骺板和骨骺的骨折而有明显的移位;
2. 闭合复位不满意的其他部位骨折;
3. 合并全身性的严重损伤,如颅脑伤致肌张力增高等。

对于骺板或骨骺的骨折,伤后几天或几周几乎不存在手术的可能性,因为手术剥离粘连暴露很易损伤生发层,特别是骺板周围的 Ranvier 区,造成生长停止或骨桥形成。

(四)儿童骨折的外固定宜采用石膏固定,尽量不用小夹板

因为后者在某些部位骨折的应用比成人更容易产生血管压迫致缺血性肌挛缩,且易松动使内固定失败。

二、手术疗法的基本原则

儿童骨折的手术治疗应遵循一定的操作原则,主要包括以下诸点:

1. 不要认为所有的儿童骨折都会完全再塑形而不需正确复位或降低复位要求;
2. 应熟悉骨骺板的特殊手术解剖,几乎每一骨骺板均顺沿关节面的形状而起伏,并非单一的平面;
3. 术中应解剖对位,尤其是骨骺板、关节软骨面的正确解剖复位可防止骨桥的形成和关节面的不平整;
4. 选用内固定充分、正确,切忌过度固定;
5. 内固定材料要易于取出;
6. 选用光滑的内固定钉比螺纹钉好;
7. 勿使内固定钉交叉穿过骨骺板,在骨骺内应与骺板平行,或设法将三角形骨块钉在干骺端(图 8-7-1-3-1)。

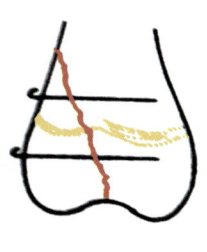 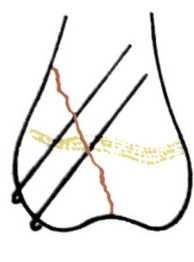 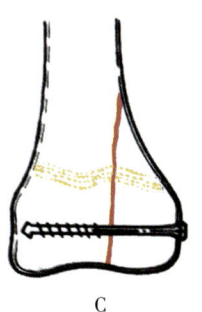

A　　　　　　　B　　　　　　　C

图 8-7-1-3-1 骨骺骨折内固定示意图(A~C)
A. 应将克氏针避开骨骺,在骨骺线上、下平行穿过骨折线;B. 不恰当的固定方式;C. 螺钉固定时,应避开骨骺线,在其远端或近端穿过骨折线,也不能交叉穿过骺板

8. 避免不必要的钻孔,以免造成医源性的病理骨折;
9. 避免将内固定物穿入关节腔内;
10. 应用可吸收的缝合材料作整形缝合;
11. 对不顺从的儿童要有足够的固定;
12. 恢复期应注意神经血管功能不足等并发症;
13. 应告知家长有关的术后早期和晚期的并发症,如缺血性坏死、骨桥形成、成角畸形等。

三、认识儿童骨骼损伤的特殊并发症

儿童骨骼损伤与成人不同的特殊并发症主要有以下几方面:

(一)过度生长

多见于股骨等长管状骨,一般认为其原因是骨折造成骨膜断裂,失去了骨膜对骨端生长机构的制约作用,同时骨折后局部血循环增加的刺激作用也造成了骨的过度生长。在治疗如股骨骨折时应预见到这种可能的情况,必要时予以适当的缩短,以免产生一侧肢体过长。

(二)生长过早停止

当损伤殃及骺板生发层,骺板提早融合,该骨的生长将过早停止,其后果是一侧肢体过短。此种情况常因损伤时 X 线上无明显异常而较难预防。在手术治疗骨骺损伤时应注意内固定物

勿伤及骺板。

(三)畸形生长

骺板或骺板边缘 Ranvier 区的部分损伤,可造成骨桥形成,其可能的情况是:若一侧形成骨桥或停止生长而另一侧继续正常生长,将造成成角畸形;若中央部分骨骼过早融合或形成骨桥,则中央部分停止生长而周边部分继续生长,形成骨端畸形。早发现并切除骨桥可防止畸形的进一步发展。对于儿童骨骺或骺板损伤应告知其家长定期复查,减少并发症的发生。

(吴德升　林　研　赵卫东)

参 考 文 献

1. 赵定麟. 现代骨科学. 北京: 科学出版社, 2004
2. Fernandez FF, Eberhardt O, Langendörfer M, Wirth T. Treatment of severely displaced proximal humeral fractures in children with retrograde elastic stable intramedullary nailing. Injury. 2008 Dec; 39(12): 1453-9. Epub 2008 Jul 25.
3. Mubarak SJ, Kim JR, Edmonds EW, Pring ME, Bastrom TP. Classification of proximal tibial fractures in children. J Child Orthop. 2009 Jun; 3(3): 191-7.
4. Poyanli O, Unay K, Akan K, Ozkan K, Ugutmen E. Distal tibial epiphyseal fracture (Tillaux) and capsular interposition. J Am Podiatr Med Assoc. 2009 Sep-Oct; 99(5): 435-7.
5. Shi DP, Zhu SC, Li Y, Zheng J. Epiphyseal and physeal injury: comparison of conventional radiography and magnetic resonance imaging. Clin Imaging. 2009 Sep-Oct; 33(5): 379-83.
6. Wechsler B, Cochat P, Piette JC, Cimaz R.Pediatric-onset relapsing polychondritis: case series and systematic review. Belot A, Duquesne A, Job-Deslandre C, Costedoat-Chalumeau N, Boudjemaa S, J Pediatr. 2010 Mar; 156(3): 484-9. Epub 2009 Nov 1.

第二章 伴有骨质疏松症及高龄患者骨与关节损伤诊治特点

第一节 骨质疏松症的骨学特征与治疗要求

一、概述

随着老龄社会的来临及女性更年期后的改变,骨质疏松病例日益增多。众所周知,骨质疏松症是一种以全身性的骨量减少及骨组织的微观结构退化为特征,以致引起骨的脆性增加,骨的强度降低,此时骨矿物质与骨基质等比例减少。在轻度和中度创伤情况下,骨折危险度较之常人明显为高。

二、具体的骨学特征

1. 所谓骨量减少包括骨矿物质和骨基质等比例的减少,单纯骨矿物质减少骨基质并不减少为骨矿化障碍,在儿童期为佝偻病,在成人则为软骨病。

2. 骨微观结构的退化,是由骨吸收所致,表现为骨小梁变细、变稀,甚至断裂。这实际上是微小骨折,致使周身骨骼疼痛。

3. 骨的脆性增加,强度降低,难以承载原来的载荷,可使患者在生活中的轻微外力下发生脊柱压缩性骨折、桡骨远端骨折及股骨颈和粗隆间骨折。

4. 骨量减少,骨钙溶出,脊柱压缩性骨折,致使"龟背"出现,同时伴发一些老年性疾病如老年呼吸困难、高血压、糖尿病、骨质增生、老年痴呆等。

5. 骨量的减少和结构的退化导致骨密度下降。X线照片、光镜病理片、电镜照片及骨形态计量学方法都可发现骨组织中形态结构以及骨量的变化,这就为用各种射线装置、超声波检测及生物化学检测提供了理论依据。

骨质疏松症主要分为原发性、继发性和特发性三大类,均与骨与关节损伤有关,但临床上以老年性骨质疏松症骨折为处理难点。

三、骨与关节损伤的临床特点

骨折是骨质疏松症严重的并发症,对人体造成严重的危害,不仅给患者带来巨大的痛苦,而且限制了患者的活动,进一步加重了骨质疏松症的发展,缩短了患者的寿命。其临床特点如下:

1. 骨质疏松症骨折受轻微外力就可发生,由于骨量的丢失,骨密度减少,而骨强度减弱,脆性增加,脆而弱的骨低于骨折阈值,在患者扭转身体、持物、开窗等室内日常活动中,即使没有较大的外力也可发生骨折。

2. 发生骨折的部位比较固定,最易发生骨折的部位是脊柱、髋骨和桡骨。

3. 骨质疏松症骨折多见于年老体弱者,由于其器官功能失调,调节姿势、改变步态变得迟钝,视力下降,肌力减退使老人更易摔倒,易造成骨折。

4. 常合并多器官多系统的疾病,如高血压、糖尿病、骨质增生等。

5. 骨质疏松症骨折的危险因素随年龄、骨密度、骨折史、身高及体重指数等因素而变化。

6. 影响骨质疏松症骨折愈合的因素变得复杂。内分泌因素、营养因素、户外活动减少、全身组织的退变,使骨折愈合延迟或产生不愈合。同时肢体功能恢复时间长。

7. 女性多于男性,原因是女性绝经期后体内雌激素减少,加速了骨质疏松过程,女性一般从45岁即出现骨质疏松,而男性一般要到70岁左右才出现骨质疏松。

8. 具有特征性的 X 线表现,骨折处骨密度减低,骨皮质明显变薄,骨小梁数量减少,骨小梁间隙增宽,骨髓腔增大,椎体骨小梁结构模糊不清,椎体可呈现楔形、双凹形和压缩形变化。

四、原发骨质疏松症在治疗上的基本要求

骨质疏松是导致骨折的原因,骨质疏松性骨折是在骨质发生病理改变的基础上而产生的病理骨折,针对原发骨质疏松的治疗措施包括如下几点

(一)营养疗法

讲究膳食平衡;进食富含钙磷、维生素的食物;不要过多食入蛋白质;科学安排每日膳食;科学合理的食品制作方法减少矿物质的丢失;戒烟酒,少饮咖啡、浓茶和碳酸饮料。

(二)药物疗法

一类为抑制骨吸收,防止骨丢失,维持骨量的药物,如钙剂、雌激素、降钙素、双磷酸盐及活性维生素 D(如盖三醇)等;另一类为促进骨形成,增加骨密度的药物,如雄激素、氟化物、生长激素、维生素 K_2、合成蛋白同化激素等。

(三)其他疗法

可辅以物理疗法和运动疗法。

五、伴骨与关节损伤时的治疗要求与生物力学问题

(一)一般要求

1. 全面考虑 对于骨质疏松症引起的骨与关节损伤的治疗所遵循的原则仍然是复位、固定、功能锻炼和必要的辅助药物,但无论采用闭合复位石膏外固定还是开放复位内植物内固定均,应以对病人有利为原则。

2. 局部与全身兼治 一味强调石膏固定,可造成由于长期制动加重骨质疏松的可能,反而对骨关节损伤的愈合不利。应贯彻动静结合、骨与软组织并重、局部与全身兼治、医疗措施与病人的主观能动性密切配合的治疗原则。

3. 切勿卧床过久 长期卧床可导致严重的并发症而死亡,对于手术治疗,在指征明确的情况下,应采取积极的态度,选择简单、有效、有利于病人早期功能锻炼的手术方式。

(二)伴骨质疏松症时的生物力学问题

1. 骨质疏松发生病理骨折 在选择治疗措施时,须充分考虑相关的生物力学问题。例如内固定器材松动、失效、下沉和骨骼本身的再损伤;因骨折所致的局部或全身制动后骨质进一步疏松。

2. 人工关节和金属内植物的下沉和松动问题 要求外科医生在设计手术时,除选择合适的内固定器材和人工假体外,手术操作过程中运用移植骨填充、铺垫加固等稳定措施。骨水泥的应用对有些严重骨质疏松的骨关节损伤的修复提供了帮助。

3. 脊柱骨折 长期卧床,将加重患者的骨质疏松,而骨质疏松的加重可能导致更严重的骨折,这样的恶性循环是有待解决的一项生物力学难题。

第二节　高龄患者骨关节损伤的临床特点与处理原则

随着我国人口老龄化的来临,老年性疾病的发病人数与日俱增。尤其是在人口密集的大城市,70岁以上的高龄老人日益增多,加之社会活动节奏较快,由此而引发的老年性骨折群体已成为当代骨科临床经常面临的问题。

一、老年人的骨关节结构特点

(一)老年人骨骼系统特征

1. 骨骼老化,骨皮质厚度变薄,骨密度降低;
2. 骨矿物质减少,含水量增高;
3. 结缔组织特有的增龄变化:粘多糖、可溶性胶原纤维减少,但不溶性胶原不变或增多。

因而,老年人骨骼脆性增大,强度及刚度下降,易发生骨质疏松及在此基础上的骨折。

(二)老年人关节系统特征

1. 关节软骨的改变

(1)水分含量由80%下降到75%;
(2)粘多糖含量下降而胶原含量增加,随年龄的增加,硫酸软骨素A减少,而硫酸软骨素B增加;
(3)耗氧量减少,组织渗透率减少,酶作用减弱;
(4)脂肪沉着增多,软骨细胞的脂质含量及细胞外磷脂增加。

这样,随着增龄,关节软骨厚度变薄,表面逐渐失去光泽,滑液分泌减少,负重区可出现蚀损。

2. 滑膜的增龄改变

(1)表面皱襞及绒毛增多;
(2)滑膜细胞的细胞质减少,纤维增多,基质减少;
(3)滑膜代谢功能减弱,滑膜下层的弹力纤维和胶原纤维增加,因而滑膜表面与毛细血管间的距离增大,易致滑膜血运障碍,是关节软骨变性的原因之一。

3. 神经肌肉系统的变化

(1)肌肉系统逐渐萎缩;
(2)支配肌肉的神经系统,除脑组织外,脊髓神经也逐渐出现萎缩和变性;
(3)脊髓前后根神经纤维数量减少,四肢末梢神经感觉传导速度减慢;
(4)运动的潜伏期增加,刺激反应的时间间隔延长。视力、听力下降。

神经肌肉系统老化的结果,使老年人运动功能降低,躲避反应迟钝,易于跌仆,易出意外事故。

二、老年人骨关节创伤特点

老年人骨关节创伤,在伤因、部位、临床表现等方面,均有区别于年轻人的不同特点。

1. 日常生活伤是老年骨关节损伤的常见原因;
2. 交通事故及意外事故伤多,虽然老年人的活动量有所减少,但由于其神经肌肉系统的变化特点,因而交通事故的发生率较其他年龄组为高;
3. 老人骨与关节损伤的致伤力均较小;
4. 由于对疼痛的定位常叙述不清,易漏诊。故应全面、仔细地查体;
5. 常合并多系统疾病,如高血压、冠心病、糖尿病等；

6. 创伤较大时，易出现多系统功能衰竭：主要由于老年人全身器官的功能衰退所致；

7. 易出现术后并发症；

8. 骨关节损伤后恢复期延长，易留有功能障碍；

9. 老年骨折的好发部位有髋部、桡骨远端及脊柱。除粗隆间骨折男性多于女性外，其余均为女性多于男性；老年骨折的好发部位与其松质骨骨量丢失较其他部位为重有关。

三、老年人骨关节损伤的处理原则

（一）查体及诊断

1. 详细耐心地询问病史，包括受伤部位、方式以及既往其他病史；

2. 全面认真的查体，以防漏诊；

3. 对主诉疼痛的部位，均应常规摄片，必要时，相邻部位亦应加拍 X 光片；

4. 老年人的骨关节损伤，均应常规排除或了解高血压、心脏病、糖尿病病史。

（二）术前准备

1. 由于现代手术及麻醉技术的提高，使得手术的安全性增加，但老龄者手术仍具有相当高的危险性，因而术前准备必需细致而全面；

2. 术前应行全面的体格检查，了解各器官的功能状况；

3. 正确估计手术的危险性，并向患者及家属详细交代；

4. 患有其他系统疾患时，应于术前积极的矫正；

5. 对老龄患者的诊治，应配备有经验的麻醉医生和手术医生。

（三）手术的选择

1. 老年人长期卧床会引起诸多并发症，且常因并发症而死亡。故对手术应采取积极态度；

2. 术式选择应简单、有效，以能早期功能训练为目的；

3. 患者搬动、摆体位过程中及术中操作要轻柔，以免引起骨折。

四、防治术后并发症

1. 肺部感染　预防为主，护理为主。

2. 深静脉栓塞　应鼓励患者尽早活动肢体，并可在术前术后口服阿司匹林以作预防。一旦发生，应尽早发现，并用川芎注射液、低分子右旋糖酐等静脉滴注。

3. 褥疮　好发部位有骶后、大粗隆、髂嵴、内外踝及足跟等处。预防的最主要的方法是加强术后护理，并经常检查支架、石膏固定等的情况。

参 考 文 献

1. 杨维权. 老年骨质疏松椎体压缩骨折的经皮后凸成形术.中国骨与关节损伤杂志 2005年20卷7期
2. 赵定麟. 现代骨科学.北京：科学出版社，2004
3. Ahlborg HG, Rosengren BE, Järvinen TL, Rogmark C, Nilsson JA, Sernbo I, Karlsson MK. Prevalence of osteoporosis and incidence of hip fracture in women--secular trends over 30 years. BMC Musculoskelet Disord. 2010 Mar 11; 11: 48.
4. Johnell O, Kanis JA, Oden A, et al. Predictive value of BMD for hip and other fractures. J Bone Miner Res. 2005 Jul; 20 (7): 1185-94.

5. Langsetmo L, Leslie WD, Zhou W, Goltzman D, Kovacs CS, Prior J, Josse R. Using the same bone density reference database for men and women provides a simpler estimation of fracture risk. J Bone Miner Res. 2010 Apr 30.
6. Lips P. Epidemiology and predictors of fractures associated with osteoporosis. Am J Med. 1997 Aug 18; 103（2A）: 3S–8S; discussion 8S–11S.
7. Rosengren BE, Ahlborg HG, Gärdsell P, Sernbo I, Daly RM, Nilsson JA, Karlsson MK. Bone mineral density and incidence of hip fracture in Swedish urban and rural women 1987–2002. Acta Orthop. 2010 Jun 2. ［Epub ahead of print］

第三章 伴有糖尿病患者骨与关节损伤的诊治

第一节 糖尿病的流行病学与临床特点

一、概述

随着我国人口的老龄化,老年性骨折发病人数越来越多。糖尿病的患病率亦随年龄增长而增高,其高峰年龄为 50~70 岁。因而,合并有糖尿病的骨科创伤患者的处理,已成为一个时常碰到的棘手问题。糖尿病本身即可引起骨与关节的病变,尤多见于足部(图 8-7-3-1-1);亦可波及手指,多因血管供血受阻而发生坏死(疽)性变,甚至截指(图 8-7-3-1-2)。糖尿病患者一旦发生创伤,其死亡率和并发症远较一般患者为高,感染及代谢紊乱给创伤的处理亦带来许多新问题和麻烦,已成为老年人骨折中一个不容忽视、且难以回避的问题。

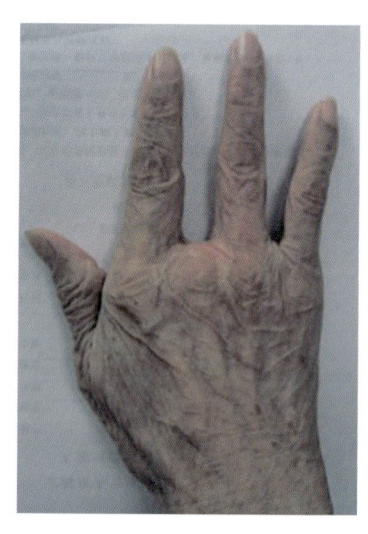

图8-7-3-1-2 临床举例
因糖尿病所致右手中指缺血性坏死截指术后

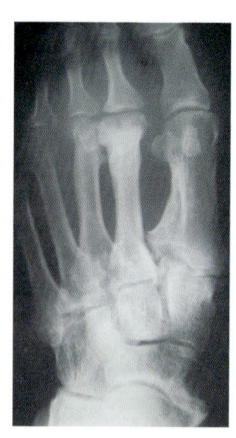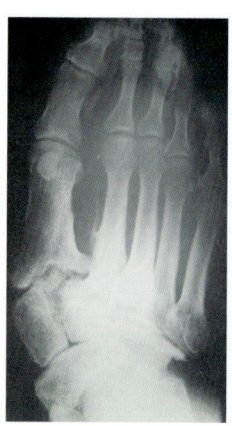

图8-7-3-1-1 临床举例(A、B)
糖尿病所致双侧足部骨关节炎X线正位观

二、糖尿病的流行病学

(一)发病概况

糖尿病是一组由遗传和环境因素相互作用而引起的临床综合征,由于胰岛素分泌绝对或相对不足以及靶组织细胞对胰岛素敏感性减低,引起糖、蛋白质、脂肪、水和电解质等一系列代谢紊乱,而以高血糖为共同标志。临床上出现烦渴、多饮、多尿、多食、消瘦等表现,多数病人也可无上述症状,仅在体检或出现并发症时才被发现。

(二)我国糖尿病的流行特点

1. 糖尿病患病率约达 3%；
2. 人口基数大、患病人数多,初步估计我国现有糖尿病患者约 2000 万人以上；
3. 糖尿病患病率正以大约每年千分之一的速度逐年增加；
4. 患病人数多,发现率低,估计约占 2/3 的大量糖尿病病人未被发现；
5. 已确诊的患者,估计约 60% 以上血糖控制很差,久之将会导致心、脑、肾、眼和下肢严重慢性并发症,致残、致死。

以上特点说明：随着人民生活水平的提高、生活模式现代化以及人口老龄化,糖尿病发病率逐年增加,而随着工业化和现代化的发展,各种因素引起的创伤也有增加的趋势,因此糖尿病人的骨与关节损伤的处理越来越显得重要。

三、糖尿病与骨关节损伤的相互影响

机体在创伤、休克及随之而来的麻醉、手术、感染等应激状态下,神经内分泌系统出现应激反应,应激性激素分泌迅速发生改变,血糖会升高,若已有糖尿病基础,此种改变更加明显。创伤对糖尿病患者的影响如下图表(表8-7-3-1-1)：

表8-7-3-1-1　糖尿病与骨关节损伤相互影响机理

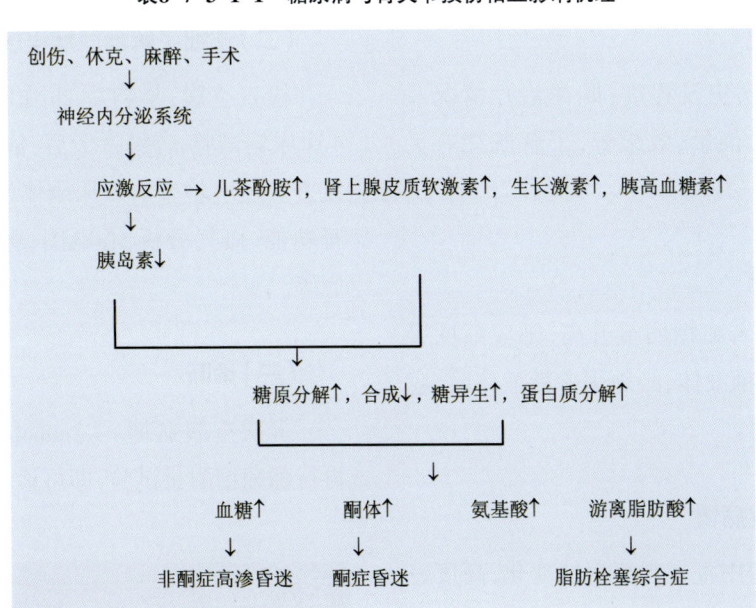

四、临床特点

(一)糖尿病病人易发骨关节损伤

由于糖尿病病人高龄者居多,病人对各种致伤因子的反应与应急能力相应降低,容易导致骨关节损伤。

(二)骨与关节损伤提高了糖尿病的发现率

对于某些症状轻微或症状不典型的患者,损伤可能是发现糖尿病并得以明确诊断的契机。

(三)骨与关节损伤可加重糖尿病

并使继发糖尿病并发症的危险倾向增加,由于创伤引起神经内分泌系统的应急反应,导致酮症酸中毒等严重代谢紊乱,加之糖尿病本身业已存在的病理组织变化,使糖尿病病人的病情可能迅速恶化。

（四）糖尿病使骨与关节损伤的处理变得复杂

糖尿病患者由于代谢紊乱、血糖增高及营养不良，白细胞趋化功能、吞噬功能及杀菌能力降低，抗体生成减少，对感染的易感性增加，血管神经并发症使组织愈合能力降低，这些均增加了骨与关节损伤的处理难度。

（五）注意应急反应所致血糖升高

骨与关节损伤病人的血糖增高可能为应急反应所导致的一过性血糖升高，而非真性糖尿病，对此应严格按照相应的诊断标准对待，切忌盲目戴上糖尿病的帽子，给骨与关节损伤的处理带来不必要的麻烦。

第二节　伴糖尿病患者围手术期及创伤期的处理

一、急性期的处理

（一）掌握病史

了解糖尿病病史及程度，既往治疗情况及胰岛素应用年限、剂量、效果等，了解既往有无昏迷史。

（二）检测血糖

急诊查血糖，若血糖明显升高，则应高度警惕，慎用或禁用含糖液体，必须用含糖液体时，应与胰岛素配合应用。

（三）密切观察病情

急诊处理过程中重在观察病情变化，高度警惕糖尿病昏迷的发生。能够择期处理的骨折，尽量不要急诊手术。

二、非手术治疗期的诊断

（一）详细了解既往糖尿病病史

包括发病年龄，有无多尿、烦渴多饮、多食及消瘦乏力等。有无慢性胰腺炎及内分泌紊乱症，长期用药如激素、女性避孕药等病史，询问有无糖尿病家族史。既往治疗情况及胰岛素应用年限、用量及效果等。

（二）详细了解糖尿病程度

检查空腹、早餐后 2h 血糖，24h 尿糖或每日 4 次尿糖试验，连续 3 天后，依情况可间隔 2 周后复查。还应检查血及尿酮体、血脂、脂蛋白电泳、肾功能、血气分析、心电图、胸部 X 片、视力及眼底等。

（三）诊断

多次空腹血糖 >7.2mmol/l（130mg/dl），不必再行葡萄糖耐量试验，即可诊为糖尿病。

三、治疗

（一）基本原则

创伤应激下，糖尿病患者病情有加重趋势，因而不论何型糖尿病以及是否进食，在应激期都应考虑应用胰岛素。患者恢复进食后不应限制饮食，通过调整胰岛素用量来控制血糖浓度。

（二）具体实施

1. 每日 4 次尿糖定性试验，每个"+"，于该段尿前的餐前半小时加普通胰岛素 4U。如尿糖阴性则剂量不变或减 4U。

2. 合并肾小动脉硬化、肾小球硬化症使肾糖阈增高者,应参考血糖值调整剂量。根据下列公式计算体内过多的糖:

体内过多的糖毫克数 =（空腹血糖毫克数 –100）× 10 × 体重（kg）× 0.6

★按每 4g 糖用 1U 胰岛素估计用量,初剂量先给 1/3~1/2。

3. 胰岛素用量 <20U/ 日的轻型病例,可在早餐前 0.5h 用长效胰岛素如 PZI 或中效胰岛素如 NPH 皮下注射 1 次。

4. 胰岛素用量为 20~50U/ 日的病例,将全日量普通胰岛素分 3 次于餐前半小时皮下注射。

5. 胰岛素用量 >50U/ 日的重型病例,将全日量普通胰岛素分 4 次皮下注射,即三餐前加睡前 1 次最小量。

★4 与 5 各次用药量分配应:早餐前用较大剂量,晚餐前用次之,午餐前剂量较小,睡前用最小量。

6. 空腹血糖降至 7.9mmol/L（140mg/dl）以下,尿糖"?"或"+",即逐渐减少胰岛素用量,直到维持量。

7. 当病情较稳定而每日需胰岛素较多时,可用普通胰岛素（RI）与长效胰岛素（PZI）混合,于早餐前 0.5h 1 次皮下注射,总量不变。RI 与 PZI 比例应为 2∶1 或 3∶1。

第三节　围手术期处理及影响骨科手术疗效诸因素

糖尿病患者创伤或骨折后如需手术治疗,在围手术期合理应用胰岛素至关重要。

一、手术前处理

适用于无并发症的单纯糖尿病择期手术患者:

（一）小手术

时间少于 30min 的一般的性手术,不影响正常进食者,可维持糖尿病原治疗方案。如手术须禁食 1 次,应静脉给葡萄糖 50g,按每 3~5g 葡萄糖加普通胰岛素 1U 静滴。

（二）择期性大手术

为手术时间超过 2h,并干扰原糖尿病治疗方案及术后不能进食者。

1. 手术指征　术前空腹血糖应控制在 5.6~11.1mmol/L（100~200mg/dl）,24h 尿糖应低于 5~10g;无酮症酸中毒;血糖不低于正常,因低血糖将增加手术风险。

2. 胰岛素依赖（ID）型糖尿病　一般常在术前 2~3 天,将原长效胰岛素改为速效胰岛素,将皮下注射改为静滴。因术后胰岛素须立即发挥作用且用量也会随时改变,故应用速效胰岛素;手术引起的血流动力学改变会使皮肤区血流减少,皮下注射 RI 吸收速率不稳定,故宜将 RI 改为静滴。

3. 非胰岛素依赖（NID）型糖尿病　原内服大剂量降糖药者,宜从术前 3 天起改为小剂量 RI 静滴。并查尿糖、酮及血糖,借以调整用量及滴速。

二、手术日处理

1. 禁早餐;

2. 6~8h 内静滴 10% 葡萄糖 1000ml,加 RI32~40U,以减少手术应激所致的代谢紊乱;

3. 要求术中血糖值保持 7.0~12.8mmol/L

（125~230mg/dl）；

4. 有时术晨给平时剂量的一半，皮下注射；待术后回病房，无周围循环衰竭时，再将余量皮下注射。

三、手术后处理

1. 不能进食者，日补充葡萄糖量应不少于250g。须将术前 RI 日用量分为相等两份，间隔12h 静滴。

2. 回病房应立即测量尿糖、酮及血糖、血钾等。血糖超过 11.1mmol/L（200mg/dl）或尿糖"+++"以上，可增加 RI 基础量 5~10U，葡萄糖与 RI 比例可放宽。

3. 术后 4~6h 测血糖及新鲜尿糖定性，保持尿糖"+"、血糖 4.0~6.9mmol/L（70~125mg/dl）。如患者肾糖阈高，按血糖值调整 RI 用量。

4. 只要病情允许，应尽早恢复正常饮食，以免营养和热量不足影响预后。

5. 一旦恢复正常饮食，胰岛素宜改为皮下注射，并及时过渡到平日糖尿病治疗。

四、其他特殊情况处理

（一）糖尿病合并酮症酸中毒紧急术前处理

糖尿病合并酮症酸中毒又需急诊手术时，应：

1. 首先鉴别是糖尿病酮症，还是饥饿性酮症，后者属糖类摄入不足，血糖相对偏低。

2. 如血糖 >16.7mmol/L（300mg/dl），血气分析 pH<7.35，应考虑酮症酸中毒（DKA）。处理：立即静滴生理盐水，纠正脱水，并给 RI10~20U 静滴；当血糖降至 13.9mmol/L（250mg/dl）以下时改用 5% 葡萄糖代替生理盐水静滴。经上述处理约 3~5h 可开始手术，术中继续静滴 RI 及补液。

（二）糖尿病病人的手术注意事项

1. 手术方式尽量简单、有效；

2. 创口尽量减小；

3. 手术应由富有临床经验的医生主持，以尽量缩短手术时间；

4. 加强术中、术后抗感染药物的应用。

（三）手术后糖尿病患者出现非酮症高渗性昏迷时的处理

此病凶险，可危及生命，多发于 50 岁以上，约半数发病前未明确诊断为糖尿病，即使有糖尿病史者也多为 NID 型糖尿病，因而对于老年患者应高度警惕。如术后出现嗜睡等神经症状，应考虑此病。

1. 诊断要点

血糖 >33.3mmol/L（600mg/dl）。

血钠 >145mmol/L（145mEq/L）。

血清尿素氮（BUN）与肌酐（Cr）之比可高达 30:1（正常时为 10:1~20:1）。

血浆渗透压 350mmol/L，正常值为 290~300mOsm/L）。

2. 治疗要点　补液量宜大　首日常达 6~12L。为预防心衰及肺、脑水肿，常需从静脉和胃肠道两个途径补液，监测中心静脉压和红细胞压积。

胰岛素用量不大　本症对胰岛素敏感，以每小时 4~8U 胰岛素加入生理盐水持续静滴，血糖下降速度以 3.3~5.6mmol/L（60~100mg/dl）/h 为宜；血糖下降过快可导致低血糖及严重的低渗透压、脑水肿。

当血糖降至 16.7/mmol/L（300mg/dl）时改为 5% 葡萄糖加 RI8~12U 静滴，血糖下降至 13.9mmol/L（250mg/dl）时暂停 RI 治疗。

（四）糖尿病肾病患者的处理

在急症手术前后及创伤治疗期间，RI 用量应减少。血肌酐超过 106μmol/L（1.2mg/dl）及血尿素氮超过 14.3mmol/L（20mg/dl）时，需将 RI 用量减少 25%~50%，以免发生低血糖反应。

五、影响糖尿病患者骨科手术预后的因素

1. 高血糖未充分控制,易致酮症酸中毒,高渗性昏迷和严重水、电解质紊乱,死亡率增高。

2. 糖尿病的其他并发症,如冠心病、心肌梗死、充血性心力衰竭、肾脏病变和肾功能衰竭以及脑卒中,是引起术后死亡的主要原因。

3. 糖尿病患者的植物性神经功能紊乱发生率较高,可影响手术期间血管的正常的反应,引起心跳、呼吸骤停,故手术中应加强监护。

4. 糖尿病使结缔组织胶原合成能力下降或增加降解。胶原代谢障碍以及并发的血管硬化都能影响骨折愈合。

5. 糖尿病使机体抵抗力减低,感染不易控制,轻微的伤口,有时也可能致残。

(王新伟　赵定麟)

参 考 文 献

1. 赵定麟. 现代骨科. 北京: 科学出版社, 2004
2. Dowsey MM, Choong PF. Obese diabetic patients are at substantial risk for deep infection after primary TKA. Clin Orthop Relat Res. 2009 Jun; 467 (6): 1577-81.
3. Huffman KM, Sloane R, Peterson MJ.The impact of self-reported arthritis and diabetes on response to a home-based physical activity counselling intervention.Scand J Rheumatol. 2010 May; 39 (3): 233-9.
4. Koh WP, Wang R, Ang LW, Heng D, Yuan JM, Yu MC. Diabetes Mellitus and Risk of Hip Fracture in the Singapore Chinese Health Study. Diabetes Care. 2010 May 26.
5. van Houtum WH, Lavery LA, Armstrong DG. Risk factors for above-knee amputations in diabetes mellitus. South Med J. 1998 Jul; 91 (7): 643-8.
6. van Houtum WH, Lavery LA. Methodological issues affect variability in reported incidence of lower extremity amputations due to diabetes. Diabetes Res Clin Pract. 1997 Dec; 38 (3): 177-83.

第四章 血液病状态下的骨与关节损伤诊治特点

第一节 概述、致病机制与分类

一、概述

多种血液病可累及骨骼系统，而血液病病人的骨与关节损伤绝大多数是在血液病本身侵犯骨与关节系统，在产生病理性破坏的基础上而发生的。所幸的是，骨痛是多种血液病的主要临床表现、重要诊断线索。临床表现为局部或全身骨痛，骨的压痛，例如2/3以上的骨髓瘤患者以骨痛为首发症状。对此，骨科医生应该明白两点：病理性（尤其表现为骨质疏松）的骨与关节损伤可能与某些血液病有关；骨痛病人除考虑为骨质疏松症等因素外，应考虑血液病的可能，应熟悉某些累及骨与关节系统的血液病的临床表现与鉴别诊断。

二、致病机制

某些血液病侵犯骨与关节系统的途径有：

1. 恶性血液病肿瘤细胞使破骨细胞的再吸收作用增强，使成骨细胞合成、分泌降钙素减少，引起骨质疏松或溶骨性破坏，导致病理性骨折；

2. 血液病肿瘤细胞在骨骼局部增殖，形成瘤块；

3. 肿瘤细胞直接浸润骨膜；

4. 骨髓造血细胞极度增生，骨髓含量增大，骨髓腔压力增加。

三、分类

（一）恶性血液病

多发性骨髓瘤，各类型白血病，恶性淋巴瘤，重链病，原发性巨球蛋白血症。

（二）增生性贫血

严重的溶血性贫血，如遗传性球形红细胞增多症、珠蛋白生成障碍性贫血、溶血性尿毒综合征等。

（三）其他

朗格罕细胞组织细胞增生症，原发性骨髓纤维化窦性组织细胞增生伴巨大淋巴结，卡菲综合征，家族性溶血性黄疸，肾病综合征，先天性中性粒细胞减少症等。

第二节　引起骨与关节损伤常见的血液病

一、多发性骨髓瘤

（一）基本概念

是浆细胞异常增生的恶性疾病。异常浆细胞（即骨髓瘤细胞）浸润骨骼，引起骨骼破坏，多发生于颅骨、胸骨、肋骨、脊柱及骨盆。癌细胞增殖，局部浸润处骨骼隆起出现瘤块样改变，骨痛并有压痛。

浸润进一步扩大引起弥漫性骨质疏松，骨强度下降，造成病理性骨折；脊椎骨骼的破坏和病理性骨折可直接压迫脊髓致截瘫，严重的肋骨病理性骨折可出现胸腔积液或气胸。

骨骼的 X 线表现为：多发性溶骨性破坏，扁平骨的穿凿样缺损，椎骨骨质疏松或楔形病理性骨折。

（二）诊断

根据以下几点进行诊断：

1. 骨髓有异常浆细胞（骨髓瘤细胞大于15%）或骨骼、组织增生物病理活检证实为浆细胞瘤；
2. 血清中出现大量单克隆免疫球蛋白（M蛋白）；
3. 无其他原因的溶骨性病变或广泛骨质疏松；
3 项中任何 2 项阳性，结合临床可作出诊断。

二、白血病

（一）概况

是造血组织的原发恶性肿瘤性病变，各种类型白血病均可发生骨骼破坏，多见于急性淋巴细胞白血病，由于白血病细胞在红骨髓丰富的部位增殖，分布弥漫，故病变多发生在颅骨、胸骨、肋骨、脊柱、桡骨、尺骨的干骺端。并出现骨组织破坏、吸收，骨皮质变薄，骨小梁变细。

（二）影像学改变

骨骼破坏的 X 线表现为散在或广泛的骨质疏松，长骨骨皮质变薄，髓腔增宽脊椎骨呈鱼脊骨状或压缩成楔形；少有局限或广泛性的溶骨破坏，表现为虫蚀状、斑片状或不规则的圆形，边缘不整齐；肋骨病变常发生病理性骨折，极少数病例晚期可发生广泛性骨硬化。

（三）诊断

急性白血病多见于青壮年，慢性以中老年多见，临床表现为贫血、出血、感染及白血病细胞浸润组织、器官所产生的相应表现，骨髓象检查可确诊。

三、恶性淋巴瘤

（一）概况

是由淋巴器官或组织中淋巴细胞发生恶性克隆性增生所形成的恶性肿瘤，肿瘤细胞通过血液或淋巴管向各组织器官扩散，可损坏骨骼组织，或浸润引起无菌性骨膜炎，形成瘤块；部分病例发生在骨骼而不发生在淋巴结，多为中老年，常见于股骨与脊柱。大多数患者血碱性磷酸酶升高血沉增快，贫血等。严重者引起局部疼痛、肿胀、发热和压痛，以致病理性骨折；晚期，恶性淋巴瘤引起淋巴瘤性白血病也可发生骨骼破坏。

（二）骨骼破坏 X 线表现

1. 霍奇金病　溶骨性破坏，骨缺损呈虫蚀状、蜂窝状或鼠咬状；少数病例骨密度均匀地增加，严重者呈象牙质样；椎体可出现压缩现象。

2. 非霍奇金病　普遍骨质疏松，溶骨性破坏，严重者有病理性骨折，肿瘤穿破骨皮质时，将骨膜抬起，有骨膜下新生骨形成，甚至形成Codman三角。

（三）诊断

恶性淋巴瘤临床上以无痛性进行性淋巴结肿大为特征，可伴发热、盗汗，肝脾常肿大，晚期有贫血、恶液质，诊断的决定性依据是病理组织学检查。

除此以外，还有许多血液病可引起骨损害。

四、血液病骨与关节损伤的临床要点和处理原则

1. 血液病病人的骨与关节损伤几乎均为病理性骨折和关节损伤，大部分血液病可产生骨的病理损害，没有或轻微的外力就可导致病理性骨折。

2. 对于临床上遇到的病理性骨折，尤其以骨质疏松为主要表现而骨破坏不明显时，应警惕血液病的可能性。

3. 对于血液病引起的骨与关节损伤，首先着眼于治疗原发的血液病，对四肢病理性骨折可采取必要的外固定或其他制动措施，手术固定应慎重，一般不做。但对有脊髓压迫的脊柱骨折可行减压和可靠的固定。

（冯　莉　赵　杰）

参 考 文 献

1. Collins PW, Björkman S, Fischer K.Factor VIII requirement to maintain a target plasma level in the prophylactic treatment of severe hemophilia A: influences of variance in pharmacokinetics and treatment regimens.J Thromb Haemost. 2010 Feb; 8（2）: 269-75. Epub 2009 Nov 23.
2. den Uijl IE, Roosendaal G, Fischer K. Insufficient evidence to suggest less stringent therapy in hemophilia B? Blood. 2009 Nov 26; 114（23）: 4907.
3. Fernández-Palazzi F, Viso R.Radiosynoviorthesis in haemophilia: how safe? Srp Arh Celok Lek. 2010 Jan; 138 Suppl 1: 39-42.
4. Hilberg T, Czepa D. Cross sectional study to investigate the influence of treatment regimes on the development of haemophilic arthropathy. Hamostaseologie. 2009 Oct; 29 Suppl 1: S77-9.
5. Pasta G, Mancuso ME, Perfetto OS. Radiosynoviorthesis in children with haemophilia. Hamostaseologie. 2009 Oct; 29 Suppl 1: S62-4.
6. Porada CD, Sanada C, Long CR.Clinical and molecular characterization of a re-established line of sheep exhibiting hemophilia A. J Thromb Haemost. 2010 Feb; 8（2）: 276-85. Epub 2009 Nov 23.
7. Rodriguez NI, Hoots WK. Advances in hemophilia: experimental aspects and therapy.Hematol Oncol Clin North Am. 2010 Feb; 24（1）: 181-98.
8. Soucie JM, McAlister S, McClellan A.The universal data collection surveillance system for rare bleeding disorders.Am J Prev Med. 2010 Apr; 38（4 Suppl）: S475-81.

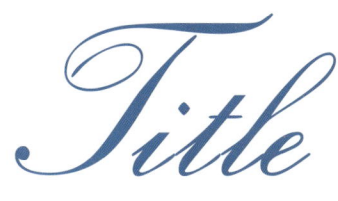

第八篇

带血管蒂皮瓣及筋膜皮瓣移位术

第一章 筋膜皮瓣移位术在骨科的应用 /3504
  第一节 筋膜皮瓣的发现、发展与定义 /3504
  第二节 筋膜皮瓣的解剖学研究 /3507
  第三节 筋膜皮瓣的实验研究 /3516
  第四节 筋膜皮瓣的分类 /3519
  第五节 远端蒂筋膜皮瓣与逆行岛状皮瓣 /3523
  第六节 筋膜瓣、皮下组织瓣与筋膜皮下组织瓣 /3533
  第七节 带皮神经营养血管（丛）的皮瓣 /3539
  第八节 桡动脉茎突部穿支筋膜皮瓣 /3549
  第九节 尺动脉腕上穿支筋膜皮瓣 /3552
  第十节 胫后动脉肌间隔穿支筋膜皮瓣 /3554
  第十一节 腓动脉外踝上筋膜皮瓣 /3557
  第十二节 小腿后侧筋膜皮瓣 /3560

第二章 带血管蒂组织瓣移位术在骨科领域的应用 /3566
  第一节 组织瓣的血供特点及类型 /3566
  第二节 组织瓣移位术的一般原则 /3573
  第三节 组织瓣移位术注意事项 /3576

第一章　筋膜皮瓣移位术在骨科的应用

第一节　筋膜皮瓣的发现、发展与定义

一、筋膜皮瓣的发现

筋膜皮瓣是由瑞典 Uppsala 大学医院整形外科医师 Bengt Ponten 首先发现并描述命名的。其实，包含深筋膜这层结构的皮瓣，很早以前就有人提出，只因没有科学的理论根据，未得到广大学者的接受与重视而已。如早在 1917 年和 1920 年，整形外科学前辈 Esser 和 Gilles 就曾告诫其学生，在形成皮瓣时，尤其皮瓣位于下肢时，连带部分深筋膜一同切取有可能增加皮瓣成活的潜在安全性。1974 年，Hartwell 为减少手术中的出血，曾在小腿内侧的深筋膜下层进行分离，形成连带深筋膜的双蒂皮瓣以修复胫前软组织缺损。Bowen（1974）在小腿形成带深筋膜的以近端或远端为蒂的皮瓣时，为了安全起见而予以施行延迟术。Mc-Gregor（1975）曾指出，如果包含深筋膜结构在内，可以安全地向胸肌-三角肌沟以外切取扩大了面积的胸三角皮瓣。Schafer（1975）和 McCraw（1977）均注意到深筋膜浅面有丰富的血管网存在，但这一发现当时并未被重视。

据 Ponten 记述，筋膜皮瓣的发现纯粹是从临床日常工作的实践中总结和提炼出来的。Ponten 认为以下几个事项和经验对其发现并提出筋膜皮瓣的概念有重要意义：

1. Ponten 经常处理复杂的、兼有深部其他组织问题的小腿皮肤创面，如在皮肤缺损的同时伴有粉碎性骨折、血管损伤、软组织感染、骨髓炎窦道及痛性皮肤瘢痕等，并常为治疗这些复杂创面的方法匮乏而困惑。

2. Ponten 经常采用病灶切除加延迟游离植皮的方法治疗下肢的静脉性溃疡创面。他发现，在大多数病例，对慢性静脉溃疡进行根治性切除至深筋膜层后，几天之内深筋膜就能很快长出新鲜的肉芽组织，为植皮提供很好的受床；仅少数静脉溃疡长期不愈的病人，清创时需切除到深筋膜结构。

3. 深筋膜的结构特性是硬韧而坚强，以前曾被用来作游离移植。如在整形外科，用大腿的游离阔筋膜条来悬吊治疗面瘫；在骨关节重建外科，用大张的游离阔筋膜片来包绕骨端进行关节成形术等。但深筋膜在其他场合亦有很好的应用，如在截肢的残端处理上，于肢体前、后方留取的舌状皮瓣上包含深筋膜结构，两者缝合后，一是能对不规整的骨端或锐利的骨端边缘进行良好的软组织覆盖，使将来安装义肢后，截肢残端的负重压力能分散地分布到四周的皮肤上；二是深筋膜组织对压力的耐受性强，不象肌肉组织那样代谢率高，对压力敏感，受压后易发生萎缩、纤维化，而引起截肢残端疼痛等症状。另外，在对假关节或骨折进行植骨后，常采用一片深筋膜组

织来包绕、覆盖移植的骨片，Ponten 认为这样做有两层意思，一是深筋膜能对植骨片起到加固稳定的作用，二是深筋膜似乎也是邻近组织中最好的骨外膜代用品。

4. 从 20 世纪 60 年代开始，Uppsala 大学医院开始对四肢电烧伤病人实施一项新的常规诊疗措施，即对所有的高压电烧伤住院病人立即进行动脉血管造影检查。电流对血管的损伤范围，往往要显著地超过根据临床体检所能想象、估计的程度。血管造影一是能为科学地评估血管损伤的长度和程度提供可靠的信息，二是电流在人体的走行方向变化无常，血管造影有时能发现"惊人的"、"可能有巨大潜在价值"的新情况。比如 Ponten 曾描述一个 10 余岁的男孩，在爬屋顶时被高压电烧伤，电流从其腘窝部进入，经过小腿和足部，最后由足底穿出。该病孩从膝部至足部均为Ⅲ度电烧伤，但小腿后方的部分区域却"奇迹般地"得以幸免，即在腘窝烧伤创面的远侧，小腿后方几乎延伸至跟腱区有 15cm×6cm 范围的皮肤却"惊人地"成活了下来。血管造影显示腘动脉的所有分支均完全损伤闭塞，但在腘窝后方走行于中线附近的一条细小动脉却未受到任何伤害，其分布区域与成活的小腿后方皮肤范围相一致。Ponten 指出，这条血管［即后来被命名为腓肠浅动脉（superficial sural artery）或称腘窝皮动脉］的细小口径与其供养皮肤范围的异常广大给他留下了深刻的印象。在此基础上，Ponten 首先于小腿后方切取了以近端为蒂、包含深筋膜与腓肠神经和腓肠浅动脉的皮瓣，修复各种复杂的下肢创面，包括急性创伤、慢性溃疡和骨髓炎窦道，皮瓣的平均长宽比例 2.5:1，取得了良好的治疗效果。由此，Ponten 正式提出了筋膜皮瓣（fasciocutaneous flap）这一名词。

自 20 世纪 60 年代以来，显微外科技术的出现与飞速发展，使全身各部位的游离组织移植成为可能，而且也已成为广大整形外科、手外科和修复重建外科医师的日常工作内容之一。但吻合血管的游离组织移植也有其自身的缺点和局限性，如设备要求高、技术复杂、需专门培训、手术时间长、病人花费大、血管吻合有一定的失败危险等。从哲学的角度进行分析，我们认为，Ponten 发现筋膜皮瓣的过程似乎也可称作是个科学机遇：

1. Ponten 并不满足于显微外科技术的临床运用，他的头脑一直在为寻找下肢复杂创面的简便、可靠的修复方法而思索着，即一直有个悬而未决的问题萦绕于心。

2. Ponten 具有丰富而广泛的知识，他接受过普通外科和骨科训练，尤其治疗下肢静脉性溃疡和对裸露骨质覆盖的经验，使其对深筋膜血管网的丰富血循环作用有了初步的体验。

3. Ponten 查阅了大量的前人文献，对皮瓣外科的历史沿革有清楚的了解，以后的学者虽然也试图在文献资料中挖掘前人关于在皮瓣中包含深筋膜这层结构的论述，但都没有超出 Ponten 论文的引用范围。

4. Ponten 具有批判的头脑和独立思考的精神，思想不受原有知识框框的束缚，有提出不同于他人观点的勇气。

5. 对四肢电烧伤病人进行早期的血管造影检查，是 Ponten 发现筋膜皮瓣的一个关键契机。"机遇只偏爱有准备的头脑"，只有具备了丰富的知识，并苦苦思索着这个悬而未决的问题，细小的腓肠浅动脉口径与巨大的筋膜皮肤成活面积才能使其"震惊"并"豁然开朗"。

由此，Ponten 抓住了研究的线索，重视了深筋膜血管（网）对皮肤的供血作用，成功地提出了筋膜皮瓣的科学概念。

二、筋膜皮瓣的发展

Ponten 关于筋膜皮瓣的临床研究结果除了在其瑞典本国介绍外，第一次介绍给国外同行是在 1978 年于丹麦 Aarhus 召开的北欧斯堪的纳维亚整形外科医师大会上，并立即引起了与会者的广泛重视。以后，分别于1979年在英国London和1980年在德国Ludwigshafen做过介绍。Ponten的第一篇筋膜皮瓣论文发表于1981年的《英国整形外科杂志》（British journal of Plastic Surgery）上，介绍了23例小腿后部筋膜皮瓣带蒂局部转移在修复小腿复杂创面的成功经验，皮瓣不经延迟而平均长宽比例达2.5∶1，均完全成活，引起世界各国学者的极大兴趣，被誉为超级皮瓣（super flap）。以后，荷兰的Tolhurst、英国的Barclay和Haertsch均曾对筋膜皮瓣的早期发展做出过重要贡献。Barclay（1982）首先在小腿将筋膜皮瓣的长宽比例做到3∶1，Tolhurst（1982）在身体的其他部位将筋膜皮瓣的长宽比例扩大到4∶1；以后，我国学者又将其推进到5∶1，均获完全成活。Haertsch（1982）通过解剖学研究，发现在手术掀起皮瓣时从深筋膜下间隙（subfascial space）中分离，不仅操作简单，解剖容易，而且出血少，是掀起皮瓣的"外科平面"（surgical plane）。1982年以后，英国剑桥大学的Cormack和Lamberty对全身（主要是四肢）皮肤的动脉血管解剖学进行了系统的研究，在筋膜皮瓣的血管解剖学方面发表了多篇论文，并于1986年整理出版了他们的解剖学专著《The Arterial Anatomy of Skin Flaps》，1994年重新补充后进行了再版。美国的Hallock则着重在筋膜皮瓣的临床应用方面进行研究，并于1992年出版了筋膜皮瓣临床应用方面的专著《Fasciocutaneous Flaps》。此两部专著的出版标志着筋膜皮瓣的发展已经成熟。

三、筋膜皮瓣的定义

对筋膜皮瓣的定义目前仍有争论。国外一般有广义与狭义两种看法：广义的一派以Tolhurst和Hallock为代表，认为所有包含深筋膜的皮瓣均为筋膜皮瓣，筋膜皮瓣可以在身体任何含有深筋膜结构的部位任意设计切取。可以看出这是从皮瓣的组织结构上对筋膜皮瓣所下的定义。狭义的一派以Cormack和Lamberty为代表，他们认为只有在存在肌间隙（隔）筋膜皮肤穿血管（septo-fascio-cutaneous perforating vessels）的四肢部位，才存在深筋膜血管网，才能设计切取筋膜皮瓣，而在躯干扁平宽阔的肌肉部位，皮肤的血供主要来自肌皮动脉穿支或直接皮动脉，不存在筋膜皮肤穿血管，不能切取筋膜皮瓣。可以看出这是从皮瓣的血供来源上对筋膜皮瓣所下的定义。

我们认为，筋膜皮瓣是指皮瓣中包含深筋膜结构，且深筋膜血管网对皮瓣成活有重要作用的一类局部带蒂皮瓣。根据这一定义，决定一个皮瓣是否为筋膜皮瓣，并非看其组织构成，即并非一切包含深筋膜这层结构的皮瓣均为筋膜皮瓣；而是看包含深筋膜是否对皮瓣的成活起到重要作用，即深筋膜血管网的存在显著地增加了皮瓣切取的长宽比例，扩大了皮瓣的成活面积。根据这一定义，筋膜皮瓣应均是带蒂（肌间隙血管蒂或筋膜蒂）作局部（指在一个解剖区域之内）或区域性（指在相邻的解剖区域之间）转移的，吻合血管的游离移植皮瓣不在此列。同时，如果在皮瓣中或其蒂部包含深筋膜的目的仅仅是为了手术解剖的方便，或是为了保护知名血管蒂免受损伤（如在切取桡动脉皮瓣时，常将前臂深筋膜一同切取），而不是为了利用深筋膜血管网对皮瓣的供血作用，则这类皮瓣亦不应称作筋膜皮瓣。但有时包含深筋膜的作用是复合性的，往往兼而具有上述几种功能。本章所述的筋膜皮瓣即是根据这一定义而归纳整理的，从皮瓣的解剖构成上看，他们均含有深筋膜结构；从皮瓣的血供来源上看，则可将筋膜皮瓣分为三种类型：

1. 肌间隙（隔）筋膜穿血管蒂，血管口径多在1mm左右，可以形成轴型筋膜皮瓣；

2. 筋膜血管网蒂，普遍存在于有深筋膜结构的部位，可以形成随意型筋膜皮瓣；

3. 有明显供血方向的筋膜血管丛蒂，是在四肢的远侧段依据众多细小肌间隙筋膜穿血管的链式吻合所形成的纵向筋膜血管丛而设计，可以顺沿血管丛的轴向形成链型血供筋膜皮瓣（表8-8-1-1-1）。

表8-8-1-1-1 筋膜皮瓣的定义

解剖学含义	外科含义	其他名称
筋膜血管网	筋膜血管丛	肌间隙（隔）筋膜穿支血管
随意型筋膜皮瓣	链型筋膜皮瓣	轴型筋膜皮瓣
筋膜皮瓣	筋膜皮瓣	肌间隙（隔）皮瓣

注：1. 肌间隙皮瓣 指穿血管位于（功能相同的）肌肉或肌腱之间（intermuscular septum）。
2. 肌间隔皮瓣 指穿血管位于（功能不同的）肌肉群组之间（intercompartmental septum）。

第二节 筋膜皮瓣的解剖学研究

一、概述

自从英国Wiliam Harvey（1628）发表《血液循环论》以来，人们对机体各组织结构的血液供应研究一直没有停止，在不同的时期断续有不少重要发现。乌克兰的Wladimir Tomsa（1873）被认为是在皮肤血供方面发表第一篇重要论文的人，他的研究发现了皮肤腺体和毛囊周围的丰富血管网。法国的Carl Manchot（1889）的经典性专著《人体皮肤的动脉》对全身的皮肤动脉进行了详细研究，介绍了皮肤的内部血液供应规律。Manchot在放射造影技术尚未发明的条件下，将全身的皮肤划分为45个血管分布区，并对除头颈手足之外的40个分区进行了描述。这些描述至今对皮瓣外科的发展仍有重要价值，因此国外1983年将其著作译成英文出版。德国的Werner Spalteholz（1893）在总结自己的研究结果并参考前人工作的基础上，指出皮肤的动脉血供来源有两种类型：一是来自其他器官组织（主要是肌肉）营养动脉的终末支，二是来自深部主干动脉的直接皮肤分支。这些血管在到达皮肤之前，均发出分支形成丰富的皮肤血管网；而且这些血管网在人体的各部位并不相同，主要受各局部皮下脂肪的多少和该部位承受压力的大小等因素的影响。法国的Michel Salmon（1936）采用放射解剖技术，详细研究了全身的皮肤血供情况，在其专著《皮肤的动脉》中提出了80多个血管分区。但因当时的皮瓣外科比较幼稚，尚未发展到对皮肤血供有如此高要求的地步，因此Salmon的研究并未引起外科医生的注意。只是在显微外科游离皮瓣移植出现之后，人们才重新认识了这一研究的重要意义。1987年国外将Salmon的专著译成英文重新出版，它是一部重要的皮瓣外科实践与解剖学参考书。德国的Klaus Schafer曾对小腿的深筋膜（1972）和皮下脂肪（1975）的血供进行了研究，发现深筋膜的上、下和内部（如股外侧的阔筋膜）均有血管网存在，且深筋膜上面的血管网较粗大、丰富。Schafer认为，深筋膜上血管网从3个途径获得血液供应：

1. 穿血管在深筋膜表面发出3~5条放射状的分支并相互吻合；

2. 浅层皮下组织血管发出的下降分支；

3. 深筋膜下疏松组织的血管分支穿过深筋膜而到达其表面（图8-8-1-2-1）。

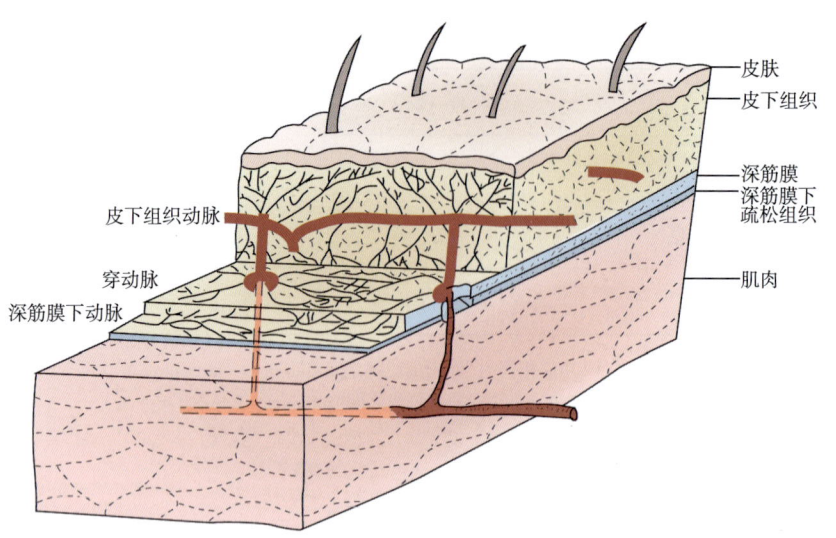

图8-8-1-2-1 Schafer深筋膜血供示意图

因这一研究是以德文报告的,影响范围较小,并未引起重视,只是在包含深筋膜的小腿筋膜皮瓣出现并得到广泛重视之后,人们才在医学文献中发掘到它。20世纪80年代以来,随着显微外科游离皮瓣移植对供区需要的增加和Ponten(1981)小腿后侧带蒂筋膜皮瓣、杨果凡(1981)前臂桡动脉游离皮瓣移植成功,我国钟世镇、徐达传、陈尔瑜等解剖学者及国外Cormack(英国)、Taylor(澳大利亚)等外科医生对全身的肌间隙(隔)皮血管(septocutaneous vessels)或筋膜皮血管(fasciocutaneous vessels)进行了系统地深入细致研究,使人们对筋膜皮肤血供的认识上了一个新的台阶,也为筋膜皮瓣及筋膜系列组织瓣的临床推广应用奠定了血管解剖学基础。

二、筋膜的结构特点与分布

筋膜是指位于皮肤与其深层的肌肉之间的纤维结缔组织。筋膜分浅筋膜和深筋膜两种。筋膜的结构在人体的各部位呈现出多样性。

(一)浅筋膜

浅筋膜(superficial fascia)又名皮下疏松组织(subcutaneous adipose tissue),紧位于皮肤的深面,由疏松结缔组织构成,因此允许皮肤有一定的活动度。浅筋膜主要由纤维束和脂肪小叶构成。有些部位的浅筋膜因含有的脂肪组织较丰富,故又称皮下脂肪(subcutaneous fat)。浅筋膜包裹着整个人体。筋膜中的纤维束连接着皮肤与深部的深筋膜和(或)骨膜。浅筋膜可再分为两层,浅层富含脂肪,又称脂肪层,依据人体的部位、性别和体质的不同而厚薄不一;深层富含弹性组织,薄而富有弹性,又称膜性层。浅筋膜的浅、深两层在人体的多数部位均紧密相贴,不容易解剖分开,但在腹前外侧壁脐以下部分则属例外,容易分开,即浅层的Camper筋膜和深层的Scarpa筋膜。在浅筋膜的浅、深两层之间含有丰富的浅层血管、淋巴管和皮神经。乳腺、表情肌和颈阔肌亦位于浅筋膜的深、浅两层之间。

(二)深筋膜

深筋膜(deep fascia)又称固有筋膜(proper fascia),是由致密纤维结缔组织构成的膜性结构。在人体的大部分区域,浅筋膜的深面都有一层深筋膜或深筋膜样结构。深筋膜包绕体壁和肢体,是人体结构的浅部与深部的分界平面。人体各部位深筋膜的厚薄,胶原纤维与弹性纤维的比例,细胞成分与脂肪组织的比例,以及其致密度、坚强度等指标均有很大的不同,但均与该部位所执行的功能相适应。

1. 深筋膜浅面发出的纤维束或纤维隔通过浅筋膜与真皮相连,这种联系在一定的部位非常紧密,如手掌、指腹、足底、趾底和头皮等。

2. 深筋膜深面发出的纤维隔(称筋膜隔,fascia septum)伸入肌或肌组之间(称肌间隔),或肌腱与肌腱之间(称肌间隙),并通过骨膜附于骨上或与骨膜融合,由此,深筋膜、肌间隔和骨就共同构成了骨-纤维鞘,鞘内容纳肌组织和出入肌组织的神经、血管和淋巴管等。

3. 深筋膜和肌间隔往往为肌肉提供部分附着点(起或止),这样就补充了骨面积的不足。

4. 四肢深筋膜的纤维方向多与肢体的纵轴一致,但也有少部分环、斜行的纤维,对深层结构有保护和支持作用。某些部位的深筋膜纵行纤维特别增厚,如股部阔筋膜的髂胫束特别发达而呈腱膜样结构,起着腱的作用;另一些部位的深筋膜环、斜纤维特别增厚,如手和足部的一些横、斜方向的支持韧带,起着约束肌腱的位置和转变肌腱牵引力方向的作用。

5. 有些部位的深筋膜不发达,很薄弱,有时甚至仅为一薄层蜂窝组织,不能成为真正的膜结构,如面部、腹前外侧壁等。

6. 在较大的血管神经周围,往往有深筋膜包绕而形成血管神经鞘,如颈鞘、腋鞘、股鞘等。

7. 在骨骼表浅的部位和四肢的关节部位,深筋膜往往与其所接触骨的骨膜直接相连,两者融合在一起,不能分开,如胫骨前内侧面。

8. 除了存在肌间隔和肌间隙的部位外,在深筋膜覆盖肌肉的部位,深筋膜与肌肉之间有一潜在的间隙,称深筋膜下间隙,为疏松结缔组织所填充,血管较少,两者分离容易,出血少,Haertsch(1981)称之为手术解剖的外科平面。

9. 小腿的深筋膜结构发达,也是筋膜皮瓣切取最多的部位。曾有学者(Lang,1962)对小腿的深筋膜构成进行了研究。小腿深筋膜由两层纤维交织而成。这两层纤维分别起自胫骨内侧平台和腓骨小头,起始后分别斜向后侧、远侧走行,跨过后正中线后,起自腓骨小头的一层纤维直接附着于胫骨内侧面,起自胫骨内侧平台的纤维依次参加腓骨后侧肌间隔、腓骨前侧肌间隔,最后附着于胫骨前外侧面,并与起自腓骨小头的纤维相互交织。如此交织的小腿深筋膜结构有利于肌肉收缩和其功能的发挥(图8-8-1-2-2)。

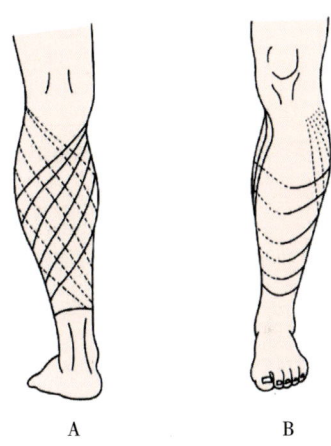

图8-8-1-2-2　小腿深筋膜的纤维结构示意图(A、B)
A.后方观;B.前方观

三、筋膜皮瓣的动脉血供

近20年来,随着筋膜皮瓣及其衍化物[筋膜瓣、筋膜皮下组织瓣、筋膜骨膜(骨)瓣、筋膜肌腱瓣和肌筋膜瓣等]、静脉皮瓣及带皮神经营养血管(丛)皮瓣的出现,许多学者对筋膜皮瓣和体被组织的血管系统进行了深入的研究,对体被组织的血管来源和联系有了不少新的认识。

(一)筋膜皮瓣的血管来源

皮肤、皮下组织(浅筋膜)和深筋膜包被着整个机体,构成了人体的体被组织(integument)。筋膜皮瓣在结构上包含了体被组织由深至浅的所有层次,可将筋膜皮瓣和正常体被组织的血管系统等同看待。Masquelet 认为,皮肤的营养血管来源可简单地分为三个方面,即:直接皮血管、穿血管和体被组织中特殊结构的营养血管。目前认为,深部的节段性源动脉(deep segmental source artery)发出的血管分支,一般都是经过下列途径到达体被组织的(图8-8-1-2-3)。

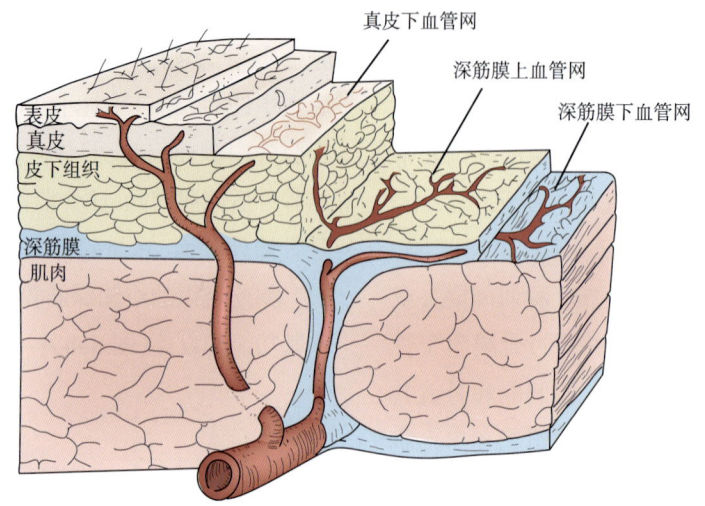

图8-8-1-2-3　体被组织的血供来源及血管网示意图

1. **直接皮肤血管**　由于主干血管走行于解剖结构的窝内、肌腔隙内,表面缺乏肌肉覆盖,皮动脉从主干血管发出后,直接穿过深筋膜在皮下组织中与皮肤平行走行,一般口径较大,行程较长,供养的范围较为广泛(图8-8-1-2-4)。直接皮动脉(direct cutaneous artery)多是主干血管的侧支,少数是主干动脉的终末支(如颞浅动脉)。侧支型直接皮动脉多位于关节的附近(屈面),在解剖结构的窝内容易找到,如上肢的腋窝、下肢的卵圆窝、腘窝等。另外,在肢体远段的浅表部位如足背动脉,主干血管浅居皮下,尚可发出筋膜皮肤穿血管(fascio-cutaneous perforator),出深筋膜后直接在皮下组织中分布。直接皮肤血管在人体并不多见(图8-8-1-2-5),以直接皮肤血管为蒂可以切取层次较薄的轴型皮瓣(表8-8-1-2-1)。

表8-8-1-2-1　直接皮肤血管及其轴型皮瓣

直接皮肤血管	轴型皮瓣
眶上动脉	
颞浅动脉　额支 　　　　　顶支	前额皮瓣 颞顶皮瓣(带毛区)
枕动脉	枕部皮瓣(带毛区)
耳后动脉	耳后皮瓣
滑车上动脉	印度鼻成形皮瓣
胸廓内动脉第二、三前穿支	胸三角皮瓣
胸肩峰动脉皮支	
胸外侧动脉	胸外侧皮瓣(侧胸皮瓣)
胸背动脉皮支	胸背腋皮瓣
腹壁上浅动脉	
腹壁下浅动脉	下腹部皮瓣
旋髂浅动脉	腹股沟皮瓣
阴部外浅动脉	阴部皮瓣及阴茎皮瓣

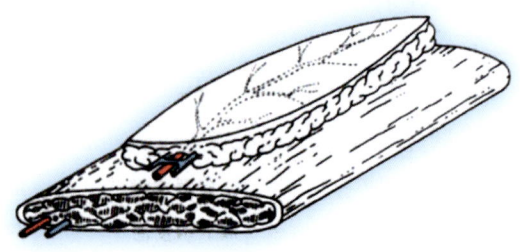

图8-8-1-2-4　直接皮肤血管的走行与分布示意图

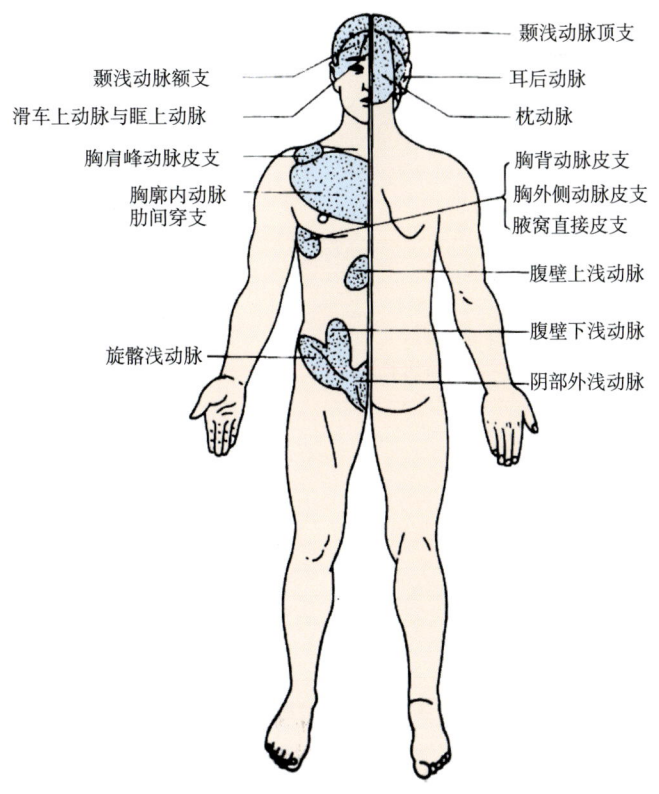

图8-8-1-2-5 直接皮肤血管皮瓣切取部位示意图

2. 筋膜隔（隙）穿血管　主干血管走行于四肢的细长肌肉之间时，多发出肌间隙（隔）筋膜皮肤穿支血管（septo-fascio-cutaneous perforator），营养邻近的深部结构（肌肉、骨骼、神经等）及其表面的体被组织（图8-8-1-2-6）。深部主干血管发出的穿支，首先经过筋膜隔后才到达浅层。在四肢，血管经过筋膜隔时，一般都是由深至浅斜向远侧，沿途发出较粗长的降支和细短的升支（或称返支）及横支（或称水平支），相邻血管的分支之间存在着丰富的相互吻合。筋膜隔血管的分布特点是，在四肢的近侧，由于主干血管深在，肌间隔和肌间隙深而厚，穿血管要经较长的距离才能到达浅层，因此穿血管的数目较少而口径较大，有时在1mm左右；而在四肢的远侧，由于主干血管表浅，肌间隙浅而薄，穿血管距离皮肤较近，因此穿血管数目较多而口径较小，多在0.1~0.5mm。以肌间隙（隔）穿血管为蒂可以切取筋膜皮瓣（图8-8-1-2-7，表8-8-1-2-2）。

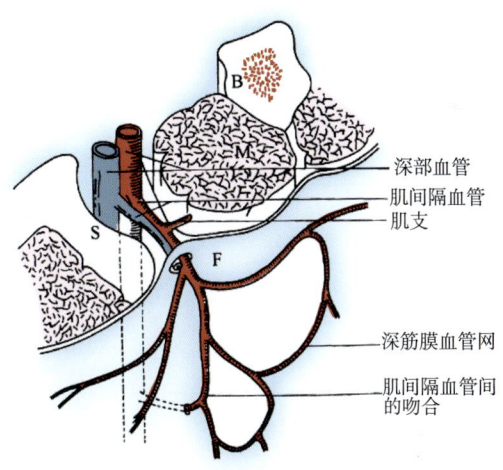

图8-8-1-2-6 肌间隙穿动脉走行与分布示意图
S：肌间隙；F：深筋膜；M：肌肉；B：骨骼

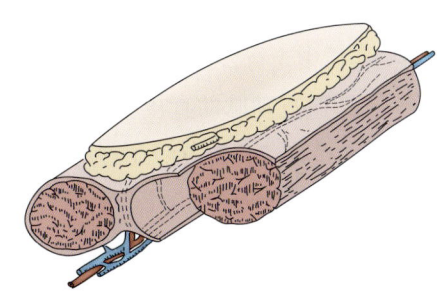

图8-8-1-2-7 筋膜皮瓣血管示意图

表8-8-1-2-2 肌间隔（隙）穿血管的起源与存在部位

部　位	起　源　血　管	存　在　的　肌间隔(隙)
肩胛带	旋肩胛动脉	大圆肌 – 小圆肌
臂部	中副动脉 – 骨间返动脉 桡侧副动脉 – 桡侧返动脉 尺侧上副动脉 – 尺侧后返动脉	肱三头肌外侧头 – 肱肌 肱三头肌外侧头 – 肱桡肌 肱桡肌 – 肱肌 喙肱肌 – 肱三头肌内侧头
前臂	桡动脉 尺动脉 骨间后动脉 骨间前动脉	肱桡肌 – 桡侧腕屈肌 尺侧腕屈肌 – 指浅屈肌 尺侧腕伸肌 – 指总伸肌 拇长展肌 – 拇短伸肌 拇长展肌 – 拇长伸肌
手	掌骨间背动脉	指伸肌腱之间
股部	股浅动脉 隐动脉 旋股外侧动脉降支 "收肌腱裂孔"动脉 臀下动脉 股深动脉外侧支 股深动脉后侧支 腘动脉	缝匠肌周围 缝匠肌周围 股外侧肌 – 股直肌 股薄肌周围 股外侧肌 – 股二头肌 股外侧肌 – 股二头肌 股二头肌 – 半腱肌、半膜肌 股外侧肌 – 股二头肌、半腱肌
小腿	胫前动脉 胫后动脉 腓动脉	趾长伸肌 – 腓骨长、短肌 胫骨前肌 – 𣎴长伸肌 趾长屈肌 – 比目鱼肌 腓骨长肌 – 比目鱼肌
足	足底内侧动脉 足底外侧动脉 足背动脉	𣎴短展肌周围 趾短展肌周围 𣎴长伸肌 – 趾长伸肌，在第一跖背间隙

3. 肌皮血管穿支　主干血管走行于宽大扁平的躯干肌肉深层时，多发出肌皮穿动脉（musculocutaneous perforator）。肌皮动脉起自主干血管后，先进入肌肉实质中走行，再向浅层发出穿支，或直接发出缘支（即肌皮动脉的直接皮肤分支），营养体被组织（图 8-8-1-2-8）。有人认为肌皮血管穿支往往在深筋膜层不形成血管网，而是直接进入皮下组织，供血范围有限。但缘支是存在的，只是在宽大扁平的肌肉部位，筋膜血管网不如细长的肌腱部位丰富，这在躯干宽大的扁平肌肉部位尤为明显，深筋膜血管网比较稀疏。以肌皮动脉为蒂可以切取轴型血供的肌皮瓣（图 8-8-1-2-9）。

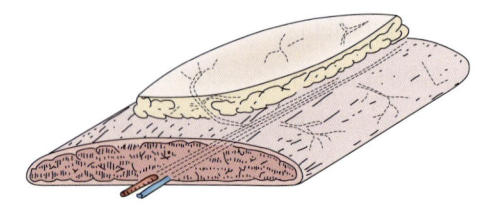

图8-8-1-2-8　肌皮动脉走行与分布示意图

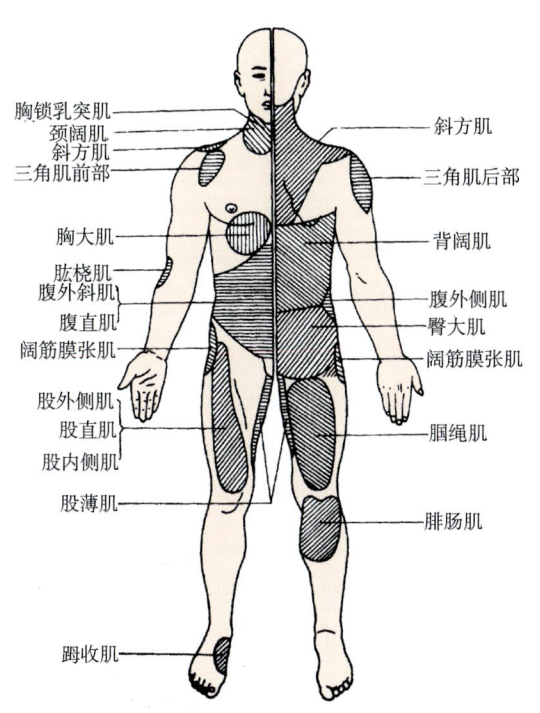

图8-8-1-2-9 肌皮瓣的切取部位示意图

4. 其他结构的营养血管　体被组织中如包含有其他特殊结构,如皮下疏松组织中的皮肤感觉神经支和浅静脉干,这些结构往往带有自身的伴行营养血管,如较大神经干的营养动脉。对较细小的结构,虽然不存在专门的营养血管,但往往在其周围形成丰富的神经旁血管丛(paraneural plexus)和静脉周围血管丛(perivenous plexus)。这些营养血管或血管丛亦有分支营养体被组织。

(二)筋膜皮瓣的动脉血管网(丛)

筋膜皮瓣中一般都含有多层动脉血管网(network),由浅入深分别为:皮肤乳头层、乳头下层、真皮深层、浅筋膜层、深筋膜上下两层和筋膜隔血管网。在肢体的体被组织中尚形成一种密集的具有一定方向性的血管丛(plexus)。另外,在浅筋膜的皮神经支和浅静脉干周围亦存在着顺沿其轴向的营养血管丛。

1. 筋膜隔血管网　筋膜隔是深筋膜向深面延伸并附着于骨面的结缔组织隔。在四肢,除前臂存在较多的肌间隙而无明显的肌间隔外,其他部位均有2~4个肌间隔。筋膜隔的血供有以下四个来源：

(1)筋膜隔穿血管的分支,筋膜隔皮肤穿动脉在通过筋膜隔浅出的过程中,发细支供应筋膜隔；

(2)深筋膜血管,在深筋膜延续为筋膜隔的部位,附近的深筋膜血管也有分支至邻近的筋膜隔；

(3)肌的营养血管分支,部分肌间隔成为肌的起始和(或)附着,营养肌的血管有细小分支至筋膜隔；

(4)骨膜血管的分支,在筋膜隔连续骨膜处,骨膜血管发细支至筋膜隔。

筋膜隔的四个血供来源之间在筋膜隔内互相吻合,形成筋膜隔血管网。但参与的血管均细小,吻合也不稠密。筋膜隔血管网与浅面的深筋膜血管和深面的骨膜血管相沟通,是深筋膜血管联系骨膜血管的中介和桥梁。

2. 深筋膜血管网　来自筋膜隔(肌间隔和肌间隙)的血管穿支在穿过深筋膜之前和之后均发出许多分支,与来自筋膜隔血管网及肌皮血管穿支的分支,在深筋膜上、下两面的疏松结缔组织中互相吻合,形成深筋膜下血管网和深筋膜上血管网。肌皮动脉的穿支及其缘支和直接皮动脉虽也有分支加入深筋膜血管网的构成,但贡献较少。

(1)深筋膜下血管网　体被组织的营养血管在接近穿出肌间隔、肌间隙、肌腔隙或肌肉时发出分支,在深筋膜下面与肌肉或肌腱之间的疏松结缔组织中互相吻合形成血管网。这些分支发出后通常呈40°~50°斜行走向深筋膜下方。深筋膜下血管网在与肌间隔相连处的附近较为稠密,远离肌间隔的部位较为疏松。从深筋膜下血管网发出的许多细小分支,除分布到深筋膜外,与深部结构的血供联系较多。如分布到其深面的肌间结缔组织,通过肌间隔或肌间隙与肌膜肌肉或腱旁膜的血管相联系,是临床切取筋膜肌瓣(做填充用)和筋膜肌腱瓣的解剖基础;分布到其下方的骨膜或经筋膜隔后再与骨膜联系,是构成筋膜骨膜（骨）瓣的解剖学基础。

（2）深筋膜上血管网 体被组织的穿血管（主要为筋膜隔穿血管）在穿出深筋膜后，于其表面疏松组织中呈放射状形成蜘蛛网样的分支和吻合。这些分支可分为升支、降支和横支（水平支）。在肢体，通常降支较粗大，行程也较长。相邻血管之间的分支相互沟通，形成血管网。深筋膜上血管网较深筋膜下血管网吻合充分，参与吻合的血管也较粗大。因此，深筋膜上血管网是体被组织血供的主要来源，也是筋膜皮瓣和筋膜蒂各类组织瓣移植的主要血供解剖学基础。

（3）浅筋膜血管网 在浅筋膜的浅、深两层之间，起自深部动脉的直接皮血管和穿血管（包括筋膜皮肤穿血管、筋膜隔皮肤穿血管和肌皮穿血管）均发出分支，形成丰富的吻合。在皮下组织中存在皮肤感觉神经支和（或）皮肤浅静脉的部位，还存在着围绕这些特殊结构的营养血管丛（通常在其周围0.5~1.0cm的范围内），尤以皮神经周围血管丛丰富、稠密。在蒂部包含浅静脉周围的血管丛（即保留静脉血管周围的疏松结缔组织鞘）能为带蒂静脉皮瓣（pedicled venous flap）提供少许高氧压的动脉性血液灌注，对提高静脉皮瓣的成活率非常重要。皮神经营养血管（丛）是新近出现的神经皮瓣（neurocutaneous flap）和带皮神经营养血管（丛）的组织瓣（flap with cutaneous neurovascular plexus）的主要血供基础。

（4）筋膜血管网（丛）的方向性 在体被组织的多层血管网中，深筋膜血管网、真皮下血管网和皮神经周围血管网最为密集，是许多较长的外科皮瓣赖以成活的血管基础。就深、浅筋膜而言，虽然其血管网广为存在，但血管配布和血流渠道仍有明显的方向性。深筋膜血管网形成轴向性的原因，有两种猜想：一是与肢体的生长增长有关，这需要对胎儿、婴儿、儿童乃至成人的标本进行对比研究；另一种可能性是与身体各部位胶原纤维的排列方向有关。

在肢体，相邻肌间隙、肌间隔穿动脉的升支与降支在深筋膜表面相互联系，形成环环相扣的纵向链式血管吻合。总的来说，筋膜血管网的方向与深部主干动脉的走向、肌间隔（隙）的方向、穿血管的配布轴向、深筋膜的纤维方向和皮神经支、浅静脉干（支）的走行方向一致，即在纵行的方向上，血管分支的口径粗，且吻合充分而稠密。有学者研究认为，这些纵行的链式吻合血管丛（chain-linked longitudinal vascular plexus）在组织学上主要是由微动脉（arteriole）、微静脉（venule）和直通毛细血管（thoroughfare或preferential channel）构成，其血管阻力较低。Batchelor（1995）通过对小腿筋膜血管网的研究发现，在深筋膜上、下和其内，有两种动-静脉吻合。

① 外径大于50μm的较大动-静脉短路，数目较少。

② 直通毛细血管，外径12~25μm，尤其在深筋膜的上、下两层较多。

据测算，在0.5cm²的筋膜面积内，平均有1.1（0~3）支直通毛细血管。在带血管蒂的岛状皮瓣中，经动-静脉短路分流的血量占整个皮瓣灌注量的70%~80%，在岛状肌皮瓣中，动-静脉短路分流的血量占整个肌皮瓣血流量的50%左右。虽然筋膜皮瓣中动-静脉短路的分流量占其灌注量的多少仍不清楚，但可以肯定，动-静脉短路的存在对筋膜皮瓣的成活有重要作用。Cormack认为，一个肌皮动脉的穿支仅能代偿供应其邻近一个穿支的营养区域，范围和长度均有限；而一个筋膜皮肤穿支却能通过筋膜层的链式血管丛代偿供应几个筋膜穿支的营养区域，范围和长度均较传统的随意型皮瓣显著增大。根据血流动力学的Poiseuille定律，同样的血流压力在低阻力的条件下可以灌注较多的血流量（血流量Q=压力P/阻力R），而且在达到新的血流动力学平衡之前，同样压力的血液顺沿此低阻力的链式血管丛可以运行较长的距离。因此，临床上在设计筋膜蒂组织瓣时，必须要考虑到血管丛的方向性，以确定组织瓣的长轴。

3. 血管网（丛）的交通吻合及供血方向的可

逆性 体被的各层组织不仅有着共同的血供来源，而且各种来源的血管及各层次的血管网、血管丛之间均存在着丰富的吻合与交通，形成错综复杂的三维血管构筑网络。因此，虽然正常情况下，体被组织的动脉供血方向是由深至浅、由近及远，但在某些情况下，血流的方向也可以发生逆转。如在手术掀起筋膜骨膜（骨）瓣、筋膜肌瓣或筋膜肌腱瓣时，骨膜和骨组织及肌、肌腱组织从浅层的筋膜得到由浅入深的逆向供血而成活。同时，依据筋膜血管丛中血液可以双向流动的特点，即既可顺向由近及远，又可逆向由远至近，临床上可根据需要，灵活地选择以近端或远端筋膜血管丛为蒂的各类组织瓣。

四、筋膜皮瓣的静脉回流

筋膜皮瓣包含了体被组织的全部层次，因此体被组织的静脉血管配布与筋膜皮瓣的静脉回流通路具有相同的解剖学特征。研究筋膜皮瓣的静脉回流途径对提高远端蒂筋膜皮瓣或逆行岛状筋膜皮瓣的成活率有重要意义。

（一）体被组织的静脉血管网构筑

体被组织的静脉血管系统分为浅、深两组，均起自微静脉血管网。体被组织的微静脉血管网由浅入深分为四层：皮肤乳头下层、皮肤网状层、浅筋膜层和深筋膜层（图 8-8-1-2-10）。

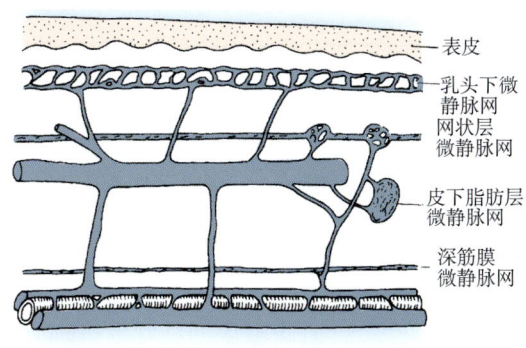

图8-8-1-2-10 体被组织静脉血管构筑示意图

浅组静脉系统指皮肤的非伴行性浅静脉（无动脉伴行），主要起自最浅层的乳头下微静脉网，由毛细血管后微静脉（口径 10~30 μm）和集合微静脉（口径 31~50 μm）组成，经 2~4 级的汇合后，口径增大至 50 μm，即向深面走行至皮下脂肪层，收纳体被组织浅层结构的静脉血，在一定的区域汇集成较大的非伴行性浅静脉支和浅静脉干，平行走行于皮下组织的浅层，如上肢的头、贵要静脉及其属支和下肢的大、小隐静脉及其属支。

深组静脉系统指皮肤的伴行性浅静脉（有动脉伴行），主要起自网状层微静脉网的皮肤附属器（毛囊、皮脂腺、汗腺）周围，也收纳体被组织浅层的静脉血，主要在小范围内汇集成穿静脉或直接皮肤动脉的伴行静脉，垂直走行于皮下组织的深层，在穿过深筋膜之前，还收集深筋膜微静脉网的静脉血，最后进入深部主干静脉直接回流。

体被组织四层微静脉网之间联系丰富，存在着众多的、无瓣膜结构的微小吻合支，经深筋膜微静脉网向下与肌间隔微静脉网彼此交通，并借之与深面的骨膜微静脉网相联系，向上与浅筋膜微静脉网及皮神经、皮静脉的微静脉丛亦有交通支连接。

（二）体被组织的浅-深静脉交通吻合

在体被组织的浅静脉系统与深静脉系统之间，除了众多的无瓣膜结构的微小静脉联系以外，主要通过两种途径互相沟通（图 8-8-1-2-11）。

1. 口径较大的浅-深静脉干交通支 这种交通支一端连接皮下浅静脉干，另一端连接深部主干动脉的伴行静脉，口径 1~3mm，直接将浅静脉干收集的静脉血导入深静脉系统。浅-深静脉干交通支在关节部位恒定出现，一般 1~2 支，内有坚强的静脉瓣膜，指向深层。

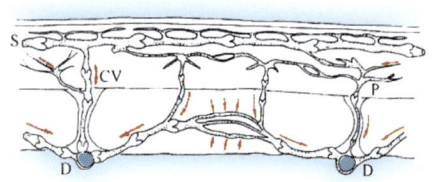
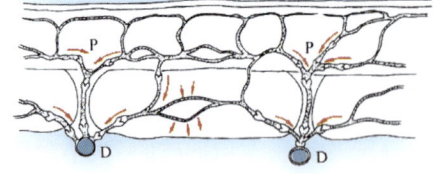

图8-8-1-2-11　体被组织静脉回流示意图
A.有浅静脉干的部位；B.无浅静脉干的部位
（图注：S：浅静脉干；D：深部静脉；P：穿静脉；
CV：浅-深静脉干交通支）

2. 口径较小的穿静脉　它一端连接体被组织的深层微静脉网，另一端连接深部的伴行静脉，直接将静脉网收集的静脉血导入深静脉系统回流。穿静脉一般伴穿动脉而行，多为2支，口径略大于动脉。与穿动脉系统的配布相对应，在肢体近侧的肌间隔部位，穿静脉数目较少，但口径较大，多在0.8mm以上；而在肢体远侧的肌间隙部位，穿静脉数目较多，但口径较小，多在0.5mm以下。穿静脉本干中均有静脉瓣膜结构，保证静脉血由浅入深回流，而且，在穿静脉的分支中，口径超过0.15~0.20mm的较大分支亦有瓣膜样结构存在，保证静脉血以穿支本干为中心的集中汇流。

第三节　筋膜皮瓣的实验研究

筋膜皮瓣是Ponten于1981年在临床实践中发现并提出来的。以后Haertsch、Cormack等进行了许多显微临床解剖学研究，开发了不少新的筋膜皮瓣供区。但筋膜皮瓣的实验研究报告并不多见。这可能与筋膜皮瓣的最佳实验动物——猪的生长增大较快、皮瓣面积计算困难和饲养不便等有关。

一、筋膜皮瓣实验动物的筛选

早在1973年，Daniel和Williams为了开展游离皮瓣移植的实验研究，在兔和猪的胸外侧各做一个4cm×4cm的正方形皮肤切口，深达深筋膜下，然后缝合切口。1周后观察，由于兔的皮肤血供主要来自水平走行的直接皮肤动脉，做切口时已被切断，结果正方形皮肤有70%~90%缺血坏死。而猪的皮肤血供主要来自垂直走行的肌皮动脉穿支，皮肤切口对其表面皮肤的血供影响很小，因而皮肤100%成活。1977年McCraw提出，实验动物依据其皮肤血供的主要来源不同，可分为两种类型，一种是皮肤松弛型（loose-skinned）动物，这类动物在皮肤与深层结构之间具有发育良好的肉脂膜层（panniculus carnosus），皮肤较松弛，移动度大，皮肤血供主要依赖于肉脂膜中平行走行的直接皮肤动脉。这类实验动物较多，也容易得到，如常用的狗、兔、羊、大鼠、小鼠和荷兰猪等，是进行轴型皮瓣实验和显微外科实验的良好动物。另一种是皮肤固定型（fixed-skinned）动物，这类动物的肉脂膜层已显著退化，皮肤与深层的结构间有比较密切的联系，因此皮肤较固定，移动度小，皮肤的血供主要依赖于深层结构向浅层体被组织发出的垂直走行的细小穿血管，如肌皮动脉穿支、肌间隙皮动脉穿支、肌间隔皮动脉穿支和筋膜皮动脉穿支等。这类动物主要是指猪,是进行随意型皮瓣实验和带蒂皮瓣移植实验的良好动物。

人的皮肤血供与猪相似,主要是以肌皮动脉穿支和肌间隙(隔)筋膜皮肤穿支供血的,而直接皮动脉供血的区域则很有限。在人体,存在类似动物肉脂膜结构的部位主要是颈前部的颈阔肌(皮肌)和腹前外侧壁下部浅筋膜的膜性层(Scarpa筋膜),这些部位的深筋膜发育很差,皮肤移动度大,可以切取带较大口径的直接皮动脉的轴型皮瓣。而在人体的其他部位,尤其存在众多细长的肌肉、肌腱的四肢部位,深筋膜结构发达,皮肤血供主要来自细小的肌间隔(隙)筋膜皮肤穿动脉,因此开展随意型筋膜皮瓣和筋膜蒂组织瓣的外科实验研究应以猪为首选动物。

二、筋膜皮瓣血供能力的实验研究

Tolhurst(1983)以猪做实验,在两侧后腿上各作一个长宽比值为4:1的包含深筋膜的筋膜皮瓣和不包含深筋膜的传统的皮下组织皮瓣,然后静脉注射荧光素,并用紫外线照射皮瓣,观测荧光素的染色范围。结果深筋膜层完整的皮瓣,90%长度着色;而不包含深筋膜的皮瓣,只有25%长度着色。再在猪的两侧后腿上各掀起一个3:1的筋膜皮瓣,实验组在蒂部将深筋膜切断,结果皮瓣75%坏死,仅蒂部25%成活;而对照组保留深筋膜完整则皮瓣全部成活。Tolhurst在组织切片中观察到,深筋膜有丰富的血管分布,其数量明显多于深层的肌肉组织。在随意型筋膜皮瓣2~3cm宽的基底部,深筋膜深、浅两面积各有20~30支肉眼可见的(口径至少50μm)纵向微小血管,这些微小血管的横断面积之和不小于一条口径3mm的轴心血管,足以营养一块筋膜皮瓣。因此,Tolhurst提出,对筋膜皮瓣而言,进入皮瓣的血管口径的粗细可能是次要的,而血管的数目、走行方向、分布形式及相互间吻合的多寡则是主要的。

Thompson(1989)在20头猪的左右前后肢,随机配对掀起12cm×5cm的随意型筋膜皮瓣或不包含深筋膜的传统皮下组织皮瓣,观察其成活长度;并在11头猪静脉注射荧光素,应用紫外线照射,观察荧光染色长度。前肢的皮瓣位于外侧部,基底在肱骨外上髁近侧1cm,向远侧形成。后肢的皮瓣亦位于外侧部,基底在大转子与足跟连线的中上1/3处。结果经配对t检验,发现筋膜皮瓣无论在成活还是在荧光染色长度上,均较对照组为长,有非常显著的统计学差异,认为随意型筋膜皮瓣的成活长度较传统的皮下组织皮瓣长12%~18%(表8-8-1-3-1)。

表8-8-1-3-1 随意型筋膜皮瓣成活长度的实验研究

研究项目	上 肢	下 肢
筋膜皮瓣成活长度(cm)	8.2 ± 0.3	7.9 ± 0.4
传统皮瓣成活长度(cm)	7.3 ± 0.3	6.7 ± 0.3
增加百分比	12%	18%
配对t检验	$P < 0.01$	$P < 0.001$

三、筋膜皮瓣抗感染能力的实验研究

狗的腹直肌在腹部正中线的两侧连接胸廓和骨盆。腹直肌的血供上部来自腹壁上深动脉,下部来自腹壁下深动脉。腹直肌表面的皮肤血供,上部主要来自腹壁上浅动脉,下部主要来自腹壁下浅动脉;另外尚有腹直肌肌皮穿支的作用。Chang(1982)为了研究肌皮瓣和随意型皮瓣对接种细菌的清除作用,在狗的腹部设计了以头端为蒂的腹直肌皮瓣(带有腹壁上深、浅动脉)和在腹直肌前鞘表面掀起的随意型皮瓣(仅带腹壁上浅动脉)模型,并创造了在组织中产生人工死腔的"创腔圆柱体"(woud cylinder)植入物。

该植入物由不锈钢丝网编织制成,长 3.5cm,直径 1.0cm,两端的圆面由 2mm 厚的橡胶膜覆盖,可反复穿刺抽液而不损坏。

Calderon(1986)对此模型进行了改良,以狗的尾端为蒂设计皮瓣,观察腹直肌肌皮瓣和包含腹直肌前鞘的筋膜皮瓣对接种细菌的清除作用。先以 5 条狗的尾端为蒂,在其腹部正中线两侧,随机对称地设计掀起 5cm×20cm 的肌皮瓣和筋膜皮瓣,并将皮瓣的远侧段分成 6 个 3cm×2.5cm 的长方形,依其离蒂部的远近依次标以平面 0 和平面 1、2、3(图 8-8-1-3-1)。在两组皮瓣的各 6 个方格中央(实验组)和狗侧腹部同平面的 3 点正常皮肤(对照组),分别于皮内注入每毫升含 $1.9×10^8$ 个金黄色葡萄球菌的细菌悬液 0.2ml,在注射后 24、48 和 72h,计算皮肤的损害面积,并将两组作配对 t 检验。结果发现,肌皮瓣组各平面的皮损面积均较所对应的筋膜皮瓣组为大,但两组间无显著的统计学差异($P=0.054$)。表明在狗,筋膜皮瓣和肌皮瓣对其表面皮肤的血供和抗感染能力没有明显差别。而两实验组各与同侧的对照组比较,皮损面积明显为大,各平面均有显著的统计学差异。表明皮瓣掀起后,其血液循环均有一定程度的变化,抗感染力较正常皮肤差。再在 5 条狗于肌皮瓣和筋膜皮瓣的远端,于腹直肌肌肉下或腹直肌前鞘下分别植入"创腔圆柱体",并将该圆柱体完全用腹直肌或腹直肌前鞘包盖。在创腔圆柱体中注入每毫升含金黄色葡萄球菌 $2.1×10^6$ 个细菌悬液 1.5ml。术后分别于 24、48、72、96 和 120h,从圆柱体中抽取组织液 0.2ml 作细菌计数。结果发现,肌皮瓣组术后第 1d,细菌数显著下降,从 10^6/ml 降至 10^3/ml,以后的 2~5d 维持在 10^3~10^5/ml 之间。而筋膜皮瓣组,术后细菌数下降不明显,均在 10^5~10^6/ml 之间。经配对 t 检验,肌皮瓣组与筋膜皮瓣组各时间段均有极显著的统计学差别($P<0.01$)。表明筋膜皮瓣(深筋膜)在深层清除细菌的能力远较肌皮瓣(肌肉)为差。

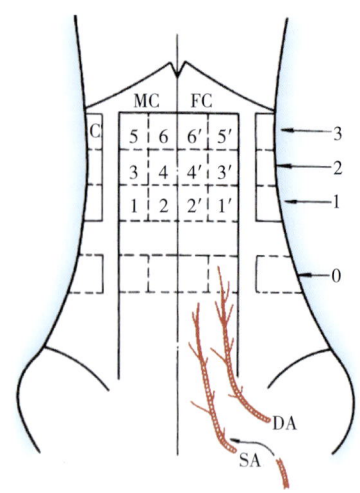

图8-8-1-3-1 筋膜皮瓣与肌皮瓣的对比试验示意图
(图注:MC:肌皮瓣;FC:筋膜皮瓣;C:对照组;SA:浅动脉;DA:深动脉)

Gosain(1990)采用相似的手术设计,随机于 10 条狗的左右两侧掀起 5cm×20cm 的腹直肌肌皮瓣或带腹直肌前鞘的筋膜皮瓣,并置入相同的"创腔圆柱体"。皮瓣完全掀起后均原位缝合。术后 1h,分别在肌皮瓣腹直肌下或筋膜皮瓣前鞘下的圆柱体中,注入含金黄色葡萄球菌的悬液 1.5ml(细菌个数 $3×10^7$/ml)。术后第 1、3、6d,每日于圆柱体中抽取组织液 0.5ml,进行细菌计数。结果发现,在肌皮瓣组,于实验后的第一个 24h,细菌数从 10^7/ml 降至 10^3/ml,在以后 2~6 天内维持在 10^2/ml;而筋膜皮瓣组,在实验后的第一个 24h,细菌数从 10^7/ml 降至 10^5/ml,在以后的 2~6 天内仍维持在 10^5/ml。可见肌皮瓣组抽取液的细菌计数明显低于筋膜皮瓣组,两组经配对 t 检验,$P<0.001$,有极显著的统计学差异。同样证明了肌皮瓣(肌瓣)清除深层细菌的能力远较筋膜皮瓣(筋膜瓣)为强。

四、筋膜皮瓣耐压能力的实验研究

自 20 世纪 70 年代以来,肌皮瓣转移修复压疮(褥疮)在临床获得了广泛的应用,取得很好的效果,但也发现了不少新问题。如肌肉不耐压、萎缩明显等。肌肉组织与筋膜组织的一个显著差别是肌肉本身代谢快、血供多,而深筋膜组织本身的代谢慢,但其上、下面的血供却很丰富。Nola(1980)以大鼠为对象,对皮肤和肌肉组织在压力作用下的不同反应做了研究,结果发现肌肉较皮肤对压力更敏感,更容易发生缺血坏死。Daniel(1981)以猪为实验动物,研究了骨骼以外的各层软组织对外加压力的反应,结果发现,外加压力是以圆锥形的方式向深部传递的,最早的原始损害发生于深层的肌肉组织,以后随着压力的增加和(或)时间的延长,依次由深而浅经筋膜组织向皮肤发展。如经高压短期(66.7kPa,4h)或低压长期(13.3kPa,10h)的压迫,虽然表面的皮肤完整,但深部肌肉已出现损害。经超高压长期(106.8kPa,10h)或低压超长期(26.7kPa,15h)的压迫,损害从肌肉层经深筋膜、皮下脂肪至真皮发展,而浅层皮肤及毛发仍能正常生长。每日长时间的压迫(53.4kPa,11h或26.7kPa,16h),1周后才出现肉眼可见的皮肤破坏。Daniel(1982)对正常骨隆起部位(坐骨结节、骶骨、股骨大粗隆)表面的软组织构成进行了研究,发现在正常的解剖结构上,这些骨突起部位的软组织覆盖仅为深筋膜、皮下组织和皮肤,而没有肌肉组织;肌肉只是以腱或腱膜的方式附着于骨突部位。因此,用肌皮瓣或肌瓣覆盖发生压疮的骨突部位并不符合正常的解剖生理要求。

因此,如果压疮部位没有明显的炎症和(或)较大的死腔,筋膜皮瓣修复压疮创面可能较肌皮瓣或传统的皮下组织皮瓣更为合理。筋膜皮瓣是修复压疮的首选材料,理由如下:

1. 足跟、坐骨结节、骶骨和大粗隆部,分别在站、坐、仰卧和侧卧的位置上承担着人体的重量,这些部位在正常解剖情况下均无肌肉组织覆盖;

2. 肌肉的代谢率高,对压力造成的缺血较筋膜组织更为敏感,因此肌肉的坏死发生早且发生率高,肌肉不适于覆盖受压迫的部位;

3. 肌皮瓣转移后,随着时间的推移,肌肉块萎缩明显,因此肌肉组织作为减压垫的作用并不长久;

4. 在不伴有骨髓炎的情况下,压疮部位的软组织缺损并不很深,很少需要植入占有较大体积而显得臃肿的肌肉;

5. 筋膜皮瓣由于多了一套深筋膜血管网,血供较传统的皮下组织皮瓣丰富,成活更有保障;

6. 筋膜皮瓣切取后,对供区的功能影响不大,这在非瘫痪病人更有意义;

7. 即使筋膜皮瓣失败或压疮再发,同一供区仍可再切取肌皮瓣或肌瓣转移,这对脊髓损伤同一部位容易反复发生压疮的病人,很有价值。

第四节 筋膜皮瓣的分类

一、概述

任何类型的组织瓣都有两部分构成,即输送营养的蒂部和被转移的组织(瓣部)本身。蒂部是瓣部成活的"生命线",是组织瓣早期营养代谢的通道,包含有动脉、静脉、神经和淋巴管等;瓣部是手术的目的所在。以蒂部和(或)瓣部的各种不同特征为标准,如蒂或瓣的构成成分、转移距离、转移方式、组织瓣的形状等,可将组织瓣划分为各种不同的类型。但不管以哪种标准进行划分,组织瓣没有血供就不能成活,因此,以组织瓣的血管解剖学或血供来源为标准所进行的组织瓣分类,是最基本、最重要的划分方法。目前一般将皮肤组织瓣按血供来源划分为三类,即肌间隙(隔)筋膜皮血管、肌皮血管和直接轴型皮血管(图 8-8-1-4-1)。

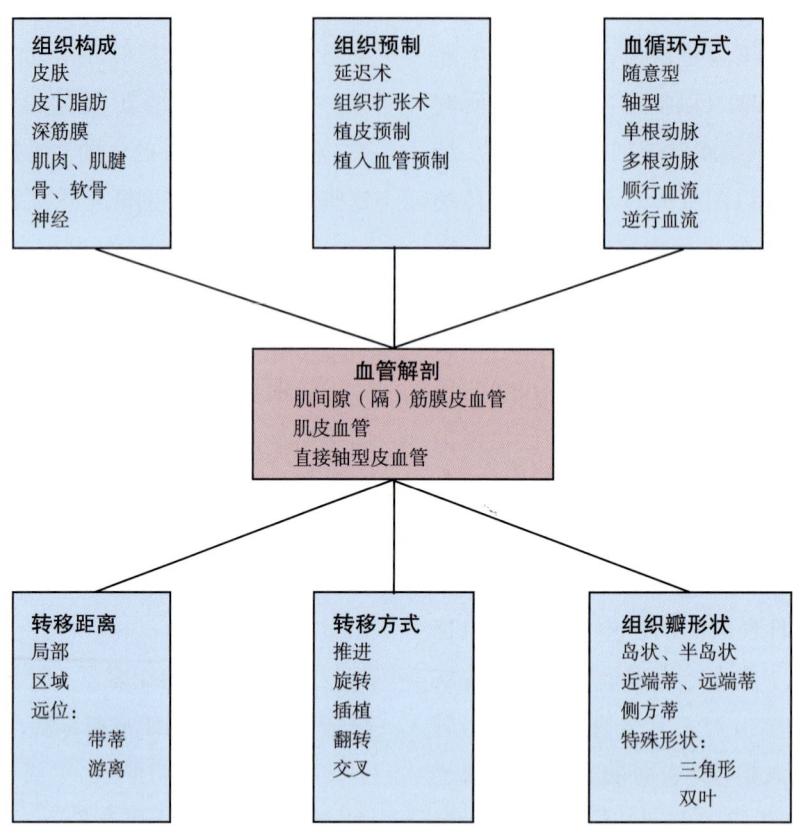

图8-8-1-4-1　组织瓣的分类方法示意图

二、筋膜皮瓣的血管解剖学分类

Cormack 1984 年提出了筋膜皮瓣的血管解剖学分类法。以后几经修正补充,于 1994 年重新提出了改良的分类法,对理解筋膜皮瓣的血供和临床应用原则很有帮助(图 8-8-1-4-2)。

1. A 类　皮瓣由多个细小的、互相独立的肌间隙筋膜穿血管通过筋膜血管网(或筋膜血管丛)而供血。这种类型在四肢广泛存在。

2. B 类　皮瓣由单一的、口径较大的肌间隙筋膜穿血管供血。这种类型的例子很多,如肘前筋膜皮瓣,臂内侧、臂外侧筋膜皮瓣,内踝上、外踝上筋膜皮瓣等。尚可在解剖这一筋膜穿支时追踪到深部的起源动脉,从深部动脉上截取血管蒂,扩大了可用血管的口径,称为改良 B 类。

3. C 类　由起自深部的同一节段性源动脉(segmental source artery)的多个肌间隙筋膜穿血管供血,且连同此深部动脉一起切取。因其血管排列类似梯形,又称梯形血供筋膜皮瓣,如带桡动脉的前臂皮瓣。

4. D 类　血供与 C 类相同,但在组织构成上包含有深层结构,如骨、肌腱等。为复合筋膜皮瓣。

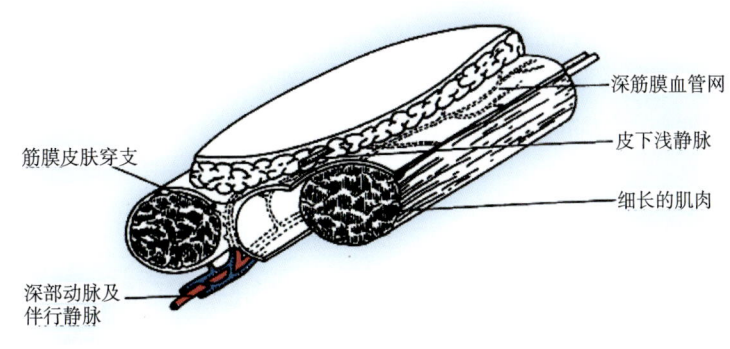

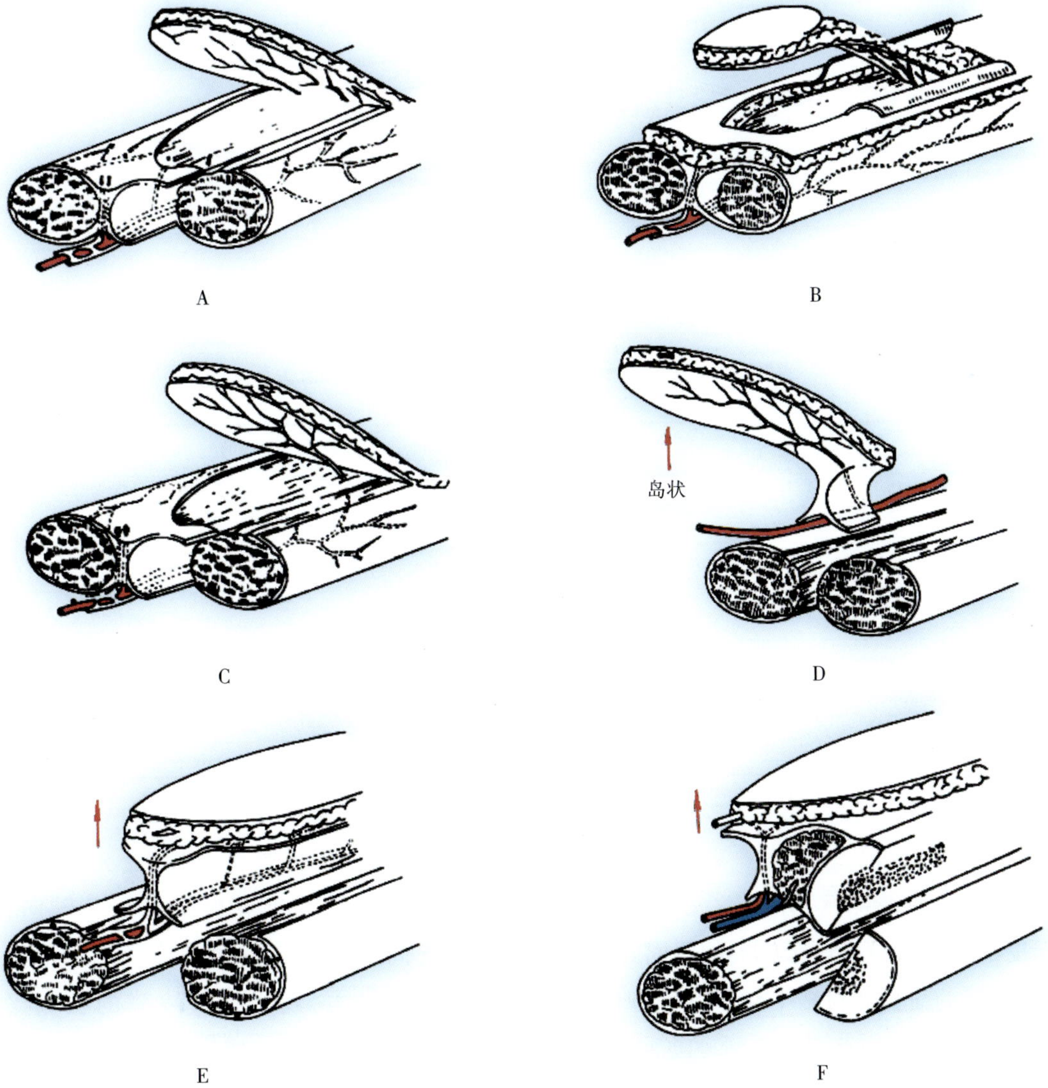

图8-8-1-4-2 筋膜皮瓣解剖学分类示意图（A~F）
A~F说明见正文，A.B. 为A类；C.D. 为B类；E. 为C类；F. 为D类

三、筋膜皮瓣的外科分类

筋膜皮瓣的血管解剖分类对认识筋膜皮瓣虽然很有帮助，但并非所有的筋膜皮瓣均搞清了其血管解剖特点。因此，从外科临床的实际应用出发提出的筋膜皮瓣外科分类法可能更为实用（图8-8-1-4-3，表8-8-1-4-1）。

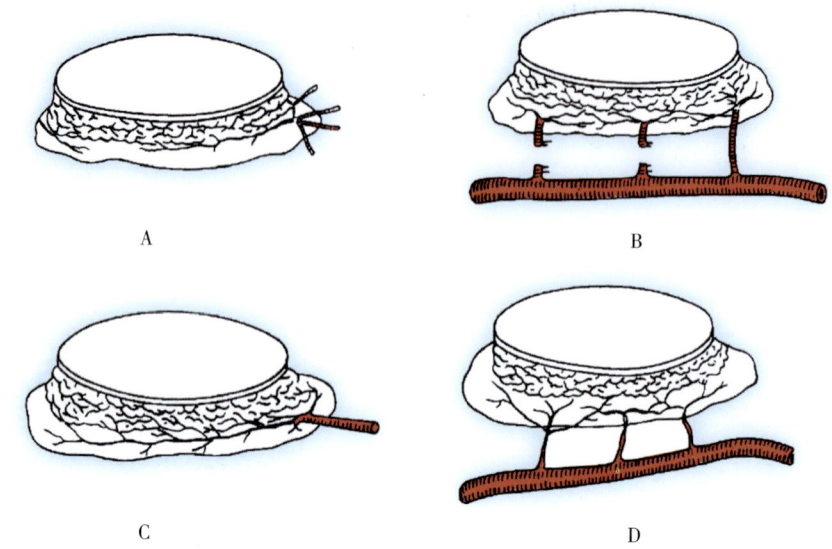

图8-8-1-4-3　筋膜皮瓣外科分类示意图（A~D）
A.随意型；B.链型；C.轴型；D.轴型（筋膜复合皮瓣）

表8-8-1-4-1　筋膜皮瓣血管分类和外科分类的相互关系

血管分类	外科分类	转移方式	反方向应用
A：多条细小穿支及 筋膜血管网 筋膜血管丛	随意型 链型	带蒂 局部 局部、区域	远端蒂皮瓣 远端蒂皮瓣
B：单一较大穿支	轴型	带蒂、游离	远端蒂皮瓣
C：众多细小穿支和深部节段性源血管	轴型	带蒂、游离	逆行岛状皮瓣
D：同C， 筋膜复合皮瓣	轴型 复合皮瓣	带蒂、游离	逆行岛状皮瓣

（一）随意型筋膜皮瓣

指皮瓣的蒂部没有口径较大的肌间隙筋膜穿血管，皮瓣的血供来自多个起源、相互独立的细小血管，或直接来自筋膜血管网。成活的长宽比例不超过（2.5~3）：1。

（二）链型筋膜皮瓣

皮瓣的蒂部同样没有口径较大的肌间隙筋膜穿血管，但皮瓣在设计上，充分考虑了众多细小肌间隙筋膜穿血管的配布轴向，以及其分支间相互吻合形成的环环相扣的链式筋膜血管丛的方向性，筋膜皮瓣的长宽比例达（3~5）：1成活无虞。实际上，链式血供是体被组织的随意型血供（0%的轴向性）向轴型血供（100%的轴向性）过渡的中间体。当然，对四肢而言，因筋膜血管网均存在或多或少的纵行轴向性，因此顺沿肢体纵轴切取的筋膜皮瓣均不是严格意义上的随意型皮瓣。但在前臂、小腿的远侧 1/2 段，筋膜血管丛的纵行轴向性非常明显，可以切取较长的链式血供筋膜皮瓣。

(三) 轴型筋膜皮瓣

皮瓣的蒂部存在与皮瓣长轴同一方向的较大口径的轴心血管，可分为口径较大的肌间隙筋膜穿血管和深部的节段性源血管两种。

第五节　远端蒂筋膜皮瓣与逆行岛状皮瓣

虽然人体的血液循环在正常情况下存在着确定的走行方向，但由于人体组织结构的血液循环不仅受解剖因素的影响，而且受血流动力学的支配，在相邻血管间存在侧副循环或交通吻合的部位，当组织的原有灌注血管闭塞时（如外科手术的切断、结扎或电凝、血管栓塞、损伤等），这些组织往往能通过侧支和（或）交通支从邻近相对高灌注压的组织中，得到新的不同于原来方向的血流灌注（相邻代偿）。在人体，除了少数存在终末动脉的部位外，绝大多数的组织结构和解剖部位在血液循环上均存在着与邻近结构的交通吻合。在肢体，许多深部结构如神经、肌肉和体被组织的血供均与周围组织存在着丰富的吻合，以其远侧的血液供养为蒂可以形成远端蒂的肌（腱）瓣、骨（膜）瓣、筋膜（皮）瓣、筋膜皮下组织瓣及皮下组织蒂皮瓣等。

一、定义与实验研究

(一) 远端蒂皮瓣

远端蒂皮瓣（distally-pedicled flap, distally based flap）是指供养皮瓣成活的蒂部血管仅从远离心脏的一端或仅从正常主要血供方向的远侧进入的皮瓣（图 8-8-1-5-1）。远端蒂皮瓣虽然蒂部的血流方向与正常相反，但在微循环的层次上，其血液循环仍是按动脉→毛细血管→静脉的途径正常进行的。在四肢，体被组织（指皮肤、皮下组织及深筋膜）的正常血液循环方向，总的来说，是动脉血供由近及远，静脉回流由远至近，纵向运行的。因此，在肢体，蒂部位于被转移组织远侧一方的任何皮瓣，均属于远端蒂皮瓣，又称下方蒂皮瓣（inferior-based flap）。当然，对下腹部及腹股沟皮瓣而言，由于它们的出现远在远端蒂皮瓣概念提出之前，且其正常的血管蒂即位于远离心脏的下方，正常的血液循环方式是动脉由下（远端）向上（近端）灌注，静脉由上（近端）向下（远端）回流，一般不将其列入远端蒂皮瓣的范畴。

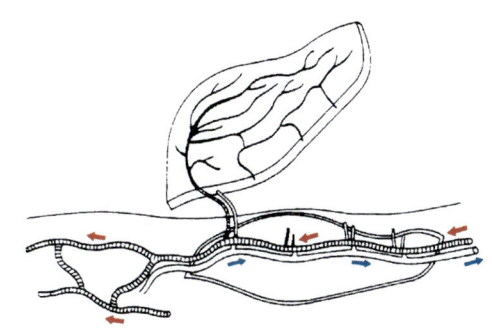

图 8-8-1-5-1　远端蒂皮瓣示意图
➡ 动脉供血方向；➡ 静脉回流方向

按照一般的经验，许多人认为近端蒂皮瓣的成活均较远端蒂皮瓣为好。为了验证这种观点是否正确，Hallock（1995）在 15 只 SD 大鼠的腹部进行了实验研究。将大鼠腹部以两侧髂前上嵴向上作纵线，并与经剑突和耻骨联合的两条水平线相交，在腹部划出一大的长方形皮瓣实验区。再在正中线的两侧划线将腹部分为 4 个相等的纵行长方形小区,在此四个小区内随机配对地进行轴型皮瓣、随意型皮瓣和肌皮瓣的近端蒂和远端蒂实验。结果发现,各实验组皮瓣的成活面积与其蒂部的远、近(或上、下)朝向(orientation of pedicle)并无关系,而是与皮瓣的内在血供(intrinsic blood supply)有密切关系。从而证明了近端蒂皮瓣较远端蒂皮瓣优越的观点并不正确。Hallock(1997)从临床分析远端蒂(16例)和近端蒂(162例)皮瓣的术后并发症,也发现两者并无明显差异。虽然腹部的血液循环与肢体仍有较大的差别,但只要远端蒂皮瓣设计得合理,符合组织的内在血供规律,在四肢照样能安全地应用远端蒂皮瓣。

(二)逆行岛状皮瓣

逆行岛状皮瓣[reversed(retrograde)island flap]或称带血管蒂的逆行血流岛状皮瓣[reverse-flow(retrograde-flow)island flap]是远端蒂皮瓣的一种特殊类型,是指其动脉血供和静脉回流均逆正常血液循环的方向而流的皮瓣。这类皮瓣仅能在有平行的、两条以上的主干动脉且两条动脉在远端有较大的弓状吻合的部位切取。逆行岛状皮瓣在微循环的层次上是生理性的,但其静脉血在蒂部需逆静脉瓣膜的方向才能发生回流,具有灌注易而回流难的特点。因此这类皮瓣的早期血液循环状态是非生理性的,属非生理性皮瓣的一种(图8-8-1-5-2)。

对逆行岛状皮瓣这一非生理性循环的皮瓣而言,提高其成活质量的关键是改善静脉回流。随着对皮瓣研究的深入,人们发现,动脉灌注不足(皮瓣饥饿)和静脉回流不畅(皮瓣饱胀)对皮瓣成活的影响并不一样。Fujino(1967)用钠廓清法研究狗下腹部轴型皮瓣的循环效能,发现损伤其引流静脉,皮瓣50%坏死;而损伤其供血动脉,皮瓣无一坏死。Smith(1978)在兔肋部岛状皮瓣的实验中发现,结扎动脉,皮瓣大多成活;结扎静脉,皮瓣大多坏死;结扎动、静脉,皮瓣全部坏死。Su等(1982)在大白鼠腹部岛状皮瓣的实验中发现,动脉阻断8h,组织中乳酸含量为正常的3.5倍,皮瓣70%成活;静脉阻断8h,乳酸含量为正常的7倍,皮瓣全部坏死。可见,静脉回流对皮瓣的成活较动脉灌注更为重要。这也是静脉血营养的静脉皮瓣(venous flap)得以出现的原因。Tanaka(1997)在大鼠腹部的逆行岛状皮瓣实验中发现,动脉灌注量的多少与皮瓣的成活面积有一定的正相关关系,皮瓣成活面积随动脉灌注量的下降而按比例的减少,两者的相关系数为0.885;而静脉回流量与皮瓣成活面积间却无明显的数学关系,静脉回流充分与否对皮瓣成活是"全或无"的关系,即当静脉回流下降到一定程度时,皮瓣要么成活,要么坏死。因此,提高逆行岛状皮瓣成活质量的关键是改善其静脉回流。

采用远端蒂和逆行岛状的血循环方式,能在不用显微外科技术吻合血管的前提下,将近侧供区的组织(即瓣本身)带蒂转移至远侧受区,手术简单且一期完成,这对容易受伤而又缺乏远侧组织、不能应用近端蒂皮瓣的腕、踝和手、足肢端,极有临床价值。

二、远端蒂筋膜皮瓣

(一)动脉血供类型

除远端蒂肌皮瓣外,根据皮瓣动脉供血的直接来源血管不同,可将远端蒂筋膜皮瓣的供血方

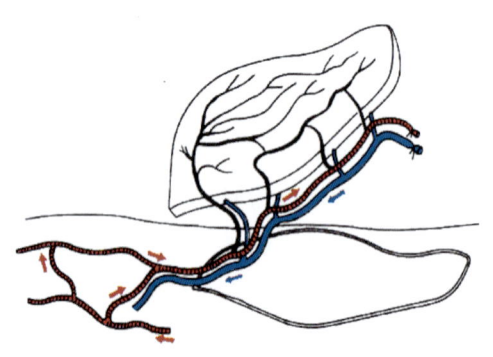

图8-8-1-5-2 逆行岛状皮瓣示意图
➡ 动脉供血方向; ➡ 静脉回流方向

式分为三类。

1. 血管网(丛)类　体被组织的动脉血管网，口径细小，形态密布。按解剖结构由浅入深，共有五层动脉血管网(vascular network)，依次为皮肤乳头层、乳头下层、真皮深层、脂肪小叶层和深筋膜层。然而，肢体动脉血管网的供血渠道具有明显的方向性，称为血管丛(vascular plexus)。如果在皮下脂肪组织中存在皮神经支和(或)浅静脉干，围绕这些特殊的纵向结构还存在着丰富的纵向皮神经旁血管丛和浅静脉周围血管丛。在体被组织的各层血管网中，尤以真皮深层、深筋膜层和皮神经血管丛为重要。

因为动脉血管网(丛)中没有瓣膜阻挡，血液可以根据远、近端灌注压力的变化而发生双向流动。既可由近及远地顺流，又可由远至近地逆流。因此，依据血管丛的逆向供血作用，可以在身体的任何部位切取远端蒂的随意型筋膜皮瓣，长宽比例不宜超过 2.5∶1。

肢体体被组织的筋膜血管丛方向，与深部主干动脉的方向、肌间隔(隙)的走向、穿血管的配布轴向一致，均是纵向走行的。研究发现，体被组织的这些纵向血管丛在组织学上主要是由微动脉、微静脉和直通毛细血管构成的，相互间的动-静脉短路和直接交通很多。由于血管丛的阻力较低，血液顺沿血管丛的轴向能运行较长的距离。在这些部位，可以设计切取远端蒂链型血供筋膜皮瓣，其成活的长宽比例可达 3~5∶1。如前臂的桡、尺两侧和小腿的前、内、后三方。如果同时兼顾供区部位浅表皮神经支的存在，则在皮下组织中围绕皮神经支的纵向血管丛能显著地增加筋膜血管丛的供血作用，可以切取长宽比例更大的"带皮神经及其营养血管的远端蒂筋膜皮瓣"，如上肢的前臂内侧皮神经、前臂外侧皮神经、桡神经浅支、尺神经手背支，下肢的股后皮神经、隐神经、腓肠神经和腓浅神经等。甚至尚可单独以皮神经营养血管为蒂而不切取深筋膜，做成仅以皮神经营养血管供养的远端蒂皮下组织皮瓣。

2. 肌间隙筋膜穿血管类　起自主干动脉的肌间隙(隔)筋膜皮肤穿血管，在穿出深筋膜后，一般均在深筋膜表面发出放射状的分支。在肢体，肌间隙筋膜穿血管的上升支和下降支的口径较粗大，行程较长，多个穿动脉的上升支和下降支相互吻合，构成纵向的深筋膜血管网(丛)。在有横向韧带(为深筋膜的横行纤维增多而来)束缚肌腱的部位，如腕、踝，由于这些致密韧带的压迫作用，深部肌间隙穿动脉常在横韧带的上、下边缘以回返支的形式出现，供养近侧的组织。因此，以肌间隙(隔)穿血管或其降支为蒂，依靠其上升支或回返支与近侧筋膜血管丛的沟通，可以设计远端蒂轴型筋膜皮瓣，做成岛状向远侧转移，如尺动脉的腕上穿支、桡动脉的鼻烟窝穿支、腓动脉的外踝上穿支(或其降支)、胫后动脉的内踝上穿支等。

3. 直接皮肤血管类　直接皮肤血管来源于深筋膜深面的主干血管。由于这些主干血管走行于解剖结构的窝内或肌腔隙内，位置较浅，表面缺乏肌肉等厚实结构的覆盖，因此皮动脉从主干血管发出后，直接穿出深筋膜，口径较大；在皮下组织中与皮肤表面平行走行，行程较长。直接皮肤血管多数是主干血管的侧支，少数是主干血管的终末支(如颞浅动脉、手足的肢端动脉等)。侧支型直接皮肤动脉多位于四肢关节的屈面，在解剖学的窝内容易找到，如上肢的腋窝、肘窝，下肢的卵圆窝、腘窝等。依据直接皮肤血管向肢体近侧发出的回返支血管，可以设计切取远端蒂轴型筋膜皮瓣或远端蒂皮下组织皮瓣。

(二)静脉回流

1. 体被组织的静脉构筑　体被组织的静脉血管网，由浅入深为分四层，即皮肤乳头下层、皮肤网状层、皮下组织脂肪层和深筋膜层。

(1)乳头下微静脉网　位于真皮乳头与网状层的交界处，由毛细血管的后微静脉(口径 10~30μm)组成。微静脉之间通过众多水平方向的吻合,侧支间相互形成密集的网格,邻近网格在交界处汇集,经2~4级汇合后,口径增加到50μm左右,即向深面穿过网状层,形成皮下脂肪中的非伴行性浅静脉,再逐级汇合成浅静脉干,在皮下组织中平行走行。

（2）网状层微静脉网　位于皮肤网状层与皮下脂肪交界处、有皮肤的附属器(汗腺、皮脂腺、毛囊)存在的部位,围绕这些皮肤器形成团簇状或丛状微静脉团。这些微静脉(口径20~30μm)逐级吻合,形成1~2支管径50~70μm的集合微静脉,向深面垂直经皮下组织层,汇合成穿静脉,回流入深静脉系统。

（3）皮下脂肪微静脉网　存在于脂肪颗粒之间,比较稀疏,既与浅静脉系统沟通,又与深静脉系吻合。

（4）深筋膜微静脉网　存在于深筋膜的深、浅两面,以浅面密集,主要经穿动脉的两支伴行穿静脉回流入深静脉系统。

皮肤组织的静脉系统分为浅、深两组。浅组静脉系统起自乳头下微静脉网,收纳皮肤浅层结构的静脉血,在一定的区域汇集成较大的浅静脉支和浅静脉干,平行走行于皮下组织的浅层,如上肢的头静脉、贵要静脉和下肢的大隐静脉、小隐静脉。皮肤的深组静脉系统起自网状层微静脉网,也收纳皮肤浅层的静脉血,主要在小范围内汇集成穿静脉或直接皮肤动脉的伴行静脉,垂直走行于皮下组织的深层,在穿过深筋膜之前,还收纳深筋膜微静脉网的静脉血,最后进入深部主干静脉直接回流。

2. 浅-深静脉系统的交通吻合　体被组织的四层微静脉网之间,相互联系丰富,存在着众多的无静脉瓣膜或瓣膜样结构的微小吻合支,在这些微小的吻合支里,静脉血可以在局部灌注和血流压力的调节、作用下,进行往-返、左-右、上-下等无方向性的震荡运动,故Taylor(1990)称这种无瓣膜的细小静脉为震荡性静脉(oscillating vein)或双向性静脉(bi-directional vein)。而浅静脉系统与深静脉系统之间,主要通过两种大的吻合途径相沟通。

（1）口径较大的静脉干交通支　这种交通支一端连接着皮下浅静脉干,另一端连接深部主干动脉的伴行静脉,口径1~3mm,直接将浅静脉干收集的来自远侧肢体广大区域的静脉血导入深静脉系统回流。浅-深静脉干交通支在关节部位恒定出现,多为一支,内有坚强的静脉瓣膜,朝向深层。

（2）口径较小的穿静脉　它一端连接体被组织的深层微静脉网,另一端连接深部的主干伴行静脉,直接将微静脉网收集的局域性的静脉血导入深静脉系统回流。穿静脉一般伴穿动脉而行,多为2支,口径略大于穿动脉。与穿动脉系统的分布相对应,在肢体近侧的肌间隔部位,穿静脉数目较少,但口径较大,多在0.8mm以上;而在肢体远侧的肌间隙部位,穿静脉数目较多,但口径较小,多在0.5mm以下。穿静脉本干中均有静脉瓣膜结构,保证静脉血由浅入深的顺向回流;而且,在穿静脉的分支中,口径超过0.15~0.20mm的较大分支,亦有瓣膜样结构存在,保证静脉血以穿支本干为中心的集中性汇合,而后再流入深静脉系统(图8-8-1-5-3)。

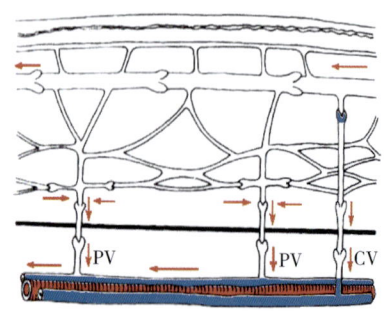

图8-8-1-5-3　皮肤静脉交通吻合示意图
(图注：PV:穿静脉；CV:交通支静脉)

3. 近端蒂筋膜皮瓣的静脉回流　因为口径较大的穿静脉分支中亦有静脉瓣膜样结构存在,因此,如果近端蒂皮瓣切取较长,超过了下一个穿静脉分支的有瓣膜区域,则在皮瓣的远侧穿静脉分支中亦存在着部分逆瓣膜方向回流的静脉血（图8-8-1-5-4）。由于瓣膜的机械性阻挡，集聚的静脉血将通过压力的调节作用，经无瓣膜结构的震荡性小静脉吻合支向压力较低的微静脉网回流，并逐渐达到静脉回流的新平衡。然而，如果能在近端蒂皮瓣中保留一条或数条浅静脉支，增加回流的通道，将显著改善皮瓣远侧的静脉回流，不仅消除静脉血的瘀滞现象，而且能扩大皮瓣的切取长度，可超过几个穿静脉的引流范围；同时近端引流静脉的存在，将有利于受床新生血管长入皮瓣，加快皮瓣在受区再血管化的进程。

脉血后，向蒂部回流，通过蒂部可能存在的穿静脉和（或）交通支静脉回流入深静脉系统；如果蒂部无穿静脉，则继续向远端及侧方回流直至有穿静脉的部位。对肌间隔（隙）筋膜穿血管类远端蒂皮瓣，蒂部的穿静脉是皮瓣静脉回流的主要途径，如果设计得当，不超过近侧穿静脉有瓣膜的分支区域，一般不发生逆瓣膜方向的静脉逆流（图8-8-1-5-5）。而对直接皮肤动脉类的远端蒂皮瓣，动脉回返支的伴行静脉或不伴行静脉的瓣膜开口即朝向远侧，是其正常的回流方向，静脉血引流顺畅。

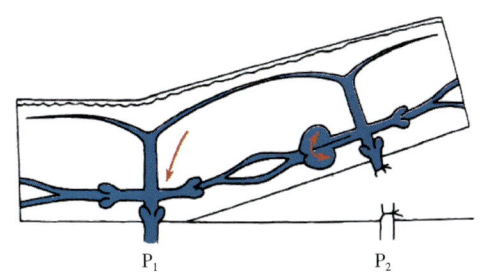

图8-8-1-5-4 近端蒂筋膜皮瓣静脉回流示意图
（图注：P_1：近侧穿静脉；P_2：远侧穿静脉）

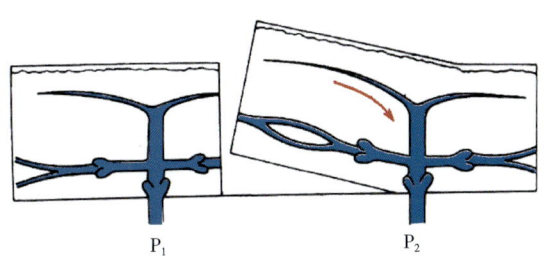

图8-8-1-5-5 远端蒂筋膜皮瓣静脉回流示意图
（图注：P_1：近侧穿静脉；P_2：远侧穿静脉）

4. 远端蒂筋膜皮瓣的静脉回流 因为远端蒂皮瓣掀起时，近端的静脉血管均被切断、结扎，通过皮下浅静脉干直接回流的管道已不复存在，皮瓣的所有静脉血最终都需进入深静脉系统，即只有通过浅-深静脉干交通支和（或）穿静脉才能完成回流。

对血管网（丛）类远端蒂皮瓣，微静脉网收集静

以上三类远端蒂皮瓣，只要手术设计恰当，皮瓣切取不是太长，即使有些逆瓣膜方向的静脉血聚集，通过无瓣膜的小静脉吻合支和微静脉网亦能得到较好的回流代偿，不发生静脉血的瘀滞。由于这些皮瓣的动脉血供与静脉回流与正常相似，均不存在逆向血流，血液循环符合生理性规律，是真正狭义的远端蒂皮瓣（表8-8-1-5-1）。

表8-8-1-5-1 四肢的远端蒂皮瓣

血管类型	上 肢	下 肢
血管网类（随意型）	任意切取	任意切取
血管丛类（链型）	有链式吻合筋膜血管丛的部位，如： 前臂远侧段的桡、尺两侧	有链式吻合筋膜血管丛的部位，如： 小腿远侧段的前、内、后三方
肌间隙（隔）穿血管类（轴型）	有肌间隙（隔）穿血管支的部位，如： 尺动脉腕上穿支 桡动脉鼻烟窝穿支 骨间掌侧动脉的背侧穿支	有肌间隙（隔）穿血管升支的部位，如： 腓动脉外踝上穿支 胫后动脉内踝上穿支 胫前动脉腓浅神经穿支
直接皮肤血管类（轴型）	腋窝 腋、肱动脉直接皮支	卵圆窝、腘窝 股动脉直接皮支 腘窝股后直接皮支

三、逆行岛状皮瓣

虽然早在 1976 年 Bostwick 就描述了头部以颞浅血管为蒂的逆行岛状筋膜瓣移植，但在四肢，逆行岛状皮瓣却是在我国学者杨果凡（1981）首先介绍前臂桡动脉皮瓣游离移植之后出现的。1982 年，王炜、鲁开化和 Stock（1983）几乎同时将桡动脉游离皮瓣发展为带蒂的逆行岛状皮瓣，用于修复手部创面和进行拇指再造。在这一思想的指导之下，以后在四肢又开发出 10 余种带知名血管的逆行岛状皮瓣。

目前对这类皮瓣的认识已有 20 年的历史。尤以对桡动脉逆行岛状皮瓣研究较多。因动脉无瓣膜，动脉血流的逆向灌注很好理解；但对静脉系统，因有静脉瓣膜的阻挡，对其回流机制的认识仍有争论。这类皮瓣的血循特征是动脉灌注量高，而静脉回流量低，即高灌注，低回流，术后肿胀多见，但成活一般均无问题。

（一）动脉血供

逆行岛状皮瓣的切取有严格的供区条件，即在作为供区的肢体上至少要有两条或两条以上平行的动脉干，而且两条动脉干在肢体的远侧端有较大的直接吻合。如手部的深、浅动脉弓和足部的足底动脉弓。当切取一条动脉干时，血液从另一条动脉干，通过远侧端的动脉弓状吻合而逆向灌注皮瓣。因此，逆行岛状皮瓣的动脉血液灌注方向都是与正常相反的，是由远向近逆向流动的。肢体的主干动脉，在关节的部位，均发出分支相互吻合，形成关节的动脉血管网，如上肢的肩、肘、腕、掌及指，下肢的髋、膝、踝及足部。依据逆行岛状皮瓣血管的这一解剖要求，在肢体的许多部位，主要是在关节的周围，可以设计切取许多以不同动脉供血的逆行岛状皮瓣。

逆行岛状皮瓣的动脉血管蒂口径均较粗大，属于知名血管类，其血供均属于动脉主干带小分支的类型或称动脉干网状供血的类型。这种"小分支"可以是主干动脉在深部走行中发出的肌间隙（隔）筋膜穿支，亦可以是主干动脉在浅表走行中或邻近肢端时发出的直接筋膜皮支，或主干动脉发出的骨膜、肌肉、肌腱、神经等深部结构的营养支。因此，依靠逆行的主干血管蒂，既可以仅切取筋膜皮肤组织形成岛状皮瓣或岛状筋膜瓣，亦可以单独或连带切取深部的骨、肌肉、肌腱、神经等形成复合组织瓣，应用灵活。

依切取的血管蒂对供区肢体动脉血供的重要性不同，可将逆行岛状皮瓣分为带主要血管蒂和带非主要血管蒂两种类型。带主要血管蒂的逆行岛状皮瓣切取后，对供肢的远侧血液循环常有明显损伤，应尽量少用；带非主要血管蒂的逆行岛状皮瓣切取后，对供肢的远侧血液循环影响很小，应首选使用（表 8-8-1-5-2）。

表8-8-1-5-2　四肢的逆行岛状皮瓣

血管类型	上　　　肢	下　　　肢
带主要动脉型	桡动脉逆行岛状皮瓣 尺动脉逆行岛状皮瓣 指动脉逆行岛状皮瓣	胫后动脉逆行岛状皮瓣 胫前动脉逆行岛状皮瓣 足背动脉逆行岛状皮瓣
带非主要动脉型	桡侧返动脉逆行岛状皮瓣 尺侧返动脉逆行岛状皮瓣 骨间后动脉逆行岛状皮瓣 掌背动脉（第1~4指）逆行岛状皮瓣 指背动脉逆行岛状皮瓣	膝上内侧动脉逆行岛状皮瓣 膝上外侧动脉逆行岛状皮瓣 隐动脉逆行岛状皮瓣 腓动脉逆行岛状皮瓣 跗内侧动脉逆行岛状皮瓣 跗外侧动脉逆行岛状皮瓣 跖背动脉（第1~4趾）逆行岛状皮瓣 足外侧动脉逆行岛状皮瓣 足内侧动脉逆行岛状皮瓣 足底内侧动脉逆行岛状皮瓣

(二)静脉回流

1. 概述 四肢的静脉血管(以下肢更为突出),无论是浅静脉、深静脉还是联系两者的交通支静脉,均被赋予一种特殊的结构,即静脉瓣膜(venous valve)。静脉瓣膜为单叶、双叶和三叶状,以双叶状最多见,叶片之间的接触面积约占其静脉口径的 20%~50%,瓣叶的开口方向与皮肤表面平行,即有深、浅两瓣。它的作用,一是保证静脉血的向心性回流,二是通过毛细血管的静脉端,调节、维持正常的组织压力,并能对组织压力的正常变化(如改变体位、肌肉收缩等)作出代偿。静脉血管由于有了瓣膜而不能发生血液倒流的理论,自 William Harvey(1628)创立血液循环论以来,一直沿用至今。目前,包含有瓣膜的静脉节段移植仍是治疗下肢静脉倒流性疾病(指静脉瓣膜损坏或先天缺陷)的有效方法之一。然而,自桡动脉逆行岛状皮瓣成功创用以来,静脉血不能倒流的理论受到了挑战,许多学者对逆行岛状皮瓣的静脉回流机制作了探讨。

目前认为,逆行岛状皮瓣的静脉回流主要依靠动脉的两条伴行静脉及其辅助的联系静脉(connecting veins)而完成逆流。许多研究发现,伴行静脉的结构特点使其容易发生血液的逆流:

(1)伴行静脉的瓣膜发育不全,不如浅静脉的瓣膜坚强,而且上肢的静脉瓣膜不仅数目较少,发育上也不如下肢。

(2)两条伴行静脉间存在着众多的各式各样的口径 1~3mm 的较大联系(macrovenous connections),即交通支(communicating branch)和旁路侧支(bypassing branch)(图 8-8-1-5-6A)。

(3)在肢端的腕、踝部位,深-深、深-浅静脉间存在着固定而丰富的直接交通吻合支(图 8-8-1-5-6B)。

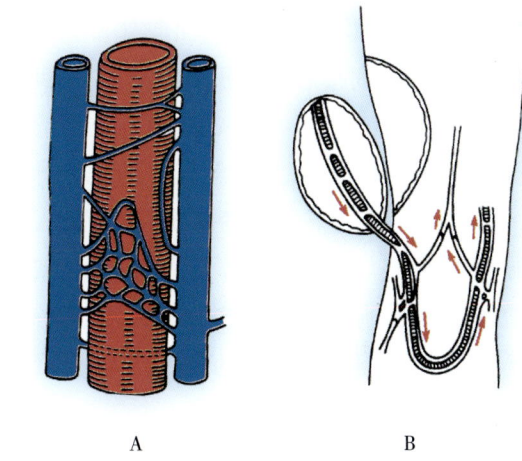

图 8-8-1-5-6 伴行静脉大交通吻合支示意图(A、B)
A.两条伴行静脉间的交通支;B.伴行静脉与浅静脉间的交通支

(4)两条伴行静脉均有自身的营养血管,口径 0.1~0.3mm,而且有着众多的细小吻合交通(microvenous connections),围绕伴行静脉的走行,存在着丰富的静脉周围血管丛(图 8-8-1-5-7)。

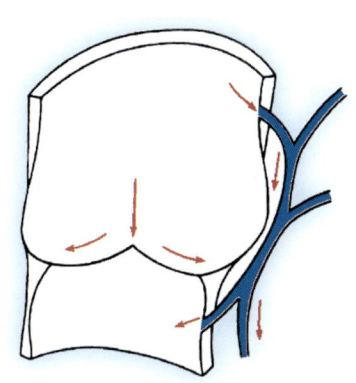

图 8-8-1-5-7 伴行静脉本身小交通吻合支示意图

研究发现,伴行静脉及其附属的交通支、旁路侧支和营养血管的静脉(vasa vasorum)均有静脉瓣膜的分布,只是瓣膜的抵抗能力大小不一。上肢的桡、尺静脉和骨间前、后静脉的瓣膜数目,较下肢的胫前、胫后和腓静脉的瓣膜数目少,以胫前静脉的瓣膜数目最多。上肢静脉的瓣膜之间接触面积小,其接触部分约占静脉口径的 20%~30%,且上肢的静脉窦呈梭形,当静脉管腔由于压力的作用向外增大时,静脉窦与静脉壁一起均匀地膨胀,从而向外牵拉静脉瓣膜,使其相互间接触的面积更加减少,有助于瓣膜的失活(图8-8-1-5-8A)。而下肢的静脉瓣膜之间接触面积大,其接触部分约占静脉口径的40%~50%,且下肢的静脉窦呈球囊形,当静脉管腔受压力的作用向外增大时,静脉壁很少增宽,而是静脉窦向外的膨胀和旋转,对静脉瓣膜并无牵拉作用,对瓣膜的失活亦无帮助(图8-8-1-5-8B)。

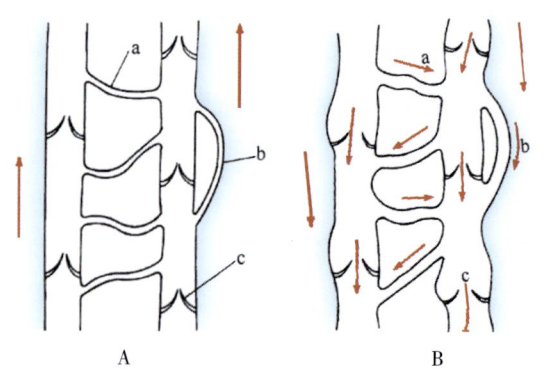

图8-8-1-5-9 逆行岛状皮瓣静脉回流途径示意图(A、B)

A. 术前;B. 术后(图注:a. 伴行静脉间交通支;b. 旁路侧支;c. 直接经失活的瓣膜)

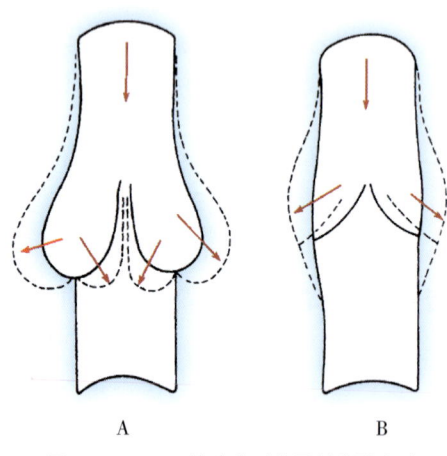

图8-8-1-5-8 静脉窦形状及其膨胀程度示意图(A、B)

A. 下肢(胫前静脉)静脉窦的形态与扩张运动;
B. 上肢(桡静脉)静脉窦的形态与扩张运动

目前对逆行岛状皮瓣的静脉血的逆流途径有两种不同的观点。一是经两条伴行静脉的交通支和旁路侧支以"迷宫式途径"迂曲回流;二是经失活的静脉瓣膜而直接逆流。但可以肯定,逆行岛状皮瓣的静脉回流是多因素共同作用的结果(图8-8-1-5-9)。

2. 迷宫式回流理论

(1)经较大静脉(两条伴行静脉)

① 横向的交通支;

② 纵向的旁路侧支。

(2)经微小静脉(伴行静脉的营养血管)

① 交通支;

② 旁路侧支。

(3)经无瓣膜的静脉节段

3. 瓣膜失活理论

(1)瓣膜结构改变

① 瓣叶接触面积;

② 瓣叶坚强程度;

③ 瓣叶的内缘性平滑肌收缩。

(2)管腔内因素

① 管腔的扩张;

② 静脉近端压力高于远端的压力阶差。

(3)管腔外因素

① 组织压力的减少;

② 静脉瓣膜的轴向改变;

③ 失去交感神经支配。

静脉逆流的两种观点对逆行岛状皮瓣手术的实际指导作用不同。如迷宫回流理论要求手术中应尽量保留血管蒂周围的疏松结缔组织,以保护两条伴行静脉间的交通支和旁路侧支的完整;而瓣膜失活理论则要求手术中应尽力分离血管蒂静脉,以去除瓣膜的内在神经支配。从临床实践来看,应以迷宫式回流的理论占优。

四、浅静脉干的作用

在四肢的远端蒂皮瓣和逆行岛状皮瓣的切取中,有时不可避免地要碰到较大的浅静脉干,如前臂桡侧的头静脉和尺侧的贵要静脉,小腿内侧的大隐静脉和后侧的小隐静脉等。在这种情况下，是否要在皮瓣中包含这类较大的浅静脉干？这些浅静脉干的作用如何？都是必须要考虑的问题。

我们（1991）在对前臂桡侧岛状筋膜皮瓣静脉回流研究的基础上，提出了较大浅静脉在远端蒂皮瓣和逆行岛状皮瓣中"有害无益"的观点。由于远端蒂皮瓣中近端的皮下浅静脉干已被切断结扎，浅静脉干中静脉血由远及近的顺向回流出口已不复存在。因此，由蒂部导入皮瓣的远侧肢体的静脉血在浅静脉中聚集，压力升高，致使浅静脉干怒张，成一粗壮坚韧的索条。对单根浅静脉干而言，因为在其周围不存在交通支和旁路侧支，因此只有通过功能不全的静脉瓣膜才能发生逆流。Timmons（1984）曾对单根静脉的逆向回流提出了三个条件，只有同时满足这三个条件，静脉血才能逆流：

1. 瓣膜失神经支配，如手术分离、局部浸润麻醉；

2. 瓣膜两端均有血液充盈，其远端静脉必须使瓣膜呈飘浮状态，不完全关闭；

3. 瓣膜近端的压力高于远端（图8-8-1-5-10）。

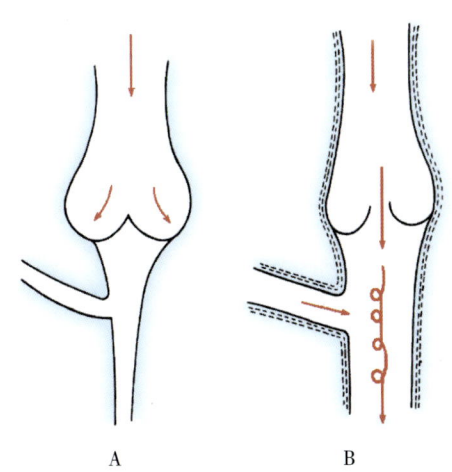

图8-8-1-5-10 单根静脉逆向回流条件示意图（A、B）
A.瓣膜未失活；B.瓣膜失活后

我们认为，其中最关键的瓣膜失活一项却难以实现。因为在治疗下肢的静脉倒流性疾病时，即使作游离的静脉节段移植，其静脉瓣膜仍有良好的防逆流作用。在远端蒂皮瓣或逆行岛状皮瓣中，手术只是掀起皮瓣，并未完全解剖分离其中的浅静脉干，瓣膜失活更难以实现。因此，在远端蒂皮瓣和逆行岛状皮瓣中，在蒂部保留浅静脉干不仅不能帮助皮瓣的静脉回流，反而将远侧肢体的静脉血导入皮瓣内，加重回流负荷，引起瘀血、肿胀，影响皮瓣的成活，有害无益。手术时应将其在蒂部分出结扎。

五、临床注意点

（一）远端蒂皮瓣的切取范围

与影响近端蒂皮瓣成活的主要原因是动脉血供不同，影响远端蒂皮瓣成活的关键因素是皮瓣静脉回流的充分与否。因此，欲切取较长的远端蒂皮瓣，必须从改善其静脉回流入手。临床设计中应尽可能减少静脉血逆瓣膜方向回流的范围，以适应无瓣膜的细小吻合支的代偿能力。一般而言，一个较大的远侧穿静脉能充分引流一个较大的近侧穿静脉的无瓣膜区域，因此在肢体近侧的两个较大穿静脉间设计切取远端蒂皮瓣是安全的。由于穿静脉伴穿动脉出现，临床上可用超声多普勒探测穿动脉的位置来帮助决定皮瓣的切取部位和范围。另外，一个远侧穿静脉通过筋膜纵向血管网（丛）和皮神经周围纵向血管丛的帮助，亦能充分引流近侧多个无瓣膜的细小穿静脉的分支区域，因此在四肢的远侧，可以安全地切取较长的远端蒂链型筋膜皮瓣。

（二）远端蒂皮瓣的切取部位

对近端蒂皮瓣，应尽量在有较大浅静脉支的供区设计切取，以增加静脉回流的途径，扩大切取面积，提高皮瓣的成活质量。对远端蒂皮瓣，应尽量在不包含浅静脉干的部位设计切取，或在手术中于蒂部将浅静脉干细心分出结扎，或在近端将其与受区的引流静脉吻合接通,防止将肢体远侧的静脉血导入皮瓣,引起瘀血、肿胀,影响成活。当然,如果远侧的创面已将浅静脉破坏(如手背、足前创面),则其不良作用亦不再存在。临床上判别浅静脉干作用的一个简单有效的方法,就是在远端蒂皮瓣掀起后,放松止血带,观察皮瓣的血循情况。如皮瓣逐渐肿胀,渗血为暗红色的静脉血,同时用手指扪摸,感到浅静脉干怒张,成一坚韧的索条,则肯定皮瓣的血液循环紊乱由浅静脉干引起,应细心在蒂部将其分出结扎。

(三)远端蒂皮瓣的应用选择

远端蒂皮瓣属于局部或区域性皮瓣,与远位皮瓣和游离皮瓣相比,有许多优点,在修复肢端的创伤缺损中体现得尤为突出,如:

1. 技术简单,容易开展;
2. 一次完成,耗时短;
3. 在同一肢体手术,麻醉、消毒、铺巾一次完成;
4. 不破坏他处结构;
5. 不损失肢体的主要血管;
6. 属局部皮瓣,就近取材,转移的组织与受区相近;
7. 为生理性皮瓣,成活可靠;
8. 避免固定肢体,利用早期活动和功能康复,病人痛苦少;
9. 不需显微外科技术等。

因此,临床工作中应多选用生理性血循的远端蒂皮瓣和带非主要血管的逆行岛状皮瓣。对严重损害肢体血供的桡、尺、指动脉和胫前、胫后、足背动脉逆行岛状皮瓣,应谨慎使用。术前必须做腕、指或踝的 Allen 试验,以判别剩余血管的代偿作用能否满足远侧肢体的血循需要。

(四)逆行岛状皮瓣中静脉血的"二次逆流"

对一般的逆行岛状皮瓣而言,其静脉血只需经过伴行静脉的一次逆向回流即可到达与对侧深静脉的交通支处,再按正常的方向顺行回流(图8-8-1-5-11A)。但当皮瓣切取过大、血管蒂解剖过短(图8-8-1-5-11B),或为了获得较大的旋转弧而将皮瓣的远侧穿血管切断,皮瓣旋转仅以近侧穿支为皮瓣的供养血管时(图8-8-1-5-11C),皮瓣的部分区域即超出了该穿血管的静脉引流范围,相当于在逆行岛状皮瓣的基础上又增加了一个远端蒂或近端蒂皮瓣,致使这部分皮瓣的静脉血发生二次逆流。即首先克服本区穿静脉的瓣膜阻挡逆流至邻近的穿静脉,再克服两条伴行静脉的瓣膜阻挡,才能完成逆流过程。在这种情况下,皮瓣末端部分的静脉回流将更加困难。

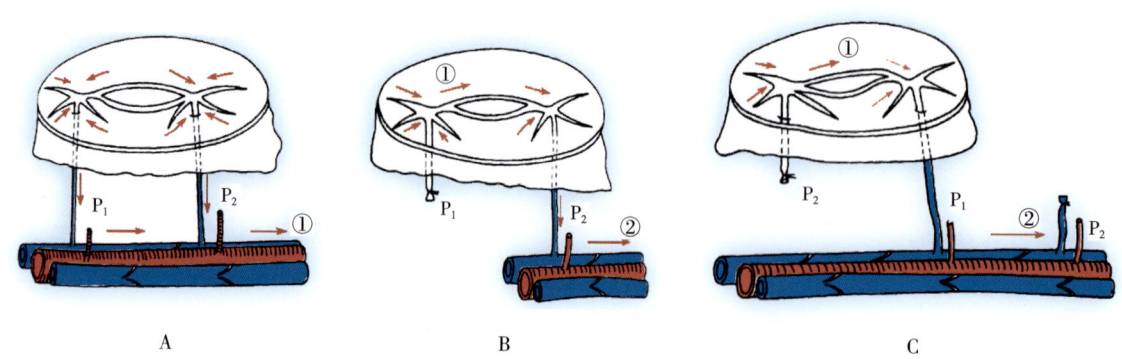

图8-8-1-5-11 逆行岛状皮瓣静脉血二次逆流示意图(A~C)
A. 静脉血经一次逆向回流;B. 以远侧穿静脉为蒂,静脉血经二次逆向回流;
C. 以近侧穿静脉为蒂,静脉血经二次逆向回流。
(图注:P_1:近侧穿静脉;P_2:远侧穿静脉;①第一次逆流;②第二次逆流)

(五)逆行岛状皮瓣的旋转轴点

影响逆行岛状皮瓣成活的关键因素,除了静脉回流的阻力大小外,血管蒂旋转部位的选择可能是最重要的因素了。旋转轴点应选择在深、浅静脉固定性交通支的近侧。一般深、浅静脉间大的交通支在关节部位恒定出现,如腕、踝关节附近,逆流的静脉血很容易进入交通支而返流。如果手术解剖时,超过了此交通支的位置,则破坏了交通支,减少了逆流静脉血的快捷通道,血液必须继续向远侧逆流,直至到达下一个交通支;如果在手术解剖时,不到达此交通支,则未被手术掀起的这段静脉瓣膜功能良好,逆流的静脉血必须克服更大的阻力,才能到达交通支而返流。逆行岛状皮瓣的血管蒂轴点一般留取在腕、踝关节近侧 2~3cm,超过或不到均对静脉回流不利。

(六)上臂与股部的逆行岛状皮瓣

在肢体,几乎所有带较大知名血管束的远端蒂皮瓣均为逆血流岛状皮瓣,但也有几处例外,如上臂部以尺侧返动、静脉和桡侧返动、静脉血管束为蒂的臂内、外侧逆行岛状皮瓣,大腿后方以第三、四穿动脉血管束为蒂的股后逆行岛状皮瓣,因为在这些部位的下段深静脉血管中,其静脉瓣膜的生理性配布方向朝向远侧,即正常的静脉血液回流即有部分指向远侧的肘关节和膝关节,然后再经肱静脉或股静脉回流。因此在这些部位切取的逆行岛状皮瓣,其静脉血并不发生逆流,仍是按其正常的回流方向(指向远侧)运行,血液循环符合生理性,似乎称为远端蒂皮瓣更为合适。

(七)改善远端蒂皮瓣静脉回流的方法

远端蒂皮瓣和逆行岛状皮瓣,由于静脉血回流不畅和淋巴液回流受阻,大多数皮瓣术后早期均有不同程度的肿胀,但在 2~3 天后,随着动脉灌注与静脉回流新的动态平衡的到达和受区新生血管的长入,肿胀都能自然消退,皮瓣完全成活。这类皮瓣术后的主要危险是静脉回流不充分,导致皮瓣的静脉性瘀血、肿胀,组织营养障碍,甚至发生局灶性瘀血、坏死。对此,可在术中、术后采取下列方法予以避免或减轻:

1. 在皮瓣的近端选取一条浅静脉干(前臂的头静脉、贵要静脉、正中静脉,小腿的大隐静脉、小隐静脉),皮瓣转移至受区后,在受区的近侧找到一条向心性的回流静脉,将两者吻合;

2. 在皮瓣的近端留取 1~2 支细小的浅静脉不予结扎,让静脉口敞开,使瘀滞的静脉血从此流出;

3. 皮瓣缝合时避免张力,针距大些,必要时敞开几针,有利于组织液的溢出;

4. 术后患肢抬高,促进静脉回流;

5. 下肢远端蒂皮瓣 3 周内禁止下地活动。

第六节　筋膜瓣、皮下组织瓣与筋膜皮下组织瓣

一、前言

虽然早在 1942 年,Converse 即有用颞浅血管为蒂的岛状头部皮瓣进行全鼻再造的论述,以颞浅血管为蒂的头部筋膜瓣也已有几十年的历史,但四肢与躯干的筋膜瓣、皮下组织瓣和筋膜皮下组织瓣却是在 1981 年 Ponten 首先介绍筋膜皮瓣的基础上发展起来的。

将局部组织瓣以翻转(turnover)移位的方式进行转移,对覆盖与供区相距 180° 或邻近 180° 的

创面,十分有利。Clodius(973)首先进行了这方面的尝试,利用真皮的丰富血管网,在一侧小腿设计切取了真皮-脂肪瓣(dermo-fat)做翻转交腿移植。同样,Pakiam(1978)为修复手指创面,在邻指设计切取了去上皮的(de-epithelialized)翻转皮下组织皮瓣做交指移植。这两种方法均是利用真皮层丰富的血管网设计组织瓣并作交叉翻转移植的,需二期断蒂。Thatte(1982,1983)对小腿局部的随意型和轴型皮下组织皮瓣的翻转移位作了许多研究,为了使皮瓣转移后能与创面愈合,均需对皮瓣进行去上皮化(de-epithelialization)处理,以暴露出丰富的真皮血管网。因组织瓣的长宽比例受限,在小腿的应用价值不大,且在转移的真皮层有发生皮肤囊肿和创面积液的危险。

在Ponten(1981)筋膜皮瓣成功应用的鼓舞下,Thatte(1984)对Ponten小腿后内侧筋膜皮瓣的切取方法作了改良,不带表面皮肤,从深筋膜下掀起仅包含深筋膜和部分皮下组织的近端蒂筋膜瓣,向前翻卷(roll over)180°覆盖胫骨外露创面,再在朝上的深筋膜面上植皮,获得完全成活。以后,许多学者对四肢,特别是前臂和小腿的翻转筋膜(皮下组织)瓣做了研究,创造了多种纵向和横向的筋膜(皮下组织)瓣切取方法,为修复肢体和远侧肢端创面提供了一种简单易行的新方法。

二、定义

人体的体被组织包括深筋膜、浅筋膜和皮肤三层不同的结构。由于三层组织中均有血管网分布,因此,包含任何一层、相邻两层或全部三层的组织均可设计成组织瓣,只不过由于各层组织中血管多少和配布方向的不同,成活的大小相差很大。

(一)筋膜瓣(fascial flap 或 fascia flap)

是指组织瓣的构成以深筋膜为主,深筋膜是组织瓣转移的主要目的。在深筋膜的表面带有少量的薄层皮下组织,为的是防止损伤丰富的深筋膜上血管网,保证筋膜瓣的成活。其解剖的深、浅平面分别是深筋膜下间隙和皮下组织的深层。

(二)皮下组织瓣(subcutaneous tissue flap 或 adiposal flap)

由 Marty(1984)和 Gumener(1986)介绍。他们认为,深筋膜本身血管稀少,且结构坚韧,对皮瓣的成活与转移均不会有多大的贡献;而皮下疏松组织是体被组织血管的主要寓居地,因此他们建议在掀起筋膜组织瓣时,不必携带深筋膜,仅包含全层的皮下疏松组织即可。其解剖的深、浅平面分别是深筋膜上和真皮下。

(三)筋膜皮下组织瓣(adipofascial flap,fasciosubcutanous flap 一词已较少应用)

是指组织瓣的构成除了深筋膜外,还包括较多、较厚的皮下疏松脂肪组织(adipose tissue)。其解剖的深、浅平面分别是深筋膜下间隙和皮下疏松组织的浅层。

三、应用解剖

四肢体被组织的血液供应,主要来自深部的节段性动脉所发出的直接皮肤分支、肌间隙(隔)筋膜皮肤穿支和肌皮动脉的筋膜皮肤穿支等。这些皮动脉在体被组织内共形成五层动脉血管网,由深至浅依次为:深筋膜下血管网、深筋膜上血管网、皮下脂肪血管网、真皮下血管网、真皮层血管网(乳头下层、乳头层)。在皮下组织中有皮神经支和浅静脉支经过的部位,围绕这些特殊的结构,还存在着皮神经营养血管网和浅静脉营养血管网。Taylor(1987)认为,在致密组织与疏松组织或固定不动组织与往返移动组织的交界处,往往有丰富的血管分布。皮下疏松组织与深面的深筋膜和浅面的皮肤之间即有这种交界关系。研究发现,在体被组织的多层血管网中,以深筋膜上血管丛(suprafascial plexus)、皮神经旁营养血管丛(paraneural nutrifying plexus)和真皮下血管网(subdermal plexus)最为丰富、重要。临床上已有仅以其一种血管网为蒂设计切取组织瓣的报道,如筋膜蒂岛状皮瓣、带皮神经营养血管的皮瓣和带真皮下血管网的皮瓣(薄皮瓣、超薄皮瓣)。

由于皮下疏松组织是体被组织血管的主要寓居地,三层重要血管网亦均居于皮下疏松组织之中。因此,综合考虑组织瓣的血供和供区剥离后皮肤瓣的成活,在掀起组织瓣的深、浅解剖平面上,以筋膜皮下组织瓣最为合理。它不仅最大限度地在组织瓣中包含了体被组织的丰富血管网,而且考虑到供区皮肤的成活,保留了真皮下血管网的完整,兼而具有前述筋膜瓣和皮下组织瓣的优点。这也是近年来临床上筋膜皮下组织瓣应用较多的原因:

1. 深筋膜是一明显的解剖标志,组织瓣的深层在深筋膜下的疏松组织间隙内解剖,不仅操作方便,层次容易掌握,而且出血少,深筋膜下间隙被誉为切取皮瓣的"外科平面"。

2. 解剖时带上深筋膜下的疏松组织,组织瓣翻转移位后,深筋膜下血管网是游离植皮的良好受区,皮片成活有保障。

3. 真皮层亦是一明显的组织层次标志,解剖时紧靠真皮,在皮下疏松组织的浅层进行,仅保留少量的脂肪颗粒于分离的皮肤瓣上,层次容易掌握,不会过深而损害组织瓣的皮下组织血管网,亦不会过浅而损害供区皮肤瓣的真皮下血管网。组织瓣与供区皮肤均能得到可靠的血供,成活无虞。

筋膜皮下组织瓣的血供来源和血管分布与同部位的筋膜皮瓣相似,只不过少了真皮下血管网和皮肤血管网而已。但筋膜皮下组织瓣不包含皮肤,营养的组织也相应地减少。按血供基础,筋膜皮下组织瓣亦有轴型、链型和随意型之分。在一切可以设计掀起筋膜皮瓣的部位,均可安全地切取筋膜皮下组织瓣,成活的面积不会减少。

与蒂部不带皮肤的岛状筋膜皮瓣相比,两者具有相同的血供来源和血管配布,筋膜皮下组织瓣可以较筋膜皮瓣成活得更长。

四、适应证

1. 筋膜皮下组织瓣移植适合于不伴皮肤缺损的各部位、各原因的软组织重建(soft tissue reconstruction);

2. 如需同时重建创面的皮肤组织,则在筋膜皮下组织瓣上进行游离植皮;

3. 修复伴有肌肉、肌腱、神经、血管时,需保护有收缩和滑动功能的深部结构外露的创面;

4. 切取组织瓣而又不想损害供区的外形、功能和美观时。

五、随意型筋膜皮下组织瓣的临床应用

筋膜皮下组织瓣亦可进行吻合血管的游离移植。目前较多采用的,除了头部的颞顶筋膜瓣外,又在躯干和四肢开发了一些新的供区(表8-8-1-6-1)。

表8-8-1-6-1 几个常用的游离筋膜(皮下组织)瓣供区

筋膜(皮下组织)瓣	血 管 蒂
颞顶筋膜瓣	颞浅动、静脉
前臂筋膜瓣	桡动、静脉
小腿筋膜瓣	腓肠浅动脉(腘窝外侧皮动脉)、小隐静脉
肩胛筋膜瓣	旋肩胛动、静脉
腹部Scarpa筋膜瓣	腹壁浅动、静脉
臂外侧筋膜瓣	桡侧副动、静脉
侧胸筋膜瓣	腋窝直接皮动脉 胸外侧动、静脉 胸背动、静脉 胸腹壁浅静脉

轴型筋膜皮下组织瓣和链型筋膜皮下组织瓣往往是筋膜皮瓣的改良,多以肌间隙(隔)筋膜穿血管供血或链式筋膜血管丛供血,其临床应用

将在各局部筋膜皮瓣中作介绍。

(一) 筋膜皮下组织瓣的设计

随意型筋膜皮下组织瓣由三部分构成,即基底部、蒂部和被转移的瓣本身。其血供来自基底部和两侧方的筋膜穿血管,通过蒂部和组织瓣本身的筋膜纵(横)向血管网而营养整个组织瓣。

1. 纵向筋膜皮下组织瓣的设计 纵向筋膜皮下组织瓣是依据筋膜穿血管发出的升支和降支,以及相邻升、降支间相互吻合形成的纵向筋膜血管网,在创面的近侧或远侧设计的。其原则是应尽可能将组织瓣,按肢体的纵轴方向,设计在深部肌间隔或知名血管的表面,如此则能将穿血管和(或)丰富的纵向筋膜血管网包含在组织瓣内。不考虑基底蒂部有无穿血管存在,纵向切取的筋膜皮下组织瓣成活的长宽比例一般在3:1左右,如能将皮神经血管丛包含在内,则成活的长宽比例更大。

纵向筋膜皮下组织瓣在设计时需考虑三个指标,即基底部的长度与宽度、蒂的长度与宽度和组织瓣本身的长度与宽度(图8-8-1-6-1)。

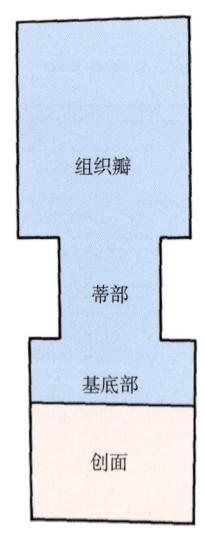

图8-8-1-6-1 翻转筋膜瓣设计示意图
组织瓣>创面,蒂部>基底部

(1) 基底部(base) 是组织瓣血液循环的根据地。理论上讲,基底部的面积越大,可能包含的穿血管也越多,为组织瓣提供较多血供的机会也越多,因此基底部应越大越好。但基底部越大,筋膜皮下组织瓣翻转折叠在基底部而消耗浪费的蒂部长度也越大,对组织瓣的末端成活不利。一般基底部长2~3cm。基底部的宽度与创面等宽。

(2) 蒂部 是组织瓣获得血供的生命线。如果蒂部设计在肌间隔或肌间隙的表面,深部有穿血管进入蒂部,则蒂部可较瓣的宽度略窄,但不能少于组织瓣宽度的2/3。较窄的蒂部组织容量小,翻转缝合后蒂部张力不大,不会压迫血管网而影响血循环。如蒂部未见穿血管,则筋膜皮下组织瓣靠筋膜血管网营养,蒂宽即创面的宽度,不应小于3cm,以包含足够的筋膜血管网。蒂的长度即是翻转折叠在基底部的长度,与基底部的长度相等或略大。

(3) 组织瓣的宽度 与创面相等,组织瓣的长度应较创面略长,以消除组织瓣切取后皱缩的影响。

总之,纵向的翻转筋膜皮下组织瓣在设计中应注意:蒂长>基底长,瓣长>缺损长,(蒂长+瓣长)>(基底长+缺损长),瓣长:蒂宽<3:1。采用组织瓣加蒂部面积与基底部面积之比,是针对翻转筋膜皮下组织瓣而提出的一种血供估计方法,一般两者面积之比不超过4~5:1时,成活无虞。

2. 横向筋膜皮下组织瓣的设计 横向筋膜皮下组织瓣是依据肌间隙筋膜穿血管发出的横向分支(或称水平分支),以及这些分支间的相互吻合,在缺损同一平面的左侧或右侧设计切取的。因为筋膜血管网的横向吻合不如纵向吻合丰富,因此,横向筋膜皮下组织瓣切取的长度比例较纵向者为小,一般不超过2:1。

这类筋膜皮下组织瓣的蒂部都是纵行方向的。应尽可能将其设计在肌间隔的部位,以直接将筋膜穿支的横向分支包含在内。如局部没有肌间隔或离肌间隔太远,则保留缺损边缘2~3cm长的正常软组织为基底部,按瓣面积与基底面积之比不超过4:1设计。

(二)筋膜皮下组织瓣的手术方法

缺损创面彻底清创,切除瘢痕挛缩及坏死组织,纠正畸形,测量缺损区面积。在设计的组织瓣表面,从基底部至组织瓣末端"S"形切开皮肤,在皮下组织的浅层向两侧分离皮肤瓣,注意保留少许脂肪颗粒于皮肤瓣上,防止损伤真皮下血管网。按设计面积和形状,从边缘切开皮下组织和深筋膜,并将两者缝合固定几针,防止分离。从深筋膜下间隙,连带部分疏松组织,由远及近将组织瓣向基底部掀起。越近基底部,分离越需仔细,防止损伤可能存在的穿血管。将筋膜皮下组织瓣翻转180°,皮下脂肪层向下,覆盖于受区。注意蒂部勿牵拉,基底部缝合勿存张力,防止压迫穿支和筋膜血管网。取断层皮片植于朝上的深筋膜面上(图8-8-1-6-2)。轻轻打包包扎。

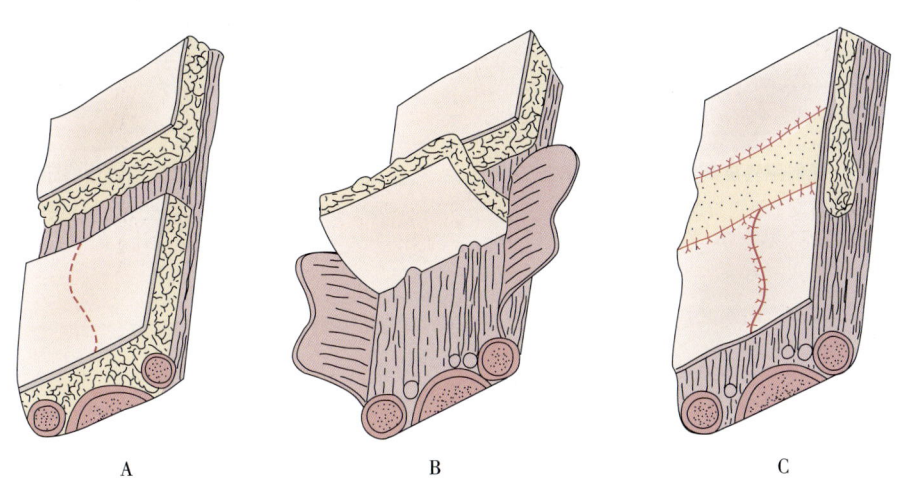

图8-8-1-6-2 翻转筋膜皮下组织瓣手术方式示意图(A~C)
A. 切口设计;B. 筋膜瓣翻转;C. 术后创面闭合

(三)临床应用举例

1. 腕部电烧伤后屈曲挛缩(图 8-8-1-6-3);
2. 手背肌腱外露(图 8-8-1-6-4);

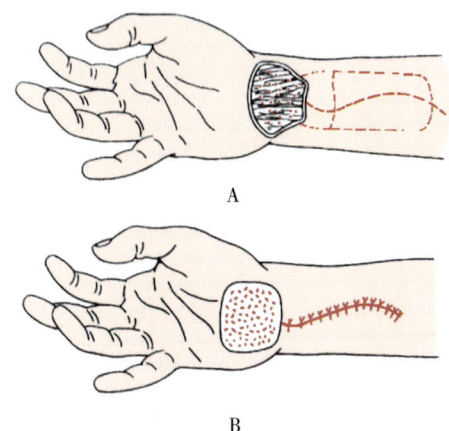

图8-8-1-6-3 前臂翻转皮瓣示意图(A、B)
前臂翻转筋膜皮下组织瓣修复腕部创面
A. 筋膜瓣及切口设计;B. 术后创面闭合

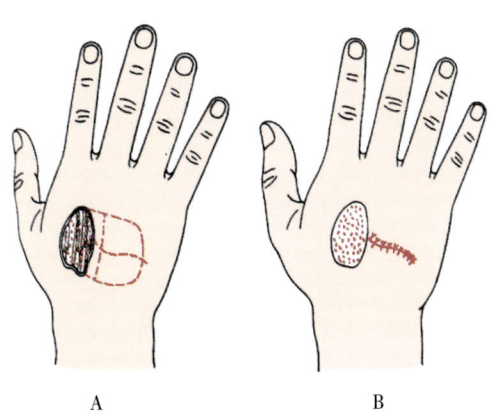

图8-8-1-6-4 手背横向皮瓣示意图(A、B)
横向翻转筋膜皮下组织瓣修复手背创面
A. 筋膜瓣及切口设计;B. 术后创面闭合

3. 肘部烧伤后瘢痕挛缩(图 8-8-1-6-5);
4. 胫骨外露(图 8-8-1-6-6);
5. 锁骨内固定后钢板外露(图 8-8-1-6-7)。

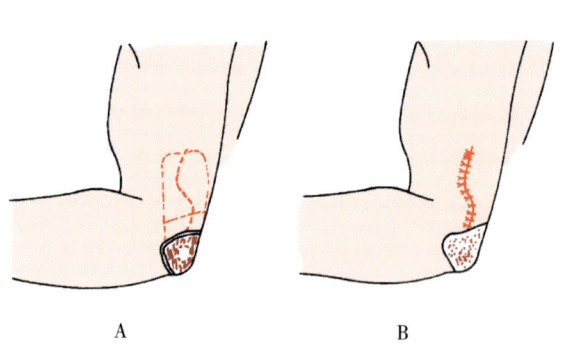

图8-8-1-6-5　局部翻转皮瓣示意图（A、B）
局部翻转筋膜皮下组织瓣修复肘部创面
A.筋膜瓣及切口设计；B.术后创面闭合

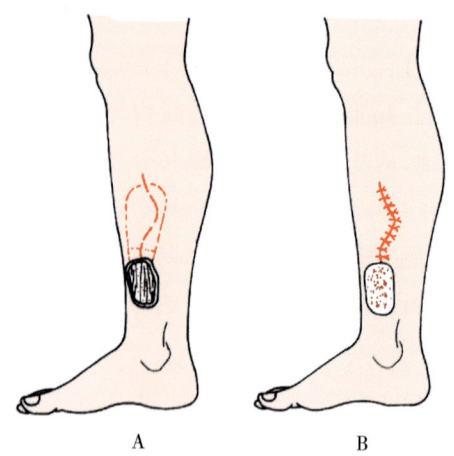

图8-8-1-6-6　小腿远端翻转皮瓣示意图（A、B）
远端蒂小腿内侧翻转筋膜皮下组织瓣修复胫骨外露创面
A.筋膜瓣及切口设计；B.术后创面闭合

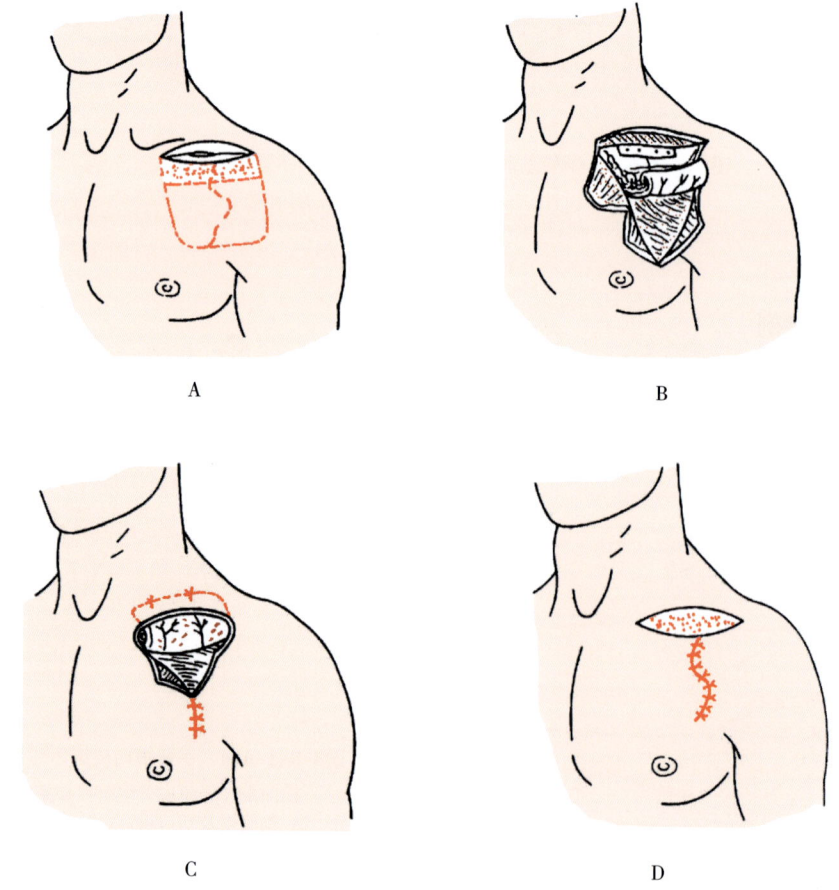

图8-8-1-6-7　翻转皮瓣修复创面示意图（A~D）
翻转筋膜皮下组织瓣修复锁骨内固定外露创面　A.创面概况；B.皮瓣设计；C.闭合创面；D.闭合切口

六、筋膜皮下组织瓣的优点

带蒂筋膜皮下组织瓣是一局部组织瓣,不仅较吻合血管的游离皮瓣和远位皮瓣优点突出,而且与筋膜皮瓣相比,亦有许多明显的优点。

1. 筋膜皮下组织瓣的血供来源与血管分布与筋膜皮瓣一样或相似,而营养的组织却较少,成活面积和长度均较筋膜皮瓣为大。

2. 筋膜皮下组织瓣较筋膜皮瓣更加柔软,伸展性和适应性好,与创面贴合密切。

3. 筋膜皮下组织瓣可翻转移植,蒂部猫耳畸形更小,不需二次修整。

4. 筋膜皮下组织瓣翻转移植的覆盖弧度,较筋膜皮瓣的旋转弧度显著增大,扩大了局部组织瓣的适用范围。

5. 在供区,当筋膜皮瓣切取不太宽,而将供区皮肤直接拉拢缝合时,由于缝合张力较大,愈合有时不理想,瘢痕明显;而筋膜皮下组织瓣切取后,供区缝合无张力,愈合质量高,瘢痕小。

6. 在供区,当筋膜皮瓣切取较宽时,供区往往难以直接缝合,需进行植皮封闭,留下一不雅观的植皮区;当切取筋膜皮下组织瓣移植时,无论切取多宽,供区皮肤复位后均可一期缝合,且真皮下血管网未破坏,成活无虞。

7. 在供区,由于将皮肤切开向两侧翻起,完全显露了皮下组织,因此,在供区解剖、保留重要的皮神经(上肢的桡神经浅支和尺神经手背支、下肢的腓浅神经和隐神经)和较大的浅静脉干即容易实施,对供区的损害减少。

8. 筋膜皮下组织瓣可根据受区创面的需要,一期修除多余的脂肪,进行减薄手术,修复受区后不显臃肿。

9. 筋膜皮下组织瓣翻转后,深筋膜面朝上,因为带有深筋膜下疏松组织及其血管网,植皮后成活良好。

10. 对受区有肌肉、肌腱、神经和血管等具有收缩、滑动功能的深部结构暴露的创面,筋膜皮下翻转组织瓣的脂肪层向下,既能为其提供良好的软组织覆盖,又不与它们发生粘连,有利于滑动功能的恢复。

11. 筋膜皮下组织瓣能为受区提供良好的软组织重建材料——柔软的皮下疏松脂肪组织,可根据具体需要灵活运用(Braum,1995),如包绕松解和移植的神经、肌腱,防止形成粘连;插入尺、桡骨之间防止骨桥形成;置入关节之中减少摩擦等。

第七节 带皮神经营养血管(丛)的皮瓣

一、前言

自 Taylor 和 Ham 1976 年首先报道吻合血管的桡神经浅支游离移植以来,国内外许多学者对人体的皮神经血供进行了解剖学研究,为游离神经移植供体的选择提供了形态学基础。然而,很少有人注意到皮神经的伴随营养血管(concomitant vasa nervorum)与其周围皮肤的供血关系。在胚胎发生上,皮肤与神经同源自外胚层;在胚胎发育上,当肢体胚芽形成后,是神经引导着血管生长。因此,皮肤与皮神经在血供上的密切关系并不足为奇。其实,早在 1892 年,法国解剖学家 Quenu 和 Lejars 即指出皮肤的血供部分地依赖于皮神经周围的血管。1936 年,法国解剖学家 Salmon 在其著作中也强调了皮神经与皮肤的血供关系。但因这些论文发表较早,远远超越了当时皮瓣外科的发展水平,并未受到外科学界的重视;且这些著作均是以法文写成的,在英语世界影响很少。直到20世纪90年代,才有几位学者(法国Masquelet,巴西Bertelli,澳大利亚Taylor等)重新研究了皮神经营养血管与皮肤血供的相互关系,发现围绕皮神经的伴行营养血管(丛)对皮肤的血供有重要作用,并提出了神经皮瓣(neurocutaneous flap或neuro-skin flap)的概念。因为在这类皮瓣中往往均包含有一条皮肤浅静脉,所以又有神经静脉皮瓣之称(neuro-venous flap)。虽然对这类皮瓣的名称,国内外仍存在较多的争论,但对皮神经与皮肤血供关系的新认识,丰富了人们关于皮瓣血供的知识,也为临床设计应用长皮瓣(long flap)提供了新的研究方向。

二、皮神经的血供形式

(一)概述

显微外科解剖学研究发现,皮神经干(支)的血液供应非常丰富。从神经走行的纵行方向看,皮神经的每一节段和每一段落之间均有很发达的侧支循环,包括神经外纵向血管网和神经内纵向血管网,血液沿此纵行的方向能运行很长的距离;从神经的横断面方向看,神经的每个层次中均有丰富的血管网(丛),神经外膜及其外面的神经旁血管网(paraneural vascular plexus)与神经内部的神经内血管网(intraneural vascular plexus,包括神经束膜血管网和神经束内微血管网)之间亦有众多的交通吻合,为神经轴突提供丰富的血液营养,以维护神经的正常传导功能。

研究发现,在人体,每一皮神经均有一套动脉和静脉血管相伴随营养。只不过神经的走向很"节省",在两点之间取最近的直线途径;而血管却行径曲折,多呈襻状和弓状。Taylor为了显微移植的需要,将皮神经的血供按其血管来源分为两类。

(二)血管来源

1. **主要动脉型** 为一口径较大的营养动脉,伴皮神经主干共同穿过深筋膜后,动脉与神经并列,随行的距离较长。但血管的伴行距离都没有神经走行的那么长,往往只是在与神经共同穿出深筋膜后的一段距离内。皮神经伴随血管属于神经外部的血供系统,通常是一条动脉与两条静脉组成血管束。在神经的近段,伴随血管并不直接供养神经,而是通过走行过程中发出的细小节段性分支,在神经周围相互吻合形成血管网而营养神经。较大的主要动脉型神经营养血管能对长段神经进行营养,如在腓浅神经移植时,仅保留上端的营养血管(腓浅血管),腓浅神经切取长度达27cm,远端仍有活跃滴血;在治疗臂丛神经损伤时,进行患侧尺神经移位与健侧C_7神经根吻接,仅保留近侧的尺侧副动脉而切取前臂全长的尺神经,神经远端仍渗血活跃,证明神经的纵向血供代偿能力很强。

2. **血管网型** 为搭乘于(hitchhike)皮神经的节段性横向小动脉,在神经表面发出众多的升支和降支,多个上、下位节段性血管的升支与降支之间通过链式吻合(chain-linked anastomosis)形成丰富的纵向血管网。这些横向的小动脉可能来自神经主要营养血管的终末支、邻近的肌皮穿支、肌间隙(隔)筋膜皮肤穿支和直接皮肤穿支。研究发现,这些小动脉之间的吻合是不减少口径的真正吻合(true anastomosis,类似直通毛细血管),而不是逐渐减少口径的阻塞性吻合(choked anastomosis,类似真毛细血管)。虽然一条穿血管本身的供血范围有限,仅营养神经的一段,犹如接力赛跑的一程(relay),但许多穿血管通过分支相互吻合,形成密集的纵向交织血管网(longitudinal interlacing plexus),即显著地扩大了穿血管的供血范围和供血距离,能对长段皮神经进行营养。

人体的皮神经依靠主要血管营养者较少,而

依靠多个节段性血管营养者较多。对任何一条具体的皮神经而言,这两种血供类型仅有主、次之分,相互间并不是完全单一、孤立的,而是共同存在、相互结合、互为补充(图8-8-1-7-1)。即使皮神经的血供是主要血管型的,在其变细的远段亦得到其他穿血管的加强;即使皮神经的血供是节段性血管型的,在其较粗的近段,亦能发现口径较大的神经伴随营养穿支。

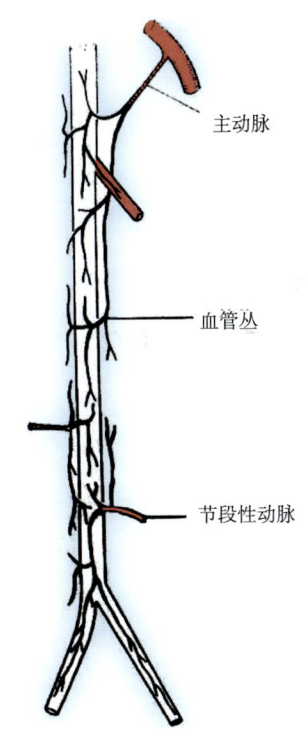

图8-8-1-7-1 皮神经的营养血管示意图

三、皮神经营养血管与皮肤血供的关系

皮神经血供丰富,皮神经营养血管与皮肤血管之间亦存在着众多的交通吻合。皮神经在深筋膜下由伴行血管的分支营养;皮神经出深筋膜走行于皮下组织后,其营养均来自位于神经外膜及其周围的神经旁血管。神经旁血管(paraneural vessels)口径0.2~0.5mm,由皮神经的节段性营养血管(来自皮神经的主要营养血管或邻近穿血管的皮神经分支)发出。神经旁血管在皮神经周围5mm左右,沿皮神经的走行方向相互沟通而形成纵向的神经旁血管网。神经旁血管网在行程中多次发出分支,斜向穿入神经实质,与纵向的神经内血管网相吻合而营养神经组织。Bertilli(1992)通过组织切片观察到,神经旁血管网远较深筋膜血管网粗大和密集,发育良好。在皮神经出现分支、分叉时,神经旁血管网也随之分开,且其血管分支的口径大小与神经分支的直径大小相配应。神经分支较粗,神经旁血管网亦相应的较丰富。由于皮神经血管网在皮下组织中接受肌皮穿支、肌间隙(隔)筋膜穿支和直接皮肤穿支的血管营养,而这些血管又发支营养皮肤与皮下组织;因此,皮神经与皮肤组织有共同的血供来源。皮神经旁血管网不仅发出分支与邻近的皮静脉周围血管网相沟通,而且亦有分支与深、浅两面的深筋膜、皮下组织及皮肤血管网相吻合。

因此,起自深部节段性动脉的筋膜皮肤穿血管[肌皮穿支、肌间隔(隙)皮肤穿支、筋膜皮肤穿支、直接皮肤穿支],不仅在深筋膜、皮下组织及真皮层形成丰富的血管网,而且,如果这一部位的皮下疏松组织中包含有特殊的结构,如皮神经和皮静脉,穿血管亦发出分支到这些特殊结构,围绕皮神经和皮静脉形成丰富的血管网。由于皮神经和皮静脉均是纵向走行的,因此皮神经和皮静脉血管网的方向性亦很明显,是纵向分布的。体被组织的这些血管网之间不仅具有共同的血供来源,而且相互间吻合丰富,形成错综复杂的三维立体交通网络。皮神经血管网的存在极大地加强了局部体被组织血管网的方向性,即:在肢体是纵行的,在躯干是横行或斜行的,在头颈部是放射状的。这是带皮神经营养血管的组织瓣(筋膜皮瓣、皮下组织皮瓣、筋膜皮下组织瓣)成活较长的血管解剖学基础。

四、带皮神经营养血管皮瓣的临床应用原则

(一)皮瓣设计

1. 基本要求　皮神经营养血管或血管丛位

于皮神经走行于皮下组织的段落中,在皮神经周围5mm左右的范围内与皮神经相伴而行。因此,带皮神经营养血管的皮瓣在设计时必须遵守这一原则:

2. 基本原则

(1)在皮神经穿出深筋膜后走行于皮下组织的段落内设计切取。

(2)将皮瓣的长轴设计得与皮神经走行方向一致。

(3)皮瓣的蒂部必须保留一定的宽度,以包含皮神经周围的营养血管(或营养血管丛)。在手背、指背,一般0.5~1.5cm;在前臂、小腿,一般2.5~3.0cm。

(4)皮瓣的蒂部应尽可能设计在有深部穿血管加入神经旁血管丛的部位,即存在神经皮肤穿支(neurocutaneous perforator)轴心血管的部位,以设计切取轴型皮瓣。这种穿支轴心血管的部位,可以用显微外科解剖学资料和(或)超声多普勒探测帮助确定。

(5)虽然皮神经营养血管口径细小,但皮神经周围的血管分布密集,相互吻合成丛,方向性明显,血液循此低阻力的纵向血管丛能运行较长的距离。因此皮瓣的蒂部不一定都要存在轴心穿血管,仅以皮神经营养血管(丛)或再配合包含深筋膜血管网、皮静脉周围血管网等,同样可以形成长宽比例较大的链式(link-pattern)血供组织瓣。

(6)较大的皮神经支在走行上常与较大的浅静脉干相伴,如头静脉与前臂外侧皮神经、贵要静脉与前臂内侧皮神经、大隐静脉与隐神经、小隐静脉与腓肠神经等。由于这些浅静脉干在皮下显而易见,因此,在这些部位设计皮瓣时,可以皮下浅静脉作为标志,以浅静脉干的方向作为皮神经走向的向导,帮助确定皮瓣的部位与长轴。

(7)皮神经周围血管丛具有双向供血的能力,血液在此血管丛上既可由近及远的顺向流动,又可由远及近的逆向流动。因此,可以安全地设计切取近端蒂或远端蒂皮瓣,成活的质量差别不大。远端蒂的皮神经营养血管(丛)皮瓣对修复手、足肢端特别适宜。

(二)切取方式

皮神经营养血管(丛)位于含有皮神经支的皮下组织之中,因此,在这些部位切取的包含皮下组织层的各式组织瓣均有可能包含皮神经营养血管(丛)。一般将其分为三种。

1. 包含皮神经营养血管(丛)的筋膜皮瓣(fasciocutaneous neurovascular flap)
皮瓣的深层解剖平面在深筋膜下间隙;浅层可以不切开皮肤使皮瓣成为半岛状,或切开皮肤但保留深筋膜和皮下组织而成为岛状。

2. 包含皮神经营养血管(丛)的皮下组织皮瓣(subcutaneous neurovascular flap)
皮瓣的深层解剖平面在深筋膜上;浅层处理亦有两种方式,切开皮肤或不切开皮肤。

3. 包含皮神经营养血管(丛)的筋膜皮下组织瓣(adipofascial neurovascular flap)
皮瓣的深层解剖平面在深筋膜下间隙,浅层解剖平面在皮下组织的浅层。

(三)适应证与优缺点

带皮神经营养血管的皮瓣属于局域性组织瓣,多用在邻近创面的覆盖上。适用于除明显炎症外的一切外伤后的新鲜创面、骨及肌腱等深部结构外露的陈旧创面、病变切除后的无菌创面。

带皮神经营养血管(丛)的皮瓣除了具有局部皮瓣的一切优点外,尚具有一些独特的突出优点。

1. 供血丰富
较一般组织瓣(筋膜皮瓣、筋膜皮下组织瓣、皮下组织皮瓣)多了一套密集的皮神经营养血管(丛)供血系统,因此血供较一般的组织瓣丰富,成活质量可靠且长宽比例较大,可安全到达较远的创面。但必须注意,不包含深筋膜的皮下组织神经血管丛皮瓣的血供能力较带深筋膜者为差,切取这类皮神经血管丛皮瓣时不能作得太长,临床上已有因不带深筋膜而使小腿后侧的腓肠神经血管丛皮瓣缺血枯死的报道(Hasegawa,1994)。

2. 较为灵活　可任意以远、近端为蒂,临床应用灵活,尤其对创伤和组织缺损较多见的手、足肢端,提供了一种不损伤知名血管,不影响肢体血循环,不需显微外科血管吻合的新方法。

3. 功能良好　带有皮肤感觉神经,能制成感觉皮瓣,为某些特殊的摩擦、受压和知觉部位,如胫骨结节、足跟、尺骨鹰嘴和指端、指尖,提供良好的覆盖和感觉功能。在局部转移中,如以近端为蒂,皮神经未被切断,皮瓣本身即带有感觉功能;如以远端为蒂,将此皮神经支与受区近端皮神经吻接后亦可恢复感觉功能。

该皮瓣的缺点是不能随意切取,必须遵守一定的规则:损失一条皮神经,有供区部分感觉丧失和形成痛性神经瘤的可能。

五、常用的带皮神经营养血管的皮瓣

皮神经营养血管(丛)普遍存在于皮神经周围,因此,在有皮神经支经过的部位,均可依据皮神经的走行方向设计切取带皮神经营养血管(丛)的皮瓣(图8-8-1-7-2)。我们归纳总结了肢体皮神经的一些解剖参数,对这类皮瓣的设计切取有所帮助(表8-8-1-7-1)。

表8-8-1-7-1　肢体主要皮神经的解剖参数

皮神经	来源	深筋膜穿出点	主要动脉	分布区域
臂外侧上皮神经	腋神经	三角肌后缘中下部	臂外侧上皮动脉	三角肌下部、臂外侧上部
臂外侧下皮神经	桡神经	三角肌止点下方后缘		臂外侧下部
臂后皮神经	桡神经	腋后襞下方	肱动脉直接皮支	三角肌止点以下的臂后部
肋间臂神经	第二肋间神经	腋前线稍后	肋间动脉外侧皮支	腋窝底与臂内侧上部
臂内侧皮神经	臂丛内侧束	臂内侧中点		臂内侧下部
前臂外侧皮神经	肌皮神经	肘部肱二头肌腱外侧		前臂外侧,分前、后两支
前臂内侧皮神经	臂丛内侧束	臂内侧中点下方		前臂内侧,分前、后两支
前臂后皮神经	桡神经	臂外侧肌间隔下部		前臂后面
桡神经浅支	桡神经	桡骨茎突上6cm		手前、指背桡侧半
尺神经手背支	尺神经	豌豆骨上4cm		手背指背尺侧半
臀上皮神经	腰丛	髂嵴后上方	第四腰动脉后支皮支	臀中上部
臀下皮神经	股后皮神经	臀大肌下缘正中线		反向分布于臀下部
股外侧皮神经	腰丛	髂前上棘内、下3cm		臀前与股外侧
股神经前皮支	股神经	大腿前面		大腿前侧
闭孔神经皮支	闭孔神经	股内侧上1/3		股内侧上部
股内侧皮神经	股神经	缝匠肌内缘		股内侧下部
股后皮神经	骶丛	臀横纹下4cm,后正中线	臀下动脉终末支	股后、腘窝
隐神经	股神经	膝内侧缝匠肌与股薄肌之间	隐动脉	小腿、足内侧面
腓浅神经	腓总神经	小腿前面中下1/3	腓浅动脉	小腿前下部及足背中、内侧
腓肠神经	胫、腓总神经	小腿后面上中1/3	腓肠浅动脉	小腿后外侧面及足外侧

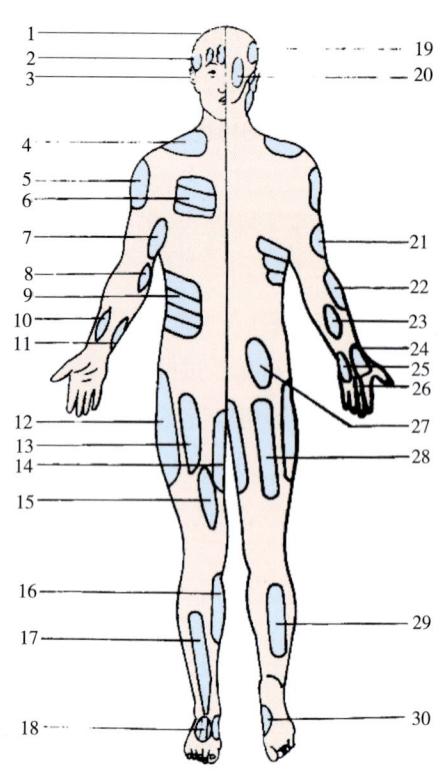

图8-8-1-7-2 供区示意图

带皮神经血管皮瓣的（潜在）供区 （图注：1. 滑车上神经；2. 眶上神经；3. 耳颞神经；4. 锁骨上神经；5. 腋神经皮支；6. 肋间神经前穿支；7. 肋间臂神经；8. 臂内侧皮神经；9. 肋间神经外侧穿支；10. 前臂外侧皮神经；11. 前臂外侧神经；12. 股外侧皮神经；13. 股中间皮神经；14. 闭孔神经皮支；15. 股内侧皮神经；16. 隐神经；17. 腓浅神经；18. 足背（内侧、中间、外侧）皮神经；19. 耳大神经；20. 枕大和枕小神经；21. 臂外侧上皮神经；22. 臂外侧下皮神经；23. 前臂后侧皮神经；24. 桡神经浅支；25. 尺神经手背侧；26. 指背皮神经；27. 臀上皮神经；28. 股后皮神经；29. 腓肠神经；30. 足底内侧神经）

（一）带前臂外侧皮神经的筋膜皮瓣

1. 应用解剖 前臂外侧皮神经是肌皮神经的最长分支，在肘窝肱二头肌腱外侧穿出深筋膜，主干与头静脉走行7cm后，分为较粗长的前支和较细短的后支。前支继续与头静脉伴行，两者相距0.5~1.0cm，沿肱桡肌掌侧下行，末端到达腕下大鱼际区。后支沿肱桡肌前侧下行，到达腕关节近侧。前臂外侧皮神经在走行中，共接受2~5个前臂穿血管的分支营养，其中第一支位于肱骨外上髁下3cm左右，口径0.8mm，比较恒定。

2. 皮瓣设计 因为仅前臂外侧皮神经的前支及其营养血管丛能到达腕部以下（大鱼际区），因此，在采用远端蒂皮瓣修复腕、掌部的远侧创面时，多包含前支设计皮瓣。

（1）轴心线 前臂中立位，肱骨外上髁水平肱二头肌腱外侧与桡骨茎突的连线，即头静脉走行线。

（2）轴心点 近端旋转点不超过肱骨外上髁下4cm，远端旋转点不超过桡骨茎突近侧水平。

（3）注意点 解剖平面在深筋膜下。皮瓣中包含皮神经支、头静脉或其属支。蒂宽3cm左右。

（二）带前臂内侧皮神经的筋膜皮瓣

1. 应用解剖 前臂内侧皮神经在臂内侧中下1/3交界处，伴贵要静脉穿出深筋膜，在肱骨内上髁上方分为前、后两支。前支较粗长，与贵要静脉伴行，两者相距1.0~2.0cm，在肱骨内上髁前3cm越过肘关节后，沿尺侧腕屈肌桡侧或尺侧腕屈肌与掌长肌之间下行，肉眼可见长度10cm，后分成细支进入皮肤，分布于前臂掌面尺侧，远侧可达腕横纹。后支在内上髁前后转向前臂尺背侧，在尺侧腕屈肌背侧下行，肉眼可见长度9cm，即分成细支进入皮肤。后支的分布区不到腕部。前臂内侧皮神经前支的营养血管丛共得到2~5支穿血管的加强（即吻合），最近的一支在肱骨内上髁上、下3cm左右，口径0.8mm；最远的一支在前臂中段加入，口径0.6mm，以后即变为交织的营养血管丛，延伸至腕部。前臂内侧皮神经后支在走行中接受1~3支穿支营养血管，最近的一支也在肘关节附近。

2. 皮瓣设计

（1）轴心线 前臂中立位，肱二头肌腱内侧与肱骨内上髁连线中点（头静脉经过点）与豌豆骨连线。

（2）轴心点 近端旋转点不超过肱骨内上髁下3cm，远端旋转点不超过前臂中下1/3交界处。

（3）注意点 皮瓣解剖平面在深筋膜下。包含皮神经支和贵要静脉或其属支在内。蒂宽3cm

左右。

(三) 带隐神经的筋膜皮瓣

1. 应用解剖　隐神经是股神经的最长分支，经过内收肌管并穿该管前壁，然后下行至缝匠肌与股薄肌腱之间，约在股骨内上髁下 5cm 处穿出深筋膜至皮下。在小腿，隐神经一直位于皮下组织中，有膝降动脉的分支隐动脉伴行营养。直至小腿中上 1/3 交界处，隐动脉一直位于神经的前方；以后隐动脉变细，成为交织的纵向血管丛，在神经周围 0.5~1.0cm 的范围内伴行。隐神经营养血管(丛)与大隐静脉的关系密切，在小腿中上 2/3，位于大隐静脉的后方；在小腿下 1/3，位于大隐静脉的前方。隐神经营养血管(丛)在行程中接受 2~7 支(平均 3 支)胫后动脉的吻合支加入，最低的一个吻合支在内踝上 3~5cm。隐神经营养血管丛亦发出分支与小腿内侧的皮肤相沟通，从膝至踝部，共有 5~16 个分支。

2. 皮瓣设计

（1）轴心线　皮瓣的轴心线即为隐神经的走行线，与大隐静脉的走行相同。

（2）轴心点　皮瓣的近侧旋转轴点为隐动脉，即膝内侧隐神经血管束皮瓣(saphenous neurovascular flap)；皮瓣的远侧旋转轴点为胫后动脉的肌间隔筋膜穿支的发出部位，最低的一个是内踝上筋膜穿支，在内踝上 3~5cm。

（3）注意点　皮瓣掀起在深筋膜下间隙进行。包含隐神经和大隐静脉或其属支在内。蒂部如未见到穿支轴心血管，筋膜蒂的宽度不应小于 3cm。

(四) 带腓浅神经的筋膜皮瓣

1. 应用解剖　腓浅神经是腓总神经的分支，走行于腓骨肌与趾长伸肌之间的小腿前外侧肌间隔内，在小腿中下 1/3 交界处穿出深筋膜于皮下组织中走行。腓浅神经在行程中共接受 4 支胫前动脉的穿血管营养，其中第一支最粗最长，口径 1.0mm，可称为腓浅动脉，一般在小腿中上 1/3 交界处加入神经，并与其他穿血管共同形成腓浅神经营养血管束(丛)。在腓浅神经的下段，距外踝尖 5cm 的腓动脉前穿支(外踝上动脉)亦发支参加腓浅神经营养血管丛。在腓浅神经走行于皮下组织的小腿下 1/3 段，腓浅神经营养血管丛平均发出 5 支皮支，与小腿外侧的皮肤血管网相交通。

2. 皮瓣设计

（1）轴心线　皮瓣一般在小腿的下 1/3 沿腓浅神经走行线设计切取。

（2）轴心点　近端蒂皮瓣可以腓浅动脉为供血血管，旋转轴点可至腓骨小头下 5~6cm；远端蒂皮瓣以胫前动脉穿支或腓动脉的终末前穿支(距外踝尖上 5cm)为蒂，以后者(外踝上皮瓣)应用较多。

（3）注意点　解剖平面在深筋膜下间隙。皮瓣中需包含腓浅神经或其发出的足背分支。如蒂部包含穿支轴心血管，筋膜皮下组织蒂可略窄，仅起保护作用；如蒂部未见轴心血管，筋膜皮下组织蒂的宽度不应小于 3cm。

(五) 带腓肠神经的筋膜皮瓣

1. 应用解剖　在腘窝，腓肠内侧皮神经起自胫神经，腓肠外侧皮神经起自腓总神经，两者分别由腘窝内、外侧皮动脉伴随。在腓肠内侧皮神经与腓肠外侧皮神经的交通支汇合成腓肠神经时，其伴行的营养血管也相应地配合汇拢，并与腘窝中间皮动脉共同形成腓肠神经营养动脉——腓肠浅动脉，口径 1.0~1.5mm。约有 1/3 的解剖标本中腓肠浅动脉很细小，仅为密集的纵向血管丛。此神经血管束在腓肠肌二头之间下降，于小腿中上 1/3 穿出深筋膜。腓肠神经营养血管束伴小隐静脉走行，发出皮支供应小腿后方中下 2/3 偏外的皮肤。在有腓肠浅动脉的标本中，约 65% 的腓肠浅动脉可到达踝部，另 35% 在小腿下 1/3 变细，成为交织的纵向血管丛。腓肠神经营养血管束在走行中得到 3~5 支腓动脉穿血管的吻合加强，最低的一个吻合在外踝上 3~5cm 处（外踝上后穿动脉）。

2. 皮瓣设计

（1）轴心线　即腓肠神经的走行线，位于腘窝中点至跟腱与外踝中点的连线上。因腓肠神经与小隐静脉有良好的伴行关系，可以小隐静脉帮助确定。

（2）轴心点　近端蒂皮瓣的供血血管为腓肠浅动脉，旋转轴点可达腘窝部血管起始处；远端蒂皮瓣的旋转轴点一般选在外踝后上方 5cm 腓动脉的最低一个吻合支处。

（3）注意点　皮瓣的掀起平面在深筋膜下间隙。包含腓肠神经和小隐静脉在内。在皮瓣切取较长时，应留有一定的筋膜皮下组织蒂宽度，一般 3cm 左右。带腓肠神经营养血管的远端蒂皮瓣在足、踝部的修复重建中应用较多。不仅是因为它血供可靠，可以吻合神经恢复受区感觉，而且因为它容易定位，切取后供区感觉缺失的区域较小。

六、评价

（一）皮神经营养血管（丛）的作用

近年对皮神经营养血管的研究丰富了人们对皮肤血供的认识。我们知道，体被组织的血供均来源自深部的节段性动脉或称源动脉。这些动脉在不同的部位向体被组织发出不同的分支，有：

1. 直接皮肤动脉；

2. 穿动脉，包括肌皮穿支、肌间隔（隙）皮肤穿支和筋膜皮肤穿支；

3. 皮神经（穿出）、皮静脉（进入）经过深筋膜孔隙时所带有的营养动脉。

实际上，起自深部动脉的穿血管，不仅在体被组织的深筋膜、皮下组织和真皮层发出分支形成丰富的血管网，而且，如果在局部的皮下疏松组织中包含有特殊结构，如皮肤的感觉神经和浅静脉血管，穿血管亦发出分支营养这些组织并形成围绕皮神经支和浅静脉干的血管网。因为这两种结构具有明显的纵行方向性，相邻穿血管的分支通过环环相扣的链式吻合，使皮神经的伴行营养血管亦显示出同样的轴向，而成为具有方向性的血管丛。其实，深筋膜血管网在前臂和小腿的远侧段亦具有明显的方向性，与肌间隙的方向和穿血管的配布轴向一致，也是纵向走行的。皮神经营养血管丛的存在，更是加强了局部深筋膜血管丛的方向性。两者的联合存在，作用类似于轴心动脉，供血范围较大，血液流程较长。临床上可以深筋膜血管丛、皮神经血管丛与深部动脉的吻合汇入点（即穿动脉）为蒂，掀起轴型皮瓣；或仅以这些丰富的链式吻合血管丛为蒂，掀起链型皮瓣（link-pattern flap）。

对皮神经营养血管（丛）的认识使人们开发长皮瓣的愿望找到了新的研究方向。Taylor（1994）认为下列方法有助于开发长皮瓣。

1. 显微解剖研究；

2. 浅静脉走向是重要的向导；

3. 超声多普勒探测，帮助确定穿支出深筋膜的轴点位置；

4. 皮神经电刺激，帮助决定皮神经支的位置和走向；

5. 抓捏试验（pinch test），皮神经及其伴行血管多在肌间隔（隙）中穿过深筋膜到达皮下组织，当局部皮肤松弛活动度大时，其供血血管的口径也相应地较大，伴行的距离较长；因此，皮肤的最大松弛方向，往往提示了皮神经及其伴行营养血管的轴向。这一关系在躯干部尤为明显。

（二）与筋膜皮瓣、皮下组织皮瓣和筋膜皮下组织瓣的关系

随意型的筋膜皮瓣、皮下组织皮瓣和筋膜皮下组织瓣可在肢体的任何部位、任何方向设计切取。但临床应用中，为了使皮瓣切取的更长，成活更加可靠，往往均遵循一定的规则，如沿肢体

纵轴的方向设计切取。如果组织瓣切取的部位有皮神经支经过,手术无论在深筋膜下间隙掀起或是在深筋膜表面掀起,均有意或无意地包含了皮神经及其营养血管(丛);如果组织瓣的切取方向与皮神经的分布走向一致,则不仅包含了皮神经营养血管(丛),而且还兼顾了该营养血管(丛)的轴向。这种筋膜皮瓣、皮下组织皮瓣和筋膜皮下组织瓣与目前所称的"带皮神经营养血管的皮瓣"没什么两样,是对同一事物从不同的侧重角度所起的不同名称。分析已有的皮瓣,可以发现,许多应用时间很久的长皮瓣本身就含有皮神经及其营养血管,只是人们没有认识到它们的重要供血作用。早在1981年,Ponten首先报道的小腿后侧筋膜皮瓣,即包含了腓肠内侧皮神经、腓肠外侧皮神经或腓肠神经及其营养血管。因此,我们认为,近年来出现的"带皮神经营养血管的皮瓣"仅是以前筋膜皮瓣、皮下组织皮瓣和筋膜皮下组织瓣的特殊范例,它仅能在有皮神经支经过的部位、顺沿皮神经的走行方向,顺行或逆行切取。

(三)与带蒂静脉皮瓣的关系

静脉皮瓣是80年代出现的一种仅包含浅静脉管道系统的非生理性皮瓣。有动脉化静脉皮瓣(动脉血营养)与单纯静脉皮瓣(静脉血营养)、游离静脉皮瓣与带蒂静脉皮瓣之分。带蒂静脉皮瓣(pedicled venous flap)是一局部皮瓣,与供区有静脉血管蒂相连,又可分为远端蒂、近端蒂和远-近双蒂(即静脉血流经的)静脉皮瓣。以后两种含有流出静脉者较为成熟。在动物实验中发现,保留静脉血管蒂周围0.5~1.0cm的疏松结缔组织,对提高带蒂静脉皮瓣的成活率有着至关重要的影响,因为它能为静脉皮瓣提供少许的动脉性血液灌注,改善其低氧状态。在临床应用中,许多学者都强调不可将静脉血管蒂裸化(skeletonization),而应保留静脉蒂周围1~1.5cm宽的皮下组织条,其中即有可能包含了皮下组织血管网、静脉干周围血管丛和皮神经营养血管丛,与目前应用的"带皮神经和皮静脉营养血管的皮下组织皮瓣"相似。皮肤是低血流低氧耗器官,研究发现,每100g皮肤组织每分钟只要有1~2ml动脉血流灌注,即能保证其成活。因此,我们认为,许多临床应用成功的单纯带蒂静脉皮瓣,由于在蒂部保留了较宽的筋膜疏松组织,可能已不是真正的非生理性静脉皮瓣了。

(四)命名问题

虽然对皮神经周围营养血管(丛)的认识始于20世纪90年代,但在临床应用上,这类皮瓣并不新鲜,20世纪80年代即有应用,均是按皮瓣的部位、供血动脉和切取形式命名的,如小腿后侧腓肠浅动脉筋膜皮瓣。20世纪90年代以来,一些学者依据自己对该类皮瓣的理解,相继有neuro-venous flap、neurocutaneous flap、neuro-skin flap、fasciocutaneous(subcutaneous adipofascial)及neurovascular flap等名称出现;国内也有:皮神经皮瓣、带皮神经营养血管(丛)皮瓣、带皮神经伴行血管皮瓣,带皮神经营养血管及筋膜蒂皮瓣、带皮神经及其营养血管皮瓣(筋膜、皮下组织、筋膜皮下组织瓣)及带皮神经血管丛皮瓣等名称出现,非常繁杂。

我国1988年曾公布了一个皮(组织)瓣命名的原则,有三条:

1. 对复杂手术,按三层法命名,即手术方式为第一层(吻合血管或带血管蒂),供区的部位与转移的组织为第二层(前臂皮瓣、小腿筋膜瓣、髂骨皮瓣等),手术目的为第三层;

2. 对普通的单纯皮瓣,以供皮部位命名;

3. 对有多条供血血管的皮瓣,指明所带的动脉名称。

按照此命名原则,我们认为:

1. 皮神经并不是皮瓣的直接供血来源,虽然皮神经与其周围的营养血管(丛)的关系密切,但仍可用显微外科技术将其分出,保留在原位。

2. 伴行血管并不跟随皮神经的全长而营养神经，而是众多的节段性穿血管，序贯地加入皮神经营养血管（丛），才为其提供了全长的营养。

3. 虽然带上深筋膜较好，但亦非皮瓣成活所必须。

因此，将这类皮瓣统称为"带皮神经营养血管（丛）皮瓣"较好。其实，皮肤浅静脉周围的营养血管丛对皮肤血供也有贡献。皮静脉营养血管丛多存在于静脉周围 1cm 的范围内，不如皮神经营养血管丛丰富密集。我们认为，命名这类组织瓣应指明其特殊成分、蒂部方向、是否岛状、基本组织构成等四项要素，如带皮神经营养血管的远端蒂岛状筋膜皮瓣（distally based neurovascular fasciocutaneous island flap）、带皮静脉营养血管的近端蒂岛状筋膜皮瓣（proximally based venovascular fasciocutaneous island flap）、带皮神经和皮静脉营养血管的远端蒂筋膜皮下组织瓣（distally based neurovenovascular adipofascial flap）。临床应用时可再加上供、受区以指明其用途，如带腓肠神经和小隐静脉营养血管的远端蒂岛状筋膜皮瓣修复足跟缺损，带前臂外侧皮神经营养血管的远端蒂筋膜皮下组织瓣修复腕部创面。

（五）应用注意点

我们认为，在临床设计切取带皮神经营养血管（丛）的皮瓣时，手术操作中应注意以下几点：

1. 将皮神经本身及其周围的浅静脉支包含在皮瓣和蒂部之内　早期 Bertelli（1992）将这类皮瓣称为神经－静脉皮瓣（neuro-venous flap），指出带有皮神经即为皮瓣带来了动脉血供，带皮静脉则为皮瓣带来了静脉回流通道，因此皮瓣得以完全成活。虽然在切取筋膜皮下组织瓣（不带表面皮肤）时，可将皮神经从表面的皮下疏松组织中分离出来，保留在原位，但这种分离，即使在显微镜下十分仔细地进行，也必将对皮神经的营养血管（丛）带来或多或少的损害，有可能影响组织瓣的血运。对近端蒂皮瓣，浅静脉能帮助静脉回流，加快受区新生血管的长入，有益无害，尤其在皮瓣切取较长、动脉血供值得怀疑时，更应携带。对远端蒂皮瓣，则应在皮瓣掀起后，放松止血带鉴别浅静脉干的作用，决定是否保留。

2. 皮瓣的解剖平面在深筋膜下间隙　有人为了强调这种皮瓣与筋膜皮瓣的区别是"皮神经伴行血管营养的"，手术解剖在深筋膜上的皮下组织中进行，不仅摒弃了丰富的深筋膜上血管网，而且也容易损伤皮下组织的各层血管网，包括皮神经营养血管网。我们认为，将深筋膜包含在皮瓣和蒂部之内，手术在深筋膜层之下进行，有以下优点：

（1）完整地包含了深筋膜上血管网，此血管网非常丰富，必能加强皮瓣的血供，提高皮瓣的成活长度和成活质量。

（2）深筋膜是组织层次的明显分界线，容易辨认，且在深筋膜下间隙解剖，快捷方便，耗时短，是掀起皮瓣的外科平面。

（3）深筋膜结构致密，有一定的韧性，便于手术中的钳夹操持，而皮下组织松软易碎，经不起手术器械的提拉，容易撕裂，影响血运。

3. 安全为主　临床为了安全起见，不必过于强调组织瓣的血供类型，采用包含深筋膜、皮下组织、皮神经和皮静脉的"复合蒂"，不仅增加了皮瓣的动脉供血与静脉回流通道，有利于皮瓣的成活，而且手术中免去了许多的显微分离，操作简单快捷，缩短手术时间。

第八节　桡动脉茎突部穿支筋膜皮瓣

一、应用解剖

桡动脉在前臂的显露部走行于肱桡肌腱与桡侧腕屈肌腱之间，发出许多细小的肌间隙筋膜皮肤穿动脉，口径 0.1~0.8mm，多数 0.3~0.5mm。在桡骨茎突上 1.5cm 至掌浅支、掌深支分叉处（桡骨茎突周围 2cm 范围），桡动脉发出 7~13（平均 10）条肌间隙穿动脉。另外，掌深支与掌浅支在起始段（指起始 2cm 范围内），亦有细小回返支加入前臂筋膜的血供。掌浅支有 1~3（平均 1）支，掌深支有 1~2（平均 2）支，口径 0.3~0.6mm（图 8-8-1-8-1）。在桡骨茎突上 6~7cm 处，桡动脉外侧缘发出一较大的恒定穿支，外径 0.6~0.8mm，被称为桡动脉的背侧浅支。在起始处，这一穿支有时（50%）在肱桡肌腱下紧贴骨膜走行一段距离，再潜行至肌腱外侧；有时（50%）起始后直接穿过肱桡肌腱在肌腱的背外侧走行。约在桡骨茎突上 6~7cm，分为细短的升支和粗长的降支。降支伴桡神经浅支而行，直至腕部，并在桡骨茎突背侧与掌深支的回返支有恒定吻合，吻合外径 0.3~0.5mm。实际上成为桡神经浅支的主要营养血管，或称桡动脉的穿支血管在背侧面的"水平轴向吻合支"，与起始时的血管外径差别不大。

桡动脉的肌间隙筋膜皮肤穿支除了形成纵向的筋膜血管丛外，在浅筋膜中的桡神经浅支、前臂外侧皮神经及头静脉周围，亦形成多个纵向吻合的链式血供血管丛（图 8-8-1-8-2）。

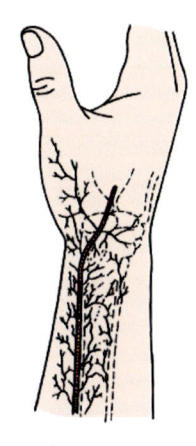

A

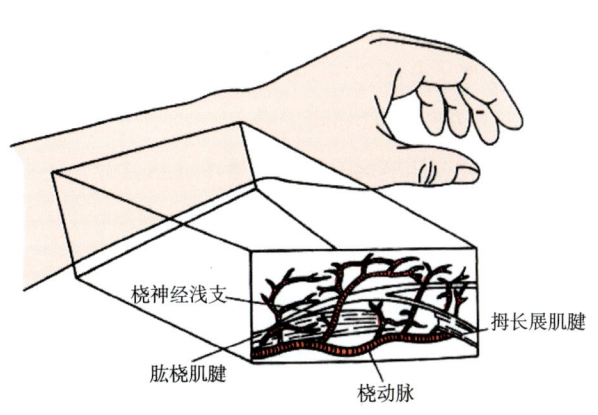

B

图 8-8-1-8-1　前臂桡侧筋膜皮肤穿血管示意图（A、B）
A. 前臂的筋膜穿血管分布；B. 桡骨茎突部的肌间隙穿血管

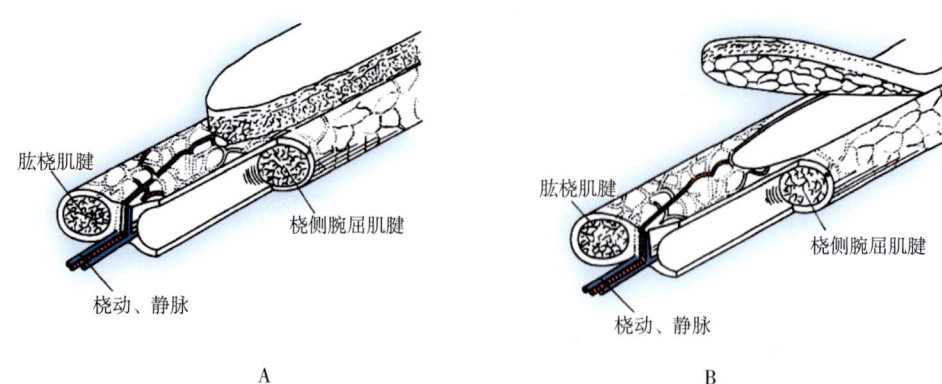

图8-8-1-8-2　前臂桡侧筋膜链式血管丛示意图（A、B）
A.深筋膜浅面血管网；B.筋膜皮瓣掀起，示深筋膜深面血管网

二、适应证

该皮瓣的蒂部在前臂远端，切取的是近侧的组织瓣，可以旋转或翻转修复腕掌、腕背，手掌、手背及虎口部的皮肤软组织缺损。

三、皮瓣设计

皮瓣的轴心线即是桡动脉的体表投影线，或根据受区的部位略微偏移一些，但至少要将桡动脉的投影线包含在皮瓣内，以保留肌间隙筋膜穿动脉环环相扣的链式吻合。皮瓣的轴心点在桡骨茎突上1.5~2cm，此处穿支和腕部细小回返支众多。蒂部的宽度以3~4cm为宜，可略较皮瓣为窄。蒂部的处理方式有：

1. 保留皮肤的半岛状筋膜皮瓣；
2. 保留皮桥的岛状筋膜皮瓣（图8-8-1-8-3）；

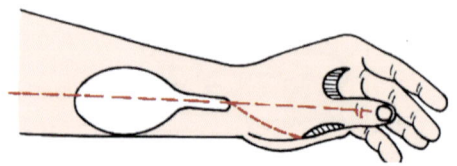

图8-8-1-8-3　带皮桥的筋膜皮瓣示意图

3. 筋膜蒂岛状皮瓣（图8-8-1-8-4）；
4. 不带皮肤的筋膜皮下组织瓣（图8-8-1-8-5）。

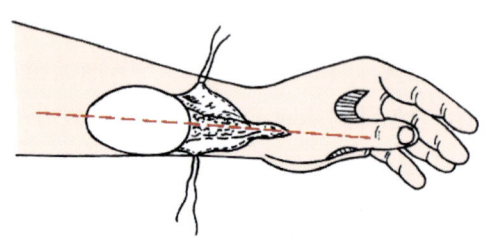

图8-8-1-8-4　筋膜蒂岛状皮瓣示意图

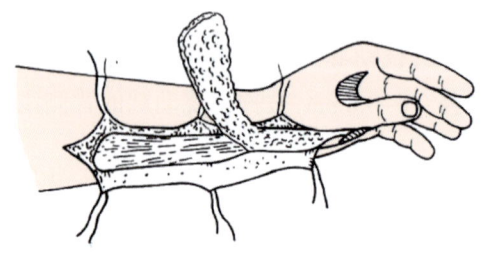

图8-8-1-8-5　筋膜皮下组织瓣示意图

当皮瓣切取较宽供区不能直接缝合，或受区与供区相隔180°时，以不带皮肤的翻转筋膜皮下组织瓣为好。测量蒂部至缺损远侧的距离，加上2~3cm后，在前臂供区予以反向划出，即为皮瓣之长。

四、手术步骤

（一）前臂桡侧筋膜蒂岛状皮瓣

上肢抬高2~3min后，不驱血上止血带。按划线先切开蒂部的"S"形或"Z"形切口至皮下组织浅层。在皮下组织的浅层向两侧分离皮肤瓣，注意保留少许皮下脂肪颗粒于皮肤瓣上，而将多数皮下组织保留在蒂部，防止损伤蒂部血管网和皮肤瓣的真皮下血管网。按皮瓣边界切开，直至深筋膜下层，将深筋膜与皮肤固定几针防止二者脱离。从深筋膜下的疏松组织层解剖皮瓣，由近至远掀起至蒂部，越近蒂部，解剖越需小心，防止损伤进入皮瓣的穿支血管。一般保留在桡骨茎突上 1.5~2cm。保留供区肌膜和腱旁膜的完整。放松止血带后，一般皮瓣均有活跃渗血。如皮瓣渗血青紫色，常是头静脉等浅静脉干的不良作用，应仔细在蒂部将其分出结扎。筋膜蒂岛状皮瓣可经皮下隧道（一般比较困难）或开放切口旋转至受区。供区缝合困难则需游离植皮。

（二）前臂桡侧筋膜皮下组织瓣

先测量皮肤软组织缺损的长度与宽度。以桡骨茎突上 1~1.5cm 为筋膜皮下组织瓣的基底，于前臂反向划出筋膜瓣的长度与宽度。其中长度应较测量数值再增加 2~3cm。"S"形切开皮肤，在真皮下向两侧剥离，暴露整个拟切取的筋膜皮下组织瓣，注意保留少许脂肪颗粒与皮肤瓣上，防止损伤真皮下血管网而致供区皮肤坏死。按前法从深筋膜下由近及远逆向掀起筋膜瓣至基底部。注意缝合几针防止深筋膜与皮下脂肪分离。切开筋膜瓣基底部与创面间的皮肤并两侧游离，筋膜皮下组织瓣可旋转（脂肪层朝上）或翻转（脂肪层朝下）转移。另取游离皮片一张植于筋膜瓣上，打包包扎。

五、注意事项

（一）中立位

因前臂具有旋转功能，皮肤（尤其远段皮肤）常在深筋膜面上前后滑动。如在前臂中立位时，选取腕横纹上 5cm 处正对桡骨茎突的一个皮点，而在完全选后位时，该皮点对桡骨茎突而言即前移了 1.5~2cm；在完全旋前位时，该皮点又后移了 1.5~2cm，前后差距很大。因此，在前臂设计皮瓣划线时，一定要在中立位进行。

（二）勿伤及手部血循

该远端蒂筋膜皮瓣对前臂一条主要动脉已有损伤、掌弓不全、Allen 试验阳性的病人，也能安全应用，不损害手部的原有血循。

（三）全面考虑

手术选择切取筋膜皮瓣还是筋膜皮下组织瓣，可根据以下因素来考虑。

1. 如需切取的皮瓣较宽，大于 3cm 或前臂周径的 1/5，供区的直接缝合常不可能，往往需要进行植皮。此时，可多选择切取筋膜皮下组织瓣。供区皮肤复位后直接缝合，而在受区的筋膜瓣上予以植皮，把不雅观的植皮区留在已受损伤的腕部受区。前臂供区愈合后仅留下一线状疤痕，保留其美观。

2. 如受区有肌腱外露，可多选择应用筋膜皮下组织瓣。因为该组织瓣翻转 180° 覆盖受区后，皮下脂肪层向下，与裸露的肌腱接触，愈合后肌腱与脂肪不发生粘连，滑动容易，有利于肌腱功能的恢复。

（四）无创操作

在皮下组织的浅层分离供区皮肤瓣时，应注意皮肤的无创操作；同时将少许皮下脂肪颗粒保留于皮肤瓣上，如此则能保持真皮下血管网的完整。实际上，手术在切口的两侧形成了两个带真皮下血管网的皮瓣，有利于皮肤复位缝合后的成活。

（五）防止诸层组织分离

手术中应注意防止组织瓣及蒂部的深筋膜、皮下组织与皮肤各层之间的相互脱离，此为筋膜类组织瓣的成活关键。

(六)其他注意点

1. 如果组织瓣切取不是很宽,可将其多设计在桡掌侧面包含前臂外侧皮神经,避开桡神经浅支走行的桡背侧。

2. 该筋膜皮瓣为一典型的远端蒂皮瓣,其中包含有头静脉,皮瓣掀起后应放松止血带,注意鉴别头静脉是否存在不良作用,必要时需在蒂部的远侧仔细将头静脉分出结扎。

第九节 尺动脉腕上穿支筋膜皮瓣

一、应用解剖

在前臂远段,尺动脉走行于指浅屈肌(腱)与尺侧腕屈肌(腱)之间,发出 6~10 条平均口径 0.7mm 的筋膜皮肤穿支,一般每隔 2~3cm 即有一支。在豌豆骨近侧 2~4cm(平均 3.7cm)处,尺动脉发出恒定的较粗的肌间隙筋膜皮支。一支者占 92.5%,二支者(间距小于 0.5cm)占 7.5%。该穿支多起自尺动脉的内侧壁,起始口径 1~1.20mm,血管蒂长 3~7cm。该皮支起始后,在尺动静脉和尺神经表面跨过,向内垂直或呈 45~60°角向内下穿过尺侧腕屈肌(腱)深面,紧贴尺骨骨膜,向背侧走行,于尺侧腕屈肌(腱)与尺侧腕伸肌(腱)和第 4、5 指伸肌之间,浅出深筋膜至皮下组织,分为纵向的上行支和下行支,分布于前臂的尺背面皮肤(图 8-8-1-9-1)。其中上行支较长,沿豌豆骨与肱骨内上髁连线方向走向前臂近侧,其直接行径可达 9.6±3.12cm,末梢继而与尺动脉的近侧穿支在前臂尺侧形成丰富的筋膜血管网。下行支伴尺神经手背支而行,沿途发出许多小支,分布于:

1. 腕背与手背,与腕背血管网吻合;
2. 豌豆骨,为其主要营养血管;
3. 小指展肌;
4. 腕关节,参与腕关节囊血管网的构成;
5. 终末支,小指尺侧皮神经下降,在第 5 掌骨头近侧平面与小指尺侧固有动脉的背侧穿支吻合。

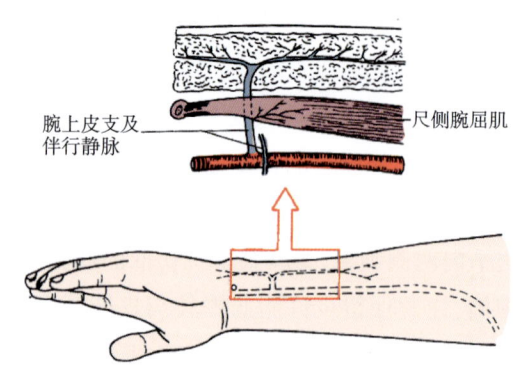

图 8-8-1-9-1 尺动脉的腕上背侧穿支示意图

该供区有深浅两套静脉回流系统。皮瓣的静脉回流主要经两条伴行穿静脉完成,口径 0.8~1.2mm。贵要静脉及其属支贯穿该供区,恰位于皮瓣的轴心线上。

皮瓣的感觉神经支配主要为前臂内侧皮神经的后支,因较细小,需仔细寻找。尺神经的手背支一般在皮支主干起点上 2cm 发出,该筋膜皮支亦有分支营养此神经。

二、适应证

由于该皮瓣的血管蒂邻近腕部,因此较适宜

形成以远端为蒂的皮瓣，修复腕部和手掌、手背近侧部的皮肤软组织缺损。亦可将此皮瓣作游离移植，手术时为了扩大血管口径，提高吻合血管的通畅率，可同时切取与该筋膜皮支相连的一小段尺动脉主干，再将尺动脉两端对接吻合，恢复其连续性。

三、皮瓣设计

在前臂中立位，以豌豆骨与肱骨内上髁的连线为轴心线设计皮瓣。旋转轴点在豌豆骨上2~4cm，术前可以超声 Doppler 探测予以确定。皮瓣掀起时如包含深筋膜在内，长可达 10~20cm，宽 5~9cm，成活无虞（图 8-8-1-9-2A）。

四、手术步骤

在空气止血带控制下进行。先解剖血管蒂。在腕部尺侧，沿尺侧腕屈肌腱的桡侧缘，作 5cm 长的皮肤切口，切开皮肤、皮下和深筋膜后，将指浅屈肌腱向外侧牵开，显露尺血管神经束，即可清楚地见到距豌豆骨上方约 4cm 处的尺动脉腕上筋膜皮支。将尺侧腕屈肌于近侧切断并向远侧牵开（术毕缝合），可充分暴露尺动脉腕上皮支的走行及其分出的上、下纵行支和伴行静脉。在其上方 2cm 处可见到尺神经的手背支，应予保留。切开皮瓣周缘，在近端深筋膜的浅面找到前臂内侧皮神经终支，如重建皮瓣的感觉功能可将其与受区神经吻合。将皮瓣由近及远从深筋膜下掀起，结扎近侧的尺动脉穿支，直至腕上筋膜皮支处为止（图 8-8-1-9-2B）。因为皮瓣是作远端蒂转移，在其远侧蒂部保留贵要静脉并无益处，应将其分出结扎，去除浅静脉的不良作用。至此皮瓣仅以筋膜穿支动静脉与尺侧血管束相连。修整受区后即可将其转移。供区取皮宽度如小于 5cm，可向两侧潜行游离后直接拉拢缝合（图 8-8-1-9-2C）。

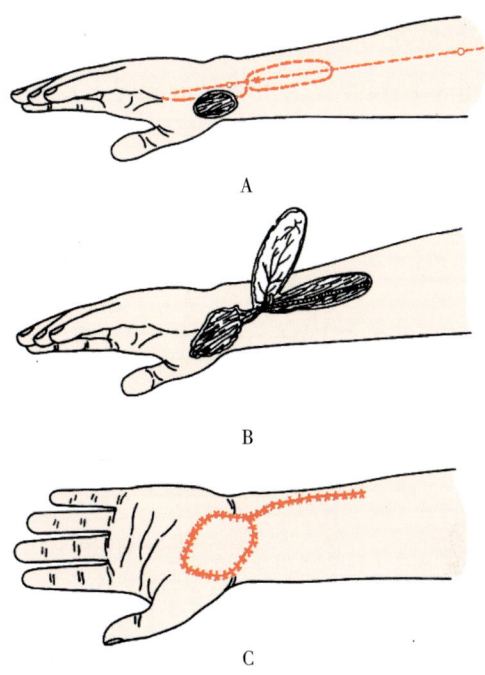

图 8-8-1-9-2　设计与转移之一示意图（A~C）
尺动脉腕上背侧穿支筋膜皮瓣修复腕掌创面
A. 皮瓣设计；B. 皮瓣切取；C. 皮瓣转移

五、注意事项

1. 术前设计皮瓣划线时应在前臂中立位进行，防止皮瓣向掌、背侧过度偏歪。

2. 尺动脉腕上筋膜皮瓣的主要供血血管是其纵向走行的上升支。此上升支虽然主要在深筋膜浅面的皮下组织中走行，但手术切取时仍应在深筋膜下进行，一能保证此上升支不被损伤，二能通过深筋膜上血管网改善皮瓣的动脉灌注和静脉回流，扩大皮瓣的切取面积和长度，提高成活质量。

3. 根据受区的需要（如手背要求组织瓣较薄，或有裸露肌腱），亦可切取不带皮肤的筋膜皮下组织瓣，翻转覆盖受区后再在深筋膜面上植皮，供区可直接缝合。

4. 尺动脉腕上皮支筋膜皮瓣的供区偏于尺背侧，容易受压、摩擦，切取后缝合疤痕或断层植皮对伏案工作者可能有不适感觉。

5. 依据尺动脉腕上皮支的下行支瓣尺神经

手背支而行,发出许多分支参加腕关节动脉网、手背动脉网,并与小指尺侧固有动脉相吻合的特点(图 8-8-1-9-3A),可将尺动脉腕上皮支的主干予以切断结扎,设计以其下行支为蒂、由腕掌部的多种吻合支供血的远端蒂筋膜皮瓣,用于修复腕掌远侧部的皮肤缺损(图 8-8-1-9-3B)。在这种用法中保留 2cm 宽左右的筋膜蒂,对皮瓣成活至关重要。

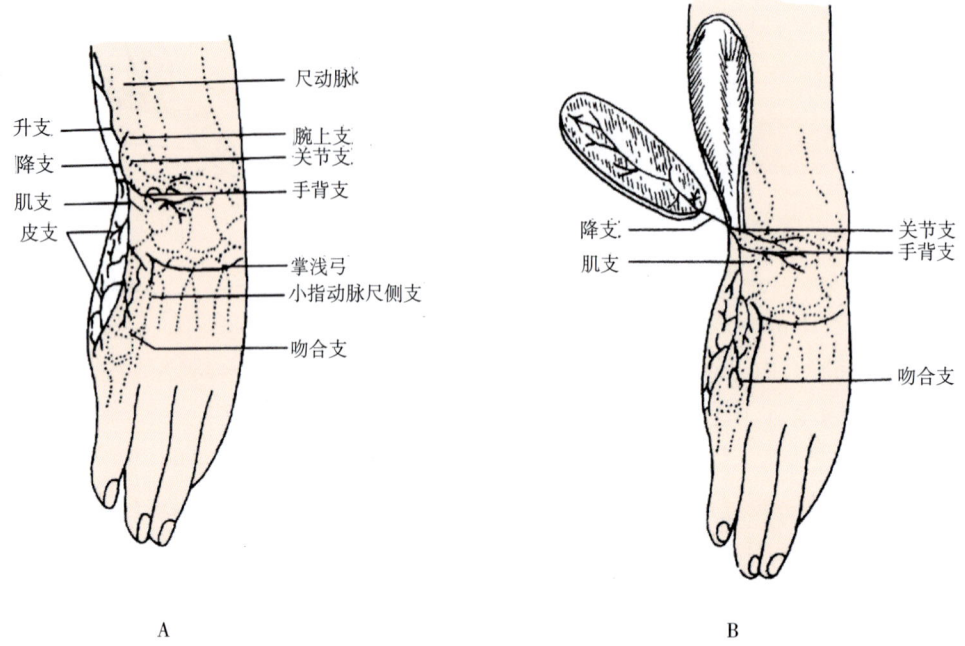

图 8-8-1-9-3　设计与转移之二示意图（A、B）

以尺动脉腕上皮支下行支为蒂的前臂尺背侧筋膜皮瓣　A.尺动脉腕上皮支下行支与腕掌部血管的吻合；B.皮瓣切取

第十节　胫后动脉肌间隔穿支筋膜皮瓣

一、应用解剖

胫后动脉走行于小腿后横肌间隔的内侧,位于比目鱼肌与趾长屈肌之间。胫后动脉在全长发出 2~7（多数 4~5）支肌间隔筋膜皮肤穿支,口径 0.5~1.5 mm,多分布于小腿的中下段。由于胫后动脉在小腿上部位于肌肉之间,位置较深,在小腿下部位于肌腱之间,位置较浅,故筋膜穿支血管在上段蒂长（2.5~5.0cm）而径粗,数目较少；在下段蒂短（0.2~1.1cm）而径细,数目较多。这些穿支血管垂直或斜向远侧穿过深筋膜后,在深筋膜表面发出放射状的分支(上升支、下降支、水平支),相邻穿支的上升支与下降支相互吻合,形成丰富的纵向血管弓,继之分布于小腿内侧中下段的皮肤。虽然这些穿支血管发出的位置常不确定,但研究发现,在内踝尖上 9~12cm、17~19cm 和 22~24cm 处,恒定有 3 对较大的穿支存在。对单个肌间隔（隙）筋膜穿支进行选择性插管美兰注射,皮肤染色可达 14×10 cm^2。小腿内侧中段皮肤尚接受上方隐动脉、膝下内侧动脉和腓肠肌内侧头肌皮穿支的血供(图 8-8-1-10-1)。

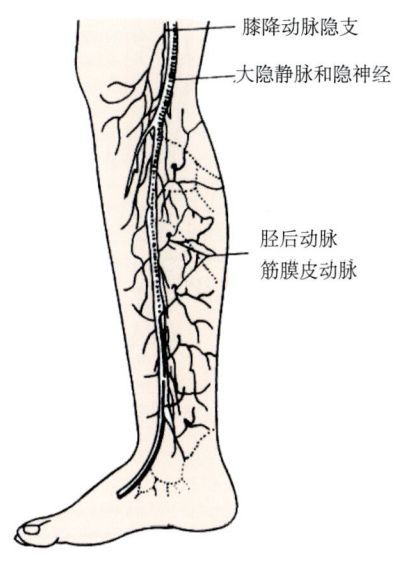

图 8-8-1-10-1　解剖状态示意图
小腿内侧的筋膜皮瓣穿支及其相互吻合

肌间隔筋膜穿动脉均有两条伴行静脉,略粗于动脉,蒂长与动脉相似,直接回流至胫后静脉。

隐神经分布于小腿内侧区。但肌间隔穿支血供筋膜皮瓣局部转移覆盖创面,一般不需重建其感觉功能。

二、适应证

无急性炎症的小腿皮肤软组织缺损和骨髓炎清创创面,对胫前骨外露创面尤为适宜。以这三组肌间隔筋膜穿血管营养的近端或远端筋膜皮瓣,几乎可以覆盖小腿前方的所有创面。

三、皮瓣设计

皮瓣的轴心线即为小腿中下段胫后动脉的投影线,在胫骨内侧髁中点与内踝与跟腱中点的连线上。皮瓣的旋转轴点即为筋膜穿支在胫后动脉的发出点,可按创面的部位选用上述 3 个穿支中最近的一支。术前用超声 Doppler 探测很有帮助,如无 Doppler 超声血流仪,可按内踝上 10、18、20cm 在轴心线上予以标出。皮瓣面积可达 12cm×5cm。

四、手术步骤

抬高患肢 1~2min,不驱血,在空气止血带控制下手术。

(一) 筋膜皮瓣的切取

按划线先于皮瓣后缘作切口,直达深筋膜下。将深筋膜与皮肤临时缝合固定几针,防止分离。从深筋膜下向前掀起,见到内侧肌间隔。观察肌间隔中穿支血管的分布情况,根据需要决定切取近端蒂或远端蒂肌间隔穿支蒂筋膜皮瓣,并将皮瓣的上下界限作适当调整。如受区创面离近侧穿支较近,则切取近端蒂皮瓣,如受区创面离远侧穿支较近,则切取远端蒂皮瓣。切开皮瓣四周,将肌间隔游离至蒂部,形成仅以近侧或远侧肌间隔穿支血管为蒂的岛状筋膜皮瓣,可作局部移位、旋转或推进,覆盖受区创面。

(二) 筋膜皮下组织瓣的切取(图 8-8-1-10-2)

在设计的组织瓣表面做长"S"形或长"Z"形切口。切开皮肤后,在皮下组织的浅层向两侧分离皮肤瓣,注意保留部分脂肪组织于皮肤瓣上,防止损伤真皮下血管网。可将大隐静脉和隐神经从皮下组织的浅层解剖出来,留在原位。再在组织瓣的后缘从深筋膜下将其掀起,并将深筋膜与皮下组织缝合固定几针。见到穿支血管后,根据血管的分布、走向将组织瓣作适当调整,予以切取。如组织瓣能顺利到达受区,则保留蒂部的筋膜组织,一能保护血管,二能增加血供;如皮瓣要求的旋转弧较大,即可四周切开,形成完全游离的岛状筋膜皮下组织瓣。可分别采用旋转或翻转的方式修复蒂部近侧或远侧的创面。

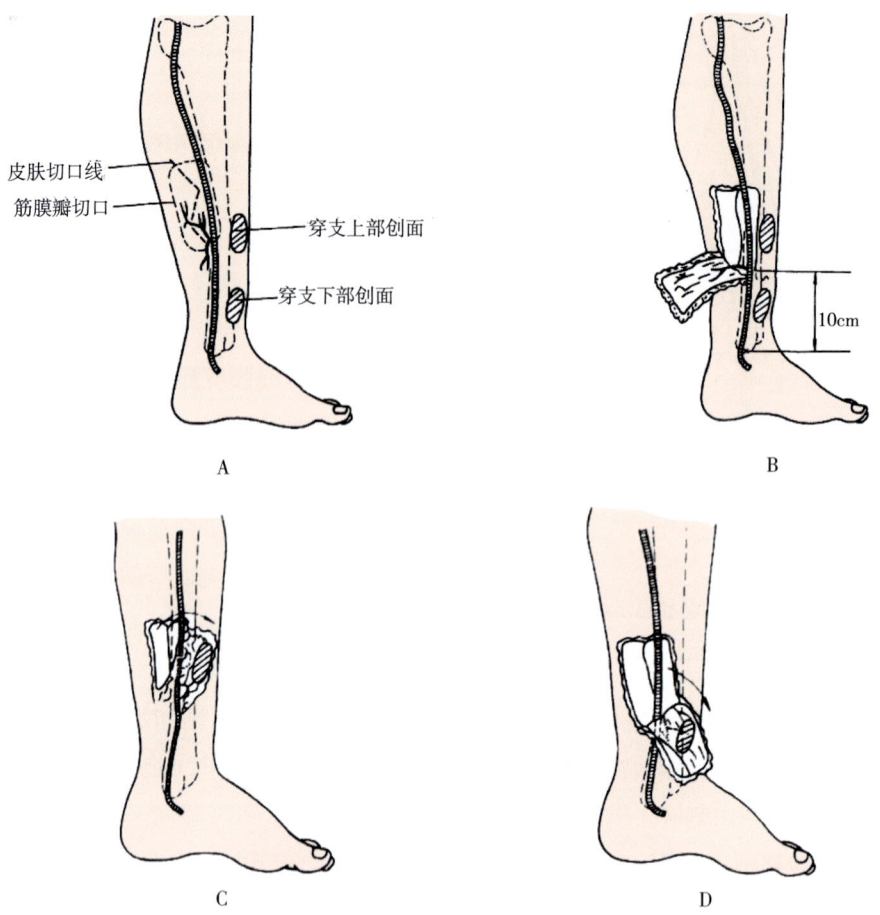

图8-8-1-10-2 设计与转移示意图（A~D）
小腿内侧筋膜皮下组织瓣修复胫前创面 A.组织瓣及皮肤切口设计；
B.组织瓣掀起；C.旋转移位修复组织瓣同侧创面；D.翻转移位修复组织瓣对侧创面

五、注意事项

（一）一般注意要点

1. 肌间隙穿血管细小，如组织瓣已能无张力地到达受区，则不必解剖蒂部的筋膜隔，以利保护血管。如组织瓣到达受区有困难，则可在手术放大镜下细心分离蒂部的筋膜组织，将穿支血管追踪至胫后动脉的起始处，获得较长的血管蒂，进行无张力转移。

2. 筋膜瓣和筋膜皮瓣的抗感染能力不如肌瓣和肌皮瓣强。因此，受区创面应基本清洁，无化脓炎症。骨髓炎死腔应首选肌瓣填塞或肌皮瓣覆盖，但在小腿下段，肌瓣和肌皮瓣的旋转弧往往难以达到，此时可选用局部筋膜瓣填塞，效果良好。

（二）岛状筋膜（皮下组织）瓣较筋膜皮瓣的优缺点：

1. 优点

（1）供区损失少，很容易将大隐静脉和隐神经分出，保留在原位；

（2）可翻转移位，在供、受区夹角接近180°时，能减少蒂部的损失，减轻组织瓣缝合后的张力；

（3）不与肌腱、肌肉粘连，不影响其滑动和收缩功能。

2. 缺点

无论组织瓣大小，均需在受区植皮。

(三)皮瓣应较长

小腿在外形上是个典型的圆锥状结构,对胫骨前面而言,则更类似于三棱锥。这种结构使小腿的局部组织瓣,无论以何种方式转移(如移位、推进、旋转、翻转等),均较平面结构或圆柱状结构需要更长的距离才能到达受区。这在跨过胫骨前嵴(相当于三棱锥的一个棱)的转移中体现得更为明显。因此,在小腿局部组织瓣的设计时,除了考虑:①蒂部与受区远端的距离,②组织瓣切取后的皱缩外(一般10%~20%),还必须考虑到:③小腿这种圆锥、三棱锥结构对皮瓣长度的特殊需要,即切取小腿部组织瓣应较一般的概念更长一些。

(四)内踝上筋膜皮瓣有其特点

其由葡萄牙学者 Amarante 于 1986 年首先报导,亦是小腿内侧胫后动脉肌间隙穿支血管皮瓣的一种,由胫后动脉在内踝上4cm(2.8~4.2cm)和6.5cm(5.2~7.5cm)发出两条肌间隙筋膜皮肤穿支血管营养,口径0.5mm左右,并与其他穿支动脉相互吻合,参与小腿内侧筋膜血管链的构成(图 8-8-1-10-3)。在新鲜肢体标本,将胫后动脉在此二穿支的上、下予以结扎后,仅以此二穿支为蒂进行美兰灌注,皮肤的染色范围可达膝下 10cm 处。内踝上筋膜皮瓣旋转弧可达小腿下 1/3 的前面,踝部的前、后方和足跟后面(后跟 posterior heel),对修复小腿下 1/3 和踝部创面十分有利。

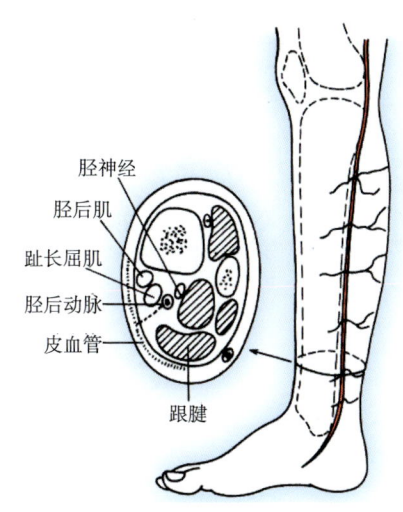

图8-8-1-10-3　内踝上筋膜皮瓣血供示意图

第十一节　腓动脉外踝上筋膜皮瓣

一、概述

外踝上筋膜皮瓣(lateral supramalleolar fasciocutaneous flap)是以腓动脉的终末穿支为供养血管的筋膜皮瓣,位于小腿下段的前外侧面,由法国学者 Masquelet 于 1988 年首先描述。因小腿下 1/3、踝部和足部创面多见,且常较复杂;远侧为肢端,缺少皮肤和软组织,以前往往需用吻合血管的游离皮瓣移植或带知名血管(胫前、胫后和腓动脉)的逆行岛状皮瓣转移才能予以覆盖。外踝上筋膜皮瓣这一远端蒂局部皮瓣的出现,大大地改变了这种状况。临床应用广泛。

二、应用解剖

腓动脉下段在外踝上约 8cm、下胫腓韧带近侧形成两条终末支,一条经小腿的后外侧肌间隔穿出,营养外踝上后外侧面的体被组织,一般称其为外踝后上动脉(postero-lateral supramalleolar artery);另一条约在外踝上方

4~5cm处,穿过骨间膜进入小腿前间隔,随即分成升、降两支,特称外踝(前)上动脉(lateral supramalleolar artery)(图8-8-1-11-1A)。升支在腓骨短肌与趾长伸肌之间(即小腿前外侧肌间隔),穿过深筋膜后在皮下组织中上行,并与腓浅神经伴行动脉及胫前动脉的中远段穿支相互吻合,形成纵向链式血管网,供养小腿中下段前外侧部的筋膜皮肤。降支走行位置较深,一直在深筋膜深层行向远侧,经外踝的前面至足的外侧,沿途与胫前动脉的外踝支、跗骨窦动脉、跗外侧动脉、跟外侧动脉和足底外侧动脉的分支相互吻合(图8-8-1-11-1B)。

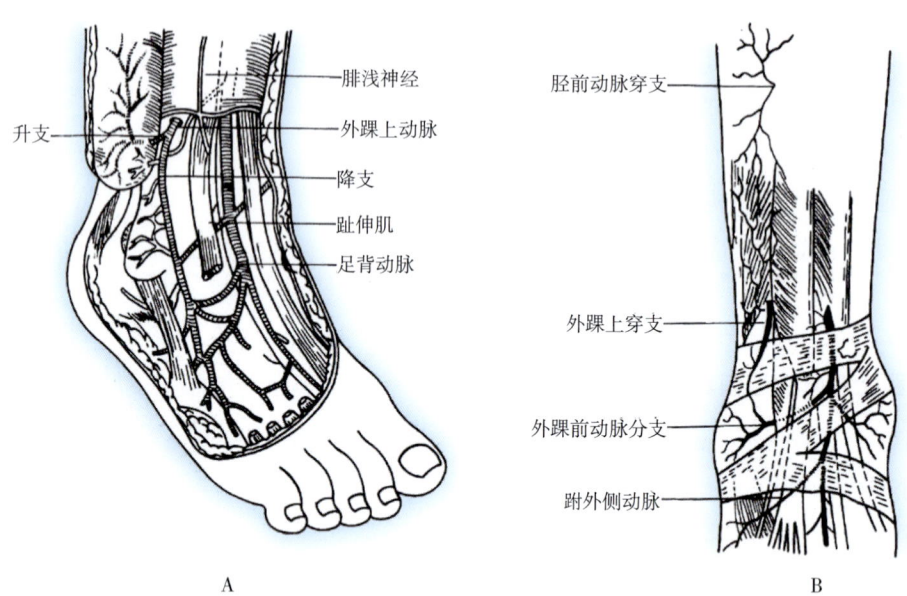

图8-8-1-11-1 外踝上筋膜皮瓣血供示意图(A、B)
A.外踝上动脉的走行与颁布; B.外踝上动脉升、降支与邻近血管的吻合

外踝上动脉有自身的伴行静脉,一般2条,直接回流至深部静脉。

外踝上供区的感觉神经支配为腓浅神经。

三、适应证

外踝上筋膜皮瓣因居于小腿的前外侧面,旋转弧较内踝上筋膜皮瓣为大。适宜修复小腿下1/3、踝部及足背创面。

四、皮瓣设计

在外踝上5cm处用超声Doppler测定外踝上动脉的深筋膜穿出点,以此为轴点,在小腿前外侧面于胫骨嵴与腓骨后缘之间设计皮瓣。皮瓣的轴心线位于小腿的前外侧肌间隔。皮瓣的上界可达小腿中部(图8-8-1-11-2A)。

五、手术步骤

先作皮瓣前缘切口,在深筋膜下向后翻起皮瓣,至趾长伸肌与腓骨短肌之间的小腿前外侧肌间隔。小心寻找从此穿出的外踝上动脉,在血管的内侧可见腓浅神经斜行穿过,应尽量予以保护,留在原位。观察辨清外踝上动脉的升支进入皮瓣的位置,此时可将皮瓣作适当地调整。作皮瓣后缘切口,同样在深筋膜下解剖,直至蒂部。对蒂部的处理,一般将皮肤切开,形成血管筋膜复合蒂,筋膜组织对血管有保护作用。如需较灵活的蒂部以达到较大的旋转弧,亦可切断筋膜组织,仅以外踝上血管为蒂（图8-8-1-11-2B）。受区准备好后,即可将皮瓣转移,但应注意防止蒂部张力过大或扭曲(图8-8-1-11-2C)。

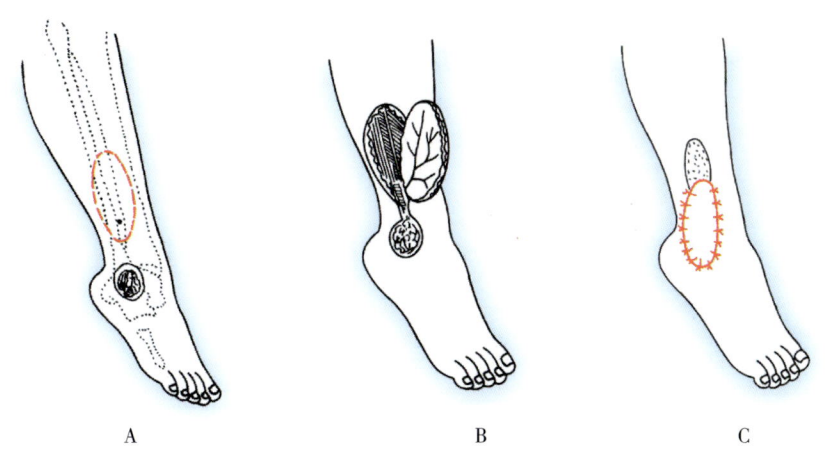

图8-8-1-11-2　外踝上筋膜皮瓣修复踝部创面示意图（A~C）
A.皮瓣设计；B.皮瓣切取；C.皮瓣转移

六、注意事项

（一）优点

外踝上筋膜皮瓣居于小腿的前外侧面,与小腿内侧面的内踝上筋膜皮瓣相比,有如下优点：

1. 鉴于小腿下段三棱锥样的结构特点,外踝上筋膜皮瓣旋转修复踝关节前方创面,较内踝上筋膜皮瓣更容易到达。

2. 外踝上筋膜皮瓣切取后,供区不暴露骨组织,容易处理,植皮成活率高,而内踝上筋膜皮瓣如切取较宽,前方常露出部分胫骨,处理困难。

3. 在修复胫骨下1/3的骨髓炎创面时,外踝上筋膜皮瓣很容易携带部分胫前肌,对填塞死腔很有帮助。

（二）要求按远端皮瓣处理

外踝上筋膜皮瓣是一典型的远端蒂皮瓣,术中、术后都应按远端蒂皮瓣的一般原则进行处理。

（三）可酌情改良

为了获得较大的旋转弧,外踝上筋膜皮瓣有几种改良的设计切取方式(图8-8-1-11-3),如：

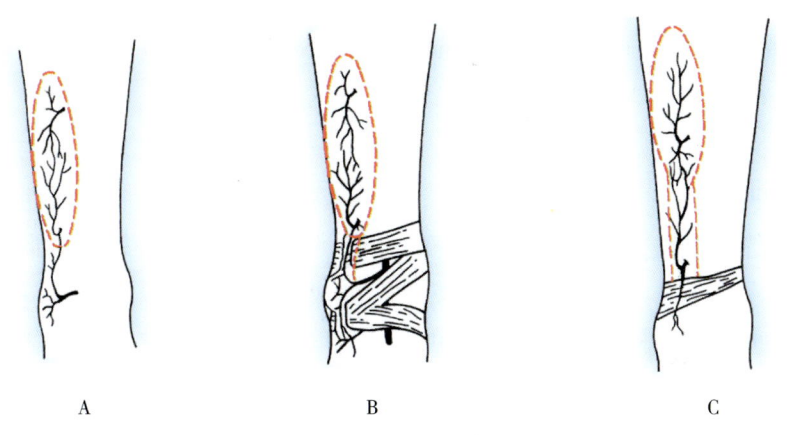

图8-8-1-11-3　皮瓣设计示意图（A~C）
外踝上筋膜皮瓣的改良设计方法　A.常规外踝上筋膜皮瓣的设计部位；B.降支血管筋膜蒂外踝上筋膜皮瓣；C.升支血管筋膜蒂外踝上筋膜皮瓣

1. 皮瓣的切取部位不变,二血管蒂的旋转轴点下移,以外踝上动脉的降支为蒂,通过下方与外踝前动脉、跗外侧动脉、跟外侧动脉等血管吻合而为皮瓣供血。

2. 血管蒂的旋转轴点不变,而将皮瓣的切取部位向上方移动,以外踝上动脉的升支与颈浅动脉下位穿支血管的吻合而为皮瓣供血。这两种改良方法均强调应携带 2~3cm 的筋膜蒂以维护皮瓣的动脉血供与静脉回流。

第十二节　小腿后侧筋膜皮瓣

一、概述

小腿后侧筋膜皮瓣又称腓肠筋膜皮瓣(calf fasciocutaneous flap),位于小腿后面中上部的腓肠肌表面。小腿后侧筋膜皮瓣的应用历史最早。1981 年 Ponten 首先介绍的筋膜皮瓣就位于小腿后方,共有 22 例,均为近端蒂皮瓣。皮瓣长 6~22cm,其中 13 例超过 15cm,宽 3~10cm;皮瓣平均大小 15×6cm,长宽比例 2.5∶1。结果 19 例皮瓣完全成活;3 例出现皮瓣末端皮肤的坏死脱落,但其下的深筋膜层成活良好,肉芽生长快速,二期植皮均完全成活。

通过以后的血管解剖学研究和对各类皮瓣和组织瓣(如筋膜蒂岛状皮瓣、单纯近端蒂静脉皮瓣、带皮神经营养血管的皮瓣等)认识的深入,在 10 余年后重新分析 Ponten 筋膜皮瓣能够成活且长宽比例较大的原因,可能与其兼具以下多项原因有关:

(一)血供的多源性

如小腿后内侧筋膜皮瓣,则兼具了腘窝内侧皮动脉、腓肠内侧皮神经营养动脉、隐脉的分支、膝下内侧动脉的分支和腓肠肌内侧头的肌皮穿支;小腿后外侧筋膜皮瓣,则兼具了腘窝外侧皮动脉、腓肠外侧皮神经营养动脉、膝下外侧动脉的分支和腓肠肌外侧头的肌皮穿支;而小腿后方中部的筋膜皮瓣,则兼具了腘窝中间皮动脉和腓肠内、外侧皮神经的营养动脉等。留取较宽广的筋膜蒂部是包含这些血管的关键。

(二)包含大、小隐静脉

Ponten 应用的筋膜皮瓣蒂部均位于腘窝,属于近端蒂筋膜皮瓣。Ponten 指出,在皮瓣中应至少包含一条隐静脉(大、小均可),以促进静脉回流。以后的研究发现,浅静脉干周围均有静脉营养血管丛存在,在近端蒂皮瓣中保留浅静脉干,不仅能增加静脉回流的通路,而且能为皮瓣增加一套供血通道(皮静脉周围血管丛)。

(三)皮瓣中带有腓肠内、外侧皮神经和腓肠神经

现已认识到,与较粗的神经一样,细小的皮神经周围亦有其自身的营养血管,皮神经周围的营养血管或血管丛,能显著地增加深筋膜血管网供血渠道的纵行方向性,血液循低阻力的血管丛轴向能运行较长的距离,扩大筋膜皮瓣的成活长度。所以,尽管 Ponten 筋膜皮瓣的解剖层次仅包含皮肤、皮下脂肪和深筋膜,但由于其部位特殊(即存在皮神经支和浅静脉干),从血液循环的角度分析,则兼具了 3 种皮瓣的

血循优点，即一般筋膜皮瓣的筋膜血管网、近端蒂静脉皮瓣的引流静脉和带皮神经营养血管皮瓣的皮神经血管丛。因此，Ponten 筋膜皮瓣，或以后出现的 Ponten 类型的筋膜皮瓣和筋膜皮下组织瓣，均是复合血供类型的皮瓣，成活的长宽比例较一般的筋膜皮瓣为大。Ponten 筋膜皮瓣因同时包含了浅静脉和皮神经血管丛，是筋膜皮瓣中的特殊类型（neuro-veno-fasciocutaneous flap）。

二、应用解剖

小腿后侧体被组织的动脉血供主要来自腘窝，在下段尚得到胫后动脉和腓动脉穿支的补充和加强。腘窝表面无肌肉覆盖，腘动脉在此肌腔隙内发出数条直接皮肤动脉。与小腿后部血供有关的主要是腘窝外侧皮动脉、腘窝中间皮动脉和腘窝内侧皮动脉（图 8-8-1-12-1A）。由于它们的供养范围主要是腓肠肌表面（俗称小腿肚）的体被组织，国外有学者将其统称为腓肠浅动脉（superficial sural artery）。

（一）腘窝外侧皮动脉

出现率 100%，又称外侧腓肠浅动脉（lateral superficial sural artery）。主要起自腘动脉干（82.5%），部分起自腓肠肌动脉（15%；5% 起自腓肠肌内侧头动脉，10% 起自腓肠肌外侧头动脉），极少数起自腘窝内侧皮动脉（2.5%）。其起始点的体表投影，多位于小腿后正中线与股骨内、外上髁连线的外上象限，距坐标轴线各有 1cm 左右。平均外径 1.54mm，深筋膜下蒂长 3cm。动脉起始后，行向外下，部分（约 13%）发出细小的肌支至股二头肌下部。约 90% 在腓骨小头下、后正中线外侧 1.8cm 处穿出深筋膜至皮下组织，发出升支、侧支和降支，其中降支较粗，与腓肠外侧神经伴行，分布到小腿后面外侧部中上 2/3 的皮肤。腓肠外侧皮动脉肉眼可见的长度，达股骨内、外侧髁连线下 14cm，以后该动脉变细成为交织的纵向血管丛，可达小腿的中下 1/3 交界处，并与腓动脉的远侧穿支相互吻合，其中最远侧的一个吻合支在外踝后上方 5cm。

（二）腘窝中间皮动脉

出现率 60%，又称中间腓肠浅动脉（median superficial sural artery）。其中 47% 直接发自腘动脉，13% 发自腓肠肌动脉（主要是腓肠肌外侧头动脉）。起始外径 1.53mm，深筋膜下蒂长 2.5cm。在腓肠肌内外侧头汇合处、后正中线的外侧 1cm 穿出深筋膜，发出升支、侧支和降支。肉眼可见的血管长度可达股骨内、外上髁连线下 10cm。降支与腓肠神经伴行，并与腓肠内、外侧神经的营养动脉的分支共同形成腓肠神经营养动脉。约 2/3 的腓肠神经营养动脉可到达踝关节平面，另 1/3 在小腿下 1/3 变细成为交织的纵向血管丛。腓肠神经营养血管在下降的过程中，得到 3~5 个腓动脉穿支的加强（即血管吻合），最低的一个吻合支在外踝上 3~5cm 处。这是形成小腿后方远端蒂筋膜皮瓣的血管解剖学基础。

（三）腘窝内侧皮动脉

出现率 100%，又称内侧腓肠浅动脉（medial superficial sural artery）。均起自腘动脉。起始外径 1.35mm，深筋膜下蒂长 2.5cm。于后正中线内侧 1.6cm 穿出深筋膜，分为升支、侧支和降支。降支与腓肠内侧皮神经伴行，分布于小腿后面内侧部的皮肤。肉眼可见的血管长度可达股骨内、外上髁连线下 6cm。以后变成交织的纵向血管丛，并与胫后动脉的穿支相互吻合，其中最远侧的一个吻合支在内踝上 5cm。

腘窝内侧、中间和外侧皮动脉在小腿后侧的深筋膜、浅筋膜和真皮层均形成丰富的血管网，相互间有丰富的吻合。从而能扩大以一组血管为蒂时的皮瓣切取面积(图8-8-1-12-1B)。

在这三束腘窝皮动脉中,以腘窝外侧皮动脉最为重要。其血管口径较粗,平均1.5mm(1.2~1.7),且深筋膜上、下的血管蒂行程较长,达8~10cm,不仅方便作带蒂局部转移,而且可作为吻合血管的筋膜皮瓣或筋膜瓣供区。如果腘窝外侧皮动脉较细小,腘窝内侧或中间皮动脉则代偿性的增大(表8-8-1-12-1)。

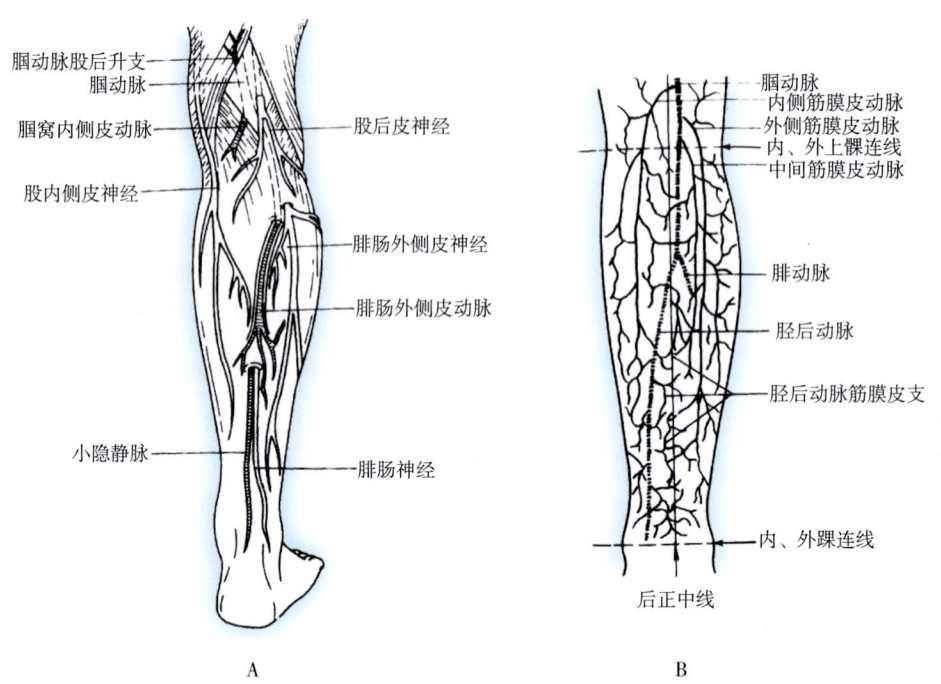

图8-8-1-12-1 小腿后侧筋膜皮瓣血管示意图(A、B)
A.腘窝筋膜皮动脉的走行与分布;B.小腿后侧筋膜血管的相互吻合

表8-8-1-12-1 三组腘窝筋膜皮动脉的测量参数

测量项目	内侧筋膜皮动脉	中间筋膜皮动脉	外侧筋膜皮动脉
起始位置(横轴)	线上3cm	平线	线上1cm
起始外径	1.53mm	1.35mm	1.54mm
深筋膜下长度	2.5cm	2.5cm	3.0cm
浅出点 　距横轴 　距纵轴	1.0cm± 内侧1.6cm	1.0cm 外侧1.3cm	1.0cm 外侧1.8cm
延伸距离	线下6cm	线下10cm	线下14cm

注:横轴指股骨内外侧上髁的连线;纵轴指小腿后正中线

该皮区有两套静脉回流系统。一是伴行静脉,包括腘窝外侧、中间、内侧皮静脉,各有1~2条,均注入腘静脉。二是小隐静脉,以后正中线为轴,呈"S"形上升。在小腿下1/3,位于中线外侧;在小腿中1/3,与中线重叠;在小腿上1/3,位于中线内侧。

小腿后部的皮神经支配,可细分为几个不同的皮区。在内侧,上段由股内侧皮神经的后支提供,中下段由腓肠内侧皮神经提供;在中间,上段由股后皮神经提供,中下段由腓肠神经提供;在外侧,上中段由腓肠外侧皮神经提供,下段由腓肠神经提供。

三、小腿后侧近端蒂筋膜皮瓣

(一)适应证

小腿后侧筋膜皮瓣以近端为蒂,旋转弧较大,适合修复膝关节周围及小腿中上段前面和内、外侧面的皮肤软组织缺损。

(二)手术方法

1. 皮瓣设计　可设计切取三种不同的筋膜皮瓣。先以腘窝中点与跟腱的连线划好小腿的后正中线。

(1)如设计切取小腿后外侧筋膜皮瓣(lateral calf fasciocutaneous flap),则皮瓣的轴心线在后正中线外侧 2cm。

(2)如设计切取小腿后内侧筋膜皮瓣(medial calf fasciocutaneous flap),则皮瓣的轴心线在后正中线的内侧 2cm。

(3)如需要切取的皮瓣特别宽大,包括整个小腿后部(total calf fasciocutaneous flap),则可以后正中线为轴心线。

皮瓣的旋转轴点即皮动脉的发出点,位于腘窝部,可相应的略向内、外偏移,最高不超过股骨内、外侧上髁的连线。皮瓣的两侧边缘可分别达到内、外侧正中线,远侧一般不超过小腿中、下1/3 交界处。有报导最大面积 $30 \times 15 cm^2$,一般不超过 $(6 \sim 8) \times (10 \sim 20) cm^2$(图 8-8-1-12-2A)。

2. 手术步骤　以切取小腿后外侧筋膜皮瓣修复膝前创面为例。按设计先做皮瓣远侧切口,在深筋膜下由远而近逆向切取皮瓣。一般将腓肠神经和小隐静脉包含在皮瓣内。结扎起自腓肠肌外侧头的肌皮穿支血管。在靠近腘窝时,应小心解剖,皮动脉由此浅出。向上翻起筋膜瓣,观察腘窝中间皮动脉和腘窝外侧皮动脉何者为主要,选取一支主要者或两支共同为蒂(图 8-8-1-12-2B)。切开腘窝与膝前外侧的皮肤,将皮瓣明道转移至受区。供区两端拉拢缝合后,残余创面植皮封闭(图 8-8-1-12-2C)。

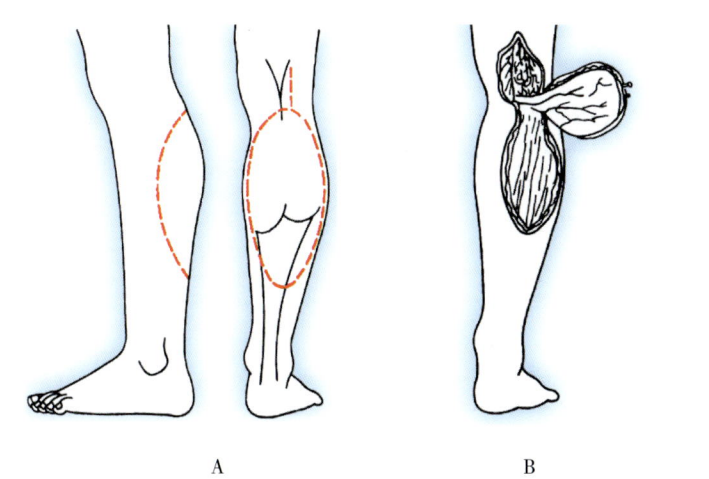

图 8-8-1-12-2　设计与转移之一示意图(A~C)
小腿后侧近端蒂筋膜皮瓣修复膝前创面　A.皮瓣设计;B.皮瓣切取;C.皮瓣转移

四、小腿后侧远端蒂筋膜皮瓣

（一）应用解剖

利用腘窝皮动脉在小腿下段与胫后动脉和腓动脉发出的筋膜皮肤穿支的吻合交通而设计切取，其最下的一个穿支吻合均在踝上 5~6cm。

（二）适应证

踝部和小腿下段的皮肤软组织缺损。

（三）手术方法

1. 皮瓣设计 亦有三种不同的设计切取方法。

（1）外踝上后外侧筋膜皮瓣（posterolateral supramalleolar fasciocutaneous flap）：由腓动脉在外踝后上方的穿支供血。皮瓣设计的轴心线即是腓肠神经的走行路线，为小腿后正中线中点向外踝与跟腱中点的连线。皮瓣的旋转轴点在外踝上 5cm。皮瓣的前界不应超过腓骨前缘，但后界可超过后正中线。皮瓣近端可达小腿中部，长 13~17cm，宽 5~6cm，基底蒂部可略窄，但不应小于 3cm（图 8-8-1-12-3A）。

（2）内踝上后内侧筋膜皮瓣（posteromedial supramalleolar fasciocutaneous flap）：由胫后动脉的内踝上筋膜穿支供血。轴点在内踝上 5cm，与内踝上筋膜皮瓣的供区相同。

（3）包括整个小腿后方的筋膜皮瓣：通过胫后动脉和腓动脉的筋膜穿支共同供血，旋转轴点在踝间线上 6~8cm，上界可达腘横纹下 3~5cm，两侧达内外正中线。因皮肤供区太大，临床应用上多不带皮肤，仅切取筋膜皮下组织瓣，翻转覆盖受区后再在筋膜面上植皮，小腿供区皮肤复位后可直接缝合。

2. 手术步骤 以外踝上后外侧岛状筋膜皮瓣修复足后跟创面为例。按设计先作蒂部切口，在真皮下向两侧翻开皮肤瓣 1.5~2cm，使岛状皮瓣的筋膜蒂宽度不小于 3cm。在小腿近侧作皮瓣远端切口。切开皮肤、皮下组织直达深筋膜下间隙。将腓肠神经和小隐静脉切断，包含在皮瓣内。在深筋膜下由近及远向蒂部解剖，至外踝上 5~7cm 时应特别小心，仔细观察，辨清腓动脉的筋膜穿支血管，防止损伤（图 8-8-1-12-3B）。将皮瓣试行转移，如有张力，可将蒂部的筋膜组织略作游离，切断紧张的纤维束带，以利转移。修整后跟创面后，将皮瓣无张力转移至受区。如皮瓣宽度不超过 5cm，供区多可直接缝合，如有困难，则行断层植皮（图 8-8-1-12-3C）。

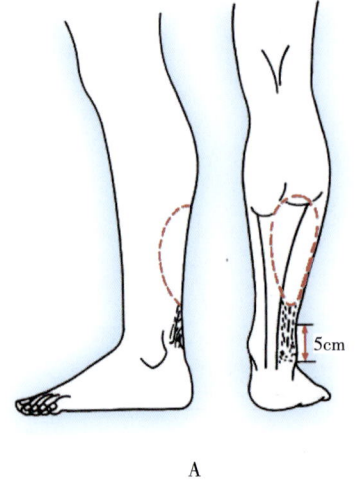 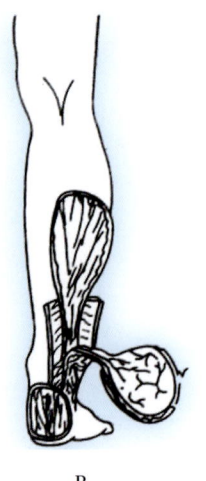 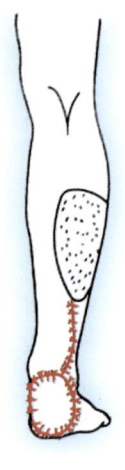

A   B   C

图 8-8-1-12-3　设计与转移之二示意图（A~C）

小腿后外侧远端蒂筋膜皮瓣修复足后跟创面　A. 皮瓣设计；B. 皮瓣切取；C. 皮瓣转移

(四)注意事项

1. 该皮瓣的蒂部多数不存在较大口径的轴心血管,而是以密集的筋膜血管网(丛)供血。因此其蒂部需要有一定的宽度,以包含这些纵向血管网。蒂宽一般3cm左右,过大影响转移的灵活性,过小则影响血供。在皮瓣的蒂部携带宽1~1.5cm的皮桥,或将皮瓣设计成倒立的梨状,转移后将其嵌入切开的蒂部皮肤中,有利于减少对筋膜蒂的压迫,保证皮瓣的血供(图8-8-1-12-4)。

2. 该皮瓣是一远端蒂皮瓣,在切取完成之后,应放松止血带,检验小隐静脉的作用。如小隐静脉怒张、皮瓣有静脉性郁血肿胀,应将小隐静脉在蒂部细心发出结扎。

3. 外踝上后外侧筋膜皮瓣亦由 Masquelet(1992)首先介绍,但与其早期介绍的位于小腿前外侧的外踝上皮瓣不同,后者的标准名称应是"外踝上前外侧筋膜皮瓣(anterolateral supramelleolar fasciocutaneous flap)"。外踝上后外侧筋膜皮瓣因带有腓肠神经营养血管,又称"带腓肠神经营养血管的筋膜皮瓣",是近来出现的神经皮瓣(neurocutaneous flap)的典型代表,临床已有不少应用,效果较好。

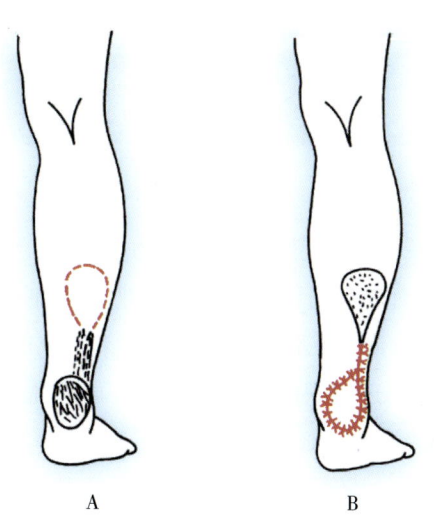

图8-8-1-12-4　设计与转移之三示意图(A、B)
倒立的梨状筋膜皮瓣　A.皮瓣设计;B.皮瓣转移

4. 皮瓣带有腓肠神经,转移后如与受区的近侧神经吻合,可恢复皮瓣的感觉功能;供区切取腓肠神经后,仅足外侧面感觉减退,功能损失很小。

(张世民　侯春林)

参 考 文 献

1. 侯春林.带血管蒂组织瓣移位的历史、现状与展望[J].中华显微外科杂志,2006,29(4)
2. 侯春林.手部皮肤缺损的皮瓣修复[J].中华手外科杂志,2009,25(2)
3. 邱贵兴,戴尅戎.骨科手术学.第三版,北京:人民卫生出版社,2005
4. 钟贵彬.带旋髂深动脉蒂的髂骨皮瓣修复前臂骨与软组织缺损一例[J].中华显微外科杂志,2006,29(2)
5. 赵定麟.现代骨科学.北京:科学出版社,2004
6. Aasi SZ..Commentary: expanding the donor site options for full-thickness skin grafts.Dermatol Surg. 2010 Apr; 36(4):532-3.
7. Cooney WP. Microsurgery in China and the development of Western reconstructive microsurgery. Microsurgery. 1988; 9(2):75-7.
8. Hollevoet N, Vanhove W, Verdonk R.Treatment of chronic wounds at the olecranon.Acta Orthop Belg. 2010 Feb; 76(1):22-6.
9. Ostrup LT, Vilkki SK. Reconstructive microsurgery--a review Acta Orthop Scand. 1986 Oct; 57(5):395-401.
10. Schuind F. [Microsurgery in orthopedics and in traumatology] Rev Med Brux. 1992 Jan-Feb; 13(1-2):21-33.
11. Virgin FW, Iseli TA, Iseli CE.Functional outcomes of fibula and osteocutaneous forearm free flap reconstruction for segmental mandibular defects.Laryngoscope. 2010 Apr; 120(4):663-7.

第二章 带血管蒂组织瓣移位术在骨科领域的应用

带血管蒂组织瓣移位术是把带有血管蒂的皮瓣、肌(皮)瓣等,通过局部转移或移位的方法,来修复邻近组织缺损,重建功能,再造器官和改善外形。由于组织瓣内包含有营养血管,因而不同于传统的随意皮瓣,切取范围不受长宽比例的限制,手术一次完成。术后转移组织瓣血运丰富,抗感染力强,组织愈合快;与吻合血管的游离组织移植术相比,其不需吻合血管,不需特殊设备,手术操作简便、安全,成功率高。由于这些突出优点,带血管蒂组织瓣移位术越来越广泛地应用于外科各个领域。

第一节 组织瓣的血供特点及类型

目前临床用作带血管蒂移位的组织有皮肤、筋膜、肌肉、骨、骨膜等。

一、皮瓣

(一)皮肤的血供

皮肤的血供有直接皮动脉与肌皮动脉两个系统,人体大部分皮肤的血供由肌皮动脉系统完成。

1. **直接皮动脉** 直接皮动脉从深部动脉干直接发出,经肌间隙(或肌间隔),穿过深筋膜后进入皮下组织和皮肤,皮肤血供呈轴型分布(图8-8-2-1-1)。

2. **肌皮动脉** 肌皮动脉是营养皮肤和肌肉两方的血管,即深部供应肌肉的血管,在途中发出众多的肌皮穿支,进入皮下组织和皮肤(图8-8-2-1-2)。

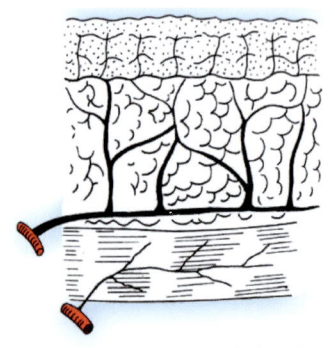

图8-8-2-1-1 直接皮动脉示意图

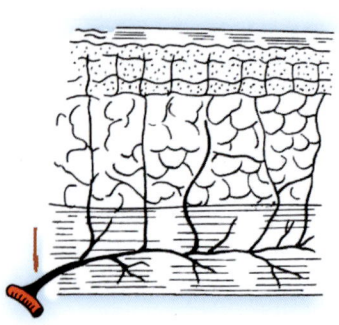

图8-8-2-1-2 肌皮动脉示意图

(二)皮瓣的类型

皮肤的血管分布和血液供应是皮瓣设计和切取的基础,目前临床应用的皮瓣可归纳为三个基本类型,即:随意型皮瓣、轴型皮瓣和肌皮瓣。

1. **随意型皮瓣** 随意型皮瓣是以呈随意分布形式的肌皮动脉穿支为血供而形成的皮瓣。掀起皮瓣时,穿支血管被切断,形成依赖皮瓣蒂部无特定血管的皮瓣。其优点是皮瓣在身体任何部位、任何方向均可形成,但皮瓣切取范围受其长宽比例限制,其应用也受到很大限制(图8-8-2-1-3)。

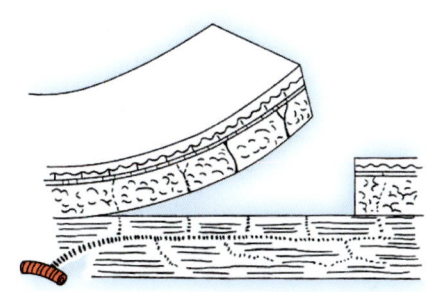

图8-8-2-1-3 随意型皮瓣示意图

2. **轴型皮瓣** 轴型皮瓣是以直接皮动脉或深部动脉干为轴心血管形成的皮瓣。切断皮瓣基部皮肤,可形成仅包含供养血管的岛状皮瓣。皮瓣切取范围不受长宽比例限制,转移方便,应用范围广(图8-8-2-1-4)。

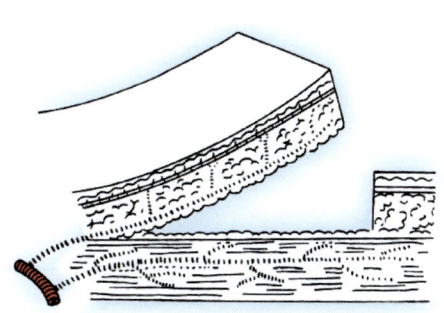

图8-8-2-1-4 轴型皮瓣示意图

3. **肌皮瓣** 肌皮瓣是将肌肉连同其浅层皮肤一起切取,形成肌肉和皮肤的复合组织瓣。肌皮瓣的血供是深部血管先供养肌肉,再经肌皮穿支供养皮肤。与随意型皮瓣、轴型皮瓣平面血供形成不同,肌皮瓣呈立体血供形式。临床上可根据需要形成各种类型肌皮瓣(图8-8-2-1-5)。

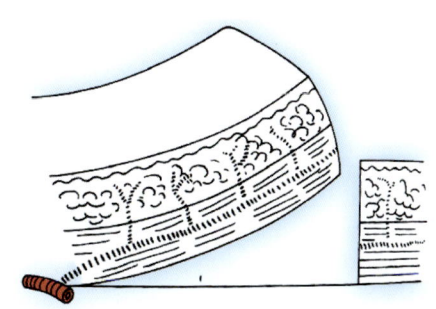

图8-8-2-1-5 肌皮瓣示意图

二、肌(皮)瓣

(一)肌肉的血供类型

肌(皮)瓣的形成与肌肉血供方式有关,肌肉的血液供应有五种基本类型(图8-8-2-1-6)。

1. **单血管蒂型** 进入肌肉的营养血管只有一组,以此为血管蒂可以形成理想的肌(皮)瓣,如腓肠肌、阔筋膜张肌。

2. **主要血管加次要血管蒂型** 肌肉由一条主要及一些次要血管供应。结扎次要血管,以主要血管为蒂可以形成肌(皮)瓣,但皮瓣远端血运不可靠,如股薄肌。

3. **双血管蒂型** 肌肉由两条几乎等同的血管供应,以这两个血管为蒂可分别形成两个肌(皮)瓣,如臀大肌、腹直肌。

4. **节段性血管蒂型** 肌肉由许多细小血管供应,呈节段性分布,由于缺乏主要血管蒂,不易形成肌(皮)瓣,如缝匠肌、胫前肌。

5. **主要血管加节段性血管蒂型** 肌肉由一条主要血管及另一些方向与来源截然不同的血管供应,可根据需要形成不同方向肌(皮)瓣,如胸大肌、背阔肌。

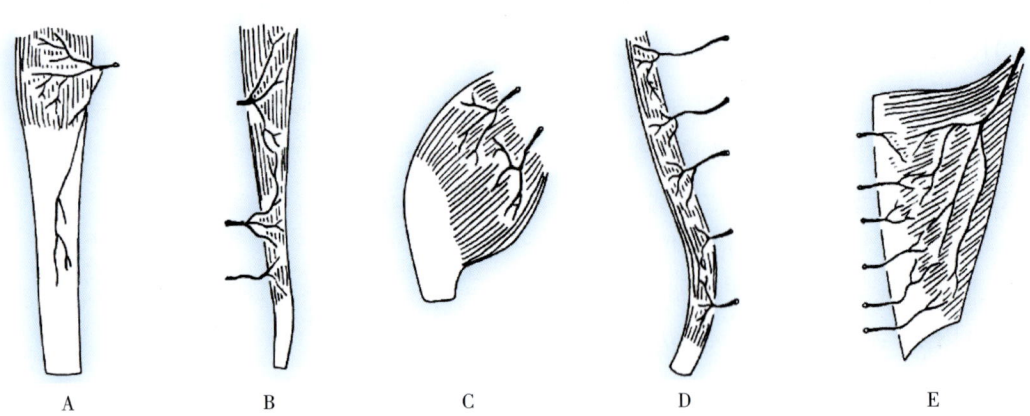

图8-8-2-1-6 肌肉血供类型示意图（A、B）
A.单血管蒂型；B.主要+次要血管蒂型；C.双血管蒂型；D.节段性血管蒂型；E.主要+节段性血管蒂型

（二）肌肉皮肤血供的多样性

肌皮动脉依不同部位肌肉有不同分布类型，形成皮肤和肌肉的基本血管构筑的多样性。

1. 水平浅一支型 肌皮动脉走行于肌肉之上，向上、下发出皮支和肌支，其皮肤血供呈轴型分布，如面部表现肌（图8-8-2-1-7）。

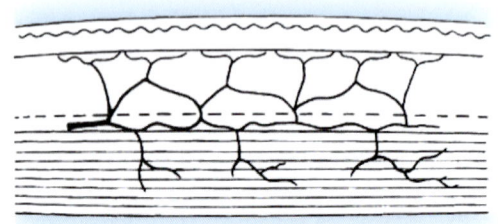

图8-8-2-1-7 水平浅一支型示意图

2. 水平二支型 肌皮动脉分为皮支和肌支两条，各自单独走行，分别供应皮肤和肌肉血供，如阔筋膜张肌肌皮瓣。因有单独的皮支，皮肤血供也呈轴型分布（图8-8-2-1-8）。

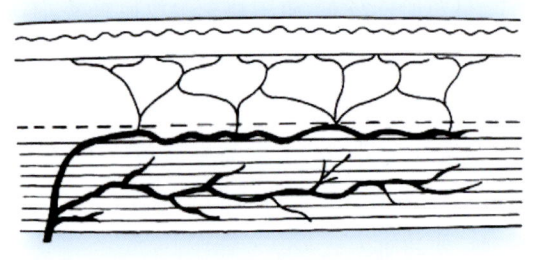

图8-8-2-1-8 水平二支型示意图

3. 垂直分布型 肌皮动脉来自肌肉下方，在途中向肌肉发出分支，并贯穿肌间或肌肉，其终支供应皮肤，皮肤血供呈随意型，如臀大肌（图8-8-2-1-9）。

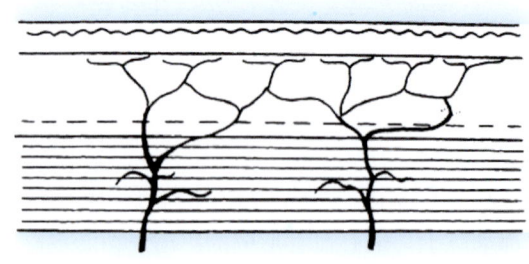

图8-8-2-1-9 垂直分布型示意图

4. 水平深一支型 肌皮动脉在肌肉内水平走行，并向皮肤发出垂直肌皮穿支供应皮肤，穿支血管无特定的走向，呈随意型分布（图8-8-2-1-10）。

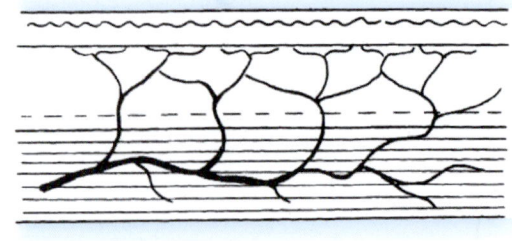

图8-8-2-1-10 水平深一支型示意图

（三）肌皮瓣类型

肌皮瓣由肌肉及浅层皮下组织和皮肤构成，

临床上根据蒂的不同构成可形成不同类型的肌皮瓣。由于肌肉皮肤血供的多样性,蒂的构成对肌皮瓣的血供有很大的影响。

1. **肌肉皮肤蒂肌皮瓣** 形成肌皮瓣时,不切断基部皮肤和肌肉。肌皮瓣的皮肤不仅有来自肌肉的血供,而且接受来自皮瓣蒂部的皮肤血供,形成双重血供的肌皮瓣,血供更加稳定,但皮瓣旋转弧较小(图8-8-2-1-11)。

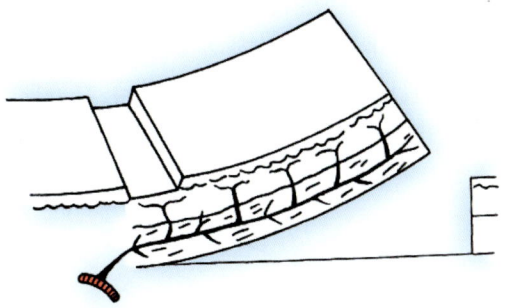

图8-8-2-1-12 肌肉皮下组织蒂肌皮瓣示意图

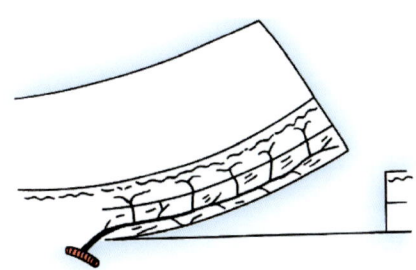

图8-8-2-1-11 肌肉皮肤蒂肌皮瓣示意图

2. **肌肉皮下组织蒂肌皮瓣** 形成肌皮瓣时,仅切除基部皮肤,而保留皮下组织和肌肉。由于皮下血管网相连续,肌皮瓣同样可获得稳定的双重血供。皮瓣的旋转弧较肌肉皮肤蒂肌皮瓣增大。对血供条件较差肌皮瓣,需形成岛状皮瓣时,选用此种类型的蒂较为安全(图8-8-2-1-12)。

3. **肌肉蒂肌皮瓣**

（1）单支型肌肉蒂肌皮瓣 切除基部皮肤及皮下组织,形成肌肉为蒂的肌皮瓣,可增加皮瓣的旋转弧,并可通过皮下隧道转移(图8-8-2-1-13)。

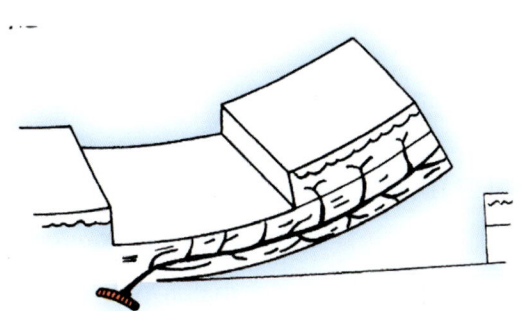

图8-8-2-1-13 单支型肌肉蒂肌皮瓣示意图

（2）水平二支型肌蒂肌皮瓣 以肌肉为蒂形成的肌皮瓣,如肌皮瓣的主要血管呈皮肤肌肉分别支配型,此时可因岛状皮瓣的位置不同而影响皮瓣的血供。如选择A部位皮肤,因含有皮支,皮瓣血供有保证。但在B的位置,因水平方向的皮支被切断,皮瓣血供无保障。C的位置属次要血管支配的随意型部位,皮瓣血供不可靠(图8-8-2-1-14)。

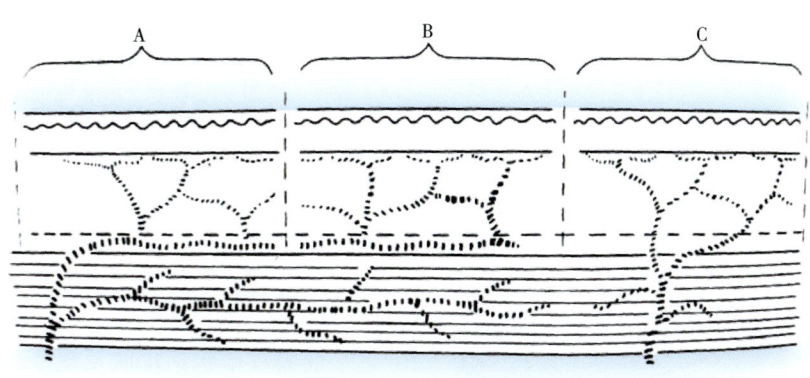

图8-8-2-1-14 水平二支型肌蒂肌皮瓣血供形式示意图

4. 血管神经蒂岛状肌皮瓣 全部切断肌皮瓣基部皮肤、皮下组织及肌肉,形成仅保留血管神经蒂的岛状肌皮瓣。皮瓣旋转弧更大,转移方便,且可向远侧或近侧推进移位(图8-8-2-1-15)。

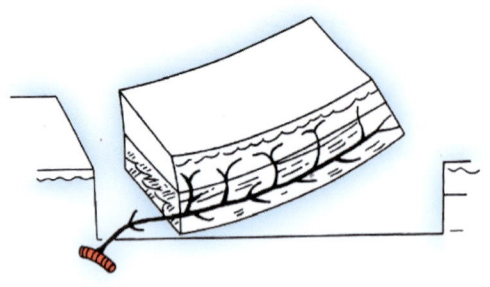

图8-8-2-1-15 血管神经蒂岛状肌皮瓣示意图

(四)肌皮瓣大小

肌皮瓣由皮肤和肌肉两部分组成,临床上可根据实际需要切取不同大小和形状的皮肤和肌肉,用以充填死腔和覆盖创面。

1. 肌肉与皮肤等大 用于皮肤和深部组织缺损范围相同的组织修复(图8-8-2-1-16)。

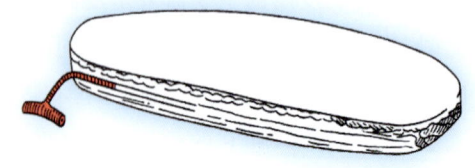

图8-8-2-1-16 肌肉与皮肤等大示意图

2. 肌肉大于皮肤 用于皮肤缺损范围小,而深部组织缺损范围大的组织修复,其中超出皮肤部分的肌瓣填塞死腔,皮肤覆盖创面。另外在肌瓣移位行功能重建时,也常带一小块菱形皮肤,以减少缝合时张力,便于肌瓣滑动(图8-8-2-1-17)。

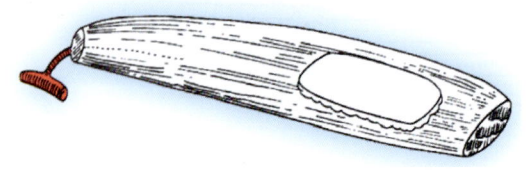

图8-8-2-1-17 肌肉大于皮肤示意图

3. 肌肉小于皮肤 用于修复以皮肤缺损为主的创面。皮肤超出肌肉范围主要位于肌腹两侧,而不是在肌肉末端以远,此点在肌皮瓣设计时要注意(图8-8-2-1-18)。

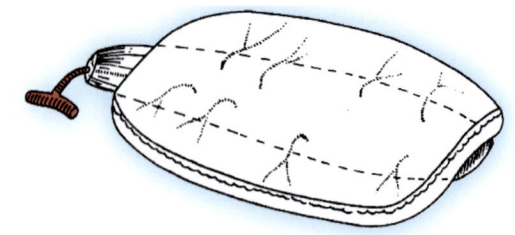

图8-8-2-1-18 肌肉小于皮肤示意图

三、筋膜(皮)瓣

由皮肤、皮下组织和深筋膜构成的筋膜皮瓣,具有血运良好、操作简单、皮瓣长宽比例较大等特点,用于较表浅的创面修复。

(一)深筋膜的血供

深筋膜浅层和深层存在丰富的血管网,彼此吻合,形成网络。血供主要来源是主干动脉经肌间隔或肌间隙发出的穿支和来自肌肉的肌皮穿支血管,深筋膜浅层血管网不仅紧贴深筋膜,而且行向表层,形成筋膜血管网循环系统(8-8-2-1-19)。

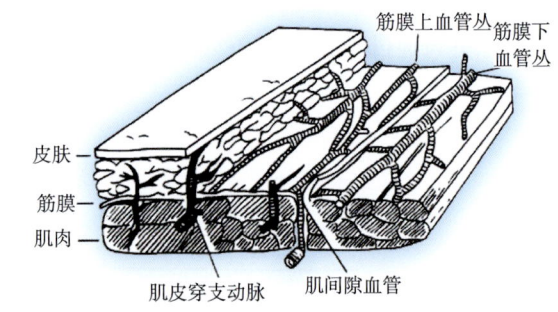

图8-8-2-1-19 深筋膜血供示意图

(二)筋膜皮瓣类型

筋膜皮瓣包括皮肤及皮下组织和深筋膜,分轴型和随意型。

1. 随意型筋膜皮瓣 无知名血管供血的筋

膜皮瓣称为随意型筋膜皮瓣,可切除基部表层皮肤形成带筋膜蒂的皮瓣,皮瓣长宽比例可达 3∶1（图 8-8-2-1-20）。

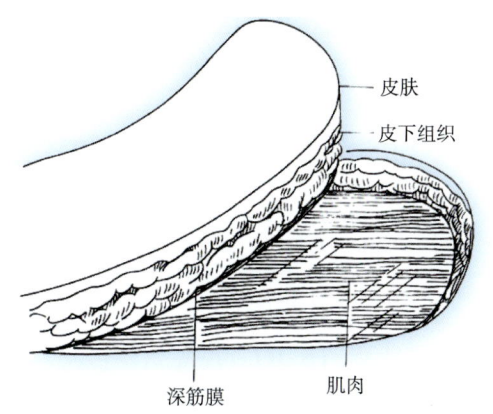

图8-8-2-1-20　随意型筋膜皮瓣示意图

2. 轴型筋膜皮瓣　具有占主导地位血管供血的筋膜皮瓣称轴型筋膜皮瓣,可切断基部皮肤及筋膜形成仅带血管蒂的岛状筋膜皮瓣,转移方便（图 8-8-2-1-21）。

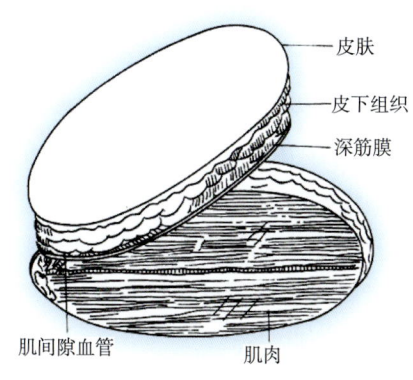

图8-8-2-1-21　轴型筋膜皮瓣示意图

（三）翻转皮下筋膜瓣

翻转皮下筋膜瓣是近年来修复创面的另一组织瓣,是利用具有丰富血供的皮下深筋膜,通过翻转移位方式来修复邻近创面。

1. 切口设计　设计时皮下筋膜瓣应选自邻近创面的正常皮下组织,其创面长轴应定为翻转皮下筋膜瓣的宽度。先标明病损切除后创面范围,紧连创面设计一向外翻转的皮瓣（图 8-8-2-1-22）。

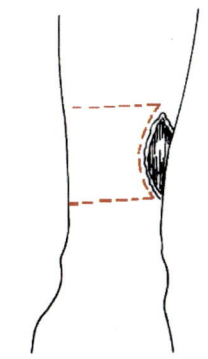

图8-8-2-1-22　切口设计示意图

2. 筋膜瓣设计　在浅筋膜层切取全层皮肤,向外翻起,显露皮肤下深筋膜层,按皮瓣相反方向设计深筋膜瓣,即瓣的基部靠近创面,瓣的反折部位于与深筋膜相连的肌间隔处,瓣的大小在翻转移位后要完全覆盖骨外露创面（图 8-8-2-1-23）。

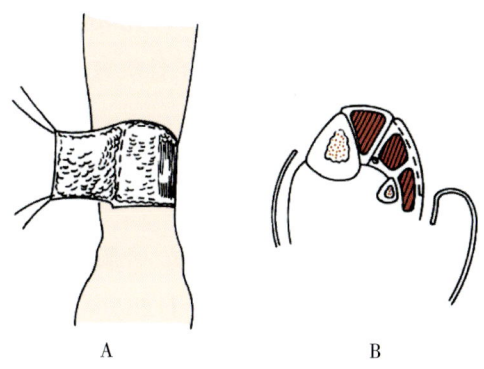

图8-8-2-1-23　筋膜瓣设计示意图（A、B）
A.供区；B.受区

3. 筋膜瓣切取　在深筋膜深层游离并翻起深筋膜瓣,直至肌间隔处,注意保留深筋膜与肌间隔的联系（图 8-8-2-1-24）。

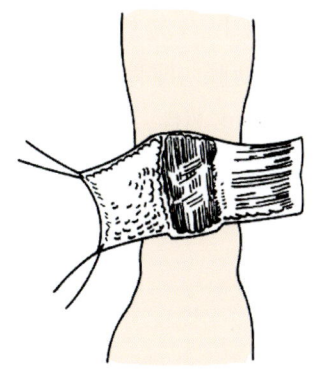

图8-8-2-1-24　筋膜瓣切取示意图

4. 筋膜瓣移位　将深筋膜翻转180°,覆盖病损创面,深筋膜表面用中厚皮片修复,用翻起之全厚皮片修复供区创面(图8-8-2-1-25)。

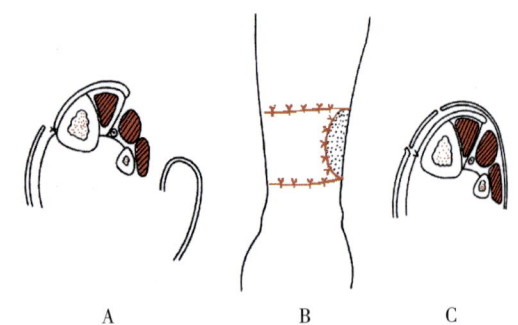

图8-8-2-1-25　筋膜瓣移位示意图（A~C）

四、骨瓣

带蒂骨移植是一种"活骨移植",由于保留了移植骨块的血供,使移植骨的"坏死取代"变为简单的"骨折愈合"过程,缩短了骨块愈合时间,提高了疗效。

（一）骨骼的血供

长骨血供来源于滋养动脉、骨膜动脉、骨端动脉和肌源性动脉（图8-8-2-1-26）。

1. 滋养动脉　多为一条,进入髓腔后分为升支、降支,分别与骨端动脉吻合,提供长骨干50%~70%血液。

2. 骨膜动脉　主要来自邻近血管,在骨表面发出许多分支,营养骨膜,并经哈佛管穿入骨皮质。

3. 骨端动脉　包括骺动脉和干骺动脉,它们均起于邻近血管干。

4. 肌源性动脉　即骨从肌肉附着处获得血供。扁骨血供为多源性,主要来自滋养动脉和骨膜动脉。

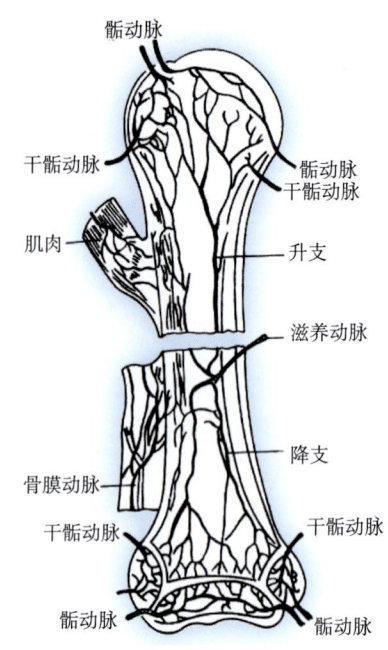

图8-8-2-1-26　长骨的血供示意图

（二）骨瓣的类型

骨的血供形式是切取骨瓣的基础,目前临床应用的有骨瓣、骨膜瓣、肌骨瓣和筋膜骨瓣。

1. 骨瓣　以骨的营养血管为蒂形成的骨瓣,旋转弧大,转移方便,是临床上最常用的带蒂骨移植瓣,如带旋髂深动脉髂骨瓣。

2. 骨膜瓣　以骨的营养血管或骨膜血管为蒂,切取骨膜作为移植材料,如髂骨骨膜瓣、胫骨骨膜瓣、桡骨骨膜瓣等。

3. 肌骨瓣　肌肉连同其附着的骨骼一起切取,形成肌骨瓣,并以肌肉为蒂局部转移治疗邻近骨缺损,如股方肌肌骨瓣、缝匠肌肌骨瓣。

4. 筋膜骨瓣　人体深筋膜层有丰富的血管网,切取骨瓣时,保留附着于骨瓣的深筋膜层,并以此为蒂形成筋膜骨瓣,如桡骨远端筋膜骨瓣。

第二节　组织瓣移位术的一般原则

一、适应证

选择带血管蒂组织瓣移位术应遵循先简后繁的原则，在无法用传统方法治疗或用传统方法治疗困难的情况下，可选用带血管蒂组织瓣移位术，主要用于：

1. 修复缺损　因各种创伤、慢性炎症或肿瘤切除所致骨或软组织缺损，用传统方法修复困难者；

2. 矫正畸形　严重疤痕挛缩畸形，在切除疤痕、矫正畸形后有深部组织裸露者；

3. 改善功能　因神经损伤所致运动、感觉功能障碍，或因创伤或肿瘤切除所致皮肤肌肉缺损，需重建运动功能或某些特殊部位感觉功能者；

4. 再造器官　如再造舌、耳、鼻、乳房、阴茎、拇指等；

5. 其他　需在疤痕或窦道区内进行骨、关节、肌腱、血管、神经等深部组织手术者。

二、组织瓣的选择原则

由于一个部位创面可用多种组织瓣转移来修复，具体选择何种组织瓣尚需根据受区与供区情况，权衡利弊加以比较来决定。

（一）受区情况

1. 受区部位　邻近受区皮瓣，肤色、质地、厚度近似，转移方便，应优先选用。

2. 创面性质　依受区组织缺损的深度来决定移植组织的厚薄。对于无骨或肌肉缺损的浅创面，一般选用轴型皮瓣或肌肉较薄的肌皮瓣；而有骨及肌肉缺损的深创面，则应选用肌皮瓣；如同时有骨与软组织缺损者，宜选用骨皮瓣或肌骨皮瓣。

3. 功能要求　需同时重建缺损部肌肉功能时，应选用带有运动神经的肌皮瓣；需重建缺损部感觉功能时，应选用包含感觉神经的皮瓣或肌皮瓣。

4. 受区范围　应把受区创面的大小与供区皮瓣可能提供的范围加以比较，一般认为供区皮瓣要稍大于受区创面。

（二）供区条件

1. 组织瓣切取后，应对供区部位的功能和形态无明显影响；

2. 尽可能选择位置隐蔽，对外观影响较小的组织瓣；

3. 选择血管恒定、变异较小、易于切取的组织瓣。

三、受区准备

带血管蒂组织瓣移位术作为良好的自身修复材料，只有在受区条件良好的情况下才能获得理想的效果。

（一）受区慢性感染

对于慢性感染创面必须进行病灶清除，包括彻底切除感染创面、窦道、死骨、炎性肉芽组织及血运差的疤痕组织，然后用 0.1% 苯扎溴铵或氯已定溶液浸泡 5min，使受区变成一个基部健康、相对无菌的创面。

（二）受区急性感染

对受区局部有急性炎症者，应先切开引流，

待急性炎症消退后再行组织瓣转移手术。

（三）骨不连骨缺损病例

手术时要彻底切除骨折端的疤痕组织，咬除硬化骨质，打通髓腔，同时行植骨术，使骨折部位获得丰富的血液供应。

（四）肿瘤病例

对肿瘤要彻底切除，造成骨与软组织缺损者用相应组织修复，以防术后复发。

四、组织瓣设计

（一）皮瓣设计中的"点"、"线"、"面"、"弧"

1. "点"　指皮瓣旋转的轴点即皮瓣血管蒂的位置，皮瓣切取后围绕轴点旋转来修复受区缺损。某些皮瓣的营养血管，可分别在皮瓣远近两端形成轴点，使皮瓣可向不同方向转移。

2. "线"　指皮瓣设计的轴心线，如轴型皮瓣轴心血管行走的体表投影线或肌皮瓣肌肉部分的纵轴线。

3. "面"　指轴心血管供养皮肤的范围，即皮瓣切取的最大面积。皮瓣设计仅限于这一范围内，超过此范围可招致皮瓣部分坏死。

4. "弧"　指皮瓣的旋转弧。皮瓣围绕轴点旋转时，皮瓣远端所能到达的位置。皮瓣的旋转弧实为转移皮瓣的覆盖范围。

（二）皮瓣设计方法

皮瓣设计按下列顺序进行，即先确定皮瓣旋转轴，标明轴心线，明确旋转半径，划出皮瓣轮廓。现以臀大肌上部肌皮瓣修复骶部褥疮为例说明如下（图 8-8-2-2-1）。

1. 标明旋转轴　作髂后上嵴与大转子连线 ab，该线中上 1/3 交点"0"即臀上动脉出梨状肌上缘处为皮瓣旋转轴；

2. 确定轴心线　即 ab 连线；

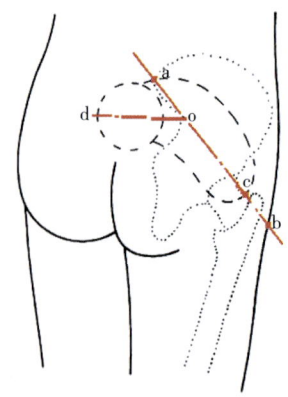

图 8-8-2-2-1　臀大肌上部肌皮瓣移位术示意图

3. 测量旋转半径　即"0"点至皮瓣最远端"C"的距离，oc 要稍大于 od；

4. 设计皮瓣　根据受区创面大小及形状，在轴心线两侧设计皮瓣。

五、组织瓣切取

（一）顺行切取

按解剖部位先将组织瓣蒂部主要的营养血管显露出来，然后沿血管走行，由近向远切取组织瓣（图 8-8-2-2-2）。

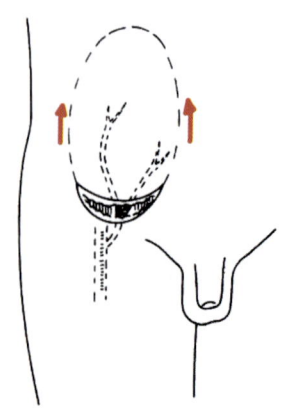

图 8-8-2-2-2　顺行切取示意图

（二）逆行切取

按设计要求先从组织瓣远端开始，由远而近切取组织瓣（图 8-8-2-2-3）。

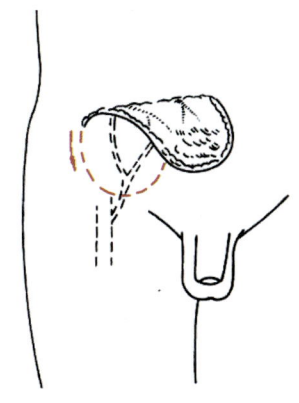

图8-8-2-2-3　逆行切取示意图

六、组织瓣转移

以带血管蒂皮瓣、肌瓣转移修复皮肤创面为例，其转移方式有移位、推进、旋转、交叉四种。

（一）皮瓣移位

用于修复紧靠皮瓣的创面，由于皮瓣与创面之间无正常组织间隔，转移方便（图8-8-2-2-4）。

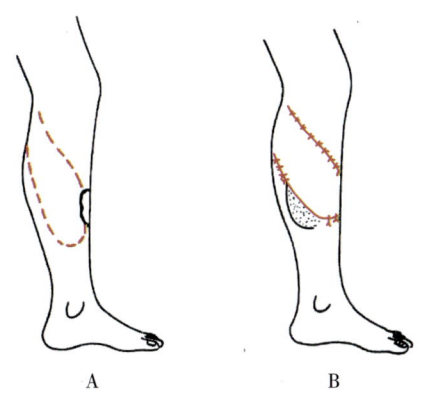

图8-8-2-2-4　皮瓣移位示意图（A、B）
A. 术前设计；B. 术后

（二）皮瓣推进

用于修复皮瓣远侧或近侧部位的创面，采用V-Y方式闭合创面，皮瓣推进时可采用屈曲关节方法来避免血管蒂受到牵拉（图8-8-2-2-5）。

（三）皮瓣旋转

用于较远距离或相反部位的创面修复，皮瓣最大旋转角度可达180°（图8-8-2-2-6）。

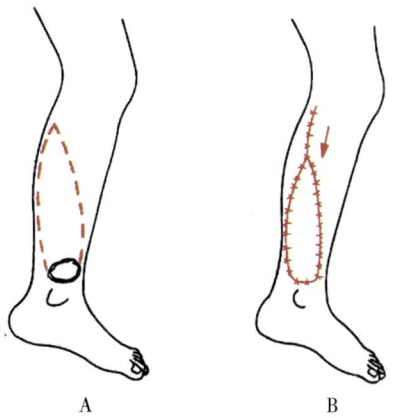

图8-8-2-2-5　皮瓣推进示意图（A、B）
A. 术前设计；B. 术后

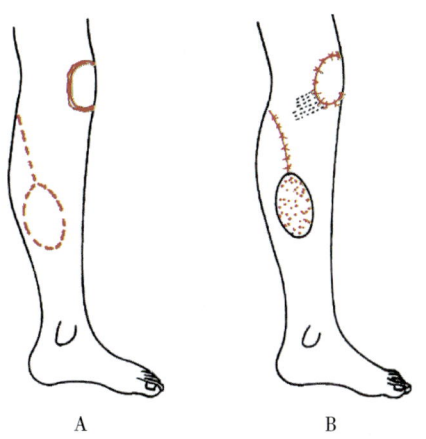

图8-8-2-2-6　皮瓣旋转示意图（A、B）
A. 术前设计；B. 术后

（四）皮瓣交叉

对有些创面无法用邻近皮瓣修复，又无理想的血管可利用进行游离皮瓣移植时，可选用健肢皮瓣交叉移植进行修复（图8-8-2-2-7）。

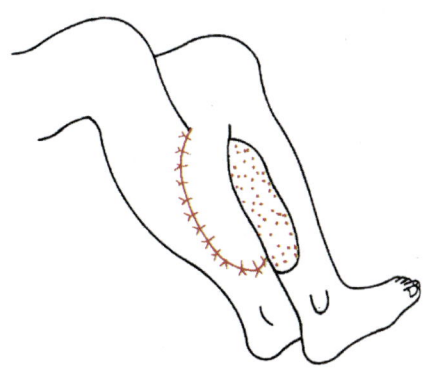

图8-8-2-2-7　皮瓣交叉示意图

第三节　组织瓣移位术注意事项

一、掌握供区组织的应用解剖

术者应对供区血管神经蒂的位置及其走行，以及可能出现的解剖变异等掌握自如，以免切取时造成对血管神经的损伤。

二、供区要求

应选用正常部位的皮肤和肌肉作为供区，对凡施行过手术、遭受过创伤或接受过放射治疗的区域，因血管可受到不同程度的损害，应慎用。

三、正确估计所需皮瓣大小

病变切除后实际创面要扩大，而皮瓣游离后将会缩小。因此皮瓣设计时，一般要较创面的面积大 2~3cm 为宜。切取肌皮瓣时其面积还应加大。对于用一块皮瓣无法修复的巨大创面，可联合应用几块皮瓣进行修复。

四、皮瓣设计合理

应正确标明皮瓣旋转轴点和旋转半径，从旋转轴点至皮瓣远端的距离应大于至创面远端的距离，以使皮瓣转移后能无张力的覆盖创面。

五、保护肌皮动脉穿支

切取肌皮瓣时务必保护好肌皮动脉穿支，术中将皮缘与肌缘暂时性间断缝合固定数针，以免两者分离而影响皮瓣血运。

六、必要时包括完整的深筋膜

切取肌皮瓣时，若皮瓣面积超过肌肉范围时，应包括完整的深筋膜，这对皮瓣远端成活有重要意义。

七、术中仔细止血

切取皮瓣时，术中应仔细止血，术后肌皮瓣下放置引流，不宜采用加压包扎的方法来止血，以免影响皮瓣血运。

八、切除受区的疤痕组织

应彻底切除受区血运差、无弹性的疤痕组织，以免缝线缝在脆弱的疤痕组织上，术后因肿胀使缝线拉裂脆弱的疤痕组织而致伤口裂开。

九、隧道应宽敞

皮瓣经皮下隧道转移时，隧道应宽敞，避免血管蒂扭转、受压或牵拉。

十、肌皮瓣移位后应固定

肌皮瓣移位后，肌肉边缘要与受区缝合固定，以免肌肉的重力或回缩而影响皮瓣的血运。颌面部可采用宽胶布或绷带稍加固定，四肢可采用石膏托制动。

十一、口内组织瓣缝合应可靠

口腔内为一污染环境,对转移至口内的组织瓣,应采用较粗的缝线,缝合要深,间距要密,边距要宽,以免伤口缝线过早脱落,伤口裂开。

十二、术后观察血运

术后应密切观察皮瓣血运,一旦皮瓣出现血管危象,应查明原因,及时处理。如包扎过紧者,应立即松开敷料;如皮瓣下有血肿者,应清除血肿,对血管蒂扭转受压者,经采用一般处理无效时应迅速手术探查,解除压迫。

十三、各种设计

现将临床上常选用较多之带血管蒂皮瓣及肌皮瓣及其设计要点列表于后(表8-8-2-3-1~3)并以示意图表示(图8-8-2-3-1、2)。

附表8-8-2-3-1 带血管蒂皮瓣及肌皮瓣选择表

受区部位	可选用组织瓣
头面颈部	颞肌筋膜瓣、斜方肌肌皮瓣、胸锁乳突肌肌皮瓣、胸大肌肌皮瓣、背阔肌肌皮瓣、颈阔肌肌皮瓣、胸三角瓣、前额隧道瓣、颈项皮瓣、颈肱皮瓣、颏下皮瓣、锁骨上皮瓣
眼眶与眶周	颞肌筋膜瓣、颞肌肌皮瓣、前额隧道瓣、耳后皮瓣
口腔	胸大肌肌皮瓣、舌瓣、腭瓣、颈阔肌肌皮瓣、胸锁乳突肌肌皮瓣、斜方肌肌皮瓣、前额隧道瓣、舌骨下肌群肌皮瓣
耳与耳区	耳后皮瓣、颞部筋膜瓣、颞肌肌皮瓣、斜方肌肌皮瓣、背阔肌肌皮瓣
枕部	斜方肌肌皮瓣、背阔肌肌皮瓣
胸壁	背阔肌肌皮瓣、胸大肌肌皮瓣、腹直肌肌皮瓣、侧胸皮瓣、肋间皮瓣
背部	背阔肌肌皮瓣、腰背皮瓣、腰骶皮瓣、腰臀皮瓣、骶棘肌肌皮瓣、胸大肌肌皮瓣
肩部	肩胛皮瓣、背阔肌肌皮瓣、胸大肌肌皮瓣、胸三角皮瓣、颈肱皮瓣、斜方肌肌皮瓣
肘部	上臂内侧皮瓣、上臂外侧皮瓣、前臂桡侧皮瓣、前臂尺侧皮瓣、肱桡肌肌皮瓣、肋间皮瓣、背阔肌肌皮瓣、胸大肌肌皮瓣
手掌、手背、腕部	前臂桡侧皮瓣、前臂尺侧皮瓣、前臂背侧皮瓣、手背桡侧皮瓣、手背尺侧皮瓣、手指侧方皮瓣
手指	手指侧方皮瓣、手背桡侧皮瓣、手指背侧皮瓣、手指掌侧推进皮瓣
拇指、虎口	示指背侧皮瓣、示指桡侧皮瓣、第一掌背皮瓣、前臂桡侧逆行皮瓣、前臂背侧逆行皮瓣
会阴	阴股沟皮瓣、腹壁皮瓣、腹股沟皮瓣、脐旁皮瓣、腹直肌肌皮瓣、股薄肌肌皮瓣、股内侧皮瓣、股二头肌肌皮瓣、腹内斜肌肌皮瓣、阔筋膜张肌肌皮瓣、近侧缝匠肌肌皮瓣、股直肌肌皮瓣
骶骨部	臀大肌肌皮瓣、腰臀皮瓣、倒转背阔肌肌皮瓣、臀皮瓣、腰骶皮瓣、腰臀皮瓣、阔筋膜张肌皮瓣
粗隆部	阔筋膜张肌肌皮瓣、臀大肌下部肌皮瓣、股直肌肌皮瓣、股后侧皮瓣、股外侧皮瓣、股外侧肌肌皮瓣、缝匠肌肌皮瓣、腹直肌肌皮瓣、腹壁皮瓣、腹内斜肌肌皮瓣
坐骨部	臀大肌下部肌皮瓣、股薄肌肌皮瓣、股二头肌肌皮瓣、半腱肌半膜肌肌皮瓣、股后侧皮瓣、阔筋膜张肌肌皮瓣
膝、腘窝	腓肠肌肌皮瓣、膝内侧皮瓣、膝下内侧皮瓣、股后侧皮瓣、股内侧肌肌皮瓣、远侧缝匠肌肌皮瓣、小腿内侧皮瓣、小腿外侧皮瓣、股前外侧逆行皮瓣
胫前	腓肠肌肌皮瓣、比目鱼肌肌皮瓣、小腿内侧皮瓣、小腿外侧皮瓣、小腿前外侧皮瓣、小腿后侧皮瓣、胫前肌肌皮瓣、小腿筋膜皮瓣、足底皮瓣肌皮瓣、足背皮瓣肌皮瓣
踝部	外踝上皮瓣、内踝上皮瓣、小腿内侧皮瓣、小腿外侧皮瓣、小腿前外侧皮瓣、足底皮瓣肌皮瓣、足背皮瓣肌皮瓣
足跟	足底内侧皮瓣、蹰趾展肌肌皮瓣、趾短屈肌肌皮瓣、足外侧皮瓣、足底外侧皮瓣、足内侧皮瓣、足背皮瓣、趾短伸肌肌皮瓣、小腿内侧皮瓣、小腿外侧皮瓣
前足	第一跖蹼皮瓣、足趾侧方皮瓣、足背皮瓣(逆转)、足底内侧皮瓣(逆转)

附表8-8-2-3-2　常用皮瓣设计要点表

皮　　瓣	主要营养血管	轴　　点	旋　转　弧
额部皮瓣	颞浅动脉额支	颧弓上缘	上唇、口底、鼻尖、鼻侧、鼻背
颞部皮瓣	颞浅动脉	颧弓上缘	同侧眼眶、眼窝、腮腺区
唇部皮瓣	上下唇动脉	唇红缘	对侧唇部
舌　瓣	舌深动脉分支	舌根轮廓乳头处或舌尖	软腭、磨牙后区、颊部、口底
腭　瓣	腭大动脉	腭大孔处	牙槽突、软腭
耳后皮瓣	耳后动脉 颞浅动脉	耳后皱襞 颧弓上缘	耳廓 面颊、眶上区、眼窝
颏下皮瓣	颏下动脉	下颌角内侧 2.6cm	口腔、颌面部
锁骨上皮瓣	颈横动脉	胸锁乳突肌后缘下 1/4 处	颈、面部
颞枕皮瓣	颞浅动脉、枕动脉	耳上发际边缘	前额部、头顶部
颈肱皮瓣	锁骨下动脉的分支、颈横动脉	肩肱部	面颊、颈上区
肩胛皮瓣	旋肩胛动脉	三边间隙内	肩、腋窝、上臂
胸三角皮瓣	胸廓内动脉 1~4 穿支 胸肩峰动脉	胸骨外 1cm 喙突下缘	面、颈部 肩、腋部
侧胸部皮瓣	胸外侧动脉、腋动脉、胸背动脉等发出的皮动脉	腋窝	肩前部、上胸部
肋间皮瓣	T_{9-11} 肋间和肋下动脉外侧支	T_{9-12} 肋间隙内	肘部、虎口、同侧胸壁
脐旁皮瓣	腹壁下动脉	腹股沟韧带内 2/5 和外 3/5 交点上 1cm	会阴、腹股沟、大腿上部
下腹壁皮瓣	腹壁浅动脉	腹股沟韧带中点	会阴、大粗隆、大腿前上部、对侧腹部
阴囊皮瓣	阴囊后动脉	阴囊中隔中点	阴茎腹侧
阴唇皮瓣	阴唇后动脉	会阴中心点两侧 2cm	阴道
腰背皮瓣	肋间动脉、腰动脉后支	后正中线	骶部
腰骶皮瓣	腰动脉后支	腰动脉后支出皮缘	骶部
腰臀皮瓣	第四腰动脉后支	骶棘肌外缘与髂嵴交角上 1cm	骶部、大粗隆
臂内侧皮瓣	尺侧上副动脉 尺侧返动脉	肱二头肌内侧沟中上 1/3 肱骨内上髁上方	腋窝 肘部
臂外侧皮瓣	桡侧副动脉后支 桡侧返动脉	肱二头肌外侧沟中上 1/3 肱骨外上髁上方	肩部 肘部
臂后侧皮瓣	上臂后皮动脉	背阔肌与肱三头肌交角外 2cm	腋窝、肩部
前臂桡侧皮瓣	桡动脉	肘窝中点、腕部桡动脉搏动点	肘、上臂、手
前臂尺侧皮瓣	尺动脉	肘窝中点、豌豆骨近侧	肘、上臂、手

(续表)

皮　　瓣	主要营养血管	轴　　点	旋　转　弧
前臂背侧皮瓣	骨间背侧动脉	尺骨茎突上 2.5cm	手
手背桡侧皮瓣	掌背动脉	指蹼处	手指、手掌
手背尺侧皮瓣	尺动脉腕背支	豌豆骨近侧	手掌、腕部
第一掌骨背侧皮瓣	桡动脉深支	第一背侧骨间肌二头之间	拇指、虎口
示指背侧皮瓣	第一掌骨前动脉	第一掌骨基底桡侧	拇指、虎口
手指掌侧皮瓣	指动脉	指根部两侧	指端
手指侧方皮瓣	指动脉	指总动脉分叉处	手指、手掌、手背、虎口
腹股沟皮瓣	腹壁浅动脉	腹股沟韧带中点下 2cm	会阴、耻骨上部
阴股部皮瓣	阴部外动脉 阴唇舌动脉	腹股沟韧带中点下 5cm 肛门上 3cm，旁开 3cm	会阴部、耻骨上部 会阴部
股前外侧皮瓣	旋股外侧动脉降支 膝上外动脉	髂前上嵴下方 10cm	大粗隆、会阴 膝
股前内侧皮瓣	旋股外侧动脉降支	股直股、缝匠肌与股内侧肌之间	会阴、腹股沟部
股内侧皮瓣	股动脉分支	内收肌管	会阴
股后外侧皮瓣	第一穿动脉	臀大肌止点下方	大粗隆
股后侧皮瓣	臀下动脉皮支 第三穿动脉	臀大肌下缘中点 内外髁连线中点上方 7cm	骶部、大粗隆 腘窝
膝内侧皮瓣	膝降动脉隐支	股骨内上髁上 10cm	膝及腘窝
膝下内侧皮瓣	膝下内侧动脉	胫骨内侧髁后缘	膝、小腿中上部
小腿内侧皮瓣	胫后动脉	腘窝下方 内踝上方	膝及小腿上部 足及踝部
小腿外侧皮瓣	腓动脉	腓骨小头下 3cm 外踝上 8cm	膝及小腿上部 足及踝部
小腿前外侧皮瓣	腓浅神经伴行动脉	腓骨小头下 14cm	膝、小腿
小腿后侧皮瓣	腘动脉直接皮支	腘窝	膝、小腿中上部
外踝上皮瓣	外踝上动脉	外踝上 5cm	踝、足、小腿下 1/3 区
内踝上皮瓣	胫后动脉皮支	内踝上 7cm	踝、小腿前 1/3
足背皮瓣	足背动脉	内外踝中点	足跟及踝部
足外侧皮瓣	跟外侧动脉	外踝与跟腱之间	足跟及跟后
足底内侧皮瓣	跖内侧动脉	内踝前缘延续线与足底内侧缘交点	足跟、踝部
第一趾蹼皮瓣	第一跖背动脉或足背动脉	第一跖背动脉或足背动脉走行部位	足背部
足趾侧方皮瓣	趾底动脉	跖底动脉及足底内侧动脉走行部	足底部

附表8-8-2-3-3　常用肌（皮）瓣设计要点表

肌 皮 瓣	主要营养血管	轴 点	旋 转 弧
前额肌皮瓣	颞浅动脉额支 滑车上动脉	颧弓上缘 眶上部	上唇、口底、鼻尖 鼻侧、鼻背
颞肌肌皮瓣	颞浅动脉 颞深动脉	颧弓上缘	同侧眼眶、眼窝、腮腺区
颈阔肌肌皮瓣	面动脉、甲状腺上动脉、颈横动脉	颌下缘面动脉搏动处	口内颊、软腭、口底、颏部
舌骨下肌群肌皮瓣	甲状腺上动脉	甲状软骨后缘甲状腺上动脉搏动处	舌、口底、唇
胸锁乳突肌肌皮瓣	枕动脉、甲状颈干	乳突下6cm 胸锁关节上5cm	唇、颊颞部、颈、上胸部
斜方肌肌皮瓣	枕动脉、颈横动脉	乳突下5cm	头颈部
嚼肌肌瓣	颌内动脉分支	颧突下	上下唇口角
口轮匝肌肌皮瓣	上、下唇动脉	轮匝肌口角处	颧肌下份、上唇方肌中下份
二腹肌肌瓣	舌下动脉、颏下动脉	二腹肌窝	上下唇口角
胸大肌肌皮瓣	胸肩峰动脉	锁骨中点下2cm	头、颈、肩、上肢、对侧胸部
背阔肌肌皮瓣	胸背动脉 后肋间动脉穿支	腋后线最高点 T_{12}～L_3后正中线旁6cm	头、颈、肩、胸部 脊柱、骶部
腹直肌肌皮瓣	腹壁上动脉 腹壁下动脉	剑突尖与肋弓间 腹股沟韧带中点	胸壁 会阴、大粗隆部、大腿上部
腹内斜肌肌瓣	旋髂深动脉	腹股沟韧带中点	大粗隆、会阴
三角肌肌皮瓣	旋肱后动脉	四边孔	肩、肩胛部
肱桡肌肌皮瓣	桡侧返动脉	肱骨外髁远侧3cm	肩、腋窝、肘部
尺侧腕屈肌肌瓣	尺动脉	前臂中上1/3交点	三角肌止点处
旋前方肌肌瓣	骨间掌侧动脉	动脉起点处	肘、上臂下部
小指展肌肌瓣	尺动脉	钩骨远侧1cm	腕、大鱼际区
臀大肌肌皮瓣	臀上动脉 臀下动脉	髂后上棘与大转子连线中上1/3 坐骨结节上5cm	骶尾部、大粗隆、坐骨结节部 骶尾部、大粗隆、坐骨结节部
阔筋膜张肌肌皮瓣	旋股外侧动脉	髂前上棘下8cm	大粗隆、坐骨结节、骶尾部、下腹壁、会阴
缝匠肌肌皮瓣	股深动脉等 隐动脉	腹股沟韧带下8cm 内收肌结节上10cm	大粗隆、耻骨部 膝部
股薄肌肌皮瓣	旋股内侧动脉或股深动脉分支	耻骨结节下8cm	股内侧、腹股沟部、会阴、骶尾
股二头肌肌皮瓣	股深动脉第一穿动脉	坐骨结节下8cm	会阴、坐骨结节部
股直肌肌皮瓣	旋股外侧动脉	腹股沟韧带下8cm	大粗隆、会阴部、下腹壁
股外侧肌肌皮瓣	旋股外侧动脉降支	大粗隆下10cm	大粗隆部
股内侧肌肌皮瓣	旋股内侧动脉或股动脉分支		膝部

(续表)

肌 皮 瓣	主要营养血管	轴 点	旋 转 弧
腓肠侧肌肌皮瓣	腓肠动脉	腓肠肌内侧头 腓肠肌外侧头	膝上5cm至踝上5cm范围
比目鱼肌肌瓣	胫后动脉	肌支入肌点	胫前部
胫前肌肌瓣	胫前动脉胫前肌支	胫骨嵴外侧1cm	胫前部
趾短伸肌肌皮瓣	足背动脉	内外踝连线中点	足跟、踝部
趾短屈肌肌皮瓣	跖外侧动脉	内踝前缘延续线与足底内侧缘交点	足跟、内踝
跨展肌肌皮瓣	跖内侧动脉	内踝前缘延续线与足底内侧缘交点	足跟、内踝
小趾展肌肌皮瓣	跖外侧动脉	外踝前缘延续线与足底外侧缘交点	足跟

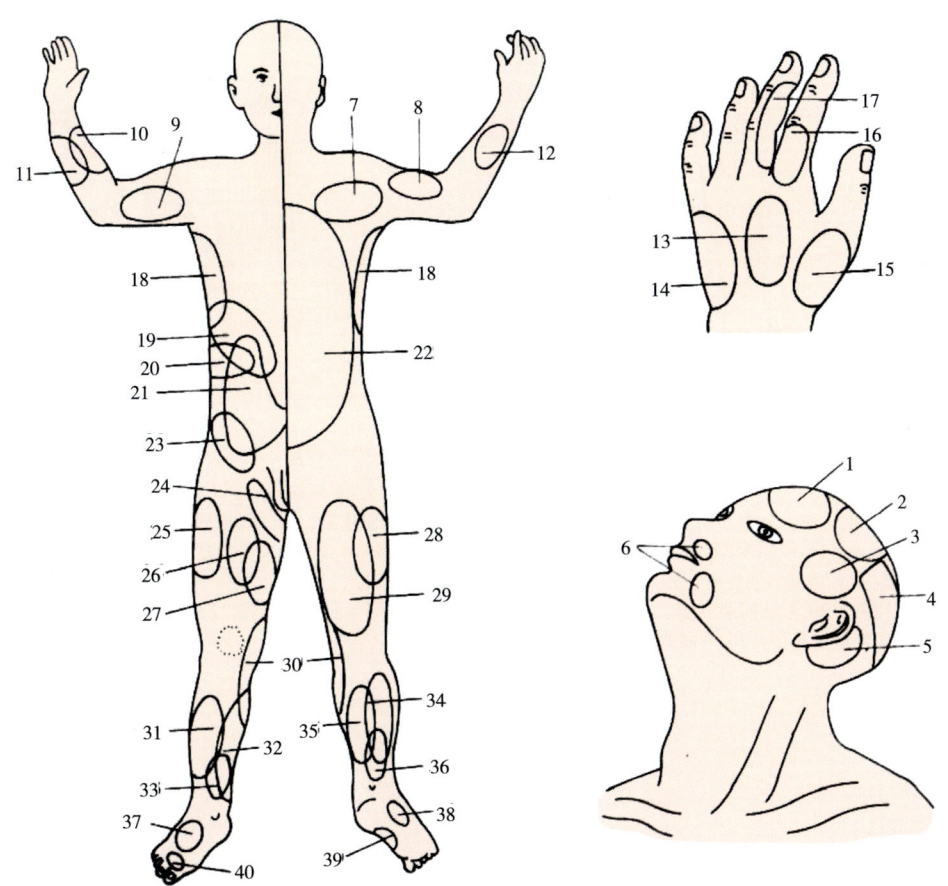

图8-8-2-3-1 常用皮瓣示意图

（图注：1.额部皮瓣；2.顶部皮瓣；3.颞部皮瓣；4.枕后皮瓣；5.耳后皮瓣；6.唇部皮瓣；7.肩胛皮瓣；8.臂外侧皮瓣；9.臂内侧皮瓣；10.前臂桡侧皮瓣；11.前臂尺侧皮瓣；12.前臂背侧皮瓣；13.手背桡侧皮瓣；14.手背尺侧皮瓣；15.第1掌骨背侧皮瓣；16.食指背侧皮瓣；17.手指掌方皮瓣；18.侧胸皮瓣；19.脐旁皮瓣；20.肋间皮瓣；21.下腹壁皮瓣；22.腰背皮瓣；23.腹股沟皮瓣；24.阴股沟皮瓣；25.股前外侧皮瓣；26.股前内侧皮瓣；27.股内侧皮瓣；28.股后外侧皮瓣；29.股后内侧皮瓣；30.膝内侧皮瓣；31.小腿前外侧皮瓣；32.小腿内侧皮瓣；33.内踝上皮瓣；34.小腿外侧皮瓣；35.小腿内侧皮瓣；36.外踝上皮瓣；37.足背皮瓣；38.足外侧皮瓣；39.足底内侧皮瓣；40.第1趾蹼皮瓣）

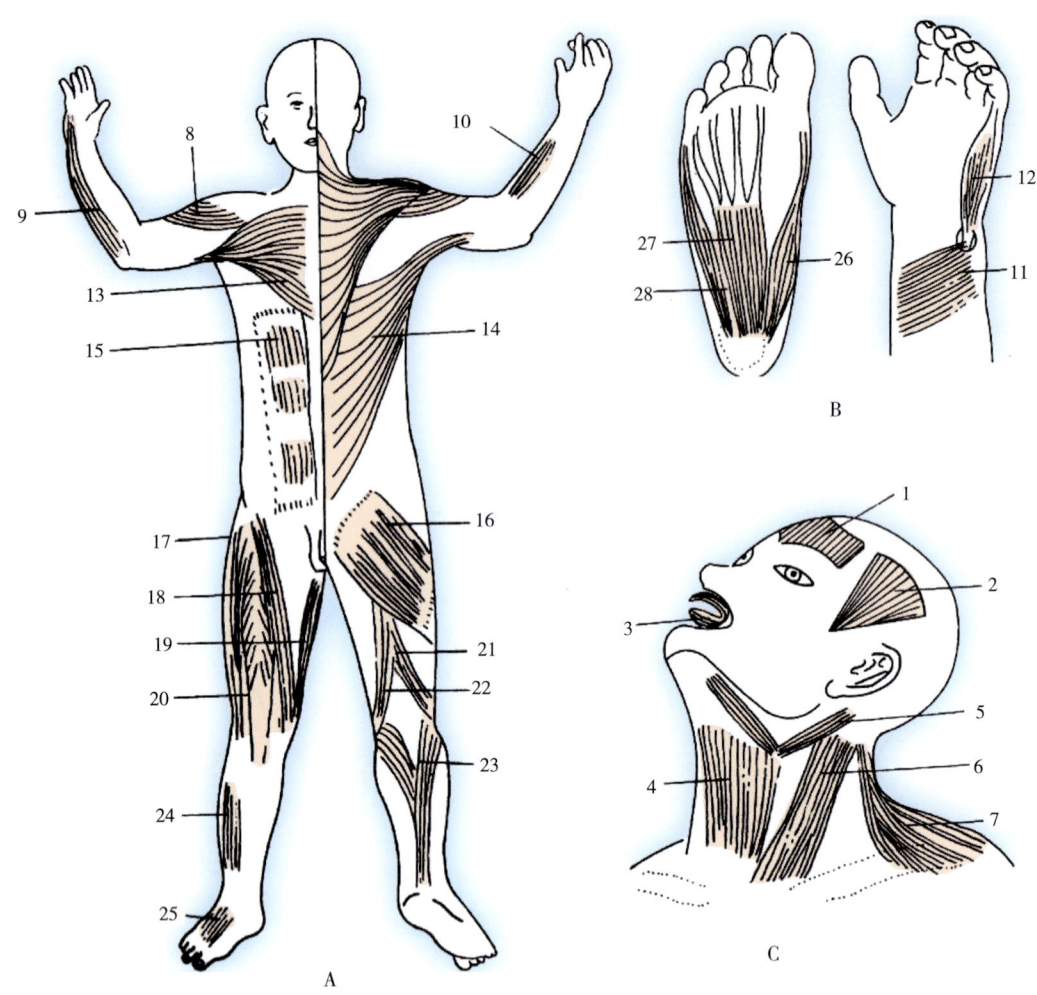

图8-8-2-3-2 常用肌(皮)瓣示意图
A.躯干与四肢; B.手、足部; C.头颈部
(图注: 1.前额肌皮瓣; 2.颞肌肌皮瓣; 3.口轮匝肌肌瓣; 4.颈阔肌肌皮瓣; 5.二腹肌肌瓣; 6.胸锁乳突肌肌皮瓣; 7.斜方肌肌皮瓣; 8.三角肌肌皮瓣; 9.尺侧腕屈肌肌瓣; 10.肱桡肌肌皮瓣; 11.旋前方肌肌瓣; 12.小指展肌肌皮瓣; 13.胸大肌肌皮瓣; 14.背阔肌肌皮瓣; 15.腹直肌肌皮瓣; 16.臀大肌肌皮瓣; 17.阔筋膜张肌肌皮瓣; 18.缝匠肌肌皮瓣; 19.股薄肌肌皮瓣; 20.股直肌肌皮瓣; 21.肱二头肌肌皮瓣; 22.半腱肌半膜肌肌皮瓣; 23.腓肠肌肌皮瓣; 24.胫前肌肌皮瓣; 25.趾短伸肌肌皮瓣; 26.踇展肌肌皮瓣; 27.小趾展肌肌皮瓣)

(侯春林)

参 考 文 献

1. 侯春林.带血管蒂组织瓣移位的历史、现状与展望[J].中华显微外科杂志,2006,29(4)
2. 侯春林.手部皮肤缺损的皮瓣修复[J].中华手外科杂志,2009,25(2)
3. 邱贵兴,戴尅戎.骨科手术学.第三版,北京:人民卫生出版社,2005
4. 钟贵彬.带旋髂深动脉蒂的髂骨皮瓣修复前臂骨与软组织缺损一例[J].中华显微外科杂志,2006,29(2)

5. 赵定麟. 现代骨科学.北京:科学出版社, 2004
6. Baechler MF, Groth AT, Nesti LJ, Martin BD.Soft tissue management of war wounds to the foot and ankle.Foot Ankle Clin. 2010 Mar; 15（1）: 113-38..
7. Cooney WP. Microsurgery in China and the development of Western reconstructive microsurgery. Microsurgery. 1988; 9（2）: 75-7.
8. Huang YC, Liu Y, Chen TH Use of homodigital reverse island flaps for distal digital reconstruction.J Trauma. 2010 Feb; 68（2）: 429-33.
9. Keramidas E, Miller G. The use of the reverse radial fasciosubcutaneous flap to provide soft tissue coverage and a distal recipient artery in a difficult case of toe-to-thumb transfer. Br J Plast Surg. 2005 Jul; 58（5）: 728-31.
10. Kuvat SV, Karakullukçu B, Hafiz G, .Head and neck reconstruction with dorsoradial forearm free flap: a preliminary clinical study.B-ENT. 2009; 5（4）: 259-63.
11. Muramatsu K, Ihara K, Taguchi T.Selection of myocutaneous flaps for reconstruction following oncologic resection of sarcoma.Ann Plast Surg. 2010 Mar; 64（3）: 307-10.
12. Ostrup LT, Vilkki SK. Reconstructive microsurgery—a review Acta Orthop Scand. 1986 Oct; 57（5）: 395-401.

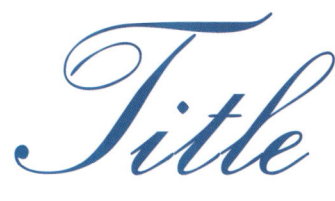

第九篇

骨科手术病人的术后康复

第一章　骨科康复学基础 /3586

　第一节　骨科医师与康复及康复的生物学基础　/3586

　第二节　骨科康复的基本知识　/3592

第二章　重要关节及手部康复 /3599

　第一节　髋关节术后康复　/3599

　第二节　膝关节术后康复　/3603

　第三节　手部康复　/3616

第三章　截肢术后康复 /3624

　第一节　截肢前有关康复的准备工作与截肢后的基础教育　/3624

　第二节　截肢术后的康复训练　/3628

　第三节　装配假肢前后的康复训练　/3634

第四章　神经系统伤患的术后康复 /3643

　第一节　周围神经损伤术后的康复治疗　/3643

　第二节　脊髓灰质炎后遗症术后康复　/3653

　第三节　脑瘫的术后康复　/3659

　第四节　脊椎裂及脊髓栓系术后康复　/3664

　第五节　脊髓损伤的术后康复　/3667

第一章 骨科康复学基础

第一节 骨科医师与康复及康复的生物学基础

一、骨科医师与康复

自19世纪骨科成为医学的一个专科起,骨科专业不断细化,先后出现了创伤骨科、脊柱外科、脊髓损伤科、手外科、小儿骨科、显微外科、功能重建外科、微创外科、关节外科、足外科、运动医学,骨肿瘤和骨病等科室。由于治疗医学的进步与老龄社会的到来,如何减少骨科患者的伤残,这就要求骨科医师从预防的观点出发,自发病或外伤时起即要尽力减少并避免继发性改变和并发症的发生,使功能障碍控制在最低限度,并最大限度调动其残存的功能而减少残疾,缩短住院时间,提高生存率。因此在一些先进国家已进入了骨科康复应由骨科医师来做的年代,紧密了康复医学与骨科的关系,于1990年2月,在美国率先成立了骨科康复学会(Orthopedic Rehabilitation Association: ORA),该学会通过专科医师的教育制度(毕业后教育),考试资格认证等来提高骨科医师的康复专业水平。

目前康复已有更加细化的倾向,现已出现脊髓损伤中心、手康复中心、腰痛康复治疗中心、儿童康复中心、骨折康复中心、足康复中心、关节病与关节置换中心、疼痛康复中心、运动医学中心、职业康复中心、脑外伤及脑血管障碍中心等等,康复已成为骨科的一个专业。骨科康复医师的业务范围包括:神经肌肉疾患的功能障碍,颅脑外伤及脑血管后遗症,脊髓损伤,脑瘫,脊椎裂,肌肉萎缩,周围神经损伤及手外伤的功能重建,挛缩的松解,痉挛的神经阻滞与手术,异位骨化切除,功能重建的肌腱移植,压疮的皮肤成形,肌肉与脊髓电刺激电极的埋入,脊柱的手术内固定,多发性骨折的早期手术内固定等都需要早期康复,而对慢性骨关节疾病的各种改善功能、解除疼痛的手术,糖尿病患者及周围血管疾病所致缺血及感染,以及截肢后安装假肢、支具等都需要早期康复。

早期康复应从急性期开始,脊髓损伤,颅脑外伤,重症骨科创伤病人几乎都会残留不同程度的残疾,因此在ICU抢救开始的早期就要把康复列为治疗计划当中,要有康复医师参与会诊并制定早期或术后功能恢复训练计划,包括床上训练,体位,矫形器,预防压疮,假肢、支具、轮椅的配合,日常生活动作及排泄训练,预期康复目标(恢复程度)以及出院后的去向等。即使是意识丧失的患者,康复也要从早期开始,早期康复为急性期治疗的一部分。康复要以康复小组的形式进行,骨科医师在康复过程的作用如同足球教练员,而具体康复工作则由康复治疗士执行,护士则是康复小组中的关键人物之一,康复过程中给患者做什么都不如激励患者让其尽可能自己动手去做,必须帮助患者使其增强训练的信心,让其自己穿衣、吃饭，甚而自我导尿等。在ICU期间，护士要把ROM训练当成护理工作中的重要一环，开始时是从未受伤的部位训练，由此可使患者的四肢保持良好的状态。

在骨科急性期和慢性期的康复中，除要求高质量的医疗以外，还要求多学科的综合治疗与康复，如20世纪50年代美国国家儿麻基金会则在儿麻治疗医院内增设儿麻呼吸障碍中心，而现今脊髓损伤中心中则增设有呼吸、神经、泌尿、康复工程等科室。康复在医院及门诊均可进行，目前门诊康复已引起人们的注意。

预防妨碍康复的因素最为重要，康复常因压疮、尿路感染、关节挛缩、肌肉萎缩、痉挛等并发症而中断，从而延迟了康复的过程而增加了费用，但这些并发症几乎都是可以预防的，因为预防较治疗简单且费用低，一旦并发症发生则无法再完全恢复到原来的状态，而且这些并发症、后遗症更加加重了患者的功能障碍，因此在整个治疗与康复的过程中，如何防止妨碍康复的因素最为重要。在康复治疗中手术与急性手术同样，对并发症是有效的手段，诸如压疮、挛缩、痉挛、腱移植、稳定关节及骨折的内固定等。

在制定康复目标时有二点值得注意，一是医生与患者将目标制定过高，在使用一切治疗与康复手段后仍未能达到目标或出现了某些并发症及后遗症时感到困惑而陷于治疗失败的心理状态，另一点包括生物力学专家在内，认为步行是终极目标，过度强调步行能力而忽视了轮椅训练，即以轮椅代步的训练。步行确实重要，但对许多残疾人来说，手的功能比行走更为重要，因为手的功能代表了社会能力与职业能力，手的功能训练及功能重建要给予最大的关注，以提高其生活自理的能力，因此对患者要给以理性的教育。

二、骨科康复的生物学基础概述

从生物学角度，康复最终目的之一是防止使细胞对超过其阈值的破坏，并使其降到最低限度，在治疗过程中时刻都要意识到这一点，药物、手术、运动疗法、假肢、支具等最终的目的都是尽量早期保持肌肉、骨与关节功能的活动性。细胞是适应环境的，细胞反应的最大环境因素是物理的力，纵观骨科学历史，骨科疾病和损伤的处理包括制动与活动两部分，但对制动与活动的指征、时间和治疗价值始终存在着争论。在肌肉骨骼系统疾病、创伤的治疗中多采用使其安静制动的方法，没有应力的制动则使关节组织产生急剧的退行病变，且其恢复过程缓慢。肢体长期制动会造成诸如关节粘连和僵硬、肌肉萎缩、疼痛、废用性骨质疏松和退行性骨关节改变、创伤性关节炎、肌腱松解及移植后的粘连等等。现代骨科奠基人之一 Robertones 则强调："功能是骨科医师的目标，他的专业是了解并运用最好的方法去获得功能，手法或手术是治疗的开端，最卓越的功绩只能从它功能上的成功来衡量。"为解决骨科疾病治疗中，由于肢体制动带来肢体功能活动受限及防止因制动所致的退行性病变，1970年代后则出现了强调动静结合，制动与早期活动相结合，早期康复的观点，这一观点在脊髓损伤及四肢创伤、疾病的治疗中已被广泛应用于临床，多发性骨折内固定的早期关节活动，膝前十字韧带（ACL）重建术后的早期康复，肌腱断裂修复后的早期被动运动以及石膏、支具的使用，不但缩短住院时间，也减少了经济上的支出。

三、制动对各组织的影响

制动对肌肉、骨骼系列产生的不利影响进展迅速，使骨、关节等生理、生化改变的过程恢复很慢，往往需要数周至数月，而对肌腱—韧带—骨复合体往往活动12个月亦未能达到正常的机械强度，因此要使患者及家属知晓康复医疗与急性期的治疗几乎必须重叠地进行，即在制动的情况下必须强调早期被动运动及主动运动。早期运动不但能够促进肌腱、韧带、软骨、骨的修复过程,而且在感染性疾病、关节积血、全关节置换、肌腱修复这些疾病的治疗中,已被临床广为应用。

(一)制动对关节周围、滑膜、软骨及软骨下骨基质的影响

功能与结构的关系明确表现在 wolff's 定律上,此定律亦适用于关节软骨、韧带、肌腱、关节囊、滑膜及关节组成部分,包括骨以外各结缔组织、滑膜,这些组织各有其特性均受应力增强与制动的影响,且对力学的反应各有不同,纤维母细胞亦因部位而反应不同,即制动是影响医疗效果成功与否的关键。

1. 关节周围及滑膜组织的变化　制动后关节周围组织与滑膜组织中均呈现关节内脂肪纤维组织增生,关节制动的模型中,在髁间隆起,关节窝均有此现象。增生的脂肪纤维结缔组织覆盖于十字韧带及股四头肌下面的关节内软组织上,包括关节软骨的表面,随时间经过,脂肪纤维组织更加成熟,形成瘢痕,组织表面产生粘连,这种增生除兔子、鼠、狗、灵长类动物之外,亦见于人的椎间及膝关节。

2. 关节软骨的变化　制动后关节软骨的变化分接触部与非接触部,后者的变化如上述的脂肪纤维组织增生充满关节间隙,增生的结缔组织可迅速覆盖关节表面,Evans 在鼠的实验模型中发现 30 天即覆盖了全关节面,结缔组织在其后的一个月中更加致密,表层软骨细胞逐渐与覆盖的结缔组织一体化,许多动物 60 天内软骨细胞的表层即消失。从粘连处最早产生软骨变薄,软骨的纤维化与基质结构染色的脱落。Baker 发现脊柱前方固定后椎间关节的染色有变化,即细胞周边的染色下降从边缘向陷窝间隙发展,最后陷窝间隙消失,软骨细胞呈星状变化,边缘不清,软骨基质呈现如此的变化 Reyher 于 1974 年即有报道,并命名"Wiechselbaum's 陷窝",Parker 与 Keefer 在类风湿的血管翳中亦观察到这一过程,提出这是软骨细胞向纤维母细胞变化过程的假说,此说得到了 Baker 的支持。

制动的程度与角度与压迫强度的轻重,其软骨的变化在其接触面上可以看到,典型的变化是出现基质染色的轻度改变,压力较大部分会产生不同程度的变化,并有细胞变形、坏死及较深的溃疡形成,基质的纤维化直到软骨下骨基质的糜烂等。

制动 60 天以上,关节软骨下的变化主要在病变部位发生,邻近的骨髓充血,并伴有结缔组织增生,一部分穿透软骨下层,侵入钙化的关节软骨,在软骨病变处附近出现骨小梁萎缩及吸收,长期观察的动物中有时产生软骨下囊肿。

3. 韧带生物力学的变化　制动 9 周兔子膝内侧副韧带(MCL)骨附着部应力状态下最大负荷与能量吸收的关系,比未固定侧下降 1/3,固定 12 周后,MCL 更加退化,这一结果由录像分析装置所记录,此法可同时评定韧带及其骨附着部的力学状况。从制动到恢复关节再活动,MCL 骨附着部最大牵张强度与能量吸收强度均呈低劣状态,胫骨附着部最差,固定 8 周后 ACL 与骨结合部恢复到原先的强度则需 1 年。从治疗的角度看,防止制动所造成的障碍是康复成功的重要之处,这就构成了早期康复的科学根据。

(二)制动引起的生化学改变

1. 氨基葡萄糖(Glycosaminoglycan)的变化　未加应力的关节软组织结构中变化最大的是 GAGs 浓度的下降,硫酸软骨素 4 与硫酸软骨素 6 下降 30%,透明质酸下降 40%(统计学上有明显差异),但与纤维有关的硫酸软骨素变化不大。由于 GAGS 浓度变低与水的减少则改变了结缔组织的可塑性与柔性,使润滑效率降低。制动使膝关节软骨与半月板中 GAGS 各自减少 24% 及 31%。

含水量与 GAGS 并行,这是由于 GAGS 对水有亲和力,GAGS 其更新半衰期为 1.7~7 日,比胶

原纤维 300~500 天快，氘标醋酸盐更新的研究中，透明质酸减少在对照组与制动组中仍不变，因此四肢制动中透明质酸的减少不是吸收的促进，而是合成的减少。纤维结缔组织的纤维母细胞是由于物理力学对结缔组织保持恒常性的生物反馈机制而反应的。

2. 胶原纤维的变化　结缔组织增生与肉芽组织的产生可由关节挛缩的病理解剖予以说明，而胶原纤维是如何转化的尚不甚明了。据 Brooke 与 Clack 报道，胶原纤维前驱物质在去神经支配鼠的四肢较对照组明显低下，虽低但胶原合成仍在继续。Peacok 利用胶原对生理盐水的溶解度将胶原纤维产生量予以定量化，发现除去关节囊的后部，制动关节与对照组关节间并无差别。Nickel 发现关节周围结缔组织仅 10% 的胶原减少，Klein 长期使用标志法去神经的四肢中，其胶原量有某些增加。但在挛缩过程中新胶原产生异常结合，这些结合与已存有独立功能的纤维相结合则形成分支样模式的结节，在关节挛缩的滑膜及关节囊上发生而妨碍整体的滑动，在固定 9 周兔子的十字韧带上可见到上述变化，细胞排列扭曲，反映了基质结构的紊乱。

3. 胶原结合的变化　分子内、分子间胶原纤维结合为挛缩形成的重要因素，这种结合是在分子水平上相互作用的，纤维间的距离不是由赖氨酸—赖氨酸或羟化赖氨酸连接的，其距离过长，结节性纤维间的结合，由已存在纤维的新小纤维的凝集，然后新合成胶原的小纤维与以前的纤维相结合，这样结构在关节从制动中解除时关节活动即遇到了物理的障碍。

4. 胶原纤维类型的变化　还原型结合在胶原形成后即产生，故了解制动关节周围胶原的类型很有意义。从对照组与制动组的多肽分解后得到溴化氰（NBr）的硫酸十二烷基钠（SDS）测定凝胶浓度得知，制动期间合成胶原的类型无任何变化，但Ⅲ型胶原的特征多肽，al Ⅲ CB3 与 CB6 予以对比，制动关节周围结缔组织胶原的溴化氰分解物消失，这些结果由氨基酸分析、羧甲基纤维素的柱层析及硫酸十二烷基钠凝胶电泳中得到确认，仅Ⅰ型胶原正常，并发现挛缩膝关节纤维成分的结构过密。

由于制动而使胶原组成比例及结合的变化反映了胶原转变的变化，力学上的变化为新合成纤维变化的方向，这些新的小纤维不接受通常应接受的机械性输入信号，故不按机械的需要而排列。

四、被动运动的意义

（一）概述

关节在制动无负荷的情况下对关节及滑膜如上所述是不利的，但在外伤及其他疾病或手术后又需要石膏或支具等进行固定与制动。上世纪以 Hugh 为首强调固定，而以 Championniere 为一方则强调治疗的精髓为运动，即"生命在于运动"，这一争论一直持续到明确康复治疗原则之前。新的康复概念的建立是基于对骨、肌腱、韧带、软骨的负荷与运动的基础研究，并由此为骨关节治疗中早期活动进行康复训练提供了理论基础。如骨折治疗时，生物力学要求坚强的内固定以提高骨折的稳定性而早期活动关节则能提高患者的能动性，特别是多发骨折患者的早期活动使重伤患者的生存率提高，对近代创伤治疗体系作出了贡献，并对早期运动观点的扩大亦作出了贡献。

早期运动是指刚刚伤后或术后疼痛及体衰而不能自动进行的时期，一般采取低频率、间歇及/或持续的被动运动。

（二）持续被动运动期间关节滑膜的更新

关节滑膜构成体的更新率与被动物质的输入有关。有关 CPM 持续被动活动中关节内压变化的报道很多，O'Oriscoll 报道红细胞清除率是固定情况下的 2 倍，用 CPM 治疗一周后关节内血液量明显减少，与 Danzig 的结果相同。

(三)感染性关节疾病时 CPM 的效果

Salter 等对关节感染性疾病最有效的治疗是关节运动,被动运动的负荷可减少蛋白溶解酶的损害,关节被动运动而产生的关节液可促进因感染而使关节液中积聚的有害溶酶体的排泄。CPM 治疗时关节软骨由于运动的排泄效果而削弱破坏基质的酶的强度。Mooney 与 Stills 报道在临床上获得了上述效果。

(四)被动运动对修复的疗效

与制动相比,运动负荷可产生良好的修复,但此时修复的部分需要稳定,这在屈肌腱的修复中最为重要,缝合失败术后早期即会出现肌腱的分离,但缝合线仍保持,此时被动运动会带来很好的结果。在韧带及软骨的修复过程中,被动运动较制动的结果好。实验模型中运动可改善骨、肌腱、韧带、软骨修复的速度及其质量,实际上腱鞘内的屈肌腱在运动负荷下修复(内在修复机制)与制动下修复(外在的修复机制)其作用机制不同。理想被动运动的频率、强度、时间等尚达不到像药物剂量那样准确,现在多依临床经验来进行。

(五)CPM 对软骨修复的影响

过去行关节杯成形术是把髋关节退行性病变的软骨搔刮至出血,骨基质表面由纤维软骨置换成新的关节面必须运动,没有运动不会产生纤维性软骨,因某些医学理由未能活动髋关节的患者,则未发生由纤维组织向软骨的置换。Mooney 与 Ferguson 提示在兔子跖趾关节,制动不产生纤维软骨。Hohl 与 Luck 在灵长类膝关节股骨侧软骨钻孔,其修复状况活动侧较制动侧为好。Convery 将马股骨髁部软骨开许多大大小小的孔后在牧场饲养观察,结果直径 1/8 寸较小的孔修复好,大孔(1/4~7/8 寸)则未愈,此说明关节表面置换是由纤维软骨而非玻璃软骨来完成。Salter 等明确了 CPM 对软骨修复的促进作用,他们在兔子股骨上 1/8 寸的孔,行 CPM 后透明软骨的治愈率高,这一点对临床甚为重要,因临床上透明软骨小缺损是常见的,这种小的透明软骨缺损由未分化的间叶细胞来修复,但关节面上大的缺损则不能修复。

(六)CPM 对骨折愈合的影响

近代内固定的发展,在骨折内固定后早期即可进行 CPM 训练,CPM 对骨折线的连接,包括软骨下及关节软骨在内关节内骨折均能发挥疗效。据 Salter 观察,复位后的骨折及裂隙在 1/8 寸以下,CPM 会促进软骨的愈合,由于运动使构成基质的物质向功能性方向转化,而达到康复的预期效果。

(七)间歇被动运动对肌腱修复的影响

在屈指肌腱第二区屈肌腱鞘内屈肌腱的缝合被动运动是适宜的,实际上肌腱手术失败主要原因是由于粘连减少了肌腱与关节的活动范围。据 Gelberman 等的基础研究,由于间歇被动运动外在机制中断时,肌腱表面及断裂处增生修补这一内在机制仍在进行,狗前肢实验中不仅被动运动下修复机制在进行,而活动指及肌腱会更加促进修复的过程,这种必要的运动不需时间长,从实验结果发现,早期被动运动一日二次,各 5min 即可,其他时间保持安静,此时的被动运动疗法治愈机制由外在的逐渐转为内在的。

Salter 等用髌韧带断裂模型观察持续被动运动对肌腱修复的影响,由于髌腱与屈肌腱解剖上的不同,外在与内在肌腱修复机制均存在。

五、间歇自动运动对韧带修复的影响

韧带修复不能脱离韧带特有的解剖、生理结构上的特点,如膝关节前十字韧带(ACL)不能修复,ACL 存在于滑液中,接受来自滑液的营养,纤维母细胞增生不充分（但屈肌腱修复时充分），因 ACL 具有纤维软骨的性质，已知纤维软骨很难修复，但 ACL 的细胞形态尚无法证明其修复治愈困难，故仍是一个谜团。尽管如此，在肌腱或骨-肌腱-骨复合体的 ACL 置换后仍有许多医师在做 CPM，对此 Burks 对此发出警告，移植腱不是等长性的，在未牢固固定时，CPM 有可能使腱移植失败，而 Noyes 等临床研究的结论如手术确切 CPM 是安全的，腱移植术后 3~6 周时处于非常弱的状态，要从早期积极开始康复治疗，可取得良好的效果。

通过动物实验了解训练对骨、韧带、肌腱产生如下的影响，雏形猪在运动场上训练一年以上使之心肌肥大，心搏出量增大，一年后皮质骨增厚 1/3，但组成未变，无质的改变，只是量的增大。同样变化在手的伸肌腱上亦可见到，训练 12 个月后断面修复增加 21%，负荷量增大 62%，但在开始训练的 3 个月中骨与伸肌腱的变化并不明显，这表明结构的变化需要长时间充分的负荷，而屈指肌腱与韧带的训练程度与骨及伸肌腱有所不同，应考虑部位与组织的特性。

六、物理刺激对组织修复的影响

（一）概述

组织对压迫及伸展（牵张）机械力的适应是完全不同的，施加张力的部位纤维组织发达，施加压迫部位的软骨发达（如长管骨关节面覆盖的关节软骨），压迫与伸展混合存在的地方则纤维性软骨发达（如椎间盘纤维环、膝关节半月板），这些结构受到长轴上压迫的同时环状上受到伸展的力量。ACL 中有纤维软骨组织，这与膝屈伸时的压力有关。

软骨及纤维软骨的血供并不充分，但液体、离子、小分子营养物质的流动及扩散是恒定的，对压迫的适应是对缺血的适应，压力使小血管处于缺血状态，因此这一适应的代价高昂，即这些组织缺乏固有的治愈力，缺乏血管及其周围未分化的血管周围组织，因而伤后不产生瘢痕组织，故软骨及纤维软骨缺乏治愈机制，这会给椎间盘、半月板及前十字韧带、肩 Bankart 损伤以不利的影响。

（二）纤维结合蛋白

系高分子糖蛋白，在细胞与基质细胞间结构关系形成上为重要组成部分。细胞的功能与细胞间、细胞结构间的连接，细胞内外基质的形态，细胞的移动，以及网内系统功能（吞食作用、化学游走性）有关。纤维蛋白、肌纤蛋白、透明质酸、胶原蛋白、肝素及其他细胞表面物质特异的连接功能有使正常或治愈成长过程中组织被拉动，被结合的作用。事实上纤维结合蛋白在试管内促进创伤治愈过程中，纤维母细胞导致正常胶原的组织化及沉积是必要的。

前十字韧带、膝内侧副韧带、半月板中纤维结合蛋白染色阳性，纤维结合蛋白在前十字韧带、半月板集聚于不定型细胞周围的物质上，膝内侧副韧带中细胞膜沿长的细胞突起向外分布。

（三）连接蛋白受体

已知连接诱导细胞表面的糖蛋白整合及其主要类似物质被称为超迟抗原（Very late antigens: VLAS），含有纤维结合蛋白、胶原蛋白、昆布氨酸（laminine），是细胞连接于基质上的物质。VLAS 是膜间糖蛋白，广泛分布于纤维母细胞、上皮细胞、造血细胞等多种细胞中，此连接诱导蛋白受体具有细胞移动、细胞—基质连接、创伤收缩及韧带收缩等多种功能。

第二节　骨科康复的基本知识

一、运动疗法（therapeutic exercise）

运动疗法亦称为训练疗法，功能训练，恢复训练，虽然各种不同命名之间有微妙的含义差别，但都是在康复治疗士的指导下为某种目的而积极进行运动。患者如无此愿望是无法进行的，它是一种需要患者主动的积极的物理治疗。运动疗法即使用器具或治疗士的徒手手技或患者自身的力量，通过主动的或被动的运动，使全身或局部功能得到恢复为目的的治疗方法，运动疗法属于物理治疗范畴之内，即物理治疗是利用物理因素和运动来进行治疗的。

（一）被动运动（Passive movement）

所谓被动运动就是依靠治疗士、器械、或患者本身的健康部位被动活动的运动。其中依靠患者本身健康部位进行的被动活动叫做自我（自助）被动运动。

（二）主动运动（active movement）

所谓主动运动就是用患者自身的肌力进行活动的运动，肌力恢复到 3 级，虽不能对抗外加阻力，但能克服肢体自身重力影响时即应开始做主动运动，分以下三种：

1. 辅助主动运动（assistive active）　当肌力恢复到除去肢体自身重量，关节能够活动时，即应开始在辅助下进行活动，设法减轻肢体自身重量所造成的阻力，进行辅助运动。具体方法半数靠徒手或悬吊等，半数是被动地经他人帮助，做主动运动的运动。相当于从被动向主动运动过渡的部分，其中理想的是依靠治疗士徒手操作所进行的运动，可以微妙地调节辅助力的大小，也可用半自动活动的器具等进行运动，还可以用自己健康部位的力量进行辅助。水中运动疗法即利用水对肢体的浮力或加上浮漂来减轻重力的影响进行辅助的主动运动，最常用于髋、肩关节及躯干等。水中运动依其运动的速度和方向而不同，水既起支持作用又起阻力作用。在水面上缓慢动作时，由于浮力作用可支持主动运动，中等速度运动适于一般主动运动，在水中快速活动便会产生流体阻力，如果向水底方向缓慢运动，则因对抗浮力而产生阻力主动运动的效果。水中运动适合于各种肌力水平的患者做增强肌力训练。

2. 随意自主运动（free active movement）　完全不依靠借助力量，也无阻力（负荷）的运动，准确地说，包含的范围是从完全无阻力的运动，到真正对于有若干阻力所进行的主动运动。例如：如前臂中立位手指远位关节的屈伸运动，这时完全没有受到阻力，而肩、髋等近位关节的运动在外观上虽看不到什么阻力，但实际上是在克服本身肢体重量这一阻力进行活动的，这些运动都包括在随意自主运动之内。

3. 抗阻力自主运动（resisitive active movement）　克服在运动过程中由治疗士所施加的徒手性阻力，以及器具（重锤）造成的阻力在此情况下所进行的主动运动。这种肌力增强训练适用于肌力已达 4 级或 5 级，能克服外加阻力的病人。截瘫病人需借助拐杖步行，这时需增强上肢的肌力，因此对肌力正常的上肢也要进行抗阻力训练。具体方法有徒手、重物、重锤、滑车、弹簧、水中运动等做抗阻力主动运动。对抗浮力的运动就会成为抗阻力,在水中急速活动手脚时,水的流体阻力就会妨碍运动,与物体运动方向成直角的面积越大,阻力也越大。在水中向任何方向运动都可受流体阻力的作用。

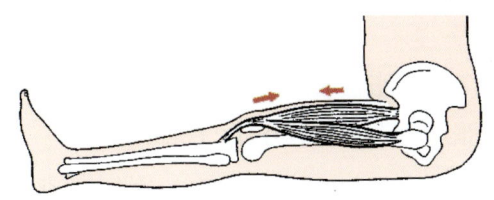

图8-9-1-2-1 股四头肌等长收缩示意图

(三)等长性收缩(isometric contraction)与等长运动训练(isometric exercise)

1. 等长收缩 肌肉对抗阻力做收缩时,尽管肌肉的张力增加,进行收缩,但是肌肉的起始部保持在一定收缩的时相,不发生关节运动。等长性收缩时,肌肉全长并未改变,所增强的能量全部变成热能,而肌肉本身并未做功。

2. 等长运动训练 肌肉收缩时,张力增高,肌长度基本不变,不产生关节运动,如股骨干骨折石膏外固定时股四头肌的静力收缩训练(图8-9-1-2-1)。等长运动肌力需在2级以上,通常是以同一模式进行的。

等长运动是全力或接近全力使肌肉收缩持续3~10s,一般持续6s。一次收缩时间并非越长越好,用比最大肌力稍弱的力量收缩肌肉时,可使时间稍长或增加收缩次数。此时还可采取能够用上力的姿势,肘关节90°角,膝关节60°角最容易用上力,加给的阻力应比最大肌力稍弱,每次中间可休息2~3min,每日三次。等长运动的动作,不能以肉眼判定,如不用张力计则无法表示肌力,但这种运动在任何地方都可做,是一种最简单而有效的肌力增强法,特别适用于骨折、关节炎、疼痛等关节不能活动的情况下做肌力增强训练,利用器具做等长运动的方法如图8-9-1-2-2。

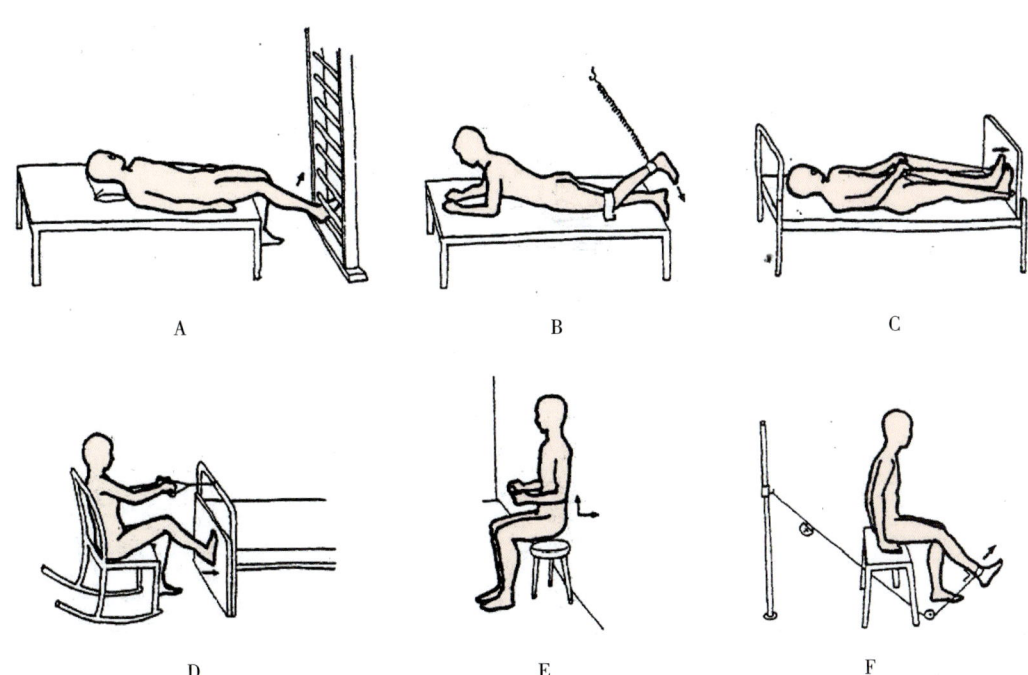

图8-9-1-2-2 利用器具做伸膝等长运动示意图(A~F)

A. 利用肋木:用于股直肌、股中间肌、股外侧肌、股内侧肌;B. 利用弹簧:用比肌力强的弹簧;C. 床上卧位利用足踏板:脚底完全踏在板上,为防止身体上移,可用拉绳;D. 利用摇椅:如稍能活动,就坐在摇椅上,用脚蹬(用普通椅子时要牢固固定);E. 利用墙壁:屈膝,背靠墙或肋木,保持6秒钟;能超过6秒时,手里可拿沙袋或杠铃,要求最大负重后仍能保持6秒钟;臀部下边放一矮凳,屈膝疲劳后可自然坐在凳上,避免摔伤;F. 利用绳索(坐位):运动的肢体与牵引绳成90°角,中间安装测力计可测出数值。仰卧位也可以

（四）等张性收缩（isotonic contraction）与等张运动训练（isotomic exercise）

等张性收缩：是在有阻力的情况下，肌肉进行收缩，张力增加，引起关节运动的时相。

等张运动训练：肌肉收缩时张力不变，肌长度发生变化，产生关节运动，如手足未固定部位的关节自主活动训练。等张运动时要根据肌力程度进行，所加阻力和给予的帮助方法是不相同的，但肌力要在2级以上。

1. 向心性等张运动　用最大肌力1/2以上的阻力训练时即起增强肌力作用，2/3以上的阻力效果最好。1/2以下的阻力，如增加运动次数，可培养肌肉的持久力。等张运动时能目测其动作，根据运动次数和所加阻力的重量很容易确定运动量，患者亦能知道增强的结果，有激励患者的作用（图8-9-1-2-3）。

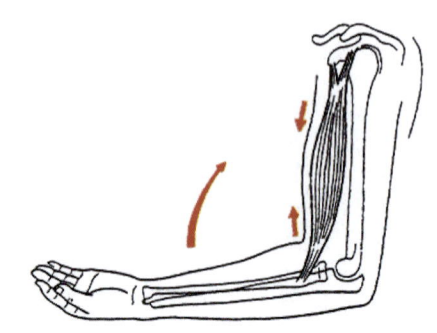

图8-9-1-2-3　上肢肌力向心性等张运动示意图

2. 离心性等张运动　是用比最大肌力稍重的重量使收缩中的肌肉一点一点伸展开，在肌力减弱期间徒手进行最适宜。肌力增加以后可用动力牵引装置的间歇牵引。离心性等张运动能增强预备肌力或耐久力（图8-9-1-2-4）。

按肌肉收缩方式增强肌力有两个目的；一个目的是象举重那样在短时间内把肌肉的力量全部发挥出来，也就是增强最大肌力的瞬间爆发力；另一个目的是像跑马拉松那样训练肌肉坚持长时间用力，即增强肌肉的耐久力，一般认为训练增强最大肌力，用静态肌肉收缩的等长运动法较好，而对于后者，培养肌肉的持久力则使用动态肌肉收缩的等张运动为佳。不过临床上等长运动和等张运动并没有多大区别，两种运动方式都是肌力增强训练的基本运动。

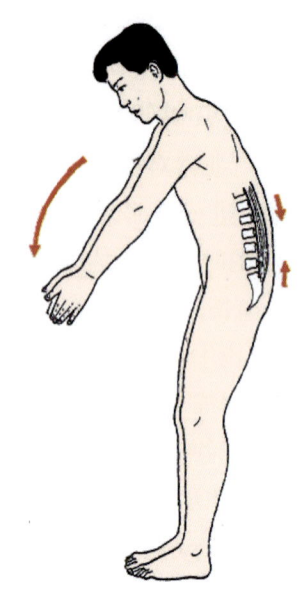

图8-9-1-2-4　离心性等张运动示意图

（五）等速性收缩（isokenitic contraction）与等速性运动训练（isokenitic exercise）

1. 等速收缩　在整个运动范围内肌肉的收缩速度，即运动速度为一定的等速收缩。1966年james perrine提出的一种肌肉收缩，具有肌收缩速度保持一定的特点，这种肌收缩形式不是人类自然的收缩形式，而是人为地将其收缩速度限制在一定的范围之内。所以必须借助于等速性肌收缩训练器，其代表即cybex机（图8-9-1-2-5）。如果将肌收缩速度限制在一定的范围内，就能很容易地测定关节的可动阈以及处于任意关节角度时的肌力矩，并能对各种情况进行评定。

2. 等速运动训练　对于等速收缩，因为能将肌肉收缩速度限制在任意的固定值，所以，可以推测收缩速度的变化，对训练效果的影响。

Moffroid应用cybex机将1min肌收缩速度定为6r/min（RPM）和18r/min（RPM），并使之各自进行2min的膝屈伸运动。前者在2min内屈伸20次，后者则屈伸60次，其结果通过缓慢收缩时前者可看到明显的肌力增强,但前者的肌力增强仅见于慢速时,在快速时未见明显改善。另一方面,对于2min 60次收缩组慢速和快速均能达到某种程度的肌力增强,但不如20次收缩组。然而却看到了肌收缩的耐久性更加改善了,即:通过训练,在那样的速度或再慢些的情况下都能使肌力明显增强,但当提高收缩速度时,则不如快速训练的人。关于耐久力,即便是肌张力低下时,通过快速重复运动,也能提高,这不仅只对瘫痪肌肉重复训练,而且对一般健康人,运动员的肌力增强都有益。如棒球运动员,快速的重复运动适用于投手,慢速的运动则适于击球者等等。

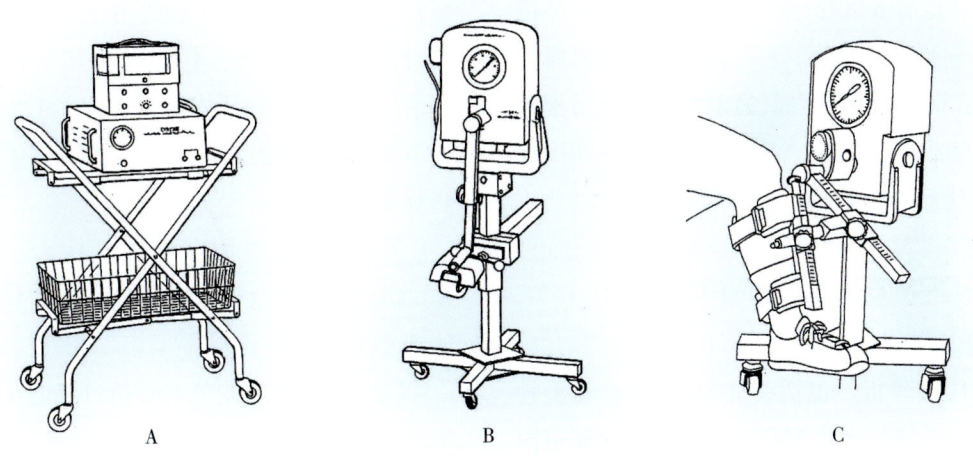

图8-9-1-2-5 Cybex机及小腿等速运动示意图(A~C)
A.控制台;B.操作台;C.临床应用

二、CPM在骨科康复中的应用

CPM（continuous passive motion）即持续被动活动

70年代初加拿大著名骨科医师Salter为解决骨科创伤疾病治疗中因肢体制动而带来的肢体活动受限及功能障碍而提出的理论。临床实践证明其对创伤及术后康复和功能的恢复具有重要的作用,并研制出用于四肢关节的各型CPM装置。

(一)CPM作用机制如下

1. 增加关节软骨的营养和代谢活动 成人关节软骨的营养来自滑膜液,并依赖于:

（1）健康的滑膜;

（2）经过关节的充分体液循环。随着关节活动,促进滑液向关节软骨的浸透和扩散,加速滑膜的分泌和吸收,改善软骨细胞的新陈代谢,利于软骨组织的再生和功能活动,清除关节内有害物质和坏死组织。

2. 加速关节软骨和关节周组织(肌腱、韧带)的损伤修复 关节软骨损伤,使软骨这一封闭抗原外露,与关节液产生免疫反应产生抗体,抗原抗体复合物进一步损害关节软骨及关节活动,增加关节液代谢,使有害物质清除。同时,关节活动可刺激软骨细胞增生,也利于血液中未分化细胞向软骨细胞转化,修复关节软骨。关节周围软组织也因活动消除粘连,血液循环的增加,加快了自身的修复。

3. 刺激具有双重分化能力的细胞向关节软骨转化 关节软骨损伤后再生修复能力有限,大面积关节软骨缺损得不到有效修复。骨膜和软骨膜均来源于胎胚中胚层组织,其未分化的骨原细胞具有成骨和成软骨的双重能力,在关节滑液的环境中,由于运动的刺激,可使骨原细胞转化成关节软骨。反之,在血运丰富和制动条件下,骨原细胞成骨,经微量蛋白定量检测,胶原蛋白氨基酸分析和微量元素测定,已证实骨膜移植修复关节软骨缺损转化的新生组织为透明关节软骨，在临床上应用效果也是满意的。

4. 缓解关节损伤或术后引起的疼痛 由于运动不断地将刺激信号经关节囊的神经末梢上传到神经中枢，抑制了痛觉信号的上传，使用 CPM 装置的病人感到不疼痛，即所谓的"痛觉闸门学说"。也有人解释；关节损伤或术后，关节内积液，关节腔压力增高，使关节软骨代谢障碍或关节囊张力过大引起疼痛，运动加速关节滑液循环，消除肿胀而止痛，CPM 和停顿间歇重新出现疼痛，是因为肿胀或水肿所致。

（二）CPM 在临床上的应用

1. CPM 装置应用适应证

（1）四肢骨折 包括关节内骨折、长骨干骨折和干骺端骨折，经切开复位、加压钢板螺丝钉内固定或闭合复位髓内针或 Ender 针内固定术后。

（2）关节囊切除或关节松解术后 包括创伤性关节炎活动受限或粘连性强直；关节外挛缩或粘连；类风湿性关节炎和血友病性关节病行滑膜切除术后。

（3）关节成形、人工假体置换术后 主要是下肢髋关节和膝关节置换术后。

（4）关节软骨大面积缺损，自体游离骨膜或软骨膜移植修复术后 包括创伤或感染后关节强直、关节软骨缺损；先天性髋关节脱位，经牵引、关节成形后移植物修复；髌骨软化症。

（5）文献报告 CPM 装置还可应用于急性化脓性关节炎，手术切开清创、引流术后，肌腱损伤修复和肌腱重建固定术后，也可用于关节镜检查和治疗术后。这些手术后，应用 CPM 装置可防止关节粘连、关节软骨破坏、关节挛缩，有利于肌腱修复及伤口愈合。

2. CPM 装置使用方法

（1）术后 处于麻醉状态下的手术肢体立即放到 CPM 机上。

（2）关节内或关节外骨折 经复位后，采用牢固内固定，由于 CPM 装置的作用是使肢体肌肉处于无收缩状态下的被动活动，因此不会产生使复位后的骨折再次移位的剪应力。术后肢体活动角度从 30° 开始，逐渐增加到最大角度，每天使用 CPM 装置时间不少于 4h，定期复查 X 线相，观察骨折位置和愈合情况（图 8-9-1-2-6）。

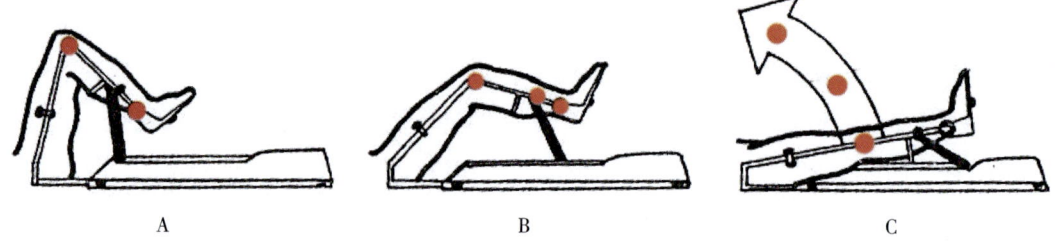

图 8-9-1-2-6 CPM 装置示意图（A~C）
患肢在膝关节 CPM 装置上活动情况 A. 屈膝；B. 伸膝；C. 膝伸直

（3）关节松解和滑膜或关节囊切除手术 宜采用小切口进行关节囊内或关节囊外松解，做关节囊或滑膜切除手术，应采用纵向切口，切忌经关节的横行切口，以防在 CPM 装置使用时拉开切口，如膝关节采用侧方或正中纵向切口，肘关节手术用侧方切口，不常规放负压吸引管，在 CPM 机运转时，应夹闭吸引管，以防负压作用而使吸引管内血液和滑液的回流。停机时放开吸引管。

（4）人工假体置换术后 如术中假体固定牢固，用骨水泥或术中假体嵌入牢固 而不用骨水泥的假体置换术后可使用 CPM 装置。术中见骨质疏松严重，假体固定不牢，或者因骨腔大而植骨固定的,术后不宜使用 CPM 装置。行全髋人工关节置换术后,为防止脱位,CPM 机应放置于躯体呈 30° 角的外展位。CPM 机使用应从小角度逐渐增大,以防止关节周围软组织松弛而造成关节脱位。

(5)节成形后用移植骨膜修复软骨者 术后立即将患肢放在 CPM 机上。全天活动,每隔 1~2h,停机 5~10min,持续用 4 周,角度从 30° 开始,逐渐增加,膝关节活动范围在 0°~90°,髋关节活动角度为 25°~90°。出院后,第 2、3 个月在床上或床旁活动,主动或被动屈伸、收展或旋转活动,要求每日达 200 次。第 4 月始,空蹬自行车活动,每天 3~4h,间断做伸展和旋转活动,半年后负重行走。

肘关节术后 CPM 练习,同样取得较好效果,未见骨化性肌炎发生。

3. CPM 装置使用注意事项

(1)关节内手术后放负压吸引者,注意活动时夹闭吸引管。

(2)关节手术切口采用纵向切口,在关节半屈曲的位置上逐层缝合切口。缝合时不应张力过大。

(3)术后常规应用抗生素,到全身情况正常、伤口良好、血象正常时停止用药。

(4)活动角度依手术部位、类型和要求而区别,一般应用时,应从小角度到最大角度。临床上常见到停机后肢体主动活动角度均小于机上活动角度,这是由于肌肉主动活动力弱,一般半年后均达到或超过机上活动角度。

(5)停机时间,一般手术在伤口愈合,主动关节内活动无疼痛,肿胀停止或消退时,大约 3~4 周。

(6)手术肢体放在 CPM 机上后,要上好固定带,防止肢体离开机器支架,达不到要求的活动角度。

(7)加强 CPM 装置的维修保养。出现故障后应及时检修或更换机器。尤其是关节重建手术后,停机不能超过两天。机器使用时应注意短时间停机,以防电机烧毁。

4. CPM 装置的优点

(1)无痛苦 不影响病人正常生活,病人乐于接受。CPM 的"疼痛闸门学说"解释:使用 CPM 装置后,手术伤口和关节疼痛缓解或消失,尤其是术后前三天。一般在伤口愈合,关节内创伤修复后停机,不会出现疼痛。

(2)消肿快 CPM 装置符合生理要求,促进手术部位血液和关节滑液的循环,利于水肿或肿胀消退。相反,制动影响血液循环,局部张力增加,进一步限制静脉回流,使局部肿胀呈恶性循环。

(3)伤口愈合快 缝合时注意克服切口张力,CPM 装置活动时不增加手术切口的张力,血液循环增加,利于切口早期愈合。切口的抗张力和修复肌腱的抗拉力明显优于制动处理。

(4)消除关节粘连,改善关节活动角度 CPM 装置克服关节手术和肢体制动造成的关节粘连、关节僵硬、肌肉萎缩、退行性和创伤性关节炎的发生,并可缩短住院时间。

(5)促进关节软骨损伤的自身修复 关节骨折或小的关节软骨损伤,通过 CPM 装置的活动,刺激关节软骨细胞增生,分泌和合成软骨基质,也可使软骨下骨组织中血液未分化细胞 发生软骨样变,避免或减轻创伤性关节炎的发生。

(6)利于移植骨膜或软骨膜转化成透明样关节软骨 临床上对于关节软骨大面积缺损,如先天性髋关节脱位,创伤性关节炎等疾病,不能依靠关节软骨自身再生修复,用取材方便、来源充足的骨膜移植修复,骨膜内层的未分化细胞在关节滑液的营养下,受到 CPM 作用,发生软骨样变,经微量元素、胶原蛋白氨基酸分析和胶原蛋白微量测定及电子显微镜观察,证实发生软骨样变组织为透明关节软骨。

(周天健)

参 考 文 献

1. 美国脊柱损伤协会, ASIA, 国际脊髓学会, ISCOS, 李建军等. 脊髓损伤神经学分类国际标准 [J] . 中国康复理论与实践, 2007, 13（1）
2. 赵定麟. 现代骨科学, 北京: 科学出版社, 2004
3. Chen JJ, Yang RK. The future of UIHC Rehabilitation Services: defining and measuring quality rehabilitation services. Iowa Orthop J. 2009; 29: 139–42.
4. Helfet DL, Suk M, Hanson B.A critical appraisal of the SPRINT trial.Orthop Clin North Am. 2010 Apr; 41（2）: 241–7. Review.
5. Karuppiah SV, Johnstone AJ.Sauvé–Kapandji. As a salvage procedure to treat a nonunion of the distal radius.J Trauma. 2010 May; 68（5）: E123–5.
6. Lee PC, Hsieh PH, Chou YC, Wu CC, Chen WJ.Dynamic hip screws for unstable intertrochanteric fractures in elderly patients--encouraging results with a cement augmentation technique.J Trauma. 2010 Apr; 68（4）: 954–64.
7. Ostojić Z, Moro G, Kvesić A, Roth S, Bekavac J, Manojlović S.Treatment of peritrochanteric fractures by the use of gamma nail.Coll Antropol. 2010 Mar; 34 Suppl 1: 243–6.
8. Ring H, Itzkovich M, Dynia A. Survey on the use of function assessment and outcome measures in rehabilitation facilities in Israel （SUFA 2004）. Isr Med Assoc J. 2007 Feb; 9（2）: 102–6.
9. Scheuringer M, Grill E, Boldt C, Mittrach R, Müllner P, Stucki G. Systematic review of measures and their concepts used in published studies focusing on rehabilitation in the acute hospital and in early post-acute rehabilitation facilities. Disabil Rehabil. 2005 Apr 8–22; 27（7–8）: 419–29.
10. Scott NB..Wound infiltration for surgery.Anaesthesia. 2010 Apr; 65 Suppl 1: 67–75.
11. Vranic H, Hadzimehmedagic A, Gavrankapetanovic I, Zjakic A, Talic A.Treatment of ankle fractures--our results.Med Arh. 2010; 64（1）: 30–2.
12. Wijdicks CA, Griffith CJ, Johansen S, Engebretsen L, LaPrade RF..Injuries to the medial collateral ligament and associated medial structures of the knee.J Bone Joint Surg Am. 2010 May; 92（5）: 1266–80. Review.
13. Yavarikia A, Davoudpour K, Amjad GG. A study of the long-term effects of anatomical open reduction of patella on patellofemoral articular cartilage in follow up arthroscopy. Pak J Biol Sci. 2010 Mar 1; 13（5）: 235–9.
14. Yepes H, Tang M, Geddes C Digital vascular mapping of the integument about the Achilles tendon.J Bone Joint Surg Am. 2010 May; 92（5）: 1215–20.

第二章 重要关节及手部康复

第一节 髋关节术后康复

一、髋关节骨关节病基本概念

髋关节骨关节病是骨科常见疾患之一，其特点是关节软骨变性，并在软骨下及关节周围有新骨形成。该病之命名除骨关节病之外，尚有称之为骨关节炎、肥大性关节炎、增生性关节炎、老年性关节炎、退行性关节炎等，目前统称其为髋关节骨关节病。

髋关节骨关节病可分两种类型，即原发性及继发性。原发性无结构异常，无代谢异常，无遗传缺陷，无创伤、感染、先天性畸形等病史，多见于50岁以上肥胖型患者，常为多数关节受损，发展缓慢，预后较好。继发性则存有先天性或后天性结构缺陷，此型患者较多，包括先天性髋脱位、半脱位、髋臼发育不全、髋内翻、扁平髋、股骨头滑移、股骨头软骨病、股骨头缺血坏死、髋关节感染、结核性或类风湿性关节炎以及外伤所致的髋关节对位不佳、不稳定等，由于局部较强的剪力作用加之异常的摩擦，引起关节骨软骨的破坏及因年龄增加而发生。继发性常局限于单个关节，病变进展较快，发病年龄较轻，预后较原发性差。

髋关节属负重关节，如髋臼与股骨头之间对位不佳，则行走时体重的负荷会增加数倍，会引起关节软骨的磨损、变性，为此产生修复作用而形成骨刺的新生，使病变加重。

症状为关节破坏伴随炎症，髋关节周围肌肉痉挛而疼痛，跛行，肌力低下，关节活动（ROM）受限等。

关节对位不佳则对关节的作用力不正而助长其进一步发展，结果则出现疼痛，关节活动受限，肌力低下，肌痉挛等加重，肌力平衡恶化亦系疼痛的原因，继之出现跛行，蹲起、上下阶梯困难。疼痛及动作困难引起活动量减少则成为肥胖的原因，而肥胖又使肌力进一步低下及关节活动范围更加受限而成为恶性循环。切断这一恶性循环则每天进行治疗体操最为重要，要向患者说明上述恶性循环，预防和减轻疼痛的办法即加强肌力的强化和扩大关节的活动度，经过康复治疗无效后可采取手术治疗及术后康复。

二、髋关节骨关节病的康复治疗

（一）治疗体操实施中的要点

髋关节骨关节病多因该病而使肌力长年弱化，包括髋关节周围及全下肢肌肉和腹肌、背肌等，范围甚广。当腰椎前弯加大等姿势异常时，以及长年活动范围缩小，特别是中年以上妇女因缺少运动而容易发生。

根据上述因素，进行治疗体操的要点是：

1. **对髋关节疾患应避免持重体位下的运动** 髋关节骨关节病时髋关节周围的肌力多全部低下，关节活动受限，以髋关节为中心，从躯干至下肢进行肌力强化的伸展训练,训练前要进行肌力及关节活动度测试,对疼痛强烈者采取轻柔缓慢的伸展法予以肌力强化训练。等长性收缩用于髋关节外展运动,目的要达到确认其肌肉收缩。臀中肌依其肌肉起始与抵止的特点,臀中肌的强化则以等张性运动为好。另外,肌肉的耐力大多亦下降,最好也要加强肌肉耐力的训练,肌肉耐力训练可在音乐节奏配合下进行。

2. 加强水中有氧运动　提高患者的健康意识,鼓励其参加游泳及水中有氧运动。水的浮力对髋关节的应力小,医生及康复治疗师应鼓励患者利用水的浮力来强化肌力及肌肉的耐力,但必须注意水温,水温低时患者多诉有疼痛。

一般有氧运动多采用立位及跳跃等动作,故不适用。合理伸展的程度是在能够感到稍有紧张感的体位下保持 10~30s,然后再稍加大一些张力下保持伸展。

(二)加强日常生活管理的要点

1. 在日常生活中安排好治疗体操　根据家庭生活状况合理安排日常的训练,并养成习惯,指导其在沐浴中进行 ROM 训练,定期去医院就诊复查。

2. 控制体重　按 Quetelet 指数[体重(kg)/身长(cm)×100]控制自己的体重,定期检查,肥胖时需与营养医师咨询并改正其生活规律。

3. 注意保温　寒冷阻碍局部循环而成为引起疼痛的原因,髋、膝、踝关节要注意防寒(要防止室温过低,冷室内使用薄毯护膝等保温措施)。

4. 防止跌倒　注意鞋跟不能过高,鞋底不能太滑,注意市场内的菜屑及冰雪等地避免滑倒。

5. 减轻关节负担　家务劳动时注意间歇休息,外出乘车时要适当活动舒展肢体,步行时持拐等。避免长时间站立及一个姿势坐位和持重的工作。

(三)治疗体操要长期坚持

骨科医师要定期检查治疗体操的效果及关节的状态,包括髋关节周围的肌力、髋关节的 ROM、疼痛的程度、ADL 状况、治疗体操进行的方法、生活方面的变化、心理的压力及疼痛等,治疗体操要长期持之以恒。

三、髋关节骨关节病手术方法与术后康复流程

常用的手术方法及术后康复流程是指术后康复按不同术式及相关要求进行训练及持重,术后手术部位关节活动的训练必须注意开始的时间和活动的范围,高龄者离床及步行训练要尽早开始,但手术部位的髋关节不可过度屈曲,屈曲的活动范围限于 60° 内。早期站立及乘坐轮椅腰后要放置棉枕以免 ROM 活动过度。

四、股骨颈骨折康复治疗的重要性

股骨颈骨折大体上分为内侧骨折与外侧骨折(图 8-9-2-1-1);内侧骨折即关节内骨折,缺少外骨膜而无骨膜性假骨形成,并受滑液的影响而妨碍骨折的愈合,由于股骨头近端血供中断加上肌力的作用及荷重而使骨折线易于离开,等等理由使骨不易愈合,因此承重要特别慎重,而迟延愈合与假关节形成率亦高。外侧骨折则较内侧骨折易于瘉合,但骨折线复杂多样。

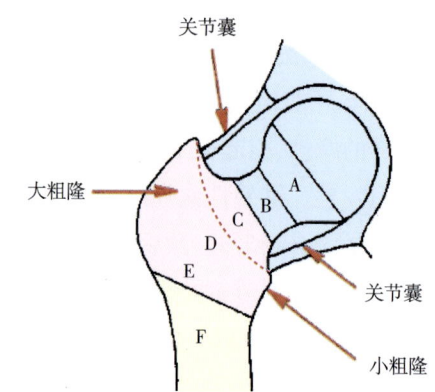

图 8-9-2-1-1　股骨头颈骨折的部位与名称示意图
内侧骨折:A. 头下骨折;B. 头颈部骨折;C. 基底部骨折;
D. 粗隆间骨折;E. 粗隆部骨折;F. 粗隆下骨折

股骨颈骨折与桡骨下端骨折、脊椎压缩性骨折及肱骨骨折并列为高龄者的多发骨折,高龄者多的理由是骨盐量低下而骨质疏松增强,致使解剖学复位多有一定难度。下肢骨折时老年人易于强烈要求安静卧床,但这种骨折最高的目标是早期离床及获取安全的步行。

高龄者的特征与青年人比其肌力低下,加之安静卧床后肌力很快即出现低下,而其恢复时间因高龄者平衡能力的低下而延长,几乎所有病例均需持拐或助行器步行,获得步行后还要特别注意防止跌倒。

高龄者几乎所有病例均有内科疾病的并发症,必须予以注意,特别是冠心病,心肌梗死,心功能不全,高血压,心律不齐等循环系统疾病的有无,糖尿病的有无,在施行康复的运动疗法时都成为重要的注意点。除内科疾病之外,有否骨科疾病如退变性膝关节病等,以便于康复治疗的实施。

心理易处于抑郁状态,有否老年性痴呆,若伤前已有老年痴呆,则手术前后由于安静卧床可使其发作,此时的身体状态再加上心理的、精神上的问题,则使康复治疗成为困难。

社会问题有住宅房屋等环境问题,以及家庭内有否辅助人员,医院的康复治疗要使其能维持ADL。

五、股骨颈骨折的康复及术后康复流程

(一)肌力强化与 ROM 训练中一般注意事项

运动疗法主要是强化肌力和 ROM 训练,其中首先是上肢肌力及健侧下肢肌力的强化。患部以外的 ROM 训练要兼顾站立,患侧及健侧肌力强化与 ROM 训练时同样要兼顾站立的程序在内。在 ROM 训练时多伴有疼痛,此时康复治疗士仍要积极地进行训练,以避免患者训练意欲的消退,ROM 的训练要有从卧位到起立及从床上坐起等动作,强调以主动运动为主。

(二)要注意依术式的不同进行康复

Ender 针刺入部可因膝部疼痛而引起膝ROM 受限以及针的退出。髋加压螺钉(CHS 法)因过度冲击可出现髋关节痛、不良肢位、两下肢不等长等。人工股骨头在屈曲、内旋、内收位上举时亦易引起脱位,并视骨折后不同时期加以训练:

1. 床上安静期　将肢体安放在便于康复训练的体位。

(1)上肢、躯干、健侧下肢肌力维持强化训练;

(2)患侧踝关节主动运动;

(3)股四头肌、臀肌的等长性运动(图 8-9-2-1-2、3);

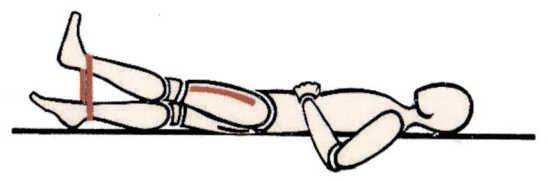

图8-9-2-1-2　康复锻炼之一示意图
股四头肌、对侧臀肌、腘绳肌等长抗阻运动

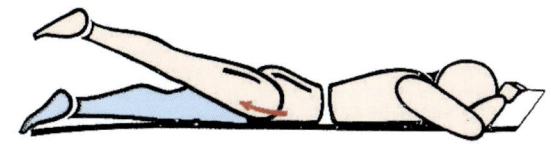

图8-9-2-1-3　康复锻炼之二示意图
髋关节及腰部屈肌等长性伸展运动

(4)患侧髋、膝关节辅助主动运动时 ROM 与肌力强化训练可结合起来进行(图 8-9-2-1-4、5)。

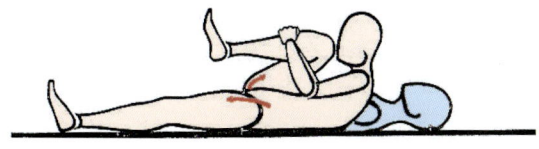

图8-9-2-1-4　康复锻炼之三示意图
髋关节屈曲侧伸肌群及对侧屈髋肌群伸展运动

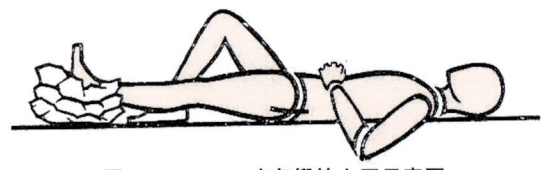

图8-9-2-1-5　康复锻炼之四示意图
髋关节伸肌等长性强化运动示意图

这种床上辅助主动运动可利用牵引架将自己的下肢吊起或由辅助者将患侧下肢抬起,开始坐位练习。

2. 非持重步行期　进行患者非持重的立位训练及步行训练,一般在平行杠内进行,平衡及肌力低下明显的情况下则利用斜台站立。要积极进行患侧肌力强化训练,特别是以抗重力为中心,用铅带等在抗重力位下进行,平衡功能和肌力好转后可指导其掌握上厕所、站立、更衣及患侧持重等动作,确保膝屈曲90°时方可使用坐便器,因易引起疼痛,要予以注意。

3. 部分持重期　在平行杠内使用各种步行辅助器具,继续加强患肢及健侧肌力的强化训练,高龄者对持重程度的理解有一定困难及一般此时要注意指导其安全入厕。

4. 全持重期　根据情况可以上下台阶、上下楼梯,跨越障碍以及室外步行。对肌力低下、平衡差及疼痛者步行时借助步行辅助器具。

(三)防止再骨折

预防再骨折采取肌力强化、适当使用步行辅助工具和调整环境

1. 肌力强化　继续上述健侧,患侧肌肉抗重力强化训练,对股骨颈部给予轻微缓和的撞击,并且必须强化外展肌的肌力(图 8-9-2-1-6、7)。

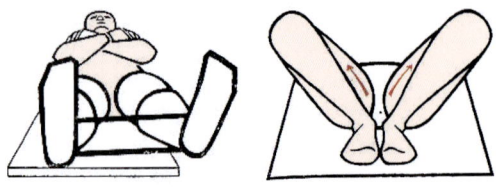

图8-9-2-1-6　康复锻炼之五示意图(A、B)
髋关节外展肌等长性抗阻运动及外旋伸展运动
A.外展抗阻运动;B.外旋伸展运动

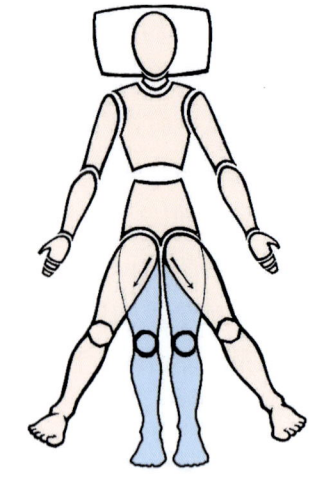

图8-9-2-1-7　康复锻炼之六示意图
髋关节外展、内收的伸展运动图

2. 适当使用步行辅助工具　股骨颈骨折多属高龄者,回归家庭会遇到居室环境问题,辅助人员的问题,在医院可以步行但回归家庭后缺少维持步行的条件时,为保持功能和减少辅助人员的负担则需使用适当的步行辅助器具。

(1)标准型助行器　标准型助行器的底部垫以橡胶,并带有携带型平行杠,对使用腋拐及手拐因肌力及平衡而有困难的人,特别适用了高龄股骨颈骨折等限制持重者。持拐的操作需要一定的力气,对下肢持重不易控制的情况下,这一助行器操作简单,安全性高,持重容易控制,可以早期自立步行,特别适用于医院环境。

(2)新型助行器　吸取了助行车及标准型助行器的优点并带有底轮,该底轮类似滑雪板样,可确保步行的安全性,宜于家庭内使用,适用于重心滞后及平衡障碍者(图 8-9-2-1-8)。

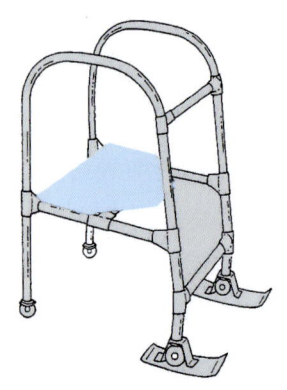

图8-9-2-1-8　带有底轮的新型助行器示意图

（3）手拐（T形拐）　偏瘫病人经常使用，宜于承担全体重 1/4 的持重时使用。

（4）多脚拐　多脚拐本身的稳定性好，宜用于走路摇晃者、步行困难者或从助行器向手拐过渡者。

（5）腋拐　极为普及的一种步行辅助具，要有一定的腕力及背肌的力量，高龄者一般上肢肌力弱加上过度压迫腋窝，要注意腋窝血管及腋神经受压的问题。

（6）前臂拐（Lofstrand crutch）　前臂置于托板上，以提高其支持力，适用于上肢肌力弱的人使用。

（四）调整环境

1. 扶手　调整楼梯、走廊、厕所、洗浴室、玄关等生活环境、特别是要注意楼梯的扶手要与楼梯的台阶等长，要延长到台阶以上及以下的部分；

2. 照明　楼梯扶手的下方，房屋陷角及走廊拐角要安装照明灯或地灯，因高龄者视感变弱易于跌倒；

3. 防止滑倒　洗浴处，台阶要铺以防滑垫，拖鞋及袜子要注意用防滑型；

4. 防止绊倒　电线、毛毯边、门槛、床角、桌角等。

第二节　膝关节术后康复

一、膝关节之正常功能

膝关节是连接大腿和小腿的滑车屈戊关节，构造较复杂，实际上，它是一个多轴性关节，活动方向略呈螺旋形。为了适应人体在直立、行走、跑、跳以及踢等这些动作时的平衡，膝关节结构具备以下的功能：

1. 膝关节能适应机体从静止到快速的运动；
2. 具有推进（加速）和制动（减速）的作用机制；
3. 能适应运动方向的变换；
4. 保持机体各种立体姿势与活动的平衡和稳定；
5. 缓冲来自不同方向传导于局部的外力。

膝关节主要功能是负重，其次是运动。膝关节位于下肢的中部，主要作屈伸运动，故易发生损伤及骨关节退行性病变等。

二、术后应强调康复训练

膝关节损伤与疾病治疗中手术居于重要地位，但单纯手术而不进行功能恢复训练往往不能取得理想的效果，据统计一组 5000 多例膝关节损伤患者中，按活动正常而无疼痛、日常生活活动及体育活动中膝关节稳定及职业恢复正常进行评定术后 5 年的结果证明，无康复组的成功率为 0，而康复训练组是 68%，Lysholm 证实，等速训练是减少膝关节损伤功能障碍的重要手段。

美国医学会伤残评定委员会的标准定为膝关节完全损伤相当于整个下肢损伤的 90%，膝关节置换术若假体或术后肢体在功能位则相当于下肢损伤的 20%，膝关节侧副韧带丧失功能则相当于下肢损伤的 10%~20%，故膝关节任何术后都要强调术后康复，而等速运动训练则是减少膝关节功能障碍的主要手段，已被 Lysholm 所证实。

三、维持关节活动度的训练

（一）概述

膝关节损伤后，为防止以后的功能障碍，尽快进行关节活动度的训练。损伤后在组织学上的纤维化出现较早,如不活动,在4天左右即出现关节活动受限,损伤的关节固定两周就会导致结缔组织纤维融合,使关节功能丧失。对于膝关节,Erikson和Haggmark曾证实:制动仅5周股四头肌就有40%的萎缩,因此这种训练应尽早进行。训练的常用方法如下。

(二)被动的关节活动度训练

被动的关节活动度训练是由康复治疗人员进行的或是利用重力关系进行的关节活动度训练。关节活动度训练每次治疗至少进行5次的关节伸缩,否则不能引起关节滑液的增加,每日至少进行2~3次的训练。由患者自己进行的利用重力作用的训练方法,即足沿墙面下滑训练法(图8-9-2-2-1),是膝关节康复中常用的一种方法。

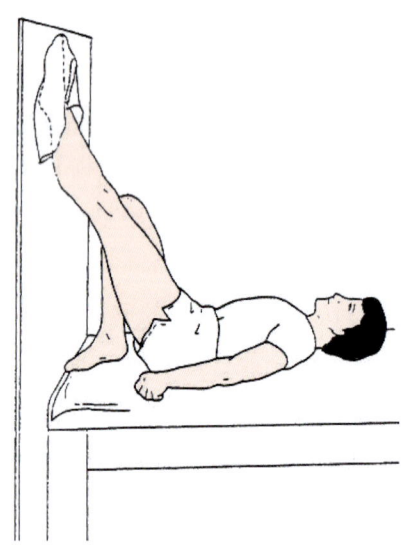

图8-9-2-2-1 沿墙下滑训练法示意图

训练时让患者仰卧于墙前,身体与墙垂直,屈髋约90°,将患足放在墙之间垫一毛巾,由于重力的作用,足缓缓下滑,病膝即被动地屈曲,直至病膝有牵张感为止。为便于反复进行,可将健足支托在患足下方,待患足下滑到一定程度时再由健足将之托起,以便反复进行。此练习的短期目的是使膝屈曲的范围有一定程度的增加;长期目的是使膝的屈曲范围恢复正常。

(三)主动辅助的关节活动度训练

主动辅助的关节活动度训练主要由患者健腿的辅助。

1. 屈曲

(1)足沿墙面下滑训练 与前述的足沿墙面下滑训练相仿,不同的是将健足放在病足上,利用健足推病足向下活动,其余均相同。此训练的短期目的是增加膝屈曲ROM;长期目的是使膝的屈曲ROM恢复正常。

(2)仰卧位训练 仰卧,病膝尽量屈曲,健踝交叉地放在病踝前方,健足将病足轻轻地拉向后靠近臀部。此训练的短期目的是增加膝屈曲的ROM;长期目的是使膝的屈曲ROM恢复正常。

(3)俯卧位训练 俯卧,屈病膝,健踝交叉地放在病踝前方,慢慢地拉病足使之向臀靠近,直到病膝有牵张感为止。此训练的短期目的是增加膝的屈曲ROM;长期目的是使膝的屈曲ROM恢复正常。

(4)屈曲并牵张股四头肌 健腿站立,屈病膝用病侧手握住病足,轻轻地提拉病足靠近臀部,注意要伸直躯干。此训练的短期目的是增加股四头肌的柔软度使髋能屈曲达0°和膝屈曲的范围增大;长期目的是增加股四头肌的柔软度使髋能屈曲达0°和膝能屈曲达135°。

2. 伸展

(1)俯卧 患肢在下,健踝前方交叉地放在病踝后方,轻轻地推直病膝,直到感到有牵张感为止。此训练的短期目的是增大膝的伸展ROM;长期目的是使膝的伸展ROM恢复正常。

(2)仰卧 伸直健侧下肢,屈病髋90°,双手环抱于患侧大腿后方,慢慢地伸膝使足指向天花板。此训练的短期目的是增加腘绳肌的柔软度使髋能屈曲达90°,膝能伸展达到0°(图8-9-2-2-2)。

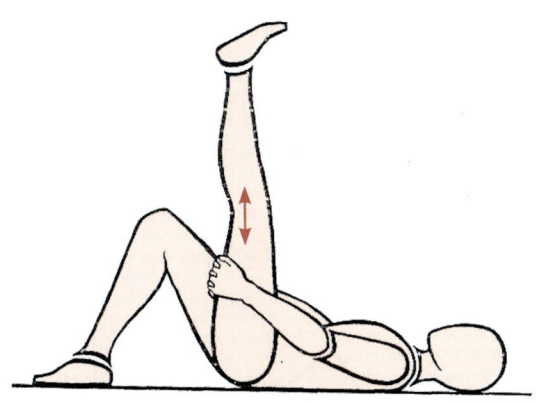

图8-9-2-2-2　直腿抬高训练示意图

（四）主动及抗阻的 ROM 训练

这是由患者主动进行并对抗阻力的训练。

1. 屈曲

（1）仰卧　仰卧，健腿屈曲，病腿伸展，缓慢地屈病膝使病踝移向臀部。主动关节活动度训练的短期目的是使膝的屈曲 ROM 有一定程度的增加；长期目的是使膝的屈曲 ROM 恢复正常的 135°。抗阻训练的短期目的是使膝屈肌的肌力有所增大；长期目的是使膝屈肌的肌力恢复正常。

（2）俯卧（腘绳肌）　俯卧，双下肢伸直，然后慢慢地屈曲病膝，使足跟靠近臀部。主动关节活动度训练的短期目的是使膝的屈曲 ROM 有所增加；长期目的是使膝的屈曲 ROM 恢复正常的 135°。抗阻训练的短期目的是使腘绳肌的肌力有所增加；长期目的是使腘绳肌的肌力恢复正常。由于腘绳肌是膝关节的基本的动力性稳定器，它和 ACL 起协同作用，并保护 ACL 使之免受过度的应力，因此腘绳肌的增加肌力的训练是膝关节损伤康复的重要内容之一。

2. 伸展

（1）仰卧位（股四头肌短弧 0°~ 40°）　仰卧，健腿屈曲，病腿轻屈并放在两个枕头上，病膝逐渐伸直，注意不能离开枕头。主动关节活动度训练的短期目的是使膝的伸展 ROM 有所增加；长期目的是使膝的伸展 ROM 恢复到正常的 0°。

（2）坐位（股四头肌长弧）　坐位，双膝屈曲，慢慢地提病足向天花板，直到病膝伸直。主动关节活动度训练的短期目的是使膝的伸展 ROM 有所增加；长期目的是使膝的伸展 ROM 恢复到正常的 0°。抗阻训练的短期目的是使膝伸肌的肌力有所增加；长期目的是使膝伸肌的肌力恢复正常。

（五）连续被动运动（continuous passive motion，CPM）

CPM 是防止关节活动受限，促进关节软骨再生和修复的有效方法，因而在临床上，特别是膝关节术后得到广泛的应用。

1. 仪器

是由一种有活动支架和控制部分的机构组成。控制器将控制参数传给转速为 2500r/min 的微电机，在通过减速装置将转速降至 1/40~1/60r/s 的速度，再通过传动螺杆和偏心轮使托架进行平稳的伸缩活动。治疗时肢体固定在托架上，因而产生角度、速度和持续时间均可以由仪器控制的被动运动。如下肢的 CPM 仪器治疗（图 8-9-2-2-3）。

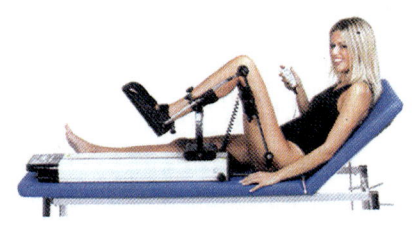 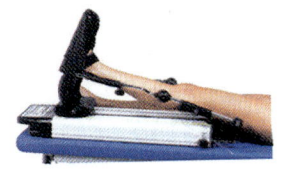 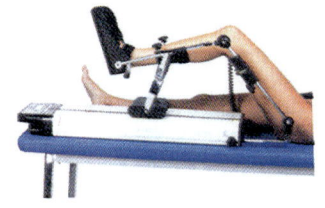

A　　　　　　　　　B　　　　　　　　　C

图8-9-2-2-3　患肢在膝关节CPM上活动示意图

A. 髋关节活动；B. 踝关节活动；C. 膝关节活动

2. CPM 的适应证 包括膝关节软骨损伤、关节囊切除术后、关节松解术后、关节成形术后、人工关节置换术后及骨折术后等等。

3. 使用方法 将下肢固定在托架上后，按下面的原则选择治疗的条件。

（1）运动的角度 一般先从小的角度开始，以后逐步增加，但对于 ACL 损伤等，早期尽量避免从屈曲 30° 至全伸的这一范围内进行，原因是在这种角度内，ACL 上所受的应力最大。

（2）运动的频率 此条件确定了运动的速度，在重复频率方面，仪器上最慢的频率为 13min 一个周期，最快为 45s 一个周期。在损伤的早期，频率宜慢，以后可依据病情的好转情况逐步增加。常用的周期为 45~90s，以后只要患者能够耐受，应选择较快的速度。

（3）治疗的持续时间 仪器一般每工作 1~2h 后自动休息 10min。治疗每日可 5~16h，亦可连续治疗 2~4 周，但长时间连续的应用对于能离床活动的患者不太合适，但不论如何，在前 4~6 周内，中断不宜超过 2 日。

（4）注意事项 术后伤口如有负压引流管，要注意运动时不能夹闭管子；手术刀口如与肢体长轴正交者不太适宜；一旦患者能够进行主动的 ROM 性训练，即应尽量应用主动的 ROM 训练。

（5）CPM 的优点 由于 CPM 具有镇痛、促进局部血循环和促进中胚叶细胞分化的作用，使它有下面的优点：

① 无痛苦；
② 能使肿胀迅速消失；
③ 能促进关节软骨的修复；
④ 避免关节僵硬、粘连和活动度受限；
⑤ 能使关节的损伤迅速愈合。

四、增强肌力的训练

（一）等长训练

适用于关节不能以较大的范围进行活动的阶段和制动阶段。

1. 屈曲 仰卧，健腿屈曲，病腿放在两个枕头上，伸展髋关节屈肌使足跟压向床面，先轻压，逐渐加大压力，然后再减轻压力。此训练的短期目的是使髋关节屈肌的肌力增加一级；长期目的是使髋关节屈肌的肌力恢复正常（图 8-9-2-2-4）。

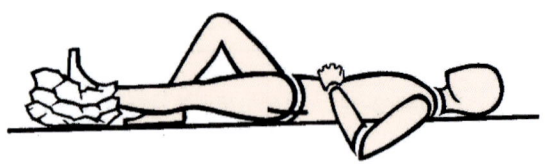

图8-9-2-2-4 等长训练之一示意图
髋关节伸肌等长性强化运动

2. 伸展 仰卧，健腿屈曲，病腿放在枕头上，收紧股前方肌使膝压向床面，从轻的压力开始，长期目的是使髋关节伸肌的肌力恢复正常（见图 8-9-2-2-4）。

3. 内收、伸展 稍后仰地坐在床上，双上肢向后支撑，双膝伸直，双膝下方垫一枕头，两膝间也夹一枕头，双膝向内挤压枕头，在保持这种挤压的条件下再收紧髋关节前部肌肉使双膝下压膝后方的枕头。此训练的短期目的是使膝伸肌的肌力增加一级；长期目的是使膝伸肌的肌力恢复正常。

4. 股四头肌和腘绳肌的共同收缩 这种收缩在 ACL 重建后的训练中很有用，原因是膝活动时，加在 ACL 上的剪力在屈曲 30° 至全伸的范围内最大，股四头肌和腘绳肌的共同收缩即可中和这种力。单纯的股四头肌收缩常引起胫骨的前移，加大了 ACL 上的应力，因此，在 ACL 损伤中是不主张单独训练股四头肌的。股四头肌和腘绳肌的共同收缩可以这样进行：在膝屈曲 45°~60° 的范围内，先让患者等长收缩腘绳肌并坚持住，然后再进行股四头肌的等长收缩及背靠墙半蹲等张训练，也是很好的股四头肌和腘绳肌的共同收缩的形式之一，在进行这种训练时胫骨向前的偏移由于股四头肌的力量而减少。亦可用弹力带置于双踝上。如强化左股四头肌及对侧腘绳肌则两腿同时采取等长性收缩6s，一日二次（图8-9-2-2-5）。

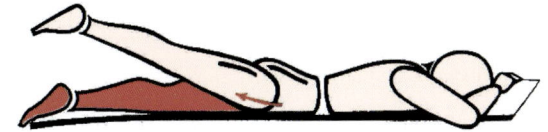

图8-9-2-2-6　等长训练之三示意图
髋关节及腰部屈肌等长性伸展运动

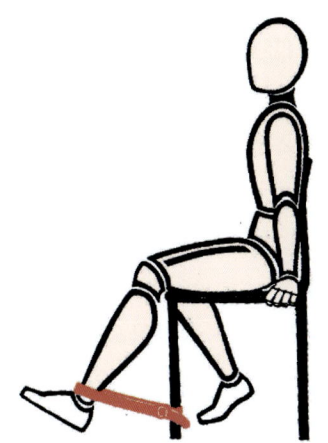

图8-9-2-2-5　等长训练之二示意图
股四头肌强化训练（坐椅位、弹力带抗阻等长运动）

（二）等张训练

1. 背靠墙半蹲式的训练

（1）背靠墙站，双足分开与肩同宽，慢慢下蹲，至膝屈曲45°~60°，使胫骨与地面垂直，然后再返回站位。此训练的短期目的是使膝伸、屈肌的肌力增加一级；长期目的是使膝伸、屈肌的肌力恢复正常。

（2）分膝蹲，双手叉腰站，双足分开与肩同宽，慢慢下降臀部同时双膝均向前外侧屈曲，半蹲后再返回站位。此训练的短期目的是使膝伸肌的肌力增加一级和使膝屈肌的肌力也增加一级；长期目的是使膝伸肌和膝屈肌的肌力恢复正常。

2. 直腿抬高类训练

（1）屈曲　仰卧，屈双膝，病侧下肢屈髋伸膝，作直腿抬高，膝要始终保持伸直。此训练的短期目的是使屈髋肌的肌力有所增加；长期目的是使屈髋肌的肌力恢复正常（见图8-9-2-2-2）。

（2）伸展　俯卧，双腿伸直，将病腿向后抬离床面。此训练的短期目的是使伸髋肌（腘绳肌）的肌力有所增加；长期目的是使伸髋肌的肌力恢复正常（图8-9-2-2-6）。

3. 主动及抗阻的ROM训练

4. 渐进性抗阻训练（progressive resistance exercise, PRE）

PRE是著名和有效的等张训练法，其特点是先确定患者在一定条件下的最大负载量，然后从小的负载开始训练，以后负载逐步增加，训练的重复次数较少。

（1）最大负载的测定　测定被训练肌肉或肌群，通过规定的关节活动范围能举起10次的最大重量即：10 repetition maximum, 10RM。

（2）训练的进行方法

第一组训练：负载为10RM的50%，收缩的速度为每分钟10~15次，收缩的次数为10次；

第二组训练：负载为10RM的75%，收缩的速度和次数同上；

第三组训练：负载为10RM的100%，收缩的速度和次数同上。

每组训练之间可休息1min。三组训练为一次治疗，每日只进行一次治疗。

10RM每周重新测定一次，训练时按新测的10RM进行。

5. 离心收缩训练

向心收缩是收缩时肌肉的两个附着点互相接近并引起关节运动的收缩；离心收缩是收缩时肌肉的两个附着点互相分离的收缩。生物力学和临床实践证明，在损伤的初期，任何用力的肌力测定都是不利的。另外，早期应用开环的向心收缩的训练往往易造成反复的损伤或加重损伤，因此，在损伤的早期宜采用等长训练和离心收缩的训练。离心收缩训练可用于治疗任何类型的肌腱损伤。

6. 肌力在3级以下时的PRE训练

以上的

等张训练均需要肌肉有抗阻收缩的能力,当肌力没有恢复到Ⅲ级以上时,可采用另一种方法的PRE训练。

(1)负载的确定　最小10次重复量(10RMn)是利用滑车重锤设备将肢体的自重减轻后,肌肉恰能通过规定的关节活动范围顺利进行10次运动时在设备上所加的重锤的重量。

(2)训练进行的方法　第一组训练:负载;加在重锤侧的重量为10RMn的2倍,使肌肉在负载最轻的状态下工作,运动的速度和收缩的次数均与以前的PRE相同。

第二组训练:负载;加在重锤侧的重量为10RMn的1.5倍,收缩速度和次数同上。

第三组训练:负载;加在重锤侧的重量与10RMn相同,其余条件同上。

每组训练间的休息时间和每日的治疗次数均与前述的PRE相同。

(三)等速训练

等速运动是运动的角速度相对恒定并对抗一种适应性阻力而进行的运动,所谓适应性阻力是在关节活动范围的每一点上,由仪器提供的阻力总是与施加于其上的力的大小相当的一种阻力。等速运动不能由患者自己产生,必须应用Cybex、Biodex、Kin-Com等仪器才能进行。等速训练在膝关节损伤的康复中是一种重要的治疗手段。

1. 等速运动训练的优点

(1)可以全面地刺激肌肉中的各种类型的肌纤维　实验证明:等张训练只能刺激肌肉中的Ⅰ型慢收缩的红肌纤维;等长收缩训练只能刺激Ⅰ型和Ⅱ型的快收缩纤维;而等速运动训练不仅可以刺激Ⅰ、Ⅱ型纤维,而且可以刺激Ⅲ型快收缩纤维,因此可以更全面地训练肌肉。

(2)能产生特征性的适应性阻力　这是等速运动独有的特征,这种阻力可以使肌肉在ROM的各个点上,都能受到它们所能承受的最大的助力,因而达到充分的训练效果。

(3)运动的角速度恒定　由于角速度恒定,可使肌纤维的收缩力和张力在收缩期内保持相等,这样就可以既防止了肌肉的损伤,又能较好地发展肌力。

(4)能降低关节腔内的压力　在较高的速度下运动时,关节内的压力下降,其原因是:运动的速度较快时,募集肌肉的时间较短,结果产生的力较小;另一原因是Bernoulli原理,即在液体媒质中(关节液),运动的表面(关节面)运动得越快,所承受的力越小。

(5)可减轻对α运动神经元的反射性抑制,促进运动单位的同步收缩。

(6)准确、有效、安全　不同的仪器能产生相同的结果,重复性良好。

2. 等速运动训练的缺点　其缺点是必需依赖仪器,否则无法进行,费用较高,费时较长等。

3. 等速运动训练的效果　1981~1986年,Timm等曾在5381例膝关节手术后的患者身上进行过对照观察,指标是5年后的成功率,后者为活动正常而无疼痛;可进行日常生活活动和体育活动而无关节的不稳定;职业能力恢复正常等,结果无康复组的成功率为0;等张训练组的成功率为7%;等速运动训练组的成功率为61%,明显地显示出等速运动训练的优越性。

4. 等速运动训练的方法　一般的过程是由最小应激开始,最后达到最大的应激结束,进展速度的快慢,取决于患者的症状、体征和软组织的愈合情况等。

五、增加柔软度的训练

柔软度训练对于膝关节损伤的康复也是很重要的。柔软度良好可以使肌肉有良好的伸展性和可塑性,可使肌肉能够很好地适应各种运动的需要,除此以外,主要肌肉的柔软度良好常可减轻能引起髌股症状的髌股关节反应力(patellofemoral joint reaction force, PFJRF)。当腘绳肌由于柔软度不足而发紧时，即可引起 PFJRF 的增加；当股四头肌由于柔软度不足而发紧从而使髌骨周围软组织的张力增加时，同样可以引起高的 PFJRF；当腓肠肌柔软度不足时，可使足代偿性旋前，使胫骨的旋转增加，结果也使 PFJRF 增加；髂胫束的发紧可使髌骨外移，也引起 PFJRF 的增加，这些情况不仅对膝关节损伤的康复不利，甚至还可以引起新的髌股疾病。因此柔软度的训练也是重要的。

柔软度训练常用的有三种形式：静力牵引、舞动性牵引（ballistic stretching）和本体感神经肌肉促进技术（proprioceptive neuromuscular facilitory technique，PNF）。所有三种方法都可以增加柔软度。

静力牵引是在一定的时间内使肌肉在静止的位置上产生变形，常应用在 ROM 之末，它常不超出肌肉的伸张能力，也不引起肌肉酸痛，这种低负载、较长时间的引起肌肉变形的技术被认为在改善柔软度方面是较好的。牵引的时间至少要有 15~20s。

舞动性牵引是动态、迅速、急拉性的牵引，但由于难以控制的力可能引起损伤和快速牵张引起的神经抑制的缺点。

六、肢体负重训练

对于膝关节，承担体重是很重要的功能，是康复过程中必须进行的训练。常依据患者的情况决定最初的负重量，可从跖趾着地式的负重开始，也可从 10% 的体重开始，也可从 25% 或 50% 开始，逐步达到 100%。

七、神经肌肉本体感训练

这是长期以来被忽视的训练，过去的运动疗法常过分重视肌力训练，但效果往往不理想，原因就在于忽视了神经肌肉的本体感训练。现以 ACL 损伤为例来说明，完好的 ACL 在正常的膝关节中有重要的感觉功能，其中的机械感受器可以侦出膝的位置和关节位置的突然或缓慢的变化，ACL 损伤时这些感受器也遭到破坏，从而也破坏了正常关节的本体感。需知重建 ACL 并不能重建这些感受器，加上在重建术后的制动时减低了关节、肌肉和韧带的本体感，使它们的机械感受器"忘却"它们在控制下肢加速和减速中的作用。因此，如不进行神经肌肉本体感训练，关节就难以恢复正常的动态稳定、协调和平衡。现代的康复治疗，重视这种训练，通过被动踏自行车训练、踏可以左右摇动的平衡板训练、踏可以 360° 摇动的平衡板训练，通过适应器（fitter）（侧面为梭形，上面有轨道，再在轨道上放上带滑轮的滑板，让患者脚踏滑板进行左右滑动的训练）的训练等，使患者逐步学会更多地依靠残留的本体感受器，逐步代偿因损伤而丧失了的本体感。这些训练，对于对膝关节功能有较高要求的患者如运动员等，将有更重要的意义。

八、平衡、协调训练

平衡和协调的重要性是不言而喻的，但其训练常与神经肌肉本体感训练一并进行。

九、适应性训练

适应性训练是逐步向正常过渡的一种训练，其目的是为了适应将来的正常活动。其内容有固定自行车、户外自行车、固定跑台、慢跑、游泳、步行、踏登山训练器、划船及在蹦床上慢跑等。

十、灵活性训练

这种训练在于增加各种活动的灵活性，对于运动员很有必要，但对于一般患者，如无条件可以不进行。

十一、心肺耐力训练

包括一些时间较长的有氧运动,最常见的是跑步、户外自行车、游泳等等。

十二、健腿的训练

这是一个常被忽视的问题,根据神经生理学上的交叉效应(cross over effect),即训练一腿对另一腿也有作用,不可忽略了健腿的训练。

十三、膝关节全关节置换术后的康复

分三期进行:

(一)第一期——早期活动期(术后6周以前)

术后24h即可用CPM维持关节的活动度,运动的角度在伸10°~15°至屈70°~90°之间,速度以患者能耐受为准,每日进行12h,不进行CPM时允许在康复围膝内进行0°~90°的活动,使之可在一定的范围内活动而不致产生内翻和外翻。

术后4~6周,负重训练是重要和应注意的,头2~3周,应限于蹈趾触地,力量不应超过5kg,以后递增为相当于体重的10%、25%、40%,但不应超过50%。

在维持和增强肌力方面,可进行各种的等长训练,一般采用3个10的原则,即收缩10次为一组,10组为一个单元,每日进行10个单元的治疗。进行直腿抬高式的等张训练时,先进行屈髋的训练,在术后8周以前,不进行髋的内收、外展训练,因过早进行这些训练可能影响假体的连接。

(二)第二期——在中度保护下训练(术后6周)

此期一般软组织已经愈合,骨亦已长入假体之中。为避免负重和活动引起内、外翻,仍需用护膝保护。

对于维持关节活动度的训练,可每日进行一定时间的CPM作为一种治疗,但只要有可能就应让患者进行维持关节活动度的训练,为使关节的活动较为自如,可进行下肢的旋水浴,如有条件,进行水中运动更好,因温热可以降低关节滑液的黏度,缓解肌肉的痉挛,加上水的浮力,使运动变得更为容易,除此以外,温热还可减轻关节的僵硬感,并可促进下肢的血液循环。

负重方面,开始时可承担50%的体重,逐步向75%和100%过渡。

为加强肌力,可分别在90°、70°、50°、30°、10°的条件下进行多角度的等长训练,如有条件,可用CYBEX等仪器进行。如肌肉萎缩较著,可增加肌肉的电刺激。在术后8周以前,可进行以屈髋为主的直腿抬高式的训练,并在足部加上2kg左右的重量。术后8周以后,即可开始直腿抬高式的髋内收和外展训练,为进一步恢复肌力尚可在30°~90°的范围内进行PRE式的训练。

当负重达到体重的100%后,如平衡良好,可弃去拐杖,但最好仍用围膝。

为进一步增加关节活动范围和开始进行恢复心肺耐力的训练,可让患者进行踏固定自行车的训练。

为防止腓肠肌萎缩,可在负重相当于体重的50%的条件下进行抬起足跟站立的训练。为恢复柔软度,可开始进行柔软度训练,但应以静力牵引为主。为恢复平衡,可在负重相当于体重的75%的条件下,进行神经肌肉本体感训练。

(三)第三期——积极的康复和活动期(术后12周)

此期患者应能弃拐独立行走,可不用围膝。对于关节活动度的维持,主要依靠下肢的多活动。为恢复肌力,可进行负重达5~50kg的PRE训练,各种等张训练均可进行。

16~20周,可进行接近正常的活动。柔软度的训练、平衡的训练和灵敏度的训练:平衡训练每次 10~15min，侧踏台阶训练时，台阶的高度可达 12~18cm。耐力训练可先采用步行的方式，起初 8~10min，然后增加至 25~30min，以后可以增加至 60min。此外，还可加入踏自行车、慢跑、游泳等活动。

十四、膝关节韧带损伤术后的康复治疗

（一）重点训练那些肌肉

1. 腘绳肌是膝关节基本的动力稳定器　它和 ACL 起协同作用，并保护 ACL 免受过度的应力，因此，在 ACL 等损伤中，重点训练腘绳肌将会受到较理想的效果。至于需要把腘绳肌的肌力训练到何种强度？对于一般患者，全部治疗结束时，H/Q 比值（hamstrings/quadriceps ration）恢复正常或接近正常即可。

2. 在 ACL 损伤或重建术后　主张进行股四头肌和腘绳肌的共同收缩训练，而不主张单独地训练股四头肌，其理由有：

（1）加在 ACL 上的剪力，在膝关节屈曲 30°至全部伸直的范围时最大，而这种应力可以被股四头肌和腘绳肌的共同收缩所中和。

（2）单独训练股四头肌时，容易引起胫骨的向前偏移，增加了在 ACL 上的应力。

3. 如何训练股四头肌和腘绳肌的共同收缩　均在避开会在 ACL 上产生最大的应力的角度上进行，常常在膝屈曲 45°~60° 的范围内进行。在两条肌肉中，一条先收缩，接着另一条收缩，进行的方式有：

（1）背靠墙半蹲训练；

（2）足沿墙面下滑训练；

（3）腿加压训练　在一张专用的治疗床上进行，床脚处有一块与地面接近垂直地竖着的方形的足踏板，此板可移向床，床亦可移向板，患者仰卧床上，病足踏在板上，控制好角度（一般多在屈曲 45°~60° 进行，不主张超过 100°），然后分别进行两条肌肉的交替收缩；

（4）弓箭步训练　病腿在前屈曲，控制好角度，健腿伸直在后，在这种位置是进行两种肌肉的交替收缩。

4. 如何确定训练的腘绳肌确实在收缩　训练股四头肌时，由于该肌肉在前方，容易看见；但训练腘绳时，则不易看到腘绳肌是否在收缩，此时可利用肌电生物反馈训练法，将两个电极放在腘绳肌两端，缓缓调节仪器的放大器的输出，使腘绳肌收缩时仪器产生的声、光反应最大，腘绳肌收缩停止时，声、光反应也停止，这样利用肌电生物反馈治疗仪就可以监控训练是否达到目的。训练其他肌肉亦可应用。

（二）关于闭环动力链训练（closed kinetic chain exercise，CKC）和开环动力链训练（open kinetic chain exercise，OKC）的特点和适用范围的问题

几乎所有训练都可以归属于这两种训练形式之下，但两者的作用相当不同，因此，必须了解它们的特点和区别。

1. CKC

（1）性质　是一种训练时足相对固定在某一个平面上，而进行膝的训练的一种训练方法，训练中膝、髋、踝三个关节均同时运动，足则不离开这一平面。

（2）优点

① CKC 在训练中引起的 ACL 延长和应力最小。

② CKC 和在屈膝 60°~90° 的 OKC 相比，它能显著地降低产生在髌股关节上的力，对于预防和治疗髌股疾患有重要的意义。

③ CKC 能促进股四头肌和腘绳肌的共同收缩和关节的稳定性，股四头肌和腘绳肌的共同收缩可以减少当压力负载增加时引起的胫骨前移，从而减轻对膝的剪力和对 ACL 的拉力，因此对膝关节和 ACL 都很安全，可以在损伤的早期应用。

④ CKC 利用了身体自然的运动和平面，同时

带动数个关节,使大量本体感受器受到刺激。另外,CKC中多平面和加速减速运动使康复训练能以更接近体育专业活动的形式进行,这种形式的活动既加强了协同肌,也加强了对抗肌,因此,CKC能达到充分训练协调、平衡神经肌肉本体感受器的目的。

(3) CKC的形式:
① 背靠墙半蹲训练;
② 足沿墙面下滑训练;
③ 腿加压训练;
④ 弓箭步训练;
⑤ 侧踏台阶训练 这是训练时患者站着,病侧放一个6~12cm高的台阶,患者将病足踏于其上,伸直病腿单足站在台阶上使健足提离地面,然后再将健足放回地面的反复训练,台阶的高度可根据病膝允许的活动角度来调节;
⑥ 足尖站训练:先站立,然后抬起足跟,特别适用于预防腓肠肌萎缩。

2. OKC

(1) 性质 是一种训练时足游离,常是膝关节单独运动的一种训练。

(2) 优点
① 在床上膝关节接近伸直位的股四头肌的等长训练就是OKC的一种形式,这种训练可以在膝关节损伤的早期应用,能够改善股四头肌的神经肌肉控制,帮助膝关节渗出的吸收,防止股四头肌的废用萎缩和膝的屈曲挛缩。
② 直腿抬高形式的训练在以后的训练中很有价值,而这种形式就是OKC的形式。
③ 等速训练也是OKC形式的训练。

(3) 缺点
① 像等速训练等OKC,加在ACL上的应力很大,在ACL损伤的早期不能应用。
② 多数实验证明:全范围的股四头肌的OKC在膝关节屈曲30°至完全伸直的范围内都会引起胫骨的向前偏移,并对移植物产生过大的拉力,会造成移植物的损伤。
③ 能在愈合中的半月板上产生不良的畸变力

(4) OKC的形式
① 直腿抬高式的训练;
② 等速训练;
③ 股四头肌短弧训练;
④ 其他一些足部游离的等张训练。

(三) 膝关节韧带损伤康复治疗程序(表8-9-2-2-1)

表8-9-2-2-1 膝关节韧带损伤康复治疗程序

支具疗法		平 时 着 用			运 动	轻 叩 式 按 摩	
阶 段		第一阶段	第二阶段	第三阶段	第四阶段	第五阶段	第六阶段	第七阶段
ACL	保守疗法	3周	4周~	6周~	7周		3个月
		石膏固定	自由活动范围训练				
		不负重		1周1/3~1/2部分负重	全 负 重		
	关节外重建 (Ellison法)	4周	5周~	6周~	7周~	10周~	12周~	6个月
		2周石膏固定以后 -30°~60°	-30°~90°	-30°~自由	自 由			
		不负重	1/3部分负重	1/2部分负重	全 负 重			
	关节内重建(髂胫束+LAD)	2周	3周~	4周~	5周~	8周~	12周~	6个月
		-30°~60°	-30°~90°	-30°~自由	自 由			
		不负重	1/3部分负重	1/2部分负重	全 负 重			

（续表）

支具疗法		平时着用			运动	轻叩式按摩		
阶段		第一阶段	第二阶段	第三阶段	第四阶段	第五阶段	第六阶段	第七阶段
PCL	保守疗法	3周	4周~			6周		3个月
		石膏固定	自由活动范围训练					
		不负重	1/3~1/2 部分负重			全负重		
	手术重建(Gortex)	2周			3周~	5周~	8周~	12周~	6个月
		-30°~自由				自由		
		不负重	1/3~1/2 部分负重			全负重		
MCL LCL	保守疗法	3周	4周~	5周		6周		3个月
		石膏固定	-30°~自由		自由			
		负重不限	依不稳定感及疼痛程度缓慢进行					
	缝合	4周	5周	6周		7周		3个月
		石膏固定	-30°~自由		自由			
		负重不限	依不稳定感及疼痛程度缓慢进行					

ACL：前十字韧带；PCL：后十字韧带；MCL：内侧副韧带；LCL：外侧副韧带；PWB：部分负重

膝关节韧带损伤康复治疗程序：

1. 第一阶段　在刚受伤后防止关节固定和关节活动范围受限致关节功能减退的时期。以开链运动的肌力练习为主，也要练习躯干肌和髋关节周围肌。

（1）髌骨的松动治疗　维持因关节固定和肿胀致活动减退的髌骨活动性。

（2）关节活动范围练习　早期强制练习会使韧带的固定性下降。要轻柔，可沿墙面滑动（见图8-9-2-2-1）。

（3）低频电刺激　为防止韧带完全伸展而多固定于屈曲位，伸展位股内侧肌易萎缩。可在韧带负荷小的屈曲 70°~90° 附近或在使用矫形器下利用低频电刺激股内侧肌。

（4）下肢上抬练习（SLR）要注意重锤的重量，在股四头肌确切收缩及腘绳肌同时收缩关节固定的情况下逐渐增加重量。在屈膝 22°~35° 时负荷大。

（5）俯卧位髋关节伸展　进行伸髋肌腘绳肌收缩。可将重锤放在膝关节上的大腿以保护关节。

（6）仰卧位髋内收　可夹住枕头或垫子进行，股内侧肌收缩（图8-9-2-2-7）。

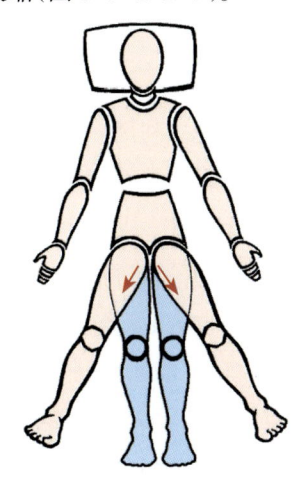

图8-9-2-2-7　髋关节锻炼示意图
髋关节外展、内收的伸展运动图

2. 第二阶段　随着受限缓解重新获得一定的关节活动范围。较第一阶段增加负荷，进行开链运动的肌力强化时期。

（1）膝关节伸展　取坐位利用橡胶带从韧带无负荷角度开始练习伸膝。所有韧带均从 60°~90° 的屈曲范围开始。对前交叉韧带重建后及保守治疗早期有疼痛而韧带需要保护时，可在小腿近端及远端放置橡胶带，近端橡胶带强可抑制因股四头肌收缩致胫骨的前方移位,间接减轻韧带的负荷(图8-9-2-2-8)。

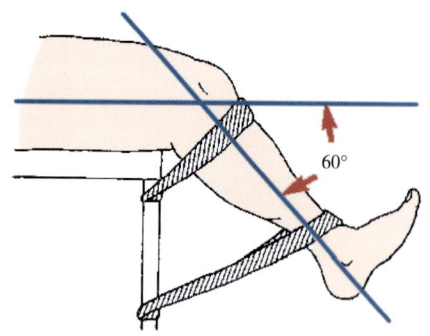

图8-9-2-2-8 双重橡皮带训练示意图

(2)膝关节屈曲 在俯卧位下进行。由橡胶带加负荷时,可在小腿下方置以枕头或垫子予以保护以防止过度伸展。后交叉韧带损伤时可在近端及远端加上2根橡胶带。

3. 第三阶段 从负荷1/3~1/2左右开始的时期,即从开链运动到闭链运动的过渡期。并可增加韧带无负荷的复合关节运动。也可以开始cybex等机器的练习。

(1)等速性运动 利用cybex机进行各种速度的组合。不进行低速的练习及高速肌力练习。

(2)负重步行训练 从足趾触地逐渐开始负重,患者多以外旋位开始步行。

(3)下蹲练习 从1/2负重开始下蹲练习的开始体位为躯干轻度前屈,髋膝轻度屈曲,提起足跟,用足蹬趾足底负重,是许多运动动作的准备姿势,在此体位下蹲是运动动作的基础。踝部和膝的运动轴方向统一,从屈膝45°~50°下蹲练习开始。躯干轻度前屈可更好地诱发腘绳肌收缩并安全完成动作。可站在体重秤上利用视觉反馈控制负重量。许多人静态负重好动态负重差。许多病人在此状态下有小腿三头肌及腓骨长、短肌肌力下降致动作难以完成及足蹬趾和足底不能负重的情况,故应尽早强化肌力。单脚下蹲练习中前交叉韧带负重较普通的地面步行要少。

(4)功率自行车 是韧带负荷少的训练,是从无负重至负重期的过渡训练方法。关节活动范围中膝屈曲45°~110°时股内侧肌与股外侧肌活动大。为减少前交叉韧带负荷使足部位置向前方移动,必须减少负荷量。Lachman's test 仅有7%负荷。

4. 第四阶段 可完全负重期。此期应达到的肌力及动作能力足够韧带负荷,且能顺利完成动作。从此期开始在日常生活中逐步去除矫形器,仅在运动及训练时使用。

(1)负重步行 据患者的情况逐渐从腋拐移向手杖。

(2)上下楼梯 患侧上健侧下。为向心性收缩与离心性收缩的复合运动,也是负重练习。

(3)负重练习 由cybex等速运动进行向心性收缩练习。

① 下肢伸展练习:随着下肢伸展韧带的紧张增加。此时期运动是最好限制在60°屈曲位内,禁止完全伸展1年左右。

② 下肢屈曲练习:保护韧带的重要练习是膝不完全伸展,这是必要的。

③ 下肢屈伸控制练习:与下蹲练习动作相同注意关节轴、负重位置,只要注意深屈曲与完全伸展可成为有效练习(图8-9-2-2-9)。

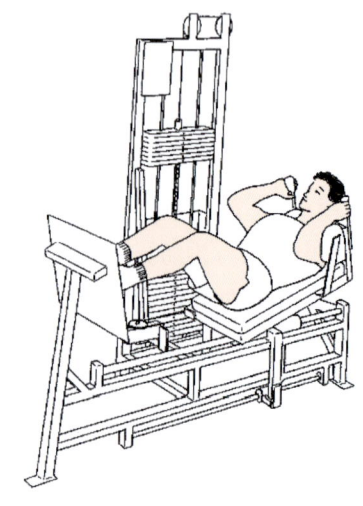

图8-9-2-2-9 组合训练器操作示意图

④ 屈度练习:小腿三头肌的肌力强化练习。

(4)跳跃至奔跑 从地面反作用力少的"屈膝步行"开始。由直线步行检查股四头肌肌力并确认其收缩感觉。早期要步幅小减少左右差别。

活动自如的下肢关节没有不适感即可进行直线的跳跃。目标是 4~5 个月后达到 80% 的速度。也可利用跑步机，轻度倾斜（3%~4%）以诱发膝屈曲。

（5）迈步练习 开始完全负重时矫正步态，踝关节跖屈下肢外旋位多妨碍蹬离，小步幅逐渐矫正。有问题的是踝关节背屈受限、小腿三头肌肌力减退、负重时股四头肌收缩无力等。步行正常后，小腿三头肌肌力 5 级时指导其回避动作（twisting），目的在于防止闭链运动中的扭曲动作。下蹲练习中的准备姿势是以足踇趾足底为轴 30°~45° 后再返回，逐渐增加回避动作角度，再指导其前进 2~3 步的回避动作。180° 的回避动作则达到了旋转方向的目标，然后进行侧方交叉步行（carioca）及向外旋转迈步步行（图 8-9-2-2-10）。

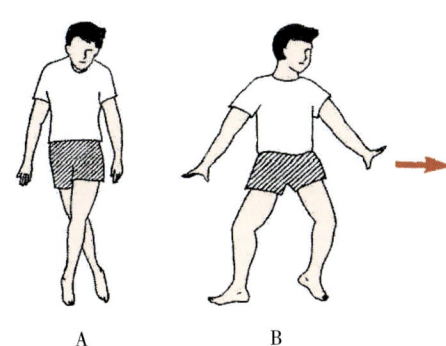

图8-9-2-2-10　迈步练习示意图
A. 侧方交叉步行；B. 向外旋转迈步步行

5. 第五阶段 为改善韧带结构分阶段施加负荷，指导其进行跑、停、屈曲、跳跃等基本动作。有的病例开始这些运动动作后疏于肌力强化，出现肌力下降，有必要继续进行负重练习及迈步练习。第五阶段中训练转弯时的回避动作（图 8-9-2-2-11），继续在延伸线上练习。开始 8 字跑练习，先从大圈练习再变小圈练习，拐角跑时位于内侧的下肢在下蹲转弯试验时呈现足趾朝外、小腿外旋外翻（toe-out 型，图 8-9-2-2-12），位于外侧下肢呈现足趾朝内、小腿内旋内翻（toe-in 型），练习中要注意韧带负荷大小。转弯练习有侧步转与跨步转。膝关节在侧步转时，支撑轴肢外旋，跨步转时支撑轴肢内旋。前交叉韧带损伤时（图 8-9-2-2-13）A 时期躯干向前方倾斜，髋膝关节屈曲角度增加。这是躯干前屈来代偿增加腘绳肌活动。B,C 会产生旋转应力下台阶时支撑轴肢由足踇趾足底侧负重，膝、踝关节运动方向一致而尽可能避开应力。跑中减速、停动作与转弯中同 A 时期，前交叉韧带易受负担的动作。重心不能落在患侧而相对落于后方。注意指导在屈膝位停止时重心不要落后。然后再向各种复杂动作过渡。如跑、停、蹲、拐弯、倒退、拐弯、冲跑等动作。

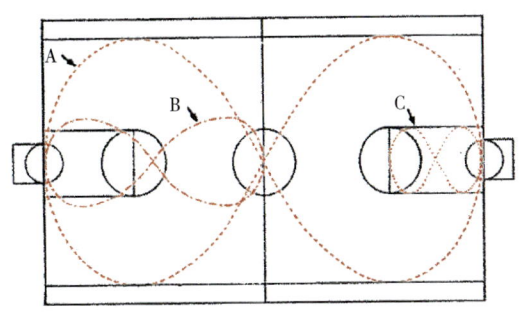

图8-9-2-2-11　回避训练示意图
转弯回避动作训练（利用篮球场进行8字跑）

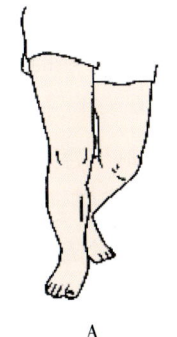 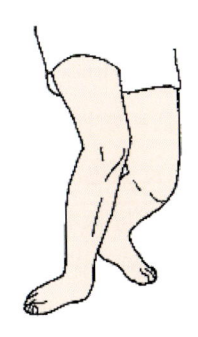 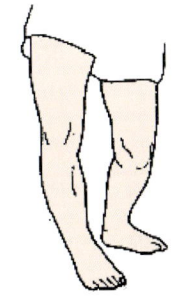 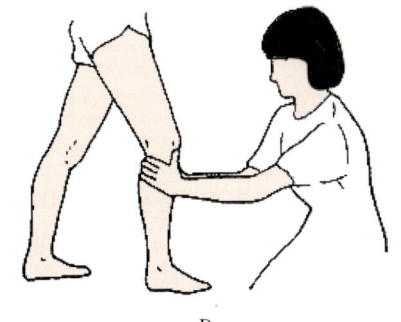

图8-9-2-2-12　Squatting下蹲转弯试验示意图（A~D）
A. 中立位；B. 小腿外旋外翻型；C. 小腿内旋内翻型；D. 测定肢位

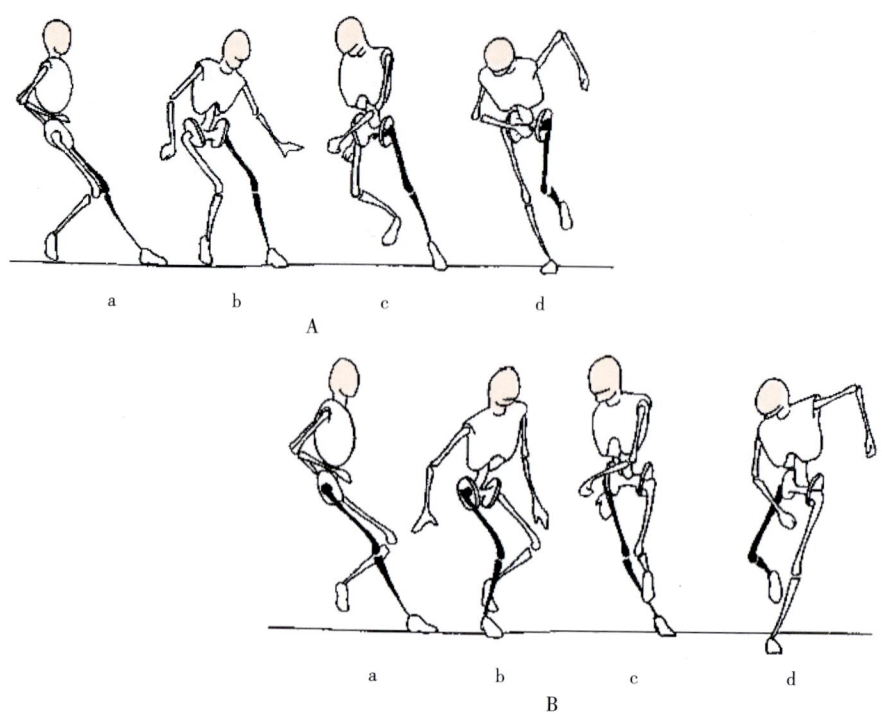

图8-9-2-2-13 转弯训练示意图
A.侧步转弯;B.跨步转弯

6.第六阶段 积极回归运动的时期。早期可利用绷带来防止不稳定,指导其进行基本项目。

第三节 手部康复

一、肌腱损伤术后康复的评定

手外科根据其疾病种类、受伤后或术后的天数不同,其康复疗程亦有所不同,并根据疗程决定康复评定的时间和评定项目。

(一)屈肌腱损伤

早期运动疗法有 Kleinert 法、Duran 法等及 3 周固定法。进行那个方法,要根据患者自身各种条件及损伤的程度、部位来决定。在适当时期进行安全的必要的评定功能和练习,就必须熟知康复疗程中的各种方法和掌握早期有关的资料,有的要由医师记录,有的如整体活动情况、握力、捏力等则由康复治疗护士记录。

1. 术后至术后 3 周 早期运动疗法中使用背侧阻挡夹板(dorsal block splint),在限制伸展的情况下进行主动伸展、被动屈曲。此时期的评定依病例及医师所掌握的资料及观察为主,包括对创伤的检查、皮肤色泽、血运状态、肿胀浮肿的部位及程度、疼痛与麻木、关节活动范围等,合并神经损伤例中注意有无瘫痪症状及感觉障碍。此时再断裂危险性高,除自动屈曲与保护在伸展位外,不进行被动伸展。

2. 术后 4~5 周 仅夜间使用背侧阻挡夹板,

开始进行腕关节主动伸展与手指主动的微轻屈曲。此期再断裂的危险性高,禁做剧烈主动屈曲与被动伸展。评定主动活动范围内的ROM、肌腱的滑行状态、浮肿肿胀的情况。合并神经损伤病例要经常行感觉检查。

3. 术后6周起　全部活动范围内的主动屈曲,使用轻量物体进行抓摄动作练习,也可逐渐开始被动伸展与轻度牵张(原则上单关节进行)。测定整体活动、控制住屈曲挛缩的发生。

4. 术后8周起　开始强化强力抓握,扩大ADL使用的时间。评定最大努力的肌力、捏力、握力、ROM、精细动作。

其后必要时再评以上项目及有关问题。

(二)伸肌腱损伤

疗程多为四周固定法(同屈肌腱损伤亦可开始早期运动疗法),从第五周开始被动及主动伸展,主动屈曲6~7周时开始轻度被动屈曲,从8周开始肌力强化,开始强化强力抓握练习,在第12周解除限制(同屈肌腱损伤)。评定同屈肌腱损伤,固定期间主要以观察为主进行评定。

主动运动开始后评定整体活动中的ROM、肌腱的滑动状态(有无粘连)、肌肉活动情况、积极强化肌力,并开始ADL中使用的捏力、握力、精细活动及上肢功能的评定。

二、早期运动开始法与3周固定法的适应证与方法

屈肌腱损伤修复后手功能恢复的方法有Kleinert法与Duran法等早期运动开始与3周固定法。各适应证依其损伤部位、损伤程度、患者年龄对训练的理解程度而有所不同,应充分注意。在治疗过程中患者应熟知肌腱的修复过程。

(一)早期运动开始法

实行早期运动开始法时,多按Kleinert法进行。Kleinert法的特点是使用背侧阻挡夹板与屈侧线圈支架(flexion coil brace),术后即行线圈动力抗阻的指间关节主动伸展,如图8-9-2-3-1上段所示掌侧屈曲线圈支架而被动地保持受伤指掌指关节与指间关节于屈曲位时屈伸肌均未收缩,从此状态手指主动伸展至背侧阻挡夹板后,形成如图8-9-2-3-1B所示,仅伸肌群收缩,缝合部无张力而使肌腱滑动。适应证为1~3区创面清洁伤腱状态良好,或肌腱单独损伤,合并神经缝合而其肌张力低,无动脉、骨折等合并损伤。行术后练习时再断裂危险性高,因此对术后康复的目的与方法要有充分的了解,儿童及理解能力差的患者为非适应证。图8-9-2-3-2为Kleinert方案概要。

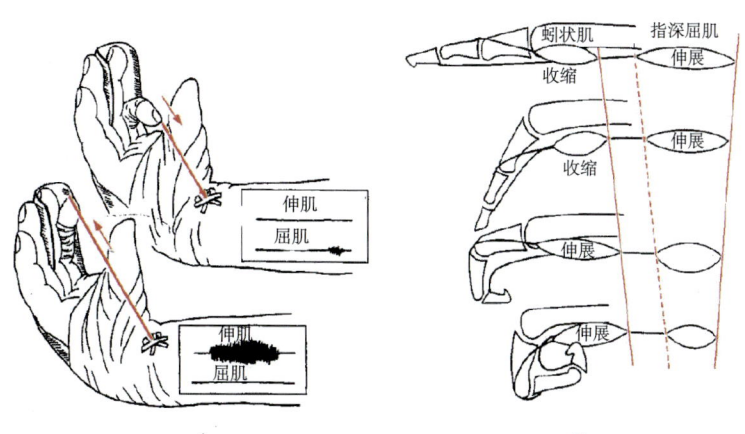

图8-9-2-3-1　早期训练示意图(A、B)

屈指肌腱缝合后Ⅳ-期运动疗法中Kleiner法要点　A.利用胶圈帅弹性,将手术指间关节保持在掌屈位,伸指肌及蚓状肌均不收缩(EMG不显示),当使IP关节自动伸展后,伸肌出现EMG;B.FDP肌向远端牵引时则反射性自动收缩

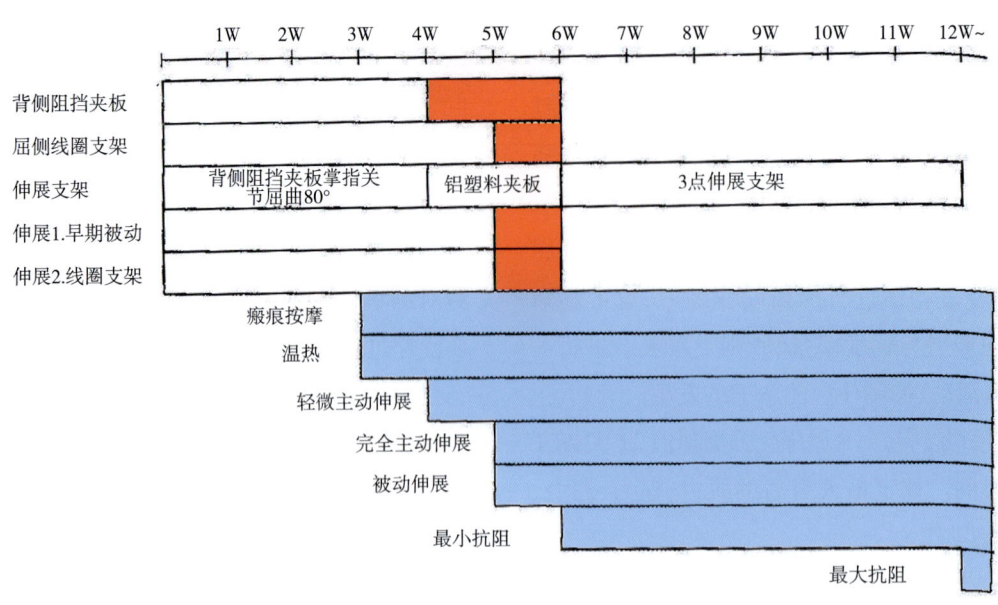

图8-9-2-3-2 Kleinert法方案概要示意图

1. 术后至术后4周 在背侧阻挡夹板中腕关节屈曲45°,掌指关节(MP)屈曲60°,指间关节(IP)为0°。用屈侧线圈支架主动伸展掌指关节屈曲80°时近端指间关节(PIP)有20°以上的伸展空间,图8-9-2-3-3练习为屈侧线圈支架背侧阻挡夹板内的练习方法。为防止练习1时屈肌群的同时收缩,和防止练习2中的主动屈曲,可采取表面肌电图的反馈方法。为防止再断裂而禁忌受伤指的主动屈曲与被动伸展。

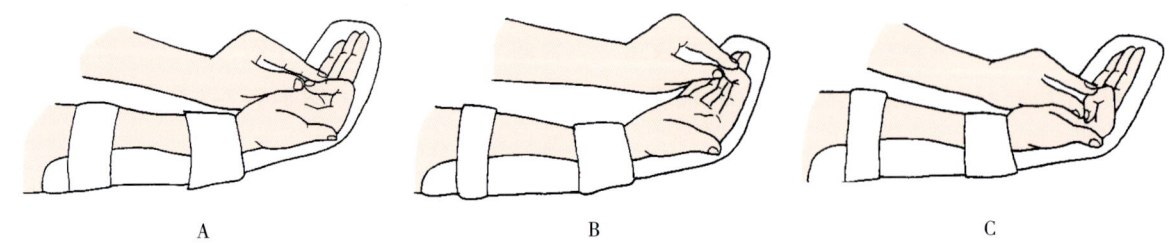

图8-9-2-3-3 5周内训练示意图(A~C)
Kleinert练习法术后至术后5周 A. PIP关节被动屈曲5次;B. DIP关节被动屈曲5次;C. MP关节、PIP关节、DIP关节全部被动屈曲5次(图解:PIP:近端指间关节;DIP:远端指间关节;MP:掌指关节)

2. 术后4~6周 背侧阻挡夹板应用4周,屈侧线圈支架5周时拆除。此时ROM良好例中若腱治愈状态不良则再继续按前述的程序继续进行1~2周。其他病例从4周起行瘢痕按摩,温热疗法,轻度主动练习,5周开始完全活动练习。从最初的2~3天起均要注意以极轻的力量开始。近端指间关节有20°以上伸展空间时夜间使用保持在伸展位的矫形器与背侧阻挡夹板。

3. 术后6~12周 6周时行被动练习,抗阻练习,7周时开始轻度抗阻运动。此时期近端指间关节有20°以上伸展空间时,从中立位开始使用3点支撑的伸展用矫形器,按每周10°开始屈肌腱的牵张。8周起开始中等程度抗阻力运动,逐渐增加负荷,从12周开始重度抗阻力运动,完全主动运动。

(二)3周固定法

1. 概述 3周固定法的原理是腱损伤修复后缝合部可伸展的强度如图8-9-2-3-4所示,缝合部可伸展的强度在缝合后5~10天最低,在缝合3周后在持续固定的条件下由主动运动而得到加强。为防止再断裂,促进损伤腱的愈合,以3周固定可使缝合腱再断裂危险性下降,缺点由固定难以确保关节的柔软性,此法适应于不适合早期运动开始疗法的病例。

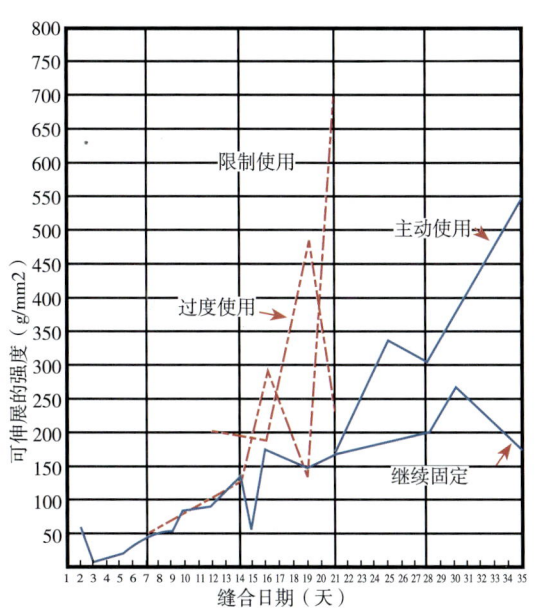

图8-9-2-3-4　强度变化曲线图
自动运动开始与继续固定肌腱伸展强度变化

2. 具体方案

(1)术后3周　伸展保护位下石膏固定。

(2)术后3~5周　去除石膏后,夜间及日间活动时用背侧石膏板或背侧阻挡夹板,防止被动伸展。此时关节多见有屈曲、伸展挛缩。主动运动好的病例同样可按早期运动开始法的理由再延迟1~2周的疗程,开始主动练习时,采取以极轻微的力量使其屈伸,严禁做被动伸展与强力主动屈曲,对伸展挛缩从伸展保护体位开始被动屈曲运动,目的在于获得关节的柔软性。

(3)术后6周以后　术后6周开始被动活动,其他与早期运动开始法同样进行。早期运动开始法及3周固定法均要充分掌握其适应证,依情况确切判断疗程是否要延迟,为此要充分掌握功能解剖、肌腱修复过程、评定等知识。通过早期运动开始法与3周固定法治疗过程中,要保持上肢抬高以消除水肿及控制疼痛,并要充分注意预防伤后常见的继发障碍。

三、肌腱损伤部挛缩的处理对策

处理挛缩最重要的对策是防患于未然,并要充分了解外伤后的治疗、康复的过程、治疗的方法、禁忌事项以及挛缩发生的机制与原因,不然会延迟治疗并导致症状恶化。

(一)预防挛缩

1. 控制浮肿　肢体举高、手较肘高、肘较肩高,卧位时上肢均较心脏为高。绷带法用1~1.5cm宽的弹性绷带从指尖缠向近端,原则上从桡侧缠起。注意缠弹性绷带不要有张力。治疗上需要安静固定的情况下首先要考虑到肩肘关节主动运动的重要性,以及被动的按摩等。

2. 疼痛控制　用温热疗法及经皮电刺激(TENS)等。

3. 早期开始运动　治疗上除必需固定的关节之外,要立即开始ROM练习。

4. 患者教育　使患者充分了解挛缩发生及其利弊,指导其综合应用以上对策。

(二)已形成挛缩的治疗

1. 夹板支架疗法　夹板支架在挛缩治疗中根据不同阶段不同时期坚持使用,矫正要从极轻度开始,逐渐增加,目标是每周改善10°,使用夹板支架期间全天每隔1hROM练习一次。

2. 温热疗法　热敷、石蜡浴、微波等,特别是用外科绷带固定的石蜡浴是有效的。

3. 主动运动 除 ROM 练习外,行木棒体操、夹捏练习,有疼痛时合并使用 TENS。因疼痛而致颈部、肩胛部肌紧张会产生继发挛缩,应结合放松进行治疗。

4. 被动运动与伸展 行被动运动与伸展不要伴有疼痛。从轻负荷、短持续时间开始,注意关节的对位。除这些措施外,挛缩也可能存在反射性交感神经营养不良(RSD),治疗期间要把负重的计划及心理治疗等安排在内。挛缩以预防为主,不仅对有挛缩关节,也包括上肢全部及患者整体。

四、颈髓损伤上肢与手功能重建术后的康复

(一) 概述

颈髓损伤造成脊髓不可逆性的损害,并出现四肢运动、感觉的障碍,由此四肢瘫伴随终生。颈髓损伤的四肢瘫不仅仅是截瘫加上上肢瘫,还有因躯干肌肉的瘫痪而难以保持坐位平衡,并给转移动作造成困难。上肢功能障碍表现在上肢够取物品到达的范围受限,支撑、捏、握等动作困难。脊髓损伤者还有膀胱、直肠及自主神经的功能障碍。目前,在损伤了的中枢神经尚不能再生的情况下,Zancolli、Moberg 等采用正常的肌肉、肌腱或残存有基本功的肌腱,转移至丧失功能的肌腱上所做的代偿性功能重建的手术,确给颈髓损伤四肢瘫患者带来了惊喜,改善了上肢功能,如能自我导尿则是解决了维持生命的实际问题。

(二) 颈髓损伤时手部功能的特点

1. 接触 C_6 损伤时可见尺侧手掌及腕关节背屈,掌指关节伸展便于近端指间关节背部用于接触。环境控制装置开关的操作可用额、口、舌等来完成。

2. 按压 按压动作可在许多部位进行,尤其小指侧、腕关节掌侧部及腕关节背屈时的动作。接触和按压动作在 C_5、C_6 损伤时利用接触和按压动作可学会轮椅的驱动和开关的操作等动作。

3. 钩拉 以拇指为主的腕关节背屈(包括各指在内),为 C_6 损伤时多用的动作。进食中将匙、勺固定于手指的屈曲位,翻身、坐起动作用腕背屈动作拉床挡吊具等,以及在轮椅上为保持姿势用肘钩住轮椅的握把,以提高身体的稳定性。

4. 捧起持住 在旋前位背屈腕关节后各指可轻度屈曲及被拉动,由此可持住茶杯,用双手来按压及持住的动作可增加固定的程度。

5. 握持 在 C_6 损伤时利用腱固定的效应是粗大握持动作的典型,这一动作与下述抓的动作相关联。

6. 抓、捏 拇指抓的动作包括拇、示、中指的三指抓,以拇、示指的指腹抓为代表。C_6、C_7 损伤时可利用功能性握持支具及对掌支具而获得。侧腹捏(横捏)多为示指与中指及中指与环指间夹住的动作。横捏动作中夹住物体需要第一指间的加大,良好的拇、示指间的对掌以及拇指的屈曲力量。戴手套可加强抓的动作,也可保护手指。

7. 捏住旋转 器具使用中,多需抓住物体并行旋转的动作,如以往的电视开关、更换频道、汽车的钥匙以及使用筷子、铅笔等均需这一动作,这也是颈髓损伤者很为困难的动作,可安装上把手或球形柄等以扩大这一动作的能力。

8. 手的感觉功能 手对物体的感觉即手握物功能的控制,依靠两个传入系统,一为手部本身的感觉神经,另一为视觉。颈髓损伤,如手部感觉完全丧失,则其传入系统就只能依赖于视觉来控制手的握物功能了。此种手经修复重建后的使用,受到一些限制。故对两手瘫痪的功能重建,至少有一只手要具备必需的有用的感觉。

9. 手的运动功能 对瘫痪手,可供选择用于肌腱移植的肌肉,需有 4 级肌力,移位后才能有对抗地心引力的力量。除非是肱桡肌与桡腕伸肌各有 3 级,则联合转位也可提供 4 级的肌力。

(三)术后康复训练

颈髓损伤手功能重建术后的后疗法中,与正常人不同,多需要康复治疗护士,包括运动治疗师(OT)及作业治疗师(PT)进行多关节扩大活动范围的训练,并且要求患者给予最大的合作,以达到重建功能的手术目的。术后训练的实施是关系到治疗及最终结果的非常重要的一个组成部分,它需要患者发挥主观能动性、主动性、坚持性,并与康复治疗士很好配合。

1. 钥匙捏术后康复训练 术后3周去石膏及敷料,中途不应打开敷料,去除敷料后每日用肥皂清洗患肢,但不能用温水泡,以免导致水肿,形成广泛瘢痕。如可将手举过头部,则每日应多举几次,以使肿胀回流。在最初2个月内,不要将拇、示指间夹在轮椅推轮(扶轮)上,以免将拇长屈肌腱固定的粘连被动牵开。解除固定后第一周,即应示教训练病人捏钥匙的感觉。4周后开始主动练习,康复治疗士协助并指导其训练。

训练开始后,可遇到以下困难:

(1)拇指离开手掌太远 不能到达示指侧面。如拇指指腹桡侧与示指相对,但尚不能与示及中指相接触,系因手指屈曲不够所致,可以用橡皮条牵拉中指,使其稍屈曲,或用胶布固定示指屈曲即可接触,亦可反复练习拇指在桌边上或一物体上滚动。为使示、中指屈曲,Moberg则用克氏针穿入指间关节暂时固定,有助于钥匙捏的开始练习。

(2)拇指外展幅度不够 在开始,即便腕关节在最大掌屈位,拇指的被动外展也可能不够充分。改进的方法是在拇、示指间用劈开的橡皮管或塑料管撑开,结合腕背伸肌的活动,即可渐渐改进经过石膏固定而减少的关节活动范围。

(3)颈髓损伤瘫痪手 普遍存在捏指时摩擦力减低,这就是为什么不重建拇指腹与示指、中指腹对捏的原因。拇指腹与示指桡侧对捏可增加对捏面积以增加摩擦力。摩擦力低者捏不住物体而常脱落,改进方法,可在笔杆上,匙把上套上不光滑的塑料物,以增加其摩擦力而利于捏住物品。

2. 伸肘训练 在伸肘功能重建手术(三角肌代肱三头肌的Moberg法)之后,必须注意以下几点:

(1)固定的时间 要使病人及康复治疗士明了,游离腱移植需要足够的时间才能使三角肌与肱三头肌连接牢固及腱条本身演变成结实的纤维组织以胜任张力。在相当长时间内移植腱是胶状物,容易被伸位而丧失其新功能,三角肌仅有3cm活动范围,而伸直肘关节需3cm,故移植腱条没有被延长的余地,因此在术前及去石膏后,必须向病人说明此点。

(2)早期活动 固定肢体的活动,应在医师及康复治疗士的指导下定期进行。由于肘在伸直位固定,手及前臂静脉及淋巴回流受阻,在石膏绷带固定中的部分受石膏约束不易肿胀,手露出部分可用压迫绷带,术后2~3天病人可坐起,乘轮椅活动,再过2周后,则只限制肩外展与伸展活动不可大于90°,要经常活动腕部。

(3)解除石膏后的功能练习 6周去除石膏绷带及敷料,拆线,清洗患肢,此时可惊喜地看到肘关节立即可以主动伸肘,从屈曲15°~20°位伸直肘关节,三角肌原来并无伸肘功能,但此时即会伸肘动作及抬起上臂出现轻度旋转活动。由于前臂重量可使肘微屈活动,三角肌亦能对抗此重量而伸肘。病人很高兴,但困难也由此产生,即屈肘练习必须缓慢进行,每周的屈曲进度不可超过10°,但也不能将此作为常规,应视病人情况而定。抗拒前臂小重量的主动完全伸肘训练是完全可行的,如果不能完全伸肘,则训练应予停止,将臂再放入伸直位石膏固定之中,直至可以主动完全伸直肘关节为止。大约需1~2周时间,在术后训练中立即发现肘不能主动伸展极为重要,不需要增加屈肘训练,只强调伸肘训练,因屈肘功能术前是存在的。每日要坚持训练几次,将上臂外展及轻度内旋（前臂旋前），完全除去前臂重量或部分除去重量的情况下，练习伸肘。

（4）夜间伸直位石膏固定的意义 病人在夜间做梦时可突然屈曲肘关节，因屈肘肌力大于伸肘肌力，为防止这一问题的发生，可于去石膏后，夜间仍用伸直石膏固定2周，白天除去。可允许病人小心地用手推动轮椅活动，在肱三头肌肌力达到一定程度后，在其认为可能时，逐渐练习支撑动作提高上身，此系等长收缩。手术4个月之后，病人可将臂放置于桌面上，开始从旋前-旋后-旋前滚动活动。逐渐病人屈肘都能达到正常。但不可急于练屈肘，如过早练屈肘，可将重建的伸肘机构拉长，因此必须控制好术后的伸肘训练。

（四）颈髓损伤功能重建术后的功能性电刺激

功能性电刺激（Functional electric stimulation: FES）是指重建机体活动功能的电刺激。自1961年Liberson为瘫痪病人开辟了一条新的途径，受到了各国的重视。

颈髓损伤尽管早期手术治疗，但由于四肢瘫则较截瘫更需要更多生活动作（ADL）的协助，因此在颈髓损伤康复目标的制定上强调视其功能训练所恢复的程度来决定其今后的生活水平。但不幸的是颈髓损伤的青少年以及壮年患者都很难满足于目前医学水平所设定的康复目标，希望能有新的技术出现。近年来在使用电刺激及电脑控制的功能性电刺激（FES）重建四肢瘫、截瘫、偏瘫肢体功能方面有些进展，可使四肢瘫者进食、写字、美容，并使截瘫者站立、步行成为可能（图8-9-2-3-5）。

应用电刺激法重建四肢瘫瘫手的功能，在经多年植入电极的神经-肌肉刺激实验研究后，Freehafer Keith等学者在最近两次国际会议上先后报告了临床应用进展。Peckman等以现代技术经皮植入电极，使用8通道刺激器，附外控制单位，植入式电刺激器的目标是提供患手的掌侧与侧侧捏力，适用于高位颈髓损伤无动力肌可供转位重建手功能者，他们已为28例四肢瘫患者作此植入，最长时间已达12年。

Keith陈述第二代功能性电刺激系统将是全植入式，附加的目标是能提供某些感觉反馈。Creasy等根据颈髓损伤平面，研究不同肌肉对电兴奋的有效程度，发现颈髓损伤在$C_{5~6}$平面时，能受电兴奋的肌肉比较高，而颈髓低平面损伤时，不受电兴奋的肌肉数却增加，他们把手部肌肉分成6个功能组：手指伸/屈、拇指伸/屈、拇指外展/内收。有50%的C_5颈髓损伤患者，在这6个功能组中，至少有一块肌肉能受电兴奋，当受伤平面降低，此比例亦递减。如将能受电兴奋的肌肉作转位术，虽然伸指肌腱本身是不受电兴奋的肌肉，这是肌转位术与功能性电刺激术相结合的又一个例子，可以预期，这两者相结合，将使四肢瘫上肢与手功能重建达到新的重大进展。

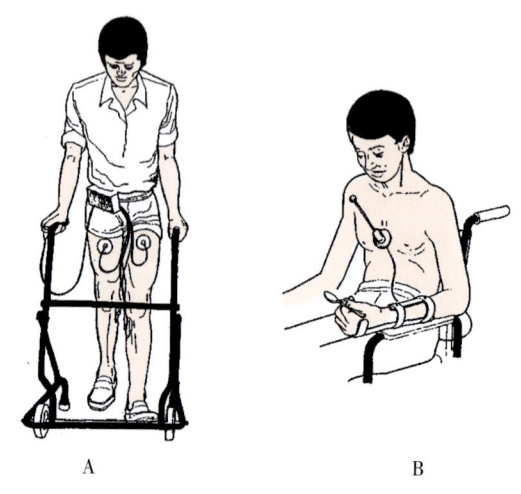

图8-9-2-3-5 功能性电刺激示意图
A.下肢；B.上肢

（周天健）

参 考 文 献

1. 赵定麟. 现代骨科学, 北京: 科学出版社, 2004
2. Bedi A, Feeley BT, Williams RJ 3rd. Management of articular cartilage defects of the knee.J Bone Joint Surg Am. 2010 Apr; 92（4）: 994–1009.
3. Berkes M, Obremskey WT, Scannell B, Ellington K, Hymes RA, Bosse M. Maintenance of hardware after early postoperative infection following fracture internal fixation. J Bone Joint Surg Am. 2010 Apr; 92（4）: 823–8.
4. Chen JJ, Yang RK. The future of UIHC Rehabilitation Services: defining and measuring quality rehabilitation services. Iowa Orthop J. 2009; 29: 139–42.
5. Enseki KR, Martin R, Kelly BT.Rehabilitation after arthroscopic decompression for femoroacetabular impingement.Clin Sports Med. 2010 Apr; 29（2）: 247–55, viii.
6. Helfet DL, Suk M, Hanson B.A critical appraisal of the SPRINT trial.Orthop Clin North Am. 2010 Apr; 41（2）: 241–7. Review.
7. Julien TP, Ramappa AJ, Rodriguez EK. Femoral condylar fracture through a femoral tunnel eleven years after anterior cruciate ligament reconstruction: a case report.J Bone Joint Surg Am. 2010 Apr; 92（4）: 963–7..
8. Kim HM, Dahiya N, Teefey SA, Keener JD, Galatz LM, Yamaguchi K.Relationship of tear size and location to fatty degeneration of the rotator cuff.J Bone Joint Surg Am. 2010 Apr; 92（4）: 829–39.
9. Nho SJ, Pensak MJ, Seigerman DA.Rehabilitation after autologous chondrocyte implantation in athletes.Clin Sports Med. 2010 Apr; 29（2）: 267–82, viii..
10. Streubel PN, Gardner MJ, Morshed S. Are extreme distal periprosthetic supracondylar fractures of the femur too distal to fix using a lateral locked plate? J Bone Joint Surg Br. 2010 Apr; 92（4）: 527–34.
11. Zhang Z, Wang S, Diao Y, Zhang H, Huang S, Lv D. Advancement of maggot including living body to treat chronic infected wounds Zhongguo Zhong Yao Za Zhi. 2009 Dec; 34（24）: 3162–4.

第三章　截肢术后康复

第一节　截肢前有关康复的准备工作与截肢后的基础教育

一、心理康复

不论什么原因造成患者肢体的丧失，对患者均构成了极大的心理创伤，尤其是意外事故所致肢体的截肢，患者更是毫无思想准备，造成心理上的创伤更为猛烈和严重，所以对这类患者除了急救手术保留适宜的残肢外，心理上的康复是极其重要的，否则将严重影响残肢的功能恢复和假肢的安装。

截肢初期，患者往往非常沮丧、后悔与痛苦，甚至产生轻生的想法，此外应通过各种方式（包括医护人员、病友、家属等的工作）让患者接受面临的现实，即肢体丧失后，必然造成不同程度的残疾，唯有积极配合医护人员进行康复训练和安装假肢，方能争取到最佳的功能恢复，重返社会。

截肢术后患者考虑较多的是今后的生活、工作、家庭、婚姻等问题，造成较为复杂的心理变化。此时应鼓励患者生活的勇气，积极进行各种康复训练和安装假肢，使者认识到，通过配戴假肢的功能训练，可以达到和基本达到健全人的许多功能。根据患者的伤残情况、职业、年龄等，可以通过幻灯、录像、电影等手段介绍不同情况截肢患者的工作和生活情况，最好请功能恢复比较满意的截肢患者和他们交谈，现身说法介绍自己是如何进行康复达到目前功能的。

另外，患者自身心理上对假肢的选择及要求亦不同，有的对假肢外观考虑较多，希望以假乱真达到心理上的平衡，有的则对假肢的功能要求较高。根据不同的心理要求，在假肢选择上应引导患者重视假肢的功能，并介绍各种假肢可能达到的功能，指导患者尽快掌握假肢的康复训练。

心理康复的目的是使截肢者精神处于稳定、松弛状态，使其树立回归生活、回归社会的信心，主要方法是鼓励和实例教育，应当帮助他们尽早接触已使用假肢的人，加强社会交往，以克服心理上的障碍。

二、截肢康复治疗小组

（一）意义

在发达国家截肢者的康复工作，通常是以康复治疗小组的形式进行。康复治疗小组对截肢患者的治疗与康复是非常重要的，它需要有一组对截肢有各方面知识和技能的工作者，共同为截肢患者服务，而不单纯是只有参加截肢手术的外科医师和假肢工作者的分段互不了解、互不联系的工作。

（二）人员组成

康复治疗小组的组成人员包括：

1. 医师 具有专科训练,掌握截肢知识和技术的外科医师和康复医师;
2. 护士 经过专科训练的护理人员;
3. 运动治疗师(PT)及作业治疗师(OT) 主要负责截肢患者的功能训练,假肢穿用训练,职业康复训练;
4. 假肢技师 负责假肢的装配和安装;
5. 心理工作者 参与治疗全过程;
6. 社会工作者 酌情参与。

(三)计划

康复治疗小组应从患者确定截肢后即开始工作,共同设计手术方案,作好患者及家属的心理工作,并进行术前康复功能训练,要从术前就为安装假肢进行准备工作,并作好护理工作。截肢后应立即进行有计划有步骤的康复训练。要安装和使用临时性假肢,要负责假肢的穿用训练。通常康复治疗小组的领导人为主管患者的康复医师。这个小组对患者的服务不是一次性的而是为患者服务一生,患者随时发生的一些问题由他们协助解决。

三、截肢者术前的训练

确定截肢计划之后,如全身状态允许,此时即开始进行训练。训练的内容包括持拐步行,为此需行俯卧撑及健侧下肢的抵抗训练、站立平衡训练。持拐步行要教授患者三点步行、小摆步行、大摆步行、拖拉步行等方法。为缓解因截肢而造成的心理冲击,要针对性地向患者说明一些情况,使其很好地理解截肢术后的安排。

四、截肢者术后的基础教育

基础教育(表8-9-3-1-1)和残端训练(表8-9-3-1-2)不能截然分开,两者应同时进行。

表8-9-3-1-1 装配前训练程序(截肢者基础教育)

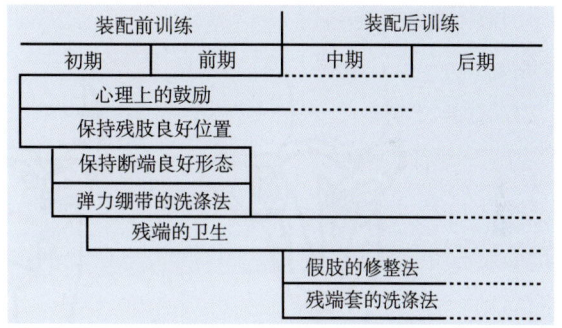

表8-9-3-1-2 装配前训练程序(残端训练和其他训练)

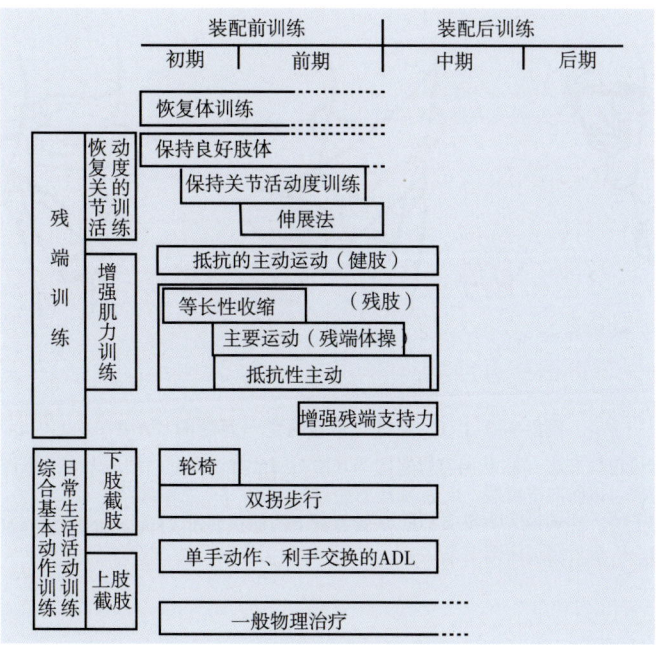

(一)心理上的鼓励

即使是同样的功能丧失,但截肢者由于失去了肢体应有的一部分,故与其他疾病或外伤者不同,早期心理上的创伤很大。必须给予精神上的鼓励和有意的引导。

(二)保持残肢良好位置的教育

截肢后由于主动肌和对抗肌的肌力不平衡,如残肢放置的位置不正确,短期内即可发生非功能位的挛缩。

如果这种挛缩一旦发生就很难矫正,严重影响后期假肢的使用,活动范围也容易受到限制。因此应当让患者切记残肢容易出现的各种不良姿势。为防止这种挛缩的发生,必须加强残肢训练,保持关节活动度和增强肌力的训练。

(三)保持残端良好形态和护理

为了改善远端的静脉回流,减轻肿胀和使松弛的组织收缩,为了使患者习惯于残端总是被包扎的感觉和为装配假肢准备良好的残端,拆除缝合线后即用弹力绷带包扎。绷带的缠绕方法如图8-9-3-1-1所示。根据HUMM所用的弹力绷带,在大腿截肢用宽约15cm,小腿和上臂截肢用宽约10cm,长4.5m。为了使保持残端的圆锥形,绷带包扎时采用远端紧近端松的方法,但要注意避免出现循环障碍,不可象驱血带那样包扎过紧(图8-9-3-1-2)。在起床后或步行前如果绷带过松就可以重缠保持每4h改缠一次。夜间也不解掉绷带。

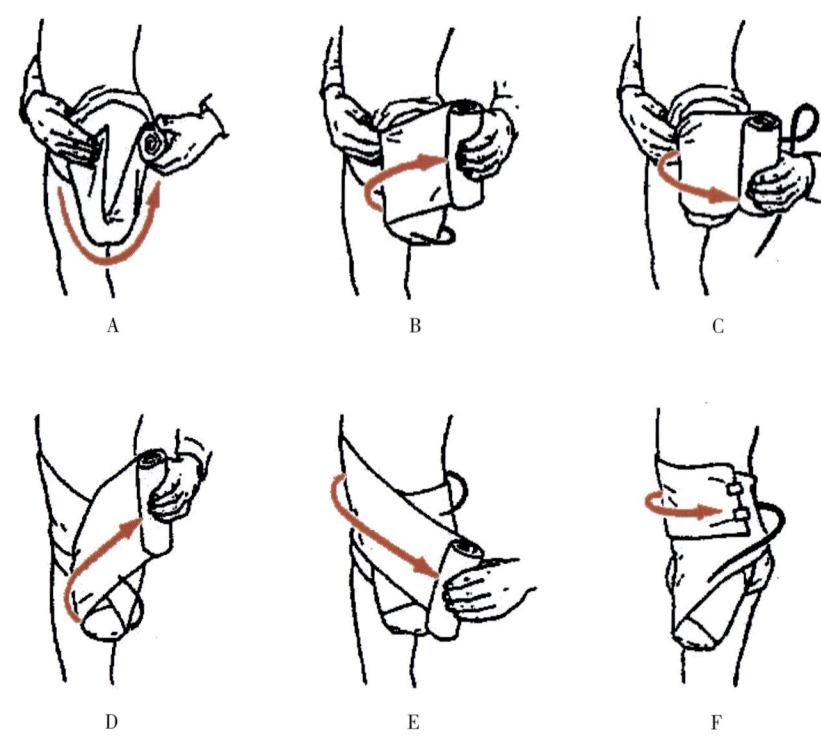

图8-9-3-1-1 弹性绷带包扎之一示意图(A~F)

大腿截肢残肢弹性绷带压迫包扎方法 A.从前方腹股沟部开始,完全绕过残端,到后方臀大肌沟部,至少往返2次;B.在后方返后,从内向缠绕数次,以防向下滑脱;C.从残端的尖部向上方"8"字形缠绕,近松远紧,越到尖部越紧;D.为了固定好,可绕过对侧髋部上方,在残端外方交叉;E.从骨盆斜下的穗状韧带(spicatum)至少绕两次,仔细覆盖会阴部,以防裸露部分的肌肉突出;F.最后绕过腰部结束

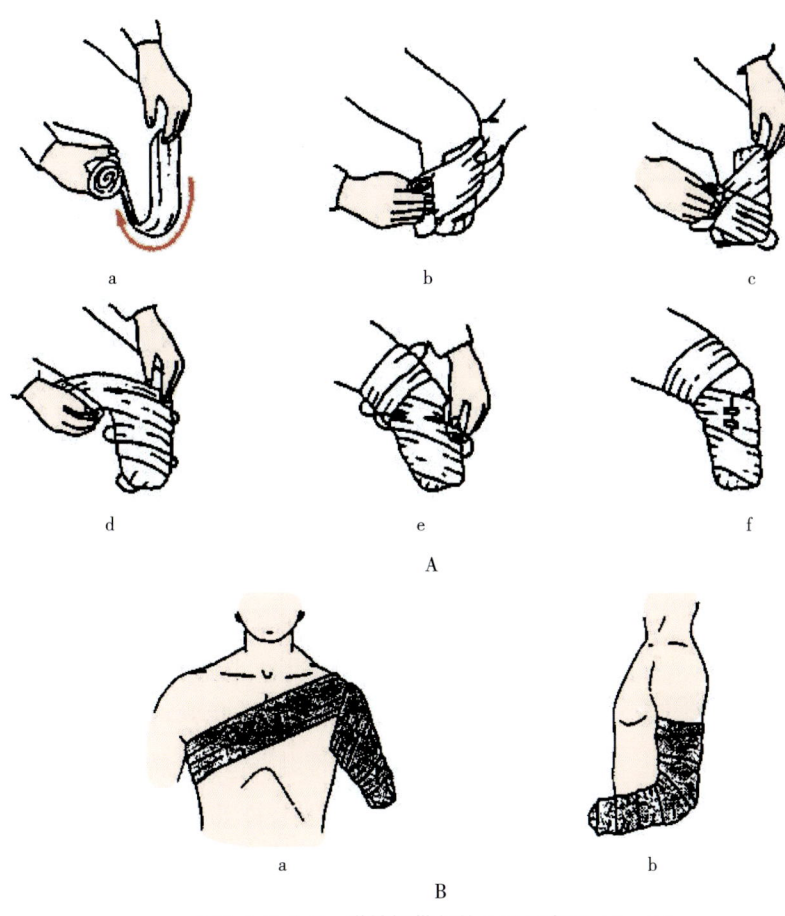

图8-9-3-1-2 弹性绷带包扎之二示意图（A、B）

小腿及上肢截肢残肢弹性绷带包扎方法　A.小腿截肢:a.前方从髌骨下方开始,后方到腘窝部,至少往返2次;b.从后方折返绷带,然后从内向外环绕数次,以防绷带滑脱;c."8"字形环绕残端尖部;d.用上图的方式继续缠绕,最后绕到股骨髁上部分;e.为了不影响关节活动,髌骨应暴露在外;f.越靠尖端缠得越紧,最后在膝上方结束。B.上肢截肢:a.上臂截肢（达胸廓）:参照大腿残肢的缠绕方法,基本要领相同。为防止脱落,要环绕对侧腋下;b.前臂截肢（达上臂）:参照小腿残肢的缠绕方法,要领同前;为肘关节的活动方便,可暴露肘后

另外,由于弹力绷带容易被汗渍和污垢弄脏,可用下列方法洗涤。以保持清洁。

1. 温水中溶解中性洗涤剂;
2. 在水中轻轻拍洗,切勿揉搓。冲掉全部洗涤剂;
3. 压挤多余的水,避免拧挤。铺在平板上阴干;
4. 避免火烤和直射日光;
5. 不宜搭杆晾晒,因为这些作法会失掉弹性。

(四) 残端卫生

残端皮肤应经常保持清洁和干燥。注意防止擦皮伤、水泡、汗疹和白癣菌、细菌的感染。常用以下的方法处理残端。

1. 温水中放入消毒肥皂,待充分起泡沫后洗净残端;
2. 用洁净水将肥皂沫冲洗干净,避免残余肥皂成分刺激皮肤;
3. 如不用残端袋则早晨不宜冲洗残端,这是因为潮湿的皮肤易粘住假肢,容易发生皮肤擦伤。因此残端的冲洗通常在夜间进行;
4. 残端套应每日更换一次,出汗多时应更换2~3次,并用下述方法洗涮;

（1）洗涮要用微温中性肥皂水,并将肥皂充分冲掉;

（2）为防止套的尖部发生皱缩和变形,干燥时套内应放入皮球以保持原形;

5. 装配假肢后如皮肤发红或肿胀时,应抬高残端,保持安静,每隔3~4h进行一次热敷,每次约30min,以待消肿。

第二节　截肢术后的康复训练

一、残肢的压迫包扎

术后即安装临时性假肢,对患者是非常有利的,如无条件或因故不能安装临时性假肢者要进行下列项目的训练:

(1) 残肢关节活动范围的保持(预防挛缩);
(2) 残肢的压迫包扎;
(3) 残存肌肉的训练;
(4) 健侧肌肉的抵抗训练;
(5) 两侧肢体的抵抗训练;
(6) 拐杖步行训练。

残肢的压迫包扎,是减少残肢术后水肿和促进残肢定型的传统方法,既往截肢术后要经过3个月左右的适应性训练,残端方基本定型并可安装假肢,这样就拖延了假肢安装后的康复训练,使整个康复时间延长。为了解决这个问题,长期以来人们采用弹性绷带压迫包扎残肢的方法,来使残肢尽早消除肿胀和萎缩。具体方法为:弹性绷带必须具有弹力,拉伸不宜过大,一卷不够时可以端对端缝合、连用。弹力丧失的需要更换。缠绕时要使残肢末端有足够压力,一定要避免环状缠绕所引起的止血带作用。小腿及上肢截肢残肢弹性包扎范围为10cm,大腿截肢为15cm。内衬垫或套越少越好。残肢弹性绷带包扎为持续加压包扎,压力要适中,手法要得当,每4h松绑改缠一次,以改善残肢的血液循环,促进静脉回流,减轻残肢肿胀并使残肢软组织回缩,促使残肢早日定型以便安装假肢,具体加压包扎方法如图8-9-3-2-1所示。

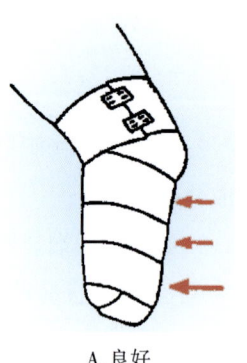 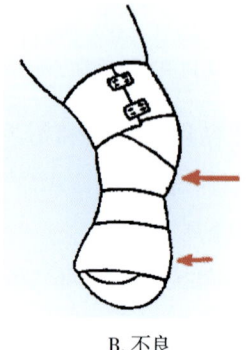

A. 良好　　　　　　　　B. 不良

图8-9-3-2-1　弹性绷带包扎之三示意图(A、B)
弹性绷带包扎的要求　A.弹性绷带缠绕后应给人以整齐舒适感;B.显示缠绕不好时出现的尖部"耳状"角

二、术后康复训练日程

(一) 大腿截肢

大腿截肢术后1~3天开始呼吸训练。术后4天:开始为残肢作柔和的被动运动(以被动髋关节内收、后伸运动为主),健肢开始主动运动。术后6天开始练习残肢髋关节主动后伸运动。大腿截肢后由于髋关节运动肌肉肌力不平衡,残肢髋关节经常会出现屈髋、外展畸形,屈髋、外展畸形能严重地影响使用假肢。为了预防畸形,术后应注意切勿垫高残肢末端。另外,每日让截肢者至少俯卧2次,每次30下(回)(图8-9-3-2-2)。

术后14天,残肢一般已愈合良好,可进行假肢装配前的专门的髋关节伸肌及内收肌训练,同时应对躯干、健侧下肢、双上肢进行训练(图8-9-3-2-3)。截肢者在游泳池内训练不但能改善全身和残肢局部功能,而且会帮助残疾人克服心理方面障碍。术后21天可以开始残肢及健肢肌肉的阻抗性练习,但注意训练不得过分,以免伤口裂开。

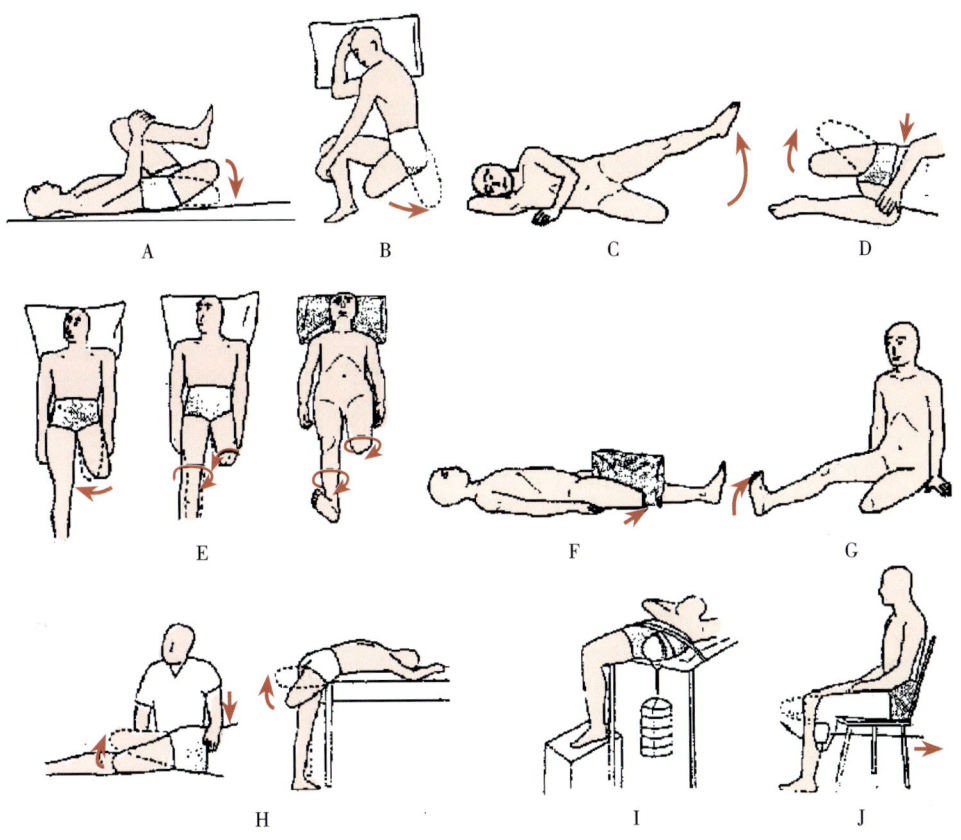

图8-9-3-2-2 下肢截肢后残肢训练示意图(A~J)
A. 伸髋肌训练; B. 伸髋肌训练; C. 健肢外展肌训练; D. 髋外展肌训练; E. 髋内收肌训练、髋内旋肌训练、双肢内外旋; F. 双腿间放置一小枕,并用力挟挤枕头; G. 取坐位或仰卧位,使足呈内收、背屈; H. 髋自动伸展训练; I. 屈髋肌抵抗训练; J. 伸膝肌抵抗训练

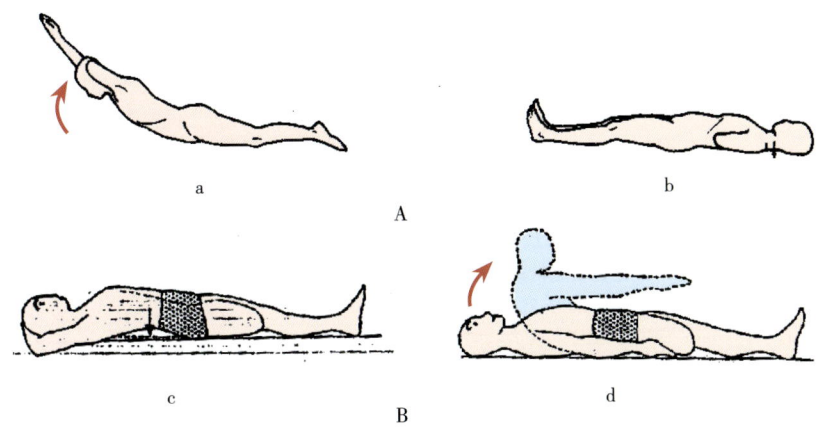

图8-9-3-2-3 躯干肌肉训练示意图(A、B)
A. 上肢截肢(上臂截肢):a.腹卧位,双上肢伸直直位举过头顶,上半身后仰,缓慢进行多次。使胸部离开床面;b.仰卧位,双上肢平伸放于躯干旁。后颈部用力压向床面;B. 下肢截肢(大腿截肢):c.取仰卧位,腰部放松和贴床;d.腰部压向床,抬起头肩部,但不取坐位

(二)小腿截肢

训练方法与上述相似。区别在于对小腿截肢者应以训练残肢膝之功能为主。长残肢膝屈曲畸形超过150°将影响使用假肢。对老年小腿截肢者应注意术后加强残肢伸髋功能的训练,此因老年人腰椎代偿功能减少,一旦出现严重屈髋畸形,即使膝关节可以伸直也不能用假肢步行。小腿截肢时,除以上训练外,还可以坐在椅子上练习膝关节的屈伸,且用滑车和秤砣进行伸膝肌的抵抗性主动运动。

(三)双大腿、双小腿截肢

除上述原则外,都应注意加强双上肢(手、肘、肩)的功能训练,为使用拐杖准备条件。上肢截肢术后的残肢训练(见图8-9-3-2-4、5)。

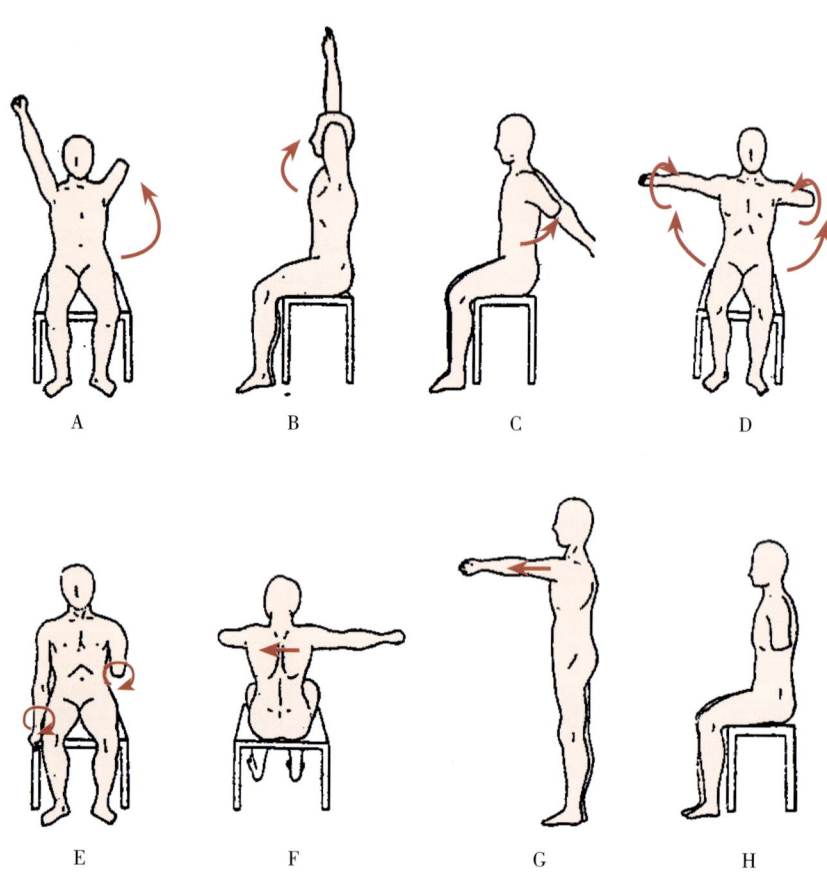

图8-9-3-2-4 上肢截肢术后残肢训练示意图(A~H)

A. 坐在椅子上双上肢从躯干旁的位置上外展上举,尽可能高举;B. 双上肢从躯干侧方向前平伸,逐渐上举,尽可能举高;C. 两上肢从躯干旁尽可能向后伸;D. 双上肢从躯干旁外展到平肩的高度,前臂再旋后;E. 双上肢靠近躯干旁使双上肢内、外旋;F. 双上肢外展至肩的高度,然后尽量后伸,同时使肩胛骨内收;G. 站立位,双上肢向前平伸至肩的高度,然后向前推伸,使双肩胛骨外展;H. 尽量挺胸伸腰,做深呼吸

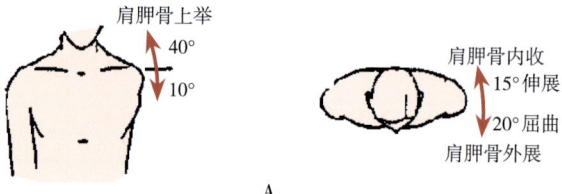

A

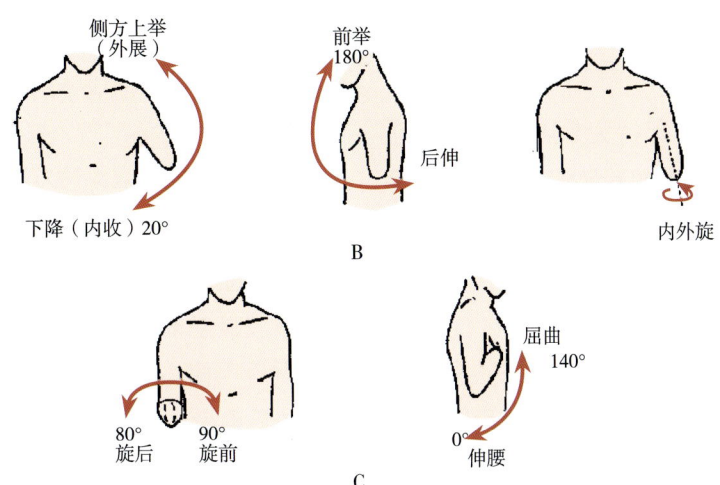

图8-9-3-2-5　上肢截肢后训练示意图（A~C）

上肢截肢者诸关节活动范围的保持与增强训练　A.肩关节离断；B.上臂截肢或肘关节离断；C.前臂截肢或腕关节离断

三、术后康复训练中避免事项

下肢截肢术后残肢应避免的体位（图8-9-3-2-6）：

（1）将残肢垂到床下；

（2）使残肢屈曲位坐在轮椅上；

（3）将枕头放在膝或髋关节下面；

（4）将枕头放在背下，使脊柱呈弯曲状态；

（5）将膝关节屈曲；

（6）将残肢放在拐杖的把手上；

（7）将枕头放在两大腿之间；

（8）使残肢外展。

上述动作不利于防止残肢关节挛缩及畸形。

对上臂和前臂截肢后并无特殊体位要求，但最好保持平肩上举位。

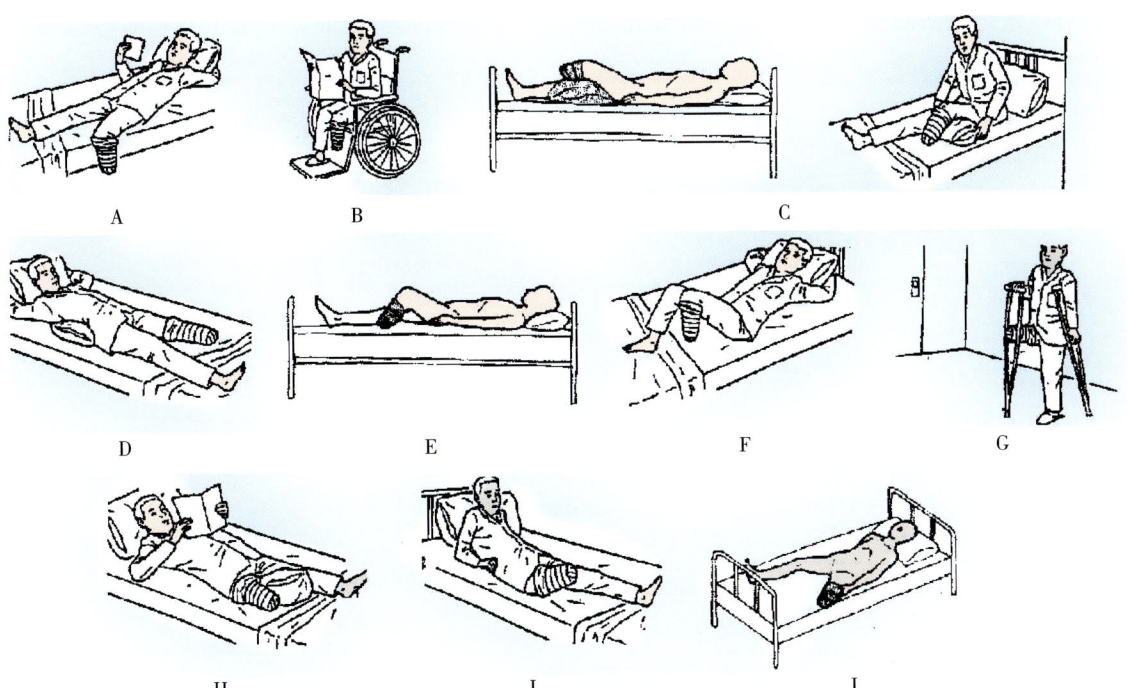

图8-9-3-2-6　术后残肢应避免的体位示意图（A~J）

A.将残肢垂到床下；B.使残肢屈曲位坐在轮椅上；C.将枕头放在膝或髋关节下面；D.将枕头放在背下，使脊柱呈弯曲状态；E.屈膝睡眠；F.将膝关节屈曲；G.将残肢放在拐杖的把手上；H.将枕头放在两大腿之间；I.使残肢外展；J.外展残肢

四、残端训练和其他训练

装配前训练包括以保持关节活动度,增强肌力,增强残端支持为目的的残肢训练和其他训练内容。

(一)恢复关节活动度的训练

1. 保持关节活动度的训练　为了达到保持残肢良好位置教育的目的,在下肢截肢后的第10天,在上肢截肢后尽早开始进行主动运动。包括该关节应有的全部运动,每日1~3次。

2. 伸展法　如果挛缩已开始出现,早期用单关节法,接着用双关节法,利用手法进行。中期利用秤砣和滑车进行伸直练习。

(二)增强肌力的训练

为了增强健侧肢体的肌力,早期开始进行有抵抗的主动运动,同时进行残端肢体的等长收缩,也就是进行肌肉在固定位上的收缩训练,以此保持原有的肌力。前期中残肢已容许主动运动时,就可以进行包括恢复关节活动度的训练和增强肌力训练的残端训练,到这时残端也已完全愈合,即可转入肌力和肌肉功能恢复训练阶段,根据不同的截肢平面应特别加强有关肌肉的训练。

(三)增强残端支持力的训练

为了加强残端皮肤的耐磨力和支持力,开始用棉袋或手掌接着用砂袋敲打残端。除了断面,对假肢接触部分的皮肤也要充分进行敲打。待习惯后用棕垫或砂袋进行压迫。继之逐渐进行下肢负重练习,以增强残端的支持力。

五、临时性假肢的装配(图8-9-3-2-7、8)

1960年代初出现了临时性假肢,即在截肢术后等创口愈合,拆线后即装配用石膏或其他可塑材料作成接受腔的临时性假肢,这也是试验性假肢,它是一种结构简单、制造容易、制造快及价格便宜的假肢。使用时残肢上套用残肢专用袜套。随着残肢水肿的减少,增加残肢袜套的层数以调整接受腔的容量。术后2~3周伤口愈合良好,即可装配临时性假肢。一般下肢临时性假肢需使用半年。

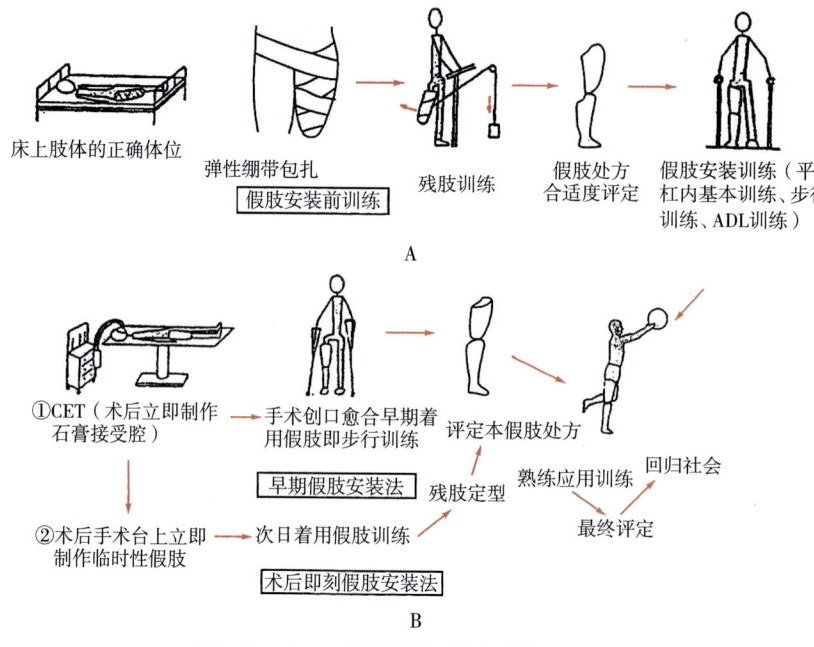

图8-9-3-2-7　新老程序对比示意图（A、B）
截肢术后的传统性与新近疗法程序对比　A. 传统惯用的方法；B. 最近的方法

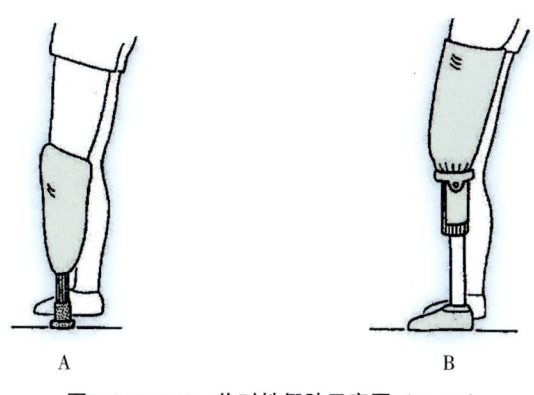

图8-9-3-2-8 临时性假肢示意图（A、B）
A.小腿简易假肢（Fylan），在石膏接收腔上装棒状腿；B.大腿简易假肢（Pylon），在石膏接收腔上装简易下肢部件

1980年代以来，国际上对临时性假肢的安装采用了更加积极有效的方法，在截肢手术结束后、手术台上立即作好临时性假肢，称为截肢术后即刻临时性假肢，亦称为硬绷带技术。这种假肢，首先在术后伤口敷料外，残肢周围覆盖厚的软质聚氨酯泡沫海绵，然后石膏绷带包扎，待硬化后，以此石膏套为接受腔，组装假肢。这种最早期、最积极的假肢安装使病人麻醉清醒后，就发现已装好假肢，术后第一天便在接受腔上装上棒状足或骨骼式假腿，开始站立及步行训练，其优点如下：

（一）增强信心

临时性假肢安装后，患者可尽早地进行步行训练和承重训练，这首先给患者带来积极的心理影响，增强了患者生活信心和康复训练的主动性。

（二）缩短时间

由于能够早期活动和硬石膏绷带接受腔的压迫，使残肢的肿胀易于消退，加快残肢的收缩与残肢的定型，提早开始假肢装配后的功能训练，这样能够尽早安装永久性假肢；永久性假肢装配后即可获得满意的功能，从而缩短了住院时间和等待装配永久性假肢的时间，早日回归社会。

（三）早期活动

早期离床活动可以使患者保持良好的全身状态，这一点对老年患者尤为重要，可防止因长期卧床带来的心血管、泌尿系统、骨质疏松等并发症。

（四）减少并发症

安装临时性假肢可以消除幻肢感和患肢疼痛的并发症，减少关节挛缩，有利于康复训练的顺利进行。

应该指出的是，这项技术要求外科医生在行截肢术时，必须采用各种方法将切断的肌肉固定于骨断端或行肌肉成形术，使肌肉保持一定的张力，这种张力给肌肉以向心性刺激，由此使患者能很好地产生本体刺激感受（Proprioception），安装临时性假肢，是以残端肌肉固定为先决条件的。

第三节 装配假肢前后的康复训练

一、装配临时性假肢前的康复训练

现代截肢术要求截肢术后立即安装临时性假肢,但在截肢术后到配戴临时性假肢之间还有一段时间,在此阶段即截肢术后的早期,残肢应保持在最合适的位置。在残肢处于静止状态时,如小腿截肢者,膝关节应尽量处于伸直位,而不应处于屈曲位,应从术后第一天开始就进行主动静止的股四头肌肌力训练,一周后开始做主动的踝关节背伸及跖屈训练(虽然足已切除),从而避免股四头肌和小腿伸屈肌肌肉的萎缩。大腿截肢后,髋关节应尽量处于伸直和略内收位,应从术后第一天开始锻炼臀大肌收缩和曲后伸活动,一周后锻炼髋关节外展、内收和屈髋等肌肉。上肢肘下截肢术后,肘关节应维持在屈曲45°位置,术后第一天开始锻炼肱二头肌和肱三头肌的收缩,术后一周练习屈腕、屈指和伸腕、伸指肌收缩(虽然手已截除),从而避免上臂及前臂残留肌肉的萎缩。

当截肢术后两周切口已愈合,不论患者全身及残肢,都要逐渐加大运动量,维持和发挥健全肢体和残肢未受伤部位的功能是非常重要的。保持健壮的体魄,以利于保留下来的肢体部分潜能的发挥,获得最佳的功能。可在运动治疗师和作业治疗师指导下进行肌力强化训练,如利用辅助器械进行锻炼,抗阻力肌力锻炼,增加关节活动度的训练等。在全身训练方面,水中训练(游泳)是非常好的训练方法。残肢的训练,下肢应以臀大肌、臀中肌、股四头肌为主;上肢应以三角肌、胸大肌、背阔肌、肱二头肌、肱三头肌为主。正确地选择性肌肉训练,对比较软弱、力量较差的肌肉,可采用选择性的肌肉再训练的方法,即专门训练某一块肌肉或某一肌群的方法,也可用生物反馈的方法进行训练。

站立平衡训练,在截肢后患者的康复训练中是非常重要的。当截肢后患者从病床或轮椅中单腿站立起来,要经过训练,病人在双杠内进行有保护的站立训练和站立平衡训练,在训练平衡时可用患者互相传球的方法,或由运动治疗师向前后及两侧推病人破坏其平衡,而考验患者保持平衡的能力,促使患者建立单足站立平衡和稳定,也可进行单足跳跃或跳绳的方法进行训练(图8-9-3-3-1)。

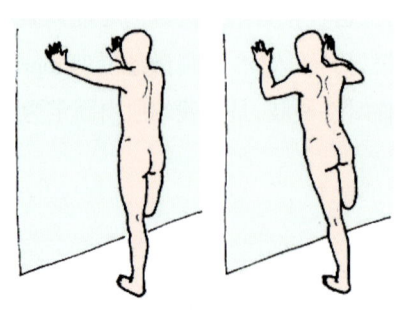
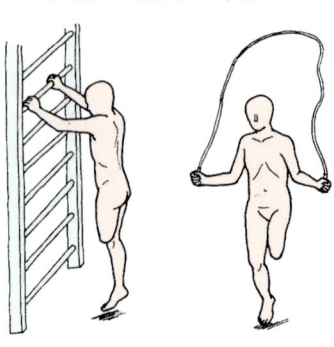

A B

图8-9-3-3-1 站立平衡训练示意图(A、B)

A.站在离墙壁50~60cm处,肘、膝伸直,双手顶住墙壁,保持直立位。逐渐屈曲双肘,但尽量保持足跟不离地;
B.左为双手握住肋木蹦跳;右为跳绳

步行训练,使用腋拐进行步行训练,除了平地走外还要训练上下台阶,转换方向及灵活性,要训练跌倒后如何站立起来。要尽早开始残肢的承重训练,可以在深水中进行承重训练或在拐杖及双杠等支具的辅助下进行承重训练,这样可使患者能更好地进行假肢安装后的康复训练。

下肢截肢者假肢配戴前,截肢者的活动要靠轮椅或双拐。但在使用双拐以前,应利用平行杠提前练习一段时间。另外,作为步行的必要动作,要指导如何利用双拐上下楼梯和公共汽车等。作为ADL的训练则包括入浴及坐大便器等。

二、装配临时性假肢后的康复训练

配戴临时性假肢后的康复训练工作是非常重要的,这需要在康复医师和假肢技师的指导下进行训练。下肢假肢的穿用训练通常按下列步骤进行:

(一)穿戴假肢

要教患者如何穿戴假肢,如穿戴小腿假肢时,残肢需要穿戴袜套,当残肢萎缩,接受腔变松时,需要残肢增加袜套的层数;当松动加大到与残肢不相适合时,接受腔需要修正或更换。

(二)站立、步行及移位训练

1. 站立位平衡 在平衡杠内锻炼双足站立和单足站立,使患肢承重,并且训练站立位平衡,如通过传球训练或运动治疗师前后左右推动病人。

2. 迈步训练 开始训练患侧向前迈半步负重到迈整步负重,然后训练健侧迈步。

3. 侧方移动 向左右移动和后退的训练。

4. 扶平行杠步行到独立步行 开始用双手扶平行杠步行到单手扶平行杠步行,或用双拐步行到单拐步行、单手杖步行,最后到独立步行。在独立步行时要纠正患者各种异常步态,首先要分析产生异常步态的各种原因,针对不同的原因进行矫正和训练。当迈步的幅度不协调时,可以将训练场地划上不同间距的条状颜色标记,在节拍器的辅助下进行训练。

(三)其他训练

上下阶梯,上下坡道,过障碍物,倒地后站立以及搬运重物的训练等。此外,也可在转动履带上步行,进行耐久性训练。

应该强调的是患者在配戴临时假肢后就不应再坐轮椅,更不应该每天仅一小时在运动治疗师指导下训练,而是应该坚持每天5~6h的各种训练。

三、上肢截肢者的康复训练

在上肢截肢者中,比起复合基本动作,更有必要进行ADL的指导。术后经过一段时间的安静期,就让患者做些单手动作。如截去的是非习惯用手(左手)问题还较简单,但如截去习惯用手(右手),还需要指导变换习惯用手。关于训练过程中出现的问题,则与假肢、支具的熟练使用等有关。

与下肢截肢者的训练目的达到站立与行走相反,上肢截肢的训练范围较为广泛,几乎涉及作业治疗的各个方面,这正是由于上肢与下肢本质不同的缘故,由于作业用假手(工具手)没有手指的动作,只要残肢肌力充分,就能完成指定的作业,不需要安排专门的训练程序。

作为基础训练,首先要讲明上肢假肢的部件及名称,其次要教会穿脱假肢。上肢假肢安装后首先进行操纵控制训练,上臂假肢必须学会对假肢前臂的控制,肘关节的扣锁及肩部的旋转。安装前臂假肢者必须学会对前臂的控制,主要是训练前臂伸屈运动,以便带动假肢进行活动,使动作协调、自然有力。通过康复训练直至在各种位置上患者能自动随意操作假肢。继而在假肢使用训练中,要求患者应用掌握的控制动作来持拿常用物件并加以运用,以应付日常生活所需的各项活动。功能手的训练，可采用木板、海绵块、纸杯等作为手指钩握拿的对象，并且训练患者不断地用眼来反馈钩状手指的握力，从而掌握控制的方法。作为应用动作，要指导患者进行穿脱衣服、吃饭动作、事务动作、家务动作等。在训练假肢接近物体时，应教会患者拿住各种用具的方法，钩状工具手可以直接抵达物件，但必然有内向旋转的过程。当患者掌握了接近和握住物件的方法后，就要进行双手协调活动训练，学会用假手辅助真手以便扩大假手的功能。如用假手握住牙膏，用真手旋开盖子，用假手拿电话听筒，用真手拨电话号码等，应该认识到上肢假肢的康复训练远比下肢假肢的康复训练要难得多，只有通过长期刻苦的康复训练，才能发挥假肢的最佳功能，两侧截肢者在完成日常生活动作中比单侧截肢要困难得多，而且假手使用的必要性亦必然增高，要求除上述各项训练之外，还要加上整容、排泄动作的指导。

小儿截肢时，目前从8个月就给安装被动假手，刺激两手功能，平衡肢体，使其具有完整的人体形象，当长到2~2.5岁时便使用随意张开的钩状手，以后随着年龄的变化再变更相应的假手。

四、装配永久性假肢后的康复训练

在肢体截肢时，为使残端适合装配假肢，要同时进行截肢和装配前的训练。只有做好装配前的准备，才能配用与残端平面相适应的假肢，并进行以假肢操作为主的装配后训练。

假肢是用于截肢者为弥补肢体缺损而制造装配的人工肢体，它可以代偿已失肢体的部分功能，使截肢者恢复一定的生活自理和工作能力。下肢假肢可以代偿站立、行走等人体下肢的重要功能，而上肢假肢只能代偿人手的两三种基本动作。因此，下肢假肢的代偿功能远远胜于上肢假肢。

经过临时性假肢的配戴和在配戴临时性假肢下的康复训练，当残肢已定型良好，适应性、行走步态、身体平衡和灵活性都有明显改善，一般大约在配戴临时性假肢后二到三个月的时间，就可以装配永久性假肢。在临时性假肢康复训练的基础上，配戴永久性假肢的康复训练就容易多了，但在开始穿戴永久性假肢时有个适应过程，要对步行进行更进一步的训练，使之接近正常步态，并要训练患者的灵活性和对突然发生的情况变化做出快速反应的能力。

永久性假肢配戴后仍需进一步的康复功能训练，使其假肢发挥最大的功能，如前臂或上臂截肢患者配戴的钩状手，它可以用自身力源来控制手指钩的开闭，它是一种使用价值较大的工具手，但是一定要在作业治疗师和职业治疗师的指导下，经过较长时间的康复训练才能得到良好的功能。

儿童配戴的永久性假肢，随着年龄的增长、肢体的发育，也需要定期的调整和更换。即使成年人的永久性假肢，在开始配戴半年以后，一般也因残端的改变及接受腔的不适应，需要调整或更换接受腔。

（一）残肢的评定

包括基础测定和一般评定两部分

基础测定

（1）残肢长度　无论测定上肢或下肢，均采用与健肢长度相比的百分比法表示。

具体测定方法如下：

① 大腿截肢……坐骨结节~残肢末端；

② 小腿截肢……膝关节内侧间隙~残肢末端或胫骨结节~残肢末端；

③ 上臂截肢……肩峰~残肢末端；

④ 前臂截肢……尺骨鹰嘴~残肢末端。

根据上述测定可预测将要发生的主动肌和对抗肌肌力不平衡以及由此导致的肢位异常，预测和防止肢体活动受限的范围，并决定假肢类型。

（2）周径　要了解残端肿胀或肌萎缩的情况及其适应程度，确定制作假肢的时间（周径相对稳定不变）和必要的数据。

2. 一般评定

（1）ROM-T 检查由于肌力不平衡导致的残端肢体活动范围受限。初期的屈曲、上举、内外旋等的角度将分别成为大腿、上臂和前臂假肢制作的数据。

（2）MMT 最好是在残端创面完全愈合后，即截肢后第6周开始进行。由于残肢的肌力一般在3级以上，多数情况下利用张力表，用公斤（kg）表示。

（3）ADL-T 装配假肢后需要的日常生活活动，在上肢截肢中还要加上家务动作。

（4）体重负荷试验 在下肢截肢后，利用体重计测定残端可耐受的负荷权限。

（二）训练方法

根据不同的截肢平面，有很多种类和不同形式，其训练的方法也多种多样。

1. 大腿截肢装配后训练程序 见表8-9-3-3-1。

表8-9-3-3-1 装配后训练程序（大腿截肢）

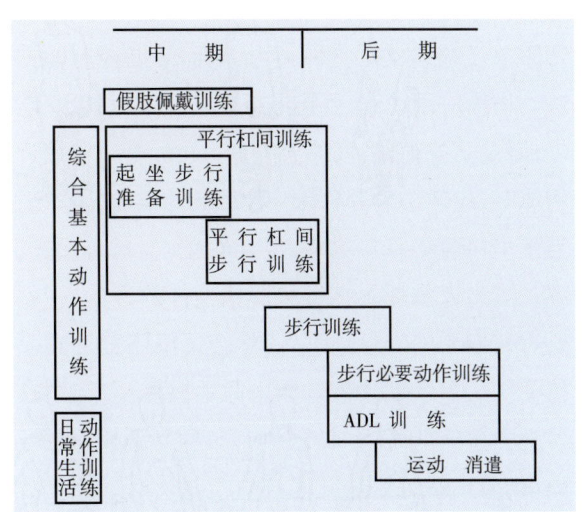

（1）负压式接受腔的配戴法 如图8-9-3-3-2所示，配戴后是否准确地套入大腿残端，负重的支点是否在坐骨结节，还要进一步检查。

（2）综合基本动作训练 平行杠间训练：包括起坐、步行准备训练、平行杠间步行（图8-9-3-3-3）。

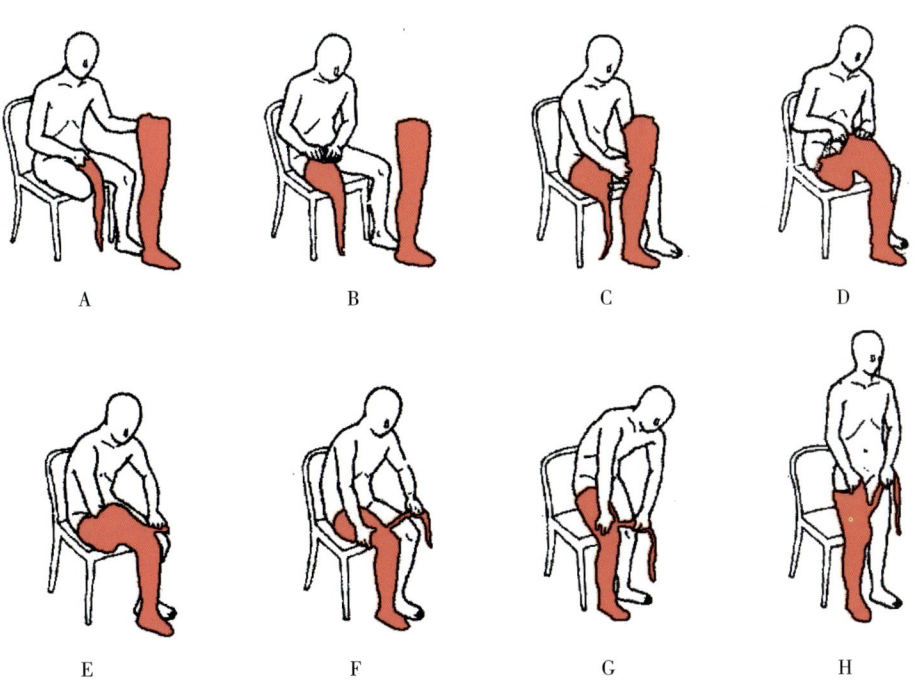

图8-9-3-3-2 负压式接受腔的配戴法示意图（A~H）

A. 坐在椅子上，必要时往残端洒上滑石粉或菲子粉；B. 把残端袜套套入残端，宜平整，不出折；袜套可用妇女用尼龙长筒袜代替，因光滑使用方便；C. 拿掉负压阀；D. 把抹套的尾端放入接受腔内；E. 把袜套的尖从负压孔掏出；F. 残端插进接收腔内；G. 逐渐拽紧袜套的同时把残端完全插入接收腔内，再用手挡在膝前方，用力拽出袜套；H. 继续按压内收长肌部，穿戴结束，拽掉袜套，盖上负压阀

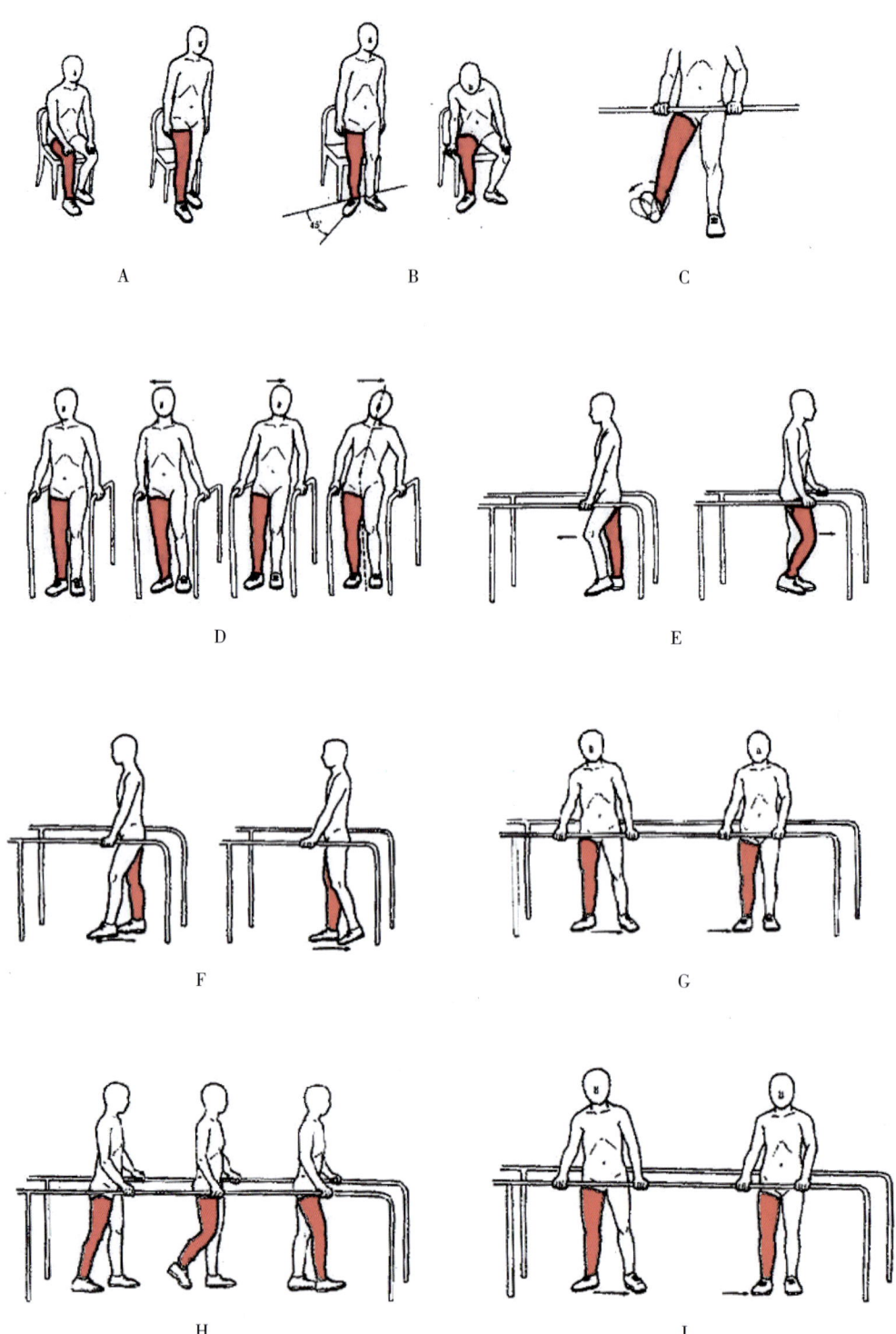

图8-9-3-3-3 大腿截肢者平行杠间的训练示意图（A~I）

A.起立动作：把健足移到假肢的略后方，身体前倾，边用假肢维持平衡，边伸直健肢站立；B.坐椅动作：首先使假肢充分靠近椅旁，足尖向外45°位站立。身体前倾，弯曲假膝，用健肢落坐；C.假肢的内外旋运动：站立位，健肢负重，前伸假肢，进行假肢的内外旋转运动；D.体重侧方移动；E.交替膝屈曲运动；F.健肢的前后运动；G.患肢的前后运动；H.平行杠间的向前行走；I.平行杠间的侧方行走

① 步行训练：进行向前向后向侧方行走和原地旋转的练习。

② 步行必要动作训练：进行上下楼梯和上下坡的动作练习。图 8-9-3-3-4 除了以上的步行练习外，要持双拐或手杖，防止出现异常步行的不良习惯。

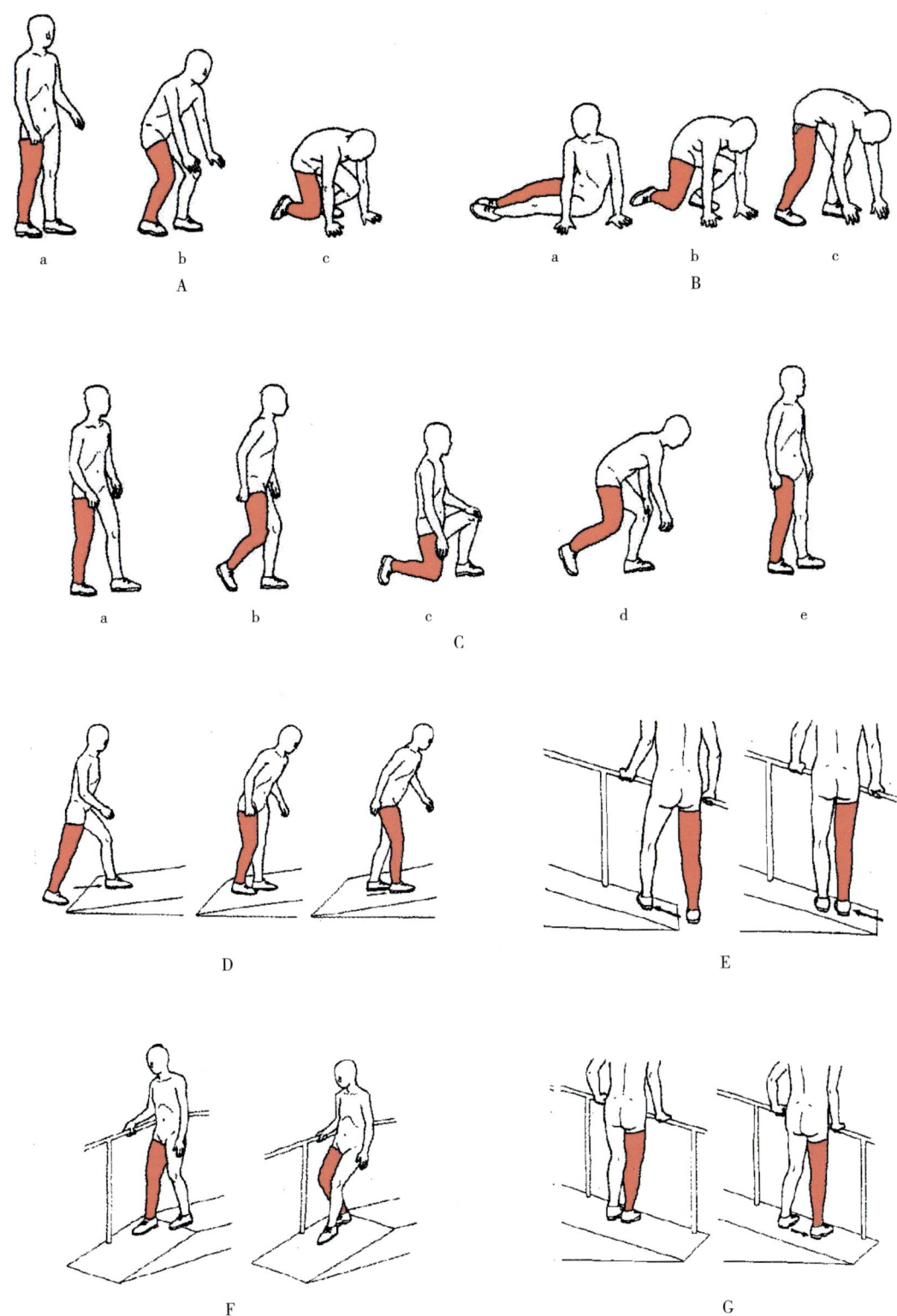

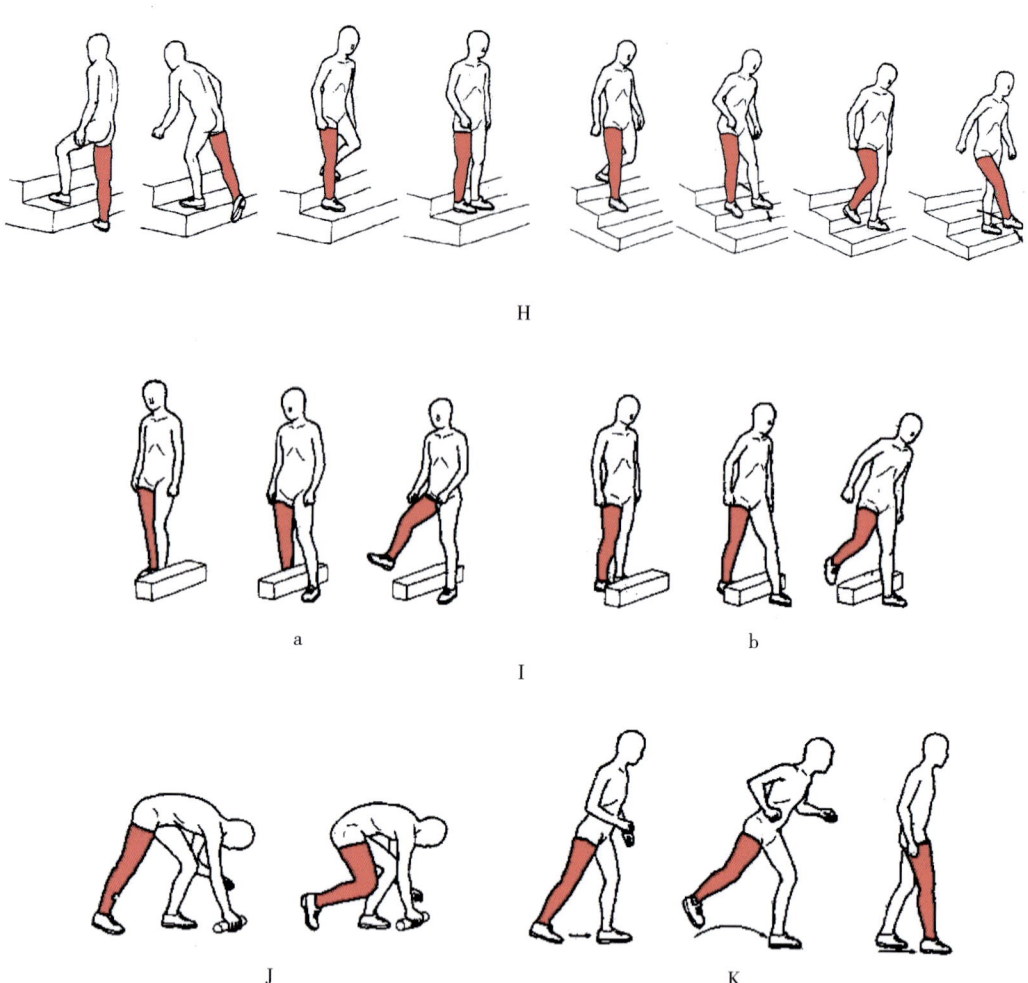

图8-9-3-3-4 必要的步行训练示意图（A~K）

A. 坐地面的动作：a.健侧负重；b.向前弯腰，屈腰和髋，并伸出双手接触地面；c.降低腰部坐在地面；B. 从地面站立的动作：a.假肢在上，双手触地变成侧坐位；b.屈曲健肢，双手支撑上半身，扭转身体；c.用力支起双上肢和健肢，假肢移向前方并起身；C. 假肢膝的折屈和起立动作：a.健肢向前跨出；b.体重移到健肢，屈髋及膝；c.假肢屈曲到最大限度，身体中心移向假肢；d.体重移向健肢，并向后弯腰；e.伸直健侧髋和膝,起立直立；D. 正面上坡动作：健肢在前，屈曲假肢侧髋关节后提起假肢，迈步；E. 正面下坡：步幅要比平时小，假肢负重并在前方，用小步幅向前迈出假肢，紧跟着迈出健肢；F. 侧面上斜坡：健肢在斜面上，侧方站立；假肢负重，健肢向侧上方迈步；接着健肢负重，假肢挪向靠近健肢的旁边；G. 侧面下坡：同上坡一样，健侧在斜面的上方，假肢向下方挪出，在接触地面时，健肢略为屈曲；假肢负重，健肢挪近假肢旁；H. 双步上下台阶动作：a.上台阶时假肢负重的瞬间健肢迈入上一段台阶，再伸直健肢的髋和膝使身体随之向上；b.下台阶：假肢先下，接着健肢下到假肢旁；单步上下台阶动作：假肢落在踏板前缘，健肢迈出即将着地时，再屈假肢的髋和膝，使假肢向前迈步。如此反复进行；I. 跨越动作：a.横跨：健肢靠近障碍物立在侧方；假肢负重,健肢跨过障碍物，再健肢负重，假肢抬高并跨越障碍物；b.前跨：假肢负重，健肢跨越，再健肢负重，身体充分向前弯曲，伸直假肢的髋部，然后前伸假肢跨过障碍物；J. 拾物动作：一种是健肢迈出假肢仍在伸直的情况下，屈曲健肢膝和腰拾物。另一种是屈曲假肢的髋和膝拾物。K. 跑步动作：健肢迈出后，体重移到健肢上，用健肢向前跳跃，再伸直假肢，体重移到假肢上，瞬间负重，体重立即转移到健肢，重复以上动作

（3）ADL训练 穿戴假肢步行到一定程度后，弃掉双拐和手杖，转入步行的实地训练。

2. 小腿截肢 依照大腿截肢的训练方法进行。比大腿截肢还要容易，其步态仅靠外观和正常人几乎无区别。

3. 两侧大腿截肢 如图8-9-3-3-5中所示的短假肢(stubbies)或摆动肢(rocker pegs)，相当于足底的部分与以坐骨结节到地面的距离为半径的圆弧线呈同一的半圆面，使身体的中心位于地面的接触点上，因此容易调节平衡。长

度在国外一般是45cm,随着熟练程度,可增加到55~60cm,骨盆带连有西裤背带祥的肩吊带。训练时从平行杠间的平衡练习开始,逐渐转移到行走。平行杠外可利用双拐、单或双侧四点步行架,逐渐转移到双拐,随着熟练程度提升,可逐渐提高短假肢的高度,但必须经过相当程度的训练。

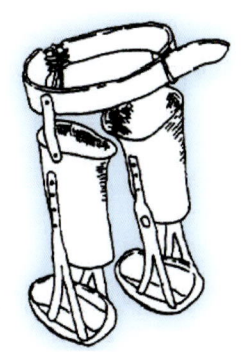

图8-9-3-3-5 短假肢示意图

4. 一侧大腿截肢合并对侧小腿截肢 如果一开始把双侧假肢的小腿部分作得略短一些,随着熟练程度提高而逐渐延长,就可以缩短练习期间。

5. 上臂截肢 治疗程序见表8-9-3-3-2。

（1）配戴假肢的训练 可按以下方法进行训练。把假肢正面朝上放在桌面上,把背带或其他缆绳顺列摆齐。用健手握住假肢接受腔,把残端伸入到接受腔内,并用残端举起假肢,使8字带下垂。健手绕到后方,调节绑带。举起健手把系带结在肩部,然后放下手。

表8-9-3-3-2 装配后训练程序（上臂截肢）

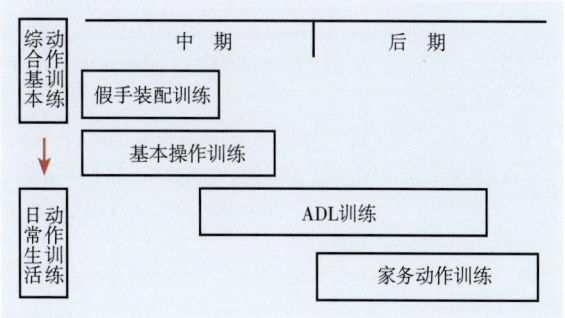

（2）基本操作训练 肘铰链部屈曲到45°,接着屈曲到90°,最后屈曲到手部钩触到唇边为止。肘铰链部屈曲到45°固定,然后开合手部钩,再屈曲到90°位和最大限度屈曲位时也进行同样动作。假肢外展60°,屈曲固定肘铰链,开合手钩。假肢外展60°,屈曲固定肘铰链于90°,充分进行上臂的内外旋. 用手钩夹物品放在地上。用手钩夹住地面上的物品,放到与肩同高的桌面或架上。把各种形状(球形、三角或四角形,圆柱形等)的橡胶制品、木制品、金属或其他材料制品反复交替进行夹起和松开训练。如有条件,尽量测定每分钟进行的反复次数。

（3）ADL训练 把假肢当做补助用手,进行全部动作的练习。

6. 前臂截肢 按上臂截肢进行训练。

（周天健）

参 考 文 献

1. 赵定麟. 现代骨科学, 北京:科学出版社, 2004
2. Chen JJ, Yang RK. The future of UIHC Rehabilitation Services: defining and measuring quality rehabilitation services. Iowa Orthop J. 2009; 29: 139–42.
3. Daigeler A, Lehnhardt M, Khadra A, Hauser J, Steinstraesser L, Langer S, Goertz O, Steinau HU. Proximal major limb amputations--a retrospective analysis of 45 oncological cases. World J Surg Oncol. 2009 Feb 9; 7: 15.
4. Helfet DL, Suk M, Hanson B.A critical appraisal of the SPRINT trial.Orthop Clin North Am. 2010 Apr; 41（2）: 241–7. Review.
5. Ng VY, Berlet GC. Evolving techniques in foot and ankle amputation. J Am Acad Orthop Surg. 2010 Apr; 18（4）: 223–35.
6. Ramanujam CL, Capobianco CM, Zgonis T.Using a bilayer matrix wound dressing for closure of complicated diabetic foot wounds.J Wound Care. 2010 Feb; 19（2）: 56–60.

7. Ring H, Itzkovich M, Dynia A. Survey on the use of function assessment and outcome measures in rehabilitation facilities in Israel (SUFA 2004). Isr Med Assoc J. 2007 Feb; 9 (2): 102-6.
8. Scheuringer M, Grill E, Boldt C, Mittrach R, Müllner P, Stucki G. Systematic review of measures and their concepts used in published studies focusing on rehabilitation in the acute hospital and in early post-acute rehabilitation facilities. Disabil Rehabil. 2005 Apr 8-22; 27 (7-8): 419-29.
9. Tintle SM, Forsberg JA, Keeling JJ, Shawen SB, Potter BK. Lower extremity combat-related amputations. J Surg Orthop Adv. 2010 Spring; 19 (1): 35-43.

第四章　神经系统伤患的术后康复

第一节　周围神经损伤术后的康复治疗

周围神经损伤后,其主要临床表现是运动障碍、感觉障碍和自主神经功能障碍。其处理措施除了药物治疗和手术治疗以外,特别是术后,康复训练也是周围神经损伤治疗的重要方面。周围神经损伤或修复后,不同的康复治疗方法对神经功能的恢复有不同促进作用,其中包括运动疗法、理疗、作业治疗、电刺激治疗、支具、夹板、矫形器的应用以及感觉再训练等。

一、运动疗法（Kinesiotherapy, exercise therapy）

即通过运动以达到促进神经再生和功能恢复的方法,是周围神经损伤康复中防止肌肉萎缩及关节挛缩、增强肌力、促进运动功能恢复等方面最重要的方法。

（一）保持关节活动范围练习

保持关节活动范围（range of motion:ROM）练习用于防止挛缩和粘连形成,恢复或改善关节功能。为保持关节活动范围,每天至少应被动及主动活动关节 2 次,每次训练关节全范围运动,每个动作重复 3~5 次。

（二）发展肌力和耐力的练习

1. 概述　当神经再生进入肌肉内,肌电图检查出现较多的动作电位时,就应开始增强肌力的训练,以促进运动功能的恢复。运动量由辅助运动→主动运动→抗阻运动顺序渐进,动作应缓慢,范围应尽量大。当肌力为 1~2 级时,采用辅助运动,可由康复治疗士、病人健肢辅助患肢运动,或借助滑轮牵引及水的浮力等减轻重力运动。当肌力为 2~3 级时,采用范围较大的辅助运动及主动运动。当肌力增至 3~4 级时进行抗阻运动,同时进行速度、耐力、协调性和平衡性的训练。肌力系指肌肉收缩时所能施出的最大力量。耐力指有关肌肉持续进行某项特定任务或作业能力。发展肌力的练习与发展耐力的练习有不少共同之处,可统称为力量练习。

2. 具体方法

（1）渐进抗阻练习（progressive resistive exercise）　属等张运动,采用逐渐增加的阻力进行操练,肌肉功能改进时负荷量也随之增加。

（2）短促等长练习（brief isometric exercise）　利用抗阻等长收缩来增强肌力,使受训练的肌群在承受的最大负荷下做等长收缩,持续 6s,重复 20 次,每次间隔 20s,每天训练 1 次。

（3）短促最大负荷练习　在最大负荷以等张收缩完成关节运动,并在完成时接着做等长收缩若干秒（通常为 5~6s）,每天训练只做 1 次动作,并在可能的情况下每天稍增大负荷量（例如 0.25kg

或 0.5kg)。

(4) 等速练习(isokinetic exercise) 即等动练习,需在专门的限速装置上进行,此练习特点是使肌肉始终保持最高的张力状态,从而得到充分的锻炼。在设定的速度较大时,运动特性接近于等张收缩;速度较慢时,则接近于等长练习。

(三) 协调练习

协调练习是以发展神经肌肉协调能力为目标的操练。常用于神经再生已有肌力恢复达3级以上患者,改善对主动运动的控制能力,恢复动作的协调性和精确性,提高动作质量。达到协调的途径是反复练习和完成正确动作。

二、物理疗法(physical therapy)

(一) 温热疗法

早期应用短波微波透热疗法可以消除炎症,促进水肿吸收,有利于神经再生。应用热敷、蜡疗、红外线照射等,可改善局部血液循环、缓解疼痛、松解粘连、促进水肿吸收。治疗时要注意温度适宜,尤其有感觉障碍和局部血循环差时,容易发生烫伤。若病人感觉丧失,或治疗部位机体内有金属固定物时,应选脉冲短波或脉冲微波治疗。

(二) 激光疗法

常用氦—氖激光(10~20mV)或半导体激光(200~300mV)照射损伤部位或沿神经走行选取穴位照射,每部位照射5~10min,有消炎、促进神经再生的作用。

(三) 水疗法

用温水浸浴、旋涡浴,可以缓解肌肉紧张,促进局部循环,松解粘连。在水中进行被动和主动运动,可防止肌肉萎缩。水的浮力有助于瘫痪肌肉的运动,水的阻力使在水中运动速度较慢,防止发生运动损伤。

(四) 电刺激治疗

1. **功效** 电刺激促进神经再生的生物学效应已被广泛证实,神经肌肉电刺激对失神经肌肉的治疗价值是使肌肉收缩,延迟萎缩的发生。肌肉收缩能改善血液循环,减轻水肿的发生,抑制肌肉纤维化,给予适当的电刺激后,神经恢复的速度加快。

2. **电流参数** 治疗时可选用的电流参数如下:
(1) 波型　指数波或三角波;
(2) 波宽　等于或大于失神经肌肉的时值,因此治疗前需做强度—时间曲线检查;
(3) 脉冲频率　10~25Hz,引起强直收缩;
(4) 通断比　1:5左右,每个收缩的时间小于5s。如收缩4s,间歇20s;
(5) 电流强度　能引起肌肉最大收缩,但不引起病人不适;
(6) 时间　每次治疗分为三段,每段为5~20个收缩,两段之间休息5~10min,每天治疗1~3次;
(7) 电极放置　单极法或双极法。

3. **反馈疗法** 电刺激尚具有肌电生物反馈作用,其可帮助病人了解在神经再支配早期阶段如何使用肌肉。治疗中必须根据病情调整治疗参数,随着神经的再支配,肌肉的功能逐渐恢复,因此,电刺激的波宽和断电时间逐渐缩小,每次治疗肌肉收缩的次数逐渐增加。当肌力达到4级时,停止电刺激治疗,改为抗阻运动为主。

三、作业疗法(Occupational therapy)

从日常生活活动、家务活动、职业劳动、认知行为等方面选择一些有目的、有针对性的活动,对患者进行训练,特别是要加强生活自理能力的训练和学会使用自助工具达到能完成日常生活和劳动所必需的活动,对于周围神经损伤病人术后康复的中、后期应把作业治疗放在首位,以便为回归社会、重返工作岗位打下基础。

四、支具、夹板等矫形器的应用

1. 目的　支具（brace）和夹板（splint）是周围神经损伤后上肢、手及下肢运动疗法中的辅助治疗用具，又名矫形器（Orthosis）。

2. 主要功能

（1）稳定和支持　通过限制关节的异常活动或运动范围来稳定关节，减轻疼痛和恢复其功能；

（2）固定和保护　通过对病变肢体的固定和保护来促进病变痊愈；

（3）预防和矫正畸形　神经损伤造成肌群间力量不平衡而易引起关节失衡和畸形，矫形器可起一定的矫正的作用；

（4）减轻承重　可帮助减少肢体、关节长轴的承重；

（5）改进功能　可改进肢体功能，提高生活自理能力和工作能力，同时对运动治疗起辅助作用。

3. 防止关节挛缩　周围神经损伤后，由于神经修复过程所需的时间很久，很容易发生关节挛缩，因此应早期将关节固定于功能位。在周围神经损伤的早期，夹板矫形器使用的目的主要是防止挛缩畸形的发生，在恢复期除矫正畸形外还有辅助活动的功能，若关节或肌腱已有挛缩，夹板矫形器的牵伸作用具有矫正挛缩的功能，动力性夹板可帮助瘫痪肌肉运动。周围神经损伤及其术后矫形的应用如表8-9-4-1-1所示。

表8-9-4-1-1　常见周围神经损伤及其矫形器的应用

症状或功能障碍部位	神经损伤	矫形器
肩关节	臂丛神经	肩关节外展支架
全上肢麻痹	臂丛神经	肩外展夹板、上肢组合夹板
指间关节、腕关节（腕下垂）	桡神经	上翘、托腕、欧本海姆等夹板
指关节伸直挛缩	正中、尺神经	正向屈指器
指关节屈曲挛缩	桡神经	反向屈指器
拇对掌受限	正中神经	对掌夹板
猿手畸形	正中神经	对指夹板、长拮抗夹板
爪形手	尺神经	短拮抗夹板、反向屈指器
下垂足，马蹄内翻足	腓总神经	足吊带 AFO、踝支具
膝关节	股神经	KAFOKO、膝框支具
屈膝挛缩	股神经	KOKAFO 膝铰链伸直位制动
外翻足、踝背伸挛缩	胫神经	AFO 矫正鞋

五、臂丛神经损伤及其功能重建术后康复

（一）损伤分区

臂丛由 C_5~T_1 神经根组成，分根、干、股、束、支五部分，终末形成腋、肌皮、桡、正中、尺神经。臂丛神经损伤的分类一般分为全臂丛、上臂丛型、下臂丛型三型，而 Millesi、Narakas 则将臂丛神经展开分为5个区，即Ⅰ区为节前损伤，Ⅱ区为神经根损伤，Ⅲ区为神经干损伤，Ⅳ区为神经束损伤，Ⅴ区为末梢神经损伤（图 8-9-4-1-1）。

Ⅰ区　节前损伤　后根神经至中枢的损伤；

Ⅱ区　神经根损伤　出椎间孔至后根神经节、脊神经后支分叉部至末梢、干的近端损伤；

Ⅲ区　干损伤　由 C_{5-6} 颈神经上干，C_7 颈神经中干，C_8~T_1 下干组成；

Ⅳ区　束损伤　由外侧束、内侧束、后束组成，

位于锁骨后与喙突之间；

Ⅴ区 周围神经损伤 胸小肌后方至胸大肌下缘部位的损伤。

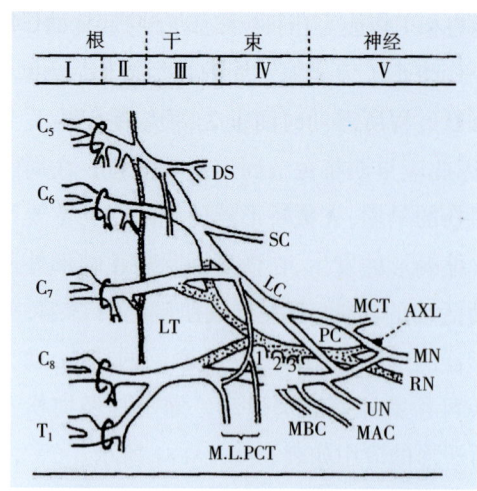

图8-9-4-1-1 臂丛神经分类法示意图

AXL:腋神经；DS:肩胛背神经；C:外束；LT:胸长神经；MAC:前臂内侧皮神经；MBC:臂内侧皮神经；MC:内侧束；MCT:肌皮神经；MN:正中神经；M.L.PCT:胸内侧,胸外侧神经；RN:桡神经；SC:肩胛上神经；UN:尺神经

（二）臂丛神经损伤水平的定位方法：

综合术前及术中检查确定：

1. Horner征 眼睑下垂、缩瞳、眼球凹陷为下位神经根的节前损伤，特别是在第1胸神经损伤时出现。

2. Tinel's征 此系节后损伤部位神经再生并向下延伸，如阳性体征不移动说明神经断裂部位有神经瘤形成，该体征随着神经纤维再生而向远侧推移。定期重复此检查，可了解再生的进度，神经撕脱可在锁骨下窝出现本体征。

3. 运动、感觉检查 运动检查采用徒手肌力检查法，胸长神经支配的前锯肌麻痹则意味着神经根近端及神经根撕脱伤，要进行触觉、痛觉、温冷觉的检查。

4. 肌电图 失神经电位于伤后3周时出现。

5. 胸部X线 观察吸气、呼气时膈肌移动情况，膈神经损伤则疑为全臂丛、上臂丛型损伤。

6. 脊髓造影 造影分类如图8-9-4-1-2所示，B_2、B_3、C、D诊断节前损伤的可信度达91.5%，节前、节后损伤的鉴别诊断可用CT造影及3D-MRI诊断。

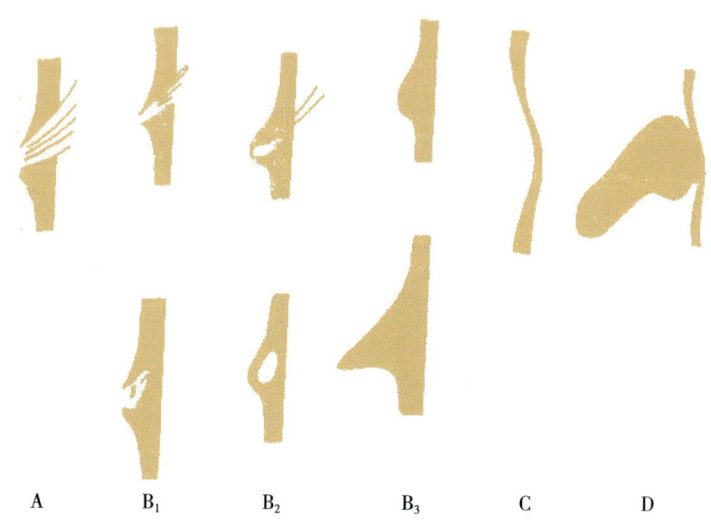

图8-9-4-1-2 脊髓造影图征示意图（A~D）

A.正常；B_1.根囊像轻度异常；B_2.根囊像尖端闭锁；B_3.根丝、根像缺损；C.根囊像缺损；D.外伤性髓膜瘤

7. 感觉诱发电位（SNAP） 小指（尺神经）、中指（正中神经）、拇指（桡神经）、肱二头肌外侧部（肌皮神经）刺激，记录腕关节、腋窝部SNAP。撕脱伤后神经根未破坏时感觉诱发电位阳性。

8. 体感诱发电位（SEP） 各周围神经刺激记录头部诱发电位时节后损伤阴性，撕脱损伤阳性。

9. 肌肉诱发电位（M波） 各周围神经刺激记录肌肉，运动神经撕脱伤及变性时为传导阻滞不能测出,刺激有反应说明神经纤维连续性存在,M波的振幅和面积对于评定神经损伤及修复后功能恢复及预后非常重要。

10. 组织胺发红反射试验　0.01%磷酸组织胺溶液1滴皮内轻轻刺入,皮肤出现直径为13mm发红反应为阳性。撕脱伤正常为阳性,节后损伤为阴性。

(三)臂丛损伤的功能重建

臂丛神经损伤功能重建有多种肌肉及肌腱移植术(图8-9-4-1-3)、神经移位术及神经移植术,使撕脱伤及全臂丛损伤型的重建成为可能。

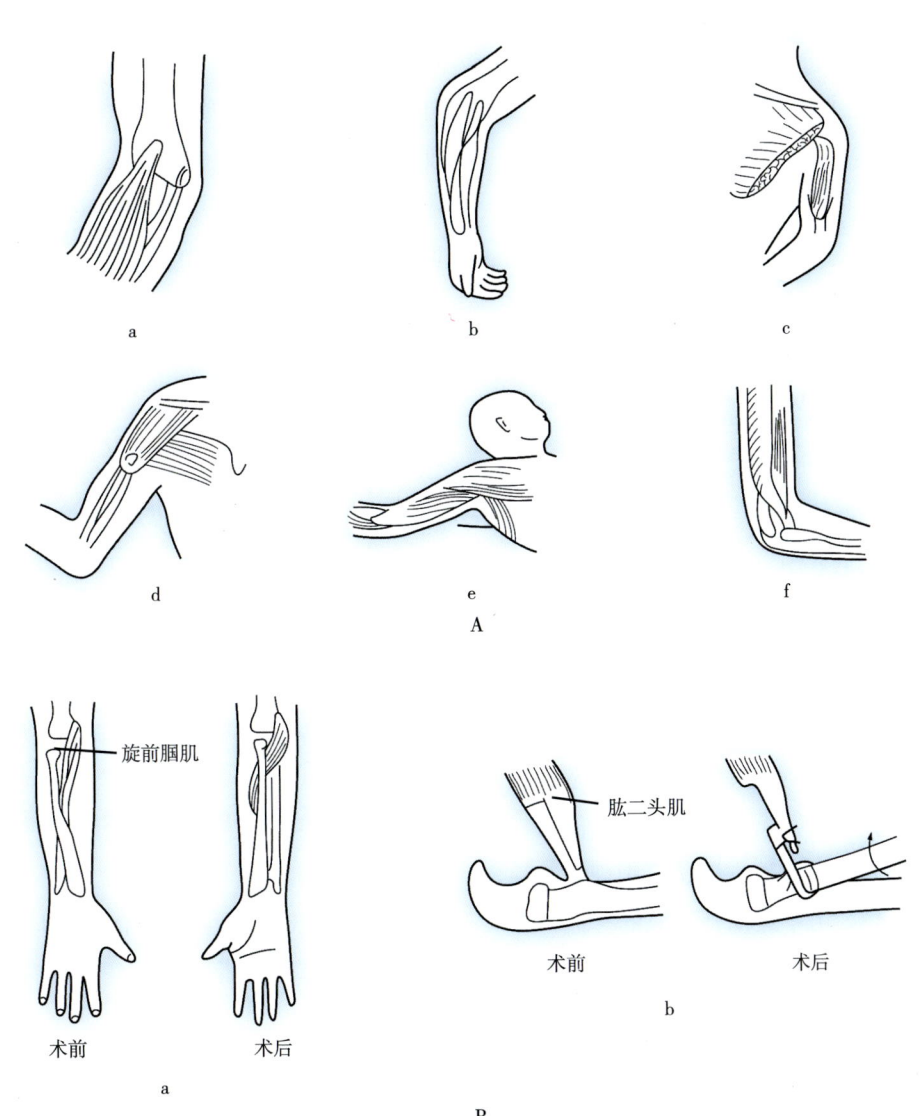

图8-9-4-1-3　臂丛神经损伤功能重建术示意图(A、B)
A. 肘部屈肘功能重建术:a.steindler法,屈肘肌群止点上移术;b.Steindler法与Lange法并用,屈肌群及伸肌群起始部上移;c.Clark法,胸大肌胸骨部移位;d. Seddon-Brooks法,胸大肌移位利用肱二头肌腱腱索;e.Hovnannian法,背阔肌移位;f. Carroll法,肱三头肌前移;B. 前臂旋后、旋前功能重建术:a.Tubby-Denisch法,旋后功能重建;b.Zancolli法,旋前功能重建

1. 节后损伤　损伤部位经过损伤程度的检查:发现损伤为不完全损伤且正在恢复者,伤后6个月内不行神经移位及神经移植术,只有在神经、肌肉移行部变性,不再好转,神经恢复没有可能的变性型损伤以及断裂的情况下,神经根的功能已丧失(神经根刺激引发的脊髓诱发电位、脊

髓刺激引发的神经根活动电位)者,可按节前损伤的治疗进行。一般经过1.5~2年的治疗与观察方可考虑。

2. 节前损伤

(1) 肘关节功能重建

① 伤后6个月内者:行神经移位术屈肘功能重建,此时将肋间神经、副神经、膈神经等作为运动神经的神经源,将肋间神经与肌皮神经交叉移植行肱二头肌功能重建(图8-9-4-1-4)。

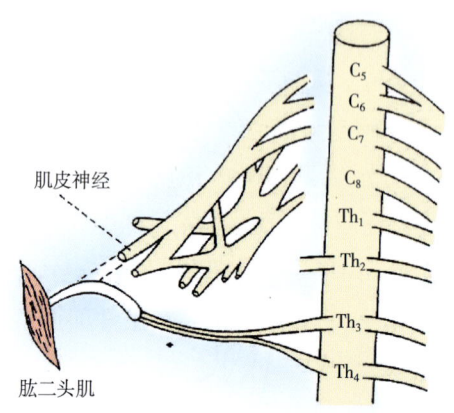

图8-9-4-1-4　神经移位术示意图
肋间神经与肌皮神经交叉移植用于肱二头肌功能重建

② 陈旧病例(伤后6个月以上)及40岁以上者:肌肉移行部变性及神经再生问题较多而神经移位术重建功能希望不大者,此时则采用游离带蒂的肌肉移植术。

(2) 肘以下的功能重建　臂丛周围神经的神经移位功能重建术,由于运动神经源的神经纤维少,神经再生到达前臂各肌肉的距离过长,不易获得实用性的功能恢复,故多采用游离肌肉移植术。腕关节背屈功能重建动力腱固定术的效果可握持。利用背阔肌行功能重建要在伤后6个月以后,神经、肌肉移行部变性不能改善者。

(3) 肩关节功能重建　肩关节功能重建以肩关节固定及肌移植术为主。Saha提出肩关节运动以主要动作肌(三角肌、胸大肌锁骨部)、上提肌(肩胛下肌、冈上肌、冈下肌关节内骨附着部)及下挚肌(胸大肌胸骨部、背阔肌、大圆肌、小圆肌)等三群肌肉为主。肩上举主要是上提肌群的功能,肩关节功能重建以此为理论基础。上臂丛型(C_{5-7})不完全损伤,上提肌群大部分丧失功能而下挚肌群存在时,可行多肌肉移位术,诸如将下挚肌行上提肌重建及将斜方肌作为主要动作肌的重建(图8-9-4-1-5)。上臂丛型损伤下挚肌群功能全部丧失时行肩关节固定,此时斜方肌、前锯肌还可轻度肩外展。上臂丛型损伤手指功能存在的,可进行广泛空间的手指作业,因此充分外展角度固定是必要的。全臂丛型损伤手指功能丧失,肩关节外展重建是必要的,肩关节固定术的目的主要是获得内收动作达到挟持物体,因此固定的角度不能太小。

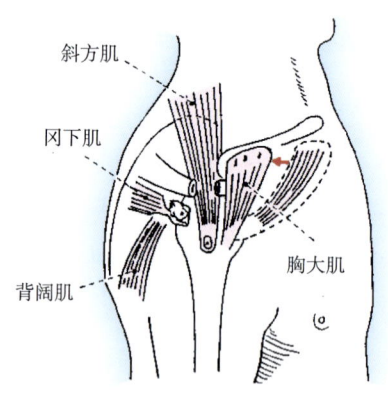

图8-9-4-1-5　肩功能重建术示意图
肩关节功能重建术(多组肌肉移位)

(四) 臂丛损伤功能重建术后康复

功能重建术适用于根撕脱伤者、虽无撕脱伤但损伤严重恢复无望者、虽有恢复但无有效功能者,并要考虑到患者的运动功能、精神状态及社会方面的问题。

功能重建术以获得有效功能为目的,而获得的功能是有限的并非万能,即有获得功能的一面,也有丧失功能的一面(如神经移植、肌腱移位术等),而肩关节固定则会影响肩关节的自由度。对此,患者及康复治疗师都要有清醒的认识。

1. 术前的康复准备　首选要确认目前运动功能(即残存功能)的现状及患者必须的功能。术前在残存肌肉进行评定同时即开始ROM练习,并去除有关的关节挛缩,分别强化训练重建术相关的肌肉。对患者进行正确理解术前术后功能训练练习重要性的教育，做好心理和社会方面的准备，并进行利手交换训练、ADL 指导（患者管理、单手动作）等。

2. 重建术后康复训练程序 各重建术后其功能训练依其术后不同时期而各有其流程，功能重建不是仅手术即可获得真正的功能性实用手，故应牢记必须强调功能练习这一点。

六、感觉康复训练

（一）概述

感觉康复训练，即感觉再教育（sensory re-education, re-education of sensation）是指帮助周围神经损伤修复后的病人学会感知由再生神经纤维传入的、与原来性质不同的神经冲动，重建中枢与外周神经正确联系的一类治疗方法。

1966 年 Wynn Parry 首次使用周围神经损伤后感觉再训练的概念。他在患者感觉开始恢复时，对病人辨别物体的能力进行测试，通过辨别时间的缩短来反映功能的改善，并提出可通过增加物体的复杂性来提高患者对物体的识别能力。1968 年 Dellon 以感觉纤维的组织学与神经电生理学之间的相互关系为基础，观察周围神经感觉恢复的顺序，发现痛觉和温度觉首先恢复，以后是触觉、30Hz 振动觉、动态触觉、静态触觉及 256Hz 振动觉依次恢复。并认为在康复的早期如果运动训练超过了患者承受的能力，便会招致失败，感觉恢复也是同样。为此，感觉再训练的最佳途径是在感觉恢复的适宜时间采用相应的训练方法和时间，具体内容的安排取决于感觉恢复的模式。感觉恢复的顺序如表 8-9-4-1-2。

表 8-9-4-1-2 感觉恢复的顺序

1	Tinel's 征
2	疼痛
3	振动 30Hz
4	动态触觉
5	静态触觉
6	振动 256Hz
7	Semmes-Weinstein 单丝试验
8	动态 2 点识别觉
9	2 点识别觉
10	触辨觉即触觉感悟

（二）感觉评定的方法

感觉是手功能活动中的重要因素，其恢复需要系统的感觉再教育过程，为能确切进行再教育，需要掌握以下各种评定感觉恢复的方法。感觉不仅是周围神经及感觉接收器的问题，也包括"识别"、"认知"的大脑皮层问题。在感觉评定中，首先要充分观察患者的手，在正常部位做示范，充分理解其顺序。

1. Tinel's 征 周围神经损伤后，近侧端可出现再生。再生的神经纤维开始呈枝芽状，无髓鞘，外界的叩击可诱发其分布区疼痛、放射痛和过电感等过敏现象，即 Tinel's 征（神经干叩击试验）阳性。

若断裂后未予修复，近端神经纤维形成假性神经瘤时，或损伤为轴突中断、神经干断裂并经手术吻合后，沿修复的神经干叩击时，均可出现上述感觉及疼痛，因此定期重复此项检查，可了解神经再生的进度。

2. 痛觉 用针头、大头针等从障碍部位开始刺激，标记好与正常的分界。

（1）普通针尖针刺法 用普通针尖刺皮肤测定痛觉正常、减退、消失、过敏，其反应取决于针刺的强度和部位。

（2）Sunderland 针刺痛觉测定器 在一圆筒内置一弹簧，弹簧一端固定，另一端接一枚针，圆筒中开一小槽标上刻度尺，针尖与皮肤垂直刺入，其压力为 2~10g。

3. 其他感觉

（1）动态触觉（moving touch） 用橡皮铅笔

的橡皮部分沿各节段长轴方向刺激。

（2）静态触觉（constant touch） 按上法橡皮不动仅刺激接触部位。

（3）振动觉 用30Hz及256Hz振动计或音叉测定快适应纤维受体系统的皮肤振动觉阈值。将振动计或音叉置于手指指腹（神经远端），病人可感到振动，是一种较为客观的感觉检查法（图8-9-4-1-6）。

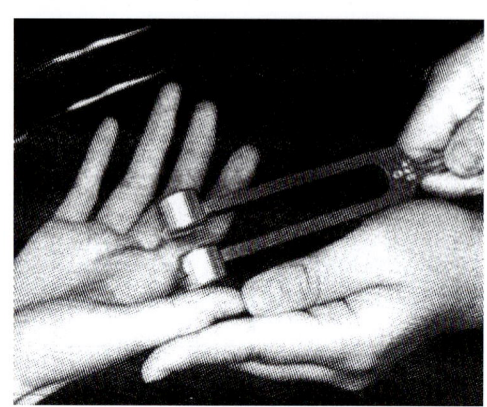

图8-9-4-1-6 振动觉

（4）感觉异常（paresthesia） 在感觉恢复过程中，可出现感觉过敏现象，多见痛觉过敏，轻触皮肤即有痛感，甚至有烧灼样异常痛觉表现，以及安静时有异常感觉。

（5）感觉倒错（dysesthesia） 再生轴突长入相同类型的感受器但不同于原来部位，故神经修复后传导的感觉冲动形象改变了，感觉在数量、信息定位、机械传导电位方面也改变了，大脑皮层体感中枢收到的信息是紊乱的，即触及后出现异常感觉。

（6）动态2点识别觉（moving 2PD） 沿手指动态刺激，可同时测快、慢两种反应纤维，较静态2点识别觉更优越。近年来多使用盘状两点识别器，该识别器呈八边形，包括二种：一种测定范围为2~8mm；另一种为9~15 mm。手指指腹2PD标准：≤6 mm~ 正常，相当于S4；7~11 mm~ 相当于S3+；12~15 mm~ 差；≥20 mm~ 无。将可感觉到7~8成的2点识别觉最小值记录下，将2点识别器盘对手指长轴垂直相对，与长轴平行从中枢向末梢侧移动（图8-9-4-1-7）。

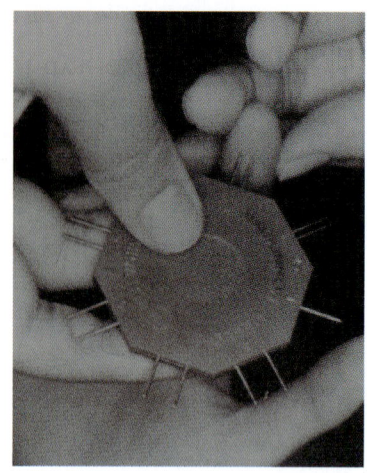

图8-9-4-1-7 2点识别觉

（7）2点识别觉（Two-point-discrimination，2PD） 2PD是测定感觉障碍或感觉功能恢复的有效检测方法，结果精确可靠。主要测定慢反应纤维密度，检查患者能否识别是一点还是两点触觉，以及两点触觉的最小距离。具体方法：由远到近检查，检查器两点间距离从10 mm开始逐步缩小或扩大；两点的压力要适当，皮肤微血管刚刚受压缺血；两点连线应与手指纵轴平行；患者闭眼，在3~5秒内迅速说出是一点还是两点感觉；每个区域检查3次，有两次以上回答正确，则说明该2PD的距离正确，再缩小检测两点间的距离继续检查；检查10次中答对7次为正确。能感到有刺激但不能识别是一点还是两点时，表示感觉尚未完全恢复，可加大两点间距离，直到识别出两点刺激为止。

（8）砂纸检查 用粗细不等砂纸并排贴好，闭目感知其不同。

4. **物体识别（触辨觉）** 将一系列不同大小、形状、质地、材料制成的无刺激的日常用品给病人（闭眼）用手辨认，例如剪刀、螺钉、回形针、扣子、硬币、橡皮块等等；其原则是由大物体到小物体，由简单物体到复杂物体，由粗糙质地到纤细质地，由单一类物体到混合物体；可以先让病人触认剪刀、眼镜、手表等体积较大的物体，这样易使病人辨认清楚，见到再教育成效，坚定继续训练的决心。

5. Moberg's 拾物试验　用以检查手的实体觉和协同动作的功能；属患者抓起10件日常生活用品（钥匙、小石头、坚果、螺丝、回形针、硬币、短铅笔、别针、粉笔等），并将其移到10cm外的盒中，按健侧、患侧、睁眼、闭眼做4遍，予以比较。拾物试验的优点是将感觉和运动结合在一起，是检查手的协同功能的好方法。

6. Semmes-Weinsein 单纤维感觉试验（S-WT）　是将轻触-深压的阈值分为5个等级分别以不同颜色进行分类（表8-9-4-1-3），由20根不同编号的尼龙单丝组成单纤维感觉测定器，根据不同型号的尼龙单丝对皮肤压力的不同，测定慢适应纤维受体系统的皮肤触压觉阈值，更加精确可靠。

表8-9-4-1-3　单纤维感觉的刺激量

彩　色	阈　值	单丝号	折弯单丝所需的力（gm）
绿色	正常轻触觉	1.65~2.83	0.0045~0.068
蓝色	轻触觉减退	3.22~3.61	0.166~0.408
紫色	保护性感觉减退	3.84~4.31	0.697~2.06
红色	保护性感觉丧失	4.56~6.65	3.63~447
红斜线	感觉完全丧失	>6.65	>447

检查从障碍部位向正常部位进行。刺激方法按1~1.5s间隔将单丝放于皮上，每1~1.5s将单丝弯成直角施压，每1~1.5s单丝离开皮肤。过快会超过刺激量，成直角后刺激量减少。刺激次数是1.65~4.08在同一部位刺激3次，4.17~6.65仅刺激1次。检查按规定的范围进行，用2.83的单丝从指尖向中枢方向（障碍部位至正常部位）进行刺激，有明确回答时用绿笔标记，轻触觉（3.61）减退为蓝，保护性感觉减退（4.31）为紫，保护性感觉丧失（6.65）为红，不可测（大于6.65）用红斜线，分别标在记录单上。用此法可判断恢复的阶段并了解经过中质的变化。评定次数为至再建后6个月为每个月1次，6个月至1年每2~3个月评1次，1年以上为每6个月1次。

（二）感觉再教育程序

感觉恢复过程可分为潜伏期、恢复早期、功能恢复期，通常感觉再教育可分三个阶段进行，即脱敏和保护阶段，早期再教育和后期再教育阶段。

1. 第一阶段-脱敏和保护阶段　在周围神经损伤修复的初期，患者因不能感知针刺、温度、压迫及摩擦等变化，而容易被扎伤、烫伤、冻伤及擦伤，一旦受伤感染，则会影响功能的正常恢复。故此阶段感觉再教育的重点是教会病人如何利用视觉及常识来帮助判断肢体的位置及活动方法。给病人以特别的指导，并对环境作必要的调整，以使病人避免接触冷、热及尖锐物体，尤其注意拇指、示指、中指尖部、小指及手掌等容易受伤的部位。如果出现压痕、划痕及发红等情况应暂停再教育训练，并加强日常护理，以保持皮肤柔软及一定温湿度，防止干燥及皲裂。

当神经开始再生，大部分病人可体会到感觉过敏（hyperaesthesia）。对正常人来说是轻柔的刺激也会使病人不适或难以忍受，呈烧灼样、针刺样、刮擦感等。感觉异常（paresthesia）是恢复早期的症状，若不充分控制则疼痛阈值下降，触及物体后即麻木、疼痛，故从早期就要充分注意异常感觉的出现并予以控制。感觉异常多为恢复的障碍因素，为此感觉再教育的另一个目的是脱敏（desensitization），有助于治疗感觉异常与感觉倒错。脱敏有各种不同的方法，为提高疼痛阈值而连续使用不同程度的刺激,由软到硬,如由棉丝到砂纸,手指轻按振动计刺激,逐渐增强患者异常感觉区对触觉的耐受力。具体可从健指开始摸触绒布鞣皮、毛巾、毛线等,最后用大头针及螺钉、剪刀等,通过这些不同质地的物品尽可能不触及能加重感觉异常的物体。鼓励患者用患手患指参与ADL动作对功能的恢复极为重要,并逐渐减少感觉异常部位的保护(如绷带等)。临床上已证实感觉过敏可通过感觉再教育而得到解决。感觉再教育是使患者学习联想,识别他所触及的物品,而脱敏技术是使者学习抑制不适的感觉,去感知有内涵的感觉冲动。对肢体触物感觉疼痛或不适,通过脱敏技术,大脑渐渐抑制了不适感觉的信号,患者能集中感受有用的感觉信息。在本质上,脱敏技术是痛觉的再教育而非触觉的再教育。

2. **第二阶段-早期触辨觉及定位学习**　早期学习的目的是辨别和区分快反应纤维系统与慢反应纤维系统功能,重点是区分动态触觉和静态触觉、压力感觉和定位能力的训练。在感觉丧失状态下,为防止感觉感受器的萎缩,要试用各种物体的触知,并在恢复过程的早期利用动态触觉、振动觉、进行动态触知。具体方法是在直视下,用橡皮擦等软物摩擦手指掌侧近端,然后闭眼体会这种感觉和部位,位置可由近端逐渐向指尖延伸,逐渐提高感觉的敏感度,完成这种摩擦后或用手指边活动边触摸砂纸,以分辨砂纸的粗细,答对80%时即表明动态触觉已建立,并可进行静态触觉识别物体的训练,即用物体静置于手掌部,然后在视觉观察下体会这种触觉和辨认触觉的位置,并逐渐向指尖延伸。因振动觉最后恢复,故振动觉训练在静态触觉恢复后进行。先用30Hz音叉置于第1指节,逐渐向指尖训练。当指尖的30Hz振动觉已恢复时,可改用256Hz音叉训练,由近至远。每天应坚持3~4次,每次15min。振动觉、动态触觉、静态触觉的恢复都是早期再训练的内容。当病人指尖的256Hz振动觉恢复后,即可进入后期感觉再教育的训练阶段。

3. **第三阶段-后期辨别及触觉感悟的训练**　后期再训练的目的是提高病人手的触辨觉即触觉感悟,其过程涉及多种对物体大小、形状、质地和材料的鉴别等训练方法。随着病人手的触辨能力增高,所辨认物体的难度也应增加,可逐步改变所辨物体如别针、回形针、硬币不同的面等,最后可将别针、回形针等物置于碗中沙子或黄豆里,让病人触辨出来。辨认物体也可以分步进行,第1步让病人辨认不同大小的同类物体,第2步让病人辨认不同形状的物体,帮助病人建立不同几何形状的触辨功能,最后训练病人对质地的触辨能力,这时可用木制的、铁制的、布质的、海绵物体给病人触辨,除让病人触摸出是什么物体外,还应触辨出是由什么材料制成的,使病人的触辨能力上升到一个更敏感的高度。医生在此期应定期检查病人指端的两点辨别觉恢复情况,包括静态和动态两点辨别觉。随着手的触觉能力的提高,其两点辨别觉,尤其是动态两点辨别觉也会逐步改善。此期再教育应一直进行到手辨别觉恢复正常为止。在后期感觉再训练的过程中,应鼓励患者多利用日常物品进行练习,以提高精细的感觉辨别能力。

(三)感觉再教育的机制

感觉再教育是一种让患者学会去辨认周围神经系统受干扰后产生的异常类型感觉冲动的方法,其目的就是帮助患者对异常感觉模式作出正确的整合,从而理解和解决感觉问题(图8-9-4-1-8)。感觉再教育是利用特定感觉传入来帮助中枢感觉区的功能重组,使患者感觉功能得以恢复,这个过程也是再学习过程。感觉再教育并不在于促进周围神经的再生(即促进轴突生长或形成突触),而是通过对中枢部位的刺激作用,加强中枢以某种方式重组感觉机制的能力,这种重组可能就是功能发掘的过程。尽管感觉再教育不能直接促进神经再生及感受器生成,但通过再教育可以改善感觉功能的恢复质量,重建外周与中枢的感觉联系,提高肢体的综合应用能力。周围神经损伤后皮层体感中枢的重建依赖于使用。皮层记忆和反应的调整是由使用的模式和频率共同决定的,损伤后肢体的使用对功能恢复具有重要作用。

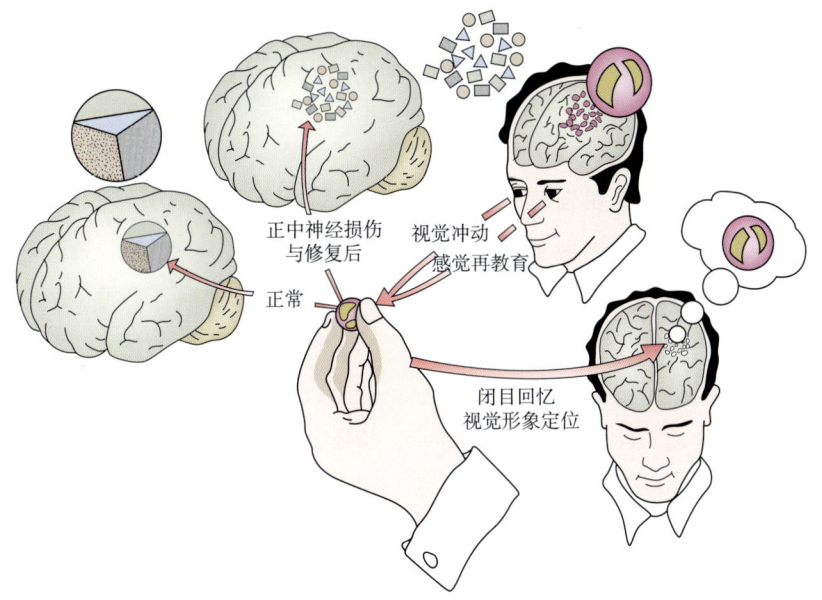

图8-9-4-1-8　感觉再教育的原则示意图

第二节　脊髓灰质炎后遗症术后康复

一、概述

(一)一般概况

脊髓灰质炎(poliomyelitis)又称小儿麻痹症,主要损害脊髓前角的运动细胞,造成弛缓性瘫痪的肢体运动障碍,但感觉并不受损,脊髓损害以腰段为多见,90%左右的功能障碍发生于下肢。脊髓灰质炎发病2年以后,瘫痪的肌肉不再有恢复可能,形成了瘫痪后遗症,进入后遗症期。由于肌力均衡被破坏以及继发的病理改变,软组织挛缩,骨与关节变形,患肢短缩,负重力线异常等,导致肢体功能不同程度的障碍,甚至丧失站立行走能力。

1955年以前,儿麻在各个年代均是流行剧烈的麻痹性瘫痪性疾病,自推广使用salke灭活疫苗后这种局面很快改变,1963年sabin减毒疫苗使用后很多国家急性小儿麻痹的发病基本消失。据中国残疾人康复协会小儿麻痹研究会统计,我国80年代初原有小儿麻痹后遗症约300万,其中60万人得到了矫治,有效率达98.5%,为此畸形矫治手术已成为脊髓灰质炎后遗症康复的重要手段和重要的组成部分。手术常常不能一次完成而需分期多次进行,方能达预计效果,因此是一个系统工程。手术前要做好周密设计,并在设计时还要从整体功能出发,如上肢则以手的功能为主,手术应先重建远端功能,后做近端,下肢以负重行走为主,手术顺序应从髋关节开始,由近及远。先矫正畸形,次之调整肌力,最后稳定关节。

(二)手术种类

儿麻矫治手术种类繁多,但基本上可归纳为三大类:

1. 骨与关节畸形矫正　包括：严重骨盆倾斜,麻痹性髋脱位、屈髋畸形、屈膝畸形、足畸形矫治等；

2. 肌力重建　主指背阔肌或胸大肌移位代三角肌,背阔肌下斜部与髂腰肌联合移位代臀肌,双腹肌移位重建屈髋伸膝功能,骶棘肌移位代腘绳肌,骶棘肌移位代臀肌,半膜肌、股二头肌移位代股四头肌,腹肌远隔移位代股四头肌等；

3. 肢体延长　常见的有：髂耻骨截骨延长术,股骨延长术,骨骺牵开延长术,胫骨上、下端骨骺牵开延长术,胫骨干骺端截骨延长术等。

二、儿麻矫治的术后康复

(一)运动疗法

术后在石膏、支架等外固定固定条件下,即开始增强肌力的训练,以减轻肌萎缩,训练瘫痪肌肉的协同肌,以发挥代偿、协调作用,可根据肌肉现有不同肌力状态,调整体位,选择等长肌肉收缩,不抗地心引力运动(如股四头肌肌力2级,不能抗重力,训练时,可让患儿侧卧位进行训练),辅助运动,抗阻运动等,进行肌力维持和增强训练。解除外固定后在支架保护下行关节活动训练,预防肌腱韧带的挛缩和关节僵硬。对关节挛缩者可行被动关节活动度训练和牵引治疗,配合适当的理疗、热敷、水疗和按摩,疗效会更佳。对用矫形器矫正畸形者,可在下肢矫形器、夹板、支架、肢体延长器、矫形鞋等保护下进行行走及步态的练习。运动疗法有利于发挥残存脊髓神经细胞的代偿功能,有益于维持患儿正常生长发育,减轻肢体废用的病理变化。

(二)作业疗法

尤其对上肢瘫痪的患儿更为重要,训练上肢和手的功能,以获得最大限度的功能恢复或代偿,重点在于手的灵活性、协调性,根据手的不同功能的要求,训练钉木板、拧螺丝、编织、打字、木工、陶泥等。还应设计训练日常生活活动动作,必要时,制作并应用生活辅助具,如握力差者可加粗匙柄等。

(三)矫形器应用

对下肢瘫痪者,下肢矫形器的应用可增加肢体的稳定性,有利于负重和行走,补充短缩肢体的长度,平衡肌力的失调,控制关节活动方向和范围,保护瘫痪肌肉免受过度牵拉,预防并纠正畸形。如常用的下肢矫正鞋,即可矫正因肌力不均衡造成的足畸形,又可加高鞋底以补偿3cm以内的肢体短缩,改善步态,获得治疗效果。

三、儿麻后期综合征的康复问题概况

1950年代美国儿麻大流行,约有64万经过治疗及矫治手术的儿麻患者,于1980年儿麻高峰过后30年,早期恢复良好的患者中出现了新的肌力下降,疲劳,疼痛,身体衰弱,怕冷等症状,年龄在35~85岁之间,平均年龄为50岁,最短发病年限为8年,最长发病年限为71年。由于功能障碍,ADL能力及移动能力下降等而丧失工作能力致残,必须再度使用拐杖、支具、轮椅等,上述情况统称"儿麻后期综合征(post polio syndrome: PPS)。据统计,美国儿麻患者中25~71%患有此综合征。我国1980年代的儿麻患者于其患病30~40年之后亦即将进入儿麻后期综合征的年代,值得我们给予重视。

四、儿麻后期综合征的临床表现

(一)疲倦

疲倦成为最为普遍的症状,高达80%。不寻常的全身疲倦如同患一场感冒,全身疲倦和肌肉性疲劳如不休息会变得更加严重,注意力不集中和记忆力差亦是疲倦的前兆。往往需休息1~2日才能恢复过来。疲劳通常是使用过度的征兆,亦不舒服的感觉从原来被感染而受累的肌肉开始,进而扩散。最好能在一天里安排几个休息时段,活动中间多休息,睡午觉对控制疲劳是很有效的。既使最严重的个案,当患者停止过分使用和休息后,症状不再恶化。

(二)肌肉酸痛及渐进性肌无力

患病后受到儿麻病毒侵犯之脊髓前角运动细胞一部分恢复,另一部分破坏死亡后由邻近正常之运动神经细胞长出的轴突接管其肌肉纤维,使肌肉连成一块形成巨大运动单位,这些肌纤维过度群化,而增加了活动机会,故儿麻后肌肉较正常变小而力弱,儿麻后期的肌力下降与活动过多有关。Bennet称此为"过劳致肌力下降",即慢性过度使用致肌肉受损系后期肌力下降的主要原因。这些过度负荷之运动神经元因长期超载负荷,随着年龄的增加,出现代谢与营养不足而提前老化。正常老化是多种功能逐渐退化,而儿麻则是单一迅速的神经肌肉退化,此与正常老化不同。儿麻患者年轻时,为了求独立,甚至丢弃支具,使肌肉过度伸展,关节负荷过度提早退变而使他们较一般正常人老化的更早。

特别是当时标准的康复治疗方法一直是借助强制而激烈的运动来刺激神经的活力,用进废退是当时康复治疗人员用来激励半个世纪以来罹患小儿麻痹患者的警语。肌肉越来越衰弱的特征是:肌肉疼痛,抽搐,行动减退,行动距离越来越短,爬楼梯越来越困难,越来越难站立,肌肉萎缩致举手困难,穿衣困难,运动重复次数变少且越来越累,这些都是肌肉越来越衰弱的征兆。对疼痛的肌肉,休息是最好的治疗,对关节疼痛接受适当的辅助性支具,以避免继续的伤害,并可形成恶性循环。Aspirin是很好的止痛药,治疗性功能电刺激(TES)一般在夜间使用,可长期用于废用而衰弱的肌肉,在美国甚为流行。

(三)骨骼问题

小儿麻痹所产生的肌肉无力或伸展肌的肌力不平衡等,常会引起关节附近韧带的松弛,关节变形、磨损或提前老化,引起疼痛。最常见的疼痛发生在膝关节,股四头肌及膝屈肌无力致膝关节过度后屈(膝反张),如患者不穿支架加以固定保护,退化就会更早发生。关节痛是长期持续的慢性痛,有时是间歇性的,每当活动就会增加。髋关节发育欠佳或脱位,足部畸形等步行时的疼痛更为普遍。由于背肌或髋部肌肉无力或两腿肢体不等长致行走时上下左右摇摆而导致脊柱侧弯,骨盆倾斜而使关节退变加重及疼痛。肌肉无力会造成骨骼发育不良及骨质疏松,轻微外力或跌倒易导致骨折,包括四肢及脊柱。

(四)血管问题

小儿麻痹患者对冷天的耐受很差,难以对抗寒冷,甚至在稳定的气候下也常感到四肢冰冷,稍一遇到寒冷或处于低温环境不仅手足发凉变紫,更会感到无力,这是由于脊髓交感神经细胞受损而降低血管收缩的作用,遇到低温无法立刻有效收缩血管,肌无力使血液循环变差,静脉瘀血使肢体温度降低,并导致神经传导变慢,肌梭启动收缩时间延长,肌纤维细胞膜的不反应期亦更长,因此感到肌无力,这些症状随着年龄而增加,儿麻后期综合征者22%患有高血压。冷是肌肉无力的第二大杀手,当室温从30℃降到20℃时,患者肌肉的力量会丧失75%,因此在穿衣方面要比实际温度低5~6℃的衣服,要注意保温。

(五)呼吸问题

儿麻患者如在急性期曾出现过延髓呼吸中枢麻痹,侵犯第9、第10及第12对脑神经造成咽、喉、舌功能障碍或四肢麻痹,曾用过呼吸机的人,即使后来恢复了,亦很容易在后期重新出现呼吸功能衰退，部分患者肋间肌无力或并有脊柱侧弯严重者，亦常会出现呼吸量不足。常见的症状包括失眠、睡不安稳、噩梦、惊醒、打鼾、幽闭恐惧症（总是觉得空气污浊），或晨起头痛、焦虑、昏沉、注意力无法集中、智力减退，甚而日间打瞌睡及睡觉等，均因晚上睡眠时呼吸量不够引起缺氧及血中二氧化碳过高所致。日间工作或活动时感到呼吸急促、气喘、咳嗽无力、讲话易累、两次呼吸之间说不出话来，这些都是呼吸量不足的早期讯号，应及早作肺功能检查。可训练患者学习青蛙呼吸即用舌、咽吞气或呼吸。必要时可在夜间使用各种呼吸辅助器，以免脑缺氧。乘坐飞机或到高山地域要小心预防突发性缺氧，需自备呼吸辅助器。上呼吸道感染要及早治疗，以免并发肺炎、气管炎等并发症，并学会采取体位引流将痰排出。解决睡眠呼吸问题可使用夜间型非侵袭性呼吸器（经口、经鼻间歇性正压呼吸器）。二氧化碳过高时不要直接使用氧气治疗而应以呼吸器来帮助呼吸，如氧气治疗过当，血氧值很高时大脑无法侦测血中二氧化碳而无法下达呼吸命令可导致呼吸衰竭。

（六）肥胖问题

儿麻患者之所以大都肥胖主要是因为缺乏运动及行动不便而宜采取静态生活方式以及饮食摄取偏多不加以控制，使体重很易呈直线上升。肥胖不仅造成行动不便，影响活动能力，也是造成高血压、心脏病及糖尿病等的危险因素。因此，除营养平衡，维生素、纤维素及钙质摄取量要足够外，每日热量摄取要以工作消耗及体重作指标，以免肥胖。体重应维持在标准体重以下10%~20%较为理想，因儿麻患者肌肉及骨骼重量均较正常人为低。标准体重简便算法：体重的标准约为身高（cm）减去110，所得之数换算为kg，在此范围内以增减10%为宜。避免体重增加应每周测一次体重，并加以记录。据统计，儿麻后期综合征患者中平均发胖年龄在45岁，且在患

儿麻后30~40年后发生，多是当初罹患儿麻严重而使用拐杖或轮椅者。

五、儿麻后期综合征的康复计划与措施

儿麻后期综合征的康复计划应依患者身体功能现状及其功能上的需求而定，应由以下3个方面来组成：改变生活方式、改变训练方法及功能性辅助用具的使用。

（一）改变生活方式

改变生活方式为儿麻后期综合征康复治疗的基本。应避免长时间反复进行重劳动（包括家庭劳动），要根据患者的耐力而减少，将工作分成几份来做或充分休息后再做。生活方式改变的第一步，患者必须理解本病加重的病理机制，指出工作/休息的比率（A/R），既使患者从心理上难以接受，也要面对并坚持。

工作与休息的生活平衡，可由一流运动员最大强度的反复训练的研究中得到证实，Duchateau与Harinaut提出运动间距为休息时间的2倍时（A/R = 2∶1），30s后强度加速减弱，1min内即产生明显的急剧疲劳，与此相反，即休息为运动的2倍时（A/R = 1∶2），耐力增加，即可避免疲劳。Monad报道反复运动中运动与休息的关系为二次方程的关系，能耐受运动的持续时间随强度（对最大强度的百分比）的增加而加速度减少。如运动强度为22%则耐受1周期中的80%（A/R比为4∶1），若运动强度为60%，仅能耐受1周期中的30%，A/R比为1∶2，故基本上应指导患者A/R比应为1∶2的活动，有意识地增加延长休息的时间是极其重要的。调整作息时间，改善睡眠质量，充足的睡眠不仅可消除疲劳，更给次日带来充足的精力。午睡很是必要，只要能睡10~20min即能消除疲劳。要注意倾听患者自己身体的声音，凡做的事情或活动让其感到疲劳、无力、疼痛等就要立刻停止，要掌握休息

是工作或活动的二倍时间，节省体力，过慢步调生活，分配好自己的时间，最重要的是不要疲劳，将耗费精力的事分散不同时段去做，要简单化、制式化，如每天做饭一次分成三餐。规律的生活及充足的睡眠，定期健康检查，保持心理健康，只要患者能倾听自己身体的声音，立刻停止那些让你疲劳、疼痛、衰弱的事，儿麻后期综合征只能好转不会恶化。

(二) 改变训练方法

1. 运动与否？ 这是被争论的问题，人总是要运动的，因为人是动物，要靠活动来促进身体健康，维持活动需要体力，因而适当的运动是不可偏废的。但对儿麻后期综合征患者又不能像谚语所说的"尽可能的运动"，而是要"节省有限的体力"，在固定的时间内做些适宜的轻松柔软的运动。对患者来说，最困难的是找到合适的运动和防止身体肥胖。运动可燃烧多余热量。不要期望以增加运动或 ADL 以增加肌力，如果这样做则会更加加重肌肉的萎缩，有些人必须完全避免运动或改变运动内容，不要运动到关节、肌肉疼痛及疲劳，避免过分使用肌肉，活动适可而止，多做休息，一次不要做太多运动，如感到身体衰弱必须再度使用支架、拐杖等辅助用具帮助。

2. 怎样运动才对？ 患者可借助运动来增加肌肉的力量和心脏血管系统的健康，但运动到什么程度和怎样掌握运动量，则必须学会认识疲劳，任何痛楚都表示肌肉工作过度，要把痛楚和疲劳作为信号。必须放弃以前在患儿麻刚刚恢复时所受剧烈训练时"没有痛苦就没有收获"的观念，要与当时"用进废退"的作法相反，要知道自己身体的极限和耐力，必须节省体力，过多的运动会使原本衰弱的肌肉进一步受损，但肌肉不运动也会失去力量。渐进的抗阻运动又称为"不疲倦的加强体力运动"，采取逐渐增加运动量，诸如四肢的伸展运动，以保持肢体的柔软和关节的活动范围，并能增加一些体力。运动以有氧运动为主，最好的项目就是游泳，运动的目标应放在耐力的增加而非肌力的增加。"有氧运动"即有氧代谢运动，指机体主要以氧代谢方式提供能量的运动。即运动中需要增加氧的供应，而机体又可满足这一需求，因而实现了氧气的供与需的平衡。有氧运动面向活动的生活方式中的应力，以活动四肢肌肉而达到提高心肺功能的办法。有氧运动项目中包括：步行、跑、跳、骑自行车等的旋转运动、游泳等，这些运动可以用简单的减轻负荷的运动来代替。当大范围肌力下降时，不适合以肌肉作为提高心肺功能的训练时，可进行 2~4min 短低负荷运动，休息 1min 后多次反复的方式以最大肌力的 5% 左右中等负荷，成为肌力低下患者提高氧摄取量的一种方法。运动不是唯一可以使衰弱的肌肉变强的方法，肌力强化运动在儿麻后期综合征患者的作用是有限的，肌痛为禁忌，说明已有损伤。在无肌力低下及疲劳主诉时可允许进行训练，没有疲劳的运动可使肌肉的损伤限于最低程度，在康复治疗士指导下使用正规康复设备训练效果会更好。患者在进行运动时如感觉良好可指导其继续进行训练，如症状加重则负荷减半，如症状持续则中止训练，不能耐受训练说明没有强化的必要。长期的肌肉、关节活动度的保持运动十分重要，但要避免过分牵拉及运动过量所造成的肌肉酸痛及损伤。训练后以无任何痛楚及疲劳感最为适宜。无持续功能低下的患者，由训练而使功能增强的肌肉，下肢比上肢多，训练的另一个效果是了解患者的功能界限，由此判断患者改变生活方式的必要性，有训练效果的患者中 91% 有必要减轻生活方式的负担。其他肌肉耐力训练在康复治疗士指导下，以肌力 20%~50% 做重复抗阻运动，小量多次渐进，任何重复性的运动包括健身自行车在内，以及各种简易精神松弛的技巧均是适宜的，深呼吸如腹式呼吸运动可增进膈肌及胸腹肌力，有助于呼吸功能的维持。活动性更强的绝佳项目是骑固定式自行车，而举重属于无氧代谢运动，对儿麻后期综合征是不适宜的。

3. 游泳是轻松而快乐的全身运动 由于水有浮力,残障部位在水中也能活动自如,在水中不仅是一种自动运动,也是一种良好的抗重力的运动,使全身关节的可动性增加,除能使肌肉关节放松外,还有能强化呼吸、循环系统的作用,如不能游泳,可作涉水、水中走动或打水等动作亦甚有益。在30℃的温水中游泳可增进肌肉的耐力,是儿麻后期综合征理想的运动方式,亦适合于重症的后期综合征患者,其优越性如下:

(1)在水中体重被减轻,借助水的浮力可随心所欲地活动;

(2)可不用任何辅助支具等进行缓慢的活动;

(3)可减少陆上活动时的疼痛及不适感;

(4)可帮助生理功能的平衡。

(三)功能性辅助性用具的使用

弥补功能丧失的用具有矫形器、步行辅助器、拐杖、各种支架、轮椅、电动轮椅及上肢辅助用具等,这些用具的正确使用可减轻身体的负担并且亦是保持移动所必需的手段。

患者可根据功能上的需求及对外观上的有关平衡来选择具体的辅助用具,以减轻关节疼痛并获得身体负重时的稳定性。

儿麻后期综合征的肌力下降与疼痛在小腿三头肌及股四头肌最为多见,这些肌群与立足期的膝稳定有很大相关,故易陷于使用过度。小腿三头肌肌力下降,则股四头肌收缩强度增大,收缩期间延长。相反,股四头肌肌力弱化时,小腿三头肌的活动性必然增强,腘绳肌与臀大肌的活动亦增强。

正常下肢伸肌控制始于腘绳肌、臀大肌与股四头肌收缩后,继之小腿三头肌收缩。髋关节伸肌与股四头肌的活动期间较短(1步行周期约20%),收缩强度为中等度(徒手肌力评定最大强度为25%),更强的负荷加于小腿三头肌上,因该肌使胫骨稳定,身体的力矩在膝伸肌的股四头肌周围。小腿三头肌与股四头肌功能上的相互依赖性,决定使用支具的必要性,这是很重要的。

支具可控制膝、踝关节及足部,可以预防肌肉的过度使用,支具的重量轻,外形美观,但支具仍负有残疾的标志,对大部分儿麻患者重新回到使用支具的状态,心理上难以接受,因为他们最初的胜利之一就是在恢复期不再使用支具。但为了防止病情进一步恶化,此时要把辅助用具接纳成为自己身体的一部分。

腰及膝关节疼痛是因为没有使用支具和股四头肌无力,腰痛多因跛行及脊柱侧弯所致,应使用矫形器、矫形鞋、支具及拐杖等以改善两下肢不等长的差距,减少身体的畸形。

生活方式的改变及适当使用功能性辅助用具可令患者获得满意的活动而增加了生活的自立并能预防老化的加快到来。日常生活及活动应以省力为出发点,多利用各种设施如手推车、辅助器具、支架、拐杖、轮椅、电动轮椅等,以减少超载,而期待身体得到适当的保养而延缓老化。

第三节　脑瘫的术后康复

近年来随着围产医学、新生儿医学的进步，特别是在脊髓灰质炎被控制以后，脑瘫的患病率呈上升趋势，推算我国脑瘫患儿约有40万，目前已成为骨科和康复治疗中的一大新的课题，而脑瘫的手术治疗已成为脑瘫康复治疗中的重要组成部分。

一、脑瘫患儿的手术前康复

儿童的运动发育与脑的发育是同步的，脑和神经系统发育主要是在6岁前，90%新生儿脑的重量是300~400g，而6个月可达800g，越早期其改变性越大，因此目前发达国家强调超早期发现并早期干预。我国民间谚语把婴儿运动发育年龄（按月龄计算）归纳为"二抬（头）、三抓、四翻（身）、六坐、七滚、八爬、十二站"。新生儿的大脑皮层发育尚不成熟，传导路及神经纤维髓鞘还没有完全形成，随着年龄增长，大脑皮层的功能逐渐健全，条件反射也日益增多，小儿逐渐掌握各种新的运动和技巧，如先抬头而后会坐、站、走。但脑瘫患儿的运动发育迟缓，常常较正常儿童的发育落后几个月或几年。因此，一旦确诊为脑瘫就应立即开始早期干预和训练，以争取时间找回其运动发育与脑发育的年龄差距，特别是占脑瘫儿童60%~70%的痉挛型脑瘫，因内收肌痉挛或马蹄内翻足而不能站立及行走时，应及时采取最为有效措施解除其痉挛，如能在2岁时解除痉挛开始训练站立与行走，则比10岁时解除痉挛再训练站立与行走要早8年。儿童运动发育过程为渐进式而非跳跃式，即或10岁时解除痉挛亦要重新从头开始学习坐、站、走等动作，不可能突然跃进到同龄儿童正常的运动发育状态。因此强调早期干预的必要性和重要性，在首次医疗手术干预时，亦应采取一次性多部位手术的办法，缩短分次手术之间所拉长的时间距离，如解除内收肌痉挛同时亦解除其马蹄内翻足，则患儿术后站立和行走可同步进行，如此即能加速患儿康复与生活自理过程，亦减少了患儿分次手术的痛苦与经济负担，早期一次性多部位手术特别适用于我国广大城乡脑瘫儿童的治疗。

二、脑瘫的类型与手术方法的评估

由于脑瘫有多种类型，并非所有的脑瘫均需手术治疗。手术的对象是以痉挛性脑瘫为主，即痉挛性的双瘫及痉挛性偏瘫（特别是合并髋脱位者），但痉挛性四肢瘫合并痉挛的手足徐动性脑瘫亦属手术的对象。手术的目的是消除痉挛及挛缩，矫正畸形，复位关节脱位，但上述变化往往同时存在为手术的设计增加了难度，但必须遵循先解除痉挛，而后再手术矫形的原则。

（一）对髋、膝、足部屈曲挛缩畸形手术顺序的评估

对痉挛性双瘫同时伴有髋、膝关节屈曲挛缩及马蹄足畸形的患者，Reimes则强调矫正挛缩的顺序则是髋、膝、踝，这个顺序决不能颠倒（图8-9-4-3-1A）。如先做膝关节屈曲肌群的松解术则会出现骨盆倾斜（图8-9-4-3-1B），腰椎前弯加重（图8-9-4-3-1C）及图8-9-4-3-1D所示的屈曲姿势，使运动功能进一步变坏，难以恢复正常状态（图8-9-4-3-1E）。此后，既使再松解延长髋关

节屈曲挛缩肌群,亦因腘绳肌的愈加松弛变弱而使臀肌无力,出现如图 8-9-4-3-1F 所示的形态,患者在行走或站立时需要屈曲髋、膝关节。同样,对伴有髋、膝关节复合屈曲挛缩或膝关节屈曲挛缩的病例,如想改善马蹄内翻足的步行而先做跟腱延长术时,则蹲伏姿势(crouching posture)将会更加严重,使步行能力更低下,为避免这种错误,在没有很好评估髋屈曲畸形以前,绝不能随便对膝屈曲畸形进行手术治疗,应当考虑到大腿后侧肌力的不足可能是蹲伏姿势的致病因素。

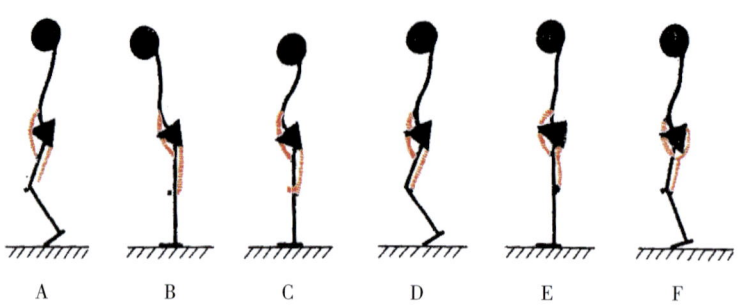

图8-9-4-3-1　髋、膝关节挛缩治疗的图解(Reimers)示意图(A~F)

A~F注解已在文中阐述

(二)对选择性脊神经后根切断术(SPR)的评估

SPR 手术是近年来发展起来的一种新的神经显微外科技术,已被公认为解除脑瘫痉挛和改善功能的有效手段。SPR 手术是针对痉挛的治疗,并非对所有的脑瘫都适用,应摆正 SPR 与矫形手术的关系,SPR 不能完全代替矫形手术,应先做解除痉挛的 SPR 手术,而后再做矫形手术,这个顺序不宜颠倒。

腰骶部 SPR 手术主要针对下肢痉挛的治疗,肌张力测定达 Ashworth3 级以上,无明显固定挛缩畸形,术前四肢有一定运动能力者。颈段 SPR 手术主要用于上肢严重痉挛和肌张力过高的患者。上述手术均需在全麻下,切开椎板、硬膜及蛛网膜,要求在显微外科技术和电刺激条件下选择性后根切断,手术创伤较大,需输血,可用于痉挛严重年龄较大的患者,不宜用于年龄小及痉挛较轻的患儿。

(三)对骨盆内闭孔神经切断术的评估(图8-9-4-3-2)

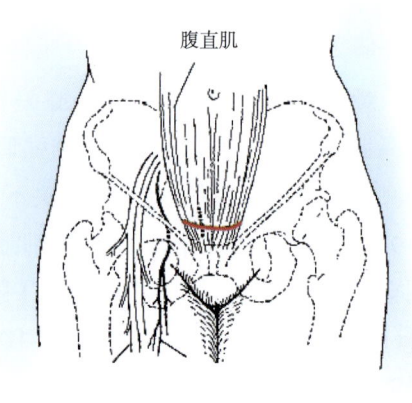

A

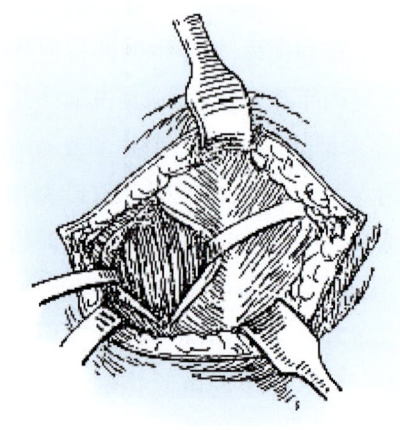

B

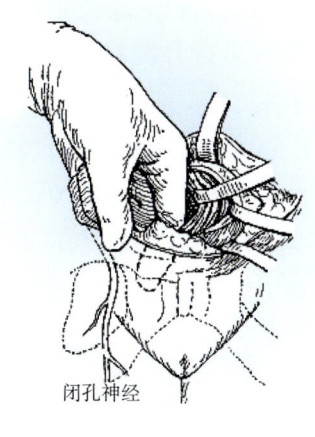
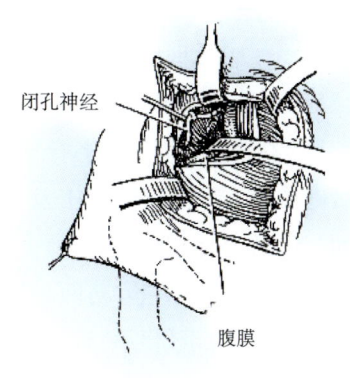

图8-9-4-3-2　骨盆内闭孔神经切断术示意图（A~D）

A.切口；B.分离腹直肌外侧缘进入骨盆内侧；C.牵开肌组织显露闭孔内壁；D.挑出闭孔神经切断

骨盆内闭孔神经切断术适合于下肢内收肌痉挛在中等程度及其以下且年龄较为幼小者，年龄最小者2岁，术后内收肌痉挛可全部解除。此术术式较SPR简单，手术时间短，不需输血。骨盆内闭孔神经切断术系将前支（支配内收长、短肌）、后支（支配内收大肌）同时切断，由于闭孔神经系由$L_{2,3}$脊神经所组成，骨盆内切断的疗效与SPR相近。本手术的最大优点为特别适合2~3岁的年幼小儿，术后即能直腿坐位，疗效极为显著。骨盆内闭孔神经切断解除脑瘫内收肌痉挛，使痉挛性脑瘫儿童可早期手术、早期康复，以促进运动功能的发育，达到能够站立及行走的能力。对痉挛性偏瘫者，亦适用单侧骨盆内闭孔神经切断术，要特别注意检查有否患侧髋脱位及半脱位，以避免漏诊，对合并髋脱位时，先单侧闭孔神经手术再行髋脱位复位手术。

（四）对上肢与手功能重建的评估

1. 手术种类　Goldner提出作为脑瘫上肢具有代表性的手术有以下16种：

（1）拇指MP关节固定术；

（2）拇指IP关节固定术；

（3）腕关节固定术；

（4）拇长伸肌走行改变或动力附加术；

（5）拇指内收挛缩矫正术；

（6）桡侧腕伸肌向指伸总肌的移行术；

（7）尺侧腕屈肌向手指或腕伸肌的移行术；

（8）旋前圆肌或肌腱切断术；

（9）对IP关节过伸的矫正术；

（10）尺侧腕伸肌移行术；

（11）拇长展肌及拇短伸肌当做滑车使用；

（12）拇长展肌及拇短伸肌短缩术或强化术；

（13）拇长展肌及拇短伸肌的桡骨末端，环状韧带近端的短缩术；

（14）指浅屈肌移行术；

（15）腕关节屈肌腱或屈指肌腱延长术；

（16）屈肘肌松解术。

2. 其他手术　另加肩关节内收、内旋挛缩时的胸大肌、背阔肌、大圆肌松解术。上肢与手的功能重建可依情采取下列措施，效果满意。

（1）尺侧屈腕肌移向长短桡腕伸肌，解决腕下垂及尺侧偏斜；

（2）旋前圆肌止点自桡骨背侧移位于尺侧解决前臂旋前而改善其旋后功能；

（3）拇内收肌起点及第1背侧骨间肌附着部切断，第1、2掌骨间植骨以改善对掌、对指功能。

（五）手足徐动型脑瘫脊髓型颈椎病的手术评估

手足徐动型脑瘫因其头颈不自主运动，颈椎变形及不稳定等因素而早期发生脊髓型颈椎病，致上肢肌肉萎缩，严重影响ADL及步行、排尿障碍，甚而发生截瘫或四肢不全瘫。治疗需排除静态压迫及动态不自主运动两种因素，首先行手足徐动肌的减张技术，术后进行颈部肌肉强化训练之后，确认肌松解术后安静时不随意运动减少至20~40%，而随意运动获得80%左右时，说明已达到了肌松解术的效果，此时即可进行脊髓减压椎管扩大术及脊柱稳定的手术。

1. 手术原理 肌松解术的原理是根据人体肌肉大部分为长的多关节肌与短的单关节肌，其中单关节肌为支撑体重的抗重力肌，多关节肌是与抗重力肌无关的动力推进肌。故将痉挛重的多关节肌松解术可减轻痉挛，而保留单关节肌以保持身体的稳定性，在不失去稳定性的前提下采取选择性的肌松解术，以减轻痉挛，将其用于颈部肌紧张的控制（图8-9-4-3-3、4）。

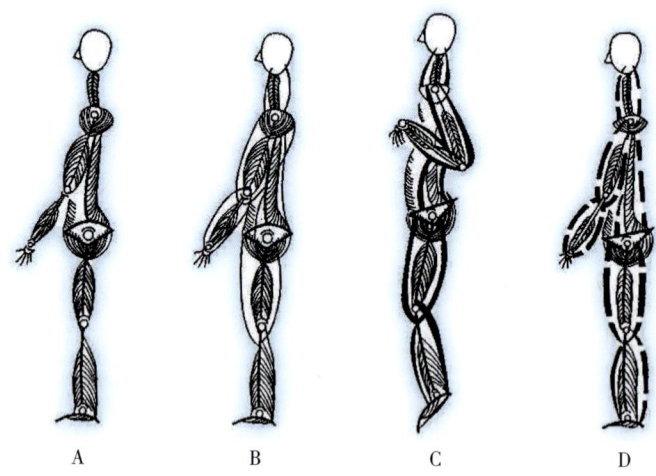

图8-9-4-3-3 体单关节肌与多关节肌动态示意图（A~D）
A.单关节肌是抗重力肌，保持身体立位；B.人体单关节肌与多关节肌并存；
C.脑瘫多关节肌亢进、痉挛、变形；D.多关节肌选择性松解使痉挛减弱

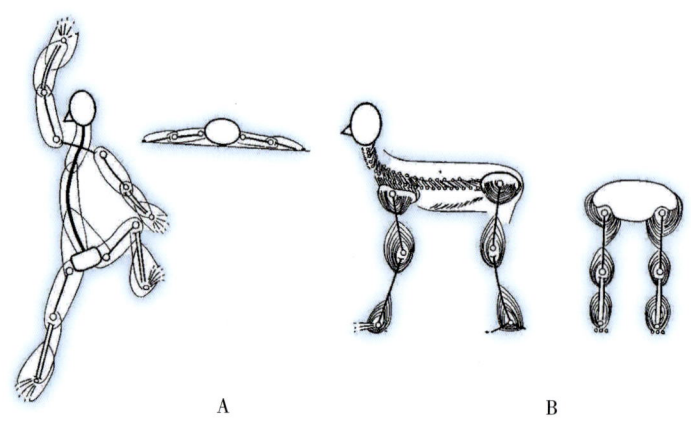

图8-9-4-3-4 单关节肌与多关节肌的差异示意图（A、B）
A.多关节性动力推动肌；B.单关节性抗重力肌

2. 手术方法

（1）上项线上方与左右乳突冠状线相连处切皮，剥离两侧乳突附着诸肌；

（2）乳突皮切，向前剥离头夹肌，切断胸锁乳突肌起始部，切断头最长肌，颈最长肌、头夹肌及肩胛举肌等（图8-9-4-3-5）；

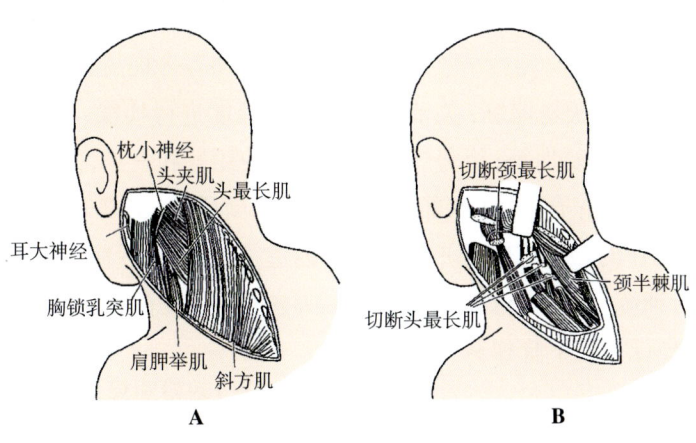

图8-9-4-3-5　选择性肌松解术示意图（A、B）
A.显露胸锁乳突肌、斜方肌、头夹肌、头最长肌与肩胛举肌展开；B.将头最长肌及颈最长肌横形切断

（3）松解两侧胸锁乳突肌下方，于椎管扩大时将两侧斜方肌、头半棘肌由枕骨，头夹肌由棘突松解，原位松弛缝合。

（4）先延长两侧胸锁乳突肌下方，椎管扩大时将两侧斜方肌、头半棘肌由枕骨松解，将头夹肌由棘突松解，游离放置。

颈部选择性手足徐动肌松解术、椎管扩大成形加脊椎稳定术是目前治疗手足徐动型脑瘫脊髓型颈椎病最为安全有效的方法。

三、脑瘫术后康复

（一）支具疗法

1. 目的　支具疗法亦是脑瘫有效的治疗手段之一，特别是术后，支具的使用可达到

（1）保持肢体的功能位改善运动功能，即功能训练的手段之一；

（2）支持体重与功能辅助；

（3）预防畸形及挛缩。

2. 种类　作为下肢支具，常用的有短下肢支具、长下肢支具、附有骨盆带的下肢支具；作为上肢支具，常用的有前臂、手指夹板（弹簧）；夜间用矫正支具、训练用辅助支具，这些都适用于术后的康复训练，并在以后作为实用性支具使用。

3. 禁忌病例　对痉挛性脑瘫如穿戴不适合的支具，常引起持续性肌牵张性疼痛，反而会增强痉挛和连合反应，因此在支具疗法期间要定期对支具进行检查和运动功能的评定。

4. 特殊支具　包括髋关节内旋步态的扭转（Twister）支具，利用以足跟步行为目的的下肢支具，以及手足徐动症型脑瘫所利用的铅加重式短下肢支具，对伴有震颤的手足徐动型脑瘫，通过安装在腕关节部位0.5~1.5kg的加重带，可以改善手指功能。辅助支具包括：保持坐位椅子，起立维持支具，稳定器，步行器、手杖、轮椅、残疾人用汽车、打字机，日常生活各种动作的自助具等。自助具即伤残人员自立时的必须物品，不只局限于日常生活用具及家庭环境改善的用具，还要向社会活动方面发展，以便在改善其运动功能的同时进一步提高其社会的行动能力。

（二）术后康复训练

应当认识到，手术只是为康复训练创造了条件，而康复训练是保证手术疗效的关键，SPR、骨

盆内闭孔神经切断、肌肉松解、上肢与手功能重建、足畸形矫正等术后，只有通过康复训练才能达到良好的功能效果。训练内容的重点上肢为手的功能训练，以提高ADL的能力，下肢则以行走及身体的稳定性为主。

1. 运动疗法　包括体力恢复训练：关节活动度训练；肌力和肌力功能恢复训练；姿势矫正训练；协调性恢复训练；功能综合训练（如翻身、起床、坐位及爬行基本动作的保持与变更）；平衡训练；站立行走及步行训练（应用步行如双杠步行、步行器步行、手杖步行）；上下阶梯和过障碍训练。

2. 作业疗法　中枢神经系统的成熟与感觉刺激（浅感觉、深感觉、前庭觉、视觉与听觉等）有密切关系，因此对作用于伴有感觉综合障碍的脑瘫儿的作业疗法必须加入适当的感觉刺激。依Ayres的理论对脑瘫儿要进行感觉的综合训练，通过感觉~运动模式的学习，再加上日常生活各种动作（会话、吃饭、排泄、更衣、洗脸、写字等）、游戏、体育运动，能够提高身体功能和精神功能。脑瘫儿由于动作的意识过强，引起精神紧张，增加了痉挛和不随意运动，会妨碍感觉-运动模式的学习。因此，有必要通过无意识的游戏和行动，使之掌握功能的运动模式。特别是对于偏瘫型脑瘫，通过健肢的使用，使患肢发生连合反应而逐渐提高其运动功能的水平。

随着年龄的增长，通过手工艺、娱乐、绘画及体育运动等来提高其生活自理能力，根据功能障碍的程度进行代偿、辅助手段的训练，如练习吃饭时使用匙和食具，使用电脑打字，练习穿衣、洗澡、上厕所等，提高其行动能力。手术已为康复创造了条件，术后通过康复训练来弥补与找回已失去的运动发育的年龄段。

（三）教育康复

脑瘫患儿在上小学期间应尽可能与健康儿童一起进行非分离原则的普通教育，对脑瘫儿最好不要采取"隔离养护教育"，美国残疾儿童教育法（1975）记载，"原则上，残疾儿童、健康儿童都要尽可能地一起进行教育"。

对脑瘫儿童在上学前以医学疗育为主，但在上学以后则以教育疗育为主，要从儿童成长的观点去看问题。对伴有步行障碍、精细运动障碍及语言障碍的脑瘫儿，最好是到社区内的学校去上学，通过普通班的综合教育使脑瘫儿达到了一般人对事物的理解能力，并增进他们的社会能力。

第四节　脊椎裂及脊髓拴系术后康复

一、脊椎裂术后康复概况

脊椎裂（Spina bifida）原是表现椎弓及棘突形成不全的概念，习惯上也用于表现神经管的尾端后神经孔的闭锁不全。脊椎裂即椎弓及棘突出现缺损而产生的状态，其本身虽无疾病的意义，但由缺损部脊髓神经组织脱出或受到外部牵引或压迫时则出现临床症状。脊椎裂在先天性中枢神经异常中最为多见，目前脑瘫及脊椎裂已取代往昔多见的小儿麻痹，其所占比例有逐年增多的趋势。脊椎裂可概分为囊性脊椎裂及隐性脊椎裂。经过脊髓脊膜瘤处置的脊椎裂患儿，将遗留四大难题：脑积水，运动障碍，感觉麻痹，膀胱直肠障碍。其临床表现甚多，必将影响患儿的心身发育成长。尽可能减少对患儿心身的影响即是康复治疗的最终目的。具体即步行，移动方法的确定,排泄处理的自立,给予受适当教育的场所,提高其 QOL(生存质量)。

二、运动障碍的康复与治疗(以步行问题为中心)

(一)麻痹性髋关节脱位

Sharrard 手术(将骨盆凿孔后,将髂腰肌腱穿过此孔向大粗隆移位的手术),Mustard 手术(将髂腰肌腱自骨盆前部向大粗隆移位的手术),以及内翻减旋转截骨术,骨盆截骨术,切开复位等术后都要特别注意防止其再脱位,应使用稳定器来负荷体重。

(二)足部畸形

年龄而采取松解术及腱延长、移位术或三关节固定术和距跟关节关节外固定术等,术后都要很好地使用矫形支具。

运动疗法的目的是为了获得站立及行走的功能,在努力提高现存肌力的同时,指导病人进行系统的站立和步行的功能锻炼,并使其掌握坐位平衡与站立平衡。在胸椎水平麻痹时大多不能保持坐位,而要依靠轮椅行动;在上部腰椎水平的麻痹者虽能保持坐位,在起立和步行时则需要长下肢支具,有时还需要使用骨盆带,而在第 5 腰椎以下,多有马尾神经的麻痹,但因腰方肌、髂腰肌及髋关节内收肌、股四头肌健在,尽管臀大肌、腘绳肌及臀中肌麻痹,也能很好地保持身体平衡,因而能够站立,使用叉头拐杖能够步行。此型病人在想站起来的时候,由于髋关节伸肌群不起作用,上半身向前弯曲,因此就学会了把髋关节保持在过度伸展位而采取重心线通过髋关节后方的姿势来防止上半身前屈。但是为了保持立位平衡,足部必须稳定,也就是下肢肌肉必须好用,然而几乎所有的下肢肌都受第 5 腰髓神经以下的支配,所以此型病人大多数都有足部麻痹。无论是全瘫或轻瘫都因肌力不平衡而有各式各样的挛缩或畸形,因此就需要使用短的下肢支具(如踝足支具),由于髋关节的稳定性不够理想,也常使用叉头拐杖。麻痹水平高,股四头肌病废者需要使用长下肢支具,髋关节和躯干的支撑性不良者需要使用骨盆带或脊椎固定支具。麻痹水平越高,越需要使用大的支具,而且多数病人使用支具的同时还要用叉头拐杖。为了获得充分的步行能力,就必须耐心地进行功能训练。

三、排尿障碍的康复与治疗

排尿障碍(失禁)是由神经性膀胱引起的,所以可因脊椎裂部位和神经障碍程度而有所不同的表现形式。当骶髓以上的中枢发生障碍时,膀胱虽有反射性收缩,但由于失去来自中枢的控制,膀胱括约肌即发生不规则性的紧张和松弛,因而就不能顺利地排尿,或者呈持续性紧张而引起尿闭,即所谓核上性神经性膀胱(痉挛性膀胱)。如病变部位在骶髓以下,则膀胱和骨盆底肌群全不能收缩,即出现核下性神经性膀胱(张力缺乏性膀胱或弛缓性膀胱),当膀胱内有一定尿量时尿即从尿道口溢出而呈现典型的尿失禁。当有尿失禁时容易出现残尿,残尿达到一定程度以上就成为细菌的滋生地,同时就会引起输尿管反流和扩张、尿路结石形成、尿闭、肾盂积水,以及肾盂肾炎等上部尿路感染,有引起肾衰的危险。对于尿路障碍应定期地(即便无异常也要每年一次)进行尿检查(浊度、PH、细菌、红、白细胞等)、血液检查(非蛋白氮、尿素氮、肌酸酐等)以及静脉肾盂造影(IVP),以证实有无尿路感染及其程度以及肾功能是否正常。

尿路障碍的处理:对于核下性神经源性膀胱引起的尿失禁,应指导其母亲做 Crede 法用手压排尿。排尿次数是白天各个年龄都是 1~1.5h 做一次排尿。对于核上性者,理想训练排尿的方法是所谓板机点排尿法,即找出其能排尿时的体位,轻叩和揉按下腹部,刺激阴茎、阴囊、阴唇和肛门周围等方法诱发排尿,但在脊椎裂时并不一定能顺利地达到目的,作为残尿的确实处理办法,如果 Crede 法不理想时,还有用间歇性自我导尿法。应该 1 天数次自己插入导尿管排出残尿。如果 1 天只做 1 次,相反,却有引起感染的危险。

经过以上处理仍然不能防止感染,经常发生急性炎症,或者引起输尿管和肾盂扩张时,就有发生肾功能障碍的危险,因此有时需要做各种变更尿路的手术。也有为了处理残尿和尿失禁两个目的而使用留置导尿管的。对于尿失禁也可使用各种集尿器。

尿路病变的诊断和处理应由泌尿科进行,但是对于日常的尿路管理方法,凡是管理脊椎裂的人们都应该有充分的了解,尤其对患儿母亲进行具体的指导是非常重要的。

关于抗生素,决不可轻率地使用,其基本方针是仅用于急性炎症,对于慢性炎症则应增加饮水量,使排尿通畅,防止发生残尿,乱用抗生素易产生耐药菌反而不好处理。至于大便的排泄,应养成每天排便 1~2 次的习惯。

四、脑积水的治疗与康复

脑积水的处理办法是对发病机制明确者应早期施行脑室腹膜分流术(V-P shunt)。尤其对于有脑脊液溢出者应在生后 24h 内整复和关闭脑脊膜脊髓膨出。不少病例在整复之后的早期就出现脑积水,继之则需要施行脑室腹膜分流术。膨出整复后到施行分流术之间的时间间隔是很重要的问题,如果长期放置就难免发生脑积水。近年来由于脑神经外科技术的进展,已很少有像以前那样的高度脑积水及其引起的智力低下、嗅觉不良和视力障碍或眼震、乱视等病人。但是对于已做脑室腹膜分流术的病人也要经常注意有无脑压亢进的发生。

已经发生脑积水的病人可能并发中枢神经障碍,如运动失调、智力障碍以及大小便失禁等即所谓的额叶病变综合征。有的脊椎裂病例从其麻痹水平来看,认为当然能站立和步行,但却做不到这一点;有的便失禁的病例,除了脊椎裂水平所致之外,可能还有中枢性原因。

脑积水的治疗通常行脑室腹膜分流术,分流管将终生需要。有时因其功能障碍而引起头痛、呕吐、意识障碍等颅压增高症状,要定期复查以及头部 CT 检查。

Shunt 手术可防止其智力低下,关于智力指数则语言指数较动作指数高。虽然指数高,但理解力、记忆力差,健忘十分严重,关于导尿管的程序,怎么教也记不住,常因不会整理、整顿的能力均甚差(特别是自己身边事物的能力)而受到批评,要反复耐心指导十分重要。

五、脊椎裂儿童的教育康复

康复的对象是"残障",即有障碍的人。障碍可为三个层次即功能障碍(impairment)、能力障碍(disability)、社会上的不利(handicap)。但是上述三个层次又相互影响、重叠,将三个层次明确划分又很困难。

社会上的不利指作为社会一员,参与社会生活上的不便,如进幼儿园、学校的困难,对工作、结婚的障碍,经济上的问题等。社会不利不仅对脊椎裂患儿而且对家庭、社会都将造成很大的影响。

一般情况是由脑外科、骨科、泌尿科等有关临床科室先对身体缺陷的障碍功能进行治疗,取得一定成果之后再对能力障碍及社会不利(主要是就学问题)进行相对处理,即发挥康复治疗的作用。

对于身体障碍较大的脊椎裂儿童,其教育对于社会的提高、生存质量(QOL)的充实有重要意义。入学后的脊椎裂患儿也多需要继续功能训练,80% 的脊椎裂儿童可以在普通学年级就学,当然各地区尚有所区别。

六、脊髓拴系综合征术后康复

脊椎裂病例在自然生长过程中由于脊椎裂部位与脊髓圆锥等相粘连,随年龄的增长使脊髓受到牵拉而出现脊髓症状者谓脊髓拴系综合征。

原发性脊髓拴系综合征指脊髓低位及肥厚的终丝伴有脂肪瘤、类上皮瘤、脊髓纵裂、终丝紧张、腰骶部脂肪瘤、脊膜膨出、皮窦、尾骨囊肿、单纯索状物牵引等。

脊髓拴系患儿在站立期及青春期多因下肢肌力低下、感觉障碍、脊柱畸形(侧弯)、下肢畸形(足内翻、外翻、弓形足、一侧或两侧足萎缩)、下肢运动麻痹(痉挛性)等引起步行障碍而来骨科就诊或因尿失禁而就医于泌尿科。对终丝紧张者行终丝切断,对脂肪瘤所致者主张早期手术,以促进其正常发育和防止畸形的进展。对脊髓纵裂者则手术切除中隔的骨棘,外伤后脊髓栓系因脊髓损伤或手术后脊髓组织与蛛网膜、硬膜牢固地瘢痕性粘连,而使近端正常脊髓被牵向远侧而呈固定状态,症状类似外伤后脊髓空洞症,但无感觉分离现象、躯干、颈部运动时疼痛加重为其特征,治疗采取椎弓切除,切除脊髓被绞轧部分的瘢痕,如为不全瘫则切除并剥离瘢痕粘连,使脊髓获得移动性,手术要在手术显微镜下进行。

术后康复按脊椎裂术后康复处理,主要是运动障碍的康复治疗及排尿障碍(失禁)的康复。

第五节　脊髓损伤的术后康复

一、概述

现代医学并不是仅以治疗一个脏器和单一疾病为目的,而是对患者进行人与社会的全面治疗。医学的进步不仅仅是治病救人,而且要提高人们的生活质量。康复医学亦是继发障碍(残疾)的预防医学,如能遵照康复医学的要求和程序进行严格的康复和功能训练,则可防止一系列并发症的发生,对延长患者的生命将起巨大作用。被尊为脊髓损伤之父的 Guttmann 在阐述脊髓损伤治疗的基本概念时提出"脊髓损伤的治疗要从早期开始在专科医院进行综合治疗",即以"治疗小组(team work)"的形式进行全面的治疗,而且"脊髓损伤的治疗从早期就要有康复意识",从这两点就足以看出在脊髓损伤的治疗中康复的重要性。而且 Guttmann 还教导过:"丧失的功能不可逆转,但要使尚存的功能得到最大的发挥",这句话应成为康复工作者的座右铭。医疗康复的对象主要是住院的脊髓损伤患者。

二、脊髓损伤功能恢复训练中的物理治疗

脊髓损伤患者功能恢复训练中的物理治疗和作业治疗,如同轮椅的两个轮子。在物理治疗中,运动疗法所占比重最大。近年来,世界各国脊髓损伤的康复,因受 Guttmann 的影响,增设了物理治疗与作业治疗,废除了过去以理疗为主,而改为以运动疗法为重点的功能训练方法,在这里不要把物理治疗理解为理疗,并把理疗误认为康复。物理治疗是以运动疗法为主体,其中还包括有水疗、理疗、牵引、按摩以及运动疗法辅助用具的使用等。

脊髓损伤物理治疗的首要目的是使独立完成日常生活活动的能力达到最高水平,这种独立将成为脊髓损伤患者重返社会的重要环节。物理治疗护士主要是对脊髓损伤患者进行医学功

能方面的指导和训练，主要包括床上、身体功能训练，日常生活动作训练，轮椅驾驶及操作训练，住房改造指导等非常广泛的内容，并且涉及患者回家后生活上有着重大影响的部分。

（一）急性期的床边康复

脊髓损伤的急性期一般指伤后8周内，急性脊髓损伤早期处理的原则是：在脊柱骨折脱位的处理中，由于伤后脊柱的序列和稳定性受到破坏而极易损伤脊髓，因此，早期处理脊柱骨折脱位时必须做到不加重脊髓损伤，而且防止压疮的发生，恢复脊柱的稳定性和生理活动度，防止关节挛缩以便早期生活自立。

物理治疗应早期在床边开始实施，但要注意保持脊柱的稳定性，即使做了内固定和外固定，也不可粗心大意。

1. 床边运动疗法　床边运动疗法的目的如下

（1）预防关节挛缩的发生及治疗　为防止关节挛缩，徒手对截瘫部位的大关节进行被动活动，动作缓慢并且要活动充分，每日一次。被动活动不要增加脊柱的负担及对其稳定性造成不良的影响，这个限度必须明确掌握。床边训练的同时要注意避免发生瘫痪部位的骨折。瘫痪部位内的长管骨在伤后2个月后即出现骨质疏松，在床边轻微的被动活动和翻身，即可造成病理性骨折，有些病例在出现异常活动和肿胀后才引起注意，因此，在床边被动训练时，应对患者的骨质疏松及其程度做到心中有数。

（2）残存肌力的维持和增加　截瘫患者双下肢功能丧失，所以要用双上肢的功能来代偿。因此，上肢和躯干的肌肉不但要防止萎缩，而且要锻炼出比健康人还强健的肌力，Guttmann曾这样说过，"脚不行了用手走"。因此，卧床期间的早期进行的床边运动中就要包括利用哑铃、拉力器等的上肢肌力增强的训练。

2. 瘫痪部位残存肌力强化的顺序　首先以主动运动来增强残存较弱的肌力，能够主动运动之后，再加上阻力，以提高肌力，必要时可使用滑车和重锤等器械。四肢瘫患者训练背阔肌非常重要，由于此肌受$C_{6\sim 8}$神经支配，因此，低位颈髓损伤时该肌的肌力亦残存且达到腰部，对其进行强化训练则可保持坐位和躯干的平衡，而且手指肌力的增强可用抓网球来训练，L_2以下的截瘫因为在以后的步行训练中腰方肌是提伸骨盆的肌肉，因此有必要强化。

在脊柱稳定性恢复之后则进入保持坐位的床边训练，此时短期内可应用颈椎、胸腰椎支具。四肢瘫患者则要使用带有关节的折叠床，使之角度不断升高，但要注意体位性低血压的发生。

（二）离床期康复

1. 垫上训练　当患者脊柱损伤稳定，能保持坐位，便可到功能训练室（即物理治疗室）训练。

（1）坐位保持训练　瘫痪患者宜从直腿坐位、椅坐位开始训练坐位平衡的能力。截瘫患者由卧位改变为坐位较容易，双手在后方交替支撑，直腿坐位时双手举向前方、两侧以及上方以保持平衡。哑铃练习、捕捉大球练习，以进行动态平衡的训练。脊髓损伤者平衡感觉丧失较重，首先面对镜子以视觉找感觉进行平衡训练，进一步行闭眼静态平衡训练。

四肢瘫患者由卧位到坐位，最初需要帮助或辅助器具，C_6以下能独立坐，C_5需器具辅助，C_4以上则需全面辅助。辅助器具包括可调床、靠背、头上床的吊带、侧方轨道吊带、床档、绳梯等等。$C_{4\sim 5}$损伤保持坐位必须靠背。

（2）垫上移动训练　垫上的直腿坐位移动训练，首先必须用双手支撑抬起臀部，因此首先必须利用支撑台加强手指肌力增强的训练，待练好后去掉支撑台，截瘫患者先开始向后方移动训练，因这比向前移动容易一些，待手指肌力增强后再行向前移动的训练，由易到难。

（3）卧床翻身训练　不能自己保持坐位的四肢瘫患者中，C_6以上者不能独立翻身，C_4需全面辅助，C_5 多需辅助器具且多需辅助，因 C_6 大多能独立翻身，故翻身训练很有必要。利用上肢的对角旋转运动模式，左右上肢反复向对侧运动进行训练。

2. 斜台立位保持训练 斜台起立位保持训练（图 8-9-4-5-1）适于 T_6 以上高位截瘫及四肢瘫病人，由于血管的交感神经系统广泛麻痹，起立位造成血液在下肢及腹部脏器内贮留，致脑循环血流量急剧减少而出现急剧的起立性低血压，应予以重视，多于伤后 10 周出现。保持起立位训练旨在防止尿路结石，调节全身状态，防止瘫痪部位长管状骨的骨质疏松，摆脱卧床不起的状态。能保持坐位后，即去训练室训练，开始时要按循序渐进的方式逐步起立的程序进行。

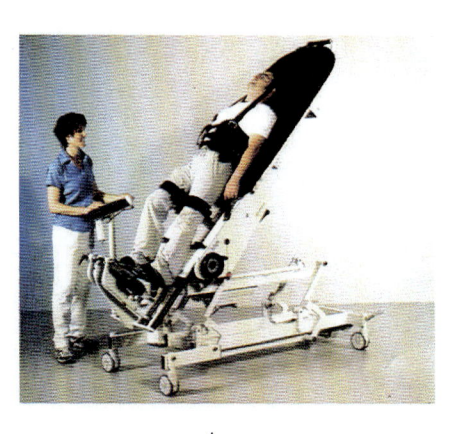
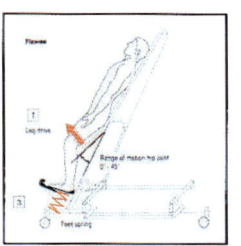
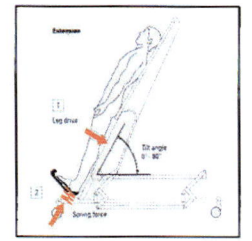

图 8-9-4-5-1 斜台立位保持训练（A、B）
A. 操作中；B. 示意图

3. 轮椅训练

（1）移动训练 截瘫和四肢瘫患者，为了更好地使用轮椅，首先应进行从床到轮椅及从轮椅到床的训练，当能自立做到后，再进行轮椅与便盆、浴缸及汽车之间逐渐扩大的移动训练，使轮椅成为自己的"腿"。

（2）轮椅的操作训练 轮椅行走操作在 C_4 节段受累者是不可能的，C_5 部分可能，但灵活性差，无实用意义。$C_{4,5}$ 一般用电动轮椅，C_6 以下实用性增加，但四肢瘫，为了防滑可在驱动轮（扶轮）处缠上薄橡胶制品以增大摩擦，并戴手套，以小鱼际与手摩擦驱动驱动轮。C_5 损伤的患者，能利用肱二头肌肌力，故可从后向上转动驱动轮，C_6 以下损伤的患者，能利用肱三头肌可从上向前下方转动。在训练过程中，四肢瘫患者平路行走有实用价值。截瘫患者可在协助者帮助下进行爬坡、越沟、抬前脚轮，走不平地面及乘用自动升降扶梯等，然后再独自进行轮椅操作的训练，如进行爬坡和牵引重量训练，以增强肌力。

（3）轮椅训练不要忘记预防压疮的支撑动作的训练。坐在轮椅上很容易发生压疮，Guttmann 指出，无压迫的地方即无压疮，鼓励病人每 15min 行一次支撑动作以减少压迫，并用 10cm 厚的泡沫软垫，在其开始使用轮椅时即严加训练，定时作支撑动作以防止压疮，以后自然就养成做支撑动作的习惯了（图 8-9-4-5-2）。

肱三头肌有功能者要充分训练在轮椅上的支撑动作，肱三头肌无功能，C_5 以上者自己不能支撑，必须有人辅助进行支撑。电动轮椅上有斜背靠椅，可将靠背放倒，使受压的坐骨部的位置改变，虽不充分，也可起到支撑作用。

肱三头肌肌力不足的四肢瘫者可按下列四

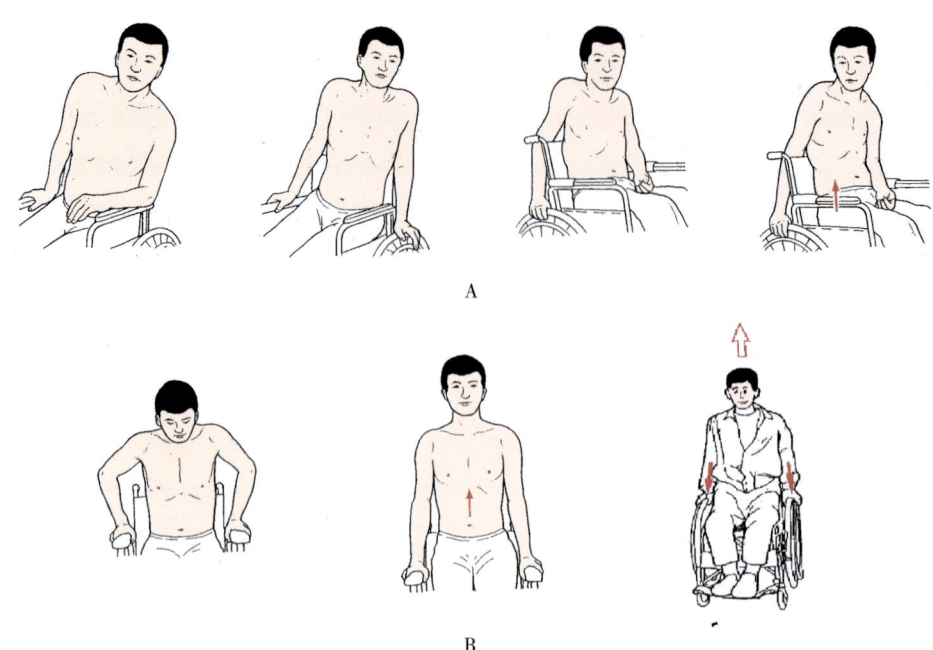

图8-9-4-5-2 轮椅上支撑运动训练示意图（A、B）

A. 颈髓损伤患者轮椅上的支撑动作；B. 在轮椅上臀部的减压动作：指导截瘫患者每15~20分钟做10秒左右的提起臀部动作

种方法进行：

① 双手放在扶轮上或座位上，前臂外旋，肘伸展位，以两肩下降的肌肉（斜方肌下部，C_{3-4}），将臀部提起；

② 一侧交替减压法，一侧屈肘至扶手上，另侧肘伸展位，伸展肘在后方以手起重将同侧臀部提起，双侧交替进行；

③ 一只手把住握把，另手向扶手上倾斜，猛力将上身和头尽量前屈，使坐骨被压迫的部位前移的向前倾斜减压法；

④ 猛力将上身后伸或协助者将轮椅后倾，亦可改变压迫部位。

4. 步行训练 步行训练顺序即平行杠步行，平行杠内拐杖步行，双拐步行的应用动作。平行杠步行练习前要用下肢支具，拐杖步行前应给予适当的拐杖。脊髓损伤患者实用性步行方法，既安全又实用，速度可达正常人的89m/min。步行训练达不到实用性步行时，多数患者也就只好依靠轮椅了。对有动作但尚不够实用者予以步行训练，而对已具有实用性者则予以更加灵活的功能性步行训练。步行姿势近于健康者，其摆动步行训练速度可达59~75 m/min，接下去是两点步行，其实用性较高。

略去无实用性的步行训练，为缩短住院时间，在入院期间集中进行轮椅训练。尽管国内外均有人如此主张，但当今社会对患者来说实用性步行能力的行走必定比轮椅更方便有利。步行训练首先以能行走为目的，达到后再进一步进行实用性步行（功能性步行）的训练。因此，在训练时可将病人分为两组，一组以轮椅训练为中心，兼训练其获得行走能力（非实用性），另组以步行训练与轮椅训练并列进行。

英国国立脊髓损伤中心的经验是：T_{10}以下损伤可以练习实用性步行，T_9以上的损伤只能进行站立训练。日本赤津认为，T_{10}以下损伤可以摆动步行，也有人认为是在$T_{12}~L_1$。

（1）平行杠步行 首先为防止膝关节屈曲，应用支架或石膏夹板和弹力带将双侧膝关节固定，将轮椅靠近平行杠一端，将座位前移，双手握住平行杠近端，用力将身体撑起，在平行杠间保持站立位，两足两手的位置与身体重心取得平衡，并逐渐松开双手，练习站立平衡。

在平衡杠内上身前后倾,同时改变双手前后位置,如损伤在 T_5 以下通常都可以做到,然后练习双手握杠支撑身体,上身前倾,臀部向后上方抬,两足提起。单手松开,双手松开均能在平行杠内站立,证明平衡练习已成功,可进一步平行杠内的步行训练。

平行杠内的步行姿势与双拐(腋杖)步行一样,截瘫病人依四点移动、交替移动、同时移动、小幅(摆至)四点步行,最后大幅(摆过)二点移动的顺序进行训练。腰方肌是主要上提骨盆的肌肉(T_{12}~L_2),如该肌无功能,则变成拖地步行。如果有功能则足可离地,或四点步行或二点步行。

摆至步(小幅)步行时是,前方的双手将体重承担后,同时利用惯性将臀部上台,双足离地,放在双手之前方地面,双足触地之同时,双手即再向前扶杠。摆过步(大幅)步行时,猛用力将体重放于前方双手支撑,双足离地,向前大幅度摆动,上身和髋关节如弓一样,然后待落地时双手再大幅向前抓握平行杠,重复进行。

(2) 平行杠内腋杖步行及平行杠外保持腋杖立位平衡 当平衡掌握较好并能在平行杠内步行后可行拐杖步行。拐杖要与个体相适应,且在下肢着用支具下进行。

拐杖步行训练,初期要防止病人在平长杠内摔倒,当拐杖站立位平衡较好时,可在平行杠外行平衡训练。这种训练早期靠在墙壁边上进行,靠墙练习。把拐杖放在前方、侧方、后方支撑以练习各种位置的平衡。平衡获得后可离开墙壁持拐用在平行杠中所学的步态进行平衡训练。

(三)离床期的物理治疗

伤后 8~12 周开始,为对脊柱荷重的开始期,此时数周内颈椎要着用硬领、躯干要着用支具等进行保护。离床前期是为离床进行坐位训练等正式训练前的准备,离床后期要进行正式训练及出院、运动及回归社会前的各种训练。

1. 离床前期 于此期开始,康复治疗时最重要的是,与急性期相同,不得加重骨损伤部位的疼痛及感觉异常。

(1) 血管运动神经调节的重建 患者长期卧床及瘫痪使肌张力低下而出现自主神经障碍所致的体位性低血压,尤其是第5胸髓以上损伤时,因内脏大神经断离致血管运动神经麻痹而出现顽固的低血压综合征,其症状有冷汗、眩晕、颜面苍白、耳鸣、昏厥、呼吸困难等。因此,四肢瘫时如何能及早控制此综合征,对以后的康复训练是非常重要的。对策为:立即改变体位(图 8-9-4-5-3),此外平时训练中应注意以下几点:

① 渐增的坐位、立位训练;

② 与深呼吸训练的同时进行上肢上举运动对于促进腹部、下肢静脉回流有益;

③ 使用腹带;

④ 下肢使用弹力绷带;

⑤ 下肢按摩。

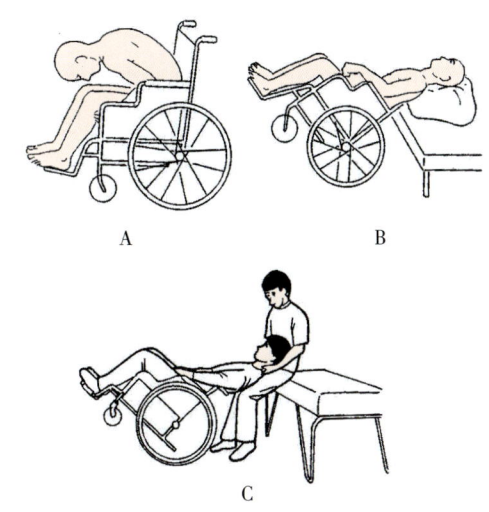

图8-9-4-5-3 体位性低血压应急处理示意图(A~C)
A.改变体位之一; B.改变体位之二; C.改变体位之三

(2) 姿势感觉的重建 脊髓损伤时,不仅损伤平面以下四肢、躯干肌肉,浅表及深部感觉丧失,姿势-运动感觉亦消失。尤其 T_{12} 以上的损伤时,因髋关节以下的姿势感觉消失,立位平衡困难。颈髓损伤时则坐位平衡困难。

① 姿势感觉重建的方法

a. 令患者渐增地调整上肢的支持,进行坐位平衡训练；

  b. 令肩外旋、伸展、前臂旋后；以肘伸展锁住来支持（肱三头肌瘫）。

  c. 直腿坐位（长坐位）的平衡训练；

  d. 盘腿坐位，利用大气球控制上肢及躯干；

  e. 由头上给予压力，令患者挺颈，伸展脊柱。

  ② 坐位平衡训练的实施办法

  a. 利用姿势镜的训练　可取得视觉-运动-反馈效果，要以渐增的坐位平衡训练方式进行。首先，C_6 以上因肱三头肌瘫痪，要以肩外旋、前臂旋后、腕背屈、掌指关节（MP）伸展，近端指间关节（PIP）、远端指间关节（DIP）屈曲位于骨盆两侧支撑、锁住。要获得上述技巧，肘关节可用空气式夹板支撑进行上肢坐位控制训练。继之两上肢置膝上，逐渐一侧上肢上举、两侧上肢上举、头部前后屈及旋转进行练习。两侧上肢同时上举时要预防向前跌倒，应采取头部、躯干向后方倾斜的姿势与两上肢上举取得协调是十分重要的。

  b. 利用本体感觉神经肌肉促通术（PNF）　由头顶施以压力，令患者同时伸展脊柱，于肩胛带施以抵抗负荷，采取节律性的稳定。坐位应用 PNF 对于获得平衡、脊柱序列的矫正、肩胛带周围肌力强化颇为有益。

  c. 应用腹带训练　其可增强躯干的固定作用。

  d. 跌倒训练　在垫上直腿坐位进行跌倒训练十分重要，借此截瘫者获得上肢保护伸展反应，四肢瘫者获得以头部或肘部的防卫反应。

  应以上述要领进行渐增的平衡训练，最终达到掌握座位或轮椅上捕捉气球、皮球、顶球等动态平衡。

  2. 离床后期　此时期几乎日间均在轮椅上渡过，骨损伤已稳定，应将动态活动计划列入康复项目之中。

  （1）强化残存肌力及确立代偿功能　因脊髓损伤而丧失的功能，可通过残存能力的强化，使之重新获得应用的代偿功能，尤其四肢瘫者要重视其功能性动作及日常生活动作（ADL）有关的动作，现就关节活动范围（ROM）及肌力强化训练叙述如下。

  ① 关节活动训练：因麻痹纵然肌力受到一定程度的影响，仍可获得充分的关节活动性及柔软性，可利用杠杆作用等力学原理而提高代偿功能动作。

  四肢瘫时头、颈部的屈伸与旋转，躯干的屈伸与旋转，肩的屈伸、水平内收、外展、旋转，肘的屈伸，腕的背屈活动等十分重要。下肢的髋屈曲、外展及膝屈伸的活动则十分重要。尤其为获得头、颈部的活动，当证明骨损伤已治愈后，应重视对角旋转模式上的被动、伸张运动。

  截瘫时为今后站立位及步行所必需的髋伸展，及由床上移动到轮椅和支具着用所必需的膝伸展位上的髋屈曲活动，是十分重要的。

  ② 肌力强化训练：实施肌力强化之际，重要的是正确的肌力评估。四肢瘫时下述肌肉的评估最为重要，即颈部周围肌群、斜方肌、阔背肌、前锯肌、胸大肌、肱二头肌、肱三头肌、肱桡肌及长、短桡侧伸腕肌；截瘫时背肌、腹肌、髂腰肌、腰方肌、股四头肌的评估最为重要，还要注意左右差异，同一平面损伤也有个体差异，要正确判定残存肌力再设计肌力强化程序。尤其四肢瘫时残存关键肌肉的 TDBE 机制及 PTSL 机制很重要。TDBE 机制即 trapezius（斜方肌）、deltoid（三角肌）、biceps（肱二头肌）、ext. carp. radialis（桡侧伸腕肌）为部分或完全残存的 C_6 水平上的关键肌。PTSL 机制为 pectoralis sternal（胸大肌胸骨部纤维）、triceps（肱三头肌）、serratus anterior（前锯肌）、latissimus dorsi（阔背肌），为 C_7 以下时的关键肌。因此，实施肌力强化时，当然要针对所有残存肌，但上述的关键肌对四肢瘫者应为中心。

  a. PNF 强化法　根据本体感觉神经肌肉促进（PNF）理论的徒手肌力强化方法：最有效的是在床上、垫上、站立台、轮椅中及平行杠内进行对头颈部、上肢、躯干的对角旋转模式的徒手抵抗运动。

  b. 利用拉力器、重锤负荷的渐增抵抗运动　利用拉力器进行渐增抵抗训练要以对角、旋转模式进行。尤其 C_6 以下时在肩内旋、肘伸展位上，使两肩胛内收、下降而强化阔背肌及胸大肌，同时进行由肩上举位的肩屈曲、内旋、内收，肘屈曲再伸展。躯干的旋转运动对床上坐起及移动时牵拉头上方绳索的动作十分重要，所以要很好指导患者获得肘伸展的代偿动作。此外，乘轮椅牵引重物或在垫上进行支撑动作，也是有效的肌力强化训练。

（2）垫上动作训练 通常是以轮椅送至训练室，进行肌力强化训练的同时开始垫上动作训练。此垫上的基本训练根据运动发展阶段及全身性模式运动而促进运动的恢复，对于获得更高位水平的动作及技巧是很重要的。

脊髓损伤者一定要靠轮椅移动的观念需要改变，根据运动恢复的不同阶段，要尽力使翻身、爬行移动、四肢爬行等移动能自力完成。

四肢瘫者要进行翻身、坐起、坐位平衡训练，支撑训练，移蹭动作，麻痹下肢的移动训练。重要的是各种方法的选择及掌握如何利用重力、惯性、离心力、杠杆作用。在宽敞的垫上进行集体训练可提高患者的士气，互相学习、探讨。四肢瘫者可进行掰腕子、抢枕头、角力等娱乐性活动而提高体能。

截瘫则以动态的支撑训练，坐位平衡训练，四肢爬训练等为中心，这些将是今后的站立、步行训练时控制骨盆及躯干的基础。

（3）轮椅动作 对脊髓损伤者，轮椅为最重要的移动手段，为了日常生活中能安全利用，要从轮椅的基本操作开始训练，要根据患者伤残障碍程度解决轮椅的处方。C_4 以上高位颈髓损伤时可用电动轮椅，其驱动操作的力源可用下颌、口、呼吸等，最近已有多功能的轮椅被开发研制出来。

C_5 以下的四肢瘫、截瘫用轮椅可有以下附件：跟套，趾套，搭板，外开式脚托板，拆装式脚托板，台式扶手，拆装式扶手，延长的制动杆，颈髓损伤用手动轮，缠上橡胶皮、波纹状或带抓手、坐垫（$1cm^2$ 压力不得超过 200g，有一定程度可动性而可移向侧方或扭曲，有通气性及吸湿性，通常用厚度为 5~10cm 的泡沫橡胶），此外尚有浮式坐垫等。C_5、C_6 时用拆装式扶手及腿托，延长制动杆，利用胶皮手套即可进行操作。轮椅的基本动作：

① 轮椅上坐位平衡训练

a. 一般原则 四肢瘫时因脊柱站立肌麻痹，要令其骨盆离开靠背移向前方，使躯干后倾保持坐位。截瘫时则可能保持良好的坐位姿势。于轮椅上进行平衡训练时，四肢瘫者尽可能不紧靠靠背，要稍稍离开进行上肢上举训练，以头顶球动作及投球动作进行训练。

b. 四肢瘫者轮椅上动态平衡训练 其一是利用海滩球的顶球动作，从不同方向投向患者，使其顶球而有利于姿势感觉的形成。其二是令患者投球、捕球的训练。

c. 对四肢瘫者指导其充分掌握对轮椅加速、减速、转动时加速度的感觉能力 因此 PT 士要将轮椅以适当的力量，迅速地向前、向后、转动，使患者与此对抗保持平衡，即掌握头颈部、上肢的反射能力。截瘫者也需要进行对急速开动、停止、转动时的躯干动态平衡训练，利用轮椅上的运动如乒乓球、篮球、射箭等颇有效。

② 轮椅各部件的操作：四肢瘫时要训练制动器（闸）的操作，扶手的装卸，手能够得着脚底板，臀部尽可能前后移蹭，截瘫者亦同样。

③ 驱动轮椅：四肢瘫者要训练轮椅前进、后退、转动时头颈部、肩、肘、手指的应用方法，并对各种手动轮，使用橡胶手套、皮手套等。

④ 轮椅上的减压动作：四肢瘫者要根据其残存肌力，有无左右差，体重，上肢长度等选择，指导其减压方法。

⑤ 转移动作：由轮椅向地面、垫、坐便器，轿车等水平方向转移动作有：

a. 直角接近法 四肢瘫及上位胸髓损伤者可给予训练，四肢瘫时轮椅高度要与床取同一高度方可；

b. 横、斜接近法　此法最为常用。

c. 其他　四肢瘫时还需要头上方的套索、滑动板等辅助。

由轮椅向床上的转移动作（前方接近法）；

由轮椅向床上的转移动作（斜接近法）；

由轮椅横向倒下的移动（斜接近法）；

由轮椅向床上的转移动作（利用头上套索）；

截瘫者由地面向轮椅的转移动作。

由轮椅向地面、浴盆等垂直方向的转移动作，通常第7颈髓以下者是可能的。由地面转移到轮椅，一般以后方接近法进行，亦可由前方攀登轮椅的接近法。

转移动作训练时不可忘记的是，要令患者确认轮椅的两个脚轮是否确实、准确的正对前方。如果有一侧对向后方或侧方时，转移动作可使轮椅突然倾向前方或左右，而使身体失去平衡，对此要予以充分指导。

⑥轮椅应用动作：应用动作有超越障碍物，前轮抬起，后轮走行，拾取地面物品，凹凸不平地面上的行走，下台阶等等。通常，轮椅能超越的高度，由前方超越为3cm左右，后轮则为6cm左右，四肢瘫者C_6以下为5cm以下。截瘫者前轮抬起与后轮行走非常重要，训练时要将垫子铺在后方地板上，或利用绳索，防止向后方摔倒时后头部受伤，轮椅应用动作即截瘫时的脚轮抬起及下阶梯的训练。此外，从轮椅转移到轿车的方法也要进行指导，C_6是可能的。

三、脊髓损伤功能恢复训练中的作业治疗

作业治疗（occupational therapy，OT）以前称为职业疗法，不太被大家所熟悉。随康复医学的发展而受到重视，目前统一称为作业治疗。

作业治疗的目标较物理治疗设计涉及范围更广，很难简单阐明其定义，可概括如下。此种治疗法是利用种种材料、工具及器械，进行有目的性和有生产性的动作和作业。即多样式的操作，在医疗管理下，有计划的区分或系统进行，目的在于心理功能的赋活，身体功能及精神功能的改善。换言之，作业治疗中所进行的动作，较物理治疗具有高层次的目的，其结果是在生产面上能创造某种物件，或在其他方面完成某种工作。例如肩关节挛缩，上肢的上举活动度受限患者，令其用锯锯断置于高处的木材。为锯断木材必须进行肩关节的前方上举，活动度逐渐得到改善的同时，其作业的结果也创造出圆形木片，可作垫物之用。这与物理治疗时用肋木对肩关节进行的前上举运动不同，这里的动作有锯木的更高层次的进行目的，且制出很多木片，这是具有生产意义的。这是最重要之处。

作业治疗是以各种作业为媒介进行训练，使残存功能得以最大限度的恢复与充分利用。作业治疗无一例外，均着眼于与颈髓损伤密切相关的损伤，并以完全损伤为重点。患者于离床期以后要积极进行日常生活动作的检查和训练，但四肢瘫患者上肢功能障碍，其作业治疗训练的难度比截瘫者要大得多。

（一）作业治疗实施步骤

1. 日常生活动作的训练　截瘫的ADL由物理治疗士，四肢瘫由作业治疗士承担训练。四肢瘫痪者ADL训练目标随损伤髓节的不同而不同。把同一髓节也要上下分开进行。

2. 自助具和手部支具的制作和配备　截瘫患者日常生活动作训练不需这些器具。四肢瘫患者日常生活动作训练，由作业的种类来决定，对障碍适用的自助具和手部协助器则是必需的。患者离床期以后即应制备适当的器具和协助器，并备带这些进行作业训练。

3. ADL与自助具（图8-9-4-5-4）

（1）饮食　四肢瘫时，需要协助和代偿手握持功能的用具很多，饮食用自助具有各种持物器或带支持把的叉子以及粗柄匙。手腕及肘部不能充分活动时，加长匙柄的长度，并附加以角度即可

得到弥补。为了固定饮食用具,可使用较重的陶瓷器皿,或一侧高易于抓住的器皿和防滑垫子。

（2）更衣　衣料应以易于穿脱,宽大、宽松易通风、有伸缩性的为好。应注意吸湿性、保温性、结实以及柔软的程度。衣服改良之处在于裤、裙均带有扣带和吊环,将长裤两肋侧缝有吊环,前边装拉链及吊钩,这样易于穿脱。将鞋与袜子缝上吊环。最重要的是反复练习掌握适合于个人的穿脱顺序。

（3）整容　用装有把持把或万能护腕将剃须刀、牙刷及梳子等固定住,就能完成这些动作。

（4）入浴　在浴室内移动时必须小心,以防造成可形成压疮等原因的创伤。因此,浴室内必须有优质材料的垫子,浴室内要铺有带吸盘的防滑橡胶垫。颈髓损伤患者因有感觉障碍,必须使用温度计及体温调节装置,以防烫伤。浴后应常规进行压疮的检查。另外,在擦洗躯体时用带圆环的毛巾及洗浴手套,以代偿握持能力的不足,并可洗刷到后背。

（5）排泄　排便动作与作业治疗士有关的是衣服的处理,集尿器及通便药的处理,完毕后打扫收拾及排便排尿的训练,移动的问题。选择最适合于个人的集尿器,为使自己能操作,留有扣带,并加长活塞柄和改成易于旋开的形式。

（6）通信及其他　包括写字用各种自助具,装有翻页的支架及腕固定支具,在万能护腕上插柄进行电子游戏及拨电话。

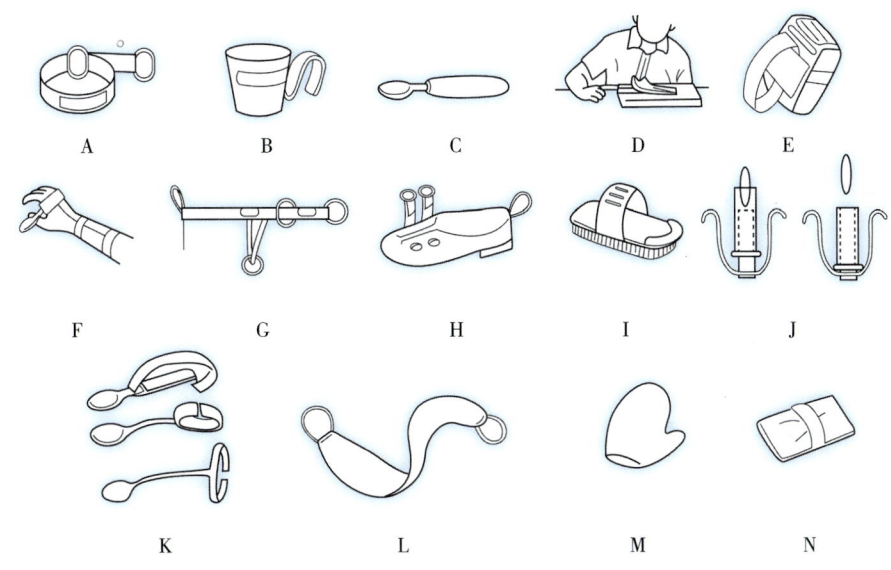

图8-9-4-5-4　自助具举例示意图（A~N）

A.万能袖带；B.有握把的杯；C.粗柄勺；D.带有把手的指甲剪；E.带有把手的电动剃须刀；F.装在支具上的勺；G.带有尼龙扣带与环的裤带拉链；H.带有环和扣带的鞋；I.带把手的刷子；J.坐药插入器；K.带把手的勺；L.带环毛巾；M.浴用手套；N.带把手毛巾

（二）颈髓损伤的作业治疗

1. 四肢瘫患者作业治疗的渐进方式

（1）一般要求　床边作业治疗旨在最低限度日常生活动作的确立和心理维持。手部夹板主要防止挛缩畸形为主的静止夹板。离床期以后上肢功能可客观地掌握和评估,作业的具体训练就开始了。

（2）脊髓损伤的部位　视受损节段不同,计划亦不同：

① C_4：轮椅坐位的耐受性,如果能在斜台（站立台）上站立保持了30min,则认为可能获得坐位的耐受性,可在靠背轮椅上延长坐位时间。因为床上头上方的框架有碍训练,故可拆除。把病人

由床移至轮椅上,为节省完全辅助的人力,可使用升降机。C_4损伤时仅口与头能进行随意运动,通过使用口棒的作业进行颈的控制及对肌肉的强化。用口写字实用性小,较实用的是训练用口操作的电脑打字,床旁要备口舌操作的环境控制装置。予病人以电动轮椅,并教会其使用下颚操作,进行电动轮椅行走训练。

② C_5:C_5损伤时能进行肩的运动及屈肘,而手腕及手指却不能活动,因此需使用腕关节保持在良好位置的固定支具。当肌力减弱抬腕障碍时,也可使用支撑腕部的前臂悬挂装置及可动的前臂支持装置。床旁安装头上方拉带,移动时可用手抓扶以减少辅助量,但不要妨碍辅助。可使用升降机,床旁设置环境控制装置灵活运用BFO(球承进食支具)。当转移至轮椅上时,可将BFO装置在轮椅上。一般用电动轮椅,但多将操纵杆加以改良。

手部辅助器,首先用上翘性夹板及长对掌夹板,同时安装相应的自助具。检查能做到的动作,并按不同目的给予不同的自助具,如能使用齿轮型手杖夹板则能抓握东西。C_4、C_5脊髓损伤的患者在欧美有用电动轮椅上的电源使用电动支具。

③ C_6:这个水平的损伤比C_5以上要好得多,一些日常生活动作除更衣、沐浴、大小便外都可以完成。因腕部可背屈,故用腕背屈把持夹板手指部分完成抓握动作,可利用腕背屈时手指屈曲而握持极轻的物体,由此可进行伸腕肌的强化训练及抓握物体的训练。为使把持动作更确实,更持久,可利用腕关节驱动支具等各种支具。

轮椅可在室内走动,很实用。驱动轮上要有橡胶、手戴手套,防止滑脱。床上安装头上框架可自行移动,或用滑动板减少辅助量。C_6下位损伤者有的能开汽车,这种脊髓损伤利用腱的固定作用可用示指夹轻的物品。

④ C_7:可伸肘,支撑动作无需辅助,可自行移动。腕可随意掌屈及随意活动,掌指关节可伸展,但手指动作困难,用短对掌夹板则手指功能大有改善,空手亦有很多代偿动作,但入浴、排便仍要辅助。一般都能驾车。

⑤ C_8:因手指肌肉活动尚好,故可较紧地把持和抓住物体。一般的动作都不需辅助,日常生活动作的能力与截瘫者差不多。一般多能驾车和进行轮椅体育运动。

(3)酌情处理 如上所述,要仔细考虑不同的损伤水平,用什么样的辅助器具,行什么样的作业训练,逐渐地深入。简单的游戏、手工艺、织物、陶艺作业都是常进行的作业训练方式。此外,写字训练,对C_6以下的损伤者一定要积极进行。不能写字者,就应训练其用不同的方式用打字机打字,可用RIC型把握支具(芝加哥康复中心利用腕关节伸腕肌肌力体内力源制作的热塑性手的矫形器)训练写字。

2. 家务动作训练 家务是康复的重要目标之一。当步入准备回归家庭阶段时,针对需要必须开始家务动作作业治疗的训练。

(1)C_8以下的损伤 因握、横抓均能完成,只要准备好轮椅用水池及烹调台等,几乎不用自助具就能完成家务活动。

(2)C_7以上损伤 手指肌力全无,使用带固定带的菜刀及削皮器、万能烹调器、防滑垫子、带钉菜板进行削皮、切、煮、烧、炒、拿来、送出等一系列训练。即使对家务完全断绝念头的人,随着一个个家务作业的完成,自信必然得到恢复,从部分到全面承担家务,渐渐也就习惯了。

(三)截瘫的作业治疗

四肢瘫患者作业治疗是从日常生活动作及一些身边动作的自立开始,并建立持续保持坐位为目标,并重视患者心理自信的恢复,而截瘫患者在此基础上还要进行残存肌力增加的作业治疗的训练。作业的种类繁多,坐位能进行的如手压黏土粉碎器、拉锯、木工、铁器工、锤的使用、以及皮革作业、缝纫、陶艺等等。家庭主妇,可训练其做饭、洗衣、扫除、手工艺、编织、裁剪等。要把必要性和患者兴趣对立统一起来,老年人可训练园艺作业。

步行无实用性的截瘫患者,也要在站立作业台前游戏或站立训练每日一次。年轻人有必要进行轮椅体育运动训练,因为他们可进行所有的轮椅运动比赛。

(四)驾驶汽车的训练

在先进国家,截瘫患者的汽车驾驶训练已成为康复治疗上的必修课。

即使对四肢瘫者,只要单手能旋转方向盘,也有很大可能驾驶汽车,同时也成为巨大心理进步的阶梯,加速器及刹车制动器,以手动装置代替脚动系统,通常采用左手控制。

康复的最终目标是使患者从医院或康复设施中解脱出来,重新回到家庭和职业中,重新回到社会获得新的生活。但脊髓损伤者,尤其是高位颈髓损伤者,实现以上目标尚面临许多问题。

要解决这些问题,不仅患者要有所意愿,还要有家属和社会福利部门的协助,为了使用日常生活活动自立度提高和改善生活环境,尚需大力开发和普及自助具及福利设施,以扩大充实福利事业,最适宜于脊髓损伤者的是在家就业的道路,即在患者自己家里从事一些脑力或轻体力劳动。

四、脊髓损伤功能训练中的动作训练

动作训练应尽早开始。伤后尚不能来训练室时,应在床边开始进行动作训练。

动作训练要达到的目标,在伤后与回归社会之前的内容有所不同。一般将伤后脊椎骨折脱位治疗的卧床期称为急性期,身边的活动能自立时的训练为离床期,设计好出院后的生活而进行训练为社会回归准备期。各期动作训练所要达到的目标必须是具体的,并必须使患者明确和理解。伤后各期应进行的康复训练如表8-9-4-5-1。

表8-9-4-5-1 伤后各期动作训练应达到的目标

动作训练	急 性 期	离 床 期	社 会 回 归 准 备 期
关节活动范围训练	正常活动范围的维持注意软组织的损伤	扩大活动范围有必要进行被动训练	瘫痪部位自己被动运动的指导
肌力强化	不影响受伤部位的程度	积极的强化	通过运动进行强化等
起坐动作	从支撑动作开始	获得最大的支撑动作及起坐动作乘坐轮椅的时间延长	可整天乘坐轮椅进行坐位的职业训练
移动动作	完全协助(3人→2人→1人协助)	从协助到自立从轮椅到床的自立家属可协助	向便所、床、汽车的转移,对家属协助转移的指导
轮椅驱动		医院内的独立驱动减压动作的掌握	阶梯、斜坡、户外驱动运动活动
立位步行		从站立训练台开始移行可能的步行训练	从室内步行到户外步行,上下楼梯~从地面站起

(一)关节活动范围(ROM)的训练

1. 急性期关节活动范围的训练 急性期以维持伤前正常的关节活动范围为目标,此时瘫痪为弛缓性,故暴力操作易引起软组织的损伤,有可能形成异位骨化。缓慢活动关节,如感觉到阻力应小心活动。

2. 离床期关节活动范围的训练 离床期为

经内固定及治疗脊柱骨折部位已经稳定、允许坐起的时期。急性期由治疗者被动进行，而离床期则由患者自己动作以扩大关节的活动范围，关节活动范围（ROM）训练的目的在于动作训练能够顺利地进行，如有关节挛缩阻碍动作训练时则应由康复治疗师积极采取对策。在已经取得关节活动较为充分时，则没有必要再进行被动训练。

离床期也是出现痉挛的时期，为对抗痉挛而伸展肌肉时偶尔会发生肌断裂，尤其是脊髓损伤痉挛瘫患者髋关节周围的肌肉要特别注意。软组织损伤可成为异位骨化的原因。髋关节周围是异位骨化的多发部位，一旦髋关节部异位骨化形成后则关节活动范围受限，对ADL动作影响甚大。髋关节的屈曲受限会妨碍坐位的。

（二）肌力增强训练

肌力增强训练如同关节活动范围训练，按照各个时期进行。

1. 急性期肌力增强训练　此时的训练在于预防卧床期间产生的肌力下降。超负荷训练会诱发骨折部位的不稳定而产生疼痛，如系胸髓损伤，左右不对称的上肢肌力强化训练会产生胸椎旋转，肩关节过度屈曲会引起胸椎的伸展，因而训练时以不引起疼痛为准，行等长运动及左右对称性运动。

2. 离床期肌力增强训练　离床期要积极进行肌力强化训练，目的是为了有助于获得各种动作，尤其是脊髓损伤者，要想达到用上肢支撑体重，需要有足够的肌力来达到肩及肘关节的稳定。方法有：胸腰髓损伤者用铁哑铃等行逐渐增强训练，颈髓损伤者用重锤、滑轮、橡皮带或康复治疗士的徒手阻力法，更重要的方法有坐位训练及支撑动作，或驾驶增加负荷的轮椅，反复地进行动作训练以达到肌力的增强。动作中所需肌力，最好由进行此项动作来强化，各动作中以肌力来固定肩与肘则有难易之分，需依患者个人的能力做出阶段性的计划。

（三）保持坐位姿势的训练

1. 坐位保持中的必要条件　日常几乎均在轮椅上渡过的脊髓损伤者，坐位的保持是日常生活动作（ADL）的基础，但颈髓损伤者、胸髓损伤者的坐位保持也不容易。髋关节周围肌肉瘫痪，中心位置离开骨盆支持的基底面则易丧失平衡而跌倒。就骨盆支持的基底面而言，其左右坐骨结节之间有10cm以上的距离，易于保持稳定，而前后方向之间则窄，不够稳定。为保持平衡，骨盆后倾，多与骶骨呈三点支持。要取得稳定性坐位的条件之一是保持躯干能有屈曲活动，如躯干的屈曲活动范围受限，则骨盆倾斜而不能保持平衡。长期卧床由于躯干的伸展性挛缩则坐位保持困难。

脊髓损伤者在轮椅上因有后背倚靠则相对易于取得稳定性，但在无靠背的床上及垫上则不稳定，此时如保持坐位需上肢有充分的功能。支持体重的臀部及髋关节有感觉障碍，这也是坐位平衡保持困难的要素之一，对这样的感觉障碍，有必要动员视觉及迷路功能的代偿运动。坐位保持困难的另一个要素是体位性低血压症状，尤其是颈髓损伤在训练开始时期中，存在体位性低血压的问题。

2. 截瘫者的训练

（1）轮椅坐位的开始　坐轮椅时，一定要穿鞋，座面上放10cm厚的垫子，开始坐位时，选择姿势稳定的高靠背轮椅。

（2）长坐位的训练　能有稳定的轮椅坐位后，开始无靠背状态下的坐位训练。首先在垫子上开始伸膝长坐位的坐位保持训练。最初手放在床或下肢上取得平衡，重心向前后、左右移动，并恢复原坐位训练，然后不用手支持练习平衡，最后康复治疗士有意图地推其身体破坏平衡，再恢复平衡。在无靠背的长坐位下练习篮球的传球也是一个好的平衡训练的方法（图8-9-4-5-5）。长坐位平衡的保持，是起坐和转移动作的基础，应熟练掌握。

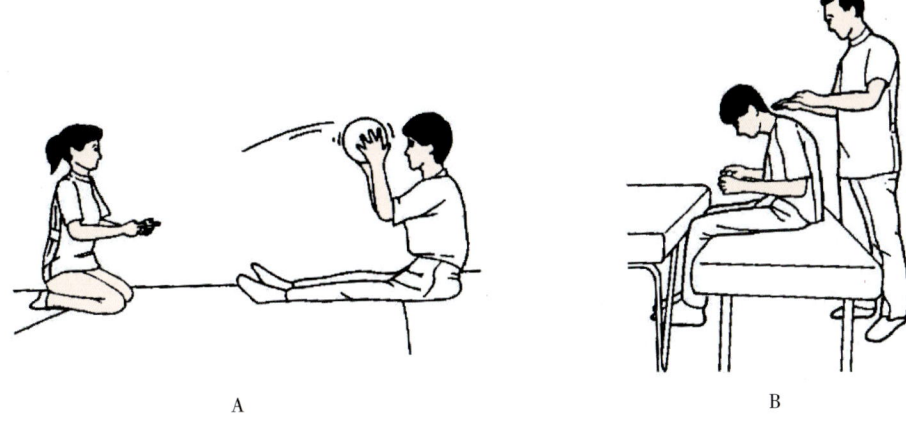

图8-9-4-5-5 坐位平衡训练示意图（A、B）
A.长坐位的平衡训练：可使用篮球获得动态平衡；B.床边坐位平衡训练：床在前方、治疗士在后方较为安全

3. 四肢瘫者的坐位训练

（1）床上被动坐位 颈髓损伤者，坐位训练开始的早期多出现体位性低血压症状，此时用站立斜台慢慢增加体位性低血压的耐受，但在病房内多次进行被动训练亦有效。从将头抬起30°开始，如有不适就立即回到仰卧位。不断地反复进行则不适感会逐渐减少，而头部上抬的角度则一点点地增加，坐位的时间延长。值得注意的是尾骨部的皮肤，摩擦应力及压迫力易起作用。病房内开始坐位训练的颈髓损伤者的尾部易发生压疮，对策为被动坐起后使躯干前倾，后背离开床，去除皮肤的摩擦及压力（图8-9-4-5-6）。为预防尾部压疮，抓捕位（半卧坐位）坐起后从靠背抬起一次后背再返回原位。

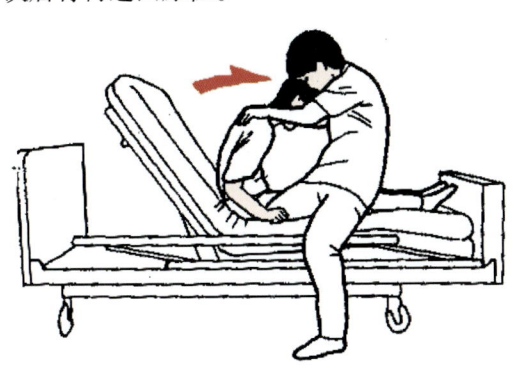

图8-9-4-5-6 半卧坐位（捕抓位）示意图
为预防尾骶部压疮，在坐起后从靠背上离开一次再返回原位

（2）轮椅坐位的开始 颈髓损伤坐位训练开始的早期，为得到稳定性，为对应体位性低血压，多使用高靠背轮椅。向轮椅转移，用3人帮助的办法。压疮预防的动作自己多不能完成，有必要选择压力分散性能好的垫子。坐位稳定、低血压症状减少后再由高靠背轮椅换为普通型轮椅。如在普通型轮椅上发生低血压，则由辅助人员抬起轮椅的前轮即可。在普通型轮椅上出现低血压时协助人员将轮椅前轮抬起即可。

（3）长坐位与轮椅坐位的训练 训练顺序与截瘫相同，障碍水平在C_6颈髓节段功能残存以上，肱三头肌无功能，故要练习在伸展位下锁住肘关节以支撑体重，要利用重心移动。

（四）翻身动作

1. **翻身动作的必要条件** 正常人的翻身动作在身体任何部位都可开始，但脊髓损伤者的翻身动作则常由上肢与头颈部的旋转开始，顺次向尾部传递，最后旋转下肢而结束，故损伤水平越高，动力源能产生活动的部位越少，动作也越困难，尤其C_6功能残存的高位颈髓损伤者，上肢不能自由旋转，翻身困难。胸腰髓损伤时，为辅助下肢的旋转，必须按压床面或地面方可，故上半身旋转运动量小的时候，难以完成翻身动作。为易于完成翻身动作,许多患者利用上肢的反作用来加大上半身的旋转运动的量,抓住床挡和床单而使上半身强力旋转。

为翻好身的条件是:即能使颈部屈曲的肌力及肩关节水平内收的胸大肌、三角肌前部等肌力增强,又维持瘫痪部位的柔软性,而且还不要引起脊椎骨折部周围的疼痛。瘫痪部位的躯干旋转及髋关节活动范围受限则翻身动作困难。躯干痉挛会成为旋转运动的障碍因素,髋关节伸肌的痉挛也会增加阻力。髋关节屈肌痉挛则有利于侧卧位。胸腰髓损伤训练开始的时候,常有脊椎骨折部周围的疼痛,妨碍翻身动作,施以按摩、关节松动等手法,多可使翻身动作易于完成。

2. 翻身训练(图 8-9-4-5-7)

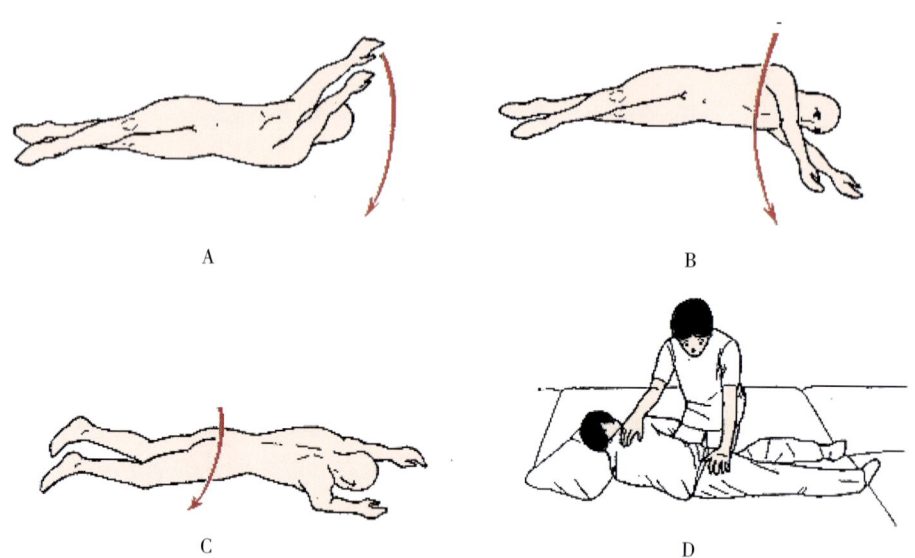

图8-9-4-5-7 翻身训练示意图(A~D)
A.腿呈交叉状,将双手及脸旋向与翻身相反方向;B.双手及脸向翻身方向转动;
C.利用运动惯性翻身;D.再由治疗士被动翻身

(1)不抓物品的翻身方法
① 为使翻身动作易于完成,事前交叉两下肢;
② 施行反作用,肘伸展双上肢向翻身相反方向水平旋转;
③ 肘伸展双下肢努力向翻身方向摆动,旋转。上肢拿轻哑铃更易于完成旋转,此法可用于开始训练的早期;
④ 继上身而旋转骨盆,达到侧卧位时用上侧上肢止住旋转运动;
⑤ 变俯卧位时,先旋转上身,用双肘撑住,然后再旋转骨盆及下肢,完成到腹卧位的翻身动作。

(2)利用床档的方法
① 抓住翻身侧床档,拉起上身旋转;
② 旋转到一定程度,对侧上肢也钩住床档,进一步旋转;
③ 骨盆充分旋转,取得稳定的侧卧位,结束动作。

3. 四肢瘫的翻身训练 基本方法与截瘫者相同,但四肢瘫要学会翻身动作需要很多时间。训练中康复治疗士给予的辅助力量可以增减,开始的体位不是侧卧位而是半侧卧位,采取分阶段进行。在翻身训练前,先被动改善其躯干的旋转活动范围,进而使动作易于完成。

(五)起坐动作训练

1. 起坐动作的必要条件 正常人是由腹肌及髋关节屈肌的力量使其从仰卧位中抬起上身。用手撑在床上起坐时,使用躯干肌,动作快而顺利。与此相反，脊髓损伤者则由上肢及颈部肌力来进行此项动作，故动作中必需的肩伸展肌、水平外展肌、伸肘肌必须充分强而有力。动作中有必要很好地掌握时间来移动重心位置而不失去平衡，要确实快速完成动作，反复练习。如躯干有伸展挛缩，则起坐动作困难。起坐动作也是决定脊髓损伤者日常生活动作（ADL）能力的基本动作。起坐动作自己不能完成时，自己不能离开床边，因而起坐动作是必须要达到的动作。

2. 截瘫患者起坐动作的训练　为完成起坐动作需要将水平位的躯干训练到接近于坐位的姿势，起坐后再训练返回水平位的姿势，逐渐减少倾斜的角度。最后由自己完成水平仰卧位再起坐成坐位，要这样分阶段训练。

（1）用肘的起坐方法

① 仰卧位将头抬起；

② 头颈部屈曲的同时肩部伸展与内收使肘呈支撑位；

③ 用单侧肘移动体重并伸展对侧肘；

④ 手撑在后方承重；

⑤ 另一侧肘亦伸展，用两手支撑。

以上为截瘫患者一般所采用的起坐方法。在头颈部屈曲的同时，肩关节呈外展位伸展、内旋及肘立位。肘立位后逐一或同时伸肘而坐起，躯干屈肌残存时则动作容易。

（2）翻身起坐的方法　上肢肌力弱及训练开始早期时使用的方法。

① 抓床档，或上肢努力摆动而翻身；

② 翻身侧肘支起，然后转动躯干，对侧手再支撑于床面；

③ 体重过渡到支撑于床面的手上，用另一侧肘伸展坐起。

（3）截瘫者的翻身起坐训练

① 利用反作用进行动作，准备向翻身相反方向摆动上肢；

② 上肢用大力气向翻身侧摆动并翻身；

③ 用翻身侧的肘支撑体重，然后在躯体转动时以对侧的手支撑。

3. 四肢瘫者起坐训练　四肢瘫者起坐动作的方法有数种，根据瘫痪水平和残存肌力，关节活动范围等来选择合适的方法进行训练。为了能够在任何情况下都能坐起，要学会多种方法。

抓住几根绳的起坐方法；

（1）抓住床挡的起坐方法；

（2）不抓物体的起坐方法；

（3）用双上肢撑起上身的方法。

（六）支撑动作（图 8-9-4-5-8）

1. 支撑动作的必要条件　上肢要有充分的肌力，尤其肩胛带周围的肌力是必需的。四肢瘫

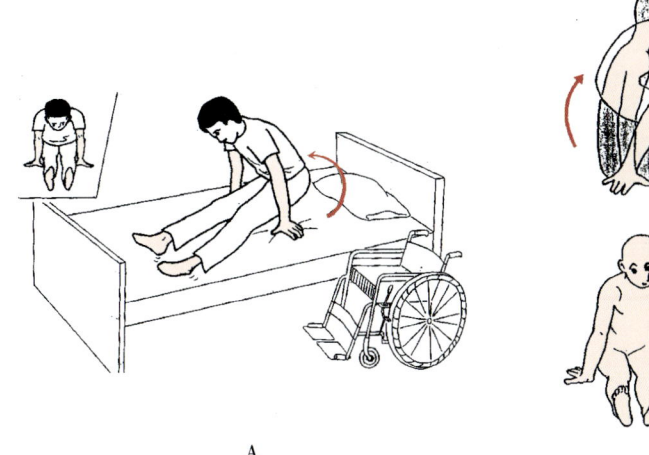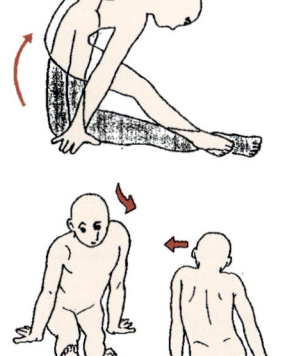

图 8-9-4-5-8　支撑动作示意图（A、B）

A. 躯干前倾，臀部旋转上提；B. 支撑动作不充分时的移蹭动作

者中,斜方肌在使躯干上提时起重要作用,支撑使躯干前倾则三角肌等肩关节屈肌群起重要作用。第 6 颈髓残存水平中,肱三头肌几乎不起作用,此时为使肘关节锁住在伸展位,以完成支撑动作,则肩关节的外旋肌的肌力和外旋的活动范围必须充分。第 7 颈髓残存水平中,不仅有肱三头肌的力量,也有胸大肌、胸小肌、前锯肌致肩胛骨外展作用增强,而支撑动作易于完成。

支撑动作中躯干与下肢的柔软性影响很大,截瘫者残存有背阔肌与躯干肌群,故臀部可向后上方抬起,此时腘绳肌紧张有时会成为障碍,故要早期伸展腘绳肌。四肢瘫者中臀部不能向后上方抬起。腘绳肌的紧张对增加坐位姿势的稳定性是必要的,此时的腘绳肌伸展,膝关节伸展和髋关节处于屈曲 90° 左右的状态。腘绳肌紧张使骨盆稍后倾,躯干呈宽松的 C 字形弯曲,脊柱的这种形态,有人认为对内脏有恶劣的影响,但对四肢瘫而言,这种姿势使有效上肢加长,易于完成支撑动作。支撑动作是预防压疮和自己变换姿势和位置的基本动作。

2. 截瘫者支撑动作训练　手撑在大粗隆的侧方,肘伸展,肩胛带下掣,抬起臀部。开始训练时用支撑台,由此使有效上肢长度加长,易于完成上提动作。然而在抬起状态下,臀部向左右前后活动(见图 8-9-4-5-2)。

3. 四肢瘫者的训练　四肢瘫者中,将失去的姿势予以恢复的能力很重要。换言之,抬起动作对姿势会失去到何种程度较为重要。观察个别姿势复原的能力,是指导、选择适合于患者动作的指标。与截瘫者同样,脊髓损伤者因肌力及本体感觉低下,难以学习运动感觉。为此,运动开始时仅能做些残存能力小的动作,为提高姿势复原的能力,在垫上,轮椅上向前后、左右破坏平衡,然后恢复姿势的训练(图 8-9-4-5-9)。

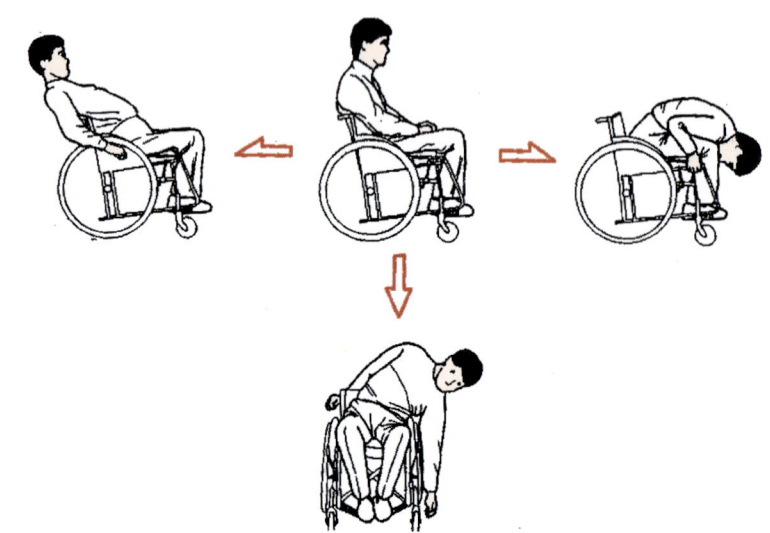

图 8-9-4-5-9　轮椅上的姿势复原动作示意图
(前后、左右失去平衡后再恢复的练习,此动作作为减压动作有效)

(七)移动与转移动作

移动动作是床上等改变自己的位置,转移动作是从床向轮椅等转移的动作。

1. 移动、转移动作的必要条件　各基本动作中支撑动作最为重要,要充分练习。转移动作的必要条件与支撑动作的必要条件相同。四肢瘫者利用扶手及绳子,当残余有由腕关节背屈肌群等钩拉功能与手的握持功能时,动作易于完成。适当程度的痉挛可增加下肢及躯干的支撑性。

2.截瘫者的训练 坐位移动(支撑动作中的移动):在支撑状态下上抬臀部,向前后左右移动,亦有人用此方法上下阶梯,可利用保持臀部的垫子行坐位移动。

轮椅与床间的转移(横向转移)(图8-9-4-5-10)。

轮椅与垫子及地面间的转移。

3.四肢瘫者的训练

(1)坐位移动(支撑动作下的移动);

(2)由轮椅向与其同高的床移动(直角转移)(图8-9-4-5-11);

(3)轮椅与垫之间的转移。

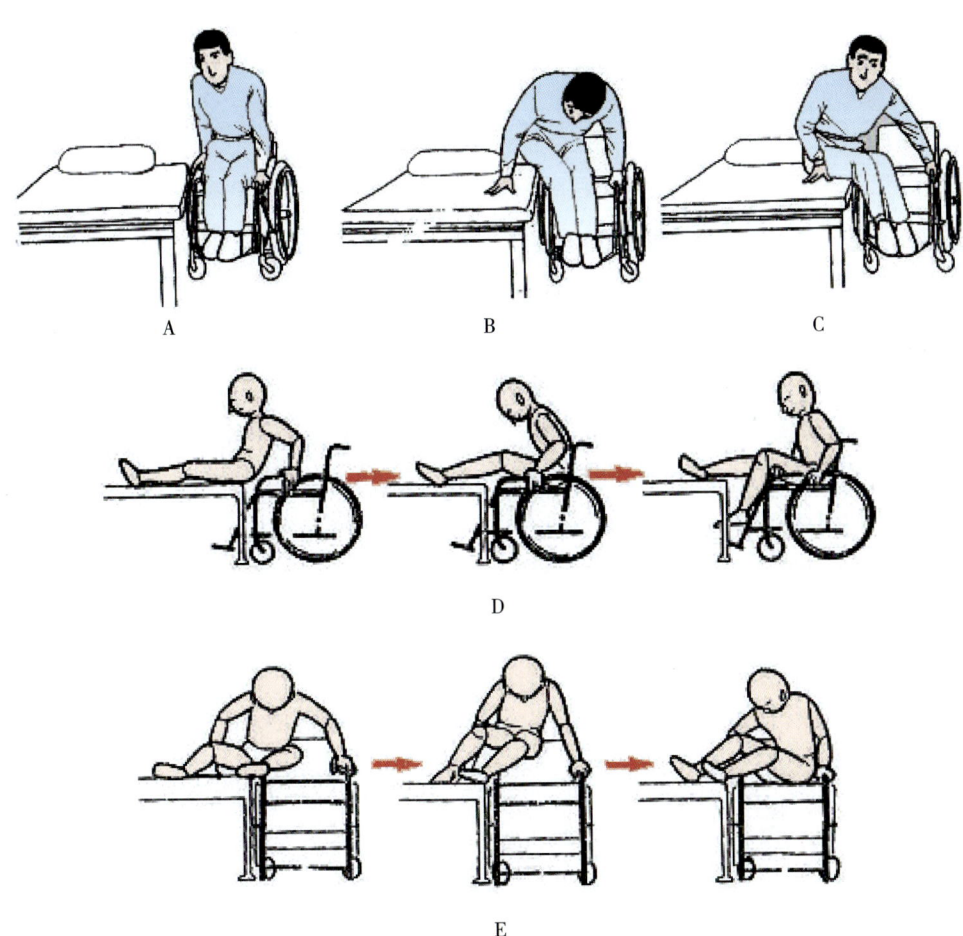

图8-9-4-5-10 轮椅与床之间横向转移示意图(A~E)
A.轮椅与床斜对,由轮椅向前方移动;B.上抬臀部;C.臀部旋转及转移动作;
D.从床到轮椅的转移(直角法);E.从床到轮椅的转移(侧方接近法)

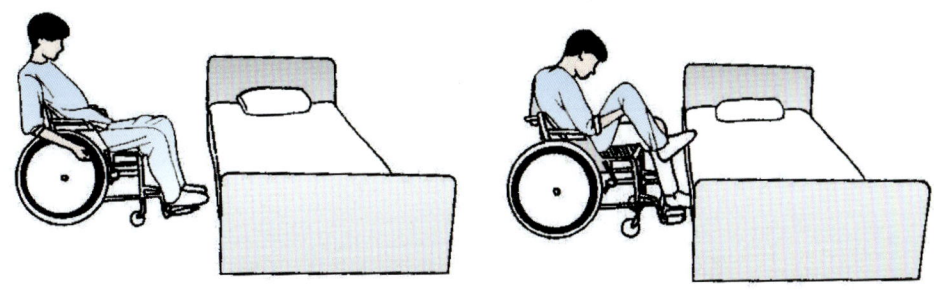

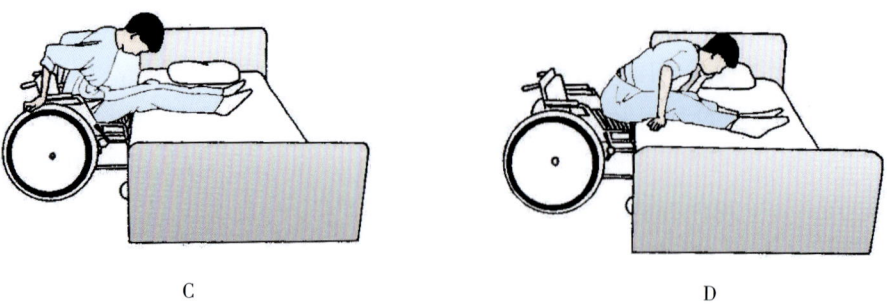

图8-9-4-5-11 由轮椅向等高床位移动示意图（A~D）

A.轮椅与床距离30cm，左右固定，臀部尽可能移向前方；B.抬起下肢放在床上；
C.轮椅紧靠床位；D.旋转臀部的同时进行移动

（八）轮椅驱动

1. 驱动轮椅的必要条件 肌力：为驱动轮椅，握扶轮的手指屈肌及伸腕肌甚为重要，在平坦地面向前方行驶时，主要驱动力源为三角肌前部及中部、胸大肌、前锯肌、肱二头肌。肱三头肌在剧烈驱动时有重要作用。为使上肢及肩胛带肌肉有效地发挥功能，颈部及躯干亦起重要作用。颈部及躯干肌肉起作用后，重心前后移动易于完成，为跨越坡道及台阶需快速驱动。

关节活动范围：四肢瘫者中上肢、肩胛带发生关节活动度受限的危险性高，易发生关节挛缩而有肩胛骨上举、内收，肩关节的屈曲、外展、内旋及肘关节的屈曲与前臂的旋后。有关节挛缩后，轮椅驱动能力明显下降，从急性期开始要防止关节挛缩的发生。

坐位平衡：截瘫者在无靠背的情况下能保持轮椅的坐位，由背阔肌及残存的骶棘肌的作用，躯干从前倾位回到站立位，则动作易于完成，故有效使用上肢肌力，可大旋转扶手轮（扶轮）。

四肢瘫者，躯干的动态平衡难以维持，因而对四肢瘫者要调整轮椅坐垫及靠背的角度与高度，以得到稳定姿势的坐位。由于对轮椅的改善而在某种程度上补充了四肢瘫者平衡能力的不足。

2. 截瘫者的训练 抬小脚轮动作：抬前轮动作是用轮椅将重心移向后方，抬起小脚轮的操作，此动作在跨越小的台阶，走在恶劣路面时可用（图8-9-4-5-12、13）。

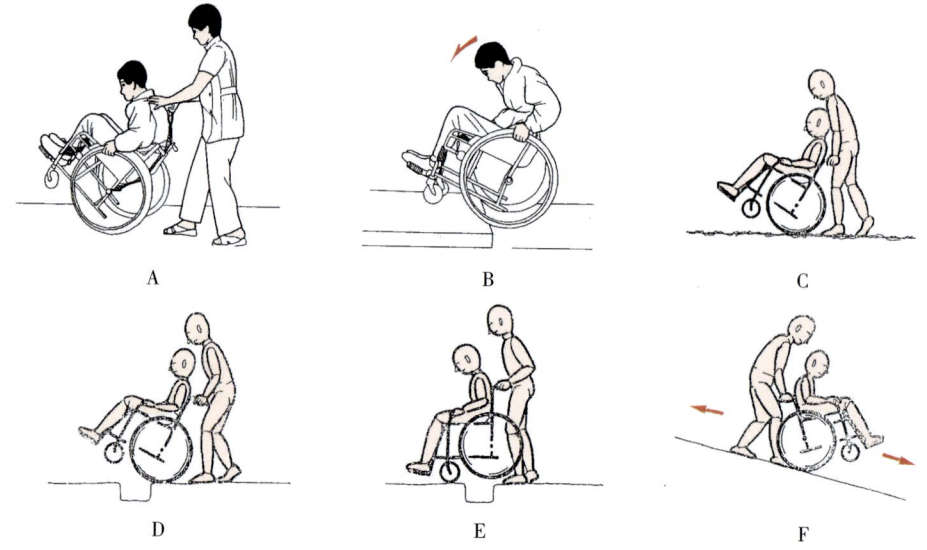

图8-9-4-5-12 抬起前方小脚轮动作示意图（A~F）

A.抬起小脚轮；B.滑上台阶；C.在不平地面；D.E.越沟；F.上下坡道（抬起前轮，上坡时轮椅向后走，
下坡时轮椅向前走，协助者要注意拉紧轮椅，避免其自由下滑）

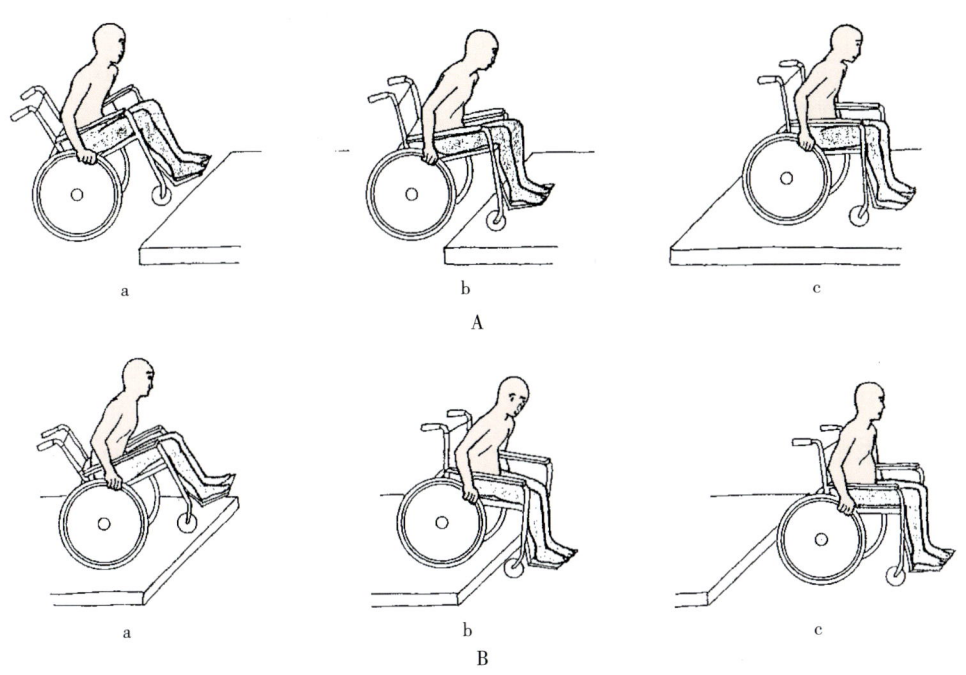

图8-9-4-5-13 上下台阶的训练示意图（A、B）
A.上台阶动作：a.握住轮圈，前轮仰起，仅用后轮前进；b.前轮落在台上；c.轮椅再前进升到台上；
B.下台阶动作：a.仰起前轮前进；b.前轮落到台下；c.轮椅再前进降到台下

拖拉重物的训练：在走廊等平坦地面上拖拉重物的训练，则能改善心肺功能及强化肌力。

3. 四肢瘫者的训练　四肢瘫者不能用手握扶手轮时，用手掌压迫扶手轮及轮胎来驱动轮椅，为使手掌不打滑，使用特殊加工的橡胶手套（图8-9-4-5-14）。

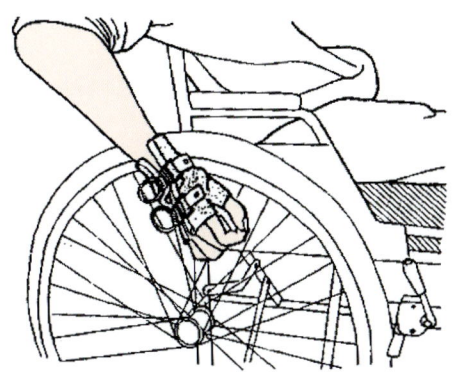

图8-9-4-5-14　驱动手套示意图
四肢瘫者使用的驱动手套

开始轮椅训练时，为保证躯体后方的稳定性，使用靠背高的轮椅，或在普通轮椅后背上贴上硬质海绵板，如靠背短临时性加高可安装一可拆式短托架加高的方法。步行训练中使用辅助性腰带可增加前方与侧方的稳定性，胸部利用靠背使其稳定则是轮椅开始训练时保持良好坐位姿势最好的方法。

（九）步行

截瘫者用支具而能获得步行，这种步行与正常人的步行有相当大的不同。使用腋杖及长下肢支具行摆过步步行时其身体负担大，腋杖步行不适应于繁忙的现代社会，轮椅移动则更为有利，而轮椅只不过部分代偿脊髓损伤者移动能力的工具，即使用轮椅者的人际关系、使用目的、使用环境均不能完全消除截瘫者的社会限制。

1. 步行训练的难度　双下肢全瘫时的步行，需要有强有力的上肢与躯干的肌力，捕抓时间的敏捷性及良好的平衡感觉才有可能，进而才能期待有实用性的步行。为获得这一水平的功能，需有充分的练习时间。因此希望获得实用性步行时，在住院期间就要进行基本训练，出院后继续进行应用步行训练。

下肢瘫痪的程度有左右差时，一侧用长下肢支具，一侧用短下肢支具有望短时间内获得实用步态，即使是双下肢瘫并骨盆失去控制，利用痉挛固定躯干与骨盆，仍可保持立位、腋杖步行及上下楼梯均有可能。

2. 步行训练　站立：站立可使心脏得到强化，改善周身循环，站立使内脏得到适当的位置关系，改善呼吸及消化功能，有利于尿从膀胱排出（坐位则不能），有利于尿路感染的预防，站立使下肢及背部肌肉伸展而减少坐位时承重部位的压力，有报道称站立亦有预防骨质疏松及预防肾结石的作用，有人强调对脊髓损伤者最好的行之有效的预防骨质疏松的办法就是每天站立及行走 2h 以上，站立训练首先是由斜台（即起立台）站立开始，逐渐使之达到站立位，这样即可避免起立性低血压引起的眩晕或晕厥。

利用站立轮椅则可与其他人在同一高度相接触或接近环境。站立可增加社交、休闲和劳动的机会（如做饭等），有人使用站立轮椅后又回到原工作岗位，也有的外科医生又能做手术，利用站立轮椅可随时站立，使用此种轮椅后可提高家庭内的活动性。

（1）平行杠内立位保持训练　较容易训练。

（2）平行杠内步行训练

① 四点步行：左手出前方，骨盆上举肌起作用抬起右腰部，右下肢摆出着地，然后右手、左下肢，将此动作反复练习。平行杠内立位练习，髋关节伸展位;. 抬起躯干；抬起躯干后充分进行大折刀样运动练习（图 8-9-4-5-15A、B）。按左手、右足、右手、左足顺序进行。

② 二点步行：（图 8-9-4-5-15C）用左手、右足承重，躯干向右前方倾斜，右手与左足同时出向前方。

③ 拖地步行：（图 8-9-4-5-15D）经常保持骨盆后倾，髋关节伸展，身体前倾，双手移向前方，然后双下肢在地面上拖动向前方移动。

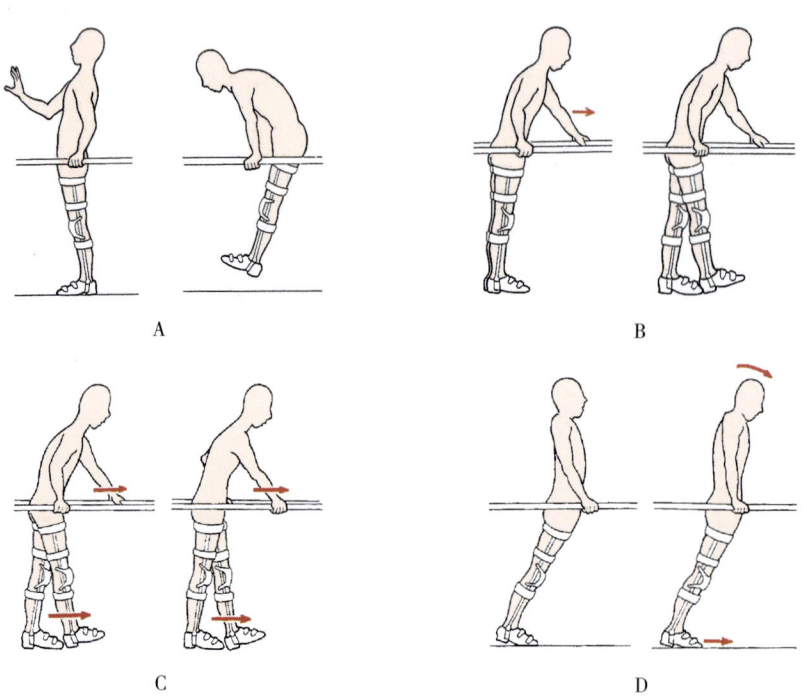

图8-9-4-5-15　平行杠内步行练习示意图（A~D）
A.平行杠内站立练习，髋关节伸展位（左图）；抬起躯干后，进行大折刀样运动练习（右图）；
B.四点步行：按左手、右足、右手、左足顺序进行；C.二点步行；D.拖地步行

④ 摆至步步行:(图8-9-4-5-16A)体重加在前方的双手上,抬起身体,双下肢离开地面向前摆,在双手位置稍前方落地。

⑤ 摆过步步行:(图8-9-4-5-16B)体重加在前方的双手上,努力抬起身体,双下肢离地,摆至手稍前方的位置,髋关节与躯干伸展而落地。

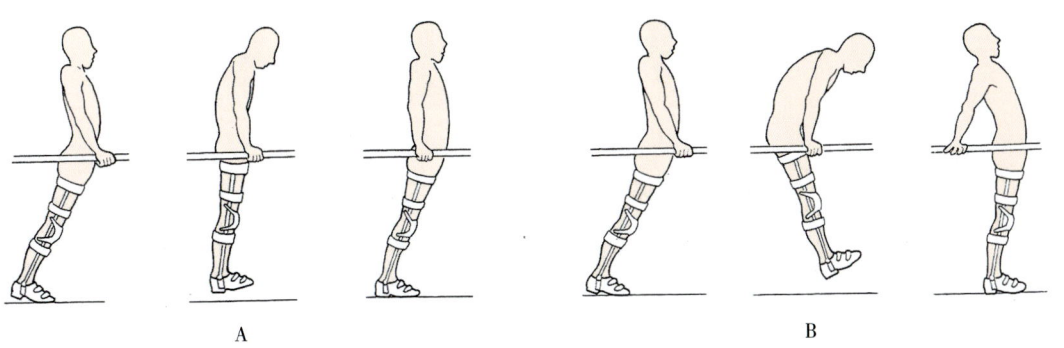

图8-9-4-5-16　平行杠内摆至步、摆过步练习示意图(A、B)
A.摆至步;B.摆过步

(3)其他训练　包括以下项目:
① 腋杖步行训练:见图 8-9-4-5-17~21;
② 坐椅子的训练:见图 8-9-4-5-22;
③ 从椅子站立起来的训练;
④ 卧倒训练:见图 8-9-4-5-23;
⑤ 从地面起立:见图 8-9-4-5-24;

⑥ 上下阶梯:见图 8-9-4-5-25：a.背对楼梯,一手握扶手,一手握腋杖;b.以肩为中心轴,躯干向后上方旋转,腰抬高(屈体运动),双足跟上到上一阶楼梯;c.躯干抬起,握扶手的位置与握腋杖的位置在同一高处,将身体向上方提起。下楼梯时,向后作动作,相当于上楼梯的动作。

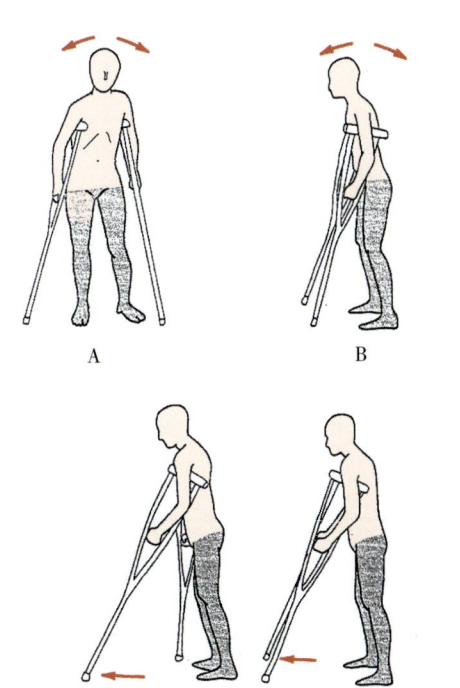
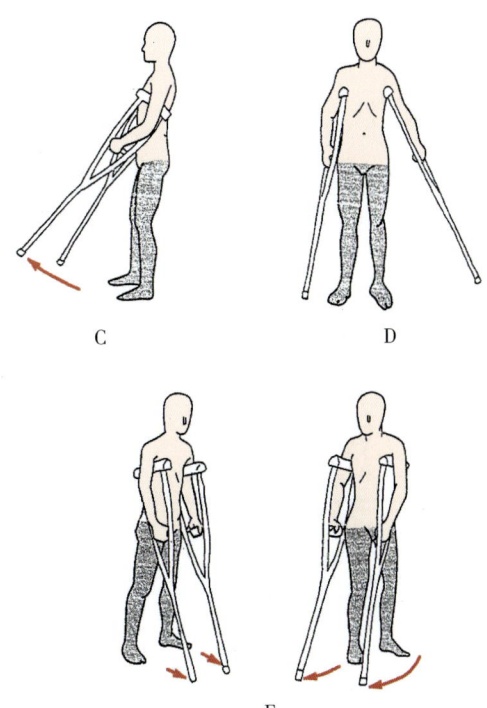

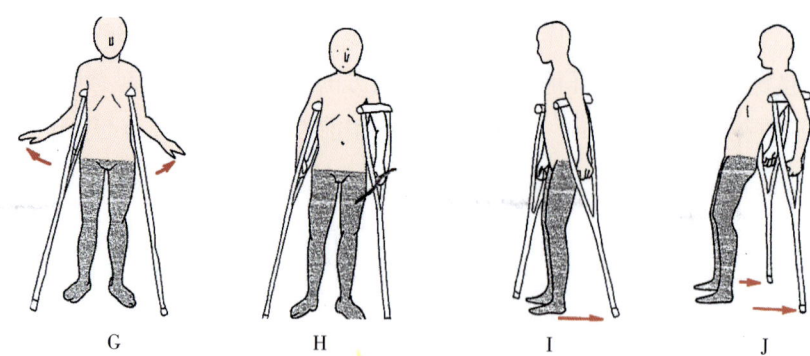

图8-9-4-5-17 腋杖步行训练之一示意图（A~J）

A.体重移向左右；B.体重移向前后；C.拐杖交替向前上方举起；D.拐杖交替向侧上方举起；E.左拐杖向前拿出，右拐杖向前拿出；F.两拐杖同时向前拿出，转身将两拐杖向斜前方拿出；G.两手离开拐杖；H.逆握拐杖从腋窝离开挂到上臂上；I.拐杖交替向后伸出；J.两拐杖向后伸出

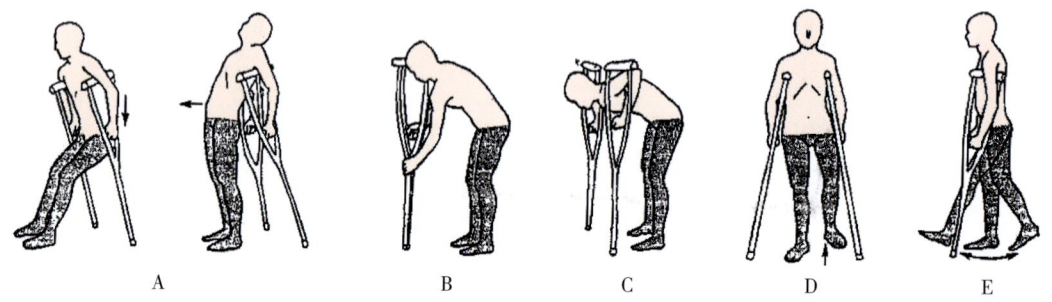

图8-9-4-5-18 腋杖步行训练之二示意图（A~E）

A.拐杖阔背肌运动，两拐杖向后方伸出，挺腰的姿势，两上肢向后推，挺腰，舒展身体；B.放下拐杖，握在一块，用一双手握住，另侧手握住支住向前弯；C.逆握拐杖，从腋窝拿开挂在上臂上，腰深前屈；D.单脚拎起骨盆上提；E.单脚悬起向前后摆动

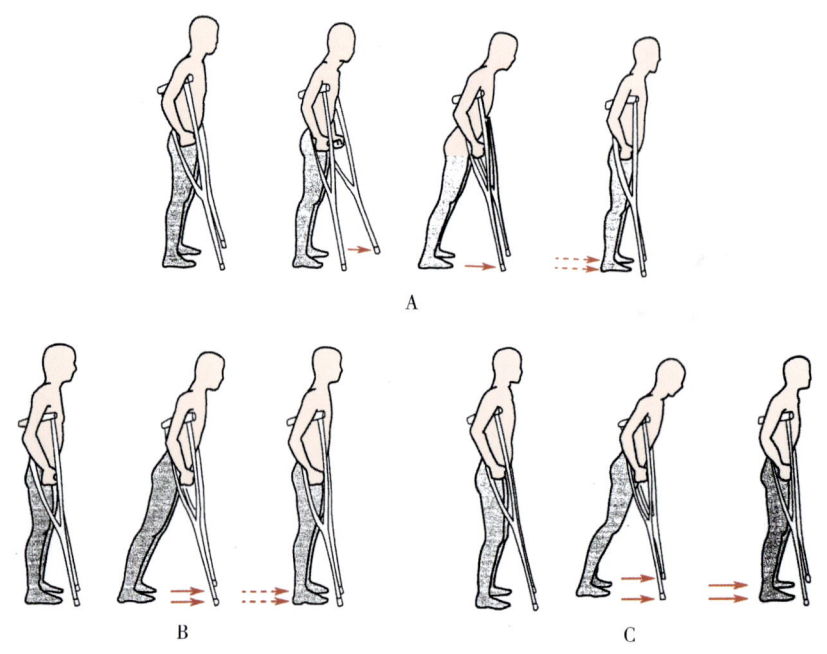

图8-9-4-5-19 腋杖步行训练之三示意图（A~C）

A.交替拖地步行；B.同时拖地步行；C.小步幅步行（摆至步）

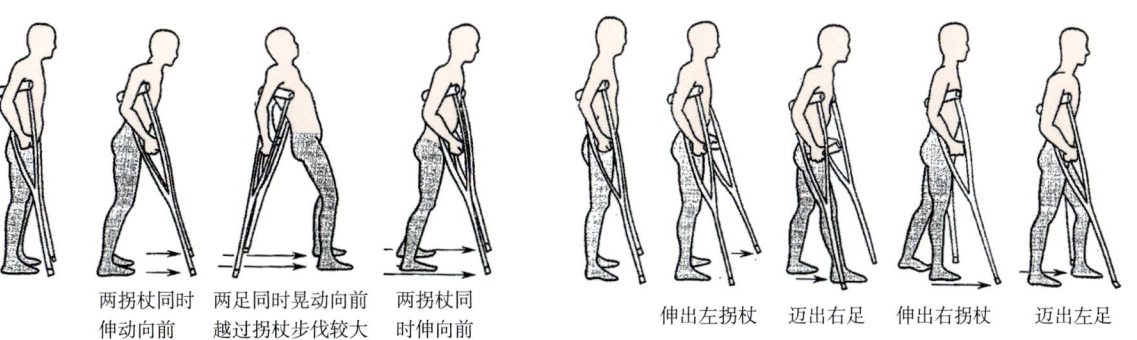

图8-9-4-5-20　腋杖步行训练之四示意图（A、B）
A. 大步幅步行（摆过步）；B. 四点步行

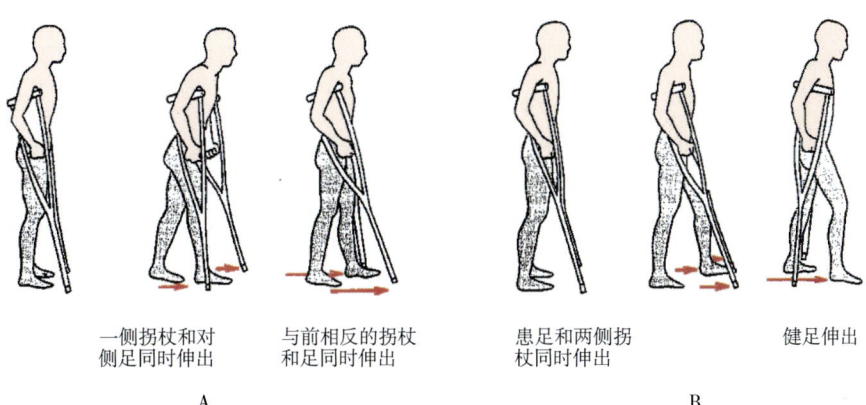

图8-9-4-5-21　腋杖步行训练之五示意图（A、B）
A. 两点步行；B. 三点步行

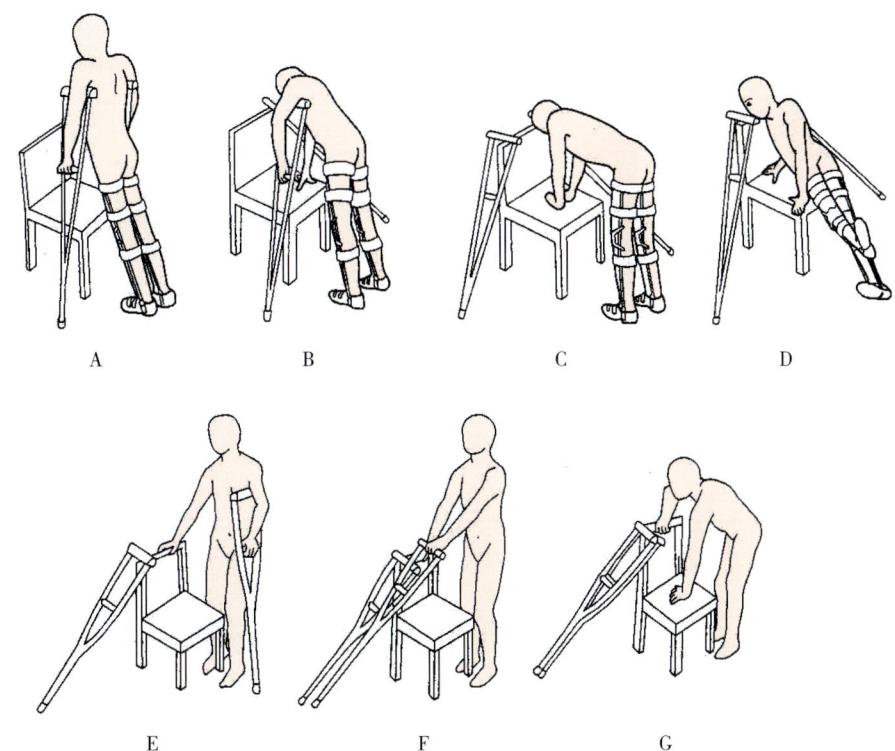

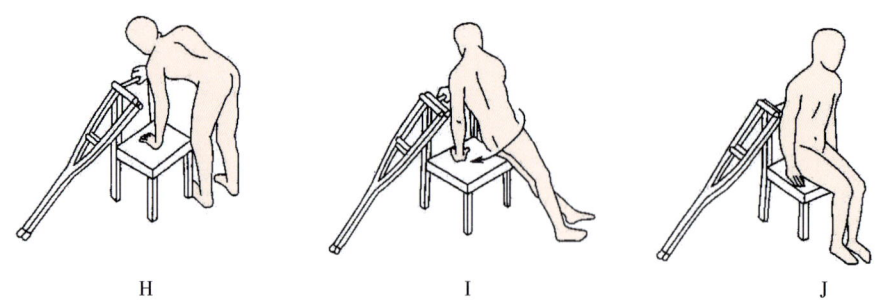

图8-9-4-5-22　坐椅子的训练示意图（A~J）

A.正面站立；B.右手撑在椅子上承重；C.双手撑在椅子上；D.转腰臀部坐在椅子上；E.将单侧腋拐靠在椅子靠背，用手握椅背；F.将对侧腋拐也放于椅背，双根重叠；G.单手放在坐席上；H.双手用力支撑，但不要使椅子失去平衡；I.扭腰坐在坐位上；J.将下肢支具的膝锁松开屈膝，从座椅站立的顺序与此相反

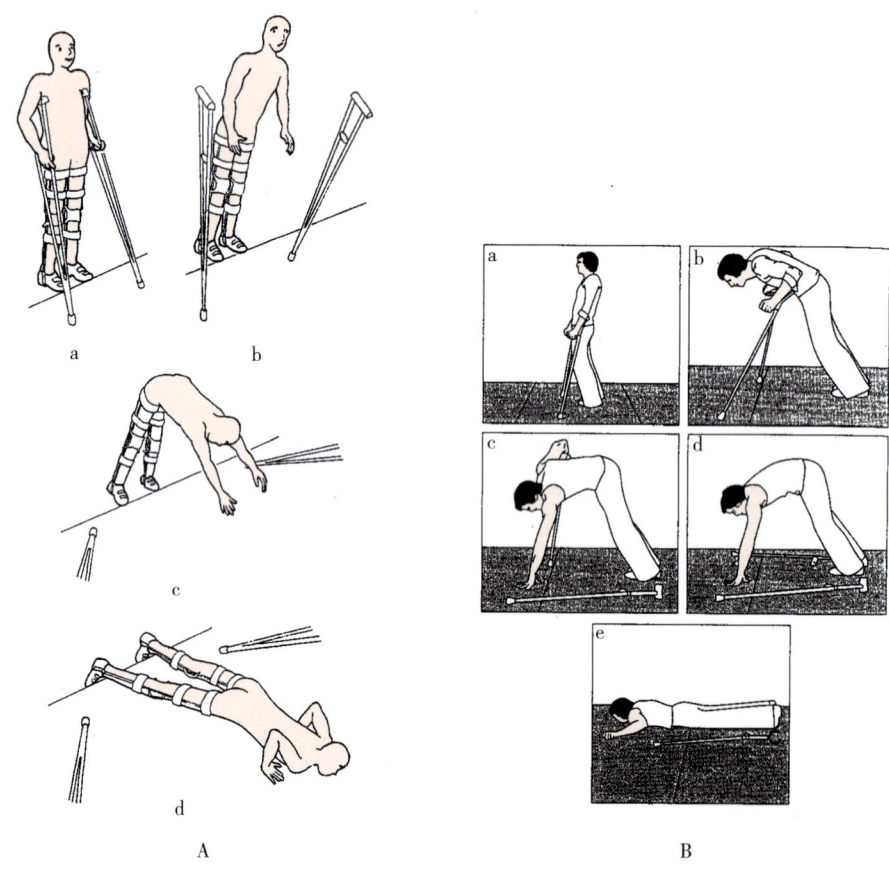

图8-9-4-5-23　卧倒训练示意图（A、B）

A.腋杖卧倒训练：a.面向垫子站立；b.腋杖离开腋窝，倒向前外侧，身体前倾；c.髋、躯干前屈，双手伸向前方；d.双手撑地屈肘，注意颜面不要碰地；B.拐杖卧倒训练（患者为T_{11}以下完全性损伤）

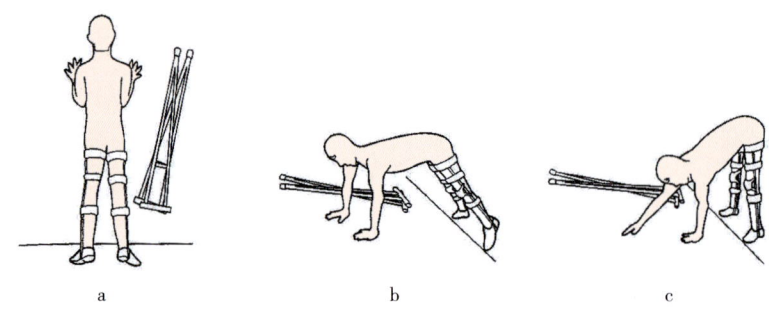

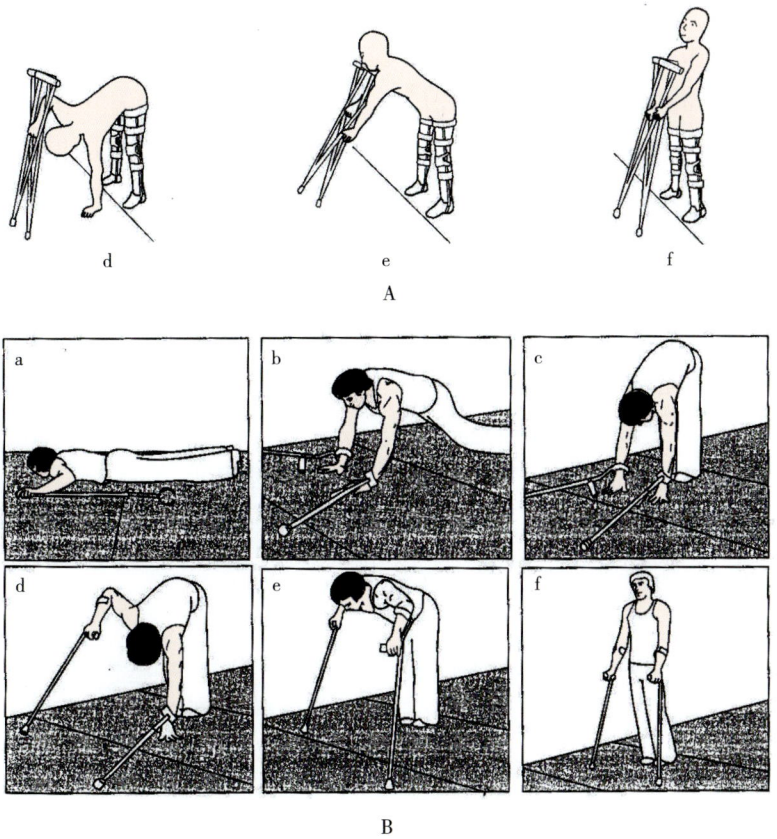

图8-9-4-5-24 从地面起立的训练示意图（A、B）

A.腋杖起立训练：a.腹爬位；b.俯卧撑的姿势，一点点手移向后方，腰向上方抬起；c.腰部抬高需强而有力的上肢肌力与髋屈曲的活动范围；d.右手握住两根拐杖的把手，支撑体重；e.左手拿腋杖，抬起躯干；f.双手使躯干垂直，髋关节过伸，保持平衡，腋杖置腋下；B.拐杖起立训练

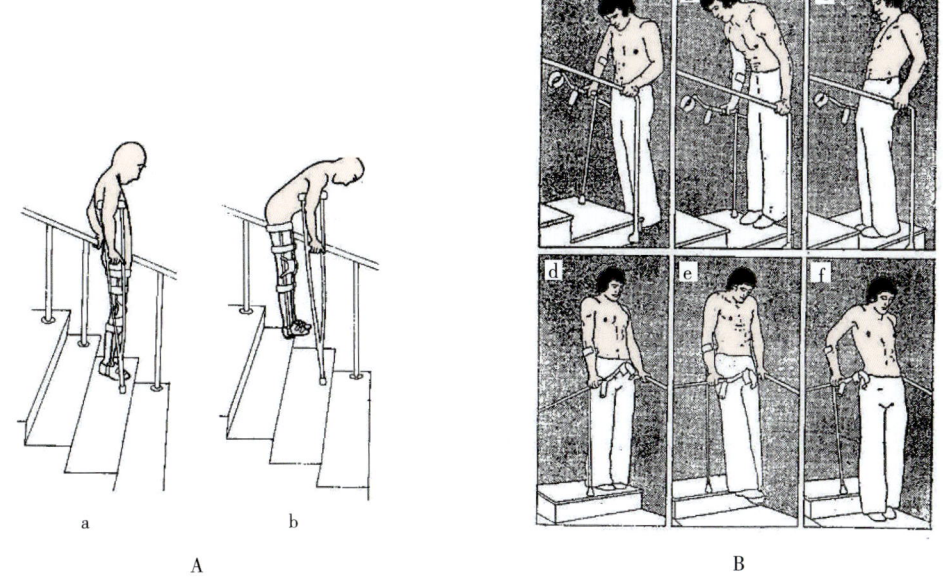

图8-9-4-5-25 利用腋杖上下楼梯的训练示意图（A、B）

A.利用腋拐上下楼梯：a.背向后立位，注意腋拐和手的位置；b.躯干前屈，将腰抬高，脚提到上边的阶梯；B.利用拐杖上下楼梯（患者为T_{11}以下完全性损伤）

3. 立位减重式步行训练 在上世纪90年代后期,通过一系列动物实验(脊髓猫、脊髓鼠)的结果发现脊髓存在有可塑性,在脊髓中有产生下肢肌肉活动模式的神经环路单位,即使将从中枢传来的冲动予以阻断,也有相应的向心性肌肉协调性活动的传出,根据这些向心性冲动能够反复地向心性传入,在此基础上则研究出减重式步行训练,与传统的康复相比,针对不完全截瘫患者的步行恢复产生了戏剧性的效果,这种减重式步行训练不是等到神经再生或修复之后,而是具有一定条件之后即应早期开始的训练。

(1)减重式步行训练的理论基础 通常是在活动平板上利用减重装置减轻训练体重,按照速度,由辅助人员或机械左右交替使下肢步行,被动下肢运动可刺激许多感受器,引起脊髓对躯体感觉的传入,这些传入可激活脊髓的步行中枢,反射性诱发出合乎步态周期运动的传出冲动,此时下肢的瘫痪区域即使完全瘫,也会观察到与正常人步行相似的肌肉活动(步行样肌肉活动),通过这些反复的刺激和应答,达到以脊髓为首的中枢神经系统中与步行有关的重组。

由于在不完全瘫患者中见到有下肢随意肌收缩,说明脊髓与其上级中枢之间存在着少许脊髓之间的联系,通过训练的刺激可使其重组而取得改善步行能力的效果。但在与上级中枢联系完全阻断的完全瘫患者中,通过训练也可产生脊髓神经的环路与肌肉及感觉器官之间的重组。理论上传导指令的传导路被阻断就不能取得随意步行,但临床上即使是完全瘫,由于影像诊断的进展可以发现仍与上级中枢残存联系的经路,对这样的患者通过训练仍然有恢复随意运动的可能性,故临床上完全截瘫的患者也有受益于减重式步行训练的。

(2)减重式步行训练的方法 利用活动平板进行减重步行训练的样子如(图8-9-4-5-26)。脊髓损伤者用降落伞的弹簧与减重装置的在活动平板上向上牵引而站立,由2名PT士按照平板速度行两侧交替步行,重要之处是体重加于下肢整体的支撑期及未加上的摆动期之间的周期性反复可引导出髋关节的伸展,支撑期锁住膝关节而将体重加于单脚上的同时,支撑期结束时脚离地的位置稍后于髋关节,强调这两点是因为脚负重的信息与髋关节伸展的感觉信息在刺激脊髓步行中枢中最为重要。

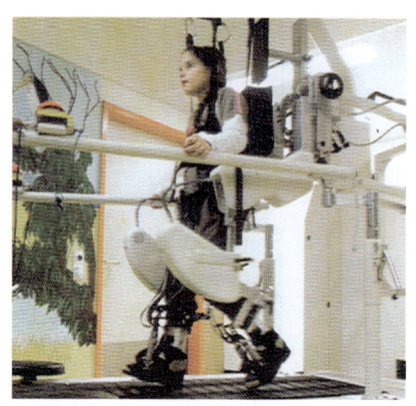

图8-9-4-5-26 立位减重式步行训练

步行时使用的减重装置常用重物与弹簧组合的牵引装置,训练时要与训练者的体重相适应,其重量可依训练的进展及改善的程度而变化。瑞士截瘫中心Balgrist大学医院的病例,在训练早期减轻体重的50%,根据步行能力恢复而逐渐减轻负重量。单步频度由活动平板的速度与步幅间的关系来决定,训练早期为1.5km/h的传送带速度,这也要依训练者的状态及恢复的程度进行调整。

(3)支具步行训练 熟悉利用支具及拐杖步行的截瘫患者在步行时下肢瘫痪的肌群出现步行样肌肉活动,为确认支具步行训练时产生步行样肌肉活动,Nakazawa对脊髓损伤完全截瘫患者行支具步行每次30min,每周2~5持续3个月的训练,对其肌肉活动与步态的变化进行了研究,是3名被试验者训练早期(1周后)与训练后(12周后)步行时的肌肉活动,从这些事例中发现,训练开始早期无踝关节伸肌与步行周期一致的肌肉放电,但到训练后期,同一肌肉出现与步行周期相一致的肌肉活动,这些结果表明支具步行中所伴有的躯干感觉性传入,会促进脊髓神经环路的重组,即理论上支具步行已变成更为接近正常的步行,可作为步行康复用具来使用。支具步行也有效地改善了呼吸、循环为首的体力情况,因此说利用支具的立位运动有利于截瘫患者的神经康复,也有助于预防生活习惯病及继发性障碍,也有助于保证今后更多残疾人及老龄人的身体活动量,可广泛应用。

(十)饮食、美容、写字动作

1. 饮食动作训练

(1)第8颈髓髓节残存 因手内在肌有瘫痪,难以做拇指掌指关节(MP)、指间关节(IP)的屈曲、内收,故难以使用筷子。但也可能用匙及叉子进食,有的亦能用筷子自理。

(2)第7颈髓髓节残存 手指的掌指关节,远端指间关节(DIP)屈曲力弱,握持较困难,匙及叉子柄插入叉子套内,或将可塑性树脂缠在柄上,使握把变粗后则易于握持。难以象正常人那样拿茶杯,利用残存腕关节掌屈及手指屈曲功能,可在桌上扶住茶杯。选择深的器皿,用手掌面拿起器皿。可利用腱固定的活动持杯。

(3)第6颈髓髓节残存 残存的重要功能是腕关节背屈,利用腱固定的活动,可握住各种东西。亦可将匙把插入万能持物器上,这一水平的四肢瘫者可熟练地在指间直接夹住匙及叉子,前臂旋前、旋后困难时,可使用旋转式匙勺。

(4)第5颈髓髓节残存 腕关节不能自动运动时,可固定腕关节,在腕关节背屈支具上安上匙子,此时在支具手掌部安上插袋,叉子、匙子可替换使用,较为方便。为便于穿脱支具,构造要简单并有必要轻量化。为补充肩、肘功能,可使用可动性臂托(MAS)或弹簧秤。

(5)第4颈髓髓节残存 使用前臂平衡支具(BFO)及可动性臂托支具(MAS)

2. 整容动作的训练 四肢瘫者运用进食动作的原理,多可完成整容及写字的动作。洗脸在手指能伸展的水平即能与正常人几乎同样的方法来进行。腕关节能背屈(C_6水平)即可用手掌以湿毛巾来擦脸。

3. 写字动作的训练 写字为固定铅笔需使用各种自助具及支具,应试用并选最好使用的。笔把持力不充分的C_7水平者,用热塑性材料制成三指抓握并帮其对掌的持物器以便拿住圆珠笔。C_6功能残存水平,使用万能持物器(图8-9-4-5-27)或硬铝持物器带有门夹的自助具。C_5功能残存水平者用长对掌支具与门夹相组合,是实用性熟练文字书写所必需,并多可利用打字机,此时使用门夹夹住带橡皮的铅笔即可进行键盘操作。C_4功能残存水平以及C_5功能残存残存的能力低时,BFO与长对掌支具相组合可选用口棒(图8-9-4-5-28)。

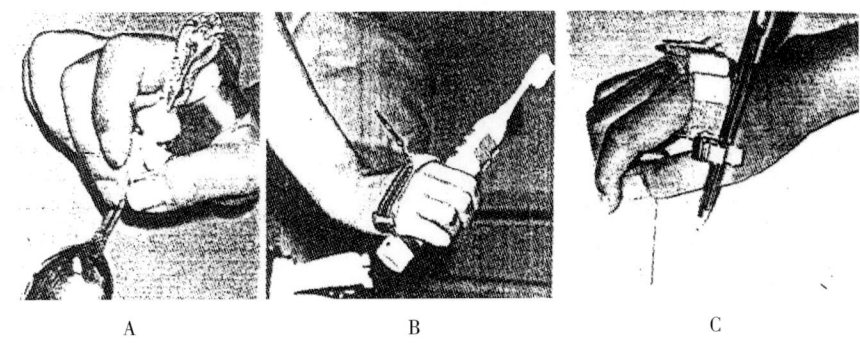

A   B   C

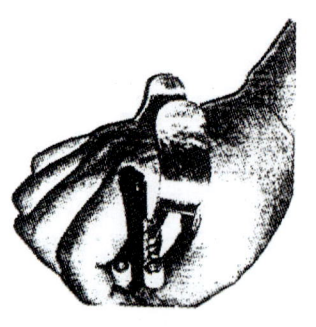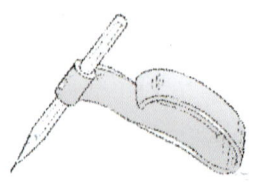

图8-9-4-5-27　持物器的使用（A~D）
A.用硬铝制的持物器固定匙；B.皮革制持物器固定电动牙刷；
C.万能持物器用门夹来固定铅笔；D.硬铝制持物器固定铅笔

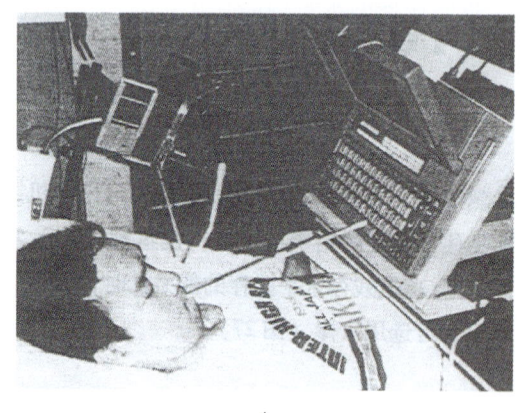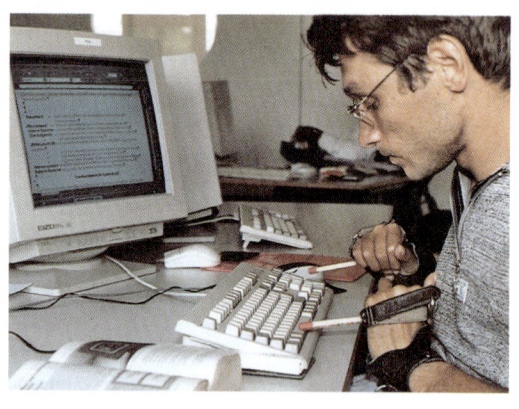

图8-9-4-5-28　口棒式及手棒式操作键盘（A、B）
A.棒式；B.手棒式

（十一）更衣动作训练

1. **衬衫的穿脱**　四肢瘫者开始训练先从取下挂在脖子上的毛巾练习开始，由此记住瘫痪手指如何使用的感觉，然后发展到T恤衫等套头类的穿脱练习。先穿上双袖，然后钻进头的方法来开始，肩有活动受限时，先穿上单袖，钻头，再穿上另一侧袖的方法。动作中有各种变法，可进行尝试。使用口及牙齿，则穿袖容易些。

2. **穿脱裤子及内裤**　四肢瘫者，要求翻身、起坐动作要自己完成，为将足跟通过裤腿，躯干要取前倾位，最好髋关节活动范围不受限。足跟进入裤内后，同侧上肢放在大腿下边，屈膝拉起下肢，前臂再放在同侧小腿下边，抬起足踝而进入裤内。

3. **鞋及袜子的穿脱**　轮椅坐位下进行时，要有上肢能使用程度的坐位平衡，必须能有抬脚动作。为盘腿，髋关节与膝关节的活动范围最好不受限。盘腿对侧手的拇指插到袜内。两手拉开袜子的松紧口，脚尖进入袜内，然后按在床上穿裤子同样的动作进行。鞋以坚硬而大的易于穿脱。

（周天健）

参 考 文 献

1. 美国脊柱损伤协会, ASIA, 国际脊髓学会, ISCoS, 李建军等. 脊髓损伤神经学分类国际标准［J］.中国康复理论与实践, 2007, 13（1）
2. 石健, 赵新刚, 侯铁胜. 骨髓基质干细胞移植与脊髓损伤［J］.中国矫形外科杂志, 2006, 14（12）
3. 徐杰, 侯铁胜. 脊髓损伤后热休克蛋白27、表皮脂肪酸结合蛋白和金属蛋白酶组织抑制因子-1的基因表达及甲基强的松龙对其表达的影响［J］.中国脊柱脊髓杂志, 2006, 16（z1）
4. 赵定麟.现代骨科学,北京:科学出版社, 2004
5. Chen JJ, Yang RK. The future of UIHC Rehabilitation Services: defining and measuring quality rehabilitation services. Iowa Orthop J. 2009; 29: 139-42.
6. Kirchberger I, Biering-Sørensen F, Charlifue S, Baumberger M, Campbell R, Kovindha A, Ring H, Sinnott A, Scheuringer M, Stucki G. Identification of the most common problems in functioning of individuals with spinal cord injury using the International Classification of Functioning, Disability and Health. Spinal Cord. 2010 Mar; 48（3）: 221-9. Epub 2009 Sep 15.
7. Post MW, Kirchberger I, Scheuringer M, Wollaars MM, Geyh S. Outcome parameters in spinal cord injury research: a systematic review using the International Classification of Functioning, Disability and Health（ICF）as a reference. Spinal Cord. 2010 Jan 5.
8. Ring H, Itzkovich M, Dynia A. Survey on the use of function assessment and outcome measures in rehabilitation facilities in Israel（SUFA 2004）. Isr Med Assoc J. 2007 Feb; 9（2）: 102-6.
9. Scheuringer M, Grill E, Boldt C, Mittrach R, Müllner P, Stucki G. Systematic review of measures and their concepts used in published studies focusing on rehabilitation in the acute hospital and in early post-acute rehabilitation facilities. Disabil Rehabil. 2005 Apr 8-22; 27（7-8）: 419-29.

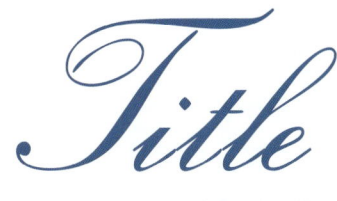

第十篇

中医药在骨科围手术期的应用

第一章　中医基础理论概述 /3698
 第一节　阴阳、五行理论 /3698
 第二节　气血、经络、脏腑理论 /3699
 第三节　八纲辨证与舌诊 /3701

第二章　骨科围手术期中医药辨证施治 /3703
 第一节　中医骨伤科三期分治概述及中医辨证施治原则 /3703
 第二节　脊柱病围手术期治疗 /3704

第三章　骨肿瘤围手术期治疗 /3707
 第一节　概述、原则及术前术后治疗 /3707
 第二节　骨肿瘤"围手术期"辨证分型论治 /3708
 第三节　骨肿瘤"围手术期"辨病治疗 /3709

第一章 中医基础理论概述

第一节 阴阳、五行理论

一、阴阳学说

阴阳是中国古代哲学的一对范畴。阴阳的最初含义是很朴素的,表示阳光的向背,向日为阳,背日为阴,后来引申为气候的寒暖,方位的上下、左右、内外,运动状态的躁动和宁静等。中国古代的哲学家们进而体会到自然界中的一切现象都存在着相互对立而又相互作用的关系,就用阴阳这个概念来解释自然界两种对立和相互消长的物质势力,并认为阴阳的对立和消长是事物本身所固有的,进而认为阴阳的对立和消长是宇宙的基本规律。正如《素问·阴阳应象大论》说"阴阳者,天地之道也,万物之纲纪,变化之父母,生杀之本始"。所以说,阴阳的矛盾对立统一运动规律是自然界一切事物运动变化固有的规律,世界本身就是阴阳二气对立统一运动的结果。阴阳学说的基本内容包括阴阳对立、阴阳互根、阴阳消长和阴阳转化四个方面。在中医学理论体系中,处处体现着阴阳学说的思想。阴阳学说被用以说明人体的组织结构、生理功能及病理变化,并用于指导疾病的诊断和治疗。

二、五行学说

五行是指木、火、土、金、水五种物质的运动。中国古代人民在长期的生活和生产实践中认识到木、火、土、金、水是必不可少的最基本物质,并由此引申为世间一切事物都是由木、火、土、金、水这五种基本物质之间的运动变化生成的,这五种物质之间存在着既相互资生又相互制约的关系,在不断的相生相克运动中维持着动态的平衡,这就是五行学说的基本含义。五行学说内容,"木曰曲直",凡是具有生长、升发、条达舒畅等作用或性质的事物,均归属于木;"火曰炎上",凡具有温热、升腾作用的事物,均归属于火;"土爰稼穑",凡具有生化、承载、受纳作用的事物,均归属于土;"金曰从革",凡具有清洁、肃降、收敛等作用的事物则归属于金;"水曰润下",凡具有寒凉、滋润、向下运动的事物则归属于水。

五行学说以五行的特性对事物进行归类,将自然界的各种事物和现象的性质及作用与五行的特性相类比后,将其分别归属于五行之中。五行学说认为,五行之间存在着生、克、乘、侮的关系。五行的相生相克关系可以解释事物之间的相互联系,而五行的相乘相侮则可以用来表示事物之间平衡被打破后的相互影响。中医学应用五行学说以解释人体的生理功能,说明机体病理变化,用于疾病的诊断和治疗。

三、阴阳与五行的关系

阴阳学说主要说明事物对立双方的互相依存、

互相消长和互相转化的关系；五行学说是用事物属性的五行归类及生克乘侮规律，以说明事物的属性和事物之间的相互关系。在中医学里，二者皆以脏腑、经络、气血津液等为其物质基础；阴阳说同五行说相结合使其含义更加复杂丰富，都是从宏观自然现象到人体的变化规律，用取象比类的方法，来分析、研究、解释人体的生理活动和病理变化及人体内外的各种关系，并指导临床辨证与治疗。

第二节 气血、经络、脏腑理论

一、气血的生理功能

（一）气

人体的气源于与生俱来的肾之精气和从肺吸入的空气，以及脾胃化生的"水谷精气"。前者为先天之气，后者为后天之气。气以"升降出入"为基本运动形式。气在全身周流不息，以维持脏腑经络的生理活动。其主要功能可有：推动、防御、温煦、固摄等。

（二）血

血由脾胃水谷精微所化生，血液的化生，还有营气的参与，而且营气是血液的重要组成部分。血循于脉中，周流全身，内至五脏六腑，外达四肢百骸，故对人体各脏腑组织器官有濡养作用。

（三）气与血的关系

气与血关系极为密切，血的运行，靠气的推动，气也只有依附于血才能运行周身，故有"气为血帅，血为气母"之说。

二、损伤后气血的病机

人体一切伤病的发生、发展无不与气血有关。损伤后气血不得流畅，皮肉筋骨与五脏六腑均失去濡养，而产生一系列病理变化。

（一）伤气

气滞，损伤使人体的某一部位或某脏腑发生气机不利，气的流通发生障碍，气机不通之处，则出现疼痛。气闭，多为损伤严重时，急骤导致气血错乱，气为血壅，气闭不宣。常出现一时性的晕厥，甚者可发为厥证。气虚，是指元气虚损，全身或某些脏腑功能衰退的病理状态，出现倦怠乏力，语声低微，少气懒言或气虚不摄津液、自汗等。气脱，气不内守，气随血脱而致的正气衰竭，见于损伤大出血之后。可出现神识昏沉、目闭口开、呼吸浅促、面汗出、四肢厥冷、二便失禁等。

（二）伤血

血瘀，是指血液运行不畅，瘀积凝滞。溢于肌肉之间多见肿胀；溢于肌肤之间则见瘀斑；瘀血阻滞，不通则痛，故局部多有疼痛，且痛如针刺，痛点固定不移；并可见面色晦暗、肌肤甲错、毛发不荣、唇舌青紫、脉细或涩等。血虚，是指体内血液不足，不能濡养而出现的病理改变，主要表现为：头晕目眩、面色苍白或萎黄、肢体麻木、关节不利、爪甲无华；若血虚并肝肾不足，骨失濡养，可见骨折迟缓愈合或不愈合等。血热，是指血分有热，多由损伤后积瘀化热，或金刃创伤、邪毒感染所致，主要见有发热、口渴、心烦、舌红苔黄、脉数等。

(三)气血同病

气血相互依存,故常见气血同病。气滞血瘀,多因跌仆闪挫、扭捩、压轧或伤后情志不舒等引起。气滞血瘀者,临床多见病损部位胀满疼痛,或癥块刺痛,或心烦急躁,舌质紫暗有瘀斑等症。气血两虚,多因久病气血两伤,或有失血,气随血耗,故多见于慢性病及严重损伤性疾患。其临床表现有:面色苍白或萎黄、头晕心悸、气短乏力、自汗、失眠、伤口经久不愈、舌淡嫩、脉细弱等。气不摄血,多因严重损伤或脏腑功能衰退导致气虚,而统摄无权以致血离经脉,故见失血。临床表现兼有气虚及吐血、衄血、便血、尿血等。气随血脱,多因损伤后大出血,血脱气无所主而随之外脱。临床表现为在大失血的同时有面色苍白、汗出如珠、四肢厥冷,甚至晕厥、脉细微或芤等。

三、经络与损伤的关系

(一)经络的生理功能

经络是经脉与络脉的总称。其生理功能:在沟通表里上下,联系脏腑器官;通行气血,濡养脏腑组织;感应传导;调节脏腑器官的机能活动;护卫机体,防御病邪。经络和皮毛是人体的外卫,有防止病邪入侵的作用。

(二)损伤后经络病理反应

损伤时首先引起局部经络阻塞,导致气血凝滞而发病,可出现"气伤痛,形伤肿","不通则痛"以及损伤部位运动障碍等证候。

四、脏腑与损伤的关系

(一)脏腑的生理功能

脏腑是生化气血,通调经络,濡养皮肉筋骨,主持人体生命活动的主要器官。人体是由脏腑、气血、经络、皮肉、筋骨、精和津液等共同组成的一个有机的整体,这个整体各组织之间,是以五脏为中心,通过经络的联系,而构成了复杂的生命活动。

心与小肠 心主血脉,主神志,主宰人的生命活动。肝居胁下,主藏血;又主疏泄,调节气机升降出入。脾胃同居中焦,脾为阴,胃为阳,互为表里。脾主运化,主统血;胃主受纳,脾升胃降,共同完成食物的消化、吸收与输布。肺主呼吸,主一身之气。肺朝百脉,依赖于肺气的敷布,辅助心君,推动和调节血液运行。肾藏精,主骨生髓,与人体的生长发育有密切关系。肾又主水,主纳气,肾中所藏的元阴与元阳,是人体生殖发育的根本。

(二)伤与脏腑的病机

人体遭受外界损伤因素的外因与内因的影响后,可破坏脏腑,乃至整个机体的协调平衡,故只有从整体观念出发,才能认识损伤疾病的本质及因果关系。脏腑在损伤时出现的病理变化如下:

1. 心 瘀血攻心,多因损伤后积瘀重着,瘀血攻心。这在外损内伤的重证中常可见到,因心脉瘀阻,心阳郁痹不宣则阳气不能达于四末,而出现手足逆冷等症。浊扰心神,心主神明、主精神思维活动,若情志内伤,气郁湿阻,化为痰浊,可蒙蔽心窍,致神明迷乱而行动越轨。心阳暴脱,在严重损伤失血过多时,则阳随阴脱,心阳大伤;亦可因阳暴脱于外,血行失常,血不载气,气亦失去温煦,症见面色苍白,心慌气促,四肢厥冷,汗出如珠,呼吸微弱或心搏骤停,脉厥心绝等。心血不足,皮肉筋骨损伤日久,身体虚弱,血液生化不足,或于失血后,或病后忧思过度,精血暗耗,皆可引起心失血养,出现面色苍白、心悸眩晕、脉细弱或五心烦热、口干咽燥、舌红少津等。心火亢盛,损伤后可致气血瘀滞,积瘀化热,或情志内郁,气郁化火,心主血,故可造成心火亢盛,扰乱心神,而出现高热神昏、烦躁不安,甚者躁动狂乱；有创口者可肉腐化脓，口舌生疮；若心火移热小肠产生小便赤涩刺痛，或尿血等症。

2. 肝　"损伤一症，专从血论"，肝藏血，故损伤与肝的关系极为密切。肝血亏损，肝藏血，主筋。若伤后失血过多或久病体虚，生血不足，则可引起肝血亏损，经筋失去营血濡养，致爪甲不荣，或筋痿；血虚动风，致肢麻、痉挛。肝气郁结，损伤后，若精神抑郁不畅，则郁结为患，症见胸胁或少腹窜痛、胀闷。若肝气横逆犯胃，则有纳呆，食谷不化。肝阳上亢，若素体肝肾阴虚，伤后有焦虑烦恼，郁久伤阴，阴不制阳，肝阳盛于上而出现头痛目眩、面红目赤、急躁易怒、舌红苔少等。肝风内动，若伤后感受风邪，可出现牙关紧闭，四肢拘急、项强抽搐、角弓反张等。肝胆湿热常因胸胁内伤，气机郁滞，又感湿热之邪，影响肝胆疏泄功能。可见胸胁痞满胀痛，口渴不欲饮，纳呆尿赤，重者可有黄疸。

3. 脾与胃　脾不统血，素体脾虚，血不循经，溢出脉外而见皮下出血、衄血、尿血、便血、月经过多等。脾虚不运，素体脾虚，伤后饮食失调，或肝木乘脾，则可产生气血亏虚，纳运不佳，水液输布障碍等。出现纳呆腹胀、面色萎黄、倦怠乏力、肢冷泄泻，甚者肢体浮肿等。瘀阻胃脘，上腹部受损伤造成气滞瘀阻，则脘腹胀满，疼痛拒按。

4. 肺　瘀阻气道，多因胸胁部损伤、肋骨骨折或胸胁部挤压伤，而致经脉损伤，气滞血瘀，肺失清肃。可见胸痛咳嗽，喘息气短，不能平卧，痛点不移，甚者可有咳血、呼吸困难等。肺气不足，慢性劳损或皮肉筋骨病损，而化源不足或耗伤气血，可致肺气宣降无力，表卫不固，出现气短懒言，面乏力，畏风自汗等。瘀滞大肠，腹部损伤致气血瘀滞，致大肠传化不利，或损伤后下焦蓄瘀，阳明腑热等皆可见大便秘结。

5. 肾　肾精不足，若禀赋不足，或后天失养，肾精虚少，骨髓的生化不足，不能营养骨骼，则发育迟缓，筋骨痿软不举，轻微外力即可造成骨折，甚者骨痿软弱，出现肢体弯曲畸形或骨折后不易愈合。肾气不固，多因年老体弱，或严重损伤后期，肾气亏耗，失去封藏固摄之权所致，可出现腰膝酸软，畏寒肢冷、小便频数而清长，重者小便失禁，遗精早泄等。瘀阻肾经，肾受损伤，瘀阻肾内，可见瘀阻作痛，津液泌泄受阻则尿行失畅。证见血尿刺痛，艰涩不畅等。瘀阻膀胱，少腹或会阴损伤，如骨盆骨折时，易伤及膀胱，由于瘀阻，膀胱气化不利或失常。出现小便不畅，尿血刺痛，小腹胀满，疼痛拒按，甚者膀胱破裂，出血不止，应及时救治。膀胱湿热，若骨盆骨折或腹部内伤，膀胱气化失司，尿液潴留，湿热蓄结。可见小便短涩不畅，淋漓不尽，亦可出现尿频、尿急、尿痛、尿黄赤混浊；伤及阴络时可尿血。

第三节　八纲辨证与舌诊

一、八纲辨证

八纲辨证是中医各种辨证的总纲，对疾病从表里、寒热、虚实、阴阳八个方面归纳。是以脏腑、经络、气血津液、病因等理论为依据，对通过望、闻、问、切四诊所搜集的症状，体征等资料进行综合、归纳、分析、推理、判断、辨明其内在联系，以及各种病变相互之间的关系，从而认识疾病，作出正确的诊断。

（一）表里

是说明病变部位深浅和病情轻重的两纲。一

般的说,皮毛、肌肤和浅表的经属表;脏腑、血脉、骨髓及体内经络属里。表证,即病在肌表,病位浅而病情轻;里证即病在脏腑,病位深而病情重。

(二)寒热

是辨别疾病性质的两纲,是用以概括机体阴阳盛衰的两类证候,一般的说,寒证是机体阳气不足或感受寒邪所表现的证候,热证是机体阳气偏盛或感受热邪所表现的证候。所谓"阳盛则热,阴盛则寒""阳虚则寒,阴虚则热"。辨别寒热是治疗时使用温热药或寒凉药的依据,所谓"寒者热之,热者寒之"。

(三)虚实

是辨别人体的正气强弱和病邪盛衰的两纲。一般而言,虚指正气不足,虚证便是正气不足所表现的证候,而实指邪气过盛,实证便是由邪气过盛所表现的证候。《素问.通评虚实论》说:"邪气盛则实,精气夺则虚"。若从正邪双方力量对比来看,虚证虽是正气不足,而邪气也不盛;实证虽是邪气过盛,但正气尚未衰,表正邪相争剧烈的证候。辨别虚实,是治疗是采用扶正(补虚)或攻邪(泻实)的依据,所谓"虚者补之,实者泻之"。

(四)阴阳

是辨别疾病性质的两纲,是八纲的总纲,即将表里、寒热、虚实再加以总的概括。证候虽然复杂多变,但总不外阴阳两大类,而诊病之要也必须首先辨明其属阴属阳,因此阴阳是八纲的总纲,一般表、实、热证属于阳证,里、虚、寒证属于阴证。阴证和阳证的临床表现、病因病机、治疗等已述于表里、寒热,虚实六纲之中。但临床上阴证多指里证的虚寒证,阳证多指里证的实热证。

二、舌诊

望舌是骨伤科辨证中重要的部分,它能反映人体气血的盛衰,津液的盈亏,病情的进退,病邪的性质,病位的深浅,以及伤后机体的变化。

(一)舌质

1. 淡白舌　正常人舌质一般为淡红色,如舌质淡白,为气血虚弱,或为阳气不足而伴有寒象。

2. 红绛色　舌质红绛为热证,或为阳证。多见于里热实证、感染发热、创伤或大手术后。

3. 青紫色　舌质青紫,多为伤后气血运行不畅,瘀血凝聚。

(二)舌苔

正常舌苔为薄白而润滑。观察舌苔的变化,可鉴别病患是在表还是在里;舌苔的过多或过少则标志着正邪两方面的虚实。

1. 舌苔的厚薄　与邪气的盛衰成正比。舌苔过少或无苔表示脾胃虚弱。舌苔厚腻为湿浊内盛,舌红光剥无苔属胃气虚或阴液伤。

2. 苔白　舌苔厚白而滑为损伤伴有寒湿或寒痰等兼证;厚白而腻为湿浊;薄白而干燥表示湿邪化热、津液不足;厚白而干燥表示湿邪化燥;白如积粉为创伤感染、热毒内蕴之象。

3. 苔黄　黄苔一般主热证,或里热证,故在创伤感染、瘀血化热时多见。

(王拥军)

第二章　骨科围手术期中医药辨证施治

第一节　中医骨伤科三期分治概述及中医辨证施治原则

一、三期分治

即根据患者的具体情况采用先攻后补,攻补兼施,或先补后攻等。以三期辨证治疗为基础:骨伤初期宜攻,中期宜和,后期宜补。

(一)初期

初期是指骨折后1~2周内,相当于炎症期和修复期的第一阶段。患肢局部肿胀疼痛明显,骨折端容易发生再移位,筋骨脉络可反复损伤,气血受损,血离经脉,恶血留滞,塞于经道,气滞血瘀,经络受阻。针对这种病理时期,早期以瘀血为主要病理表现,故当以攻利之法为主。早期治疗常用的方法有:攻下逐瘀法,行气活血法,清热凉血法,补气摄血法。

(二)中期

中期指骨折损伤后3~4周(相当于修复期中段)。骨折处疼痛减轻,肿消退,一般软组织损伤已修复,骨折断端亦初步稳定,原始骨痂已开始逐步形成。虽仍有瘀血未尽,而续用攻下之法又恐伤正气者,故以调和为主,再根据内伤气血,外伤筋骨的不同重点,进一步辨证论治。中期治疗常用的方法有:和营止痛法,接骨续筋法,舒筋活络法。

(三)后期

后期治疗常用的方法有:补气养血法,健脾益胃法,补益肝肾法,温经通络法。

二、辨证施治原则

(一)基本原则

通过中医药术前、术后"围手术期"的治疗,可以为手术创造更好条件,巩固、提高手术疗效,减缓手术并发症的发生率,在中西医互为补充中发挥中医药优势。这套方案将骨折病非手术治疗和手术治疗有机的联系在一起,改变了将非手术和手术治疗截然分开、完全隔离的观点,丰富和完善了骨伤病的治疗措施。

(二)骨科围手术期的界定

Dorland医学词典对围手术期解释为:从患者住院准备手术到术后出院的这段时间。国内有学者认为:围手术期是指从确定手术治疗时起,到与这次手术有关的治疗基本结束为止的一段时间。骨科围手术期是指手术前的准备期到手术后的康复治疗期全过程,包括手术前期(手术前30天至手术前3天)、手术期(手术前3天至术后14天)、手术后期(手术后14天至手术后30

天)和手术后远期(整体调摄期)。

(三)运用中医理论指导骨科围手术期治疗

1. **整体观念** 骨折后必然影响全身气血和脏腑功能,而全身机能的正常又影响着骨折的愈合,同时手术前的焦虑不安心理,术中创伤和麻醉反应也会引起的整体功能性、甚至器质性改变。因此在对骨科围手术期治疗时,必须坚持以"整体观"实施,这对中医药参与围手术期的治疗具有极其重要的意义。

2. **病证结合** 病证结合,即辨病辨证相结合,是一种在临床诊疗中既重视对病的诊断、又注重辨证论治,包含了多种结合形式及治疗措施的临床诊疗体系;辨病是对疾病的病因病机、病情的发展、预后等从整体上的把握。辨证注重根据病情某一发展阶段的病理特点而做出阶段性判断。辨病,明确诊断是正确治疗的保障;辨证可以抓住矛盾的关键所在,实行整体观念指导下的个体化治疗。如患者术前由于骨折疼痛导致的烦躁不安,对手术的恐惧焦虑,失血导致的耗气伤血,麻醉导致术后的脾胃虚弱等,虽然都可以通过中医辨证来整体把握,但必须是在有明确的病名诊断,即要在了解疾病部位,骨折断端情况以及是否合并创伤并发症等的基础上。

3. **扶正与祛邪相结合** 围手术前期是以祛邪为主,术后是以扶正为主,包括益气健脾、补肾生髓,以主要提高机体的免疫功能,调节机体阴阳平衡。中医治疗以标本兼顾、扶正祛邪见长,而手术治疗以祛邪(解除压迫)为主,祛邪往往伤正,因此两者的结合必将提高治疗效果。传统的治疗往往将外科手术治疗与中医非治疗截然分开,我们的思路是中医治疗应贯穿与手术治疗的前后,围手术期的中医介入有助于病人更好的耐受手术、降低手术并发症和手术后早日康复。在熟练掌握骨科手术技术的基础上,在围手术期充分利用中医药辨证论治,形成了独特的经验和特色。

第二节 脊柱病围手术期治疗

一、概述

脊柱病"围手术期"研究范围较广,包括围手术期脊髓、神经再损伤预防的研究,围手术期颈椎生物力学的研究,围手术期假体松动的研究,围手术期骨质疏松预防的研究,围手术期脏腑功能的研究,围手术期内科合并症综合控制的研究,围手术期免疫机制的研究,围手术期血液流变学状态的研究,围手术期神经-内分泌应激功能与受体及血管调节活性物质的研究,围手术期病人情志疗法的研究,围手术期综合保障措施的研究,等等。中医药可以在这些脊柱病"围手术期"的预防和治疗中发挥重要作用,这些研究为建立"围手术期"中医药理论和治疗方案奠定了基础。

二、手术前期特征(术前7天)与治疗

(一)特征

往往伴有内科疾病(糖尿病、冠心病、高血压、呼吸系统疾病等),精神压力大,焦虑不安,夜寐失眠,食欲不振,免疫机制低下,形成血栓前状态。

(二)中医辨证论治

1. **气血亏虚类** 头晕目眩,面少华色,心悸气短,颈项酸楚,神疲肢软,夜寐不宁。苔薄质淡,脉沉

细。益气养血,升清降浊。用益气聪明汤和酸枣仁汤。处方:炙黄芪、党参、升麻、葛根、蔓荆子、赤芍、白芍、黄柏、甘草、知母、茯神、丹参、酸枣仁、首乌藤。

2. 痰瘀内蕴类　头痛眩晕,颈项肩臂四肢麻木、刺痛。苔腻质紫,脉细弦或弦滑。活血理气,逐瘀化痰。用血府逐瘀汤和导痰汤加减。处方:当归、生地、赤芍、白芍、桃仁、红花、川芎、柴胡、枳壳、桔梗、川牛膝、半夏、陈皮、茯苓、南星、甘草。

3. 肝阳偏亢类　颈项疼痛,头痛眩晕,血压增高,耳鸣目涩,多梦失寐。舌红,脉弦细。养阴通络,平肝潜阳。处方:天麻钩藤饮加减。天麻、钩藤、石决明、当归、子芩、牛膝、杜仲、益母草、桑寄生、夜交藤、茯神、龙牡、甘草。

4. 痰瘀化火类　咽喉肿痛,颈项板滞疼痛。舌红质紫,脉弦。益气和营,养阴清咽。用益气和营清咽汤。处方:黄芪、桂枝、赤芍、白芍、川芎、当归、板蓝根、玄参、葛根、甘草。

三、手术后,近期的特征(手术后3天至手术后14天)与治疗

(一)特征

手术后,有伤口渗血、疼痛,缺血再灌注,脊髓、神经进行挫裂伤,肺部功能低下,胃肠道功能紊乱,神经系统症状体征加重或出现新的阳性体征的变化等。

(二)中医辨证论治

1. 血虚肠燥类　筋脉拘紧疼痛,口干纳呆,小便涩短,大便秘结。苔黄腻少津,脉弦滑或紧。补血润肠通腑。润肠丸合四物汤加减。处方:生地、当归、白芍、麻仁、桃仁、川芎、枳壳、何首乌、天花粉、枳壳、甘草。

2. 肺阴亏耗类　颈部术后疼痛,干咳或痰少粘白,或痰中夹血,声音嘶哑,口干咽燥,手足心热,神疲乏力,日渐消瘦,舌红苔少,脉细数。虚热内灼,肺失润降。沙参麦冬汤加减。处方:沙参、麦冬、玉竹、百合、桑叶、扁豆、川贝母、杏仁、五味子、陈皮、姜半夏、甘草等。

3. 热甚发痉类　项背强直,发热胸闷,切口疼痛,甚至角弓反张,手足拘紧,腹胀便秘,咽干口渴,心烦易怒,甚则神昏谵语。苔黄腻,脉弦数。泻热存津,养阴增液。增液承气汤加减。处方:大黄、玄参、生地、麦冬、地龙、全蝎、钩藤、竹叶、甘草。

四、手术后,中远期(手术后14天至3个月)与治疗

(一)特征

1. 一般出院治疗　往往遗留有伤口疼痛的表现,肺部功能低下,胃肠道功能紊乱,免疫力低下,全身情况较差等。并伴有各类慢性并发症,如骨质疏松假体松动,血肿机化及骨赘形成等。

脊柱病术后近期复发的主要原因是融合区相邻节段椎间盘突出,另一原因是减压不彻底,脊髓受压未彻底解除,功能部分恢复,仍处于部分受压状态。

2. 远期复发的原因

(1)融合区相邻节段退行性变,包括椎间盘突出、黄韧带肥厚致脊髓再受压。由于融合区相邻节段应力增加,融合节段越多,其发生率越高。

(2)减压融合区边缘骨质再增生,致脊髓受挤压变形并突入减压区剩余空隙内。骨质再增生的原因可能是植骨块位于椎体前中部(植骨块后留有约5mm空隙),减压融合区失去了椎体后方骨质(尤其是皮质骨),后方力学强度降低,加上前、后纵韧带等稳定结构破坏,融合节段内部承受异常应力,造成生物力学紊乱,机体发挥保护代偿机制以获得稳定,从而逐渐骨质再增生。尤其在减压椎体两侧剩余骨质较多,或减压向椎体一侧偏斜时,边缘再增生骨质更易压迫脊髓。

(3)缺血再灌注导致脊髓、神经根进一步损伤,脊髓本身发生萎缩性变化。

(4)局部脊柱废用性骨质疏松,导致内固定

物(钛网、钢板螺钉系统)松动。

(二)中医辨证论治

1. 气虚血瘀类　上肢及手麻木,颈肩酸臂。舌薄质紫,脉弦细或弦滑。益气活血,通逐络脉。补阳还五汤和止痉散。处方:生黄芪、全当归、赤芍、白芍、广地龙、川芎、红花、桃仁、全蝎、蜈蚣。

2. 湿热内扰类　眩晕心悸,胁痛胸满,虚烦不眠。苔薄黄或腻,脉细滑或细弦。清胆化痰,和解少阴。温胆汤和小柴胡汤加减。处方:半夏、陈皮、茯苓、竹茹、枳实、柴胡、黄芩、党参、丹参、川芎、大枣、甘草、生姜。

3. 心阳痹阻类　颈项板滞疼痛,引及牵掣至胸背疼痛,胸闷气短,肢体沉重,四肢作冷,心率变慢或律不齐。苔白或白腻质紫,脉弦或紧。气滞痰瘀,心阳痹阻。温阳散结,行气祛痰。用括蒌薤白白酒汤合血府逐瘀汤加减。处方:括蒌、薤白、当归、赤芍、川芎、桃仁、红花、柴胡、枳壳、延胡索、白酒(或黄酒)适量。

4. 肝肾阴虚类　下肢拘紧,行动不利,两肢乏力伴麻木,步履不稳。苔薄质红,脉细弦。滋阴补肾,舒肝活血。用左归丸合柴胡舒肝散加减。处方:熟地、山茱萸、枸杞子、淮山药、菟丝子、鹿角片、炙龟板、川牛膝、柴胡、香附、川芎、枳壳、赤芍、白芍、陈皮、甘草。

五、手术后,远期(术后30天~3年)的中医辨证论治

(一)肾虚痰滞类

筋脉弛缓,肌肉萎缩,四肢不举,握摄步履无力,阳痿遗精,小便清长,余沥不净,大便燥结或溏薄。苔薄或腻,脉沉细或细滑。补肾益精,温阳通督。地黄饮子加味。处方:生熟地各、山茱萸、巴戟天、肉苁蓉、五味子、石菖蒲、淡远志、麦冬、附子、肉桂、石斛、茯苓、黄芪、当归。

(二)脾肾虚弱类

肌肉萎缩,头项抬举、步履握摄均感无力,神疲失眠,纳呆便溏。苔薄质淡胖,脉细弱。补养脾肾,益气和营。人参养营汤加减。处方:人参、黄芪、当归、熟地、赤白芍、茯苓、白术、五味子、肉桂、远志、陈皮、山药、生姜、甘草、大枣。

(王拥军)

第三章　骨肿瘤围手术期治疗

第一节　概述、原则及术前术后治疗

一、概述

骨肿瘤有良、恶性之分，按来源不同又可分为原发性和继发性两种，其中原发性骨肿瘤起源于骨的基本组织，包括骨、软骨和骨膜或骨的附属组织（血管、神经、脂肪及骨髓网状内皮系统等）。继发者，由体内其他组织器官的恶性肿瘤经血循环、淋巴系统或直接侵犯骨组织所致，其发病率远较原发者高，常来自肺、乳腺、前列腺、甲状腺、胃、肝等处的癌症，为晚期癌症的表现之一。疼痛和压痛是骨肿瘤最常见的症状，轻者稍有酸痛不适，重者如刀割样疼痛难忍，造成患部功能障碍及压迫症状，在轻微外力作用下，可引起病理性骨折；而脊柱肿瘤压迫脊髓则可导致截瘫。

骨肿瘤分属于中医"石瘤"、"骨疽"、"骨痹"、"骨痨"、"肉瘤"、"肾虚劳损"等范畴。

关于病因，中医学分内、外因及体质因素三方面。外因指外感六淫邪气（风、寒、暑、湿、燥、火等）；内因多指精神情志不畅以及饮食失调；体质因素指先天正气强弱。肾为先天之本，脾为后天之本，脾肾功能的正常与否，与骨肿瘤的发生关系密切。

从病机而言，骨肿瘤或为阴毒壅滞，或为气滞血瘀，或为肾虚髓伤致骨骼瘀毒，表现正虚邪实之象。有两大论述，一是血瘀发病学说，由于骨瘤迅速增大，疼痛加重，刺痛灼痛，皮色变紫外发瘀，肢体活动障碍，舌暗红有瘀斑。此均系毒邪阻碍经络和络脉，血液循环障碍，瘀血内结，不通则痛。所以治疗时活血破瘀之法常用之。二是肾虚发病学说，中医认为"肾主骨"，所以凡骨病都离不开补肾填精之法。骨肿瘤多因禀赋不足，肾精亏损，劳倦内伤，骨髓空虚。肾主骨，骨生髓，因此肾虚则骨病。

二、处理原则

对于骨肿瘤的治疗，特别是恶性骨肿瘤的治疗，目前多采用手术、放疗、化疗结合中药综合治疗。手术可切除原发病灶，但术后还不能防止发生肺等多脏器转移，放疗仅是起到局部止痛等作用。化疗虽具有一定的作用，特别是大剂量氨甲蝶呤和阿霉素，对骨肿瘤的有较好疗效。但大剂量化疗药所带来的口腔溃疡、心肌损害等毒副反应，对病人无疑增添了新的痛苦，且化疗药物有耐药性，病人不能长期持续接受。结合中医药治疗，不仅可减轻毒副反应，还可能有增加化疗、放疗的疗效，从而增加疗程。这对控制恶性骨肿瘤的复发、转移不无裨益。有些骨肿瘤，如脊索瘤，虽然恶性程度低，生长慢，但手术切除后复发的机会多。如肿瘤体积较大，或压迫神经，则疼痛非常剧烈，严重影响病人的生活能力，正确有效地运用中药治疗,不但可明显改善病人的症状,而且可以缩小肿瘤,达到临床治愈的效果。

三、骨肿瘤"围手术期"术前治疗

手术时间的早晚,对骨肿瘤的预后具有重大影响。虽然我们提倡尽可能早地施行手术,但具体应用过程中常常受到全身情况的制约,故肿瘤的术前准备意义重大。据临床实践经验,许多学者提出此阶段中医药的运用,应以调整患者的气血阴阳、脏腑功能为原则,使患者最大限度地恢复近"阴平阳秘"的状态,这是早日进行手术并顺利完成的关键。具体而言,中医药在此阶段的调理以扶正培本最为常用,如补气养血、健脾益气、滋补肝肾等,常用方如四君子汤、四物汤、八珍汤、十全大补汤、保元汤、六味地黄汤等。现代药理亦证实,这些方药大都可以改善机体的免疫功能,从而提高病人术前的各种应激能力。

四、围手术期

1. 根治术的术后治疗 该阶段治疗的目的是恢复机体免疫功能,消除残留的癌细胞,以巩固疗效,防止复发转移。其治疗原则是在辨病的前提下,进行辨证论治,整体调理。具体说,主要是对一些术后并发症的处理。如常见的低热、盗汗、食欲减退、乏力等,多属气血两虚或气阴两虚,可用八珍汤、十全大补汤、六味地黄汤等加减治疗;并发感染发热者,多治以清热解毒,或滋阴清热,常用金银花、连翘、柴胡、败酱草、蒲公英、半枝莲、黄连、玄参、生地黄、麦冬、天花粉、芦根、知母等;并发消化道功能障碍者,可治以健脾理气和胃,常用党参、白术、茯苓、陈皮、半夏、砂仁、木香、鸡内金、焦三仙等;若见腹胀便秘者,可酌情予以通腑理气,选用大承气汤、调胃承气汤等,口服或灌肠,但应注意中病即止,以防耗伤正气;并发呼吸道貌岸然症状,可治以益气养阴、润肺止咳、理气化痰等,常选用黄芪、党参、麦冬、沙参、玉竹、石斛、杏仁、桔梗、陈皮、半夏、紫菀、款冬花、瓜蒌等。总而言之,针对不同的并发症,给予不同的辨治,以恢复其正气,为进一步的综合治疗提供必要的条件。

2. 非根治术的术后处理 骨肿瘤的非根治术,即所谓的姑息手术。常常是针对骨肿瘤过程中某一主要矛盾而采取的措施,从中医而言,就是"急则治其标"。这种方法可尽快缓解患者的痛苦,并为进一步治疗创造有利条件。但对非根治术后肿瘤的针对性治疗是非常复杂的,总的来说,应该做到有效地祛邪。对恶性程度高的低分化、未分化以及对放、化疗敏感的肿效力,可选用放、化疗祛邪;对于放、化疗不敏感的肿瘤,则可选用中医药治疗,至于祛邪为主还是扶正为主还是二者兼顾,则须根据患者的全身情况辨证来加以确定。

第二节 骨肿瘤"围手术期"辨证分型论治

一、邪实证(以祛邪为主的治疗)

(一)阴毒壅滞型

骨肿瘤初起,症见酸楚轻痛,局部肿块,皮色不变,遇寒加重,压痛不著甚至不痛,病程较长,舌淡,脉沉细迟。治以温阳通络,祛寒化滞。

方用阳和汤加减:熟地 30g,麻黄 15g,白芥子 6g,肉桂 3g,生甘草 3g,炮姜 1.5g,鹿角 10g,补骨脂 20g,路路通 10g,威灵仙 30g,透骨草 15g,川乌 2g,草乌 2g。

同时，肿瘤局部可配合外敷阳和解凝膏、鲜商陆、独角莲、麝香回阳膏等。

也可用小金丹三骨汤加减。药用草乌、川乌、五灵脂、地龙、乳香、土木鳖、滑药、骨碎补、补骨脂、透骨草、蜈蚣、干蟾皮、白屈菜、木瓜、防己、牛膝。

（二）邪热蕴结型

症见骨瘤迅速增大，疼痛加重，刺痛灼痛，皮色变紫暗红瘀，肢体活动障碍，有时伴有发热，大便干结。舌暗红有瘀脉细数或弦数。治以清热解毒，化瘀散结。

方用消毒化瘀汤加减：银花藤30g，蒲公英30g，黄柏15g，肿节风30g，徐长卿20g，刘寄奴15g，黄芩10g，威灵仙30g，土鳖虫10g，天花粉20g，乳香5g，没药5g，当归10g，透骨草30g，赤10g，生甘草3g，龙葵30g。

（三）气滞血瘀型

症见骨或关节刀割样疼痛，局部肿胀紫暗色肢体功能活动明显受限，或为胸胁剧烈疼痛难忍，脉细弦，苔有瘀斑，舌质紫暗。治以活血化瘀，解毒散结。

方用逐血破瘀汤合散结灵加减：水蛭6，虻虫6g，地龙10g，黑丑6g，路路通10g，透骨草20g，紫草10g，水红花子10g，盘龙参10g，莪术10g，刘寄奴10g，威灵仙20g，血竭10g，徐长卿20g。以上药物均为煎汤内服，每日一剂，分2~3次服。

二、正虚证（以扶正为主的治疗）

（一）肾虚火郁型

症见局部肿块肿胀疼痛，皮色暗红，疼痛难忍，朝轻暮重身热口干，咳嗽，贫血消瘦，行走不便，全身衰弱，舌暗唇淡，苔少或干黑。治以补肾填髓，佐以化瘀止痛。

方用寄生肾气丸全三骨汤加减：桑寄生30g，生地20g，山萸肉10g，土茯苓30g，猪苓20g，丹参30g，女贞子30g，旱莲草30g，生薏苡仁30g，骨碎补20g，补骨脂20g，透骨草20g，全蝎6g，蛇蜕6g，车前子30g，牛膝10g。

（二）肾阳衰弱夹瘀型

症见肢体畏寒怕冷，夜尿清长，腰背酸软，疼痛时作，脉细弱，苔薄，舌质淡胖或淡暗。治以温肾壮骨，化瘀消肿。

方用金匮肾气丸加减：熟地15g，山萸肉15g，茯苓10g，菟丝子15g，益智仁12g，附子5g，肉桂6g，牛膝10g，补骨脂15g，仙灵脾15g，锁阳15g，透骨草30g，威灵仙30g，桑寄生30g，杜仲15g，炙蜈蚣2条。

第三节　骨肿瘤"围手术期"辨病治疗

现代中医更多地强调辨病治疗，同时结合辨证应用复方。但骨肿瘤种类繁多，在此仅简述如下：

一、骨巨细胞瘤

（一）阴寒凝结型

患肢包块疼痛甚剧，痛有定处，得热痛减，遇寒痛增，行走不便，局部皮色不红，触之不热，舌质淡，苔薄白，脉弱紧。温阳散寒，通络止痛。

方用阳和汤加减：熟地20g，鹿角胶（烊冲）10g，肉桂5g，姜炭5g，麻黄3g，白芥子6g，桂枝10g，细辛3g，制川乌（先煎）5g，威灵仙5g，乳香5g，蚤休5g，寻骨风12g。形寒肢冷者加附子6g，干姜6g；下肢包块疼痛者加牛膝12g，防己12g。

（二）热毒蕴结型

患肢包块灼痛，局部灼热红肿，得冷稍舒，痛不可触，发热，口渴，烦闷不安，大便干结，舌质红，苔黄，脉弦数。清热解毒 通络散结。

方用白虎加桂枝汤加减：石膏（先煎）30g，知母15g，金银花30g，连翘15g，蒲公英15g，黄柏12g，麦冬20g，牡丹皮10g，防己12g，赤芍10g，牛膝12g，桂枝10g，桃仁10g，红花6g，大黄（后下）10g，白花蛇舌草30g。皮肤红斑者加生地黄15g，地肤子15g；神昏谵语者加服安宫牛黄丸，每次1/2~1丸，每日2次。

（三）瘀血阻滞型

患肢包块，刺痛难忍，入夜尤甚。痛有定处，皮色紫暗，面色晦滞，形体消瘦，舌质暗红或青紫，苔薄黄，脉弦涩。活血化瘀，通络止痛。

方用身痛逐瘀汤加减：秦艽10g，桃仁10g，红花6g，没药10g，乳香10g，当归10g，香附12g，丹参15g，半枝莲30g，地龙10g，寻骨风10g，蚤休15g。食纳减少者加麦芽15g，鸡内金10g；大便干结者加大黄（后下）10g；头痛者加白芷10g，蜈蚣2条，全蝎6g。

（四）肾阴亏虚型

患肢包块未消，隐痛不适，肿胀不甚，眩晕耳鸣，少寐多梦，腰膝酸软，五心烦热，舌质红，苔少，脉涩细数。滋阴补肾，软坚散结。

方药：六味地黄丸加减

药物组成：熟地黄12g，山茱萸12g，山药12g，茯苓12g，牡丹皮12g，枸杞子12g，女贞子12g，骨碎补12g，菟丝子12g，夏枯草15g，海藻15g，牡蛎（先煎）30g，白花蛇舌草20g，山慈姑10g，鳖甲10g。盗汗者加牡蛎15g，五味子15g，麻黄根15g；阴虚及阳，畏寒肢冷，阳痿者加附子6g，肉桂6g，巴戟天12g；气虚、乏力者加党参15g，黄芪30g。

二、骨肉瘤

（一）阴寒凝滞证

骨瘤初起，酸楚轻痛，局部肿块，皮色不变，遇寒加重，压痛不著，病程较长，舌淡，脉细沉迟。温阳开凝，通络化滞。

方用阳和汤加减：熟地黄30g，麻黄1.5g，白芥子6g，鹿角胶（烊冲）6g，肉桂3g，炮姜3g，生甘草3g，补骨脂20g，路路通10g，威灵仙20g，透骨草15g，川乌、草乌各2g。

（二）热毒蕴结证

骨瘤迅速增大，疼痛加重，刺痛灼痛，皮色紫暗，有时伴有发热，大便干，舌质暗红有瘀斑，脉细数或弦数。清热解毒，化瘀散结。

方用消毒化瘀汤加减：忍冬藤30g，蒲公英30g，黄芩15g，肿节风30g，徐长卿20g，刘寄奴15g，黄芩10g，威灵仙30g，土鳖虫10g，天花粉20g，乳香5g，没药5g，当归10g，透骨草30g，赤芍10g，生甘草3g，龙葵30g。

（三）湿毒留着证

身困倦怠，四肢乏力，虚肿，病变局部肿胀，疼痛。或破溃流液，功能失常，大便溏或不爽利，舌体胖，有齿痕，舌质暗，苔白滑腻，脉滑。健脾利湿，解毒止痛。

方用六君子汤加减：党参15g，白术10g，茯苓15g，陈皮15g，半夏10g，天南星10g，白芥子10g，当归15g，薏苡仁30g，制乳香10g，忍冬藤30g，全蝎10g。

（四）瘀血内阻证

患部持续疼痛，肿块固定不移，质硬，表面色暗紫或血管曲张，面色晦暗，唇暗红，舌质紫暗（或瘀斑点），脉涩或弦细。活血散瘀、消肿止痛。

方用身痛逐瘀汤加减：桃仁10g，红花10g，当归 15g,川芎 10g,牡丹皮 10g,延胡索 5g,制乳香 10g,制没药 10g,补骨脂 10g,赤芍 15g,土元 30g,蜈蚣 6 条,片姜黄 15g。

(五)肾虚热郁证

局部肿块肿胀疼痛,皮色暗红,疼痛难忍,朝轻暮重,身热口干,咳嗽,贫血消瘦,全身衰弱,舌暗唇淡,苔少或干黑。滋肾填髓,清热解毒。

方用知柏地黄汤加减:生地黄 20g,山萸肉 15g,女贞子 30g,牡丹皮 10g,骨碎补 15g,补骨脂 15g,透骨草 20g,自然铜 10g,川断 15g,当归 15g,知母 10g,寻骨风 15g,核桃树枝 30g。

三、尤文肉瘤

(一)痰结血瘀证

局部肿块,按之较硬,疼痛,皮色青紫,胸闷,纳差,舌质淡红或有瘀斑,苔薄或白腻,脉弦或涩。理气活血,化痰散结。

方用海藻玉壶汤加减:海藻 15g,昆布 15g,青皮 10g,陈皮 10g,生半夏(先煎)10g,贝母 10g,连翘 10g,当归 10g,川芎 6g,黄药子 15g,炮山甲(先煎)10g,丹参 15g,蚤休 30g,半枝莲 30g。郁久化火而见烦热,舌质红,苔黄,脉数者加夏枯草 15,牡丹皮 12g,玄参 12g;大便溏薄者加白术 12g,茯苓 12g。

(二)热毒壅盛型

局部肿块,肿胀灼痛,皮色发红,发热,汗出,口渴欲饮,小便黄,大便干结,舌质红,苔黄,脉弦数。清热解毒,通经消肿。

方用白虎加桂枝汤加减:石膏(先煎)30g,知母 15g,桂枝 10g,忍冬藤 30g,蒲公英 20g,连翘 15g,黄柏 12g,玄参 12g,白芍 10g,竹叶 10g,麦冬 10g,桃仁 10g,大黄(后下)10g,白花蛇舌草 30g,山慈姑 30g。衄血者加白茅根 30;神昏谵语者加服安宫牛黄丸 1/2~1 丸,每日 2 次。

(三)气血两虚型

局部肿块,疼痛,面色无华,神疲懒言,纳差,大便溏薄,舌质淡,苔薄白,脉细弱。益气养血,软坚散结。

方用八珍汤加减:党参 15g,黄芪 15g,白术 10g,茯苓 10g,陈皮 10g,当归 12g,白芍 12g,川芎 6g,熟地黄 10g,海藻 15g,黄药子 15g,威灵仙 15g,乳香 6g,没药 6g,半枝莲 30g。自汗者,重用黄芪至 30g,加防风 10g;心悸少寐者加远志 6g,酸枣仁 15g,茯神 10g;大便溏薄者,加山药 15g,薏苡仁 15g。

(四)肾阳亏虚型

局部肿块,肿胀疼痛,四肢不温,畏寒神疲,腰膝冷痛,下肢浮肿,小便短少,面色灰暗或白舌质淡胖,苔白,脉沉细或沉迟无力。温肾助阳,利尿消肿。

方用济生肾气丸加减:肉桂 6g,制附片 6g,山茱萸 10g,山药 12g,茯苓 12g,白术 12g,熟地黄 12g,白芍 12g,泽泻 12g,车前子(布包)15g,牛膝 12g,蚤休 30g。小便清长量多者,去泽泻、车前子,加补骨脂 15g,菟丝子 15g;惊悸、唇绀,脉虚数者另加桂枝 10g,炙甘草 10g。

四、软骨肉瘤

(一)气滞血瘀 脉络阻滞

四肢或胸胁、髂部可触及肿块,肿块软而固定不移,按之疼痛,舌质青或有瘀点,舌苔薄或薄黄,脉弦。行气散结,活血通络。

方用大七气汤化裁:青皮、陈皮各 10g,三棱、莪术、藿香、五灵脂各 15g,桃仁、牛膝各 12g,白花蛇舌草、石见穿、鹿衔草各 30g,炙甘草 6g。

(二)湿聚痰凝 积而成块

肿块逐渐增大,按之坚硬,身困倦怠,面暗浮肿,饮食减少,时有寒热,女子或见经闭不行,舌体胖,舌质淡紫,或有瘀斑,苔滑腻,脉弦滑。化瘀软坚,兼调脾胃。

方用软坚散结散合四君子汤化裁:夏枯草、海藻、牡蛎、威灵仙、龙葵、白毛藤各30g,海带、泽漆各15g,桃仁、牛膝各12g,党参、白术各10g。

(三)正虚瘀结

肿块坚硬,疼痛逐渐加剧,面色萎黄或黧黑,肌肉瘦削,饮食锐减,舌质淡紫,苔灰糙或光红无苔,脉细数或弦细。补益气血,化瘀软坚。

方用八珍汤合化积丸化裁:党参、黄芪、当归、白术、丹参、王不留行子各9g,广木香、陈皮各6g,狗脊、夏枯草、海藻各12g,煅牡蛎、桑寄生各30g。

五、骨纤维肉瘤

(一)阴寒凝滞证

局部肿块,疼痛较剧,皮色如常,得温痛减,行走不便,口淡不渴,舌质淡,苔薄白,脉沉迟或沉细。温阳散寒,通络化滞。

方用阳和汤加减:熟地30g,鹿角胶(烊冲)10g,肉桂5g,姜炭5g,麻黄3g,白芥子6g,桂枝10g,路路通10,乳香5g,没药6,莪术10,蚤休30。上肢肿块者加姜黄12g,桑枝12g;下肢肿块者加牛膝12g。

(二)热毒蕴结证

局部肿块,红肿灼痛,行走不便,发热,口渴,尿赤,便秘,舌质红,苔黄,脉弦数。清热解毒,化瘀散结。

方用消毒化瘀汤加减:金银花藤30g,蒲公英30g,黄柏15g,肿节风30g,徐长卿20g,刘寄奴15g,黄芩10g,威灵仙30g,土鳖虫10g,天花粉15g,乳香6g,没药6g,当归10g,透骨草30g,赤芍10g,龙葵30g,生甘草5g。皮肤红斑者加水牛角(先煎)15g,玄参10g;神昏谵语者加服安宫牛黄丸,每次1丸,每日2次。

(三)痰血凝滞证

局部肿块,刺痛难忍,入夜尤甚,痛有定处,皮色紫暗,渴不多饮,面色晦滞,形体消瘦,舌质紫暗,边有瘀斑,脉细涩。活血祛瘀 通络止痛。

方用身痛逐瘀汤加减:当归10g,川芎6g,桃仁10g,红花6g,制乳香6g,制没药6g,五灵脂(布包)10g,香附12g,牛膝12g,秦艽10g,丹参15g,龙葵30g,黄药子15g。便结者加大黄6g;失眠者加合欢皮30g,夜交藤30g。

(四)肾虚内热证

局部肿块,肿胀疼痛,昼轻夜重,皮色暗红,伴头晕目眩,腰膝酸软,发热口干,五心烦热,舌质暗红,舌苔少或干黑,脉细数。滋阴补肾,降火解毒。

方用知柏地黄汤加减:生地黄15g,山茱萸12g,牡丹皮12g,泽泻12g,知母15g,黄柏12g,当归10g,骨碎补15g,女贞子15g,旱莲草15g,补骨脂15g,川断12g,自然铜(先煎)10g,核桃树枝30g,寻骨风15g。盗汗者加五味子10g,浮小麦15g,煅牡蛎(先煎)20g;大便干结者加瓜蒌仁30g,火麻仁12g;阴损及阳、形寒畏冷者去牡丹皮、知母、黄柏,加肉桂5g,制附片(先煎)6g。

六、脊索瘤

(一)寒湿凝滞证

骶尾部肿块,腰腿冷痛重着,手足麻木,脘闷食少,苔白腻,脉沉而迟缓。散寒祛湿,化瘀通络。

方用独活寄生汤加减:独活10g,桑寄生10g,秦艽10g,防风10g,细辛3g,当归10g,赤芍15g,川芎10g,熟地黄10g,杜仲10g,牛膝10g,桂枝10g,菝葜10g,石见穿30g,甘草5g。寒湿久郁化热,症见口苦,大便干燥,苔黄腻,脉滑数者去细辛加黄芩15g;下肢行走不便者加黄芪20g,桃仁10g,地龙6g,全蝎6g。

(二)湿热蕴结证

骶尾部肿块,腰腿疼痛,得冷则舒,小溲热赤,苔黄腻,脉濡数。清热利湿,通络止痛。

方用四妙丸加减:苍术10g,黄柏10g,薏苡仁15g,牛膝12g,防己12g,木瓜12g,络石藤20g,金银花藤15g,制乳香6g,制没药6g,半枝莲30g,白花蛇舌草30g。肌肤麻木不仁者加海桐皮15g,豨莶草15g;肢体关节肿者加木通15g,萆薢12g,姜黄10g;皮肤红斑者加牡丹皮12g,生地黄12g;大便秘结者加大黄10g。

(三)瘀血阻窍证

头痛绵绵,经久不愈,痛有定处,舌质紫暗,或有瘀斑,脉弦涩。活血化瘀,通窍止痛。

方用通窍活血汤加减 当归10g,川芎10g,桃仁10g,红花10g,赤芍12g,麝香(冲服)0.5g,白芷10g,蔓荆子12g,五灵脂(布包)10g,土鳖虫6g,地龙12g,牛膝10g,蚤休3g。呕吐者加钩藤15g,泽泻15g,半夏10g,竹茹10g,下肢瘫痪者加桑寄生15g,杜仲12g,狗脊15g,川断12g。

(四)肾阴亏虚型

骶尾部肿块,腰腿疼痛,双膝酸软,神疲乏力,五心烦热,耳鸣不寐,舌红少苔,脉细数。滋阴补肾,通络止痛。

方用杞菊地黄汤加减:熟地黄12g,山药12g,山茱萸12g,牡丹皮12g,茯苓12g,枸杞子12g,菊花12g,女贞子12g,当归12g,杜仲12g,牛膝12g,川芎10g,露蜂房10g,蚤休30g。抽掣疼痛,肢体拘挛者加地龙10g,蜈蚣3条,全蝎6g。

(王拥军)

参 考 文 献

1. 陈巧玲. 髋关节疾病患者围手术期自身输血应用中医中药的护理,南方护理学报.2000,7(4).-31-32
2. 成润枝. 乌头汤治疗未分化脊柱关节病,山西中医.2006,22(3).-10-10
3. 崔书国,赵建,牟成林. 通脉止眩汤配合中药多功能治疗椎动脉型颈椎病的临床观察,河北中医.2008,30(8).-803-804
4. 费骏,毕大卫,余涌杰,郑琦. 中药在脊柱结核病灶清除术后治疗中的应用,中医正骨.2006,18(5).-26-26,28
5. 蒋业晖,吴晓军. 脊柱转移瘤切除植骨术后护理体会,华夏医药.2006,1(2).-125-126
6. 解基良,何清宇. 大承气汤冲剂术后早期使用的临床观察,中国中西医结合外科杂志.2000,6(6).-384-386
7. 老膺荣,周罗晶,毛炜. 全国围手术期中西医结合专题研讨会纪要,中国中西医结合杂志.2006,26(2).-143-143
8. 雷波,李敏,胡海涛. 中西医结合治疗骨质疏松症的临床分析基层医学论坛,2010年14卷4期
9. 潘宇琛,胡艳,幺远. 补肾清络法治疗幼年脊柱关节病的临床研究,北京中医药.2009,28(4).-251-253
10. 秦杰,李振宇,李勇. 后路腰椎间盘镜手术围手术期并发症的中医药防治,中医正骨.2006,18(5).-27-28
11. 孙桂萍. 浅谈中药炮制对临床的影响基层医学论坛,2010年14卷2期
12. 邹学群,唐德志. 施杞教授应用逐瘀化痰法治疗颈椎病经验初探,中医正骨.2008,20(2).-61-62
13. 吴杰,董毅. 脊髓型颈椎病术后的中医治疗,中医文献杂志.2005,23(3).-45-46
14. 徐及敏,李紫霞,任玉文. 汤剂正确煎服法对中药疗效的影响当代医学,2009年15卷18期
15. 张快强,刘继华. 辨证施治眩晕型颈椎病110例,陕西中医.2006,27(5).-517-518
16. 张曦. 补气养血法治疗高龄股骨粗隆间骨折围手术期67例,国医论坛.2003,18(6).-24-24
17. 赵立军,丁建中. "筋喜柔不喜刚"——论丁建中治疗腰腿痛的经验,北京中医药,2009年28卷1期

索引
Index

A

A（airway气道） 1491
AAOS 1839
Abbott 2672
Abdullah 1972, 1974
Abumi 1451
ACL重建手术 010
Adamkiewicz 1922, 2364, 2510
Adamkiewicz大根动脉 1539
Adamkiewicz动脉 1924, 2853
Adamson 1816
Adams病 3049
adolescent idiopathic scoliosis，AIS 2832
Adson征 1667
Adulkasem 3093
AF 1306
Agility假体 1023
Agnes Hunt 007
Aiello 3296
AIS-ISS评分 306
AIS分型 2833
Akamatsu 300, 409
Albee 088
Albee手术 2592
Albers Schonberg 3193
Albert 1020
Alberto Leardinini 1025
Albert Schmidt 013
Albrecht Von Hailer 005
Alemen 916
Alexander 1432
Alexander R.Vaccaro 1423
Alexis Carrel 008
Allen 015
Allgower. R. Schneider 010
Allg"wer 730
Allis 2580
Allis法 605
Allis复位法 605
Allis征 2578
Alvine假体 1023
Amarante 3557
Ambroise Pare 004, 238
Ambroisepare 2575
Ambrose 2263
Ambrose Pare 012, 238

Amipaque 3143
Amstutz 017, 018
Anatomia Porci 004
Anda 2182
Anderson 1025, 1443, 3234, 3243
Andrew 1316
Andrews 313
Andry.N 238
AntoniA型 2432, 2433
AntoniB型 2432
AO 010, 818
AO技术 818
AO理论 818
AO钛板 1293
AO系统 1306
AO胸腰椎钛板 1295
AO学派 010, 818
AO张力带钢丝技术 667
Apley研磨试验 686
Apofix及Halifix椎板夹 1140
Aramburo 1515
Arey 2549
Armstrong钛板 1295
Arnold 1544
Arnoldi 1996, 927
Arnord-chiari畸形 2273
Arseni 1914
ArthroCare 2000 射频消融仪 1815
Arthroscopy 315, 316
Arthur Steindler 014
AS 3109
ASA病情估计分级 113
ASIF 010
Aspirin 3655
Astley Cooper 2316
Austin T.Moorehe 2317
A.van LeeuwenhOek 005
Awwad 1914
AXIS法 122
阿芬太尼（Alfentanyl） 106
阿库溴铵 145
阿-罗（Argyll-Robertson）瞳孔 1678
阿霉素 2331
阿片类镇痛药物 186
阿片受体激动-拮抗药 106
阿片受体激动药 106
阿片受体拮抗剂 1472
阿片受体拮抗药 106

阿曲库铵（Atracurine） 110
阿曲库铵（卡肌宁） 109
阿斯匹林 160, 1585
阿托品 136, 144
埃斯马（Esmarch Tourniquet） 062
艾布赖特综合征（Albright's syndrome） 2302
安定 189
安定镇静类 108
安氟醚（Enflurane） 102, 145
安全带 1722
安全带型损伤 1228
安全角（F） 1433
安息香酊 259
安装光源 1354
安装横向连接器 2847
氨基葡萄糖（Glycosaminoglycan） 3588
按骨折部位分类 615
按骨折机制复位法 413
按骨折线走向分型 615
按骨折移位程度分类 615
按畸形血管所处的部位不同区分 2699
按脊髓受损的程度分类 1233
按人名命名的踝关节骨折分类 750
按照病理组织学分类 2699
按肿瘤病理特点分类 2417
凹陷骨折 402

B

B1型开书样骨折 1501
Babinski 1673
Babinski征 1268, 1916
Backer方法 1632
Back技术 2064
Bailey 009, 2785
BAK 1298
Baker 307
Bankart 3591
Bankart手术 470, 468
Bankart损伤 468
Barclay 3506
Barlow试验 2583
Barlow征阳性 2578
Barnes 1544
Barr 1928
Barraque 2672

001

Batchelor 3514
Bateman 017
Bath and Wessex假体 1023
Batson脊椎静脉丛 3104
Bauer 2832
Baumcartl 1622
Baumcartl 氏髌骨形态分型 1622
B（bleeding出血） 1491
Beadle 3135
Beals 731
Bechterew征 1941
Beck 3035
Beckwith-Wiedemann综合征 2954
Behari 2677
Bence Jones蛋白质 2334
Benging位X线片 2853
Benjamin 3367
Bennet 1544, 3655
Bennett骨折 554
Bennett 骨折撬拨复位骨折固定术 897
Bennett 骨折脱位 555
Bentzon 2618
Berck Plague 015
Berger Hangensen 2316
Berna 2235
Bernhard Langenbeck 2316
Bernoulli原理 3608
Bertelli 3540, 3541, 3548
Beta 2848
Bhler 1443, 902
Bhler角变小的横形骨折 794
Biagiane 2515
Biaginc 2514
Biaxial全腕人工关节 991
Bigelow 023
Bigelow复位法 606
biological osteosynthesis, BO 818
Biological Response Modifier 2317
Bjerkreim 2575, 2840
Blackburne-Peel法 1627
Blackwood 1544
Blair手术 783
Blount 238, 2841, 3050
Blount病 2952, 3050
Blount接骨板 2599
Blumensaat法 1627
Blunt 040
BO 010, 818
BO（Biological Osteosynthesis）学派 010
Bohler 1246
Böhler体操 1248
Bohlman 017, 2173
Bohm 2611

Boons 2317
Bora 3355
Borges 1373
Boron 018
Boston 250, 1372, 2841
Boston 支具 013, 250, 2841
Bostwick 3528
Bosworth 771
Bosworth 骨折 751, 771
Bosworth手术 2592, 3046
Bosworth损伤 744
Bowen 3504
BOX假体 1025
Boyd 2605
Boyd手术 2607
Boyer 019, 2316
Boythev 1614
Brackett 013
Brackett手术 2600
Bradbury 1275
Bradford 013
Bradford & Garcia 3135
Brailsford弓形线 2056
Brainard 076
Braudly 3356
Breig 1213
Brien 2582
Briethaupt 913
Briffl 1560
Bright 2715
Brindley 1381
Brisbane 1274
Bristow 1614, 473
Brode 3357
Brodie 3003
Brodie脓肿 3003
Broncasma 2235
Brooke 3589
Brooks 1138, 1423
Brook手术 1083
Broom 1974
Brown-Sequard sydrome 1263
Brown-Sequard瘫痪 2089
Bruck 313
Brunnelli 3354
Brushart 3372
Bryant 三角 603
Bryant悬吊牵引 641
Buckminster Brown 007
Buechel 1024
Buechel-Pappas假体 1023
Buengner 3363, 3366
Bungner带 3374
Bungner细胞索 3375
Bunnell 009, 2841

Burke 1538, 1539
Burkitt淋巴肉瘤 149
Burman 1105, 313, 851
Burnet 2317
Burrous 916
Burton 667
Busch 1834
Button 845
B细胞淋巴瘤 2391
八纲辨证 3701
八卦学 021
巴顿（Barton）骨折 405, 357, 523, 530
芭蕾舞演员 708
芭蕾舞演员双侧胫骨应力骨折 916
拔管后呼吸抑制 133
拔管期间的监测 156
拔牙 006
白芨粉 2365
白介素（interleukin, IL） 1273
柏油样便 373
败血症 006
扳机点排尿 1374, 1376
搬动患者时头颈位置过伸 2135
瘢痕收缩 2159
瘢痕体质 1407
板股后韧带（posterior meniscal femoral ligment, PMFL） 328
办公用房 033
半腱腱移位术 664
半导体激光治疗系统 1813
半膈穿透损伤 2874
半骨盆或髋关节离断术体位 2400
半骨盆截除术 140, 1518, 2398
半骨盆切除、计算机辅助人工半骨盆及全髋关节置换术 2405
半骨盆切除术与髋关节离断术 3225
半合成衍生物 105
半环形外固定架 738
半腱肌重建髌腱 674
半节状排列交替脊柱侧凸 2918
半髋关节置换术 1049
半髋或全髋关节置换术 1036
半髋（人工股骨头置换）术后感染 631
半奇静脉 1462
半体重量牵引 1712
半限制型全肘关节假体 986
半限制型肘关节假体 986
半圆柱状植骨 091
半月板边缘撕裂缝合术 691
半月板的功能 684
半月板的功能解剖 684
半月板缝合术 691

半月板股骨后韧带 328
半月板后角蓝钳 321
半月板解剖 328
半月板刨削刀（meniscus cutter） 323
半月板切除术 687
半月板切除术后并发症 690
半月板撕裂常见的类型 685
半月板撕裂的处理 687
半月板撕裂的创伤机制 684
半月板撕裂局部切除术 690
半月板损伤 333
半月板损伤的分类 685
半月板损伤的诊断 685
半月板移植术 692
半月板与盘状软骨损伤 684
半制约型 978
半制约型全肩关节置换术 982
半制约性 982
半椎板切除椎管成形术 2743
半椎体畸形 2681, 2687
半椎体切除术 2920
半坐位 195
伴齿突骨折的寰枢椎后脱位 1092
伴齿状突骨折的寰枢椎前脱位 1087
伴随营养血管（concomitant vasa nervorum） 3539
伴随肿瘤摘出而出现的瘫痪加重 2271
伴有侧向暴力所致骨折脱位型 1227
伴有肩关节脱位的大结节骨折 452
伴有距骨体后脱位的距骨颈骨折 782
伴有中央管症候群 1167
伴有椎间盘源性腰痛者 1959
伴有椎节后缘骨刺的椎间盘脱出症 1870
伴有椎体压缩的爆裂性骨折 1387
伴椎板骨折的椎体爆裂性骨折 1252
膀胱逼尿肌 1267
膀胱成形术 1374
膀胱刺激器 1382
膀胱结石 1270
膀胱前间隙引流术 1518
膀胱容量 1379
膀胱神经支配 1267
膀胱抬高扩大术 1374
膀胱压 1379
膀胱注水试验 1491
棒-钢丝（钛缆）结构 1135
棒球投手肘 3049
包含皮神经营养血管（丛）的筋膜皮瓣（fasciocutaneous neurovascular flap） 3542
包含皮神经营养血管（丛）的筋膜皮下组织瓣（adipofascial neurovascular flap） 3542
包含皮神经营养血管（丛）的皮下组织皮瓣（subcutaneous neurovascular flap） 3542
包容型腰椎间盘突出 2074, 2079
包尚恕 024
饱胃患者 151
保持反牵引力量 272
保持后纵韧带完整 1777, 2144
保持呼吸道通畅 1173, 931
保持良好的固定 588
保持良好的睡眠体位 1720
保持术野清晰 2142
保持头颈部的稳定 2143
保持正确的体位 195
保持椎节韧带的完整 1192
保持坐位姿势的训练 3678
保护骨隆突处 223
保护交感神经链 1356
保护肋间动静脉及神经 1462
保护与滋养功能 1995
保留骨骺的保肢手术 2345
保留滑车 577
保留棘突之胸腰椎后路常规椎板切除减压术 1311
保留内板的髂骨骨块 092
保守治疗 829
保肢手术（limb salvage） 2320, 2326
保肢治疗的进展 2345
报警及提示 1712
暴力分型 1220
暴露骶髂关节 1527
暴露腹直肌鞘 2007
暴露膈肌 1352
暴露寰椎前弓 1108
暴露距骨和距下关节 787
暴露伤（病）节椎体 1292
暴露枕骨粗隆 1061
暴露椎板 1190
暴露椎管 1756
爆裂骨折 1150
爆裂型骨折 404, 1226, 1386
爆裂性骨折Denis分型 1226
爆裂性骨折经腹膜后腹腔镜前路切除 1469
杯状髋臼 600
北美关节镜协会（Arthroscopy association of the north ameracan, AANA） 315
北洋医学堂 005
备急千金方 022
备血 135
背侧入路 541
背侧张力带 565
背侧阻挡夹板（dorsal block splint） 3616
背景音乐和通讯系统 034
背靠架 257
背靠墙半蹲式的训练 3607
钡餐检查 374
被动运动（Passive movement） 1719, 3592
被动运动的意义 3589
被动运动对修复的疗效 3590
被迫体位 1079, 1165
本草纲目 023, 040
本体刺激感受（Proprioception） 3633
本体感神经肌肉促进技术（proprioceptive neuromuscular facilitory technique） 3609
本-周（凝溶）氏蛋白 2334
苯并吗啡烷 105
苯二氮卓类（Benzodiazepines） 108
苯基哌啶 105
苯乃特（Bennett）骨折 405
苯扎溴铵 043
笨拙手 1264
绷带 259
逼尿肌成形术（detrusor myoplasty） 1374
逼尿肌压 1379
鼻出血 930
鼻饲 379, 1582
鼻烟壶处压痛 553
比赛和训练前的准备活动 912
闭合插钉 647
闭合复位 413, 605
闭合复位经皮穿针技术 821
闭合复位内固定 616
闭合复位髓内钉技术 821
闭合复位外固定 537
闭合腹部切口 1302
闭合髓内钉固定的切口 645
闭合髓内钉固定技术 009
闭合性骨折 405, 937
闭合性和开放性颈部损伤的处理原则 1580
闭环动力链训练（closed kinetic chain exercise 3611
闭孔部脱位 604
闭孔神经阻滞 124
闭式灌洗 2998
闭式胸腔负压引流管 1467

避开臂上血管 1526
避开喉返神经 1735
避免被迫体位 1721
避免不良的睡眠体位 1720
避免不良之非手术疗法 1705
避免潮湿环境 1721
避免潮湿及寒冷 1721
避免过多过大的手术损伤 2165
避免淋巴管损伤 2890
避免偏向一侧 1754
避免牵拉硬膜囊 1174
避免锐性拉钩 2137
避免使用锐性牵开器 2136
避免损伤腓总神经 260
避免误伤侧方的脊神经根 1754
避免误伤输尿管 2890
避免腰部损伤的概率 2000
避免腰部外伤 2058
避免有害的工作体位 1706
避免远达效应 1390
避免增加腹压的因素 1998
避免椎间隙骨缺损 2157
臂丛麻醉 1032, 1046
臂丛神经受累 1667
臂丛神经损伤 384, 1210
臂丛神经损伤及其功能重建术后康复 3645
臂丛神经阻滞 147
臂丛神经阻滞+L3~4连续硬膜外阻滞 125
臂丛神经阻滞麻醉 121, 569, 987
臂丛损伤 028
臂丛损伤的功能重建 3647
臂丛损伤功能重建术后康复 3648
臂下支具（TLSOs） 250
臂坠落症（droparm sign） 1594
边缝边向外抽出 1315
边距 348
边抗休克边麻醉诱导 150
边缘磨损 1025
砭镰 021
扁平骨骨折者 404
扁平颅底 2629
扁形cage 1194
变形（deformation） 2546
便秘 133, 204, 273
便携式X线摄片机 083
辨证施治原则 3703
标记 221
标志 224
标注 220
标准角 1433
表层 344
表层皮片 340, 342
表里 3701

表面处理 224
表皮 339
表皮层 339
表皮下脓肿 3013
表皮样囊肿 2719
表皮样囊肿和皮样囊肿 2445
表浅感染发生率 2182
憋气试验分级 117
别嘌呤醇(allupurinol) 3208
"蹩脚"效果 1027
髌股关节 1621
髌股关节并发症 1006
髌股关节不稳定 925
髌股关节的载荷传导 1624
髌股关节反应力（patellofemoral joint reaction force） 3608
髌股关节骨关节炎 1633
髌股关节劳损 925
髌股关节黏膏支持带或护具 926
髌股关节软骨损伤 923
髌-股关节软骨损伤 924
髌-骨 1621
髌骨半脱位 662, 1632
髌骨不稳定（unstable patella） 1621
髌骨不稳定的生物力学 1625
髌骨的功能 1622
髌骨的滑动 1623
髌骨的活动 1623
髌骨缝合术 667
髌骨骨软骨病 3047
髌骨骨折 401, 666, 667
髌骨骨折常用手术途径 668
髌骨骨折关节镜下施术 861
髌骨骨折经皮空心螺纹钉固 859
髌骨骨折克氏针+钛缆张力带固定 669
髌骨骨折形状 666
髌骨关节面 1622
髌骨冠状面的旋转活动 1624
髌骨厚度 1006
髌骨畸形 1624
髌骨截骨 1006, 1008
髌骨截骨术 927
髌骨磨压痛 925
髌骨内侧紧缩术及外侧松解术 664
髌骨偏移 1625
髌骨偏移或半脱位的生物力学 1625
髌骨牵引 673
髌骨切除术 667, 927
髌骨倾斜 925
髌骨倾斜的生物力学 1625
髌骨倾斜角 1629
髌骨软骨病 924

髌骨软骨软化症 924
髌骨矢状面位移 1623
髌骨脱位 662
髌骨外侧高压综合征 924
髌骨外移度 1629
髌骨外移度增加或关节松弛（laxity） 1626
髌骨完全性脱位 663
髌骨下极粉碎骨折 671
髌骨下极撕脱 671
髌骨"斜视"（squinting knee） 1626
髌骨运动轨迹异常 1624
髌骨重排列手术 926
髌骨纵形骨折 666
髌腱断裂 673, 674
髌腱在髌骨下极的断裂 673
髌韧带重建后十字韧带 680
髌下脂肪垫 1012
髌下脂肪垫损伤 334
髌下皱襞（infrapatellar fold） 330
髌阵挛 1673
髌周指压痛 925
冰冷等渗氯化钠注射液冲洗局部 2039
冰冷生理盐水冲洗术野 1956
冰水降温保护脊髓 1174
冰盐水冲洗 1314
兵站医院 009
丙泊酚 189
并发脊膜炎 2233
并发症 066, 140, 171, 969
并发症处理 2193
并趾症（congenital syndactyly） 2623
病变节段数量因素 2164
病毒导向酶解药物 2349
病毒性神经炎 3312
病理反射 1268
病理干扰相 391
病理骨折 219
病理性爆裂型骨折 1400
病理性骨折 400, 402
病理学 006
病情差异 130
病情估计分级 113
病情观察 202
病人知情同意书 1452
病原菌 006
病灶内切除 2320
病灶清除术 024, 2967
波及关节的骨折 950
波及关节跟骨面骨折的治疗 794
波及脊椎之感染 1556
波及椎管的骨折 408
波士顿支具（Boston Brace） 238

波提斯（Pott's）骨折 406
波形变异 386
剥离肌群 987
剥离肩峰软组织 1031
剥离子 069
剥脱性骨软骨病 3044
剥脱性骨软骨炎（osteochondritis dissecans） 3059
播散性凝集性骨病 3198
播散性纤维性骨炎 2302
勃郎氏牵引架 256
勃朗牵引支架 1050
勃朗氏架 219, 256
搏动性血肿 938
补充钙 1565
补充凝血因子 168
补充葡萄糖液 147
补充血容量 125, 167
补充有效循环血量 1581
补救性手术 2157
不波及跟骨关节面骨折的治疗 794
不波及跟距关节的骨折 793
不带锁膝铰链 249
不等渗液试验 1178
不对称式梳式切口牵开器 1362
不对称梳式拉钩 1362
不负重活动 626
不可吸收性固体栓塞剂 2512
不连接的胫骨结节切除术 3047
不能合作小儿 144
不能随便改变牵引重量 272
不全骨折 615
不全性脊髓损伤 1127
不全性损伤 1259
不同部位伤的手术次序 310
不同角度刮匙对椎节底部扩大减压 1753
不同平面的对冲性暴力 1222
不同平面神经损伤时的膀胱功能障碍特点 1237
不同手柄及工作角度的篮钳 321
不完全性骨折 402, 915
不完全性脊髓伤 1068
不完全性脊髓损伤 1233
不完全性截瘫 1234, 1235
不完全性圆锥损伤 1237
不卫生的夹板 007
不稳定型 706, 1101
不稳定型骨折 1230
不稳定型脊柱骨折的分度 1230
不稳定型胸腰椎损伤 1251
不稳定性骨折 404
不宜颈前路施术病例 1192
不愈合 485, 739, 943, 944
不愈合和畸形愈合 621

布比卡因（Bupivacaine） 104, 146, 187
布克氏筋膜 1519
布郎（Brown-Sequard）征 2089
布朗牵引架 621
布鲁菌性骶髂关节炎 2052
布洛芬 160
布托啡诺（Butorphanol） 107
步态 1939
步行锻炼 204
步行器 208
步行训练 3686
部分肠内与部分肠外营养（Partial Parenteral Nutrition, PPN） 182
部分骨间韧带撕裂 762
部位麻醉 146

C

C_1、C_2关节突螺钉固定 1423
C_1侧块结核经皮螺钉固定 1114
C_{2-3}急性椎间盘突出症 1148
C_{2-3}椎体间融合术 1103
C_2椎弓根螺钉固定 1103
C_2椎体骨折经皮后路侧块螺钉内固定 1431
C_{3-4}脱位 1160
C_3椎体次全切除 1151
C_3椎体后缘横形骨折 1151
C_4、C_5骨折脱位 1154
C_4、C_5小关节半脱位 1149
C_4~C_5椎节完全性脱位伴小关节交锁 1149
C_4椎体爆裂性骨折 1160
C_5爆裂骨折 1196
C_5神经麻痹 2275
C_5瘫痪症 1551
C_5椎体次全切除 1211
C_5椎体次全切除减压+髂骨块植骨+钛板内固定术 1155
C_5椎体粉碎性骨折 1211
C_5椎体压缩及爆裂性骨折 1155
C_6椎体爆裂性骨折 1160
C_6椎体屈曲爆裂性骨折 1196
C_7~T_1+L_{3-4}连续硬膜外阻滞 125
CAD/CAM 019
Cage技术使用不当 2168
Cage融合技术 1164
Cage植入 1194, 2062
Cahill 3320
Calderon 3518
Calnan-Nicolle式 992
Calve 3044
Calve病 3044
Campbell 088
Campbell髌骨内侧紧缩术 664

Campbell法 1632
Camurati-Engelmann病 2945
Canadell 2345
Carl Manchot 3507
Carnesale 605
Carrel-Dakin 008
Carroll法 583
Carson 314
Carter 2576
Caspar 1977, 2672
Caspar撑开 1878
Caspar牵开器 1214
Casper 1833
Casscells 313
Catel病 2952
Catterall 3040, 3047
Catterall分型 3040
Cave 007
C（CNS中枢神经系统） 1491
CDH 016
CD-Horizon 2844
CD器械 1305
center sacral vertical line 2836
cervical spondylosis 1650
Cervifix固定 1136
CESPACE 1845
CESPACE椎间植入器 1845
Chamberlain线 1677, 2633
Chamberland 040
Champion 307
Championniere 3589
Chanberland 040
Chance骨折 1224, 1228, 1253
Chang 3517
Chaput结节 734
Charleston 013
Charleston支具 013
Charnley 017
Charnly 999
Cheng 2839
Cheshir 1538
Cheshire 1539
Chiari畸形 1094, 1826, 1828, 2229
Chirife 2263
Chirugische 1514
Chiu 1921, 3363, 3366
Chopart关节 1635
Chrisman 924
CHTF 1103, 1298
CHTF固定术 1103
CHTF植入深度 1848
Clack 3589
Clarke 2582
Clement 916
Clodius 3534

Cloward & Bucy 3135
Cloward有齿牵开器 2227
CO_2激光 324
CO 818
Cobb 2840
Cobot 1316
Codivilla 3240
Codman 1596, 2292
Codman三角 2294, 2325
Coekett 2241
Coester 1020
Coleman 3240
Coley 019, 2317
Colles'骨折的餐叉畸形 524
Colles'骨折关节受累型 525
community orthopedics 030
Conaxial（Beck-Stefee）假体 1023
concept arthroscope system 318
Cone 1097
congenital constriction band 2955
congenital talipes valgus 2615
Conradi 2951
Conradi病 2951
constriction band syndrome 2955
Converse 3533
Convery 3590
cooke骨穿刺针 1095
Coon 2241
Coonrad-Morrey假体系统 986
Cormack 3506, 3508, 3514, 3516, 3520
Corpus Hippocrates 004
Correl 016
Corry 905
Cortes 2317
Cotrel 2843, 2903
Cotton'骨折 751
Coventry 019, 2610
CPM（continuous passive motion） 964, 3595
CPM对骨折愈合的影响 3590
CPM对软骨修复的影响 3590
CPM在骨科康复中的应用 3595
CPM作用机制 3595
Crai支架 2584
Cramer 1544
Crawford Long 006
Crede手法 1374
Cristofaro 2515
CSEP 137
CT 025
CTLSO（cervscothoracic lumbarsacral orthosis） 238
CTM 025, 938
CT的导航系统 1010

CT二维和三维透视影像 877
CT三维重建 1069
CT扫描 609
CT扫描后三维影像重建 609
CT扫描检查 2424
Cushing 2437
cybex机 3594
C.臂 969
C-臂X线机透视 071, 082, 325, 842, 1736
擦颈按摩 1719
材料学 995
残疾（Disability） 1716
残疾人训练 007
残留腰椎畸形 1406
残损（Impairment） 1716
残障（Handicap） 1716, 3666
残肢的压迫包扎 3628
残株型（Stump type）骨折 794
侧壁减压 1365
侧方间距变异 1080
侧方间距不对称状 1080
侧方直向不稳定 678
侧副韧带 568
侧副韧带解剖 329
侧腱束融合 578
侧腱束修复法 581
侧块 1066
侧块钉棒技术 1157
侧块钢板螺钉技术 1155
侧块关节发育异常 1094
侧块螺钉 1084
侧块螺钉固定 1371
侧块钛板螺钉技术 1156
侧前方减压 1730
侧前方减压时误伤 2146
侧屈暴力 1221
侧身抬腿练习 213
侧身抬腿运动 213
侧索硬化症 1676
侧凸的程度 2840, 2890
侧凸类型 2840
侧弯方向 1939
侧卧位 059, 171, 195, 1189
侧卧位产生的肺不张 2279
侧卧位手术体位 1307
侧向弯曲暴力引起椎体侧方损伤 1221
侧向移位 254
侧向坐姿 1722
侧型 1935
测量距骨的覆盖率 768
测量内外踝长度 768
测量中心静脉压 359
测深器测量深度 1879

测试脊髓诱发电位 1110
测压间隔 155
层流除菌 041
层流手术室 997
插管方式 139
插管时颈椎过伸所致脊髓损伤 1550
插入导针 646
插入电位 389, 390
插入骨块行椎节融合术 2040
插入气管导管 363
拆除石膏 234
产前诊断（prenatal diagnosis） 2550
产褥热 006, 042
产伤学说 2656
产生特异性的机制 3372
长春新碱 2331
长骨感染 352
长骨骨干结核 2978
长骨骨干结核的治疗 2979
长骨结核 2965
长管骨 005
长管状骨骨折的骨外固定架应用概 355
长距离行走 914
长跑运动员的胫骨中段应力骨折 916
长束征 1264
长滩（Long Beach） 1372
长条状及马蹄形 092
肠部枪伤 009
肠梗阻 2187, 2251
肠内营养 380
肠系膜上动脉综合征 221, 2274
常规颈后路开放复位、椎管探查术 1199
常规颈椎椎板切除减压术 1155
常规胸腰椎椎板切除术切骨范围 1313
常规椎板切除减压 1313
常见周围神经损伤及其矫形器的应用 3645
常用皮瓣设计要点 3578
超迟抗原Very late antigens 3591
超短波理疗 928
超高分子聚乙烯 017
超级皮瓣（super flap） 3506
超声波骨刀 1551
超声波技术 1947
超声波诱痛试验 914
超声诊断法 1605
超声治疗法 1718
超限活动量训练 1257
巢元方 022

车祸 1539
彻底的小关节融合 015
彻底清创术 348
彻底清洗术 1328
彻底松解髋关节周围的软组织 2591
陈德松 3290
陈德玉 2761
陈景云 024
陈旧神经端 3349
陈旧性髌腱断裂的手术 673
陈旧性病例 460
陈旧性齿突骨折 1094
陈旧性齿突骨折伴寰椎脱位颈后外侧显微手术 1120
陈旧性锤状指肌腱修复法 578
陈旧性股骨颈骨折 619
陈旧性股骨颈头下骨折 619
陈旧性股四头肌腱断裂 672
陈旧性骨折手术疗法 1327
陈旧性横韧带损伤伴寰椎前脱位 1134
陈旧性踝关节骨折脱位 776
陈旧性寰枢椎脱位 1125, 1126
陈旧性肩关节脱位的复位法 466
陈旧性颈椎骨折脱位 1743
陈旧性拇长伸肌腱损伤 585
陈旧性外侧韧带损伤 771
陈旧性月骨脱位 548
陈旧性跖趾关节脱位的治疗 802
陈旧性舟骨骨折 554
陈正形 1451
陈中伟 027, 978, 2672
撑开减压 1790
撑开肋间隙 1285
撑开-压缩机制 1844
撑开-压缩张力带 1844
撑开植骨 1195
成本-效益（cost-effect） 834
成长性椎管狭窄 2223
成骨不全（osteogenesis imperfecta） 2942
成骨功能指标 1564, 1565
成骨因子 089
成角畸形 456, 741, 949
成角螺钉 831
成角移位 254
成人呼吸窘迫综合征（ARDS） 151, 933
成人脊柱后凸畸形矫正术 2880
成软骨细胞瘤 2291, 2294
成软骨细胞瘤（Chondroblastoma） 2291
成纤维细胞生长因子（fibroblast growth factor） 3370

池永龙 1105, 1451, 1921, 2866
池永龙定位法 1472
池永龙胸椎椎弓根钻孔定位法 1473
弛缓性膀胱 1373, 3665
弛缓性瘫 1263
迟发性尺神经炎 508
迟发性颈髓损伤 1182
迟发性食管瘘 2227
迟发性圆锥损害 1400
迟发性症状 1548
迟来病例 1270
迟来跟骨横行骨折保守治疗 796
迟延一期缝合 009
持钩（tenacnlum） 871
持骨器 070
持物钳 321
持续被动运动（continual passive movement, CPM） 215
持续被动运动期间关节滑膜的更新 3589
持续导尿 1374
持续根性症状 2212
持续灌流 125
持续气道正压（continuous positive airway pressure, CPAP） 180
持续牵引 1082
持续吸氧 204
持续性正压呼吸（CPPB） 1543
持续硬膜外麻醉 1036, 1038, 1046
持续硬膜外引流 2232
持针器 347
尺（Guyon）管 3383
尺侧副韧带 487, 990
尺侧和桡侧滑囊炎 3017
尺侧滑囊炎手术 3017
尺侧偏斜拍片及拍片角度 553
尺侧腕屈肌腱转移术 3168
尺侧柱 542
尺动脉逆行岛状皮瓣 592
尺动脉腕上穿支筋膜皮瓣 3552
尺骨棒状手 2560
尺骨单折、稳定型， 518
尺骨的滑车切迹 486
尺骨干骨折 518
尺骨干骨折开放复位钛板螺钉内固定 516
尺骨干骨折钛板螺钉内固定临床病例 518
尺骨冠状突骨折 501
尺骨茎突骨折 523, 534
尺骨茎突切除术 528
尺骨切迹 1047
尺骨鹰嘴骨折 401, 499
尺骨鹰嘴骨折开放复位 500
尺骨鹰嘴骨折类型 500

尺骨鹰嘴骨质增生 923
尺骨鹰嘴克氏针牵引技术 263
尺骨鹰嘴牵引 492
尺骨鹰嘴切迹 1047
尺偏角 535
尺、桡侧腕屈肌腱转移术 3169
尺桡骨复位器 415
尺桡骨骨干骨折 516
尺桡骨骨干双骨折 518
尺桡骨上端骨折 512
尺桡骨双骨折不稳定型钛板内固定术 522
尺桡骨双折髓内钉内固定 521
尺桡骨凸形髂骨块植入术 946
尺桡骨远端粉碎性骨折 357
尺桡骨远端骨折 523
尺桡关节 984
尺桡上关节 512
尺桡下关节 512
尺神经 939
尺神经管症候群 1665
尺神经狭窄性神经炎好发部位 3307
尺神经炎 948, 1664
尺神经阻滞 122
尺中神经前臂部缺损 3383
尺中神经上臂部缺损 3383
尺中神经腕掌部缺损 3383
尺中神经肘部缺损 3383
齿尖韧带 1080
齿突不连 1072
齿突发育不全寰枢椎脱位 1432
齿突骨折单螺钉内固定术 1073
齿突骨折双螺钉内固定术 1074
齿突畸形伴寰枢椎脱位 1135
齿突尖韧带 1071, 1087
齿突螺钉固定失败的翻修手术 1138
齿突内螺钉折断 1090
齿状韧带 1824
齿状韧带张力过大时 1316
齿状突 1124
齿状突不连的判定 1072
齿状突发育不良 2637
齿状突发育畸形分型 1079
齿状突分离 2630
齿状突骺分离 1088
齿状突骨折伴寰枢前脱位 1091
齿状突骨折分型 1071
齿状突骨折致环枢后脱位 1092
齿状突螺钉内固定 1089
齿状突内固定术 2644
齿状突缺如 2630
耻骨部脱位 604
耻骨联合 1487
耻骨联合轻度分离 1493

耻骨上膀胱造瘘 1374, 1518
耻骨上膀胱造瘘术 1518
耻骨上引流 1522
耻骨炎（osteitis pubis） 3153, 3154
耻骨直肠肌 1268
耻、坐骨部分切除术 2396
赤津 3670
赤松功也背提复位法 606
充分暴露下腰椎侧前方 1291
充分暴露椎板 1191
充分的术前准备 1133
充分复苏 1498
充分减压脊髓 1109
充分显露硬脊膜囊 1314
充分植骨 015
充气式压力止血带 063
冲击式咬骨钳 1214, 1313
冲击式椎板咬骨钳误伤 2141
冲水时切勿压力过高 2144
冲洗管腔 348
冲洗清创术 283
冲洗时压力过大所致的脊髓损伤 2144
虫蚀状的溶骨性破坏 2330
抽屉试验 746
抽吸髓腔内容物 1016
出口撞击征（oulet impingement syndrome） 1602
出生前诊断（antenatal diagnosis） 2550
出现新的症状 2213
出血倾向 081
出血性休克 140
初次全膝关节置换术 1004
初次手术减压范围不够 2808
初期牵引重量 270
杵臼关节 1591
杵臼截骨术 740, 949
杵臼状关节 1188
处理骶髂关节间隙 1527
处理横突孔前壁 2146
处理颈长肌 2146
处理颈前肌 1108
处理髋臼 1049
处理前结节时误伤 2146
触电 1674
触电事故 1548
触电性脊髓损伤 1548
穿刺部位表皮灼伤 2014
穿刺患节椎间隙 1742
穿刺器械 320
穿刺套管导向器 1444
穿刺性损伤 3283
穿刺针位置（投影观） 1345
穿刺椎弓定位 1472

穿孔骨折 402
传导叩痛 408, 445, 944
传导速度减慢 393
传统开放前路后凸矫形手术 2849
传统之后路术式 1361
床边摄片 616
床边试验（Palrick征） 1525
床边透视或摄片 1165
床单撕裂患者坠落伤 2134
床垫 068
床桥 1288
床上大、小便训练 201
床上功能锻炼 272
床上股四头肌运动 209
床上牵引下功能锻炼 1246
床上肢体功能锻炼 201
创口的延期缝合 287
创口感染的开放砂糖疗法 2263
创口扩大器 1354
创口污染极为严重 301
创面局部处理 301
创腔圆柱体（woud cylinder） 3517
创伤骨科 030
创伤关节炎 1032
创伤后急性呼吸衰竭 198
创伤后颈脑综合征 1178
创伤抢救 026
创伤性骶骨滑脱 1531
创伤性骨关节炎 948
创伤性骨缺损 097
创伤性骨髓炎 3001
创伤性关节炎 200, 607, 611, 784, 803, 873
创伤性寰枢椎旋转半脱位 1432
创伤性肩关节后脱位 467
创伤性肩关节前脱位 461
创伤性颈脑综合征 1177
创伤性无菌炎症 429
创伤性膝关节脱位 659
创伤性休克 929
创伤性休克的救治 309
创伤性肘关节炎 510
创伤严重性的判断 306
创伤指数 306
垂腕征 1666
垂直暴力 1150, 1158, 1220
垂直分布型 3568
垂直+前屈暴力 1158
垂直压缩暴引起胸椎爆裂骨 1221
垂直压缩骨折 747, 760
垂直压缩型骨折Ashhurst分类 747
锤状指 579
锤状指的手术治疗 579
锤状指畸形 578
锤子 070

唇缘钻孔 469
唇状骨刺 2024
醇类消毒剂 042
磁共振 029
磁疗法 1718
雌激素 1565
次全环状减压术 1360
次全脊柱截骨术 3122
次亚氯酸钠溶液 008
刺激电极 136
刺激窦-椎神经 1698
刺激具有双重分化能力的细胞向关节软骨转化 3595
刺激期 2434
从血管造影到肿瘤栓塞 2364
粗暴操作 944
粗隆下骨折并发症 635
粗隆下骨折的髓内固定形式 632
粗隆下骨折分类（型） 632
粗隆（转子）下骨折 632
粗螺纹 1789
粗型螺纹钉 617
促进神经、肌肉和关节运动功能 1717
促进神经元自身再生能力 1272, 1410
促进髓核溶解 1954
促神经轴索生长因子 3370, 3371
挫灭液化脊髓组织 1316
锉平（光）髋臼 1049
错构瘤 2290
错构学说 2432

D

Daentzer 1447
Dandy-Walker畸形 2635
Daniel 3516, 3519
Danis-Weber分类 749
Danzig 3589
Darrach手术 2564
David 1272
David L. Macintosh 009
Da-Vinci体位 2006
Davne 2248
Dawbarn 2511
DBM 096
DCP钛板 1293
D（digestive消化系统） 1491
DeBastiani 3248
Dee假体 985
degenerative cervical spine 1650
degenerative disc disease 1650
Dellon 3301
Denis 1508, 1511, 1515

Denis Browne支架 2584
Denis分类 1223, 1228
Denis分型 1511
Denis 脊椎骨折合并脱位的分类 1231
Denis 屈曲-牵张损伤分类 1229
Denis屈曲压缩性骨折分类 1225
Denis三柱分类 1223
Denis 三柱概念 1223
Denny-brown 3356
Deseze 1591
De Smet 017
Desormanx 313
DeWald 015
Dewar技术 1155
Deyo 2182
D. Grob 切除钩椎之术式 1770
Dichiro 1832
Dick 026, 1320
Dickman 1921
Dickson 015, 2908
Discovery 985
Discovery肘关节系统 985
dissertation on the best form of shoes 005
Djindjian 1832
Djurasovic 2014
DO 818
Dockerty 019
Donald Munro 1372
Donnelly 1373
Doppman 1832
Dorland's词典 173
Downes 040
Down氏综合征 1137
Drummond 016, 2909
DSA 1125
Dubois 2043
Dubousset 016, 2843, 2901, 2903
Duchateau 3656
Duchenne 2619
Duchenne症 149
Dunlap 2580
Dunlop 牵引 261
Dunn分级 2577
Dunn型钛板 1295
Dupont 2946
Dupuytren骨折 750
duraendothelioma 2437
Duran 3616, 3617
Duraswami 2611
Durfacher 3340
Dwyer 015, 2860, 2866
Dwyer-Hall 1297
Dwyer-Hall系统 1298

Dwyer手术 2614
D-二聚体（D-dimer） 191
达·芬奇（Leonardo da Vinci） 005
打包固定 345
打包线 345
打磨机 242
打压嵌入植骨（impaction bone grafting, IBG） 970
大便潜血试验 378
大粗隆截骨 999
大粗隆下移术 1050
大根动脉 1259, 1391, 1922, 1924
大骨节病 3034
大剂量广谱抗生素的应用 1581
大结节撕脱者 460
大静脉出血 1579
大理石骨病（marble bone disease） 3193
大量全身使用广谱抗生素 3008
大量输血（massive blood transfusion） 167
大面积剥脱伤的特点 299
大面积剥脱性损伤 299
大面积撕脱伤的全身处理 300
大脑强直 933
大脑性瘫痪 007
大批伤员时 301
大腿骨折 007
大腿固定器 325
大腿截肢术 3224
大腿损伤固定方法 931
大小粗隆骨折 632
大小鱼际、蚓状肌萎缩 1675
大、小坐骨切迹 600
大血管损伤 2010
大重量器械牵引 1259
大重量牵引 1104, 1712, 2135
代偿性劳损 948
代偿性弯曲 1390
代替的肌腱延长术 3163
代谢反应 159
代谢性酸中毒 144, 378, 930, 931
带刺之Stryker Cage内固定, 1791
带蒂骨块 945
带蒂横纹肌移植术 1374
带蒂肌瓣填充术 3000
带蒂静脉皮瓣（pedicled venous flap） 3514
带蒂植皮术 339
带腓肠神经的筋膜皮瓣 3545
带刻度直角凿 1743, 1744, 1842
带皮静脉营养血管的近端蒂岛状筋膜皮瓣（proximally based venovascular fasciocutaneous island flap） 3548

带皮神经和皮静脉营养血管的远端蒂筋膜皮下组织瓣（distally based neurovenovascular adipofascial flap） 3548
带皮神经营养血管（丛）的皮瓣 3539
带皮神经营养血管（丛）的组织瓣（flap with cutaneous neurovascular plexus） 3514
带皮神经营养血管的远端蒂岛状筋膜皮瓣（distally based neurovascular fasciocutaneous island flap） 3548
带前臂内侧皮神经的筋膜皮瓣 3544
带深度指示器的直角凿 1744
带锁髓内钉 880
带锁膝踝足支具 248
带血管蒂的岛状皮瓣 588
带血管蒂的逆行血流岛状皮瓣[reverse-flow (retrograde-flow) island flap] 3524
带血管蒂皮瓣及肌皮瓣选择 3577
带血管蒂组织瓣移位术 3566
带隐神经的筋膜皮瓣 3545
带真皮下组织的全层皮片 340
丹毒 006
担架搬运 1554
单边外固定架 737
单侧耻骨上下支骨折 1493
单（侧方）开门式椎管成形术 2748
单侧固定不牢固者 1203
单侧皮质骨贴附移植 090
单侧脱位 1165
单侧小关节损伤致旋转性脱位 1148
单侧椎动脉结扎 1125
单纯的钢丝（或钛缆）结扎固定术 1159
单纯骨结核 2965
单纯骨栓固定 657
单纯滑膜结核 2965
单纯踝关节后脱位 765
单纯克氏针固定 444
单纯切骨减压 1753
单纯桡骨骨折髓内钉固定 517
单纯剩余半椎体 2681
单纯楔形半椎体 2681
单纯性侧前方减压术者 1770
单纯性骨结核 2964
单纯性骨囊肿 019, 2305
单纯性骨折 405
单纯性滑膜结核 2964
单纯性颈椎不稳症 1743

单纯性双侧脱位 1165
单纯性髓核摘除术 1730
单纯性腰骶关节脱位 1532
单次给药剂量（blous dose） 162
单钉固定 616
单发脊柱转移 2453
单肺通气 156
单杆拉钩 1362, 1363
单个运动单位电位 389
单个主胸弯 2832
单个主腰弯 2832
单骨型骨纤维组织异常增殖症 2302
单关节间置换术 019
单基因病 2551
单极针电极 388
单开门术 1201
单髁置换 1018
单髁置换模板技术 1009
单髁置换术 1008
单克隆抗体治疗 2350
单克隆免疫球蛋白 2334
单平面损伤穿越骨折 1229
单平面损伤穿越韧带及椎间盘 1229
单平面型 351
单球面 982
单手用止血带 063
单腿半蹲试验 925
单纤维针电极 388
单线圈脉管（single coiled vessel） 1832
单血管蒂型 3567
单一的耻骨支骨折 1493
单翼固定假体 1024
单针三定点间断缝合法 293
单针四定点间断缝合法 292
单支型肌肉蒂肌皮瓣 3569
弹簧韧带 1637
弹响肩 1615
弹响肩胛（snopping scapula） 1615
弹响髋（snapping hip） 1620
弹性模量 1846
弹性橡皮带式止血带 063
蛋白细胞分离现象 2421
蛋黄玫瑰油 004
"蛋壳"手术 1327
氮芥 020
氮气 325
氮质血症 373
当机立断 1582
党耕町 024
刀剪割切伤 3284
刀片徒手切取法 341

导管破裂 2014
导管头部或引导器断入血管 3285
导管折断 163
导航 876
导航技术 1010
导航手术 883
导入输液管 358
导向器械使用 1007
导向手柄 839
导引练功 021
导针插入颈椎间隙 1818
导针逆行打入 647
导针损伤内脏或大血管 1477
导致变形的机械压抑因素 2547
岛状筋膜（皮下组织）瓣较筋膜皮瓣的优缺点 3556
倒置皮瓣的缝回 301
倒置皮瓣清创的基本要求 301
倒抓式植入器 1880
等长收缩 3593
等长性收缩（isometric contraction）与等长运动训练（isometric exercise） 3593
等长训练 3606
等离子消毒灭菌器 041
等速练习（isokinetic exercise） 3644
等速收缩 3594
等速性收缩（isokenitic contracti） 3594
等速性运动训练（isokenitic exercise） 3594
等速训练 3608
等速运动训练 3594
等张性收缩（isotonic contraction）与等张运动训练（isotomic exercise） 3594
低度恶性肿瘤 026, 987
低度危险性物品 044
低分子肝素（LMWH） 1356, 2266
低分子右旋糖酐 1583
低接触压学说 925
低颅压综合征 1557
低顺应性（Compliance）膀胱 2253
低体温 168
低温麻醉 140
低形合关节面 1022
低血钙 932
低血钾 932
低血容量性休克 1488
低血压 112, 163
低血压所致脊髓损害 1550
低压报警 064
低压水平（Plow） 180
低压吸引 2143

低氧血症 112
低转换型OP 1563
滴漏 1382
骶部神经根逃逸 1267
骶股弓 1487
骶骨棒 1498, 1513
骶骨骨折 1528
骶骨骨折Denis分区 1529
骶骨骨折合并神经损伤 1511
骶骨骨折类型 1511
骶骨上段横行骨折 1531
骶骨中垂线 2836
骶骨肿瘤 2363
骶骨肿瘤的切除术 139, 2363, 2369
骶骨肿瘤手术出血凶猛 2363
骶管封闭 1534
骶管阻滞 147
骶结节韧带等 1487
骶髂部肿瘤 1526
骶髂关节 1487
骶髂关节半脱位 1494, 1524
骶髂关节不稳症 1526
骶髂关节后方韧带 2051
骶髂关节加压试验 2051
骶髂关节结核 1526, 2052
骶髂关节扭伤 1524
骶髂关节融合术 1494
骶髂关节损伤 1524
骶髂关节脱位 1532
骶髂关节稳定性和骶骨重建 2410
骶髂关节应用解剖 1524
骶髂关节致密性骨炎 1951
骶髂关节周围主要韧带 1487
骶髂后韧带 1487
骶髂间韧带 1487
骶髂拉力螺钉 1506, 1508
骶髂螺钉的进针点 1509
骶髂螺钉技术 1508
骶髂前韧带 1487
骶神经（sacral nerve） 1381
骶神经根定位 1375
骶神经根切断的数量 1376
骶神经前根电刺激排尿术 1381
骶髓反射中枢 1265, 1267
骶尾部骨肿瘤 2408
骶椎2~3以下的横断骨折 1493
骶椎发育不良 2694
骶椎结核 3068
骶坐弓 1487
地氟醚（Desflurane） 103, 145
地塞米松 1549
地西泮（Diazepam） 108
帝王世纪 021
第1颈椎咬骨钳 1064
第1秒用力呼气容积（FEV1） 177

第2代髓内钉 011
第3代人工全踝关节 965
第4脑室造口 1829
第二次世界大战 007
第二代骨水泥 1001
第二代骨水泥技术 017
第二代环锯 1299
第二代脊柱内固定物 2909
第二代脊柱内固定系统 016
第二代模型化型 964
第二代全踝关节置换假体 1023
第二跟骨 1636
第二肩关节（肩峰下结构） 1591
第二届颈椎病座谈会 024
第二跖骨头骨折 813
第六颈椎椎体爆裂状骨折 1196
第七颈椎横突骨折 1180
第七颈椎棘突骨折 1180
第三代骨水泥技术 017，1001
第三代环锯 1299，1746，1747，1851
第三代脊柱内固定系统 016
第三代解剖型（anatomical）假体 964
第三代髓内钉 011
第三段椎动脉 1080
第三届全国颈椎病研讨会 1239
第三届全国颈椎病专题座谈会 1839
第三届全国颈椎病专题座谈会纪要 1657
第三腰椎横突过长畸形 1952
第三跖骨应力骨折 915
第五跖骨基底部骨折 812，814
第五跖骨应力骨折 913
第Ⅰ型脊髓血管畸形 2703
第Ⅱ、Ⅲ型脊髓血管畸形 2705
第Ⅳ型脊髓血管畸形 2707
第一部关节镜图谱 313
第一次全国关节镜学习班 314
第一次世界大战 007
第一代TAR假体 1022
第一代骨水泥技术 1001
第一代脊柱内固定系统 015
第一代整体型 964
第一肩关节 1590
第一秒用力呼气量（FEV1） 1106
第一所骨科医院 007
第一腰椎Chance骨折 1254
第一掌骨背侧 579
第一掌骨基部骨折脱位 897
第一掌骨基底部骨折克氏针固定 556
第一掌骨基底部骨折脱位 554
第一跖骨头下杵臼截骨术 1642
第一跖趾关节 806

第一跖趾关节成形术 1051
第一跖趾关节构造 807
第一跖趾关节稳定性测试 808
癫痫 388
典型的类风湿性关节炎 3055
点接触固定器（PC-Fix） 830
点状皮片切取技术 342
碘伏 041，042，087
碘过敏试验 746，1605
碘剂 1041
电刺激疗法 945
电刺激治疗 3644
电动刨削系统 322
电动气压止血带 062
电动牵引床 256
电动石膏锯 234
电动式及气动式取皮机取皮法 344
电动外科关节镜系统（Electrosurgical Arthroscopy, ESA） 324
电动止血带 064
电击感 1150
电疗 1718
电流直接流入脊髓 1548
电脑辅助手术 883
电凝伤 2183
电切割 322
电烧伤或切割伤 2136
电视辅助的胸腔镜手术 1350
电视—胸腔镜下（VATS/EMI-VATS）胸椎侧弯松解、矫正及内固定术 2866
电位波幅降低 393
电熨 1718
电灼剥离 1108
电子止血带主机 064
垫圈 868
垫入牙垫 1434，1444
垫上动作训练 3673
垫上移动训练 3668
垫塑颈托支具 1215
淀粉样变 3111
叠加功能 136
碟形切骨 2997
碟形切骨术 009
碟形手术 2999
蝶形骨折 403
丁氨卡那霉素 2967
丁卡因（Dicaine） 104
丁酰苯类（Butyrophenones） 109
钉板结构 1135
钉棒固定物 1297
钉-棒技术 1064
钉道控制 012
钉钩钳（S-T钳） 2846
定期改变头颈部体位 1710

定期远视 1710
定容型通气 178
定位 1191
定位错误 1462，2182
定位器 840
定位针头变位 2162
定压型通气 178
定制型假体重建 2370
动静脉畸形 2699
动静脉瘘 095，1582
动力侧位片 2057
动力工具 071
动力接骨术（dynamic osteosynthesis） 819
动力髋螺钉（DHS） 821
动力切削系统 323
动力位摄片 2024
动力型 628
动力性MR成像技术 1674
动力性侧位片 1674
动力性结构 1637
动力性髋关节螺钉 627
动力性因素 1671，1684，1802
动力因素 924，1624
动脉灌注不足（皮瓣饥饿） 3524
动脉瘤样骨囊肿（aneurysmal bone cyst） 2306
动脉输血 360
动脉输血装置 361
动脉栓塞 066
动脉血供类型 3524
动脉血管网（vascular network） 3525
动脉血流受阻 940
动脉硬化性改变 1685
动脉造影 1580
动态2点识别觉（moving 2PD） 3650
动态触觉（moving touch） 3649
动物麻醉 006
动物实验 005，348
冻干骨 2370
冻结肩（frozen shoulder） 1590，1592
斗殴 400
窦道 2964
窦道形成 2185
窦-椎神经 1177，1652
窦椎神经 2021
窦-椎神经受激惹 1726
窦椎神经之组成 1657
杜冷丁 379
杜杞 022
端侧缝合法 298
端侧吻合 349

端-端吻合 349
短粗针 1766
短促等长练习（brief isometric exercise） 3643
短促最大负荷练习 3643
短骨骨干结核 2979
短骨骨干结核的治疗 2980
短骨结核 2965
短节段Luque固定术 1201
短缩畸形 949
短缩截骨术 3357
短缩移位 254
短腰畸形 1257, 2687
断蒂 589
断端间滴注法 3368
断肢（或断指、趾） 124
断指再植 027
断指、趾 124
对氨基水杨酸钠 2967
对伴有多发伤者的治疗 309
对侧带血管蒂的尺神经干移植 3359
对称性感觉障碍 1678
对称性运动障碍 1678
对称性植物神经功能障碍 1678
对端吻合术 1583
对封闭疗法反应 1659
对肩试验（Duga's征） 462
对颈深筋膜的松解 1786
对抗旋转 617
对皮下潜形剥离的处理 302
对器官功能的监测 187
对牵引的反应 270
对牵引试验反应 1659
对牵引肢体的观察与测量 271
对前臂正中神经长段缺损处理 3359
对全身各位位出血检查 300
对神经减压要彻底 1133
对特殊组织的清创 284
对血管伤手术的要求 290
对症处理 935
对重危伤员的初步观察 306
对椎动脉的误伤 2145
对椎动脉减压及牵拉过程中 2146
对椎管内神经造成压迫与刺激的诸因素 1656
钝角S形拉钩 1735
钝性骨膜剥离器 1735
多骶骨畸形 2603
多次复发、多次翻修的严重型腰椎管狭窄症 2808
多次心肌梗塞 116
多钉固定 617
多发骨转移 2453

多发伤 1486
多发伤的检查与诊断 306
多发伤的临床特点 304
多发伤的手术后监测 311
多发伤的手术治疗 309
多发伤的院前急救 304
多发伤患者 607
多发生骨骺发育不良（multiple epiphysial dysplasia） 2952
多发性半椎体 2681
多发性创伤的临床特点 303
多发性骨髓瘤（multiple myeloma, MM） 2334
多发性肌间隔综合征 941
多发性慢性少年期关节炎 3025
多发性血管瘤 2286
多发性硬化 386, 387
多发性硬化症 1677
多发性掌骨骨折克氏针固定； 560
多方向截骨 3122
多个互补性脊柱侧 2833
多根克氏针交叉内固定 457
多功能骨科手术床 068
多功能颈椎支具 250
多功能无影灯 034
多功能现役止血带 064
多钩固定系统 016
多基因病 2551
多节段广泛减压术 1770
多节段颈段脊髓液化灶 1655
多节段开槽减压术 1751
多节段椎弓楔形截骨术 3120
多节段椎间盘突出症 1959
多平面固定 353
多普勒超声检查 1578
多器官功能衰竭（MOF） 151, 166
多碎片骨折（multi-fragmentary fractures） 836
多形性型横纹肌肉瘤 2335
多用插座 324
多趾症（congenital polydactyly） 2622
多种致压因素合并 2167
多椎节开槽减压术 1763

E

Earnest Bors 1372
Eclipse中空螺钉 2870
E.D.Churchill 009
Eden-Hybbinette 1614
Edwin Smith 1272
E（excretory排泄） 1491
Ehrlich 2317
Eie.N 1998

Eilert 866
Eismont 2229
Ellis 2950
Ellis Van Creveld综合征 2950
Elsberg-Dyke曲线 2423
EMI-VATS 1350
EMI-VATS技术 1353
Ender钉 423, 628, 821
Ender钉技术 651
Ennecking 2318
Enneking 2320
Enneking骨盆肿瘤分区 2394
Enneking外科分期 2359
epiphyseal closure(fusion) with bonegrafting 3237
Epstein 1544, 1546, 1974, 2766
Eric C. 2350
Erich Lexer 2316
Ernest A. Codman 2317
Escobar 2048
Esmareh 006
Esser 3504
Esses 2248
ETCO2监测 156
Etienne Destot 730
Eulenberg 2554
Evans第二类型粗隆部骨折的治疗 629
Evans第一类型骨折的治疗 625
Evans分类法 624
Evans股骨粗隆间骨折分类 624
Evarts 2274
Ewald 3296
Ewing 019, 2316, 2329
Ewing's sarcoma 2317
experiment in the formation of bone 005
E-石膏固定 030
鹅足 681
鹅足成形术 681
恶心 133
恶心与呕吐 163
恶性高热（malignant hyperthermia, MH） 135, 149
恶性骨肿瘤的外科分级 2318
恶性骨肿瘤的治疗 2320
恶性骨肿瘤节段切除保留肢体 020
恶性黑色素瘤 2338, 2339
恶性畸胎瘤 2391
恶性淋巴瘤 020, 2339
儿麻后期综合征post polio syndrome 3654
儿麻后期综合征的临床表现 3654
儿麻后遗症 1030
儿麻矫治的术后康复 3654

儿童爆裂型骨折 1398
儿童的畸形处理 949
儿童骨骺板结构 904
儿童骨骺损伤 949
儿童骨折 904
儿童胫腓骨分离 764
儿童胫腓联合损伤、骨间膜破裂 764
儿童胫骨和腓骨远端骨骺线 764
儿童末节指骨骨骺骨折 567
耳出血 930
耳聋 2944
耳状关节面 2050
二苯甲烷 105
二次世界大战 006
二次污染 035
二腹肌沟线（Metzger线） 2634
二期缝合 288
二期愈合 011
二头肌之间 979
二维、三维及多维图像 877
二酰基甘油 372
二氧化碳 325
二乙酰吗啡 105

F

Fajersztajn征 1941
Fang 1118, 1514
Farey 2173
(far lateral lumbar disc herniation 1972
Farmer手术 2615
Fasano 3182
Fasciocutaneous Flaps 3506
Fedmon 2515
Feil 2651
Feined 3306
Feldman 2512
Ferciot 3047
Ferciot-Thomson手术 3047
Ferguson 3590
Ferguson的三柱概念 1223, 1224
Ferguson手术 2585
Fergusson 018
Fernandes 765
Fernstrom 2014
Ferretti 3296
Fessler 1921
F（fracture骨折） 1491
Fieberg病 3341
Finsbury 1025
Fischer 1515
Fisher手术 2602
Flatt（ 2565

Forestier病 2244, 3114
Fortund 2719
Fourestier 2043
Fournier 1973
Fractures and Dislocations 005
Fraenke 2785
Francois Levacher 013
Frank Alvine 1023
Frank Eismont 2849
Frankel 1239, 1373
Frankel分类 1545
Fraser 2010
Frederic J Cotton 751
Frederick Buechel 1027
Fred H. Albee 2316
Freeman 212
Freer起子 870
Fridman 1558
Friedman 2228
Friedreich共济失调症 1677
Frohse弓 3311
Fujimura 2235
Fujino 3524
Fukada 429
Furuse 2264
Furuya 017
F波 394, 1132
F波的测定 394
发病诱发因素 1929
发热反应 079, 2185
生肩部撞击的病因 1602
发音障碍 1676
发育性脊柱畸形 2900
发育性+继发性颈腰综合征 2813
发育性颈椎椎管狭窄 1653
发育性髋关节脱位的治疗 2581
发育性椎管狭窄因素 2164
发育异常（dysplasia） 2546
法国战场 007
翻身 934
翻身不慎引发患髋脱位 623
翻修融合术 1134
翻修手术 1405
翻修手术病例选择 2381
翻修手术的要点 1133
翻修手术方案选择 2193
翻修术 649, 990, 1752
翻修术前重视影像学检查 2214
翻修术前准备 2214
翻转皮下筋膜瓣 3571
反冲（recoil）说 1544
反复超负荷外力 614
反复交锁 928
反复手法 944
反弓状刮匙 1363

反馈机制 429
反馈疗法 3644
反流和误吸 152
反牵引力的要求 271
反射性膀胱 1265
反射性交感神经性骨萎缩 543
反射性尿失禁 1263, 1373
反射中枢 1269
反向弥散 371
反义核苷酸 2348
反义核苷酸治疗 2348
反应性改变 2434
反张膝 947
反置式 018
返祖现象 2620
范国声 024
方法 911
方肩 461
方肩畸形 462, 2968
方先之 024
方贤 022
防X射线手术室门 083
防兽 037
防止关节挛缩 3645
防止关节强直及肌肉萎缩 273
防止假关节 1390
防止内翻 625
防止牵引过度致伤 2136
防止褥疮 273
防止腰部肌肉萎缩 1954
防止足下垂 273
防治低血压 176
防治血栓 1585
防治植骨块滑脱 2151
仿真模型 878
放回骨瓣 1527
放入球囊 1346
放射疗法 2308
放射性核素骨显像 2383
放射性坏死 979
放射性粒子植入治疗 2327
放松运动 912
放置背衬与血管夹 348
放置近端锁钉 646
放置人工椎间盘前的准备 1877
放置人工椎体，撑开 1161
放置石膏托 223
放置钛板 1293
放置引流 1328
放置止血带 143
放置中位 1878
非阿片类中枢性镇痛药 187
非常近端中的段粉碎性骨折（very proximal medial comminution） 836
非出口部位撞击综合征（non out-

letimpingement syndrome） 1602
非骨化区 2088
非骨化性纤维瘤（nonossifying fibroma） 2308
非骨水泥型的钴铬钼髋关节表面置换术 017
非麻醉性镇痛药 160
非去极化肌松药 109, 150
非融合技术 1194, 1891
非融合技术的应用 2800
非融合技术具有高选择性 1890
非融合技术是在融合技术之后发展起来的新技术 1890
非手术疗法 615, 1252
非手术疗法的基本概念 1704
非锁定接骨板 717
非稳定型长管骨骨折 425
非限制型全肘关节假体 986
非限制型膝关节假体 955
非药物治疗 187
非甾体抗炎药（NSAIDs） 370
非甾体类抗炎镇痛药（NSAIDs） 187
非制约式人工全肩关节置换术 018
非制约型 978, 981
肥大细胞的浸润 429
肥大性脊柱炎 1212
肥大性（增生性）脊椎炎 3128
肥胖 911
腓侧副韧带 1634
腓肠筋膜皮瓣（calf fasciocutaneous flap） 3560
腓肠浅动脉（superficial sural artery） 3561
腓肠神经 3362
腓肠神经卡压 3346
腓骨 703
腓骨长短肌腱 1021
腓骨长肌腱转移术 3173
腓骨骨折部位与胫腓下联合的关系 757
腓骨骨折移位交锁（Bosworth）骨折 772
腓骨肌肌腱 902
腓骨肌腱粘连 797
腓骨截骨加压融合术 777
腓骨截骨融合术 777
腓骨近端骨折 773
腓骨颈骨折 939
腓骨螺旋形骨折骨折 749
腓骨取骨术切口 093
腓骨撕脱骨折 772
腓骨向后脱位（Bosworth骨折） 745
腓骨远端垂直骨折类型 750

腓浅神经（superfical peroneal nerve） 3345
腓浅神经卡压 3345
腓深神经卡压 3345
腓总神经卡压 3324
腓总神经损伤 939, 3385
肺癌 2355
肺不张 135, 1357, 2252
肺部的脂肪栓塞 933
肺动脉高压 135
肺动脉栓塞 2181
肺动脉楔嵌压（PCWP） 177
肺活量（VC） 135, 177
肺泡最低有效浓度（minimum alveolar concentration, MAC） 102
肺栓塞（pulmonary embolism, PE） 190, 111, 127, 214, 1341, 2240
肺水肿 1576, 375
肺小动脉压（PAWP） 111
肺循环及门脉系统 2340
分别引入金属和橡皮导尿管 1522
分级指数（GRIN）系统 316
分离暴力 1222
分离骨膜 1041
分离颈长肌时误伤 2145
分离麻醉 100
分离内脏鞘与血管神经鞘间隙 1734
分离椎旁肌 1190
分裂（cleft） 2546
分裂髌骨（patella bipartite） 1624
分期（开放性）截肢 3214
分区骨盆重建术 2402
分水岭梗死 1561
分子刀 1273
芬太尼（Fentanyl） 161, 186, 106
芬太尼类药物 106
吩噻嗪类（Phenothiazines） 108
酚 006
酚类 042
粉笔样骨（chalky bone） 3193
粉碎骨折 403
粉碎骨折型 625
粉碎型 513
粉碎型（Crush type）骨折 794
粉碎型骨折 1529
粉碎性髌骨骨折 668
粉碎性肱骨头骨折开放复位 459
风湿性肌纤维组织炎 1659
封闭 941
封闭疗法 938
封闭伤口 339
封闭石膏 234
封闭试验 1668
封顶效应 107

峰波 137
冯传汉 023
缝合部的张力 3356
缝合法 349
缝合法血管吻合术 291
缝合膈肌 1354
缝合固定 868
缝合固定植皮法 344, 345
缝合关节囊 008
缝合口张力 348
缝合离体血管 348
缝合线 347
缝合心包 366
缝合针、线规格 347
缝匠肌起点 898
缝线缝合＋黏合剂封闭法 3368
缝线通过器 868
跗骨窦 1638
跗骨窦综合征（sinus tarsi syndrome） 1638
跗骨管 1638
跗骨间关节 965
跗骨与周围关节结核 2977
跗管 1637
跗管综合征(tarsal tunnel syndrome) 902, 1638, 3337
跗横关节 1635
跗中关节 803
跗中关节手术疗法 805
跗中关节脱位 803
跗中关节脱位类型 804
跗-舟骨骨软骨病 3043
敷盖消毒液敷料 008
敷料更换 588
弗洛因（Froin）综合征 2421
氟吡汀（Flupitine） 108
氟骨症（fluorosis） 1952, 3188
氟马西尼（Flumazenil） 100
氟烷-咖啡因骨骼肌体外收缩试验 149
浮髌 1532
浮棘 2690
浮棘症者 2691
俯、侧中间位 195
俯卧 1306
俯卧位 059, 171
俯卧位手术 1509
俯卧位卧床训练 201
俯卧于预制石膏床上 1189
辅助控制通气 179
辅助器械 204
辅助通气（assisted ventilation, AV） 179
辅助主动运动（assistive active） 3592

负荷剂量 162
负荷强度 1863
负压式接受腔的配戴法 3637
负压引流管 214, 1410
负载荷锻炼 992
附件型 3068
附件炎 1951
附着端病（enthesopathy） 3109
复发性髌骨脱位 662
复发性髌骨脱位的成因 663
复发性髌骨脱位的治疗 664
复发性肩关节后脱位 473
复发性（习惯性）肩关节前脱位 468
复方化学消毒剂 043
复合材料 250
复合式固定 426
复合型关节骨折固定 882
复合性肌肉动作电位（CMAP） 392
复位并固定大小结节 980
复位不佳 1210
复位的10条基本原则 412
复位方法的分类 413
复杂关节内骨折 842
复杂性创伤 151, 152
复杂性创伤患者的监测 153
复杂性骨折 405
复杂性胫腓骨骨干骨折 716
复杂性损伤 829
复杂性与复合性创伤 151
副侧副韧带 568
副腓骨 1636
副（附）小骨 1636
副（附）舟骨 1636
副交感神经 377
副韧带 1080
副神经(spinal accessory nerve) 3319
副神经损伤与卡压 3319
傅一山 1451
腹白线 1288
腹壁反射 1268, 1539, 1672
腹壁反射-脊髓-膀胱人工发射 1378
腹壁反射-脊髓-膀胱人工发射弧重建术 1379
腹壁疝 2252
腹部各种皮瓣移植设计 594
腹部、骨盆创伤搬运固定方法 932
腹膜刺激症状 1488
腹膜后血管损伤 1982
腹膜后血肿 2010
腹膜下腔 1488
腹内斜肌及腹横肌 1290
腹内脏器伤 1490

腹腔动脉 374
腹腔镜 1465
腹腔镜辅助下前路减压 1469
腹腔镜辅助下小切口 1465
腹腔镜前路腰椎融合术 2044
腹腔镜下前路脊髓充分减压 1469
腹腔镜下腰椎骨折手术技术 1464
腹腔镜下腰椎间融合技术 2043
腹腔镜下腰椎结核前路手术技术 3093
腹腔血管损伤 2048
腹腔粘连 2048
腹外斜肌鞘膜 1290
腹压 1379
腹直肌后鞘 1289
腹直肌前鞘 1289
腹主动脉硅胶管临时套扎 2365
腹主动脉撕裂 3120

G

Galen 005, 012, 237
Galibert 1567
Gallie 1138, 1423
Gallie手术 1084, 1156
Galveston 2370
Galveston法 2248
Gamma 629
Gamma钉 423, 628, 631, 821
Ganz骨盆C形钳 1498
Ganz抗休克骨盆钳 1497, 1517
Garcin 2637
Garden分类法 615
Garden分型 615
Garrel-Dakin 008
Garré's osteomyelitis 3004
Gatse 040
Gaucher病 3052
Gavriil Abramovich Ilizarov 009
Gelberman 3590
Gelpi 1362
Gelsson 238
Gene Morell 239
George 2710
George W. Van Gorder 023
Georgia-俯伏位 2279
Gerard 017
Gerben 牵开器 1834
Gerdy's 结节 1008
Giacobetti 1558
Gibbons 1511, 1512, 1515
Giebel 613
Giebel分类法 613
Gilbert 1515
Gilles 3504

Gill手术 2592
Gittot 2228
Glah 1974
Glison 1180
Glisson 005, 1173
Glisson带 1069, 1088, 1712
Glisson牵引 2635
Glisson钳 2225, 2239
Glisson氏带牵引 1712
Glove-Stocking瘫痪 2089
Gluck 016
Goald 1977
Goldman心脏高危因素 174
Golfinos 1118
Goller 2560
Gomes 2515
Gonzales 2672
Goodfellow 019
GordonArmstrong 239
Gore 1651
Gosain 3518
Graf 2843
Graham 2226
Greaney 914, 917
Green 2557, 3234
Greulich 3234
Grosse-Kempf交锁髓内钉 011
Grossi 2854
GSB（Gschwend-Scheier-Bahler）假体 985
GUEPAR铰链式假体 018
Guerit 2854
Guillain 3309
Gulielmus de Saliceto 004
Gumener 3534
Gunst 010
Gunstonm 212
Gunterberg 2410
Gunyon管 3318
Gurd诊断标准 933
Guttmann 3667
Guy de chauliac 005
Guyon's管综合征 3309
Gylling 1500
改良Boyd分类 625
改良 Elmslie-Trillat手术 665
改良Galveston技术 2410
改良Mayo手术 1640
改良McBride手术 1641
改良Watson-John入路 999
改良的Dewar技术 1156
改良的Gallie术式 1084
改良的Galveston 技术 2370
改良哈氏棒技术 1298
改良式Dewar融合术 1156

改良张力带 669
改善工作条件 1721
改善心肌缺血和心肌顺应性 177
改善远端蒂皮瓣静脉回流的方法 3533
改善装备 917
改造躯体 010
钙离子通道阻滞剂 1472
钙-磷代谢 428
钙通道阻滞剂 116,136
盖伦（Galen） 004
盖氏（Galeazzi）骨折 523
干骨折术后感染骨不连 849
干骺部 005
干骺端骨折 404
干骺端纤维缺损（metaphyseal fibrous defect） 2308
干骺端纤维性骨皮质缺陷病 2308
干细胞移植 1275
干燥骨 1844
肝癌 2355
肝素 1585,2265
肝炎及肝功能障碍 2251
肝脏疾病 118
感觉倒错（dysesthesia） 3650
感觉分离 1172,1259
感觉分离性障碍 1676
感觉过敏（hyperaesthesia） 3651
感觉恢复的顺序 3649
感觉神经传导速度测定 392,393
感觉神经电位 393
感觉异常（Paraesthesia） 491
感觉异常（Paresthesia） 941,3650,3651
感觉再教育 sensory re-education 3649
感觉再教育程序 3651
感觉再教育的机制 3652
感觉指数 3364
感染 162,199,205,211,214,610,941,970,1141,1463
感染后蛛网膜囊肿 2716
感染性关节疾病时CPM的效果 3590
感染性椎间盘炎 3022,3104
冈上肌的推移修复法 1599
冈上肌腱 1591
冈上肌腱钙化 1609
冈上肌腱炎（tendinitis of supraspinatus） 1593,1594
冈上肌推进修复法 1600
冈上肌推进修复法示意图 1600
冈上窝 440
冈下窝 440
刚体原则 883

肛门反射（anal wink） 1268,1259
肛门反射出现 1235
肛门反射消失 1237
肛门口感觉残留 1235
肛门内括约肌 1268
肛门外括约肌 1268
肛门指诊 1533
肛门周围感觉 1235
肛诊 1530
钢板下坏死骨 010
钢板应力遮挡作用 010
钢棒（steel bar） 2230
钢架式牵引床 256
钢丝抽出缝合法 297
钢丝断裂 1159
钢丝圈 2365
钢针固定肱骨大结节 888
钢针撬抬复位 886
杠杆法操作 886
杠杆力学 1757
杠杆原理 1391
杠杆作用 897
高度危险物品 044
高度重视深部感染 2158
高分子聚乙烯材料组配 986
高弓足（talipes cavus） 2618
高钾血症 081,149
高交联聚乙烯 969
高接触压学说 925
高净化度 326,997
高龄脊柱脊髓损伤者特点 1540
高龄者脊髓损伤 1540
高锰酸钾 043
高能量损伤 906
高频点灼 376
高频电刀 323,324
高清摄录系统 319
高球蛋白血症 2334
高渗（或低渗）液静脉内注射试验 1178
高渗盐水 008
高速创伤 1386
高速公路 400,654
高速磨钻 1353
高速磨钻技术所致误伤 2139
高碳酸血症 2048
高位髌骨 926,1627
高位或低位髌骨 925
高位脊髓神经损伤 1127
高位截瘫 1215
高位颈椎脊髓火器伤 1554
高位腰围 1369
高位正中神经卡压症 3299
高信号（high intensity） 1540
高信号区（high-intensity zone,

HIZ） 1950
高形合度 1022
高学书 1782
高血钾 135,168
高血压 115
高血压患者的术前准备 115
高压脉冲水枪 1002
高压灭菌器 040
高压时间（Tinsp） 180
高压水平（Phigh） 180
高压水枪 1002
高压氧 1556
高压氧疗法 945,2261
高雨仁 1451
高转换型OP 1563
高足症截骨融合术 1042
格氏带 1179
葛洪 022
葛竟 027
葛双雷 376
隔离养护教育 3664
膈肌 1461
膈肌呼吸 1260
膈肌切开位置 1461
膈下引流 1354
个人生活自理 203
个体化 031
各部位骨折失血量评估 929
各种光学镜子 071
各种神经损伤的鉴别 1240
各种血管夹 070
铬制肠线 1051
根动脉 1365
根管处肿瘤 1668
根管处蛛网膜最易引起粘连 3144
根管减压术 1155
根据顶椎的位置分类 2832
根据棘突特点定位 1191
根据脊髓肿瘤起源分类 2417
根据脊柱侧凸发病时的年龄分类 2832
根据血管来源的解剖部位不同区分 2699
根型颈椎病 1737
根性刺激症状 1678
根性放射部位 1238
根性肌力障碍 1662
根性损害 2089
根治性大块脊椎切除 2520
根治性切除（radical resection） 2320
根最大动脉（adamkiesicz动脉） 1800
跟腓韧带 765,771
跟腓韧带撕裂 746

跟骨的解剖特点 792
跟骨复位器 416
跟骨高压症 1634
跟骨骨骺骨软骨病 3049
跟骨骨折 791
跟骨骨折并发症 796
跟骨骨折的诊断 792
跟骨骨折的治疗 794
跟骨骨折复位后螺钉内固定 795
跟骨骨折撬拨复位 902, 903
跟骨后方骨折内固定 794
跟骨（后）结节骨折 793
跟骨角（Böhler角） 792
跟骨牵引术进针点 264
跟骨前结节骨折 793
跟骨手术常用切口 795
跟骨楔形截骨术 2614
跟骨载距突骨折 793
跟骨纵行骨折双螺钉内固定 794
跟腱断裂 771, 775
跟腱断裂后局部凹陷征 775
跟腱断裂跖屈受限 775
跟腱反射消失 1949
跟腱钙（骨）化症 3059
跟腱钙化症 3059
跟腱延长术 1647, 1025, 2614, 3165
跟腱愈合 006
跟距关节 965
跟距关节创伤性关节炎 796
跟距关节窦 1041
跟距关节融合术 783
跟距、距舟和跟骰三关节 1042
跟距、距舟和跟骰三关节旋转植骨融合术 797
跟骰关节 804
跟舟跖侧韧带 1637
跟踪器 879
更生霉素 2331
工间操 1721
工矿业 400
弓形韧带 675
弓形足 1645
功能不全 1716
功能独立性评定 1240
功能锻炼 197, 202, 435
功能锻炼的基本方法 436
功能锻炼的基本要求 436
功能锻炼的目的 435
功能锻炼失当 944
功能康复 1133
功能位 417, 1036
功能位融合固定 1031
功能性电刺激（Functional electric stimulation） 3622
功能性上肢支具 245

功能性手术 2269
功能性撞击征 1602
功能与外观并重 2552
功能障碍（impairment） 3666
攻丝 1847
供皮 341
供皮区创面 344
供皮区消毒 343
供区 341
肱尺关节 984, 1616
肱动脉 940
肱动脉切口 360
肱动脉上段损伤 3274
肱动脉损伤 937, 3273
肱动脉中段损伤 3274
肱二头肌长头 1591
肱二头肌长头肌腱断裂的手术修补 1614
肱二头肌长头腱 1592
肱二头肌长头腱的滑动机制 1592
肱二头肌长头腱的滑动结构 1592
肱二头肌长头腱的正常解剖 1592
肱二头肌长头腱滑动结构病变（bicipital mechanism） 1590
肱二头肌长头腱炎 1592
肱二头肌长头腱炎和腱鞘炎（Biceps tenosynovifis） 1593
肱二头肌肥厚 3302
肱二头肌腱膜激发试验 3303
肱二头肌腱延长术 3164
肱骨柄 978
肱骨大结节 1591
肱骨大结节骨折 452, 888
肱骨大结节骨折常用内固定方法 453
肱骨大结节骨折分型 452
肱骨大结节硬化 1605
肱骨干骨折 357, 401, 475, 479
肱骨干骨折延迟愈合 485
肱骨干螺旋型骨折钛板螺钉固定术 484
肱骨干投掷骨折 918
肱骨干下1/3螺旋形投掷骨折 919
肱骨干中段粉碎性骨折钛板螺钉固定 484
肱骨骨骺分离畸形愈合 455
肱骨骨折 979
肱骨解剖 475
肱骨近端锁定钛板（LPHP） 821
肱骨颈粉碎性骨折 458
肱骨颈骨折合并大结节撕脱 460
肱骨髁间粉碎性骨折双张力带内固定术 505
肱骨髁间骨折 492
肱骨髁间骨折Riseborough分度 492

肱骨髁上骨折 219, 490, 937
肱骨髁上骨折悬吊牵引 491
肱骨髁上屈曲骨折型 490
肱骨髁上伸展型骨折 490
肱骨内髁骨折 495
肱骨内髁骨折及分型 495
肱骨内上髁骨骺撕脱骨折 892
肱骨内上髁骨软骨病 3049
肱骨内上髁骨折 496, 886, 892, 893
肱骨内上髁骨折及分型 496
肱骨内上髁炎 1618
肱骨膨胀钉技术 483
肱骨缺损 006
肱骨上端 440
肱骨上端骨骺分离 454
肱骨上端骨折 452
肱骨上端软骨粘液纤维瘤 2294
肱骨上端正常骨骺 454
肱骨上端截骨矫正术 460
肱骨髓内钉 481
肱骨髓腔内植骨 945
肱骨钛（钢）板内固定 483
肱骨头 978
肱骨头的上滑动结构病变（suprahumeral gliding mechanism） 1590
肱骨头粉碎性骨折 459
肱骨头骨折 453
肱骨头坏死 979
肱骨头假体 978, 982
肱骨外科颈粉碎性骨折 458
肱骨外科颈骨折 455, 888
肱骨外科颈骨折内收型 456
肱骨外科颈骨折外展型 456
肱骨外髁骨折 493
肱骨外髁骨折及分型 493
肱骨外髁骨折开放复位 494
肱骨外上髁骨 495
肱骨外上髁骨折 494
肱骨外上髁肌腱松解术 1618
肱骨外上髁炎 1617
肱骨外上髁炎的手法治疗 1618
肱骨外上髁炎之临床表现 1617
肱骨小结节撕脱骨折 453
肱骨小头部分型骨折 891
肱骨小头骨软骨病 3038
肱骨小头骨折 497, 891
肱骨小头骨折类型 498
肱骨小头骨折撬拨复位 892
肱骨小头完全型骨折 891
肱骨远端 486
肱骨远端全骨骺分离 498, 499
肱骨肿瘤 978
肱桡关节 984, 1616
肱桡关节（人工桡骨小头） 965

肱三头肌 1665
肱盂关节 978
肱盂关节解剖 440
宫颈癌 2355
宫内胎位学说 2656
拱桥状 1637
拱石(keystone) 1845
共济失调 1678
共济失调症 1677
共济失调症状 1678
沟角 1628
钩的选择和放置 2912
钩突切除术 1768
钩突为颈椎退变最早发生的部位 1684
钩椎关节变形 1179
钩椎关节病 1766
钩椎关节孔扩大术 1768
钩椎关节松动 1661
狗颈部带项圈 1257
狗腿再植 348
狗项圈征 1257
枸橼酸钠中毒反应 081
枸橼酸盐中毒 168
孤立性骨囊肿 2305
箍环型 1361
谷酰胺（glutamine） 3205
股动脉 3277
股动脉切口 361
股动脉损伤 3277
股动脉再通 3278
股二头肌弹响 1621
股二头肌肌腱髌骨悬吊术 681
股二头肌腱和半腱肌腱转移术 3171
股骨半膝关节假体 018
股骨粗隆部骨折并发症 630
股骨粗隆部骨折全身并发症 630
股骨粗隆间杵臼截骨术 622
股骨粗隆间骨折 624, 631
股骨粗隆间骨折内固定术后钉子滑出 630
股骨粗隆间横形（水平位）截骨术 621
股骨粗隆间三角形截骨术 622
股骨粗隆间斜形截骨术 622
股骨粗隆下骨折 634
股骨粗隆下斜行截骨术 2600
股骨粗隆（转子）间骨折 623
股骨大转子骨软骨病 3048
股骨单髁骨折 656, 657, 899
股骨的大、小粗隆骨折 635
股骨干的解剖范围 637
股骨干骨折 355, 637, 641
股骨干骨折的非手术治疗 641

股骨干骨折动力型固定 643
股骨干骨折静力型固定 644
股骨干骨折伤及股动脉 937
股骨干骨折外固定架 355
股骨干骨折致伤机制 639
股骨干横形骨折 404
股骨干骺端截骨延长术(femoral lengthening by metaphyseal osteotomy) 3251
股骨干上1/3骨折移位情况 639
股骨干缩短术 3238
股骨干下1/3骨折 640
股骨干延长术(diaphseal lengthening of the femur) 3250
股骨干应力骨折 917
股骨干中1/3骨折 640
股骨干中1/3骨折伴同侧粗隆间骨折临床病例 649
股骨干中下1/3骨折临床病例 649
股骨干滋养孔 638
股骨各解剖段区分 614
股骨骨折钛板螺钉技术 650
股骨近端的骨小梁分布 601
股骨颈骨折 614, 970, 995
股骨颈骨折Garden分型 615
股骨颈骨折采用滑动式钉板固定 617
股骨颈骨折加压螺丝钉固定 617
股骨颈骨折经侧后方手术入路 618
股骨颈骨折经皮套管钉固定 880
股骨颈骨折内收型 619
股骨颈骨折全髋置换术 619
股骨颈前倾角 2580, 2601
股骨颈三翼钉固定 616
股骨矩 617
股骨髁（femoral condylars） 327
股骨髁部T型骨折 657, 658
股骨髁部粉碎型骨折 657, 847
股骨髁部粉碎性骨折内固定 658
股骨髁部骨折 654, 656
股骨髁的缺血坏死 1015
股骨髁发育异常 925
股骨髁高度 837
股骨髁骨软骨病 926
股骨髁骨折 864
股骨髁关节内骨折 864
股骨髁间骨折 887
股骨髁进行交叉固定 899
股骨髁宽度 837
股骨髁上骨折 654, 655, 835, 865, 937
股骨髁上骨折钉板固定 659
股骨髁上骨折非手术疗法 655
股骨髁上骨折内固定 656
股骨髁上骨折手术疗法 655

股骨髁上骨折手术适应证 655
股骨髁上骨折移位特点 655
股骨内侧骨皮质粉碎骨折 645
股骨内髁骨折 656
股骨内外髁骨折 886
股骨扭转畸形 2601
股骨上端 600
股骨上端短缩截骨 2591
股骨上端劈裂骨折 631
股骨上端凿骨插入取代术 1050
股骨双髁（V型）骨折 657
股骨双髁骨折 656
股骨髓内交锁钉固定 880
股骨髓腔准备 1000
股骨缩短术(shortening of the femur) 3238
股骨头骨骺骨软骨病 3039
股骨头骨折 611, 995
股骨头骨折类型 612
股骨头骨折内固定 613
股骨头坏死 619
股骨头缺血坏死 605, 607, 621, 955, 957, 961, 966, 973
股骨头钽棒技术 964
股骨头外侧柱分型 3041
股骨头血供 602
股骨头血供缺陷 3039
股骨外髁骨折镜 865
股骨下端骨软骨瘤 2290
股骨下段应力骨折 917
股骨延长术 3249
股骨延长术(femoral lengthening) 3249
股骨远端微创稳固系统（LISS-DF） 837
股骨之解剖特点 637
股骨轴线 642
股骨转子间骨折 626
股骨转子下缩短术 3238
股骨滋养动脉 602
股骨滋养血管 638
股内侧肌前置术 1631
股神经卡压征（femoral nerve entrapment syndrome） 3342
股神经牵拉试验 1942
股神经阻滞 124
股四头肌等长收缩 3593
股四头肌肌腱断裂 674
股四头肌及其扩张 1624
股四头肌腱断裂 672
股四头肌角（Q角） 664
股四头肌扩张部经皮修复术 860
股四头肌练习 926, 1630
股四头肌萎缩 925, 1626
股外侧皮神经 091

股外侧皮神经卡压综合征（lateral cutaneous nerve of thigh entrapment syndrome） 3343
股外侧皮神经受累 2159
股直肌腱延长术 3164
骨斑点症 3198
骨板滑槽植骨 945
骨瓣 3572
骨瓣的类型 3572
骨不连 739
骨槽 1037, 1391, 1599
骨成形性椎板切开术 1834
骨传导音 408
骨刺形成 1674
骨锉 069
骨刀或骨凿 069
骨的电能 429
骨的恶性淋巴瘤 2332
骨钉（条形骨块）融合技术 1039
骨端动脉 3572
骨端钻孔 1047
骨恶性肿瘤的保肢率 2345
骨肥厚（hyperosfosis） 2244
骨干骨折 404
骨干结核 2978
骨骼成熟程度 2839
骨骼创面渗血 2148
骨骼的血供 3572
骨骼肌松弛药 109
骨骼解剖（Osteographia-the anotamy of the bones） 005
骨骼疲劳 402
骨骼牵引 258, 262
骨骼生长功能障碍 905
骨钩 069
骨-骨水泥界面的结合 1002
骨-骨水泥界面的应力 1002
骨关节病（osteoarthrosis） 3129
骨关节感染 024
骨关节畸形 024
骨关节结核 007
骨关节外科 006
骨关节雅司 3059, 3060
骨关节炎 621, 3129
骨关节肿瘤 019
骨骺 005
骨骺板挤压性损伤 405
骨骺处忌用内固定 532
骨骺点状发育不良（dysplasia epiphysialis punctata） 2951
骨骺钉阻止骨骺生长术(arrest of epiphyseal growth by stapling) 3235
骨骺分离 404, 454
骨骺分离伴干骺端骨折 404
骨骺复位 949

骨骺骨折 404
骨骺和干骺端骨折 405
骨骺牵拉延长术 905
骨骺牵伸小腿延长术 3245
骨骺牵伸延长肢体(epiphyseal distraction for leg lengthening) 3245
骨骺损伤 404, 904, 949
骨骺炎 3037
骨骺植骨封闭（融合）术 3237
骨化的后纵韧带可波及深部组织 2088
骨化后纵韧带之分型 2090
骨化纤维瘤 2304
骨化性肌炎 950, 951, 987, 1270
骨化灶摘出顺序错误 1550
骨化症 951
骨坏死（osteonecrosis） 944, 3051
骨及软组织恶性肿瘤的外科分期 2318
骨痂形成过多 1552
骨间背侧动脉逆行岛状皮瓣 592
骨间背侧动脉逆行岛状皮瓣修复手背皮肤缺损 592
骨间后神经卡压综合征 3312
骨间膜 704
骨间膜损伤严重者 522
骨间韧带完全撕裂 762
骨筋膜室综合征 198
骨巨细胞瘤(Giant cell tumor of bone, GCTB) 2292, 2294, 2298
骨科创伤患者的围手术期护理 194
骨科辅助室 034
骨科感染治疗性用药 185
骨科关节镜外科技术 313
骨科患者的代谢特点 181
骨科康复的基本知识 3592
骨科康复的生物学基础 3587
骨科麻醉 111
骨科铺单基本要求 048
骨科器械的消毒 044
骨科牵引术 254
骨科手术床 067, 645
骨科手术器械 069
骨科术前营养支持 182
骨科微创技术 819
骨科围手术期PE的发病特点 191
骨科围手术期的补液 183
骨科围手术期镇痛 186
骨科消毒剂 041
骨科学 004
骨科医师与康复 3586
骨科医院 005
骨科应急性（类）手术 358
骨科预防性用药 184
骨科植骨术 088

骨科植皮术 339
骨科植入材料 095
骨科专用拉钩（牵开器） 069
骨壳 2996
骨库材料 1039
骨块滑出后所造成之影响 2151
骨量的X线及超声检测 1564
骨量的检测 1564
骨淋巴瘤 2332
骨密度 Courtois 2839
骨面的摩擦力 830
骨膜 005
骨膜瓣 3572
骨膜剥离 951
骨膜剥离器 1190, 1310
骨膜动脉 3572
骨膜反应 915, 2325
骨膜迷生 951
骨膜嵌入 887
骨膜—韧带下间隙 1930
骨膜三角 2325
骨膜下成骨 914
骨膜下（皮质旁）软骨瘤 2286
骨膜下型 3068
骨膜移植 090, 683
骨膜增生 914
骨摩擦音 408
骨母细胞瘤（Osteoblastoma） 2300
骨囊肿 2305
骨内膜成骨 431
骨内皮细胞瘤 2316
骨黏合剂并发症 170
骨黏合剂（骨水泥） 112, 170
骨盆C形钳 1498
骨盆边缘撕脱骨折 1492
骨盆不稳 095
骨盆出口位片 1490
骨盆创伤死亡率 1486
骨盆带牵引 1953
骨盆的功能 1486
骨盆的骨性结构 1487
骨盆的生物力学 1487
骨盆吊带牵引 269
骨盆兜带悬吊牵引 1531
骨盆分离 1494
骨盆分离试验 1525
骨盆骨折 1486
骨盆骨折Hoffmann外固定器临床使用 1495
骨盆骨折的外固定支架治疗技术 1499
骨盆骨折的影像学检查 1490
骨盆骨折的治疗要点 1491
骨盆骨折分离型 1495

骨盆骨折合并伤的判定 1490
骨盆骨折压缩型 1495
骨盆骨折之合并伤 1516
骨盆环 1486, 2390
骨盆环解剖学特点 2390
骨盆环肿瘤切除及重建术 2395
骨盆疾病 139
骨盆挤压试验 1525
骨盆内闭孔神经切断术 3660
骨盆内部大出血 1500
骨盆内移截骨术 Chiari 截骨术 2594
骨盆前后位 X 线片 1490
骨盆腔容积增大 1499
骨盆倾斜 2600
骨盆入口位片 1490
骨盆三骨联合截骨术 Steel 2593
骨盆伤患 139
骨盆手术 139
骨盆手术及麻醉的特点 139
骨盆损伤 140
骨盆外固定支架常见固定形式 1503
骨盆外固定支架治疗的适应证 1500
骨盆悬吊牵引 269
骨盆正位 X 线片 608
骨盆肿瘤 2390
骨盆肿瘤切除后骨融合术 2403
骨盆重建常用方法 2402
骨皮质 005
骨皮质断裂 914
骨（皮质）外固定 424
骨片间压缩固定 754
骨片植骨术 009
骨破坏 915
骨破坏与骨修复同时进行 915
骨牵引 655
骨缺损 088, 943, 970
骨溶解 969
骨肉瘤（osteosarcoma） 2320, 2323, 2331
骨肉瘤的 019
骨软骨病 3037
骨软骨骨折 662
骨软骨瘤（Osteochondroma） 2289
骨软骨肉瘤 2289
骨扫描检查 !407
骨是一个生活着的器官 1563
骨嗜酸性肉芽肿（eosinophilic granuloma） 2310
骨栓钉 426
骨栓+钢板螺丝钉固定 657
骨栓（冂）融合技术 1038
骨栓植骨 090
骨水泥 954

骨水泥柄人工全髋关节二期翻修术 973
骨水泥充填过多 1348
骨水泥从椎体后缘静脉丛（孔隙）渗漏至椎管 1342
骨水泥固定 978, 980, 1001, 1018
骨水泥灌注技术 1570
骨水泥缓慢推入椎体的空腔内 1346
骨水泥强化渗漏类型 1479
骨水泥渗漏 1341, 1347, 1479
骨水泥渗漏至周围软组织 1479
骨水泥渗漏至椎管 1479
骨水泥渗漏至椎管后壁 1479
骨水泥渗漏至椎管内 1480
骨水泥渗漏至椎管前方 1342
骨水泥渗漏至椎间孔 1479
骨水泥渗漏至椎体前缘 1479
骨水泥渗入椎间隙 1348
骨水泥外漏 1341
骨水泥沿椎弓根渗漏； 1347
骨水泥椎体前方渗漏 1348
骨水泥综合征 170
骨松质 094
骨松质复合植骨块 094
骨松质植骨 094
骨髓 006
骨髓刺激征象 373
骨髓浆细胞瘤 2334
骨髓瘤 2355
骨（髓）内固定 422
骨髓内脂肪 933
骨髓炎 915, 3019
骨外固定 1517
骨外固定不足之处 354
骨外固定架 479
骨外固定架的并发症 353
骨外固定架的应用范围 352
骨外固定架的组成 351
骨外固定架主要优点 354
骨外固定支架 651, 820
骨外膜成骨 431
骨纤维结构不良（osteofibrous dysplasia） 2302
骨纤维异样增值症 019, 2302
骨性包壳 2990
骨性标志 487
骨性关节炎 965
骨性愈合 433, 1038
骨性愈合期 431
骨样骨瘤(Osteoid osteoma) 2295
骨鹰嘴牵引 219
骨与关节结核 2964
骨愈合不良 2156
骨原发性网织细胞肉瘤 2331

骨折 400
骨折并发症 929
骨折并发症及预防 198
骨折不愈合 943
骨折的定义 400
骨折的分类 402
骨折的固定 417
骨折的基本概念 400
骨折的临床特点 407
骨折的愈合 428
骨折的治疗 412
骨折的致伤机制 400
骨折端插入取代术 1050
骨折端的解剖复位 010
骨折断端的清创 284
骨折断端髓腔消失 424
骨折复位 941
骨折复位和固定 838
骨折复位及制动 938
骨折固定 931
骨折关节外无移位型 525
骨折畸形愈 948
骨折畸形愈合 004
骨折畸形愈合 946, 948
骨折及骨科手术后诱发影响应激性溃疡出血发生的主要因素 369
骨折减压和固定 1461
骨折节段的血供 485
骨折解剖学的重建 010
骨折螺钉内固定 754
骨折脱位 1197
骨折脱位型损伤 1227
骨折完全错位 615
骨折修复活动 429
骨折血肿内麻醉法 525
骨折延迟愈合 943
骨折愈合 430
骨折愈合标准 432
骨折真心带共伤型 1229
骨折之基本概念 400
骨折治疗的基本原则 412
骨指甲发育不全（osteoonychodysostosis） 2958
骨质缺损者 522
骨质疏松 010, 1009, 2157
骨质疏松和骨的脆性增加 2944
骨质疏松性骨折 1348
骨质疏松性脊柱压缩性骨折 1566
骨质疏松症（Osteoporosis，OP） 1334, 1563, 1952, 2375
骨质塌陷 949
骨质吸收和沉积 006
骨肿瘤 026, 097, 915
骨肿瘤分类 019
骨肿瘤截除术 996

骨肿瘤"围手术期"辨证分型论治 3708
骨赘切除不彻底 2167, 2203
钴铬钼 978
钴铬钼合金（Vital-lium） 009
钴铬钼合金材料 017
鼓式切皮机取皮法 343
鼓式取皮机切取法 342
鼓式取皮机外形 343
固定棒植入 1474
固定不当 944
固定不确实 944, 947
固定部件 1470
固定导尿管 1521
固定的分类 418
固定的十条基本原则 417
固定的稳定性 3241
固定范围不够 944, 947
固定方式 1390
固定杆断裂 1320
固定牵引复位 006
固定确实 417
固定时间不足（够） 944
固定时未注意肢体力线 947
固定套管 363
固定外踝 753
固定性寰枢椎半脱位 1137
固定性肘支具 245
固定移植肌腱远端 575
固定以病变节段为限 1963
固定引流管 1301
固定针折断 354
固定椎节以临床症状为主 1964
固态图像传感器（charge coupled device，CCD） 319
固有侧副韧带 568
固有筋膜（proper fascia） 3508
顾玉东 027, 028
刮匙 069, 870, 1313
刮匙技术所致误伤 2142
刮匙头部滑向椎管 2142
刮匙头反弹 2142
刮除椎管前方骨块 1161
胍类消毒剂 042
拐杖 208
关闭肋骨切口 1300
关节被动活动 203
关节不稳定 992
关节成形术 993, 1046
关节穿刺术 274
关节穿刺术基本概念 274
关节穿刺术适应证 274
关节复位 1047
关节感染 334
关节功能位 222

关节滑膜 927
关节活动范围（ROM）的训练 3677
关节积液 2966
关节僵硬（stiffness of joint） 200, 215, 435, 950
关节镜 313, 853, 1630
关节镜的禁忌证 332
关节镜的视向、视角与视野 317
关节镜及专用手术器械的消毒 326
关节镜技术 026, 819, 851
关节镜监视下复位和内固定（arthrocopic assisted reduction and internal fixation，ARIF） 857
关节镜镜头 318
关节镜镜头基本结构 317
关节镜切除器 870
关节镜施术的器械 320
关节镜手工器械 854
关节镜手术的配套设施 324
关节镜手术的特点 332
关节镜手术的特殊设备 325
关节镜手术适应证 331
关节镜术的并发症 333
关节镜外科 313
关节镜外科历史 313
关节镜外科学组 315
关节镜下半月板 329
关节镜下半月板手术 687
关节镜下复位 870
关节扩张灌注系统 324
关节劳损 948
关节挛缩（contracture of joint） 214, 950, 1597
关节面比值（facet ratio） 1622
关节面软骨骨折性游离体 683
关节面形合度 1022
关节磨削系列（arthroscopy burrs） 323
关节磨削系统 323
关节囊和韧带松解术 2614
关节囊清创 285
关节囊撕裂 443
关节囊修复术 449
关节囊移位 1052
关节囊增厚 923
关节囊重叠法 472
关节囊周围髂骨截骨术（Pemberton手术） 2590
关节囊周围髂骨截骨术（the pericapsular innominate osteotomy） 2590
关节内骨痂 950
关节内骨折 404, 408, 683, 838, 865, 949

关节内骨折的复位 839
关节内骨折的关节镜下处理技术 854
关节内骨折治疗的具体操作 853
关节内积血 950
关节内刨削切割系列（shaver blades） 323
关节内游离 928
关节内游离体 923
关节内组织损伤 333
关节腔灌洗 3008
关节腔积液 923
关节腔内高压 3039
关节腔内注射 926
关节腔内注射抗生素 3008
关节强直（ankylosis） 950
关节强直性跛行 2973
关节切除置换术 985
关节切开引流 3009
关节融合术 782, 993, 1030, 2614
关节柔软性 912
关节软骨表层 923
关节软骨钙化症（chondrocalcinosis） 3207
关节软骨面损伤 333
关节软骨损伤 923
关节受累型 529
关节松解术 951
关节突骨 1181
关节外骨折 838
关节外科 026
关节外型 529
关节外组织损伤 333
关节下陷骨折 864
关节血肿 852
关节液渗出 252
关节造影 1630
关节粘连 982
关节粘连松解术 951
关节战伤 008
关节制动 950
关节置换术 086, 126
关节置换术的麻醉 126
关节周围组织的粘连 950
关于手术入路选择的基本认识 1729
观察生命体征变化 1582
冠心病 116
冠状动脉粥样硬化性心脏病 116
冠状位骨折 899
管畸形的SAE治疗 2514
管减压术 1155
管型石膏固定 866
贯通伤 1553
灌注液外渗 335

光疗 1718
光学系统 345
光源系统 853
广泛疤痕形成 2808
广泛软组织松解术 026
广泛软组织损伤 932
广泛污染边缘 2320
广泛性脆性骨质硬化症（osteoscle-rosis generalisata fragilis） 3193
广泛性切除 2320
广谱抗生素 087
硅胶垫 085
硅胶管内黏合法 3368
硅橡胶桡骨头假体 988
轨迹试验 1626
鬼遗方 022
滚动手法 220
滚轴式取皮刀切取法 342
郭狄平 026
郭友仁 1373
国产椎弓根钉的创新 1318
国际关节镜协会（International Arthroscopy Association, IAA） 315
国际截瘫医学会（international medical society of paraplegia, IMSOP） 1372
国际内固定研究学会（AO/ASIF） 821
国际膝关节协会 315
国际运动医学联合会 315
国人椎弓根的宽度与高度 1316
腘动脉 704
腘动脉痉挛 940
腘动脉损伤 937, 3279
腘肌腱取代后十字韧带 680
腘肌裂孔（popliteal hiatus） 328
腘窝 704
腘窝内侧皮动脉 3561
腘窝外侧皮动脉 3561
过邦辅 024
过度牵拉及刺伤 2137
过度牵引 1104
过度生长（overgrowth） 905
过度使用性损伤（overuse injury） 911, 913
过劳损伤 911
过劳致肌力下降 3655
过滤式自体输血技术 076
过敏反应 080
过敏性抗体 080
过伸剪力骨折 1228
过伸颈部可使四肢瘫加重 1549
过伸牵（拉）引 1544
过伸位脊髓麻痹 2278
过氧化物 041

过氧乙酸 041

H

H_2受体拮抗剂 377
H_2受体拮抗剂（H2RA） 380
H_2受体拮抗剂（H2RAs） 375
H_2受体阻滞剂 380
H^+ 371
Halo（颅骨）-Vest牵引装置 1060
Halo头环-骨盆固定装置 1081
Haboush 017
Haertsch 3506, 3509, 3516
Haglund 3049
Haglund病 3049
Hahn-Steinthal骨折 498
Hakstian 3353, 3354
Halblov 004
Halifax 1423
Hallock 3506, 3523
Hall-Relton脊柱手术架 2894
Hall改良 016
Hall技术 2898
Hall架体位 2279
Halm 2863
Halo-Pelvic 2271, 2273
Halo-Vest 2238
Halo-vest架 1113, 1442
Halo-Vest架外固定 1094, 1097
Halo-股骨系统 015
Halo-骨盆 015
Halo环 1215
Halo环颅骨牵引 1094
Halo-轮椅 015
"Halo"头环牵引 2271
Halo系统 015
Halo支具 1127
Halo装置 1714
Ham 3539
Hams 2866
Hams钢板 1106
Hangman骨折 1100, 1170, 1451
Hangman骨折发生机转 1102
Hangman骨折分型 1101
Hankinson 1835
Hansebout 2257
Hans Willenegger 010
Harinaut 3656
Harington 426
Harkey 1423, 1432
Harlaching 2672
Harmon 017
Harms钛网 2937
Harold R.Bohlman 2317
Harri-Luque技术 2843

Harrington 026, 2378, 2908
Harrington棒 1311, 1398
Harrington撑开系统 015
Harrington内固定系统 2843
Harrington系统 015
Harris-Benedict公式 181
Harris评分 996
Hartwell 3504
Harvey 005
Hasegawa 3543
Hashimoto 3352
Hastings架体位 2279
Hasue 1973
Haughton 3143
Hauser法 1633
Hauser手术 664
Havers 005
Hecquer 2843
Hekste 2512
Hekster 2514, 2515
Hendersen 751
Henry DrysdaloDakin 008
Henry Gray 005
Henry切口 3313
Henry血管祥 3311
Herbert Barker 023
Herbert-Whipple空心钉 858
Herbert钉较 554
Herbert螺钉 858
Herbert螺钉固定 554
Herbert术式； 554
Hernandez 2580
Herszage 2263
Herter 3367
Heyman手术 2620
Hibbs 014
Hibbs脊柱融合法 014
Hickman 006
Highet 3357
Hijika 1105
Hilal 2515
Hilgenreiner 2582
Hill-Sachs损伤 468
Hippocrates 012, 1372, 237, 2656
Hippocratic's法（又名足蹬法） 462
HLA-B27 3112
Hodgson 015, 2271, 2272
Hoff 1835
Hoffmann征 1268, 1673
Hoffman外固定器 1517
Hofman（体内逐渐失效） 110
Hogen 2575
Hohmann拉钩 999
Holland 2677

Holmgren 2672
Homma 1551
Hopkins 2043
Hopkins棒状透镜系统（Hopkins Rod Lens System） 316
Horace Wells 006
Horner征 1688, 1689
Horner综合征 1578, 1916, 2238
Horwitz 2257, 2260
Houghton 013
Howard A.Rusk 029
Howington 1451
Howorth 014
H/Q比值（quadriceps/hamstrings ration） 3611
Hughens 1546
Hugh Owen Thomas 006
Hughston手术 665
Humphrey韧带 328
Humphry Davy 006
Hun 007
Hunt 007
Huvos 019
Hvid 1022
H波 395
H-反射 395
H-反射潜伏期 395
H形骨块撑开植骨术 1202
H形植骨块撑开植骨 1155, 1200
哈佛Clopton Havers 005
哈佛氏（haversian）管系统 010, 2942
海洛因 105
含水硫酸钙 218
寒热 3702
寒热兼施 021
寒性脓肿 2052, 2966
合并齿突尖部骨折的寰枢脱位 1423
合并齿突尖部骨折寰枢脱位 1432
合并大结节撕脱之脱位复位法 465
合并骶骨骨折之双侧骶髂关节脱位 1532
合并钩椎关节损伤者 1158
合并脊髓损伤的胸腰椎骨折 1258
合并髋臼骨折的外固定支架治疗 1505
合并伤 942
合并脱位的齿状突骨折 1088
合并腰骶关节脱位的骶骨横骨折 1531
合并椎间盘突出之爆裂性骨折 1402
合成的麻醉性镇痛药 105
合理的术后管理 1133

合理的外固定 1133
合掌式缝合 1828
何天麒 024
核素肺通气/灌注扫描（V/Q） 191
核素骨扫描 914, 2374
核素扫描 965, 2342
核素扫描仪 966
核运动 429
颌骨肥大症 2304
颌颈部毛囊炎 2158
颌-颈石膏（石膏围领） 227
颌胸充气颈托 1153
颌-胸石膏 1180, 1715, 1742
颌-胸支具 1751
黑洞 3373
黑粪 373
黑色素瘤 2317
黑色素瘤病 2337
亨特 006
恒温水箱 241
横断骨折 401
横弓 1637
横连接 1314
横切嵴 1621
横切口 1731
横韧带 600
横韧带断裂 1078
横锁螺钉 724
横突的肌肉 1558
横突钩的安置 2845
横突骨折 401, 1249
横突孔扩大术 1179
横突孔显露时误伤椎动脉 2138
横位诊断 2429
横纹肌肉瘤 2335
横向暴力 1145
横向筋膜皮下组织瓣的设计 3536
横+斜形切口 1732
横形骨折 403
横形掌骨骨折 559
横型骨折 1528
烘 221
红外线热成像 914
喉返神经 1581
喉返神经及迷走神经 1163
喉返神经损伤 2136
喉返神经走行 1185, 2224
喉和气管损伤 1578
喉上神经损伤 2138
喉头痉挛 203, 2147
骺板内骨桥切除脂肪填塞术 905
骺生骨软骨瘤 2289
后方不稳定 680
后方减压术C5神经根损伤的机制 2276

后方旋转不稳定 679
后方医院 009
后踝骨折 869, 871
后踝骨折关节镜下手术 872
后脊髓损伤 1234
后交叉韧带（PCL） 329
后路 1308
后路常规椎板切除减压术 1311
后路翻修手术的并发症 2215
后路翻修手术的手术技巧 2214
后路固定融合失败 2214
后路刮除椎体骨性致压物 1669
后路减压植骨内固定 131
后路器械矫形融合 2919
后路去旋转矫正 2846
后路手术 1730
后路手术内固定植入物 1305
后路钛缆+髂骨块融合固定术 1085
后路腰椎椎间固定术 2239
后路枕颈CD内固定 1126
后路枕颈Cervifix内固定植骨融合术 1125
后路正中旁切口 1364
后路正中切口 1307
后路椎弓根钉固定及复位术 2059
后尿道损伤修补术 1521
后期辨别及触觉感悟的训练 3652
后期并发症 199, 1393
后期骨痂 939
后期维持重量 270
后期稳定 1390
后十字韧带 675
后十字韧带断裂 680
后十字韧带损伤 677
后十字韧带重建术 680
后天性平底足 1646
后凸 012
后凸畸形 1210, 1230, 1388
后凸畸形矫正术的生物力学原则 3137
后斜韧带 675
后遗症 506
后直向不稳定 679
后纵韧带断裂 1419
后纵韧带骨化 134, 1833, 2225
后纵韧带骨化区 2088
后纵韧带骨化症（OPLL） 1726, 1752, 2118
后纵韧带立即向前方膨出 1162
后纵韧带是安全带 1761
后纵韧带向前浮 1776
后纵韧带引起断裂 1228
呼吸道梗阻 1577
呼吸道护理 1128
呼吸道受压 1577

呼吸功能 152, 177
呼吸功能监测 155
呼吸过度 930
呼吸机能不全 1167
呼吸急促（Pulmonary deficiency）930
呼吸衰竭 178
呼吸系统 152
呼吸系统并发症 117, 171
呼吸系统创伤 152
呼吸系统疾病患者的术前准备 117
呼吸系统支持疗法 934
呼吸抑制 163
弧形（L形）切口 1307
弧形等切口 1308
弧形位移（circular displace-ment）1623
弧形锥 879
胡兰生 023
胡有谷 024
琥珀胆碱 109, 145
琥珀胆碱（Succinylcholine） 109
护理 212, 378
花生烯酸 924
华法林 2266
华佗 021

滑槽植骨（sliding bone graft） 739, 945, 1033, 1034, 1040
滑车 006, 573
滑车面角（sulcus angle, SA）1628
滑动感 2580
滑动式钉板固定 617
滑动式植入器 1879
滑轮吊绳装置 980
滑膜、滑膜皱襞与滑膜囊 330
滑膜瘘 335
滑膜疝 335
滑膜皱襞（Plica） 331
滑雪拇指 568
化脓性骶髂关节炎 1526
化脓性关节炎 185, 3006
化脓性关节炎的鉴别诊断 3007
化脓性脊柱炎 3020, 3100
化脓性脊柱炎与腰椎结核的鉴别要点 3073
化脓性脊椎炎 1952
踝背屈 1260
踝部的肌组 1634
踝部退行性骨关节炎 1635
踝沟 1020
踝关节 1022
踝关节Kofood评分 1027
踝关节成形术 778

踝关节穿刺 278
踝关节的检查 744
踝关节骨折 751, 869, 901
踝关节骨折脱位 764, 767
踝关节固定 1040
踝关节固定支具 247
踝关节假体设计 1022
踝关节结核 2976
踝关节结核病灶清除术 2986
踝关节镜 869
踝关节某些特殊损伤 771
踝关节内侧的稳定结构 765
踝关节内侧稳定装置 765
踝关节切开排脓术 3011
踝关节人工关节 965
踝关节融合术 771, 777
踝关节融合术 965, 1020, 1022, 1023, 1040
踝关节融合术常用术式 777
踝关节软骨伤 927, 928
踝关节软骨损伤 927
踝关节三角韧带 769
踝关节损伤 744
踝关节损伤Danis-Weber分类 750
踝关节脱位 764
踝关节外侧韧带损伤 745
踝关节外侧脱位 766
踝关节外侧稳定装置 765
踝关节稳定术 3175
踝关节运动 209
踝关节置 965
踝关节撞击性骨疣 927
踝管 1637
踝管综合征 3337
踝穴 764
踝穴摄片 745
踝阵挛 1268, 1673, 1877
踝阵挛征 1875
踝足支具 246
坏死 006
坏死组织 942
还纳 1278
环甲膜穿刺 1579
环甲膜切开术 364, 1579
环锯 1743
环锯法（或经黄韧带）切除椎间盘 1968
环锯法减压术 1753
环锯骨芯变位植骨术 1889
环锯连续钻孔法 1763
环锯连续钻孔开槽术 1764
环锯偏向侧方时，易误伤脊髓 2140
环锯切骨 1746
环锯切骨减压 1843

环锯切骨减压法 1753
环锯切骨减压时潜式减压范围不够 2168
环磷酰胺 2331
环磷腺苷（cyclic adenosine monophosphate, cAMP） 1273
环形结扎固定 670
环形切开 219
环形外固定架（Circular external fixator, CEF） 351
环（斩）断截肢 009
环指背侧皮瓣修复 590
环指近侧指间关节侧向脱位 562
环指近节指间关节侧方脱位 562
环状刮匙 870
环状韧带 487
环状外固定器 009
寰齿关节间隙 1079
寰齿间距 1080
寰齿间隙 1080
寰枢关节疤痕切 1109
寰枢关节的左右不对称 2629
寰枢关节融合失败的原因 1137
寰-枢关节先天发育性畸形 2637
寰枢前弓及齿突切除钢板内固定 1093
寰枢椎侧位测量安全角 1433
寰枢椎翻修融合术 1137
寰枢椎翻修手术的术前评价 1137
寰枢椎骨折 1124
寰枢椎后路融合翻修术式 1138
寰枢椎后脱位 1092
寰枢椎活动度 1137
寰枢椎内固定方式的选择 1138
寰-枢椎前路融合术 2644
寰枢椎前路植骨融合术 1087
寰枢椎融合Brooks法 1140
寰枢椎融合Gallie法固定 1139
寰枢椎融合失败的发生率 1137
寰枢椎融合术融合失败的原因 1137
寰枢椎脱位 1078, 2226
寰枢椎旋转固定性脱位 1094
寰枢椎正位测量安全角 1432
寰枢椎椎侧块螺钉内固定 1094
寰枢椎椎弓根后路进钉点 1070
寰枕不稳定 1069
寰枕融合 1094
寰枕失稳 1059
寰枕脱位分型 1059
寰椎复位钛缆（或钢丝）固定 1082
寰椎沟环畸形 2647
寰椎骨折 1066, 1069
寰椎骨折好发部位 1067

寰椎横韧带 1080, 1423
寰椎横韧带断裂 1068, 1083
寰椎横韧带，翼状韧带撕裂 1432
寰椎后弓 1116
寰椎后弓切除加枕颈融合术 1064
寰椎后弓切除术 1137
寰椎前后弓双骨折（Jefferson F） 1423, 1432
寰椎前后径增宽 1068
寰椎前脱位 1078, 1094
缓解肌肉痉挛 1717
缓解疼痛 1717
幻觉 133
换气次数 035
唤醒试验（wakeup test） 100, 135, 136, 148, 1184, 2237, 2847,
患者的消毒 045
患者示踪装置 878
患者知情同意书 1433
患者自我评估 1406
患肢抬高试验 1940
患肢延长术(lengthening operations on disabled limb) 3232, 3240
患足鞋跟外侧垫高 771
黄昌林 913, 916, 918
黄聪仁 1921
黄恭康 024
黄韧带 2108
黄韧带肥厚 1173
黄韧带钙（骨）化症 1199
黄韧带骨化 1540, 2108
黄韧带嵌压 1280
黄韧带向椎管内突出说 1544
黄韧带椎管成形术 2752
黄色坏死组织 2339
黄体酮（progeterone） 2576
磺胺制剂 009
磺吡唑酮（苯磺唑酮，sulfinphrazone） 3208
磺脲类 119
挥鞭性损伤 1169
挥发性吸入麻醉药 102
恢复和保持脊柱原有解剖列线 1390
恢复颈椎椎节的高度和稳定性 2165
恢复伤节高度及列线 1410
恢复与增加椎节的高度 1844
恢复椎管形态 1270
恢复椎管原有形态 1390
恢复椎节的高度与曲度 1783
恢复椎节原有高度 1195
恢复椎节正常解剖状态 1390
回归社会 1540
回收式自体输血 076

会阴部骑跨伤 1519
喙肩韧带切断 1606
喙锁韧带断裂 448
喙突 979, 1591
喙突骨折 444
喙突切除 444
喙突撕脱性骨折 444
喙突炎（coracoidifis） 1594
昏迷和脑死亡 388
昏迷或有窒息危险伤员搬运时体位 931
混合感染 2966
混合外固定架（Hybrid external fixator,HEF） 351
混合型 2374
混合型骨折 899
混合型颈椎病 1692, 1752
混合型颈椎病的诊断标准（2008） 1694
混合型颈椎病的治疗特点 1696
活动手腕 1260
活动性出血 1462
活动性肘支具 245
活骨移植 3572
活磷脂酶D 372
活性氧 372
活血类药物 1549
活字版 005
火器伤 005
火器损伤 427
钬激光外科操作系统（Holmium: YAG Laser surgical system） 324
霍纳氏综合征（Horner's syndrome） 2138

I

ICU 188
ICU病房 1504
ICU病房的心电监护 176
ICU镇静管理 188
Idelborger 2575
IgM 2958
Ignas P.Semmelweis 006
II区骨盆肿瘤切除后重建 2402
Ikard 1921
Ilizarov 3240, 3245, 3248, 820
Ilizarov技术 3249
Ilizarov支架 009
Insall 018, 212
Insall和Salvati法 1627
Insall全髁膝关节 212
IntroMed 1789, 1806, 1809
Intromed Cage 1851, 1855
IntroMed钛板 1790

Isola 2844
Isola Moss 016
ISOLA钉棒系统固定 2370
ItO 015
I区骨盆肿瘤切除后重建 2402
I形钛板 1293

J

Jackson 313, 851, 1654, 1974
Jackson征 1663
Jacobs 010
Jacobson 2672
Jaffe 2291, 2293, 2305, 2317
James Ewing 2317
James Syme 006
James Young Simpson 006
Jan Stephen Kalkar 005
Jean-Andre Venel 013
Jeanneret 1451
Jefferson骨折 1066
Jefferson骨折经皮后路侧块螺钉内固定 1431
Jefferson骨折经皮前路侧块螺钉内固定 1441
Joel Goldthwait 007
Johansson 3047
John Abernethy 2316
John Charnley 954
John Cobb 014
John O'Connor 1025
John Regan 2849
Johnson 011, 313, 914, 2610
Johnson and Johnson 040
Johnston 2863
Jones 007, 016, 023
Joseph Lister 006
Joseph Risser 014
Joseph S 1928
Jowett 804
Judet 017
Judet双极人工组合型桡骨头假体 989
Jules Emile Pean 018
Jules Guerin 013
Juls Pean 978
"J"形切口 808
机动车创伤 1486
机器人 824
机器人系统 1010
机械导航框架 877
机械牵引 1953
机械通气 178
机械通气的指征 178
机械性不稳定 1230

机械性因素 1671, 1684
机械压迫 940
肌瓣填塞 2997
肌瓣移植 024
肌病性运动单位电位 391
肌蒂或血管蒂骨瓣移植 617
肌电图 136, 388, 1132, 1662
肌电图的募集状态 389
肌电图改变 3332
肌电图检查 939
肌骨瓣 3572
肌或肌腱移植术 3167
肌间隔综合征 940
肌间沟阻滞 121
肌间隙（隔）皮血管（septocuta-neous vessels） 3508
肌间隙筋膜穿血管类 3525
肌腱瓣绕过侧副韧带后缝合 583
肌腱出口撞击征（outlet impinge-ment syndrome）和非出口部撞击征（non outlet impingement syn-drome） 1596
肌腱、筋膜切断及延长术 3163
肌腱伤的清创及手术治疗 297
肌腱损伤部挛缩的处理对策 3619
肌腱移植拇指掌指关节侧副韧带重建 570
肌腱移植术 3167
肌腱与肌肉连接缝合法 298
肌腱粘连松解术 577
肌腱植入关节成形术 548
肌腱组织清创 285
肌力低下 1678
肌力减弱 1603
肌力增强训练 3678
肌皮瓣 3567
肌皮瓣大小 3570
肌皮瓣类型 3568
肌皮穿动脉（musculo-cutaneous perforator） 3512
肌皮动脉 3566
肌皮动脉的走行与分布 3512
肌皮神经 979
肌皮神经（musculocutaneous nerve） 3322
肌皮神经损伤与卡压 3322
肌皮血管穿支 3512
肌强直发放 390
肌强直样发放 390
肌肉大于皮肤 3570
肌肉的血供类型 3567
肌肉蒂肌皮瓣 3569
肌肉夹板 921
肌肉痉挛 441, 1659
肌肉拉力 401

肌肉麻痹 1939
肌肉皮肤蒂肌皮瓣 3569
肌肉皮肤血供的多梯性 3568
肌肉皮下组织蒂肌皮瓣 3569
肌肉韧带撕脱暴力 444
肌肉完全麻痹 1032
肌肉萎缩 435, 951, 1597
肌肉小于皮肤 3570
肌肉训练 203
肌肉移位性手术 451
肌肉与皮肤等大 3570
肌肉转移术 450
肌松药 135, 149
肌松药监测 157
肌松药诱导插管 153
肌萎缩 1675
肌萎缩型脊髓侧索硬化症 1675
肌源性动脉 3572
鸡冠 006
鸡眼 1640
鸡爪 006
鸡爪足 1949
积极预防各种并发症 271
基本功 347
基本光学系统 317
基本监测 111
基本麻醉的监测项目 111
基丙烯酸异丁酯（Isobutgl-2-cy-anoacry-late） 2513
基础麻醉加气管内麻醉 144
基底型 615
基膜粘连蛋白（Laminin） 3376
基因治疗 2327, 2551
基准电位 137
畸形（malformation） 408, 2546
畸形学（teratology） 2546
畸形血管团闭塞 2270
畸形愈合 460, 740, 946, 979
激光操作系 322
激光疗法 3644
激光指示器 824
激酶拮抗剂（cethrin） 1274
激素 127
激素药物 370
激素因素 2437
及时调整固定 417
及时矫正节段性后凸畸形 1390
极外侧间隙（far lateral space） 1973
极外侧型腰椎间盘突出症 1972
即刻性症状 1548
急救、复位、固定及功能锻炼 412
急救医院 007
急救站 007
急性髌骨脱位的治疗 663

急性创伤性髌骨脱位 662
急性创伤性腰骶椎节滑脱 1532
急性多发性神经根炎（即Guillain-Barre症候群） 1678
急性肺血栓栓塞的治疗 2265
急性骨髓炎 185
急性骨萎缩 200
急性呼吸窘迫综合征（ARDS） 1491
急性化脓性骨髓炎 2988
急性脊髓损伤（ASCI） 377
急性马尾综合征 2048
急性期的床边康复 3668
急性期肌力增强训练 3678
急性损伤 911
急性、外伤性颈椎间盘突（脱）出症 1148
急性胃黏膜病变 368
急性咽喉水肿 1111
急性应激性溃疡的诊断 374
急性椎间盘突出症 1147
急性椎间盘脱出症 1173
急诊石膏剖开 233
急诊室抢救 305
急症手术 176
棘间韧带损伤 1952
棘上韧带损伤 1952
棘突打孔钳 1310
棘突的表现标志 1238
棘突钢丝（钛缆）结扎技术 1158
棘突根部结扎+棒固定术 1201
棘突骨折 1250
棘突漂浮（悬吊式） 2752
棘突平面骨折 1149
棘突钛板（钢板）螺钉固定 1311
棘突钛板螺钉 1084
棘突钛缆（钢丝）结扎 1311
棘突咬骨钳 1312
棘突、椎体与脊髓节段的关系 1238
挤压暴力 904
挤压试验 1494
挤压心脏 364
挤压综合征 199, 940
脊膜脊髓膨出型 2689
脊膜瘤 2414
脊膜瘤（Meningioma） 2437, 2465
脊膜膨出 1826
脊神经根的定位 1993
脊神经根节段 1239
脊神经根受累时根性痛的放射部位 1238
脊神经根与椎动脉已松解 1769
脊神经沟 1557
脊神经走行 1993

脊髓半侧损伤 1234
脊髓半侧损伤（brown-sequard）综合征 2109
脊髓半侧损伤综合征 1263
脊髓半切损害 1234
脊髓本身继发性改变 2164
脊髓变性性疾病 2092
脊髓变压者手术治疗 2923
脊髓不全性损伤 1263
脊髓不全性损伤之治疗 1270
脊髓部分受压期 2434, 2438
脊髓侧索损伤 1234
脊髓侧索硬化症 2818
脊髓肠源性囊肿（spinal enterogenous cyst） 2719
脊髓刺激症状 1148
脊髓的"钳式"压迫 1097
脊髓电位 137
脊髓动静脉畸形 1830, 1832, 1985, 2269
脊髓动静脉畸形的并发症 2270
脊髓反射功能的鉴别 1243
脊髓各脊神经根支配的主要肌肉 1239
脊髓梗死 1560
脊髓梗死MR所见 1561
脊髓梗死的治疗 1561
脊髓功能的监测 136
脊髓功能监测 136, 137, 1184, 1452, 1472
脊髓功能障碍症状持续存在 2212, 2766
脊髓功能障碍症状进展 2213
脊髓海绵状血管畸形（瘤） 2708
脊髓横断性瘫痪 2089
脊髓后部损伤综合征 1263
脊髓后根及后角损害 1234
脊髓后束 137
脊髓后索损害 1234
脊髓灰质炎（poliomyelitis） 024, 3158, 3653
脊髓灰质炎后遗症术后康复 3653
脊髓火器伤中完全截瘫多 1553
脊髓或马尾伤 2183
脊髓或神经根受残留组织压迫 2172
脊髓积水（hydromyelia） 2722
脊髓脊膜膨出 1826, 1827
脊髓继发损伤的药物应用 1472
脊髓减压 1355
脊髓胶质瘤 2443
脊髓镜 1985
脊髓镜临床应用目前所存在的问题 1986
脊髓空洞症 1094, 1172, 1676, 1826, 1828, 2229, 2273, 2722, 2818
脊髓痨 1678
脊髓免疫细胞疗法（ProCord） 1273
脊髓内病变 385
脊髓内窥镜检查 1105
脊髓内血管畸形 2699
脊髓内液化灶 1160
脊髓内肿瘤 2416, 2424
脊髓牵拉伤 1171
脊髓牵拉性断裂 1104
脊髓牵引说 1544
脊髓前部损伤综合征 1263
脊髓前角灰质炎 3158
脊髓前角灰质炎后遗症 3158, 3163
脊髓前角及侧索损害 1234
脊髓前角及前根损害 1234
脊髓前中央动脉的血供范围 1800
脊髓前中央动脉受压 1726
脊髓前中央动脉受压型 1698, 1699, 1701
脊髓前中央动脉症候群 1104, 1152, 1172, 1173
脊髓前中央动脉症候群 1800
脊髓前中央动脉症候群与过伸性损伤鉴别 1680
脊髓前中央动脉之解剖 1800
脊髓前中央动脉综合征 1876
脊髓嵌卡 1551
脊髓丘脑束 1673
脊髓缺血再灌注损伤 1551
脊髓、神经根损伤 1456
脊髓神经功能 111
脊髓神经损伤 937, 1111, 1357, 1448, 1816
脊髓神经损伤的分类 1233
脊髓神经之感觉平面 1238
脊髓受牵拉 1152
脊髓受损平面的临床判定 1238
脊髓受损者均应尽早处理 1270
脊髓受压而引起变性 1792
脊髓栓系综合征术后康复 3667
脊髓水成像技术（MRS） 1675
脊髓损伤 136, 1280, 1372, 1440, 1468
脊髓损伤（spine cord injury，SCI） 1272
脊髓损伤的神经功能分级 1239
脊髓损伤的术后康复 3667
脊髓损伤的治疗原则 1270
脊髓损伤发生平面及脊柱的体位标志 1261
脊髓损伤功能恢复训练中的物理治疗 3667

脊髓损伤功能恢复训练中的作业治疗 3674
脊髓损伤功能训练中的动作训练 3677
脊髓损伤后囊性变 1211
脊髓损伤之基本概念 1258
脊髓体感诱发电位，SSEP 136
脊髓通道功能状态 137
脊髓外翻型 2689
脊髓外硬脊膜内肿瘤 2424, 2426
脊髓完全受压期 2434, 2438
脊髓完全性损伤之治疗 1270
脊髓显微外科 1823
脊髓型颈椎病 1671, 1683
脊髓型颈椎病与肌萎缩型侧索硬化症之鉴别 1676
脊髓型颈椎病与脊髓空洞症之鉴别 1677
脊髓性瘫痪期临床表现 2421
脊髓性疼痛 2271
脊髓休克 1259, 1373
脊髓休克定义 1259
脊髓休克期 1263, 1265
脊髓休克性膀胱 2253
脊髓血供障碍 1915
脊髓血管畸形 1826, 1828, 2698
脊髓血管畸形基本概念 2700
脊髓血管畸形术中并发症 2270
脊髓血管瘤 1679
脊髓血管母细胞瘤 2445
脊髓延髓空洞症 2722
脊髓液排液量的调节 2232
脊髓引流（spinal drainage） 1985, 2231
脊髓硬膜动静脉血管畸形 2703
脊髓有效间隙（SAC） 1092
脊髓诱发电位 1132, 1463
脊髓诱发电位仪 1184
脊髓圆椎损伤 1378
脊髓圆锥 1264
脊髓圆锥病变综合征 1237
脊髓圆锥的形成 1827
脊髓圆锥末端的处理 1827
脊髓圆锥牵拉伤 2710
脊髓圆锥栓系综合征 2710
脊髓圆锥损伤 1373
脊髓再生 1272
脊髓再栓系综合征 1828
脊髓造影 025, 1539, 1540, 1916, 1943, 1946
脊髓造影梗阻 1539
脊髓造影后CT成像（CTIVI） 2212
脊髓造影术 1549
脊髓震荡 1233

脊髓直接遭受压迫 1915
脊髓中央管损害 1234
脊髓中央管型 2089
脊髓中央管性损伤 2089
脊髓中央管症候群 1167，1169，1170
脊髓中央损管伤综合征 1263
脊髓终丝囊肿 1826，1828
脊髓肿瘤 1538，1826，1828，2414
脊髓肿瘤的分布 2414
脊髓肿瘤的影像学检查 2422
脊髓肿瘤的诊断 2427
脊髓蛛网膜囊肿（spinal arachnoid cyst） 2715
脊髓主要根动脉 1801
脊髓纵裂 1826，1827
脊髓综合征 1182
脊索瘤 1334，1335，2355
脊液漏 1280
脊柱 1278
脊柱病围手术期治疗 3704
脊柱侧凸（scoliosis） 012，135，238
脊柱侧凸的病理 2900
脊柱侧凸的非手术治疗 012
脊柱侧凸的后路手术 2842
脊柱侧凸的三维畸形 2901
脊柱侧凸的手术治疗 013
脊柱侧凸弧度 014
脊柱侧凸患者普查与登记制度 016
脊柱侧凸前后路联合松解矫形术 2894
脊柱侧凸前路矫形技术 2843
脊柱侧凸前路松解术 2880
脊柱侧凸手术病例选择 2907
脊柱侧弯及腰椎曲度改变 1939
脊柱创伤经皮微创内固定技术 1421
脊柱的体外标志 1262
脊柱感染 1341
脊柱骨软骨病 2436
脊柱骨折后的稳定与否主要因素 1230
脊柱骨折临床简易实用分型 1232
脊柱骨折脱位 1220
脊柱化脓性感染 3019
脊柱畸形 135
脊柱脊髓火器伤 1552
脊柱脊髓清创术 1555
脊柱脊髓伤治疗的进展 1272
脊柱脊髓神经损伤 1233
脊柱脊髓手术体位的并发症 2277
脊柱结核 3066
脊柱结核的基本治疗 3073
脊柱麻醉 130

脊柱前凸 238
脊柱融合 014
脊柱手术患者围手术期护理 200
脊柱术后泌尿系统并发症 2253
脊柱术后消化及呼吸系统并发症 2251
脊柱术野铺单 057
脊柱损伤力学原理 1220
脊柱损伤时的错误搬运法 1246
脊柱损伤时的四人搬运法 1245
脊柱先天性侧弯 2237
脊柱压缩骨折 004
脊柱原发恶性肿瘤的治疗原则 2357
脊柱支具 249
脊柱肿瘤的手术分期 2359
脊柱肿瘤的治疗原则 2356
脊柱转移癌的外科手术疗法 2377
脊柱转移癌的诊断 2375
脊柱转移瘤的治疗原则 2357
脊柱转移瘤分型 2374
脊柱转移肿瘤 2372，2450，2499
脊柱椎节前路病灶清除术 3076
脊柱椎节与脊髓及脊神经根节段之关系 1239
脊柱自身的稳定 1994
脊椎 1538
脊椎固定术后并发症 2267
脊椎滑脱 2054
脊椎滑脱（spondylolisthesis） 2055
脊椎及脊髓平面的关系 1260
脊椎脊髓手术与脑脊液漏的发生率 2229
脊椎静脉系统 2340
脊椎裂（Spina bifida） 2688，3664
脊椎裂儿童的教育康复 3666
脊椎裂及脊髓拴系术后康复 3664
脊椎裂术后康复概况 3664
脊椎"钳"的实现 2845
脊椎血管瘤 2447
脊椎肿瘤翻修手术的基本原则与要求 2381
脊椎椎节衰竭 3129
脊椎自动拉钩 1308
计划性石膏 233
计算机放射照相术（computed radiography） 2237
计算机辅助导航 1010
计算机辅助骨科手术（computer assisted orthopedic surgery，CAOS） 823，955
计算机辅助矫形外科 876
计算机辅助手术（CAS） 823
计算机辅助外科技术 876
计算机辅助远程 823

计算机体层摄影 029
记录电极 391
记忆合金 1862
记忆合金颈椎人工椎间盘 1869
记忆合金聚髌器 670
季铵盐类 043
继发创伤性关节炎 454
继发感染 2964
继发骨肉瘤 2323
继发损伤性关节炎 443
继发性不稳 2202
继发性不稳症 2198
继发性高血压 116
继发性骨关节病 3029
继发性脊髓肿瘤 2417
继发性颈椎椎管狭窄症 2730
继发性神经炎 948
继发性胸椎椎管狭窄症 2774
继发性粘连性蛛网膜炎 1678，1951，2818，3141
继发性蛛网膜下腔粘连 1315
继发性蛛网膜炎 1199，1983，2188
继发性椎管狭窄 2023
加莱滋（Galeazzi）骨折 405
加强前壁及关节囊紧缩术 1614
加强手上功夫的训练 2142
加强腰背肌锻炼 1954
加强与麻醉医师之间的沟通 2135
加强肢体功能锻炼 1034
加速关节软骨和关节周组织（肌腱、韧带）的损伤修复 3595
加压 218
加压钢板 010
加压疗法 945
加压螺钉 880
加压螺钉技术 2064
加压排尿 1374
加压钛（钢）板 425
加重损伤 887
夹板固定 023
夹板悬吊固定 478
家庭环境准备 207
家务动作训练 3676
家务劳动训练 203
家族性神经纤维瘤病 2530
家族性血磷酸盐低下性佝偻病（familial hypophosphatemic rickets） 2087
甲沟炎 3014
甲基丙烯酸-2-羟基乙酯（2-hydroxyethylmethacrylate，简称HEMA） 2513
甲基强的松龙 1472
甲基强的松龙注射疗法 1954
甲强龙（MP） 1556

甲醛 043
甲下骨疣 2289
甲状旁腺功能亢进性骨质疏松症 3201
甲状旁腺或甲状腺损伤 2139
甲状腺癌 2355
甲状腺功能亢进 2304
钾、钠的异常代谢 183
驾驶汽车的训练 3677
假关节 423, 943, 1393
假关节形成 943, 1210, 2163, 2173
假关节已形成者 2157
假体 018, 964
假体安装 981
假体的类型 978
假体-骨水泥-骨一体化固定 1002
假体松动 621, 969, 992
假体松动及断裂 2407
假体植入关节置换术 985
假体周围骨折 969
假性动脉瘤 095, 1558, 1582
假性动脉瘤样骨囊肿 2294
假性脊柱滑脱 1951, 2023
假性肩袖损伤 441
假性脑脊膜膨出（meningocele spurius） 1513, 2229
假性脑瘤 386
假性嵌顿（pseudolocking） 1626
假性手足徐动症 1264
假性坐骨神经痛 1938
坚强固定，829
间接暴力 400, 706
间接复位+有效固定 819
间接减压 1389
间接叩痛 1245
间接手指加压试验 553
间接征象 2434
间隙性导尿 1379
间歇被动运动对肌腱修复的影响 3590
间歇性跛行 1939, 1950, 2815
间歇性导尿 2253
间歇指令通气（IMV） 178
间置式膝关节成形术 018
肩部 049
肩部垫高后颈椎呈现自然仰伸位 1730
肩部关节囊和韧带 440
肩部肌肉解剖（表层） 439
肩部肌肉解剖（深层） 439
肩部解剖 439
肩部前方钝痛 1603
肩部撞击试验 1603
肩峰反复碰撞（impingement） 1594
肩峰骨折 443

肩峰骨折切开复位张力带内固定 444
肩峰-喙突间联结 1590
肩峰切除术 1607
肩峰下关节 1603
肩峰下关节组成 1603
肩峰下滑囊切除术 1608
肩峰下滑囊炎 1591
肩峰下滑液囊 1591
肩峰下结构（第二肩关节） 1590
肩峰下撞击征 1602
肩峰撞击综合征（impingement syndrome） 922, 1591
肩肱关节（第一肩关节） 1590
肩-肱协同 2555
肩关节不稳定 1611
肩关节不稳定伴发半脱位或脱位 982
肩关节穿刺术 275
肩关节复合体（shoulder complex） 1590
肩关节固定融合 1030
肩关节后侧途径穿刺 276
肩关节后脱位 467
肩关节后脱位合并外科科骨折 468
肩关节结核 2968
肩关节离断术 3220
肩关节前侧途径穿刺 276
肩关节前脱位Duga's征阳性 462
肩关节前脱位分型 462
肩关节前脱位桌缘下垂复位 464
肩关节前下脱位 465
肩关节切开排脓术 3009
肩关节融合术 1030
肩关节上方脱位 473
肩关节脱位 461
肩关节脱位Putti-Platt手术 472
肩关节脱位手法复位 449
肩关节外展活动时疼痛弧 1603
肩关节习惯性脱位 470
肩关节下脱位 473
肩关节置换 018
肩关节周围炎 1590, 1659, 1668
肩胛背神经 3290
肩胛背神经卡压症 3290
肩胛带 439
肩胛带肌肉止点 919
肩胛冈 440
肩胛冈骨折 444
肩胛骨 440
肩胛骨的血供 439
肩胛骨骨折 439, 441
肩胛骨骨折分类 441
肩胛骨解剖 440
肩胛颈骨折 442

肩胛肋骨征 1615
肩胛肋综合征 1615
肩胛上神经卡压症 3296
肩胛上神经卡压（suprascapular nerve entrapment, SNE）综合征 3296
肩胛体部骨折 444
肩胛体骨折 441
肩胛下滑囊 1609
肩胛下肌 979
肩胛下肌肌瓣上移术 1599
肩胛下肌转移修复术 1600
肩胛下间隙内封闭方法 1606
肩胛-胸壁间联结 1590
肩胛盂 440
肩胛盂粉碎骨折 443
肩胛盂骨折 442
肩胛盂后下方骨刺形成 923
肩胛盂假体 982
肩胛盂缘切骨下移术 1608
肩肋综合征 1615
肩肋综合征（scapulocostal syndrome） 1615
肩人字形石膏 460, 1031, 1594
肩锁关节 440, 441, 1590
肩锁关节病变（disorder of the acronio-clavicular） 1594
肩锁关节成形术 451
肩锁关节解剖 441
肩锁关节切除术 1608
肩锁关节损伤 448
肩锁关节疼痛弧（A-C pain arc） 1594
肩锁关节脱位 448
肩锁关节脱位分型 448
肩锁关节完全脱位 448
肩锁韧带断裂 448
肩抬法 889
肩外展固定性支具 245
肩外展支具 246
肩腕吊带悬吊 888
肩胸关节 441
肩胸石膏 449
肩袖（rotator cuff） 441, 978, 1595
肩袖不全性损伤 1596
肩袖的解剖 1595
肩袖间隙分裂（tear of the rotator interval） 1595, 1601, 1612
肩袖损伤 441, 919, 1595, 1613
肩袖损伤的非手术疗法 1598
肩袖损伤的手术疗法 1598
肩袖完全损伤 1597
肩袖之功能 1595
肩袖止点（enthesis） 1596
肩盂后下截骨术 1614

肩盂后张角（posterior opering angle） 1613
肩盂假体 978
肩盂倾斜角（glenoid tilting angle） 1613
肩支具 245
肩-肘-胸石膏固定 444
肩撞击征（impingement syndrome of the shoulder） 1596，1602
肩坠落试验 1597
监测 147
监测肺动脉压 156
监测通气功能 156
兼具牵引作用 1712
剪刀 346
剪断肋骨 1284
剪开椎体前筋膜 1736
剪力型 1227
剪切损伤 1231
减少呼吸道死腔 361
减少活动 932
减少术中污染机会 2158
减少体位性不适 271
减压不充分为主要原因 2167
减压彻底 1785
减压彻底、稳妥固定 1270
减压范围应充分 1754
减压方式与要求 1389
减压区边缘切除不够 2201
减压区域边缘处理欠佳 2167，2203
减压术毕清除椎节内碎骨片 2145
减压性骨坏死（dysbaric osteonecrosis） 3052
减压愈早愈好 1389
减张缝线 1303
简单的四型分类 1231
建筑业 400
健侧脚踏箱 257
健侧直腿抬高试验 1941
健康教育 200
健腿的训练 3610
健肢缩短术(shortening operations on unaffected limb) 3232
健肢抬高试验 1941
舰船医院 038
渐进抗阻练习（progressive resistive exercise） 3643
渐进性抗阻训练（progressive resistance） 3607
腱刀 007
腱对骨修复 672
腱对腱修复 672
腱反射受累分布 1662
腱划 1289
腱帽 583

鉴别爆裂型骨折与压缩型骨折 1386
将气管和食管推向对侧 131
降低后负荷 177
降低劳动强度 1997
降低生存寿命 1373
降低生活质量 1372
降低纤维结缔组织张力 1717
降低血黏度 125
降钙素 1565
交瓣式缝合法 298
交叉穿针固定 895
交叉固定 888
交叉配血试验 080
交叉韧带 329
交叉韧带解剖 329
交叉韧带与周边肌腱损伤 334
交叉污染 033
交叉学科 031
交代石膏固定后注意事项 235
交感神经节后纤维 1177
交感神经型颈椎病 1737
交感神经性关节炎 1005
交感-肾上腺髓质系统 369
交感型颈椎病 1697
交互式影像导向 823
交锁螺钉 944
交锁髓内钉 481，821
交锁征 2023
交通事故 400，941
交通意外 1244
交通支（communicating branch） 3529
胶布准备 259
胶原蛋白酶 1954
胶质纤维酸性蛋白 2433
焦距 346
焦磷酸性关节病（pyrophosphate arthropathy） 3207
角膜反射 1268
角状暴力 1145
铰链式关节（incongruent or modified hinge joint） 328
绞死 1575
绞刑架骨折 1100
绞刑架骨折之治疗 1102
铰链式人工膝关节 018
矫形器（Orthosis） 237，3645
矫形外科学 004
矫形支具 239
矫正成角畸形 1162
脚蹬箱 257
搅拌骨水泥 1568
较大联系（macrovenous connections） 3529

教学用房 033
阶段（梯）治疗（Phased Treatment） 009
接触棘突畸形 2694
接骨板螺钉内固定术 649
接口关节镜（vedio arthroscopes） 318
节段上反应 158
节段性撑开和加压 2912
节段性撑开和压缩 2846
节段性加压扩张术 1585
节段性血管蒂型 3567
节段性源动脉（segmental source artery） 3520
拮抗药 106
结肠造口术 1518
结缔组织松弛 2943
结核 1004
结核病 3066
结核病灶清除 1462
结核杆菌到达椎体的途径 3066
结核性瘘管 1727
结扎固定输液管 359
结扎线头脱落 2137
结扎血管的线头脱落 2148
结扎椎横血管 1354，1461
睫状神经营养因子（ciliary neurotrophic factor） 3370
截除桡骨小头 1047
截断、牵开棘突 1311
截骨矫形术 004，528
截石位 171
截瘫 951，1464
截瘫常规护理 1270
截瘫的支具 251
截瘫的作业治疗 3676
截瘫行走器 246
截肢 009，1518
截肢后的基础教育 3624
截肢率 009
截肢平面 3215
截肢前有关康复的准备 3624
截肢术（amputation） 2308，2320，2326，3214
截肢术的基本概念 3214
截肢术后的康复训练 3628
截肢术后康复 3624
解除喉源性呼吸困难 361
解剖复位（anatomy osteosynthesis） 819
"解剖复位+坚强固定" 819
解剖家 004
解剖型LCP 721
解剖型假体 986
介导治疗微创颈椎外科技术 1812

介入放射学（interventional radiology）2512
介入治疗 2308, 2342
戒断症状 190
界面固定（interface fixation）1197, 1298, 1844
界面固定融合术 1749
界面固定植入物的应用 1298
界面内固定器所致并发症 2155
界面内固定时攻丝或植入物旋入过深 2145
界面内固定用于脊柱外科的基本原理 1844
今井 1546
金标准 011
金箔关节成形术 016
金疮秘方书 023
金刚磨钻 997
金刚石棒（diamond bar）2230
金属（vitallium）986, 988
金属踝足支具 246
金属疲劳断裂 2153
金属膝支具 247
筋膜 703
筋膜瓣fascial flap 3534
筋膜瓣移位 3572
筋膜的结构 3508
筋膜隔（fascia septum）3509
筋膜骨瓣 3572
筋膜间室 703
筋膜间室内压力测定 941
筋膜间室综合征 1517
筋膜减压术 938
筋膜皮瓣（fasciocutaneous flap）3504, 3505, 3570
筋膜皮瓣的定义 3506
筋膜皮瓣的动脉血供 3509
筋膜皮瓣的动脉血管网（丛）3513
筋膜皮瓣的发现 3504
筋膜皮瓣的发展 3505
筋膜皮瓣的分类 3519
筋膜皮瓣的解剖学 3507
筋膜皮瓣的静脉回流 3515
筋膜皮瓣的实验研究 3516
筋膜皮瓣的血管解剖学分类 3520
筋膜皮瓣类型 3570
筋膜皮瓣实验动物的筛选 3516
筋膜皮瓣血供能力的实验研究 3517
筋膜皮瓣移位术 3504
筋膜皮下组织瓣（adipofascial flap）3534
筋膜皮下组织瓣的设计 3536
筋膜皮下组织瓣的手术方法 3537
筋膜皮血管（fasciocutaneous vessels）3508
筋膜血管网（丛）的方向性 3514
仅以骨刺部位来确定施术椎节 2162
紧急的开放截肢 3217
紧急气管切开术 363, 364
紧急情况下的重点检查 306
紧急情况下可就地处理 2149
紧缩缝合关节囊 1643
紧缩关节囊 1051, 1052
紧压配合型肱骨假体 982
尽可能多地保留正常骨质 1192
进钉点及角度 1201
进入椎体前方 1285
进食状况 370
进行性骨干发育不良（progressive diaphyseal dysplasia）2945
进行性骨化肌炎 951
进行性脊肌萎缩症 1676
进行性脊髓损害 1280, 1304
进针点 645, 1425
近侧桡尺关节 1616
近侧指间关节置换术 993
近端蒂筋膜皮瓣的静脉回流 3526
近端股骨钉 821
近端交锁 482
近干骺端骨折 425
近虎口处背侧皮瓣切取与转移 591
近节指骨基底部关节内骨折分类 563
近排腕骨切除术 551
浸泡石膏卷 222
禁区突破了 1781
禁用电凝 1315
经鼻盲探气管插管 138
经侧后方切口达胸椎前方之结核病灶清除术 3080
经骶髂关节拉力螺钉固定骨盆后环 1506
经典薄片状透镜系统 316
经典神经移植（conventional nerve grafts）3363
经腹腹腔镜腰椎体间BAK融合术 2044
经腹膜后腹腔镜腰椎体间BAK融合术 2046
经腹膜外前路腰椎间盘摘除术 1970
经腹膜外腰椎椎节切除 1972
经腹手术切口 1288
经骨型chance骨折 1229
经关节骨折的复位 886
经关节突关节间隙侧块螺钉固定 1138
经后方C_1、C_2侧块螺钉固定 1118
经棘上、棘间韧带、再波及椎间盘的韧带椎节型 1254
经甲状—舌骨间前方入路病灶清除术 3079
经颈型 615
经口腔或切开下颌骨的上颈椎前路手术 2644
经口腔入路寰枢关节前方复位 1093
经口腔途径病灶清除术 3076
经口腔行齿状突切除术 2644
经口腔枕颈部显微技术 2672
经口切口 1732
经皮成形术的手术方法 1339
经皮齿状突螺钉内固定术 1443
经皮穿刺 886
经皮穿刺寰枢椎侧块关节植骨融合术 1094
经皮穿刺技术 1423
经皮穿刺腰椎间盘切除术 1972
经皮穿针撬拨技术 886
经皮穿针术 538
经皮固定骶髂关节 881
经皮后路C_1、C_2关节突螺钉内固定术 1423
经皮激光颈椎间盘汽化减压术 1812
经皮激光腰椎间盘汽化减压术 2079
经皮颈椎间盘切除术操作程序 1742
经皮颈椎椎弓根螺钉内固定术 1451
经皮空心螺钉 879
经皮空心螺钉固定 873
经皮器械准备 1424
经皮前路C_1、C_2关节突螺钉内固定术 1432
经皮撬拨法 887
经皮撬拨复位 888, 895, 896
经皮撬拨复位固定治疗髂前上棘骨折 898
经皮撬拨复位治疗经舟骨月骨周围后脱位 896
经皮撬拨复位治疗桡骨头骨折 893
经皮撬拨复位治疗月骨前脱位 897
经皮撬拨固定技术 892
经皮撬拨技术 886, 888, 892
经皮撬拨技术结合外支架固定治疗粉碎性骨折 906
经皮撬拨治疗股骨大粗隆骨折 899
经皮撬拨治疗股骨髁冠状位骨折 899
经皮撬拨治疗股骨髁矢状位骨折 899
经皮撬拨治疗后踝骨折 902

经皮撬拨治疗胫骨结节撕脱骨折 900
经皮撬拨治疗胫骨平台骨折 901
经皮撬拨治疗胫骨下端前外侧撕脱骨折 902
经皮撬拨治疗内踝撕脱骨折 901
经皮髓核成形术（Nucleoplasty） 1812
经皮钛板接骨术 821
经皮套管钉 879
经皮胸腰椎骨折椎弓根螺钉内固定术 1470
经皮选择性动脉栓塞（selective arterial embolization, SAE） 2510
经皮腰椎间盘切除术（percutaneous lumbar discectomy） 1972
经皮椎弓根螺钉内固定器 1470
经皮椎弓根螺钉内固定器配套器械 1471
经皮椎间盘内电热疗术（intradiscal electrothermal annuloplasty, IDET） 1812
经皮椎间盘摘除术 134
经皮椎体成形术（percutaneous vertebroplasty） 822
经皮椎体后凸成形术（PKP） 1567
经锁骨上横切口病灶清除术 3076
经峡部椎板间开窗术 1976
经下颌骨切口 1732
经胸前路病灶清除术 3084
经胸入路后外侧切口 1283
经胸手术操作步骤 1283
经胸锁乳突肌斜形切口病灶清除术 3076
经胸外后侧切口 1283
经血液途径播散 3104
经腋下第一肋骨切除术 2667
经一个椎节同时行双椎节或三椎节的潜式减压术 1773
经舟骨月骨周围脱位 549, 550, 896
经椎弓根穿刺入路 1568
经椎弓根的椎弓椎体楔形脊柱截骨术 3121
经椎间孔的楔形脊柱截骨术 3120
经椎间隙潜行切骨减压术 1770
经椎体横向劈裂型 1254
精确补液 147
精确修整植骨块 1215, 1410
精确选择进钉点 1070
精神压力 948
颈部穿透伤 1574
颈部创伤密切观察下的非手术疗法 1581

颈部创伤手术指征 1580
颈部创伤术前准备 1580
颈部的固定 1711
颈部的固定与制动 1711
颈部的先天性畸形 2628
颈部的制动 1711
颈部各组织器官损伤的处理 1581
颈部过伸性损伤发生机制 1169
颈部畸形 2651
颈部静脉损伤 1584
颈部局部解剖 1163
颈部剧痛 1165
颈部切口感染 2157
颈部软组织损伤 1573
颈部神经损伤 1578
颈部石膏 1714
颈部损伤 152
颈部索沟 1576
颈部腺体损伤的处理 1581
颈部血管损伤 2137
颈部血管造影 1578
颈长肌创面渗血 2148
颈长肌缝扎、切断 1767
颈丛封闭麻醉 1728
颈丛或臂丛损伤 2139
颈动静脉瘘 1584
颈动脉穿刺伤 1439
颈动脉结 1558
颈动脉鞘 1213
颈段脊膜瘤 2439
颈段人工椎体 1857
颈段食管损伤 1578
颈段髓内与髓外损害的临床鉴别 1679
颈封 938
颈后路髂骨块嵌入植骨术 1091
颈后路正中切口 1189
颈后路椎弓根钛板加螺钉内固定术 1156, 1201
颈肌痉挛 1165
颈脊神经根张力试验阳性 1663
颈脊神经受累不同椎节疼痛分布区 1662
颈脊髓病 1094
颈肩腰腿痛 024
颈静脉移植术 1583
颈肋 1667
颈肋畸形 2660
颈肋切除 2664
颈内动脉结扎 1583
颈内颈外动脉端端吻合术 1583
颈前部皮肤疤痕直线性挛缩 2160
颈前路第六颈椎椎体次全切除 1196

颈前路减压清除病变及内固定时的并发症（伤） 2139
颈前路开放复位+内固定术 1166
颈前路扩大减压 024
颈前路螺丝钉内固定术误伤 1126
颈前路切骨手术技巧 2761
颈前路切口 1187
颈前路手术病例的选择 1191
颈前路手术消毒范围 1186
颈前路术后CT三维重建 1211
颈深部迷走神经 1185
颈深部血管分支及走行 1185
颈深部血肿 202, 2148
颈神经深、浅丛阻滞 132
颈髓功能的保护 152
颈髓过伸性损伤 1680
颈髓挥鞭性损伤 1182
颈髓受压 1078
颈髓损伤的作业治疗 3675
颈髓损伤功能重建术后的功能性电刺激 3622
颈髓损伤上肢与手功能重建术后的康复 3620
颈髓损伤时手部功能的特点 3620
颈髓损伤引发变性及液化灶 1792
颈托 249
颈托支具 1215
颈外动脉 1583
颈腕带悬吊 988
颈围 249
颈型颈椎病 1657, 1737
颈型颈椎病与落枕的鉴别 1659
颈性心绞痛 1560
颈性心绞痛的诊断 1561
颈性心绞痛的治疗 1561, 1584
颈性心绞痛基本概念 1561
颈性晕厥 1834
颈胸段主侧凸 2832
颈胸切口 1732
颈腰综合征 2813
颈腰综合征的手术疗法 2819
颈腰综合征的诊断 2817
颈源性眼球震颤试验 1178
颈椎S拉钩 1188
颈椎按摩 1717
颈椎半椎板切除术 2741
颈椎半椎体 2669
颈椎半椎体畸形 2670
颈椎爆裂性骨折 1147, 1191
颈椎病 1650
颈椎病的病因学 1651
颈椎病的定义 1650
颈椎病的康复疗法 1716
颈椎病的预防 1720
颈椎病的自然转归史 1650

颈椎病翻修术 2167
颈椎病翻修术的原因 2168
颈椎病翻修术术式选择 2172
颈椎病分型 1726
颈椎病可治愈 1723
颈椎病手术疗法 1725
颈椎病手术疗法的基本原则 1726
颈椎病术后病例翻修术 2167
颈椎病灶清除术 3076
颈椎不可过度仰伸 1729
颈椎不稳 1068
颈椎不稳定（失稳）型 1698, 1701
颈椎不稳症 1737
颈椎侧块螺钉 1202
颈椎侧位动力位片 1796
颈椎常规双侧椎板切除（减压）探查术 2744
颈椎常见暴力 1145
颈椎成角畸形 2157
颈椎带刺聚醚醚酮椎间融合器 1194
颈椎的融合与非融合技术 1839
颈椎的退行性变 1651
颈椎的先天性畸形 1654
颈椎电动牵引床 256
颈椎非融合技术 024
颈椎根部或胸廓处的血管伤 1584
颈椎骨折 152
颈椎骨折伴椎体间脱位 1191
颈椎骨折脱位 1726, 2135
颈椎过伸性损伤 1169, 1173, 1175, 1180
颈椎过伸性损伤伴不全性瘫痪 1174
颈椎横突骨折 1180
颈椎后侧入路术中并发症 2238
颈椎后方韧带–椎间盘间隙形成 1652
颈椎后方入路 1188
颈椎后方小关节成45° 1164
颈椎后路Z字成形术 2751
颈椎后路侧块螺钉 1202
颈椎后路翻修术 2766
颈椎后路钢丝内固定 1159
颈椎后路减压、复位固定术 1198
颈椎后路扩大性椎板切除术 2747
颈椎后路手术 1198
颈椎后凸畸形的治疗 2924
颈椎后脱位 1170
颈椎后纵韧带骨化症（OPLL） 2086, 2108
颈椎黄韧带骨化症CT扫描 2110
颈椎黄韧带骨化症（ossification of ligamentum flavum，OLF） 2108
颈椎急性椎间盘突（脱）出者 1192
颈椎棘突骨折 1180
颈椎间盘切除术 1737
颈椎结核 1727
颈椎截骨术 3123
颈椎前方半脱位 1163
颈椎前方入路 1185
颈椎前后路同时减压 1202
颈椎前路侧前方减压术 1766
颈椎前路传统之融合技术 1840
颈椎前路第五颈椎次全切除减压 1196
颈椎前路鸟笼式植骨融合器 1103
颈椎前路潜式切骨减压术 1770
颈椎前路手术 1191
颈椎前路手术并发食管损伤 2226
颈椎前路手术后后（晚）期并发症 2152
颈椎前路手术界面内固定的材料 1845
颈椎前路手术疗效不佳 2161
颈椎前路手术铺巾 057, 058
颈椎前路手术施术要求及术中对各种技术难题处理 1782
颈椎前路手术术前及手术暴露过程中并发症 2134
颈椎前路钛板螺钉内固定术示意图 1103
颈椎前路钛（钢）板的松动、断裂与滑脱 2153
颈椎前路钛网+锁定钛板 1154
颈椎前路直视下切骨减压术 1751
颈椎前、中、后三柱同时受累者 1202
颈椎屈颈试验 1674
颈椎屈曲 1150
颈椎屈曲性损伤 1153
颈椎全离断伤 1171
颈椎人工椎间盘 1869
颈椎人工椎间盘现状 1875
颈椎人工椎体 1857
颈椎三柱中的中柱 1151
颈椎伤病的围手术期护理 200
颈椎伤病围手术期护理 200
颈椎失稳型 1698
颈椎手术 057, 131
颈椎手术暴露过程中损伤 2136
颈椎手术常见术后并发症 202
颈椎手术麻醉 131
颈椎手术前损伤 2134
颈椎手术中局部骨块利用 1842
颈椎损伤搬运方法 932
颈椎钛板螺钉固定 1103
颈椎徒手牵引 1713
颈椎徒手牵引时间不宜过久 2136
颈椎退变 1650
颈椎外伤翻修术 1212
颈椎完全性损伤 1165
颈椎先天融合（短颈）畸形 2651
颈椎先天性融合 2651
颈椎幸运骨折脱位 1182
颈椎、胸椎与腰椎小关节面角度 1991
颈椎予以牵引 932
颈椎肿瘤 1752
颈椎肿瘤翻修术 2384
颈椎柱状骨条椎节植骨融合术 1843
颈椎椎板骨折 1180, 1198
颈椎椎管狭窄率 2090
颈椎椎管狭窄率之测量 2090
颈椎椎管狭窄症手术疗法 2738
颈椎椎间盘突出 1832
颈椎椎间盘退行性变 1651
颈椎椎节不稳定 1154
颈椎椎节局部旋转植骨术 1842
颈椎椎体次全切除术 1195
颈椎椎体骨折、脱位 1752
颈椎椎体间关节融合术 1743
颈椎椎体间人工关节 1862
颈椎椎体结核 3068
颈椎椎体全切术 1197
颈椎椎体楔形、压缩性骨折 1152
颈椎椎体压缩性骨折 1152
颈椎椎体严重楔形压缩 1152
颈椎自我牵引 1713
颈椎综合征（the cervical syndrom） 1654
颈总动脉和颈内动脉损伤 1583
净度要求 036
胫侧副韧带 1634
胫腓骨的外形 703
胫腓骨多段骨折 848
胫腓骨骨干骨折 703
胫腓骨骨干骨折的治疗 709
胫腓骨骨折 355, 703
胫腓骨融合术 739
胫腓骨凸形髂骨块植骨术 946
胫腓骨远端粉碎性骨折 761
胫腓韧带联合 1634
胫腓下关节脱位 751
胫腓下联合分离 744, 746
胫腓下联合间隙 744
胫腓下联合前部分离 761
胫腓下联合前方损伤 762
胫腓下联合韧带 1021
胫腓下联合韧带断裂 746
胫腓下联合完全分离 763
胫跟融合术 783
胫骨 703

胫骨半膝关节假体 018
胫骨创伤后骨髓炎 3002
胫骨的营养血管 704
胫骨干骺端截骨延长术（tibial lengthening by metaphyseal osteotomy） 3247
胫骨骨不连滑槽植骨术 739
胫骨骨不连时腓骨带蒂植骨 740
胫骨后唇骨折 751，758
胫骨后缘骨折 902
胫骨后缘撕脱 762
胫骨或腓骨单骨折 709
胫骨肌无力说 2618
胫骨畸形性骨软骨病 3050
胫骨加压钛板植骨术 946
胫骨结节骨钉插入术 3046
胫骨结节骨骺炎 3044
胫骨结节骨软骨病 3044
胫骨结节骨折（the fractured tibial tubercle） 836，900
胫骨结节经皮钻孔术 3046
胫骨结节内移、前置术 1633
胫骨结节牵引术 263
胫骨结节史氏钉骨牵引 647
胫骨结节撕脱 673
胫骨结节移位手术 664
胫骨截骨 1007
胫骨截骨术 1008
胫骨近端骨折 836，848
胫骨近端微创稳固系统（LISS-PLT） 841
胫骨髁间棘的骨折的分类（型） 866
胫骨髁间棘骨折的复位 867
胫骨髁间嵴骨折 865
胫骨内髁骨软骨病 3050
胫骨平台的后倾角 695
胫骨平台骨折 693，861，864，886，900
胫骨平台骨折Hohl分型 694
胫骨平台骨折Roberts分型 693
胫骨平台骨折处理 695
胫骨平台骨折治疗 695
胫骨平台后倾角度 1014
胫骨平台Ⅳ型骨折镜下手术 863
胫骨前唇骨折 760
胫骨前结节 744
胫骨前结节骨折不同角度摄片结果 750
胫骨前结节撕脱 762
胫骨前外缘骨折 871
胫骨上部骨髓炎 2994
胫骨上干骺端截骨延长术 3247
胫骨上下干骺端联合截骨延长术 3248

胫骨下端Pilon骨折 730
胫骨下端爆裂骨折 760
胫骨下端顶部复杂骨折（pilon骨折） 872
胫骨下端前外侧撕脱骨折 901
胫骨下方关节面 873
胫骨下干骺端截骨延长术 3247
胫骨下关节面骨折 902
胫骨旋转畸形 925
胫骨延长术（operation for tibial lengthening） 3243
胫骨应力骨折 916
胫骨远端Pilon骨折 882
胫骨远端爆裂骨折切开复位内固定 760
胫骨远端骨骺损伤正位X线片 905
胫骨远端前缘骨折 872
胫骨植骨 093
胫后动脉肌间隔穿支筋膜皮瓣 3554
胫后肌腱和腓骨长肌腱转移术 3174
胫后肌腱转移术 3172
胫后浅筋膜间室 704
胫后深筋膜间室 704
胫后神经损伤 3385
胫前肌腱外移术 2614
胫前肌腱转移术 3173
胫前筋膜间室 704
胫神经比目鱼肌腱弓处卡压 3345
痉挛期 1263
痉挛瘫 1263
痉挛性膀胱 1373，1383，3665
痉挛性平底足 1646
痉挛性瘫痪 1672
静电吸附除菌 041
静力型 628
静力性固定 632
静力性结构 1637
静力因素 924，1624
静脉瓣膜（venous valve） 3529
静脉复合麻醉维 135
静脉灌流障碍 2270
静脉回流不畅（皮瓣饱胀） 3524
静脉留置针 136
静脉麻醉 100，136
静脉皮瓣（venous flap） 3524
静脉切开切口 358
静脉切开术 358
静脉全身麻醉 100
静脉栓塞 067，934
静脉通路的建立 153
静脉型 2448
静脉性血管曲张畸形 2699
静脉血栓 111
静脉血栓CT所见 935
静脉血栓形成 935

静脉炎 360
静脉周围血管丛（perivenous plexus） 3513
静态触觉（constant touch） 3650
静吸复合麻醉 135
静息电位 389
纠正骨质疏松 2157
纠正过大的股骨颈前倾角 2591
纠正髋臼上部的骨性病变 2591
纠正与改变工作中的不良体位 1709
纠正在日常生活与家务劳动中的不良体位 1710
酒 006
酒精中毒 388
局部按摩 1954
局部并发症 937
局部的制动与固定是其痊愈的基本条件 254
局部感染 631
局部感染蔓延所致 3104
局部浸润 146
局部浸润麻醉 131，1061，1729
局部麻醉药 160
局部蔓延 3066
局部脓肿的判定 2991
局部推进皮瓣 589
局部消毒不彻底 2158
局部旋转皮瓣 589
局部旋转皮瓣设计 591
局部旋转植骨 1754，1758
局部旋转植骨术 1889
局部瘀血 1533
局部凿骨及椎节植骨融合术 2039
局部制动 201
局部转移皮瓣 588
局部阻滞麻醉 103
局麻药 161
局限性骨脓肿 3003
局限性骨质增生症 3198
局限性软骨切除加钻孔术 926
局限性压痛 686
菊地臣 376
矩形弹性髓内钉 423
巨型骨样骨瘤 2297
巨趾症（macrodactyly） 2623
剧痛（Pain） 491
距腓后韧带 765，1021
距腓前韧带 765，1021
距腓前韧带损伤 744，746
距腓韧带 771
距骨 1021
距骨剥脱性骨软骨炎 3057
距骨附着点撕裂修补 754
距骨骨折 780，869，874

距骨骨折的治疗 782
距骨骨折复位 874
距骨骨折脱位 780
距骨骨折、脱位的并发症 784
距骨后突骨折 780
距骨后突骨折内固定 782
距骨颈粉碎性骨折伴距下关节脱位 781
距骨颈骨折 780, 782
距骨倾斜角（talar tilt angle） 770
距骨全脱位 783, 785
距骨全脱位的手术治疗 788
距骨全脱位手术入路 789
距骨缺血性坏死 784
距骨软骨骨折 781
距骨体骨折 780
距骨体骨折螺钉内固定 782
距骨头骨折 780
距骨脱位 783
距骨周围脱位 784
距上骨 1636
距下关节的外侧脱位 786
距下关节内侧脱位 785
距下关节手术疗法 786
距下关节脱位 785
距下关节脱位的手术入路 787
距下关节脱位概况 785
距下关节应用解剖 785
距舟关节 804, 1041
锯齿状切口 573
聚氨酯绷带（Durolite） 235
聚（抱）髌器 671
聚甲基丙烯酸甲酯 1001
聚醚醚酮（peek-optima） 1845
聚乙烯衬 1018
聚乙烯醇 2365
聚乙烯醇泡沫（Polyvingl alcohol PVA/Ivalon） 2512
聚乙烯内衬 1000
瞿东滨 1451
绝对禁忌证 1026
绝对手术适应证 1184
绝对卧床 1127
军事训练 910
军事训练伤 910
均衡的膳食 008
菌栓 2989

K

Kambara 2086
Kambin 1105
Kamimura 2848
Kanaty 2043
Kaneda 2866, 2908
Kaneda钛板 1293
Kanogi 1973
Kapandji技术 538, 894
Karnovsky 3353
Kaschin 3035
Kaschin-Beck 3035
Kato 2229
Kawamura 3240, 3248
Kcefer 3588
Keck 3337
Keiller1925 2316
Keiper 1118
Keller 2260
Keller手术 1641
Kelling 2043
Kemohan 2432
Kenji Hannai 2118, 2119
Kernig征 2258
Kerrison 咬骨钳 1353, 1979
Kevin 3290
Key hole（钥匙孔）手术 1669
Key孔手术 1201
Khler 3043
Khler-Freiberg 3038
Khler病 3043
Kidner手术 2622
Kienbock病 3043
Kiloh 3304
King 1316, 2523
King-Steelquist半骨盆切除术 2398, 2399
King分型 2833
KingⅠ型 2903
KingⅡ型 2904
Kinkaldy-Willis 2786
Kinyoun 040
Kirkpatrick 306
Kite 2620
Klaus Schafer 3507
Klaus Zeike 2860, 015
Kleinert 3616, 3617
Klippel 2651, 2954
Klippel-Feil综合征 2637, 2651
Knecht 1023
Kümmell 1339
Küntscher 011, 424
Küntscher钉 423, 646
Kocher-Langenbeck入路 610, 611
Kocher-Lorenz骨折 498
Kocher法 463
Kocher 钳 1300
Kofoed评分 1026
Koizum 2086
Kojimoto 3249
Kokubun 2539
Kolanczyk 2527, 2539
Konig 3044
Konishi 2261
Kopell 3296
Kostuik 2240
kostuik-Harrington 钉棒系统 1298
Kostuik-Harrington技术 1298
Krause 3047
Krenger 018
krettek 725
Krueger 3309
Kuderna 3367, 3368
Kuklo 2848
Kuntscher 642
Kuntschner 007
Kurt Polmin 2576
Kurze 3353
Kyle-Gustilo 625
卡氮芥等 2331
卡芬太尼（Canfentanyl） 106
卡式止血带 062, 063
开槽撑开与植骨 1044
开窗 232
开窗后再分段全部切除 1162
开窗减压切除术 1975
开窗取骨 1755
开放插钉 643
开放创伤的救治 008
开放复位 416
开放复位固定术 1309
开放骨折 006
开放截肢术 3228
开放伤口 008
开放性骨折 400, 405, 425, 937
开放性骨折应通过清创术将其变成闭合性骨折 287
开放性环形截肢术 3228
开放性胫腓骨骨折的处理 715
开放性皮瓣截肢术 3229
开放性伤口 087
开放性伤口的分区 280
开放性损伤严重者 522
开放性血管伤 938
开环动力链训练（open kinetic chain exercise） 3611
开口尖锥 880
开口位 1068
开门状翻开 1526
开书样骨折的外固定支架治疗 1504
凯时 1179
康复 008, 203, 428, 435
康复的生物学基础 3586
康复锻炼 980
康复医学 029

康复医院 007
康复治疗 865
康华氏反应 1678
抗辐射性能 1846
抗腐蚀性能 1846
抗高血压药 175
抗高血压药物 115
抗结核药物 2967
抗菌素应用的基本原则 184
抗磨损性 1846
抗凝治疗 192, 370, 1559, 2265
抗蠕变性能 1846
抗生素 006
抗生素的合理使用 2158
抗生素-骨水泥珠链填塞和二期植骨 2998
抗水解作用 1846
抗酸剂 377
抗体IN-1 1273
抗休克 1580
抗休克裤 1517
抗休克治疗 153
抗血小板凝集 1559
抗氧化作用 378
抗忧郁药（antidepressant） 2256
抗阻力自主运动（resisitive active movement） 3592
抗阻运动 1719
科利斯（Colles）骨折 405, 523, 524
科普教育 1723
科学安排训练 917
颗粒性滑膜炎 993
髁假体（CCK） 019
髁间切迹（intercondylar notch, ICN） 327
髁间窝 330
壳聚糖绷带 064
可穿透射线 831
可待因 105
可的松局部封闭法 1610
可调刀杆式调节器 1858
可调节假体 2346
可调节式系统 978
可调式脊柱钛板系统 1305
可调式、空心钛制人工椎体 1889
可调式人工椎体 2156
可屈性（fexible） 1985
可视韩国人计划（Visible Korean Human, VKH） 824
可视人计划（visible human project, VHP） 824, 825
可塑性 218, 1275
可吸收1号缝线 841
可吸收螺钉 613

可吸收性固体栓塞剂 2512
可延长假体 2346
可用宽胶带将双肩牵向下方 1730
可折弯刀具 323
克莱氏筋膜 1519
克雷氏骨折 009
克氏（Kirschner's）针 070, 262
克氏针交叉固定 455, 566, 899
克氏针牵引器械包 262
空洞-腹腔分流术 1829
空洞开放（造口）术 1829
空洞-蛛网膜下腔分流术 1829
空气栓塞 081, 171, 1577, 1582
空腔 914
空腔形成 914
空心钉 879
空心加压螺纹钉 617
孔令震 027
恐惧征（apprehension sign） 1626
控制 915
控制出血 931
控制高血压 176
控制通气（controlled ventilation, CV） 179
控制小便 1270
控制性低血压 156
控制性低血压麻醉 1391
控制性降压 135, 136
控制旋转 628
控制运动强度 915
口径不一 939
口径较大的静脉干交通支 3526
口径较小的穿静脉 3516, 3526
口径修整术 939
口述分级评分法 164
口咽部净化处理 1127
口字形切开 1738
叩击过重 2144
叩痛 1939
扣眼状畸形 578
快传纤维 3182
快速撑开 1190
快速静脉通路 150
宽胶布 259
髋部、大腿中上段手术铺巾方法 053
髋部骨骼解剖特点 600
髋部肌肉 601
髋部损伤 600
髋部损伤因素 602
髋部血液供应 602
髋发育不良 2574
髋关节杯 1049
髋关节表面置换术 017
髋关节成形术 1049

髋关节穿刺术 277
髋关节骨关节病的康复治疗 3599
髋关节骨关节炎 995
髋关节过伸试验（Yeoman征） 1525, 2973
髋关节后面观 601
髋关节后脱位 603, 604
髋关节后脱位（Thompson法）分型 604
髋关节结核 2972, 2983
髋关节结核病灶清除术 2983
髋关节囊 601
髋关节前方入路切开复位术 2586
髋关节前脱位 604
髋关节强直畸形 962
髋关节切开排脓术 3010
髋关节融合术 1036
髋关节术后康复 3599
髋关节损伤并发症 607
髋关节脱位 210, 600, 603
髋关节脱位治疗 605
髋关节支具 246
髋关节中心脱位合并髋臼底部骨折 605
髋臼 600
髋臼部髂骨切除范围 2395
髋臼部肿瘤切除股骨头旷置术 2403
髋臼成形术（acetabuloplasty） 2592
髋臼单纯骨折 609
髋臼的正常标志 608
髋臼复合骨折 609
髋臼骨折 608
髋臼骨折的Letournel分类 609
髋臼骨折的并发症 610
髋臼骨折的非手术治疗 609
髋臼骨折的分类 609
髋臼骨折的经皮固定 882
髋臼骨折的手术治疗 609
髋臼后上唇粉碎骨折 604
髋臼角 2579
髋臼截骨术 2587
髋臼内植骨 961
髋臼前柱与后柱 600
髋臼脱位骨折 612
髋臼造顶术（shelf operation） 2592
髋臼植骨 975, 996
髋臼指数 2579
髋臼重建性全髋翻修术 975
髋内翻 619
髋内翻畸形 630
髋人字石臂固定 2589
髋人字形石膏 220, 231, 621, 905, 1036, 1037

髋、膝、足部屈曲挛缩畸形手术顺序的评估 3659
框架固定 426
溃疡穿孔 376
昆布氨酸 3591
扩创 009
扩创术（wound debridement） 009
扩大减压 1753
扩大减压范围示意图 1757
扩大减压术 1757
扩大髋臼 1049
扩大髓腔 646, 647, 1001
扩大髓腔插钉术 648
扩大性颈椎椎板切除减压术 1155
扩大性椎板切除减压术 1314
扩大椎管的塌陷 1551
扩散及转移 2441
扩髓 643
扩髓的髓内钉 723
扩张板 259
扩张气囊 1522
括约肌 1260
括约肌肌电图 1379
阔筋膜包绕关节端 1048
阔筋膜修补陈旧性髌腱断裂 673
阔筋膜移植修复（替代）指深屈肌腱术 3170
阔筋膜张肌 449

L

$L_{4、5}$棘突骨折 1250
L_4椎弓根崩裂伴椎体滑脱 1258
Labelle和Laurin法 1627
Lablle-Laurin法 1627
Lachman检查 868
La Grande Chirurgie 005
Lamberty 3506
laminine 3591
Lamy 2946
Lancet 006
Lane 088
Lanfanchi 005
Lang 3509
Lange 2621
Langenskiold 2599
Langenskiold截骨术 2599
Langley 3352
Lanny Johnson 322, 334
Larsen 011, 3047
Laseque征 1942
Lauge-Hansen 747
LCP钢板 737
LCP（锁定加压钛板） 1514
LCP系统 1514

LDR 1320
Leach 730
learning curve 2672
Leasque征 1925
lebert 2316
Lecat 2432
Le Double 2108
Legg-Calve-Perthes 3039
Leggon 1514
Lejars 3539
Lemmomas 2432
Lenke 2848
Lenke分型 2833, 2906
Leonard Bounell 322
Leonard F. Bush 2317
Letournel分类 609
Leu 1105
Leung 2257
Levacher 238
Levine & Edwards 1101
Levrant 2048
Lewis 1921
Lewis Sayre 007, 013
Lhermitte征 1264
Liberson 3622
Lichtenstein 019, 2291, 2305
Lieberman 2048
Lievre 2522
Linarte 1515
Lindskog 020
Linton角 615
Linton角分型 615
Lisfrance关节 1635
LISS-DF 835
LISS-DF（distal femoral） 833
LISS（limited invasive stability system） 719
LISS-PLT 836
LISS-PLT（proximal lateral tibia） 833
LISS-PLT钛板的置入 842
LISSS微创骨科中的具体实施 837
LISS操作过程 844
LISS的适应证 834
LISS的主要部件 833
LISS固定失败 845
LISS技术 830
LISS接骨板 839, 843
LISS接骨板的插入 839
LISS锁定螺钉 830
LISS钛板成角螺钉 831
LISS特殊的角度设计 831
List 2629
Lister 006, 008, 040
Lister结节 542, 578

Liu 1516
Loebke 3357
London 3506
Lonstein 013, 2257, 2839, 2841
Lord 1022
Lorenz 023
L'Orthopedic 005
Lotter钉 423
Louis Pasteur 006
Lovett 007
Love法 1833
Lowenberg征 2241
Lowery 1470
Ludwig Guttmann 1372
Ludwigshafen 3506
Luer咬骨钳 1834
Lugue棒 1311, 1398
Luque 016, 026, 426, 2843
Luque棍系统 016
Luschka 1832
Luschka's 关节遗迹 1836, 2024, 2025, 2026
Lynch 3047
L形减压 1778
L形钛板 658
L型（Moore式）钢板 658
拉斐尔Rapheal 005
拉钩牵拉时失衡 2162
拉力螺钉（Gamma 钉） 613, 838, 880, 1498
拉力螺钉固定 657, 868
拉手 257
拉张力 919
喇叭形 1515
来自脊髓后动脉血供的血管畸形 2699
来自脊髓前动脉血供的血管畸形 2699
来自脊髓前后动脉混合供血的血管畸形 2699
蓝巩膜 2943, 2944
篮钳 870
劳累性筋膜间室综合征（exertional compartment syndrome） 3301
牢固地缝合关节囊 2591
老龄化社会 1542
老年骨质疏松的预防 1564
老年骨质疏松症 1563
老年胸腰椎骨折患者 1281
勒死 1575
肋膈窦 1461
肋骨骨折胸骨牵引术 266
肋骨牵开器 1285
肋骨收紧器 1301
肋骨头 1308

肋间臂神经(intercostobrachial nerve) 3320
肋间臂神经卡压 3320
肋间肌的呼吸 1260
肋间切口减张 1302
肋间神经及血管位置 1285
肋间血管及肋间神经起源 1285
肋锁综合征 1667
泪滴状阴影 770
类风湿和强直性脊柱炎 995
类风湿性关节炎 958, 962, 985, 987, 1004, 1009, 3054
冷冻疗法 2308
冷干骨段 2370
（冷）光源 688
冷光源技术 318
冷汗（Perspiration） 930
冷脓肿 2975
冷性脓肿 2966
离床活动 625
离床期肌力增强训练 3678
离床期康复 3668
离心收缩训练 3607
离心性等张运动 3594
离心性纤维 1266
梨状肌切断（除）术 3336
梨状肌症候群 1950
李东垣 022
李贵存 024
李国平 914
李鸿章 005
李良寿 913
李起鸿 028
李时珍 023
李祖国 913, 918
立即缩颈 1722
立位减重式步行训练 3692
利多卡因（Lidocaine） 104, 146
利福平 2967
利尿剂 1954
利尿药 115, 175
利物浦大学 007
利用杠杆力撬拨整复 887
利用杠杆力学的原理 2142
砾轧音 1604
连带阔筋膜张肌的骨块 1037
连接棒折断 1478
连接部件 1471
连接性神经瘤的修整 3350
连续被动运动（continuous passive motion, CPM） 3605
连续硬膜外麻醉 123
连续硬膜外阻滞 128
连衣挽具（Pavlik harness） 2582
联合肌腱松解 979

联合基因治疗 2348, 2349
联结弓 1487
联系静脉（connecting veins） 3529
镰状细胞梗死 979
链霉素 2967
链球菌 006
链式（link-pattern） 3542
链式吻合（chain-linked anastomosis） 3540
链式吻合血管丛（chain-linked longitudinal vascular plexus） 3514
链型筋膜皮瓣 3522
链型皮瓣（link-pattern flap） 3546
良好的睡眠休息体位 1706
良好的体位 1706
良性骨动脉瘤 2306
良性骨肿瘤 2286
良性软骨母细胞瘤 2291, 2293
两便功能 1240
两部分骨折 890
两侧大腿截肢 3640
两端骨骺在长度发育中所起的作用 3234
两个主胸弯 2832
疗效变坏（deterioration） 2161
疗效评价 988
裂缝骨折 402
邻节退变加剧而引发类同病变 2196
邻近节段退变 2159, 2202
邻指皮瓣设计（A、B） 590
邻指皮瓣转移术 589
临床表现与诊断 1249
临床输血技术规范 081
临床愈合标准 432
临时固定 844
淋巴管损伤 2139
淋巴瘤 2332
淋巴路 3066
磷酸核糖焦磷酸（phosphoribosyl pyrophosphate） 3205
鳞状上皮癌 2996
蔺道人 022
零度位（zero position） 1594
零危害 031
领袖式上肢吊带 007
刘春生 024
刘大雄 916, 918
刘广杰 3232
刘完素 022
刘希胜 562, 563
刘忠汉 562
刘忠军 1816
留延伸空间 048
留置导尿管 2253

留置引流皮条 1520, 1521
流行病学 368
硫喷妥钠（Thiopental） 101, 145
硫酸钙 095
硫酸肝素蛋白多糖 3376
硫酸软骨素 924
硫酸软骨素蛋白聚糖（chondroitin sulfate proteoglycans, CSPG） 1274
硫酸十四（烷）基钠（sodium tetradecyl sulfate） 2515
硫糖铝 380
瘤段切除并远端肢体再植 026
瘤骨形成 2325
柳拐子病 3035
柳枝骨折 402, 403
龙虾足（lobster foot） 2621
隆起型 900
隆椎 1191
瘘管 2964
漏斗形 1515
漏压自动补偿功能 064
颅3点固定器 1823
颅底凹陷 1094, 2629, 2637
颅底凹陷症 1677, 2632
颅底骨 1058
颅骨骨折 004
颅骨牵引 1069, 1088, 1424, 1713
颅骨牵引术 266
颅脑伤 942
颅内肿瘤 1690
颅前凹骨折 930
颅中凹和颅后凹损伤 930
颅椎连接部（Craniovertebral Junction） 2628
卤素类消毒剂 042
鲁开化 3528
鲁氏棒技术枕颈融合固定 1064
陆裕朴 1782
录像、拍照等遥控操作 319
滤网罩技术 935
吕国华 1105, 2043, 2866
吕士才 1782
铝陶瓷制 017
氯胺酮 144, 145
氯仿 006
氯羟安定 189
氯乙定（洗必泰） 042
卵巢囊肿 1951
卵圆蓝钳 321
轮椅的操作训练 3669
轮椅的使用 204
轮椅动作 3673
轮椅各部件的操作 3673

轮椅上的减压动作 3673
轮椅上支撑动作训练 3669
轮椅上坐位平衡训练 3673
轮椅训练 3669
轮椅与床之间的横向转移 3683
罗芬太尼（Lofentanyl） 106
罗哌卡因（Ropivacaine） 104, 187
螺钉穿破椎弓根内壁 1477
螺钉的握持力 831
螺钉等滑出 2153
螺钉定位错误 1357, 2874
螺钉交叉固定 899
螺钉进入椎动脉管CT水平位观 1429
螺钉进入椎动脉孔 1456
螺钉进入椎管 1216, 1457
螺钉帽（screw hold insert） 833
螺钉内固定 453, 457
螺钉松脱 1478
螺钉+钛板固定系统 1305
螺钉-钛缆复位固定术 450
螺钉未进入颈椎椎体内 2153
螺钉置入的理想位置 1506
螺丝钉 425
螺纹孔洞钛板 830
螺旋形不稳定骨折 919
螺旋形骨折 403

M

M1受体阻滞剂 380
MaAfee 1921
Macenen 2316
MacEwen 2574
Mac Gowan 3135
Mack 1921, 2850, 2866, 2874
Mackay架体位 2279
Mackinnon 3301
Macry & Fletcher 997
Madelung 2563
Madelung畸形 540
Maffucci综合征 019, 2286
Mager 2522
Magerl 1316, 1423, 1432, 1443, 1470
Magerl法 1084
Magic微导管系列 2512
Mahvi 2043
Main 804
Maisonneuve骨折 750, 762
Malgaigne 2563
Manchot 3507
Mandahl 020
Mandl 3048
Maquet手术 1633
Maquet装置 997

Marie-strümpell病 3109
Markhashov 2510
Marmor 019
Maroteaux 2946
Marotte 1022
Marray 3135
Martin-Gurber吻合 3305
Marty 3534
Masquelet 3540
Mathews 1105, 1470
Matras 3367
Maudsley 3309
Maurice E 010
Mayer 1460, 3089
Mayo假体 1023
Mayo手术 1640
McAfee 3093
McClain 3317
McClennan 866
McCoy伸指肌腱帽修复法 584
McCraw 3504, 3516
McCune-Albright综合征 2303
McDonald 1275
McElvenny 2605, 2615
McGinty 313, 851
Mc Gowen 1544
Mc-Gregor 3504
McGregor线 2634
McGuire 1423, 1432
McKay临床评定标准 2596
Mckee 017
McKeever 019, 866
Mckusick 2945
Mclaughlin术式 1599
Mclennant 866
Mcmaster 3122
McMurray试验 686
McMurtry 1491, 1496
MDA 372
Meade 2840
Medawar 3367
Melaughlin修复法 1594
Melone分类 855
Melosel 1835
Melzak 1539
meningioma 2437
Mepoil 917
MEP监测时 137
Merland 2512
Mermelstein 1470
Mesweeney 2601
Metastatic tumors of bone 2340
Metcalf 337
Metrx 1817
METRX镜 1106

Metzenbaum剪刀 1826
Meuli球臼式全腕人工关节 991
Meuli球臼式全腕人工关节置换术 992
Meyers 866
Miami 016
Miani支具 238
Michael Mack 2849
Michael Pappas 1027
Michele 3309
Michel Salmon 3507
Middiefon 1914
MIIG 096
Milgrom 917
Miller 2229
Miller手术 1646
Miller手术方法 1647
Millesi 3355
Millesti 3358
Milwaukee支具 013, 250
Mil-waukee支具 2923
Milwaukee支具架 2841
Mindell 2408
MINIT 012
MIPO技术 843
Mirra 2305
Mitchell截骨术 1641
Mixter 1928
Mizuno 3297
Müller 010, 516, 731
Müller分类 477
Moberg's拾物试验 3651
Mobi-C 1875
Mobi-C非限制型颈椎人工椎间盘 1879
Mochida 2238
Moe技术 2898
Moffroid 3594
Mohammedan祈祷体位 2279
Monney 2863
Monteggia 514
Mooney 3590
Moore 017
Morton 3340
Morton's病 3340
Morton跖头痛 3340
Morton足 1639
Mose 040
Moss-Miami 2844, 2866
motor evoked potential, MEP 137
MR 025
MRA 025, 029, 938, 1178, 1179, 1684
MRS 025, 029
MR片显示三角纤维软骨损伤情况 537

Mucha 1499
Mueller 017
Mustard 3665
Mylen 2672
M蛋白 2334
麻痹（Paralysis） 941
麻痹性髋关节脱位 3665
麻木（Paralysis） 491
麻省总医院 006
麻醉 113,143,144,147
麻醉插管时头颈过仰 2135
麻醉处理 153
麻醉过程中脊髓损伤 1550
麻醉期间监测 147
麻醉前访视 114
麻醉前检查 113
麻醉前评估 151
麻醉前全身准备 115
麻醉前用药 153
麻醉深度 111
麻醉时机 113
麻醉时术中各项指标 154
麻醉维持 153
麻醉性镇痛药 105,160
麻醉选择 135
麻醉药物 113
麻醉诱导 150
马鞍区感觉障碍 1530
马鞍形假体置换 2403
马承宣三型分类法 3041
马丁橡胶膜带 062
马敏 562
马赛克软骨移植术 927
马赛克样镶嵌移植 927
马蹄内翻足（talipes equinovarus） 2611
马蹄外翻足（congenital talipes equinovalgus） 2614
马尾 1264
马尾部肿瘤 1950
马尾神经 1263
马尾神经根 1243
马尾神经损伤 1237
马尾神经损伤综合征 1237
马尾损伤 1555
马尾移植 1555
马尾综合征 1512,1983,2187
吗啡（Morphine） 105,106,144,161
吗啡南 105
麦滋林-S 375
脉搏动消失（Pulselessness） 491
脉搏减弱或消失（Pulselessness） 941
脉搏率与血压的比值 930

脉搏微弱（Pulselessness） 930
脉率氧饱和度（SpO2） 156
脉率氧饱和度监测 156
曼德隆（Madelung）样畸形 532
曼德隆（Madelung） 528
曼陀罗 006
慢性创伤 924
慢性骨髓 009
慢性骨髓炎 185
慢性颈部软组织损伤 1575
慢性劳损 1914
慢性劳损性颈背部筋膜纤维织炎 3150
慢性劳损性因素 2055
慢性血源性骨髓炎 2996
慢性压应力 402
慢性阻塞性肺疾患（COPD） 118
盲肠扩张综合征（olgelvie syndrome） 2187
盲管伤 1553
毛细血管thoroughfare 3514
毛细血管扩张 2699
毛细血管型 2448
梅毒性骨感染 3005
梅毒性骨膜炎及骨髓炎 3005
梅毒性骨软骨炎 3005
梅花型髓内钉 628
美国第一所骨科医院 007
美国第一位骨科教授 007
美国急救卫生勤务系统（emergency medical service system, EMSS） 304
美国脊髓损伤学会（ASIA）分级 1239
美国麻醉学会（ASA） 113
猛刹车 1244
孟氏（Monteggia）骨折 514
孟特杰（Monteggia）骨折 405
咪唑安定 145,189
咪唑安定（Midazolam） 100,108
弥漫型颈椎病 1766
弥散性血管内凝血（DIC） 1491
迷宫式途径 3530
迷路症状 1687
米开朗基罗Michelangelo 005
米库溴铵（美维松） 109
米山 1546
泌尿系感染及结石 273
泌尿系结石和感染 199
泌尿系损伤 141
密尔沃基（1940）支具 238
密尔沃基支具 238
密切观察全身情况的变化 588
棉卷海绵卷支架体位（Roll sponge-frame） 2279

棉絮状瘤骨 2325
免负荷式踝足支具 247
免负荷式膝踝足支具 249
免疫调节 1273
免疫机制 159
免疫基因治疗 2348
免疫治疗 2327,2350
免疫组化 2339
面部不对称 2657
面颌部手术 361
面角（facet angle） 1622
灭菌 006
灭菌法 044
灭菌方式 044
明朝前封建社会 021
明胶海绵 2365
明胶海绵充填 1739
明清时代 023
模拟治疗技术 016
（膜部）损伤 1491
膜内成骨 005
膜内化骨 428
膜脂质过氧化 372
摩擦力 830
磨除C_2齿状突 1117
磨除骨折块 1466
磨钻 870,1313
磨钻减压术 1759
末节指骨骨折内固定 566
末节指骨撕脱性骨折 563
末梢血管栓塞 932
拇长伸肌腱 948,991
拇长伸肌腱损伤的修复 585
拇、食指对掌（捏握）试验 3305
拇指近节指骨背侧 579
拇指伸肌腱的5区分区法 579
拇指腕区 579
拇指掌指关节 579
拇指掌指关节侧副韧带损伤 568
拇指掌指关节侧副韧带损伤的类型 568
拇指掌指关节侧副韧带损伤的手术修复 569
拇指掌指关节侧副韧带损伤的治疗方法 568
拇指掌指关节侧副韧带修复术操作步 569
拇指掌指关节脱位 556
拇指掌指关节脱位切开复位 558
拇指间关节背侧 579
木村 1546
木瓜凝乳蛋白酶 1954
木架式牵引床 255
木制牵引支架 255
木质标准骨科牵引床 255

目镜 346
目镜接口关节镜（eyecup arthroscopes） 318
募集状态 389

N

Nachemson 1995
Nachenson 1999
Nagate 2516
Nakanishi 1443
Nathan 2832
N⁺的功能 371
Nd-YAG激光 324
Neer 018
NeerⅡ 1596, 1602
Neer 978
Neer评分 841
Neer手术 922
Nelaton 019
Nelson 041
Nelton线 603
Nerolemmoma 2432
Neurinoma 2432
neurotrophy factor-3，NTF-3 1272
neurotrophy factor-4，NTF-4 1272
Nevin 3304
Newhouse 2227
Newington 238
New Jersey 1023
Newman 滑脱分度法 2057
Newton假体 1023
Nicholas Andry 012
Nickel 2271, 2272
Nicola 1614, 2514
Nicolakis 2263
Nicolas Andry 004, 005
Nicola术式 470, 471
Niebauer式 992
Nieder 2403
Nillsonne 2597
Nitrous Oxide 006
Nittner 2432
Nitze 313, 2043
NJCR（new jersey cylindrical replacement） 1022
NMDA受体拮抗剂 1472
NOGO-A 1273
Nola 3519
Nork 1512
Noyes 3591
NT-2医用形状记忆合金 1862
N-甲四氢罂粟碱 110
纳布啡（Nalbuphine） 107
纳洛酮（Naloxone） 107

纳美芬（Naimefene） 108
纳曲酮（Naltroxone） 107
耐药性 186
男芭蕾舞演员 2054
南京鼓楼医院 2850
难复性寰枢关节脱位 2641
难经 022
难治性距下关节 965
囊性脊柱裂 1826
囊肿形成 2187
脑电图 1178
脑干损伤 1058
脑干听觉诱发电位 387, 388
脑干听觉诱发电位临床应用 387
脑干肿瘤 387
脑梗塞 387
脑积水的治疗与康复 3666
脑脊膜假性囊肿（post surgical meningeal pseudocysts） 2229
脑脊膜瘤 1825, 1831
脑脊膜膨出 1826, 1827
脑脊膜袖（meningeal sleeve） 2230
脑脊膜炎 2258
脑脊液动力学 2421
脑脊液动力学检查 2434
脑脊液检查 1946, 2434
脑脊液瘘 2152
脑脊液漏（CSF-fistula） 203, 205, 1126, 1127, 1141, 1448, 1557, 1983, 2187, 2193, 2215, 2229
脑脊液囊肿形成 2187
脑棉 1314
脑膜炎 388
脑瘫的类型 3659
脑瘫的术后康复 3659
脑瘫患儿的手术前康复 3659
脑外伤后遗症 1177, 1178
脑源性神经营养因子（brain derived neurotrophy factor，BDNF） 1272, 3370
脑卒中等 1582
内侧腓肠浅动脉（medial superficial sural artery） 3561
内侧副韧带 330
内侧副韧带复合体 984
内侧平台塌陷骨折时的经皮撬拨技术 900
内侧三角韧带损伤 763
内侧纵弓 1637
内侧纵弓的丧失 1646
内翻应力试验 770
内翻足畸形 1043
内分流 1583
内分泌反应 158
内分泌疗法 945

内分泌治疗 2342
内骨痂 431
内固定 421
内固定或移植骨断裂伴不稳 2215
内固定或植骨块误伤 2144
内固定失败 1468, 2184
内固定物刺伤 2150
内固定物强度不够 947
内固定物松脱 1357, 1463
内固定物选择不当 944
内固定物折断 1478
内固定治疗原则 829
内踝附着点撕裂修补 754
内踝骨折 869, 871, 887
内踝骨折不连接 777
内踝骨折螺钉内固定 755
内踝及外踝骨折畸形愈合 776
内踝上后内侧筋膜皮瓣（posteromedial supramalleolar fasciocutaneous flap） 3564
内踝撕脱骨折 773, 901
内踝损伤的治疗 751
内踝损伤类型 751
内环境 369
内交锁髓内钉 643
内经 021
内镜检查 374
内镜微创技术 1105
内镜下治疗 376
内镜消毒 041
内镜消毒剂 041
内窥镜检查 1578
内皮瘤（endothelioma） 2437
内皮粘连素 3376
内生软骨瘤 2292
内生软骨瘤病 2286
内收肌挛缩 622
内收内旋肌群 919
内收型 456, 615
内收型脱位 804
内收型中跗关节脱位伴骰骨撕脱骨折 804
内外踝畸形愈合时截骨术 776
内外兼治 021
内脏器官损伤 199
内脏鞘 1213, 1735
内脏鞘与血管神经鞘间隙 1735
内脏血管扩张剂 377
内支架（internal-external fixation） 830, 831
内植入物失败 2201
内植物操作不当致失败 2197
内植物和植骨块断裂、移位 1141
内植物失败 2212
内植物使用并发症 2203

内植物松动 1210
内转（分）流术 1583
能够合作小儿 144
能力障碍（disability） 3666
倪国坛 027
逆行插钉 647
逆行岛状皮瓣［reversed（retrograde）island flap］ 3523,3524
逆行岛状皮瓣的旋转轴点 3533
逆行岛状皮瓣中静脉血的"二次逆流" 3532
逆行切取 3574
逆行射精 2010,2045,2048
逆行性健忘 1178
逆置式 018,978
年龄 910
年龄因素 2165
年迈者 1248
年轻脊髓损伤者 1542
黏蛋白 1651
黏合剂修复神经损伤的方法 3368
黏膜保护剂 380
黏膜屏障受损 375
黏膜缺血 375
黏膜韧带 330
黏贴取皮双须胶纸 343
鸟苷三磷酸酶（guanosine triphosphatase，GTPase） 1274
鸟笼式空心内固定器（TFC） 1844
鸟嘴状 1692
尿道会师术 1518,1520
尿道及膀胱伤 1491
尿道损伤 1517,2010
尿道损伤修补术与尿道会师术 1518
尿道外括约肌切开术 1374
尿道压力检测 1378
尿道支架扩张术 1374
尿道直肠伤 942
尿激酶（UK） 2266
尿量 930
尿流动力学检测 1377
尿流动力学压力流率图 1379
尿流率 1379
尿路感染 204,937,1060,1270
尿路结石 937
尿失禁 1373,2253
尿潴留 133,163,1494
凝血机制 159
凝血酶 374,376
凝血异常 167
牛惠生 023
牛皮胶 007
扭曲力 919

扭转（Twister） 3663
钮扣法 566
浓缩血小板 168
脓的形成 006
脓毒感染病 987
脓毒血症 941,2181,2258
脓性指头炎 3015
脓肿 006,2258
脓肿、死骨与窦道形成 2989
脓肿形成 2966,2989

O

Obenchain 2043
Oberlin 2332
O'Brien 2274
O'Conner 019
O'Corner 313
O'corner 851
Odom 2720
O'Donghe三联症 678
Ogden 661,3047
Ohata 2257
Oldfield 1832
Ollier病 019
Omnipaque 3143
O'Oriscoll 3589
OPLL 1540
Oregen假体 1023
O'Reilly 2515
Orr 2014
Orthopaedy 004
Orthopedic 004
Orthos 004
Ortolani 2575
Ortolani试验 2578,2583
Osborne 3306
Osgood 3044
Osgood—Schlatter病 3044
ossification of the posterior longitudinal ligament, OPLL 2086
Osteologia Nova 005
osteoporotic vertebral compression fracture, OVCF 1566
OsteoSet 095,096
osteoset 1037
Otto 2623
Oudard 1614
Ovadia 731
Oxford膝关节假体 019
欧利（Ollier）病 2286
欧席范五脏图 022
欧洲运动创伤、膝关节外科及关节镜外科协会 315
呕吐 133

呕血 373

P

Pacque乳糜池 1462,3091
Paget 2316,3313
Paget病 2304
Pagni 2229
Paidios 004
Pakiam 3534
Palazzi 3367
Palmar 010,2946
Pannal 1489
Panner 3038
Papoviruses 2437
Pappas 1022,1024
Paris石膏 013
Parker 2785,3093,3588
Parks weber 2954
Parsonage 3296
Pasadena支具 238
Pasteur 006
Paterson 2580
Patterson 2955
Paul 004
Pauwels 2599
Pauwels Y形截骨术 2599
PCA可能发生的问题 163
PCA设置 161
Peabody 2621
Peacok 3589
Pearson附加装置牵引 269
Pecina 2840
Pedowotz 3301
Peek材料 1194
Pemberton 2590
Pening 1544
Penta 2010
Pepper 041
percutaneous vertebroplasty，PVP 1566
Perdriotle 2840
Perkin象限 2579
Perr 2271
Perren 010
Perther病 3039
Perthes病 2952
peter camper 005
Peterson 2839
PFN 628
Phemister 2316
Philip Bozzini 313
Phillips 2173
Phillip Wiles 017
Phillip Wiles假体 017

Picard 2512
Picetti 2850, 2853, 2856, 2866
Piedallu征 2051
Pierre Stagnara 015
Pilon 906
Pilon 骨折 730
pilon骨折镜下复位及内固定 873
Pimenta 1816
Pipkin分类法 612
P.I.Tikhov 2316
PMMA 1001, 1339
PMMA复合物 1340
Pohlemann 1512
Poiseuille 3514
Polgar 2108
Pollock 2854
Ponten 3504, 3516, 3533, 3534
Ponten筋膜皮瓣 3560
Portal 238, 2785
Potts 024
Pott's 3067
Pott's病 015
Pott's骨折 005, 750
proteoglosis（蛋白多糖） 1651
Providence 013
Providence支具 013
proximal femoral nail，PFN 821
psammoma 2437
Pullicino 1561
Putti-Platt手术 472
Putti手术 2609
PVP 1339
PVP手术 1342
Pyle 3234
拍打胸背部 934
排便的神经支配 1268
排便排尿功能障碍 1673
排尿量 1379
哌替啶（杜冷丁） 106, 144, 186
盘状软骨成形术 693
盘状软骨的损伤机制 692
盘状软骨改型 692
盘状软骨切除术 693
盘状软骨损伤 692
判定切骨深度 1759
判定切口高低 1187
泮库溴铵（Pancuronine） 109, 145
旁路侧支（bypassing branch） 3529
胚胎神经移植修复脊髓 1274
胚胎型横纹肌肉瘤 2335
配体 1273
盆腹膜腔 1488
盆腹膜下腔 1488
盆筋膜 1488
盆皮下腔 1488

盆腔疾患 1951
盆腔内血管 1488
盆腔脏器 1488
盆腔肿瘤 1951
棚架（Shelf） 331
膨 1937
膨胀髓内钉 483
批量伤员 151
批量伤员的麻醉特点 151
批量性病例 1244
劈开大结节 1030
皮瓣 339, 936
皮瓣的长宽比例 594
皮瓣的类型 3567
皮瓣的内在血供（intrinsic blood supply） 3524
皮瓣的设计 3215
皮瓣弧形切口的长度 588
皮瓣交叉 3575
皮瓣设计 3541
皮瓣推进 3575
皮瓣旋转 3575
皮瓣移位 3575
皮瓣移植术 588
皮瓣转移 1329
皮层体感诱发电位CSEP 136, 137
皮层诱发电位 1662
皮肤癌 006
皮肤苍白（Pallor） 491, 930
皮肤穿血管（fascio-cutaneous perforator） 3510
皮肤穿支血管（septo-fascio-cutaneous perforator） 3511
皮肤的血供 3566
皮肤窦道 1826
皮肤恶变 2996
皮肤固定型（fixed-skinned） 3516
皮肤、肌肉及骨瓣转移术 739
皮肤-脊髓中枢-膀胱 1376
皮肤牵引 258
皮肤牵引的牵引重量 270
皮肤牵引禁忌证 258
皮肤牵引适应证 258
皮肤缺损的修复 286
皮肤瘙痒 163
皮肤松弛型（loose-skinned） 3516
皮肤移植 339
皮肤移植及固定 587
皮肤异常 2951
皮肤直接缝合术 586
皮肤灼伤 067
皮内镜下空肠造口术（percutaneous endoscopic jejunostomy, PEJ） 182
皮内镜下胃造口（percutaneous en-

doscopic gastrostomy, PEG） 182
皮片 340
皮片固定 344
皮片切开 301
皮片切取 587
皮片切取技术 341
皮片修剪 587
皮片与创缘缝合 587
皮片置于创面上、缝合包扎 587
皮牵引 621
皮神经的血供形式 3540
皮神经营养血管 3541
皮温较低 1939
皮下气肿 1582
皮下潜行植入钛板 1515
皮下疏松组织（subcutaneous adipose tissue） 3508
皮下瘀斑 937, 852
皮下脂肪（subcutaneous fat） 3508
皮下脂肪微静脉网 3526
皮下组织瓣（subcutaneous tissue flap） 3534
皮样囊肿 1826, 2719
皮质剥离（脱）术（decortication） 2237
皮质部分断裂 914
皮质骨切开小腿延长术 3248
皮质骨切开小腿延长术(lower leg lengthening by corticotomy) 3248
皮质脊髓束 1545
皮质类醇药物 376
皮质明显增厚 914
疲劳骨折 614, 913
疲劳强度 1863
疲劳性骨折 400, 2055
片状取皮操作技术 341
偏距 980
偏面（odd facet） 1623
偏头痛 1687
胼胀 1640
漂浮半盆 1500
嘌呤在合成与代谢 3205
贫血 373
平底足 797, 1644, 1645
平地跌倒 1244
平衡技术 1016
平滑肌移植术 1374
平面诊断 2428
平齐胫腓联合的腓骨骨折 773
平卧翻身搬动法 932
平卧位 195
平行暴力 1222
平行撑开器 1878
平凿 1363
平足症（tarsoptosis） 2621

破骨细胞 708
破骨细胞功能指标 1564
破伤风抗毒素 087, 1584
破伤风症 008
葡萄球菌 006
普鲁卡因（Procaine） 104, 146
普通钛板 1297
普通针尖针刺法 3649

Q

Queckenstedt试验 2434
Quenu 3539
Quetelet 3600
Q角（Quadriceps-angle） 662, 663, 665, 924, 1624
Q角测量方法 924
Q角异常 1627
七氟醚（Sevoflurane） 103
齐民要术 040
其他类型颈椎病 1697
其他牵引 258
奇静脉 1462
奇静脉损伤 2139
骑缝钉 457
骑跨伤 1491
骑跨式髌骨 663
气道 152
气道阻塞 1582
气动取皮机 344
气管插管困难 112, 126
气管插管全身麻醉 134, 1728
气管导管 136, 145
气管内插管 1579
气管内插管全身麻醉 132
气管内麻醉 125, 135, 144
气管切开 178, 362
气管切开切口 362
气管切开术 361, 1579
气管、食管推移训练 201
气管损伤 2137
气管推移训练 1106, 1817
气流的合理流向 036
气囊加压输血 361
气囊式支具 1713
气囊式止血带 676, 1032, 1040, 1041
气栓 1574
气性坏疽 008
气性坏疽杆菌 008
气血的生理功能 3699
气血同病 3700
气钻杆前端的损伤 1550
气钻杆前端脱落 1551
起病速度快 1675

起坐动作训练 3680
器械断裂 334, 852
器械放置要注意稳妥 2144
器械复位 415
器械松动 1393
器械直接损伤 1550
器械坠入椎间隙误伤脊髓 2144
恰佛（Ghauffeur）骨折 534
恰佛骨折分型 534
髂部压迫综合征（iliac compression syndrome,ICS） 2241
髂耻线 608
髂骨各断面的厚度 091
髂骨骨瓣放归原位 1527
髂骨骨片取骨术 1062
髂骨骨折 2159
髂骨截骨延长术(transiliac ostectomy for lengthening of lower limb) 3252
髂骨块植骨融合术 1103
髂骨皮质的致密影（ICD） 1506
髂骨皮质致密影（ICD） 1507
髂骨取骨切口 1840
髂骨取骨所致并发症 2185
髂骨翼骨折 1492, 1498
髂骨植骨 091, 1754
髂骨致密性骨炎 3153
髂骨致密性髂骨炎（osteitis condensans ilii） 3153
髂后棘 1508
髂嵴取骨部残留痛 2158
髂胫束 1620
髂胫束加强外侧副韧带术 681
髂胫束重建前十字韧带 680
髂内动脉栓塞 134
髂前上嵴骨折 401
髂前上嵴撕脱骨折 898
髂前下嵴骨折 401
髂腰肌腱弹响 1621
髂翼骨折固定 881
髂坐线 608
千金要方 022
牵开椎动脉 1768
牵拉刺伤 2137
牵拉时用力过度 2137
牵拉性损伤 2136
牵拉肘（Pulled elbow） 489
牵涉痛 1939
牵伸胫骨上端骨骺穿针法 3246
牵伸胫骨下端骨骺穿针法 3246
牵引 941
牵引出现脊髓病征 1429
牵引床基本结构 255
牵引的护理 196
牵引复位 416
牵引固定 419

牵引过度 944
牵引和外固定支架的护理 196
牵引滑轮 257
牵引患者的观察 270
牵引胶布 007
牵引力线 270, 642
牵引力线的掌握 270
牵引力与床脚升高之关系 271
牵引力与反牵引力必须平衡 271
牵引疗法 1712
牵引疗法的原理 254
牵引疗法注意事项 260
牵引器 724
牵引前的准备 259
牵引绳 258
牵引时间的掌握 271
牵引双肩 1186
牵引下施术 1192
牵引下植入骨块 1740, 1749
牵引下植入骨芯骨块 1754
牵引性骨刺（traction spur） 2024
牵引与制动疗法 1706
牵引支架 256
牵引重量 258, 641
牵引重量的掌握 270
牵引重量过大 1429, 2135
牵张反射 1269
牵张型 1227
前臂背侧石膏托 576
前臂动脉 3275
前臂动脉损伤 3275
前臂骨折 512
前臂骨折旋肌牵拉移位 513
前臂截肢术 3221
前臂内侧皮神经(medial antebrachial cutaneous nerve) 3322
前臂内侧皮神经的上臂段 3361
前臂内侧皮神经卡压 3322
前臂逆行岛状皮瓣 592
前臂皮瓣 593
前臂桡侧筋膜蒂岛状皮瓣 3550
前臂桡侧筋膜皮下组织瓣 3551
前臂石膏 220, 224, 1034
前臂损伤固定法 931
前臂远端桡侧弧形切口 573
前臂之骨间膜 512
前臂中下段、腕部手术铺巾 052
前抽屉试验 770
前端刨削刀（end cutter） 323
前方滑槽植骨踝关节融合术 777
前方入路 1362
前方手术C_5神经根损伤的机制 2275
前方旋转不稳定 679
前骨骺型 900

前骨间神经卡压综合征（anterior interosseous nerve syndrome）3304
前、后联合入路 1730
前后联合入路手术 2064
前后联合施术 1147
前后路联合融合术 2923
前后路联合手术 1199
前后路联合重建 2370
前后路同时手术 1391
前后直向不稳定 678
前滑槽植骨踝关节融合术 777
前脊髓损伤 1234
前肩峰成形术 1599, 1600, 1607
前交叉韧带（ACL） 329
前列腺 1488
前列腺癌 2355
前列腺素E2 375, 924
前列腺素（PGs） 371, 951
前路侧块螺钉固定 1110
前路翻修术 1210
前路腹膜外手术入路 1288
前路脊椎加压固定系统 015
前路减压术实施中的要点 1192
前路减压数年后对椎管后方致压病变的影响 1793
前路减压植骨内固定 131
前路经腹膜外入路麻醉 1287
前路经皮颈椎椎间盘切除术 1742
前路经胸腔手术入路 1283
前路切骨减压+人工椎体植入 1419
前路直接减压 1730
前路重建 1465
前路椎间融合术（ALIF） 2010
前路椎体间融合术 2062
前倾角 1000
前屈暴力，主要引起椎体压缩性骨折 1221
前十字韧带 675
前十字韧带重建术 679
前凸 012
前外侧L形钢板螺钉固定 737
前线急救 009
前斜角肌症候群 1667
前缘型 1932
前正中旁切口 1289
前中央血管型（又称四肢型） 1672
前纵韧带断裂 1170
前纵韧带撕裂 1148
钱允庆 027
钳夹（Pincer） 1549
钳夹（Pincer）机制 1550
潜伏期 137
潜伏期测量 392

潜式减压术 1730
潜行切除邻节骨性致压物 1776
潜行切除邻节骨赘前组织 1774, 1775
潜行切除邻近之骨性致压物 1775
潜行切骨 2039
浅表感染 2258
浅层的Camper筋膜 3508
浅反射 1268
浅感觉障碍 1236
浅筋膜（superficial fascia） 3508
浅筋膜血管网 3514
浅-深静脉系统的交通吻合 3526
茜草 005
嵌顿器 616
嵌顿型 513
嵌骨器 1842
嵌紧人工椎体 1859
嵌入椎节 1843
嵌阻 949
强安定药（major tranqnilizer） 2256
强大安全的电源系统 034
强度 911
强度过屈暴力 1224
强直性骶髂关节炎 2052
强直性脊柱炎 1004, 1212, 2087
强直性脊柱炎（ankylosing spondylitis） 3109
强直性脊柱炎合并颈椎骨折 1182
强直性平底足 1646
乔若愚 1749
桥梁骨痂 431
撬拨法 887
撬拨复位 895
撬拨复位固定治疗肱骨外科颈骨折 889
撬拨技术 886
切除病变关节囊 987
切除病变之关节面滑膜 1527
切除病变组织 1332, 1819
切除创口皮缘 282
切除股骨头 1049
切除骨化之后纵韧带时应慎之又慎 2143
切除骨性致压物 1162
切除骨质 987
切除骨赘前骨质及椎间盘 1755
切除关节滑膜 1527
切除横突孔前壁时误伤 2145
切除脊髓前方骨刺为目的的颈前路扩大减压术 1725
切除两侧小关节内侧壁 1314
切除另侧骨赘 1772
切除桡骨小头 1047
切除软骨面 1038

切除损伤肌腱 574
切除损伤屈指肌腱 574
切除相邻椎节边缘致压骨 1760
切除鹰嘴骨质 1047
切除舟状骨 991
切除椎管侧前方骨质 1292
切除椎间隙 2062
切除椎节后方致压骨 1760
切除椎体 1195
切除椎体底部骨质 1760
切除椎体后缘骨赘 1771, 1772
切除椎体后缘致压骨 1195
切除椎体前2/3骨质 1760
切除椎体前部 1195
切断C_1前结节长肌 1108
切断背阔肌和前锯肌 1283
切断或切除病变之梨状肌 3336
切断颈长肌 1766
切断内收肌腱 622
切断外旋肌腱 619
切断椎横血管 1356
切断籽骨间韧带 558
切割器械 320
切骨范围不够 2162
切骨减压术 1292
切骨前先行韧带下松解分离 2142
切忌高枕 1720
切忌选用无后盖之融合器 2156
切忌植入物过深 1850
切开臂中肌 618
切开骶棘肌筋膜 1364
切开复位 528, 607
切开复位内固定手术 829
切开膈肌脚 1354
切开横突孔前壁 1767
切开环甲膜 364
切开筋膜 008
切开颈阔肌 1187
切开静脉 358
切开排脓 2967
切开皮肤皮下诸层后 1308
切开皮肤、皮下组织和颈阔肌 1732
切开气管软骨 363
切开前纵韧带 1291, 1738
切开心包 365
切开胸壁 364
切开引流 008
切开椎旁筋膜 1190
切口感 203
切口感染 252, 1127
切口微创化 1786
切取关节囊瓣 1052
切取髂骨条 1061
切取移植肌腱 574

切取枕骨骨瓣 1065
切勿随意结扎股动脉 3278
青霉素 009
青少年环（arcus juvenilis） 2943
青少年脊髓疾病 1828
青少年特发性脊柱侧凸 2832
青少年特发性脊柱侧凸后路矫形术 2843
青枝骨折 402
轻度距骨体压缩性骨折 782
轻型过伸性损伤 1148
轻重量牵引 1712
清除病灶 2997
清除骨屑 1049
清除髋臼内的病变组织 2591
清除上下椎间隙 1759
清除深部失活组织 283
清除异物 942
清创的时机 281
清创术 280
清创术毕处理 285
清创术的实施 282
清创术的术前准备 281
清创术概述 280
清洁工具 841
清洁性间歇导尿（clean intermittent catheterization, CIC） 1373, 1374
清理刨削刀（whisker） 323
清洗消毒液 041
邱贵兴 026
邱勇 2866
秋千式拉手 273
秋水仙碱 3208
蚯蚓状畸形 2699
球海绵体反射 1235
球囊导管置入—过性腹主动脉血流阻断术 2366
球囊加压 1568
球囊扩张中 1346
球囊扩张椎体后凸成形技术 1344
球囊阻断的时间 2366
球囊阻断的位置 2366
球牵开器（ball-retractor） 1835
球窝关节 978
球-窝假体 982
球形被动反射 883
Ⅲ区骨盆肿瘤切除后重建 2402
区域特异性 3372
曲马多（Tramadol） 108
曲线锯 242
曲旋转型 1227
驱动轮椅 3673
驱血带 062, 065
屈侧线圈支架（flexion coil brace） 3617
屈肌腱损伤 3616
屈颈试验（Lindner）征 1673, 1942
屈颈位牵引 1173
屈髋90°拔伸法 605
屈髋训练 210
屈曲暴力 1149, 1221
屈曲暴力情况下引发之腰₁椎体后缘骨折 1225
屈曲、垂直及水平暴力 1150
屈曲—分离暴力可引起典型之安全带损伤 1222
屈曲加水平暴力 1150
屈曲牵张型损伤 1229
屈曲牵张性骨折 1253
屈曲型损伤 1149
屈曲旋转损伤 1231
屈曲压缩型骨折 1224
屈腕试验（Phalen征） 3315
屈戊关节 901
屈膝半脱位强直畸形 1005
屈膝挛缩畸形 1005
屈膝强直畸形 1005
屈指肌腱的分区 570
屈指肌腱固定术 572
屈指肌腱损伤 577
屈指肌腱粘连松解术 577
躯干感觉节段性标志 1262
躯干与下肢运动功能 1239
躯体感觉诱发电位 382
取骨范围 088
取皮鼓 343
取自体髂骨的颈椎融合术 1840
龋齿样酸痛 925
去极化肌松药 109
去脓化腐 008
去上皮的（de-epithelialized）翻转皮下组织皮瓣 3534
去上皮化（de-epithelialization） 3534
去旋转程度 014
去旋转矫形 2912
去氧核糖核酸病毒（DNA Viruses） 2437
全半径刨削刀（Full-Radius resector） 323
全骶骨切除术 949
全长游离肋骨 1284
全关节结核 2964
全关节型结核 2965
全国第三届颈椎病研讨会 024
全国结核感染率 3066
全厚皮片 340
全厚皮片供区 344
全厚皮片切取 587
全踝关节置换术 1020, 1026
全踝关节置换术（total ankle replacement, TAR） 1020
全踝关节置换术后护理 1026
全脊柱截骨术 3122
全脊椎（体）切除术 2359
全肩关节置换术 981
全抗原致敏 080
全髁型膝关节 018
全空气系统 035
全髋关节置换术（THA） 623, 954, 995
全髋置换术的病例选择 618
全髋置换术后脱位 623
全髋置换术后外侧入路 619
全麻 1032, 1036, 1038, 1040, 1046
全面的术前准备 1133
全身常用供皮区 343
全身感染 151
全身麻醉 006, 123, 127, 128, 145
全身情况危重者 301
全身支持疗法 2335
全腕人工关节置换术 991
全膝关节成形术（total knee arthroplasty, TKA） 212
全膝关节置换（TKR） 835, 1007, 1009
全膝关节置换术的力学平衡原则 1006
全膝关节置换术后并发症 214
全膝关节置换术后护理 213
全膝关节置换术术前护理 213
全小关节切除术 1976
全自动止血带 063
醛类 041
缺乏"同时减压"的概念 1550
缺陷 1022
缺血型（ischemic form） 2789
缺血性骨坏死 200
缺血性坏死 171, 979
缺血性肌挛缩 200, 491
缺血性挛缩（Volkmann）征 938, 940
缺氧 932
确定假体长轴 1016
确定气管导管位置 156
确定受损椎节 1188
确定椎弓根进钉点 2844
确认施术椎节 1188

R

Raco 2514
Radzikowski征 1941
Raimondi 1834

R. Allen 1272
Ramirez 2181
Ramon y Cajal 1272
Ramsey 2574
Randolph 2582
RBK 096
Rb基因 2323
Rüedi 730
Regan 1921, 2044, 2048
Reiter病 2052
Reiter综合征 3113
relay 3540
Rengachary 2715
reticulin纤维 2433
RF 1306
RHO（rashomologue）拮抗剂 1274
Richard 018, 851
Richard O'Corner 313
Riemer 1500
Riemertal 1500
Riffaud 2433
Rijnds 925
Ring 3245
Riseborough根据骨折的移位程度 492
Risser 014
Risser征 014, 2839
Ritter 040
Rizzoli 1025
R.Koch 006
Rober 851
Robert Brissette 322
Robert Jackson 313, 315
Robert Jones 007
Robert Nisbitt 005
Robertones 3587
Robert Osgood 007
Robert Salter 2588
Robert Wartenbery 3321
Robinson 1097, 1591, 1725, 2236
Roger 004
Roges 1921
Roles 3309
Romberg征 1264
Ronald 2056
Ronald Blackman 2849
Rontgen 2317
Rookwood手术 922
Roots 3353
Rosen 2317
Rosenthal 1921
Roser 2576
Rossi 2514, 2515
Rotgen 1544
Routt 1507

Roux-Goldthwait法 1633
Roy-Camille 1316, 1320, 1511, 2522, 2523
Ruedi—Allgower 906
Rumpel Leede试验 2943
Rush-Sheffield髓内钉 2944
Rusk 029
Russell Albee 014
Russell Hibbs 014
Russell-Taylor钉 633
Russell牵引 261
Russell小体 2334
R.W.Smith 529
染色体病 2551
饶书城 1297, 1532
桡侧长度 535
桡侧副韧带 487, 533
桡侧滑囊炎手术 3017
桡侧倾斜角 535
桡侧旋前肌综合征(radial pronator syndrome) 3309
桡侧柱 542
桡动脉茎突部穿支筋膜皮瓣 3549
桡动脉逆行岛状皮瓣 592
桡动脉切口 360
桡骨棒状手 2559
桡骨干骨折 516
桡骨干骨折之移位 517
桡骨茎突骨折 523, 532
桡骨颈骨折 513
桡骨颈骨折后橇拨复位 894
桡骨颈骨折开放复位螺钉内固定 514
桡骨颈骨折之分型 514
桡骨头粉碎性骨折 503
桡骨头骨骺分离 504
桡骨头骨折 501, 893
桡骨头骨折及分型 502
桡骨头骨折开放复位内固定术 503
桡骨头切除关节置换术 985
桡骨头切除术 502
桡骨小头 486
桡骨（小）头半脱位 489
桡骨头脱位 489
桡骨远端粉碎性骨折 357, 1033
桡骨远端骨骺分离 523, 531
桡骨远端骨骺分离分型 531
桡骨远端骨折 535, 855, 857, 895
桡骨远端骨折关节镜下复位 856
桡骨远端骨折合并舟月韧带撕裂伤 856
桡骨远端骨折掌侧钛板 527
桡骨远端关节内骨折 854, 855
桡骨远端关节内骨折的Melone分类（型） 855

桡骨远端关节内骨折镜下手术 857
桡骨远端畸形愈合 528
桡骨远端接骨板 541
桡骨远端面骨骺分离开放复位及内固定 532
桡骨远端之关节面正常角度 526
桡管 3310
桡管构成 3310
桡管神经卡压征 1618
桡管压迫试验 3312
桡管综合征(radial tunnel syndrome) 3309, 3310
桡管综合征与肱骨外上髁炎的鉴别要点 3312
桡神经 939
桡神经感觉支卡压 3321
桡神经沟 475
桡神经前臂部缺损 3384
桡神经浅支 3361
桡神经浅支激发试验 3321
桡神经上臂部缺损 3384
桡神经受损 1666
桡神经损伤 484, 922, 3384
桡神经与第八脊神经受累时鉴别 1666
桡神经肘部缺损 3384
桡神经阻滞 123
热塑性材料 241
热休克蛋白诱导剂 380
人工膀胱反射弧重建术 1376
人工髋股关节置换术 1633
人工肱骨头置换手术 979, 980
人工股骨柄 973
人工股骨头及全髋关节置换术 618
人工股骨头置换术 621, 975
人工股骨头置换术的病例选择 618
人工股骨头置入 618
人工骨 089
人工关节 026
人工关节植入 1758
人工关节植入术 1798
人工关节置换技术 964
人工关节置换术 954, 969
人工关节置换术的围手术期护理 206
人工踝关节STAR型设计 1024
人工踝关节置入术 1041
人工肩关节 964
人工肩关节置换 891
人工肩关节置换术 978
人工髋关节 016
人工全髋关节置换 961, 973
人工全髋关节置换术 207
人工全髋关节置换术的术后护理 208

人工全髋关节置换术的术前护理 207
人工全髋关节置换术后常见并发症 210
人工全髋关节置换术后康复 211
人工全膝关节置换术（Total knee replacement, TKR） 212, 955
人工桡骨头置换术 988
人工栓塞的并发症 2270
人工髓核的构造 2015
人工膝关节置换 212
人工硬脊膜囊 1275
人工掌指关节置换术 993
人工照明 033
人工支持结构 1274
人工植入物断裂 1873
人工植入物滑出 1873
人工智能技术 016
人工肘关节置换术 984, 987
人工椎间盘 024, 1739, 1839
人工椎间盘的病例选择 1875
人工椎间盘滑出 2156
人工椎间盘植入 1194
人工椎间盘植入过深 2145
人工椎体 1159, 1197, 1335
人工椎体撑开 1332
人工椎体调节固定器 1858
人工椎体构造 1331
人工椎体滑脱 2156
人工椎体间关节 1754
人工椎体间关节植入术 1758
人工椎体倾斜 2145
人工椎体手术方法 1332
人工椎体所致并发症 2156
人工椎体体部 1858
人工椎体型号 1332
人工椎体压迫硬膜囊 2156
人工椎体折断 2156
人工椎体植入术 1154, 1331, 1332
人类基因治疗（human gene therapy） 2551
人类基因组计划 826
人体倒三角形力学结构 1990
人体骨骼发生学（Human Osteogeny） 005
人体脊髓组织移植 1275
人体尿酸 3206
人体生理曲线演变过程 1994
人为控制性排尿 1376
人造骨 1061
认真消毒铺单 2158
任廷桂 023
韧带骨赘（syndesmophyte） 3109
韧带和肌腱损伤 333
韧带-椎间盘间隙的出现 1652

日本人病 2086
日光射线 2325
日照 038
容量辅助-控制通气（V-ACV） 178
容量控制SIMV 179
容量控制通气（VCV） 178
容量预置型通气（volume preset ventilation, VPV） 178
溶骨型 2374
溶核手术后复发者 2196
溶栓疗法 2266
溶栓治疗 192
溶血反应 080
融合技术 1839, 1910
融合失败 1393
融合术内固定方式的选择 1134
融合椎节骨质增生 2163
肉瘤 2316
肉脂膜层（panniculus carnosus） 3516
乳糜流出 1581
乳糜胸 1357, 2234, 2235
乳头下微静脉网 3525
乳突连线（Fischgold线） 2634
乳腺癌 2355
乳幼儿的脊髓完全损伤 1539
入侵关节 2989
入侵式感染 3104
褥疮 199, 204, 934, 935, 1060, 1163, 1173, 1270
褥式两定点连续缝合法 291
褥式四定点连续褥式缝合术 292
软骨板 1651
软骨板钻孔 873
软骨瓣 870
软骨成骨 005
软骨挫伤 682
软骨发育不良 2950
软骨发育不全（achondroplasia） 2948
软骨骨折 405
软骨划伤（割伤） 682
软骨裂伤（软骨骨折）与软骨缺损 683
软骨瘤（chondroma） 2286
软骨面损伤 852
软骨母细胞瘤 2294
软骨黏液样纤维瘤(Chondromyxiod fibroma) 2293
软骨肉瘤 2292, 2327
软骨素酶ABC 1273
软骨外胚层发育不全（chondroectodermal dysplasia） 2950
软骨下床 870

软骨移植 683
软骨营养障碍性侏儒（chondrodystrophic dwarfism） 2948
软化瘢痕 1717
软脊膜下血管畸形 2699
软脊膜炎期 3143
软膜细胞起源学说 2433
"软腿"（giving way） 1625
软性颈围 1215
软组织的评估 716
软组织松解术 2602
锐性切开、分离皮下组织 1733
锐性梳式拉钩 1308
瑞芬太尼（Remifentanyl） 106, 186

S

Saal 2014
Saliceto 005
Salmon 3507, 3539
Salter 2581, 2588, 3590
Salter-Harris 493
Salter和Harris的分型 904
Salter截骨术 2588
Salto 1025
Samaritan医院 007
Samii 3367, 3368
Samsa 1542
Santa Casa撑开器 2923
Sarondo-Ferre半骨盆切除术 2399
Sarondo-Ferre 前侧组半骨盆切除术 2400
Satomi 2243
Saunderland麻痹 2273
Saunderland神经障碍 2273
Scandinavian total ankle replacement（STAR，北欧型全踝假体） 1024
Scarpa筋膜 3517
Schafer 3504, 3507
Schafer 深筋膜血供 3508
Schajowicz 019
Schatzker 836
Schatzker 胫骨平台骨折分类（型） 862
Scheuermann 3135
Scheuermann病 2436, 3051
Schilden 632
Schlatter 3044
Schmidt 2841
Schmorl 2108, 3135
Schmorl结节 1933, 3136
Schneider 1274
Schneider钉 423

Schollner技术 2064, 2065
Schreiben 1105
Schwab 1273
Schwannomas（雪旺细胞瘤） 2432
Schwann细胞 1831
Scott 钢丝固定技术 2065
Scott技术 2064
Scoville坐位 2278
Scully 917
Seddon 2273, 3357
Seldinger 2511
Seldinger 插管造影技术 2511
Seldinger技术 2513
Selle 2236
Semmelweis 042
Semmes-Weinsein单纤维感觉试验 3651
Settegast 1628
Sever 3049
Severin的X线检查评定标准 2596
Sever病 3049
Seyffarth 3302
Shatzker 2785
Shea 3317
Shenton线 2579
Sherrington 3182
Shinno 2253
Shlesinger 2785
Shmorl 1928
Shore 2108
Shufflebarger 2843
（Sillence）分型 2943
simple bone cyst 2305
Sinding 3047
Sinding-Larsen病 3047
S. L. Guttmann 1272
Sloff 2432
Slooff 2447
Slot撑开器 2923
Smahel 3367, 3368
Smith 1725, 2576, 3038, 3353, 3524
Smith-Petersen 016, 3118
Smith-petersen切口 2406
Smith-Robinson 1214, 2173
Smith骨折 357
Smith假体 1023
Sobel E 3059
Sofield手术 2607
Sohmiat 238
solitary bone cyst 2305
Song 2838
Souter-Strathclyde型全人工关节肘置换术 986
SPECT 965, 966
Speed 988

SpineCath 导管 2012
SpineCath 椎间盘内电热疗仪 2012
Spinner 3311
SpO2监测仪 154
Sprengel 2554
Spurling 征 1663
Square burr 2225
Stagnara 015
Staheli截骨术 2595
Staheli手术 2594
Starkman 2715, 2716
STAR（Waldemar-Link，Hamburg）假体 1020, 1024
Staude 1834
Stechow 913
Steeg 020
Steffee 2248, 2522
Stener 2408, 2522, 2523
Stenzl 1374
Stevenson 2676
Stewart 2612
S Theoleyre 2350
Stills 3590
Still氏病 3025
Stimson重力复位法 606, 607
Stock 3528
Stoke-Mandeville脊柱脊髓中心 1272
Stolke 2257
Stoll 1105
Stout 2432
Strachm 2677
Strange 3359
Stratford 3306
Strauch 3366
Strauch十分试验 3364
Streeter's畸形 2955
Struthers 3300
Struthers弓 3300
Struthers韧带 3300, 3302
Stryker 1320, 1789
Stryker Cage 1787, 1806, 1852
SU 379
Suerez 2672
Sumito 2785
Sundavesan 2522
Sunderesan 2523
Sunderland 3297, 3310, 3353, 3356, 3358
Sunderland针刺痛觉测定器 3649
sun-ray 2325
Surgical grade calcium sulphate 096
Susrula 040
Suzuki 2086, 2248, 2267
Swanks 2257

Swanson 2565, 985
SwanSon硅胶全腕人工关节 991
SwanSon硅胶全腕人工关节置换术 991
Swanson 式 992
Swonson 212
system 2248
S形切口 1033, 1038, 1044
三叉戟手（trident hand） 2949
三点固定原理 013
三点或四点矫正规律 250
三点接触界面 725
三高度床脚垫 257
三关节尖头咬骨钳 1064
三关节融合 1041
三关节融合术 806, 1646, 1647
三踝骨折 758, 774, 776
三踝骨折内固定 774
三级梯 257
三间室置换术 1008
三角复位枕 2581
三角骨 1636
三角骨的近侧部分 991
三角肌瘫 1030
三角肌下滑囊 1609
三角肌胸大肌间沟 979
三角木 1043
三角韧带 746, 765, 1634
三角韧带浅层 765
三角韧带深层 765
三角韧带深层修补 754
三角韧带撕裂 744, 855
三角韧带损伤的临床表现 769
三角韧带损伤的治疗 769
三角韧带损伤机制 769
三角纤维软骨复合体（TFCC） 536, 542
三角纤维软骨复合体撕裂伤 856
三角纤维软骨复合体损伤 855
三角纤维软骨损伤 537
三角形骨块 402, 1943
三角形骨折 904
三角形骨折块 556
三角形骨折块固定 556
三角形皮瓣 573
三角形外固定架 737
三面皮质骨块 092
三区二通道 033
三维C臂（3D） 966
三维X线影像 884
三维矫形 016
三维矫形三维固定 016
三维模式优化介入治疗 823
三维图像 823
三维型肩关节假体 978

三翼钉 616
三柱都需要获得稳定 542
三柱固定 1280
三柱理论 542
色努式支具 238
砂纸检查 3650
山口 2108
山丘型 1360
闪电样疼痛 1678
伤寒性骨髓炎（typhoid osteomyelitis） 3005
伤寒杂病论 022
伤后3月以上者为晚期病例 1176
伤后时间较长者 301
伤及硬膜囊引发脑脊液瘘 2141
伤口感染 006
伤口切除术（Wound excision） 009
伤气 3699
伤情稳定后的系统检查 306
伤血 3699
伤与脏腑的病机 3700
伤椎可否进钉 1321
伤椎强化 1476
上臂 049
上臂截肢术 3221
上臂皮瓣 593
上臂损伤固定法 931
上臂与肩部的逆行岛状皮瓣 3533
上臂中下段、肘部和前臂中上段铺巾方法 051
上端椎 015
上颌骨恶性肿瘤 2302
上颈椎 1130
上颈椎侧前方入路 1093
上颈椎翻修手术并发症 1141
上颈椎翻修术的要求 1132
上颈椎翻修术原因 1131
上颈椎骨折 1058
上颈椎前路经皮侧块固定 1110
上颈椎前路颈动脉三角区 1105
上颈椎手术 1124
上颈椎手术后并发症 1127
上颈椎微创手术 1100
上胫腓骨关节脱位方向 662
上胫腓关节脱位 659, 710
上胫腓关节脱位与半脱位 661
上皮瘤（epithelioma） 2437
上崎法 1632
上神经元性瘫痪 1234
上神经元与下神经元所致瘫痪的鉴别 1240, 1241
上消化道出血 368, 373
上消化道运动功能障碍 372
上行性颈椎病 1177, 1684

上肢吊带 246
上肢骨折 904
上肢关节成形术 1046
上肢关节周围损伤 888
上肢过度外展 171
上肢结核 2968
上肢截肢术 3220
上肢截肢者的康复训练 3635
上肢零度位（zero position）牵引 1598
上肢螺旋牵引器 416
上肢躯体感觉诱发电位 382
上肢石膏 220, 224
上肢手术麻醉 121
上肢术野铺单 049
上肢外展架 231, 232
上肢外展架固定 982
上肢与躯干感觉分布 1261
上肢运动功能 1239
上肢支具 244
上肢周围神经卡压症 3290
上肢周围神经缺损的治疗 3382
少年期椎体骺板骨软骨病 3051
少突胶质细胞瘤 2414
少突胶质细胞髓鞘糖蛋白（oligodendrocyte myelin glycoprotein, OMP） 1273
舌损伤 2677
舌苔 3702
舌下神经损伤 2138
舌形部型 900
舌型（Tongue type）骨折 793
舌诊 3701, 3702
舌质 3702
舌状肌瓣延长术 3163
社会上的不利（handicap） 3666
社区骨科 030
射雌酮（estrogen） 2576
摄像机 853
伸肌腱 1034
伸肌腱帽损伤 582
伸肌腱帽损伤所致手指畸形 583
伸肌腱帽损伤修复法 583
伸肌腱帽直接缝合法 583
伸肌腱帽自身进行修复 584
伸肌腱损伤 578
伸肌装置（extensor apparatus） 327
伸缩部件 1471
伸膝装置 1621
伸膝装置损伤 666
伸膝装置损伤好发部位 666
伸展型骨折 1253
伸展型骨折脱位 1148
伸指肌腱5区分区法 579

伸指肌腱瓣翻转伸指肌腱帽修复法 583
伸指肌腱帽联合腱修复法 584
伸指肌腱损伤 579
伸指支具 245
伸肘训练 3621
身高与体重 910
深部感染 2182, 2258
深部腱反射 1269
深部静脉血栓 1542, 2240
深部血栓形成 1270
深层的Scarpa筋膜 3508
深度指示器（即凿芯） 1743, 1842
深度指数（depth index） 1629
深反射 1268
深呼吸活动 934
深呼吸、有效咳嗽、咳痰的训练 201
深及椎管内之感染 1556
深筋膜（deep fascia） 3508
深筋膜的血供 3570
深筋膜上血管网 3514
深筋膜微静脉网 3526
深筋膜下血管网 3513
深筋膜血管网 3513
深静脉栓塞 1163
深静脉血栓（deep venous thrombus, DVT） 127, 211, 1982
深静脉血栓（DVT） 252
深静脉血栓发生率 2182
深静脉血栓形成（deep venous thrombosis, DVT） 190
深在创口的处理 286
神经变性期 3143
神经传导时间 391
神经传导速度（CV） 391, 392
神经传导速度测定 391
神经传导速度异常 393
神经丛学说 2432
神经淡漠（Prostration） 930
神经的弹性 3356
神经地西泮类药 160
神经电生理检查 382
神经断端的修整 3349
神经改道 3381
神经干挤压 1513
神经根病变 385
神经根或脊髓损伤 1463
神经根绞窄症状 1833
神经根损伤 1119, 1477, 1982
神经根型 2089
神经根型颈椎病 1660, 1752
神经根序数 1238
神经功能恶化 1141, 2194, 2212, 2215, 2766

神经功能恢复停滞不前者 1304
神经功能监测 112, 148
神经功能麻痹（neurapraxia） 2273
神经管原肠性囊肿 1826, 1828
神经-肌肉群样组投掷反射 919
神经胶质瘤 2442, 2443, 2446
神经节苷脂 1472
神经-静脉皮瓣（neuro-venous flap） 3548
神经卡压综合征 911
神经瘤 688
神经麻痹 335
神经膜瘤 2432
神经-内分泌失调 370
神经内松解术 3350
神经内血管网（intraneural vascular plexus） 3540
神经黏合剂修复神经损伤 3366
神经旁血管（paraneural vessels） 3541
神经旁血管丛（paraneural plexus） 3513
神经旁血管网（paraneural vascular plexus） 3540
神经皮瓣（neurocutaneous flap） 3514, 3540
神经皮肤穿支（neurocutaneous perforator） 3542
神经鞘瘤 1831, 2414, 2432
神经鞘瘤的手术 1825
神经清创 284
神经伤的清创及手术治疗 295
神经上皮瘤（neuroepithelioma） 2437
神经生长因子（nerve growth factor, NGF） 1272, 3370
神经束(fasciculus) 3352
神经束的定向 3353
神经束的修复 3352
神经束缝合 940
神经束缝合技术 3354
神经束间导向缝合 3354
神经束膜缝合 3355
神经束膜撕裂 1513
神经松解术 3350
神经损伤 067, 333, 939
神经损伤后雪旺细胞的反应 3375
神经索(funiculus) 3352
神经肽 370
神经探查术 940
神经外膜（epineurium） 3352
神经外膜的修复 3347
神经外膜血肿 1513
神经系膜（mesoneurium） 3355
神经系统病变的体感诱发电位 384

神经细胞体和靶细胞之间的关系 3369
神经纤维瘤 2414
神经纤维瘤病（neurofibromatosis, NF） 2304, 2432, 2526, 2538
神经纤维瘤病性颈椎后凸畸形 2538
神经性膀胱 3665
神经性病变的运动单位电位 391
神经性不稳定 1230
神经性关节病 979, 3033
神经性关节病变 987
神经修复的时机 3347
神经修复术 295
神经血管损伤 610, 742
神经移植 3358
神经移植术 296
神经营养因子-3 1272
神经营养因子（neurotrophic factors） 1472, 3369, 3370, 3371
神经营养与神经诱向（trophism vs tropism） 3370
神经再生的特异性 3371
神经再生过程中的神经营养 3369
神经支卡压症 1952
神经滋养剂 1549
神经阻滞麻醉 144
神农本草经 022
沈祖尧 027
肾癌 2355
肾功能不良 118
肾脂肪囊封闭 938
渗血和血肿 205
慎用电刀及电凝器 2136
升高的座便器 208
生长锥 3371
生成基底膜 3376
生骨节（sclerotome） 2628
生化标志物 2374
生活护理 196
生活能力之分类 1240
生理及药理特点 143
生理前凸 2173
生理人计划（the physiome project） 825
生理学 006
生命支持（Advanced trauma life support, ATLS） 138
生物材料间置关节置换术 985
生物工程学 995
生物降解骨水泥 096
生物力学 984
生物力学固定 010
生物力学特点 1021
生物力学特性 400

生物膜 1315
生物钛板 846
生物相容性 1846
生物学固定（biomechanical osteosynthesis, BO） 010, 017, 818, 846
生物椎间盘移植术 1730
声音嘶哑 133, 1576
失败因素 622
失代偿 2849
失血程度的分级 166
失血程度分级 166
失血量估计 929
失血是引起死亡的主要原因 2363
失血性休克 373
施卡巴筋膜 1519
施术过程中所致并发症 2182
施术椎节定位 1736
施术椎节相邻节段退变的加剧 2163
施万（雪旺）细胞 1274
湿敷 008, 1585
湿扩 283
石膏背心 220, 228, 1246, 1388
石膏背心固定后行腰背肌锻炼 1247
石膏绷带的一般包扎方法 222
石膏绷带技术 218
石膏拆除 234
石膏撑开器 234
石膏床 220, 229, 1716
石膏短裤固定 1531
石膏分开及取出 234
石膏固定 224, 418
石膏固定范围和固定时间 221
石膏固定后注意事项 236
石膏固定患者的护理 222
石膏管型 220, 940
石膏管型剖开 220
石膏技术实施 224
石膏剪 234
石膏颈围 1715
石膏锯 234
石膏裤 220
石膏剖开 232
石膏钳 234
石膏术的临床疗效 218
石膏塑形不当 936
石膏托 220, 940
石膏压迫 221
石膏压迫疮 935
石膏注意事项 236
石骨症（osteopetrosis） 3193
识别因子 3371
实时导航 823

实时影像导航技术 823
实验外科学家 008
实验诊断用房 033
实则泻 021
拾物试验 3069
食道癌 1694
食道瘘 2149
食道损伤 1126, 2136
食道损伤，应在术中立即缝合 2137
食道压迫型颈椎病 1692
食道压迫型颈椎病诊断标准（2008） 1692
食道炎 1693
食管穿刺伤 1439, 1447
食管瘘 2259
食管受压型颈椎病 1700
食管损伤 2226
食管造影 1578
食指背侧岛状皮瓣 591
史密斯（Smith）骨折 523, 529
史氏（Steinman's）钉 262
史氏钉牵引器械包 262
矢状位骨折 899
矢状应力试验 770
使骨折愈合的原则 007
使用过度的应力骨折 913
示指背侧岛状皮瓣 589
示指固有伸肌腱移位修复法 585
示指固有伸肌腱转位 585
示踪工具 878
世医得效方 022
试模 1847
试装人工关节 987
视觉模拟评分法（Visual analogue scale；VAS） 164
视觉诱发电位 385, 386
视觉诱发电位异常的临床意义 386
视觉追踪器 883
视频内窥镜 1352
视频信息处理机系统（video processor system） 1985
视神经炎 386
视网膜母细胞瘤基因 2323
视网膜血管瘤（Hippel-Lindau病） 1831
适合角（Congruence angle，CA） 1628
适应器（fitter） 3609
室管膜瘤 1831, 2425, 2443
嗜酒的影响 2164
嗜酸性肉芽肿 1334, 2304, 3073
收集瓶 325
收容 008
手背S形切口 554

手背逆行岛状皮瓣 591
手不离胸 2143
手部带血管蒂的岛状皮瓣 589
手部感染的手术 3012
手部感染的特点 3012
手部感染的治疗原则 3013
手部骨折 780
手部肌腱损伤 570
手部间隙感染 3017
手部康复 3616
手部皮肤损伤 586
手部伸肌腱 579
手部伸指肌腱损伤的修复 585
手部套脱伤时将患手先埋入腹部（或胸部）皮下 597
手部小关节 965
手动空气止血带 062
手法操作（manipulation） 1544
手法复位 449
手法矫正畸形 1043
手法轻柔 1167
手法推拿 1259
手和手指手术铺巾 053
手上功夫（hand work） 1192, 1773, 2142
手术成败的关键 1754
手术导航仪 072
手术的体位 144
手术的有限化、微创化和智能化 1422
手术辅助用房 033
手术后适应性锻炼 195
手术机器人 823
手术技巧欠佳 1405
手术进行中的无菌原则 048
手术纠正 2156
手术流程 878
手术铺单 048
手术铺单的基本要求 048
手术器具所致的脊髓损伤 1550
手术前患肢骨牵引 2591
手术入路选择 1184
手术入路选择不当 2161
手术时围观者太多 2158
手术适应证（2008） 1697, 421, 979
手术室 033, 047
手术室的消毒隔离 047
手术室环境和器械无菌要求 047
手术室内的X线应用 082
手术室无菌要求 047
手术损伤 944
手术体位 112, 130
手术显微镜 347
手术显微外科 345

手术用房 033
手术者辐射防护 1424
手术组颈椎椎管矢状径平均值 1656
手外科 027
手腕部骨折脱位 546
手腕部外伤 546
手、腕及前臂伸肌腱损伤的修复 584
手腕中部加压试验（叩击脑管）阳性 1667
手袖疾病（hand-cuff disease） 3321
手摇钻 617
手支具 244
手指固定性支具 244
手指活动性支具 244
手指拇指化（pollicization） 2566
手指石膏夹板 226
手指铁丝夹板 558
手指掌侧推移皮瓣 597
首次手术减压不彻底 2203
首届全国颈椎病座谈会 024
首例颈椎前路扩大性减压术是怎样开展起来的（禁区是怎么突破的） 1779
首席骨科军医 007
受累神经组织分型 2378
受区 341
受损血管的修复与重建 3271
受体增加 150
β受体阻滞剂 115
β受体阻滞药和钙通道阻滞药 175
枢椎齿状突骨折 1070
枢椎椎弓根骨折 1100
枢椎椎弓根后路进钉点方向与角度 1070
枢椎椎体前下缘骨折 1105
梳式拉钩 1308
舒尔曼（休门、Scheuermann）氏病 3135
舒芬太尼（Sufentanyl） 106, 186
疏松脂肪组织（adipose tissue） 3534
疏通血气 021
输精管壶腹 1488
输精管盆部 1488
输尿管损伤 2048
输送途中的抢救 305
输血 006, 135, 938
输血传染的疾病 081
输血反应 079
输血管理 147
熟石膏 095
术后并发肺栓塞 2265
术后并发症 133, 1329

术后肠梗阻 2010
术后迟发感染 2214
术后的脊柱变形 2271
术后发生的脊髓损伤 1551
术后放疗的并发症 2271
术后感染 989
术后护理 195, 201
术后急性疼痛的治疗 159
术后精神并发症 2254
术后精神失常 1542
术后精神紊乱 2254
术后精神紊乱的鉴别 2255
术后颈部活动过多或金属疲劳断裂 2153
术后颈部有效的制动 2152
术后失明 133
术后栓塞 2514
术后苏醒 154
术后疼痛 158, 159
术后疼痛对机体的危害 158
术后疼痛对心理的影响 159
术后头颈部劳损及不良体位 2164
术后血肿 2199
术后血肿形成 2808
术后硬膜外血肿 1761
术后早期感染 2213, 2767
术后镇痛的并发症 162
术后镇痛效果 164
术后椎节失稳 2808
术前备皮 045
术前病情告知 1424
术前采血 074
术前充分的气管推移训练 2148
术前对气管食道的推移训练 2136
术前呼吸功能的检测 177
术前护理 194
术前评估 117
术前评价 1406
术前气管切开 1128
术前心功能 173
术前训练 201, 204
术前医嘱 115
术前预防性抗生素 997
术前整复 1473
术前准备 045, 195
术前仔细检查手术区皮肤 2158
术式操作不到位 2162
术式选择不当 2161
术式选择错误 1405
术者过于自信，术中未行拍片定位 2162
术中C-臂X线机透视定位 1737
术中X线拍片定位 1188
术中并发症 1124, 1393
术中采血的技术 075

术中大量输血 167
术中骶神经的保护 2411
术中骶神经根定位 1375
术中对施术椎节未行融合固定 2162
术中发生脊髓损伤 1550
术中呼吸功能的维持 177
术中护理 201
术中患者突然骚动 2142
术中及术后骨折 631
术中监护 1392
术中颈椎过伸 1550
术中拉钩牵拉过久 2147
术中麻醉 370
术中牵拉应适度 2148
术中切忌过重牵引 2136
术中切勿仰伸 1174
术中球囊阻断 2366
术中三维透视图像 884
术中神经根的损伤 2182
术中食道损伤未被发现 2149
术中栓塞 2514
术中胃/空肠造口或经肠瘘口 182
术中勿需有意显露喉返神经 2136
术中吸引器应由第一助手在可视下操作 2143
术中消毒 086
术中心功能的维持 176
术中血管、神经并发症 2236
术中知晓 133
术中钻头位置（投影观）1346
束颤电位 390
束间与束内的导向缝合 3354
束膜（perineurium）3352
数字工作站 034
数字化虚拟 824
数字化虚拟人体的发展和应用 825
数字化虚拟人体技术 824
数字化虚拟人体若干关键技术 825
数字化虚拟人体研究 826
数字化虚拟中国人的数据集构建与海量数据库系统 825
数字减影技术 1179
数字减影血管造影（digital subtraction angiography, DSA）2512
数字减影血管造影术 029
数字减影椎动脉造影 1684
数字卡盘调节式膝关节支具 247
闩脑部（obex）1829
栓塞剂 2365
栓塞物质误入正常灌流脊髓的血管中 2270
双边影 1345
双髋型假体 019
双侧C$_{1\sim2}$椎间关节植骨融合及螺钉内固定 1090
双侧横突孔大小不对称 1656
双侧颈内静脉都损伤 1584
双侧颈椎小关节交锁 1164
双侧髋关节发育不良 958
双侧桡骨远端骨折 527
双侧石膏裤 1494
双侧输尿道误伤 1291
双侧贴附植骨 090
双侧小关节脱位型 1231
双侧性Madelung畸形 2564
双肺充气 1301
双根条形棉卷 1306
双骨钉（条）交叉固定 1039
双胍类 119
双管闭式冲洗吸引 024
双踝骨折 773, 776
双踝骨折时螺钉、钛板及U形钉固定 774
双极电凝 1766
双极人工股骨头 017
双肩对比摄片 449
双肩用宽胶布交叉固定 2111
双节段椎体切除 1163
双节式人工椎体 1333
双开门术 1201
双克氏针交叉固定 560
双磷酸盐 1565
双磷酸盐化合物 2304
双目护镜 084
双能X线测量法（Dual X-ray Absorptiometry, DXA）1564
双平面单支架半针固定式 356
双平面损伤，骨折线穿越韧带及椎间盘 1229
双平面损伤，骨折线穿越中柱 1229
双平面型 351
双氢可待因 105
双上肢持重牵引拍片 449
双手滑轮牵拉活动锻炼 1616
双手平稳持匙 2143
双手托升法 463
双手心脏按摩法 366
双水平气道正压通气（biphasic positive airway pressure, BIPAP）180
双香豆素 1585
双向性静脉（bi-directional vein）3526
双血管蒂型 3567
双氧水 087
双（正中）开门式椎管成形术 2750
双直角缝合法 297

双轴关节形式 991
水、电解质平衡 181
水封瓶 1301
水疗法 3644
水泡 233
水泡形成 936
水平暴力 1222
水平二支型 3568
水平二支型肌蒂肌皮瓣 3569
水平及纵向克氏针交叉固定 560
水平浅一支型 3568
水平深一支型 3568
水平位牵引 1153
水平位旋转手法切骨 1771
水平轴向吻合支 3549
睡眠瘫 3308
睡眠性窒息 203,1128,2147
顺式阿曲库铵（赛肌宁） 110
顺行切取 3574
顺置式 018,978
丝攻 070
斯密史（Smith）骨折 405
撕脱暴力 635
撕脱骨折 401,403
撕脱性骨折 443,1529
死骨 1462,2996
死骨的转归 2990
死骨摘除术 2998
死腔 1462,2990
死亡概率 1150
死亡率 007,009,1079,1092
四边孔综合征（quadrilateral space syndrome） 3320
四部分骨折 890
四关节尖嘴咬骨钳 1313
四（狮）口钳 1309
四头带 1712
四项基本原则 010
四肢长管骨畸形愈合 948
四肢创伤 028
四肢感染性疾患 2963
四肢骨、关节结核病灶清除术 2981
四肢骨与关节结核 2964
四肢骨折 939
四肢骨折并发症 943
四肢畸形 2951
四肢及躯干感觉 1240
四肢瘫（Tetraplegia, quadriplegia） 1058,1059,1259,1551
四肢瘫患者作业治疗的渐进方式 3675
四肢瘫痪率 1092
四肢血管损伤 409
四肢血管损伤的诊断 3269

四肢主要关节穿刺途径 275
四种皮片 340
寺山 2086
似耳状的骶髂关节 2051
松弛肌肉 007
松弛性跖痛症 1639
松动 990
松节油 004
松解到位 1786
松解颈深筋膜 1733
松解粘连 1717
松解椎体前筋膜 1735
松毛虫 3061
松毛虫病 3061
松毛虫性骨关节炎 3061
松质骨结核 2965
松质骨螺钉 450
耸肩 1260
宋慈 022
宋献文 026
苏醒延迟 133
塑料踝足支具 246
塑料夹板固定 562
塑料膝支具 247
塑形良好的石膏固定 015
塑形期 431
酸碱失衡 168
酸中毒 932
随意神经 1266
随意型筋膜皮瓣 3522,3570
随意型皮瓣 3567
随意自主运动（free active movement） 3592
髓核的突出 1931
髓核后突钙化者 1737
髓核后突形成钙化、体积较大者 1752
髓核后突型 1360
髓核急性脱出 1792
髓核钳 069
髓核突出（herniation） 1937
髓核脱出（prolapsus） 1937
髓核脱入硬膜囊内 1959
髓核摘除 1798
髓节征 1264
髓磷脂生长抑制物 1273
髓内钉 007,011
髓内钉的种类 423
髓内钉固定 650,722
髓内钉固定术 642
髓内钉+植骨术 739
髓内定位 1007
髓内孔位于髁间窝上方 1016
髓内拉钩 1017
髓内植骨 090

髓内肿瘤 1679,1826,2269,2418
髓内肿瘤的并发症 2270
髓内肿瘤手术并发症 2271
髓前中央动脉受压症候群 1167
髓前中央动脉症候群 1726
髓腔闭塞症 944
髓腔封闭 943
髓腔内植骨术（medullary bone graft） 945
髓鞘碱性 2433
髓鞘相关糖蛋白（MAG） 1273
髓外定位 1007
髓外硬膜下肿瘤 2418
髓外肿瘤 1679
髓周网（perimedullary mesh） 2716
碎骨块致压 2199
碎骨块坠落 2144
碎骨片如与断裂之后纵韧带相连 1159
碎片间拉力螺钉 718
碎片植骨 090
孙思邈 022
孙宇 1451
损伤后气血的病机 3699
损伤后蛛网膜囊肿 2716
损伤类型权重表 308
损伤性骨化 200
损伤性关节炎 948
损伤学说 2433
羧苯磺胺（丙磺舒，probenecid） 3208
缩肛反射 1235,1269
所支配的主要肌肉 1239
锁定加压钛板（LCP） 821
锁定接骨板 541
锁定接骨板LCP（locking compression plate） 719
锁定接骨板固定 719
锁定螺钉（locking head screws, LHS） 720,830
锁定时间（lockout time；LT） 162
锁定钛板稳定植骨块 2152
锁骨 439
锁骨骨膜及胸锁乳突肌瓣将食道瘘闭锁 2228
锁骨骨折 444
锁骨骨折的典型移位 445
锁骨-喙突固定术 450
锁骨-喙突螺钉内固定术 451
锁骨解剖 439
锁骨上阻滞 122
锁骨钛板螺钉固定 451
锁骨外侧端切除术 451
锁骨下动脉的预后 3273

锁骨下动脉损伤 1583, 3272
锁紧螺母 2847
锁孔技术 1352

T

T_{11}椎体爆裂性骨折 1387
Tagaki 851
Takagi 313
Takahata 2240
Tanaka 3524
Tarlar 3367
Taylor 1544, 2582, 3508, 3526, 3534, 3539
tethered cord syndrome 2710
Tew 1835
Texas Scottish Rite Instrumentation系统 1305
Tezuka 2263
TFC 1298
Thatte 3534
THA术后假体松动 622
THA术后引发脱位 623
Theador Schwann 3374
the finger 012
Theophilus Gluck 954
The Rezaian Spinal Fixator 1857
Thisted 2181
Thomas 667, 2317
Thomas Annandale 006
Thomasen 3122
Thomas.H.O 238
Thomas Jones 007
Thomas征 2197
Thompson 017, 3047, 3296, 3517
Thomson手术 2620
thoracolumbarsacral orthosis 238
Ti-A16-V4材料 017
Tien 2574
Tikhoff-Linberg肢体段截术 2326
Tile 1489, 1500
Tile骨盆骨折分类法 1489
Tillaux骨折 745, 750, 872
Tillaux损伤 871
Timmons 3531
Tinel 3321
Tinel's 1664
Tiroza Tanara 3040
Titian 005
TKA的基本原则 1006
TLSO 238
TNK 1025
Tolhurst 3506, 3517
TOPLL后路手术 2119
TOPLL前路手术切除范围 2120

Topter 2447
Townely 017
Townly 212
t-PA（组织型血浆蛋白溶酶原活化剂）2266
Tracker导管 2512
Tracker微导管 2512
Traetatas 005
Treacy 018
Tredwell 2274
Trenaunay 2954
Trendelenburg 3048
Trendelenburg体位 2044
Trendelenburg征阳性 2598
TRISS评分 307
Trurta 3039
TSRH 016, 2844
Tsukimoto 2086
Tsung-Jen Huang 3093
Tubiana 2240
Tuck体位 2279
Tuite 2677
Tumbuckle石膏 014
Tumer-Kister综合征 2958
tumor albus 005
Turnbuckle 014
Turnbuckle石膏 014
Turner 3296
turnover 3533
T形减压 1778
T型 403
T型骨折 656
调节焦距 346
调整光源 346
调整目镜 346
调整前负荷 177
调整心血管用药 175
调整桌面（或工作台）高度与倾斜度 1710
调制骨水泥将其灌入骨水泥推入管 1346
塌方 1486
塌陷骨折 864
胎儿医学 031
胎生后下腰椎管形态的演变 1991
胎生性（inborn）2548
抬高患肢 588
抬起前方小脚轮动作 3684
抬头远视 1710
钛板拔出困难 845
钛板长度的选择 843
钛板+骨栓内固定 658
钛板螺钉固定技术 713
钛板螺钉技术亦应重视肢体的生理曲线 714

钛板螺钉内固定 447
钛（钢）板 425, 944
钛（钢）板松脱 2157
钛（钢）板选择不当 2153
钛（钢）板与螺钉不配套 2153
钛合金中空可调式人工椎体植入术 1197
钛缆 426
钛缆固定 1310
钛缆-螺钉肩锁关节固定术 450
钛网滑入椎管 2145
钛网加钛板螺钉固定 1154
钛网+碎骨块及钛板螺钉固定 1391
瘫痪（麻痹）平面 1259
谭军 1451
钽棒技术 965
钽棒植入 969
钽棒植入疗法 965
探查出口处解剖状态 3334
探查梨状肌 3336
探针（feeler）320, 2249
探子 070
唐山地震 1244
糖蛋白板层素（laminin）3370
糖尿病 118, 175, 370, 388, 996
糖皮质激素 144, 377
陶瓷 969
陶瓷关节 969
陶弘景 022
套管 617
套管吻合法 349
套接法血管吻合术 293
套上髋臼杯 1050
套式封闭 938
套于颈部的绳索 1100
特发性骨坏死 3052
特发性脊柱侧凸 026, 135, 148, 2832, 2900
特发性脊柱侧凸的PUMC（协和）分型 2837
特发性脊柱侧凸的治疗 2841
特发性脊柱侧凸的自然史 2838
特发性肩松动症（loose shoulder）1613
特发性弥漫性肥大性关节炎 2087
特伦德伦伯格位（reverse Trendelenburg position,垂头仰卧位）2230
特殊的皮肤牵引 260
特殊疾病的听觉诱发电位的改变 387
特殊类型的肩胛上神经卡压症 3299
特殊类型椎体爆裂性骨折 1397
特殊螺钉 833

特殊面貌 2951
特殊清创术创口的处理 286
特殊形态钛（钢）板 425
特异性的类型 3372
特种薄型髓核钳 1193
特种手术器械 070
疼痛（Pain） 940
疼痛的护理 196
疼痛弧征 1603
疼痛弧综合征（pain arch syndrome） 1597, 1591
疼痛性跛行 2973
藤网手指牵引 267
梯形铲 1363
梯形凿 1363
提肛肌 1268
提睾反射 1268, 1269, 1672
提拉装置（pulling device） 832
提升（出）骨块减压 1192
体被组织（integument） 3509
体被组织的静脉构筑 3525
体被组织的静脉回流 3516
体被组织的浅-深静脉交通吻合 3515
体表标志 1352
体表划线定位 1956
体操类运动伤 1228
体感诱发电位 136, 1132, 1510
体感诱发电位（somatosensory evoked poential,SEP） 136
体内接收器 1382
体能差 116
体位 085, 171, 1061, 1928
体位搬运 201
体位改变 171
体位偏斜 2162
体位性失血（休克） 2184
体温过低 932
体温监测 157
体温升高 407
体形消失 2943
体型与腰部肌肉负荷之关系 1997
体液因子 372
体液治疗 147
体育 910
体育课训练 910
体重 911
体重指数 911
天然阿片生物碱 105
天然石膏 218
天性异常（congenital anormaly） 2546
填充骨水泥 1568
填塞加压止血法 1579
挑选适用器械 2142

条形钛（钢）板 483
条状骨块 092
条状切骨开槽减压术 1764
跳跃 914
跳跃式胸腰段爆裂骨折 1401
跳跃式致压病变 1790
铁马 645
铁丝夹板固定 563
铁制背心（iron corset） 012
听神经瘤 387
停止球囊扩张指标 1570
通道扩张器 1106
通路电动气压止血带 065
通气不良 932
同步间歇指令通气（synchronized intermittent mandatory ventilation, SIMV） 178, 179
同时减压概念 1551
同时扩张两侧球囊 1346
同位素骨扫描 2326
同向性跗跖关节脱位 799
同芯针电极 388
同种异体骨移植 089
同种异体冷藏骨 1844
痛点局封 928
痛风的外科处理 3205
痛风石(tophus) 3206
头部垫圈压迫眼部 171
头部吊带牵引 268
头部固定 1817
头部横向骨折 612
头部叩击试验 1663
头部纵向骨折 612
头环-骨盆（或肩胸部）牵引 1714
头-环技术 227
头畸形 2943
头架 068
头颈部粉碎骨折 612
头颈部过度屈伸 2135
头颈部双折 612
头颈固定架 1061
头颈型 615
头-颈-胸 1173
头颈胸石膏 1063, 1153, 1197
头-颈-胸石膏固定 227, 1069, 1088, 1102, 1127, 1715
头颈自我徒手牵引 1712
头静脉 979
头颅牵引下经鼻支气管镜下气管内插管 1434
头-盆（Halo-Pelvic）牵引装置 2271
头-盆牵引的并发症 2271
头盆牵引患者自己检查记录表 2273

头盆牵引中的临床检查项目 2272
头下型 615
头-胸支具 1197
头状骨 991
投照角度 876
投掷 918
投掷骨折 919
投掷损伤 919
投掷运动 918
投掷运动分解 918
投掷肘 923
透视导航系统 876, 877
透视导航下的Gamma钉固定 880
透视导航下骶髂骨折脱位经皮套管钉固定术 881
透视导航下髂骨骨折经皮套管钉固定术 881
透视图像手术导航系统 884
凸侧骨骺阻滞术 2920
凸侧胸廓成形术 2847
突然负重 1929
图像记录设备 325
徒手按压伤椎施行整复 1473
徒手复位 413
徒手牵引（复位法） 413, 1659
徒手切取游离皮 342
屠开元 024, 027, 1725
土星（Saturn）环 2943
兔耳缝合 348
推髋抗阻痛 925
推床上跌伤 2134
推挤法 887
推挤复位 899
推进皮瓣 589
推移式X线机 083
腿骨折髓内定固定术式 712
腿支架 1015
退变后期 1795
退变间隙的处理 2007
退变性骶髂关节炎 2050
退变性踝部疾患 1634
退变性脊柱侧凸 2023
退变性下腰椎不稳症及骶髂关节类 2021
退变性腰椎峡部崩裂 2054
退变性椎间盘症 1650
退变性足部疾患 1635
退变早期椎节呈现轻度不稳 1794
退变中期-椎节明显失稳 1794
退化性关节炎 3129
吞噬作用 3376
吞咽困难 133, 1576
吞咽障碍 1692
臀部变形 2579
臀部着地 1244

臀上动、静脉及神经 1527
臀上皮神经 091
臀中肌和臀小肌作用力 602
托马氏架 007, 257
托马氏牵引支架 256
托马斯（Thomas） 2973
托马斯征（Thomas sign） 007, 1329
脱出的髓核 1931
脱出股骨头 619
脱钩 015
脱离与电源接触 1549
脱敏（desensitization） 3651
脱敏和保护阶段 3651
脱水剂的应用 1721
脱水疗法 1173
脱水硫酸钙 218
脱髓鞘疾病 385
脱（突）出髓核之转归 1936
脱位骨折 403, 405
脱位月骨的复位 548
唾液腺损伤 1581

U

Ueta 1544
UNIVERS 3-D 965
USS 2844
USS内固定 1469
U形钉 665
U形钉技术 1297
U形骨折 1511
U形切口 674
U形凿 1743
U形凿法 1749

V

Vabn de Greaf辐射源 040
Vaccaro 1423, 1432, 1558
Valls 017
Van Creveld 2950
Van Landingham 3135
Van Savage 1374
VATS/EMI-VATS 1921
VATS技术 1351, 1921
VATS手术 1350
Venable 088
Venel 238
Ventrofix 1468
Verbiest 2785
Vermont植入物 1305
Verneuil 018
Vernon nikcl（1953） 237
Verocag 2432
Verocay体 2433

Vesalius 1928
video-assisted thoracoscopic surgery, VATS 1350
Virchow 2305
Virchow-Robin间隙 2432
Volkman 014
Volkmann 2316
Volkmann's contracture 940
Volz半环式全腕人工关节 991
Volz半环式全腕人工关节置换术 992
Von Bechterew病 3109
Von Hippel-Lindau's病 2425
Von Recklinghausen 2432
Von-Rosen 2578
Von Rosen支架 2584
VSP Steffee法 2248
V形钉 423
V型钉强斜度固定术 626
V型骨折 403
V型固定 356
V型胶原等 3376

W

Wagner 017, 3240, 3243, 3249
Wagsaffe fragment 735
Wagstaffe（Lefort）骨折 750
Wallenberg综合征 1558
Waller变性 1512
Walsh 3047
Walter Blount 013
Wantanabe 315
Ward 2539
Ward三角 600
Warkany 2948
Wartenbery 3321
Watanabe 317, 851
Watanable 313
Watson-Jones 997
Waugh假体 1023
WBB手术分期 2359
WBB外科分期 2359
W.B.Cannon 006
Weinstein 2838, 2840, 2841
Weiss 3030
Weitbrecht孔 1590
Wellls 040
Werner Spalteholz 3507
Wheeldon法 584
Whife.A.A 1999
White 3234
Whiteside 1012
Whitessides测定组织压法 742
Whitman 2832

WHO骨肿瘤分类 2324
Wiberg 1621, 1622
Wiechselbaum's 3588
Wilberg手术 2592
Wiley 2841
WilhelmK.Roentgen 006
Wiliam Harvey 3507
Wilkins 2720
Wilkinson 2576
William Cheselden 005
William Harvey 3529
William Hey 2316
William Macewen 006
Williamos 1977
Williams 3047, 3516
Wilmington塑料背心 250
Wilmington支具 013
Wilson 1470, 1835, 1977, 2548
Wilson手术 2592
Wiltberger 1725
Winkler 2229
Winter 013, 2841
Wisconsin系统 016, 2909
Wiseman 005
Wladimir Tomsa 3507
Wolter三级四等份分类法 1230
Woo 010
Woodward 2557
Wretblad 3135
Wright 2257
Wrisberg韧带 328
W.T.G.Morton 006
Wyburn-Mason 2698
Wynne Davies 2575
Wynne-Pavis 2611
Wynn Parry 3649
蛙式石膏 229
蛙式卧位 1531
蛙形先髋矫形器 251
瓦尔萨尔瓦手法（Valsalva maneuver） 2230
瓦勒氏变性 3375
袜套样麻痹型 2089
歪戴帽型 513
歪戴帽压缩骨折 893
外侧半月板切除术 690
外侧髌股角 1628
外侧腓肠浅动脉（lateral superficial sural artery） 3561
外侧副韧带复合体 984
外侧副韧带加强术 681
外侧副韧带损伤的分类 770
外侧副韧带损伤的治疗 771
外侧过度压力综合（excessive lateral-pressure）征 1628

外侧肩峰成形术 1607
外侧筋膜间室 704
外侧开窗手术 1976
外侧平台的中部塌陷骨折时的经皮撬拨技术 900
外侧韧带 1021，1026
外侧韧带撕裂 770
外侧韧带损伤机制 770
外侧松解，内侧紧缩术 1631
外侧型 1935
外侧椎弓根间室（lateral interpedicular compartment） 1973
外侧纵弓 1637
外翻 1640
外翻或内翻应力位摄片 745
外翻畸形 1010
外翻嵌插骨折 615
外翻外旋型损伤 776
外翻位 1043
外翻应力位摄片 745
外骨痂 431
外固定 418
外固定架 351
外固定架的护理 197
外固定器械的应用 353
外固定物选择不当 944
外固定支架 539，728，820
外固定支架固定术 651
外固定支架治疗骨盆骨折的原理 1500
外踝骨折张力带固定 752
外踝后上动脉（postero-lateral supramalleolar artery） 3557
外踝或腓骨功能不全 775
外踝螺旋形骨折 744
外踝（前）上动脉（lateral supramalleolar artery） 3558
外踝上后外侧筋膜皮瓣（posterolateral supramalleolar fasciocutaneous flap） 3564
外踝上筋膜皮瓣（lateral supramalleolar fasci-ocutaneous flap） 3557
外踝上前外侧筋膜皮瓣（anterolateral supramelleolar fasciocutaneous flap） 3565
外踝撕脱骨折 774
外踝撞击症 902
外科 006
外科导航 877
外科分期系统 020
外科感染 006
外科级医用硫酸钙 096
外科界限（surgical margin） 2390
外科颈 440
外科颈处行截骨术 460

外科学 006
外科医用硫酸钙 095
外科引流 009
外科治疗技巧 719
外力作用 400
外膜剥离 1585
外尿道括约肌 1267
外胚层组织发育不良 2950
外伤 2164
外伤后颈椎骨折脱位常见类型 1145
外伤后致腰5峡部骨折 1228
外伤性钩椎关节病 1177
外伤性骨折 402
外伤性气胸 2233
外伤性斜颈 1575
外伤性血气胸的急救 1580
外伤性椎动脉型颈椎病 1177
外伤性椎间盘突出合并颈椎不稳 1154
外生骨疣 2289
外台秘要 022
外旋骨折 746
外旋型骨折Ashhurst分类 746
外展骨折 746
外展架 460
外展架固定 479
外展架外固定 457
外展外旋肌群 919
外展型 455，615
外展型骨折Ashhurst分类 747
外展型脱位 804
外展型中跗关节脱位伴舟状骨和骰骨骨折 804
外展中立位 209
外支架撑开固定 896
外支架撑开固定加撬拨复位术 896
外支架+经皮撬拨复位固定 907
外周神经卡压症 1131
外周血管 009
弯镊 346
弯凿 1363
弯折（buckle） 2108
完全肠外营养支持（total parenteral nutrition, TPN） 182
完全骨折 403
完全骨折部分移位 615
完全骨折无移位 615
完全横断性损伤 1263
完全募集 389
完全去传入手术 1383
完全损伤 1149
完全限制型全肘关节假体 985
完全性脊髓损伤 1068，1210，1304，1259，1280，1159

完全性屈曲型损伤 1149
完全性圆锥损伤 1237
完整型颈肋 2660
顽固性呃逆 379
烷基化剂 041
烷基化气体 041
晚二期缝合 288
晚期并发症 929
晚期病例 1162，1167，1270
晚期翻修手术 2213
晚期翻修术 2767
腕背侧横韧带 1034
腕背侧伸肌支持带 991
腕背屈试验阳性 1668
腕部经舟状月骨周围脱位 886
腕部叩击试验（Tinel征） 3315
腕部力学传导 542
腕关节穿刺术 277
腕关节创伤性关节炎 1033
腕关节骨折脱位 550
腕关节结核 1033，2970
腕关节结核病灶清除术 2982
腕关节内紊乱征 543
腕关节切口排脓 3010
腕关节桡背侧穿刺 277
腕关节融合术 1033
腕关节以上的上肢截肢 3216
腕关节月骨脱位 886
腕管横断面解剖 3313
腕管叩击试验阳性 1668
腕管症候群 1667
腕管综合征（carpal tunnel syndrome） 3313
腕护具 245
腕手固定性支具 244
腕手活动性支具 244
腕手支具 244
腕月骨骨软骨病 3043
腕运动中心 991
腕舟骨骨折 009，858
汪机 023
汪良能 1782
王东来 1451
王桂生 024
王澍寰 027
王炜 2565，3528
网球肘（tennis elbow） 1617
网织红细胞 373
网状层微静脉网 3526
网状型 2432
望远镜（telescoping） 2580
危险区（critical zone） 363，1595，1596
危险因素 174
危亦林 022

危重骨科病例麻醉 150
危重患者 150
微波灭菌 045
微创（less invasive）横切口 1732
微创（MIPPO）技术 737
微创单髁置换术 1015
微创的基本理念 818
微创化（less invasive） 031, 2011
微创技术 819, 823, 1012
微创可注射型植骨材料 096
微创切口 1786
微创全膝置换术 1012
微创手术 824, 954
微创髓内钉 012
微创稳定固定系统 829
微创稳固系统（less invasive stabi-
    lization system, LISS） 821, 830,
    833
微创注入 097
微弹簧血管内栓塞 2512
微动脉（arteriole） 3514
微断裂（microtear） 1595
微交锁 1001
微静脉（venule） 3514
微聚物和肺微栓塞 168
微生物杀灭率 044
微细骨折（microfracture） 2022
微纤维胶原（Microfibrillar colla-
    gen, 简称MFC） 2513
微小入路 1012
微循环改善剂 377, 380
韦萨留斯Andreas Vesalius 005
围手术期（perioperative period）
    173
围手术期的护理 194
围手术期的水、电解质平衡 183
围手术期抗生素的应用 184
围手术期深静脉血栓 190
围手术期营养支持 181
围手术期重症患者的营养支持 182
围术期高血压治疗 115
桅杆式（Jurymast）支具 013
维持颈椎前凸和椎间高度 1213
维持时间 146
维持椎间孔 1995
维库溴铵（Vecuronine） 109, 110,
    145
维廉·哈维William Harvey 005
维萨利骨（ossa Vesalianum） 1636
维生素A 375
维生素B_{12}缺乏 388
维生素D的补充 1565
卫生通过用房 033
未分馏肝素（unfractionated heparin,
    UFH） 2265
伪影 1211
尾部痛 1533
尾骶关节脱位 1533
尾骨骨折 1533
尾骨骨折与脱位 1532
尾骨切除术 1534
尾骨切除术切口 1534
尾骨切除术体位 1534
尾骨神经节 1264
尾痛症（coccygodynia） 1535
胃癌 2355
胃肠道内营养 380
胃管 377, 379
胃管鼻饲 2150
胃管护理 379
胃泌素 377
胃黏膜保护剂 375
胃黏膜微循环障碍 370
胃黏液-碳酸氢根屏障 371
胃排空延迟 380
胃十二指肠溃疡 2252
胃酸分泌升高 375
胃左动脉造影 374
萎缩型 945
温热疗法 1718, 3644
温湿度要求 036
吻合血管的腓肠神经移植 3361
吻合血管的游离皮瓣 595
吻合血管的游离神经移植 3360
吻合血管的植骨 945
吻合血管的足背肌腱皮瓣 596
吻棘型 2690
吻棘症 2691
稳定区（stable zone）原理 015
稳定区域 2910
稳定型 615, 706, 1101
稳定型骨折 1230
稳定型骨折的治疗 709
稳定型胸腰椎骨折各种支具固定
    1250
稳定型胸腰椎骨折上石膏背心后进
    行腰背肌锻炼 1247
稳定型胸腰椎损伤 1244
稳定型者 626
稳定性骨折 219, 404
稳定椎节 1845
稳压电源 324
我国的脊柱外科并不落后于国外
    1889
我国的先天发育性髋关节脱位发病
    率 2575
卧床翻身训练 3668
卧床休息 1953
握持部件 1470
握手指 1260
污染 941
污物收集分类系统 035
无衬垫石膏 219, 220
无创动脉压（NIBP）监测 155
无创监测 154
无创伤技术 348
无创外科操作技术 010
无创血压监测 155
无缝合植皮 344
无感觉障碍 1675
无骨损伤的颈髓损伤 1543
无骨折脱位型颈髓损伤 1543
无关节 982
无活力组织 008
无接触技术 989
无紧张性膀胱 1265
无菌套 084
无菌性坏死 1049
无名动脉 1581
无名指指浅屈肌腱转移术 3170
无明显骨折脱位的脊髓损伤 1181
无人区 570
无神经损伤的爆裂型骨折 1397
无损伤缝合针 347
无痛的活动 010
无需再取骨 1850
无血管区 1595
无移位的舟骨骨折 858
无移位型 513
吴之康 026
吴祖尧 1725
五禽戏 021
五十肩 1590
五行理论 021
五行学说 3698
武威汉代医简 022
舞动性牵引（ballistic stretching）
    3609
勿需通过神经根管逆行插入引导针
    2146
戊二醛 041
物理刺激对组织修复的影响 3591
物理疗法（physical therapy） 3644
物体识别 3650
误将食管当成椎体前筋膜切伤
    2137
误伤脊神经根 2140
误伤脊髓 2140
误伤脊髓、脊神经根或马尾 1329
误伤血管 1329
误伤腰大肌或髂腰肌 1329
误吸 1577

雾化吸入 1582

X

X线 006
X线导航 876
X线导航技术 879
X线定位 1191
X线防护屏 084
X线防护铅衣 084
X线平片与MR对比检查 537
X线摄片定位法 1736
X线透视技术 876
X线影像增强仪 823, 829
西医骨科 004
吸入麻醉 100, 136
吸入性全身麻醉 102
吸烟的影响 2164
吸引器头端套上导尿管 2143
吸引器头对脊髓的损伤 2143
吸引器头远离硬膜壁 2143
希波克拉底 004
烯丙吗啡（Nalorphine） 107
膝Q角异常 925
膝部衬垫 085
膝部创伤 654
膝部韧带、软骨及半月板损伤 674
膝顶法 889
膝反屈畸形 663
膝关节不稳定 661, 678
膝关节不稳定的分类 678
膝关节不稳定的判定 679
膝关节不稳定的原因 678
膝关节穿刺 278
膝关节穿刺术 277
膝关节创伤 654
膝关节大体解剖 687
膝关节的构成 327
膝关节的滑膜皱襞综合征（Plica syndrome） 926
膝关节多自由度活动 328
膝关节骨关节炎 1004
膝关节骨软骨损伤 682
膝关节骨折脱位 659
膝关节后十字韧带 677
膝关节滑膜腔 330, 331
膝关节积液征 925
膝关节加压融合术 2976
膝关节加压摄片 675
膝关节结核 2974
膝关节结核病灶清除术 2985
膝关节镜外科的基本知识 327
膝关节力线异常 1624
膝关节内翻畸形 964
膝关节前、后十字韧带及内外侧副韧带一次性重建术 681
膝关节前交叉韧带撕裂的手术 009
膝关节前十字韧带 676
膝关节切除成形术 018
膝关节切开排脓术 3011
膝关节全关节置换术后的康复 3610
膝关节韧带的大体解剖 674
膝关节韧带损伤 674
膝关节韧带损伤术后的康复治疗 3611
膝关节融合术 1038
膝关节三联症 678
膝关节术后康复 3603
膝关节退行性骨关节病 964
膝关节脱位 659
膝关节脱位的分类 659, 660
膝关节脱位的治疗 661
膝关节置换 018, 1012
膝关节周围骨折 829
膝踝足支具 246, 248
膝内侧副韧带 675
膝内侧副韧带加强（重建）术 681
膝内侧副韧带损伤 675
膝内侧隐神经血管束皮瓣 3545
膝内翻 947, 1005
膝全伸位 1018
膝外侧副韧带 675, 676
膝外翻 947, 1005
膝下垫软枕 932
膝阵 1268
膝支具 246, 247
洗涤式自体输血技术 077
洗冤集录 022
细胞凋亡基因 020
细胞黏附分子（intercellular cell adhesion molecule，ICAM） 1273
细菌的药敏试验 1518
细菌毒素 2317
细菌培养 941
细菌培养基 008
细菌软骨素酶ABC（chondroitinase ABC，ChABC） 1274
细菌污染反应 081
细小吻合交通（microvenous connections） 3529
峡部崩裂（spondylolysis） 2055
狭窄环综合征 2955
下1/4截除（hindquarter amputation） 2390
下尺桡关节不稳 855
下尺桡关节脱位 988
下床前准备 201
下端椎 015
下方蒂皮瓣（inferior-based flap） 3523
下腹部方形皮瓣设计 594
下颌下腺损伤 1581
下颈段黄韧带骨化症施术卧于石膏床上 2111
下颈椎不稳症 1794
下颈椎创伤 1210
下颈椎各型骨折脱位 1152
下颈椎骨折之分型 1144
下颈椎融合的Dewar技术 1156
下颈椎损伤的手术疗法 1184
下颈椎损伤的诊断 1150
下颈椎形态 1145
下颈椎压缩性骨折时的牵引体 1153
下颈椎椎弓根骨折 1170
下颈椎椎体爆裂骨折晚期病例 1162
下腔静脉损伤 1467
下腔静脉支架 2266
下丘脑-垂体-肾上腺糖皮质激素系统 369
下神经元性瘫痪 1234
下腰部脑脊液囊肿 2187
下腰部生物力学特点 1994
下腰段脊髓（圆锥上） 1243
下腰椎不稳症 1951, 2021
下腋部弧形皮瓣 594
下肢不等长 3232
下肢持续被动活动（CPM）装置 325
下肢恶性黑色素瘤 2337
下肢骨折 904
下肢关节成形术 1046
下肢关节周围损伤 898
下肢横纹肌肉瘤 2335
下肢结核 2972
下肢截肢时 3217
下肢截肢术 3224
下肢髋人字形石膏 231
下肢螺旋牵引器 416
下肢其他神经卡压症 3342
下肢躯体感觉诱发电位 383
下肢上下石膏托 232
下肢深部静脉血栓（DVT） 214, 2240
下肢深静脉血栓形成 199
下肢深静脉状况 996
下肢石膏 220, 226, 1039
下肢石膏固定 655
下肢石膏管型 220
下肢石膏筒（管形） 226
下肢术野铺单 053
下肢双石膏托 233
下肢旋转试验 3332

下肢血管损伤 3277
下肢支具 246
下肢周围神经卡压症 3324
仙传外科验方 023
仙授理伤续断秘方 022
先后天畸形 007
先切除一侧椎间关节后缘骨质 1778
先试以非手术疗法 1271
先天发育性尺骨缺如 2560
先天发育性尺桡骨性连接 2562
先天发育性垂直距骨（congenital vertical talus）2617
先天发育性多发性关节挛缩症 2623
先天发育性腓骨缺如 2610
先天发育性副舟骨（congenital accessory navicular bone）2622
先天发育性高位肩胛骨 2554
先天发育性畸形 2546
先天发育性脊椎椎管狭窄症 2774
先天发育性颈椎椎管狭窄 2730
先天发育性胫骨假关节 2605
先天发育性胫骨缺如 2609
先天发育性胫骨弯曲 2608
先天发育性胫骨形成不良 2605
先天发育性髋关节脱位 2574
先天发育性髋关节脱位的病理 2577
先天发育性髋关节外展挛缩 2600
先天发育性髋内翻 2597
先天发育性马蹄内翻足 2611
先天发育性内翻足（congenital talipes varus）2614
先天发育性上肢畸形的Swanson分类 2565
先天发育性手部畸形 2565
先天发育性锁骨假关节 2558
先天发育性外翻足 2615
先天发育性膝关节过伸 2603
先天发育性膝关节脱位 2602
先天发育性与继发性颈腰综合征 2813
先天发育性远端尺桡关节半脱位 2563
先天畸形 1952
先天性半侧肥大（congenital hemihypertrophy）2954
先天性变形（deformation）2550
先天性尺桡骨性连接 2562
先天性齿突不连 1094
先天性发育性腰椎椎管狭窄症 2694
先天性分裂足（congenital cleft foot）2621

先天性骨硬化症（congenital osteosclerosis）3193
先天性环状挛缩带 2955
先天性环状束带 2955
先天性肌缺如（congenital absence of muscles）2957
先天性畸形（congenital malformation）219, 2546
先天性畸形（malformation）2550
先天性脊柱崩裂、滑脱 2687
先天性脊柱侧凸 012
先天性脊柱侧弯 250
先天性脊柱后凸畸形 2922
先天性肩关节脱位 2558
先天性结构畸形 2551
先天性颈椎融合病 1059
先天性髋关节脱位 229, 996
先天性平底足 1646
先天性斜颈 2651, 2655
先天性因素 1671
先天性枕骨寰椎融合 2629
先天性跖骨内收畸形（congenital metatarsus adductus）2620
先天性蛛网膜囊肿 2716
先天性椎体融合 2687
先天遗传性因素 2055
纤颤电位 390
纤维蛋白绷带 064
纤维结构不良 2294
纤维连接蛋白（fibronectin）3370
纤维胃镜的 368
纤维性囊性骨炎(osteitis fibrosa cystica) 3202
纤维粘连蛋白Fibroneetin 3376
纤维支气管镜 139
显露大粗隆 616
显露股骨颈 618
显露骨折断端 647
显露寰椎后弓 1064
显露肋骨及肋间组织并切断 1284
显露气管 362, 363
显露髂骨嵴 1840
显露施术椎节 1309, 1332
显露、松解颈深筋膜 1734
显露胸腔 365
显露血管 348
显露椎动脉 1559
显露椎节前方程序 1735
显露椎体前方 1732
显示脊神经根和椎动脉呈游离状 1769
显示甲状腺中静脉与甲状腺下动脉 1735
显微骨折 614
显微镜手术 1825

显微镜下经颈椎前路手术（microsurgery of the cervical spine）1816
显微外科 027, 345
显微外科的基本器械 345
显微外科技术的训练 347
显微微创外科技术 852
显微血管修复术 348
显微椎间盘摘除术 134
显性脊椎裂 2688
现场急救 305
现代脊髓损伤之父 1372
现代康复医学之父 029
现代人工关节之父 017
现代战争外科 009
现代支具技术 237
限制区的划分与布局 034
限制型假体 955
限制性通气障 135
线性关系（linear relationship）1651
线样及层状骨膜反应 2325
腺苷脱氨酶（ADA）2551
相对禁忌证 1026
相对手术适应证 1184
相邻椎节不稳 1983
镶嵌植骨 090
向前翻卷（roll over）3534
向心性等张运动 3594
向心性纤维 1266
项部正中切口 1061
象牙质样瘤骨 2325
橡胶假体 978
橡皮带驱血、止血 006
橡皮管止血带 062, 063
消除局部反应性水肿 1954
消除黏合面 259
消除顽固性休克的病因 932
消毒（disinfection）040, 087
消毒范围 086
消毒供应用房 033
《消毒技术规范》041
消毒剂 008
消毒史 040
消化道应激性溃疡 368
消灭创面 936
消灭死腔 2997
消炎、消肿与止痛 1716
小儿髌骨高位测定法 1628
小儿长管骨 402
小儿的解剖 143
小儿骨科 143
小儿骨科麻醉特点 143
小儿脊麻药物浓度 146
小儿脊髓疾患 1538

小儿脊髓损伤 1538
小儿脊髓损伤的特征 1538
小儿脊髓损伤发生机制 1538
小儿脊柱伤患麻醉 148
小儿解剖 143
小儿麻痹 007
小儿麻痹后遗症 004
小儿麻痹后遗症的支具 251
小儿麻痹后遗症足下垂 3326
小儿麻痹症 3653
小儿气管插管 145
小儿气管导管选择 145
小儿术前禁食时间 144
小儿双下肢悬吊牵引术 260
小儿四肢伤患 144
小儿四肢伤患手术 144
小儿四肢手术 143
小儿蛙式石膏 230
小儿下肢悬吊牵引 260
小儿肘部骨折 947
小儿足畸形 007
小关节单侧或双侧交锁 1199
小关节的旋转活动轨迹 1991
小关节交锁 1149, 1309, 2026
小关节交锁复位失败者 1310
小关节内植骨融合 2898
小关节切除（开）术 1976
小关节切开减压 1669
小关节融合技术 014, 016
小关节损伤 1280
小关节损伤性关节炎 1952
小关节突骨折 1148
小夹板 238
小夹板包扎过紧 936
小夹板技术 234, 421
小平凿 1766
小切口 954
小切口减压 1476
小切口开胸入路 1460
小切口胸椎侧凸前路矫形术 2859
小泉 2108
小腿创伤的并发症 738
小腿单平面单支架半针固定 355
小腿单平面、双平面单支架半针固定式 355
小腿单平面双支架全针固定 355
小腿单平面双支架全针固定式 355
小腿动脉损伤 3280
小腿后侧筋膜皮瓣 3560
小腿后侧近端蒂筋膜皮瓣 3563
小腿后侧远端蒂筋膜皮瓣 3564
小腿后外侧筋膜皮瓣（lateral calf fasciocutaneous flap） 3563
小腿截肢 3640
小腿截肢术 3226

小腿筋膜间室（隙） 704
小腿牵引 259
小腿深筋膜的纤维结构 3509
小腿十字韧带 1041
小腿石膏 220, 225
小腿石膏楔形切开 711
小腿损伤固定方法 931
小腿应用解剖 703
小腿中下段、踝部手术铺巾 053
小型血管夹 347
小血管移植术 350
小血管止血夹 347
小鱼际间隙感染 3019
小指近节指骨骨折移位 563
小指近节指骨中段骨折 563
小指掌侧皮肤缺损 590
小椎管者 1795
校正装置 879
笑气 006
楔骨及骰骨骨折 811
楔石 1513
楔石样作用 1513
楔形骨凸切除 024
楔形骨折 402
楔形截骨术 3118
楔形切除 1062
楔形切开 219, 233, 711
楔形切开矫正术 233
楔型骨折 863
协调练习 3644
协调性同步性 919
斜角肌切断 2664
斜台立位保持训练 3669
斜向对侧骨盆处进行牵引 1186
斜形单折双针水平位固定 560
斜形骨折 403
斜形切口 1290, 1732
携物角 985
写字动作的训练 3693
心包内按摩 365
心包填塞 932
心搏骤停 112, 135, 364
心电图（ECG） 155, 173
心动过缓 163
心肺功能 135
心肺功能检查 135
心肺耐力训练 3610
心功能 081, 173, 176
心肌梗死 932, 2181
心理护理 200, 204, 209
心理压力 378
心理治疗 203, 1719
心理准备 913
心力衰竭 116, 375
心律失常的治疗 177

心室纤颤 135
心室纤维颤动 364
心输出量 009
心输出量（CO） 111
心血管高危因素 174
心脏除颤 366
心脏挫伤 932
心脏功能的支持 177
心脏患者 175
心脏指数 116
锌氧胶膏牵引 261
新辅助化疗 2317, 2346
新骨形成 914
新生儿股骨干骨折 641
新生骨 005
新生骨"爬行替代" 1097
新斯的明 136
新鲜冻干血浆 1516
新鲜股四头肌腱断裂 672
新鲜经舟骨月骨周围脱位 550
新鲜神经端 3349
新鲜血小板 168
新鲜血液 168
新鲜月骨脱位 548
新型界面内固定物"CHTF" 1889
新型颈椎椎体间人工关节设计 1869
新型人工颈椎间盘设计示意图 1874
新型石膏 235
信息传递通道 1269
星形细胞瘤 1831
星形细胞瘤 2414
星状骨折 403
邢台地震 1244
行军骨折 814, 913
行军所致胫骨近段应力骨折 916
行为疼痛测定法 164
Ω形人工颈椎体间关节 1863
形态测量仪 030
型号不符 252
Ⅳ型胶原（Collagen Ⅳ） 3376
Ⅰ型 原发性OP 1563
Ⅱ型 原发性OP 1563
幸运骨折 1397, 1543
幸运损伤 1149
幸运性颈椎损伤 1181
幸运者骨折（损伤） 1058
性别 910
胸部肌群侧面观 1283
胸部切口闭合 1300
胸长神经卡压症 3294
胸大肌 979
胸带（chest binder） 012
胸导管 1462, 2234

胸导管损伤 1581, 2849
胸段脊膜瘤 2440
胸段脊柱的解剖特点 2850
胸肺顺应性降 135
胸腹联合切口 1286
胸腹联合切口常用体位 1286
胸腹联合切口局部解剖关系 1287
胸前路手术 1292
胸后部局部解剖 1308
胸膜损伤 2138
胸内心脏按摩术 364
胸内心脏按压体位 365
胸腔闭式引流 135
胸腔出口局部体征 1667
胸腔出口狭窄综合征（thoracic outlet syndrome, TOS） 2660, 2651
胸腔出口综合征（TOS） 1667
胸腔镜下 1921
胸腔镜下器械 1352
胸腔镜下胸椎侧凸前路矫形术 2849
胸腔引流管 1300, 1355
胸髓段受损综合征 1236
胸锁关节 441, 1590
胸锁关节脱位 444, 451
胸腰部脊椎损伤3、4人平卧翻身搬运方法 932
胸腰部脊椎损伤放稳后的固定方法 932
胸腰骶支具（thoracolumbosacral orthosis） 2949
胸腰段创伤经皮微创技术 1460
胸腰段创伤前路微创外科技术 1460
胸腰段和腰椎侧凸前路矫形手术要点 2861
胸腰段后凸畸形 1335
胸腰段脊柱损伤 1242
胸腰段前路显微外科技术 3089
胸腰段石膏 1369
胸腰段椎体结核 3068
胸腰段椎体结核病灶清除术 3084
胸腰和段侧凸前路矫形手术的优缺点 2862
胸腰后路手术之特点 1304
胸腰髓段受损综合征 1236
胸腰髓反射中枢 1267
胸腰髓损伤 1235
胸腰椎爆裂骨折前路病椎切除钛钛网植骨重建+钛板螺钉内固定 1391
胸腰椎爆裂型骨折的处理 1386
胸腰椎病理性骨折 1331
胸腰椎病理性骨折的治疗 1335
胸腰椎病理性骨折之病因 1334

胸腰椎侧后方椎管次环状减压术 1328
胸腰椎侧凸和腰椎侧凸 2916
胸腰椎创伤最常发生于胸腰段 1405
胸腰椎骨折后人体力线 1282
胸腰椎骨折脱位 1278
胸腰椎骨折脱位之手术疗法 1278
胸腰椎和腰椎侧凸的前路矫形术 2860
胸腰椎脊柱侧凸前路松解术 2891
胸腰椎前路手术的特点 1278
胸腰椎前路手术入路 1283
胸腰椎伤患后方入路 1304
胸腰椎伸展型骨折 1253
胸腰椎手术 059
胸腰椎双主侧凸 2916
胸腰椎损伤 1219
胸腰椎损伤后路常用术式及入路 1309
胸腰椎损伤机制 1220
胸腰椎损伤术后并发症 1405
胸腰椎损伤晚期病例 1360
胸腰椎稳定型骨折 1244
胸腰椎悬吊牵引 268
胸腰椎/腰椎侧凸 2843
胸腰椎主侧凸 2832
胸腰椎椎体单纯性、楔形压缩性骨折 1244
胸椎OPLL 2118
胸椎次全环状减压 1371
胸椎和腰椎两个主侧凸 2832
胸椎后路松解融合术 2898
胸椎后纵韧带骨化（thoracic ossification of posterior longitudinal ligament 2775
胸椎后纵韧带骨化症 2118
胸椎黄韧带骨化症CT扫描 2124
胸椎黄韧带骨化症（ossification of ligamenta flava, OLF） 2123
胸椎脊柱侧凸前路松解术 2885
胸椎间盘突出症 1921
胸椎间盘摘除术 1921
胸椎结核 3068
胸椎前血管走行 2234
胸椎矢状序列修正型 2907
胸椎手术麻醉 134
胸椎退行性变 1915
胸椎椎管狭窄症之诊断 2777
胸椎椎间盘突出 1832
胸椎椎间盘突出症 1914, 1917
熊猫眼 930, 1440
休克 066, 198, 407, 610, 929
休莫尔（Schmorl）结节 1933
修复创面的术式 596

修复三角韧带 753
修复手术 009
修复轴突细胞膜 1273
修剪血管外膜 348
修削石膏 229
修整第一跖骨头跖趾关节成形术 1052
修整肱骨远端 1047
修整刨削刀（trimmer） 323
修整石膏 224
修整柱状骨条 1843
修正创伤评分（RTS） 307
袖口征 2325
虚拟人 824
虚拟人创新计划（the Virtual human project inititative） 824
虚拟生理人 825
虚拟透视 877
虚拟物理人 825
虚拟智能人 825
虚拟中国人女性1号（virtual Chinese human-female numberl, VCH-F1） 825
虚实 3702
虚则补之 021
需及早手术减压 1225
需氧及厌氧细菌 008
徐莘香 029
徐印坎 1749
许莫氏结节 2026
叙论 023
酗酒 932
续监测肺通气功能 1110
嗅鞘细胞（olfactory ensheathing cells, OECs） 1274
悬垂石膏 478
悬垂石膏固定 920
悬垂石膏固定复位疗法 920
悬垂石膏治疗的肱骨投掷骨折 922
悬吊复位 229, 1252
悬吊复位器 229
悬吊石膏管型 009
悬吊效应 3297
旋后（内翻）背屈损伤 749
旋后（内翻）内收损伤 751
旋后（内翻）外旋损伤 752
旋后（内翻）外旋损伤分度 748
旋后外旋型骨折 744
旋颈试验 1178
旋扭加压式注射器 1339
旋前（外翻）外旋骨折分度 748
旋前（外翻）外旋损伤 748, 755
旋前（外翻）外展损伤 749, 756
旋前圆肌激发试验 3303
旋前圆肌纤维束带 3302

旋前圆肌综合征（pronator syndrome） 3302
旋转暴力 1145, 1221
旋转暴力所致胫腓骨不稳定型骨折 713
旋转不稳定 679
旋转成形术(Campanacci) 2320
旋转复位 899
旋转畸形 254, 740, 949
旋转式塔吊 035
旋转试验 799
旋转移位 886
旋转植骨 1754, 1843
选用界面内固定替代植骨 2151
选用细长的神经外科吸引器头 2143
选择穿针（钉）部位及定位 263
选择防滑设计产品 1787
选择省力的工作方式 1997
选择外固定架的合理性 1499
选择相应规格试模 1879
选择相应型号和规格的人工椎体 1332
选择性骶神经根切断术 1374
选择性动脉栓塞技术 2510
选择性动脉造影栓塞术 2364
选择性脊神经后根切断术 3660
选择性脊神经后根切断术（Selective Posterior Rhizotomy, SPR） 3182
选择性脊髓动脉造影检 2424
选择有利于患者的椎节植入物 2157
选择有效的手术方式 1133
选择运动场地 917
薛己 023
学习曲线 1020
雪帽征（snow cap shadow） 1613
雪旺氏瘤 2432
雪旺细胞的正常生理功能 3375
雪旺细胞在神经再生中的作用 3376
雪旺细胞在周围神经再生中的作用 3374
血窦型 2448
血供中断 943
血管壁瓣状切开端侧吻合 349
血管壁开孔端侧吻合 349, 350
血管壁切开端–侧吻合 349
血管壁小穿孔伤 289
血管变异 1685
血管大部离断或完全离断者 290
血管大部离断缺损较多者 290
血管的狭长裂伤 289
血管动力学异常 1685

血管畸形 2651
血管介入放射技 2364
血管紧张素Ⅱ 372
血管紧张素转化酶抑制剂 116
血管痉挛 940, 1584
血管扩张性肢体肥大症（hemangiectatic hypertrophy） 2954
血管扩张药 116
血管瘤 2414
血管母细胞瘤 1831
血管内栓塞技术 2511
血管内止血带 063
血管平滑肌扩张药 136
血管破裂或缺损 289
血管清创 284
血管伤处理的基本原则 289
血管伤修复的手术方式 289
血管神经蒂岛状肌皮瓣 3570
血管神经鞘 1735
血管神经损伤 354
血管数字减影技术（DSA） 938
血管栓塞 026, 944, 1125
血管损伤 333, 485, 937, 1447, 2182
血管损伤概率高达50% 661
血管探查 938
血管网（network） 3513
血管网（丛）的交通吻合 3514
血管网（丛）类 3525
血管网型 3540
血管网织细胞瘤 2425
血管吻合方式 349
血管误被结扎 3284
血管修复 348
血管修复的基本原则 348
血管修复术 938
血管移植 938
血管因素 1671, 1685
血管在主要分支部位断裂 290
血管脏器伤 2183
血管造影 935
血钾增高 150
血碱性磷酸酶 2326
血流动力学 153
血流动力学不稳定 174
血流动力学监测 155
血路传播 3066
血脉灌通 021
血气分析 931, 933, 1576
血气胸 932, 1582
血容量不足 932
血容量减少 009
血栓形成 171, 360, 370
血栓性静脉炎 273, 421, 1270, 2049
血小板 1516
血循不良 221

血压调控 176
血压监测 154
血压下降 171
血液系统疾病 119
血友病 996
血友病性骨关节病 3031
血友病性关节病 1004
血运受阻学说 2656
血肿内注射 938
血肿形成 1551, 2212, 2767
血肿型 1360
循环负荷过重 081
循环功能监测 154
循环系统并发症 171
循环血量不足 210
循环血容量 153
循环阻闭 009
训练前的准备 918
迅速静脉输液 931
蕈状型 1361

Y

Yamaguchi 2565
Yasargil 1831, 1977, 2672
Yasuda 429
Yergason试验 1593
Yokoi 2086
Yoshizawa 1801
you are grandfather 1889
Young 3367
Yuan Syracus 1293
Yves Colrel 015
Y形截骨术 2599
Y形潜式切骨减压术 1778
Y型 403
Y型管 359, 361
压颈试验（Quelkenstedt's sign） 2421
压力分部不均学说 925
压力辅助控制通气（P-ACV） 179
压力控制SIMV 179
压力控制通气（PCV） 179
压力控制–同步间歇指令通气（PC-SIMV） 179
压力预置型通气（pressure preset ventilation, PPV） 179
压力支持通气（pressure support ventilation, PSV） 179, 180
压迫疮 218
压迫疮与褥疮 2184
压迫肱动脉 938
压迫股动脉 938
压迫脊髓圆锥 1915
压迫锁骨下动脉 938

压迫性病变 385
压迫性跖痛症 1639
压缩暴力 1220
压缩型（Compression type）骨折 403, 793
压腿运动 213
鸦片 006
鸭嘴蓝钳 321
牙齿损伤和脱落 152
牙质形成不全（dentinogenesis imperfecta） 2944
哑铃型肿瘤 2415
雅司螺旋体（Spirochaeta pertenuis） 3060
亚急性坏死性脊髓炎综合征（foix-alajouanine syndrome） 1985
亚麻子油酚溶剂 006
氩激光（Argon） 376
咽喉壁损伤 1111
咽喉部炎症 1795
咽后部慢性炎症 1079
咽升动脉 1125
延长部位 3241
延长固定时间 945
延长速度 3241
延长消毒时间 048
延长与压缩 028
延迟固定（delayed fixation） 836
延迟延长（delayed lengthening） 3241
延迟愈合 485, 621, 738, 943, 1141
延期缝合 287
闫德强 1451
严格清创 715
严格手术操作程序 2156
严格术野消毒 060
严格外科无菌技术原则 2158
严格制动 1081
严密观察创口 1462
严重（不稳定型）压缩性骨折 1146
严重创伤的分类 306
严重复杂脊柱侧凸之手术治疗 2927
严重贫血（Fanconi综合征） 2559
严重平底足 1043
严重髓核脱出型 1958
严重型颈腰综合征 1319
严重移位的肩胛盂骨折 443
严重粘连型 1958
炎症早期及时处理 2158
沿肋骨中线纵长切开肋骨骨膜 1284
盐水棉片 1315
颜面部征象 1576
眼部异常 2951

眼科刀 007
眼球震颤试验 1178
眼源性眩晕 1690
厌氧 破伤风杆菌 008
阳凿 1842
杨操 2866
杨东岳 027, 2672
杨果凡 028, 3528
杨克勤 024, 1725
杨清叟 023
杨用道 022
疡医 021
洋地黄 175
仰颈体位 362
仰伸位牵引 1153
仰卧挺腹试验 1942
仰卧位 057, 059, 171
仰卧位手术 1509
氧供（DO2） 153
氧耗（VO2） 153
氧化铝陶瓷 969
氧化纤维素（oxycel） 2230
氧化亚氮（Nitrous oxide） 102
氧自由基 372
腰$_1$椎体爆裂性骨折 1387
腰背部施术体位 085
腰背肌的训练 205
腰背肌锻炼 205, 1246, 2058
腰背肌功能锻炼 229
腰部变短 2056
腰部后伸受限及疼痛 2815
腰部扭伤 1951
腰部伸展加压试验 1942
腰部支架 2058
腰部脂肪脱垂 1952
腰骶部多毛症 2711
腰骶部脂肪疝 3153, 3154
腰骶部肿瘤 134
腰骶膨大脊髓段受损综合征 1236
腰骶神经根作为动力神经建立膀胱人工反射弧 1380
腰骶先天异常 1929
腰骶椎不发育 2694
腰骶椎节脱位 1532
腰段骨折合并马尾损伤 1271
腰后伸受限 1950
腰肌筋膜炎 1952
腰脊神经走行角度 1993
腰痛患者椎骨内压力明显增高 1996
腰弯柔韧度 014
腰围 206
腰围的佩戴和使用 206
腰围制动 1953
腰椎背侧神经支配 1994

腰椎不稳发病机制 2022
腰椎不稳症 2021
腰椎不稳症的治疗 2027
腰椎侧型（右）髓核突出症 1935
腰椎穿刺 2422
腰椎的负荷 1997
腰椎的运动 1996
腰椎电动牵引床 256
腰椎翻修术 2191
腰椎骨折后经皮椎体成形 1338
腰椎管狭窄 134
腰椎管狭窄症的非手术疗法 2794
腰椎管狭窄症再手术病例 2194
腰椎后方入路手术术中并发症 2239
腰椎后路非融合术 1969
腰椎后路手术 2027
腰椎后路手术之特点 1280
腰椎滑脱 134, 1952
腰椎滑脱分度法 2057
腰椎畸形 2212
腰椎极外侧型髓核脱出 1936
腰椎脊柱侧凸前路松解术 2889
腰椎间盘突出与脊柱结核的鉴别 3072
腰椎间盘突出症 134
腰椎间盘突出症前缘型 1932
腰椎间盘突出症中央型 1933, 1935
腰椎间盘突（脱）出症 1928
腰椎间盘突（脱）出症的症状学 1938
腰椎间盘退变 1928
腰椎间盘纤维骨化时的处理 3119
腰椎结核 1952, 3068
腰椎结核病灶清除术 3084
腰椎经皮椎间盘内电热疗法 2011
腰椎前及侧方神经支配 1993
腰椎前路减压术 2038
腰椎前路手术患者术前饮食管理 204
腰椎人工间盘置换术（total lumbar disc replacement, TLDR） 2004
腰椎人工髓核植入术后再手术 2199
腰椎伤病的康复 205
腰椎伤病的围手术期护理 204
腰椎手术并发症 2181
腰椎手术麻醉 134
腰椎手术术后并发症 2184
腰椎退变性滑脱 2058
腰椎退行性病变器械内固定并发症 2247
腰椎峡部 2054
腰椎峡部的剪力 2055
腰椎小关节紊乱 1952

腰椎小关节旋转运动时轨迹 1992
腰椎悬吊牵引 268
腰椎增生性（肥大性）脊椎炎 1951
腰椎正常生理弧度消失 2213
腰椎中央旁型椎间盘突出症 1935
腰椎椎弓崩裂 1952, 2058
腰椎椎管狭窄症 2785
腰椎椎管狭窄症的手术 2795
腰椎椎管狭窄症再手术 2201
腰椎椎间盘突出 1833
腰椎椎间盘突（脱）出症后方突出之分型 1934
腰椎椎间盘源性腰痛 1992
腰椎椎间盘源性腰痛的前路非融合手术治疗 2004
腰椎椎节融合术 2027
腰姿改变 1929
摇摆步态 1237
咬除枕骨大孔后缘 1117
咬骨钳或剪 069
咬肌痉挛 149
药理 143
药敏试验 941
药物浓度 162
药物依赖 190
药物预防 380
药物预防应激性溃疡的热点 380
要素饮食 379
叶启彬 026
叶衍庆 023
液性栓塞剂 2513
液压式电动系统 069
腋动脉 3273
腋动脉损伤 3273
腋动脉损伤的预后 3273
腋路阻滞 122
腋神经 979
腋神经损伤 1030
腋窝部血管、神经的压迫 2279
腋窝位 443
腋下三角支撑架 245
一般性感染 1556
一侧大腿截肢合并对侧小腿截肢 3641
一侧性偏头痛 1178
一侧性小关节脱位 1164
一次性截肢 3214
一次性消毒敷料包 060
一过性发热和疼痛 1341
一期实施3种手术治疗重度僵直性脊柱侧后凸成角畸形 2936
一期愈合 006, 010, 011
一氧化氮（NO） 006, 372
医疗机器人系统 824

医疗水平和医疗条件 1130
医疗体育疗法 1716
医学Meta分析研究 846
医学影像设备 826
医源性并发症 738
医源性不稳 1726
医源性肺炎 380
医源性脊髓损伤 1259, 1549
医源性神经根损伤 2048
医源性血管损伤 3283
医院病 006
医宗金鉴正骨心法要旨 023
依次切除骨赘前骨质 1756
依托咪酯（Etomidate） 101
胰岛素 119
移动式深度测量器 1878
移动与转移动作 3682
移位型 616
移行（脊）椎 2685
移植骨插入过深 1550
移植骨的滑脱移位 2267
移植骨来源 088
移植肌腱远端固定法 576
移植皮片坏死 588
移植神经的存活 3359
移植神经的选择与切取 3361
移植外科实验 006
遗传性多发性外生骨疣 2289
遗传性骨指甲发育异常（hereditary osteo-onycho-dysplasia） 2958
遗传咨询（genetic consulting） 2550
乙胺丁醇 2967
乙肝指标阳性 048
乙醚 006
乙酰胆碱 377
乙酰胆碱酯酶 3376
乙状切迹 542
已感染伤口的处理 286
已形成挛缩的治疗 3619
以二头肌腱为解剖标志 980
以防伤及椎前大血管 2032
异丙酚（Propofol） 102, 145
异常活动 944
异常肌电图 390
异常交通支 3301
异常募集状态 391
异常气味刺激喉头 2148
异常运动单位电位 391
异氟醚（Isoflurane） 103, 145
异体采血 074
异体蛋白 080
异体骨重建 2370
异位骨化 011, 610, 611
异物的清除 1581
异物反应 2188

异形髌骨 1624
异烟肼 2967
抑癌基因 020, 2349
抑癌基因相关治疗 2348
抑酸剂 377, 380
抑酸治疗 375
抑郁状态 2255
溢出性尿失禁 2253
翼状肩胛 2556
翼状韧带（alar fold, alar ligament） 330, 1080
翼状韧带撕裂 1423
翼状韧带撕脱 1071
翼状皱襞 330
阴部神经 1266, 1267
阴茎海绵体反射（BCK） 1259
阴阳 3702
阴阳、五行理论 3698
阴阳学 021
阴阳学说 3698
阴阳与五行的关系 3698
阴凿 1842
引入金属导尿管 1522
引入内镜 1108
引入橡胶导尿管 1522
引体向上运动 934
饮食动作训练 3693
饮食护理 196, 202, 379
蚓状肌 576
隐神经 688
隐性脊髓闭合不全 1826
隐性脊椎裂 2629, 2689
应激反应 136
应激性溃疡 368, 373
应激性溃疡(stress ulcer, SU) 368
应激性溃疡出血的临床特点 373
应激性溃疡出血的预防 380
应激性溃疡的发病机制 370
应激性溃疡的发病因 369
应激性溃疡的早期诊断 377
应激性溃疡黏膜病 374
应激性黏膜病变(stress-related mucosal disease, SRMD) 368
应急性手术 358
应力分布 918
应力骨折 707, 910, 913, 915
应力骨折及预防 915
应力位摄片 745
应力性骨膜炎 916
应力性骨折 400, 402
应力遮挡效应 830
应在颅骨牵引下搬运 1189
应掌握扩大性减压术的切骨限度 2146
婴儿骨皮质增生症（infantile corti-

cal hyperostosis） 2945
婴幼儿骨骺损伤 949
婴、幼儿时期脊椎脊髓疾病 1826
鹰爪 1675
鹰嘴滑囊炎 1618
鹰嘴克氏针牵引 458
鹰嘴牵引 479
营养（trophic）因子 3370
营养不良 944
营养性障碍 1676
营养支持 181
影响髌骨稳定性的因素 1624
影响骨折愈合诸因素 431
影响颈椎病前路手术疗效诸因素 2167
影响拇指掌指关节脱位复位的因素 557
影响雪旺细胞分裂增殖的因素 3375
影像导航技术 823
影像学改变 1664
影像学显示颈椎退变而无临床症状者型 1701
硬度 2021
硬度下降 2021
硬化型 944,2374
硬化性骨髓炎（sclerosing osteomyelitis） 3004
硬脊膜内和硬脊膜外肿瘤的鉴别 2429
硬脊膜破损 2126
硬脊膜前方减压 1466
硬脊膜外囊肿 2719
硬脊膜外血管畸形 2699
硬脊膜外造影 1946
硬脊膜外肿瘤 2415,2424,2427
硬脊膜下水瘤 2715
硬膜成形术 1829
硬膜囊及神经根疝出 1252
硬膜囊疝出 1252
硬膜囊受压征 1166
硬膜破裂及脑脊液瘘 2147
硬膜撕裂 1126,1982
硬膜撕裂伤 1357
硬膜损伤 2184
硬膜外持续麻醉 1040
硬膜外出血 1982
硬膜外静脉丛的止血 1823
硬膜外腔操作 1549
硬膜外粘连 163
硬膜外肿瘤 2418
硬膜外阻滞 146
永久性关节不稳 010
用不可吸收缝线修补撕裂的肩袖 980
用刀片刮除 284

用第三代环锯 2141
用高速磨钻磨除寰椎前弓 1108
用过的器械及时归位 2144
用缓慢延伸法治疗前臂短缩畸形 3255
用手指尖钝性分离 1291
用丝锥攻出椎节内螺纹阴槽 2033
用脱刀对挫伤之皮缘切除 283
用细钩提起硬膜 1823
用药方式 186
用跖肌腱重建距腓前韧带及跟腓韧带 771
优势手多发 3311
尤文肉瘤有效的药物 2331
尤文氏肉瘤（Ewing's sarcoma） 2316,2329
由轮椅向等高床位移动 3684
邮票式或点状植皮 345
游离并切断肩胛下肌 472
游离尺神经 987
游离腓骨移植术 2607
游离肌腱移植术 573
游离肌腱移植术后固定法 577
游离皮瓣转移 936
游离皮肤移植术 586
游离神经移植的缝合技术 3362
游离神经移植概述 3361
游离神经移植后的二期神经松解术 3362
游离、松解椎动脉 1768
游离植皮术 339
有衬垫 219
有衬垫石膏 220
有创动脉测压（ABP） 111,154,155
有创动脉压监测 155
有创监测动脉压 154
有倒刺、可单独使用 1852
有骨擦音 005
有限接触动力加压钛板（limited contacted dynamic compressing plate, LC-DCP） 830
有限内固定 356
有线形外固定架（Linear external fixator,LEF） 351
有效的固定与制动 1390
有效康复措施 1270
右侧横切口 1187
右手按摩法 365
右旋糖酐 1516,1585
幼儿发育性髋关节脱位开放复位 2587
幼儿脊髓损伤 1182
幼年椎体骨软骨病 3044
诱发Lisfranc关节疼痛 799
诱发电位 382,1947

诱发电位的临床应用 384
诱发电位监测 157,1424
诱发骨肉瘤 2323
诱发试验 799
诱发痛 1973
诱向（tropic） 3370
于仲嘉 027
余剩面（odd facet） 1621
盂唇撕脱（Bankart lesion） 1613
盂肱关节 440
盂肱关节内摩擦音 1597
盂肱关节造影 1598
盂继懋 023
鱼际间隙感染 3018
鱼口式缝合法 298
与环锯减压同步进行 1851
与脊柱骨折相关的应激性溃疡 376
与外伤有直接关系 1654
预防爆裂型骨折侧凸畸形的进一步发展 1390
预防恶性高热 149
预防感染 008
预防各种并发症 1270
预防工作中的不良体位 1721
预防骨感染 353
预防挛缩 3619
预防球囊破裂 1570
预防性用药的适应证 184
预防性用药的选择 184
预防应用抗生素 185
预见性护理 379
预弯 2846
预弯（钛）板 1215
预先控制椎动脉 2146
预知气道困难患者的插管处理 128
预制的石膏床 1189
愈合不良 1071
愈合延迟 945
原癌基因 020
原地慢跑 912
原发恶性骨肿瘤 2354,2355
原发恶性肿瘤 2372
原发骨肉瘤 2323
原发良性骨肿瘤 2354
原发性侧索硬化症 1676
原发性恶性骨肉瘤 2323
原发性高血压病 115
原发性骨恶性淋巴瘤 2332
原发性骨关节病 3029
原发性骨淋巴瘤（primary lymphoma of bone, PLB） 2332
原发性脊髓肿瘤 2417
原发性脊柱肿瘤 2354
原发性髋臼发育不良 2576
原发性软骨肉瘤 2327

原发性痛风 3205
原发性椎体肿瘤 2476
原切口入路 1213
原始骨痂 431
原田病 2258
原位融合 2919
原纤维型 2432
原型二水硫酸钙 095
圆韧带动脉 602
圆柱形Cage 1847
圆柱状鸟笼式Cage 1851
圆锥 1243
圆锥和马尾肿瘤的鉴别要点 2428
圆锥损伤 1237
"猿手"畸形 1665
远侧指间关节屈曲畸形 578
远侧指间关节融合术 580
远端蒂筋膜皮瓣 3523, 3524
远端蒂皮瓣distally-pedicled flap 3523
远端蒂皮瓣的应用 3532
远端粉碎性骨折外固定架固定 528
远端交锁 483, 880
远端潜伏期延长 393
远端缺血征 937
远端锁钉 646
远端向外旋转（tibia torsion） 1020
远古及奴隶社会 021
远节指骨骨折的Kaplan氏分类 566
远眺 1710
远位交叉皮瓣 593
院内评分 306
约翰·亨特（John Hunter） 005
月骨 991
月骨复位方法 548
月骨坏死分度 549
月骨脱位 546, 550
月骨脱位切开复位 547
月骨摘除术 548
月骨周围脱位 549
月骨周围脱位复位 897
月三角不稳定 855
月状骨脱位 546
月状骨旋转 546
钥匙捏术后康复训练 3621
云手 921
允许性低热卡喂养 182
孕妇和哺乳期妇女 184
运动 910
运动单位电位 389
运动功能障碍 1238
运动或感觉功能特异性 3372
运动疗法（Kinesiotherapy, exercise therapy） 1717, 3592, 3643
运动神经传导速度 392

运动神经传导速度测定 391
运动神经元疾病 2442
运动生物力学 924
运动医学 654
运动诱发电位 136, 137
运动与训练损伤 910
运动障碍 938
运送 008

Z

Zalhiri 2582
Zaricznyj 866
Zdeblick 1213, 2043, 2048
Zea 2844
Zeidman 2226
Zickel 628, 632
Zickel 钉临床应用 633
Zielke 2866
Zielke系统 015
Zielke椎弓螺钉 2248
Zollinger-Ellison综合征 3202
Z-plate 1295
Zuckerman 2043
Z形切口 547
Z字形切断肌腱延长术 3163
Z字形切口 1738
再次钛缆或钢丝固定融合术 1138
再发性椎间盘突出症 2194
再骨折 010
再骨折（refracture） 830
再关门 1551
再灌注性损伤 1551
再切除另一侧骨质 1779
再生相关基因（regeneration association gene, RAG） 1272
再手术的目的 1407
在牵引下植入骨块融合 1194
在医疗条件不稳定情况下 301
暂缓手术病例 1184
暂时性滑膜炎 2973, 3042
暂时性肋间神经痛 1357
暂时性下肢轻瘫 2874
脏腑的生理功能 3700
凿除关节软骨面 1040
凿除后方钩椎关 1768
凿骨开槽 1038
凿骨开窗 1162, 1312, 1774
凿刮法扩大减压术 1755
凿取带骨膜瓣之枕骨骨片 1061
凿取骨块（条、片） 1841
凿取骨片 1032, 1040
凿取骨条 2039
凿取髂骨嵴 091
早二期缝合 288

早期并发症 929
早期彻底清创 1557
早期触辨觉及定位学习 3652
早期翻修术 2212
早期进食 377
早期食管瘘 2227
早期稳定 1390
早期制动确实 1850
早期坐起 625
早熟性耳硬化（premature otoclerosis） 2944
造影剂误入 1549
增加腹压 1929
增加关节软骨的营养和代谢活动 3595
增加柔软度的训练 3608
增加植入物的稳定性 1787
增龄性脊椎病变 1540
增强肌力的训练 3606
增强抗弯与抗压能力 617
增强心肌收缩力 177
增生性骨关节病 3028
增生性体质 1407
轧音（retropatellar crepitation） 1626
摘除髓核 1739
粘连束带 1316
粘连性脊髓蛛网膜炎 1828
粘连性束带 435
粘连性蛛网膜炎 1366, 1769
粘连性蛛网膜炎期 3143
谵妄 2255
谵妄的治疗 190
谵妄状态 190
战后急救网络 007
战伤 400
战伤外科 654
战伤与批量手术时铺单要求 060
战现场手术室 037
战现场手术室营地的选择 037
张凤书 3035
张宏 2866
张莉 918
张力带方式 565
张力带钢丝钛缆固定 669
张力带固定 426, 450
张力带内固定 453
张力缝线 3357
张力较大切口 1329
张力缺乏性膀胱 3665
张力性气胸 150, 932, 2234
张连生 913, 918
张文林 1782
张文明 024, 1780
张仲景 022

掌背部皮瓣设计与皮瓣切取 591
掌背动脉蒂 591
掌侧皮肤缺损的修复 589
掌侧入路 541
掌长肌腱切取法 574
掌长肌跖腱切取法 575
掌骨骨折 558
掌骨骨折内固定方法 560
掌骨颈骨折复位 561
掌骨双骨折克氏针固定 560
掌骨与桡骨轴线 535
掌骨中段横形骨折交叉克氏针+钛缆（钢丝）固定 565
掌颌反射 1673
掌倾角 535, 895
掌压法 888
掌中间隙感染 3019
赵定麟 024, 027, 1642, 1725, 1749, 1780
照明系统 346
折叠式饭桌 258
折角复位法 414
针刺麻醉 1729
针道感染 1504
针的松动 1504
针距 348
针孔处骨折 354
针孔感染 353
针孔骨髓炎 354
针筒动脉输血 360
针吸活检 019
针状瘤骨 2325
诊断标准（2008） 1660
诊断错误 1405
诊断上主次判定不当 2161
诊断性神经阻滞 3321
诊断因素 2161
枕齿间距测量 1059
枕大孔区（高颈段）脊膜瘤 2439
枕大神经 1066
枕大神经痛 1070
枕骨瓣凿取范围 1062
枕骨大孔部减压手术 1829
枕骨-寰椎先天性融合 2637
枕骨髁骨折 1059
枕骨髁骨折征 1059
枕骨-枢椎融合术+寰椎后弓切除术 1138
枕寰急性脱位 1058
枕颈CD内固定系统 1134
枕颈部骨折脱位 1058
枕颈部畸形 1124, 2628
枕颈（寰）关节损伤 1065
枕颈鲁氏棒内固定术 1064
枕颈内固定系统 1064

枕颈融合（减压）术 1133
枕颈融合术 1069, 1093, 1137, 2635
枕颈脱位 1124
枕头过高 1708
枕外隆突 1116
枕芯充填物 1708
枕椎 2629
真空灭菌 040
真空行走踝支具 247
真皮 339
真皮层 339
真正吻合（true anastomosis） 3540
振动锯 242
振动觉 3650
震荡区 280
震荡性静脉（oscillating vein） 3526
镇静药物 188
镇静药物的负荷剂量 189, 190
镇痛方法 160
镇痛药 105
镇痛药物 160
镇痛药物的副作用及预防 163
镇痛药物治疗 186
整骨移植 091
整容动作的训练 3693
正常踝关节 744
正常肌电图 389
正常人体力（中）线 1282
正常视觉诱发电位波形 386
正常组颈椎椎管矢状径平均值 1655
正方形钻（四角形钻 2225
正骨并金镞科 022
正骨科 023
正规的非手术疗法 1705
正确掌握拔管时机 132
正体类要 023
正相波 390
正置式 018
正中旁切口入路手术 1976
正中神经 939
正中神经返支卡压 3322
正中神经激发试验 3303
正中神经及分支卡压 3301
正中神经解剖关系 3314
正中神经前臂部缺损 3383
正中神经上臂段缺损 3382
正中神经受损 1665
正中神经损伤时的"猿手"畸形 1666
正中神经腕掌部缺损 3383
正中神经肘部缺损 3383
正中神经阻滞 122
正中型 1933
郑燕平 1816

郑祖根 026
症状性盘状软骨 692
支撑动作 3681
支持带动脉 602
支持疗法 935, 1557
支架（frame） 2241
支架固定 1388
支架式牵引 1713
支架系统 346
支具（brace） 237
支具车间 007
支具处方 243
支具的分类 239
支具的基本概念 237
支具的基本作用 239
支具的历史 237
支具的命名 239, 240
支具故障 252
支具技师 243
支具矫形治疗中心 239
支具设计制作者Orthopedist 238
支具室的基本设施 240
支具制作室 241
支具治疗 1630
支具治疗的疗效 2841
支具治疗适应证 2841
支具治疗原理 2841
支配健存下肢运动功能的神经根 1380
支气管损伤 152
肢体的重建 2321
肢体短缩 905
肢体功能锻炼 1039
肢体功能训练 205
肢体骨骺发育异常 2602
肢体挤压伤 007
肢体冷感 1939
肢体麻木 1673
肢体缺血性挛缩 067
肢体缩短术(limb shortening) 3233
肢体型神经纤维瘤 2530
肢体延长术 905
肢体止血带 006
脂肪瓣（dermo-fat） 3534
脂肪垫 330
脂肪（脊髓）脊膜膨出 1826, 1827
脂肪瘤 2425
脂肪栓塞 067, 929
脂肪栓塞综合征（FES） 198, 932, 1491
脂质过氧化反应 378
直肠癌 2355
直肠伤 1491
直肠损伤 1518
直尺试验 461

直尺试验阳性 462
直接按摩 365
直接按压心脏 365
直接暴力 400, 705
直接暴力所致尺桡骨双折 519
直接挤压输血 361
直接+间接减压 1389
直接减压 1389
直接叩痛 1245
直接皮动脉（direct cutaneous artery）3510, 3566
直接皮肤血管 3510
直接皮肤血管类 3525
直接征象 2434
直镊 346
直视下复位 1309
直腿抬高+踝部背屈加强试验 1942
直腿抬高加强试验（Bragard征）1942
直腿抬高类训练 3607
直腿抬高试验 1941, 1974, 3332
直腿抬高运动 213
直向不稳定 678
职业 1928
职业训练 204
职业治疗 007
植骨 088, 1048
植骨不融合 1210, 2168, 2203
植骨不愈合 1141
植骨不愈合或内固定失败 2194
植骨的适应证 088
植骨块被吸收 2157
植骨块边缘附加骨钉 2152
植骨块刺伤 2150
植骨块骨折 2152
植骨块过深 1216
植骨块滑出 2157
植骨块滑脱 203, 205, 2150
植骨块或植入物过长 2144
植骨块落出 2155
植骨块嵌入间隙后用螺钉垂直固定 2041
植骨块嵌入时注意安全操作 2145
植骨块上下径应大于椎间隙切骨高度 2152
植骨块位移 2168
植骨块移位 2203
植骨融合 2062
植骨融合术 2847
植骨填充死腔 024
植骨吸收 1468
植骨修复 009
植皮术 339
植皮术分类 339
植入后立即确认 2156

植入人工股骨头 1050
植入人工椎体、嵌紧（撑开）1859
植入物变位 2162
植入物长短适度 2145
植入物滑出 2155
植入物失去固定作用者 2157
植入物位移等 2203
植入物旋入过深 2144
植物人状态 1576
植物神经症状 1673, 1675
跖短及跖长韧带 1637
跖跗关节（Lisfranc关节）797
跖跗关节骨折脱位Myerson 分型 798
跖跗关节融合术 802
跖跗关节脱位 797
跖跗关节脱位CT三维重建 800
跖骨干骨折 812, 814
跖骨骨间神经瘤(inter metatarsal neuroma) 1639
跖骨骨折 811
跖骨基底部骨折 812
跖骨截骨术 1641
跖骨颈骨折 812
跖骨头骨软骨病 3038, 3341
跖骨头骨折 812
跖骨行军骨折 813
跖骨应力骨折 915
跖管综合征（tarsal tunnel syndrome）3337
跖肌腱切取法 574, 575
跖腱膜 1637
跖腱膜切断术 2614
跖趾关节模式 807
跖趾关节脱位 803
跖趾关节脱位手术疗法 807
跖、趾及籽骨骨折 811
止血带 062, 112, 127, 938
止血带并发症 169
止血带的使用 169, 3214
止血带坏死 169
止血带麻醉 169
止血带试验 3315
止血带疼痛 169
止血带休克 169
止血粉 064
指端缺损V形皮瓣转移术 597
指端缺损游离植皮 597
指骨骨端撕脱骨折钢丝环扎 567
指骨骨折及指间关节脱位 561
指骨骨折移位 561
指骨横形骨折内固定 565
指骨基底部撕脱骨折张力带固定 566
指骨结核 2971

指骨中段骨折 563
指甲髌骨综合征（Nail-Patella Syndrome）2958
指间关节假体 954
指间关节脱位 562
指令动作 136
指蹼间隙感染 3018
指浅屈肌腱弓激发试验 3303
指浅屈肌腱形成的浅腱弓 3302
指神经卡压 3323
指神经麻醉 597
指神经阻滞 123
指数 930
指压止血法 1579
指（趾）甲牵引 267
指总伸肌腱 991
趾长伸肌腱切取法 575
趾骨骨折 814
趾骨伸肌腱切取法 576
趾关节成形术 1051
趾间关节脱位 815
趾神经瘤切除术 1640
制动对各组织的影响 3587
制动引起的生化学改变 3588
制式弓形架 1306
制式皮肤阻力牵引带 260
制约式人工全肩关节 018
制约型 978
制约型全肩关节置换术 982
质子泵抑制剂 377, 380
质子泵抑制剂（PPIs）375, 380
治疗胫腓下联合后韧带损伤 754
治疗胫腓下联合失稳 754
治疗理念的转变 1248
治疗小组（team work）3667
治疗性血管造影（therapeutic angiography）2512
治疗咽喉部炎症 1723
致病细菌 006
致病因素 2054
致残性骨折 009
致畸原（teratogen）2548
致密性骨发育障碍（pycnodysostosis）2946
致死性肺栓塞 190
致压骨残留 2162
致压物厚度 1185
窒息 374
置入物移位 2048
置入正式产品 987
中长跑 914
中长跑运动员 708
中度危险物品 044
中国接骨术（chinese osteosynthesis）819

中国桐油 007
中厚皮片 340, 342
中厚皮片供区 344
中间腓肠浅动脉（median superficial sural artery） 3561
中间位 517
中间型 615
中间柱 542
中空穿刺针 1423
中空拉力螺钉 1423
中空螺钉折断 1448
中空松质骨螺钉 1498
中立位持续牵引 458
中立椎-中立椎 014
中胚层缺陷 2950
中世纪 007
中枢神经损害 1576
中枢神经系统疾病 385
中枢神经系统损伤 1490
中枢性乏氧 930
中枢性瘫 1236
中枢性镇痛药 108
中西医结合治疗骨折 028
中心静脉 182
中心静脉压（CVP） 081, 111, 177, 374, 930
中心静脉压（CVP）监测 155
中心区 280
中心型软骨肉 2328
中央管处脊髓变性 1792
中央腱束断裂缝合法 581
中央腱束损伤侧腱束修复法 582
中央腱束损伤的晚期修复方法 581
中央腱束损伤的修复 581
中央旁型 1934
中央型 1934
中央型脊髓损伤 1234
中央型（又称上肢型） 1672
中央置位术 2560
中药电熨疗法 1718
中药熏蒸疗法 1718
中医骨伤科三期分治 3703
中医药在骨科围手术期的应用 3697
中指近节间关节后方脱位 562
中指伸指试验 3312
中轴影像（axial image） 1829
终末伸肌腱 578
终末小骨（ossiculum terminale） 2629
钟摆式锻炼 980
钟世镇 028
肿瘤 019, 386
肿瘤标志物 2374
肿瘤播散 1341
肿瘤的彻底切除 2321

肿瘤的切除原则 2321
肿瘤翻修术的实施 2383
肿瘤分区 2394
肿瘤免疫治疗 2317
肿瘤切除 1462
肿瘤染色 2514
肿瘤性骨破坏 2325
肿瘤性软骨破坏 2325
肿瘤疫苗 2350
肿胀 435
重病监护 934
重叠缝合 470
重度黄疸； 379
重复麻醉 112
重建 537
重建滑车 573
重建及成形手术 009
重建颈椎生理曲度 1214
重建术后康复训练程序 3649
重建腰椎生理曲度 1410
重建中柱之生物力学结构 1279
重量持续牵引 005
重视对残留之脊髓功能的保护 1557
重视手术疗法 1917
重视小腿肌间隔症候群的预防 3280
重视枕头 1707
重危 150
重位和应力位X线片 798
重型颈椎损伤 1058
重要结构损伤 2194
舟骨背侧缘撕脱骨折 810, 811
舟骨的血供 858
舟骨骨折 552
舟骨骨折手术疗法 554
舟骨结节撕脱 811
舟骨结节撕脱骨折 810
舟骨体骨折 810, 811
舟骨腰部横形骨折镜下复位及空心螺钉内固定 859
舟楔关节融合术 1043
舟—楔植骨固定融合术 1044
舟月不稳定 855
舟月韧带 855
舟状骨临床检查 553
周边区 280
周秉文 024
周径增加 1387
周围神经病变 384
周围神经刺激器 136
周围神经缺损处理的基本原则 3379
周围神经缺损的基本闭合方法 3379

周围神经损伤 409
周围神经损伤的各种修复术式 3347
周围神经损伤术后的康复治疗 3643
周围神经炎 1678, 2818
周围神经阻滞麻醉 122, 124
周围型（又称下肢型） 1672
周围性排尿障碍 1237
周围性瘫 1236, 1237
周围血管伤 3264
周围血管伤院前急救 3265
周围血管伤之分类 3266
周围循环衰竭 373
周跃 1816
轴旁性桡侧半肢畸形 2559
轴向挤压痛 915
轴向痛 1195
轴型筋膜皮瓣 3523, 3571
轴型皮瓣 3567
肘部骨折 490
肘部关节脱位 486
肘部畸形 948
肘部桡骨近端骨折 893
肘关节 965
肘关节成形术 984, 1046
肘关节创伤性骨关节炎 919
肘关节复杂性骨折 504
肘关节骨化性肌炎 509
肘关节后侧穿刺 276
肘关节后脱位 489
肘关节畸形 987
肘关节结核 1032, 2969
肘关节结核病灶清除术 2981
肘关节解剖 486
肘关节囊及其周围韧带 487
肘关节强直 509, 1046
肘关节切口排脓术 3009
肘关节脱位 487
肘关节外侧穿刺 276
肘关节紊乱 1616
肘关节系统 985
肘管症候群好发部位 3307
肘管综合征（cubital tunnel syndrome） 3306
肘后S形切口 1032
肘后备急方 022
肘后尺神经沟压痛 1664
肘后三角 487
肘后卒救方 022
肘内翻 1618
肘内翻畸形 506, 949
肘内翻畸形杵白截骨矫正术 507
肘内翻畸形楔形截骨矫正术 506
肘内翻畸形楔形截骨术 507

肘提携角 486
肘外翻 508, 1618
肘外翻畸形 508
肘支具 245
皱褶 2108
朱诚 024, 1725
朱丹溪 022
朱家恺 028
朱建良 368
朱履中 023
朱通伯 024
侏儒畸形 2949
侏儒畸形外观 3036
诸病源候论 022
诸型肩关节周围炎 1592
猪尾巴 2013
蛛网膜成形术 1829
蛛网膜下憩室 2715
蛛网膜下腔切开探查术 1314
蛛网膜下腔探查术 1201, 2781
蛛网膜下腔引流 2233
蛛网膜下腔阻滞 128
蛛网膜下腔阻滞麻醉 123, 146
蛛网膜下血管畸形 2699
蛛网膜粘连 1183
逐渐下地负重 1039
主动及抗阻的ROM训练 3605
主动脉造影术 1584
主动免疫预防注射 008
主动运动（active movement） 1719, 3592
主妇膝（housemaid's knee） 331
主客观矛盾 1950
主诉与客观检查的矛盾 2815
主要动脉型 3540
主要血管加次要血管型 3567
主要血管加节段性血管蒂型 3567
助长感染的因素 2257
助力运动 1719
注入骨水泥 1340
注射试验 1604
注意保护及避开坐骨神经 618
注意备血 1279
注意病房环境卫生 2148
注意劳动方式 1999
注意日常生活体位 1720
注意术中牵引（拉） 2136
注意体位 931
注意休闲时姿势 1999
注意引流 2158
注意枕头的位置 1720
注意止血 1754
柱状植骨法 1746
柱状植骨块 1748
抓取钳（grasper） 870

爪形手 1664, 1665
爪形足 2618
转移动作 3673
转移瘤 2354, 2355
转移抑制因子 020
转运拖延 941
转子间骨折的髓内固定 880
装备与场地 911
装配后训练程序 3637
装配假肢前后的训练 3634
装配临时性假肢后的康复训练 3635
装配永久性假肢后的康复训练 3636
装足底扩张板 259
状骨或月状骨无菌性坏死 1033
撞击试验 1597, 1603
撞击征的病理学分期 1604
撞击症分为三期 1605
撞击综合征 1591
撞击综合征（impigement syndrome） 1591
追踪器 878
椎板钩的安置 2845
椎板骨折 1252, 1280
椎板畸形 2694
椎板夹复位固定法 1084
椎板夹技术 1202
椎板间开窗术 1975
椎板减压术 1310
椎板扩大减压 1155
椎板扩大减压+根管减压术 1200
椎板扩大切除减压 1155
椎板切除减压 2059
椎板切除术 004
椎板切除术后不稳 2213
椎板—椎板钳（L-L钳） 2846
椎动脉闭塞试验 1559
椎动脉病变者 1179
椎动脉侧前方减压术 1179
椎动脉Ⅲ段 1064
椎动脉发育不全 1686
椎动脉分段 1177
椎动脉供血不全症状 1795
椎动脉缺如 1685
椎动脉损伤 1118, 1125, 1429, 1439, 1456, 1557, 2141
椎动脉损伤致脑缺血的治疗 1559
椎动脉型颈椎病 1737
椎动脉型颈椎病典型 1691
椎动脉型颈椎病诊断标准（2008） 1683
椎动脉与钩椎关节之关系 1178
椎动脉造影 1179
椎动脉周围的静脉丛出血 1559

椎弓成形术 1828
椎弓根崩裂 1257
椎弓根的变形 2422
椎弓根钉 1069, 1201, 2249
椎弓根钉棒（板）技术 1317
椎弓根钉复位原理 1392
椎弓根钉技术 1069
椎弓根钉技术不足之处 1319
椎弓根钉技术的实施 1321
椎弓根钉误入椎管 1319
椎弓根钉误入椎间隙 1329
椎弓根钉选择 1320
椎弓根钉置入术 1956
椎弓根肥厚（hyperostosis of pedicle） 2109
椎弓根钩的安置 2844
椎弓根骨折经皮椎弓根螺钉内固定 1458
椎弓根—横突钳（P-T钳） 2845
椎弓根技术 1280
椎弓根间距离增宽 2422
椎弓根螺钉固定系统 1305
椎弓根螺钉内固定技术 1451
椎弓根螺钉松脱 1477
椎弓根螺钉折断 1478
椎弓根内固定技术 1311
椎弓根峡部骨折 1257
椎弓根相关数据测量 1316
椎弓根—椎板钳（P-L钳） 2846
椎弓骨折 004
椎弓螺钉植入 1474
椎弓峡部 2054
椎骨融合畸形 2694
椎骨损伤平面与脊髓受累节段之平面对比 1261
椎管成形术 1200, 1201, 1726, 1977
椎管次全环状减压 1365
椎管锉刀 1364
椎管减压后继发后突畸形 2201
椎管扩大术 2093
椎管内肠源性囊肿 2719
椎管内给药 161
椎管内麻醉 123, 127, 128
椎管内麻醉期间通气 156
椎管内肿瘤的发生率 2414
椎管前方骨性致压物厚度测量 1186
椎管前方减压 1292
椎管前方有碎骨片残留者 2144
椎管前后方均有致压物 1203
椎管矢状径大多小于正常 1674
椎管探查术 136
椎管狭窄症（vertebral canal stenosis） 2785
椎管形态 1155

椎管形态的改变 1990
椎管型 1934
椎管造影术 1978
椎-基动脉供血不全症状 1687
椎间孔内(intraforaminal)突出型 1973
椎间孔切开术 1976
椎间孔外(extraforaminal)突出型 1973
椎间孔狭小 1992
椎间盘病变切除 1462
椎间盘高度逐年减少 1993
椎间盘切除+植骨融合术 1730
椎间盘损伤说 1544
椎间盘突出 1934
椎间盘脱出 1934
椎间盘炎 1816, 2078, 2081, 2186, 2258
椎间盘源性疾病（degenerative disc disease, DDD）1989
椎间盘源性疼痛（discogenic pain, DP）1812
椎间盘源性下腰痛 2074
椎间盘源性腰痛 1989
椎间盘造影 1946, 2091
椎间盘造影术 1978
椎间融合器（Cage）2033
椎间隙定位错误 1924
椎间隙感染 1737, 1924
椎间隙骨缺损 2156
椎间隙宽度测量器 1878
椎间隙炎 1983
椎间隙增宽 1172
椎节半脱位 1149
椎节不稳 1551, 2188
椎节不稳症 1869
椎节撑开减压术 1730
椎节撑开融合术 1179, 1797
椎节成角畸形 2163
椎节定位错误 2162
椎节高度丢失 2163
椎节高度均匀地缩短 1387
椎节骨刺增生 1179
椎节骨折脱位 1255
椎节极度不稳者 1156
椎节局部旋转植骨 1745
椎节潜式减压术 1772
椎节全脱位 1388
椎节韧带及关节囊完全撕裂 1149
椎节融合器 1749
椎节融合器（Cage）技术 2041
椎节深部减压时误伤 2146
椎节失稳后恢复 1795
椎节梯形变 1674
椎节（体）植骨融合术 1293

椎节脱位 1149
椎节严重不稳 1167
椎节严重不稳定者 2135
椎节与脊髓平面之关系 1238
椎节植骨融合处骨块塌陷与下沉 2163
椎静脉损伤 2147
椎旁阻滞 124
椎前阴影增宽 1172
椎人工关节 024
椎体爆裂骨折之手术疗法 1389
椎体爆裂性（粉碎性）骨折 1147, 1158, 1160
椎体爆裂性骨折致伤机制 1158
椎体爆（炸）裂性骨折 1251
椎体边缘骨刺形成 1653
椎体边缘型结核 3067
椎体撑开器 1214
椎体成形术（vertebroplasty）822, 1566
椎体次全切除减压+钛网植骨+钛板固定术 1154
椎体次全切除术 1668, 1730, 1751, 1759
椎体次全切除术时切骨范围不应过宽 2146
椎体次全切或全切时误伤 2145
椎体的旋转 2840
椎体的压缩性骨折 404
椎体复位 1467
椎体复位球囊扩张技术 1570
椎体骨坏死 2014
椎体骨折 1104
椎体过度撑开 2156
椎体后壁破坏 1386
椎体后方脱位 1544
椎体后凸成形术（percutaneous kyphoplasty, PKP）822, 1566, 1571
椎体后缘撑开器 1214
椎体间U型内固定钉 1297
椎体间关节融合后的作用与副作用 1862
椎体间关节脱位 1255
椎体间融合器 1750
椎体间融合术 1214, 2059
椎体间植骨 1467
椎体结核 2375, 3066
椎体劈裂的椎体骨裂型 1254
椎体劈裂或螺钉脱出 2874
椎体前部劈裂 1447
椎体前方软组织阴影 1539
椎体前列腺癌骨转移 2355
椎体前外侧缘切除术 1768
椎体前型 3068

椎体切除减压 1465
椎体切除时大出血 1468
椎体全切术 1763, 2518
椎体束功能定位 1264
椎体稳定性重建 1462
椎体楔形压缩愈严重，颈椎成角愈大 1147
椎体型 1932
椎体压缩性骨折 1146
椎体压缩性骨折经皮椎弓根螺钉内固定 1481
椎体严重楔形压缩骨折 1251
椎体中心型结核 3067
椎体肿瘤 134, 1334, 2476
椎体肿瘤与腰椎结核（中心型）的鉴别要点 3073
椎体纵裂畸形 2684
椎缘型 1360
锥体束征 1672
坠积性肺炎 199, 273, 934, 1060, 1163, 1173, 1270
准备运动 912
酌情对深筋膜 283
酌情结扎甲状腺下动脉 1767
酌情修复损伤的马尾神经 1271
酌情选用内固定 284
着力 887
姿势型（Postural form）2789
姿势性平底足 1646
滋养动脉 3572
子宫肌瘤 1951
子宫颈 1488
籽骨骨折 815, 949
籽骨卡住 558
紫外线 040
自动调光系统（auto light system）318
自动牵开器长时间的压迫 2136
自动物流传输系统 035
自发电位活动 390
自发性肌腱断裂 948
自发性气胸 2233
自攻—自钻—自锁螺钉（SD/ST LHS）832
自控镇痛（Patient controlled analgesia, PCA）159, 161
自控镇痛泵（patient control analgesia, PCA）196
自控止痛（patient control anaesthesia, PCA）209
自钻（self-drilling）846
自律性膀胱 1265, 1375
自杀 1576
自杀基因导入治疗 2348
自杀基因治疗 2349

自身缝合成一腱环（McCoy法） 584
自身塑形 949
自锁螺钉 841
自锁型人工股骨头 017
自体采血 074
自体腓骨取骨 1841
自体骨-骨膜移植修复关节凹缺损 684
自体骨软骨块蜂窝状移植 927
自体骨移植 088
自体胫骨 1841
自体静脉套管（autogenous venous conduit） 3363
自体静脉套接修复神经缺损 3363
自体静脉移植术 294
自体髂骨植骨 1194, 1748, 1758
自体软骨细胞移植 927
自体输血 076
自体输血的概况 076
自体输血的优势 075
自体输血技术 076
自体输血仪 076
自体输血原理 076
自体移植骨块的来源 088
自刎 1582
自行拆除支具 252
自由变形 1862
自主神经症状 1688
自椎间盘中央处开窗 1756
自钻螺钉 843
纵隔炎 2259
纵位诊断 2428
纵向暴力 1145
纵向撑开恢复椎节高度 1392
纵向交织血管网（longitudinal interlacing plexus） 3540
纵向筋膜皮下组织瓣的设计 3536
纵向切口 1032, 1732
纵形骨折 403
纵形切开腹直肌鞘 2006
纵形全层剖开（一丝不留） 233
纵型骨折 1528
总体反射（mass reflex） 1263
总体反射期 1263
足背皮神经卡压 3345
足背纵形或S形切口 1040
足部动脉损伤 3282
足部复杂性骨折 815
足部截趾 3216
足部类风湿性关节炎 3340
足部三关节融合术 1041
足部损伤 780
足部痛风性关节炎 3340
足的神经 1638

足的血供 1638
足底的横弓 225
足底的纵弓 225
足底反射出现 1235
足底痛 797
足底跖痛 1639
足顶角 1645
足跟增宽 797
足弓的构成 1636
足弓的检测 1645
足弓的形态 1644
足弓垫的应用 803
足弓形态的维持 1644
足弓指数 1645
足踝部的运动及运动肌 1634
足内侧骨性突起切除术 803
足内翻或外翻畸形 1042
足内翻畸形 1043
足内收畸形 1043
足内收畸形者 1042
足内在肌失调 2619
足球踝 927
足外翻或下垂 1041
足外展矫形鞋 252
足下垂畸形 1042
足印检查 1645
足与足趾手术铺巾 056
足跖腱膜切断延长术 3166
足趾移植再造拇指术 125
足舟骨骨折 810
足舟状骨骨折内固定 810
阻挡钉 725
阻挡钉（blocking screw） 723
阻挡钉的使用 725
阻挡螺钉 011
阻断轴突生长的抑制分子 1273
阻塞性吻合（choked anastomosis） 3540
组织胺发红反射试验 3647
组织瓣的选择原则 3573
组织瓣的血供特点 3566
组织瓣切取 3574
组织瓣移位术的一般原则 3573
组织瓣移位术注意事项 3576
组织瓣转移 3575
组织切片 008
组织损伤 199
组织特异性 3372
组织相容性 089
组织液压测定 3332
组装骨外固定器 3246
钻床和钻头 242
钻头 070
钻头法 1749

钻透骨皮质 645
最大呼气流速率（MEFR） 177
最大通气量（MVV） 177, 1106
最大限度、合理的骨融合 1133
最（极）外侧型 1936
最佳术式的选择 1133
最外侧型)腰椎间盘突出症 1972
尊重躯体 010
左侧入路较右侧安全 2890
左股骨颈骨折 956
左髋白骨折 961
左手按摩法 366
左锁骨下动脉 3272
作业疗法（Occupational therapy） 3644, 3674
作用于脊柱上暴力方式 1145
坐骨神经盆腔出口的结构 3326
坐骨神经盆腔出口狭窄症及梨状肌症候群 3326
坐骨神经损伤 607, 3385
坐骨神经阻滞 124
坐位保持训练 3668
坐位平衡训练 3672
做石膏条 223

数学索引

16岁以下儿童骨折 709
2008关于"颈椎病非手术治疗问题" 1707
20世纪 023
24h后方可戴颈围 2149
2点识别觉（Two- discrimination，2PD） 3650
α成纤维细胞生长因子（aFGF） 1274
$α_2$肾上腺素能受体激动药 160
$α_2$受体激动剂 190
3D造影式导航系统 069
3点加压纠正骨折畸 218
3周固定法 3619
4点支撑台 1823
4岁以下小儿 641
4字（Feber征）试验 1494, 1525
5P征（症） 491, 930
5年生存率 2345
^{60}钴消毒 040
6-氨基己酸（EACA） 168
8形韧带成形术 568
8字形穿孔缝合术 449
8字形缝合 771
8字形缝合修复法 297
8字形石膏固定 446
8字形张力带固定 755